Tratado de
Coloproctologia

Tratado de Coloproctologia

Editores

Fábio Guilherme C. M. de Campos
Francisco Sérgio Pinheiro Regadas
Mauro de Souza Leite Pinho

Editores Associados

Carlos Augusto Real Martinez
Sérgio Eduardo Alonso Araujo
Olival de Oliveira Jr.
Rodrigo Gomes da Silva
Hélio Moreira Júnior
Rosilma Gorete Lima Barreto
Sthela Maria Murad-Regadas
Eduardo de Paula Vieira
Harry Kleinübing Jr.

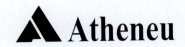

EDITORA ATHENEU

São Paulo	—	Rua Jesuíno Pascoal, 30
		Tel.: (11) 6858-8750
		Fax: (11) 6858-8766
		E-mail: atheneu@atheneu.com.br
Rio de Janeiro	—	Rua Bambina, 74
		Tel.: (21) 3094-1295
		Fax.: (21) 3094-1284
		E-mail: atheneu@atheneu.com.br
Belo Horizonte	—	Rua Domingos Vieira, 319 – conj. 1.104

Produção Editorial: *Texto & Arte Serviços Editoriais Ltda.*
Capa: *Editora Atheneu*

Dados Internacionais de Catalogação na Publicação (CIP)
(Câmara Brasileira do Livro, SP, Brasil)

Tratado de Coloproctologia. -- São Paulo :
Editora Atheneu, 2012.

Vários editores.
Vários colaboradores.
Bibliografia.
ISBN 978-85-388-0301-0

1. Cólon – Doenças 2. Proctologia.

12-08674

CDD-616.35
NLM-WI 250

Índices para catálogo sistemático:
1. Coloproctologia : Medicina   616.35

CAMPOS, F. G. C. M. de; REGADAS, F. S. P.; PINHO, M. de S. L. Tratado de Coloproctologia – 1ª edição

© *Direitos reservados à Editora ATHENEU – São Paulo, Rio de Janeiro, Belo Horizonte, 2012*

Editores

Fábio Guilherme C. M. de Campos – Professor Livre-Docente, Doutor e Mestre em Medicina pela Faculdade de Medicina da Universidade de São Paulo (FMUSP). Médico-assistente da Disciplina de Coloproctologia do Departamento de Gastroenterologia do Hospital das Clínicas da FMUSP. Responsável pelo Ambulatório de Neoplasias Colorretais. Ex-presidente da Sociedade Paulista de Videocirurgia de São Paulo (Sobracil-SP). Vice-Presidente da Sobracil Nacional. Titular da Sociedade Brasileira de Coloproctologia (SBCP) e da Sobracil. Titular do Colégio Brasileiro de Cirurgiões (CBC) e do Colégio Brasileiro de Cirurgia Digestiva (CBCD). Especialista em Coloproctologia pela SBCP, Cirurgia Digestiva pelo CBCD e Cirurgia Geral pelo CBC. Habilitação em videocirurgia pela Sobracil e em Cirurgia Oncológica pelo CBCD. Membro da American Society of Colon and Rectal Surgeons (ASCRS). Presidente eleito da Sociedade Brasileira de Coloproctologia (2015-2016).

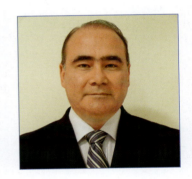

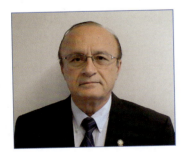

Francisco Sérgio Pinheiro Regadas – Professor-Titular da Faculdade de Medicina da Universidade Federal do Ceará (FM-UFC). Mestre em Técnica Operatória e Cirurgia Experimental pela Escola Paulista de Medicina da Universidade Federal de São Paulo (EPM-Unifesp). Doutor em Cirurgia pela Faculdade de Medicina da Universidade de São Paulo (FMUSP). Titular e Ex-Presidente da Sociedade Brasileira de Coloproctologia (SBCP). Titular do Colégio Brasileiro de Cirurgiões (TCBC). Titular do Colégio Brasileiro de Cirurgia Digestiva (CBCD).

Mauro de Souza Leite Pinho – Doutor em Medicina pela Universidade de Birmingham, Inglaterra. Mestre em Cirurgia pela Universidade Federal do Rio de Janeiro (UFRJ). Professor da Disciplina de Clínica Cirúrgica do Departamento de Medicina da Universidade da Região de Joinville (Univille). Cirurgião do Departamento de Cirurgia do Hospital Municipal São José, Joinville. Membro Titular da Sociedade Brasileira de Coloproctologia (SBCP) e do Colégio Brasileiro de Cirurgiões (CBC).

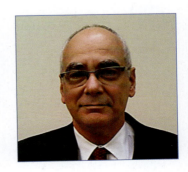

Editores Associados

Carlos Augusto Real Martinez – Professor Livre-Docente pelo Departamento de Cirurgia da Faculdade de Medicina da Universidade de São Paulo (FMUSP). Professor-adjunto do programa de pós-graduação em Ciências da Saúde da Universidade São Francisco, Bragança Paulista. Titular da Sociedade Brasileira de Coloproctologia (SBCP). Titular do Colégio Brasileiro de Cirurgiões (CBC).

Sérgio Eduardo Alonso Araujo – Doutor pela Faculdade de Medicina da Universidade de São Paulo (FMUSP). Médico-assistente do Serviço de Cirurgia Colorretal do Hospital das Clínicas da FMUSP. Titular da Sociedade Brasileira de Coloproctologia (SBCP).

Olival de Oliveira Jr. – Mestre e Doutor em Clínica Cirúrgica pela Universidade Federal do Paraná (UFPR). Pós-Doutor pela Universidade de Cornell, EUA. Membro Titular da Sociedade Brasileira de Coloproctologia (SBCP). Chefe do Serviço de Coloproctologia da Santa Casa de Misericórdia de Curitiba.

Rodrigo Gomes da Silva – Professor-associado do Departamento de Cirurgia da Faculdade de Medicina da Universidade Federal de Minas Gerais (FM-UFMG). Coordenador do Grupo de Coloproctologia e Intestino Delgado, Instituto Alfa de Gastroenterologia, Hospital das Clínicas da UFMG. Titular do Colégio Brasileiro de Cirurgiões (CBC). Membro da Sociedade Brasileira de Coloproctologia (SBCP). Presidente da Sociedade Mineira de Coloproctologia.

Hélio Moreira Júnior – Professor-assistente do Serviço de Coloproctologia da Faculdade de Medicina da Universidade Federal de Goiás (FM-UFG). Doutor em Cirurgia Geral pela Faculdade de Ciências Médicas da Irmandade Santa Casa de Misericórdia de São Paulo (FCM-ISCMSP). Membro Titular da Sociedade Brasileira de Coloproctologia (SBCP).

Rosilma Gorete Lima Barreto – Médica coloproctologista do Serviço de Coloproctologia do Hospital Universitário Presidente Dutra da Universidade Federal do Maranhão (UFMA). Mestre e Doutora em Cirurgia pela Universidade Federal do Ceará (UFC). Especialista em Coloproctologia pela Sociedade Brasileira de Coloproctologia (SBCP).

Sthela Maria Murad-Regadas – Professora-adjunta do Departamento de Cirurgia da Faculdade de Medicina da Universidade Federal do Ceará (FM-UFC). Mestre e Doutora em Cirurgia pela FM-UFC. Titular da Sociedade Brasileira de Coloproctologia. Associada da American Society of Colon and Rectal Surgeons (SCRS). Coordenadora da Fisiologia Anorretal e Assoalho Pélvico do Serviço de Coloproctologia da FM-UFC e Hospital São Carlos, Fortaleza.

Eduardo de Paula Vieira – Editor-chefe da Revista Brasileira de Coloproctologia. Mestre em Cirurgia pela Universidade Federal do Rio de Janeiro (UFRJ). Especialista em Coloproctologia e membro Titular da Sociedade Brasileira de Coloproctologia (SBCP). Vice-secretário da Associação Latino Americana de Coloproctologia (ALACP). Diretor do Laboratório de Fisiologia anorretal do Serviço de Coloproctologia do Hospital da Gamboa da Santa Casa de Misericórdia do Rio de Janeiro (SCMRJ). Chefe do serviço de Coloproctologia do Hospital Central da Policia Militar do Rio de Janeiro (HCPM-RJ).

Harry Kleinübing Jr. – Mestre e Doutor em Clínica Cirúrgica pela Universidade Federal do Paraná. Professor da Disciplina de Clínica Cirúrgica e coordenador da Disciplina de Técnica Operatória do Departamento de Medicina da Universidade da Região de Joinville (Univille). Cirurgião do Departamento de Cirurgia do Hospital Municipal São José, Joinville. Membro Titular da Sociedade Brasileira de Coloproctologia (SBCP) e do Colégio Brasileiro de Cirurgiões (CBC).

Colaboradores

Adérson Omar Mourão Cintra Damião – Professor-assistente-Doutor da Disciplina de Gastroenterologia Clínica da Faculdade de Medicina da Universidade de São Paulo (FMUSP).

Adriana Lúcia Agnelli Meirelles Costa – Mestre pela Disciplina de Cirurgia do Aparelho Digestivo da Faculdade de Medicina da Universidade de São Paulo (FMUSP).

Afonso Calil Mury Mallmann – Titular da Sociedade Brasileira de Coloproctologia (SBCP). Ex-presidente da SBCP. Médico do Serviço de Coloproctologia do Hospital Nossa Senhora da Conceição, Porto Alegre. Gestor do Serviço de Coloproctologia do Hospital Mãe de Deus, Porto Alegre.

Afonso Henrique da Silva e Sousa Jr. – Médico-assistente-Doutor da Disciplina de Coloproctologia do Hospital das Clínicas da Faculdade de Medicina da Universidade de São Paulo (HC-FMUSP). Doutor pela FMUSP.

Alex Matsuda Okita – Gastroenterologista pelo Hospital do Servidor Público Estadual de São Paulo (HSPE-SP). Endoscopista pelo Hospital Sírio Libanês. Assistente do Serviço de Endoscopia do HSPE-SP. Assistente do Serviço de Endoscopia do Hospital Santa Catarina. Membro Titular da Sociedade Brasileira de Endoscopia Digestiva (Sobed).

Alexandre Bruno Bertoncini – Médico-residente das Disciplinas de Cirurgia do Aparelho Digestivo e Coloproctologia. Hospital das Clínicas da Faculdade de Medicina da Universidade de São Paulo (HC-FMUSP).

Alexandre Medeiros do Carmo – Pós-graduação *sensu-latu* em Videolaparoscopia pela Beneficência Portuguesa de São Paulo. Pós-graduação *sensu-latu* em Coloproctologia pela Beneficência Portuguesa de São Paulo. Especialista em Coloproctologia pela Sociedade Brasileira de Coloproctologia (SBCP).

Aline Santiago – Especialista em Coloproctologia pela Sociedade Brasileira de Coloproctologia (SBCP). Cirurgiã do Departamento de Cirurgia do Hospital Municipal São José, Joinville, Santa Catarina.

Ana Cecília Neiva Gondim – Médica-residente do Serviço de Coloproctologia da Universidade Federal do Ceará (UFC).

André da Luz Moreira – Titular da Sociedade Brasileira de Coloproctologia (SBCP). *Clinical fellow* do Departamento de Cirurgia Colorretal da Cleveland Clinic, Cleveland, Ohio.

Andrea Ishikawa Shiratori – Formada em Medicina pela Universidade Estadual de Londrina (UEL). Residência em Radiologia pela Universidade Estadual de Londrina. Especialista em Radiologia e Diagnóstico por Imagem pelo Conselho Regional de Medicina do Paraná (CRM-PR).

Angela Hissae Motoyama Caiado – Médica-assistente do Departamento de Radiologia do Hospital das Clínicas da Faculdade de Medicina da Universidade de São Paulo (HC-FMUSP). Membro do Colégio Brasileiro de Radiologia e da Sociedade Radiológica Norte-Americana (RSNA).

Angelita Habr-Gama – Professora Emérita da Faculdade de Medicina da Universidade de São Paulo (FMUSP). Titular da Sociedade Brasileira de Coloproctologia (SBCP) e do Colégio Brasileiro de Cirurgia Digestiva (CBCD). *Honorary fellow* do American College of Surgeons, American Surgical Association e European Surgical Association. Cirurgiã do Hospital Alemão Oswaldo Cruz e Instituto Angelita & Joaquim Gama.

Anna Paula Rocha Malheiros – Mestre em Cirurgia do Aparelho Digestivo pela Universidade de São Paulo (USP); Titular e especialista pelo Colégio Brasileiro de Cirurgia Digestiva (CBCD), Membro associado da Sociedade Brasileira de Coloproctologia (SBCP).

Antônio Lacerda-Filho – Professor-adjunto-Doutor do Departamento de Cirurgia da Faculdade de Medicina da Universidade Federal de Minas Gerais (FM-UFMG). Membro do Grupo de Coloproctologia e Intestino Delgado do Instituto Alfa de Gastroenterologia do Hospital das Clínicas da UFMG. Membro Titular da Sociedade Brasileira de Coloproctologia (SBCP) e do Colégio Brasileiro de Cirurgiões (CBC).

Antonio Rocco Imperiale – Mestre em Cirurgia pela Faculdade de Medicina da Universidade de São Paulo (FMUSP). Membro Titular do Colégio Brasileiro de Cirurgia Digestiva (CBCD). Membro Titular da Sociedade Brasileira de Coloproctologia (SBCP). Médico colaborador da Disciplina de Coloproctologia da FMUSP.

Antonio Sérgio Brenner – Médico e professor-adjunto da Faculdade Evangélica de Medicina. Médico do Hospital das Clínicas da Universidade Federal do Paraná (HC-UFPR). Mestre, Doutor e pós-doutorado na The Cleveland Clinic Foundation, Cleveland, Ohio.

Arceu Scanavini Neto – Médico do Serviço de Coloproctologia do Hospital das Clínicas da Faculdade de Medicina da Universidade de São Paulo (HC-FMUSP). Colaborador do Ambulatório de Doenças Inflamatórias Intestinais.

Armando Geraldo Franchini Melani – Médico do Departamento de Cirurgia do Hospital de Câncer de Barretos, responsável pela Cirurgia Colorretal Oncológica. Diretor do Research Institute against Digestive Cancer no Brasil (IRCAD-Brazil). Mestre em Ciências da Saúde pela Universidade Federal de São Paulo (Unifesp). Membro efetivo da Sociedade Brasileira de Cancerologia (SBC). Membro Titular da Sociedade Brasileira de Videocirurgia (Sobracil). Membro associado do Colégio Brasileiro de Cirurgiões (CBC). Membro associado da Sociedade Brasileira de Coloproctologia (SBCP). Membro honorário da Sociedade Chilena de Coloproctologia.

Arminda Caetano de Almeida Leite – Ex-Presidente e Titular da Sociedade Brasileira de Coloproctologia (SBCP).

Benedito Mauro Rossi – Cirurgião oncologista. Livre-Docente em Oncologia pela Faculdade de Medicina da Universidade de São Paulo (FMUSP). Pesquisador do Hospital de Câncer de Barretos.

Bernardo Hanan – Membro do Grupo de Coloproctologia e Intestino Delgado do Instituto Alfa de Gastroenterologia do Hospital das Clínicas da Universidade Federam de Minas Gerais (HC-UFMG).

Caio Sergio Rizkallah Nahas – Médico do Serviço de Cirurgia Oncológica do Aparelho Digestivo do Instituto do Câncer do Estado de São Paulo "Octavio Frias de Oliveira" (Icesp). Disciplina de Gastroenterologia, Divisão Cirúrgica, Faculdade de Medicina da Universidade de São Paulo (FMUSP).

Carlos Augusto Real Martinez – Professor Livre-Docente pelo Departamento de Cirurgia da Faculdade de Medicina da Universidade de São Paulo (FMUSP). Professor-adjunto do programa de pós-graduação em Ciências da Saúde da Universidade São Francisco, Bragança Paulista. Titular da Sociedade Brasileira de Coloproctologia (SBCP). Titular do Colégio Brasileiro de Cirurgiões (CBC).

Carlos Augusto Veo – Médico do Departamento de Cirurgia do Hospital de Câncer de Barretos. Mestre em Ciências da Saúde pela Universidade Federal de São Paulo (Unifesp). Membro Titular da Sociedade Brasileira de Videocirurgia (Sobracil). Membro associado do Colégio Brasileiro de Cirurgiões (CBC). Membro Titular da Sociedade Brasileira de Cancerologia (SBC).

Carlos Eduardo Fonseca Pires – Pós-graduando da Disciplina de Cirurgia do Aparelho Digestivo da Faculdade de Medicina da Universidade de São Paulo (FMUSP). Membro Titular do Colégio Brasileiro de Cirurgia Digestiva (CBCD).

Carlos Frederico Sparapan Marques – Médico do Serviço de Cirurgia Oncológica do Aparelho Digestivo do Instituto do Câncer do Estado de São Paulo "Octavio Frias de Oliveira" (Icesp). Disciplina de Gastroenterologia, Divisão Cirúrgica, Faculdade de Medicina da Universidade de São Paulo (FMUSP).

Carlos Henrique Maçaneiro – Membro Titular da Sociedade Brasileira de Ortopedia e Traumatologia (SBOT). Chefe do Serviço de Residência Médica do Instituto de Ortopedia e Traumatologia de Joinville (IOT).

Carlos Roberto Amorim – Titular da Sociedade Brasileira de Coloproctologia (SBCP), Professor-colaborador do Departamento de Clínica Cirúrgica da Universidade do Vale do Sapucaí, Pouso Alegre.

Carlos Walter Sobrado – Mestre e Doutor em cirurgia pela Faculdade de Medicina da Universidade de São Paulo (FMUSP). Médico-assistente-Doutor da Disciplina de Cirurgia do Aparelho Digestivo do Hospital das Clínicas da FMUSP. Membro Titular da Sociedade Brasileira de Coloproctologia (SBCP).

Carmen Ruth Manzione – Doutora em Cirurgia Geral pela Faculdade de Ciências Médicas da Irmandade Santa Casa de Misericórdia de São Paulo (FCM-ISCMSP). Médica da Equipe Técnica de Proctologia do Instituto de Infectologia "Emílio Ribas" de São Paulo. Médica Coloproctologista do

Hospital do Servidor Público Municipal de São Paulo (HS-PMSP). Titular da Sociedade Brasileira de Coloproctologia (SBCP). Titular do Colégio Brasileiro de Cirurgiões (CBC).

Carolina Vannucci Vasconcelos Nogueira Diogenes – Professora-auxiliar da Disciplina de Doenças do Aparelho Digestivo da Faculdade de Ciências da Saúde da Universidade Estadual do Rio Grande do Norte (UERN).

Christiano M. P. Claus – Professor da pós-graduação em Cirurgia Minimamente Invasiva da Universidade Positivo, Instituto Jacques Perissat. *Ex-fellow* de Cirurgia do Aparelho Digestivo e Laparoscópica, Montpellier, França. Mestre em Cirurgia pela Universidade Federal do Paraná (UFPR).

Cláudia Mangini – Médica Infectologista pela Sociedade Brasileira de Infectologia (SBI). Responsável pelo Serviço de Controle de Infecção Hospitalar e Infectologia Clínica do Hospital Municipal de São José dos Campos e do Hospital viVaIIe.

Claudio Saddy Rodrigues Coy – Professor-associado do Grupo de Coloproctologia da Faculdade de Ciências Médicas da Universidade Estadual de Campinas (DMAD-FCM-Unicamp). Titular da Sociedade Brasileira de Coloproctologia (SBCP).

Cleber Allem Nunes – Médico coloproctologista da Irmandade Santa Casa de Porto Alegre (ISCPA).

Dan Linetzky Waitzberg – Professor-associado do Departamento de Gastroenterologia da Faculdade de Medicina da Universidade de São Paulo (FMUSP). Livre-Docente, Doutor e Mestre em Cirurgia pela FMUSP. Vice-chefe do Laboratório de Nutrição e Cirurgia Metabólica do Aparelho Digestivo (Metanutri – LIM 35). Diretor do Ganep Nutrição Humana.

Dario Ariel Tiferes – Doutor em Radiologia pela Universidade Federal de São Paulo (Unifesp). Médico do Departamento de Diagnóstico por Imagem da Unifesp. Médico Radiologista do Fleury Medicina e Saúde.

Desidério Roberto Kiss – Professor Livre-Docente da Faculdade de Medicina da Universidade de São Paulo (FMUSP). Titular da Sociedade Brasileira de Coloproctologia (SBCP). Chefe do Serviço de Coloproctologia do Complexo Hospitalar "Prof. Edmundo Vasconcelos".

Doryane Maria dos Reis Lima – Médica graduada pela Universidade Federal de Pernambuco (UFPE). Residência em Cirurgia Geral pelo Hospital Barão de Lucena, PE. Mestre em Cirurgia pela Universidade Federal do Ceará (UFC). Especialista em Coloproctologia pela Sociedade Brasileira de Coloproctologia (SBCP). Professora do curso de Medicina da Fundação Assis Gurgacz (FAG). Diretora Regional da Associação Brasileira de Colite Ulcerativa e Doença de Crohn (ABCD), regional Cascavel.

Edna Delabio-Ferraz – Mestre em Cirurgia pela Universidade Federal do Rio de Janeiro (UFRJ). Título de Especialista em Coloproctologia pela Sociedade Brasileira de Coloproctologia/Associação Médica Brasileira (SBCP/AMB). Diretora da Seção de Coloproctologia, Núcleo Regional RJ – CBC.

Eduardo Carlos Grecco – Membro Titular da Sociedade Brasileira de Coloproctologia (SBCP). Membro Titular da Sociedade Brasileira de Endoscopia (Sobed). Chefe do Serviço de Endoscopia do Hospital Santa Catarina, São Paulo.

Eduardo de Paula Vieira – Editor-chefe da Revista Brasileira de Coloproctologia. Mestre em Cirurgia pela Universidade Federal do Rio de Janeiro (UFRJ). Especialista em Coloproctologia e membro Titular da Sociedade Brasileira de Coloproctologia (SBCP). Vice-secretário da Associação Latino Americana de Coloproctologia (ALACP). Diretor do Laboratório de Fisiologia anorretal do Serviço de Coloproctologia do Hospital da Gamboa da Santa Casa de Misericórdia do Rio de Janeiro (SCMRJ). Chefe do serviço de Coloproctologia do Hospital Central da Policia Militar do Rio de Janeiro (HCPM-RJ).

Elísio Meirelles de Miranda – Titular da Hospital da Gamboa da Santa Casa de Misericórdia do Rio de Janeiro (SCMRJ). Professor-adjunto do Departamento de Clínica Cirúrgica da Universidade do Vale do Sapucaí, Pouso Alegre.

Érico de Carvalho Holanda – Cirurgião colorretal preceptor do Serviço de Coloproctologia da Santa Casa de Misericordia de Fortaleza. Mestre em Cirurgia pela Faculdade de Medicina da Universidade Federal do Ceará (FM-UFC).

Fabiana Marques Fernandes – Residência em Cirurgia Geral no Hospital das Clínicas e Cirurgia do Aparelho Digestivo no Hospital Nossa Senhora das Graças, Curitiba. Médica-cirurgiã do Hospital Nossa Senhora das Graças.

Fábio Alves Soares – Mestre em Cirurgia pela Universidade Federal do Ceará (UFC). Título de Especialista em Coloproctologia pela Sociedade Brasileira de Coloproctologia (SBCP). Membro filiado da SBCP. Chefe do Serviço de Coloproctologia do Hospital das Forças Armadas, Brasília. Coordenador do Programa de Residência Médica em Coloproctologia do Hospital das Forças Armadas, Brasília-DF. Médico Coloproctologista da Clínica do Aparelho Digestivo – Proctocentro, Brasília.

Fábio César Atuí – Médico colaborador da Disciplina de Coloproctologia do Hospital das Clínicas da Faculdade de Medicina da Universidade de São Paulo (HC-FMUSP). Titular da Sociedade Brasileira de Coloproctologia (SBCP).

Fábio Daniel Molinari – Médico patologista do Laboratório Diagnóstika, São Paulo.

Fábio de Oliveira Ferreira – Cirurgião oncologista. Hospital A. C. Camargo – Fundação Antônio Prudente – São Paulo. Instituto de Câncer do Estado de São Paulo (Icesp). Doutor em Medicina pela Faculdade de Medicina da Universidade de São Paulo (FMUSP).

Fábio Guilherme C. M. de Campos – Professor Livre--Docente, Doutor e Mestre em Medicina pela Faculdade de Medicina da Universidade de São Paulo (FMUSP). Médico--assistente da Disciplina de Coloproctologia do Departamento de Gastroenterologia do Hospital das Clínicas da FMUSP. Responsável pelo Ambulatório de Neoplasias Colorretais. Ex-presidente da Sociedade Paulista de Videocirurgia de São Paulo (Sobracil-SP). Vice-Presidente da Sobracil Nacional. Titular da Sociedade Brasileira de Coloproctologia (SBCP) e da Sobracil. Titular do Colégio Brasileiro de Cirurgiões (CBC) e do Colégio Brasileiro de Cirurgia Digestiva (CBCD). Especialista em Coloproctologia pela SBCP, Cirurgia Digestiva pelo CBCD e Cirurgia Geral pelo CBC. Habilitação em videocirurgia pela Sobracil e em Cirurgia Oncológica pelo CBCD. Membro da American Society of Colon and Rectal Surgeons (ASCRS).

Fabrício F. Coelho – Assistente-Doutor do Serviço de Cirurgia do Fígado do Hospital das Clínicas da Faculdade de Medicina da Universidade de São Paulo (HC-FMUSP).

Fang Chia Bin – Doutor em Cirurgia. Professor-adjunto da Faculdade de Ciências Médicas da Irmandade Santa Casa de Misericórdia de São Paulo (FCM-ISCMSP). Titular da Sociedade Brasileira de Coloproctologia (SBCP).

Felipe Cavalcanti Carneiro da Silva – Graduação em Ciências Biológicas pela Universidade Federal de Juiz de Fora (UFJF). Mestre em Genética pela Universidade Estadual do Norte Fluminense (UENF). Doutor em Ciências/Oncologia pela Fundação Antônio Prudente, São Paulo.

Fernando Cordeiro – Professor-Titular de Coloproctologia da Faculdade de Medicina da Pontifícia Universidade Católica de Campinas (PUC-Campinas). Mestre e Doutor em Cirurgia pela Universidade Estadual de Campinas (Unicamp). Titular da Sociedade Brasileira de Coloproctologia (SBCP) e do Colégio Brasileiro de Cirurgiões (CBC). *Fellow* da American Society of Colon and Rectal Surgeons (ASCRS) e do American College of Surgeons (ACS).

Flávia Berford – Médica coloproctologista do Hospital Naval de Brasília. Especialista em Coloproctologia pela Sociedade Brasileira de Coloproctologia (SBCP).

Flávio Antonio Quilici – Professor-Titular de Coloproctologia da Faculdade de Medicina da Pontifícia Universidade Católica de Campinas (PUC-Campinas). Mestre e Doutor em Cirurgia pela Universidade Estadual de Campinas (Unicamp). Titular da Sociedade Brasileira de Coloproctologia (SBCP) e do Colégio Brasileiro de Cirurgiões (CBC). *Member* da American Society of Colon and Rectal Surgeons (ASCRS). Ex-presidente da Sociedade Brasileira de Endoscopia Digestiva (Sobed). Ex-presidente da SBCP.

Flávio Feitosa – Pós-graduando do Departamento de Gastroenterologia da Faculdade de Medicina da Universidade de São Paulo (FMUSP).

Flávio Ferreira Diniz – Titular da Sociedade Brasileira de Coloproctologia (SBCP). *Fellow* em Coloproctologia pelo Humana Hospital, USA. Pós-Graduado em Coloproctologia pelo St. Mark's Hospital, UK.

Flávio Roberto Santos e Silva – Professor-assistente de anatomia do Centro de Ensino Unificado do Maranhão (Uniceuma). Coordenador do Serviço de Coloproctologia do Instituto Maranhense de Oncologia Aldenora Belo/Fundação Antonio Jorge Dino. Mestre em Cirurgia pela Faculdade de Medicina da Universidade Federal do Ceará (FM-UFC).

Francesca Perondi – Titular da Sociedade Brasileira de Coloproctologia (SBCP).

Francisco Jean Crispim Ribeiro – Mestre em Cirurgia pela Faculdade de Medicina da Universidade Federal do Ceará (FM-UFC). Assistente do Serviço de Coloproctologia do Hospital das Clínicas da UFC.

Francisco Luis Altenburg – Coloproctologista, membro Titular da Sociedade Brasileira de Coloproctologia (SBCP). Mestre em Cirurgia pela Pontifícia Universidade Católica do Paraná (PUCPR). Preceptor de Cirurgia do Hospital Regional Hans Dieter Schmidt de Joinville.

Francisco Sérgio Pinheiro Regadas – Professor-Titular da Faculdade de Medicina da Universidade Federal do Ceará (FM-UFC). Mestre em Técnica Operatória e Cirurgia Experimental pela Escola Paulista de Medicina da Universidade Federal de São Paulo (EPM-Unifesp). Doutor em Cirurgia pela Faculdade de Medicina da Universidade de São Paulo (FMUSP). Titular e Ex-Presidente da Sociedade Brasileira de Coloproctologia (SBCP). Titular do Colégio Brasileiro de Cirurgiões (TCBC). Titular do Colégio Brasileiro de Cirurgia Digestiva (CBCD).

Francisco Sérgio Pinheiro Regadas Filho – Mestrando em Cirurgia pela Faculdade de Medicina da Universidade Federal do Ceará (FM-UFC). Membro filiado da Sociedade Brasileira de Coloproctologia (SBCP).

Geanna Mara Lino e Silva Guerra – Membro Titular da Sociedade Brasileira de Coloproctologia (SBCP). Membro do corpo clínico do Instituto de Gastroenterologia de Goiânia.

Geraldo Magela Gomes da Cruz – Mestre e Doutor em Cirurgia. Professor-Titular do curso de Pós-Graduação *sensu stricto* do Instituto de Ensino e Pesquisa da Santa Casa de Misericórdia de Belo Horizonte (SCMBH). Professor-Titular de Coloproctologia da Faculdade de Ciências Médicas de Minas Gerais (FCMMG). Coordenador do Grupo de Coloproctologia da SCMBH. Membro honorário da Sociedade Brasileira de Coloproctologia (SBCP). Ex-presidente da SBCP. Ex-diretor da FCMMG. Membro da Academia Mineira de Medicina (AMM).

Graziela Olivia da S. Fernandes – Mestrando em Cirurgia pela Faculdade de Medicina da Universidade Federal do Ceará (FM-UFC). Membro filiado da Sociedade Brasileira de Coloproctologia (SBCP).

Guilherme Cutait de Castro Cotti – Cirurgião do Instituto do Câncer do Estado de São Paulo (Icesp), Departamento de Gastroenterologia, Faculdade de Medicina da Universidade de São Paulo (FMUSP).

Guilherme Pagin São Julião – Médico-residente da Disciplina de Coloproctologia da Faculdade de Medicina da Universidade de São Paulo (FMUSP).

Harry Kleinübing Jr. – Mestre e Doutor em Clínica Cirúrgica pela Universidade Federal do Paraná. Professor da Disciplina de Clínica Cirúrgica e coordenador da Disciplina de Técnica Operatória do Departamento de Medicina da Universidade da Região de Joinville (Univille). Cirurgião do Departamento de Cirurgia do Hospital Municipal São José, Joinville. Membro Titular da Sociedade Brasileira de Coloproctologia (SBCP) e do Colégio Brasileiro de Cirurgiões (CBC).

Hélio Moreira – Professor aposentado, ex-professor Titular do Departamento de Cirurgia da Faculdade de Medicina da Universidade Federal de Goiás (FM-UFG). Ex-chefe do Serviço de Coloproctologia da FM-UFG. Ex-presidente da Sociedade Brasileira de Coloproctologia (SBCP).

Hélio Moreira Júnior – Professor-assistente do Serviço de Coloproctologia da Faculdade de Medicina da Universidade Federal de Goiás (FM-UFG). Doutor em Cirurgia Geral pela Faculdade de Ciências Médicas da Irmandade Santa Casa de Misericórdia de São Paulo (FCM-ISCMSP). Membro Titular da Sociedade Brasileira de Coloproctologia (SBCP).

Heloísa Guedes Müssnich – Médica coloproctologista. Mestre em Cirurgia pela Faculdade de Medicina da Universidade Federal do Rio Grande do Sul (FM-UFRGS). Membro Titular da Sociedade Brasileira de Coloproctologia (SBCP).

Henrique Sarubbi Fillmann – Doutor em Fisiologia Digestiva pela Universidade Federal do Rio Grande do Sul (UFRGS). Professor do Departamento de Cirurgia da Faculdade de Medicina da Pontifícia Universidade Católica do Rio Grande do Sul (PUC-RS). Membro Titular da Sociedade Brasileira de Coloproctologia (SBCP).

Idblan Carvalho de Albuquerque – Responsável pelo ambulatório de doenças inflamatórias intestinais do Hospital Heliópolis, São Paulo. Membro Titular da Sociedade Brasileira de Coloproctologia (SBCP).

Ignacio Osorio Mallmann – Membro Titular da Sociedade Brasileira de Coloproctologia (SBCP). Sócio fundador da Associação Gaúcha de Coloproctologia. Médico do Serviço de Cirurgia Geral do Hospital das Clínicas de Porto Alegre (HCPA).

Igor Proscurshim – Médico-residente do Departamento de Cirurgia Geral da Faculdade de Medicina da Universidade de São Paulo (FMUSP).

Isaac José Felippe Corrêa Neto – Médico em regime de pós-graduação no Laboratório de Fisiologia Colorretoanal do Hospital das Clínicas da Faculdade de Medicina da Universidade de São Paulo (HC-FMUSP). Médico-assistente de Coloproctologia do Hospital Santa Marcelina – São Paulo.

Isabela Cecilio Sahium – Médica do Serviço de Endoscopia do Hospital Alemão Oswaldo Cruz.

Janedson Baima Bezerra – Mestre em Cirurgia pela Universidade Federal do Ceará (UFC). Especialista em Cirurgia Geral e membro Titular do Colégio Brasileiro de Cirurgiões (CBC). Especialista em Coloproctologia e membro Titular da Sociedade Brasileira de Coloproctologia (SBCP). Presidente do Centro de Estudos Aperfeiçoamento e Pesquisa e coordenador do Setor de Coloproctologia do Hospital Geral César Cals, Fortaleza.

João Altmayer Gonçalves – Titular da Sociedade Brasileira de Coloproctologia (SBCP). Pós-graduado em Coloproctologia pelo St. Mark's Hospital, UK.

João Batista de Sousa – Professor-adjunto de Cirurgia da Faculdade de Medicina da Universidade de Brasília (FM-UnB). Mestre e Doutor em Cirurgia pela Faculdade de Medicina de Ribeirão Preto da Universidade de São Paulo (FMRP-USP). Especialista em Coloproctologia pela Sociedade Brasileira de Coloproctologia (SBCP).

João Batista Pinheiro Barreto – Professor-adjunto de Medicina II da Universidade Federal do Maranhão (UFMA). Chefe do Serviço de Coloproctologia do Hospital Universitário da UFMA. Titular do Colégio Brasileiro de Cirurgia Digestiva (CBCD). Titular da Sociedade Brasileira de Cirurgia Laparoscópica (Sobracil). Associado da Sociedade Brasileira de Coloproctologia. Fundador e ex-presidente da Sociedade Regional Norte Nordeste de Coloproctologia.

João Bosco Soares Junior – Especialista em Clínica Médica e Gastroenterologista. Médico-assistente da Unidade de Terapia Intensiva do Hospital Universitário de Brasília da Universidade de Brasília (HUB/UnB). Médico gastroenterologista da Clínica do Aparelho Digestivo – Proctocentro, Brasília.

João de Aguiar Pupo Neto – Professor da Faculdade de Medicina, Universidade Federal do Rio de Janeiro (UFRJ). Chefe do Serviço de Coloproctologia, Hospital Universitário Clementino Fraga Filho (HUCFF)/UFRJ). Ex-Presidente da Sociedade Brasileira de Coloproctologia.

João Gomes Netinho – Chefe da Disciplina de Coloproctologia da Faculdade de Medicina de São José do Rio Preto (Famerp).

Joaquim José Ferreira – Ex-presidente da Sociedade Brasileira de Coloproctologia (SBCP).

Joaquim Simões Neto – Membro Titular da Sociedade Brasileira de Coloproctologia (SBCP)

Jorge Alberto Ortiz – *Ex-registrar* do Queen Elizabeth Hospital – Universidade de Birmingham. Chefe da Coloproctologia no Hospital São Luiz Gonzaga da Irmandade da Santa Casa de São Paulo (ISCMSP). Médico da Cirurgia Geral do Hospital do Servidor Público Municipal (IAMSE). Titular do Colégio Brasileiro de Cirurgiões (CBC).

José Alfredo dos Reis Junior – Mestre em Cirurgia UPESP. Titular da Sociedade Brasileira de Coloproctologia (SBCP). Titular da International Society of University Colorectal Surgeons.

José Alfredo dos Reis Neto – Professor *honoris causa* de Cirurgia. Emérito do Colégio Brasileiro de Cirurgia (CBC). Presidente da Associação Latino Americana de Coloproctologia. Presidente da Sociedade Brasileira de Coloproctologia (SBCP). Secretário do Conselho Mundial de Coloproctologia. Membro Honorário da SBCP.

José Eduardo de Aguiar-Nascimento – Professor-Titular do Departamento de Clínica Cirúrgica da Faculdade de Ciências Médicas da Universidade Federal de Mato Grosso (FCM-UFMT). Doutor e Mestre em Gastroenterologia Cirúrgica pela Universidade Federal de São Paulo (Unifesp). Pós-Doutor pela University of Wisconsin. Coordenador clínico da equipe multidisciplinar de Terapia Nutricional do Hospital Universitário Júlio Müller da UFMT. Titular do Colégio Brasileiro de Cirurgiões (CBC) e da Sociedade Brasileira de Coloproctologia (SBCP). Pesquisador nível 2 do CNPq.

José Hyppolito da Silva – Professor Livre-Docente da Faculdade de Medicina da Universidade de São Paulo (FMUSP). Médico-assistente da Disciplina de Coloproctologia (Departamento de Gastroenterologia) do Hospital das Clínicas da FMUSP.

José Luiz Barbieux – Médico coloproctologista. Membro Titular da Sociedade Brasileira de Coloproctologia (SBCP).

José Marcio Neves Jorge – Professor-associado da Disciplina de Cirurgia Digestiva da Faculdade de Medicina da Universidade de São Paulo (FMUSP). Diretor do Laboratório de Fisiologia Colorretoanal da FMUSP. *Ex-fellow* do Departamento de Cirurgia Colorretal da Cleveland Clinic Florida.

José Maria Chaves – Ex-presidente da Sociedade Brasileira de Coloproctologia (SBCP).

José Paulo Teixeira Moreira – Mestre em Medicina Tropical pela Universidade Federal de Goiás (UFG). Membro Titular da Sociedade Brasileira de Coloproctologia (SBCP). Membro do Serviço de Coloproctologia do Departamento de Cirurgia da Faculdade de Medicina da UFG.

José Reinan Ramos – Membro Titular da Sociedade Brasileira de Coloproctologia (SBCP). Membro Titular do Colégio Brasileiro de Cirurgiões (CBC). Membro nato do Conselho Superior do CBC. Membro Titular da Academia de Medicina do Rio de Janeiro. Mestre em Cirurgia pela Universidade de Illinois, Chicago.

José Ribamar Baldez – Membro Titular da Sociedade Brasileira de Coloproctologia (SBCP). Membro Titular e fundador da Regional Norte Nordeste de Coloproctologia. Ex-professor-assistente de Coloproctologia do Departamento de Medicina II da Universidade Federal do Maranhão (UFMA). Pós-graduado em Coloproctologia pelo St. Mark's Hospital, Londres.

José Vinícius Cruz – Professor-Titular da Disciplina de Coloproctologia da Universidade Federal de Ciências da Saúde de Porto Alegre (UFCSPA). Doutor em Clínica Cirúrgica pela Faculdade de Medicina da Universidade de São Paulo (FMUSP).

Júlio César M. Santos Jr. – Professor-associado de Cirurgia e Livre-Docente de Coloproctologia pela Universidade de São Paulo (USP). Ex-professor da Faculdade de Medicina de Ribeirão Preto da Universidade de São Paulo (FMRP-USP). Ex-professor-adjunto da Faculdade de Medicina da Universidade de Mogi das Cruzes (UMC).

Junea Caris de Oliveira – Médico do Departamento de Cirurgia do Hospital de Câncer de Barretos. Mestre em Oncologia pela Universidade de São Paulo (USP). Membro-associado do Colégio Brasileiro de Cirurgiões (CBC). Membro Titular da Sociedade Brasileira de Cancerologia (SBC). Membro da Sociedade Brasileira de Cirurgia Oncológica (SBCO).

Juvenal da Rocha Torres Neto – Titular da Sociedade Brasileira de Coloproctologia (SBCP). Médico coloproctologista. Professor-adjunto do Departamento de Medicina da Universidade Federal de Sergipe (UFS). Coordenador da Residência Médica do Hospital Universitário da UFS.

Karen Mallmann – Professora da Disciplina de Coloproctologia da Universidade Federal de Ciências da Saúde de Porto Alegre (UFCSPA). Ex-presidente da Sociedade Brasileira de Coloproctologia (SBCP).

Kelly Cristine de Lacerda Rodrigues Buzatti – Residente de Coloproctologia do Instituto Alfa de Gastroenterologia do Hospital das Clínicas da Universidade Federal de Minas Gerais (HC-UFMG).

Leonardo Machado de Castro – Médico, Título de Especialista em Coloproctologia pela Sociedade Brasileira de Coloproctologia/Associação Médica Brasileira (SBCP/AMB). Membro Adjunto do Colégio Brasileiro de Cirurgiões – Coloproctologia. Serviço de Coloproctologia do Hospital Federal da Lagoa – RJ.

Leonardo Maciel da Fonseca – Professor-assistente-substituto do Departamento de Cirurgia da Faculdade de Medicina da Universidade Federal de Minas Gerais (FM-UFMG). Membro do Grupo de Coloproctologia e Intestino Delgado do Instituto Alfa de Gastroenterologia do Hospital das Clínicas da UFMG. Mestre em Cirurgia pela Faculdade de Medicina da UFMG.

Lisandra Carolina Marques Quilici – Cirurgiã digestiva do Hospital das Clínicas da Pontifícia Universidade Católica de Campinas (PUC-Campinas). Especialista em Coloproctologia pela Sociedade Brasileira de Coloproctologia (SBCP).

Lucia Camara Castro Oliveira – Doutora pela Universidade de São Paulo (USP). Chefe do Serviço de Fisiologia Anorretal da Policlínica Geral do Rio de Janeiro. Titular do Colégio Brasileiro de Cirurgiões (CBC). Titular da Sociedade Brasileira de Coloproctologia (SBCP). *Fellow* pela Cleveland Clinic, Florida.

Lucia Matiko Takamatsu Sagae – Médica graduada pela Faculdade de Medicina de Santo Amaro, São Paulo. Residência em Ginecologia e Obstetrícia pela Casa Maternal Dona Leonor Mendes de Barros, Instituto Nacional de Assistência Médica e Previdência Social (Inamps). Especialista em Ginecologia e Obstetrícia pela Federação Brasileira das Associações de Ginecologia e Obstetrícia (Febrasgo).

Luciana Maria Pyramo Costa – Mestre em Cirurgia pela Faculdade de Medicina da Universidade Federal de Minas Gerais (FM-UFMG). Coordenadora do Serviço de Coloproctologia e da Residência de Coloproctologia do Hospital Israel Pinheiro. Titular da Sociedade Brasileira de Coloproctologia (SBCP). Ex-presidente da SBCP.

Luciane Reis Milani – Pós-graduanda do Departamento de Gastroenterologia da Faculdade de Medicina da Universidade de São Paulo (FMUSP).

Lúcio Sarubbi Fillmann – Professor do Departamento de Cirurgia da Faculdade de Medicina da Pontifícia Universidade Católica do Rio Grande do Sul (PUC-RS). Doutor em Medicina pela PUC-RS.

Luís Carlos Ferreira – Mestre em Clínica Cirúrgica pela Universidade Federal do Paraná (UFPR). Professor da Disciplina de Clínica Cirúrgica do Departamento de Medicina da Universidade da Região de Joinville (Univille). Cirurgião do Departamento de Cirurgia do Hospital Municipal São José, Joinville. Membro Titular da Sociedade Brasileira de Coloproctologia (SBCP). Membro associado do Colégio Brasileiro de Cirurgiões (CBC).

Luis Claudio Pandini – Mestre em Cirurgia pela Faculdade de Medicina da Universidade de São Paulo (FMUSP). Titular da Sociedade Brasileira de Coloproctologia (SBCP). Titular do Colégio Brasileiro de Cirurgiões (CBC). Ex-presidente da Sociedade Brasileira de Videocirurgia (Sobracil).

Luíse Meurer – Médica patologista. Mestre e Doutora em Gastroenterologia pela Faculdade de Medicina da Universidade Federal do Rio Grande do Sul (Famed-UFRGS). Professora-adjunta do Departamento de Patologia da Famed-UFRGS.

Lusmar Veras Rodrigues – Professor-associado do Departamento de Cirurgia da Faculdade de Medicina da Universidade Federal do Ceará (FM-UFC).

Magaly Gemio Teixeira – Professora Livre-Docente pela Faculdade de Medicina da Universidade de São Paulo (FMUSP). Supervisora do Serviço de Cirurgia do Cólon e Reto do Hospital das Clínicas da FMUSP. Responsável pela pós-graduação *sensu-latu* em Coloproctologia pela Beneficência Portuguesa de São Paulo.

Magda Maria Profeta da Luz – Coordenadora da Residência Médica e membro do Grupo de Coloproctologia do Instituto Alfa de Gastroenterologia do Hospital das Clínicas da Universidade Federal de Minas Gerais (HC-UFMG). Membro Titular da Sociedade Brasileira de Coloproctologia (SBCP).

Manoel Alvaro de F. Lins Neto – Professor-adjunto de Cirurgia do Aparelho Digestivo da Universidade Federal de Alagoas (UFAL). Doutor em Cirurgia do Aparelho Digestivo pela Faculdade de Medicina da Universidade de São Paulo (FMUSP). Coordenador da Coloproctologia do Hospital Universitário Professor Alberto Antunes (HUPAA). Titular da Sociedade Brasileira de Coloproctologia (SBCP).

Mara Rita Salum – Mestre em Gastroenterologia pela Faculdade de Medicina da Universidade Federal de São Paulo (Unifesp). Médica do Serviço de Fisiologia Digestiva do Hospital Sírio Libanês. Titular da Sociedade Brasileira de Coloproctologia (SBCP).

Marcelo Alves Raposo da Camara – Chefe de Serviço de Coloproctologia do Hospital dos Servidores do Estado do Rio de Janeiro (HFSE-RJ). Chefe de Equipe do Serviço de Emergência do Hospital Municipal Miguel Couto. Secretário Geral Associação Latino Americana de Coloproctologia.

Marcelo Averbach – Doutor em Cirurgia pela Faculdade de Medicina da Universidade de São Paulo (FMUSP). Cirurgião e colonoscopista do Hospital Sírio Libanês.

Marcelo Rodrigues Borba – Médico-assistente da Divisão de Clínica Cirúrgica do Hospital Universitário da Faculdade de Medicina da Universidade de São Paulo (FMUSP). Doutor em Medicina pelo Departamento de Cirurgia do Hospital das Clínicas da FMUSP. Membro Titular da Sociedade Brasileira de Coloproctologia (SBCP). Membro da American Society of Colon & Rectal Surgeons (ASCRS).

Marcos V. Perini – Assistente-Doutor do Serviço de Cirurgia do Fígado do Hospital das Clínicas da Universidade de São Paulo (HC-FMUSP).

Marcos Vinicius Denadai – Médico do Departamento de Cirurgia do Hospital de Câncer de Barretos. Mestre em Ciências da Saúde pela Universidade Federal de São Paulo (Unifesp). Membro Titular da Sociedade Brasileira de Videocirurgia (Sobracil). Membro associado do Colégio Brasileiro de Cirurgiões (CBC). Membro Titular da Sociedade Brasileira de Cancerologia (SBC).

Maria Auxiliadora Prolungatti Cesar – Médica-assistente-Doutora da Universidade de Taubaté (Unitau). Mestre Doutora pela Irmandade Santa Casa de Misericórdia de São Paulo (ISCMSP). Titular do Colégio Brasileiro de Cirurgiões (CBC).

Maria Celia Calijuri Hamra – Mestra em Ciências pela Faculdade de Medicina da Universidade de São Paulo (FMUSP).

Maria Cristina Sartor – Titular da Sociedade Brasileira de Coloproctologia (SBCP). Titular da Sociedade Brasileira de Endoscopia Digestiva (Sobed). Doutora em Cirurgia do Aparelho Digestivo. Médica do Serviço de Coloproctologia e do Serviço de Endoscopia Digestiva do Hospital de Clínicas de Curitiba, Universidade Federal do Paraná (UFPR). Médica do Serviço de Coloproctologia do Hospital Cajuru, Pontifícia Universidade Católica do Paraná (PUC-PR).

Maria de Lourdes Setsuko Ayrizono – Professora-assistente-Doutora do Grupo de Coloproctologia da Faculdade de Ciências Médicas da Universidade de Campinas (DMAD-FCM-UNICAMP). Titular da Sociedade Brasileira de Coloproctologia (SBCP).

Maria Fernanda Zuttin Franzini – Pós-graduação *sensu-latu* em Coloproctologia pela Beneficência Portuguesa de São Paulo. Especialista em Coloproctologia pela Sociedade Brasileira de Coloproctologia (SBCP).

Maria Isabel Toulson Davisson Correia – Professora-Titular de Cirurgia da Faculdade de Medicina da Universidade Federal de Minas Gerais (UFMG). Coordenadora do Grupo de Nutrição do Instituto Alfa de Gastroenterologia do Hospital das Clínicas da UFMG.

Maria Tereza Coimbra Carvalho – Membro Titular do Colégio Brasileiro de Cirurgia Digestiva (CBCD). Especialista em Coloproctologia.

Mario Jucá – Professor-associado III e coordenador da Disciplina de Coloproctologia da Faculdade de Medicina da Universidade Federal de Alagoas (Ufal). Mestre e Doutor em Gastroenterologia Cirúrgica pela Escola Paulista de Medicina da Universidade Federal de São Paulo (EPM-Unifesp). Pós-Doutor em Coloproctologia pela *University of Texas Southwestern Medical Center em Dallas*. Coordenador do Serviço de Cirurgia Geral e Digestiva e Gerente de Ensino e Pesquisa da Santa Casa de Misericórdia de Maceió.

Maristela Gomes de Almeida – Mestre e Doutora em Ciências pela Cirurgia do Aparelho Digestivo da Disciplina de Gastroenterologia da Faculdade de Medicina da Universidade de São Paulo (FMUSP). Membro Titular da Sociedade Brasileira de Coloproctologia (SBCP) e do Colégio Brasileiro de Cirurgiões (CBC). Coloproctologista e colonoscopista do Complexo Hospitalar "Professor Edmundo Vasconcelos" e Hospital do Servidor Público Municipal de São Paulo (HSPMSP).

Mariza Helena Prado-Kobata – Professora-assistente da Disciplina de Gastroenterologia Cirúrgica do Departamento de Cirurgia da Escola Paulista de Medicina da Universidade Federal de São Paulo (EPM-Unifesp), lotada no Grupo de Coloproctologia. Chefe da Área de Colonoscopia no Setor de Endoscopia Digestiva da Disciplina de Gastroenterologia Cirúrgica da EPM-Unifesp. Membro Titular da Sociedade Brasileira de Coloproctologia (SBCP). Titular do Colégio Brasileiro de Cirurgiões (CBC).

Marleny Figueiredo – Coloproctologista da Clínica de Saúde Intestinal do Rio de Janeiro. Membro filiado e especialista pela Sociedade Brasileira de Coloproctologia (SBCP). Membro associado do Colégio Brasileiro de Cirurgiões (CBC). Cirurgiã do Hospital dos Servidores do Estado do Rio de Janeiro (HSE-RJ).

Marlise Mello Cerato Michaelsen – Coloproctologista. Mestre em Ciências em Gastroenterologia pela Faculdade de Medicina da Universidade Federal do Rio Grande do Sul (Famed-UFRGS). Membro Titular da Sociedade Brasileira e Gaúcha de Coloproctologia. Membro da Sociedade Internacional de Cirurgiões Colorretais. Pós-graduada no St. Mark's Hospital, Londres. Chefe da Residência Médica do Serviço de Coloproctologia do Hospital Ernesto Dornelles (HED) de Porto Alegre.

Maurício José de Matos e Silva – Chefe do Serviço de Coloproctologia do Hospital Barão de Lucena, Recife. Membro Titular da Sociedade Brasileira de Coloproctologia (SBCP). Titular do Colégio Brasileiro de Cirurgiões (CBC).

Mauricio Simões Abrão – Professor-associado do Departamento de Ginecologia da Faculdade de Medicina da Universidade de São Paulo (FMUSP) e Chefe do Setor de Endometriose da Clínica Ginecológica do Hospital das Clínicas da FMUSP.

Maurilio Toscano de Lucena – Médico e preceptor da Residência de Coloproctologia do Serviço de Coloproctologia do Hospital Barão de Lucena, Recife. Membro Titular da Sociedade Brasileira de Coloproctologia (SBCP). Mestre em Cirurgia pela Universidade Federal de Pernambuco (UFPE).

Mauro de Souza Leite Pinho – Doutor em Medicina pela Universidade de Birmingham, Inglaterra. Mestre em Cirurgia pela Universidade Federal do Rio de Janeiro (UFRJ). Professor da Disciplina de Clínica Cirúrgica do Departamento de Medicina da Universidade da Região de Joinville (Univille). Cirurgião do Departamento de Cirurgia do Hospital Municipal São José, Joinville. Membro Titular da Sociedade Brasileira de Coloproctologia (SBCP) e do Colégio Brasileiro de Cirurgiões (CBC).

Miguel Ângelo Pedroso – Médico preceptor e assistente da Coloproctologia do Serviço de Cirurgia Geral do Hospital do Servidor Público Estadual de São Paulo (HSPESP).

Miguel Arcanjo Gialluisi da Silva Sá – Titular da Sociedade Brasileira de Coloproctologia (SBCP). Titular do Colégio Brasileiro de Cirurgiões (CBC). Pós-graduado no St. Mark's Hospital, Londres. Chefe do Serviço de Coloproctologia do Hospital Federal de Ipanema.

Miguel Augusto Arcoverde Nogueira – Professor-assistente-Mestre da Disciplina de Clínica Cirúrgica da Faculdade de Ciências Médicas da Universidade Estadual do Piauí (Facime-Uespi).

Nilo Luiz Cerato – Coloproctologista. Membro Titular da Sociedade Brasileira e Gaúcha de Coloproctologia. Chefe do Serviço de Coloproctologia do Hospital Hernesto Dornelles (HED) de Porto Alegre. Preceptor da Residência Médica em Coloproctologia do HED de Porto Alegre.

Olival de Oliveira Jr. – Mestre e Doutor em Clínica Cirúrgica pela Universidade Federal do Paraná (UFPR). Pós-Doutor pela Universidade de Cornell, EUA. Membro Titular da Sociedade Brasileira de Coloproctologia (SBCP). Chefe do Serviço de Coloproctologia da Santa Casa de Misericórdia de Curitiba.

Oswaldo Wiliam Marques Jr. – Coloproctologista do Hospital Sírio Libanês. Especialista em Coloproctologia pela Sociedade Brasileira de Coloproctologia (SBCP). Especialista em Cirurgia do Aparelho Digestivo pela Sociedade Brasileira de Cirurgia Digestiva (SBCD).

Paulo Alberto Falco Pires Corrêa – Cirurgião e colonoscopista do Hospital Sírio Libanês. Titular da Sociedade Brasileira de Endoscopia Digestiva (Sobed), da Sociedade Brasileira de Coloproctologia (SBCP), da Sociedade Brasileira de Videocirurgia (Sobracil) e do Colégio Brasileiro de Cirurgia Digestiva (CBCD).

Paulo Cesar Lopes Jiquiriçá – Membro Titular da Sociedade Brasileira de Coloproctologia (SBCP), do Colégio Brasileiro de Cirurgiões (CBC) e da Sociedade Brasileira de Cirurgia Vídeo Laparoscópica (Sobracil). Mestre em cirurgia do aparelho digestivo. Professor benemérito da Universidade Albert Manfester, CA.

Paulo de Azeredo Passos Candelaria – Professor da Faculdade de Ciências Médicas da Irmandade Santa Casa de São Paulo (FCM-ISCMSP). Mestre em Cirurgia. Chefe de equipe do Serviço de Emergência da ISCMSP. Titular do Colégio Brasileiro de Cirurgiões (CBC). Associado da Sociedade Brasileira de Coloproctologia (SBCP).

Paulo Gonçalves de Oliveira – Professor-adjunto de Cirurgia da Faculdade de Medicina da Universidade de Brasília (FM-UnB). Chefe do Serviço de Coloproctologia do Hospital Universitário de Brasília. Mestre e Doutor em Cirurgia pela Faculdade de Medicina de Ribeirão Preto da Universidade de São Paulo (FMRP-USP). Especialista em Coloproctologia pela Sociedade Brasileira de Coloproctologia (SBCP). Titular da SBCP.

Paulo Gustavo Kotze – Chefe do Serviço de Coloproctologia do Hospital Universitário Cajuru da Pontifícia Universidade Católica do Paraná (PUCPR). Membro Titular da Sociedade Brasileira de Coloproctologia (SBCP).

Paulo Herman – Professor-associado do Departamento de Gastroenterologia Faculdade de Medicina da Universidade de São Paulo (FMUSP). Diretor do Serviço de Cirurgia do Fígado do Hospital das Clínicas da FMUSP.

Paulo Marcelo Gehm Hoff – Diretor do Centro de Oncologia do Hospital Sírio Libanês. Diretor clínico do Instituto do Câncer do Estado de São Paulo Octávio Frias de Oliveira (Icesp). Professor-Titular da Disciplina de Oncologia Clínica da Universidade Estadual de São Paulo (Unesp).

Paulo Mauricio Chagas Bruno – Membro Titular da Sociedade Brasileira de Coloproctologia (SBCP). Titular do Colégio Brasileiro de Cirurgiões (CBC). Titular do Colégio Brasileiro de Cirurgia Digestiva (CBCD). Médico coloproctologista do Hospital viValle de São José dos Campos.

Paulo Roberto Arruda Alves – Membro Titular da Sociedade Brasileira de Coloproctologia (SBCP). Livre-Docente em Coloproctologia. Professor-associado da Faculdade de Medicina da Universidade de São Paulo (FMUSP). Médico do Serviço de Endoscopia do Hospital Alemão Oswaldo Cruz.

Pedro Basilio – Diretor da Clínica de Saúde Intestinal, Rio de Janeiro. Membro associado da Sociedade Brasileira de Coloproctologia (SBCP). Membro Titular do Colégio Brasileiro de Cirurgiões (CBC). *Fellow* do Colégio Americano de Cirurgiões (ACS). Ex-presidente da Sociedade Brasileira de Cirurgia Oncológica do Rio de Janeiro (SBCO-RJ). Ex-diretor de Coloproctologia do CBC. *Honorary Clinical Assistant* do Serviço de Coloproctologia do Barts and Royal London Hospital.

Pedro Henrique Saraiva Leão – Professor-adjunto do Departamento de Cirurgia da Faculdade de Medicina da Universidade Federal do Ceará (FM-UFC). Ex-chefe da Clínica Proctológica da Santa Casa da Misericórdia de Fortaleza. Chefe das Clínicas Proctológicas do Hospital Geral de Fortaleza (HGF) do Instituto Nacional de Assistência Médica e Previdência Social (Inamps) e do Hospital das Clínicas da FM-UFC. Presidente da Sociedade Brasileira de Coloproctologia (SBCP). Titular do Colégio Brasileiro de Cirurgiões (CBC). Ex-Mestre do Capítulo do Ceará do CBC. Fundador do Clube dos Colostomizados do Brasil. Idealizador, fundador e secretário-geral da Regional Norte-Nordeste de Coloproctologia. Membro fundador do Colégio Brasileiro de Cirurgia Digestiva (CBCD). Afiliado da American Society of Colon and Rectal Surgeons. Associado da International Society of University Colon and Rectal Surgeons.

Pedro Popoutchi – Titular da Sociedade Brasileira de Coloproctologia (SBCP). Membro aspirante da Sociedade Brasileira de Endoscopia Digestiva (Sobed). Cirurgião e colonoscopista do Hospital Sírio Libanês.

Peretz Capelhuchnik – Professor-Titular do Departamento de Cirurgia da Faculdade de Ciências Médicas da Irmandade Santa Casa de Misericórdia de São Paulo (FCM-ISCMSP). Área de Coloproctologia (CBC, SBCP). Ex-presidente da SBCP.

Priscila Garla – Nutricionista. Pesquisadora do Laboratório de Nutrição e Cirurgia Metabólica do Aparelho Digestivo (Metanutri – LIM 35) da Faculdade de Medicina da Universidade de São Paulo (FMUSP). Pós-graduanda do Departamento de Gastroenterologia da FMUSP. Especialista em Terapia Intensiva Multidisciplinar do Adulto pela Faculdade de Medicina de Marília (Famema).

Raquel Franco Leal – Médica-assistente do Serviço de Coloproctologia da Disciplina de Moléstias do Aparelho Digestivo. Professora participante da pós-graduação em Ciências da Cirurgia da Faculdade de Ciências Médicas da Universidade Estadual de Campinas (Unicamp).

Raul Cutait – Professor-associado do Departamento de Cirurgia da Faculdade de Medicina da Universidade de São Paulo (FMUSP). Membro da Academia Nacional de Medicina.

Renato Araújo Bonardi – Mestre e Doutor em Clínica Cirúrgica pela Universidade Federal do Paraná (UFPR). Chefe do Serviço de Cirurgia Geral da UFPR. Chefe do Serviço de Coloproctologia da UFPR. Membro Titular da Sociedade Brasileira de Coloproctologia (SBCP). Professor-assistente da UFPR.

Renato Arioni Lupinacci – Diretor de Clínicas Cirúrgicas do Hospital do Servidor Público Estadual de São Paulo (HSPESP). Mestre e Doutor em Cirurgia pela Universidade Federal de São Paulo (Unifesp).

Renato Caram Saad – *Ex-fellow* do departamento de Cirurgia Colorretal da Cleveland Clinic Foundation, EUA. Médico cirurgião do Hospital Sírio-Libanês. Médico do Departamento de Fisiologia Anorretal do Hospital Sírio-Libanês. Membro da Sociedade Brasileira de Coloproctologia (SBCP). Membro da Sociedade Brasileira de Motilidade Digestiva (SBMD). Responsável pela Clínica Saad de Motilidade Digestiva.

Renato Luz Carvalho – Endoscopista e cirurgião pelo Centro de Diagnóstico de Doenças do Aparelho Digestivo do Hospital das Clínicas da Universidade Estadual de Campinas (HC-Gastrocentro-Unicamp). Coordenador do Serviço de Endoscopia do Hospital do Servidor Público Estadual de São Paulo (HSPESP). Assistente do Serviço de Endoscopia do Hospital Santa Catarina. Pós-graduando em Gastroenterologia Cirúrgica pela Unifesp. Membro Titular da Sociedade Brasileira de Endoscopia Digestiva (Sobed).

Renato M. Lupinacci – Médico-assistente do Serviço de Cirurgia do Fígado do Hospital das Clínicas da Faculdade de Medicina da Universidade de São Paulo (HC-FMUSP).

Renato Valmassoni Pinho – Chefe do Serviço de Coloproctologia do Hospital Nossa Senhora das Graças. Ex-residente do Washington Hospital Center, Washington. Ex-presidente da Sociedade Brasileira de Coloproctologia (SBCP).

Ricardo Alexandre Garib – Médico-assistente do Serviço de Cirurgia do Aparelho Digestivo da Real Benemérita Associação de Beneficência Portuguesa de São Paulo, Clínica Pró-Gastro. Pesquisador do Laboratório de Nutrição e Cirurgia Metabólica do Aparelho Digestivo (Metanutri – LIM 35) da Faculdade de Medicina da Universidade de São Paulo (FMUSP). Pós-graduando do Departamento de Gastroenterologia da FMUSP.

Robert William de Azevedo Bringel – Mestre em Cirurgia pela Faculdade de Medicina da Universidade de São Paulo (FMUSP). Cirurgião colorretal do Hospital do Câncer do Ceará. Titular da Sociedade Brasileira de Coloproctologia (SBCP). Titular do Colégio Brasileiro de Cirurgiões (CBC).

Roberto El Ibrahim – Médico patologista. Diretor do Laboratório Diagnóstika, São Paulo.

Roberto Misici – Titular da Sociedade Brasileira de Coloproctologia (SBCP).

Rodrigo Ambar Pinto – Médico do Serviço de Cirurgia do Cólon, Reto e Ânus do Hospital das Clínicas da Faculdade de Medicina da Universidade de São Paulo (HC-FMUSP). Médico de Cirurgia do Aparelho Digestivo do Instituto do Câncer do Estado de São Paulo (Icesp).

Rodrigo Blanco Dumarco – Ex-preceptor da Disciplina de Coloproctologia (Departamento de Gastroenterologia) do Hospital das Clínicas da Faculdade de Medicina da Universidade de São Paulo (HC-FMUSP).

Rodrigo Ciotola Bruno – Médico coloproctologista pela Sociedade Brasileira de Coloproctologia (SBCP). Médico-assistente coloproctologista do Hospital Universitário da Universidade de Taubaté (Unitau). Médico coloproctologista do Hospital viValle de São José dos Campos.

Rodrigo Gomes da Silva – Professor-associado do Departamento de Cirurgia da Faculdade de Medicina da Universidade Federal de Minas Gerais (FM-UFMG). Coordenador do Grupo de Coloproctologia e Intestino Delgado, Instituto Alfa de Gastroenterologia, Hospital das Clínicas da UFMG. Titular do Colégio Brasileiro de Cirurgiões (CBC). Membro da Sociedade Brasileira de Coloproctologia (SBCP). Presidente da Sociedade Mineira de Coloproctologia.

Rodrigo Oliva Perez – Médico da Disciplina de Coloproctologia da Faculdade de Medicina da Universidade de São Paulo (FMUSP). Titular do Colégio Brasileiro de Cirurgia Digestiva (CBCD). Doutor em Medicina pela FMUSP. Pós-doutorado pela FMUSP.

Rodrigo Ramella Munhoz – Médico residente em Oncologia Clínica do Hospital Sírio Libanês.

Rogério Tadeu Palma – Médico-assistente-Doutor do Serviço de Gastroenterologia Cirúrgica do Hospital do Servidor Público do Estado de São Paulo (HSPESP) "Francisco Morato de Oliveira". *Fellow* da Royal Society of Medicine. Titular da Sociedade Brasileira de Coloproctologia (SBCP).

Romulo Medeiros de Almeida – Professor-assistente de Cirurgia da Faculdade de Medicina da Universidade de Brasília (FM-UnB). Mestre em Ciências Médicas pela FM-UnB. Titular da Sociedade Brasileira de Coloproctologia (SBCP).

Ronaldo Coelho Salles – Membro Titular da Sociedade Brasileira de Coloproctologia (SBCP). Ex-chefe do Serviço de Coloproctologia do Hospital Municipal MIguel Couto, Rio de Janeiro. *Staff* do Serviço de Coloproctologia do Hospital Federal da Lagoa, Rio de Janeiro. Presidente da Sociedade Regional Leste de Coloproctologia. Secretário Geral da SBCP.

Rosalvo José Ribeiro – Ex-presidente da Sociedade Brasileira de Coloproctologia (SBCP).

Rosilma Gorete Lima Barreto – Médica coloproctologista do Serviço de Coloproctologia do Hospital Universitário Presidente Dutra da Universidade Federal do Maranhão (UFMA). Mestre e Doutora em Cirurgia pela Universidade Federal do Ceará (UFC). Especialista em Coloproctologia pela Sociedade Brasileira de Coloproctologia (SBCP).

Rubens Valarini – Membro Titular da Sociedade Brasileira de Coloproctologia (SBCP). Mestre em Cirurgia pela Universidade Federal do Paraná (UFPR). Doutor em Cirurgia pelo Instituto de Pesquisas Médicas do Hospital Universitário Evangélico de Curitiba (HUEC). Coordenador da Unidade de Coloproctologia do HUEC.

Ruy Takashi Koshimizu – Titular da Sociedade Brasileira de Coloproctologia (SBCP). Coordenador do Programa de Residência Médica em Coloproctologia do Hospital Nossa Senhora da Conceição, Porto Alegre. Médico do Serviço de Coloproctologia do Hospital Mãe de Deus, Porto Alegre.Sânzio dos Santos Amaral – Mestre em Medicina pela Faculdade de Medicina da Universidade de São Paulo (FMUSP). Médico da Disciplina de Coloproctologia da FMUSP.

Sânzio dos Santos Amaral – Mestre em Medicina pela Faculdade de Medicina da Universidade de São Paulo (FMUSP). Médico da Disciplina de Coloproctologia da FMUSP.

Sérgio Alexandre da Conceição – Professor-Doutor do Departamento de Cirurgia da Faculdade de Medicina da Universidade Federal de Minas Gerais (FM-UFMG). Coordenador da Comissão de Residência Médica do Hospital das Clínicas da UFMG. Membro do Grupo de Coloproctologia do Instituto Alfa de Gastroenterologia do Hospital das Clínicas da UFMG.

Sérgio Brenner – Médico e professor-adjunto do curso de Medicina da Faculdade Evangélica do Paraná (Fepar). Professor-Titular do Departamento de Cirurgia do Setor de Ciências da Saúde da Universidade Federal do Paraná (UFPR). Livre-Docente em Cirurgia.

Sergio Carlos Nahas – Professor Livre-Docente da Disciplina de Cirurgia do Aparelho Digestivo do Departamento de Gastroenterologia do Hospital das Clínicas da Faculdade de Medicina da Universidade de São Paulo (HC-FMUSP). Diretor do Serviço de Cirurgia de Cólon, Reto e Ânus da Disciplina de Cirurgia do Aparelho Digestivo do Departamento de Gastroenterologia do HC-FMUSP. Ex-presidente da Sociedade Brasileira de Coloproctologia (SBCP). Membro da American Society of Colon & Rectal Surgeons (ASCRS).

Sérgio Eduardo Alonso Araujo – Doutor pela Faculdade de Medicina da Universidade de São Paulo (FMUSP). Médico-assistente do Serviço de Cirurgia Colorretal do Hospital das Clínicas da FMUSP. Titular da Sociedade Brasileira de Coloproctologia (SBCP).

Sérgio Podgaec – Doutor em Ginecologia pela Faculdade de Medicina da Universidade de São Paulo (FMUSP). Médico-assistente da Clínica Ginecológica do Hospital das Clínicas da FMUSP.

Sidney Klajner – Cirurgião do aparelho digestivo. Mestre em Cirurgia pela Faculdade de Medicina da Universidade de São Paulo (FMUSP).

Sidney Roberto Nadal – Doutor em Cirurgia Geral da Faculdade de Ciências Médicas da Irmandade Santa Casa de Misericórdia de São Paulo (FCM-ISCMSP). Supervisor da Equipe Técnica de Proctologia do Instituto de Infectologia "Emílio Ribas" de São Paulo. Professor-voluntário do Departamento de Cirurgia da FCM-ISCMSP. Titular da Sociedade Brasileira de Coloproctologia (SBCP). Titular do Colégio Brasileiro de Cirurgiões (CBC).

Silvio Augusto Ciquini – Professor-adjunto de Coloproctologia e Clínica Cirúrgica da Faculdade de Medicina da Pontifícia Universidade Católica de Campinas (PUC-Campinas). Mestre em Cirurgia pela PUC-Campinas. Diretor clínico do Hospital Universitário da PUC-Campinas. Preceptor da Residência e coordenador do Serviço de Coloproctologia do Hospital Universitário da PUC-Campinas. Membro Titular e especialista em Coloproctologia, Cirurgia do Aparelho Digestivo e Cirurgia Geral pela Sociedade Brasileira de Coloproctologia (SBCP), Colégio Brasileiro de Cirurgia Digestiva (CBCD), Colégio Brasileiro de Cirurgiões (CBC). Membro *Felow* ISUCRS, CIC.

Sinara Mônica de Oliveira Leite – Professora-auxiliar de Coloproctologia na Faculdade de Ciências Médicas de Minas Gerais (FCMMG). Titular da Sociedade Brasileira de Coloproctologia (SBCP). Doutora em Medicina pela pós-graduação da Santa Casa de Belo Horizonte.

Sthela Maria Murad-Regadas – Professora-adjunta do Departamento de Cirurgia da Faculdade de Medicina da Universidade Federal do Ceará (FM-UFC). Mestre e Doutora em Cirurgia pela FM-UFC. Titular da Sociedade Brasileira de Coloproctologia. Associada da American Society of Colon and Rectal Surgeons (SCRS). Coordenadora da Fisiologia Anorretal e Assoalho Pélvico do Serviço de Coloproctologia da FM-UFC e Hospital São Carlos, Fortaleza.

Sylvio de Figueiredo Bocchini – Doutor pela Faculdade de Medicina da Universidade de São Paulo (FMUSP). Médico-assistente da Disciplina de Coloproctologia do Hospital das Clínicas da FMUSP.

Talita Mayra Resende Ferreira – Nutricionista do Ambulatório de Intestino do Instituto Alfa de Gastroenterologia do Hospital das Clínicas da Universidade Federal de Minas Gerais (HC-UFMG). Mestre em Ciência de Alimentos pela UFMG. Doutoranda em Saúde do Adulto com ênfase em Ciências Aplicadas ao Aparelho Digestivo pela UFMG.

Thaísa Barbosa-Silva – Mestre em Cirurgia pela Faculdade de Medicina da Universidade Federal de Minas Gerais (FM-UFMG). Membro da Divisão de Coloproctologia e Intestino Delgado do Instituto Alfa de Gastroenterologia do Hospital das Clínicas da UFMG. Membro oficial do Serviço de Coloproctologia do Hospital Militar de Minas Gerais. Membro filiado da Sociedade Brasileira de Coloproctologia (SBCP).

Univaldo Etsuo Sagae – Médico graduado pela Faculdade de Ciências Médicas da Irmandade Santa Casa de Misericórdia de São Paulo (FCM-ISCMSP). Residência em Cirurgia Geral e Cirurgia Gastroenterológica. Mestre pela Faculdade de Medicina da Universidade de São Paulo (FMUSP). Membro Titular do Colégio Brasileiro de Cirurgiões (CBC), Colégio Brasileiro de Cirurgia Digestiva (CBCD) e Sociedade Brasileira de Coloproctologia (SBCP). Professor-assistente da Faculdade de Medicina da Universidade Estadual do Oeste do Paraná (Unioeste) e da Fundação Assis Gurgacz (FAG).

Victor Edmond Seid – Mestre pela Faculdade de Medicina da Universidade de São Paulo (FMUSP). Médico-assistente-colaborador do Serviço de Cirurgia Colorretal do Hospital das Clínicas da FMUSP. Membro da Sociedade Brasileira de Coloproctologia (SBCP).

Vilmar Moura Leal – Professor-adjunto-Doutor da Disciplina de Clínica Cirúrgica ll, módulo de coloproctologia, da Faculdade de Ciências Médicas da Universidade Estadual do Piauí (Facime-Uespi).

Virgínio C. Tosta de Souza – Titular da Sociedade Brasileira de Coloproctologia (SBCP). Professor-Titular do Departamento de Clínica Cirúrgica da Universidade do Vale do Sapucaí, Pouso Alegre.

Wilmar Artur Klug – Professor-Titular da Faculdade de Ciências Médicas da Irmandade Santa Casa de Misericórdia de São Paulo (FCM-ISCMSP). Livre-Docente de Clínica Cirúrgica. Titular da Sociedade Brasileira de Coloproctologia (SBCP).

Prefácio

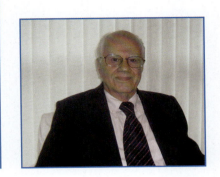

Promover, coordenar, escrever e editar um *Tratado de Coloproctologia* é tarefa para gente grande. Não é à toa que a ela se dedicaram Fábio Campos, Francisco Sérgio Regadas e Mauro Pinho, professores de elevado padrão científico e nomes dos mais significativos da especialidade no Brasil.

Focados em seu objetivo de conseguir algo que contribua ao aprendizado e atualização de todos nós, foram ao fundo do poço e arrebanharam, com refinado senso, os melhores quadros nacionais.

Junto com eles, em uma empreitada laboriosa e cansativa, que durou mais de um ano, alcançaram o porto feliz de seus anseios.

Está, pois, ao nosso alcance e à nossa disposição um Tratado que engloba todo o conhecimento mais moderno que se poderia esperar.

A partir de agora, os especialistas vão se inspirar neste Tratado para expandir seu saber, sanar suas dúvidas, abreviar suas dificuldades.

Comovido e honrado com o convite para escrever estas linhas, estou certo que a Sociedade Brasileira de Coloproctologia saúda o lançamento do *Tratado de Coloproctologia* como marco singular de sua história e de seu futuro.

Rosalvo J. Ribeiro

Ex-presidente da SBCP

Prefácio

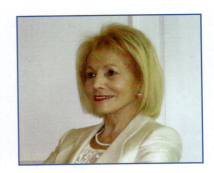

Prefaciar a importante obra, *Tratado de Coloproctologia*, que ora vem à luz é ao mesmo tempo para mim, razão de muita alegria e honra.

Por assim ser, expresso estes sentimentos à comunidade da cirurgia brasileira e externo aos ilustres editores: Fábio Guilherme C. M. de Campos, Francisco Sérgio Pinheiro Regadas e Mauro de Souza Leite Pinho, e Editores Associados: Carlos Augusto Real Martinez, Sérgio Eduardo Alonso Araújo, Olival de Oliveira Jr., Rodrigo Gomes da Silva, Hélio Moreira Júnior, Rosilma Gorete Lima Barreto, Sthela Maria Murad-Regadas, Eduardo de Paula Vieira e Harry Kleinübing Jr., meus sinceros agradecimentos.

Cabe aqui louvar a expressiva tarefa por eles desenvolvida, desde a cuidadosa elaboração do sumário à criteriosa escolha de autores e coautores, dentre os mais experientes da Coloproctologia, aos temas agrupados em 131 capítulos distribuídos em 13 seções.

É evidente a preocupação dos autores com a informação científica por meio de balanço equilibrado do novo e inovador, com o convencional e consolidado.

De longa data conheço os Editores do *Tratado de Coloproctologia*, Fábio Guilherme C. M. de Campos, Francisco Sérgio Pinheiro Regadas e Mauro de Souza Leite Pinho. Deles, sou admiradora e amiga leal. São profissionais com as cabeças sempre fervilhantes de boas ideias e que as põem em prática! Toda a Ciência é vã, se não trouxer benefícios ao ser humano tanto na prevenção como na cura de doenças, no alívio do sofrimento quando a cura é impossível, com busca contínua de melhoria da qualidade de vida.

Com os avanços da Informática ocorreu a democratização do conhecimento, oferecendo possibilidade de seu acesso a todos, com oportunidade de aperfeiçoamento. A modernidade expandiu a preocupação com o ensino da Medicina e, particularmente, das especialidades. Assim, a extensão da literatura médica à enorme massa de conhecimentos e de novas habilidades tecnológicas obriga o médico a seguir a corrente do progresso sem perder o rumo de reconstruir conhecimentos contidos em ciências básicas que alicerçam o progresso.

Muito evoluiu a Coloproctologia no decorrer de mais de três milênios. É hoje especialidade reconhecida mundialmente com renomadas sociedades americanas, europeias, asiáticas e australianas. A Sociedade Brasileira de Coloproctologia destaca-se dentre as mais importantes, secundando apenas a americana, contando com mais de 1.500 membros. O Tratado ora prefaciado bem enfatiza o histórico da especialidade e da Sociedade Brasileira de Coloproctologia, além dos temas que complementam o conhecimento fundamental necessário a todos os médicos que pretendem viver a realidade do progresso científico, atualmente impulsionado pela biologia molecular, biotecnologia, genética, nanobiotecnologia e bioengenharia.

Apesar dos avanços da informática e da popularização da internet, da facilidade do acesso à farta literatura científica e dos múltiplos cursos de atualização, de especialização, de treinamento equipamentos e instrumentos inerentes às novas técnicas endoscópicas, laparoscópicas e robóticas, os livros de texto continuam a representar papel preponderante na educação médica. Mais do que nunca, o livro é indispensável pela possibilidade de limitar a literatura, pela concentração dos conhecimentos, pela facilidade do manuseio, de ler e reler, escolhendo-se o que é melhor para determinado momento ou anseio.

Este Tratado contém a participação de 206 colaboradores bem selecionados que sempre revelaram dedicação ao ensino e atenção ao doente e que representam uma enorme força didática que eleva o prestígio da Coloproctologia Brasileira. Sua leitura muito contribuirá para a formação do residente, de jovens cirurgiões e de especialistas em busca de melhor embasar seus conhecimentos científicos.

Por tudo isso, sinto-me muito alegre em poder felicitar os Editores, Editores Associados, autores e coautores dos capítulos pela oportuna e excepcional obra.

Angelita Habr-Gama

Apresentação

Caros Colegas,

Nas últimas décadas, todas as especialidades médicas cresceram de maneira vertiginosa em face de numerosos avanços tecnológicos e pesquisas que permitiram a aquisição de um enorme volume de conhecimentos.

Em Coloproctologia, assistimos a uma rápida evolução técnica e do conhecimento científico, caracterizados por inovações na área de imagenologia, por maior compreensão dos fenômenos moleculares e pelo desenvolvimento de instrumentais que nos possibilitam instituir terapias minimamente invasivas em endoscopia cirúrgica e videolaparoscopia, ampliando, em grande escala, as opções diagnósticas e terapêuticas.

Esse crescente acervo necessita ser devidamente registrado para atender a múltiplos benefícios, como o estabelecimento de uma base consensual da extensão e dos limites da especialidade, assim como possibilitar aos iniciantes uma literatura específica e integrada de modo a promover um aprendizado adequado.

Assim, uma Sociedade Médica moderna se fortalece muito ao possibilitar a constante evolução e aperfeiçoamento de todos os seus membros, ampliando de forma científica e bem fundamentada os conhecimentos sobre os temas mais importantes da especialidade.

Visando cumprir esse objetivo, temos a enorme honra de apresentar a todos este "Tratado de Coloproctologia", fruto do trabalho de toda a Sociedade Brasileira de Coloproctologia. A simples constatação do grande número de páginas aqui impressas confirma o crescimento expressivo da especialidade em nosso meio, tornando cada vez mais complexa para o coloproctologista a tarefa de se manter atualizado. Eventuais comparações com livros-texto produzidos algumas décadas atrás revelarão uma grande expansão de cada um de seus temas. Poder-se-á constatar, também, que os capítulos de então (enfocando métodos diagnósticos, estudos da função anorretal, doenças inflamatórias ou câncer colorretal) se transformaram em extensas seções, abrigando, cada uma delas, um grande número de capítulos, versando sobre tópicos inexistentes em passado recente.

Ao longo da elaboração deste Tratado, tivemos o privilégio de realizar um exercício de estruturação do conhecimento atual sobre as doenças do cólon, reto e ânus por meio da catalogação de seus principais temas e subtemas, buscando apresentar os conceitos solidamente estabelecidos da especialidade, assim como agregar informações sobre conceitos e procedimentos mais recentes, de forma a apontar as prováveis tendências a serem seguidas nos próximos anos.

Estamos imensamente contentes pela honrosa tarefa de coordenar um grande esforço coletivo dos membros da Sociedade Brasileira de Coloproctologia, que generosamente doaram parte de seu precioso tempo emprestando-nos seu conhecimento e experiência na forma de capítulos capazes de levar adiante este projeto. Dessa forma, entendemos que a presente obra pertence a todos nós, e talvez represente, hoje, o mais forte exemplo da força de nossa Sociedade, baseada em um sólido e extenso conhecimento científico do qual cada um de nossos membros deve se orgulhar.

Gostaríamos também de externar nossos agradecimentos à Editora Atheneu pelo apoio e estímulo que possibilitaram a elaboração deste projeto.

Da mesma forma, cumpre-nos ressaltar e agradecer nossos coeditores por sua importante colaboração na revisão de capítulos, contribuindo para a melhoria da qualidade do conteúdo deste Tratado.

Por último, mas não menos importante, agradecemos nossos familiares e amigos pelo apoio recebido ao longo deste gratificante trabalho.

Fábio Guilherme C. M. de Campos
Francisco Sérgio Pinheiro Regadas
Mauro de Souza Leite Pinho

Editores do *Tratado de Coloproctologia*

Sumário

SEÇÃO I – INTRODUÇÃO À COLOPROCTOLOGIA

1. **História da Coloproctologia, 3**
   Flávio Antonio Quilici
   José Alfredo dos Reis Neto
   Lisandra Carolina Marques Quilici

2. **História da Sociedade Brasileira de Coloproctologia, 17**
   Joaquim José Ferreira
   José Maria Chaves
   Rosalvo José Ribeiro

3. **Anatomia Cirúrgica Aplicada às Operações dos Cólons, 23**
   Flávio Roberto Santos e Silva
   Francisco Sérgio Pinheiro Regadas

4. **Anatomia Cirúrgica Aplicada às Operações sobre o Reto e Canal Anal, 35**
   Mauro de Souza Leite Pinho
   Luís Carlos Ferreira
   Aline Santiago

5. **Fisiologia Colônica da Continência Anal e Defecação, 53**
   Rodrigo Ambar Pinto
   Isaac José Felippe Corrêa Neto

SEÇÃO II – INVESTIGAÇÃO DIAGNÓSTICA E FUNCIONAL

6. **Exame Proctológico – Preparo e Técnica, 65**
   Karen Mallmann
   Ignacio Osorio Mallmann

7. Colonoscopia, 69
Paulo Alberto Falco Pires Corrêa
Pedro Popoutchi
Oswaldo Wiliam Marques Jr.

8. Outros Métodos Propedêuticos – Indicações e Técnicas

8.1. Colonografia por Tomografia Computadorizada (Colonoscopia Virtual), 99
Dario Ariel Tiferes
Angela Hissae Montoyama Caiado

8.2. Ultrassonografia Anorretal, 119
Sthela Maria Murad-Regadas
Graziela Olivia da S. Fernandes

8.3. Ultrassonografia Transperineal, 139
Harry Kleinübing Jr.
Mauro de Souza Leite Pinho

8.4. Manometria Anorretal, 149
Renato Caram Saad

8.5. Tempo de Trânsito Cólico, 171
Mara Rita Salum

8.6. Eletromiografia Anorretal, 175
Jorge Alberto Ortiz
Maria Auxiliadora Prolungatti Cesar

8.7. Defecografia: Indicação, Técnica e Interpretação, 181
Carlos Walter Sobrado

8.8. Ultrassonografia Anorretal Dinâmica (Ecodefecografia), 187
Francisco Sérgio Pinheiro Regadas
Francisco Sérgio Pinheiro Regadas Filho

SEÇÃO III – PREPARO PRÉ-OPERATÓRIO

9. Uso Racional de Antibióticos em Operações Colorretais, 201
Paulo Mauricio Chagas Bruno
Rodrigo Ciotola Bruno
Cláudia Mangini

10. **Análise Crítica do Preparo do Cólon, 209**
    Antonio Sérgio Brenner
    Sérgio Brenner

11. **Prevenção de Tromboembolismo Venoso, 217**
    Joaquim Simões Neto

12. **Avaliação Nutricional e Indicações de Terapia Nutricional, 225**
    Dan Linetzky Waitzberg
    Priscila Garla
    Ricardo Alexandre Garib

13. **Estratégias para Recuperação Rápida (*Fast Track*), 237**
    José Eduardo de Aguilar-Nascimento

SEÇÃO IV – PÓLIPOS COLORRETAIS

14. **Aspectos Histopatológicos de Importância na Prática Clínica, 249**
    Marlise Mello Cerato Michaelsen
    Luíse Meurer
    Nilo Luiz Cerato

15. **Aspectos Epidemiológicos, Clínicos e Endoscópicos dos Pólipos Colorretais, 265**
    Mariza Helena Prado-Kobata

16. **Polipectomia: Técnica e Resultados, 277**
    Eduardo Carlos Grecco
    Renato Luz Carvalho
    Alex Matsuda Okita

17. **Critérios de Vigilância Pós-polipectomia, 291**
    Afonso Calil Mallmann
    Ruy Takashi Koshimizu

18. **Conduta no Pólipo Degenerado, 297**
    Paulo Roberto Arruda Alves
    Isabela Cecilio Sahium

SEÇÃO V – CÂNCER COLORRETAL

19. **Epidemiologia e Fatores de Risco, 303**
    Flávio Ferreira Diniz
    Francesca Perondi
    João Altmayer Gonçalves

20. **Aspectos Moleculares da Carcinogênese Colorretal, 313**
Mauro de Souza Leite Pinho

21. **Estadiamento Anatomopatológico do Câncer Colorretal, 325**
Fábio Daniel Molinari
Roberto El Ibrahim

22. **Prevenção e Rastreamento do Câncer Colorretal, 331**
Angelita Habr-Gama
Fábio Guilherme C. M. de Campos
Rodrigo Oliva Perez
Guilherme Pagin São Julião
Igor Proscurshim

23. **Aspectos Clínicos do Câncer Colorretal, 339**
Marcelo Alves Raposo da Camara

24. **Estadiamento Pré-operatório do Câncer Colorretal, 343**
Fábio Guilherme C. M. de Campos
Angela Hissae Motoyama Caiado
Rodrigo Ambar Pinto

25. **Tratamento Cirúrgico do Câncer Colônico: Princípios Técnicos e Resultados, 355**
Olival de Oliveira Jr.
Renato Araújo Bonardi

26. **Indicações e Resultados do Tratamento Adjuvante para o Câncer no Cólon, 361**
Rodrigo Ramella Munhoz
Paulo Marcelo Gehm Hoff

27. **Câncer no Reto: Técnicas Operatórias Fundamentais, 373**
Angelita Habr-Gama
Rodrigo Oliva Perez
Guilherme Pagin São Julião

28. **Acesso Laparoscópico no Tratamento do Câncer no Reto, 387**
Sérgio Eduardo Alonso Araujo
Victor Edmond Seid
Alexandre Bruno Bertoncini
Fábio Guilherme C. M. de Campos

29. Evolução Técnica no Tratamento do Câncer do Reto

29.1. Preservação Autonômica, 399
Pedro Basilio
Marleny Figueiredo

29.2. Anastomoses Colorretais Baixas, 403
Antônio Lacerda-Filho
Leonardo Maciel da Fonseca

29.3. Ressecção Interesfinctérica, 415
José Reinan Ramos

29.4. Colostomia Perineal – Técnica e Resultados, 425
Lusmar Veras Rodrigues
Armando Geraldo Franchini Melani
Carolina Vannucci Vasconcelos Nogueira Diogenes

29.5. Ressecção Transanal Endoscópica: Técnica Operatória, 431
Sérgio Eduardo Alonso Araujo
Victor Edmond Seid

29.6. Ressecção Transanal Endoscópica: Resultados, 437
Caio Sergio Rizkallah Nahas
Sergio Carlos Nahas
Carlos Frederico Sparapan Marques

30. Terapia Neoadjuvante e Adjuvante no Câncer do Reto

30.1. Evolução Histórica das Indicações e Controvérsias, 447
Rodrigo Oliva Perez
Fábio Guilherme C. M. de Campos

30.2. Conduta na Resposta Completa, 455
Angelita Habr-Gama
Rodrigo Oliva Perez
Guilherme Pagin São Julião

31. Aspectos Especiais do Tratamento do Câncer Colorretal

31.1. Princípios e Resultados das Ressecções Alargadas, 463
Fábio Guilherme C. M. de Campos
Maria Celia Calijuri Hamra

31.2. Manuseio da Carcinomatose Peritonial, 469
Rodrigo Gomes da Silva
Bernardo Hanan

31.3. Situações Emergenciais: Obstrução e Perfuração, 479
José Hyppolito da Silva
Fábio Guilherme C. M. de Campos

32. Seguimento Pós-operatório no Câncer Colorretal, 487
Silvio Augusto Ciquini

33. Tratamento Cirúrgico das Metástases Hepáticas do Câncer Colorretal, 493
Renato M. Lupinacci
Fabrício F. Coelho
Marcos V. Perini
Paulo Herman

34. Tumores Colorretais Pouco Frequentes, 499
Adriana Lúcia Agnelli Meirelles Costa
Fábio Guilherme C. M. de Campos

35. Estomas Intestinais

35.1. Técnica e Complicações, 511
Victor Edmond Seid
Sérgio Eduardo Alonso Araujo
Fábio Guilherme C. M. de Campos

35.2. Abordagem Multidisciplinar do Ostomizado, 523
Pedro Henrique Saraiva Leão

SEÇÃO VI – CÂNCER COLORRETAL HEREDITÁRIO

36. Síndrome de Lynch (SL)

36.1. Histórico, Caracterização Clínica e Aspectos Moleculares, 531
Benedito Mauro Rossi
Fábio de Oliveira Ferreira
Felipe Cavalcanti Carneiro da Silva

36.2. Tratamento Cirúrgico da Síndrome de Lynch, 543
Raul Cutait
Guilherme Cutait de Castro Cotti

37. Polipose Adenomatosa Familiar (PAF)

37.1. Aspectos Moleculares e Clínicos, 547
Mauro de Souza Leite Pinho
Fábio Guilherme C. M. de Campos
Sérgio Eduardo Alonso Araujo

37.2. Manifestações Extracolônicas e Causas de Mortalidade, 559
Fábio Guilherme C. M. de Campos
Rodrigo Blanco Dumarco

37.3. Tratamento Cirúrgico: Racional e Resultados, 565
André da Luz Moreira

38. Polipose Associada ao Gene Myh (PAM), 571
Carlos Augusto Real Martinez

39. Poliposes Hamartomatosas e outras síndromes, 585
Fábio Guilherme C. M. de Campos
Maria Tereza Coimbra Carvalho

SEÇÃO VII – NEOPLASIAS DO ÂNUS E CANAL ANAL

40. Etiopatogenia, Diagnóstico e Estadiamento, 599
Fábio César Atuí

41. Formas de Tratamento – Resultados e Perspectivas, 605
Maurício José de Matos e Silva
Maurilio Toscano de Lucena

42. Outros Tumores Anorretais e Perianais, 613
Mario Jucá

SEÇÃO VIII – DOENÇAS INFLAMATÓRIAS INTESTINAIS (DII) E COLITES

43. Incidência e Etiologia das Doenças Inflamatórias Intestinais, 619
Anna Paula Rocha Malheiros

44. Aspectos Clínicos e Diagnóstico Diferencial das DII, 623
Sinara Mônica de Oliveira Leite

45. Potencial de malignização nas Doenças Inflamatórias, 637
Afonso Henrique da Silva e Sousa Jr.
Francisco Sérgio Pinheiro Regadas
Fábio Guilherme C. M. de Campos

46. Tratamento Clínico das Doenças Inflamatórias Intestinais

46.1. Tratamento Convencional, 641
Adérson Omar Mourão Cintra Damião
Flávio Feitosa
Luciane Reis Milani

46.2. Terapia Biológica, 651
Magaly Gemio Teixeira
Alexandre Medeiros do Carmo
Maria Fernanda Zuttin Franzini

46.3. Papel da Terapia Nutricional, 657
Maria Isabel Toulson Davisson Correia
Talita Mayra Resende Ferreira

46.4. Fisiopatologia Aplicada à Terapia Clínica, 665
Henrique Sarubbi Fillmann
Heloísa Guedes Müssnich
José Luiz Barbieux

47. Tratamento Cirúrgico da Doença de Crohn

47.1. Princípios Básicos e Indicações Cirúrgicas, 669
Raquel Franco Leal

47.2. Intestino Delgado, 675
Arceu Scanavini Neto

47.3. Tratamento Cirúrgico da Colite de Crohn, 679
Paulo Gustavo Kotze
Idblan Carvalho de Albuquerque

47.4. Doença Perianal, 687
Magaly Gemio Teixeira
Maria Fernanda Zuttin Franzini
Alexandre Medeiros do Carmo

47.5. Videocirurgia, 691
Sérgio Eduardo Alonso Araujo
Antonio Rocco Imperiale
Fábio Guilherme C. M. de Campos

48. Tratamento Cirúrgico da Retocolite Ulcerativa

48.1. Princípios Básicos, Indicações e Opções Cirúrgicas, 701
Desidério Roberto Kiss
Maristela Gomes de Almeida

48.2. Bolsas Ileais: Técnica, Resultados e Complicações, 705
Claudio Saddy Rodrigues Coy
Maria de Lourdes Setsuko Ayrizono

49. Colite indeterminada, 715
Fábio Alves Soares
João Bosco Soares Junior

50. Colites Infecciosas, 727
Manoel Alvaro de F. Lins Neto

51. Colites Isquêmicas, 735
João Batista Pinheiro Barreto
José Ribamar Baldez

52. Retocolite por Irradiação, 741
Magaly Gemio Teixeira
Maria Fernanda Zuttin Franzini
Alexandre Medeiros do Carmo

SEÇÃO IX - DOENÇAS ANORRETAIS & PERINEAIS

53. Doença Hemorroidária: Incidência, Etiopatogenia e Aspectos Clínicos, 749
Luciana Maria Pyramo Costa
Thaísa Barbosa-Silva

54. Tratamento da Doença Hemorroidária

54.1. Aspectos Gerais do Tratamento da Doença Hemorroidária, 755
Geraldo Magela Gomes da Cruz

54.2. Tratamento Cirúrgico Clássico: Aspectos Técnicos, 775
Virgínio C. Tosta de Souza
Elísio Meirelles de Miranda
Carlos Roberto Amorim

54.3. Tratamento Cirúrgico pela Anopexia Mecânica, 779
Sergio Carlos Nahas
Marcelo Rodrigues Borba

54.4. Tratamento da Estenose Anal, 787
Geraldo Magela Gomes da Cruz

54.5. Novas Perspectivas de Tratamento Cirúrgico, 799
Eduardo de Paula Vieira

55. Abscessos e Fístulas Anorretais

55.1. Etiologia, Classificação e Investigação Radiológica, 803
Paulo Cesar Lopes Jiquiriçá

55.2. Tratamento Cirúrgico dos Abscessos Anorretais, 809
Ronaldo Coelho Salles

55.3. Tratamento Cirúrgico das Fístulas Anorretais, 813
Edna Delabio-Ferraz
Leonardo Machado de Castro
João de Aguiar Pupo Neto

55.4. Fístulas Retovaginais, 823
Fábio Guilherme C. M. de Campos

56. Fissura Anal

56.1. Incidência, Etiopatogenia e Aspectos Clínicos, 833
Arminda Caetano de Almeida Leite
Geanna Mara Lino e Silva Guerra

56.2. Bases e Resultados do Tratamento Conservador, 843
Juvenal da Rocha Torres Neto

56.3. Técnicas e Resultados do Tratamento Cirúrgico, 849
Olival de Oliveira Jr.

57. Doença Pilonidal Sacrococcígea, 853
Miguel Arcanjo Gialluisi da Silva Sá
André da Luz Moreira

58. Prurido Anal, 871
Magda Maria Profeta da Luz
Sérgio Alexandre da Conceição
Kelly Cristine de Lacerda Rodrigues Buzatti

59. **Doenças Sexualmente Transmitidas, 881**
    Sidney Roberto Nadal
    Carmen Ruth Manzione

60. **Hidradenite Supurativa, 893**
    Antonio Rocco Imperiale
    Angelita Habr-Gama
    Sylvio de Figueiredo Bocchini

SEÇÃO X – DOENÇA DIVERTICULAR DOS CÓLONS

61. **Doença Diverticular dos Cólons: Incidência e Etiopatogenia, 901**
    Fernando Cordeiro
    Flávio Antonio Quilici

62. **Orientações Gerais e Resultados do Tratamento Clínico da Doença Diverticular, 903**
    Carlos Augusto Real Martinez
    Rogério Tadeu Palma

63. **Diverticulite Aguda**

63.1. **Fisiopatologia, Aspectos Clínicos e Bases do Tratamento Conservador, 911**
    Paulo Gonçalves de Oliveira
    João Batista de Sousa
    Flávia Berford

63.2. **Análise Crítica das Indicações Operatórias, 917**
    Janedson Baima Bezerra

63.3. **Opções Técnicas do Tratamento Cirúrgico, 925**
    Francisco Jean Crispim Ribeiro
    Robert William de Azevedo Bringel
    Ana Cecília Neiva Gondim

63.4. **Papel da Videocirurgia no Manuseio da Doença Diverticular, 933**
    Rubens Valarini

SEÇÃO XI – DISTÚRBIOS DA EVACUAÇÃO

64. **Constipação Intestinal**

64.1. **Incidência, Fisiopatologia e Aspectos Clínicos, 943**
    Sânzio dos Santos Amaral

64.2. Investigação Racional da Constipação Intestinal, 947
Hélio Moreira Júnior
José Paulo Teixeira Moreira

64.3. Tratamento Clínico, 961
Roberto Misici

64.4. Inércia Cólica: Resultados do Tratamento Cirúrgico, 981
Francisco Sérgio Pinheiro Regadas
Érico de Carvalho Holanda

65. Síndrome do Intestino Irritável, 989
Vilmar Moura Leal
Miguel Augusto Arcoverde Nogueira

66. Defecação Obstruída: Conceito e Abordagem Propedêutica, 999
Rosilma Gorete Lima Barreto

67. Anorretocele: Diagnóstico e Tratamento, 1007
José Vinícius Cruz
Cleber Allem Nunes

68. Prolapso e Procidência Retal

68.1. Etiopatogenia, Aspectos Clínicos e Opções Técnicas para o Tratamento Cirúrgico, 1015
Peretz Capelhuchnik
Paulo de Azeredo Passos Candelaria

68.2. Resultados do Tratamento Cirúrgico, 1029
Antonio Rocco Imperiale
Carlos Eduardo Fonseca Pires

69. Incontinência Fecal

69.1. Aspectos Clínicos e Etiopatogenia, 1035
Henrique Sarubbi Fillmann
Lúcio Sarubbi Fillmann

69.2. Investigação Diagnóstica, 1045
Doryane Maria dos Reis Lima
Univaldo Etsuo Sagae
Andrea Ishikawa Shiratori

69.3. Tratamento Conservador, 1055
Lucia Camara Castro Oliveira

69.4. Tratamento Cirúrgico da Incontinência Anal, 1067
José Marcio Neves Jorge
Isaac José Felippe Corrêa Neto

70. Megacólon Chagásico

70.1. Epidemiologia, Fisiopatologia e Aspectos Clínicos, 1081
João Gomes Netinho

70.2. Tratamento Cirúrgico, 1087
José Paulo Teixeira Moreira
Hélio Moreira Júnior
Hélio Moreira

SEÇÃO XII – SITUAÇÕES DIFÍCEIS E EMERGENCIAIS

71. Diagnóstico e Tratamento de Complicações de Operações Colorretais

71.1. Obstrução Intestinal Pós-operatória, 1103
Renato Valmassoni Pinho
Christiano M. P. Claus
Fabiana Marques Fernandes

71.2. Avaliação e Conduta no Paciente com Deiscência Anastomótica, 1113
Júlio César M. Santos Jr.

72. Hemorragia Digestiva Baixa

72.1. Etiologia e Avaliação Diagnóstica, 1119
João Batista de Souza
Romulo Medeiros de Almeida
Paulo Gonçalves de Oliveira

72.2. Tratamento Não Cirúrgico, 1125
Maria Cristina Sartor

72.3. Tratamento Cirúrgico, 1139
Fang Chia Bin
Wilmar Artur Klug

73. Endometriose Intestinal

73.1. Critérios de Indicação e Princípios do Tratamento Cirúrgico, 1145
Luciana Maria Pyramo Costa

73.2. Estratégia Operatória na Endometriose Profunda, 1151
Univaldo Etsuo Sagae
Lucia Matiko Takamatsu Sagae
Doryane Maria dos Reis Lima

73.3 Endometriose Intestinal: Resultados do Tratamento Cirúrgico, 1167
Marcelo Averbach
Sidney Klajner
Sérgio Podgaec
Mauricio Simões Abrão

74. Tumores Retrorretais, 1175
Francisco Luis Altenburg
Carlos Henrique Maçaneiro

SEÇÃO XIII – TÉCNICA OPERATÓRIA BÁSICA EM VIDEOCIRURGIA

75. Colectomia Direita, 1187
José Alfredo dos Reis Neto
José Alfredo dos Reis Junior

76. Aspectos Técnicos da Retossigmoidectomia Videolaparoscópica, 1201
Miguel Ângelo Pedroso
Renato Arioni Lupinacci
Mauro de Souza Leite Pinho

77. Amputação Abdominoperineal do Reto, 1209
Armando Geraldo Franchini Melani
Carlos Augusto Veo
Marcos Vinicius Denadai
Junea Caris de Oliveira

78. Reconstrução do Trânsito Pós-Hartmann, 1215
Lusmar Veras Rodrigues
Carolina Vannucci Vasconcelos Nogueira Diogenes

79. Colectomias Totais, 1219
Luis Claudio Pandini

Índice Remissivo, 1223

Seção I

Introdução à Coloproctologia

História da Coloproctologia

Flávio Antonio Quilici
José Alfredo dos Reis Neto
Lisandra Carolina Marques Quilici

ERA ANTIGA

O ser humano, como o conhecemos, tem aproximadamente 600.000 anos de vida, 6.000 de história escrita e 200 de grande desenvolvimento técnico-científico.

A Medicina, no entanto, inicia-se com a própria origem da criatura humana. Tem a princípio um papel místico, com as enfermidades sendo interpretadas como castigo divino, por pecados, conscientes ou não, do próprio indivíduo, de seus familiares ou mesmo de seus amigos. Achados arqueológicos comprovam a utilização de incisões com instrumentos de pedra e cirurgias obstétricas e cranianas em tempos pré-históricos.

A Coloproctologia, que como especialidade médica poderia nos parecer recente, tem, na realidade, uma história documentada de mais de 5.000 anos, incluindo uma série de técnicas operatórias e vários instrumentos cirúrgicos. Todas as culturas antigas fazem menções à proctologia, de forma mais ou menos explícita.

A coloproctologia egípcia

A descoberta de hieróglifos e sua decifração permitiram confirmar que já no período do Antigo Reino Egípcio, como nos escritos da coluna de Isi, de 2750 anos a.C., a medicina egípcia mostrava-se bastante adiantada com a utilização de opiáceos para sedação cirúrgica. Nessa época, não havia somente uma classe médica no Egito, mas existiam especialistas das mais diversas áreas, inclusive para a "extremidade terminal do intestino". Entre os especialistas em doenças anais, um era médico pessoal do Faraó e tinha o título de "Guardião do Ânus do Faraó" (Figura 1.1).

Assim, a história escrita da medicina egípcia começa cerca de 3.000 anos a.C., de acordo com o Papiro de Smith, encontrado em Luxor, no ano de 1862, por Edwin Smith e exposto na Sociedade Histórica de Nova York, contendo 13 fórmulas médico-místicas, que incluem tratamentos para

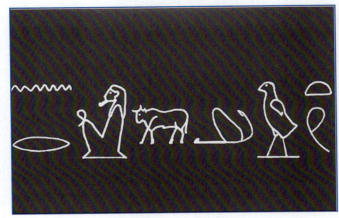

Figura 1.1 – Hieróglifo do Antigo Império, de Khoui, Saqqara, com referências sobre um médico especializado em proctologia, cuja tradução literal é "O Guardião do Ânus do Faraó".

doenças intestinais, além de descrições de numerosos tipos de ferimentos e fraturas. Os conhecimentos nele contidos são ainda mais antigos que os próprios papiros e, provavelmente, copiado de documentos mais remotos. É dessa época o painel de madeira da tumba de Hesy-Re, em Saqqara (Figura 1.2), na qual está registrada sua titulação como chefe dos dentistas e dos médicos, sendo, portanto, reconhecido como o primeiro médico de que se tem notícia.

A medicina era tida como ciência divina e seu deus protetor era Tot. Diz a lenda que, certa vez, tal divindade transformou-se no pássaro Íbis para introduzir seu bico cheio d'água no ânus de um médico que se banhava no Rio Nilo, e assim ensinou-lhe os benefícios refrescantes dos enemas retais. Na antiga medicina egípcia, há relatos do emprego dos enemas de retenção, do uso de supositórios e purgativos em várias situações.

No Papiro de Ebers, de 1500 a.C., descoberto em Tebas por Georg Ebers em 1872 e que se encontra na Universidade de

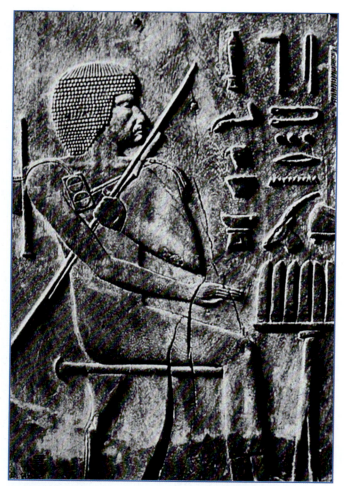

Figura 1.2 – Figura de Hesy-Re gravada em madeira, chefe dos dentistas e dos médicos do antigo Egito e que viveu por volta de 3000 a.C.

A coloproctologia assírio-babilônica

Nessa região viveu, no final do terceiro milênio a.C., um médico sumério desconhecido que registrou, numa pequena peça de cerâmica, uma dúzia de suas receitas mais valiosas, constituindo o manual médico mais antigo conhecido. Em outros textos de caráter médico, há referências a oclusões intestinais, distúrbios biliares e hemorroidas.

Vem da Mesopotâmia a primeira tabela de honorários proctológicos: o Rei Hamurabi, o sexto da 1ª dinastia Amorita, da esplêndida cidade de Babilônia, no ano de 1793 a.C., estabelece uma série de leis, chamada de *Código de Hamurabi*, encontrado em Susa em 1901 e exposto no museu do Louvre, em Paris (Figura 1.3). Consta de 282 artigos sobre direito processual, saneamento básico, administração pública etc. Nele, Hamurabi incluiu a especificação de honorários médicos e penalizações para suas imperícias. Em relação à coloproctologia, especifica: "Se um doente for curado de uma enfermidade intestinal, o enfermo dará ao doutor 10 siclos de prata". Esse achado evidencia a importância dessas enfermidades na Antiguidade.

A coloproctologia indiana

A civilização da Índia é uma das mais antigas do mundo, sendo dela o livro mais antigo que se conhece, o *Rig-Veda*, que remonta cerca de 4.000 anos antes de Cristo. São quatro os livros que formam a chamada literatura *Veda* (palavra sânscrita que significa conhecimento) dos hindus. Nesse primeiro, existem descrições de doenças, tais como tuberculose pulmonar e lepra, além de orientação para amputação de membros. No último deles, o *Atharva-Veda*, escrito no ano 700 a.C., encontram-se abundante conteúdo médico e conhecimentos anatômicos rudimentares.

Buda, quando renegou os vícios humanos por volta do ano 600 a.C., abriu uma época de profundo humanismo. É a partir da era budista que o médico hindu desenvolve o caráter ético que, ainda hoje, distingue sua missão em todo o mundo. Nos livros sagrados do budismo, há um nome com realce especial, o do médico Jivaka, que era um grande clínico e cirurgião, sendo lembrado devido a algumas operações que realizou, entre as quais uma de volvo intestinal, descrita como "nó nas tripas". Nessa época, desenvolve-se a medicina racional com vários tratados médicos escritos em sânscrito por Atreia e Susruta.

Atreia é considerado o maior clínico hindu e mestre de Jivaka, com escola em Táxila, no atual Paquistão. Ele descreve e orienta o tratamento de várias doenças, incluindo as abdominais. Ensina a construção de hospitais e um método de purificar lençóis e cobertores de doentes com vapor-d'água e fumigações.

A cirurgia desenvolve-se na cidade de Benares, e Susruta, é considerado o maior cirurgião hindu (cerca de 200 anos d.C.), tendo como lema: "o médico que só entende de clínica, ou que entende só de cirurgia, é como um pássaro com uma só asa".

Leipzig, Alemanha, há 110 colunas com preceitos de higiene, um breve tratado de fisiologia e receitas para numerosas moléstias, tais como hemorroidas, diarreia e vômitos, além de ervas farmacológicas com efeito purgativo e emético. Os médicos egípcios usavam, segundo esse papiro, a romã para o tratamento das verminoses, o cálamo aromático contra a disenteria, o açafrão em casos de cólicas abdominais e o levedo nos distúrbios intestinais.

No ano de 1300 a.C., há a primeira publicação somente sobre assuntos proctológicos conhecida, o Papiro de Chester Beatty, que foi escrito pelo médico Iri da 19ª dinastia egípcia e hoje é exposto no Museu Britânico, em Londres. Nele, há relatos de tratamentos para doenças intestinais e hemorroidária.

O estudo das múmias também auxiliou no conhecimento das doenças desse período, tais como, a existência de apendicite. Numa múmia da 21ª dinastia, Elliot Smith descobriu a presença de cálculos biliares e de prolapso retal.

A coloproctologia hebraica

No *Velho Testamento*, existem várias passagens abordando as doenças anorretais, como no capítulo 5, versículo 6, do livro de Samuel, onde há a passagem: "A ira de Deus cairá na forma de hemorroidas contra os Filisteus, por roubarem a Arca da Aliança".

É desse período o código de leis judeu, o *Talmude*, interpretação autêntica do *Torah*, com 613 mandamentos abordando assuntos civis, penais e religiosos. Nele, encontramos, também, referências sobre as operações das fístulas anais, a pederastia e os cuidados rigorosos em relação à higiene para com o material fecal.

A coloproctologia grega

Foi na Grécia que a busca da cura dos males do ser humano começa a deixar o aspecto sobrenatural das enfermidades e passa a ser estudada cientificamente. O deus da mitologia grega para a Medicina era Asclépio, filho de Apolo.

A Medicina como ciência é personalizada pelo mais célebre médico grego, Hipócrates, considerado o "pai da Medicina", nascido no ano de 460 a.C., na ilha de Cos. Filho e discípulo do famoso médico Eródico de Selímbria, foi quem iniciou a valorização da cirurgia como a "arte da cura pelas mãos".

De acordo com os costumes da época, Hipócrates era um médico ambulante e exerceu a medicina por toda a Grécia e, possivelmente, estendeu-se até a Líbia e o Egito. Com mais idade, ensinou sua arte, na região da Tessália, falecendo e sendo enterrado em Larissa, no ano de 377 a.C.

Hipócrates elaborou, para o médico, um rígido compromisso ético, e seu juramento é um ícone moral à Medicina, sendo conhecido e respeitado até hoje, determinando as normas comportamentais básicas da conduta profissional dos médicos.

Dois de seus filhos, Tesolo e Dracón, compilaram seus trabalhos em compêndios denominados de *Corpus Hippocraticum peri Syriggon*, com mais de 70 volumes, que muitos historiadores julgam conter, também, estudos de vários de seus discípulos e sucessores. Nesses compêndios, Hipócrates ensinava que as hemorroidas eram necessárias ao organismo e sua presença deveria ser respeitada, pois traziam benefícios ao eliminar, através do sangramento, os dejetos do organismo, tais como a pleurisia, os furúnculos e as pústulas, curando, inclusive, a melancolia. Por isso, seu tratamento deveria ser feito através da destruição dos mamilos, com o cuidado de se preservar pelo menos um deles. Realizava essa destruição, por meio de cáusticos locais, ou pela excisão e ligadura do mamilo sangrante, ou mesmo pela sua cauterização com ferro em brasa.

Em relação às fístulas anais, orientava seu modo de exploração, a medida de sua extensão e seu tratamento de várias maneiras, tais como pelo uso tópico de substâncias

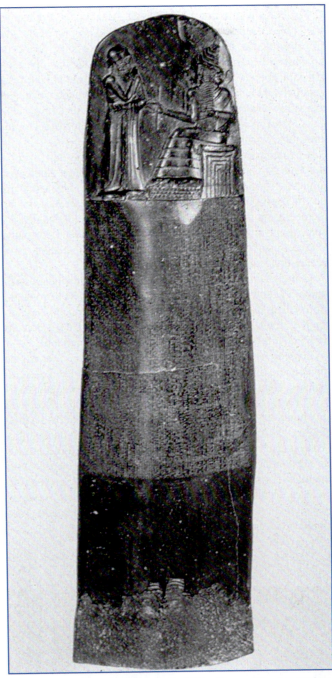

Figura 1.3 – *Código de Hamurabi*, de 1793 a.C., com leis e honorários médicos, hoje no museu do Louvre, em Paris.

Em seu livro *Susruta Samhita*, descreve, entre outras, a laparotomia, a craniotomia e várias técnicas de cirurgia plástica, em especial para o nariz. Faz menção, também, ao tratamento das hemorroidas, denominadas de *Arsa*, dos abscessos e fístulas anais, do prolapso e dos tumores retais.

adstringentes para sua cauterização ou pela anodação de seu trajeto. Para a procidência retal, recomendava o tratamento conservador através da reintrodução cuidadosa do reto prolabado (exteriorizado pelo canal anal) e sua fixação por meio de uma bandagem tipo em "T". Ele também, pela primeira vez, aborda o uso de um espéculo para se observar o reto (exame endoscópico retal), assim descrito: "descansando o paciente sobre seu dorso, examina-se a parte ulcerada do final do intestino, por meio do espéculo retal". Evidencia também, a importância do esvaziamento intestinal por meio de lavagens (enemas) para o tratamento dos ferimentos traumáticos abdominais.

Passados aproximadamente 600 anos, no segundo século de nossa era, outro importante médico grego, Cláudio Galeno (130-201 d.C.), de Pérgamo, publica o livro, *As Epidemias* (165 d.C.), onde menciona conceitos médicos que permaneceram aceitos por mais de 1.000 anos.

Nele, relata vários tópicos proctológicos, sendo os principais: a descrição dos músculos esfincterianos anais; o tratamento das hemorroidas por meio de sangria no braço (Figura 1.4), para deter o fluxo hemorrágico; e descreve um bisturi específico para uso nas cirurgias das fístulas anais, com formato de meia-lua e com ponta longa e flexível, que chamou de *syringotomo*.

A coloproctologia árabe

A primeira escola médica conhecida no mundo, a da cidade de Alexandria, ao norte do Egito, data do século IV a.C. O ensino era ministrado por meio dos livros denominados *Tratados Médicos*, sendo um dos seus principais professores o cirurgião árabe Herophilus. A biblioteca de Alexandria é considerada uma das sete maravilhas do mundo antigo e contava com mais de 700.000 obras.

Seguindo a tradição da escola de Alexandria, no século VI, Paulus Aegineta (502-575), conhecido como "Aécio" de Constantinopla, apresenta um manuscrito que se encontra no Museu Britânico no qual descreve uma técnica operatória para doença hemorroidária, com o paciente em posição genupeitoral e tração dos mamilos com gancho para sua exposição e incisão circular com bisturi de lâmina ampla (Figura 1.5). É a primeira descrição de uma hemorroidectomia completa, circunferencial.

Um médico proeminente na corte do Califa de Córdoba foi Abu Al-Qasim (936-1013), conhecido como Abulcasis, grande cirurgião, nascido de pais espanhóis. Em seu livro de 30 capítulos, *Al-Tasrif* (*vade-mécum*), descreveu várias técnicas para cirurgias proctológicas, em especial das fístulas anais, para as quais indicava a cauterização do trajeto fistuloso com ferro em brasa sobre uma sonda acanelada para prevenir a estenose anal.

O mais famoso dos médicos árabes, cuja influência estendeu-se durante séculos pelo mundo islâmico e pela Europa, foi Abu 'Alli al-Husayn ibn Abdullah ibn Sina, o Avicena, nascido em Afshanah, Pérsia (hoje Iraque), no ano de 980 e falecido em 1037, de um tumor intestinal, na cidade de Hamadhan.

Ensinou e clinicou no hospital de Isphahan, modelo de eficiência e limpeza até para os dias de hoje. O Emir persa o nomeou como seu médico e vizir. Avicena descreveu em seu livro, *Cânon da Medicina*, uma técnica cirúrgica, modificada da de Hipócrates, a qual denominou de anodação da fístula anal (Figura 1.6), que se caracterizava pela passagem de fio de linho, seda ou crina de cavalo torcida pelo trajeto fistuloso e, através da sua anodação, provocava o corte tecidual pela sua necrose e, assim, se obtinha a cura da fístula, método até hoje empregado (técnica do sedenho) para alguns casos de fístulas complexas. Sua obra permaneceu como o primeiro tratado médico das universidades europeias durante séculos (até o ano 1650).

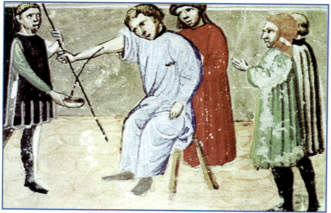

Figura 1.4 – Técnica da sangria para o tratamento das hemorroidas, utilizada por Galeno e esquematizada em seu livro *As Epidemias*, de 165 d.C.

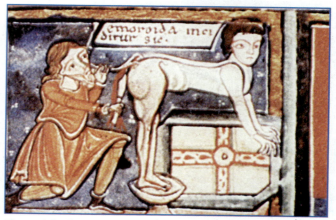

Figura 1.5 – Técnica operatória para doença hemorroidária, com o paciente em posição genupeitoral, tração com exposição dos mamilos com gancho e incisão com bisturi de lâmina ampla, descrita por Aécio de Constantinopla no século VI.

Outro médico, o cordobês Abu Imram ibn Maimun (1135-1204), conhecido como Maimoides, em sua obra mais conhecida, *Fusul Musa* (*Aforismos*), tem um tratado sobre os cuidados e o tratamento das hemorroidas.

A coloproctologia no Império Romano

O deus da Medicina em Roma era Esculápio. No período em que viveu Cristo, já havia na cidade de Pompeia, ao sul da Itália, a Casa dos Cirurgiões, descoberta nas escavações realizadas nessa cidade em 1819 e onde foram encontrados instrumentos cirúrgicos de ferro e bronze, havendo inclusive um espéculo para exame retal chamado de catoptro (Figura 1.7).

É dessa época o cirurgião Aulus Cornellius Celsus (25 a.C. a 38 d.C.), médico pessoal do imperador romano Tibério. Publica em sua principal obra, *De Arte Médica*, serem as hemorroidas úteis para a purificação do organismo (tal como Hipócrates). Descreve também uma técnica operatória para as hemorroidas com mamilos de base delgada, que deveriam ser ligados na base de seu pedículo e cortados logo acima (muito semelhante à técnica descrita por Milligan e Morgan em 1937). Orienta o tratamento das fístulas anais com abertura feita com bisturi, associado à aplicação de um tubo endorretal para evitar aderência e estenoses. Caracteriza o quadro clínico da apendicite aguda como a "doença do lado direito do abdome".

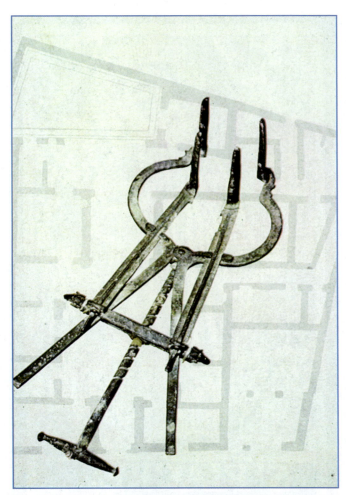

Figura 1.7 – Espéculo de bronze denominado de catoptro, para exame vaginal e retal, encontrados na Casa dos Cirurgiões (cerca de 62-79 d.C.) em Pompeia.

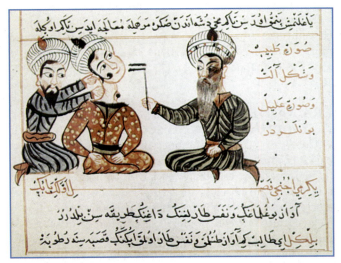

Figura 1.6 – Figura de Avicena realizando um exame proctológico (toque retal) num paciente, na cópia hebraica do *Cânon da Medicina*, do século XIII, encontrado na Biblioteca Universitária de Bolonha.

A coloproctologia europeia

Vem da Europa a história de São Fiacro (Figura 1.8), tido como o padroeiro dos jardineiros e dos proctologistas. Ele nasceu no ano de 610 d.C., primogênito de Eugênio IV, Rei da Escócia. Decidiu-se pelo sacerdócio, abandonando a corte e seguindo para a França onde tornou-se padre e construiu uma capela (até hoje existente) na região de Brie, próxima a Paris.

Lá, adquiriu a fama de benfeitor dos pobres e doentes, além de obter flores e frutos esplêndidos que cultivava em seu jardim. Tais fatos atraíram a inveja do arcebispo local que o castigou, obrigando-o a ficar orando até sua morte, o que ele o fez, sentado em uma pedra ao lado de sua capela. São Fiacro falece em 30 de agosto de 670 e é enterrado na própria

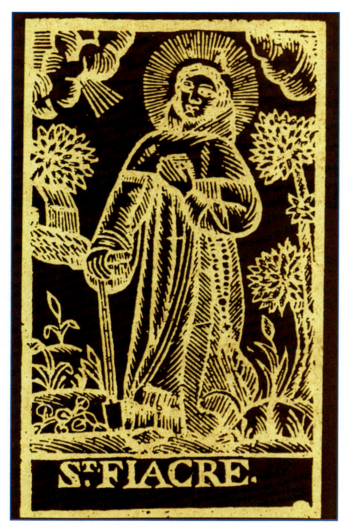

Figura 1.8 – Figura de São Fiacro, tido como padroeiro dos proctologistas (600 d.C.).

capela. A pedra na qual sentou até sua morte, segundo a lenda, adquire o formato de suas nádegas e passa a ser milagrosa, começando daí uma série de peregrinações a esse local, principalmente de pessoas com doenças anorretais, pois quem sentava em sua pedra obtinha a cura das hemorroidas.

Na Idade Média, entre os anos 1000 e 1400, o nome hemorróidas torna-se deselegante, passando a doença a ser denominada de Mal de São Fiacro. Nesse período, o empalamento é utilizado como forma de tortura e execução. A dissecção de cadáver (autópsia) é tida em toda a Europa como profanação e bruxaria, sendo proibida e castigada com a morte, fato que atrasou em séculos a evolução da Medicina nesse continente.

Mas é também dessa época o início das construções de hospitais e asilos, comandados pelas ordens religiosas, como obras de solidariedade humana.

Surgem as grandes universidades medievais, tais como na Itália, as de Parma e Bolonha, e na França, a de Paris e Montpellier, onde começa a ser ministrado o ensino da arte da Medicina. Foi Frederico II, Rei da Itália, que, em 1224, decreta a diferenciação entre os cirurgiões formados nessas universidades, dos chamados "barbeiros cirurgiões" que faziam seu aprendizado diretamente com outros cirurgiões e que não eram aceitos como verdadeiros médicos.

As publicações relacionadas com a coloproctologia começam com os cirurgiões, Roger e seu aluno Roland, da Universidade de Parma, que em seu livro *Chirurgia*, escrito em 1170, aconselham o uso da ligadura com pontos para a cirurgia das hemorroidas.

Nesse período medieval, no ano de 1306, nasce em Newark, Notthingham, John Arderne, que tornou-se, durante a Guerra dos 100 Anos entre Inglaterra e França, um grande cirurgião militar. De volta a Londres, em 1349, ele publica, em latim, sua obra denominada *Practica Magistri Johannis de Arderne*, toda sobre assuntos anorretais. Ele é considerado o primeiro proctologista deste milênio e também é chamado de "pai da Proctologia".

Nessa obra, diferencia a trombose hemorroidária dos hematomas perianais e orienta como operá-los. É notável a sua distinção e descrição do câncer retal, chamado de bubo do intestino terminal, assinalando que "colocando-se o dedo no reto e tocando-se um endurecimento como pedra que dificulta a defecação, trata-se de um tumor, e seus sintomas são dor, tenesmo com várias evacuações por hora, com fezes amolecidas mescladas com sangue e muco". Insistia também, na impossibilidade de cura do mesmo.

Para as fístulas perianais, utiliza a cauterização de seu trajeto ou a técnica da "anodação do trajeto fistuloso" (sedenho). Ele é retratado, numa pintura existente no Museu Britânico, realizando um exame proctológico: com o indicador da mão direita, faz o toque retal, e com a esquerda, introduz um instrumento para exploração da fístula perianal (Figura 1.9).

No entanto, apesar desses estudos e conhecimentos médicos, em 1422, ironicamente, o Rei Henrique V da Inglaterra morre em Vincennes, França, aos 35 anos, por infecção de uma fístula anal não curada.

ERA MODERNA
A coloproctologia do século XVI

Começa o século XVI, época de brilho e encantamento para a Europa, com o renascimento das artes e das ciências.

Nesse período, as hemorroidas com hemorragias passam a ter indicação absoluta de cirurgia devido à anemia que acarretavam. Também são publicados importantes estudos da anatomia anorretal, produzidos por meio da dissecção de cadáveres, as quais são novamente permitidas.

O belga Andries Van Wesel, chamado de Vesalio (1514-1564), nascido em Bruxelas, filho do médico de Carlos V, quando estudou na Universidade de Paris, levava seus colegas, à noite, aos cemitérios, para obterem cadáveres para dissecção. Recebeu seu diploma de médico na Universidade de Pádua, "com elevada distinção". No dia seguinte à sua for-

Capítulo 1 – História da coloproctologia

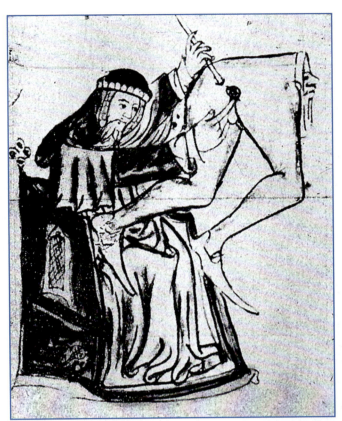

Figura 1.9 – Representação de um exame proctológico realizado por John Arderne (1349): com o indicador da mão direita ele faz o toque retal e com a mão esquerda, introduz um instrumento para exploração de fístula anal.

As técnicas operatórias têm, nesse século, grande avanço através de proeminentes cirurgiões do Renascimento, entre os quais:
- Na França, Ambroise Paré (1510-1590), tem enorme importância por revigorar e modernizar a cirurgia, trabalhando em Paris no *Hôtel Dieu*. Com relação às doenças anais, publica várias técnicas para as operações das fístulas;
- Na Itália, Hieronynius Fabrisius de Aquapendente (1533-1620), com seu livro *Opera Chirurgica*, separa claramente as veias hemorroidárias que são tributárias da veia cava inferior e as da veia porta. Preocupado com a dor pós-operatória das hemorroidas, afirma que "se há uma parte do organismo dotada de intensa sensibilidade, esta é o ânus"; e
- Na Suíça, com Philippus Aureolus Theophrastus Bombastus von Hohenheim, conhecido como Paracelso (1493-1541).

Embora já existissem instalações sanitárias (coletivas e individuais) rudimentares em 2000 a.C. (no palácio de Knossos, na ilha de Creta), até o ano de 1596, a remoção dos dejetos não havia entrado na idade moderna. Foi quando o nobre inglês John Harington inventou o primeiro toalete realmente prático com assento de madeira, caixa-d'água e uma válvula para descarga (Figura 1.10). Uma vez instalado o *water closed* (WC) de Harington no Palácio de Richmond, redes de esgoto inadequadas atrasaram a expansão de seu uso por mais 265 anos, até o encanador inglês Thomas Crapper fazer seu nome com um sistema avançado de descarga que economizava água, dando início à era dos cuidados sanitários com enorme repercussão no saneamento básico das cidades e na prevenção de enfermidades.

matura, foi nomeado professor de Cirurgia, e no subsequente, começou sua cátedra de Anatomia Humana em Pádua.

Percebeu que muitas das ideias aceitas sobre anatomia, algumas estabelecidas pelo médico grego Galeno há mais de 1300 anos, estavam erradas.

Assim, aos 29 anos, em colaboração com o artista Jan Calcar, cria uma obra em sete volumes, incrivelmente detalhada, *De Humani Corporis Fabrica Libri Septem*, publicada no ano de 1543, que marca o início da moderna ciência da anatomia. Nele, faz uma completa e cuidadosa descrição dos músculos esfincterianos anorretais.

Sua obra provoca grande furor, sendo atacada pela Igreja Católica, pelos seus colegas e pela sociedade em geral. Atormentado pelas críticas, Vesalio queima suas anotações e vai trabalhar como médico do Imperador Carlos V, na Espanha. Não faz outra dissecção durante vinte anos. Quando recomeça a cortar e abrir corpos, é condenado à morte pela Inquisição. O rei espanhol, seu amigo, consegue reduzir a pena a uma peregrinação à Terra Santa. Na volta de Jerusalém, o navio que o conduzia naufraga numa tempestade, e o cientista consegue atingir a ilha grega de Zante, onde morre, provavelmente de tifo, em 1564.

A coloproctologia dos séculos XVII e XVIII

Nesses séculos, é amplamente difundida a "teoria da autointoxicação" pelas fezes como a causa para as enfermidades humanas, e, por isso, se torna rotineiro, pela população (nobres e plebeus), o uso de laxativos e, sobretudo, de enemas retais para limpeza das impurezas orgânicas (Figura 1.11).

Foi um comerciante holandês, Anton van Leeuwenhoek (1632-1723), que, com lâminas curvadas de vidro, produziu lentes de aumento, tornando-se a primeira pessoa a ver bactérias e espermatozoides. Em agosto de 1674, quando examinava uma gota d'água de um lago, viu pela primeira vez os micróbios, que ele chamou de "animálculos". Assim nasceu a ciência da microbiologia. O trabalho de Leeuwenhoek abriu as portas para Pasteur, Fleming e Darwing.

Do século XVII, na Biblioteca Nacional de Paris, há uma interessante publicação do médico real D'Aquin, o *Jornal da Saúde do Rei Luís XIV*.

O "Rei Sol", como era chamado, sofreu de uma fístula anal durante dez anos, tendo sido tratado com purgantes e cáusticos locais para cauterização, sem qualquer melhora. Por isso, o primeiro cirurgião real, Félix de Tassy, e seu auxiliar, Bessières, são chamados para operar o Rei.

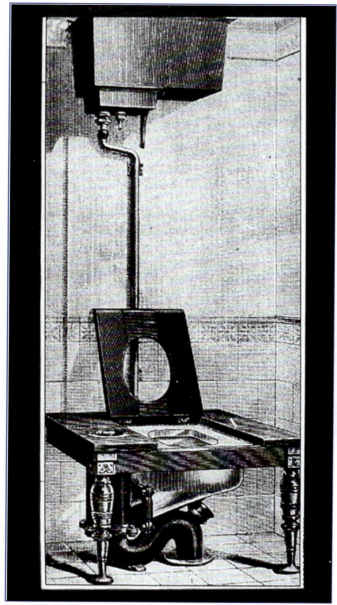

Figura 1.10 – Um antigo toalete instalado numa residência inglesa em 1870.

Como tinham pouca experiência com a enfermidade e enorme responsabilidade no sucesso dessa cirurgia, eles enviam os soldados de Luís XIV para as ruas de Paris para examinar todos os pobres e mendigos e constatar se apresentavam ou não uma fístula anal. Com os que a tinham, o cirurgião Félix treinava durante um ano, utilizando as mais variadas técnicas operatórias para se qualificar a operar Luís XIV. Sua opção foi por um "siringotomo" (um bisturi para fístulas desenvolvido por Galeno – Figura 1.12), em cuja extremidade prolongava-se um estilete para guiar a incisão do canal anal.

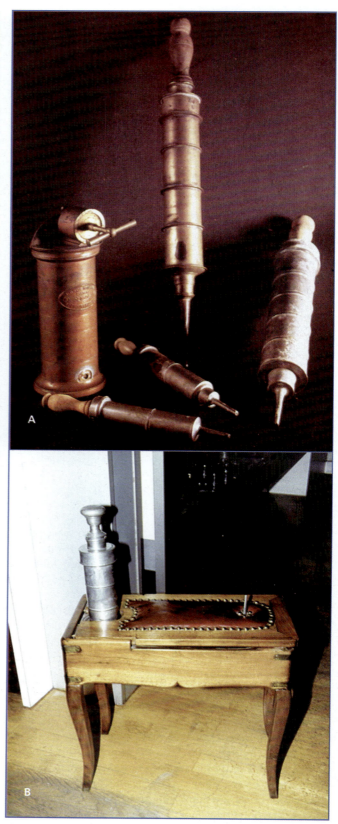

Figura 1.11 – Observa-se em A vários tipos e tamanhos de seringas em cobre para enemas, e em B, mesa para autoaplicação de enemas.

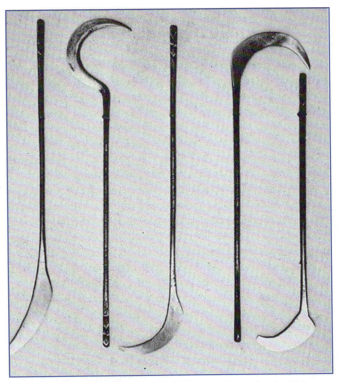

Figura 1.12 – Bisturis para cirurgia de fístulas chamados de "siringotomo", desenvolvidos por Galeno e utilizados pelo cirurgião Félix para operar Luís XIV.

Essa operação foi realizada, com sucesso, no palácio de Versalhes, no salão Olho de Boi, em 18 de Novembro de 1686. Em 15 de janeiro de 1687, já recuperado e curado, o "Rei Sol" é retratado passeando alegremente nos jardins de Versalhes. Nessa ocasião, passa a ser elegante, na corte europeia, ter doenças anais.

O cirurgião Félix é alvo da inveja geral, devido, principalmente, à grande recompensa que recebeu de sua majestade, muito agradecida pelo sucesso da cirurgia. Recebeu quarenta mil táleres em dinheiro (valor atual aproximado de 400 mil dólares americanos), além de uma fazenda. Essa cirurgia de fístula anal torna-se a mais bem paga de toda a história. Em agradecimento, o Rei também deu-lhe um título de nobreza e, após, fundou a Academia Real de Cirurgia.

Porém, não são somente as fístulas anais que têm histórias na proctologia. Também as hemorroidas acometeram grandes figuras da humanidade, tais como o imperador romano Tibério, o educador anglicano Lutero e o cardeal francês Richelieu. Talvez a mais trágica tenha sido a do Czar Pedro III, Imperador da Rússia, que morreu em 05 de Janeiro de 1762, em São Petersburgo, em razão de hemorragia no pós-operatório de uma hemorroidectomia.

A Inglaterra produziu, nessa época, um notável cirurgião, Richard Wiseman (1622-1684), responsável pelo livro *Severall Chirurgical Treatises*, de 1676, que tratava de tumores, úlceras e problemas anais. Anos mais tarde, seu conterrâneo, o não menos notável cirurgião Sir Percival Pott (1714-1788) tem a maior clínica de Londres e escreve magistrais tratados sobre hérnias, hidrocele e fístula anal.

É dessa época também o anatomista e patologista italiano, Giovanni Battista Morgagni (1682-1771), professor na Universidade de Pádua durante 60 anos e considerado o "pai da Anatomia Patológica". Ele publica, em 1761, *De Sedillus et Causis Morborum per Anatomen Indagatis*, uma obra-prima de observação de órgãos doentes comparados a órgãos normais. Faz detalhada descrição das criptas anais que por isso levam seu nome. Estudando a doença hemorroidária, informa que elas não existem nos animais, e relaciona sua etiologia à posição vertical do homem, associada à ausência das válvulas venosas na circulação retal.

A coloproctologia do século XIX

É no século passado que se inicia o grande avanço da Medicina Moderna. Guillaume Dupuytren (1777-1835), professor de cirurgia da Faculdade de Medicina de Paris, publica, entre outros, os livros *Doenças do Reto e Suas Complicações Cirúrgicas* e *Enterotomia para o Fechamento da Fístula Fecal*, ambos de grande repercussão.

Em Dublin, Irlanda, o cirurgião John Houston publica, em 1830, um estudo da anatomia retal, muito importante e devido ao qual as válvulas do reto têm seu nome até hoje.

É desse período o importante cirurgião geral e ginecologista norte-americano James Marion Sims (1813-1883), que contribuiu na área proctológica com vários instrumentos, entre os quais um espéculo anal, e uma posição lateralizada para exames dos pacientes, o que perpetuou o seu nome.

A cauterização dos mamilos hemorroidários com cloreto de zinco passa a ser empregada por quase todos os cirurgiões dessa época, entre os quais estão Nelaton, Velpeau, Denonvilliers e Richet.

Porém, talvez o fato mais polêmico relacionado à doença hemorroidária diga respeito à batalha de Waterloo, acontecida na Bélgica em 18 de Janeiro de 1815, durante a qual o marechal Napoleão Bonaparte, o Grande Imperador da França, teria tido, ou não, uma crise de trombose hemorroidária que o impediu de montar seu cavalo. Por isso, ele teria ficado em posição genupeitoral por horas, perdendo um período de tempo fundamental para realizar sua estratégia militar e tornando essa posição conhecida como "a posição em que Napoleão perdeu a guerra". Outros historiadores afirmam, no entanto, que foram as chuvas que impossibilitaram o melhor posicionamento de seus pesados canhões, provocando sua derrota para o Duque de Wellington, da Inglaterra. É bem provável que os dois fatos tenham contribuído para o acontecimento.

Outra história interessante é a do monge austríaco Gregor Mendel (1822-1884), que não conseguiu passar no exame para professor de biologia, mas mesmo assim descobriu um princípio básico dessa matéria. Cruzando ervilhas na horta do mosteiro durante uma década, na Áustria, aprendeu a prever as características dos híbridos. Sabendo que fizera uma descoberta científica, apresentou seu trabalho à Sociedade de Ciência Natural, em Brunn, além de publicá-la (a descoberta das leis básicas da hereditariedade) em 1866. Sua pesquisa, porém, foi totalmente ignorada na época. Ele desiste delas dois anos depois, quando se torna abade. Somente dezesseis anos após sua morte, em 1900, reconheceu-se que Mendel descobrira os fundamentos da genética e revolucionara a biologia. Esses estudos foram as bases da genética e da biologia molecular, culminando com a carcinogênese, em especial, nos dias atuais, para o carcinoma colorretal, identificado como um processo de múltiplas etapas, em que o dano genético é cumulativo e expresso em fenótipos de progressiva malignidade.

As especialidades cirúrgicas apresentam grande avanço, inclusive a proctológica, com a utilização da anestesia, da antissepsia, de vários novos instrumentais por brilhantes operadores. E esse período passa a ser conhecido como "o século dos cirurgiões".

Até então, a duração da operação era fundamental, uma vez que não havia anestesia, mas somente a sedação do paciente (com ópio, uísque etc.), e a rapidez era a característica mais importante dos grandes cirurgiões.

Foi um dentista, William Thomas Green Morton (1819-1868), que introduziu a anestesia geral com óxido nitroso (éter) nas intervenções cirúrgicas. Ele utilizou o éter na operação de extração de um tumor na mandíbula num jovem paciente, realizada pelo cirurgião John Collins Warren em 16 de outubro de 1846, no Hospital Geral de Massachusetts, em Boston, nos Estados Unidos. Morton não descobriu o éter (ele foi descoberto por Valerius Cordus no século XVI), nem foi o primeiro a usá-lo em procedimento cirúrgico (na Georgia, o médico C.W. Long extraiu o tumor de um paciente usando éter, em 1842, cobrando dois dólares), mas coube a Morton sua notificação à comunidade científica, com um relato da operação publicada no *Boston Medical and Surgical Journal*, e por isso ele é lembrado como o pioneiro dessa nova era para os cirurgiões e, especialmente, para os pacientes de todo o mundo.

Até o século XIX, aproximadamente 60% dos pacientes submetidos a operações dos intestinos morrem de infecção, tornando as cirurgias coloproctológicas proibitivas. Portanto, outro conceito fundamental para as cirurgias foi o da sepsia nas operações.

O mérito de ter a intuição do problema da "infecção por contato" foi de um médico teuto-húngaro, nascido em Ofen, Inácio Felipe (Igác Fülop) Semmelweis (1818-1865). Trabalhando no Hospital Geral de Viena como responsável da Primeira Clínica Obstétrica, ele identificou que a causa frequente de morte em gestantes pela febre puerperal era a contaminação pelas próprias mãos dos médicos do hospital. Essa primeira divisão servia para a prática obstétrica dos estudantes de medicina, e Semmelweis notou que eles examinavam as parturientes sem lavar suas mãos, em especial após terem realizado autópsias nas que morriam com essa grave enfermidade. Dessa forma, julgou Semmelweis, eles disseminavam a doença para as demais gestantes, provocando as altas taxas de mortalidade (12,34%). Assim, foi o primeiro a reconhecer o caráter infeccioso e transmissível da febre puerperal, preconizando para sua prevenção, a lavagem das mãos e dos instrumentos para todos os procedimentos obstétricos. Esses simples cuidados fizeram com que as taxas de mortalidade caíssem muito para 1,33%, confirmando suas observações.

Seus estudos e deduções são publicados em 1861 num trabalho denominado *Da Etiologia e Profilaxia da Febre Puerperal*, porém, foi desacreditado por seus contemporâneos, e a lavagem das mãos foi abolida no setor de obstetrícia, o que causou a volta das altas taxas de mortalidade. Ele, desgostoso e desesperado, abandona a prática médica, retornando para Budapeste (Hungria). Em 1864, passa a apresentar períodos de insanidade, necessitando de internações e cuidados especiais. Morre no dia 14 de agosto de 1865, com 47 anos, delirando em febre, em razão da infecção generalizada provocada propositadamente, segundo alguns historiadores, após ferir-se no dedo, numa de suas autópsias. Ironicamente, o primeiro homem que desvendou o segredo da sepsia e da assepsia, base do futuro da cirurgia, morreu de septicemia.

Desde a Antiguidade, acreditava-se que as doenças vinham dos maus espíritos, e a conexão entre micróbios e doenças infecciosas permaneceu um mistério até a metade do século XIX, quando experiências revelaram que eles podiam multiplicar-se dentro do organismo humano.

Joseph Lister (1827-1912), professor de cirurgia da Universidade de Glasglow, publica em 1867, na renomada revista *The Lancet*, sua experiência com antissepsia microbiana com a vaporização de fenol e sua importância para combater as infecções. Lister achou que havia germens nocivos no ar, causando supuração das feridas operatórias. Usou o ácido fênico nos materiais, gazes, fios e curativos, criando a antissepsia. A mortalidade caiu de 60 para 15% nos pacientes operados.

Esses fatos revolucionam os conceitos básicos da cirurgia, os da assepsia e antissepsia. Na Áustria, o ilustre cirurgião Theodor Billroth adota o *Listerismo*, dando provas da sua eficácia.

Em 1864, o químico francês Louis Pasteur (1822-1895) concluiu que havia microrganismos também no ar, dando suporte para os conceitos da assepsia e antissepsia de Lister. Foi ele quem descobriu que o calor matava os microrganismos que azedavam o vinho, e logo a pasteurização seria aplicada na conserva de alimentos e bebidas. Em 30 de abril de 1878, anunciou a sua Teoria dos Germens, trabalho de enorme repercussão para a medicina moderna.

Porém, foi o médico alemão Robert Koch (1843-1910) que, em 1876, identificou um bacilo específico como causador de uma doença determinada. Seu trabalho com antraz e tuberculose estabeleceu a teoria microbiana da doença, com implicações imediatas no diagnóstico e tratamento. Seu relatório de 1882 sobre a descoberta do micróbio da tuberculose provou a natureza infecciosa da moléstia e, juntamente com os de Pasteur, abriram caminho para a microbiologia, imunologia, saneamento e higiene com extraordinário alcance para aumentar a expectativa de vida dos seres humanos.

Na França, em 1865, Antonin J. Desormeaux cria o primeiro retossigmoidoscópio de tubo metálico com iluminação própria para examinar o "intestino terminal" (Figura 1.13), devendo-se a Kelly e Baltimore os avanços em sua utilização na propedêutica de rotina e em seu desenvolvimento.

Esses aparelhos estimulam o interesse na industrialização de novos endoscópios, chegando-se ao colonoscópio flexível de fibra óptica, em 1963, e culminando nos modernos videocolonoscópios com magnificação de imagens e na colonoscopia virtual (computadorizada).

O desenvolvimento da radiologia também contribuiu para a propedêutica diagnóstica das doenças colorretais. Como tantas outras descobertas científicas, a do raio X foi acidental. Ela ocorreu quando o físico alemão Wilhelm Konrad Röentgen investigava as propriedades da eletricidade. Em 8 de dezembro de 1895, descobriu mais do que queria. Colocou um tubo de vácuo dentro de uma caixa preta, com um fio preso em ambas as extremidades, apagou as luzes do laboratório e ligou a corrente. Uma fluorescência misteriosa surgiu na folha de papelão tratada com bário que estava ali perto. Röentgen notou que o papelão brilhava em reação a alguma coisa que emanava do tubo. Não se tratava de raios catódicos ou de outra emissão que conhecesse. Com mais experiências, descobriu que aqueles raios desconhecidos, chamados por ele de raios X, penetravam em livros grossos, blocos de madeira e no corpo humano. Na única demonstração pública feita pelo descobridor dos raios X, a mão do anatomista Rudolph von Kölliker é radiografada e a sombra de seus ossos e o anel no seu dedo podem ser observados (Figura 1.14).

Essa descoberta permitiu, nos dias atuais, o desenvolvimento de novas técnicas, como a tomografia computadorizada e a ressonância magnética, abrindo um visor para a estrutura da matéria e o funcionamento do corpo humano.

Nos Estados Unidos, um proeminente cirurgião, John Benjamin Murphy (1857-1916), formado em 1879 no Rush Medical College e com especialização em Berlim, Heidelberg e Viena, é eleito professor de cirurgia da Northwestern University Medical Scholl. Além da publicação de vários trabalhos, tais como *Year Book of General Surgery* (1901), ele espanta o mundo por introduzir um aparelho mecânico, os "botões de Murphy" (Figura 1.15), que permitia a anastomose dos intestinos sem a necessidade de sutura, dando início à era das anastomoses mecânicas, hoje com os modernos aparelhos descartáveis de enorme aplicação na coloproctologia.

Na Inglaterra, um cirurgião proctológico, Frederick Salmon (1796-1868), depois de estudar no St. Bartholomew's Hospital e publicar seus primeiros livros sobre a especialidade, funda em Londres, no ano de 1835, a primeira instituição hospitalar especializada somente em doenças anorretais, com o nome de St. Mark's Hospital. Salmon aí trabalhou até 1859, tendo realizado mais de 3.500 operações proctológicas.

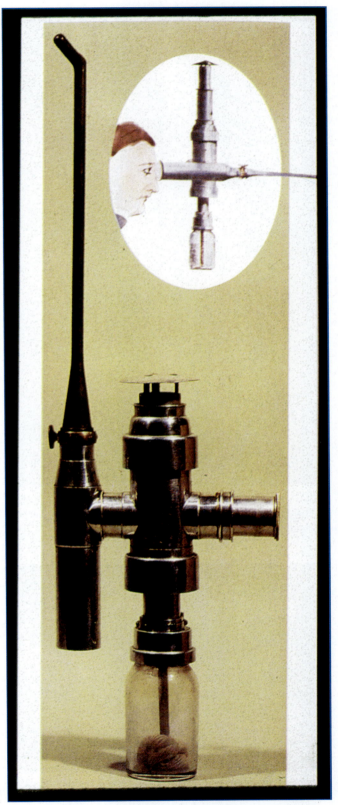

Figura 1.13 – Esquema do retossigmoidoscópio, com tubo metálico e iluminação própria, idealizado por Desormaux em 1865.

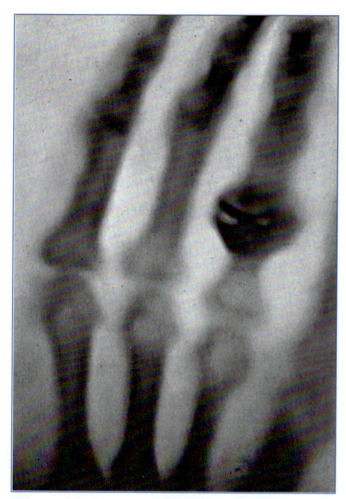

Figura 1.14 – Radiografia da mão do anatomista Kölliker realizada por Röentgen, na qual observa-se a sombra de seus ossos e o anel no seu dedo.

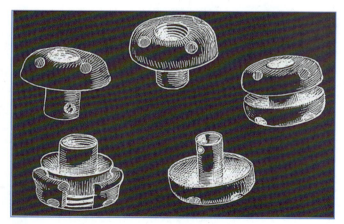

Figura 1.15 – Os botões de Murphy, que permitiam a anastomose dos intestinos sem sutura.

No St. Mark's Hospital trabalharam grandes nomes da proctologia moderna, entre os quais: Goodsall, Gabriel, Lockharty-Mummery, Lloyd-Davis, Dukes, Milligan, Morgan, Morson, Goligher, Parks e Toddt. Lá estagiaram também importantes proctologistas de todo o mundo.

A coloproctologia do século XX

Durante 3.000 anos, usaram-se bolores para combater infecções. Seus efeitos, porém, eram imprevisíveis, às vezes tóxicos. Isso até 1928, quando o médico escocês Alexander Fleming (1881-1955) notou uma pequena quantidade de mofo que, ao crescer numa cultura de estafilococos, destruíra as bactérias. Mais tarde, ele deu ao extrato do bolor, do fungo *Penicillinium*, o nome de penicilina. Só no começo da década de 1940, depois que outros cientistas refinaram o potente antibiótico, os grandes laboratórios farmacêuticos iniciaram sua produção industrial em larga escala. A descoberta casual de Fleming revolucionou o tratamento de doenças infecciosas, antes consideradas incuráveis. Ela apresentou também, extraordinária ação no combate às infecções operatórias, iniciando uma nova era, a da profilaxia, para as cirurgias em geral e para as coloproctológicas em especial.

No início desse século, centros médicos especializados em Coloproctologia são criados em todo mundo. Em especial, no ano de 1916, nos Estados Unidos, o cirurgião Louis A. Buie funda o departamento de Coloproctologia na Mayo Clinic, em Rochester. Na França, em 1919, Raul Bensaude cria um centro especializado em coloproctologia no Hospital Saint Antoine, em Paris, aonde começa a tratar as hemorroidas internas por meio de injeções esclerosantes.

A Coloproctologia brasileira tem como pioneiro, em 1914, o médico pernambucano Raul Pitanga Santos, clinicando no Rio de Janeiro. A Sociedade Brasileira de Coloproctologia é fundada em 12 de setembro de 1934, na cidade do Rio de Janeiro, com o nome de Sociedade Brasileira de Proctologia, na presença de vinte médicos, entre os quais estavam Leão de Aguiar, Bueno Brandão e Pinto Rocha. Em 30 de outubro de 1945, é eleito, na Bahia, seu primeiro presidente, o médico Sílvio D'Ávilla. A partir de então, essa sociedade passa a contribuir no desenvolvimento, aprimoramento e divulgação dessa especialidade no Brasil.

Em todo esse passeio por 5.000 anos de história da Coloproctologia, permanecem atuais e válidas as palavras proferidas no século IV a.C., pelo filósofo grego Aristóteles: "Ontem como hoje, hoje como amanhã, é sempre resultado de um esforço presente na história da humanidade: o esforço pelo conhecimento que define e diferencia a criatura humana".

BIBLIOGRAFIA RECOMENDADA

Alabor GF. História sucinta de la Proctologia. In: Lentini, J (ed). Temas de Coloproctologia. Barcelona: Fontalba;1982. p. 12-38.

Entralgo L. História Universal de la Medicina. Vol. I-VI. Madrid: Salvat; 1976.

Grandes Personagens da História Universal. Vol. I-V. Milão: Mondadori; 1972.

História em Revista. Vol. III,VIII, XIV. Rio de Janeiro: Time-Life Livros; 1993.

Inglis B. A History of Medicine. New York: World; 1965.

Larousse Cultural. Vol. I-VIII. São Paulo: Universo; 1998.

Leão PHS. Hemorróidas: fatos e ficções. Fortaleza: UFC; 1988. p. 20-2 e 105-7.

Lentini J. Historia de la Cirugía Anorrectal. In: Hequera JA, Dezanzo V (eds). Enfermidades Quirurgicas de la Region Anal. Buenos Aires: Akadia; 1997.

Lyons AS, Petrucelli RJ. Medicine, an Illustred History. New York: Harry N. Abrams; 1987.

Melo JMS. A Medicina e sua História. Rio de Janeiro: Publ. Científicas; 1989.

Quilici FA. Colonoscopia. In: Sobed (ed). Endoscopia Digestiva. Rio de Janeiro: Medsi; 1994.

Quilici FA. Coloproctologia: Estórias da História. Rev Br Coloproct. 1994;14(1):43-5.

Quilici FA. Estórias da Coloproctologia. Rev Cienc Med, PUC-Camp. 1994;3(2):47-52.

Quilici FA, Reis Neto JA. Atlas de Proctologia. São Paulo: Lemos; 2000.

Quilici FA, Cordeiro F, Quilici LCM. História da Doença Hemorroidária na Humanidade. In: Cruz, GMG. Doença Hemorroidária. São Paulo: Yendis; 2008.

Rutkow IM. Surgery. An Illustrated History. St. Louis: Mosby; 1993.

Thorwald J. O Século dos Cirurgiões. 3. ed. São Paulo: Hemus; 1986.

Thorwald J. O Segredo dos Médicos Antigos. 2. ed. São Paulo: Melhoramentos; 1990.

Zimmerman LM, Veith I. Great Ideas in the History of Surgery. New York: Dover; 1967.

História da Sociedade Brasileira de Coloproctologia

2

Joaquim José Ferreira
José Maria Chaves
Rosalvo José Ribeiro

FUNDAÇÃO DA SOCIEDADE

Em 12 de setembro de 1934, na cidade do Rio de Janeiro, então capital federal, um grupo de 25 médicos reuniu-se para fundar uma sociedade e congregar especialistas em proctologia. A sessão de abertura e fundação foi realizada na Rua Chile n. 13, 12º andar, sob a presidência do Dr. João Pedro Leão de Aguiar. À ocasião, foi proposto e aprovado o nome de Sociedade Brasileira de Proctologia.

Houve uma segunda reunião em 17 de setembro para elaboração e discussão dos estatutos aprovados em outra reunião ocorrida no dia 26. Na quarta reunião, em 29 do mesmo mês, foi eleita a primeira diretoria, presidida pelo Dr. Leão de Aguiar.

O estatuto foi registrado no Cartório do 1º Ofício de Notas do Rio de Janeiro, em nome do Prof. Álvaro Cumplido de Sant'Ana. A última referência no livro de atas da época termina em 19 de julho de 1935, e desde então a Sociedade permaneceu inativa por razões provavelmente políticas.

Na história da coloproctologia brasileira, não podemos deixar de registrar a contribuição de Raul Pitanga Santos (Figura 2.1), patrono da Sociedade, formado em medicina em 1913 no Rio de Janeiro, que desbravou o campo da proctologia a partir de 1914 e desenvolveu na empresa Lutz Ferrando modelos originais de anuscópios, retossigmoidoscópios, válvulas e seringas para escleroterapia, o que facilitou o exercício da especialidade até então desconhecida em nosso meio. Instituiu, também em 1930, na recém-criada Faculdade de Ciências Médicas, a primeira cadeira de proctologia no Brasil, cujo curso era ministrado no Hospital Evangélico, do Rio de Janeiro.

Em 1945, um grupo de especialistas formado por Edgard Valente (idealizador), Walter Gentile de Mello, Lourival de Carvalho, Fernando Salazar, Mario Mattos, Nair Guena, Almiro Daltro, Tavares Macedo e outros promoveu na cidade de Salvador (BA) uma reunião científica com o intuito de criar uma Sociedade Baiana de Proctologia. No entanto, a ideia evoluiu para a criação da Sociedade Nacional, em nova reunião no dia 24 de agosto, sendo convidado o Prof. Sylvio D'Ávila, do Rio de Janeiro, para a fundação da Sociedade Brasileira, que ocorreu no dia 30 de outubro de 1945, na sede da Associação Baiana de Medicina, em reunião presidida pelo Prof. Adriano Pondé, quando o Prof. Sylvio D'Ávila (Figura 2.2) foi eleito seu primeiro presidente.

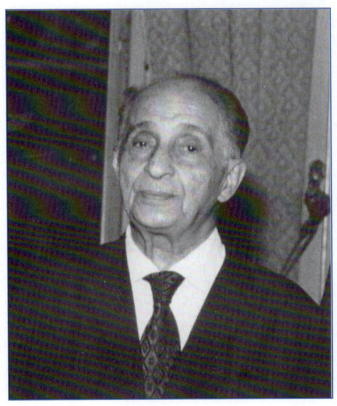

Figura 2.1 – Dr. Raul Pitanga Santos.

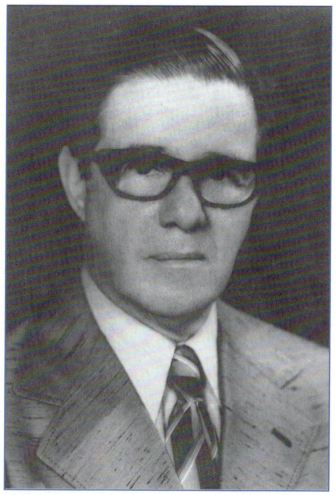

Figura 2.2 – Dr. Sylvio D'Ávila.

A partir de 1945, a nova Sociedade promoveu reuniões administrativas e científicas anuais no Rio de Janeiro (2ª reunião) e seguidamente em São Paulo (1947), Minas Gerais (1948), Rio de Janeiro (1949) e São Paulo (1950).

O PRIMEIRO CONGRESSO

Em 1951, no Rio de Janeiro, o Dr. Walter Gentile de Mello realizou a 7ª reunião administrativa e o 1º Congresso Brasileiro de Proctologia, quando foi organizado um Curso de Proctologia com 22 conferências objetivas, demonstrações em cadáver feitas na Faculdade Nacional de Medicina e sessões propedêuticas e cirúrgicas no Hospital dos Servidores do Estado.

O Dr. Gentile de Mello deu nova feição à SBP: organizou uma série de comissões: Comissão de Cursos e Jornadas, Comissão de Intercâmbio Cultural, Comissão Reorganizadora e Revisora do Quadro Social e Comissão de Publicações; descentralizou ao máximo a direção da Sociedade; fez publicar ainda um boletim informativo bimestral com tiragem de 250 exemplares.

Nesse mesmo Congresso, o Prof. Pitanga Santos, decano da especialidade no Brasil, proferiu uma palestra na solenidade de abertura sobre a história da especialidade em nosso meio.

Na assembleia para eleição da nova diretoria, foi criado um Conselho da Revista com 3 membros e foi publicado um número especial da Revista Brasileira de Gastroenterologia, sob o título "Temas Atuais de Proctologia", com inclusão dos melhores trabalhos apresentados no conclave.

Fato importante para a Sociedade se deu em 21 de março de 1958, em assembleia extraordinária no Rio de Janeiro, sob a presidência do Dr. Américo Bernachi, quando se inicia a definição jurídica da Sociedade. O registro original (1935) pertencia ao Prof. Álvaro Cumplido de Sant'Ana, e a documentação constante do Título de Registro da Sociedade, Diário Oficial em que foi publicado, Livro de Atas e Estatutos foi entregue ao Dr. Bernachi, a pedido do Prof. Pitanga Santos, o que permitiu a regularização da nova Sociedade. Ao Prof. Cumplido de Sant'Ana foi concedido o Título de Benemérito

Com a Sociedade já reconhecida oficialmente foi realizado o 8º Congresso Brasileiro com apoio financeiro do Governo Federal e inaugurado em 9 de outubro de 1958, no Centro de Convenções do Hotel Glória. Nesse congresso, pela primeira vez, foi delimitada uma área para exposição de material médico e farmacêutico.

Durante o 9º Congresso, em 1959, o Dr. Walter Ghezzi propôs estudo para modificação do estatuto e instalação de uma secretaria fixa.

Em 1960, em São Paulo, sob a presidência do Prof. Waldemiro Nunes, realizou-se o 10º Congresso Brasileiro, em conjunto com o 1º Congresso Latino-Americano e o 2º Congresso Internacional, presididos pelo Prof. Daher Cutait.

No 11º Congresso em Minas Gerais, em 1961, foi proposto convênio com a Associação Médica Brasileira (AMB) para que a Sociedade fosse a entidade médica a ter o direito exclusivo para conceder o título de especialista em proctologia.

Em todos os congressos posteriores, foi colocada em discussão nas assembleias a necessidade de existência de uma secretaria fixa, para organizar o cadastro correto dos membros da Sociedade, para acerto das contas junto à tesouraria, para conservação de seus documentos e livros de atas, enfim, que preservasse a memória e a história de nossa Sociedade.

Na assembleia do 15º Congresso no Rio de Janeiro, em 1965, o Dr. Walter Ghezzi voltou a insistir na necessidade premente de criação de uma secretaria fixa.

Em 1966, no 16º Congresso em São Paulo, é aprovada comissão para reforma dos estatutos aos cuidados do Dr. Walter Ghezzi.

SECRETARIA FIXA

No 17º Congresso em Goiânia foi comunicado que o título de especialista seria concedido de acordo com o convênio firmado com a AMB. Na assembleia geral, foi aprovada a criação de uma secretaria fixa no Rio de Janeiro, então Estado da Guanabara. Na reforma do estatuto foi criado o cargo de presidente eleito que deveria ser automaticamente o presidente no exercício seguinte. Foi constituída a comissão para fixar as normas de concessão do título de especialista e foram entregues as primeiras declarações do mesmo título a 60 membros da Sociedade.

Em 1972, durante o 22º Congresso Brasileiro em Porto Alegre, foi comunicado o registro da Sociedade no cadastro geral de contribuintes (CGC) do Ministério da Fazenda e como sociedade de utilidade pública. Foi criado o Prêmio Pitanga Santos com a sua regulamentação.

Por ocasião do 23º Congresso, conseguiu-se na gestão do presidente Dr. Décio Pereira, junto ao presidente da sociedade de Medicina e Cirurgia do Rio de Janeiro, Dr. Julio Sanderson de Queiroz, a instalação da secretaria e tesouraria na sede dessa entidade, passando a contar com toda a sua infraestrutura, sem ônus para a nossa Sociedade.

No 24º Congresso de 1974, em São Paulo, foi proposta a criação do boletim informativo trimestral e recomendado estudo para a mudança de nome da Sociedade a ser aprovada no evento seguinte.

MUDANÇA DO NOME E REVISTA DA SOCIEDADE

Em 19 de setembro de 1979, no 29º Congresso em Belo Horizonte (MG), foi aprovada em assembleia geral a mudança do nome de nossa Sociedade para Sociedade Brasileira de Coloproctologia.

No 31º Congresso em 1981, na cidade de São Paulo, fez-se o lançamento da *Revista Brasileira de Coloproctologia*, com publicação trimestral e, em 2000, é iniciada a publicação do *Jornal Informativo*, editado também trimestralmente. Nesse ano, foi incluída a coloproctologia no programa de residência médica pela Comissão Nacional de Residência Médica (Coreme) e pelo Ministério de Educação e Cultura (MEC), e, em 1982, foi incluído como exigência para a residência em coloproctologia o pré-requisito mínimo de dois anos de residência em cirurgia geral.

Em 1983, no 33º Congresso, foi aprovada a participação de nossa Sociedade no 3º Congresso Mundial, realizado em 1986 em São Paulo, juntamente com a Federação de Gastroenterologia e a Sociedade Brasileira de Endoscopia Digestiva, não sendo realizado nesse ano o nosso Congresso Nacional, mas apenas a assembleia geral e o concurso para o título de especialista.

SEDE PRÓPRIA

Por ocasião do 36º Congresso Brasileiro em Foz do Iguaçu, em 1987, foi aprovada, em assembleia geral, a aquisição de imóvel no Rio de Janeiro destinado à sede própria da Sociedade, o que foi concretizado no ano seguinte com a compra das salas de n. 916 e 917 no Edifício Orly, situado à Avenida Marechal Câmara n. 160, no centro da cidade. A Sociedade instalou-se nesse endereço em 15 de outubro de 1989.

Com a instauração da sede própria, a Sociedade Brasileira de Coloproctologia iniciou um período de grande desenvolvimento. A doação do primeiro computador pela empresa Ethicon – Divisão de Johnson & Johnson Ltda. permitiu que a antiga máquina de escrever "Olivetti" fosse arquivada, introduzindo-se a nova tecnologia no arquivo de dados dos sócios, na impressão dos boletos de cobrança e na própria correspondência de rotina da instituição, com mais eficiência e agilidade.

Nesse ano de 1989, em que o país vivia uma fase assustadora de inflação, tomou-se a iniciativa de comprar uma terceira sala, no mesmo Edifício Orly em que se encontra a sede própria, para preservar o patrimônio da Sociedade. A sala n. 1.203, no 12º andar, esteve alugada por algum tempo até que, no ano 2000, nela foi inaugurado o "Centro de Estudos Pitanga Santos" – cujo nome é uma homenagem ao nosso patrono e pioneiro da especialidade no Brasil. Além da foto do professor Raul Pitanga Santos, foi criada uma galeria com as imagens de todos os ex-presidentes da Sociedade. Essa sala foi destinada ainda à preservação da memória da Sociedade e à editoração da *Revista* e do *Jornal Informativo*.

Ainda nesse ano, com a admissão de 92 filiados, ultrapassou-se a cota 1.000, tendo findado o exercício com o total de 1.002 membros. A partir de 2000, tem ocorrido um crescimento médio de 5% ao ano, de modo que o ano de 2010 se encerrou com 537 titulares, 50 remidos, 381 associados, 510 filiados, 25 aspirantes, 10 correspondentes e 12 honorários, no total de 1.525 membros, sendo a segunda sociedade mundial em número de sócios.

Observa-se que o número de especialistas tem crescido proporcionalmente mais na Capital Federal, no Centro-oeste e no interior do estado de São Paulo para onde convergem talvez os maiores recursos da economia nacional.

Na reforma estatutária ocorrida em 2007, instituiu-se a categoria de Membro Aspirante para acolher os médicos residentes da especialidade até o final de seu estágio ou residência, quando podem passar automaticamente a filiados. Em reforma estatutária anterior, foi criada também a categoria de membro remido para contemplar os membros titulares que venham a atingir 70 anos, com mais de 30 anos como efetivos da Instituição.

Ao final do 1º Congresso Brasileiro em 1951, foi publicada a primeira listagem de membros da Sociedade, revelando a existência de 11 honorários, 112 titulares, 8 associados e 33 correspondentes, no total de 164 membros.

A partir de 1967, quando foi instituído convênio com a Associação Médica Brasileira (AMB), a Sociedade passou a fornecer, por meio de concurso interno, o chamado título de especialista em coloproctologia que beneficiou até agora 1.038 colegas. Segundo o estatuto, somente os portadores desse título podem ser promovidos a membros titulares, o que lhes dá o direito de votar e serem votados nas assembleias gerais.

No 38º Congresso Brasileiro em 1989, pela primeira vez, foi criado o curso pré-Congresso, dirigido aos colegas mais jovens ou em formação. Adotado por todos os eventos que se seguiram, tem sido incrementado atualmente com aulas teóricas e práticas sobre temas atuais, como colonoscopia, videocirurgia e fisiologia anorretal, além da própria patologia orificial e colorretal.

Situada em um país de extensão continental, a SBCP tem procurado localizar seus congressos anuais em diferentes áreas geográficas (Norte, Nordeste, Centro, Sul e Sudeste) de modo a facilitar o comparecimento de seus membros. No 43º Congresso de Recife (PE), em 1994, foram estabelecidos os critérios para a escolha, pelo Conselho Consultivo, dos estados que sediarão os futuros congressos.

Nos últimos conclaves, a presença tem sido superior a mil participantes de todos os recantos do país, além de convidados estrangeiros dos centros de referência mais avançados do mundo. Recentemente, destaca-se a participação inusitada de residentes cujo número oscilou entre 176 inscritos no 54º Congresso de Goiânia em 2005 e 253 inscritos no 55º Congresso do Rio em 2006.

Com o incremento no emprego de tecnologia avançada, como grampeadores nas anastomoses baixas, instrumental descartável e material para videocirurgia, a área de exposição dos congressos tornou-se um verdadeiro *shopping center*.

A REVISTA E JORNAL INFORMATIVO DA SBCP

Em 1981, a *Revista Brasileira de Coloproctologia*, editada por nossa Sociedade, foi reorganizada em termos definitivos e passou a circular trimestralmente, sem interrupção. Indexada na Literatura Latino-Americana e do Caribe em Ciências da Saúde (Lilacs) e na base de dados pelo Scientific Electronic Library On Line (Scielo) e assim qualificada como Qualis A-Nacional na classificação da Capes, a revista encontra-se hoje forte, atuante e atualizada na especialidade, exibindo grande número de artigos científicos do melhor padrão.

Para dar conhecimento aos sócios de notícias de interesse coletivo, de maneira informal, criou-se em 1974 o boletim informativo que foi publicado até o ano de 1999.

Em 2000, nasceu a ideia de transformar o boletim em *Jornal Informativo*, de periodicidade trimestral, para divulgar os assuntos que não tinham espaço na revista, como as atas de assembleias gerais, os anúncios e relatórios de congressos, os resultados de concurso para o título de especialista e, afinal, todos os temas informais de interesse coletivo. O *Jornal Informativo* com uma apresentação mais moderna se encontra em seu décimo ano, número 4.

PORTAL NA INTERNET

Atualizada em 2001, nossa *home page* tornou-se porta-voz da Sociedade para toda a clientela pública e privada que deseja informação sobre nossas atividades. A partir desse meio de comunicação, é possível acessar todos os números já publicados da *Revista* e do *Jornal Informativo*, além dos temas atuais que afetam a especialidade.

Nessa área, tem tido ótima repercussão a chamada "ListServ da Sociedade", na qual são acolhidos casos clínicos para discussão ao alcance de todos os interessados.

Na mesma página, está sendo possível agora obter e imprimir o boleto de pagamento da anuidade, além de alteração e atualização de dados pessoais pelos próprios membros da Sociedade.

ASSOCIAÇÃO LATINO-AMERICANA DE COLOPROCTOLOGIA (ALACP)

A SBCP foi uma das fundadoras da Associação Latino-Americana de Coloproctologia (Alacp) e a ela pertence como uma das filiadas. Desde a sua fundação em 4 de dezembro de 1957, na cidade de Mar del Plata, Argentina, para congregar os países da América do Sul, da América Central e o México, a Alacp realizou em nosso país o seu 1º Congresso Latino-Americano em 1960, seguido do 7º Congresso em 1978, do 14º Congresso em 1995 e do 18º Congresso em 2003 – sempre em conjunto com os nossos congressos nacionais.

Em 1993, na Ilha de Margarita (Venezuela), por ocasião do 13º Congresso Latino-Americano, foi aprovada a fixação da sede da entidade no Brasil com a sua Secretaria e Tesouraria junto à nossa Sociedade no Rio de Janeiro.

De acordo com o nosso estatuto, a Sociedade mantém convênio de caráter científico com a Associação Médica Brasileira (AMB), constituindo seu departamento de coloproctologia.

SOCIEDADES ESTADUAIS E SOCIEDADES REGIONAIS

No artigo 17 do Regimento Interno foram estabelecidas as normas para a criação de Sociedades Estaduais e Regionais, "com as quais a SBCP poderá firmar convênios, considerando-as seus representantes regionais, desde que seus estatutos não colidam com o próprio estatuto da Nacional".

Por ocasião do 32º Congresso Brasileiro em Fortaleza (CE), o grupo de especialistas daquele Estado, capitaneado pelos Drs. Pedro Henrique Saraiva Leão e José Maria Chaves, promoveu a fundação da Regional Norte-Nordeste de Coloproctologia, congregando todos os estados da região. Em 1983, na própria cidade de Fortaleza (CE), essa sociedade regional patrocinou a sua primeira jornada, à qual se seguiram outras jornadas, depois transformadas em congressos, com sede nas diversas capitais da região.

Em 2008, na cidade de Campos dos Goitacazes (RJ), foi também fundada a Sociedade Regional Leste de Coloproctologia, englobando os Estados do Espírito Santo e Rio de Janeiro. Essa sociedade regional promoveu a sua primeira jornada na cidade do Rio de Janeiro em 2009.

Desde os anos 1960, há referência na Sociedade Brasileira da criação de sociedades estaduais em vários estados do país. Algumas delas, como a Sociedade Mineira, a Associação

Gaúcha e a Sociedade Paranaense, têm promovido frequentes jornadas e reuniões científicas.

PRÊMIOS

Segundo o Estatuto em seu artigo 2º, parágrafo único, letra c, a SBCP pode "criar e outorgar prêmios como incentivo e reconhecimento ao estudo e à prática da Coloproctologia".

Assim sendo, durante o 22º Congresso Brasileiro, em Porto Alegre (RS), foi criado o Prêmio Pitanga Santos a ser oferecido a trabalho científico inédito, apresentado por ocasião dos futuros congressos nacionais, em condição de ser publicado em nossa *Revista*.

Desde 1973 até agora, o prêmio já foi atribuído a mais de trinta trabalhos de excelente padrão que têm enriquecido o nosso periódico.

Por iniciativa das Comissões Organizadoras dos Congressos, durante os eventos têm sido distribuídos também os prêmios de "Melhor Tema Livre", "Melhor Poster" e "Melhor Vídeo" com excelente aprovação.

Nos congressos mais recentes, foi criada uma Seção de Temas Livres Especiais para distribuir o chamado "Prêmio Revista Brasileira de Coloproctologia" ao 1º, 2º e 3º colocados no julgamento.

BOLSAS DE ESTUDO

No final dos anos 1980, o Prof. Saul Sokol, da Universidade do Texas, com sede em Dallas, após ter sido convidado a participar de vários dos nossos congressos, ofereceu a concessão de estágios por três meses no serviço por ele chefiado, a especialistas brasileiros indicados por nossa Sociedade. A Universidade concedia a hospedagem dos candidatos, e a Sociedade ficava responsável pela passagem aérea.

No período de doze anos entre 1988 e 2000, vários membros da Sociedade usufruíram desse benefício.

Em 1995, após o 14º Congresso Latino-Americano e o 42º Congresso Brasileiro de Coloproctologia, realizados conjuntamente em São Paulo e por eles presididos, os Drs. Angelita Habr Gama e Boris Barone decidiram reservar parte substancial do resultado do evento para constituir na Sociedade um fundo que denominaram "Bolsa A/B".

Por esse fundo são oferecidas três bolsas anuais no valor unitário de US$ 3.000 a jovens profissionais brasileiros ou de outros países latino-americanos para frequentarem, por noventa dias, instituições ou serviços na cidade de São Paulo, sob a supervisão dos criadores da Bolsa A/B.

Entre 1997 e 2010, 22 colegas do Brasil e 16 colegas de outros países da América Latina participaram desse programa com muito êxito.

DEFESA DE CLASSE

Com o surgimento dos convênios nos anos 1960 e a criação do Sistema Único de Saúde (SUS) pela Constituição Federal de 1988, a Comissão de Defesa de Classe de nossa Sociedade passou a ter maior atuação e maiores trabalhos.

A implantação de uma tabela de honorários, organizada pela Fundação Instituto de Pesquisas Econômicas (Fipe), Conselho Federal de Medicina (CFM) e Associação Médica Brasileira (AMB) – mais tarde cognominada Classificação Brasileira Hierarquizada de Procedimentos Médicos (CBHPM) – exigiu muitas reuniões e muita luta até ser adotada pelos mais diferentes convênios e, em seguida, ser convalidada pelo SUS.

Por outro lado, o progresso da tecnologia com adoção de exames mais sofisticados que os convênios são obrigados a bancar, coloca em segundo plano o trabalho do profissional que passa a ser inferiorizado e mal pago. Tal situação de constrangimento tem levado o especialista a se concentrar em clínicas coletivas, e o liberal autônomo fica fadado a desaparecer, em face da custosa manutenção de consultórios privados.

Ainda na área da defesa de classe, a Sociedade contratou em 2003 os serviços do Escritório de Advocacia A. Couto & Advogados Associados para prestar consultoria jurídica aos seus membros. O contrato prevê atendimento inicial para orientar o que deve ser feito nas ações de suposto erro médico e outras decorrentes do exercício profissional, mas não inclui a defesa específica de cada caso.

Tornou-se rotina nos procedimentos cirúrgicos a exigência do chamado "Consentimento Informado" e a Sociedade tem orientado e divulgado o que deve ser praticado para sua adequação ao Código Civil e às normas da Agência Nacional de Saúde (ANS).

Por interferência da Comissão de Defesa de Classe, a exemplo de outras especialidades, nossa Sociedade obteve a criação da Câmara Técnica de Coloproctologia no Conselho Regional de Medicina do Estado do Rio de Janeiro (Cremerj). Trata-se de uma coluna na imprensa por meio da qual são atendidas e informadas eticamente questões da especialidade provocadas pelo público leigo.

Em suma, a Sociedade Brasileira de Coloproctologia atingiu padrão inestimável de atividade científica e estabilidade patrimonial, em condições de facilitar aos seus membros o melhor desempenho na profissão.

Este capítulo, entretanto, não encerra o conhecimento absoluto da história de nossa Sociedade que se desenrolou nos 65 anos de sua existência.

BIBLIOGRAFIA RECOMENDADA

Bernachi A. Breves reminiscências da coloproctologia no Rio de Janeiro. Rev Bras Coloproct 1992; 12(3): 97-102.

Bernachi A. Entrevista. Jornal Inf. da SBCP 2005.

D'Ávila S. Proctologia como especialidade. Rev Bras Coloproct 1995; 15(2): 78-80.

Ferreira JJ. Editorial. Jornal Inf da SBCP 2001.

Garcia VCM Síntese histórica da Sociedade Brasileira de Proctologia. Jornal Inf da SBCP 2002.

Gentile de Mello W. Sociedade Brasileira de Proctologia (relatório). Rev Bras de Cirurgia 1951.

Gentile de Mello W. Discurso de inauguração. Rev Bras de Gastroenterologia 1952.

Menezes RB. Detalhes da vida profissional de Luiz Sodré. Rev Bras de Cirurgia 1959.

Ribeiro RJ. Prêmio Pitanga Santos: datas de concessão e ganhadores. Jornal Inf da SBCP 2010.

Ribeiro RJ. Congressos nacionais: frequência e resultados – análise histórica. Jornal Inf da SBCP 2010.

Ribeiro RJ. Títulos de especialista. Jornal Inf da SBCP 2010.

Silveira GM. Fundação da Sociedade Brasileira de Colo-proctologia. Rev Bras de Coloproct 1990.

Valadares CP. Sociedade Brasileira de Proctologia. Rev Bras de Gastroenterologia 1954.

Anatomia Cirúrgica Aplicada às Operações dos Cólons

3

Flávio Roberto Santos e Silva
Francisco Sérgio Pinheiro Regadas

INTRODUÇÃO

O intestino grosso é o segmento do trato digestório que se estende desde a válvula ileocecal até o ânus e mede cerca de 1,5 metro. O diâmetro do intestino grosso reduz gradualmente desde o ceco até o cólon sigmoide, apresenta-se em forma de "arco" em torno do intestino delgado e divide-se anatômica e clinicamente em ceco, cólon ascendente, cólon transverso, cólon descendente e sigmoide, sendo sua porção mais distal constituída pelo reto e o canal anal. A junção entre o ascendente e o transverso denomina-se flexura hepática e flexura esplênica entre o cólon transverso e o descendente (Figura 3.1). O apêndice cecal insere-se ao nível do ceco (Figura 3.2).

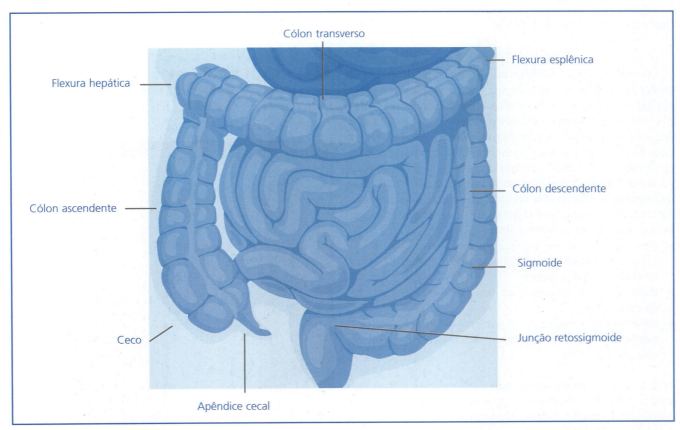

Figura 3.1 – Demonstração dos diversos segmentos cólicos.

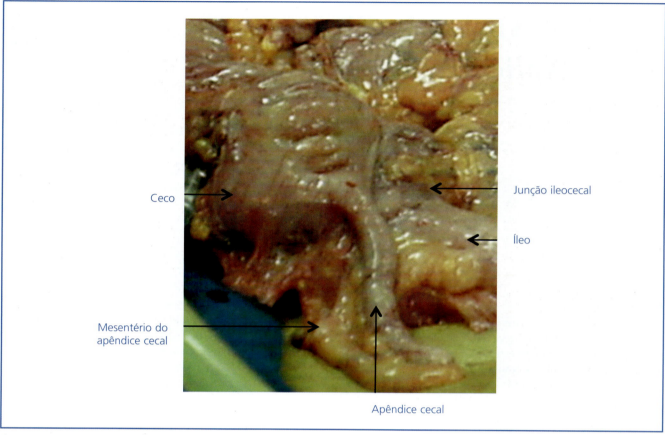

Figura 3.2 – Posição do apêndice cecal.

O intestino grosso se diferencia do intestino delgado por conter em toda a extensão de sua parede externa pequenas massas de gordura arredondadas e irregulares, com tamanho entre 0,5 a 1 cm de diâmetro, revestidas de peritônio e denominadas apêndices epiplóicos (Figuras 3.3 e 3.4). Outra característica externa é a presença de fibras musculares lisas agrupadas em forma de três fitas longitudinais, denominadas de tênias longitudinais (Figuras 3.3 e 3.4). Possuem 12 mm de largura e são facilmente identificadas macroscopicamente. As tênias são denominadas de acordo com sua posição em relação à circunferência dos cólons:

- tênia anterior: visível na face anterior dos cólons ascendente e descendente e encoberta pelo omento maior ao nível do cólon transverso;
- tênia posterior: localizada ao longo da borda de inserção do mesentério;
- tênia lateral: caracteriza-se por sua localização na face medial dos cólons ascendente e descendente e dorsal no cólon transverso.

O fato de as tênias serem mais curtas que as demais camadas dos cólons determina a presença de abaulamentos na parede em forma de sáculos, denominados haustras (Figuras 3.4, 3.5A e 3.5B)[1,2].

VÁLVULA ILEOCECAL

O íleo encerra-se em uma fenda bilabiada que se estende em forma de tenda sobre o ceco. Projeta-se sobre a luz do

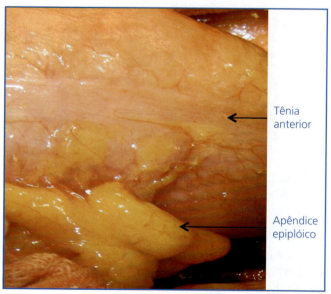

Figura 3.3 – Cólon ascendente.

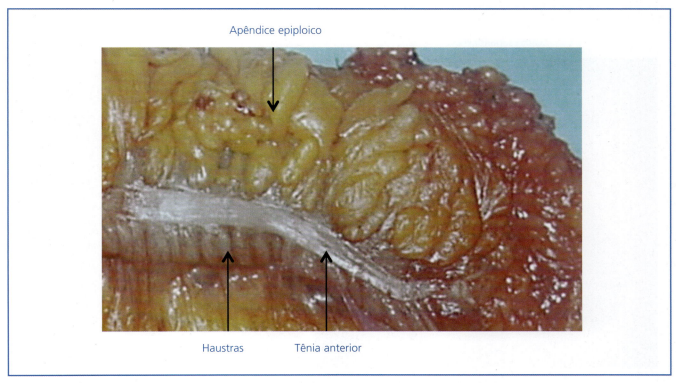

Figura 3.4 – Cólon transverso.

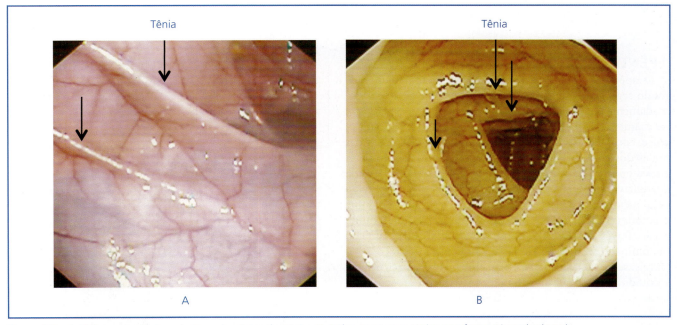

Figura 3.5 – A. Cólon ascendente: aspecto endoscópico das tênias. B. Cólon transverso: tênias com forma triangular (setas).

ceco, e é chamado, portanto, de válvula ileocecal. Seu óstio de abertura possui forma semilunar, está localizado na face medial do cólon e apresenta um lábio superior e outro inferior, os quais se unem em suas porções laterais, formando os frênulos da válvula. A válvula ileocecal serve como ponto de referência na divisão anatômica do ceco e do cólon ascedente (Figuras. 3.6A e 3.6B).

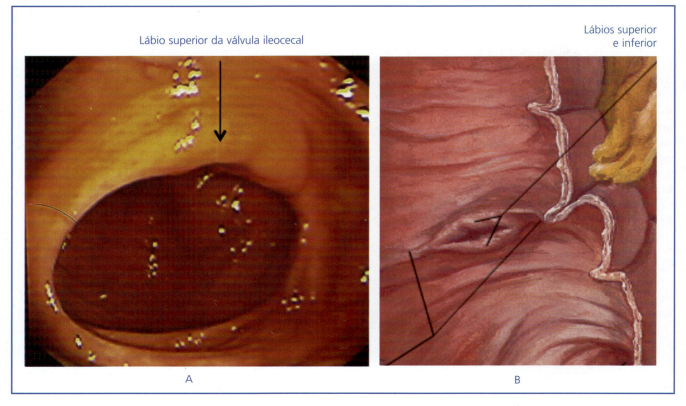

Figura 3.6 – A. Ceco: aspecto endoscópico da válvula ileocecal. B. Ceco: demonstração da válvula ileocecal.

APÊNDICE CECAL

O apêndice cecal consiste de um segmento tubular de fundo cego implantado no fundo cecal que medindo aproximadamente 8 cm, podendo variar de 3 a 20 cm e 5 a 10 mm de diâmetro. É dividido anatomicamente em 3 segmentos: ápice, corpo e base, sendo este último o local de origem das tênias dos cólons (Figura 3.7). Seu mesentério tem característica própria, com forma triangular e localização na artéria apendicular. Pode aderir-se ao íleo terminal e ser envolvido pela membrana ileocecoapendicular, a qual se denomina membrana de Chavellier-Jackson. Comunica-se com o fundo cecal através de sua válvula ou óstio apendicular, também denominado válvula de Gerlach. Apresenta localizações variáveis, sendo a posição mais frequente na fossa ilíaca direita. Contudo, pode localizar-se ainda em posição retrocecal, anterior ao ceco ou na cavidade pélvica[1,3].

CECO

O ceco é uma bolsa em fundo cego que se estende caudalmente à válvula ileocecal. Localiza-se na fossa ilíaca direita e encontra-se envolvido pelo peritônio em suas faces anterior e laterais. O ceco repousa sobre o músculo psoas direito e pode apresentar ampla mobilidade na cavidade abdominal, dependendo do tamanho do seu meso[1] (Figuras 3.2 e 3.7).

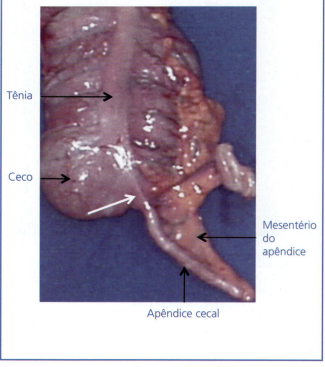

Figura 3.7 – Ceco com apêndice cecal. Formação das tênias na base do apêndice (seta branca).

CÓLON ASCENDENTE

Localizado ao nível do flanco direito em direção ao hipocôndrio direito, o cólon ascendente estende-se cranialmente da válvula ileocecal à flexura hepática. Encontra-se fixo na cavidade abdominal, sua parede anterior e lateral estão encobertas pelo peritônio, sendo sua face posterior retroperitonial. Relaciona-se posteriormente com o músculo quadrado lombar. A reflexão peritoneal formada pela aderência do peritônio visceral do cólon e o peritônio parietal forma uma região anatômica conhecida como goteira parietocólica direita. Essa união origina um tecido frouxo avascular chamado de fáscia de Toldt. Sua dissecção dá acesso ao retroperitônio e a estruturas relacionadas ao cólon direito, como o duodeno, ureter direito e rim direito[1-3] (Figura 3.1).

FLEXURA HEPÁTICA

A flexura hepática caracteriza-se como uma curvatura medial do cólon direito ao nível da face visceral do fígado, onde forma uma impressão rasa denominada impressão cólica. Relaciona-se lateralmente com a vesícula biliar[1] (Figura 3.8).

CÓLON TRANSVERSO

O cólon transverso é o maior e o mais móvel segmento cólico, estendendo-se de forma arqueada e, às vezes, pitótica da flexura hepática para a flexura esplênica (Figuras 3.1 e 3.9). Sua tênia anterior é o local de inserção do omento maior e constitui-se em um ponto importante durante a dissecção desse segmento, sobretudo por ocasião da mobilização da flexura esplênica. Internamente, o cólon transverso apresenta forma triangular[1,2] (Figuras 3.5A e 3.5B).

FLEXURA ESPLÊNICA

A flexura esplênica caracteriza-se por uma curvatura inferior do cólon transverso para continuar como cólon descendente. Trata-se de um ângulo posicionado em um plano superior à flexura hepática e mais agudo, fato que dificulta a passagem durante a realização de colonoscopias. Esse ângulo é formado principalmente pela tração exercida pelo ligamento frenocólico, o qual se constitui de uma prega peritoneal que se estende da flexura esplênica à 10ª e 11ª costelas. A flexura esplênica apresenta íntima relação com o baço e a cauda do pâncreas[1-3] (Figura 3.10).

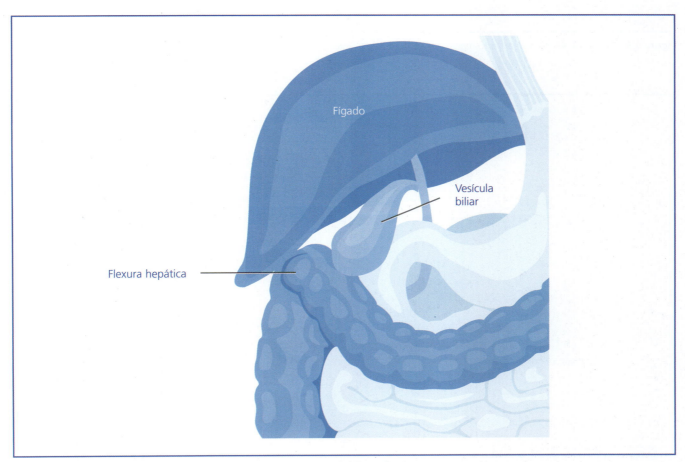

Figura 3.8 – Demonstração da relação da flexura hepática com a vesícula biliar e fígado.

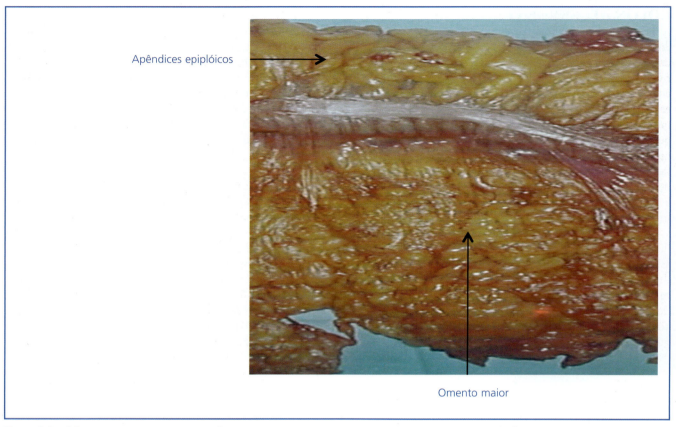

Figura 3.9 – Cólon transverso com omento maior.

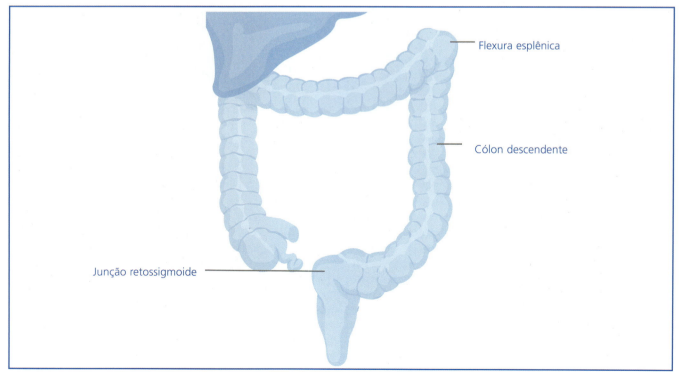

Figura 3.10 – Flexura esplênica.

CÓLON DESCENDENTE

O cólon descendente dirige-se caudalmente do hipocôndrio esquerdo para a fossa ilíaca esquerda, cruzando a borda lateral do rim esquerdo até sua junção com o cólon sigmoide, e é encoberto pelo peritônio em suas faces anterior e lateral. Da mesma forma que do lado direito, o peritônio insere-se em toda a parede lateral do abdome, constituindo a goteira parietocólica esquerda e cobrindo o tecido frouxo avascular que o separa das estruturas retroperitoniais, como o rim esquerdo, a cauda do pâncreas, os vasos espermáticos e o ureter esquerdo[1-3] (Figura 3.10).

CÓLON SIGMOIDE

O cólon sigmoide estende-se em torno de 40 cm da fossa ilíaca esquerda à pelve em forma de "S", podendo, às vezes, ser deslocado para o meio da cavidade abdominal em virtude de sua mobilidade. O mesocólon sigmoide é mais alongado e, ao nível de sua junção com o peritônio parietal, forma uma linha branca avascular conhecida como "linha branca de Toldt", que constitui o ponto para realizar a dissecção lateral e acessar o retroperitônio no sentido de identificar o ureter esquerdo e os vasos ilíacos e gonadais[1-4] (Figura 3.11).

VASCULARIZAÇÃO ARTERIAL

O suprimento arterial dos cólons pode ser dividido em três grandes grupos de acordo com sua origem: o grupo originário da artéria mesentérica superior que irriga a porção direita dos cólons; o grupo da artéria mesentérica inferior que irriga a porção esquerda dos cólons; o grupo que forma a circulação colateral. Os ramos arteriais derivados da artéria mesentérica superior são as artérias ileocecocólica ou simplesmente ileocólica, a artéria cólica direita e a artéria cólica média (Figura 3.12), enquanto os derivados da artéria mesentérica inferior são a artéria cólica esquerda, os ramos sigmoidianos (Figura 3.11) e a artéria retal superior (Figura 3.13). A circulação colateral é formada pela arcada de "Drummond", constituída pelos vasos sigmoidianos e "Riolano" a qual é formada pelo ramos esquerdo da artéria cólica média e ramos ascendente das sigmoidianas[5-7].

A ileocólica é o tronco arterial que auxilia na vascularização do íleo terminal, apêndice cecal e ceco, formando ramos ileais, um ramo cólico que auxilia na vascularização do cólon direito, ramos cecais anterior e posterior e a artéria apendicular. O fato de originar ramos ileais é uma das justificativas que levam à ressecção de pelo menos 10 cm de íleo terminal durante a colectomia direita com ligadura da ileocólica[5-7].

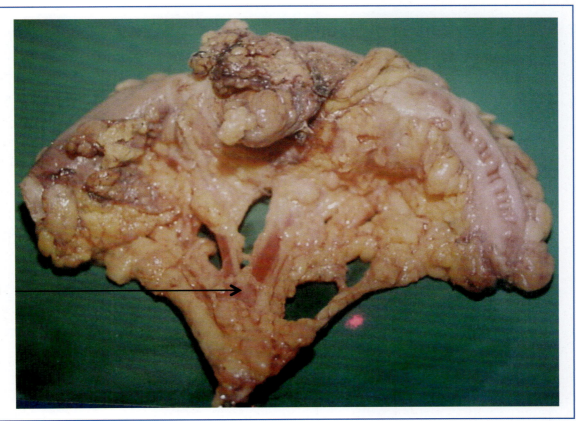

Figura 3.11 – Sigmoide.

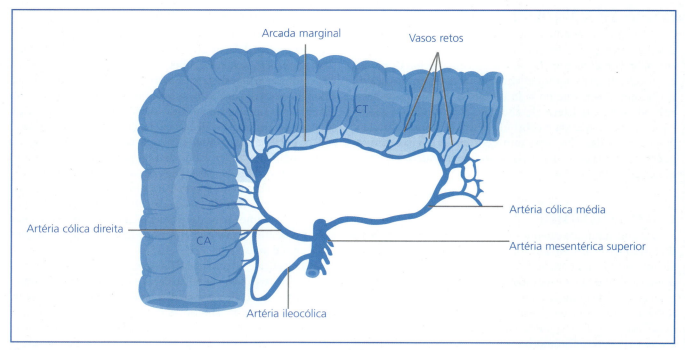

Figura 3.12 – Ramos da artéria mesentérica superior.

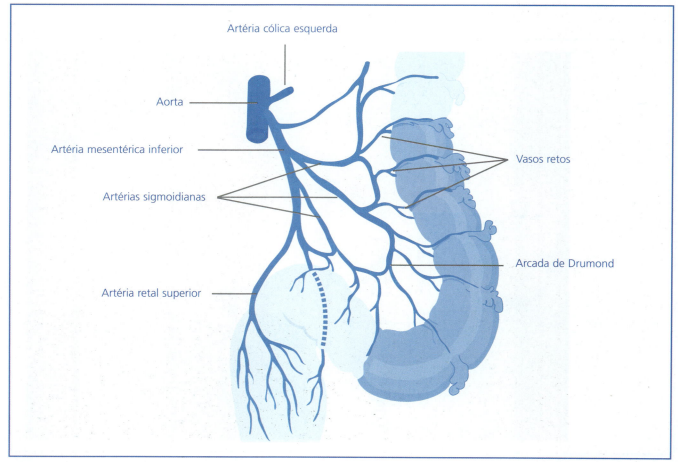

Figura 3.13 – Ramos da artéria mesentérica inferior.

A cólica direita é o tronco arterial que se caracteriza por apresentar elevado índice de variação anatômica, podendo ter emergência comum com a artéria cólica média ou ileocecocólica. Em 20% dos pacientes pode inexistir[5-7].

A artéria cólica média origina-se logo abaixo do pâncreas seguindo pelo mesocólon transverso ao nível da flexura hepática e bifurcando-se em dois ramos, um direito outro esquerdo[5-7].

A artéria mesentérica inferior é o último ramo colateral da aorta, localizando-se a 4 cm acima da bifurcação das ilíacas. Seu primeiro ramo é a artéria cólica esquerda, que é um ramo superior que se bifurca em um ramo ascendente em direção ao cólon transverso e outro descendente que segue em sentido do cólon descendente[5-7].

As artérias sigmoidianas apresentam-se em número variável de segmentos. Os principais ramos são o superior, que irriga a porção distal do cólon descendente, e o sigmoide proximal, anastomosando-se com o ramo descendente da cólica esquerda. O ramo inferior irriga o sigmóide distal e anastomosa-se com a retal superior. O terceiro ramo é variável e denomina-se ramo médio[5-7].

A artéria retal superior é o ramo terminal da artéria mesentérica inferior, localiza-se entre os folhetos de peritônio em direção à pelve e cruza os vasos ilíacos comuns[5-7].

A conexão do plexo arterial originado da artéria mesentérica superior e inferior denomina-se arcada marginal, que se posiciona próxima e ao longo de todos os segmentos cólicos. Emitem ramos colaterais denominados vasos retos que se bifurcam e penetram na parede do cólon. A arcada marginal é de grande importância durante as ressecções cirúrgicas dos cólons no sentido de se manter um suprimento sanguíneo adequado para a realização de anastomoses colocólicas ou colorretais. Ao nível do sigmoide, denomina-se arcada de Drumond, e, ao nível da flexura esplênica, arcada de Riolano[3,5-7].

VASCULARIZAÇÃO VENOSA

O retorno venoso é dividido em dois plexos, um direito constituído pelas veias cólicas direita e ileocólica, que drenam para a veia mesentérica superior, e outro esquerdo formado pelas veias retal superior, sigmoidianas e cólica esquerda, as quais drenam diretamente para a veia mesentérica inferior[4,5,7] (Figuras 3.14A e 3.14B).

DRENAGEM LINFÁTICA

A drenagem linfática dos cólons constitui uma rede abundante de vasos linfáticos e folículos linfoides juntos da camada muscular da mucosa, tornando-se mais abundante nas camadas submucosa e muscular. Esses vasos linfáticos intraparietais drenam para os linfonodos extramurais, que se distribuem seguindo a arcada vascular arterial de cada região. Segundo a classificação de Jameson e Dobson, os linfonodos cólicos são agrupados em epiploicos, paracólicos, intermediários e principal[6,8-10] (Figura 3.15).

Grupo epiploico

Caracteriza-se por sua localização próxima à parede dos cólons, abaixo do peritônio visceral e dos apêndices epiploicos distribuídos em quantidade variável, que reduzem com a idade[6,8-10].

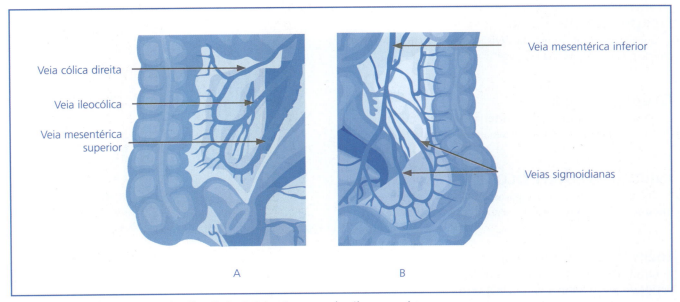

Figura 3.14 – A. Irrigação venosa do cólon direito. B. Irrigação venosa do cólon esquerdo.

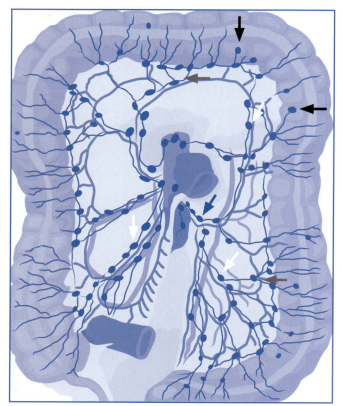

Figura 3.15 – Drenagem linfática. Grupo epiploico (seta negra); grupo paracólico (seta cinza); grupo intermediário (seta branca); grupo principal (seta azul).

Grupo paracólico

Distribuem-se ao longo da arcada marginal, desde os ramos ileocólicos até a junção retosigmoidiana[6,8-10].

Grupo intermediário

Localizam-se ao longo da divisão das principais artérias cólicas, seguindo até sua origem[6,8-10].

Grupo principal

Localizam-se ao longo das artéria mesentéricas superior, inferior e base das artérias cólicas direita e média[6,8-10].

INERVAÇÃO DOS CÓLONS

Os sistemas simpáticos e parassimpáticos inervam todo o intestino grosso, e seus plexos seguem os vasos arteriais[6,11].

Inervação simpática

Origina-se de fibras torácicas inferiores e da porção superior do plexo lombar da medula vertebral. As fibras torácicas inferiores distribuem-se para o plexo celíaco seguindo os nervos esplâncnicos e para o plexo mesentérico superior, formando a inervação cólica à direita (Figura 3.16). Através dos nervos esplâncnicos lombares, a porção superior do plexo lombar forma os nervos mesentéricos inferiores, responsáveis pela inervação do cólon esquerdo e reto superior[6,11] (Figura 3.17).

Inervação parassimpática

É proveniente do sistema nervoso central em dois níveis: o primeiro é originado no nervo vago, inerva o cólon direito e parte do cólon transverso; o segundo originando-se do plexo sacral e inerva o cólon esquerdo. O plexo hipogastro superior forma-se próximo à artéria mesentérica inferior, e sua preservação é de grande importância durante as ressecções de reto superior e sigmoide no sentido de manter a integridade da inervação pélvica[6,11].

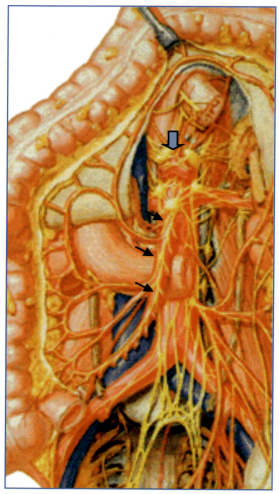

Figura 3.16 – Inervação do cólon direito. Plexo celíaco (seta azul); plexo mesentérico superior (setas pretas). Fonte: Netter.

Capítulo 3 – Anatomia Cirúrgica Aplicada às Operações dos Cólons

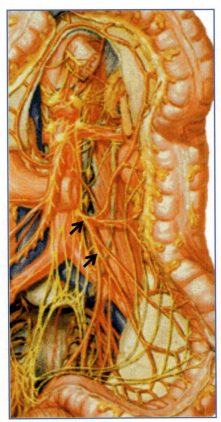

Figura 3.17 – Inervação do cólon esquerdo. Nervos mesentéricos inferiores (setas). Fonte: Netter.

REFERÊNCIAS BIBLIOGRÁFICAS

1. Gray H. Sistema digestório. In: Anatomia. 29.ed. Rio de Janeiro: Guanabara Koogan; 1988. p.1008-17.
2. Gordon PH. Principles and practice of surgery of the colon, rectum and anus. 3.ed. London: Informa Healthcare; 2007. p.2-6.
3. Golinger JC. Surgery of the anus, rectum and colon. 4.ed. Oxford: Bailliere Trindall; 1980. p.14-5
4. Siqueira SL, Lázaro da Silva A. Contribuição à anatomia arterial do cólon sigmoide aplicável a operações de abaixamento. Arq Gastroenterol 2003 out/dez; 40 (4): 209-15.
5. Saunders BP, Masaki T, Sawada T et al. A preoperative comparison of western and oriental colonic anatomy and mesenteric attachments. Int J Colorretal Disease 1995; 10: 216-21.
6. Gordon PH. Principles and practice of surgery for the colon, rectum and anus. 3.ed. London: Informa Healthcare; 2007. p.15-27.
7. Rosenblum JD, Boyle CM, Schwartz LB. Circulação mesentérica; anatomia e fisiologia. Clin Cir Am Norte 1997; 2: 295-311.
8. Gray H. Vasos linfáticos. In: Anatomia 29.ed. Rio de Janeiro: Guanabara Koogan; 1988, p.619-27.
9. Moskowitz M, Zimerman H, Felson H. The meandering mesenteric artery of the colon. AJR 1964; 92:1088-99.
10. Fenoglio CM, Kay GI, Lane N. Distribuition of human colonic lymphatics in the normal, hiperplastic, and adenomatous tissue: its relationship to the metastasi from small carcinomas in peducu-lalated adenomas, with two cases reports. Gastroenterology 1973; 64:51-66.
11. Gray H. Sistema nervoso periférico. In: Anatomia. 29.ed. Rio de Janeiro: Guanabara Koogan; 1988. p.824-6; 843-5.

Anatomia Cirúrgica Aplicada às Operações sobre o Reto e Canal Anal

4

Mauro de Souza Leite Pinho
Luís Carlos Ferreira
Aline Santiago

INTRODUÇÃO

Diferentemente de outras áreas do corpo, onde os conceitos anatômicos foram estabelecidos de forma definitiva por meio de extensos estudos apresentados em tratados publicados no início do século XX, o conhecimento dos detalhes anatômicos da região anorretal ocorreu posteriormente ao longo das décadas subsequentes, motivados pela necessidade da compreensão da fisiopatologia dos processos patológicos que comprometem essa região.

Uma vez estabelecidos, ainda que separadamente e de forma progressiva, tais conceitos tornaram-se essenciais não apenas para o estudo dessas doenças, mas também pela sua aplicação no desenvolvimento de técnicas operatórias.

Neste capítulo, buscaremos utilizar uma abordagem da anatomia da região anorretal voltada para sua aplicação na prática clinicocirúrgica. Para atingir esse objetivo, segmentaremos a discussão dos aspectos anatômicos de acordo com sua maior relevância do ponto de vista de fisiopatologia das doenças e sua utilização na definição e realização de técnicas operatórias.

CANAL ANAL

O estudo anatômico da região anorretal pode ser definido de uma forma geral como a análise de todos os elementos envolvidos na morfologia do segmento descrito como canal anal.

Por canal anal compreendemos o segmento final do tubo digestivo onde ocorre sua oclusão fisiológica em decorrência do tônus de dois cilindros musculares concêntricos, denominados esfíncter anal externo (formado por uma musculatura estriada) e esfíncter anal interno (um espessamento da continuidade da camada circular interna da musculatura lisa do reto). Em sua extremidade superior, a estrutura muscular do canal anal inclui ainda o feixe mais interno do músculo levantador do ânus, denominado feixe puborretal, o qual se relaciona diretamente com a porção superior do músculo esfíncter anal externo.

Por corresponder ao segmento oclusivo determinado pela ação da musculatura descrita, a extensão do canal anal varia de acordo com o estado de tonicidade observado em cada pessoa, devendo ser destacada nesse sentido a importância da participação do feixe puborretal do músculo levantador do ânus como principal fator por meio de sua tração anterior do limite superior do canal anal, tornando-o, assim, mais alongado.

Dessa forma, embora possamos descrever como "normal" uma extensão de aproximadamente 4 cm para o canal anal desde sua extremidade inferior no orifício anal até sua abertura superior na ampola retal, na verdade esse comprimento varia de acordo com a idade e o sexo do indivíduo. De forma geral, observamos maior alongamento em indivíduos mais jovens, enquanto pessoas em idade mais avançada, e particularmente as mulheres com múltiplos partos vaginais, podem apresentar canais anais mais curtos, ocasionalmente de até 2 cm sem que ocorram relatos de distúrbios da continência.

É importante notar que embora o canal anal seja frequentemente considerado a zona de transição entre o reto e o períneo, ele representa apenas a zona de maior pressão muscular, uma vez que essa transição de fato deve ser considerada a partir das características de seu revestimento epitelial interno. A análise histológica cuidadosa desse epitélio demonstra sua relevância nessa distinção entre as regiões pélvica e perineal, implicando a determinação de uma linha divisória em diferentes aspectos, como referentes à embriologia, fisiologia, inervação e drenagem linfática.

Observando o revestimento epitelial do canal anal, vemos que nesse segmento ocorre um gradiente histológico que pode ser definido como uma transição dentro dos seguintes limites:

- em sua extremidade inferior, ao nível do orifício anal no períneo, presença de pele normal, formada por epitélio escamoso contendo folículos pilosos e glândulas sudoríparas;
- no limite superior, onde se abre na ampola retal, presença de mucosa retal normal formada pelo epitélio colunar observado ao longo da maior parte do tubo digestivo.

O gradiente epitelial observado entre esses dois limites de pele a mucosa normais, pode ser evidenciado macroscopicamente durante a anoscopia, é marcado pela presença da linha pectínea, que estabelece o local do limite embriológico entre o ectoderma e o endoderma.

A linha pectínea

A linha pectínea, usualmente observada a uma distância de 1 a 2 cm acima da borda do orifício anal, é uma importante referência no exame do canal anal e apresenta uma série de características bastante relevantes (Figura 4.1).

Tem sua origem embriológica na membrana cloacal, da qual mantém alguns resíduos remanescentes observados na forma de reduzidas membranas distribuídas circularmente ao longo do canal anal. Essas membranas são denominadas valvas anais ou valvas semilunares.

Na região correspondente a cerca de 2 cm proximais à linha pectínea, observamos a presença de 6 a 10 pregas mucosas longitudinais, denominadas colunas retais ou colunas de Morgagni. Cada par dessas colunas termina inferiormente junto às suas respectivas valvas semilunares, fazendo, assim, a delimitação de mínimas cavidades descritas como seios ou criptas anais.

No interior dessas criptas, abrem-se formações tubulares, descritas como glândulas anais, as quais têm sido tema de controvérsias. Em um minucioso estudo sobre as glândulas do canal anal, Eglitis e Eglitis[1] descreveram-nas como formações tubulares distribuídas em ramos secundários ou terciários, alguns dos quais podem terminar em fundo cego na submucosa enquanto outros penetram no esfíncter interno, podendo mesmo atingir em alguns casos a fossa isquiorretal (Figura 4.2).

Os autores observaram ainda uma concentração das aberturas desses dutos na parte posterior do canal anal e sugerem sua estrutura como sendo compatível com glândulas écrinas, ou seja, glândulas sudoríparas cujo produto é composto em sua maior parte por água e eletrólitos.

A grande importância clínica dessas glândulas anais refere-se à sua participação na fisiopatologia das fístulas e abscessos anais, considerados resultados de processos infecciosos ocorridos no local.

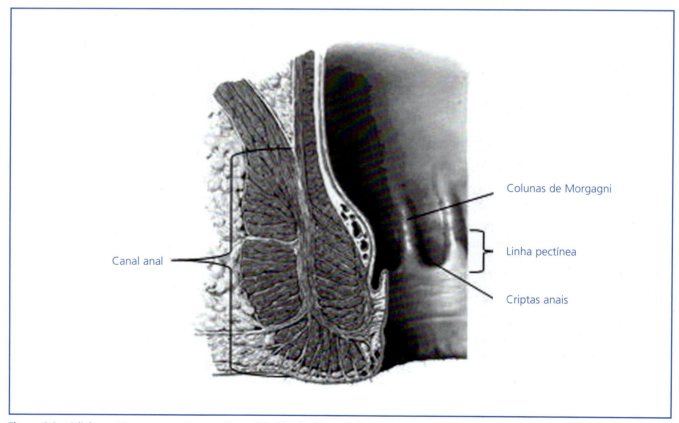

Figura 4.1 – A linha pectínea e suas estruturas. Fonte: Modificada de Netter[11].

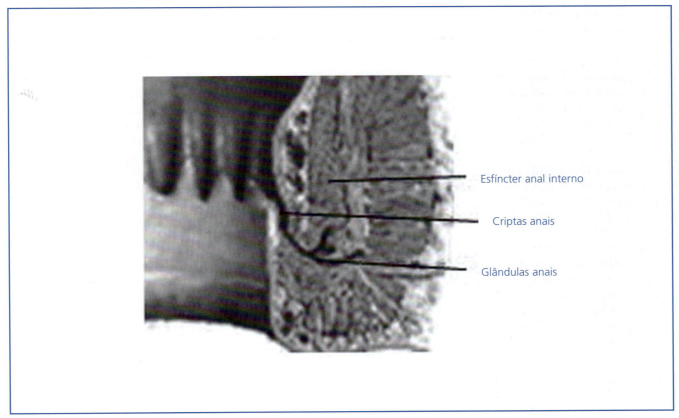

Figura 4.2 – Glândulas anais.

Além dessas características, a linha pectínea é relevante do ponto de vista anatomoclínico, pois representa uma área limítrofe conforme destacamos a seguir.

Limite de inervação

O limite embriológico entre os dois tipos de epitélios aqui presentes determina também uma súbita mudança de seu padrão de sensibilidade. Abaixo da linha pectínea, a inervação sensitiva existente é do tipo somática, em decorrência da presença de terminações nervosas dos nervos pudendos internos, ramos do plexo sacral. Em decorrência disso, alterações patológicas como trombose perianal ou fissuras anais, assim como procedimentos nessa região, estão associados a sintomas dolorosos de grande intensidade. De maneira contrária, a sensibilidade acima da linha pectínea é de padrão autonômico como no restante do tubo gastrintestinal, aqui transmitida pelos nervos oriundos dos plexos pélvicos e hipogástrico, contendo componentes parassimpáticos do plexo sacral e simpáticos originários do segmento lombar. Essa característica de ausência de sensibilidade somática da mucosa acima da linha pectínea é de grande valia para o tratamento de distúrbios dessa região – em particular, o ingurgitamento venoso ou a redundância mucosa observados na doença hemorroidária, o que permitindo a realização de procedimentos terapêuticos, como a ligadura elástica, esclerose ou fotocoagulação sem a necessidade de cuidados prévios de anestesia de qualquer natureza.

Entretanto, embora a este nível ocorra de fato uma demarcação entre os limites das inervações somática e autonômica, é importante o conhecimento de evidências de que a mucosa do canal anal apresenta terminações sensitivas em uma faixa situada a cerca de um centímetro acima da linha pectínea. Descritas por Duthie e Gairns[2], estas justificariam a ocorrência de percepções de toque, dor, calor e frio nessa região. Assim, é necessário durante a realização de procedimentos como ligaduras elásticas o cuidado de manter-se uma distância adequada da linha pectínea, a fim de evitar a ocorrência de sintomas dolorosos. Outra aplicação clínica da existência de terminações sensitivas na mucosa do canal anal diz respeito à compreensão da percepção discriminativa da consistência do conteúdo retal, como mencionado adiante.

Limite de drenagem linfática

Além do padrão de inervação, a linha pectínea representa também uma área limítrofe em relação ao padrão de drenagem linfática da região. Acima dela, a drenagem linfática ocorre de forma integrada ao restante do reto, ou seja, obedecendo a um fluxo ascendente prioritário na direção da cadeia linfonodal adjacente aos vasos retais superiores e mesentéricos inferiores. Existem evidências de que as cadeias linfonodais correspondentes aos vasos retais médios e ilíacos internos também podem ser comprometidos em casos de obstruções linfáticas ascendentes em neoplasias avançadas.

Em contrapartida, a drenagem linfática do epitélio do canal anal situado abaixo da linha pectínea ocorre em direção aos linfonodos inguinais, conforme o padrão observado no restante do períneo.

O epitélio do canal anal

De forma geral, podemos compreender o epitélio do canal anal como sendo subdividido em quatro regiões com características próprias, observando-se no sentido de caudal para cranial (Figura 4.3):

- Pele perianal: Até o bordo inferior do canal anal, também descrito como margem anal, observa-se pele verdadeira e pigmentada, apresentando um pregueamento concêntrico; é composta por epitélio escamoso, contendo folículos pilosos e glândulas sudoríparas típicas, incluindo aquelas do tipo apócrinas, as quais produzem suor composto de materiais gordurosos.
- Pele do canal anal ou *pecten*: Ao nível da borda anal, observa-se uma região onde a pele se torna mais aderente aos planos profundos, descrita como linha anocutânea ou linha de Hilton. A partir daí, até alcançar a linha pectínea, a pele apresenta-se modificada, mais delgada, menos pigmentada e desprovida de folículos pilosos e glândulas sebáceas ou sudoríparas.
- Mucosa transicional ou cloacogênica: Imediatamente acima da linha pectínea, em uma extensão de cerca de um centímetro, ocorre uma alteração do epitélio, que se apresenta como uma mucosa composta por diversas camadas de células cuboides, recobrindo as colunas retais ali presentes. Conforme mencionado, foram identificadas nesta região algumas terminações nervosas sensitivas responsáveis pela continência anal, o que se dá por meio da sensibilidade discriminativa do conteúdo retal.
- Mucosa retal: Progressivamente, no sentido cranial, essa mucosa de características transicionais adquire aspecto róseo típico da mucosa retal, composta por uma camada única de células colunares.

O conhecimento desse gradiente epitelial observado desde a margem anal até o interior do reto é de grande relevância

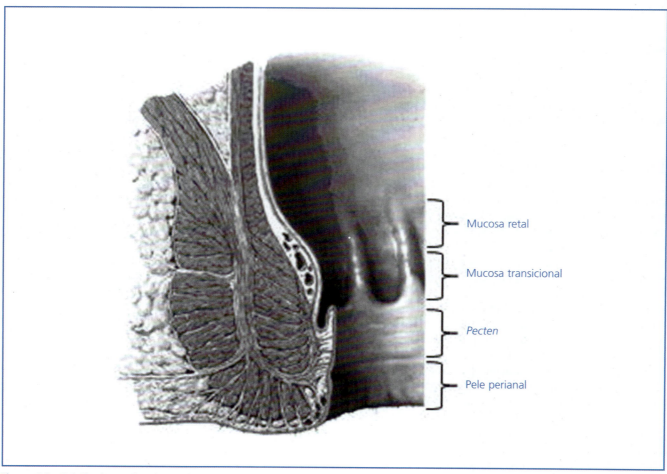

Figura 4.3 – Epitélio do canal anal. Fonte: Modificada de Netter[11].

clínica na compreensão da variedade dos tumores usualmente descritos genericamente como tumores do canal anal. Na verdade, cada um dos segmentos epiteliais pode originar neoplasias de características biológicas distintas, cuja correspondência pode ser sumarizada da seguinte forma:

Carcinomas epidermoides ou escamosos: originários do segmento de pele normal (margem anal) ou modificada (pecten) situados abaixo da linha pectínea.

Carcinomas transicionais ou cloacogênicos: oriundos das células cuboides existentes na região imediatamente superior à linha pectínea.

Adenocarcinomas: correspondem a neoplasias desenvolvidas a partir do segmento de mucosa colunar característico do epitélio retal observado na extremidade superior do canal anal.

O ASSOALHO PÉLVICO E O APARELHO ESFÍNCTERIANO

A estrutura muscular que circunda a região anorretal é a principal responsável por sua forma e função, o que inclui a percepção, a continência e a defecação. Devido ao compartilhamento dos componentes do assoalho pélvico e sua inervação com estruturas dos sistemas urinário e genital feminino, suas alterações são frequentemente associadas a outros sinais e sintomas clínicos relacionados.

O conjunto de estruturas musculares que atuam diretamente sobre a região anorretal compõe-se de quatro músculos relacionados entre si:

- músculo esfíncter anal interno;
- músculo esfíncter anal externo;
- músculo levantador do ânus;
- músculo longitudinal anal.

Embora a contração desses músculos resulte em uma oclusão do canal anal, do ponto de vista funcional podemos dividi-los em dois grupos, dependendo de sua inervação. O músculo esfíncter interno é formado por musculatura lisa e submetido à inervação autonômica – portanto, involuntária. O conjunto formado pelo esfíncter anal externo e o músculo levantador do ânus é composto por musculatura estriada e atua de forma sincrônica e voluntária. Quanto ao músculo longitudinal anal, pode ser considerado um elemento misto, sendo submetido a ambos os tipos de inervação.

Músculo esfíncter anal interno

Este músculo, circular e situado externamente à submucosa do canal anal, é formado por uma continuidade caudal da camada circular interna do reto, em relação à qual apresenta um grande espessamento, atingindo 2 a 5 mm, e prolonga-se até cerca de 1,5 cm abaixo da linha pectínea, onde termina em bordo arredondado (Figura 4.4). Sendo um músculo liso, seu tônus permanente involuntário é estimado representar cerca de 70 a 80% da pressão de repouso do canal anal, também denominada pressão anal basal. Em consequência desse estado tônico, na prática, seu bordo inferior funciona

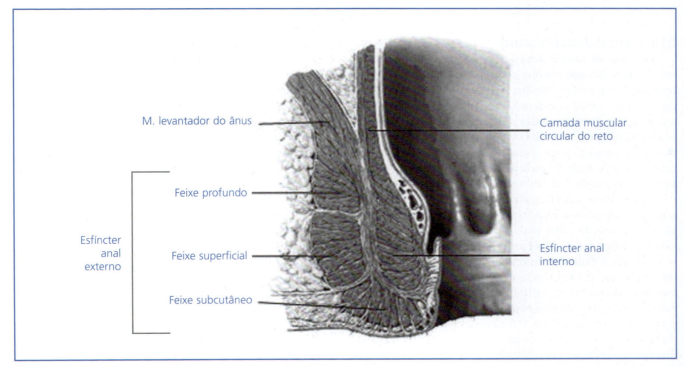

Figura 4.4 – Esfíncteres anais interno e externo. Fonte: Modificada de Netter[11].

em grande parte dos casos como o delimitador da margem anal na observação desta durante movimento de afastamento vigoroso das regiões glúteas. Pode ser percebido digitalmente pela extremidade do dedo indicador como um anel a ser dilatado para dar acesso ao canal anal por ocasião do toque retal, situado internamente ao sulco interesfincteriano, que o separa da proeminência do feixe subcutâneo do esfíncter anal externo. Não raramente, observamos um processo de espessamento progressivo desse esfíncter em indivíduos com idade mais avançada.

Além da contribuição como principal oclusor do canal anal em condições de repouso, o músculo esfíncter interno apresenta, como mencionado, uma relevante função na fisiologia da continência por realizar períodos transitórios de relaxamento, possibilitando ao epitélio sensitivo situado acima da linha pectínea obter uma análise do conteúdo retal. Esse fenômeno, descrito como amostragem, contribui para que o indivíduo possa ter a discriminação necessária por exemplo para a liberação de gases sem perda de matéria fecal. Essa função fisiológica do músculo esfíncter interno pode ser simulada por meio da distensão retal por um balão, descrito como reflexo inibitório anal, sendo utilizado para a identificação de distúrbios motores como megacólon chagásico ou doença de Hirschprung.

Do ponto de vista cirúrgico, a identificação correta do músculo esfíncter interno é de grande valor para a realização de esfincterotomia no tratamento da fissura anal. Para isso, utiliza-se o aspecto caracteristicamente arredondado de seu bordo inferior, sua coloração clara em relação ao músculo esfíncter externo e seu posicionamento junto à submucosa no canal anal.

Músculo esfíncter anal externo

O cilindro de musculatura lisa representado pelo esfíncter interno descrito que envolve o canal anal é circundado externamente por outro cilindro, este de musculatura estriada, denominado esfíncter externo do ânus. Embora submetidos a inervações diferentes, esses dois músculos agem de forma integrada na preservação da continência anal, tanto em condições de repouso como durante as situações nas quais há necessidade de manter a oclusão do canal anal diante de um aumento da pressão intrarretal.

Como vimos anteriormente, estima-se que o músculo esfíncter interno seja responsável pela maior parte da pressão de repouso do canal anal, cabendo ao músculo esfíncter externo complementar essa pressão por meio de uma característica que o distingue do restante da musculatura estriada do corpo, que é a existência de um tônus basal. Por outro lado, quando ocorre uma distensão do reto, cabe ao músculo esfíncter externo realizar a contração necessária para elevar a pressão ao nível do canal anal para evitar o escape de conteúdo retal, mesmo diante da ocorrência do relaxamento reflexo do músculo esfíncter anal durante a amostragem. Isso ocorre por meio de um arco reflexo através do plexo sacral, o qual promove uma contração involuntária do esfíncter externo como resposta à distensão retal ou ao aumento abrupto da pressão intra-abdominal como aquela observada durante a tosse ou o espirro, por exemplo. Caso esta percepção do risco de escape de conteúdo retal permaneça, podem-se recrutar as fibras estriadas do músculo esfíncter externo mediante uma contração forçada e voluntária até que se obtenha a acomodação da pressão intrarretal, embora estime-se que a capacidade dessa contração não exceda à duração de cerca de três minutos.

Para desempenhar essa função, o músculo esfíncter externo apresenta uma extensão superior à do esfíncter interno, tendo seu limite inferior abaixo deste e estendendo-se no sentido cranial até ocorrer uma fusão com o feixe puborretal do músculo levantador do ânus, com o qual atua de forma sincrônica. Embora seja observado durante as dissecções cirúrgicas como um cilindro único sem aparentes segmentações, sua estrutura anatômica é usualmente descrita como sendo subdividida em três feixes distintos, denominados feixes subcutâneo, superficial e profundo (Figura 4.4).

Estudos recentes realizados por Hsu et al.[3], utilizando análise tridimensional por meio de ressonância nuclear magnética (RNM) confirmaram essa divisão em três segmentos (Figura 4.5):
- Um feixe subcutâneo circular.
- Um feixe intermediário, descrito como corpo principal, mais espesso, o qual emite fibras no sentido posterior em direção ao cóccix, de acordo com o conceito encontrado na literatura correspondendo ao ligamento anococcígeo. Diferentemente destes relatos, no entanto, os autores não referem a observação da fixação anterior deste feixe (correspondente ao feixe superficial) anteriormente ao corpo perineal, ou ponto central do períneo, para onde convergem outros músculos perineais como os transversos e os bulboesponjosos (Figura 4.6).
- Um feixe profundo, descrito como porção alada, o qual se encontra em íntima relação com o feixe puborretal do músculo levantador do ânus, cujas fibras acompanha.

Segundo os autores, esse feixe teria a conformação semelhante a um "U" com a curvatura em posição posterior, não apresentando portanto um arco anterior.

Essas diferentes direções das subdivisões do músculo esfíncter externo sugerem funções biomecânicas distintas. Por serem estruturas circulares e concêntricas, os feixes subcutâneo e o corpo principal exercem uma ação constritiva sobre o canal anal, enquanto a porção alada exerce durante sua contração um efeito de tração anterior do canal anal no sentido ventral.

Músculo levantador do ânus

Por assoalho pélvico compreendemos o conjunto de dois músculos que ocluem a abertura inferior da pelve óssea: o

Capítulo 4 – Anatomia Cirúrgica Aplicada às Operações sobre o Reto e Canal Anal

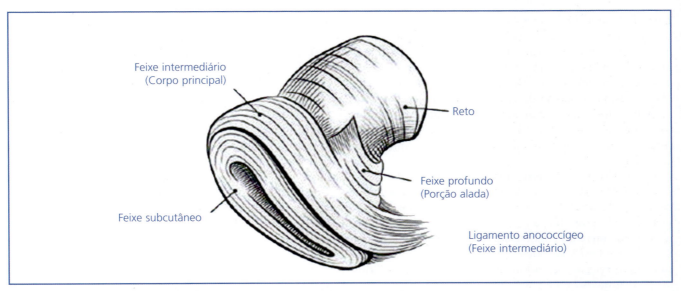

Figura 4.5 – Esfíncter anal externo (análise pela RNM).[3] Fonte: Modificada de Hsu et al.[3].

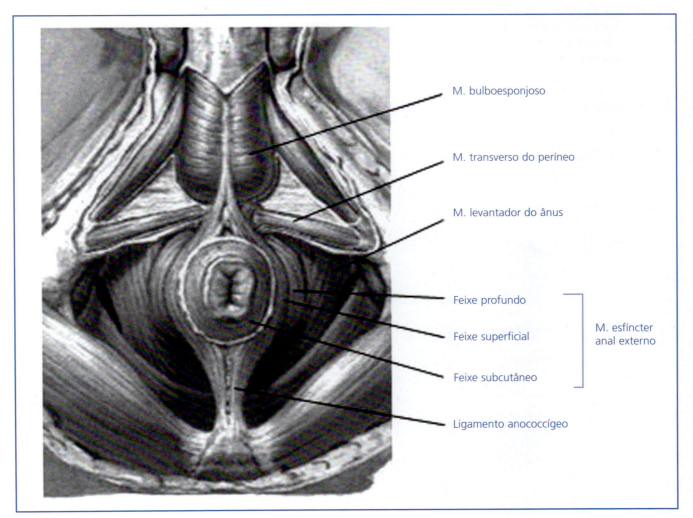

Figura 4.6 – Músculos perineais. Fonte: Modificada de Netter[11].

músculo levantador do ânus e o músculo coccígeo. Entretanto, tendo em vista que este último não apresenta função relevante – encontra-se situado sobre os ligamentos sacroespinhal e sacrotuberal –, o músculo levantador do ânus constitui o principal responsável não apenas pela sustentação do reto, mas também por auxiliar decisivamente na continência fecal.

O músculo levantador do ânus tem formato de funil, com uma falha anterior, sobre cuja superfície interna posterior repousa o reto desde o cóccix até sua abertura inferior no canal anal.

É composto por três feixes distintos, a saber:

Dois feixes que atuam suportando o reto à semelhança de uma rede, ancorados lateralmente em uma inserção no sentido anteroposterior sobre o fáscia do músculo obturador interno por meio de uma estrutura descrita como arco tendíneo. Esses feixes, situados sequencialmente, são descritos como iliococcígeo, posteriormente, e pubococcígeo, anteriormente (Figuras 4.7 e 4.8).

O terceiro feixe, denominado puborretal, situa-se inferiormente aos outros dois feixes mencionados. Apresenta formato de uma alça muscular com inserções anteriores bilaterais na face posterior do púbis com seu arco posicionado posteriormente ao canal anal, onde fusiona com a extremidade superior do cilindro muscular representado pelo músculo esfíncter externo (Figuras 4.8 e 4.9). Sua contração, em conjunto com o músculo esfíncter externo, ao exercer uma tração no sentido anterossuperior provoca uma angulação entre o reto e o canal anal, descrita como ângulo anorretal, a qual constitui o principal elemento determinante da extensão do canal anal.

Do ponto de vista cirúrgico, é importante notar que essa configuração muscular resulta em um enfraquecimento do arco anterior do anel anorretal, quando comparado ao segmento posterior, devido à presença do feixe puborretal. Da mesma forma, a ausência do músculo levantador do ânus recobrindo a face anterior do reto faz com que esta esteja em contato direto com a parede posterior da vagina na mulher, o que resulta com grande frequência em distúrbios evacuatórios decorrentes da perda de tonicidade, como no caso de retocele e prolapso interno da parede anterior do reto. Ao contrário de hipóteses previamente formuladas, estudos realizados por Regadas et al.[4] utilizando ultrassonografia tridimensional não encontraram evidências da existência de qualquer estrutura de tecido conjuntivo compatível com um suposto septo retovaginal.

Músculo longitudinal anal

Embora sua função seja menos relevante na continência anal, os aspectos anátomo-histológicos desse estreito feixe muscular tem sido motivo de controvérsias e de um grande

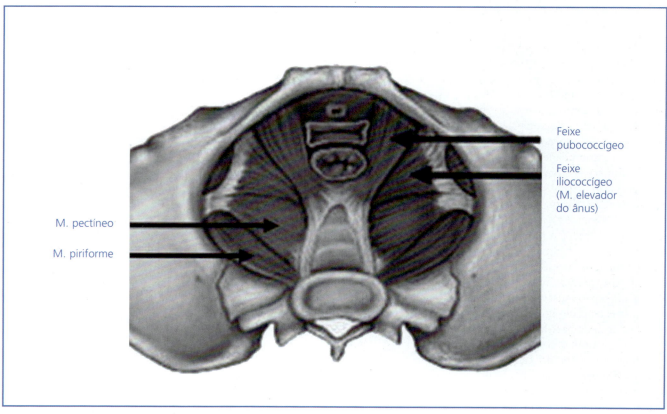

Figura 4.7 – Assoalho pélvico (visão pélvica).

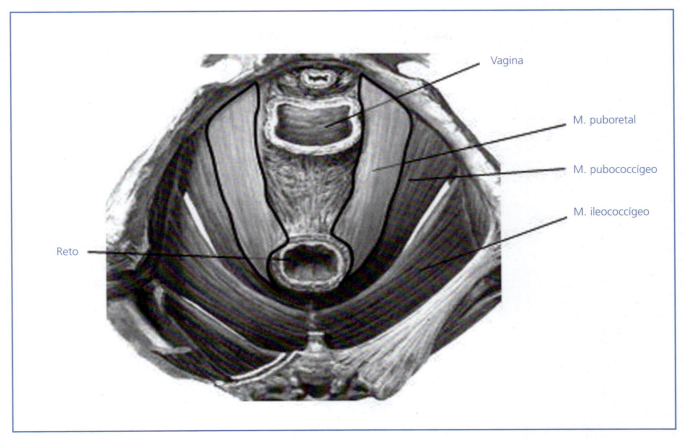

Figura 4.8 – Músculo elevador do ânus.

número de estudos. De forma geral, sabe-se hoje que o músculo longitudinal anal é formado por uma fita muscular que mede cerca de 1,5 a 2 mm de espessura, a qual ocupa um plano descrito como interesfíncteriano e que se situa entre o músculo esfíncter interno e o conjunto de musculatura estriada formado pelo músculo esfíncter externo e o feixe puborretal, segmento interno do músculo levantador do ânus que delimita a extremidade superior do canal anal (Figura 4.10).

Embora esteja situado entre essas duas estruturas esfincterianas concêntricas submetidas a inervações autonômica e somática respectivamente distintas, o músculo longitudinal anal parece exercer na verdade uma função de união entre elas, sendo composto por fibras oriundas de ambas as musculaturas – lisas e estriadas. Estudos histoquímicos recentes de Macchi et al.[5] demonstraram que o músculo longitudinal anal consiste predominantemente de fibras musculares estriadas oriundas do músculo levantador do ânus e de fibras lisas resultantes de prolongamentos da camada muscular longitudinal externa da parede do reto.

Além de unir o conjunto muscular que compõe o anel anorretal formador do canal anal, o músculo longitudinal anal parece exercer uma importante função ao emitir fibras que auxiliam na fixação da mucosa do canal anal e da pele perianal. Ao atravessar o músculo esfíncter interno, essas fibras contribuem para a formação de uma camada de musculatura lisa situada na submucosa do canal anal, a qual tem sido descrita por várias denominações como musculatura suspensora da mucosa anal, músculo submucoso anal ou músculo de Treitz (Figura 4.10). Como veremos adiante, essa fixação da mucosa adquiriu uma grande relevância clínica a partir da adoção de conceitos mais recentes sobre a fisiopatologia da doença hemorroidária.

Além de se fixar e atravessar o músculo esfíncter interno, as fibras oriundas do músculo longitudinal anal prolongam-se também no sentido caudal e lateral, permeando as fibras circulares do feixe subcutâneo do músculo esfíncter externo, fixando-se à derme da pele perianal. Essas fibras são referidas como músculo corrugador do ânus (Figura 4.9).

A partir dessa descrição, podemos compreender que a contração voluntária do músculo longitudinal anal, por meio de seu componente estriado, tem a função de contribuir não apenas para a oclusão do canal anal, mas também para seu encurtamento e aglutinação dos componentes do anel anorretal.

OS COXINS VENOSOS E A DOENÇA HEMORROIDÁRIA

Tendo em vista que a doença hemorroidária provavelmente é a patologia mais prevalente da região anorretal, é

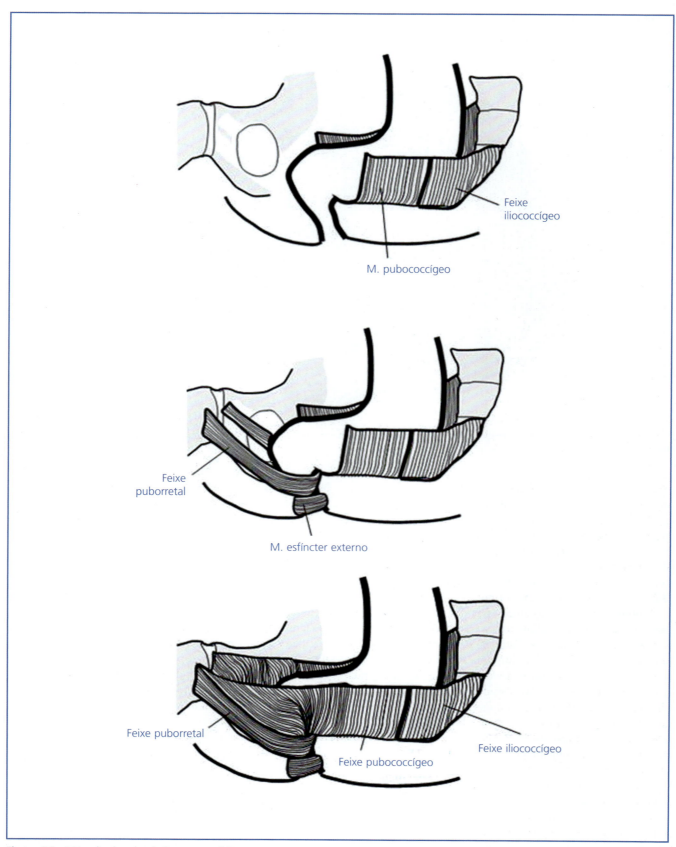

Figura 4.9 – Músculo elevador do ânus e seus feixes.

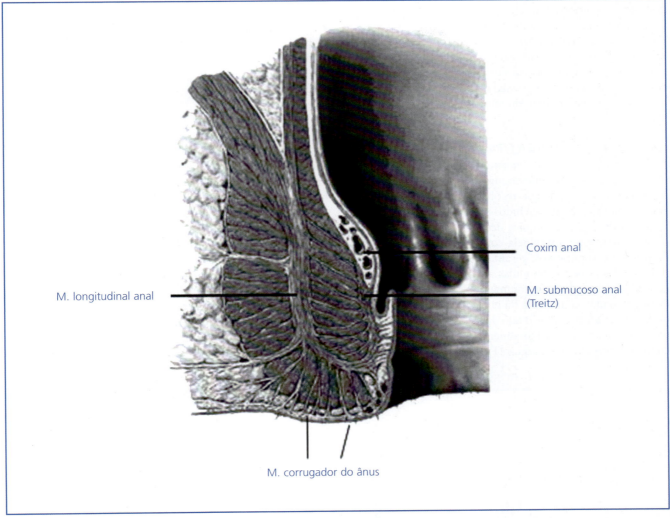

Figura 4.10 – Musculatura longitudinal anal e suas estruturas. Coxim anal. Fonte: Modificada de Netter[11].

compreensível o grande interesse sobre os prováveis aspectos relacionados à sua fisiopatologia. Embora durante décadas tenham prevalecido teorias referentes a uma possível origem varicosa ou proveniente de hiperplasia vascular, nenhuma destas logrou obter ampla aceitação devido à ausência de evidências científicas suficientes. A partir de uma proposta inicialmente apresentada por Stelzner et al.[6], os quais descreveram a existência de "corpos cavernosos anais" como a base da doença hemorroidária, e posteriormente reforçada por Gass e Adams[7], coube a Thomson[8,9] o mérito de estabelecer as bases da teoria hoje aceita pela maior parte dos autores no que diz respeito à origem da doença hemorroidária por meio de um estudo anatômico que contribuiu para ampliar de forma relevante nossa compreensão sobre a morfologia interna do canal anal.

Esse novo conceito, denominado teoria do deslizamento anal, refere-se a uma nova abordagem para justificar a ocorrência das dilatação vasculares observadas em portadores de doença hemorroidária. A partir de um extenso estudo em cadáveres, incluindo crianças, realizando-se dissecções anatômicas e análise da vascularização arterial e venosa da região anorretal por meio de recursos radiológicos e injeção de látex, Thomson foi capaz de demonstrar a existência em condições normais, mesmo em crianças, de diversas comunicações arteriovenosas no canal anal, cuja consequência é a formação de três regiões de espessamento da submucosa compostas por dilatações venosas, denominadas coxins anais.

Geralmente, há três coxins venosos, os quais ocupam as posições lateral esquerda, anterior e posterior direitas; representam, portanto, elementos morfológicos normais do canal anal, contribuem para sua oclusão interna e são responsáveis pelo aspecto trirradiado (ou em "Y") observado durante a anoscopia. Ainda segundo Thomson, as colunas retais ou de Morgagni são causadas por fendas longitudinais nos coxins existentes, cujo objetivo é facilitar sua acomodação em variações de abertura do canal anal.

A teoria do deslizamento anal para o surgimento da doença hemorroidária baseia-se no fato de que os coxins anais são deslocados inferiormente em consequência do estiramento da musculatura suspensora da mucosa anal (músculo de Treitz), a qual é responsável por sua fixação no interior do canal anal. Uma vez exteriorizados, os coxins venosos são, então, submetidos a um processo de ingurgitamento e dilatação em consequência da compressão da musculatura esfincteriana com comprometimento do retorno venoso.

OS ESPAÇOS ANORRETAIS

Consideramos espaços anorretais, para-anais ou pararretais algumas regiões que circundam o reto e o canal anal, delimitadas por fascias que recobrem músculos ou ossos, e, em sua maioria, são preenchidos por tecido adiposo.

A grande relevância clínica desses espaços refere-se principalmente à sua importância como locais de disseminação de processos supurativos, geralmente originados a partir de infecção das criptas e glândulas anais, embora possam também ser provocados por traumas ou processos infecciosos de origem cutânea, urinária ou ginecológica. Essa associação pode ser demonstrada pelo fato de a classificação dos abscessos anorretais basear-se literalmente na descrição anatômica, conforme apresentado a seguir (Figuras 4.11 e 4.12).

Os espaços anorretais são:
- perianal;
- isquioanais ou isquiorretais;
- pós-anal profundo;
- interesfincteriano;
- pelvirretal;
- retrorretal.

Espaço perianal

A compreensão desse espaço, baseia-se no conhecimento da existência de uma lâmina fibrosa transversa que circunda o canal anal, inserindo-se medialmente no músculo esfíncter externo e lateralmente nas tuberosidades isquiáticas denominado como septo transverso do períneo.

O espaço perianal é delimitado inferiormente pela pele perineal e superiormente pelo septo transverso do períneo, estendendo-se desde o músculo esfíncter externo no limite entre seus feixes subcutâneo e superficial e as tuberosidades isquiáticas. Sua principal característica, facilmente identificável durante os procedimentos cirúrgicos, é ser preenchido por um tecido adiposo mais denso, composto por pequenas esferas adiposas entremeadas por feixes fibrosos oriundos do

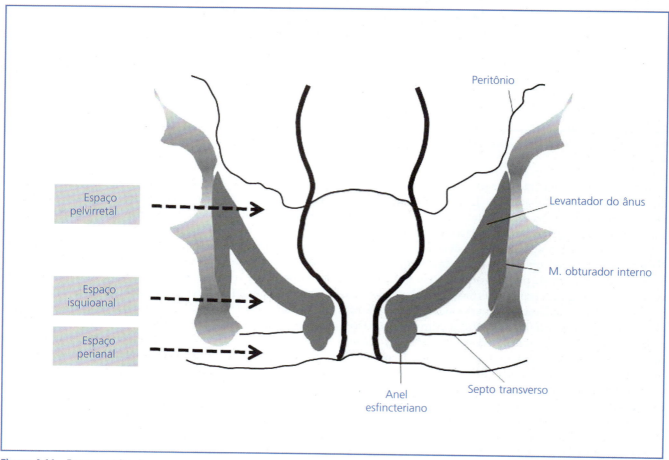

Figura 4.11 – Espaços perianais.

Capítulo 4 – Anatomia Cirúrgica Aplicada às Operações sobre o Reto e Canal Anal

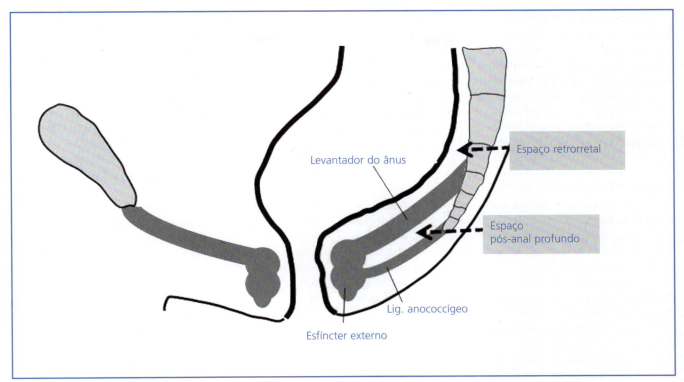

Figura 4.12 – Espaços perianais.

septo transverso. Alguns autores fazem uma distinção entre as regiões laterais do espaço perianal e sua região posterior, situada inferiormente ao ligamento anococcígeo, a qual seria, então, descrita como um espaço adicional denominado espaço pós-anal superficial.

Processos supurativos situados no espaço perianal são classificados como abscessos perianais, os quais são usualmente de fácil diagnóstico não apenas por serem superficiais e provocarem reações locais evidentes como tumoração e rubor, mas por sua aguda sintomatologia dolorosa em decorrência da proximidade com a sensível pele perianal.

Espaço isquioanal ou isquiorretal

Conforme descrito anteriormente, o músculo levantador do ânus tem formato de um funil situado no interior da pelve óssea, em cujas paredes laterais se fixa à fáscia que reveste o músculo obturador interno. Por essa posição anatômica, o músculo levantador do ânus serve também como um elemento delimitador entre as regiões pélvica, superiormente, e perineal, inferiormente.

Por espaço ou fossa isquioanal compreendemos a região que circunda inferiormente o músculo levantador do ânus, que se estende lateralmente até a fáscia obturadora interna. Tendo como seu limite inferior o septo transverso do períneo, é preenchido por tecido adiposo frouxo composto por esferas adiposas de maior diâmetro.

Ocupando uma área de grande extensão e profundidade na região perineal, a fossa isquioanal representa um local frequente de formação de abscessos, que podem ocasionalmente apresentar sinais e sintomas mais tardios, não raramente detectáveis inicialmente apenas por meio do toque retal mediante a percepção de um abaulamento doloroso da parede retal.

Espaço pós-anal profundo

Vimos que o feixe superficial do músculo esfíncter externo apresenta uma inserção posterior descrita como rafe anococcígea, a qual se situa como limite superior do espaço perianal em uma região que pode ser também descrita como espaço pós-anal superficial. Dessa forma, observamos que a região situada entre a rafe anococcígea e a inserção posterior do músculo levantador do ânus, descrita como espaço pós-anal profundo, apresenta-se na verdade como a única comunicação entre as duas fossas isquioanais.

Essa região apresenta uma grande importância cirúrgica em decorrência de dois aspectos. O primeiro refere-se aos casos de extensa supuração perineal que compromete as duas fossas isquioanais. Esse quadro grave, descrito como abscesso em ferradura, o qual pode inclusive levar a um comprometimento da função anorretal em consequência da perda de estabilidade do conjunto esfincteriano, é resultado da progressão do processo infeccioso através do espaço pós--anal profundo.

O outro aspecto a ser considerado é relacionado à dificuldade encontrada pelo cirurgião na identificação e no tratamento de trajetos esfincterianos originados na cripta anal posterior ("às seis horas") que apresentam um trajeto profundo em direção ao espaço pós-anal, não sendo, portanto, evidentes na exploração do espaço perianal, requerendo um acesso por meio da rafe anococcígea, representando um elevado risco de recidivas devido ao tratamento cirúrgico inadequado.

Espaço interesfincteriano

Diferentemente das outras áreas aqui mencionadas, denomina-se espaço interesfincteriano uma região inexistente em condições normais, correspondente ao plano anatômico avascular existente entre os dois cilindros musculares representados pelos esfíncteres externo e interno. Esse plano pode ser eventualmente expandido patologicamente em casos de disseminação de infecções originárias nas glândulas anais que atravessam o músculo esfíncter interno.

Nesses casos, podemos detectar ao toque retal a presença de uma tumoração depressível e dolorosa situada aparentemente em posição submucosa. Descritos inicialmente como abscessos submucosos, essas patologias são hoje compreendidas como lesões inflamatórias expansivas no plano interesfinctérico, situadas portanto externamente ao esfíncter interno o qual necessita ser incisado em caso de drenagem cirúrgica transretal.

Outra importância cirúrgica desse plano refere-se à possibilidade de sua utilização para a dissecção durante a realização de proctectomias nas quais é desejável evitar uma maior lesão aos tecidos anorretais, como nas doenças inflamatórias intestinais ou na confecção de anastomoses ultrabaixas, com preservação da musculatura esfincteriana estriada.

Espaço pelvirretal

É assim definido o espaço situado acima do músculo levantador do ânus, cujo limite superior é o peritônio parietal da pelve. Também preenchido por tecido adiposo, pode ser envolvido em processos supurativos originários da fossa isquiorretal ou mesmo através do espaço interesfincteriano. Encontra-se revestido inferiormente pela fáscia supra-anal que reveste o músculo elevador do ânus e é seccionada por via perineal durante a ressecção abdominoperineal do reto.

Espaço retrorretal

Corresponde ao prolongamento posterior dos espaços pelvirretais, onde a face anterior do sacro, revestida pela fáscia pré-sacral, relaciona-se com a parede posterior do reto, sendo este um plano anatômico avascular a ser dissecado durante as ressecções retais. Um aspecto importante é que a integridade dessa fáscia sacral deve ser preservada afim de evitar lesões dos vasos sacrais médios subjacentes.

Vasos e nervos
Irrigação arterial

A região anorretal é irrigada em três níveis:
- Artéria retal superior: ramo terminal da artéria mesentérica inferior, é a principal responsável pela irrigação do reto, para cujas paredes envia ramos a partir de sua entrada no invólucro de tecido adiposo situado posteriormente ao reto denominado como mesorreto. Divide-se em ramos esquerdo e direito; seu território de irrigação predomina ao reto propriamente dito, atingindo, no entanto, em seus ramos mais distais a região anorretal (Figura 4.13).
- Artérias retais médias: são originadas nas artérias ilíacas internas ou em seus ramos vesicais ou prostáticos; atingem a porção média do reto após um trajeto transverso sobre o músculo elevador do ânus. Embora sejam usualmente consideradas integrantes dos espessamentos de tecidos conjuntivo descritos como ligamentos laterais do reto, Lin et al.[10] foram capazes de identificá-las em apenas 28% de 64 hemipelves dissecadas.
- Artérias retais inferiores: são responsáveis pela irrigação arterial da região situada inferiormente aos músculos levantadores do ânus, incluindo o anel muscular anorretal composto pelos músculos esfíncteres interno e externo, além do canal anal propriamente dito. Para compreender melhor seu trajeto, é necessário ter em mente que as artérias ilíacas internas terminam em um ramo denominado de artéria pudenda interna, a qual deixa a cavidade pélvica através de um orifício posterior situado inferiormente ao músculo piriforme, o qual ocupa parcialmente um espaço lateral na pelve óssea e ligamentar denominado forame isquiático maior. Após emergir nessa região, a artéria pudenda interna faz uma reflexão no sentido anterior, passando a correr em direção ao púbis sempre recoberta por uma fáscia sobre o músculo obturador interno, em uma região descrita como canal pudendo ou canal de Alcock. A meio caminho nesse trajeto, essa fáscia é perfurada para a emissão da artéria retal inferior, a qual cruza a fossa isquioanal transversalmente até terminar emitindo ramos para a irrigação do músculo esfíncter externo e demais componentes do canal anal.

A importância cirúrgica do conhecimento desse trajeto está relacionada ao risco de lesões inadvertidas durante dissecções realizadas no interior das fossas isquioanais ocorridas em procedimentos como ressecção abdominoperineal do reto ou tratamento de fístulas anais complexas.

Drenagem venosa

A drenagem venosa do canal anal pode ser dividida de acordo com seu posicionamento em relação à linha pectínea:

A drenagem das regiões situadas acima da linha pectínea ocorre através da veia retal inferior, tributária da veia mesentérica inferior e, consequentemente, do sistema porta.

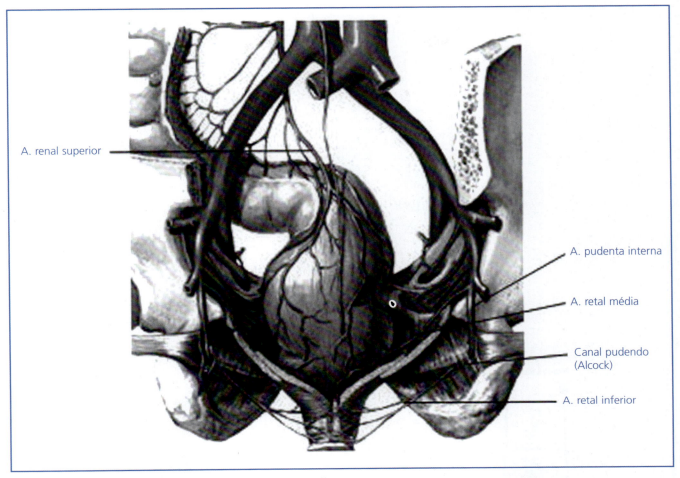

Figura 4.13 – Irrigação arterial do reto. Fonte: Modificada de Netter[11].

Abaixo da linha pectínea, a drenagem venosa é preferencial para as veias retais inferiores, na fossa isquioanal, em um plexo que circunda o músculo esfíncter externo, seguindo em direção às veias ilíacas internas e ao sistema cava.

As veias retais médias, tributárias das veias ilíacas internas, anastomosam-se com as outras veias retais citadas, além de drenar a camada muscular da ampola retal.

Inervação

Já foi mencionado anteriormente que a linha pectínea define um limite entre as inervações autonômica e somática do canal anal. A primeira, responsável pela inervação situada acima da linha pectínea, é proveniente de ramos oriundos dos plexos hipogástricos inferiores, situados bilateralmente na pelve. Seu componente simpático é oriundo do tronco simpático paravertebral, enquanto a inervação parassimpática origina-se através das raízes S2, S3 e S4 do plexo sacral (Figura 4.14).

O conhecimento dessa inervação autonômica é fundamental do ponto de vista cirúrgico afim de se evitar a ocorrência de complicações pós-operatórias em consequência de lesões neurológicas, em especial durante dissecções pélvicas para a realização de ressecções retais.

Lesões predominantemente simpáticas, como aquelas que comprometem o plexo hipogástrico superior ou nervos hipogástricos, podem levar à ocorrência de ejaculação retrógrada em consequência da perda da contração do esfíncter interno da bexiga de forma sincrônica com a ejaculação. Além disso, poderemos observar em pacientes do sexo masculino de idade mais avançada a ocorrência de retenção urinária pós-operatória em virtude do enfraquecimento da contração da musculatura do detrusor, o que leva a um desequilíbrio da pressão vesical necessária para vencer uma eventual restrição ao fluxo urinário causado por um hipertrofia prostática.

É importante destacar, no entanto, que as lesões do plexo hipogástrico superior e/ou dos nervos hipogástricos não irá provocar a impotência sexual masculina. Esta deverá ser observada apenas em caso de lesões dos nervos erigentes, de inervação parassimpática, os quais se originam nas raízes sacrais (S2, S3 e S4) e contribuem para a formação dos plexos hipogástricos inferiores. Para a prevenção dessa complicação, recomenda-se extrema cautela ao cirurgião durante a dissecção lateral do reto no sentido de evitar a lesão dessas estruturas.

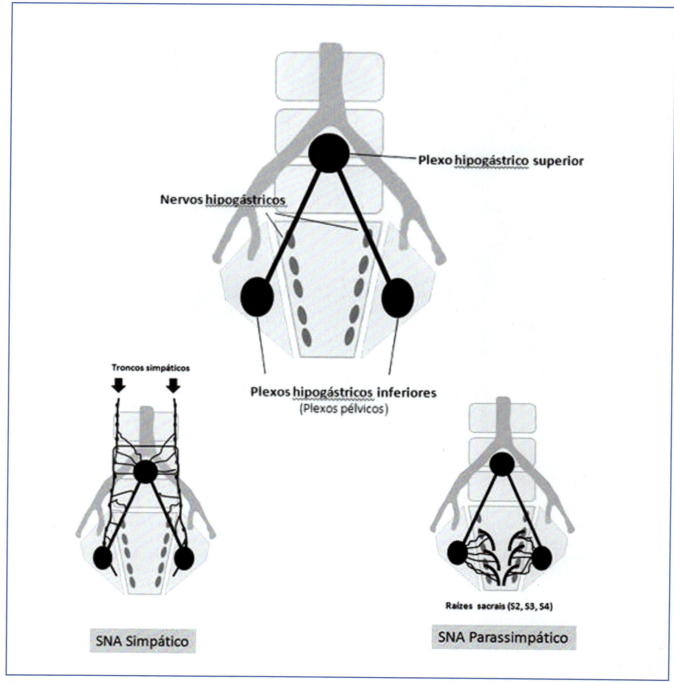

Figura 4.14 – Inervação pélvica autonômica.

Quanto à inervação somática existente abaixo da linha pectínea, deriva-se dos nervos retais inferiores, ramos do nervo pudendo, o qual segue um trajeto em conjunto com os vasos pudendos internos descritos anteriormente. Por ser um ramo do plexo sacral, o nervo pudendo também emerge inferiormente ao músculo piriforme pelo forame isquiático maior, juntamente com o nervo isquiático, inserindo-se posteriormente no canal pudendo, de onde emite seus ramos retais inferiores (Figura 4.15).

Do ponto de vista cirúrgico, o conhecimento dessa emergência do nervo pudendo, assim como do trajeto de seus ramos na fossa isquiorretal, representa uma importante referência nos casos de realização de bloqueios pudendos para a realização de procedimentos anorretais.

Capítulo 4 – Anatomia Cirúrgica Aplicada às Operações sobre o Reto e Canal Anal

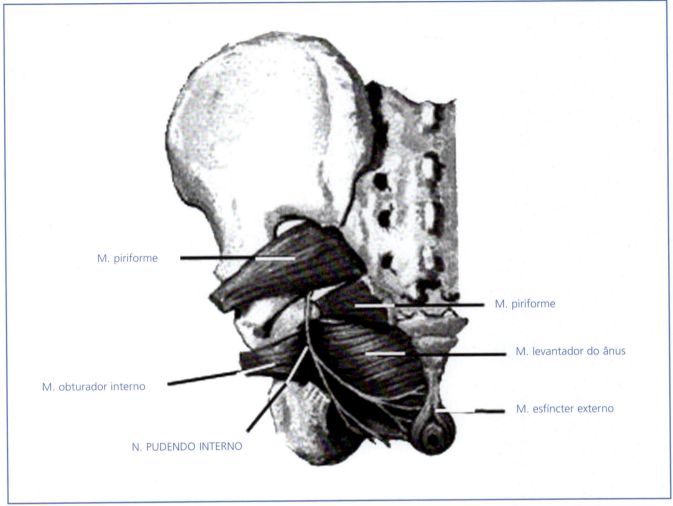

Figura 4.15 – Trajeto do nervo pudendo interno. Fonte: Modificada de Netter[11].

REFERÊNCIAS BIBLIOGRÁFICAS

1. Eglitis JA, Eglitis I. The glands of the anal canal in man. Ohio J Science 1961; 61: 65-79.
2. Duthie HL, Gairns FW. Sensory nerve-endings and sensation in the anal region of man. Brit J Surg 1960; 47: 585-95.
3. Hsu Y, Fenner DE, Weadock WJ, Delancey JO. Magnetic resonance imaging and 3-dimensional analysis of external anal sphincter anatomy. Obstet Gynecol 2005; 106: 1259-65.
4. Regadas FS, Murad-Regadas SM, Lima DM, Silva FR, Barreto RG, Souza MH et al. Anal canal anatomy showed by three-dimensional anorectal ultrasonography. Surg Endosc 2007; 21: 2207-11.
5. Macchi V, Porzionato A, Stecco C, Vigato E, Parenti A, De Caro R. Histo-topographic Study of the longitudinal anal muscle. Clin Anat 2008; 21: 447-52.
6. Stelzner F, Staubesand J, Machleidt H. The corpus cavernosum recti – basis of internal hemorrhoids. Langenbecks Arch Klin Chir Dtsch Z Chir 1962; 299: 302-12.
7. Gass OC, Adams J. Hemorrhoids: aetiology and pathology. Am J Surg 1950; 79: 40-3.
8. Thomson WHF. The nature of haemorrhoids. Br J Surg 1975; 62: 542-52.
9. Thomson H. The anal cushions – a fresh concept in diagnosis. Postgraduate Medical Journal 1979; 55: 403-5.
10. Lin M, Chen W, Huang L, Ni J, Yin L. The anatomy of lateral ligament of the rectum and its role in total mesorectal excision. World J Surg 2010;34:594-8.
11. Netter F. Interactive Atlas of Human Anatomy. CD version. 2.0. Novartis.

Fisiologia Colônica, da Continência Anal e Defecação

5

Rodrigo Ambar Pinto
Isaac José Felippe Corrêa Neto

FISIOLOGIA COLÔNICA

As principais funções de cólon são: absorção e propulsão do alimento digerido; digestão de carboidratos e resíduos protéicos; e secreção de muco. A capacidade absortiva promove a transformação do efluente ileal líquido em uma massa semissólida que é propelida distalmente até o reto, para que, enfim, haja o processo de defecação.

No entanto, o intestino grosso é um órgão heterogêneo com características regionais, bioquímicas, farmacológicas e funcionais diferentes, o que faz com que se imponha sua divisão em cólon ascendente (direito), transverso e cólon descendente (esquerdo).

Ao alcançar o ceco e o cólon ascendente, o fluido ileal sofre um processo de retenção e mistura, que se assemelha a um mecanismo de ruminantes, o que pode ser demonstrado por meio de ondas antiperistálticas que se movem do cólon transverso para o ceco.[1,2] Isso permite o metabolismo aeróbico e anaeróbico de resíduos de carboidratos e proteínas para posterior absorção no cólon mais distal e a regulação do volume de fluido intraluminal por meio da absorção de água e sódio[3,4].

O cólon transverso tem como função principal servir de conduto entre o cólon proximal e o distal, embora seja também importante na absorção de sódio e água. O cólon descendente é o local responsável pela modulação final do conteúdo intraluminal antes do processo de evacuação. Além disso, tem a função, em sua porção distal – o reto –, de reservatório de fezes, participando como um dos mecanismos da continência anal.

Função de absorção e secreção

O controle fisiológico do transporte de íons intestinais envolve uma integração minuciosa de sistemas endócrino, neural e parácrino adicionados a irrigação vascular e velocidade, volume e composição do fluido ileal, que propiciam à mucosa colônica uma capacidade fundamental na regulação do volume intraluminal, além de contribuir para o balanço eletrolítico. Habitualmente, o cólon recebe cerca de 1.500 mL de secreção advinda do íleo em um período de 24 horas e, deste efluente, absorve aproximadamente 1.350 mL de água, 200 mmol de sódio, 150 mmol de cloreto e 60 mmol de bicarbonato[5]. Além disso, o que nos elucida sua enorme capacidade absortiva, é que essa função pode se tornar eficaz até um conteúdo intestinal de 5 a 6 litros.[6,7]

A maior parte da absorção colônica ocorre na metade proximal do cólon, razão pela qual essa região é denominada cólon absortivo, enquanto o cólon distal atua principalmente para o armazenamento, sendo, por isso, denominado cólon de armazenamento.

Sódio

Ao atingir o ceco, o efluente ileal apresenta-se com concentração de sódio de 200 mEq, e nas fezes essa concentração é de cerca de 1 a 5 mEq, o que representa uma absorção de mais de 90%.2 Essa absorção depende de transporte ativo e acarreta uma diferença de potencial na mucosa colônica de 20 a 60 mV[5]. É interessante notar que quando a concentração do efluente é maior, ocorre aumento da absorção de sódio pela mucosa colônica e que esse mecanismo não é deflagrado quando essa concentração é menor que 15 a 25 mmol/L.[8]

Mineralocorticoide e glicocorticoides estimulam a absorção de sódio por meio da atuação da aldosterona, aumentando a atividade da bomba de sódio-potássio. Os ácidos graxos de cadeia curta, como butirato, acetato e propionato, que são produzidos pela fermentação bacteriana, também estimulam a absorção de sódio[9].

Cloreto

A definição do mecanismo exato da absorção de cloreto através da mucosa colônica ainda não está clara, mas acredita-se que 75% dela decorra de transporte passivo a partir do potencial elétrico gerado pela absorção de sódio e 25% por meio de transporte ativo com a secreção de bicarbonato.[10] Entretanto, outros estudos demonstram que o cloreto é absorvido por dois mecanismos: o gradiente de pressão com bicarbonato e com hidrogênio.[11] Isso demonstra que sua absorção é aumentada em casos de baixo pH luminal.

Água

Como já referido, o cólon possui enorme capacidade em absorver água, podendo atingir volume de 5 a 6 litros por dia. Essa absorção é influenciada pelo volume e a composição do fluido luminal e pelo transporte iônico, notadamente de sódio, o que propicia a difusão facilitada de água.

Potássio

O transporte transmembrânico de potássio é realizado de forma segmentar, de tal maneira que no cólon proximal esse íon é secretado para a luz intestinal de forma passiva em troca da absorção de sódio por meio da bomba Na^+-K^{+12}.

Estudos experimentais demonstram que a secreção de potássio ocorre quando a concentração luminal é inferior a 15 mmol e, por outro lado, quando essa concentração aumenta, o íon é absorvido[13] por meio de transporte ativo, sendo trocado pelo hidrogênio, principalmente no cólon descendente.

Ureia/amônia

Cerca de 20% da ureia sintetizada pelo fígado, é metabolizada no cólon pelas bactérias ureases com consequente produção e absorção de amônia, a qual tem importante papel na homeostase do pH luminal, por meio do transporte de bicarbonato e de dióxido de carbono.[5]

Cabe destacar que, embora a produção de amônia no intestino grosso possa ser abolida com o uso de neomicina, sua absorção, no entanto, não é influenciada por esse antibiótico.

Muco

A secreção no intestino grosso é predominantemente de muco, a qual tem sua intensidade de produção regulada principalmente pela estimulação tátil direta das células mucosas sobre a superfície interna do cólon e por reflexos nervosos locais sobre as células mucosas, nas criptas de Lieberkühn.

O muco no intestino grosso protege a parede contra escoriações; todavia, além disso, proporciona meio aderente para manter a substância fecal úmida. O muco ainda protege a parede intestinal da atividade bacteriana intensa que ocorre nas fezes; juntamente, sua alcalinidade forma barreira para impedir o ataque da parede intestinal pelos ácidos formados no bolo fecal. A Figura 5.1 elucida alguns dos mecanismos de transporte que ocorrem através da parede do intestino grosso.

Função de digestão

Grande parte da digestão alimentar inicia-se no estômago e é concluída no intestino delgado. Entretanto, uma porcentagem de proteínas e carboidratos, além de fibras dietéticas sofre o processo de digestão no cólon, o qual é fundamentalmente consequência de microrganismos comensais.

Deve-se ressaltar que todo esse processo de digestão colônica depende da relação de simbiose existente com as bactérias intestinais. Estas são mais predominantes no ceco em uma concentração de 10^{12}/g de fezes, e perfazem cerca de 40 a 55% do peso fecal.[14,15] A concentração de bactérias por grama de fezes é demonstrada na Tabela 5.1.

As principais funções da flora intestinal podem ser divididas em metabólica, trófica e protetora. A função metabólica inclui a fermentação, como já dito, de resíduos dietéticos não digeridos e do muco endógeno; produção de ácido graxos de cadeia curta (AGCC) e vitamina K; e absorção de cálcio, magnésio e ferro. A função de trofismo compreende o controle da proliferação e diferenciação celular e a homeostase do sistema imune. A atividade protetora da flora colônica é representada pela barreira contra a colonização de patógenos[2], além de participar de condições patológicas que incluem falência multissistêmica, cânceres e doença inflamatória intestinal.[16] Em relação a este item, é interessante notar que alguns pacientes com doença de Crohn (17 a 25%) apresentam mutação no gene NOD2/CARD15 que regula a resposta intestinal à presença de bactérias.[17]

Os resíduos protéicos são fermentados por bactérias anaeróbicas em produtos que conferem às fezes seu odor característico. Os carboidratos ainda não digeridos que adentram o cólon são transformados em AGCC por meio do metabolismo bacteriano anaeróbico em ácido acético (60%), propionato (20%) e butirato (15%).[18] Estima-se que a partir de 20 g de fibras dietéticas, cerca de 100 mmol de ácido graxo é produzido, sendo o hidrogênio e o metano os outros produtos da fermentação de fibras

A maioria desses ácidos graxos de cadeia curta, que constituem a maior percentagem de ânions fecal, é absorvida em troca da secreção luminal de bicarbonato, o que em última análise estimula a absorção de água e sódio,[19] com participação na regulação do pH luminal.

Os AGCC respondem por cerca de 70% da fonte de energia para a mucosa colônica,[18] o que é fundamental já que a renovação celular, a absorção e a atividade enzimática colônica dependem primordialmente da absorção e oxidação desses ânios. Os AGCC, principalmente o propionato, são utilizados pelos colonócitos também como substrato para a gliconeogênese, lipogênese, síntese protéica e produção de mucina. Além disso, os AGCC, ao reduzirem o PH intestinal, participam da redução da sensibilidade a bactérias patogênicas como Escherichia coli e Salmonella.[20,21] Sua absorção participa aproximadamente 7% da energia basal do ser humano.[21,22]

Capítulo 5 – Fisiologia Colônica, da Continência Anal e Defecação

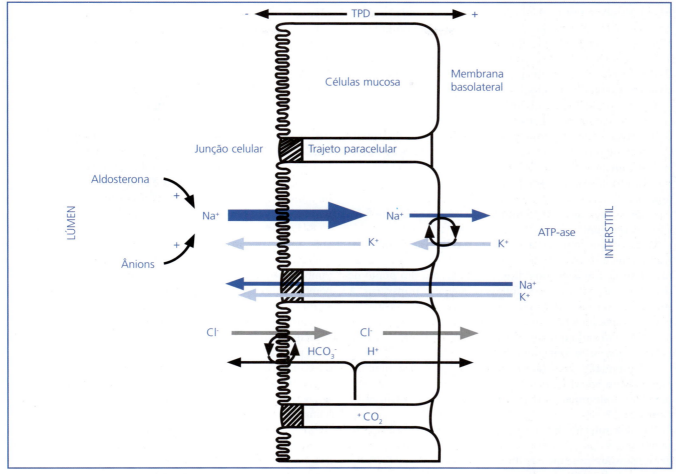

Figura 5.1 – Mecanismos de transporte de íons nas células do intestino grosso.

TABELA 5.1 – Concentração de bactérias por grama de fezes	
Bacteroides ssp.	$10^{10}-10^{11}$
Bifidubacterium ssp.	$10^{10}-10^{11}$
Eubacterium ssp.	$10^{9}-10^{10}$
Propionibacterium ssp.	$10^{9}-10^{11}$
Veilonella ssp.	$10^{6}-10^{8}$
Clostridium ssp.	$10^{6}-10^{9}$
Bacillus ssp.	$10^{4}-10^{6}$
Lactobacillus ssp.	$10^{7}-10^{9}$
Streptococcus ssp.	$10^{7}-10^{9}$
Enterococcus ssp.	$10^{6}-10^{7}$
Coliformes	$10^{7}-10^{9}$
Outras enterobactérias	$10^{6}-10^{9}$

Diversos estudos são conduzidos com principal objetivo de demonstrar os efeitos benéficos da formação de butirato. Esse ânion, além de ser o mais importante combustível do epitélio colônico, também participa da regulação da proliferação e diferenciação celular,[21,23] apresentando, dessa maneira, implicações na carcinogênese. Além da participação do butirato no mecanismo da carcinogênese, o metabolismo bacteriano dos ácidos biliares também atuam nesse sentido, por meio da degradação da taurina e da conversão de nitrato em nitrito.[21]

Propulsão e armazenamento

A principal função da atividade motora colônica e anorretal é absorver água para armazenar e eliminar fezes formadas em um ambiente socialmente adequado[24]. O primeiro é consequência da segmentação e atividade motora colônica. O armazenamento das fezes é realizado pela complacência retal e cólica e sua acomodação; enquanto a função de eliminação fecal é regulada por mecanismos coordenados entre o anorreto e assoalho pélvico, juntamente com respostas cognitivas. Deve ainda ser lembrado que essa função de propulsão e armazenamento de fezes depende fundamentalmente de diferença pressórica, diâmetro colônico e composição e viscosidade do fluido intestinal.

Grande parte da propulsão no ceco e no cólon ascendente resulta das contrações haustrais lentas, porém persistentes, o que exige até 8 a 15 horas para mover o quimo da válvula ileocecal até o cólon transverso. A partir daí até o sigmoide, os movimentos de massa aumentam, principalmente na função propulsiva. Em geral, esses movimentos só ocorrem uma a três vezes ao dia e são mais abundantes na maioria das pessoas por cerca de 15 minutos durante a primeira hora após o desjejum.

O movimento em massa é um tipo modificado de peristaltismo caracterizado por uma sequência de eventos. Inicialmente surge um anel constritor, em resposta a um ponto de distensão ou irritação no cólon, geralmente o transverso. A seguir, os 20 centímetros ou mais, distalmente à constrição, perdem rapidamente as haustrações e têm contração como um todo, forçando o material fecal desse segmento a se deslocar em massa ao longo do intestino grosso.

A motilidade gastrintestinal integra múltiplas funções, que incluem atividade elétrica muscular, atividade contrátil, pressão intraluminal e uma coordenação neural intrínseca e extrínseca[2].

Estudos iniciais da motilidade colônica realizados com radiologia e, posteriormente com auxílio da cintilografia, demonstraram três tipos de movimentos.[25-27]

- **Movimento retrógrado:** ondas antiperistálticas que se propagam do cólon transverso em direção ao ceco, o que retarda o tempo de trânsito no cólon direito e aumenta a absorção de sódio e água, além de propiciar o metabolismo bacteriano.
- **Movimento não propulsivo segmentar:** é o tipo de movimento mais frequentemente observado e que propele o material intestinal a curtas distâncias. É originário da contração simultânea e segmentar das camadas circular e longitudinal do cólon. Ocorre predominantemente no cólon direito e também retarda o trânsito intestinal.
- **Movimento em massa:** ocorre de 3 a 4 vezes ao dia e principalmente no cólon transverso e descendente, mas também no sigmoide durante a defecação. Esse movimento propele o conteúdo intestinal a longas distâncias a uma velocidade de 0,5 a 1 cm/segundo[28,29] e geralmente ocorre após o despertar ou ingestão alimentar.[2]

Por meio da avaliação das pressões colônicas, demonstraram-se dois padrões de motilidade.[30] O tipo de pressão de não propagação é o mais frequente e tem as características de ser suprimido durante a noite, estimulado após o despertar e ser predominante no cólon distal. Menos frequentes são as ondas de pressão constituídas por sequências de propagação, que se caracterizam por ondas de pressão monofásicas com amplitudes relativamente baixas (< 60 mmHg) e com propriedade de movimentação anterógrada e retrógrada. Sua amplitude e velocidade aumentam com a propagação distal da onda, alcançando uma velocidade no reto de 4 cm/segundo.

Estudos sugerem que as ondas de alta pressão estão associadas à defecação. Crowell et al.[31] verificaram que 41% dessas ondas precedem a defecação em cerca de uma hora, sendo que essa associação é confirmada também por outros autores[32,33]. Essa onda de alta amplitude é dividida em dois componentes, sendo que um deles tem início no ceco, o que demonstra que todo o cólon tem participação no processo de defecação.[34]

É demonstrado, por exemplo, que pacientes constipados apresentam menor quantidade de ondas de alta frequência que indivíduos sadios em todos os segmentos colônicos e também no reto. Estudos recentes demonstram que pacientes com trânsito colônico lento apresentam ondas pressóricas significativamente menores, sendo verificado que após estimulação sacral ocorre modificação do trânsito intestinal principalmente no cólon direito.

A progressão e propulsão do conteúdo intestinal depende da contração coordenada do músculo liso intestinal pelas ondas lentas, as quais são geradas a partir do ciclo de despolarização e repolarização da membrana intestinal. As ondas lentas são divididas em dois tipos[35]: ondas lentas com baixa frequência e ondas lentas com alta frequência, sendo estas as mais prevalentes e responsáveis pelo gradiente de pressão entre o cólon proximal e o distal. Isso é importante na demonstração de predomínio, por exemplo, de ondas lentas com baixa frequência em casos de síndrome do intestino irritável[36] e de ondas curtas com alta frequência em casos de diarreia crônica.

Além de todos esses fatores discorridos, há ainda a participação de fatores neurogênicos envolvidos na motilidade colônica que correspondem aos sistemas neurais extrínsecos e intrínsecos. Os primeiros são representados pelo sistema pré-ganglionar parassimpático, ou seja, o nervo vago e o plexo nervoso pélvico (S2, S3, S4); os segundos são representados pelo sistema pós-ganglionar simpático (T11, T12, S1, S2). O componente intrínseco ou entérico corresponde ao sistema nervoso encontrado na parede intestinal e desempenha papel fundamental na regulação da secreção e motilidade colônica, além de participar da função imune.[37] As células nervosas entéricas são divididas em dois plexos: o plexo mioentérico de Auerbach e o submucoso de Meissner.

As células intersticiais de Cajal são outro grupo celular envolvido na motilidade cólica intrínseca por meio de sua atuação na autorritmicidade da camada muscular circular, além de participar como um mecanismo condutor excitatório mediado por neurotransmissores entéricos.[37]

Três grupos de neurônios são encontrados no sistema nervoso entérico, sendo os principais neurotransmissores a acetilcolina, a noradrenalina, a serotonina, o g-aminobutirato (Gaba) e os peptídeos:

- **Sensitivos:** responsáveis, por exemplo, pelo reflexo excitatório do cólon direito e inibitório no cólon esquerdo em resposta à uma distensão colônica.
- **Interneurônios:** têm como função a intercomunicação entre os neurônios entéricos, cujo principal mediador é o 5 hidroxitriptano.
- **Motores:** são os principais neurônios entéricos com funções excitatória, inibitória, secretória e vasodilatadora.

Anormalidades neste mecanismo nervoso entérico são provavelmente a causa de diversas desordens gastrintestinais, como: doença de Hirschsprung, síndrome do intestino irritável, esclerodermia, diverticulose, constipação crônica e doença inflamatória intestinal.

Há também a participação endócrina na motilidade colônica, representada pela atuação de hormônios estimulantes, como a gastrina e colecistocinina, e hormônios inibidores, como a somatostatina e o glucagon. Entretanto, as ações desses mediadores na motilidade cólica ainda são controversas, reservando suas principais contribuições na secreção e absorção colônica.

FISIOLOGIA ANORRETAL

Incontinência anal é definida como a passagem involuntária e recorrente de fezes ou gases através do canal anal, frequentemente após 4 anos de idade, quando o indivíduo adquire o controle esfincteriano[38-40]. Sua definição de modo geral é difícil, pois o que significa incontinência para um paciente, pode não significar para outro; além disso, sua manutenção é controlada por mecanismos reflexos locais e processos voluntários do indivíduo[41]. A continência anal depende de inúmeros fatores, como função mental, volume e consistência das fezes, trânsito colônico, distensibilidade retal, função esfincteriana, sensibilidade e reflexos anorretais[42].

Quadro 5.1 – Fatores de manutenção da continência[40]

- Ação da musculatura esfincteriana
- Zona de alta pressão anal
- Ângulo anorretal e atividade coordenada da musculatura do assoalho pélvico
- Sensibilidade anorretal e dos mecanismos reflexos (reflexo inibitório retoanal)
- Complacência, tônus e capacidade retal
- Enchimento e esvaziamento retal
- Motilidade e esvaziamento retal
- Motilidade do canal anal
- Revestimento do ânus pelos coxins vasculares
- Volume e consistência das fezes

Volume e consistência das fezes

A consistência das fezes é provavelmente a mais importante característica física que influencia na continência anal[43], sendo que a frequência da passagem de fezes, assim como o trânsito cólico, são fatores essenciais para a manutenção de um controle fecal adequado. A habilidade do controle anal varia de acordo com a composição do conteúdo retal, ou seja, gases, fezes líquidas ou sólidas, sendo que as fezes liquefeitas são conduzidas com maior rapidez ao reto, sobrecarregando o aparelho esfincteriano, de forma que mesmo indivíduos hígidos podem apresentar, em estados diarreicos, episódios de urgência e incontinência anal.

Reservatório retal

Anatomicamente, há de se destacar a participação do intestino distal na função de barreira mecânica e pressórica, a qual é decorrente da diferença da atividade motora e elétrica existente entre o reto e o cólon sigmoide.

A barreira mecânica é influenciada pela angulação do cólon sigmoide, as válvulas de Houston e a curvatura anterior da região sacrococcígea, que promovem retardo na eliminação fecal, proporcionando ao reto sua capacidade de reservatório. O peso das fezes ainda tem a capacidade de acentuar esse ângulo e participar desse mecanismo.[44] A complacência e capacidade retais são outros fatores que tornam o reto um reservatório "ideal".

O reto usualmente se encontra vazio, e quando as fezes aí chegam precisam ser acomodadas até o início da defecação. O retardo à defecação é possível por meio do mecanismo de complacência retal, a qual, utilizando-se de propriedades viscosas e elásticas, permite que um grande volume de fezes possa ser introduzido sem causar alteração significativa das pressões intraluminais e sem sobrecarregar o aparelho esfincteriano.[45] Já a capacidade retal refere-se ao retardo na evacuação ocasionado pela distensão progressiva das paredes do reto. Extremos dessas situações podem levar a um estado de incontinência anal por meio da redução da acomodação retal ou por um mecanismo de transbordamento fecal (overflow). Bharucha et al.[46] demonstraram que cerca de 25% das mulheres incontinentes estudadas por eles apresentavam redução da capacidade retal associada a um estado de hipersensibilidade retal e sintomas de urgeincontinência fecal.

Além disso, a angulação existente entre o reto distal e o canal anal, a qual decorre da contínua atividade tônica do músculo puborretal e da zona de alta pressão, também contribui com a função de reservatório do reto.[47]

Fatores mecânicos
Angulação entre o reto e o canal anal

O ângulo anorretal é a representação anatômica da alça em "U" que o músculo puborretal origina ao circundar a junção anorretal através de seu percurso horizontal e posteriormente ao reto a partir de sua origem no púbis. Essa angulação é o componente mais importante da continência grosseira e deve-se à contração contínua do puborretal. Estudos defecográficos demonstram um ângulo de repouso de aproximadamente 90° devido à contração constante dessa musculatura com tração do reto anteriormente.

Flutter valve

O flutter valve é um mecanismo controverso que afirma que a transmissão do aumento da pressão intra-abdominal para a junção anorretal lateralmente a esta promove compressão do reto, mantendo o conteúdo no seu interior.[48]

Flap valve

Parks et al.[49] propuseram a teoria valvular para explicar o papel do puborretal e do ângulo anorretal na manutenção da continência anal, na qual o aumento da pressão intra-abdominal força a parede anterior do reto inferiormente, ocluindo em selo a porção mais cranial do canal anal por meio da acentuação desse ângulo. Alguns estudos questionam a eficácia desse processo na manutenção da continência anal e atribuem seu valor à participação da evacuação obstruída.[50]

Corpo cavernoso do ânus

Alguns autores sustentam a teoria de que os coxins vasculares do plexo hemorroidário atuam como um fator de barreira contra a incontinência fecal, baseados no fato de alguns pacientes apresentarem grau leve de incontinência pós-hemorroidectomia[51]. Os coxins têm a capacidade de expansão para manter o canal anal fechado e prevenir a incontinência quando as pressões anais diminuem.

Fatores esfíncterianos

É o fator de maior importância na formação da zona de alta pressão do anel anorretal. A manutenção da pressão de repouso em pacientes continentes pode variar de 40 a 80 mmHg e promove uma barreira contra o conteúdo intrarretal. O esfíncter anal interno (EAI) é responsável por 52 a 85% da pressão do canal anal; o esfíncter anal externo (EAE) é responsável por aproximadamente 30%,[52] o restante permanece atribuído aos coxins hemorroidários. Lestar et al.[53] demonstraram que ao introduzir um cateter de 3 mm no canal anal, cerca de 30% da pressão basal é atribuída ao EAE, 45% à atividade nervosa do EAI, 10% à atividade exclusivamente motora do EAI e 15% aos coxins vasculares.

Normalmente, o EAI permanece em estado contínuo de contração tônica, relaxando apenas em resposta à distensão retal; além disso, à medida que o conteúdo do reto é acomodado, o músculo readquire gradualmente seu tônus. Sua ação é controlada por fatores neuronais intrínsecos e extrínsecos, com atuação estimuladora simpática (nervos hipogástricos) e inibitória parassimpática (plexo sacral). O EAE, por outro lado, é o único músculo estriado do corpo em atividade, mesmo quando a pessoa está dormindo. Alguns fatores, como posição ereta, estimulação perianal, aumento da pressão intra-abdominal e distensão retal, promovem a elevação de sua pressão. O controle motor do EAE, no entanto, provém somente de nervos pudendos somáticos que se originam das raízes nervosas de S2, S3 e S4 (notadamente, S2) podendo ter sua função comprometida em doenças como o tabes dorsalis e lesões de cauda equina. Alguns choques medulares acima de S2 podem não comprometer a função esfíncteriana ou, então, causar um comprometimento temporário.[52] Além disso, é necessário enfatizar que, nessas situações, a resposta do EAI não é comprometida.

A atividade elétrica do EAI é representada pelas ondas lentas e ultralentas. As primeiras ocorrem cerca de 6 a 20 vezes/min e aumentam de frequência na porção do esfíncter localizada no canal anal mais distal. Já as ondas ultra lentas são vista aproximadamente duas vezes/min e associa-se a pressões de repouso mais elevadas, hemorroidas e fissura anal, sendo evidenciadas em apenas 5 a 10% dos indivíduos normais[54].

Interessante notar que em crianças e idosos, sobretudo em maiores de 75 anos, as fibras musculares tipo II (rápidas) predominam com importante atuação do componente reflexo da continência. Em adultos, no entanto, ocorre uma maturação progressiva das fibras tônicas do tipo I (lentas), e o componente voluntário da continência torna-se proeminente.[55]

Os músculos puborretais, por sua vez, são responsáveis pela sustentação ou suporte do assoalho pélvico, prevenindo, assim, o descenso perineal excessivo. Esse músculo, por não envolver completamente o canal anal, é responsável não como um componente importante da zona de alta pressão, mas como o responsável pela formação do ângulo anorretal, que, em conjunto, são responsáveis pela manutenção da continência mais "grosseira" para as fezes sólidas. O músculo puborretal, dessa forma, mantém o ângulo anorretal em torno de 90° por meio de sua contração tônica.[38]

Zona de alta pressão (ZAP)

Constitui o local no canal anal onde as pressões são pelo menos 30% maiores do que as encontradas no reto. Ocorre como resultado da atividade tônica contínua de ambos os esfíncteres anais, notadamente em virtude das propriedades miogênicas do EAI, mas também pela atividade do EAE.[56]

A ZAP é geralmente maior nos homens, possuindo de 2,5 a 3,5 cm de comprimento, nas mulheres, mede de 2 a 3 cm. Trata-se da principal resistência à passagem das fezes.

Componentes sensórios

A sensação consciente de urgência fecal é mediada por neurônios extrínsecos aferentes ativados por receptores mecânicos, que se localizam na parede retal e no assoalho pélvico. Existem dois tipos de mecanorreceptores, os superficiais, responsáveis pela distensão lenta do reto, e os profundos, responsáveis pela distensão rápida e fásica da parede retal[57,58].

A redução da sensibilidade retal associada à complacência normal pode decorrer de alterações ou danos às fibras parassimpáticas aferentes de S2, S3, S4. Essa injúria associa-se a cirurgias pélvicas, como a histerectomia e a retopexia, e isso pode explicar os sintomas de evacuação obstruída encontrados nesses casos. Outro dado de interesse clínico é a resposta sensorial anormal nos mecanorreceptores profundos na síndrome do intestino irritável.

No que tange ao envolvimento da sensibilidade retal nos mecanismos de continência anal, Parks[59] sugere que mais provavelmente os proprioceptores estão localizados nos músculos do assoalho pélvico e nos esfíncteres anais, considerando que o reto é desprovido de receptores. No entanto, é preciso destacar que a redução da sensibilidade retal pode ser a causa primária da incontinência anal em até 28% dos casos[60,61], condição esta associada a diabetes mellitus, neuropatia periférica, descida excessiva do períneo, impactação anal, encoprese, espinha bífida e meningocele[42].

Os componentes sensoriais do canal anal são capazes de dar ao indivíduo uma melhor percepção da natureza do conteúdo retal, participando também como mecanismo da continência anal. Nessa região existem receptores de dor (livres intraepiteliais), tato (corpúsculos de Meissner), frio (bulbo de Krause), pressão (corpúsculos de Pacini ou Golgi-Mazzoni) e fricção (corpúsculos genitais). As terminações nervosas do canal anal estão localizadas desde a borda anal até 1 a 1,5 a 2,5 cm acima da linha pectínea[62].

A distensão da parede retal pelo conteúdo intestinal estimula os receptores de pressão, desencadeando o reflexo inibitório retoanal (Rira), que permite o contato do conteúdo retal, sejam gases, fezes líquidas ou sólidas, com a área sensitiva do canal anal mediante o relaxamento do EAI e a contração do EAE[40], com posterior decisão voluntária de manter a contração ou não desse músculo, participando, assim, como auxiliar na continência anal. Esse mecanismo reflexo origina-se de raízes nervosas aferentes e eferentes localizadas de S1 a S4, através da inervação intrínseca. Com relação a esse reflexo, é de interesse prático a observação, por intermédio de estudos manométricos, de sua ausência em 47% dos pacientes portadores de anastomose coloanal com bolsa ileal após 23 meses de cirurgia em estudo realizado por Saigusa et al.[63], o que acarreta soiling em 72% desses pacientes quando comparados a 40% em pacientes na mesma situação, porém com Rira presente.

Distúrbios no Rira parecem também estar envolvidos na incontinência anal associada à esclerose sistêmica. Heyt et al.[64] demonstraram que 25 de 35 pacientes (71,4%) com essa patologia apresentam o reflexo indeterminado ou ausente, sendo que a primeira situação (Rira indeterminado) ocorre em 84% dos pacientes portadores de esclerose sistêmica com incontinência anal.

A DEFECAÇÃO

Com a progressão distal dos movimentos intestinais peristálticos, o reto passa a receber quantidade maior de fezes e, neste momento, por meio da contração voluntária do EAE e do puborretal, juntamente com a formação do ângulo anorretal, o indivíduo continente é capaz de controlar o escape fecal involuntário. No momento apropriado, o reflexo da defecação inicia o processo de eliminação do conteúdo retal.

Apesar de exaustivo estudo, o mecanismo da defecação permanece parcialmente compreendido. É sabido, que requer perfeita coordenação dos músculos do assoalho pélvico e dos esfíncteres anais, sendo mediado por impulsos nervosos motores e sensoriais.

A percepção do desejo de evacuação é decorrente da chegada do conteúdo intestinal ao reto com estimulação de receptores sensoriais localizados no músculo puborretal. A distensão das paredes do reto estimula, assim, as ondas peristálticas no cólon esquerdo[65] e desencadeia o Rira, o qual, por meio do relaxamento do EAI, permite o contato do conteúdo fecal com as células sensitivas do canal anal, com posterior diferenciação da qualidade do efluente. Nesse momento, a continência anal é mantida pelo EAE, sendo que para que o ato evacuatório aconteça, a pressão intrarretal deve ser superior à do canal anal. Assim, estando o indivíduo em condições favoráveis, com auxílio da manobra de Valsalva e relaxamento dos músculos puborretais e esfincterianos, o ângulo anorretal é retificado com facilitação da evacuação. Após a expulsão das fezes, finalmente ocorre a contração reflexa do EAE e o retorno do assoalho pélvico à posição normal.

Caso a evacuação seja um ato indesejado ou socialmente inoportuno, o processo pode ser temporariamente adiado pela contração voluntária do EAE e do músculo puborretal, que associado à complacência retal desloca as fezes em direção cranial.[38]

É necessário enfatizar que, embora se associe o cólon distal ao único responsável pela defecação, esse conceito não deve ser adotado, pois estudos com cintilografia[65] e ondas pressóricas[28,66] demonstram atividade do cólon direito durante o processo de evacuação, com percentagem absoluta de 19% de participação no mecanismo defecatório. Isso pode também ser demonstrado ao se averiguar provável aumento do trânsito colônico proximal após a neuroestimulação sacral em pacientes constipados.

REFERÊNCIAS BIBLIOGRÁFICAS

1. Ritchie JA. Colonic motor activity and bowel function. I. Normal movement of contents. Gut 1968; 9 (4): 442-56.
2. Corman ML. Colon & Rectal Surgery. 5.ed. New York: Lippincott Willians & Wilkins, 2005; p.347-425.
3. Devroede GJ, Phillips SF. Failure of the human rectum to absorb electrolyte and water. Gut 1970; 11: 438-42.
4. Devroede GJ, Phillips SF, Code CF, Lind,JF. Regional differences in rates of insorption of sodium and water from the human large intestine. Can J Physiol Pharmacol 1971; 49: 1023-29.

5. Duthie HL, Wormsley KG. Absorption from the human colon. In: Shields R (ed.). Scientific Basis of Gastroenterology. Edinburgh: Churchill Livingstone; 1979.
6. Phillips SF, Giller J. The contribution of the colon to electrolyte and water conservation in man. J Lab Clin Med 1973; 81: 733-46.
7. Debongnie JC, Phillips SF. Capacity of the human colon to absorb fluid. Gastroenterology 1978; 74: 698-703.
8. Devede GJ, Phillips SF. Conservation of sodium, chloride and water by thehuman colon. Gastroenterology 1969; 56:101-9.
9. Giller J, Phillips SF. Electrolyte absorption and secretion in the human colon. Am J Dig Dis 1972; 17: 1003-11.
10. Davis GR, Morawski SG, Santa Ana CA, Fordtran,JS. Evaluation of chloride/bicarbonate exchange in the human colon in vivo. J Clin Invest 1983; 71: 201-7.
11. Rajendran VM, Binder HJ. Cl-HCO$_3$ and Cl-OH exchanges mediate Cl uptake in apical membrane vesicles of rat distal colon. Am J Physiol 1993; 264: 874-9.
12. Foster ES, Hayslett JP, Binder HJ. Mechanism of active potassium absorption and secretion in the rat colon. Am J Physiol 1984; 246: 611.
13. Cummings JH. Colonic absorption: The importance of short chain fatty acids in man. In: Polak JM, Bloom SR, Wright NA, Butler AG (eds.). Basic Science in gastroenterology. Physiology of the Gut. Ware, Herts, U.K.: Glaxo Group Research, Royal Postgraduate Medical School; 1984.
14. Rosebury T. Microorganisms indigenous to man. New York: McGraw-Hill; 1962.
15. Stephens AM, Cummings JH. The microbial contribution to human fecal mass. J Med Microbiol 1980; 13: 45-56.
16. Guarner F, Malagalade JR. Gut Flora in health and disease. Lancet 2003; 361: 512-19.
17. Hampe J, Cuthbert A, Croucher PJ, Mirza MM, Mascheretti S, Fisher S et al. Association between insertion mutation in NOD2 gene and Crohn's disease in German and British populations. Lancet 2001; 357: 1925-28.
18. Latella G, Caprilli R. Metabolism of large bowel mucosa in health and disease. Int J Col Dis 1991; 6: 127-132.
19. Gaginella TS. Absorption and secretion in the colon. Curr Opin Gastroenterol 1995; 11: 2-8.
20. Cherrington CA, Hinton M, Pearson GR, Chopra I. Short-chain organic acids at pH 5.0 kill Escherichia coli and Salmonella species without causing membrane perturbation. J Appl Bacteriol 1991; 70: 161-5.
21. Priebe MG, Vonk RJ, Sun X, He T, Harmsen HJM, Welling GW. The physiology of colonic metabolism. Possibilities for intervention with pre and probiotics. Eur J Nutr 2002; 41 (1): 1101-8.
22. Cummings JH. Short-chain fatty acids in the human colon. Gut 1981; 22: 763-79.
23. Mortensen PB, Clausen MR. Short-chain fatty acids in the human colon: relation to gastrointestinal health and disease. Scand J Gastroenterol 1996; 216: 132-48.
24. Wald A. Colonic and anorectal motility testing in clinical practice. Am J Gastroenterol 1994; 89: 2109-15.
25. Ritchie JA. Movements of segmental constrictions in the human colon. Gut 1971; 12: 350-5.
26. Elliott TR, Barclay-Smith E. Antiperistalsis and other muscular activities of the colon. J Physiol (Lond) 1904; 31: 272-304.
27. Ritchie JA, Truelove SC, Ardran GM, Tuckey MS. Propulsion and retropulsion of normal colonic content. Dig Dis Sci 1971; 8: 697-703.
28. Ritchie JA. Mass peristalsis in the human colon after contact with oxyphenisatin. Gut 1972; 13: 211-19.
29. Torsoli A, Ramorino ML, Ammaturo MV, Capurso L, Paoluzi P, Anzini F. Mass movements and intracolonic pressures. Am J Dig Dis 1971; 16: 693-96.
30. Bampton PA, Dinning PG, Kennedy ML, Lubowski DZ, Cook IJ. Prolonged multipoint recording of colonic manometry in the unprepared human colon:providing insight into potentially relevant pressure wave parameters. Am J Gastroenterology 2001; 96: 1838-46.
31. Crowell M, Bassotti G, Cheskin LJ, Shuster MM, Whitehead WE. Method for prolonged ambulatory monitoring of high-amplitude propagated contractions from colon. Am J Physiol 1991; 261: 263-268.
32. Soffer EE, Scalabrini P, Wingate DL. Prolonged ambulant monitoring of human colonic motility. Am J Physiol 1988; 257: 601-6.
33. Herbst F, Kamm MA, Morris GP, Britton K, Woloszko J, Nicholls RJ. Gastrointestinal transit and prolonged ambulatory colonic motility in health and fecal incontinence. Gut 1997; 41:381-9.
34. Bampton PA, Dinning PG, Kennedy ML, Lubowski DZ, de Carle D, Cook IJ. The spatial and temporal organization of pressure patterns throughout the unprepared colon during spontaneous defecation. Am J Gastroenterol 2000; 95: 1027-35.
35. Frieri G, Parisi F, Corazziari E, Caprilli R. Colonic electromyography in chronic constipation. Gastroenterology 1983; 84: 737-40.
36. Taylor I, Darby C, Hammond P. Comparison of rectosigmoid myoelectrical activity in the irritable colon syndrome during relapses and remissions. Gut 1978; 19: 923-6.
37. Mulvihill SJ, Debas HT. Neuroendocrine regulation of intestinal function. Perspect Colon Rectal Surg 1992; 5: 221-34.
38. Galandiuk S, Roth LA, Greene QJ. Anal incontinence – sphincter ani repair: indications, techniques, outcome. Langenbecks Arch Surg 2009; 394: 425-33.
39. Tan EK, Jacovides M, Khullar V, Teoh TG, Fernando RJ, Tekkis PP. A cost-effectiveness analysis of delayed sphincteroplasty for anal sphincter injury. Colorectal Disease 2008; 10: 653-62.
40. Oliveira LCC. Fisiologia anorretal. Rio de Janeiro: Rubio; 2010.
41. Gordon PH. Nivatvongs. Principles and practice of surgery for the colon, rectum and anus. 3.ed. New York: Informa Healthcare; 2007. p.293-332.
42. Jorge JMN, Wexner SD. Etiology and management of anal incontinence. Dis colon rectum 1993; 36 (1) :77-97.
43. Devroede G, Arhan P, Schang JC. Orderly and disorderly fecal continence. In: Kodner I, Fry RD, Roc JP (eds.). Colon, Rectal and Anal surgery. Vol. 19. St. Louis: CV Mosby; 1985. p.40-62.
44. Schuster MM. The riddle of the sphincters. Gastroenterology 1975; 69: 249-62.
45. Arhan P, Faverdin C, Persoz B et al. Relationship between viscoelastic properties of the rectum and anal pressure in man. J Appl Physiol 1976; 41 (5): 677-82.

46. Bharucha AE, Fletcher JG, Harper CM, Hough D, Daube JR, Stevens C et al. Relationship between symptoms and disordered continence mechanisms in women with idiopathic fecal incontinence. Gut 2005; 54 (4): 546-55.
47. Taylor I, Duthie HL, Smallwood R, Linkens D. Large bowel myoelectrical activity in man. Gut 1975; 16: 808-14.
48. Duthie HL. Anal continence. Gut 1978; 12: 844-52.
49. Parks AG, Porter NH, Hardcastle J. The syndrome of the descending perineum. Proc R Soc Med 1966; 59: 477-82.
50. Bartolo DCC, Roe AM, Locke-Edmunds JC, Virjee J, Mortensen NJ McC. Flap valve theory of anorectal continence. Br J Surg 1986; 73 (12): 1012-4.
51. Stelzner OF. The morphological principles of anorectal continence. In: Rickham PP, Hecker WCh, Pre´vot J, eds. Anorectal Malformations and Associated Diseases. Progress in Pediatric Surgery Series. Vol. 9. Munich: Urban und Schwarzenberg; 1976. p.1-6.
52. Felt-Bersma RJF, Gort G, Meuwissen SGM. Normal values in anal manometry and rectal sensation: A problem of range. Hepatogastroenterology 1991; 38: 444-9.
53. Lester B, Penninckx F, Kerremans R. The composition of anal basal pressure. An in vivo and in vitro study in man. Int J Colorectal Dis 1989; 4: 118-22.
54. Penninckx F, Lester B, Kerremans R. The internal anal sphincter: mechanisms of control and its roles in maintaining anal continence. Clin Gastroenterol 1992; 6: 193-213.
55. Lierse W, Holschneider AM, Steinfield J. The relative proportions of Type I and Type II muscle fibers in the external sphincter ani muscle of different ages and stages of development – Observations on the development of continence. Eur J Pediatr Surg 1993; 3: 28-32.
56. Lubowski DZ, Meagher AP, Smart RC, Batlle SP. Scintigraphic assessment of colonic function during defecation. Int J Colo rectal Dis 1995; 10: 91-3.
57. Lynn PA, Olsson C, Zagorodnyuk V, Costa M, Brookes SJ. Rectal intraganglionic laminar endings are transduction sites of extrinsic mechanoreceptors in the guinea pig rectum. Gastroenterology 2003; 125: 786-94.
58. Sun WM, Read NW, Prior A, Daly JA, Cheah SK, Grundy D. Sensory and motor responses to rectal distension vary according to rate and pattern of balloon inflation. Gastroenterology 1990; 99: 1008-15.
59. Parks AG. Anorectal incontinence. J R Soc Med 1975; 68: 681-90.
60. Buser WD, Miner Jr PB. Delayed rectal sensation with anal incontinence. Dis Colon Rectum 1991; 34 (1): 744-7.
61. Hancke E, Schurholz M. Impaired rectal sensation in idopathic faecal incontinence. Int J Colorrrectal Dis 1987; 2 :146-8.
62. Duthie HL, Gairns FW. Sensory nerve endings and sensation in the anal region of man. Br J Surg 1960; 47: 585-94.
63. Saigusa N, Belin BM, Choi HJ, Gervaz P, Efron JE, Weiss EG et al. Recovery of the rectoanal inhibitory reflex after restorative proctocolectomy: does it correlate with nocturnal continence? Dis Colon Rectum 2003; 42 (6):168-72.
64. Heyt GJ, Oh MK, Alemzadeh N, Rivera S, Jimenez SA, Rattan S et al. Impaired rectoanalinhibitory response in scleroderma (systemic sclerosis): an associationwith fecal incontinence. Dig Dis Sci 2004; 49 (6): 1040-5.
65. Lubowski DZ, Meagher AP, Smart RC, Batleo SP. Scintigraphic assesment of colonic function during defecation. Int J Colo rectal Dis 1995;10: 91-3.
66. Hagger R, Kumar D, Benson M, Grundy A. Periodic colonic motor activity identified by 24h pancolonic ambulatory manometry in humans. Neurogastroenterol Motil 2002; 14 (3): 271-8.

Seção II

Investigação Diagnóstica e Funcional

Exame Proctológico – Preparo e Técnica

6

Karen Mallmann
Ignacio Osorio Mallmann

MATERIAIS

Para discorrermos sobre este assunto, baseamo-nos em nossa experiência de três décadas na prática da coloproctologia.

Somente a passagem do tempo pode determinar quais são os ajustes mais convenientes para cada profissional, a partir de um mínimo necessário para que cada um possa iniciar suas atividades na especialidade.

Em linhas gerais, após anamnese cuidadosa, segue-se o exame físico, que, bem conduzido, pode propiciar o diagnóstico e a terapêutica em alguns casos, ou nortear a investigação subsequente em outros.

Cabe salientar que o momento da anamnese é importante, não só pela coleta de dados precisa, mas também pela oportunidade de o paciente sentir-se mais à vontade, em função dos constrangimentos comuns às consultas em nossa área.

Na nossa prática clínica, como estratégia de aproximação, colhemos pessoalmente os dados de identificação do paciente, não deixando essa tarefa a cargo da secretária.

A área física do consultório e o material necessário dependem das possibilidades e pretensões do coloproctologista. Em ambulatórios assistenciais, em função de custos, geralmente o espaço físico é restrito, muitas vezes compartilhado com outras especialidades, e o material disponível é mínimo. Nessas situações, existe possibilidade apenas de uma abordagem inicial, deixando-se procedimentos diagnósticos como retossigmoidoscopias e biópsias, e terapêuticos, como tratamento de doença hemorroidária, por exemplo, para etapas posteriores.

No consultório ideal, a área física para exame deve ser suficiente para comportar a mesa de exame, local para armazenamento do material necessário para procedimentos diagnósticos e terapêuticos, com espaço livre suficiente para circulação e posicionamento do médico e de seu auxiliar.

Cabe salientar que há normas técnicas que determinam a instalação de clínicas que devem ser respeitadas (RDC n. 50/02/Anvisa). Pode haver particularizações dessas normas determinadas pelas Secretarias Municipais de Saúde.

A mesa de exame pode ser especial, com partes móveis, o que possibilita o exame em posição lateral ou em posição genupeitoral, ou convencional.

Em espaços restritos, os modelos de mesas com espaço na parte inferior para armazenamento de material são úteis.

Para iluminação, as lâmpadas frontais são ideais, por ocuparem menos espaço. Há também versões à pilha, de baixo custo, que podem ser utilizadas em caso de interrupção de energia elétrica ou em consultas domiciliares.

Em relação aos anuscópios, privilegiamos os do tipo Pitanga Santos, de calibres variados, usados de acordo com a possibilidade de cada paciente (Figura 6.1).

Na prática clínica, tem sido fundamental o anuscópio com calibre de 10 mm, que geralmente permite a anuscopia mesmo em pacientes com dor anal intensa. Em face da pouca disponibilidade desses modelos, ditos infantis, é necessária a encomenda específica aos fabricantes.

Modelos fenestrados e com iluminação própria são utilizados para pequenos procedimentos (Figura 6.2).

O modelo descartável é ideal justamente por essa característica. Entretanto, o calibre único dificulta o uso em todos os pacientes. De toda forma, devem estar disponíveis para o exame de pacientes sabidamente portadores de doenças infectocontagiosas ou daqueles em que haja a suspeita pela história, ou que a inspeção anal revele lesões compatíveis com essas afecções. São também excelentes para consultas domiciliares, resolvendo o problema do retorno de material sujo (Figuras 6.3A e 6.3B).

Para complementação do exame anorretal em consultório, não podemos prescindir da retossigmoidoscopia. Alguns profissionais acreditam que essa etapa pode ser dispensada em tempos de grande demanda e valorização da colonoscopia. Entretanto, esse exame pode nos trazer muitas informações, mesmo em um primeiro contato com o paciente sem preparo. O procedimento pode ser diagnóstico e terapêutico, sendo a melhor ferramenta para avaliação da extensão de lesões de reto e sua eventual retirada endoscópica. Os modelos rígidos são de fácil manutenção e extremamente duráveis (Figura 6.4).

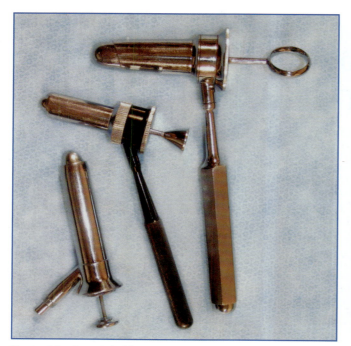

Figura 6.1 – Anuscópios do tipo Pitanga Santos.

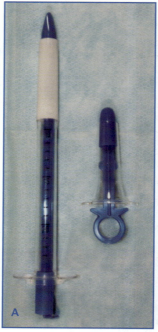
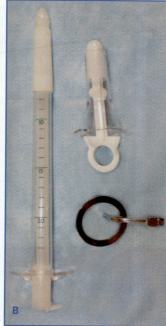

Figura 6.3A e B – Modelos de anuscópios descatáveis.

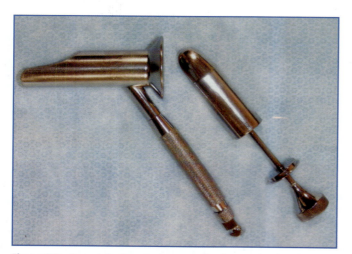

Figura 6.2 – Anuscópios fenestrados e com iluminação própria utilizados para pequenos procedimentos.

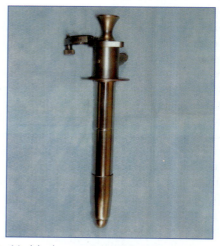

Figura 6.4 – Modelo de anuscópio rígido.

Há os aparelhos com cabeçote permanente a que se acopla tubo descartável, úteis em avaliações no leito, em pacientes internados ou em exames domiciliares (Figuras 6.3A e 6.3B)

A retossigmoidoscopia com aparelhos flexíveis de 60 cm pode atingir até o ângulo esplênico. Porém o exame exige preparo semelhante ao da colonoscopia e, apesar do preço mais acessível, tem-se observado queda do interesse na sua aquisição, em favor da indicação mais frequente de colonoscopia, como um procedimento mais resolutivo.

Para complementação da retossigmoidoscopia, devem estar disponíveis pinças de biópsia, alças de polipectomia e aspiradores. A ressecção endoscópica de lesões em consultório só é possível e recomendável se dispusermos de eletrocautério. Tais procedimentos só devem ser executados se estivermos cercados de toda a segurança para enfrentarmos, por exemplo, um sangramento profuso. Muito útil, nessas circunstâncias, é a ponteira de aspiração com isolamento que também pode ser usada para coagulação.

A função do eletrocautério amplia-se para eliminação de lesões, como condilomas e outras similares, abertura de fistuletas, auxiliando na drenagem de abscessos e trombos hemorroidários, remoção de plicomas e papilas hipertróficas. Estiletes são necessários para diagnóstico e exploração de trajetos fistulosos.

Há outros materiais que podem estar disponíveis, dependendo das preferências de cada especialista.

Por exemplo, no tratamento da doença hemorroidária, a preferência do coloproctologista pode recair em injeções esclerosantes, que exigem seringas e agulhas longas que podem ser do tipo Gabriel, além da substância esclerosante.

No caso de ligadura elástica, há aparelhos que exigem pinça para tração do mamilo, e outros com aspiração, que dispensam a pinça e a necessidade de auxiliar para manter o anuscópio bem posicionado.

Também, pode ser usado o aparelho de luz infravermelha, prático e rápido no seu uso, porém tem custo mais elevado do que as opções anteriores.

Quanto às luvas descartáveis, as de látex têm preço mais acessível. Entretanto, não podemos esquecer que há pacientes com alergia a esse material, sendo, portanto, necessárias luvas plásticas. As luvas de silicone também podem ser usadas nesses casos. São extremamente confortáveis para o examinador, a sensibilidade ao toque é excelente, entretanto seu uso universal dobra as despesas.

O melhor lubrificante para toque retal e para facilitar a introdução dos aparelhos é o gel à base de água. Geralmente, é manipulado a custo acessível. A vaselina deve ser evitada para esse fim, pois é de mais difícil remoção dos aparelhos e das instalações onde é feita a limpeza dos instrumentos. Gel anestésico pode ser necessário para o exame de alguns pacientes.

Há outros materiais necessários, como fio cirúrgico, pinças para curativos, tesouras para retiradas de pontos, porta-agulhas, seringas, agulhas e anestésicos locais, antissépticos tópicos, curetas, *punch* para biópsias de pele, substâncias para cauterização química, como ácido tricloroacético ou outra da preferência do especialista, solução de ácido acético para evidenciar lesões por HPV, além de gaze, soro fisiológico e fitas adesivas.

Em procedimentos orificiais, o curativo convencional pode ser substituído por absorventes pós-parto ou por absorventes femininos do tipo noturno.

O refinamento, a variedade de materiais disponíveis, como já dito, dependem das pretensões e possibilidades do especialista.

Em relação à esterilização de materiais, devem ser observadas as normas determinadas pelas Secretarias Municipais de Saúde. A maioria dos materiais aceita esterilização em autoclaves. Para os demais, há substâncias adequadas no mercado.

Da mesma forma, as prefeituras têm determinações variáveis para a área física do consultório. Em geral, os pisos e as superfícies devem ser laváveis. Em algumas cidades, há proibição de tapetes, inclusive na área de entrevista, sendo também vedados objetos de decoração, como quadros e outros, bem como livros.

É recomendado o uso de torneiras de acionamento com o cotovelo ou com sensores de acionamento com movimento. Toalhas devem ser descartáveis, e o sabão para limpeza das mãos, especial.

Os lençóis para mesa de exame descartáveis são bastante práticos. Os de pano exigem troca constante, sendo necessário grande quantidade.

Evidentemente, o consultório deve ser limpo e agradável. Na prática clínica, tem-se observado que os pacientes perguntam com frequência se o material de exame é descartável.

Como citamos anteriormente, as equipes da Vigilância Sanitária têm sido cada vez mais exigentes nas inspeções para concessão de alvarás.

Seguir as normas protege os pacientes e o examinador. Porém os custos de montagem de um consultório coloproctológico tendem a se elevar cada vez mais, pelas características da especialidade, às expensas do médico.

EXAME FÍSICO

Ao procedermos o exame de abdome, distensão abdominal, massas palpáveis, fígado aumentado e presença de linfonodos aumentados podem nos alertar para a busca por achados específicos no exame anorretal e nos conduzir na indicação de exames diagnósticos complementares.

No exame anorretal, a posição genupeitoral favorece o examinador, facilitando a inspeção e a palpação anais e a execução de procedimentos, principalmente em pacientes obesos. Entretanto, essa posição vem sendo substituída pela posição lateral (ou de Sims) em favor de maior conforto para os pacientes, tanto físico como emocional, por ser menos constrangedora.

Na posição lateral, o paciente deve estar deitado sobre seu lado esquerdo, se o examinador for destro, e sobre seu lado direito, se o examinador for canhoto. A perna debaixo deve estar estendida e a de cima, fletida. As nádegas devem avançar um pouco além do limite da mesa, principalmente para facilitar a retossigmoidoscopia adequada.

Cada passo do exame deve ser explicado ao paciente, para que ele se prepare e possa colaborar em cada etapa.

A inspeção da região anal e perineal já pode ser determinante para o diagnóstico final do paciente. Presença e volume de plicomas anais podem ser a razão da consulta. Alterações na coloração da pele perianal e sua integridade podem nos sugerir prolapso, se este não for permanente; abscessos, se associadas a outros sinais de flogose. Doenças dermatológicas específicas, como psoríase, por exemplo, eczemas, lesões virais ou fúngicas, que justifiquem as queixas do paciente podem ser evidentes à inspeção, estendendo-se, por vezes a regiões inguinais.

Prolapsos uterino ou de bexiga podem ser visíveis, bem como lesões neoplásicas da pele ou avançadas de canal anal ou reto inferior. Lesões por doenças sexualmente transmissíveis, afecções da pele perianal como hidroadenites supurativa, doenças de Paget ou Bowen, entre outras, também são possibilidades diagnósticas à inspeção.

Orifícios de trajetos fistulosos perianais ou de cistos pilonidais no sulco interglúteo podem estar presentes, bem como fissuras ao expormos o canal anal.

Parasitas podem ser notados, bem como a presença de fezes, justificando *soiling*.

À inspeção, devemos acrescentar a palpação em busca de nódulos subcutâneos, trajetos fistulosos e abscessos menos superficiais.

A sensibilidade perianal pode ser testada no momento da inspeção e o aspecto da fenda anal pode nos fornecer dados acerca do tônus da musculatura esfincteriana.

Ao toque retal, complementamos as informações sobre esse tônus. Antes da introdução do dedo, o paciente deve ser alertado sobre a falsa sensação de evacuação que esta etapa do exame determina, sem o que sua insegurança em relação à expulsão de fezes seja desconcertante.

Em alguns pacientes com dor anal intensa, ou muito ansiosos, ou ainda em crianças, o toque retal pode não ser possível. Nessas situações, se for essencial para o diagnóstico, deve ser realizado sob sedação, quando também se faz a complementação com anuscopia ou outra abordagem endoscópica.

As características da próstata podem ser percebidas em homens, bem como a presença de retoceles em mulheres.

O dedo deve fazer movimento circunferencial, percebendo se há alterações no canal anal ou na mucosa do reto inferior. Movimentos voluntários de contração da musculatura anorretal podem ser fundamentais para a aferição da continência, principalmente à altura do anel anorretal.

A consistência das fezes presentes no reto também nos auxilia no diagnóstico de constipação, bem como a presença de sangue e/ou muco na luva à retirada do dedo pode ser um sinal de alerta para várias patologias.

À anuscopia, alterações da mucosa podem ser percebidas, neoplasias diagnosticadas, e lesões biopsiadas – ou até retiradas, se houver material adequado disponível.

À retirada do aparelho, prolapso mucoso pode ser evidenciado, principalmente se o paciente fizer esforço evacuatório.

O canal anal e a linha pectínea também são melhor examinados à retirada do anuscópio. As mesmas condições que impedem o exame digital, como dor e ansiedade, podem impossibilitar a anuscopia ou qualquer outra abordagem endoscópica.

O passo seguinte no exame anorretal é a retossigmoidoscopia.

RETOSSIGMOIDOSCOPIA

Apesar de os aparelhos rígidos, que são os mais frequentemente disponíveis em consultório, terem de 25 a 30 cm de comprimento, a distância alcançada, na maior parte dos pacientes, gira em torno de 18 a 20 cm. Em nossa prática clínica conseguimos mais sucesso na introdução completa com os aparelhos de 15 mm de diâmetro.

Os passos do exame devem ser bem explicados ao paciente, que deve estar ciente da possibilidade de cólicas, pelas angulações a serem vencidas e pela introdução de ar, bem como da sensação de evacuação iminente.

O aparelho deve ser introduzido com o mandril, o qual deve ser retirado após 4 a 5 cm de progressão. Sob visão direta, o aparelho é introduzido até encontrarmos angulações. Para vencê-las, recua-se o retossigmoidoscópio e avança-se delicadamente. Se não for possível progredir com o aparelho, ou se a progressão provocar dor, o exame deve ser encerrado. Insuflação excessiva deve ser evitada.

Como já citamos, mesmo em tempo de colonoscopia, não devemos menosprezar a retossigmoidoscopia. O exame, mesmo feito sem preparo, se as fezes presentes no reto o permitirem, ou com a aplicação de pequeno enema ou de supositórios, fornece-nos dados importantes e avalia alterações presentes nessa região com muita acurácia.

Em relação à retossigmoidoscopia flexível, como comentado na seção sobre materiais, esta exige instrumento mais dispendioso e preparo mais elaborado. O número de diagnósticos que possibilita é efetivamente maior, mas não substitui a colonoscopia se o exame completo do cólon estiver indicado.

Portanto, o aparelho flexível não é fundamental na montagem de consultório de coloproctologia, em nossa opinião.

BIBLIOGRAFIA RECOMENDADA

- Cruz GMG. Coloproctologia. Rio de Janeiro: Revinter; 1999. p.112-43.
- Wolff BG, Fleshman JW, Beck, DE, Pemberton JH, Wexner SD. The ASCRS texbook of cólon and rectal surgery. New York: Springer; 2007. p.57-68.
- Towsend Jr CM, Beauchamp RD, Evers BM, Mattox KL. Sabiston textbook of surgery. 18.ed. Philadelphia: Sunders Elsevier; 2008. p.1433-62.
- Gordon PH, Nivatvongs S. Principles and practice of surgery for the colon, rectum and anus. 3.ed. New York/London: Informa Health Care; 2007. p.69-74.
- Corman ML. Colon and rectal surgery. 5.ed. Philadelphia: Lippincott-Raven; 2004. p.54-67.

Colonoscopia   7

Paulo Alberto Falco Pires Corrêa
Pedro Popoutchi
Oswaldo Wiliam Marques Jr.

INTRODUÇÃO

Remonta aos tempos de Hipócrates o interesse pela avaliação das cavidades corpóreas[1]. Data de 1865 o primeiro exame endoscópico do reto, realizado por meio de aparelho provido de fonte de luz, desenvolvido por Dèsormeaux, que já era utilizado para o exame urológico[2].

Kelly, em 1895, desenvolveu um sigmoidoscópio com 35 cm, que utilizava um sistema de iluminação por espelhos[3].

Anterior ao advento dos aparelhos flexíveis, o exame do cólon era limitado basicamente ao sigmoide.

Foram Hopkins e Hapany, em 1954, que primeiramente utilizaram um fibroscópio flexível na avaliação do cólon[4]. Wolf e Shinya, em 1969, demonstraram que todo o cólon poderia ser examinado por um fibroscópio. Esses autores também foram os responsáveis por viabilizar a remoção de pólipos através do colonoscópio[5,6].

Nas últimas décadas, o desenvolvimento tecnológico levou ao aperfeiçoamento dos equipamentos, ampliando as indicações e as possibilidades terapêuticas da colonoscopia, as quais serão bem expostas neste capítulo.

INDICAÇÕES E CONTRAINDICAÇÕES
Indicações

Na Tabela 7.1 encontram-se as principais indicações para a realização de uma colonoscopia[7].

TABELA 7.1 – Indicações para a colonoscopia

1. Avaliação de anormalidades diagnosticadas em enema opaco ou outros exames de imagem
2. Avaliação de pacientes com sangramento digestivo
   - hematoquezia
   - melena (após endoscopia digestiva alta normal)
   - pesquisa de sangue oculto nas fezes positiva
3. Esclarecimento de anemia
4. Rastreamento e seguimento das neoplasias do cólon
5. Doença inflamatória intestinal
6. Diarreia crônica de origem indeterminada
7. Colonoscopia intraoperatória para auxílio na identificação de lesões
8. Tratamento da hemorragia digestiva baixa
9. Retirada de corpos estranhos
10. Excisão de pólipos colorretais
11. Descompressão cólica no megacólon, no volvo de sigmoide ou na pseudo-obstrução aguda do cólon (Poac ou síndrome de Ogilvie)
12. Dilatação de estenoses
13. Tratamento paliativo de estenoses ou sangramento de neoplasias
14. Localização e marcação de neoplasia

Contraindicações
Relativas

- Síndrome do intestino irritável (SII) ou dor abdominal crônica;
- diarreia aguda;
- adenocarcinoma metastático de origem desconhecida na ausência de sintomas intestinais;
- seguimento de rotina de doenças inflamatórias inespecíficas do cólon (DIC), exceto para rastreamento do câncer;
- sangramento digestivo alto ou melena com causa demonstrada no trato digestivo superior.

Absolutas

- Pacientes em muito mal estado de saúde;
- riscos do procedimento maiores que seus benefícios;
- ausência de consentimento ou cooperação adequada por parte do paciente;
- colite fulminante;
- diverticulite aguda documentada.

PREPARO E CUIDADOS PARA O PROCEDIMENTO

O preparo do paciente para colonoscopia inicia-se por meio do contato prévio para bem informá-lo e orientá-lo sobre todas as etapas que envolvem o processo. Alguns passos são importantes neste processo, como:

Informar ao paciente quanto a:
- indicação: confirmação da indicação do exame e breve histórico;
- extensão a ser examinada;
- possíveis dificuldades técnicas: como aderências de cirurgias prévias, alterações anatômicas do cólon, mau preparo do cólon e outras mais que possam impedir uma colonoscopia completa;
- tempo de permanência no hospital;
- duração do exame;
- uso de sedação e analgesia;
- riscos e possíveis complicações;
- eventuais procedimentos complementares;
- necessidade da assinatura do termo de consentimento informado (documento exigido pela legislação brasileira, que deve ser preenchido e assinado pelo paciente e o médico antes do início do procedimento, autorizando sua realização).

Orientar o paciente quanto:
- às condições clínicas e doenças preexistentes do paciente, importantes para decisão do tipo de preparo e o ambiente onde deve ser realizado (p. ex., hospital ou domicílio);
- à diminuição da dose ou interrupção das medicações em uso pelo paciente, como:
  – Anticoagulantes, ácido acetilsalicílico (AAS) ou anti-inflamatórios não hormonais (AINH), antiagregantes plaquetários, heparinas não fracionadas (HNF), heparina de baixo peso molecular (HBPM) e antagonistas da vitamina K (varfarina). (Tabela 7.2)

Nos pacientes em que a anticoagulação não pode ser interrompida, deve-se utilizar um esquema alternativo de anticoagulação (dito "ponte") como proposto na Tabela 7.3.

Caso haja algum procedimento endoscópico terapêutico, que possa causar sangramento tardio, deve-se manter a heparina escolhida até esse risco passar, voltando-se então a se reintroduzir o anticoagulante oral.

Hipoglicemiantes:
- orais: diminuir a dose ou suspender devido à restrição calórica do preparo (p. ex., dieta líquida sem resíduo) e reintroduzir após início da dieta habitual;

TABELA 7.2 – Interrupção dos medicamentos que agem na coagulação quando programado procedimento invasivo

Medicamento	Sim/Não	Horas/dias antes	Reversão do efeito
AAS	Não*	-	-
AINH	Não**	-	-
Dipiridamol	Não	-	-
Ticlopidina	Sim	7 a 10 dias	Transfusão de plaquetas ou plasma fresco
Clopidogrel	Sim	7 a 10 dias	Transfusão de plaquetas ou plasma fresco
HNF	Sim	8 a 12 horas	Sulfato de protamina
HBPM	Sim	8 a 12 horas	Sulfato de protamina
Varfarina	Sim	3 a 5 dias	Transfusão de plaquetas ou plasma fresco

*AAS: até 2 g/dia.
**AINH: dose de acordo com cada fabricante.
Obs.: caso o AAS e o AINH sejam utilizados como analgésicos, devem ser trocados para paracetamol ou opioides conforme escala de dor.

Tabela 7.3 – Utilização de "ponte" com HNF ou HBPM em substituição aos medicamentos por via oral que atuam na coagulação

Medicamento	Interrupção (dias antes)	Substituir por (durante este período)	Parar (antes do procedimento)
Ticlopidina	7 a 10 dias	HNF ou HBPM	8 a 12 horas antes
Clopidogrel	7 a 10 dias	HNF ou HBPM	8 a 12 horas antes
Varfarina	3 a 5 dias	HNF ou HBPM	8 a 12 horas antes

- insulina: utilizar somente um terço da dose habitual durante a restrição alimentar no dia anterior ao exame. Na data do exame suspendê-la. Reintrodução após iniciada dieta.

Profilaxia da endocardite bacteriana: segundo o último consenso da American Heart Association (AHA), de 2007, a profilaxia deixou de ser indicada para procedimentos endoscópicos do aparelho digestivo[8].

Preparo do intestino do paciente

O preparo adequado do cólon tem relação direta com o sucesso de uma colonoscopia completa, pois interfere na qualidade, dificuldade e duração do procedimento. O preparo inadequado aumenta a possibilidade de falha diagnóstica e o custo do procedimento, necessitando realização de um segundo exame.

Atenção especial deve ser dada às crianças e aos idosos, na presença de obstipação ou diarreia, na intolerância a alguns medicamentos, e ainda a indivíduos com comorbidades significativas, que possam descompensar durante o preparo. Nesses pacientes, preferencialmente, o preparo deve ser hospitalar.

Recomenda-se que o preparo intestinal para a colonoscopia tenha início com regimes dietéticos na véspera do exame (12 a 24 horas antes do exame), baseado em dietas sem fibras e generosas em líquidos claros.

Como agentes laxativos, para o preparo anterógrado, podem-se usar: solução de polietilenoglicol (PEG), laxativos osmóticos salinos (fosfato de sódio) ou carboidratos não absorvíveis (lactulona ou manitol)[9].

O PEG é, sem dúvida, o agente mais seguro e, portanto, deve ser sempre recomendado para: crianças, gestantes e idosos, além de pacientes de alto risco. Não causa distúrbios hidroeletrolíticos. Seu maior inconveniente é o volume total a ser utilizado (3 a 4 litros no total). Em nosso meio é encontrado na forma de macrogol ("Muvinlax").

Laxativos salinos promovem distúrbios hidroeletrolíticos e marcada retração do espaço intravascular, que restringem seu uso em pacientes com: insuficiência cardíaca, insuficiência renal e cirrose[10]. Existem na literatura relatos de mortes causadas pelo uso desses agentes.

Laxativos osmóticos (p. ex., lactulona e manitol) apresentam melhor aceitação devido ao menor volume administrado. Porém não são recomendados pela ASGE, pois há relatos de explosões do cólon com o uso de bisturi elétrico em procedimentos terapêuticos, decorrente da ativação do hidrogênio liberado pela fermentação bacteriana cólica[11-12].

Entretanto, no Brasil, o manitol (sorbitol) é o agente seguramente mais usado, e seus adeptos, onde nos incluímos, advogam que para a realização do exame colonoscópico são necessárias várias insuflações e aspirações do ar cólico durante o exame, havendo uma troca eficaz dos gases cólicos, que seria suficiente para tornar sua realização segura, anulando o risco de explosão cólica.

Medidas associadas, como o uso de laxativos orais na véspera do exame para a "pré-limpeza" do cólon (p. ex., bisacodil, picossulfato de sódio e outros), ou antieméticos (antes da administração do laxativo no dia do exame) e soluções isotônicas durante o preparo (para reidratar e repor eletrólitos), podem ser utilizadas.

O preparo retrógrado por meio de lavagem é indicado para recém-nascidos, lactentes, pacientes com quadros obstrutivos intestinais, pacientes com dificuldade de preparo anterógrado e na limpeza de segmentos de cólon desfuncionalizados.

Raras são as indicações de colonoscopia na gravidez. Caso haja real necessidade de realizá-la, deve-se preferencialmente postergá-la para o segundo trimestre de gestação. Durante o procedimento, é imperativa a presença do anestesiologista e da monitoração materno-fetal. Polipectomias devem ser postergadas para depois da gestação e, caso seja necessário o uso de cautério elétrico, este deve ser preferencialmente bipolar. Pacientes amamentando devem respeitar o tempo de circulação das drogas para voltar ao aleitamento[13].

Os principais esquemas de laxativos para o preparo anterógrado do cólon estão na Tabela 7.4.

TABELA 7.4 – Principais esquemas de laxativos para preparo anterógrado do cólon

Medicamento	Posologia	Dieta restritiva/ tempo	Laxantes véspera	Complicações
Manitol a 10%*	750 a 1.500 mL	Sim/24 h	Sim	Desidratação, distúrbios HE, náusea e vômitos
PEG**	4 L	Não	Não	Náusea e vômitos
PEG ou similares	2L	Sim/12 a 24 h	Sim	Náusea e vômitos
Fosfato de sódio***	90 mL (2 tomadas)	Sim/12 h	Não	Desidratação, hipovolemia, hiperfosfatemia, hipocalcemia, alterações endoscópicas

*Oferecidos 150 mL a cada 15 ou 20 minutos associados a isotônicos.
**Pode ser dividido: 2 L na noite da véspera e 2 L por volta de 3 horas antes do exame.
***Pode ser dividido: 45 mL na véspera e 45 mL por volta de 3 horas antes do exame. Deve-se estimular grande ingestão de líquidos durante seu uso.

Sedação e analgesia

A analgesia e sedação devem ser parte integrante do procedimento com objetivo de redução da dor e da ansiedade do paciente.

Estudos têm demonstrado que a maioria dos pacientes e dos médicos prefere realizar o exame sob algum regime de analgesia e sedação.

O uso dessa prática está associado a um maior índice de sucesso na realização de colonoscopias e, além disso, o paciente que não tem desconforto durante o exame, aceita mais facilmente a sua repetição em tempo futuro[14].

As drogas mais utilizadas são para a sedação: os benzodiazepínicos (diazepam e midazolan) e para a analgesia: os opioides (fentanil e meperidina).

O propofol também pode ser utilizado isoladamente (em substituição aos benzodiazepínicos) ou em associação (com benzodiazepínicos e opioides) com as seguintes vantagens: rápido início de ação e metabolização, sedação e amnésia adequadas e despertar mais rápido. Porém tem risco de depressão respiratória semelhante ao midazolan.

O conselho Federal de Medicina recomenda, segundo Resolução n. 1.670/2003, que o uso do propofol seja feito por um segundo médico, além do que esteja realizando o exame colonoscópico.

Independentemente da droga utilizada, a sedação pode induzir a hipóxia e a alterações cardíacas, sabidamente responsáveis por 60% da morbidade e 50% da mortalidade associada à colonoscopia.

A Sociedade Americana de Anestesiologia (American Society of Anesthesiologists – ASA) sugere que o exame em regime ambulatorial, sob sedação, seja realizado somente em pacientes sem comprometimento sistêmico ou comprometimento leve ou moderadamente compensado (ASA I e II).

São habitualmente indicações para presença do anestesiologista em exame de regime hospitalar: procedimentos demorados, necessidade de proteção de vias aéreas, idosos, crianças, gestantes, comprometimento sistêmico não compensado, anemia, obesos, alterações anatômicas ou funcionais da ventilação, saturação de oxigênio basal menor que 95% e pacientes psicopatas.

Lembrar que pacientes ASA III apresentam mortalidade entre 10 e 50 vezes maior que os pacientes ASA I e II respectivamente.

Aproximadamente 80% dos pacientes submetidos à colonoscopia têm queda de saturação abaixo de 90%. Portanto, a oximetria de pulso e a suplementação de oxigênio são sugeridas como rotina nos exames endoscópicos.

COLONOSCOPIA DIAGNÓSTICA
Pólipos e neoplasia colorretal

Pólipo é toda estrutura com origem na parede do tubo digestivo, que se projeta em direção à luz do órgão, de forma circunscrita[15].

Os pólipos se distribuem por todo o cólon, em maior número no sigmoide, sendo assintomáticos em sua grande maioria, podendo raramente causar sangramento, tenesmo ou obstrução.

Cerca de 95% dos tumores do cólon e do reto são adenocarcinomas, que têm como lesão precursora o pólipo adenomatoso (sequência adenomacarcinoma).

Existem fortes evidências na literatura de que a ressecção dos adenomas colorretais, sempre que possível, previne o desenvolvimento do adenocarcinoma de cólon[16].

Os pólipos cólicos podem ser classificados de diversas formas:

Morfologia endoscópica: podem ser sésseis (Figura 7.1), pediculados (Figura 7.2) ou planos (Figura 7.3).

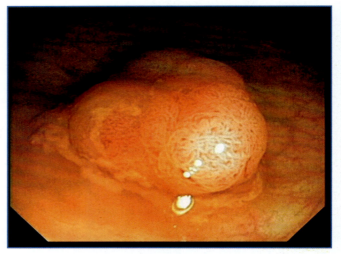

Figura 7.1 – Pólipo séssil. A base de implantação é larga, e a lesão protrusa.

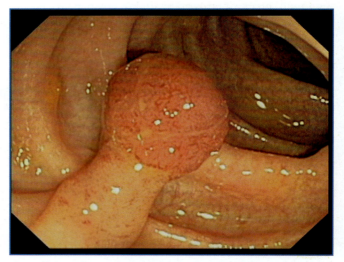

Figura 7.2 – Pólipo pediculado. Existe um pedículo formado por mucosa e submucosa que separa o tecido adenomatoso da parede cólica.

Capítulo 7 – Colonoscopia

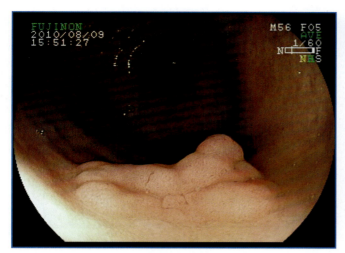

Figura 7.3 – Lesão plana. Considera-se plana a lesão em que a largura da base de implantação na parede cólica é maior que sua altura. Seu crescimento é preferencialmente lateral, e não apical.

TABELA 7.5 – Classificação dos pólipos epiteliais do cólon

PÓLIPOS NEOPLÁSICOS	PÓLIPOS NÃO NEOPLÁSICOS
Adenomas - Tubular (Figura 7.5) - Tubuloviloso (Figura 7.6) - Viloso (Figura 7.7)	Hiperplásicos (Figura 7.8)
Adenoma serrilhado	Inflamatório
Adenocarcinoma (Figura 7.9)	Hamartoma
Carcinoide (Figura 7.10)	

Tamanho: pólipos grandes são aqueles com mais de 20 mm, pequenos quando medem até 10 mm e diminutos com até 5 mm.

Origem histológica: podemos dividir os pólipos em epiteliais e não epiteliais.

Os não epiteliais têm origem nas camadas abaixo da mucosa cólica e se projetam em direção à luz. São exemplos o lipoma (Figura 7.4), os GISTs (*gastrointestinal stromal tumor*), os leiomiomas e os linfomas.

Os epiteliais podem ser subdivididos em neoplásicos e não neoplásicos. (Tabela 7.5)

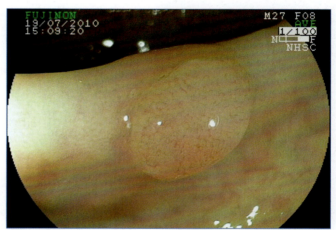

Figura 7.5 – Adenoma tubular. São habitualmente pequenos e bem arredondados. Com a visão proporcinada pelos aparelhos endoscópicos de última geração, consegue-se até perceber a rede de vasos na sua submucosa.

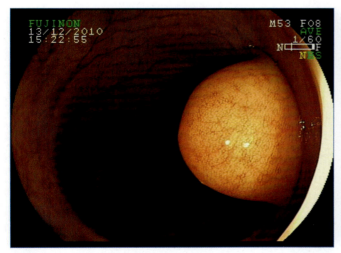

Figura 7.4 – Lipoma. É uma lesão submucosa. A cor amarela intensa e a sensação de maciez quando é tocada (por uma pinça endoscópica) são suficientes para confirmar seu diagnóstico.

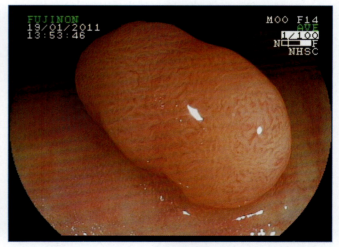

Figura 7.6 – Adenoma tubuloviloso. Já começam a ter formatos mais alongados quando sésseis e podem ser pediculados. Novamente, a observação dos vasos da submucosa os mostra mais alongados e tortuosos.

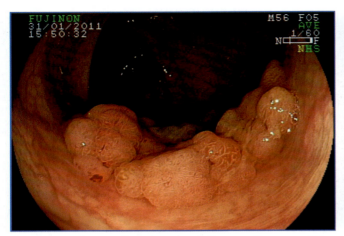

Figura 7.7 – Adenoma viloso. Como o próprio nome diz sua superfície é vilosa. Habitualmente são distais (sigmoide e reto) e tendem a ter morfologia plana. No entanto, também podem se apresentar pediculados.

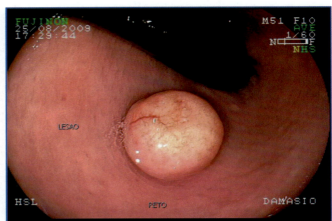

Figura 7.10 – Carcinoide. Tem crescimento nodular e coloração levemente amarelada. São endurecidos e, às vezes, apresentam umbelicações em sua superfície. São achados mais frequentemente no íleo, reto e ceco.

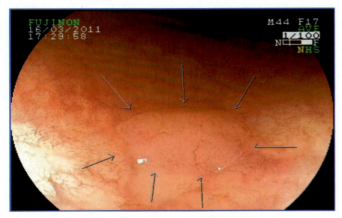

Figura 7.8 – Pólipo hiperplásico. Tem aspecto abobadal, coloração mais clara que a mucosa adjacente, é habitualmente distal e pequeno. A presença de vasos na submucosa é pobre e esparsa. Quando no cólon direito, podem atingir tamanhos maiores, o que pode confundi-los com lesões serrilhadas.

Os adenomas são os pólipos com maior importância clínica, correspondem a dois terços de todos os pólipos do cólon. A prevalência de adenomas em pacientes de até 50 anos é de 30%, mas chega a mais de 50% nos pacientes acima dos 70 anos[17].

O risco de câncer depende do tamanho, da arquitetura e da localização do pólipo. Estima-se que o risco de carcinoma em adenomas menores que 1 cm é de 1%, chegando a 20 a 50% naqueles maiores que 2 cm.

O risco de malignização também é significativamente maior nos adenomas vilosos (30%), localizados principalmente no reto e no cólon esquerdo[18].

Os pólipos serrilhados, entre eles o adenoma serrilhado (Figura 7.11), têm um comportamento biológico mais agressivo e participam de uma rota alternativa na carcinogênese colorretal (rota CIMP +). São lesões planas, semelhantes macroscopicamente aos pólipos hiperplásicos, encontradas com frequência no cólon direito e habitualmente maiores que 1 cm[19].

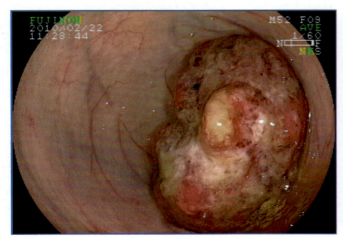

Figura 7.9 – Adenocarcinoma. A presença de deformidades na sua superfície, às vezes com retrações, depressões, ulcerações ou deposição de fibrina, são achados frequentes dessas lesões.

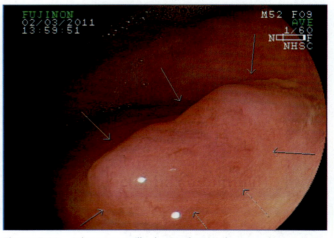

Figura 7.11 – Adenoma serrilhado. São lesões planas, maiores que 1 cm, encontradas habitualmente no cólon direito. Têm comportamento biológico mais agressivo, com malignização mais precoce que os adenomas.

Para o reconhecimento endoscópico dos pólipos é fundamental um preparo adequado do cólon, e que o endoscopista esteja familiarizado com o seu aspecto morfológico, fazendo o exame de forma minuciosa, interrompendo a progressão do aparelho sempre que observar uma área suspeita.

Lesões protusas maiores que 0,5 cm são relativamente fáceis de serem reconhecidas. Quando diminutos, ou planos e ou deprimidos, a atenção deve ser redobrada. Em relação às lesões planas e/ou deprimidas, por vezes, devem-se observar alterações endoscópicas tênues.

As principais alterações que devem alertar o endoscopista são:
- alteração da coloração da mucosa (Figura 7.12);
- friabilidade da mucosa;
- deformidade da parede intestinal (Figura 7.13);
- desaparecimento da trama vascular da submucosa (Figura 7.14).

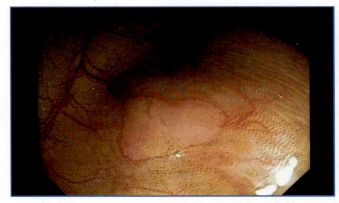

Figura 7.14 – Esta lesão plana causa um apagamento dos vasos da submucosa, o que facilita sua identificação.

A utilização de corantes de superfície permite a obtenção de informações relativas às características da lesão, nem sempre obtidas pela endoscopia convencional, resultando no aumento da acurácia na detecção e um diagnóstico qualitativo mais preciso (Figuras 7.15A e 7.15B).

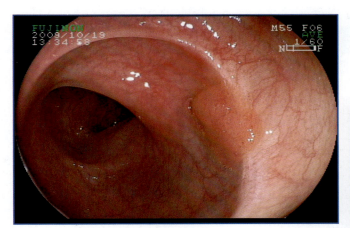

Figura 7.12 – A alteração da coloração aqui observada denuncia a presença de uma lesão neoplásica junto à área cicatricial.

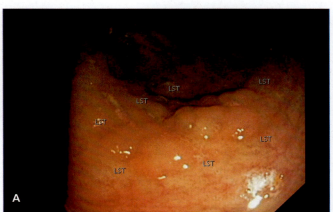

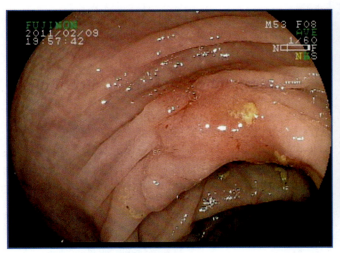

Figura 7.13 – A evidente deformidade dessa prega cólica é secundária à localização de um câncer precoce sobre ela.

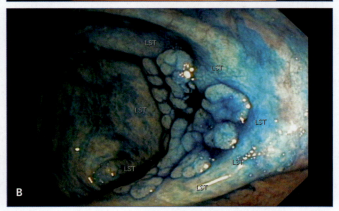

Figura 7.15A e B – A. Esta lesão plana do ceco é de difícil avaliação pela simples observação endoscópica. B. Após o uso de um corante de superfície (índigo carmin a 0,5%), tanto as margens laterais quanto a superfície da lesão tornam-se mais evidentes.

A morfologia do pólipo, após seu estudo com o uso de corantes, influenciará na escolha da melhor forma de tratamento endoscópico.

Existem três corantes mais utilizados em colonoscopia:
- índigo carmim (de 0,4 a 1%);
- azul de metileno;
- cresyl violeta.

O corante deve ser injetado através de cateteres, ou diretamente no canal de trabalho do endoscópio, com a finalidade de realçar o relevo das lesões, tornando mais evidente não somente os bordos das lesões, mas também aspectos do relevo da superfície mucosa, como áreas de depressão, ou até mesmo a característica das aberturas das glândulas na superfície da mucosa.

A Tabela 7.6 apresenta a classificação macroscópica das lesões do trato digestivo tipo 0, com aspecto endoscópico superficial.

No final da década de 1990, foram desenvolvidos sistemas de magnificação de imagem que, hoje em dia, podem aumentar a imagem em até 200 vezes.

Associando-se a utilização dos corantes aos aparelhos com sistema de magnificação de imagem, é possível identificar as aberturas das glândulas cólicas na mucosa (também chamadas de *pits*), que se relacionam com formas histopatológicas distintas.

Os *pits* são classificados em seis diferentes tipos:
- **Tipo I:** Redondas – observado em mucosa normal.
- **Tipo II:** Estelar – relacionado a lesões hiperplásicas.
- **Tipo IIIs:** Tubular pequeno – relacionado somente a adenomas deprimidos.

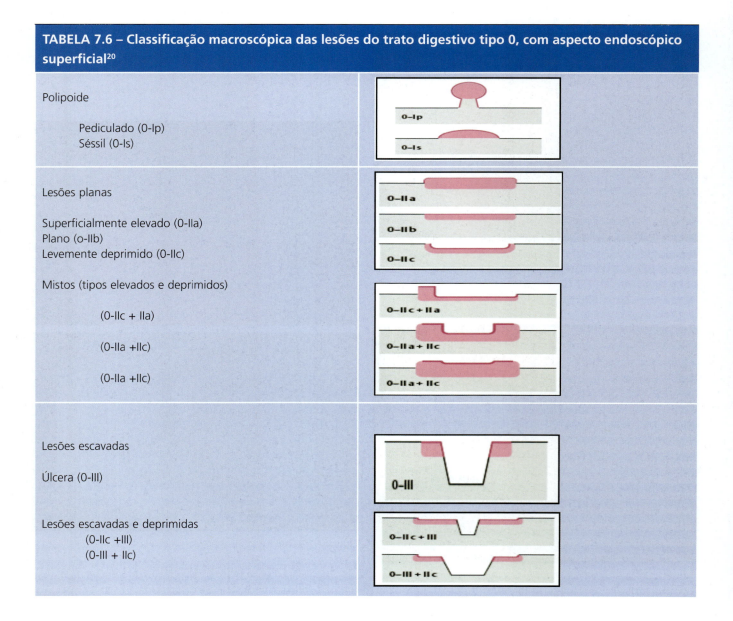

TABELA 7.6 – Classificação macroscópica das lesões do trato digestivo tipo 0, com aspecto endoscópico superficial[20]

Polipoide
- Pediculado (0-Ip)
- Séssil (0-Is)

Lesões planas
- Superficialmente elevado (0-IIa)
- Plano (o-IIb)
- Levemente deprimido (0-IIc)

Mistos (tipos elevados e deprimidos)
- (0-IIc + IIa)
- (0-IIa +IIc)
- (0-IIa +IIc)

Lesões escavadas
- Úlcera (0-III)

Lesões escavadas e deprimidas
- (0-IIc +III)
- (0-III + IIc)

- **Tipo IIIL:** Tubular largo – observado em adenomas tubulares.
- **Tipo IV:** *in girus* – característica dos adenomas tubulovilosos ou vilosos.
- **Tipo V:** Irregular ou anárquico – identificado nos cânceres invasivos da submucosa e nos tumores avançados. (Figura 7.16)

Nos últimos anos foram desenvolvidas duas novas tecnologias (NBI/Olympus e Fice/Fujinon), que reconhecem o pigmento da hemoglobina dos vasos da submucosa. Isso nos permite visualizar com maior clareza a distribuição dos vasos da submucosa dessas lesões, colaborando para uma melhor acurácia no diagnóstico diferencial das lesões neoplásicas (benignas e malignas) das não neoplásicas. Essas novas tecnologias são denominadas cromendoscopia eletrônica. Ambas têm melhor eficácia quando associadas à magnificação de imagem.

Em nosso meio, temos utilizado uma classificação proposta por um endoscopista brasileiro e que tem elevados índices de acerto. (Figura 7.17)

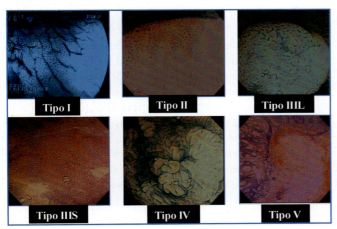

Figura 7.16 – Classificação dos padrões de aberturas das criptas na superfície da mucosa cólica[21,22].

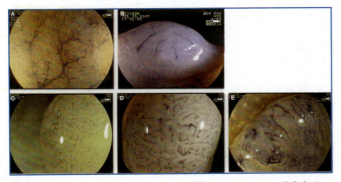

Figura 7.17 – Classificação de Teixeira (Fice)[23]. A. mucosa normal; B. lesão hiperplásica (pobre em vasos); C. adenoma tubular (vasos pericriptais em "rede"); D. adenoma tubuloviloso ou viloso (vasos pericriptais alongados e tortuosos); E. adenocarcinoma (vasos anárquicos e distorcidos).

Essas últimas tecnologias (magnificação de imagem e cromoendoscopia eletrônica) não aumentam a taxa de detecção de adenomas, mas permitem uma melhor associação dos achados endoscópicos e anatomopatológicos. Além disso, permitem selecionar as lesões que realmente devem ser removidas, poupando custos e tempo.

As lesões que atingem a camada submucosa apresentam de 10 a 50% de acometimento linfonodal, tornando seu reconhecimento fundamental para que o tratamento correto (cirúrgico) possa ser instituído[22].

Alterações vasculares

Não há consenso na nomenclatura das lesões vasculares, mas alguns autores as dividem em: primárias (ectasia vascular, hemangioma, malformação arteriovenosas etc.), decorrentes de síndromes (Rendu-Osle-Weber, Klippel-Trénaunay, doença de Behçet, Lúpus eritematoso sistêmico, poliarterite nodosa etc.) e associadas a alterações sistêmicas (hipertensão portal, insuficiência renal etc.)[24].

Outros autores as classificam como tumores vasculares (hemangioma infantil, hemangioma congênito de rápida involução, hemangioma congênito não involutivo, hemangioendotelioma kaposiforme) e malformações vasculares (malformações arteriovenosas, malformações capilares)[25].

Aqui abordaremos as seguintes alterações: ectasias vasculares; hemangiomas; lesão de Dieulafoy; varizes; alterações actínicas do cólon e reto; e colite isquêmica.

Ectasias vasculares

É a alteração vascular mais comum nos pacientes, principalmente após os 50 anos de idade. Pode ter alguns outros sinônimos como: angiodisplasia, malformação arteriovenosa e telangiectasia. Apresenta prevalência de 0,8 e 3%[26] na população. Aparecem preferencialmente no cólon proximal, principalmente próximo à válvula ileocecal e se caracterizam como lesão única (Figura 7.18) ou, mais comumente, sob a forma de múltiplas lesões, geralmente menores que 5 mm (Figura 7.19). Hematoquezia, melena, enterorragia, mas, mais frequentemente, anemia são seus principais sinais e sintomas.

As ectasias vasculares podem corresponder a até 30% das causas de hemorragia diagnosticadas endoscopicamente[27].

Hemangiomas

São, no cólon, lesões raras que aparecem principalmente no retossigmoide. (Figura 7.20). É considerada lesão neoplásica, sendo a segunda lesão vascular mais comum do cólon, habitualmente congênita. Endoscopicamente, apresenta-se como lesão nodular ou polipoide, avermelhada ou violácea, com sinais congestivos, podendo ser única e apresentar dimensões que variam de poucos milímetros a 2 cm.

Deve-se evitar biópsia pelo risco de sangramento. A ressonância nuclear magnética é essencial para sua confirmação

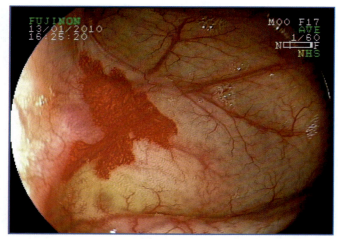

Figura 7.18 – Ectasia vascular do ceco. Pode-se identificar a vênula e as arteríolas que a formam.

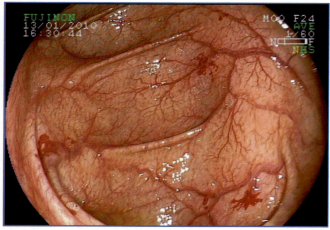

Figura 7.19 – Três lesões no ceco.

diagnóstica e avaliação pré-operatória, além de determinar suas relações com estruturas adjacentes.

O tratamento de escolha é o cirúrgico; porém existem relatos de métodos endoscópicos eficazes como escleroterapia, crioterapia e alcoolização[28].

Lesão de Dieulafoy

A lesão de Dieulafoy é uma ectasia arterial submucosa associada a um defeito na camada mucosa. No cólon, foi descrita pela primeira vez em 1985 por Barbier et al.[29].

Endoscopicamente, apresenta-se como um defeito mucoso único com protusão arterial central, vaso visível e sangramento em jato, ininterrupto ou pulsátil, ou ainda como um coágulo aderido a um defeito mucoso (Figura 7.21).

Apesar de afecção rara, já foram descritos aparecimentos dessa lesão no cólon, no reto e no canal anal.

Seu tratamento pode ser realizado por meio de métodos endoscópicos, como injeção de agentes esclerosantes, térmicos (plasma de argônio) ou mecânicos (clipe metálico), com altos índices de sucesso[30].

Varizes

As varizes do cólon estão mais relacionas na literatura à hipertensão portal ou trombose da veia porta. Quando não há associação com essas patologias, podem ocorrer por obstrução das veias mesentéricas e da veia esplênica ou serem idiopáticas. Mais da metade das varizes colônicas idiopáticas tem distribuição pancolônica e associação familial, entretanto, as de origem não idiopáticas são, em sua maioria, de distribuição segmentar e de pior prognóstico[31].

Endoscopicamente, os achados são de veias dilatadas e tortuosas, azuladas ou violáceas, com eventuais sinais de cor vermelha (*red spots*) em sua superfície (Figura 7.22).

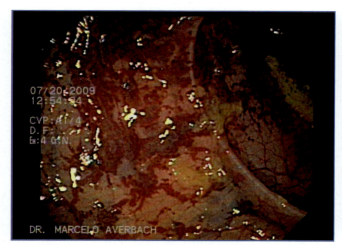

Figura 7.20 – Hemangioma plano do reto. A exuberância dos vasos da submucosa e seu número excessivo caracterizam esta lesão.

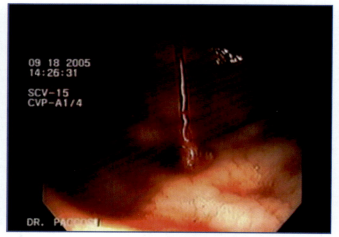

Figura 7.21 – Lesão de Dieulafoy. O sangramento arterial em jato, proveniente de área de aspecto ulcerado, evidencia este tipo de lesão.

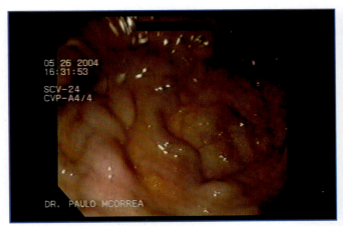

Figura 7.22 – Varizes retais. Veias calibrosas e tortuosas da submucosa caracterizam esta afecção.

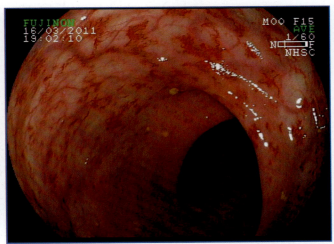

Figura 7.23 – Proctopatia actínica. Paciente submetido à radioterapia para o câncer de próstata apresentando múltiplas teleangiectasias da submucosa na parede anterior do reto como sequela deste tratamento.

Os métodos mais sensíveis para o diagnóstico de varizes são a angiografia mesentérica e a angiorressonância abdominal. O tratamento endoscópico restringe-se a alguns casos selecionados, e não há consenso na literatura. Pode ser utilizada coagulação com plasma de argônio (APC) ou injeção de cianoacrilato. No reto ainda pode ser utilizada a ligadura elástica ou esclerose[32,33].

Alterações actínicas do cólon e reto

As alterações colorretais decorrentes da radioterapia podem se manifestar de forma aguda ou crônica. Afetam de 5 a 20% dos pacientes com irradiação pélvica.

A forma aguda (retite actínica) é geralmente autolimitada e aparece durante o período em que ocorre esse tratamento ou até 3 meses após o término das irradiações. Decorre do processo inflamatório induzido pela lesão tissular e pode responder ao tratamento com anti-inflamatórios sistêmicos ou tópicos.

A forma crônica (proctopatia actínica) aparece meses ou anos após o tratamento radioterápico[34]. A forma crônica é resultado de uma endarterite obliterante e de fibrose da submucosa que se manifesta com o aparecimento de telangiectasias[35].

Endoscopicamente, a forma aguda apresenta-se com enantema e granulações da mucosa e alguns pontos de sufusões hemorrágicas.

Já na forma crônica, aparece friabilidade da mucosa (que habitualmente se encontra esbranquiçada devido ao processo cicatricial) e teleangectasias multiformes, isoladas ou confluentes, com ou sem sangramento ativo (Figura 7.23).

Nos homens submetidos ao tratamento do câncer da próstata, costumam acometer distâncias mais curtas, frequentemente não circunferenciais e predominantemente na parede anterior do reto médio e distal. Nas mulheres, geralmente após irradiação pélvica por câncer do colo e corpo uterino acometem distâncias variáveis.

Entre as formas terapêuticas com eficácia comprovada, temos a aplicação tópica de formalina e os métodos térmicos. O uso da eletrocoagulação determina, na maioria dos casos, a erradicação das lesões. Atualmente, a forma terapêutica mais difundida é a eletrocoagulação argônio-assistida (APC), a qual é realizada após preparo do cólon completo; habitualmente, tem sua aplicação fracionada para evitar o desconforto pós-operatório, quando pode haver dor pélvica e intensa e mucorreia (Figura 7.24).

O sucesso terapêutico é relatado em 83 a 100% dos pacientes em 2 a 3 sessões[36].

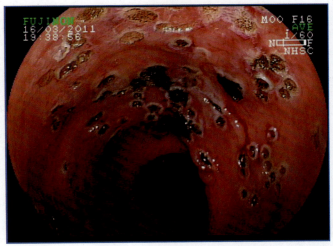

Figura 7.24 – Tratamento com APC do paciente da figura anterior.

Colite isquêmica

As alterações endoscópicas da colite isquêmica mais frequentes decorrem do comprometimento do fluxo sanguíneo intestinal de forma aguda e autolimitada. Incidem com maior prevalência indivíduos idosos com risco maior de doença vascular.

Nos jovens, as etiologias mais comuns são as vasculites, as reações medicamentosas, a anemia falciforme e outras, cujas evoluções são distintas.

Seu algoritmo de diagnóstico e tratamento é diferenciado e foi proposto pela AGA em 2000[37]. Os achados endoscópicos dependem do estágio ou do grau de acometimento da isquemia (Figura 7.25).

Agudamente nas formas leves, identifica-se palidez e enantema, com focos de hemorragia petequiais entremeadas por áreas de mucosa normal. Pode-se também detectar coloração cinza ou vinhosa com hemorragia e edema submucoso – alterações que podem desaparecer em 3 a 4 dias devido à necrose tecidual e queda de escara, dando lugar a ulcerações com tecido friável e necrótico[38].

O tratamento basicamente é conservador e expectante. Em casos de má evolução clínica pode ser necessária uma intervenção cirúrgica.

Doenças inflamatórias inespecíficas do cólon: retocolite ulcerativa inespecífica (RCUI) ou doença de Crohn (DC)

Em ambas estas afecções, a colonoscopia é imperativa para seu melhor diagnóstico e estadiamento, podendo avaliar todo o cólon e o íleo terminal. Biópsias dos diversos segmentos comprometidos auxiliam no diagnóstico diferencial entre elas e outras colites específicas[39]

São aspectos significativos da RCUI: o envolvimento frequente do reto, a mucosa granulosa e friável, e a continuidade do processo inflamatório na mucosa. As ulcerações, quando presentes, estão sempre localizadas em áreas de mucosa com processo inflamatório evidente. (Figura 7.26).

Já na DC, o reto tende a se apresentar com mucosa de aspecto normal ou, então, com discretas ulcerações e edema. É característica dessa doença o envolvimento descontínuo e assimétrico da mucosa ao longo do cólon ("lesões em salto") (Figura 7.27). As ulcerações observadas podem ser circulares ou elípticas, rasas ou profundas, e com certa frequência formam trajetos lineares (Figura 7.28). Ulcerações do tipo aftoide são também encontradas em DC. Algumas vezes, a mucosa adquire aspecto calcetado, em razão do comprometimento da submucosa.

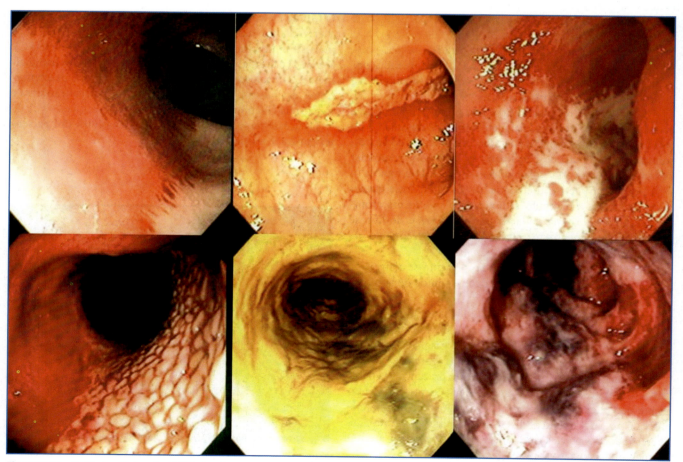

Figura 7.25 – Colite isquêmica. Possibilidades de apresentação endoscópica da colite isquêmica, de acordo com a gravidade de seu surto.

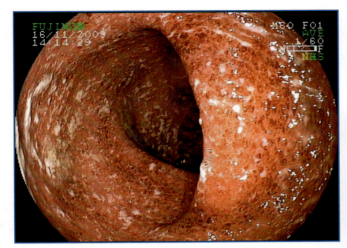

Figura 7.26 – RCUI. Acometimento contínuo e difuso do reto, com inúmeras microulcerações recobertas por fibrina. Aspecto endoscópico mais comum dessa afecção.

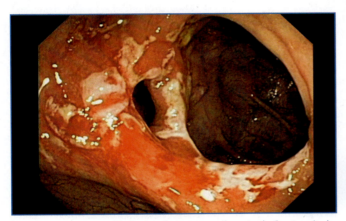

Figura 7.27 – Doença de Crohn. O comprometimento do íleo terminal e a deformidade da válvula ileocecal, com a presença de áreas ulceradas ladeadas por mucosa de aspecto endoscópico normal, são imagens endoscópicas bastante sugestivas dessa doença.

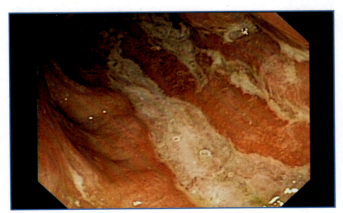

Figura 7.28 – Doença de Crohn. Úlceras lineares longitudinais entremeadas por mucosa de aspecto endoscópico normal. Esta é outro aspecto muito sugestivo dessa afecção.

Em ambas as doenças, pseudopolipólipos ou pólipos inflamatórios denotam cronicidade (Figura 7.29). Estenoses podem representar processo cicatricial ou, então, neoplasia, a qual ocorre em até 25% dos casos de RCUI.

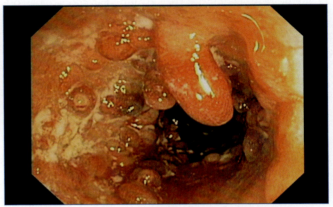

Figura 7.29 – Pólipos inflamatórios. Este achado pode estar presente em pacientes portadores crônicos das doenças inflamatórias inespecíficas do cólon (DIC).

As diferentes características endoscópicas das doenças inflamatórias estão assinaladas na Tabela 7.7.

TABELA 7.7 – Características endoscópicas das DIC	
RCUI	**DC**
Comprometimento contínuo da mucosa	Lesões em salto
	Aspecto calcetado
Reto comprometido (95%)	Reto livre (90%)
Distorção do padrão vascular da submucosa	Úlceras lineares

Pacientes submetidos ao tratamento cirúrgico dessas afecções (colectomia total com reservatório ileal ou proctocolectomia com reservatório ileal) podem apresentar inflamação nas bolsas ileais (bolsite), que tem sido descrita, em maior ou menor grau, em 7 a 42% desses pacientes. O diagnóstico definitivo é realizado por endoscopia, quando se observam eritema local, pontos de sufusão hemorrágica e ulcerações superficiais focais, que em alguns casos podem se tornar profundas. Eventualmente, identificam-se úlceras do tipo aftoide, semelhantes às da DC. Não raramente, as alterações estendem-se inclusive da montante ao reservatório.

Doenças infectoparasitárias[40]

O diagnóstico das doenças infectoparasitárias (DIP) baseia-se no quadro clínico associado a testes laboratoriais específicos (exames de fezes e hematológicos).

A ileocolonoscopia contribui para o achado específico em algumas situações subagudas ou crônicas devido à possibilidade de realizar biópsias para estudo anatomopatológico e pesquisa de microrganismos. O grau de invasão ou infestação e o tipo de agente etiológico podem diferenciar os achados da mucosa intestinal[41].

Alguns achados endoscópicos podem sugerir certas infecções ou infestações, como: infecções virais; infecções por bactérias, infestação por protozoários; e infecção por fungos.

Infecções virais
Citomegalovírus

É encontrado em até 30% dos pacientes imunodeprimidos com diarreia. O achado endoscópico nesses pacientes é extremamente variável: desde mucosa de aspecto endoscópico normal até alterações semelhantes à DC. O achado mais comum é de processo inflamatório com ulcerações em número e tamanho variáveis, em geral com bordas enantemáticas levemente elevadas (úlceras com características isquêmicas, devido ao tropismo do agente pelo endotélio vascular). Podem formar pontes mucosas somente quando perfuram a mucosa e a submucosa. As úlceras acometem habitualmente o íleo e cólon direito. O diagnóstico pode ser confirmado com biópsias da lesão ulcerada[41], preferencialmente de suas bordas, onde encontraremos inclusões nucleares virais, características dessa infecção (Figura 7.30).

Infecções por bactérias
Clostridium difficile

Caracteriza-se pela presença de placas aderidas à mucosa, circulares, de coloração branco-acinzentada, que medem de 2 a 3 mm (pseudomembranas)[42]. A remoção dessas placas com a ponta do endoscópio revela ulceração da mucosa, provocando leve sangramento (Figuras 7.31A e 7.31B).

Quando indicada a colonoscopia, para confirmação diagnóstica dessa afecção (no caso de pesquisa de suas toxinas nas fezes negativa), esta deve ser completa, pois embora as lesões costumem ocupar toda a superfície cólica, às vezes podem ser apenas proximais.

O diagnóstico é confirmado pelo aspecto endoscópico característico dessa infecção. Biópsias são inespecíficas.

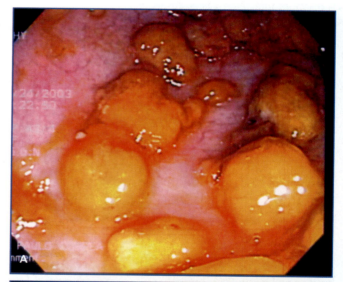

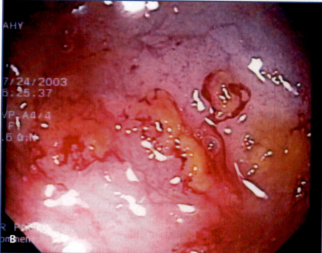

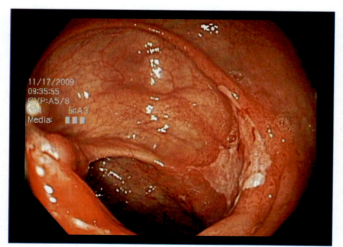

Figura 7.30 – CMV. Úlceras rasas, com hiperemia de suas bordas, no cólon direito em pacientes portadores de diarreia e febre, geralmente imunossuprimidos, constitui quadro endoscópico fortemente sugestivo de colite por CMV. As biópsias desta lesão devem ser realizadas em suas bordas.

Figura 7.31A e B – A. Colite pseudomembranosa. Caracteriza-se pela presença de placas branco-amareladas dispostas de forma contínua na mucosa cólica. B. Colitepseudomembranosa. A remoção de algumas desta placas, observadas na figura anterior, mostram a presença de pequenas áreas ulceradas.

Mycobacterium tuberculosis

Mais comumente acomete a região ileocecal assemelhando-se a DC, com achados variando desde edema a ulcerações difusas ou até mesmo aspecto calcetado (Figura 7.32). Há também eventual deformação da válvula ileocecal com estenose[43]. Biópsias são fundamentais para chegar ao seu diagnóstico definitivo, com o achado de granulomas e do agente etiológico dentro deles. Habitualmente, existem outros focos ativos da doença, geralmente pulmonares.

Outras bactérias

Infecções agudas ou subagudas por: *Salmonella* sp., *Shiguella* sp., *Eschirichia coli* enteropatogênica, *Yersinia enterocolytica* ou *Campylobacter jejunii* são totalmente inespecíficas à colonoscopia. Nos casos crônicos de salmonelose existe semelhança endoscópica à DC.

Infestação por protozoários
Entamoeba histolytica

Acomete com mais frequência o cólon direito. Os achados endoscópicos variam de edema, friabilidade e granulosidade da mucosa até os achados de pequenas ulcerações, com bordas habitualmente elevadas, tipo "camisa de botão" (Figura 7.33).

Nas fases mais crônicas, surgem ulcerações discretas de bordas irregulares, recobertas por exsudato amarelado. Biópsias das bordas dessas úlceras costumam revelar presença de trofozoítos deste agente. Menos frequentemente aparecem lesões sésseis volumosas e de superfície irregular (amebomas)[44].

Schistossoma mansoni

Nas fases agudas dessa infecção, a mucosa pode se apresentar granulosa, friável, com petéquias e até ulcerações, mimetizando uma RCUI.

Na fase crônica pólipos inflamatórios são relativamente comuns, entre 0,5 e 1 cm de diâmetro, podendo às vezes formar tumorações (granuloma esquistossomótico).

Os segmentos mais acometidos são o reto e sigmoide.

Seu diagnóstico firma-se com o achado do seu ovo, na submucosa, nos espécimes de biópsia.

Infecção por fungos
Histoplasma capsulatum

Raramente afeta o cólon e quando isto ocorre, as alterações da mucosa são no cólon proximal e caracterizam-se por ulcerações com bordas elevadas e de aspecto perláceo, semelhantes às lesões da DC. Biópsias das bordas dessas úlceras revelam a presença desse fungo no tecido (Figura 7.34).

Microcolites

As microcolites não apresentam alterações endoscópicas significativas. Quando muito, à colonoscopia observa-se processo inflamatório leve e inespecífico da mucosa. Manifestam-se por diarreia crônica, contínua e aquosa.

Para seu diagnóstico há necessidade de múltiplas biópsias seriadas ao longo de todo o cólon e reto para estudo histopatológico, a fim de definir os diferentes tipos: eosinofílica, linfocítica ou colágena[45]. Os espécimes devem ser separados em três frascos: cólon direito, cólon esquerdo e reto.

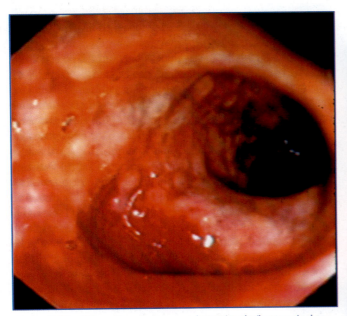

Figura 7.32 – Tuberculose. Imagem endoscópica do íleo terminal em paciente portador de tuberculose intestinal, revela nodulações da submucosa, que costuma caracterizar as doenças granulomatosas do aparelho digestivo.

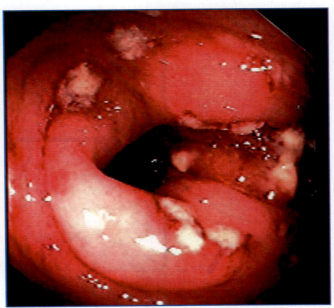

Figura 7.33 – Amebíase. Pequenas úlceras, de bordas elevadas, com secreção purulenta em seu interior, características dessa infestação.

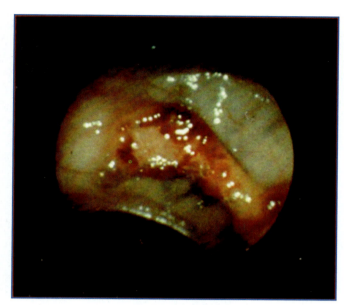

Figura 7.34 – Histoplasmose. Lesão ulcerada, com bordas elevadas, avermelhadas e de aspecto granuloso, sugere essa micose.

HEMORRAGIA DIGESTIVA BAIXA (HDB)

Definida como o sangramento que se origina após o ângulo de Treitz incide em aproximadamente 0,03% da população adulta, sendo responsável por 1 a 2% das internações de urgência nos Estados Unidos[46,47].

Habitualmente, é secundária a várias afecções anorretocólicas já apresentadas neste capítulo.

Em 80% dos casos a hemorragia é autolimitada, porém em até um quarto dos pacientes o sangramento é recorrente, aumentando significativamente a mortalidade[48].

Atualmente, a colonoscopia é considerada o exame inicial de escolha na investigação e no tratamento em pacientes com hemorragia digestiva baixa aguda moderada ou intensa e, quanto mais precoce sua indicação, melhor é a eficácia do método[49]. A acurácia diagnóstica varia de 72 a 86%[50].

Em um estudo prospectivo reunindo 3.196 pacientes[48], foi possível atingir o ceco em até 95% dos casos de HDB intensa, com morbidade de apenas 0,3%. Estudos recentes demonstraram que a colonoscopia realizada em caráter de urgência, dentro das 12 horas iniciais de admissão, é um exame seguro e eficiente, que interfere também na redução do tempo de internação e na diminuição dos custos hospitalares[48,51].

A colonoscopia de urgência também tem outro importante papel na localização da fonte de sangramento. Em trabalhos não controlados, a realização prévia do exame com a identificação do local de sangramento proporcionou ressecções segmentares e diminuiu a morbimortalidade cirúrgica em comparação à colectomia subtotal[48,52].

Não há consenso na literatura sobre qual o melhor preparo de cólon nos pacientes em vigência de sangramento. O preparo anterógrado é o de eleição para a maioria dos autores (nos quais também nos incluímos) e deve ser estimulado sempre que as condições clínicas do paciente permitirem. O exame também pode ser feitos sem preparo ou somente com a realização de enemas (com água morna ou soro fisiológico morno). O efeito catártico do sangue nos casos de HDB promove a remoção da maior parte do conteúdo fecal[9,53].

A moléstia diverticular do cólon é a causa mais frequente de HDB, considerando os pacientes não submetidos a colonoscopias com polipectomias recentes, sendo também diagnosticada de forma incidental em até 66% dos pacientes com outra forma de sangramento digestivo[54].

A Tabela 7.8 mostra as principais causas de sangramento moderado ou severo diagnosticadas em 64% dos 230 pacientes submetidos à colonoscopia de urgência por HDB em um mesmo serviço de referência no período de 22 anos[55].

Procuramos sempre seguir o algoritmo evidenciado pela Figura 7.35 na abordagem dos pacientes portadores de hemorragia digestiva baixa, atual ou recente, que recebemos em nosso serviço:

TABELA 7.8 – Principais causas de hemorragia digestiva baixa aguda, moderada ou severa; achados em 230 pacientes submetidos à colonoscopia de urgência no Hospital Sírio Libanês de São Paulo

Causa	Número (n)
Sangramento pós-polipectomia	16
Moléstia diverticular	16
Angiodisplasia	14
Colite infecciosa	13
Colite isquêmica	13
Doença inflamatória intestinal	12
Proctopatia actínica	9
Tumores malignos	9
Pólipos	7
Sangramento PO (anastomoses)	7
Sangramento pós-biópsia de próstata	5
Sem afecção ileocólica alguma	26
Total	147

Obs.: em 83 pacientes o exame foi inconclusivo.

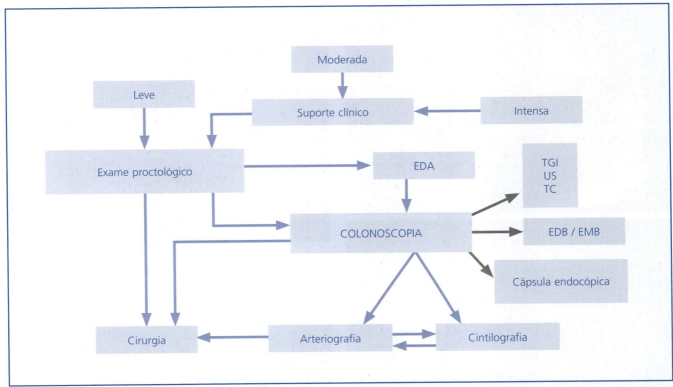

Figura 7.35 – Algoritmo de abordagem dos pacientes portadores de hemorragia digestiva baixa, atual ou recente. EDA: endoscopia digestiva alta; TGI: trânsito gastrintestinal; US: ultrassonografia de abdome; TC: tomografia de abdome; EDB: endoscopia com duplobalão; EMB: endoscopia com monobalão. As setas cinzas indicam procedimentos eletivos ou semieletivos; as setas azuis indicam os procedimentos que devem ser seguidos nos quadros agudos e ativos.

COLONOSCOPIA TERAPÊUTICA
Polipectomias e ressecção de lesões planas (mucosectomias ou dissecção endoscópica da submucosa)

A polipectomia endoscópica é o procedimento terapêutico mais frequentemente realizado pela colonoscopia.

Todos os pólipos do cólon e do reto considerados adenomas devem ser tratados. Esse talvez seja, hoje em dia, o ato médico mais efetivo na prevenção de uma neoplasia maligna na raça humana.

Uma grande variedade de técnicas pode ser utilizada na remoção dos pólipos, com tamanhos e morfologias variadas:
  biópsia com pinça fria (Figura 7.36);
- *hot biopsy* (Figuras 7.37A e 7.37B);
- ressecção com alça a frio ou com corrente monopolar em bloco (Figura 7.38);
- ressecção fatiada (*piecemeal*);
- ressecção endoscópica da mucosa (REM) ou mucosectomia, em bloco ou fatiada (Figura 7.39);
- dissecção endoscópica da submucosa (DES) (Figuras 7.40A e 7.40B).

Pequenos pólipos, menores que 8 a 10 mm, podem ser ressecados com pinça de biópsia convencional ou alça a frio. Lesões maiores devem ser ressecadas com auxílio de corrente elétrica, com especial cuidado no cólon direito, onde a parede tem espessura mais delgada.

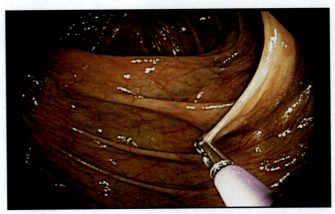

Figura 7.36 – Pólipos até 5 mm. A simples apreensão desses pólipos com uma pinça de biópsia é suficiente para a sua remoção.

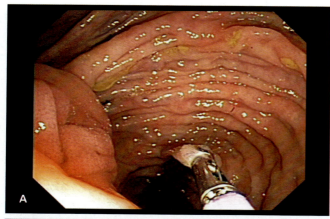
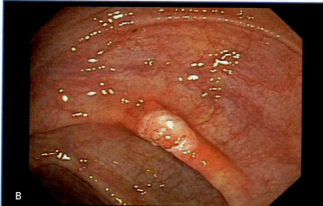

Figura 7.37A e B – *Hot biopsy*. Apreensão de uma lesão e passagem de corrente elétrica por fora da pinça, destruindo algum tecido residual. O espécime dentro da concha fica preservado para futuro estudo anatomopatológico.

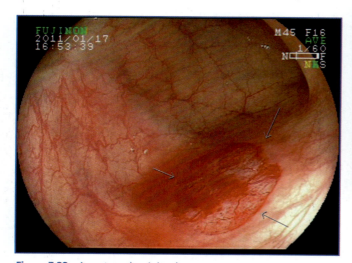

Figura 7.38 – Aspecto endoscópico da escara na mucosa após a remoção de um pólipo com alça a frio.

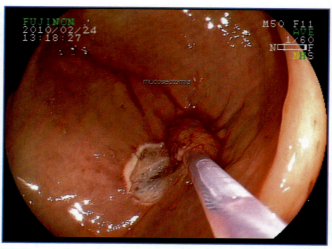

Figura 7.39 – Mucosectomia fatiada. Ressecção de um segundo fragmento de uma mesma lesão plana do cólon.

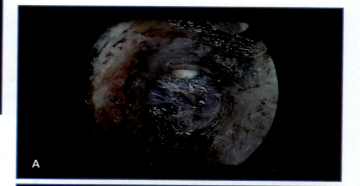
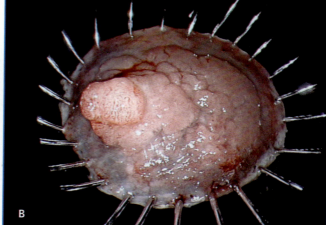

Figura 7.40A e B – A. Dissecção endoscópica da submucosa. Camada submucosa do cólon (no canto superolateral esquerdo) sendo dissecada endoscopicamente da camada muscular do cólon (no canto inferolateral direito). No centro da imagem notamos um vaso perfurante, que será brevemente cauterizado e seccionado. B. DES. Espécime avantajado removido em uma única peça e preparado para estudo histopatológico.

Taticamente, recomenda-se tratar as lesões menores à medida que elas são encontradas durante a introdução do aparelho, devido à possibilidade de não encontrá-las na sua retirada.

Por sua vez, as lesões maiores são ressecadas durante a retirada do aparelho, após avaliação de todo o cólon.

De uma maneira geral, são ressecáveis endoscopicamente as lesões pediculadas ou sésseis de até 2 cm de diâmetro em sua base de implantação, que ocupem menos de um terço da circunferência do cólon e, no máximo, duas pregas longitudinais. Para os pólipos acima dessa medida, com maior potencial de malignidade, cuidados adicionais devem ser tomados para uma ressecção segura e efetiva.

Sempre que possível, a ressecção em fragmento único deve ser tentada, uma vez que quando fatiada é associada a maiores índices de recidiva. Pólipos grandes com base larga e lesões deprimidas têm maior probabilidade de malignização e devem ser considerados para tratamento cirúrgico.

O potencial de degeneração dos pólipos varia de 4 a 26%, sendo significativamente maior naqueles acima de 2 cm.

Nas lesões degeneradas (pólipo com câncer invasivo) alguns aspectos devem ser observados para considerar que a ressecção endoscópica foi curativa, entre eles:

- O tumor deve ser bem ou moderadamente diferenciado.
- A invasão da submucosa não deve ultrapassar a camada *muscularis mucosae*, em sua profundidade, em mais de 2 mm nas lesões sésseis e 1 mm nas lesões planas. Nas lesões pediculadas a margem de secção deve distar no mínimo 2 mm do câncer.
- Não pode haver invasão vascular ou linfática.
- Não pode haver sinais de brotamento (*budding*), que é definido pela presença de grupamentos com 5 a 10 células neoplásicas na submucosa adjacente à lesão.
- As margens, tanto laterais como profundas, devem estar livres.
- Quando o endoscopista julgar que a ressecção pode não ter sido curativa, incompleta ou que não foi possível, é desejável que a área seja tatuada (Figuras 7.41 e 7.42).

Fujii e Kato descreveram sua técnica de tatuagem na qual se realiza uma pré-bolha com 1 a 2 mL de solução salina na submucosa; em seguida, injeta-se 1 mL de tinta da China (ou tinta Nankin) estéril e diluída para 1 a 5% nessa bolha, se retirar a agulha do ponto de punção. O passo final consiste em injetar outros 2 mL de solução salina para preencher o cateter e garantir que o corante chegue à bolha. Essa técnica diminui a chance de injetar o corante através da parede do cólon e corar tecidos não desejáveis. Recomenda-se tatuar pelo menos 2 pontos da parede do cólon, próximos à lesão[56].

Mituoka difunde técnica semelhante, colocando o paciente em decúbito dorsal horizontal, preenchendo a luz do cólon com água. A água, por ação da gravidade, ocupará a parede posterior do cólon, tornando possível ao colonoscopista injetar o corante em uma só bolha, contralateral à deposição da água.

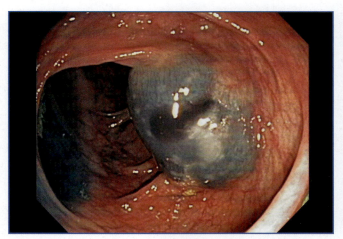

Figura 7.41 – Tatuagem. Resultado final. Foi injetado soro fisiológico (pré-bolha) e depois tinta da China na submucosa do cólon, formando esta grande bolha. Nota-se a presença de líquido na parede contralateral do cólon, que serviu para orientar o ponto de confecção desta bolha.

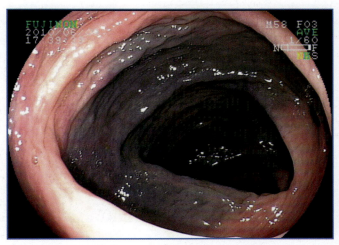

Figura 7.42 – Tatuagem. Imagem de exames endoscópicos futuros em segmentos previamente tatuados.

As lesões planas devem ser ressecadas pela técnica de mucosectomia, que consiste na aplicação de alça de polipectomia em lesões elevadas previamente por injeção de alguma solução na camada submucosa, que pode ser: a salina; solução de NaCl a 3%; manitol a 20%; ou hialuronidato de sódio. Caso a lesão não se eleve após a injeção na submucosa, existe forte indício de infiltração da muscular própria do cólon, configurando o *non-lifting sign*, o que impede a abordagem endoscópica dessa lesão (Figura 7.43).

Descrita pela primeira vez por Deyhle em 1973, essa técnica torna mais segura a ressecção de lesões sésseis e planas, seja em múltiplos (fatiada) ou único fragmento (ressecção em bloco).

A taxa de recorrência varia de 2 a 14% e o uso de plasma de argônio para complementar as ressecções consideradas incompletas apresenta resultados conflitantes na literatura[57,58] (Figura 7.44).

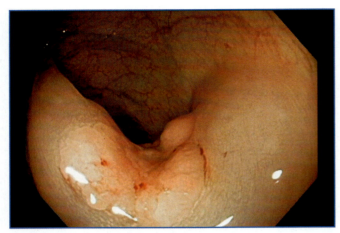

Figura 7.43 – *Non lifting sign*. Lesões que já comprometem a camada muscular do cólon não se elevam quando se injeta soro fisiológico na submucosa para a realização de sua ressecção endoscópica, sendo necessário abortar o procedimento.

Dentre as vantagens desse método, destacam-se a maior precisão da avaliação histológica e a menor taxa de recorrência (0 a 2% *versus* 6 a 14%).

Por outro lado, alguns estudos apontam que, quando comparada à mucosectomia, a DES apresenta algumas limitações, como a maior dificuldade técnica, o maior tempo de duração do procedimento e o maior risco de complicações, como sangramentos e perfurações[59,60].

Hemorragia digestiva baixa

O tratamento endoscópico do sangramento cólico pode ser realizado por diferentes métodos:

- **Termocoagulação (com ou sem contato tecidual):** *heater probe*, *laser*, coagulação com plasma de argônio (APC) e eletrocoagulação (bipolar ou monopolar) (Figura 7.45).
- **Terapia com infiltração de substâncias químicas na submucosa:** adrenalina, etanolamina, álcool absoluto, polidocanol ou cianoacrilato.
- **Métodos mecânicos:** endoclipes metálicos, ligadura elástica e *endoloop* (Figura 7.46).

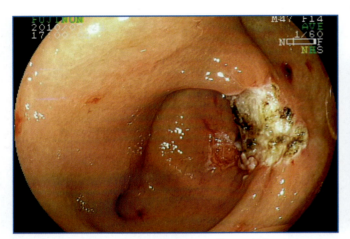

Figura 7.44 – Após mucosectomia pode-se utilizar o APC para complementar este procedimento para minimizar a possibilidade de recidiva, como foi realizado neste caso.

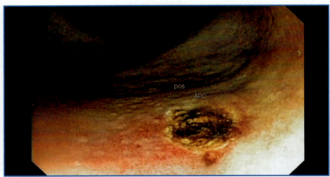

Figura 7.45 – Aplicação de APC. Aspecto final após aplicação deste método térmico em sangramento arterial no reto.

Recentemente, como uma alternativa à mucosectomia (REM), a escola japonesa desenvolveu uma técnica avançada de tratamento endoscópico para neoplasias superficiais do trato GI, conhecida como dissecção endoscópica da submucosa (DES), que utiliza acessórios especiais para a dissecção dessa camada.

Três passos caracterizam o procedimento de DES:
- injeção de um fluido na submucosa para elevar a lesão, separando-a da camada muscular;
- incisão circunferencial da mucosa ao redor da lesão;
- subsequente dissecção do tecido conectivo da submucosa localizado abaixo da lesão da camada muscular própria do cólon.

Quando comparada à polipectomia e à mucosectomia, a técnica de DES permite o controle do tamanho e forma do espécime ressecado com maior precisão e a ressecção em bloco mesmo de lesões grandes.

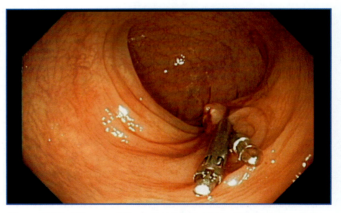

Figura 7.46 – Clipes metálicos. Esse talvez seja o método endoscópico mais efetivo no controle de sangramentos e perfurações. Notam-se dois clipes colocados em coto arterial após polipectomia.

Como também já demonstrado na endoscopia digestiva alta terapêutica, a associação de métodos parece ser mais efetiva que a aplicação de somente um deles. Assim, temos quase sempre utilizado de terapia de infiltração com adrenalina 1:10.000 ou 1:20.000, para diminuir o sangramento e facilitar a localização mais precisa da causa da hemorragia, seguida de aplicação de plasma de argônio ou de clipe metálico.

Esses métodos, ou sua associação, devem ser utilizados segundo a disponibilidade de equipamentos, intensidade e causa do sangramento, e experiência do endoscopista. As taxas de sucesso com o tratamento endoscópico em pacientes com HDB variam em torno de 70%.

Stents (próteses) e dilatações do cólon
Próteses

O câncer colorretal pode ter como primeira manifestação um quadro obstrutivo em até 29% dos casos, aumentando a morbimortalidade pós-operatória[61].

O tratamento endoscópico por meio de endopróteses (*stents*) tem indicação naqueles pacientes com obstrução do cólon esquerdo e candidatos à cirurgia eletiva definitiva (Figuras 7.47A e B).

O procedimento pode substituir uma colostomia (ponte para cirurgia), promovendo alívio imediato do quadro obstrutivo, possibilitando melhora das condições clínicas do paciente, o estadiamento pré-operatório adequado e preparo do cólon para cirurgia eletiva (laparoscópica ou convencional). Outras indicações são: tratamento paliativo (para melhora da qualidade de vida em pacientes com doença avançada e clinicamente não elegíveis para tratamento operatório ou tratamento neoadjuvante) e fechamento de fístulas.

Atualmente existem no mercado diversas opções e tamanhos de endopróteses, recobertas ou não. A taxa de sucesso em sua colocação varia de 72 a 93%.

O uso de radioscopia para a colocação dos *stents* é recomendável na maioria dos casos. A melhora do quadro obstrutivo ocorre logo nas primeiras horas, embora as endopróteses podem se expandir completamente em até 72 horas.

As contraindicações para o método são lesões totalmente obstrutivas com grande dilatação do cólon a montante, suspeita clínica de perfuração intestinal e nos pacientes com tumores do reto baixo, pelo grande desconforto gerado pelo *stent* (tenesmo).

As principais complicações são a migração da prótese (11,8%), obstrução (7,3%) e a perfuração do cólon (3,8%). A migração é mais comum nos pacientes submetidos a rádio e quimioterapia e naqueles com lesões obstrutivas extrínsecas (carcinomatose peritoneal), com mucosa colônica normal[62].

Nos últimos anos, um número crescente de publicações sobre o uso de endopróteses nas obstruções benignas do cólon tem ampliado as indicações do método[63,64].

O tratamento paliativo dos tumores obstrutivos pela colonoscopia também pode ser alcançado com o uso do plasma de argônio na tunelização desses tumores. Seu uso também é

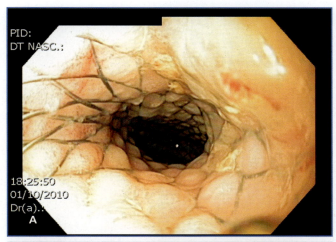

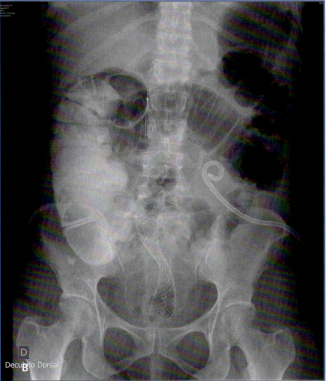

Figura 7.47A e B – A. Endoprótese. Aspecto endoscópico após a colocação de endoprótese metálica não revestida em tumor obstrutivo do sigmoide. B. Endoprótese. Controle radiológico após 24 horas desse caso.

eficaz no controle do sangramento de lesões avançadas, suspendendo ou postergando uma possível indicação cirúrgica de urgência (Figuras 7.48A e B).

Estenoses

As estenoses benignas do cólon podem ser encontradas nos pós-operatórios de cirurgias colorretais (anastomoses), nas fases avançadas da doença diverticular, nas doenças

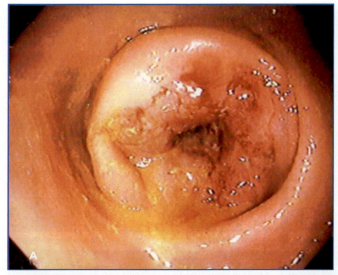

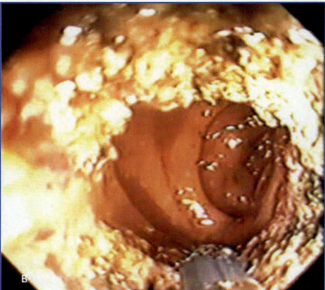

Figura 7.48A e B – A. Tumor obstrutivo do reto alto. B. Tunelização com APC do paciente, resolvendo temporariamente a obstrução.

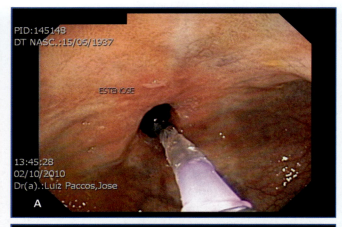

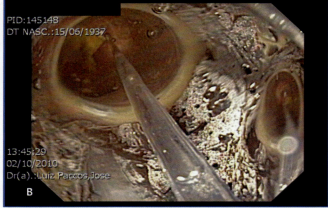

Figura 7.49A e B – A. Estenose cólica. B. Dilatação endoscópica com balão hidrostático. O fato de o balão ser transparente permite que se acompanhe a dilatação da estenose (halo esbranquiçado no centro).

inflamatórias ou isquêmicas do cólon e nas compressões extrínsecas por doenças ginecológicas como a endometriose.

A dilatação endoscópica é o método de escolha para o tratamento dessas estenoses, ficando o tratamento cirúrgico reservado para os casos de insucesso ou de grande extensão da estenose (Figuras 7.49A e B).

A utilização de balões hidrostáticos ou pneumáticos pode ser isolada ou associada à incisão da área de fibrose cicatricial (estenotomia). Novos procedimentos poderão ser necessários, pelas taxas de recidiva de até 25% dos casos. O sangramento e a perfuração são as principais complicações.

Tratamento do volvo de sigmoide

Denomina-se volvo a rotação do segmento cólico sobre o eixo do seu mesentério, causando obstrução e isquemia desse segmento.

Corresponde à terceira causa mais comum de obstrução do cólon nos Estados Unidos, sendo o ceco o segmento mais acometido.

Em nosso meio, onde predomina a etiologia chagásica e o dolicocólon, o segmento mais comumente acometido é o sigmoide (60 a 70%)[65]. É mais comum em homens, na faixa etária de 40 a 50 anos.

O paciente com volvo de sigmoide apresenta-se com quadro obstrutivo, caracterizado por dor abdominal, distensão e parada da eliminação de gases e fezes.

São úteis para o diagnóstico a radiografia simples do abdome e a tomografia computadorizada.

A mortalidade global do volvo de sigmoide gira em torno de 19%, elevando-se para 52% nos casos em que existe necrose intestinal.

O tratamento do volvo de ceco é cirúrgico na grande maioria dos casos. O tratamento do volvo de sigmoide pode ser clínico (por meio de enemas), endoscópico ou cirúrgico e depende das condições clínicas do paciente, da sua causa e da sua gravidade.

O tratamento endoscópico deve ser o de primeira escolha, uma vez que reduz a possibilidade de isquemia e diminui a mortalidade, transformando uma situação crítica em eletiva[66].

A distorção colonoscópica tem índices de sucesso de 78 a 95% com recorrência de 43 a 60%, variando de dias a semanas[67].

O preparo distal do cólon é recomendável com solução salina morna com pequeno volume (250 a 500 mL), e a introdução do colonoscópico deve ser muito cuidadosa, com baixa insuflação de ar. Normalmente o ponto de obstrução está de 20 a 30 cm da borda anal onde se nota a convergência de pregas mucosas e o afilamento da luz. Após ultrapassar o ponto obstrutivo, o que promoverá saída de gases e fezes, o colonoscopista deve fazer minuciosa avaliação da mucosa para afastar o diagnóstico de isquemia intestinal. O uso de sondas retais é de preferência do endoscopista e não está relacionado com a diminuição dos índices de recidiva.

Descompressão na síndrome de Ogilvie

A pseudo-obstrução aguda do cólon (Poac), ou síndrome de Ogilvie, é definida como a dilatação acentuada do cólon, principalmente o cólon direito e transverso, na ausência de obstrução mecânica. Fatores predisponentes como trauma, cirurgias, restrição ao leito e uso de opioides, entre outros, estão presentes em 95% dos pacientes[68]. Essa condição tem grande importância clínica e elevada taxa de mortalidade. Nos casos não complicados, varia de 15 a 30%. Nas situações com necrose e perfuração do cólon, a mortalidade ultrapassa os 50%.

A descompressão com o colonoscópio está indicada nos pacientes com distensão abdominal e desconforto clínico acentuado, ou quando o diâmetro cecal é maior que 10 a 12 cm (ao raio X simples ou tomografia de abdômen), ou na falha do tratamento clínico medicamentoso com neostigmine (2 a 2,5 mg IV).

O colonoscópio deve ser introduzido no mínimo até após a flexura esplênica (no transverso distal), aspirando-se o ar da luz intestinal e reduzindo-se o desconforto do doente. A taxa de sucesso com a descompressão endoscópica varia de 70 a 90%. Algumas vezes, é necessário repetir o procedimento (a recidiva pode ocorrer em até 40% dos casos)[69].

Retirada de corpos estranhos

Corpos estranhos localizados no cólon e no reto podem ser originados por ingestão oral ou pela sua introdução via anal. Podem ser ingeridas acidentalmente: próteses dentárias, espinhas de peixe, ossos, palitos, entre outros. Os locais mais frequentes de impactação são: a válvula ileocecal, o cólon sigmoide (óstios diverticulares) e o reto distal.

Quando introduzidos pelo ânus, geralmente relacionado à atividade sexual, os objetos localizam-se da transição retossigmoide até o reto distal. O quadro clínico e as complicações são variáveis; dependem do tipo de objeto e de presença de lesão na parede intestinal.

Os pacientes podem ser assintomáticos, mas apresentam potencial risco de obstrução, hemorragia, perfuração e sepse.

Além da história clínica, exames radiológicos e endoscópicos confirmam o diagnóstico e identificam a presença de eventuais complicações.

O material para retirada de corpos estranhos inclui pinças tipo *tripod* ou *basket*, alças e cestas com redes de nylon para apreensão e tração, além de *overtubes* para proteção da parede intestinal na remoção de objetos cortantes.

RASTREAMENTO E MONITORAMENTO DO CÂNCER COLORRETAL (CCR)

A colonoscopia tem sido habitualmente empregada como uma das principais modalidades propedêuticas no rastreamento e monitoramento do CCR.

O rastreamento, ou seja, os exames de prevenção aplicados à população de baixo risco, divide a preferência com outros exames. (Tabela 7.9) Tem como vantagem o fato de ser um exame diagnóstico e que pode ao mesmo tempo ser terapêutico, pela remoção das lesões precursoras do CCR (adenomas) ou até mesmo de algumas formas de câncer precoce. Sua desvantagem é não estar disponível para toda a população e ainda apresentar altos custos, assim como complicações mais relevantes.

TABELA 7.9 – Detecção precoce de adenomas colorretais e câncer colorretal: diretrizes para o rastreamento na população de risco baixo e médio (indivíduos assintomáticos com idade ≥ 50 anos, sem fatores de riscos adicionais)[70,71]

Testes que detectam pólipos adenomatosos e câncer	Intervalo
Retossigmoidoscopia flexível (inserção até 40 cm ou até a flexura esplênica)	a cada 5 anos
Colonoscopia	a cada 10 anos
Enema baritado de duplo contraste	a cada 5 anos
Colonografia por tomografia (colonoscopia virtual)	a cada 5 anos
Testes que primariamente detectam câncer	Intervalo
Pesquisa de sangue oculto nas fezes (PSOF)	anual
Imunoteste fecal (FIT)	anual
Pesquisa de DNA fecal	não definido

O monitoramento, que é realizado nas populações de alto risco para o CCR, deve ser sempre o primeiro exame de escolha devido à relevante necessidade de biópsias ou polipectomias nesses grupos de pacientes.

Câncer[72]

Pacientes operados por câncer colorretal devem ser submetidos à colonoscopias periódicas, após o primeiro ano e depois a cada três anos, com o intuito de diagnosticar lesões metacrônicas, pólipos ou um novo câncer, o que ocorre em até 5% dos casos.

Outra indicação é para se identificar recidiva em linha de anastomose, embora esse evento seja muitíssimo mais frequente em anastomoses colorretais.

No caso de não haver um exame de imagem que tenha estudado bem o cólon à montante à lesão obstrutiva distal (colonoscopia convencional ou colonografia por tomografia computadorizada), deve-se antecipar o primeiro exame colonoscópico para 3 a 6 meses após a cirurgia.

Pólipos[72]

Pacientes portadores de adenomas colorretais passam a ser considerados pacientes de maior risco para o CCR. Portanto, devem ser orientados a repetir o exame de colonoscopia com intervalos regulares.

Nos últimos anos o conhecimento da história natural dos pólipos e quase todo o processo até a sua malignização ficaram mais bem entendidos, principalmente quando seguem a sequência adenoma-carcinoma. Dessa forma, sabe-se que a formação de um adenoma tarda no mínimo 2 a 3 anos, e a sua transformação em um adenocarcinoma demora em média 7 anos. Assim, em algumas situações poderíamos estabelecer um intervalo de até 10 anos entre os exames colonoscópicos. No entanto, cada situação pode estar associada a risco maior ou menor.

Observou-se que quando existem mais de três lesões, ou uma lesão maior que 1 cm, ou a presença de componente viloso em mais de 20% da lesão, ou displasia de alto grau, o risco para o CCR é maior e o intervalo entre os exames deve ser menor. Quando um paciente apresenta uma ou mais dessas particularidades ele é portador de um "adenoma avançado".

O portador do "adenoma simples" é aquele que não apresenta essas características, ou seja, tem uma ou duas lesões apenas, ambas com tamanho inferior a 1 cm e sem componente viloso ou displasia de alto grau.

Caso as lesões sejam extensas e tenham que ser removidas fatiadas, existe um maior risco de recidiva, sendo necessário o encurtamento do seguimento desses pacientes.

Os últimos consensos sobre este tema foram publicados em 2008 e são os que estamos seguindo[54,55].

TABELA 7.10 – Intervalos para seguimento de pacientes portadores de adenomas colorretais

Achado ou situação	Repetir colonoscopia em
Pólipos hiperplásicos (distais, pequenos ou diminutos, em pequeno número)	10 anos
Adenoma simples	5 a 10 anos
Adenoma avançado	1 a 3 anos
Ressecções fatiadas	3 a 6 meses (devido a maior risco de lesão residual ou recidiva)

Se os pacientes pertencerem a grupos de maior risco, como indivíduos já operados de CCR, portadores de síndromes genéticas e portadores de doenças inflamatórias inespecíficas do cólon, entre outros, devem fazer o seguimento específico proposto para cada uma dessas situações particulares.

Se houver uma ou duas situações de risco concomitantes, deve prevalecer sempre o seguimento com menor intervalo das duas.

Retocolite ulcerativa[39]

O caráter de malignização dessa moléstia faz com que haja um risco crescente de desenvolvimento de câncer em pacientes com mais de oito anos de evolução clínica, principalmente naqueles em que:
- o início da doença se fez quando muito jovens;
- nas formas mais graves;
- nas formas em que haja maior área de acometimento do cólon (nas pancolites);
- quando há associação de colangite esclerosante.

Dessa forma, esses pacientes devem ser submetidos a colonoscopias de controle, de preferência em caráter anual ou bianual. Devem ser executadas biópsias seriadas, a cada 10 cm, ao longo do cólon e do reto, assim como todas as demais áreas suspeitas.

Quando a doença compromete apenas o cólon esquerdo, a recomendação atual é que se façam exames trienais após 15 anos do início. Nos casos de proctite isolada, o risco de câncer é semelhante à população em geral.

Doença de Crohn

Alguns estudos mais recentes sugerem que o câncer na DC, quando esta compromete todo o cólon e é de longa existência (> 15 anos), tem maior incidência que o câncer esporádico do cólon, quase sempre comprometendo o reto.

Dessa forma, advoga-se o rastreamento desses pacientes com exames trienais, a partir de 15 anos do seu diagnóstico.

Síndromes genéticas

Existem ainda duas outras condições em que o exame endoscópico é de grande importância para a prevenção e o diagnóstico precoce de câncer do intestino grosso: o câncer colorretal hereditário não polipose (HNPCC), ou síndrome de Lynch, e a polipose adenomatosa familiar (PAF).

Câncer colorretal hereditário não polipose (HNPCC) ou síndrome de Lynch

Essa síndrome genética é de caráter autossômico dominante, com penetrância de cerca de 80%. Assim, é importante que os membros das famílias comprovadamente com essa síndrome ou com forte suspeita sejam examinados por colonoscopia a cada dois anos, a partir dos 25 anos de idade.

Polipose adenomatosa familiar (PAF)

Esta síndrome, caracterizada pela presença de mais de uma centena de pólipos ao longo do cólon e do reto, é também de transmissão autossômica dominante, com penetrância de 100%.

Membros de famílias com PAF devem ser examinados por colonoscopias periódicas, a cada dois anos, a partir dos 10 a 12 anos de idade.

A remoção cirúrgica de todo o cólon, e na maior parte das vezes também do reto, deve ser realizada se for achada qualquer lesão avançada e sempre antes dos 40 anos de idade.

As Tabelas 7.11 e 7.12 resumem as condutas mais recentemente aceitas no cuidado dos pacientes de maior risco para o CCR.

COMPLICAÇÕES DA COLONOSCOPIA

A incidência de complicações em virtude da colonoscopia ocorre em aproximadamente 0,35% dos exames e está relacionada ao preparo intestinal, à sedação, à avaliação diagnóstica do cólon e a alguma técnica complementar terapêutica.

A perfuração e o sangramento são as duas mais temidas e graves complicações, sendo imprescindível seu diagnóstico e tratamento precoces, diminuindo a morbimortalidade.

Complicações relacionadas ao preparo

As principais complicações relacionadas ao preparo do cólon são a desidratação e os distúrbios eletrolíticos, mais

TABELA 7.11 – Diretrizes para rastreamento e vigilância para detecção precoce de adenomas colorretais e câncer na população de alto risco[73]

Categoria	Recomendação	Comentário
Alto risco		
Diagnóstico molecular de PAF ou suspeita de PAF sem teste molecular	Colonoscopia bianual para determinar se o indivíduo expressa o fenótipo e para orientar aconselhamento genético e considerar teste genético. Início entre 10 e 12 anos	Se teste positivo, considerar colectomia
Diagnóstico molecular ou clínico de HNPCC ou indivíduos de risco aumentado para HNPCC	Colonoscopia a cada 1 a 2 anos e aconselhamento para considerar teste genético. Início aos 25 anos de idade ou 10 anos antes do caso mais jovem da família	O teste genético deve ser oferecido para os parentes de 1º grau de pessoas sabidamente portadoras de mutação herdada em genes de reparo do DNA. Também deve ser oferecido quando a mutação ainda não é conhecida na família, mas 1 de 3 dos critérios de Bethesda modificado está presente
Doença inflamatória intestinal: RCUI e doença de Crohn	O risco de câncer começa a ser significante 8 anos após a instalação de pancolite na RCUI e 15 anos após a instalação da colite do cólon esquerdo na RCUI ou na doença de Crohn. Colonoscopia com biópsias para avaliar displasia a cada 1 a 2 anos nos casos de pancolite da RCUI e a cada 3 anos na colite esquerda da RCUI e na doença de Crohn	Sugere-se que os pacientes sejam encaminhados para vigilância em centros com experiência no manejo de doença inflamatória intestinal

Tabela 7.12 – Diretrizes para rastreamento e vigilância para detecção precoce de adenomas colorretais e câncer na população de risco aumentado[73]

Categoria	Recomendação	Comentário
(1) Risco aumentado – antecedente de pólipo em colonoscopia prévia		
Pequenos pólipos hiperplásicos no reto	Opções de rastreamento recomendadas para população de médio risco	Seguir diretrizes da população de médio risco, exceto na polipose hiperplásica (seguimento mais intensivo)
1 ou 2 adenomas com displasia de baixo grau	Colonoscopia 5 a 10 anos após a polipectomia inicial	Considerar fatores clínicos para determinação do intervalo (colonoscopia prévia, história familiar, preferências do paciente e julgamento médico)
3 a 10 adenomas ou 1 adenoma > 10 mm ou componente viloso ou displasia de alto grau	Colonoscopia 3 anos após a polipectomia inicial	Os adenomas devem ter sido completamente removidos. Se colonoscopia de seguimento revelar categoria (1)B, o intervalo de controle deve ser de 5 anos
> 10 adenomas em único exame	Colonoscopia < 3 anos após a polipectomia inicial	Considerar a possibilidade de síndrome familiar não diagnosticada
Adenomas sésseis removidos em "piecemeal"	Colonoscopia em 2 a 6 meses para verificar se houve remoção completa	Se remoção completa, o intervalo para colonoscopia de vigilância deve ser individualizado com base no julgamento do endoscopista e do patologista
(2) Risco aumentado – pacientes com câncer colorretal (CCR)		
CCR com colonoscopia pré-operatória incompleta	Colonoscopia 3 a 6 meses após a ressecção se ausência de metástases irressecáveis; alternativa de colonoscopia intraoperatória	A CTC com contraste endovenoso ou EBDC são alternativas para avaliação pré-operatória
CCR com colonoscopia pré-operatória completa e ressecções curativas	Colonoscopia 1 ano após a ressecção (ou 1 ano após a colonoscopia realizada para avaliação completa do cólon) Após retossigmoidectomia por câncer de reto, avaliação para detecção de recidiva local em intervalos de 3 a 6 meses nos primeiros 2 a 3 anos	Se a colonoscopia de 1 ano for normal, o intervalo até o próximo exame é de 3 anos. Se a colonoscopia de 3 anos for normal, o intervalo até o próximo exame é de 5 anos. Na evidência de HNPCC ou achado de adenomas, seguir recomendação da categoria
(3) Risco aumentado – história familiar		
Câncer colorretal ou pólipos adenomatosos em um parente de 1º grau < 60 anos ou em dois ou mais parentes de 1º grau em qualquer idade	Colonoscopia com início aos 40 anos ou 10 anos antes do caso mais jovem da família, a cada 5 anos	Se colonoscopia de vigilância for normal, controle a cada 5 anos. Diante do colonoscopia alterada, seguir categoria conforme o achado
Câncer colorretal ou pólipos adenomatosos em um parente de 1º grau ≥ 60 anos ou em dois parentes de 2º com câncer colorretal	Colonoscopia ou outras opções de rastreamento recomendadas para população de médio risco com início aos 40 anos	Os indivíduos devem escolher o teste para rastreamento

CTC: colonografia por tomografia computadorizada; EBDC: enema opaco.

comumente encontrados nos pacientes idosos, cardiopatas ou com insuficiência renal. Podem ocorrer algumas arritmias cardíacas.

O preparo retrógrado parece mais seguro nos pacientes de alto risco, porém sua qualidade é inferior ao preparo oral. Algumas complicações mais raras também são descritas e relacionadas ao preparo anterógrado, como obstrução e perfuração intestinal, síndrome de Mallory-Weiss e aspiração pulmonar com consequente pneumonia.

Complicações relacionadas à sedação

A colonoscopia pode ser realizada sem uso de drogas psicotrópicas, sob sedação consciente e sob anestesia geral. A idade e as condições clínicas do paciente, a estrutura do serviço e a indicação do exame determinam o tipo de sedação mais apropriado.

As complicações da sedação incluem desde flebite superficial até depressão respiratória com broncoaspiração e parada cardiorrespiratória. Um estudo retrospectivo com 320.000 exames endoscópicos mostrou a ocorrência de eventos adversos em 1,4% dos procedimentos. A incidência de complicações cardiovasculares relacionadas à sedação foi de 0,9% dos procedimentos[74].

Complicações relacionadas à execução do exame

Entre as complicações relacionadas à colonoscopia, destacam-se a perfuração e o sangramento.

A perfuração do cólon durante o exame diagnóstico ocorre em aproximadamente 0,016% dos casos, mas pode chegar a 5% nas colonoscopias terapêuticas com ressecções de grandes lesões. Os fatores de risco relacionados à perfuração são: exame terapêutico (polipectomia, mucosectomia, DES, dilatação de estenoses e uso de plasma de argônio), idade avançada, presença de comorbidades, doença diverticular avançada do cólon, doenças inflamatórias intestinais, cirurgias abdominais prévias e obstrução.

Apesar de rara, a perfuração intestinal apresenta significativa morbidade e mortalidade, tornando fundamentais seu reconhecimento e tratamento precoce, que pode ser cirúrgico ou endoscópico (por meio de clipes metálicos), para a boa evolução do paciente[75].

O sangramento após a colonoscopia diagnóstica é um evento raro, observado em aproximadamente 0,05% dos exames. Geralmente, é autolimitado e ocorre após a realização de biópsias.

Já o sangramento pós-polipectomia é a principal complicação do método, variando entre 0,3 a 6,1% dos procedimentos. Um estudo multicêntrico japonês mostrou uma incidência global de 1,2% de sangramento após métodos terapêuticos que variaram desde *hot biopsy* até DES[76]. O sangramento pode ser imediato ou tardio, quando ocorre em até 29 dias após o procedimento.

O tratamento pode ser conservador, por meio de nova colonoscopia para hemostasia, ou cirúrgico, em raros casos.

Algumas técnicas são propostas para diminuir a incidência de sangramento após tratamento dos pólipos colônicos, principalmente maiores que 2 cm. Entre elas, aplicação de hemoclipes e *endoloop*, injeção de solução salina ou vasoconstritora e uso de plasma de argônio, com resultados variáveis[77].

Síndrome pós-polipectomia

A síndrome pós-polipectomia é uma situação decorrente da lesão térmica transmural da parede do cólon, após a polipectomia com uso de corrente elétrica, sem perfuração da alça intestinal. Pode ocorrer em 1 a 3% das polipectomias e está relacionada ao tamanho da lesão, segmento do cólon e tempo e intensidade da corrente elétrica utilizada.

Exames de imagem, como a TC, ajudam no diagnóstico diferencial com a pefuração do cólon.

O tratamento clínico, que inclui repouso alimentar, hidratação, uso de antibióticos endovenosos e sintomáticos é suficiente na grande maioria dos pacientes.

Outras

Outras complicações raras relacionadas à colonoscopia são descritas na literatura, entre elas: ruptura esplênica, apendicite aguda, sangramento dos vasos mesentéricos, bacteremia, enfisema subcutâneo e do retroperitônio e reação vasovagal[78,79].

REFERÊNCIAS BIBLIOGRÁFICAS

1. Keele KD. The evolution of clinical methods in medicine. London: Pitman; 1985.
2. Désormeaux AJ. De l'endoscope et de sé applications au diagnostic et au traitement de l'urèthe et la vessie. Paris: Ballière; 1865.
3. Kelly HA. A new method of examination and treatment of diseases of the cólon and rectum and sigmoid flexure. Ann Surg 1895; 21: 468.
4. Hopkins HH, Kapany NG. A flexible fiberscope using static scanning. Nature 1954; 173: 39.
5. Wolf WI, Shinya H. Colonofiberoscopy: diagnostic modality and therapeutic application. Bull Soc Int Chir 1971; 5: 525-7.
6. Wolf WI, Shinya H. Polipectomy via the fiberoptic colonoscope: removal of neoplasms beyond the reach of the sigmoidoscope. N Engl J Med 1973; 288: 329.
7. American Society for Gastrointestinal Endoscopy. Appropriate use of gastrointestinal endoscopy. Gastrointest Endosc 2000; 52 (6): 831-7.
8. Wilson W, Taubert KA, Gewitz M et al. Prevention of infective endocarditis. Guidelines from the American Heart Association. A guideline from the American Heart Association Rheumatic

Fever, Endocarditis, and Kawasaki Disease Committee. Concil on Cardiovascular Disease in the Young and the council on Clinical Cardiology. Concil on Cardiovascular Surgery and Anesthesia, and the Quality of Case and Outcomes Reserch Interdiciplinary Working Group. Circulation 2007; 116: 1796-54.

9. Wexner SD. A consensus document on bowel preparation before colonoscopy: prepared by a task force from American Society of Colon and Rectun Surgeons (ASCRS), the American Society for Gastrointestinal Endoscopy (Asge), and the Society of American Gastrointestinal and Endoscopic Suregeons (Sages). Gastrointest Endosc 2006; 63: 894-909.

10. Misra SP. Colonoscopy. Endoscopy 2004; 36: 957-60.

11. Bigard MA, Gaucher P, Lassalle C. Fatal colonic explosion during colonoscopic polypectomy. Gastroenterology 1979; 77: 1307-10.

12. Ladas SD, Karamanolis G, Ben-Soussan E. Colonic gas explosion during therapeutic colonoscopy with electrocautery. World J Gastroenterol 2007; 13 (40): 5295-8.

13. Qureshi WA. ASGE Guidelines: Guideline for endoscopy in pregnant and lactating women. Gastrointest Endosc 2005; 61: 357-62.

14. Faulx A. The changing landscape of practice patterns regarding unsedated endoscopy and propofol use: a national Web survey. Gastrointest Endosc 2005; 62: 9-15.

15. Rubio CA, Jaramillo E, Lindblom A, Fogt F. Classification of colorectal polyps: guidelines for the endoscopist. Endoscopy 2002; 34 (3): 226-36.

16. Hewett DG, Kahi CJ, Rex DK. Does colonoscopy work? J Natl Compr Canc Netw 2010; 8 (1): 67-76.

17. Willians, AR, Balasooriya BA, Day DW. Polyps and cancer of the large bowel: a necropsy study in Liverpool. Gut 1982; 23: 835.

18. Nusko G, Mansmann U, Altendorf-Hofmann A, Groitl H, Wittekind C, Hahn EG. Risk of invasive carcinoma in colorectal adenomas assessed by size and site. Int J Colorectal Dis 1997; 12 (5): 267-71.

19. Jass JR. Colorectal cancer: a multipathway disease. Crit Rev Oncog 2007; 12 (3-4): 273-87.

20. Endoscopic Classification Review Group. Update on the Paris superficial neoplastic lesions in the digestive tract. Endoscopy 2005; 37: 570-8.

21. Kudo SE, Mizuno K. Endoscopic diagnosis of early colorectal cancer. Nippon Shokakibyo Gakkai Zasshi 2007; 104 (7): 1008-17.

22. Kudo S, Kashida H, Nakajima T, Tamura S, Nakajo K. Endoscopic diagnosis and treatment of early colorectal cancer. 1997; 21 (7): 694-701.

23. Teixeira CR, Torresini RS, Canali C, Figueiredo LF, Mucenic M, Pereira Lima JC et al. Endoscopic classification of the capillary--vessel pattern of colorectal lesions by spectral estimation technology and magnifying zoom imaging. Gastrointest Endosc 2009; 69 (3): 750-6.

24. Brandt L, Boley SJ. Vascular disorders of the cólon. In: Sivak MV. Gastrointestinal Endoscopy. 2.ed. Vol. II New York: WB Sauders; 2000. p.1324-50.

25. Mulliken JB, Glowacki J. Hemangiomas and vascular malformations in infants and children: a classification based on endothelial characteristics. Plast Reconstr Surg 1982; 69: 412-22.

26. Foutch PG, Rex DK, Lieberman DA. Prevalence and natural history of colonic angiodyplasia among healthy asymptomatic people. Am J Gastroenterol 1995; 90: 564-7.

27. Averbach M, Correa PAFP, Cutait R. Hemorragia Digestiva Baixa. In Sobed (ed.). Endoscopia digestiva. 3.ed. Rio de Janeiro: Medsi; 2000. p.259-72.

28. Jurado ES, Câmara M, Almeida E. Endoscopic treatment of giant cavernous hemangioma: Case report. Am J Gastroenterol 2000; 95: 2580.

29. Barbier P, Luder P, Triller J, Ruchi C, Hassler H, Stafford A. Colonic hemorrhage from a solitary minute ulcer: report of three cases. Gastroenterology 1985; 88: 1065-8.

30. Gimeno-García AZ, Parra-Blanco A, Nicolás-Pérez D, Ortega Sánchez JA, Medina C, Quintero E. Management of colonic Dieulafoy lesions with endoscopic mechanical techniques: report of two cases. Dis Colon Rectum 2004; 47 (9): 1539-43.

31. Place RJ. Idiopathic colonic varices as a cause of lower gastrointestinal bleeding. South Med J 2000; 93: 1112-4.

32. Schafer TW, Binmoeller KF. Argon Plasma coagulation for the treatment of colonic varices. Endoscopy 2002; 34: 661-3.

33. Chen WC, Hou MC, Lin HC, Chang FY, Lee SD. An endoscopic injection with N-butyl-2-cyanoacrylate use for colonic variceal bleeding: a case report and review of the literature. Am J Gastroenterol 2000; 95: 540-2.

34. Donaldson SS. Radiation proctitis after prostate carcinoma therapy. JAMA 1994; 270: 819-20.

35. Sebastian S, O'Connor H, O'Morais et al. Argon plasma coagulation as first-line therapy for chronic radiation proctopathy. J Gastroenterol Hepathol 2004; 19: 1169-73.

36. Tjandra JJ, Sengupta S. Argon plasma coagulation is an effective treatment for refractory hemorrhagic radiation proctitis. Dis Colon Rectum 2001; 44 (12): 1759-65.

37. Brandt LJ, Boley SJ. AGA medical position statement: Guidelines on intestinal ischemia. Gastroenterology 2000; 118: 951-3.

38. Habu Y, Tahashi Y, Kiyota K, Matsumura K, Hirota M, Kawai K. Revaluation of clinical features of ischemic colitis. Scand J Gastroenterol 1996; 31: 881-924.

39. Corrêa P, Averbach M. Doenças inflamatórias do cólon. In: Averbach M, Safatle-Ribeiro AV, Ferrari AP Jr, Montes CG, Ejima FH, Faria KB, D'Assunção MA, Cappellanes CA. Atlas de Endoscopia Digestiva da SOBED. Rio de Janeiro: Revinter; 2011. p.309-17.

40. Corrêa PAFP, Cutait R. Colites específicas. In: Magalhães AFN, Cordeiro FT, Quilici FA, Machado G, Amarante HMBS, Prolla JC, Leitão OR, Alves PRA, Sakai P. Endoscopia digestiva diagnóstica e terapêutica. Rio de Janeiro: Revinter; 2005. p.574-9.

41. Marques Jr OW, Averbach M, Zanoni ECA, Correa PAFP, Paccos JL, Cutait R. Cytomegalovirus colitis in HIV positive patients: endoscopic findings. Arq Gastroenterol 2007; 44: 315-9.

42. Bartlett JG, Gerding DN. Clinical recognition and diagnosis of Clostridium difficile infection. Clin Infec Dis 2008; 15: 12-8.

43. Bhargava DK, Tandon HD, ChawlaTS, Shriniwas, Tandon BN, Karpur BM. Diagnosis of ileocecal and colonic tuberculosis by colonoscopy. Gastrointest Endosc 1985; 31: 69-70.

44. Luterman L, Alsumait AR, Daly DS, Gorexky CA. Colonosocpy features of cecal amebomas. Gastrointest Endosc 1985; 31: 204-6.

45. Tangri V, Chande N. Microcopic colitis: na update. J Clin Gastroenterol 2009; 43: 293-6.
46. Bounds BC, Kelsey PB. Lower gastrointestinal bleeding. Gastrointest Endosc Clin N Am 2007; 17 (2): 273-88.
47. Hoedema RE, Luchtefeld MA. The management of lower gastrointestinal hemorrhage. Dis Colon Rectum 2005; 48 (11): 2010-24.
48. Edelman DA, Sugawa C. Lower gastrointestinal bleeding: a review. Surg Endosc 2007; 21 (4): 514-20.
49. Bounds BC, Kelsey PB. Lower Gastrointestinal Bleeding. Gastrointest Endosc Clin North Am 2007; 17 (2): 273-88.
50. Farrell JJ, Friedman LS. Review article: the management of lower gastrointestinal bleeding. Aliment Pharmacol Ther 2005; 21 (11): 1281-98.
51. Green BT, Rockey DC. Lower gastrointestinal bleeding – management. Gastroenterol Clin North Am 2005; 34 (4): 665-78.
52. Klar E, Stöwhas M, Foitzik T. A surgical approach to acute intestinal bleeding. Chirurg 2006; 77 (2): 133-8.
53. Davila RE, Rajan E, Adler DG, Egan J, Hirota WK, Leighton JA et al. Standards of Practice Committee. ASGE Guideline: the role of endoscopy in the patient with lower-GI bleeding. Gastrointest Endosc 2005; 62 (5): 656-60.
54. Elta GH. Urgent colonoscopy for acute lower-GI bleeding. Gastrointest Endosc 2004; 59: 402-8.
55. Correa P, Averbach M, Paccos J, Rossini G, Marques Jr. OW, Popoutchi P. Endoscopic management of massive acute lower gastrointestinal bleeding. Gastrointest Endosc 2009; 69: 288.
56. Fu KI, Fujii T, Kato S, Sano Y, Koba I, Mera K et al. A new endoscopic tattooing technique for identifying the location of colonic lesions during laparoscopic surgery: a comparison with the conventional technique. Endoscopy 2001; 33 (8): 687-9.
57. Luigiano C, Consolo P, Scaffidi MG, Strangio G, Giacobbe G, Alibrandi A et al. Endoscopic mucosal resection for large and giant sessile and flat colorectal polyps: a single-center experience with long-term follow-up. Endoscopy 2009; 41 (10): 829-35.
58. Brooker JC, Saunders BP, Shah SG, Thapar CJ, Suzuki N, Williams CB. Treatment with argon plasma coagulation reduces recurrence after piecemeal resection of large sessile colonic polyps: a randomized trial and recommendations. Gastrointest Endosc 2002; 55 (3): 371-5.
59. Oka S, Tanaka S, Kaneko I, Mouri R, Hirata M, Kawamura T et al. Advantage of endoscopic submucosal dissection compared with EMR for early gastric cancer. Gastrointest Endosc 2006; 64 (6): 877-83.
60. Tamegai Y, Saito Y, Masaki N, Hinohara C, Oshima T, Kogure E et al. Endoscopic submucosal dissection: a safe technique for colorectal tumors. Endoscopy 2007; 39 (5): 418-22.
61. Goligher JC, Smiddy FG. The treatment of acute obstruction or perforation with carcinoma of the cólon and rectum. Br J Surg 1957; 45 (191): 270-4.
62. Adler DG, Merwat SN. Endoscopic approaches for palliation of luminal gastrointestinal obstruction. Gastroenterol Clin North Am 2006; 35 (1): 65-82.
63. Feo L, Schaffzin DM. Colonic stents: the modern treatment of colonic obstruction. Adv Ther 2011; 28 (2): 73-86.
64. Bonin EA, Baron TH. Update on the indications and use of colonic stents. Curr Gastroenterol Rep 2010; 12 (5): 374-82.
65. Ballantyne GH, Brandner MD, Beart RW Jr, Ilstrup DM. Volvulus of the cólon. Incidence and mortality. Ann Surg 1985; 202 (1): 83-92.
66. Frizelle FA, Wolff BG. Colonic volvulus. Adv Surg. 29:131-9,1996.
67. Oren D, Atamanalp SS, Aydinli B, Yildirgan MI, Başoğlu M, Polat KY, Onbaş O. An algorithm for the management of sigmoid cólon volvulus and the safety of primary resection: experience with 827 cases. Dis Colon Rectum 2007; 50 (4): 489-97.
68. Saunders MD, Kimmey MB. Systematic review: acute colonic pseudo-obstruction. Aliment Pharmacol Ther 2005; 15; 22 (10): 917-25.
69. ASGE Standards of Practice Committee, Harrison ME, Anderson MA, Appalaneni V, Banerjee S, Ben-Menachem T et al. The role of endoscopy in the management of patients with known and suspected colonic obstruction and pseudo-obstruction. Gastrointest Endosc 2010; 71 (4): 669-79.
70. Smith RA, Cokkinides V, Brawley OW. Cancer screening in the United States, 2008: a review of current American Cancer Society guidelines and cancer screening issues. CA Cancer J Clin 2008; 58 (3): 161-79.
71. Smith RA, Cokkinides V, Brawley OW. Cancer screening in the United States, 2009: a review of current American Cancer Society guidelines and issues in cancer screening. CA Cancer J Clin 2009; 59 (1): 27-41.
72. Corrêa P, Loureiro JFM. Pólipos e poliposes do cólon. In Zaterka S, Eisig JN, Barbuti RC, Averbach M, Deguti MM, Malafaia O, Azzam RS. Tratado de gastroenterologia – da graduação à pós-graduação. São Paulo: Atheneu; 2011. (no prelo).
73. Levin B, Lieberman DA, McFarland B et al. Screening and surveillance for the early detection of colorectal cancer and adenomatous polyps, 2008: a joint guideline from the American Cancer Society, the US Multi-Society Task Force on Colorectal Cancer, and the American College of Radiology. CA Cancer J Clin 2008; 58: 130-60.
74. Sharma VK, Nguyen CC, Crowell MD, Lieberman DA, de Garmo P, Fleischer DE. A national study of cardiopulmonary unplanned events after GI endoscopy. Gastrointest Endosc 2007; 66 (1): 27-34.
75. Lohsiriwat V. Colonoscopic perforation: incidence, risk factors, management and outcome. World J Gastroenterol 2010; 16 (4): 425-30.
76. Oka S, Tanaka S, Kanao H, Ishikawa H, Watanabe T, Igarashi M et al. Current status in the occurrence of postoperative bleeding, perforation and residual/local recurrence during colonoscopic treatment in Japan. Dig Endosc 2010; 22 (4): 376-8.
77. Sorbi D, Norton I, Conio M, Balm R, Zinsmeister A, Gostout CJ. Postpolypectomy lower GI bleeding: descriptive analysis. Gastrointest Endosc 2000; 51 (6): 690-6.
78. DuCoin C, Acholonu E, Ukleja A, Cellini F, Court I, Dabage N et al. Splenic rupture after screening colonoscopy: case report and literature review. Surg Laparosc Endosc Percutan Tech 2010; 20 (1): 31-3.
79. Moorman ML, Miller JP, Khanduja KS, Price PD. Postcolonoscopy appendicitis. Am Surg 2010; 76 (8): 892-5.

OUTROS MÉTODOS PROPEDÊUTICOS – INDICAÇÕES E TÉCNICAS

8.1

Colonografia por Tomografia Computadorizada (Colonoscopia Virtual)

Dario Ariel Tiferes
Angela Hissae Motoyama Caiado

INTRODUÇÃO E ASPECTOS TÉCNICOS

Data do início da década de 1980 o reconhecimento da tomografia computadorizada (TC) como potencial técnica de rastreamento de câncer colorretal (CCR)[1]. Já em 1994, avanços técnicos permitiram a realização do que hoje é chamada colonografia por tomografia computadorizada (CTC) ou colonoscopia virtual (CV)[2], técnica na qual os dados adquiridos pela TC são utilizados para gerar imagens do cólon e do reto.

O grande salto tecnológico que impulsionou o desenvolvimento da CTC ocorreu no início da década de 1990, com a incorporação da TC helicoidal (ou espiral), que permitia a análise de todo o abdome com cortes significativamente mais finos e em uma única apneia. No início da década de 2000 ocorreu outro significativo avanço tecnológico com a incorporação da tecnologia *multislice*, ou *multidetector*, que, por aumentar o número de fileiras de detectores dos equipamentos (atualmente chega a 320 fileiras), permite a avaliação volumétrica de todo o abdome com cortes inferiores a 1 mm em poucos segundos. Os dados adquiridos são posteriormente manipulados para criar imagens bidimensionais (2D) e tridimensionais (3D) do cólon e do reto, com o objetivo principal de pesquisar lesões intraluminais.

As imagens tridimensionais endoluminais assemelham-se àquelas obtidas na colonoscopia tradicional e permitem um estudo morfológico detalhado da alça (Figura 8.1.1), possibilitando a detecção de pólipos (Figuras 8.1.2 e 8.1.3) e CCR (Figura 8.1.4). Também são geradas imagens tridimensionais da moldura cólica, semelhantes àquelas obtidas nos estudos radiográficos contrastados convencionais (enema opaco), possibilitando o diagnóstico de várias alterações clinicamente relevantes, como megacólon, dolicocólon (Figura 8.1.5), estenoses, alterações morfológicas relacionadas às doenças inflamatórias e presença de divertículos (sendo muito úteis para a avaliação da quantidade e da distribuição) (Figura 8.1.6). Por incluir as imagens dos demais órgãos e estruturas abdominais, a CTC também permite diagnosticar alterações pericolônicas e compressões extrínsecas.

Na última década, a demonstração da eficácia do método no diagnóstico de pólipos clinicamente significativos e de CCR permitiu uma mudança do *status* da CTC que avançou de uma ferramenta de pesquisa para uma opção viável no rastreamento do CCR[3-6]. Em 2008, o método foi incluído dentro das diretrizes de rastreamento publicadas pela American Cancer Society, em conjunto com o US Multisociety Task Force on Colorectal Cancer (um consórcio que representa o American College of Gastroenterology, a American Society of Gastrointestinal Endoscopy, a American Gastroenterological

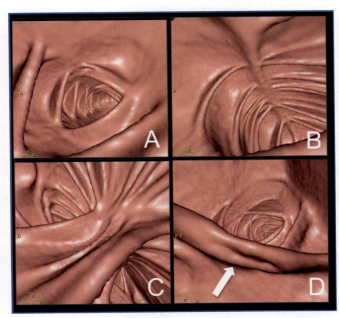

Figura 8.1.1 – Colonografia por TC (A, B, C, D). Visão tridimensional endoluminal evidencia aspecto habitual dos cólons transverso (A) e descendente (B), do ângulo hepático e da válvula ileocecal (seta em D).

Association e o American College of Physicians) e o American College of Radiology[7].

As principais vantagens da CTC incluem rapidez, ausência de sedação e incidência extremamente baixa de complicações. Além disso, trata-se de um método de fácil realização para o paciente, inclusive para indivíduos idosos e com comorbidades. Por não haver sedação (e, consequentemente, necessidade de recuperação após a sedação), o paciente não precisa de acompanhante, pode deslocar-se com seu próprio veículo e retomar as atividades habituais logo após o procedimento. Essas características são bastante atrativas para o acesso ao rastreamento de indivíduos que possuem contraindicações ou maiores riscos à sedação, bem como para aqueles que não desejam ser sedados durante a colonoscopia.

Um exame de CTC é tipicamente realizado em cerca de 10 a 15 minutos. O paciente usualmente chega ao serviço de imagem pouco tempo antes do início do procedimento, pois não há maiores preparos a serem seguidos (como internações, avaliações pré-anestésicas, monitoração cardíaca e punções venosas). Após troca de roupa, o paciente é encaminhado à sala de exames e deita-se na mesa do tomógrafo, usualmente em decúbito lateral esquerdo, para a introdução de uma fina sonda retal, necessária para a distensão gasosa do cólon, que pode ser feita de maneira manual, com ar ambiente, ou utilizando-se CO_2 acoplado a um insuflador eletrônico. O procedimento de insuflação do cólon, realizado sob supervisão médica ou da equipe de enfermagem, normalmente requer entre um e dois minutos para ser completado. O objetivo é atingir um equilíbrio entre a quantidade de gás que permita uma adequada avaliação do cólon e o desconforto gerado pela distensão, que é bem tolerada na grande maioria dos casos, especialmente quando se utilizam insufladores eletrônicos e CO_2. O paciente, então, é colocado em decúbito dorsal para a primeira aquisição de imagem. A primeira imagem adquirida é uma radiografia digital panorâmica do abdome, que serve para avaliar o grau de distensão do cólon. Caso insuficiente, introdução adicional de gás pode ser realizada. Se o cólon for distendido adequadamente, a primeira série de imagens tomográficas axiais será adquirida, o que normalmente requer uma apneia de poucos segundos. Em seguida o paciente assume o decúbito ventral para a aquisição de outra série de imagens. Caso necessário,

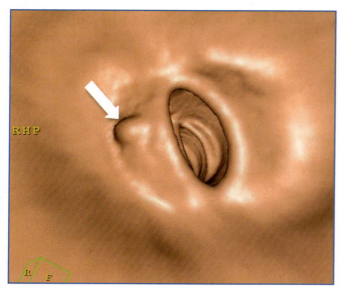

Figura 8.1.2 – Colonografia por TC. Visão endoluminal evidencia pólipo séssil de 7 mm, regular, em uma prega colônica (seta). A avaliação histológica revelou adenoma tubular com displasia de baixo grau.

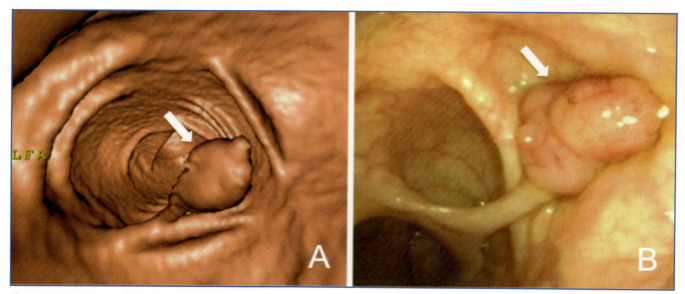

Figura 8.1.3 – Pólipo pediculado no cólon esquerdo. Visão endoluminal de colonografia por TC (a) evidencia imagem polipoide pediculada (seta em A), distinguindo-se a região da cabeça (15 mm) e o pedículo longo. A correlação com colonoscopia endoscópica confirmou a presença da lesão (seta em B), que foi ressecada e apresentou padrão histológico de adenoma viloso com foco de adenocarcinoma *in situ* no ápice.

Capítulo 8 – Outros Métodos Propedêuticos – Indicações e Técnicas
Capítulo 8.1 – Colonografia por Tomografia Computadorizada (Colonoscopia Virtual)

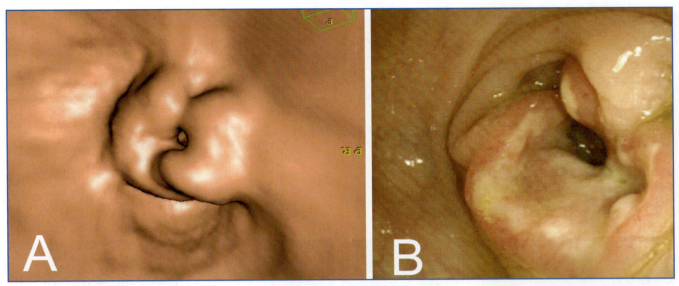

Figura 8.1.4 – Adenocarcinoma de cólon. Visão endoluminal de colonografia por TC (A) evidencia lesão estenosante e irregular no cólon esquerdo, confirmada na colonoscopia óptica (B).

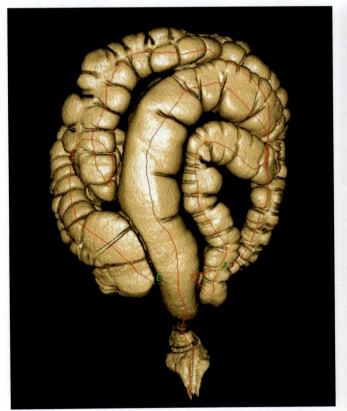

Figura 8.1.5 – Dolicocólon. Imagem tridimensional da moldura colônica na colonografia por TC evidencia cólon difusamente alongado e tortuoso.

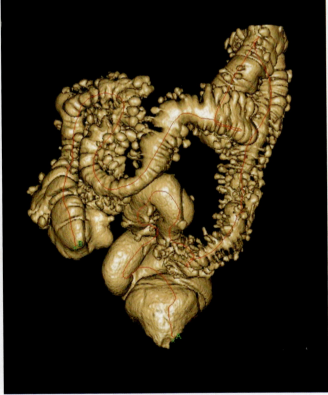

Figura 8.1.6 – Moléstia diverticular severa. Imagem tridimensional da moldura colônica na colonografia por TC evidencia divertículos em grande número, esparsos por todos os segmentos colônicos.

imagens adicionais em decúbitos laterais podem ser realizadas para maximizar a distensão de algum segmento. Depois de assegurada a qualidade técnica do exame, o procedimento é encerrado, e o paciente liberado. Normalmente não há necessidade de repouso após o procedimento, e o paciente retoma suas atividades habituais em seguida.

O preparo intestinal adequado é um dos componentes necessários para a alta eficácia do método na pesquisa de lesões clinicamente significativas. Resíduo fecal aderido é a causa mais comum de achados falso-positivos[8]. A persistência de grande quantidade de resíduos líquido e fecal pode, ainda, obscurecer lesões, especialmente as menores, acarretando resultados falso-negativos[8].

De forma geral, o preparo do cólon assemelha-se ao habitualmente realizado para os estudos de colonoscopia, com variações entre os diferentes serviços. Basicamente consiste em uma dieta líquida ou pobre em resíduos, na véspera do exame, associada a medicações laxativas, sendo as mais usadas fosfato de sódio, citrato de magnésio e soluções à base de polietilenoglicol. Um aspecto singular do preparo para a CTC é a marcação do resíduo fecal e do líquido que podem, potencialmente, permanecer no cólon. Tal marcação, responsável pela melhora global do desempenho da CTC (especialmente pelo aumento da especificidade e redução dos falso-positivos)[3,5,6], é feita por meio da ingestão de pequenas quantidades de meios de contraste à base de bário e/ou iodo, usualmente utilizados na véspera do exame. Dessa maneira, o resíduo fecal impregna-se pelo meio de contraste denso, ao contrário de lesões verdadeiras que não serão afetadas (Figura 8.1.7).

A adequada insuflação do cólon tem importância fundamental na CTC. Segmentos cólicos pouco distendidos ou colabados podem reduzir a sensibilidade e especificidade, simulando patologias ou obscurecendo lesões[8-10]. A distensão

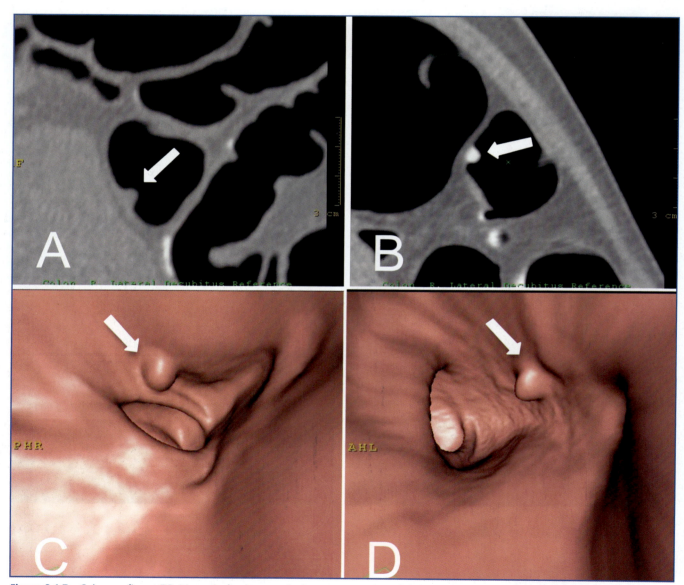

Figura 8.1.7 – Colonografia por TC. Marcação fecal com meio de contraste oral. Em (A) observa-se pequeno pólipo séssil de 6 mm no sigmoide apresentando-se como lesão com densidade de partes moles na imagem 2D (seta). Em (B) observa-se pequeno resíduo sólido aderido à parede do cólon, com alta densidade determinada pelo meio de contraste do preparo intestinal (seta). As duas imagens se apresentam como lesões sésseis nas visões endoluminais 3D (seta em C – pólipo/seta em D – resíduo), mostrando a importância da correlação 2D e 3D.

do cólon pode ser feita com ar ambiente de forma manual (utilizando uma "pera" plástica conectada à sonda retal) ou com CO_2 e insuflador eletrônico. Essa última técnica promove melhor distensão colônica, especialmente do hemicólon esquerdo[10], e menor espasmo do sigmoide em casos de doença diverticular[11]. Ainda devido às suas características intrínsecas, o CO_2 é mais rapidamente absorvido pelo cólon do que o ar ambiente, determinando menor desconforto após o procedimento[12,13].

O uso de medicações antiperistálticas e espasmolíticas durante a CTC, como glucagon e butilbrometo de escopolamina (Buscopan®), é controverso. Embora alguns autores tenham reportado uma melhora global na distensão do cólon[14], outros estudos não demonstraram benefícios significativos[15,16]. O uso dessas medicações pode ocasionar efeitos colaterais[13] e está associado a aumento da invasividade pela necessidade de punção venosa ou injeção intramuscular, além de aumentar o custo do procedimento. Na nossa experiência, parece não haver benefícios que justifiquem o uso rotineiro dessas medicações, exceto em pacientes com diverticulose severa e espasmo do sigmoide.

A adequada avaliação das imagens na CTC requer estações de trabalho e programas especificamente desenvolvidos para este fim. A grande evolução tecnológica nos sistemas de computação gráfica na última década permitiu o surgimento de vários sistemas para tal avaliação, fabricados por diversas empresas e contendo diferentes funcionalidades. O pré-requisito básico dos sistemas é a capacidade de realizar avaliações 3D (como a visão endoluminal) e 2D conjuntamente, de maneira fácil e rápida. Apesar da escolha de o método primário de pesquisa de pólipos (3D x 2D) depender de preferências pessoais, a avaliação primária 3D endoluminal está associada a uma maior sensibilidade na detecção de lesões[3,17].

INDICAÇÕES E CONTRAINDICAÇÕES DA CTC

Em termos gerais, as indicações da CTC podem ser divididas em duas situações clínicas distintas: a CTC para rastreamento e a CTC diagnóstica. A CTC para rastreamento refere-se à pesquisa de pólipos colorretais em pacientes assintomáticos; enquanto a CTC diagnóstica refere-se à avaliação de uma série de condições que não o rastreamento, destacando-se neste grupo a avaliação de pacientes com colonoscopias óticas incompletas.

É comprovado que o rastreamento reduz a incidência e a mortalidade do CCR[7,18]. Apesar de esse benefício ser amplamente reconhecido, a adesão populacional ao rastreamento continua muito abaixo do ideal. O desenvolvimento de testes adicionais precisos, seguros e aceitáveis para o público pode aumentar a adesão ao rastreamento. A CTC tem o potencial de reduzir algumas das barreiras associadas à colonoscopia, proporcionando um exame de rastreamento menos invasivo e com menores taxas de complicação geral[19]. A CTC não deve ser vista, no entanto, como um substituto da colonoscopia ótica, mas, sim, como uma efetiva opção adicional de rastreamento. A introdução do método em dois grandes programas de rastreamento não determinou redução do número de colonoscopias, ao mesmo tempo que aumentou sensivelmente o número de indivíduos rastreados, mostrando que a CTC recrutou novas pessoas para o rastreamento, em vez de simplesmente determinar uma troca entre procedimentos[20,21].

A CTC é apropriada para o rastreamento de indivíduos adultos, assintomáticos e de baixo risco, nos quais a chance de encontrar lesões clinicamente significativas é baixa, variando entre 4 a 13%, dependendo do nível de corte utilizado para a significância das lesões[3-6,22]. Nesse cenário, um indivíduo submete-se a um exame pouco invasivo, fácil de realizar e eficaz, tendo baixa probabilidade de ter de realizar testes adicionais mais invasivos. Indivíduos assintomáticos com histórico familiar de câncer colorretal esporádico talvez também constituam um grupo que se beneficia da avaliação primária por CTC, apresentando uma chance aproximada de 12% de ter que realizar uma colonoscopia adicional[23]. Não se incluem neste grupo indivíduos com histórico de polipose familiar ou câncer colorretal hereditário não poliposo (HNPCC), cuja alta prevalência de lesões determina maior probabilidade de complementação com colonoscopia, tornando essa estratégia pouco aceitável.

A CTC também se apresenta como uma boa opção para o rastreamento para pacientes em que a colonoscopia convencional se acompanha de maiores riscos, como, por exemplo, em indivíduos submetidos à terapia anticoagulante, pacientes com maiores riscos à sedação (pacientes com cardiopatias, pneumopatias, doença pulmonar obstrutiva crônica etc.) e indivíduos idosos ou debilitados.

A avaliação de indivíduos com colonoscopias incompletas, principal indicação da CTC diagnóstica, foi ratificada por vários estudos[24-27]. A CTC apresenta alta taxa de detecção das lesões não visualizadas nesses pacientes, bem como determina a razão pela qual o procedimento endoscópico foi incompleto na maior parte dos casos. Embora doença diverticular severa (Figura 8.1.6) e tortuosidade colônica (Figura 8.1.5) sejam as causas mais comuns das colonoscopias incompletas que determinam a avaliação complementar por CTC, a principal função da CTC nesse cenário possivelmente é detectar lesões sincrônicas em pacientes com massas obstrutivas, determinando importante mudança no planejamento terapêutico.

Outra indicação da CTC diagnóstica inclui a avaliação de pacientes sintomáticos com maiores riscos ou contraindicação para realizar colonoscopia. O estadiamento de pacientes com câncer obstrutivo previamente diagnosticado também pode ser feito com a CTC associada ao estudo convencional de TC abdominal contrastada, em um mesmo momento. Em alguns centros americanos, também tem se utilizado a CTC para acompanhamento de pólipos pequenos não ressecados e na vigilância após polipectomia e ressecção de CCR[3,28].

As contraindicações para a realização da CTC incluem, basicamente, situações em que há maior risco de perfuração colônica, como, por exemplo, colite aguda severa, cirurgia colorretal recente e perfurações recentes de qualquer etiologia. Diverticulite aguda recente também é uma contraindicação à realização da CTC, sendo um período de quatro semanas após o tratamento suficiente para permitir a realização do procedimento sem maiores riscos. Hérnia inguinal contendo o sigmoide também é uma situação onde a insuflação do cólon pode levar a perfuração, especialmente quando feita com ar ambiente. Biópsias profundas e polipectomias colonoscópicas recentes também são contraindicações relativas à realização da CTC, sendo conveniente aguardar, no mínimo, quatro semanas antes de realizar o procedimento.

Devido à maior incidência de lesões e às alterações inflamatórias crônicas, a CTC não deve ser primariamente utilizada com o intuito de rastreamento em pacientes com doença inflamatória intestinal. Apesar de poder avaliar as alterações morfológicas relacionadas ao processo inflamatório crônico, como estenoses, dilatações e deformidades da moldura colônica (Figura 8.1.8), não faz parte do escopo da CTC avaliar as alterações inflamatórias da mucosa, como hiperemia e ulcerações rasas. No entanto, o método pode ser usado de maneira adjuvante para descartar pólipos e massas em casos de colonoscopias incompletas por estenoses severas, bem como para a avaliação morfológica da moldura colônica nos pacientes em que se pondera a realização de colectomias parciais como opção terapêutica.

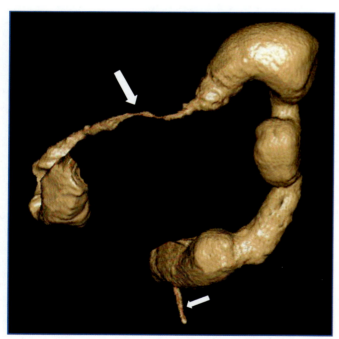

Figura 8.1.8 – Doença de Crohn com comprometimento crônico do cólon. Reformatação renderizada da moldura colônica realizada por colonografia por TC evidencia importantes alterações morfológicas de toda a moldura colônica e do reto. O cólon encontra-se encurtado, deformado, com irregularidade dos contornos e múltiplas áreas de estenoses entremeadas por segmentos dilatados. Destacam-se dois segmentos com estenose acentuada, no cólon transverso (seta grande) e no reto baixo (seta pequena).

RASTREAMENTO DE CCR COM CTC: LESÕES ALVO DE RELEVÂNCIA CLÍNICA
Adenoma avançado: conceitos e prevalência

A evolução classicamente aceita do câncer de cólon é a da "sequência adenoma-carcinoma", expressão primeiramente relatada por Jackman e Mayo, em 1951[29], e posteriormente desenvolvida e aperfeiçoada por patologistas, como Morson, Muto e Bussey[30,31]. Nesse modelo de progressão, responsável por cerca de 85% dos casos de cânceres colorretais esporádicos, o epitélio colônico normal sofre uma série de alterações gênicas que propiciam a formação de adenomas e posteriormente evolução para carcinomas[32].

Postula-se que as neoplasias colorretais resultem de mutações e ativação de oncogenes (gene RAS no cromossomo 12p) associado a outras mutações com inativação ou perda de genes de supressão tumoral (gene da polipose adenomatosa familiar no cromossomo 5q, gene p53 no cromossomo 17p e gene DCC no cromossomo 18q). Essas mutações atuam em várias etapas na progressão do epitélio normal para o epitélio proliferativo dos adenomas precoce, intermediário e avançado e, finalmente, do carcinoma[32].

Apesar dos adenomas possuírem o potencial histológico de transformação em adenocarcinoma, a vasta maioria deles nunca acumula as alterações genéticas necessárias para essa transformação. Para a pequena minoria que o faz, a transformação entre adenoma para carcinoma requer um período longo, cerca de 10 a 15 anos[31-33].

O risco de transformação maligna de um adenoma está diretamente relacionado a seu grau de displasia, presença de componente viloso e, principalmente, seu tamanho[33-37].

Estudos de rastreamento têm focado a detecção dos adenomas que possuem maior potencial em desenvolver carcinoma[38,39].

Essas lesões, denominadas "adenomas avançados", são definidas pela presença de qualquer um dos três critérios seguintes:
- tamanho maior ou igual a 10 mm;
- presença de displasia de alto grau;
- presença de componente viloso substancial (maior do que 25% da superfície do adenoma).

O termo "neoplasia avançada" engloba o adenoma avançado e o adenocarcinoma[37]. Dos critérios utilizados para classificar um adenoma como "avançado", o mais importante, indubitavelmente, é o tamanho da lesão, destacando-se que adenomas grandes (que medem a partir de 10 mm) compõem cerca de 90 a 95% da neoplasia avançada[40].

Tradicionalmente, pólipos hiperplásicos têm sido considerados lesões inócuas, sem potencial maligno. Esse aspecto, no entanto, mudou consideravelmente nos últimos anos e está em estado de evolução. Embora a grande maioria dos pólipos hiperplásicos não tenha realmente potencial maligno, postula-se que uma pequena fração dessas lesões siga um caminho alternativo de oncogênese (relacionado à instabilidade de microssatélites), podendo progredir para pólipos serrilhados, posteriormente para pólipos serrilhados displásicos (também conhecidos como adenomas serrilhados) e, finalmente, para carcinomas[31,41-44]. Lesões hiperplásicas maiores que 10 mm e de localização proximal parecem ser as de maior risco para degeneração maligna[42,45] e possivelmente devem ser incluídas junto com o adenoma avançado dentro do alvo do rastreamento do CCR[28].

Em relação aos dados sobre a prevalência de pólipos colorretais de acordo com as dimensões e alterações histológicas relevantes, uma armadilha comum é a citação de trabalhos clássicos, em grande parte baseados em coortes de pacientes sintomáticos e de alto risco. Em vez disso, é preciso ter em mente dados de vários estudos recentes, predominantemente endoscópicos (alguns com participação da CTC), realizados em grandes coortes de indivíduos assintomáticos e de baixo risco[3,4,36,40,46-51]. Esses estudos modernos mostram achados notadamente semelhantes, que devem servir como novas referências da prevalência de pólipos e suas características histológicas de acordo com as dimensões, em indivíduos assintomáticos de baixo risco.

Embora entre 35 e 50% dos indivíduos com idade superior a 50 anos apresentem pelo menos um pólipo colorretal[3-5,47,50,51], a maior lesão será diminuta (≤ 5 mm) na maioria dos casos. Como regra geral, cerca de dois terços das lesões diminutas são não adenomatosas, consistindo de pólipos hiperplásicos e projeções mucosas[28,38,51]. Os recentes estudos de rastreamento mostraram prevalência de pólipos ≥ 6 mm, que variam de 13 a 16%, sendo as prevalências médias de pólipos pequenos (6 a 9 mm) de 8% e de pólipos grandes (≥ 10 mm) de 5 a 6%. Embora os adenomas grandes (≥ 10 mm) componham cerca de 90 a 95% da neoplasia avançada[40], aproximadamente 4% dos adenomas pequenos (6 a 9 mm) mostrarão histologia avançada (incidência variando de 2,7 a 5,3%). Dada a prevalência geral de 8% de pólipos pequenos (6 a 9 mm) e a frequência de histologia avançada nesse grupo ser de 4%, a incidência global de adenomas avançados pequenos (6 a 9 mm) em indivíduos de baixo risco gira em torno de 0,3% (variando de 0,17 a 0,56%). Afortunadamente, a prevalência de displasia de alto grau nos adenomas pequenos (6 a 9 mm) é ainda menor, cerca de 0,05%[3,4,36,40,46-51]. Embora a prevalência de micropólipos (≤ 5 mm) seja muito superior à de pólipos pequenos (6 a 9 mm), a prevalência de neoplasia avançada em diminutas lesões é ainda menor[51].

Uma característica marcante desses recentes dados de rastreamento em indivíduos de baixo risco é a menor incidência de câncer, de acordo com o tamanho da lesão, em comparação com os grupos de alto risco, sintomáticos e/ou cirúrgicos, descritos na literatura mais antiga. Por exemplo, dados históricos citados normalmente são as incidências de histologia avançada (10%)[52] e de câncer (0,9%)[4,31,34,53], em adenomas pequenos (6 a 9 mm). No entanto, quando os últimos grandes estudos de rastreamento são observados, a frequência média de câncer diminui para 0,1% (variando de 0 a 0,5%), com a maioria dos cânceres pequenos concentrados em um trabalho coreano[50]. O percentual diminui ainda mais se todos os pólipos de 6 a 9 mm, e não apenas os adenomas, forem considerados no denominador. Mesmo para lesões grandes, de 10 a 20 mm, a incidência de câncer parece ser apenas de 1%, o que é consideravelmente inferior à taxa histórica frequentemente citada de 5 a 10%, novamente baseada em grupos de alto risco[31,34].

A significância clínica dos micropólipos

Diretrizes relacionadas à descrição dos achados na CTC recomendam que diminutos pólipos medindo até 5 mm (Figura 8.1.9) não sejam isoladamente relatados[54]. Essa recomendação decorre de quatro linhas de dados e raciocínios:

- a baixa significância clínica dos pólipos diminutos;
- os limitados desempenhos na detecção e caracterização dessas lesões, tanto pela CTC quanto pela colonoscopia ótica;
- o mínimo ganho, se houver, no que diz respeito à prevenção do câncer colorretal associado à sua remoção;
- a necessidade de otimização na utilização dos recursos médicos limitados.

Prevalência de adenoma avançado e carcinoma em micropólipos

Como mencionado anteriormente, a prevalência de neoplasia avançada é maior nos grupos de alto risco e em pacientes sintomáticos, quando comparado às coortes de indivíduos assintomáticos e de baixo risco, em todas as faixas de tamanho de lesões[4,28,31,33,34,36,53,55,56]. A prevalência de 0,3% de adenomas avançados nas lesões subcentimétricas em populações de rastreamento e de baixo risco ocorre predominantemente no grupo de pólipos pequenos, que medem entre 6 e 9 mm, sendo menor ainda nos pólipos diminutos (≤ 5 mm)[3,4,36,40,46-51] (Figura 8.1.9).

Em um estudo recente de rastreamento colonoscópico em uma coorte de baixo risco, Lieberman et al.[55] encontraram um caso de carcinoma entre os 3.744 micropólipos ressecados (0,03%). Os resultados reportados por Kim et al.[4] na comparação entre programas de rastreamento utilizando CTC e colonoscopia ratificam a observação de que a prevalência de neoplasia avançada em micropólipos é extremamente baixa[4]. Dos 2.995 pólipos removidos em mais de 6.200 pacientes de baixo risco, rastreados com as duas estratégias, 2006 eram micropólipos (≤ 5 mm) e, neste grupo, apenas quatro (0,2%) eram adenomas avançados (por apresentarem histologia vilosa), não tendo ocorrido nenhum caso de carcinoma.

Crescimento de micropólipos

Vários estudos tiveram como objetivo avaliar a história natural de pólipos colorretais não ressecados.

Knoernschild[57], por meio de sigmoidoscopia, seguiu prospectivamente 213 pacientes com pólipos medindo entre 2 e 15 mm, durante 3 a 5 anos, e observou aumento das dimen-

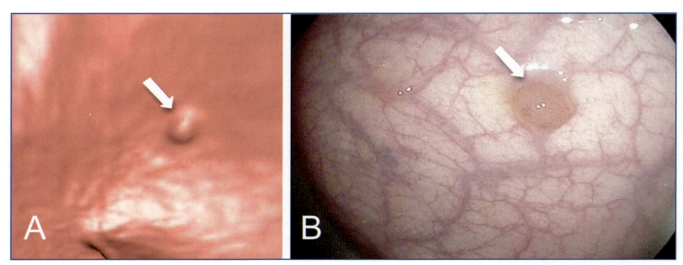

Figura 8.1.9 – Micropólipo no reto. Visão endoluminal de colonografia por TC (A) evidencia diminuta imagem polipoide séssil de 3 mm (seta em a). A correlação com colonoscopia endoscópica confirmou a presença da lesão (seta em B), que foi ressecada e apresentou padrão histológico de adenoma tubular com displasia de baixo grau.

sões em 4% dos pólipos, estabilidade em 70%, redução em 8% e regressão total em 18%. Somente dois pólipos demonstraram malignidade no seguimento, sendo que ambos eram maiores que 6 mm.

Hoff et al.[58] realizaram um estudo colonoscópico prospectivo em que seguiram 194 pólipos menores que 5 mm em 102 indivíduos. Após dois anos, houve um crescimento médio de apenas 0,4 mm nos 143 pólipos novamente detectados, e nenhum deles atingiu o tamanho de 5 mm.

Em outro estudo, Hofstad et al.[59] avaliaram prospectivamente pólipos inferiores a 10 mm, durante um período de 3 anos, com colonoscopia anual. De todos os adenomas, 25% permaneceram inalterados em tamanho, 40% cresceram e 35% diminuíram de tamanho ou regrediram completamente em três anos. O crescimento médio dos adenomas menores que 5 mm foi de aproximadamente 0,5 mm ao longo de três anos.

Um estudo recente realizado por Kim et al.[4] incluiu um subgrupo de 158 pacientes com 1 ou 2 pólipos pequenos (entre 6 e 9 mm), inicialmente detectados por CTC e que realizou vigilância com nova CTC em períodos variando entre 12 e 24 meses, em vez de polipectomia imediata. Cinquenta e quatro dos pacientes que retornaram para a vigilância durante o período do estudo tinham 70 pólipos detectados inicialmente, dos quais 67 (96%) se mantiveram estáveis ou diminuíram de tamanho. Os três pólipos restantes cresceram pelo menos 1 mm (mantendo-se todos inferiores a 10 mm) e não mostraram nenhuma característica de malignidade após a análise histológica.

Esses vários conjuntos de dados, provenientes de estudos endoscópicos e de CTC[4,57-59], sugerem que muitas lesões, especialmente aquelas menores de 6 mm, permanecem estáveis ou mesmo regridem ao longo do tempo. Da pequena fração de lesões que aumenta, o lento crescimento ao longo do tempo determina a oportunidade, dentro de um contexto de rastreamento regular, de detectar as lesões que atingem um tamanho em que a prevalência de histologia avançada justifique os riscos e os custos da intervenção (polipectomia).

Detecção de micropólipos na colonoscopia

Comumente, supõe-se que todos os pólipos existentes em um paciente são removidos em um exame colonoscópico. Entretanto, apenas os pólipos detectados são passíveis de ser removidos. Vários pólipos podem não ser detectados, sendo que as taxas de falso-negativos dos estudos colonoscópicos não devem ser negligenciadas.

Dois trabalhos estudaram a taxa de perda de lesões (porcentagem de pólipos não diagnosticados, ou seja, falso-negativos) na colonoscopia, com exames seriados no mesmo dia[60,61]. Um estudo realizado por Rex et al.[61] encontrou taxas de perda de 27% para adenomas diminutos (menores que 6 mm), 13% para adenomas entre 6 e 9 mm e 6% para adenomas maiores ou iguais a 10 mm, com uma taxa total de perda de 24% para todos os adenomas[61]. Esse mesmo estudo encontrou uma taxa de perda de 28% para pólipos não adenomatosos. Outro estudo semelhante, realizado por Hixson et al.[60], encontrou uma taxa de perda de 14,7% para pólipos menores que 10 mm.

Em outro estudo combinado de colonoscopia e CTC, em que o padrão-ouro era a colonoscopia após as informações da CTC previamente realizada, Pickhardt et al.[62] demonstraram que 21 de 210 adenomas com dimensões a partir de 6 mm não foram identificados na primeira avaliação colonoscópica, com uma taxa de perda para essas lesões de 10%.

Esses dados demonstram que na prática clínica muitos pólipos, a maioria com dimensões diminutas ($\leq$ 5 mm), não são diagnosticados simplesmente por não serem vistos nos estudos colonoscópicos.

Detecção e desempenho da CTC no diagnóstico de micropólipos

Há poucos dados acerca do desempenho da CTC na detecção de micropólipos, pois a maioria dos grandes estudos foi desenhada de modo a não incluir tal análise. A indisponibilidade de um método de referência confiável para o diagnóstico de diminutos pólipos (tendo em vista a taxa de perda de até 27% de tais lesões em colonoscopias) limita ainda mais tal avaliação. Entre os poucos estudos que estudaram a detecção de micropólipos na CTC em relação à colonoscopia, a sensibilidade foi bastante variável, com média aproximada de 50% em revisões sistemáticas[63,64].

Em estudo realizado por Yee et al.[65], 301 pólipos diminutivos (≤ 5 mm) foram detectados na colonoscopia, dos quais 178 também haviam sido observados na CTC, determinando uma sensibilidade de 60%. Houve 64 falso-positivos na CTC (mas não confirmados na colonoscopia), determinando um valor preditivo positivo para pólipos diminutos de 74%. Portanto, cerca de 26% dos micropólipos relatados na CTC não eram lesões verdadeiras. Material fecal e projeções da mucosa normal podem simular diminutos pólipos, reduzindo a especificidade dos achados da CTC. Quando combinamos o valor preditivo positivo da CTC de 74% na detecção de micropólipos com a probabilidade de 73% de um colonoscopista detectar esta lesão diminuta referida na CTC (baseado na taxa de perda de 27%, descrita por Rex et al.[61]), podemos concluir que somente cerca de 50% das diminutas lesões referidas na CTC serão corretamente classificadas e detectadas na colonoscopia de controle.

Esse baixo desempenho geral no diagnóstico de micropólipos provavelmente não compromete a eficácia do rastreamento devido à prevalência extremamente baixa de neoplasia avançada nessas lesões e à maior taxa de complicações relacionadas à colonoscopia e polipectomia[66]. O grande número de dados científicos recentes indica a necessidade de mudar o foco do rastreamento para o diagnóstico confiável do muito menos comum, porém muito mais perigoso, adenoma avançado. Levando em conta essas considerações, as diretrizes relacionadas à CTC indicam que micropólipos suspeitos não devam ser isoladamente relatados. Portanto, um estudo de CTC sem lesões ≥ 6 mm é considerado normal[54].

DESEMPENHO DA CTC NO DIAGNÓSTICO DE PÓLIPOS DE RELEVÂNCIA CLÍNICA E CCR

Na última década, o desempenho da CTC no diagnóstico de pólipos e CCR melhorou consideravelmente – fato que determinou a sua inclusão nas diretrizes de rastreamento de importantes sociedades médicas, como a American Cancer Society, em 2008[7]. Tal melhora está diretamente relacionada à evolução tecnológica da TC, à melhoria das ferramentas de avaliação das imagens, ao refinamento do preparo intestinal (especialmente à introdução de marcação fecal), ao melhor entendimento da aplicabilidade do método e ao treinamento e à maior experiência clínica dos examinadores.

A acurácia da CTC na detecção de pólipos grandes (≥ 10 mm) e massas (≥ 30 mm) está bem estabelecida, com maioria dos estudos reportando valores de sensibilidades e especificidades superiores a 90%[3-6,67-70]. O desempenho do método tende a ser melhor quando se aplicam as técnicas atualmente consideradas ideais e que incluem avaliação primária 3D, utilização de marcação fecal no preparo intestinal e distensão gasosa colônica com CO_2.

Resultados decepcionantes de alguns estudos iniciais[71-73] em que estas prerrogativas não estavam presentes e nos quais a sensibilidade na detecção de lesões grandes ficou na faixa de 50 a 60%, não podem ser diretamente comparados aos modernos ensaios que utilizaram as tecnologias e expertise necessárias para a correta aplicação do método.

Ainda, ao rever os resultados dos diferentes estudos, deve-se ter em conta o tipo de população avaliada. Alguns trabalhos foram focados em populações de indivíduos assintomáticos e de baixo risco, enquanto outros consistiam basicamente de indivíduos de alto risco (história familiar, pesquisa de sangramento oculto nas fezes positiva e antecedentes de pólipos).

Os resultados dos principais estudos realizados para verificar o desempenho da CTC serão pormenorizados a seguir.

Desempenho da CTC em pacientes com baixo risco para CCR

O primeiro grande estudo publicado em 2003 por Pickhardt et al.[3] envolveu 1.233 adultos assintomáticos com baixo risco para CCR, com idade média de 57,8 anos e que realizaram a CTC e a colonoscopia no mesmo dia, após preparo do cólon, o qual incluiu o uso de meios de contraste por via oral para marcação fecal. O método primário de avaliação das imagens na CTC foi a visão endoluminal 3D. Os critérios de exclusão para o estudo incluíam teste positivo para pesquisa de sangue oculto nas fezes, anemia, sangramento retal, história de pólipos ou câncer, ou realização de colonoscopia ótica nos últimos dez anos. O padrão-ouro utilizado foi a colonoscopia em conjunto com os dados previamente obtidos na CTC. Em um processo denominado *segmental unblinding*, os colonoscopistas eram inicialmente cegados para os resultados da CTC, os quais eram revelados e confrontados apenas após o término da avaliação de cada segmento colônico. Na análise por paciente, a sensibilidade e especificidade da CTC para pólipos ≥ 10 mm foram 93,8% e 96%, respectivamente. Para pólipos ≥ 6 mm a sensibilidade foi de 88,7%, e a especificidade de 79,6%.

Um dos principais estudos realizados por Kim et al.[4], em 2007, envolveu o rastreamento de dois grandes grupos de pacientes de uma população geral. Foram comparados 3.163 indivíduos que fizeram o rastreamento primário com colonoscopia com outros 3.120 participantes rastreados primariamente por meio da CTC, utilizando equipamentos com tecnologia *multislice* de 8 e 16 fileiras de detectores. Noventa e oito por cento dos pacientes de ambos os grupos eram assintomáticos, e 92% não tinham histórico familiar de câncer colorretal. Os objetivos primários do estudo foram a detecção de neoplasia avançada (definida como adenomas avançados e carcinomas) e a avaliação do número total de pólipos removidos. 7,9% dos pacientes rastreados inicialmente por CTC foram encaminhados à colonoscopia por apresentarem pólipos ≥ 6 mm. As taxas de detecção de neoplasia avançada (4%) e adenomas avançados (3%) foram idênticas nos dois grupos, a despeito da grande diferença entre o número de polipectomias realizadas com as duas estratégias, que foi de 561 no grupo da CTC e 2.434 no grupo da colonoscopia.

Em 2008, Johnson et al.[5] estudaram cerca de 2.600 indivíduos adultos assintomáticos e de baixo risco, com idade média de 58 anos, com o objetivo primário de detectar adenomas e carcinomas com dimensões a partir de 10 mm. Os pacientes foram avaliados em quinze diferentes centros americanos, utilizando equipamentos com tecnologia *multislice* de 16 fileiras de detectores. Na análise por paciente, a CTC apresentou sensibilidade de 90%, especificidade de 86% e valor preditivo negativo de 99%.

Em outro recente estudo alemão, publicado em 2009, Graser et al.[6] avaliaram 311 indivíduos assintomáticos de baixo risco submetidos, de maneira paralela, a diferentes estratégias de rastreamento com CTC, colonoscopia e retossigmoidoscopia associada à pesquisa de sangue oculto nas fezes (teste imunoquímico). Todos os pacientes tiveram sua colonoscopia realizada após a CTC. Foram utilizados tomógrafos com tecnologia *multislice* com 64 fileiras de detectores. Os pacientes incluídos no estudo tinham mais de 50 anos de idade e nenhuma sintomatologia gastrintestinal ou sinais de alerta (sangue oculto nas fezes, alteração do hábito intestinal, dor abdominal). Foram excluídos do estudo indivíduos com história de doença inflamatória intestinal ou história familiar de câncer de cólon. Nos 307 indivíduos que completaram a CTC e a colonoscopia, foram encontrados 221 adenomas. Para adenomas maiores que 9 mm, a CTC apresentou sensibilidade de 93,9%.

Algumas revisões sistemáticas e bem desenhadas no rastreamento de CCR por CTC, em pacientes de baixo risco, também mostraram resultados concordantes com os acima descritos. Winawer[74], em 2007, encontrou uma alta taxa de detecção de pólipos grandes (≥ 10 mm), com uma sensibilidade média de 93% e especificidade de 97%. Quando os pólipos incluídos na análise foram ≥ 6 mm, tanto a sensibilidade quanto a especificidade diminuíram para 86%. Whitlock et al.[75], em 2008, publicaram revisão de quatro estudos com 4.312 pacientes de baixo risco, onde a sensibilidade da CTC para pólipos ≥ 10 mm também foi superior a 90%.

Desempenho da CTC em pacientes com alto risco para CCR

Estudos recentes do desempenho da CTC no diagnóstico de adenomas e CCR em pacientes de alto risco, utilizando técnicas de exame, análise e preparo intestinal adequados, também mostraram alta eficácia do método na detecção de lesões clinicamente significativas.

Chung et al.[76], em 2005, estudaram cinquenta e um pacientes de alto risco para CCR. Foram incluídos no estudo indivíduos com alteração do hábito intestinal, anemia de causa desconhecida, dor abdominal, teste de sangue oculto nas fezes positivo e hematoquezia. Sessenta e três por cento dos participantes eram homens, com idade média de 63 anos. Para os 21 carcinomas, confirmados no momento da intervenção cirúrgica, as sensibilidades e especificidades da CTC e da colonoscopia ótica foram 100%. Quarenta e um pólipos verdadeiros foram encontrados no momento da cirurgia ou durante a colonoscopia. A CTC detectou 37 dos 41 pólipos, com sensibilidade de 90% e valor preditivo positivo de 74%. A sensibilidade e o valor preditivo positivo foram de 100% quando considerados pólipos ≥10 mm. Quando considerados pólipos ≥ 6 mm os valores foram de 94 e 75%, respectivamente.

White et al.[77], em 2009, publicaram um estudo prospectivo em uma coorte de 150 pacientes com idade média de 61 anos, classificados de alto risco por apresentarem sangramento retal, anemia inexplicável, alteração no hábito intestinal ou história familiar de CCR. Para os 18 tumores encontrados, a CTC mostrou sensibilidade de 100% e especificidade de 99,2%. Um total de 42 pólipos foram identificados em 33 pacientes. Para pólipos grandes (≥ 10 mm, n = 11), a CTC apresentou sensibilidade de 91% e especificidade de 99,2%. Uma vantagem adicional da CTC foi a capacidade de detectar quatro pólipos proximais à lesões estenosantes, não transpassadas pelo aparelho de colonoscopia.

Estudo realizado por Liedenbaum et al.[78], publicado em 2009, avaliou 302 pacientes (idade média de 61 anos) com pesquisas de sangue oculto nas fezes positivas, que fizeram CTC e colonoscopia. O estudo usou TC *multislice* de 64 canais. Por meio de um nível de corte de 6 mm para a dimensão dos pólipos, a CTC apresentou sensibilidade e especificidade (por paciente) de 91 e 69%, respectivamente, com um valor preditivo positivo de 87%.

O maior estudo multicêntrico de CTC em pacientes com risco aumentado para CCR foi publicado, em 2009, por Regge et al.[23]. Foram avaliados 1.103 indivíduos (idade média de 60 anos) que possuíam história familiar para neoplasia avançada em parentes de primeiro grau, antecedente pessoal de adenomas colorretais ou resultados positivos para pesquisa de sangue oculto nas fezes. Todos os participantes realizaram a CTC no mesmo dia da colonoscopia. Vinte e um centros europeus participaram do estudo. Cento e setenta e cinco pacientes com neoplasia avançada ≥ 6 mm e os 667 indivíduos sem essas lesões foram incluídos na análise. Para o diagnóstico de neoplasia avançada ≥ 6 mm, a CTC apresentou sensibilidade de 85,3%, especificidade de 87,8%, valor preditivo positivo de 61,9% e valor preditivo negativo de 96,3%.

Uma metanálise publicada em 2005 por Halligan et al.[64] examinou 24 estudos com pacientes de alto risco, que incluíam 4.181 indivíduos. A sensibilidade para a detecção de pólipos maiores que 9 mm foi de 93%, e a especificidade foi de 97%. Para lesões menores, entre 6 e 9 mm, as sensibilidade e especificidade caíram para 86%.

Desempenho da CTC em pacientes com colonoscopias incompletas

Em 2007, Kim et al.[24] realizaram um estudo prospectivo com 75 indivíduos com CCR estenosante resultando em colonoscopias incompletas, complementadas com exames de CTC no mesmo dia. A CTC detectou um adicional de 23 pólipos e seis carcinomas sincrônicos (3 proximais e 3 distais às obstruções), em relação à colonoscopia. Incorreções clinicamente significativas quantos às localizações dos tumores descritos na colonoscopia foram observadas em 12% dos casos. Mudanças na conduta cirúrgica foram observadas, com base nos resultados do CTC, em 16% dos casos.

Um estudo retrospectivo realizado por Copel et al.[25], em 2007, avaliou 546 pacientes submetidos a CTC após colonoscopias incompletas. As razões mais comuns para os exames endoscópicos incompletos foram segmentos colônicos redundantes ou tortuosos (39,9%), espasmos intestinais excessivos (26,2%), moléstia diverticular grave (13,9%) e tumores estenosantes (7,5%). Na CTC, 13,2% dos pacientes apresentaram 88 lesões polipoides ≥ 6 mm, não identificadas nas colonoscopias. Destes, 63% tiveram seguimento com novas colonoscopias em um período médio de 31 meses. Massas (lesões > 20 mm), pólipos grandes (10 a 19 mm) e pólipos pequenos (6 a 9 mm) foram detectados nesses exames de acompanhamento em 100, 94 e 45% dos casos, respectivamente. A CTC apresentou valor preditivo positivo de 90,9% para lesões > 20 mm, 91,7% para lesões de 10 a 19 mm e 64,7% para lesões de 6 a 9 mm.

Yucel et al.[26], em 2008, analisaram o desempenho da CTC em uma população mais idosa (> 60 anos), encaminhada ao método devido a colonoscopias incompletas ou contraindicadas. Dos 42 participantes considerados na análise final, 30 realizaram as colonografias devido à colonoscopias incompletas. As razões para os exames incompletos incluíam doença diverticular (n = 10), redundância colônica (n = 10), aderências (n = 3), conteúdo residual aumentado no cólon (n = 3), estenose de sigmoide (n = 1), hérnia de parede abdominal (n = 1) e causa desconhecida (n = 2). A adequada avaliação de todos os segmentos cólicos pela CTC foi obtida em 90% dos pacientes.

Sali et al.[27] estudaram, em 2008, 42 pacientes com teste de sangue oculto nas fezes positivo e que tiveram colonoscopias incompletas. Em 50% dos casos a CTC revelou pólipos (n = 20) ou massas (n = 2). Quinze destes 21 pacientes foram submetidos a uma nova colonoscopia, e outros dois encaminhados diretamente à cirurgia. O valor preditivo positivo da CTC para lesões maiores do que 9 mm foi de 87,5%. O valor preditivo positivo para lesões polipoides entre 6 a 9 mm foi de 77,8%.

Desempenho da CTC na detecção de lesões planas

Os pólipos colorretais são normalmente classificados em três categorias de acordo com a sua morfologia: sésseis, pediculados e planos. Os sésseis apresentam uma base de implantação ampla. Nos pediculados é possível identificar uma cabeça que é ligada à superfície cólica por um pedículo distinto. O termo "polipoide" normalmente se aplica às lesões sésseis e pediculadas[79]. Lesões polipoides são as mais frequentemente encontradas no cólon e no reto, sendo responsáveis pela maioria dos adenomas avançados e cânceres[4,40].

Lesões planas compreendem um grupo de lesões "não polipoides", com formato de placa (Figura 8.1.10). A altura

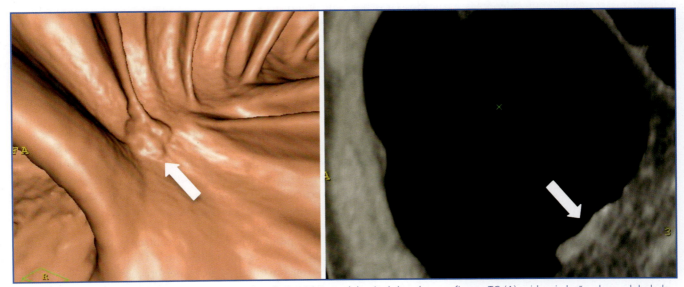

Figura 8.1.10 – Adenoma tubuloviloso plano no cólon direito. Visão endoluminal de colonografia por TC (A) evidencia lesão plana e lobulada no cólon direito, junto a uma prega, medindo 12 x 3 mm (extensão lateral x altura) (seta). A correlação com a imagem axial 2D (B) novamente evidencia a morfologia plana da lesão (seta).

do pólipo menor que a metade da sua largura é o critério classicamente utilizado para classificar as lesões planas[80,81]. No entanto, tal critério aplicado a lesões pequenas pode acarretar uma classificação errônea. Para lesões com menos de 2 a 3 cm de extensão, uma altura máxima de 3 mm tem sido o critério mais atual para definir uma lesão como plana[4,40,54]. O termo "lesão em tapete", também denominada lesão de crescimento lateral, aplica-se a um importante subgrupo de lesões planas que normalmente apresentam grandes áreas na sua extensão lateral, com pequenos componentes de sobrelevação[82].

A real frequência e o significado de pequenas lesões planas e histologicamente agressivas tem sido fonte de muitos debates, desde a descrição de Muto et al., em 1985[83]. Alguns investigadores, predominantemente no Japão, têm sugerido que essas lesões são relativamente frequentes e podem ser uma importante fonte alternativa de malignidade, diferente da progressão habitual pólipo-carcinoma[84,85]. A frequência relatada de adenomas planos é bastante variável, mas a maior parte dos estudos refere ser ao redor de 10% de todos os adenomas[86-89]. Existem, no entanto, aparentes diferenças significativas na frequência de alterações histológicas avançadas entre a Ásia Oriental[83-85,90] e populações ocidentais[91,92]. Não está claro se essa disparidade está relacionada a fatores genéticos, ambientais ou a ambos. Muitos autores acreditam que pequenos adenomas planos com alto potencial maligno são raros em países ocidentais, com poucas evidências que tais lesões têm sido frequentemente perdidas em colonoscopias[93,94]. Pickhardt et al.[89] avaliaram a frequência, a histologia e a detecção de lesões planas pela CTC, em uma coorte de 1.233 indivíduos assintomáticos rastreados por CTC e colonoscopia no mesmo dia. Dos pacientes, 4,2% (52/1.233) apresentaram 59 lesões planas com dimensões ≥ 6 mm, confirmadas pela colonoscopia, sendo 49,2% adenomatosas, e as outras hiperplásicas ou de mucosa normal. Das lesões adenomatosas, quatro eram adenomas avançados (três por serem maiores que 10 mm e uma de 6 a 9 mm por apresentar histologia vilosa). Uma grande lesão plana cecal era um adenocarcinoma. Nenhuma das 148 lesões planas diminutas (≤ 5 mm) detectadas na colonoscopia era histologicamente avançada.

Comparando com lesões colorretais polipoides de dimensões similares, a reduzida altura e protusão para a luz cólica faz com que as lesões planas sejam menos evidentes, tanto na CTC como na colonoscopia[79,89]. Técnicas de cromoscopia e magnificação de imagem nos estudos de colonoscopia foram desenvolvidas com o intuito de aumentar a acurácia do método[90]. Em relação à CTC, sensibilidade razoável é factível, sendo imprescindível, para isso, empregar técnica adequada com avaliação endoluminal robusta, preparo intestinal completo com marcação fecal e boa distensão gasosa do cólon[80,95,96]. No estudo de Pickhardt et al.[89] a CTC identificou prospectivamente 82,8% dos adenomas planos e 80% de todas as lesões planas ≥ 6 mm.

INDICAÇÃO DE COLONOSCOPIA A PARTIR DE ACHADOS POSITIVOS NA CTC

Entre as várias indicações de colonoscopia a partir de exames de CTC, a mais importante, indubitavelmente, é o achado de pólipos e CCR (Figuras 8.1.2, 8.1.3 e 8.1.4). A taxa de indicação de colonoscopia varia conforme as características da população estudada e do nível de corte considerado significativo em relação às dimensões dos pólipos encontrados. Transpondo os achados encontrados nos recentes estudos de rastreamento com CTC para a prática clínica[3-6], a taxa de indicação é de cerca de 12% quando considerado um nível de corte de 6 mm; e de 4% quando considerado um nível de corte de 10 mm[4,5], para indivíduos assintomáticos de baixo risco.

A taxa de indicação será maior, contudo, quando os indivíduos estudados pertencerem a grupos a alto risco, variando de 12% (em pacientes com história familiar de CCR) a cerca de 50% (em indivíduos com pesquisa de sangramento oculto nas fezes positiva), quando utilizado um nível de corte de 6 mm para lesões significativas[23].

Além da indicação por pólipos e massas colorretais, a avaliação específica de um segmento intestinal não distendido durante a CTC pode, potencialmente, ser uma indicação da colonoscopia. A maior parte desses casos está relacionada à dificuldade de distensão do sigmoide e do cólon esquerdo, sendo a retossigmoidoscopia suficiente para a complementação diagnóstica da maioria desses indivíduos.

Outras indicações, mais raras, de colonoscopia a partir de estudos de CTC incluem o achado de ileíte terminal ou alterações inflamatórias colorretais previamente não suspeitadas.

RISCOS RELACIONADOS À CTC
Perfuração colônica

A perfuração colônica é uma complicação extremamente incomum na CTC. Uma das vantagens do método é que a insuflação do cólon é feita utilizando-se apenas uma fina sonda retal. Outro aspecto importante é a não utilização de sedação, dada a grande tolerabilidade do procedimento. Ao permanecerem acordados, os pacientes podem facilmente referir sinais de hiperdistensão do cólon.

O primeiro relato de perfuração colônica relacionada à CTC foi descrito em 2004[97], cerca de dez anos após a introdução do método na prática clínica. Desde então, os casos de perfuração geralmente são associados a pacientes sintomáticos, com suspeita ou diagnóstico de lesões obstrutivas ou com alterações inflamatórias (doença inflamatória intestinal, diverticulite aguda), sendo extremamente raros em pacientes assintomáticos e, excepcionalmente, necessitando de tratamento cirúrgico.

Uma pesquisa inglesa em 50 centros médicos[98], que incluiu 17.067 pacientes que realizaram CTC por suspeita de CCR, mostrou um total de nove perfurações (0,05%), nenhuma delas necessitando tratamento cirúrgico.

Um estudo retrospectivo realizado em 11.870 pacientes de 11 centros médicos israelenses[99] mostrou sete casos de perfuração, com uma taxa de 0,06%. A idade média dos pacientes em que ocorreu perfuração era de 78 anos. Os fatores de risco associados à perfuração foram diverticulose severa em três casos, carcinoma obstrutivo em um caso e hérnia inguinal contendo o sigmoide nos outros três pacientes.

O maior estudo sobre complicações na CTC foi realizado pelo Working Group on Virtual Colonoscopy[100], em 16 centros médicos de cinco diferentes países e que incluiu 21.923 exames. Metade dos exames foi realizada para rastreamento de pacientes assintomáticos, e a outra metade em pacientes sintomáticos e/ou com colonoscopias incompletas por diversas causas, incluindo lesões obstrutivas. Duas perfurações foram reportadas no grupo de pacientes sintomáticos, e nenhuma no grupo de pacientes de rastreamento, com taxa total de perfuração de 0,009%.

Dose de radiação

Uma questão importante que tem rodeado a implementação da CTC para rastreamento do CCR é o risco teórico de câncer induzido por baixos níveis de radiações ionizantes. Atualmente, a média estimada de dose efetiva nos exames de CTC está na faixa de 5 a 6 mSv (2 a 3 mSv por série)[101]. Essa dose efetiva é muito menor do que aquela utilizada em uma TC abdominal convencional pelo fato de a interface entre a luz da alça distendida por ar e a parede do cólon permitir significativa redução da dose, sem perda da precisão diagnóstica.

A posição oficial da Sociedade de Física de Saúde é que para essas doses pequenas o risco potencial é baixo demais para ser quantificado e pode ser inexistente[102]. Ainda, a exposição à radiação associada à CTC é comparável ou inferior ao nível recebido durante um exame de enema opaco[103] e comparável à radiação cósmica recebida no período de um ano. Além disso, tal dose é aplicada a uma população adulta (acima de 50 anos de idade) e sem exposição de grande parte do tórax (o que aumentaria o risco teórico de câncer broncogênico). Por conseguinte, os benefícios documentados do rastreamento do CCR tornam-se muito superiores aos pequenos riscos teóricos relacionados à radiação[104]. Apesar disso, todos os esforços relacionados à redução de dose devem ser feitos. Avanços recentes na tecnologia da TCMD, já em fase de validação, têm permitido reduções superiores a 50% na dose efetiva de radiação ao utilizarem técnicas de modulação de corrente do tubo e novas abordagens para a reconstrução de imagem[105,106].

ACHADOS EXTRACOLÔNICOS EM EXAMES DE CTC

A CTC é a única ferramenta de rastreamento de CCR que pode avaliar diretamente o cólon e também as estruturas extracolônicas e demais órgãos abdominais. A técnica empregada para CTC inclui um TC do abdome e pelve com baixa dose de radiação e sem a administração de meio de contraste intravenoso. Apesar das limitações dessa técnica para a avaliação dos órgãos sólidos, frequentemente são encontradas alterações abdominais incidentais. Grande parte desses achados são alterações benignas ou lesões que não determinam mudanças no manejo do paciente, como, por exemplo, cistos hepáticos e renais, cálculos renais e cálculos na vesícula biliar. Em algumas situações, no entanto, é possível diagnosticar ou suspeitar de doenças de grande relevância clínica, como aneurismas da aorta abdominal e de artérias ilíacas (Figura 8.1.11), e tumores malignos. Tal capacidade de identificar achados extracolônicos significativos é um claro benefício adicional da CTC, ao possibilitar o diagnóstico precoce e a instituição de tratamento adequado.

A CTC tem a capacidade de rastrear, simultaneamente, CCR e aneurisma aortoilíaco, sendo a técnica de exame suficiente para o diagnóstico e dimensionamento do aneurisma, cujo rastreamento reduz a incidência de ruptura vascular em cerca de 50% dos pacientes[107]. Um dos fatores de risco para aneurismas é idade superior a 65 anos[108]. Desse modo, tanto CCR como aneurisma aortoilíaco tendem a ocorrer com maior frequência em indivíduos com idades semelhantes.

Tumores malignos fora do cólon também podem ser identificados pela CTC. Estes geralmente se apresentam como lesões sólidas ou císticas nos órgãos abdominais ou pélvicos.

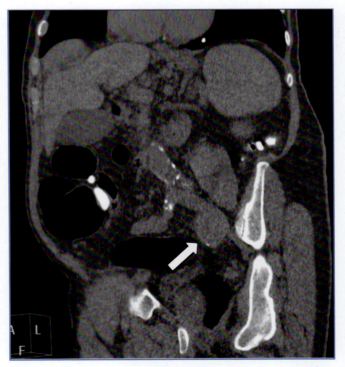

Figura 8.1.11 – Achado extracolônico durante exame de colonografia por TC. Reformatação oblíqua com janela abdominal evidencia ateromatose aortoilíaca e um aneurisma fusiforme de 3,5 cm na emergência da artéria ilíaca interna esquerda (seta), previamente não suspeitado.

Nos exames sem contraste intravenoso e com baixa dose de radiação, tumores extracolônicos são mais facilmente detectados quando se projetam ou deformam o contorno de um órgão. Linfonodomegalias retroperitoneais ou alterações na gordura mesentérica podem também ser identificadas. As imagens das bases pulmonares incluídas nos estudos de CTC possibilitam, ainda, o diagnóstico incidental de tumores pulmonares (Figura 8.1.12). Dos tumores extracolônicos diagnosticados em uma série de 10.286 pacientes rastreados por CTC, os mais frequentes foram adenocarcinoma de pulmão, carcinoma de células renais e linfoma[109]. Destaca-se que cerca de 50% dos tumores malignos extracolônicos incidentalmente encontrados na CTC são diagnosticados em estadios precoces (estadio I), o que certamente melhora o prognóstico e aumenta a sobrevida dos pacientes[109,110].

Pelo fato da CTC ser geralmente realizada em indivíduos adultos com idades a partir de 50 anos e em idosos, a porcentagem de pacientes com achados extracolônicos é alta, variando de 15 a 69%[111]. No entanto, a grande maioria dos achados não representa alterações clinicamente importantes, que não necessitam de propedêutica adicional ou mudam o manejo dos pacientes. Baseado em vários estudos clínicos, achados extracolônicos de moderada e alta significância são encontrados entre 7,4 e 11,4% dos casos[112-115], sendo que cerca de 6% dos pacientes são submetidos à investigação propedêutica adicional[109], com novo diagnóstico relevante aproximadamente 2,5% dos casos[115].

AVANÇOS TECNOLÓGICOS RELACIONADOS À CTC

Avanços tecnológicos têm sido desenvolvidos nos últimos anos com o intuito de aumentar a aceitabilidade, a eficácia e a segurança da CTC. Dentre eles, destacam-se exames com mínimo preparo intestinal e utilização de programas automatizados de detecção de pólipos.

CTC com mínimo preparo intestinal

O preparo do cólon, semelhante ao que ocorre para a colonoscopia ótica, é uma das principais barreiras à maior aderência ao rastreamento do CCR[50]. O desenvolvimento de regimes de marcação fecal que aumentem a aderência ao preparo por reduzir ou eliminar a necessidade de medicação laxativa, usualmente referido como mínimo preparo intestinal, é uma área de grande interesse científico[116]. Preparos sem utilização ou com redução de medicação laxativa podem ser mais bem tolerados, especialmente para pacientes com idade avançada ou com comorbidades[117]. Vários estudos mostraram resultados encorajadores na detecção de pólipos utilizando o mínimo preparo intestinal, com marcação fecal[69,118-121].

Em 2002, Lefere et al.[119] estudaram a sensibilidade e especificidade da CTC por meio da marcação fecal e do preparo intestinal reduzido. Cinquenta pacientes receberam preparo reduzido com uma dieta pobre em resíduos, citrato de magnésio, bisacodil e uma suspensão de bário, um dia antes do procedimento. Os outros 50 pacientes receberam 3 L de polietilenoglicol na véspera do exame. Observou-se que o grupo com preparo reduzido com marcação fecal apresentou maior quantidade de resíduos intestinais, porém foi possível a melhor diferenciação entre resíduos e pólipos, determinando maior especificidade (88%), em relação ao grupo com preparo convencional (77%). Por outro lado, não houve diferença significativa na sensibilidade de diagnóstico das lesões entre os dois grupos (grupo com preparo reduzido, 88%; grupo com preparo convencional, 85%).

Em 2004, Iannaccone et al.[69] avaliaram o desempenho da CTC em 203 pacientes que realizaram preparo intestinal reduzido, apenas com dieta pobre em resíduos e marcação fecal com meio de contraste iodado. Na análise por paciente, a CTC apresentou sensibilidade de 89,9%, especificidade de 92,2%, valor preditivo positivo de 88% e valor preditivo negativo de 93,5%, para pólipos com dimensões ≥ 8 mm.

Em estudo de Jensch et al.[121], de 2008, CTC com preparo reduzido utilizando apenas bisacodil e marcação fecal foi comparada à colonoscopia. Apesar de a marcação fecal ter sido efetiva, houve um grande número de achados falso-positivos para lesões ≥ 6 mm, com especificidade de 79%.

Em outro estudo de Nagata et al.[117], publicado em 2009, CTC com preparo intestinal reduzido demonstrou sensibilidade semelhante à realizada com preparo intestinal completo, ambos associados à marcação fecal. No entanto, a especificidade no grupo com preparo completo foi significativamente maior.

A principal limitação dos trabalhos acima relatados é o reduzido número e a heterogeneidade de pacientes avaliados. Novos estudos, multicêntricos e em populações mais representativas, serão necessários para assegurar a eficácia da CTC com mínimo preparo intestinal no rastreamento de indivíduos de baixo risco.

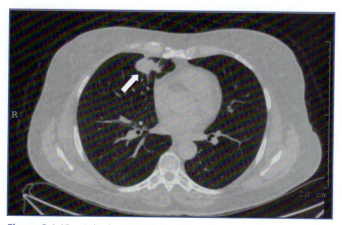

Figura 8.1.12 – Achado extracolônico durante exame de colonografia por TC. Imagem das bases pulmonares evidencia nódulo espiculado previamente não suspeitado no pulmão direito (seta) correspondendo a adenocarcinoma.

Detecção automatizada de lesões (*computer-aided detection* – CAD)

Apesar da alta sensibilidade da CTC para o diagnóstico de pólipos clinicamente significativos, maiores variabilidades no desempenho de diferentes examinadores podem, potencialmente, reduzir a reprodutibilidade do método. Embora vários fatores identificáveis determinem a maior parte das diferenças de desempenho na CTC (por exemplo, avaliação primária 3D x 2D, uso de marcação fecal no preparo intestinal, tecnologia dos equipamentos de TC e dos sistemas de análise etc.), a experiência e o treinamento dos examinadores também são fatores que afetam a eficácia do método[122].

Programas de detecção automatizada de lesões (*computer-aided detection* – CAD) têm sido desenvolvidos com o objetivo de aumentar a sensibilidade na detecção de pólipos e reduzir a variabilidade no desempenho de diferentes examinadores (Figura 8.1.13).

O desempenho isolado do CAD (ou seja, a leitura automatizada sem interação humana) foi avaliado recentemente em duas grandes coortes de triagem[123-125]. O primeiro estudo[123] analisou os exames de 792 indivíduos assintomáticos, provenientes do programa de rastreamento do Departamento de Defesa Americano realizado por Pickhardt et al. em 2003. As sensibilidades do CAD para os adenomas ≥ 8 e ≥ 10 mm foram 76 e 86%, respectivamente. O segundo ensaio analisando o CAD utilizou uma coorte de 3.077 pacientes adultos assintomáticos[125]. O CAD apresentou sensibilidades (por paciente) de 94 e 97% para lesões ≥ 6 e ≥ 10 mm, respectivamente. As sensibilidades por pólipos, independentemente da histologia, foram de 90 e 96% para lesões de ≥ 6 e ≥ 10 mm, respectivamente. As sensibilidades para neoplasia avançada e câncer foram de 97 e 100%, respectivamente.

IMPACTO DA INTRODUÇÃO DA CTC NA PRÁTICA CLÍNICA

Uma das expectativas em relação à implementação da CTC na prática clínica é o seu possível impacto no aumento do rastreamento ao CCR. Por se apresentar como um método rápido, pouco invasivo e com eficácia comparável à colonoscopia para o diagnóstico de lesões clinicamente relevantes, acredita-se que a CTC possa recrutar, inclusive, indivíduos que não estão dispostos a fazer o rastreamento por outros métodos.

Uma experiência emblemática que demonstra o impacto da CTC no aumento do rastreamento do CCR é o programa conjunto de rastreamento desenvolvido no National Naval Medical Center (NNMC) de Bethesda, Estados Unidos. O programa, chamado Colon Health Initiative, iniciado em 2004, é uma das maiores iniciativas de rastreamento de CCR com CTC nos Estados Unidos, tendo registrado mais de 9 mil participantes nos seus primeiros seis anos de existência. Representa um sistema integrado de colonoscopia e CTC, em que o paciente pode escolher uma ou outra técnica de rastreamento. Um dos resultados mais impactantes do programa foi o aumento de 70% do número de pessoas rastreadas após a incorporação da CTC[20]. Em uma recente avaliação de 250 pacientes que escolheram a CTC, mais de um terço dos indivíduos referiram que não teriam realizado o rastreamento se o método não fosse disponível. Tal fato demonstra que, em vez de mudar a opção de rastreamento de indivíduos que

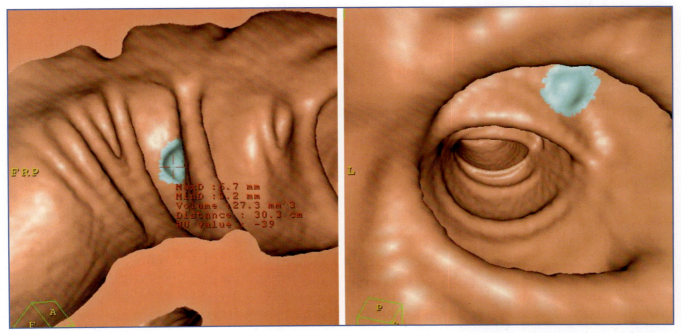

Figura 8.1.13 – Colonografia por TC com CAD (*computed-aided diagnosis*). Pequeno pólipo séssil de 6 mm no cólon esquerdo, marcado automaticamente pelo sistema com a cor azul.

já o fazem, a CTC potencialmente pode incorporar novos indivíduos que não estão sendo rastreados por outros métodos. Em outro grande programa de rastreamento conjunto implementado na Universidade de Wisconsin, também nos Estados Unidos, o número de pacientes rastreados nos primeiros cinco anos de programa duplicou a cada trimestre[21].

CONCLUSÃO

A CTC já está estabelecida como uma nova tecnologia para a avaliação do cólon e do reto. Após resultados favoráveis em recentes estudos multicêntricos, o método tem ganhado crescente aceitação entre pacientes, médicos e sociedades profissionais. Por se tratar de um procedimento pouco invasivo e com bom perfil de segurança, representa uma opção apropriada para o rastreamento de pólipos e CCR em indivíduos assintomáticos de baixo risco, em indivíduos idosos e naqueles com comorbidades. Sua inclusão em programas isolados de rastreamento têm mostrado significativo aumento da adesão populacional. A possibilidade de realizar o exame com mínimo preparo intestinal, associado ao refinamento de sistemas computadorizados que permitam detecção automatizada de lesões, vislumbra uma crescente utilização do método.

REFERÊNCIAS BIBLIOGRÁFICAS

1. Coin CG, Wollett FC, Coin JT et al. Computerized radiology of the colon: a potential screening technique. Comput Radiol 1938; 7: 215.
2. Vining DJ, Shifrin RY, Grishaw EK et al. Virtual colonoscopy. Radiology 1994; 193: 446.
3. Pickhardt PJ, Choi RJ, Hwang I et al. Computed tomographic virtual colonoscopy to screen for colorectal neoplasia in asymptomatic results. N Engl J Med 2003; 349: 2191-200.
4. Kim DH, Pickhardt PJ, Taylor AJ et al. CT colonography versus colonoscopy for the detection of advanced neoplasia. N Engl J Med 2007; 357: 1403-12.
5. Johnson CD, Chen MH, Toledano AY et al. Accuracy of CT colonography for the detection of large adenomas and cancer. N Engl J Med 2008; 359: 1207-17.
6. Graser A, Steiber P, Nagel D et al. Comparison of CT colonography, colonoscopy, sigmoidoscopy, and fecal occult blood tests for the detection of advanced adenoma in an average risk population. Gut 2009; 58: 241-8.
7. Levin B, Lieberman DA, McFarland B et al. Screening and surveillance for the early detection of colorectal cancer and adenomatous polyps, 2008: a joint guideline from the American Cancer Society, the US Multi-Society Task Force on Colorectal Cancer, and the American College of Radiology. CA Cancer J Clin 2008; 58: 130-60.
8. Fletcher JG, Johnson CD, Welch TJ et al. Optimization of CT colonography technique: prospective trial in 180 patients. Radiology 2000; 216: 704.
9. Yee J, Kumar NN, Hung RK et al. Comparison of supine and prone scanning separately and in combination at CT colonography. Radiology 2003; 226:653.
10. Burling D, Taylor SA, Halligan S et al. Automated insufflation of carbon dioxide for MDCT colonography: distension and patient experience compared with manual insufflation. AJR Am J Roentgenol 2006; 186: 96.
11. Pickhardt PJ. Screening CT colonography: how I do it. AJR Am J Roentgenol 2007; 189: 290.
12. Vining DJ. Virtual colonoscopy. Semin Ultrasound CT MR 1999; 20: 56.
13. Shinners TJ, Pickhardt PJ, Taylor AJ et al. Patient-controlled room air insufflation versus automated carbon dioxide delivery for CT colonography. AJR Am J Roentgenol 2006; 186: 1491.
14. Lappas JC, Maglinte DD, Chernish SM et al. Discomfort during double-contrast barium enema examination: a placebo-controlled double-blind evaluation of the effect of glucagon and diazepam. Radiology 1995; 197: 95.
15. Yee J, Hung RK, Akerkar GA et al. The usefulness of glucagons hydrochloride for colonic distention in CT colonography [comments]. Am J Roentgenol 1999; 173: 169.
16. Morrin MM, Farrell RJ, Keogan MT et al. CT colonography: colonic distention improved by dual positioning but not intravenous glucagon. Eur Radiol 2002; 12: 525.
17. Beaulieu CF, Jeffrey RB Jr, Karadi C et al. Display modes for CT colonography. Part II. Blinded comparison of axial CT and virtual endoscopic and panoramic endoscopic volume-rendered studies. Radiology 1999; 212: 203.
18. Weitzman ER, Zapka J, Estabrook B, Goins KV. Risk and reluctance: understanding impediments to colorectal cancer screening. Prev Med 2001; 32: 502-13.
19. Ristvedt SL, McFarland EG, Weinstock LB, Thyssen EP. Patient preferences for CT colonography, conventional colonoscopy, and bowel preparation. Am J Gastroenterol 2003; 98: 578-85.
20. Moawad FJ, Maydonovitch CL, Cullen PA, Barlow DS, Jenson DW, Cash BD. CT Colonography may improve colorectal cancer screening compliance. Am J Roentgenol 2010; 195: 1118-23.
21. Benson ME, Pier J, Kraft S et al. Impact of a CT colonography colorectal cancer screening program on optical colonoscopy: 5 year data. (abstr) Dig Dis Wk 2010.
22. Pickhardt PJ, Taylor AJ, Kim DH, Reichelderfer M, Gopal DV, Pfau PR. Screening for colorectal neoplasia with CT colonography: Initial experience from the 1 st year of coverage by third--party payers. Radiology 2006; 241: 417.
23. Regge D, Laudi C, Galatola G. Diagnostic accuracy of computed tomographic colonography for the detection of advanced neoplasia in individuals at increased risk of colorectal cancer. JAMA 2009; 301: 2453-61.
24. Kim JH, Kim WH, Kim TI et al. Incomplete colonoscopy in patients with occlusive colorectal cancer: usefulness of CT colonography according to tumor location. Yonsei Med J 2007; 48: 934.
25. Copel L, Sosna J, Kruskal JB et al. CT colonography in 546 patients with incomplete colonoscopy. Radiology 2007; 244: 471-8.

26. Yucel C, Lev-Toaff AS, Moussa N et al. CT colonography for incomplete or contraindicated optical colonoscopy in older patients. Am J Roentgenol 2008; 190: 145-50.
27. Sali L, Falchini M, Bonanomi AG et al. CT colonography after incomplete colonoscopy in subjects with positive faecal occult blood test. World J Gastroenterol 2008; 14: 4499-504.
28. Pickhardt PJ, Kim DH. Colorectal Cancer Screening With CT Colonography: Key Concepts Regarding Polyp Prevalence, Size, Histology, Morphology, and Natural History. Am J Roentgenol 2009; 193: 40-6.
29. Jackman RJ, Mayo CW. The adenoma-carcinoma sequence in cancer of the cólon. Surg Gynecol Obstet 1951; 93: 327-30.
30. Morson B. President's address. The polyp-cancer sequence in the large bowel. Proc R Soc Med 1974; 6734 (6 Pt 1): 451-7.
31. Muto T, Bussey HJ, Morson BC. The evolution of cancer of the cólon and rectum. Cancer 1975; 36: 2251-70.
32. Fearon ER, Vogelstein B. A genetic model for colorectal tumorigenesis. Cell 1990; 61: 759-67.
33. O'Brien MJ, Winawer SJ, Zauber AG et al. The National Polyp Study. Patient and polyp characteristics associated with high-grade dysplasia in colorectal adenomas. Gastroenterology 1990; 98: 371-9.
34. Shinya H, Wolff WI. Morphology, anatomic distribution and cancer potential of colonic polyps. Ann Surg 1979; 190: 679-83.
35. Konishi F, Morson BC. Pathology of colorectal adenomas: a colonoscopic survey. J Clin Pathol 1982; 35: 830-41.
36. Odom SR, Duffy SD, Barone JE et al. The rate of adenocarcinoma in endoscopically removed colorectal polyps. Am Surg 2005; 71: 1024-6.
37. Lenhart DK, Zalis ME. Debate: Diminutive Polyps Noted at CT Colonography Need Not Be Reported. Gastrointest Endoscopy Clin N Am 2010; 20: 227-37.
38. Winawer SJ, Zauber AG, O'Brien MJ et al. Randomized comparison of surveillance intervals after colonoscopic removal of newly diagnosed adenomatous polyps. The National Polyp Study Workgroup. N Engl J Med 1993; 328: 901-6.
39. Bond JH. Polyp guideline: diagnosis, treatment, and surveillance for patients with colorectal polyps. Practice Parameters Committee of the American College of Gastroenterology. Am J Gastroenterol 2000; 95: 3053-63.
40. Kim DH, Pickhardt PJ, Taylor AJ. Characteristics of advanced adenomas detected at CT colonographic screening: implications for appropriate polyp size thresholds for polypectomy versus surveillance. Am J Roentgenol 2007; 188: 940-4.
41. Jass JR. Classification of colorectal cancer based on correlation of clinical, morphological and molecular features. Histopathology 2007; 50: 113-30.
42. O'Brien MJ. Hyperplastic and serrated polyps of the colorectum. Gastroenterol Clin N Am 2007; 36: 947-68.
43. Jass JR, Biden KG, Cummings ME et al. Characterisation of a subtype of colorectal cancer combining features of the suppressor and mild mutator pathways. J clin Pathol 1999; 52: 455-60.
44. Hawkins NJ, Bariol C, Ward RL. The serrated neoplasia pathway. Pathology 2002; 34: 548-55.
45. Cunningham KS, Riddell RH. Serrated mucosal lesions of the colorectum. Curr Opin Gastroenterol 2006; 22: 48-53.
46. Church JM. Clinical significance of small colorectal polyps. Dis Colon Rectum 2004; 47: 481-5.
47. Regula J, Rupinski M, Kraszewska E et al. Colonoscopy in colorectal cancer screening for detection of advanced neoplasia. N Engl J Med 2006; 355: 1863-72.
48. Sprung D. Prevalence of adenocarcinoma in small adenomas. Am J Gastroenterol 2006; 101 [suppl]: S199.
49. Barclay RL, Vicari JJ, Doughty AS, Johanson JF, Greenlaw RL. Colonoscopic withdrawal times and adenoma detection during screening colonoscopy. N Engl J Med 2006; 355: 2533-41.
50. Yoo TW, Park DI, Kim YH et al. Clinical significance of small colorectal adenoma less than 10 mm: the Kasid study. Hepatogastroenterology 2007; 54: 418-21.
51. Lieberman D, Moravec M, Holub J, Michaels L, Eisen G. Polyp size and advanced histology in patients undergoing colonoscopy screening: implications for CT colonography. Gastroenterology 2008; 135: 1100-5.
52. Butterly LF, Chase MP, Pohl H, Fiarman GS. Prevalence of clinically important histology in small adenomas. Clin Gastroenterol Hepatol 2006; 4: 343-8.
53. Matek W, Guggenmoosholzmann I, Demling L. Follow-up of patients with colorectal adenomas. Endoscopy 1985; 17: 175-81.
54. Zalis ME, Barish MA, Choi JR et al. CT colonography reporting and data system: a consensus proposal. Radiology 2005; 236: 3-9.
55. Lieberman DA, Holub JL, Moravec MD et al. Prevalence of cólon polyps detected by colonoscopy screening in asymptomatic black and white patients. JAMA 2008; 300: 1417-22.
56. Van Dam J, Cotton P, Johnson CD et al. AGA future trends report: CT colonography. Gastroenterology 2004; 127: 970-84.
57. Knoernschild HE. Growth rate and malignant potential of colonic polyps: early results. Surg Forum 1963; 14: 137-8.
58. Hoff G, Foerster A, Vatn MH et al. Epidemiology of polyps in the rectum and cólon. Recovery and evaluation of unresected polyps two years after detection. Scand J Gastroenterol 1986; 21 (7): 853-62.
59. Hofstad B, Vatn MH, Andersen SN et al. Growth of colorectal polyps: redetection and evaluation of unresected polyps for a period of three years. Gut 1996; 39: 449-56.
60. Hixson LJ, Fennerty MB, Sampliner RE et al. Prospective blinded trial of the colonoscópica miss-rate of large colorectal polyps. Gastrointest Endosc 1991; 37: 125-7.
61. Rex DK, Cutler CS, Lemmel GT et al. Colonoscopic miss rates of adenomas determined by back-to-back colonoscopies. Gastroenterology 1997; 112: 24-8.
62. Pickhardt PJ, Nugent PA, Mysliwiec PA et al. Location of adenomas missed by optical colonoscopy. Ann Intern Med 2004; 141: 352-9.
63. Mulhall BP, Veerappan GR, Jackson JL. Meta-analysis: computed tomographic colonography. Ann Intern Med 2005; 142: 635-50.
64. Halligan S, Altman DG, Taylor SA et al. CT colonography in the detection of colorectal polyps and cancer: systematic review meta-analysis and proposed minimum data set for study level reporting. Radiology 2005; 237: 893-904.

65. Yee J, Akerkar GA, Hung RK et al. Colorectal neoplasia: performance characteristics of CT colonography for detection in 300 patients. Radiology 2001; 219: 685-92.
66. Podolsky DK. Going the distance – the case for true colorectal-cancer screening. N Engl J Med 2000; 343: 207-8.
67. Fenlon HM, Nunes DP, Schroy PC et al. A comparison of virtual and conventional colonoscopy for the detection of colorectal polyps. N Engl J Med 1999; 341: 1496-503.
68. Pineau BC, Paskett ED, Chen GJ et al. Virtual colonoscopy using oral contrast compared with colonoscopy for the detection of patients with colorectal polyps. Gastroenterology 2003; 125: 304-10.
69. Iannaccone R, Laghi A, Catalano C et al. Computed tomographic colonography without cathartic preparation for the detection of colorectal polyps. Gastroenterology 2004; 127: 1300-11.
70. Kim YS, Kim N, Kim SH et al. The efficacy of intravenous contrast-enhanced 16-raw multidetector CTcolonography for detecting patients with colorectal polyps in an asymptomatic population in Korea. J Clin Gastroenterol 2008; 42: 791-8.
71. Johnson CD, Harmsen WS, Wilson LA et al. Prospective blinded evaluation of computed tomographic colonography for screen detection of colorectal polyps. Gastroenterology 2003; 125: 311-9.
72. Cotton PB, Durkalski VL, Benoit PC et al. Computed tomographic colonography (virtual colonoscopy) – a multicenter comparison with standard colonoscopy for detection of colorectal neoplasia. JAMA 2004; 291: 1713-9.
73. Rockey DC, Poulson E, Niedzwiecki D et al. Analysis of air contrast barium enema, computed tomographic colonography, and colonoscopy: prospective comparison. Lancet 2005; 365: 305-11.
74. Winawer SJ. The multidisciplinary management of gastrointestinal cancer. Colorectal cancer screening. Best Pract Res Clin Gastroenterol 2007; 21: 1031-48.
75. Whitlock EP, Lin JS, Liles E et al. Screening for colorectal cancer: a targeted, updated systematic review for the U.S. Preventive Task Force. Ann Intern Med 2008; 149: 638-58.
76. Chung DJ, Huh KC, Choi WJ et al. CT colonography using 16-MDCT in the evaluation of colorectal cancer. Am J Roentgenol 2005; 184: 98-103.
77. White TJ, Avery GR, Kennan N et al. Virtual colonoscopy vs. conventional colonoscopy in patients at high risk of colorectal cancer – a prospective trial of 150 patients. Colorectal Dis 2009; 11: 138-45.
78. Liedenbaum MH, van Rijn AF, de Vries AH et al. Using CT colonography as a triage technique after a positive faecal occult blood test in colorectal cancer screening. Gut 2009; 58: 1242-9.
79. Pickhardt PJ, KIM DH. Performance of CT Colonography for Detecting Small, Diminutive, and Flat Polyps. Gastrointest Endoscopy Clin 2010; N Am 20: 209-26.
80. Pickhardt PJ, Nugent PA, Choi JR et al. Flat colorectal lesions in asymptomatic adults: implications for screening with CT virtual colonoscopy. AJR Am J Roentgenol 2004; 183: 1343-7.
81. 81.Soetikno RM, Kaltenbach T, Rouse RV et al. Prevalence of nonpolypoid (flat and depressed) colorectal neoplasms in asymptomatic and symptomatic adults. JAMA 2008; 299: 1027-35.
82. Tanaka S, Haruma K, Oka S et al. Clinicopathologic features and endoscopic treatment of superficially spreading colorectal neoplasms larger than 20 mm. Gastrointest Endosc 2001; 54: 62-6.
83. Muto T, Kamiya J, Sawada T et al. Small "flat adenoma" of the large bowel with special reference to its clinicopathologic features. Dis Colon Rectum 1985; 28: 847-51.
84. Adachi M, Muto T, Okinaga K, Morioka Y. Clinicopathologic features of the flat adenoma. Dis Colon Rectum 1991; 34: 981-6.
85. Togashi K, Konishi F, Koinuma K et al. Flat and depressed lesions of the cólon and rectum: pathogenesis and clinical management. Ann Acad Med Singapore 2003; 32: 152-8.
86. Wolber RA, Owen DA. Flat adenomas of the cólon. Hum Pathol 1991; 22: 70-4.
87. Lanspa SJ, Rouse J, Smyrk T et al. Epidemiologic characteristics of the flat adenoma of Muto: a prospective study. Dis Colon Rectum 1992; 35: 543-6.
88. Kubota O, Kino I, Kimura T, Harada Y. Nonpolypoid adenomas and adenocarcinomas found in background mucosa of surgically resected colons. Cancer 1996; 77: 621-6.
89. Pickhardt PJ, Choi PA, Choi JR, Schindler WR. Flat Colorectal Lesions in Asymptomatic Adults: Implications for Screening with CT Virtual Colonoscopy. Am J Roentgenol 2004; 183: 1343-7.
90. Mitooka H. Flat neoplasms in the adenoma-carcinoma sequence in Japan. Semin Gastrointest Dis 2000; 11: 238-47.
91. Hart AR, Kudo S, Mackay EH, Mayberry JF, Atkin WS. Flat adenomas exist in asymptomatic people: important implications for colorectal cancer screening programmes. Gut 1998; 43: 229-31.
92. Rembacken BJ, Fujii T, Cairns A. Flat and depressed colonic neoplasms: a prospective study of 1000 colonoscopies in the UK. Lancet 2000; 355: 1211-4.
93. O'Brien MJ, Winawer SJ, Zauber AG et al. Blinded assessment of the flat adenoma in the National Polyp Study (NPS) does not demonstrate an excess risk for high grade dysplasia initially or for advanced adenomas at surveillance. Gastroenterology 2001; 120: A96.
94. Zauber AG, O'Brien MJ, Winawer SJ. On finding flat adenomas: is the search worth the gain? Gastroenterology 2002; 122: 839-40.
95. Mang TG, Schaefer-Prokop C, Maier A et al. Detectability of small and flat polyps in MDCT colonography using 2D and 3D imaging tools: results from a phantom study. Am J Roentgenol 2005; 185: 1582-9.
96. Park SH, Lee SS, Choi EK et al. Flat colorectal neoplasms: definition, importance, and visualization on CT colonography. Am J Roentgenol 2007; 188: 953-9.
97. Kamar M, Portnoy O, Bar-Dayan A et al. Actual colonic perforation in virtual colonoscopy: report of a case. Dis Colon Rectum 2004; 47: 1242-6.
98. Burling D, Halligan S, Slater A et al. Potentially adverse events at CT colonography in symptomatic patients: national survey of the United Kingdom. Radiology 2006; 239: 464-71.
99. Sosna J, Blachar A, Amitai M et al. Colonic perforation at CT colonography: assessment of risk in a multicenter large cohort. Radiology 2006; 239: 457-63.

100. Pickhardt PJ. Incidence of colonic perforation at CT colonography: review of existing data and implications for screening of asymptomatic adults. Radiology 2006; 239: 313-6.
101. Liedenbaum MH, Venema HW, Stoker J. Radiation dose in CT colonography-trends in time and differences between daily practice and screening protocols. Eur Radiol 2008; 18: 2222-30.
102. Health Physics Society. Radiation risk in perspective: position statement of the Health Physics Society. Disponível em: <www.hps.org/documents/radiationrisk.pdf>. Acesso em 2011.
103. Garg S, Ahnen DJ. Is computed tomographic colonography being held to a higher standard? Ann Intern Med 2010; 152: 178-81.
104. Panteris V, Haringsma J, Kuipers EJ. Colonoscopy perforation rate, mechanisms and outcome: from diagnostic to therapeutic colonoscopy. Endoscopy 2009; 41: 941-51.
105. Iannaccone R, Laghi A, Catalano C et al. Feasibility of ultra-low-dose multislice CT colonography for the detection of colorectal lesions: preliminary experience. Eur Radiol 2003; 13: 1297.
106. Graser A, Wintersperger BJ, Suess C et al. Dose reduction and image quality in MDCT colonography using tube current modulation. Am J Roentgenol 2006; 187: 695-701.
107. Wilmink T, Quick C, Hubbard C et al. The influence of screening on the incidence of ruptured abdominal aortic aneurysms. J Vasc Surg 1999; 30: 203-8.
108. United States Preventive Services Task Force. Screening for abdominal aortic aneurysm: recommendation statement. Ann Intern Med 2005; 142: 198-202.
109. Pickhardt PJ, Kim DH, Meiners RJ, Wyatt KS, Hanson ME, Barlow DS et al. Colorectal and Extracolonic Cancers Detected at Screening CT Colonography in 10 286 Asymptomatic Adults. Radiology 2010; 255: 83-8.
110. Xiong T, Richardson M, Woodroffe R et al. Incidental lesions found on CT colonography: their nature and frequency. Br J Radiol 2005; 78: 22-9.
111. Yee J, sadda S, Aslam R, Yeh B. Extracolonic Findings at CT Colonography. Gastrointest Endoscopy Clin N Am 2010; 20: 305-22.
112. Hara AK, Johnson CD, MacCarty RL, Welch TJ. Incidental extracolonic fi ndings at CT colonography. Radiology 2000; 215: 353-7.
113. Gluecker TM, Johnson CD, Wilson LA et a. Extracolonic fi ndings at CT colonography: evaluation of prevalence and cost in a screening population. Gastroenterology 2003; 124: 911-16.
114. Yee J, Kumar NN, Godara S et al. Extracolonic abnormalities discovered incidentally at CT colonography in a male population. Radiology 2005; 236: 519-26.
115. Pickhardt PJ, Hanson ME, Vanness DJ et al. Unsuspected extracolonic findings at screening CT colonography: clinical and economic impact. Radiology 2008; 249: 151-9.
116. Poullos PD, Beaulieu CF. Current Techniques in the Performance, Interpretation, and Reporting of CT Colonography. Gastrointest Endoscopy Clin N Am 2010; 20: 169-92.
117. Nagata K, Okawa T, Honma A et al. Full-laxative versus minimum-laxative fecal-tagging CT colonography using 64-detector row CT: prospective blinded comparison of diagnostic performance, tagging quality, and patient acceptance. Acad Radiol 2009; 16: 780.
118. Callstrom MR, Johnson CD, Fletcher JG et al. CT colonography without cathartic preparation: feasibility study. Radiology 2001; 219: 693.
119. Lefere PA, Gryspeerdt SS, Dewyspelaere J et al. Dietary fecal tagging as a cleansing method before CT colonography: initial results – polyp detection and patient acceptance. Radiology 2002; 224: 393-403.
120. Lefere P, Gryspeerdt S, Marrannes J et al. CT colonography after fecal tagging with a reduced cathartic cleansing and a reduced volume of barium. Am J Roentgenol 2005; 184: 1836.
121. Jensch S, de Vries AH, Peringa J et al. CT colonography with limited bowel preparation: performance characteristics in an increased-risk population. Radiology 2008; 247: 122.
122. Taylor SA, Halligan S, Burling D. CT colonography: effect of experience and training on reader performance. Eur Radiol 2004; 14: 1025-33.
123. Summers RM, Yao J, Pickhardt PJ et al. Computed tomographic virtual colonoscopy computer-aided polyp detection in a screening population. Gastroenterology 2005; 129: 1832-44.
124. Summers RM, Handwerker LR, Pickhardt PJ et al. Performance of a previously validated CT colonography computer-aided detection system in a new patient population. Am J Roentgenol 2008; 191: 168-74.
125. Lawrence EM, Pickhardt PJ, Kim DH, Robbins JB. Colorectal polyps: stand-alone performance of computer-aided detection in a large asymptomatic screening population. Radiology 2010; 256: 791-8.

OUTROS MÉTODOS PROPEDÊUTICOS –
INDICAÇÕES E TÉCNICAS

Ultrassonografia Anorretal

8.2

Sthela Maria Murad-Regadas
Graziela Olivia da S. Fernandes

INTRODUÇÃO

A ultrassonografia anorretal possibilita a avaliação da anatomia anorretal, a confirmação do diagnóstico de afecções anorretais benignas ou malignas, adicionando novas informações. Isso possibilita melhor conduta terapêutica e o seguimento pós-tratamento. Os primeiros equipamentos utilizados nessa avaliação apresentavam a limitação da visão em único plano (axial), avaliando circunferencialmente o canal anal, o reto e os tecidos perianorretais[1-5]. O surgimento de novas tecnologias ultrassonográficas permitiu o desenvolvimento de aparelhos com melhor qualidade de imagem e a visão multiplanar (cortes em planos sagital, coronal e diagonal/oblíquo), apresentando a vantagem da utilização de frequências variadas e elevada, aquisição automática, sem necessidade da movimentação do transdutor, resultando dessa maneira em imagens volumétricas digitalizadas, possibilitando a avaliação e a revisão do exame a posteriori, em tempo real, semelhante à ressonância nuclear magnética (RNM) e à tomografia computadorizada (TC), fato que facilita bastante o treinamento e reduzindo significativamente o tempo da curva de aprendizado[6-11].

Para utilizar corretamente a máquina ultrassonográfica e obter imagens elucidativas, é necessário que o examinador tenha amplo conhecimento da anatomia da região anorretal, do assoalho pélvico e das afecções que acometem essa região, além do conhecimento dos princípios técnicos do exame, suas indicações e limitações.

TÉCNICA DO EXAME

O exame é realizado sem a necessidade de sedação. Em casos de exceção, quando não tolerado pelo paciente, como nos volumosos abscessos e na endometriose pélvica profunda, necessita-se sedação anestésica. O preparo intestinal é realizado aplicando um enema retal duas horas antes, pois a presença de ar e fezes na ampola retal produz artefatos e dificulta a visualização das imagens. O paciente é posicionado em decúbito lateral esquerdo (posição de Sims).

No exame do reto, é indispensável a utilização de uma interface acústica (balão com água acoplado ao transdutor) para distensão do reto, possibilitando a visualização detalhada das camadas da parede retal e dos tecidos perirretais[7,8,10].

Realizam-se a inspeção anal e o toque retal e segue-se a introdução direta do transdutor para o exame do canal anal. No entanto, na maioria dos exames de reto, introduz-se inicialmente o retoscópio rígido com dimensão específica para esse uso; em seguida introduz-se o transdutor por dentro do retoscópio. Logo após, o retoscópio é parcialmente retirado para que o transdutor mantenha contato com a parede do reto e o balão seja distendido com volume de água suficiente para manter-se em contato com a parede retal, resultando na perfeita visualização de suas distintas camadas.

No exame bidimensional, o transdutor é tracionado no sentido proximal-distal, produzindo imagens axiais, e o diagnóstico deve ser concluído no momento da realização do exame. Já na modalidade tridimensional, o transdutor mantém-se parado e segue-se a movimentação dos cristais nos sentidos circunferencial e longitudinal, adquirindo-se automaticamente uma sequência de imagens transaxiais de um segmento com até 6 cm, em 55 segundos. Essa aquisição resulta em uma imagem volumétrica em forma de cubo. A análise do exame pode ser realizada posteriormente, em tempo real e em múltiplos planos simultaneamente.

INDICAÇÕES
Aspectos anatômicos
Canal anal

Para estudo ultrassonográfico, Law e Bartram[2] propuseram a divisão ultrassonográfica do canal anal em três níveis – superior, médio e inferior:

- **Canal anal superior (CAS):** Constituído pela mucosa-submucosa/tecido subepitelial (hiperecoica), esfíncter anal interno (EAI) (hipoecoica), músculo longitudinal (heterogêneo) e puborretal (PR) (hiperecoica). É possível ainda identificar a vagina e uretra na mulher e a uretra no homem (Figura 8.2.1A).
- **Canal anal médio (CAM):** Mucosa-submucosa/tecido subepitelial, esfíncter anal interno (hipoecoica), músculo longitudinal (heterogêneo) e esfíncter anal externo (EAE) (feixes profundo e superficial) (hiperecoica). Podem ser também identificados o músculo transverso do períneo e o corpo perineal no quadrante anterior e o ligamento anococcígeo posteriormente (Figura 8.2.1B).
- **Canal anal inferior (CAI):** Mucosa-submucosa/tecido subepitelial e o esfíncter anal externo (feixe subcutâneo) (hiperecoica) (Figura 8.2.1C).

A visão multiplanar possibilitou o conhecimento detalhado da conformação anatômica assimétrica do canal anal e as diferenças entre os sexos. A disposição da musculatura esfincteriana difere entre os quadrantes em ambos os sexos, e as diferenças de tamanho dos músculos que formam o canal anal quando comparados homens com mulheres poderia justificar a maior incidência de distúrbios funcionais do assoalho pélvico no sexo feminino[11] (Figuras 8.2.2A e B). Pode-se obter ainda a avaliação anatômica da musculatura do assoalho pélvico, compartimento anterior e posterior e dos músculos elevadores do ânus (puborretal e pubococcígeo) por meio da ultrassonografia transvaginal (Figura 8.2.3)

Reto

O reto é constituído por sete camadas circulares, circunjacentes e concêntricas, alternadas entre imagens hiperecoicas (claras) e hipoecoicas (escuras): a camada mais interna, interface transdutor-mucosa (hiperecoica), seguida da muscular da mucosa (hipoecoica), submucosa (hiperecoica), muscular própria circular (hipoecoica), tecido frouxo (hiperecoica), muscular própria longitudinal (hipoecoica) e gordura perirretal (hiperecoica). Podem ser visualizadas cinco camadas quando se evidencia as duas musculares próprias (hipoecoicas) conjuntamente.

TIPOS DE AFECÇÕES
Incontinência fecal
Identificação de lesão muscular

Identifica e localiza o(s) músculo(s) lesado(s), diferenciando as lesões parciais (menos de 50% da espessura muscular) das completas; demonstra a relação da lesão com a circunferência anal, possibilitando mensurar o ângulo da lesão. A lesão esfincteriana é identificada ultrassonograficamente pela descontinuidade muscular em qualquer segmento da circunferência anal associado à mudança na ecogenicidade da mus-

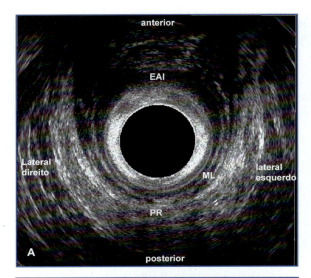

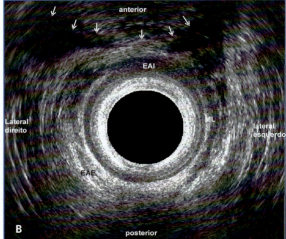

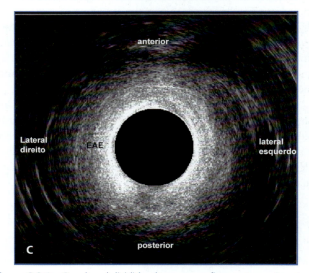

Figura 8.2.1 – Canal anal dividido ultrassonograficamente em 3 partes (plano axial). Paciente do sexo feminino. PR: puborretal / EAE: esfíncter anal externo / EAI: esfíncter anal interno / ML: músculo longitudinal. A. Canal anal superior. B. Canal anal médio (setas indicam músculo transverso do períneo). C. Canal anal inferior.

Capítulo 8 – Outros Métodos Propedêuticos – Indicações e Técnicas
Capítulo 8.2 – Ultrassonografia Anorretal

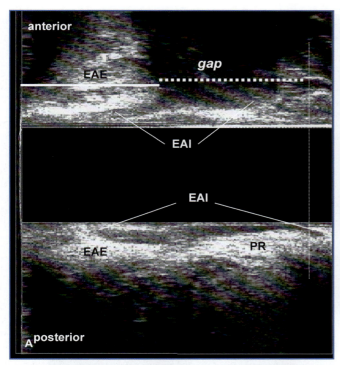

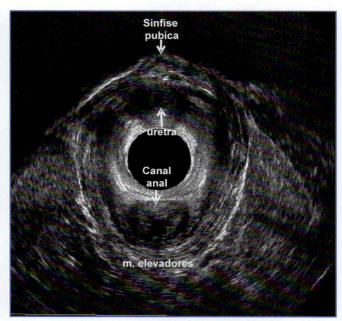

Figura 8.2.3 – Ultrassonografia transvaginal (plano axial) – anatomia dos músculos elevadores (pubococcígeo e puborretal).

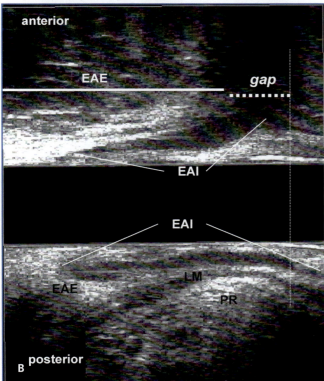

Figura 8.2.2 – Anatomia do canal anal (plano sagital). Demonstra a assimetria entre os quadrantes e diferenças entre os sexos. PR: puborretal / EAE: esfíncter anal externo / EAI: esfíncter anal interno / ML: músculo longitudinal. A. Sexo feminino. B. Sexo masculino.

culatura original. Nas pacientes do sexo feminino, pode ser realizada a medida do corpo perineal por meio da manobra do septo que consiste na medição da distância entre o dedo do examinador posicionado na parede posterior da vagina e a superfície interna do esfíncter anal interno. Até 90% das pacientes incontinentes apresentam-se com espessura do septo reto vaginal inferior a 10 mm[12]. Essa manobra torna-se inconclusiva nos pacientes portadores de lesão muscular submetidos a perineoplastia, pois esse procedimento pode corrigir o septo sem correção da lesão esfincteriana, demonstrando medições incorretas, acima de 10 mm.

As lesões musculares adquiridas podem resultar de trauma obstétrico, desde lacerações perineais completas (Figuras 8.2.4A, B e C) até lesões ocultas localizadas no canal anal médio, envolvendo o EAE e/ou EAI (Figuras 8.2.5A, B e C) ou ainda procedimentos cirúrgicos proctológicos (Figuras 8.2.6A e B)[13-16]. No exame bidimensional, existem dificuldades na interpretação dessas lesões, pois o EAE torna-se completamente circunferencial no canal anal médio distal. Portanto, as lesões que envolvem o canal anal médio proximal sem comprometer todo o seu comprimento podem ser confundidas com o músculo normal, já que o EAE não é totalmente circunferencial a este nível (Figuras 8.2.5A e B). Já a modalidade tridimensional possibilita identificar facilmente essas lesões, pois é possível utilizar o plano sagital e medir todo o comprimento do músculo remanescente e do segmento lesado (Figuras 8.2.5C).

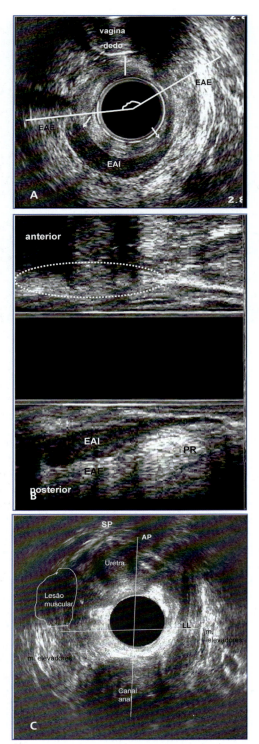

Figura 8.2.4 – Laceração perineal completa pós-parto vaginal. Lesão muscular do EAE e EAI. PR: puborretal / EAE: esfíncter anal externo / EAI: esfíncter anal interno / ML: músculo longitudinal. A. Foi mensurado o ângulo da lesão do EAE e realizado a manobra do septo (linha). Associado à lesão do EAI, entre 9 e 4h (setas) (Plano axial). B. Lesão do EAE e EAI em todo comprimento longitudinal. Não há musculatura (EAE e EAI) anterior (plano sagital). C. Exame transvaginal – lesão dos elevadores lateral direito (área). Assimetria da uretra – medida do hiato urogenital – AP: anteroposterior e LL: lateral direito para esquerdo.

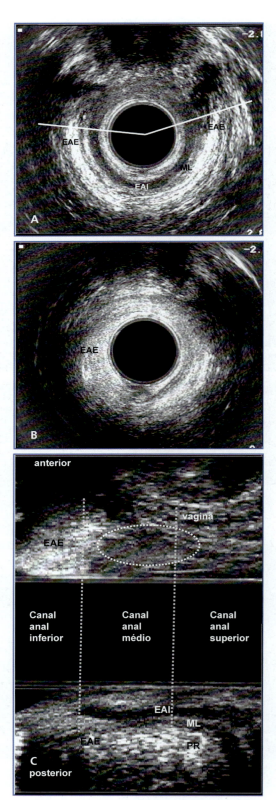

Figura 8.2.5 – Lesão muscular pós-parto vaginal. PR: puborretal / EAE: esfíncter anal externo / EAI: esfíncter anal interno / ML: músculo longitudinal. A. Lesão do EAE e EAI no canal anal medio. Foi mensurado o ângulo da lesão (Plano axial). B. A lesão do EAE não se estende ao canal anal inferior. EAE íntegro (plano axial). C. Lesão do EAE no canal anal médio e lesão do EAI no canal anal superior e médio (plano sagital).

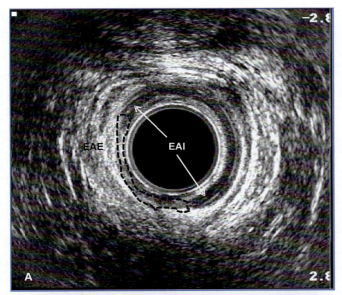

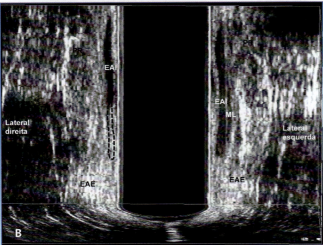

Figura 8.2.6 – Lesão muscular do esfíncter anal interno pós-esfincterotomia. PR: puborretal / EAE: esfíncter anal externo / EAI: esfíncter anal interno / ML: músculo longitudinal. A. Lesão do EAI em relação à circunferência (área pontilhada). Plano axial. B. Comprimento longitudinal da lesão do EAI (área pontilhada). Plano coronal.

Identificação de lesão muscular oculta

É indicada para aqueles pacientes, mesmo sem queixas de incontinência fecal, que foram submetidos a parto vaginal e/ou intervenção cirúrgica na região perianal e que irão se submeter a uma abordagem cirúrgica no canal anal, e vice-versa. Essa avaliação em pacientes assintomáticos, mas com risco de ser portador de alguma lesão muscular, visa a evitar um eventual dano acumulativo que possa ser produzido pelo novo procedimento cirúrgico e que poderá resultar em um quadro de incontinência fecal.

A ultrassonografia anorretal apresenta elevada sensibilidade e especificidade para diagnosticar lesão esfincteriana e baixa especificidade para incontinência fecal[15]. Dessa forma, os pacientes com sintomas de incontinência e diagnóstico de lesão muscular devem ser adequadamente avaliados com relação ao tipo de dano responsável pelos sintomas, pois podem associar-se danos resultantes de lesão muscular adquirida ou neurogênica. Nesses casos, a correção cirúrgica pode evoluir com resultados funcionais insatisfatórios[16,17].

Resultados pós-esfincteroplastia

A US é capaz de avaliar com precisão a integridade da sutura muscular (aposição, sobreposição ou deiscência dos cotos musculares). Estudos demonstram boa correlação entre o resultado clínico e a integridade da sutura. Resultados clínicos insatisfatório foram evidenciados em pacientes com permanência do defeito esfincteriano.[17] Com relação à avaliação da espessura muscular, a ultrassonografia demonstra claramente os limites do EAI mas apresenta limitação na avaliação do EAE, pois os ecos emitidos pela musculatura estriada são semelhantes ao da gordura perianal, o que dificulta, assim, precisar os limites laterais do EAE e PR. É necessário utilizar equipamentos com elevada resolução espacial para facilitar a diferenciação entre os tipos de tecidos[18].

Abscesso anal

A ultrassonografia anorretal demonstra com clareza a localização, a extensão da coleção líquida e a relação com os músculos esfincterianos e a parede do reto, tornando possível classificar os abscessos adequadamente. É representado ecograficamente por imagem hipoecoica não homogênea devido ao processo inflamatório associada a áreas com maior hipoecogenicidade correspondente à presença de líquido. Está indicado nos processos inflamatórios iniciais ou naqueles em fase de absorção, quando o exame proctológico é insuficiente para indicar a melhor opção terapêutica, se conservadora ou cirúrgica (Figuras 8.2.7A e B). Desempenha ainda importante papel nos abscessos extensos, determinando a sua localização e extensão com relação aos músculos esfincterianos e orientando o local exato da abordagem cirúrgica. A modalidade tridimensional demonstra a extensão da cavidade e os trajetos associados à circunferência e ao comprimento do canal anal, sendo muito útil principalmente nos abscessos complexos e com localização supraelevada (Figuras 8.2.8 e 8.2.9A, B e C).

Fístula anorretal

Identifica todo o complexo fistuloso, ou seja, o(s) trajeto(s) primário e secundário, o(s) orifício(s) interno(s) e a(s) cavidade(s) adjacente(s), orientando no planejamento cirúrgico e reduzindo os índices de recidiva e incontinência fecal.

A visão limitada ao plano axial pode dificultar na avaliação de fístulas mais complexas. No entanto, a aquisição da imagem 3D possibilita visualizar com precisão toda a extensão longitudinal do trajeto fistuloso, sua relação com os músculos esfincterianos, a posição exata do orifício interno em relação

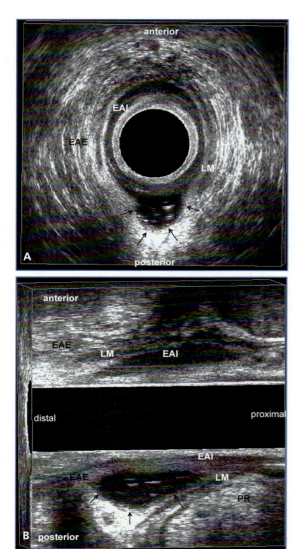

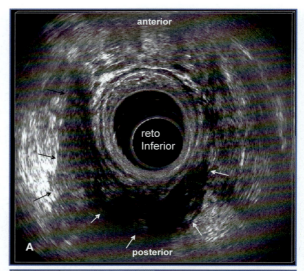

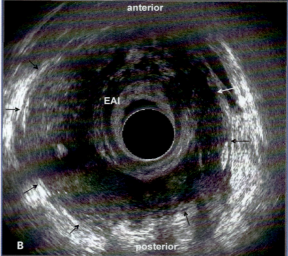

Figura 8.2.7 – Abscesso interesfinctérico posterior (setas). PR: puborretal/ EAE: esfíncter anal externo/EAI: esfíncter anal interno/ML: músculo longitudinal. A. Plano axial. B. Plano sagital.

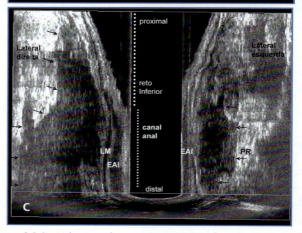

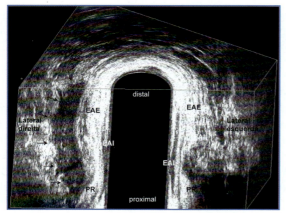

Figura 8.2.8 – Abscesso em trajeto ísquioanal posterolateral direito. Plano coronal com oblíquo.

Figura 8.2.9 – Volumoso abscesso em trajeto em ferradura (setas). PR: puborretal/EAE: esfíncter anal externo/EAI: esfíncter anal interno/ ML: músculo longitudinal. A. Reto inferior – localizado na gordura perirretal envolvendo a muscular própria do reto (plano axial). B. Canal anal superior – no espaço interesfinctérico. (plano axial). C. Complexa cavidade supraelevador no reto inferior comprometendo o canal anal superior e médio no espaço interesfinctérico (plano coronal).

a margem anal e trajeto(s) e/ou cavidade(s) secundária(s), possibilitando classificá-las corretamente. A associação do plano diagonal torna possível visualizar o trajeto fistuloso em diferentes níveis de profundidade.

O trajeto fistuloso é ecograficamente representado por imagem hipoecoica. Sempre que o orifício externo estiver pérvio, deve-se realizar a cateterização com cateter de espessura muito reduzida (cateter vascular) e utilizar algum tipo de contraste, como o peróxido de hidrogênio (H_2O_2) a 10%, para confirmar os achados e identificar eventuais trajeto(s) secundário(s) não visualizados, sobretudo nas fístulas complexas, recidivadas ou quando associadas à fibrose. As imagens devem ser adquiridas antes e após a injeção do contraste, o qual deve ser aplicado no volume entre 0,3 a 2 mL de H_2O_2, sendo que a primeira aplicação deve ter pressão normal, e a segunda maior pressão. O trajeto fistuloso e o OI tornam-se hiperecoicos devido às bolhas formadas pelo contato do H_2O_2 com os tecidos inflamados[19-22] (Figuras 8.2.10A, B, C e D). De acordo com a classificação de Parks[23], o trajeto pode localizar-se no espaço interesfinctéri-

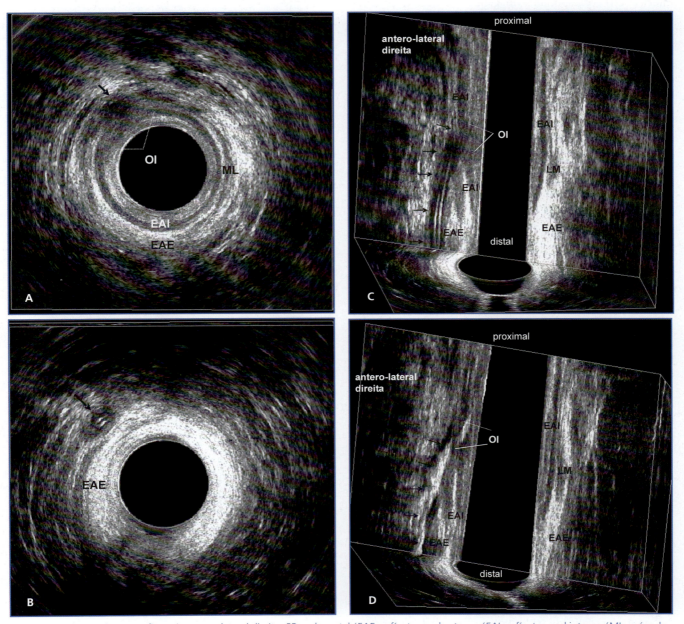

Figura 8.2.10 – Fistula transesfincterica anterolateral direito. PR: puborretal/EAE: esfíncter anal externo/EAI: esfíncter anal interno/ML: músculo longitudinal/OI: orifício interno. A. Trajeto fistuloso lateral ao EAE no canal anal inferior (plano axial). B. Orifício fistuloso interno localizado às 11-12h no canal anal médio. (Plano axial). C/D. Todo comprimento longitudinal do trajeto fistuloso desde o orifício interno até a margem anal sem e com peróxido de hidrogênio-H_2O_2 (plano coronal com diagonal) (setas).

co (Figuras 8.2.11A, B e C, 8.2.12A, B, C e D), ou cruzando o EAE ou PR na fístula transesfinctérica (Figuras 8.2.13A e B). Naquelas complexas, como a fístula supraesfinctérica, o trajeto cruza a musculatura do assoalho pélvico e posiciona-se lateralmente à musculatura esfincteriana em todo o canal anal (Figuras 8.2.14A, B, C, D e E). Nesses casos, o orifício fistuloso interno localiza-se na altura da linha pectínea (Figura 8.2.14B). Já no tipo extraesfinctérico, o trajeto localiza-se lateralmente à musculatura esfincteriana estriada em todo o canal anal, cruza a musculatura do assoalho pélvico, e o orifício interno localiza-se no reto. O orifício fistuloso interno (OI) corresponde à imagem de ruptura do EAI (na ausência de esfincterotomia prévia) e imagem hipoecoica na mucosa-submucosa. Quando posicionado no reto, corresponde à área de perda de uniformidade nas camadas da parede do reto.

A aquisição 3D possibilita visualizar com precisão toda a extensão longitudinal do trajeto fistuloso, sua relação com os músculos esfincterianos, a posição exata do orifício interno em relação à margem anal, o local do cruzamento do trajeto na musculatura esfincteriana e a correlação com o comprimento longitudinal da musculatura, sendo ainda possível calcular o percentual exato de musculatura envolvida pelo complexo fistuloso, o que permite um melhor planejamento cirúrgico[21,23,24] (Figuras 8.2.15A e B e 8.2.16).

Quando comparados RNM com o US utilizando a modalidade tridimensional com aplicação de H_2O_2, demonstraram-se resultados semelhantes[21].

Fístula anorretovaginal

Evidencia-se o trajeto fistuloso e avalia-se a integridade anatômica dos músculos esfincterianos visando ao melhor planejamento cirúrgico. O trajeto fistuloso é evidenciado por imagem hipoecoica, cruzando o canal anal e/ou reto em direção à vagina.

Quando se consegue identificar o orifício na vagina e injetar H_2O_2, é possível orientar melhor a identificação do trajeto[25]. Pode-se associar à aquisição transvaginal, buscando confirmar os achados ou acrescentar as informações.

Neoplasia maligna
Neoplasias localizadas no reto

As indicações para o estadiamento ultrassonográfico das neoplasias retais são atualmente muito bem estabelecidas com relação à identificação da invasão parietal, da presença de linfônodos perirretais envolvidos por neoplasia[26-30], da distância entre a borda distal do tumor e os músculos esfincterianos, da resposta ao tratamento neoadjuvante[31-34] e para identificação precoce de recidiva locorregional[35].

Como a modalidade tridimensional possibilita o estadiamento em mais de um plano, é possível – e de grande importância – medir com precisão o comprimento longitudinal do tumor e, principalmente, a distância entre a borda distal do

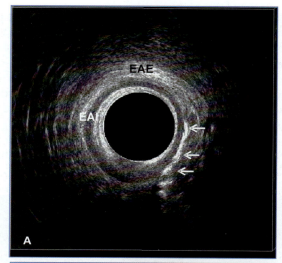
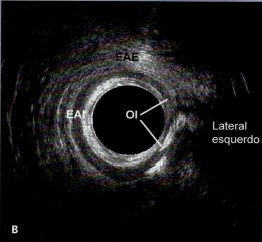
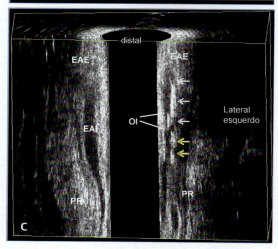

Figura 8.2.11 – Fístula interesfinctérica posterolateral esquerda peróxido de hidrogênio. PR: puborretal / EAE: esfíncter anal externo / EAI: esfíncter anal interno / OI: orifício interno. A. Trajeto interesfinctérico no canal anal médio. (plano axial). B. OI posicionado às 3-4 h no canal anal médio (plano axial). C. Trajeto interesfinctérico primário (da margem anal até o OI) (setas brancas) e trajeto secundário interesfinctérico proximal (setas amarelas). (plano coronal).

Capítulo 8 – Outros Métodos Propedêuticos – Indicações e Técnicas
Capítulo 8.2 – Ultrassonografia Anorretal

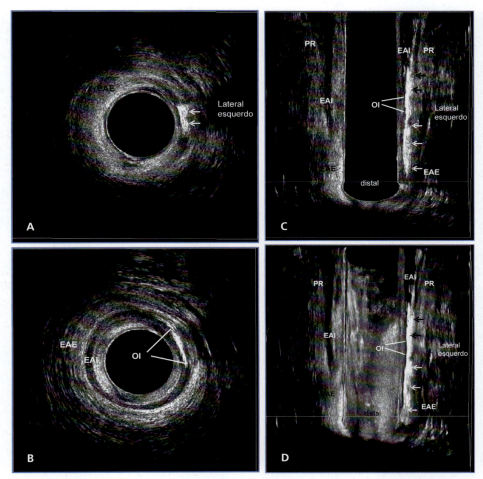

Figura 8.2.12 – Fístula interesfinctérica anterolateral esquerda peróxido de hidrogênio. PR: puborretal / EAE: esfíncter anal externo / EAI: esfíncter anal interno / OI: orifício interno. A. Trajeto interesfinctérico no canal anal inferior (plano sagital). B. Orifício fistuloso interno posicionado às 2-3h no canal anal médio (plano axial). C. Trajeto interesfinctérico primário (da margem anal até o OI) (setas brancas) e trajeto secundário interesfinctérico proximal (setas preta). (plano coronal). D. rendere mode.

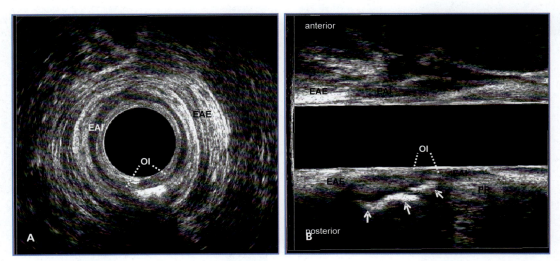

Figura 8.2.13 – Fístula transesfinctérica posterior com peróxido de hidrogênio. PR: puborretal / EAE: esfíncter anal externo / EAI: esfíncter anal interno / OI: orifício interno. A. Orifício fistuloso interno posicionado às 5-6h no canal anal médio (plano axial). B. Todo comprimento longitudinal do trajeto transesfinctérico. (plano sagital) (setas).

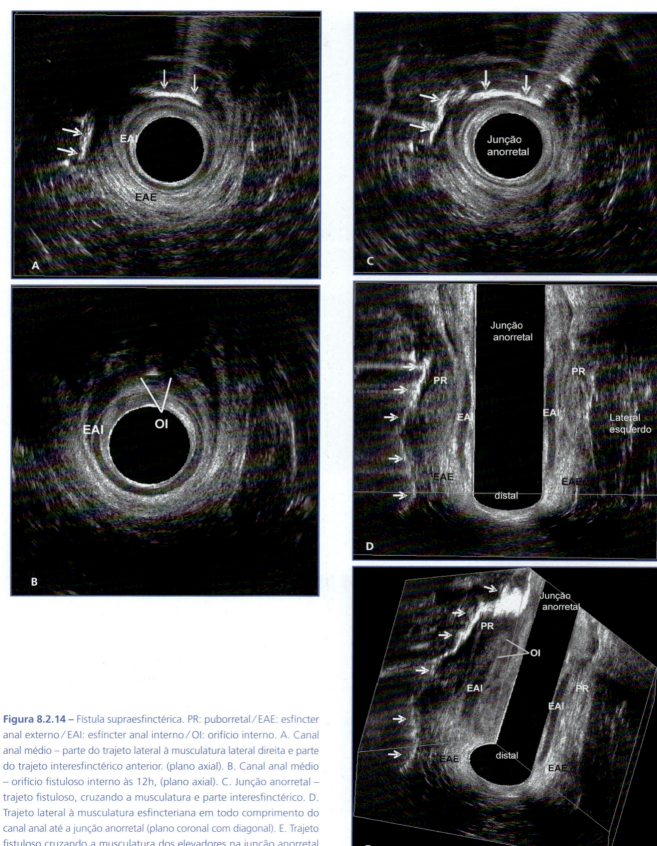

Figura 8.2.14 – Fístula supraesfinctérica. PR: puborretal/EAE: esfíncter anal externo/EAI: esfíncter anal interno/OI: orifício interno. A. Canal anal médio – parte do trajeto lateral à musculatura lateral direita e parte do trajeto interesfinctérico anterior. (plano axial). B. Canal anal médio – orifício fistuloso interno às 12h, (plano axial). C. Junção anorretal – trajeto fistuloso, cruzando a musculatura e parte interesfinctérico. D. Trajeto lateral à musculatura esfincteriana em todo comprimento do canal anal até a junção anorretal (plano coronal com diagonal). E. Trajeto fistuloso cruzando a musculatura dos elevadores na junção anorretal (plano coronal com diagonal).

Capítulo 8 – Outros Métodos Propedêuticos – Indicações e Técnicas
Capítulo 8.2 – Ultrassonografia Anorretal

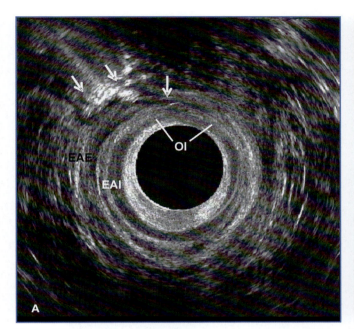
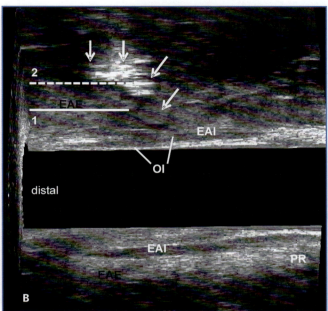

Figura 8.2.15 – Fístula transesfinctérica anterior. PR: puborretal / EAE: esfíncter anal externo / EAI: esfíncter anal interno / OI: orifício interno. A. Trajeto transesfinctérico curvo (plano axial). B. Todo comprimento da musculatura esfincteriana (EAE) (1) e o comprimento do trajeto (2), sendo possível calcular o percentual de musculatura acometida de 100% da EAE anterior (plano sagital com diagonal).

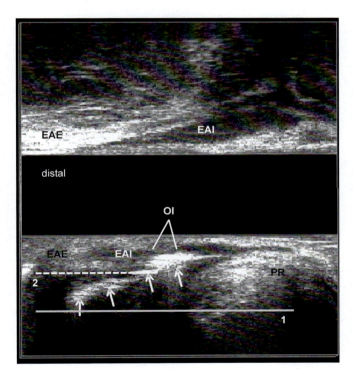

Figura 8.2.16 – Fístula transesfinctérica posterior. PR: puborretal / EAE: esfíncter anal externo / EAI: esfíncter anal interno / OI: orifício interno. Todo comprimento da musculatura esfincteriana (EAE-PR) (1) e o comprimento do trajeto (2) sendo possível calcular o percentual de musculatura acometida de 50% da EAE-PR (plano sagital).

tumor até a borda proximal dos músculos esfincterianos, em todos os quadrantes e comparar esses achados antes e após a neoadjuvância e, consequentemente, planejar a técnica cirúrgica a ser adotada, com ou sem preservação esfincteriana. Essas medidas são diferentes em cada quadrante, tanto pela disposição do tumor que pode se estender mais em um dos quadrantes quanto pela disposição dos músculos esfincterianos que são assimétricos quando se compara o quadrante anterior com o posterior. Essas medidas constituem-se nos critérios mais precisos para definir o tipo de ressecção cirúrgica com ou sem preservação esfincteriana[36-38]. Além do mais, a modalidade tridimensional torna possível revisar o exame em tempo real quantas vezes forem necessárias, proporcionando, assim, maior segurança.

O toque retal é um exame essencial na propedêutica proctológica e permite o diagnóstico dos tumores retais, além de adicionar informações quanto à localização, ao número de quadrantes envolvidos e à mobilidade/fixação da lesão. Trata-se de um método subjetivo e limitado para avaliar a invasão parietal, não sendo seguro em lesões com invasão precoce para decisão da escolha terapêutica.

Em 1984, Hildebrand e Fielfe[26] preconizaram o estadiamento ultrassonográfico dos tumores no reto baseados na classificação TNM:
- **uT0:** lesão acometendo a mucosa e muscular da mucosa;
- **uT1:** invasão da submucosa;
- **uT2:** invasão da muscular própria;

- **uT3:** invasão da gordura perirretal;
- **uT4:** invasão de órgãos adjacentes;
- **N0:** sem comprometimento de linfonodos;
- **N1:** com comprometimento de linfonodos.

As camadas muscular da mucosa e muscular própria são representadas por imagens hipoecoicas (escura), cujo espessamento sugere acometimento ou invasão tumoral dessas camadas. Já a submucosa e a gordura perirretal são representadas por imagens hiperecoicas (clara). A invasão tumoral dessas camadas é sugerida quando ocorre ruptura ou áreas de irregularidade.

O envolvimento da camada muscular da mucosa pode caracterizar as lesões benignas, ultrassonograficamente uT0. No entanto, é possível identificar áreas de eco pobre no interior da imagem homogênea (característica do adenoma) e que pode sugerir displasia-adenocarcinoma *in situ*.

A ruptura (irregularidades) da segunda camada clara correspondendo à submucosa caracteriza lesão invasiva uT1. Contudo, a ruptura completa da submucosa associada ao espessamento da muscular própria com gordura perirretal íntegra caracteriza lesão uT2. A presença de irregularidades (imagens em espículas) na última camada clara correspondente à gordura perirretal caracteriza lesão uT3 (Figuras 8.2.17A, B e C, 8.2.18A, B e C). A lesão uT4 é caracterizada pela invasão de estruturas adjacentes (Figuras 8.2.19A e B, 8.2.20A e B).

Os linfonodos são visualizados na gordura perirretal proximal ou distal à lesão. Alguns aspectos relacionados à forma, ecogenicidade e tamanho dos linfonodos são utilizados para distinguir entre alterações inflamatória e metastática. Imagem na gordura perirretal com forma arredondada, bordos irregulares e ecogenicidade semelhante a da lesão tumoral sugere metástase linfonodal (Figuras 8.2.21A, B, C e D). Entretanto, a lesão inflamatória é sugerida pela presença de imagem ovalada, bordos regulares, com área hiperecóica no centro correspondendo ao hilo do linfonodo. Quanto maior o linfonodo, maior a probabilidade de metástase[27]. Os linfonodos são visualizados pelo ultrassonografia quando se apresentam com mais 1 mm. Não há dificuldade em distinguir linfonodos e vasos sanguíneos, pois com a movimentação do transdutor na modalidade bidimensional e visualização no plano longitudinal na modalidade 3D, o vaso sanguíneo adquire a conformação longitudinal ou em galho de árvore (Figuras 8.2.22A e B).

O ultrassonografia endorretal tem sido eficaz na identificação de invasão parietal entre 69 a 96% e de 64 a 83% de linfonodo perirretal metastático[26,27,29,30]. Essa variação se deve a aspectos relacionados ao tamanho, localização e associação com inflamação peritumoral. A experiência do examinador pode interferir principalmente na modalidade bidimensional já que na tridimensional, o exame pode ser revisado em tempo real e, assim, reduzindo significativamente a possibilidade de erro em relação à supra ou subestadiamento.

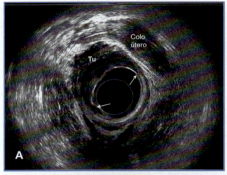

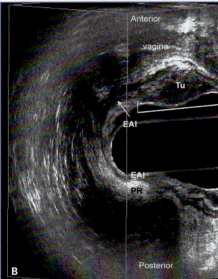

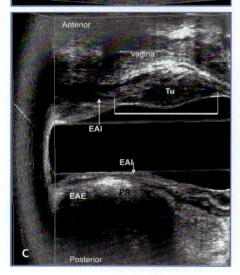

Figura 8.2.17 – Neoplasia maligna no reto inferior, ocupando aproximadamente 60% da circunferência retal, localizado no quadrante anterolateral direito invadindo até a gordura perirretal (uT3 N0) em paciente do sexo feminino. PR: puborretal/EAE: esfíncter anal externo/EAI: esfíncter anal interno. A. Lesão não invade a vagina (plano axial). B/C. A borda distal da lesão esta posicionada na altura do esfíncter anal interno e puborretal posteriormente e não invade o esfíncter anal interno anterior. (plano sagital). Mede-se o comprimento longitudinal da lesão.

Capítulo 8 – Outros Métodos Propedêuticos – Indicações e Técnicas
Capítulo 8.2 – Ultrassonografia Anorretal

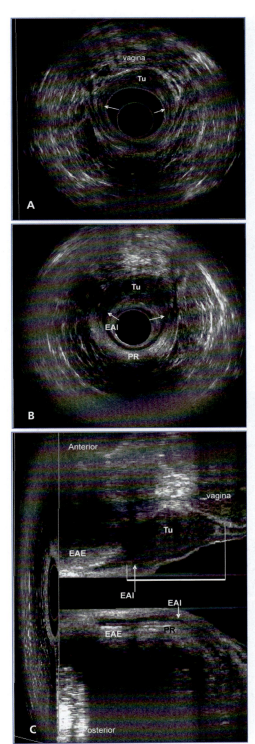

Figura 8.2.18 – Neoplasia maligna no reto inferior localizado na hemi-circunferência anterior, ocupando aproximadamente 60% da circunferência retal, invadindo todas as camadas do reto e gordura perirretal (uT3 N0) em paciente do sexo feminino. PR: puborretal / EAE: esfíncter anal externo / EAI: esfíncter anal interno. A. Tumor no reto inferior com plano de clivagem para vagina. B. Tumor invade o esfíncter anal interno e puborretal (setas) (plano axial). C. Mede-se o comprimento longitudinal da lesão (plano sagital).

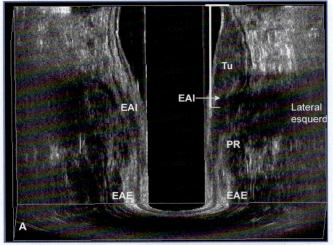

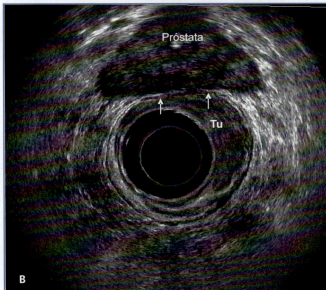

Figura 8.2.19 – Neoplasia maligna no reto inferior localizado no quadrante anterolateral esquerdo, invadindo todas as camadas do reto, gordura perirretal e próstata (uT4 N0) em paciente do sexo masculino. PR: puborretal / EAE: esfíncter anal externo / EAI: esfíncter anal interno. A. Invasão da próstata (setas) (plano axial). B/C. A lesão invade o esfíncter anal interno (seta) (plano coronal). Mede-se o comprimento longitudinal da lesão.

A eficácia do reestadiamento ultrassonográfico com relação ao grau de invasão parietal e identificação de linfonodos comprometidos após a quimiorradioterapia neoadjuvante varia entre 47 a 95%[31-34] devido à presença de inflamação-fibrose na parede do reto resultante da irradiação, o que dificulta ou até impossibilita a identificação das camadas da parede do reto. No entanto, pode adicionar informações importantes ao quantificar a resposta do tumor ao tratamento químio e radioterápico. Murad-Regadas et al. demonstraram os padrões radiológicos pós-radioterapia, demonstrando a

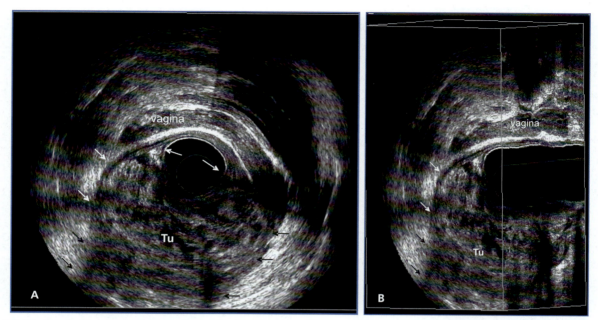

Figura 8.2.20 – Neoplasia maligna no reto médio, localizado na hemicircunferência posterior, ocupando aproximadamente 80% da circunferência retal, invadindo todas as camadas do reto e gordura perirretal em toda sua profundidade (setas) (uT3 ? uT4? N0) em paciente do sexo feminino. A. Plano axial. B. Plano sagital.

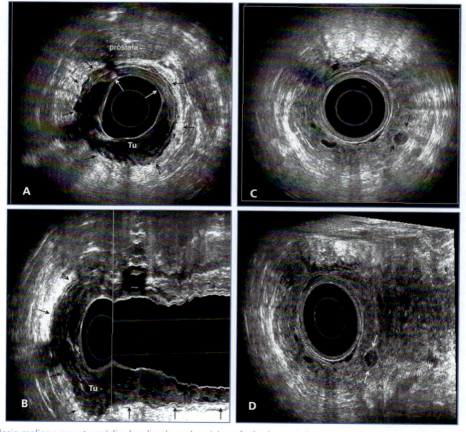

Figura 8.2.21 – Neoplasia maligna no reto médio, localizado na hemicircunferência posterior, ocupando aproximadamente 80% da circunferência retal, invadindo todas as camadas do reto e gordura perirretal (setas). Foi evidenciado imagem arredondada, com ecogenicidade semelhante à lesão primaria sugestiva de metástase linfonodal (uT3 N1) em paciente do sexo masculino. A/B. Tumor (setas): Plano axial e sagital. C/D. Linfonodo (setas) e vaso sanguíneo (pontilhado): Plano axial e axial com sagital.

Capítulo 8 – Outros Métodos Propedêuticos – Indicações e Técnicas
Capítulo 8.2 – Ultrassonografia Anorretal

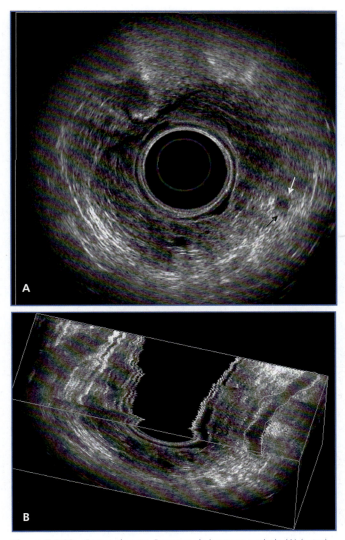

Figura 8.2.22 – Exame de reto. Presença de imagem ovalada (A) (setas) na gordura perirretal que se torna longitudinal no plano coronal (B) (pontilhado).

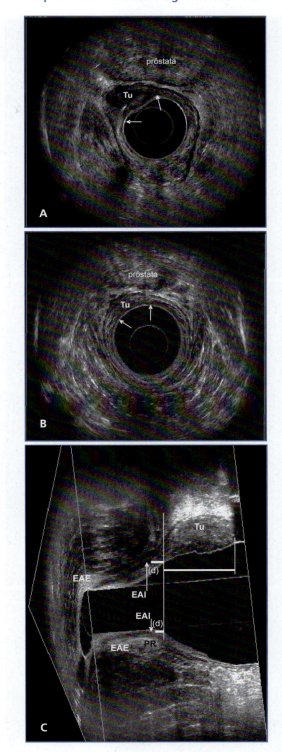

Figura 8.2.23 – Pré-radioterapia. Neoplasia maligna no reto inferior, ocupando aproximadamente 30% da circunferência retal, localizado no quadrante anterolateral direito invadindo até a gordura perirretal (uT3 N0) em paciente do sexo masculino. PR: puborretal / EAE: esfíncter anal externo / EAI: esfíncter anal interno. A/B. Lesão tem plano de clivagem com a próstata (plano axial). C. Mede-se o comprimento longitudinal da lesão e a distância da borda distal do tumor para a borda proximal do aparelho esfincteriano (d) (EAI) (plano sagital com oblíquo).

presença de lesão residual e de resposta completa[36,37]. Enfatizaram a importância da modalidade tridimensional na avaliação da resposta pós-radioterapia quanto a realização de medições exata da distância da borda distal do tumor no reto até a borda proximal da musculatura esfincteriana em todos os quadrantes e utilizaram tais parâmetros para selecionar pacientes que poderiam se beneficiar com cirurgia de preservação esfincteriana[37,38] (Figuras 8.2.23A, B e C, 8.2.24A, B e C).

O ultrassonografia endorretal também desempenha importante papel na detecção de recidivas precoces (parietal e em linfonodos perirretais), mesmo em pacientes assintomáticos, tornando possível a indicação precoce para ressecções cirúrgicas complementares (Figuras 8.2.25A e B). Caracteriza-se ultrassonograficamente pela presença de imagem hipoecoica com maior diâmetro fora da parede do reto já que

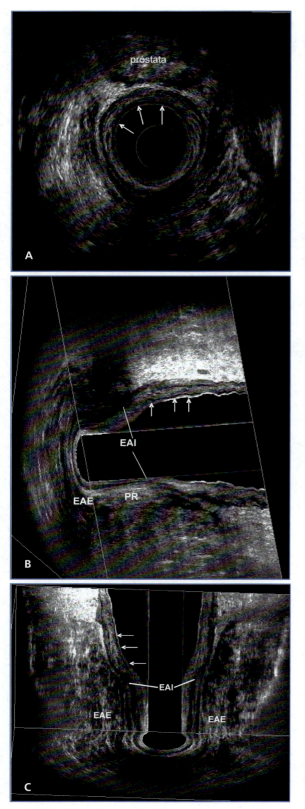

Figura 8.2.24 – Pós-radioterapia – Regressão completa da lesão – visualiza-se as camadas da parede retal na área prévia da lesão no plano axial (A), sagital com oblíquo (B) e coronal (C) (setas)./ EAE: esfíncter anal externo/ EAI: esfíncter anal interno.

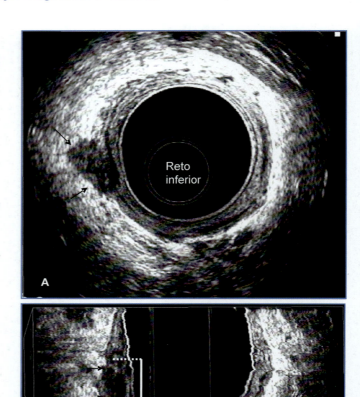

Figura 8.2.25 – Recidiva local. Imagem hipoecoica na gordura perirretal e na parede do reto no plano axial (A) e coronal (B). PR: puborretal / EAE: esfíncter anal externo/ EAI: esfíncter anal interno.

a lesão invade do tecido perirretal para as camadas da parede do reto. Beynon et al.[35] descreveram três modelos associados com recorrência: ruptura da mucosa ou muscular semelhante à lesão primária; mucosa normal associada à presença de imagem de ecogenicidade mista fora da parede do reto; e imagem hipoecoica fora da parede do reto.

A ultrassonografia anorretal deve ser incluída como exame de avaliação periódica no seguimento pós-operatório das neoplasias malignas do reto. De acordo com o protocolo implantado no Serviço de Coloproctologia e Gastroenterologia do Ceará e pela Faculdade de Medicina da Universidade Federal do Ceará para seguimento pós-operatório das neoplasias no reto, realiza-se o exame a cada seis meses ou em intervalos mais curtos quando necessário durante os dois primeiros anos e anualmente entre o 2º e o 5º ano ou se houver elevação do CEA. Vale ressaltar a importância de um exame inicial como referência para os exames de seguimento, identificando a linha da anastomose e os tecidos perirretais.

Neoplasias localizadas no canal anal

A avaliação ultrassonográfica dos tumores malignos no canal anal constitui um importante método complementar para o estadiamento da lesão com relação à invasão da musculatura esfincteriana, tecidos adjacentes, extensão proximal para reto inferior e a presença de linfonodos comprometidos, tornando-se importante parâmetro na avaliação da resposta à radio e quimioterapia e ao seguimento pós-tratamento[39-43] (Figuras 8.2.26A e B)

O estadiamento ultrassonográfico dessas neoplasias foi proposto pela Union Internationale Contre le Cancer (UICC), em 1987, e baseia-se no grau de invasão e no tamanho da lesão[41]:

- **uT1:** lesão restrita à mucosa;
- **uT2:** lesão comprometendo o esfíncter anal interno;
- **uT3:** lesão comprometendo o esfíncter anal externo;
- **uT4:** lesão infiltrando estruturas adjacentes;
- **N0:** sem invasão de linfonodos;
- **N1:** com invasão de linfonodos.

Baseando-se nessa classificação, estabeleceu-se que o tratamento dos tumores UT1 e UT2, menores que 4 cm, seria exclusivamente baseado em radioterapia, pois tem sido observada resposta satisfatória em 94,5% dos casos. Já nas lesões UT2 maiores que 4 cm, UT3 e UT4, estaria indicada a associação da rádio com a quimioterapia[41].

Outros autores preconizaram um estadiamento semelhante à classificação TNM modificada em 1985, baseando-se somente no grau de invasão da lesão[43]:

- **uT1:** lesão restrita à submucosa;
- **uT2a:** lesão compromete o esfíncter anal interno;
- **uT2b:** lesão compromete o esfíncter anal externo;
- **uT3:** lesão infiltra o tecido perianal;
- **uT4:** lesão invade estruturas adjacentes;
- **N0:** sem invasão de linfonodos;
- **N1:** com invasão de linfonodos.

A avaliação ultrassonográfica após quimiorradioterapia pode ser iniciada entre 6 a 8 semanas e realizada periodicamente de acordo com cada caso. Deve ser associada ao toque retal e à biopsia – se esta for necessária – até que seja definido o tipo de resposta do tumor ao tratamento radioquimioterápico. Ocorre completa regressão do edema e inflamação-fibrose decorrentes da radioterapia após o tempo médio de 4 meses[42].

Nas lesões menos invasivas, pode ser evidenciada redução completa da lesão já no primeiro exame de controle, definindo-se as estruturas anatômicas com clareza no local prévio do tumor. No entanto, a presença de lesão residual (resposta incompleta) é caracterizada pela persistência de lesão hipoecoica ou aumento no tamanho da imagem indefinida nos exames subsequentes e ausência de planos de clivagem com estruturas anatômicas adjacentes invadidas. Quando houver suspeita de lesão residual no primeiro exame, pela persistência da imagem hipoecoica, deve ser realizada biópsia excisio-

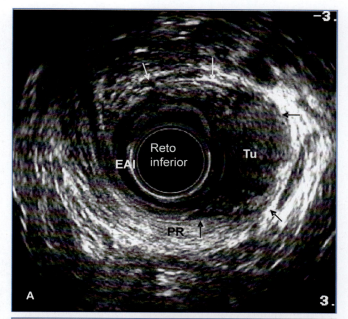

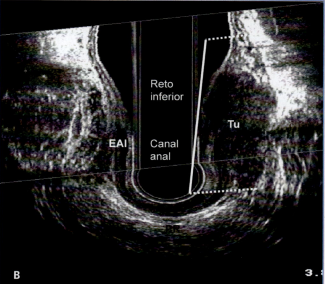

Figura 8.2.26 – Neoplasia maligna no canal anal superior e reto inferior, localizado nos quadrantes anterolateral e posterolateral esquerdo, ocupando aproximadamente 60% da circunferência anorretal (uT3 N0) (setas). A. Lesão invade esfíncter anal interno e puborretal (plano axial). B. Comprimento longitudinal da lesão no canal anal e reto inferior (plano coronal com oblíquo).

nal para se obter um diagnóstico definitivo. O ultrassonografia será útil para orientar o local exato da biopsia excisional, evitando dano muscular.

Após a resposta completa, o seguimento com ultrassonografia visa a diagnosticar eventual recidiva ao identificar imagem não visualizada nos exames de controle anteriores, antes de se manifestar clinicamente. Realiza-se seguimento periodicamente a cada três meses nos dois primeiros anos e anualmente entre o 2º o 5º ano.

O ultrassonografia possibilita avaliar a evolução das lesões neoplásicas de reto e canal anal, orientando na escolha do tratamento, esclarecendo a resposta ao tratamento estabelecido e no seguimento posterior, constatando resposta completa ou áreas suspeita para biopsia e identificando recidiva precoce.

MISCELÂNEAS

O ultrassonografia anorretal permite avaliar a relação das afecções pélvicas com a região anorretal, identificando o acometimento da parede retal e/ou do canal anal, em situações raras e duvidosas, fornecendo informações elucidativas para o diagnóstico e a escolha da melhor opção terapêutica.

Endometriose

É utilizada para identificar lesões perirretais e avaliar a infiltração da lesão endometrial na parede do reto, orientando no planejamento cirúrgico[44]. A modalidade tridimensional possibilita ainda medir com precisão o comprimento longitudinal da lesão e a distância para os músculos esfincterianos[10]. Caracterizam-se ultrassonograficamente, como imagens heterogêneas, localizadas na gordura perirretal e/ou infiltrando as camadas da parede retal. Apresentam-se com maior diâmetro fora da parede do reto, ou seja, focos na gordura perirretal e/ou estruturas adjacentes infiltrando as camadas da parede retal até a muscular própria ou podendo acometer as demais camadas até a mucosa (Figuras 8.2.27A e B).

Em relação à endometriose perianal, o exame proctológico pode orientar o diagnóstico. No entanto, o ultrassonografia 3D avalia com precisão a extensão circunferencial[45] e longitudinal da infiltração dos músculos esfincterianos e do septo retovaginal.

Dor anal idiopática

O exame está indicado para excluir abscessos e/ou processo inflamatório oculto.

Neoplasia retrorretal

São lesões localizadas no espaço retrorretal resultantes de etiologias variadas. A ultrassonografia anorretal pode ser um exame útil na avaliação do tamanho, natureza da lesão e da relação com a parede retal e musculatura esfincteriana. Ecograficamente, corresponde a imagens hipoecoicas (nas lesões císticas) ou heterogênea (nas lesões cística e sólidas), podendo apresentar contorno regular sem aderência à parede do reto[46].

Neoplasias raras

Indica-se na avaliação das lesões pélvicas (Schwanomas, Sarcoma, melanoma, entre outros) quanto ao comprometimento na parede do reto ou à identificação de planos de clivagem[46].

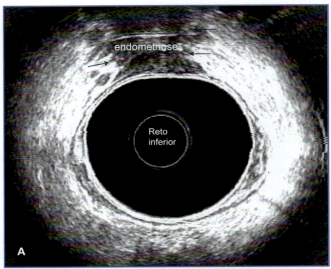

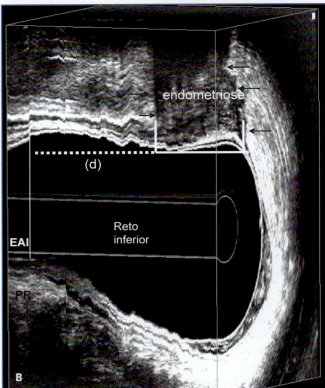

Figura 8.2.27 – Foco de endometriose acometendo as camadas da parede retal. PR: puborretal/EAI: esfíncter anal interno. A. Plano axial. B. Mede-se o comprimento longitudinal do foco na parede do reto e a distância da borda dista da endometriose para borda proximal do EAI.

Avaliação das disfunções do assoalho pélvico

Novas técnicas foram desenvolvidas utilizando a ultrassonografia anorretal tridimensional dinâmica com aquisição automática e avaliação multiplanar demonstrando resultados semelhantes à defecografia na avaliação dos distúrbios anatomofuncionais do assoalho pélvico, nos compartimentos posterior e médio. O exame foi denominado de ecodefecografia, e suas indicações e técnica estão descritas em capítulo especifico[47,48].

REFERÊNCIAS BIBLIOGRÁFICAS

1. Wild J, Reid J. Diagnostic use of ultrasound. Br J Physiol Med 1956; 19: 248.
2. Law PJ, Bartram CI. Anal endosonography: technique and normal anatomy. Gastrointest Radiol 1989; 14: 349-53.
3. Cheon DMO, Nogueras JJ, Wexner SD. Anal endosonography for recurrent anal fistulas: image enhancement with hydrogen peroxide. Dis Colon Rectum 1993; 36: 1158-60.
4. Nogueras J. Endorectal ultrasonography: technique, image interpretation, and expanding indications in 1995. Seminars in Colon & Rectal Surgery 1995; 6 (2): 70-7.
5. Delpy R, Barthet M, Gasmi M, Berdah S, Shojai R, Desjaux A et al. Value of endorectal ultrasonography for diagnosing rectovaginal septal endometriosis infiltrating the rectum. Endoscopy 2005; 37 (4): 357-61.
6. Gold DM, Bartram CI, Halligan S, Humphries KN, Kamm MA, Kmiot WA. Three-dimensional endoanal sonography in assessing anal canal injury. Br J Surg 1999; 86: 365-70.
7. Hunerbein M, Pegios H, Rau B, Vogl TJ, Felix R, Schlag PM. Prospective comparison of endorectal ultrasound, three-dimensional endorectal ultrasound and endorectal MRI in the preoperative evaluation of rectal tumors. Preliminary results. Surg Endosc 2000; 11: 1005-8.
8. Kim JC, Cho YK, Kim SY, Park SK, Lee MG. Comparative study of three-dimensionaland Conventional endorectal ultrasonography used in rectal cancer staging. Surg Endosc 2002; 16: 1280-5.
9. Christensen AF, Nielsen MB, Engeholm SA, Roed H, Svendsen LB, Christensen H. Three-dimensional anal endosonography may improve staging of anal cancer compared with two-dimensional endosonography. Dis Colon Rectum 2004; 47 (3): 341-5.
10. Regadas SMM, Regadas FSP, Rodrigues LV, Silva FR, Lima DMR, Regadas-Filho FSP. Importância do ultrassom tridimensional na avaliação anorretal. Arq Gastroenterol 2005; 42: 226-32.
11. Regadas FSP, Murad-Regadas SM, Lima DMR, Silva FR, Barreto RGL, Souza MHLP et al. Anal canal anatomy showed by three-dimensional anorectal ultrasonographi Surg Endoscopy 2007; 21: 2207-11.
12. Zetterstrom JP et al. Perineal body measurement improves evaluation of anterior sphincter lesions during endoanal ultrasonography. Dis Colon Rectum 1994; 41: 705-13.
13. Sultan Ah, Kamm MA, Hudson CN et al. Anal-sphincter disruption during vaginal delivery. N Engl J Med 1993; 329: 1905-11.
14. Felt-Bersman RJF, Van Baren R, Koorevaar M et al. Unsuspected sphincter defects shown by anal endosonography after anorectal surgery. Dis Colon Rectum 1995; 38: 249-53.
15. Karoui S, Savoye-Collet C, Leroi AM, Denis Philippe D. Prevalence of anal sphincter defects revealed by sonography in 355 incontinent patients and 111continent patients. AJR 1999; 173: 389-92.
16. Nielsen MB, Dammegaard L, Pedersen JF. Endosonographic assessment of the anal sphincter after surgical reconstruction. Dis Colon Rectum 1994; 37: 434-38.
17. Ternent CA, Shashidharan M, Blatchford GJ, Christensen MA, Thorson AG, Sentovich SM. Transanal ultrasound and anorectal physiology findings affecting continence after sphincteroplasty. Dis Colon Rectum 1997; 40: 462-7.
18. West RL, Dwarkasing S, Briel JW, et al. Can three-dimensional endoanal ultrasonography detect external and sphincter atrophy? A comparison with endoanal magnetic resonance imaging. Int J Colorectal Dis 1997; 20 (4): 328-33.
19. Buchanan GN, Bartram CI, Wiliams AB et al. Value of Hydrogen Peroxide Enhancement of Three-Dimensional Endoanal Ultrasound in Fístula in Ano. Disease of Colon and Rectum 2005; 48 (1): 141-7.
20. Murad-Regadas SM, Regadas, FSP. Two- and three-dimensional ultrasonography in abscess and anal fístula. In: Pescatori M, Regadas FSP, Murad-Regadas SM, Zbar AP. Imaging atlas of the pelvic floor and anorectal diseases. Italia: Springer-Verlag; 2008. p.51-62.
21. West RL, Dwarkasing S, Felt-Bersma RJ et al. Hydrogen peroxide-enhanced three-dimensional endoanal ultrasonography and endoanal magnetic resonance imaging in evaluating perianal fistulas: agreement and patient preference. Eur J Gastroenterol Hepatol 2004; 16 (12): 1319-24.
22. Parks AG, Gordon PH, Hardcastle JD. A classification of fistula-in-ano. Br J Surg 1976; 63: 1-12.
23. Murad-Regadas SM, Regadas FSP, Rodrigues LV, Holanda EC, Barreto, RGL, Letícia O. Role of three-dimensional anorectal ultrasonography in the assessment of anterior transsphincteric fistula. Dis Colon Rectum 2010; 53: 1035-40.
24. Murad-Regadas SM, Regadas FSP, Rodrigues LV, Fernandes GOS, Buchen G, Kenmoti VT et al. Anatomic characteristics of anal fístula on three-dimensional anorectal ultrasonography (3-DAUS). Dis Colon Rectum. No prelo.
25. Sudol-Szopinska I, Jakubowski W, Szczepkowski M. Contrast-enhanced endosonography for the diagnosis of anal and ano-vaginal fístulas. J Clin Ultrasound 2002; 30 (3): 145-50.
26. Hildrebant U, Fiefel G. Preoperative staging of rectal cancer by intrarectal ultrasound. Dis Colon Rectum 1985; 28: 42-6.
27. Katsura Y, Yamada K, Ishizawa T et al. Endorectal ultrasonography for the assessment of wall invasionand lymphnode metastasis in rectal cancer. Dis Colon Rectum 1992; 35: 362-8.
28. Milsom, JW, Graffner, H. Intrarectal ultrasonography in rectal cancer staging and the evaluation of pelvic disease. Clinical uses of intrarectal ultrasound. Ann Surg 1990; 212: 602-6.
29. Dattala A, Albertin A, Parisi A, Maccarone P, Celi S, Basile M. Sensitivity and specificity of transrectal ultrasonography in the preoperative staging and postoperative follow up in rectal neoplasms. Experience with 100 clinical cases. Chir Ttal 2002; 52: 67-72.
30. Kauer WK, Prantl L, Dittler HJ et al. The value of endosonogrphic rectal carcinoma staging in routine diagnostic. A 10-year analysis. Surg Endosc 2004; 18 (7): 1075-8.

31. Napoleon B, Pujol B, Berger F Valette PJ, Gerard JP, Souquet JC. Accuracy of endosonography in the staging of rectal cancer treated by radiotherapy. Br J Surg 1991; 78: 785-8.
32. Barbaro B, Schulsinger A, Valentín V, Marano P, Rotman M. The accuracy of transrectal ultrasound in predicting the pathological stage of low-lying rectal cancer after preoperative chemoradiation therapy. Int J Radiat Oncol Biol Phys 1999; 43: 1043-7.
33. Gavioli M, Bagni A, Piccagli I, Fundaro S, Natalini, G. Usefulness of endorectal ultrasound after preoperative radiotherapy in rectal cancer. Comparison between sonographic and histopathologic. Dis Colon Rectum 2000; 43: 1075-83.
34. Vanagunas A, Lin DE, Stryker SJ. Accuracy of endoscopio ultrasound for restaging rectal cancer following neoadjuvant chemoradiation therapy. Am J Gastroenterol 2004; 99: 109-12.
35. Beynon J, Foy DM, Roe AM et al. Endoluminal ultrasound in the assessment of local invasion in rectal cancer. Br J Surg 1986; 73: 474-7.
36. Murad-Regadas SM, Regadas, FSP. Two- and three-dimensional ultrasonography in benign and malignant rectal neoplasias. In: Pescatori M, Regadas FSP, Murad-Regadas SM, Zbar AP. Imaging Atlas of the Pelvic Floor and Anorectal Diseases. Italia: Springer-Verlag; 2008. p. 91-105.
37. Murad-Regadas SM, Regadas FSP, Rodrigues LV, Barreto RGL, Monteiro FCC, Landim BB et al. Role of three-dimensional anorectal ultrasonography in the ssessment of rectal cancer after neoadjuvant radiochemotherapy. Preliminary results. Surg. Endoscopy 2008; 22: 974-9.
38. Murad-Regadas SM, Regadas FSP, Rodrigues LV, Crispim FJ, Kenmoti VT, Fernandes GOS et al. Criteria for three-dimensional anorectal ultrasound assessment of response to chemoradiotherapy in rectal cancer paciens. Colorectal Disease. No prelo.
39. Roseau G, Palazzo L, Collardelle P. Endoscopic ultrasonography in the staging and follow-up of epidermoid carcinoma of the anal canal. Gastrointest Endosc 1994; 40: 447-50.
40. Herzog U, Boss M, Spichtin HP. Endoanal ultrasonography in the follow-up of anal carcinoma. Surg Endosc 1994; 8: 1186-9.
41. International Union Against Cancer. Digestine system tumours. In: Sobin LH, Wittekind C, eds. TNM classification of malignant tumours. 5th ed. New York: Wiley-Liss; 1997. p. 51-9.
42. Giovanini M, Bordou VJ, Bar Clay R, Palazo L, Roseau G, Helbert T et al. Anal carcinoma: prognostic value of endorectal ultrasound. Results of a prospective multicenter study. Endoscopy 2001; 33 (3) 231-6.
43. Tarantino D, Bernstein MA. Endoanal ultrasound in the staging and management of squamosous cell carcinoma of the anal canal: potential implications of a new ultrasound staging system. Dis Colon Rectum 2002; 45 (1): 16-22.
44. Schröder J, Löhnert M, Doniec JM, Dohrmann P. Endoluminal ultrasound diagnosis and operative management of rectal endometriosis. Dis Colon Rectum 1999; 40: 614-7.
45. Baker H, Schweiger W, Cerwenka H, Mischinger HJ. Use of anal endosonography in diagnosis of endometriosis of the external anal sphincter. Dis Colon Rectum 1991; 42: 680-2.
46. Murad-Regadas SM, Regadas FSP. Miscellaneous (endometriosis, pelvic cyst, rectal solitary ulcer, rare neoplasias – two and three-dimensional ultrasonography images). In: Pescatori M, Regadas FSP, Murad-Regadas SM, Zbar AP. Imaging atlas of the pelvic floor and anorectal diseases. Italia: Springer-Verlag; 2008. p.159-70.
47. Murad-Regadas SM, Regadas FSP, Rodrigues LV et al. Ecodefecografia tridimensional dinâmica Nova técnica para avaliação da síndrome da defecação obstruída (SDO) Rev Bras Coloproctol 2006; 26 (2): 168-77.
48. Murad-Regadas SM, Regadas FSP, Rodrigues LV et al. A novel three-dimensional dynamic anorectal ultrasonography technique (echodefecography) to assess obstructed defecation, a comparison with defecography. Surg Endoscopy 2007; 974-9.

OUTROS MÉTODOS PROPEDÊUTICOS –
INDICAÇÕES E TÉCNICAS

8.3

Ultrassonografia Transperineal

Harry Kleinubing Jr.
Mauro de Souza Leite Pinho

INTRODUÇÃO

O interesse pela fisiologia anorretal que ocorreu a partir das últimas décadas trouxe grande avanço no entendimento dos mecanismos da continência e defecação e estimulou, também, o estudo da morfologia do canal anal e dos músculos esfíncteres do ânus.

Antes da introdução do uso da ultrassonografia para investigação da região anorretal, a avaliação da morfologia e a integridade dos músculos esfíncteres anais era realizada através de meios indiretos como a manometria anorretal e a eletromiografia por agulha para mapeamento muscular.

Em 1989, Law & Bartram introduziram a endossonografia anal, o primeiro método de imagem do canal anal e músculos esfíncteres anais.[1] Esse método trouxe avanços importantes para o conhecimento da anatomia da região anal e diagnóstico de algumas doenças anorretais. No entanto, por necessitar de equipamento específico e de custo elevado, não encontra-se disponível na maioria dos serviços de coloproctologia de nosso país.

A ultrassonografia transperineal (USTP) introduzida em 1997 é realizada através de equipamento de ultrassonografia convencional e sem a introdução do transdutor no canal anal, e mostrou ser capaz de demonstrar a anatomia normal da região anal e auxiliar no diagnóstico da maioria das doenças anorretais, com imagens semelhantes à endossonografia anal.[2-9]

Alguns fatores tornam o método muito atrativo:
- os aparelhos de ultrassonografia convencionais, embora muito dispendiosos, são amplamente difundidos pelo país. Não investir em equipamento torna o método muito barato;
- os transdutores podem ser mobilizados pelo períneo e acompanhar as lesões com imagens transversais, longitudinais e oblíquas;
- o método não é invasivo porque o transdutor não é introduzido no canal anal, facilitando sua utilização em patologias dolorosas.

EQUIPAMENTO

A ultrassonografia transperineal é realizada com equipamento de ultrassonografia convencional. Os transdutores utilizados podem ser lineares, endocavitários e trapezoidais de 5 a 10 MHz, dependendo da disponibilidade e do paciente. Os transdutores mais potentes podem fornecer imagens mais bem definidas, porém, os menos potentes ajudam nas imagens mais profundas e nos pacientes obesos. (Figuras 8.3.1 a 8.3.3)

TÉCNICA DE EXAME E ANATOMIA NORMAL DA SECÇÃO TRANSVERSAL DO CANAL ANAL

Os exames são realizados sem preparo intestinal, com o paciente em decúbito dorsal, com os membros inferiores parcialmente flexionados e afastados de modo que o examinador possa visualizar o períneo.

O transdutor, coberto por proteção de látex e lubrificado com gel transmissor, é aplicado sobre o períneo na posição transversal, com ângulo em torno de 45º em relação ao plano coronal, e pressionado contra a pele de modo a apresentar uma imagem transversal dos músculos esfíncteres anais. (Figura 8.3.4)

Movimentando-se o transdutor no sentido anteroposterior, o examinador escolhe as angulações mais adequadas para a visualização da secção transversal das estruturas do canal anal e músculos esfíncteres anais. (Figura 8.3.5)

A estrutura que serve como guia para a identificação das outras estruturas é o músculo esfíncter interno, visto como camada circular enegrecida (hipoecoica) com espessura de 2 a 3 mm. No interior do círculo hipoecoico identifica-se imagem mista hipo e hiperecoica que representa a submucosa com os vasos submucosos, e mais internamente a camada hipoecoica da mucosa, ambas enrugadas devido à pressão exercida pelo tônus muscular.

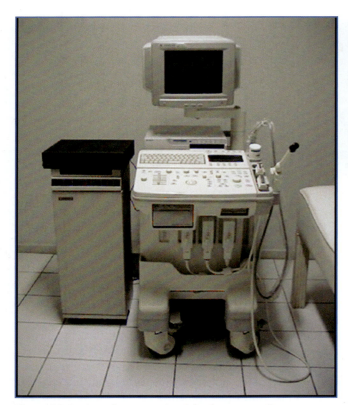

Figura 8.3.1 – Aparelho convencional de ultrassonografia.

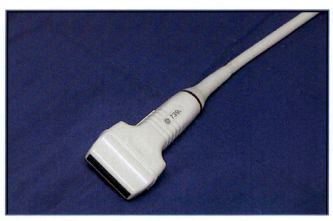

Figura 8.3.2 – Transdutor trapezoidal.

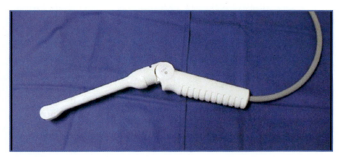

Figura 8.3.3 – Transdutor endocavitário.

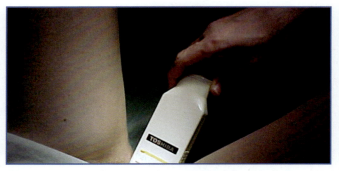

Figura 8.3.4 – Transdutor na posição transversal.

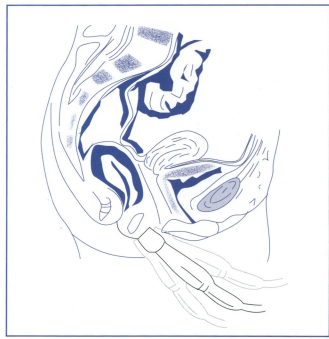

Figura 8.3.5 – Diagrama demonstrando a posição do transdutor em relação ao canal anal.

Externamente ao círculo hipoecoico do músculo esfíncter interno do ânus, identifica-se uma camada de ecogenicidade mista, hiperecoica (esbranquiçada) em relação ao músculo esfíncter interno, mais espessa (4 a 7 mm) que é o músculo esfíncter externo do ânus. (Figuras 8.3.6 e 8.3.7)

TÉCNICA DE EXAME E ANATOMIA NORMAL DA SECÇÃO LONGITUDINAL DO CANAL ANAL

As imagens longitudinais do canal anal e músculos esfíncteres anais são obtidas posicionando o transdutor na posição longitudinal sobre o períneo. Da mesma maneira que na posição transversal, o examinador movimenta o transdutor no sentido anteroposterior para definir o ângulo ideal para a identificação das estruturas e realização do exame. (Figura 8.3.8)

Capítulo 8 – Outros Métodos Propedêuticos – Indicações e Técnicas
Capítulo 8.3 – Ultrassonografia Transperineal

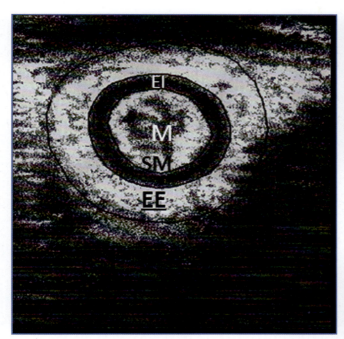

Figura 8.3.6 – Diagrama demonstrando as camadas do canal anal. EE: esfíncter externo; EI: esfíncter interno; SM: submucosa; M: mucosa.

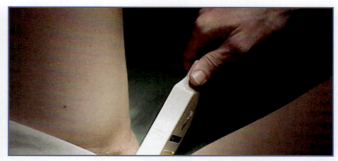

Figura 8.3.8 – Transdutor na posição longitudinal.

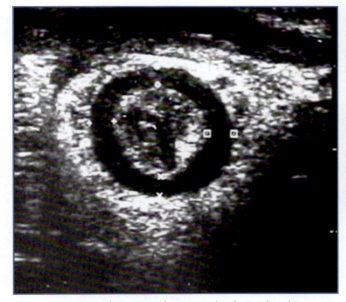

Figura 8.3.7 – Foto demonstrando as camadas do canal anal.

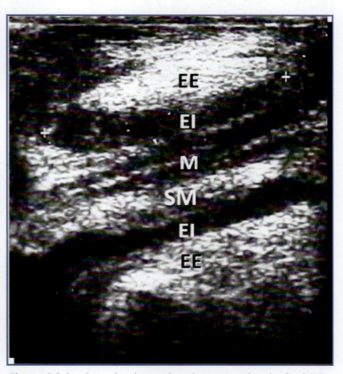

Figura 8.3.9 – Camadas do canal anal na secção longitudinal. EE: esfíncter externo; EI: esfíncter interno; SM: submucosa; M: mucosa.

Na secção longitudinal, o músculo esfíncter interno apresenta-se como duas estruturas longitudinais enegrecidas (hipoecoicas) e paralelas, separadas por duas camadas de ecogenicidade mista da submucosa e duas camadas hipoecoicas da mucosa do canal anal. Externamente aos dois feixes de músculos paralelos do músculo esfíncter anal interno, identifica-se uma estrutura hiperecoica de cada lado, mais espessa, como sendo o músculo esfíncter externo do ânus. (Figura 8.3.9)

USTP NAS DOENÇAS ANORRETAIS
Incontinência

Por tratar-se de método de imagem, a USTP é útil na investigação da etiologia da incontinência anal por ser capaz de demonstrar os defeitos musculares (Figuras 8.3.10 a 8.3.14) e auxiliar na decisão da técnica cirúrgica a ser utilizada.[2,4,5,6,7,8] Permite também o controle da correção cirúrgica no pós-operatório com identificação da reaproximação dos cotos dos esfíncteres anais (Figuras 8.3.15 e 8.3.16). A ultrassonografia substitui com vantagens o uso da eletromiografia para mapeamento dos defeitos musculares.

142 Tratado de Coloproctologia – Seção II – Investigação Diagnóstica e Funcional

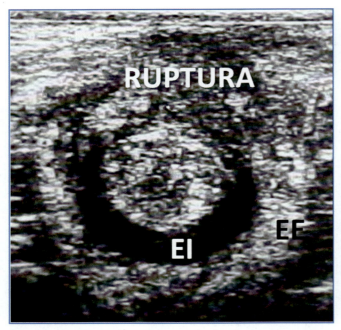

Figura 8.3.10 – Ruptura do segmento anterior do esfíncter anal na secção transversal e longitudinal. EE: esfíncter externo; EI: esfíncter interno.

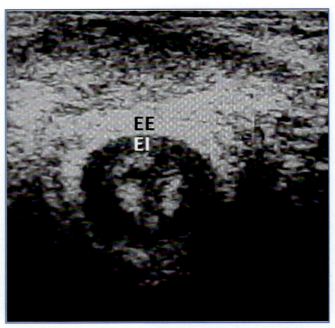

Figura 8.3.12 – Secções sucessivas caudocraniais do canal anal identificando ruptura cranial no segmento anterior do esfíncter anal. EE: esfíncter externo; EI: esfíncter interno.

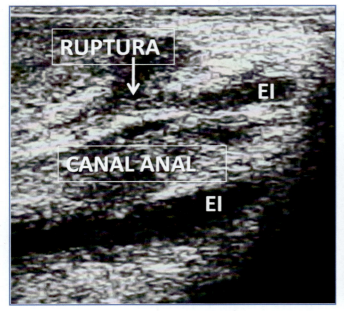

Figura 8.3.11 – Ruptura do segmento anterior do esfíncter anal na secção transversal e longitudinal. EE: esfíncter externo; EI: esfíncter interno.

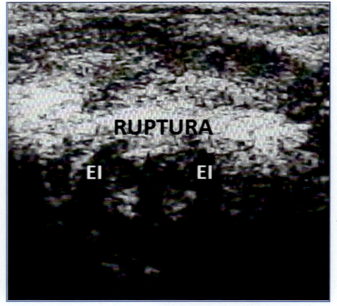

Figura 8.3.13 – Secções sucessivas caudocraniais do canal anal identificando ruptura cranial no segmento anterior do esfíncter anal. EE: esfíncter externo; EI: esfíncter interno.

Abscesso

A USTP é capaz de identificar coleções superficiais e profundas e sua relação com o esfíncter anal, conforme já descrito por vários autores.[4,5,7,9] Tsai et al.[10] descreveram sua utilidade na identificação de abscesso na gangrena de Fournier, diferenciando de celulite, e auxiliando na indicação cirúrgica. O método pode auxiliar no diagnóstico de casos duvidosos em pacientes com dor intensa porque tem como vantagem, em relação à endossonografia, não introduzir o transdutor no canal anal e a possibilidade de deslocar o transdutor para

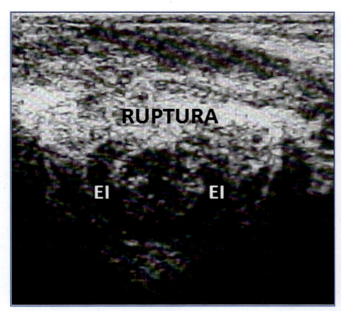

Figura 8.3.14 – Secções sucessivas caudocraniais do canal anal identificando ruptura cranial no segmento anterior do esfíncter anal. EE: esfíncter externo; EI: esfíncter interno.

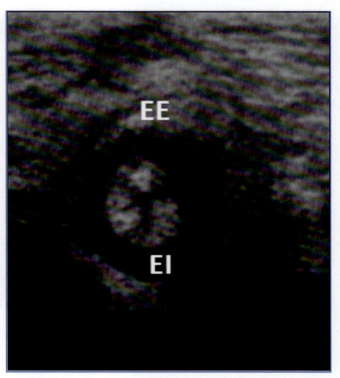

Figura 8.3.16 – Ruptura no segmento anterior dos esfíncteres e pós--esfincteroplastia. EE: esfíncter externo; EI: esfíncter interno.

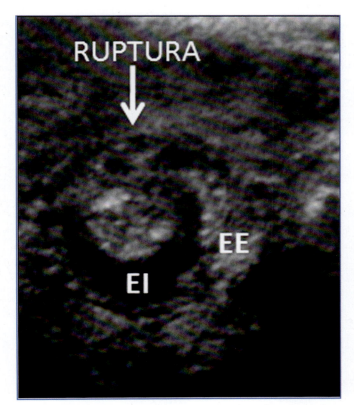

Figura 8.3.15 – Ruptura no segmento anterior dos esfíncteres e pós--esfincteroplastia. EE: esfíncter externo; EI: esfíncter interno.

junto à área inflamada. Os abscessos geralmente são identificados como áreas hipoecoicas contendo áreas de ecogenicidade mista e contornos irregulares. (Figuras 8.3.17 e 8.3.18)

Fístula anal

Mediante a USTP pode-se identificar os trajetos fistulosos e o local do orifício interno das fístulas anais (Figuras 8.3.19 a 8.3.24).[9,11-13] Essas informações podem ser muito importantes para a programação da técnica cirúrgica a ser realizada em fístulas complexas. Os orifícios internos geralmente são identificados como um defeito hipoecoico (escuro) na camada subepitelial do anorreto associado ou não a um defeito no músculo esfíncter interno. Os trajetos fistulosos geralmente são identificados como uma linha hipoecoica no espaço interesfinctérico ou atravessando o músculo esfíncter externo. A injeção de peróxido de hidrogênio no orifício externo pode ressaltar os trajetos mediante uma imagem hiperecoica (imagem branca) e revelar o orifício interno através do extravasamento para o canal anal. O deslocamento do transdutor pelo períneo permite seguir os trajetos fistulosos em múltiplas incidências (transversal, longitudinal e oblíquas).

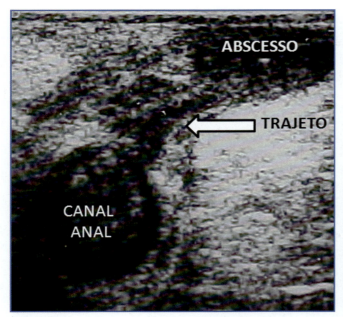

Figura 8.3.17 – Abscesso anterior com trajeto para o canal anal.

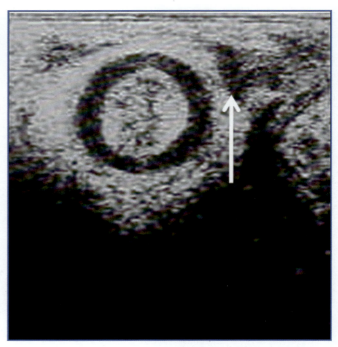

Figura 8.3.19 – Fístula anterolateral esquerda confirmada pela injeção de peróxido de hidrogênio. EI: esfíncter interno.

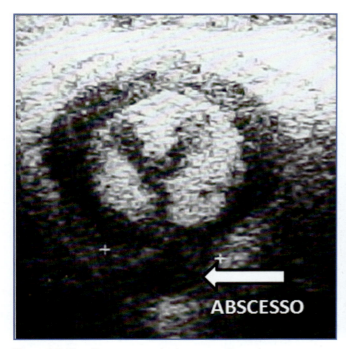

Figura 8.3.18 – Abscesso posterior junto ao esfíncter interno.

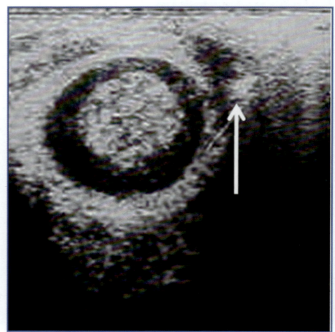

Figura 8.3.20 – Fístula anterolateral esquerda confirmada pela injeção de peróxido de hidrogênio. EI: esfíncter interno.

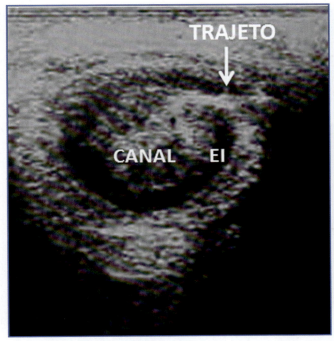

Figura 8.3.21 – Fístula anterolateral esquerda confirmada pela injeção de peróxido de hidrogênio. EI: esfíncter interno.

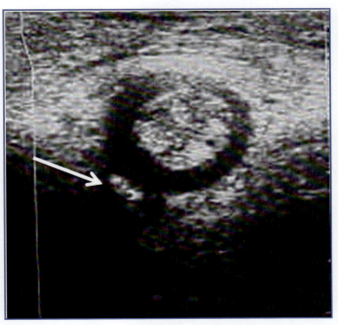

Figura 8.3.23 – Fístula posterolateral D confirmada pela injeção de peróxido de hidrogênio nas secções transversal e longitudinal.

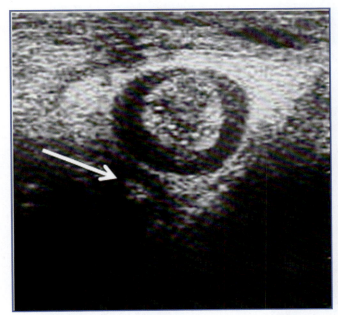

Figura 8.3.22 – Fístula posterolateral D confirmada pela injeção de peróxido de hidrogênio nas secções transversal e longitudinal.

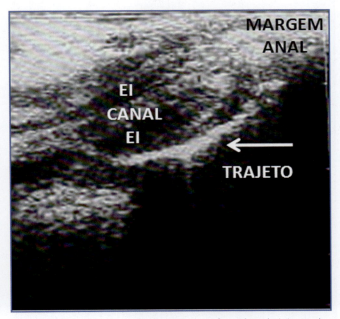

Figura 8.3.24 – Fístula posterolateral D confirmada pela injeção de peróxido de hidrogênio nas secções transversal e longitudinal. EI: esfíncter interno.

Neoplasias do canal anal e margem anal

A USTP pode auxiliar no estadiamento das neoplasias do canal anal e na programação cirúrgica ao identificar se há invasão do esfíncter interno. (Figuras 8.3.25 e 8.3.26)

Avaliação funcional anorretal

Alguns autores têm utilizado a USTP dinâmica para avaliar o ângulo anorretal e o movimento da junção anorretal durante o esforço, contração e repouso[14] para investigar o reflexo inibitório anorretal,[15] sensação retal[16] e defecação obstruída.[17] (Figura 8.3.27)

Anormalidades do músculo levantador do ânus e contração anormal da musculatura pélvica podem levar à incontinência fecal, urinária e prolapso. Steensma et al.[18] utilizaram USTP 2D/3D para investigar anormalidades do músculo levantador do ânus e a contração da musculatura pélvica que foi graduada em normal ou pouco ativa. Concluíram que contrações pouco ativas da musculatura pélvica estão associadas com anormalidades do músculo levantador do ânus e incontinência fecal. (Figura 8.3.28)

Beer-Gabel et al.[19] compararam a USTP dinâmica com a defecografia em mulheres com defecação obstruída e obtiveram boa concordância no diagnóstico de retocele e prolapso interno anorretal. A USTP dinâmica foi melhor no diagnóstico de enterocele quando havia também retocele. Não houve diferença entre as técnicas na medida do angulo anorretal em repouso e no esforço. Concluíram que a USTP dinâmica é técnica simples e apurada para avaliar o assoalho pélvico em pacientes com distúrbio evacuatório.

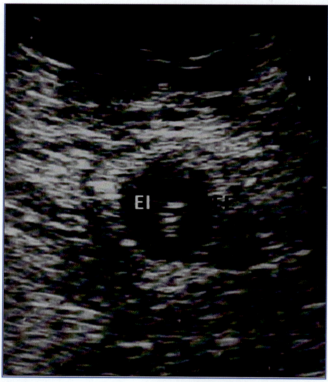

Figura 8.3.26 – Carcinoma basocelular de margem anal e USTP que não demonstrou invasão dos músculos esfíncter interno (EI) e esfíncter externo (EE).

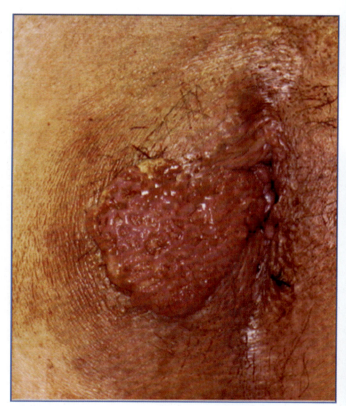

Figura 8.3.25 – Carcinoma basocelular de margem anal e USTP que não demonstrou invasão dos músculos esfíncter interno (EI) e esfíncter externo (EE).

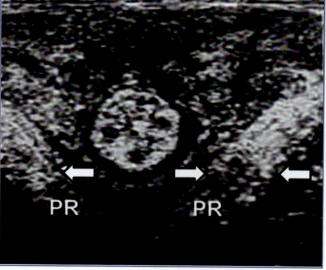

Figura 8.3.27 – Secção longitudinal do canal anal demonstrando o ângulo anorretal (AAR). EI: esfíncter interno.

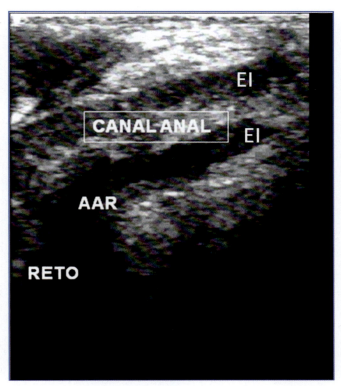

Figura 8.3.28 – Identificação do músculo puborretal (PR) como um "V" no segmento posterior profundo do canal anal.

Posteriormente, Beer-Gabel et al.[20] publicaram novo estudo no qual compararam a USTP dinâmica com a proctografia na avaliação de pacientes com defecação obstruída e herniações de fundo de saco (enterocele e peritoneocele) e os resultados foram semelhantes para a identificação das alterações, embora a USTP dinâmica tenha graduado as alterações como mais extensas. Consideraram que o procedimento pode ser realizado no consultório e é exame complementar válido para o diagnóstico das hérnias do fundo de saco podem ser de difícil diagnóstico e levar a resultados funcionais ruins em pacientes submetidos a tratamento cirúrgico.

Novos estudos e a validação dos estudos acima são necessários para definir o papel definitivo da USTP no estudo da fisiologia anorretal.

Anomalias congênitas

A USTP é método não invasivo útil para avaliar anomalias anorretais congênitas como ânus deslocado anteriormente, ânus imperfurado, definir se há fístula interna e a distância da bolsa retal até o períneo (tipo de ânus imperfurado). Tem o potencial de orientar o cirurgião a selecionar os pacientes que terão benefícios com o tratamento cirúrgico.[21-23]

Avaliação e tratamento da doença hemorroidária

O suprimento arterial do plexo hemorroidário tem sido associado à patogênese da doença hemorroidária. A ligadura das artérias retais submucosas através de proctoscopia guiada por *doppler* tem sido utilizada no tratamento da doença hemorroidária desde 1995, quando introduzida por Morinaga, Hasuda & Ikeda.[24]

Aigner et al. têm estudado a doença hemorroidária[25-27] e demonstraram com a utilização de USTP com *doppler* colorido que ramos adicionais da artéria retal superior cursam pelas camadas mais externas ou profundas da parede retal, entrando na parede retal logo acima do músculo levantador do ânus e irrigando o plexo hemorroidário. Seus achados demonstraram que o aumento do calibre e do fluxo dos ramos terminais da artéria retal superior estaria correlacionado com o aparecimento de hemorroidas. Considera a USTP com *doppler* o método apropriado para avaliar esses achados em pacientes com hemorroidas.

Posteriormente, os mesmos autores conduziram estudo no qual foram investigados pacientes submetidos a tratamento da doença hemorroidária com grampeador, e concluíram que a técnica não reduz o fluxo do plexo vascular anorretal. Sugere que a avaliação ultrassonográfica da vascularização da doença hemorroidária pode servir como ferramenta para definir a melhor técnica para cirurgia. No caso de aumento do fluxo arterial do plexo vascular anorretal, os pacientes seriam melhor tratados com hemorroidectomia convencional.[28]

Zbar & Murison, em estudo piloto,[29] também investigaram doença hemorroidária com USTP e demonstraram que mediante a USTP estática é possível medir os coxins anais que são diferentes entre pacientes com doença hemorroidária e voluntários normais. Identificaram que após hemorroidectomia ocorre uma mudança marcante no volume desses coxins.

Por fim, finalizamos com parecer de Aigner et al.:[25-27] em função do recente progresso tecnológico e melhora na resolução e qualidade de imagem ultrassonográfica, a sensibilidade da ultrassonografia com *doppler* colorido para avaliação do fluxo dos pequenos vasos melhorou muito. Considera a USTP não invasiva um método de primeira linha para avaliação dos tecidos perianais e perirretais, e permite a avaliação da vascularização por USTP com *doppler* colorido.

REFERÊNCIAS BIBLIOGRÁFICAS

1. Law PJ, Bartram CI. Anal endosonography technique and normal anatomy. Gastrintest Radiol. 1989;14:349-53.
2. Peschers UM, Delancey JOL, Schaer GN, Schuessler B. Exoanal ultrasound of the anal sphincter: normal anatomy and sphincter defects. B. J Obstet Gynaecol. 1997;104:999-1003.
3. Kleinübing H Jr, Jannini JF, Malafaia O, Brenner S, Pinho MSL. Ultra-sonografia transperineal: novo método de imagem da região anorretal. Apresentado no 1º Encontro Catarinense de Colo-Proctologia, 1997; Anais do 47º Congresso Brasileiro de Colo-Proctologia, 1998.

4. Rubens DJ, Strang JG, Bogineni-Misra S, Wexler IE. Transperineal sonography of the rectum: anatomy and pathology revealed by sonography compared with CT and MR imaging. Am J Roentgenol. 1998;170:637-42.
5. Kleinübing H Jr, Jannini JF, Malafaia O, Brenner S, Pinho MSL. Transperineal ultrasonography: New method to image the anorectal region. Dis Colon Rectum. 2000;43:1572-4.
6. Roche B, Deléaval J, Fransioli A, Marti M-C. Comparison of transanal and external perineal ultrasonography. Eur Radiol. 2001;11:1165-70.
7. Bonatti H, Lugger P, Hechenleitner P, Oberwalder M, Kafka-Ritsch R, Conrad F, et al. Transperineal sonography in anorectal disorders. Ultraschall Med. 2004;25:111-5.
8. Maslovitz S, Jaffa A, Levin I, Almog B, Lessing JB, Wolman I. The clinical significance of postpartum transperineal ultrasound of the anal sphincter. Eur J Obstet Gynecol Reprod Biol. 2007;134:115-9.
9. Berton F, Gola G, Wilson SR. Sonography of benign conditions of the anal canal: an update. Am J Roentgenol 2007;189:765-73.
10. Tsai MJ, Lien CT, Chang WA, Wei PJ, Hsieh MH, Tsai YM, et al. Transperineal ultrasonography in the diagnosis of Fournier's gangrene. Ultrasound Obstet Gynecol. 2010;36:389-90.
11. Maconi G, Ardizzone S, Greco S, Radice E, Bezzio C, Bianchi Porro G. Transperineal ultrasound in the detection of perianal and rectovaginal fistulae in Crohn's Disease. Am J Gastroenterol. 2007;102:2214-9.
12. Zbar AP, Ovetunji RO, Gill R. Transperineal versus hydrogen peroxide-enahnced endoanal ultrasonography in never operated and recurrent cryptogenic fistula-in-ano: a pilot study. Tech Coloproctol. 2006;10:297-302.
13. Kleinübing H Jr, Jannini JF, Campos AC, Pinho M, Ferreira LC. The role of transperineal ultrasonography in the assessment of the internal opening of cryptogenic anal fistula. Tech Coloproctol. 2007;11:327-31.
14. Beer-Gabel M. Dynamic ultrasound in the diagnosis of pelvic floor disorders. A pilot study. Dis. Colon Rectum. 2002;45:239-48.
15. Ornö AK, Marsál K. Sonographic investigation of the anorectal inhibitory reflex: a qualitative pilot study in healthy females. Dis Colon Rectum. 2006;49:233-7.
16. Ornö AK, Herbst A, Marsál K. Sonographic characteristics of rectal sensations in healthy females. Dis Colon Rectum. 2007;50:64-8.
17. Brusciano L, Limongelli P, Pescatori M, Napolitano V, Gagliardi G, Maffetone V, et al. Ultrasonographic patterns in patients with obstructed defaecation. Int J Colorectal Dis. 2007;22:969-77.

18. Steensma AB, Konstantinovic ML, Burger CW, de Ridder D, Timmerman D, Deprest J. Prevalence of major levator abnormalities in symptomatic patients with an underactive pelvic floor contraction. Int Urogynecol J Pelvic Floor Dysfunct. 2010;21:861-7.
19. Beer-Gabel M, Teshler M, Schechtman E, Zbar AP. Dynamic transperineal ultrasound vs. defecography in patients with evacuatory difficulty: a pilot study. Int J Colorectal Dis. 2004;19:60-7.
20. Beer-Gabel M, Assoulin Y, Amitai M, Bardan E. A comparison of dynamic transperineal ultrasound (DTP-US) with dynamic evacuation proctography (DEP) in the diagnosis of cul de sac hernia (enterocele) in patients with evacuatory dysfunction. Int J Colorectal Dis. 2008;23:513-9.
21. Haber HP, Warmann SW, Fuchs J. Transperineal sonography of the anal sphincter complex in neonates and infants: differentiation of anteriorly displaced anus from low-type imperforate anus with perineal fistula. Ultraschall Med. 2008;29:383-7.
22. Haber HP. Ultrasonography of imperforate anus in neonate: an approach correlated with current surgical concepts. Ultraschall Med. 2009;30:189-95.
23. Choi YH, Kim IO, Cheon JE, Kim WS, Yeon KM. Imperforate anus: determination of type using transperineal ultrasonography. Korean J Radiol. 2009;10:355-60.
24. Morinaga K, Hasuda K, Ikeda T. A novel therapy for internal hemorrhoids: ligation of the hemorrhoidal artery with a newly devised instrument (Moricorn) in conjunction with a Doppler flowmeter. Am J Gastroenterol. 1995;90:610-3.
25. Aigner F, Bodner G, Conrad F, Mbaka G, Kreczy A, Fritsch H. The superior rectal artery and its branching pattern with regard to its clinical influence on ligation techniques for internal hemorrhoids. Am J Surg. 2004 Jan;187(1):102-8.
26. Aigner F, Bodner G, Gruber H, Conrad F, Fritsch H, Margreiter R, et al. The vascular nature of hemorrhoids. J Gastrointest Surg. 2006 Jul-Aug;10(7):1044-50.
27. Aigner F, Gruber H, Conrad F, Eder J, Wedel T, Zelger B, et al. Revised morphology and hemodynamics of the anorectal vascular plexus: impact on the course of hemorrhoidal disease. Int J Colorectal Dis. 2009 Jan;24(1):105-13.
28. Aigner F, Bonatti H, Peer S, Conrad F, Fritsch H, Margreiter R, et al. Vascular considerations for stapled haemorrhoidopexy. Colorectal Dis. 2010;12:452-8.
29. Zbar AP, Murison R. Transperineal ultrasound in the assessment of haemorrhoids and haemorrhoidectomy: a pilot study. Tech Coloproctol. 2010 Apr 14. [Epub ahead of print]

OUTROS MÉTODOS PROPEDÊUTICOS –
INDICAÇÕES E TÉCNICAS

Manometria Anorretal

8.4

Renato Caram Saad

INTRODUÇÃO

A manometria (ou eletromanometria) anorretal é um método diagnóstico utilizado na investigação etiológica de distúrbios funcionais anorretais (primários ou secundários), avaliação pré-operatória de cirurgias orificiais ou colorretais e em estudos que avaliam ou comparam o impacto de determinadas terapias (radioterapia, radiofrequência e outras) ou técnicas operatórias (anastomoses mecânicas e manuais, anastomoses coloanais ou colorretais baixas, reconstrução esfincteriana etc.) sobre o aparelho esfincteriano e o reto. Apresenta baixíssimo índice de complicações[1,2] e, na imensa maioria dos casos, dispensa sedação ou anestesia.

A primeira referência ao método foi feita por Gowers em 1877[3], quando descreveu o reflexo retoanal inibitório (Rrai), ou seja, a resposta de relaxamento esfincteriano provocada pela distensão do reto, sem, contudo, identificar o esfíncter anal interno como responsável por esse reflexo. Desde então, vários métodos e diferentes equipamentos foram descritos para a realização desse exame, o que exige que cada laboratório determine seus próprios parâmetros de normalidade. Portanto, neste capítulo não serão definidos "valores normais", mas, sim, os parâmetros mais comumente avaliados e as alterações que podem estar presentes em determinadas patologias, independentemente da técnica utilizada.

EQUIPAMENTO
Sistemas de balão

Trata-se de um dos métodos mais antigos usados na prática clínica, tendo sido descritos vários sistemas e técnicas para avaliar as regiões anal, retal e, até mesmo, sigmoidiana[4] (Figura 8.4.1). Schuster et al.[5,6] descreveram um sistema fechado, mais simples, composto por um ou mais balões conectados a uma haste metálica (Figura 8.4.2). As pressões eram aferidas da seguinte forma: coloca-se o balão (ou balões) na posição desejada e injeta-se ar ou água até que a distensão do balão seja obtida.

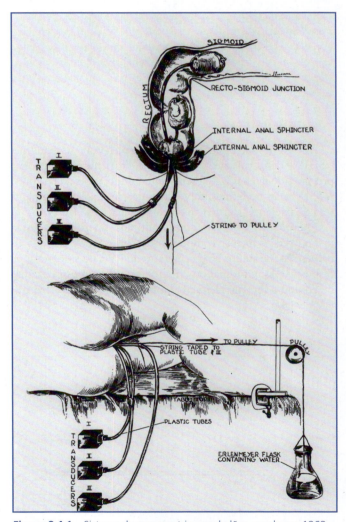

Figura 8.4.1 – Sistema de manometria com balões, usado em 1963, com um balão no sigmoide, outro no reto e um no topo do canal anal. Uma vez posicionado, uma tração contínua (peso) era aplicada ao cateter do balão distal.

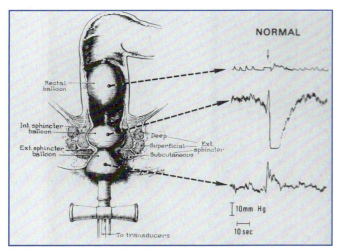

Figura 8.4.2 – Desenho esquemático do sistema de manometria com balão de Schuster, posicionado no reto e canal anal. O traçado manométrico mostra discreto aumento da pressão intrarretal, correspondente à insuflação do mesmo. O balão intermediário está ancorado de forma a documentar, preferencialmente, a pressão do esfíncter anal interno, que mostra queda de pressão (relaxamento) simultânea ao aumento da pressão retal (reflexo retoanal inibitório). O balão distal mostra a pressão do esfíncter anal externo que pode apresentar contração reflexa ao relaxamento do esfíncter interno.

As pressões são calculadas com base na leitura do manômetro a um dado volume – volume este suficiente para vencer a pressão à qual o balão está sendo submetido, subtraída da pressão do balão neste mesmo volume, determinada previamente fora do paciente (resistência ou complacência do látex).

Atualmente, sistemas com múltiplos microbalões estão disponíveis – inclusive modelos descartáveis –, em que os balões são montados sobre cateteres de PVC ou silicone, com disposição longitudinal ou circunferencial, e com programas de computador que facilitam muito a interpretação (Figuras 8.4.3 e 8.4.4).

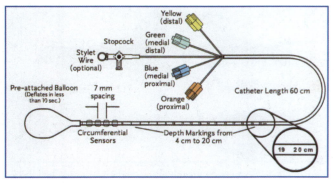

Figura 8.4.3 – Desenho esquemático de cateter de microbalão descartável, com 4 balões dispostos de forma longitudinal, com espaçamento de 7 mm entre eles, e balão retal distal.

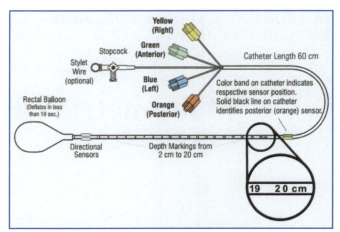

Figura 8.4.4 – Desenho esquemático de cateter de microbalão descartável, com 4 balões dispostos de forma radial, e balão retal distal.

Sistemas de perfusão

Os sistemas de perfusão tornaram-se os mais usados em manometria anorretal devido a seu custo mais acessível que os sistemas de transdutores (ou *solid state*), sua durabilidade e versatilidade, ou seja, o número de canais e sua disposição na extremidade do cateter permitem personalização do estudo de acordo com determinado protocolo de pesquisa ou uso clínico rotineiro (Figura 8.4.5).

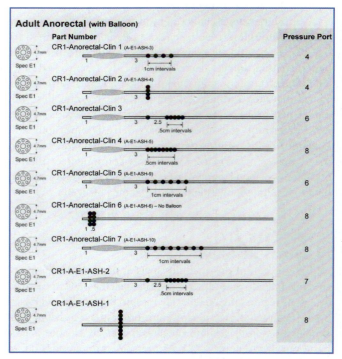

Figura 8.4.5 – Desenho esquemático mostrando diversas configurações de cateter de manometria por perfusão, com e sem balão distal.

São compostos por: um tubo de PVC ou silicone de 3,5 a 5 mm de diâmetro externo; e um lúmen central e 4 a 8 lúmens circunferenciais ao redor, que se abrem em posições diferentes de acordo com o propósito e a rotina do estudo (Figuras 8.4.6 e 8.4.7).

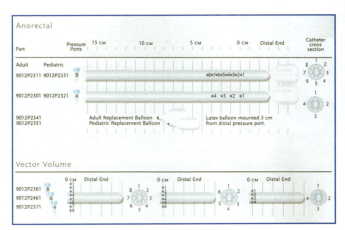

Figura 8.4.6 – Desenho esquemático mostrando cateteres de perfusão com diferentes configurações. No alto, cateteres com orifícios longitudinais de 8 e 4 canais. Em baixo, cateteres com orifícios radiais de 8, 6 e 4 canais.

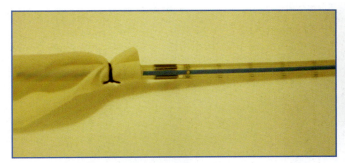

Figura 8.4.7 – No detalhe temos cateter de perfusão de 8 canais radiais, com balão retal na sua extremidade. A linha azul marca o canal de número 1, para que este possa ser locado sempre na mesma posição no canal anal (geralmente posterior), permitindo identificar a orientação de cada canal de perfusão na circunferência do canal anal.

Na extremidade do cateter é conectado um balão de baixa complacência que será inflado com ar ou água para pesquisa de reflexo retoanal inibitório e volumes (Figura 8.4.8).

Cada canal conecta-se a um transdutor de pressão (Figura 8.4.9), por onde será bombeada água destilada a uma velocidade constante (de 0,1 a 1 mL/min, geralmente 0,5 mL/min por canal) (Figura 8.4.10).

Os transdutores conectam-se a um polígrafo que transforma as leituras de pressão analógicas em digitais, para posterior análise computadorizada (Figuras 8.4.11 e 8.4.12).

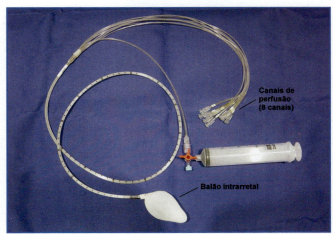

Figura 8.4.8 – Cateter de perfusão de 8 canais radiais com balão retal insuflado, seringa conectada ao canal central que alimenta o balão retal, e extremidade proximal com as respectivas conexões dos canais de perfusão.

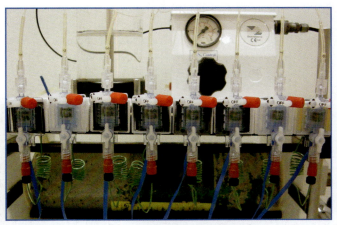

Figura 8.4.9 – Canais de perfusão conectados aos transdutores de pressão.

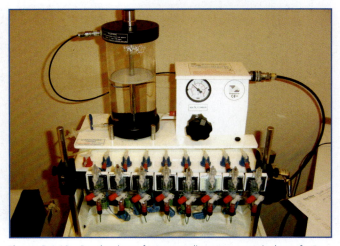

Figura 8.4.10 – Bomba de perfusão que alimenta os canais de perfusão com água a 0,5 mL/min por canal.

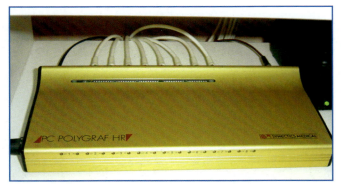

Figura 8.4.11 – Polígrafo responsável pela transformação da leitura de pressão analógica dos transdutores para o sistema digital, o que possibilita a demonstração do traçado na tela do computador, e sua posterior análise.

os métodos permitem estudo tridimensional dessas pressões (vetor volume).

A desvantagem desses dois métodos (balões e perfusão) está no fato de não poderem realizar estudos manométricos ambulatoriais prolongados (estudos de 12 ou 24 horas de duração), pelos quais se avalia motilidade antroduodenal, do cólon, do intestino delgado ou a coordenação motora entre o esfíncter anal e o reto (ou entre a bolsa ileal e colônica com o reto).

Sistemas de microtransdutores

São sistemas em que se processa a leitura por meio de um cateter com microtransdutores, dispostos em diferentes configurações (*solid state*). Têm a vantagem de ser mais fácil de manusear e calibrar, e permitem estudos prolongados (anorretais e colônicos). Contudo, possuem menor durabilidade, estão mais sujeito a artefatos e seu custo ainda é alto, o que dificulta obter cateteres com diversas conformações para diferentes objetivos. A leitura da pressão processa-se de forma pontual no canal anal (como no cateter de perfusão com orifícios distais dispostos longitudinalmente), ou circunferencial, com a ajuda de um balão que envolve o transdutor. Portanto, não é indicado quando se pesquisam irregularidades circunferências no aparelho esfincteriano (assimetria radial) (Figura 8.4.13).

A vantagem desse método é poder aferir as pressões do canal anal circunferencialmente, e em vários níveis longitudinalmente (de 0,5 a 6 cm da borda anal), de forma estacionária (uma aferição a cada nível) ou contínua (com um extrator mecânico, no qual a leitura de repouso e de contração se faz com a tração do cateter a uma velocidade constante – 0,5 ou 1 cm/seg – do topo do canal anal até a borda anal). Ambos

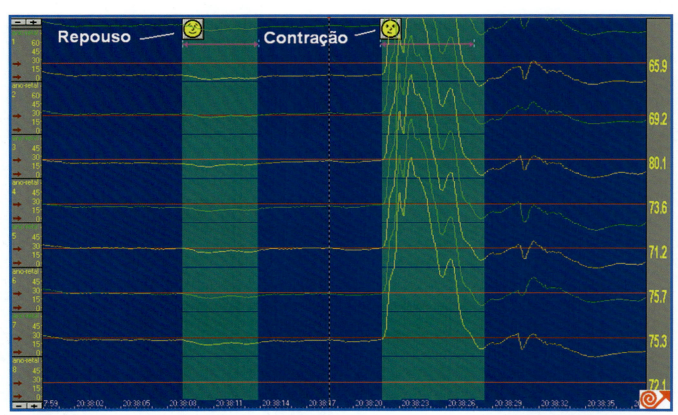

Figura 8.4.12 – Traçado de manometria obtido com cateter de perfusão de 8 canais. O programa de computador identifica a marcação referente à pressão de repouso naquele nível do canal anal e, automaticamente, determina intervalo de 5 segundos para cálculo da média da pressão (área esverdeada à esquerda). Também identifica o marcador referente à pressão de contração, marca a região correspondente, e calcula a pressão máxima atingida (área esverdeada a direita).

Capítulo 8 – Outros Métodos Propedêuticos – Indicações e Técnicas
Capítulo 8.4 – Manometria Anorretal

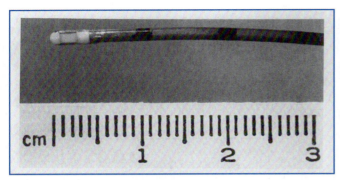

Figura 8.4.13 – Cateter de estado sólido (*solid state*) ou "microtip". Este modelo apresenta diâmetro reduzido, com sensores distantes 1 cm entre si, dispostos de forma linear.

PARÂMETROS AFERIDOS NA MANOMETRIA ANORRETAL
Estudo das pressões

Os parâmetros avaliados na manometria foram evoluindo com o desenvolvimento de novas tecnologias e programas de computador para avaliação dos dados. Os gráficos mostrados neste capítulo foram obtidos com um sistema de perfusão de oito canais radiais, com a técnica de tração estacionária (ou seja, as pressões são registradas a 6 cm da borda anal –

repouso e contração – depois a 5 cm, e assim sucessivamente até atingir 1 cm da borda anal). Esses parâmetros serão apresentados na mesma ordem em que são obtidos durante o procedimento.

Pressão de repouso

Após a calibração do cateter, este é introduzido no canal anal até a altura desejada para início do procedimento (geralmente, 6 ou 5 cm da borda anal, em adultos), o que pode ocasionar contração reflexa do esfíncter anal externo. Por isso, deve-se aguardar em torno de 20 a 30 segundos até que, após solicitação para que o paciente relaxe o máximo possível, obtenha-se uma linha estável no registro de pressão. Essa é a pressão de repouso naquele nível (nível □ distância dos orifícios de perfusão em relação à borda anal) (Figura 8.4.14).

Nos cateteres de perfusão de oito canais radiais, essa pressão é aferida em oito pontos diferentes da circunferência anal. A média aritmética dessas medidas é a pressão média de repouso (PMR a 6 cm, PMR a 5 cm etc.). Tais pressões podem ser exibidas de três formas diferentes na análise computadorizada:
- tabela com as pressões discriminadas a cada nível e em todos os canais, com a sua respectiva média (Figura 8.4.15);

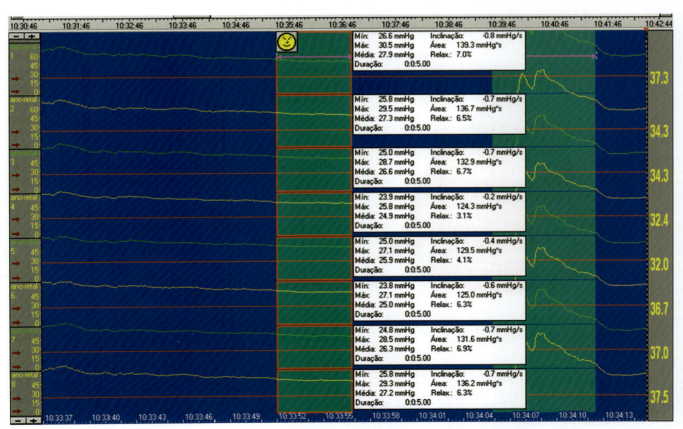

Figura 8.4.12 – Traçado de manometria mostrando pressões de repouso a um dado nível do canal anal (área esverdeada), com os cálculos definidos pelo programa de computador.

- corte transversal do canal anal a determinado nível, mostrando cada pressão na circunferência do canal anal (o que facilita a visualização de defeitos esfincterianos, áreas de hipertonia etc.);
- gráfico tridimensional (vetor volume) mostrando as pressões em todos os níveis, diferenciados por cores de acordo com a intensidade da pressão gerada, facilitando a visualização de eventuais defeitos esfincterianos (Figura 8.4.16).

A pressão de repouso é a resultante de várias estruturas que compõem o canal anal (esfíncter anal interno e externo, mucosa, submucosa, coxim hemorroidário). Porém já foi demonstrado, por meio de bloqueio anestésico do nervo pudendo bilateralmente (o que bloqueia a ação do esfíncter anal externo), que o principal componente dessa pressão é gerado pelo constante estado tônico do esfíncter anal interno (cerca de 85% da pressão final)[7]. Por isso, não se deve interpretar a pressão de repouso como pressão do esfíncter anal interno, mas, sim, uma resultante de pressões que colaboram para a manutenção da continência, principalmente da continência inconsciente (p. ex., durante o sono).

A pressão de repouso é mais elevada em homens do que em mulheres, e por uma extensão maior do canal anal, o que gera um canal anal funcional (canal anal funcional – extensão

Pressões de Repouso

Est. (cm)	Post.	D.-Post.	Dir.	D.-Ant.	Anter.	E.-Ant.	Esq.	E.-Post.	Média	Z.A.P.
6	15	14	24	20	17	15	8	18	16.5	
5	26	45	54	35	24	19	13	18	29.4	
4	29	28	30	26	24	19	17	22	24.3	
3	51	42	41	41	50	52	50	57	48.0	X
2	60	55	55	53	54	50	58	50	54.2	X
1	63	59	59	58	60	59	88	67	64.1	X

Figura 8.4.15 – Pressões de repouso demonstradas sob a forma de tabela. Na primeira linha temos as pressões a 6 cm da borda anal, na segunda linha pressões a 5 cm e assim por diante. Nas colunas temos as pressões no canal 1 (posterior), no canal 2 (posterolateral direita) etc.

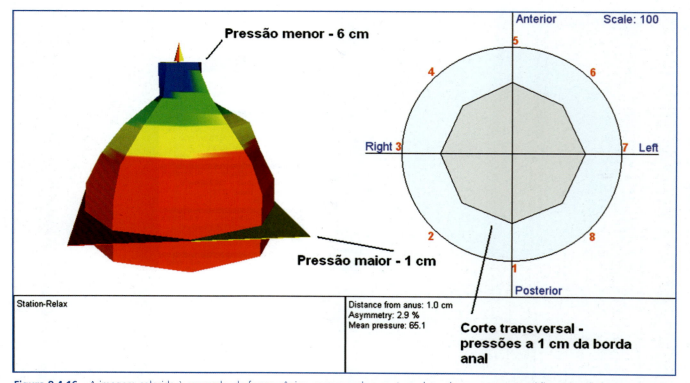

Figura 8.4.16 – A imagem colorida à esquerda, de forma cônica, corresponde ao vetor volume (ou reconstrução tridimensional) das pressões de repouso, obtidas em toda a extensão do canal anal. A parte inferior apresenta maior largura, com cor vermelha, por apresentar maior pressão (região mais distal do esfíncter). A região superior se torna mais afilada e com cores menos vivas por apresentar menor pressão (sentido cranial). A imagem da direita representa um corte transversal a 1 cm da borda anal, mostrando a simetria radial do canal anal naquele nível (posição de litotomia).

do canal anal em centímetros onde as pressões de repouso estão acima de 20 mmHg em todos os pontos da circunferência anal) ou zona de alta pressão (zona de alta pressão – extensão do canal anal onde as pressões excedem 50% da pressão média de repouso) também maior em homens que em mulheres[8,9]. Normalmente, essas pressões de repouso são mais significativas a 1 cm da borda anal e diminuem progressivamente conforme caminhamos em direção ao topo do canal anal. Em ambos os sexos, existe uma tendência de queda dessa pressão com o avançar da idade[10,11].

Durante a obtenção dos valores de pressão de repouso, podemos observar níveis em que não se obtém uma linha estável de pressão, mas uma onda que oscila, por vezes com amplitudes consideráveis, em ciclos de aproximadamente um minuto de duração. São denominadas ondas ultralentas (*ultra slow waves*). Nessa situação, a pressão de repouso média nesse nível é a média entre a maior e a menor pressão obtida (convém salientar no laudo do exame que essa onda está presente e qual a sua amplitude de variação, ou seja, máxima e mínima durante um ciclo) (Figura 8.4.17). O real significado fisiológico ou fisiopatológico dessa oscilação é desconhecido.

Outro tipo de oscilação encontrado no traçado de pressão é uma onda de aspecto serrilhado que pode estar presente em pacientes com quadro de hipertonia anal, estenose anal, pós-anastomose colo-anal e ileoanal ou em processos inflamatórios que podem acometer reto distal e canal anal (também chamada de ondas lentas ou *slow waves*). Porém são oscilações de pequena amplitude e grande frequência, que não influenciam na média final da pressão de repouso (Figura 8.4.18).

Também podemos observar os dois padrões descritos associados no mesmo paciente. Estes apresentam onda ultralenta que, quando no pico da oscilação, atinge pressão aumentada, tornando-se serrilhada, e desaparece no vale da oscilação, onde a pressão de repouso pode estar normal, ou até mesmo baixa (Figura 8.4.19). Portadores de fissura anal crônica com essa oscilação, após esfincterotomia, apresentam redução da sua atividade ou até mesmo seu total desaparecimento, o que levanta a hipótese de essa oscilação ser resultante de hiperatividade do esfíncter anal interno[12].

A pressão de repouso é um dos parâmetros mais importantes em pacientes portadores de incontinência fecal, fissura anal, encoprese, prolapso retal ou prolapso mucoso. Também é importante na avaliação do impacto de cirurgias ou terapias que promovam qualquer grau de dilatação ou trauma sobre o canal anal (mucosectomia, anastomose anal por grampeamento ou manual, inserção de instrumentos cirúrgicos, cirurgias orificiais, radioterapia etc.)[13-17]. Já foi demonstrado que a queda da pressão de repouso provocada intencionalmente (esfincterotomias) ou incidentalmente (anastomoses

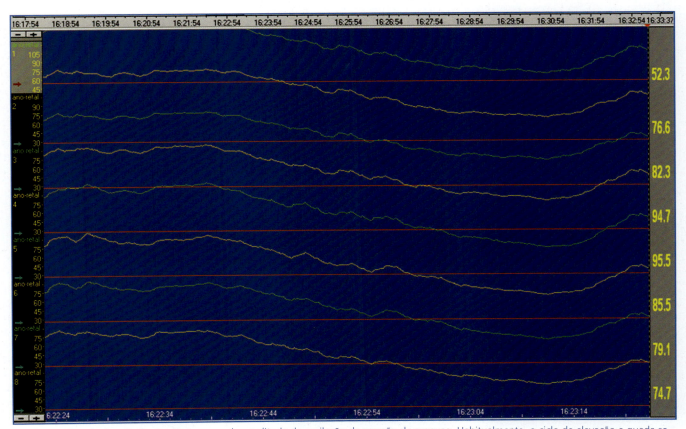

Figura 8.4.17 – Ondas ultralentas. Note a grande amplitude de oscilação da pressão de repouso. Habitualmente, o ciclo de elevação e queda se completa em 60 segundos (uma tela inteira).

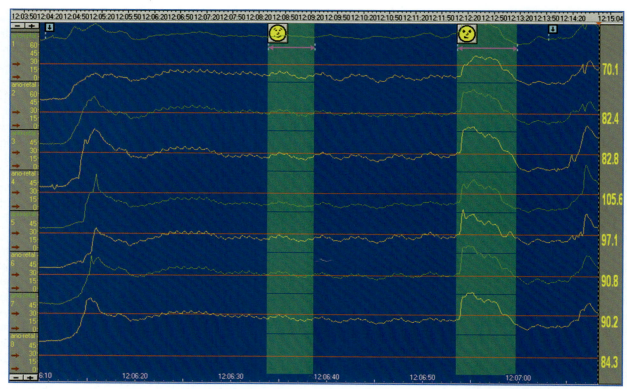

Figura 8.4.18 – Ondas lentas. Note o aspecto serrilhado da onda, geralmente correspondendo à zona de pressão aumentada. Apresentam ciclo mais rápido de oscilação que a anterior, baixa amplitude e não interferem no cálculo da média da pressão de repouso.

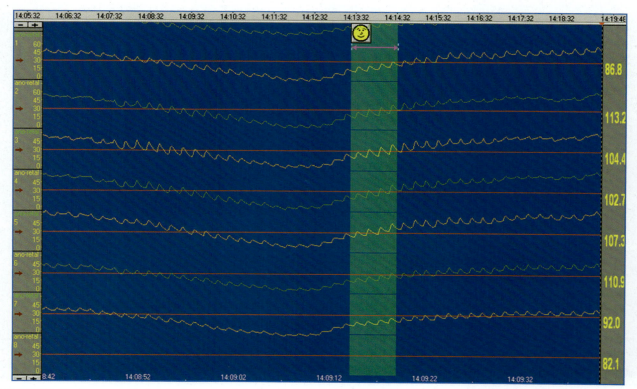

Figura 8.4.19 – Ondas com oscilação ultralenta, associada à oscilação lenta (serrilhado) com hipertonia do esfíncter anal interno. Note que durante o período de pressão mais baixa (vale), a amplitude da onda lenta diminui, e durante a porção mais elevada (pico), se torna mais evidente.

baixas, cirurgias trans-anais) é, geralmente, irreversível[18,19]. Portanto, cuidado extremo deve ser tomado para não se danificar acidentalmente qualquer componente da pressão de repouso (principalmente o esfíncter anal interno).

Nos pacientes incontinentes, a pressão de repouso, geralmente, está diminuída[20], de forma global (simétrica) ou localizada (assimétrica), esta podendo corresponder a uma área de trauma esfincteriano (Figura 8.4.20 e 8.4.21).

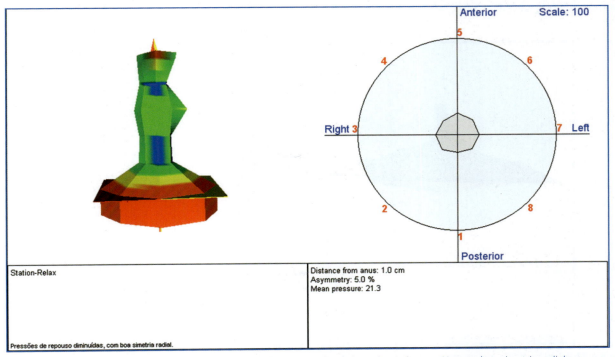

Figura 8.4.20 – Vetor volume e corte transversal das pressões de repouso de paciente incontinente. Nota-se boa simetria radial, com pressões reduzidas a 1 cm da borda anal. Podemos notar pressões ainda menores à medida que caminhamos no sentido cranial.

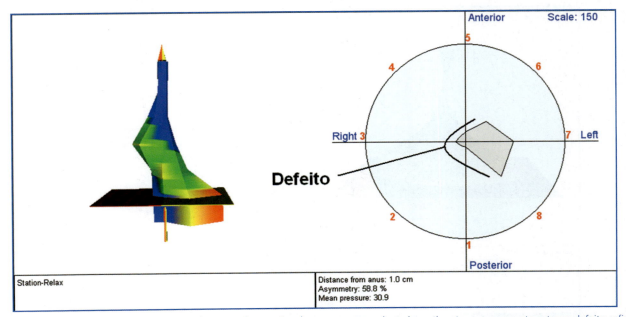

Figura 8.4.21 – Vetor volume e corte transversal mostrando pressões de repouso em paciente incontinente, que apresenta extenso defeito esfincteriano (da posição de 5 horas até 1 hora – posição de litotomia), comprometendo principalmente a hemicircunferência direita.

Nos portadores de fissura anal, a manometria torna-se mais importante, visto que o tratamento pode implicar secção, parcial ou total, do esfíncter anal interno. No nosso laboratório, 13% dos pacientes com fissura anal do sexo masculino e 19% dos pacientes do sexo feminino não apresentam hipertonia esfincteriana à manometria, e essa porcentagem pode chegar a 66% em outros laboratórios.

Nos pacientes idosos, um esfíncter hipotônico pode estar presente em até 7%[21]. Mais ainda, quando a hipertonia está presente, ela pode se restringir a 1 cm de extensão (geralmente mais distal), seguida de hipotonia esfincteriana acima desse nível, e outros pacientes apresentam hipertonia em uma região localizada no canal anal (assimétrica) (Figura 8.4.22 e 8.4.23)

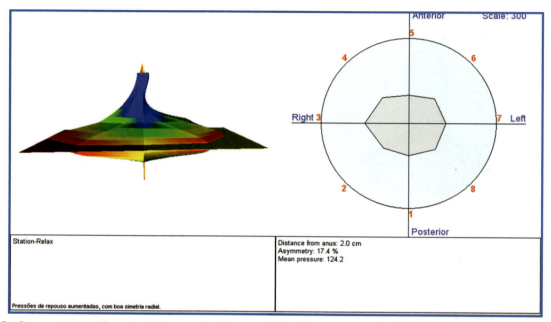

Figura 8.4.22 – Representação tridimensional das pressões de repouso de paciente com fissura anal. Note que, apesar de estar aumentada, à medida que seguimos no sentido cranial, há uma queda drástica da pressão. Portanto, este paciente apresenta hipertonia apenas no segmento distal do canal anal (aproximadamente 1 cm de extensão).

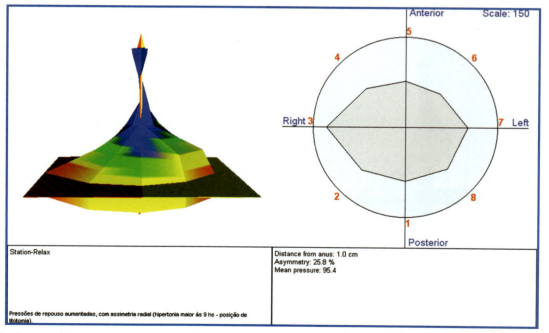

Figura 8.4.23 – Representação tridimensional das pressões de repouso de paciente com fissura anal. Neste paciente notamos uma pressão aumentada em toda a circunferência anal, porém mais alta na região lateral direita (9 horas – posição de litotomia).

A esfincterotomia anal (independentemente da técnica) apresentava incidência variável de incontinência pós-operatória: de 2,5 a 12% para incontinência para fezes e até 30% de incontinência para gases[16,22-24]. A avaliação pré-operatória pode reduzir essa complicação[21,25-27] de difícil tratamento clínico ou cirúrgico.

Pressão de contração

A pressão de contração é obtida quando se solicita ao paciente que contraia o esfíncter "o mais forte que puder" como se tentasse "evitar ir ao banheiro". Nesse caso, o objetivo não é obter a média da pressão aferida ou um traçado linear estável (como na pressão de repouso). Aqui, o pico máximo de pressão é que deve ser considerado. Da mesma forma que a pressão de repouso, a pressão máxima de contração (PMC) é obtida nos diferentes níveis do canal anal (PMC a 6 cm, PMC a 5 cm etc.), e também pode ser exibida da mesma forma que a pressão de repouso (tabela, corte transversal ou vetor volume) (Figuras 8.4.24 a 8.4.26).

As principais estruturas responsáveis por essa pressão são o esfíncter anal externo e o músculo puborretal. No

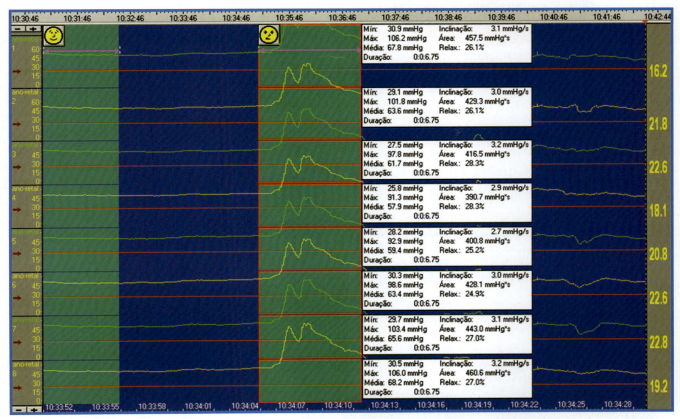

Figura 8.4.24 – Traçado de manometria mostrando pressões de contração a um dado nível do canal anal (área esverdeada à direita), com os cálculos automáticos definidos pelo programa de manometria.

Pressões máximas durante a contração

depth (cm)	Post.	D.-Post.	Dir.	D.-Ant.	Anter.	E.-Ant.	Esq.	E.-Post.	Média
6	47	82	128	49	44	33	30	39	56.6
5	123	131	128	115	79	69	64	73	97.9
4	221	216	210	206	203	137	132	177	187.6
3	354	274	289	306	350	362	368	363	333.3
2	314	288	249	248	249	254	284	275	270.3
1	210	212	215	195	197	215	241	225	213.7

Figura 8.4.25 – Pressões de contração demonstradas sob a forma de tabela. Na primeira linha temos as pressões a 6 cm da borda anal, na segunda linha pressões a 5 cm etc. Nas colunas temos as pressões no canal 1 (posterior), no canal 2 (posterolateral direito), e assim por diante.

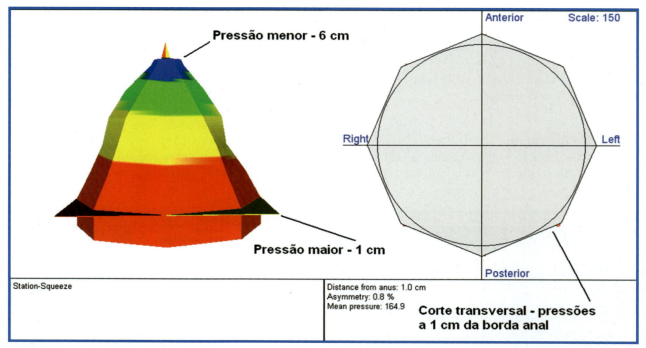

Figura 8.4.26 – A imagem colorida à esquerda corresponde ao vetor volume (ou reconstrução tridimensional) das pressões de contração obtidas em toda a extensão do canal anal. A parte inferior apresenta cor vermelha por apresentar maior pressão (região mais distal do esfíncter). A região superior se torna mais afilada e com cores menos vivas por apresentar menor pressão (sentido cranial). A imagem da direita representa um corte transversal a 1 cm da borda anal, mostrando a simetria radial do canal anal naquele nível.

canal anal superior podemos notar uma menor pressão na região anterior do canal anal, devido à conformação da alça do músculo puborretal (Figuras 8.4.27 e 8.4.28). Na porção mais distal a pressão se distribui de forma mais simétrica.

Como na pressão de repouso, a pressão de contração é mais alta na porção mais distal do canal anal, caindo progressivamente à medida que caminhamos em direção ao topo do canal anal.

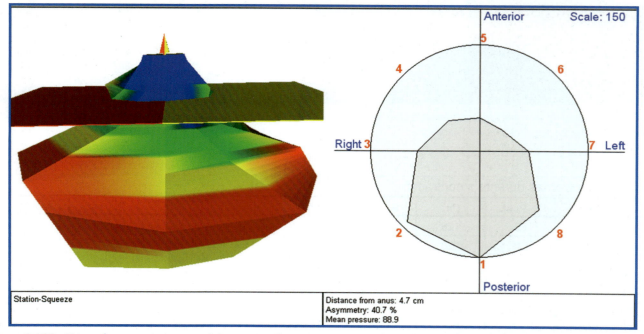

Figura 8.4.27 – Vetor volume e corte transversal das pressões de contração a 4,7 cm da borda anal, mostrando fraqueza na região anterior, que corresponde à alça do músculo puborretal (ausência do músculo na região anterior), e não um defeito esfincteriano (canal anal superior).

Capítulo 8 – Outros Métodos Propedêuticos – Indicações e Técnicas
Capítulo 8.4 – Manometria Anorretal

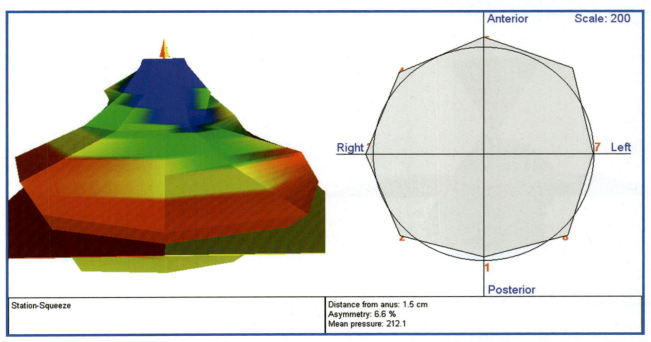

Figura 8.4.28 – Vetor volume e corte transversal das pressões de contração do mesmo paciente da figura anterior, porém, agora, a 1,5 cm da borda anal, mostrando boa simetria radial (canal anal médio).

A pressão de contração pode estar difusamente reduzida (redução simétrica) em portadores de neuropatia de assoalho pélvico, incoordenação motora (demência senil, acidente vascular cerebral etc.), lesão medular alta ou baixa, esclerose múltipla, e outros; ou localmente reduzida (redução assimétrica) em casos de trauma pós-operatório ou obstétrico. Trata-se de um parâmetro importante em pacientes portadores de incontinência anal, visto que o grau de hipotonia e assimetria guarda boa relação com a intensidade dos sintomas de incontinência e urgência evacuatória[13,28,29], e com os achados da ultrassonografia endoanal[20,30] (Figuras 8.4.29 e 8.4.30). O grau de assimetria radial (tanto das pressões de repouso quanto das pressões de contração) apresentam valor prognóstico para indicação de *biofeedback*[31].

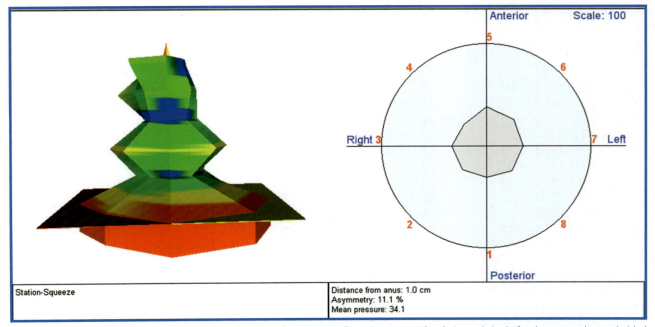

Figura 8.4.29 – Vetor volume e corte transversal das pressões de contração de paciente portador de incontinência fecal, mostrando regularidade esfincteriana (boa simetria), porém de fraca intensidade (hipotonia).

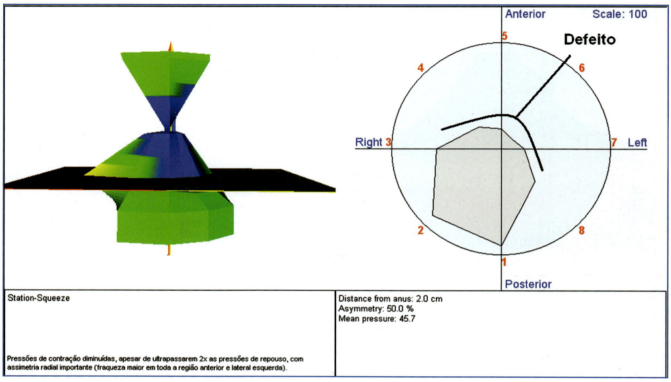

Figura 8.4.30 – Vetor volume e corte transversal mostrando pressões de contração em paciente incontinente, que, além de hipotônica, apresenta defeito esfincteriano (da posição de 10 horas até 4 horas – posição de litotomia).

As pressões de contração são maiores nos homens do que nas mulheres[8,9,32], e também tendem a um declínio com o avançar da idade[10,11]. Não se define um limite superior de normalidade para a pressão de contração (como na pressão de repouso), portanto a hipertonia do esfíncter anal externo (que pode atingir pressões acima de 500 mmHg) não é uma entidade clínica como na hipertonia do esfíncter anal interno.

Reflexo retoanal inibitório

O reflexo retoanal inibitório (RRAI) é representado pela queda da pressão anal de repouso, causada pela distensão da parede retal provocada pela insuflação do balão retal. Como o parâmetro aferido é a pressão de repouso, esse reflexo é mais evidente em regiões do canal anal em que essa pressão de repouso é mais alta (geralmente a 1 ou 2 cm da borda anal). É usado ar, em vez de água, para a obtenção de uma distensão rápida do balão, em incrementos de 20 mL, até a sua constatação (normalmente presente com 20 ou 40 mL de distensão retal) (Figura 8.4.31).

Diferencia-se o RRAI de uma oscilação aleatória da pressão de repouso por meio de alguns parâmetros:
- a queda na pressão ocorre "sempre" após a distensão do balão;
- quanto maior for o volume injetado, maior será a queda, e maior será o tempo necessário para o retorno à pressão basal;
- sempre que o balão for esvaziado, haverá o retorno à pressão basal de repouso;
- em caso de presença de ondas ultralentas, o balão deverá ser insuflado durante o período ascendente da curva de pressão, provocando a inversão do padrão normal de oscilação.

A presença desse reflexo depende da integridade dos plexos submucosos de Auerbach e Meissner, podendo estar ausente na doença de Hirschsprung (sensibilidade de 95%)[6,33,34], mesmo nos casos de segmento ultracurto, assim como doença de Chagas, anastomoses coloanais, ileoanais e colorretais baixas[19].

Devem-se tomar alguns cuidados antes de considerar este reflexo ausente. Pode ser de difícil visualização em pacientes adultos ou crianças com quadro de constipação crônica, que podem apresentar dilatação retal. Nesses casos, o reflexo pode ser inicialmente ausente, por falta de estimulação da parede retal pelo volume de ar (ainda insuficiente) no balão retal. Portanto, devemos seguir os seguintes passos:

Verificar se um fecaloma não está ocupando o reto, pois este pode ter atingido o volume que provoca relaxamento constante do esfíncter anal interno. Trata-se do mecanismo que desencadeia incontinência nos pacientes idosos com fecaloma e crianças com encoprese.

Constatar que o balão será insuflado progressivamente, inicialmente em incrementos de 20 mL, até o volume máximo tolerado.

Ter em mente que se o reflexo ainda estiver ausente, deve-se esvaziar o balão e iniciar o passo anterior com incrementos de 40 mL e, se necessário, novamente com incrementos de 60 mL.

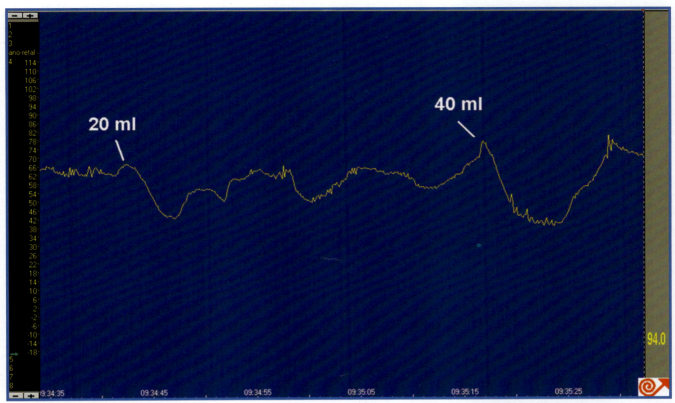

Figura 8.4.31 – Reflexo retoanal inibitório. Nota-se a queda na pressão de repouso do canal anal, secundária à distensão do balão retal com 20 mL de ar. Após a recuperação aos níveis basais, nova injeção de ar (mais 20 mL, totalizando 40 mL) provoca queda mais acentuada, com maior duração (reflexo normal).

Nos casos em que o reflexo persiste negativo, deve-se indicar uma biópsia retal para pesquisa de plexos mioentéricos.

Estudo dos volumes

Após a aquisição das pressões de repouso e contração e da pesquisa do RRAI, o próximo passo do estudo envolve a avaliação dos volumes retais. Mantemos o cateter na posição anterior (geralmente 1 ou 2 cm da borda anal). Nesta etapa do estudo usamos água em vez de ar para insuflar o balão por dois motivos:

- a velocidade de insuflação não deve ser superior a 2 mL/seg (não exige insuflação rápida como na pesquisa do RRAI);
- o equipamento de manometria avalia as pressões por meio de um sistema de perfusão de água.

Portanto, para avaliar a pressão dentro do balão e do reto, gerada ao se atingir o volume máximo tolerável, ou para a próxima etapa do estudo (a defecometria), o sistema deve estar preenchido com água.

Volume de primeira sensação (1ª sensação)

Ao iniciarmos a insuflação do balão, o paciente deve ser orientado a reportar qualquer sensação de peso ou de pressão na ampola retal. Essa etapa avalia a propriocepção. Cirurgias que resultam na ressecção completa do reto com sua posterior substituição não abolem essa sensação, porque os receptores de pressão estão localizados no assoalho pélvico.

Em pacientes portadores de neuropatias (esclerose múltipla, neuropatia diabética, esclerose senil etc.) ou constipação crônica[29], podemos encontrar diminuição dessa percepção, ou seja, o paciente percebe o balão quando este apresenta volumes maiores que o normal. Pode estar diminuído (sensibilidade aumentada) em situações de reto hiperativo, inflamado ou em desuso (colostomizados ou ileostomizados).

Alguns pacientes incontinentes podem apresentar esse volume diminuído pelo fato de o reto não ser estimulado a se adaptar a volumes maiores de armazenamento, ou aumentado devido à presença de neuropatia. Tem valor prognóstico em pacientes candidatos à esfincteroplastia[35].

Esse é um dos parâmetros que pode ser melhorado com o tratamento por *biofeedback* (melhora da percepção para evitar incontinência).

Volume de primeira urgência evacuatória (1ª urgência)

Uma vez que o paciente refere a percepção do balão retal, prossegue-se com a insuflação do balão, e agora deverá ser orientado a informar quando percebe a primeira necessidade de evacuar, mesmo que esta seja mínima.

Pacientes com reto pouco submetido à distensão (incontinentes), reto hiperativo (denervação, processo inflamatório ou sensibilidade aumentada como síndrome do intestino irritável), reto ou neorreto pouco distensível (pós-operatório de bolsa ileal, bolsa colônica, anastomose coloanal, colorretal baixa ou pós-radioterapia)[36], podem apresentar urgência evacuatória precocemente, muitas vezes coincidindo com o volume da 1ª sensação.

Já pacientes com reto dilatado, ou habituados a permanecer vários dias sem evacuar, podem referir essa necessidade com volumes bem maiores que o normal.

Volume máximo tolerado (VMT)

Continuando a insuflação do balão, o paciente agora deverá informar quando a necessidade de evacuar se torna premente ou o desconforto abdominal se torna excessivo.

A condições que causam alterações no parâmetro anterior (1ª urgência), podem causar alterações semelhantes neste parâmetro[36].

Em alguns pacientes constipados crônicos, esse volume pode estar acima da capacidade de distensão do balão, por isso devemos saber previamente qual é o volume máximo tolerado pelo próprio balão.

Complacência retal (CR)

Os dados mostrados foram obtidos com um cateter de 8 canais dispostos de forma radial em um sistema de perfusão. Para determinar a CR, o desenho do cateter deve ser diferenciado, apresentando 1 ou 2 canais de perfusão com abertura distal (dentro do balão), o que permite aferir de forma fidedigna a pressão intrarretal (ou seja, o sistema deve ser calibrado para lúmens de perfusão que são mais estreitos que o canal de insuflação do balão). Isso pode ser alcançado com a troca do cateter antes da aferição dos volumes ou abrindo-se mão da avaliação do vetor volume com oito canais, e iniciando o procedimento já com cateter de seis canais (quatro radiais e dois distais).

Para o cálculo desse parâmetro, deve-se saber previamente a pressão gerada pela resistência do látex do balão, quando este é inflado fora do reto. Para tanto, medimos a pressão gerada pelo balão com 10, 20 e 30 mL de água, e assim progressivamente até o volume máximo tolerado pelo balão (Figura 8.4.32).

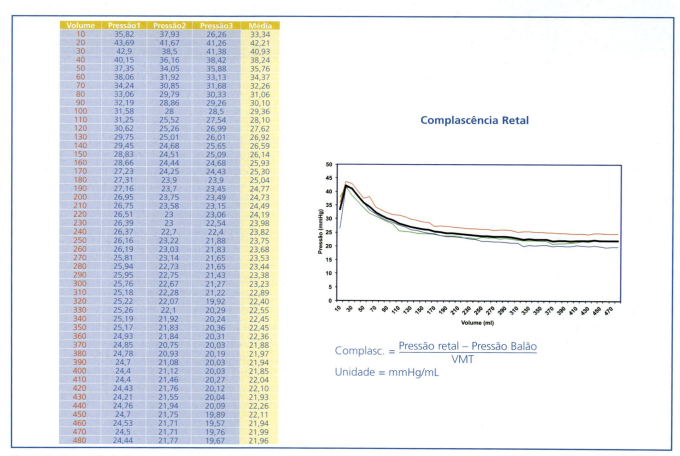

Figura 8.4.32 – Cálculo de pressão do balão retal. Injetamos água no balão em incrementos de 10 mL, e medimos a pressão gerada dentro do balão (resistência do látex), até o volume máximo do balão. O mesmo procedimento foi realizado com mais 2 balões. Adquire-se a média das pressões a cada volume injetado. Ao se atingir o volume máximo tolerado (VMT) referido pelo paciente, a pressão aferida é a resultante da resistência da parede do reto, acrescida da resistência da parede do balão. Portanto, esta última deverá ser subtraída da leitura obtida, antes do cálculo da complacência retal (CR). O gráfico à direita mostra a curva das pressões médias (linha em negrito) dos balões testados.

Durante o estudo, computamos a pressão gerada dentro do balão, agora no reto, quando se atinge o VMT. Com esses dados aplicamos a seguinte fórmula:

$$CR = \frac{VMT}{\text{Pressão intrarretal no VMT – pressão do balão no VMT (fora do reto)}}$$

A unidade resultante é expressa de acordo com o sistema métrico utilizado (mL/mmHg ou mL/cmH$_2$O ou mL/KPa).

Esse dado é uma forma de representar a pressão gerada dentro do reto com o volume de distensão do balão, ou seja, uma complacência de 1 mL/mmHg significa que a cada 1 mL de água no reto, este gera uma pressão de 1 mmHg (reto pouco distensível), ao passo que em um reto mais "elástico" podemos obter complacência de 15 mL/mmHg (precisamos distender o balão com 15 mL de água para gerar uma pressão de 1 mmHg). Uma queda da complacência retal pode ser observada com o avançar da idade[10].

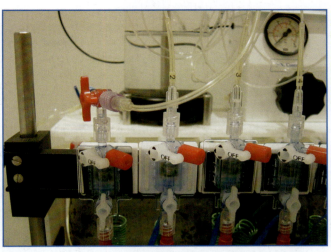

Figura 8.4.33 – Transdutor de pressão número 1 (primeiro à esquerda), conectado ao lúmen central do cateter, que alimenta o balão retal. Nesta fase do estudo, o canal 1 (superior na tela do computador) mostrará a pressão intrarretal (intra-abdominal), que é gerada por manobra de valsalva.

Defecometria

Após determinarmos o VMT, desinsuflamos o balão retal até atingir um volume em que o paciente continue sentindo a necessidade de evacuar, porém de forma mais confortável. Note que o volume em que a necessidade de evacuar desaparece não é o mesmo em que ela se manifestou anteriormente. Por exemplo, o volume de 1ª sensação foi de 40 mL e, posteriormente, o paciente refere volume de 1ª necessidade aos 70 mL. O volume máximo tolerado atinge 220 mL. Quando esse volume é atingido, existe uma certa acomodação do reto, que faz com que a necessidade de evacuar desapareça aos 150 mL (e não aos 70 mL). Portanto, devemos esvaziar o balão, pedindo ao paciente que nos oriente quando a necessidade de evacuar atinge um nível mais confortável.

Essa necessidade residual de evacuar tem o propósito de simular uma situação mais fisiológica, em que serão aferidas as pressões retais e anais de forma simultânea, para avaliar a coordenação motora entre prensa abdominal e contração esfincteriana. Tal avaliação dinâmica do mecanismo de contenção e de expulsão do balão retal é chamada de defecometria.

Como iniciamos o teste com um cateter de oito canais radiais, precisamos mudar a configuração de um canal no transdutor de pressão, para que um dos canais (geralmente o superior na tela – canal número 1) passe a registrar a pressão intrarretal (que corresponde à prensa abdominal), em vez da pressão anal. Para isso, desconecta-se um canal de perfusão do transdutor e, no seu lugar, é conectado o acesso ao canal central do cateter, cuja extremidade se abre no interior do balão (Figura 8.4.33).

Assim, obtemos uma leitura de pressão no canal superior da tela do computador, que deve ser interpretada de forma qualitativa (pressão aumenta ou diminui) em vez de quantitativa (10, 20 mmHg etc.), pois o sistema de perfusão não foi calibrado para o diâmetro do lúmen do canal central do cateter, que é bem maior que o dos canais de perfusão, e exigiria taxas de perfusão maiores que a determinada para a bomba (> 1 mL/min).

Após ajuste do volume do balão e da configuração do transdutor de pressão, solicitamos que o paciente contraia o ânus da mesma forma que fez no início do teste na tentativa de reter o balão no reto. A resposta motora normal deve ser representada pelo aumento das pressões anais, sem alteração da pressão intrarretal, ou seja, a contração esfincteriana deve ser acompanhada de relaxamento abdominal. Caso os dois grupos musculares funcionem de forma conjunta, ambos contraem-se ao mesmo tempo, gerando aumento simultâneo nas curvas de pressão anal e retal, como se o paciente estivesse expulsando o balão ao mesmo tempo em que tentasse contê-lo. Essa alteração é chamada de valsalva paradoxal, e pode estar presente em pacientes incontinentes com função esfincteriana precária, onde a pressão gerada pela contração esfincteriana pode ser facilmente sobrepujada pelo aumento de pressão intrarretal (Figura 8.4.34).

No passo seguinte, solicitamos que o paciente faça força para expulsar o balão como se tentasse evacuar. Da mesma forma que antes, uma resposta normal observada no traçado de pressão seria um aumento na pressão intrarretal, acompanhado de queda na pressão anal, ou seja, valsalva acompanhada de relaxamento esfincteriano que permita a passagem das fezes (Figura 8.4.35).

Em uma resposta incoordenada, observamos aumento da pressão intrarretal (valsalva), acompanhada de aumento da pressão anal (contração esfincteriana), ou estabilidade desta (não relaxamento esfincteriano) (Figuras 8.4.36 e 8.4.37). Novamente, verificamos incoordenação quando os dois grupos

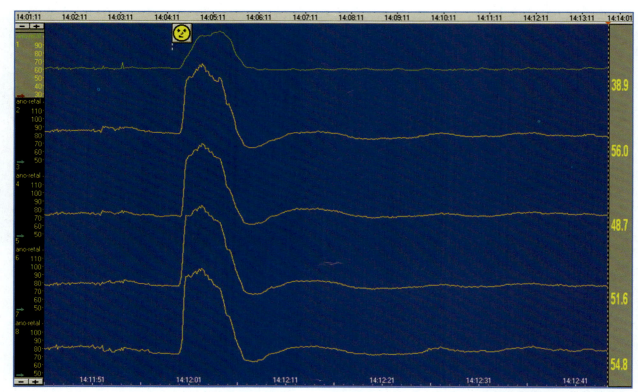

Figura 8.4.34 – Valssalva paradoxal à defecometria. Os 4 canais inferiores mostram a pressão gerada no canal anal pela contração esfincteriana voluntária (os demais canais de perfusão foram excluídos por motivos didáticos). Nota-se que, simultaneamente, o canal superior (1) também mostra aumento da pressão intrarretal (valssalva), que deveria se manter inalterada. Nesta situação, a pressão intrarretal pode exceder a da contração esfincteriana, provocando escape do conteúdo retal, principalmente em pacientes incontinentes.

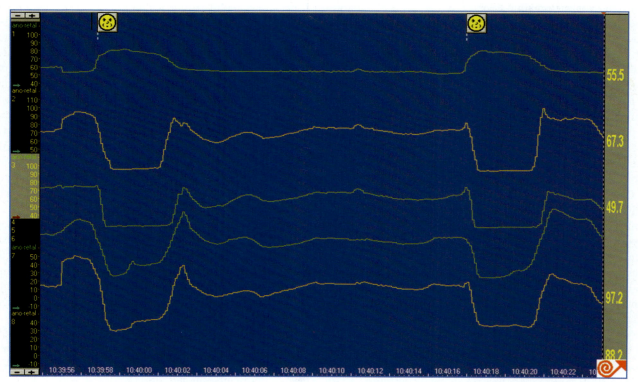

Figura 8.4.35 – Esforço evacuatório normal à defecometria. Nota-se grande relaxamento da musculatura esfincteriana (4 canais inferiores), coincidindo com o esforço evacuatório (linha superior).

Capítulo 8 – Outros Métodos Propedêuticos – Indicações e Técnicas
Capítulo 8.4 – Manometria Anorretal   **167**

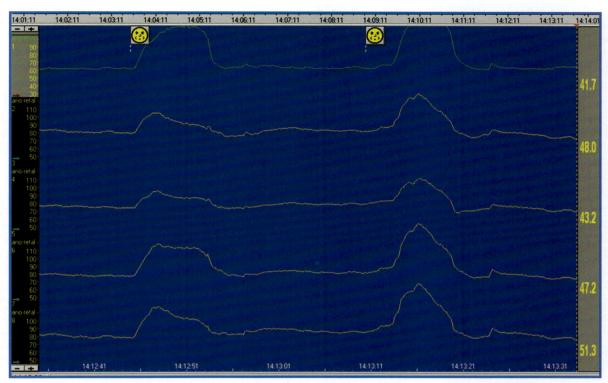

Figura 8.4.36 – Contração paradoxal do músculo puborretal à defecometria. Ao contrário da figura anterior, o esforço evacuatório (valssalva) é acompanhado de aumento da pressão anal (contração), provocando obstrução funcional à evacuação.

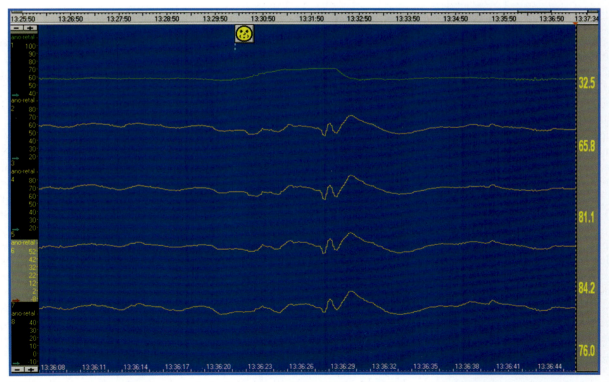

Figura 8.4.37 – O traçado acima mostra uma variação do traçado da figura anterior, no qual não se nota contração, nem tão pouco relaxamento da musculatura esfincteriana (linha reta). A contração que se segue ao relaxamento, corresponde a um reflexo normal (mas não obrigatório) ao final do esforço evacuatório.

musculares (abdome e esfíncter) trabalham conjuntamente. Essa alteração é chamada de contração paradoxal do puborretal ou assoalho pélvico espástico ou anismus.

Cabe salientar que tal alteração foi descrita com o uso de eletromiografia com eletrodos de agulha inseridos no esfíncter anal externo e músculo puborretal, tornando-se o padrão-ouro para o diagnóstico. Posteriormente, foi descrito para manometria, defecografia, US endoanal e ressonância magnética, devido ao desconforto causado pelo método original.

Outro detalhe que deve ser levado em consideração reside no fato de que tentar expulsar o balão ou evacuar contraste radiológico retal na presença de outras pessoas está longe de ser uma situação "fisiológica". Portanto, devemos tomar os seguintes cuidados ao realizar essa etapa do teste:
- explicar ao paciente que ele não deve se preocupar com qualquer constrangimento, pois o volume do balão não permite a sua expulsão;
- solicitar esforço evacuatório, inicialmente, de menor intensidade que a habitual, para que o paciente adquira confiança, aumentando progressivamente até um nível "similar ao que está acostumado", o que implica realizar algumas tentativas (geralmente de 3 a 5);
- desprezar a leitura da primeira tentativa que, geralmente, aparece incoordenada.

Índice de taxa de fadiga

Esse parâmetro determina o tempo necessário para que o esfíncter anal externo entre em fadiga. Primeiramente, é necessário obter a taxa de fadiga (TF), solicitando que o paciente mantenha uma contração anal máxima sustentada por 40 segundos. A curva de pressão gerada apresenta queda inicial acentuada, que se desacelera progressivamente (a contração máxima esfincteriana só pode ser mantida por alguns segundos). A taxa de fadiga é calculada a partir de análise de regressão linear da curva de pressão. Sua unidade final é mmHg/min.

Uma vez com esse dado obtido pela análise computadorizada, podemos calcular o índice de taxa de fadiga (ITF) da seguinte forma:

$$ITF = (PMC - PMR) / TF$$

Supõe-se que a pressão máxima de contração atingida seja de 120 mmHg, com uma pressão de repouso inicial de 60 mmHg. Após contração sustentada por 40 segundos, a taxa de fadiga obtida é de 20 mmHg/min. O ITF então será: (120 – 60) / 20 = 3 minutos. Portanto, quanto maior o ITF, mais tempo o esfíncter leva para atingir fadiga, ou seja, mais competente se torna.

Alguns autores mostram boa correlação do ITF com a queixa do paciente (constipado versus incontinente, normal versus incontinente e incontinentes leves – soiling – versus incontinentes)[37-39], enquanto outros não conseguiram atingir significância nas suas comparações (ITF versus sintomas, ITF versus zona de alta pressão)[40].

CONCLUSÃO

As alterações funcionais anorretais (constipação intestinal, incontinência fecal, dor anal etc.) são entidades que, geralmente, apresentam uma associação de diversos fatores para o seu desenvolvimento. A manometria anorretal é um teste valioso no arsenal propedêutico coloproctológico, devido à sua capacidade de avaliar vários mecanismos que podem estar relacionados ao desenvolvimento dessas patologias.

Entretanto, quando se estuda um paciente portador de alteração funcional anorretal, a obtenção de minuciosa história clínica se faz necessária, para a interpretação dos resultados obtidos com este e outros métodos de investigação funcional. A associação de diferentes técnicas de investigação é bem-vinda, e deve ser indicada de forma criteriosa[40].

A sequência de passos descritos durante a realização da manometria anorretal é apenas um dos protocolos existentes para a realização desse exame. Graças à versatilidade da manometria anorretal, vários outros protocolos foram descritos, e são utilizados em centros de pesquisa, ou na prática rotineira da investigação ambulatorial.

REFERÊNCIAS BIBLIOGRÁFICAS

1. Cho YB, Lee WY, Yun HR, Lee WS, Yun SH, Chun HK. Colonic perforation caused by anorectal manometry. Int J Colorectal Dis 2008; 23 (2): 219-20.
2. Park JS, Kang SB, Kim DW, Kim NY, Lee KH, Kim YH. Iatrogenic colorectal perforation induced by anorectal manometry: report of two cases after restorative proctectomy for distal rectal cancer. World J Gastroenterol 2007; 13 (45): 6112-4.
3. Gowers WR. The automatic action of the sphincter ani. Proc R Soc 1877; 26: 77-84.
4. Schuster MM, Hendrix TR, Mendeloff AI. The internal anal sphincter response: manometric studies on its normal physiology, neural pathways, and alteration in bowel disorders. Journal of Clinical Investigation 1963; 42 (2).
5. Tobon F, Reid NC, Talbert JL, Schuster MM. Nonsurgical test for the diagnosis of Hirschsprung's disease. N Engl J Med 1968; 25; 278 (4): 188-93
6. Ustach TJ, Tobon F, Schuster MM. Simplified Method for Diagnosis of Hirschsprung's Disease. Arch Dis Childh 1996; 44: 694.
7. Frenckner B, Euler CV. Influence of pudendal block on the function of the anal sphincters. Gut 1975; 16 (6): 482-9.
8. Gruppo Lombardo per lo Studio della Motilità Intestinale. Anorectal manometry with water-perfused catheter in healthy adults with no functional bowel disorders. Colorectal Dis 2010; 12 (3): 220-5.
9. Taylor BM, Beart RW, Phillips SF. Longitudinal and radial variations of pressure in the human anal sphincter. Gastroenterology 1984; 86 (4): 693-7.

10. Fox JC, Fletcher JG, Zinsmeister AR, Seide B, Riederer SJ, Bharucha AE. Effect of aging on anorectal and pelvic floor functions in females. Dis Colon Rectum 2006; 49 (11): 1726-35.
11. Ryhammer AM, Laurberg S, Sorensen FH. Effects of age on anal function in normal women. Int J Colorectal Dis 1997; 12 (4): 225-9.
12. Schouten WR, Blankensteijn JD. Ultra slow wave pressure variations in the anal canal before and after lateral internal sphincterotomy. Int J Colorectal Dis 1992; 7 (3): 115-8.
13. Delechenaut P, Leroi AM, Webber J, Touchais JY, Czernichow P, Denis PH. Relationship between clinical symptoms of anal incontinence and the results of anorectal manometry. Dis Colon Rectum 1992; 35: 847-9.
14. Groenendijk AG, Birnie E, Boeckxstaens GE, Roovers JP, Bonsel GJ. Anorectal function testing and anal endosonography in the diagnostic work-up of patients with primary pelvic organ prolapse. Gynecol Obstet Invest 2009; 67 (3): 187-94.
15. Ho YH, Tsang C, Tang CL, Nyam D, Eu KW, Seow-Choen F. Anal sphincter injuries from stapling instruments introduced transanally: randomized, controlled study with endoanal ultrasound and anorectal manometry. Dis Colon Rectum 2000; 43 (2): 169-73.
16. Renzi A, Izzo D, Di Sarno G, Talento P, Torelli F, Izzo G et al. Clinical, manometric, and ultrasonographic results of pneumatic balloon dilatation vs. lateral internal sphincterotomy for chronic anal fissure: a prospective, randomized, controlled trial. Dis Colon Rectum 2008; 51 (1): 121-7.
17. Tomita R, Igarashi S. A pathophysiological study using anorectal manometry on patients with or without soiling 5 years or more after low anterior resection for lower rectal cancer. Hepatogastroenterology 2008; 55 (86-87): 1584-8.
18. Chowcat NL, Araujo JGC, Boulos PB. Internal sphincterotomy for chronic anal fissure: long term effects on anal pressure. Br J Surg 1986; 73: 915-6.
19. Church JM, Saad R, Schroeder T, Fazio VW, Lavery IC, Oakley JR et al. Predicting the functional result of anastomoses to the anus: the paradox of preoperative anal resting pressure. Dis Colon Rectum 1993; 36 (10): 895-900.
20. Bordeianou L, Lee KY, Rockwood T, Baxter NN, Lowry A, Mellgren A et al. Anal resting pressures at manometry correlate with the Fecal Incontinence Severity Index and with presence of sphincter defects on ultrasound. Dis Colon Rectum 2008; 51 (7): 1010-4.
21. Bove A, Balzano A, Perrotti P, Antropoli C, Lombardi G, Pucciani F. Different anal pressure profiles in patients with anal fissure. Tech Coloproctol 2004; 8 (3): 151-7.
22. Arroyo A, Pérez F, Serrano P, Candela F, Calpena R. Open versus closed lateral sphincterotomy performed as an outpatient procedure under local anesthesia for chronic anal fissure: prospective randomized study of clinical and manometric long term results. J Am Coll Surg 2004; 199 (3): 361-7.
23. Hoffmann DC, Goligher JC. Lateral subcutaneous internal sphincterotomy in treatment of anal fissure. BMJ 1970; 19: 673-5.
24. Wiley M, Day P, Rieger N, Stephens J; Moore J. Open vs. closed lateral internal sphincterotomy for idiopathic fissure-in-ano: a prospective, randomized, controlled trial. Dis Colon Rectum 2004; 47 (6): 847-52.
25. Rosa G, Lolli P, Piccinelli D, Mazzola F, Zugni C, Ballarin A, Bonomo S. Calibrated lateral internal sphincterotomy for chronic anal fissure. Tech Coloproctol 2005; 9 (2): 127-32.
26. Rotholtz NA, Bun M, Mauri MV, Bosio R, Peczan CE, Mezzadri NA. Long-term assessment of fecal incontinence after lateral internal sphincterotomy. Tech Coloproctol 2005; 9 (2): 115-8.
27. Zbar AP, Beer-Gabel M, Chiappa AC, Aslam M. Fecal incontinence after minor anorectal surgery. Dis Colon Rectum 2001; 44 (11): 1610-9; discussion 1619-23.
28. Cattle KR, Telford K, Kiff ES. Changes in fatigability of the striated anal canal after childbirth. Colorectal Dis 2010; 12 (9): 880-4.
29. Liu TT, Chen CL, Yi CH. Anorectal manometry in patients with chronic constipation: a single-center experience. Hepatogastroenterology 2008; 55 (82-83): 426-9.
30. Reddymasu SC, Singh S, Waheed S, Oropeza-Vail M, McCallum RW, Olyaee M. Comparison of anorectal manometry to endoanal ultrasound in the evaluation of fecal incontinence. Am J Med Sci 2009; 337 (5): 336-9.
31. Sangwan YP, Coller JA, Barrett RC, Roberts PL, Murray JJ, Schoetz DJ. Can manometric parameters predict response to biofeedback therapy in fecal incontinence? Dis Colon Rectum 1995; 38 (10): 1021-5.
32. Gundling F, Seidl H, Scalercio N, Schmidt T, Schepp W, Pehl C. Influence of gender and age on anorectal function: normal values from anorectal manometry in a large caucasian population. Digestion 2010; 81 (4): 207-13.
33. Barnes PR, Lennard-Jones JE, Hawley PR, Tood IP. Hirschsprung disease and idiophatic megacólon in adults and adolescents. Gut 1986; 27: 534-41.
34. Enríquez Zarabozo E, Núñez Núñez R, Ayuso Velasco R, Vargas Muñoz I, Fernández de Mera JJ, Blesa Sánchez E. La manometría anorrectal en el diagnóstico neonatal de la enfermedad de Hirschsprung. Cir Pediatr 2010; 23 (1): 40-5.
35. Nordenstam JF, Altman DH, Mellgren AF, Rothenberger DA, Zetterström JP. Impaired rectal sensation at anal manometry is associated with anal incontinence one year after primary sphincter repair in primiparous women. Dis Colon Rectum 2010; 53 (10): 1409-14.
36. Kim GE, Lim JJ, Park W, Park HC, Chung EJ, Seong J et al. Sensory and motor dysfunction assessed by anorectal manometry in uterine cervical carcinoma patients with radiation-induced late rectal complication. Int J Radiat Oncol Biol Phys 1998; 41 (4): 835-41.
37. Marcello PW, Barrett RC, Coller JA, Schoetz DJ, Roberts PL, Murray JJ et al. Fatigue rate index as a new measurement of external sphincter function. Dis Colon Rectum 1998; 41 (3): 336-43.
38. Meshkinpour H, Movahedi H, Welgan P. Clinical value of anorectal manometry index in neurogenic fecal incontinence. Dis Colon Rectum 1997; 40 (4): 457-61.
39. Telford KJ, Ali AS, Lymer K, Hosker GL, Kiff ES, Hill J. Fatigability of the external anal sphincter in anal incontinence. Dis Colon Rectum 2004; 47 (5): 746-52.
40. Muñoz Yague T, Alvarez Sánchez V, Ibáñez Pinto A, Solís-Herruzo JA. Clinical, anorectal manometry and surface electromyography in the study of patients with fecal incontinence. Rev Esp Enferm Dig 2003; 95 (9): 629-35.

OUTROS MÉTODOS PROPEDÊUTICOS –
INDICAÇÕES E TÉCNICAS

Tempo de Trânsito Cólico

8.5

Mara Rita Salum

INDICAÇÕES

O estudo do tempo de trânsito cólico é indicado quando há necessidade de se esclarecer sintomas de constipação intestinal, excluídas as causas mais comuns de erro alimentar, causas sistêmicas metabólicas, neurológicas, endocrinológicas e constipação de etiologia farmacológica. Portanto, o trânsito cólico é útil no indivíduo com constipação intestinal funcional com suspeita de trânsito lento ou inércia cólica e/ou obstrução pélvica de saída. O quadro clínico pode ser desde baixa frequência evacuatória (menos de três vezes na semana) até disquezia como dificuldade para exonerar as fezes, sensação de evacuação incompleta, evacuação fragmentada, necessidade de assistência com agentes laxativos por via oral, enemas, uso de supositórios e digitação perineal durante o ato evacuatório[1].

Independentemente da técnica utilizada, os achados do estudo do tempo de trânsito podem ser classificados em: tempo de trânsito cólico normal; tempo de trânsito cólico lento; e retardo do esvaziamento distal ou obstrução pélvica de saída.

A análise dos resultados pode sofrer a interferência de fatores como mudança de dieta habitual, período menstrual, fatores hormonais e emocionais[2]. Dessa forma, qualquer alteração do hábito intestinal do indivíduo durante a realização do exame deve ser considerada motivo para repetição do exame.

HISTÓRICO

Várias tentativas de se determinar o tempo de trânsito cólico foram acusadas ao longo da história da medicina e tiveram como protagonistas desde grãos não digeríveis, bismuto e sais de bário até corantes e bolas de vidro coloridas.

Algumas substâncias não podiam ser quantificadas, outras influenciavam no trânsito intestinal ou tinham absorção parcial.

A experiência científica proporcionou a determinação das características do marcador ideal: ser composto de substância inerte ao intestino; não sofrer interferência do meio; ter peso gravitacional semelhante ao das fezes; ser facilmente identificado por método de imagem que permita medir o tempo de evolução pelo cólon.

Merece destaque, portanto, o desenvolvimento da técnica com a utilização de marcadores radiopacos que é muito difundida e utilizada até os dias atuais, já que não modificam a motilidade intestinal, não são absorvíveis, mas são facilmente quantificados por meio da radiografia simples[3,4].

MARCADORES RADIOPACOS

Em 1981, Arhan et al. desenvolveram uma fórmula matemática para o cálculo do tempo de trânsito cólico segmentar e total. Na radiografia simples de abdome são traçadas linhas retas imaginárias do apêndice xifoide, sobre os processos espinhosos das vértebras, descendo pelo meio da coluna torácica e lombar, bifurcando-se ao nível da quinta vértebra lombar em direção ao estreito superior da pelve. Dessa forma, delimita-se o cólon em cólon direito, cólon esquerdo e retossigmoide. Os marcadores em cada segmento são contados e a fórmula utilizada para o cálculo de tempo segmentar[5].

Chaussade et al. simplificaram a técnica proporcionando menor exposição do indivíduo examinado à radiação[6,7].

A fórmula pode ser reduzida desde que o intervalo entre as radiografias e o número de marcadores seja constante.

TEMPO DE TRÂNSITO CÓLICO COM MARCADORES RADIOPACOS EM CÁPSULA ÚNICA

É fundamental que o doente seja orientado a não usar qualquer assistência à evacuação, sejam laxantes por via oral de qualquer natureza, supositórios, enemas ou outro tipo de auxílio retrógrado, por cinco dias.

No primeiro dia de exame, o indivíduo ingere a cápsula única contendo 24 marcadores radiopacos no seu interior

(Sitzmarks-Konsyl Pharmaceuticals®, Valor De Fort®, TX®) com um copo de água. Uma radiografia simples do abdome, sem preparo, em incidência anteroposterior, incluindo pelve e diafragma, no quinto dia após a ingestão da cápsula é realizada. É considerado normal quando pelo menos 80% dos marcadores são eliminados. Quando cinco ou mais marcadores são identificados, o exame é considerado alterado e, então, a distribuição dos marcadores remanescentes se torna importante na interpretação do resultado, e uma radiografia adicional é realizada no sétimo dia do exame. Se os marcadores estiverem distribuídos por todo o cólon, pode-se tratar de inércia cólica; se estiverem acumulados em retossigmoide, sugerem síndrome de obstrução pélvica de saída[8].

Apesar de simples de ser realizada e com a vantagem de submeter o doente a pouca radiação, essa técnica não possibilita a quantificação exata do tempo de trânsito nem o cálculo do tempo de trânsito segmentar.

TEMPO DE TRÂNSITO CÓLICO SEGMENTAR

O doente ingere uma cápsula por dia, cada cápsula contendo marcadores com formatos distintos, durante três dias consecutivos. Uma radiografia simples do abdome, sem preparo, em incidência anteroposterior incluindo pelve e diafragma é realizada no quarto dia. O número total de marcadores em cada segmento determina o tempo de trânsito. Se no quarto dia, mais de 50% dos marcadores forem identificados, existe alteração do tempo de trânsito e outra radiografia é realizada no sétimo dia[9].

Em nosso meio, estudamos o tempo de trânsito em indivíduos saudáveis[10] e em doentes com constipação funcional submetidos a suplementação com fibra alimentar e concluímos que o estudo do tempo de trânsito auxilia na diferenciação entre indivíduos que se beneficiam ou não da terapia[11]. O estudo do tempo de trânsito cólico mostrou-se útil também na avaliação de doentes portadores da doença de Chagas sem aparente acometimento cólico[12].

Geralmente, o tempo de trânsito é reprodutível em doentes com constipação crônica. O coeficiente de correlação é melhor em doentes com constipação de etiologia idiopática e pior em portadores de inércia cólica. Portanto, nesse grupo de doentes deve-se considerar a repetição do estudo antes de se decidir pela colectomia para se assegurarem melhores resultados terapêuticos[13].

CINTILOGRAFIA

As técnicas utilizando cintilografia são métodos conhecidos para medir o trânsito do aparelho digestório[14-17]. A maior vantagem é a possibilidade de se avaliar a motilidade desde o esôfago até o cólon de forma não invasiva e independente do examinador, principalmente em doentes com queixas múltiplas. As limitações, contudo, estão em torno do uso de radioisótopos que aumentam o custo do exame e restringem o acesso a centros especializados[18].

Quando estudos com marcadores radiopacos são comparados aos achados da cintilografia, há alta correlação, revelando que os métodos são equiparáveis a não ser pela menor radiação oferecida pela cintilografia e maior simplicidade e menor custo dos marcadores radiopacos[19,20].

CÁPSULA SEM FIO

A *SmartPill GI Monitoring system* (SmartPill Corporation®, Buffalo, Nova York) é uma cápsula desenvolvida para transmitir, sem fio, o pH, a pressão e a temperatura enquanto transita pelo aparelho digestório, a intervalos fixos de tempo. É capaz de medir o tempo de esvaziamento gástrico e de trânsito de delgado em doentes com gastroparesia. Entretanto, acabou ganhando utilidade na avaliação global do doente com suspeita de trânsito cólico lento, principalmente nos casos em que a opção de tratamento cirúrgico da inércia cólica está sendo cogitada e faz-se necessária a medida do tempo de trânsito em delgado.

Esse método correlaciona-se positivamente com os achados por meio da técnica de cintilografia[21,22] e também aos dos marcadores radiopacos[23], com as vantagens de não submeter o doente à radiação, ser um exame ambulatorial e poder informar também se existe lentificação no esvaziamento gástrico e no trânsito intestinal[24].

COMENTÁRIOS

A real importância do estudo do tempo de trânsito cólico na propedêutica do doente com disfunção da evacuação depende da indicação precisa e oportuna do exame e da interpretação dos achados à luz da queixa clínica e dos resultados encontrados em outros exames de avaliação funcional.

Como papel secundário, mas não menos importante, o estudo do tempo de trânsito cólico auxilia na avaliação de grupos de doentes portadores de constipação como consequência de outras morbidades e na análise da interferência de substâncias ou condições no trânsito intestinal, além de proporcionar o entendimento dos resultados de modalidades terapêuticas para a constipação.

REFERÊNCIAS BIBLIOGRÁFICAS

1. Longstreth GF, Thompson WG, Chey WD, Houghton LA, Mearin F, Spiller RC. Functional bowel disorders. Gastroenterology 2006; 130 (5): 1480-91.
2. Jung HK, Kim DY, Moon IH. Effects of gender and menstrual cycle on colonic transit time in healthy subjects. Korean J Intern Med. 2003;18(3):181-6.
3. Couturier D, Chaussade S. Total and segmental colonic transit times. Measurements by radio-opaque markers. Presse Med 1988; 23; 17(2):69-73.

4. Hinton JM, Lennard-Jones JE, Young AC. A new method for studying gut transit times using radioopaque markers. Gut. 1969; 10(10):842-7

5. Arhan P, Devroede G, Jehannin B, Lanza M, Faverdin C, Dornic C et al. Segmental colonic transit time. Dis Colon Rectum 1981; 24 (8): 625-9.

6. Chaussade S, Roche H, Khyari A, Couturier D, Guerre J. Measurement of colonic transit time: description and validation of a new method. Gastroenterol Clin Biol 1986; 10 (5): 385-9.

7. Chaussade S, Khyari A, Roche H, Garret M, Gaudric M, Couturier D et al. Determination of total and segmental colonic transit time in constipated patients. Results in 91 patients with a new simplified method. Dig Dis Sci 1989; 34 (8): 1168-72.

8. Evans RC, Kamm MA, Hinton JM, Lennard-Jones JE The normal range and a simple diagram for recording whole gut transit time. Int J Colorectal Dis 1992; 7 (1): 15-7.

9. Metcalf AM, Phillips SF, Zinsmeister AR, MacCarty RL, Beart RW, Wolff BG. Simplified assessment of segmental colonic transit. Gastroenterology 1987; 92 (1): 40-7.

10. Jucá MJ, Matos D, Zanoto A. Tempo colônico total e segmentar com marcadores radiopacos em indivíduos normais com dieta habitual. F Med Br 2000; 119: 40-4.

11. Lopes AC, Victoria CR. Fiber intake and colonic transit time in functional constipated patients. Arq Gastroenterol 2008; 45 (1): 58-63.

12. Santos SL, Barcelos IK, Mesquita MA. Total and segmental colonic transit time in constipated patients with Chagas' disease without megaesophagus or megacólon. Braz J Med Biol Res 2000; 33 (1): 43-9.

13. Nam YS, Pikarsky AJ, Wexner SD, Singh JJ, Weiss EG, Nogueras JJ, Choi JS, Hwang YH Reproducibility of colonic transit study in patients with chronic constipation. Dis Colon Rectum 2001; 44 (1): 86-92.

14. Krevsky B, Malmud LS, D'Ercole F, Maurer AH, Fisher RS. Colonic transit scintigraphy. A physiologic approach to the quantitative measurement of colonic transit in humans.Gastroenterology 1986; 91 (5): 1102-12.

15. McLean RG, Smart RC, Gaston-Parry D, Barbagallo S, Baker J, Lyons NR et al. Colon transit scintigraphy in health and constipation using oral iodine-131-cellulose. J Nucl Med 1990; 31 (6): 985-9.

16. Roberts JP, Newell MS, Deeks JJ, Waldron DW, Garvie NW, Williams NS Oral [111In]DTPA scintigraphic assessment of colonic transit in constipated subjects. Dig Dis Sci 1993; 38 (6): 1032-9.

17. Notghi A, Kumar D, Panagamuwa B, Tulley NJ, Hesslewood SR, Harding LK. Measurement of colonic transit time using radionuclide imaging: analysis by condensed images. Nucl Med Commun 1993; 14 (3): 204-11.

18. Kamm MA. The small intestine and colon: scintigraphic quantitation of motility in health and disease. Eur J Nucl Med 1992; 19 (10): 902-12.

19. van der Sijp JR, Kamm MA, Nightingale JM, Britton KE, Mather SJ, Morris GP et al. Radioisotope determination of regional colonic transit in severe constipation: comparison with radio opaque markers. Gut 1993; 34 (3): 402-8.

20. Lundin E, Graf W, Garske U, Nilsson S, Maripuu E, Karlbom U. Segmental colonic transit studies: comparison of a radiological and a scintigraphic method. Colorectal Dis 2007; 9 (4): 344-51.

21. Kuo B, McCallum RW, Koch KL, Sitrin MD, Wo JM, Chey WD et al. Comparison of gastric emptying of a nondigestible capsule to a radio-labelled meal in healthy and gastroparetic subjects. Aliment Pharmacol Ther 2008; 15; 27 (2): 186-96.

22. Maqbool S, Parkman HP, Friedenberg FK. Wireless capsule motility: comparison of the SmartPill GI monitoring system with scintigraphy for measuring whole gut transit. Dig Dis Sci 2009; 54 (10): 2167-74.

23. Camilleri M, Thorne NK, Ringel Y, Hasler WL, Kuo B, Esfandyari T et al. Wireless pH-motility capsule for colonic transit: prospective comparison with radiopaque markers in chronic constipation. Neurogastroenterol Motil 2010; 22 (8): 874-82, e233.

24. Rao SS, Kuo B, McCallum RW, Chey WD, DiBaise JK, Hasler WL et al. Investigation of colonic and whole-gut transit with wireless motility capsule and radiopaque markers in constipation. Clin Gastroenterol Hepatol 2009; 7 (5): 537-44.

OUTROS MÉTODOS PROPEDÊUTICOS –
INDICAÇÕES E TÉCNICAS

Eletromiografia Anorretal

8.6

Jorge Alberto Ortiz
Maria Auxiliadora Prolungatti Cesar

INTRODUÇÃO

A eletromiografia é uma técnica investigativa muito utilizada em doenças neurológicas, ortopédicas e neuromusculares. Particularmente, aplica-se essa técnica para avaliação do suprimento nervoso dos músculos com problemas localizados na medula espinal, nas raízes nervosas ou nos nervos periféricos, bem como nos casos de lesões do assoalho pélvico[1]. O processo é realizado por meio da gravação da atividade muscular das fibras musculares em repouso, contração e, em casos do assoalho pélvico, também durante tentativa de evacuação.

Os músculos estudados em doenças do assoalho pélvico são o esfíncter anal externo e o músculo puborretal[2]. Medidas quantitativas da atividade mioelétrica nesses músculos em repouso, contração e durante evacuação são utilizadas para investigação de pacientes com incontinência fecal e constipação intestinal. Medidas da amplitude, duração e frequência das ações dos potenciais de fase motora mostram informações sobre a inervação e o estado funcional das unidades motoras individuais do músculo.

A atividade muscular pode ser gravada usando-se eletrodos de superfície, eletrodos monopolares, agulhas concêntricas ou fibra única (Figura 8.6.1).

CONCEITOS BÁSICOS DE ELETROMIOGRAFIA

Todas as técnicas de eletromiografia dependem da gravação da atividade mioelétrica das fibras musculares durante contrações voluntárias, ou que ocorram em músculos denervados total ou parcialmente, em repouso muscular. Em músculos normais, a despolarização da membrana da fibra muscular, levando à geração de potenciais de ação, é iniciada pela despolarização na zona motora especializada dos músculos. Esta é causada pela liberação de acetilcolina do terminal do nervo motor pré-sináptico pelo impulso ner-

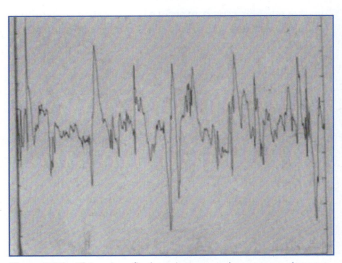

Figura 8.6.1 – Eletromiografia de paciente normal em repouso demonstrando atividade muscular.

voso. Quando a fibra muscular se despolariza, o processo de contração é iniciado levando a um encurtamento das bandas de miosina pelo escorregamento de um filamento para dentro do outro em cada sarcômero. A velocidade de propagação na fibra muscular é de 3 m/s[3].

UNIDADE MOTORA E ALTERAÇÕES DA ATIVIDADE DOS MÚSCULOS DO ASSOALHO PÉLVICO NA DENERVAÇÃO

A unidade motora é composta de células do corno anterior, seus axônios e ramos axonais, placa motora e fibras musculares inervadas por essa célula. A eletromiografia permite gravar os potenciais de ação derivados da unidade motora em contração. Devemos ter em mente, para casos de avaliação do assoalho pélvico, que o estado de repouso do esfíncter anal externo e do músculo puborretal é de uma contração permanente que se mantém mesmo durante o sono e é aumentada durante exercícios físicos em casos de tosse ou espirro.

Há duas classes de doenças neuromusculares que apresentam padrões distintos à eletromiografia, entretanto a eletromiografia do assoalho pélvico não é utilizada para esses propósitos. Em casos de doenças do assoalho pélvico, a maior indicação da eletromiografia é para a avaliação desses músculos durante o repouso, a contração voluntária ou a tentativa de evacuação, quando o resultado esperado é um silêncio isoelétrico (Figura 8.6.2), visto que a ação motora deve ser cessada para haver o relaxamento muscular, permitindo a passagem das fezes do reto pelo canal anal, por uma diferença do gradiente de pressões.

Em casos de incontinência fecal neuropática, quando o suprimento nervoso está lesado, algumas fibras musculares tornam-se denervadas. A perda da inervação no músculo faz com que este perca sua contração e se torne atrófico nas fibras musculares afetadas, tal fato pode ser reconhecido em avaliações em cortes histológicos em que há presença de atrofia em algumas fibras musculares espalhadas. Caso o processo seja incompleto, a reinervação pode ocorrer de duas formas: por novo crescimento dos axônios lesados no sítio do nervo ou por ramificações dos axônios dos neurônios circunvizinhos não lesados, de modo que o músculo cujo axônio estiver lesado será reinervado por um axônio vizinho. Esse processo inicia-se logo após a lesão ao suprimento nervoso e pode resultar na reinervação em um período que pode variar de dias a meses. As ramificações dos axônios nos músculos lesados levam a uma alteração na distribuição das fibras motoras na unidade motora, de modo que a inervação perde sua distribuição randômica e se agrupa em pequenos grupos de fibras musculares inervadas por um único axônio. Essas alterações de inervação nas fibras musculares na unidade motora fazem com que existam alterações na amplitude e duração dos potenciais de ação da unidade motora[3]. (Figura 8.6.3)

Os músculos do assoalho pélvico diferem dos outros músculos estriados não só anatomicamente, mas também fisiologicamente. Os primeiros são menores e contêm maior proporção de fibras tipo I, embora o músculo puborretal também contenha esse tipo de fibra. Essa é uma característica dos músculos com funções posturais tônicas e, portanto, esse músculo é capaz de manter contração sustentada (no caso do assoalho pélvico, espera-se que indivíduos normais possam manter essa contração por cerca de 43 segundos). Devido a tal peculiaridade, a amplitude dos potenciais de ação serão menores juntamente com a unidade motora dos potenciais de ação, o que é fundamental para a análise da eletromiografia de fibra única e eletromiografia concêntrica.

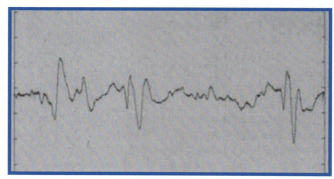

Figura 8.6.3 – Atividade mioelétrica diminuída em paciente com quadro de incontinência fecal neuropática. Notam-se ondas de baixa amplitude e potenciais bifásicos.

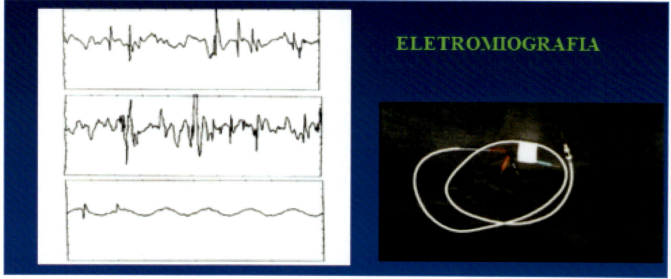

Figura 8.6.2 – Eletromiografia em repouso, contração e evacuação, demonstrando atividade mioelétrica em repouso, seu aumento à contração voluntária e o silêncio isoelétrico em tentativa de evacuação.

TÉCNICAS DE GRAVAÇÃO DA ELETROMIOGRAFIA
Eletromiografia de superfície

A gravação da atividade mioelétrica gravada com eletrodos de superfície (Figura 8.6.4) é mais bem tolerada pelos pacientes, porém tem o inconveniente de não garantir que o grupo de fibras musculares seja daquele sítio, isto é, em casos de incontinência fecal neuropática, quando solicitamos ao paciente que contraia apenas a musculatura do assoalho pélvico, não teremos certeza se alguma dessa contração não se trata de contração dos músculos circunvizinhos – neste caso, os músculos glúteos. Os eletrodos de superfície são utilizados, como veremos a seguir, em técnicas de velocidade de condução nervosa nas quais o início da atividade muscular é iniciada diretamente por estímulo elétrico ao suprimento nervoso.

A eletromiografia de superfície também é utilizada no canal anal em gravações da atividade do esfíncter anal externo para fins de tratamento da incontinência fecal, pela técnica conhecida como *biofeedback*.

Eletromiografia concêntrica

A eletromiografia concêntrica é realizada por meio de um eletrodo introduzido em uma agulha que capta a atividade muscular da área onde a agulha é inserida no canal anal.

Os parâmetros importantes a serem analisados no estudo da unidade motora do potencial de ação são: amplitude; duração; frequência de fases; e taxa de contrações disparadas.

Fibra simples e densidade de fibra

Neste caso, o eletrodo é bem menor que o da agulha para realização da eletromiografia concêntrica e, ao contrário da anterior, em que um grupo de músculos é estudado, na eletromiografia de fibra única é possível a gravação da atividade de uma única fibra muscular.

Por meio do uso da fibra simples podemos ver a reinervação da musculatura do assoalho pélvico. Nesses casos registra-se somente um ou dois potenciais de ação de uma fibra muscular isolada dentro de uma área limite de ação do eletrodo. Dessa forma, registram-se cinco áreas de atividade de uma única fibra nas posições 3, 6, 9 e 12 horas que totalizam 20 áreas avaliadas, e contam-se os números de potenciais de ação nessas 20 áreas. O número de potenciais de ação é então dividido por 20. O resultado esperado é que o numero seja menor que 1,5 + 0,16[4].

Sabe-se também que a densidade de fibra aumenta com a idade. A densidade de fibra está aumentada em casos de incontinência fecal neuropática e é um fator indicativo de reinervação.

USO DA ELETROMIOGRAFIA

A eletromiografia pode ser utilizada de cinco maneiras em pacientes com incontinência fecal e constipação[5]:

- registro da atividade elétrica nos músculos da continência durante uma variedade de eventos;
- determinação de evidências eletromiográficas de contrações inadequadas do músculo puborretal durante tentativa de evacuação;
- mapeamento esfincteriano;
- avaliação do grau de denervação e evidenciação dos defeitos de condução;
- a eletromiografia de superfície para a realização de *biofeedback*.

ESFÍNCTER ANAL EXTERNO E PUBORRETAL

O controle voluntário da continência fecal é dado principalmente pelo esfíncter anal externo e o músculo puborretal. Atualmente, sabemos que o esfíncter anal externo é inervado pelo nervo pudendo, e que o puborretal é inervado diretamente pela região sacral através de ramos de S3 e S4[6].

O nervo pudendo emerge do ramo anterior primário do segundo, terceiro e quarto nervos sacrais espinhais, suprindo a área da superfície profunda do elevador do ânus e do esfíncter anal externo, assim como também manda fibras sensoriais para o canal anal e o períneo[6]. A evidência para uma inervação diferente para esses dois músculos da continência foi fornecida pela estimulação transcutânea da medula espinhal e cauda equina. A estimulação ao nível de L1 está associada a uma rápida resposta do músculo puborretal, que foi demonstrada por meio de eletromiografia nesse músculo. A resposta foi rápida devido à inervação direta do músculo a nível de S4 (Figura 8.6.5).

Os músculos puborretal e o esfíncter anal externo exibem uma atividade motora tônica em repouso, de modo que o tônus de repouso do esfíncter anal interno é reforçado por esses músculos, embora existam diferenças morfológicas do puborretal e do esfíncter anal externo na composição de fibras tipo I e II, no tamanho de suas fibras e na suscetibilidade à denervação.

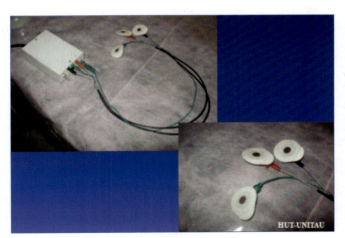

Figura 8.6.4 – Eletrodos de eletromiografia de superfície.

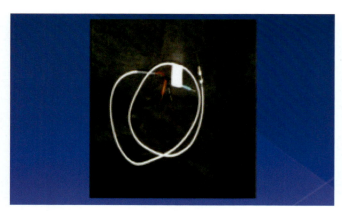

Figura 8.6.5 – Eletromiografia concêntrica.

com aumento da densidade de fibra, tanto no esfíncter anal externo quanto no puborretal.

Esses dados demonstrados principalmente pela fibra única, o aumento da duração dos potenciais de ação, a presença de ondas polifásicas e o aumento da amplitude com a eletromiografia concêntrica demonstram quadro de neuropatia com denervação seguida de reinervação.

Já para casos de constipação, a principal contribuição desses métodos é para a detecção de pacientes com quadro de contração paradoxal do músculo puborretal, quando tentativas de evacuação, em vez de um silêncio isoelétrico, constatamos quadro de aumento da atividade mioelétrica, principalmente à eletromiografia concêntrica, sendo este o padrão de referência para a detecção da anormalidade (Figura 8.6.7).

Lesões neuronais motoras superiores abolem o controle voluntário da defecação, mas os reflexos anais são preservados, tornando os pacientes constipados. Já lesões da cauda equina produzem quadros mais variados, entretanto normalmente o ânus apresenta-se entreaberto e o períneo anestesiado, havendo retenção urinária e perda fecal com pressões de repouso baixas e sem recrutamento voluntário, similarmente aos achados de Frenckner e Euler[7].

ELETROMIOGRAFIA NA INCONTINÊNCIA FECAL E CONSTIPAÇÃO

Pacientes com incontinência fecal neuropática apresentam anormalidades características à eletromiografia encontradas no esfíncter anal externo e puborretal. Nos pacientes mais severamente afetados, a atividade eletromiografica está diminuída (Figura 8.6.6) e algumas áreas podem apresentar um silêncio isoelétrico. Os potenciais gravados são de maior amplitude e com duração aumentada que em pacientes sem denervação, e mostram potenciais polifásicos. A densidade de fibra também está aumentada. Em casos em que a denervação é menor, a maior anormalidade são os potenciais polifásicos

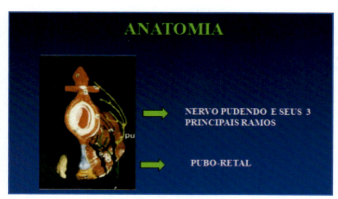

Figura 8.6.6 – Inervação do esfíncter anal externo e do músculo puborretal.

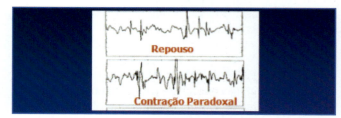

Figura 8.6.7 – Quadro de contração paradoxal do puborretal caracterizado por aumento da atividade mioelétrica durante a tentativa de evacuação.

Sabemos ainda que cerca de 25% dos pacientes com constipação costumam fazer esforço para evacuar, o que leva a quadro de denervação parcial da musculatura do assoalho pélvico por tração do nervo pudendo, sendo esta a segunda causa de denervação parcial da musculatura – a qual é amplamente superada pelo parto via vaginal principalmente pelo parto fórceps.

Portanto, esses métodos de eletromiografia dos músculos do assoalho pélvico nos fornecem informações clínicas importantes na investigação das desordens do assoalho pélvico, principalmente na incontinência fecal. Esses achados de aumento da densidade de fibra ou de anormalidades quantitativas na avaliação com eletromiografia concêntrica, sugerem lesão à inervação dos músculos do assoalho pélvico. Estes, quando estudados de maneira conjunta com os dados clínicos, podem definir o planejamento da conduta a ser adotada

Por esses dados, portanto, sabemos que pacientes do sexo masculino respondem mal ao tratamento de quadros de incontinência fecal – principalmente se houver uma neuropatia instalada –, apresentam piores resultados ao *biofeedback* principalmente em casos de constipação e, como veremos no estudo da latência motora do nervo pudendo, qualquer paciente com latência motora do nervo pudendo superior a 3,5 ms apresenta resultados ruins às técnicas cirúrgicas de reparo do assoalho pélvico.

PERÍODO DE LATÊNCIA MOTORA DO NERVO PUDENDO

Em muitos casos de disfunções neuromusculares do assoalho pélvico, existe a necessidade da avaliação quantitativa. Já para fins de pesquisa, métodos quantitativos são essenciais. As técnicas de estimulação nervosa proporcionam uma avaliação objetiva das funções neuromusculares e também podem identificar o local da lesão nervosa.

A técnica de estimulação do nervo pudendo avalia a inervação motora da musculatura do assoalho pélvico. O nervo pudendo é formado por ramos retais inferiores que inervam o esfíncter anal externo. Este é pesquisado bilateralmente, avaliando-se a velocidade de condução nas fibras motoras do nervo pudendo, medindo-se, assim, a latência da estimulação no nervo pudendo ao início da resposta elétrica no esfíncter anal externo[8]. A estimulação é possível graças à luva pudenda desenvolvida no hospital Saint Marks em Londres (Figura 8.6.8).

Nesta técnica, o paciente deita-se em decúbito lateral esquerdo, com ou sem preparo de cólon. O examinador veste a luva pudenda e introduz seu dedo indicador no ânus do paciente até o reto, onde a tuberosidade isquiática é palpada bilateralmente. O estímulo é, então, iniciado com velocidade de 0,1 ms de duração e voltagem de 50 V na ponta da luva, o que estimula a porção terminal do nervo pudendo. A luva é mexida lentamente até se alcançar a localização ideal que é visualizada no monitor. O procedimento é realizado bilateralmente. O tempo entre o início da estimulação até o início da resposta motora no esfíncter anal externo representa o período de latência motora nos nervos pudendos direito e esquerdo. Os valores normais são de 2,1 ± 0,2 ms (Figuras 8.6.9 e 8.6.10).

Esta técnica é utilizada para investigação de pacientes com desordens do assoalho pélvico quando se examina a patogenia do processo.

Na incontinência fecal neuropática, existe diminuição da velocidade de condução na porção terminal do nervo pudendo em 80% dos pacientes[9]. Entretanto, 20% dos pacientes com incontinência fecal neuropática apresentam retardo na velocidade de condução, não apenas na porção terminal como também na sua porção proximal[10], o que demonstra que nesses pacientes a causa da denervação é proximal.

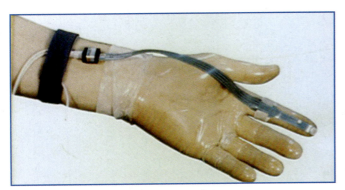

Figura 8.6.8 – Luva com eletrodo Saint-Marks.

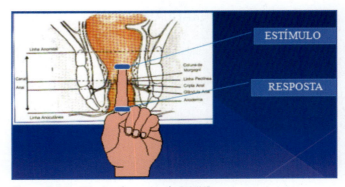

Figura 8.6.9 – Técnica de exame de PLMNP.

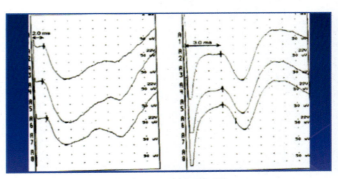

Figura 8.6.10 – Resultado de exames de PLMNP.

CONSIDERAÇÕES GINECOLÓGICAS

Velocidade de condução nervosa distal diminuída, isto é, aumento no período de latência motora do nervo pudendo foi demonstrado em 20% de mulheres que se submeteram a parto normal[10], o que foi reversível em 15% dos casos. Nenhuma das pacientes deste estudo tinha lesões perineais de terceiro grau e, portanto, lesão do esfíncter anal externo durante o parto. Essa observação sugere que danos à inervação do assoalho pélvico é comum, mas, frequentemente, não reconhecida.

Atualmente, sabemos que a incontinência fecal neuropática é devida ao estiramento do nervo pudendo na sua porção terminal, que é de cerca de 9 cm, e que este apresenta um estiramento superior a 12% do seu comprimento, o que constitui o fator da denervação. Tal estiramento ocorre durante o parto via vaginal, principalmente naqueles cujo segundo estágio do trabalho de parto é prolongado, em casos de parto fórceps, em que há cicatrizes perineais e peso elevado do recém-nascido, principalmente acima de 3.500 g e em multíparas – neste caso, sugerindo que as lesões são cumulativas e que o risco de lesões nervosas irreversíveis aumenta com as gestações. Portanto, maior atenção deve ser dada às gestantes por meio de técnicas que possam prevenir lesões na musculatura do assoalho pélvico e em seu suprimento nervoso durante partos vaginais, especialmente nas multíparas, para que se evitem quadros futuros de incontinência fecal.

REFERÊNCIAS BIBLIOGRÁFICAS

1. Swash M, Schwartz MS. Neuromuscular disorders: a practical approach to diagnosis and management. Berlin: Springer-Verlag; 1981.
2. Kerremans R. Morphological and physiological aspects of anal continence and defecation. Brussels: Arscia; 1969.
3. Henry MM, Swash M. Coloproctology and the Pelvic Floor. Pathophysiology and Management. London: Butterworths; 1983.
4. Neill M, Swash. Increased motor unit fibre density in the external sphincter muscle in anorectel incontinence; a single fibre EMG study. Journal of Neurology, neurosurgery and psychiatry 1980; 43: 343-7.
5. Wexner SD, Marchetti F, Salanga VD, Corredor C, Jagelman DG. Neurophysiologic assessment of the anal sphincters. Dis cólon rectum 1991; 34: 606-12.
6. Snooks SJ, Henry MM, Swash. Anorectal incontinence and rectal prolapse: differential assessment of the Inervation to puborectali-sandexternal anal sphincter muscles. Gut 1985; 26: 470-6.
7. Frenckner B, VonEuller C. Influence of pudendal block on the function of anal sphinters. Gut 1975; 16: 482-9.
8. Kiff ES, Swash M. Slowed conduction in the pudendal nerves in idiophatic (neurogenic) faecal incontinence. British Journal of Surgery 1984; 71: 614-16.
9. Snooks, SJ, Barnes RPH, Swash M. Damage to the voluntary anal and urinary sphincter musculature in incontinence. Journal of Neurology, Neurosurgery and Psychiatry 1984; 47: 1269-73.
10. Snooks SJ, Henry MM, Swash M. Anorectal incontinence and rectal prolapse: differential assessment of the innervation to the puborectalis and external anal sphincter muscles. Gut 1985; 26: 470-6.

OUTROS MÉTODOS PROPEDÊUTICOS –
INDICAÇÕES E TÉCNICAS

Defecografia: Indicação, Técnica e Interpretação

8.7

Carlos Walter Sobrado

INTRODUÇÃO

A defecografia é o método radiológico de estudo da defecação que fornece imagens das alterações morfofuncionais da pelve e do segmento anorretal, durante a defecação. Os primeiros relatos de estudos radiológicos da dinâmica pélvica durante a evacuação foram de Lennart-Walldén[1], em 1952, mas apenas depois dos estudos de Mahieu et al.[2], em 1984, que o exame despertou interesse da comunidade médica mundial.

O aprimoramento da técnica de exame e a melhor compreensão da fisiopatologia das afecções anorretais, ocorridos nas últimas décadas, proporcionaram a maior difusão e reconhecimento da defecografia como valioso método de estudo da fisiologia da dinâmica pélvica e de distúrbios colorretais, como discinesia anorretal, constipação intestinal crônica, incontinência fecal, dor anal, tenesmo, entre outros. Mais recentemente, com a digitalização das imagens registradas em vídeo, conseguiu-se mensurar os clássicos parâmetros defecográficos, como ângulo anorretal (AAR), descenso perineal (DP), comprimento do canal anal (CCA), entre outros, sem a necessidade de radiografias; o que diminui substancialmente a exposição dos pacientes à radiação, que, em grande parte, estão em idade reprodutiva.

Neste capítulo, propõe-se uma revisão das indicações, técnicas exame e interpretação do exame.

FISIOLOGIA ANORRETAL

O intestino grosso distal, composto pelo cólon descendente, sigmoide e reto, tem a função de armazenagem e eliminação periódica das fezes, por meio do processo de defecação.

O cólon descendente e o sigmoide têm a propriedade de capacitância altamente desenvolvida que permite o armazenamento do conteúdo fecal nessas porções do intestino. Gradualmente, as fezes passam desse último compartimento para o reto, o qual não tem função de capacitância, causando um aumento crescente da pressão contra as paredes do reto.

Essa distensão da parede retal é estímulo habitual para a defecação, porque gera tanto o reflexo da defecação quanto a sensação da necessidade de defecar.

O reflexo da defecação consiste em uma série de fenômenos musculares. O estímulo nervoso propagado pelos feixes mioentéricos provenientes das porções proximais do cólon chega ao ânus causando um fenômeno descrito como relaxamento receptivo do esfíncter interno anal (esfíncter involuntário, composto por músculo liso).

Conforme ocorre a distensão das paredes retais, há estímulo de fibras aferentes que geram reflexo medular parassimpático responsável por intensificar o peristaltismo do intestino grosso distal, reforçando e tornando o processo da defecação mais eficiente.

Normalmente, o reflexo autonômico descrito pode ser inibido pelo indivíduo por meio da contração voluntária do esfíncter externo do ânus (voluntário, composto por músculo esquelético), impedindo a expulsão das fezes. Esse reflexo voltará a ocorrer após um período variável ou se induzido por manobra de Valsalva em uma situação conveniente para o indivíduo.

Por um longo período considerou-se a continência fecal dependente apenas da simples barreira oferecida pela musculatura anal. Kerremans[3], em 1969, após estudos contrastados do segmento anorretal realizados um ano antes, mostrou que, durante manobra de Valsalva ou tosse, o músculo esfíncter anal externo e o músculo puborretal apresentavam respostas funcionais semelhantes (contração), agindo como se fosse uma única unidade motora. Em 1975, Parks[4] popularizou a teoria do *flap valve*, enfatizando a importância do ângulo anorretal (AAR) agudo, na preservação da continência fecal. Anos mais tarde, em outros artigos, o AAR acabou sendo ainda mais valorizado como fator essencial na manutenção da continência fecal, especialmente para fezes sólidas[5]. Portanto, para que ocorra defecação fisiológica, é necessário um relaxamento do músculo puborretal e, consequentemente, retificação do AAR (obtuso), associado à ampla abertura do ânus. Com a defecografia, consegue-se estudar de forma detalhada a dinâmica da evacuação, permitindo visualizar a movimentação muscular do assoalho, assim como diagnosticar uma série de anormalidades (intussuscepção, procidência interna ou oculta, retocele, enterocele, sigmoidocele, contração paradoxal do músculo puborretal, anismo etc.), algumas das quais dificilmente seriam diagnosticadas no exame clínico, ginecológico ou proctológico[6]. A defecografia também pode ser de grande utilidade na avaliação de dor retal crônica e úlcera retal solitária[7].

INDICAÇÕES DO EXAME

Os diversos exames para estudo da fisiologia do assoalho pélvico auxiliam o médico na investigação diagnóstica e avaliação de pacientes portadores de distúrbios funcionais colorretais. Tais exames incluem a defecografia, o tempo de trânsito colônico total e segmentar, a eletroneuromiografia, a manometria do canal anal, a ultrassonografia endoanal, entre outros. No entanto, o uso desses exames não dispensa o valor da propedêutica clínica básica constituída por anamnese, exame físico geral, exames ginecológico, urológico e proctológico completos.

Além disso, para solicitar qualquer um desses exames é fundamental o conhecimento de suas indicações e, até mesmo, da técnica de exame, pois, dessa forma, o médico saberá das limitações do exame e evitará interpretações equivocadas.

A defecografia está indicada para auxiliar na investigação de doenças colorretais que cursam com sintomas de constipação, sensação de evacuação incompleta, incontinência fecal, dor pélvica obscura, proctalgia e tenesmo, entre outras[6]. Além disso, está indicado em algumas situações com objetivo de avaliar os resultados funcionais após cirurgias anorretocólica, como: sacropromontofixação, esfincteroplastias, reparo esfincteriano pós-anal, neo-esfíncter com músculo grácil ou glúteo, esfíncter anal superficial, correção de retocele, enterocele e da síndrome do períneo descido, reservatório ileal entre outras; para avaliação do resultado e acompanhamento pós-operatório[6,7].

A discinesia do assoalho pélvico (sinonímias: anismo ou contração paradoxal do puborretal) consiste na contração paradoxal ou ausência de relaxamento do músculo puborretal durante a defecação, com incidência maior em jovens do sexo feminino, e em pessoas que sofreram abuso sexual. Geralmente não é identificada sem o auxílio da videodefecografia e/ou eletromiografia (Figura 8.7.1). O paciente nessa condição refere prisão de ventre, dificuldade de expulsão do conteúdo fecal e sensação de evacuação incompleta, às vezes recorrendo a manobras manuais para facilitar a defecação[8,9].

Retocele caracteriza-se pela herniação da parede retal, mais comumente na região anterior, produzindo um abaulamento na parede vaginal durante o esforço evacuatório, tendo como fatores predisponentes a multiparidade (partos traumáticos e prolongados).

A retocele, que frequentemente cursa com sintomas de constipação e evacuação incompleta, pode ser bem caracterizada durante o exame clínico ginecológico apenas quando localizado anteriormente, situação esta que abaúla o septo retovaginal. Porém, quando situada na porção lateral ou posterior (Figura 8.7.2), o diagnóstico somente pode ser feito por meio da videodefecografia[6,9].

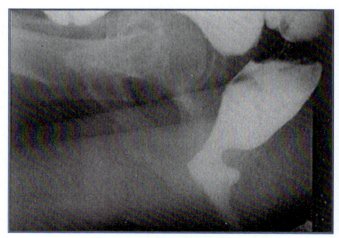

Figura 8.7.1 – Contração paradoxal do músculo puborretal.

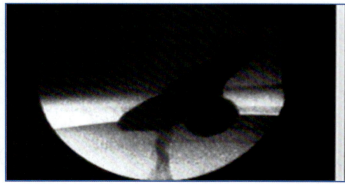
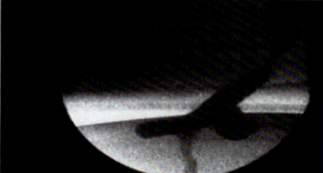

Figura 8.7.2 – Retocele posterior.

A intussuscepção retoanal nas suas fases iniciais – mais precisamente grau 1 (intrarretal, com procidência interna ou oculta, conforme mostra a Figura 8.7.3) e grau 2 (intra-anal) – é diagnosticada apenas com a videodefecografia. Nas classificadas como grau 3 (extra-anal ou procidência retal), tem-se a exteriorização do reto através do orifício anal, quando se confirma a sua presença por meio de uma simples inspeção.

A enterocele caracteriza-se pela herniação de alças de intestino delgado no fundo de saco retovaginal, levando a dificuldade evacuatória e retardo de esvaziamento do reto (Figura 8.7.4).

As enteroceles podem ser classificadas em primárias, quando decorrentes de multiparidade, estando presentes neste caso fatores como: constipação com esforço evacuatório prolongado, idade avançada e flacidez do assoalho pélvico. E secundárias, quando decorrentes de cirurgias ginecológicas como histerectomia vaginal. Os principais sintomas são dificuldade evacuatória, sensação de evacuação incompleta e desconforto pélvico. As enteroceles volumosas podem ser diagnosticadas no exame físico como um abaulamento da parede posterior da vagina durante a manobra de Valsalva.

A confirmação diagnóstica da enterocele, assim como de distúrbios associados (retocele, intussuscepção e descenso perineal), requer a realização de videodefecografia[6].

O exame de defecografia que não demonstra anormalidades também pode auxiliar na investigação de situações que não cursam com alterações significativas na dinâmica anorretal, e o diagnóstico é feito a partir da exclusão de outras afecções, como ocorre nos casos de dor pélvica inexplicável, mais precisamente na proctalgia fugaz.

Alterações como pequenas retoceles, contração paradoxal do músculo puborretal e intussuscepção foram descritas como achado em indivíduos assintomáticos[7,9]. Dessa forma, ratifica-se que eventuais alterações encontradas no exame de videodefecografia devem ser sempre correlacionadas à clínica, evitando-se equívocos em atribuir achados inconsistentes às queixas do paciente[10].

TÉCNICAS DO EXAME

Existe uma variedade considerável de técnicas de exame empregadas nos diferentes serviços. No entanto, a maioria

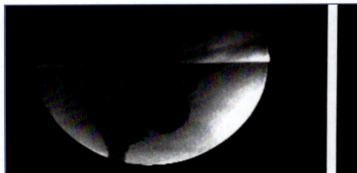 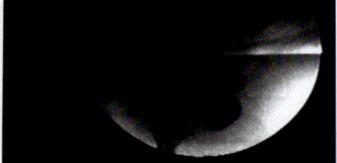

Figura 8.7.3 – Intussuscepção intrarretal.

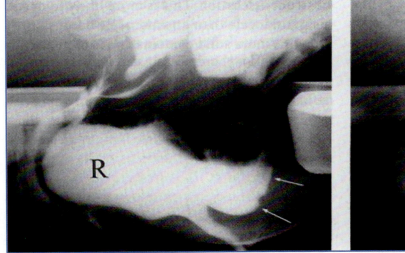 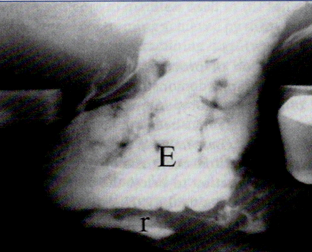

Figura 8.7.4 – Enterocele.

tem como base o método padronizado por Mahieu et al.[2]. Todas as técnicas devem respeitar alguns princípios, como tornar o exame o mais fisiológico possível, evitar constrangimentos ao paciente durante o exame, diminuir ao máximo a exposição à radiação e ser o mais breve possível.

Não é necessário preparo intestinal prévio, mas é importante a suspensão de laxantes 48 horas antes da realização do exame.

Com o paciente em decúbito lateral esquerdo, instila-se, por via retal, 50 mL de solução líquida de contraste de bário a fim de revestir a mucosa e propiciar uma melhor imagem. Subsequentemente, aplica-se pasta de bário em um volume de aproximadamente 200 mL ou até que o paciente refira algum desconforto pela repleção retal. O meio de contraste baritado deve possuir consistência pastosa, e deve ser padronizado quanto à sua densidade e viscosidade, devendo possuir as mesmas características em todos os pacientes, para não alterar os resultados. A mesa de radiografia é então elevada a 90°, de forma que o paciente adquira posição sentada sobre assento radiotransparente. Nessa posição, dá-se início ao exame com o paciente em repouso (fase de repouso). Solicita-se ao paciente a contração da musculatura pélvica caracterizando a fase de contração. Por fim, permite-se que o paciente evacue o contraste para registrar as fases de evacuação e pós-evacuação (registro realizado um minuto após a total exoneração do conteúdo entérico).

Todo o processo evacuatório é realizado sob fluoroscopia, e a gravação do filme obtido em fita de videocassete é de grande valor para interpretação e estudo das fases do exame.

Radiografias estáticas, registrando as quatro fases do exame (contração, repouso, evacuação e pós-evacuação), têm grande importância no cálculo de ângulos, distâncias e estimativa do volume de contraste eliminado.

Sobrado et al.[11] propõem um método de videodefecografia computadorizada, no qual as medidas de todos os parâmetros são calculadas a partir de imagens digitalizadas do filme obtido pela fluoroscopia, sendo dispensadas as radiografias[11]. Tal método utiliza-se de calibração vertical e horizontal de cada uma das imagens, eliminando possíveis erros de medida decorrentes da distorção da imagem, o que, até então, representava empecilho para obtê-las diretamente da fluoroscopia[7,11,12].

Esse método permite dispensar as radiografias do exame e, assim, diminuir significativamente a exposição do paciente à radiação, conforme demonstrado pelos mesmos autores em outro estudo[13].

Em pacientes com suspeita clínica de enterocele, o intestino delgado deve ser opacificado por meio da ingestão de 150 mL. de solução baritada líquida duas horas antes da realização da defecografia. No sexo feminino, é de grande importância a opacificação vaginal, que pode ser realizada com a utilização de um absorvente interno embebido em contraste baritado[6].

Outras variantes técnicas são descritas, como: realização do exame na posição de DLE em vez da sentada; preenchimento da cavidade vaginal com contraste hidrossolúvel associado ou não à cistografia, por vezes citado como colpocistodefecografia; ou, ainda, infusão de pequena quantidade de contraste na cavidade peritoneal, obtendo melhor impressão do recesso retovaginal. Todavia, essas variações não ganharam grande aceitação na comunidade médica, sendo, portanto, indicadas para casos selecionados.

INTERPRETAÇÃO DOS RESULTADOS

Uma série de parâmetros pode ser avaliada na defecografia, a saber: ângulo anorretal; descenso perineal; comprimento do músculo puborretal; comprimento do canal anal; comprimento do músculo puborretal; abertura do canal anal; volume da evacuação; grau de esvaziamento retal. Além disso, pode-se identificar, principalmente no exame dinâmico, a presença de alterações morfológicas da parede retal, tais como: intussuscepção, retocele, enterocele, sigmoidocele ou ausência de relaxamento do músculo puborretal. O tempo decorrido para a eliminação do contraste, o fluxo fecal em relação ao tempo gasto para a evacuação (vazão) e o número de contrações necessárias para a exoneração do conteúdo intestinal também são informações a serem consideradas[7].

Os valores considerados normais para cada um desses parâmetros sofrem muita variação de acordo com a metodologia e o examinador, devendo ser sempre interpretados em associação com os dados clínicos. Os principais parâmetros videodefecográficos avaliados estão representados no diagrama da Figura 8.7.5.

O AAR é o ângulo formado por uma reta que passa pelo eixo do canal anal e outra que passa pela parede posterior do reto. Em indivíduos normais, espera-se que durante a contenção fecal o AAR fique agudo, e na evacuação obtuso, uma vez que nessa última fase espera-se observar uma retificação do reto e do canal anal, com objetivo de facilitar a eliminação das fezes.

O músculo puborretal pode ser mensurado por uma reta que se estende da porção inferior da sínfise púbica e o ponto de maior inflexão na parede retal posterior. Essa distância durante a evacuação tende a aumentar, representando o relaxamento fisiológico do músculo puborretal.

Em repouso, o comprimento do músculo puborretal varia de 14 a 16 cm; durante a contração, de 12 a 15 cm; e no esforço evacuatório, de 15 a 18 cm[8].

O comprimento do canal anal (CCA) é mensurado na fase de repouso, correspondendo à distância entre o orifício anal e a junção anorretal (JAR), sendo medido em centímetros. O grau de abertura do ânus (AAN) é obtido durante a evacuação, no momento de maior abertura do orifício esfinctérico, sendo mensurado no sentido anteroposterior e medido em centímetros.

O grau de esvaziamento retal médio (GEM) é obtido pelo cálculo da diferença de áreas nas fases de repouso e pós-evacuação. É um parâmetro importante, pois reflete a capacidade evacuatória, que é um dos principais fatores de satisfação dos pacientes.

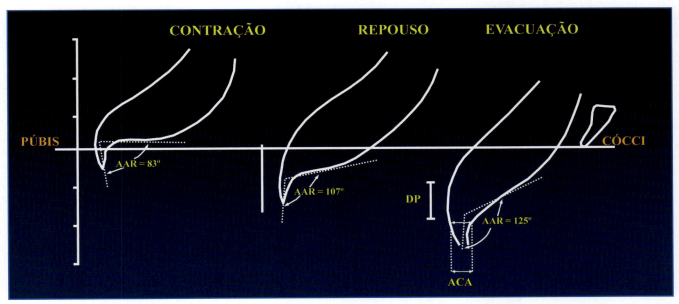

Figura 8.7.5 – Diagrama em que se visualiza, nas sucessivas fases da dinâmica evacuatória, a variação do ângulo anorretal (AAR), o descenso perineal (DP) e a abertura do canal anal (ACA).

O descenso perineal (DP) é a variação da junção anorretal em relação à linha pubococcígea (LPC) nas fases de evacuação e repouso. O DP de até 3 cm durante a evacuação é considerado fisiológico; quando maiores, geralmente são associados à neuropatia do nervo pudendo, presente em multíparas com período expulsivo prolongado e portadores de constipação intestinal grave com intenso esforço evacuatório crônico.

As perdas involuntárias de contraste durante o exame também devem ser registradas, pois podem ser um indicativo da presença e da gravidade da incontinência fecal.

CONCLUSÃO

A defecografia é um exame de grande utilidade para o diagnóstico dos distúrbios funcionais do assoalho pélvico, pois permite a obtenção de medidas objetivas da dinâmica pélvica durante a evacuação.

A videodefecografia preferencialmente sem a feitura de radiografias deve ser o método de eleição para o estudo dinâmico do assoalho pélvico, sendo todos os parâmetros calculados por meio de programa computacional.

As radiografias durante a realização da videodefecografia, além de desnecessárias, tornam o exame mais demorado, expondo o paciente a maior dose de radiação, ressaltando que, em grande parte, são pacientes na idade reprodutiva.

Além das clássicas medidas defecográficas (AAR, DP, AAN, CCA, CPR, entre outros), a evolução científica e tecnológica tem direcionado esse exame para avaliação de importantes parâmetros relacionados à dinâmica dos fluidos (vazão, número de contrações, tempo evacuatório, pressão retal durante a evacuação), entre outros dados de fluidodinâmica que influenciam diretamente a exoneração do conteúdo intestinal.

Em decorrência da presença de anormalidades em indivíduos oligo ou assintomáticos à videodefecografia, seus achados devem ser sempre correlacionados à anamnese, exame físico e outros testes funcionais. Mais recentemente, outros métodos de diagnóstico por imagem, como ultrassonografia endoanal e ressonância magnética nuclear, têm sido utilizados com objetivo de melhor análise das alterações evacuatórias.

REFERÊNCIAS BIBLIOGRÁFICAS

1. Walldén L. Defecation block in cases of deep rectgenital pouch. A surgical roentgenological and embryological study with special reference to morphological conditions. Acta Chir Scand Suppl 1952; 164: 1-122.
2. Mahieu P, Pringot J, Bodart P. Defecography: Description of a new procedure and results in normal patients. Gastrointestinal Radiol 1984; 9: 247-51.
3. Kerremans, R. Morphological and physiological aspects of anal continence and defecation. Bruxelles: Arscia; 1969.
4. Parks AG. Anorectal incontinence. Proc Roy Soc Med 1975; 68: 681-90.
5. Kerremans R. Radiocinematographic examination of the rectum and the anal canal in cases of rectal constipation. Acta Gastroenterol Belg 1968; 31: 561-70.
6. Sobrado CW, Pires CEF, Araújo SEA et al. Videodefecografia. Aspectos técnicos atuais. Radiol Bras 2004; 37 (4): 283-5.
7. Sobrado CW. Contribuição da videodefecografia dinâmica computadorizada no estudo de doentes submetidos à graciloplastia. Tese (doutorado) – Faculdade de Medicina da Universidade de São Paulo; São Paulo, 1999.
8. Whitehead WE, Wald A, Diamant NE et al. Functional disorders of the anus and rectum. Gut 1999; 45 (Supp II): 1155-9.

9. Finlay IG, Bartolo DCC, Bartram CI et al. Symposium: Proctography. Int J Colorectal Dis 1988; 3: 67-89.
10. Feran A, Pfeifer J, Wexner SD. Defecography and proctography: Results of 744 Patients. Dis Colon Rectum 1996; 39 (8): 899-905.
11. Sobrado CW, Pires CEF, Araújo SEA et al. Computerized videodefecography vs. defecography: do we need radiographs? São Paulo Med J 2005; 123 (3): 105-7.
12. Sobrado CW, Pires CEF, Araujo SEA et al. Videodefecografia Computadorizada: A nova técnica de exame sem radiografias. Rev bras coloproctol 2002; 22 (4): 248-51.
13. Sobrado CW, Pires CEF, Araújo SEA et al. Dose de radiação na defecografia e na videodefecografia computadorizada. Rev bras coloproctol 2003; 23 (1): 20-4.

OUTROS MÉTODOS PROPEDÊUTICOS – INDICAÇÕES E TÉCNICAS

Ultrassonografia Anorretal Dinâmica (Ecodefecografia)

8.8

Francisco Sérgio Pinheiro Regadas
Francisco Sérgio Pinheiro Regadas Filho

INTRODUÇÃO

Os distúrbios da evacuação são decorrentes de alterações anatômicas e funcionais em múltiplos compartimentos pélvicos, causando sinais e sintomas de constipação intestinal, queixa frequente nos ambulatórios de coloproctologia e gastroenterologia. Manifestam-se de forma complexa pois envolvem aspectos associados à frequência e ao ato evacuatório, somando-se a inúmeros sintomas relacionados à eliminação das fezes. O descenso perineal, retocele, prolapso mucoso anal, intussuscepção, enterocele, ausência de relaxamento esfincteriano ou contração paradoxal da musculatura esfincteriana voluntária (anismus) são as alterações anatômicas e funcionais que ocorrem no compartimento posterior e médio mais comumente inter-relacionadas. O diagnóstico é devidamente realizado por meio defecografia[1-4], manometria anal[2,5-7], eletromiografia[8,9], ultrassonografia anorretal[10,11] e ressonância nuclear magnética[12,13], sendo estes dois últimos realizados com técnicas dinâmicas.

Em relação à defecografia, atualmente o exame mais utilizado na avaliação do assoalho pélvico tem as desvantagens de expor o paciente à radiação, não demonstra as estruturas anatômicas envolvidas e é desconfortável, sobretudo para os pacientes mais idosos. Estudos mais recentes têm demonstrado a aplicação da ultrassonografia anorretal dinâmica[10,11] e a ressonância nuclear magnética dinâmica[12,13] na avaliação desses distúrbios, apresentando resultados bastante satisfatórios. As técnicas desenvolvidas com a ultrassonografia dinâmica utilizam tipos diferentes de transdutores. Barthet et al.[10] fizeram uso de um transdutor transretal linear, demonstrando resultados semelhantes à defecografia, enquanto Beer-Gabel et al.[14,15] desenvolveram a técnica com o transdutor transperineal, utilizando gel intrarretal e intravaginal, demonstrando também resultados semelhantes à defecografia. Van Outryve et al.[11] avaliaram exclusivamente pacientes portadores de anismus com transdutor linear anorretal. Utilizaram as medições de comprimento e espessura da musculatura esfincteriana para determinar o relaxamento e a contração muscular durante o esforço evacuatório. Mais recentemente, Murad-Regadas et al.[16-21] desenvolveram novas técnicas de ultrassonografia anorretal dinâmica por meio de transdutor tridimensional para o diagnóstico das alterações anatomo-funcionais do assoalho pélvico, tais como anismus, prolapso mucoso anal, retocele, intussuscepção retorretal, enterocele e descenso perineal, denominando-a "ecodefecografia".

ASPECTOS TÉCNICOS
Tipo de equipamento utilizado

No sentido de obter uma avaliação dinâmica de todos os distúrbios da evacuação produzidos nos compartimentos posterior e médio, é necessário utilizar um transdutor axial (modelo 2050) com visão 360°, bi e tridimensional e acoplado a um equipamento de ultrassonografia Pro-Focus® (B-K Medical®, Herlev, Dinamarca). Os exames são realizados por escaneamentos automáticos, com frequências de 10 a 16 MHz, distância focal variando de 2,8 a 6,2 cm. A imagem tridimensional (3D) é formada pela sequência de numerosas imagens paralelas transaxiais resultando em um cubo. A aquisição do cubo se faz pela varredura do segmento anorretal (6 cm), que é obtida pela movimentação automática proximal-distal da extremidade do transdutor. Ao término do escaneamento das imagens, o transdutor é então retirado do reto, e a imagem formada em cubo é gravada e amplamente movimentada, possibilitando ao operador analisar em múltiplos planos (sagital, coronal e/ou diagonal-oblíqua), permitindo, portanto, a visualização em diferentes níveis de profundidade. Existe ainda a possibilidade da multivisão que consiste na visualização de quatro ou seis imagens especializadas simultaneamente. O exame pode ser revisado em tempo real, ou seja, ao vivo; posteriormente tantas vezes quanto necessário, melhorando significativamente a precisão do diagnóstico e a quantidade de informações obtidas. Apresenta, ainda, a vantagem na produção de imagens com elevada resolução espacial pois não é necessário movimentar o transdutor durante a aquisição das imagens pois são obtidas com escaneamento automático, o que resulta em menor desconforto e maior rapidez no exame. O tempo de cada escaneamento é proporcional ao tamanho de cada fatia transaxial. Geralmente, são utilizadas fatias de 0,25 mm, sendo que a cada 50 segundos 6 cm de escaneamento é adquirido.

Técnica do exame

O paciente é previamente preparado com clister retal duas horas antes do exame e deve ser devidamente informado a respeito da técnica adotada e orientado sobre os movimentos a serem realizados, intercalando-se sequências de repouso e esforço evacuatório mantido durante 20 segundos. A qualidade do exame depende também da cooperação do paciente. O transdutor é introduzido no reto e mantido fixo, entre 6 a 7 cm da margem anal. São realizados quatro escaneamentos visando a identificar todas as alterações anatômicas e funcionais da evacuação. As imagens obtidas são avaliadas nos planos axial e sagital mediano, podendo ser necessário associar o diagonal. Cada escaneamento dura 50 segundos.

Escaneamento 1

O transdutor é posicionado a 6 cm da margem anal. Segue o escaneamento do reto inferior, junção anorretal e todo o comprimento longitudinal do canal anal com o paciente em repouso. É avaliada a conformação anatômica do canal anal, buscando identificar eventuais lesões musculares, mesmo em pacientes assintomáticos (lesões ocultas).

Escaneamento 2

O transdutor é posicionado a 6 cm da margem anal. Segue uma sequência de repouso e esforço evacuatório no mesmo escaneamento. É iniciado com o paciente em repouso durante 15 segundos, capturando imagens do reto inferior e junção anorretal. O paciente é, então, solicitado a fazer esforço evacuatório durante 20 segundos, capturando-se imagens dinâmicas da junção anorretal, canal anal superior e médio proximal. Finalmente, mantém-se em repouso durante os 15 segundos finais, correspondendo ao canal anal médio distal e inferior. Nesse escaneamento o transdutor acompanha a descida do períneo.

Escaneamento 3

É necessário modificar o tempo da aquisição do escaneamanto, sendo utilizado o tempo máximo de 30 segundos já que a técnica preconiza parada do escaneamento ainda com o paciente no esforço evacuatório máximo. Naqueles com descida excessiva do períneo, não se tolera mais do que 30 segundos. O transdutor é posicionado na borda proximal do músculo puborretal (PR) (junção anorretal). O escaneamento inicia-se com o paciente em repouso por 3 segundos, visando a visualizar o puborretal no repouso, seguido por máximo esforço para evacuar e mantendo o transdutor fixo na mesma posição, sem acompanhar a descida do períneo. Quando o músculo PR torna-se visível distalmente, o escaneamento é parado. O descenso perineal é quantificado medindo-se a distância entre a posição da borda proximal do PR na posição de repouso e o ponto em que se encontra após o esforço máximo de evacuação.

Escaneamento 4

Introduz-se inicialmente 120 a 180 mL de gel ultrassônico na ampola retal visando a despertar o desejo de evacuar e distender as camadas da parede do reto. O transdutor é posicionado a 7 cm da margem anal e segue a mesma técnica utilizada no escaneamento 2. Esse escaneamento possibilita identificar todas as estruturas anatômicas do canal anal, junção anorretal e assoalho pélvico.

O examinador deve certificar-se de que o paciente está efetivamente realizando o esforço evacuatório máximo com o transdutor posicionado no canal anal e reto em cada etapa do exame. Pode ser necessário repetir alguma dessas avaliações quando ocorrer dúvidas na eficácia do esforço evacuatório e nas imagens adquiridas. Caso seja necessário repetir o escaneamento 4, deve ser reintroduzido mais gel, pois este é eliminado parcial ou totalmente durante o esforço evacuatório.

Interpretação das imagens

Após a conclusão dos quatro escaneamentos descritos, as imagens estáticas e dinâmicas são devidamente analisadas. As estruturas anatômicas envolvidas na defecação são analisadas comparando suas posições no repouso e no esforço evacuatório (imagens dinâmicas) utilizando linhas e/ou ângulos para medições de referência. São analisadas as imagens de acordo com cada distúrbio evacuatório.

Contração paradoxal da musculatura estriada (anismus)

A contração paradoxal da musculatura estriada pode ser identificada nas modalidades bi e tridimensionais:

- **Modalidade bidimensional:** O transdutor é posicionado à altura do músculo PR. O ângulo é calculado no repouso (escaneamento 1) e durante o esforço evacuatório (escaneamento 2) e é formado por duas linhas diagonais que se projetam da posição de 3 e 9 horas da circunferência do transdutor intrarretal (margem interna) e unem-se na borda interna do músculo puborretal, na posição de 6 horas.
- **Exame normal:** este ângulo encontra-se reduzido devido ao relaxamento dos músculos estriados (EAE, PR) durante

o esforço evacuatório, resultando no aumento da distância entre o transdutor e o músculo PR (Figuras 8.8.1A e B).
- **Exame com presença de contração paradoxal:** o ângulo eleva-se devido à contração paradoxal dos músculos anais voluntários durante o esforço evacuatório, resultando em redução na distância entre o probe e o puborretal (Figuras 8.8.2A e B).
- **Modalidade tridimensional (plano sagital mediano):** determina-se um ângulo formado pela confluência de uma linha traçada paralela à borda interna do PR (1,5 cm) com uma outra linha vertical, longitudinal ao eixo do canal anal. Esse ângulo é calculado no repouso (escaneamento 1) e no esforço evacuatório (escaneamento 2).

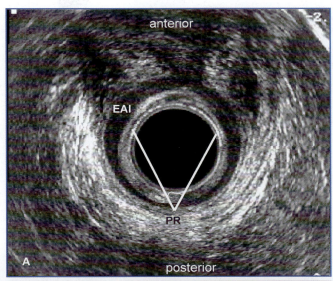

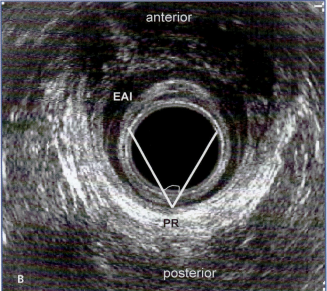

Figura 8.8.2 – Modalidade bidimensional. A. Repouso. B. Contração paradoxal do puborretal.

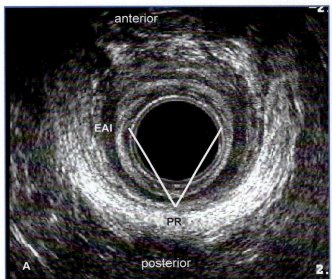

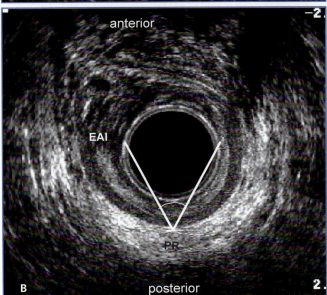

Figura 8.8.1 – Modalidade bidimensional. A. Repouso. B. Relaxamento normal.

- **Exame normal:** ocorre aumento da distância entre o transdutor e o músculo PR e, consequentemente, do ângulo durante o esforço evacuatório devido ao relaxamento do esfíncter anal externo (EAE) e do músculo PR (Figuras 8.8.3A e B).
- **Exame com presença de contração paradoxal:** ocorre, ao contrário, redução do ângulo devido à contração paradoxal dos músculos anais voluntários durante o esforço evacuatório e, consequentemente, diminuição da distância entre o transdutor e o músculo PR (Figuras 8.8.4A e 8.8.4B). Para caracterizar relaxamento muscular ou contração paradoxal, deve ocorrer uma diferença maior que um grau nos ângulos quando comparados o repouso e o esforço evacuatório. Se menor que um grau, caracteriza ausência de relaxamento muscular no esforço evacuatório.

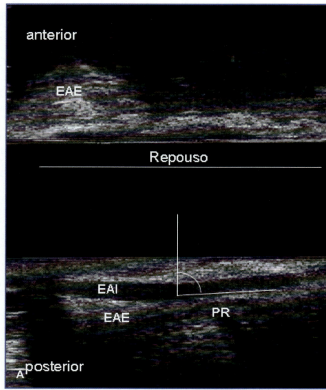

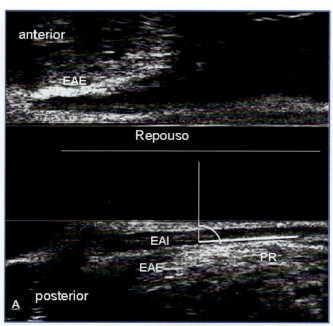

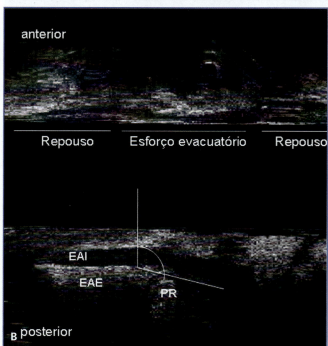

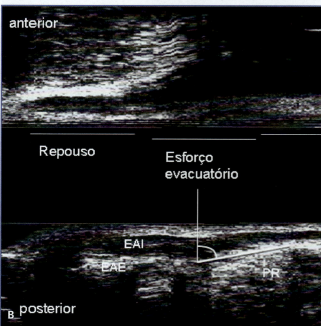

Figura 8.8.3 – A. Escaneamento 1: Repouso com medição do ângulo formado pelos músculos EAE-PR. B. Escaneamento 2: Sequência repouso – esforço – repouso. Presença de relaxamento dos músculos EAE-PR. (EAE-PR = Esfíncter anal externo – Puborretal)

Figura 8.8.4 – A. Escaneamento 1: Repouso com medição do ângulo formado pelos músculos EAE-PR. B. Escaneamento 2: Sequência repouso – esforço – repouso. Ocorre redução do ângulo, sugerindo contração paradoxal dos músculos EAE-PR. (EAE-PR = Esfíncter anal externo – Puborretal)

As medidas dos ângulos são projetadas de forma contrária nos cortes axial e longitudinal devido às referências estabelecidas, mas são de fácil compreensão pois ambas as projeções visam a avaliar os movimentos do músculo PR no esforço evacuatório. A vantagem da projeção tridimensional é que possibilita avaliar o movimento do EAE e PR em toda a sua extensão longitudinal. Devido à elevada resolução espacial apresentada pelo equipamento utilizado, é possível ainda, identificar o início e o término do esforço. Já na modalidade bidimensional, só é possível avaliar esse distúrbio em um único ponto ao nível do músculo PR, em plano axial.

Prolapso mucoso anal

Consiste no espessamento do tecido subepitelial no canal anal, entre o transdutor e o esfíncter anal interno (EAI). Pode ser medido nos dois planos axial e sagital e avaliado no repouso e durante o esforço evacuatório (escaneamentos 1 e 2), conforme demonstra a Figura 8.8.5.

Descenso perineal

É diagnosticado e quantificado por meio de um único escaneamento, visando a demonstrar o deslocamento do puborretal (PR) durante o esforço evacuatório. O transdutor é posicionado proximal ao músculo puborretal. O escaneamento é iniciado adquirindo-se a imagem do PR em repouso durante 3 segundos, seguindo-se de esforço evacuatório. Ao contrário dos demais escaneamentos, o transdutor é mantido parado, sem acompanhar a descida dos músculos do assoalho pélvico, e segue o escaneamento automaticamente até visualizar novamente o PR posicionado mais distalmente devido ao esforço evacuatório. Nesse momento, o escaneamento é parado ainda durante o esforço evacuatório, cujo tempo é diretamente proporcional ao tamanho da descida do períneo. O descenso perineal é quantificado medindo a distância entre a borda proximal do PR no estado de repouso e sua posição quando escaneado no ponto de máximo esforço evacuatório. Os valores numéricos que determinam o descenso perineal fisiológico e o patológico foram determinados utilizando a defecografica. O deslocamento do puborretal durante o esforço evacuatório de até 2,5 cm determina descenso fisiológico. Valores acima desse valor sugerem o diagnostico de descenso perineal patológico[21] (Figuras 8.8.6A e B).

Retocele

O exame demonstra claramente as diferentes posições de todas as estruturas anatômicas envolvidas na defecação, identificando e quantificando com facilidade a retocele. Foi proposta a denominação de anorretocele por Regadas et al.[22] em estudo prévio demonstrando por meio da ultrassonografia tridimensional que a herniação ocorre inicialmente na parede anterior da junção anorretal e do canal anal superior em direção à vagina e não ao nível da parede anterior do reto. A anorretocele é identificada no "escaneamento 4" (plano sagital mediano), utilizando gel intrarretal. Esse exame avalia os movimentos da parede posterior da vagina, reto inferior, junção anorretal e canal anal superior e médio, no quadrante anterior. A vagina é a estrutura anatômica utilizada como referência e sua posição é determinada por linhas paralelas traçadas ao nível da parede posterior. Durante o esforço evacuatório, são traçadas duas linhas horizontais e paralelas na projeção da parede posterior da vagina no repouso e durante o esforço evacuatório máximo. A distância entre essas duas linhas determinará se se trata de um exame normal ou se existe presença de anorretocele.

- **Exame normal:** a vagina é deslocada para baixo e para trás, empurrando a parede anterior do reto inferior, junção anorretal e canal anal superior durante o esforço evacuatório. Mantem-se, portanto, no mesmo nível ou mais posteriormente à sua posição no estado de repouso ao nível do reto inferior (Figura 8.8.7).
- **Exame com presença de anorretocele:** este fenômeno ocorre devido à parede posterior da vagina ser empurrada para frente quando se eleva a pressão ao nível da junção anorretal e canal anal superior durante o esforço evacuatório. A anorretocele é demonstrada e quantificada pelo cálculo da distância entre duas linhas horizontais traçadas paralelas à parede posterior da vagina, sendo uma no ponto inicial do esforço evacuatório, quando a parede posterior da vagina empurra para baixo e para trás a parede anterior do reto inferior, e a outra no ponto de máxima distensão da parede anterior da junção anorretal e canal anal superior, herniando anteriormente e deslocando a parede vaginal. Nas anorretoceles muito grandes, a parede posterior da vagina poderá não ser visualizada devido à

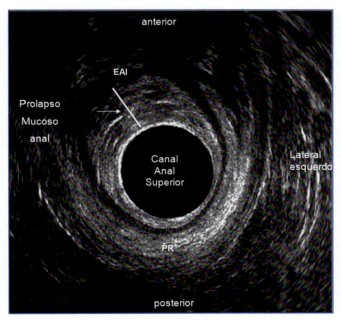

Figura 8.8.5 – Prolapso Mucoso anterior (aumento do espaço subepitelial – linha branca).

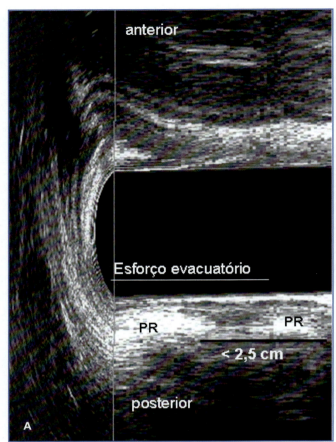

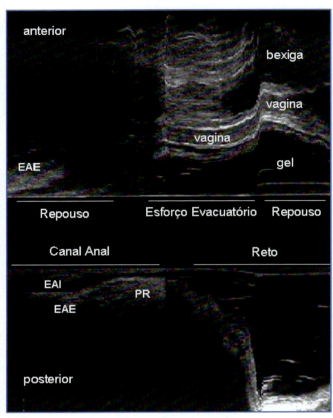

Figura 8.8.7 – Exame dinâmico normal.

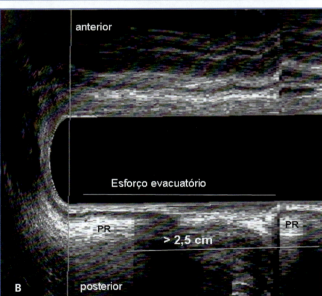

Figura 8.8.6 – Avaliação do descenso perineal. A. Identificação do PR antes e após o esforço evacuatório – deslocamento menor que 2,5 cm. B. Caracteriza descenso perineal patológico – deslocamento do PR maior que 2,5 cm. PR: puborretal.

distância focal do transdutor ser insuficiente. Considera-se nestes casos a borda superior do cubo como o ponto de maior distensão da parede posterior da vagina. Essa limitação não interfere no diagnóstico e na determinação do tamanho da anorretocele. A classificação com relação ao tamanho da anorretocele na ecodefecografia foi estabelecida correlacionando a classificação na defecografia. Foi constatado que a distância entre 2 e 6 mm (média 3,5 mm) corresponde a anorretocele grau I (Figura 8.8.8); entre 7 e 13 mm (média 9,5 mm) a grau II (Figura 8.8.9) e maior que 13 mm a grau III[20] (Figuras 8.8.10A e B).

Intussuscepção retorretal

É identificada claramente pela imagem das camadas da parede retal, projetando-se para a luz do reto. No entanto, nas intussuscepções menores (ocultas), caracteriza-se por pequenos deslocamentos, mantendo as camadas retais quase paralelas entre si. Já nas maiores, o deslocamento das camadas da parede do reto é mais visível, projetando-se de forma perpendicular entre si. Utilizam-se as projeções axial e sagital com diagonal (escaneamento 4), conforme mostram as Figuras 8.8.11 a 8.8.13.

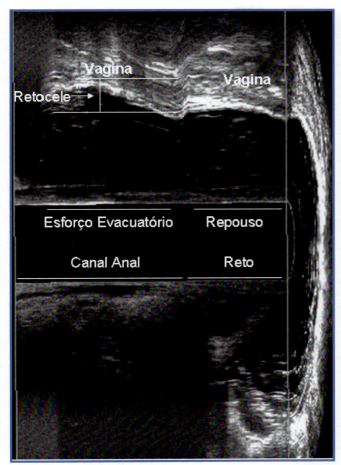

Figura 8.8.8 – Retocele grau I.

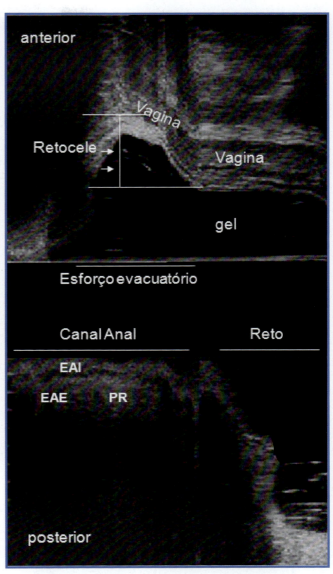

Figura 8.8.9 – Retocele grau II.

É comum identificar associação de intussuscepção com anorretocele grandes, processo claramente demonstrado em imagens obtidas pela EDF no local da herniação.

Enterocele/sigmoidocele

As alças intestinais são normalmente visualizadas na projeção do quadrante anterior do reto médio-inferior, proximal à bexiga e ao útero, mesmo durante o esforço evacuatório. A enterocele/sigmoidocele é caracterizada pela identificação de alças intestinais na projeção do reto inferior, junção anorretal e canal anal superior, ao nível do músculo puborretal e podem ser claramente visualizadas nos planos axial e sagital (escaneamentos 2 e 4). A ecodefecografia identifica com grande precisão as enteroceles grau III, posicionadas ao nível da junção anorretal. No entanto, não é capaz de identificar enteroceles mais altas, pois o transdutor é normalmente posicionado no reto inferior. (Figuras 8.8.14A e B).

Cistocele

O útero é normalmente identificado durante a ultrassonografia anorretal no escaneamento com e sem gel. Já a bexiga pode ser melhor visualizada quando se apresenta parcialmente distendida no escaneamento com e sem gel. Normalmente, desloca-se até ao nível da borda proximal do músculo puborretal durante o esforço evacuatório. E o diagnóstico de cistocele pode ser sugerido quando o deslocamento ultrapassa esse nível (> 1 cm) e podem ser claramente visualizados nos planos axial e sagital (escaneamentos 2,4), de acordo com a Figura 8.8.15.

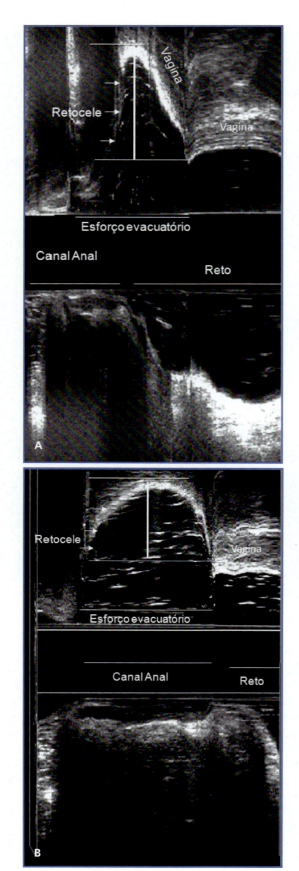

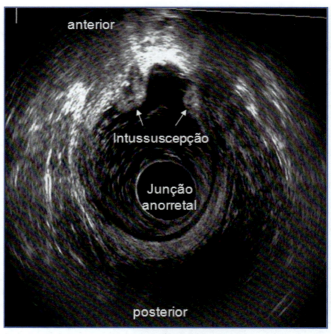

Figura 8.8.11 – Intussuscepção anterior (plano axial).

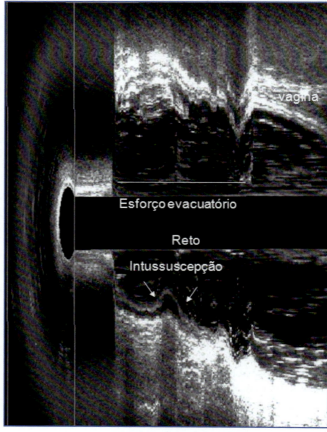

Figura 8.8.12 – Intussuscepção anterior (plano sagital paramediano esquerdo).

Figura 8.8.10 – Retocele grau III.

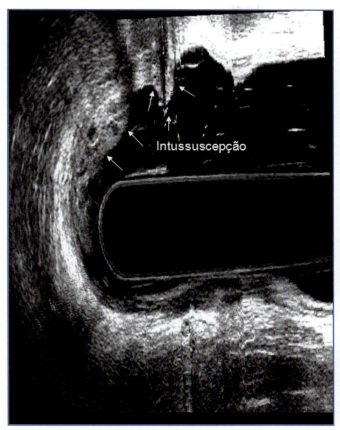

Figura 8.8.13 – Intussuscepção anterior (plano sagital com diagonal).

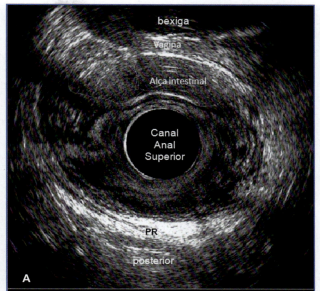

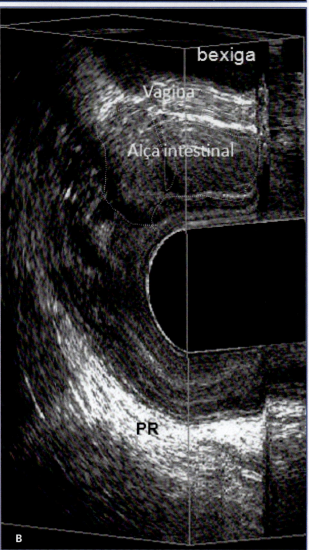

Figura 8.8.14 – Enterocele/Sigmoidocele grau III.

COMENTÁRIOS

A técnica dinâmica visa a reproduzir os movimentos realizados durante o esforço evacuatório, mesmo com o transdutor inserido no canal anal e no reto e o paciente posicionado em decúbito lateral esquerdo. O gel ultrassônico pode simular as fezes mesmo com consistência gelatinosa, pois é eliminado parcial ou completamente durante o esforço evacuatório. Existe maior dificuldade em eliminá-lo em pacientes com anismus. Foi estabelecido o tempo de 20 segundos de esforço evacuatório para cada escaneamento, pois é suficiente para visualizar as alterações anatomofuncionais ocorridas durante o processo evacuatório e é bem tolerado pelo paciente. Cada exame é realizado no tempo médio de 10 minutos, pois são adquiridos 4 a 6 escaneamento em cada exame.

A aquisição da imagem no repouso e durante o esforço evacuatório, com e sem gel ultrassônico, distando entre 6 e 7 cm da margem anal, possibilita visualizar as estruturas anatômicas pélvicas, desde o útero ao canal anal inferior, identificando a posição e os movimentos durante o esforço evacuatório. Essa sequência de escaneamentos diferentes permite adicionar informações e elucidar casos duvidosos. Pelas imagens dinâmicas obtidas, identificou-se que a herniação ocorre ao nível da parede anterior da junção anorretal e

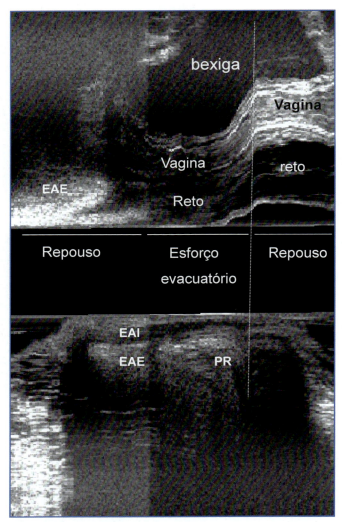

Figura 8.8.15 – Cistocele.

canal anal superior, e não ao nível do reto, daí a sugestão da denominação de anorretocele[22].

Em recente estudo prospectivo multicêntrico envolvendo 86 mulheres com evacuação obstruída, provenientes de seis diferentes centros nacionais e internacionais, constatou-se que a ecodefecografia foi capaz de identificar as mesmas disfunções previamente observadas pela defecografia[23]. Apresenta ainda a vantagem de demonstrar claramente a integridade da musculatura esfincteriana identificando lesões musculares ocultas, visualiza as estruturas anatômicas envolvidas no ato defecatório, onde e como se desenvolve esse mecanismo e sem expor os pacientes à radiação.

REFERÊNCIAS BIBLIOGRÁFICAS

1. Drossman DA. The functional gastrointestinal disorders and the Rome II process. Gut 2000; 45 (2): II1-5.
2. Karlbom U, Pahlman L, Nilsson S et al. Relationships between defecographic findings, rectal empting, and colonic transit time in constipated patients. Gut 1995; 36: 907-12.
3. Mellgreen A, Bremmer S, Johansson C et al. Defecography: results of investigations in 2816 patients. Dis Colon Rectum 1994; 37: 1133-41.
4. Dvorkin LS, Hetzer F, Scott SM et al. Open-magnet MR defaecography compared with evacuation proctography in the diagnosis and management of patients with rectal intussusception. Colorectal Dis 2004; 6: 45-53.
5. Nam YS, Pikarsky AJ, Wexner SD et al. Reproducibility of colonic transit study in patients with constipation. Dis Colon Rectum 2001; 44: 86-92.
6. Sutphen J, Borowitz S, Ling W et al. Anorectal manometric examination in encopretic-constipated children. Dis Colon Rectum 1997; 40: 1051-5.
7. Voderholzer WA, Neuhaus DA, Klauser AG et al. Paradoxical sphincter contration is rarely indicative of anismus. Gut 1997; 41: 258-62.
8. Jorge JMN, Wexner SD, Ger GC et al. Cinedefecography and electromyography in the diagnosis of nonrelaxing puborectalis syndrome. Dis Colon Rectum 1993; 34: 606-12.
9. Lubowski D, King DW, Finally IG. Electromyography of the pubococcygeus muscles in patients with obstructed defaecation. Dis Colon Rectum 1993; 36: 668-76.
10. Barthet M, Portier F, Heyries L et al. Dynamic anal endosonography may challenge defecography for assessing dynamic anorectal disorders: results of a prospective pilot study. Endoscopy 2000; 32 (4): 300-5.
11. Van Outryve SM, Van Outryve MJ, De Winter BY, Pelckmans PA. Is anorectal endosonography valuable in dyschesia? Gut 2002; 51 (5): 695-700.
12. Lienemann A, Anthuber C, Baron A et al. Dynamic MR colpocystorectography assessing pelvic-floor descent. Eur Radiol 1997; 7: 1309-17.
13. Bolog N, Weishaupt D. Dynamic MR imaging of outlet obstruction. Rom J Gastroenterol 2005; 14 (3): 293-302.
14. Beer-Gabel M, Teshler M, Barzilai N et al. Dynamic trans--perineal ultrasound (DTP-US) – a new method for disgnosis of pelvic floor disorders: techinical details and preliminary results. Dis Colon Rectum 2002; 45: 239-48.
15. Beer-Gabel M, Teshler M, Schechtman E, Zbar AP. Dynamic transperineal ultrasound vs. defecography in patients with evacuatory difficulty: a pilot study. Int J Colorectal Dis 2004; 19: 60-7.
16. Murad-Regadas SM, Regadas FSP, Rodrigues LV et al. Ecodefecografia tridimensional dinâmica. Nova técnica para avaliação da síndrome da defecação obstruída (SDO). Rev Bras Coloproctol 2006; 26 (2): 168-77.
17. Murad-Regadas SM, Regadas FSP, Rodrigues LV et al. A novel procedure to assess anismus using three-dimensional dynamic ultrasonography. Colorectal Dis 2006; 9: 159-65.
18. Murad-Regadas SMM, Regadas FSP, Lima DMR. Ultrassonografia anorretal dinâmica. Novas técnicas. In: Regadas FSP, Murad--Regadas SMM. Distúrbios funcionais do assoalho pélvico. Atlas de ultrassonografia anorretal bi e tridimensional. Rio de Janeiro: Revinter; 2006. p. 79-94.

19. Murad-Regadas SM, Regadas FSP, Rodrigues LV et al. A novel three-dimensional dynamic anorectal ultrasonography technique (echodefecography) to assess obstructed defecation, a comparison with defecography. Surg Endoscopy 2008; 22: 974-9.
20. Murad Regadas SM. Dynamic three-dimensional ultrasonography – echodefecography. In: Pescatori M, Regadas RSP, Murad Regadas SM, Zbar A. Milan: Springer; 2008. p. 201-16.
21. Murad-Regadas SM, Soares GSD, Regadas FSP, Rodrigues LV, Buchen G, Kenmoti VT et al. A Novel 3-D dynamic anorectal ultrasonography technique for the assessment of perineal descent, compared with defecography. Dis Colon Rectum 2011; 54 (6):686-92.
22. Regadas FSP, Regadas SMM, Wexner SD, Rodrigues LV, Souza MHLP, Silva FRS et al. Anorectal three-dimensional endosonography and anal manometry in assessing anterior rectocele in women. A new pathogenesis concept and the basic surgical principle. Colorectal Dis 2007; 9 (1): 80-5.
23. Regadas SFP, Haas EH, Jorge JM, Sands D, Melo-Amaral I, Wexner SD. Prospective multicenter trial comparing echodefecography with defecography in the assessment of anorectal dysfunctions in patients with obstructed defecation. Dis Colon Rectum, DCR-D-10-00226R1 (accepted for publication).

Seção III

Preparo Pré-operatório

Uso Racional de Antibióticos em Operações Colorretais

9

Paulo Mauricio Chagas Bruno
Rodrigo Ciotola Bruno
Claudia Mangini

INTRODUÇÃO

O uso racional de antibióticos em coloproctologia deve compreender a correta profilaxia cirúrgica e a escolha adequada de antibióticos para indicações terapêuticas. Os principais objetivos do uso racional de antimicrobianos são:
- melhorar a eficácia dos antimicrobianos;
- reduzir eventos adversos;
- prevenir o aparecimento da resistência bacteriana;
- reduzir o custo total do tratamento para o paciente, os hospitais, o Estado e as seguradoras.

A utilização adequada de antimicrobianos requer o conhecimento do espectro da ação, da farmacocinética e da farmacodinâmica de cada droga, o que possibilita determinar a dose, o intervalo e a via de administração. O conhecimento da distribuição dos principais agentes isolados na instituição em questão e o comportamento das bactérias aos diferentes antimicrobianos influenciam a escolha empírica do antibiótico e a existência de um bom relacionamento entre o laboratório de microbiologia e o corpo clínico, ajudando em muito a decisão da terapia dirigida.

PRINCÍPIOS DA ANTIBIOTICOPROFILAXIA

A infecção de sítio cirúrgico é responsável por um terço das infecções relacionada à assistência a saúde[1]. Estima-se que cerca de 20% dos pacientes submetidos a cirurgias intra-abdominais estão incluídos nessa categoria. O uso profilático de antibiótico[2], é um dos componentes do programa de prevenção da infecção do sítio cirúrgico (ISC), mas não deve ser considerada como alternativa que substitua os demais cuidados da técnica operatória.

A antibioticoprofilaxia em cirurgia é definida como a utilização de antimicrobianos em pacientes sem evidência de ISC no intuito de prevenir o seu desenvolvimento[1]. Sua indicação deve ser restrita aos procedimentos em que:
- há risco significativo de ocorrência de ISC;
- o risco é baixo, mas a morbimortalidade da ISC é elevada.

Com relação à escolha do antimicrobiano, as seguintes características são importantes[3]:
- deve ter espectro para a maior parte dos patógenos causadores de ISC, de acordo com o tipo de procedimento e com os dados de cada instituição;
- não deve ser o mesmo utilizado como de primeira linha no tratamento das infecções;
- deve ter baixa toxicidade;
- deve apresentar farmacocinética apropriada;
- deve possuir apresentação para uso parenteral;
- deve ser de baixo custo;
- deve ter seu uso respaldado por literatura científica.

Os conceitos gerais do uso de antibioticoprofilaxia são cruciais para a eficiência da sua utilização. Os principais conceitos são:
- nível tecidual no início da cirurgia;
- duração de uso;
- tipo de cirurgias em que se indica o uso.

A primeira dose do antimicrobiano deve ser administrada dentro dos 60 minutos que antecedem a incisão cirúrgica, que pode ser concomitantemente à indução anestésica. Conforme mostra Burke[4] (Figura 9.1) em seu clássico estudo que os antibióticos só são efetivos na prevenção da infecção de sítio cirúrgico, se houver nível sanguíneo imediatamente antes e durante o procedimento cirúrgico, e que é nesse momento que há maior ação inibitória bacteriana pela concentração tecidual do antimicrobiano no local cirúrgico.

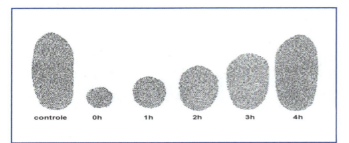

Figura 9.1 – Variação temporal da concentração tecidual do antimicrobiano[3].

Em caso de grandes perdas sanguíneas durante a cirurgia, ou de cirurgias prolongadas, doses adicionais do antimicrobiano devem ser administradas, respeitando-se a farmacocinética do antibiótico[3,4]. Nem o sangramento, nem a duração ou complicação do procedimento justificam prolongamento do tempo de uso do antibiótico, somente indicam necessidade de dose adicional no intraoperatório. O uso da antibioticoprofilaxia deve se restringir à duração da cirurgia e as 24 horas pós-operatórias, a não ser em procedimentos selecionados, especialmente se houver implante de prótese, quando poderá se estender por 48 a 72 horas[5,6].

Como mencionado, a profilaxia deve ser utilizada quando há risco significativo de infecção de sítio cirúrgico. Esse risco pode ser avaliado de acordo com o potencial de contaminação das cirurgias em: cirurgias limpas; cirurgias potencialmente contaminadas; cirurgias contaminadas; cirurgias infectadas[2,7].

Cirurgias limpas

Nesta condição não se deve usar a antibioticoprofilaxia, exceto quando usamos próteses[7]. São consideradas cirurgias limpas aquelas realizadas em tecidos estéreis ou passíveis de descontaminação, na ausência de processos infeccioso e inflamatório local. São cirurgias eletivas com cicatrização de primeira intenção e sem drenagem aberta em que não ocorram penetrações nos tratos digestivos. Em coloproctologia, são pouco frequentes e podemos citar alguns exemplos, como: sacropromontofixação de reto, ressecções de endometriose de parede de reto sem penetração em sua luz, lise de aderências pélvicas etc.

Cirurgia potencialmente contaminada

Neste grupo, deve-se usar a profilaxia. São aquelas realizadas em tecidos colonizados por flora microbiana pouco numerosa ou em tecidos de difícil descontaminação e na ausência de processo infeccioso e inflamatório. Cirurgias com drenagem aberta ou penetração no trato digestivo sem contaminação significativa. Devemos salientar que a técnica cirúrgica asséptica é fundamental, pois não será substituída pelo antibiótico, e, sim, complementada. Estão incluídas nesta classificação as cirurgias consideradas eletivas, como: colectorias por divertículos, colectomias por endometriose e colectomias por neoplasias benignas e malignas. As cirurgias orificiais, como as hemorroidas, fissuras, fístulas sem aspecto purulento e as retais como ressecção de tumores, pertencem a este grupo[2,7].

Cirurgias contaminadas

São aquelas realizadas em tecido recentemente traumatizados e abertos, colonizados por flora bacteriana abundante, cuja descontaminação seja difícil ou impossível ou com grande contaminação a partir do tubo digestivo. Aqui, incluem-se apendicite aguda com peritonite, diverticulite aguda, megacólon tóxico e perfuração de reto e cólon entre outras.

Cirurgias infectadas

São aquelas nas quais o quadro infeccioso já está instalado.

PRINCÍPIOS DA TERAPÊUTICA ANTIMICROBIANA

Quando o médico se coloca em frente a um paciente com indicação cirúrgica, uma pergunta sempre é formulada: Devemos usar antibióticos de forma profilática ou terapêutica? Outras questões se seguem: Qual o antibiótico e qual a dosagem? Qual a frequência para manter a concentração mínima necessária, e por quanto tempo? Há associação e qual é a adequada? Qual é a de melhor custo-benefício. A resposta a essas questões definem o uso racional dos antibióticos. Frente a uma emergência como diverticulite, obstrução de cólon ou apendicite sabemos da real necessidade do uso terapêutico dos antibióticos, e é aí que o diagnóstico sindrômico, a etiologia e a topografia anatômica podem orientar seu uso. É necessário tratar de maneira diferente uma apendicite aguda na ausência ou presença de perfuração, abscesso ou peritonite. É sabido também que a diverticulite em suas várias formas devem ser tratadas de modo diferentes. Podemos aferir que ao se tratar de uma apendicite complicada sabemos a causa sindrômica e a topografia anatômica, porém o diagnóstico etiológico da infecção será concluído com a cultura da secreção encontrada. As informações iniciais nos autorizam estabelecer terapêutica antibiótica que posteriormente poderá ser modificada com o resultado da cultura. Em caso de apendicite aguda sem peritonite são necessárias apenas as manifestações topográficas e sindrômica para estabelecer o antibiótico a ser usado na profilaxia no início do ato anestésico. Ao analisarmos uma diarreia com muco, pus e sangue com característica infecciosa é muito mais importante o diagnóstico etiológico, o qual se faz com a realização das culturas. No entanto, em certos casos o diagnóstico sindrômico é importante ao se tratar de um surto epidêmico como uma infecção por salmonelas ocorrido em um navio ou hotel, situação em que o antibiótico pode ser administrado sem o resultado da cultura e antibiograma.

Deve-se usar antibiótico de modo empírico como na obstrução intestinal ou em peritonites causadas por fístulas de cólon, sem que se saiba o agente do quadro infeccioso. Antes de iniciar o uso empírico de antibióticos a colheita de material para cultura das secreções e de sangue para hemocultura é uma boa prática. Após a identificação do agente ou dos agentes causais e suas sensibilidades fazer as devidas correções.

A absorção, a distribuição, a concentração tecidual e a eliminação dos antimicrobianos são fatores importantes. Esses aspectos de farmacocinética e biodisponibilidade são elementos fundamentais na terapia das doenças colônicas e nos informam qual é a melhor via a ser usada[5,6]. No caso de infecção pelo *Clostridium difficile*, a via preferencial é a oral; na diverticulite aguda, a endovenosa[8]. O emprego adequado da via e a dosagem administrada nos da a certeza do nível da biodisponibilidade no sangue no local da patologia infecciosa a ser tratada. Não é adequado tratar doenças diferentes com o mesmo padrão de antibióticos e a mesma dosagem, pois a farmacocinética e a biodisponibilidade são diferentes para cada patologia, e isso influi na eficácia. A via oral é mais cômoda e fácil de ser utilizada, porém devemos avaliar fatores que podem influir na sua biodisponibilidade tecidual, como algumas comorbidades frequentemente encontradas e que determinam limitações de absorção, como: gastroparesias, doença de Whipple, deficiência de lactase, cirurgias prévias, como as desabsortivas dos obesos mórbidos, doença de Crohn em delgado e outras. A via parenteral analisando a farmacocinética e a biodisponibilidade estará assegurada e será a principal nos pacientes hospitalizados independentemente de serem usadas a via endovenosa e a intramuscular. Contudo, alguns fatores podem interferir nessas vias: *diabetes mellitus*, vasculites, hepatopatias, insuficiência renal etc. Atenção especial deve ser dada a certos antibióticos que são absorvidos apenas por via parenteral venosa, como a anfotericina B, vancomicina, anfotericina com formulação lipídica, teicoplanina etc. O principal motivo dessa preocupação é sabermos que o antibiótico tem que estar no foco da infecção em quantidade acima da concentração inibitória mínima, o que determina a eficácia bactericida, bacteriostática com ação inibitória do crescimento, dando oportunidade de reação imunológica tecidual.

Os antibióticos são eliminados íntegros ou após metabolização, preferencialmente por via renal ou biliar e, por isso, devemos estar alerta na análise adequada do fígado e dos rins. Essas considerações associadas ao peso do paciente são fatores determinantes da dosagem a ser aplicada nas 24 horas, resta definir a periodicidade com o objetivo de manter a concentração tecidual adequada no foco da infecção. Alguns fatores limitantes devem ser considerados, pois impedem que o antibiótico chegue ao foco com a devida eficácia, como abscessos, tecidos desvitalizados, corpos estranhos e áreas isquêmicas. Outros fatores limitantes são uso de corticosteroides, drogas antineoplásicas, imunossupressores, neoplasias malignas (principalmente as avançadas), *diabetes mellitus* etc.

Deve-se, ainda, considerar o tempo de uso do antibiótico. O tempo máximo terapêutico é extremamente variável e depende do agente etiológico, da normalização da clínica e dos exames laboratoriais.

Em coloproctologia, é preciso ter em mente que as infecções podem ser comunitárias ou hospitalares, e isso terá relevância no uso dos antibióticos a serem administrados. Os protocolos validados devem ser definidos previamente pelo Serviço de Controle de infecção Hospitalar (SCIH) tendo em vista esses fatores.

Considera-se infecção comunitária o quadro clínico presente na admissão hospitalar. Pertencem a esse grupo as diarreias infecciosa, viral e parasitarias, as quais podem evoluir para colites tóxicas de tratamento cirúrgico; e as apendicites, diverticulites, colites isquêmicas, perfurações de cólon e reto por arma de fogo ou arma branca, corpos estranhos e as obstruções intestinais. A infecção hospitalar é associada à complicação ou extensão da infecção já presente na admissão em que haja troca de microrganismos com sinais ou sintomas fortemente sugestivos da aquisição de nova infecção, porém pode ocorrer após a internação hospitalar ou alta, se esta for relacionada à internação ou causada por procedimentos hospitalares. O diagnóstico é feito por evidências clínicas, resultados de exames de laboratórios, pesquisa de anticorpos, métodos de imagem, exames de endoscopia e biopsias. É considerada infecção hospitalar aquelas que se manifestam dentro de 72 horas até 30 dias após a internação hospitalar sempre associada a procedimentos realizados[9].

ESQUEMAS ANTIMICROBIANOS RECOMENDADOS
Cirurgias orificiais

As cirurgias das fístulas crônicas e das fissuras anais e hemorroidais são consideradas cirurgias potenciais para contaminação, devendo, portanto, ser realizada antibioticoprofilaxia. Todavia, a profilaxia e a terapia nessas patologias cirúrgicas eletivas, sem complicações, ainda são um tema controverso, necessitando mais estudos. Nesses casos, o antibiótico de eleição é a cefalotina ou cefoxetina Usam-se de 1 a 2 gramas na indução anestésica e repique intraoperatório se a cirurgia tiver duração superior a 2 horas. A manutenção após o término da cirurgia pode ser feita a cada 6 horas ou a cada 8 horas por, no máximo, 24 horas.

Apendicite aguda sem peritonite

Devem-se usar antibióticos em todos os pacientes com apendicite aguda, porém na apendicite aguda sem perfuração, abscesso ou peritonite deve-se usar apenas de modo profilático. Nesses casos são adequadas a cefoxitina ou cefalotina[7,10]. Usam-se 1 a 2 gramas na indução anestésica e mantém-se 1 grama a cada 2 horas durante o ato cirúrgico e a cada 6 horas ou a cada 8 horas por 24 horas no período de internação. (Figura 9.2)

Pacientes alérgicos a penicilina devem utilizar um esquema alternativo: ciprofloxacino de 200 a 400 mg IV a cada 12 horas ou 500 mg VO a cada 12 horas, associado a metronidazol 500 mg IV a cada 8 horas.

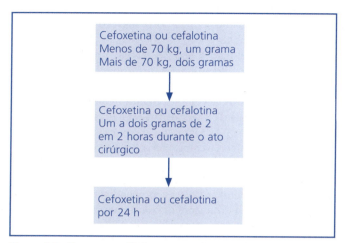

Figura 9.2 – Esquema profilático na Apendicite aguda não complicada.

Apendicite aguda com peritonite

Na presença de perfuração, abscesso ou peritonite, instala-se a terapia antibiótica empírica antes do ato cirúrgico. Os antibióticos utilizados são: ceftriaxona 1 a 2 gramas IV a cada 12 horas associado ao metronidazol 500 mg IV a cada 8 horas por 7 a 10 dias[10,11]. (Figura 9.3)

Em pacientes alérgicos a penicilina, pode-se substituir por esquema alternativo: Ciprofloxacino 200 a 400 mg IV a cada 12 horas associado a metronidazol 500 mg IV a cada 8 horas, com mesmo período de utilização.

Os pacientes devem ser reavaliados após o 3º dia para a possibilidade de transição para administração oral. Nesse caso, pode-se utilizar ampicilina-sulbactan 375 mg VO a cada 8 horas ou ciprofloxacina 500 mg VO a cada 12 horas.

Cirurgias eletivas de cólon

Nas cirurgias eletivas de colo e reto é adequado o uso de preparo mecânico, pois diminui a densidade bacteriana no sítio cirúrgico. No entanto, ultimamente têm surgido trabalhos na literatura nacional e internacional questionando esses princípios[12,14]. As evidências clínicas demonstram que pacientes portadores de diverticulites agudas Hinchey I e II tratadas e com recorrência de mais de dois episódios, neoplasias malignas com potencial de contaminação, colites isquêmicas pós-próteses aórticas, megacólon agangliônico e estenoses colônicas refratárias às dilatações são os elegíveis para colectomias convencionais ou por videolaparoscópicas eletivas. Nesses pacientes devemos usar antibióticos profilaticamente, de modo a se aplicar o fluxograma descrito na Figura 9.4.

Pacientes comprovadamente alérgicos a penicilina devem utilizar um esquema alternativo: ciprofloxacina 400 mg IV a cada 12 horas associada a metronidazol 500 mg a cada 8 horas.

Drenagem endocavitária

A drenagem endocavitária frequentemente utilizada é feita por drenos tubulares, siliconizados, com pressão negativa e de importância fundamental na proteção do sítio cirúrgico.

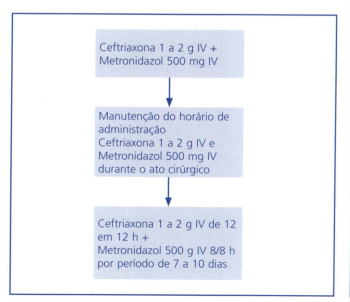

Figura 9.3 – Abordagem profilática na apendicite aguda complicada.

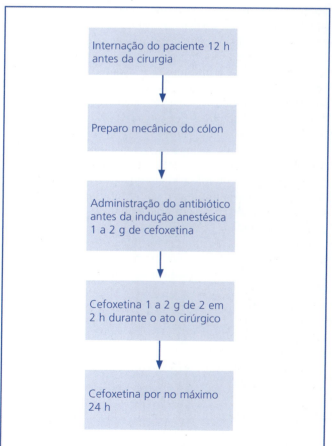

Figura 9.4 – Abordagem profilatica nas cirurgias de colon eletivas.

Esses drenos possibilitam a saída de fluidos em volume variável, cujo conteúdo é formado por hemácias, leucócitos e proteínas. A atuação dessa drenagem é de extrema eficácia na retirada desses fluidos, pois sua presença e a permeabilidade da linha de sutura permitem migração bacteriana ao interior da cavidade abdominal e potencializam a infecção do sítio cirúrgico, que frequentemente pode ser causa de leucocitose prolongada, flebites pélvicas e abscessos. Esses pacientes devem ser acompanhados e a suspeita de infecção deve ser seguida de antibioticoterapia.

Diverticulite aguda

Diverticulite é o processo inflamatório dos divertículos presentes no intestino grosso e 95% situam-se no sigmoide. O quadro clínico caracteriza-se por dor abdominal, alteração do ritmo intestinal, febre e calafrios e tremores. Os casos mais brandos são tratados de forma clínica, ou seja, com antibióticos, orientação alimentar e analgésicos. Nos casos mais severos, o tratamento cirúrgico pode ser a melhor opção. Outra complicação bastante frequente é a hemorragia intestinal provocada por divertículos sangrantes. Esses casos são, em sua maioria, autolimitados, porém os mais severos podem ir à cirurgia. Recomenda-se localizar o ponto exato do sangramento antes de submeter o paciente ao procedimento cirúrgico. Isso pode ser feito por meio da colonoscopia, da arteriografia seletiva dos vasos mesentéricos inferiores ou por cintilografia com hemácias marcadas. Os processos agudos de diverticulite e diverticulose hemorrágica com indicação cirúrgica devem usar antibioticoterapêuticos. A Diverticulose é classificada e sua complicação em diverticulite aguda inflamatória e hemorrágica, o que terá importância no uso dos antibióticos. (Figura 9.5)

Na diverticulite aguda inflamatória, usa-se a classificação de Hinchey que permitiu melhor adequação da terapia racional antibiótica[15].

Classificação de Hinchey
- Hinchey I – Abscesso pericólico.
- Hinchey II – Peritonite localizada.
- Hinchey III – Peritonite generalizada.
- Hinchey IV – Peritonite fecal.

- **Hinchey I e II:** pacientes classificados em Hinchey I e II tratados e com mais de duas recidivas sem resolução satisfatória e nas diverticuloses hemorrágicas refratários ao tratamento clínico são os eleitos para a abordagem cirúrgica. Nesta condição, usa-se o seguinte protocolo:
  - Primeira escolha: por 7 a 10 dias. ceftriaxona 1g a 2 g IV a cada 12 horas associado a metronidazol 500 mg IV a cada 8 horas. Alguns pacientes por problemas de incompatibilidade devem usar alternativas, que devem estar protocoladas em outra opção, como: ciprofloxacino de 200 a 400 mg IV a cada 12 horas associado a metronidazol 500 mg IV a cada 8 horas.
- **Hinchey III e IV:** pacientes classificados em Hinchey III e IV são classificados como cirurgias de emergência e de maior gravidade. Nesta condição, usa-se o seguinte protocolo:
  - Primeira escolha: por 7 a 10 dias. Ciprofloxacino de 200 a 400 mg IV a cada 12 horas associado a metronidazol 500 mg IV a cada 8 horas.
  - Segunda escolha: piperacilina sódica, tazobactam sódico 4,5 g IV a cada 6 ou 8 horas associado ou não a teicoplanina 200 a 400 mg (3 a 6 mg/kg) por dia a cada 12 horas.

Obstruções do cólon

Obstrução intestinal colônica é o bloqueio do trânsito do cólon e que pode ocorrer em qualquer segmento colônico, mas é mais frequente no cólon sigmoide, e constitui uma emergência médica cirúrgica. As causas mais frequentes são: diverticulites agudas ou crônicas, neoplasias benignas ou malignas, estenoses cicatriciais ou volvo. Essas emergências devem ser tratadas precocemente por meio de antibióticos, independentemente da técnica operatória utilizada.

A técnica mais frequente é a colectomia com colostomia a Hartmann. Porém é comum a lavagem intraoperatória com anastomose primária. A adequação antibiótica em protocolos bem estabelecidos reduz a morbidade e mortalidade. Nesses casos, utiliza-se o seguinte protocolo:
- Primeira escolha: por 7 a 10 dias, ceftriaxona sódica 1 a 2 g IV a cada 12 horas associado a metronidazol 500 mg IV a cada 8 horas.
- Segunda escolha: ciprofloxacino 400 mg IV a cada 12 horas associado a metronidazol 500 mg IV a cada 8 horas.

Megacólon tóxico

O megacólon tóxico inicia-se por processo inflamatório agudo do cólon, causado por agentes bacterianos, virais ou parasitários ou alterações isquêmicas, tóxicas, sépticas ou imunológicas. Esses processos causam permeabilidade da barreira mucosa aos agentes bacterianos e infecção transmu-

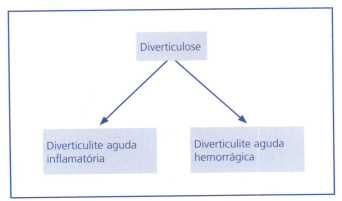

Figura 9.5 – Classificação da diverticulose.

ral da parede do cólon, desencadeando grave infecção, que frequentemente é acompanhada de processo hemorrágico e evolui para megacólon tóxico.

O megacólon tóxico ou colite aguda fulminante tem início abrupto, com ou sem história prévia. Provoca diarreia sanguinolenta, tenesmo, urgência evacuatória, cólica abdominal, anorexia profunda, o que torna os pacientes rapidamente anêmicos, desidratados, em choque séptico, hiponatrêmicos, hipocalêmicos, apresentando queda da albumina, febre, taquicardia, distensão abdominal, irritação abdominal, palidez, oligúria, confusão, hipotensão e mais de oito evacuações por dia.[16] Devido ao uso de corticosteroide, os sinais de irritação abdominal podem estar ausentes.

As principais causas de colite tóxica são: recolite ulcerativa, doença de Crohn, linfomas, agentes infecciosos, colite isquêmica, pacientes sépticos, enterite neutropênica por quimioterapia e alguns agentes parasitários.

Os critérios de classificação de toxidade definidos por Jalan ou por Lennard Jones estabelecem critérios claros para instalação do uso terapêutico dos antibióticos na colite tóxica.

- Primeira escolha: por 7 a 10 dias, ceftriaxona sódica 1 a 4 g/dia IV a cada 12 horas associado a metronidazol: 500 IV a cada 6 horas e a cada 8 horas.
- Segunda escolha: ciprofloxacino 400 mg IV a cada 12 horas associado ao metronidazol 500 mg IV a cada 6 horas ou a cada 8 horas.
- Terceira escolha: meropenen IV 1 g a cada 8 horas associado ou não a teicoplanina 200 a 400 mg (3 a 6 mg/kg) por dia a cada 12 horas.

IMPLANTAÇÃO DO PROGRAMA RACIONAL DE ANTIBIÓTICOS

O uso de antibiótico é uma das medidas consideradas efetivas na prevenção da infecção de sítio cirúrgico. Entretanto, vários estudos sobre a qualidade do uso de antimicrobianos sugerem que cerca de 50% das prescrições são feitas de forma inadequada, alcançando índices ainda superiores a este na prática cirúrgica[17]. Portanto, a utilização incorreta de antimicrobianos na profilaxia e terapia cirúrgica interfere diretamente na sua capacidade protetora[18], além de promover a emergência de resistência microbiana, aumentar a probabilidade de ocorrência de efeitos adversos e a elevação dos custos hospitalares.

Se ainda levarmos em consideração que em alguns hospitais o consumo de antimicrobianos representa 30% do orçamento da farmácia, e que a profilaxia pode representar um terço do total de antimicrobianos consumidos dentro do hospital, teremos uma noção da importância de um plano de adequação do uso de antimicrobiano profilático[17].

Os erros de prescrição podem ser detectados em todos os pontos da prescrição: indicação, seleção, dose, momento da aplicação e duração do uso.

As razões para esse uso inapropriado incluem:
- grande variedade de antimicrobianos disponíveis;
- ausência de treinamento adequado para uso de antimicrobianos, em várias especialidades médicas;
- uso de antibióticos nos hospitais envolvendo uma grande diversidade de médicos e criando um sistema de difusão da responsabilidade.

O desconhecimento foi responsável por 52% dos erros de prescrição em estudo realizado em um programa de treinamento de residência médica. Porém os programas baseados apenas no treinamento e na divulgação de informação não são suficientes para correção integral do problema[19].

É possível encontrar na literatura diferentes estratégias utilizadas para adequação da profilaxia e terapia cirúrgica[20], que incluem desde um trabalho de convencimento do médico-cirurgião, retroalimentação das informações sobre a prescrição e ocorrência das infecções hospitalares, técnicas de restrição da prescrição e elaboração de protocolos, até incentivos financeiros. É provável que a combinação de estratégias educacionais e restritivas tenha maior chance de sucesso do que intervenções isoladas.

Alguns passos que podem auxiliar na implantação de um programa de uso racional de antimicrobianos em cirurgia são mencionados nos próximos tópicos.

Diagnóstico de situação

Na fase inicial de implantação, é importante realizar um levantamento das principais cirurgias efetuadas no hospital, e de como as equipes trabalham com a profilaxia e a terapêutica antimicrobiana. O conhecimento do perfil cirúrgico da instituição e do comportamento das equipes cirúrgica dará a real dimensão do problema na instituição em questão, e direcionará o trabalho.

Elaboração dos protocolos

Para cada especialidade cirúrgica, deve-se estabelecer um protocolo por meio de um diálogo franco e aberto, pautado em evidências científicas. A literatura é vasta em recomendações nacionais e internacionais, que podem ser utilizadas como base para a discussão, por exemplo: *Recomendações da Sociedade Brasileira de Infectologia – Diretrizes para Prevenção das Infecções Hospitalares para a Associação Médica Brasileira, Manual de Utilização de Antimicrobianos do Instituto Central do Hospital das Clínicas da Faculdade de Medicina de São Paulo, 5 Million Lives Campaign. Prevent Surgical Guide. Cambridge*[21], *Guidelines by the Surgical Infection Society and the Infectious Diseases Society of America de Diagnostico e Manejo das Infecções Intra-abdominais Complicadas*[10], *Guideline for Prevention of Surgical Site Infection do Center for Disease Control*, entre outros[1].

A participação direta de um membro da equipe cirúrgica na elaboração da proposta pode dar uma motivação mais duradoura ao protocolo e um facilitador no momento da sua aprovação, especialmente se esse profissional tiver algum grau de ascendência técnica sobre os demais membros da equipe. A percepção pela equipe de que o protocolo tira a liberdade do profissional de tomar sua decisão médica pode se tornar uma grande barreira para o sucesso do programa, de modo que protocolos desenvolvidos localmente com a participação da equipe têm maiores chances de sucesso[22].

Os protocolos devem estar escritos e assinados. Alguns estudos mostram que a adesão é maior aos protocolos que estão escritos do que aqueles que não estão. Esses "contratos" teoricamente encorajam os médicos a refletir sobre suas práticas diárias, e diminuem os desvios. Eles devem estar disponíveis em locais de fácil acesso, incluindo as unidades de internação e as salas cirúrgicas (por exemplo, em forma de cartões ou lâminas que contenham a indicação, a droga de escolha, o ajuste de dose por peso, a necessidade de repique intraoperatório e a duração) para lembrar a equipe.

Implantação

A implantação pode ser mais ou menos difícil dependendo da natureza da instituição. A cultura das instituições acadêmicas tende a ser mais aberta à adoção de protocolos do que instituições não acadêmicas ou privadas. É necessária a participação das chefias médicas, farmácia clínica e administração.

O apoio administrativo à iniciativa de um programa de qualidade na prescrição da profilaxia e terapia cirúrgica é fundamental, assim como para todas as outras medidas que envolvem qualidade de assistência. Por exemplo, apoiando as políticas restritivas como a limitação dos estoques de antimicrobianos nas unidades, e da entrada de drogas não previstas na profilaxia e terapia cirúrgica dentro do centro cirúrgico[23].

A farmácia deve ser responsável por garantir a dispensação do antimicrobiano no centro cirúrgico de acordo com o protocolo estabelecido. Além disso, farmácia pode ser particularmente útil na adequação da duração da profilaxia e da terapia. Os protocolos pré-acordados e assinados pelas equipes cirúrgicas podem já conter uma pré-ordem de descontinuação do fornecimento do antibiótico profilático após 24 horas de utilização[24].

Recentemente, muitos estudos têm destacado a participação dos anestesistas como facilitadores da prática correta de antibioticoprofilaxia cirúrgica, melhorando a adequação do momento do início da profilaxia e dos repiques intraoperatórios, quando indicados. Um estudo avaliou a utilização de antimicrobianos quanto ao momento do início da profilaxia. Em 1992 a taxa de utilização em até 1 hora antes da incisão cirúrgica foi de 23% (Bedouch, 2004)[13]. Em 1994, a responsabilidade de controlar e administrar o antibiótico profilático foi transferida para uma enfermeira, e o índice de conformidade subiu para 38%. Em 1995, o Comitê Multidisciplinar de Cirurgia recomendou que o antibiótico fosse dado pelo anestesista no momento da indução anestésica, e o índice de conformidade subiu para 88%[25].

Uma retroalimentação competitiva, comparando os índices de adesão entre as diferentes equipes e/ou médicos, pode auxiliar para diminuir práticas não conformes.

O uso racional de antibiótico profilático e terapêutico em cirurgia faz parte da busca de qualidade de assistência cirúrgica, que só pode ser alcançado mediante um grande esforço multidisciplinar[26].

REFERÊNCIAS BIBLIOGRÁFICAS

1. Mangram AJ, Horan TC, Pearson, ML, Silver LC, Jarvis, WR. Guideline for Prevention of Surgicol Site Infection. Infec Control Hosp Epidemiol 1999; 20:247-80.
2. Birolini D, Mitteldorf C, Rasslan S. Infecção e Cirurgia. São Paulo: Atheneu; 2007.
3. Dellinger EP, Gross PA, Barrett TL, et al. Quality Standart for Antimicrobial Prophylaxia in Surgical Procedures. Clinical Infectious Deseases 1994;18:442-7.
4. Burke JF. The effective period of preventive antibiotic action in experimental incisions and dermal lesions. Surgery 1961; 50:161-8.
5. Bratzler DW, Houck PM. Antimicrobial prophylaxis for surgery: an advisory statement from the National Surgical Infection Prevention Project. Am J Surg 2005; 189: 395-404.
6. Bratzler DW, Hunt DR. The surgical infection prevention and surgical care improvement projects: national initiatives to improve outcomes for patients having surgery. Clin Infect Dis 2006; 43: 322-30.
7. Waddell TK, Rotstein OD. Committee on Antimicrobial Agents, Canadian Infectious Disease Society. Can Med Assoc J 1994;151(7):925-31.
8. Cohen SH, Gerding DN, Johnson S, Kelly CP, Loo VG, MacDonald LC, Pepin J, Wilcox MH. Clinical Practice Guidelines for Clostridium difficile Infection in Adults: 2010 Update by the Society for Healthcare Epidemiology of America (SHEA) and the Infectious Diseases. Society of America (IDSA). Infec Control Hosp Epidemiol 2010; 31(5): 000-000.
9. Horan TC, Andrus M, Dudeck MA. CDC/NHSN surveillance definition of health care – associated infection and criteria for specific types of infections in the acute care setting. Am J Infect Control 2008;36:309-32.
10. Solomkin JS, Mazuski JE, Bradley JS et al. Diagnosis and Management of Complicated Intra-abdominal Infection in Adults and Children: Guidelines by the Surgical Infection Society and the Infectious Diseases Society of America. Clin Infect Dis 2010;50:133-64.
11. Cho DY. Controlled lateral sphincterotomy for chronic anal fissure. Dis Cólon Rectum 2005; 48: 1037-41.
12. Rovera F, Dionigi G, Boni L et al. Antibiotic prophylaxis and preoperative colorectal cleansing: Are they useful? Surgical Oncoloy 2007;16:S109-111.
13. Ram E, Sherman Y, Weil R et al. Is Mechanical Bowel Preparation Mandatory for Elective Colon Surgery? Arch Surg 2005;140:285-288.

14. Jimenez JC, Wilson SE. Prophylaxis of Infection for Elective Colorectal Surgery. Surg Infect 2003;4(3):273-80.
15. Hinchey EJ, Schaal PG, Richards GK. Treatment of perforated diverticular disease o the colon. Adv Surg 1978;12:85-109.
16. Bickel H. Digestion and absorption of Nutrients. Ft. Lee, N.J.K. Burgess;1983.
17. Willems L, Simoens S, Laekeman G. Follow-up of antibiotic prophylaxis: impact and compliance with guidelines and financial outcomes. J Hosp Infect 2005; 60: 333-9.
18. Sullivan A, Edlund C, Nord CE. Effect of antimicrobial agents on the ecological balance of human microflora. The Lancet Infec Dis 2001;1:101-114.
19. Centers for Medicare & Medicaid Services. Surgical Infection Prevention Project description. Disponível em: http://www.medqic.org/sip. Acesso em: 21 de janeiro de 2004.
20. Hayashi Y, Paterson DL. Strategies for Reduction in Duration of Antibiotic Use in Hospitalized Patients. Clin Infect Dis 2011;52(10):1232-1240.
21. 5 Million Lives Campaign. Getting Started Kit: Prevent Surgical Site How-to Guide. Cambridge, MA: Institute for Healthcare Improvement; 2008. (Available at: www.ihi.org)
22. Larson KA, Wiggins EF, Goldfarb MA. Reducing medication errors in a surgical residency training program. Am Surg 2004; 70 (5): 467-71.
23. Matuschka PR et al. A new standard of care: administration of pre-operative antibiotics in the operating room. Am Surg 1997; 63: 500-3.
24. Fonseca SNS, Kunzle SRM, Silva SAB, Schmidt JG, Mele RR. Cost reduction with successful implementation of an antibiotic prophylaxis program in a private hospital in Ribeirão Preto, Brazil. Infect Control Hosp Epidemiol 1999; 20: 77-9.
25. Bedouch P et al. Compliance with guidelines on antibiotic prophylaxis in total hip replacement surgery: Results of a retrospective study of 416 patients in a teaching hospital. Infect Control and Hosp Epidemol 2004; 25 (4): 302-7.
26. Cakmakci M. Surgical site Infections as a health care quality issue. Surg Infect 2010;11(1):1-6.

Análise Crítica do Preparo do Cólon

10

Antonio Sérgio Brenner
Sérgio Brenner

INTRODUÇÃO

O preparo do cólon tem por objetivo primário eliminar as fezes da luz colônica, permitindo a manipulação cirúrgica e a realização de exames diagnósticos, como a colonoscopia e o enema opaco (Figura 10.1). Promove também a diminuição da população bacteriana para, em teoria, diminuir o risco de infecções pós-operatórias e prevenir complicações, como a ruptura da anastomose.

Qualquer forma de preparo colônico acarreta uma maior ou menor intensidade de troca hídrica e eletrolítica com consequentes alterações hemodinâmicas, como a hipotensão arterial. Também pode ocasionar desnutrição, desconforto, distensão e cólicas abdominais, além de trauma anal, frequentemente observado durante a realização de enemas.

A limpeza do cólon pode ser realizada de forma anterógrada (via oral) ou retrógrada (via retal), no pré-operatório ou durante o procedimento cirúrgico (peroperatório). As primeiras operações sobre os cólons e/ou o reto foram realizadas a partir do início do século XIX e sempre em caráter de emergência, portanto, sem o preparo intestinal. Uma grande preocupação dos cirurgiões nessa época era a contaminação da cavidade peritoneal, o que causava mortalidade proibitiva. Lavagens intestinais e dieta pobre em resíduos, constituída basicamente de líquidos, surgiram como forma de limpeza do intestino grosso – uma tentativa de diminuir as complicações infecciosas. No entanto, somente a partir do início do século XX, após o advento dos antibióticos e da anestesia, as infecções tornaram-se menos frequentes.

A solução de Hewitt foi desenvolvida como forma de preparo anterógrado no início dos anos 1970 e era formulada isotonicamente ($NaCl + KCl + NaHCO_3$). Eram ofertados um total de 9 a 13 litros em 2 a 3 horas. O paciente necessitava de internação pré-operatória, e o volume líquido era ofertado por sondagem nasogástrica em um fluxo de 75 mL/min. A limpeza intestinal também já foi realizada exclusivamente de forma retrógrada, por meio de lavagem intestinal. Por sondagem retal, eram administrados entre 1.000 a 1.500 mL de água morna diluída em 100 mL de vaselina ou glicerina. Também era obrigatória a internação hospitalar pré-operatória para a realização de lavagens a cada 8 horas, por 3 a 5 dias. O procedimento demandava internação prolongada e, frequentemente, causava irritação e escoriações anais.

A partir dos anos 1970, novas soluções orais possibilitaram a eliminação das fezes do cólon em algumas horas, diminuindo muito o tempo de permanência hospitalar do paciente. Associado a antibióticos, o preparo do cólon via anterógrada foi rapidamente difundido e mundialmente adotado. Recentemente, os benefícios do preparo intestinal para os pacientes a serem submetidos à cirurgia colorretal foi colocado em discussão. Sua importância e necessidade foram bastante restringidas para os casos cirúrgicos. Protocolos recentes contraindicam o preparo intestinal para as cirurgias

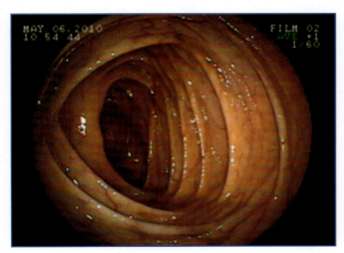

Figura 10.1 – Cólon limpo em visão endoscópica após preparo anterógrado com PEG.

de ressecção colônica. Esses estudos demonstram que ao contrário de benefícios, o preparo via oral expõem os pacientes a alterações hemodinâmicas, hidroeletrolíticas e nutricionais, além de provocar desconforto, dor e distensão abdominal. De qualquer forma, o preparo colônico ainda permanece em uso por grande parte dos cirurgiões e é obrigatório em certos procedimentos cirúrgicos específicos bem como nos exames diagnósticos.

PREPARO PRÉ-OPERTÓRIO
Preparo anterógrado
Manitol

O manitol foi originalmente isolado de uma árvore (*Fraxinus ornus*) nativa da Europa e do Sudoeste da Ásia. Chamada de *mana* por sua semelhança com o alimento bíblico também referido como *manite* ou *açúcar mana*, é um oligossacarídeo não absorvível, um tipo de álcool de açúcar com poder edulcorante que promove uma catarse osmótica. Tem sabor adocicado, o que torna seu paladar mais aceitável, porém com restrição em pacientes diabéticos. Causa distensão abdominal, depleção e hipernatremia[1]. Pelo risco de hipotensão arterial, cuidados devem ser tomados na administração a pacientes idosos, crianças e cardiopatas.

O manitol a 10% é associado à fermentação de bactérias intestinais comensais. Sua fermentação produz gás metano e hidrogênio que, associado à liberação de oxigênio (O_2), tem risco de explosão. Como a corrente elétrica é comumente utilizada em cirurgias ou ressecções endoscópicas por eletrocautério, o manitol passou a ser pouco utilizado em muitos países. Deve-se observar que outras formas de preparo intestinal também têm potencial para explosão[2,3]. No Brasil, por seu baixo custo, o manitol é um produto acessível a todos, sendo amplamente utilizado. Oferece a possibilidade de um preparo adequado, com baixo volume de ingestão (entre 1 e 2 litros da solução). Deve ser ingerido 8 a 12 horas antes do procedimento endoscópico, e seu efeito se faz sentir logo após o termino da administração, no prazo de 2 horas.

O uso frequente do manitol do Brasil iniciou-se após a publicação de Brenner et al. inspirada na proposta francesa publicada por Champault e Patel em 1979. Eles foram os primeiros a utilizar o manitol para a limpeza do cólon[4,5]. Um estudo brasileiro randomizado e duplo-cego foi conduzido por Pinto de Brito et al. e publicado em 2009[6]. O estudo comparou as soluções de manitol a 10% e o polietilenoglicol (PEG). Na avaliação dos endoscopistas, a qualidade do preparo com manitol foi superior em avaliações subjetivas (média 8,69 *versus* 4,94) e objetivas (média de 6,94 *versus* 3,88). Exames laboratoriais não demonstraram alterações estatisticamente significativas.

Apresentamos em congresso um estudo que comparou a administração de 2 litros de solução de manitol a 10% com o PEG de baixo volume (por meio do uso via oral de 2 litros da solução de PEG associado ao bisacodil). Observamos a qualidade do preparo discretamente superior ao do manitol, mas provocando maior desconforto abdominal[7].

Fosfato de sódio

O fosfato de sódio é uma solução hiperosmótica que promove significante troca hidroeletrolítica resultando em desidratação. Por esse motivo, deve ser evitada em idosos e crianças pelo risco de hiperfosfatemia, hipernatremia, hipocalemia e hipocalcemia. Alterações hemodinâmicas como hipotensão, taquicardia e alterações do hematócrito são observadas[8].

Ocorre a absorção do fosfato com risco de nefrocalcinose e insuficiência renal. A nefropatia aguda por fosfato é caracterizada por falência renal aguda e crônica após exposição ao fosfato de sódio oral. Na fisiopatologia da nefropatia por fosfato ocorre reabsorção proximal de sal e água induzida pela hipovolemia, e grande carga de fosfato de cálcio no túbulo distal e ducto coletor. Foram descritos vários casos de insuficiência renal pelo uso do fosfato de sódio, e a histopatologia das biópsias renais demonstra injúria tubular crônica e aguda com depósitos tubulares e intersticiais de fosfato de cálcio proeminentes[9].

Os fatores de risco para nefropatia por fosfato são: idade avançada, sexo feminino, hipertensão, doença renal crônica e tratamento com enzimas inibidoras da conversão da angiotensina, bloqueadores de receptores da angiotensina e diuréticos.

A real incidência de dano renal em pacientes que utilizaram fosfato de sódio para a limpeza intestinal ainda não foi bem definida, mas uma análise populacional estimou que a taxa de toxicidade aguda é de no máximo 3 casos para cada 7.320 colonoscopias (0,041%)[10]. De qualquer forma, o uso do fosfato de sódio foi restringido na maioria dos centros, sendo praticamente substituído pelo sulfato de sódio. No Canadá, a comercialização do sulfato de sódio foi suspensa em 2008. O Serviço de Saúde canadense havia recebido 54 notificações de reações adversas associadas ao uso de produtos com sulfato de sódio; 31 relatos envolviam disfunções renais, sendo 21 reportadas com sérias. Sintomas gastrintestinais, alterações cardiovasculares e neurológicas e reações alérgicas também foram relatadas. Nos Estados Unidos, o Food and Drug Administration (FDA) emitiu um parecer de advertência baseado no risco de nefropatia aguda por fosfato após seu uso via oral. A partir de então, a indústria farmacêutica americana cancelou a produção e distribuição de vários produtos orais de fosfato de sódio.

Picossulfato de sódio

O picossulfato de sódio e magnésio é um laxativo estimulante e osmótico, não absorvível e muito utilizado na limpeza do cólon. Pode ser associado ou não ao citrato de magnésio. É possível obter um preparo adequado com pequeno volume de líquido ingerido (1 a 2 litros). Além disso, o sabor é mais palatável entre as soluções frequentemente utilizadas[1,2,10,11].

O picossulfato de sódio promove retenção de água e eletrólitos no cólon. Também tem sido responsável por certos distúrbios eletrolíticos, como hiponatremia e hipocalemia, bem como a desidratação temporária. Foi associado a um efeito desidratante com redução de 1,6 a 2,3 kg do peso corpóreo e um aumento de 5% nos níveis de hemoglobina, o que pode levar a hipotensão postural[2,12,13]. Uma ligação entre a hipotensão postural e cefaleia também foi relatada[2,14]. Não há mudanças nos níveis de glicose, e a solução pode ser utilizada em diabéticos. Os níveis de cloro, potássio, sódio e ureia foram significativamente reduzidos em algumas publicações[2,15-17].

Em estudo comparativo entre o sulfato de sódio, fosfato de sódio e manitol, foi demonstrada equivalência na qualidade do preparo entre o fosfato de sódio e manitol[1]. Esse trabalho avaliou 60 pacientes ambulatoriais submetidos à colonoscopia. A limpeza intestinal foi melhor em pacientes que utilizaram sulfato de sódio e manitol, sendo relatado como excelente ou bom em 95 e 90% dos casos, respectivamente, enquanto o picossulfato de sódio obteve somente 50% de resultado excelente ou bom. Todos os grupos observaram queda do hematócrito e hipotensão sendo em maior intensidade no grupo que ingeriu fosfato de sódio. Observaram também alterações nos níveis séricos de sódio, potássio e fosfato, sem repercussões clínicas.

Outras publicações demonstraram resultados variáveis. Muitos estudos comparativos comprovaram a eficácia do picossulfato de sódio associado ou não ao citrato de magnésio. Uma metanálise de 14 estudos com 792 pacientes demonstrou que o picossulfato associado ao citrato de magnésio foi efetivo com 82% dos pacientes, apresentando limpeza adequada do cólon[2,18]. Sheridan et al. analisaram três trabalhos randomizados, concluíram que o uso do picossulfato de sódio com citrato de magnésio foi no mínimo tão efetivo e bem tolerado quanto o PEG em pacientes adultos. Por outro lado, foi menos efetivo que o enema de fosfato de sódio em dois estudos que analisaram somente pacientes submetidos a retossigmoidoscopia flexível[2]. A segurança de uso e a qualidade do preparo efetiva após a utilização de solução de picossulfato do sódio, também foi comprovada nos estudos comparativos com outras soluções, principalmente nos trabalhos de Turner et al.[10,19].

Baseado nesses resultados, o picossulfato de sódio parece ser uma opção boa e segura para a limpeza colônica necessária na realização de exames endoscópicos, radiológicos ou procedimentos cirúrgicos selecionados.

Polietilenoglicol

O polietilinoglicol (PEG) é um polímero do macrogol não absorvível, de alto peso molecular e administrado em uma solução eletrolítica diluída. Como resultado do efeito osmótico do polímero, a solução eletrolítica fica mantida no cólon, atuando na limpeza colônica. O PEG promove absorção e secreção mínima de água e eletrólitos. Com a reduzida troca de fluido na mucosa colônica, seu potencial para alterações eletrolíticas sistêmicas é limitado. As alterações do sódio também são mínimas[20]. A queixa inicial de sabor salgado e cheiro ruim foi superada com a remoção do sulfato de sódio de sua composição. Essa mudança melhorou sua tolerância, mas ainda necessita de grandes volumes (até 4 litros) de ingestão. Para melhor aceitação, podem-se dividir as doses em duas administrações, sem alterar a qualidade do preparo.

É possível utilizar menor volume de PEG (1,5 a 2 litros) e ainda obter-se um preparo satisfatório. No uso do PEG de baixo volume, melhores resultados foram conseguidos quando associado ao bisacodil e também suplementando-se a dose, ou seja, administrando-se mais 1 litro via oral na noite ou manhã anterior ao procedimento[8]. O momento da ingestão e da realização do procedimento (*timing*) também tem grande influência na qualidade do preparo colônico. Exames ou procedimentos realizados no início da tarde apresentam melhor qualidade de preparo quando a solução é ingerida no início da manhã.

Belsey et al. realizaram uma importante metanálise de 82 estudos comparativos entre dois ou mais regimes de preparo colônico[20]. Foram comparados principalmente o PEG com o fosfato de sódio (25 estudos) quanto à sua eficácia e tolerabilidade. Não se verificou superioridade entre os dois, mas o fosfato de sódio foi o mais bem tolerado. Diferentes formulações de PEG e regimes de ingestões também foram comparados (33 estudos). O picossulfato de sódio associado ao citrato de magnésio foi investigado em quatro estudos, que demonstraram seu maior risco de distúrbio hidroeletrolítico. Baseando-se nesses estudos, o autor também observou que não há uma solução consistentemente superior. Worthington et al., em estudo randomizado e controlado de 65 pacientes, observaram melhor limpeza do cólon direito na associação de solução de 2 litros do PEG ao acido ascórbico, quando comparado à associação do picossulfato de sódio com citrato de magnésio[11].

Nos países ocidentais, o PEG e o sulfato de sódio são as principais formas de preparo colônico. Em uma revisão da literatura, não é possível identificar grandes vantagens na qualidade do preparo entre as soluções. As diferenças parecem permanecer entre a menor troca hidroeletrólica do PEG e melhor aceitação (menor volume) do sulfato de sódio.

PREPARO PEROPERATÓRIO

O preparo do cólon também pode ser realizado durante o procedimento cirúrgico. Os benefícios esperados do preparo colônico pré-operatório (diminuição da população bacteriana, facilidade de manipulação e possibilidade de realização da colonoscopia), também podem ser atendidos no preparo peroperatório. Indicado principalmente nas cirurgias de urgência em pacientes com obstrução do intestino grosso, lesões traumáticas do cólon esquerdo, diverticulite de sigmoide ou no caso de o preparo pré-operatório mostrar-se inadequado. Traz o benefício da descompressão colônica e do intestino delgado, possibilitando uma melhor avaliação do cólon. Facilita a realização da cirurgia e também o fechamento da parede abdominal. O preparo peroperatório estaria contraindicado nas peritonites difusas e em pacientes com estado geral comprometido.

Historicamente, a limpeza do cólon peroperatória teve início em 1968 após Muir EG propor a lavagem intestinal retrógrada (Figura 10.2). Entretanto, a limpeza retrógrada não garantia o clareamento adequado da porção proximal do cólon. Dudley HA et al. em 1980 idealizaram o método anterógrado, posicionando uma sonda no íleo terminal (para instilação) e outro tubo tipo traqueia no cólon distal (para evacuação)[21].

Shimotsuma et al. propuseram em 1990 a fixação da sonda de instilação no cólon realizando a limpeza por via anterógrada da mesma maneira. No Brasil, Silva et al., em 1993, colaboraram com o desenvolvimento da técnica, posicionando a sonda de Foley no local do apêndice, após apendicectomia[22] (Figura 10.3). Também no Brasil, Valarini (1996) concebeu um aparelho valvular fechado para facilitar lavagem retrógrada e diminuir os riscos da apendicectomia e da contaminação fecal na cavidade durante as lavagens (Figura 10.4). Em seu estudo, realizou 15 cirurgias. Despendeu em uma média de 48 minutos em cada procedimento, utilizando 6,3 litros de líquido para cada procedimento. Como complicações, 2 pacientes apresentaram abscesso de parede; 2 pacientes, fístula de anastomose; e 1 paciente foi a óbito[23].

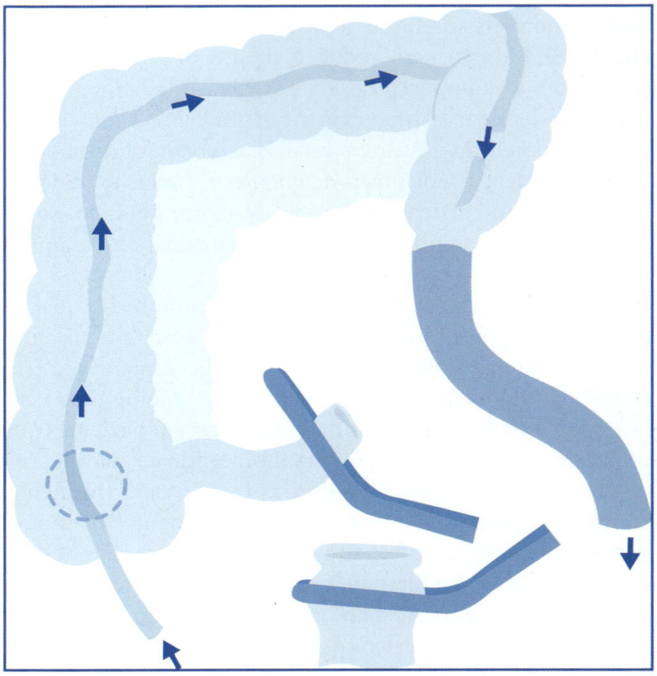

ANTIBIÓTICOS

Antibióticos podem ser utilizados por via oral ou venosa. O objetivo é a redução da população bacteriana a níveis

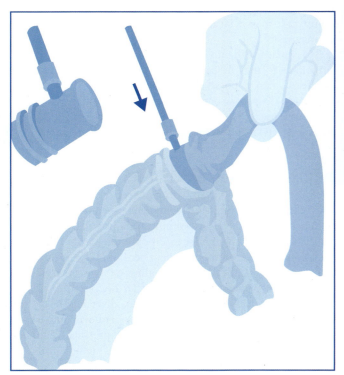

Figura 10.2 – Técnica de preparo peroperatório proposto pelo Dr. Muir.

Figura 10.3 – Técnica de preparo peroperatório proposto por José Hypolito da Silva et al.

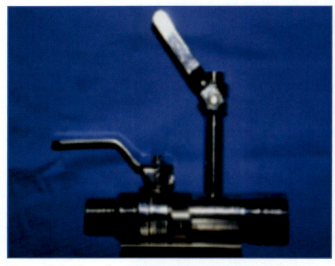

Figura 10.4 – Aparelho para preparo peroperatório proposto por Rubens Valarini et al.

inferiores a 10^{10}. Somente 3 a 4 doses de antibióticos são utilizados na profilaxia. Recomenda-se a primeira dose 1 hora antes do início da cirurgia, reforço após 4 horas (nos procedimentos longos) e 2 ou 3 doses no pós-operatório. Procura-se dessa forma diminuir o risco de complicações infecciosas. Entretanto, seu efeito na redução dos índices de fístula ainda não é comprovado.

Em uma ordem cronológica grosseira, os antibióticos profiláticos historicamente utilizados na profilaxia foram: sulfatalidine, sulfaguanidine, tetraciclina, terramicina, clorofenical, kanamicina, gentamicina + ampicilina, eritromicina + neomicina oral (Estados Unidos), clindamicina (Reino Unido), metronidazol + gentamicina + ampicilina, cefoxetina, ceftriaxona + metronidazol, entre outros.

PROCEDIMENTOS CIRÚRGICOS E NECESSIDADE DO PREPARO

Em 1972, Hughes randomizou pacientes com ou sem preparo, submetidos a ressecções colônicas[24]. A incidência de infecção de parede abdominal, peritonite e óbito foram similares entre os grupos. Já naquela época não ficaram demonstrados benefícios cirúrgicos na limpeza do cólon. O assunto permaneceu esquecido até que publicações recentes demonstraram que o resultado cirúrgico do preparo do cólon pré-operatório além de desnecessário, seria deletério ao paciente em alguns aspectos. Estudos duplos-cegos, randomizados, multicêntricos e metanálises confirmaram a percepção clínica de muitos cirurgiões, que os resultados seriam os mesmos para pacientes não submetidos ao preparo colônico. Demonstrou-se que o risco de fístula anastomótica e complicações infecciosas (como infecção de parede ou do sítio cirúrgico) tem incidência similar entre os grupos de pacientes submetidos ou não ao preparo colônico[25-29]. Na Tabela 10.1, relacionamos algumas publicações que confirmam a hipótese de que o preparo do cólon não diminui o risco de complicações e pode ser omitido nas ressecções intestinais eletivas[25-34].

Na era da videocirurgia, esse assunto ganha maior importância. O preparo peroperatório é tecnicamente complicado de ser realizado. Além disso, o preparo pré-operatório frequentemente promove distensão nas alças do intestino delgado, o que dificulta a exposição e a visualização do campo cirúrgico. Poucos estudos avaliaram a influência do preparo do cólon na cirurgia laparoscópica, com resultado similar ao da cirurgia aberta[35]. Na cirurgia laparoscópica sem limpeza intestinal, cuidados especiais devem ser atentados, para a provável dificuldade na manipulação de alças colônicas distendidas ou pesadas. Deve-se lembrar também a frequente necessidade da colonoscopia intraoperatória para uma precisa localização de lesões pequenas, eventualmente não identificadas durante a cirurgia. O cólon limpo também facilitaria a manipulação dos grampeadores, muito utilizados nas anastomoses intestinais.

Com o objetivo de promover uma melhor e mais rápida recuperação pós-operatória, foi desenvolvido o protocolo Enhanced Recovery After Surgery (Eras), que estabelece, entre outras normas, uma completa informação sobre o procedimento a que será submetido, ausência de preparo intestinal e suplementação alimentar líquida até 2 horas antes do procedimento, rotinas de anestesia e analgesia, bem como cuidados nutricionais. No pós-operatório, inicia-se a dieta por via oral o mais precoce possível. Várias publicações demonstram que o Eras diminui o tempo de internação e complicações sem comprometer a segurança do paciente[33,36]. No Brasil, Aguilar-Nascimento propôs o protocolo Aceleração da Recuperação Total (Acerto). Assim como o Eras, o Acerto propõe realizar a cirurgia colorretal sem preparo intestinal, suplementação oral até 2 horas antes da cirurgia e dieta precoce no pós-operatório[32,37].

É relevante observar que a solução laxativa do preparo de cólon pré-operatório não oferta o aporte calórico pré-operatório necessário em pacientes já debilitados ou oncológicos. Esses pacientes usualmente foram submetidos a períodos de restrição dietética na realização de exames diagnósticos. O papel da ileostomia protetora também tem sido motivo de discussão. Permanece controverso se a ileostomia realmente

TABELA 10.1 – Publicações que confirmam a hipótese de que o preparo do cólon não diminui o risco de complicações e pode ser omitido nas ressecções intestinais eletivas

Autor	Ano	Casuística	Método
Van't Sans et al.[30]	2010	449	Multicent. / Rand.
Scabini S et al.[27]	2010	244	Prospec. / Rand.
Zhu QD et al.[28]	2010	1.147	Met. / Control. / Rand.
Slim K et al.[31]	2009	4.859	Metanálise
Zmora O et al.[26]	2006	149	Prospec. / random.
Aguilar-Nascimento et al.[32]	2009	56	Prospec.
Mohn AC et al.[33]	2009	94	Prospec.
Harris LJ et al.[25]	2009	153	Prospec.
Roig JV et al.[29]	2007	–	Rev. lit.
McCoubrey AS[34]	2007	–	Rev. lit.

Prospec.: prospectivo; Rand.: randomizado; Rev. lit.: revisão da literatura; Met.: metanálise; Control.: controlado.

protege as anastomoses colorretais baixas da ocorrência de fístulas e complicações pélvicas sépticas. Também é discutível a confecção de ileostomia nos pacientes sem preparo do cólon, já que a presença de fezes no cólon distal a ileostomia restringiria seus supostos benefícios.

Ainda que estudos recentes comprovem que o preparo do cólon pode ser até prejudicial ao paciente, muitos cirurgiões colorretais ainda preferem trabalhar com o cólon "limpo", principalmente nas cirurgias do cólon esquerdo. A força do hábito, a preferência pessoal em manipular o intestino sem fezes e a eventual necessidade da utilização de endoscópios, grampeadores ou manipuladores intracolônicos mantêm o preparo colônico pré-operatório ainda em uso entre os cirurgiões.

REFERÊNCIAS BIBLIOGRÁFICAS

1. Miki P Jr, Lemos CR, Popoutchi P, Garcia RL, Rocha JJ, Feres O. Comparison of colon-cleansing methods in preparation for colonoscopy-comparative efficacy of solutions of mannitol, sodium picosulfate and monobasic and dibasic sodium. Acta Cir Bras 2008; 23 (Supl 1): 108-11.
2. Hoy SM, Scott LJ, Wagstaff AJ. Sodium picosulfate/magnesium citrate: a review of its use as a colorectal cleanser. Drugs 2009; 69 (1): 123-36.
3. Ladas SD, Karamanolis G, Ben-Soussan E. Colonic gas explosion during therapeutic colonoscopy with eletrocautery. World J Gastroenterol 2007; 13 (40): 5295-8.
4. Brenner S, Souza FJ, Andriguetto PC, Moraes RS, Artigas GV. Limpeza mecânica e antissepsia do cólon. Rev Col Bras de Cirurgiões 1981; 8 (5): 231-7.
5. Champault G & Patel JC. La préparation colique à la Chirurgie. Intérêt de l'irrigation digestive. J Chir (Paris) 1978; 115 (12): 689-700.
6. Pinto de Britto AM, Fillmann LS, Seabra MK, Fillman HS, Fillman EEP, Parizotto JFB. Estudo comparativo entre manitol e polietilenoglicol no preparo intestinal para colonoscopia. Rev bras coloproct 2009; 29 (2): 226-32.
7. Brenner AS, Valarini R, Valarini SBM, Zeni V. Estudo comparativo entre a utilização da solução de polietilenoglicol em baixo volume e manitol 10% no preparo do cólon para colonoscopia. Trabalho apresentado 57 Congresso Brasileiro de Coloproctologia, 2008.
8. Shawki S & Wexner SD. Oral Colorectal Cleansing Preparations in Adults. Drugs 2008; 68 (4): 417-37.
9. Markowitz GS, Perazella MA. Acute phosphate nephropathy 2009; 76 (10): 1027-34.
10. Turner D, Levine A, Weiss B, Hirsh A, Shamir R, Shaoul R. Evidence-based recommendation for bowel cleansing before colonoscopy in children: a repor from a national working. Endoscopy. [Epud ahead of print], 2010.
11. Worthington J, Thyssen M, Chapman G, Chapman R, Geraint M. A randomized controlled trial of a new 2 litre polyethylene glycol solution versus sodium picosulphate + magnesium citrate solution for bowel cleansing prior to colonoscopy. Curr Med Res Opin 2008; 24 (2): 481-8.
12. Barker P, Trotter T, Hanning C. A study of the effect of Picolax on body weight, cardiovascular variables and haemoglobin concentration. Ann R Coll Surg Engl 1992; 74 (5): 318-9.
13. German K, Chandiramani VJ, Stephenson TP. A study of the effects of Picolax on body weight, cardiovascular variables and haemoglobin concentration [letter]. Ann R Coll Surg Engl 1993 Jan; 75 (1): 70.
14. Kutt E, Hall MJ, Booth A, et al. Barium enemas are a headache. Clin Radiol 1988; 39 (1): 9-10.
15. Sanders G, Mercer SJ, Saeb-Parsey K et al. Randomized clinical trial of intravenous fluid replacement during bowel preparation for surgery. Br J Surg 2001; 88 (10): 1363-5.
16. Takada H, Ambrose NS, Galbraith K et al. Quantitative appraisal of Picolax (sodium picosulfate/magnesium citrate) in the preparation of the large bowel for elective surgery. Dis Colon Rectum 1990; 33 (8): 679-83.
17. Ryan F, Anobile T, Scutt D et al. Effects of oral sodium picosulphate Picolax on urea and electrolytes. Nurs Stand 2005; 19 (45): 41-5.
18. Navarro A, Hession PT. Sodium picosulfate/magnesium citrate is highly efficacious as a bowel cleansing agent: results from a meta-analysis [abstract no. 187 plus poster]. 16th United European Gastroenterology Week 18-22; Vienna; 2008.
19. Turner D, Benchimol EI, Dunn H, Griffiths AM, Frost K, Scaini V et al. Pico-Salax versus polyethylene glycom for bowel cleanout before colonoscopy in children: a randomized controlled trial. Endoscopy 2009; 41 (12): 1038-45.
20. Belsey J, Epstein O, Heresbach D. Systematic review: oral bowel preparation for colonoscopy. Aliment Pharmacol 2007; 25 (4): 373-84.
21. Dudley HA, Radcliffe AG, McGreehan D. Intraoperative irrigation of the colon to primary anastomosis. Br J Surg 1980; 67: 80-1.
22. Silva JH, Kerzner A, Mauro C, Formiga GJS, Matheus C. Lavagem intestinal anterógrada transoperatória na obstrução neoplásica do cólon esquerdo. Rev Bras Coloproct 1993; 13: 42-5.
23. Valarini R, Brenner S, Rydygier RR, Trotta AC, Martins G, Kotze PG. Preparo de cólon transoperatório e anastomose primária em cirurgias de emergência. Rev Bras Coloproct 2000; 20 (4): 231-6.
24. Hughes ESR. Asepsis in large bowel surgery. Ann Roy Coll Surg Engl 1972; 51: 347-56.
25. Harris LJ, Moudgill N, Hager E, Abdollahi H, Goldstein S. Incidence of anastomotic leak in patients undergoing elective colon resection without mechanical bowel preparation: our updated experience and two-year review. Am Surg 2009; 75 (9): 828-33.
26. Zmora O, Mahajna A, Bar-Zakai B, Hershko D, Shabtai M, Krausz MM et al. Is mechanical bowel preapration mandatory for left-sided colonic anastomosis? Results of a prospective randomized trial. Tech Coloproctol 2006; 10 (2): 131-5.
27. Scabini S, Rimini E, Romairone E, Scordamaglia R, Damiani G, Pertile D et al. Colon and rectal surgery for cancer without mechanical bowel preparation: One-center randomized prospective trial. World J Surg Oncol 2010; 8 (1): 35.
28. Zhu QD, Zhang QY, Zeng QQ, Yu ZP, Tao CL, Yang WJ. Efficacy of mechanical bowel preparation with polyethylene glycol in prevention of posoperative complications in elective colorectal surgery: a meta-analysis. Int. J. Colorectal Dis 2010; 25 (2): 267-75.

29. Roig JV, Garcia-Armengol J, Alos R, Solana A, Rodrigues-Carrillo R, Galindo P et al. Mechanical bowel preparation. A necessity or nothing more (or less) than the weight of tradition? Cir Esp 2007; 81 (5): 240-6.
30. Van't Sans HP, Wiedema WF, Hop WCJ, Oostvogel HJM, Contant CME. The influence of Mechanical Bowel Preparation in Elective Lower Colorectal Surgery. Annals of Surgery 2010; 251 (1): 59-63.
31. Slim K, Vicaut E, Launay-Savary MV, Contant C, Chipponi J. Updated systematic review and meta-analysis of randomized clinical trials on the role of mechanical bowel preparation before colorectal surgery. Ann Surg 2009; 249 (2): 203-9.
32. Aguilar-Nascimento JE, Bicudo-Salomão A, Caporossi C, Silva RM, Cardoso EA, Santos TP et al. Multimodal approach in colorectal surgery without mechanical bowel cleaning. Rev Col Bras Cir 2009; 36 (3): 204-9.
33. Mohn AC, Bernardshaw SV, Ristesund SM, Hovde Hansen PE, Rokke O. Enhanced recovery after colorectal surgery. Results from a prospective observational two-center study. Scand J Surg 2009; 98 (3): 155-9.
34. McCoubrey AS. The use of mechanical bowel preparation in elective colorectal surgery. Ulster Med J 2007; 76 (3): 127-30.
35. Zmora O, Lebedyev A, Hoffman A et al. Laparoscopic colectomy without mechanical bowel preparation. Int J Colorectal Disease 2006; 21: 683-7.
36. Fearona KCH, Ljungqvistb O, Von Meyenfeldtc M, Revhaugd A, Dejongc CHC, Lassend K et al. Enhanced recovery after surgery: A consensus review of clinical care for patients undergoing colonic resection. Clinical Nutrition 2005; 24 (3): 466-77.
37. Aguilar-Nascimento JE, Bicudo-Salomão A, Caporossi C, Diniz BN. Clinical benefits after the implementation of a multimodal perioperative protocol in elderly patients. Arq Gastroenterol 2010; 47 (2): 178-83.

Prevenção do Tromboembolismo Venoso

11

Joaquim Simões Neto

INTRODUÇÃO

A hospitalização, necessária para o tratamento de diversas enfermidades, é um risco grande para a ocorrência do tromboembolismo venoso (TEV) e sua potencial complicação frequentemente fatal, o embolismo pulmonar (EP). Sozinha é responsável por cerca de metade das ocorrências de TEV e aproximadamente 24% dos casos relacionados a procedimentos cirúrgicos[1].

A ocorrência de TEV é potencialmente grave, estando associada a até 10% das mortes em indivíduos hospitalizados[2]. A falta de tratamento preventivo adequado pode elevar à incidência de TEV em cerca de 40% dos pacientes clínicos e cirúrgicos, chegando a 60% nos procedimentos de maior risco, como os ortopédicos[3].

Foi demonstrado que a sobrevida em uma semana após a ocorrência de EP é de aproximadamente 71%, e 25% dos pacientes evoluem para morte súbita[4]. Destarte, a prevenção primária do TEV é de suma importância, pois é causa de óbito intra-hospitalar potencialmente evitável.

Três ensaios clínicos (Artemis, Medenox e Prevent)[5-7] evidenciaram redução do risco relativo de TEV em até 63% através da correta profilaxia medicamentosa durante a internação.

Apesar dos avanços no desenvolvimento de drogas anticoagulantes e dos métodos mecânicos de prevenção, o tratamento profilático da TEV é pouco utilizado, ou empregado de forma inadequada. Segundo dois estudos brasileiros, as taxas de inadequação da tromboprofilaxia atingiram cerca de 29% em indivíduos submetidos a intervenções cirúrgicas consideradas de altíssimo risco para TEV, e de até 77% em pacientes clínicos[8,9]. Recentemente, outro trabalho nacional demonstrou que cerca de 47% dos pacientes internados em um hospital de grande porte, independentemente da especialidade, não receberam a tromboprofilaxia adequada e que a ausência de prescrição foi o principal fator observado[10].

Cerca de um terço dos pacientes que desenvolveram a TEV devem evoluir com insuficiência valvar ou obstrução venosa parcial, com sintomas relacionados ao edema de membros inferiores, úlceras de estase venosa e desconforto (síndrome pós trombótica)[11]. O TEV também está associado a problemas vasculares crônicos, com a ocorrência aumentada em 30% de um novo episódio nos oito anos subsequentes ao primeiro evento.

Diversos fatores ligados ao aumento do risco da ocorrência de TEV foram identificados. Associados ao procedimento cirúrgico, estes incluem história prévia de TEV, malignidade, trombofilia, obesidade, tabagismo e imobilização prolongada[12] (Tabela 11.1).

RISCO DE TROMBOEMBOLISMO EM PACIENTES COLORRETAIS

A cirurgia colorretal apresenta risco aumentado para as complicações tromboembólicas quando comparada a outros procedimentos cirúrgicos. A posição do paciente na mesa cirúrgica, dissecções pélvicas e procedimentos, habitualmente de grande porte, são os principais fatores relacionados[13-15]. Não obstante, muitos procedimentos são realizados em virtude de doença neoplásica, inflamatória ou infecciosa, e são citados como fatores independentes de risco à ocorrência de TEV[16]. Em estudo correlacionando a presença de câncer colorretal e a incidência aumentada de trombofilia, observou-se que os pacientes com neoplasia apresentavam resistência à ativação da proteína C maior que no grupo-controle, sugerindo que esses pacientes tinham um distúrbio no equilíbrio coagulação/fibrinólise, aumentando, assim, o risco relativo de desenvolver o TVE[17].

A infecção da ferida pós-operatória também é reconhecidamente um fator que favorece o desenvolvimento do TVE. Em uma avaliação retrospectiva de pacientes submetidos a

TABELA 11.1 – Fatores de risco para TEV
Fatores intrínsecos
Malignidade
Histórico de TEV
Idade
Falência respiratória
Falência cardíaca
Doença inflamatória intestinal
Síndrome nefrótica
Desordens mieloproliferativas
Hemoglobinúria paroxística noturna
Obesidade
Tabagismo
Veias varicosas
Paralisia
Trombofilia
Fatores desencadeantes
Cirurgia
Politraumatizado ou trauma de extremidades
Imobilização prolongada
Gravidez e puerpério
Terapia hormonal contraceptiva ou de reposição
Moduladores seletivos de receptor de estrogênio
Doença aguda
Cateterização venosa central
Infecção de ferida operatória

cirurgias colorretais na China, a infecção da ferida operatória foi relatada como fator predisponente significativo (p = 0,027). Em outro estudo com 230 pacientes submetidos a cirurgias colorretais eletivas, a presença do processo infeccioso triplicou os riscos de surgimento de TEV[18,19].

A ocorrência de EP em cirurgias coloproctológicas, sem a profilaxia adequada, é de 5%, enquanto a TEV pode chegar a quase 40% dos casos. Em uma avaliação com 2.099 pacientes submetidos à cirurgia colorretal, a incidência intra-hospitalar de EP foi de 1,81%, e todos receberam tratamento preventivo com heparina não fracionada (HNF) (5.000 U 2 a 3 vezes/dia) e/ou meias compressivas[20].

A incidência de EP é quatro vezes maior nas cirurgias colorretais do que em outras intervenções cirúrgicas. Os resultados disponíveis na literatura apontam para a necessidade de se realizar adequadamente a estratégia profilática de TEV[12].

O TEV usualmente se manifesta de forma subclínica, e sua maior complicação, o EP, torna-se rapidamente fatal. Portanto, a melhor estratégia para reduzir seu aparecimento e suas consequências é a prevenção[10]. Em um estudo coorte histórico de 253 casos de EP ocorridos em um hospital-escola, de 65 pacientes com indicação de tromboprofilaxia 32% tiveram as medicações administradas de forma correta[21]. A profilaxia da TEV é subutilizada, tanto na realidade de saúde dos países desenvolvidos quanto na dos países emergentes. Nas pesquisas de Goldhaber e Tapson[22], dos 2.726 pacientes com diagnóstico de trombose venosa profunda (TVP) em regime de internação hospitalar, somente 42% receberam profilaxia nos 30 dias que antecederam o diagnóstico. Em trabalho semelhante publicado no país, Pitta et al.[8], aponta para uma realidade também preocupante: dos 198 pacientes com indicação para receber profilaxia medicamentosa e/ou mecânica, apenas um quarto deles a obtiveram de maneira adequada, sendo que cerca de 6% eram considerados de alto risco para o desenvolvimento do TEV.

PROFILAXIA DO TROMBOEMBOLISMO VENOSO

As orientações da Sociedade Americana de Coloproctologia (ASCRS) para a profilaxia do TEV foram baseadas nas recomendações da Sociedade Americana de Pneumologia (ACCP)[13,23] demonstradas na Tabela 11.2 que estratifica os pacientes nas seguintes categorias: baixo, moderado, alto e altíssimo risco, de acordo com o tipo de cirurgia realizado e pela presença e quantidade de fatores de risco específico ao desenvolvimento do TEV. O tipo de medicação e sua posologia são definidos de acordo com a divisão supracitada.

A terapia medicamentosa pode ser mantida por até três semanas, após a alta hospitalar, em grupos pré-determinados de enfermos de alto risco, com a utilização de heparina de baixo peso molecular, principalmente em pós-operatórios extensos, como na doença neoplásica[3].

Segundo os parâmetros recomendados pela ASCRS, os pacientes submetidos a cirurgias orificiais e de pequeno porte são considerados de mínimo risco ao desenvolvimento do TEV. São procedimentos de curta duração, com pouco trauma tecidual, usualmente realizados sob anestesia local ou locorregional, e que permitem rápido retorno às atividades habituais. Para esse grupo de enfermos, apenas a deambulação precoce se faz necessária.

A necessidade de profilaxia farmacológica em pacientes submetidos a laparotomias não terapêuticas, isto é, sem ressecção tecidual, dependerá especificamente do procedimento e de fatores de risco adicionais apresentados pelo paciente[3,13]. Paralelamente, pacientes submetidos a ressecções colônicas ou cirurgias para tratamento de doenças relacionadas ao sistema digestório baixo são classificados como risco moderado ou alto de desenvolver o TEV. São procedimentos de grande porte e, em alguns casos, de longa duração, e que usualmente envolvem dissecções pélvicas. Adicionalmente, os casos que envolvem ressecções de alças intestinais são frequentemente realizados em enfermos de maior idade, muitas vezes com diagnóstico de doença inflamatória ou de neoplasia, que

TABELA 11.2 – Tromboprofilaxia de acordo com o risco cirúrgico

Dosagem profilática segundo o risco cirúrgico

Categoria de Risco	Definição - Cirurgia	Idade	Fatores de risco adicionais	Risco sem Profilaxia (%) - Trombose de MMII	Embolia pulmonar clínica	HNF	HBPM	Dose recomendada - Mecânica
Baixo	Menor	< 40	Não	2	0,2	–	–	–
Moderado	Menor	40 a 60	Não	10 a 20	1 a 2	5.000 U (12 h)	≤ 3.400 U (24 h)	CPI ou MCG como alternativa a HNF ou HBPM
	Menor	< 40	Sim					
	Maior	< 40	Não					
Alto	Menor	> 60	Não	20 a 40	2 a 4	5.000 U (8 h)	> 3.400 U (24 h)	CPI ou MCG como alternativa a HNF ou HBPM se grande risco de sangramento
	Menor	40 a 60	Sim					
	Maior	40 a 60	Não					
	Maior	< 40	Sim					
Altíssimo	Maior	> 60	Não	40 a 80	4 a 10	5.000 U (8 h)	> 3.400 U (24 h)	CPI ou MCG combinado a HNF ou HBPM
	Maior	40	Sim					
	Maior		Múltiplos					

HNF: heparina não fracionada; HBPM: heparina de baixo peso molecular; CPI: compressão pneumática intermitente; MCG: meia elástica graduada compressiva; (8h): a cada 8 horas; (12h): a cada 12 horas; (24h): a cada 24 horas.

consistem, isoladamente, em fatores de risco ao aparecimento do TEV.

Nas abordagens laparoscópicas, o trauma tecidual é diminuto, em virtude da menor manipulação. Contudo, o pneumoperitônio é um fator de risco ao TEV, pois aumenta a pressão intra-abdominal e diminui o retorno venoso das extremidades inferiores, principalmente quando associado à posição de Trendelenburg. Poucos trabalhos específicos disponíveis acerca da abordagem laparoscópica em cirurgia colorretal e sua predisposição ao desenvolvimento do TEV encontram-se disponíveis. No entanto, as recomendações atuais sugerem que a profilaxia para pacientes com múltiplos fatores de risco ao surgimento do TEV deve ser empregada. Finalizando, a tromboprofilaxia é recomendada para todos os enfermos classificados em moderado e alto risco para procedimentos colorretais.

Métodos de tromboprofilaxia
Profilaxia mecânica

A deambulação precoce deve ser empregada sempre que possível, após o procedimento cirúrgico. Contudo, isso não ocorre principalmente em pacientes submetidos a procedimentos cirúrgicos abdominais de grande porte, que usualmente só conseguem deambular próximos do dia de alta. Nesses casos, a utilização de meias elásticas compressivas (MEC) ou compressões pneumáticas intermitentes concomitante com a profilaxia farmacológica deve ser considerada[3,13].

Em revisão sistemática da literatura recente, a tromboprofilaxia nas cirurgias colorretais realizadas com MEC e heparina não fracionada (5.000 U 2 vezes/dia) foi mais efetiva na prevenção do tromboembolismo venoso profundo (TVP) quando comparada a MEC sozinha. O grupo que recebeu apenas a heparina apresentou uma incidência maior de TVP (*odds ratio* 4,17; intervalo de confiança 95%; 1,37-12,7; p = 0,01)[15]. A opção única de profilaxia mecânica (PM) não parece exercer efeito sobre a ocorrência da EP, nem sobre suas complicações, por vezes fatais. Desse modo, a PM não é recomenda como única forma de prevenção no paciente de risco moderado e alto, salvo se a utilização da profilaxia medicamentosa estiver contraindicada. A PM deve ser sempre considerada como um auxiliar na prevenção da TEV em pacientes de risco[3].

Profilaxia medicamentosa

Para pacientes cirúrgicos com risco moderado a alto, a profilaxia medicamentosa com heparina de baixo peso molecular ou heparina não fracionada deve ser utilizada de acordo com os critérios de estratificação do risco (Tabela 11.2). Apesar de frequentemente recomendado, a utilização profilática de heparina subcutânea na dose de 5.000 U 2 a 3 vezes/dia apresenta variações em seu uso e gera amplas discussões na literatura.

Em estudos iniciais, a utilização do teste de fibrinogênio marcado para o diagnóstico da TVP foi frequente. Contudo, devido à sua pouca relevância clínica, logo deixou de ser empregado. É sabido que existe uma correlação entre a TVP assintomática e o surgimento do EP[24].

Em uma análise realizada pelo Instituto Cochrane[15], foram selecionados 19 trabalhos, todos do tipo ensaio clínico randomizados ou caso-controle comparando duas ou mais intervenções sobre a profilaxia de tromboembolismo e/ou placebo em pacientes submetidos a procedimento cirúrgico colorretal. Destes, apenas três versavam exclusivamente sobre procedimentos coloproctológicos, e os demais incluíam um subgrupo de cirurgias colorretais[25-27] com menos de cem pacientes em cada trabalho, variando de 6 a 90 enfermos. A exceção foi o trabalho realizado por Koppenhagen et al.[28], que tinha um subgrupo de 195 pacientes de um total de 653. O estudo concluiu que qualquer tipo de heparina (HNF ou HBPM) foi mais eficaz que o placebo ou a não utilização da medicação (11 trabalhos), com um OR de 0,32 (95% IC, 0,2 a 0,53). Os resultados combinados dos estudos que utilizaram subgrupos, comparando a HNF a não profilaxia ou placebo, favoreceram a HNF, (OR =1,01; 95% IC 0,67-1,52; P = 1).

Outro estudo, Canadian Colorectal DVT Prophylaxis Trial, multicêntrico, randomizado, duplo-cego, comparando a eficácia e segurança da tromboprofilaxia com HNF (5.000 U SC a cada 8 horas) *versus* HBPM (enoxaparina – 40 mg SC 1 vez/dia), em pacientes submetidos a cirurgia colorretal demonstrou resultados semelhantes entre os grupos. A venografia, utilizada para diagnosticar a TV nos pacientes (44/468; 9,4%) demonstrou igual incidência entre os grupos. A TVP foi encontrada em 2,8% dos pacientes que utilizaram enoxaparina, enquanto no grupo de heparina subcutânea esse índice foi de 2%. Não ocorreram casos fatais de EP e apenas um paciente recebendo HPBM apresentou EP sintomático. Não foi observada diferença entre os grupos no quesito sangramento (2,7% HBPM; 1,5% HNF; p = 0.136) ou reoperação por sangramento (0,3 *versus* 0,2). Outro autor[28] também analisou a frequência de TE entre grupos e observou a incidência de 5,8% (6/103) com HBPM (3.000 UI SC 1 vez/dia) e 6,5% (6/92) com HNF (5.000 UI SC 3 vezes/dia).

O estudo Enoxacan[29], randomizado, multicêntrico e duplo-cego, comparou a eficácia da enoxiparina (40 mg SC 1 vez/dia) com a HNF (5.000 UI SC 3 vez/dia), utilizada para a profilaxia de TE em paciente submetidos a laparotomias curativas para neoplasias abdominais ou pélvicas. A venografia foi utilizada como critério diagnóstico da TVP. No grupo de pacientes com enfermidades colorretais (n = 660), não foram observadas diferenças significativas na ocorrência de TE (16,6% enoxiparina *versus* 18,8% HNF). Existiu também uma tendência não significativa a favor da eficácia da enoxiparina quando as cirurgias excederam quatro horas de duração. (8/102 - 7,8% - *versus* 15/115 - 13,9%). A incidência global de sangramentos também foi similar, entre a enoxiparina (104/555 - 18,7%) e a HNF (96/560 - 17,1%), proporção esta que se manteve similar em relação à intensidade dos sangramentos: menor (14,6% *versus* 14,3%) e maior (4,1% *versus* 2,9%).

As informações disponíveis sobre o custo-benefício da utilização da HBPM e HNF na profilaxia em cirurgias colorretais são escassas e de alguma forma contraditórias. Na análise de custo realizado pelo Canadian Colorectal DVT Prophylaxis Trial, a HNF demonstrou ser economicamente mais atrativa que a HBPM.

Em todos os trabalhos expostos, a tromboprofilaxia foi iniciada no período pré-operatório. Apesar da efetividade do início da medicação (pré-operatória *versus* pós-operatória) não ter sido avaliada em estudos clínicos randomizados, o ato cirúrgico é tido como o ponto de partida do fenômeno tromboembólico, justificando *per se* o início da profilaxia com HNF ou HBPM já na fase pré-operatória.

Duração da profilaxia

Existem algumas divergências em relação à duração da profilaxia para o TE, tanto mecânica quanto medicamentosa. Embora algumas práticas atuais preconizem um tempo de tromboprofilaxia entre 7 a 10 dias, iniciado 2 a 12 horas antes do procedimento, existem evidências que sugerem que fenômenos trombóticos tardios podem ocorrer até 7 semanas após o procedimento cirúrgico[30]. Apesar das insuficientes evidências para embasar essa decisão, o risco de desenvolver TE tardio em cirurgias colorretais após a alta hospitalar é pouco questionável. Em uma análise retrospectiva de pacientes submetidos a cirurgias abdominais, durante um período de 10 anos, aproximadamente um quarto de todas as ocorrências de TE (24/104) ocorreram após a alta hospitalar e frequentemente em cirurgias de baixo risco[20]. Em outro estudo similar[31] uma análise de um período de três anos demonstrou que o TE ocorreu em média 11 dias (1 a 37) após a alta hospitalar, com três casos ocorrendo após 25 dias da liberação do ambiente hospitalar. Por causa da proporção da ocorrência de TVP após a alta hospitalar, existe uma lógica em se manter as medicações profiláticas depois da hospitalização.

O estudo randomizado, duplo-cego Enoxacan II[32] investigou a duração da utilização da medicação profilática, comparando a administração de HBPM enoxiparina (40 mg SC 1 vez/dia) por 6 a 10 dias com pacientes recebendo adicionalmente medicação por mais 21 dias, quando submetidas a cirurgias eletivas abdominais ou pélvicas para neoplasia. A utilização da enoxiparina depois da cirurgia por quatro semanas diminuiu significativamente a incidência de TVP, confirmado por venografia na quarta semana (4,8% *versus* 12%, p = 0,02) e após três meses (5,5% *versus* 13,8%, p = 0,01), quando comparado a enoxiparina por uma semana. Não foram observados eventos hemorrágicos significativos entre os grupos. Embora a utilização da profilaxia em regime domiciliar, após a alta, não pareça ter um custo benefício evidente em cirurgias quando utilizada para qualquer paciente, os resultados do Enoxican II evidenciaram os benefícios da estratégia de profilaxia por período prolongado em pacientes de alto risco, como os submetidos a cirurgias neoplásicas.

A utilização da HBPM é particularmente adequada para o uso ambulatorial, pois apresenta excelente biodisponibilidade e meia-vida plasmática longa, o que permite a utilização em dose única diária[33]. Esse fato traz benefícios tanto para o paciente quanto para o custeio envolvido no processo. As diretrizes em profilaxia de TVP da Sociedade Americana de Pneumologistas (SAP) recomenda a manutenção da profilaxia com a HBPM por um período de duas a três semanas depois da alta hospitalar em pacientes cirúrgicos de alto risco, incluindo os submetidos a cirurgias oncológicas[34]. Essa visão também é amparada pelos resultados obtidos em um estudo aberto e randomizado sobre profilaxia prolongada utilizando dalteparin[*31].

O período adequado da profilaxia do TEV ainda é controverso. Apesar de a trombose venosa profunda ocorrer entre a primeira e segunda semana após a cirurgia, complicações como o EP ainda podem ocorrer depois desse período[1,4,20,35]. Esse fato, associado à diminuição do período de internação e altas hospitalares cada vez mais precoces, gerou uma nova discussão sobre o assunto. Poucos estudos abordam a profilaxia com heparina após a alta hospitalar[32,36,37], e existem evidências de que em pacientes submetidos a intervenções por neoplasia deve-se continuar a profilaxia por duas a três semanas após a alta hospitalar, diminuindo, assim, a incidência de TVP assintomática.

Recomendações para tromboprofilaxia[38]

Pacientes submetidos a cirurgias anorretais, menores de 40 anos, sem risco adicional para o aparecimento da TEV não necessitam de profilaxia específica. Nível de evidência: V; Grau de recomendação: D.

Não existem trabalhos específicos avaliando os riscos de TEV para procedimentos orificiais. Contudo, em um estudo com mais de 2.000 pacientes submetidos à herniorrafia inguinal foi observada uma frequência de eventos tromboembólicos desprezível, mesmo sabendo que existiam pacientes com um ou mais fatores de risco. Estatisticamente, esse grupo apresentou risco de 2% de trombose venosa de membros inferiores e risco zero para EP[34].

Pacientes submetidos a cirurgias anorretais, maiores de 40 anos e com risco adicional para o aparecimento da TEV devem ser considerados para receber a profilaxia em uma avaliação caso a caso. Nível de evidência: V; Grau de recomendação: D.

Para pacientes nesta categoria, não existem estudos específicos que avaliem o risco de TEV. Indivíduos enquadrados no grupo de moderado a altíssimo risco devem ser considerados para receber profilaxia, baseado no número de fatores que apresentam, duração do procedimento e agressão tecidual a que serão submetidos, além do possível risco de hemorragias. Usualmente, são pacientes ambulatoriais submetidos a cirurgias orificiais; e dada a possibilidade de deambulação precoce e o risco de sangramento por causa do procedimento, a profilaxia mecânica é preferida na maioria dos casos.

Pacientes submetidos a cirurgias abdominais, com risco moderado a alto, devem receber profilaxia medicamentosa, com HNF ou HBPM. Enfermos com alto risco de sangramento devem receber profilaxia mecânica. Nível de evidência: V; Grau de recomendação: D.

Quando decidido pela utilização da profilaxia medicamentosa, o questionamento sobre qual medicação utilizar é frequente. Diversos estudos, principalmente na área de cirurgia geral, comparando a HBPM e HNF demonstrou eficácia similar[39,40]. Outros trabalhos, abordando o risco de sangramento também não evidenciaram diferenças[41-44]. Métodos mecânicos podem ser escolhidos em pacientes cujo risco de sangramento ultrapassa os benefícios da profilaxia.

Pacientes classificados com alto risco para o desenvolvimento de TEV devem receber a profilaxia mecânica e medicamentosa. Nível de evidência: I; Grau de recomendação: A.

Nesse grupo de enfermos, a utilização da profilaxia mecânica acrescenta proteção extranecessária à terapia com anticoagulante. Em revisão da Cochrane[15], houve melhor desfecho clínico, em relação a eventos tromboembólicos, nos pacientes que receberam ambos os métodos de profilaxia em detrimento aos que receberam apenas heparina.

Pacientes submetidos à cirurgia colorretal laparoscópica devem receber profilaxia para o TEV de acordo com a mesma cirurgia realizada por via laparotômica. Nível de evidência: V; Grau de recomendação: D.

Existem poucas informações sobre o risco de surgimento de fenômenos tromboembólicos em cirurgias colorretais laparoscópicas. Alguns estudos versam sobre o assunto, mas são em pacientes submetidos à colecistectomias por vídeo, e, portanto, não comparáveis à magnitude do procedimento colorretal. Devemos lembrar ainda que a utilização do pneumoperitônio diminui o retorno venoso e, destarte, pode aumentar o risco de TEV.

Pacientes submetidos à cirurgia colorretal por neoplasia podem se beneficiar da profilaxia medicamentos após a alta hospitalar. Nível de evidência: II; Grau de recomendação: C. O período adequado para a utilização da profilaxia medicamentosa é incerto. A maioria dos eventos tromboembólicos ocorre entre a primeira e segunda semana após o procedimento, mas também podem acontecer, incluindo o EP, após esse período[1,4,20,35]. Em cirurgias oncológicas, as evidências sugerem que a utilização da heparina pode permanecer por duas a três semanas após a alta hospitalar, diminuindo o risco de incidência de TEV assintomático.

CONSIDERAÇÕES FINAIS

Quando comparados a procedimentos cirúrgicos rotineiros, os pacientes submetidos a cirurgias colorretais apresentam um risco aumentado de desenvolvimento da trombose venosa profunda, cuja importância e necessidade de prevenção nessa população específica não deve ser subestimada. Ambas as substâncias, a HNF e a HBPM, podem proporcionar uma profilaxia adequada e eficaz contra o surgimento de fenômenos tromboembólicos em pacientes com enfermidades colorretais. As recomendações para a utilização da HNF e da HBPM devem ser realizadas de acordo com a estratificação do risco apresentado e, portanto, dependem do número e do tipo de fator de risco, além das possíveis complicações associadas à característica do procedimento cirúrgico.

Pacientes de alto risco para o desenvolvimento de complicações tromboembólicas se beneficiam da profilaxia de longa duração com HBPM por períodos que variam de 2 a 3 semanas após a alta hospitalar, e de acordo com as recomendações da SAP, em doses de 40 mg SC 1 vez/dia.

As recomendações para a profilaxia do TVP em cirurgias colorretais são baseadas em evidências de trabalhos científicos disponíveis na cirurgia geral que incluíram pacientes em subgrupos específicos. Estudos exclusivos para os procedimentos colorretais, tanto em abordagens laparoscópicas como laparotômicas, são de extremo valor para o embasamento das evidências disponíveis.

REFERÊNCIAS BIBLIOGRÁFICAS

1. Heit JA, O'Fallon WM, Petterson TM, Lohse CM, Silverstein MD, Mohr DN et al. Relative impact of risk factors for deep vein thrombosis and pulmonary embolism: a population-based study. Arch Intern Med 2002 June 10;162 (11): 1245-8.
2. Francis CW. Prophylaxis for thromboembolism in hospitalized medical patients. New England Journal of Medicine 2007; 356 (14): 1438-44.
3. Geerts WH, Bergqvist D, Pineo GF, Heit JA, Samama CM, Lassen MR et al. Prevention of venous thromboembolism. Chest 2008 June 1; 133 (6 suppl): 381S-453S.
4. Lindblad B, Eriksson A, Bergqvist D. Autopsy-verified pulmonary embolism in a surgical department: Analysis of the period from 1951 to 1988. British Journal of Surgery 1991; 78 (7): 849-52.
5. Cohen AT, Davidson BL, Gallus AS, Lassen MR, Prins MH, Tomkowski W et al. Efficacy and safety of fondaparinux for the prevention of venous thromboembolism in older acute medical patients: randomised placebo controlled trial. BMJ 2006 February 11; 332 (7537): 325-9.
6. Samama MM, Cohen AT, Darmon J-Y, Desjardins L, Eldor A, Janbon C et al. A comparison of enoxaparin with placebo for the prevention of venous thromboembolism in acutely Ill medical patients. New England Journal of Medicine 1999; 341 (11): 793-800.
7. Leizorovicz A, Cohen AT, Turpie AGG, Olsson C-G, Vaitkus PT, Goldhaber SZ et al. Randomized, placebo-controlled trial of dalteparin for the prevention of venous thromboembolism in acutely ill medical patients. Circulation. 2004 August 17; 110 (7): 874-9.
8. Pitta GBB, Leite TLE, Silva MDDCE, Melo CFLD, Calheiros GDA. Avaliação da utilização de profilaxia da trombose venosa profunda em um hospital escola. Jornal Vascular Brasileiro. 2007; 6: 344-51.
9. Deheinzelin D, Braga AL, Martins LC, Martins MA, Hernandez A, Yoshida WB et al. Incorrect use of thromboprophylaxis for venous thromboembolism in medical and surgical patients: results of a multicentric, observational and cross-sectional study in Brazil. Journal of Thrombosis and Haemostasis 2006; 4 (6): 1266-70.
10. Carneiro JLA, Targueta GP, Marino LO. Avaliação da profilaxia do tromboembolismo venoso em hospital de grande porte. Rev Col Bras Cir 2010; 37: 204-10.
11. Prandoni P, Lensing AWA, Cogo A, Cuppini S, Villalta S, Carta M et al. The Long-Term Clinical Course of Acute Deep Venous Thrombosis. Annals of Internal Medicine. 1996 July 1; 125 (1): 1-7.
12. Bergqvist D. Venous thromboembolism: A review of risk and prevention in colorectal surgery patients. Diseases of the Colon & Rectum 2006; 49 (10): 1620-8.
13. Denstman F, Lowry A, Vernava A, Burnstein M, Fazio V, Glennon E et al. Practice parameters for the prevention of venous thromboembolism. Diseases of the Colon & Rectum 2000; 43 (8): 1037-47.
14. Wille-Jørgensen P, Kjaergaard J, Jørgensen T, Larsen T. Failure in prophylactic management of thromboembolic disease in colorectal surgery. Diseases of the Colon & Rectum 1988; 31 (5): 384-6.
15. Wille-Jorgensen P, Rasmussen Morten S, Andersen Betina R, Borly L. Heparins and mechanical methods for thromboprophylaxis in colorectal surgery. Cochrane Database of Systematic Reviews. 2004; (1). Disponível: http://www.mrw.interscience.wiley.com/cochrane/clsysrev/articles/CD001217/frame.html. Acesso em 2011.
16. Talbot RW HJ, Dozois RR, Beart RW Jr. Vascular complications of inflammatory bowel disease. Mayo Clin Proc 1986; 61: 140-5.
17. Paspatis GA SA, Papanikolaou N et al. Resistance to activated protein C, factor V leiden and the prothrombin G20210A variant in patients with colorectal cancer. Pathophysiol Haemost Thromb 2002; 32: 2-7.
18. Torngren SRA. Prophylaxis of deep venous thrombosis in colorectal surgery. Dis Colon Rectum 1982; 25: 563-6.
19. Kum CK SE, Ngoi SS. Deep vein thrombosis complicating colorectal surgery in the Chinese in Singapore. Ann Acad Med Singapore 1993; 22: 895-7.

20. Huber O BH, Borst F, Rohner A. Postoperative pulmonary embolism after hospital discharge. An underestimated risk. Arch Surg 1992; 127: 310-3.
21. Arnold DM KS, Shrier I. Missed opportunities for prevention of venous thromboembolism: an evaluation of the use of thromboprophylaxis guidelines. Chest 2001; 6: 1964-71.
22. Samuel Z. Goldhaber VFT, DVT FREE Steering Committee. A prospective registry of 5,451 patients with ultrasound-confirmed deep vein thrombosis. American Journal of Cardiology 2003 january; 93 (2): 4.
23. Clagett GP, Anderson FA, Geerts W, Heit JA, Knudson M, Lieberman JR et al. Prevention of Venous Thromboembolism. Chest 1998 November 1; 114 (5 Suppl): 531S-60S.
24. Ibrahim EH, Iregui M, Prentice D, Sherman G, Kollef MH, Shannon W. Deep vein thrombosis during prolonged mechanical ventilation despite prophylaxis. Critical Care Medicine. 2002; 30 (4): 771-4.
25. McLeod RS, Geerts WH, Sniderman KW, Greenwood C, Gregoire RC, Taylor BM et al. Subcutaneous heparin versus low-molecular-weight heparin as thromboprophylaxis in patients undergoing colorectal surgery: results of the canadian colorectal DVT prophylaxis trial: a randomized, double-blind trial. Annals of Surgery 2001; 233 (3): 438-44.
26. Wille-Jørgensen P. Low-dosage heparin combined with either dihydroergotamine or graduated supportive stockings. Combined prevention of thrombosis in colonic surgery Ugeskr Laeger 1986 feb 24; 148 (9): 3.
27. Ho Y-H, Seow-Choen F, Leong A, Eu K-W, Nyam D, Teoh M-K. Randomized, controlled trial of low molecular weight heparin vs. no deep vein thrombosis prophylaxis for major colon and rectal surgery in Asian patients. Diseases of the Colon & Rectum 1999; 42 (2): 196-202.
28. Koppenhagen K AJ, Matthes M, Tröster E, Roder JD, Hass S, Fritsche HM, Wolf H. Low molecular weight heparin and prevention of postoperative thrombosis in abdominal surgery. Thromb Haemost 1992 jun; 67 (6): 3.
29. Anonymous. Efficacy and safety of enoxaparin versus unfractionated heparin for prevention of deep vein thrombosis in elective cancer surgery: a double-blind randomized multicentre trial with venographic assessment. BMJ 1997 dec 8; 84 (8): 4.
30. Bergqvist D. Low molecular weight heparin for the prevention of venous thromboembolism after abdominal surgery. British Journal of Surgery 2004 august 27; 91 (8): 9.
31. Rasmussen MS. Does prolonged thromboprophylaxis improve outcome in patients undergoing surgery? Cancer Treatment Reviews 2003 june; 29 (suppl 2): 2.
32. Bergqvist D, Agnelli G, Cohen AT, Eldor A, Nilsson PE, Le Moigne-Amrani A et al. Duration of prophylaxis against venous thromboembolism with enoxaparin after surgery for cancer. New England Journal of Medicine 2002; 346 (13): 975-80.
33. Hirsh J, Raschke R. Heparin and Low-Molecular-Weight Heparin. Chest 2004 September 1; 126 (3 suppl): 188S-203S.
34. Geerts WH, Pineo GF, Heit JA, Bergqvist D, Lassen MR, Colwell CW et al. Prevention of venous thromboembolism. Chest 2004 September 1; 126 (3 suppl): 338S-400S.
35. Heit JA, Silverstein MD, Mohr DN, Petterson TM, Lohse CM, O'Fallon WM, et al. The Epidemiology of Venous Thromboembolism in the Community. Thrombosis and Haemostasis 2001 july; 86 (1): 9.
36. Lausen I, Jensen R, Jorgensen LN, Rasmussen MS, Lyng KM, Andersen M et al. Incidence and prevention of deep venous thrombosis occurring late after general surgery: randomised controlled study of prolonged thromboprophylaxis. European Journal of Surgery 1998; 164 (9): 657-63.
37. Rasmussen MS. Preventing thromboembolic complications in cancer patients after surgery: a role for prolonged thromboprophylaxis. Cancer Treatment Reviews 2002; 28 (3): 141-4.
38. Stahl T, Gregorcyk S, Hyman N, Buie W. Practice Parameters for the Prevention of Venous Thrombosis. Diseases of the Colon & Rectum 2006; 49 (10): 1477-83.
39. Mismetti P, Laporte S, Darmon JY, Buchmuller A, Decousus H. Meta-analysis of low molecular weight heparin in the prevention of venous thromboembolism in general surgery. British Journal of Surgery 2001; 88 (7): 913-30.
40. Koch A, Ziegler S, Breitschwerdt H, Victor N. Low Molecular Weight Heparin and Unfractionated Heparin in Thrombosis Prophylaxis: Meta-Analysis Based on Original Patient Data. Thrombosis Research 2001 may 15; 102 (4): 15.
41. Kakkar VV, Boeckl O, Boneu B, Bordenave L, Brehm OA, Brucke P et al. Efficacy and safety of a low-molecular-weight heparin and standard unfractionated heparin for prophylaxis of postoperative venous thromboembolism: european multicenter trial. World Journal of Surgery 1997; 21 (1): 2-9.
42. Kakkar VV, Cohen AT, Edmonson RA, Phillips MJ, Das SK, Maher KT et al. Low molecular weight versus standard heparin for prevention of venous thromboembolism after major abdominal surgery. Lancet 1993; 341 (8840): 259-65.
43. Nurmohamed MT, Verhaeghe R, Haas S, Iriatte JA, Vogel Gn, van Rij AM et al. A comparative trial of a low molecular weight heparin (enoxaparin) versus standard heparin for the prophylaxis of postoperative deep vein thrombosis in general surgery. American Journal of Surgery 1995; 169 (6): 567-71.
44. Boneu B. An international multicentre study: Clivarin in the prevention of venous thromboembolism in patients undergoing general surgery. Report of the International Clivarin Assessment Group. Blood Coagul Fibrinolysis 1993 dec; 4 (suppl 1): 2.

Avaliação Nutricional e Indicações de Terapia Nutricional

12

Dan Linetzky Waitzberg
Priscila Garla
Ricardo Alexandre Garib

INTRODUÇÃO

Em cirurgia, a preocupação com o estado e intervenção nutricionais adequados é capaz de modificar favoravelmente a evolução pós-operatória em cirurgia de caráter eletivo, emergencial e trauma. A prevalência de desnutrição em pacientes cirúrgicos varia de 22 a 58% dos casos. Sendo o estado nutricional fator prognóstico para morbidade e mortalidade pós-operatória, o conhecimento da fisiopatologia do jejum e da desnutrição, avaliação do estado nutricional e técnicas de terapia nutricional perioperatória devem fazer parte da formação e atenção dos cirurgiões. Avaliação nutricional pré-operatória de rotina deve ser incorporada na boa prática médica e permite identificar, tratar e controlar distúrbios e déficits nutricionais na fase pré-operatória. Antigos conceitos como o jejum prolongado de rotina nos períodos pré e pós-operatórios, foram modificados. O uso combinado de terapia nutricional enteral, parenteral e imunonutrição apontam novas possibilidades de intervenção nutricional para o paciente cirúrgico. Tais intervenções, no período perioperatório, podem contribuir para modificar o estado nutricional e modular a resposta imunológica e inflamatória, que favorecem a diminuição de complicações pós-operatórias e do tempo de internação.

O propósito deste capítulo é, de forma sumária, apresentar ao leitor as possibilidades de intervenção nutricional enteral e parenteral no período pré-operatório com ênfase no uso de nutrientes com propriedades terapêuticas. Cabe salientar que, em casos selecionados, o seguimento da terapia nutricional no pós-operatório é benéfico e se faz necessário.

TRIAGEM, AVALIAÇÃO NUTRICIONAL E DESNUTRIÇÃO

Estabelecer a condição nutricional e sua possível gravidade é o primeiro passo para definir o planejamento nutricional de um paciente. Neste sentido, a prática rotineira de triagem e avaliação nutricional representa procedimentos fundamentais para a intervenção ideal cuja finalidade é tratar os distúrbios nutricionais do paciente hospitalizado ou ambulatorial.

Triagem ou rastreamento nutricional

Entende-se por risco nutricional a "presença de fatores que podem acarretar e/ou agravar a desnutrição em pacientes hospitalizados"[1]. Na prática clínica, pode-se entender como risco nutricional a condição que um indivíduo tem de se tornar desnutrido ou agravar o seu estado de desnutrição[2].

Existem diversas ferramentas medir o risco nutricional, como NRS-2002, Miniavaliação Nutricional e MUST, entre outros. A medida do risco nutricional inclui procedimentos fáceis, de baixo custo e rápida aplicação por qualquer profissional de saúde[3,4].

O instrumento de triagem nutricional não necessita estabelecer o diagnóstico nutricional nem a gravidade da desnutrição, mas deve apontar o risco nutricional de desenvolver desfechos negativos durante a avaliação clínica. A avaliação do estado nutricional mais detalhada é necessária para a identificação precoce dos pacientes que possam necessitar de intervenção nutricional[1,5,6].

No Hospital das Clínicas da Faculdade de Medicina da Universidade de São Paulo (HC-FMUSP), realizou-se triagem nutricional em 700 pacientes em até 48 horas após a admissão hospitalar. Identificou-se que 29,9% deles se encontravam em risco nutricional. Este, por sua vez, associou-se significativamente a piora do desfecho na evolução clínica, como maior morbidade e mortalidade e tempo de internação hospitalar mais prolongado quando comparados aos pacientes sem risco nutricional presente[4].

Avaliação do estado nutricional (AN)

A avaliação do estado nutricional é realizada após a identificação do paciente em risco nutricional. Permite estabelecer o grau de desnutrição do enfermo e desenhar o plano terapêutico nutricional visando à sua recuperação e/ou manutenção do estado de saúde. Quando realizada periodicamente permite monitorar a evolução do estado nutricional[7,8].

AN pode ser realizada por meio de métodos objetivos antropométricos, composição corpórea, exame físico, exames bioquímicos e funcionais, medida de consumo alimentar e também por método subjetivo representado pela avaliação subjetiva global. AN deve ser feita no momento da admissão do paciente e repetida periodicamente durante sua internação. O diagnóstico precoce dos distúrbios nutricionais e o início da terapia nutricional o mais breve possível podem influenciar favoravelmente na evolução clínica do paciente[9-12].

A importância da triagem e avaliação nutricional é reconhecida pelo Ministério da Saúde do Brasil, que tornou obrigatória a implantação de protocolos para pacientes internados pelo SUS como condicionante para remuneração de terapia nutricional enteral e parenteral em hospitais da rede pública[13,14].

Cabe ao profissional nutricionista realizar triagem e avaliação do estado nutricional do paciente, com base em protocolo pré-estabelecido, de forma a identificar o risco ou a deficiência nutricional e também garantir o registro no prontuário do paciente, datado e assinado pelo profissional responsável pelo atendimento[7,14].

Recentemente, conforme se observa na Tabela 12.1, a Sociedade Brasileira de Nutrição Parenteral e Enteral (SBNPE)

TABELA 12.1 – Diretrizes brasileiras de terapia nutricional e graus de recomendação (DITEN-SBNPE) sobre triagem e avaliação nutricional

Assunto	Diretrizes	Grau de recomendação
A triagem nutricional deve ser realizada no paciente hospitalizado?	A triagem nutricional em pacientes hospitalizados deve ser realizada em até 72 horas da admissão, para identificar o risco nutricional	B
Que método utilizar na triagem?	O NRS 2002 é o método mais indicado no paciente hospitalizado na população brasileira	A
Qual método de triagem deve ser indicado para os idosos hospitalizados?	A miniavaliação nutricional (MAN) apresenta sensibilidade, especificidade e acurácia na identificação de risco nutricional em idosos	A
Qual a indicação do uso na prática clínica da avaliação subjetiva global (ASG)?	A ASG é considerada eficiente para avaliação do estado nutricional, com boa reprodutibilidade e capacidade de prever complicações relacionadas à desnutrição	A
Qual o papel do exame físico nutricional?	Exame físico faz parte da avaliação nutricional, e sua função é auxiliar no diagnóstico nutricional junto às demais ferramentas de avaliação nutricional	A
Qual método é recomendado em relação à história dietética?	Não existem métodos de história dietética validados para uso em população hospitalizada	C
Quais as principais medidas antropométricas recomendadas para a avaliação nutricional?	Peso corporal	B
	Medida direta ou indireta da estatura/comprimento	C
	Índice de massa corporal (IMC)	B
	Circunferências e dobras cutâneas.	C
Quando indicar a impedância bioelétrica (BIA) na avaliação do estado nutricional?	A BIA é indicada na avaliação da composição corporal de indivíduos com IMC entre 16 e 34 kg/m² que possam ser pesados e com estado de hidratação normal com o uso de equações validadas para essa população (C)	C
Exames laboratoriais: o que usar na prática clínica?	A albumina sérica é preditor de morbimortalidade, e não de desnutrição	A
	Balanço nitrogenado não é considerado bom método de avaliação devido às suas limitações	C
	Contagem total de linfócitos pode ser um indicador útil de risco de complicações infecciosas em idosos, mas não é considerado bom método de avaliação nutricional	A

publicou as Diretrizes Brasileiras para Terapia Nutricional (Diten) com o objetivo de normatizar e promover a uniformização das práticas de terapia nutricional em triagem e avaliação nutricional conforme grau de recomendação e aplicabilidade na prática clínica[15].

Desnutrição

A desnutrição pode ser definida como "estado de nutrição em que uma deficiência, excesso ou desequilíbrio de energia, proteína e outros nutrientes causam efeitos adversos no organismo (tamanho, forma, composição) com consequências clínicas e funcionais"[15].

A desnutrição continua sendo um dos maiores problemas de saúde pública nos países em desenvolvimento. É causa direta de aproximadamente 300.000 mortes por ano em todo o mundo[16,17].

É fundamental identificar a desnutrição no ambiente hospitalar para evitar ou minimizar sua repercussão na evolução dos enfermos, pois a desnutrição hospitalar está associada ao desenvolvimento de complicações notadamente infecciosas, maior tempo de internação e aumento da mortalidade[16].

PLANEJAMENTO DA TERAPIA NUTRICIONAL NO PRÉ-OPERATÓRIO

Uma vez identificado o risco e o grau de comprometimento do estado nutricional no período pré-operatório deve ser instituído um planejamento de terapia nutricional. Para o planejamento nutricional adequado torna-se relevante considerar o diagnóstico da doença, a intervenção cirúrgica proposta e o tempo previsto para a realimentação, bem como conhecer as necessidades energéticas, protéicas e de minerais e vitaminas e definir a quantidade e melhor via de acesso para a oferta de nutrientes. Pacientes cirúrgicos são especialmente debilitados em função da doença primária, estados mórbidos secundários ou associados, disfunções orgânicas crônicas e infecções[18]. Em doenças do aparelho digestivo, a desnutrição pode estar diretamente relacionada a alterações na ingestão, digestão ou absorção de alimentos[19].

De maneira geral, no período pré-operatório a meta é fornecer ao doente energia necessária para restaurar as condições mínimas e garantir a resposta adequada no processo de coagulação, inflamação, combate a infecção e cicatrização[20,21].

A Espen recomenda atenção para situações de risco nutricional: perda de peso > 10% em seis meses, IMC < 18,5 kg/m² ANSG = C, ou albumina sérica < 3 mg/dL (sem evidência de disfunção hepática e renal). Entende-se por risco nutricional grave quando existe pelo menos quatro dos itens mencionados. Para esses pacientes, é recomendado 7 a 14 dias de terapia nutricional pré-operatória sem objetivar mudanças nos parâmetros de avaliação nutricional[20,21].

O conhecimento das alterações metabólicas do jejum é de fundamental importância no planejamento nutricional. Deve-se ter em mente que a resposta orgânica ao trauma cirúrgico inicia-se neste momento. Após algumas horas de jejum há progressivo aumento do consumo de reservas energéticas e protéicas, o que gera intenso catabolismo e liberação de mediadores inflamatórios[22-24].

Recomendações atuais (American Society of Anaesthesiologists-ASA; Norwegian National Consensus Guideline-NNCG; Associat - ion of Anaesthetists of Great Britain and Ireland - AAGBI) baseadas no conceito de *fast-track surgery* recomendam líquidos claros 2 horas antes da operação. A ASA recomenda regras mais liberais em relação ao jejum, permitindo o uso de líquidos claros (água, chá, café e sucos sem resíduos) até duas horas antes da operação[25].

O grupo europeu Eras (Enhanced Recovery After Surgery) publicou um consenso a respeito de cuidados perioperatórios que apresentou várias alterações nas formas tradicionalistas de cuidados, baseadas em estudos controlados e randomizados e em metanálises. As modificações mais relevantes foram adaptadas à realidade nacional pelo projeto Acerto (Aceleração da Recuperação Total Pós-operatória) e concluiu que a abreviação do jejum pré-operatório com oferta de solução enriquecida de carboidratos até duas horas antes da cirurgia está sendo vista como um dos fatores benéficos para diminuir a resposta orgânica, a resistência insulínica, o estresse cirúrgico e, ainda, melhorar o bem-estar do paciente. A satisfação do paciente também deve ser considerada e esta é maior quando se empregam períodos menores de jejum pré-operatório. Essa prática mostra-se não apenas segura, mas também essencial à recuperação mais rápida do trauma cirúrgico. Portanto, essa diminuição do tempo de jejum pré-operatório deve ser empregada. Cabe ressaltar que obesos mórbidos, pacientes com refluxo gastroesofágico, dificuldade no esvaziamento gástrico ou gastroparesia não são candidatos à abreviação do jejum no período pré-operatório[26,27].

No pós-operatório, a necessidade energética vai se modificar conforme a agressão cirúrgica e o tempo de evolução. Para procedimentos cirúrgicos sem intercorrências o período hipercatabólico dura em média cinco dias, diferentemente dos doentes que têm complicações e evoluem para o estado crítico, nos quais este período é mais prolongado[28].

Vias de acesso e modalidades

Faz parte do planejamento nutricional estabelecer a melhor via de acesso nutricional. A oferta de nutrientes por via digestiva mantém normal a arquitetura e microflora intestinal com melhora do sistema imunológico intestinal e menor incidência de complicações infecciosas em pacientes cirúrgicos. Sempre que a via digestiva estiver disponível, funcional e estruturalmente, deve ser de uso preferencial tanto oral quanto enteral. No período pré-operatório, caso não haja impedimento para a via oral, deve-se prescrever suplementos orais enriquecidos com nutrientes[29].

Se a via oral não for disponível, opta-se pela introdução de sondas nasoenterais ou estomias localizadas na câmara gástrica ou jejunal. Na impossibilidade de uso da via digestiva praticamos a terapia de nutrição parenteral pela via central ou periférica[29].

Pacientes nutridos não necessitam de cuidados nutricionais frente a intervenções cirúrgicas de pequeno e médio porte. A terapia nutricional mista (enteral + parenteral) deve ser empregada em situações especiais quando a oferta por via enteral for menor que 50% da terapia prescrita[30,31].

NUTRIÇÃO PRÉ-OPERATÓRIA DE CIRURGIA ELETIVA
Terapia nutricional enteral

Entende-se por terapia nutricional enteral (TNE) um conjunto de procedimentos terapêuticos empregados para manutenção ou recuperação do estado nutricional por meio de nutrição enteral[32].

Entre as possíveis definições de nutrição enteral (NE), uma das mais abrangentes e gerais foi proposta pelo regulamento técnico para a terapia de nutrição enteral (Resolução RCD n. 63, de 6 de julho de 2000, da Agência Nacional de Vigilância Sanitária – Anvisa):

Alimento para fins especiais, com ingestão controlada de nutrientes, na forma isolada ou combinada, de composição definida ou estimada, especialmente formulada e elaborada para uso por sondas ou via oral, industrializada ou não, utilizada exclusiva ou parcialmente para substituir ou complementar a alimentação oral em pacientes desnutridos ou não, conforme suas necessidades nutricionais, em regime hospitalar, ambulatorial ou domiciliar, visando à síntese ou manutenção dos tecidos, órgãos ou sistemas.

Indicações da TNE

As principais indicações de TNE no paciente cirúrgico visam a prevenir ou reverter desnutrição prévia ao procedimento cirúrgico e minimizar os efeitos de prolongado período de jejum no perioperatório que resultam em grave catabolismo e intensa atividade inflamatória.

Incluem-se nas indicações da TNE situações em que o trato digestivo estiver total ou parcialmente funcional, e quando a ingestão oral for insuficiente para atingir dois-terços a três-quartos das necessidades nutricionais diárias e na condição de desnutrição[32,33]. A TNE deverá ser instituída quando for verificada a necessidade de utilizá-la por pelo menos cinco a sete dias. As principais indicações em geral para o uso da TNE estão relacionadas na Tabela 12.2.

As contraindicações da TNE são, na maioria das vezes, relativas ou temporárias[34,35].

Algumas das contraindicações mais frequentes estão na relacionadas na Tabela 12.3.

TABELA 12.2 – Indicações da TNE conforme Sociedade Europeia de Nutrição Clínica e Metabólica (Espen)

Neurológica/psiquiátrica	Gastrintestinal
Acidentes cerebrovasculares	Pancreatite
Neoplasias	Doenças inflamatórias intestinais
Trauma	Síndrome do intestino curto
Inflamação	Doenças inflamatórias neonatal
Doenças desmielizantes	Má absorção
Depressão grave	Preparo intestinal pré-operatório
Anorexia nervosa	Fístulas digestivas
Orofaringeal/esofageal	**Miscelânias**
Inflamação	Queimaduras
Trauma	Quimioterapia
Neoplasias	Radioterapia

TABELA 12.3 – Contraindicações da TNE conforme Sociedade Europeia de Nutrição Clínica e Metabólica (Espen)[34,35]

Contraindicações	Razões e condições
Doença terminal	Complicações supera Benefícios
Obstrução intestinal	Ausência de trânsito intestinal total ou parcial
Sangramento intestinal	Requer intervenção armada
Vômitos	Migração da sonda
Diarreia	Avaliar a causa
Fístulas intestinais	Jejunal e alto débito
Isquemia gastrintestinal	Sepse, disfunção múltipla de órgãos, peritonites, instabilidade Cardioplumonar
Íleo paralítico	Peritonites, hemorragias intraperitoneais, perfuração, hiperglicemia grave
Inflamação TGI	Enterites graves, pancreatite aguda grave

Nutrição enteral (NE) precoce

O conceito de NE precoce consiste na oferta de TN até as primeiras 48 horas após a ocorrência de um evento traumático ou infeccioso em pacientes que estarão impossibilitados de retomar precocemente a alimentação oral, tais como ocorre na intervenção cirúrgica de grande porte, portadores de câncer de cabeça e pescoço ou gastrintestinal, com trauma grave e desnutrição no pré-operatório ou com provável ingestão energética inadequada por mais de 10 dias[36].

A intervenção precoce justifica-se na medida em que a ausência de nutrientes no trato gastrintestinal, especialmente no intestino, está associada à hipotrofia intestinal, favorecendo a quebra da barreira imunológica, maior permeabilidade e possível translocação microbiana, que resulta, eventualmente, na preservação da barreira mucosa e no menor risco de translocação bacteriana[36-38]. A Tabela 12.4 apresenta todos os potenciais benefícios da nutrição precoce.

Sob o ponto de vista metabólico, o uso de NE precoce pode evitar a secreção excessiva de hormônios catabólicos ao reduzir o aumento do cortisol e do glucagon séricos. Além disso, mantém o estado nutricional evitando a perda do peso corpóreo e a massa muscular e reduz o balanço nitrogenado negativo. Porém presença de íleo paralítico, distensão abdominal, náuseas e vômitos podem dificultar a escolha dos potenciais candidatos a se beneficiar da NE precoce[37,39].

Usualmente, a NE deve ser iniciada no pós-operatório, tão logo o paciente esteja estável hemodinamicamente. Em muitas situações, o planejamento pré e intraoperatório da NE precoce é muito importante. A garantia de uma via para alimentação seja por sonda nasoenteral ou jejunostomia pode ser determinante para melhor evolução clínica do paciente cirúrgico[40,41].

TABELA 12.4 – Benefícios do uso de nutrição enteral precoce em pacientes cirúrgicos[38]

Segura e efetiva se iniciada entre as primeiras 24 horas
Diminui a indicação de nutrição parenteral
Favorece atingir as necessidades nutricionais em até 3 dias
Atenua a resposta metabólica
Diminui os prejuízos da resposta imunológica
Melhora cicatrização de feridas
Mantém a integridade da mucosa intestinal
Diminui a permeabilidade da mucosa intestinal
Reduz translocação bacteriana e de endotoxinas
Previne a ocorrência de úlceras de pressão
Não aumenta a ocorrência de pneumonia aspirativa
Reduz ocorrência de sepse
Reduz a mortalidade

Seleção da via de acesso enteral

A seleção de vias de acesso enteral pode ser identificada no algoritmo descrito na Figura 12.1.

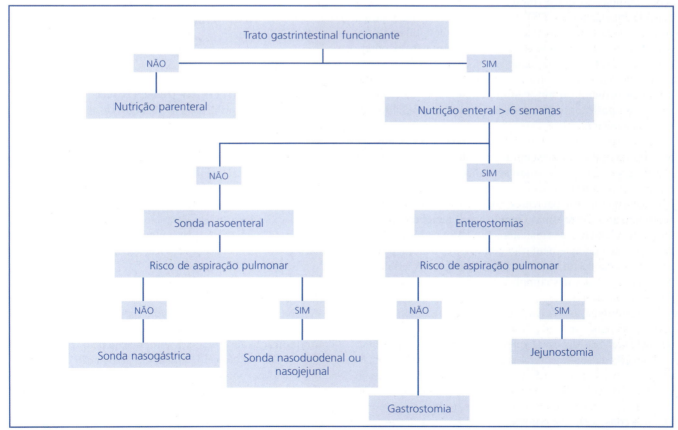

Figura 12.1 – Planejamento para indicação e seleção da via de acesso da TNE.[32]

Seleção de dietas enterais

Após identificar qual paciente é candidato à terapia nutricional, o próximo passo é elaborar um plano dietoterápico. A avaliação da capacidade digestiva e absortiva do paciente deve ser monitorada para, então, selecionar a fórmula enteral.[32]

As formulações enterais podem ser:

- nutricionalmente completas, quando oferecidas na quantidade recomendada, para ser utilizada como única fonte de nutrição ou como complemento alimentar a pacientes com ingestão oral normal;
- nutricionalmente incompletas, para serem usadas somente como suplemento e não como fonte exclusiva de nutrição.

As formulações enterais disponíveis no Brasil estão relacionadas no site da NutriTotal (www.nutritotal.com.br).

Complicações em nutrição enteral

A alimentação por via nasoenteral ou por estomia não é isenta de complicações que, uma vez conhecidas, podem ser prevenidas ou tratadas monitorando-se de forma adequada os pacientes. As complicações da TNE podem ser classificadas em anormalidades gastrintestinais, mecânicas, metabólicas e infecciosas[42].

Dentre as anormalidades nas complicações gastrintestinais salienta-se a diarreia diagnosticada por três ou mais evacuações líquidas ao dia. É fundamental buscar-se a causa da diarreia em vigência da TNE e afastar outras etiologias potenciais, como gastroenterocolites infecciosas e/ou inflamatórias. A realização da anamnese especializada é útil para se obter o diagnóstico diferencial de diarreia[43,44].

As principais complicações mecânicas relacionadas com a sonda nasoenteral variam segundo o tipo de sonda empregada e a sua posição, sendo as mais frequentes a oclusão ou a retirada acidental.

As complicações metabólicas em TNE são menos frequentes do que se observa em terapia de nutrição parenteral (TNP), especialmente quando se utilizam formulações poliméricas. No entanto, o uso exclusivo de dietas elementares, particularmente em pacientes com jejum oral, pode estar acompanhado das mesmas complicações metabólicas da NP. O aporte adequado de água oferecido entre os intervalos das dietas e a sua complementação adquire importante papel na prevenção da desidratação e hiperidratação. A etiologia e possíveis controles das complicações metabólicas podem ser vistas na Tabela 12.5[45].

A pneumonia aspirativa é considerada a complicação de maior gravidade em TNE. Pode ocorrer por oferta exagerada de dieta, retardo do esvaziamento gástrico e íleo paralítico. A aspiração da sonda enteral antes da administração de cada dieta é realizada para verificar o conteúdo gástrico, que quando acima de 200 mL pode favorecer o refluxo do conteúdo do estômago ao esôfago e, através deste, as vias respiratórias. Deve-se considerar que o doente neurológico pode apresentar deficiência nos mecanismos reflexos de proteção ao vômito.[46,47]

TABELA 12.5 – Etiologia das complicações metabólicas da TNE[45]

Complicações	Controle
Hiperidratação	Diminuir e concentrar o volume da dieta
	Administrar diurético
	Balanço hídrico diário
	Controle de peso diário
Desidratação	Diluir a dieta, usar fórmula isotônica
	Controlar a diarreia, se houver
	Repor água após as dietas
	Balanço hídrico
	Observar pele e mucosa
Hiperglicemia	Administrar insulina/hipoglicemiantes
	Administrar dietas isentas de sacarose
	Monitorar glicemia diária
Hipoglicemia	Monitorar níveis de glicemia diários
	20 mL glicose a 50% EV, se necessário
Desequilíbrio hidroeletrolítico	Monitorar eletrólitos e oligoelementos
	Observar sinais anemia, escorbuto
	Observar interação medicamentosa
Função hepática	Dosar níveis transaminases
	Uso de dietas especializadas

Terapia de nutrição parenteral

De acordo com a Portaria n. 272, de 8 de abril de 1998, da Anvisa, a terapia de nutrição parenteral (NP) é:

> o conjunto de procedimentos terapêuticos para manutenção ou recuperação do estado nutricional do paciente por meio de nutrição parenteral – solução ou emulsão, composta basicamente de carboidratos, aminoácidos, lipídios, vitaminas e minerais, estéril e apirogênica, acondicionada em recipiente de vidro ou plástico, destinada à administração intravenosa em pacientes desnutridos ou não, em regime hospitalar, ambulatorial ou domiciliar, visando a síntese ou manutenção dos tecidos, órgãos ou sistemas.

Indicações da TNP

A TNP deve ser administrada especificamente em pacientes com desnutrição, ou risco de desnutrição, e com contraindicação absoluta para alimentação pelo trato gastrintestinal. Pode ser oferecida ainda, em associação com NE ou alimentação por via oral (VO), a pacientes impossibilitados de receber todo o aporte energético-proteico por via digestiva. Enquanto fonte alimentar única, a NP precisa conter todos os macro e micronutrientes necessários para garantir a homeostase do paciente[48,49].

A TNP pode ser ministrada em pacientes em regime hospitalar, ambulatorial ou domiciliar, visando à síntese ou manutenção dos tecidos, órgãos e sistemas[50-52].

A indicação de NP deve considerar aspectos científicos e éticos. A NP não deve, por exemplo, ser administrada a pacientes oncológicos terminais, quando não houver perspectiva clara de melhora da sobrevida ou redução do sofrimento[53-56].

Pacientes cirúrgicos com desnutrição grave e sem condições de receber nutrição oral ou enteral também podem se beneficiar da TNP. De acordo com as diretrizes atual da Aspen e da Espen, em cirurgias gastrintestinais de grande porte está indicado o uso de NP no pré-operatório pelo período de 7 a 10 dias que continua no período pós-operatório até que a ingestão alimentar adequada seja alcançada pelo paciente[20].

Para pacientes com indicação de NP por longos períodos e sem necessidade de hospitalização, recomenda-se a NP domiciliar (NPD) utilizada em conjunto com nutrição enteral, sempre que possível, com o objetivo de manter o trofismo intestinal.

Na Tabela 12.6, observam-se as principais indicações gerais de TNP conforme a diretriz da Aspen 2009; na Tabela 12.7, encontram-se as indicações consideradas absolutas, as relativas e as contraindicações do método de TNP[48].

TABELA 12.6 – Principais indicações de nutrição parenteral[48]

Em pacientes hospitalizados	
Síndrome do intestino curto grave	
Fístulas gastrintestinais	
Pacientes cirúrgicos	
Pacientes queimados e críticos (que estão em unidade de terapia intensiva)	
Câncer	
Doença inflamatória intestinal disabsortiva	
Pancreatite aguda ou crônica em que a NE não possa ser administrada	
Em pacientes domiciliares	
Doença inflamatória intestinal	Doença vascular mesentérica
Câncer não terminal	Fístula pancreática
Disfunção da motilidade	Doença celíaca
Isquemia ou obstrução intestinais	Hiperêmese gravídica
Enterite causada por radiação	Enteropatia
	Aids

TABELA 12.7 – Indicações absolutas, relativas e contraindicações para prescrição de NP[48]

Indicações absolutas	Impossibilidade de acesso enteral por obstrução gastrintestinal ou íleo prolongado
	Impossibilidade de absorver nutrientes pelo trato GI por: - ressecção intestinal maciça – fase inicial - síndrome do intestino curto grave - doença inflamatória intestinal ativa (com necessidade de repouso intestinal por 5 a 7 dias)
	Transplante de medula óssea
Indicações relativas	Sangramento gastrintestinal com necessidade de repouso GI prolongado
	Mucosite ou anorexia grave por quimioterapia, radioterapia ou transplante de medula óssea
	Cirurgias extensas com previsão de íleo prolongado por mais de 5 a 7 dias
	Diarreia grave por má absorção
	Pancreatite grave necessitando repouso intestinal por mais de 5 dias
Contraindicações	Pacientes em condições terminais quando não há melhora de sobrevida ou de sofrimento
	Instabilidade hemodinâmica

Planejamento nutricional parenteral

A NP deve suprir as necessidades energético-protéicas e fornecer os nutrientes essenciais em quantidades adequadas para manutenção da vida, crescimento celular e tecidual, que podem variar conforme o estado nutricional, doença, condição metabólica e duração da terapia nutricional[53,57]. Durante o planejamento da terapia nutricional parenteral, deve-se, portanto, calcular as necessidades energéticas e nutricionais de forma individual, de acordo com a condição clínica do paciente.

Com base no gasto energético total é possível estimar a necessidade energética diária do paciente que varia de acordo com diversos fatores: idade, sexo, peso, altura, atividade física, composição corporal, tipo de doença e cirurgia proposta[58-61].

Vias de acesso parenteral

A NP pode ser ministrada por via central e periférica. Diferentes fatores são essenciais para escolher a seleção da via de acesso da NP ideal para o paciente e encontram-se descritos na Tabela 12.8.

TABELA 12.8 – Principais fatores que auxiliam na seleção da via de acesso da TNP

	Via periférica	Via central
Necessidades nutricionais	Fornece menor aporte protéico-calórico por limitar a infusão de soluções de baixa osmolaridade (até 900 mOsm/L)	Fornece maior aporte protéico-calórico por permitir infusão de soluções de alta osmolaridade
Duração da oferta da NP	Curtos períodos (até 7 dias)	Longos períodos
Condição vascular do paciente	Viabilidade de veias periféricas nas mãos e nos braços	Viabilidade das veias subclávia, jugular interna ou, raramente, femural
Peso do paciente	Possibilita infusão em pacientes com menos de 45 kg	Para pacientes acima de 45 kg

Fonte: Adaptado de Szeszycki e Benjamin, 2005. 303-19.

Acesso venoso periférico

A NP por via periférica é infundida por veias com baixo fluxo sanguíneo, como as veias da mão e do braço. Assim, as soluções devem ser de baixa osmolaridade (até 900 mOsm/L) e, portanto, acabam por fornecer menor aporte protéico-calórico em relação às soluções infundidas por acesso venoso central.

O desenvolvimento de flebite pode ser observado durante a infusão de nutrição parenteral por veia periférica. Fatores que podem contribuir para o desenvolvimento dessa complicação são: alta osmolaridade da solução, pH elevado, infusão por longo período utilizando o mesmo local, velocidade de infusão elevada, material e tipo de cateter e condição da veia[62].

Acesso venoso central

Opta-se pela via central quando é necessário administrar todos os nutrientes por via parenteral, em soluções de grande volume e por tempo prolongado. NP de acesso central compreende infusão de NP em veia de alto fluxo sanguíneo, por meio do acesso às veias jugulares e subclávias internas para atingir a veia cava superior e o átrio direito.

As soluções infundidas pelo acesso venoso central podem ser de alta osmolaridade (acima de 900 mOsm/L) e o tempo de infusão costuma ser maior que sete dias, chegando a ter muito longa duração, dependendo do tipo e da técnica de inserção do cateter venoso utilizado. A via de acesso central pode ser indicada para pacientes com transplante de medula óssea, quimioterapia, hemodiálise, transfusão sanguínea, entre outros[63].

O primeiro ponto a ser observado para acesso venoso central é a seleção do cateter. Cateteres de acesso venoso central não são apenas vias de passagem passivas, eles podem estimular respostas do paciente e de microrganismos endógenos, influenciando o desenvolvimento de flebite, inflamação e infecção.

Atualmente, punção percutânea de menor risco é possível pela disponibilidade de cateter central de inserção periférica (*peripherally inserted central catheter* - PICC). Trata-se de um cateter de fino calibre inserido, geralmente, nas veias periféricas do braço (basílica e cefálica) que tem a sua extremidade distal posicionada em uma veia central (subclávia). Com o PICC, em geral, a NP é ofertada por curto período[64].

Existe ainda a opção de utilizar a inserção de cateter semi-implantável ou totalmente implantável, comumente empregado para a prática da terapia nutricional parenteral por longo período.

A inserção do cateter semi-implantável, realizada por técnica cirúrgica, permite o acesso direto à veia cefálica, entre outras veias, e inclui a realização de um túnel subcutâneo. O cateter totalmente implantável, ou *port-o-cath* é implantado de forma inteiramente oculta, debaixo da pele do paciente, e conta com um reservatório no tecido subcutâneo, o qual é acessado por meio de punção com agulha transcutânea. São poucas as indicações do *porth-o-cath* para nutrição parenteral, devido ao risco de infecções ao se manter uma comunicação contínua entre a pele e a corrente sanguínea[48,63-65].

Após seleção do cateter venoso central, deve-se escolher o local de sua instalação para acesso de nutrição parenteral. Infecções e complicações mecânicas relacionadas ao cateter podem ocorrer após a instalação do cateter venoso central (CVC). Na tentativa de minimizar esses eventos, rígidos protocolos de assepsia, antissepsia e técnica cirúrgica devem ser seguidos[66-68].

Cateteres instalados em veia jugular interna são associados a maior taxa de formação local de hematoma, lesão arterial e infecção associada a cateter venoso do que a veia subclávia. Cateteres em veia subclávia, por sua vez, estão associados a maior risco de pneumotórax durante sua inserção, em relação à veia jugular[64].

Monitoramento

A NP nunca deve ser administrada de emergência. Antes de receber a NP, o paciente precisa estar hemodinamicamente estável com boa perfusão e bem oxigenado, com pH dentro dos limites de normalidade. O doente cirúrgico criticamente grave deve receber TN com cautela evitando hiperalimentação e controle rigoroso da glicemia[48,49].

De acordo com recomendações da Portaria n. 272, de 8 de abril de 1998, que regulamenta os requisitos mínimos para o uso da nutrição parenteral, todos os pacientes sob TNP devem ser controlados quanto à eficácia do tratamento, efeitos adversos e modificações clínicas que possam influenciar na qualidade da dieta. Por isso, realizam-se testes laboratoriais que fornecem dados objetivos e de grande importância para a identificação de alterações nutricionais. Em algumas ocasiões podem ocorrer complicações metabólicas que estão relacionadas à infusão da dieta, como síndrome da realimentação, hiperglicemia e hipertrigliceridemia[69,70].

Pacientes submetidos a jejum parcial prolongado, cujo organismo tenha se adaptado ao uso de ácidos graxos livres e corpos cetônicos como fontes de energia, apresentam maior risco de desenvolverem a síndrome de realimentação. A rápida reintrodução de grandes quantidades de carboidrato pode resultar em anormalidades metabólicas que incluem hipofosfatemia, hipocalemia e hipomagnesemia.

O monitoramento frequente de fosfato, magnésio, potássio e glicose plasmática, são essenciais quando a NP é iniciada, como se vê na Tabela 12.9. Pacientes com diabete pré-existente ou estresse fisiológico significativo também podem desenvolver hiperglicemia após início da NP. A hiperglicemia está associada à redução de funções imunes e aumento de complicações infecciosas e, portanto, é recomendável a monitoração e o controle da glicose sanguínea durante a NP[69,70].

Além do monitoramento das complicações metabólicas relacionadas à NP, o risco de desenvolvimento de infecções do cateter deve ser monitorado. O controle de sintomas comuns à infecção, como alterações locais, leucocitose, febre e hiperglicemia, podem auxiliar a reconhecer precocemente um episódio de infecções ligadas ao CVC[48].

IMUNONUTRIÇÃO (NUTRACÊUTICOS)

Controlar a intensidade da resposta imunológica e inflamatória pode auxiliar na recuperação do paciente cirúrgico. Com este intuito, o uso de nutracêuticos, principalmente no período pré-operatório, pode ser capaz de reduzir incidências de complicações infecciosas, tempo de internação e mortalidade[71].

Ácidos graxos poli-insaturados ômega 3 (AGPI n-3), em particular os ácidos eicosapentaenoico (EPA) e docosaexaenoico (DHA) provenientes do óleo de peixe, são incorporados em membranas celulares influenciando sua fluidez, estrutura e a função de diferentes receptores, transportadores, enzimas e canais iônicos a ela associados. Além disso, os EPA participam diretamente da resposta inflamatória como substrato para síntese de eicosanoides com menor potencial inflamatório do que aqueles provenientes do metabolismo do ácido araquidônico[72,73]. Mais recentemente, identificaram-se novos mediadores anti-inflamatórios provenientes de EPA e DHA com papel fundamental na fase de resolução da resposta inflamatória, as resolvinas, e outros potenciais mecanismos reguladores de funções imunológicas por ácidos graxos ômega 3, como modulação da produção de citocinas inflamatórias via fator de transcrição nuclear Kb (NFk-beta).

TABELA 12.9 – Testes laboratoriais para identificação de alterações metabólicas em pacientes estáveis em uso de NP[69,70]

Exames	Controle	Observação
Eletrólitos Na, K, Cl, N_2, CO_2, Mg, Ca, E, BUN, Cr	Semanal 1 a 2 vezes	Na primeira semana após a introdução de NP, devem ser controlados 3 vezes por semana
Glicose	Semanal 1 a 2 vezes	Na primeira semana após a introdução de NP, deve ser controlada diariamente
Peso	Semanal 2 a 3 vezes	No início deve ser realizado diariamente
TGP (transaminase glutâmico-pirúvica), TGO (transaminase glutâmico-oxalacética), fosfatase alcalina, bilirrubina total	Mensal	Após a introdução de NP, deve ser conhecido o valor basal e iniciar o controle no primeiro dia
Proteína visceral transferrina ou pré-albumina	Semanal	
Triglicérides plasmáticas	Semanal	
Balanço nitrogenado	Conforme a necessidade	
Balanço hídrico	Diário a cada 12 horas	

Em pacientes críticos, a oferta de NP enriquecida com óleo de peixe parenteral resultou em menor tempo de internação hospitalar e em unidade de terapia intensiva, menor uso de antibióticos e redução da mortalidade[74-76].

A glutamina é um aminoácido fundamental em diversas etapas do metabolismo. Atua no transporte de nitrogênio e na síntese protéica, além de servir como fonte energética para células de rápida proliferação, como enterócitos e células imunológicas. Sob condições de trauma, queimadura, cirurgia de grande porte ou sepse, a síntese endógena da glutamina pode ser insuficiente para suprir as necessidades orgânicas. Essa insuficiência de glutamina pode reduzir a capacidade imunológica de pacientes criticamente enfermos e resultar no aumento de taxas de infecções, tempo de hospitalização e mortalidade. Nessas condições, a glutamina é considerada essencial, e sua suplementação é recomendada. O uso de glutamina em pacientes com trauma e queimaduras está relacionado a menor número de complicações infecciosas e redução do tempo de internação[77-80].

A arginina, tal como a glutamina, é um aminoácido condicionalmente essencial que pode ser utilizado por diferentes vias: na produção de proteína corpórea ou como substrato para a síntese de ureia, desempenhando indiretamente papel importante no crescimento e diferenciação celular por meio da síntese de ornitina; ou ainda na síntese de óxido nítrico (NO), um importante neurotransmissor que possui ação citotóxica e que auxilia na destruição de micro-organismos, parasitas e células tumorais. O uso de fórmula suplementada com arginina em pacientes cirúrgicos está associado a menores taxas de infecção. Em pacientes críticos com sepse e infecção grave, a análise de ensaios clínicos bem conduzidos não apontou diferenças nas taxas de mortalidade e infecção com o uso de fórmulas enriquecidas com arginina. Porém, quando analisada em população específica de pacientes com sepse, os grupos que receberam fórmula com arginina apresentaram resultado desfavorável, com aumento na taxa de mortalidade quando comparado ao uso de fórmula padrão. Devido ao risco potencial, associado ao uso de dietas suplementadas com arginina em pacientes com choque e sepse, o seu uso não é recomendado nesses pacientes[71,81-84].

Até o momento, podemos concluir que a imunonutrição pode contribuir para o tratamento de doentes críticos e cirúrgicos por promover processos imunológicos, metabólicos e inflamatórios prejudicados pela resposta inflamatória pós-trauma, comum nessa população de pacientes. Seus principais benefícios incluem redução da incidência de infecções hospitalares, do tempo de internação hospitalar e, em alguns estudos, do custo do tratamento. No entanto, a imunonutrição é um universo que ainda carece ser melhor explorado, pois permanece sem respostas importantes. É possível, por exemplo, que muitos dos imunonutrientes testados individualmente tenham efeitos terapêuticos (positivos ou negativos) em determinado grupo de pacientes, mas quando combinados ou ministrados a outra população clínica esses efeitos desapareçam ou sejam inversos. Novos estudos que considerem a heterogeneidade de estados clínicos e diferentes doses de nutrientes isolados ou em associação devem ser desenvolvidos.

CONSIDERAÇÕES FINAIS

O uso da avaliação e terapia nutricional na prática clínica é importante ferramenta para melhora no desfecho clínico dos pacientes cirúrgicos, tempo de permanência hospitalar e custos. A intervenção precoce, quando possível no período pré-operatório, associada ou não à imunonutrição parece mostrar melhores resultados.

Nutrientes com propriedades imunomoduladoras como ácidos graxos n-3, arginina e glutamina trazem perspectivas estimulantes para o emprego de terapia nutricional, não apenas para recuperar o estado nutricional do paciente, mas também para auxiliar no tratamento de sua condição clínica e melhor adequação para o estresse cirúrgico.

Desse modo, o conhecimento dos princípios que norteiam a terapia nutricional é fundamental para capacitação profissional clínico-cirúrgica.

REFERÊNCIAS BIBLIOGRÁFICAS

1. American Dietetic Association (ADA). Identifying patients at risk: ADA's definitions for nutrition screening and nutrition assessment. Council on Practice (COP) Quality Management Committee. J Am Diet Assoc 1994; 94: 838-9.
2. Teitelbaum D. Definition of Terms, Style, and Conventions Used in A.S.P.E.N. Guidelines and Standards. Nutr Clin Pract 2005; 20: 281-5.
3. Kondrup J, Allison SP, Elia M, Vellas B, Plauth M. Educational and Clinical Practice Committee, European Society of Parenteral and Enteral Nutrition. Espen guidelines for nutrition screening 2002. Clin Nutr 2003; 22: 415-21.
4. Raslan M et al. Comparison of nutritional risk screening tools for predicting clinical outcomes in hospitalized patients. Nutrition 2009; 26: 721-8.
5. Nutrition Screening Initiative. Nutrition interventions manual for professionals caring for older americans: project of the American Academy of Family Physicians, The American Dietetic Association, and National Council on Aging. Washington, DC; 1992.
6. Smith LC, Mullen JL. Nutritional assessment and indications for nutritional support. Surg Clin North Am 1991; 3: 449-57.
7. Jeejeebhoy KN. Nutritional assessment. Gastroenterol Clin North Am 1998; 27: 347-69.
8. DeHoog S. Avaliação do Estado Nutricional. In Mahan KL, Escott-Stump S. Krause. Alimentos, nutrição & dietoterapia. 9.ed. São Paulo: Roca; 1998. p.371-96.
9. Waitzberg DL, Horie LM, Dias MCG. Exame físico e antropometria. In Waitzberg DL. Nutrição oral, enteral e parenteral na prática clínica. 4.ed. São Paulo: Atheneu; 2010. p.383-419.
10. Waitzberg DL, Dias MCG. Guia básico de terapia nutricional – Manual de boas práticas. São Paulo: Atheneu; 2005.
11. Who - World Health Organization. Physical status: The use and interpretation of anthropometry. Report of a WHO expert committee; 1995.
12. Steven BH, Baunmgartner RN, Pan S. Avaliação nutricional da desnutrição por métodos antropométricos. In: Shills ME, Oslon JÁ, Shike M, Ross AC. Tratado de nutrição moderna na saúde e na doença. 9. ed. Barueri: Manole; 2003.
13. Portaria n. 272 MS/SVS, de 8 de abril de 1998.
14. Portaria n. 131 SAS, de 8 de março de 2005.
15. Sociedade Brasileira de Nutrição Parenteral e Enteral (SBNPE – Diten). Diretrizes Brasileiras de Terapia Nutricional. Acesso em: 10 de abril de 2010. Disponível: http://www.sbnpe.com.br/diten_temas.php.
16. Stratton RJ, Hackston A, Longmore D, Dixon R, Price S, Stroud M et al. Malnutrition in hospital outpatientes and inpatiens: prevalence, concurrent validity and ease of use of the "Malnutrition

Universal Screening Tool" (Must) for adults. Brit J Nutr 2004; 92: 799-808.
17. Correia MITD. Repercussões da desnutrição sobre a morbidade e mortalidade e custos em pacientes hospitalizados no Brasil. Tese (Doutorado). São Paulo: Faculdade de Medicina da Universidade de São Paulo; 2000.
18. Waitzberg DL. Desnutrição calórico-protéica e sua importância clínica. Nutrinews 1997; 3: 12-3.
19. Milan ZHC, Vannuchi H, Veneziano PL. Estudo nutricional de pacientes hospitalizados. Rev Assoc Med Bras 1981; 27: 306-8.
20. Weimann A, Braga M, Harsanyi L, Laviano A, Ljungqvist O et al. Espen Guidelines Enteral Nutrition: Surgery including organ trasnplantation. Clin Nutr 2006; 25: 224-44.
21. Klaen S, Kinney J, Jeejeebhoy K, Alpers D, Hellersteim, Muraym M et al. Nutrition support in clinical practice: review of published data in recommendations for future research directions. Summary of a conference sponsored by the national institute of healths. Am Soc Parent Enter Nutr and Am Soc Clin Nutr 1997; 66: 683-706.
22. Wilmore DW. Metabolic response to severe surgical illness: overview. World J Surg 2000; 24: 705-11.
23. Daly JM. The evolution of surgical nutrition: nutrient and anabolic interventions. Ann Sur 1999; 229: 19-20.
24. Meguid MM, Collier MD, Howard LJ. Uncomplicated and stressed starvation. Surg Clin North Am 1981; 61: 529-43.
25. Fearon KC, Ljungqvist O, von Meyenfeldt M et al. Enhanced recovery after surgery. A consensus review of clinical care for patients under-going colonic resection. Clin Nutr 2005; 24: 66-77.
26. Moro ET. Prevenção da aspiração pulmonar do conteúdo gástrico. Rev Bras Anestesiol 2004; 54: 261-75.
27. Aguilar-Nascimento JE, Bicudo-Salomão A, Caporossi C, Silava RM, Cardoso EA, Santos TP. Acerto pós-operatório: avaliação dos resultados da implantação de um protocolo multidisciplinar de cuidados perioperatórios em cirurgia geral. Rev Col Bras Cir 2006; 33: 181-8.
28. Haupt W, Hohenberger W, Nueller R, Cristou NV. Association between preoperative acute phase response and postoperative complications. Eur J Surg 1997; 163 (1): 39-44.
29. Cahill-Jr GF. Starvation in man. N Engl J Med 1970; 282; 668-75.
30. Ljungqvist O, Thorell A, Gutniak M et al. Glucose infusion instead of preoperative fasting reduces postoperative insulin resistance. J Am Coll Surg 1994; 178; 329-36.
31. Di Fronzo LA, Yamin N, Patel K et al. Benefits of early feeding and early hospital discharge in elderly patients undergoing open colon resection. J Am Coll Surg 2003; 197: 747-52.
32. Hickey MS, Arbeit JM, Way LW. Surgical metabolism and nutrition. In: Way LW (ed.). Current surgical diagnosis and treatment. 10.ed. Norwalk: Applenton & Lange; 1994.
33. Jacobs S, Chang RW, Lee B, Bartlett FW. Continuous enteral feeding: a major cause of pneumonia among ventilated intensive care unit patients. JPEN J Parenter Enteral Nutr 1990; 14: 353-6.
34. Howard P, Jonkers-Schuitema C, Furniss L, Kyle U, Muehlebach S, Odlund-Olin A et al. Managing the patient journey through enteral nutritional care. Clin Nut 2006; 25: 187-95.

35. Pearcen CB, Duncan HB. Enteral feeding. Nasogastric, nasojejunal, percutaneous endoscopic gastrostomy or jejunostomy: its indications and limitations. Postgrad Med J 2002; 78: 198-204.
36. Weimann A, Braga M, Harsanyi, Laviano A et al. Espen guidelines on enteral nutrition surgery including organ transplant. Clin Nutr 2006; 30: 1592-604.
37. Lewis SJ, Egger M, Sylvester PA, Thomas S. Early enteral feeding versus "nil by mouth" after gastrointestinal surgery: systematic rewiew and meta-analysis of controlled trails. Br Med J 2001; 23: 773-6.
38. De Aguilar Nascimento JE, Dock Nascimento DB.Nutrição Enteral Precoce. In: Waitzberg, D. L. Nutrição Oral, Enteral e Parenteral na Prática Clínica. 4. ed. São Paulo: Atheneu; 2010. p.799-808.
39. Marik PE, Zaloga GP. Early enteral nutrition in acutely ill patients: a systematic review. Crit Care Med 2001; 29: 2264-70.
40. Minard G, Kudsk KA. Is early feeding beneficial? How early is early? New Horiz 1994; 2: 156-63.
41. Aspen Board of Directors and the Clinical Guidelines Task Force. Guidelines for the use of parenteral and enteral nutrition in adult and pediatric patients. JPEN 2002; 26: 138.
42. Cabre E, Gassull MA. Complications of enteral feeding. Nutrition 1993; 9: 1-9.
43. Wiesen P, Van Gossum A, Preiser JC. Diarrhea in the critically ill 2006; 12: 149-54.
44. McErlean A, Kelly O, Bergin S, Patchett SE, Murray FE. The importance of microbiological investigations, medications and artificial feeding in diarrhea evaluation. Ir J Med Sci 2005; 174: 21-5.
45. Waitzberg DL, Coppini LZ. Complicações em Nutricão Enteral. In: Waitzberg DL. Nutrição Oral, Enteral e Parenteral na Prática Clínica. 4. ed. São Paulo: Atheneu; 2010. p. 907-17.
46. Baskin WN. Acute complications associated with bedside placement of feeding tubes. Nutr Clin Pract 2006; 21: 40-55.
47. Marshall A, West S. Nutritional intake in the critically ill: improving practice through research. Aust Crit Care 2004; 17: 6-8, 10-5.
48. Aspen Board of Directors and the Clinical Guidelines Task Force. Guidelines for the use of parenteral in gastroenterology. Clin Nutr 2007; 31: 441-8.
49. Bozzetti F, Arends J, Lundholm K, Micklewright A, Zurcher G, Muscaritoli M. Espen Guidelines on Parenteral Nutrition: non-surgical oncology. Clin Nutr 2009; 28: 445-54.
50. Waitzberg DL, Dias MCG. Guia básico de terapia nutricional – Manual de boas práticas. São Paulo: Atheneu; 2005. p.85-6.
51. Steiger E. HPEN Working Group. Consensus statements regarding optimal management of home parenteral nutrition (HPN) access. JPEN J Parenter Enteral Nutr 2006; 30: 94-5.
52. Richards DM, Deeks JJ, Sheldon TA, Shaffer JL. Home parenteral nutrition: a systematic review. Health Technol Assess 1997; 1: 1-59.
53. Waitzberg DL, Aydar MN. Indicação, formulação e monitorização em nutrição parenteral total central e periférica. In Waitzberg DL. Nutrição oral, enteral e parenteral na prática clínica. 4.ed. São Paulo: Atheneu; 2010. p.921-32.
54. Ziegler TR. Molecular mechanisms of intestinal injury, repair, and growth. In: Rombeau JL, Takala J. Gut dysfunction in Critical Illness. Berlin: Springer-Verlag; 1996. p.25-52.

55. Jeejeebhoy KN. Total parenteral nutrition: potion or poison? Am J Clin Nutr 2001; 74: 160-3.
56. Goonetilleke KS, Siriwardena AK. Systematic rewiew of peri--operative nutritional supplementation in patients undergoing pancreaticoduodenectomy. JOP 2006; 7: 5-13.
57. Braga M et al. ESPEN Guidelines on Parenteral Nutrition: Surgery, Clinical Nutrition, 28; 378-86, 2009.
58. Harris, JA, Benedict FG. A biometric study of. basal metabolism in man. n.297. Washington, D.C.: Carnegie Institute of Washington;1919.
59. Avesani CM. Necessidades e Recomendações de Energia. In: Cuppari L. Guias de medicina ambulatorial e hospitalar Unifesp - Escola Paulista de Medicina. Barueri: Manole; 2002. p.27-46.
60. Matarese LE. Indirect calorimetry: technical aspects. J Am Diet Assoc 1997; 97: 154-60.
61. Marik PE, Zaloga GP. Meta-analysis of parenteral nutrition versus enteral nutrition in patients with acute pancreatitis. BMJ 2004; 328: 1407-12.
62. Mirtallo J, Canada T, Johnson D, Kumpf V, Petersen C, Sacks G et al. Task Force for the Revision of Safe Practices for Parenteral Nutrition. Safe practices for parenteral nutrition. JPEN J Parenter Enteral Nutr 2004; 28: 39-70.
63. DeLegge MH, Borak G, Moore N. Central venous access in the home parenteral nutrition population-you PICC. JPEN J Parenter Enteral Nutr 2005; 29: 425-8.
64. Renofio JM, Schlaad SW, Waitzberg DL, Pinto Junior PE, Gama--Rodrigues JJ, Pinotti HW. Vias de Acesso em Nutrição Parenteral Total. In: Waitzberg DL. Nutrição Oral, Enteral e Parenteral na Prática Clínica. 4.ed. São Paulo: Atheneu; 2010. p.941-59.
65. Cardi JG, West JH, Stavropoulos SW: Internal jugular and upper extremity central venous access in interventional radiology: Is a post-procedure chest radiograph necessary? Am J Roentgenol 2000; 174: 363-6.
66. Mermel LA. Prevention of intravascular catheter-related infections. Ann Intern Med 2002; 132: 391-402.
67. Raad II, Hohn DC, Gilbreath BJ et al. Prevention of central venous catheter-related infections by using maximal sterile barrier precautions during insertion. Infect Control Hosp Epidemiol 1994; 15: 231-8.
68. Maki DG, Ringer M Alvarado CJ: Prospective randomized trial of povidone iodine, alcohol, and chlorhexidine for prevention of infection associated with central venous and arterial catheters. Lancet 1991; 338: 339-43.
69. Waitzberg DL, Dias MCG. Guia básico de terapia nutricional – Manual de boas práticas. São Paulo: Atheneu; 2005. p.137-9.
70. Bottoni A. Exames laboratoriais. In: Waitzberg DL. Nutrição oral, enteral e parenteral na prática clínica. 4. ed. São Paulo: Atheneu; 2010. p.421-39.
71. Barry A, Mizock MD. Immunonutrition and critical illness: An update. Nutrition 2010; 26: 701-7.
72. Hayashi N, Tashiro T, Yamamori H, Takagi K, Morishima Y, Otsubo Y et al. Effects of intravenous omega-3 and omega-6 fat emulsion on cytokine production and delayed type hypersensitivity in burned rats receiving total parenteral nutrition. JPEN 1998; 22: 363-7.
73. Calder PC, Grimble RF. Polyunsaturated fatty acids, inflammation and immunity. Europen Journal of Clinical Nutrition 2002; 56: 14-9.
74. Torrinhas RS, Jacintho T, Goto H, Gidlund M, Sales MM, Oliveira PA, Waitzberg DL. Cell activation state influences the modulation of HLA-DR surface expression on human monocytes/macrophages by parenteral fish oil lipid emulsion. Nutricion Hospitalaria 2010; 25: 462-7.
75. Mayer K, Gokorsch S, Fegbeutel C et al. Parenteral nutrition with fish oil modulates cytokine response in patients with sepsis. American Journal Respiratory Critical Care Medicine 2003; 167: 1321-8.
76. Mayer K, Fegbeutel C, Hattar K et al. Omega-3 vs. omega-6 lipid emulsions exert differential influence on neutrophils in septic shock patients: impact on plasma fatty acids and lipid mediator generation. Intensive Care Medicine 2003; 29: 1472-81.
77. Griffiths RD, Allen KD, Andrews FJ, Jones C. Infection, multiple organ failure, and survival in the intensive care unit: influence of glutamine-supplemented parenteral nutrition on acquired infection. Nutrition 2002;18: 546-52.
78. Zheng YM, Li F, Zhang MM, Wu XT. Glutamine dipeptide for parenteral nutrition in abdominal surgery: a meta-analysis of randomized controlled trials. World Journal of Gastroenterology 2006;14: 7537-41.
79. Weitzel LR, Wischmeyer PE. Glutamine in critical illness: the time has come, the time is now. Critical Care Clinical Nutrition 2010; 26: 515-25.
80. García-de-Lorenzo A et al. Clinical evidence for enteral nutritional support with glutamine: a systematic review. Nutrition 2003;19: 805-11.
81. Weitzel LRB, Mayles WJ, Sandoval PA, Wischmeyer PE. Effects of pharmaconutrients on cellular dysfunction and the microcirculation in critical illness. Current Opinion in Anaesthesiology 2009; 22; 77-183.
82. Waitzberg DL, Saito H, Planck L, Jamilson GC et al. Immunonutrition for prophylaxiz of postoperative infection in major surgery. Clinical Nutrition 2003; 22: 81.
83. Heyland DK, Dhaliwal R, Suchner U et al. Antioxidant nutrients: a systematic review of trace elements and vitamins in the critically ill patients. Intensive Care Medicine 2005; 31: 327-37.
84. Heyland D, Dhaliwal R. Immunonutrition in the critically ill: from old approaches to new paradigms. Intensive Care Medicine 2005; 31: 501-3.

Estratégias para Recuperação Rápida (*Fast Track*)

13

José Eduardo de Aguilar-Nascimento

INTRODUÇÃO

Nos últimos anos, vários estudos têm se preocupado com a recuperação do paciente cirúrgico em termos de importantes *endpoints*, tais como tempo de internação, morbidade e mortalidade pós-operatória. O racional para o advento desses estudos, em parte, é o desenvolvimento de estratégias que minimizem a resposta orgânica ao trauma, melhorem a qualidade do atendimento e acelerem a recuperação do paciente[1-3].

Programas multimodais ou *fast track* são um conjunto de intervenções que visam a facilitar e acelerar a recuperação pós-operatória por meio de prescrições e cuidados modernos. Essas novas rotinas de cuidados geralmente seguem o novo paradigma da medicina baseada em evidência. Nessa nova visão, cuidados tradicionais, muitas vezes empíricos e transmitidos por gerações de cirurgiões, à beira do leito, são contrapostos a outras rotinas alicerçadas em estudos randomizados e controlados e em metanálises. Alguns ensinamentos dessa ordem, como tempo de jejum pré-operatório, realimentação pós-operatória, repouso no leito, preparo mecânico do cólon, uso rotineiro de sonda nasogástrica e drenos, têm-se mostrado em estudos randomizados e controlados como inúteis e, muitas vezes, perigosos[4].

Os principais pontos que atrasam ou aceleram a recuperação pós-operatória podem ser vistos na Figura 13.1.

O objetivo deste capítulo é abordar e discutir algumas rotinas em operações colorretais que podem ser mudadas para garantir a aceleração da recuperação pós-operatória.

CONCEITO DE PROTOCOLO MULTIMODAL OU *FAST TRACK*

O grupo Enhanced Recovery After Surgery (Eras), formado pela junção de um grupo composto por médicos, especialmente cirurgiões colorretais de alguns países do norte da Europa, publicou em 2005 um interessante consenso sobre cuidados perioperatórios[5]. Nesse artigo, foram apresentadas várias modificações de cuidados tradicionais, baseados em estudos controlados e randomizados e em metanálises. As principais modificações apresentadas pelo grupo Eras foram adaptadas à realidade nacional pelo projeto de Aceleração da Recuperação Total Pós-operatória (Acerto) e podem ser vistas na Figura 13.2.

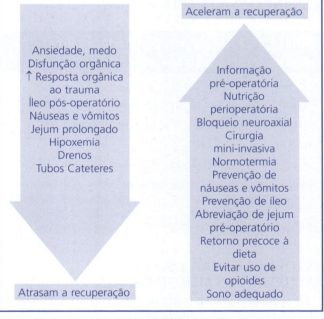

Figura 13.1 – Condutas ou condições que aceleram ou atrasam a recuperação pós-operatória.

Um dos objetivos dos programas multimodais é reduzir o estresse cirúrgico pela minimização da resposta orgânica ao trauma. Nesse contexto, o advento da videolaparoscopia, incontestavelmente, trouxe benefícios ao cirurgião e ao paciente, de tal maneira que muitos cirurgiões que aprenderam da maneira tradicional passaram a abreviar a internação do paciente e não utilizar rotineiramente cuidados periopera-

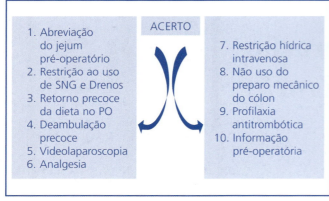

Figura 13.2 – Componentes de um programa multimodal de cuidados perioperatórios – Acerto.

TABELA 13.2 – Vantagens dos protocolos multimodais (*fast track*) apontadas em vários estudos randomizados
Redução da duração do íleo pós-operatório
Melhora da força muscular pós-operatória
Melhora da ingestão calórico-protéica e menor perda de massa magra
Redução de complicações cardiorrespiratórias
Redução de complicações cirúrgicas
Redução da internação hospitalar
Redução do período de convalescença
Redução de custos

tórios tradicionais, tais como sonda nasogástrica e cateter urinário. A Tabela 13.1 sintetiza vários princípios que podem minimizar a resposta orgânica ao trauma.

TABELA 13.1 – Princípios para redução da resposta orgânica ao trauma
Cirurgia mini-invasiva
Prevenção de hipotermia perioperatória
Bebida com carboidrato 2 h antes da operação
Nutrição perioperatória
Otimização do uso de fluidos intravenosos
Analgesia com fármacos não opioides
Uso de procinéticos
Anestesia mista (geral + bloqueio regional)

EVIDÊNCIA PARA USO DE PROTOCOLOS MULTIMODAIS

Os resultados iniciais com uso de protocolos multimodais foram baseados em estudos observacionais. Atualmente, existem muitos estudos randomizados e metanálises mostrando a consistência desses programas em auferir melhores resultados, especialmente em cirurgias colorretais[6-8]. Os resultados mostram que há significativa redução de morbidade e de custos hospitalares pela adoção desses programas. Wind et al., em revisão sistemática de seis estudos randomizados e 512 pacientes, mostraram que pacientes submetidos a operações sobre o intestino grosso por protocolos *fast track* permaneceram hospitalizados 1,5 dias a menos (– 1,56 dias, IC 95%: 2,61 – 0,50 dias) e apresentaram redução da morbidade pós-operatória em aproximadamente 50% (RR = 0,54, IC 95%: 0,42 – 0,69). As principais vantagens dos programas multimodais apontados por diferentes estudos randomizados estão contidas na Tabela 13.2[6].

O PROTOCOLO ACERTO

Para criar um protocolo multimodal e torná-lo atuante, é preciso acreditar na evidência, ter vontade política, ter liderança e saber trabalhar em grupo. Um ponto crucial é o conhecimento epidemiológico local dos resultados. O número de procedimentos realizados por mês e ano, a taxa de morbidade e o tempo de internação pós-operatória de um determinado hospital, por exemplo, não podem ser de presunção.

Um bom sistema é auditar alguns parâmetros em doentes internados. Saber qual a média de horas de jejum pré-operatório ou o percentual de uso rotineiro de sonda nasogástrica é interessante. Auditorias prévias devem demonstrar os resultados do serviço e do hospital e apontar as principais operações e preferências da equipe. Essa informação tem de ser divulgada em reuniões de serviço, gráficos no centro cirúrgico, *newsletter* do hospital, e-mails etc. Imaginário e realidade devem ser confrontados e discussões a partir daí, devem produzir mudanças baseadas em fatos, e não em presunções (Figura 13.3). Para exemplificar este ponto importante, uma auditoria no nosso serviço com o objetivo de avaliar a real quantidade de fluidos infundidos por via intravenosa em pacientes submetidos a operações de grande porte, mostrou que entre o 1º e 4º dia de pós-operatório infundiu-se 12,8 (6,4 – 17,5) L de soluções cristaloides. Desse total, 9,5 litros (74,3%) corresponderam a fluidos prescritos e 3,3 L (25,7%) a diluentes e medicações venosas. Concluiu-se que a prescrição médica não contém o real volume de fluidos cristaloides intravenosos infundido. O volume de diluentes e medicações intravenosas podem chegar a 25% da carga hídrica prescrita[9].

No nosso serviço, o protocolo de Aceleração da Recuperação Total Pós-operatória (Acerto) foi implantado em seminário, onde foram apresentadas taxas e números da estatística real do serviço, sendo confrontados com o imaginário (o que se achava que se fazia) e o que realmente se fazia ou produzia no departamento. Os passos para o processo de implantação de um programa multimodal são aqueles mostrados na Tabela 13.3.

TABELA 13.3 – Principais contradições no imaginário e na realidade de cirurgiões antes e depois de uma auditoria

IMAGINÁRIO	REALIDADE NAS AUDITORIAS
O serviço tem baixo índice de infecção	O índice de infecção pós-operatória não é tão baixo assim
Uso antibioticoprofilaxia de rotina	A maioria dos pacientes usa antibioticoterapia
Dou alta precoce	A alta é acima da média de protocolos multimodais
Minhas complicações pós-operatórias estão abaixo ou na média de todos	A morbidade é alta e não era computada
O paciente recebe o volume de fluidos intravenosos que prescrevo	O paciente é hiper-hidratado
Meus doentes são avaliados nutricionalmente	Não há avaliação nutricional no prontuário
Prescrevo terapia nutricional pré-operatória	Muitos desnutridos são operados sem terapia nutricional pré-operatória

Imagine um paciente que necessita de uma operação eletiva para tratamento de um adenocarcinoma de sigmoide. A Figura 13.3 apresenta a forma convencional e a forma de abordagem do mesmo caso pelo protocolo Acerto, quanto aos cuidados perioperatórios. A partir dessa figura pode-se ter uma ideia das diferentes rotinas empregadas por um protocolo multimodal tal qual o Acerto.

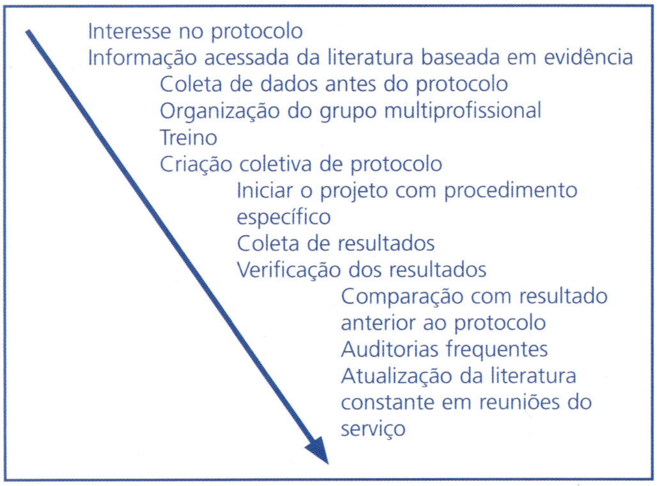

Dentro do protocolo Acerto, o paciente logo após a internação recebe informações importantes sobre a sua operação e é instruído sobre como pode se ajudar para um rápido retorno ao lar. A avaliação do risco nutricional e implementação da Intervenção Nutricional Imediata (Internuti), se necessária, fazem parte do pré-operatório. (Tabela 13.4)

TABELA 13.4 – Comparação entre o protocolo convencional e o Acerto em um paciente candidato a uma ressecção de cólon com anastomose primária

CONVENCIONAL	ACERTO
Sem TN pré-operatória	TN pré-operatória 7-14d
Pouca a nenhuma explicação sobre o perioperatório	Informação sobre perioperatório
Preparo de cólon	SEM preparo de cólon
SNG e drenos	SEM SNG e drenos
Jejum de 8h	Jejum de 2h (CHO)
Realimentação no 2-4º dia	Realimentação no POI ou 1º dia
Soro IV até o 4-7º dia	Soro IV até 1º dia

Todos os pacientes recebem a visita pré-anestésica e são classificados quanto ao risco anestésico (escore ASA) e de náuseas e vômitos (NV). No pós-operatório, observa-se restrição hídrica intravenosa e, de preferência, retira-se a punção no PO imediato ou 1º PO. A deambulação, no mesmo dia ou no dia seguinte, é estimulada e há retorno precoce da dieta oral no mesmo dia da operação, na maioria dos casos. A alta fica condicionada a quatro fatores:
- o paciente deve receber dieta e estar sem punção IV;
- a dor deve estar abolida ou controlada com analgésicos orais;
- o paciente deve estar deambulando sozinho, com pouca ajuda;
- o paciente deve ter o desejo de alta.

ABREVIAÇÃO DO JEJUM PRÉ-OPERATÓRIO

O jejum noturno pré-operatório foi instituído quando as técnicas anestésicas ainda eram rudimentares para prevenir complicações pulmonares associadas a vômitos e aspirações do conteúdo gástrico. A razão dessa rotina é garantir o esvaziamento gástrico e evitar broncoaspiração no momento da indução anestésica (síndrome de Mendelson). A revisão de livros de texto do século passado mostra que o dogma do jejum pré-operatório de 8 a 12 horas foi instituído a partir de

Interesse no protocolo
Informação acessada da literatura baseada em evidência
Coleta de dados antes do protocolo
Organização do grupo multiprofissional
Treino
Criação coletiva de protocolo
Iniciar o projeto com procedimento específico
Coleta de resultados
Verificação dos resultados
Comparação com resultado anterior ao protocolo
Auditorias frequentes
Atualização da literatura constante em reuniões do serviço

Figura 13.3 – Processo de implantação de protocolo multimodal.

relato de casos de aspiração broncopulmonar em situações cuja indução anestésica se deu em operações de urgência e emergência. Esse conceito foi ampliado para operações eletivas a partir de outro trabalho, realizado nos anos de 1950, que definiu o limite máximo de 25 mL de conteúdo gástrico para assegurar não haver risco de aspiração brônquica durante a indução anestésica[10].

Na atualidade, acredita-se que a aspiração pulmonar perioperatória seja um evento pouco frequente, porém de consequências extremamente graves. Em 1946, Mendelson relacionou alimentação com aspiração pulmonar do conteúdo gástrico durante o parto com anestesia geral. Duas síndromes foram descritas. A primeira consiste na aspiração de alimentos sólidos levando à obstrução das vias respiratórias e à morte, ou atelectasia maciça. A segunda, que leva o seu nome, decorre da aspiração do conteúdo gástrico líquido quando os reflexos laríngeos estavam deprimidos por anestesia geral. Esses pacientes desenvolvem cianose, taquicardia e taquipneia. Mendelson demonstrou, em coelhos, que o desenvolvimento da síndrome dependia do material aspirado ter pH ácido[11]. O risco da assim chamada síndrome de Mendelson gerou a formulação de rotinas com períodos prolongados de jejum no pré-operatório de operações eletivas. Empiricamente, utilizaram-se, por segurança, períodos entre 8 e 12 horas, conduta que, como veremos, tem se modificado nos últimos anos.

No início do século XIX, pacientes tinham a permissão de fazer uso de um pequeno copo de chá, poucas horas antes da operação. Entretanto, a conduta que se popularizou foi a de aplicar jejum ("nada pela boca") a partir da meia-noite para pacientes que tivessem sua operação marcada para o período matutino, e a permissão de um leve desjejum (chá e bolachas) para pacientes que fossem operados no período da tarde. Essa foi uma postura fácil de ser colocada em prática e cômoda mesmo para casos em que, por algum motivo, houvesse mudanças no horário planejado para a operação[12]. Sua consequência parece bastante clara: pacientes passaram a ficar em jejum por longos períodos (10 a 16 horas, ou mais).

Na última década em especial, o racional para condutas de jejum pré-operatório prolongado passou a ser questionado. Carece de evidência a afirmação de que uma diminuição do período de jejum para líquidos, em comparação ao regime convencional, determine aumento do risco de aspiração pulmonar ou de morbidade relacionada a este evento[4,5,8,12]. Isso suscitou mudanças nas rotinas impostas pelas sociedades de anestesiologia. Períodos rígidos de jejum, iguais ou superiores a oito horas, para operações abdominais eletivas passaram a ser substituídos por regimes mais flexíveis. Atualmente, a American Society of Anesthesiologists (ASA) recomenda regras mais liberais em relação ao jejum, permitindo o uso de líquidos claros (água, chá, café e sucos sem resíduos), até duas horas antes da operação[13].

A possibilidade de uso de líquidos claros, até duas horas antes da operação, abriu precedente para alguns autores estudarem a possibilidade de que tais soluções pudessem ser enriquecidas por substratos energéticos de rápida absorção e que não interferissem no esvaziamento gástrico. Trabalhos passaram a ser então publicados, demonstrando que o uso de uma solução de líquido enriquecida com carboidrato determinava maior satisfação, menor irritabilidade, aumento do pH gástrico e, especialmente, reduzia a resposta catabólica ao estresse cirúrgico, com consequente melhora da recuperação pós-operatória[4,12].

Em várias circunstâncias, o imaginário de uma prescrição não é efetivamente cumprido. Isso acontece em terapia nutricional e, efetivamente, no jejum pré-operatório. No nosso dia a dia, pacientes em pré-operatório ficam mais tempo em jejum do que o prescrito. No período anterior ao Acerto, no Hospital Universitário Júlio Müller (FCM-UFMT), o tempo preconizado para jejum pré-operatório era de oito horas. Uma auditoria realizada na implantação do protocolo Acerto mostrou claramente que o tempo de jejum preconizado e prescrito no pré-operatório de cirurgias eletivas era muito maior, chegando a 16 horas em média[14]. Mesmo depois da implantação do jejum de 2 horas, esse tempo em média foi maior (4 horas). As razões para essa dilatação do período de jejum pré-operatório são o atraso das operações, a mudança de horário delas e o aumento do tempo de jejum por parte do próprio paciente.

Como fundamentação básica para essa mudança de paradigma na prescrição de jejum pré-operatório, devemos considerar que a resposta orgânica ao trauma cirúrgico possa ser incrementada pela resposta metabólica ao jejum pré-operatório prolongado. Em conjunto, esses fatores contribuiriam de modo mais relevante para uma resposta orgânica majorada[15]. Após algumas horas de jejum, instala-se uma resistência periférica a insulina, cujos índices aumentam por *feedback*. Faria et al. mostraram isso claramente em recente estudo randomizado[16]. Como a reserva de glicogênio é modesta (cerca de 400 g em uma pessoa adulta) e se exaure em pouco tempo, a atuação da gliconeogênese passa a ser vital, pois o sistema nervoso central e as células sanguíneas são altamente dependentes da glicose para suas atividades metabólicas durante o período inicial do jejum não adaptado. O cortisol associado à resistência à insulina e ao aumento dos hormônios tireoidianos e adrenérgicos determina uma mobilização das proteínas musculares que passam a fornecer, por meio de reações catabólicas, aminoácidos na corrente sanguínea. A resistência à insulina é fenômeno transitório, muito importante nos primeiros dias após uma operação, e dura, aproximadamente, até três semanas após operações abdominais eletivas e não complicadas[17]. A resistência à insulina no pós-operatório aumenta conforme o porte da operação, embora ocorra mesmo em cirurgias de porte pequeno e moderado, como herniorrafias e colecistectomias videolaparoscópicas[16,18]. O jejum pré-operatório contribui para o aumento da resistência à insulina, piorando, dessa forma, o estresse metabólico perioperatório.

Na verdade, esse estado metabólico muito se assemelha ao do *diabetes mellitus* tipo II. Ou seja, a captação de glicose pelas células está diminuída devido à incapacidade de o transportador GLUT-4 realizar essa ação e, consequentemente, a produção de glicogênio é diminuída. Simultaneamente, há aumento da produção endógena de glicose, por neoglicogênese, de modo que a glicemia sanguínea encontra-se elevada, o que é sério fator de risco para maior morbimortalidade. Além disso, quanto maior a resistência à insulina, maior o tempo de internação[19].

Uma revisão da Cochrane[20] identificou e analisou as evidências mais fortes em relação à diminuição do jejum pré-operatório e sua relação com complicações. Foram incluídos 22 estudos, nos quais foram alocados um total de 2.270 participantes. Não houve caso de aspiração por abreviação do jejum para 2 horas com bebida contendo carboidrato. Consistentemente, vários guidelines de sociedades anestésicas, publicados antes do estudo da Cochrane, já preconizavam líquidos claros até duas horas antes da operação (ASA-1999; NNCG-1993; AAGBI-2001) e até 150 mL de líquidos claros até uma hora antes da operação com medicações orais (NNCG-1993). Esses *guidelines* estão atualmente em uso e não representam nenhum aumento significativo nas taxas de aspiração, regurgitação ou morbimortalidade operatória (Tabela 13.5).

ao trauma. A segurança do esvaziamento gástrico com uma bebida contendo carboidratos associada à glutamina ou à proteína hidrolisada ocorreu em pelo menos quatro estudos randomizados[21-24]. Temos padronizado o uso de bebidas contendo carboidratos e proteínas para doentes internados no dia da operação conforme, as Figuras 13.4 e 13.5, para operações matutinas e vespertinas, respectivamente. Esse é um modo simples e que tem funcionado na prática rotineira.

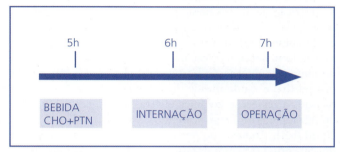

Figura 13.4 – Fluxograma padrão para operações no período da manhã.

Tabela 13.5 – Guidelines de várias sociedades internacionais sobre tempo de jejum pré-operatório em adultos

Organisation/Review Body	Duração (horas)	
	Líquidos claros	Alimentos sólidos
ASA 1999	2	6
AAGBI 2001	2	6
Cochrane 2004	2	6
CAS 2005	2	6
NNCG 2005	2	6
RCN 2005	2	6

ASA: American Society of Anaesthesiologists; AAGBI: Association of Anaesthetists of Great Britain and Ireland; Cochrane: Cochrane Database of Systematic Reviews; CAS: Canadian Anaesthetists' Society; NNCG: Norwegian National Consensus Guideline; RCN: Royal College of Nursing

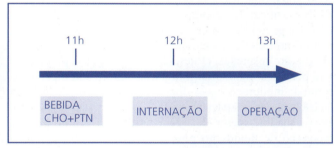

Figura 13.5 – Fluxograma padrão para operações no período da tarde.

RESTRIÇÃO DE FLUIDOS INTRAVENOSOS

Fluidos e eletrólitos intravenosos são infundidos com a finalidade de repor as perdas ocasionadas durante o ato operatório e também para manter a homeostasia durante o período pós-operatório em que a ingesta oral é impossível. Essas necessidades estão diretamente relacionadas ao peso do paciente, ao porte e à duração do ato operatório. Tradicionalmente, o cálculo é realizado baseado em fórmula empírica, frequentemente favorecendo uma reposição generosa[25]. Com essa conduta convencional, pacientes submetidos a operações colorretais recebem, em média, 3,5 a 5 litros de fluido intravenoso no dia da operação, e são mantidos nos primeiros dias de recuperação cirúrgica (3 a 4 dias) com hidratação venosa, muitas vezes com "soro fisiológico", recebendo 2 a 3 litros/dia. Essa reposição, associada à dificuldade de excreção fisiológica de sódio, cloro e água durante esse período, como resposta fisiológica à agressão, determina uma retenção hídrica importante, com ganho de peso corporal em torno de 3 a 6 quilos no período pós-operatório[5-9].

Nos últimos anos, houve o desenvolvimento de novas bebidas para a abreviação do jejum pré-operatório. De bebidas contendo apenas maltodextrina, novas soluções com a adição de proteínas, aminoácidos, antioxidantes, eletrólitos, oligoelementos e vitaminas foram estudadas e estão disponíveis no mercado. A adição de proteínas ou aminoácidos melhora ainda mais a resistência insulínica, diminui a perda de massa magra e, portanto, diminui ainda mais a resposta orgânica

Tem sido demonstrado que essa sobrecarga causa edema em diferentes compartimentos e tecidos, com várias consequências clínicas. Há perturbação da função cardiopulmunar com consequente diminuição da oxigenação sanguínea e deletérias repercussões em todo o organismo. Particularmente, no tubo digestivo há edema esplâncnico, aumento da pressão intra-abdominal, diminuição do fluxo mesentérico com manutenção do íleo paralítico, aumento da permeabilidade da mucosa e prejuízo do processo cicatricial[5-9].

Muitos estudos têm demonstrado que o uso de protocolos de restrição de fluidos para operações abdominais reduziu a incidência de complicações perioperatórias, como eventos cardiopulmonares, distúrbios da motilidade intestinal, promovendo melhora na cicatrização de anastomoses e redução do tempo de internação hospitalar. Lobo et al.[26], em estudo prospectivo e randomizado, investigaram 20 pacientes submetidos à ressecção colônica eletiva. Todos eles receberam, no intraoperatório, reposição hídrica agressiva, da ordem de 20 mL/kg/h. Todavia, no pós-operatório, foram alocados em dois grupos: G1 = hidratação restrita (n = 10, hidratação venosa menor ou igual a 2 L/dia) e G2 = hidratação *standard* (n = 10, hidratação venosa maior ou igual a 3 L/dia). Avaliou-se esvaziamento gástrico, retorno da peristalse, com liberação de flatos, início de evacuação e tempo de internação hospitalar. No grupo G2, observou-se significativo ganho de peso, retardo no funcionamento intestinal e prolongado tempo de internação hospitalar. O desenho desse estudo aponta para a importância não só da hidratação venosa intraoperatória como da fluidoterapia pós-operatória como fator de impacto na evolução desses pacientes. MacKay et al.[27] não confirmam esses achados, apesar de terem usado um protocolo para reposição de fluídos no pós-operatório, em uma primeira vista, muito semelhante, quando comparado com o estudo de Lobo et al. Entretanto, ao avaliarmos de modo mais pormenorizado, os dois estudos não permitem comparações diretas: pacientes de ambos os grupos do estudo de MacKay et al. foram tratados no intraoperatório com um regime de fluidos da ordem de 10 mL/kg/h, inferior, portanto, ao realizado no estudo de Lobo et al. Isso claramente refletiu no ganho de peso pós-operatório, uma medida indireta da perda de líquidos para o espaço intersticial. Os pacientes no grupo com restrição de volume de MacKay et al. tiveram redução de peso corpóreo de 0,5 kg, enquanto o ganho de peso no grupo com hidratação liberal foi de +0,7 kg, menor que o observado no grupo com restrição de fluidos de Lobo et al. (+1,1 kg). Deve-se ressaltar que, como não houve pacientes que receberam mais de 3 litros de fluidos por dia em todo o período perioperatório, no estudo de MacKay et al., parece razoável considerar que o grupo *standard* recebeu na verdade um volume de fluidos que pode ser considerado "restrito", o que implica cautela ao avaliar seus resultados. Esses achados mostram a importância de se ter bem determinado um conceito racional em relação ao que é terapia "padrão" ou *standard* e o que é terapia "restritiva", considerando-se, para tal, todo o período perioperatório, conforme discutimos.

Em um estudo multicêntrico, Brandstrup et al.[28] compararam dois regimes de reposição perioperatória de líquidos. Foram alocados 141 pacientes homogêneos, divididos em dois grupos (S e R, respectivamente, reposição *standard* e restrita – reposição intraoperatória média de 2.740 *versus* 5.388 mL). Concluíram que no grupo R houve redução significativa de complicações pós-operatórias (33% *versus* 51%); cardiopulmonar (7% *versus* 24%); e relacionadas à cicatrização (16% *versus* 31%). Salienta-se que não ter observado qualquer possível efeito adverso no regime de restrição (apesar da restrição de fluidos ter implicado menor débito urinário, nenhum paciente evoluiu com insuficiência renal). Entretanto, Brandstrup et al. não compararam puramente o volume de hidratação venosa liberal ou restritiva. Avaliando-se seu protocolo, observa-se que há uma comparação entre uso de colóides e cristalóides – principalmente pacientes pertencentes ao grupo de hidratação restritiva receberam colóides, enquanto pacientes tratados no grupo de hidratação venosa liberal receberam mais de 5 litros de cristaloides.

Nisanevic et al.[29] encontraram diminuição na morbidade pós-operatória, incluindo menor tempo de internação hospitalar, em paciente sobre protocolo de hidratação restritiva (1,2 *versus* 3,7 litros) em um grupo mais heterogêneo, formado por 152 pacientes, submetidos a diversos tipos de intervenções abdominais. Em um contingente de pacientes que evoluíram sem complicações infecciosas, o volume de soro infundido foi determinante para alta mais precoce. Pacientes que receberam em torno de 20 mL/kg/dia apresentaram chance de alta aproximadamente quatro vezes maior que os que receberam mais fluidos intravenosos. Isso é relevante e aponta para a importância da restrição de fluidos nesses casos[30,31].

Como conclusão de uma recente revisão sistemática de 80 estudos randomizados, Holte e Kehlet[32] recomendam evitar o excesso de fluidos em operações abdominais de grande porte. Em 2009, foi apresentado um consenso no Reino Unido, o British Consensus Guidelines on Intravenous Fluid Therapy for Adult Surgical Patients (Giftasup)[32], que determina condutas para a hidratação perioperatória. Segundo o consenso, o uso de fluidoterapia restritiva em cirurgias abdominais de grande porte tem recomendação IA de evidência. Fica claro que a tendência de restrição hídrica tem sido confirmada com maior força, havendo dados atuais mais determinantes dentro da evidência científica.

REALIMENTAÇÃO PRECOCE NO PÓS-OPERATÓRIO

A prescrição de jejum após operações com manipulação da cavidade abdominal e, notadamente, após a realização de anastomoses colorretais, vem sendo ensinada a residentes de cirurgia há muito tempo. Convencionalmente, o retorno da dieta para pacientes submetidos a anastomoses intestinais tem sido prescrito apenas após a volta do peristaltismo, caracterizado clinicamente pelo aparecimento dos ruídos hidroaéreos e a eliminação de gases[33]. Com isso, o jejum pós-operatório se prolonga por 2 a 5 dias e, durante esse período, o paciente, geralmente, recebe apenas hidratação venosa com soluções cristalinas, com um mínimo de calorias e sem oferta de nitrogênio. Isso pode perfazer um volume exagerado de fluidos que pode chegar a 10 L em 3 dias e provocar ganho inadequado de peso, náuseas, vômitos e maior tempo de íleo. Evidentemente, apesar de as necessidades energéticas estarem aumentadas em decorrência do trauma operatório, a oferta de proteínas é zero, e o balanço nitrogenado, negativo. Essa prática médica, sem evidência científica, baseia-se no pressuposto de que o repouso intestinal seria importante para garantir a cicatrização de anastomoses digestivas com menor risco[34].

No entanto, esse tipo de conduta tem sido discutido e contrariado pela literatura recente. Realmente, vários trabalhos controlados e randomizados[35-37] e de metanálise[38] demonstram que a realimentação precoce após operações, envolvendo ressecções e anastomoses intestinais, pode ser conduzida sem riscos e com potenciais benefícios aos pacientes, como: alta mais precoce, menor incidência de complicações infecciosas e diminuição de custos[39]. O uso de sonda nasogástrica como rotina também não tem suporte na evidência e, na verdade, até podem complicar o pós-operatório. Estudos sobre a fisiologia gastrintestinal, nutrição e trauma têm mostrado que o tubo digestivo está apto a receber nutrientes e pode se beneficiar muito mais se isso ocorrer precocemente. Mesmo no jejum, o estomago continua a secretar 1.500 a 2.000 mL de suco gástrico e, da mesma forma, ocorre secreção de suco pancreático e bile. Esse volume, associado à produção basal de secreção duodeno-jejunal, perfaz uma quantidade nada desprezível de líquido presente no intestino diariamente. Mesmo em jejum, esse volume diário pode chegar a 10 L. A grande maioria desse fluido é reabsorvida e ultrapassa muito pouco a válvula ileocecal. Isso sugere, portanto, que a alimentação oral também pode ser tolerada e absorvida.

Estudos sobre a fisiologia da motilidade do tubo digestivo demonstram que o retorno ao peristaltismo normal no pós-operatório é mais rápido no intestino delgado, que retorna a sua função 4 a 8 horas após a operação. O cólon esquerdo e o estômago retornam mais lentamente, com média de 24 horas aproximadamente. Entretanto, contrações na região antral do estômago já retornam ao normal duas horas depois do ato operatório e, na verdade, estão até exacerbadas nas primeiras 20 horas do pós-operatório[40]. Assim, do ponto de vista da motilidade, é possível também a reintrodução precoce da dieta no pós-operatório de cirurgias realizadas no tubo digestivo.

O jejum intestinal não é desprovido de repercussões locais. Vários estudos experimentais têm evidenciado que a carência de alimentos na luz intestinal determina atrofia de mucosa, o que pode romper a barreira mucosa e determinar translocação bacteriana. A presença de translocação bacteriana e uma resposta inflamatória exagerada são dois dos três mecanismos que podem levar à falência de múltiplos órgãos. Ainda que no pós-operatório de anastomoses intestinais eletivas o período de jejum convencionalmente aplicado seja de poucos dias, a realimentação precoce pode prevenir um aumento da permeabilidade intestinal[37,38]. Aguilar-Nascimento e Gloetzer[35] mostraram que é seguro e possível realimentar pacientes após anastomoses colônicas e, com isso, diminuir tempo de íleo e de permanência hospitalar. Em metanálise, Lewis et al.[38] selaram de vez a antiga ideia dos "riscos" de uma realimentação precoce no PO de operações com anastomoses intestinais.

Portanto, não há nenhuma evidência para deixar pacientes em jejum no pós-operatório por dois dias ou mais. Pelo contrário, estudos randomizados e controlados mostraram repetidamente que a realimentação no mesmo dia da operação ou no dia seguinte é segura e confere melhores resultados. Medidas para diminuir o período de íleo pós-operatório devem ser empregadas e em anastomoses esofágicas realimentação por via enteral deve ser precoce, nas primeiras 24 horas de pós-operatório. Realimentar precocemente o paciente diminui o tempo de internação, acelera a recuperação e é um dos pilares do projeto Acerto.

PREPARO MECÂNICO DO CÓLON

Talvez de todas as mudanças do protocolos de cuidados perioperatórios, a que cause mais desconforto entre coloproctologistas é a indicação de não se realizar mais preparo mecânico pré-operatório do cólon, pelo menos em bases rotineiras.

O preparo mecânico do cólon, antes de operações colorretais, é uma conduta praticada em muitas partes do mundo, inclusive no Brasil, há mais de 100 anos, apoiada por muitos protocolos de serviços e entidades médicas. Uma pesquisa feita entre 808 cirurgiões americanos, especialistas em cirurgia colorretais, realizada em 1997, apontou que 100% deles realizavam essa rotina pré-operatória[41]. A constatação desse fato mostra que há grande discordância entre a evidência e a prática[42]. No entanto, recente estudo publicado em 2010 demonstra uma mudança de atitude por parte de cirurgiões colorretais no Reino Unido e na Irlanda. Esse estudo mostrou que, para operação do cólon direito e amputação abdominoperineal do reto, poucos cirurgiões ainda prescrevem o preparo e que para o cólon esquerdo a maioria também dispensa essa prescrição. Outro estudo realizado na Austrália e na Nova Zelândia mostrou que para operações no cólon, apenas 28% dos cirurgiões prescrevem preparo, e que esse numero sobe para 68% nas operações retais[43]. Isso é relevante e mostra uma mudança de direção na necessidade dessa rotina para operação sobre o intestino grosso[44].

O racional para o preparo mecânico do cólon é estruturado na ideia de se remover as fezes do intestino grosso, visto que a população bacteriana nas fezes é muito grande (da ordem de 10^{14} bactérias por grama de fezes), e, portanto, tem grande carga contaminante (Tabela 13.6).

TABELA 13.6 – Racional para o preparo mecânico pré-operatório do cólon
Estudos comparativos sem grupo específico de pacientes sem preparo de cólon
Intestino grosso tem carga fecal contaminante
Fezes têm uma população bacteriana muito grande
1g de fezes = 100.000.000.000.000 bactérias (10^{14})
Bactérias causam infecção
Logo, o cólon deve ser limpo antes da operação

TABELA 13.7 – Racional para não utilizar de rotina o preparo mecânico do cólon
Vários estudos randomizados e metanálises
Forte evidência de segurança (A)
Diminuição da incidência de complicações e fístulas em duas metanálises
O preparo desidrata e aumenta a reposição intra e pós-operatória de fluidos cristaloides
Causa mais desconforto ao paciente

Trabalhos clássicos que compararam a eficácia do preparo como bom ou ruim solidificaram esse racional, embora o desenho do estudo não incluísse um grupo independente de pacientes sem preparo. Esses trabalhos repetidamente mostraram que o cólon considerado limpo (bom preparo) determinava menor número de complicações infecciosas, notadamente menor incidência de fístulas que o encontro de um cólon com fezes (mau preparo). Há, entretanto, um grande viés nesses trabalhos, geralmente de coorte, ou que aleatoriamente compararam dois ou três tipos de preparo mecânico de cólon. Não há um grupo de comparação sem preparo. Além disso, outra crítica a estes trabalhos é que o mau preparo pode ter significado presença de fezes líquidas ou alteradas pelo catártico usado e, portanto, com mais facilidade de contaminar durante a realização da sutura ou de vazar após a confecção da anastomose.

Outro ponto a ser considerado é a evolução da técnica cirúrgica e dos cuidados perioperatórios. Operações colorretais atualmente determinam menor taxa de complicações, são mais rápidas, muitas vezes usam-se grampeadores mecânicos que minimizam o tempo operatório e a possibilidade de contaminação. Além disso, a técnica videolaparoscópica, quando utilizada, diminui sobremaneira a resposta orgânica ao trauma.

O grande racional para a não realização do preparo de cólon é a força da evidência a partir de estudos modernos, bem desenhados (Tabela 13.7). As inconveniências do preparo mecânico do cólon, tais como o desconforto, a desidratação e a necessidade de reposição hídrica por via intravenosa, sempre foram consideradas necessárias, tendo-se em conta que o objetivo maior era a minimização da morbimortalidade. No entanto, quando trabalhos passaram a comparar aleatoriamente o uso ou não uso do preparo mecânico pré-operatório, os resultados mostraram que essa rotina poderia ser dispensada[45].

Vários trabalhos randomizados da era da medicina baseada em evidências e algumas metanálises[46-50] têm mostrado consistentemente que o preparo mecânico pré-operatório do cólon é prescindível. Não há aumento de complicações, principalmente de fístulas pós-operatórias, pelo fato de não se ter preparado pré-operatoriamente o cólon dos pacientes. Pelo contrário, vários trabalhos e algumas dessas metanálises recentes demonstraram que o uso de preparo mecânico do cólon se associa até mais à deiscência e fistula pós-operatória do que o não preparo.

Vários trabalhos randomizados da era da medicina baseada em evidências e algumas metanálises[46-50] têm mostrado consistentemente que o preparo mecânico pré-operatório do cólon é prescindível. Não há aumento de complicações, principalmente de fístulas pós-operatórias, pelo fato de não se ter preparado pré-operatoriamente o cólon dos pacientes. Pelo contrário, vários trabalhos e algumas dessas metanálises recentes demonstraram que o uso de preparo mecânico do cólon se associa até mais à deiscência e fistula pós-operatória do que o não preparo.

Recentemente, uma nova revisão sistemática incluindo aproximadamente 5 mil casos mostrou maior incidência de infecção no sítio cirúrgico com o uso do preparo de cólon (OR = 1,40 (1,05 – 1,87), P = 0,02)[51].

CONCLUSÃO

Em cirurgia colorretal, a técnica operatória aprimorada é essencial. No entanto, comparando-se dois pacientes bem operados, o cuidados e a precrição no perioperatório pode diferenciá-los e, nesse sentido, novos cuidados chamados de *fast track* ou protocolos multimodais podem acelerar a recuperação do paciente. Na era atual, da medicina baseada em evidências, esses protocolos, testados em estudos randomizados e controlados, têm se mostrado seguros e superiores aos cuidados tradicionais.

REFERÊNCIAS BIBLIOGRÁFICAS

1. Birkmeyer JD, Dimick JB, Staiger DO. Operative mortality and procedure volume as predictors of subsequent hospital performance. Ann Surg 2006; 243: 411-7.
2. Polk HC Jr, Birkmeyer J, Hunt DR et al. Quality and safety in surgical care. Ann Surg 2006; 243: 439-48.
3. Schifftner TL, Grunwald GK, Henderson WG et al. Relationship of processes and structures of care in general surgery to postoperative outcomes: a hierarchical analysis. J Am Coll Surg 2007; 204: 1166-77.
4. Kehlet H, Wilmore DW. Multimodal strategies to improve surgical outcome. Am J Surg 2002; 183: 630-41.
5. Fearon KC, Ljungqvist O, von Meyenfeldt M et al. Enhanced recovery after surgery. a consensus review of clinical care for patients undergoing colonic resection. Clin Nutr 2005; 24: 466-77.

6. Wind J, Polle SW, Fung Kon Jin PH et al. Systematic review of enhanced recovery programmes in colonic surgery. Br J Surg. 2006; 93:800-809.
7. Khoo CK, Vickery CJ, Forsyth N et al. A prospective randomized controlled trial of multimodal perioperative management protocol in patients undergoing elective colorectal resection for cancer. Ann Surg 2007; 245:867-872.
8. Kehlet H. Fast-track colorectal surgery. Lancet. 2008; 371:791-793.
9. Aguilar-Nascimento JE, Bicudo-Salomão A, Caporossi C, Silva RM, Cardoso EA, Santos TP. Volume de fluido intravenoso e alta hospitalar precoce em colecistectomia aberta. Rev Col Bras Cir 2007; 34 (6): 381-4.
10. Warner MA. Is pulmonary aspiration still an import problem in anesthesia? Current Opin Anaesthesiol 2000; 13: 215-8.
11. Mendelson CL. The aspiration of stomach contents into the lungs during obstetric anesthesia. Am J Obst Gynecol 1946; 52: 191-205.
12. Stuart PC. The evidence base behind modern fasting guidelines. Best Pract Res Clin Anaesthesiol 2006; 20 (3): 457-69.
13. Moro ET. Prevenção da aspiração pulmonar do conteúdo gástrico. Rev Bras Anestesiol 2004; 54 (2): 261-75.
14. Aguilar-Nascimento JE; Bicudo-Salomão A, Caporossi C et al. Acerto pós-operatório: avaliação dos resultados da implantação de um protocolo multidisciplinar de cuidados perioperatórios em cirurgia geral. Rev Col Bras Cir 2006; 33 (3): 181-8.
15. Cahill JR. GF – Starvation in man. N Engl J Med 1970; 282: 668-75.
16. Faria MS, de Aguilar-Nascimento JE, Pimenta OS, Alvarenga LC Jr, Dock-Nascimento DB, Slhessarenko N. Preoperative fasting of 2 hours minimizes insulin resistance and organic response to trauma after video-cholecystectomy: a randomized, controlled, clinical trial. World J Surg 2009; 33 (6): 1158-64.
17. Soop M, Nygren J, Thorell A, Ljungqvist O. Stress-induced insulin resistance: recent developments. Curr Opin Clin Nutr Metab Care 2007; 10 (2): 181-6.
18. Nygren J. The metabolic effects of fasting and surgery. Best Pract Res Clin Anaesthesiol 2006; 20: 429-38.
19. Correia, MITD, Silva RG. Paradigmas e evidências da nutrição perioperatória. Rev Col Bras Cir 2005; 32: 342-7.
20. Brady M, Kinn S, Stuart P. Preoperative fasting for adults to prevent perioperative complications. Cochrane Database Syst Rev. 2003; (4): CD004423.
21. Lobo DN, Hendry PO, Rodrigues G et al. Gastric emptying of three liquid oral preoperative metabolic preconditioning regimens measured by magnetic resonance imaging in healthy adult volunteers: a randomized double-blind, crossover study. Clin Nutr 2009; 28 (6): 636-41.
22. Awad S, Blackshaw PE, Wright JW et al. A randomized crossover study of the effects of glutamine and lipid on the gastric emptying time of a preoperative carbohydrate drink Clin Nutr. 2010 Oct 22. [Epub ahead of print].
23. Dock-Nascimento DB, Aguilar-Nascimento JE, Bragagnolo R, Caporossi FS, Waitzberg D. Safety of combined oral glutamine and carbohydrates in the abbreviation of preoperative fasting. A double-blind randomized trial. JPEN J Parenter Enteral Nutr 2010; 34: 225-6.
24. Perrone F, Aguilar-Nascimento JE, Prado LI, Rabello S, Dock-Nascimento DB. Reducing preoperative fasting with carbohydrates and whey protein reduces the inflammatory response after elective operations. a randomized trial. Clin Nutr Supplements 2010; 5 (2): 196-7.
25. Boldt J. Fluid management of patients undergoing abdominal surgery - more questions than answers. Eur J Anaesthesiol 2006; 23 (8): 631-40.
26. Lobo DN. Effect of salt and water balance on recovery of gastrintestinal function after elective colonic resection: a randomized controlled trial. Lancet 2002; 359: 1812-8.
27. MacKay G, Fearon K, McConnachie A, Serpell MG, Molloy RG, O'Dwyer PJ. Randomized clinical trial of the effect of postoperative intravenous fluid restriction on recovery after elective colorectal surgery. Br J Surg 2006; 93: 1469-74.
28. Brandstrup B et al. Effects of intravenous fluid restriction on postoperative complications: Comparison of two perioperative fluid regimens. A randomized assessor-blinded multicenter trial. Ann Surg 2003; 238: 641-8.
29. Nisanevich V, Felsenstein I, Almogy G, Weissman C, Einav S, Matot I. Effect of intraoperative fluid management on outcome after intraabdominal surgery. Anesthesiology 2005; 103: 25-32.
30. Aguilar-Nascimento JE, Bicudo-Salomão A, Caporossi C, Silva RM, Cardoso EA, Santos TP. Volume de fluído intravenoso e alta hospitalar precoce em colecistectomia aberta. Rev Col Bras Cir 2007; 34 (6): 381-4.
31. Holte K, Kehlet H. Fluid therapy and surgical outcomes in elective surgery: A need for reassessment in fast-track surgery. J A Coll Surg 2006; 202: 971-89.
32. Powell-Tuck J, Gosling J, Lobo D, Allison S. GIFTASUP (British Consensus Guidelines on Intravenous Fluid Therapy for Adult Surgical Patients). J Int Care Soc 2009; 10: 13-15. Disponível em: http://www.ics.ac.uk/downloads/2008112340_GIFTASUP%20FINAL_31-10-08.pdf. Acesso em 2011.
33. Stewart BT, Woods RJ, Collopy BT, Fink RJ, Mackay JR, Keck JO. Early feeding after elective open colorectal resections: a prospective randomized trial. Aust N Z J Surg 1998; 68: 125-8.
34. Heslin MJ, Latkany L, Leung D et al. A prospective, randomized trial of early enteral feeding after resection of upper gastrintestinal malignancy. Ann Surg 1997; 226: 567-77.
35. Aguilar-Nascimento JE, Goelzer J. Early feeding after intestinal anastomoses: risks or benefits? Rev Assoc Med Bras 2002; 48 (4): 348-52.
36. Lassen K, Dejong CHC, Ljungqvist O et al. Nutritional support and oral intake after gastric resection in five northern European countries. Dig Surg 2005; 22:346-52.
37. Senkal M, Mumme A, Eickhoff U et al. Early postoperative enteral immunonutrition: clinical outcome and cost-comparison analysis in surgical patients. Crit Care Med 1997; 25 (9): 1489-96.
38. Lewis SJ, Egger M, Sylvester PA, Thomas S. Early enteral feeding versus "nil by mouth" after gastrointestinal surgery: systematic review and metanalysis of controlled trials. BMJ 2001; 323 (7316): 773-6.
39. Larson DW, Batdorf NJ, Touzios JG et al. A fast-track recovery protocol improves outcomes in elective laparoscopic colectomy for diverticulitis. J Am Coll Surg 2010; 211 (4): 485-9.

40. Behm B, Stollman N. Postoperative ileus: etiologies and interventions. Clin Gastroenterol Hepatol 2003; 1 (2): 71-80.
41. Nichols RL, Smith JW, Garcia RY, Waterman RS, Holmes JW. Current practices of preoperative bowel preparation among North American colorectal surgeons. Clin Infect Dis 1997; 24 (4): 609-19.
42. Peppas G, Alexiou VG, Falagas ME. Bowel cleansing before bowel surgery: major discordance between evidence and practice. J Gastrintest Surg 2008; 12: 919-20.
43. Kahokehr A, Robertson P, Sammour T, Soop M, Hill AG. Perioperative care: A Survey of New Zealand and Australian Colorectal Surgeons. Colorectal Dis. 2010 Oct 19. [Epub ahead of print]
44. Drummond R, McKenna R, Wright D. Current Practice in Bowel Preparation for Colorectal Surgery: A Survey of the Members of The Association of Coloproctology of GB & Ireland. Colorectal Dis. 2010 Feb 20. [Epub ahead of print].
45. Fearon KC, Ljungqvist O, von Meyenfeldt M et al. Enhanced recovery after surgery. a consensus review of clinical care for patients undergoing colonic resection. Clin Nutr 2005; 24: 466-77.
46. Wille-Jorgensen P, Guenaga KF, Castro AA et al. Clinical value of preoperative mechanical bowel cleansing in elective colorectal surgery: a systematic review. Dis Colon Rectum 2003; 46 (8): 1013-20.
47. Slim K, Vicaut E, Panis Y et al. Metanalysis of randomized clinical trials of colorectal surgery with or without mechanical bowel preparation. Br J Surg 2004; 91 (9): 1125-30.
48. Bucher P, Mermillod B, Gervaz P et al. Mechanical bowel preparation for elective colorectal surgery: a metanalysis. Arch Surg 2004; 139 (12): 1359-64.
49. Guenaga KF, Matos D, Castro AA, Atallah AN, Wille-Jørgensen P. Mechanical bowel preparation for elective colorectal surgery. Cochrane Database Syst Rev 2005; (1): CD001544.
50. Guenaga KK, Matos D, Wille-Jørgensen P. Mechanical bowel preparation for elective colorectal surgery. Cochrane Database Syst Rev 2009 Jan 21; (1): CD001544.
51. Slim K, Vicaut E, Launay-Savary MV, Contant C, Chipponi J. Updated systematic review and metanalysis of randomized clinical trials on the role of mechanical bowel preparation before colorectal surgery. Ann Surg 2009; 249 (2): 203-9.

Seção IV

Pólipos Colorretais

Aspectos Histopatológicos de Importância na Prática Clínica

14

Marlise Mello Cerato Michaelsen
Luíse Meurer
Nilo Luiz Cerato

INTRODUÇÃO

O tratamento clínico dos pacientes com pólipos colorretais é principalmente baseado na histologia das lesões removidas. Como consequência, o diagnóstico histológico tem um papel muito importante na decisão terapêutica, e a uniformidade de interpretação dos diferentes laudos de patologia é crucial[1]. Apesar dessas relevantes implicações, existem poucos estudos avaliando a variabilidade inter e intraobservador na elucidação dessa doença, e a concordância não é considerada satisfatória[2-8].

Em qualquer estudo de investigação, a questão chave é a confiabilidade dos procedimentos de medida utilizados. A precisão diagnóstica – ou seja, mesmos achados levando a um mesmo diagnóstico – é um dos fundamentos da patologia cirúrgica[9].

ASPECTOS HISTOPATOLÓGICOS

O diagnóstico anatomopatológico é baseado na interpretação de achados citológicos e arquiteturais e, como tal, apresenta certo grau de subjetividade e incerteza. Somado a isso, há fatores psicológicos, neurológicos e de visão que podem interferir nesse diagnóstico. Os indivíduos têm imagens na memória e outras informações subjetivas e particulares que são acessadas no momento da avaliação e interpretação de um material[10].

Alguns autores, como Morris, sugerem que o patologista deva transmitir o máximo de informações possível de suas interpretações baseado nos fatos, porém sem adição de dados extras que advenham de suposições e/ou conclusões pessoais que não sigam os sistemas classificatórios e/ou consensos pré-estabelecidos com embasamento científico[11].

Sabe-se que um diagnóstico anatomopatológico deve ser o mais preciso possível e o menos danoso. Isaac Newton já dizia que se não se puder provar, não se deve relatar[9]. Existem protocolos e sistemas diversos que são constantemente discutidos e atualizados para que sejam seguidos[12,13]. O ideal é que todos pudessem falar a mesma linguagem, isso diminuiria os processos médico-legais, reduziria os erros, ou seja, somente as "regras" seriam seguidas, o que também reduziria a pressão dos profissionais em dar um diagnóstico correto[14]. O profissional especialista sempre vai ter vantagens sobre o generalista, pois se aperfeiçoou e fez uma formação exaustiva em uma área. Na prática, recebe um número muito maior de casos da sua área e passa todo o tempo investindo na especialidade, seja em estudos, congressos, discussões ou outros.

Existem formas de buscar a excelência em um serviço: a revisão de todos os casos antes de ratificar um diagnóstico, enviando os mais difíceis e/ou complexos para patologistas que sejam especialistas no assunto em questão e podem ser feitos estudos com revisões "cegas", ou seja, sem o conhecimento do diagnóstico prévio, o que é uma medida de acurácia na detecção de discordâncias e erros[12,15-17].

Existem algumas regras técnicas em relação ao espécime que vai ser estudado, as quais devem ser seguidas, como a de fixação de um pólipo que deve ser colocado em um frasco contendo, no mínimo, 10 vezes mais volume do líquido fixador do que a quantidade de tecido; para pólipos menores que 1,5 cm de diâmetro, 2 a 3 horas de fixação de toda a peça em formalina, seguidas de 2 horas de fixação do tecido cortado antes de processar o material; pólipos maiores que 1,5 cm devem ficar na formalina por mais tempo, se possível por toda a noite. O patologista pode avaliar quando o material estará adequado para ser seccionado pela palpação e sensação de firmeza[18].

Para que seja feita uma secção adequada, o pedículo do pólipo pediculado ou o ponto de transecção dos pólipos sésseis ou semipediculados deve ser identificado. Pode-se identificar o ponto de junção entre o pedículo e a cabeça do pólipo, microscopicamente pela transição abrupta do epitélio adenomatoso e o normal. Uma linha que passa nesse ponto de transição é o limite entre o pedículo e o adenoma e é extremamente importante, pois o foco de adenocarcinoma acima ou abaixo dela tem diferentes implicações em relação à probabilidade de desenvolver doença metastática[19]. A lesão deve ser cortada no plano sagital através do pedículo ou ponto de transecção. Não se sabe o número exato de cortes suficientes na avaliação do espécime, porém alguns autores recomendam 10 a 20 níveis para uma adequada avaliação da margem de transecção ou invasão linfática[18,20,21]. Contudo, outros autores, dentre eles o grupo da Cleveland Clinic, recomendam três níveis de corte para cada bloco como sendo adequados para uma avaliação completa da lesão[22,23]. A coloração utilizada na rotina, em geral, é a hematoxilinaeosina, e não são necessários corantes especiais[18].

É importante que o endoscopista informe se a polipectomia foi completa ou incompleta, se foi em vários fragmentos ou em um único, pois quando são múltiplos pode ficar difícil e, eventualmente, impossível, determinar o estado da margem de transecção da lesão[18]. A margem ou o ponto de transecção é definido como a borda livre de tecido conectivo submucoso que contém alterações diatérmicas[20,22]. Tumor na margem ocorre quando se encontram células neoplásicas se estendendo no ponto de transecção. Tumor próximo à margem é definido como presença de células tumorais a menos de 1 mm ou até 1 mm do limite de corte, o que representa o mesmo que comprometimento da margem[18].

De acordo com a doença a ser estudada, encontram-se alguns sistemas de graduação que podem seguir critérios diferentes conforme as doenças por eles graduadas como a displasia que é dividida em um sistema classificatório de duas ou três categorias, segundo as alterações arquiteturais encontradas e com a maior ou menor probabilidade de deixar de ser uma lesão pré-maligna e passar a ser uma lesão maligna. Esses sistemas servem para melhor definir o diagnóstico e para que este possa ser reproduzido por vários profissionais ou pelo mesmo profissional em diferentes períodos[1,3,24,25].

Graduação e escore em patologia são também aplicados para condições não neoplásicas. Nessas circunstâncias, o escore reflete a atividade da doença e geralmente é relacionado aos processos inflamatórios[26] e/ou fibróticos[24].

Vários profissionais com interesse no TGI focaram a sua atenção neste assunto, como Warren, Sommers, Dawson, Pang e Morson, sendo que este último elucidou a presença de alterações neoplásicas não só na mucosa plana não polipoide, mas também em lesões polipoides[27]. Esses estudos, a partir de lesões planas no contexto da doença inflamatória intestinal (DII), levaram à discussão da importância de definir atipias em apenas dois graus, já que a maior discordância existe na classificação intermediária, ou seja, moderada, e porque não se tem certeza do significado clínico da displasia moderada. Com isso, a tendência atual é utilizar um sistema classificatório que divide apenas em duas categorias (baixo e alto grau) de acordo com as alterações encontradas[28,29], o que divide em três categorias (leve, moderada e severa) está associado à excessiva variabilidade interobservador[30].

O sistema de graduação do câncer colorretal (incluindo pólipos) é baseado na formação de glândulas ou túbulos e nas características citológicas, ou seja, o quanto se aproxima do epitélio normal[31,18]. Tumores grau 3 (também chamados de pouco diferenciados) não apresentam ou evidenciam pouca formação glandular e tumores grau 1 e 2 (bem e moderadamente diferenciados, respectivamente) mostram glândulas bem formadas. Os carcinomas grau 3, que representam em torno de 5 a 10% dos casos, estão associados a maior número de resultados adversos dos que os graus 1 e 2, que correspondem à maioria dos tumores[31,18]. Para o diagnóstico de tumores mucinosos, no mínimo, 50% do tumor deve apresentar características mucinosas. Tumores mucinosos, com grande número de células em anel de sinete (menos de 50%), podem ser classificados como alto grau ou pobremente diferenciados (grau 3). Quando tiver mais que 50% desse tipo de células, são considerados tumores em anel de sinete e constituem o tipo histológico de pior prognóstico[18].

A detecção da invasão linfática é considerada subjetiva e apresenta uma grande variabilidade entre os observadores. Devido à falta de reprodutibilidade de invasão linfática, alguns grupos como o do St. Mark's não fazem menção à invasão linfática, alegando que os resultados adversos ocorrem somente quando o comprometimento linfático vier associado a outros fatores adversos, como tumores grau 3 ou margens positivas; sendo assim, em um seguimento pós-ressecção endoscópica, vários fatores são levados em consideração para ditarem a conduta[18,20,23,32]. A invasão venosa é outro critério que pode indicar um pior prognóstico[18].

Para que qualquer classificação histológica seja útil, ela deve ser reprodutível e ter significância clínica[30]. No laudo do patologista é importante que fique claro o tipo de lesão, o grau de displasia, se existe ou não carcinoma invasivo, se há invasão linfovascular ou não, se as margens estão comprometidas ou se há um pedículo ou mucosa livre junto à lesão e a graduação histológica para que o profissional que determinará a conduta possa melhor conduzi-la no sentido de fazer um tratamento complementar, endoscópico ou cirúrgico, ou não[33].

PÓLIPOS COLORRETAIS

O pólipo é uma elevação na superfície da mucosa que pode ser causado por um deslocamento da lesão, devido à expansão subjacente, como nos lipomas, por reação inflamatória ou proliferação celular não neoplásica, o que ocorre com os reparos e as hiperplasias, podendo ainda ser uma neoplasia benigna ou maligna[33].

Os pólipos colorretais podem ser classificados de diversas formas, segundo as suas características, como aspecto morfológico macroscópico, tamanho ou natureza histológica[34].

Segundo a morfologia endoscópica, os pólipos podem ser classificados em pediculados (quando há um pedículo que une o pólipo à parede intestinal, apresentando um aspecto

Capítulo 14 – Aspectos Histopatológicos de Importância na Prática Clínica 251

semelhante a um cogumelo) ou sésseis (crescem junto a parede intestinal), sendo que estas características tem importância descritiva e terapêutica, como será abordado em outros capítulos[35].

Quanto ao tamanho, os pólipos são ditos grandes quando têm mais de 20 mm, pequenos quando medem até 10 mm e diminutos ou micropólipos, com até 5 mm[34]. Quanto à origem histológica, podem ser epiteliais ou não epiteliais.

Os não epiteliais correspondem àqueles que vêm das camadas mais profundas da parede colorretal e projetam-se em direção à luz como o lipoma (Figura 14.1), o tumor estromal (ou Gist, do inglês *gastrintestinal stromal tumor*) e o linfoma, entre outros[34].

Os epiteliais, os quais abordaremos a seguir, podem ser subdivididos em neoplásicos e não neoplásicos. Pólipos neoplásicos são os adenomas (Figuras 14.2 e 14.3), adenocarcinomas (Figura 14.4) e os carcinoides[34,35]. Pólipos não neoplásicos são os inflamatórios, os linfoides, os hiperplásicos (ou metaplásicos) e os hamartomas (Figura 14.5)[34,35].

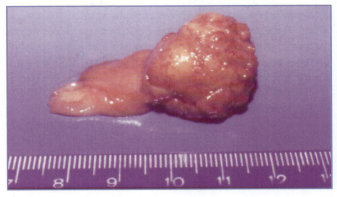

Figura 14.3 – Pólipo adenomatoso.

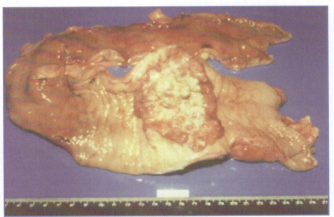

Figura 14.4 – Adenocarcinoma de reto.

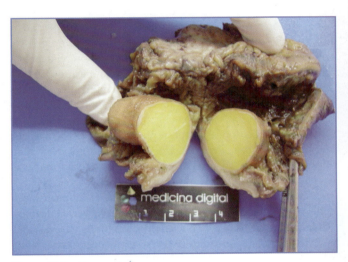

Figura 14.1 – Lipoma de Íleo.

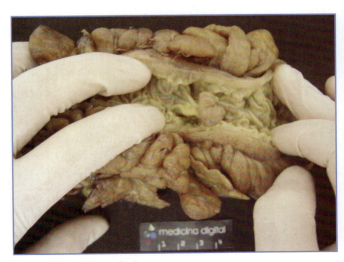

Figura 14.2 – Pólipo colônico.

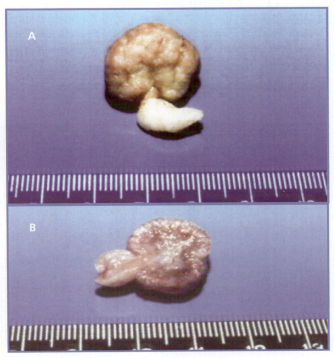

Figura 14.5 – Pólipo juvenil. A. Inteiro. B. Secção.

No cólon, os pólipos mais comuns são os inflamatórios, os hiperplásicos e os adenomatosos. Existem dois tipos epiteliais mais comuns: os hiperplásicos e os adenomatosos[1,36]. Esses pólipos epiteliais são o resultado da perda do equilíbrio entre a proliferação celular nas criptas e a esfoliação, seja por excesso da primeira ou diminuição da segunda[37].

A prevalência dos diferentes tipos de pólipos ainda é tema controverso e, se a avaliação é de material cirúrgico ou de autópsias, pode variar substancialmente. Em estudos cirúrgicos recentes, os pólipos hiperplásicos ocorrem com uma frequência dez vezes maior que os adenomas, em torno de 90% dos pólipos colorretais[38,39]. Por outro lado, estudos de autópsias demonstram frequência de pólipos hiperplásicos três vezes maior que de adenomas[40]. Em alguns países, os adenomas são mais prevalentes[41-52]. Os pólipos hiperplásicos aumentam a frequência com a idade do indivíduo em algumas populações, mas não são todos os estudos que confirmam isso[40,41]. Menos controverso é o fato de os hiperplásicos serem mais comuns em homens do que em mulheres[41].

PÓLIPOS NEOPLÁSICOS
Adenomas

O pólipo adenomatoso consiste de neoplasia intraepitelial, caracterizada histologicamente por hipercelularidade com núcleos alargados e hipercromáticos com vários graus de estratificação e perda da polaridade[31]. Nessas lesões, ocorre um aumento da proliferação celular e uma diminuição da diferenciação. Morfologicamente, os adenomas podem ser classificados quanto à arquitetura celular e ao grau de atipia[33]. Em relação à arquitetura, segundo a percentagem do componente viloso, são classificados em tubular (menos de 20%) (Figura 14.6), tubuloviloso (20 a 80%) e viloso (mais de 80%) (Figura 14.7)[2,3,31]. Em relação à atipia, diversas classificações são de uso corrente de acordo com o grau de atipia celular (displasia)[3].

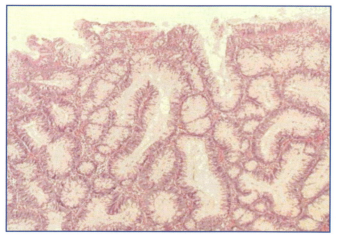

Figura 14.6 – Arquitetura tubular com aumento de 50 vezes.

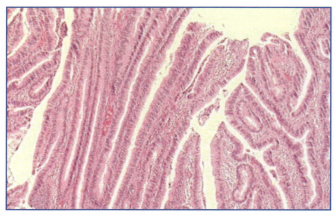

Figura 14.7 – Arquitetura vilosa com aumento de 50 vezes.

Os adenomas apresentam anormalidades na arquitetura, na citologia e na diferenciação que, agrupadas, levam o nome de displasia. Todas essas lesões, por definição, são displásicas[53]. Historicamente, o adenoma tem sido considerado o tipo de pólipo epitelial mais importante do intestino grosso, tendo sua relevância clínica associada à lesão pré-cancerosa, constituindo-se na lesão inicial que propicia o estudo da carcinogênese colorretal[33]. Essas lesões apresentam alterações citológicas e arquiteturais que vão se sobrepondo até culminar no câncer colorretal[38,54].

Os adenomas podem apresentar alterações displásicas leves a acentuadas, dependendo do grau de complexidade vilosa ou glandular, da extensão da estratificação nuclear e da severidade das anormalidades encontradas[31].

A mucosa que não apresenta displasia exibe maturação epitelial na porção superior da cripta com células caliciformes, células absortivas difusas e núcleos localizados na base da célula. Núcleos alongados e múltiplos vão ser encontrados somente na porção inferior da cripta onde ocorre a replicação epitelial. Quando a regeneração epitelial ocorre após um processo inflamatório, a zona replicativa se expande e ocupa grande porção da cripta. Porém, se não há evidência de inflamação ativa, essas áreas regenerativas são difíceis de distinguir da displasia de baixo grau e podem ser consideradas indefinidas para displasia/neoplasia intraepitelial[38]. A categoria indefinida é utilizada quando as alterações histológicas encontradas preenchem alguns critérios, mas não todos, para ser considerada uma displasia de baixo grau; esta vai continuar existindo enquanto métodos mais refinados para detecção de alterações neoplásicas iniciais não forem empregados na prática clínica[38].

A displasia no trato gastrintestinal (TGI), também designada como neoplasia intraepitelial, é uma alteração citológica não invasiva que pode ser reconhecida por atipia celular (células anormais e maiores) com graus variáveis de alterações nucleares, diferenciação citoplasmática e desarranjo arquitetural. Segundo o sistema de graduação utilizado, a displasia pode ser classificada em leve, moderada e severa[2,3,55] ou em baixo e alto grau[3,56,57]. (Figura 14.8)

Na displasia leve ou de baixo grau, os núcleos apresentam-se ligeiramente alargados, alongados, hipercromáticos e pseudoestratificados, mas a polaridade é preservada. Os túbulos mostram-se superpostos e ramificados e a maturação citoplasmática é reduzida[58]. (Figura 14.9)

Nas alterações displásicas severas ou de alto grau, que compreendem 2% dos adenomas[58], não se consegue identificar a polaridade, pois geralmente ela é perdida. Alguns autores consideram essa característica fundamental na diferenciação da displasia de alto e baixo graus[38]. Os núcleos mostram-se muito alargados, assumindo formatos arredondados ou ovaloides com nucléolos proeminentes; as mitoses são numerosas; o citoplasma é usualmente basófilo e indiferenciado, os túbulos apresentam ramificações irregulares e complexas[58]. (Figura 14.10)

Quando é utilizado o sistema que classifica a displasia em duas categorias, ou seja, alto e baixo graus, os casos mode-

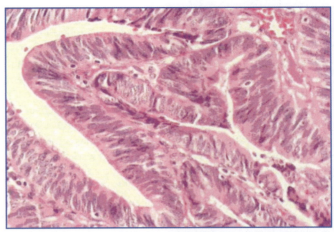

Figura 14.10 – Adenoma com displasia de alto grau com aumento de 200 vezes.

rados são divididos entre estas[29,38]. Quando há alterações arquiteturais menos proeminentes, são enquadrados em baixo grau e quando as anormalidades são mais acentuadas, passa a ser alto grau. A categoria é determinada pelas alterações displásicas mais severas[29,38]. Alguns autores, em vez de dividir os casos moderados nas outras duas categorias, classificam todos os intermediários como baixo grau[56]. A presença de displasia de alto grau em uma ou duas criptas provavelmente não justifica o diagnóstico de adenoma com atipia de alto grau. O ponto de corte, no entanto, a partir do qual a lesão deve ser rotulada como de alto grau, é controverso, mas a maioria dos autores considera alteração em três ou mais criptas suficiente para selar o diagnóstico[33,38].

Carcinoma *in situ* (CIS)

O carcinoma *in situ* (CIS) é um crescimento celular anormal restrito à membrana basal, e não atinge a lâmina própria, que é composta por pequenas células redondas, histiócitos, pequena quantidade de colágeno e pequenos vasos sanguíneos, vênulas e capilares, similar à lâmina própria da mucosa normal[19]. O carcinoma intramucoso, presente em até 10% dos pólipos, é um crescimento celular anormal que se estende na lâmina própria, pode atingir a muscular da mucosa, mas não atinge a submucosa. O carcinoma invasivo, por sua vez, se estende além desta, atingindo a submucosa, onde são encontrados os vasos linfáticos e sanguíneos, passando a ter chance de enviar metástases para outros linfonodos e órgãos, ou seja, trata-se de uma neoplasia maligna verdadeira[38,57,59]. As alterações microscópicas não invasivas continuam sendo reportadas como carcinoma *in situ* (CIS), o que leva a diversas dúvidas de interpretação tanto pelo clínico que recebe o laudo quanto pelos patologistas que interpretam as lâminas[38]. Na tentativa de evitar confusões entre alterações microscópicas não invasivas, termo que veio a substituir o CIS (que aparecem nos adenomas) e o câncer invasivo, utilizam-se

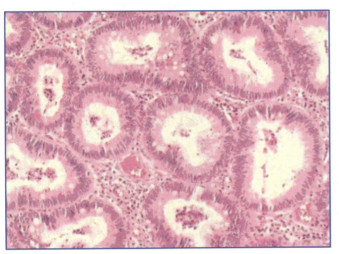

Figura 14.8 – Adenoma tubular com displasia de baixo grau com aumento de 100 vezes.

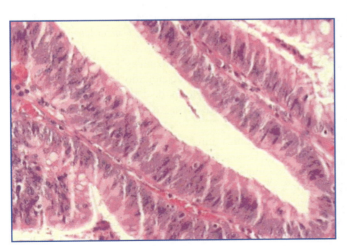

Figura 14.9 – Adenoma tubular com displasia moderada com aumento de 200 vezes.

definições como atipia, anaplasia, neoplasia intraepitelial, e a classificação da displasia (neoplasia intraepitelial) em dois graus[60,61]. É importante lembrar que essas controvérsias existem não só em relação ao trato gastrintestinal (TGI), (esôfago, estômago, intestino delgado, cólon e reto), como também nos tumores de mama, ovário, rim, dentre outros[62,63].

Na prática clínica o CIS e o carcinoma intramucoso, segundo a própria Organização Mundial da Saúde (OMS)[31] devem ser classificados como displasia ou neoplasia intraepitelial de alto grau, pois as repercussões dessas lesões são iguais, ou seja, nenhuma delas tem o potencial de enviar metástases para outros órgãos e/ou linfonodos[4,18-20,38,64-66]. A terminologia, nesses casos, é extremamente relevante, devendo-se evitar o termo carcinoma para que não seja erroneamente interpretado como uma lesão com potencial metastático e, devido a isso, indicada uma conduta cirúrgica desnecessária.

No consenso de Viena (2002), os termos adenoma e displasia foram substituídos por neoplasia intraepitelial (NIE), a qual é categorizada em dois graus – baixo e alto. Recomenda-se abandonar a antiga divisão em três graus (displasia leve, moderada e severa) por ser mais sujeita à variação entre os observadores e por não estar fundamentada em estudos clínicos e repercussão significativa no prognóstico[67-69]. O resultado indefinido para NIE se relaciona, geralmente, a alterações inflamatórias associadas, principalmente a retocolite ulcerativa idiopática[68,69].

Quanto maior o adenoma, maior a chance de encontrar carcinoma invasivo[37]. Geralmente, existe uma zona de displasia de alto grau acima do carcinoma intramucoso. Quando o carcinoma intramucoso ocorre, é frequentemente circundado por uma reação desmoplásica inicial que substitui a população linfocitária normal da lâmina própria. Algumas vezes, o epitélio invasivo é menos diferenciado que a neoplasia intraepitelial. O diagnóstico pode ser difícil devido à arquitetura complexa das glândulas adenomatosas, especialmente nos adenomas vilosos. Na dúvida, é melhor ser conservador e ignorar um foco duvidoso de carcinoma intramucoso, pois, na maioria dos casos, não tem maior significância que a displasia de alto grau. A lâmina própria dos adenomas, assim como da mucosa normal, é desprovida de linfáticos, destarte o carcinoma intramucoso não enviar metástases[18]. Embora existam vasos linfáticos na muscular da mucosa, o carcinoma que invade somente essa camada em um pólipo pediculado não provoca metástases[18,20,70].

O termo pseudoinvasão refere-se à presença de epitélio glandular da mucosa abaixo da muscular da mucosa nos pólipos colônicos. Essas lesões não apresentam potencial maligno e devem ser tratadas da mesma forma que os adenomas[71]. Contudo, esse fenômeno pode ser confundido com carcinoma invasivo por um patologista inexperiente. A pseudoinvasão geralmente ocorre em pólipos grandes (> 1 cm), especialmente aqueles com pedículos longos, e é mais comum nos pólipos do cólon sigmoide. Ilhas de epitélio adenomatoso são deslocadas através da muscular da mucosa e encontradas na submucosa do pedículo. O tecido glandular deslocado geralmente é arredondado, não é infiltrativo, é delineado, trazendo uma pequena quantidade de lâmina própria, sendo citologicamente idêntico ao componente adenomatoso subjacente. Hemorragia e depósito de hemossiderina são comumente vistos e são a chave para o diagnóstico. Em adição, podemos encontrar inflamação e tecido de granulação. Dilatação cística das glândulas deslocadas com distensão de mucina também não é incomum na pseudoinvasão porque a mucina produzida pelas glândulas envolvidas não tem como alcançar o lúmen. Ocasionalmente, ruptura das glândulas dilatadas ocorre com extravasamento de mucina acelular e subsequente resposta inflamatória. Distinção com carcinoma mucinoso (coloide) é importante e pode ser difícil. Especialmente neste tipo de carcinoma, lagos de mucina contém células malignas, uma característica que não ocorre na pseudoinvasão. Por essas razões, quando os pólipos apresentarem pseudoinvasão franca são recomendados inúmeros cortes da peça e, se necessário, solicitar uma segunda opinião de um patologista especializado experiente[72,73].

Quando o carcinoma penetra na muscular da mucosa e atinge a submucosa, desenvolve potencial de formar metástases e deve ser considerado um câncer propriamente dito. Quando ocorre em lesões sésseis ou na doença inflamatória intestinal, deve ser considerado um carcinoma invasivo que compromete a submucosa da parede colônica (nível 4 de Haggitt), tendo um risco total de 10% de comprometimento linfonodal. O risco aumenta nos carcinomas indiferenciados, com invasão venosa ou linfática, necessitando, nesses casos, mais do que a excisão local. Nas lesões pediculadas, envolve-se somente a cabeça do pólipo (nível 1 de Haggitt), junção da lesão com o pedículo (nível 2 de Haggitt) ou o pedículo (nível 3 de Haggitt) a polipectomia completa é o tratamento adequado. No entanto, ao atingir o nível 4 de Haggitt, apresenta o risco de formar metástases e é tratado da mesma maneira que o pólipo séssil[18,20,70]. Assim, a terapia complementar depende de alguns fatores como a proximidade do câncer invasivo da linha de ressecção do pólipo, extensão do pedículo, grau de diferenciação e invasão linfovascular[18]. (Figura 14.11)

Pólipos com células cancerosas penetrando a muscular da mucosa são pólipos malignos. Quando a invasão é limitada a submucosa, na classificação TNM, é uma lesão T1NxMx. Pólipos malignos (lesões T1) são encontrados de 2 a 12% em séries de polipectomias colonoscópicas[73-77].

O risco de malignidade relacionado ao tamanho do adenoma em uma grande série foi de 2% em lesões de 0,6 a 1,5 cm; 19% de 1,6 a 2,5 cm; 43% 2,6 a 3,5 cm e 76% em lesões maiores que 3,5 cm[75].

A decisão clínica em proceder com tratamento complementar de ressecção ou excisão local, depende do risco estimado de metástase linfonodal e das condições gerais do paciente[78]. O principal determinante do risco de metástase linfonodal é a profundidade, ou seja, o nível de invasão do câncer no pólipo, sendo que esse nível é determinado na classificação de Haggitt.

O pedículo do pólipo pediculado é coberto por mucosa normal e tem um núcleo central de submucosa. Uma linha

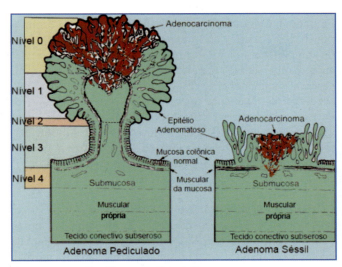

Figura 14.11 – Classificação de Haggitt[35].
Nível 0 – Não invasivo (displasia severa).
Nível 1 – Carcinoma invadindo a muscular da mucosa, atingindo a submucosa, mas limitado a cabeça do pólipo (isto é, acima da junção do adenoma e do pedículo).
Nível 2 – Carcinoma invadindo ao nível do pescoço do adenoma (junção do adenoma com o pedículo).
Nível 3 – Carcinoma invadindo qualquer parte do pedículo.
Nível 4 – Carcinoma invadindo a submucosa do intestino abaixo do pedículo do pólipo, mas acima da muscular própria. Por definição, todos os pólipos sésseis com carcinoma invasivo são nível 4[35,74].

ao nível da junção entre o epitélio normal e adenomatoso, na transição da cabeça para o pedículo do pólipo, é o que se chama de pescoço do pólipo.

Kudo[79] estratificou a profundidade de invasão na submucosa em 3 níveis (Figura 14.12):
- **SM1:** Invasão no terço superior da submucosa.
- **SM2:** Invasão no terço médio da submucosa.
- **SM3:** Invasão no terço inferior da submucosa.

Haggitt níveis 1, 2 e 3 são SM1; Haggitt nível 4 pode ser SM1, SM2 ou SM3. O risco de metástase linfonodal é menor que 1% em pólipos pediculados Haggitt níveis 1, 2 ou 3[80-82].

O risco de metástase linfonodal para lesões Haggitt 4, sésseis ou pediculadas, varia de 12 a 25%[83-85]. São fatores associados ao aumento do risco de metástase linfonodal: invasão linfovascular[84,86], lesões pouco diferenciadas ou indiferenciadas[86-88], gênero[86], lesões volumosas, estrutura microacinar[89], lesões planas ou deprimidas[88], nível de invasão SM3[78,83,90].

Carcinoma invasivo

Os pólipos com elementos displásicos, confinados ao epitélio ou à lâmina própria da mucosa, são, por definição, benignos. Essa distinção entre pólipo benigno e maligno deriva da observação de que o cólon não contém linfáticos dentro da lâmina própria ou do epitélio. Sendo assim, quando os elementos displásicos estão restritos à mucosa, não existe chance de metástases[18-20,28,38,64-66]. Por outro lado, quando existe invasão da submucosa, há a possibilidade de se espalhar para uma camada mais profunda da parede do cólon ou para linfonodos, e o termo carcinoma invasivo é apropriado[18-20,28,38,64-66] (Figura 14.13).

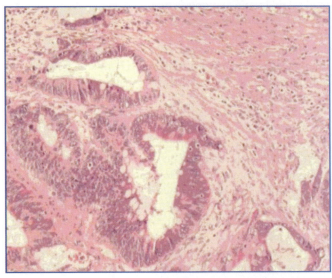

Figura 14.13 – Carcinoma invasivo com aumento de 100 vezes.

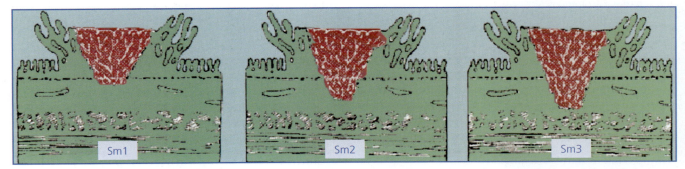

Figura 14.12 – Profundidade de invasão da submucosa em pólipos sésseis malignos.[91] Sm1: invasão do terço superior; Sm2: invasão do terço médio; Sm3: invasão do terço inferior.

O diagnóstico de lesões francamente invasivas da submucosa ou de adenomas com displasia de alto grau determina escassas controvérsias. Já a distinção histopatológica entre adenomas com displasia de alto grau, carcinoma intramuco e carcinoma invasivo superficial traz grande controvérsia e variabilidade de critérios diagnósticos entre os patologistas e é justamente entre esses três subgrupos que o diagnóstico histológico correto é essencial, pois servirá de fundamento para a tomada de decisões clínicas e cirúrgicas necessárias. Patologistas japoneses baseiam-se nas anormalidades citológicas (principalmente nucleares) associadas à arquitetura glandular para o diagnóstico de carcinoma, originando-se daí o termo de carcinoma intramucoso, ao passo que os patologistas ocidentais exigem a ocorrência de invasão da lâmina própria para classificar a lesão como carcinoma[33,92]. Esse limite, porém, pode não estar definido nas colorações de hematoxilina-eosina, além de ser um diagnóstico subjetivo[92]. Essa polêmica confirmou-se no consenso de Viena, onde o diagnóstico de câncer foi conferido por 5 a 40% dos patologistas ocidentais e por 45 a 75% dos patologistas japoneses (concordância de 45%, kappa-0,27). Concluiu-se nessa mesma reunião que tanto patologistas ocidentais quanto japoneses não conseguiam consonância nos três diagnósticos seguintes: adenoma com displasia de alto grau, carcinoma não invasivo (in situ) e suspeita de carcinoma invasivo. Tendo em vista que a aplicabilidade dessa diferenciação diagnóstica é maior para fins de pesquisa do que do ponto de vista terapêutico, todos foram agrupados na mesma categoria[67,68].

As taxas de incidência e mortalidade do câncer colorretal são bem mais elevadas nos países ocidentais na comparação com os países asiáticos, portanto pode ser considerado surpreendente o maior número de diagnósticos de câncer colorretal precoce (que compromete a mucosa ou submucosa) em cerca de 20 a 50% nesses países do que no ocidente, onde a ocorrência foi de menos de 10%. No passado, a bizarra teoria de que havia diferenças de tipo macroscópico e comportamento biológico dos tumores colorretais encontrados nos nativos dos diversos países em questão deu lugar à científica e, clinicamente comprovada, hipótese de que esse contraste se devia a diferenças na técnica colonoscópica, na eficiência do diagnóstico endoscópico, na interpretação e na nomenclatura dos achados patológicos[92-96].

O tratamento de primeira escolha para os adenomas com displasia de alto grau ou carcinomas intramucosos é a polipectomia ou mucosectomia endoscópica[67]. A necessidade de tratamento cirúrgico complementar depende do risco de metástases linfonodais ou viscerais[67]. O surgimento dessas metástases torna-se possível a partir da invasão da camada submucosa, quando a lesão passa a ser conceituada como carcinoma invasivo[31]. A ocorrência de implantes metastáticos linfonodais, nesse contexto, varia de 3,6 a 16,2% e de metástases viscerais de aproximadamente 3%[67,97,98].

Existem algumas características histológicas que são fatores de mau prognóstico e aumentam a chance de invasão linfonodal. Dentre elas, o grau de diferenciação: tumores pouco diferenciados ou indiferenciados, grande quantidade de componente mucinoso (mais de 50%) e invasão vascular aumentam esse risco e, nesses casos, na grande maioria das vezes, o tratamento cirúrgico é indicado[38]. Para que não seja necessário o tratamento complementar, o carcinoma invasor deve ser totalmente excisado, a profundidade da invasão deve atingir, no máximo, 1.500 mcm, deve ser bem ou moderadamente diferenciado, não ter invasão linfovascular, tampouco comprometimento das margens de ressecção[18].

Sequência adenoma-carcinoma

A evidência mais direta da sequência adenoma-carcinoma é a demonstração de todos os estágios de desenvolvimento de malignidade dentro de um mesmo espécime: epitélio normal, tecido adenomatoso, atipia e invasão franca[99]. Em grandes séries de colonoscopias com polipectomias, 4 a 5% dos pólipos demonstram elementos de carcinoma invasivo[100-102]. Geralmente, quanto maior a lesão, maior a probabilidade de degeneração maligna. Adenomas polipoides menores que 1 cm têm demonstrado em torno de 1% de incidência de malignidade; de 1 a 2 cm, 10%; e nos maiores que 2 cm, a incidência é de 35%[103]. Em pacientes com adenomas volumosos, a incidência de malignidade também aumenta com o tamanho do pólipo, chegando a 53% em pólipos maiores que 2 cm[99].

Os estudos de biologia molecular tem trazido fortes evidências que confirmam o que foi dito por Dukes do St. Mark's Hospital de Londres, em 1926, e por Jackman e Mayo, em 1951, sobre a sequência adenoma-carcinoma, hoje amplamente aceita, que leva a fazermos prevenção secundária do câncer colorretal com colonoscopia e polipectomia.

Os tumores colorretais surgem por meio do acúmulo sequencial de 4 a 5 mutações genéticas distintas, não sendo necessário um somatório ordenado, e, sim, uma combinação de alterações. (Figura 14.14)

O passo inicial da carcinogênese colorretal é a mutação do gene APC no cromossomo 5q. O gene APC é inativado, causando uma proliferação celular. O próximo passo é a hipometilação do DNA, com a ativação do proto-oncogene K-ras, no cromossomo 12, levando ao aparecimento da displasia. Como o K-ras é um oncogene, a mutação de um alelo é suficiente para produzir o efeito, se esta alteração ocorre na ausência de mutação do APC, geralmente fica limitada a um foco de cripta aberrante (AFC), ou seja, uma proliferação epitelial derivada de uma única célula origina um adenoma. Contudo, se não houver outras mutações, não progride para malignidade. Por outro lado, se houver precedência de mutação do APC, leva à progressão da carcinogênese, com a transformação de pequenos adenomas em adenomas intermediários.

A progressão do adenoma intermediário para o avançado é associada a uma alteração genética distinta no braço longo do cromossomo 18. Essa alteração é correlacionada à mutação do gene DCC (18q21).

Capítulo 14 – Aspectos Histopatológicos de Importância na Prática Clínica

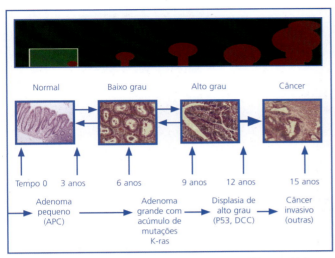

Figura 14.14 – Sequência adenoma-carcinoma: aspectos histopatológicos.

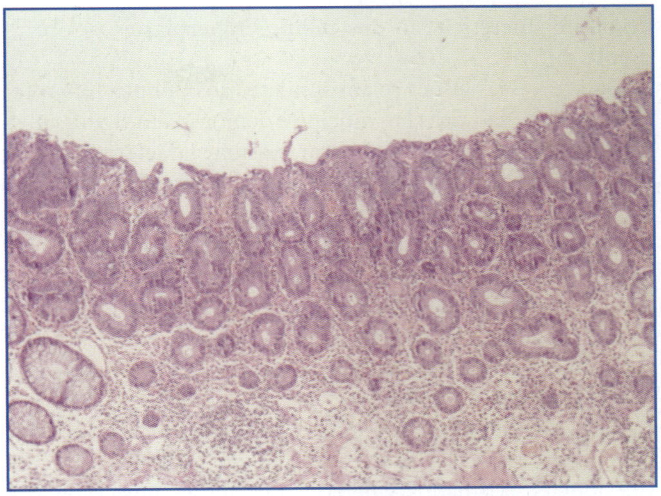

Figura 14.15 – Adenoma plano com aumento de 50 vezes.

A evolução do adenoma avançado para o adenocarcinoma é frequentemente acompanhada pela perda da heterozenicidade, isto é, a mutação de um dos dois alelos, no cromossomo 17q e mutação do gene P53. Essas perdas cumulativas no gene supressor tumoral são acompanhadas de ativação de oncogenes dominantes, que levam à progressão do câncer colorretal[35].

Adenomas específicos
Adenomas planos e deprimidos

Adenomas colorretais planos ou não polipoides foram descritos inicialmente por Muto et al. em 1985[104].

Esse tipo de pólipo geralmente é pequeno e plano, ou seja, não é elevado em relação à superfície da mucosa ou tem uma elevação milimétrica, pode apresentar uma depressão central e é de difícil diagnóstico endoscópico, sendo mais facilmente identificado pela cromoendoscopia. Essas lesões são reconhecidas pela alteração da coloração: pontos vermelhos que, muitas vezes, são facilmente confundidos com um trauma na mucosa ou modificações da textura da mucosa e interrupção do padrão vascular no local da lesão[35,74,99,104].

Aproximadamente 90% dos adenomas planos são menores que 1 cm, e mais da metade é menor que 5 mm[35]. A importância dessas lesões é a alta incidência de carcinoma, o que ocorre em 6% dos pacientes, mesmo em lesões de 2 a 4 mm, progredindo para 36%, quando em lesões de 9 a 10 mm[35]. Cerca de 25% das lesões planas maiores que 1 cm apresentam displasia de alto grau ou câncer. Devido a isso, mesmo pequenas lesões devem ser removidas por colonoscopia ou ressecção cirúrgica[74]. (Figura 14.15)

A sequência pólipo-câncer foi proposta há mais de 30 anos e continua válida, mas evidências acumuladas também apontam para a existência de lesões "de novo". Trata-se do surgimento do câncer colorretal sem o pólipo como lesão precursora. A hipótese do câncer "de novo" apoia-se fundamentalmente na existência de pequenas lesões planas ou deprimidas (geralmente, menores que 1 cm), sem glândulas adenomatosas identificáveis no espécime ressecado, sendo essa teoria apoiada pelos japoneses, o que reflete, em parte, diferença da terminologia, porque, como visto, pequenos adenomas com displasia de alto grau no ocidente podem ser denominados carcinoma no Japão[67].

Em um estudo realizado em Porto Alegre, foram encontradas, em 1930 pacientes submetidos à colonoscopia ambulatorial, 13 lesões deprimidas (0,7%), adenomatosas e malignas[67,105]. É importante salientar que lesões deprimidas, principalmente as menores de 5 mm de diâmetro, são frequentemente diagnosticadas como adenomas com displasia de baixo grau[67,97,105-107]. Portanto, o câncer "de novo" se apresenta macroscopicamente como lesão plana ou deprimida, mas nem toda lesão plana ou deprimida é câncer "de novo"[67].

Adenoma serrátil

Em 1990, Longacre e Fenoglio-Preiser introduziram o conceito de pólipos epiteliais mistos que podem ser divididos em dois tipos e que compõem aproximadamente 0,5% do total de pólipos[33,108,109]. O primeiro consiste de glândulas hiperplásicas e adenomatosas que são claramente identificadas como pólipos hiperplásicos e adenomas. O segundo combina arquitetura e características citológicas do epitélio hiperplásico e adenomatoso e é conhecido como adenoma serrátil[108]. Este último, considerado outro subtipo, apresenta aspecto serrilhado proeminente semelhante aos hiperplásicos, no entanto tem características citológicas distintas, como alargamento nuclear, diferenciação mucinosa incompleta, pseudoestratificação e aumento da atividade mitótica e da complexidade arquitetural que são indicativas da natureza neoplásica dos adenomas serráteis[110].

Os pólipos serráteis variam morfologicamente, mostrando desde um espectro claramente adenomatoso até outro de difícil diferenciação dos pólipos hiperplásico, propriamente ditos[111].

Embora essas lesões sejam similares aos pólipos hiperplásicos, porque são ricas em mucina e demonstram significativa maturação e diferenciação celular, existem características histológicas que diferenciam esses tipos de pólipos[111].

Os pólipos hiperplásicos são considerados lesões totalmente benignas, sem nenhum potencial de malignização. Estudos recentes indicam que essas lesões podem ser mais complexas do que se pensava e sugerem que algumas delas fazem parte da carcinogênese de tumores esporádicos relacionados à presença de metilação em regiões promotoras de genes de reparo do DNA[112].

Torlakovic et al. realizaram em 2003 estudo para reavaliar os pólipos hiperplásicos, considerando morfologicamente 289 pólipos serrilhados, e demonstraram uma nova categoria para esses pólipos. Os pólipos mais comumente encontrados do lado esquerdo do cólon foram distribuídos, segundo a quantidade de células caliciformes, em microvesiculares e pobres em mucina. Estes parecem não estar associados à carcinogênese colorretal. Já aqueles, mais comumente observados do lado direito do cólon, apresentam aspecto de maturação anormal e foram designados adenomas sésseis serrilhados (ASS). Tais pólipos demonstram instabilidade de microssatélites (MSI) e também estão associados à perda da expressão das proteínas MLH1 e MSH2. Dessa forma os autores propuseram uma nova classificação para os pólipos serrilhados.

PH tipo microvesicular (PHMV)

Serrilhado, séssil, com presença de mucina de aspecto vesicular com escassas células caliciformes. Este é o pólipo hiperplásico clássico, de localização incomum do lado direito.

PH tipo células caliciformes (PHCC)

Pólipo séssil, mínimo aspecto serrilhado, presença de criptas alongadas com grande quantidade de células caliciformes. A mucosa é hiperplásica, o aspecto observado é semelhante a tumores e geralmente se localiza do lado esquerdo.

PH tipo pobre em mucina (PHPM)

Pólipo séssil, presença de pouca ou nenhuma mucina, aspecto serrilhado, células pequenas com escasso citoplasma e certa atipia nuclear. O padrão de atipia sugere alterações regenerativas. Não é encontrado no cólon direito.

Adenoma serrilhado (tradicional) (AS)

Usualmente pediculado, serrilhado, com atipia nuclear focal e, frequentemente, pseudoestratificação. Encontrado no cólon direito e esquerdo. (Figura 14.16)

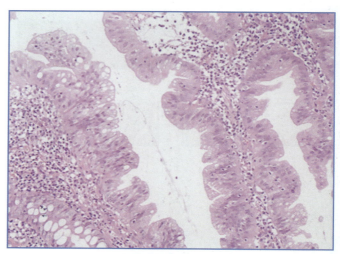

Figura 14.16 – Adenoma serrilhado com aumento de 100 vezes: o padrão arquitetural serrilhado está associado à atipia nuclear.

Adenoma séssil serrilhado (ASS)

Séssil, geralmente grande, com zona de proliferação anormal e dilatação das criptas na porção basal. Encontrado geralmente no cólon direito, necessita ser diferenciado dos pólipos hiperplásicos clássicos[111].

A maior dificuldade para os patologistas em diagnosticar um ASS deve-se ao fato da sua grande similaridade com os pólipos hiperplásicos clássicos e pela ausência de atipias celulares. No entanto, diferem dos pólipos hiperplásicos no que se refere ao aspecto arquitetural, pois não apresentam uma zona proliferativa clássica, típica dos pólipos hiperplásicos, mas, sim, uma dilatação na base das criptas, muitas vezes com uma forma de L ou mesmo um aspecto de T invertido. As criptas podem mostrar invaginação através da camada muscular da mucosa.

É importante diagnosticar esse tipo de pólipo visto tratar-se de uma lesão precursora do câncer colorretal, assim como adenomas clássicos e as displasias epiteliais, uma vez que vários estudos demonstraram a presença de ASS adjacente a adenocarcinomas colorretais. Os ASS e os adenocarcinomas associados a essas lesões apresentam MSI, mutação no gene B-raf e metilação do gene MLH1.

Assim, tem-se tornado evidente que os ASS progridem para carcinoma por meio de uma via molecular alternativa iniciada em metilação de genes de reparo do DNA. Além disso, tem sido sugerido que os adenocarcinomas originários de ASS crescem muito mais rapidamente que os adenocarcinomas esporádicos da via não serrilhada.

Além dos ASS e dos pólipos hiperplásicos, existe outro tipo de pólipo serrilhado: o adenoma serrilhado, também chamado de adenoma serrilhado tradicional (AST). Trata-se de uma lesão que apresenta aspecto serrilhado, mas com displasia similar ao adenoma clássico. Tem uma incidência de até 3% e uma alta associação com carcinoma. Geralmente, localiza-se no cólon distal e reto e, frequentemente, é pediculado à colonoscopia.

Os AST apresentam mutações no gene K-ras, MSI-L e metilação do gene 06-metilguanina-DNA-metiltransferase (MGMT), gene que se encontra metilado em um percentual de 20 a 50% em diversos tumores, entre eles o colorretal[111]. (Figuras 14.17 e 14.18)

Carcinogênese via serrilhada

O reconhecimento da via serrilhada explica a progressão de pólipos colorretais até adenocarcinomas que apresentam MSI. Esses tumores, responsáveis por 15% dos tumores esporádicos, tem sido relacionados com uma morfologia serrilhada, metilação aberrante envolvendo os genes MLH1 e MGMT e mutações dos genes B-raf ou K-ras.

Os adenocarcinomas oriundos de lesões serrilhadas, chamados adenocarcinomas serrilhados, representam 9,3% de todos adenocarcinomas colorretais em mulheres e 5,8% em homens, têm tendência a acometer o cólon ascendente e o ceco, mas também acometem o cólon descendente e o reto. Morfologicamente, apresentam aspecto serrilhado ou são mucinosos, ou mesmo com diferenciação mucinosa. Há evidências de que os tumores associados aos ASS apresentam melhor prognóstico do que aqueles associados aos AST[111-114].

PÓLIPOS NÃO NEOPLÁSICOS
Pólipos Inflamatórios

Os pólipos inflamatórios ou pseudopólipos são remanescentes da mucosa normal ou com discretas alterações inflamatórias, localizados entre úlceras que confluem e formam múltiplos sulcos ao longo da mucosa colônica. Esses pólipos mostram, à histologia, ilhas de mucosa normal ou com discreta inflamação[35].

Tais alterações ocorrem como consequência de doenças inflamatórias severas, como a doença de Crohn, amebíase, esquistossomose, colite esquêmica (embora não considerada doença inflamatória) e, principalmente, na retocolite ulcerativa.

Geralmente, são múltiplos e podem ser confundidas com a polipose familiar. A diferença pode ser feita com a história clínica, colonoscopia e biópsia.

Esses pólipos não são pré-malignos, e sua presença não altera o potencial carcinomatoso das doenças inflamatórias intestinais, que permanece relacionado às alterações displásicas, consequentes à extensão da doença, ao início dos sintomas e à duração da enfermidade. O tratamento deve ser direcionado à doença de origem[35,74,99,115].

Pólipos linfoides

Pólipos linfoides são alargamentos dos folículos linfoides geralmente vistos no reto. Podem ser solitários ou difusos. Sua causa é desconhecida.

Os critérios histológicos dos pólipos linfoides benignos incluem tecido linfoide totalmente dentro da mucosa e submucosa, não havendo invasão da camada muscular subjacente, devem estar presentes, no mínimo, dois centros germinativos.

Se o espécime não inclui a camada muscular ou não são vistos centros germinativos, o diagnóstico não pode ser feito[35,74].

Pólipos hiperplásicos

Os pólipos hiperplásicos, também conhecidos, como metaplásicos, são decorrentes de uma hiperproliferação da mucosa, caracterizada, histologicamente, pela presença de criptas

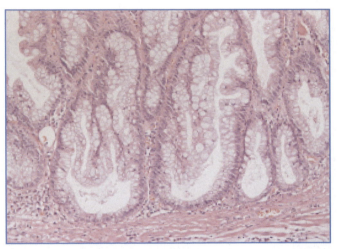

Figura 14.17 – Pólipo (adenoma) séssil serrilhado, aumento de 100 vezes: atipia arquitetural na base das glândulas.

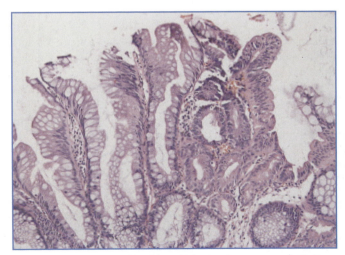

Figura 14.18 – Pólipo misto, hiperplásico e adenomatoso. À direita, componente adenomatoso; à esquerda, componente hiperplásico com aumento de 100 vezes. Padrão arquitetural serrilhado está associado à atipia nuclear.

alongadas e denteadas, apresentando epitélio proliferativo na base e tufos de células produtoras de muco na extremidade superior e no lúmen. Os núcleos são pequenos, regulares e redondos e localizam-se na base das células. O citoplasma contém vacúolos com mucina e a zona proliferativa geralmente mostra aumento da celularidade e da atividade mitótica[37,51]. (Figura 14.19)

À endoscopia, esses pólipos epiteliais geralmente são descorados, aparecem como pequenos nódulos sésseis no topo das dobras mucosas. São, na maior parte das vezes, múltiplos e, em geral, têm de 3 a 5 mm de diâmetro, principalmente os do cólon esquerdo, embora pólipos hiperplásicos maiores, em torno de 1 cm[37] possam ser encontrados em porções mais proximais do cólon. Localizam-se, preferencialmente, no sigmoide e no reto[35]. Esses pólipos, tradicionalmente, são considerados não neoplásicos, mas apresentam algumas mutações como no gene *K-ras*, dentre outras, o que sugere que podem ser neoplásicos, porém com uma patogênese que difere da sequência adenoma-carcinoma pela ausência de inativação do gene APC e do mecanismo das betacateninas como ocorre nos adenomas[31].

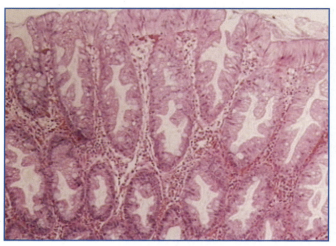

Figura 14.19 – Pólipo hiperplásico com aumento de 100 vezes.

Pólipos hamartomatosos

O hamartoma é uma malformação congênita, na qual os tecidos endógenos de uma região particular do organismo, são arranjados ao acaso, com excesso de um ou mais desses tecidos, sempre do mesmo órgão onde eles se desenvolvem. São tecidos normais arranjados de forma anormal. O hamartoma pode estar presente ao nascimento ou desenvolver-se no período pós-natal.

No intestino grosso, o hamartoma inclui o pólipo juvenil e o pólipo de Peutz-Jeghers. Ambos são hamartomas mas com características um pouco diferentes. O pólipo juvenil que será desenvolvido a seguir, e o pólipo de Peutz-Jeghers com conformação histológica um pouco diferente e que faz parte de uma síndrome bastante rara que será vista em um próximo capítulo. (Figura 14.20)

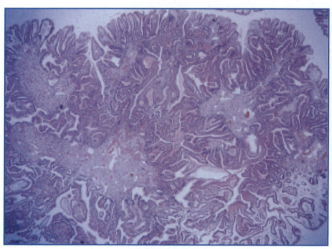

Figura 14.20 – Pólipo hamartomatoso em paciente com síndrome de Peutz Jeghers com aumento de 20 vezes.

Pólipo juvenil

O pólipo juvenil, ou pólipo de retenção, ocorre, em geral, em crianças menores de 10 anos de idade, embora possa ser visto em crianças mais velhas, adultos jovens ou em qualquer idade.

Segundo alguns autores, em uma revisão de 158 pacientes, foram encontrados dois grupos, o mais jovem com 99 pacientes em uma idade que variava de 11 meses a 10 anos, com predomínio para o sexo masculino, na proporção de 2:1, e outro grupo numa faixa etária mais elevada com 59 pacientes, com idade variando de 17 a 61 anos com uma predominância para o sexo masculino numa proporção de 13:1[116].

O tamanho e a localização dos pólipos juvenis são variáveis. Em uma revisão de 258 pólipos juvenis, estudados na Clínica Ferguson, 77% tinham menos de que 1 cm, 50% tinham de 1 a 2 cm, 15% de 2 a 3 cm, 4% de 3 a 4 cm, 3% de 4 a 5 cm, e em 1% o tamanho era desconhecido. Sendo, a maior parte das lesões localizadas no reto e sigmoide[117].

Acredita-se que possam ocorrer em 1 a 2% das crianças, podendo ser assintomáticos[118].

Embora o pólipo juvenil seja o pólipo mais comum em jovens, adenomas solitários ocorrem em torno de 7,4% de todos os pólipos encontrados em indivíduos com menos de 20 anos[119].

Por essa razão, todos os pólipos devem ser removidos, e os pacientes submetidos à colonoscopia.

Esses pólipos são usualmente redondos ou ovais, de cor rósea e superfície lisa contínua. Têm aspecto semelhante a um "queijo" devido a presença de glândulas císticas dilatadas e estroma. O que pode diferenciá-lo do pólipo adenomatoso que tem uma superfície papilífera.

A muscular da mucosa não participa da estrutura do pólipo juvenil por essa razão em cerca de 10% deles ocorre uma torção do pedículo, seguida por autoamputação que pode levar ou não à enterorragia.

À secção desses pólipos notam-se espaços dilatados cheios de muco, devido aos quais provém o nome de pólipos de retenção.

Essas características macroscópicas fazem com que o diagnóstico de pólipo juvenil possa ser suspeitado antes do exame histológico, que revela que os pólipos juvenis são compostos de um epitélio e um tecido conectivo, este contribuindo para o volume da massa tumoral. Há células inflamatórias, polimorfonucleares, neutrófilos e eosinófilos espalhadas no seu interior. A presença de eosinófilos levou alguns autores a suspeitar que o pólipo juvenil possa estar relacionado a processos de alergia. Foram observados casos de alergia em crianças portadoras desses pólipos e em seus familiares[99,120].

O pólipo juvenil não é displásico e não é considerado uma lesão pré-maligna[121], diferente da polipose juvenil[118].

O tratamento dessas lesões pode ser endoscópico ou cirúrgico, de acordo com a localização e o tamanho da lesão.

REFERÊNCIAS BIBLIOGRÁFICAS

1. Costantini M, Sciallero S, Giannini A, Gatteschi B, Rinaldi P, Lanzanova G et al. Interobserver agreement in the histologic diagnosis of colorectal polyps: the experience of the multicenter adenoma colorectal study (Smac). Journal of Clinical Epidemiology 2003; 56: 209-14.
2. Jensen P, Krogsgaard MR, Christiansen J, Braendstrup O, Johansen A, Olsen J. Observer variablility in the assessment of type and dysplasia of colorectal adenomas, analyzed using kappa statistics. Dis Colon Rectum 1995; 38: 195-8.
3. Fenger C, Bak M, Kronborg O, Svanholm H. Observer reproducibility in grading dysplasia in colorectal adenomas: comparison between two different grading systems. J Clin Pathol 1990; 43: 320-4.
4. Rex DK, Alikhan M, Cummings O, Ulbright TM. Accuracy of pathologic interpretation of colorectal polyps by general pathologists in community practice. Gastrintestinal Endoscopy 1999; 50 (4): 468-74.
5. Brown LJR, Smeeton NC, Dixon MF. Assessment of dysplasia in colorectal adenomas: an observer variation and morphometric study. Journal of Clinical Pathology 1985; 38: 174-9.
6. Clark JC, Collon Y, Eide TJ, Esteve J et al. Prevalence of polyps in an autopsy series from areas with varying incidence of large bowel cancer. Int J Cancer 1985; 36: 179-86.
7. Demers RY, Neale AV, Budder H, Schade WJ. Pathologist agreement in the interpretation of colorectal polyps. AM J Gastroenterol 1990; 85: 417-21.
8. Cross SS, Betmouni S, Burton JL, Dube AK, Feeley KM, Halbrook MR et al. What levels of agreement can be expected between histopathologists assining cases to discrete nominal categories? A study of the diagnosis of hyperplastic and adenomatous colorectal polyps. Mod Pathol 2000; 13 (9): 941-4.
9. Foucar E. Error Identification: a surgical pathology dilemma. Am J Surg Pathol 1998; 22 (1): 1-5.
10. Langley FA, Baak JPA, Oort J. Diagnosis Making: Error sources. In: Baak JPA, Oort J. A Manual of Morphometry in Diagnostic Pathology. Berlin: Springer-Verlag; 1983; p.19-27.
11. Morris JA. Information and observer disagreement in histopathology. Histopathology 1994; 25: 123-8.
12. Foucar E. Individuality in the specialty of surgical pathology: Self-expression or just another source of diagnostic error? Am J Surg Pathol 2000; 24 (11): 1573-6.
13. Ioachim HL. On Variability, standartization and error in diagnostic pathology. Am J Surg Pathol 2001; 25 (8): 1101-3.
14. Murphy WM. The evolution of the anatomic pathologist from medical consultant to information specialist. Am J Surg Pathol 2002; 26 (1): 99-102.
15. Troxel DB. Error in Surgical Pathology. Am J Surg Pathol 2004; 28: 1092-5.
16. Ramsay AD. Errors in histopathology reporting: detection and avoidance. Histopathology 1999; 34: 481-90.
17. Renshaw AA, Pinnar NE, Jiorutek MR, Young ML. Blinded review as a method for quality improvement in surgical pathology. Arch Pathol Lab Med 2002; 126: 961-3.
18. Cooper HS, Deppisch LM, Kahn EI, Lev R, Manley PN, Pascal RR et al. Pathology of the malignant colorectal polyp. Human pathology 1998; 29: 15-26.
19. Lane N, Kaye GI. Pedunculated adenomatous polyp of the colon with carcinoma, lymph node metastasis, and suture-line recurrence. Am J Clin Pathol 1967; 48: 170-82.
20. Morson BC, Whiteway JE, Jones EA, Macrae FA, Williams CB. Histopathology and prognosis of malignant colorectal polyps treated by endoscopic polypectomy. Gut 1984; 25: 437-44.
21. Coverlizza S, Risio M, Ferrari A, Fenoglio-Preiser CM, Rossini FP. Colorectal adenomas containing invasive carcinoma: Pathological assessment of lymphnode metastatic potencial. Cancer 1989; 64: 1937-47.
22. Cranley JP, Petras RE, Carey WD, Paradis K, Sivak MV. When is endoscopic polypectomy adequate therapy for colonic polyps containing invasive carcinoma? Gastroenterology 1986; 91 (2): 419-27.
23. Volk EE, Goldblum JR, Petras RE, Carey WD, Fazio VW. Managemente and outcome of patients with invasive carcinoma arising in colorectal polyps. Gastroenterology 1995; 109 (6): 1801-7.
24. Cross SS. Grading and scoring in histopathology. Histopathology 1998; 33 (2): 99-106.
25. Shrout PE. Measurement reliability and agreement in psychiatry. Stat Methods Med Res 1988; 7: 301-17.
26. Geboes K, Riddell R, Ost A, Jensfelt B, Persson T, Lofberg R. A reproducible grading scale for histological assessment of inflammation in ulcerative colitis. Gut 2000; 47 (3): 404-9.
27. Morson BC, Pang LSC. Rectal biopsy an aid to cancer control in ulcerative colitis. Gut 1967; 8: 423-34.
28. Rex DK, Ulbright TM, Cummings OW. Coming to terms with pathologists over colon polyps with cancer or high-grade dysplasia. J Clin Gastroenterol 2005; 39 (1): 1-3.
29. Riddell RH, Goldman H, Ransohoff DF, Appelman HD, Fenoglio-Preiser CM, Haggitt RC et al. Dysplasia in inflammatory bowel disease: standardized classification with provisional clinical applications. Human Pathology 1983; 14 (11): 931-68.

30. Cerato MM, Cerato NL, Meurer L, Edelweiss MI, Putten AC, Golbspan L. Variabilidade Interobservador no diagnóstico histológico dos pólipos colorretais. Rev Bras de Coloproctologia 2007; 27 (1): 7-15.
31. Hamilton SR, Vogelstein B, Kudo S, Riboli E, Nakamura S, Hainaut P. Carcinoma of the colon and rectum. In Hamilton SR, Aaltonen LA. World Health Organization Classification of Tumours – Pathology and Genetics – Tumours of the Digestive System. 3.ed. Lyon: IARC Press; 2000. p.105-43.
32. Williams CB, Geraghty JM. Malignant Polyp: When to operate: The St. Mark's experience. Can J Gastroenterol 1990; 4: 549-53.
33. Cerato MM, Cerato NL, Meurer L, Edelweiss MI, Putten AC, Golbspan L. Variabilidade interobservador no diagnóstico histológico dos pólipos colorretais. Porto Alegre. (tese Mestrado em Ciências em Gastroenterologia) – HCPA; 2006.
34. Averbach M, Corrêa P. Colonoscopia. Santos: Livraria Santos; 2010. p.137-55.
35. Gordon PH, Nivatvongs S. Principles and practice of surgery for the colon, rectum and anus. 3.ed. New York: Informa Healthcare; 2007. p.451-87.
36. Lane N, Kaplan H, Pascal RR. Minute adenomatous and hyperplastic polyps of the colon: Divergent patterns of epithelial growth with specific associated mesenchymal changes. Contrasting roles in the pathogenesis of carcinoma. Gastroenterology 1971; 60: 537-51.
37. Fenoglio-Preiser CM, Noffsinger AE, Stemmermann GN, Lantz PE, Listrom MB, Rilke FO. Carcinomas and Other Epithelial and Neuroendocrine Tumors of the Large Intestine. In: Fenoglio-Preiser CM, Noffsinger AE, Stemmermann GN, Lantz PE, Listrom MB, Rilke FO. Gastrintestinal Pathology Atlas and Text. 2.ed. Philadelphia: Lippincott Williams and Wilkins; 1999. p.909-1068.
38. Pascal RR. Dysplasia and early carcinoma in inflammatory bowel disease and colorectal adenomas. Human Pathology 1994; 25 (11): 1160-71.
39. Fenoglio-Preiser CM, Lane N. The anatomical precursor of colorectal carcinoma. Cancer 1974; 8: 19-23.
40. Williams AR, Balasooriya BA, Day DW. Polyps and cancer of the large bowel: a: necropsy study in Liverpool. Gut 1982; 23: 835-42.
41. Clark JC, Collan Y, Eide TJ, Esteve J, Ewen S, Gibbs NM et al. Prevalence of polyps in an autopsy series from areas with varying incidence of large-bowel cancer. Int Journal Cancer 1985; 36:179-86.
42. Rex DK, Smith JJ, Ulbright TM, Lehman GA. Distal colonic hyperplastic polyps do not predict proximal adenomas in asymptomatic average-risk subjects. Gastroenterology 1992; 102: 317-9.
43. Zauber A, Winawer SJ, Diaz B , O'Brien MJ, Gottlieb LS, Stemberg SS et al. National Polyp Study: the association of colonic hyperplastic polyps and adenomas. American Journal of Gastroenterology 1988; 83: 1060-4.
44. Blue MG, Sivak MV, Achkar E, Matzen R, Stahl RR. Hyperplastic polyps seen at sigmoidoscopy are markers for additional adenomas seen at colonoscopy. Gastroenterology 1991; 100: 564-6.
45. Achkar E, Winawer S. A hyperplastic polyp is discovered on flexible sigmoidoscopy. Is full colonoscopy indicated? American Journal of Gastroenterology 1990; 85: 367-70.
46. Ansher AF, Lewis JH, Fleischer DE, Cattau EL Jr, Collen MJ, O'Kieffe DA et al. Hyperplastic colonic polyps as a marker adenomatous colonic polyps. American Journal of Gastroenterology 1989; 84: 113-7.
47. Provenzale D, Garret J, Condon S, Sandler R. Risk for colon adenomas in patients with retosigmoid hyperplastic polyps. Ann Intern Med 1990; 113: 760-3.
48. Meziere JT, Kastens D, Guild R, Welsh J. Colonoscopy in patients with polyps on proctosigmoidoscopy. Am J Gastroenterol 1988; 83: 1054-8.
49. Coode PE, Chan KW, Chan YT. Polyps and diverticula of the large intestine: a necropsy survey in Hong Kong. Gut 1985; 26: 1045-8.
50. Cappell MS, Forde KA. Spatial clustering of multiple hyperplastic, adenomatous and malignant colonic polyps in individual patients. Dis Colon Rectum 1989; 32: 641-52.
51. Goldman H, Ming SC, Hickock D. Nature and significance of hyperplastic polyps of the human colon. Arch Pathol 1970; 89: 349-54.
52. Norfleet RG, Ryan ME, Wyman JB. Adenomatous and hyperplastic polyps cannot be reliably distinguished by their appearance through the fiberoptic sigmoidoscope. Dig Dis Sci 1988; 33: 1175-7.
53. Konishi F, Morson BC. Pathology of colorectal adenomas: a colonoscopy survey. J Clin Pathol 1982; 35: 830-41.
54. Muto T, Bussey HJ, Morson BC. The evolution of cancer of the colon and rectum. Cancer 1975; 36: 2251-70.
55. Brown LJR, Smeeton NC, Dixon MF. Assessment of dysplasia in colorectal adenomas: an observer variation and morphometric study. J Clin Pathol 1985; 38: 174-9.
56. West B, Mitsuhashi T. Cancer or high-grade dysplasia? The present status of the application of the terms in colonic polyps. J Clin Gastroenterol 2005; 39 (1): 4-6.
57. Terry MB, Neugut AI, Bostick RM, Potter JD, Haile RW, Fenoglio-Preiser CM. Reliability in the classification of advanced colorectal adenomas. Cancer Epidemiology, Biomarkers and Prevention 2002; 11: 660-3.
58. Morson BC, Dawson IMP, Day DW, Jass JR, Price AB, Shepherd NA et al. Epithelial tumours of the large intestine. In: Morson BC, Dawson IMP, Day DW, Jass JR, Price AB, Shepherd NA et al. Morson and Dawson's Gastrintestinal Pathology. 4.ed. Massachusetts: Blackwell; 2003. p.551-609.
59. Ulrich B, Kniemeyer HW, Borchard F, Schacht U. Diagnosis and therapy of colorectal polyps with special reference to adenomas. Fortschr Med 1982; 100 (44): 2047-53.
60. Fenoglio-Preiser CM, Pascal RR. Colorectal adenomas and cancer: pathologic relationship. Cancer 1982; 50 (11): 2601-8.
61. Fenoglio CM, Kaye GI, Pascal RR, Lane N. Defining the precursor tissue of ordinary large bowel carcinoma: implications for cancer prevention. Pathology Annual 1977; 12 (1): 87-116.

62. Baak JPA, Langley FA, Talerman A, Delemarre JFM. Interpathologist and intrapathologist disagreement in ovarian tumor grading and typing. Anal Quant Cytol Histol 1986; 8 (4): 354-7.
63. Montgomery E, Bronner MP, Goldblum JR, Greenson JK, Haber MM, Hart J et al. Reproducibility of the Diagnosis of Dysplasia in Barrett Esophagus: a reafirmation. Human Pathology 2001; 32 (4): 368-78.
64. Richards WO, Webb WA, Morris SJ, Davis RC, McDaniel L, Jones L et al. Patient management after endoscopic removal of the cancerous colon adenoma. Ann Surg 1987; 205 (6): 665-70.
65. Speroni AH, Meiss RP, Calzona C, Castelletto RH, Jmelnitzky A, Chopita N et al. Early Colorectal cancer – Follow-up after Endoscopic Polypectomy. Endoscopy 1988; 20: 18-20.
66. Fenoglio-Preiser CM, Kay GI, Lane N. Distribution of human colonic lymphatics in normal, hyperplastic and adenomatous tissue, its relationship to metastasis from small carcinomas in pedunculated adenomas with two case reports. Gastroenterology 1973; 60: 51-66.
67. Teixeira CR, Mucenic M. Câncer Colorretal Precoce. In: Magalhães F, Cordeiro FT, Quilici F, Machado G, Amarante HM, Prolla JC, et al. Endoscopia digestiva diagnóstica e terapêutica (Livro da Sobed). Rio de Janeiro: Revinter; 2004. p.533-7.
68. Schlemper RJ, Riddell RH, Kato Y, Borchard F, Cooper HS, Dawsey SM. The Vienna Classification of gastrintestinal epithelial neoplasia. Gut 2000; 47 (2): 251-5.
69. Dixon MF. Gastrintestinal epithelial neoplasia: Vienna revisited. Gut 2002; 51: 130-1.
70. Cooper HS. Surgical pathology of endoscopically removed malignant polyps of the colon and rectum. Am J Surg Pathol 1983; 7: 613-23.
71. Greene FL. Epithelial misplacement in adenomatous polyps of the colon and rectum. Cancer 1974; 33: 206-17.
72. Robert ME. The malignant colon polyp: diagnosis and therapeutic recommendations. Clin Gastroenterol Hepatol 2007; 5: 662-7.
73. Bujanda L, Cosme A, Gil L, Arenas-Mirave JI. Malignant colorectal polyps. World Journal of Gastroenterology 2010; 16 (25): 3103-11.
74. Wolff BG, Fleshman JW, Beck DE, Pemberton JH, Wexner SD. The ASCRS Textbook of colon and rectal surgery. New York: Springer; 2007. p.362-72.
75. Nusko G, Mansmann U, Partzsch U et al. Invasive carcinoma in colorectal adenomas: multivariate analysis of patient and adenoma characteristics. Endoscopy 1997; 29: 626-31.
76. Hermanek P, Gall FP. Early (microinvasive) colorectal carcinoma: pathology diagnosis surgical treatment. Int J Colorectal Dis 1986; 1:79-84.
77. Nivatvongs S. Complications in colonoscopic polypectomy: an experience with 1,555 polypectomies. Dis Colon Rectum 1986; 29: 825-30.
78. Nivatvongs S. Surgical management of malignant colorectal polyps. Surg Clin North Am 2002; 82: 959-66.
79. Kudo S. Endoscopic mucosal resection of flat and depressed types of early colorectal cancer. Endoscopy 1993; 25: 455-61.
80. Haggitt RC, Glotzbach RE, Soffer EE et al. Prognostic factors in colorectal carcinomas arising in adenomas: implications for lesions removed by endoscopic polypectomy. Gastroenterology 1985; 89: 328-36.
81. Kyzer S, Begin LR, Gordon PH et al. The care of patients with colorectal polyps that contain invasive adenocarcinoma: endoscopic polypectomy or colectomy. Cancer 70: 2044-50.
82. Nivatvongs S, Rojanasakul A, Reiman ME et al. The risk of lymph node metastases in colorectal polyps with invasive adenocarcinoma. Dis Colon Rectum 1991; 34: 323-8.
83. Nascimbeni R, Burgart LG, Nivatvongs S et al. Risk of lymphnode metastases in T1 carcinoma of colon and rectum. Dis Colon Rectum 2002; 45: 200-6.
84. Cooper HS, Deppisch LM, Gourley WK et al. Endoscopically removed malignant colorectal polyps: clinical pathologic correlations. Gastroenterology 1995; 108: 1657-65.
85. Coverlizza S, Risio M, Ferrari A et al. Colorectal adenomas containing invasive carcinoma: pathologic assessment of lymphnode metastatic potential. Cancer 1989; 64: 1937-47.
86. Blumberg D, Paty PB, Guillem JG et al. All patients with small intramural rectal cancers are at risk for lymph node metastases. Dis Colon Rectum 1999; 42: 881-5.
87. Brodsky JT, Richard GK, Cohen AM et al. Variables correlated with the risk of lymph node metastases in early rectal cancer. Cancer 1992; 69: 322–326.
88. Tanaka S, Harouma K, Teixeira CR et al. Endoscopic treatment of submucosal invasive colorectal carcinoma with special reference to risk factors for lymph node metastases. J Gastroenterol 1995; 30: 710-7.
89. Goldstein NS, Hart J. Histologic features associated with lymphnode metastases in stage T1 and superficial T2 rectal adenocarcinomas in abdominoperineal resection specimens. Identifying a subset of patients for whom treatment with adjuvant therapy or completion abdominoperineal resection should be considered after local excision. Am J Clin Pathol 1999; 111: 51-8.
90. Kikuchi R, Takano M, Takagi K et al. Management of early invasive colorectal cancer: risk of recurrence and clinical guidelines. Dis Colon Rectum 1995; 38: 1286-95.
91. Nivatvongs S. Surgical management of early colorectal cancer. Surg Clin North Am 2000; 82: 1052-5.
92. Willis J, Riddell RH. Biology versus terminology: east meets West in surgical pathology. Gastrointest Endosc 2003; 57 (3): 369-76.
93. Slemmer JR, Cooper HS. Carcinoma of the colon and rectum. In: Norris HT. Pathology of the Colon, Small intestine and Anus. 2.ed. New York: Churchill Livingstone; 1991. p.225-62.
94. Fenoglio-Preiser CM, Pascal RR, Perzin KH. Tumors of the intestines. In: Hartmann WH, Sobin LH. Atlas of Tumor Pathology. 2.ed. Washington: Armed Forces Institute of Pathology; 1990; p.117-8.
95. Schlemper RJ, Itabashi M, Kato Y, Lewin KJ, Riddell RH, Shimoda T et al. Differences in the diagnostic criteria used by Japanese and Western pathologists to diagnose colorectal carcinoma. Cancer 1998; 82 (1): 60-9.
96. Paris Workshop Participants. The Paris endoscopic classification of superficial neoplastic lesions. Gastrointest Endosc 2003; 58 (6): 43.

97. Tanaka S, Haruma K, Oh-E H, Nagata S, Hirota Y, Furudoi A et al. Conditions of curability after endoscopic resection for colorectal carcinoma with submucosally massive invasion. Oncology Reports 2000; 7 (4): 783-8.
98. Moreira LF, Teixeira CR. Metástase linfonodal em tumores precoces do reto. Arq Gastroenterol 1992; 29: 51-5.
99. Corman ML. Colon and Rectal Surgery. 5.ed. Philadelphia: Lippincott Williams and Wilkins; 2005. p.701-66.
100. Enterline HT, Evans GW, Mercado-Lugo R et al. Malignant potential of adenomas of colon and rectum. JAMA 1962; 179: 322.
101. Gillespie PE, Chambers TJ, Chan KW et al. Colonic adenomas: a colonoscopy survey. Gut 1979; 20: 240.
102. Wolff WI, Shinya H. Endoscopic polypectomy: therapeutic and clinicopathologic aspects. Cancer 1975; 36: 683.
103. Muto T, Bussey HJR, Morson BC. The evolution of cancer of the colon and rectum. Cancer 1975; 36: 2251.
104. Gorgun E, Church J. Flat colorectal adenomas. Diseases of the colon and rectum 2009; 52 (5): 972-7.
105. Teixeira CR. Current status of depressed colorectal neoplasia in Latin America. Early Colorectal Cancer 2004; 8: 57-60.
106. Teixeira CR, Tanaka S, Haruma K, Yoshihara M, Sumii K, Kajiyama G et al. Flat elevated colorectal neoplasms exhibit a high malignant potencial. Oncology 1996; 53 (2): 89-93.
107. Tanaka S, Haruma K, Oka S, Takahashi R, Kunihiro M, Kitadai Y et al. Clinicopathological features and endoscopic treatment of superficially spreading colorectal neoplasms larger than 20mm. Gastrintestinal Endoscopy 54(1): 62-6, 2001.
108. Longacre TA, Fenoglio-Preiser CM. Mixed hyperplastic adenomatous polyps / serrated adenomas. A distinct form of colorectal neoplasia. Am J Surg Pathol 14: 524-37, 1990.
109. Veress B, Gabrielsson N, Granqvist S, Billing H. Mixed Colorectal Polyps. An Immunohistologic and Mucin- histochemical Study. Scand J Gastroenterol 1991; 26 (10): 1049-56.
110. Higuchi T, Jass JR. My approach to serrated polyps of the colorectum. J Clin Pathol 2004; 57: 682-6.
111. Torlakovic E, Skovlund E, Snover DC, Torlakovic G, Nesland JM. Morphologic reappraisal of serrated colorectal polyps. The Americal journal of surgical pathology 2003; 27 (1): 65-81.
112. Carvalho CG, Campos FGCM, Sagae UE, Junior AHSS. Coloproctologia – Clínica e cirurgia videolaparoscópica. Rio de Janeiro: Rubio; 2010. p.29-40.
113. Al-Daraji WI, Montgomery E. Serrated polyps of the large intestine. Pathology Case Reviews 2007; 12 (4): 129-35.
114. Vakiani E, Yantiss RK. Pathologic features and biologic importance of colorectal serrated polyps. Adv Anat Pathol 2009; 16 (2): 79-91.
115. Keighley MRB, Williams NS. Cirurgia do ânus, reto e cólon. Barueri: Manole; 1998. p.725-90.
116. Roth SI, Helwig EB. Juvenile polyps of the colon and rectum. Cancer 1963; 16 (4): 468-79.
117. Mazier WP, MacKeigan JM, Billingham RP, Dignan RD. Juvenile polyps of the colon and rectum. Surgery, Gynecology and Obstetrics 1982; 154: 829-32.
118. Longo WE, Touloukian RJ, West B, Ballantyne GH. Malignant potential of juvenile polyposis coli. Dis of Colon and Rectum 1990; 33 (11): 980-4.
119. Billingham RP, Bowman HE, MacKeigan JM. Solitary adenomas in juvenile patients. Dis of colon and rectum 1980; 23 (1): 26-36.
120. Alexander MRH, Beckwith JB, Morgan A, Bill AH. Juvenile polyps of the colon and their relationship to allergy. The Am Journal of Surgery 1970; 120: 222-5.
121. Morson BC. Enfermedades del colon, recto y ano. Barcelona: JIMS; 1972. p.113-28.

Aspectos Epidemiológicos, Clínicos e Endoscópicos dos Pólipos Colorretais

15

Mariza Helena Prado-Kobata

INTRODUÇÃO

O termo pólipo é derivado do grego (*poly* = muitos e *pous* = pés) e significa "com muitos pés, polvo". Na prática, esse termo tem sido utilizado para identificar quaisquer tumefações, elevação anormal, proliferações ou protuberâncias da superfície epitelial mucosa, de forma regular e circunscrita, fazendo proeminência no seu lúmen, independentemente da forma com que se fixam à parede do órgão (pediculados ou sésseis) ou de suas características histopatológicas de benignidade ou malignidade. De maneira geral, talvez pelo fato de os pólipos adenomatosos serem inquestionavelmente os tipos mais frequentes, ocorrendo em cerca de 30% da população ocidental com mais de 55 anos de idade, há uma tendência errônea a se utilizar o termo "pólipo" como sinônimo de "adenomas" ou "pólipos adenomatosos"[1-6].

Algumas lesões da submucosa conferem um aspecto polipoide à parede do cólon, mas a mucosa que recobre a lesão tem características preservadas. É o que ocorre com lesões como: lipomas, GISTs (*gastrintestinal stromal tumors*), carcinoides, agregados linfoides, pneumatose cistoide intestinal etc.[6] (Figura 15.1).

ASPECTOS EPIDEMIOLÓGICOS

O cólon, incluindo o reto, é o local mais frequente de neoplasias primárias, tanto benignas (adenomas) quanto malignas (carcinomas), mais acometido que qualquer outro órgão do corpo humano. Os pólipos colorretais são altamente prevalentes na população geral, principalmente a partir da quinta década de vida, sendo que sua incidência aumenta com a idade – conforme estudos baseados em dados de necropsias, radiologia contrastada e colonoscopias, há uma variação na incidência de 9 a 50%, dependendo das características das populações estudadas[6-9]. Podem estar distribuídos em todos os segmentos cólicos, mas sua localização preferencial é no

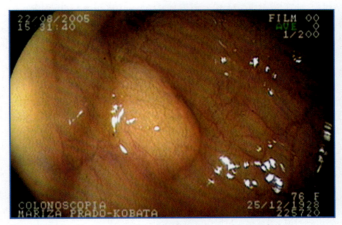

Figura 15.1 – Lipoma de cólon. Lesão submucosa de coloração amarelada, recoberta por mucosa preservada.

cólon distal e no reto (cerca de 70% das lesões), sendo que cerca de 80% delas correspondem a pólipos adenomatosos[6, 10].

Entre os diferentes tipos de pólipos, o adenomatoso apresenta maior importância clínica decorrente da frequência com que sofrem degeneração celular, com potencial de malignização ao redor de 10% em média. Geralmente, aceita-se que a maioria dos casos de câncer colorretal se origina a partir de pólipos adenomatosos pré-existentes sendo considerados, por esse motivo, lesões pré-malignas. Um pólipo menor que 1 cm evolui para lesão invasiva em cerca de dez anos[6-8,11-17].

A incidência de pólipos adenomatosos é discretamente maior entre homens em comparação às mulheres, variando entre diferentes países e populações; o mesmo ocorre com a incidência de câncer colorretal, mas em valores menores[18].

A incidência de câncer colorretal e as taxas de mortalidade variam muito entre diferentes países e suas populações, tendendo a ser mais elevadas em países industrializados e populações afluentes. Imigrantes oriundos de um país de baixa incidência para um país de alta incidência adquirem as taxas semelhantes ao país de adoção em menos de uma geração. Essas observações sugerem que fatores ambientais sejam importantes na etiologia do câncer colorretal[18]. De maneira semelhante, amplas variações são observadas na prevalência de adenomas, o que varia paralelamente com as taxas de incidência do câncer colorretal. Essas observações dão suporte à hipótese de existência da sequência adenoma-carcinoma, descrita por Morson, em 1968, em que os adenomas são um passo intermediário na carcinogênese do cólon[4,8,11,14,17,19].

Muito embora ainda pouco se conheça sobre os mecanismos de contribuição de fatores ambientais ao longo da sequência adenoma-câncer na formação de adenomas e de câncer, vários trabalhos epidemiológicos têm sido desenvolvidos com o intuito de esclarecer a importância de cada um dos fatores, havendo ainda muitas controvérsias[13]. O câncer colorretal é uma doença de etiologia multifatorial, e múltiplos passos estão implicados na sua patogênese, envolvendo especialmente fatores dietéticos, genéticos e hormonais e a prática de atividade física. É provável que tanto os fatores exógenos como os hereditários interajam no aparecimento do câncer colorretal, variando sua importância de acordo com cada caso[20].

Os adenocarcinomas são constituídos por células originadas do epitélio das glândulas intestinais que, após acúmulo de mutações genéticas (herdadas ou adquiridas), originam o câncer colorretal. Acredita-se que em até aproximadamente 15% dos casos o câncer colorretal tenha caráter hereditário, estando associado à síndrome de polipose adenomatosa familiar (PAF) em 1% dos casos, ou à síndrome do câncer colorretal hereditário sem polipose (*hereditary non-poliposis colorectal cancer* – HNPCC) em até 15%[5,21].

Estima-se que em 70% dos casos o câncer colorretal possa ser classificado como esporádico, ocorrendo em pacientes de risco médio, ou seja, indivíduos com idade ≥ 50 anos, independentemente de sinais e/ou sintomas da doença e/ou história familiar de câncer[16,17]. Trata-se de um câncer de caráter não familiar, resultante da ação cumulativa de agentes carcinógenos mais ou menos conhecidos sobre a mucosa colorretal[21].

Numerosas substâncias (tanto carcinogênicas quanto anticarcinogênicas) contidas nos alimentos foram relacionadas ao risco de adenomas e câncer colorretal, mas os resultados nem sempre são consistentes, ocorrendo diversas disparidades que permanecem ainda sem comprovação. O consumo de vegetais e laticínios tem sido frequentemente relacionado a um menor risco de desenvolvimento de câncer, enquanto a ingestão de carne vermelha e/ou processada e o consumo de álcool em doses elevadas são associados a risco mais elevado[22]. A influência carcinogênica do álcool no cólon parece ser mediada pela presença de folato, o que favorece o aumento da ocorrência de adenomas e câncer colorretal[23].

Apesar de muitos estudos tentarem fazer uma correlação entre alimentos específicos e/ou nutrientes, tanto em homens quanto em mulheres, com os adenomas e o câncer colorretal, pode ser difícil estimar sua correlação[22,24]. Há estudos, por exemplo, que não encontraram suporte para afirmar a existência de um efeito protetor importante na dieta rica em fibras contra o câncer colorretal ou adenomas[25], enquanto outros estudos afirmam que dieta rica em fibras, principalmente fibras insolúveis, particularmente de grãos, cereais e frutas, tem sido associada a risco diminuído de adenomas no cólon distal e parece representar fator de proteção contra o câncer colorretal[26,27]. Talvez haja uma associação de fatores entre os diferentes padrões dietéticos e seus nutrientes, que possam contribuir para uma menor ou maior incidência de adenomas e câncer colorretal.

Com o intuito de avaliar a associação entre diferentes padrões dietéticos e o risco de pólipos adenomatosos e câncer colorretal, na França, foi realizado um coorte prospectivo em uma população feminina, na qual foram identificados quatro padrões dietéticos diferentes:

- **saudável:** constituído de vegetais, frutas frescas, iogurte, frutos do mar e azeite de oliva;
- **ocidental:** constituído de batatas, pizzas, tortas, sanduíches, doces, bolos, queijos amarelos, produtos cereais, carne processada, ovos e manteiga;
- **de bebedores:** constituído de sanduíches, petiscos, carne vermelha processada e bebidas alcoólicas;
- **de carnívoros:** constituído de carne vermelha ou branca, carne de criações e margarina.

Observou-se, nesse estudo, alto risco de formação de adenomas e de câncer colorretal na dieta com padrão "ocidental" e pouco mais baixo, mas ainda com risco aumentado para formação de adenomas, na dieta de padrão "bebedores". O padrão "carnívoro" foi associado positivamente a risco de câncer colorretal. A dieta com padrão "saudável" apresentou menores índices de formação de adenomas e risco de câncer colorretal, corroborando com a possibilidade de haver um efeito protetor nas frutas frescas e vegetais[22,23].

Encontram-se estudos que demonstram evidências de que o consumo prolongado de carne branca e peixe foi inversamente associado ao risco de câncer colorretal proximal e distal, enquanto o alto consumo prolongado de carne vermelha e processada tem potencial de aumentar o risco de câncer nas porções distais do cólon[28,29]. Da mesma forma, outros estudos demonstraram risco elevado para formação de pólipos e câncer colorretal, resultante ou não da ação aumentada de ácidos biliares sobre a mucosa intestinal, em dietas com alta ingestão de carne vermelha e gorduras, especialmente as saturadas, em quantidade superior a 20% da dieta, e risco diminuído para a incidência de adenomas com dietas de alta ingestão de carboidratos ou com maior quantidade de folatos, cálcio e metionina, e pobres em álcool[23,24,30,31]. No entanto, a alta ingestão de açúcares refinados pode favorecer o aparecimento de adenomas[32]. A forte associação positiva entre a ingestão de ácido oleico e o risco de adenomas colorretais pode sugerir que eles sejam um indicador de consumo de alimento "não saudável" (carnes, laticínios, margarina, maionese, doces e bolos)[27].

Dificilmente se obterá um evidência direta e definitiva da sequência adenoma-carcinoma, uma vez que a história natural do pólipo adenomatoso é interrompida pela polipectomia, e a análise de fragmentos de biópsia é francamente insuficiente e não representativa da natureza da lesão. Entre as evidências indiretas, clínicas e epidemiológicas a respeito da associação de adenomas e câncer colorretal[21], ressaltamos:

- coincidência na distribuição topográfica entre adenomas e o câncer colorretal;
- os cânceres ocorrem em faixa etária superior em aproximadamente 5 a 10 anos em de ocorrência dos adenomas;
- cerca de um terço das peças de ressecção por câncer colorretal incluem um ou mais pólipos adenomatosos (seis vezes superior à observada em grupos-controle sem câncer e o câncer de tipo esporádico têm até 25% de chance de apresentar um adenoma sincrônico);
- em metade dos adenomas maiores que 2 cm de diâmetro, um componente maligno pode ser encontrado (Figura 15.2);
- focos residuais de adenoma são frequentemente encontrados em espécimes de câncer colorretal;
- o aumento do grau de atipia nos adenomas é proporcional ao seu crescimento.

A mais forte evidência indireta de que pólipos adenomatosos originam câncer foi originada pelo National Polyp Study conduzido nos Estados Unidos. Nesse estudo, foram avaliados durante seis anos pacientes submetidos a colonoscopia e polipectomias, nos quais todos os pólipos encontrados foram removidos, indicando que, em relação a três grupos-controle ajustados para a idade, a incidência de câncer colorretal foi reduzida entre 76 e 90% em relação às populações de referência[33]. No que se refere ao potencial de malignidade de pólipos adenomatosos, o risco de um adenoma se transformar em câncer aumenta progressivamente com o seu tamanho, a quantidade de componente viloso presente no pólipo e grau de displasia[4,7,14,34-36].

ASPECTOS CLÍNICOS

A maioria dos pólipos (2/3 deles) é assintomática, sobretudo quando únicos e/ou pequenos (< 1 cm), sendo diagnosticados fortuitamente, como "achados de exame" em propedêutica coloproctológica de rotina, o que ocorre geralmente com os pólipos hiperplásicos de reto, podendo, eventualmente ocorrer sintomas nos pólipos > 1 cm[37,38]. Os pólipos, quando sintomáticos, podem ocasionar sintomas discretos, que aumentam progressivamente com o aumento do tamanho do pólipo. O sintoma mais comumente referido é a enterorragia, caracterizada por sangramento retal, geralmente de pequena monta, podendo ser vermelho ou mesmo escuro com coágulos, que envolve as fezes ou está misturado a elas, dependendo da localização. Sangramentos mais vultosos são raros. A perda inaparente de sangue nas fezes cronicamente pode acarretar anemia ferropriva[6]. Os pólipos localizados no reto médio ou baixo podem, com seu crescimento, ser exteriorizados através do ânus e apresentar sintomas de desconforto, sangramento retal e prolapso, semelhante à doença hemorroidária ou mesmo papila hipertrófica pendular[5,6].

Os pólipos de tamanho maior podem servir de cabeça de invaginação, levando a um quadro de suboclusão intestinal, por vezes intermitente, devido à invaginação ileocecocólica ou colocólica. Nessa situação, podem ser responsáveis ao exame físico por massa tumoral palpável intermitente, chamada de "tumor fantasma". Podem também ser responsáveis por alteração do hábito intestinal, tanto para diarreia, quanto para obstipação intestinal, por vezes com diminuição do calibre das fezes[6].

Os adenomas vilosos de reto de grandes proporções apresentam como sintomatologia uma intensa mucorreia, com grande perda de líquido mucoso e de potássio, chamada síndrome hipersecretora, que pode levar à ocorrência de graves distúrbios hidroeletrolíticos, devendo ser estabelecido o diagnóstico diferencial com a síndrome de Cronkite-Canadá[4].

Os pólipos podem ser divididos em neoplásicos e não neoplásicos, e sua multiplicidade caracteriza uma polipose específica, todas com origem genética (Tabela 15.1). Essas poliposes diferem também quanto à presença de outras manifestações sistêmicas ou extraintestinais[4-6,39].

Polipose adenomatosa familiar (PAF)

A polipose intestinal familiar é uma doença hereditária caracterizada pelo desenvolvimento no cólon e reto de centenas a milhares de pólipos adenomatosos, com uma probabilidade de desenvolvimento de câncer em 100% dos casos se não forem tratados (Figura 15.3). Pode ocorrer ou não a concomitância de adenomas no intestino delgado, denominando-se, então, polipose enterocólica familiar[40].

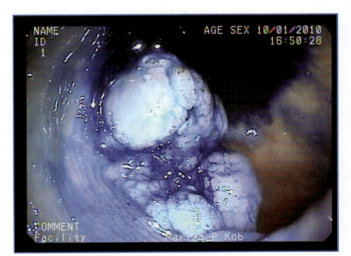

Figura 15.2 – Adenoma tubuloviloso, com cerca de 2,5 cm de diâmetro, com adenocarcinoma *in situ*.

TABELA 15.1 – Classificação histológica dos pólipos colorretais e suas correspondentes poliposes				
Pólipos			**Poliposes**
Neoplásicos	Adenomas	tubulares	Polipose adenomatosa familiar (PAF) e variantes (síndrome de Gardner e síndrome de Turcot)
	Adenomas	tubulovilosos	
	Adenomas	vilosos	
	Carcinomas polipoides		
Não neoplásicos	Hamartomas (juvenil)		Polipose Juvenil; síndrome de Peutz-Jeghers; síndrome de Cronkhite-Canada; síndrome de Ruvalcaba – Myhre – Smith; doença de Cowden
	Hiperplásicos (metaplásicos)		Polipose hiperplásica ou metaplásica
	Inflamatórios (pseudopólipos)		Polipose inflamatória
	Linfoides		Polipose linfoide

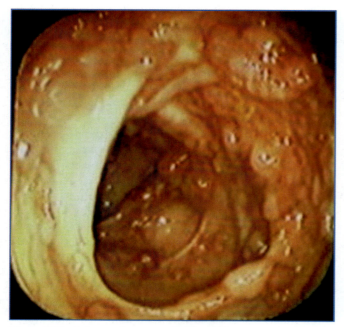

Figura 15.3 – Polipose adenomatosa familiar (PAF). Presença de centenas a milhares de pólipos em todo o cólon e reto.

cromossomo 5q21. Como o defeito genético na linhagem germinativa dos pacientes com PAF está bem caracterizado, as síndromes que se pensava, no passado, serem distintas da PAF, atualmente são reconhecidas como parte do espectro fenotípico da PAF, que incluem a síndrome de Gardner, síndrome de Turcot, polipose adenomatosa atenuada (AAPC)[5,6,10,43].

Sua distribuição é igual entre os sexos e somente os indivíduos acometidos podem transmitir a síndrome, mas pode ser transmitida tanto pelo pai quanto pela mãe, com caráter mendeliano heterozigoto dominante. Entre 20 e 30% dos indivíduos com PAF não apresentam antecedentes familiares, provavelmente devido a mutações genéticas espontâneas[1].

A criança nasce comprometida geneticamente, com propensão a formar adenomas que, geralmente, só são diagnosticados na puberdade ou no início da idade adulta. O diagnóstico é feito em 75% dos casos antes dos 30 anos. Os sintomas iniciam-se, geralmente, aos 20 anos de idade. Raramente podem aparecer antes dos 10 ou depois dos 40 anos de idade. Recomenda-se, atualmente, que os descendentes diretos de pacientes diagnosticados com PAF sejam avaliados a partir dos 12 anos de idade[5,43].

O primeiro caso da doença foi descrito por Menzel em 1821, mas a natureza genética e o caráter hereditário dessa afecção foram relatados por Harrison Cripps em 1882[41]. Em 1925, Lockhart-Mummery descreveu a grande predisposição para o desenvolvimento de câncer no intestino grosso nesses pacientes, que posteriormente foi confirmado por outros pesquisadores como Dukes (1952) e Bussey (1975)[39,42].

A PAF é considerada a doença pré-cancerosa mais bem definida na literatura médica e um excelente modelo humano da sequência adenoma-carcinoma. Ocorre devido a um defeito genético autossômico dominante localizado no braço longo do cromossomo 5. É uma mutação na linhagem germinativa do gene supressor tumoral APC, localizado no

Poliposes hamartomatosas

Várias síndromes incluem pólipos hamartomatosos, compostos de epitélio intestinal normal que está presente em configuração e quantidade anormal, como descritas a seguir.

Polipose juvenil

Pólipos juvenis solitários, conhecidos como pólipos de retenção por sua aparência cística, são comuns em crianças, particularmente no reto. A polipose juvenil foi descrita por Cripps em 1882 como uma polipose passível de ser confundida com PAF[41,44]. Apresentam-se como pólipos de 5 mm a 5 cm de diâmetro, do tipo hamartomatoso, com carência de músculo liso, com somente uma camada de células epiteliais, que inflamam facilmente, causando sangramento retal. Quando localizados no reto, podem apresentar prolapso através do ânus, prolapso de mucosa retal ou intussuscepção colorretal, além de torção de seu pedículo, provocando sangramento ou autoamputação com extrusão nas fezes[5].

Foram descritos adenomas encontrados dentro e contíguos aos pólipos juvenis, assim como adenocarcinomas. Acredita-se que se trata de uma doença autossômica dominante. A alta incidência de casos isolados (de 43 a 75%) leva à especulação de que possam haver mais novas mutações do que as conhecidas para a PAF. Análises recentes excluíram os genes supressores de tumor APC (polipose adenomatosa familiar) e MCC (mutação em câncer colorretal) como responsáveis por essa polipose[40].

Podem estar associadas anomalias congênitas como: defeitos cardíacos, hidrocefalia, má-rotação intestinal, fenda palatina e polidactilia[1].

Seu diagnóstico frequentemente é realizado na infância, adolescência ou no início da fase adulta. Pode haver dificuldade para o diagnóstico diferencial com pólipos juvenis solitários na criança quando há um número pequeno de pólipos, mas a tendência é para os casos verdadeiros apresentarem-se com mais pólipos com pouca idade. O critério geral para diagnóstico de polipose juvenil inclui a presença de cinco pólipos ou mais, mas pode baixar para três quando há história familiar confirmada de polipose juvenil. Podem se desenvolver de 50 a 200 pólipos juvenis, principalmente no estômago e cólon, causando dificuldade na diferenciação com a PAF, mas os pólipos na polipose juvenil são tradicionalmente menos agrupados e a mucosa colônica entre os pólipos é histologicamente mais normal do que na PAF[43,45].

Apesar de sua classificação como pólipos não neoplásicos, pode ocorrer displasia epitelial em até 47% dos pólipos. Há descrição de 21% de pacientes com polipose juvenil e câncer colorretal na Inglaterra. É descrita também a associação com câncer gástrico. Devido a essa associação, justifica-se a necessidade de seguimento endoscópico por meio de endoscopia digestiva alta e colonoscopia, com intervalos determinados pelo número de pólipos, grau de displasia e tamanho. Indica-se uma avaliação endoscópica alta e baixa em parentes de pacientes diagnosticados com polipose juvenil sem história familiar prévia[40].

O risco cumulativo para câncer é de 68% aos 60 anos, baseado nas séries avaliadas no St. Mark's Hospital de Londres, mas, na ausência de indicação clínica, ainda não há dados suficientes no seguimento em longo prazo desses pacientes para a recomendação de uma colectomia profilática nessa população[45,46].

Síndrome de Peutz-Jeghers

Trata-se de um distúrbio hereditário autossômico dominante caracterizado pela presença de pólipos hamartomatosos intestinais associados a máculas melanocíticas cutaneomucosas. Até muito recentemente não se acreditava em risco de malignização desses pólipos, mas atualmente essa opinião foi alterada e aceita-se que esses pacientes apresentam risco relativo 15 vezes superior de desenvolver câncer quando comparados à população em geral, sendo primariamente órgãos luminais do trato gastrintestinal, mas inclui o pâncreas e também os tratos reprodutivos feminino e masculino, assim como o pulmão[47].

Nessa rara síndrome parece ocorrer uma mutação na linhagem germinativa do gene STK11 (serina-treonina-quinase 11) na maioria dos casos, localizando-se o gene na banda 19p13.3. Há uma penetrância variável, causando diversas manifestações fenotípicas entre os pacientes, como número inconsistente de pólipos e diferentes apresentações das máculas, o que permite uma apresentação variável de câncer. No entanto, o mecanismo de formação de pólipos hamartomatosos e de pigmentação cutaneomucosa ainda não é bem conhecido[47].

Pode ocorrer na história clínica presença de crises de dor abdominal em cólica de repetição, com remissão em 2 a 3 dias, em pacientes com idade inferior a 25 anos, devido à invaginação intestinal com redução espontânea, hemorragia intestinal inexplicada, antecedentes familiares de síndrome de Peutz-Jeghers, intussuscepção, protrusão de pólipo através do reto, irregularidades menstruais no sexo feminino em decorrência de hiperestrogenismo por tumores dos cordões sexuais, e puberdade precoce[6].

Ao exame físico, são detectadas pigmentação cutânea caracterizadas por máculas melanocíticas de 1 a 5 mm de diâmetro na região perioral e perinasal, nos dedos das mãos e dos pés, nas faces dorsal e palmar das mãos e faces dorsal e plantar dos pés, ao redor e dentro do ânus e na genitália, podendo esmaecer após a puberdade, o que leva à falha diagnóstica. Ocorre pigmentação da mucosa bucal, principalmente nos lábios e frequentemente no inferior, no palato mole e duro e mucosa oral, em 66% dos casos. Não ocorre na língua. Quando atinge a mucosa intestinal, ocorre mais frequentemente no intestino delgado, principalmente jejuno e mais raramente no estômago e intestino grosso[10,47].

De 50 a 100 pólipos podem se desenvolver após a puberdade, no estômago, duodeno, intestino delgado e no cólon e reto. Por ocorrerem predominantemente no intestino delgado e com tamanho que varia desde nódulos sésseis de 1 mm até tumores pediculados de 1 a 5 cm de diâmetro, o sintoma mais comum é a intussuscepção de intestino delgado com cólicas abdominais e sangramento, levando à obstrução e anemia severa. Ocasionalmente a obstrução e a intussuscepção pode ocorrer no cólon. Entre os episódios de obstrução crônica os pacientes podem permanecer absolutamente assintomáticos. Pode ser detectada protrusão de pólipo através do reto, além de ginecomastia, aceleração do crescimento, devido a tumor das células de Sertoli e massa testicular[45].

O diagnóstico diferencial mais importante é com a polipose adenomatosa familiar e com a polipose juvenil. Hemograma completo pode determinar presença de anemia, pois os pólipos podem ser um foco de perda sanguínea. O trânsito intestinal pode determinar a presença de pólipos no intestino delgado.

A investigação endoscópica de todo o tubo digestório por meio de endoscopia digestiva alta e colonoscopia permitirá não só a determinação da presença dos pólipos, mas também sua análise histopatológica, demonstrando arborização extensa do músculo liso em todo o pólipo, com aspecto de pseudoinvasão, porque algumas das células epiteliais, geralmente de glândulas benignas, ficam cercadas por músculo liso[6].

As principais complicações da síndrome de Peutz-Jeghers são a obstrução e a intussucepção do intestino delgado. Muitos pacientes apresentam quadro de intussucepção muito cedo e ao chegar na idade de adulto jovem podem ter sido submetidos a um grande número de laparotomias. Essas cirurgias abdominais repetidas podem levar à ocorrência de aderências e obstrução intestinal ou à síndrome do intestino curto[10].

O desenvolvimento de câncer culminando em morte ocorre ao redor dos 57 anos de idade em 48% dos pacientes e o restante apresenta uma duração de vida potencialmente normal. Com o envelhecimento dos pacientes aumenta o risco relativo de câncer, chegando a 93% de risco cumulativo aos 64 anos de idade[48]. Os principais locais de ocorrência de câncer, em ordem de frequência são: o intestino delgado, estômago, pâncreas, cólon, esôfago, ovário, pulmão, útero, mama e testículos. Pode ocorrer também o adenoma maligno do colo do útero, tumores das células de Sertoli e tumores dos cordões sexuais com túbulos anulares. Essa síndrome, portanto, está associada ao aumento da possibilidade de câncer trato gastrintestinal alto e em idade precoce[40].

O tratamento dessa síndrome deve ser inicialmente clínico com o clareamento gastrintestinal e colônico por meio da remoção por polipectomia endoscópica de pólipos maiores que 0,5 cm por endoscopia digestiva alta ou colonoscopia, o que não só permitirá o diagnóstico como também poderá ajudar a controlar os sintomas. Esses procedimentos podem ser repetidos quantas vezes forem necessárias ao longo da vida desses pacientes, pois por ser uma doença de natureza espraiada por todo o tubo digestivo, uma cirurgia radical como medida profilática está fora de questão. Muitas vezes o sangramento oculto pode ser significativo e requerer transfusão sanguínea[5,6].

Em relação aos pólipos de intestino delgado, devido ao acesso endoscópico mais difícil, podem ser tratados por enteroscopias intraoperatórias ou de duplo-balão e polipectomias dos pólipos maiores do que 2 cm de diâmetro ou que apresentam intussucepção, assim como obstrução ou sangramento intestinal persistente, retardando, assim, a necessidade de ressecções repetidas do intestino delgado. A laparotomia com ressecção intestinal se reservará a casos indicados, evitando-se a síndrome do intestino curto[5,10,38].

A hiperpigmentação excessiva pode causar problemas psicológicos em adolescentes e, muitas vezes, ser tratadas com sucesso com *laser*. O seguimento desses pacientes deve incluir:

- exame físico anual com avaliação das mamas, do abdome, da pelve e dos testículos;
- realização de hemograma completo;
- citologia oncótica vaginal (Papanicolau) anual;
- trânsito intestinal, endoscopia digestiva alta e colonoscopia com repetição da remoção endoscópica dos pólipos hemorrágicos e de grandes proporções a cada dois anos;
- ultrassonografia abdominal para avaliação pancreática, pélvica nas mulheres e dos testículos nos homens anualmente;
- mamografia nas mulheres a partir dos 25 anos a cada 5 anos, após os 40 anos a cada dois anos e anualmente após os 50 anos.

Síndrome de Cronkhite-Canadá

É uma síndrome excessivamente rara, sem característica familiar ou sintomas semelhantes, caracterizada pelo desenvolvimento de pólipos hamartomatosos do trato gastrintestinal, especificamente no estômago, duodeno e no cólon, de tamanho diminuto, de 1 a 2 mm de diâmetro, associados a alterações ectodérmicas como queda de cabelo (alopecia), atrofia ungueal e pigmentação da pele. Tem sido observada a associação com adenomas e adenocarcinomas[1].

O sintoma mais comum é a intussucepção e sangramento gastrintestinal. Apresenta também diarreia intensa com má absorção e enteropatia por perda de proteína. Ocorre frequentemente em mulheres, após os 40 anos. Apresenta no quadro clínico diarreia intratável, hipoproteinemia, edema, caquexia, cálcio e potássio séricos baixos, associados às alterações ectodérmicas já descritas. O tratamento consiste na reposição eletrolítica, suporte nutricional, utilização, quando necessária, de antimicrobianos e esteroides[40].

Sua etiologia tem sido especulada e inclui processo infeccioso, deficiência imunológica ou deficiência nutricional. Tem sido aventada a hipótese de se tratar de uma variante da polipose juvenil, a despeito de seu início em idade mais tardia, no adulto, e da carência de padrão hereditário[45]. Devido à perda hidroeletrolítica, deve ser estabelecido o diagnóstico diferencial com adenomas vilosos[4].

Síndrome de Ruvalcaba-Myhre-Smith

Essa síndrome foi descrita em 1980 e refere-se a hamartomas do cólon e íleo, pigmentação do pênis e macrocefalia. Pode ocorrer em alguns casos o retardo do desenvolvimento além de distúrbio dos depósitos lipídicos e nervos corneais proeminentes. Os sintomas típicos incluem sangramento e dor abdominal devido à ulceração ou obstrução, frequentemente na infância[6,10].

Não há fortes evidências de associação de pólipos gástricos e intestino delgado ou câncer. Os pólipos são histologicamente pólipos juvenis e essa síndrome também pode se tratar de uma variante da polipose juvenil[45].

Doença de Cowden

É uma síndrome hamartomatosa múltipla, com modo de herança autossômica dominante, descrita em 1963, com incidência e etiologia ainda desconhecidas, caracterizada pela presença de pólipos múltiplos de tecido conjuntivo, de 1 a 4 mm de diâmetro, na pele e no trato gastrintestinal, principalmente na região retossigmoideana. Pode ocorrer uma mistura de pólipos linfóides, inflamatórios e pólipos juvenis. Pode apresentar distúrbio de desenvolvimento, papilomas da face e boca, queratoses de extremidades, alterações da pigmentação da pele, lipomas, hemangiomas ou neuromas[1,40].

Tem sido relatada a associação com adenomas e adenocarcinomas colônicos, mas o risco relativo para desenvolvimento de câncer não é conhecido. Foram descritas associações com adenomas e cânceres de mama e tiroide. Por esse motivo, o seguimento deve incluir colonoscopia, endoscopia digestiva alta, trânsito intestinal, mamografia e ultrassonografia da tiroide periódicos[5,6].

Polipose hiperplásica ou metaplásica

Os pólipos hiperplásicos ou metaplásicos são frequentemente múltiplos e podendo ocorrer em grande número, tendo a possibilidade também de serem confundidos com PAF quando vistos radiologicamente[40].

São encontrados em todas as idades e podem ocorrer tanto em indivíduos com hábito intestinal normal, como naqueles que apresentam um carcinoma do reto ou do cólon. São pequenas excrescências de 1 a 5 mm de diâmetro não displásicas, geralmente localizadas na mucosa retal e menos frequentemente na mucosa do cólon. Têm sido descritos adenomas sincrônicos e adenocarcinomas em pólipos hiperplásicos com tamanho superior a 1 cm de diâmetro, devido ao pólipo serrilhado, que corresponde a um pólipo misto de hiperplásico e adenoma, podendo sugerir que com o aumento do tamanho possam se transformar em adenomas. Os adenomas serrilhados apresentam componentes hiperplásicos e adenomatosos compostos por glândulas serrilhadas e displásicas e representam uma forma distinta de neoplasia colorretal, podendo progredir para carcinomas invasivos[4,38].

Polipose inflamatória

A pseudopolipose inflamatória é a sequela mais comum da retocolite ulcerativa inespecífica, mas também pode ocorrer na doença de Crohn, na diverticulite e em parasitoses[5]. Correspondem a áreas de mucosa pouco agredidas pela doença, formando ilhotas elevadas circundadas por áreas desnudas de mucosa, o que traz o aspecto pseudopolipoide (Figuras 15.4 e 15.5).

Polipose linfoide

Os pólipos linfoides são folículos linfóides aumentados de tamanho, de 1 a 2 mm de diâmetro e que podem se de-

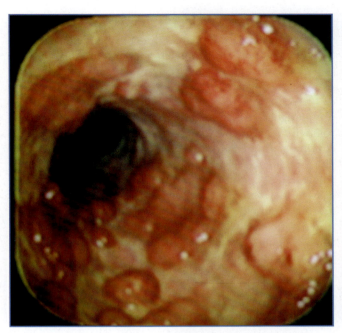

Figura 15.4 – RCUI com pseudopólipos.

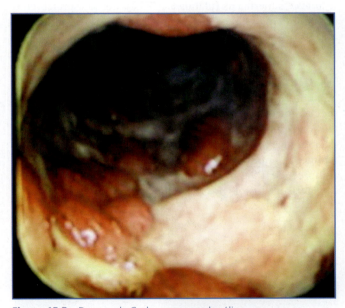

Figura 15.5 – Doença de Crohn com pseudopólipos.

senvolver em resposta à inflamação mucosa ou submucosa. Ocorrem frequentemente no íleo terminal e reto baixo de crianças, adolescentes e adultos jovens. Podem lembrar a polipose adenomatosa familiar (PAF) quando detectados radiologicamente e podem levar a uma colectomia inapropriada se não forem biopsiados. Isso é de fundamental importância quando ocorrem em parentes de primeiro grau de famílias com história documentada de PAF[6,10].

ASPECTOS ENDOSCÓPICOS

A colonoscopia é um procedimento bem estabelecido, que revolucionou o diagnóstico e tratamento das doenças do cólon e do reto, o que trouxe importante contribuição para o diagnóstico precoce do câncer colorretal, além de permitir a detecção e remoção de lesões polipoides pré-malignas, os adenomas, interferindo diretamente e rompendo a sequência patogênica adenoma-câncer, o que elimina a progressão para a malignidade e, assim, diminui a incidência e previne o desenvolvimento do câncer colorretal. A grande maioria dos pólipos colorretais é passível de remoção endoscópica com baixos índices de morbimortalidade[33,49-52].

A descrição endoscópica de um pólipo necessita ser minuciosa, e algumas características dos pólipos são importantes para a decisão da terapêutica, como descritas a seguir.

Base de implantação

Conforme sua base de implantação na parede do cólon, os pólipos podem ser classificados como pediculados, subpediculados ou sésseis, com suas variações em "tapete" ou rastejantes e superficiais (planos elevados), ou de espraiamento lateral (*laterally spreading tumor* – LST)[2,4,6,19,52] (Figuras 15.6 a 15.9).

Número

Conforme o número que se apresentam, os pólipos podem ser classificados em: único ou múltiplos. Os pólipos múltiplos e as correspondentes poliposes, que são definidas quando a quantidade total de pólipos excede o número de 100 (e habitualmente o número é consideravelmente maior do que isso), compreendem várias doenças, que podem diferir quanto à característica histológica dos pólipos[4-6,15].

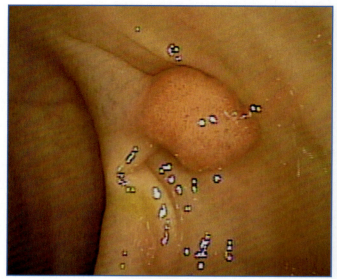

Figura 15.7 – Pólipo subpediculado.

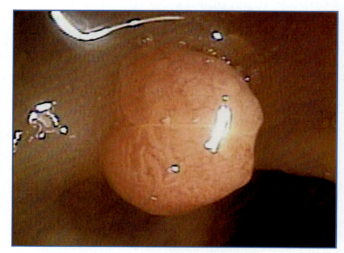

Figura 15.8 – Pólipo séssil.

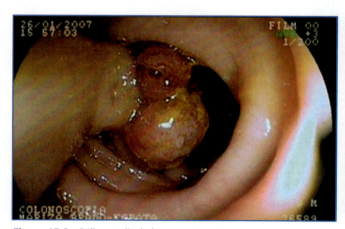

Figura 15.6 – Pólipo pediculado.

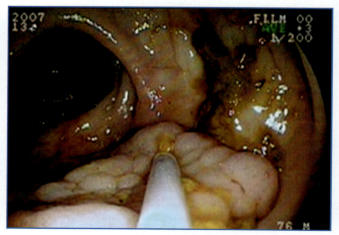

Figura 15.9 – Adenoma viloso. LST.

Tamanho

Podem apresentar tamanho variado, desde 1 mm até mais de 10 cm de diâmetro. São considerados pequenos ou diminutos os pólipos menores do que 5 mm; de tamanho médio, quando apresentam entre 6 e 10 mm; e grandes, os que ultrapassam 10 mm de diâmetro[15]. Há uma tendência a se subestimar o tamanho dos pólipos por meio da colonoscopia[4]. Os pólipos maiores, após o advento da videocolonoscopia com alta resolução das imagens e com magnificação das lesões, geralmente, são superestimados e podem, por vezes, ser avaliados erroneamente pelo colonoscopista, como irressecáveis endoscopicamente devido a suas grandes proporções.

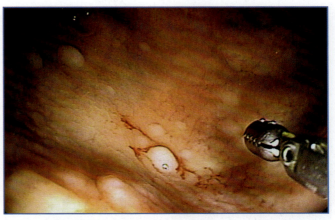

Figura 15.11 – Pólipos hiperplásicos de reto.

Coloração

Os pólipos podem apresentar áreas de hiperemia em função de sua exuberante vascularização e, com o crescimento, tendem a adquirir tonalidade mais escura do que a mucosa normal devido à hemorragia na lâmina própria secundária a traumatismos[2]. Os pólipos de coloração vermelha escura apresentam maior quantidade de estruturas vilosas do que os de coloração vermelha clara e, portanto, há maior risco de malignização entre os mais escuros[53] (Figura 15.10). Os pólipos hiperplásicos apresentam coloração rósea, semelhante à da mucosa normal adjacente ou levemente mais pálida[2,3,15] (Figura 15.11).

Superfície

Os pólipos podem apresentar diferentes aspectos da superfície, dependendo de sua histologia e de seu crescimento. Pólipos hiperplásicos podem se apresentar com superfície geralmente lisa e brilhante, enquanto os adenomas tubulares e os tubulovilosos adquirem com seu crescimento superfície lobulada e modelada por fissuras intercomunicantes. Por sua vez, os adenomas vilosos apresentam aparência cerebroide e são cobertos por vilos delicados que os tornam macios e aveludados ao toque[34].

Nas colonoscopias sem a utilização do recurso de magnificação de imagens, os colonoscopistas apresentam dificuldade para inferir o tipo histológico de pólipos pequenos a partir de seu aspecto endoscópico, sendo determinada acurácia em torno de 70%[4,15]. Por esse motivo, vários autores indicam a remoção sistemática de todos os pólipos diagnosticados[5,6]. Apenas os típicos pólipos hiperplásicos, de coloração mais clara do que a mucosa adjacente, brancos, pequenos, muitas vezes múltiplos, identificados no reto baixo e médio, podem ser identificados com alto grau de confiança, e alguns autores consideram desnecessária sua remoção. No entanto, componentes adenomatosos foram detectados em 13% dos pólipos hiperplásicos (pólipos mistos ou serrilhados) e devem ser tratados como adenomas, mesmo os menores e aparentemente inocentes de reto e cólon sigmoide e, principalmente, os adenomas serrilhados espraiados, que ocorrem principalmente em cólon ascendente, os quais necessitam de acompanhamento endoscópico amiúde devido a risco de evolução para carcinoma invasivo[4,38,53] (Figura 15.12).

Os pólipos pequenos e rosados, assim como os pólipos pediculados, são, geralmente, adenomatosos (Figura 15.13). Os adenomas vilosos costumam ser sésseis, de proporções maiores, com textura aveludada e mais frequentes no ceco, cólon ascendente e reto[4].

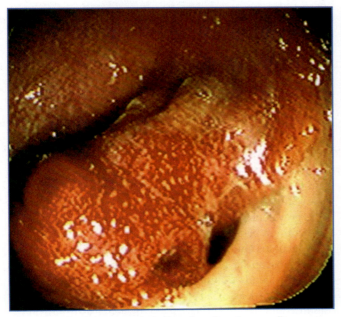

Figura 15.10 – Adenoma tubuloviloso de coloração vermelho escura. Presença de transformação carcinomatosa sem invasão do pedículo.

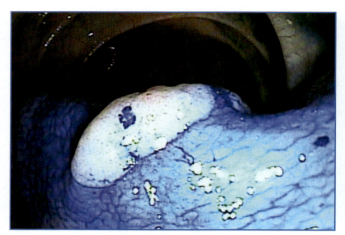

Figura 15.12 – Adenoma serrilhado de ângulo hepático do cólon.

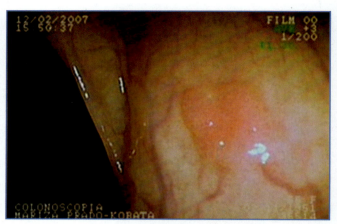

Figura 15.14 – Lesão plana superficial não polipoide.

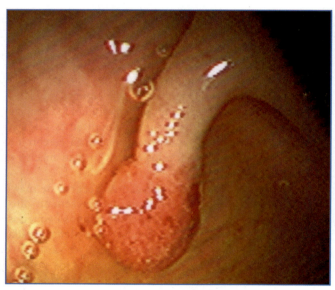

Figura 15.13 – Adenoma tubular – pólipo pequeno e rosado.

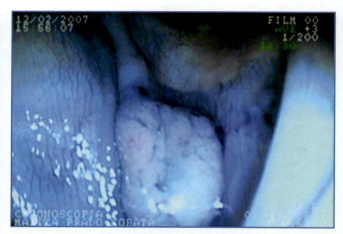

Figura 15.15 – Melhor identificação da lesão plana superficial pequena não polipoide por meio da Cromoscopia.

Recentemente, com a melhora progressiva da qualidade da imagem dos videocolonoscópios, com a utilização de magnificação de imagem e da cromoendoscopia, com utilização de recursos dos aparelhos ou de corantes, como o azul de toluidina ou o índigo carmim, há uma correlação endoscópica-histológica com 80% de concordância, assim como uma facilitação na identificação de lesões planas superficiais não polipoides[4] (Figuras 15.14 e 15.15).

Os adenomas planos (do inglês, *flat adenomas* ou LST) apresentam atipia intensa em 42% deles, mesmo em lesões menores do que 6 mm. As principais características endoscópicas das lesões conhecidas por adenomas planos são: área em forma de placa; discreta elevação da superfície mucosa em relação à mucosa circunjacente normal; coloração avermelhada; com ou sem depressão central; e podem ou não ser percebidas à colonoscopia convencional; podem ser notadas com a mudança da forma do tipo plano para séssil, durante a aspiração do ar durante o exame[54]. No passado, essas lesões eram pouco diagnosticadas pois, frequentemente, não são observadas à colonoscopia convencional, mas representam lesões prevalentes, mesmo no ocidente, e rapidamente podem degenerar em pequenos cânceres planos[21,52].

Os recursos endoscópicos estão em progressão constante, e o colonoscopista pode utilizar algumas ferramentas hoje disponíveis, ainda durante o exame, para definir a presença de degeneração associada a uma lesão polipoide, como a colonoscopia com magnificação de imagem e a cromoendoscopia, e, se presente uma degeneração, o grau de infiltração na parede intestinal pode ser avaliado por ultrassonografia endoscópica[21] (Figura 15.16).

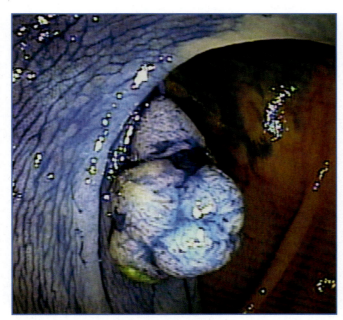

Figura 15.16 – Cromoscopia identificando pequena área deprimida em adenoma tubuloviloso. Suspeita de área de malignização.

REFERÊNCIAS BIBLIOGRÁFICAS

1. Goligher JC. Surgery of the anus rectum and colon. 3.ed. London: Baillière Tindall; 1975.
2. Enterline HT. Polyps and cancer of the large bowel. Curr Top Path 1976; 63: 95-141.
3. Shinya H. Colonoscopy – Diagnosis and treatment of colonic diseases. New York: Igaku-Shoin; 1982.
4. Parada AA. Câncer precoce do cólon e reto: diagnóstico e tratamento endoscópico. São Paulo: CLR Balieiro; 2002.
5. Prado-Kobata MH. Polipose Múltipla. In: Matos D, Saad SS, Fernandes LC. Guia de medicina ambulatorial e hospitalar de coloproctologia/Unifesp-EPM. Barueri: Manole; 2004. p.225-33.
6. Quilici FA, Cordeiro F. Pólipos Colorretais. In Federação Brasileira de Gastroenterologia. Condutas em Gastroenterologia. Rio de Janeiro: Revinter; 2004. p.253-61.
7. Helwig EB. The evolution of adenomas of the large intestine and their relation to carcinoma. Surg Gynecol Obstet 1947; 84: 36-49.
8. Cannon-Albright LA, Skolnick MH, Bishop DT, Lee RG, Burt RW. Common inheritance of susceptibility to colonic adenomatous polyps and associated colorectal cancers. N Eng J Med 1988; 319: 533-7.
9. Kudo S, et al. Early colorectal cancer – detection of depressed types of colorectal carcinoma. Tokio: Igaku-Shoin; 1996.
10. Campos FG, Habr-Gama A. Síndromes Polipoides. In: Federação Brasileira de Gastroenterologia. Condutas em Gastroenterologia. Rio de Janeiro: Revinter; 2004. p.262-78.
11. Morson BC. Precancerous and early malignant lesions of the large intestine. Br J Surg 1968; 55: 725-31.
12. Kudo S et al. Superficial depressed type (IIc) of colorectal carcinoma. Gastroenterol Endosc 1986; 28: 2811.
13. Hill MJ, Morson BC, Bussey HJ. Aetiology of adenoma-carcinoma sequence in the large bowel. Lancet 1970; 1: 245-7.
14. Muto T, Bussey HJR, Morson BC. The evolution of cancer of the colon and rectum. Cancer 1975; 36: 2251-70.
15. Shinya H, Wolff WI. Morphology, anatomic distribution, and cancer potential of colonic polyps: an analysis of 7,000 polyps endoscopically removed. Ann Surg 1979; 190: 679-83.
16. Winawer SJ, Zauber AG, O'Brien MJ, Ho MN, Gottlieb LS, Sternberg SS, Waye JD et al. Randomized comparison of surveillance intervals after colonoscopic removal of newly diagnosed adenomatous polyps. The National Polyp Study Workgroup. N Engl J Med 1993; 328 (13): 901-6.
17. Kudo S et al. Laterally spreading tumor. Stomach and Intestine 1996; 31 (2): 167-78.
18. Winawer SJ, Zauber AG, Gerdes H, O'Brien MJ, Gottlieb LS, Stemberg SS et al. Risk of colorectal cancer in the families of patients with adenomatous polyps. National Polyp Study Workgroup. N Engl J Med 1996; 334: 82-7.
19. Neugut AI, Jacobson JS, De Vivo I. Epidemiology of colorectal adenomatous polyps. Cancer Epidemiol Biomarkers Prev 1993; 2: 159-76.
20. Cottet V, Bonithon-Kopp C, Kronborg O, Santos L, Andreatta R et al. Dietary patterns and the risk of colorectal adenoma recurrence in a European intervention trial. European Cancer Preventin Organisation Study Group. Eur J Cancer Prev 2005; 14 (1): 21-9.
21. Araújo SEA, Costa AF. Colonoscopia no câncer colorretal. Disponível em: <www.colorretal.com.br>. Acesso em 2011.
22. Kesse E, Clavel-Chapelon F, Boutron-Ruault MC. Dietary patterns and risk of colorectal tumors: A cohort of french women of the national education system (E3N). Am J Epidemiol 2006; 164 (11): 1085-93.
23. Giovannucci E, Stampfer MJ, Colditz GA, Rimm EB. Trichopoulos D, Rosner BA et al. Folate, methionine, and alcohol intake and risk of colorectal adenoma. J Natl Cancer Inst 1993; 85 (11): 875-84.
24. Giovannucci E, Stampfer MJ, Colditz G, Rinmm EB, Willett WC. Relationship of diet to risk of colorectal adenoma in men. J Natl Cancer Inst 1992; 84: 91-8.
25. Fuchs CS, Giovannucci EL, Colditz GA. Dietary fiber and the risk of colorectal cancer and adenoma in woman. N Engl J Med 1999; 340 (3): 169-76.
26. Peters U, Sinha R, Chatterjee N, Subar AF, Ziegler RG, Kulldorff M et al. Dietary fibre and colorectal adenoma in a colorectal cancer early detection programme. Prostate, Lung, Colorectal, and Ovarian Cancer Screenig Trial Project Team. Lancet 2003; 361 (9368): 1491-5.
27. Mathew A, Peters U, Chatterjee N, Kulldorff M, Sinha R. Fat, fiber, fruits, vegetables, and risk of colorectal adenomas. Int J Cancer 2004; 108 (2): 287-92.
28. Mizoue T, Yamaji T, Tabata S et al. Dietary patterns and colorectal adenomas in Japanese men: the Self-Defense Forces Health Study. Am J Epidemiol 2005; 161: 338-45.

29. Chao A, Thun MJ, Connell CJ, McCullough ML, Jacobs EJ, Flanders WD et al. Meat Consumption and Risk of Colorectal Cancer. JAMA 2005; 293 (2): 172-82.
30. Negri E, La Vecchia C, D'Avanzo B. Calcium, dairy products and colorectal cancer. Nutr Cancer 1990; 13:255-262.
31. Stemmermann GN, Nomura A, Chyou P-H. The influence of dairy and non-dairy calcium on subsite large bowel cancer risk. Dis Colon rectum 1990; 22: 190-4.
32. Macquart-Moulin G, Riboli E, Cornée J, Kaaks R, Berthèzene P. Colorectal polyps and diet: a case-control study in Marseilles. Int J Cancer 1987; 40: 179-81.
33. Winawer SJ, Zauber AG, Ho MN, O'Brien MJ, Gottlieb LS, Sternberg SS, Waye JD et al. Prevention of colorectal cancer by colonoscopic polypectomy. The National Polyp Study Workgroup. N Eng J Med 1993; 329 (27): 1977-81.
34. Morson BC. Genesis of colorectal cancer. Clin Gastroenterol 1976; 5: 505-25.
35. Gatteschi B, Costantini M, Bruzzi P, Merlo F, Torcoli R, Nicolo G. Univariate and multivariate analysis of the relationship between adenocarcinoma and solitary and multiple adenomas in colorectal adenoma patients. Int J Cancer 1991; 49: 509-12.
36. O'Brien MJ, Winawer SJ, Zauber AG, Gottlieb LS, Sternberg SS, Diaz B et al. Patient and polyp characteristics associated with high-grade dysplasia in colorectal adenomas. The National Polyp Study. Gastroenterology 1990; 98 (2): 371-9.
37. Lieberman D. Rectal bleeding and diminutive colon polyps. Gastroenterology 2004; 126 (4): 1167-74.
38. Sociedade Brasileira de Endoscopia Digestiva (Sobed). Projeto Diretrizes. Rastreamento e vigilância do câncer colorretal. Prevenção secundária e detecção precoce. 2008. Disponível em: <www.sobed.org.br/web/arquivos_antigos/pdf/diretrizes/Screening.pdf>. Acesso em 2011.
39. Bussey HJR. Extra colonic lesions associated with polyposis coli. Proc R Soc Med 1975; 2: 577-602.
40. Nicholls RJ. Polyps and polyposis syndromes. In: Nicholls RJ, Dozois RR. Surgery of the Colon & Rectum. New York: Churchill Livingstone; 1997. p. 381-9.
41. Cripps WH. Two cases of disseminated polyposis of rectum. Trans Path Soc Lond 1882; 33: 165-8.
42. Lockhart-Mummery JP. Cancer and heredity. Lancet 1925; i: 427-9.
43. Habr-Gama A, Campos FG. Síndromes polipoides do intestino grosso. In: Pinotti HW. Tratado de clínica cirúrgica do aparelho digestivo. São Paulo: Atheneu; 1994. p.1247-58.
44. McColl I, et al. Juvenile polyposis coli. Proc R Soc Med 1964; 57: 896.
45. Berk T, Cohen Z. Hereditary Gastrintestinal Polyposis Syndromes. In: Nicholls RJ, Dozois RR. Surgery of the Colon & Rectum. New York: Churchill Livingstone; 1997. p.390-410.
46. Carethers JM. Polipose adenomatosa familial. Gastronews 2003; (51): 6-9.
47. Carethers JM. Síndrome de Peutz-Jeghers. Gastronews 2003; (51): 9-13.
48. Giardello FM, Welsh SB, Hamilton SR. Increased risk of cancer in the Peutz-Jeghers syndrome. N Engl J Med 1987; 316 (24): 1511-4.
49. Nivatvongs S. Complication in colonoscopic polypectomy. An experience with 1.555 polypectomies. Dis Colon Rectum 1986; 29: 825-30.
50. Giovannucci E, Chen J, Smith-Warner SA et al. Methylenetetrahydrofolate reductase, alcohol dehydrogenase, diet, and risk of colorectal adenomas. Cancer Epidemiol Biomarkers Prev 2003; 12: 970-9.
51. Prado-Kobata MH. Colonoscopia. In: Matos D, Saad SS, Fernandes LC. Guia de medicina ambulatorial e hospitalar de coloproctologia/Unifesp-EPM. Barueri: Manole; 2004. p.11-26.
52. Hurlstone DP, Sanders DS, Cross SS, Adam I, Shorthouse AJ, Brown S et al. Colonoscopic resection of lateral spreading tumours: a prospective analysis of endoscopic mucosal resection. Gut 2004; 53 (9): 1334-9.
53. Krönborg O, Hage E. Hyperplasia or neoplasia: macroscopic versus microscopic appearance of colorectal polyps. Scand J Gastroenterol 1985; 20: 512-5.
54. Watanabe H, Miwa H, Terai T, Imai Y, Ogihara T, Sato N. Endoscopic ultrasonography for colorectal cancer using submucosal saline solution injection. Gastrointest Endosc 1997; 45: 508-11.

Polipectomias: Técnica e Resultados

16

Eduardo Carlos Grecco
Renato Luz Carvalho
Alex Matsuda Okita

INTRODUÇÃO

A polipectomia colonoscópica, desde a sua introdução em 1969, tornou-se o principal tratamento para as lesões polipoides colorretais, pois é o melhor método de prevenção do câncer colorretal (CCR). Segundo estimativas do National Polyp Study há uma redução na incidência do CCR entre 76 a 90%[1]. Outros estudos de coorte e prospectivos randomizados demonstram resultados semelhantes com prevenção do CCR em 80% dos pacientes submetidos à polipectomia[2,3]. Por outro lado, a não identificação dos pólipos durante o exame ou a sua remoção de forma incompleta podem resultar em um aumento da incidência de CCR[4-6].

Tendo em vista a constatação de que a polipectomia permite a prevenção efetiva do câncer colorretal, esse método tornou-se o procedimento padrão-ouro para tal finalidade. Com o avanço das técnicas de polipectomia e a melhoria do instrumental utilizado, o método tem se apresentado seguro e demonstra índices baixos de morbimortalidade.

A polipectomia colonoscópica exige habilitação do colonoscopista, que deve adquirir conhecimentos, não só das técnicas de ressecção, como do manuseio correto do instrumental e do eletrocautério.

BASES PARA O USO DO ELETROCAUTÉRIO

Com exceção dos pequenos pólipos, que podem ser ressecados sem a utilização do eletrocautério, "a frio", pois apresentam risco mínimo de sangramento, em todas as outras lesões se faz necessário o uso do bisturi elétrico. Para isso, o colonoscopista precisa ter conhecimentos básicos do funcionamento do eletrocautério, sob o risco de incorrer em altos índices de complicações, quer seja a perfuração e/ou o sangramento.

A eletrocirurgia baseia-se no fato de que, quando se passa uma corrente elétrica através de um tecido, a resistência tecidual resulta na produção de calor e dessecação. Dependendo tipo de corrente que atravessa o tecido podemos ter coagulação de vasos ou ruptura tecidual, tanto por corrente de coagulação quanto de corte.

Os principais aparelhos disponíveis no mercado oferecem os dois tipos de corrente, podendo ser usadas independentemente ou na sua forma mista ou blend.

Outro aspecto físico que deve ser levado em conta é o que se chama de densidade de corrente (Figura 16.1), que segue a seguinte fórmula:

$$\text{dens.corrente} = 1/(\text{diam.})^2$$

Quanto menor o diâmetro maior a densidade de corrente. Portanto, quando se faz uma polipectomia com a utilização de alça, ao começar a estrangular o tecido polipoide, temos como resultado aumento do calor produzido, com o eletrocautério na mesma potência. Desse modo, todo o cuidado

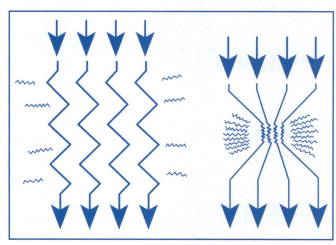

Figura 16.1 – Densidade da corrente.

deve ser tomado no sentido de se evitar o aumento da potência do eletrocautério arbitrariamente durante a polipectomia.

Merece menção o fato de que quando ocorre da cabeça do pólipo encostar-se à parede contralateral da alça intestinal, há perda de corrente através dessa parede, podendo, assim, provocar queimadura na região. Por isso é importante que se mobilize o pólipo durante a sua ressecção, evitando-se maiores lesões. (Figura 16.2)

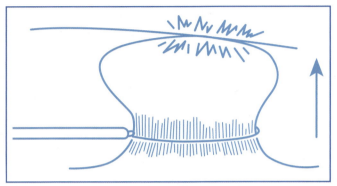

Figura 16.2 – Passagem da corrente em parede contralateral.

Resumindo, podemos selecionar algumas regras básicas para o uso do eletrocautério durante a polipectomia, conforme destaca a Tabela 16.1.

TABELA 16.1 – Manuseio do eletrocautério
Eletrocautério em 30 ou 40% de sua potência máxima
Corrente de coagulação em pólipos pediculados
Corrente de corte ou mista em segmentos com risco de perfuração
Coagulação em intervalos
Mobilização da alça de polipectomia durante a coagulação
Observação da mudança de coloração do pedículo
Avaliação da necessidade de manobras prévias de hemostasia

PREPARO

O sucesso do procedimento de polipectomia depende inicialmente de uma boa condição de preparo intestinal. A má condição do preparo implica uma perda significativa de sua acurácia, resultando em exames incompletos com subestimação dos achados. Insiste-se na orientação de uma dieta adequada sem resíduos na véspera do exame associado à ingesta das drogas laxativas hiperosmolares e líquidos a vontade até 3 horas da realização do exame. Algumas situações, entretanto, exigem preparos individualizados, como, por exemplo, nas crianças, nos idosos com comorbidades, nos obstipados crônicos, acamados, internados, com hemorragia digestiva baixa e nos pacientes com ostomias.

A avaliação da condição clínica e o manejo das drogas utilizadas é outro fator de grande importância para o sucesso do procedimento. Um interrogatório clínico deve ser minucioso enfatizando principalmente o uso de drogas antiagregantes plaquetárias e anticoagulantes.

Manuseio das medicações pré-polipectomia

TABELA 16.2 – Manuseio das medicações pré-polipectomia
Anti-hipertensivo: não precisam ser suspensos no dia do exame
Estatinas: não precisam ser suspensas para o exame
Bloqueadores H_2 ou inibidores da bomba de prótons: uso contínuo. Agentes pulmonares (anticolinérgicos, beta-agonistas inalatórios, glicocorticoides): podem ser continuados.
Hipoglicemiantes orais ou insulina: não devem ser administrados no dia do exame e o controle da glicemia capilar deve ser realizado para evitar episódios de hipoglicemia.
AAS e AINH: podem ser continuados.
Clopidogrel ou ticlopidina: suspender medicação 7 a 10 dias antes do exame.
Warfarina: • Paciente de baixo risco para eventos tromboembólicos devem ter seu uso descontinuado 3 a 5 dias antes do exame sem necessidade de introdução de heparina, desde que INR entre 1,5 e 2,5. • Pacientes de alto risco para eventos tromboembólicos ou procedimentos considerados de alto risco como a polipectomia devem ter seu uso descontinuado 3 a 5 dias antes do exame com introdução de heparina.
Marca-passo: avaliação prévia do cardiologista para que o modo programado não sofra interferência da corrente elétrica. Marca-passos mais antigos não dotados dessa função devem ser isolados com ímãs.

Fonte: American Society of Gastrointestinal Endoscopy (Asge), 2010.

Avaliação clínico-laboratorial

A colonoscopia com polipectomia é considerada um exame de baixa morbimortalidade. Os procedimentos endoscópicos são tidos como de baixo risco cardiovascular (< 1%) de acordo com Colégio Americano dos Cirurgiões, sendo comparáveis aos procedimentos ambulatoriais, oftalmológicos e estéticos.

A realização rotineira de exames laboratoriais não deve ser adotada como prática usual, ficando restrita a algumas situações especiais, como mostra a Tabela 16.3.

TABELA 16.3 – Exames laboratoriais pré-colonoscopia

Exames de rotina (hemograma, coagulograma, bioquímica, ECG e raio X de tórax) não são recomendados antes da colonoscopia.
Coagulograma e hemograma: para pacientes com sangramento ativo conhecido ou suspeito, em uso de medicações que aumentam o risco de sangramento, doenças hepáticas, má absorção, desnutrição ou coagulopatias.
Raio X de tórax: idade avançada, tabagismo de longa data, Ivas recente, doença cardiopulmonar severa ou descompensada.
ECG: idade avançada, comorbidades (doença cardíaca, arritmias, DM, HAS, distúrbios eletrolíticos).
Bioquímica: disfunção renal, hepática ou endócrina significativa ou uso de medicações que alterem sua função.

ASPECTOS TÉCNICOS

A escolha da técnica a ser instituída para a remoção de um pólipo depende da experiência e do conhecimento do método pelo colonoscopista e das características relacionadas ao pólipo, como tamanho, localização, número, base de implantação séssil, pediculada ou plana, infiltração e padrão de superfície[7,8].

As polipectomias são consideradas difíceis quando os pólipos são numerosos, sésseis com diâmetro maior que 2 cm, pedículos calibrosos e curtos, com espraiamento lateral e localizados na porção apical do ceco ou atrás de pregas[9].

As principais técnicas utilizadas estão relacionadas na Tabela 16.4.

TABELA 16.4 – Tipos de polipectomias

Biópsia excisional a frio
Biópsia excisional com corrente elétrica (hot biopsy)
Polipectomia com alça a frio
Polipectomia com alça diatérmica
Ressecções fatiadas (piecemeal)
Mucosectomias

Para abordagem de pólipos pequenos e diminutos (< 5 mm) preconizam-se as técnicas de biópsia excisional a frio, biópsia excisional com corrente elétrica (*hot biopsy*) e polipectomia com alça a frio. Lesões menores que 9 mm devem ser extirpadas com alça de polipectomia através da passagem de corrente elétrica. Os pólipos sésseis maiores que 2 cm necessitam de uma ressecção com alça diatérmica em fatiamento associado à injeção de solução submucosa salina. Pólipos com pedículos calibrosos e curtos devem ser removidos com alça diatérmica, utilizando corrente de coagulação. A prevenção de sangramento por meio de injeção de adrenalina e meios mecânicos não é medida mandatória, no entanto, todos esses métodos devem estar disponíveis caso haja sangramento durante ou após o procedimento. As lesões planoelevadas, de crescimento lateral, devem ser removidas por meio de mucosectomias[9-10].

INSTRUMENTAIS
Pinças de biópsias

Acessório essencial em procedimentos em colonoscopias, as pinças de biópsias podem ser utilizadas para a completa remoção dos pólipos

Têm tamanhos da concha que variam entre 2,4 a 2,7 mm. Podem ser fenestradas e apresentar dentro da concha da pinça uma espícula que facilita a ancoragem do tecido. (Figura 16.3 e 16.4)

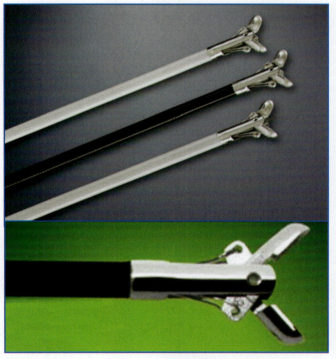

Figura 16.3 – Pinças de biópsia não espiculadas.

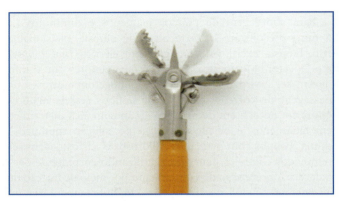

Figura 16.4 – Pinça de biópsia espiculada.

As pinças de biópsias que transmitem corrente elétrica são conhecidas como *hot biopsy*. São pinças isoladas eletricamente por meio das quais se passa a corrente até o tecido envolvido pela concha da pinça, permitindo a cauterização simultânea da base do tecido biopsiado. (Figura 16.5)

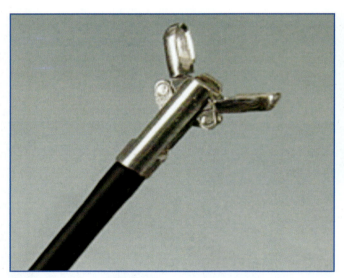

Figura 16.5 – Pinça de *hot biopsy*.

Alças de polipectomias

As alças de polipectomias são instrumentais de grande importância. Confeccionadas a partir de um cateter ou bainha com uma manopla, em que se abre e se fecha a alça conforme os movimentos da manopla, as alças são feitas por fios de aço ou nitinol entrelaçados, que transmitem corrente elétrica a partir de um eletrocautério conectado ao acessório por um cabo com junção próxima à manopla.

As alças apresentam diversos tamanhos, variando entre 1,5 até 6 cm de comprimento e largura entre 1 e 3,5 cm. A formas também variam de oval a hexagonal e com crescentes variedades na espessura do fio. Em modelos mais recentes temos alças com possibilidade de rotação de sua abertura. (Figura 16.6)

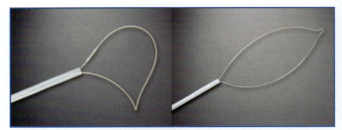

Figura 16.6 – Alças de polipectomias.

AGULHAS INJETORAS

Composta por cateter transparente, com manopla em uma das extremidades com função de exteriorizar a ponta da agulha no cateter. As agulhas são pontiagudas com diâmetro entre 23 e 25 gauges. (Figura 16.7)

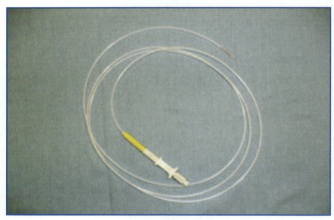

Figura 16.7 – Agulhas injetoras.

Na polipectomia podemos utilizar as agulhas para a injeção de solução salina submucosa, intrapedicular como medida profilática ou para o controle de sangramento durante e após o procedimento.

Endoloops

Também chamado de laço destacável, o *endoloop* é um acessório de hemostasia mecânica em formato de laço pré-montado de *nylon*, com dispositivo retentor de silicone em uma das extremidades. Apresentam tamanhos de 2,5 e 4 cm. O *endoloop* é montado a partir de um aplicador, que consiste em um cateter transparente, dentro do qual outro cateter metálico é acoplado a uma manopla. (Figura 16.8)

Sua principal indicação na polipectomia é a profilaxia ou controle do sangramento pós-ressecção de pólipos pediculados largos e curtos.

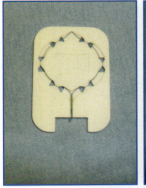 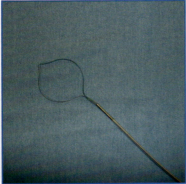

Figura 16.8 – *Endoloop.*

Recuperação dos pólipos

Os instrumentais utilizados para a recuperação de um pólipo são tão importantes quanto os utilizados para sua ressecção. Os pólipos diminutos são recuperados pela própria pinça de biópsias. Para pólipos pequenos, menores que 10 mm, preconiza-se a aspiração através do canal de biópsias para um pequeno recipiente a vácuo "bronquinho" ou com auxílio de uma gaze. Pólipos maiores que 10 mm devem ser removidos com a própria alça de polipectomia ou com auxílio de algumas cestas disponíveis no mercado. (Figura 16.10)

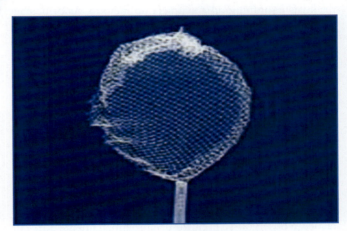

Figura 16.10 – Cesta para recuperação de pólipos.

Clipes

Os clipes metálicos foram desenvolvidos e utilizados pela primeira vez em endoscopia digestiva na década de 1970 por dois grupos japoneses, com intuito de promover hemostasia dos sangramentos do trato digestivo. Inicialmente, eram pouco acessíveis, caros e muito difíceis de serem aplicados. Com a melhora tecnológica, difusão e ensino da técnica de aplicação, hoje são amplamente utilizados. Estão disponíveis no mercado em diversas formas, tamanhos e angulações de abertura. Podem ser liberados com aplicadores descartáveis ou permanentes. Alguns podem ser reabertos e girados, possibilitando sua colocação com maior facilidade e segurança. (Figura 16.9)

Com o desenvolvimento de procedimentos terapêuticos cada vez mais agressivos na colonoscopia, observou-se na última década um grande incremento na utilização dos clipes, não só nos sangramentos digestivos, mas também na abordagem dos pólipos pediculados, nas mucosectomias e no tratamento das perfurações.

ABORDAGEM DOS PÓLIPOS PEQUENOS

Caracterizam-se como pólipos pequenos as lesões com diâmetros menores que 10 mm e diminutos menor que 5 mm. A grande maioria, cerca de 90% dos pólipos identificados e retirados durante a colonoscopia são pequenos. Alguns trabalhos demonstram que as lesões pequenas podem apresentar componente adenomatoso em até 70% dos casos e, portanto, devem ser completamente removidas[11-13].

Não existe uma diretriz que normatize as técnicas para ressecção dos pólipos pequenos. A escolha deve ser individualizada e deve preencher todos os critérios técnicos de uma ressecção ideal, retirando por completo toda a lesão e encaminhando o material para análise histológica. Deve causar o menor grau de injúria a parede colônica e apresentar baixos índices de morbidade.

Conforme pesquisa publicada pelo Colégio Americano de Gastroenterologia (ACG) baseada em um interrogatório clínico, encaminhado a seus membros especialistas, indagando sobre qual a técnica mais apropriada para remoção dos pólipos pequenos, observou-se uniformidade em 95% para realização de biópsias a frio em pólipos diminutos com diâmetro entre 1 a 3mm de diâmetro. Ainda, neste mesmo estudo, não houve consenso de qual a melhor técnica para pólipos medindo entre 4 a 6 mm de diâmetro, com indicações divididas

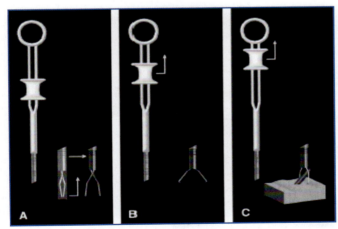

Figura 16.9 – Hemoclips.

entre biópsias a frio, biópsias com uso de corrente elétrica e alças diatérmicas. Nas lesões entre 7 e 9 mm, a utilização de alça de polipectomia a frio ou com corrente de coagulação foram as técnicas mais utilizadas[14].

A polipectomia a frio com pinça de biópsias é considerada um método de eleição para as lesões menores que 3 mm, por ser bastante seguro e efetivo para as lesões diminutas. A realização de biópsia única com remoção de todo o pólipo é considerado o padrão-ouro[15,16]. Múltiplas biópsias podem proporcionar a formação de *flaps*, hematomas e sangramentos em babação, dificultando a avaliação de possíveis lesões residuais e diminuindo a acurácia do método. As principais vantagens da biópsia a frio são seus baixos índices de complicações[15,16]. A técnica consiste em posicionamento da lesão às 5 horas perante o colonoscópio, exteriorização da pinça, abertura da lesão abrangendo toda a superfície do pólipo seguida por uma rápida tração. Realiza-se rotineiramente uma revisão do leito, com o intuito de se observar possível sangramento. (Figura 16.11)

A *hot biopsy* vem caindo em desuso na prática clínica. Comparada à biópsia a frio, a *hot biopsy* apresenta um número maior de complicações, pior qualidade do espécime encaminhado para análise histológica e um índice de lesões residuais que pode variar entre 16 e 28%[17,18]. Seu uso para abordagem de lesões no ceco apresenta alto risco para perfurações, e observou-se prejuízo de aproximadamente 30% em sua análise histológica devido à queimadura tissular[19,20].

Sua utilização restringe-se à ressecção dos pólipos diminutos, apresentando-se como uma alternativa técnica conforme protocolo da American Society of Gastrointestinal Endoscopy (ASGE).

A técnica para uso da *hot biopsy* compreende a preensão da ponta do pólipo, seguido da sua elevação em direção à luz, desinsuflação do cólon e, finalmente, aplicação da corrente, destruindo parte do pólipo e preservando a porção dentro dos fórceps para estudo patológico. (Figura 16.12)

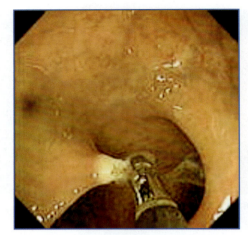

Figura 16.12 – Polipectomia com pinça de *hot biopsy*.

Para abordagem dos pólipos com diâmetro menores que 8 mm a utilização de alça a frio tem sido considerada segura e efetiva. Convém, para que haja uma ressecção completa, abranger 1 a 2 mm de diâmetro de mucosa normal adjacente ao pólipo. Não há necessidade de elevar o pólipo, devido ao risco de perda do campo de visão colonoscópica. Essa técnica apresenta baixos índices de complicações e alto índice de recuperação. O espécime encaminhado para análise histológica é representativo com mínima injúria tissular. Outras indicações para a polipectomia a frio são os pólipos pediculados e subpediculados menores que 5 mm, lesões planoelevadas menores que 7 mm e lesões planoelevadas entre 7 e 10 mm, em que se preconiza a técnica de *piecemeal* a frio[12,21].

A técnica consiste no posicionamento da lesão às 5 horas, exteriorização da alça por sobre a lesão, abertura da alça e apreensão do tecido, seguida pela sua secção e aspiração através do canal de biópsias. (Figura 16.13)

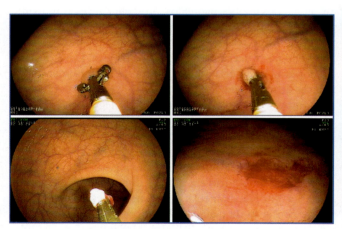

Figura 16.11 – Polipectomia com pinça de biópsia a frio.

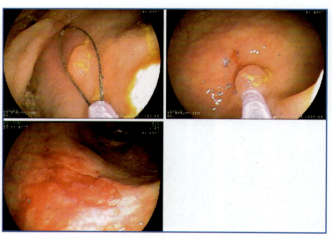

Figura 16.13 – Polipectomia com alça a frio.

Para ressecção dos pequenos pólipos pediculados com diâmetro superior a 5 mm e sésseis maiores que 8 mm, recomenda-se a ressecção através de uma alça de polipectomia diatérmica. Diferentemente da alça a frio, para o uso de eletrocautério, algumas medidas são necessárias para diminuir o risco de injúria térmica, como não abranger mucosa adjacente ao pólipo, tracionar a lesão no sentido de se criar uma tenda, afastar a lesão do restante da parede e avaliação da parede contralateral do cólon para diminuir o risco de queimadura transmural. (Figuras 16.14 e 16.15)

ABORDAGEM DOS GRANDES PÓLIPOS PEDICULADOS

A ressecção endoscópica dos grandes pólipos pediculados deve ser realizada por meio de uma alça de polipectomia com corrente exclusiva de coagulação. Deve-se tomar o cuidado para abranger o pedículo em sua porção média, de modo que em caso de sangramento este possa ser novamente enlaçado.

Para pólipos pediculados, com pedículos calibrosos e curtos com diâmetros superiores a 1 cm ou em pacientes que apresentem alterações na coagulação sanguínea a hemostasia prévia, embora controversa, deve ser considerada devido ao alto risco de sangramento[22].

Dentre as técnicas profiláticas mais utilizadas destacam-se a injetoterapia, a utilização de *hemoclips* e a utilização de alças monofilamentares de *nylon* conhecidas como *endoloops*[22-25].

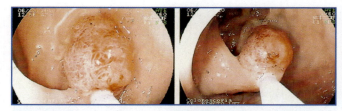

Figura 16.15 – Polipectomia com alça diatérmica.

A técnica profilática mais amplamente realizada é o da injeção de solução de adrenalina 1:20.000 junto à base ou à porção proximal do pedículo, com volume médio que varia entre 4 e 6 mL proporcionando efeitos de tamponamento mecânico e vasoconstritor antes da ressecção[22]. (Figura 16.16)

O efeito mecânico pode ser conseguido pela aplicação de uma alça de *nylon* monofilamentar, *endoloop*, com mecanismo de trava no seu fechamento por meio de um aplicador externo. São indicados principalmente na profilaxia ou no tratamento do sangramento de pólipos com pedículos espessos curtos e largos, com diâmetros maiores que 1 cm ou para ressecções de pólipos pediculados em pacientes que apresentam alteração na coagulação sanguínea. A técnica consiste na abertura da alça de *nylon*, de modo a abranger toda a cabeça do pólipo, até que se chegue ao pedículo. Quando se realiza o seu fechamento observa-se a isquemia da superfície do pólipo. O risco do uso do *endoloop* é a ressecção inadvertida do pólipo, assim como a inadequada força de preensão do pe-

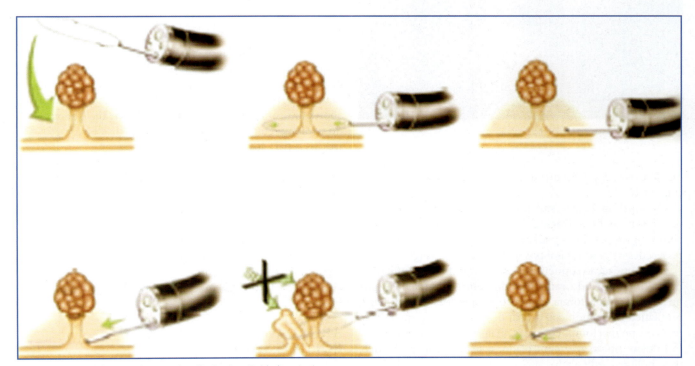

Figura 16.14 – Polipectomia com alça diatérmica. Cuidados técnicos.

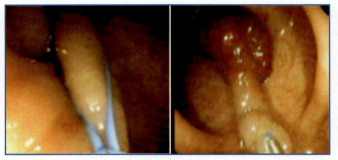

Figura 16.17 – *Endoloop* em pólipo pediculado.

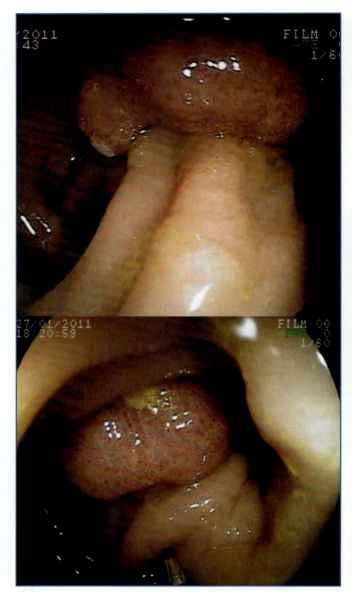

Figura 16.16 – Injeção em pedículo calibroso.

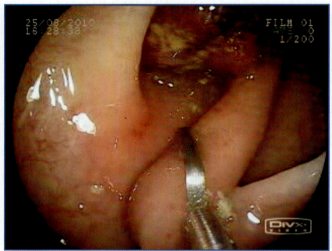

Figura 16.18 – Clip em pólipo pediculado.

dículo e o escape do pedículo em casos de pedículos curtos[23]. (Figura 16.17)

Os clipes metálicos surgem como outra boa alternativa de prevenção hemorrágica. Na prevenção dos fenômenos hemorrágicos os clipes podem ser utilizados antes ou após as ressecções de grandes pólipos pediculados[23,24]. (Figura 16.18)

A sua utilização rotineira apresenta resultados conflitantes na literatura. Estudo randomizado com 413 pacientes submetidos à polipectomia demonstrou que seu uso rotineiro profilático não modificou a taxa de sangramento quando se realizou polipectomia com alça diatérmica de coagulação[25]. Em outro estudo não controlado, o uso de clip profilático, para pólipos pediculados maiores que 1 cm, em polipectomias com uso de eletrocautério esteve associado a ausência de complicações hemorrágicas[26].

Os pólipos pediculados que se apresentam em posição inadequada podem ser mais bem posicionados com a mudança de decúbito do paciente ou mesmo por meio da compressão manual da parede abdominal. Pólipos "gigantes" devem ser abordados com fatiamento da sua porção cefálica, hemostasia do pedículo e encaminhamento para análise histológica em frascos separados.

Os grandes pólipos pediculados devem ser avaliados de maneira individualizada. A indicação de uma técnica de prevenção do sangramento deve ser analisada mediante as características clínicas do paciente e do pólipo. A ressecção dessas lesões por meio de uma alça de polipectomia, clampeamento mecânico prévio do pedículo seguido pela passagem de corrente exclusiva de coagulação tem se mostrado bastante segura e efetiva. No entanto, é de fundamental importância que todas as técnicas hemostáticas estejam disponíveis.

ABORDAGEM DOS GRANDES PÓLIPOS SÉSSEIS

São considerados grandes pólipos sésseis todas as lesões que apresentem seu maior diâmetro superior a 1 cm. Pólipos sésseis com diâmetro entre 1 e 2 cm devem ser rotineiramente ressecados em monobloco por meio da técnica de polipectomia com alça diatérmica. A corrente a ser utilizada depende do tamanho e da localização do pólipo, sempre enfatizando o uso de correntes de corte ou *blend* com predomínio de corte em cólon direito e corrente de coagulação ou *blend* com predomínio de coagulação em cólon esquerdo[26,27].

As lesões maiores que 2 cm devem ser ressecadas pela técnica de *piecemeal* ou fatiamento, associados à injeção de solução salina submucosa diminuindo assim o risco de perfuração. A injeção da solução deve ser realizada junto à porção proximal da base da lesão. Diferentes produtos são usados na injeção, como a solução salina, a dextrose a 50% e o hidroxipropilcelulose, diferindo-se cada uma no pelo tempo de duração da bolha submucosa[27,28]. Na nossa prática clínica, temos utilizado rotineiramente uma solução de NaCl a 4%. A técnica de *piecemeal* pode ser realizada em uma única sessão ou em mais sessões, dependendo do tamanho e das dificuldades técnicas encontradas. Quando optado por duas ou mais sessões, os intervalos não devem ultrapassar 4 semanas. (Figuras 16.19 e 16.20)

Dependendo de sua localização e tamanho, esses pólipos podem se apresentar de difícil ressecção, principalmente quando seu diâmetro ocupa mais de 1/3 da circunferência cólica, envolve mais que duas pregas, ou se localizam atrás de uma das flexuras, junto ao ápice cecal ou de óstios diverticulares. Mesmo endoscopistas experientes, nessas situações, devem encaminhar essas lesões para tratamento cirúrgico, em face de necessidade de múltiplas colonoscopias com aumento significativo dos seus riscos[29]. Para lesões que se estendem

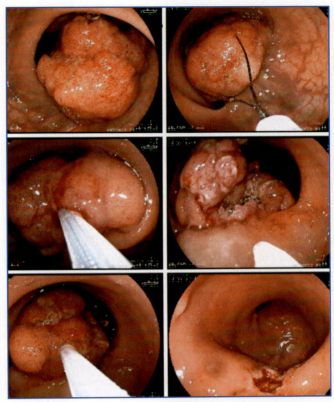

Figura 16.20 – Polipectomia de grande pólipo séssil pela técnica de *piecemeal* com injeção salina submucosa.

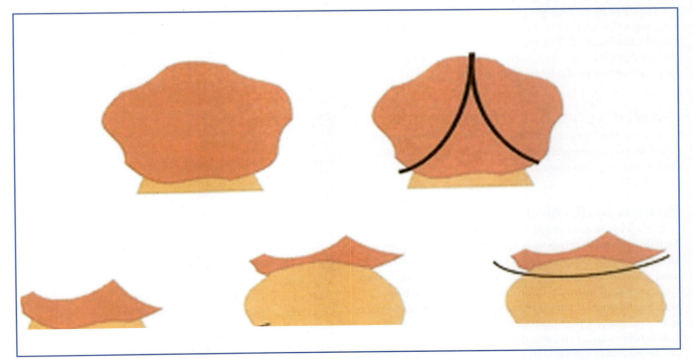

Figura 16.19 – Técnica de polipectomia em *piecemeal* com injeção salina submucosa.

além de duas pregas, a ressecção será possível somente se a depressão entre elas não for profunda ou se conseguir sucesso na elevação da lesão com injeção de solução submucosa.

Pólipos atrás de pregas ou junto às flexuras podem ser ressecados com uso de gastroscópios, colonoscópios pediátricos e com o colonoscópio adulto em retrovisão[29,30].

São consideradas contraindicações para polipectomias dessas lesões pólipos com superfície ulcerada e lesões que não se elevem à tentativa de injeção de solução submucosa.

Áreas residuais planas podem ser ressecadas com minialças espiculadas, pinças de *hot biopsy* ou cauterizadas com plasma de argônio.

A recuperação dos pólipos é tão importante quanto sua ressecção. Pequenos pedaços são aspirados pelo canal de biopsia e recuperados com uso de armadilha ("bronquinho"), enquanto os segmentos maiores são retirados com auxílio da alça ou pinça de preensão, mantendo-o 3 a 4 cm afastado da ponta do colonoscópio para visibilização dos segmentos cólicos remanescentes. Múltiplos fragmentos podem ser retirados com auxílio de uma cesta de Dormia ou Rothnet[30,31].

Polipectomias realizadas em segmentos sem referências anatômicas definidas podem ser demarcadas com uso de carvão puro negro em vez de tinta nanquim, evitando risco de reações imunológicas. Para reconhecimento posterior de sua cicatriz, a injeção nas bordas laterais da ressecção é suficiente, enquanto para a demarcação cirúrgica, são necessárias injeções em 3 ou 4 pontos.

Técnicas endoscópicas suplementares têm sido relatadas, como o uso de duodenoscópio para melhor visibilização da parede lateral do reto ou atrás de pregas. O uso de dois aparelhos ou de um colonoscópio de duplo canal em que em um dos canais se passa uma pinça de biópsia para elevar a lesão e no segundo canal uma alça para ressecção parece ser um método interessante. Tais técnicas podem ser utilizadas nos pólipos complexos como, por exemplo, no aprisionamento da alça ao redor do pedículo do pólipo[31-33].

COMPLICAÇÕES DAS POLIPECTOMIAS

As complicações clássicas das polipectomias endoscópicas são: perfuração, sangramento e uma entidade chamada de síndrome pós-polipectomia.

Perfuração de cólon

É relatado um caso a cada 100 polipectomias realizadas[32]. O risco de perfuração pós-polipectomia está associado a algumas características do pólipo, como seu tamanho, sua conformação séssil e localização proximal[33]. O diagnóstico precoce, confirmado com demonstração de ar intraperitoneal ou retroperitoneal, é fundamental para o tratamento efetivo, evitando risco de morte, que ocorre em aproximadamente 5% dos casos[10].

O quadro clínico consiste em dor abdominal, febre, elevação de leucócitos com desvio à esquerda e sinais de peritonismo ao exame físico.

Grandes perfurações ou aquelas diagnosticadas nas primeiras horas após a colonoscopia devem ser submetidas a tratamento cirúrgico. Sinais de deteriorização clínica ou peritoneais progressivos também são indicativos de tratamento cirúrgico.

A aplicação de clipes e *loops* tem surgido como opção terapêutica para as perfurações com diâmetros menores que 1 a 1,5 cm. Até 50% das perfurações são tratadas endoscopicamente com sucesso[30]. (Figura 16.21)

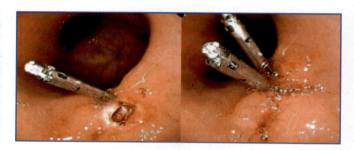

Figura 16.21 – Uso do clip pós polipectomia com microperfuração.

Algumas medidas devem ser adotadas para se evitar as perfurações, conforme demonstra a Tabela 16.5.

TABELA 16.5 – Medidas para evitar perfurações

O uso de corrente de coagulação pura poderia, teoricamente, aumentar o risco de perfuração, embora o risco absoluto seja baixo tanto com o uso de corrente de corte ou coagulação[32].
Nas polipectomias com o uso de pinça quente (*hot biopsy*), recomenda-se elevação da ponta do pólipo pinçado, com posterior eletrocoagulação até visualização de pequena queimadura abaixo do pólipo (sinal de "Monte Fuji")[32].
Para pólipos sésseis, com necessidade de uso de alças de polipectomias, recomenda-se desinsuflação do cólon e elevação da alça para criar um "pseudopedículo", diminuindo, assim, o risco de queimadura transmural. Deve-se ter a precaução de não laçar a mucosa normal proximal ao pólipo, de difícil avaliação pelo endoscopista.
A eletrocoagulação de grandes pólipos pediculados em contato com a parede contralateral pode resultar em queimadura inadvertida. Movimentos de vai e vem da porção cefálica do pólipo durante a sua ressecção evita essa complicação.
Em caso de áreas residuais de pólipos sésseis gigantes ressecados, a complementação com uso de plasma de argônio, é uma alternativa. A profundidade da queimadura depende do tempo e da potência aplicada[32].
Configuração adequada do eletrocautério, ressecção em uma velocidade que otimiza a hemostasia e minimiza o risco de injúria térmica do cólon.

Síndrome pós-polipectomia

A síndrome da eletrocoagulação pós-polipectomia resulta da queimadura transmural do cólon sem ocorrência de perfuração[34]. Por definição, não há ar livre em abdome/pelve nos exames de raio X ou na tomografia abdominal.

Trata-se da segunda maior complicação da polipectomia, superado apenas pelo sangramento, incidindo em cerca de 0,5 a 1,2% das polipectomias[21,35]. Ocorre principalmente em polipectomias de pólipos sésseis maiores que 2 cm em que a intensidade e a duração da corrente causando injúria térmica é maior ou nos casos de ressecção inadvertida de mucosa adjacente normal[36]. A técnica de injeção de solução salina submucosa, funcionando com um "coxim", pode reduzir o risco da síndrome, porém ainda são necessários mais estudos confirmatórios.

O quadro clínico, por sua vez, compreende dor, às vezes acompanhada de febre, elevação de leucócitos e palpação dolorosa localizada, semelhante ao quadro de perfuração pós-polipectomia. Inicia-se dentro das primeiras 12 horas, podendo se prolongar por até 5 dias.

O tratamento consiste em jejum, antibioticoterapia e hidratação endovenosa. O controle se faz pelo exame físico e exames complementares. O risco para perfuração é baixo e o tratamento se estende até a melhora da dor e normalização dos leucócitos. (Figura 16.22)

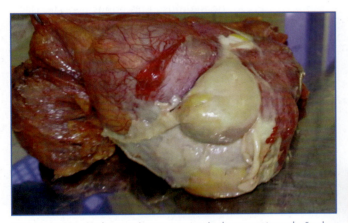

Figura 16.22 – Síndrome pós-mucosectomia de uma extensa lesão de ceco. Laparotomia no quinto dia pós-ressecção. Observa-se junto à área da mucosectomia a presença de exsudato fibrino necrótico.

Sangramento pós-polipectomia

Trata-se da complicação mais comum da polipectomia, ocorrendo em 0,3 a 6,1% das polipectomias[21,37]. Seu risco está relacionado ao tamanho do pólipo, à forma, à técnica usada na polipectomia e ao estado de coagulação do paciente[38-40].

Os sangramentos pós-polipectomias são divididos, conforme sua forma de apresentação, em imediatos e tardios.

A forma imediata ocorre durante o procedimento em uma incidência de 1,5% das polipectomias[40,41].

Fatores de risco descritos incluem pacientes sob anticoagulação, pólipos gigantes, pedículos calibrosos e os pólipos de conformação sésseis. Fatores de risco independentes incluem pacientes acima de 65 anos, pólipos de cólon direito, doenças renais, cardiovasculares, preparo inadequado do cólon e ressecção do pólipo sem a devida aplicação de corrente[41,42].

Não há consenso sobre o tipo de corrente usada durante a realização de polipectomias. Dois estudos citados por Hala e Rex[32] indicaram sangramento imediato mais associado ao uso da corrente mista ou de corte, enquanto o sangramento tardio ao uso de corrente de coagulação. A maior parte dos casos de sangramentos imediatos, no entanto, pode ser controlada com auxílio do endoscopista. São descritas, a seguir, as formas de tratamento do sangramento imediato, de acordo com a forma dos pólipos ressecados.

Sangramento dos pólipos pediculados

A simples técnica de aplicação de pressão no pedículo residual com a alça por 5 minutos geralmente resulta em hemostasia. Após o controle do sangramento, pode-se complementar o procedimento com colocação de hemoclipes, adrenalização ou uso de eletrocautério bipolar.

Uso de adrenalina 1:10.000 ou 1:20.000, ou em combinação com outra técnica, em casos de ressangramento de pedículos após tentativa de aplicação de pressão ou nos pedículos muito pequenos, pode ser efetiva[40].

Métodos térmicos, eletrocoagulação bipolar ou mesmo a ponta da alça de polipectomia para coibir a hemorragia, tomando-se o cuidado de, no caso o uso da ponta da alça, não causar queimadura profunda da parece cólica.

O sangramento arterial proveniente do pedículo de pólipos pediculados pode ser controlado com o uso de hemoclipes[23].

Para pólipos com pedículo longos, o uso de *endoloops* pode ser aplicado para cessar o sangramento. (Figura 16.23)

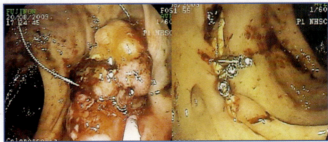

Figura 16.23 – Sangramento durante uma polipectomia de ascendente controlado com a aplicação de hemoclips.

Sangramentos dos pólipos sésseis

Uso de adrenalina 1:10.000 com formação de bolha após injeção em vários pontos, ao redor ponto de sangramento, é uma forma de tratamento[43].

Aplicação de leve pressão com a pinça quente (*hot biopsy*) ou mesmo a alça de polipectomia sobre o ponto de sangramento para causar fulguração do tecido.

Uso de hemoclipes hemostáticos na tentativa de ocluir o vaso sangrante.

Aplicação de plasma de argônio, nos casos de sangramento em porejamento[40]. O sangramento tardio, por sua vez, pode ocorrer em até 29 dias da polipectomia, embora a maioria dos sangramentos ocorra, em média, nos primeiros 5 a 7 dias[42]. O risco varia entre 1% para pólipos até 1 cm e 6,5% para pólipos maiores que 2 cm[46]. Há um aumento de 9% a cada aumento de 1 mm do pólipo[44].

O risco está associado à idade avançada, antecedente de hipertensão arterial sistêmica e grandes pólipos sésseis de cólon direito[40].

A American Society of Gastrointestinal Endoscopy (ASGE) recomenda a não suspensão da aspirina na realização de polipectomia devido ao risco absoluto de sangramento pós polipectomia ser pequeno, conforme citado por Hala e Rex[32]. Não há, no entanto, recomendações específicas em relação a pólipos gigantes ou complexos, e associado ao fato de esses tipos de lesões terem maior risco de sangramento, preconiza-se a suspensão do uso de aspirina ou Aines por 7 a 14 dias na ressecção de lesões sésseis maiores que 2 cm de diâmetro[33].

Apesar da recomendação da ASGE e, baseado em sua experiência pessoal, Waye, recomenda suspensão do uso de AAS por 7 dias[40]. O uso de anticoagulantes, por sua vez, está associado ao aumento do risco de sangramento tardio, pós polipectomia[45].

A evolução natural evidencia que 2/3 dos sangramentos param espontaneamente, com ressangramento não habitual. Pacientes com sangramentos volumosos e frequentes, que aparentam estar sangrando ativamente devem ser submetidos a procedimento de colonoscopia. Por outro lado, os casos de pequenas quantidades de sangramento retal, o tratamento conservador pode ser considerado[40].

O tratamento endoscópico consiste na injeção de solução de adrenalina acrescida de um segundo método associado que poderia ser o térmico, como o *heaterprobe*, ou a eletrocoagulação bipolar[46].

O uso de hemoclipes e a angiografia nos casos de sangramentos intensos são outras formas de tratamento propostas.

A equipe cirúrgica sempre deve ser notificada para possível intervenção em casos de sangramentos torrenciais, cabendo ao endoscopista informá-los previamente sobre o local da polipectomia realizada.

A prevenção tardia, em pacientes com distúrbios da coagulação ou com necessidade de anticoagulação pós-polipectomia, pode ser realizada com a aplicação de hemoclipes ou de *endoloops*. Os hemoclipes diminuem o risco de sangramento tardio quando aplicados em vasos visíveis, tanto de pólipos sésseis como pediculados[47].

RESULTADOS DAS POLIPECTOMIAS

Os adenomas são chamados de pólipos neoplásicos. Estima-se que 25 a 30% dos pacientes assintomáticos submetidos à colonoscopia com 50 anos apresentem adenomas. São mais frequentes em homens com idade avançada e com obesidade abdominal – considerados fatores de risco para presença de pólipos adenomatosos[48].

A erradicação dos pólipos adenomatosos em programas de rastreamento tem evidenciado diminuição da incidência de câncer colorretal nos Estados Unidos[50]. Estudos do *National Polyp Study*, citado por Ahnen et al.[49] evidenciaram diminuição da incidência de câncer colorretal em 76 a 90% dos pacientes submetidos a polipectomias.

Estudo-controle randomizado pela Universidade de Minnesota mostrou redução de 20% da incidência de câncer colorretal em pacientes com sangue oculto fecal positivo, submetidos a colonoscopias com polipectomias[51].

Outro estudo controlado randomizado, citado por Levin et al.[52], envolvendo um grupo-controle, sem seguimento, e outro grupo submetido à retossigmoidoscopia com polipectomia, seguido posteriormente por realização de colonoscopia, evidenciou uma diminuição de 80% da incidência de câncer colorretal no grupo com seguimento.

No geral, os dados permitem concluir que a colonoscopia com polipectomias tem um significativo impacto na incidência de câncer colorretal e, por extensão, na mortalidade[52].

Após ressecção de pólipos, em população de risco médio, são descritas as recomendações de seguimento da American Gastroenterological Association Institute (AGA)[52]. (Tabela 16.6)

REFERÊNCIAS BIBLIOGRÁFICAS

1. Winawer SJ, Zauber AG, Ho MN et al. Prevention of colorectal cancer by colonoscopic polypectomy. The National Poly Study Workgroup. N Engl J Med 1993; 329: 1977-81.
2. Citarda F, Tomaselli G, Capocaccia R et al. Efficacy in standard clinical practice of colonoscopy polypectomy in reducing colorectal cancer incidence. Gut 2001; 48: 812-55.
3. Thiis-Evensen E, Hoff GS, Sauar J et al. Population-based surveillance by colonoscopy:effect on the incidence of colorectal cancer. Telemark Polyp Study I. Scand J Gastroenterol 1999; 34: 414-20.
4. Rex DK. Maximizing detection of adenomas and cancers during colonoscopy. Am J Gastroenterol 2006; 101: 2866-77.
5. Pabby A, Schoen RE, Weisfeld JL et al. Analysis of colorectal cancer occurrence during surveillance colonoscopy in the dietary Polyp Prevention Trial. Gastrointest Endosc 2005; 61: 385-91.
6. Farrar WD, Sawhney MS, Nelson DB et al. Colorectal cancers found after a complete colonoscopy. Clin Gastroenterol Hepatol 2006; 4: 1259-64.

TABELA 16.6 – Recomendações de seguimento conforme orientação AGA

Categoria de risco	Idade do início	Recomendações	Comentários
Pacientes com pequenos pólipos retais hiperplásicos	-------------	Colonoscopia ou outro método de triagem com intervalos recomendados para pacientes com risco médio	Como exceção de pacientes com síndrome polipoide hiperplásica, pois há risco aumentado para adenomas e câncer colorretal, necessitando de um acompanhamento mais intensivo
Pacientes com 1 ou 2 adenomas tubulares com displasias de baixo grau	5 a 10 anos após a polipectomia inicial	Colonoscopia	O tempo preciso dentro do intervalo deve se basear em outros fatores clínicos (como achados colonoscópicos prévios, antecedente familiar, preferências do paciente e julgamento do médico)
Pacientes com 3 a 10 adenomas, ou 1 adenoma maior que 1 cm, ou qualquer adenoma com componente viloso ou com displasia de alto grau	3 anos após a polipectomia inicial	Colonoscopia	Adenomas devem ser totalmente removidos. Se o acompanhamento colonoscópico for normal ou evidenciar apenas 1 ou 2 pequenos adenomas tubulares de baixo grau de displasia, então o exame subsequente deve ser de 5 anos
Pacientes com mais de 10 adenomas em um único exame	Menor que 3 anos da polipectomia inicial	Colonoscopia	Considerar a possibilidade de síndrome familiar subjacente
Pacientes com adenomas sésseis que são removidos por partes	2 a 6 meses para verificar ressecção completa da lesão	Colonoscopia	Uma vez realizada a ressecção completa, a vigilância precisa ser individualizada baseado no julgamento do endoscopista. A remoção completa deveria ser baseada nas avaliações endoscópicas e patológicas

7. Anonymous. Paris workshop participants: the Paris endoscopic classification of superficial neoplastic lesions: esophagus, stomach and colon. Gastrointest Endosc 2002; 58: 3-43.
8. Bond JH. Colon polyps and cancer. Endoscopy 2001; 33: 46-54.
9. Klaus M, Helmut N, Peter M, Lucia C. Advanced Colon Polypectomy. Clinical Gastroent and Hepat 2009; 7: 641-52.
10. Tolliver KA, Rex DK. Colonoscopic polypectomy Gastroenterol-Clin N Am 2008; 37: 229-51.
11. ASGE Technology Assessment Report. Hot biopsy fórceps. Gastrointest Endosc 1992; 38: 753-6.
12. Rex DK. Colonoscopic polypectomy. Rev. Gastroenterol Disord 2005; 5: 115-25.
13. Fyock CJ, Draganov PV. Colonoscopic polypectomy and associated techniques. World J of Gastroenterology 2010; 16: 3630-7.
14. Singh N, Harrison M, Rex DK. A survey of colonoscopic polypectomy practices among clinical gastroenterologists. Gastrointest Endosc 2004; 60: 414-8.
15. Rex DK. Preventing colorectal cancer and cancer mortality with colonoscopy: what we know and what we don't know. Endoscopy 2010; 42: 320-3.
16. Peluso F, Goldner R. Follow-up of hot biopsy forceps treatment of diminutive colon polyps. Gastrointest Endosc 1991; 37: 604-6.
17. Ellis K, Shiel M, Marquis S et al. Efficacy of hot biopsy forceps, cold microsnare and microsnare with cautery techniques in the removal of diminutive colonic polyps. Gastrointest Endosc 1997; 45: AB107.
18. Monkemuller KE, Fry LC, Jones BH et al. Histological quality of polyps resected using the cold versus hot biopsy technique. Endoscopy 2004; 36: 432-6.
19. Wadas DD, Sanowski RA. Complications of the hot biopsy forceps technique. Gastrointest Endosc 1988; 34: 32-7.
20. Tappero G, Gaia E, De Giuli P et al. Cold snare excision of small colorectal polyps. Gastrointes Endosc 1992; 38: 310-3.
21. Waye JD, Lewis BS, Yessayan S. Colonoscopy: a prospective report of complications. J Clin Gastroenterol 1992; 15: 347-51.
22. Parra-Blanco A, Kaminaga N, Kojima T et al. Hemoclipping for postpolypectomy and postbiopsy colonic bleeding. Gastrointest Endosc 2000; 51: 37-41.
23. Binmoeller KF, Thonke F, Soehendra N. Endoscopic hemoclip treatment for gastrointestinal bleeding. Endoscopy 1993; 25: 167-70.

24. Shioji K, Suzuki Y, Kobayashi M et al. Prophylactic clip application does not decrease delayed bleeding after colonoscopic polypectomy. Gastrointest Endosc 2003; 57: 691-4.
25. Friedland S, Soetikno R. Colonoscopy with polipectomy in anticoagulated patients. Gastrointest Endosc 2006; 64: 98-100.
26. Iishi, H, Tatsuta, M, Iseki K et al. Endoscopic piecemeal resection with submucosal saline injection of large sessile colorectal polyps. Gastrointest Endosc 2000; 51: 697-700.
27. Shirai M, Nakamura T, Matsuura A, et al. Safer colonoscopicpolypectomy with local submucosal injection of hypertonic saline-epinephrine solution. Am J Gastroenterol 1994; 89: 334-8.
28. Waye JD. Advanced polypectomy. Gastrointest Endoscopy Clin N Am 2005; 15: 733-56.
29. Norton ID, Wang L, Levine SA et al. Efficacy of colonic submucosal saline solutions injection for the reduction of iatrogenic thermal injury. Gastrointest Endosc 2002; 56: 95-9.
30. Monkemuller K, Neumann H et al. Advanced colon polypectomy. Clin Gastroenterol and Hepatology 2009; 7: 641-52.
31. Seitz V, Bohnacker S, Soehendra N. Endoscopical removal of large colonic polyps. Disponível em: www.update.com. Acesso em setembro de 2010.
32. Hala F, Rex D. Mimizing endoscopic complications: Colonoscopic poplypectomy. Gastrointest Endoscopy Clin N Am 2007; 17: 145-56.
33. Rex DK, Lewis BS, Waye JD. Colonoscopy and endoscopic therapy for delayed post-polypectomy hemorrhage. Gastrointest Endosc 1992; 38: 127-9.
34. Waye JD. Postpolypectomy syndrome. Up to date october, 2009.
35. Waye JD, Kahn O, Auerbach ME. Complications of colonoscopy and flexible sigmoidoscopy. Gastrointest Endosc Clin N Am 1996; 6: 343-77.
36. Christie JP, Marrazzo J 3rd. "Mini-perforation" of the colon-not all postpostpolypectomy perforations require laparotomy. Dis Colon Rectum 1991; 34: 132-5.
37. Levin TR, Zhao W, Conell C et al. Complications of colonoscopy in an integrated health care delivery system, Ann Intern Med 2006; 145: 880-6.
38. Gibbs DH, Opelka FG, Beck DE et al. Postpolypectomy colonic hemorrhage. Dis Colon Rectum 1996; 39: 806-10.
39. Lee SH, Chung IK, Kim SJ et al. Comparison of postpolypectomy bleeding between epinephrine and saline submucosal injection for large colon polyps by conventional polypectomy: a prospective randomized multicenter study. World J Gastroenterol 2007; 13: 2973-7.
40. Waye JD. Bleeding after colonic polypectomy. Disponível em: www.update.com. Acesso em janeiro de 2010.
41. Consolo P, Luigiano C, Strangio G et al. Efficacy, risk factors and complications of endoscopic polypectomy: ten year experience at a single center. World J Gastroenterol 2008; 14: 2364-9.
42. Binmoeller KF, Bohnacker S, Seifert H et al. Endoscopic snare excision of "giant" colorectal polyps. Gastrointest Endosc 1996; 43: 183-8.
43. Conio M, Repici A, Demarquay JF et al. EMR of large sessile colorectal polyps. Gastrointest Endosc 2004; 60: 234-41.
44. Sawhney MS, Salfiti N, Nelson DB et al. Risk factors for severe delayed postpolypectomy bleeding. Endoscopy 2008; 40: 115-9.
45. Hui AJ, Wong RM, Ching JY et al. Risk of colonoscopic polypectomy bleeding with anticoagulants and antiplatelet agents: analysis of 1657 cases. Gastrointest Endosc 2004; 59: 44-8.
46. Sorbi D, Norton I, Conio M et al. Postpolypectomy lower GI bleeding: descriptive analysis. Gastrointest Endosc 2000; 51: 690-6.
47. Cipolleta L, Bianco MA, Rotondano G, et al. Endoclip-assisted resection of large pedunculated colon polyps. Gastrointest Endosc 1999; 50: 405-6.
48. Ahnen DJ, Macrae FA. Approach to the patient with colonic polyps. Disponível em: www.update.com. Acesso em setembro de 2010.
49. Nguyeh SP, Bent S, Chen YH, Terdiman JP. Gender as a risk factor for advanced neoplasia and colorectal cancer: a systematic review and meta-analysis. Clin Gastroenterol Hepatol 2009;7: 67-81.
50. Edwards BK, Ward, E, Kohler BA et al. Annual report to the nation on the status of cancer, 1975-2006, featuring colorectal cancer trends and impact of interventions (risk factors, screening, and treatment) to reduce future rates. Cancer 2010; 116: 544-73.
51. Mandell JS, Church TR, Bond JH et al. The effect of fecal occult-blood screening on the incidence of colorectal cancer. N Engl J Med 2000; 343: 1603-7.
52. Levin B, Liberman DA et al. Screening and surveillance for the early detection of colorectal cancer and adenomatous polyps, 2008. A joint guideline from the American cancer society, the US multi-society task force on colorectal cancer and the american college of radiology. Gastroenterology 2008; 134: 1570-95.

Critérios de Vigilância Pós-polipectomia

17

Afonso Calil Mury Mallmann
Ruy Takashi Koshimizu

INTRODUÇÃO

Em 2010, a estimativa de incidência de câncer colorretal no Brasil era de 13.310 casos em homens e de 14.800 em mulheres. O risco esperado é de 14 casos novos a cada 100 mil homens e 15 para cada 100 mil mulheres. Excluindo-se os tumores de pele não melanoma, o câncer colorretal em homens é o terceiro mais frequente nas regiões Sul (21/100.000) e Sudeste (19/100.000). Na região Centro-oeste (11/100.000), ocupa a quarta posição. Nas regiões Nordeste (5/100.000) e Norte (4/100.000) ocupam a quinta posição. Para as mulheres, é o segundo mais frequente nas regiões Sul (22/100.000) e Sudeste (21/100.000), o terceiro nas regiões Centro-oeste (11/100.000) e Nordeste (6/100.000), e o quinto na região Norte (4/100.000)[1].

Diagnosticada em estádio inicial, a sobrevida para esse tipo de neoplasia é considerada boa. A sobrevida média global em cinco anos encontra-se em torno de 55% nos países desenvolvidos e 40% para países em desenvolvimento[1].

A maioria dos tumores colorretais surge a partir de lesões não malignas – os pólipos adenomatosos (ou adenomas). Esse processo leva de 7 a 15 anos[2]. O rastreamento de câncer colorretal baseia-se na teoria de que a detecção e remoção de adenomas interromperiam a progressão de adenoma para carcinoma. Observou-se redução nas taxas de incidência e de mortalidade por câncer colorretal em mais de uma década. Essa alteração é atribuída ao aumento do rastreamento e à remoção de adenoma durante esse período[3,4]. O uso da colonoscopia na vigilância para detectar doença nova após o rastreamento inicial também aumentou significativamente na última década[4].

Nos Estados Unidos, as taxas de prevalência de pólipos adenomatosos são de 25 a 41%[5-9]. Desses adenomas ressecados endoscopicamente, 2 a 5% contêm câncer invasivo[10].

RISCO DE RECORRÊNCIA DE ADENOMA

Diversos estudos tentaram determinar o risco de surgimento de adenoma após remoção de pólipo adenomatoso. Avaliaram também o risco de desenvolvimento de uma neoplasia avançada.

Apesar de resultados conflitantes a respeito da importância ou da significância estatística dos fatores de risco avaliados, o risco parece elevado com a presença de diversos dos seguintes fatores:

- presença de mais de três adenomas na colonoscopia inicial;
- tamanho do pólipo adenomatoso > 1 cm;
- pólipo adenomatoso com histologia vilosa (> 75% de componente viloso);
- pólipo adenomatoso com displasia de alto grau;
- pólipo maligno.

A presença de adenoma colônico proximal (localizado proximalmente à flexura esplênica) foi um importante fator de risco em alguns estudos.

Além disso, o risco parece marcadamente elevado em pacientes com pólipos sésseis que foram removidos por fatiamento (*piecemeal*) ou por ressecção endoscópica submucosa, pacientes com mais de 10 adenomas, e aqueles com uma história familiar consistente com HNPCC ou síndrome de Lynch.

Baseado no conhecimento disponível do risco de neoplasia subsequente, pacientes com pólipos excisados podem ser classificados em grupo de baixo ou alto risco.

Pólipos de baixo risco

Pólipos com baixo risco de neoplasia subsequente incluem pólipos hiperplásicos e adenomas tubulares pequenos sem displasia de alto grau.

Pólipos hiperplásicos

Pólipos hiperplásicos são os pólipos mais comumente encontrados no cólon e reto. Não têm displasia e apresentam aparência característica em "dentes de serra" na histologia. Pacientes com pólipos hiperplásicos pequenos não têm risco aumentado de neoplasia subsequente, e deve-se considerar como tendo uma colonoscopia normal. Seu seguimento deve basear-se nos outros fatores de risco, como achados de colonoscopia prévia ou na história familiar de câncer colorretal.

Uma exceção é aqueles pacientes com pólipos hiperplásicos múltiplos, grandes ou proximais. Estes podem ser portadores de síndrome de polipose hiperplásica, definido por Burt e Jass como:

- pelo menos 5 pólipos hiperplásicos proximais ao cólon sigmoide confirmados histologicamente, dos quais dois são > 1 cm;
- qualquer número de pólipos hiperplásicos ocorrendo proximalmente ao cólon sigmoide em paciente com a história de um familiar de primeiro grau com polipose hiperplásica;
- 30 ou mais pólipos hiperplásicos distribuídos em qualquer lugar no cólon e no reto[11].

Esses pacientes têm risco aumentado de desenvolvimento de neoplasia subsequente. A história natural de síndrome de polipose hiperplásica não está bem caracterizada, mas a maioria dos autores recomenda acompanhamento colonoscópico de frequência aumentada[12].

Adenomas tubulares

Os adenomas tubulares correspondem a cerca de 80% dos adenomas colorretais. São compostos de pelo menos 75% de componente tubular. Pacientes com um ou dois adenomas tubulares < 1 cm e sem displasia de alto grau não têm risco aumentado, ou apenas um risco discretamente aumentado de neoplasia subsequente, e assim seu intervalo de rastreamento deve ser baseado principalmente nos demais fatores de risco[13].

Pólipos de alto risco

Indivíduos de alto risco incluem aqueles com mais do que três adenomas, adenomas com histologia vilosa, adenomas > 1 cm, adenomas displasia de alto grau, pólipos malignos, adenomas localizados proximalmente, adenomas sésseis removidos por fatiamento e pacientes com história familiar compatível com HNPCC.

Número de adenomas

Muitos estudos examinaram a importância de adenomas múltiplos como preditor de formação de adenoma subsequente. Em pacientes nos quais três ou mais adenomas foram excisados, o risco de neoplasia subsequente e neoplasia avançada foi determinado como aumentado em muitos destes estudos[14-22]. Ensaios clínicos randomizados que avaliaram este assunto incluem o *National Polyp Study*[14], o *European Fiber-Calcium Intervention Trial*[21], um estudo que usa dados acumulados de estudos de prevenção de pólipos com uma vitamina antioxidante[23], um estudo de prevenção de pólipo com cálcio[24] e um estudo de prevenção de pólipo com ácido acetilsalicílico[25]. Os últimos três demonstraram que pólipos múltiplos aumentaram o risco subsequente de adenomas. Em contraste, um estudo recente, que levantou os dados a partir do *Polyp Prevention Trial*[26] e de um estudo de seguimento prévio no estudo *Wheat Bran Fiber* não demonstraram associação estatisticamente significante de número de adenoma e risco de adenomas avançados subsequentes[17].

Estudos de coorte de Atkin et al.[27], Noshirwani et al.[28] e Lieberman et al.[21] demonstraram risco aumentado de adenomas metacrônicos após o achado de mais de um adenoma em sigmoidoscopia ou colonoscopia iniciais. No estudo de Lieberman, mesmo não havendo aspectos macroscópicos ou histológicos adversos (tamanho > 1 cm, histologia séssil, displasia de alto grau), o risco de neoplasia subsequente após o achado de 3 ou mais adenomas foi de cerca de 11,9% aos 5,5 anos[21].

Em casos onde mais de 10 adenomas foram encontrados, a possibilidade de síndrome genética deve ser considerada, e seguimento mais próximo é necessário.

Adenomas grandes

Muitos estudos demonstraram que pacientes com adenomas > 1 cm de tamanho têm risco maior para o desenvolvimento de adenomas subsequentes[14,16-18,22,29] ou neoplasia avançada[16,17,22,27,28,30,31]. A partir de estudos controlados e randomizados, apenas o ensaio *Wheat Bran Fiber* demonstrou risco aumentado de adenomas avançados metacrônicos após remoção de adenoma > 1 cm. Não houve diferença estatisticamente significativa nos outros ensaios controlados e randomizados[17].

Estudos de coorte de Yang et al.[16] e Lieberman et al.[21] demonstraram que pacientes com pólipo > 1 cm tem risco aumentado de neoplasia avançada metacrônica, com risco relativo de 4,4 e 6,4, respectivamente. No estudo de Lieberman, de 1.171 veteranos submetidos a uma colonoscopia inicial com polipectomia, aqueles com pólipo > 1 cm tiveram risco de neoplasia avançada subsequente aos 5,5 anos de 15,5%[21].

Adenomas com histologia vilosa

Poucos estudos demonstraram que pacientes nos quais foram encontrados adenoma com histologia vilosa ou tubulovilosa têm risco aumentado de adenomas[15,16,19,29] e neoplasia avançada[16,22,27,32]. Apesar de nenhum dos ensaios controlados e randomizados demonstrar que a histologia vilosa é um preditor significativo de neoplasia avançada subsequente, estudos de coorte realizados por Atkin et al.[27], Yang et al.[16] e

Loeve et al.[32] não detectaram risco aumentado. Talvez a variabilidade interobservador no diagnóstico histológico de adenoma viloso possa ter afetado os resultados desses estudos.

Adenomas com displasia de alto grau

Apesar de nenhum ensaio randomizado e controlado ter demonstrado que displasia de alto grau é um preditivo de neoplasia avançada subsequente, este fator o foi em alguns estudos de coorte. Pacientes com displasia de alto grau vista em um pólipo ressecado encontram-se sob risco maior de adenomas[16,29], displasia de alto grau ou câncer subsequentes[16,21,22,27]. O estudo do Veteran's Administration, realizado por Lieberman et al., demonstrou risco aumentado de adenoma metacrônico com displasia de alto grau ou câncer em pacientes que tiveram pólipo com displasia de alto grau removido. O risco neste grupo foi de 16% em 5 anos, comparado a 4,6% naqueles com adenomas tubulares menores[21].

Adenoma serrilhado

Descrito por Longacre e Fenoglio-Preiser em 1990, apresenta uma mistura de pólipo hiperplásico com adenomatoso[33]. Há dois tipos: um cujas glândulas adenomatosas e hiperplásicas estão misturadas; outro cujo o adenoma tem aparência serrilhada ao exame microscópico.

Baseado na observação de que 11% dos adenomas serrilhados na série de Logacre e Fenoglio-Preiser continham focos de carcinoma intramucoso[33], admitiu-se que essas lesões carregam potencial de malignidade. Torlakovic e Snover relataram seis pacientes com polipose adenomatosa serrilhada, sendo que quatro apresentavam carcinoma[34].

Dessa forma, acredita-se que há uma rota alternativa de desenvolvimento de adenocarcinoma a partir de adenomas serrilhados. Sendo assim, estes devem ser manejados como os pólipos adenomatosos, considerando-os como lesões de alto risco e seguidos como tal[35].

Os *guidelines* não contemplam os adenomas serrilhados, e, portanto, devem ser revisados[36].

Pólipo maligno

Não existem muitos dados que focam especificamente este subgrupo de pacientes, embora se possa fazer extrapolação a partir de estudos que indicam que neoplasias avançadas em colonoscopia inicial predizem neoplasia avançada metacrônica, indicando que esses pacientes estão sob risco aumentado. O estudo de Lieberman mostrou que o risco de adenoma com diplasia de alto grau ou câncer metacrônicos foi em torno de 35% em paciente com câncer em colonoscopia inicial[21].

Adenomas localizados proximalmente

Dois ensaios randomizados e controlados demonstraram que adenomas em colonoscopia inicial estão associados a um aumento de risco de adenomas avançados metacrônicos[17,20]. A maioria dos estudos não relata especificamente este assunto.

Adenomas grandes excisados por fatiamento

Pacientes submetidos à excisão por fatiamento de adenomas sésseis grandes têm risco aumentado tanto de recorrência local como de neoplasia subsequente. O risco de recorrência local depende amplamente da sua completa excisão, mas encontra-se na faixa dos 30%. Dezessete por cento dos pacientes degeneraram mais tarde para um carcinoma, a despeito do que pareceu ser uma excisão completa[37].

Ressecção mucosa endoscópica

Pacientes submetidos à ressecção mucosa endoscópica de pólipos colorretais sésseis têm risco de recorrência de adenoma, e requerem seguimento de perto. Aos seis meses de seguimento, as taxas de recorrência em três estudos foram de 10 a 17%[38-40].

Coagulação com plasma de argônio após polipectomia

Estudo de Brooker et al. demonstrou que após polipectomia por fatiamento de pólipos sésseis grandes, a aplicação de coagulação com plasma de argônio estava associada a um risco menor de recorrência quando comparado à polipectomia por fatiamento apenas em colonoscopia de seguimento aos três meses[41]. Apesar de essa técnica ser promissora, não há atualmente dados suficiente para demonstrar que o risco de neoplasia metacrônica é significativamente diferente ou que as estratégias de seguimento devam ser alteradas.

QUALIDADE DA COLONOSCOPIA

Muitas publicações recentes delineiam critérios para uma boa prática de colonoscopia[42-44]. As diretrizes recentemente publicadas *Screening and Surveillance for the Early Detection of Colorectal Cancer and Adenomatous Polyps* – publicado conjuntamente pela American Cancer Society (ACS), pelo US Multi Society Task Force on Colorectal Cancer e pelo American College of Radiology em 2008 – resumem os seguintes critérios para um programa de alta qualidade de rastreamento por colonoscopia[45]:

- treinamento e experiência adequados;
- documentação apropriada da avaliação de risco;
- exame completo até o ceco, com visualização da mucosa e preparo intestinal adequados;
- habilidade para detectar e remover pólipos de forma segura;
- documentação das lesões polipoides e dos métodos de remoção;
- manejo apropriado e em tempo dos eventos adversos;

- seguimento apropriado dos achados histológicos;
- recomendação adequada para o seguimento baseado nas diretrizes publicados.

IDADE DO PACIENTE

Uma vez que os pacientes foram introduzidos em um programa de rastreamento, eles tendem a continuar nele indefinidamente.

Complicações sérias podem ocorrer em cerca de 1 a 5 casos em mil colonoscopias de rastreamento[46]. Ademais, o uso além do necessário da colonoscopia de seguimento pode atrapalhar os exames de diagnóstico e de rastreamento em tempo adequado.

As recomendações correntes sugerem a descontinuação do seguimento em qualquer paciente com comorbidades sérias, que tenham menos de dez anos de expectativa de vida[47]. Com o aumenta da idade, a colonoscopia confere menor retorno, ao passo que expõe os pacientes a riscos maiores. Em vista de um paciente idoso saudável, é razoável parar o seguimento em torno dos 80 anos de idade.

REFERÊNCIAS BIBLIOGRÁFICAS

1. Brasil. Ministério da Saúde. Instituto Nacional de Câncer. Estimativa 2010: incidência de câncer no Brasil / Instituto Nacional de Câncer. Rio de Janeiro: INCA, 2009. Disponível em: <www.inca.gov.br/estimativa/2010/>.
2. Stryker SJ, Wolff BG, Culp CE, Libbe SD, Ilstrup DM, MacCarty RL. Natural history of untreated colonic polyps. Gastroenterology 1987; 93 (5): 1009-13.
3. Jemal A, Siegel R, Ward E, Murray T, Xu J, Thun MJ. Cancer statistics 2007. CA Cancer J Clin 2007; 57 (1): 43-66.
4. Vijan S, Inadomi J, Hayward RA, Hofer TP, Fendrick AM. Projections of demand and capacity for colonoscopy related to increasing rates of colorectal cancer screening in the United States. Aliment Pharmacol Ther 2004; 20 (5): 507-15.
5. Winawer SJ, Zauber AG, O'Brien MD et al. The National Polyp Study: design, methods, and characteristics of patients with newly diagnosed polyps. Cancer 1992; 70: 1236-45.
6. Rex DK, Lehman GA, Hawes RH, Ulbright TM, Smith JJ. Screening colonoscopy in asymptomatic average risk persons with negative fecal occult blood tests. Gastroenterology 1991; 100: 64-7.
7. Lieberman DA, Smith FW. Screening for colon malignancy with colonoscopy. Am J Gastroenterol 1991; 86: 946-51.
8. DiSario JA, Foutch PG, Mai HD et al. Prevalence and malignant potential of colorectal polyps in asymptomatic, average-risk men. Am J Gastroenterol 1991; 86: 941-5.
9. Rogge JD, Elmore MF, Mahoney SJ et al. Low-cost, officebased, screening colonoscopy. Am J Gastroenterol 1994; 89: 1775-80.
10. Markowitz AJ, Winawer SJ. Management of colorectal polyps. CA Cancer J Clin 1997; 47 (2): 93-112.
11. Burt R, Jass J. Hyperplastic polyposis. In: Hamilton SR, Aaltonen LA (eds.). Pathology & Genetics of Tumours of the Digestive System. World Health Organization Classification of Tumours. Lyon: IARC Press; 2000.
12. Winawer SJ, Zauber AG, Fletcher RH et al. Guidelines for colonoscopy surveillance after polypectomy: a consensus update by the us multi-society task force on colorectal cancer and the american cancer society. Gastroenterology 2006; 130: 1872-85.
13. Spencer RJ, Melton LJ III, Ready RL, Ilstrup DM. Treatment of small colorectal polyps: a population-based study of the risk of subsequent carcinoma. Mayo Clin Proc 1984; 59: 305-10.
14. Winawer SJ, Zauber AG, O'Brien MJ et al. Randomized comparison of surveillance intervals after colonoscopic removal of newly diagnosed adenomatous polyps. The National Polyp Study Workgroup. N Engl J Med 1993; 328: 901-6.
15. Van Stolk RU, Beck GJ, Baron JA, Haile R, Summers R. Adenoma characteristics at first colonoscopy as predictors of adenoma recurrence and characteristics at follow-up. The Polyp Prevention Study Group. Gastroenterology 1998; 115: 13-8.
16. Yang G, Zheng W, Sun QR et al. Pathologic features of initial adenomas as predictors for metachronous adenomas of the rectum. J Natl Cancer Inst 1998; 90: 1661-5.
17. Martinez ME, Sampliner R, Marshall JR, Bhattacharyya AK, Reid ME, Alberts DS. Adenoma characteristics as risk factors for recurrence of advanced adenomas. Gastroenterology 2001; 120: 1077-83.
18. Avidan B, Sonnenberg A, Schnell TG, Leya J, Metz A, Sontag SJ. New occurrence and recurrence of neoplasms within 5 years of a screening colonoscopy. Am J Gastroenterol 2002; 97: 1524-9.
19. Bertario L, Russo A, Sala P et al. Predictors of metachronous colorectal neoplasms in sporadic adenoma patients. Int J Cancer 2003; 105: 82-7.
20. Bonithon-Kopp C, Piard F, Fenger C et al. Colorectal adenoma characteristics as predictors of recurrence. Dis Colon Rectum 2004; 47: 323-33.
21. Lieberman DA, Weiss DG, Harford WV et al. Five-year colon surveillance after screening colonoscopy. Gastroenterology 2007; 133: 1077-85.
22. Laiyemo AO, Murphy G, Albert PS et al. Postpolypectomy colonoscopy surveillance guidelines: predictive accuracy for advanced adenoma at 4 years. Ann Intern Med 2008; 148: 419-26.
23. Greenberg ER, Baron JA, Tosteson TD et al. A clinical trial of antioxidant vitamins to prevent colorectal adenoma. Polyp Prevention Study Group. N Engl J Med 1994; 331: 141-7.
24. Baron JA, Beach M, Mandel JS et al. Calcium supplements for the prevention of colorectal adenomas. Calcium Polyp Prevention Study Group. N Engl J Med 1999; 340: 101-7.
25. Baron JA, Cole BF, Sandler RS et al. A randomized trial of aspirin to prevent colorectal adenomas. N Engl J Med 2003; 348: 891-9.
26. Schatzkin A, Lanza E, Corle D et al. Lack of effect of a lowfat, high-fiber diet on the recurrence of colorectal adenomas. Polyp Prevention Trial Study Group. N Engl J Med 2000; 342: 1149-55.
27. Atkin WS, Morson BC, Cuzick J. Long-term risk of colorectal cancer after excision of rectosigmoid adenomas. N Engl J Med 1992; 326: 658-62.

28. Noshirwani KC, Van Stolk RU, Rybicki LA, Beck GJ. Adenoma size and number are predictive of adenoma recurrence: implications for surveillance colonoscopy. Gastrointest Endosc 2000; 51: 433-7.
29. Fossi S, Bazzoli F, Ricciardiello L et al. Incidence and recurrence rates of colorectal adenomas in first-degree asymptomatic relatives of patients with colon cancer. Am J Gastroenterol 2001; 96: 1601-4.
30. Otchy DP, Ransohoff DF, Wolff BG et al. Metachronous colon cancer in persons who have had a large adenomatous polyp. Am J Gastroenterol 1996; 91: 448-54.
31. Nusko G, Mansmann U, Kirchner T, Hahn EG. Risk related surveillance following colorectal polypectomy. Gut 2002; 51: 424-8.
32. Loeve F, Van Ballegooijen M, Boer R, Kuipers EJ, Habbema JD. Colorectal cancer risk in adenoma patients: a nation-wide study. Int J Cancer 2004; 111: 147-51.
33. Longacre TA, Fenoglio-Preiser CM. Mixed hyperplastic adenomatous polyps serrated adenomas. A distinct form of colorectal neoplasia. AM J Surg Pathol 1990; 14: 524-37.
34. Torlakovic E, Snover DC. Serrated adenomatous polyposis in humans. Gastroenterology 1996; 110: 748-55.
35. Jass JR. Serrated route to colorectal cancer: back street or super highway? J Pathol 2001; 193: 283-5.
36. Lu FI, van Niekerk de W, Owen D, Tha SP et al. Longitudinal outcome study of sessile serrated adenomas of the colorectum: an increased risk for subsequent right-sided colorectal carcinoma. Am J Surg Pathol 2010; 34 (7): 927-34.
37. Walsh RM, Ackroyd FW, Shellito PC. Endoscopic resection of large sessile colorectal polyps. Gastrointest Endosc 1992; 38: 303-9.
38. Tamura S, Nakajo K, Yokoyama Y et al. Evaluation of endoscopic mucosal resection for laterally spreading rectal tumors. Endoscopy 2004; 36: 306-12.
39. Bories E, Pesenti C, Monges G et al. Endoscopic mucosal resection for advanced sessile adenoma and early-stage colorectal carcinoma. Endoscopy 2006; 38: 231-5.
40. Hurlstone DP, Sanders DS, Cross SS et al. Colonoscopic resection of lateral spreading tumours: a prospective analysis of endoscopic mucosal resection. Gut 2004; 53: 1334-9.
41. Brooker JC, Saunders BP, Shah SG, Thapar CJ, Suzuki N, Williams CB. Treatment with argon plasma coagulation reduces recurrence after piecemeal resection of large sessile colonic polyps: a randomized trial and recommendations. Gastrointest Endosc 2002; 55: 371-5.
42. Rex DK, Bond JH, Winawer S et al. Quality in the technical performance of colonoscopy and the continuous quality improvement process for colonoscopy: recommendations of the U.S. Multi-Society Task Force on Colorectal Cancer. Am J Gastroenterol 2002; 97: 1296-308.
43. Lieberman D, Nadel M, Smith RA et al. Standardized Colonoscopy Reporting and Data System: Report of the Quality Assurance Task Group of the National Colorectal Cancer Roundtable. Gastrointest Endosc 2007; 65: 757-66.
44. Faigel DO, Pike IM, Baron TH et al. Quality indicators for gastrointestinal endoscopic procedures: an introduction. Gastrointest Endosc 2006; 63: S3-S9.
45. Levin B, Lieberman DA, McFarland B et al. Screening and surveillance for the early detection of colorectal cancer and adenomatous polyps. A joint guideline from the American Cancer Society, the US Multi-Society Task Force on Colorectal Cancer, and the American College of Radiology. Gastroenterology 2008; 134 (5): 1570-95.
46. Levin TR, Zhao W, Conell C et al. Complications of colonoscopy in an integrated health care delivery system. Ann Intern Med 2006; 145: 880-6.
47. Chiu HM, Chang CY, Chen CC et al. A prospective comparative study of narrow-band imaging, chromoendoscopy, and conventional colonoscopy in the diagnosis of colorectal neoplasia. Gut 2007; 56: 373-9.

Conduta no Pólipo Degenerado

18

Paulo Roberto Arruda Alves
Isabela Cecilio Sahium

INDICAÇÕES PARA A POLIPECTOMIA COLONOSCÓPICA

Quando o colonoscopista se depara com um pólipo, ele deve decidir quanto a prosseguir com a ressecção endoscópica naquela oportunidade, deferi-la para uma nova colonoscopia ou encaminhar o paciente para tratamento cirúrgico.

Se a lesão tem aspecto benigno e não há fatores de risco para a sua ressecção, em geral se procede à polipectomia de imediato (Figura 18.1).

Nos casos de lesões grandes, localizadas no cólon direito, ou em pacientes que apresentem fatores de risco, como coagulopatias, insuficiência renal ou hepática, uso de anticoagulantes ou antiadesivos plaquetários, o procedimento polipectomia deve ser eventualmente deferido após medidas que aumentem a segurança do procedimento.

Pode ser indicado de início o tratamento operatório em face a indícios desfavoráveis para o tratamento endoscópico como nos casos em que:

- a lesão é nitidamente um câncer polipoide, pois apresenta bordos infiltrados em ângulo aberto, ou apresenta-se ulcerada, ou a sua superfície é de criptas desestruturadas (tipo 5 da classificação de Kudo)[1];
- a lesão é plana, ou plano-elevada, e não se eleva à injeção sublesional (Figura 18.2);
- as lesões são planas-retais de limite inferior próxima ou comprometem a linha pectínea;
- a lesão é muito grande, está em posição desfavorável ou o colonoscopista não conseguiu ressecá-la;
- há múltiplas lesões ou polipose;
- não há condições de manter seguimento adequado.

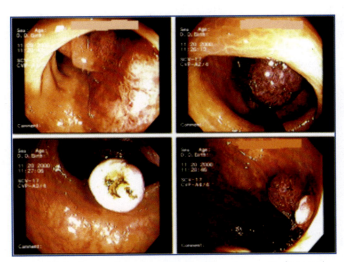

Figura 18.1 – Ressecção endoscópica de pólipo de aspecto favorável.

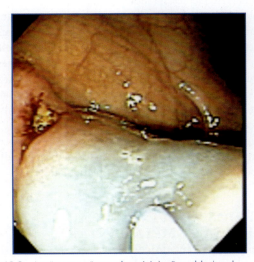

Figura 18.2 – Lesão que não se eleva à injeção sublesional.

DEFINIÇÃO DE PÓLIPO MALIGNO OU MALIGNIZADO

Quando o pólipo é maligno ou malignizado opta-se pela ressecção endoscópica o material é encaminhado *in totun* para estudo anatomopatológico e deve-se decidir se há necessidade de tratamento subsequente de acordo com os achados.

O pólipo maligno ou malignizado seria, de acordo com o conceito da Organização Mundial da Saúde (OMS)[2], o que apresenta displasia de alto grau que invade ou ultrapassa a muscular da mucosa. De acordo com essa definição, quando ocorre displasia de alto grau, restrita à mucosa, considera-se a lesão como benigna, evitando-se os termos carcinoma intramucoso e carcinoma *in situ*. A utilidade desse conceito relaciona-se ao fato de que no intestino grosso não existem vasos linfáticos ou sanguíneos na lâmina própria e, portanto, as lesões superficiais quanto à muscular da mucosa, ou seja, restritas à mucosa e lâmina própria, não produzem metástases.

TRATAMENTO ENDOSCÓPICO SUFICIENTE E NECESSIDADE DE TRATAMENTO CIRÚRGICO COMPLEMENTAR

Uma vez ressecada endoscopicamente uma lesão cuja análise histológica revelou adenocarcinoma, o paciente poderá ser operado ou mantido sob controle.

O objetivo do tratamento cirúrgico complementar é duplo: remover eventual adenocarcinoma residual no local de ressecção endoscópica e ressecar as vias de drenagem linfática obstando a disseminação do câncer. Para tanto, o tratamento cirúrgico complementar, não importa quão pequena a lesão primitiva seja, deve ser uma ressecção oncológica idêntica a de uma lesão típica. A conduta cirúrgica é bastante atraente quando se trata de um paciente jovem, no qual o risco de uma colectomia seria bastante baixo, próximo de 0,5%. Nos pacientes com antecedentes significativos de câncer colorretal e, com maior motivo, quando se suspeita de HNPCC, situações em que os tumores metacrônicos são mais frequentes, há indicação para tratamento cirúrgico e até colectomia total. A localização da lesão é outro fator a ser considerado na decisão entre tratamento cirúrgico ou tratamento conservador. Nas lesões de reto distal nas quais o esfíncter anal e a continência estão em jogo há tendência a tratamento conservador, pesados os riscos de recidiva ou disseminação[3].

Em qualquer dos casos é necessário um estadiamento completo do paciente, com método tomográfico ou ultrassonográfico, e níveis de CEA.

Quando se considera a conduta conservadora (não operar o paciente), essa decisão é tomada de forma bastante diferente nos pólipos sésseis e nos pólipos pediculados.

CRITÉRIOS PARA INDICAÇÃO CIRÚRGICA COMPLEMENTAR

No pólipo pediculado com lesão displásica invasiva, se o patologista informa haver margem livre de comprometimento neoplásico, o tratamento endoscópico é considerado suficiente. Nos casos em que a margem esteja comprometida, o paciente deve ser operado.

Nos pólipos sésseis, se for detectada displasia invasiva, o paciente deve ser operado, uma vez que a invasão da muscular da mucosa coloca o tecido displásico em contato com os vasos linfáticos e sanguíneos da submucosa.

Esses critérios absolutamente empíricos, mas bastante lógicos, considerando a possibilidade de metastatização, induziram a que muitos pacientes fossem operados sem que se detectassem resquícios de neoplasia, quer na parede cólica, quer nos gânglios linfáticos, das peças operatórias.

Em 1985, Haggit et al.[4] propuseram classificar o grau de invasão nas lesões polipoides em 5 níveis:
- Grau 0: confinado à mucosa.
- Grau 1: limitado à cabeça do pólipo.
- Grau 2: limitado à junção da cabeça e do pedículo.
- Grau 3: limitado ao pedículo.
- Grau 4: invade a submucosa da parede do cólon.

Concluíram, na análise de sua casuística, que os vários fatores que indicavam a necessidade de complementação cirúrgica seriam invasão ao nível 4 e a localização retal da lesão. Outros autores corroboraram essas proposições evidenciando a invasão ao nível 4 associada nos 40% de câncer residual após polipectomia e linfonodos positivos em 37,5%[5,6].

Os resultados da aplicação desses critérios estritos ou ortodoxos foram objeto de revisão em quase 3 mil pacientes com pólipos malignos submetidos à ressecção colonoscópica seguidos sem tratamento cirúrgico complementar, relatados em 25 trabalhos, revistos em 2001[7]. Os 2.832 pólipos malignos correspondiam de 0,7 a 11% do total dos pólipos ressecados. A evolução foi insatisfatória, quer com recidiva local, quer com desenvolvimento de metástases, em 164 pacientes, 10,08% do total, ou de 5 a 26%, dependendo do autor. Olhando por outro ângulo, se todos tivessem sido operados, teriam sido realizadas quase 90% de cirurgias desnecessárias. Está claro que não operar implica assumir um risco de evolução da doença teoricamente de 5 a 25,3% ou 10,8% em média.

Procurando indicar o tratamento cirúrgico complementar com critérios mais adequados, propôs-se que a ressecção de um pólipo maligno séssil seria suficiente, por via colonoscópica, quando se atendessem a cinco critérios[8]:
- a ressecção fosse considerada satisfatória pelo endoscopista (Figura 18.3);
- o câncer fosse bem diferenciado;
- houvesse margem livre de comprometimento neoplásico;
- não houvesse evidência de comprometimento vascular – linfático ou sanguíneo;
- não houvesse comprometimento de filetes nervosos.

A aplicação desses critérios depende da qualidade do material encaminhado para o patologista bem como de sua análise correta. Os objetivos almejados na ressecção, no encaminhamento e na análise do material são descritos a seguir:

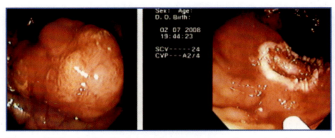

Figura 18.3 – Lesão séssil grande e sua ressecção endoscópica de aspecto satisfatório.

- Ressecção completa da lesão: é de fundamental importância, pois o patologista só avalia o material encaminhado. As margens laterais e o estudo anatomopatológico são muito exíguos, ou inexistentes; porém, no momento da ressecção, o colonoscopista pode avaliar diretamente e, complementarmente, com a cromoscopia ou magnificação, a ressecção completa da lesão.
- Preservação da orientação microanatômica: o estudo minucioso do material ressecado deve poder reproduzir a peça como esta se orientava *in vivo* antes da ressecção, usualmente marcando-se os limites em profundidade a fim de permitir o estudo adequado das margens em profundidade. Nas ressecções fatiadas ou fragmentadas (*piecemeal*), esta tarefa fica bastante dificultada.
- Avaliação do prognóstico e da conduta subsequente do tratamento: está ligada ao tipo de adenoma encontrado junto ao adenocarcinoma, sendo os componentes viloso de pior prognóstico.
- Caracterização da invasão da muscular da mucosa pelo tecido displásico: as peças devem ser submetidas a secções que permitam o estudo completo da muscular da mucosa e em que medida e em que profundidade foi invadida pelo tecido neoplásico. Alguns autores tem proposto uma classificação histológica do grau de invasão da submucosa: invasão de menos de 1/3 da submucosa (Sm1); invasão em mais de 2/3 da submucosa (Sm3), e invasão intermediária (Sm2). O estudo de séries maiores de pacientes demonstrou risco de 1 a 3% para metástases linfonodais em câncer Sm1, 8%, em cânceres Sm2 e 23%, em Sm3[9].
- Verificação do grau de diferenciação: este é um dos critérios essenciais para considerar o tratamento endoscópico suficiente, em lesões sésseis.
- Verificação da adequação das margens: estas devem estar livres de comprometimento neoplásico.

Ainda que seja unânime o conceito de que haver margem livre de comprometimento neoplásico é essencial para considerar a ressecção radical, quanto de margem livre seria necessário é discutido. Apenas 3 mm ou mesmo 1 mm de margem seriam suficientes[5,10]. Sabe-se que a porcentagem de recidiva para margem de mais de 1 mm varia entre 0 e 2%; enquanto para margens comprometidas ou inferiores a 1 mm, a recorrência varia de 21 a 33%[11].

Outros autores defendem associar o conceito anatomopatológico à percepção clínica do colonoscopista, propondo que qualquer margem livre seja suficiente se o colonoscopista considerar que a ressecção foi completa[12].

É importante ressaltar que esses conceitos foram estabelecidos para lesões polipoides, não devendo ser confundidos com os critérios estabelecidos a partir da classificação de Paris[13] para as lesões planas. Nas lesões planas, seria realizado o tratamento endoscópico para as lesões que invadem a submucosa até sm1 (até 1.000 m de invasão da submucosa) devendo ser operadas as lesões com invasão de sm2 (além de 1.000 m de invasão).

NOVOS MÉTODOS DE RESSECÇÃO COLONOSCÓPICA

Novas técnicas de ressecção endoscópica têm sido introduzidas na prática clínica, e seu emprego depende das características e da localização da lesão. Incluem, além da tradicional ressecção com alça diatérmica, a mucosectomia e a dissecção endoscópica submucosa (ESD). Esta tem sido bastante promissora principalmente no tratamento de pólipos sésseis e lesões planas com variados graus de invasão, quando o tratamento cirúrgico radical não pode ser realizado ou há risco proibitivo pelas condições gerais do paciente. Ela é vantajosa em relação a outras técnicas endoscópicas pois permite a remoção em bloco de grandes lesões do cólon. A ESD está indicada em pólipos maiores que 2 a 3 cm, envolvendo mais de um terço da circunferência do cólon ou duas dobras haustrais, ou com uma morfologia plana/deprimida ou sésseis. É ainda uma alternativa para o paciente idoso ou com comorbidades graves, com indicação cirúrgica, em lesões do reto, consideradas de baixo risco, ou seja, de menos de 3 cm, grau de diferenciação alto ou intermediário, sem infiltração mais profunda do que a camada média da submucosa (SM1 e SM2) e nenhum sinal de infiltração linfática[14]. Em metanálise, verificou-se que a EDS possibilita a ressecção em bloco em 84,9% das lesões e alcançam-se margens livres, vertical e lateral, em 75,3% dos casos[15].

SEGUIMENTO PÓS-RESSECÇÃO DE PÓLIPO MALIGNO

O seguimento recomendado para os pacientes tratados endoscopicamente de um pólipo maligno, cujo tratamento foi considerado suficiente, inclui o controle colonoscópico em três meses com biópsia e, se esta for normal, deve-se repetir o exame em um, três e cinco anos. Estudos recentes estimam que 11,8% dos pacientes submetidos à polipectomia irão desenvolver um adenoma metacrônico avançado, e 0,6%, um carcinoma invasivo. Fatores de risco associados incluem idade, número de pólipos (5 ou mais), tamanho (maior que 1 cm), caráter viloso, localização proximal e sexo masculino[16,17].

CONCLUSÃO

Em síntese, pode-se afirmar que:
- nos pólipos pediculados ou sésseis:
  - ressecção endoscopicamente satisfatória, bem diferenciados e com margem nítida, o tratamento endoscópico é suficiente;
  - na falha de qualquer dos critérios mencionados, nos jovens e nos pacientes com antecedentes familiares, indica-se o tratamento cirúrgico;
- nos pólipos ressecadas através de ressecção fatiada, uma vez detectada malignidade, indica-se o tratamento cirúrgico;
- nas lesões planas (plano-elevadas, superficiais ou deprimidas), uma vez detectada malignidade, indica-se o tratamento cirúrgico;
- algumas lesões grandes e invasivas podem ser tratadas endoscópicamente por meio da ESD, talvez com sacrifício da radicalidade, nos casos em que o risco cirúrgico for proibitivo.

REFERÊNCIAS BIBLIOGRÁFICAS

1. Kudo S, Tamura S, Nakajima T, Yamano H, Kusaka H, Watanabe H. Diagnosis of colorectal tumorous lesions by magnifying endoscopy. Gastrointest Endosc 1996; 44: 8-14.
2. Hamilton SR, Aaltonen LA. Pathology and genetics of the digestive tract. World Health Organization Classification of Tumours. 5.ed. Lyon: Iarc Press; 2000. p.110-1.
3. Villavicencio RT, Rex DK. Colonic adenomas: prevalence and incidence rates, growth rates, and miss rates at colonoscopy. Semin Gastrointest Dis 2000; 11: 185-93.
4. Haggitt RC, Glotzbach RE, Soffer EE, Wruble LD. Prognostic factors in colorectal carcinomas arising in adenomas: implications for lesions removed by endoscopic polypectomy. Gastroenterology 1985; 89: 328-36.
5. Cranley JP, Petras RE, Carey WD, Paradis K, Sivak MV. When is endoscopic polypectomy adequate therapy for colonic polyps containing invasive carcinoma. Gastroenterology 1986; 91: 419-27.
6. Coverlizza S, Risio M, Ferrari A, Fenoglio-Preiser CM, Rossini FP. Colorectal adenomas containing invasive carcinoma. Pathologic assessment of lymph node metastatic potential. Cancer 1989; 64: 1937-44
7. Katz JA, Nogueras JJ. Management of the malignant polyps. Clinics in Colon and Rectal Surgery 2001; 14: 369-78.
8. Morson BC. The evolution of colorectal carcinoma. Clin Radiol 1984; 35: 425-431.
9. Tytherleigh MG, Warren BF, Mortensen NJ. Management of early rectal cancer. Br J Surg 2008; 95: 409-23.
10. Sughihara K, Muto T, Morioka J. Management of invasive carcinoma removed by colonoscopic polypectomy. Dis Colon Rectum 1989; 32: 829-34.
11. Cooper HS, Deppisch LM, Gourley WK, Kahn EI, Lev R, Manley PN et al. Endoscopically removed malignant colorectal polyps: clinico pathologic correlations. Gastroenterology 1995; 108: 1657-65.
12. Day DW, Morson BC. The adenocarcinoma. In: Morson Bc, ed. The pathogeneses of colorectal cancer. Philadelphia: WB Samders 1978; 58-71.
13. The Paris endoscopic classification of superficial neoplastic lesions: esophagus, stomach, and colon: November 30 to December 1, 2002. Gastrointest Endosc 2003; 58: S3-S43.
14. Baatrup G, Endreseth BH, Isaksen V, Kjellmo A, Tveit KM, Nesbakken A. Preoperative staging and treatment options in T1 rectal adenocarcinoma. Acta Oncol 2009; 48: 328-42.
15. Puli SR, Kakugawa Y, Saito Y, Antillon D, Gotoda T, Antillon MR. Successful complete cure en-bloc resection of large nonpedunculated colonic polyps by endoscopic submucosal dissection: a meta-analysis and systematic review. Ann Surg Oncol 2009; 16: 2147-51.
16. Martínez ME, Baron JA, Lieberman DA, Schatzkin A, Lanza E, Winawer SJ et al. A pooled analysis of advanced colorectal neoplasia diagnoses after colonoscopic polypectomy. Gastroenterology 2009; 136: 832-41.
17. Bujanda L, Cosme A, Gil I, Arenas-Mirave JI. Malignant colorectal polyps. World J Gastroenterol 2010; 16: 3103-11.

Seção V

Câncer Colorretal

Epidemiologia e Fatores de Risco

19

Flávio Ferreira Diniz
Francesca Perondi
João Altmayer Gonçalves

EPIDEMIOLOGIA

O câncer de cólon e reto (CCR) é uma doença comum e letal, sendo, atualmente um dos tumores malignos mais frequentes em todo o mundo.

Nos países com alta incidência, o CCR tem sido considerado um problema de saúde pública. No mundo, anualmente, são diagnosticados cerca de um milhão de novos casos, o que corresponde a 9,4% de todos os tumores malignos.

Incidência

Atualmente, ocupa a terceira posição mundial entre os tumores malignos e a segunda nos países desenvolvidos. No Brasil, encontra-se em quarto lugar.

Segundo o Instituto Nacional do Câncer (Inca) em 2010 eram esperados 28.110 novos casos de CCR: 13.310 casos em homens e 14.800 em mulheres. O risco estimado para esses valores é de 14 casos novos a cada 100.000 homens e 15 para cada 100.000 mulheres[1].

No Brasil, sua incidência apresenta grandes variações, dependendo das regiões consideradas. A Figura 19.1 mostra as variações regionais na incidência.

Os dados estatísticos mostram claramente uma relação quase que direta entre o grau de desenvolvimento de determinadas áreas e a incidência do CCR.

Os países com maiores taxas de incidência são os Estados Unidos, o Japão, o Canadá e a Nova Zelândia, todos com incidência anual maior que 30 novos casos por 100.00 habitantes.

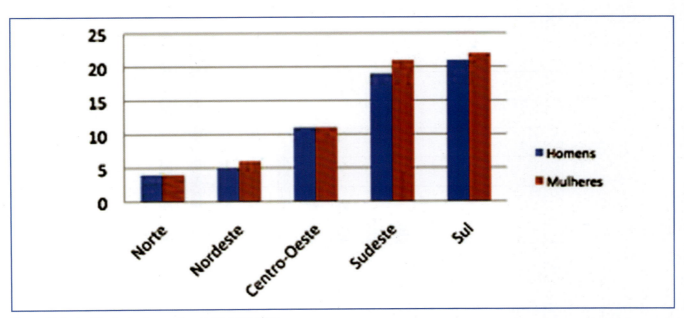

Figura 19.1 – Incidência de câncer cólon e reto por regiões.

Já os países com menor incidência são a Argélia e a Índia, com menos de 1 caso novo por 100.000 habitantes[2].

Nos Estados Unidos, segundo a American Cancer Society, se forem excluídos os tumores de pele, o câncer de cólon é o terceiro mais comum tanto em homens quanto em mulheres. As estimativas para o ano de 2010 são de 102.000 novos casos de câncer de cólon (49.470 em homens e 53.430 em mulheres) e 39.670 de reto (22.620 em homens e 17.050 em mulheres)[3].

A idade é o fator mais importante de risco no CCR esporádico. Seu diagnóstico é raro antes dos 40 anos e sua incidência começa a aumentar significativamente entre os 40 e 50 anos, e as taxas de incidência relacionadas à idade aumentam sucessivamente a cada década subsequente[4], conforme pode ser evidenciado na Figura 19.2.

Nos países ocidentais, o risco de CCR aos 80 anos de idade é de 1 em 10 para homens e 1 em 15 para mulheres. O risco acumulado ao longo da vida, na população de médio risco, é em torno de 1 em 19 (5,2%), com 90% dos casos ocorrendo após os 50 anos de idade. A incidência é mais alta em pacientes portadores de condições genéticas específicas que facilitam o aparecimento de CCR.

Nos Estados Unidos, as taxas de incidência tiveram leve queda, em torno de 2,4%, entre 1998 e 2006, ao contrário da maioria dos outros países ocidentais, onde as taxas de incidência aumentaram levemente nesse mesmo período[5].

A prevalência do CCR é alta devido ao grande número de novos casos e à melhoria que ocorreu nas taxas de sobrevida global. Nas últimas décadas, houve aumento da incidência nas áreas de baixo risco e uma estabilização e até pequena queda nas áreas de alto risco. O envelhecimento da população, o crescente sedentarismo e a utilização de dietas inadequadas provavelmente são alguns dos fatores responsáveis pelo aumento da incidência nas áreas de baixo risco[6].

Mortalidade

A taxa de mortalidade do CCR, nos países desenvolvidos vem caindo lentamente desde a metade dos anos 1980. O crescente número de exames realizados para prevenção dessa doença trouxe um aumento na detecção e remoção de pólipos e um maior número de cânceres encontrados em estágios mais precoces. Esses dois fatores certamente são responsáveis por parte dessa queda na taxa de mortalidade. Outro fator de relevância é a melhora na qualidade do tratamento do CCR ocorrida nos últimos anos, principalmente no que diz respeito ao tratamento adjuvante.

A sobrevida média global em cinco anos varia de 40%, nos países em desenvolvimento, a 55% nos países desenvolvidos. A menor taxa de mortalidade é encontrada nos Estados Unidos, com cerca de 61% de todos os pacientes tratados sobrevivendo 5 anos[7]. Na China e Europa Oriental, as taxas de sobrevida em 5 anos são mais baixas – 32 e 30% respectivamente[8]. Essas taxas são consideradas boas, o que faz com que esse tipo de câncer tenha a segunda maior prevalência global, com cerca de 2,4 milhões de pessoas vivas com esse diagnóstico no mundo todo.

Localização

A respeito da distribuição do CCR ao longo dos cólons, os comentários atuais nem sempre são concordantes. A maior

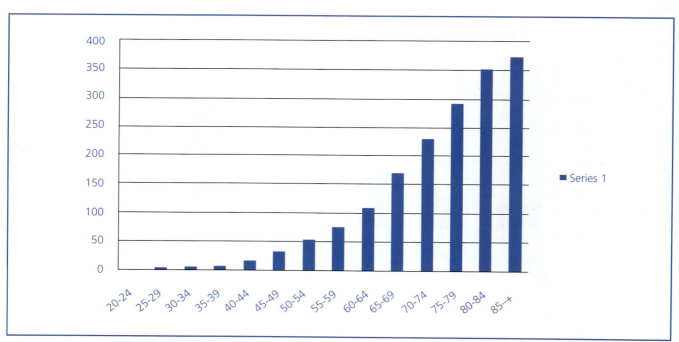

Figura 19.2 – Distribuição por faixa etária do CCR/casos novos/100.000 habitantes.

parte dos estudos, entretanto, admite que as distribuições anatômicas evidenciadas seguem o que se observa na disposição dos adenomas ao longo do intestino grosso, para maior número dos tumores em direção distal.

Os cânceres distribuem-se no tubo colorretal na proporção de 75% no cólon e 35% no reto ou junção retossigmoide.

Em Porto Alegre, uma das regiões brasileiras com maior incidência de câncer colorretal, em 2003 ocorreram 431 novos casos de CCR. Destes, 268 foram de cólon, 44 de junção retossigmoide e 119 foram de reto[9].

Dados norte-americanos dos anos 1990 mostravam que metade dos tumores estavam localizados no cólon distal e no reto, 41% no cólon proximal, 4% no cólon descendente e os outros 5% em outros locais do intestino grosso[6]. As lesões em áreas distais no cólon têm maior probabilidade de ser doença localizada quando do diagnóstico em relação às lesões mais proximais. Essas distribuições não mudam com a idade.

Alguns estudos revelam uma tendência à mudança anatômica na distribuição dos tumores ao longo do intestino grosso, demonstrando uma ligeira curva para o intestino proximal.

Segundo Takada et al.[10], em 2002, houve um aumento dos cânceres do cólon direito entre os pacientes japoneses, do sexo feminino, com idade superior a 70 anos. Esse crescimento também foi observado na Jamaica e na Holanda, onde o câncer do cólon proximal aumentou de 25 para 37%.

Pacientes com tumor primário localizado no cólon proximal têm risco duas vezes maior de desenvolver tumores metacrônicos (3,4% *versus* 1,8 %; *odds ratio*, 1,92; p < 0,001)[11].

Alguns autores consideram que os carcinomas de cólon direito e cólon esquerdo são entidades diferentes do ponto de vista epidemiológico, clínico e histopatológico[12]. Há evidências de que tumores de cólon direito tenham pior prognóstico, e acredita-se que isso seja causado por diferenças genéticas que determinam carcinogêneses e comportamentos biológicos distintos.

As diferenças nas taxas de incidência para distintas localizações anatômicas podem estar relacionadas à variação na detecção precoce das lesões por meio do rastreamento, pois este pode ser feito por retossigmoidoscopia ou colonoscopia.

O United States National Cancer Database indica que a tendência de localização mais proximal dos tumores de cólon continua. Atualmente, nos Estados Unidos, aproximadamente 41% dos tumores estão localizados distalmente à flexura esplênica.

FATORES DE RISCO

Diversos fatores ambientais, genéticos, geográficos, alimentares, medicamentosos bem como características físicas e doenças podem influir no risco de desenvolvimento de CCR.

Fatores ambientais e genéticos podem aumentar a probabilidade de desenvolvimento de CCR. Embora predisposição genética resulte em aumentos importantes no risco, a maioria dos CCR é do tipo esporádica, mais que de origem familiar.

O melhor entendimento da patogênese molecular do CCR, que ocorreu na última década, nos levou a identificação de diversas alterações genéticas, as quais estão associadas a um risco extremamente alto de desenvolvimento de CCR.

Idade

A idade é o maior fator de risco isolado para CCR. A média de idade para desenvolvimento de CCR é de 68 anos para homens e 65 anos para mulheres.

Como na maior parte das neoplasias malignas, a ocorrência de CCR antes dos 40 anos de idade é rara. Adultos jovens podem desenvolver CCR, mas as chances aumentam após os 50 anos. Cerca de 90% dos diagnósticos de CCR são feitos em pessoas acima dos 50 anos[4,6].

Devido à melhora das condições de vida da população mundial, a expectativa de vida aumentou, e com ela a incidência de CCR, já que o tipo de CCR esporádico, não relacionado à predisposição genética, tem pico de incidência na sétima década de vida.

As estimativas mostram que a população acima dos 65 anos aumentará de 12,6% em 2000 para 14,7% em 2014 e para 20% em 2030 nos Estados Unidos.

A incidência de CCR por faixa etária também está relacionada à localização geográfica[13], como demonstra a Figura 19.3.

Outro dado relevante é que tanto a incidência quanto a mortalidade aumentam de modo exponencial com a idade, independentemente do sexo do indivíduo[6].

Segundo estudo realizado por Cruz[14], em uma população de 490 pacientes, a distribuição de acordo com a faixa etária segue a Figura 19.4.

A idade média foi de 60,6 anos, sendo que apenas 18,2% ocorreram em pacientes com menos de 50 anos de idade.

Sexo

O sexo influencia de forma significativa as características clínicas e patológicas do CCR. Diferenças relacionadas ao sexo, tanto na incidência como nas taxas de mortalidade, têm sido relatadas em países de alto risco e são atribuídas a fatores biológicos e ambientais, tais como dieta e hormônios.

No início dos anos 1970 as taxas de incidência do CCR eram semelhantes em homens e mulheres. Entretanto a incidência em homens aumentou significativamente nos últimos 30 anos. Nos países com alta incidência de CCR, como a Austrália, a Nova Zelândia, os Estados Unidos e o Reino Unido, as taxas de incidência relacionadas à idade dos homens ultrapassam as das mulheres. Países que tradicionalmente tinham baixa incidência de CCR e que agora apresentam incidência em ascensão, como Japão, Hong Kong e Singapura, também estão, atualmente mostrando diferenças relacionadas ao sexo. Porém, nos países com baixas taxas de incidência, como Chile, Tailândia e Índia, essas diferenças são menos evidentes[6].

Em migrantes a incidência em homens aumenta mais rapidamente que em mulheres quando as pessoas migram

306 Tratado de Coloproctologia – Seção V – Câncer Colorretal

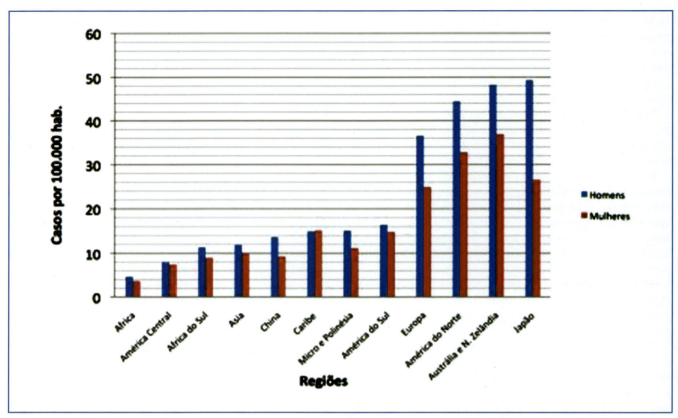

Figura 19.3 – Incidência de CCR por faixa etária também relacionada à localização geográfica.

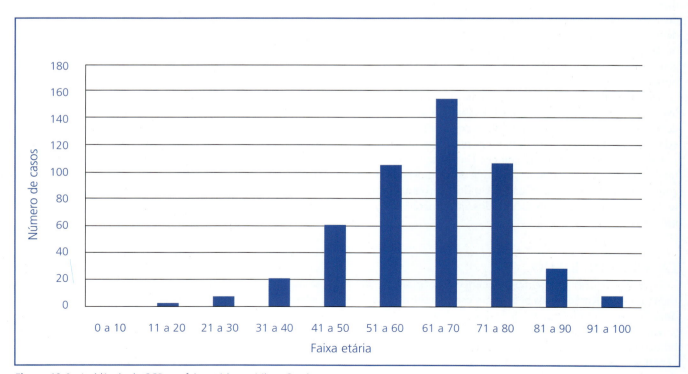

Figura 19.4 – Incidência de CCR por faixa etária em Minas Gerais.

de áreas de baixa incidência para áreas de alta incidência, indicando que diferenças relacionadas ao sexo estão associadas a fatores ambientais, tais como dieta. Outro fator observado nas áreas de alta incidência são as diferenças entre homens e mulheres relacionadas à localização dos tumores. A razão homens:mulheres para câncer de reto também é significativamente mais alta que para o cólon, mostrando que influências ambientais têm relação com a localização do CCR e parecem tem papel mais preponderante no câncer de reto que no de cólon.

A taxa de mortalidade do CCR é significativamente mais alta em homens que em mulheres. Em 2006, a taxa de mortalidade ajustada à idade na Austrália foi de 22 casos por 100.000 habitantes nos homens e 14 casos por 100.000 habitantes nas mulheres[15]. Quando as taxas de mortalidade relacionadas ao sexo foram analisadas em 20 países da Europa, em pacientes acima de 45 anos, houve aumento na razão homens:mulheres ao longo do tempo na maioria dos países. A possibilidade de diferentes exposições a fatores ambientais, incluindo a crescente utilização de estrogênio exógeno, a partir do final dos anos 1950 e 1960, pode estar relacionada ao aumento da sobrevida no sexo feminino[16]. Inclusive, entre as mulheres podemos observar diferenças na sobrevida, quando comparamos grupos sob efeito de estrogênios com mulheres em período pós-menopausa, sem uso de estrogênios. Num estudo recente, Koo et al.[17] relatou uma melhora significativa na sobrevida de mulheres com CCR abaixo dos 50 anos, quando comparado com mulheres acima dos 50 anos. A hipótese dessa melhora estar relacionada ao efeito protetor dos estrogênios foi aventada.

Diversos estudos mostram que as mulheres desenvolvem CCR em uma idade mais avançada que os homens. Parece haver um retardo de cerca de 10 anos no início dos achados tanto de CCR como de adenomas avançados[16].

Alguns autores contestam as diferenças de sobrevida entre homens e mulheres. Em relação às comorbidades, também há diferenças relacionadas ao sexo. No sexo masculino, há maior incidência e prevalência de doença coronariana, cérebro-vascular e risco pós-operatório de deiscência de anastomose. Portanto, é possível que as diferenças na sobrevida, nos homens, sejam devidas a um maior número de comorbidades e complicações cirúrgicas[18,19].

Etnia

Nos Estados Unidos, os negros têm a maior taxa de incidência e mortalidade por CCR. As razões não são bem conhecidas. Alguns estudos não revelaram diferenças estatísticas entre brancos e negros, quando compararam a incidência de CCR entre a população rural e a urbana na Carolina do Norte. O estudo mostrou que a população rural tinha maior incidência por não ter acesso à avaliação preventiva[20].

No mundo, os judeus têm uma das maiores taxas de câncer colorretal. Várias alterações genéticas têm sido relacionadas a esse fato. A alteração mais comum da mutação do DNA é chamada 11307 KAPC e está presente em 6% da população judaica Ashkenazi, que são judeus de descendência do Leste Europeu[3].

Genética

Não houve alteração significativa nas taxas de cura do CCR nas últimas décadas, porém houve avanços importantes no campo da genética molecular. Alguns estudos demonstram claramente que o câncer é uma doença genética, ou seja, está relacionada a mutações nos genes que comandam o equilíbrio da divisão celular[21].

Os genes que estão mutados nas duas principais síndromes de CCR hereditário foram identificados, e diagnósticos genéticos dessas síndromes estão disponíveis para confirmação diagnóstica.

Os adenocarcinomas são constituídos por células do epitélio glandular que, após mutações genéticas herdadas ou adquiridas, originam o CCR. Estima-se que, em 85% dos casos, o CCR pode ser considerado esporádico, de caráter não familiar e resultante da ação cumulativa, de agentes carcinógenos mais ou menos conhecidos, sobre a mucosa colorretal. Acredita-se que em até 15% dos casos, o CCR tem caráter hereditário, estando associado à síndrome de polipose adenomatosa familiar (FAP) em 1% dos casos e à síndrome do câncer colorretal hereditário não polipose (HNPCC) em até 15%.

História familiar

A história familiar tem sido muito valorizada nos aspectos preventivos do CCR. A coleta minuciosa da história clínica e antecedentes familiares passa ser mandatória. Se um paciente apresentou pólipo adenomatoso ou CCR, devemos pesquisar seus familiares próximos.

Pessoas entre 40 e 50 anos, com risco familiar para CCR apresentam o mesmo risco de câncer que pessoas entre 55 e 59 anos em relação ao risco da população geral[22].

A razão de os negros nos Estados Unidos terem alta incidência e mortalidade de CCR ainda não foi completamente explicada. Aspectos em populações migratórias têm sido estudados. Foi observado que italianos migrantes a São Paulo tiveram diminuição de CCR em ralação aos antepassados de origem. Ao contrário, os migrantes da Itália a Buenos Aires tiveram aumento de incidência de CCR. Também foi observado em japoneses que vieram ao Brasil central, no final da Segunda Guerra Mundial, cujos descendentes passaram a ter taxas mais altas de CCR. Esses dados colocam os fatores ambientais e alimentares, bem como o estilo de vida, como fatores que podem alterar o risco familiar do CCR. Nessas populações migrantes, levanta-se a hipótese de que poderia ter ocorrido aumento de consumo de carne vermelha ou carnes processadas.

Polipose adenomatosa familiar

A polipose adenomatosa familiar (FAP) e suas variantes, como síndrome de Gardner, síndrome de Turcot e polipose adenomatosa familiar atenuada (Afap), é uma doença autossômica dominante, com penetrância próxima de 100% e que se caracteriza pela presença de múltiplos pólipos adenomatosos no intestino grosso, e aparecimento de CCR em uma idade precoce[21].

Essa condição ocorre em 1 a cada 8.000 pessoas nos Estados Unidos, sendo responsável por menos de 1% de todos os casos de CCR.

Os portadores de FAP herdam uma cópia do gene APC que sofreu mutação. Cerca de 90% dos pacientes com FAP não tratada irão desenvolver CCR até os 45 anos de idade, a menos que uma colectomia profilática seja realizada[22].

Uma forma atenuada de FAP, a Afap, carrega risco similar para CCR. Ela é caracterizada por menos adenomas no cólon e aparecimento mais tardio do CCR, ao redor dos 54 anos de idade[22].

Uma variante dessas poliposes adenomatosas colônicas é encontrada em 6% da população Judia Ashkenazi e tem sido associada com 20 a 30% de risco de CCR sem polipose associada[23].

A FAP é causada por mutações germinativas no gene APC localizado no cromossoma 5[22]. O mesmo gene está envolvido, mas o sítio da mutação na forma atenuada está em outra localização[24].

Câncer colorretal hereditário não polipose

A síndrome do câncer colorretal hereditário não polipose (HNPCC) é doença autossômica dominante mais comum que a FAP. A HNPCC é caracterizada por mutações germinativas nos genes de reparo – mais precisamente de mal pareamento de DNA (MMR), o que traz um processo carcinogênico acelerado no cólon, responsável por 5 a 14% dos casos de CCR[25,26].

HNPCC, também denominada síndrome de Lynch, é causada pela perda dos genes de reparo, hMLH1, hMSH2, hMSH6 ou PMS2.

HNPCC é caracterizada pelo início precoce dos sintomas e pelo predomínio de câncer no cólon direito. Cerca de 70% dos CCR têm localização proximal ao ângulo esplênico e em aproximadamente 10% dos casos aparecem tumores sincrônicos ou metacrônicos[27]. A idade média para CCR é de 48 anos, mas pode ocorrer inclusive entre os 20 e 30 anos.

A penetrância para câncer de cólon e endométrio em portadores de mutações em MLH1 e MSH2 foi estimada em cerca de 80 e 40%, respectivamente. Trabalhos recentes questionam esses dados, colocando a penetrância em cerca de metade do que foi inicialmente estimado[28].

A relação adenoma/carcinoma nesses pacientes é de 1:1 contra a população em geral, que é de 30:1. Assim, todos os pólipos não tratados sofreriam malignização. Histórico familiar de CCR ou doença intestinal inflamatória (DII), como RCUI ou doença de Crohn, duplicaria o risco de CCR nesses pacientes.

Esse risco seria maior quando mais membros de uma família tivessem sido afetados pelo problema. Essa tendência herdada seria responsável por 20% de todos os casos de CCR.

Dieta

Embora muitos fatores permaneçam sem comprovação, evidências indicam que a dieta e o estilo de vida têm correlação importante com o risco de CCR.

Assim como as fibras, a deficiência de alguns alimentos, devido a hábitos alimentares ruins, e desordens metabólicas decorrentes de erros alimentares, como *diabetes mellitus* e obesidade, também favorecem o aparecimento do CCR.

Ainda que a dieta ocidental esteja associada a risco aumentado de CCR, os fatores efetivamente responsáveis carecem de definição mais precisa.

Fibras vegetais

Inúmeros trabalhos relatam a importância das fibras na proteção contra o CCR. Dietas ricas em vegetais e frutas têm ligação com a diminuição da incidência do CCR.

O risco relativo para desenvolver CCR é de aproximadamente 0,5 comparando grupos com maior e menor ingestão de fibras.

O efeito protetor das fibras ocorre porque elas facilitam a diluição e absorção de compostos nocivos, e têm efeito direto no bolo fecal e na produção de ácidos e de bile, o que pode ser relevante na etiologia do CCR.

Acredita-se que muitas dessas fibras contenham propriedades anticarcinogênicas, como a pectina e as resinas. O risco de CCR geralmente diminui com o aumento do consumo de fibras e micronutrientes comuns nas frutas e verduras, incluindo vitamina C, caroteno, vitaminas A e E[29-32].

Alguns estudos epidemiológicos sugerem que o consumo de frutas e vegetais com alta concentração de carotenoides proteja contra o CCR[31]. A influência das fibras dietéticas vem sendo intensamente estudada desde que Burkit et al.[33] popularizaram a teoria de que uma dieta rica em fibras seria fator de proteção contra o CCR.

Gorduras

Diversos estudos experimentais demonstraram que dietas contendo altas taxas de gordura estimulam a carcinogênese. O excesso de gorduras na dieta aumenta a concentração de ácidos biliares no cólon e promove um excesso de diacilglicerol intraluminal, como resultado da interação de gordura, ácidos biliares e bactérias. O diacilglicerol parece aumentar os sinais de replicação celular[34]. Alguns estudos mostraram que as taxas de CCR eram mais altas em populações com dietas ricas em gorduras totais (*odds ratios* 1,3 a 2,2) e menores onde o consumo de gorduras era baixo[34]. Ainda carece de melhor entendimento o tipo de gorduras (saturadas, mono ou poli-insaturadas) que levaria ao aumento do risco de CCR[34].

Cálcio

O cálcio pode, indiretamente, inibir o CCR. Esse elemento age ligando-se a ácidos biliares e formando insolúveis. Com isso há uma redução da a resposta proliferativa das células epiteliais colônicas à ação de quantidades excessivas de gorduras, de ácidos biliares ou ácidos graxos, que são irritativos à mucosa colônica[34].

Esse efeito do cálcio parece ser dose-dependente. A ingestão suplementar de cálcio mostrou resultados modestos no controle e prevenção de adenomas.

O National Institute of Health (NIH-AARP) realizou um estudo que incluiu 293.907 homens e 198.903 mulheres com idade entre 50 e 71 anos, que foram seguidos por sete anos. Nesse estudo, foi observada diminuição significativa na ocorrência de CCR[35]. A diminuição foi progressiva até a dose diária de 1.300 mg/dia. Doses diárias superiores não mostraram diferenças. Entre aqueles com a maior ingestão de cálcio, o risco de CCR diminuiu aproximadamente 16% (HR 0,84, 95% CI 0,77 a 0,92)[36].

Antioxidantes

Antioxidantes como retinoides, carotenoides, ácido ascórbico, alfatocoferol e selênio têm sido relacionados à diminuição do CCR por sua ação na neutralização de radicais livres. Epidemiologicamente, existe dificuldade em comprovar essa ação devido à presença dessas substâncias em alimentos comuns, como frutas e vegetais.

Uma metanálise de oito estudos controlados não encontrou evidências convincentes de que agentes antioxidantes tenham qualquer efeito benéfico na prevenção primária ou secundária de adenomas colorretais[37].

Folato e metionina

O folato está presente em frutas frescas e folhas verdes; e a metionina em carnes vermelhas e brancas. Ambos fazem parte do processo celular, são importantes na síntese, reparo e metilação do DNA.

O epitélio colônico é vulnerável a baixa de folato e metionina. Acredita-se que em determinadas quantidades, essas substâncias teriam efeito protetor contra o CCR, assim como sua deficiência, no caso de pacientes idosos ou etilistas, determinariam maior dano celular ao epitélio colônico.

Estudos indicam que a suplementação de folato em pacientes com maior risco de desenvolver CCR teria efeito na carcinogênese, diminuindo a chance de proliferação celular da mucosa colônica e deformidade das criptas[38].

Outros trabalhos parecem mostrar o inverso. Foi encontrado um aumento no número de adenomas recorrentes em pacientes utilizando suplementação de ácido fólico[39].

Álcool

O consumo aumentado de álcool, juntamente com a deficiência de folato que ocorre, pode aumentar o risco de CCR. Em um estudo europeu de 2007, o consumo elevado de álcool aumentou o risco de CCR, especialmente com doses acima de 30 g/dia[40].

Por outro lado, o aumento do folato e metionina na dieta, o uso regular de vitaminas contendo folato e a diminuição da ingestão alcoólica diminuiu o risco de CCR associado à história familiar da doença[41].

Junto à baixa ingestão de folato e metionina, o abuso de álcool aumenta em duas a três vezes o risco de CCR. Esses estudos reforçam que o uso abusivo de álcool e a deficiência de folato são fatores de risco independentes para CCR.

Diabetes mellitus

A associação de *diabetes mellitus* (DM) ao aumento no risco de CCR vem sendo, nos últimos anos, cada vez mais comprovada. Em metanálise de quinze estudos, incluindo 2,5 milhões de participantes, estimou-se risco de CCR 30% maior nos diabéticos quando comparados aos não diabéticos (RR 1,30, 95% CI 1,20 a 1,40)[42].

A hiperinsulinemia pode ser o fator responsável pelo aumento do risco de CCR nos diabéticos. A insulina é um importante fator de crescimento das células da mucosa colônica e estimula células neoplásicas[43]. A presença de fatores de crescimento *insulina like* IGF-I e IGFBP-3, quando encontrados em níveis aumentados no plasma, parece influenciar o risco de CCR, o primeiro aumentando o risco relativo para 2,5, e o segundo diminuindo o risco relativo para 0,28[44].

Pacientes com DM tipo II (não insulino-dependentes) têm risco aumentado de desenvolver CCR, o mesmo não ocorrendo nos pacientes com DM tipo I.

O uso continuado de insulina também aumentou em 2:1 o risco de CCR em diabéticos, principalmente a partir do primeiro ano de uso. Esses pacientes também tendem a ter prognóstico menos favorável após o diagnóstico e tratamento.

Tabagismo

O tabagismo tem sido associado ao aumento tanto na incidência como na mortalidade por CCR. Uma metanálise de 106 estudos observacionais mostrou que o risco de desenvolvimento de CCR estava elevado entre os fumantes (RR 1,18, 95% CI 1,11 a 1,25)[45]. O risco de morte por CCR também estava aumentado (RR 1,25, 95% CI 1,14 a 1,37).

O tabagismo também é fator de risco para adenomas, principalmente pólipos de alto risco (maiores que 1 cm e com características displásicas)[46].

Recentemente, foi comprovada a associação do tabagismo ao aumento do risco de CCR em pacientes com síndrome de Lynch[47].

Doença intestinal inflamatória (DII)

Está comprovada a associação entre CCR e retocolite ulcerativa crônica inespecífica (RCUI). A extensão da doença e seu tempo de duração são os principais determinantes. Pancolites aumentam entre 5 e 15% o risco de CCR, quando comparado com a população em geral. Quando a RCUI está limitada ao cólon esquerdo, esse aumento é de cerca de três vezes o risco relativo. Não há aumento do risco de CCR nos casos em que somente o reto está comprometido (proctite)[48].

O risco de CCR em RCUI aumenta oito a dez anos após o diagnóstico inicial de pancolite, e quinze a vinte anos em colites limitadas ao cólon esquerdo. A probabilidade de desenvolver CCR aumenta então com o tempo de duração da doença e, a partir da quarta década de doença, chega a 30%[48].

O aumento na incidência de CCR em RCUI é estimado em cerca de 0,5% por ano de doença, entre os dez e vinte anos, e após, em 1% para cada ano subsequente.

O processo inflamatório sistêmico por si pode ser um fator de risco para CCR. Isso explicaria o efeito protetor, no cólon, dos anti-inflamatórios não esteroides.

Em um estudo controle, a elevação da proteína C-reativa esteve associada a aumento do risco de CCR na população de risco médio[49].

Obesidade

A obesidade tem sido associada a várias doenças. Embora muitos fatores permaneçam sem comprovação, evidências indicam que inatividade física, o excesso de peso e a deposição de gordura visceral estão relacionados a risco de CCR.

Dois estudos mostraram que a obesidade aumenta em 1,5 vezes o risco de câncer de cólon[50,51]. Além disso, também eleva o risco de morte por CCR[52-54].

REFERÊNCIAS BIBLIOGRÁFICAS

1. Silva LASR. Estimativa 2010. Incidência do Câncer no Brasil. Inca; 2009.
2. Parkin DM, Whelan SI, Ferlay J, Teppo L, Thomas DB. Cancer in five continents. IARC Scientific Publications 2003; Vol. VIII.
3. American Cancer Society. Colorectal Cancer. Facts and figures. ACS; 2010. In: http://www.cancer.org/Research/cancerfactsfigures/colorectal-cancer
4. Eddy DM. Screening for colorectal cancer. Ann Inter Med 1990; 113: 373.
5. Edwards BK, Ward E, Kohler BA et al. Annual report to the nation on the status of cancer, 1975-2006, featuring colorectal cancer trends and impact of interventions to reduce future rates. Cancer 2006; 107: 1711.
6. Franco ED, Franco EL. Epidemiologia e fatores de risco em câncer colorretal. In: Rossi BM, et al. Câncer de cólon, reto e ânus. São Paulo: Tecmedd; 2005.
7. Ries L, Kosary CL, Hankey BF et al. SEER cancer statistics 1973-1995. Bethesda: National Cancer Inst; 1998.
8. Parkin DM, Pisani P, Ferlay, J. Global Cancer Statistics. CA Cancer J Clin 1999; 49: 33.
9. Registro de Câncer de Base Populacional de Porto Alegre: Secretaria Estadual de Saúde; 2003.
10. Takada H, Ohsawa T, Iwamoto S, et al. Changing site distribution of colorectal cancer in Japan. Dis Colon Rectum 2002; 45(9):1249-54.
11. Gervaz P, Bucher P, Neyroud-Caspar I, et al. Proximal location of colon cancer is a risk factor for development of metachronous colorectal cancer: a population-based study. Dis Colon Rectum 2005; 48(2):227-32.
12. Benedix F, Kube R, Meyer F, et al. Colon/Rectum Carcinomas (Primary Tumor) Study Group. Comparison of 17,641 patients with right- and left-sided colon cancer: differences in epidemiology, perioperative course, histology, and survival. Dis Colon Rectum 2010; 53 (1): 57-64.
13. Yancik R. Population age and cancer: a cross-national concern. Cancer J 2005; 11: 437.
14. ruz GMG, Santana JL, Santana SKAA, et al. Câncer colônico – epidemiologia, diagnóstico, estadiamento e gradação tumoral de 490 pacientes. Rev bras Coloproct 2007; 27 (2): 139-153.
15. Koo JH, Leong RW. Sex differences in epidemiological, clinical and pathological characteristics of colorectal cancer. J Gastroenterol Hepatol 2010; 25: 33-42.
16. Fernandes E, Bosetti C, La Vecchia C, Levi F, Fioretti F, Negri E. Sex differences in colorectal câncer mortality in Europe 1955-1996. Eur J Cancer Prev 2000; 9: 99-104.
17. Koo Jh, Jalaludin B, Wong SKC, KneeboneA, Connor SJ, Leong RWL. Improved survival in young women with colorectal cancer. Am J Gastroenterol 2008; 103: 1488-95.
18. Australian Institute of Health and Welfare (AIHW). Heart, stroke and vascular diseases. Australian Facts; 2004.
19. Lipska MA, Bisset IP, Parry BR, Merrie AEH. Anastomotic leakage after lower gastrointestinal anastomosis: men are at a higher risk. ANZ J Surg 2006; 76: 579-85.
20. Kinney AY, Harrell J, Slattery M, et al. Rural-urban differences in colon cancer risk in blacks and whites: the North Carolina Colon Cancer Study. The Journal of Rural Health: Official Journal of the American Rural Health Association and the National Rural Health Care Association 2006; 22: 124-30.
21. Rossi BM, Pinho M. Tumores colorretais hereditários. Genética e biologia molecular para o cirurgião 1999; 10: 173.
22. Burt RW, DiSario JÁ, Cannon-Albright. Genetics of colon cancer: impact of inheritance on colon cancer risk. Annu Rev Med 1995; 46: 371.
23. Laken SJ, Petersen GM, Gruber SB et al. Familial colorectal cancer in Ashkenazim due to a hypermutable tract in APC. Nat Genet 1997; 17: 79.
24. Spirio L, Olschwang S, Groden J et al. Allelesof the APC gene: an attenuated form of familial polyposis. Cell 1993; 75: 951.
25. Waldmann A, Raspe H et al. Colon câncer risk in persons at familial or hereditary risk ages < 55 years. Zeitschrift fur Gastroenterologie 2009; 47 (10): 1052.
26. Coura RS. Prevalência e valor prognóstico de marcadores moleculares em tumores colorretais esporádicos. Tese de Mestrado

2005. Repositório Digital. Universidade Federal do Rio Grande do Sul.
27. Ahnen DJ, Macrae F et al. Colorectal cancer: epidemiology, risk factors, and protective factors. UpToDate 2010.
28. Jenkins MA, Baglietto L, Dowty JG et al. Cancer risk for mismatch repair gene mutation carriers: a population-based early onset case-family study. Cli Gastroenterol Hepatol 2006; 4: 489.
29. Chiu BC, Ji BT et al. Dietary factors and risk of colon cancer in Shanghai, China. Cancer epidemiology, biomarkers & prevention 2003; 12 (3): 201.
30. Bostik RM, Potter JD et al. Reduced risk of colon cancer with high intake of vitamin E: the Iowa Women's Health Study. Cancer Res 1993; 53 (18): 4230.
31. Nkondjock A, Gharidian P. Dietary carotenoids and risk of colon cancer: case-control study. Int J Cancer 2004; 110 (1): 110.
32. Park Y, Spiegelman D et al. Intakes of vitamins A, C and E and use of multiple vitamin supplements and risk of colon cancer: a pooled analysis of prospective cohort studies. Cancer Causes & Control 2010; 21 (11): 1745.
33. Burkit DP, Walker ARP et al. Dietary fiber and disease. JAMA 1974; 229: 1068.
34. Levin Bernard. ACP Medicine. WebMD. In: Medscape 2005; 5.
35. Park Y, Leitzmann MF, Subar AF et al. Dairy food, calcium and risk of cancer in the NIH-AARP Diet and Health Study. Arch Intern Med 2009; 169: 391.
36. Cho E, Smith-Warner SA, Spiegelman D et al. Dairy foods, calcium and colorectal cancer: a pooled analysis of 10 cohort studies. J Nat Cancer Inst 2004; 96: 1015.
37. Bjelakovic G, Nagorni A, Nikolova D et al. Meta-analysis: antioxidant supplements for primary and secondary prevention of colorectal adenoma. Aliment Pharmacol Ther 2006; 24: 281.
38. Khosraviani K, Weir HP et al. Effect of folate supplementation on mucosal cell proliferation in high risk patients for colon cancer. Gut 2002; 51 (2): 195.
39. Cole BF, Baron JA, Sandler RS et al. Folic acid for prevention of colorectal adenomas: a randomized clinical trial. JAMA 2007; 297: 2351.
40. Ferrari P, Jenab M et al. Lifetime and baseline alcohol intake and risk of colon and rectal cancers in the European prospective investigation into cancer and nutrition (EPIC). Intl J Cancer 2007; 121 (9): 2065.
41. Fuchs CS, Willet WC et al. The influence of folate e multivitamin use on the familial risk of colon cancer in women. Cancer epidemiology, biomarkers & prevention 2002; 11 (3): 227.
42. Larsson SC, Orsini N, Wolk A. Diabetes mellitus and risk of colorectal cancer: a meta-analysis. J Natl Cancer Inst 2005; 97: 1679.
43. Giovannucci E. Insulin and colon cancer. Cancer Causes Control 1995; 6: 164.
44. Ma J, Pollak MN, Giovannucci E. Prospective study of colorectal cancer risk in men and plasma levels of insulin-like growth factor (IGF)-I and IGF-binding protein-3. J Natl Cancer Inst 1999; 91: 620.
45. Botteri E, Iodice S, Bagnardi V et al. Smoking and colorectal câncer: a meta-analysis. JAMA 2008; 300: 2765.
46. Botteri E, Iodice S, Raimondi S et al. Cigarette smoking and adenomatous polyps: a meta-analysis. Gastroenterology 2008; 134: 388.
47. Pande M, Lynch PM, Hopper JL et al. Smoking and colorectal cancer in Lynch syndrome: results from the colon cancer family registry and the University of Texas M.D. Anderson Cancer Center. Clin Cancer Res 2010; 16: 1331.
48. Ekbom A, Helmick C, Zack M, Adami HO. Ulcerative colitis and colorectal cancer. A population based study. N Engl J Med 1990; 323: 1228.
49. Erlinger TP, Platz EA, Rifai N, Helzlsouer KJ. C-reactive protein levels and the risk of incident colorectal cancer. JAMA 2004; 291: 585.
50. Martínez ME, Giovannucci E, Spiegelman D et al. Leisure-time physical activity, body size and colon cancer in women. Nurse's Health Study Research Group. J Natl Cancer Inst 1997; 89: 948.
51. Giovannucci E, Ascherio A, Rimm EB et al. Physical activity, obesity, and risk for colon cancer and adenoma in men. Ann Intern Med 1995; 122: 327.
52. Calle EE, Rodriguez C, Walker-Thurmond K, Thun MJ. Overweight, obesity, and mortality from cancer in a prospective studied cohort of US adults. N Engl J Med 2003; 348: 1625.
53. Dignam JJ, Politr BN, Yothers G et al. Body mass index and outcomes in patients who receive adjuvant chemotherapy for colon cancer. J Natl Cancer Inst 2006; 98: 1647.
54. Sinicrope FA, Foster NR, Sargent DJ et al. Obesity is an independent prognostic variable in colon cancer survivors. Clin Cancer Res 2010; 16: 1884.

Aspectos Moleculares da Carcinogênese Colorretal

20

Mauro de Souza Leite Pinho

INTRODUÇÃO

Antes de iniciarmos a discussão sobre os diversos aspectos moleculares relacionados à carcinogênese colorretal, parece-nos importante abordar uma questão recorrente quanto à aplicabilidade prática de tais conhecimentos. Usualmente restrita aos laboratórios experimentais e às ciências básicas, a biologia molecular vem ao longo dos últimos anos transpondo barreiras e progressivamente ocupando maiores espaços na área clínica, trazendo consigo a necessidade de compreensão de um vocabulário e conceitos próprios.

Embora a aplicabilidade clínica de tais conceitos nem sempre esteja claramente definida, o benefício mais evidente do grande volume de estudos de biologia molecular aplicados em especial às neoplasias refere-se aos avanços ocorridos na compreensão dessas doenças, elucidando diversos aspectos até então obscuros relacionados à sua etiologia, progressão e a elevada variabilidade em seu comportamento biológico.

Tais estudos são possibilitados pela rápida evolução tecnológica, por meio da qual podemos não apenas identificar as diferentes moléculas que determinam o comportamento biológico dos tecidos normais, mas também suas funções e consequências de suas alterações patológicas.

Esses achados são particularmente relevantes no que diz respeito ao câncer colorretal, por ser esta uma das áreas mais avançadas na compreensão do processo de carcinogênese em decorrência dos estudos pioneiros realizados em pacientes portadores de poliposes adenomatosas familiares, as quais se apresentam como modelos ideais para a análise do processo de transformação de um epitélio normal em uma neoplasia maligna[1,2].

Para que possamos apresentar e discutir o estado atual da compreensão dos aspectos moleculares da carcinogênese, faremos inicialmente uma breve revisão de alguns aspectos básicos de biologia molecular aplicada à atividade proliferativa normal da mucosa colônica.

AS PROTEÍNAS E SUAS FUNÇÕES

O grande e acelerado desenvolvimento dessa tecnologia permitiu que os tecidos fossem analisados em seu conteúdo submicroscópico, ou seja, por meio da identificação das moléculas que os compõem.

Esses estudos nos trouxeram o conhecimento de que as principais moléculas responsáveis pela realização da atividade celular são as proteínas. Essas macromoléculas, compostas por sequências de aminoácidos, representam a maior parte de matéria seca de uma célula. Além de auxiliar a compor sua estrutura, as proteínas realizam praticamente todas as funções celulares, como atividade enzimática, transporte, transmissão de sinais, recepção de estímulos e até a regulação da ativação de genes para a produção de outras proteínas[3,4].

As proteínas, como sabemos, são produzidas a partir de segmentos de sequências gênicas no DNA, pela qual se estruturam moléculas de RNA, descritas como mensageiras (RNAm). Estas moléculas migram a partir do DNA nuclear para os ribossomos, no citoplasma, onde, por meio de ligações com outra forma de RNA (descrito como *transportador*), realizam a estruturação das proteínas mediante o encadeamento sequencial de aminoácidos. Poderíamos então sumarizar essa sequência de eventos da seguinte forma:

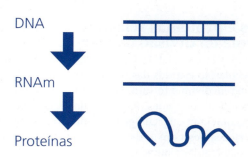

A EXPRESSÃO GÊNICA NORMAL E PATOLÓGICA

Estima-se hoje que cada célula necessite para seu funcionamento vital de cerca de 10.000 proteínas diferentes, cada uma delas desempenhando uma tarefa específica. Mais do que determinar as atividades celulares, as proteínas existentes em um tecido a partir da ativação de seus respectivos genes específicos determinam as próprias características histológicas e comportamento biológico desse tecido. A essa ativação de genes denominamos expressão gênica, e o conjunto de proteínas expressas em um determinado tecido é descrito como perfil proteico tecidual.

Embora todas as células do corpo (excetuando-se as células germinativas dos óvulos e espermatozoides) contenham o mesmo conjunto de genes em seu DNA nuclear, o perfil proteico de cada tecido apresenta características distintas em decorrência de uma expressão gênica própria. Embora todas as células, como os neurônios ou as células musculares por exemplo, contenham o gene codificante da insulina, este será expresso unicamente nas células pancreáticas das ilhotas de Langerhans. Essa expressão gênica tecidual é responsável pela produção de proteínas responsáveis por funções diferentes, como o metabolismo normal de uma célula ou aspectos específicos, como seu citoesqueleto, perfil enzimático, produção hormonal etc.

Da mesma forma que a expressão gênica tecidual normal é responsável pelos aspectos morfológicos e funcionais de um tecido normal, suas alterações podem gerar um tecido patológico. Assim, podemos dizer que o estudo da biologia molecular da carcinogênese baseia-se na tentativa de identificação do perfil proteico tumoral, o qual determina não apenas seu comportamento biológico distinto do tecido normal, mas também justifica a grande variabilidade observada entre os diversos tipos de tumores.

PROTEÍNAS ENVOLVIDAS NA CARCINOGÊNESE

No que diz respeito ao estudo da carcinogênese, interessa-nos especialmente a análise da expressão de proteínas cujas funções estejam relacionadas a aspectos envolvidos à atividade proliferativa (divisão celular) ou na estrutura do tecido, como a adesão ou capacidade de digestão de tecidos vizinhos.

Genes e proteínas relacionadas ao controle da divisão celular

Durante a fase inicial da aplicação dos conceitos de biologia molecular ao estudos das neoplasias, os genes relacionados ao desenvolvimento tumoral foram genericamente classificados como oncogenes ou genes supressores de tumores. Deve-se comentar que tais genes codificam proteínas normais, pertencentes a um grande grupo cuja função fisiológica destina-se a regular a atividade proliferativa celular. Assim, a partir do equilíbrio ocorrido pela expressão dessas proteínas, teremos como consequência o início de um processo de divisão celular e o controle da evolução de suas etapas, ou então, realizando a ação oposta, qual seja a inibição à atividade proliferativa ou mesmo induzindo à morte da célula por meio do processo de apoptose.

Sendo o câncer essencialmente um distúrbio proliferativo descontrolado, tornou-se evidente a ação deletéria do desequilíbrio de concentração dessas proteínas. Se esse distúrbio gerar um aumento no tecido da presença de proteínas cuja ação estimula o ciclo celular, estas tenderiam a agravar a situação, aumentando a atividade proliferativa tumoral, motivo pelo qual passaram a ser denominadas oncogenes, embora sua existência seja fisiológica e necessária em condições normais. Alternativamente, a redução observada em tumores dos níveis teciduais de proteínas destinadas à inibição da divisão celular também apresenta-se como um fator agravante da velocidade de crescimento do tumor, sendo, por essa razão, esse grupo de proteínas denominado supressoras tumorais.

Como observamos na Tabela 20.1, um grande número de proteínas tem sido identificado como elementos fundamentais na carcinogênese pelo seu papel no estímulo ou inibição do ciclo celular, determinante no comportamento biológico de um tumor. É importante destacar que essa ação patológica pode ocorrer em todas as células do organismo, sendo portanto inerente ao processo de carcinogênese humana como um todo, independentemente do tecido envolvido, motivo pelo qual estas proteínas são estudadas em todos os tumores, sejam digestivos, neurológicos, urinários ou de qualquer outro sistema.

A angiogênese como estímulo ao desenvolvimento tumoral

Vimos que a ação exacerbada de proteínas expressas pelos oncogenes ou a inibição pela ausência de proteínas supressoras pode resultar em uma célula que apresentará um ganho proliferativo em relação às demais, tornando-se insensível aos estímulos apoptóticos.

Entretanto, aparentemente isso não é suficiente para que esta célula dê origem a um tumor com volume detectável e capaz de ameaçar a vida de seu portador. Para que um determinado grupo de células consiga manter um crescimento sustentado é necessário que exista uma fonte de suprimento sanguíneo específico e constante. (Tabela 20.1)

Há muitas décadas foi percebido que os tumores apresentam uma vascularização bastante proeminente em relação aos tecidos normais[5,6]. Esses achados foram sempre considerados consequência do processo inflamatório decorrente das áreas focais de necrose existentes na massa tumoral.

Existem suficientes evidências hoje de que a presença dessa vascularização exacerbada é uma condição essencial para que ocorra o desenvolvimento neoplásico[7]. Isso se deve ao desenvolvimento de capilares em decorrência de um forte estímulo local denominado angiogênese.

TABELA 20.1 – Exemplos de proteínas relacionadas ao controle da divisão celular	
Estímulo à divisão (oncogenes)	**Inibição à divisão (supressores tumorais)**
Reguladores do ciclo celular Ciclinas D1, D2, D3 Ciclinas E, B	APC Retinoblastoma – Rb1 p53 p21 p16 caspases bax Fator de necrose tumoral – TNF ATM BRCA1 BRCA2 DCC TGF-b
Fatores antiapoptose Bcl-2 Survivina	
Transdução de sinal k-ras, h-ras, n-ras	
Fatores de transcrição E2F c-myc c-fos c-jun	
Fatores de crescimento PDGF, PIGF, EGF, EGFR, ErbB2/HER2, FGF, IGF-1, IGF-2, TGF-α	

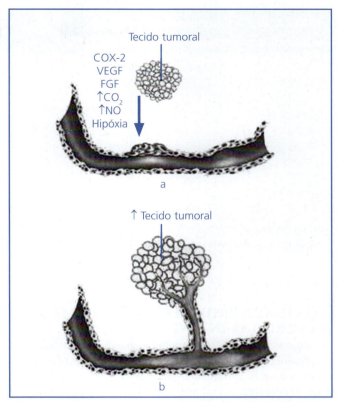

Figura 20.1 – Estímulos tumorais à angiogênese. Fonte: adaptada de Miller K, in Disrupting VFGF signaling, Astra Zeneca; 2002..

Numerosos estudos demonstraram que esse estímulo ocorre em decorrência de diversos fatores locais estimulantes como a hipóxia e a elevação de CO_2 ou óxido nítrico (Figura 20.1)[7-10].

Esses fatores locais desencadeiam um processo de liberação de diversas proteínas que atuam no processo de angiogênese e de sua ação estimulante sobre o tecido neoplásico. Estudos realizados utilizando o fator de crescimento fibroblástico básico (bFGF)[11] demonstraram que essa proteína apresenta uma grande capacidade de estimular o processo de angiogênese. Estudos semelhantes identificaram outra proteína com potente ação angiogênica denominada fator de crescimento endotelial vascular (VEGF)[12-14], considerada de importante ação mitogênica sobre células endoteliais, a qual é hoje relacionada a uma importante linha de terapêutica antineoplásica. Ao contrário da ciclo-oxigenase-1 (COX-1), que é uma enzima usualmente expressa em tecidos normais e envolvida em diversas funções celulares, a ciclo-oxigenase-2 (COX-2) é uma proteína expressa como resposta à presença de mediadores locais liberados em consequência de vários estímulos, fazendo parte de uma resposta inflamatória a eles. Tem sido demonstrado que sua expressão nos tecidos colorretais está associada a fatores angiogênicos e a formação de novos vasos no processo de carcinogênese[15-18].

Genes e proteínas relacionadas à invasão tecidual

Embora se trate de uma doença originária em um distúrbio proliferativo, a característica mais evidente de um câncer refere-se à sua capacidade de invadir tecidos adjacentes, com possibilidades de uma migração local ou disseminada de células neoplásicas através da penetração em vasos linfáticos ou venosos.

Assim como as alterações proliferativas ocorrem em consequência de desequilíbrios nas expressões gênicas de proteínas relacionadas ao controle da divisão celular, a capacidade de invasão e metastatização de um tumor também é produto das variações da concentração de algumas proteínas específicas.

Em condições normais, algumas dessas proteínas desempenham funções de adesão entre as células ou entre estas e a membrana basal, por exemplo. Neste sentido, uma falha de sua expressão adequada no tecido tumoral poderá propiciar as condições para uma maior metastatização de células a partir da migração através de tecidos, linfáticos ou veias. Outras proteínas relevantes na determinação do comportamento invasivo de um tumor são as proteases, ou seja, enzimas que atuam promovendo a digestão de membranas e outros tecidos (Tabela 20.2).

TABELA 20.2 – Exemplos de proteínas relacionadas à adesão e invasão celular
Adesão celular
β-catenina
E-caderina
Integrinas
Lamininas
Fibronectinas
Lectinas
Selectinas
Galectinas
Proteases
Metaloproteases de matrizes – MMPs
Ativadores do plasminogênio – PAs

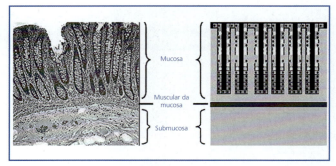

Figura 20.2 – Epitélio colônico normal.

ATIVIDADE PROLIFERATIVA NORMAL NAS CRIPTAS INTESTINAIS

Um dos aspectos mais característicos do câncer colorretal é apresentar-se na maior parte dos casos como o resultado de um processo evolutivo a partir de pólipos neoplásicos da mucosa colônica, inicialmente de natureza benigna e não invasiva, denominados adenomas ou carcinomas intramucosos dependendo da classificação adotada.

Na verdade, essa análise biomolecular da evolução de uma mucosa normal até o surgimento de um carcinoma invasivo foi possibilitada em especial devido à existência da polipose adenomatosa familiar, doença na qual essas alterações podem ser observadas em diferentes estágios coexistentes em um mesmo segmento intestinal.

Sabe-se hoje que os epitélios em geral são tecidos dotados de uma dinâmica bastante ativa, cuja base é a necessidade de reposição constante de novas células em sua superfície afim de substituir aquelas perdidas em um contínuo processo de autodestruição pela apoptose.

Conforme demonstrado na Figura 20.2, a mucosa colônica é composta por criptas dispostas de forma vertical, paralelas entre si e entremeadas por um tecido denominado lâmina própria. Inferiormente à linha correspondente ao posicionamento das bases das criptas, observamos a camada muscular da mucosa, abaixo da qual encontramos na submucosa um tecido rico em vasos sanguíneos e linfáticos.

A análise da histologia dessas criptas nos mostra que suas células apresentam um padrão característico, que pode ser mais bem compreendido a partir de uma hipotética subdivisão em três áreas distintas, conforme demonstrado na Figura 20.3.

- **Zona proliferativa 1:** Situada na parte mais inferior das criptas, as células desta região apresentam-se predominantemente ainda indiferenciadas, sem o aspecto característico das células da mucosa intestinal, com ausência de células caliciformes em consequência de uma baixa produção de muco. Do ponto de vista proliferativo, essas células apresentam uma elevada frequência de mitoses e ausência de apoptoses, demonstrando sua importante função na produção de novas células, as quais progressivamente ascendem ao longo da cripta em direção à superfície da mucosa.
- **Zona proliferativa 2:** Ocupando predominantemente a região média da cripta, observamos nesta zona células com padrão histológico típico dos colonócitos, com produção de muco representada pela presença de múltiplas células caliciformes e a polaridade dos núcleos dispostos de forma uniforme na base das células, próximo à sua fixação à membrana basal. Em relação à atividade proliferativa, esta persiste de forma ativa, sendo ainda encontrado um alto número de mitoses e ausência de morte celular apoptótica.
- **Superfície epitelial:** Nesta região mais superficial da cripta, junto à luz intestinal, observamos ainda a presença de colonócitos típicos, embora com redução gradual da produção de mucina. O achado mais importante nessa região, no entanto, é a presença de uma inversão do padrão proliferativo celular em relação àquele observado na base da cripta, com acentuada redução da atividade mitótica e a ocorrência de morte celular programada (apoptose) em um grande número de células seguida de descamação para a luz intestinal.

Ao analisarmos em conjunto essas três regiões, compreendemos que ocorre uma atividade dinâmica permanente nas criptas intestinais, caracterizada pelo surgimento de novos colonócitos na base da cripta a partir das células indiferenciadas (células-tronco), que sofrem um processo de maturação gradual ao longo de sua ascensão até atingir a luz intestinal. Tendo completado essa evolução totalmente, durante a qual esteve exposta aos agentes agressores deste epitélio e ao consequente risco de lesão em seu DNA nuclear, essa célula irá desencadear o processo de autodestruição não inflamatório característico da apoptose que leva à sua descamação na luz intestinal. Durante esse período, não deverá ocorrer qualquer atividade de divisão celular afim de evitar o surgimento de uma linhagem de células-filhas capazes de herdar eventuais mutações em seu DNA.

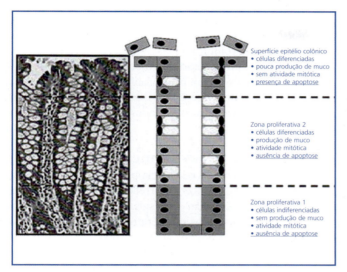

Figura 20.3 – Atividade proliferativa da cripta normal.

Estima-se que esse ciclo de surgimento, maturação e morte das células nas criptas ocorra em um período compreendido entre três a oito dias, e que em consequência disso o epitélio colônico sofra um processo de renovação a cada três a quatro dias[19].

OS PÓLIPOS E OS DISTÚRBIOS PROLIFERATIVOS

O surgimento dos pólipos adenomatosos, também descritos como carcinomas intramucosos em especial pelos autores da escola japonesa, é consequência de uma alteração da dinâmica proliferativa em relação à mucosa normal conforme descrito.

Nesses casos, pode-se observar à microscopia um crescimento da zona proliferativa 1, ocorrendo então uma perda progressiva do padrão característico da zona proliferativa 2 com a consequente substituição dos colonócitos normais por células pouco diferenciadas e redução acentuada da produção de mucina, como demonstrado na Figura 20.4.

Observa-se um crescimento da zona proliferativa 1 em relação à cripta normal com perda do padrão da zona proliferativa 2, caracterizada pela substituição do colonócito normal por células pouco diferenciadas e redução acentuada da produção de mucina. Os núcleos perdem seu posicionamento basal na célula e assumem o padrão conhecido como pseudoestratificação característico da grande atividade proliferativa.

Além desse crescimento da zona proliferativa com um aumento do número de mitoses e o consequente surgimento de novas células, outra alteração ocorre na extremidade superior da cripta, onde se observa uma redução do número de apoptoses (Figura 20.5).

Como consequência dessas duas alterações proliferativas simultâneas caracterizadas por uma maior produção de novas células na base da cripta e redução da morte celular epitelial, observamos um progressivo acúmulo dessas células ao nível da superfície mucosa (Figura 20.6) inicialmente evidenciada apenas à microscopia. A progressão desse acúmulo celular consequente ao desequilíbrio proliferativo irá finalmente dar origem a um pólipo macroscopicamente identificável por meio de exames endoscópicos.

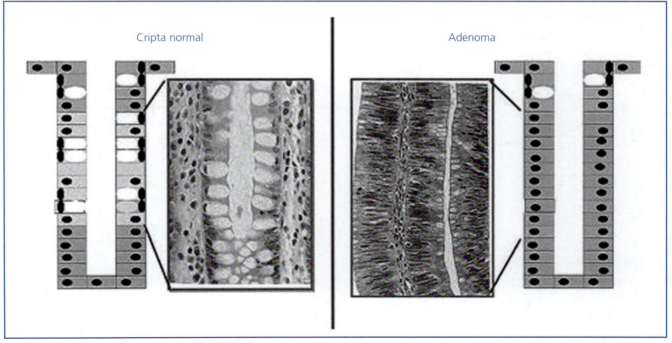

Figura 20.4 – O distúrbio proliferativo no pólipo adenomatoso.

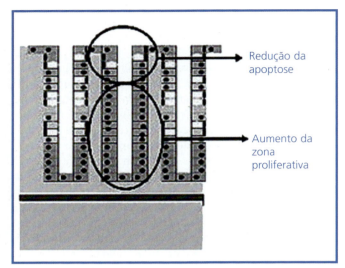

Figura 20.5 – Alterações proliferativas no pólipo adenomatoso.

MECANISMOS BIOMOLECULARES DO EQUILÍBRIO PROLIFERATIVO

Conforme dito anteriormente, as atividades celulares são determinadas pela ação de proteínas que podem atuar a partir de sua presença no interior da célula ou mediante contato externo por meio de receptores existentes em sua membrana, que, por seu turno, podem desencadear efeitos intracelulares seguindo uma sequência de reações em cascata.

O grande número de estudos a respeito dos aspectos biomoleculares do câncer colorretal e seus precursores tem permitido a identificação de diversas proteínas que exercem um importante controle sobre a atividade proliferativa das células da mucosa colônica.

Para melhor compreensão dos mecanismos biomoleculares responsáveis pelo equilíbrio proliferativo dessa mucosa, faremos a seguir uma breve revisão de algumas proteínas consideradas as principais controladoras do ciclo celular.

Proteína APC: o fio da meada

Um achado de grande relevância para a compreensão da biologia molecular do câncer colorretal foi a identificação de uma proteína cuja alteração é considerada um "gatilho" para o surgimento de distúrbios proliferativos na mucosa colônica, seja no estágio de pólipos adenomatosos ou carcinomas invasivos. Por ter sido inicialmente identificada em pacientes portadores de polipose adenomatosa familiar, essa proteína, assim como seu respectivo gene, foi denominada APC (*Adenomatous poliposis coli*). Estudos posteriores confirmaram que mutações dessa proteína APC estão presentes em cerca de 80% dos adenomas em fase inicial, mesmo em pacientes não portadores de polipose familiar, sendo esta mutação considerada hoje a alteração mais precoce no processo de carcinogênese da mucosa colônica, motivo pelo qual é a ela atribuída a função de "guardiã" (*gatekeeper*)[20,21].

Embora as diversas funções da proteína APC estejam ainda em fase de melhor definição, existem fortes evidências de que estas são relacionadas a dois aspectos principais: adesão e proliferação celular.

Em relação à sua participação no equilíbrio proliferativo da mucosa colônica, a proteína APC exerce, em condições nor-

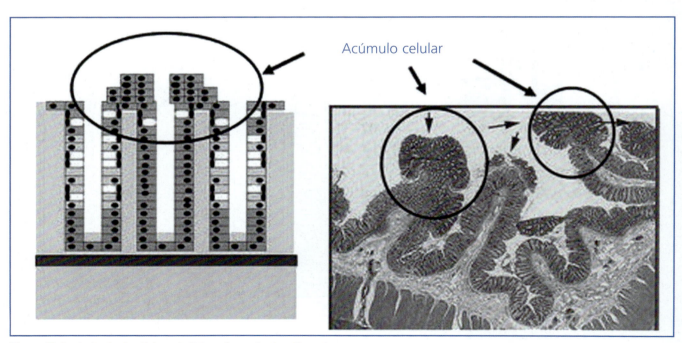

Figura 20.6 – Acúmulo de células epiteliais na formação do pólipo adenomatoso.

mais, uma importante função supressora por meio da inibição da divisão celular. Considerando-se a dinâmica do epitélio colônico apresentada, torna-se compreensível a demonstração por diversos autores de uma elevada concentração da proteína APC na parte alta das criptas, e sua ausência nas células situadas em suas bases. Essa disposição tecidual é, portanto, bastante compatível com a elevada proliferação na base das criptas e a morte celular observada na superfície epitelial.

Para melhor compreender o mecanismo pelo qual a proteína APC atua na inibição da divisão celular, é necessário o conhecimento sobre outra proteína de grande relevância no controle proliferativo do epitélio colônico: a betacatenina.

Betacatenina: o estímulo à divisão celular

Um crescente número de estudos tendem a atribuir a essa proteína uma função central no equilíbrio proliferativo da mucosa colônica e, por extensão, ao próprio mecanismo da carcinogênese colorretal[22,23].

Tais conceitos representam uma mudança em relação à impressão inicial de que a função da betacatenina restringia-se à adesão entre células, motivada por sua participação em um complexo no qual representa um elemento de ligação com uma proteína transmembrana, denominada e-caderina. Estudos mais recentes, no entanto, demonstram que além dessa forma relacionada à membrana, a betacatenina pode ainda ser observada em uma forma livre no citoplasma e ainda no interior do núcleo. Além disto, foi demonstrado que a redução dos níveis celulares da proteína APC está associada a uma elevação da concentração nuclear da betacatenina, a qual, por seu turno, representa um importante estímulo à divisão celular. Este estímulo proliferativo é consequência da ação positiva da betacatenina para a expressão nuclear de outras proteínas que desempenham um importante papel na divisão celular como a ciclina D1, gastrina, c-myc, COX-2 e MMP-7, sendo estas duas últimas claramente relacionadas à angiogênese e à invasão estromal, respectivamente.

Survivina

Esta é outra proteína cujo papel no controle do ciclo celular na mucosa colônica e no mecanismo de carcinogênese colorretal vem ganhando crescente relevância[24-27]. Sua função está relacionada ao controle do ciclo celular, no qual desempenha uma ação inibidora da apoptose, conferindo à célula portanto uma sobrevida mais prolongada. Assim, é compreensível a observação em estudos de imunoistoquímica da mucosa colônica normal de uma presença expressiva da survivina nos colonócitos situados na base da cripta intestinal, onde a atividade proliferativa é intensa e sua ausência nas células situadas na porção superior da cripta, onde a apoptose se torna necessária para o equilíbrio tecidual. Assim como a betacatenina, a expressão celular de survivina é inibida pela presença da proteína APC, embora o mecanismo relacionado a esta ação repressora ainda não esteja bem definido.

Proteína p53

Outra proteína de papel fundamental na carcinogênese não apenas colorretal, mas de todos os tecidos como um todo, é a proteína p53, cujo nome deriva de seu peso molecular de 53 Kda (quilodalton). Sua principal função está relacionada à preservação da integridade do código genético em cada célula, ou seja, a manutenção da mesma sequência de nucleotídeos ao longo de toda a molécula de DNA igualmente presente em cada célula do nosso corpo.

Para exercer essa função, durante o ciclo de divisão celular, a proteína p53 faz uma verificação quanto à eventual ocorrência de uma mutação na sequência do código genético em consequência de uma duplicação defeituosa do DNA (erro de replicação). Caso seja verificada a existência de uma mutação, é função da proteína p53, por meio do desdobramento de uma cascata de reações, impedir que esta célula entre em processo de mitose e complete a divisão celular. Para isso, dois caminhos podem ser seguidos: a correção da mutação através da ativação de proteínas de reparo ou a indução da morte celular por meio da apoptose. A relação entre a proteína p53 e a carcinogênese tem sido amplamente comprovada pelo elevado índice mutações de seu gene em tumores malignos de diferentes tecidos do organismo, situado entre 40 e 70% dos casos. Além disso, tem sido estudado seu possível papel como elemento potencializador dos efeitos da terapia adjuvante por meio de químio e radioterapia[28-33].

Sendo esta apenas um elemento dentro da cascata supressora de tumor, outros componentes são identificados com resultados semelhantes, como as proteínas p21, Bcl-2, entre outras.

Resumindo, podemos ver então que a mucosa colônica é uma estrutura essencialmente dinâmica, com uma grande rotatividade em suas células, a qual é determinada pela concentração nestas das proteínas que atuam sobre o controle do ciclo celular. Neste sentido, a proteína APC é aparentemente um elemento-chave, que promove a inibição da ação estimulante sobre as divisões celulares promovidas pela betacatenina e pela survivina[16,17].

CÉLULAS-TRONCO TUMORAIS: UM NOVO CONCEITO

Conforme demonstrado, o distúrbio proliferativo ocorrido nas células componentes das criptas epiteliais colônicas representa a etapa inicial do processo da carcinogênese. Entretanto, algumas controvérsias a respeito desse mecanismo ainda persistem.

Como vimos, em condições normais o ciclo de vida cumprido pelo colonócito dura em torno de cinco dias. Assim, torna-se difícil explicar como células de tão curta duração poderiam sofrer o necessário acúmulo de mutações capazes de alterar seu potencial proliferativo e consequentemente contribuir para a evolução para a neoplasia invasiva.

Outro aspecto de difícil compreensão diz respeito à grande heterogeneidade do tecido tumoral, que, embora supostamente originário em um clone celular (teoria monoclonal), é formado por células com características moleculares e funções bastante distintas entre si. Contudo, esses achados podem sugerir um grande potencial proliferativo para qualquer célula tumoral, o que não é confirmado em estudos experimentais devido à grande dificuldade na replicação de tumores em modelos animais a partir da inoculação de células extraídas de tecido tumoral humano.

Ao longo dos últimos anos, entretanto, observamos na literatura o surgimento de um novo conceito capaz de revolucionar nossa compreensão sobre os mecanismos da carcinogênese, possibilitando, inclusive, a elucidação de forma bastante lógica de algumas controvérsias existentes até o momento. Referimo-nos aqui à célula-tronco tumoral *(cancer stem cell)*.

As células-tronco intestinais

O epitélio colônico é formado pela presença de um grande número de criptas, estimado em cerca de 14.000/cm². Cada uma delas é composta por aproximadamente 2.000 células submetidas a um constante e rápido regime de renovação, indiferenciada na base da cripta e sofrendo um processo de gradual de diferenciação à medida em que ascendem até a luz intestinal, sendo posteriormente descamadas por apoptose[34,35].

Sabe-se hoje que na base da cripta existe um nicho de células especiais, denominadas células-tronco intestinais, as quais, além de não ascender em direção à luz intestinal, apresentam um ciclo de vida bastante longo, podendo aparentemente atingir alguns anos de duração. Essas células, que representam cerca de 1% do total de células crípticas, são responsáveis por promover a constante renovação da população celular do epitélio intestinal. Atualmente, acredita-se que isso ocorra inicialmente através da formação de um tipo especial de células denominadas progenitoras ou transitórias, que, por seu turno, geram as linhagens diferenciadas de células maduras (enterócitos, células enteroendócrinas e células produtoras de muco) (Figura 20.7)[34,35].

Essas células-tronco intestinais apresentam um ciclo de divisão celular muito mais lento que as células normais da cripta intestinal, podendo aparentemente realizar divisões simétricas, quando dão origem a duas células-tronco ou duas células não tronco, ou assimétricas, originando a uma célula-tronco e uma célula não tronco. Acredita-se que o ritmo e formato dessas divisões seja responsável não apenas pelo equilíbrio populacional da cripta, mas também pelo próprio número de criptas existentes, multiplicadas por um processo descrito como fissurização. Nesse processo, observa-se a formação de um brotamento lateral da cripta observado com frequência durante a idade de crescimento do cólon, possibilitando sua expansão. Esse mesmo evento pode ser observado no indivíduo adulto na formação de tecidos neoplásicos como adenomas ou adenocarcinomas e exemplifica a grande importância da manutenção do equilíbrio entre as células-tronco intestinais e as outras células do epitélio.

Mecanismos de controle da divisão celular na cripta intestinal

Entre os mecanismos moleculares responsáveis pelo controle da divisão celular, destaca-se aquele descrito como via WNT, por meio do qual a presença de estímulos ao nível dos receptores da membrana celular irá ativar a proteína betacatenina, já mencionada, presente no citoplasma, a qual irá por seu turno ativar um fator de transcrição (TCF-4) cuja ação inclui, entre outras, a expressão da proteína survivina, que estimula as divisões celulares por meio de seu efeito antiapoptótico. Entretanto, à medida que as células ascendem na cripta, torna-se necessária a redução desse ritmo proliferativo, e para que isso ocorra existe a expressão da proteína APC já citada, que é responsável pela inibição da ação da betacatenina, favorecendo a ocorrência da apoptose ao nível da luz intestinal, com a consequente descamação das células e manutenção do equilíbrio epitelial[34,35].

Células-tronco tumorais

As primeiras evidências de células-tronco tumorais foram descritas nas leucemias em um estudo publicado por Bonnet e Dick[36], que demonstraram que um grupo específico de células tumorais foi capaz de replicar tumores *in vitro* com grande facilidade, enquanto o mesmo não era obtido com o restante das células leucêmicas. Essas células foram diferenciadas das outras por sua capacidade de expressar a molécula CD34 e não expressar a molécula CD38, sendo então denominadas células-tronco tumorais.

Posteriormente, células-tronco tumorais foram identificadas em tumores sólidos. Na mama, Al-Hajj et al.[37] demonstraram que o implante de cerca de 100 células CD44+ e CD24- foi capaz de formar tumores primários e secundários, enquanto o mesmo efeito não foi obtido com o implante de dezenas de milhares de células tumorais normais.

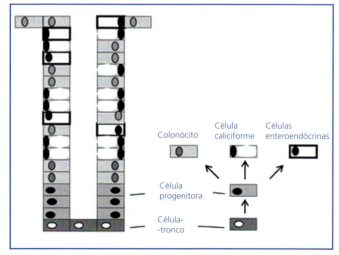

Figura 20.7 – Tipos de células na cripta intestinal.

Em um estudo similar realizado com tumores do sistema nervoso central[38], um pequeno conjunto de 100 células tumorais CD133+ reproduziu em ratos um tumor idêntico ao original, enquanto 100.000 células CD133- não puderam fazer o mesmo.

Desde então, células-tronco tumorais têm sido descritas em diversos outros tumores, como câncer de prostata[39], melanoma[40], câncer de pâncreas[41], fígado[42], cabeça e pescoço[43] e colorretais[44-47].

As células-tronco na carcinogênese colorretal

Ricci-Vitiani et al.[44] publicaram em 2007 um estudo identificando possíveis células-tronco tumorais no câncer colorretal, descritas como capazes de expressar a proteína CD133 (também relatadas como células CD133+). Essas células, que representavam cerca de 2,5% do total de células tumorais, uma vez injetadas no subcutâneo de ratos imunodeficientes reproduziram tumores com as mesmas características do tumor original, o que não foi obtido com as células CD133-. Além disso, essas células demonstravam a capacidade de apresentar um crescimento exponencial por mais de um ano quando colocadas em esferas de cultura tumoral.

No mesmo ano, O'Brien et al.[45] publicaram um relato com resultados semelhantes ao injetar sob a cápsula renal de ratos as células tumorais CD133+ e obterem tumores contendo células diferenciadas e com a mesma heterogeneidade do tumor original. Concluíram, então, que essas células-tronco tumorais são diferentes das outras células contidas no tumor e que, ao contrário do previamente imaginado, a heterogeneidade tumoral não ocorre de forma aleatória a partir de qualquer célula tumoral (modelo estocástico), mas, sim, obedecendo a uma organizada hierarquia determinado pelas células-tronco tumorais.

Dalerba et al.[46] reproduziram estudos semelhantes, sugerindo, no entanto, que a análise da expressão das proteínas EpCAM/CD44 e CD166 seja mais consistente para identificar as células-tronco tumorais do que a CD133 somente.

Boman et al.[34] analisaram a carcinogênese colorretal à luz dos novos conceitos de existência de células-tronco tumorais e utilizaram um modelo matemático para demonstrar que a formação de um tumor não poderia ocorrer apenas em consequência de alterações envolvendo ritmo proliferativo, apoptose ou diferenciação celular. De acordo com sua hipótese, o principal determinante do processo de carcinogênese seria a ocorrência de uma superpopulação de células-tronco derivada da ausência de ação inibidora da proteína APC.

Implicações do conceito de células--tronco tumorais sobre o tratamento do câncer colorretal

A introdução do conceito de células-tronco tumorais representa um importante avanço para a compreensão dos mecanismos de carcinogênese, contribuindo possivelmente para elucidar alguns aspectos:

Esclarecer a possibilidade de ocorrência do acúmulo de mutações, uma vez que ao contrário dos colonócitos normais, as células-tronco podem permanecer em atividade durante um longo período.

Como se reproduzem lentamente, as células-tronco tumorais podem ser resistentes à quimioterapia convencional, que visa a atingir as células de grande atividade proliferativa. Dessa forma, a obtenção de uma importante redução da massa tumoral pode não estar necessariamente relacionada à cura, por representar a morte de colonócitos normais. Caso confirmada essa hipótese, nova estratégia de quimioterapia deve ser desenvolvida, dirigida em especial às células-tronco tumorais.

A exemplo disso, a partir da demonstração de que as células CD133+ expressam IL-4, Todaro et al.[47] obtiveram em ratos uma resposta potencializada da quimioterapia convencional para a redução do câncer colorretal por meio da associação com anticorpos anti-IL-4.

Estudos adicionais a respeito das células-tronco tumorais poderão trazer novos subsídios para uma melhor compreensão dos mecanismos de carcinogênese, possibilitando o desenvolvimento de abordagens terapêuticas mais efetivas.

CARCINOGÊNESE ASSOCIADA A ERROS DE REPLICAÇÃO

Diversos estudos paralelos tem revelado a existência de um subgrupo de tumores malignos do cólon e reto os quais apresentam características peculiares e semelhantes entre si quanto à forma de apresentação, comportamento biológico e prognóstico. São estes os tumores cuja fisiopatologia está aparentemente relacionada à existência de *erros de replicação* ou simplesmente tumores *RER (+)*.

O diagnóstico destes tumores é feito através de um exame denominado como pesquisa de instabilidade de microssatélites (IMS). Para a compreensão deste exame assim como de seu significado torna-se necessário o conhecimento de alguns conceitos básicos.

Microssatélites

O DNA humano é formado por uma molécula composta por uma sequência de cerca de três bilhões de pares de nucleotídeos, ou seja, adenina (A), timina (T), citosina (C) ou guanina (G). Sessenta a 75% destes nucleotídeos são compostos por sequências únicas, ou seja, segmentos cuja organização de nucleotídeos ocorre apenas uma vez em todo o genoma. Entre essas sequências únicas estão os genes, que contêm o código para a síntese de proteínas, os quais representam cerca de 5 a 10% de todo o genoma.

Aproximadamente 25 a 40% da molécula de DNA é formada por sequências repetitivas de DNA. Essas sequências de nucleotídeos podem ser subdivididas em repetições dispersas ou satélites – denominação esta devida ao aparecimento à espectrometria ótica de uma banda "anexa" (ou "satélite") junto à banda principal. As sequências nomeadas microssatélites consistem de pequenas repetições incluindo apenas um a seis nucleotídeos. Assim, esses microssatélites podem ser compostos por um mononucleotídeo (Ex: AAAAAAAA), dinucleotídeo (Ex: CACACACA), trinucleotídeo (Ex: CAG-CAGCAG) etc. O número de repetições de minissatélites e microssatélites pode variar entre os indivíduos, motivo pelo qual são consideradas as impressões digitais do DNA de cada um e são utilizadas em exames para verificação de paternidade.

Instabilidade de microssatélites

Trata-se da observação de que o DNA extraído de células de determinados tumores apresentam alterações nos microssatélites quando comparados aos mesmos microssatélites existentes em amostras de DNA de um tecido normal do mesmo indivíduo, como aquele obtido nas células sanguíneas, por exemplo. Dito de outra forma, as células tumorais apresentam "impressões digitais" defeituosas em seu DNA quando comparadas aos outros tecidos do organismo.

O DNA é uma molécula instável e sofre frequentes alterações por perdas de segmentos, mutações ocorridas durante o processo de divisão celular etc. Para corrigir tais alterações dispomos de algumas proteínas com função de realizar os reparos necessários para manter a integridade do DNA. Essas proteínas são produzidas a partir de alguns genes conhecidos como genes de reparo (*mismatch repair genes* – MMR) e sua função é exercida de forma contínua, preservando os tecidos celulares.

A observação de um grande número de alterações nas sequências de microssatélites em um determinado tecido tumoral demonstra a ausência de uma função normal de reparo de DNA. Representa, consequentemente, uma evidência indireta de que existe uma deficiência na ação das proteínas de reparo causada pela presença de mutações.

Esse tipo de defeito genético é denominado *erro de replicação* (*replication error* – RER +)[48-51].

Análise dos genes de reparo

Como dissemos, a observação de alterações nos microssatélites é uma forma indireta de avaliar uma possível existência de defeitos na ação das proteínas de reparo. Uma maneira alternativa de identificar tumores cuja origem esteja relacionada a erros de replicação é a avaliação das próprias proteínas de reparo. Embora tenham sido identificadas até hoje seis proteínas de reparo, cerca de 90% das mutações são encontradas em apenas duas delas, as chamadas hMLH1 e hMSH2. O estudo dessas proteínas por meio de técnicas de imuno-histoquímica ou de seus genes por sequenciamento direto tem sido relatado como opções confiáveis para a detecção de tumores com erros de replicação.

Características do câncer colorretal associado à IMS

Existem evidências bem estabelecidas de que tumores colorretais malignos com erros de replicação (ou IMS +) apresentam características que os destacam em diversos aspectos quanto ao local de incidência, a idade, os aspectos histológicos e o prognóstico, conforme descrito a seguir:

- predomínio em localização proximal no cólon;
- maior incidência em idades mais precoces (abaixo de 40 a 50 anos);
- maior incidência de tumores múltiplos;
- maior incidência de tumores mucinosos;
- pior diferenciação tumoral;
- melhor sobrevida em relação ao câncer colorretal estável para microssatélites.

Relação entre IMS e o câncer hereditário

A perda de função de alguma proteínas de reparo é considerada a base fisiopatológica biomolecular da síndrome hereditária conhecida como câncer colorretal hereditário não polipoide (HNPCC). Consequentemente, a presença de instabilidade de microssatélite deve ser esperada na quase totalidade desses casos, cujos tumores apresentam as características já descritas.

Incidência de IMS em tumores colorretais esporádicos

Em geral, estudos envolvendo tumores esporádicos referem que cerca de 10 a 15% deles apresentam instabilidade de microssatélites, confirmando a existência de erros de replicação do DNA. Entretanto, os estudos realizados apenas nos tumores incidentes em pacientes mais jovens ou localizado em segmentos proximais do cólon demonstram um índice de positividade bastante maior de instabilidade de microssatélites. Por outro lado, em um estudo restrito a tumores de reto a incidência de erros de replicação reduziu-se a apenas 2% dos casos, confirmando a relação entre a instabilidade de microssatélites e tumores situados em cólon direito ou transverso.

É importante notar que o câncer colorretal associado a erros de replicação apresenta o mesmo tipo de localização e comportamento biológico independentemente de sua natureza esporádica ou hereditária (HNPCC)[52-57].

REFERÊNCIAS BIBLIOGRÁFICAS

1. Vogelstein B, Fearon ER, Hamilton SR, Kern SE, Preisinger AC, Leppert M et al. Genetic alterations during colorectal-tumor development. N Engl J Med 1988; 319: 525-32.
2. Fearon ER, Vogelstein B. A genetic model for colorectal tumorigenesis. Cell 1990; 61: 759-67.
3. Pinho M. Biologia molecular do câncer – Fundamentos para a prática médica. Rio de Janeiro: Revinter; 2005.

4. Rossi BM, Pinho M. Genética e biologia molecular para o cirurgião. São Paulo: Lemar; 1999.
5. Folkman J. Tumor angiogenesis: therapeutic implications. N Engl J Med 1971; 285: 1182-6.
6. Folkman J. Anti-angiogenesis: new concept for therapy of solid tumors. Ann Surg 1972; 175: 409-416.
7. Takahashi Y, Ellis LM, Mai M. The angiogenic switch of human colon cancer occurs simultaneous to initiation of invasion. Oncol Rep 2003; 10 (1): 9-13.
8. Hanrahan V, Currie MJ, Gunningham SP, Morrin HR, Scott PA, Robinson BA et al. The angiogenic switch for vascular endothelial growth factor (VEGF)-A, VEGF-B, EGF-C, and VEGF-D in the adenoma-carcinoma sequence during colorectal cancer progression. J Pathol 2003; 200 (2): 183-94.
9. Kawakami M, Furuhata T, Kimura Y, Yamaguchi K, Hata F, Sasaki K et al. Expression analysis of vascular endothelial growth factors and their relationships to lymph node metastasis in human colorectal cancer. J Exp Clin Cancer Res 2003; 22 (2): 229-37.
10. Zheng S, Han MY, Xiao ZX, Peng JP, Dong Q. Clinical significance of vascular endothelial growth factor expression and neovascularization in colorectal carcinoma. World J Gastroenterol 2003; 9 (6): 1227-30.
11. Denys H, Derycke L, Hendrix A, Westbroek W, Gheldof A, Narine K et al. Differential impact of TGF-beta and EGF on fibroblast differentiation and invasion reciprocally promotes colon cancer cell invasion. Cancer Lett 2008; 266 (2): 263-74.
12. Minagawa N, Nakayama Y, Hirata K, Onitsuka K, Inoue Y, Nagata N, Itoh H. Correlation of plasma level and immunohistochemical expression of vascular endothelial growth factor in patients with advanced colorectal cancer. Anticancer Res 2002; 22 (5): 2957-63.
13. Nakayama Y, Sako T, Shibao K, Okazaki K, Rempo N, Onitsuka K et al. Prognostic value of plasma vascular endothelial growth factor in patients with colorectal cancer. Anticancer Res 2002; 22 (4): 2437-42.
14. Onogawa S, Kitadai Y, Tanaka S, Kuwai T, Kimura S, Chayama K. Expression of VEGF-C and VEGF-D at the invasive edge correlates with lymph node metastasis and prognosis of patients with colorectal carcinoma. Cancer Sci 2004; 95 (1): 32-9.
15. Petersen S, Haroske G, Hellmich G, Ludwig K, Petersen C, Eicheler W. COX-2 expression in rectal carcinoma: immunohistochemical pattern and clinical outcome. Anticancer Res 2002; 22 (2B): 1225-30.
16. Joo YE, Kim HS, Min SW, Lee WS, Park CH, Park CS et al. Expression of cyclooxygenase-2 protein in colorectal carcinomas. Int J Gastrointest Cancer 2002; 31 (1-3): 147-54.
17. Konno H, Baba M, Shoji T, Ohta M, Suzuki S, Nakamura S. Cyclooxygenase-2 expression correlates with uPAR levels and is responsible for poor prognosis of colorectal cancer. Clin Exp Metastasis 2002; 19 (6): 527-34.
18. Zhang H, Sun XF. Overexpression of cyclooxygenase-2 correlates with advanced stages of colorectal cancer. Am J Gastroenterol 2002; 97 (4): 1037-41.
19. Lamprecht SA, Lipkin M. Migrating colonic crypt epithelial cells: primary targets for transformation. Carcinogenesis 2002; 23 (11): 1777-80.
20. De Benedetti L, Sciallero S, Gismondi V, James R, Bafico A, Biticchi R et al. Association of APC gene mutations and histological characteristics of colorectal adenomas. Cancer Res 1994; 54: 3553-6.
21. Powell SM, Zilz N, Beazer-Barclay Y et al. APC mutations occur early during colorectal tumorigenesis. Nature 1992; 359: 235-7.
22. Wong NA, Pignatelli M. Beta-cateni – a linchpin in colorectal carcinogenesis? Am J Pathol 2002; 160 (2): 389-40.
23. Sellin JH, Umar S, Xiao J, Morris AP. Increased beta-catenin expression and nuclear translocation accompany cellular hyperproliferation in vivo. Cancer Res 2001; 1; 61 (7): 2899-906.
24. Zhang T, Otevrel T, Gao Z, Ehrlich SM, Fields JZ, Boman BM. Evidence that APC regulates survivin expression: a possible mechanism contributing to the stem cell origin of colon cancer. Cancer Res 2001; 61 (24): 8664-7.
25. Ambrosini G, Adida C, Altieri DC. A novel anti-apoptosis gene, survivin, expressed in cancer and lymphoma. Nat Med 1997; 3: 917-21.
26. Rodel F, Hoffmann J, Grabenbauer GG, Papadopoulos T, Weiss C, Gunther K et al. High survivin expression is associated with reduced apoptosis in rectal cancer and may predict disease-free survival after preoperative radiochemotherapy and surgical resection. Strahlenther Onkol 2002; 178 (8): 426-35.
27. Sarela AI, Scott N, Ramsdale J, Markham AF, Guillou PJ. Immunohistochemical detection of the anti-apoptosis protein, survivin, predicts survival after curative resection of stage II colorectal carcinomas. Ann Surg Oncol 2001; 8 (4): 305-10.
28. Khan ZA, Jonas SK, Le-Marer N, Patel H, Wharton RQ, Tarragona A et al. P53 mutations in primary and metastatic tumors and circulating tumor cells from colorectal carcinoma patients. Clin Cancer Res 2000; 6 (9): 3499-504.
29. Gallego MG, Acenero MJ, Ortega S, Delgado AA, Cantero JL. Prognostic influence of p53 nuclear overexpression in colorectal carcinoma. Dis Colon Rectum 2000; 43 (7): 971-5.
30. Bouzourene H, Gervaz P, Cerottini JP, Benhattar J, Chaubert P, Saraga E et al. p53 and Ki-ras as prognostic factors for Dukes' stage B colorectal cancer. Eur J Cancer 2000; 36 (8): 1008-15.
31. Kahlenberg MS, Stoler DL, Rodriguez-Bigas MA, Weber TK, Driscoll DL, Anderson GR et al. p53 tumor suppressor gene mutations predict decreased survival of patients with sporadic colorectal carcinoma. Cancer 2000; 15; 88 (8): 1814-9.
32. Triantafyllou K, Paspatis GA, Zizi A, Papatheodoridis GV, Tzouvala M, Chlouverakis GJ, Elemenoglou I, Karamanolis DG. p53 protein accumulation and colonic adenoma recurrence. Eur J Gastroenterol Hepatol 1999; 11 (5): 547-52.
33. Takeda A, Nakajima K, Shimada H, Imaseki H, Takayama W, Hayashi H, Suzuki T, Ochiai T, Isono K. Clinical significance of serum p53 antibody detection on chemosensitivity assay in human colorectal cancer. J Surg Oncol 1999; 71 (2): 112-6.
34. Boman BM, Huang M. Human Colon Cancer Stem Cells: A New Paradigm in Gastrointestinal Oncology. J Clin Oncol 2008; 26: 2828-38.
35. Ricci-Vitiani L, Pagliuca A, Palio E, Zeuner A, De Maria R. Colon cancer stem cells. Gut 2008; 57 (4): 538-48.

36. Bonnet D, Dick JE. Human acute myeloid leukemia is organized as a hierarchy that originates from a primitive hematopoietic cell. Nat Med 1997; 3: 730-7.
37. Al-Hajj M, Wicha MS, Benito-Hernandez A et al. Prospective identification of tumorigenic breast cancer cells. Proc Natl Acad Sci USA 2003; 100: 3983-8.
38. Singh SK, Hawkins C, Clarke ID et al. Identification of human brain tumour initiating cells. Nature 2004; 432: 396-401.
39. Collins AT, Berry PA, Hyde C et al. Prospective identification of tumorigenic prostate cancer stem cells. Cancer Res 2005; 65: 10946-51.
40. Fang D, Nguyen TK, Leishear K et al. A tumorigenic subpopulation with stem cell properties in melanomas. Cancer Res 2005; 65: 9328-37.
41. Li C, Heidt DG, Dalerba P et al. Identification of pancreatic cancer stem cells. Cancer Res 2007; 67: 1030-7.
42. Ma S, Chan KW, Hu L et al. Identification and characterization of tumorigenic liver cancer stem/progenitor cells. Gastroenterology 2007; 132: 2542-56.
43. Prince ME, Sivanandan R, Kaczorowski A et al. Identification of a subpopulation of cells with cancer stem cell properties in head and neck squamous cell carcinoma. Proc Natl Acad Sci USA 2007; 104: 973-8.
44. Ricci-Vitiani L, Lombardi DG, Pilozzi E et al. Identification and expansion of human colon-cancer-initiating cells. Nature 2007; 445: 111-5.
45. O'Brien CA, Pollett A, Gallinger S et al. A human colon cancer cell capable of initiating tumour growth in immunodeficient mice. Nature 2007; 445: 106-10.
46. Dalerba P, Dylla SJ, Park IK et al. Phenotypic characterization of human colorectal cancer stem cells. Proc Natl Acad Sci USA 2007; 104: 10158-63.
47. Todaro M, Perez Alea M, Di Stefano AB, et al. Colon cancer stem cells dictate tumor growth and resist cell death by production of interleukin-4. Cell Stem Cell 2007; 11; 1 (4): 389-402.
48. Suh JH, Lim SD, Kim JC, Hong SH, Kang GH. Comparison of clinicopathologic characteristics and genetic alterations between microsatellite instability-positive and microsatellite instability-negative sporadic colorectal carcinomas in patients younger than 40 years old. Dis Colon Rectum 2002; 45 (2): 219-28.
49. Samowitz WS, Curtin K, Ma KN, Schaffer D, Coleman LW, Leppert M et al. Microsatellite instability in sporadic colon cancer is associated with an improved prognosis at the population level. Cancer Epidemiol Biomarkers Prev 2001; 10 (9): 917-23.
50. Guidoboni M, Gafa R, Viel A, Doglioni C, Russo A, Santini A et al. Microsatellite instability and high content of activated cytotoxic lymphocytes identify colon cancer patients with a favorable prognosis. Am J Pathol 2001; 159 (1): 297-304.
51. Gafa R, Maestri I, Matteuzzi M, Santini A, Ferretti S, Cavazzini L et al. Sporadic colorectal adenocarcinomas with high-frequency microsatellite instability. Cancer 2000; 15; 89 (10): 2025-37.
52. Hemminki A, Mecklin JP, Jarvinen H, Aaltonen LA, Joensuu H. Microsatellite instability is a favorable prognostic indicator in patients with colorectal cancer receiving chemotherapy. Gastroenterology 2000; 119 (4): 921-8.
53. Wright CM, Dent OF, Barker M, Newland RC, Chapuis PH, Bokey EL et al. Prognostic significance of extensive microsatellite instability in sporadic clinicopathological stage C colorectal cancer. Br J Surg 2000; 87 (9): 1197-202.
54. Gonzalez-Garcia I, Moreno V, Navarro M, Marti-Rague J, Marcuello E, Benasco C et al. Standardized approach for microsatellite instability detection in colorectal carcinomas. J Natl Cancer Inst 2000; 92 (7): 544-9.
55. Elsaleh H, Powell B, Soontrapornchai P, Joseph D, Goria F, Spry N, Iacopetta B. p53 gene mutation, microsatellite instability and adjuvant chemotherapy: impact on survival of 388 patients with Dukes' C colon carcinoma. Oncology 2000; 58 (1): 52-9.
56. Gryfe R, Kim H, Hsieh ET, Aronson MD, Holowaty EJ, Bull SB et al. Tumor microsatellite instability and clinical outcome in young patients with colorectal cancer. S N Engl J Med 2000; 342 (2): 69-77.
57. Messerini L, Ciantelli M, Baglioni S, Palomba A, Zampi G, Papi L. Prognostic significance of microsatellite instability in sporadic mucinous colorectal cancers. Hum Pathol 1999; 30 (6): 629-34.

Estadiamento Anatomopatológico do Câncer Colorretal

21

Fábio Daniel Molinari
Roberto El Ibrahim

INTRODUÇÃO

O estudo anatomopatológico dos espécimes provenientes de cirurgias para o tratamento de carcinomas colorretais é uma ferramenta indispensável para o manejo adequado dos pacientes afligidos por essas patologias. Estadiamento anatomopatológico preciso é fundamental para definições de prognóstico e planejamento terapêutico adjuvante. O número de informações que um laudo anatomopatológico convencional disponibiliza excede os parâmetros avaliados pelos principais sistemas de estadiamento. Técnicas ancilares, como a imunoistoquímica e a biologia molecular, complementam o estudo e fornecem informações para protocolos de tratamento oncológico.

Há inúmeras propostas diferentes para o estadiamento do câncer colorretal. O denominador comum a todos os esquemas de estadiamento é a avaliação do nível de profundidade de infiltração na parede intestinal e a presença, ou não, de metástases linfonodais regionais[1]. Os principais sistemas de estadiamento (TNM) são os propostos pela União Internacional de Combate ao Câncer (International Union Against Cancer – UICC) e a classificação de Dukes[1-3].

Resumidamente, as principais informações prognósticas que o exame patológico de espécimes cirúrgicos pode oferecer quanto a estadiamento patológico (Dukes, TNM) são[4]:

- tipo histológico;
- avaliação das margens cirúrgicas;
- fatores morfológicos independentes do estadiamento;
- indícios morfológicos de instabilidade de microssatélites.

CLASSIFICAÇÃO DE DUKES

Originalmente construída para o estadiamento de neoplasias retais, a classificação de Dukes serviu de molde para todos os sistemas subsequentes de classificação do carcinoma colorretal. Os dois parâmetros avaliados pela classificação são o nível de infiltração na parede intestinal e o *status nodal*[3].

A classificação de Cuthbert Dukes surgiu na década de 1930, sendo aplicada no hospital Saint Mark, e originalmente contemplava apenas três categorias: A B e C[5,6]. Resumidamente, a classificação de Dukes propõe a seguinte divisão[7]:

- **Lesões Dukes "A":** são aquelas em que o crescimento neoplásico é limitado à parede intestinal.
- **Lesões Dukes "B":** neoplasia infiltra a serosa e o tecido adiposo.
- **Lesões Dukes "C":** presença de metástase linfonodal (C1: linfonodos regionais; C2: linfonodos da ligadura vascular).
- **Lesões Dukes "D":** metástases a distância/neoplasias irressecáveis.

Cruz et al.[8], em levantamento epidemiológico de 490 neoplasias colônicas, observaram que 6,5% das neoplasias foram estadiadas como "Dukes A"; 62,9% "Dukes B"; 20,6% "Dukes C"; e 10% "Dukes D".

SISTEMA DE ESTADIAMENTO TNM
História, regras e princípios gerais do sistema TNM para classificação de neoplasias malignas

O sistema TNM para classificação de neoplasias malignas foi desenvolvido por Pierre Denoix entre os anos de 1943 e 1952, sendo adotado pela UICC em 1950[10,11]. Atualmente, o sistema TNM está na 7ª edição, publicada em 2009. O princípio geral do sistema TNM é estratificar as neoplasias de acordo com o estágio de progressão da doença (localizada *versus* avançada) e localização anatômica, de maneira a prover médicos e pacientes informações relevantes para o prognóstico e tratamento[9-11].

A lógica do sistema TNM envolve primeiro a classificação dos dados clínicos e patológicos de acordo com a tríade "tumor, nódulo linfático, metástase" e subsequente estratificação em estádios. Em linhas gerais obtém-se:

- **T:** extensão da neoplasia primária. Em geral dividido em T0 a T4;
- **N:** presença ou ausência de comprometimento metastático de linfonodos regionais. Divide-se, dependendo do sítio anatômico, em N0 a N3;
- **M:** presença (M1) ou ausência de metástases (M0) à distância.

Usa-se o prefixo "p" para classificação patológica e "c" para classificação clínica. De acordo com as informações obtidas, estratifica-se o paciente em estádios de 0 a IV. Há, ainda, elementos descritivos adicionais/opcionais descritos na sequência[9]:
- **Símbolo m:** descreve a presença de neoplasias múltiplas em um mesmo local;
- **Símbolo y:** denota que a classificação ocorre na vigência ou após tratamento;
- **Símbolo r:** determina que a neoplasia é recorrente, após tempo livre de doença;
- **Símbolo a:** classificação feita originalmente durante autópsia;
- **L:** invasão linfática;
- **V:** invasão venosa;
- **Pn:** invasão perineural.

Classificação TNM para carcinomas colorretais (7ª edição)

A nova classificação TNM objetiva estadiar os carcinomas colorretais. Para tumores estromais gastrintestinais (Gist), neoplasias neuroendócrinas e linfomas há grupos diferentes de regras. Esquematicamente a proposta de 7ª edição sugere a seguinte classificação[9,12]:
- **T:** tumor primário:
  - **Tx:** tumor primário não pode ser avaliado;
  - **T0:** ausência de evidências de tumor primário;
  - **Tis carcinoma *in situ*:** restritos à lâmina própria ou mucosa (sem infiltrar muscular da mucosa);
  - **T1:** tumor invade submucosa;
  - **T2:** tumor invade muscular própria;
  - **T3:** tumor invade subserosa ou tecidos pericólicos e perirretais não peritonizados;
  - **T4:** tumor invade outros órgãos/estruturas ou perfura peritônio visceral:
    - **T4a:** perfuração do peritônio visceral;
    - **T4b:** invasão direta de outros órgãos e estruturas;
- **N:** linfonodos regionais:
  - **NX:** linfonodos regionais não podem ser avaliados;
  - **N0:** ausência de metástases linfonodais regionais;
  - **N1:** metástase em 1 a 3 linfonodos regionais:
    - **N1a:** um linfonodo comprometido;
    - **N1b:** dois ou três linfonodos comprometidos;
    - **N1c:** depósitos tumorais ("satélites") na subserosa, tecidos pericólicos e perirretais ou partes moles perirretais sem metástase linfonodal;
  - **N2:** metástase em quatro ou mais linfonodos regionais:
    - **N2a:** metástase em quatro a seis linfonodos regionais;
    - **N2b:** metástase em mais de sete linfonodos regionais;
- **M:** Metástase à distância:
  - **M0:** ausência de metástase à distância;
  - **M1:** metástase à distância presente:
    - **M1a:** metástase em apenas um órgão;
    - **M1b:** metástase em mais de um órgão (incluindo peritônio).

As mesmas informações podem ser resumidas de acordo com a Tabela 21.1. A partir dessas informações, estadiam-se os carcinomas colorretais em cinco grupos (0 a IV) conforme a Tabela 21.2.

TABELA 21.1 – Classificação TNM resumida (7ª edição)

T1: Submucosa
T2: Muscular própria
T3: Subserosa, tecidos pericolorretais
T4a: Peritônio visceral
T4b: Outros órgãos e estruturas
N1a: 1 linfonodo regional
N1b: 2 a 3 linfonodos regionais
N1c: Nódulos satélites sem envolvimento linfonodal
N2a: 4 a 6 linfonodos regionais
N2b: 7 ou mais linfonodos regionais
M1a: 1 órgão
M1b: Mais de um órgão, peritônio

TABELA 21.2 – Grupos de estadiamento

Estádio 0	Tis	N0	M0
Estádio I	T1, T2	N0	M0
Estádio II	T3, T4	N0	M0
Estádio IIA	T3	N0	M0
Estádio IIB	T4a	N0	M0
Estádio IIC	T4b	N0	M0
Estádio III	Qualquer T	N1, N2	M0
Estádio IIIA	T1, T2	N1	M0
	T1	N2a	M0
Estádio IIIB	T3, T4a	N1	M0
	T2, T3	N2a	M0
	T1, T2	N2b	M0
Estádio IIIC	T4a	N2a	M0
	T3, T4a	N2b	M0
	T4b	N1, N2	M0
Estádio IVA	Qualquer T	Qualquer N	M1a
Estádio IVB	Qualquer T	Qualquer N	M1b

Avaliação do tumor primário (T)

A avaliação do nível de infiltração neoplásica na parede colorretal costuma ser de avaliação direta dependendo, geralmente, de uma análise macro e microscópica minuciosa. A primeira fase da avaliação da profundidade tumoral é o exame macroscópico adequado e amostragem dos sítios suspeitos de maior infiltração, confirmada pela análise microscópica. Em geral não há dificuldade em precisar o nível de invasão parietal, mas podem ocorrer discrepâncias na avaliação do comprometimento da serosa, causada, por vezes, por perfuração da parede intestinal[13,14].

Avaliação dos linfonodos regionais (N)

A avaliação do comprometimento metastático de linfonodos regionais costuma ser um dos assuntos mais debatidos no estadiamento do carcinoma colorretal, tanto na literatura médica quanto na prática clínica. Não são incomuns pedidos de revisão do espécime cirúrgico pelos cirurgiões e oncologistas em virtude do número insatisfatório de linfonodos dissecados. A origem do debate reside no fato que o correto estadiamento do carcinoma colorretal depende fundamentalmente do número de linfonodos encontrados. Mesmo quando metástases são identificadas, o número total de linfonodos dissecados é importante para a avaliação prognóstica do paciente.

Apesar das controvérsias, o número mínimo de linfonodos correntemente aceitos como satisfatórios para o correto estadiamento oscila entre doze e quinze[15,16]. Inúmeros fatores contribuem para a variação do número de nódulos linfáticos encontrados em espécimes cirúrgicos[17-19]. Os fatores mais comumente associados com maior ou menor número de linfonodos dissecados são o tipo de procedimento, experiência do cirurgião e experiência do patologista[17]. Em outras palavras, o correto estadiamento nodal é uma tarefa multidisciplinar que envolve uma estreita colaboração entre toda equipe comprometida com o atendimento ao paciente[20].

Seguindo os protocolos propostos para a avaliação de neoplasias mamárias, recentemente tem-se estudado o valor do mapeamento de linfonodos sentinelas nos carcinomas colorretais. Por meio da análise seriada e imunoistoquímica de linfonodos sentinelas, obtém-se índice maior de detecção de micrometástases, com valor prognóstico[21,22].

Avaliação das margens cirúrgicas

A avaliação das margens proximal e distal costuma ser de fácil execução e, raramente, representa problema tanto para o cirurgião quanto o patologista. O principal desafio reside na avaliação da margem radial de ressecção em neoplasias retais ou de segmentos colônicos não revestidos por peritônio. Em relação à avaliação das margens radiais em neoplasias retais, considera-se margem comprometida, e com alta relação estatística com recorrência local do tumor, quando a lesão dista menos de um ou dois milímetros da área de ressecção[14].

Protocolo semelhante aplica-se às neoplasias localizadas em segmentos colônicos profundos e não peritonializados[13].

FATORES PROGNÓSTICOS INDEPENDENTES DO ESTADIAMENTO

Apesar de prover inúmeras informações indispensáveis, todos os sistemas de estadiamento são incompletos. Há outras variáveis analisáveis no exame histopatológico que podem trazer dados relevantes ao prognóstico do paciente. Entre elas há o tipo histológico da neoplasia, grau de diferenciação, infiltração perineural/linfática, *budding* tumoral, entre outros.

A maioria dos tipos histológicos do carcinoma colorretal não oferece diferença prognóstica significante independentemente do estádio. Há, entretanto, subtipos histológicos com pior prognóstico (carcinoma em anel de sinete, carcinoma de pequenas células) e melhor prognóstico (carcinoma medular)[23].

O grau de diferenciação neoplásico também tem papel no prognóstico; carcinomas pouco diferenciados costumam ter prognóstico pior[24]. Invasão vascular, seja ela linfática ou venosa, é outro fator que está relacionado ao prognóstico pior nos carcinomas colorretais[25]. *Budding* tumoral (isto é, presença de células isoladas, "brotando" na margem infiltrativa da neoplasia) também está relacionada a prognóstico adverso, em especial pela associação com metástases nodais/a distância[26,27].

EFEITO DO TRATAMENTO NO ESTADIAMENTO DO CARCINOMA COLORRETAL
Efeito do tratamento na avaliação de neoplasia residual (yT)

Após o tratamento, o principal papel do patologista na avaliação dos carcinomas colorretais é identificar a presença de neoplasia viável remanescente. A presença apenas de sinais de regressão, como fibrose, tecido de granulação e lagos de mucina não é considerada neoplasia remanescente na atual classificação TNM[13]. Para tanto, faz-se necessário tanto indicação clínica do local original da neoplasia pelo cirurgião quanto amostragem adequada das áreas suspeitas[28,29]. Importante ressaltar que o estadiamento após o tratamento tem a tendência em subestimar a extensão da neoplasia[13].

Efeito do tratamento na avaliação linfonodal (yN)

Um efeito comum da quimioterapia é a diminuição do número de linfonodos positivos[30]. Tão importante é o fato que o tratamento neoadjuvante acarreta diminuição no número de linfonodos dissecáveis, ao ponto de se sugerir que o número mínimo de linfonodos adequados para o estadiamento deva ser menor que doze[31]. A literatura aponta, ainda, para a possibilidade da relação entre número pequeno de linfonodos dissecados e melhor prognóstico[32-35]. Entretanto, os dados são conflitantes e nada substituí a pesquisa cuidadosa de nódulos linfáticos pelo patologista.

Efeito do tratamento na avaliação das metástases à distância (yM)

Assim como ocorre com a avaliação da neoplasia primária após o tratamento, a detecção de neoplasia viável em sítios metastáticos tem valor prognóstico. A ausência de neoplasia viável nos órgãos com nódulos suspeitos de metástase traz valor prognóstico positivo[36,37].

ANÁLISE CRÍTICA DOS LAUDOS ANATOMOPATOLÓGICOS

Na prática clínica, cirurgiões e oncologistas confrontam-se diariamente com laudos anatomopatológicos provenientes de laboratórios distintos. A relação entre a equipe multidisciplinar que presta assistência aos pacientes é fundamental nesse aspecto. Entretanto, muitas vezes, em virtude do número cada vez maior de demandas que a equipe multidisciplinar é submetida, há falhas na comunicação entre os médicos responsáveis pelo diagnóstico e tratamento dos pacientes.

Um laudo anatomopatológico tem de ser, ao mesmo tempo, sucinto e completo, para evitar, o máximo possível, problemas de comunicação entre a equipe médica. Refletindo essa tendência, a Sociedade Brasileira de Patologia (SBP) concentrou esforços na padronização dos laudos patológicos[38]. Tanto a SBP quanto o Colégio Americano de Patologistas (CAP) oferecem uma lista de informações mínimas que um laudo deve conter. Além disso, laboratórios individuais montam protocolos próprios para o reporte de peças cirúrgicas.

Todo o laudo anatomopatológico é estruturado de maneira a conter, minimamente, as seguintes informações:
- dados de identificação do paciente;
- história clínica disponibilizada;
- descrição macroscópica;
- descrição microscópica e conclusão diagnóstica.

Muitas vezes relegada a segundo plano, a descrição macroscópica do espécime é de suma importância. Primeiro porque permite ao cirurgião a conferência entre os achados cirúrgicos e patológicos. Nesse aspecto, é de crucial importância a identificação minuciosa dos espécimes enviados, bem como a história clínica do paciente. O segundo grupo de informações que a descrição macroscópica oferece é a amostragem. A análise histopatológica depende primordialmente da qualidade da descrição macroscópica e da amostragem das diversas lesões. Infelizmente, não há protocolos universalmente aceitos para a amostragem das neoplasias. Contudo, aceita-se uma amostragem mínima de dois ou três blocos de neoplasias menores que cinco centímetros[38-41].

A descrição microscópica, em geral acompanhada das conclusões diagnósticas, deve contemplar as informações brevemente descritas neste capítulo. Como observado, nenhum sistema de estadiamento é completo; logo, a descrição do tipo histológico, grau de diferenciação e informações adicionais (como invasão angiolinfática, *budding* tumoral, entre outros) deve ser contemplada no laudo final. Em suma, a análise dos componentes do laudo patológico oferece não apenas dados sobre a doença, mas também informações importantes relacionadas à qualidade do laboratório de patologia cirúrgica. E nada substitui uma interface próxima entre os médicos assistentes e os médicos patologistas. Discussões anatomoclínicas, mesmo no contexto da prática privada, são essenciais para o manejo adequado dos pacientes.

REFERÊNCIAS BIBLIOGRÁFICAS

1. Fenoglio-Preiser CM. Gastrointestinal pathology: an atlas and text. 3.ed. New York: Lippincott Williams & Wilkins; 2008. p.1017-20.
2. Goldblum JR. Surgical pathology of the GI tract, liver, biliary tract, and pancres. 2.ed. Philadelphia: Saunders; 2009. p.597-637.
3. Hamilton SR, Aaltonen LA (eds.). Tumours of the colon and rectum. In World Health Organization Classification of Tumours. Pathology and Genetics of Tumours of the Digestive system. IARC Press: Lyon; 2000.
4. Washington MK. Colorectal carcinoma: selected issues in pathologic examination and staging and determination of prognostic factors. Arch Pathol Lab Med 2008 oct.; 132: 1603-7.
5. Day DW, Jass JR, Price AB, Shepherd NA, Sloan JM, Talbot IC et al. Morson and Dawson's gastrointestinal pathology. 4.ed. Blacwell Science; 2003. p.551-609.
6. Willis JE. The pathologist's role in rectal cancer patient assessments. Clinics in colon and rectal surgery 2007; 20 (3):158-63.
7. Gordon PH, Nivatvongs S. Principles and practice of surgery for the colon, rectum and anus. 3.ed. Informa healthcare; 2007. p.489-621.
8. Cruz GMG, Santana SL, Santana SKAA, Constantino JRM, Chamone BC, Ferreira RMRS et al. Câncer colônico – epidemiologia, diagnóstico, estadiamento e gradação tumoral de 490 pacientes. Rev bras. coloproctol 2007; 27 (2): 139-53.
9. Sobin LH, Gospodarowicz MK, Wittekind CH. TNM classification of Malignant Tumors. 7.ed. Wiley-Blackwell; 2009.
10. Denoix PF. Nomenclature des cancers. Bull Inst Nat Hyg (Paris) 1944; 69-73; 1945;82-84; 1950: 81-4; 1952; 743-8.
11. World Health Organization. Technical report series. 1952 July; 56: 47-8.
12. Washington K, Berlin J, Branton P, Burgart JL, Carter DK, Frankel WL et al. Protocols for examination of specimens from patients with primary colon and rectum. Disponível em : <http://www.cap.org/apps/docs/committees/cancer/cancer_protocols/2011/Colon_11protocol.pdf> Acesso em: 12 março 2011.
13. Puppa G, Sonzogini A, Colombari R, Pelosi G. TNM staging system of colorectal carcinoma. A critical appraisal of challenging issues. Arch Pathol Lab Med 2010 June; 134.
14. Washington MK. Colorectal carcinoma selected issues in pathologic examination and staging and determination of prognostic factors. Arch Pathol Lab Med 2008 Oct.; 132.

15. Downing SR, Cadogan KA, Ortega G, Jaji Z, Bolorunduro OB, Oventunji TA et al. The number of lymph nodes examined debate in colon cancer: how much is enough? J Surg Res. 2010 Oct; 163 (2): 264-9.
16. Senthil M, Trisal V, Paz IB, Lai LL. Prediction of the adequacy of lymph node retrieval in colon cancer by hospital type. Arch Surg 2010 Sep; 145 (9): 840-3.
17. Valsecchi ME, Leighton J Jr, Tester W. Modifiable factors that influence colon cancer lymph node sampling and examination. Clin Colorectal Cancer 2010 Jul; 9 (3): 162-7.
18. Senthil M, Trisal V, Paz IB, Lai LL. Prediction of the adequacy of lymph node retrieval in colon cancer by hospital type. Arch Surg 2010 Sep; 145 (5): 840-3.
19. Nash GM, Row D, Weiss A, Shia J, Guillem JG, Paty PB et al. A predictive model for lymph node yield in colon cancer resection specimens. Ann Surg 2010 Dec 16.
20. Chen SL, Steele SR, Eberhardt J, Zhu K, Bilchik A, Stojadinovic A. Lymph node ratio as a quality and prognostic indicator in stage III colon cancer. Ann Surg 2011 Jan; 253 (1): 82-7.
21. Coccetta M, Covarelli P, Cirocchi R, Boselli C, Santoro A, Cacurri A et al. The sentinel lymph node mapping in colon cancer. G Chir. 2010 Nov-dec; 31 (11-12): 556-9.
22. Faerden AE, Sjo OH, Bukholm IR, Andersen SN, Svindland A, Nesbakken A, Bakka A. Lymph node micrometastases and isolated tumor cells influence survival in stage I and II colon cancer. Dis Colon Rectum 2011 Feb; 54 (2): 200-6.
23. Compton CC. Colorectal carcinoma: diagnostic, prognostic, and molecular features. Mod Pathol 2003; 16 (4): 376-88.
24. Compton CC. Updated protocol for the examination of specimens removed from patients with colorectal carcinoma. Arch Pathol Lab Med 2000; 124: 1016-25.
25. Compton CC. The pathology report in colon cancer: what's prognostically important? Dig Dis 1999; 17: 67-79.
26. Jass JR, O'Brien J, Riddell RH, Snover DC. Recommendations for the reporting of surgically resected specimens of colorectal carcinoma: Association of Directors of Anatomic and Surgical Pathology. Am J Clin Pathol 2008; 129 (1): 13-23.
27. Choi HJ, Park KJ, Shin JS, Roh MS, Kwon HC, Lee HS. Tumor budding as a prognostic marker in stage-III rectal carcinoma. Int J Colorectal Dis 2007; 22 (8): 863-8.
28. Quirke P, Morris E. Reporting colorectal cancer. Histopathology 2007; 50 (1): 103-12.
29. Rutten H, Sebag-Montefiore R, Glynne-Jones R et al. Capecitabine, oxaliplatin, radiotherapy, and excision (Core) in patients with MRI-defined locally advanced rectal adenocarcinoma: results of an international multicenter phase II study [abstract]. J Clin Oncol 2006; 24 (suppl): 3528.
30. Leibold T, Shia J, Ruo L et al. Prognostic implications of the distribution of lymph node metastases in rectal cancer after neoadjuvant chemoradiotherapy. J Clin Oncol 2008; 26 (13): 2106-11.
31. Wichmann MW, Muller C, Meyer G et al. Effect of preoperative radiochemotherapy on lymph node retrieval after resection of rectal cancer. Arch Surg 2002; 137 (2): 206-10.
32. Kim YW, Kim NK, Min BS, Lee KY, Sohn SK, Cho CH et al. The prognostic impact of the number of lymph nodes retrieved after neoadjuvant chemoradiotherapy with mesorectal excision for rectal cancer. J Surg Oncol 2009 Jul 1; 100 (1): 1-7.
33. Habr-Gama A, Perez RO, Proscurshim I, Rawet V, Pereira DD, Sousa AH, Kiss D et al. Absence of lymph nodes in the resected specimen after radical surgery for distal rectal cancer and neoadjuvant chemoradiation therapy: what does it mean? Dis Colon Rectum 2008 Mar; 51 (3): 277-83.
34. Perez RO, Pereira DD, Proscurshim I, Gama-Rodrigues J, Rawet V, São Julião GP et al. Lymph node size in rectal cancer following neoadjuvant chemoradiation – can we rely on radiologic nodal staging after chemoradiation? Dis Colon Rectum 2009 Jul; 52 (7): 1278-84.
35. Simunovic M, Smith AJ, Heald RJ. Rectal cancer surgery and regional lymph nodes. J Surg Oncol 2009 Mar 15; 99 (4): 256-9.
36. Rubbia-Brandt L, Giostra E, Brezault C et al. Importance of histological tumor response assessment in predicting the outcome in patients with colorectal liver metastases treated with neo-adjuvant chemotherapy followed by liver surgery. Ann Oncol 2007; 18 (2): 299-304.
37. Blazer DG III, Kishi Y, Maru DM et al. Pathologic response to preoperative chemotherapy: a new outcome end point after resection of hepatic colorectal metastases. J Clin Oncol 2008; 26 (33): 5344-51.
38. Bacchi BE, Almeida PCC, Franco M. Manual de padronização de laudos histopatológicos. Sociedade Brasileira de Patologia. 3.ed. São Paulo: Reichmann & Autores Editores; 2005.
39. Westra HW, Hruban RH, Phelps TH, Isacson C. Surgical pathology dissection an illustrated guide. 2.ed. New York: Springer; 2003.
40. Allen CD, Cameron RI. Histopathology specimens: Clinical, pathological and laboratory aspects. New York: Springer; 2004.
41. Cheng L, Bostwick DG. Essentials of anatomic pathology. 3.ed. New York: Springer; 2011.

Prevenção e Rastreamento do Câncer Colorretal

22

Angelita Habr-Gama
Fábio Guilherme C. M. de Campos
Rodrigo Oliva Perez
Guilherme Pagin São Julião
Igor Proscurshim

INTRODUÇÃO

A prevenção do câncer colorretal (CCR) é um tema de grande importância para a sociedade, por ser uma doença de incidência crescente, cuja prevenção pode levar a uma abrupta diminuição na incidência e na mortalidade. A prevenção do câncer colorretal é estruturada em três grandes pilares: mudança de comportamento e conscientização populacional; rastreamento do câncer e de lesões precursoras; tratamento rápido e acessível a todos.

O CCR apresenta também alta incidência, sendo o principal tumor do trato gastrintestinal, correspondendo a cerca de 15% de todos os casos de câncer. Nos Estados Unidos, ocupa o segundo lugar entre as neoplasias mais prevalentes nos homens, atrás apenas do câncer de pulmão e, nas mulheres, do câncer de mama. O mesmo é observado na região Sudeste do Brasil. Em 2008, estima-se que a incidência do CCR no mundo tenha sido de 1,2 milhão de casos novos, e aproximadamente 600 mil pessoas morreram por essa doença[1]. Nos Estados Unidos, acredita-se que em 2010 a incidência do CCR tenha sido de 102.900 e o número de óbitos 51.370[2], enquanto no Brasil o Inca avalia que dos 28.110 novos casos diagnosticados ocorreram aproximadamente 11 mil óbitos[3].

O tratamento do CCR geralmente está associado a custos elevados, necessitando incorporação de altos níveis de tecnologia, rádio e quimioterapia para casos mais avançados, além de operações de grande porte que geralmente demandam longos períodos de internação. Tendo em vista sua alta incidência, mortalidade e custos envolvidos, a prevenção por meio do rastreamento torna-se necessária.

O rastreamento do CCR propicia o diagnóstico da doença em fases iniciais, para as quais demandam tratamento de menor nível de complexidade e com maior possibilidade de cura. Além do diagnóstico precoce, com o rastreamento também se podem identificar lesões precursoras (os pólipos), e ressecá-las, interrompendo a cadeia adenoma-adenocarcinoma, diminuindo, assim, a incidência do CCR. A ressecção dos pólipos adenomatosos pela polipectomia é o melhor método de prevenção do CCR.

Este capítulo abordará a prevenção e o rastreamento do câncer colorretal.

PREVENÇÃO

Os hábitos cotidianos estão diretamente relacionados ao risco de desenvolver câncer. A alimentação é um importante fator tanto do aspecto protetor como do aspecto causal.

O risco de CCR está associado ao estilo de vida ocidental. Nos últimos anos, vários estudos grandes foram realizados para elucidar quais fatores diminuem e quais aumentam o risco de desenvolvimento do câncer colorretal (Tabela 22.1). Apesar de ser foco de intenso estudo, os achados de fatores nutricionais são controversos, não sendo possível destacar individualmente um fator isolado, porém hoje o padrão dietético geral pode ser utilizado na formulação de recomendações. Vários estudos mostram que o consumo de carnes vermelhas, embutidos, grãos refinados e amido está associado a um aumento do risco para desenvolver CCR. A troca desses alimentos por carnes brancas, proteínas de origem vegetal, gorduras insaturadas, grãos não refinados, legumes e frutas diminuem o risco. O papel de suplementos nutricionais como cálcio, vitamina D, folato, vitamina B_6 entre outros permanece incerto. Já os medicamentos como aspirina, anti-inflamatórios não esteroidais e reposição hormonal na mulher após a menopausa também diminuem o risco, porém o uso como profilaxia deve ser pesado contra os efeitos colaterais que não são insignificantes.

TABELA 22.1 – Fatores de risco e Fatores protetores para Câncer Colorretal	
Fator de risco	Fator protetor
Dieta ocidental	Dieta rica em fibras, verduras e cereais
Tabagismo	Atividade física moderada
Etilismo	AINH
Sedentarismo	Reposição hormonal
Obesidade	Vitaminas e cálcio
Diabetes / Hiperinsulinemia	Rastreamento
Síndrome Metabólica	

Quanto ao estilo de vida, a evidência indica que evitar tabagismo e etilismo, prevenir obesidade e manter a prática de atividade física moderada diminuem significativamente o risco de CCR. Há uma tendência atual em atribuir ao *diabetes mellitus* e à hiperinsulinemia um papel causal na etiopatogênese do CCR, mas sua atuação na gênese do CCR assim como da síndrome metabólica ainda não está provada[4,5].

Em resumo, a adoção de estratégias de saúde pública para promoção da adoção de um estilo de vida saudável com diminuição do consumo de bebidas alcoólicas, cessação do tabagismo, realização de exercício físico, perda de peso e diminuição no consumo de carnes vermelhas e embutidos podem diminuir a incidência do câncer colorretal[6-10].

ESTRATIFICAÇÃO DE RISCO PARA DESENVOLVER O CÂNCER COLORRETAL

O conhecimento dos fatores de risco e a probabilidade de desenvolver CCR são importantes para que seja possível estabelecer os critérios exatos para exames de rastreamento, com o objetivo de prevenir o desenvolvimento de tumores bem como promover o diagnóstico precoce de neoplasias já existentes. O risco para CCR pode ser considerado moderado, alto ou muito alto[11-13].

Risco moderado

O grupo populacional com risco moderado corresponde às pessoas de ambos os sexos, acima de 50 anos de idade que é a faixa etária em que o CCR é mais frequente. Neste grupo o risco de desenvolver, ao longo da vida, alguma neoplasia colorretal é de 4 a 6% entre os homens e 2,5 a 4% entre as mulheres. Esse grupo é o alvo das campanhas de rastreamento populacional.

Risco alto

No grupo com risco alto estão incluídas as pessoas com algum familiar de primeiro grau que teve uma neoplasia colorretal antes dos 45 anos, ou mais de um familiar de primeiro grau que teve esse tipo de neoplasia em qualquer idade, ou ainda aqueles que tiveram um familiar de primeiro grau com adenoma maior que 1 cm. Também estão neste grupo pessoas que na colonoscopia tiveram um adenoma maior do que 1 cm, múltiplos adenomas maiores que 1 cm ou câncer colorretal. Entram também aqueles com doença inflamatória crônica, como retocolite ulcerativa ou doença de Crohn de longa duração. O risco de esse grupo desenvolver uma neoplasia colorretal ao longo da vida varia entre 20 a 30%.

Risco muito alto

Finalmente, o grupo com risco muito alto compreende as pessoas que pertencem a famílias com história de câncer com características autossômicas dominantes ou outros tipos de transmissão hereditária. As síndromes hereditárias mais comuns são: polipose adenomatosa familiar (PAF) clássica ou atenuada, síndrome de Peutz-Jeghers e síndrome de polipose juvenil. Pacientes deste grupo têm risco de desenvolver neoplasia colorretal de 40 a 100%.

O conhecimento dos grupos de risco a que cada pessoa pertence é fundamental no momento em que se planeja o rastreamento do CCR, seja ele por meio de exames de sangue oculto nas fezes ou por colonoscopia[12].

RASTREAMENTO DO CÂNCER COLORRETAL

Por rastreamento entende-se a aplicação de provas simples e de fácil execução em uma grande massa populacional, com o objetivo de selecionar indivíduos, os quais, ainda que assintomáticos, devem se submeter a métodos mais específicos e de maior complexidade para detecção do câncer. Os exames escolhidos para o rastreamento devem ser criteriosamente utilizados em programas bem definidos, que incluam os indivíduos mais susceptíveis a ter CCR, ou seja, aqueles nos quais o risco de desenvolvimento de câncer justifica sua inclusão em um programa de estudo, mesmo na ausência de sintomas[14].

A maioria dos casos de CCR são esporádicos e a sua incidência aumenta com a idade, começando a se tornar relevante aos 40 anos. Indivíduos nessas condições são considerados com risco moderado para CCR e este risco dobra a cada década além desse limite. Os casos restantes ocorrem em indivíduos com história familiar ou pessoal de CCR e pólipos, como descrito previamente.

A maioria dos pólipos cresce lentamente, mantendo-se benignos por longos períodos antes de transformarem-se em câncer. Estima-se que esse período de transformação da sequência adenoma-carcinoma seja de 10 anos.

Apesar de sua longa evolução clínica, apenas 10 a 15% dos pacientes com tumores precoces têm algum tipo de sintoma, fazendo com que a grande maioria seja diagnosticada em fase avançada da doença.

Em função de sua alta prevalência, sua fase assintomática longa e a presença de lesões pré-cancerosas tratáveis, o CCR é ideal para o programa de rastreamento.

As opções disponíveis para o rastreamento do CCR podem ser classificadas em testes realizados nas fezes e testes estruturais: os testes fecais incluem testes de sangue oculto nas fezes (TSOF) e testes de DNA nas fezes; os testes estruturais incluem colonografia tomográfica, retossigmoidoscopia flexível, colonoscopia e enema baritado[15-18] (Tabela 22.2).

Testes de sangue oculto nas fezes

Existem basicamente dois tipos de TSOF comercialmente disponíveis: os baseados no guáiaco (TSOFg) e o imunoquímico (TSOFi). Esses testes, quando positivos, devem ser complementados com colonoscopia, sendo que este subgrupo de pacientes tem um aumento de 3 a 4 vezes no risco de ter câncer colorretal[19].

Os TSOF baseados no guaiaco (TSOFg) detecta a atividade da peroxidase no grupo heme da hemoglobina por meio de uma reação sobre um papel de filtro impregnado com resina de guáiaco. O inconveniente desses testes é que há reação cruzada com alimentos que contenham peroxidase, como carnes, necessitando orientação dietética para diminuir o número de falsos-positivos ou falsos-negativos.

Várias populações submetidas a coortes randomizadas pelo TSOFg relatados na literatura resultaram em diminuição na mortalidade por CCR em países da América do Norte e Europa. Uma metanálise de quatro grandes estudos controlados, que utilizaram TSOF de guáiaco bianual, incluindo um total de 350 mil pessoas mostrou uma redução da mortalidade por CCR média de 14% (variando de 15 a 33%)[20]. Destes, apenas três estudos eram randomizados[21-23]. O estudo de Funen que incluiu cerca de 62 mil pacientes demonstrou uma redução da mortalidade por câncer colorretal de 16%. O estudo de Nottingham incluiu cerca de 150 mil pessoas e demonstrou uma redução da mortalidade de 13%. Finalmente, o estudo de Gotemburgo demonstrou uma redução da mortalidade de 16%. Nesta metanálise, foi constatado que a incidência do CCR não apresentou diferença entre os indivíduos submetidos ao programa de rastreamento e o grupo controle durante o período do rastreamento; entretanto, a incidência foi 16% menor no grupo do rastreamento no período de 5 a 7 anos após o término do programa.

No estudo de Minnesota, foi realizado um grupo com pacientes com rastreamento anual, outro com rastreamento bianual e um grupo-controle. Apesar de não se ter demonstrado diferença na incidência de CCR nesses três grupos, a taxa de mortalidade anual cumulativa foi significativamente menor no grupo de rastreamento anual (5,88/1.000 versus 8,33 e 8,83/1.000 nos grupos de rastreamento bianual e controle respectivamente).

Mais recentemente, foi desenvolvido TSOF imunoquímico (TSOFi) que detecta a proteína globina da hemoglobina humana. O TSOFi é um teste específico para presença de hemoglobina humana e não tem reação cruzada com hemoglobinas animais ou outras moléculas, tendo maior sensibilidade (47,1 a 100%) e especificidade (88,2 a 97,1%) que o teste convenciona do guáiaco[24-26]. Embora os estudos tenham demonstrado benefícios já com o teste convencional, acredita-se que os benefícios sejam ainda maiores com o TSOF imunoquímico[27].

Por essas razões, acredita-se que o impacto do TSOF anual imunoquímico em um grupo populacional grande, bem caracterizado e de maneira prospectiva, interfira na mortalidade por CCR, mortalidade geral e incidência de CCR. Essa estratégia de rastreamento em um país em desenvolvimento talvez seja extremamente positiva[28].

Teste de DNA fecal

A pesquisa de DNA nas fezes baseia-se na busca nas fezes de produtos da esfoliação tecidual que contenham mutações genéticas frequentes no CCR e pólipo adenomatoso (k-ras,

TABELA 22.2 – Sensibilidade dos Testes de Rastreamento		
Teste de Rastreamento	Sensibilidade para CCR de Teste Único	Sensibilidade para adenoma Avançado de Teste Único
TSOFg (padrão)	13-50%	11-24%
TSOFg (SENSA)	50-75%	20-25%
TSOFi	60-85%	20-50%
DNA Fecal	80%	40%
Colonografia Tomográfica	> 90%	90%
Retossigmoidoscopia Flexível	> 95% (cólon distal)	30-70%
Colonoscopia	95%	88-98%

APC, p53 entre outros), cuja análise é feita por meio de uma reação de polimerase em cadeia (PCR). A sensibilidade desses testes para câncer varia de 52 a 91%, e a especificidade de 93 a 97%[29]. Atualmente, o teste de DNA fecal tem indicação nível C para rastreamento de CCR pelos principais consensos internacionais.

Retossigmoidoscopia flexível

A retossigmoidoscopia flexível (RSF) é o exame endoscópico mais simples e mais fácil de ser executado, principalmente em larga escala. A RSF não necessita de preparo intenso sendo *fleet-enema* suficiente para adequada visualização e pode ser realizado no consultório, sem sedação e por uma variedade de examinadores, incluindo enfermeiros, conforme a experiência no Reino Unido. A retossigmoidoscopia flexível permite o exame direto do cólon distal até aproximadamente 50 a 60cm. As desvantagens da RSF é que é um exame desconfortável e não avalia o cólon proximal deixando de identificar mais de 1/3 dos pacientes com neoplasia avançada. O emprego de rastreamento com sigmoidoscopia flexível reduz a mortalidade por câncer colorretal em até 59% quando comparado com a população não rastreada[30,31].

Colonoscopia

A colonoscopia é considerada padrão-ouro no diagnóstico do CCR e lesões pré-neoplásicas, porém não existem estudos controlados e randomizados em relação à sua eficácia como método de rastreamento populacional. Existem muitas questões como os custos, riscos, adesão e capacitação dos profissionais de saúde para a realização dessas modalidades.

A falha da colonoscopia na detecção de adenomas ≥ 10 mm varia de 6 a 12% e a falha na detecção de câncer é de até 5%. Fatores que são diretamente influenciados pela qualidade do preparo e da colonoscopia realizada, sendo fatores principais a visualização do cólon por inteiro e o tempo de retirada do colonoscópio[32].

Os risco associados à colonoscopia são, principalmente, perfuração, sangramento e síndrome pós-polipectomia. O risco de perfuração na colonoscopia varia de 1:500 a 1:1.000 na população rastreada nos Estados Unidos, sendo diretamente influenciado pela idade e presença de divertículos. O risco de óbito varia de 1:100.000 a 1:10.000.[33]

A colonoscopia é um exame especializado que requer preparo adequado, sedação, equipamento de alto custo, infraestrutura adequada e profissionais treinados. O Brasil não dispõe de uma capacidade instalada para realizar colonoscopias mesmo em um programa de rastreamento com teste de sangue oculto, muito menos em um programa que utiliza a colonoscopia para rastreamento, como os Estados Unidos, onde a realização de colonoscopia em todos os americanos após um resultado positivo para o TSOF é possível, porém para a realização da colonoscopia para rastrear todos os americanos ainda não rastreados seria necessário um aumento de 336% na capacidade instalada[34].

Enema baritado

O enema baritado permite a avaliação do cólon inteiro devido ao duplo contraste cobrindo a mucosa com bário e distendendo o cólon com ar injetado por via retal. Várias radiografias são obtidas. O enema baritado não exige sedação, mas um bom preparo de cólon é fundamental para avaliação adequada.

A sensibilidade do enema baritado para câncer é entre 85 e 97% e de 48 a 73% para adenomas ≤ 7 mm[31,35]. Hoje, este exame tem caído em desuso dando preferência à colonografia tomográfica, mas continua sendo recomendado como opção de rastreamento pela maioria dos consensos.

Colonografia tomográfica

A colonografia tomográfica é um exame radiológico em que são realizados pequenos cortes tomográficos do cólon obtidos em poucos minutos, proporcionando a reconstrução em 3D, o que permite o estudo detalhado de toda a superfície mucosa do cólon e a detecção de pólipos e lesões neoplásicas.

Duas metanálises com 6.393 pacientes acharam uma sensibilidade para pólipos ≥ 10 mm de 85 a 93% e uma especificidade de 97%. A sensibilidade para pólipos de 6 a 9 mm foi de 70 a 86% e para câncer invasivo de 96%, resultados comparáveis aos obtidos por colonoscopia[36,37].

A vantagem desse exame é a praticidade por ser de realização rápida e não necessitar de sedação; a morbidade é menor, o que leva a uma maior taxa de adesão ao rastreamento. Porém o método expõe o paciente a irradiação ionizante (mesmo com os protocolos novos com menor exposição) cujo efeito ainda não é conhecido, além de não permitir a ressecção dos pólipos encontrados, sendo necessária a realização de colonoscopia convencional para ressecá-los quando forem encontrados. Os protocolos atuais recomendam que pacientes com pólipos > 6 mm devam ser submetidos à colonoscopia, o que resultaria na realização de colonoscopia em 15 a 25% dos pacientes submetidos à colonografia tomográfica. Ainda há controvérsia quanto ao que fazer se for encontrado um pólipo muito pequeno pela colonoscopia virtual. Deve ser ressecado mesmo sabendo que a chance de tornar-se uma neoplasia é muito pequena?[38] A colonografia tomográfica foi incluída nos últimos consensos de rastreamento sendo recomendado repetir a cada 5 anos.

RASTREAMENTO – INDICAÇÕES ATUAIS

A idade ideal para iniciar o rastreamento em indivíduos assintomáticos depende do grupo de risco a que ele pertença. Quando o risco é moderado o rastreamento deve iniciar aos 50 anos de idade[15-18]. A distribuição das diversas formas de se iniciar esse rastreamento figura na Tabela 22.3.

TABELA 22.3 – Métodos e intervalos de rastreamento recomendados

Teste de Rastreamento	Intervalo Recomendado
Colonoscopia	1 vez a cada 10 anos
TSOF (guaiaco ou imunoistoquímico)	Anual ou bianual
Retossigmoidoscopia Flexível	1 vez a cada 5 anos
Exame de enema baritado	1 vez a cada 5 anos
Colonoscopia Virtual	1 vez a cada 5 anos
Pesquisa de DNA nas fezes	INTERVALO INCERTO

A colonoscopia ainda é considerada o melhor exame para realizar o rastreamento, pela sua maior especificidade e sensibilidade, contudo é um exame invasivo com consequente baixa aderência. Além disso, sua disponibilidade é insuficiente para rastrear toda a população, com risco moderado. Ainda o método mais indicado para rastreamento em âmbito populacional é o TSOF anual a partir dos 50 anos, que deve ser complementado com colonoscopia caso seja positivo, tendo em vista a razoável especificidade e sensibilidade do TSOF, a sua grande disponibilidade e fácil aplicabilidade em nível básico de saúde. A Sociedade Americana de Cirurgia recomenda que os indivíduos de ascendência africana devam iniciar o rastreamento aos 45 anos, pelo maior risco de desenvolver CCR mais precoce, cerca 5,5% maior que as demais etnias[28]. Como o importante é a prevenção do CCR, recomenda-se a disponibilização de todos os possíveis exames para rastreamento, para que um leque de opções seja aberto aos médicos, pacientes e planos de saúde. Exames alternativos para iniciar o rastreamento colorretal são a retossigmoidoscopia flexível, o enema baritado, a colonografia tomográfica e a pesquisa de DNA nas fezes. Qualquer dos exames, em qualquer momento do rastreamento, quando positivos, deve obrigatoriamente ser complementado por uma colonoscopia, uma vez que esse é o único exame que possibilita além da visualização de toda a mucosa do cólon, biópsia de lesões ou sua ressecção quando necessário.

Para as pessoas que estão no grupo de alto risco para CCR o rastreamento deve ser iniciado em idade mais precoce e sempre por exame colonoscópico. Indivíduos com história familiar de primeiro grau de CCR ou pólipos maiores que 1 cm devem iniciar o rastreamento aos 40 anos de idade ou 10 anos antes da idade em que o familiar tinha quando foi feito o diagnóstico de CCR. Pacientes com HNPCC devem iniciar o rastreamento entre 21 e 25 anos ou 10 anos antes do caso mais jovem na família, devendo ser realizadas colonoscopia e biópsia endometrial. Esses exames devem ser repetidos a cada 2 anos até os 40 anos e, então, anualmente. Já os indivíduos com história familiar de PAF devem iniciar o rastreamento por meio de colonoscopia ou retossigmoidoscopia flexível entre os 10 e 12 anos de idade, além de esofagogastroduodenoscopia aos 20 anos, pois adolescentes com essa síndrome já possuem centenas de pólipos adenomatosos, os quais se não tratados têm 100% de possibilidade de evoluir para CCR.

SEGUIMENTO PÓS-POLIPECTOMIA

O rastreamento de um indivíduo com risco moderado de CCR sempre que positivo irá terminar em uma colonoscopia, e o seguimento após essa colonoscopia depende de diversos fatores. A qualidade da colonoscopia é fundamental para o sucesso do rastreamento. A qualidade é influenciada por múltiplos fatores como o preparo adequado do paciente, a técnica e experiência do endoscopista e a sua realização até o íleo terminal. Quando nenhuma lesão for observada e se tratar de um exame com boa qualidade, o próximo exame de rastreamento poderá ser agendado para depois de dez anos como previamente descrito, desde que o indivíduo se mantenha assintomático. Contudo, caso o preparo esteja inadequado ou por motivos quaisquer o exame não tenha sido realizado até o íleo terminal, o próximo exame deverá ser antecipado.

Os pólipos detectados na colonoscopia devem ser ressecados sempre que possível e encaminhados para exame anatomopatológico. De acordo com o resultado, será definido o seguimento do paciente, posto que o tamanho, o número de pólipos, a presença de componente viloso e o grau de displasia são as principais características que influenciam o planejamento (Tabela 22.4).

TABELA 22.4 – Recomendações de seguimento colonoscópico pós-polipéctomia

Achados da colonoscopia	Intervalo recomendado para repetir colonoscopia
Sem Câncer ou Pólipo	10 anos
Pólipos Hiperplásicos	10 anos
1-2 adenomas tubulares < 10mm	5-10 anos
3 ou mais adenomas tubulares	3 anos
Adenoma tubular ≥ 10mm	3 anos
Adenoma viloso	3 anos
Adenoma com displasia de alto grau	3 anos
Câncer Invasivo	1 ano
Ressecção incompleta de lesão neoplásica	3 meses

Pacientes com pequenos pólipos hiperplásicos devem realizar o seguimento como se a colonoscopia fosse normal, em dez anos; entretanto, se for caracterizada síndrome da polipose hiperplásica, o seguimento deve ser mais frequente pela maior incidência de adenomas e adenocarcinomas.

Caso o resultado da colonoscopia seja apenas de 1 ou 2 pequenos pólipos adenomatosos (< 1 cm) com displasia de baixo grau, a colonoscopia de controle pode ser realizada em 5 a 10 anos, a depender de outros fatores de risco que o paciente possa ter, como história familiar, colonoscopias prévias, assim como a preferência do paciente e do médico.

Já quando são encontrados de 3 a 10 pólipos adenomatosos, ou qualquer pólipo maior que 1 cm, ou com componente viloso, ou com displasia de alto grau, o seguimento deve ser antecipado para três anos. E caso a nova colonoscopia seja normal ou com apenas 1 ou 2 pequenos adenomas com displasia de baixo grau, a próxima colonoscopia pode ser em cinco anos.

Se o paciente apresentar mais de dez pólipos adenomatosos, a colonoscopia controle deve ser realizada em menos de três anos e a hipótese de alguma síndrome familiar pode ser levantada. Finalmente, quando identificados pólipos sésseis ou aqueles cuja ressecção completa é difícil, o seguimento deve ser antecipado para 2 a 6 meses, para verificar se houve a ressecção total da lesão[39].

CUSTO-EFETIVIDADE DO RASTREAMENTO

Um estudo muito interessante da Universidade da Pensilvânia em colaboração com uma empresa de consultoria (Boston Consulting Group) procurou estimar o impacto na mudança da estratégia para o rastreamento do câncer de cólon nos Estados Unidos, onde se acredita que 61% da população tenha sido rastreada por alguma das estratégias propostas pela Sociedade Americana de Gastroenterologia. Considerando os custos unitários de colonoscopia e do TSOF médio naquele país, estimou-se que para rastrear os 61% de toda população, foram gastos cerca de 90 bilhões de dólares na última década. Caso essa mesma parcela da população tivesse sido rastreada exclusivamente por teste de sangue oculto (custo médio do teste isolado de 38 dólares e custo médio do teste + colonoscopia nos positivos) teriam sido economizados aproximadamente 14 bilhões de dólares, sem a necessidade de incremento na quantidade de colonoscopia naquele país. Ao contrário, se tivessem as pessoas (61% da população) sido submetidas exclusivamente à colonoscopia, haveria um incremento de aproximadamente 9 bilhões além da necessidade de incremento em 1.500% da capacidade atual oferecida para realização de exames endoscópicos. Esses mesmos autores concluíram ainda que para rastrear o restante da população (39%), a utilização do TSOF é capaz de economizar cerca de 1,5 bilhão de dólares ainda sem a necessidade de incremento da quantidade de colonoscopia[34].

Vários estudos utilizando diversos modelos de rastreamento para câncer colorretal (TSOF anual, retossigmoidoscopia flexível a cada cinco anos, TSOF anual + retossigmoidoscopia flexível a cada cinco anos, enema baritado a cada cinco anos, colonoscopia a cada dez anos) mostraram que é mais custo-efetivo o rastreamento sobre não realizar nenhum rastreamento, porém quando comparados os cinco modelos de rastreamento mais utilizados nenhum mostrou-se mais custo-efetivo em relação aos demais modelos[40]. Devido a essa controvérsia, o Instituto de Medicina dos Estados Unidos realizou um simpósio com representantes dos cinco modelos e com a padronização das variáveis demonstrou que dado como aceitável um custo entre 20 e 50 mil US$ por ano de vida ganho, a estratégia de prevenção preferível seria o TSOF anual[41].

EDUCAÇÃO E COMPORTAMENTO

A prevenção do CCR começa com a diminuição a exposição aos fatores de risco. Campanhas educacionais visando ao bem-estar global, por meio do estímulo à prática de atividade física, ao consumo de alimentos saudáveis e contra o tabagismo e etilismo, são campanhas que indiretamente participam da prevenção do CCR. Algumas organizações não governamentais no Brasil trabalham diretamente com a prevenção do CCR, como a Associação Brasileira de Prevenção do Câncer de Intestino (Abrapeci), fundada em São Paulo em 1º de maio de 2004. O objetivo maior dessa organização é promover a prevenção do CCR pela instrução, a educação e o estímulo à população sobre a importância da prevenção a partir de uma alimentação saudável e do rastreamento do CCR – capaz de causar uma diminuição significativa da mortalidade e incidência dessa doença. Entretanto, a maior limitação de se realizar rastreamentos adequados é a falta de informação da população leiga e médica.

A adesão de pacientes às campanhas de rastreamento e prevenção é geralmente um grande desafio, fundamental para o seu sucesso. Por serem pessoas assintomáticas sem perspectivas de adoecer, a simples ideia de ter de se submeter a um exame, cujo resultado mais provavelmente será negativo e que pode ser invasivo, como a colonoscopia, pode parecer bastante repulsiva. Para que as campanhas de rastreamento e prevenção atinjam a toda a população é necessária a conscientização sobre os riscos do CCR e sobre a maneira de se evitar a doença ou fazer o diagnóstico precoce, quando a cura pode ser superior a 90%. Em suma, a informação deve ser clara o bastante e motivacional o suficiente para convencer as pessoas quanto à importância das campanhas, apenas assim será possível o seu sucesso[40].

As taxas de adesão ao rastreamento apontadas em diferentes estudos variam de 59,6 a 89,9% no primeiro exame e de 38 a 60% no último exame da série do rastreamento[12,22,23,26].

Outra limitação do rastreamento se encontra do outro lado da mesa! O médico generalista é o principal ator na prevenção e rastreamento do CCR. Indivíduos assintomáticos não costumam ir ao coloproctologista ou ao oncologista para promoção da saúde, mas, sim, ao médico generalista. Assim como aqueles com doenças mais prevalentes e sem correlação com o CCR, como a hipertensão arterial sistêmica e hipotireoidismo, que buscam seu atendimento junto ao médico generalista, e é nesse momento que o indivíduo deve ser convidado a se prevenir contra o CCR. Para isso é importante que campanhas orientem sempre aos médicos quais são os exames que estão disponíveis na sua rede de saúde e quando devem realizar o rastreamento. O impacto seria certamente maior sobre a prevenção do CCR, com pequenas atitudes e gastos mínimos.

REFERÊNCIAS BIBLIOGRÁFICAS

1. Jemal A, Bray F, Center MM, Ferlay J, Ward E, Forman D. Global cancer statistics. CA: A Cancer Journal for Clinicians 2011; 61 (2): 69-90.
2. Jemal A, Siegel R, Xu J, Ward E. Cancer statistics, 2010. CA: A Cancer Journal for Clinicians 2010; 60 (5): 277-300.
3. INCA. Estimativa 2010: Incidência de câncer no Brasil, 98. Rio de Janeiro; 2009.
4. Ahmed RL, Schmitz KH, Anderson KE, Rosamond WD, Folsom AR. The metabolic syndrome and risk of incident colorectal cancer. Cancer 2006; 107 (1): 28-36.
5. Nilsen TI, Vatten LJ. Prospective study of colorectal cancer risk and physical activity, diabetes, blood glucose and BMI: exploring the hyperinsulinaemia hypothesis. British Journal of Cancer 2001; 84 (3): 417-22.
6. Huxley RR, Ansary-Moghaddam A, Clifton P, Czernichow S, Parr CL, Woodward M. The impact of dietary and lifestyle risk factors on risk of colorectal cancer: a quantitative overview of the epidemiological evidence. International Journal of Cancer 2009; 125 (1): 171-80.
7. Kirkegaard H, Johnsen NF, Christensen J, Frederiksen K, Overvad K, Tjonneland A. Association of adherence to lifestyle recommendations and risk of colorectal cancer: a prospective Danish cohort study. BMJ 2010; 341:c5504.
8. Ahmed FE. Effect of diet, life style, and other environmental/ chemopreventive factors on colorectal cancer development, and assessment of the risks. Journal of Environmental Science and Health 2004; 22 (2): 91-147.
9. Cooper K, Squires H, Carroll C, Papaioannou D, Booth A, Logan RF et al. Chemoprevention of colorectal cancer: systematic review and economic evaluation. Health Technology Assessment (Winchester, England) 2010; 14 (32): 1-206.
10. Khan N, Afaq F, Mukhtar H. Lifestyle as risk factor for cancer: Evidence from human studies. Cancer Letters 2010; 293 (2): 133-43.
11. Chan AT, Giovannucci EL. Primary prevention of colorectal cancer. Gastroenterology 2011; 138 (6): 2029-43 e10.
12. Faivre J, Bouvier AM, Bonithon-Kopp C. Epidemiology and screening of colorectal cancer. Best Practice & Research 2002; 16 (2): 187-99.
13. Calvert PM, Frucht H. The genetics of colorectal cancer. Annals of Internal Medicine 2002; 137 (7): 603-12.
14. Winawer S, Fletcher R, Rex D, Bond J, Burt R, Ferrucci J et al. Colorectal cancer screening and surveillance: clinical guidelines and rationale – Update based on new evidence. Gastroenterology 2003; 124 (2): 544-60.
15. Levin B, Lieberman DA, McFarland B, Andrews KS, Brooks D, Bond J et al. Screening and surveillance for the early detection of colorectal cancer and adenomatous polyps, 2008: a joint guideline from the American Cancer Society, the US Multi-Society Task Force on Colorectal Cancer, and the American College of Radiology. Gastroenterology 2008; 134 (5): 1570-95.
16. Whitlock EP, Lin JS, Liles E, Beil TL, Fu R. Screening for colorectal cancer: a targeted, updated systematic review for the U.S. Preventive Services Task Force. Annals of Internal Medicine 2008; 149 (9): 638-58.
17. Burt RW, Barthel JS, Dunn KB, David DS, Drelichman E, Ford JM et al. NCCN clinical practice guidelines in oncology. Colorectal cancer screening. J Natl Compr Canc Netw 2010; 8 (1): 8-61.
18. Smith RA, Cokkinides V, Brooks D, Saslow D, Brawley OW. Cancer screening in the United States, 2010: a review of current American Cancer Society guidelines and issues in cancer screening. CA: A Cancer Journal for Clinicians 2010; 60 (2): 99-119.
19. Lieberman D. Progress and challenges in colorectal cancer screening and surveillance. Gastroenterology 2010; 138 (6): 2115-26.
20. Heresbach D, Manfredi S, D'Halluin P N, Bretagne JF, Branger B. Review in depth and meta-analysis of controlled trials on colorectal cancer screening by faecal occult blood test. European Journal of Gastroenterology & Hepatology 2006; 18 (4): 427-33.
21. Hardcastle JD, Chamberlain JO, Robinson MH, Moss SM, Amar SS, Balfour TW et al. Randomised controlled trial of faecal-occult-blood screening for colorectal cancer. Lancet 1996; 348 (9040): 1472-7.
22. Kronborg O, Fenger C, Olsen J, Jorgensen OD, Sondergaard O. Randomised study of screening for colorectal cancer with faecal-occult-blood test. Lancet 1996; 348 (9040): 1467-71.
23. Mandel JS, Bond JH, Church TR, Snover DC, Bradley GM, Schuman LM et al. Reducing mortality from colorectal cancer by screening for fecal occult blood. Minnesota Colon Cancer Control Study. The New England journal of medicine 1993; 328 (19): 1365-71.
24. Allison JE, Tekawa IS, Ransom LJ, Adrain AL. A comparison of fecal occult-blood tests for colorectal-cancer screening. The New England Journal of Medicine 1996; 334 (3): 155-9.
25. Wong WM, Lam SK, Cheung KL, Tong TS, Rozen P, Young GP et al. Evaluation of an automated immunochemical fecal occult blood test for colorectal neoplasia detection in a Chinese population. Cancer 2003; 97 (10): 2420-4.
26. Greenberg PD, Bertario L, Gnauck R, Kronborg O, Hardcastle JD, Epstein MS et al. A prospective multicenter evaluation of new fecal occult blood tests in patients undergoing colonoscopy. The American Journal of Gastroenterology 2000; 95 (5): 1331-8.
27. Parra-Blanco A, Gimeno-Garcia AZ, Quintero E, Nicolas D, Moreno SG, Jimenez A et al. Diagnostic accuracy of immunoche-

mical versus guaiac faecal occult blood tests for colorectal cancer screening. Journal of Gastroenterology 2010; 45 (7): 703-12.

28. Duffy MJ, van Rossum LG, van Turenhout ST, Malminiemi O, Sturgeon C, Lamerz R et al. Use of faecal markers in screening for colorectal neoplasia: a European group on tumor markers position paper. International Journal of Cancer 2011; 128 (1): 3-11.

29. Ahlquist DA. Molecular detection of colorectal neoplasia. Gastroenterology 2010; 138 (6): 2127-39.

30. Atkin WS, Edwards R, Kralj-Hans I, Wooldrage K, Hart AR, Northover JM et al. Once-only flexible sigmoidoscopy screening in prevention of colorectal cancer: a multicentre randomised controlled trial. Lancet 2010; 375 (9726): 1624-33.

31. Williams CB, Macrae FA, Bartram CI. A prospective study of diagnostic methods in adenoma follow-up. Endoscopy 1982; 14 (3): 74-8.

32. Bretthauer M. Evidence for colorectal cancer screening. Best Practice & Research 2010; 24 (4): 417-25.

33. Ko CW, Dominitz JA. Complications of colonoscopy: magnitude and management. Gastrintestinal endoscopy clinics of North America 2010; 20 (4): 659-71.

34. Seeff LC, Manninen DL, Dong FB, Chattopadhyay SK, Nadel MR, Tangka FK et al. Is there endoscopic capacity to provide colorectal cancer screening to the unscreened population in the United States? Gastroenterology 2004; 127 (6): 1661-9.

35. Winawer SJ, Stewart ET, Zauber AG, Bond JH, Ansel H, Waye JD et al. A comparison of colonoscopy and double-contrast barium enema for surveillance after polypectomy. National Polyp Study Work Group. The New England journal of medicine 2000; 342 (24): 1766-72.

36. Halligan S, Altman DG, Taylor SA, Mallett S, Deeks JJ, Bartram CI et al. CT colonography in the detection of colorectal polyps and cancer: systematic review, meta-analysis, and proposed minimum data set for study level reporting. Radiology 2005; 237 (3): 893-904.

37. Mulhall BP, Veerappan GR, Jackson JL. Meta-analysis: computed tomographic colonography. Annals of Internal Medicine 2005; 142 (8): 635-50.

38. Mergener K. The role of CT colonography in a colorectal cancer screening program. Gastrintestinal endoscopy clinics of North America 2010; 20 (2): 367-77.

39. Winawer SJ, Zauber AG, Fletcher RH, Stillman JS, O'Brien M J, Levin B et al. Guidelines for colonoscopy surveillance after polypectomy: a consensus update by the US Multi-Society Task Force on Colorectal Cancer and the American Cancer Society. CA: a cancer journal for clinicians 2006; 56 (3): 143-59.

40. Pignone M, Saha S, Hoerger T, Mandelblatt J. Cost-effectiveness analyses of colorectal cancer screening: a systematic review for the U.S. Preventive Services Task Force. Annals of Internal Medicine 2002; 137 (2): 96-104.

41. Pignone M, Russell L, Wagner J. Economic models of colorectal cancer screening in average-risk adults: Workshop Summary. Washington: The National Academies Press; 2005.

Aspectos Clínicos do Câncer Colorretal

23

Marcelo Alves Raposo da Camara

INTRODUÇÃO

Os pacientes com câncer colorretal podem apresentar um quadro muito pobre de sintomas bem como podem iniciar de uma forma muito florida. É importante salientar que não existem sintomas típicos ou patognomônicos que nos indiquem se tratar de tal patologia. De maneira geral, o início pode ser de uma das três formas: insidioso; com manifestações com sintomas de obstrução intestinal; ou de forma súbita e intensa com indícios de perfuração com peritonite. Aldridge et al.[1] acharam a proporção de 77, 16 e 7%, respectivamente. Existem séries com número mais expressivo de pacientes com a distribuição de 92, 6 e 2% como citado por um levantamento de Runkel et al.[2].

A maioria dos pacientes com sintomatologia para o câncer colorretal apresenta dor abdominal (44%), alterações do hábito intestinal (43%), hematoquesia (40%) e anemia inexplicada (11%) como manifestações principais, além dos sinais de fraqueza (20%) e perda de peso (6%) que também podem ocorrer[3]. Trabalhos de metanálise com quinze estudos concluíram que alguns sinais de alarme, como perda de peso, são de pouca valia, ao contrário do que acontece com as manifestações de perda de sangue e de massa palpável.

DISCUSSÃO

A dor abdominal pode decorrer de uma obstrução parcial, como também da disseminação da doença no peritônio e/ou de perfuração intestinal levando a um quadro de peritonite generalizada. O tenesmo causado pelo câncer de reto pode se associar a sintomas de envolvimento dos músculos do assoalho pélvico bem como pode ocorrer dor de origem nervosa devido a comprometimento dos nervos ciático ou obturador. A hematoquesia é comumente provocada muito mais pelo câncer do reto do que do cólon. A anemia por deficiência de ferro, decorrente da perda sanguínea, está frequentemente associada a um retardo de diagnóstico, sendo que os tumores do ceco e de cólon ascendente sangram quatro vezes mais que os tumores de outros sítios do cólon. A alteração do hábito intestinal é um sinal mais observado nos tumores do cólon esquerdo, o que se deve ao fato de o conteúdo ser líquido no cólon direito, portanto mais difícil de apresentar sintomas obstrutivos nessa localização. É importante lembrar também que alguns sintomas pouco específicos podem estar relacionados, como distensão abdominal náusea, perda de peso e cansaço.

Em relação aos sintomas decorrentes da doença metastática do câncer colorretal devemos lembrar que pelo menos 20% dos pacientes já abrem o quadro com doença a distância. A disseminação se faz comumente por via linfática ou hematogênica, por contiguidade ou transperitoneal. Assim podemos observar que pacientes com sintomas álgicos no hipocôndrio direito, com saciedade precoce, com adenomegalia supraclavicular ou nódulos periumbilical nos sinalizam a possibilidade de metástases. Devido à drenagem venosa ocorrer pelo sistema portal, o primeiro sítio de disseminação hematogênica é o fígado, seguido pelos pulmões, ossos e outros órgãos como o cérebro. Contudo, tumores de reto inferior produzem metástases, através das veias retais inferiores, para os pulmões, devido à drenagem pela veia cava inferior.

Existem algumas formas de apresentação dos sintomas menos usuais, como, por exemplo, a invasão tumoral com produção de fístula entre órgãos adjacentes tais como bexiga e intestino delgado. Mais comumente ocorre entre ceco ou sigmoide simulando um quadro de diverticulite. Os quadros de febre de origem obscura devido a abscessos intracavitários ou retroperitoneais.

A bacteremia por *Streptococcus bovis* e o quadro séptico por *Clostridium septicum* são devidos à neoplasia maligna de cólon subjacente em 10 a 25%[4].

Existe um impacto dos sintomas sobre o prognóstico. Isso equivale a dizer que os pacientes sintomáticos, no momento do diagnóstico, têm um pior prognóstico, o que é demonstrado em um trabalho cuja taxa de sobrevida de pacientes sintomáticos e assintomáticos é de 49% *versus* 71%[5].

Os pacientes que tiveram suas neoplasias descobertas por rastreamento, ou seja, eram assintomáticos, tem um estadiamento patológico mais favorável[6]. O número total de sintomas pode ser inversamente relacionado à sobrevida para o câncer do cólon, no entanto tal fato não parece acontecer com o câncer do reto. Os quadros perfurativos ou obstrutivos têm sempre um pior prognóstico independente do estádio, isto é, mesmo aqueles que são linfonodo-negativo[7].

A localização do tumor tem importância também sobre o prognóstico, para cada estádio, aqueles que aparecem abaixo da reflexão peritoneal têm uma pior sobrevida de cinco anos do que aqueles que situam acima da reflexão[8].

Nos últimos cinquenta anos, tem sido observado aumento de aparecimento de tumores no lado direito do cólon, ou seja, proximal ao ângulo esplênico, sendo o maior aumento na região do ceco[4], aspecto que pode auxiliar a compreender o sintoma é dependente da localização do tumor. Como por exemplo, o sangramento, que é o sinal mais comum neste tipo de doença. A causa mais frequente de sangramento pelo reto é a doença hemorroidária, mas deve se ter atenção em pessoas acima de 40 anos ou idosos, pois 6% tem carcinoma e 14% apresentam pólipos segundo Beart et al.[9] O sangue oculto pode ocorrer de forma mais frequente nos tumores do cólon direito, porém devemos estar atentos às mais variadas apresentações da cor do sangue desde rutilante até escuro.

O segundo sinal mais comum é a modificação do hábito intestinal. Um desvio do que é considerado normal para um determinado indivíduo deve ser levado em conta. As lesões no cólon direito só dão demonstração de alteração do ritmo quando atingem dimensões significativas, o contrário ocorre no lado esquerdo quando as manifestações são mais precoces, mesmo com lesões com dimensões menores, o que é explicado pelo calibre mais reduzido do cólon e pela consistência sólida das fezes.

Os sintomas álgicos acontecem praticamente com a mesma frequência da modificação do hábito intestinal. A dor em cólica geralmente está associada a uma obstrução parcial do cólon, nos tumores do reto a dor quando ocorre geralmente se deve a um comprometimento das raízes nervosas, contudo o tenesmo é o sintoma doloroso mais frequente nessa localização.

Outros sinais como eliminação de muco nas fezes ou perda de peso também podem estar presentes, no entanto a perda de peso, por exemplo, como sintoma único é incomum exceto em casos de doença avançada. Febre é um sintoma raro, porém pode ocorrer em situações de necrose tumoral ou em situações como apendicite por obstrução da luz apendicular pelo tumor de ceco.

A anemia por deficiência de ferro pode decorrer de lesões tumorais, principalmente do cólon direito e a não investigação, em pacientes idosos, pode retardar o diagnóstico. Em seu estudo com uma população confirmada de câncer colorretal utilizando o critério de hemoglobina abaixo de 10,1 g, Acher[10] observou que 38% deles apresentava anemia por deficiência de ferro no momento do diagnóstico.

O exame físico pode nos orientar sobre o estado nutricional do paciente o que equivale dizer que uma perda de peso excessivo pode nos levar a pensar em doença avançada, assim como massa palpável pode apontar para o sítio do tumor primário ou doença metastática também demonstrada pela presença de ascite. A distensão abdominal pode indicar obstrução parcial. Adenomegalia inguinal ou supraclavicular raramente estão presentes. O toque retal não auxilia para as neoplasias de cólon, no entanto é fundamental para o diagnóstico do tumor retal ou de doença pélvica maligna avançada. Algumas manifestações extraintestinais devem ser observadas, como a acantose nigricans, a dermatomiosite e as lesões penfigoides. Existe também uma associação entre tumor de cólon e renal em uma incidência de até 0,5% de acordo com a revisão de literatura.

A sincronicidade de tumores ocorre entre 2 e 8% nos pacientes com carcinoma colorretal. Existem várias séries que mostram incidências elevadas como a citação de Evers, Mullins e Mathews[11] até 38%. Pinol et al.[12] em um estudo multicêntrico, de 25 hospitais espanhóis com um número de 1.522 pacientes encontraram 505 pacientes. (33,2%) adenomas em 27%, carcinomas em 1,8% ou ambas as patologias em 44%. É importante que o cirurgião examine o cólon durante as cirurgias ou de preferência que o paciente tenha uma colonoscopia pré-operatória.

A associação com pólipos ocorre com uma frequência variável e, por essa razão, devemos sempre avaliar todo o cólon quando encontramos um adenoma durante a sigmoidoscopia. Cerca de 7% dos pacientes com pólipos também têm um carcinoma de cólon ou reto. Slater et al.[13] estudaram a relação entre a localização do tumor e a existência de adenomas em 591 pacientes. Encontraram uma incidência geral de 29,7%, sendo que 47% nas peças do lado direito, e 22% nas ressecções à esquerda. Por isso, os pacientes com carcinoma e adenomas têm risco aumentado de carcinoma metacrônico e principalmente os pacientes com tumor do lado direito devem ter um programa de seguimento bem controlado. Chu et al.[14] fizeram um estudo retrospectivo relacionando pólipos e carcinoma colorretal em 1.202 pacientes. Pólipos sincrônicos foram encontrados em 36%, carcinoma sincrônico em 4,4% e carcinoma metacrônico em 3,5% dos pacientes. A incidência de carcinoma sincrônico e metacrônico aumentou e sofreu influência de acordo com o número, tamanho e aspectos histológicos dos pólipos.

Outras neoplasias malignas primárias têm uma incidência de 3,8 a 7,8% de aparecimento em pacientes com carcinoma colorretal, como demonstrado na observação de Tanaka[15].

Mulheres com história de carcinoma de mama, endométrio e ovário têm um aumento significativo para o aparecimento posterior de câncer colorretal, conforme observado por Schoen et al.[16].

Sabe-se que em torno de 15% dos pacientes com carcinoma colorretal podem apresentar obstrução, segundo Ohman que levantou 26 séries com um total de 23.434 pacientes[17], embora muitas séries apresentem variações entre 7 e 29%. Sendo que o carcinoma é a causa mais comum de obstrução do intestino grosso no idoso[18].

Quando nos deparamos com um paciente que vem apresentando determinado grau de constipação, necessitando de doses cada vez maiores para conseguir manter o ritmo intestinal, mesmo com o estado geral pouco comprometido, devemos estar alertas para a possibilidade de doença obstrutiva do cólon. Sabe-se que o carcinoma é a causa mais comum de obstrução de cólon. As lesões do cólon direito, geralmente são vegetantes, e devido ao fato de a luz colônica ser maior é mais rara a obstrução desse lado. Mas o contrário não acontece no cólon esquerdo e a obstrução pode ocorrer mais rapidamente, com sintomas de cólica, náusea e vômitos. A distensão comumente encontrada pode dificultar a palpação de uma massa. O toque retal nos informa a existência ou não de um tumor retal ou sinais de implante no fundo de saco. A radiologia do abdômen nos revela o grau de distensão e o nível de obstrução, assim como o estado do intestino delgado mostrando uma válvula ileocecal competente ou não. Existe um determinado tipo de colite inespecífica que ocorre proximal ao quadro de obstrução que se assemelha à colite isquêmica, e só é percebido no momento da cirurgia. A colite isquêmica associada ao carcinoma obstrutivo de cólon pode se apresentar de forma grave com gangrena e perfuração conforme destacam Seow-Choen, et al.[19]. Alguns ensaios realizados nos Estados Unidos mostraram que os carcinomas com obstrução no cólon direito têm maior possibilidade de recorrência, assim como uma maior mortalidade relacionada do que os do lado esquerdo[20].

COMENTÁRIOS FINAIS

Poderíamos concluir que os sinais e sintomas para o carcinoma colorretal, como já foi citado aqui por vários autores, não têm características próprias e com isso o médico, ao fazer a anamnese com o paciente, deve ter o cuidado em pensar com várias hipóteses para iniciar uma propedêutica adequada sem, contudo, minimizar sinais e sintomas e também não exagerando na tecnologia moderna. É importante pensar que o abdome é um território que, como o próprio nome diz (*abdere* = "esconder" em latim), tem a função de esconder/proteger os órgãos internos. Portanto, cabe ao cirurgião colorretal, a partir dos sintomas, perceber qual a melhor propedêutica, já que não há sinais e sintomas típicos para o carcinoma do cólon e do reto.

REFERÊNCIAS BIBLIOGRÁFICAS

1. Aldridge MC, Phillips RKS, Hittinger R et al. Influence of tumor site on presentation, management and subsequent outcome in large bowel cancer. Br J Surg 1986; 73: 663-70.
2. Runkel NS, Schalg P, Scharwz V et al. Outcome after emergency surgery for cancer of large intestine. Br J Surg 1991; 78: 183-8.
3. Speights VO, Johnson MW, Stoltenberg PH et al. Colorectal Cancer: Current trends in initial clinical manifestations. South Med J 1991; 84: 575.
4. Steinberg SM, Barkin JS, Kaplan RS et al. Prognostic indicators of colon tumors. The Gastrointestinal Tumor Study Group experience. Cancer 1986; 57: 1866.
5. Panwalker AP. Unusual infections associated with colorectal cancer. Rev Infect Dis 1988; 10: 347.
6. Beahrs OH, Sanfelippo PM. Factors in prognosis of colon and rectal cancer. Cancer 1971; 28: 213.
7. Copeland EM, Miller LD, Jones RS. Prognostic factors in carcinoma of the colon and rectum. Am J Surg 1968; 116: 875.
8. Ananda SS, McLaughlin SJ, Chen F et al. Initial impact of Australia's National Bowel Cancer Screening Program. Med J Aust 2009; 191: 378.
9. Beart RW Jr., Melton LJ, Maruta M et al. Trends in right and colon – left sided cancer. Dis Colon Rectum 1983; 26: 393-8.
10. Archer PL, Mishlab T, Rahman M, Bates T. Iron-deficiency anaemia and delay in the diagnosis of colorectal cancer. Colorectal Dis 2003; 5: 145-8.
11. Evers BM, Mullins RJ, Mathews TH, Multiple adenocarcinomas of the colon and rectum: an analysis of incidences and current trends. Dis Colon Rectum 1988; 31: 518-22.
12. Pinol V, Andreu M, Castells A et al. Synchronous colorectal neoplasms in patients with colorectal cancer: predisposing individual and familial factors. Dis Colon Rectum 2004; 47: 1192-200.
13. Slater G, Fleshner P, Aufses AH Jr. Colorectal cancer location and synchronous adenomas. Am J Gastroenterol 1988; 83 (8): 832-6.
14. Chu DZ, Giacoo G, Martin RG, Guinee VF, The significance of synchronous carcinoma and polyps in the colon and rectum. Cancer 1986; 57: 445-50.
15. Tanaka H, Hiyama T, Hanai A et al. Second primary cancers following colon and rectal cancer in Osaka Japan. Jpn J Cancer Res 1991; 82: 1356-65.
16. Schoen RE, Weissfeld JL, Kuller LH. Are women with breast, endometrial, or ovarian cancer at increased risk for colorectal cancer? Am J Gastroenterol 1994; 89: 835-42.
17. Ohman U. Prognosis in patients with obstructing colorectal cancer. Am J Surg 1982; 143: 742-7.
18. De Dombal FT, Matharu SS, Staniland JR et al. Presentation of cancer to hospital as "acute abdominal pain". Br J Surg 1980; 67: 413-6.
19. Seow-Choen F, Chua TL, Goh HS. Ischemic colitis and colorectal cancer: some problems and pitfalls. Int J Colorectal Dis 1993; 8: 210-2.
20. Wolmark N, NSABP Investigators. The prognostic significance of tumor location and bowel obstruction in Dukes B and C colorectal cancer. Ann Surg 1983; 198: 743-50.

Estadiamento Pré-operatório do Câncer Colorretal

24

Fábio Guilherme C. M. de Campos
Angela Hissae Motoyama Caiado
Rodrigo Ambar Pinto

INTRODUÇÃO

A disseminação do câncer colorretal (CCR) ocorre por via linfática, hematogênica, por contiguidade, por via neural e por implantes. Por via hematogênica, os principais órgãos envolvidos são fígado, pulmões e ossos. Por contiguidade, os tumores invadem órgãos adjacentes ao segmento comprometido. Na avaliação dos fatores prognósticos, o estadiamento permanece como o fator preditivo de maior impacto na evolução do paciente[1].

A utilização de exames de imagem para o estadiamento tumoral é fundamental para a estratificação dos pacientes, mas ainda é uma área em evolução. A União Internacional Contra o Câncer estabeleceu a Classificação TNM que inclui informação sobre a profundidade de invasão, número e local dos linfonodos comprometidos e metástases à distância. De acordo com a American Cancer Society, esse sistema atualmente estratifica os tumores em:

- Estádio 0 (TisN0M0).
- Estádio I (T1,2N0M0).
- Estádio IIA (T3N0M0).
- Estádio IIB (T4N0M0).
- Estádio IIIA (T1,2N1M0).
- Estádio IIIB (T3,4N1M0).
- Estádio IIIC (TxN2,3M0).
- Estádio IV (TxNxM1).

O conhecimento da incidência de cada estádio da doença tem relevância clínica, uma vez que a detecção em estádio precoce aumenta a chance de ressecção R0 e o potencial de cura (Tabela 24.1). Nos Estados Unidos, a incidência de doentes no estádio I aumentou nos últimos anos, situando-se ao redor de 30%. Os estádios II, III e IV são registrados em incidências de 27, 24 e 19%, respectivamente. Outra observação importante é que pacientes mais idosos são diagnosticados mais frequentemente em estádios 0 e I e três vezes menos em estádio IV quando comparados a doentes mais jovens. Uma possibilidade é que doentes jovens se sintam com menos risco e ignorem sintomas por período mais longo[2].

TABELA 24.1 – Incidência e sobrevida (SV) dos estádios tumorais do câncer colorretal

Estádios	I (30%)	II (27%)	III (24%)	IV (19%)
SV – Cólon	93%	72(IIB) a 85% (IIA)	44 (IIIC) a 83%(IIIA)	8%
SV – Reto	92%	56 a 73%	30 a 67%	8%

O manuseio de tumores retais é dependente do estadiamento pré-operatório acurado, pois a individualização da conduta em cada caso é essencial para a seleção/aplicação das terapias e para reduzir os efeitos adversos, dependendo não só de características tumorais como também do paciente. A relação do tumor com o complexo esfincteriano e a possibilidade de atingir margens livres (radial e distal) constituem etapas fundamentais no sucesso do tratamento.

Os principais objetivos do estadiamento são determinar a conduta terapêutica, fazer uma estimativa inicial do prognóstico e avaliar a necessidade de tratamento complementar (rádio, quimio e imunoterapias). Esse estadiamento irá determinar inicialmente se vale a pena operar o paciente, as chances de ressecar o tumor e as possibilidades de se fazer uma cirurgia radical do ponto oncológico. Ainda mais, fornecerá dados que serão importantes na decisão terapêutica, como a viabilidade de ressecção tumoral local, endoscópica ou cirúrgica; nesta última, se o procedimento preservará a musculatura esfincteriana ou não. No seguimento pós-operatório, o estadiamento é utilizado para fazer o diagnóstico precoce de recidivas tumorais.

Hoje, preconiza-se que o câncer retal deve ser estadiado por uma combinação de tecnologias com ultrassonografia endorretal (User), tomografia computadorizada (TC), ressonância magnética (RM) e a tomografia por emissão de pósitrons acoplada à tomografia computadorizada (PET-CT). Enquanto o User e a RM visam o estadiamento local, a TC deve ser utilizada para o estadiamento à distância. O PET deve ficar reservado para dirimir dúvidas do estadiamento à distância, para avaliar recidiva local e a resposta à terapia neoadjuvante.

EXAME DIGITAL

No pré-operatório, alguns dados clínicos e de exame físico geral poderão dar indícios desfavoráveis sobre o estadiamento da lesão tumoral, como o tempo longo de sintomatologia, a presença de anemia e perda ponderal pronunciadas, presença de massas abdominais palpáveis, hepatomegalia, ascite, gânglios inguinais. Neste particular, os exames proctológico e ginecológico completos assumem papel preponderante não somente no diagnóstico do tumor, mas também na avaliação de sua disseminação local. Assim, a observação de características da massa tumoral (como tamanho, morfologia, distância da borda anal, mobilidade em relação a planos profundos, número de quadrantes envolvidos, invasão da parede vaginal posterior ou de órgãos pélvicos) fornecerá subsídios importantes ao cirurgião durante o ato operatório.

O exame digital associado ao exame proctológico constitui a forma mais básica de obter informações sobre o estadiamento de tumores retais. Apesar de sua baixa sensibilidade e especificidade, muitos acreditavam que o exame digital podia predizer o estádio patológico em parcela significativa dos tumores tocáveis até há poucas décadas, e todo o tratamento era baseado nesses dados. Entretanto, sua capacidade de predizer o envolvimento de margem circunferencial (radial) é de apenas 29%, em comparação aos 84% da RM[3]. Apresenta acurácia de 67 a 83% e pode determinar subestadiamento em 47%[4]. Por isso, a informação obtida do exame digital deve sempre ser confirmada de maneira mais objetiva antes de se tomar a decisão definitiva.

ANTÍGENO CARCINOEMBRIÔNICO (CEA)

O CEA é uma glicoproteína presente na endoderme primitiva e ausente na mucosa do adulto normal. Os tumores precoces localizados na mucosa e submucosa podem se associar a níveis elevados em 30 a 40% dos casos, enquanto tumores avançados frequentemente apresentam CEA elevado. Entretanto, o CEA não é um marcador específico para o CCR, tendo sido registrados níveis elevados em tumores da mama, pulmão, estômago, pâncreas, outros tumores sólidos, além de outras condições como colite ulcerativa, tumores benignos, cirróticos e tumores decorrentes de tabagismo.

Assim, sua dosagem sérica não tem valor diagnóstico, mas tem importância no prognóstico e seguimento do paciente operado[5]. Nessa situação, elevações do CEA podem sugerir recidiva ou disseminação da doença. A detecção de níveis aumentados deve alertar o médico para realizar exames adicionais para diagnosticar recidiva ou disseminação tumoral. Se os níveis estão elevados no pré-operatório, o retorno ao normal deve ocorrer após a excisão do tumor. Quando isso não ocorre em operações supostamente curativas, deve-se suspeitar de doença persistente e pode ser um critério para indicação de terapia adjuvante. Altos níveis em pacientes com doença grosseiramente localizada estão associados a maiores índices de recidiva.

TOMOGRAFIA COMPUTADORIZADA (TC)

Desde seu advento, a tecnologia associada à TC tem evoluído muito. Com o surgimento da tomografia com multidetectores (MDCT), houve melhora da resolução espacial, com a aquisição de cortes muito finos (1 a 2 mm), permitindo reconstruções de excelente qualidade em diversos planos. Além disso, obteve-se uma redução significativa no tempo necessário para a aquisição das imagens, sendo menos dependente da colaboração do paciente[6].

Embora sua principal utilidade seja avaliar a extensão local da neoplasia e detectar doença metastática, o aumento da utilização da TC para a investigação de diversos sintomas propiciou a detecção de tumores colorretais primários, complicados ou não.

A acurácia da TC na determinação da penetração tumoral através da parede retal varia de 52 a 100% devido à sua limitação para diferenciar as diferentes camadas da parede[7]. Entretanto, nos tumores avançados a TC prove informação valiosa sobre a relação do tumor com as estruturas adjacentes (Figura 24.1). Quanto aos linfonodos, a limitação reside na diferenciação entre envolvimento tumoral ou inflamação.

Na maioria das vezes, a avaliação de metástases hepáticas (presentes em 20 a 25% dos pacientes) pode ser realizada pelo US transabdominal. Entretanto, esse exame apresenta algumas limitações em pacientes obesos e/ou com infiltração gordurosa, diminuindo sua sensibilidade. Além disso, é um estudo examinador dependente em comparação com outros métodos de imagem. A ausência de contraste endovenoso também diminui sua sensibilidade e especificidade, não sendo considerado uma alternativa válida no planejamento pré-operatório de cirurgias hepáticas[8]. Por isso, essa avaliação é mais bem efetuada pela TC, que avalia o fígado e doença extra-hepática. No fígado, comumente as metástases aparecem como nódulos sólidos, parcialmente liquefeitos, com baixa atenuação, hipovascularizados (Figura 24.2). E, uma metanálise de 25 publicações (1.747 pacientes), a sensibilidade de TC para metástases hepáticas chegou a 72%[9]. Em pacientes com doença hepática limitada, a indicação de RM com aspecto específico é recomendada[10].

Nos 10 a 15% dos pacientes que apresentam nódulos peritoneais no diagnóstico (40 a 70% quando há recidiva), a TC detecta no máximo 60 a 76% dos implantes[11]. Constitui a melhor modalidade de imagem para detecção de nódulos pulmonares, mas tem baixa especificidade.

Capítulo 24 – Estadiamento Pré-operatório do Câncer Colorretal

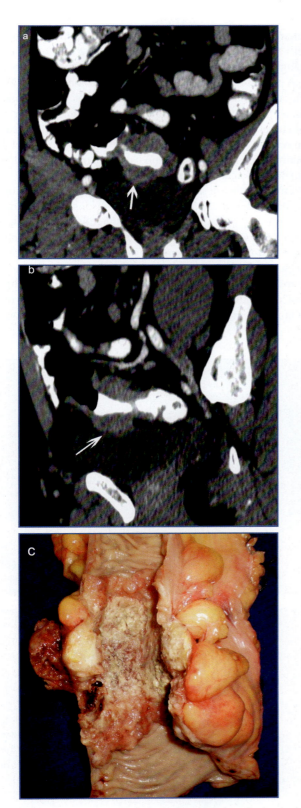

Figura 24.1 – Paciente com neoplasia de sigmoide e invasão de cúpula vesical, submetido à retossigmoidectomia com anastomose colorretal e ressecção de cúpula vesical em monobloco. TC pós-contraste demonstra a lesão no sigmoide com sinais de infiltração da cúpula vesical (setas) nos planos A (coronal), B (oblíquo) e C (espécime macroscópico).

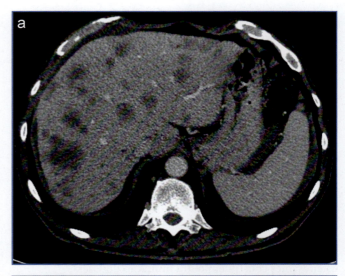

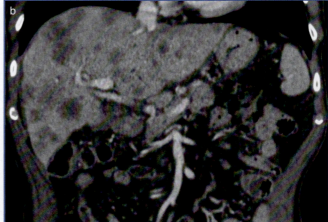

Figura 24.2 – TC pós-contraste revela múltiplas lesões hipoatenuantes sólidas compatíveis com metástases nos planos a (axial) e b (coronal).

Nos pacientes com CCR, recomenda-se a avaliação completa do cólon pelo risco de tumores sincrônicos, que varia de 1,5 a 9%[12]. No caso dos tumores estenosantes/subestenosantes, nos quais não é possível a avaliação completa do cólon por meio da colonoscopia convencional, a colonoscopia virtual (colonografia por tomografia computadorizada – CTC) é uma boa alternativa frente aos métodos habitualmente empregados (enema opaco pré-operatório, a palpação e a colonoscopia intraoperatórias e o enema opaco e colonoscopia convencional pós-operatórios) por apresentar melhor acurácia[13-15]. Entre as desvantagens dos métodos citados, podemos destacar: em relação ao enema opaco, o bário utilizado pode ficar retido no cólon de pacientes com tumores estenosantes, dificultando ou retardando a cirurgia; a avaliação intraoperatória do cólon impede o planejamento pré-operatório e pode e prolongar o ato cirúrgico; e, tumores sincrônicos detectados somente em exames pós-operatórios, aumentam a morbidade da doença, pois o paciente necessitará de um novo procedimento cirúrgico.

ULTRASSOM ENDORRETAL (USER)

Desde a década de 1980, o User tem se revelado uma arma útil e efetiva para avaliar o reto e os tecidos perirretais, contribuindo principalmente no estadiamento da variável T, em que os índices de acurácia variam de 60 a 96%[6,16]. A experiência mostrou ser um exame rápido, que dispensa longos preparos e está associado a pouco desconforto para o paciente.

O User apresenta como limitações o fato de ser operador-dependente, a distinção de lesões T2 e T3 e a visualização da fáscia mesorretal (Figura 24.3). Supraestadiamento e subestadiamento ocorrem em 11 a 18% e 5 a 13% dos casos, respectivamente[17]. Assim, o User é mais apropriado para a avaliação de tumores precoces, com maior limitação para lesões avançadas (devido às altas frequências utilizadas), que limitam a penetração do feixe sonoro, dificultando a determinação da disseminação circunferencial[6]. Além disso, tumores estenosantes constituem outra limitação do User.

Quanto ao estadiamento N (linfonodal), a acurácia varia de 64 a 83%, onde a principal limitação é a utilização do tamanho como critério. Supra e infraestadiamento ocorrem em 5 a 22% (aumento por inflamação) e 2 a 25% dos casos (gânglios abaixo do limite do probe), respectivamente[8].

A ultrassonografia anorretal tridimensional (US-3D) representa uma nova tecnologia disponível para avaliar o câncer retal. Kim et al.[18] compararam a acurácia do User convencional com o 3-D, não encontrando diferença significativa em relação à penetração e comprometimento linfonodal. Entretanto, esse estudo é pequeno e demonstrou uma tendência a maior acurácia com a nova tecnologia.

Em trabalho desenvolvido em nosso meio[19], avaliou-se a capacidade do US-3D de acessar a resposta à quimioirradiação (CRT), comparando seus resultados com a anatomia patológica. Os autores reportaram concordância de achados em 96% dos pacientes, com taxas mais baixas na avaliação de metástases linfonodais (84%). Esse dado é concordante com dados da literatura[20] que indicam que pacientes submetidos à CRT neoadjuvante apresentam muitos linfonodos perirretais de tamanho muito pequeno (< 3 mm) e que, embora aqueles

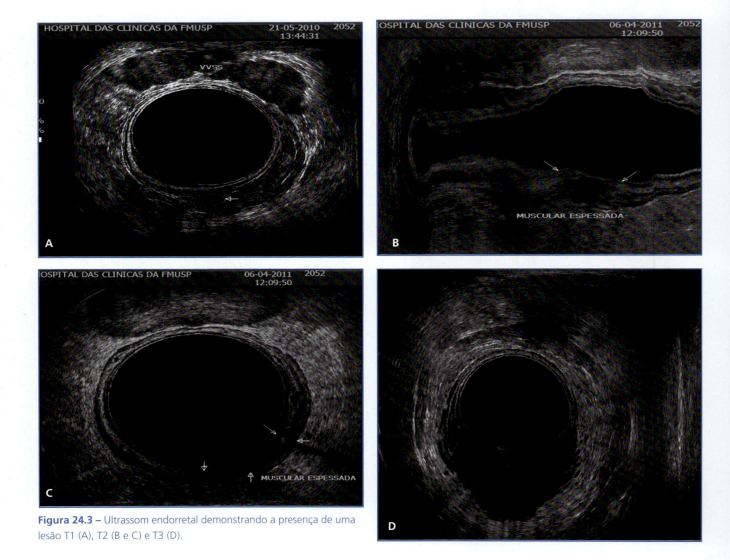

Figura 24.3 – Ultrassom endorretal demonstrando a presença de uma lesão T1 (A), T2 (B e C) e T3 (D).

380 Tratado de Coloproctologia – Seção V – Câncer Colorretal

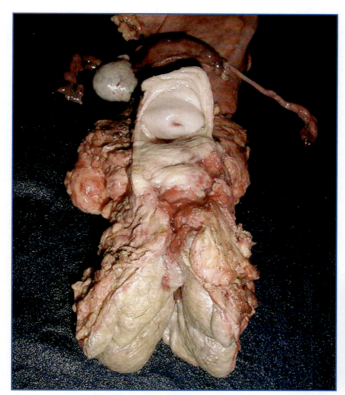

Figura 27.8 – Produto de protectomia com ressecção em bloco do útero, vagina e anexos.

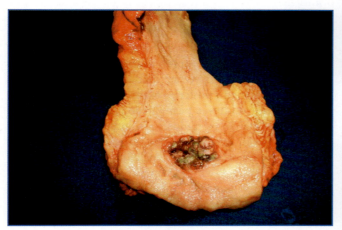

Figura 27.9 – Peça cirúrgica com margem macroscópica distal de 2 cm.

extramucoso com fios inabsorvíveis ou de absorção tardia, mono ou multifilamentoso.

Quando a anastomose colorretal intraperitoneal ou extraperitoneal é realizada de maneira mecânica pode-se utilizar a técnica do grampeamento circular único ou duplo. Com maior frequência usa-se a técnica do duplo grampeamento (Figuras 27.10 e 27.11).

As anastomoses coloanais podem ser feitas também de maneira manual ou por técnica de duplo grampeamento ou por grampeamento circular simples. Nessa eventualidade, após secção do reto por via abdominal ou perineal a sutura em bolsa é feita por via transanal.(Figuras 27.12 e 27.13).

Emprega-se a derivação intestinal, na maioria das anastomoses colorretais muito baixas ou coloanais, particularmente nos doentes previamente submetidos à radioterapia.

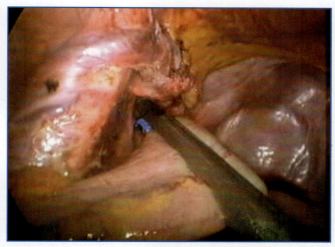

Figura 27.10 – Grampeamento da margem distal com grampeador laparoscópico linear.

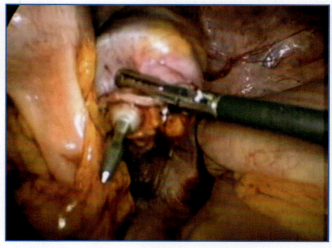

Figura 27.11 – Perfuração da linha de grampeamento linear com lança do grampeador circular para realização de anastomose em duplo grampeamento.

O cólon descendente é preparado para ser seccionado em um nível acima da ligadura da artéria mesentérica inferior, ligando-se as arcadas vasculares. Cuida-se para fazer o teste da suplência arterial (costumamos fazer seccionando-se a artéria da arcada entre duas pinças de Kelly e observando o fluxo sanguíneo) na altura do cólon descendente que deverá alcançar a pelve sem tensão.

A realização da anastomose colorretal via manual é atualmente realizada mas raramente para anastomoses intraperitoniais altas. Preferimos sutura contínua em plano único,

ressecção anterior baixa implica que o reto abaixo da reflexão peritoneal anterior tenha sido removido, e ressecção anterior ultrabaixa é quando é realizada uma anastomose entre o cólon e a porção mais distal do reto ou com o canal anal (anastomose coloanal).

Durante a dissecção, sempre que possível, os nervos autonômicos que se encontram próximos ao reto e junto aos vasos mesentéricos superiores devem ser preservados, pois a lesão da inervação simpática resultará em disfunção ejaculatória em homens. Lesão da inervação simpática e parassimpática mista pode resultar em impotência sexual e disfunção urinária.

Esse tipo de operação com preservação esfincteriana é válida e possível, pois a drenagem linfática ocorre preferencialmente no sentido cranial e a disseminação intramural distal é incomum. A incidência e significância da disseminação tumoral intramural distal tem sido avaliada desde os anos 1940. Em 1943, Dukes examinou 1.500 espécimes de câncer de reto removidos pela técnica APR e encontrou disseminação distal em 6,5%. A necessidade de ressecção distal de 5 cm (regra dos 5 cm) foi preconizada por muitos anos[35]. Entretanto, mais recentemente, estudos mostraram resultados semelhantes em relação à recorrência local e sobrevida de cinco anos nos casos em que a margem distal era 2 cm ou menos, em comparação aos de margem maior que 5 cm. Esses resultados sugerem que margens distais menores que 2 cm não comprometem a taxa de sobrevida nem a recidiva local. Atualmente, uma margem distal de 2 cm do tumor é considerada adequada para a ressecção anterior, não comprometendo a sobrevida nem tampouco a recidiva local em comparação com a APR[30]. Isso significa que a maioria dos tumores acima de 6 cm da borda anal ou 2 a 3 cm acima da junção anorretal, pode ser tratada por procedimentos com preservação esfincteriana. A preservação esfincteriana é contraindicada quando há invasão do complexo esfincteriano e quando é possível a ressecção do tumor sem permanência de lesão residual e quando não há referência de incontinência anal pelo doente[35,36].

A RA foi associada a uma menor taxa de complicações e mortalidade perioperatória comparável à APR. Os resultados oncológicos a longo prazo, quanto às taxas de sobrevidas são semelhantes aos da ressecção abdominoperineal. Na literatura, as taxas de mortalidade operatória deste procedimento variam de 1 a 7% e as taxas de sobrevida em 5 anos variam de 36 a 81%.

Descrição da técnica

Para a realização da RA a posição adotada é a mesma que para amputação do reto. O cirurgião se posiciona à esquerda, o primeiro auxiliar à direita, o segundo auxiliar entre as pernas do doente.

A incisão é a mediana, iniciando-se no pubis, continuando através da cicatriz umbilical até próximo do apêndice xifóide. Comprovada a ressecabilidade do tumor, inicia-se a mobilização do cólon sigmoide incisando-se o folheto peritonial na goteira parietocólica esquerda. Identifica-se o ureter e os vasos espermáticos ou ováricos esquerdos. Cuida-se para não lesar os ramos do plexo nervoso hipogástrico sobre os grandes vasos no retroperitônio. Prossegue-se o descolamento do cólon descendente por dissecção através da fáscia de Toldt até o nível do ângulo esplênico.

Libera-se a flexura esplênica e porção distal do cólon transverso com bisturi elétrico. Cuida-se para não tracionar exageradamente o cólon descendente, bem como o cólon transverso e seus ligamentos para evitar lesão acidental do baço.

Identifica-se e liga-se a veia mesentérica inferior na altura do ângulo duodeno-jejunal de Treitz. Exposição e exerese dos linfonodos pré-aóticos.

Ligadura da artéria mesentérica inferior junto à sua origem na aorta, procurando-se poupar os nervos do plexo.

Incisão do folheto peritonial medial do mesossigmoide e do reto com visualização do ureter direito. Início da dissecção da face posterior do reto, liberando-se suas aderências da lâmina aponevrótica pré-sacra. Identifica-se o promontório sacral, a bifurcação da aorta e da veia cava.

Com a tração do reto sigmoide no sentido anterior, expõe-se a área vascular na linha média entre o retroperitônio e o folheto do mesosigmoide que continua com o mesorreto, mantendo-se intacta a fáscia visceral que envolve o reto. Continua-se com a mobilização lateral do reto, incisando-se com margens laterais amplas junto à parede pélvica, mantendo-se o plano que é contínuo ao espaço pré-sacral, usando-se bisturi elétrico. A artéria retal média é ligada apenas quando ela é identificada.

Inicia-se a dissecção no plano anterior completando-se a incisão do peritônio na linha média ao nível da reflexão peritonial, unindo-se os limites anterolaterais. No homem a reflexão peritonial deve ser incisada, incluindo-se pelo menos um centímetro posterior entre o espaço formado pela parede anterior do reto e pela parede posterior da bexiga e da próstata. Quando os tumores são infiltrativos e baixos, a dissecção anterior deve ser feita no plano anterior à fáscia de Denonvilllier, o qual deverá ser incluídas na peça ressecada. As vesículas seminais e a próstata são então bem identificadas. Na mulher, o peritônio é incisado na parte mais baixa do fundo de saco de Douglas. Quando o tumor adere ao útero ou à vagina, a ressecção deve ser em monobloco com histerectomia e secção parcial da vagina (Figura 27.8).

O limite distal da liberação do reto pela excisão total do mesorreto é determinado pela altura do tumor. Quando o tumor é situado no reto baixo ou médio deve chegar até o plano dos elevadores. Quando ocorre no reto alto, a ressecção deve incluir uma extensão de 5 cm do mesorreto e a secção feita com margem distal mínima de 2 cm (Figura 27.9). Antes da secção do reto o segundo auxiliar faz a irrigação do reto com solução fisiológica.

A secção do reto pode ser feita da maneira habitual com bisturi, ou por grampeamento dependendo do tipo de anastomose de anastomose planejada, se manual ou por sutura mecânica por grampeamento simples ou duplo.

identificadas, são ligadas. O músculo transverso do períneo é identificado e incisado liberando-se o reto anteriormente. Prossegue-se na face posterior, entrando-se no espaço pré-sacral até o nível do cóccix. Quando o tumor é muito volumoso e infiltrativo, o cóccix deve ser incluído na ressecção. Cuida-se para não lesar a fáscia pré-sacra para evitar sangramento que, quando ocorre, é de difícil resolução, bem como para não perfurar o reto, que prejudica os resultados oncológicos. O cirurgião abdominal orienta o cirurgião do períneo para manter o plano correto da dissecção. Os músculos elevadores do ânus são seccionados de ambos os lados, próximos à parede isquiática no sentido do plano posterior ao anterior, cuidando-se para não lesar a porção distal do ureter.

A dissecção prossegue pela tração anterior do reto e divisão dos músculos e da fáscia retouretral, cuidando-se para não lesar a uretra. Neste ponto da dissecção, o cólon do sigmoide que foi seccionado pelo cirurgião abdominal é tracionado ao períneo a fim de facilitar a finalização da dissecção anterior. Visualiza-se a próstata no doente do sexo masculino e com a divisão da fáscia de Denonvilliers penetra-se na cavidade peritonial com consequente liberação da peça cirúrgica.

Após a retirada da peça, as cavidades abdominal e perineal são revisadas para complementação da hemostasia e irrigada com solução salina.

O peritônio pélvico é fechado pelo cirurgião abdominal. Se houver dificuldade na sua aproximação pode-se interpor epiplon ou recorrer ao uso de tela, sendo nossa preferência para a dura mater[87].

É nossa preferência drenar as cavidades pélvica e perianal através da cavidade abdominal com dreno de sucção. As bordas da pele da ferida perineal são suturadas sem aproximação dos músculos elevadores.

No sexo feminino, nos tumores situados na face anterior e em todos os casos de tumores muito volumosos, a porção posterior da vagina deve ser incluída na ressecção (Figura 27.7).

Quando eventualmente ocorrer perfuração do reto com contaminação da cavidade ou hemostasia de difícil contenção, o períneo é mantido aberto e tamponado.

Posição de decúbito ventral

A amputação abdominoperineal do reto habitualmente é realizada no seu tempo perineal com o paciente em posição de decúbito dorsal com as perneiras elevadas. A revisão dos achados de anatomia patológica do espécimes cirúrgicos dos pacientes incluídos no estudo holandês (*Dutch trial*) revelou que em todos os estádios, a APR determinava taxas significativamente maiores de margem circunferencial comprometida e de recidiva local da doença[32]. O exame macroscópico dos espécimes cirúrgicos sugeria que havia frequente "acinturamento" (do termo inglês, *waisting*) na região da inserção dos músculos elevadores do ânus. Neste contexto, alguns autores sugeriram que este "acinturamento" do espécime cirúrgico poderia ser decorrente da exposição cirúrgica determinada pela posição do paciente em decúbito dorsal. Assim sendo, esses

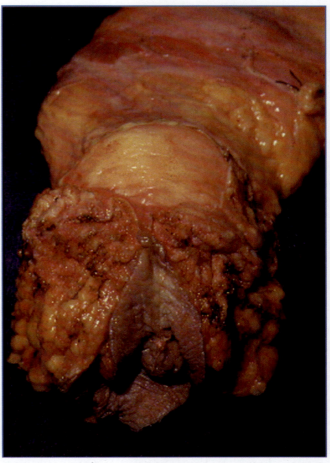

Figura 27.7 – Aspecto de espécime cirúrgico após amputação do reto com inclusão da parede posterior da vagina.

autores propuseram a execução da fase perineal da APR com o paciente em posição de decúbito ventral (posição de canivete ou *jack-knife*)[33]. Nesse caso, o procedimento abdominal é realizado em posição habitual até atingir o plano dos músculos elevadores. Neste momento, interrompe-se o procedimento e posiciona-se o paciente em decúbito ventral para complementar com o tempo perineal. Estudo preliminares tem indicado melhor aspecto macroscópico dos espécimes cirúrgicos ressecados bem como menores taxas de margem circunferencial comprometida com esta técnica quando comparada à técnica ou acesso em posição ventral[34]. No entanto, resultados em termos de controle local da doença ainda são aguardados.

Ressecção anterior (retossigmoidectomia abdominal)

Neste procedimento a dissecção é feita através de uma abordagem abdominal e o cólon sigmoide e o reto são ressecados em bloco incluindo sua drenagem linfática. O termo ressecção anterior é comumente utilizado para ressecções que envolvem o reto acima da reflexão peritoneal. O termo

Capítulo 27 – Câncer no Reto: Técnicas Operatórias Fundamentais   377

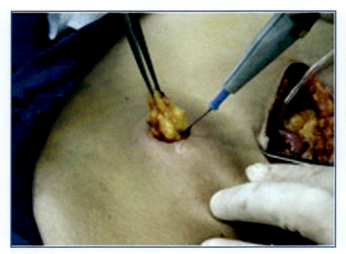

Figura 27.3 – Ressecção cilíndrica do tecido gorduroso para permitir passagem confortável do segmento de cólon.

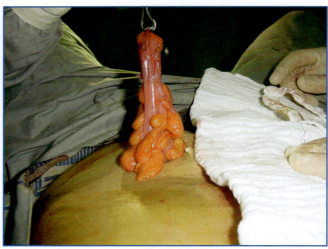

Figura 27.5 – Mobilização do cólon e abertura da parede abdominal devem permitir saída de segmento suficiente e confortável para confecção da colostomia.

Faz-se uma incisão em cruz na aponeurose; divulsiona-se o músculo reto anterior do abdome e abre-se o peritônio. A abertura da pele, músculo e peritônio deve permitir a passagem de dois dedos para que o cólon seja facilmente exteriorizado (Figuras 27.4 e 27.5).

Depois do fechamento da parede abdominal o excedente do cólon exteriorizado é seccionado de maneira que após sua eversão e fixação das bordas na pele a colostomia seja plana (Figura 27.6).

Costuma-se fechar o espaço entre a parede lateral do abdome e o segmento do cólon exteriorizado para evitar a ocorrência de hérnia.

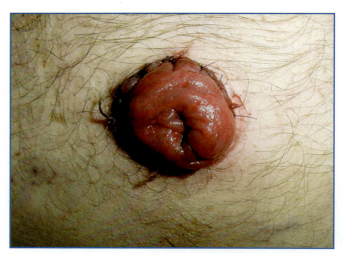

Figura 27.6 – Aspecto final do estoma.

Tempo perineal

Os dois tempos da ressecção abdominoperineal do reto podem ser feitos de maneira quase sincrônica quando há duas equipes experientes. Nessas condições o tempo perineal é iniciado após a mobilização do reto pelo cirurgião abdominal, estando o cirurgião perineal sentado entre as pernas do doente. Após o fechamento do orifício anal, é feita uma incisão elíptica ampla por fora do plano esfincteriano. As bordas da pele perianal são tracionadas com pinças de Kocher e a dissecção prossegue com eletrocautério até ser alcançada a fossa isquiorretal. Neste ponto, é conveniente a colocação de um afastador de Lace, como é usado no Hospital St. Mark's para facilitar a exposição. A fossa isquiorretal é amplamente esvaziada e as artérias isquiáticas de ambos os lados, quando

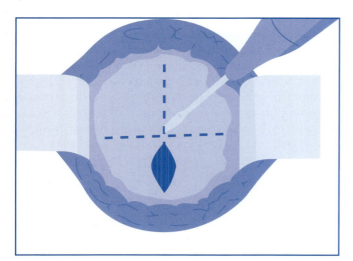

Figura 27.4 – Incisão em forma de cruz na aponeurose anterior do músculo reto abdominal.

e de sua drenagem linfática correspondente. Inclui a excisão em bloco do reto em conexão com os tecidos perineais que envolvem o ânus e a musculatura do assoalho pélvico com a confecção de colostomia permanente por abordagem abdominal e perineal.

A ressecção abdominoperineal é necessária em pacientes cuja lesão envolve o complexo esfincteriano e permanece como uma opção valiosa em pacientes com disfunção esfincteriana pré-operatória, bem como em alguns doentes com doença metastática[30] Pode incluir a ressecção parcial ou total de ovário, útero, vagina e bexiga.

A ressecção abdominoperineal é o padrão ao qual as outras modalidades cirúrgicas são comparadas em relação à sobrevida e recorrência local. Entretanto, nos trabalhos relatados pacientes submetidos à APR tem pior prognóstico e maior morbidade quando comparados com pacientes tratados por ressecção anterior baixa. Esses resultados efetivamente são relacionados ao pior prognóstico dos tumores de reto baixo em relação aos de reto médio ou alto, além disso, a morbidade aumentada devido às complicações da dissecção perineal. As taxas de mortalidade operatória deste procedimento variam de 0 a 8%, enquanto as taxas de sobrevida em 5 anos variam de 39 a 73%[31].

Descrição da técnica
Tempo abdominal

A posição adotada é a perineo litotomia com as coxas abduzidas e estendidas, os joelhos fletidos e coxim na região lombossacral (posição de Lloyd-Davies – modificação). Os membros inferiores devem ficar fletidos e os joelhos devem estar na mesma altura (Figura 27.1).

A incisão por nós preferida, quando no pré-operatório não há dúvida quanto á indicação da amputação do reto, é a paramediana direita. O objetivo desta conduta é realizar colostomia definitiva em área distante da incisão cirúrgica para facilitar a futura colocação da bolsa coletora.

O peritônio da face lateral do reto e do sigmoide é incisado, liberando-se o cólon até o cólon descendente. Identifica-se o ureter esquerdo e o folheto da face medial é incisado, e identificando-se o ureter direito.

A artéria mesentérica inferior é ligada não necessariamente em sua origem, tomando-se o cuidado de não incluir na ligadura a artéria cólica esquerda com o objetivo de não comprometer a irrigação do segmento proximal do sigmoide que será seccionado e exteriorizado como colostomia terminal.

As incisões dos folhetos peritoniais são juntadas na base da bexiga ou no ápice da vagina no sexo feminino.

Inicia-se a dissecção do reto ao nível do promontório do sacro cuidando-se para não incluir a fáscia visceral e não lesar os plexos hipogástricos e nervos pélvicos da maneira bem definida na prática da excisão total do mesorreto.

A dissecção prossegue em plano avascular, sob visão direta, com eletrocautério. O plano de dissecção é anterior à identificação do septo retovesical ou retovaginal (nas mulheres), bem como a fáscia de Denon-Villiers que é seccionada, identificando-se a próstata e as vesículas seminais.

Uma válvula chanfrada tipo St. Mark's afasta a bexiga ou a vagina, o reto é tracionado no sentido posterior de modo a permitir a dissecção abaixo da fáscia, em plano avascular. Complementa-se então a dissecção das faces laterais. Quando identificadas, as artérias retal média devem ser ligadas ou cauterizadas. A dissecção prossegue até o plano dos músculos elevadores do ânus.

O cólon sigmoide na transição com o descendente é seccionado após ligadura dos vasos sigmoidianos e arcada marginal.

Procede-se então ao preparo do local para realização da sigmoidostomia, excisando-se com bisturi 2 cm de pele, incluindo-se na ressecção o tecido adiposo correspondente determinando idealmente, trajeto transrretal (através do músculo reto abdominal) (Figuras 27.2 e 27.3).

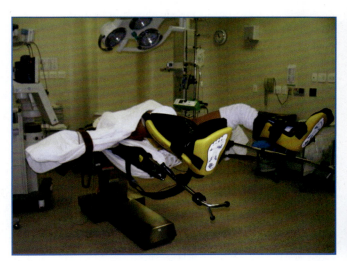

Figura 27.1 – Posicionamento do paciente com as perneiras de Lloyd-Davies.

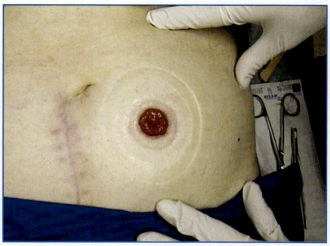

Figura 27.2 – Posicionamento da colostomia em situação lateral esquerda, através do músculo reto abdominal.

A realização de suturas mecânicas, cujo primeiro relato é de 1908 na Hungria e 1967 nos Estados Unidos após seguidos aperfeiçoamentos, talvez represente, um dos mais importantes avanços tecnológicos em cirurgia colorretal. O uso de grampeadores cirúrgicos otimiza o tempo operatório destinado a reconstruir o trânsito intestinal no reto inferior ou no ânus, reduz o trauma tecidual e ao aparelho esfincteriano uma vez que minimiza a manipulação, facilita a anastomose e diminui ou evita a contaminação do campo operatório. As técnicas de sutura mecânica permitiram a realização de procedimentos complexos antes de difícil execução pela técnica manual. A realização de técnicas radicais de ressecções do reto com preservação esfincteriana é atraente tanto para o cirurgião como para o paciente. Nos últimos anos, é crescente o número de pacientes submetidos a essa técnica e o número de pacientes portadores de colostomias definitivas é cada vez menor[24-26].

Esse entusiasmo pelas operações de conservação esfincteriana só foi possível pelo desenvolvimento e uso de novos antibióticos, nas técnicas de preparo intestinal e na introdução dos grampeadores cirúrgicos.

SELEÇÃO DOS TIPOS DE OPERAÇÃO

São diversos os tipos de operações que podem ser empregadas. A escolha depende de fatores pré-operatórios dependentes do doente, do tumor e do próprio cirurgião e que podem ser mensuráveis com acurácia razoável.

A opção varia para cada caso e deve ser muito bem ponderada para que possa ser escolhida a ideal para erradicar o tumor e preservar o máximo de função sexual e esfincteriana.

Quanto ao doente, idade, condições clínicas adversas, constituição corpórea, obesidade e insuficiência esfincteriana anal influenciam tanto na escolha do porte como no tipo de operação. Naturalmente, frente à doença avançada ou às condições clínicas inadequadas, a opção é para procedimentos de menor risco com objetivo de melhorar os sintomas e a qualidade de vida. Operações radicais como as retossigmoidectomias com anatomoses colorretais baixas ou coloanais devem ser reservadas para doentes hígidos ou com risco cirúrgico baixo e que sejam informados sobre as vantagens, desvantagens e das possibilidades de complicações que podem ocorrer. A decisão de realizar uma ressecção com anastomose muito baixa só pode ser feita após histórico sobre o ritmo intestinal, continência anal e exame físico do doente pois são parâmetros preditivos de que os doentes terão problemas pós-operatórios de incontinência.

A avaliação da função anal com eletromanometria, principalmente o valor da pressão máxima de repouso, bem como a ultrassonografia intranal podem detectar lesão esfincteriana oculta, principalmente em doentes do sexo feminino.

Quanto ao tumor, os fatores de maior influência na seleção de técnica incluem grau de diferenciação celular, localização, tamanho, fixação, estadiamento local e à distância.

Em relação à diferenciação celular, embora o assunto ainda não esteja bem definido, reconhece-se que tumores cujas biópsias indiquem tumor indiferenciado ou em células de sinete, o prognóstico é mais adverso, e consequentemente pode representar, em presença de outros fatores associados, contraindicação para conservação esfincteriana.

A localização anatômica do tumor é fator da maior importância tanto sob o ponto de vista da dificuldade na realização da técnica cirúrgica como na incidência de recidivas locorregionais. A distribuição linfática da porção proximal e média do reto é feita ao longo dos vasos retais superiores enquanto a da porção distal segue os vasos retais médios e frequentemente os vasos ilíacos fato que dificulta a inclusão de linfonodos metastáticos na área de ressecção. A própria configuração da pelve, por sua limitação anatômica, aumenta a possibilidade de extensão direta do tumor para estruturas adjacentes bem como aumenta a dificuldade de ressecção completa dos tecidos peritumorais. Diversos estudos têm demonstrado que os tumores situados na porção distal do reto apresentam maior incidência de recidiva local que os da porção proximal mesmo após cirurgia tecnicamente bem executada.

Convencionalmente as operações de conservação esfincteriana eram indicadas apenas para tumores situados na porção mais proximal do reto, sendo a grande maioria dos tumores do terço médio e particularmente do terço distal tratados por amputação do reto. Atualmente, entretanto, há consenso entre os cirurgiões e patologistas que, salvo os tumores fixos ou localmente invasivos de outras estruturas, a maioria das lesões do reto pode ser tratada por operação de conservação esfincteriana (OCE) representada por retossigmoidectomia com anastomose colorretal ou coloanal e, em alguns casos, por excisão local. O estadiamento local do tumor pré-tratamento quanto à sua penetração na parede retal como quanto à presença de metástase linfonodal regional, é fator de influência direta no prognóstico do doente e consequentemente na opção cirúrgica.

O cirurgião tem influência importante na seleção da técnica bem como nos resultados obtidos com cada uma delas. Tem sido relatado na literatura que melhores resultados do tratamento do câncer do reto no que se refere aos índices de recidivas e de sobrevivência, são obtidos por cirurgiões especialistas em coloproctologia, desde que tenham sido devidamente treinados e com bom volume operatório, do que por cirurgiões gerais[27,28].

Os principais tipos de operações empregados para o tratamento do câncer do reto são: a ressecção abdominoperineal ou amputação do reto; retocolectomias com reconstrução do trânsito e anastomose colorretal ou coloanal, a operação de Hartmann e a ressecção local. Quando o tumor é considerado irressecável recorre-se à realização de uma colostomia para desvio do trânsito intestinal.

TIPOS DE OPERAÇÕES
Ressecção abdominoperineal (amputação abdominoperineal do reto)

Esse procedimento, descrito de maneira padronizada por Miles em 1908[29], envolve a completa ressecção do reto

desnutridos ou submetidos à radioterapia ou em situações especiais de contaminação intraoperatória. Os antibióticos deverão ser mantidos neste caso por período mínimo de sete dias[10-13].

Independentemente da via de acesso laparoscópica ou aberta, após o acesso à cavidade peritoneal faz-se a exploração sistemática das vísceras abdominais, a fim de se avaliar a extensão do tumor, comprometimento de outros órgãos e presença de metástases e decidir-se sobre a ressecabilidade e caráter curativo ou paliativo da ressecção. A inspeção começa pelo fígado e, se houver dúvida nesta investigação, é aconselhável a realização de ultrassonografia intraoperatória. Segue-se o exame e a palpação do reto intraperitoneal, para avaliação de lesões sincrônicas, bem como da presença de tumor ou de implante no fundo de saco de Douglas, e dos anexos, bem como do mesentério e mesocólon para identificação de linfonodos. Em toda esta etapa deve-se evitar manipulação e disseminação do tumor. No caso de haver contato direto com o tumor, o cirurgião deve proceder imediatamente a troca de luvas.

PRINCÍPIOS TÉCNICOS GERAIS DA CIRURGIA DO CÂNCER DO RETO – CARÁTER CURATIVO

A ressecção cirúrgica deve incluir o tumor e a área de drenagem linfática locorregional correspondente com margens lateral mínima de > 1 mm e distal mínima de 2 cm[2,14,15].

Manipulação mínima do tumor, sua proteção quando de situação intraperitoneal e ligaduras vasculares no início do procedimento[2,14,15].

Ressecção em monobloco

Se o tumor estiver aderido às estruturas ou órgãos vizinhos não deve ser realizado seu descolamento, dissecção ou biópsia porque esta manobra favorece a disseminação. A ressecção em monobloco objetiva a obtenção de margens cirúrgicas livres de tumor para reduzir a possibilidade de recidiva locorregional. Embora cerca de 50% das peças ressecadas não mostrem tumor nos órgãos aderidos, esta retirada poderá resultar em intervenção curativa, sem aumentar significativamente a complexidade e a morbidade, obtendo-se índices de sobrevida de até cerca de 80%, similar ou mesmo melhor que a de doentes com tumor T3N1[2,14-17].

Ligaduras vasculares

Discute-se ainda a importância da altura da ligadura do pedículo vascular principal. Entretanto, recomenda-se – e é a conduta que preferimos – a ligadura alta da artéria mesentérica inferior nas operações do reto com caráter curativo e em doentes não muito idosos[14,15].

Anastomoses

Podem ser realizadas manualmente ou por sutura mecânica com uso de grampeadores circulares. Em geral, empregam-se anastomoses término-terminais nas ressecções retais. No caso de ressecções transanais do reto pode-se proceder ao fechamento primário ou não do defeito na perede do reto[2,14].

Drenagem

A drenagem é aconselhável nas ressecções em que há descolamento do reto com anastomose colorretal extraperintoneal ou coloanal, muito embora não exista demonstração científica do benefício do uso de drenos na ocorrência ou no diagnóstico de complicações[18].

TRATAMENTO CIRÚRGICO

Há vários aspectos importantes especificamente envolvidos no tratamento cirúrgico do câncer de reto. As operações usualmente oferecem maior dificuldade técnica que as para o câncer do cólon devido à própria situação anatômica do reto inserido em uma estrutura óssea e muscular que pode limitar a radicalidade oncológica da ressecção. As operações se acompanham de maiores índices de recidivas locais, de complicações pós-operatórias, bem como há o potencial de disfunções intestinais, sexuais e urinários e o fator emocional limitante da realização dos estomas temporários ou definitivos. Requer o câncer do reto, para seu tratamento correto, uma abordagem multidisciplinar com profissionais bem treinados[2].

Essa impressão encontra-se ilustrada nos achados de McArdle e Hole[19] quando demonstraram que as taxas de recidiva local após o tratamento cirúrgico do câncer no reto conforme realizado por trinta cirurgiões escoceses variam de 0 e 21% indicando que a técnica operatória utilizada desempenha papel importante na definição do prognóstico.

Entre os aspectos técnicos de interesse nas operações oncológicas sobre o reto e que resultam em melhora dos resultados de sobrevida, destacam-se a preservação das margens intramural distal ao tumor e da margem circunferencial, bem como a excisão total do mesorreto (ETM)[20,21].

O mesorreto é o tecido gorduroso que envolve o reto na fáscia endopélvica e contém a maior parte da sua drenagem linfática. Vários estudos mostraram que a disseminação tumoral nos vasos linfáticos do mesorreto ocorrem até 2 a 4 cm abaixo da lesão, podendo ser observada de maneira descontínua[22].

A essência da ETM baseia-se na contínua e precisa dissecção do plano cirúrgico avascular existente entre as estruturas viscerais da pelve (reto e mesorreto) revestidas pela fáscia visceral que representa a camada mais externa do envelope de tecido gorduroso que o envolve circunferencialmente e as estruturas somáticas (plexos nervosos e nervos autonômicos simpáticos e parassimpáticos) revestidas pela fáscia pélvica[20]. Por essa manobra objetiva-se a inclusão na ressecção de quaisquer micrometástases presentes no tecido linfovascular.

A melhora bem documentada da taxa de recidiva local, atingindo-se índices de até 4% torna esta técnica como padrão para o tratamento do câncer do reto baixo e reto médio. Para o tumor de reto alto a excisão do mesorreto não necessita ser total, sendo suficiente a ressecção parcial incluindo uma margem distal de 5 cm do mesorreto adjacente ao tumor[21,23].

Câncer no Reto: Técnicas Operatórias Fundamentais

27

Angelita Habr-Gama
Rodrigo Oliva Perez
Guilherme Pagin São Julião

ASPECTOS GERAIS

O objetivo do tratamento do câncer de reto é conseguir a cura com o mínimo de complicações e de recidivas, preservando-se a qualidade de vida. Os melhores resultados dependem da precocidade do diagnóstico, do correto estadiamento, da boa técnica cirúrgica, bem como da assistência multidisciplinar que envolve a participação de profissionais especializados em oncologia, radioterapia, cuidados nutricionais e de estomaterapia e de assistência psicológica se necessário.

O tratamento cirúrgico permanece como a melhor modalidade de tratamento. Houve muito progresso nos seus resultados nos últimos anos, devido aos melhores conhecimentos sobre a evolução natural da doença, de suas complicações, dos mecanismos de recidivas, da sistematização do seguimento pós-operatório com diagnóstico mais precoce das recidivas e indicação mais frequente de ressecção das metástases, além dos recursos modernos farmacológicos, tecnológicos e, particularmente do uso criterioso de quimioterapia e/ou radioterapia, tanto em modalidade adjuvante como neoadjuvante[1].

O tratamento pode ter indicação eletiva ou de urgência, caráter curativo ou paliativo, podendo ser realizado para o tratamento do tumor primário, das recidivas locais, das metástases, bem como para os tumores metacrônicos.

A ressecção cirúrgica do tumor representa ainda a única possibilidade de cura e deve ser realizada da forma mais radical sempre que for considerada com probabilidade curativa obedecendo-se a princípios oncológicos já bem estabelecidos[2].

A avaliação pré-operatória global do doente é mandatória, devendo ser reconhecidas e tratadas as doenças associadas, bem como tomadas medidas preventivas de complicações cardiovasculares, respiratórias e tromboembólicas, as quais representam as causas mais comuns de óbito perioperatório.

Alguns aspectos são considerados fundamentais para a obtenção de melhores resultados. O preparo intestinal foi reconhecido desde há muitos anos como indispensável para redução das complicações infecciosas após cirurgia. No entanto, nos últimos anos diversos trabalhos foram publicados na literatura incluindo os de metanálise, documentando não ser indispensável o preparo mecânico do cólon[3]. A maioria dos cirurgiões, entretanto, ainda o utiliza. O tipo de preparo mecânico variou muito nos últimos anos sendo progressivamente o preparo convencional, realizado pela ingestão de líquidos, laxativos e lavagens intestinais, substituído pelo realizado apenas pela ingestão de soluções com efeito osmótico[4]. Diversas soluções foram sucessivamente empregadas. Na disciplina de coloproctologia do HC-FMUSP foram testadas pioneiramente em estudos comparativos as soluções de manitol a 10%, de polietilenoglicol e da solução fosfatada. A partir de 1998, temos usado de rotina o preparo intestinal com a solução de fosfosoda administrada na véspera da operação[5-8].

Para a realização da maioria das operações, a posição adotada é de litotomia com colocação de perneiras. Essa posição permite o posicionamento de um dos auxiliares durante todo o ato operatório e a do cirurgião durante o descolamento do ângulo esplênico, a irrigação do reto antes de se realizar anastomose, bem como a colocação de grampeadores intraluminais.

As ressecções podem ser realizadas por via laparotômica (convencional) ou por via laparoscópica. Essa última via, apesar de muito discutida, recentemente tem sido reconhecida como capaz de proporcionar resultados oncológicos equivalentes aos obtidos por via aberta desde que executada por cirurgiões de experiência e obedecendo aos mesmos princípios oncológicos[9].

Quando por via laparotômica, a incisão preferencial é a mediana quando não houver intenção de confecção de colostomia definitiva, já que, neste caso, frequentemente tem sido preferida a incisão paramediana direita quando uma colostomia terminal definitiva é exigida como na amputação abdominoperineal do reto.

Após indução da anestesia é feita a administração de antibióticos por via endovenosa, de ação contra flora bacteriana aeróbica e anaeróbica. Pode ter finalidade profilática e cujo uso deverá ser mantido por período curto de até 48 horas ou terapêutica nas operações de urgência em doentes idosos, imunodeprimidos,

52. Saltz LB, Niedziwiecki D, Hollis D et al. Irinotecan fluorouracil plus leucovorin is not superior to fluorouracil plus leucovorin alone as adjuvant treatment for stage III colon cancer: results of CALGB 89803. J Clin Oncol 2007; 25: 3456-61.
53. Van Cutsem E, Labianca R, Bodoky G et al. Randomized phase III trial comparing biweekly infusional fluorouracil/leucovorin alone or with irinotecan in the adjuvant treatment of stage III colon cancer: PETACC-3. J Clin Oncol 2009; 27 (19): 3117-25.
54. Ychou M, Raoul JL, Douillard JY et al. A phase III randomised trial of LV5FU2 + irinotecan versus LV5FU2 alone in adjuvant high-risk colon cancer (FNCLCC Accord02 /FFCD9802). Ann Oncol 2009; 20: 674-80.
55. Allegra CJ, Yothers G, O´Connell MJ et al. Initial safety report of NSABP C-08: A randomized phase III study of modified FOLFOX6 with or without bevacizumab for the adjuvant treatment of patients with stage II or III colon cancer. J Clin Oncol 2009; 27: 3385-90.
56. Wolmark N, Yothers G, O´Connell MJ et al. A phase III trial comparing mFOLFOX6 to mFOLFOX6 plus bevacizumab in stage II or III carcinoma of the colon: Results of NSABP Protocol C-08. J Clin Oncol 2009; 27 (suppl; abstr LBA4): 18s.
57. Albert SR, Sargent DJ, Smyrk TC et al. Adjuvant mFOLFOX6 with or without cetuximab (Cmab) in KRAS wild-type (WT) patients (pts) with resected stage III colon cancer (CC): results from NCCTG Intergroup Phase III Trial N0147. J Clin Oncol 2010; 28 (18 suppl) Abstract CRA 3507.
58. Goldberg RM, Sargent DJ, Thibodeau MR et al. Adjuvant mFOLFOX6 plus or minus cetuximab (Cmab) in patients (pts) with KRAS mutant (m) resected stage III colon cancer (CC): NCCTG Intergroup Phase III Trial N0147. J Clin Oncol 2010; 28 (No 15_suppl) Abstract 3508.
59. Labianca R, Nordlinger B, Beretta GD et al. Primary colon câncer: ESMO Clinical Practice Guidelines for diagnosis, adjuvant treatment and follow-up. Ann Oncol 2010; 21 (suppl 5): 70-7.
60. Tournigand C, Andre T, Bachet J et al. FOLFOX4 as adjuvant therapy in elderly patients (pts) with colon cancer (CC): Subgroup analysis of the MOSAIC trial. J Clin Oncol 2010; 28 (N0 15 suppl) Abstract 3522.
61. Jackson MacCleary NA, Meyerhardt J, Green E et al. Impact of older age on the efficacy of newer adjuvant therapies in > 12,500 patients with stage II or III colon cancer: Findings from the ACCENT database. Proc ASCO Meeting Abstracts 2009; 27 (suppl 15): 4010.
62. Sargent DJ, Goldberg, RM, Jacobson SD et al. A pooled analysis of adjuvant chemotherapy for resected colon cancer in elderly patients. N Engl J Med 2001; 345: 1091-7.
63. Goldberg RM, Tabah-Fisch I, Bleiberg H et al. Pooled analysis of safety and efficacy of oxaliplatin plus fluorouracil/leucovorin administered bimonthly in elderly patients with colorectal cancer. J Clin Oncol 2006; 24 (25): 4085-91.
64. Kopetz S, Freitas D, Calabrich AF, Hoff PM. Adjuvant chemotherapy for stage II colon cancer. Oncology (Williston Park) 2008; 22 (3): 260-70
65. Makela JT, Laitinen SO, Kairaluoma MI. Five-year follow up after radical surgery for colorectal cancer. Results of a prospective randomized trial. Arch Surg 1995; 130: 1062-7.
66. Tsikitis VL, Malireddy K, Green EA et al. Postoperative surveillance recommendations for early stage colon cancer based on results from the clinical outcomes of surgical therapy trial. J Clin Oncol 2009; 27: 3671-76.
67. Renehan AG, Egger M, Saunders MP et al. Impact on survival of intensive follow up after curative resection for colorectal cancer: systematic review and meta-analysis of randomised trials. BMJ 2002; 324: 813.
68. Jeffery GM, Hickey BE, Hilder P. Follow-up strategies for patients treated for non-metastatic colorectal cancer. Cochrane Database Syst Rev CD002200; 2007.
69. Chau I, Allen MJ, Cunningham D et al. The value of routine serum carcino-embryogenic antigen measurement and computed tomography in the surveillance of patients after adjuvant chemotherapy for colorectal cancer. J Clin Oncol 2004; 22: 1420-9.
70. van Cutsem E, Oliveira J. Primary colon cancer: ESMO clinical recommendations for diagnosis, adjuvant treatment and follow-up. Ann Oncol 2009; 20 (suppl 4): 49-50.
71. National Comprehensive Cancer Network. NCCN Guidelines Version 1.2011 – Colon Cancer. Disponível em: <www.nccn.org>. Acesso em: 17 nov 2010.
72. Nauta R, Stablein DM, Holyoke ED. Survival of patients with stage B2 colon carcinoma: The Gastrointestinal Tumor Study Group Experience. Arch Surg 1989; 124: 180-2.

23. Wolmark N, Rockette H, Mamounas E et al. Clinical trial to assess the relative efficacy of fluorouracil and leucovorin, fluorouracil and levamisole, and fluorouracil, leucovorin, and levamisole in patients with Dukes' B and C carcinoma of the colon: results from National Surgical Adjuvant Breast and Bowel Project C-04. J Clin Oncol 1999; 17 (11): 3553-9.
24. Haller DG, Catalano PJ, Macdonald JS et al. Fluorouracil (FU), leucovorin (LV) and levamisole (LEV) adjuvant therapy for colon cancer: Five-year final report of INT-0089. Proc Am Soc Clin Oncol 1998; 17 (abstr 982): 256a.
25. Haller DG, Catalano PJ, Macdonald JS et al. Phase III study of fluorouracil, leucovorin, and levamisole in high-risk stage II and III colon cancer: final report of Intergroup 0089. J Clin Oncol 2005; 23: 8671-8.
26. Sargent D, Sobrero A, Grothey A et al. Evidence for cure by adjuvant therapy in colon cancer: observations based on individual patient data from 20,898 patients on 18 randomizes trials. J Clin Oncol 2009; 27: 872-7.
27. Kopetz S, Freitas D, Calabrich AF, Hoff PM. Adjuvant chemotherapy for stage II colon cancer. Oncology (Williston Park) 2008; 22 (3): 260-70.
28. Quah HM, Chou JF, Gonen M et al. Identification of patients with high-risk stage II colon cancer for adjuvant therapy. Dis Colon Rectum 2008; 51 (5): 503-7.
29. Le Voyer TE, Sigurdson, ER, Hanlon AL et al. Colon cancer survival is associated with increasing number of lymph nodes analyzed: a secondary survey of intergroup trial INT-0089. J Clin Oncol 2003; 21: 2912-9.
30. Takagawa R, Fujii S, Ohta, M et al. Preoperative serum carcinoembryonic antigen level as a predictive factor of recurrence after curative resection of colorectal cancer. Ann Surg Oncol 2008; 15 (12): 3433-9.
31. Liebig C, Ayala G, Wilks J et al. Perineural invasion is an independent predictor of outcome in colorectal cancer. J Clin Oncol 2009; 27: 5131-7.
32. Joseph NE, Sigurdson ER, Hanlon AR et al. Accuracy of determining nodal negativity in colorectal cancer on the basis of the number of nodes retrieved on resection. Ann Surg Oncol 2003; 10: 213-8.
33. Compton CC, Fielding LP, Burgardt LJ et al. Prognostic factors in colorectal cancer. College of American Pathologists Consensus Statement. Arch Pathol Lab Med 2000; 124: 979-94.
34. Gryfe R, Kim H, Hsieh ET et al. Tumor microsatellite instability and clinical outcome in young patient with colorectal cancer. N Engl J Med 2000; 342: 69-77.
35. Ribic CM, Sargent DJ, Moore MJ et al. Tumor microstellite-instability status as a predictor of benefit from Fluorouracil based adjuvant chemotherapyfor colon cancer. N Engl J Med 2003; 349: 247-57.
36. Sargent DJ, Marsoni S, Monges G et al. Defective mismatch repair as a predictive marker for lack of efficacy of Fluorouracil-based adjuvant therapy in colon cancer. J Clin Oncol 2010; 28: 3219-26.
37. Mamounas E, Wieand S, Wolmark N et al. Comparative Efficacy of Adjuvant Chemotherapy in Patients With Dukes' B Versus Dukes' C Colon Cancer: Results From Four National Surgical Adjuvant Breast and Bowel Project Adjuvant Studies (C-01, C-02, C-03, and C-04), J Clin Oncol 1999; 17: 1349-55.
38. International Multicentre Pooled Analysis of B2 Colon Cancer Trials (IMPACT B2) Investigators. Efficacy of adjuvant fluorouracil and folinic acid in B2 colon cancer. J Clin Oncol 1999; 17: 1356-63.
39. Gill S, Loprinzi CL, Sargent DJ et al. Pooled analysis of fluorouracil-based adjuvant therapy for stage II and III colon cancer: who benefits and by how much? J Clin Oncol 2004; 22: 1797-806.
40. Figueredo A, Charette ML, Maroun J et al. Adjuvant Therapy for Stage II Colon Cancer: A systematic review from the Cancer Care Ontario Program in Evidence-based Care's Gastrointestinal Cancer Disease Site Group. J Clin Oncol 2004; 22: 3395-406.
41. Quasar Collaborative Group. Adjuvant chemotherapy versus observation in patients with colorectal cancer: a randomised study. Lancet 2007; 370: 2020-9.
42. Andre T, Boni C, Mounedji-Boudiaf L et al. Oxaliplatin, fluorouracil and leucovorin as adjuvant treatment for colon cancer. N Engl J Med 2004; 350: 2343-51.
43. André T, Boni C, Navarro M et al. Improved overall survival with oxaliplatin, fluorouracil and leucovorin as adjuvant treatment in stage II or III colon cancer in the Mosaic trial. J Clin Oncol 2009; 27: 3109-16.
44. Kuebler JP, Wieand HS, O'Connell MJ et al. Oxaliplatin combined with weekly bolus fluorouracil and leucovorin as surgical adjuvant chemotherapy for stage II and III colon cancer: results from NSABP C-07. J Clin Oncol 2007; 25: 2198-204.
45. Figueredo A, Coombes ME, Mukherjee S. Adjuvant therapy for completely resected stage II colon cancer. Cochrane Database Syst Rev 2008; 16 (3): CD005390.
46. André T, Colin P, Louvet C et al. Semimonthly versus monthly regimen of fluorouracil and leucovorin administered for 24 or 36 weeks as adjuvant therapy in stage II and II colon cancer: results of a randomized trial. J Clin Oncol 2003; 21 (15): 2896-903.
47. Poplin EA, Benedetti JK, Estes NC et al. Phase III Southwest Oncology Group 9415/Intergroup 0153 randomized trial of fluorouracil, leucovorin, and levamisole versus fluorouracil continuous infusion and levamisole for adjuvant treatment of stage III and high-risk stage II colon cancer. J Clin Oncol 2005; 23 (9): 1819-25.
48. Twelves C, Wong A, Nowacki MP et al. Capecitabine as adjuvant treatment for stage III colon cancer. N Engl J Med 2005; 352: 2696-704.
49. Yothers JA, O´Connell MJ, Colangelo L et al. 5-FU and leucovorin with or without oxaliplatin for adjuvant treatment of stage II and III colon cancer: Long-term follow–up of NSABP C-07 with survival analysis. Presented at: 2010 Gastrointestinal Cancers Symposium. Orlando, Florida. 2010; 401.
50. Schmoll HJ, Cartwright T, Tabernero J et al. Phase III trial of capecitabine plus oxaliplatin as adjuvant therapy for stage III colon cancer: a planned safety analysis in 1,864 patients. J Clin Oncol 2007; 25: 102-9.
51. Haller D, Tabernero J, Maroun J et al. First efficacy findings from a randomized phase III trial of capecitabine + oxaliplatin versus bolus 5-FU/LV for stage III colon cancer (NO16968/XELOXA study). Eur J Cancer Suppl 2009; 7 (3): 4.

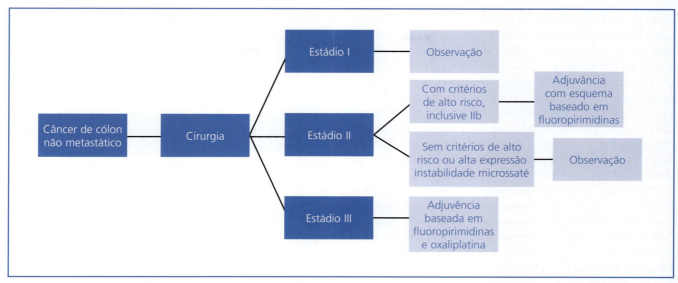

Figura 26.3 – Algoritmo simplificado para o tratamento do câncer de cólon.

REFERÊNCIAS BIBLIOGRÁFICAS

1. American Cancer Society. Cancer Facts & Figures 2010. Atlanta: American Cancer Society; 2010.
2. Parkin DM, Bray F, Ferlay J et al. Global Cancer Statistics 2002. CA Cancer J Clin 2005; 55: 74-108.
3. Jemal A, Siegel R, Xu J et al. Cancer Statistics 2010. CA Cancer J Clin 2010; 60: 277-300.
4. Brasil. Ministério da Saúde. Instituto Nacional de Câncer. Estimativas 2010. Disponível em: <www.inca.gov.br/estimativa/2010>. Acesso em: 15 out 2010.
5. Lenghauer C, Kinzler KW, Vogelstein B. Genetic instabilities in human cancers. Nature 1998; 396: 643-9.
6. Lothe RA, Peltomaki P, Meling GI et al. Genomic instability in colorectal cancer: relationship to clinicopathological variables and family history. Cancer Res 1993; 53: 5849.
7. Markowitz SD, Bertagnolli M. Molecular basis of colorectal cancer. N Engl J Med 2009; 361: 2449-60.
8. Aaltonen LA, Peltomaki P, Leach FS et al. Clues to the pathogenesis of familiar colorectal cancer. Science 1993; 260: 812-6.
9. Cunningham JM, Christensen ER, Tester DI et al. Hypermethilation of the hMLH1 promoter in colon cancer with microsatellite instability. Cancer Res 1998; 58: 3455-60.
10. de la Chapelle A, Hampel H. Clinical relevance of microsatellite instability in colorectal cancer. J Clin Oncol 2010; 28: 3380-7.
11. Popat S, Hubner R, Houlston RS. Systematic review of microstellite instability and colorectal cancer prognosis. J Clin Oncol 2005; 23: 609-17.
12. Le Voyer TE, Sigurdson ER, Hanlon AL et al. Colon cancer survival is associated with increasing number of lymph nodes analyzed: a secondary survey of intergroup Trial INT-0089. J Clin Oncol 2003; 21: 2912-9.
13. Prandi M, Lionetto R, Bini A et al. Prognostic evaluation of stage B colon cancer patients is improved by an adequate lymphadenectomy: results of a secondary analysis of a large scale adjuvant trial. Ann Surg 2002; 235: 458-63.
14. Joseph NE, Sigurdson ER, Hanlon AR et al. Accuracy of determining nodal negativity in colorectal cancer on the basis of the number of nodes retrieved on resection. Ann Surg Oncol 2003; 10: 213-8.
15. Leung KL, Kwok SPY, Lam SCW et al. Laparoscopic resection of rectosigmoid carcinoma: prospective randomised Trial. Lancet 2004; 363: 1187-92.
16. Lacy AM, Delgado S, Castells A et al. The long-term results of a randomized clinical trial of laparoscopy-assisted versus open surgery for colon cancer. Ann Surg 2008; 248: 1-7.
17. Buyse M, Zeleniuch-Jacquotte A, Chlamers TC. Adjuvant therapy of colorectal cancer: Why we still don´t know. JAMA 1988; 259: 3571-8.
18. Laurie JA, Moertel CG, Fleming TR et al. Surgical adjuvant therapy of large-bowel carcinoma: an evaluation of levamisole and the combination of levamisole and fluorouracil: the North Central Cancer Treatment Group and the Mayo Clinic. J Clin Oncol 1989; 7: 1447-56.
19. NIH Consensus Conference: adjuvant cancer therapy for patients with colon and rectal cancer. JAMA 1990; 264: 1444-50.
20. Moertel CG, Fleming TR, Macdonald JS et al. Levamisole and fluorouracil as adjuvant therapy of resected colon carcinoma. N Engl J Med 1990; 322: 352-8.
21. Moertel CG, Fleming, TR, Macdonald JS et al. Intergroup study of fluorouracil plus levamisole as adjuvant therapy for stage II / Dukes' B2 colon cancer. J Clin Oncol 1995; 13: 2936-43.
22. Wolmark N, Rockette H, Fisher B et al. The benefit of leucovorin--modulated flurouracil as postoperative adjuvant therapy for primary colon cancer: Results from National Surgical Adjuvant Breast and Bowel Project Protocol C-03. J Clin Oncol 1993; 11: 1879-87.

resultar em benefício de sobrevida quando utilizada isoladamente, frequentemente é o primeiro sinal de recorrência, podendo se manifestar 1,5 a 6 meses antes da recorrência clínica ou por imagem. Todavia, suas taxas de falso-positivo podem atingir 7-16% e falso-negativo 40%. Quanto à doença metastática, a sensibilidade da tomografia computadorizada (TC) é superior à ultrassonografia (US) para detecção de metástases hepáticas. Além disso, considerando que os pulmões correspondem ao primeiro sítio de recorrência em 20% dos casos, há dados sugerindo impacto favorável à adição de TC de tórax aos protocolos de acompanhamento[59,69].

Em resumo, recomenda-se o acompanhamento com exame clínico e monitoramento do antígeno carcinoembrionário (CEA) a cada 3 a 6 meses por 2 ou 3 anos e então a cada 6 a 12 meses por 5 anos. Sugere-se ainda complementação por método de imagem do abdome e tórax (TC) anualmente durante os 3 primeiros anos para pacientes de alto risco e colonoscopia 1 ano após a cirurgia e, então, a cada 3 a 5 anos. Tomografia por emissão de pósitrons não é recomendada rotineiramente a esses pacientes[66,70,71].

RECOMENDAÇÕES (TABELA 26.4)
Câncer de cólon estadio II

Considerando que a sobrevida em 5 anos para esse subgrupo de pacientes é superior a 75%[72], a heterogeneidade dessa população e disponibilidade de dados conflitantes, a terapia adjuvante não deve ser rotineiramente recomendada. Nesse contexto, a ausência de fatores de risco e a presença de alta expressão de instabilidade de microssatélites favorecem a opção pela cirurgia com linfadenectomia seguida de observação. Entretanto, para pacientes estadio II com critérios de alto risco, a quimioterapia baseada em fluoropirimidina em monoterapia deve ser considerada, devendo ser discutida com o paciente, frente aos riscos e toxicidades relacionados e incremento discreto na sobrevida. Tanto o 5-FU+LV quanto a capecitabina são alternativas válidas. Como mencionado anteriormente, o uso de oxaliplatina deve ser reservado para casos selecionados, nos quais a presença de critérios de risco encerre prognóstico mais próximo ao estadio III. (Figura 26.3)

Câncer de cólon estadio III

Diferentes variações derivadas do Folfox correspondem à recomendação atual para o manejo de pacientes com câncer de cólon ressecado e evidências de comprometimento linfonodal (estadio III). É razoável considerar esquemas alternativos que contenham capecitabina em substituição ao 5-FU, como Xelox. Ainda não há dados definitivos que permitam indicar um protocolo específico, de modo que a escolha pode ser definida com base na disponibilidade de dispositivos de infusão contínua, comodidade e maneira de garantir maior adesão ao tratamento. O esquema Flox relaciona-se a maior incidência de diarreia, enquanto que o esquema Folfox 4 resultou em maior neuropatia periférica, e isso pode auxiliar na escolha do protocolo. Outros modelos, contendo irinotecano ou anticorpos monoclonais como bevacizumabe e cetuximabe, não apresentaram eficácia comprovada e não são recomendados atualmente. O melhor momento para início da quimioterapia parece ser aquele compreendido dentro de 6 semanas da cirurgia.

TRATAMENTO DO PACIENTE IDOSO

Em função da discordância dos dados disponíveis, o melhor regime terapêutico para essa população ainda permanece indefinido. Com base nas evidências atuais, o emprego de adjuvância com um fluoropirimidina em monoterapia por 6 meses parece ser a melhor opção, com destaque para a capecitabina, considerando seu bom perfil de toxicidade e, talvez, melhores desfechos quando comparada a esquemas contendo 5-FU. Não há resultados que justifiquem o uso de terapia combinada em pacientes com mais de 70 anos.

TABELA 26.4 – Resumo dos principais conceitos

Pacientes com doença estádio I devem receber tratamento cirúrgico exclusivo
Não é recomendado tratamento adjuvante a pacientes com doença estádio II não selecionados
Se considerada adjuvância para pacientes com doença estádio II, a determinação da expressão de instabilidade de microssatélites é recomendada
Pacientes portadores de doença estádio II e alta expressão de instabilidade microssatélite apresentam melhor prognóstico e ausência de benefício com uso de 5-FU e, nesse caso, não se recomenda adjuvância
Tratamento adjuvante é aconselhado a todos os pacientes com doença estádio III e a pacientes com doença estádio II e fatores de alto risco de recorrência
O tempo recomendado de adjuvância é de 6 meses, e deve ser iniciado, preferencialmente, em até 6 semanas após a cirurgia
Esquema Folfox é superior à fluropirimidina em monoterapia para pacientes com doença estádio III
O esquema Folfox comprovadamente aumenta sobrevida livre de doença e sobrevida global em portadores de doença estádio III, porém não resulta em benefícios em pacientes com doença estádio II não selecionados
Capecitabina parece ter eficácia semelhante à combinação de 5-FU/LV, e pode ser usado em substituição
Esquemas Folfox, Flox e Xelox parecem ter eficácia semelhante, porém não foram comparados diretamente
O uso de irinotecano não é recomendado na adjuvância
O papel da terapia alvo ainda não é definido, de modo que seu uso não é preconizado nesse contexto
O melhor esquema para pacientes com mais de 70 anos não foi definido, porém o uso de fluoropirimidina em monoterapia parece ser uma alternativa válida. Nesse subgrupo, terapias combinadas com oxaliplatina não devem ser rotineiramente empregadas

TABELA 26.3 – Principais esquemas de quimioterapia adjuvante no câncer de cólon

Esquema	Composição	Intervalo	Principais efeitos adversos (em ordem decrescente de incidência)
Flox	5-FU em bolus/LV + Oxaliplatina	8 semanas	Diarreia graus 3 e 4, neuropatia periférica sensitiva (8% grau 3)
Folfox e variantes	5-FU infusional/LV + Oxaliplatina	2 semanas	Neuropatia periférica sensitiva (12% grau 3), neutropenia, diarreia e vômitos
Mayo Clinic	5-FU em bolus/LV	4 semanas	Mucosite, neutropenia
Roswell-Park	5-FU em bolus semanal/LV	8 semanas	Diarreia, vômitos
CapeOx/ XELOX	Capecitabina e oxaliplatina	14 dias a cada 3 semanas	Vômitos, síndrome mão-pé, neuropatia periférica sensitiva

ADJUVÂNCIA EM PACIENTES COM MAIS DE 65 A 70 ANOS

Ainda que metade dos pacientes receba o diagnóstico de câncer de cólon após os 72 anos, a mediana de idade da maior parte das casuísticas avaliadas em ensaios clínicos situa-se ao redor de 60 a 65 anos e o subgrupo de pacientes com mais de 70 anos corresponde a menos de 10% daqueles recrutados[59]. Em que pesem tanto o crescente número de casos novos resultante do envelhecimento populacional quanto a diminuição das restrições à indicação de cirurgia no paciente idoso, um relevante problema desponta: grande parte dos diagnósticos são feitos em pacientes em faixas etárias não apreciadas na maior parte dos estudos, aos quais as recomendações não são necessariamente extensíveis.

A análise do subgrupo com idade superior a 70 anos do estudo Mosaic, por exemplo, composta por 315 pacientes, não mostrou benefício estatisticamente significativo na sobrevida livre de doença (IC = 95%, 0,62-1,34) ou sobrevida global (IC = 95%, 0,73-1,65), apesar dos resultados positivos quando avaliada toda a população incluída. Além disso, o grupo tratado com esquema Folfox apresentou maior incidência de efeitos adversos (p = 0,02) e maior número de óbitos não relacionados ao câncer de cólon (p = 0,043), incluindo óbitos relacionados a uma segunda neoplasia (p = 0,02)[60]. No estudo QUASAR, pacientes com mais de 70 anos também não foram favorecidos pela terapia adjuvante (IC = 95% 0,74-1,75)[41]. Esses achados foram confirmados pela base de dados Accent, que incluiu seis estudos que avaliaram o impacto de tratamentos combinados com fluoropirimidinas e oxaliplatina ou irinotecano[61].

Entretanto, uma análise combinada publicada em 2001 a partir dos dados de sete estudos randomizados que envolveram mais de 3.351 pacientes submetidos à adjuvância baseada em 5-FU reportou um ganho em sobrevida livre de recorrência e redução relativa de 24% na mortalidade quando utilizada terapia adjuvante em indivíduos com mais de 70 anos, sem aumento na incidência de eventos adversos graus 3 ou 4[62]. Dados de pacientes que receberam esquema Folfox 4 também não mostraram qualquer diferença nos resultados quando avaliadas as diferentes faixas etárias, sugerindo que, em pacientes com mais de 70 anos, os benefícios se mantinham, apesar de maior incidência de neutropenia e trombocitopenia[63].

Resultados mais animadores vieram da comparação de capecitabina com 5-FU/LV. Além de mais bem tolerado, o uso de capecitabina apresentou tendência a aumento de sobrevida livre de doença e sobrevida global no subgrupo de pacientes com idade superior a 70 anos[48]. A publicação dos dados de seguimento de dez anos do estudo Intergroup 0089, que avaliou diferentes combinações de 5-FU com leucovorin e levamisole, também sugeriu benefício semelhante para pacientes nos grupos com menos de 65 anos e mais de 65 anos, sem aumento significativo das toxicidades[25].

Considerando a alta prevalência de comorbidades nessa faixa etária e uma maior mortalidade não relacionada ao câncer, a indicação de adjuvância nesse contexto deve ser avaliada cautelosamente. Frente aos resultados controversos, a monoterapia com fluoropirimidinas parece ser uma alternativa válida e deve ser ponderada em pacientes com condições clínicas adequadas. Até o momento, não há dados que embasem o uso de terapia combinada com oxaliplatina, irinotecano ou outras drogas.

ACOMPANHAMENTO E PAPEL DA CIRURGIA NA RECORRÊNCIA

As maiores taxas de recidiva no câncer de cólon são observadas nos dois primeiros anos e 30 a 50% dos pacientes apresentarão recorrência e, eventualmente, falecerão em função da doença metastática[26,64,65].

No passado, diversos estudos falharam em demonstrar benefício quando realizado acompanhamento clínico e por imagem. Entretanto, dados mais recentes sugerem que o seguimento pode resultar em ganhos de sobrevida que variam de 7 a 13%. Isso se deve, em parte, à detecção precoce de recorrências locorregionais e de metástases potencialmente ressecáveis, permitindo sobrevidas em cinco anos de até 58%, e 41% após ressecção de lesões hepáticas e pulmonares, respectivamente[66-68].

As melhores estratégias para seguimento ainda são alvo de discussão. Sabe-se que a elevação do CEA, apesar de não

A partir de sua atividade antineoplásica comprovada na doença metastática, novas drogas como oxaliplatina e irinotecano foram avaliadas no contexto adjuvante.

No já citado estudo Mosaic, 2.246 pacientes com câncer de cólon estadio II e III foram randomizados para receber 5-FU/LV infusional combinado ou não à oxaliplatina 85 mg/m² (esquema Folfox 4) a cada 14 dias, por 12 ciclos (totalizando 6 meses de tratamento). A adição de oxaliplatina prolongou a sobrevida livre de doença em 3 anos de 72,9% para 78,2% (p = 0,002), com redução absoluta de 23% no risco de recorrência[42]. A atualização dos dados publicada em 2009 ratificou os benefícios relacionados à redução do risco de recorrência, com sobrevida livre de doença em 5 anos de 73,3% para o grupo que recebeu Folfox 4 versus 67,4% para o grupo tratado com 5-FU/LV (HR = 0,80 IC = 95% 0,68-0,93 p = 0,003) , além de demonstrar também ganho em sobrevida global, com uma redução no risco de morte de 16% (HR = 0,84 IC = 0,71-1,0), atingindo 20% se avaliados apenas os pacientes com doença estadio III (HR = 0,80, IC = 95%, 0,65 – 0,97 p = 0,023). Conforme mencionado anteriormente, o esquema com oxaliplatina se associou a maior toxicidade, dado que mais de 90% dos pacientes desenvolveram algum grau de neuropatia periférica, mantida após 4 anos em 15,5% dos pacientes, apesar de qualitativamente grave em menos de 1% dos casos. Além disso, reportou-se maior incidência de neutropenia (41 versus 4,7%), diarreia (10,8 versus 6,7%) e vômitos (5,9 versus 1,4%)[43]. Combinação semelhante foi utilizada no estudo NSABP C-07, que envolveu 2407 pacientes estadios II e III, porém com 5-FU administrado em *bolus* (esquema Flox), e não em infusão contínua. O grupo que recebeu oxaliplatina apresentou sobrevida livre de doença em 4 anos de 73,2 versus 67,0% no grupo controle (p = 0,0034), com magnitude da redução do risco de recorrência semelhante à apresentada no estudo Mosaic (20%) e tendência a aumento da sobrevida. Em comparação ao esquema Folfox, o uso do 5-FU em *bolus* resultou em menor incidência de neuropatia periférica grau 3 (12 versus 8,2%), porém maior toxicidade gastrointestinal[44]. Os dados desse estudo após sete anos de seguimento foram recentemente publicados, sugerindo uma manutenção do ganho em sobrevida livre de doença[49]. A partir de então, a combinação de 5-FU/LV com oxaliplatina foi definida como terapia padrão no tratamento adjuvante do câncer de cólon estadio III em pacientes com condições clínicas adequadas, e algumas variações dos esquemas originais foram desenvolvidas, com diferentes cronogramas e posologias, na tentativa de minimizar os efeitos adversos.

Considerando a não inferioridade da capecitabina quando comparada a esquemas contendo 5-FU e os resultados dos estudos Mosaic e NSABP C-07, esta fluropirimidina oral foi combinada com oxaliplatina em um estudo com 1.886 pacientes com câncer de cólon estadio III. Quando comparado ao esquema tradicional contendo com 5-FU/LV (Mayo Clinic ou Roswell Park), a associação de oxaliplatina e capecitabina (CapeOX ou XELOX) implicou em sobrevida livre de doença em três anos (70,9 versus 66,5%, HR = 0,80, p = 0,0045), sem impacto, porém, na sobrevida global[50,51].

A despeito dos excelentes resultados reportados quando empregado na doença metastática, o irinotecano (CPT-11) não se mostrou eficaz em estudos fase III quando incorporado a esquemas de adjuvância. O estudo CALGB-89803 comparou 5-FU/LV combinados com irinotecano (esquema IFL) com esquema 5-FU/LV (Roswell-Park) em mais de 1.200 pacientes com doença estadio III. O estudo foi interrompido precocemente em função de maior mortalidade no grupo que recebeu irinotecano (2,2 versus 0,8%)[52]. O irinotecano também foi ineficaz em dois grandes estudos, o PETACC-3 e o Accord, que avaliaram sua combinação com fluoropirimidinas, porém em um esquema associado à menor toxicidade do que o IFL (esquema Folfiri)[53,54].

TERAPIA ALVO NA ADJUVÂNCIA DO CÂNCER DE CÓLON

Apesar do grande sucesso obtido no tratamento de outras neoplasias e até mesmo no câncer de cólon metastático, esse grupo de drogas, que inclui anticorpos monoclonais como o bevacizumabe, cetuximabe e panitumumabe, ainda não apresenta eficácia comprovada quando empregado no tratamento adjuvante.

O bevacizumabe, um anticorpo monoclonal inibidor do fator de crescimento endotelial vascular (VEGF) circulante, foi avaliado em associação ao esquema com 5-FU/LV e oxaliplatina (mFolfox 6). No protocolo NSABP C-08, que incluiu 2.672 pacientes com câncer de cólon estadio II ou III, a adição de bevacizumabe não resultou em benefício após 3 anos de seguimento, ainda que um ganho transitório no primeiro ano em que foi administrado tenha sido observado[55,56].

O cetuximabe, que desempenha papel complementar no manejo da doença metastático, foi avaliado em combinação ao esquema Folfox em pacientes com doença estadio III. No desenho original do estudo, a pesquisa de mutação do KRAS não era feita antes da randomização, e o acréscimo de cetuximabe não implicou em ganhos[57]. Quando avaliados 658 pacientes com mutação no gene KRAS, a associação de cetuximabe foi prejudicial, resultando em menor sobrevida livre de doença e tendência a menor sobrevida global[58]. (Tabela 26.3)

Considerando os dados apresentados, é inegável que a terapia baseada em fluoropirimidinas é benéfica a pacientes com doença estadio III, dado que diferentes combinações tanto com capecitabina quanto 5-FU mostraram atividade e resultaram em melhores desfechos. Apesar da falta de subsídios que justifiquem seu uso na prática clínica, novos estudos em andamento podem ajudar a estabelecer o papel da terapia alvo no tratamento adjuvante do câncer de cólon.

intestinal, tumor indiferenciado, invasão venosa e menos de dez linfonodos ressecados)[41].

Com o desenvolvimento de novos protocolos de tratamento, tentou-se, novamente, encontrar um esquema que resultasse em incontestável aumento de sobrevida nessa população. Motivado por evidências concretas no contexto metastático, o estudo Mosaic avaliou o impacto sobre a sobrevida livre de doença com adição de oxaliplatina ao esquema com 5-FU/LV no tratamento adjuvante de pacientes com doença estadios II e III (40% estadio II e 60% estadio III). Foram randomizados 2.246 pacientes previamente submetidos à cirurgia, nos quais a quimioterapia foi iniciada em até 7 semanas. Apesar de o estudo fornecer dados positivos quando avaliada toda a casuística em conjunto e os pacientes estadio III isoladamente, os pacientes com doença estadio II ficaram à margem desse benefício. Todavia, se apreciados os pacientes com critérios de alto risco, uma tendência a ganho de sobrevida livre de doença foi observada (82,1 versus 74,9%; HR = 0,74 95% CI 0,52-1,06). Nesse estudo, 92,1% dos pacientes tratados com esquema Folfox 4 apresentaram algum grau de neuropatia periférica, sendo 12,4% grau 3, persistindo, em alguns casos, por até mais de 1 ano do término do tratamento (1,1%). Além disso, 41% desenvolveram neutropenia graus 3 ou 4, consolidando a concepção de que os efeitos adversos talvez superassem os benefícios para pacientes com doença estadio II, não tornando possível a recomendação irrestrita do esquema nesse contexto[42]. A atualização dos dados, publicada pelo mesmo grupo em 2009, bem como o estudo NSABP C-07, confirmou os achados prévios, mesmo quando realizada análise exploratória considerando apenas pacientes de alto risco (p = 0,648)[43,44].

Já com esses dados disponíveis, uma nova metanálise incluindo mais de 7 mil pacientes avaliados em 33 ensaios clínicos mostrou clara redução absoluta no risco de recorrência de 17% (RR 0,83 95% IC = 0,75-0,92), apesar de mostrar apenas uma tendência a aumento da sobrevida global[45].

Frente ao número de estudos e resultados díspares, pode-se concluir que é possível que um grupo selecionado realmente se beneficie da terapia adjuvante, porém maiores refinamentos na sua identificação ainda são necessários, o que pode ser permitido com o desenvolvimento de novos marcadores moleculares e bases genômicas. Tendo em vista a heterogeneidade dessa população, é razoável considerar para pacientes com doença estadio II submetidos à operações com intenção curativa uma das seguintes opções: terapia adjuvante com quimioterapia baseada em fluoropirimidinas em monoterapia, associada à oxaliplatina àqueles com um ou mais fatores de alto risco (ainda que não rotineiramente) ou seguimento clínico exclusivo. Todavia, o impacto disso na prática deve ser avaliado criteriosamente: considerando que a mortalidade em cinco anos para pacientes com câncer em estadio II é de aproximadamente 20%, uma redução no risco relativo de 18%, como aquela reportada pelo estudo Quasar, se traduziria em um ganho absoluto de sobrevida de 3,6%, atingindo 5,4% nos pacientes com critérios de alto risco. Ademais, se considerada monoterapia com fluoropirimidinas em pacientes com doença estadio II, a pesquisa de instabilidade de microssatélites poderia auxiliar na definição da melhor estratégia. Dado que aqueles que exibem alta expressão de instabilidade de microssatélites apresentam melhor prognóstico e ausência de resposta ao tratamento com fluoropirimidinas, a observação exclusiva após a cirurgia parece ser, no momento, a melhor estratégia, poupando esse grupo das toxicidade relacionadas ao tratamento, gastos e impacto na qualidade de vida.

ESTADIO III

Diferentemente da doença estadio II, pacientes com comprometimento linfonodal apresentam claro benefício com a terapia adjuvante baseada em fluoropirimidinas, o que se tornou evidente desde os estudos originalmente publicados no final da década de 1980 e confirmados a partir de então em inúmeras outras séries. Inicialmente, combinações incluindo levamisole, e posteriormente, leucovorin, viabilizaram reduções relativas nas taxas de recorrências superiores a 35% e redução na mortalidade[18,20]. Posteriormente, combinações com leucovorin mostraram-se igualmente eficazes quanto à sobrevida, porém com maior sobrevida livre de recorrência[22,23]. Após a demonstração de que o encurtamento do tempo de adjuvância, originalmente de 12 meses, e a redução na dose do 5-FU não ocasionavam menor magnitude de resposta, esquemas com 5-FU em bolus/LV por seis meses foram recomendados como terapia padrão[24,25]. O que facilitou a disseminação dessa prática foi a relativa boa tolerabilidade aos esquemas baseados em 5-FU, cujos principais efeitos adversos se resumiam a diarreia, vômitos, mucosite e leucopenia[21]. Paralelamente, mostrou-se que o uso do 5-FU em infusão continua era mais bem tolerado do que seu uso de bolus, com eficácia comparável[46,47].

No estudo Quasar, que avaliou tanto esquemas com 5-FU em altas doses/LV quanto 5-FU em baixas doses/LV, ministrados em 6 ciclos de 5 dias a cada 4 semanas, o risco relativo de morte de qualquer causa no grupo que recebeu quimioterapia versus observação foi de 0,82 (95% IC = 0,7-0,95 p = 0,008) e o risco relativo de recorrência foi de 0,78 (95% CI 0,67-0,91 p = 0,001), sem diferenças estatisticamente significativa entre os subgrupos de diferentes doses de 5-FU[41].

Variações nessas combinações foram permitidas após o desenvolvimento de fluoropirimidinas de uso oral. A capecitabina, após documentação de sua não inferioridade na doença metastática, foi avaliada em comparação à terapia padrão com 5-FU/LV (Esquema Mayo Clinic). Nesse grande estudo randomizado com mais de 1980 pacientes, o uso de capecitabina por 24 semanas foi ao menos tão eficaz quanto 5-FU endovenoso em termos de sobrevida global, com maior sobrevida livre de recorrência (HR = 0,86; p = 0,004), além de menor incidência e gravidade dos eventos adversos, exceção feita à incidência de síndrome mão-pé, maior no grupo que recebeu capecitabina[48].

TABELA 26.2 – Indicadores de alto risco de recidiva no câncer de cólon estadio II

Invasão de estruturas adjacentes ou perfuração do peritônio visceral – T4
Obstrução ou perfuração à apresentação inicial
Tumores indiferenciados ou pouco diferenciados
Invasão vascular extramural, perineural ou linfática
Ressecção de menos de 10 a 12 linfonodos
Altos níveis de CEA pré-operatórios
Margens cirúrgicas comprometidas

Em anos recentes, a descrição de marcadores e vias moleculares com impacto prognóstico acrescentou ferramentas úteis à definição do plano terapêutico. Merece destaque, quando consideramos pacientes estadio II, a determinação da expressão de instabilidade de microssatélites. Lesões que expressam alta frequência de instabilidade de microssatélites, conforme descrito anteriormente, apresentam melhor prognóstico[34]. Alguns estudos sugeriram também um possível papel como preditor de resposta à terapia adjuvante, uma vez que se observou ausência de benefício e até mesmo um papel detrimental se empregada quimioterapia baseada em fluoropirimidinas no subgrupo de alta expressão de instabilidade[35,36]. Apesar de dados ainda conflitantes, o emprego de cirurgia exclusiva nesses casos selecionados parece ser uma opção válida, especialmente se considerarmos que os benefícios da adjuvância não se aplicam a todos os pacientes com doença estadio II[10,36].

Outros marcadores, com papel tanto como marcadores prognósticos quanto como preditores de resposta ao tratamento estão em estudo, porém ainda não apresentam claras indicações de uso na prática clínica. São exemplos a pesquisa de heterozigose do braço longo do cromossomo 18 e a análise simultânea de um painel de múltiplos genes por PCR para avaliar o risco de recorrência, semelhante ao OncoType DX® atualmente disponível para câncer de mama.

Opções e indicações de quimioterapia na doença estadio II

Conforme apresentado anteriormente, estudos do final da década de 1980 forneceram o estímulo inicial para a utilização da quimioterapia na adjuvância do câncer colorretal. Entretanto, as análises iniciais não faziam distinção entre os diferentes estadios. Nos estudos com combinações contendo 5-FU e levamisole, apesar da tendência a aumento da sobrevida livre de recorrência, nenhum ganho contundente foi reportado[18]. No estudo Intergroup-0035, a análise de subgrupos confirmou os benefícios de 5-FU com levamisole no aumento da sobrevida livre de doença e redução na mortalidade exclusivamente para pacientes com comprometimento nodal, porém apenas uma tendência, sem relevância estatística, para os 318 pacientes classificados como estadio II[20,21]. A análise de subgrupos dos estudos iniciais do NSABP também não demonstrou melhores desfechos para pacientes estadio II tratados com esquemas baseados em 5-FU[22,23]. Todavia, quando compilados os resultados dos protocolos do NSABP C-01 a C-04, o estadiamento isoladamente não se relacionou à magnitude da resposta, sugerindo impacto semelhante da adjuvância em pacientes estadio II e III e uma possível redução na mortalidade para o primeiro grupo[37].

Frente a tais incertezas, foi publicada em 1999 uma análise combinada de resultados dirigida a avaliar especificamente pacientes com doença estadio II. No estudo Impact B2, que reuniu os dados individuais provenientes de 5 ensaios com pacientes portadores de câncer de cólon Dukes B2 (T3-4N0) randomizados para tratamento com 5-FU/LV ou observação, a sobrevida global em 5 anos foi de 82 versus 80%, sem significado estatístico (HR = 0.83 90% CI, 0.72-1.07)[38].

Posteriormente, uma metanálise publicada pela Mayo Clinic com mais de 3 mil pacientes avaliados em sete estudos randomizados dedicado a determinar o papel da adjuvância baseada em 5FU, incluindo os avaliados no estudo Impact B2, sugeriu que pacientes com doença estadio II talvez apresentassem um benefício em menor grau do que pacientes com doença em estadio III: reportou-se uma redução absoluta de 4% no risco de recorrência, porém não foi observado impacto na mortalidade (80 versus 81%, $P = 0, 1.127$)[39]. No mesmo ano de 2004, uma revisão sistemática publicada por Figueiredo et al. analisou os resultados de 37 estudos randomizados controlados envolvendo 20.317 pacientes com câncer colorretal (7.803 com câncer de cólon), com proporção de portadores de doença estadio II na casuística dos estudos variando de 20 a 100% e 11 metanálises publicadas entre 1987 e 2003. A base dos esquemas empregados consistia em fluropirimidina sistêmica (oral ou venosa), combinada com levamisole, semustine ou leucovorin, entre outros. Apesar das dificuldades para avaliação do impacto do tratamento nesse subgrupo de pacientes, foi sugerido um pequeno benefício na sobrevida livre de progressão, porém com dados para sobrevida global ainda inconclusivos[40].

O estudo Quasar foi elaborado para tentar esclarecer algumas dúvidas deixadas pelos ensaios prévios anteriores. Foram randomizados 3239 pacientes (66% com câncer de cólon estadio II) previamente submetidos à cirurgia com intenção curativa para tratamento com 5-FU/LV em altas doses, 5-FU/LV em baixas doses, combinados ou não com levamisole, ou placebo, com início preferencialmente dentro de 6 semanas da cirurgia. Após um seguimento mediano de 5,5 anos, reportou-se uma redução absoluta de 18% no risco de óbito e 22% no risco de recorrência para os estadios II ou III, porém, novamente, as considerações para pacientes com doença em estadio II resultaram da análise de subgrupos. Todavia, uma tendência a aumento da sobrevida livre de doença foi observada naqueles com fatores de alto risco (ao menos um dos seguintes: Lesão T4, perfuração ou obstrução

atividade documentada na doença metastática, resultando em redução do risco de recorrência no grupo que recebeu ambas as drogas e uma tendência a ganho em sobrevida[18]. Com base nisso, e buscando definir o impacto da quimioterapia na sobrevida, o estudo Intergroup-0035 aleatorizou 1296 pacientes com doença localmente avançada ou comprometimento linfonodal previamente submetidos à ressecção para receber levamisole em monoterapia ou levamisole combinado ao 5-FU por 12 meses. Um terceiro braço do estudo propunha observação, algo considerado aplicável à época. Esse estudo ditou as recomendações a partir de então[19], consolidando o papel da adjuvância, uma vez que o emprego de 5-FU combinado ao levamisole, quando comparado à observação apenas ou levamisole em monoterapia, implicou em uma redução relativa de 41% na taxa de recorrência (p < 0.0001), redução no risco de morte em 33% e ganho de sobrevida em 5 anos para pacientes com comprometimento linfonodal. Os principais efeitos adversos consistiram em náuseas, vômitos, mucosite, diarreia e leucopenia, devidos, essencialmente, ao 5-FU, definido um esquema tolerável e factível na prática clínica. As dúvidas quanto ao benefício para pacientes sem doença linfonodal já surgiam aí, uma vez que, para pacientes com doença apenas localmente avançada, somente uma tendência a melhores desfechos foi observada[20,21].

Ensaios clínicos desenvolvidos paralelamente propuseram que talvez o 5-FU em combinação ao leucovorin (LV) pudesse se associar a desfechos de grandeza semelhante, resultantes de capacidades de modulação desse último sobre a atividade do 5-FU[22].

Frente à existência desses dois esquemas com atividade comprovada, foi elaborado o estudo NSABP C-04, publicado em 1999, destinado a comparar a combinação de 5-FU+LV, 5-FU+levamisole ou, ainda, a associação das três drogas (5-FU+LV+levamisole) por 12 meses. Após o recrutamento de 2.151 e seguimento mediano de 86 meses, o braço que recebeu 5-FU+LV apresentou maior sobrevida livre de progressão (HR = 0,84; p = 0,04) e tendência a prolongamento da sobrevida global (p = 0,07), sem ganho quando associadas as três drogas[23].

Avaliando diferentes durações de tratamento, o estudo Intergroup-0089 redefiniu os padrões de tratamento adjuvante de câncer de cólon ao comparar a eficácia de diferentes protocolos aplicados a 3.794 pacientes aleatorizados em 4 braços: 5-FU em *bolus* em altas doses + LV (esquema Roswell-Park por 8 meses), 5-FU em *bolus* em baixas doses + LV (esquema Mayo Clinic por 6 meses), 5-FU+LV+levamisole e o braço controle de 5-FU+levamisole por 12 meses. Após um seguimento de 10 anos, não houve diferença referente à sobrevida livre de doença ou sobrevida global entre os 4 esquemas empregados[24,25]. A partir de então, elegeu-se o esquema com 5-FU em *bolus*/LV em altas doses (Roswell-Park) ou baixas doses (Mayo Clinic) por 6 meses como padrão no tratamento de pacientes com câncer de cólon estadio III.

Nos dias de hoje, com o desenvolvimento de protocolos alternativos e associação de novas drogas, o ganho absoluto de sobrevida em 8 anos, que provavelmente equivale à cura, atingiu valores próximos a 5% para pacientes com doença estadio II e marcantes 10% para estadio III, dados provavelmente subestimados em função da disseminação da adjuvância baseada em fluoropirimidinas[26]. Considerando que pacientes com doença II e III apresentam respostas distintas à terapia adjuvante, os dados disponíveis e recomendações serão discutidos separadamente a seguir.

ESTADIO II
Caracterização, avaliação de risco e papel da instabilidade de microssatélites

Os pacientes contidos nesse subgrupo correspondem a uma população heterogênea, geralmente com bom prognóstico após tratamento cirúrgico e taxas de sobrevida em 5 anos que podem atingir de 73 a 85%[27]. Apesar do papel bem estabelecido da quimioterapia adjuvante na doença estadio III, os dados atualmente disponíveis são menos contundentes para doença no estadio II, questionando seu real valor. Grande parte das evidências que embasam o emprego de adjuvância nesse contexto é resultante da análise de subgrupos, por vezes compostos por uma população com representação minoritária na casuística dos estudos. Entretanto, parece certo que um subgrupo de pacientes com doença estadio II apresenta evolução mais desfavorável, com prognóstico aproximando-se daqueles estadio III. Dessa forma, mostrou-se fundamental a identificação de variáveis que permitissem uma estratificação de risco mais adequada e, consequentemente, uma seleção de pacientes que apresentassem benefícios claros com emprego da terapia adjuvante, especialmente frente às morbidades, aos efeitos adversos e aos custos agregados.

Algumas dessas variáveis implicadas em pior prognóstico foram definidas ao longo dos anos e com base nas casuísticas dos diversos estudos[28-30] (Tabela 26.2).

A invasão perineural, por exemplo, é um fator prognóstico independente, com sobrevida em 5 anos reduzida de 82 para 29% quando presente (p = 0,0005)[31]. A extensão da linfadenectomia também apresenta impacto na evolução, e o menor número de linfonodos ressecados para um adequado estadiamento ainda é alvo de debates. A análise secundária dos dados de um estudo de adjuvância em pacientes com câncer de cólon estadio II e III mostrou que a acurácia do estadiamento se relacionou ao número de linfonodos extraídos[32]. Frente ao fato de que o maior número possível ressecado resulta em prognóstico favorável, o American Joint Comittee on Cancer e o College of American Pathologists sugerem a análise de, ao menos, 12 linfonodos[33].

Assim, a maior parte dos consensos atualmente recomenda o emprego de terapia adjuvante quando um ou mais desses fatores está presente, apesar da carência de estudos prospectivos dedicados a essa população.

adquirido, por meio da hipermetilação das regiões promotoras dos genes relacionados, e são detectadas pelo método de reação em cadeia da polimerase (PCR)[7-10]. Esses tumores tendem a apresentar localização mais proximal, infiltração linfocítica e pobre diferenciação. Além disso, a presença de uma alta expressão de instabilidade de microssatélites se relaciona tanto com o prognóstico quanto com a resposta ao tratamento. Uma revisão sistemática publicada em 2005 reuniu 32 estudos englobando 7.643 pacientes com câncer colorretal em que a instabilidade de microssatélites foi avaliada. Pacientes com alta expressão de instabilidade apresentaram maior sobrevida (HR = 0,65)[11]. A compreensão desses mecanismos representou um grande avanço, uma vez que podem desempenhar papel na definição da melhor terapêutica e na predição de resposta, conforme será abordado mais detalhadamente adiante.

DEFINIÇÃO DE ADJUVÂNCIA E PERSPECTIVAS HISTÓRICAS

O conceito de adjuvância é caracterizado como tratamento administrado após abordagem local, empregado com o intuito de reduzir o risco de recidiva e morte relacionada à doença por meio da eliminação de células ainda viáveis após intervenção inicial. A análise histórica de sobrevida dos diferentes subgrupos permitiu a identificação de critérios relacionados à maior ou menor risco de recidiva e óbito e, portanto, a seleção de pacientes nos quais a toxicidade e morbidade resultantes da quimioterapia fossem compensadas por um ganho no controle da doença. Definiu-se, portanto, o estadiamento como o principal determinante prognóstico e pilar para a tomada de decisões e planejamento terapêutico. Outras variáveis foram posteriormente descritas, incluindo invasão linfática, vascular e perineural, apresentação clínica ao diagnóstico, grau histológico e diferenciação do tumor e, mais recentemente, alterações genéticas e cromossômicas, como deleção de 18q, mutações nos genes kRAS, TP53 e expressão de instabilidade de microssatélites. As últimas, todavia, exibem impacto limitado quando avaliadas isoladamente, servindo de complementação em situações específicas que serão discutidas mais adiante neste capítulo.

A cirurgia ampla com margens livres e linfadenectomia regional permanece como base do tratamento do câncer de cólon localizado ou localmente avançado (Tabela 26.1), e atualmente a ressecção de ao menos 10 a 12 linfonodos é recomendada para um adequado estadiamento[12-14]. Os resultados oncológicos a longo prazo parecem ser semelhantes quando comparada a técnica laparoscópica à técnica tradicional aberta, com menor morbidade e tempo de internação relacionados à primeira, desde que realizada por mãos experientes[15,16].

Pacientes com doença restrita à mucosa e submucosa e sem invasão linfonodal, classificados com estadio I (Tabela 26.1), não se beneficiam de terapia adjuvante.

TABELA 26.1 – Estadiamento do câncer de cólon AJCC 2002

TNM	Estadio	Extensão	Sobrevida global em 5 anos
Tis N0 M0	0	Carcinoma in situ	Esperada para faixa etária
T1 N0 M0	I	Mucosa ou submucosa	> 90%
T2 N0 M0	I	Muscularis própria	> 85%
T3 N0 M0	IIa	Subserosa/ tecidos pericólicos	> 80%
T4 N0 M0	IIb	Invasão de estruturas adjacentes ou perfuração do peritônio visceral	72%
T1-2 N1 M0	IIIa	Até 3 linfonodos	60 a 83%
T3-4 N1 M0	IIIb	Até 3 linfonodos	42 a 64%
T1-4 N2 M0	IIIc	4 ou mais linfonodos	27 a 44%
T1-4 N1-2 M1	IV	Metástases a distância	< 10%

Até a década de 1980, diversos estudos controlados falharam em apresentar dados convincentes que justificassem o emprego da adjuvância. Em 1988, uma metanálise publicada por Buyse et al. não demonstrou benefício com a adição esquemas adjuvantes ao tratamento do câncer colorretal. Em função das dificuldades para padronização das cirurgias e das discrepâncias no estadiamento, nesse estudo não foi possível a distinção entre subgrupos específicos, porém já era sugerido um benefício, ainda que discreto, naqueles pacientes tratados com 5-FU por um ano ou mais[17]. Os primeiros indícios de que um tratamento quimioterápico poderia resultar em melhores desfechos se empregado após a cirurgia surgiram no final da na década de 1980, a partir de dados publicados por Laurie et al. Na ocasião, o levamisole era de uso corrente como droga anti-helmíntica. Suas propriedades imunomoduladoras justificaram sua combinação empírica ao 5-Fluorouracil (5-FU), uma fluropirimidina de uso endovenoso já com

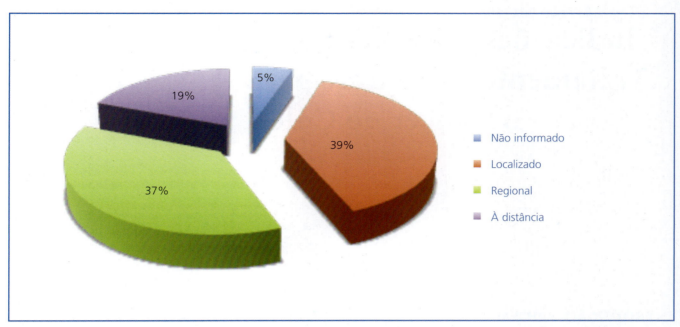

Figura 26.1 – Distribuição de estádios ao diagnóstico. Fonte: Jemal et al. 2010.[3]

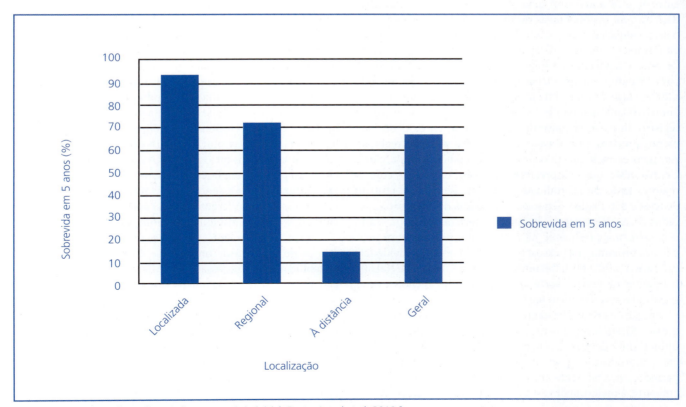

Figura 26.2 – Sobrevida média com base no estágio inicial. Fonte: Jemal et al. 2010.[3]

Indicações e Resultados do Tratamento Adjuvante para o Câncer no Cólon

26

Rodrigo Ramella Munhoz
Paulo Marcelo Gehm Hoff

INTRODUÇÃO, EPIDEMIOLOGIA E FISIOPATOGENIA

O câncer de cólon figura entre as principais causas de morte por câncer no mundo, com mais de um milhão de casos diagnosticados anualmente. Corresponde à terceira neoplasia em número de casos novos e óbitos em homens e mulheres e à 2ª causa de morte por câncer em indivíduos entre 40 e 79 anos[1] com uma mortalidade doença específica de 33%[2]. As maiores taxas de incidência são verificadas em países industrializados, como Estados Unidos, Japão e países da Europa Ocidental, nos quais a chance de desenvolvimento de câncer colorretal ao longo da vida situa-se próxima a 1 para 19 para homens e 1 para 20 para mulheres. Entre 2002 e 2006 a taxa de mortalidade ajustada para idade foi de 51,37 óbitos/100.000 habitantes[1,3]. No Brasil, onde os serviços de registro ainda se encontram em estruturação, os dados são menos precisos e observa-se uma grande variação regional. As maiores incidências ocorrem nas regiões Sudeste, Sul e Centro-oeste, que compreendem também os estados com as maiores taxas de mortalidade (Rio Grande do Sul, Distrito Federal e São Paulo). Segundo estimativas do Inca, são esperados 28.110 novos casos de câncer colorretal em 2010, sendo o terceiro mais frequente na região sul e sudeste, com incidências próximas a 21 casos/100.000 habitantes. A incidência cai para 11/100.000 habitantes no Centro-oeste e 4/100.000 habitantes na região Norte, que apresenta as menores taxas registradas em território nacional[4].

Apesar dos dados bastante alarmantes, consideráveis progressos foram atingidos no manejo do câncer colorretal nas últimas duas décadas. As taxas norte-americanas de incidência e mortalidade apresentaram valores decrescentes nesse período, especialmente entre 1998 e 2006, fato que se deve, em parte, à melhoria das estratégias terapêuticas e, sobretudo, à disseminação e implementação de políticas de rastreamento, permitindo o diagnóstico em estágios precoces, nos quais altas taxas de cura são obtidas[3]. Não obstante, cerca de 37% dos casos ainda são diagnosticados com doença localmente avançada e 19% já com metástases à distância (Figura 26.1), resultando em taxas de sobrevida em 5 anos de 70 e 11%, respectivamente, muito inferiores aos 91% atingidos quando presente apenas doença localizada (Figura 26.2)[3].

O modelo fisiopatogênico clássico verificado em aproximadamente 80 a 85% das neoplasias colônicas baseiam-se na progressão a partir de lesões precursoras, na bem documentada sequência adenoma-carcinoma. Nessa via, múltiplas alterações genéticas se acumulam, tais como perdas alélicas, amplificações indevidas e translocações, resultando em graus progressivos de displasia e culminando com a perda do controle sobre o ciclo celular, replicação e apoptose, e permitindo, dessa maneira, a aquisição de invasividade. Uma das primeiras alterações nessa cadeia é a perda do gene APC, que, quando herdada, relaciona-se à polipose adenomatosa familiar (PAF). Diversas outras modificações podem se somar, como mutações nos oncogenes kRAS, Braf e PTEN, perda do cromossoma 18 e, em fases tardias, perda do gene p53. Como tais anomalias são essencialmente relacionadas à expressão ou supressão dos diferentes genes, esse subgrupo é definido como portador de instabilidade cromossômica[5-7].

Os aproximadamente 15 a 20% restantes são originados através de uma via de oncogênese alternativa, denominada instabilidade de microssatélites. Microssatélites são sequências repetidas de nucleotídeos distribuídas pelo DNA. Durante o processo de replicação, discordâncias no número de repetições podem ocorrer e são prontamente corrigidas pelos mecanismos de reparo. A instabilidade de microssatélites, isto é, a alteração na distribuição dessas sequências de nucleotídeos, reflete a incapacidade de correção dos erros por enzimas envolvidas no reparo do DNA, dentre as quais se destacam MLH1, MSH2, MSH6 e PMS2. Sua produção pode ser afetada pelo silenciamento herdado desses genes, característico da síndrome de Lynch, na qual o risco de desenvolvimento de câncer colorretal pode atingir 80%, ou

surgery: a randomized, double-blind equivalence trial (POVATI: ISRCTN60734227). Ann Surg 2009; 913-20.

13. Michels NA, Siddharth P, Kornblith PL et al. The variant blood supply to the small and large intestines: its importance in regional resections: a new anatomic study based on four hundred dissections with a complete review of the literature. J Int Colorectal Surg 1963; 127-70.

14. Lange MM, Buunen M, Van de Velde CJ, Lange JF. Level of arterial ligation in rectal cancer surgery: low tie preferred over high tie. A review. Dis Colon Rectum 2008; 1139-45.

15. Meagher AP, Wolff BG. Right hemicolectomy qith a linerar curring stapler. Dis Colon Rectum 1994; 1043-5.

16. Corman ML (ed.). Colon & Rectal Surgery. New York: Lippincott Williams & Wilkins; 2005. p.767-871.

17. Varty PP, Linehan IP, Boulos PB. Does concurrent splenectomy at colorectal cancer resection influence survival. Dis Colon Rectum 1993; 602-6.

18. Jagelman DG. Surgical alternatives for ulcerative colitis. Med Clin North Am 1990; 155-67.

19. Cole WH. Precautions in the spread of carcinoma of the colon and rectum. Ann Surg 1954; 135-6.

20. Turnbull RBJ, Kyle K, Watson FR, et al. Cancer of the colon: the influence of the no-touch isolation technique on survival rates. Ann Surg 1967; 420-8.

21. Bessa X, Piñol V, Castellví-bel S et al. Prognostic value of postoperative detection of blood circulating tumor cells in patients with colorectal cancer operated on for cure. Ann Surg 2003; 368-77.

22. Garcia-Olmo D, Ontañon J, Garcia-Olmo DC et al. Experimental evidence does not support use of the "no touch" isolation technique in colorectal cancer. Dis Colon Rectum 1999; 1449-56.

23. Joosten JJA, Rafaelsen S, Wauters CAP et al. Intraoperative lymphatic mapping and the sentinel node concept in colorectal carcinoma. Br J Surg 1999; 482-6.

24. Mulsow J, Winter DC, O'Keane JC et al. Sentinel lynph node mapping in colorectal cancer. Br J Surg 2003; 659-67.

25. Greene FL. Colonoscopic polypectomy: indication, technique, and therapeutic implications. Semin Surg Oncol 1995; 416-22.

26. Nakajima K, Lee SW, Sonoda T, Milsom JW. Intraoperative carbon dioxide colonoscopy: a safe insufflation alternative for locating colonic lesions during laparoscopic surgery. Surg Endosc 2005; 321-5.

27. Hoffman J, Shokouh-Amiri M, Damm P et al. A prospective, controlled study of prophylatic drainage after colonic anastomoses. Dis Colon Rectum 1987; 449-52.

28. Johnson CD, Lamont PM, Orr N et al. Is a drain necessary after colonic anastomoses. J R Soc Med 1989; 661-4.

29. Corman ML (ed.). Colon and Rectal Surgery. 5.ed. London: Lippincott Williams & Wilkins; 2005. p.850-7.

30. Jayne DG, Thorpe HC, Copeland J, Quirke P, Brown JM, Guillou PJ. Five-year follow-up of the Medical Research Council CLASICC trial of laparoscopically assisted versus open surgery for colorectal cancer. Br J Surg 2010; 1638-45.

31. Fleshman J, Sargent DJ, Green E, Anvari M, Stryker SJ, Beart RWJ et al. Laparoscopic colectomy for cancer is not inferior to open surgery based on 5-year data from the COST Study Group trial. Ann Surg 2007; 655-62.

32. Schrag D, Panageas KS, Riedel E et al. Surgeon volume comparede to hospital volume as a predictor of outcome following primary colon cancer resection. J Surg Oncol 2003; 68-78.

33. Marra F, Steffen T, Kalak N, Warschkow R, Tarantino I, Lange J, Zünd M. Anastomotic leakage as a risk factor for the long-term outcome after curative resection of colon cancer. Eur J Surg Oncol 2009; 1060-4.

34. Rosato L, Mondini G, Serbelloni M, Cossavella D, Gulino G. Stapled versus hand sewn anastomosis in elective and emergency colorectal surgery. G Chir 2006; 199-204.

35. Shida H, Ban K, Matsumoto M et al. Prognostic significance of location of lymph node metastases in colorectal cancer. Dis Colon Rectum 1992; 1046-50.

36. Wong JH, Bowles BJ, Bueno R et al. Impact of the number of negative nodes on disease-free survival in colorectal cancer patients. Dis Colon Rectum 2002; 1341-8.

37. Komuta K, Okudaira S, Haraguchi M et al. Identification of extracapsular invasion of the metastatic lymph nodes as a useful prognostic sign in patients with resectable colorectal cancer. Dis Colon Rectum 2001; 1838-44.

38. Oh-e H, Tanaka S, Kitadai Y et al. Angiogenesis at the site of deepest penetration predicts lymph node metastasis of submucosal colorectal cancer. Dis Colon Rectum 2001; 1129-36.

39. Amato A, Pescatori M. Perioperative blood transfusions for the recurrence of colorectal cancer. Cochrane Database Syst Rev 2006; CD005033.

40. McArdle CS, McMillan DC, Hole DJ. The impact of blood loss, obstruction and perforation on survival in patients undergoing curative resection for colon cancer. Br J Surg 2006; 483-8.

41. van Hooft JE, Bemelman WA, Breumelhof R, Siersema PD, Kruyt PM, van der Linde K et al. Colonic stenting as bridge to surgery versus emergency surgery for management of acute left-sided malignant colonic obstruction: a multicenter randomized trial (Stent-in 2 study). BMC Surg 2007; 7-12.

42. Lim JF, Tang CL, Seow-Choen F, Heah SM. Prospective, randomized trial comparing intraoperative colonic irrigation with manual decompression only for obstructed left-sided colorectal cancer. Dis Colon Rectum 2005; 205-9.

tores que aumentam a ocorrência de deiscência são: Tensão da anastomose, pouca vascularização, presença de infecção (sépsis) e estado nutricional do paciente[33].

Comparativamente as anastomoses realizadas manualmente ou com grampeadores têm os mesmos índices de deiscências, contudo nas anastomoses grampeadas existe uma maior probabilidade de sangramento na linha de sutura. Algumas recomendações técnicas quanto a utilização dos grampeadores como acomodação do tecido antes do disparo e utilização do grampo adequado ao tecido minimizam esta possibilidade[34].

Envolvimento linfonodal e invasão angiolinfática

A avaliação anatomopatológica teve avanço significativo e fundamental no entendimento da relação do estadiamento tumoral com a mortalidade especificamente relacionada ao câncer e a recorrência local ou a distância.

Os índices de sobrevida estão diretamente relacionados ao comprometimento linfonodal e à invasão angiolinfática. O número de linfonodos ressecados e acometidos, a invasão angiolinfática, presença de cápsula linfonodal integra ou envolvimento extracapsular tem fator negativo na sobrevida e aumento da recorrência tumoral[35-37]. A sobrevida em cinco anos em pacientes com invasão vascular é de 55% no estadiamento IIb ou IIIa comparados a 70% quando não há envolvimento vascular; esta variação tem significância estatística ($p < 0,05$)[38], demonstrando que a avaliação anatomopatológica detalhada é extremamente importante no acompanhamento pós-operatório, bem como quanto à necessidade ou não de terapia adjuvante.

Transfusão de sangue

Independentemente da técnica cirúrgica empregada, estadiamento da doença ou localização da lesão; a transfusão intraoperatória está associada com o aumento do risco de recorrência, conforme demonstrado em metanálise recente[39].

Obstrução e perfuração

A obstrução colônica por tumor é mais frequente no cólon esquerdo devido ao menor diâmetro. A cirurgia deve ser realizada o mais breve possível respeitando-se o estado geral do paciente que determinará o melhor tratamento[40].

A colocação de *stent* intratumoral para desobstrução e posterior cirurgia ou como tratamento definitivo vem sendo utilizada em centros especializados; o desenho de estudo prospectivo comparativo multicêntrico foi apresentado na literatura e está em andamento[41].

A cirurgia de emergência tem a opção de ressecção e anastomose primária que é considerada como o melhor tratamento podendo ser definitivo; contudo o estado geral do paciente e o quadro séptico são fatores importantes na realização das anastomoses, estes fatores aumentam o índice de deiscência[40]. A lavagem intraoperatória e o esvaziamento manual do conteúdo fecal demonstram resultados semelhantes quanto à infecção e índices de deiscência[42]. O objetivo do esvaziamento do cólon é diminuir de pressão na área da anastomose, reduzir a dilatação e possível impactação fecal.

Outra opção cirúrgica é a realização de ressecção com fechamento do coto distal e colostomia proximal, também conhecida com cirurgia de Hartmann. Por último, e cada vez menos utilizada, à realização somente de derivação intestinal proximal por meio de colostomia ou ileostomia em alça, não ressecando a lesão primária. Esta derivação deve ser feita com anastomose latero-lateral para evitar segmento alças com fundo cego; nos casos de pacientes com válvula ileocecal competente à ileostomia não deve ser realizada. A menor utilização desta abordagem se dá devido ao fato de a lesão principal permanecer e, em alguns pacientes, não ser possível realizar a cirurgia definitiva.

REFERÊNCIAS BIBLIOGRÁFICAS

1. Morgan CN. The management of carcinoma of the colon. Ann R Coll Surg Engl 1952; 305-23.
2. Murphy J. Cholecysto-intestinal, gastrointestinal and enterointestinal anastomosis, and approximation without sutures. Med Rec NY 1892; 665.
3. Travers B. An inquiry into the process of nature in repairing injuries of the intestine. London: Longmans, Green and Co; 1812.
4. Lembert A. Mémoire sur lénterorrhaphie avec la description dún procédé nouveau pour pratiquer cette operation chirurgicale. Rep Gen Anat Physiol Pathol 1826; 100.
5. Halsted W. Circular suture of the intestine – an experimental study. Am J Med Sci 1887; 436.
6. Dixon C. Anterior resection for malignant lesions of the upper part of the rectum and lower part fo the sigmoid. Ann Surg 1948; 219-21.
7. Fraser I. An historical perspective on mechanical aids in intestinal anastomosis. Surg Gynecol Obstet 1982; 566-74.
8. Streichen FM, Ravitch MM. Contemporary stapling instruments and basic mechanical suture techniques. Surg Clin North Am 1984; 425-40.
9. Van Dalen R, Church J, McGannon E. Patterns of surgery in patients belonging to Amsterdam-positive families. Dis Colon Rectum 2003; 617-20.
10. Otchy D, Hyman NH, Simmang C, Anthony T, Buie WD, Cataldo P et al. The Clinical Outcomes of Surgical Therapy Study Group. A comparison of laparoscopically assisted and open colectomy for colon cancer. N Engl J Med 2004; 2050-9.
11. Desouza A, Domajnko B, Park J, Marecik S, Prasad L, Abcarian H. Incisional hernia, midline versus low transverse incision: what is the ideal incision for specimen extraction and hand--assisted laparoscopy? Surg Endosc: 2010 (on line – DOI 10.1007/s00464-010-1309-2).
12. Seiler CM, Deckert A, Diener MK, Knaebel HP, Weigand MA, Victor N. Midline versus transverse incision in major abdominal

benignos e malignos; e, nos pacientes com HNPCC (carcinoma colorretal hereditário não polipose familiar).

A dissecção do cólon pode ser iniciada a direita ou à esquerda dependendo da preferência do cirurgião. É importante lembrar que a ligadura dos vasos cólicos médios é um ponto importante, pois devem estar muito bem visibilizados para não haver lesões nos vasos mesentéricos superiores.

A anastomose ileorretal, na grande maioria dos casos pode ser feita término-terminal, entretanto naqueles casos onde a discrepância de diâmetro é muito grande pode ser realizado a anastomose látero-terminal[18].

Técnica de não tocar no tumor (*no touch*)

Descrita em 1954 por Cole et al.[19], levou Turnbull[20], cirurgião chefe da Cleveland Clinic a fazer as ligaduras vasculares antes da mobilização tumoral devido a possibilidade de liberar células malignas na circulação.

Recentemente, trabalhos com a utilização de PCR (reação de polimerase-transcriptidase) demonstram que não há células circulando na corrente sanguínea após cirurgias colorretais e também concluem que não há evidência científica para utilização da técnica de *no touch*[21, 22].

Mapeamento linfonodal e linfadenectomia radical

O mapeamento linfonodal por meio de corantes injetados, na serosa colônica, endoscopicamente ou ao redor do tumor durante a cirurgia, colorindo a cadeia linfonodal em 5 minutos com o intuito de determinar os linfonodos metastáticos. Esta técnica tem falsos negativos de 60% concluindo que não deve ser considerada para avaliação de linfonodos sentinelas ou linfadenectomia radical[23]. Mulsow et al. em 2003 revisaram a literatura identificando resultados falsos positivos em 10% dos trabalhos e concluíram que trabalhos prospectivos, randomizados e controlados são necessários para determinar o real valor desta técnica na detecção de micrometastases e que tenham significância quanto ao prognóstico dos pacientes[24].

Colonoscopia intraoperatória

A colonoscopia intraoperatória tem como principal objetivo auxiliar o cirurgião a identificar lesões não palpáveis no ato operatório determinando assim o segmento a ser ressecado. As lesões pequenas que são submetidas a tratamento cirúrgico devem ser tatuadas na colonoscopia pré-operatória. A tatuagem deve ser feita logo abaixo da lesão e realizada em pelo menos três quadrantes da luz colônica para evitar tatuagem única que fica escondida dentro do mesocólon[25].

Esse método tem sido mais frequente nos pacientes operados por laparoscopia com lesões colônicas pequenas que não puderam ter a lesão tatuada no pré-operatório. Nestes casos a colonoscopia tem papel fundamental. Lembramos a necessidade do clampeamento do segmento colônico ou íleo distal para que o ar insuflado não distenda as alças comprometendo o campo operatório. A utilização do CO_2 no lugar do ar comprimido na realização das colonoscopias intraoperatória traz o benefício da absorção do CO_2 ser 20 vezes mais rápida que o ar comprimido deixando o cólon completamente vazio ao término do exame[26].

Drenos

Drenagem da cavidade abdominal em cirurgia colorretal só se faz necessária se houver a presença de pus livre. A presença do dreno pode favorecer a deiscência de anastomose e não traz nenhum benefício se houver a formação da fístula[27]. A literatura já demonstrou em vários trabalhos que a colocação de dreno não é necessária e não há trabalhos prospectivos, randomizados e controlados mostrando benefícios do dreno na cirurgia colorretal[28].

Fechamento da parede abdominal

O fechamento da parede abdominal pode ser feito por planos ou em plano único, com fios mono ou poli filamentar, absorvível ou não absorvível, pontos separados ou contínuos como demonstrados em alguns trabalhos na literatura[29]. Nossa opção é por sutura contínua com fio mono filamentar de absorção lenta da aponeurose e sutura intradérmica contínua na pele com fio mono filamentar de absorção lenta. Nos pacientes muito obesos a aproximação do tecido celular subcutâneo pode ou não ser realizada com o intuito de diminuir o espaço morto e acúmulo de serosidade.

RESULTADOS
Abordagem cirúrgica e cirurgião

Os estudos prospectivos, randomizados e multicêntricos, Classic[30] e Cost[31], demonstraram que tanto a abordagem laparotômia quanto a abordagem laparoscópica possuem resultados semelhantes do ponto de vista oncológico. Entretanto, o número de cirurgias realizadas pelo cirurgião tem impacto direto sobre os resultados[31].

O impacto do cirurgião se tornou mais evidente com a introdução da abordagem laparoscópica para avaliar se havia diferença entre cirurgias abertas e laparoscópicas que demonstrou a importância da experiência do cirurgião; do número de casos realizados por ano; na recidiva tumoral; na morbidade per e pós-operatória; e principalmente na sobrevida do paciente[30,31].

Complicações

A deiscência de anastomose na cirurgia colorretal tem índices médios de 5%. Essas deiscências podem ter repercussões clínicas ou não. O índice de deiscência é diretamente proporcional a experiência do cirurgião e do hospital[32]. Fa-

A anastomose pode ser feita término-terminal, com um ou dois planos de sutura, com pontos contínuos ou separados com fios absorvíveis ou latero-lateral funcional com grampeadores lineares cortantes; na segunda, a anastomose fica mais ampla e é mais recomendada em pacientes com doenças inflamatórias intestinais ou com desproporção grande entre o diâmetro do íleo e cólon transverso. Em geral, os cirurgiões optam por colocar pontos nos ângulos da anastomose grampeada com o objetivo de retirar a tensão sobre os grampos[15].

Colectomia transverso

Na ressecção do cólon transverso deve-se sempre considerar a localização tumoral, pois isso implica também a drenagem linfática da artéria cólica média com seus ramos direito e esquerdo. Se o tumor estiver localizado no terço proximal devemos considerar a colectomia direita incluindo até a metade ou a totalidade do cólon transverso; caso o tumor esteja localizado no terço distal a colectomia esquerda deve ser considerada com ressecção da metade distal do cólon transverso e se o tumor estiver localizado no terço médio do cólon transverso – tendo em vista que a drenagem linfática pode ocorrer para ambos os lados –, a colectomia total com íleo reto anastomose é a melhor opção[16].

Na mobilização da flexura esplênica do cólon existe a possibilidade de lesões do baço que pode levar a esplenectomia; isso é raro, menos de 1% das colectomia[17], contudo nos casos de esplenectomia as chances de sepse aumentam. A maioria das lesões que ocorrem no baço é decorrente de excesso de tração e exposição; a mais comum é lesão de cápsula e pode ser tratada conservadoramente com substâncias hemostáticas de aplicação local como Surgicel®.

Colectomia esquerda

A ressecção do cólon esquerdo está indicada nos tumores de cólon transverso distal, flexura esplênica e cólon descendente. A preservação do ramo direito dos vasos cólicos médios é fundamental para a irrigação do cólon direito e transverso proximal. Nos casos de preservação do cólon sigmoide a artéria mesentérica inferior deve ser preservada; já nos casos de ressecção do mesmo, esta deve ser ligada na sua origem[16].

O acesso laparotômico ou laparoscópico pode ser utilizado em qualquer cirurgia colorretal. A abordagem medial para lateral ou vice-versa e a ligadura da veia mesentérica inferior primeiro ou a artéria antes é mais uma preferência do cirurgião.

No acesso laparotômico a dissecção inicia-se na goteira parietocólica esquerda na linha de Told com abertura do peritônio e identificação do ureter, vasos gonadais e músculo psoas esquerdo. Após a identificação estas estruturas lateralmente ao cólon, a dissecção do mesocólon sigmoide e cólon descendente é facilitada; subindo cranialmente o cirurgião deve ter cuidado para manter o plano areolar entre o mesocólon e retroperitônio incluído a fáscia de Girota (anterior ao rim), o que manterá a dissecção sem sangramento.

A liberação do ângulo esplênico é o ponto mais difícil desse procedimento, devendo-se manter próximo ao cólon sem exercer muita tração, pois isto pode levar a lesões do baço que pode eventualmente acabar em esplenectomia. A dissecção continua até a porção média do cólon transverso mantendo-se o ramo direito da artéria cólica média.

A dissecção medial do cólon iniciará com a abertura do mesocólon sigmoide próximo ao promontório procurando identificar o mesmo plano da dissecção lateral; a dissecção segue cranialmente até próximo a artéria mesentérica inferior, na sua origem. Este passo é um dos pontos mais importantes da cirurgia; a identificação dos nervos hipogástricos é fundamental para evitar complicações sérias devido a ligadura inadvertida desta inervação, bexiga neurogênica, ejaculação retrógrada e impotência.

A ligadura da artéria mesentérica inferior pode ser realizada com fios, clips metálicos, grampeamento e selagem. A dissecção continua até a borda inferior do pâncreas com ligadura da veia mesentérica inferior que fica próximo ao ângulo de Treitz.

Após o cólon esquerdo e sigmoide totalmente dissecados, faz-se a secção do mesocólon transverso com ligadura da arcada vascular e preparo do reto proximal para anastomose.

A anastomose pode ser feita com sutura manual em plano único ou dois planos, com pontos contínuos ou separados, também pode ser utilizado grampeador. O importante na anastomose é que fique sem tensão, bem vascularizada e sem torção para evitar deiscência.

No acesso laparoscópico lateral para medial mantém os mesmos passos da cirurgia aberta; mas no acesso medial para lateral o início da dissecção pode ser entre a 4ª porção duodenal e a veia mesentérica inferior dissecando por baixo do mesocólon esquerdo e transverso, localizando e separando o pâncreas e rim esquerdo deixando-os no retroperitônio mantendo o plano de dissecção entre o mesocólon e a fáscia de Girota. A dissecção desce inferiormente até a artéria mesentérica inferior. Neste ponto o cirurgião faz uma abertura do mesocólon sigmoide próximo ao promontório, identifica o ureter, vasos gonadais e músculo psoas esquerdo, mantendo os nervos hipogástricos intactos. O isolamento e a ligadura da artéria mesentérica inferior na cirurgia laparoscópica são feito com clips, selagem ou grampeamento. A dissecção lateral segue os mesmos princípios da dissecção aberta.

Ainda no acesso laparotômico pode-se iniciar a dissecção na porção inferior, próximo a artéria mesentérica inferior e subira a dissecção com posterior ligadura da veia e preparo do cólon transverso distal para anastomose, seguido da dissecção lateral.

Colectomia total ou subtotal

A ressecção de aproximadamente 90% do intestino grosso está indicada nos tumores sincrônicos, nos tumores múltiplos

A incisão transversa vem sendo amplamente estudada e utilizada em comparação com a incisão mediana, nos casos de laparotomias, e quando comparamos a resposta inflamatória ao trauma, índice de hérnias incisionais e dor pós-operatória não existem evidência científica que um acesso é melhor que o outro. Entretanto, nos casos de laparoscopias, em que a resposta inflamatória ao trauma é menor, as incisões infraumbilicais são melhores causando menos dor ao paciente, melhor função pulmonar além do aspecto estético (Figura 25.2)[11,12].

Exploração da cavidade

A exploração da cavidade abdominal tem a finalidade de procurar outras lesões que não apareceram na avaliação pré-operatória, metástases, mobilidade do tumor primário, invasões tumorais e carcinomatose peritoneal.

Na cirurgia laparoscópica a investigação pré-operatória deve ser a mais detalhada possível, pois não temos a sensação tátil, somente com pinças. A palpação é um armamentário importante de investigação e estadiamento intraoperatório. A tatuagem da lesão, no pré-operatório, por meio da colonoscopia facilita a visibilização durante a inspeção da cavidade abdominal e determina a posição no cólon do segmento que será retirado, bem como, a margem de segurança nas lesões malignas.

Colectomia direita

O cólon direito é a primeira porção do intestino grosso, mede aproximadamente 20 cm. A vascularização se dá principalmente através dos vasos ileocólicos, pois os vasos cólicos direitos estão ausentes entre 2% a 18% dos pacientes[13]. A ressecção do cólon direito está indicada nas doenças que envolvem o ceco, cólon ascendente e flexura hepática, ressecções parciais não estão indicadas, pois pode haver comprometimento circulatório da anastomose facilitando a ocorrência de deiscências.

A dissecção do cólon direito pode ser feita por meio de duas abordagens:

1. Medial para lateral inicia-se a dissecção na emergência dos vasos ileocólicos, dissecção do plano entre o mesocólon direito e a fáscia de Girota, visibilizando o arco duodenal, cabeça do pâncreas e, se presente, ligadura dos vasos cólicos direitos. A dissecção desce no mesmo plano anteriormente a fáscia de Girota, evitando lesões de vasos gonadais e ureter em direção ao íleo terminal, fazendo a liberação inferior juntamente com o ceco e apêndice cecal. A visibilização do ureter pode ou não ser necessária dependendo da invasão tumoral, nestes casos o ureter pode estar desviado do seu trajeto original ou envolvido na massa tumoral. A dissecção sobe pela goteira parietocólica direita até a flexura hepática, transpondo-a e liberando a porção proximal do cólon transverso.
2. Lateral para medial, onde a dissecção inicia-se por liberar o ceco e íleo terminal inferiormente, subindo pela goteira parietocólica direita, liberação da flexura hepática e cólon transverso proximal. O descolamento do mesocólon da fáscia de Girota é iniciado lateralmente até a emergência dos vasos ileocólicos. Depois de isolados fazem-se as ligaduras vasculares na emergência dos vasos ileocólicos e cólicos direito, quando presentes.

A ligadura dos vasos pode ser feita com fios absorvíveis de longa duração, clips metálicos ou equipamentos de selagem, nestes casos o maior diâmetro não deve ultrapassar 7 mm[14].

Nos casos de tumores de cólon ascendente e flexura hepática o ramo direito da cólica média deve ser ligado devido a possibilidade de disseminação linfonodal[15].

A primeira abordagem é mais utilizada na cirurgia videolaparoscópica com o paciente em decúbito dorsal, na posição de Trendelemburg e lateral esquerdo. O cirurgião do lado esquerdo ou entre as pernas do paciente. A segunda, na cirurgia realizada por laparotomia, com o paciente em decúbito dorsal, o cirurgião do lado direito ou esquerdo do paciente dependendo da preferência e com incisão mediana supra e infraumbilical.

O preparo para anastomose deve ser feito cuidadosamente preservando a vascularização na linha de secção tanto do íleo terminal quanto no cólon transverso, pois o aporte vascular na linha da anastomose é fundamental. Os pontos críticos para que levam à deiscência da anastomose são isquemia e tensão na linha de sutura.

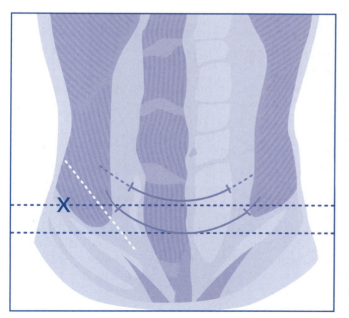

Figura 25.2 – Incisões transversas infraumbilicais.

Tratamento Cirúrgico do Câncer Colônico: Princípios Técnicos e Resultados

25

Olival de Oliveira Jr.
Renato Araújo Bonardi

HISTÓRICO

Existem relatos com descrições de cirurgias intestinais com exteriorizações ou também denominadas colostomias há dois milênios, contudo as ressecções intestinais com anastomoses foram primeiramente descritas somente no início do século 19. O índice de mortalidade era extremamente alto em torno de 60% devido a condições mínimas para anestesia e a inexistência de antibióticos. Houve uma redução gradativa chegando até 37% em 1900[1].

Devido aos altos índices de mortalidade nas ressecções colônicas com anastomose houve tentativas para o isolamento da anastomose inserindo diversos produtos no lúmen colônico fixando-os ou não com fios de sutura; o mais famoso *stent* intestinal foi o botão de Murphy desenvolvido em 1892[2] (Figura 25.1).

Os primeiros relatos das anastomoses colônicas com sutura são datados de 1812 por meio de Travers[3]. Em 1826, Lembert[4] demonstra a aposição da serosa dos cólons. Halsted[5] em 1887 demonstrou, em estudo experimental, a importância da submucosa como principal plano de sutura, bem como a importância da eversão dos bordos da anastomose colônica[6].

Somente no final da primeira metade do século XX, quando houve o desenvolvimento e utilização dos antibióticos, as anastomoses colônicas primárias foram realizadas sem a necessidade de derivação intestinal; colostomias ou ileostomias[7].

Já na segunda metade do século XX, na Rússia, foi desenvolvido o grampeador cirúrgico que transformaria anastomoses previamente realizadas com pontos e fios de sutura para uma anastomose mecanizada com grampos metálicos[8]. O desenvolvimento dos grampeadores possibilitou também anastomoses baixas e ultra baixas no reto; estas anastomoses diminuíram o índice de cirurgias amputativas com colostomias definitivas[9].

PRINCÍPIOS TÉCNICOS
Incisões

A maioria dos cirurgiões opera por meio de laparotomia, com incisão mediana. O acesso mediano permite ampla visibilização e permite a exploração de toda a cavidade abdominal, mantém a ferida cirúrgica longe de possíveis derivações intestinais, colostomias ou ileostomias. A incisão mediana ainda possibilita o fechamento em plano único, aponeurose, e a pele.

Aproximadamente 30 ou 40 anos atrás os cirurgiões usavam o aforisma "Grandes cirurgiões, grandes incisões", mas com o advento da cirurgia minimamente invasiva sabe-se que é possível fazer a mesma cirurgia por meio da laparoscopia com resultados melhores em relação à estética, antecipar o retorno as atividades pessoais e profissionais, diminuição do íleo paralítico pós-operatório, menor desconforto e dor. O capítulo seguinte demonstrará que os resultados são semelhantes quando se trata de pacientes oncológicos[10].

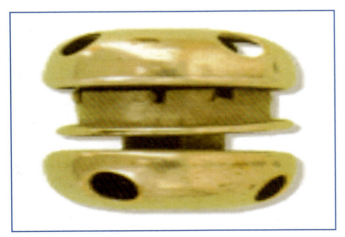

Figura 25.1 – Botão de Murphy.

after neoadjuvant radiochemotherapy: preliminary results. Surg Endosc 2009; 23 (6): 1286-91.

20. Perez RO, Pereira DD, Proscurshim I, Gama-Rodrigues J, Rawet V, São Julião GP et al. Lymph node size in rectal cancer following neoadjuvant chemoradiation – can we rely on radiologic nodal staging after chemoradiation? Dis Colon Rectum 2009; 52 (7): 1278-84.

21. Mercury Study Group. Extramural depth of tumor invasion at thin-section MR in patients with rectal cancer: Results of the Mercury Study 2007; 243: 132-9.

22. Brown G, Radcliffe AG, Newcombe RG, Dallimore NS, Bourne MW, Williams GT. Preoperative assessment of prognostic factors in rectal cancer using high-resolution magnetic resonance imaging. Br J Surg 2003; 90 (3): 355-64.

23. Brown G, Daniels IR. Preoperative staging of rectal cancer: The Mercury Research Project. Recent Results Cancer Res 2005; 165: 58-74.

24. Brown G. Staging rectal cancer: endoscopic ultrasound and pelvic MRI. Cancer Imaging 2008; 8 Spec No A:S43-5.

25. Suppiah A, Hunter IA, Cowley J, Garimella V, Cast J, Hartley JE et al. Magnetic resonance imaging accuracy in assessing tumour down-staging following chemoradiation in rectal cancer. Colorectal Dis 2009; 11 (3): 249-53.

26. Kim JH, Beets GL, Kim MJ et al. High-resolution MR imaging for nodal staging in rectal cancer: are there any criteria in addition to its size? Eur J Radiol 2004; 52: 78-83.

27. Brown G, Richards CJ, Bourne MW et al. Morphologic predictors of lymph node status in rectal cancer with use of high-spatial-resolution MR imaging with histopathologic comparison. Radiology 2003; 227: 371-7.

28. Taylor FG, Swift RI, Blomqvist L, Brown G. A systematic approach to the interpretation of preoperative staging MRI for rectal cancer. AJR Am J Roentgenol 2008; 191: 1827-35.

29. Barbaro B, Fiorucci C, Tebala C et al. Locally advanced rectal cancer: MR imaging in prediction of response after preoperative chemotherapy and radiation therapy. Radiology 2009; 250: 730-9.

30. Salerno G, Daniels IR, Brown G. Magnetic resonance imaging of the low rectum: defining the radiological anatomy. Colorectal Dis 2006; 8 Suppl 3: 10-3.

31. Chessin DB, Kiran RP, Akhurst T, Guillem JG. The emerging role of 18F-fluorodeoxyglucose positron emission tomography in the management of primary and recurrent rectal cancer. J Am Coll Surg 2005; 201: 948-56.

32. Choi MY, Lee KM, Chung JK et al. Correlation between serum CEA level and metabolic volume as determined by FDG PET in postopera-tive patients with recurrent colorectal cancer. Ann Nucl Med 2005; 19: 123-9.

33. Davey K, Heriot AG, Mackay J, Drummond E, Hogg A, Ngan S et al. The impact of 18-fluorodeoxyglucose positron emission tomography-computed tomography on the staging and management of primary rectal cancer. Dis Colon Rectum 2008; 51 (7): 997-1003.

34. Nahas CS, Akhurst T, Yeung H, Leibold T, Riedel E, Markowitz AJ et al. Positron Emission Tomography Detection of Distant Metastatic or Synchronous Disease in Patients with Locally Advanced Rectal Cancer Receiving Preoperative Chemoradiation. Annals of Surgical Oncology 2008; 15 (3): 704-71.

35. Akhurst T, Kates TJ, Mazumdar M et al. Recent chemotherapy reduces the sensitivity of [18F] fluorodeoxyglucose positron emission tomography in the detection of colorectal metastases. J Clin Oncol 2005; 23: 8713-6.

36. Heriot AG, Hicks RJ, Drummond EGP et al. Does positron emission tomography change management in primary rectal cancer? A prospective assessment. Dis Colon Rectum 2004; 47 (4): 451-8.

37. Gearhart SL, Frassica D, Rosen R et al. Improved staging with pretreatment positron emission tomography/computed tomography in low rectal cancer. Ann Surg Oncol 2006; 13: 397-404.

38. Calvo FA, Domper M, Matute R, Martínez-Lázaro R, Arranz JA, Desco M et al. 18F-FDG positron emission tomography staging and restaging in rectal cancer treated with preoperative chemoradiation. Int J Radiat Oncol Biol Phys 2004; 58 (2); 528-35.

39. Guillem JG, Puig-La Calle J Jr, Akhurst T et al. Prospective assessment of primary rectal cancer response to preoperative radiation and chemotherapy using 18-fluorodeoxy-glucose positron emission tomography. Dis Colon Rectum 2000; 43: 18-24.

40. Guillem JG, Moore HG, Akhurst T et al. Sequential preoperative fluorodeoxyglucose-positron emission tomography assessment of response to preoperative chemoradiation: a means for determining long term outcomes of rectal cancer. J Am Coll Surg 2004; 199: 1-7.

41. Melton G, Lavely W, Jacene H et al. Efficacy of preoperative combined 18-fluorodeoxyglucose positron emission tomography and computed tomography for assessing primary rectal cancer response to neoadjuvant therapy. J Gastrointest Surg 2007; 11: 961-9.

42. Habr-Gama A, Gama-Rodrigues J, Perez RO, Proscurshim I, São Julião GP, Kruglensky D et al. Late assessment of local control by PET in patients with distal rectal cancer managed non-operatively after complete tumor regression following neoadjuvant chemoradiation. Tech Coloproctol 2008; 12 (1): 74-6.

43. Sun L, Wu H, Guan YS. Colonography by CT, MRI and PET/CT combined with conventional colonoscopy in colorectal cancer screening and staging. World J Gastroenterol 2008; 14 (6): 853-63.

44. Capirci C, Rubello D, Chierichetti F et al. Restaging after neoadjuvant chemoradiotherapy for rectal adenocarcinoma: role of F18–FDG PET. Biomed Pharmacother 2004; 58: 451-7.

45. Moore HG, Akhurst T, Larson SM, Minsky BD, Mazumdar M, Guillem JG. Acase-controlled study of 18-fluorodeoxyglucose positron emission tomography in the detection of pelvic recurrence in previously irradiated rectal cancer patients. J Am Coll Surg 2003; 197: 22-8.

regressão do estadiamento tumoral, mas foi menos efetivo na avaliação do *status* linfonodal.

Em nosso meio, Habr-Gama et al.[43] utilizaram o PET para documentar eventual resposta clínica completa (regressão tumoral com ausência de doença residual) em pacientes tratados por CRT e não operados devido. A avaliação de 22 pacientes com resposta clínica completa não demonstrou captação positiva no reto ou pelve, enquanto 8 pacientes controle (com tumor detectável clinicamente e operados) exibiram captação positiva. Entre os pacientes com resposta clínica completa, 50% exibiram captação distante não relacionada com doença disseminada. Apesar disso, alguns acreditam que o PET seja superior à tomografia convencional quando avalia pacientes quanto à presença metástases locais ou à distância[44].

Em relação ao período em que o exame é empregado para avaliar a resposta tumoral, Capirci et al.[45] encontraram acurácia de 56% na determinação de doença residual em PET feito 4 semanas após o término da CRT, embora os 81 pacientes deste estudo tenham sido operados entre 8 a 9 semanas após o tratamento. Dessa forma, a correta correlação entre os resultados do PET e o estadiamento final (clínico ou patológico) não permite conclusões definitivas.

Dessa forma, embora os índices de sensibilidade para resposta completa sejam baixos imediatamente ou logo após CRT, os resultados na detecção tardia de doença recidivante são significativamente maiores, podendo atingir cifras de 80 a 90%. Os valores preditivos positivos e acurácia parecem melhorar quando o PET é realizado após 12 meses do término da CRT[46].

CONCLUSÃO

O estadiamento do CCR é fundamental para a decisão terapêutica a ser tomada, podendo determinar a necessidade de terapia neoadjuvante e de excisões mais conservadoras ou radicais. Atualmente, a combinação do exame clínico e de diversos métodos diagnósticos constitui a melhor maneira de estadiar estes pacientes. No estadiamento local do câncer de reto podemos lançar mão do exame digital aliado às informações do User e/ou da RM. Em lesões mais avançadas (fixas ao toque retal, estenosantes etc.) prefere-se o emprego da RM e, em lesões móveis, possivelmente com estadiamento T1 ou T2, o User pode ser uma boa alternativa. Para a avaliação de metástases à distância, utiliza-se mais frequentemente a TC, incluindo a avaliação do tórax e do abdome. O PET/CT por sua vez, é utilizado para dirimir dúvidas, tanto localmente, como no estadiamento à distância, podendo ainda ser útil na avaliação após a terapia neoadjuvante e na suspeita de recidiva neoplásica.

REFERÊNCIAS BIBLIOGRÁFICAS

1. Heriot A, Kumar D. Rectal cancer recurrence: factors and mechanisms. Colorectal Dis 2000; 2: 126-37.
2. van der Voort van Zijp J, Hoekstra HJ, Basson MD. Evolving management of colorectal cancer. WJ Gastroenterol 2008; 14: 3956-67.
3. Salerno G, Daniels IR, Fisher SE et al. A comparison of digital rectal examination versus magnetic resonance imaging in the prediction of circumferential resection margin status in patients [abstract P172]. Colorectal Disease 2005; 7 (2): 56.
4. Herbst F. Pelvic radiological imaging: a surgeon's perspective. Eur J Radiol 2003; 47: 135-41.
5. Bast RC Jr, Ravdin P, Hayes DF, Bates S, Fritsche H Jr, Jessup JM et al. American Society of Clinical Oncology Tumor Markers Expert Panel. 2000 update of recommendations for the use of tumor markers in breast and colorectal cancer: clinical practice guidelines of the American Society of Clinical Oncology. J Clin Oncol 2001; 19 (6): 1865-78.
6. Klessen C, Rogalla P, Taupitz M. Local staging of rectal cancer: the current role of MRI. Eur Radiol 2007; 17 (2): 379-89.
7. Zerhouni EA, Rutter C, Hamilton SR et al. CT and MR imaging in the staging of colorectal carcinoma: report of the Radiology Diagnostics Oncology Group II. Radiology 1996; 200: 443-51.
8. Gollub MJ, Schwartz LH, Akhurst T. Update on Colorectal Cancer Imaging. Radiol Clin N Am 2007; 45: 85-118.
9. Kinkel TA, Y Lu, Both M et al. Detection of hepatic metastases from cancers of the gastrointestinal tract by using noninvasive imaging methods (US, CT, MR imaging, PET): a metanalysis. Radiology 2002; 224: 748-56.
10. Schima W, Kulinna C, Langenberger H, Ba-Ssalamah A. Liver metastases of colorectal cancer: US, CT or MR? Cancer Imaging 2005; 5 (A): S149-56.
11. De Bree E, Koops W, Kroger R et al. Peritoneal carcinomatosis from colorectal or appendiceal origin: correlation of preoperative CT with intraoperative findings and evaluation of interobserver agreement. J Surg Oncol 2004; 86: 64-73.
12. Gryspeerdt S, Lefere P, Herman M et al. CT colonography with fecal tagging after incomplete colonoscopy. Eur Radiol 2005; 15: 1192-202.
13. Copel L, Sosna J, Kruskal JB, Raptopoulos V, Farrell RJ, Morrin MM. CT colonography in 546 patients with incomplete colonoscopy. Radiology 2007; 244: 471-8.
14. Neri E, Giusti P, Battolla L, et al. Colorectal cancer: role of CT colonography in preoperative evaluation after incomplete colonoscopy. Radiology 2002; 223: 615-9.
15. Campillo-Soto A, Pellicer-Franco E, Parlorio-Andres E, Soria-Aledo V, Morales-Cuenca G, Aguayo-Albasini JL. CT colonography vs. barium enema for the preoperative study of colorectal cancer in patients with incomplete colonoscopy. Med Clin (Barc) 2007; 129: 725-8.
16. Beynon J. Endorectal sonography-the position now. Surg Oncol 1992; 1 (3): 189-91.
17. Schaffzin DM, Wong DW. Endorectal ultra-sound in the preoperative evaluation of rectal cancer. Clin Colorectal Cancer 2004; 4: 124-32.
18. Kim JC, Cho YK, Kim SY et al. Comparison study of three-dimensional and conventional endorectal ultrasonography used in rectal cancer staging. Surg Endosc 2002; 16 (9): 1280-5.
19. Murad-Regadas SM, Regadas FS, Rodrigues LV, Barreto RG, Monteiro FC, Landim BB, Holanda EC. Role of three-dimensional anorectal ultrasonography in the assessment of rectal cancer

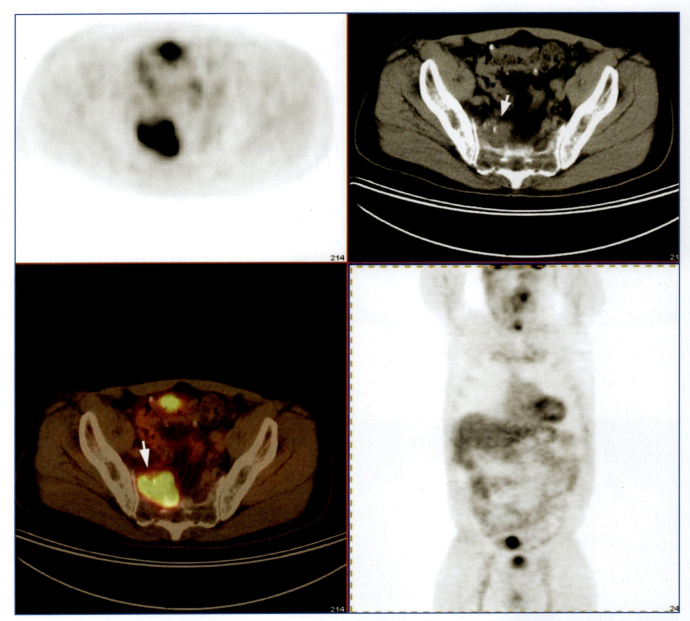

Figura 24.12 – CCR com recidiva na região pré-sacral direita, notando-se lesão expansiva sólida com hipercaptação (setas). Cortesia do Dr. Gustavo Portes Meirelles, São Paulo, Brasil.

metabólica antes da CRT pode ser um fator prognóstico. Assim, como a resposta patológica completa pode predizer a evolução, a correlação entre imagem funcional predizendo resposta e resposta predizendo evolução já foi demonstrada pelo FDG-PET[39]. Esses autores encontraram sobrevida de 3 anos de 92% em pacientes com captação (*standardized uptake value* – $SUV_{máx}$) inicial menor que 6, contra 60% de sobrevida naqueles com $SUV_{máx}$ maior que este valor, mostrando que este parâmetro pode ser indicativo de evolução oncológica em pacientes irradiados e operados.

Um foco de atenção emergente tem sido a monitorização da resposta tumoral, comparando-se o PET com métodos de imagem convencionais na avaliação da resposta à terapia neoadjuvante. Estudos iniciais indicaram que o PET era mais efetivo na avaliação da resposta tumoral após CRT neoadjuvante[40]. Ainda mais, as medidas dos valores de captação antes e depois de CRT demonstraram uma redução significativa, sugerindo a capacidade do PET em predizer uma resposta patológica indicativa de regressão do estadiamento tumoral[41].

Em trabalho desenvolvido em 21 pacientes tratados no Johns Hopkins Hospital, demonstrou-se que o PET-CT pode descrever a resposta tumoral após terapia neoadjuvante[42]. A acurácia foi maior no discernimento da presença de doença microscópica mínima, na resposta patológica completa e na

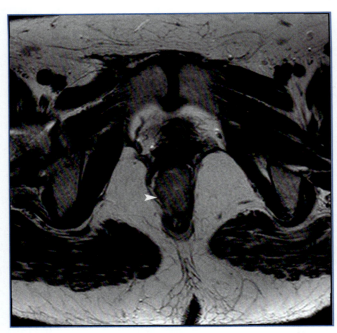

Figura 24.10 – RM ponderada em T2 no plano axial demonstra lesão no reto baixo, envolvimento do esfíncter interno (seta). Notar a proximidade entre as estruturas.

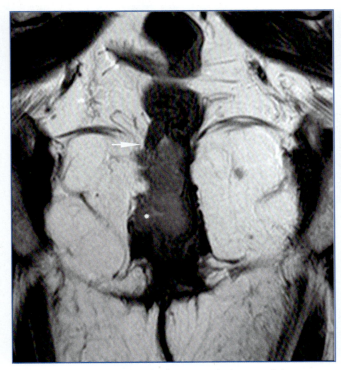

Figura 24.11 – RM ponderada em T2 no plano coronal demonstra lesão de reto baixo, abaixo do plano do anel anorretal (seta) com envolvimento esfincteriano (esfíncter interno, plano interesfincteriano e esfíncter externo).

A maior inovação dos dipositivos é a associação de aparelhos PET/CT, que integram imagem funcional com registro anatômico, propiciando um melhor estadiamento e, eventualmente, alterando o planejamento terapêutico inicialmente proposto. Outra vantagem é a geração de resultados quantitativos, permitindo a reavaliação de metabolismo locorregional antes e após tratamento.

A introdução do PET no estadiamento do câncer do reto permitiu melhorar a identificação de doença oculta (Figura 24.12) que não seria detectada por estudos radiológicos usuais, seja aquela de caráter metastático[32] (disseminação à distância não suspeitada) ou recidivante[33] (investigação gerada por elevação do CEA com TC normal). Além de auxiliar no estadiamento, o PET tem ainda o potencial de contribuir para a avaliação da resposta tumoral à terapia neoadjuvante, motivos pelos quais se considera que sua utilização deve integrar todo o trabalho de avaliação dos pacientes com câncer retal[34].

Em um trabalho desenvolvido no Memorial Sloan Kettering, Nahas et al.[35] demonstraram que o emprego do PET em pacientes com tumores localmente avançados detecta doença metastática no fígado e pulmões com altos níveis de segurança em termos de acurácia (93,7%), sensibilidade (77,8%) e especificidade (98,7%). Nesse estudo, o PET demonstrou valor limitado como ferramenta diagnóstica para detectar metástases distantes em outros sítios, e publicação prévia do mesmo grupo havia demonstrado menor acurácia do PET em detectar metástases hepáticas em pacientes que receberam quimioterapia pré-operatória (63%) em relação a outros que não fizeram este tratamento (73%)[36]. Além de sua dificuldade na avaliação de metástases hepáticas após quimioterapia sistêmica, outras limitações são a detecção de lesões menores que 8 a 10 mm e a distinção de inflamação e câncer.

O PET tem ainda a possibilidade de alterar o estadiamento da lesão em aproximadamente 30 a 40% dos casos, tendo com grande vantagem a identificação de doença extra-hepática[34]. Como consequência, pode alterar o tratamento inicialmente proposto em parcela significativa dos pacientes (17 a 27%), seja por modificação do campo de irradiação, cancelamento de cirurgias ou mudança na extensão do procedimento[37,38]. Como o reto baixo pode apresentar drenagem linfática para LN inguinais e da parede pélvica lateral, e como a drenagem venosa pode atingir os pulmões (sem comprometer o fígado), as eventuais alterações de estadiamento são especialmente importantes nesse grupo de pacientes. Em um elegante estudo, Gearhart et al.[38] identificaram 13,5% casos de linfonodos inguinais, femorais ou ilíacos positivos não detectados por outras modalidades de imagem. A maioria dos casos de doença oculta era de pacientes com lesões situadas até 6 cm da borda anal.

Além de fornecer as informações sobre a extensão anatômica por ocasião do diagnóstico, existe ainda a possibilidade de estratificar pacientes de acordo com a atividade biológica do tumor, baseando-se no fato de que a determinação

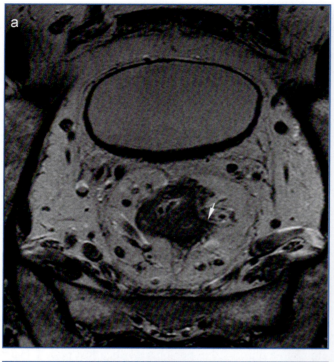
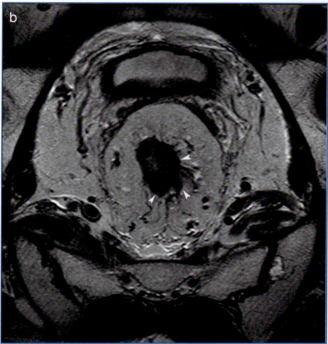

Figura 24.8 – A. RM com protocolo de alta resolução pré-neoadjuvância revela lesão circunferencial no reto alto (seta). B. Exame realizado após a neoadjuvância, sendo observada redução volumétrica do tumor e formação de fibrose, correspondendo a tecido de baixo sinal (cabeças de seta).

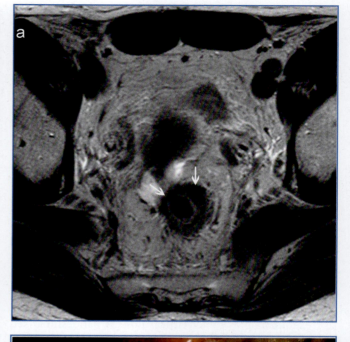
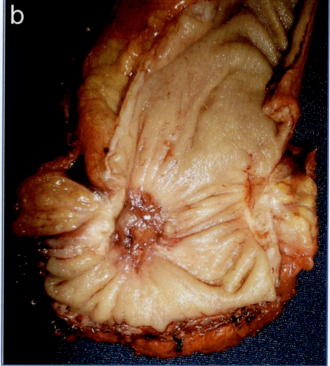

Figura 24.9 – A. RM com protocolo de alta resolução pós-neoadjuvância demonstra lesão circunferencial no reto médio com componente significativo de fibrose (setas). Apesar da fibrose densa, não há como excluir a presença de focos residuais de tumor em meio à fibrose. B. Produto de retossigmoidectomia submetido à análise histopatológica revela inflamação crônica inespecífica com fibrose densa e ausência de neoplasia residual viável.

inflamação (desmoplasia) podem ser supraestadiadas como T3. Da mesma forma, resíduos microscópicos de tumor se estendendo na gordura, abaixo da resolução do método, podem não ser vistos, sendo catalogados com T2. Porém, um tumor T3 com extensão extramural de 1 a 2 mm apresenta um prognóstico idêntico ao de um tumor T2, sendo que esta diferenciação perde a sua relevância[24].

Avaliação linfonodal

Após a realização de CRT (quimioirradiação), a avaliação inadequada do envolvimento linfonodal pela RM leva a superestadiamento em frequência três vezes maior que o subestadiamento[25]. Entretanto, a falha em diferenciar reação desmoplásica e crescimento tumoral não é específica da RM, mas é um problema conhecido no estadiamento com TC e User.

Mais recentemente, tem sido proposto que o envolvimento linfonodal seja determinado com base nos contornos e no padrão do sinal (presença de bordas irregulares e intensidade do sinal heterogênea), como se vê na Figura 24.7. Kim et al.[26] examinaram as características dos LN para estimar seu valor preditivo positivo para metástases, reportando que, em adição ao tamanho de 8 mm, a presença de borda espiculada ou indistinta e uma aparência heterogênea têm uma forte correlação com positividade. Dados recentes indicam a superioridade da RM para estadiamento linfonodal, em que a utilização dos critérios mencionados (borda espiculada ou indistinta e uma aparência heterogênea), independentemente das dimensões, aumentou a sensibilidade para 85% e especificidade para 97%, proporcionando benefício clínico, custo-efetividade e avaliação adequada do T e N[27]. Nesse mesmo estudo, demonstrou-se que as dimensões do linfonodo é um preditor ruim do acometimento linfonodal.

Uma vantagem da RM sobre o User refere-se à possibilidade de avaliação de linfonodos pélvicos além do mesorreto que podem ser foco de recidiva[28].

Avaliação da neoadjuvância

A RM tem sido empregada também para avaliar a resposta tumoral à terapia neoadjuvante.[29] É importante que sejam realizados dois estudos, um deles antes da terapia neoadjuvante e outro após a mesma, sendo possível a avaliação do volume da lesão, bem como o *downstaging* do tumor (Figura 24.8).

Habitualmente, é observada a formação de fibrose causando espessamento da parede retal o que dificulta a identificação de suas diversas camadas, tornando algumas vezes muito difícil a diferenciação de tumores com estádios T0, T1 e T2 (Figura 24.9). Além disso, muitas vezes não é possível a identificação de pequenos focos de tumor viável em meio à fibrose[30]. No pós-operatório, a RM pode ter um papel na detecção de recidiva de câncer retal, diferenciando recidiva tumoral e fibrose de maneira mais efetiva que outros exames. Em alguns casos, porém, a distinção entre tumor e tecido de fibrose relacionado à cirurgia recente ou radiação pode ser muito difícil, requerendo, muitas vezes, a ajuda do PET-CT.

Pode-se, ainda, avaliar a distância entre a fáscia mesorretal e o tumor após a CRT. Mas a acurácia para predizer o estado da margem circunferencial diminui na medida em que o tumor está mais próximo da margem anal. Isso pode refletir dificuldades na interpretação da anatomia da região ou deficiências técnicas para definir as margens nesse nível, devido ao afunilamento do envelope mesorretal, aumentando a proximidade entre as estruturas nesta região[21] (Figura 24.10).

Avaliação da musculatura esfincteriana

Nos tumores do reto baixo, a RM também contribui na identificação do envolvimento da musculatura esfincteriana (Figura 24.11)[31].

FDG-PET/CT

A tomografia por emissão de pósitrons (PET) acoplada à tomografia computadorizada (CT), ou simplesmente PET/CT é uma tecnologia que permite adquirir dados anatômicos e metabólicos. O radiotraçador mais usado para escaneamento com PET é um análogo da glicose (18-F fluorodeoxyglucose, FDG). Esse isótopo é incorporado preferencialmente por células em estado hipermetabólico, e os pósitrons incorporados interagem com elétrons e liberam fótons, que são detectados pelo aparelho.

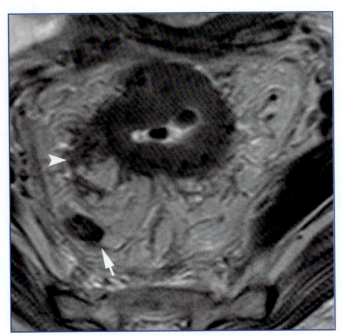

Figura 24.7 – RM com protocolo de alta resolução revela linfonodo de aspecto suspeito no mesorreto, com bordas irregulares e sinal heterogêneo (seta). Observar também a presença de invasão venosa extramural (cabeça de seta) da lesão retal estádio T3.

Extensão extramural (estadiamento T)

A RM demonstrou ser equivalente na determinação da penetração tumoral na parede em comparação à histopatologia em tumores com extensão de 5 mm ou mais além da muscularis própria, tendo sido estudados 295 pacientes, fazendo parte do estudo MERCURY[23] (Figura 24.6). A RM pode apresentar limitações na distinção entre lesões T2 e T3, porque espiculações na gordura do mesorreto representadas por

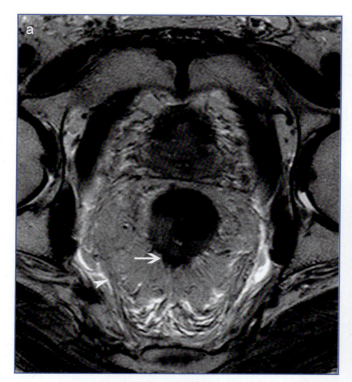

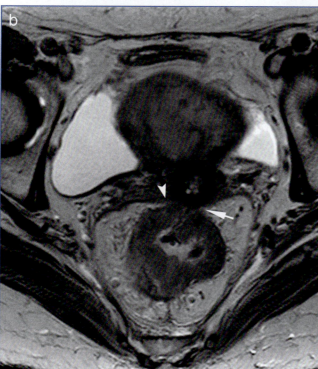

Figura 24.5 – A RM com protocolo de alta resolução demonstra: A. lesão retal estádio T3 que atravessa a muscularis própria (seta) e invade o mesorreto, sem atingir a fáscia mesorretal (ponta da seta), permitindo, desta forma, se obter margem circunferencial livre. B. Câncer T3 invade o mesorreto (seta), estando muito próximo da fáscia mesorretal (ponta da seta). Nessa situação, não se pode confirmar a obtenção de margem livre de ressecção.

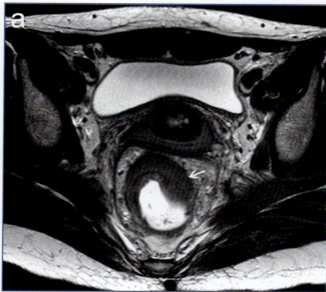

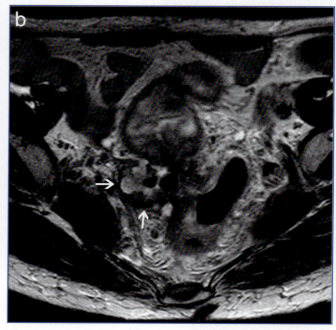

Figura 24.6 – RM com protocolo de alta resolução demonstra lesão retal estádio T2 que infiltra: A. muscularis própria (seta), sem acometimento do mesorreto. B. Volumosa lesão heterogênea com áreas liquefeitas estádio T3, infiltrando a fáscia mesorretal (setas).

comprometidos possam ser maiores do que os negativos, a avaliação do tamanho como fator preditivo de metástases pode determinar estadiamento radiológico inadequado. Entretanto, os autores concluem que o US-3D adiciona importantes informações ao diagnóstico, é elucidativo e decisivo na escolha da terapêutica e ajuda no diagnóstico precoce de recidivas durante o seguimento de neoplasias anorretais.

RESSONÂNCIA MAGNÉTICA (RM)

A RM tem sido cada vez mais aceita como a modalidade de escolha para o estadiamento radiológico local de tumores retais. Resultados preliminares desapontadores em relação ao estádio T (acurácia de 58 a 74%) são atribuídos à pobre resolução espacial atingida. Com a utilização de bobinas e protocolo de aquisição de imagens apropriadas, que permitiram melhor diferenciação das camadas do intestino, os resultados passaram a ser comparáveis aos do User. A maioria dos trabalhos atuais utiliza o protocolo de alta resolução (cortes de 3 mm) ortogonais ao maior eixo do segmento retal a ser estudado, com bobina de superfície.

A superioridade da RM sobre o User reside na possibilidade de estadiar não somente a parede intestinal (estádio T), como também prover informação sobre a anatomia pélvica e as relações topográficas do tumor com a fáscia mesorretal. Permite ainda, a avaliação de lesões no reto alto e de lesões estenosantes, sendo um exame indolor.

Avaliação da margem circunferencial

Hoje, admite-se que a avaliação do mesorreto e da fáscia mesorretal (para determinar as margens de ressecção circunferencial) é mais importante que o estadiamento convencional pelo sistema TNM no planejamento terapêutico. Essa fáscia é a referência anatômica mais importante para se atestar a possibilidade de executar a excisão total do mesorreto em tumores dos terços médio e distal (Figura 24.4).

Sua excelente resolução permite avaliar todo o mesorreto, apresentando ainda maior contraste entre os diferentes tecidos quando comparada à TC. É atualmente a única modalidade de imagem com alta acurácia para avaliar a possibilidade de se obter margem circunferencial negativa, facilitando o planejamento terapêutico especialmente nos tumores avançados[6]. O estudo Magnect Resonance Imaging and Rectal Cancer European Equivalence (Mercury)[21] examinou a acurácia em 679 pacientes consecutivos em 11 centros europeus, registrando acurácia de 95% para penetração tumoral e CRM negativa em comparação a dados histopatológicos. Permite também identificar outros importantes fatores prognósticos como a infiltração de veias extramurais e da reflexão do peritônio[22].

A avaliação da muscularis própria tem papel fundamental no estadiamento do câncer retal. Os tumores T3 (que se estendem além da muscular própria) constituem um grupo heterogêneo de neoplasias que exibem diferentes graus de extensão além dessa camada, chegando a invadir a fáscia mesorretal (Figura 24.5). Dessa forma, ela auxilia na avaliação da ressecabilidade e na seleção de pacientes a serem tratados apenas com cirurgia ou com irradiação pré-operatória.

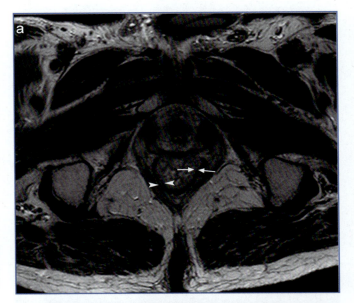

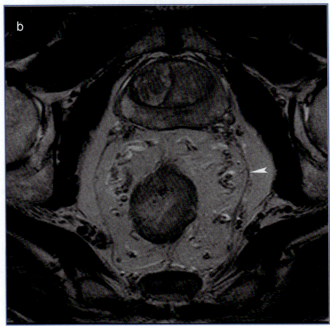

Figura 24.4 – A. RM com protocolo de alta resolução demonstra as camadas da parede retal. A mucosa se apresenta com hipossinal enquanto e a submucosa é visualizada como uma banda alto sinal (setas). A linha hipointensa (pontas de seta) representa a muscularis propria. B. A fáscia mesorretal é identificada como uma linha fina de baixo sinal (ponta da seta), circundando o compartimento mesorretal (reto, gordura perirretal, vasos sanguíneos, linfáticos e linfonodos).

ULTRASSOM ENDORRETAL (USER)

Desde a década de 1980, o User tem se revelado uma arma útil e efetiva para avaliar o reto e os tecidos perirretais, contribuindo principalmente no estadiamento da variável T, em que os índices de acurácia variam de 60 a 96%[6,16]. A experiência mostrou ser um exame rápido, que dispensa longos preparos e está associado a pouco desconforto para o paciente.

O User apresenta como limitações o fato de ser operador-dependente, a distinção de lesões T2 e T3 e a visualização da fáscia mesorretal (Figura 24.3). Supraestadiamento e subestadiamento ocorrem em 11 a 18% e 5 a 13% dos casos, respectivamente[17]. Assim, o User é mais apropriado para a avaliação de tumores precoces, com maior limitação para lesões avançadas (devido às altas frequências utilizadas), que limitam a penetração do feixe sonoro, dificultando a determinação da disseminação circunferencial[6]. Além disso, tumores estenosantes constituem outra limitação do User.

Quanto ao estadiamento N (linfonodal), a acurácia varia de 64 a 83%, onde a principal limitação é a utilização do tamanho como critério. Supra e infraestadiamento ocorrem em 5 a 22% (aumento por inflamação) e 2 a 25% dos casos (gânglios abaixo do limite do probe), respectivamente[8].

A ultrassonografia anorretal tridimensional (US-3D) representa uma nova tecnologia disponível para avaliar o câncer retal. Kim et al.[18] compararam a acurácia do User convencional com o 3-D, não encontrando diferença significativa em relação à penetração e comprometimento linfonodal. Entretanto, esse estudo é pequeno e demonstrou uma tendência a maior acurácia com a nova tecnologia.

Em trabalho desenvolvido em nosso meio[19], avaliou-se a capacidade do US-3D de acessar a resposta à quimioirradiação (CRT), comparando seus resultados com a anatomia patológica. Os autores reportaram concordância de achados em 96% dos pacientes, com taxas mais baixas na avaliação de metástases linfonodais (84%). Esse dado é concordante com dados da literatura[20] que indicam que pacientes submetidos à CRT neoadjuvante apresentam muitos linfonodos perirretais de tamanho muito pequeno (< 3 mm) e que, embora aqueles

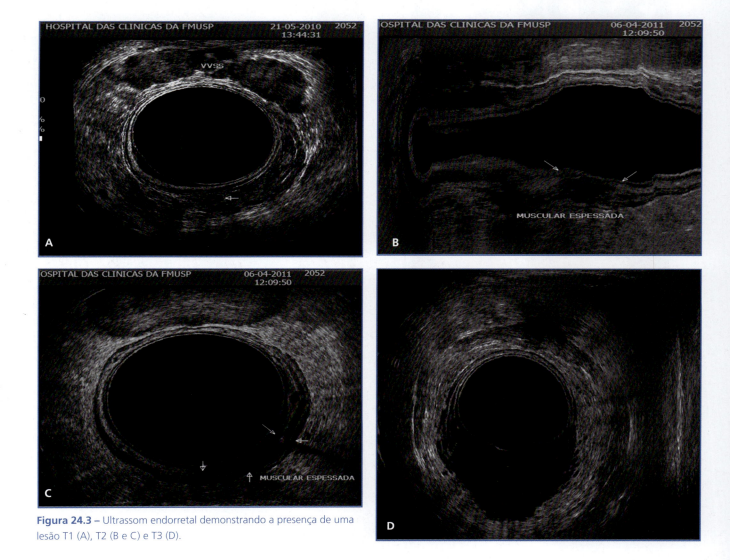

Figura 24.3 – Ultrassom endorretal demonstrando a presença de uma lesão T1 (A), T2 (B e C) e T3 (D).

Capítulo 24 – Estadiamento Pré-operatório do Câncer Colorretal   345

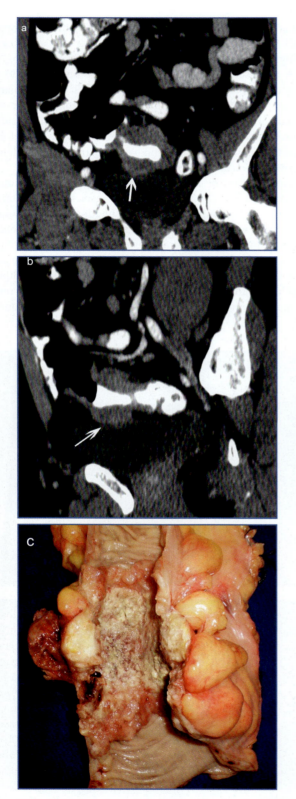

Figura 24.1 – Paciente com neoplasia de sigmoide e invasão de cúpula vesical, submetido à retossigmoidectomia com anastomose colorretal e ressecção de cúpula vesical em monobloco. TC pós-contraste demonstra a lesão no sigmoide com sinais de infiltração da cúpula vesical (setas) nos planos A (coronal), B (oblíquo) e C (espécime macroscópico).

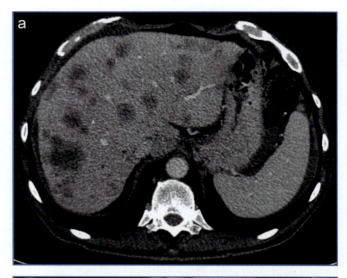

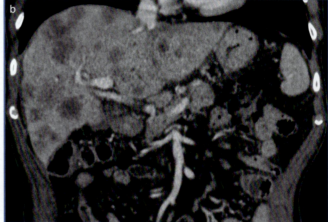

Figura 24.2 – TC pós-contraste revela múltiplas lesões hipoatenuantes sólidas compatíveis com metástases nos planos a (axial) e b (coronal).

Nos pacientes com CCR, recomenda-se a avaliação completa do cólon pelo risco de tumores sincrônicos, que varia de 1,5 a 9%[12]. No caso dos tumores estenosantes/subestenosantes, nos quais não é possível a avaliação completa do cólon por meio da colonoscopia convencional, a colonoscopia virtual (colonografia por tomografia computadorizada – CTC) é uma boa alternativa frente aos métodos habitualmente empregados (enema opaco pré-operatório, a palpação e a colonoscopia intraoperatórias e o enema opaco e colonoscopia convencional pós-operatórios) por apresentar melhor acurácia[13-15]. Entre as desvantagens dos métodos citados, podemos destacar: em relação ao enema opaco, o bário utilizado pode ficar retido no cólon de pacientes com tumores estenosantes, dificultando ou retardando a cirurgia; a avaliação intraoperatória do cólon impede o planejamento pré-operatório e pode e prolongar o ato cirúrgico; e, tumores sincrônicos detectados somente em exames pós-operatórios, aumentam a morbidade da doença, pois o paciente necessitará de um novo procedimento cirúrgico.

Hoje, preconiza-se que o câncer retal deve ser estadiado por uma combinação de tecnologias com ultrassonografia endorretal (User), tomografia computadorizada (TC), ressonância magnética (RM) e a tomografia por emissão de pósitrons acoplada à tomografia computadorizada (PET-CT). Enquanto o User e a RM visam o estadiamento local, a TC deve ser utilizada para o estadiamento à distância. O PET deve ficar reservado para dirimir dúvidas do estadiamento à distância, para avaliar recidiva local e a resposta à terapia neoadjuvante.

EXAME DIGITAL

No pré-operatório, alguns dados clínicos e de exame físico geral poderão dar indícios desfavoráveis sobre o estadiamento da lesão tumoral, como o tempo longo de sintomatologia, a presença de anemia e perda ponderal pronunciadas, presença de massas abdominais palpáveis, hepatomegalia, ascite, gânglios inguinais. Neste particular, os exames proctológico e ginecológico completos assumem papel preponderante não somente no diagnóstico do tumor, mas também na avaliação de sua disseminação local. Assim, a observação de características da massa tumoral (como tamanho, morfologia, distância da borda anal, mobilidade em relação a planos profundos, número de quadrantes envolvidos, invasão da parede vaginal posterior ou de órgãos pélvicos) fornecerá subsídios importantes ao cirurgião durante o ato operatório.

O exame digital associado ao exame proctológico constitui a forma mais básica de obter informações sobre o estadiamento de tumores retais. Apesar de sua baixa sensibilidade e especificidade, muitos acreditavam que o exame digital podia predizer o estádio patológico em parcela significativa dos tumores tocáveis até há poucas décadas, e todo o tratamento era baseado nesses dados. Entretanto, sua capacidade de predizer o envolvimento de margem circunferencial (radial) é de apenas 29%, em comparação aos 84% da RM[3]. Apresenta acurácia de 67 a 83% e pode determinar subestadiamento em 47%[4]. Por isso, a informação obtida do exame digital deve sempre ser confirmada de maneira mais objetiva antes de se tomar a decisão definitiva.

ANTÍGENO CARCINOEMBRIÔNICO (CEA)

O CEA é uma glicoproteína presente na endoderme primitiva e ausente na mucosa do adulto normal. Os tumores precoces localizados na mucosa e submucosa podem se associar a níveis elevados em 30 a 40% dos casos, enquanto tumores avançados frequentemente apresentam CEA elevado. Entretanto, o CEA não é um marcador específico para o CCR, tendo sido registrados níveis elevados em tumores da mama, pulmão, estômago, pâncreas, outros tumores sólidos, além de outras condições como colite ulcerativa, tumores benignos, cirróticos e tumores decorrentes de tabagismo.

Assim, sua dosagem sérica não tem valor diagnóstico, mas tem importância no prognóstico e seguimento do paciente operado[5]. Nessa situação, elevações do CEA podem sugerir recidiva ou disseminação da doença. A detecção de níveis aumentados deve alertar o médico para realizar exames adicionais para diagnosticar recidiva ou disseminação tumoral. Se os níveis estão elevados no pré-operatório, o retorno ao normal deve ocorrer após a excisão do tumor. Quando isso não ocorre em operações supostamente curativas, deve-se suspeitar de doença persistente e pode ser um critério para indicação de terapia adjuvante. Altos níveis em pacientes com doença grosseiramente localizada estão associados a maiores índices de recidiva.

TOMOGRAFIA COMPUTADORIZADA (TC)

Desde seu advento, a tecnologia associada à TC tem evoluído muito. Com o surgimento da tomografia com multidetectores (MDCT), houve melhora da resolução espacial, com a aquisição de cortes muito finos (1 a 2 mm), permitindo reconstruções de excelente qualidade em diversos planos. Além disso, obteve-se uma redução significativa no tempo necessário para a aquisição das imagens, sendo menos dependente da colaboração do paciente[6].

Embora sua principal utilidade seja avaliar a extensão local da neoplasia e detectar doença metastática, o aumento da utilização da TC para a investigação de diversos sintomas propiciou a detecção de tumores colorretais primários, complicados ou não.

A acurácia da TC na determinação da penetração tumoral através da parede retal varia de 52 a 100% devido à sua limitação para diferenciar as diferentes camadas da parede[7]. Entretanto, nos tumores avançados a TC provê informação valiosa sobre a relação do tumor com as estruturas adjacentes (Figura 24.1). Quanto aos linfonodos, a limitação reside na diferenciação entre envolvimento tumoral ou inflamação.

Na maioria das vezes, a avaliação de metástases hepáticas (presentes em 20 a 25% dos pacientes) pode ser realizada pelo US transabdominal. Entretanto, esse exame apresenta algumas limitações em pacientes obesos e/ou com infiltração gordurosa, diminuindo sua sensibilidade. Além disso, é um estudo examinador dependente em comparação com outros métodos de imagem. A ausência de contraste endovenoso também diminui sua sensibilidade e especificidade, não sendo considerado uma alternativa válida no planejamento pré-operatório de cirurgias hepáticas[8]. Por isso, essa avaliação é mais bem efetuada pela TC, que avalia o fígado e doença extra-hepática. No fígado, comumente as metástases aparecem como nódulos sólidos, parcialmente liquefeitos, com baixa atenuação, hipovascularizados (Figura 24.2). E, uma metanálise de 25 publicações (1.747 pacientes), a sensibilidade de TC para metástases hepáticas chegou a 72%[9]. Em pacientes com doença hepática limitada, a indicação de RM com aspecto específico é recomendada[10].

Nos 10 a 15% dos pacientes que apresentam nódulos peritoneais no diagnóstico (40 a 70% quando há recidiva), a TC detecta no máximo 60 a 76% dos implantes[11]. Constitui a melhor modalidade de imagem para detecção de nódulos pulmonares, mas tem baixa especificidade.

Estadiamento Pré-operatório do Câncer Colorretal

24

Fábio Guilherme C. M. de Campos
Angela Hissae Motoyama Caiado
Rodrigo Ambar Pinto

INTRODUÇÃO

A disseminação do câncer colorretal (CCR) ocorre por via linfática, hematogênica, por contiguidade, por via neural e por implantes. Por via hematogênica, os principais órgãos envolvidos são fígado, pulmões e ossos. Por contiguidade, os tumores invadem órgãos adjacentes ao segmento comprometido. Na avaliação dos fatores prognósticos, o estadiamento permanece como o fator preditivo de maior impacto na evolução do paciente[1].

A utilização de exames de imagem para o estadiamento tumoral é fundamental para a estratificação dos pacientes, mas ainda é uma área em evolução. A União Internacional Contra o Câncer estabeleceu a Classificação TNM que inclui informação sobre a profundidade de invasão, número e local dos linfonodos comprometidos e metástases à distância. De acordo com a American Cancer Society, esse sistema atualmente estratifica os tumores em:

- Estádio 0 (TisN0M0).
- Estádio I (T1,2N0M0).
- Estádio IIA (T3N0M0).
- Estádio IIB (T4N0M0).
- Estádio IIIA (T1,2N1M0).
- Estádio IIIB (T3,4N1M0).
- Estádio IIIC (TxN2,3M0).
- Estádio IV (TxNxM1).

O conhecimento da incidência de cada estádio da doença tem relevância clínica, uma vez que a detecção em estádio precoce aumenta a chance de ressecção R0 e o potencial de cura (Tabela 24.1). Nos Estados Unidos, a incidência de doentes no estádio I aumentou nos últimos anos, situando-se ao redor de 30%. Os estádios II, III e IV são registrados em incidências de 27, 24 e 19%, respectivamente. Outra observação importante é que pacientes mais idosos são diagnosticados mais frequentemente em estádios 0 e I e três vezes menos em estádio IV quando comparados a doentes mais jovens. Uma possibilidade é que doentes jovens se sintam com menos risco e ignorem sintomas por período mais longo[2].

TABELA 24.1 – Incidência e sobrevida (SV) dos estádios tumorais do câncer colorretal

Estádios	I (30%)	II (27%)	III (24%)	IV (19%)
SV – Cólon	93%	72(IIB) a 85% (IIA)	44 (IIIC) a 83%(IIIA)	8%
SV – Reto	92%	56 a 73%	30 a 67%	8%

O manuseio de tumores retais é dependente do estadiamento pré-operatório acurado, pois a individualização da conduta em cada caso é essencial para a seleção/aplicação das terapias e para reduzir os efeitos adversos, dependendo não só de características tumorais como também do paciente. A relação do tumor com o complexo esfincteriano e a possibilidade de atingir margens livres (radial e distal) constituem etapas fundamentais no sucesso do tratamento.

Os principais objetivos do estadiamento são determinar a conduta terapêutica, fazer uma estimativa inicial do prognóstico e avaliar a necessidade de tratamento complementar (rádio, químio e imunoterapias). Esse estadiamento irá determinar inicialmente se vale a pena operar o paciente, as chances de ressecar o tumor e as possibilidades de se fazer uma cirurgia radical do ponto oncológico. Ainda mais, fornecerá dados que serão importantes na decisão terapêutica, como a viabilidade de ressecção tumoral local, endoscópica ou cirúrgica; nesta última, se o procedimento preservará a musculatura esfincteriana ou não. No seguimento pós-operatório, o estadiamento é utilizado para fazer o diagnóstico precoce de recidivas tumorais.

que levantou 26 séries com um total de 23.434 pacientes[17], embora muitas séries apresentem variações entre 7 e 29%. Sendo que o carcinoma é a causa mais comum de obstrução do intestino grosso no idoso[18].

Quando nos deparamos com um paciente que vem apresentando determinado grau de constipação, necessitando de doses cada vez maiores para conseguir manter o ritmo intestinal, mesmo com o estado geral pouco comprometido, devemos estar alertas para a possibilidade de doença obstrutiva do cólon. Sabe-se que o carcinoma é a causa mais comum de obstrução de cólon. As lesões do cólon direito, geralmente são vegetantes, e devido ao fato de a luz colônica ser maior é mais rara a obstrução desse lado. Mas o contrário não acontece no cólon esquerdo e a obstrução pode ocorrer mais rapidamente, com sintomas de cólica, náusea e vômitos. A distensão comumente encontrada pode dificultar a palpação de uma massa. O toque retal nos informa a existência ou não de um tumor retal ou sinais de implante no fundo de saco. A radiologia do abdômen nos revela o grau de distensão e o nível de obstrução, assim como o estado do intestino delgado mostrando uma válvula ileocecal competente ou não. Existe um determinado tipo de colite inespecífica que ocorre proximal ao quadro de obstrução que se assemelha à colite isquêmica, e só é percebido no momento da cirurgia. A colite isquêmica associada ao carcinoma obstrutivo de cólon pode se apresentar de forma grave com gangrena e perfuração conforme destacam Seow-Choen, et al.[19]. Alguns ensaios realizados nos Estados Unidos mostraram que os carcinomas com obstrução no cólon direito têm maior possibilidade de recorrência, assim como uma maior mortalidade relacionada do que os do lado esquerdo[20].

COMENTÁRIOS FINAIS

Poderíamos concluir que os sinais e sintomas para o carcinoma colorretal, como já foi citado aqui por vários autores, não têm características próprias e com isso o médico, ao fazer a anamnese com o paciente, deve ter o cuidado em pensar com várias hipóteses para iniciar uma propedêutica adequada sem, contudo, minimizar sinais e sintomas e também não exagerando na tecnologia moderna. É importante pensar que o abdome é um território que, como o próprio nome diz (*abdere* = "esconder" em latim), tem a função de esconder/proteger os órgãos internos. Portanto, cabe ao cirurgião colorretal, a partir dos sintomas, perceber qual a melhor propedêutica, já que não há sinais e sintomas típicos para o carcinoma do cólon e do reto.

REFERÊNCIAS BIBLIOGRÁFICAS

1. Aldridge MC, Phillips RKS, Hittinger R et al. Influence of tumor site on presentation, management and subsequent outcome in large bowel cancer. Br J Surg 1986; 73: 663-70.
2. Runkel NS, Schalg P, Scharwz V et al. Outcome after emergency surgery for cancer of large intestine. Br J Surg 1991; 78: 183-8.
3. Speights VO, Johnson MW, Stoltenberg PH et al. Colorectal Cancer: Current trends in initial clinical manifestations. South Med J 1991; 84: 575.
4. Steinberg SM, Barkin JS, Kaplan RS et al. Prognostic indicators of colon tumors. The Gastrointestinal Tumor Study Group experience. Cancer 1986; 57: 1866.
5. Panwalker AP. Unusual infections associated with colorectal cancer. Rev Infect Dis 1988; 10: 347.
6. Beahrs OH, Sanfelippo PM. Factors in prognosis of colon and rectal cancer. Cancer 1971; 28: 213.
7. Copeland EM, Miller LD, Jones RS. Prognostic factors in carcinoma of the colon and rectum. Am J Surg 1968; 116: 875.
8. Ananda SS, McLaughlin SJ, Chen F et al. Initial impact of Australia's National Bowel Cancer Screening Program. Med J Aust 2009; 191: 378.
9. Beart RW Jr., Melton LJ, Maruta M et al. Trends in right and colon – left sided cancer. Dis Colon Rectum 1983; 26: 393-8.
10. Archer PL, Mishlab T, Rahman M, Bates T. Iron-deficiency anaemia and delay in the diagnosis of colorectal cancer. Colorectal Dis 2003; 5: 145-8.
11. Evers BM, Mullins RJ, Mathews TH, Multiple adenocarcinomas of the colon and rectum: an analysis of incidences and current trends. Dis Colon Rectum 1988; 31: 518-22.
12. Pinol V, Andreu M, Castells A et al. Synchronous colorectal neoplasms in patients with colorectal cancer: predisposing individual and familial factors. Dis Colon Rectum 2004; 47: 1192-200.
13. Slater G, Fleshner P, Aufses AH Jr. Colorectal cancer location and synchronous adenomas. Am J Gastroenterol 1988; 83 (8): 832-6.
14. Chu DZ, Giacoo G, Martin RG, Guinee VF, The significance of synchronous carcinoma and polyps in the colon and rectum. Cancer 1986; 57: 445-50.
15. Tanaka H, Hiyama T, Hanai A et al. Second primary cancers following colon and rectal cancer in Osaka Japan. Jpn J Cancer Res 1991; 82: 1356-65.
16. Schoen RE, Weissfeld JL, Kuller LH. Are women with breast, endometrial, or ovarian cancer at increased risk for colorectal cancer? Am J Gastroenterol 1994; 89: 835-42.
17. Ohman U. Prognosis in patients with obstructing colorectal cancer. Am J Surg 1982; 143: 742-7.
18. De Dombal FT, Matharu SS, Staniland JR et al. Presentation of cancer to hospital as "acute abdominal pain". Br J Surg 1980; 67: 413-6.
19. Seow-Choen F, Chua TL, Goh HS. Ischemic colitis and colorectal cancer: some problems and pitfalls. Int J Colorectal Dis 1993; 8: 210-2.
20. Wolmark N, NSABP Investigators. The prognostic significance of tumor location and bowel obstruction in Dukes B and C colorectal cancer. Ann Surg 1983; 198: 743-50.

Doença intestinal inflamatória (DII)

Está comprovada a associação entre CCR e retocolite ulcerativa crônica inespecífica (RCUI). A extensão da doença e seu tempo de duração são os principais determinantes. Pancolites aumentam entre 5 e 15% o risco de CCR, quando comparado com a população em geral. Quando a RCUI está limitada ao cólon esquerdo, esse aumento é de cerca de três vezes o risco relativo. Não há aumento do risco de CCR nos casos em que somente o reto está comprometido (proctite)[48].

O risco de CCR em RCUI aumenta oito a dez anos após o diagnóstico inicial de pancolite, e quinze a vinte anos em colites limitadas ao cólon esquerdo. A probabilidade de desenvolver CCR aumenta então com o tempo de duração da doença e, a partir da quarta década de doença, chega a 30%[48].

O aumento na incidência de CCR em RCUI é estimado em cerca de 0,5% por ano de doença, entre os dez e vinte anos, e após, em 1% para cada ano subsequente.

O processo inflamatório sistêmico por si pode ser um fator de risco para CCR. Isso explicaria o efeito protetor, no cólon, dos anti-inflamatórios não esteroides.

Em um estudo controle, a elevação da proteína C-reativa esteve associada a aumento do risco de CCR na população de risco médio[49].

Obesidade

A obesidade tem sido associada a várias doenças. Embora muitos fatores permaneçam sem comprovação, evidências indicam que inatividade física, o excesso de peso e a deposição de gordura visceral estão relacionados a risco de CCR.

Dois estudos mostraram que a obesidade aumenta em 1,5 vezes o risco de câncer de cólon[50,51]. Além disso, também eleva o risco de morte por CCR[52-54].

REFERÊNCIAS BIBLIOGRÁFICAS

1. Silva LASR. Estimativa 2010. Incidência do Câncer no Brasil. Inca; 2009.
2. Parkin DM, Whelan SI, Ferlay J, Teppo L, Thomas DB. Cancer in five continents. IARC Scientific Publications 2003; Vol. VIII.
3. American Cancer Society. Colorectal Cancer. Facts and figures. ACS; 2010. In: http://www.cancer.org/Research/cancerfactsfigures/colorectal-cancer
4. Eddy DM. Screening for colorectal cancer. Ann Inter Med 1990; 113: 373.
5. Edwards BK, Ward E, Kohler BA et al. Annual report to the nation on the status of cancer, 1975-2006, featuring colorectal cancer trends and impact of interventions to reduce future rates. Cancer 2006; 107: 1711.
6. Franco ED, Franco EL. Epidemiologia e fatores de risco em câncer colorretal. In: Rossi BM, et al. Câncer de cólon, reto e ânus. São Paulo: Tecmedd; 2005.
7. Ries L, Kosary CL, Hankey BF et al. SEER cancer statistics 1973-1995. Bethesda: National Cancer Inst; 1998.
8. Parkin DM, Pisani P, Ferlay, J. Global Cancer Statistics. CA Cancer J Clin 1999; 49: 33.
9. Registro de Câncer de Base Populacional de Porto Alegre: Secretaria Estadual de Saúde; 2003.
10. Takada H, Ohsawa T, Iwamoto S, et al. Changing site distribution of colorectal cancer in Japan. Dis Colon Rectum 2002; 45(9):1249-54.
11. Gervaz P, Bucher P, Neyroud-Caspar I, et al. Proximal location of colon cancer is a risk factor for development of metachronous colorectal cancer: a population-based study. Dis Colon Rectum 2005; 48(2):227-32.
12. Benedix F, Kube R, Meyer F, et al. Colon/Rectum Carcinomas (Primary Tumor) Study Group. Comparison of 17,641 patients with right- and left-sided colon cancer: differences in epidemiology, perioperative course, histology, and survival. Dis Colon Rectum 2010; 53 (1): 57-64.
13. Yancik R. Population age and cancer: a cross-national concern. Cancer J 2005; 11: 437.
14. ruz GMG, Santana JL, Santana SKAA, et al. Câncer colônico – epidemiologia, diagnóstico, estadiamento e gradação tumoral de 490 pacientes. Rev bras Coloproct 2007; 27 (2): 139-153.
15. Koo JH, Leong RW. Sex differences in epidemiological, clinical and pathological characteristics of colorectal cancer. J Gastroenterol Hepatol 2010; 25: 33-42.
16. Fernandes E, Bosetti C, La Vecchia C, Levi F, Fioretti F, Negri E. Sex differences in colorectal câncer mortality in Europe 1955-1996. Eur J Cancer Prev 2000; 9: 99-104.
17. Koo Jh, Jalaludin B, Wong SKC, KneeboneA, Connor SJ, Leong RWL. Improved survival in young women with colorectal cancer. Am J Gastroenterol 2008; 103: 1488-95.
18. Australian Institute of Health and Welfare (AIHW). Heart, stroke and vascular diseases. Australian Facts; 2004.
19. Lipska MA, Bisset IP, Parry BR, Merrie AEH. Anastomotic leakage after lower gastroitestinal anastomosis: men are at a higher risk. ANZ J Surg 2006; 76: 579-85.
20. Kinney AY, Harrell J, Slattery M, et al. Rural-urban differences in colon cancer risk in blacks and whites: the North Carolina Colon Cancer Study. The Journal of Rural Health: Official Journal of the American Rural Health Association and the National Rural Health Care Association 2006; 22: 124-30.
21. Rossi BM, Pinho M. Tumores colorretais hereditários. Genética e biologia molecular para o cirurgião 1999; 10: 173.
22. Burt RW, DiSario JÁ, Cannon-Albright. Genetics of colon cancer: impact of inheritance on colon cancer risk. Annu Rev Med 1995; 46: 371.
23. Laken SJ, Petersen GM, Gruber SB et al. Familial colorectal cancer in Ashkenazim due to a hypermutable tract in APC. Nat Genet 1997; 17: 79.
24. Spirio L, Olschwang S, Groden J et al. Allelesof the APC gene: an attenuated form of familial polyposis. Cell 1993; 75: 951.
25. Waldmann A, Raspe H et al. Colon câncer risk in persons at familial or hereditary risk ages < 55 years. Zeitschrift fur Gastroenterologie 2009; 47 (10): 1052.
26. Coura RS. Prevalência e valor prognóstico de marcadores moleculares em tumores colorretais esporádicos. Tese de Mestrado

lhor entendimento o tipo de gorduras (saturadas, mono ou poli-insaturadas) que levaria ao aumento do risco de CCR[34].

Cálcio

O cálcio pode, indiretamente, inibir o CCR. Esse elemento age ligando-se a ácidos biliares e formando insolúveis. Com isso há uma redução da a resposta proliferativa das células epiteliais colônicas à ação de quantidades excessivas de gorduras, de ácidos biliares ou ácidos graxos, que são irritativos à mucosa colônica[34].

Esse efeito do cálcio parece ser dose-dependente. A ingestão suplementar de cálcio mostrou resultados modestos no controle e prevenção de adenomas.

O National Institute of Health (NIH-AARP) realizou um estudo que incluiu 293.907 homens e 198.903 mulheres com idade entre 50 e 71 anos, que foram seguidos por sete anos. Nesse estudo, foi observada diminuição significativa na ocorrência de CCR[35]. A diminuição foi progressiva até a dose diária de 1.300 mg/dia. Doses diárias superiores não mostraram diferenças. Entre aqueles com a maior ingestão de cálcio, o risco de CCR diminuiu aproximadamente 16% (HR 0,84, 95% CI 0,77 a 0,92)[36].

Antioxidantes

Antioxidantes como retinoides, carotenoides, ácido ascórbico, alfatocoferol e selênio têm sido relacionados à diminuição do CCR por sua ação na neutralização de radicais livres. Epidemiologicamente, existe dificuldade em comprovar essa ação devido à presença dessas substâncias em alimentos comuns, como frutas e vegetais.

Uma metanálise de oito estudos controlados não encontrou evidências convincentes de que agentes antioxidantes tenham qualquer efeito benéfico na prevenção primária ou secundária de adenomas colorretais[37].

Folato e metionina

O folato está presente em frutas frescas e folhas verdes; e a metionina em carnes vermelhas e brancas. Ambos fazem parte do processo celular, são importantes na síntese, reparo e metilação do DNA.

O epitélio colônico é vulnerável a baixa de folato e metionina. Acredita-se que em determinadas quantidades, essas substâncias teriam efeito protetor contra o CCR, assim como sua deficiência, no caso de pacientes idosos ou etilistas, determinariam maior dano celular ao epitélio colônico.

Estudos indicam que a suplementação de folato em pacientes com maior risco de desenvolver CCR teria efeito na carcinogênese, diminuindo a chance de proliferação celular da mucosa colônica e deformidade das criptas[38].

Outros trabalhos parecem mostrar o inverso. Foi encontrado um aumento no número de adenomas recorrentes em pacientes utilizando suplementação de ácido fólico[39].

Álcool

O consumo aumentado de álcool, juntamente com a deficiência de folato que ocorre, pode aumentar o risco de CCR. Em um estudo europeu de 2007, o consumo elevado de álcool aumentou o risco de CCR, especialmente com doses acima de 30 g/dia[40].

Por outro lado, o aumento do folato e metionina na dieta, o uso regular de vitaminas contendo folato e a diminuição da ingestão alcoólica diminuiu o risco de CCR associado à história familiar da doença[41].

Junto à baixa ingestão de folato e metionina, o abuso de álcool aumenta em duas a três vezes o risco de CCR. Esses estudos reforçam que o uso abusivo de álcool e a deficiência de folato são fatores de risco independentes para CCR.

Diabetes mellitus

A associação de *diabetes mellitus* (DM) ao aumento no risco de CCR vem sendo, nos últimos anos, cada vez mais comprovada. Em metanálise de quinze estudos, incluindo 2,5 milhões de participantes, estimou-se risco de CCR 30% maior nos diabéticos quando comparados aos não diabéticos (RR 1,30, 95% CI 1,20 a 1,40)[42].

A hiperinsulinemia pode ser o fator responsável pelo aumento do risco de CCR nos diabéticos. A insulina é um importante fator de crescimento das células da mucosa colônica e estimula células neoplásicas[43]. A presença de fatores de crescimento *insulina like* IGF-I e IGFBP-3, quando encontrados em níveis aumentados no plasma, parece influenciar o risco de CCR, o primeiro aumentando o risco relativo para 2,5, e o segundo diminuindo o risco relativo para 0,28[44].

Pacientes com DM tipo II (não insulino-dependentes) têm risco aumentado de desenvolver CCR, o mesmo não ocorrendo nos pacientes com DM tipo I.

O uso continuado de insulina também aumentou em 2:1 o risco de CCR em diabéticos, principalmente a partir do primeiro ano de uso. Esses pacientes também tendem a ter prognóstico menos favorável após o diagnóstico e tratamento.

Tabagismo

O tabagismo tem sido associado ao aumento tanto na incidência como na mortalidade por CCR. Uma metanálise de 106 estudos observacionais mostrou que o risco de desenvolvimento de CCR estava elevado entre os fumantes (RR 1,18, 95% CI 1,11 a 1,25)[45]. O risco de morte por CCR também estava aumentado (RR 1,25, 95% CI 1,14 a 1,37).

O tabagismo também é fator de risco para adenomas, principalmente pólipos de alto risco (maiores que 1 cm e com características displásicas)[46].

Recentemente, foi comprovada a associação do tabagismo ao aumento do risco de CCR em pacientes com síndrome de Lynch[47].

Capítulo 27 – Câncer no Reto: Técnicas Operatórias Fundamentais

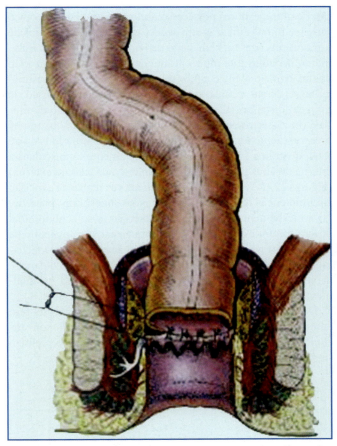

Figura 27.12 – Esquema do aspecto final de anastomose coloanal manual.

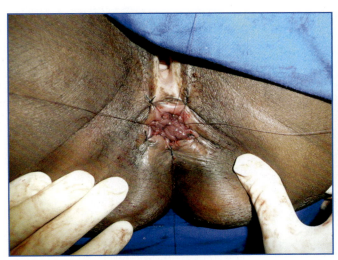

Figura 27.13 – Aspecto final externo de anastomose coloanal manual.

Ressecção anterior com reservatório colônico

A ressecção do reto seguida de anastomose colorretal muito baixa ou coloanal associa-se a razoáveis indicações de alterações na frequência e tipo de evacuações, urgência, e vários graus de incontinência anal. As principais alterações resultam da perda do reservatório retal, lesão do esfíncter interno do ânus e sensação alterada da sensibilidade anorretal.

A construção de um reservatório colônico como técnica complementar à ressecção anterior baixa e ultrabaixa tem sido recomendada para reduzir estas alterações principalmente no que diz respeito à sua duração.

O reservatório colônico pode ser feito de várias maneiras. As técnicas mais utilizadas são as chamadas em J e a coloplastia transversa.

O reservatório em J foi proposto pioneiramente por Lazorthes et al. e Parc et al.[37,38]. Numerosos seguidores com pequenas modificações relataram resultados bastante satisfatórios. Deve ter tamanho curto, não excedendo 7,5 cm, e as suturas podem ser feitas de forma manual ou mecânica (Figura 27.14). Apresenta como principal desvantagem ser algumas vezes de difícil realização por dificuldades técnicas relacionadas ao comprimento do cólon para alcançar a pelve sem tensão e à dificuldade da passagem da bolsa pela pelve estreita principalmente em doentes do sexo masculino, e obesos.

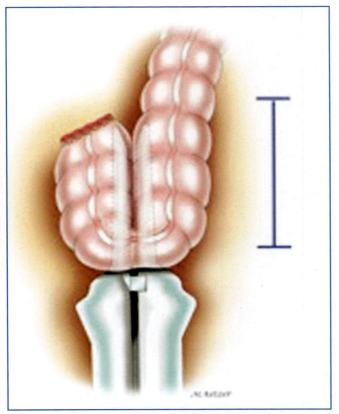

Figura 27.14 – Desenho de bolsa colônica em J com extensão aproximada de 7,5 cm.

Preferimos a derivação por ileostomia em alça pela melhor aceitação dos doentes por seu tamanho, falta de odor e, particularmente, para não haver compromisso da arcada vascular que pode ocorrer quando se faz colostomia em alça.

A coloplastia transversa proposta inicialmente por Z'Graggen et al.[39,40] evita essas desvantagens. Consiste na feitura de uma incisão longitudinal abrangendo todas as camadas do cólon de 7 a 9 cm de extensão iniciada a 4 cm acima da extremidade a ser anastomada no canal anal (Figuras 27.15A e 27.15B). É tecnicamente de fácil construção, dispensa o uso de mais uma sutura mecânica. O reservatório assim obtido é pequeno, sem dificuldade de ser trazido ao canal anal. A anastomose coloanal é realizada de maneira habitual, com sutura manual ou mecânica (Figura 27.16).

Em um trabalho de metanálise recente, tanto a bolsa colônica em J como a coloplastia transversa trouxeram benefício funcional em relação à anastomose direta quando avaliadas precocemente[41]. Entretanto, quando comparadas as duas modalidades cirúrgicas, não foram encontradas diferenças significativas entre as técnicas[42]. Além disso, aparentemente os resultados funcionais tardios (três anos) são semelhantes entre as três técnicas.

Ressecção interesfincteriana

A obtenção de margem distal apropriada pode ser critica em pacientes com tumores muito distais. Neste caso, a aplicação de grampeadores por acesso abdominal ou laparoscópico torna-se muito difícil. Assim sendo, em casos selecionados de tumores precoces ou com efeito de regressão tumoral ao tratamento neoadjuvante muito pronunciado, pode-se lançar mão de um artifício técnico conhecido como ressecção interesfincteriana[43]. Nesta técnica, o cirurgião estabelece a extensão da margem distal por acesso transanal através de incisão da mucosa (mucosectomia) ou interesfincteriana (parcial, quando há preservação de um segmento distal de musculatura interna ou total, quando a incisão resseca completamente a musculatura interna do ânus preservando-se apenas a musculatura externa) (Figuras 27.17A, 27.17B e 27.17C). Uma vez realizada a incisão circunferencial do reto nas suas camadas superficiais, procede-se ao fechamento da sua luz. A dissecção por via abdominal deverá comunicar com a dissecção transanal, com o auxílio de uma compressa pequena colocada pelo ânus depois do fechamento do reto incisado. Finalmente, a anastomose coloanal é habitualmente realizada com sutura manual como habitualmente feita em outras situações de anastomose coloanal.

Do ponto de vista oncológico, este procedimento tem demonstrado resultados semelhantes às ressecções convencionais alem de resultados funcionais aceitáveis sem prejuízo significativo da qualidade de vida[44].

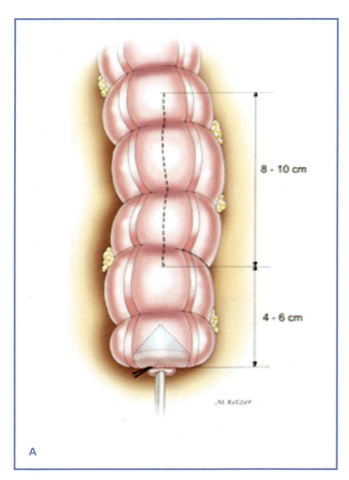

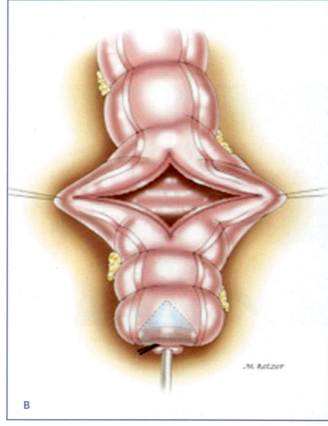

Figura 27.15 – Esquema para confecção de coloplastia transversa com incisão longitudinal do cólon (A) e fechamento transversal (B).

Capítulo 27 – Câncer no Reto: Técnicas Operatórias Fundamentais   383

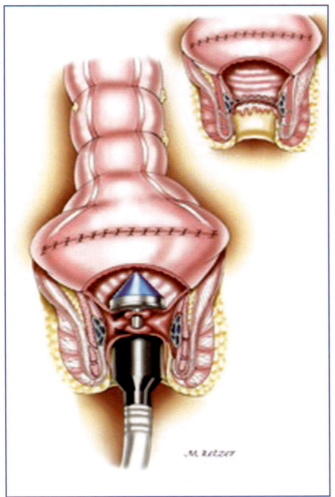

Figura 27.16 – Esquema de sutura mecânica coloanal após coloplastia transversa.

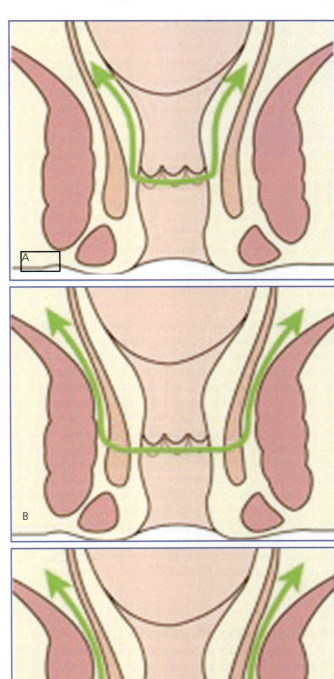

Figura 27.17 – Esquema de ressecção interesfincteriana com mucosectomia (A), ressecção parcial (B) ou total do esfíncter interno do ânus (C).

Excisão transanal do câncer de reto

A possibilidade de se realizar ressecção local com intenção curativa para o adenocarcinoma do reto distal é extremamente desejável, uma vez que está associada à morbidade mínima e mortalidade virtualmente nula, não há risco de comprometimento da função sexual ou urinária e não há necessidade de se realizar colostomia. Entretanto, existe o risco de ressecção incompleta e de haver doença regional não suspeitada, particularmente quando à ressecção não se associou terapia neo ou adjuvante. Entretanto, reconhece-se que nos casos em que o tumor não pode ser estadiado ou apresentar características histológicas adversas (tais como margem comprometida, pouca diferenciação celular ou invasão linfovascular), terapia adicional (quimioterapia ou cirurgia radical ou ambas) deve ser indicada. Contudo, é digno de nota o fato de que mesmo o estadiamento T patológico coincidindo com o estadiamento pré-operatório, o risco de metástases linfonodais regionais é de 0 a 12% para tumores T1, 12 a 28% para T2 e 36 a 79% para T3[45,46]. O risco de metástases linfonodais também aumenta na presença de achados morfológicos e histológicos adversos[46].

O estadiamento pré-operatório com ultrassonografia endorretal deve ser realizado quando há intenção de se fazer ressecção local. Os critérios de inclusão devem ser rigorosamente respeitados e incluir tumores pequenos e móveis, Tis e T1, bem ou moderadamente diferenciados situados a menos do que 6 a 8 centímetros da borda anal, envolvendo menos que um quadrante do reto, sem invasão angiolinfática e possibilidade de obter uma margem de segurança de 5 mm[47]. Os pacientes portadores de tumores com estadiamento patológico T2 ou maior não são bons candidatos a esta modalidade terapêutica. Acredita-se que, se estes critérios forem seguidos, menos que 5% dos pacientes com tumores retais podem se beneficiar desse procedimento. Em nossa série a ressecção local representou 3,2% das operações para câncer do reto.

Os resultados da excisão local do câncer retal têm uma ampla variabilidade nos trabalhos relatados e são obtidos a partir de estudos retrospectivos em uma única instituição. As taxas de recidiva local variam de 0 a 32%. Esta variação pode ser explicada por diferenças na seleção dos pacientes, técnica cirúrgica e duração e frequência do seguimento. Em estudo recente as taxas de recidiva local de 18 e 37% foi verificada em pacientes com tumores T1 e T2, respectivamente, após um seguimento de 54 meses. Essa taxa mostrou-se significativamente maior quando comparada a pacientes em que foi realizada a cirurgia radical (T1 = 0% e T2 = 6%)[48,49]. Os resultados reforçam a necessidade de se indicar com muito critério a ressecção local, indicação esta atualmente limitada ao tumor estádio T1 sem fatores de risco, qual seja presença de linfonodos ou comprometimento de margem de ressecção. As margens de ressecção devem ser amplas e devem ser fixadas para correto exame histopatológico.

Microcirurgia endoscópica transanal

A técnica de microcirurgia endoscópica transanal (MET) foi desenvolvida para tratar tumores que seriam tratadas pela técnica de excisão transanal, mas se localizam em uma porção muito alta do reto para serem abordadas por tal técnica.

A técnica foi descrita em 1988 e consiste no uso de instrumentos cirúrgicos através de um retoscópio de 40 mm de diâmetro, que é inserido pelo ânus[50]. O reto é distendido por meio da infusão de dióxido de carbono pelo retoscópio e os instrumentos ópticos permitem visão estereoscópica. A ressecção precisa da lesão no reto proximal, normalmente inacessível pela técnica transanal padrão, resulta em desconforto e morbidade mínimos. Embora este método seja preferencialmente usado em lesões benignas, ele tem sido usado em lesões malignas em casos selecionados.

Os resultados de dez anos de experiência com o MET foram publicados por diversos centros. A compilação de todos os resultados obtidos pelos diversos centros demonstra resultados similares em termos de recidiva local quando comparado aos resultados obtidos com ressecção transanal convencional (9% para os tumores pT1 e 20% para os tumores pT2)[51].

Princípios técnicos da ressecção transanal

Independentemente do acesso convencional ou por microcirurgia endoscópica, a ressecção transanal deve ser realizada através da incisão da parede do reto, preferencialmente na sua espessura total atingindo a gordura perirretal nos casos de neoplasia maligna (Figura 27.18). Antes do início da ressecção, o cirurgião deve demarcar a área de ressecção respeitando margem lateral não inferior a 1 cm (Figura 27.19). Ressecções superficiais devem ser restritas aos casos de lesões benignas do reto. Habitualmente, a eletrocauterização é suficiente para obter hemostasia adequada da parede de espessura total do reto. Apesar disso, fontes de energia alternativas como o bisturi harmônico podem ser utilizadas com bons resultados. Uma vez ressecada a lesão com margem lateral mínima de 1 cm, pode-se realizar o fechamento do defeito criado na parede do reto através de sutura com fio absorvível com pontos separadas nos casos de defeitos maiores ou sutura contínua nos casos defeitos menores na parede do reto. Alternativamente, defeitos da parede do reto extraperitonial podem ser deixados abertos para cicatrização por 2ª intenção sem maiores consequências clinicas relevantes.

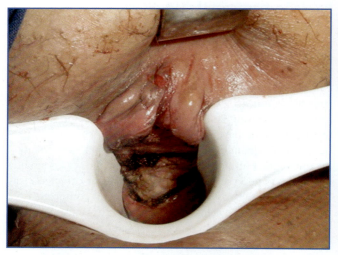

Figura 27.18 – Aspecto do reto com exposição da gordura perirretal após excisão transanal convencional.

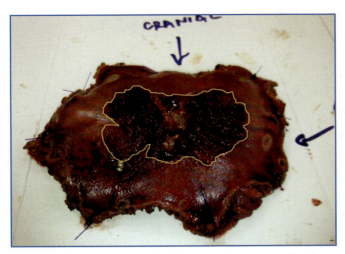

Figura 27.19 – Peça cirúrgica obtida após ressecção transanal endoscópica microcirúrgica.

REFERÊNCIAS BIBLIOGRÁFICAS

1. Balch GC, De Meo A, Guillem JG. Modern management of rectal cancer: a 2006 update. World J Gastroenterol 2006; 12 (20): 3186-95.
2. Jeong SY, Chessin DB, Guillem JG. Surgical treatment of rectal cancer: radical resection. Surg Oncol Clin N Am 2006; 15 (1): 95-107, vi-vii.
3. Wille-Jorgensen P, Guenaga KF, Castro AA, Matos D. Clinical value of preoperative mechanical bowel cleansing in elective colorectal surgery: a systematic review. Dis Colon Rectum 2003; 46 (8): 1013-20.
4. Brunetti-Netto C, Habr-Gama A, Sousa-Junior AHS, Bocchini SF, Pinotti HW. Estudo prospectivo randomizado de preparo intestinal para operações efetivas do cólon e reto pelo método convencional de laxativos e enemas e pela administração oral de solução de Manitol a 10%. Rev bras Coloproct 1988; 8 (1): 17-21.
5. Habr-Gama A, Teixeira MG, Alves PRA, Ventura TCM, Gama-Rodrigues JJ. Emprego de solução de Manitol a 10% no preparo do intestino grosso para colonoscopia e cirurgias. Rev Hosp Clín Fac Med S Paulo 1981; 36 (6): 239-43.
6. Habr-Gama A, Vieira MJF, Sousa Junior AHS, Alves PA, Travassos VHCR, Gama-Rodrigues JJ et al. Bowel preparation for elective colorectal surgery. A prospective study using electrolyte solution containing polyethylene glycol. ABCD Arq Bras Cir Dig 1987; 2 (1): 3-8.
7. Alves PRA, Sousa.Junior AHS, Habr-Gama A, Gama-Rodrigues J, Pinotti HW. "Express mannitol": a safe and fast bowel preparation for colonoscopy used on 3,400 consecutive patients. ABCD Arq Bras Cir Dig 1991; 6 (1): 20-3.
8. Habr-Gama A, Kiss DR, Araújo SEA, Bringel RWA. Preparo intestinal para cirurgia colorretal eletiva: Polietileno (PEG) x Fosfato de sódio (FS) – Resultados de estudo prospectivo e randomizado. Rev bras Coloproct 1998; 18: 85-9.
9. Jayne DG, Thorpe HC, Copeland J, Quirke P, Brown JM, Guillou PJ. Five-year follow-up of the Medical Research Council CLASICC trial of laparoscopically assisted versus open surgery for colorectal cancer. Br J Surg 2010; 97 (11): 1638-45.
10. Nelson RL, Glenny AM, Song F. Antimicrobial prophylaxis for colorectal surgery. Cochrane Database Syst Rev 2009; (1): CD001181.
11. Habr-Gama A, Nóbrega TV, Gama-Rodrigues JJ, Teixeira MG, Campos F, Mucerino D et al. Profilaxia da infecção em cirurgia colorretal eletiva – Cefoxitina ou Metronidazol em 3 doses. Rev bras Coloproct 1983; 3 (3): 83-9.
12. Gama-Rodrigues JJ, Habr-Gama A, Sousa.Junior AHS, Pinotti HW. Análise de fatores determinantes da seleção dos antibióticos pelos cirurgiões. Rev Bras Med 1985; 42 (4): 59-65.
13. Habr-Gama A, Alves PRA, Vieira MJF, Bertevello PL, Gama-Rodrigues JJ. Prophylactic short course of Metronidazole and Netilmicin used in two schemes for elective colorectal surgery. ABCD Arq Bras Cir Dig 1992; 7 (2): 33-9.
14. Tjandra JJ, Kilkenny JW, Buie WD, Hyman N, Simmang C, Anthony T et al. Practice parameters for the management of rectal cancer (revised). Dis Colon Rectum 2005; 48 (3): 411-23.
15. Nelson H, Petrelli N, Carlin A, Couture J, Fleshman J, Guillem J et al. Guidelines 2000 for colon and rectal cancer surgery. J Natl Cancer Inst 2001; 93 (8): 583-96.
16. Rodriguez-Bigas MA, Petrelli NJ. Pelvic exenteration and its modifications. Am J Surg 1996; 171 (2): 293-8.
17. Davies GC, Ellis H. Radical surgery in locally advanced cancer of the large bowel. Clin Oncol 1975; 1 (1): 21-6.
18. Sagar PM, Hartley MN, Macfie J, Mancey-Jones B, Sedman P, May J. Randomized trial of pelvic drainage after rectal resection. Dis Colon Rectum 1995; 38 (3): 254-8.
19. McArdle CS, Hole DJ. Influence of volume and specialization on survival following surgery for colorectal cancer. Br J Surg 2004; 91 (5): 610-7.
20. Heald RJ, Husband EM, Ryall RD. The mesorectum in rectal cancer surgery – the clue to pelvic recurrence? Br J Surg 1982; 69 (10): 613-6.
21. Heald RJ, Ryall RD. Recurrence and survival after total mesorectal excision for rectal cancer. Lancet 1986; 1 (8496): 1479-82.
22. Wang C, Zhou ZG, Wang Z, Chen DY, Zheng YC, Zhao GP. Nodal spread and micrometastasis within mesorectum. World J Gastroenterol 2005; 11 (23): 3586-90.
23. Zaheer S, Pemberton JH, Farouk R, Dozois RR, Wolff BG, Ilstrup D. Surgical treatment of adenocarcinoma of the rectum. Ann Surg 1998; 227 (6): 800-11.
24. Williams NS, Price R, Johnston D. The long term effect of sphincter preserving operations for rectal carcinoma on function of the anal sphincter in man. Br J Surg 1980; 67 (3): 203-8.
25. Luke M, Kirkegaard P, Lendorf A, Christiansen J. Pelvic recurrence rate after abdominoperineal resection and low anterior resection for rectal cancer before and after introduction of the stapling technique. World J Surg 1983; 7 (5): 616-9.
26. Williams NS, Johnston D. Survival and recurrence after sphincter saving resection and abdominoperineal resection for carcinoma of the middle third of the rectum. Br J Surg 1984; 71 (4): 278-82.
27. Porter G. Surgeon-related factors and outcome in rectal cancer treatment. Int J Surg Investig 1999; 1 (3): 257-8.

28. Porter GA, Soskolne CL, Yakimets WW, Newman SC. Surgeon-related factors and outcome in rectal cancer. Ann Surg 1998; 227 (2): 157-67.
29. Miles WE. A method of performing abdomino-perineal excision for carcinoma of the rectum and of the terminal portion of the pelvic colon (1908). CA Cancer J Clin 1971; 21 (6): 361-4.
30. Ferulano GP, Dilillo S, La Manna S, Forgione A, Lionetti R, Yamshidi AA et al. Influence of the surgical treatment on local recurrence of rectal cancer: a prospective study (1980-1992). J Surg Oncol 2000; 74 (2): 153-7.
31. Cruz G, Ferreira R, Neves P. Amputação abdominoperineal: uma cirurgia fora de moda? Estudo retrospectivo de 135 cirurgias realizadas ao longo de quatro décadas. Rev bras Coloproct 2004; 24 (2): 103-18.
32. Nagtegaal ID, van de Velde CJ, Marijnen CA, van Krieken JH, Quirke P. Low rectal cancer: a call for a change of approach in abdominoperineal resection. J Clin Oncol 2005; 23 (36): 9257-64.
33. West NP, Finan PJ, Anderin C, Lindholm J, Holm T, Quirke P. Evidence of the oncologic superiority of cylindrical abdominoperineal excision for low rectal cancer. J Clin Oncol 2008; 26 (21): 3517-22.
34. West NP, Anderin C, Smith KJ, Holm T, Quirke P. Multicentre experience with extralevator abdominoperineal excision for low rectal cancer. Br J Surg 2010; 97 (4): 588-99.
35. Ruo L, Guillem JG. Surgical management of primary colorectal cancer. Surg Oncol 1998; 7 (3-4): 153-63.
36. Habr-Gama A. Indicações e resultados da retocolectomia abdominoendoanal no tratamento do câncer do reto. Tese (Livre-docência). São Paulo: Faculdade de Medicina, Universidade de São Paulo; 1972.
37. Lazorthes F, Fages P, Chiotasso P, Lemozy J, Bloom E. Resection of the rectum with construction of a colonic reservoir and colo-anal anastomosis for carcinoma of the rectum. Br J Surg 1986; 73 (2): 136-8.
38. Parc R, Tiret E, Frileux P, Moszkowski E, Loygue J. Resection and colo-anal anastomosis with colonic reservoir for rectal carcinoma. Br J Surg 1986; 73 (2): 139-41.
39. Z'Graggen K, Maurer CA, Birrer S, Giachino D, Kern B, Buchler MW. A new surgical concept for rectal replacement after low anterior resection: the transverse coloplasty pouch. Ann Surg 2001; 234 (6): 780-5; discussion 5-7.
40. Z'Graggen K, Maurer CA, Buchler MW. Transverse coloplasty pouch. A novel neorectal reservoir. Dig Surg 1999; 16 (5): 363-6.
41. Heriot AG, Tekkis PP, Constantinides V, Paraskevas P, Nicholls RJ, Darzi A et al. Meta-analysis of colonic reservoirs versus straight coloanal anastomosis after anterior resection. Br J Surg 2006; 93 (1): 19-32.
42. Brown CJ, Fenech DS, McLeod RS. Reconstructive techniques after rectal resection for rectal cancer. Cochrane Database Syst Rev 2008; (2): CD006040.
43. Schiessel R, Karner-Hanusch J, Herbst F, Teleky B, Wunderlich M. Intersphincteric resection for low rectal tumours. Br J Surg 1994; 81 (9): 1376-8.
44. Schiessel R, Novi G, Holzer B, Rosen HR, Renner K, Holbling N et al. Technique and long-term results of intersphincteric resection for low rectal cancer. Dis Colon Rectum 2005; 48 (10): 1858-65; discussion 65-7.
45. Sitzler PJ, Seow-Choen F, Ho YH, Leong AP. Lymph node involvement and tumor depth in rectal cancers: an analysis of 805 patients. Dis Colon Rectum 1997; 40 (12): 1472-6.
46. Rawet V. Carcinoma colorretal: estadiamento e parâmetros prognósticos. Tese (Doutorado). São Paulo: Faculdade de Medicina, Universidade de São Paulo; 1998.
47. Gonzalez QH, Heslin MJ, Shore G, Vickers SM, Urist MM, Bland KI. Results of long-term follow-up for transanal excision for rectal cancer. Am Surg 2003; 69 (8): 675-8; discussion 8.
48. Garcia-Aguilar J, Mellgren A, Sirivongs P, Buie D, Madoff RD, Rothenberger DA. Local excision of rectal cancer without adjuvant therapy: a word of caution. Ann Surg 2000; 231 (3): 345-51.
49. Sengupta S, Tjandra JJ. Local excision of rectal cancer: what is the evidence? Dis Colon Rectum 2001; 44 (9): 1345-61.
50. Buess G, Kipfmuller K, Hack D, Grussner R, Heintz A, Junginger T. Technique of transanal endoscopic microsurgery. Surg Endosc 1988; 2 (2): 71-5.
51. Suppiah A, Maslekar S, Alabi A, Hartley JE, Monson JR. Transanal endoscopic microsurgery in early rectal cancer: time for a trial? Colorectal Dis 2008; 10 (4): 314-27; discussion 27-9.

Acesso Laparoscópico no Tratamento do Câncer no Reto

28

Sérgio Eduardo Alonso Araujo
Victor Edmond Seid
Alexandre Bruno Bertoncini
Fábio Guilherme C. M. de Campos

INTRODUÇÃO

Diversos estudos em grande escala ou multicêntricos randomizados em inúmeros países provaram que ressecções laparoscópicas para câncer de cólon são comparáveis às operações convencionais no tocante ao resultado oncológico[1-4]. No entanto, a cirurgia colorretal por videolaparoscopia não resultou em significativa aceitação quando comparada a outros procedimentos laparoscópicos. Diversos fatores provavelmente contribuíram para essa diferença, incluindo uma curva de aprendizado mais difícil, maior tempo cirúrgico, exigências técnicas necessárias para realizar o procedimento e preocupações quanto à segurança oncológica nas doenças neoplásicas[5]. De 2000 a 2004, a proporção das colectomias realizadas por videolaparoscopia permaneceu abaixo das expectativas e aumentou somente de 3% para 6,5%[5].

Quase vinte anos após o primeiro relato de colectomia laparoscópica[6], as indicações de ressecção laparoscópica do reto e excisão total do mesorreto laparoscópica (ETML) estão continuamente aumentando ao redor do mundo já que a viabilidade e segurança da cirurgia laparoscópica do reto têm sido continuamente demonstradas. Além disso, um número maior de cirurgiões já adquiriu as habilidades necessárias para realizar uma colectomia laparoscópica. No Cost trial[1], as taxas de recidiva tumoral foram semelhantes após colectomias videoassistidas e colectomias abertas[7], sugerindo que a abordagem laparoscópica é uma alternativa aceitável para a cirurgia aberta no câncer de cólon. A verdade é que para o câncer de cólon, uma avaliação da extensão da excisão é difícil de ser obtida e, aliado a isso, recorrência local é relativamente incomum. Isso contrasta com o que ocorre no câncer de reto, onde a técnica cirúrgica e excisão radical do tumor têm um impacto significativo na recidiva local. Ademais, existem várias questões específicas no tocante a cirurgia laparoscópica do reto que não permitem inferir sobre uma conclusão simplificada quanto à sua segurança oncológica a partir da mera análise dos resultados dos estudos sobre o câncer de cólon. Essas questões são principalmente o conceito da excisão total do mesorreto (ETM) para a cirurgia radical no reto, o uso e indicação da terapia neoadjuvante, a questão da preservação esfincteriana quando possível, dificuldades anatômicas concernentes ao tratamento videocirúrgico na pelve e o risco de recidiva local. Por esses motivos e em função da evidência científica disponível, permanece sob debate se a ressecção laparoscópica do câncer de reto é comparável à cirurgia aberta no tocante aos resultados oncológicos.

Hartley et al.[8] publicaram um dos primeiros relatos sobre ETML. Na sua publicação, eles declararam que "as normas estabelecidas por Heald e seus colaboradores são aquelas pelas quais qualquer nova técnica deve ser avaliada". Naquela época, era consenso que o carcinoma do reto deveria ser operado apenas por cirurgiões especializados em cirurgias colorretais, utilizando a técnica cirúrgica convencional. Além disso, até 2001, durante ressecções anteriores videoassistidas, a dissecção da pelve era frequentemente realizada durante o tempo aberto da cirurgia.

Apesar da viabilidade e segurança da cirurgia laparoscópica do reto ter sido documentada repetidamente ao longo dos últimos 15 anos[9-26], dificuldades técnicas foram encontradas na cirurgia laparoscópica para o tratamento do câncer do reto. Até hoje, a Sociedade Americana de Cirurgiões do Cólon e Reto (ASCRS) aguarda ainda a aprovação da protectomia laparoscópica para o manejo do câncer do reto por causa da preocupação acerca da capacidade de se obter uma excisão adequada do mesorreto e margens cirúrgicas livres usando essa técnica[27]. Alguns estudos sobre a ETML resultaram em margens circunferenciais positivas[3] e na ocorrência de complicações da anastomose colorretal[28] após a cirurgia laparoscópica do reto. Esses resultados sugerem que procedimentos inadequados na cirurgia laparoscópica do reto poderiam levar a um aumento na taxa de complicações e pior sobrevida. Além disso, a constatação de uma menor frequência da ETM, inclusive em centros especializados, é provavelmente secundária a desafios técnicos da dissecção do reto em pelves estreitas e a necessidade de uma incisão adequada para secção do reto e retirada da peça na maioria das cirurgias de preservação esfincteriana.

A despeito da falta de resultados oncológicos que permitam uma melhor definição sobre o emprego da ETML com intenção radical, no Reino Unido o National Institute for Health and Clinical Excellence (Nice) mudou sua recomendação para o manejo do câncer colorretal. Em 2000, a diretriz do Nice recomendava que o tratamento por laparotomia deveria ser preferido ao tratamento cirúrgico por videolaparoscopia. Em 2006, a mesma diretriz atualizada sugeria que, para o tratamento cirúrgico radical do câncer do reto, o tratamento por vídeo surge como uma alternativa ao tratamento convencional para os pacientes com câncer colorretal para os quais ambas as vias de acesso fossem consideradas factíveis.

Já que parece ser consenso que não há atualmente informações adequadas para fundamentar a decisão sobre o tratamento, buscamos analisar adiante todas as evidências existentes sobre ETML, adequação da ressecção, resultados a curto e longo prazo no tratamento do câncer do reto.

ETML: TÉCNICA

Pouco é conhecido sobre o papel da laparoscopia no tratamento do câncer do reto já que, por diversos motivos, os resultados são mais intimamente relacionados à técnica cirúrgica. A posição anatômica do reto faz o acesso ser mais difícil. A ETM é importante para reduzir a recidiva local e aumentar a sobrevida, e a preservação dos nervos autonômicos e aparato esfincteriano são importantes para manter a sua função e a qualidade de vida após a cirurgia[5].

O mesorreto é o tecido adiposo que envolve o reto, contendo os vasos sanguíneos e linfáticos, linfonodos e nervos autonômicos. A maioria dos pacientes com câncer de reto apresenta doença confinada ao envelope do mesorreto. A remoção desse pacote intacto parece ser necessária para obter a cura para a doença[29]. Esse conceito da ETM na cirurgia do câncer do reto foi introduzido por Heald[30] em 1979. Resumidamente, a técnica da ETM é baseada na dissecção meticulosa e sob visualização direta do tecido areolar que fica entre os planos parietal e visceral do reto. Esse plano (*holy plane*) é avascular e uma vez que a inervação autonômica dos órgãos pélvicos repousa sob a fáscia pélvica, o caminho da ETM leva a uma cirurgia segura, sem sangramento, oncologicamente adequada e que acaba por levar à preservação da inervação autonômica[31].

É provavelmente verdade que a ETM é realizada de maneira similar por diferentes cirurgiões submetidos a treinamento em diferentes escolas cirúrgicas. No entanto, pela padronização da técnica cirúrgica, a curva de aprendizado pode ser reduzida. Para a ressecção do reto, uma abordagem laparoscópica em etapas faz a cirurgia ser reprodutível. Adiante será descrita a proposta de padronização técnica para o tratamento cirúrgico de pacientes a serem submetidos a ETML no Serviço de Cirurgia de Cólon e Reto do Hospital das Clínicas da Faculdade de Medicina da Universidade de São Paulo.

Para a cirurgia colorretal laparoscópica, fórceps (pinças) intestinais fenestradas atraumáticas de 5 mm são utilizados em todos os portais. Apesar do plano correto entre a fáscia pélvica parietal e visceral ser avascular e a correta dissecção nesse plano ser facilmente realizada com o emprego do eletrocautério monopolar, a dissecção é mais frequentemente realizada empregando instrumentos que utilizam diferentes fontes de energia como o Harmonic Ace® ou o Ligasure Advance®. Além de serem utilizados para a dissecção na cavidade abdominal (mobilização do ângulo esplênico, descolamento intercoloepiplóico e ligadura vascular artéria e venosa) e não somente na pelve, proporcionam ao cirurgião um campo cirúrgico limpo de forma garantida e segura.

Depois da anestesia geral, da inserção do tubo orogástrico e sondagem vesical, o paciente é colocado na posição de Lloyd-Davies com as pernas em perneiras e com o braço esquerdo aberto. Uma técnica com 6 portais é utilizada. O cirurgião e o assistente que manipulará a ótica ficam do lado direito do paciente. Um portal de 11 mm é inserido no umbigo pela técnica fechada (ótica angulada 30° de 10 mm). Um portal de 12 mm é colocado no quadrante inferior direito (mão direita do cirurgião para instrumento de dissecção), medialmente, a fim de garantir que o instrumento de dissecção irá alcançar a pelve sem ser limitado pelo promontório. Um portal de 5 mm é colocado no quadrante superior direito (mão esquerda do cirurgião; instrumento de apreensão) e dois portais de 5 mm são colocados no quadrante superior (mão esquerda do câmera com instrumento de apreensão) e inferior (mão direita do auxiliar com instrumento de apreensão) esquerdos. Um portal suprapúbico de 11 mm é rotineiramente utilizado para a ETML. Ele permite o auxílio à dissecção do reto distal com um afastador de reto ou outro instrumento de 5 mm. Para obter a apresentação em pacientes do sexo feminino, nós rotineiramente elevamos o útero à parede abdominal com dois pontos colocados ao longo do ligamento largo. Nós utilizamos seletivamente uma pinça com gaze montada ou o manipulador uterino introduzidos no interior da cavidade vaginal para tracionar anteriormente a parede vaginal posterior e revelar com mais facilidade o plano de dissecção na face anterior do reto.

Depois da ligadura da veia mesentérica inferior realizada na borda inferior do pâncreas, à esquerda do ligamento de Treitz e da mobilização completa do ângulo esplênico com secção do mesocólon transverso até a margem esquerda da artéria cólica média, o paciente é posicionado em Trendelemburg e decúbito lateral direito. Depois de afastar as alças do intestino delgado, a bifurcação da aorta é identificada. O assistente, manuseando a pinça no quadrante inferior esquerdo apreende e traciona anteriormente o mesocólon do sigmoide na topografia da artéria retal superior e o assistente manipulando a pinça no quadrante superior esquerdo apreende o coto da veia mesentérica inferior. Isso permite a exposição do peritônio sobre a bifurcação da aorta. A dissecção se inicia no promontório pélvico com exposição e preservação do plexo hipogástrico superior. O peritônio parietal é incisado 1 cm medialmente a artéria ilíaca comum direita. A tração e contra-tração adequadas permitem a dissecção no tecido areolar entre as fáscias parietal e visceral[32] em direção a artéria mesentérica inferior. A artéria é completamente dissecada e ligada 1 cm distal à sua origem com o emprego de clipe. O plexo hipogástrico superior é identificado poupando-se o tecido conjuntivo pré-aórtico e deixando um coto de 1 cm da artéria mesentérica inferior *in situ*. A ETML adequada demanda uma dissecção adequada da artéria mesentérica inferior. Dissecção pélvica e ETML adequadas iniciam-se no controle vascular. A dissecção da aorta abdominal excessivamente junto à origem da artéria mesentérica inferior, com ressecção do tecido linfovascular que a recobre ventralmente, leva à amputação inadvertida do plexo hipogástrico inferior e também o cirurgião a adentrar a pelve em um plano mais posterior do que o adequado, dorsal ao plano sagrado o que coloca o paciente sob risco de sangramento pré-sacral e continuidade da lesão autonômica colocando a seguir o plexo hipogástrico inferior sob risco de ressecção.

A ETML é realizada inicialmente na face posterior do reto. Enquanto a dissecção continua caudalmente, o espaço retrorretal é aberto. O pneumoperitônio auxilia na abertura do plano avascular. A cirurgia de preservação dos nervos autonômicos é o guia para a ETML. A dissecção da face posterior do reto progressivamente desloca os nervos hipogástricos superiores direito e esquerdo dorsal e lateralmente e, portanto, preserva-os e visa atingir a fáscia retossacral (Waldeyer). A tração anterior adequada do reto é conseguida utilizando-se sempre os três portais auxiliares. Como mencionado anteriormente, afastadores endoscópicos articulados de reto especialmente desenhados em formato de T ou H (Karl Storz®) podem ser utilizados através do portal suprapúbico, especialmente em homens e em pacientes com pelve estreita. O aspirador cirúrgico e também instrumentos como o afastador de fígado podem ser utilizados com esse objetivo. Quando a ETML planejada envolve uma operação da ressecção abdominoperineal do reto (RAP), o nível de dissecção distal na face posterior do reto deve ser definido pela retossacral. A continuidade da dissecção no sentido distal após se ter identificado a fáscia de Waldeyer coloca o cirurgião sob risco de não realizar a excisão de uma peça de formato cilíndrico[33]. O motivo é que, para chegar a esse objetivo, é necessário proceder a uma ressecção do reto extraelevador durante o tempo perineal. Portanto, na RAP, quando a fáscia de Waldeyer é alcançada no tempo laparoscópico, cirurgião deve abandonar a fase abdominal e iniciar a dissecção perineal.

Para a dissecção lateral, a incisão do peritônio do fundo de saco é estendida lateralmente no sentido anterior. O guia para a extensão da incisão do peritônio é a reflexão peritoneal. Na ETM convencional, a reflexão peritoneal deve ser ressecada junto com o espécime. O racional para esse expediente, no entanto, pode ser questionado. O peritônio do fundo de saco pode ser aberto em sua reflexão. Anteriormente, a incisão pode ser ventral à reflexão a depender da opção do cirurgião. A face lateral direita do reto é inicialmente dissecada. Para evitar a abertura da fáscia visceral, a apreensão direta do reto com pinças laparoscópicas deve ser evitada. Por isso, utilizamos uma pinça com gaze dobrada na mão esquerda do cirurgião com o objetivo de aplicar tensão ao se deslocar o reto medialmente para longe da parede pélvica do lado a ser dissecado sem causar violação da fáscia visceral. Para a dissecção das faces laterais do mesorreto ao nível do reto distal, o emprego do eletrocautério monopolar com gancho (*hook*) tem alguma vantagem sobre as fontes alternativas de energia devido a maior rapidez. A desvantagem é a formação de fumaça que pode ser drenada ou aspirada. Quando o plano posterior previamente dissecado é identificado ao nível dos elevadores, a dissecção lateral direita termina. O mesmo procedimento é feito na face lateral esquerda. Alguns cirurgiões usam os trocartes da esquerda para introduzir a tesoura ou o gancho com o cautério ou os instrumentos de energia, o que pode ser uma boa opção para os cirurgiões canhotos. O principal desafio na dissecção da face lateral esquerda do reto e mesorreto é de ordem técnica. Quando dissecando o lado esquerdo utilizando um instrumento de diérese passado pelo portal da fossa ilíaca direita, a angulação do instrumental disposto dessa forma favorece a progressão da dissecção para uma posição mais lateral do que a desejada colocando o cirurgião sob risco de violação inadvertida da fáscia pélvica do lado esquerdo e consequente lesão da inervação autonômica ou lesão de vasos obturadores. A dissecção na face lateral esquerda é estendida posterior e lateralmente até ser obtida a mobilização circunferencial do reto ao nível dos elevadores.

A dissecção anterior do reto representa o último e provavelmente mais importante passo da ETML. A exposição adequada tem importância central e a cirurgia não deve prosseguir sem apresentação adequada. Depois de abrir completamente a lâmina peritoneal no fundo de saco anterior, suspender o útero e utilizar ou não o manipulador uterino devem ser considerados. Após a abertura do folheto peritoneal na face anterior do reto, a margem de secção do peritônio anterior à direita e à esquerda da linha média devem ser apreendidas e tracionadas anterolateralmente por pinças de 5 mm introduzidas pelos trocartes do lado esquerdo. Essa apresentação permite garantir a visualização adequada do plano entre a parede anterior do reto e vesículas seminais/vagina. Após a progressão inicial nesse plano com identificação das vesículas seminais no homem, uma das pinças de 5 mm pode ser substituída por um afastador endoscópico para o reto. O emprego de instrumental desse tipo permite tracionar anteriormente e cranialmente o conjunto da próstata e da bexiga que pode facilitar sobremaneira o tratamento cirúrgico na pelve, sobretudo masculina. A dissecção anterior do reto é conduzida com cautela até o plano dos elevadores.

A ETML é realizada após quimiorradioterapia neoadjuvante para lesões extraperitoneais T2 ou mais avançadas definidas por RNM. A tatuagem endoscópica nunca é feita para lesões do reto pois a sua ressecção é rotineiramente realizada até o plano dos elevadores. Se a técnica de duplo-grampeamento é considerada para a anastomose, o grampeador é inserido através do portal suprapúbico. A laparotomia de auxílio na nossa prática é rotineiramente suprapúbica após a ampliação do portal suprapúbico e permite a transecção retal utilizando um grampeador convencional quando necessário e a extração da peça através de um protetor para incisão. Nos casos onde é realizada a mucosectomia ou dissecção interesfincteriana, a extração da peça pode ser realizada através do ânus e a anastomose coloanal manual direta é construída. Depois da ETML, a ileostomia de proteção é rotineiramente utilizada.

RESULTADOS IMEDIATOS

A literatura de língua inglesa foi pesquisada para identificar estudos relatando a eficácia da ETML comparada à convencional para o câncer de reto. As bases de dados eletrônicas Medline e Embase foram pesquisadas por relatos feitos entre Janeiro 1966 a Junho 2005, utilizando as estratégias de busca *"total mesorectal excision"* e *"rectal cancer and laparoscopy"*. Os primeiros resultados selecionados foram: morbidade, mortalidade e adequação da radicalidade oncológica. Apenas ensaios comparativos ou randomizados foram considerados para análise. Artigos com resultados publicados sobre o tratamento cirúrgico do câncer de retossigmoide e aqueles que não selecionaram cânceres do reto inferior não foram incluídos (Tabela 28.1).

A avaliação dos resultados publicados na Tabela 28.1 traz luz à conclusão sobre a falta evidências de boa qualidade sobre os resultados oncológicos e cirúrgicos após a ETML. Vinte e oito estudos foram selecionados. Apenas sete ensaios randomizados foram identificados[3,12,14,18,49-51] (Tabela 28.1). Quando consideramos estudos não randomizados para a análise dos resultados cirúrgicos comuns, existem diversas limitações para se traçar qualquer conclusão para esses dados devido a probabilidade de viés de tratamento. Esses vieses resultam na maior parte da experiência da equipe cirúrgica e da seleção dos casos. Além disso, outra questão essencial que deve ser considerada é a extensão da ETM que foi realmente realizada pela laparoscopia e se, no momento da incisão, o procedimento deveria ser considerado uma conversão. Em um desenho de estudo retrospectivo essa resposta pode ser impossível.

Na revisão de literatura desse capítulo, a morbidade da ETML variou de 0[43] a 69%[13,49]; e de 8[43] a 66%[37] após ETM convencional. Esses resultados indicam uma tendência a menor morbidade no grupo de ETML apesar da maioria desses estudos não relatarem se foi realizado um teste estatístico de significância. Nos ensaios randomizados, as taxas de morbidade variaram entre 6,1[50] e 69%[49] para ETML e entre 12,4[50] e 53%[12] para a ETM convencional. A metanálise conduzida por Gao et al.[52] sobre 11 estudos comparativos publicados até 2005 demonstraram que a ETML está significativamente associada a menor morbidade [OR 0,63 (0,41 – 1,96) p=0,03].

Dos 28 estudos selecionados, apenas cinco não relataram taxas de mortalidade. Para os estudos comparativos não randomizados, a mortalidade cirúrgica era mais frequentemente nula após ETML, mas variou de 0 a 8%[35] e de 0 a 25%[35] para as cirurgias convencionais. Essas taxas relativamente altas de mortalidade foram publicadas após um dos primeiros estudos sobre a RAP laparoscópica que revelou ser pequeno[35]. Para os ensaios randomizados sumarizados na Tabela 28.1, a mortalidade variou entre 0 e 2% após ETML e entre 0 e 3% após ETM convencional[51]. Provavelmente, é correto concluir que não foram encontradas diferenças significativas entre ETML e ETM convencional no tocante a taxas de mortalidade perioperatória.

Em seis artigos, a extensão da linfadenectomia não pôde ser obtida. Com exceção do artigo publicado pelo nosso grupo (5,5 *versus* 11,9%, p = 0,04)[49] em 2003, nenhuma diferença significativa pode ser observada na linfadenectomia, como demonstrado em diversos estudos[7,12,15,17-19,23,34-38,42,44-48,51]. Uma avaliação metanalítica da extensão da linfadenectomia não foi realizada no estudo de Gao et al.[52] já que não foi mencionada a abrangência ou desvio padrão em vários estudos. No pequeno estudo randomizado publicado pelo nosso grupo em 2003[49], a quimiorradioterapia neoadjuvante foi utilizada em todos os pacientes com tumores T2 ou mais avançados do reto distal com indicação de RAP[53]. A diferença na média da extensão da linfadenectomia observada no nosso estudo pode resultar do pequeno número de pacientes. Além disso, esse fenômeno pode refletir uma diferença de resposta na regressão tumoral. No grupo de ETML, a não detecção de nenhum linfonodo no espécime ocorreu em quatro casos; no grupo da ETM convencional, ocorreu em dois casos. Apesar da extensão da linfadenectomia durante a cirurgia radical ser considerada de importância maior para garantir o estadiamento adequado e a ressecção radical, a aplicação desse conceitos em um número pequeno de casos após terapia neoadjuvante pode ser difícil. Tem sido demonstrado que a ausência de linfonodos recuperados em peças cirúrgicas é associada a características patológicas favoráveis e boas taxas de sobrevida livre de doença[54]. Neste estudo, após uma média de seguimento de 47,2 meses, a recorrência local foi observada em dois pacientes submetidos a ETM convencional e em nenhum paciente submetido a cirurgia laparoscópica.

O comprometimento da margem radial foi identificado como fator determinante independente de recidiva neoplásica[55-57]. Margem radial comprometida pode resultar da técnica cirúrgica não adequada mas também pode estar relacionada ao estadiamento tumoral avançado e à falta de resposta à terapia neoadjuvante. Dos 27 ensaios comparativos analisados, não pudemos obter informações sobre comprometimento neoplásico da margem radial – MR (+) – em 12. MR (+) variou de 0 a 16%[3] após ETML e de 0 a 14%[3] após a ETM convencional. Quando considerados apenas os ensaios randomizados, a amplitude da variação foi a mesma. Na metanálise avaliada por Gao et al.[52] sobre 11 estudos,

TABELA 28.1 – Morbidade, mortalidade e qualidade da cirurgia após ETML (ensaios comparativos ou randomizados em literatura publicada em inglês)

Ensaios comparativos não randomizados

Primeiro autor	Ano	Cirurgias	LAP CONV	Morbidade (%)	Mortalidade (%)	LN dissecados	MR (+) (%)
Tate[34]	1993	AR	11 / 14	45 / 29	ns	10 / 13	ns
Darzi[35]	1995	RAP	12 / 16	33 / 56	8 / 25	9,5 / 6	0 / 2
Seow-Choen[36]	1995	RAP	16 / 11	ns	0 / 0	10 / 10	0 / 0
Ramos[37]	1997	RAP	18 / 18	44 / 66	0 / 5,5	11,1 / 7,8	ns
Fleshman[13]	1999	RAP	42 / 152	69 / 50	0 / 0	10 / 8	12 / 12,5
Leung[38]	2000	RAP	25 / 34	48 / 62	0 / 0	10 / 12	8 / 3
Pasupathy[39]	2001	AR	11 / 22	18 / 9	0 / 0	Ns	ns
Hartley[8]	2001	AR e RAP	21 / 22	28,5 / 18	0 / 0	6 / 7	0 / 0
Baker[40]	2002	RAP	28 / 61	ns	3,6 / 3,3	5,2 / 5,7	6 / 5
Lezoche[41]	2002	AR e RAP	42 / 26	ns	0 / 0	ns	ns
Anthuber[42]	2003	AR e RAP	101 / 334	10,8 / 24,8	0 / 1,5	15 / 22	ns
Feliciotti[23]	2003	AR e RAP	81 / 43	ns	ns	10,3 / 9,8	ns
Hu[43]	2003	AR	20 / 25	0 / 8	0 / 0	ns	ns
Wu[44]	2004	AR e RAP	18 / 18	5,6 / 27,8	ns	7,8 / 8,2	0 / 0
Breukink[45]	2005	AR e RAP	31 / 10	37 / 50	0 / 2	8 / 8	7 / 12
Morino[46]	2005	AR e RAP	74 / 24	24 / 23,6	1 / 2,2	12 / 10	ns
Veenhof[17]	2007	AR and RAP	50 / 50	12 / 30	2 / 2	7 / 6	ns
Laurent[21]	2009	AR and RAP	238 / 233	22,7 / 20	0,8 / 2,6	ns	7 / 6
Ding[47]	2009	AR e RAP	115 / 220	15,7 / 17,3	0 / 0,9	8 / 9	ns
Denoya[48]	2010	AR e RAP	32 / 32	15,6 / 0,3	0 / 0	19 / 19	ns
Lam[19]	2010	AR	97 / 24	28,9 / 45,8	ns	Ns	3,1 / 9,1

Continua

TABELA 28.1 – Morbidade, mortalidade e qualidade da cirurgia após ETML (ensaios comparativos ou randomizados em literatura publicada em inglês) (Continuação)

Ensaios randomizados

Primeiro autor	Ano	Cirurgias	LAP CONV	Morbidade (%)	Mortalidade (%)	LN dissecados	MR (+) (%)
Araujo[49]	2003	RAP	13 / 15	69 / 46,7	0 / 0	6 / 12	0 / 0
Zhou[50]	2004	AR	82 / 89	6,1 / 12,4	0 / 0	ns	ns
Guillou[3]	2005	AR e RAP	193 / 97	14 / 13	ns	ns	16 / 14
Braga[15]	2007	AR e RAP	83 / 85	40 / 28,9	1,2 / 1,2	12,7 / 13,6	2,4 / 1,2
Ng[12]	2008	RAP	51 / 48	45 / 52	2 / 2	12,4 / 13	5,9 / 4,2
Lujan[51]	2009	AR e RAP	101 / 103	33,7 / 33	2 / 3	13,6 / 11,5	4 / 3
Kang[18]	2010	AR e RAP	170 / 170	21,2 / 23,5	0 / 0	17 / 18	2,9 / 4,1

RAP: ressecção abdominoperineal; AR: ressecção anterior; LAP: cirurgia laparoscópica; CONV: cirurgia convencional; n: número de pacientes; ns: não consta; LN: linfonodo; MR (+): margem radial comprometida.

---

nenhuma diferença significativa foi encontrada entre a ETML e a ETM convencional [OR 0,71 (0,24 a 2,17%) p = 0,55]. Nos resultados em curto prazo relatados do UK MRC Clasicc Trial[3], a MR(+) foi um dos desfechos primários. Trezentos e oitenta e um pacientes recrutados tinham câncer do reto, dos quais 132 (48%) foram submetidos a cirurgias abertas e 160 (46%) a cirurgias laparoscópicas. Oitenta e sete pacientes foram submetidos a ETM convencional; 189 pacientes foram submetidos a ETML. Margens circunferenciais comprometidas foram identificadas em 14% dos pacientes que foram submetidos a cirurgias abertas e 16% nos submetidos a cirurgia laparoscópica (p = 0,8). Entre os pacientes submetidos a ressecções anteriores, a MR(+) foi de 12% após a ETML e de 6% após a ETM convencional (p = 0,19). Uma hipótese recente[58] foi levantada de que nesse ensaio, a maior proporção de pacientes submetidos a ETM no grupo de ressecção anterior laparoscópica pode estar relacionada à inabilidade de se identificar o tumor durante a cirurgia laparoscópica. Isso pode não ser exatamente verdade sobre esses achados desde que a indicação da ETM não depende dos achados cirúrgicos mas sim da avaliação clínica e radiológica realizadas antes e após a terapia neoadjuvante. No entanto, o que deve ser observado nos primeiros resultados do UK MRC Clasicc Trial é que apesar da diferença não significativa (12% versus 6%) na MR (+), o resultado levantou a questão sobre a possível associação entre ETML e o risco de recorrência local, o que não foi depois confirmado nos resultados publicados após o seguimento de 5 anos[59-65]. Além disso, o efeito da curva de aprendizado da ETML foi evidente já que as taxas de conversão estavam caindo a cada ano estudado. No Clasicc Trial, a taxa de conversão intraoperatória caiu a cada ano, de 38% no ano 1 para 16% no ano 6.

Apesar de existirem algumas evidências nos dados mencionados acima de que a ETML é superior à ETM aberta no tocante aos resultados cirúrgicos precoces, nenhuma das vantagens em curto prazo seria importante se a incidência de recorrência local e a sobrevida fossem comprometidas.

RESULTADOS ONCOLÓGICOS

O critério definitivo para a avaliação da ETML como técnica terapêutica bem estabelecida na cirurgia curativa do reto é o resultado em longo prazo, particularmente na sobrevida livre de doença após cinco anos e as taxas de recorrência local. Foram encontrados dados de seguimento tardio em 12 ensaios comparativos não randomizado e em seis ensaios randomizados para o tratamento cirúrgico laparoscópico radical do câncer do reto (Tabela 28.2).

TABELA 28.2 – Recorrência local e sobrevida geral e livre de doença após excisão total do mesorreto laparoscópica e convencional (ensaios comparativos e randomizados em literatura publicada em inglês)

Ensaios comparativos não randomizados

Primeiro autor	Ano	LAP CONV	Média de seguimento (meses)	Recorrência local (%)	Sobrevida geral (%)	Sobrevida livre de doença (%)
Seow-Choen[36]	1995	16 / 11	12 / 33	0 / 0	ns	ns
Ramos[37]	1997	18 / 18	20	6 / 17	ns	ns
Fleshman[13]	1999	42 / 152	55	21,4 / 17	54 / 60	ns
Pasupathy[39]	2001	11 / 22	12	0 / 4	ns	ns
Lezoche[41]	2002	42 / 26	49,4	24,1 / 25	ns	55,2 / 40
Feliciotti[23]	2003	81 / 43	43,8	20 / 18,2	ns	62,5 / 60,6
Breukink[45]	2005	31 / 10	14	0 / 0	100 / 100	ns
Morino[46]	2005	74 / 24	46,3 / 49,7	3,2 / 12,6	80 / 68,9	65,4 / 58,9
Veenhof[17]	2007	50 / 50	17 / 22	4 / 12	98 / 72	79 / 57
Laurent[21]	2009	238 / 233	52	3,9 / 5,5	83 / 72	82 / 79
Ding[47]	2009	115 / 220	20	3,7 / 4,9	ns	ns

Ensaios randomizados

Primeiro autor	Ano	LAP CONV	Média de seguimento (meses)	Recorrência local (%)	Sobrevida geral (%)	Sobrevida livre de doença (%)
Araujo[49]	2003	13 / 15	47,2	0 / 15,3	100	100
Jayne[59]	2007	193 / 97	36,8	10 / 9,7	73,6 / 80,5	46,9 / 49,8
Braga[15]	2007	83 / 85	53,6	4 / 5.2	ns	ns
Ng[12]	2008	51 / 48	90	5 / 11.1	75.2 / 76,5	78,1 / 73,6
Lujan[51]	2009	101 / 103	34	4,8 / 5,3	72,1 / 75,3	84,8 / 81
Lam[19]	2010	97 / 24	31,5	ns	ns	70 / 60
Jayne[65]	2010	160 / 132	56,3	10,8 / 8,7	57,9 / 58,1	55,3 / 58,6

LAP: cirurgia laparoscópica; CONV: cirurgia convencional; n: número de pacientes; ns: não consta.

Achados comuns no tocante aos resultados oncológicos tardios entre os estudos selecionados na Tabela 28.2 são o número reduzido de pacientes estudados e a curta duração do seguimento. Para os ensaios comparativos não randomizados, o número de pacientes estudados no grupo da ETML variou de 16[36] a 238[21], e para os ensaios randomizados, variou entre 13[49] e 193[59]. A duração do seguimento oncológico variou entre 12[36] e 49,7[46] meses para os estudos comparativos e entre 34[51] e 56,3[65] meses para os ensaios randomizados. Para estudos com seguimento reduzido, os dados de sobrevida a longo prazo não puderam ser obtidos. De todos os estudos, apenas dois[12,65] apresentaram os resultados de recidiva e sobrevida após cinco anos, totalizando análise relativa a 211 pacientes operados por vídeo o que, pode-se dizer com provável consenso, é muito pouco.

Quando considerados apenas ensaios comparativos não randomizados, a recorrência local após a ETML variou entre 0 e 24,1%[11] e entre 0 e 25%[41] para a ETM aberta. Quando levados em consideração os resultados de ensaios randomizados, a recorrência local após a ETML variou entre 0 e 10,8%[65] e entre 5,2[15] e 15,3%[49] após ETM aberta. Essa revisão não demonstra nenhum indicativo de pior resultado em longo prazo ou maior taxa de recorrência local para a ETML comparada à ETM aberta, apesar de o número de pacientes randomizados ainda ser reduzido assim como a duração do seguimento. Mesmo não havendo dados nos ensaios randomizados sobre recorrência local e sobrevida, o nível de evidência dos estudos sobre a segurança e eficácia da ETML permanece baixo principalmente devido ao pequeno número de pacientes e reduzido seguimento.

Outro tema importante a ser considerado a respeito dos ensaios sobre a ETML pode ser o efeito da curva de aprendizado nos resultados cirúrgicos e oncológicos. Park et al.[60] revisaram retrospectivamente os resultados cirúrgicos e oncológicos de 381 pacientes submetidos a cirurgia laparoscópica para o câncer de reto. A experiência de um único cirurgião foi dividida em quatro períodos. Nesse estudo, o tempo cirúrgico diminuiu após 90 cirurgias. As taxas de conversão foram de 5,6% no primeiro período, 4,3% no segundo, 1,1% no terceiro e 1,5% no quarto período. As taxas de extravasamento da anastomose diminuíram de 10,3 para 1,6%. Além disso, a taxa de recorrência local era de 8,9% inicialmente, mas diminuiu para 1,4% após o segundo período. Foi concluído que a curva de aprendizado para a ETML mudou ao longo do tempo e que a curva de aprendizado para a segurança oncológica era mais longa. No entanto, os resultados de Park não devem ser considerados inesperados. Em 1998, Porter et al.[61] publicaram resultados sobre fatores relacionados ao cirurgião e os resultados no câncer de reto. Eles estudaram taxas de recorrência local e sobrevida livre de doença após tratamento cirúrgico convencional no câncer retal em 663 pacientes de Edmonton (Canadá). Resultados oncológicos superiores foram obtidos por cirurgiões especializados com um número anual de cirurgias retais superior a 21. Apesar da experiência da equipe poder ter contado para a melhora nos resultados cirúrgicos e para a diminuição das taxas de recorrência local, a seleção dos casos pode ter desempenhado um papel e adiciona mais uma variável de confusão quando analisado morbidade e mortalidade da ETML e seu impacto nos resultados oncológicos. Ito et al.[62] publicaram a respeito de 200 pacientes que foram agendados para serem submetidos a tratamento cirúrgico por vídeo para o câncer do reto. A experiência de cada cirurgião participante foi dividida em três grupos: 1 a 20 casos, 21 a 40 casos e 41 casos ou mais. Além disso, os pacientes foram divididos cronologicamente em quatro grupos de 50 pacientes cada. Eles foram avaliados retrospectivamente a respeito da morbidade geral, complicações com a anastomose e taxas de reoperação para cirurgiões com menos de 20 casos (115 cirurgias analisadas), para cirurgiões com 21 a 40 casos (45 cirurgias analisadas) e, finalmente, para cirurgiões que tinham operado em mais de 10 casos de câncer retal (140 cirurgias analisadas). Respectivamente para os três grupos, a morbidade pós-operatória não diminuiu (23% *versus* 29% *versus* 35%). O mesmo efeito foi observado sobre a deiscência da anastomose (3% *versus* 9% *versus* 13%) que não diminuiu. Além disso, as taxas de reoperação aumentaram (2% *versus* 4% *versus* 8%) para os cirurgiões mais experientes. Os autores concluíram que para a ETML, a possível associação entre a experiência do cirurgião e a ocorrência de complicações pode ser difícil de ser demonstrada. Por outro lado, esses resultados podem lançar uma luz diferente sobre o efeito da experiência cirúrgica na seleção dos casos. Equipes cirúrgicas mais experientes podem ser mais flexíveis quando selecionando pacientes para a ETML e o tratamento cirúrgico de pacientes mais complexos pode por sua vez ter impedido alguns grupos de observar melhora nos resultados cirúrgicos após a ETML. Os resultados interessantes publicados por Ito et al.[62] podem apoiar a visão de que a tarefa de demonstrar a segurança e efetividade da ETML quando comparada à ETM convencional pode demandar mais pesquisa em quantidade e delineamentos do que se pensou anteriormente. Nesse aspecto, enquanto os resultados do estudo japonês JCOG 0404[63] são aguardados, o estudo The Colon Cancer Laparoscopic or Open Resection (Color II) continua a recrutar pacientes na Europa. O ensaio Color II é um estudo internacional, randomizado e multicêntrico, focando a comparação dos resultados do tratamento cirúrgico radical laparoscópico e aberto do câncer de reto[64]. Nos Estados Unidos, o American College of Surgeons Oncology Group (Acosog) Z6051 é um ensaio prospectivo randomizado comparando a ressecção do câncer de reto laparoscópica com a aberta, iniciado em agosto de 2008[64].

Os resultados oncológicos do Clasicc Trial[65] recentemente publicados em novembro de 2010 demonstraram os dados comparativos sobre as taxas de sobrevida global, sobrevida livre de doença, recorrência local e recorrência a distância entre as operações oncológicas sobre o reto laparoscópicas e convencionais após um seguimento de cinco anos. As taxas de sobrevida global não foram diferentes entre os dois grupos sendo de 52,9% para cirurgia aberta e 60,3% para cirurgia laparoscópica [diferença de 7,4% (3,4 a 18,3%) p = 0,132]. A sobrevida global para pacientes submetidos a tratamento cirúrgico por vídeo ou pela via convencional não foi diferente entre os pacientes submetidos a ressecção anterior [56,7% para convencional e 62,8% para laparoscópica – diferença de 6,0% (6,4 a 18,5%) p = 0,247] nem entre aqueles submetidos a RAP [41,8% para convencional e 53,2% para laparoscópica – diferença de 11,4% (10,3 a 33,1%) p = 0,310] para qualquer estágio da doença. Foi, no entanto, observada pior sobrevida global após cinco anos para os pacientes inicialmente submetidos a videocirurgia e que tiveram necessidade de conversão (49,6%) quando comparados aos pacientes submetidos a cirurgia convencional (58,5%) e essa diferença se manteve mesmo após ajustar os dados por sexo, idade e estadiamento (p = 0,003). A associação entre conversão e pior sobrevida global resistiu à análise desse parâmetro somente entre os cirurgiões com baixa taxa de conversão; e esse resultado indica que provavelmente não se pode dizer que houve associação entre pior sobrevida global e pouca experiência do cirurgião. As taxas de sobrevida livre de doença também não mostraram diferença entre as duas abordagens e foram de 52,1% para cirurgia convencional e de 53,2% para a laparoscópica [diferença de 1,1% (11,2 a 13,4%) p = 0,953], sendo após a ressecção anterior de 57,6% para via convencional e de 57,7% para a via laparoscópica [diferença 0,05% (14,2 a 14,3%) p = 0,832]. Para os pacientes submetidos a RAP, a sobrevida livre de doença foi de 36,2% após cirurgia convencional e de 41,4% após cirurgia laparoscópica [diferença 5,2% (17,7 a 28,1%) p = 0,618]. Diferentemente ao observado nas taxas de sobrevida global, não houve piora na taxa de sobrevida livre de doença para os pacientes que tiveram suas cirurgias convertidas durante o procedimento laparoscópico. As taxas de recidiva local também não foram dependentes da via de acesso, tendo sido de 8,7% após cirurgia convencional e de 10,8% [diferença 2,1% (-7,3 a 3,2%) p = 0,594] após cirurgia laparoscópica. Para o câncer de reto, a recidiva local foi de 8,9% após ressecções anteriores laparoscópicas e de 17,7% após RAP laparoscópicas, com uma diferença de 8,8% (1,3 a 18,8%) em 5 anos de seguimento. Ocorreram 111 recidivas a distância após cinco anos de seguimento o que resultou em uma taxa de 20,9%, não sendo observada diferença entre o procedimento aberto (20,6%) e o laparoscópico (21,0%), com diferença de -0,4% [(-7,8 a 7,1%) p = 0,820]. Os resultados após cinco anos do Clasicc Trial demonstraram que não houve diferença na sobrevida global, sobrevida livre de doença e recidiva local ou a distância após um seguimento de cinco anos entre a ETML ou convencional no tratamento cirúrgico do câncer do reto sendo a primeira uma opção segura do ponto de vista oncológico.

CONCLUSÃO

Os dados publicados apóiam o uso da ETML para o tratamento do câncer de reto. Há evidências apoiando a conclusão sobre a segurança e eficácia da ETML em mãos experientes. Baseado em evidências principalmente de estudos não randomizados, a ETML aparenta ter mensuráveis vantagens clínicas a curto prazo em pacientes com câncer de reto ressecáveis primariamente quando comparado à ETM convencional. No entanto, resultados oncológicos em longo prazo sobre a ETML são ainda limitados, pois dizem respeito a um pequeno número de pacientes. Sendo assim, a hipótese de insuficiência da amostra (ou em outras palavras, de baixo poder do ensaio para demonstrar uma diferença quando ela na realidade existe) ainda não pode ser descartada. Os resultados após cinco anos do Clasicc Trial trazem luz à questão da ETML seguida de conversão. Os resultados de piora na sobrevida global associados a conversão para pacientes com câncer do reto permitem concluir pela indicação da ETML para pacientes selecionados e trazem uma nova atribuição à equipe cirúrgica. Apesar de ser possível que essa diferença não resulte da via de acesso mas de variáveis relacionadas ao tumor, parece ser importante decidir precocemente pela conversão na dissecção pélvica pelo menos até que seja descartada a hipótese de que o comprometimento no resultado oncológico não resulte de acometimento da margem circunferencial durante a videocirurgia como resultado de pouca experiência do cirurgião, tumor desfavorável a tratamento videocirúrgico, ou ambos.

REFERÊNCIAS BIBLIOGRÁFICAS

1. Nelson H, Sargent DJ, Wieand S, Flesman J, Anvari M, Stryker SJ et al. A comparison of laparoscopically assisted and open colectomy for colon cancer. N Engl J Med 2004; 350 (20): 2050-9.
2. Veldkamp R, Kuhry E, Hop WC, Jeekel J, Kazemier G, Bonjer HJ et al. Laparoscopic surgery versus open surgery for colon cancer: short-term outcomes of a randomised trial. Lancet Oncol 2005; 6 (7): 477-84.
3. Guillou PJ, Quirke P, Thorpe H, Walker J, Jayne DG, Smith AM et al. Short-term endpoints of conventional versus laparoscopic-assisted surgery in patients with colorectal cancer (MRC Clasicc Trial): multicentre, randomised controlled trial. Lancet 2005; 365 (9472): 1718-26.
4. Braga M, Vignali A, Gianotti L, Zuliani W, Radaelli G, Gruarin P et al. Laparoscopic versus open colorectal surgery: a randomized trial on short-term outcome. Ann Surg 2002; 236 (6): 759-66; discussion 767.
5. Kemp JA, Finlayson SR. Nationwide trends in laparoscopic colectomy from 2000 to 2004. Surg Endosc 2008; 22 (5): 1181-7.
6. Jacobs M, Verdeja JC, Goldstein HS. Minimally invasive colon resection (laparoscopic colectomy). Surg Laparosc Endosc 1991; 1 (3): 144-50.
7. Fleshman J, Sargent DJ, Green E, Anvari M, Stryker SJ, Beart RW Jr et al. Laparoscopic colectomy for cancer is not inferior to open surgery based on 5-year data from the COST Study Group trial. Ann Surg 2007; 246 (4): 655-62; discussion 662-4.
8. Hartley JE, Mehigan BJ, Qureshi AE, Duthie GS, Lee PW, Monson JR. Total mesorectal excision: assessment of the laparoscopic approach. Dis Colon Rectum 2001; 44 (3): 315-21.

9. MacFarlane JK, Ryall RD, Heald RJ. Mesorectal excision for rectal cancer. Lancet 1993; 341 (8843): 457-60.
10. Palanivelu C, Sendhilkumar K, Jani K, Rajan PS, Maheshkumar GS, Shetty R et al. Laparoscopic anterior resection and total mesorectal excision for rectal cancer: a prospective nonrandomized study. Int J Colorectal Dis 2007; 22 (4): 367-72.
11. Liang JT, Lai HS, Lee PH. Laparoscopic pelvic autonomic nerve-preserving surgery for patients with lower rectal cancer after chemoradiation therapy. Ann Surg Oncol 2007; 14 (4): 1285-7.
12. Ng SS, Leung KL, Lee JF, Yiu RY, Li JC, Teoh AY et al. Laparoscopic-assisted versus open abdominoperineal resection for low rectal cancer: a prospective randomized trial. Ann Surg Oncol 2008; 15 (9): 2418-25.
13. Fleshman JW, Wexner SD, Anvari M, LaTulippe JF, Birnbaum EH, Kodner IJ et al. Laparoscopic vs. open abdominoperineal resection for cancer. Dis Colon Rectum 1999; 42 (7): 930-9.
14. Pugliese R, Di Lernia S, Sansonna F, Scandroglio I, Maggioni D, Ferrari GC et al. Results of laparoscopic anterior resection for rectal adenocarcinoma: retrospective analysis of 157 cases. Am J Surg 2008; 195 (2): 233-8.
15. Braga M, Frasson M, Vignali A, Zuliani W, CRAPetti G, Di Carlo V et al. Laparoscopic resection in rectal cancer patients: outcome and cost-benefit analysis. Dis Colon Rectum 2007; 50 (4): 464-71.
16. Bianchi PP, Rosati R, Bona S, Rottoli M, Elmore U, Ceriani C et al. Laparoscopic surgery in rectal cancer: a prospective analysis of patient survival and outcomes. Dis Colon Rectum 2007; 50 (12): 2047-53.
17. Veenhof AA, Engel AF, Craanen ME, Meijer S, de Lange-de-Klerk ES, van der Peet DL et al. Laparoscopic versus open total mesorectal excision: a comparative study on short-term outcomes. A single-institution experience regarding anterior resections and abdominoperineal resections. Dig Surg 2007; 24 (5): 367-74.
18. Kang SB, Park JW, Jeong SY, Nam BH, Choi HS, Kim DW et al. Open versus laparoscopic surgery for mid or low rectal cancer after neoadjuvant chemoradiotherapy (COREAN trial): short-term outcomes of an open-label randomised controlled trial. Lancet Oncol 2010; 11 (7): 637-45.
19. Lam HD, Stefano M, Tran-Ba T, Tinton N, Cambier E, Navez B. Laparoscopic versus open techniques in rectal cancer surgery: a retrospective analysis of 121 sphincter-saving procedures in a single institution. Surg Endosc 2011; 25: 454-62.
20. Sartori CA, Dal Pozzo A, Franzato B, Balduino M, Sartori A, Baiocchi GL. Laparoscopic total mesorectal excision for rectal cancer: experience of a single center with a series of 174 patients. Surg Endosc 2011; 25 (2): 508-14.
21. Laurent C, Leblanc F, Wutrich P, Scheffler M, Rullier E. Laparoscopic versus open surgery for rectal cancer: long-term oncologic results. Ann Surg 2009; 250 (1): 54-61.
22. da Luz Moreira A, Mor I, Geisler DP, Remzi FH, Kiran RP. Laparoscopic resection for rectal cancer: a case-matched study. Surg Endosc 2011; 25 (1): 278-83.
23. Feliciotti F, Guerrieri M, Paganini AM, De Sanctis A, Campagnacci R, Peretta S et al. Long-term results of laparoscopic versus open resections for rectal cancer for 124 unselected patients. Surg Endosc 2003; 17 (10): 1530-5.
24. Poulin EC, Schlachta CM, Gregoire R, Seshadri P, Cadeddu MO, Mamazza J. Local recurrence and survival after laparoscopic mesorectal resection forrectal adenocarcinoma. Surg Endosc 2002; 16 (6): 989-95.
25. Rullier E, Sa Cunha A, Couderc P, Rullier A, Gontier R, Saric J. Laparoscopic intersphincteric resection with coloplasty and colo-anal anastomosis for mid and low rectal cancer. Br J Surg 2003; 90 (4): 445-51.
26. Dulucq JL, Wintringer P, Stabilini C, Mahajna A. Laparoscopic rectal resection with anal sphincter preservation for rectal cancer: long-term outcome. Surg Endosc 2005; 19 (11): 1468-74.
27. Tjandra JJ, Kilkenny JW, Buie WD, Hyman N, Simmang C, Anthony T et al. Practice parameters for the management of rectal cancer (revised). Dis Colon Rectum 2005; 48 (3): 411-23.
28. Scheidbach H, Schneider C, Konradt J, Bärlehner E, Köhler L, Wittekind CH et al. Laparoscopic abdominoperineal resection and anterior resection with curative intent for carcinoma of the rectum. Surg Endosc 2002; 16 (1): 7-13.
29. Havenga K, Grossmann I, DeRuiter M, Wiggers T. Definition of total mesorectal excision, including the perineal phase: technical considerations. Dig Dis 2007; 25 (1): 44-50.
30. Heald RJ. A new approach to rectal cancer. Br J Hosp Med 1979; 22 (3): 277-81.
31. Heald RJ, Husband EM, Ryall RD. The mesorectum in rectal cancer surgery--the clue to pelvic recurrence? Br J Surg 1982; 69 (10): 613-6.
32. Heald RJ. The 'Holy Plane' of rectal surgery. J R Soc Med 1988; 81 (9): 503-8.
33. Marr R, Birbeck K, Garvican J, Macklin CP, Tiffin NJ, Parsons WJ et al. The modern abdominoperineal excision: the next challenge after total mesorectal excision. Ann Surg 2005; 242 (1): 74-82.
34. Tate JJ, Kwok S, Dawson JW, Lau WY, Li AK. Prospective comparison of laparoscopic and conventional anterior resection. Br J Surg 1993; 80 (11): 1396-8.
35. Darzi A, Lewis C, Menzies-Gow N, Guillou PJ, Monson JR. Laparoscopic abdominoperineal excision of the rectum. Surg Endosc 1995; 9 (4): 414-7.
36. Seow-Choen F, Eu KW, Ho YH, Leong AF. A preliminary comparison of a consecutive series of open versus laparoscopic abdomino-perineal resection for rectal adenocarcinoma. Int J Colorectal Dis 1995; 12: 88-90.
37. Ramos JR, Petrosemolo RH, Valory EA, Polania FC, Peçanha R. Abdominoperineal resection: laparoscopic versus conventional. Surg Laparosc Endosc 1997; 7 (2): 148-52.
38. Leung KL, Kwok SP, Lau WY, Meng WC, Chung CC, Lai PB et al. Laparoscopic-assisted abdominoperineal resection for low rectal adenocarcinoma. Surg Endosc 2000; 14 (1): 67-70.
39. Pasupathy S, Eu KW, Ho YH, Seow-Choen F. A comparison between open versus laparoscopic assisted colonic pouches for rectal cancer. Tech Coloproctol 2001; 5 (1): 19-22.
40. Baker RP, White EE, Titu L, Duthie GS, Lee PW, Monson JR. Does laparoscopic abdominoperineal resection of the rectum compromise long-term survival? Dis Colon Rectum 2002; 45 (11): 1481-5.

41. Lezoche E, Feliciotti F, Paganini AM, Guerrieri M, De Sanctis A, Campagnacci R et al. Results of laparoscopic versus open resections for non-early rectal cancer in patients with a minimum follow-up of four years. Hepatogastroenterology 2002; 49 (47): 1185-90.
42. Anthuber M, Fuerst A, Elser F, Berger R, Jauch KW. Outcome of laparoscopic surgery for rectal cancer in 101 patients. Dis Colon Rectum 2003; 46 (8): 1047-53.
43. Hu JK, Zhou ZG, Chen ZX, Wang LL, Yu YY, Liu J et al. Comparative evaluation of immune response after laparoscopical and open total mesorectal excisions with anal sphincter preservation in patients with rectal cancer. World J Gastroenterol 2003; 9 (12): 2690-4.
44. Wu WX, Sun YM, Hua YB, Shen LZ. Laparoscopic versus conventional open resection of rectal carcinoma: A clinical comparative study. World J Gastroenterol 2004; 10 (8): 1167-70.
45. Breukink SO, Pierie JP, Grond AJ, Hoff C, Wiggers T, Meijerink WJ. Laparoscopic versus open total mesorectal excision: a case-control study. Int J Colorectal Dis 2005; 20 (5): 428-33.
46. Morino M, Allaix ME, Giraudo G, Corno F, Garrone C. Laparoscopic versus open surgery for extraperitoneal rectal cancer: a prospective comparative study. Surg Endosc 2005; 19 (11): 1460-7.
47. Ding KF, Chen R, Zhang JL, Li J, Xu YQ, Lv L et al. Laparoscopic surgery for the curative treatment of rectal cancer: results of a Chinese three-center case-control study. Surg Endosc 2009; 23 (4): 854-61.
48. Denoya P, Wang H, Sands D, Nogueras J, Weiss E, Wexner SD. Short-term outcomes of laparoscopic total mesorectal excision following neoadjuvant chemoradiotherapy. Surg Endosc 2010; 24 (4): 933-8.
49. Araujo SE, da Silva eSousa AH, Jr., de Campos FG, Habr-Gama A, Dumarco R, Caravatto PP et al. Conventional approach x laparoscopic abdominoperineal resection for rectal cancer treatment after neoadjuvant chemoradiation: results of a prospective randomized trial. Rev Hosp Clin Fac Med Sao Paulo 2003; 58 (3): 133-40.
50. Zhou ZG, Hu M, Li Y, Lei WZ, Yu YY, Cheng Z et al. Laparoscopic versus open total mesorectal excision with anal sphincter preservation for low rectal cancer. Surg Endosc 2004; 18 (8): 1211-5.
51. Lujan J, Valero G, Hernandez Q, Sanchez A, Frutos MD, Parrilla P. Randomized clinical trial comparing laparoscopic and open surgery in patients with rectal cancer. Br J Surg 2009; 96 (9): 982-9.
52. Gao F, Cao YF, Chen LS. Meta-analysis of short-term outcomes after laparoscopic resection for rectal cancer. Int J Colorectal Dis 2006; 21 (7): 652-6.
53. Habr-Gama A, de Souza PM, Ribeiro U, Jr, Nadalin W, Gansl R, Sousa AH Jr et al. Low rectal cancer: impact of radiation and chemotherapy on surgical treatment. Dis Colon Rectum 1998; 41 (9): 1087-96.
54. Habr-Gama A, Perez RO, Proscurshim I, Rawet V, Pereira DD, Sousa AH et al. Absence of lymph nodes in the resected specimen after radical surgery for distal rectal cancer and neoadjuvant chemoradiation therapy: what does it mean? Dis Colon Rectum 2008; 51 (3): 277-83.
55. Wiggers T, van de Velde CJ. The circumferential margin in rectal cancer. Recommendations based on the Dutch Total Mesorectal Excision Study. Eur J Cancer 2002; 38 (7): 973-6.
56. Wibe A, Rendedal PR, Svensson E, NorsteinJ, Eide TJ, Myrvold HE et al. Prognostic significance of the circumferential resection margin following total mesorectal excision for rectal cancer. Br J Surg 2002; 89 (3): 327-34.
57. Nagtegaal ID, Marijnen CA, Kranenbarg EK, van de Velde CJ, van Krieken JH et al. Circumferential margin involvement is still an important predictor of local recurrence in rectal carcinoma: not one millimeter but two millimeters is the limit. Am J Surg Pathol 2002; 26 (3): 350-7.
58. Row D, Weiser MR. An update on laparoscopic resection for rectal cancer. Cancer Control 2010; 17 (1): 16-24.
59. Jayne DG, Guillou PJ, Thorpe H, Quirke P, Coperland J, Smith AM et al. Randomized trial of laparoscopic-assisted resection of colorectal carcinoma: 3-year results of the UK MRC CLASICC Trial Group. J Clin Oncol 2007; 25 (21): 3061-8.
60. Park IJ, Choi GS, Lim KH, Kang BM, Jun SH. Multidimensional analysis of the learning curve for laparoscopic resection in rectal cancer. J Gastrointest Surg 2009; 13 (2): 275-81.
61. Porter GA, Soskolne CL, Yakimets WW, Newman SC. Surgeon-related factors and outcome in rectal cancer. Ann Surg 1998; 227 (2): 157-67.
62. Ito M, Sugito M, Kobayashi A, Nishizawa Y, Tsunoda Y, Saito N. Influence of learning curve on short-term results after laparoscopic resection for rectal cancer. Surg Endosc 2009; 23 (2): 403-8.
63. Kitano S, Inomata M, Sato A, Yoshimura K, Moriya Y. Japan Clinical Oncology Group Study. Randomized controlled trial to evaluate laparoscopic surgery for colorectal cancer: Japan Clinical Oncology Group Study JCOG 0404. Jpn J Clin Oncol 2005; 35 (8): 475-7.
64. Nandakumar G, Fleshman JW. Laparoscopy for rectal cancer. Surg Oncol Clin N Am 2010; 19 (4): 793-802.
65. Jayne DG, Thorpe HC, Coperland J, Quirke P, Brown JM, Guillou J. Five-year follow-up of the Medical Research Council Clasicc Trial of laparoscopically assisted versus open surgery for colorectal cancer. Br J Surg 2010; 97 (11): 1638-45.

EVOLUÇÃO TÉCNICA NO TRATAMENTO DO CÂNCER DO RETO

29.1 Preservação Autonômica

Pedro Basilio
Marleny Figueiredo

INTRODUÇÃO

O tratamento cirúrgico do câncer de reto sofreu importantes evoluções que se iniciaram no começo do século XX com Sir Ernest Miles e continuaram até os nossos dias. Nas primeiras amputações abdominoperineais do reto no Reino Unido, as cirurgias eram realizadas por via perineal com complementação abdominal[1,2]. Em seguida, passaram a ser iniciadas pelo tempo abdominal, utilizando, dessa forma, duas equipes cirúrgicas a partir de 1934.

Posteriormente, foram desenvolvidas técnicas para preservação esfincteriana, com o grupo liderado por C. F. Dixon (Mayo Clinic, 1930). Entretanto, consequências indesejadas ainda se faziam presentes com a utilização de ambas as técnicas, como: impotência sexual, ejaculação retrógrada e distúrbios da micção, especialmente a incontinência urinária.

Essas sequelas apareciam como importantes fatores na piora da qualidade de vida dos pacientes tratados com cirurgia para câncer de reto. O surgimento dos grampeadores permitiu que a cirurgia para tumores de reto com preservação esfincteriana se estendesse aos tumores do reto alto e até do terço médio.

No início dos anos 1970, a anastomose colo anal desenvolvida por Sir Alan Parks possibilitou a preservação esfincteriana em tumores ainda mais baixos do reto, a despeito dos pobres resultados do ponto de vista funcional. Tais resultados vieram a melhorar após a utilização da técnica de duplo grampeamento com reservatório em bolsa colônica e anastomose coloanal.

Nas últimas três décadas, relevantes esforços foram feitos no sentido de minimizar os danos causados à inervação autonômica do reto e aparelho geniturinário sem, no entanto, comprometer a radicalidade cirúrgica e o resultado oncológico.

Grande atenção a este tema foi dada por grupos na América do Norte, destacando-se os da Mayo Clinic e do Memorial Sloan-Kettering Cancer Center de Nova York que, após iniciarem experiência com cirurgias de preservação esfincteriana, verificaram também uma menor taxa de lesão aos nervos autônomos pélvicos[3,4].

Com a chegada da década de 1980, duas modificações técnicas alteraram sobremaneira o tratamento cirúrgico do câncer do reto. A excisão total do mesorreto (*total mesorectal excision* – TME), proposta e popularizada pelo grupo de Richard J. Heald em North Hampshire, Inglaterra, também trazia como proposta, além de melhorar o controle local e a sobrevida livre de doença, preservar a função sexual e urinária por meio da preservação nervosa autonômica (*autonomic nerve preservation* – ANP)[5,6].

A combinação dessas duas técnicas tornou-se o padrão de excelência em tratamento cirúrgico do câncer do reto, sendo tais trabalhos reproduzidos com reluzente sucesso na Suécia, Holanda e outros centros do Reino Unido.

A dissecção lateral da pelve no plano avascular, entre os fáscias parietal e visceral, resulta na conservação do plexo esplâncnico sacral bilateralmente. Tal plexo recebe os nervos hipogástricos inferiores (simpáticos) e os nervos erigentes (parassimpáticos) e são, dessa forma, mantidos intactos na parede lateral da pelve. (Figura 29.1.1)

Para essa finalidade é necessário que o cirurgião seja adequadamente treinado a identificar e evitar a lesão a essas estruturas nervosas. Tal treinamento pode ser obtido com a orientação e supervisão de tutores cirúrgicos já familiarizados ao método. Esse modelo de treinamento deve ser iniciado na residência médica, quando do início do treinamento em cirurgia colorretal oncológica, prorrogando-se até a fase madura do cirurgião por meio de observação de *experts* mais afeitos e com mais experiência nesta particular dissecção.

TÉCNICA CIRÚRGICA DE PRESERVAÇÃO SIMPÁTICA

O primeiro passo para uma preservação autonômica eficiente é o bom reconhecimento da anatomia local, com identificação precoce no ato cirúrgico dos plexos autonômicos pélvicos e dos compartimentos fáscias ainda no início da dissecção pélvica proximal.

A dissecção começa ao nível do promontório, onde está localizado o plexo hipogástrico superior. A porção proximal do plexo mesentérico e o plexo pré-aórtico são preservados de tal forma que no momento da ligadura na origem da artéria mesentérica inferior junto à aorta seja deixado um coto de 1 a 1,5 cm e da mesma forma se preserve o tecido conectivo pré-aórtico distal a este ponto, removendo apenas o material constituído de tecido linfático. Passamos a adotar essa manobra após longo período realizando a ligadura junto à adventícia aórtica sem, no entanto, obter benefícios de radicalidade.

Ao nível do promontório, o plano avascular pré-sacro (*holly plane* de Heald) deve ser obtido, deixando, então, os ramos direito e esquerdo do plexo hipogástrico aderidos lateral e dorsalmente, junto ao fáscia pré-sacral. Segue-se por esse plano a dissecção mesorretal distal, até que se atinja os ligamentos laterais do reto, aos quais o fáscia mesorretal está aderido anterior e lateralmente. Neste ponto os plexos hipogástricos estão localizados grosseiramente às 10 e 2 horas ou em um ângulo de aproximadamente 60 graus em ambos lados, partindo-se da sínfise púbica. A esse nível é possível realizar a dissecção dos 4 a 6 ramos e selecionar quais podem ser preservados.

Os ligamentos são cuidadosamente seccionados na fáscia endopélvica, preservando os ramos do plexo autonômico pélvico, alcançando a fáscia de Denonvillier onde, segundo Walsh, o plexo autonômico se une ao feixe vasculonervoso.[7]

RESULTADOS

Os resultados cirúrgicos de preservação autonômica variam em grande escala na literatura; no entanto, de uma forma geral, as taxas de preservação se mantém altas. Na maioria dos casos obtém-se entre 80 e 90% de sucesso. Nas amputações abdominoperineais o percentual de lesão neural é mais elevado do que nas de preservação esfincteriana[4].

TABELA 29.1.1 – Resultados da preservação autonômica

Autor	N	Preservação efetiva	Ejaculação/orgasmo preservados	Boa continência urinária
Liang 2008	98	90,8%	56%	71,6%
Enker 1997	136	75% (AAP) e 85% (ETM, PNA)	88% (AAP) 91% (ETM, PNA)	n/a

AAP: amputação abdominoperineal; ETM: excisão total do mesorreto; PNA: preservação nervosa autonômica.

CONSEQUÊNCIAS DA LESÃO

A lesão do plexo autonômico pélvico leva a importante morbidade com significativo decréscimo na qualidade de vida dos pacientes, sendo em algumas circunstâncias considerada ainda pior do que a doença que motivou o tratamento cirúrgico. Inicialmente, verifica-se paresia vesical que, em certos casos, pode ser transitória e perdurar por até seis meses. Depois desse intervalo, na maioria dos casos, torna-se irreversível.

O autocateterismo limpo é o tratamento de escolha, sendo superior ao autocateterismo asséptico em função de apresentar as mesmas taxas de infecção de trato urinário com o passar do tempo, além de ser muito mais prático. A bacteriúria assintomática é invariavelmente presente e, no caso de aparecimento de sintomas, o tratamento com antibióticos está indicado.

A impotência por disfunção erétil também pode ocorrer da mesma forma, transitória ou definitiva. Em ambas as situações são utilizadas drogas vasodilatadoras seja pela via oral ou por injeção intracavernosa.

A ejaculação retrógrada ocorre por disfunção na musculatura detrussora da bexiga e refluxo do produto seminoespermático para o interior da bexiga. O diagnóstico se dá pela identificação de esperma ou frutose no aspirado vesical pós-ejaculatório.

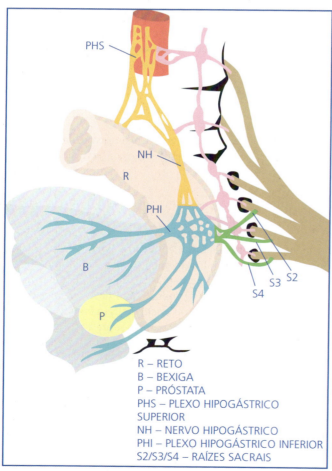

Figura 29.1.1 – Esquema dos nervos pélvicos.

R – RETO
B – BEXIGA
P – PRÓSTATA
PHS – PLEXO HIPOGÁSTRICO SUPERIOR
NH – NERVO HIPOGÁSTRICO
PHI – PLEXO HIPOGÁSTRICO INFERIOR
S2/S3/S4 – RAÍZES SACRAIS

De forma que, estudadas todas as consequências da lesão aos nervos autonômicos durante as ressecções do reto, depreendemos que o esmero e a dedicação à preservação neural, mais do que um detalhe técnico, são cuidados que cabem ao cirurgião colorretal desempenhar com concentração, treinamento e esforço.

REFERÊNCIAS BIBLIOGRÁFICAS

1. Miles WE. A method of performing abdomino-perineal excision for carcinoma of the rectum and of the terminal portion of the pelvic colon. Lancet 1908; 2: 1812-3.
2. Miles WE. Cancer of the rectum: the lettsomian lectures. London: Harrison & Sons; 1923.
3. Barabout DG, Wong WD. Current management of rectal cancer: total mesorectal excision (nerve sparing) technique and clinical outcome. Surg Oncol Clin N Am 2005; 14 (2): 137-55.
4. Enker WE, Havenga K, Polyak T et al. Abdominoperineal resection via total mesorectal excision and autonomic nerve preservation for low rectal cancer. W J Surg 1997; 21; 715-20.
5. Heald RJ, Husband EM, Ryall RDH. The mesorectum in rectal cancer surgery: the clue to pelvic recurrence? Br J Surg 1982; 69: 613-6.
6. Heald RJ, Moran BJ, Ryall RDH et al. Rectal cancer. The Basingstoke Experience of Total Mesorectal Excision, 1978 – 1998. Arch Surg 1998; 133: 894-8.
7. Walsh PC, Donker PJ. Anatomical description of the anatomy of the pelvic plexus and surgical technique to prevent impotence during radical pelvic surgery. J Urol 1982; 128: 492-7.
8. Liang Y, Li G, Chen P, Yu J. Laparoscopic versus open colorectal resection for cancer: a meta-analysis of results of randomized controlled trials on recurrence. European Journal of Surgical Oncology 2008; 34(11): 1217-24.

EVOLUÇÃO TÉCNICA NO TRATAMENTO DO CÂNCER DO RETO

29.2 Anastomoses Colorretais Baixas

Antônio Lacerda-Filho
Leonardo Maciel da Fonseca

INTRODUÇÃO

O tratamento do câncer de reto baixo apresentou vários avanços nos últimos trinta anos. Operações radicais foram substituídas por tratamentos multidisciplinares, que não só propiciaram melhores resultados oncológicos mas também a possibilidade de preservação da musculatura esfincteriana. A melhor compreensão da anatomia da pelve, da anatomofisiologia do assoalho pélvico, o desenvolvimento de grampeadores cirúrgicos, a adoção de tratamento neoadjuvante com associação de rádio e quimioterapia e o aprimoramento e desenvolvimento de novas técnicas operatórias para o câncer de reto baixo propiciaram a realização de anastomoses coloanais e colorretais baixas ou ultrabaixas, antes consideradas impossíveis no tratamento dessa doença.

O tratamento do câncer de reto é embasado em quatro premissas: controle locorregional da doença com consequente diminuição da recidiva pélvica, aumento da sobrevida, preservação dos esfíncteres anais e da função genitourinária. Tudo isso implica manutenção da qualidade de vida, ponto cada vez mais valorizado pelos pacientes, juntamente com o resultado oncológico. Anteriormente, acreditava-se que a preservação da musculatura esfincteriana impossibilitava ressecções oncologicamente seguras. Atualmente, é possível realizar o tratamento do câncer de reto baixo com radicalidade oncológica e sem de colostomia definitiva. Com ressecção anterior do reto e preservação esfincteriana são observadas taxas de recidiva local e mortalidade inferiores aos obtidos com amputação abdominoperineal do reto (AAPR), que até a década de oitenta passada, era operação de escolha para tumores do reto extraperitoneal. Este capítulo procura discutir a evolução do tratamento operatório do câncer de reto baixo, focado principalmente na operação para preservação esfincteriana, por meio da realização de anastomoses coloanais e colorretais baixas, as técnicas disponíveis e seus resultados oncológicos e funcionais.

EVOLUÇÃO E MUDANÇAS DE PARADIGMAS NO TRATAMENTO DO CÂNCER DE RETO BAIXO

A AAPR (ou operação de Miles) foi considerada por muitos anos o tratamento de escolha do câncer de reto baixo[1]. Pacientes com tumores tocáveis eram, na maioria dos casos, submetidos a esse tratamento cirúrgico de forma exclusiva. O temor do comprometimento pelo câncer da margem distal era considerado empecilho para a preservação esfincteriana e confecção de anastomose. Acreditava-se que eram necessários no mínimo 5 cm de margem distal para que a ressecção fosse considerada como oncologicamente radical[2,3]. Tumores retais extraperitoneais eram quase obrigatoriamente tratados com a ressecção da musculatura esfincteriana, independentemente do seu acometimento. Com esse tratamento, os pacientes tinham de conviver com uma colostomia definitiva, além de, muitas vezes, resultados oncológicos insatisfatórios.

Por volta de 1980, a necessidade de se manter uma margem distal de segurança de 5 cm foi questionada[3-5]. Evidenciou-se que o principal fator prognóstico associado à recidiva local é o crescimento lateral do tumor, com comprometimento da margem radial, e não da margem distal[6]. Posteriormente, Heald et al. difundiram a realização da ressecção anterior do reto pela técnica de excisão total do mesorreto (ETM)[7]. De acordo com essa técnica, o mesorreto deve ser ressecado de forma íntegra por meio da dissecção do tecido areolar que separa a fáscia parietal pélvica da fáscia visceral do reto. O objetivo é preservar a fáscia visceral íntegra e, consequentemente, resguardar as margens radiais.

Com emprego da ETM, além da possibilidade de obtenção de margens radiais seguras, evidenciou-se que é possível obter margens distais igualmente seguras, mesmo quando exíguas, de até 2 cm[8-10]. Com margens distais de até 1 a 2 cm, a radicalidade oncológica é preservada, o que possibilita a realização de anastomoses baixas e ultrabaixas[8,11-14]. Evidenciou-se também que, caso fossem necessária a ampliação da margem distal, as anastomoses coloanais poderiam ser realizadas por dissecção do plano interesfincteriano, ressecção do esfíncter anal interno e confecção da anastomose coloanal *per anum* (Figura 29.2.1).

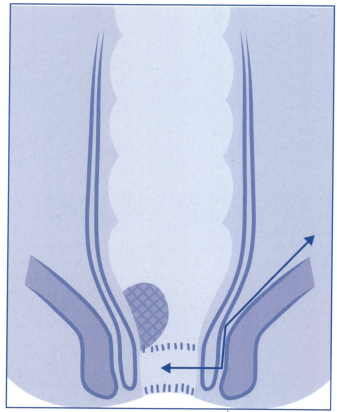

Figura 29.2.1 – Dissecção do plano interesfincteriano para ampliação da margem distal.

As incômodas taxas de recidiva locorregional do câncer de reto, que alcançavam taxas superiores a 20%[15,16], foram drasticamente melhoradas a partir do emprego da técnica de ETM. Heald et al., em série retrospectiva de pacientes, relataram taxas de recidiva local de 4%[13]. Outros estudos também demonstraram bons resultados com emprego dessa técnica, sendo relatadas taxas de recorrência local inferiores a 10%[17-19].

A melhora dos resultados oncológicos no tratamento do câncer retal não se deu exclusivamente pelo aprimoramento da técnica operatória. O tratamento neoadjuvante com rádio e quimioterapia levou à redução das taxas de recorrência local e aumento da sobrevida[20-22]. Além disso, a radioterapia pré-operatória possibilita que tumores grandes, localizados próximos a linha pectínea, possam regredir de volume, sendo possível à realização da anastomose baixa. Pacientes com tumores que regrediram significativamente com radioquimioterapia neoadjuvante, apresentam maior chance de terem seu esfíncter anal preservado e de apresentar maior sobrevida[23,24].

Contudo não há consenso, se após regressão tumoral obtida pela radioquimioterapia, pode-se indicar uma ressecção anterior do reto com preservação esfincteriana para pacientes com indicação prévia de AAPR. Dados retrospectivos indicam que, se o paciente foi operado pela técnica de ETM, a neoadjuvância poderia compensar margens exíguas, mesmo as inferiores a 1 cm[25]. Não se observou diferença em relação ao controle oncológico local, quando as margens livres de tumor foram maiores que 2 cm, entre 2 e 1 cm e inferiores a 1 cm.

ANASTOMOSES COLOANAIS E COLORRETAIS BAIXAS

A melhor compreensão do comportamento biológico dos tumores distais e do entendimento do mecanismo de continência anal permitiram que anastomoses colorretais baixas ou coloanais fossem realizadas com resultados funcionais satisfatórios. Evidenciou-se que a ressecção dos dois centímetros distais do reto e mesmo da porção superior do esfíncter anal interno, em alguns pacientes, não comprometia de forma significativa a continência[4]. Estudos demonstraram que, mesmo quando a anastomose é realizada com o canal anal ou quando o esfíncter interno é ressecado, resultados funcionais satisfatórios podem ser obtidos[12,26-29].

As anastomoses colorretais podem ser divididas em: altas, realizadas ao nível do promontório, normalmente entre 8 e 16 cm da borda anal, dependendo da constituição física do paciente; baixas, localizadas abaixo da reflexão peritoneal, entre 5 e 8 cm da borda anal; e ultrabaixas, confeccionadas na junção anorretal, localizadas entre 3 e 5 cm da borda anal.

As taxas de operações com preservação esfincteriana para tumores de reto baixo são bastantes variáveis. Serviços especializados em cirurgia colorretal relatam índices de 70 a 90%[30,31], enquanto em serviços não especializados, ou com pequeno volume cirúrgico, esses índices são bastantes inferiores[32-34]. Estudo multicêntrico norte-americano, envolvendo sete centros especializados em operações oncológicas, com 674 pacientes com diagnóstico de câncer de reto, relatou taxa de 77% de preservação esfincteriana[35]. Já estudo populacional norte-americano, que avaliou amostra de 20% dos pacientes submetidos à ressecção anterior do reto por tumores retais, durante o período de 16 anos, englobou 41.631 pacientes e mostrou taxa de preservação de esfíncteres de aproximadamente 40%[36]. Em nosso serviço, a taxa de preservação esfincteriana no tratamento do câncer retal é de aproximadamente 85%[37].

Os fatores mais comumente associados à manutenção dos esfíncteres anais são: presença de tumores retais mais altos, tumores não fixos, operação realizada por cirurgiões coloproctologistas, em hospitais com grande volume de operações para tratamento de tumores do reto, pacientes com idade mais jovem ao diagnóstico, de classes econômicas mais elevadas e do gênero feminino[35,36,38,39].

Para que a operação de preservação esfincteriana tenha sucesso, obtendo-se radicalidade oncológica e bons resultados funcionais, é fundamental que o cirurgião tenha experiência com a técnica e o e conheça as diferentes opções cirúrgicas. Além disso, o paciente deve passar por avaliação pré-operatória adequada e minuciosa.

Avaliação pré-operatória

Antes de tomar a decisão de se realizar uma anastomose colorretal baixa com preservação esfincteriana, o cirurgião deve realizar avaliação anatômica e funcional da musculatura esfincteriana do paciente a ser tratado. Apesar de já largamente demonstrado que são técnica e funcionalmente factíveis, essas anastomoses podem apresentar resultados funcionais ruins, em caso de presença de algum grau de incontinência anal prévia. Pacientes, com continência fecal marginal, podem não ser candidatos a essa operação. O benefício em se realizar uma anastomose colorretal baixa ou coloanal é questionável, caso esses pacientes apresentem função anal alterada. Em termos de qualidade de vida, uma colostomia bem feita é melhor do que a ocorrência de incontinência pós-operatória franca[40]. Ressalta-se, que pacientes com tumores retais, muitas vezes são submetidos à radioterapia, que por si só interfere no mecanismo de continência, e também à quimioterapia pós-operatória, que pode predispor a diarreia, dificultando ainda mais a manutenção da continência fecal.

A anamnese dirigida para avaliação da continência fecal prévia, associada ao exame retal, realizado por um médico experiente, são considerados bons preditores do estado da continência no pós-operatório de ressecções anteriores do reto com anastomoses baixas. Em caso de dúvida, a manometria anal e a ultrassonografia transanal podem indicar disfunções e defeitos imperceptíveis do mecanismo esfincteriano[41]. Essas investigações são particularmente importantes em mulheres, que apresentam canal anal mais curto que o dos homens, e muitas vezes já sofreram várias agressões à musculatura do assoalho pélvico, relacionadas a partos laboriosos, operações perineais e hipoestrogenismo, comum nas faixas etárias de maior incidência do câncer colorretal.

A avaliação anatômica do tumor retal deve ser realizada inicialmente por meio de exame retal minucioso. O toque retal ainda é considerado ferramenta essencial para a avaliação da altura do tumor em relação à margem anal e ao grau de acometimento parietal. Essa avaliação deve ser obrigatoriamente complementada por métodos de imagem, principalmente ressonância nuclear magnética ou ultrassonografia transretal, fundamentais para definir o grau de invasão tumoral e a presença de acometimento linfonodal (Figura 29.2.2). Esses métodos também são importantes para definir a distância da margem distal do tumor em relação à musculatura esfincteriana. Informação imprescindível para definição do plano terapêutico, já que a indicação de qual operação será realizada, na maioria dos centros especializados, é realizada no pré-operatório, independente dos resultados obtidos com a radioquimioterapia.

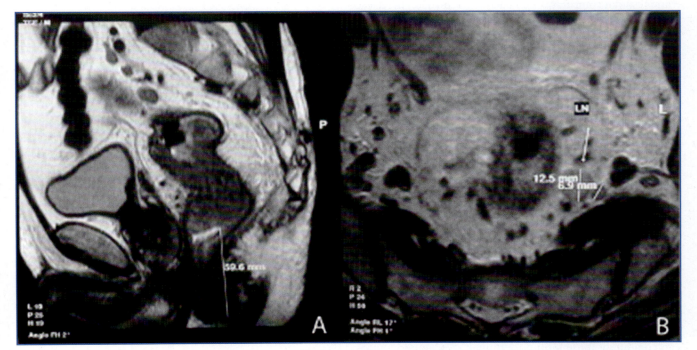

Figura 29.2.2 – Imagens de ressonância nuclear magnética, utilizada no estadiamento do câncer de reto. A. Distância da porção distal do tumor retal à borda anal. B. Tumor retal com linfonodo aumentado, supostamente metastático (LN).

Neorreto

Após a realização da protectomia, é necessária a reconstrução do trânsito, seja por meio de anastomose do cólon abaixado diretamente ao reto inferior ou ao canal anal ou pela confecção de um novo reservatório fecal. O bom funcionamento desse neorreto, principalmente com boa capacidade e complacência, é fundamental para que se obtenham resultados funcionais efetivos. Não é possível, principalmente quando a anastomose se dá ao nível do canal anal, reproduzir o complexo mecanismo sensitivo de receptores neurais presentes na parede retal. O principal objetivo é a confecção de um reservatório que minimize a sintomatologia relacionada com a "síndrome da ressecção anterior do reto", que se caracteriza por tenesmo, urgência e incontinência[42]. Além da perda do reto com sua função de reservatório, a síndrome da ressecção anterior do reto também tem sido atribuída a possíveis danos causados aos nervos hipogástricos e erigentes durante à dissecção pélvica[43].

As três técnicas mais comuns para a reconstrução do trânsito por via anal são a anastomose término-terminal sem reservatório, anastomose lateroterminal com ou sem reservatório colônico em forma de J ou anastomose término-terminal com coloplastia transversal. Dificuldades técnicas, complicações e resultados funcionais devem ser levados em consideração ao se escolher a técnica de reconstrução.

A anastomose término-terminal do cólon descendente diretamente com o canal anal, atualmente é o método de reconstrução menos indicado (Figura 29.2.3). Apesar de ser tecnicamente mais simples, os pacientes apresentam incidência aumentada de sintomas decorrentes da falta de um reservatório fecal, descritos na síndrome da ressecção anterior do reto. Vários estudos comparativos têm demonstrado que, em relação à coloplastia e à bolsa colônica em J, a reconstrução do trânsito intestinal realizada por meio de anastomose término-terminal, acarreta maior número de evacuações por dia, escapes noturnos e pior qualidade de vida[44-46]. Contudo essa diferença é mais pronunciada nos primeiros dezoito meses após a operação[47,48]. Nesse período, pacientes com bolsa colônica apresentam, em média, três evacuações ao dia, enquanto pacientes com anastomose colorretal término-terminal costumam apresentar até seis evacuações/dia. Após o primeiro ano, pacientes operados com ou sem confecção de reservatório colônico apresentam em média uma evacuação por dia, sendo que a necessidade de medicamentos antidiarreicos é mínima.

A bolsa colônica em J, construída com o cólon descendente, aumenta o volume do cólon pré-anastomótico, configurando um bom reservatório fecal. Tal técnica melhora os resultados funcionais da anastomose baixa e, consequentemente, da qualidade de vida pós-operatória (Figura 29.2.4). Inicialmente confeccionada com 15 cm de extensão e duas cargas do grampeador linear cortante, apresentava boa complacência e capacidade. Estudos prospectivos randomizados demonstraram menor frequência evacuatória em comparação com anastomose término-terminal[49,50]. Contudo, outros trabalhos relataram alta incidência de dificuldade evacuatória com as bolsas de 15 cm de extensão, destacando-se esforço aumentado e sensação de evacuação incompleta, sendo que em alguns casos se fazia necessária a utilização de enemas para o esvaziamento do conteúdo fecal[44,49,51].

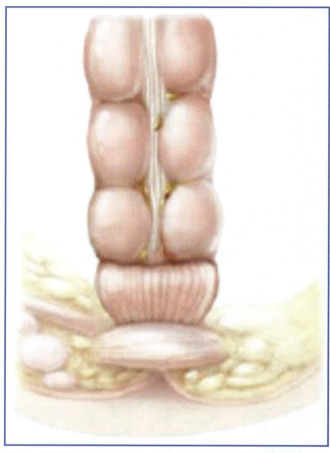

Figura 29.2.3 – Anastomose colorretal baixa término-terminal. Fonte: arquivo do autor.

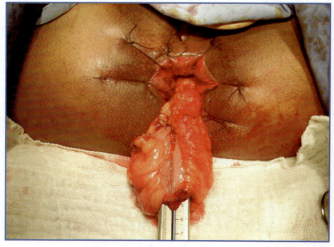

Figura 29.2.4 – Confecção da bolsa colônica em J com grampeador linear cortante.

Os melhores resultados funcionais da bolsa colônica em J foram obtidos com aquelas com cerca de 6 cm de extensão, confeccionadas com apenas uma carga de grampeador linear cortante. Dessa forma, obtém-se uma boa frequência evacuatória, sem problemas de esvaziamento do reservatório. Bolsas muito curtas, menores do que 5 cm, também apresentaram resultados funcionais inferiores[52,53].

Estudo prospectivo randomizado que comparou a anastomose término-terminal com a bolsa colônica em J, através dos questionários de qualidade de vida QLQ-C30 e QLQ-C38 da European Organization for Research and Treatment of Cancer, constatou melhor qualidade de vida nos pacientes que foram submetidos a reconstrução através da confecção de bolsa colônica em J[45]. Também já foi demonstrado que, pacientes que tiveram trânsito intestinal reconstruído com bolsa colônica em J, em relação a anastomose término-terminal, apresentam menor incidência de fístulas[53]. Isso se deve provavelmente à realização da anastomose lateroterminal em região mais bem vascularizada do que a extremidade da alça colônica. Também foi aventada a possibilidade de ocorrer menor incidência de fístula pelo fato de a bolsa colônica preencher melhor a cavidade pélvica, diminuindo o espaço para a formação de seromas e hematomas, que poderiam ser precursores da fístula anastomótica[52].

Como a realização da bolsa colônica em J implica necessidade de maior extensão de cólon e, em algumas ocasiões, dificuldades em acomodá-la em pelves muito estreitas, foi descrita uma técnica mais simples de construção de reservatório colônico – a coloplastia transversal. Na coloplastia, uma incisão longitudinal de 7 cm é realizada sobre a tênia na borda antimesentérica, acerca de 4 cm da margem distal do cólon abaixado, extensão suficiente para acomodar a ogiva do grampeador endoluminal. Essa incisão é fechada no sentido transversal, aumentando assim o volume interno da extremidade do cólon[54] (Figura 29.2.5). A anastomose é do tipo término-terminal pela técnica de duplo grampeamento.

A ideia inicial era de que a coloplastia tivesse os mesmos resultados funcionais da bolsa colônica em J, porém às custas de uma técnica cirúrgica mais fácil de ser realizada, o que foi confirmado por estudos prospectivos e comparativos[55]. Contudo já foi demonstrado também, que apesar de apresentar resultados funcionais similares, as taxas de fístulas são significativamente maiores quando empregada a coloplastia[56], o que já tinha sido descrito quando se realizam anastomoses sem reservatório.

Em conclusão, para pacientes submetidos à ressecção anterior e anastomose colorretal baixa ou coloanal, a reconstrução do trânsito com reservatório colônico em J oferece os melhores resultados funcionais. Contudo, na impossibilidade de sua realização, a coloplastia transversal é uma opção razoável. Outra possibilidade que tem sido adotada por alguns cirurgiões é a simples anastomose colorretal lateroterminal, sem reservatório, supostamente superior a coloplastia transversal, mas que ainda carece de estudos comparativos.

Tipos de anastomoses

As opções para confecção de anastomoses colorretais baixas são por via abdominal, manuais ou grampeadas, ou transanais, realizadas manualmente, de um modo geral.

A confecção de anastomoses colorretais baixas ou coloanais, por via abdominal, é um procedimento tecnicamente difícil. Um dos mais importantes avanços tecnológicos, que possibilitaram a difusão dessas anastomoses foi a introdução dos grampeadores cirúrgicos. Os grampeadores utilizados atualmente foram desenvolvidos por cirurgiões da antiga União Soviética que publicaram o primeiro trabalho com a realização de anastomoses colorretais baixas com o uso destes dispositivos[57] (Figura 29.2.6). Nesse estudo, sessenta pacientes foram submetidos à ressecção anterior do reto, com anastomose término-terminal com grampeador circular KC-28, sendo algumas dessas a 5 cm da borda anal. Desses pacientes, três apresentaram deiscência da anastomose, dois deles tratados sem reoperação.

Atualmente, para confecção das anastomoses colorretais baixas, utilizam-se grampeadores circulares e retos (Figura 29.2.7). Essa técnica, conhecida como duplo-grampeamento, possibilita a realização de anastomoses colorretais baixas e mesmo coloanais, em pelves profundas e estreitas, por via abdominal. Ela consiste na secção do reto com um grampeador reto ou preferencialmente curvo e cortante, e a anastomose é completada com utilização do grampeador circular, introduzido pelo ânus[58] (Figura 29.2.8).

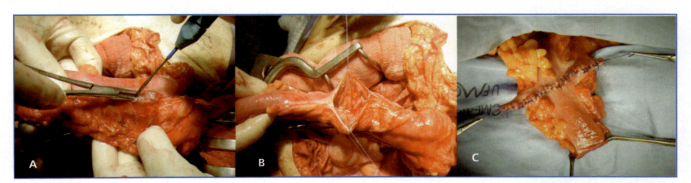

Figura 29.2.5 – Coloplastia. A. Incisão longitudinal. B e C sutura transversal.

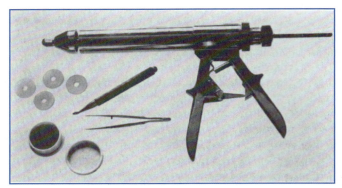

Figura 29.2.6 – Primeiro grampeador circular, denominado KC-28, desenvolvido por cirurgiões soviéticos. Fonte: Rygick et al.[57].

As anastomoses colorretais ultrabaixas ou coloanais manuais, para tratamento do câncer retal, são preferencialmente realizadas por via transanal. Parks, um dos mais eminentes cirurgiões colorretais ingleses, foi o primeiro a descrever esse procedimento em 1972[59]. Nesses casos é realizado o afastamento das margens anais, e a anastomose é feita ao nível da linha pectínea (Figura 29.2.9). A utilização de afastadores, como o de Lone-Star® (Figura 29.2.10), auxilia bastante a exposição da linha pectínea ou do coto do canal anal após uma dissecção interesfincteriana. Na ausência de tais afastadores, podem ser utilizados pontos perianais para facilitar a realização da anastomose coloanal manual (Figura 29.2.9). Com essa técnica são relatados resultados funcionais satisfatórios, mas também taxas consideráveis de fístulas[60].

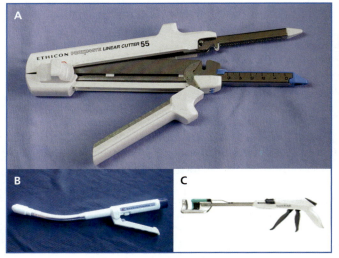

Figura 29.2.7 – Modernos grampeadores gastrintestinais. A. Grampeador linear cortante. B. Circular. C. Curvo cortante (gentileza da Ethicon Endosurgery).

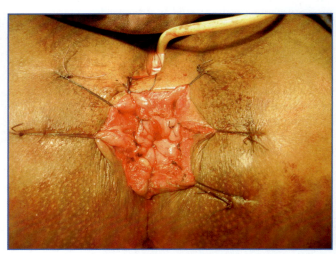

Figura 29.2.9 – Anastomose coloanal *per anum*.

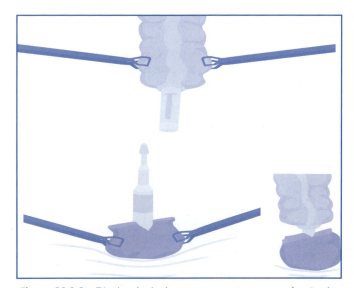

Figura 29.2.8 – Técnica de duplo-grampeamento para confecção de anastomoses colorretais baixas.

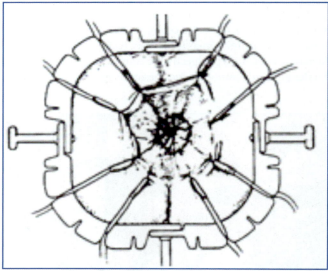

Figura 29.2.10 – Afastador anal para confecção de anastomose coloanal *per anum* (Lone-Star®).

Mesmo com acometimento do canal é possível evitar colostomia definitiva em casos selecionados. Por volta de 1990, tornou-se bem estabelecido que tumores retais muito baixos, podem ser ressecados com margens distais livres e preservação esfincteriana[61,62]. Essa técnica é realizada associada à ETM por meio da dissecção interesfincteriana, ressecção do esfíncter interno para ampliação da margem distal e confecção da anastomose *per anum*. Os estudos que avaliam a dissecção interesfincteriana ainda são relativamente recentes. Resultados funcionais e oncológicos iniciais mostraram-se satisfatórios, contudo faltam dados em longo prazo[63,64].

Fístulas de anastomose e estomia de proteção

Fístula de anastomose é uma das complicações mais temidas após protectomias. Quanto mais baixa a anastomose, maior o risco de deiscência. A incidência de fístulas diagnosticadas clinicamente variam ente 5 e 10%, já a incidência das diagnosticadas por métodos radiológicos chega a 17%[65,66]. Os principais fatores associados à deiscência anastomótica são: distância do tumor menor do que 5 cm em relação à margem anal, gênero masculino, presença de desnutrição, obesidade, alcoolismo ou tabagismo e uso de corticoides[67,68].

Com relação ao tipo de reconstrução, ou seja, confecção de bolsa colônica em J, de coloplastia ou de anastomose sem reservatório, a incidência de fístulas é significativamente menor quando confeccionada a bolsa colônica, sendo similar nos outros tipos de reconstrução retoanal[56,69]. Estudos com Doppler mostram melhor suprimento vascular quando a anastomose sem reservatório é realizada pela técnica lateroterminal. Com relação à coloplastia, a realização da incisão transversal na parede do cólon parece influenciar negativamente o suprimento vascular na anastomose.

As anastomoses colorretais baixas ou coloanais são realizadas em associação com ETM e apresentam grande risco de deiscência, sendo indicada a realização de estomias de proteção. Após radioterapia, o risco é ainda mais aumentado, sendo altamente indicada a proteção destes tipos de anastomoses.

Uma estomia de proteção não diminui a incidência de fístulas, mas reduz o risco de peritonite e a necessidade de reoperação[70]. Karanjia et al. relataram incidência de 18% de fístulas clinicamente diagnosticadas em pacientes sem proteção, contra 8% naqueles que tiveram a anastomose protegida por uma estomia[71]. Taxas mais elevadas de fístula foram relatadas por autores suecos em trabalho multicêntrico, randomizado e prospectivo comparando pacientes com anastomose colorretal baixa com e sem ostomia protetora. Naqueles sem proteção, a taxa de fístula sintomática foi de 28 *versus* 10% naqueles com ostomia protetora (p < 0,001). Eles concluem que a realização da ostomia protetora reduz a incidência de fístula sintomática e seu uso está recomendado em anastomoses colorretais baixas ou coloanais[72]. O processo séptico decorrente da deiscência da anastomose retal provoca sépsis pélvica e fibrose. Essa fibrose pode provocar rigidez do cólon abaixado, impedindo sua complacência e levando a resultados funcionais insatisfatórios. Além disso, esse processo inflamatório pode levar a estenose da anastomose, sendo, em alguns casos, necessário realizar novo abaixamento colônico.

FUNÇÃO INTESTINAL, CONTINÊNCIA E QUALIDADE DE VIDA

A opção de se evitar uma colostomia definitiva, de maneira geral, é um meio aceito de preservar a qualidade de vida após ressecções anteriores do reto[73], sobretudo após a realização de anastomoses colorretais mais altas[74,75]. Entretanto, esse ponto ainda é controverso com relação às anastomoses colorretais baixas ou coloanais. Sabe-se que após ressecção anterior do reto, entre 13 a 80% dos pacientes apresentam algum déficit de continência anal[76,77]. Esses resultados tão variáveis podem ser atribuídos ao estudo de populações não uniformes, analisadas nas diferentes séries publicadas. São muitas as causas capazes de influenciar diretamente esses resultados. Dentre elas podemos citar a quantidade de esfíncter interno seccionada para fornecer margem de segurança, o estado de continência prévia do paciente, a ocorrência de deiscência da anastomose, o gênero, e, de forma importante, a realização de tratamento radioterápico tanto no pré, quanto no pós-operatório.

A opção de preservação esfincteriana deve ser considerada somente em caso de bom funcionamento dos esfíncteres anais. A realização de colostomia terminal é mais bem aceita e fornece melhor qualidade de vida, do que graus mais significativos de incontinência anal. É importante diferenciar distúrbios prévios da continência com alterações causadas pelo próprio tumor. Isso porque graus menores de incontinência podem ser atribuídos à presença de tumor retal mais baixo e volumoso, provocando drenagem contínua de muco e fezes diarreicas.

Há que se salientar que pacientes com tumores retais baixos que não comprometem o canal anal ou o aparelho esfincteriano e que são portadores de incontinência anal pré-operatória, nos quais se cogita a realização de colostomia terminal, a amputação abdominoperineal deve ser evitada. Além de acarretar maior morbidade, seus resultados oncológicos têm sido considerados inferiores às cirurgias de preservação esfincteriana. Dessa forma, deve-se realizar colostomia terminal com fechamento do coto retoanal (Hartmann baixo).

Gamagami et al. avaliaram o grau de continência em 125 pacientes submetidos à ressecção anterior do reto de acordo com quanto do canal anal foi ressecado[78]. Dentre os grupos, foram analisados em separado aqueles pacientes submetidos a tratamento radioterápico neoadjuvante e se foi confeccionada bolsa colônica em J. Os autores encontraram que quando 1 cm ou menos do canal anal foi seccionado, 80% dos pacientes permaneciam totalmente continentes. Proporção similar à daqueles em que o canal anal permaneceu íntegro. Daqueles pacientes em que 1 a 2,5 cm do canal anal foi ressecado, com anastomoses entre meio e 2 cm da borda anal, somente 50% apresentaram continência anal totalmente preservada em dois anos após a operação.

Além dos fatores próprios do câncer de reto e do seu tratamento, qualidade de vida é um fator difícil de mensurar. Comparar aumento do número de evacuações diárias ou incontinência, com o trauma físico e psicológico causado por uma colostomia é bastante impreciso. A confecção de uma colostomia definitiva era tida como um marcador de qualidade de vida ruim. Estudos mais antigos, que avaliavam qualidade de vida em pacientes submetidos à AAPR confirmavam essa impressão, demonstrando principalmente grande incidência de quadros depressivos[79]. Muitos dos estudos apresentavam falhas metodológicas e trabalhos mais recentes não encontraram grandes diferenças em relação a critérios de qualidade de vida em pacientes com diagnóstico de câncer de reto baixo submetidos à AAPR ou ressecção anterior com anastomose baixa[80-82].

Estudo norte-americano utilizando os questionários de qualidade de vida QLQ-C30 e QLQ-C38 da European Organization for Research and Treatment of Cancer avaliou 85 pacientes submetidos à ressecção anterior do reto com anastomose colorretal baixa e 83 pacientes submetidos à AAPR. Os autores não encontraram grandes diferenças entre os dois grupos de pacientes em relação a critérios de qualidade de vida enumerados por esses questionários[40]. Metanálise com 11 estudos e 1.433 pacientes, também não mostrou diferenças entre pacientes submetidos a ressecção anterior com anastomose colorretais baixas ou entre aqueles com colostomia definitiva[83]. Em contrapartida, pacientes submetidos à confecção de anastomoses baixas e que evoluem com deiscência, apresentam piores resultados em questionários de avaliação de qualidade de vida[60].

Há que se ressaltar ainda que um número significativo de pacientes com ileostomia protetora de anastomoses baixas apresentam complicações e/ou outras intercorrências que impedem seu fechamento[84,85]. Isso implica a permanência de uma ostomia de débito aumentado e maior risco de ocorrência de disfunções e comprometimento cutâneo quando comparada a uma colostomia ilíaca terminal.

CONCLUSÕES

O tratamento do câncer de reto passou por várias alterações recentes. Atualmente, é possível a ressecção de tumores de reto baixo, que se estendem até o canal anal, com bons resultados oncológicos e preservação da musculatura esfincteriana. A confecção de anastomoses colorretais baixas e coloanais, associadas à confecção de reservatório fecal, principalmente com bolsa colônica em J, assegura bons resultados funcionais em muitos pacientes. É imprescindível uma apurada investigação pré-operatória tanto funcional quanto anatômica. Além de proporcionar menores índices de recidiva local, a radioquimioterapia neoadjuvante parece aumentar as possibilidades de preservação esfincteriana.

Ressecções de tumores retais baixos com preservação esfincteriana são procedimentos de grande demanda técnica, mas altamente desejáveis e factíveis com os conhecimentos atuais e com a maior disponibilidade de cirurgiões proficientes com essa técnica.

REFERÊNCIAS BIBLIOGRÁFICAS

1. Miles WE. A method of performing abdomino-perineal excision for carcinoma of the rectum and of the terminal portion of the pelvic colon. Lancet 1908; 1812-3.
2. Goligher JC, Dukes CE, Bussey HJ. Local recurrences after sphincter saving excisions for carcinoma of the rectum and rectosigmoid. Br J Surg 1951 Nov; 39 (155): 199-211.
3. Williams NS, Dixon MF, Johnston D. Reappraisal of the 5 centimetre rule of distal excision for carcinoma of the rectum: a study of distal intramural spread and of patients' survival. Br J Surg 1983 Mar; 70 (3): 150-4.
4. Williams NS, Johnston D, Dixon MF. Anal function after low rectal stapled anastomoses. Br J Surg 1984 Jun; 71 (6): 478.
5. Pollett WG, Nicholls RJ. The relationship between the extent of distal clearance and survival and local recurrence rates after curative anterior resection for carcinoma of the rectum. Ann Surg 1983 Aug; 198 (2): 159-63.
6. Adam IJ, Mohamdee MO, Martin IG, Scott N, Finan PJ, Johnston D et al. Role of circumferential margin involvement in the local recurrence of rectal cancer. Lancet 1994 Sep 10; 344 (8924): 707-11.
7. Heald RJ, Husband EM, Ryall RD. The mesorectum in rectal cancer surgery – the clue to pelvic recurrence? Br J Surg 1982 Oct; 69 (10): 613-6.
8. Karanjia ND, Schache DJ, North WR, Heald RJ. 'Close shave' in anterior resection. Br J Surg 1990 May; 77 (5): 510-2.
9. Scott N, Jackson P, al-Jaberi T, Dixon MF, Quirke P, Finan PJ. Total mesorectal excision and local recurrence: a study of tumour spread in the mesorectum distal to rectal cancer. Br J Surg 1995 Aug; 82 (8): 1031-3.
10. Phillips RK, Hittinger R, Blesovsky L, Fry JS, Fielding LP. Local recurrence following 'curative' surgery for large bowel cancer: II. The rectum and rectosigmoid. Br J Surg 1984 Jan; 71 (1): 17-20.
11. Kwok SP, Lau WY, Leung KL, Liew CT, Li AK. Prospective analysis of the distal margin of clearance in anterior resection for rectal carcinoma. Br J Surg 1996 Jul; 83 (7): 969-72.
12. Rullier E, Zerbib F, Laurent C, Bonnel C, Caudry M, Saric J et al. Intersphincteric resection with excision of internal anal sphincter for conservative treatment of very low rectal cancer. Dis Colon Rectum 1999 Sep; 42 (9): 1168-75.
13. Heald RJ, Moran BJ, Ryall RD, Sexton R, MacFarlane JK. Rectal cancer: the Basingstoke experience of total mesorectal excision, 1978-1997. Arch Surg 1998 Aug; 133 (8): 894-9.
14. Rullier E, Laurent C, Bretagnol F, Rullier A, Vendrely V, Zerbib F. Sphincter-saving resection for all rectal carcinomas: the end of the 2-cm distal rule. Ann Surg 2005 Mar; 241 (3): 465-9.

15. Rubbini M, Vettorello GF, Guerrera C, Mari C, De Anna D, Mascoli F et al. A prospective study of local recurrence after resection and low stapled anastomosis in 183 patients with rectal cancer. Dis Colon Rectum 1990 Feb; 33 (2): 117-21.
16. Twomey P, Burchell M, Strawn D, Guernsey J. Local control in rectal cancer. A clinical review and meta-analysis. Arch Surg 1989 Oct; 124 (10): 1174-9.
17. Arbman G, Nilsson E, Hallbook O, Sjodahl R. Local recurrence following total mesorectal excision for rectal cancer. Br J Surg 1996 Mar; 83 (3): 375-9.
18. Cecil TD, Sexton R, Moran BJ, Heald RJ. Total mesorectal excision results in low local recurrence rates in lymph node-positive rectal cancer. Dis Colon Rectum 2004 Jul; 47 (7): 1145-50.
19. Scott NA, O'Flynn KJ, Carlson GL. Local recurrence following total mesorectal excision for rectal cancer. Br J Surg 1996 Aug; 83 (8): 1162-3.
20. Improved survival with preoperative radiotherapy in resectable rectal cancer. Swedish Rectal Cancer Trial. N Engl J Med 1997 Apr 3; 336 (14): 980-7.
21. Kapiteijn E, Marijnen CA, Nagtegaal ID, Putter H, Steup WH, Wiggers T et al. Preoperative radiotherapy combined with total mesorectal excision for resectable rectal cancer. N Engl J Med 2001 Aug 30; 345 (9): 638-46.
22. Ruo L, Tickoo S, Klimstra DS, Minsky BD, Saltz L, Mazumdar M et al. Long-term prognostic significance of extent of rectal cancer response to preoperative radiation and chemotherapy. Ann Surg 2002 Jul; 236 (1): 75-81.
23. Garcia-Aguilar J, Hernandez de Anda E, Sirivongs P, Lee SH, Madoff RD, Rothenberger DA. A pathologic complete response to preoperative chemoradiation is associated with lower local recurrence and improved survival in rectal cancer patients treated by mesorectal excision. Dis Colon Rectum 2003 Mar; 46 (3): 298-304.
24. Weiser MR, Quah HM, Shia J, Guillem JG, Paty PB, Temple LK et al. Sphincter preservation in low rectal cancer is facilitated by preoperative chemoradiation and intersphincteric dissection. Ann Surg 2009 Feb; 249 (2): 236-42.
25. Sauer R, Becker H, Hohenberger W, Rodel C, Wittekind C, Fietkau R et al. Preoperative versus postoperative chemoradiotherapy for rectal cancer. N Engl J Med 2004 Oct 21; 351 (17): 1731-40.
26. Braun J, Treutner KH, Winkeltau G, Heidenreich U, Lerch MM, Schumpelick V. Results of intersphincteric resection of the rectum with direct coloanal anastomosis for rectal carcinoma. Am J Surg 1992 Apr; 163 (4): 407-12.
27. Teramoto T, Watanabe M, Kitajima M. Per anum intersphincteric rectal dissection with direct coloanal anastomosis for lower rectal cancer: the ultimate sphincter-preserving operation. Dis Colon Rectum 1997 Oct; 40 (10 Suppl): S43-7.
28. Bretagnol F, Rullier E, Laurent C, Zerbib F, Gontier R, Saric J. Comparison of functional results and quality of life between intersphincteric resection and conventional coloanal anastomosis for low rectal cancer. Dis Colon Rectum. 2004 Jun; 47 (6): 832-8.
29. Schiessel R, Novi G, Holzer B, Rosen HR, Renner K, Holbling N et al. Technique and long-term results of intersphincteric resection for low rectal cancer. Dis Colon Rectum 2005 Oct; 48 (10): 1858-67.
30. Lim SB, Heo SC, Lee MR, Kang SB, Park YJ, Park KJ et al. Changes in outcome with sphincter preserving surgery for rectal cancer in Korea, 1991-2000. Eur J Surg Oncol 2005 Apr; 31 (3): 242-9.
31. Gerard JP, Chapet O, Nemoz C, Hartweig J, Romestaing P, Coquard R et al. Improved sphincter preservation in low rectal cancer with high-dose preoperative radiotherapy: the lyon R96-02 randomized trial. J Clin Oncol 2004 Jun 15; 22 (12): 2404-9.
32. Abraham NS, Davila JA, Rabeneck L, Berger DH, El-Serag HB. Increased use of low anterior resection for veterans with rectal cancer. Aliment Pharmacol Ther 2005 Jan 1; 21 (1): 35-41.
33. Purves H, Pietrobon R, Hervey S, Guller U, Miller W, Ludwig K. Relationship between surgeon caseload and sphincter preservation in patients with rectal cancer. Dis Colon Rectum 2005 Feb; 48 (2): 195-204.
34. Hodgson DC, Zhang W, Zaslavsky AM, Fuchs CS, Wright WE, Ayanian JZ. Relation of hospital volume to colostomy rates and survival for patients with rectal cancer. J Natl Cancer Inst 2003 May 21; 95 (10): 708-16.
35. Temple LK, Romanus D, Niland J, Veer AT, Weiser MR, Skibber J et al. Factors associated with sphincter-preserving surgery for rectal cancer at national comprehensive cancer network centers. Ann Surg 2009 Aug; 250 (2): 260-7.
36. Ricciardi R, Virnig BA, Madoff RD, Rothenberger DA, Baxter NN. The status of radical proctectomy and sphincter-sparing surgery in the United States. Dis Colon Rectum 2007 Aug; 50 (8): 1119-27.
37. Silva, TB. Impacto da introdução da técnica de excisão total do mesorreto na recidiva locorregional e na sobrevida de pacientes com adenocarcinoma de reto operados no Hospital das Clínicas da Universidade Federal de Minas Gerais. Dissertação (mestrado) – Universidade Federal de Minas Gerais, Faculdade de Medicina. Belo Horizonte; 2006. 148p.
38. Martinez SR, Chen SL, Bilchik AJ. Treatment disparities in Hispanic rectal cancer patients: a SEER database study. Am Surg 2006 Oct; 72 (10): 906-8.
39. Rogers SO, Jr., Wolf RE, Zaslavsky AM, Wright WE, Ayanian JZ. Relation of surgeon and hospital volume to processes and outcomes of colorectal cancer surgery. Ann Surg 2006 Dec; 244 (6): 1003-11.
40. Kasparek MS, Hassan I, Cima RR, Larson DR, Gullerud RE, Wolff BG. Quality of Life after Rectal Excision and Coloanal Anastomosis for Distal Rectal Cancers: Sphincter Preservation Versus Quality of Life. Colorectal Dis. 2011; 13 (8): 872-7.
41. Hallbook O, Nystrom PO, Sjodahl R. Physiologic characteristics of straight and colonic J-pouch anastomoses after rectal excision for cancer. Dis Colon Rectum. 1997 Mar; 40 (3): 332-8.
42. Keighley MR, Matheson D. Functional results of rectal excision and endo-anal anastomosis. Br J Surg 1980 Oct; 67 (10): 757-61.
43. Rao GN, Drew PJ, Lee PW, Monson JR, Duthie GS. Anterior resection syndrome is secondary to sympathetic denervation. Int J Colorectal Dis 1996;11 (5): 250-8.

44. Mortensen NJ, Ramirez JM, Takeuchi N, Humphreys MM. Colonic J pouch-anal anastomosis after rectal excision for carcinoma: functional outcome. Br J Surg 1995 May; 82 (5): 611-3.
45. Sailer M, Fuchs KH, Fein M, Thiede A. Randomized clinical trial comparing quality of life after straight and pouch coloanal reconstruction. Br J Surg 2002 Sep; 89 (9): 1108-17.
46. Parc R, Tiret E, Frileux P, Moszkowski E, Loygue J. Resection and colo-anal anastomosis with colonic reservoir for rectal carcinoma. Br J Surg 1986 Feb; 73 (2): 139-41.
47. Seow-Choen F, Vijayan V, Keng V. Prospective randomized study of sulindac versus calcium and calciferol for upper gastrointestinal polyps in familial adenomatous polyposis. Br J Surg 1996 Dec; 83 (12): 1763-6.
48. Ho YH, Tan M, Seow-Choen F. Prospective randomized controlled study of clinical function and anorectal physiology after low anterior resection: comparison of straight and colonic J pouch anastomoses. Br J Surg 1996 Jul; 83 (7): 978-80.
49. Ortiz H, De Miguel M, Armendariz P, Rodriguez J, Chocarro C. Coloanal anastomosis: are functional results better with a pouch? Dis Colon Rectum 1995 Apr; 38 (4): 375-7.
50. Hallbook O, Pahlman L, Krog M, Wexner SD, Sjodahl R. Randomized comparison of straight and colonic J pouch anastomosis after low anterior resection. Ann Surg 1996 Jul; 224 (1): 58-65.
51. Dehni N, Tiret E, Singland JD, Cunningham C, Schlegel RD, Guiguet M et al. Long-term functional outcome after low anterior resection: comparison of low colorectal anastomosis and colonic J-pouch-anal anastomosis. Dis Colon Rectum 1998 Jul; 41 (7): 817-23.
52. Hida J, Yasutomi M, Fujimoto K, Okuno K, Ieda S, Machidera N et al. Functional outcome after low anterior resection with low anastomosis for rectal cancer using the colonic J-pouch. Prospective randomized study for determination of optimum pouch size. Dis Colon Rectum 1996 Sep; 39 (9): 986-91.
53. Lazorthes F, Gamagami R, Chiotasso P, Istvan G, Muhammad S. Prospective, randomized study comparing clinical results between small and large colonic J-pouch following coloanal anastomosis. Dis Colon Rectum 1997 Dec; 40 (12): 1409-13.
54. Z'Graggen K, Maurer CA, Buchler MW. Transverse coloplasty pouch. A novel neorectal reservoir. Dig Surg 1999; 16 (5): 363-6.
55. Furst A, Suttner S, Agha A, Beham A, Jauch KW. Colonic J-pouch vs. coloplasty following resection of distal rectal cancer: early results of a prospective, randomized, pilot study. Dis Colon Rectum 2003 Sep; 46 (9): 1161-6.
56. Ho YH, Brown S, Heah SM, Tsang C, Seow-Choen F, Eu KW et al. Comparison of J-pouch and coloplasty pouch for low rectal cancers: a randomized, controlled trial investigating functional results and comparative anastomotic leak rates. Ann Surg 2002 Jul; 236 (1): 49-55.
57. Rygick AN, Juchvidova GM, Rivkin VL, Gureeva CF, Militarev JM. Colo-rectal anastomosis with a suturing apparatus in resection of the rectum and colon. Gut 1967 Apr; 8 (2): 189-91.
58. Knight CD, Griffen FD. An improved technique for low anterior resection of the rectum using the EEA stapler. Surgery 1980 Nov; 88 (5): 710-4.
59. Parks AG. Transanal technique in low rectal anastomosis. Proc R Soc Med 1972 Nov; 65 (11): 975-6.
60. Fischer A, Tarantino I, Warschkow R, Lange J, Zerz A, Hetzer FH. Is sphincter preservation reasonable in all patients with rectal cancer? Int J Colorectal Dis 2010 Apr; 25 (4): 425-32.
61. Basso N, Minervini S, Marcelli M. Modified abdominotransanal resection for cancer of the lower third of the rectum. Dis Colon Rectum 1987 Aug; 30 (8): 641-3.
62. Schiessel R, Karner-Hanusch J, Herbst F, Teleky B, Wunderlich M. Intersphincteric resection for low rectal tumours. Br J Surg 1994 Sep; 81 (9): 1376-8.
63. Moore HG, Riedel E, Minsky BD, Saltz L, Paty P, Wong D et al. Adequacy of 1-cm distal margin after restorative rectal cancer resection with sharp mesorectal excision and preoperative combined-modality therapy. Ann Surg Oncol 2003 Jan-Feb; 10 (1): 80-5.
64. Gamagami RA, Liagre A, Chiotasso P, Istvan G, Lazorthes F. Coloanal anastomosis for distal third rectal cancer: prospective study of oncologic results. Dis Colon Rectum 1999 Oct; 42 (10): 1272-5.
65. Davies AH, Bartolo DC, Richards AE, Johnson CD, Mc CMNJ. Intra-operative air testing: an audit on rectal anastomosis. Ann R Coll Surg Engl 1988 Nov; 70 (6): 345-7.
66. Akyol AM, McGregor JR, Galloway DJ, George WD. Early postoperative contrast radiology in the assessment of colorectal anastomotic integrity. Int J Colorectal Dis 1992 Sep; 7 (3): 141-3.
67. Rullier E, Laurent C, Garrelon JL, Michel P, Saric J, Parneix M. Risk factors for anastomotic leakage after resection of rectal cancer. Br J Surg 1998 Mar; 85 (3): 355-8.
68. Sorensen LT, Jorgensen T, Kirkeby LT, Skovdal J, Vennits B, Wille-Jorgensen P. Smoking and alcohol abuse are major risk factors for anastomotic leakage in colorectal surgery. Br J Surg 1999 Jul; 86 (7): 927-31.
69. Joo JS, Latulippe JF, Alabaz O, Weiss EG, Nogueras JJ, Wexner SD. Long-term functional evaluation of straight coloanal anastomosis and colonic J-pouch: is the functional superiority of colonic J-pouch sustained? Dis Colon Rectum. 1998 Jun; 41 (6): 740-6.
70. Vignali A, Fazio VW, Lavery IC, Milsom JW, Church JM, Hull TL et al. Factors associated with the occurrence of leaks in stapled rectal anastomoses: a review of 1,014 patients. J Am Coll Surg 1997 Aug; 185 (2): 105-13.
71. Karanjia ND, Corder AP, Bearn P, Heald RJ. Leakage from stapled low anastomosis after total mesorectal excision for carcinoma of the rectum. Br J Surg 1994 Aug; 81 (8): 1224-6.
72. Matthiessen P, Hallbook O, Rutegard J, Simert G, Sjodahl R. Defunctioning stoma reduces symptomatic anastomotic leakage after low anterior resection of the rectum for cancer: a randomized multicenter trial. Ann Surg 2007 Aug; 246 (2): 207-14.
73. Frigell A, Ottander M, Stenbeck H, Pahlman L. Quality of life of patients treated with abdominoperineal resection or anterior resection for rectal carcinoma. Ann Chir Gynaecol 1990; 79 (1): 26-30.
74. Whynes DK, Neilson AR, Robinson MH, Hardcastle JD. Colorectal cancer screening and quality of life. Qual Life Res 1994 Jun; 3 (3): 191-8.

75. Jess P, Christiansen J, Bech P. Quality of life after anterior resection versus abdominoperineal extirpation for rectal cancer. Scand J Gastroenterol 2002 Oct; 37 (10): 1201-4.
76. McDonald PJ, Heald RJ. A survey of postoperative function after rectal anastomosis with circular stapling devices. Br J Surg 1983 Dec; 70 (12): 727-9.
77. Nakahara S, Itoh H, Mibu R, Ikeda S, Oohata Y, Kitano K et al. Clinical and manometric evaluation of anorectal function following low anterior resection with low anastomotic line using an EEA stapler for rectal cancer. Dis Colon Rectum 1988 Oct; 31 (10): 762-6.
78. Gamagami R, Istvan G, Cabarrot P, Liagre A, Chiotasso P, Lazorthes F. Fecal continence following partial resection of the anal canal in distal rectal cancer: long-term results after coloanal anastomoses. Surgery 2000 Mar; 127 (3): 291-5.
79. Pachler J, Wille-Jorgensen P. Quality of life after rectal resection for cancer, with or without permanent colostomy. Cochrane Database Syst Rev 2005 (2): CD004323.
80. Allal AS, Gervaz P, Gertsch P, Bernier J, Roth AD, Morel P et al. Assessment of quality of life in patients with rectal cancer treated by preoperative radiotherapy: a longitudinal prospective study. Int J Radiat Oncol Biol Phys 2005 Mar 15; 61 (4): 1129-35.
81. Arndt V, Stegmaier C, Ziegler H, Brenner H. A population-based study of the impact of specific symptoms on quality of life in women with breast cancer 1 year after diagnosis. Cancer 2006 Nov 15; 107 (10): 2496-503.
82. Rauch P, Miny J, Conroy T, Neyton L, Guillemin F. Quality of life among disease-free survivors of rectal cancer. J Clin Oncol 2004 Jan 15; 22 (2): 354-60.
83. Cornish JA, Tilney HS, Heriot AG, Lavery IC, Fazio VW, Tekkis PP. A meta-analysis of quality of life for abdominoperineal excision of rectum versus anterior resection for rectal cancer. Ann Surg Oncol 2007 Jul; 14 (7): 2056-68.
84. Wong NY, Eu KW. A defunctioning ileostomy does not prevent clinical anastomotic leak after a low anterior resection: a prospective, comparative study. Dis Colon Rectum 2005 Nov; 48 (11): 2076-9.
85. Khan AA, Wheeler JM, Cunningham C, George B, Kettlewell M, Mortensen NJ. The management and outcome of anastomotic leaks in colorectal surgery. Colorectal Dis 2008 Jul; 10 (6): 587-92.

EVOLUÇÃO TÉCNICA NO TRATAMENTO
DO CÂNCER DO RETO

Ressecção Interesfinctérica

29.3

José Reinan Ramos

INTRODUÇÃO

A ressecção abdominoperineal do reto idealizada por E. Miles[1] em 1908 foi considerada a operação padrão-ouro do século passado para o tratamento do adenocarcinoma do reto. O estabelecimento de critérios técnicos, sem prejuízo da radicalidade, tornou as operações com preservação esfincteriana, associadas ou não a tratamentos neoadjuvantes, as mais realizadas atualmente, com baixos índices de complicação pós-operatória e de recidiva local, sem a necessidade de colostomia definitiva. A ressecção anterior do reto baixa ou ultrabaixa com excisão total do mesorreto e preservação dos nervos pélvicos, seguida de anastomose coloanal com bolsa colônica em J por duplo-grampeamento, é aceita como a operação padrão de referência desse início de milênio para o tratamento do câncer do reto distal.

Os principais objetivos do tratamento do câncer do reto são: a cura dos pacientes; o controle local da doença; o restabelecimento do transito intestinal; a preservação da função esfincteriana; e a preservação das funções sexual e vesical. Com o aumento dos conhecimentos sobre a disseminação do câncer do reto e melhor avaliação da importância não só da margem de ressecção distal (2 cm) como também da margem lateral/circunferencial (1 mm) e da excisão total do mesorreto (ETM) difundiram-se as técnicas cirúrgicas com preservação esfincteriana[2,3].

O interesse do cirurgião colorretal pela anastomose coloanal foi estimulado a partir do trabalho inicial de Parks[4] publicado em 1972. Lazorthes et al.[5] e Parc et al.[6] propuseram simultaneamente em 1986 o emprego do reservatório colônico após ressecções retais baixas no sentido de melhorar os resultados funcionais no pós-operatório imediato. Em 1995, Seow-Choen e Goh[7] comprovaram em estudo prospectivo e randomizado, as vantagens funcionais do uso da bolsa colônica em J, quando comparados à anastomose coloanal direta. Halböök et al.[8] em 1996, também em estudo prospectivo randomizado, demonstraram menores índices de complicações pós-operatórias e melhores resultados funcionais com a utilização do reservatório colônico em J.

O reservatório colônico em J é indicado para a reconstrução do trânsito intestinal após a ressecção de tumores localizados no reto extraperitonial, especialmente, na porção distal do terço médio do reto, e no terço inferior, quando não há invasão da musculatura esfincteriana ou dos músculos elevadores do ânus. Assim, a indicação se destina aos pacientes com lesões localizadas entre 2 e 8 cm de distância da linha pectínea.

Atualmente, acredita-se que o tamanho ideal da BCJ seja 5 cm de comprimento. Essa medida confere não só um adequado reservatório como também propicia um bom esvaziamento. Excluindo-se, as contraindicações de ordem técnica, o reservatório em J não deve ser realizado em pacientes com idade avançada (> 80 anos), com incontinência anal ou com pressão máxima de repouso muito baixa no exame manométrico[9-13].

O consenso geral é que a maioria dos cânceres do reto localizado na porção distal do terço inferior (< 5 cm da borda anal) seja tratado por ressecção abdominoperineal do reto (RAP). Entretanto, com a aceitação recente de margem distal de ressecção menor do que 2 cm, aumentaram-se as indicações das operações de preservação esfincteriana. Por isso, alguns autores[14,15] propuzeram recentemente a técnica de ressecção interesfinctérica, mesmo em pacientes com câncer do reto invadindo o músculo esfíncter interno, já que o limite para a indicação parece ser mais circunferencial do que distal.

A aceitação definitiva da cirurgia videolaparoscópica para o tratamento do câncer colorretal deveu-se não apenas aos benefícios definitivos em curto prazo, principalmente em relação à recuperação pós-operatória, mas também em função de uma melhor preservação da resposta imunológica e de melhores resultados de cura em longo prazo – no mínimo equivalentes aos da cirurgia convencional.

A Sociedade Americana de Cirurgiões Colorretais (ASCRS) e a Sociedade Americana de Cirurgiões Gastrintestinais (Sages) têm estimulado o desenvolvimento de estudos para avaliar a segurança, a eficácia e os benefícios da cirurgia videolaparoscópica no câncer do reto, principalmente, depois da publicação, em 2007, dos resultados em longo prazo do importante estudo randomizado do grupo UK MRC Clasicc[16], que recomenda o emprego da cirurgia videolaparoscópica nas ressecções anteriores do reto e nas ressecções abdominoperineais. Eric Rullier[14] realizou a técnica de ressecção interesfinctérica por videolaparoscopia pela primeira vez em 2003, em Bourdeux, França. Em 2005, nos Estados Unidos, John Marks[15], da Universidade de Kentucky, preconizou iniciar a operação pelo acesso interesfinctérico e completar pelo acesso videolaparoscópico.

Em serviços especializados em cirurgia colorretal, a ressecção anterior ultrabaixa do reto com anastomose coloanal por duplo grampeamento é rotina para o tratamento de pacientes selecionados, portadores de câncer do terço inferior do reto. No tratamento do câncer do reto a evolução das técnicas é cada vez mais importante. No entanto, tanto a reconstrução por meio do reservatório colônico quanto a utilização da ressecção interesfinctérica ainda não têm aceitação universal e dependem da seleção adequada dos pacientes e da experiência do cirurgião.

CRITÉRIOS PARA INDICAÇÃO DA RESSECÇÃO INTERESFINCTÉRICA

A indicação dessa operação é baseada não só no estadiamento e na localização do câncer, mas também nas condições clínicas e na função anorretal dos pacientes. É uma indicação relativamente rara, tendo ocorrido em somente 8,3% dos nossos casos com câncer de reto[16-18] e, em geral são pacientes com a indicação clássica de ressecção abdominoperineal do reto e submetidos à quimiorradioterapia neoadjuvante. O câncer deve estar localizado na porção distal do reto inferior e pode invadir a linha pectínea e o músculo esfíncter interno. Pacientes com tumor T4 diagnosticado por ultrassonografia endoanal ou ressonância magnética endorretal não deve ser selecionado para este tratamento. A invasão superficial do músculo esfíncter externo é uma contraindicação relativa, principalmente, em função dos resultados funcionais ruins. Idade avançada (> 80 anos), comorbidades importantes (relação risco-benefício) e função anorretal ruim avaliada por toque retal ou manometria anal são também contraindicações para essa operação. A Tabela 29.3.1 e a Figura 29.3.1 apresentam os tipos de ressecção interesfinctérica, os tipos de anastomoses e os músculos ressecados.

TABELA 29.3.1 – Tipos de ressecção interesfinctérica, de anastomose e de ressecção esfincteriana

Tipo de RI	Local de anastomose	Músculo ressecado
Parcial	Linha pectínea – anastomose lateroterminal	Ressecção parcial esfíncter interno
Subtotal	Abaixo da linha pectínea – bolsa colônica em "J"	Ressecção quase total esfíncter interno
Total	Borda anal – coloplastia	Ressecção total do esfíncter interno + parcial do esfíncter externo

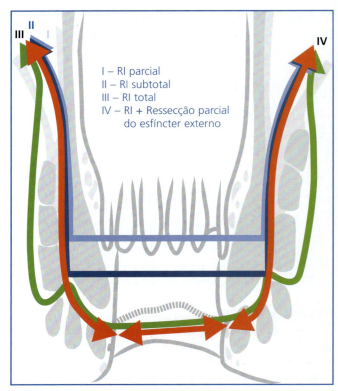

Figura 29.3.1 – Tipos de ressecção interesfinctérica.

TÉCNICAS OPERATÓRIAS
Acesso videolaparoscópico
Posição do paciente

Após anestesia geral, o paciente é colocado na posição de litotomia modificada (Lloyd-Davies) com o braço direito fixado ao longo do tronco (para facilitar a mobilização do câmera), e são passadas duas sondas (uma nasogástrica e outra vesical) para diminuir os riscos de lesão do estômago ou da bexiga durante a colocação do primeiro trocarte. A posição correta dos membros dos pacientes é importante para prevenir complicações venosas e nervosas. As perneiras de Dan Allen são fundamentais. A manta térmica é importante para prevenir hipotermia, e a prevenção do tromboembolismo com drogas e compressão intermitente das pernas é recomendada (Figura 29.3.2).

Posicionamento do equipamento e da equipe

Devido à grande quantidade de equipamento, a sala de operação deve ser grande o suficiente para o conforto e a movimentação da equipe. O equipamento completo deve ser colocado em um armário ventilado e de fácil mobilidade. Uma mesa com os instrumentos tradicionais da cirurgia aberta deve estar pronta para uma eventual e rápida conversão (sangramento etc.). O posicionamento da equipe (quatro membros) e dos equipamentos está demonstrado na Figura 29.3.3.

Capítulo 29 – Evolução Técnica no Tratamento do Câncer do Reto
Capítulos 29.3 – Ressecção Interesfinctérica

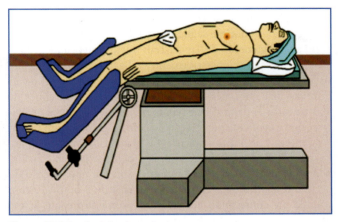

Figura 29.3.2 – Posição do paciente.

Posicionamento dos trocartes e exploração da cavidade abdominal

Após incisão transversa infraumbilical de 1 cm de comprimento, são realizadas punções com agulha de Veress e verificação da posição correta por meio do teste da aspiração/injeção de solução salina. A seguir, é iniciado o pneumoperitônio com a introdução de gás carbônico, que é seguido de aumento gradual da pressão intraperitoneal até 13 a 15 mmHg. A operação é realizada com pressão intra-abdominal variando de 10 a 13 mmHg. Após estabilização da pressão intra-abdominal, é retirada a agulha e passado um trocarte de 10 a 11 mm, por onde será introduzido um laparoscópio de 0 ou de 30° que está conectado à uma microcâmera de alta resolução (3 chips, Image One ou High Definition). A Técnica aberta de Hasson foi utilizada na maioria dos casos. A cavidade abdominal é inspecionada no sentido de diagnosticar metástases ou invasão local, especialmente, o fígado e a pelve. Quatro outros trocartes de 5 e 5 a 12 mm são colocados sob visão interna a uma distância de mais ou menos 8 cm um do outro: um trocarte de 5 a 12 mm é colocado na fossa ilíaca direita[3], outro de 5 mm no flanco direito (2-linha médio-clavicular *versus* umbigo), o terceiro é colocado no flanco esquerdo (4-Linha médio-clavicular *versus* umbigo), e o quarto trocarte de 5 mm[5] pode ser colocado na região suprapúbica (Figura 29.3.4). A fixação dos trocartes é importante para evitar perda abrupta do CO_2. As cânulas 2 e 3 são operadoras (cirurgião) e as 4 e 5 são afastadoras (auxiliar). Completa-se, então, o inventário da cavidade com exposição e visualização do intestino delgado, do cólon direito, do cólon transverso e do cólon esquerdo com ajuda de pinças atraumáticas e mudança de posição da câmera e da mesa (lateral direita ou esquerda).

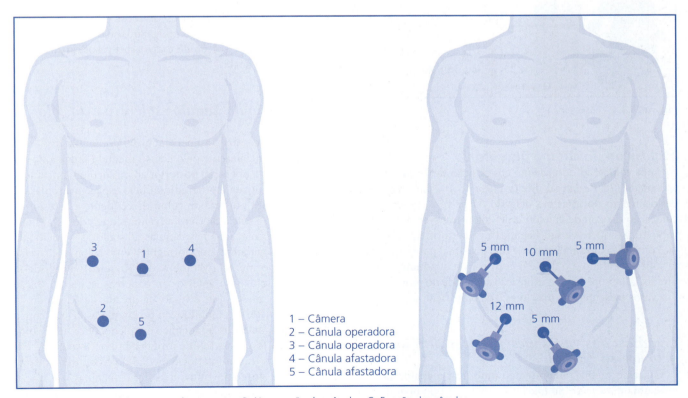

Figura 29.3.3 – A. Posicionamento dos trocartes. B. Numeração das cânulas. C. Função das cânulas.

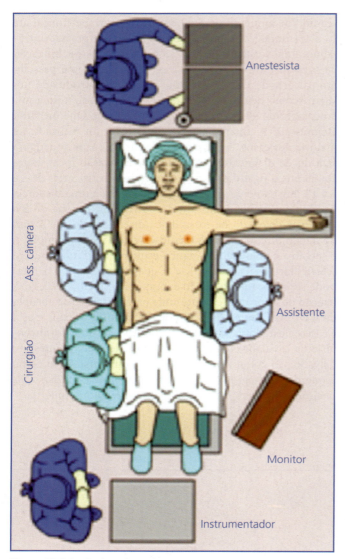

Figura 29.3.4 – Posição da equipe.

Exposição do campo operatório

Após colocação do paciente em posição de Trendelenburg acentuada (20º) e lateral direita (10 a 15º) – para facilitar o deslocamento do intestino delgado da pelve –, procede-se a colocação do grande epíplon e do cólon transverso na região subfrênica esquerda e sub-hepática e posteriormente traciona-se com pinças atraumáticas o jejuno proximal para o quadrante superior direito e o íleo e o ceco para o quadrante inferior direito. Isso propicia uma exposição adequada do promontório, dos vasos mesentéricos inferiores e da bifurcação da aorta.

Ligadura dos vasos mesentéricos inferiores pelo acesso medial

O acesso medial, além de não modificar a anatomia, permite uma dissecção "*no touch*" e reduz o tempo operatório e a resposta inflamatória pós-operatória.

A operação inicia-se com a incisão do peritônio visceral ao nível do promontório e segue-se pela borda anterior direita da aorta até o ligamento de Treitz. Tem início, então, a identificação, a dissecção e, posteriormente, a ligadura (com Ligasure Atlas ou V, com grampeador linear cortante (endogia) de 25 mm vascular com três fileiras de grampos ou com clipes de 400-trocarte 3) da artéria e veia mesentérica inferiores na origem, que é facilitada pela tração do cólon sigmoide com pinças atraumáticas de 5 mm (trocarte 4 e 5) anterior, inferior e para a esquerda. Isso mantém o mesossigmoide sob tensão e facilita a identificação da artéria mesentérica inferior após secção do peritônio com tesoura com eletrocautério de 5 ou de 10 mm (cânula 3), começando ao nível do promontório até acima da saída da AMI na aorta. Uma pinça atraumática de 5 mm colocada no trocarte 2 ajuda na dissecção e tração superior da AMI/artéria retal superior (técnica de exposição triangular).

Segue-se no espaço (janela) entre a artéria retal superior e a aorta. Isso facilita não só a identificação, exposição e preservação dos nervos do plexo simpático esquerdo, do ureter esquerdo (quando cruza a artéria ilíaca comum esquerda) e dos vasos ovarianos ou espermáticos esquerdos, como também a liberação posterior do cólon sigmoide até a fáscia de Toldt pelo retroperitônio até ao nível do músculo psoas esquerdo. A dissecção não deve ser profunda para manter o plano correto e sem sangramento. Dois ou três clipes de 400 são colocados na parte proximal da AMI e um no segmento distal; a veia mesentérica inferior é identificada, dissecada e clipada junto da borda inferior do pâncreas. Depois é realizado ligadura com clipe de 400 da artéria cólica esquerda e dos vasos marginais. Todos os vasos são seccionados com tesoura após as ligaduras. Preferimos o LigaSure ou o Enseal (trocarte 3) para a selagem e secção de todos estes vasos, inclusive, da AMI a 1 cm da aorta.

Mobilização do ângulo esplênico e do cólon sigmoide

Quando necessário, a liberação total do ângulo esplênico é feita preferencialmente pelo acesso medial (Técnica de Leroy). Segue-se a liberação posterior ao mesocólon, iniciando-se pela VMI ligada e progredindo pelo espaço avascular até a linha de Toldt por trás do cólon descendente e anterior ao rim esquerdo e fáscia de Gerota (cânulas operadoras). Pinças atraumáticas colocadas nas cânulas afastadoras[4,5] tracionam o cólon descendente inferiormente[5] e o cólon transverso distal superiormente[4] (Manobra do Toureiro). Progride-se a liberação cuidadosa anterior ao pâncreas, evitando tração excessiva do mesocólon e lesão da arcada de Riolando. A seguir, completa-se a mobilização do ângulo esplênico com a secção dos ligamentos frenocólico e esplenocólico, do grande epíplon e da fáscia de Toldt com LigaSure ou tesoura de Ultracision após tração inferior e medial do cólon descendente (cânula 5) e do cólon transverso distal (cânula 2) e tração superior e anterior do grande epíplon (cânula 4). Colocamos o paciente na posição anti-Trendelenburg para facilitar a exposição. A liberação do grande epíplon pode ser de três maneiras (colo-omental, transomental ou gastromental). Na ressecção anterior preferimos a liberação cólon-mental com preservação do grande epíplon.

A liberação lateral do cólon sigmoide e do reto superior começa com a secção da fáscia de Toldt com tesoura com eletrocautério de 5 ou 10 mm rotativa (cânula 3, mão direita do cirurgião) e utilização de pinças de apreensão de 5 mm rotativas (cânula 2, mão esquerda do cirurgião) e colocação de clampe intestinal ou pinça atraumática (cânula 4, 1º auxiliar) para tração medial e contratração do cólon sigmoide e reto.

Excisão total do mesorreto, preservação dos nervos pélvicos e mobilização do reto

A retossigmoidectomia com excisão total do mesorreto em bloco é realizada no sentido de ressecar as estruturas viscerais da pelve (reto e mesorreto), revestidas pela fáscia visceral e preservar as estruturas somáticas (nervos autonômicos simpáticos e plexos parassimpáticos), revestidos pela fáscia pélvica. A excisão total do mesorreto e mobilização do reto é feito seguindo a sistematização proposta por Eric Rullier. Procede-se ao tempo 1 (dissecção posterior alta) da dissecção retal alta com dissecção retrorretal com secção com tesoura com eletrocautério (cânula 3) da parede posterior do reto com o mesorreto através do espaço avascular pré-sacral entre a fáscia visceral e a pré-sacral, tendo como referência anatômica o espaço pré-sacral/promontório. As trações superior e anterior do reto com pinça atraumática pela cânula 4 facilitam a exposição (Figura 29.3.5).

No tempo 2 da dissecção retal alta (dissecção lateral alta) prossegue-se com a mesma exposição e realiza-se a secção do peritônio lateralmente, tendo os nervos hipogástricos direito e esquerdo como referência anatômica (Figura 29.3.6).

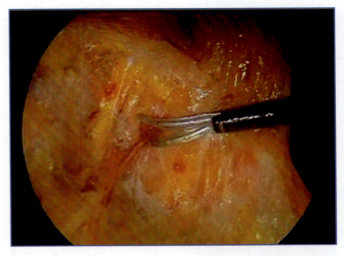

Figura 29.3.6 – Excisão total do mesorreto (técnica de Rullier). Tempo 2 da dissecção retal alta/dissecção lateral alta (referência anatômica: nervos hipogástricos).

O tempo 3 (dissecção anterior alta) da dissecção retal alta tem como referência anatômica as vesículas seminais ou a cúpula vaginal (fundo de saco de Douglas). Uma pinça atraumática colocada na cânula 5 traciona o retossigmoide superiormente e para a direita ou esquerda e pela cânula 4 outra pinça traciona a bexiga ou o útero anterior e inferiormente, permitindo a secção com tesoura com eletrocautério (cânula 3) do peritônio pélvico retovesical ou retovaginal facilitado por tração posterior do reto por pinça colocada no trocarte 2 (Figura 29.3.7).

Inicia-se a dissecção retal baixa com o tempo 4 (dissecção lateral baixa), cuja referência anatômica são os nervos do plexo pélvico parassimpático. A dissecção progride com a mesma exposição e troca da tesoura pelo LigaSure ou Ultracision com

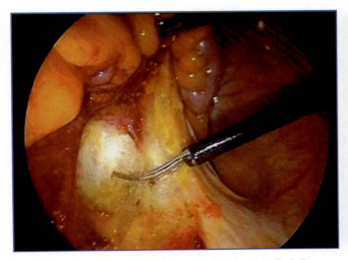

Figura 29.3.5 – Excisão total do mesorreto (técnica de Rullier). Tempo 1 da dissecção retal alta/dissecção posterior alta (referência anatômica: espaço pré-sacral/promontório).

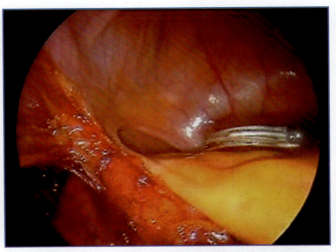

Figura 29.3.7 – Excisão total do mesorreto (técnica de Rullier). Tempo 3 da dissecção retal alta/dissecção anterior alta (referência anatômica: vesículas seminais ou cúpula vaginal).

deslocamento do reto para direita ou esquerda e tração anterior do mesorreto pela pinça do trocarte 2. A selagem e a secção do ligamento lateral e vasos retais médios quando existirem (25%) é feita partindo da dissecção final dos nervos hipogástricos e indo em direção as vesículas seminais ou vagina (Figura 29.3.8).

A excisão total do mesorreto termina com o tempo 6 (dissecção anterior baixa) que tem com referência anatômica a fáscia de Denonvilliers e a próstata ou vagina. Nesse tempo, a exposição é realizada por tração superior do reto (cânula 5) e anterior e inferior da bexiga e próstata ou do útero e vagina pela cânula 4 com afastador articulado. Pode-se aumentar o ângulo retovaginal utilizando um ponto externo suprapúbico com agulha reta para tração e fixação do útero. A dissecção pode ser posterior à fáscia de Denonvilliers nos tumores localizados na parede posterior do reto. O risco de lesão dos nervos erigentes (Parassimpáticos) é maior quando a dissecção é anterior à fáscia de Denonvillier. A secção da fáscia é feita com tesoura, Ligasure ou Ultracision e progride até a porção média da vagina ou da próstata (Figura 29.3.10).

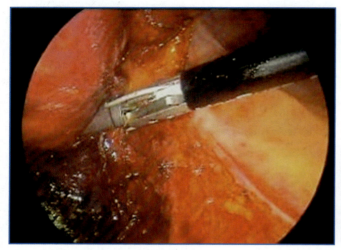

Figura 29.3.8 – Excisão total do mesorreto (técnica de Rullier). Tempo 4 da dissecção retal baixa/dissecção lateral baixa (referência anatômica: nervos do plexo pélvico parassimpático).

O tempo 5 (dissecção posterior baixa) da dissecção retal baixa tem com referência anatômica os músculos elevadores do ânus. A tração anterior do reto é feita por pinça colocada no trocarte 4. A pinça da mão esquerda do cirurgião (trocarte 2) expõe melhor o reto distal. A secção do ligamento retossacral de Waldeyer (4ª vértebra sacra) e do ligamento retococcígeo com tesoura ou LigaSure libera o reto dos elevadores e alcança o canal anal (Figura 29.3.9).

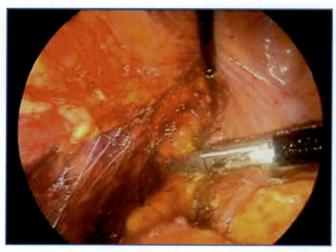

Figura 29.3.10 – Excisão total do mesorreto (técnica de Rullier). Tempo 6 da dissecção retal baixa/dissecção anterior baixa (referência anatômica: fáscia de Denonvillier e próstata ou vagina).

Acesso aberto
Ressecção interesfinctérica (RI) e anastomose coloanal

Ao final da mobilização completa do reto, cólon sigmoide e ângulo esplênico e excisão total do mesorreto até os músculos elevadores do ânus, inicia-se pela técnica convencional o tempo transanal da operação. Uma incisão circunferencial na mucosa do canal anal acima, abaixo ou ao nível da linha pectínia, dependendo da margem distal do tumor e que pode englobar o 1/3 proximal do esfíncter interno é realizada após fechamento do ânus com sutura em chuleio com prolene 2-0. A seguir, progride-se a dissecção interesfinctérica com eletrocautério até a liberação completa do reto distal com o tumor (elevadores do ânus/fáscia de Waldeyer, posteriormente e vagina ou fáscia de Denonviliers/próstata anteriormente). Ressecções mais extensas, inclusive englobando o todo o esfíncter interno pode ser realizada (Figuras 29.3.11 e 29.3.12).

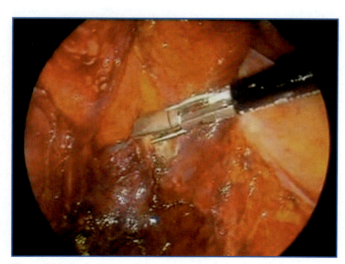

Figura 29.3.9 – Excisão total do mesorreto (técnica de Rullier). Tempo 5 da dissecção retal baixa/dissecção posterior baixa (referência anatômica: músculos elevadores do ânus).

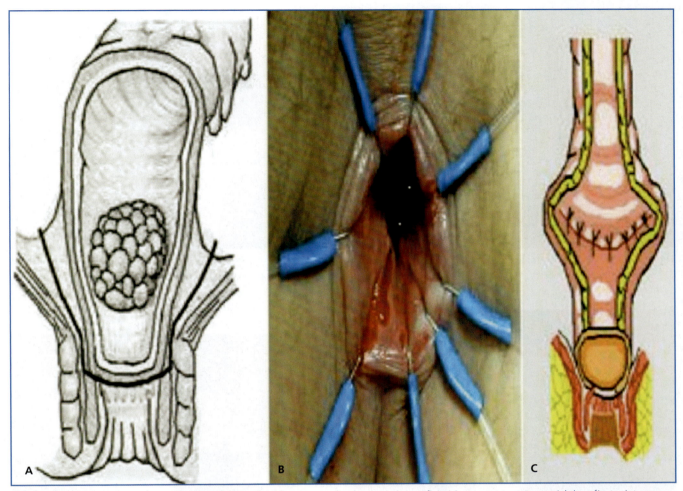

Figura 29.3.11 – A. Demonstração da secção do reto distal (traço escuro) pelo acesso interesfinctérico com ressecção parcial do esfíncter interno. B. Exposição transanal da margem distal. C. Demonstração da coloplastia transversa.

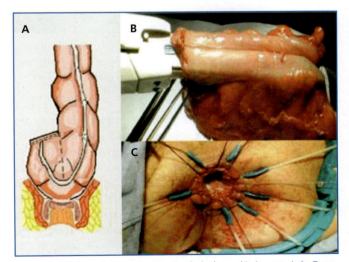

Figura 29.3.12 – A. Demonstração da bolsa colônica em J de 5 cm. B. Anastomose laterolateral grampeada para confecção da bolsa em J. C. Anastomose coloanal manual.

A peça operatória (reto e cólon sigmoide) é retirada via transanal e examinada pelo patologista (Figura 29.3.13). A seguir, é feita a transsecção do cólon sigmoide proximal no local previamente demarcado por via intra-abdominal. Procede-se, então, a anastomose coloanal em plano único e pontos separados de vicryl 2-0 ou 3-0. A coloplastia transversa deve ser realizada por via transanal, quando for necessária ressecção total do esfíncter interno (Figura 29.3.14).

A bolsa colônica em J ou a anastomose lateroterminal são indicadas nas anastomoses coloanais ao nível da linha pectínea (Figuras 29.3.15 e 29.3.16).

A operação termina após revisão laparoscópica da cavidade abdominal, colocação de dreno a vácuo pélvico, fechamento dos orifícios de punção maior que 10 mm, fixação do dreno e maturação da ileostomia. A ileostomia protetora deve ser realizada em todos os pacientes irradiados, e na maioria dos casos são fechadas após 60 dias, dependendo dos estudos radiológicos e endoscópicos da bolsa/anastomose.

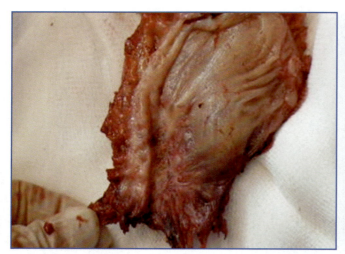

Figura 29.3.13 – Peça operatória aberta com margem distal livre de 0,5 cm. Peça irradiada.

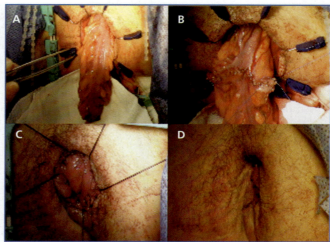

Figura 29.3.15 – Coloplastia. A. Exposição do cólon abaixado. B. Coloplastia transversa em chuleio. C. Anastomose coloanal em plano único. D. Aspecto final do ânus.

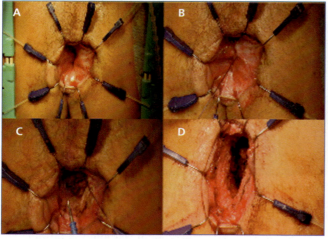

Figura 29.3.14 – A. Exposição do canal anal com o afastador de Lone-star. B. Fechamento com sutura em chuleio abaixo da linha pectínea. C. Início da ressecção interesfinctérica. D. Final da ressecção interesfinctérica com excisão do esfíncter interno.

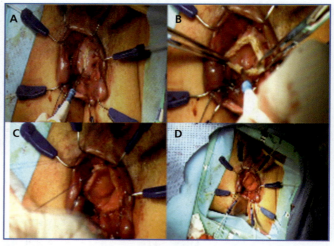

Figura 29.3.16 – Anastomose laterolateral. A. Exposição e abertura do cólon. B. Final da abertura na borda antemesentérica. C. Anastomose coloanal. D. Anastomose coloanal com pontos separados.

COMENTÁRIOS

Rullier et al.[19] avaliaram os resultados da quimiorradioterapia pré-operatória em 332 pacientes tratados com câncer do reto. Comparada à cirurgia exclusiva, a quimiorradioterapia diminuiu não só o número de linfonodos recuperados nas peças (17 versus 13%; p < 0,001) como também o número de linfonodos positivos (2,3 versus 1,2%; p = 0,001). Embora, a quimiorradioterapia pré-operatória diminuísse em 24% o número de linfonodos recuperados e em 48% o número de linfonodos positivos, a sobrevida não foi influenciada pelo número de linfonodos recuperados nas peças irradiadas. Marks et al.[15] trataram 65 pacientes com câncer localizado entre 0,5 e 3 cm da linha pectínea, submetidos à terapia neoadjuvante pela técnica de ressecção interesfinctérica com taxa de recidiva de 9% e de sobrevida em 5 anos de 85%.

Rullier et al.[20] empregaram cirurgia conservadora (ressecção interesfinctérica e anastomose coloanal) em 92 pacientes com câncer do reto distal até 4,5 cm da margem anal quando não havia infiltração do músculo esfíncter externo. A mortalidade foi nula, e as complicações ocorreram em 27% dos casos. A ressecção microscópica foi completa (R0) em 89%, com 98% de margem distral negativa e 89% de margem circunferencial negativa. A recidiva local em 24 meses foi de 2%.

Saito et al.[21] investigaram os resultados oncológicos e funcionais em 228 pacientes com câncer do reto localizados até 5 cm acima da borda anal que foram submetidos à ressecção interesfinctérica pela técnica aberta em sete instituições do Japão. A taxa de mortalidade foi de 0,4%, e a de complicações pós-operatória foi de 24%. A recidiva local em três anos foi de 5,8%, e a sobrevida livre de doença em cinco anos foi 83%. A continência anal após dois anos foi boa em 68% dos pacientes, e ruim em 7%, principalmente, nos pacientes em que as ressecções dos esfíncteres foram extensas.

Bretagnol et al.[22] compararam os resultados funcionais tardios de 77 pacientes, 37 com anastomose coloanal convencional e 40 com ressecção interesfinctérica. Relataram maior risco de incontinência nas ressecções interesfinctéricas, embora ocorresse pouca alteração na qualidade de vida.

Na avaliação de 278 pacientes submetidos à anastomose coloanal, havia 173 com ressecção interesfinctérica. Portier et al.[23] relataram 10,6% de recorrência local em cinco anos para o grupo da RI e 6,7% para as anastomoses coloanais sem RI (P = 0,405) e sobrevida global em cinco anos similares (86 versus 80%). Weiser et al.[24] do Departamento de Cirurgia do Memorial Sloan-Kettering Cancer Center avaliaram os resultados de três tipos de cirurgias: ressecção anterior ultrabaixa com anastomose coloanal grampeada (41 casos); ressecção interesfinctérica e anastomose manual (44 casos); e ressecção abdominoperineal do reto (63 casos). Os tumores estavam localizados no reto distal a menos de 6 cm da borda anal. Todos os pacientes receberam quimiorradioterapia pré-operatória. A ressecção foi completa com margens histológicas negativas em 92% das peças; a margem circunferencial foi positiva em 5% das ressecções interesfinctéricas e em 13% das RAP. A margem distal foi positiva em 5% dos casos de ressecção interesfinctérica. A recidiva local em 47 meses foi de 5%, sendo a maioria (6 casos) no grupo da RAP. A recorrência estimada e a sobrevida foram de 85%, 83% e 47%, no grupo das anastomoses grampeadas, da ressecção interesfinctérica e da RAP, respectivamente (p = 0,001). O índice de recidiva local e à distância em três anos encontrado por Akasu et al.[25] nas ressecções interesfinctéricas foi de 6 e 13%, respectivamente. O risco de recidiva local está relacionado à margem de ressecção, e o de metástase à distância ao status linfonodal. Ito et al.[26] concluíram em estudo com 96 pacientes que a quimiorradioterapia é o fator de risco de maior impacto negativo nos resultados funcionais dos pacientes submetidos a ressecções interesfinctéricas, apesar da ressecção do esfíncter interno. Tilney e Tekkis[27] reviram 21 trabalhos de 13 serviços e selecionaram 612 pacientes. A mortalidade operatória após ressecção interesfinctérica foi de 1,6%, e de fístula anastomótica, 10,5%. A taxa de recidiva local foi de 9,5% com uma sobrevida média em cinco anos de 81,5%. Resultados semelhantes aos encontrados por Ramos et al.[18] (taxa de fístula anastomótica, 7,7%; taxa de recidiva local, 7,7%; taxa de metástase a distância, 15,4%; e taxa de sobrevida, 77%).

Tsang et al.[28] avaliaram os resultados pós-operatórios de 105 pacientes submetidos à excisão total do mesorreto e anastomose coloanal por videolaparoscopia. A anastomose ficou em média a 3,9 cm da margem anal. Conversão ocorreu em dois casos e seis pacientes foram reoperados por complicações. A mortalidade foi nula. A recidiva local foi de 8,9%.

Marks et al.[15] compararam dois grupos de pacientes com câncer do reto distal tratados por ressecção interesfinctérica pela via laparoscópica (30 casos) e pela via aberta (35 casos). A recorrência local, em um seguimento de 18 meses, foi diagnosticada em um paciente do grupo laparoscópico (3,3%), e metástase a distância em oito pacientes, sete (20%) do grupo de cirurgia aberta. Evitou-se a colostomia definitiva em 89% dos pacientes. Recentemente, Rullier et al.[29] publicaram os resultados de 175 ressecções interesfinctéricas em dois grupo de pacientes (laparoscópica, 110; aberta, 65). Complicações (23 versus 28%; p = 0,410), recidivas locais (5 versus 2%; p = 0,349), sobrevida em cinco anos (70 versus 71%; p = 0,862) e parâmetros funcionais (p = 0,675) foram semelhantes.

REFERÊNCIAS BIBLIOGRÁFICAS

1. Miles EW. A method of performing abdominoperineal excision for carcinoma of the rectum and of the terminal portion of the pelvic column. Lancet 1908; 2: 1812-3.
2. Enker W, Havenga K, Polyak T, Thaler H. Abdominoperineal resection via total mesorectal and autonomic nerve preservation for low rectal cancer. World J Surg 1997; 21: 715-20.
3. Heald RJ, Husband EM, Ryall RD. The mesorectum in rectal cancer surgery – the clue to pelvic recurrence ? Br J Surg 1982; 69: 613-6.
4. Parks AG. Transanal technique in low rectal anastomosis. Proc R Soc Med 1972; 65: 975-6.
5. Lazorthes F, Fages P, Chiotasso P, Lemozy J, Bloom E. Resection of the rectum with construction of a colonic reservoir and colo-anal anastomosis for carcinoma of the rectum. Br J Surg 1986; 73: 136-8.
6. Parc R, Tiret E, Frileux P, Moszkowski E, Loygue J. Resection and colo-anal anastomosis with colonic reservoir for rectal carcinoma. Br J Surg 1986; 73: 139-41.
7. Seow-Choen F, Goh HS. Prospective randomized trial comparing J colonic pouch-anal anastomosis and straight coloanal reconstruction. Br J Surg 1995; 82: 608-10.
8. Hallböök O, Pahlman L, Krog M, Wexner SD, Sjodahl R. Randomized comparison of straight and colonic J pouch anastomosis after low anterior resection. Ann Surg 1996; 224: 58-65.
9. Fazio VW, Mantyh CR, Hull TL. Colonic "coloplasty": novel technique to enhance low colorectal or coloanal anastomosis. Dis Colon Rectum 2000; 43: 1448-50.
10. Z'Graggen K, Maurer C, Mettler D, Stoupis C, Wildi S, Buchler MW. A novel colon pouch and its comparison with a straight coloanal and colon J-pouch-anal anastomosis: preliminary results in pigs. Surgery 1999; 125: 105-12.
11. Gervaz P, Rotholtz N, Wexner SD, You SY, Saigusa N, Kaplan E, et al. Colonic J-pouch function in rectal cancer patients: impact of adjuvant chemoradiotherapy. Dis Colon Rectum 2001; 44 (11): 1667-75.
12. Heah SM, Seow-Choen F, Eu KW, Ho YH, Tang CL. Prospective, randomized trial comparing sigmoid vs. descending colonic J-pouch after total rectal excision. Dis Colon Rectum 2002; 45: 322-8.

13. Huber FT, Herter B, Siewert JR. Colonic pouch vs. side-to-end anastomosis in low anterior resection. Dis Colon Rectum 1999;42 (7): 896-902.
14. Rullier E, Sa Cunha A, Couderc P, Rullier A, Gontier R, Saric J. Laparoscopic intersphincteric resection with coloplasty and coloanal anastomosis for mid and low rectal cancer. British Journal of Surgery 2003; 90: 445-51.
15. Annamaneni R Marks J, Curran T, Mohiuddin M, Marks G. A Comparison of laparoscopic vs. open radical sphincter preserving surgery for distal rectal cancer following neoadjuvant therapy. Poster Presentation, Philadelphia Academy of Surgery Annual Resident Paper Competition, Philadelphia, Pennsylvania, February 7 2005.
16. Jayne DG, Guillou PJ, Thorpe H, Quirke P, Copeland J, Smith AM et al. UK MRC CLASICC Trial Group. Randomized trial of laparoscopic-assisted resection of colorectal carcinoma: 3-year results of the UK MRC Clasicc Trial Group. J Clin Oncol 2007; 25 (21): 3061-8.
17. Ramos JR, Valory EA, Santos F, Mesquita RM. Tramento cirurgico do câncer da porção distal do terço inferior do reto pela ressecção anterior ultrabaixa e interesfinctérica com anastomose coloanal por videolaparoscopia. Rev Bras Coloproct 2009; 29 (3): 314-24.
18. Ramos JR. Ressecção anterior ultrabaixa e interesfinctérica do reto com anastomose coloanal por videolaparoscopia. Rev Bras Cir 2009; 36 (5): 459-65.
19. Rullier A, Laurent C, Capdepont M, Vendrely V, Belleannée G, Bioulac-Sage P et al. Lymph nodes after preoperative chemoradiotherapy for rectal carcinoma: number, status, and impact on survival. Am J Surg Pathol 2008; 32 (1): 45-50.
20. Rullier E, Laurent C, Bretagnol F, Rullier A, Vendrely V, Zerbib F. Sphincter-saving resection for all rectal carcinomas: the end of the 2-cm distal rule. Ann Surg 2005; 241 (3): 465-9.
21. Saito N, Moriya Y et al. Intersphincteric resection in patients with very low rectal cancer: a review of the japanese experience. Dis Colon Rectum 2006; 49 (10): s13-s22.
22. Bretagnol F, Rullier E, Laurent C, Zerbib F, Gontier R, Saric J. Comparison of functional results and quality of life between intersphincteric resection and conventional coloanal anastomosis for low rectal cancer. Dis Colon Rectum 2004; 47 (6): 832-8.
23. Portier G, Ghouti L, Kirzin S, Guimbaud R, Rives M, Lazorthes F. Oncological outcome of ultra-low coloanal anastomosis with and without intersphincteric resection for low rectal adenocarcinoma. Br J Surg 2007;94 (3): 341-5.
24. Weiser MR, Quah HM, Shia J, Guillem JG, Paty PB, Temple LK et al. Sphincter preservation in low rectal cancer is facilitated by preoperative chemoradiation and intersphincteric dissection. Ann Surg 2009; 249 (2): 236-42.
25. Akasu T, Takawa M, Yamamoto S, Ishiguro S, Yamaguchi T, Fujita S et al. Intersphincteric resection for very low rectal adenocarcinoma: univariate and multivariate analyses of risk factors for recurrence. Ann Surg Oncol 2008; 15 (10): 2668-76.
26. Ito M, Saito N, Sugito M, Kobayashi A, Nishizawa Y, Tsunoda Y. Analysis of clinical factors associated with anal function after intersphincteric resection for very low rectal cancer. Dis Colon Rectum 2009; 52 (1): 64-70.
27. Tilney HS, Tekkis PP. Extending the horizons of restorative rectal surgery: intersphincteric resection for low rectal cancer Colorectal Dis 2008; 10 (1): 3-15.
28. Tsang WW, Chung CC, Kwok SY, Li MK. Laparoscopic sphincter-preserving total mesorectal excision with colonic J-pouch reconstruction: five-year results. Ann Surg 2006; 243 (3): 353-8.
29. Laurent C, Paumet T, Leblanc F, Denost Q, Rullier E. Intersphincteric reaction follow rectal cancer: laparoscopic vs open surgery approach. Colorectal Dis 2012; 14 (1): 35-41.

EVOLUÇÃO TÉCNICA NO TRATAMENTO
DO CÂNCER DO RETO

29.4

Colostomia Perineal – Técnica e Resultados

Lusmar Veras Rodrigues
Armando Geraldo Franchini Melani
Carolina Vannucci Vasconcelos Nogueira Diogenes

INTRODUÇÃO

A amputação abdominoperineal do reto proposta por Ernest Miles (1908)[1] é, até o momento, a opção mais efetiva no tratamento radical de neoplasias malignas do terço distal do reto, canal anal e região perianal, que não tenham respondido completamente ao tratamento rádio e quimioterápico, quando previamente indicado. O procedimento consiste na mobilização do colo descendente e sigmoide e na excisão completa do sigmoide distal, reto, mesorreto e canal anal, incluindo o complexo esfincteriano, seguindo-se a realização de uma colostomia abdominal definitiva[2].

Para muitos pacientes, a presença da colostomia no abdome causa-lhes profunda modificação de sua imagem corporal, necessitando adotar novo estilo de vida, determinando, muitas vezes, exclusão no meio familiar e social[3].

Buscando uma alternativa à colostomia abdominal definitiva, vários autores, incluindo Simonsen et al. (1976)[4] e Schmidt (1981)[5], têm proposto a realização da colostomia perineal. Seguiram-se então vários trabalhos dentro do mesmo prisma, porém diferindo no sentido de determinar algum grau de continência à colostomia perineal[6-11]. Com base nessa ideia é que Lázaro-da-Silva propôs, em 1991, a realização de colostomia perineal pseudocontinente por mecanismo valvulado por seromiotomias circulares extramucosas, com resultados preliminares satisfatórios[5,6].

Com o surgimento da videolaparoscopia no início dos anos 1980 e seu emprego no tratamento das doenças colorretais, a partir de 1991, alguns serviços têm empregado essa técnica na amputação abdominoperineal do reto associada à colostomia perineal pseudocontinente com bons resultados com relação aos aspectos técnicos em si, à resultados estéticos e à satisfação dos pacientes.

FUNDAMENTOS

A amputação abdominoperineal do reto ainda é um método radical e eficaz no tratamento das neoplasias malignas do terço inferior do reto e canal anal. Porém, com a padronização da radioterapia e quimioterapia preconizada por Nigro[12] no tratamento do carcinoma espinocelular do canal anal e ânus, a adoção, quase unânime, da neoadjuvância no tratamento do adenocarcinoma do reto extraperitoneal e o aperfeiçoamento de técnicas operatórias favorecidas pelos grampeadores, a preservação esfincteriana tem sido uma constante, diminuindo, portanto, as indicações da operação de Miles[12]. Mesmo assim, muitos pacientes ainda têm indicação de amputação do reto e colostomia definitiva, o que lhes traz os mais diversos problemas, principalmente na esfera psicossocial[2]. Assim, a proposta da colostomia perineal com suas variantes técnicas de continência é uma opção que tem trazido graus importantes de satisfação aos pacientes submetidos à amputação abdominoperineal do reto.

Variantes técnicas têm sido descritas favorecendo o mecanismo de continência associado à colostomia perineal. A aposição de músculo grácil ou do glúteo máximo como neoesfíncter; o uso de segmentos cólicos seromusculares na porção distal da colostomia; o uso de esfíncter artificial e outras técnicas. Entretanto, a seromiotomia em sigmoide distal apresenta como vantagens a relativa rapidez e facilidade em sua confecção, interrompe o controle miogênico pela secção da camada muscular lisa, abolindo a peristalse nos segmentos abaixo da seromiotomia[4,7-9,13-19]. Duas a três seromiotomias são feitas em colo sigmoide, antes da exteriorização da colostomia pela via perineal.

Em modelos caninos, as seromiotomias provocaram uma dilatação cólica à montante que, associada à fibrose cicatricial pós-operatória, levaram à estase intestinal que ajuda no controle das evacuações[4].

A colostomia pode ser maturada precocemente, logo após a amputação do reto ou depois de cerca de duas semanas.

Os pacientes são instruídos a fazer irrigação da colostomia a cada dois ou três dias, prevenindo a perda contínua de fezes. A colostomia perineal conforme descrita por Lázaro-da-Silva, além de evitar uma colostomia abdominal, possibilita melhor reconstrução da parede vaginal posterior comprometida; preenche o espaço morto da pelve com o mesocólon e cólon sigmoide, ajudando a fechar a ferida perineal e eliminando a herniação de alças intestinais pelo espaço pélvico; evita o uso de bolsa de colostomia abdominal, reduzindo os distúrbios psicológicos e favorecendo de certo modo o convívio social.

INDICAÇÃO E PRÉ-OPERATÓRIO

A amputação abdominoperineal do reto com colostomia perineal tem as mesmas indicações da amputação de reto com colostomia abdominal, ou seja, lesões malignas das regiões perianais, anorretal ou retal baixa, incluindo, principalmente, carcinoma espinocelular não responsivo completamente à rádio e quimioterapia, adenocarcinoma, sarcoma, tumores neuroendócrinos e outros menos frequentes, que comprometam o complexo esfincteriano. Por outro lado, as lesões extensas, cuja ressecção é incompleta ou que necessitem de tratamento radioterápico complementar, a existência de colite actínica proximal extensa e estenosante são consideradas contraindicações ao método[1,2,19].

A colostomia perineal, por se tratar de técnica não convencional, deve ser explicada com detalhes ao paciente, mostrando-lhe as vantagens e desvantagens. Como se trata de uma proposta que dá ao paciente maior autonomia e favorece seu cuidado pessoal, é importante que ele tenha boa cognição, discernimento e não tenha limitações motoras. Daí o método ser mais indicado a pacientes jovens ou até a sexta década[4,6-8].

Os cuidados e exames pré-operatórios para o paciente candidato à amputação abdominoperineal do reto e colostomia perineal não diferem tanto da rotina para a amputação e colostomia abdominal. Para os primeiros, não há necessidade de demarcação prévia da futura colostomia no quadrante inferior esquerdo do abdome.

Os exames bioquímicos e a avaliação cardiopulmonar, além do preparo dos colos que é anterógrado, à base de fosfato de sódio ou solução de manitol a 10% são semelhantes para ambos os métodos. Na operação por videolaparoscopia, porém, evita-se o uso da solução de manitol, visto que pode causar distensão de alças intestinais.

TÉCNICA OPERATÓRIA

O paciente é colocado em posição de litotomia ou ginecológica, procedendo-se a proctocolectomia de maneira semelhante à amputação abdominoperineal clássica. Após diérese da parede abdominal por incisão mediana, é feito o inventário de toda cavidade abdominal. Inicia-se a liberação do sigmoide, cólon descendente, flexura esquerda até o terço distal do cólon transverso. Em seguida, faz-se abordagem medial do mesocólon, com ligadura da veia e artéria mesentérica inferior. É necessária muita atenção durante a mobilização do cólon para que seja preservada a arcada marginal, condição fundamental na garantia do aporte vascular à colostomia perineal[20,21].

Ainda no tempo abdominal, Lázaro-da-Silva et al. preconizaram a realização de três seromiotomias extramucosas circulares e equidistantes em 10 cm, sendo a primeira localizada à altura do promontório, e as demais distalmente, acomodando-se extraperitonealmente. A mucosa exposta é revisada com cuidado para evitar perfurações inadvertidas, que devem ser corrigidas se existentes. Em seguida, faz-se sutura em pontos contínuos ou separados com fio monofilamentar (000) das bordas das seromiotomias, com penetração da agulha 1 cm proximal e distal com invaginação da mucosa, tendo como resultado septos intraluminares ou pseudoválvulas[21,22].

O tempo perineal da amputação é feito de forma semelhante à técnica clássica. A incisão cutânea perineal é feita fora da transição cutâneo-mucosa, com penetração nas fossas isquiorretais e secção dos feixes puborretais do músculo elevador do ânus para acessar a pelve anteriormente preparada. A parede posterior da vagina pode ser englobada na ressecção, caso esteja acometida. Procede-se, então, o abaixamento do colo remanescente liberado, cuidando para que não haja torção do mesmo e que depois de abaixado deve ser peritonizado na parte alta da pelve. É importante ressaltar que a seromiotomia proximal ficará acima ou coincidente com a reflexão peritoneal refeita e as demais na cavidade pélvica[21-24].

Quando é necessária colpectomia posterior ampla, as bordas laterais da vagina podem ser suturadas à parede anterior do cólon abaixado (borda antimesentérica), ajudando a restaurar a cavidade vaginal.

Finalmente, a colostomia perineal pode ser maturada precocemente por sutura do coto intestinal à pele, em pontos separados ou optar-se por abaixamento do coto intestinal com maturação tardia e secção do coto intestinal 14 dias após, seguida também de sutura à pele. A drenagem pélvica é aconselhável, utilizando-se dreno tubular de sucção e exposição pela parede abdominal.

TÉCNICA POR VIA LAPAROSCÓPICA

A amputação abdominoperineal do reto por videolaparoscopia é um procedimento já relatado por vários autores, desde 1993. Porém não se dispõe de referências à associação de colostomia perineal após amputação do reto por videolaparoscopia. No entanto, alguns serviços no país já possuem experiência na realização de colostomias perineais após amputação abdominoperineal videolaparoscópica, apresentando bons resultados. (Tabelas 29.4.1, 29.4.2, 29.4.3 e 29.4.4).

Capítulo 29 – Evolução Técnica no Tratamento do Câncer do Reto
Capítulos 29.4 – Colostomia Perineal – Técnica e Resultados

TABELA 29.4.1 – Frequência de complicações em pacientes submetidos à amputação de reto com colostomia perineal na casuística do Hospital do Câncer de Barretos (SP) e do Serviço de Coloproctologia do Hospital Universitário Walter Cantídio (CE)

	Frequência	Percentual
Sim	24	64,86
Não	12	35,1
Total	37	100,0

TABELA 29.4.2 – Frequência de complicações relacionadas ao estoma em pacientes submetidos à amputação abdominoperineal e colostomia perineal por videolaparoscopia na casuística do Hospital do Câncer de Barretos (SP) e do Serviço de Coloproctologia do Hospital Universitário Walter Cantídio (CE)

	Frequência	Percentual
Prolapso	10	27,02
Deiscência	3	8,1
Necrose	4	10,8
Hérnia paracolostômica	1	2,7
Total	18	48,6
Sem complicação do estoma	19	51,3

TABELA 29.4.3 – Outras complicações presentes em pacientes submetidos à amputação abdominoperineal com colostomia perineal por videolaparoscopia na casuística do Hospital do Câncer de Barretos (SP) e do Serviço de Coloproctologia do Hospital Universitário Walter Cantídio (CE)

	Frequência	Percentual
Infecções de parede	1	2,7
Impotência sexual	1	2,7
Abscesso intra-abdominal	1	2,7
Estenose	3	8,1
Doença residual	1	2,7
Total	7	18,9
Sem complicação pós-operatória	30	81,1

TABELA 29.4.4 – Conversão de pacientes submetidos à colostomia perineal após amputação abdominoperineal por videolaparoscopia na casuística do Hospital do Câncer de Barretos (SP) e do Serviço de Coloproctologia do Hospital Universitário Walter Cantídio (CE)

	Frequência	Percentual
Sim	1	2,7
Não	36	97,3
Total	37	100,0

No procedimento por videolaparoscopia, o paciente é posto na posição semiginecológica de Lloyd-Davis. Após antissepsia e assepsia da parede abdominal e perineal, são posicionados 4 trocárteres, sendo o número 1 de 10 mm (supraumbilical), para ótica; o número 2 de 12 mm (fossa ilíaca direita); o número 3 de 5 mm (flanco direito), ambos para trabalho; e o número 4 (hipocôndrio esquerdo), como auxiliar (Figura 29.4.1).

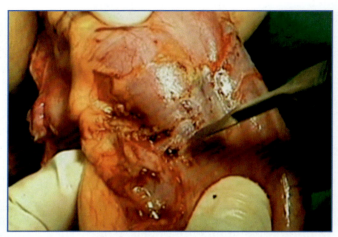

Figura 29.4.2 – Confecção, por via perineal, da seromiotomia com bisturi frio.

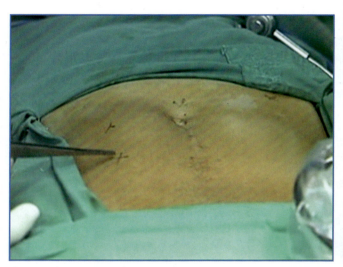

Figura 29.4.1 – Posição dos trocárteres para amputação abdominoperineal do reto e colostomia perineal por videolaparoscopia.

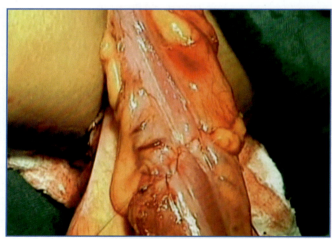

Figura 29.4.3 – Síntese da seromiotomia concluída.

O tempo abdominal consiste no inventário da cavidade peritoneal e posterior identificação e selagem dos vasos mesentéricos inferiores pelo acesso medial. Em seguida, liberação do sigmoide, cólon descendente e flexura esquerda até o terço distal do cólon transverso. Posteriormente, faz-se abordagem do reto com abertura da reflexão peritoneal, liberação das asas laterais e dissecção completa do mesorreto, até o assoalho pélvico.

Nesse momento, outra equipe já faz o tempo perineal que não difere do descrito para a amputação convencional do reto. Com a liberação completa do reto, o espécime é exteriorizado por via perineal com identificação do local adequado para a secção da peça (coincidente com a ligadura da artéria mesentérica inferior) e a realização das seromiotomias (Figuras 29.4.2 e 29.4.3).

Após sua realização, o colo é tracionado para cavidade abdominal e pélvica, de modo que a válvula proximal fique visível acima do promontório (Figura 29.4.4). Fixa-se com um ou dois pontos a alça intestinal à goteira parietocólica esquerda e posiciona-se dreno de sucção na pelve com exteriorização pela parede abdominal. A colostomia é fixada à pele da borda da ferida perineal conforme descrita previamente (Figura 29.4.5).

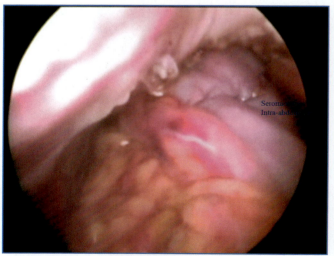

Figura 29.4.4 – Seromiotomia posicionada acima do promontório, visualizada por via laparoscópica, em tempo final de amputação de reto e colostomia perineal.

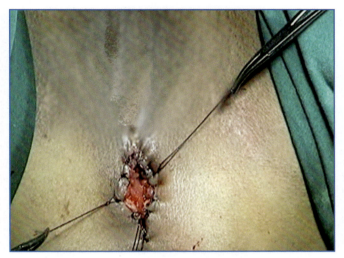

Figura 29.4.5 – Colostomia perineal concluída em paciente do sexo feminino.

PÓS-OPERATÓRIO

A irrigação da colostomia pode ter início logo entre o 3º e o 5º dia de pós-operatório, quando este segue sem intercorrências. A irrigação é orientada por um enfermeiro estomaterapeuta e consiste na canulação com um cateter flexível de borracha ou silicone e irrigação da luz cólica com solução salina ou solução oleosa ou água natural, inicialmente em pequeno volume (500 mL), que pode ser aumentado gradativamente ao longo da progressão do pós-operatório. O clareamento do colo pelas irrigações é fundamental para o esvaziamento adequado da colostomia perineal e a prevenção de vazamentos[6,9].

Na alta, o paciente é instruído a fazer as irrigações em casa, a cada 1 a 3 dias. Segue-se a higiene normal, a aposição justa colostomia de um forro ou absorvente, dando ao paciente uma sensação de segurança no seu convívio social e profissional.

Os maiores problemas referentes à técnica são os índices moderados de complicações no pós-operatório precoce e tardio, junto com o risco inerente de sépsis pélvica. As complicações típicas do pós-operatório precoce são a infecção da ferida perineal, deiscência parcial da sutura coloperineal, abscesso pélvico, hematoma pélvico, isquemia e necrose da alça cólica abaixada. A mais frequente delas é a deiscência parcial da sutura coloperineal, descrita em até 20% dos casos[8]. As complicações tardias são prolapso mucoso (a mais frequente, ocorrendo em cerca de 20% dos casos) e estenose da colostomia perineal, infecção urinária de repetição e casos raros de hérnia perineal.

A irrigação cólica contínua favorece a pseudocontinência, a qual é proporcional ao grau maior ou menor de dificuldades na cateterização do estoma. Esse fator é considerado um dos obstáculos no pós-operatório, porém está diretamente relacionado à seleção dos pacientes no pré-operatório. O relato de descarga de muco em graus variados é considerado normal.

RESULTADOS

Apesar da colostomia perianal ser uma boa opção à colostomia abdominal, após amputação abdominoperineal do reto por câncer, não tem sido consenso utilizá-la como rotina, mesmo nos casos com indicações bem definidas.

Segundo Lázaro-da-Silva, em sua casuística, nenhum paciente pediu para converter para colostomia abdominal. Ainda assim, os níveis de satisfação dos pacientes submetidos e adaptados à técnica são altos[9].

Em estudos recentes, não parece haver morbidade adicional relacionada à colostomia perineal, e há associação com a melhora do fechamento e diminuição da morbidade no que diz respeito à ferida perineal em pacientes submetidos a essa técnica, especialmente nos submetidos à radioterapia[9].

Atualmente, com o advento da videocirurgia colorretal, alguns centros demonstram ser factível a realização de amputação abdominoperineal associada à colostomia perineal, totalmente por laparoscopia, com bons resultados. Existem dados a serem publicados de amputação abdominoperineal do reto e colostomia perineal feitas totalmente por videolaparoscopia, com retirada da peça por via perineal, realizada no Hospital de Câncer de Barreto e no Serviço de Coloproctologia do Hospital Universitário Walter Cantídio da Universidade Federal do Ceará, contando 37 casos de amputação abdominoperineal com colostomia perineal totalmente por videolaparoscopia, em que 24 são do sexo masculino, e 13 do sexo feminino. A média de idade foi de 48,74 anos, com idade mínima de 19 e máxima de 81 anos (Tabelas 29.4.1, 29.4.2, 29.4.3 e 29.4.4). Houve conversão para cirurgia laparotômica em apenas um caso. Houve necessidade de reoperação em 22 pacientes (59,4%), devido a complicações do estoma e doença residual. Vinte e cinco pacientes foram avaliados quanto à satisfação com a colostomia perineal, sendo que 20 (80%) se declararam satisfeitos.

COMENTÁRIOS FINAIS

Apesar do avanço no diagnóstico precoce do câncer de reto, do desenvolvimento de grampeadores, favorecendo anastomoses cada vez mais baixas, ainda cerca de 20% dos pacientes com câncer de reto são submetidos à amputação abdominoperineal. A colostomia perineal é uma alternativa válida à colostomia abdominal permanente em pacientes com indicação de amputação abdominoperineal, pois apresenta bons resultados funcionais quando associada à irrigação cólica[15,18]. Porém é necessário lembrar da necessidade da seleção de pacientes com perfil adequado para o procedimento, bem como das complicações precoces e tardias e do risco, embora pequeno, de sépsis pélvica.

REFERÊNCIAS BIBLIOGRÁFICAS

1. Miles WE. A method of performing abdominoperineal excision for carcinoma of rectumand the terminal portion of the pelvic colon. Lancet 1908; 2: 1812-3.

2. Rothenberger DA, Wong D. Abdominoperineal resection for adenocarcinoma of the low rectum. World J Surg 1992; 16: 478-85.
3. Williams NS, Johnstone D. The quality of life after rectal excision for low rectal cancer. Br J Surg 1983; 70: 460-2.
4. Simonsen OS, Stolf NA, Aun F, Raia A, Habr-Gama A. Rectal sphincter reconstruction in perineal colostomies after abdominoperineal resection for câncer. Br J Surg 1976; 63: 389-91.
5. Schmidt E, Bruch HP. Traitment chirurgical des incontinences sphinctérieennes par autotransplant libre de musculature lisse. J. Chir 1981; 118: 315-20.
6. Lázaro-da-Silva A. Amputação abdômino-perineal com colostomia perineal. Rev Bras Coloproct 1991; 11: 105-8.
7. Siqueira SL, Lázaro da Silva A, Reis AO, Fantauzzi RS, Silva Jr O, Sales PG. Estudo de válvulas artificiais no cólon esquerdo após amputação abdominoperineal parcial do reto mais colostomia perineal, em cães. Arq Gastroenterol 2006; 43: 125-31.
8. Gamagami RA, Chiotasso PI, Lazorthes F. Continent perineal colostomy after abdominoperineal resection – Outcome after 63 cases. Dis Colon Rectum 1999; 42 (5): 626-30.
9. Velithkov NG, Kirov GK, Losanoff JE, Kjossev KT, Grigorov GI, Mironov MB, Klenov IS. Abdominoperineal resection and perineal colostomy for low rectal cancer – The Lázaro da Silva technique. Dis Colon Rectum 1997; 40 (5): 530-3.
10. Cavina E, Seccia, M, Evangelista G. Construction of a continent perineal colostomy by using electrostimulated gracilis muscles after abdominoperineal resection: personal technique and experience with 32 cases. Ital J Surg Sci 1987; 17: 305-14.
11. Lasser P, Dubet P, Guillot JM, Elias D. Pseudocontinent perineal colostomy following abdominoperineal resection: technique and findings in 49 patients. Eur J Surg Oncol 2001; 27: 49-53.
12. Nigro ND, Vaitkevicius VK, Considine B Jr. Combined therapy for cancer of the anal canal: A preliminary report. Dis Colon Rectum 1974; 17: 354-6.
13. Lasser P, Dube P, Guillot JM, Elias D. Colostomie perineate pseudo-continente: Resultats et. technique. J Chir 1997; 134: 174-9.
14. Berrada S, Khaiz D, Alloubi I. Pseudocontinent perineal colostomy. Ann Chir 2005; 130 (1): 15-20.
15. Penninckx F, D'Hoore A, Van den Bosch A. Perineal colostomy with antegrade continence enemas as an alternative after abdominoperineal resection for lowrectal cancer. Ann Chir 2005; 130: 327-30.
16. Marchal F, Doucet C, Lechaux D, Lasser P, Lehur PA. Secondary implantation of an artificial sphincter after abdominoperineal resection and pseudocontinent perineal colostomy for rectal cancer. Gastroenterol Clin Biol 2005; 29: 425-8.
17. Veloso SG, Biet R, Rios AM, Leite VHRE, Lázaro-da-Silva A. Eficácia da confecção de válvulas colônicas após ressecção retoanal em ratos. Rev Col Bras Cir 2001; 28: 356-63.
18. Portier G, Bonhomme N, Platonoff I, Lazorthes F. Use of Malone antegrade continence enema in patients with perineal colostomy after rectal resection. Dis Colon Rectum 2005; 48: 499-503.
19. Nigro ND, Seydel HG, Considine B et al. Combined preoperative radiation and chemotherapy for squamous cell carcinoma of the anal canal. Cancer 1983; 51: 1826-9.
20. Chiotasso P, Schmidt L, Juricik M, Lasorthes F. Acceptation des stomies périnéales. Gastroenterol Clin Biol 1992;16: 200.
21. Lázaro-da-Silva A. Abdominoperineal excision of rectum and anal canal with perineal colostomy. Eur J Surg 1995; 161: 761-4.
22. Lázaro-da-Silva A. Tratamento do câncer Retoanal. Colostomia perineal. São Paulo: Atheneu; 1998.
23. Farroni N, Bosch AV, Haustermans K et al. Perineal Colostomy with Appendicostomy as an Alternative for na Abdominal Colostomy: Symptoms, Functional Status, Quality of Life, and Perceived Health. Dis Colon Rectum 2007; 50: 817-24.
24. Habr-Gama A, Perez RO, Proscurchim I, Santos RMN, Kiss D, Gama-Rodrigues J et al. Interval between surgery and neoadjuvant chemoradiation therapy for distal rectum cancer: does delayed surgery have an impact on outcome? Int. Radiation Oncology Biol Phys 2008; 51 (4): 1181-8.

EVOLUÇÃO TÉCNICA NO TRATAMENTO
DO CÂNCER DO RETO

Ressecção Transanal Endoscópica: Técnica Operatória

29.5

Sérgio Eduardo Alonso Araujo
Victor Edmond Seid

INTRODUÇÃO

A microcirurgia endoscópica transanal (*transanal endoscopic microsurgery* – TEM ou Tems), consiste em uma técnica para a realização de ressecção local de lesões benignas e malignas de localização retal. Desenvolvida por Gerhard Buess em associação com a Richard Wolff Medical Instrument Company, no início dos anos 1980[1], teve uma introdução lenta, em parte devido a uma relativa complexidade técnica e em parte pelo custo inicialmente elevado associado à aquisição do equipamento que se destina exclusivamente à sua realização.

A despeito do significativo incremento técnico produzido pela visão aumentada e tridimensional gerada pelo telescópio binocular que certamente revolucionou a forma de se operar através do ânus, relegando as técnicas transanais convencionais para as lesões situadas somente no canal anal, os pioneiros na adoção dessa técnica permaneceram poucos por muitos anos, assim como eram reduzidos os centros especializados na realização do procedimento.

Como era de se esperar, a complexidade técnica associada à realização de tão formidável procedimento precisava ser resolvida. A possibilidade de remover lesões grandes situadas no reto superior e com margens laterais e profundas bem definidas seguidas do perfeito fechamento da ferida operatória foi o grande motor do avanço. A aplicação da técnica tem crescido devido ao trabalho persistente dos cirurgiões pioneiros no ensino e treinamento da técnica em numerosos cursos e *workshops* e também ao desenvolvimento de novo equipamento fabricado pela Karl Storz Endoskope o qual pode ser utilizado em associação a um equipamento de videocirurgia normalmente disponível no centro cirúrgico.

Neste capítulo, detalharemos os cuidados pré-operatórios e a técnica cirúrgica empregada para a ressecção endoscópica transanal microcirúrgica.

PREPARO PRÉ-OPERATÓRIO

A orientação sobre o que vai acontecer no período pós-operatório com o paciente submetido a TEM é importante e faz parte da obtenção do consentimento informado. Como resultado da dilatação anal necessária à passagem do retoscópio que mede 4 cm de diâmetro, algum grau de incontinência pós-operatória temporária[2] deverá ser experimentado pela maioria dos pacientes. Avaliações manométricas realizadas antes e após TEM identificaram como sendo os principais fatores de risco para a incontinência anal como:

- incontinência anal pré-operatória em pacientes idosos cursando de forma subclínica ou não identificada;
- lesão esfincteriana no pós-operatório;
- extensão e profundidade da ressecção;
- duração do procedimento[3-5].

Para alguns casos de lesões com indicação para TEM, a exequibilidade da cirurgia pode estar comprometida. Esses são justamente os casos para os quais a avaliação pré-operatória ainda carece de sensibilidade, especificamente: i. para o diagnóstico correto da altura da lesão; ou, ii. para o diagnóstico correto do grau de infiltração da parede retal (estadiamento T) nos casos de adenocarcinoma. Sendo assim, para alguns casos de lesões localizadas na transição retossigmoideana (e fora do alcance do aparelho), no caso de lesões muito grandes ou para os casos de câncer avançado ou câncer precoce de alto risco, a exequibilidade da operação é limítrofe e deverá ser determinada somente no ato operatório. Sendo assim, a conversão para a retossigmoidectomia laparoscópica no mesmo ato anestésico ou *a posteriori* deverá ser discutida ainda que a taxa de conversão esteja estimada em menos de 4%[6]. O pós-operatório de TEM costuma cursar sem intercorrências para a grande maioria dos pacientes. Complicações como o sangramento, no entanto, podem ocorrer e exigem hemostasia endoscópica (para a grande maioria dos casos) ou cirúrgica. Outra complicação importante é a descarga de muco e desconforto persistentes que podem ocorrer para os casos onde o leito de ressecção não pôde ser fechado ou que ocorrem quando da deiscência do fechamento da ferida operatória, complicação que ocorre mais comumente após quimio e radioterapia. O tratamento é realizado mais frequentemente por meio de antibióticos, analgésicos ou enemas com corticosteroides. No entanto, em alguns casos, recursos como a reinternação, a derivação ou a oxigenioterapia hiperbárica podem ser utilizados isoladamente ou em associação.

Um aspecto importante do preparo pré-operatório é a caracterização adequada da lesão retal no que se refere a sua localização, tamanho e estadiamento (no caso de adenocarcinoma). A realização da colonoscopia para descartar a presença de lesões sincrônicas é necessária. Para os casos de suspeita ou diagnóstico de câncer no reto, a realização da ultrassonografia endorretal é fundamental para o diagnóstico adequado do grau de invasão da parede intestinal e para a pesquisa de acometimento linfonodal. Outro aspecto importante relacionado à lesão ainda no período pós-operatório diz respeito à adequada localização da lesão, uma vez que esta influi diretamente no posicionamento do paciente. Para as lesões acessíveis ao toque digital, determinar adequadamente se a lesão está localizada na face anterior, lateral ou posterior do reto é simples. Já para as lesões não tocáveis e pequenas (não caracterizadas à tomografia ou à ressonância magnética), a realização da retoscopia rígida imediatamente após a anestesia é um recurso fundamental e deve estar disponível.

A despeito da controvérsia existente acerca da necessidade de realização de preparo intestinal para a cirurgia colorretal eletiva, é da rotina da maioria dos cirurgiões envolvidos no uso de TEM a realização de alguma forma de preparo intestinal mecânico. O preparo intestinal pode ou não ser individualizado. No caso de se decidir por uma conduta de individualização, o tipo de preparo vai depender:
- do tamanho da lesão;
- da altura da lesão no interior do reto;
- do diagnóstico histológico pré-operatório;
- da intenção de se converter a cirurgia para a retossigmoidectomia no momento da realização de TEM caso seja necessário.

Sendo assim, o diagnóstico de adenoma, a localização distal e a intenção de se realizar ressecção de espessura parcial (mucosectomia) do reto favorecem a realização de um preparo exclusivamente retrógrado por meio de lavagens retais e enemas evacuatórios. Já a localização possivelmente intraperitoneal de lesões maiores deve favorecer a realização do preparo mecânico completo do reto. Sobre se os cirurgiões que não utilizam preparo intestinal para cirurgia colorretal eletiva deverão voltar a realizar preparo para a realização de TEM, não há resposta conhecida. Nossa rotina é realizar preparo mecânico intestinal completo anterógrado com 2 L de macrogol para a realização de TEM. O manitol deve ser evitado uma vez que a conversão para a retossigmoidectomia laparoscópica ou mesmo o uso da videolaparoscopia para a realização de uma rafia no reto intraperitoneal podem ser necessários. Na nossa prática realizamos antibioticoprofilaxia por 24 horas em todos os casos e antibioticoterapia com duração de sete dias nos casos submetidos previamente a químio e radioterapia.

Alguns autores preconizam que, para os casos de adenocarcinoma do reto com indicação de tratamento neoadjuvante, a realização de biópsias da lesão seja acompanhada pela tatuagem com tinta nanquim de cada sítio de biópsias[7]. A tatuagem da lesão antes da neoadjuvância serviria de referência para a realização da ressecção local após o tratamento neoadjuvante e de especial importância na definição da extensão da ressecção local nos casos onde houve acentuada regressão da lesão em resposta ao tratamento químio e radioterápico.

PREPARO DO PACIENTE NA SALA DE CIRURGIA

O paciente é rotineiramente submetido a anestesia geral. Para operações menores no reto distal em pacientes com condição clínica limítrofe, é provável que uma anestesia espinhal possa ser empregada.

A posição do paciente para a realização de TEM é determinada pela localização da lesão no interior do reto. Após a instalação do retoscópio e do sistema de videocirurgia, a lesão deve estar localizada na face inferior do vídeo. Sendo assim, se a lesão estiver localizada na face posterior do reto, o paciente assumirá a posição de litotomia com os membros inferiores apoiados em perneiras do tipo que permitem alternar para a posição de semilitotomia no caso da necessidade de via de acesso abdominal. Se a lesão estiver localizada na face lateral direita do reto, o paciente assumirá a posição de decúbito lateral direito; se na parede lateral esquerda do reto, a posição de decúbito lateral esquerdo. E, finalmente, se a lesão estiver localizada na face anterior do reto, o paciente assumirá a posição de canivete (*jack-knife*). Para as lesões não acessíveis ao toque digital do reto, a retoscopia deve ser realizada com o objetivo de determinar a localização da lesão. O adequado posicionamento do doente para a realização da operação é fundamental. Checar como se conseguirá posicionar o paciente para a realização da cirurgia antes de o paciente ser anestesiado e mesmo antes do paciente chegar à sala é importante. Em nosso meio, em função da relativa baixa intimidade da maioria dos cirurgiões colorretais com a posição de canivete, há pouco *expertise* no uso dessa posição e, sobretudo, pouca familiaridade com a mesa cirúrgica nessa posição. Portanto, esse passo requer atenção especial.

Outro aspecto importante da adequada localização da lesão para a realização da TEM é que, para as lesões situadas em faces anterolateral ou posterolateral, o uso do recurso de lateralização da mesa pode ajudar a colocar a lesão na posição adequada.

Para a maioria das operações de TEM, a drenagem vesical, na nossa prática, não é realizada.

MONTAGEM DO EQUIPAMENTO E PREPARO DA SALA CIRÚRGICA

Após o posicionamento do paciente, procede-se à desinfecção e colocação de campos. Depois, segue-se com a instalação do fixador (*holder*) do braço articulado autoestático (que estabiliza o retoscópio de trabalho). O braço articulado é fixado ao trilho lateral da mesa operatória no lado oposto onde se colocará o *set* de videolaparoscopia. A atenção na fixação do braço articulado é importante, pois é imperativo que este fique fixado de forma a garantir uma mobilização adequada do retoscópio cirúrgico no transcorrer da operação. Essa mobilização do retoscópio pode ser feita pelo cirurgião, mas deve ser preferencialmente realizada pelo assistente atento. O *set* de videolaparoscopia deve estar posicionado a uma distância confortável dos olhos do cirurgião e do assistente, exatamente como na videocirurgia.

O equipamento para TEM produzido pela Richard Wolf dispõe de retoscópios cirúrgicos de 12 ou 20 cm de comprimento por 4 cm de largura. Esse retoscópio permite acoplar uma tampa de trabalho onde entram o visor binocular e três canais de trabalho. O equipamento produzido pela Karl Storz (Figura 29.5.1) que tem o nome comercial de TEO® (*transanal endoscopic operations*) disponibiliza dois retoscópios cirúrgicos, um de 7,5 cm e outro de 15 cm, ambos com 4 cm de largura. A tampa de trabalho contém uma entrada para a ótica de 5 cm e três portais de trabalho (dois de 5 mm e um de 12 mm) – conforme mostra a Figura 29.5.2. Uma vez acoplada ao corpo do retoscópio, a tampa de trabalho com a ótica angulada (30°) de 5 mm e os três portais de trabalho montados com válvulas de silicone unidirecionais, não há vazamento de ar e o pneumorreto pode ser iniciado (Figura 29.5.3).

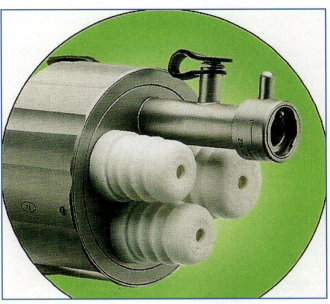

Figura 29.5.2 – Tampa de trabalho do retoscópio cirúrgico do equipamento TEO®. Notam-se o portal de entrada da ótica de 5 mm que dispõe de válvula de fixação da ótica e mais três portais de trabalho, dois de 5 mm e um de 12 mm.

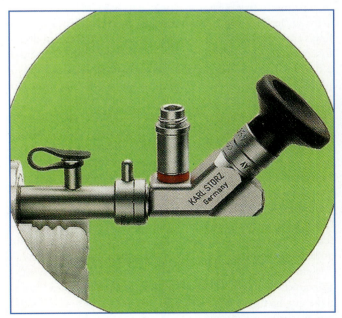

Figura 29.5.3 – Ilustração da ótica angulada (30°) de 5 mm posicionada na tampa de trabalho do equipamento TEO®.

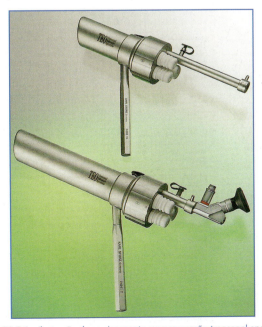

Figura 29.5.1 – Ilustração do equipamento para ressecção transanal endoscópica manufaturado pela Karl Storz® TEO® (*transanal endoscopic operations*).

O equipamento fabricado pela *Wolf* vem equipado com um insuflador de gás carbônico que funciona acoplado a uma bomba que permite a sucção contínua do pneumorreto com a vantagem de drenagem automática da fumaça produzida pelo acionamento do eletrocautério e que acaba por produzir embaçamento da lente, o que pode ser um problema para o bom andamento da cirurgia em alguns casos. O equipamento fabricado pela *Storz* permite o emprego do insuflador de gás carbônico para pneumoperitônio que equipa qualquer set de videocirurgia. Os parâmetros no insuflador utilizados por nós para a realização do pneumorreto são fluxo de 40 L/min e pressão entre 12 e 15 mmHg.

As pinças retas com ponta angulada integram o kit de TEM e constam de uma tesoura, um fórceps de apreensão, gancho e dissector tipo *Maryland*. Usamos o eletrocautério monopolar na potência de 40 w para a coagulação e 25 w para corte. Na nossa prática, utilizamos também rotineiramente o bisturi ultrassônico (Harmonic® Ace) com a tesoura coaguladora de 5 mm para a dissecção. O dispositivo selante de vasos Ligasure® com a tesoura Advance de 5 mm montada com eletrodo monopolar na sua ponta também oferece agilidade na dissecção e segurança para a hemostasia.

A possibilidade de realizar endossutura resultando no fechamento completo da ferida retal após a ressecção é um dos diferenciais da TEM em relação à ressecção transanal convencional. Utiliza-se um porta-agulhas endoscópico convencional de 5 mm. Nossa preferência é pelo fio de poliglecaprone 25 (Caprofyl®, Ethicon Inc, NJ, USA) 3-0.

TÉCNICA OPERATÓRIA

Após a anestesia e o adequado posicionamento do paciente, o primeiro passo é a introdução e fixação do retoscópio. A introdução deve ser delicada e todas as manobras devem ser feitas com o intuito de minimizar o trauma à passagem do retoscópio através do ânus. Nesse sentido, lubrificação generosa e dilatação cuidadosa do ânus devem ser realizadas. Após a passagem pelo aparelho esfincteriano, o obturador é retirado. Nesse tempo, podem ser utilizadas a pinça anatômica e gaze para a remoção do preparo residual que fica na ampola retal. Para a progressão do aparelho, a tampa com visor e bomba de insuflação de ar pode ser utilizada, ou, na nossa preferência, seguimos com a instalação da tampa de trabalho com a ótica e insuflação de gás carbônico pelo insuflador. Uma vez que o pneumorreto tenha se constituído, encontrar a lesão e centralizá-la para a cirurgia se fazem necessários. Uma vez que a lesão tenha sido centralizada e colocada na porção inferior do campo visual, procedemos à fixação do retoscópio ao braço articulado. A cirurgia está pronta para ser iniciada.

Sem dúvida, a maior surpresa experimentada pelo cirurgião ainda inexperiente na microcirurgia endoscópica transanal é que há diferença quando se compara a manipulação das pinças cirúrgicas durante a TEM e durante a videolaparoscopia. Na microcirurgia endoscópica transanal, as pinças trabalham em paralelo a partir de pontos fixos na tampa de trabalho que estão separados por apenas alguns centímetros. Ao contrário, durante a videocirurgia, os portais distam vários centímetros entre si permitindo uma angulação de até ideais 90º entre as pinças, permitindo, com a passagem de portais auxiliares, a realização de um princípio básico que facilita a realização das manobras videocirúrgicas, a triangulação.

Na TEM, não há triangulação, mas apenas tração e contratração. No entanto, isso não significa que a apresentação para diérese ou síntese é pobre; ela é apenas diferente. Nesse sentido, a tração e movimentação das estruturas ocorre no sentido dentro-fora e diferentes graus de excursão da pinça da mão esquerda proporcionam a apresentação adequada e necessária à execução dos movimentos da mão direita.

De forma geral, a ressecção por TEM de qualquer lesão retal se inicia a partir de sua extremidade à direita no vídeo no sentido oposto e a partir de sua extremidade distal no reto para sua extremidade proximal (em resumo, da direita para esquerda e de baixo para cima). Durante toda a operação, a manipulação da lesão deve ser feita a partir de sua margem livre de ressecção evitando dessa forma o contato direto com a lesão.

Há fundamentalmente dois tipos de ressecção de lesões retais que podem ser realizadas com o auxílio de TEM. As ressecções de espessura parcial (ou, mais frequentemente, mucosectomias) e as ressecções de espessura total com ou sem ressecção parcial do mesorreto. As ressecções de espessura parcial estão indicadas no manejo dos adenomas para os quais não há suspeita de invasão da submucosa, sobretudo quando há suspeita de localização intraperitoneal dessas lesões e também para os adenomas extensos do reto (*lateral spreading tumors* – LST). A ressecção de espessura total de lesões extensas como as do tipo LST para as quais o risco de invasão maciça da submucosa é muito baixo leva a criação de um defeito retal difícil de suturar. O fechamento ou a deiscência dessas ráfias confere ao procedimento alto risco de estenose retal. Alguns autores empregam para a realização da mucosectomia, a injeção sublesional de solução salina ou com vasoconstrictor, cujo objetivo é aumentar a espessura da submucosa. Não lançamos mão desse expediente, pois cremos ser desnecessário. A entrada correta no plano da submucosa com o emprego da visão magnificada não é difícil e pode até ser realizada com o bisturi ultrassônico com facilidade. As ressecções de espessura total estão reservadas para o câncer precoce do reto e para as lesões extramucosas, como os tumores estromais e os tumores neuroendócrinos. Para as lesões com diagnóstico pré-operatório de adenocarcinoma e, sobretudo, para os adenocarcinomas submetidos à terapia neoadjuvante, a ressecção de espessura total da lesão com margens de segurança e amostra mesorretal se impõe. É durante a ressecção do mesorreto que o emprego de fontes alternativas de energia como o *Harmonic*® e o *Ligasure*® se faz mais útil. É claro que a ressecção do mesorreto pode ser realizada com o emprego de eletrocoagulação monopolar. Porém, o emprego de fontes alternativas de energia permite, na nossa opinião, uma progressão no mesorreto com mais rapidez e segurança.

Um dos primeiros expedientes que o cirurgião de TEM precisa aprender cedo é a diminuir mentalmente de forma significativa a extensão ou amplitude do movimento que pretende fazer. O cirurgião deve lembrar que está trabalhando dentro de um tubo que tem apenas 4 cm de diâmetro transverso. E que está trabalhando a apenas alguns centímetros proximais a este tubo no interior do reto de seu paciente. E não no interior da ampla cavidade peritoneal. Dessa forma, o cirurgião logo percebe que um pequeno movimento não produtivo (um vaivém involuntário ou qualquer tipo de outro movimento vicioso ou não eficaz) é um verdadeiro terremoto no interior de seu campo de trabalho.

Outra dificuldade técnica é a que resulta da localização ou altura da lesão no interior do reto. Para as lesões muito distais, pode haver alguma dificuldade na estabilidade do pneumorreto devido a vazamento secundário a insuficiência esfincteriana. A instabilidade da apresentação pode dificultar sobremaneira a progressão da operação. Alguma dificuldade pode ser esperada para a instrumentação de lesões situadas no reto superior ou próximas à transição retossigmoideana. A introdução completa do retoscópio leva a uma diminuição da sua mobilidade. Como resultado, pode ser difícil centralizar lesões muito altas, o que vem a ser um problema, não tanto para a ressecção da lesão, mas para sua endossutura, a qual por sua vez é imprescindível se estivermos executando ressecção de espessura total em uma lesão localizada no reto intraperitoneal.

A ressecção de lesões grandes ou volumosas oferece dificuldades técnicas que merecem ser mencionadas. Tanto para a ressecção de uma lesão extensa como para o fechamento da ferida operatória dessa lesão, utilizam-se expedientes técnicos que permitem ao cirurgião não perder a orientação espacial. A perda da orientação espacial durante a dissecção resulta em estabelecer margens de ressecção desnecessariamente alargadas. Como resultado, a extensão da ráfia é maior e, consequentemente, maior é o risco de estenose retal. E a perda de orientação durante a endossutura de feridas extensas pode levar o cirurgião a ocluir involuntariamente a luz retal. O expediente técnico que é rotineiramente utilizado antes da ressecção da lesão retal é a demarcação precisa das margem em toda a volta da lesão retal com o emprego do eletrocautério antes do início da ressecção. Esse expediente permite ao cirurgião executar uma ressecção segura evoluindo na ressecção da lesão a partir de uma queimadura para a seguinte, seja com o emprego do eletrocautério ou do bisturi harmônico.

O problema que se enfrenta no manejo das lesões volumosas é que, por vezes, a demarcação em volta de toda a lesão das margens de ressecção (que devem ser de 1 cm com o objetivo de evitar recidiva neoplásica) pode ser difícil ou impossível antes do início da ressecção. Outra dificuldade que se encontra durante a ressecção de lesões volumosas, é que, uma vez que uma significativa parte da ressecção esteja feita, uma lesão volumosa excessivamente móvel acaba por ser projetada repetidamente contra a extremidade da ótica dificultando a continuidade da ressecção. Quando isso ocorre, "luxar" a lesão no sentido cranial, mantendo-a distante da ponta da ótica com o auxílio de uma gaze no interior do reto, pode ajudar a completar a ressecção com segurança.

Cabe também uma consideração especial para as lesões localizadas na face anterior do reto em mulheres. Nessa localização, o mesorreto não é espesso, e a falha na identificação da parede posterior da vagina durante a cirurgia pode levar a uma abertura inadvertida, o que coloca a paciente sob risco de evoluir com fístula retovaginal ainda que uma sutura adequada do ferimento seja levada a cabo.

Uma importante ocorrência intraoperatória que merece menção no decorrer deste capítulo diz respeito à abertura do reto intraperitoneal durante as ressecções de espessura total no reto superior e médio e a abertura da reflexão peritoneal durante as ressecções de mesorreto ainda durante a cirurgia de lesões originalmente localizadas no reto extraperitoneal. Ainda que haja evidência demonstrando que a violação da cavidade peritoneal não esteja relacionada a aumento na morbidade[8,9], essa ocorrência tem sido associada a maior risco de intervenção abdominal. Como se pode imaginar, uma vez que o peritônio foi violado, é indiferente se a lesão ocorreu no peritônio da reflexão ou se no peritônio visceral do reto intraperitoneal: ambas agora são intraperitoneais, e é imperativo que o reto seja fechado. Quando a cavidade peritoneal é violada durante a microcirurgia endoscópica transanal, o pneumorreto se torna pneumoperitônio e a pressão de 12 a 15 mmHg se distribui no interior da cavidade peritoneal o que não costuma ser um problema, uma vez que esses níveis pressóricos são praticados durante as videocirurgias. Contudo, o aumento da pressão intraperitoneal geralmente traz um componente de instabilidade ao pneumorreto e a maior consequência disso é um aumento no grau de dificuldade para finalizar a ressecção ou mesmo para realizar a ráfia retal. Essa dificuldade é caracterizada por uma tentativa dos órgãos intraperitoneais ganharem o ferimento retal ao se herniarem para dentro do reto o que dificulta sua instrumentação por TEM. Uma tentativa de diminuir o gradiente de pressão entre o peritônio e o reto que pode ou não dar certo é drenar o pneumoperitônio por meio do emprego de punção com agulha revestida por cateter plástico venoso calibroso (tipo Jelco® ou Abocath®) na fossa ilíaca direita. Após a punção, a agulha é retirada e o pneumoperitônio passa a ser drenado pelo cateter. Outra alternativa para completar a ressecção e proceder a sutura da ferida cirúrgica no reto é a conversão para a videolaparoscopia.

Para as ressecções de espessura parcial, certamente a ferida operatória pode permanecer aberta. Sobretudo porque para a maioria dos casos para os quais a mucosectomia por TEM está indicada, a lesão é relativamente grande e o fechamento é por vezes impossível. Para as ressecções de espessura total situadas no reto intraperitoneal ou para aquelas lesões situadas inicialmente no reto extraperitoneal cuja excisão mesorretal resultou em abertura da reflexão peritoneal e comunicação entre o ferimento retal e a cavidade peritoneal, o fechamento primário da ferida retal por endossutura é mandatório, sob risco de peritonite complicada por sepse. Para as ressecções de espessura total localizadas no reto extraperitoneal, o fechamento da ferida é facultativo. A maioria dos cirurgiões familiarizados com a técnica opta pelo fechamento da ferida pois há alguma impressão de que o fechamento da ferida está associado a menor risco de complicações como o sangramento embora isso seja ainda especulativo. Para a realização do fechamento, emprega-se um porta-agulha endoscópico. Existe curva de aprendizado associada ao procedimento de endossutura em especial para o cirurgião colorretal, pouco afeito a técnicas de endossutura, por ser esse recurso raramente empregado durante as operações colorretais por vídeo.

CONCLUSÃO

A ressecção endoscópica transanal microcirúrgica é um procedimento minimamente invasivo para o manejo de lesões retais com o objetivo de evitar a necessidade de ressecção do reto ou técnicas de acesso posterior ao reto, ambas associadas a significativa morbidade. Ainda que relacionada à curva de aprendizado, como resultado da disponibilização de um sistema ótico instrumental dedicados, permite a ressecção de lesões retais com maior qualidade técnica no que se referem à ressecção em monobloco e à obtenção de margens de ressecção adequadas. Em associação, permite a abordagem de lesões situadas fora do alcance da ressecção transanal convencional e localizadas em qualquer posição no reto.

O equipamento para TEM, conforme originalmente desenvolvido, gozava de relativa complexidade técnica, de montagem e de instrumentação, e cirurgiões que não tivessem experiência com videocirurgia tinham dificuldade em se adaptar e ganhar experiência com o método. Com o desenvolvimento de equipamentos que permitem associar a TEM ao videolaparoscópio convencional, pôde-se reduzir o custo do uso do equipamento, tornando-o de mais fácil acesso a um maior número de cirurgiões interessados no manejo das doenças retais.

REFERÊNCIAS BIBLIOGRÁFICAS

1. Buess G, Theiss R, Gunther M, Hutterer F, Pichlmaier H. Endoscopic surgery in the rectum. Endoscopy 1985; 17 (1): 31-5.
2. Cataldo PA, O'Brien S, Osler T. Transanal endoscopic microsurgery: a prospective evaluation of functional results. Dis Colon Rectum 2005; 48 (7): 1366-71.
3. Herman RM, Richter P, Walega P, Popiela T. Anorectal sphincter function and rectal barostat study in patients following transanal endoscopic microsurgery. Int J Colorectal Dis 2001; 16 (6): 370-6.
4. Jin Z, Yin L, Xue L, Lin M, Zheng Q. Anorectal functional results after transanal endoscopic microsurgery in benign and early malignant tumors. World J Surg 2010; 34 (5): 1128-32.
5. Kreis ME, Jehle EC, Haug V, Manncke K, Buess GF, Becker HD et al. Functional results after transanal endoscopic microsurgery. Dis Colon Rectum 1996; 39 (10): 1116-21.
6. Casadesus D. Transanal endoscopic microsurgery: a review. Endoscopy 2006; 38 (4): 418-23.
7. Lezoche G, Guerrieri M, Baldarelli M, Paganini AM, D'Ambrosio G, Campagnacci R et al. Transanal endoscopic microsurgery for 135 patients with small nonadvanced low rectal cancer (iT1-iT2, iN0): short- and long-term results. Surg Endosc 2010 (epub ahead of print)
8. Gavagan JA, Whiteford MH, Swanstrom LL. Full-thickness intraperitoneal excision by transanal endoscopic microsurgery does not increase short-term complications. Am J Surg 2004; 187 (5): 630-4.
9. Guerrieri M, Baldarelli M, Morino M, Trompetto M, Da Rold A, Selmi I. Transanal endoscopic microsurgery in rectal adenomas: experience of six Italian centres. Dig Liver Dis 2006; 38 (3): 202-7.

EVOLUÇÃO TÉCNICA NO TRATAMENTO
DO CÂNCER DO RETO

29.6
Ressecção Transanal Endoscópica: Resultados

Caio Sergio Rizkallah Nahas
Sergio Carlos Nahas
Carlos Frederico Sparapan Marques

LESÕES BENIGNAS
Adenomas

A principal indicação da cirurgia endoscópica transanal (*transanal endoscopic microsurgery* – TEM) é o adenoma séssil retal que está fora do alcance para a excisão do transanal convencional ou que é impróprio para a remoção colonoscópica (Figura 29.6.1). O TEM pode acessar as lesões que estão localizadas a até 16 centímetros da borda anal. A lesão retal é usualmente ressecada em uma peça única (sem fragmentação), não sendo necessário ressecar toda a espessura da parede do reto, a não ser que haja suspeita de uma lesão maligna.

Infelizmente, existe uma escassez de estudos randomizados controlados sobre o uso do TEM para adenomas, sendo que a maior parte da informação disponível na literatura vem de séries de casos frequentemente com curto tempo de seguimento. Uma revisão sistemática de Middleton et al.[1] incluiu três estudos comparativos (incluindo um ensaio clínico randomizado) e 55 séries de casos. Eles observaram que a ressecção de adenoma por TEM apresentou taxa de recorrência de 5%, taxa de conversão de 5,7% (para ressecção abdominal ou excisão transanal convencional) e uma taxa de complicação que variou de 3 a 7%. O TEM apresentou menor taxa de recidiva e menor custo no tratamento de adenomas, quando comparado à ressecção anterior ou excisão local convencional. Algumas dessas maiores séries de casos serão mais detalhadas a seguir.

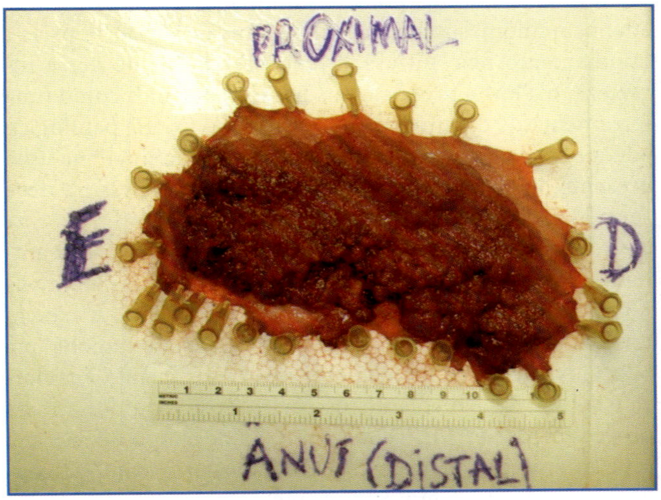

Guerrieri et al.[2] relataram a experiência de seis centros italianos com 588 adenomas ressecados por TEM com um acompanhamento médio de 44 meses. Eles observaram uma incidência muito baixa de complicações intraoperatórias (0,5%), 8,2% de complicações pós-operatórias menos graves e 1,2% de complicações pós-operatórias mais graves. A taxa de recorrência foi de 4,3% (23 pacientes), sendo a maior parte dos casos reabordados novamente por TEM (87%) e o restante por cirurgia convencional. Não houve óbito.

Ganai et al.[3] removeram 109 adenomas retais com taxa de recorrência de 15%. Eles observaram que as lesões previamente retiradas por polipectomias ou excisão transanal convencional tinham maior chance de reincidência (32 *versus* 10% para a primeira lesão ressecada por TEM). Também relataram maior probabilidade de recorrência de adenomas com displasia de alto grau (25 *versus* 11%). Portanto, recomendam acompanhamento mais rigoroso para essas lesões.

McCloud et al.[4] ressecaram por TEM 75 adenomas e relataram a excisão completa com margens livres como principal fator para evitar recidiva. Embora a excisão macroscópica seja realizada, o exame histológico do espécime pode revelar uma margem insuficiente em um número considerável de casos. As lesões com margens comprometidas tinham uma taxa de recorrência de 21,4 e 30,8% em 6 e 12 meses, respectivamente, enquanto que os adenomas completamente ressecados tinham uma taxa de recorrência significativamente

Figura 29.6.1 – Espécime cirúrgico de adenoma viloso de 12 cm ressecado por TEM no ICESP. Fonte: ICESP.

menor (de 0 e 2,6%, em 6 e 12 meses, respectivamente). Em um acompanhamento médio de 31 meses a recorrência observada foi de 35,7 e 4,3% para excisão incompleta e completa, respectivamente. Outros autores também observaram que nem todas as excisões incompletas recidivaram[3-5]. Isso provavelmente ocorre devido ao efeito de fulguração diatérmica nas margens da lesão, o que talvez permita um acompanhamento mais rigoroso em vez s de uma reoperação precoce em caso de margens exíguas. Não houve diferença significativa na taxa de recorrência para a excisão da espessura completa da parede ou mucosectomia nessa série.

Em uma série de 116 adenomas ressecados por TEM, Palma et al.[6] observaram taxa de recorrência 3,7%, todos novamente tratados com sucesso por um segundo TEM. Da mesma forma, Platell et al.[5] tiveram taxa de recorrência de 2,4% em 62 adenomas, todos re-extirpados por TEM.

Em um dos maiores estudos randomizados controlados em que se comparou o TEM à excisão local transanal convencional (ELTC) para adenomas, Winde et al.[7] relataram mortalidade perioperatória nula em ambos os métodos, ausência de diferença estatisticamente significativa quanto a taxas de complicação precoce (TEM = 10,3 versus ELTC = 17%, risco relativo = 0,61, IC 95% = 0,29 a 1,29), e não detectaram nenhuma diferença entre complicações específicas, exceto por menor sangramento no grupo tratado por TEM. As dez complicações do TEM foram dois casos de sangramento, três casos de deiscência de sutura, duas perfurações e três casos de distúrbios miccionais. As quinze complicações da ELTC foram seis sangramentos, quatro deiscências de sutura, três perfurações e três casos de distúrbios urinários. Um estudo não randomizado comparativo entre o uso do TEM e da ELTC ou retossigmoidectomia abdominal (RA) com 104 pacientes de Nagy et al.[8], não demonstrou diferença estatística quanto a complicações gerais, exceto por menor índice de incontinência no grupo tratado pelo TEM (TEM = 7,5%; ELTC = 12,5%; RA 18,8%). Infelizmente, muitas das grandes séries não reportaram separadamente suas taxas de complicações para o tratamento de adenomas e de carcinomas, embora se acredite que fique em torno de 3 a 7%. A taxa de mortalidade relacionada ao procedimento também é baixa, sendo que apenas cinco óbitos perioperatórios foram identificados de um total de 1.046 pacientes identificados nas séries da literatura tratados por TEM[7-11].

No estudo randomizado de Winde et al.[7] não foram reportadas as taxas de sobrevida dos métodos para os pacientes com adenoma. Entretanto, a taxa de recorrência local foi maior no grupo tratado com ELTC (20/90; 22%) do que no grupo tratado pelo TEM (6/98; 6%) (RR = 0,28; IC95% = 0,12 a 0,66). Já o tempo operatório foi maior no grupo tratado por TEM (média = 84 minutos, desvio-padrão de 38 minutos) do que no grupo tratado por ELTC (média = 63 minutos, desvio-padrão de 19 minutos). Não houve diferença quanto ao tempo de internação.

No estudo de Nagy et al.[8] 4 de 16 (25%) doentes submetidos a RA apresentaram recorrência local, comparado a apenas 2 de 80 (2,5%) dos casos tratados por TEM. A recorrência foi evidenciada ao sexto mês pós-operatório em dois casos no grupo da RA e em um caso do grupo TEM, enquanto os demais casos de recorrência nos respectivos grupos foram diagnosticados no nono mês. Esses resultados, entretanto, devem ser interpretados com cautela, uma vez que a decisão de escolha pelo método de tratamento levou em consideração o tamanho e grau de atipia dos adenomas, sendo que os casos mais avançados foram preferencialmente tratados por RA.

Revendo os estudos acima mencionados[1-8] observou-se que a taxa média de recorrência local após TEM foi de 5,1%, variando de 0 a 15,8%. A taxa média de conversão para tratamento de adenomas por TEM foi de 5,7%. Aproximadamente metade dos casos operados por TEM foi convertido à RA, geralmente por má visibilidade do tumor pelo TEM, enquanto que nos demais casos optaram-se por converter para ELTC pela pequena distância do adenoma à borda anal o que dificulta a manutenção do pneumorreto devido à perda de gás pelo orifício anal.

Com relação ao custo-benefício, em uma revisão sistemática sobre o uso do TEM, o custo do tratamento de um adenoma por TEM foi calculado em US$ 2.081,00 por paciente, comparado à US$ 3.309,00 gastos com ELTC ou RA. Com uma menor taxa de recorrência local e menor custo, o TEM mostrou-se vantajoso em relação a ELTC e a RA. Em uma análise mais sensível, os gastos com o TEM seriam menores do que com os demais métodos mesmo em uma internação com duração de até seis dias[1].

A partir dos dados acima, podemos concluir que o TEM é seguro e eficaz para o tratamento de adenomas do reto, permitindo uma ressecção R0 melhor quando comparado com abordagem transanal convencional.

LESÕES MALIGNAS

Os pólipos grandes podem ser difíceis de se distinguir de adenocarcinomas retais, mesmo depois de várias biópsias e estadiamento pelo ultrassom endorretal. Diante dessa incerteza, o TEM é proposto aos nossos pacientes como uma ferramenta de diagnóstico que permite o exame patológico adequada da amostra. Quando uma lesão maligna está presente ou suspeita, a ressecção de toda a espessura deve ser realizada.

Hoje se reconhece que a ressecção anterior baixa ou amputação abdominoperineal são os procedimentos definitivos no tratamento radical das lesões malignas do reto. A excisão total do mesorreto associada à quimioterapia e radioterapia neoadjuvantes permite melhores resultados quanto à recidiva e sobrevida. No entanto, os pacientes submetidos a esses procedimentos estão sujeitos a um maior tempo de cirurgia e de internação, além de estarem expostos a complicações pós-operatórias, como hemorragia, deiscência de sutura, colostomia temporária ou definitiva, disfunção sexual e/ou urinária, pneumonia e eventos tromboembólicos. Nesse contexto, o TEM aparece como uma alternativa atraente por sua baixa morbimortalidade e recuperação pós-operatória mais rápida, apesar de o TEM não remover os linfonodos do mesorreto (o risco de metástase linfonodal é de 0 a 12% para os tumores T1, 12 a 28% para T2, 36 a 79% para os T3[12-14]. Assim, a recidiva local é uma grande preocupação e a seleção cuidadosa do paciente é obrigatória para não comprometer os resultados oncológicos.

Adenocarcinoma retal T1

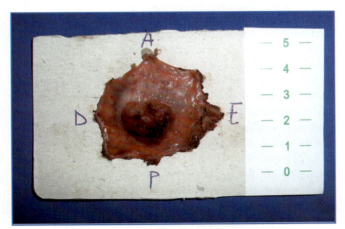

Figura 29.6.2 – Espécime cirúrgico de tumor T1 ressecado por TEM no ICESP. Fonte: ICESP.

Nas últimas décadas, o TEM tem sido usualmente indicado para pacientes com adenocarcinomas T1 de baixo risco. É considerada uma lesão T1 de baixo risco aquela com fatores de prognóstico favorável, como o tamanho pequeno (< 4 cm), ausência de invasão dos níveis sm 2 ou sm 3 da submucosa, tumores histologicamente bem diferenciados e ausência invasão angiolinfática ou perineural (Tabela 29.6.1). Quando esses critérios são respeitados, as taxas de sobrevida e de recorrência local obtidas por TEM são semelhantes às do tratamento radical, mas com morbidade e mortalidade inferiores[10,11].

TABELA 29.6.1 – Classificação de adenocarcinomas de alto e baixo risco

T1 de baixo risco	T1 de alto risco
Bem diferenciado	Indiferenciado
sm 1	sm 2 ou sm 3
Sem invasão linfovascular	Com invasão linfovascular
Diâmetro < 3 cm	Diâmetro > 3 cm
< 40% circunferência da parede	> 40% da circunferência

Borschitz et al.[15] estudaram os resultados em longo prazo de pacientes com lesões ressecadas pT1 por TEM. Os pacientes foram classificados como alto ou baixo risco de recorrência de acordo com os resultados histopatológicos. O grupo de baixo risco (R0) incluiu 89 pacientes e observou taxa de recorrência de 6%, com 10 anos de sobrevida livre de câncer em 89%. O grupo de alto risco (ressecção R1 ou R2, ou lesões com critérios histológicos desfavoráveis) incluiu 21 pacientes e apresentou taxa de recorrência de 39%. Esse estudo observou que a ressecção R0 em casos de T1 de baixo risco por TEM pode ser oncologicamente adequada com resultados semelhantes quando comparada com a cirurgia radical.

Heintz et al.[11] compararam os resultados de TEM e cirurgia radical em 103 pacientes com carcinomas T1 retal. Pacientes operados por TEM tinham significativamente menor morbidade e mortalidade (3,4 versus 18% e 0% versus 3,8%, respectivamente). Após cinco anos de acompanhamento, houve 10,3% (6/58) de recorrência local no grupo TEM. Dois desses casos foram em doentes com carcinomas considerados de baixo risco (com evolução a óbito), e quatro casos ocorreram em casos considerados de alto risco (com três óbitos). No grupo retossigmoidectomia/amputação de reto ocorreram 6,7% (3/45) de recorrência local (um de baixo risco, dois de alto risco, sem óbitos), sendo que dois dos casos de alto risco já haviam sido submetidos à ressecção local previamente. Quanto à taxa de sobrevida de cinco anos, não houve diferença entre os procedimentos em pacientes com lesões T1 de baixo ou alto risco. Em pacientes com alto risco carcinomas T1, metástases linfonodais foram identificados em 36% dos pacientes submetidos à ressecção radical, e a recidiva foi maior no grupo TEM (33 versus 0%).

Outros estudos também têm demonstrado bons resultados com baixa recorrência e alta sobrevivência para uma seleção de T1 retais tratados por TEM sozinho[15-21]. Caso o exame anatomopatológico, ao revelar uma lesão pT1 com características desfavoráveis ou uma lesão mais avançada, recomenda-se tratamento complementar com cirurgia radical ou radioterapia e quimioterapia.

No estudo randomizado controlado de Winde et al.[9] não houve mortalidade no período perioperatório, e houve apenas um caso de óbito tardio em cada grupo (TEM = 1/25 e RA = 1/28) observados ao longo de 46 meses de acompanhamento. O óbito no grupo da RA ocorreu por doença metastática distante, enquanto que no grupo do TEM a causa não ficou claramente relacionada à neoplasia primária. Não foi detectada diferença estatisticamente significativa quanto às taxas de complicações gerais entre o TEM (20%; 5/25) e RA (35,7%; 10/28) (RR de 0,56; IC95% = 0,22 a 1,42). Não houve também diferenças claras quanto às complicações específicas. As cinco complicações do TEM foram um caso de sangramento, um caso de perfuração, um caso de síndrome compartimental isquêmica e dois casos de distúrbios urinários. As dez complicações da RA foram um caso de sangramento, um caso de deiscência de anastomose, quatro casos de infecção de ferida operatória, um caso de estenose, um caso de obstrução intestinal, e dois casos de distúrbios urinários. Não houve diferença estatisticamente significativa quanto à taxa de sobrevida entre os métodos ao longo de quatro anos. Dois dos 25 pacientes do grupo tratado por TEM apresentou recorrência local, sendo que um deles foi convertido a uma RA. O tempo operatório foi menor no grupo tratado por TEM (média = 103 minutos, desvio padrão de 46 minutos) do que no grupo tratado por RA (média = 149 minutos, desvio padrão de 59 minutos) (46 minutos menor na TEM, IC95% de 19 a 73 minutos). O tempo de internação também foi significativamente menor no grupo TEM quando comparado ao grupo RA (em média 9,7 dias menor, IC 95% de 8 a 11 dias).

Quarenta e sete casos de óbito, incluindo óbitos tardios, puderam ser claramente identificados em um total de 599 casos relatados de pacientes com carcinoma tratados pela TEM[10-32]. Quinze desses casos não foram relacionados à neoplasia. Entre os demais casos de óbitos, 13 pacientes haviam sido tratados paliativamente. Nenhum caso foi relatado claramente como perioperatório. Baseado nessas séries, a taxa de complicação variou de 0 a 28% (média de 19%).

Ao analisarmos as diversas séries de casos publicadas, observamos diferenças quanto à taxa de sobrevida relacionada ao estadiamento dos tumores. Lezoche et al.[31] reportaram 100% de sobrevida para pacientes com T1 (21/21) após acompanhamento médio de 40 meses; 82% (40/48) para pacientes com T2 após acompanhamento de 8 meses; e 62% (9/15) para T3 (acompanhamento de 46 meses). Said e Muller[33] reportaram 88% (14/16) para pacientes com T1, 100% (4/4) para T2 de baixo risco, e 28% (6/20) para T2 de alto risco. Já Turler et al.[34] relataram sobrevida de 17% (1/6) para T1, 43% (6/14) para T2, e 11% (1/9) para T3 após acompanhamento de 30 meses.

A recorrência local variou muito também nos diferentes relatos de casos ficando entre zero e 50% (média de 8%), sendo que houve necessidade de conversão imediata para procedimentos radicais em 6,7% dos casos (geralmente por subestadiamento)[10-32].

Em uma revisão sistemática, o custo do tratamento de um carcinoma por TEM foi calculado em US$ 2.542,00 por paciente, comparado à US$ 5.679,00 gastos em retossigmoidectomia abdominal ou amputação abdominoperineal de reto. Devido ao fato da eficiência do TEM para tratamento de carcinomas não estar estabelecida, não foi possível fazer uma comparação clara entre o TEM e a retossigmoidectomia/ amputação abdominoperineal de reto com relação ao custo-benefício. Entretanto, os custos com o TEM foram claramente menores do que nos grupos controles, mesmo quando se considerou um tempo de internação de até oito dias[1].

Adenocarcinomas retais T2 e T3

O tratamento das lesões T2 e T3 retal por TEM sozinho provou ser inadequada, com altos índices de recorrência[22]. Isso é esperado, pois o risco de comprometimento de linfonodos para lesões T2 e T3 é elevado (12 a 28% e 36 a 79%, respectivamente)[12-14].

Quanto a lesões T2, Lee et al.[16] compararam pacientes com T1N0M0 e T2N0M0 tratados por TEM sozinho (74 pacientes) ou pela cirurgia radical (100 pacientes). Não houve diferença quanto a recorrência e sobrevida em 5 anos no grupo pT1. No grupo pT2 embora não tenha havido diferença estatística quanto a sobrevida de cinco anos, o grupo TEM apresentou maior risco de recidiva local. Eles recomendam cuidadosa seleção de pacientes para TEM, aconselhando que, quando a camada muscular é invadida, deve ser realizado tratamento adicional. Esses resultados estão em conformidade com a opinião de outros autores que a excisão local para T2 retal é inadequada devido a um risco elevado de recorrência[21,23-27]. Borschitz et al.[28] demonstraram uma taxa de recidiva local de 29 a 50% para adenocarcinomas T2 de baixo risco e alto risco, respectivamente. Outro estudo recente observou que 12 pacientes com adenocarcinoma retal T2 submetidos à radioterapia após TEM permaneceram livres da doença no seguimento médio de três anos, enquanto uma taxa de recorrência de 50% foi observada em quatro pacientes que recusaram o tratamento adjuvante[29]. Uma alternativa adequada para as lesões T2N0 sem metástases à distância parece ser a terapia neoadjuvante ou adjuvante associada ao TEM. Lezoche et al.[30] em um estudo prospectivo, com um acompanhamento médio de 84 meses, incluíram 70 pacientes com adenocarcinoma uT2N0 de reto baixo (até 6 cm da borda anal), de pequenas dimensões (menos de 3 cm de diâmetro) e histologicamente bem diferenciados. Os pacientes receberam quimioterapia e radioterapia neoadjuvantes e foram randomizados em 2 grupos (35 pacientes em cada braço): um grupo foi submetido à ressecção por TEM e o outro grupo foi submetido a uma ressecção laparoscópica com excisão total do mesorreto. Eles observaram resultados similares em termos de recidiva local, metástases e sobrevida em 5 anos, porém menor morbidade e necessidade de estomas no grupo tratado por TEM.

Os mesmos autores (Lezoche et al.[31]) publicaram uma outra série que incluiu pacientes com tumores T2N0 e T3N0 de reto baixo, de pequenas dimensões (menor que 3 cm de diâmetro) submetidos à radioterapia de alta dose seguida de ressecção por TEM. Um total de 100 pacientes foram incluídos (54 uT2N0 e 46 uT3N0). O exame histológico definitivo revelou pT1 em 9, pT2 em 54 e pT3 em 19 adenocarcinomas. Resposta completa ou tumor residual microscópico foram encontrados em três e 15 pacientes, respectivamente. Complicações menores ocorreram em 11 pacientes e complicações maiores em 2. Em um acompanhamento médio de 55 meses, a taxa de falha local foi de 5% e doença metastática foi encontrada em dois pacientes. A taxa de sobrevida câncer-específica em 90 meses de acompanhamento foi de 89% e taxa de sobrevida global foi de 72%. Ressecção abdominoperineal de resgate foi realizada em três pacientes, dois dos quais ficaram livres da doença até 15 e 19 meses.

Avaliação da resposta do tumor à terapia combinada

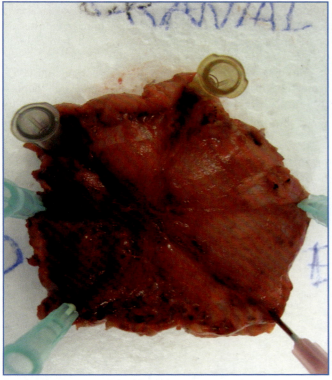

Figura 29.6.3 – Espécime cirúrgico de tumor ypT0 ressecado por TEM no ICESP. Fonte: ICESP.

mesorreto demonstram que linfonodos comprometidos (N+) são observados entre 2 a 13% dos casos que tiveram regressão completa na parede do reto (ypT0) (Tabela 29.6.2)[35-39].

TABELA 29.6.2 – Demonstrando presença de linfonodos comprometidos em pacientes com tumores localmente avançados submetidos à neoadjuvância seguida de excisão total do mesorreto que tiveram regressão completa do tumor na parede (ypT0)

Autor	Total pacientes (n)	ypT0	ypN+(n,%)
Onaitis 2001	140	34 (24%)	4/34 (13%)
Read 2003	644	42 (7%)	1/42 (2%)
Stipa (MSKCC) 2003	187	31 (17%)	2/31 (7%)
Zmora 2003	109	17 (16%)	2/17 (12%)
Pucciareli 2004	245	56 (24%)	1/56 (2%)
Tulchinsky 2006	97	17 (18%)	1/17 (6%)

Onaitis et al. Ann Surg Oncol 2001
Read et al. DCR 2004
Stipa et al. Ann Surg Oncol 2004
Zmora et al. DCR 2004
Pucciarelli et al. Ann Surg Oncol 2000
Tulchinsky et al. Ann Surg Oncol 2006

Propor TEM após quimioterapia e radioterapia neoadjuvantes para câncer retal localmente avançado requer a confirmação de uma boa resposta patológica tumoral, o que é difícil mesmo com o uso de todas as ferramentas de diagnóstico (exame proctológico, ultrassom endorretal, tomografia computadorizada, ressonância magnética, PET-CT, biópsias e os níveis séricos do antígeno carcinoembriogênico). Baseado nisso, o TEM pode ter um papel importante como um procedimento diagnóstico no grupo selecionado de pacientes que apresentam resposta clínica completa e naqueles em que a recorrência ou persistência de tumor não pode ser descartada e as biópsias revelam apenas alterações actínicas. O TEM permite avaliação patológica da área retal envolvida com baixa morbidade. Atualmente, o TEM pode ser uma opção para pacientes com resposta clínica completa e biópsias negativas desde que envolvidos em um protocolo de pesquisa e consentimento informado (estádio TNM avaliados em 8 a 12 semanas após o final do tratamento neoadjuvante). Estudos de peças cirúrgicas de pacientes com tumores localmente avançados (T3, T4, ou qualquer TN+) submetidos à neoadjuvância seguida de excisão total do

Pacientes com resposta clínica incompleta devem ser tratados com cirurgia radical e só poderiam ser tratados com TEM se tivessem risco proibitivo para cirurgia radical ou dentro de um protocolo de estudo, uma vez que estudos incluindo essas condições ainda estão em andamento neste momento e ainda temos que aguardar o seguimento em longo prazo desses pacientes antes de validar essa opção terapêutica.

Paliação

Outra possível indicação para o TEM é paliação local em pacientes selecionados com doença sistêmica muito avançada, e pacientes que recusam ou tem um risco proibitivo para a cirurgia radical (associando à radioterapia e/ou quimioterapia, sempre que possível). Os pacientes se beneficiam pelas menores morbidade e mortalidade, ausência de incisão cirúrgica, tempo curto de internação e rápida recuperação pós operatória.

Tumor carcinoide

Os tumores carcinoides retais apresentam com relativa frequência em um estágio inicial, sem metástases à distância, porque são encontrados por acaso durante a colonoscopia. Do ponto de vista histopatológico é importante diferenciar os tumores carcinoides de baixo grau e alto grau, já que o último tem um pior prognóstico. Esses tipos de tumores não respondem à quimioterapia e cirurgia é a terapia de escolha. Critérios para ressecção de tumor carcinoide retal foram formulados. Ao contrário do carcinoma retal, o diâmetro do tumor e a profundidade da invasão são os únicos parâmetros relevantes para o tratamento de tumores carcinoides do reto. Pacientes com tumores menores que 1cm de diâmetro ressecados com margens livres apresentam 100% de sobrevida de 5 anos após a excisão local. A invasão da parede retal não é observada nesses tumores. Nos tumores com diâmetro de 1 a 2 cm, margens livres, e sem invasão, a sobrevida de 5 anos também é 100%. Em casos de invasão, a sobrevida de 5 anos cai para 73%. Para lesões com mais de 2 cm de diâmetro, a excisão total do mesorreto é aconselhada[40,41].

Tumores estromais gastrintestinais (Gist)

Os tumores estromais gastrintestinais (Gist) compreendem cerca de 1% de todos os tumores do trato gastrintestinal. Recentes estudos usando a imuno-histoquímica com marcadores moleculares têm demonstrado que a origem celular desta neoplasia é proveniente de células intersticiais de Cajal[42]; apenas 5% deles afetam o reto[43,44]. São tumores imprevisíveis no comportamento, a maioria é assintomática e descoberta acidentalmente durante exame endoscópico e radiológico. Geralmente ocorrem com igual frequência entre homens e mulheres e geralmente com idades acima de 50 anos. Não há consenso quanto à sua diferenciação, embora muitos patologistas classificam o Gist somente como de baixo risco e alto risco de malignidade. Vários fatores têm sido usados como forma de diferenciação, o que inclui: tamanho do tumor; velocidade e número de mitoses; necrose celular; aumento da celularidade, atipia celular e invasão a órgãos adjacentes. O mais recente *workshop* realizado pelo National Institute of Health nos Estados Unidos em abril de 2001 ditou uma nova regra de risco de comportamento agressivo destes tumores através do tamanho do tumor e contagem de figuras de mitoses, mostradas na Tabela 29.6.3.

Os tumores com baixo risco no reto podem ser tratados por ressecção local convencional ou TEM desde que se obtenham margens livres. Tumores irressecáveis de reto, ou que necessitem de uma amputação de reto podem ser tratados excepcionalmente com Glivec neoadjuvante (Glivec; Novartis, Basel, Suíça), uma inibidora seletiva da tirosina-quiinase, e posterior ressecção com preservação esfincteriana, seja por retossigmoidectomia abdominal ou por ressecção local/TEM[43,44].

Em nossa experiência, tivemos um caso em que um GIST acometia parcialmente o aparelho esfincteriano e que foi possível uma ressecção por TEM após a redução significativa do tumor depois do uso neoadjuvante de Glivec (Figura 29.6.4).

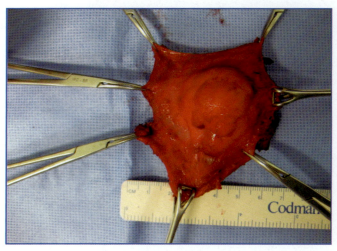

Figura 29.6. 4 – Espécime cirúrgico de GIST ressecado por TEM no ICESP. Fonte: ICESP.

COMPLICAÇÕES

O TEM é geralmente um procedimento rápido com um tempo de operatório médio de cerca de 67 minutos[4,39,40]. A taxa de complicações é de aproximadamente 10%, sendo a febre, retenção urinária, sangramento retal e dor os mais comuns. As complicações raras são: perfuração abdominal, incontinência fecal transitória e deiscência de sutura com abcesso pélvico. Poucas mortes são relatadas na literatura,

TABELA 29.6.3 – Proposta para definir o risco de comportamento agressivo do GIS		
Risco de comportamento agressivo	Tamanho do tumor	Contagem de figuras de mitose
Risco muito baixo	< 2cm	< 5/50 HPF
Baixo risco	2-5 cm	< 5/50 HPF
Risco intermediário	< 5 cm	6 a 10/50 HPF
	5 a 10 cm	< 5/50 HPF
Alto risco	>10 cm	Qualquer taxa de mitoses
	Qualquer tamanho	> 10/50 HPF

HPF = *High-power field.*

e a maioria é de fato devida à doença metastática no pós-operatório tardio ou à doença avançada nos casos em que o TEM foi realizado de maneira paliativa[3,7,10,22,39]. Ambas as lesões benignas e malignas têm índices de complicações semelhantes[7]. A taxa de conversão é de cerca de 5%, ocorrendo principalmente devido a dificuldades técnicas. Quando comparada à cirurgia de ressecção anterior baixa ou ressecção abdominoperineal, o TEM apresenta menor morbimortalidade, menor tempo de internação, e menor taxa de reoperações. Além disso, é mais rápido para executar, não exige incisão abdominal e reduz significativamente a dor pós-operatória.

Quanto aos resultados funcionais, tem havido algumas dúvidas sobre continência fecal, uma vez que o retoscópio rígido de 40 mm de diâmetro é inserido no ânus por algumas horas. A maioria dos estudos mostrou que, apesar de alterações manométricas poderem ser encontradas no pós-operatório precoce, estas voltam ao normal com o tempo e sem prejuízo na continência fecal[45,46]. De fato, a qualidade de vida e até mesmo a continência são melhores após a remoção do tumor[47].

CASUÍSTICA PESSOAL

Após aprovação de projeto de pesquisa pela Comissão de Apoio à Pesquisa do Hospital das Clínicas da Faculdade de Medicina da Universidade de São Paulo (Cappesq), em 2008, iniciou-se a coleta prospectiva dos casos submetidos a TEM.

Os pacientes foram estadiados por meio de exame proctológico completo, colonoscopia, ultrassonografia endorretal e/ou ressonância magnética da pelve, além de tomografias computadorizadas abdome e tórax em caso de neoplasia maligna.

Preparo de cólon anterógrado completo foi realizado para todos os pacientes. A anestesia foi geral em 38 casos, e raquidiana em dois casos. Foi realizada profilaxia com cefoxitina em todos os casos.

O posicionamento do paciente na mesa cirúrgica foi determinado pela localização da lesão, de maneira que esta ficasse preferencialmente localizada na posição de "seis horas" no monitor (Figura 29.6.5).

Foram tratados até hoje 40 doentes, com idade média de 62 anos (49 a 92), sendo a maioria deles lesões neoplásicas malignas (Tabela 29.6.4).

TABELA 29.6.4 – Casuística do serviço – ICESP /HC FMUSP
40 casos (26 fem)
Idade média 62 (49-92) anos
Casos: – 10 adenomas – 2 Tis – 6 adenoca T1 – 7 adenoca T2 (recusa / sem condição clínica para cirurgia radical) – 12 pós neoadjuvância (7ypT0, 1ypT1, 2ypT2 e 2 ypT3) – 1 ressecção de GIST – 1 correção de fístula perianal alta – 1 drenagem de abscesso pélvico

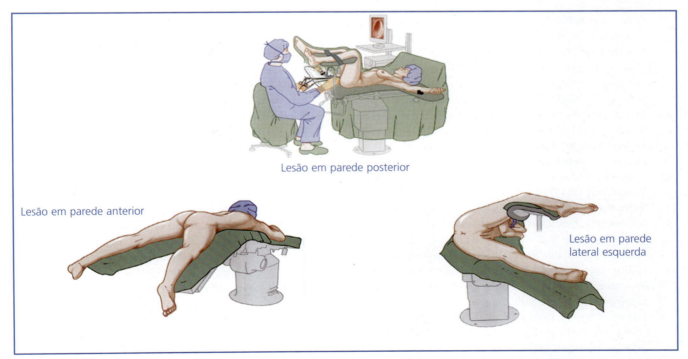

Figura 29.6.5 – Posicionamento do paciente modificado de acordo com a localização da lesão na parede retal. Fonte: ICESP.

O tempo de cirurgia foi em média de 2,1 (1,5 a 4,5) horas e o tempo de internação hospitalar foi de 3 (2 a 7) dias.

Foram as principais complicações:

- Intraoperatórias: 1 sangramento, 1 pneumoperitônio restritivo sem abertura franca da cavidade, 3 aberturas da cavidade franca com pneumoperitônio sintomático.
- Pós-operatórias tardias: tenesmo, supuração retal e urgência evacuatória em 5 casos. Um paciente apresentou sangramento volumoso tardio (17º PO) sendo necessária reposição sanguínea e reintervenção endoscópica para hemostasia.
- Não houve caso de sépsis perineal ou pélvica grave.
- Não se diagnosticou nenhum caso de incontinência persistente.

CONCLUSÕES

O TEM é associado à baixa morbidade e mortalidade praticamente nula. Trata-se da técnica de escolha para ressecções de grandes adenomas retais, adenocarcinomas T1 de baixo risco, pequenos tumores neuroendócrinos e GIST de baixo grau. A frequência de recorrência é semelhante à cirurgia abdominal. A técnica não causa complicações de disfunção urinária ou sexual e incontinência fecal é mínima. Em estágios mais avançados de câncer de reto, uma melhor seleção dos pacientes e futuros estudos sobre a eventual aplicação da terapia neoadjuvante/adjuvante associada ao TEM são necessários.

REFERÊNCIAS BIBLIOGRÁFICAS

1. Middleton PF, Sutherland LM, Maddern GJ. Transanal endoscopic microsurgery: a systematic review. Dis Colon Rectum 2005; 48 (2): 270-84.
2. Guerrieri M, Baldarelli M, Morino M et al. Transanal endoscopic microsurgery in rectal adenomas: experience of six Italian centres. Dig Liver Dis 2006 Mar; 38 (3): 202-7.
3. Ganai S, Kanumuri P, Rao RS, Alexander AI. Local recurrence after transanal endoscopic microsurgery for rectal polyps and early cancers. Ann Surg Oncol 2006 Apr; 13 (4): 547-56.
4. McCloud JM, Waymont N, Pahwa N et al. Factors predicting early recurrence after transanal endoscopic microsurgery excision for rectal adenoma. Colorectal Dis 2006 Sep; 8 (7): 581-5.
5. Platell C, Denholm E, Makin G. Efficacy of transanal endoscopic microsurgery in the management of rectal polyps. J Gastroenterol Hepatol 2004 Jul; 19 (7): 767-72.
6. Palma P, Freudenberg S, Samel S, Post S. Transanal Endoscopic Microsurgery: Indications and Results After 161 Cases. Colorectal Dis 2004; 6 (1): 56.
7. Winde G, Schmid KW, Reers B, Bunte H. Microsurgery in prospective comparison with conventional transanal excision or anterior rectum resection in adenomas and superficial carcinomas. Langenbecks Arch Chir Suppl Kongress 1996; 113: 265-8.
8. Nagy A, Kovacs T, Berki C, Jano Z. [Surgical management of villous and tubulovillous adenomas of the rectum]. Orv Hetil 1999 Oct 3; 140 (40): 2215-9.
9. Winde G, Herwig R, Nottberg H, Lugering N, Schmid K, Bunte H. Controled randomised comparison on transanal endoscopic microsurgery and anterior resection for pT1-rectal cancer [in German]. Endoskopie Heute 1996; 9: 168-72.
10. Winde G, Nottberg H, Keller R, Schmid KW, Bunte H. Surgical cure for early rectal carcinomas (T1). Transanal endoscopic microsurgery vs. anterior resection. Dis Colon Rectum 1996 Sep; 39 (9): 969-76.
11. Heintz A, Morschel M, Junginger T. Comparison of results after transanal endoscopic microsurgery and radical resection for T1 carcinoma of the rectum. Surg Endosc 1998 Sep; 12 (9): 1145-8.
12. Paty PB, Nash GM, Baron P et al. Long-term results of local excision for rectal cancer. Ann Surg 2002; 236: 522-30.
13. Madbouly KM, Remzi FH, Erkek BA et al. Recurrence after transanal excision of T1 rectal cancer: should we be concerned? Dis Colon Rectum 2005; 48: 711-21.
14. Sengupta S, Tjandra JJ. Local excision of rectal cancer: what is the evidence? Dis Colon Rectum 2001; 44: 1345-61.
15. Borschitz T, Heintz A, Junginger T. The influence of histopathologic criteria on the long-term prognosis of locally excised pT1 rectal carcinomas: results of local excision (transanal endoscopic microsurgery) and immediate reoperation. Dis Colon Rectum 2006 Oct; 49 (10): 1492-506.
16. Lee W, Lee D, Choi S, Chun H. Transanal endoscopic microsurgery and radical surgery for T1 and T2 rectal cancer. Surg Endosc 2003; 17: 1283-7.
17. Langer C, Markus P, Liersch T, Fuzesi L, Becker H. UltraCision or high-frequency knife in transanal endoscopic microsurgery (TEM)? Advantages of a new procedure. Surg Endosc 2001; 15: 513-7.
18. Demartines N, von Flue MO, Harder FH. Transanal endoscopic microsurgical excision of rectal tumors: indications and results. World J Surg 2001; 25: 870-5.
19. Buess G, Mentges B, Manncke K, Starlinger M, Becker HD. Technique and results of transanal endoscopic microsurgery in early rectal cancer. Am J Surg 1992; 163: 63-70.
20. Smith LE, Ko ST, Saclarides T, Caushaj P, Orkin BA, Khanduja KS. Transanal endoscopic microsurgery. Initial registry results. Dis Colon Rectum 1996; 39: 79-84.
21. Floyd ND, Saclarides TJ. Transanal endoscopic microsurgical resection of pT1 rectal tumors. Dis Colon Rectum. 2006 Feb;49 (2): 164-8.
22. Zacharakis E, Freilich S, Rekhraj S et al. Transanal endoscopic microsurgery for rectal tumors: the St. Mary's experience. Am J Surg 2007 Nov; 194 (5): 694-8.
23. Zieren J, Paul M, Menenakos C. Transanal endoscopic microsurgery (TEM) vs. radical surgery (RS) in the treatment of rectal cancer: indications, limitations, prospectives. A review. Acta Gastroenterol Belg 2007 Oct-Dec;70 (4): 374-80.
24. Garcia-Aguilar J, Mellgren A, Sirivongs P, Buie D, Madoff RD, Rothenberger DA. Local excision of rectal cancer without adjuvant therapy: a word of caution. Ann Surg 2000 231: 345-51.
25. Taylor RH, Hay JH, Larsson SN. Transanal local excision of selected low rectal cancers. Am J Surg 1998; 175: 360-3.

26. Bleday R, Breen E, Jessup JM, Burgess A, Sentovich SM, Steele G Jr. Prospective evaluation of local excision for small rectal cancers. Dis Colon Rectum 1997; 40: 388-92.
27. Stipa F, Lucandri G, Ferri M, Casula G, Ziparo V. Local excision of rectal cancer with transanal endoscopic microsurgery (TEM). Anticancer Res 2004; 24: 1167-72.
28. Borschitz T, Heintz A, Junginger T. Transanal endoscopic microsurgical excision of pT2 rectal cancer: results and possible indications. Dis Colon Rectum. 2007 Mar; 50 (3): 292-301.
29. Duek SD, Issa N, Hershko DD, Krausz MM. Outcome of transanal endoscopic microsurgery and adjuvant radiotherapy in patients with t2 rectal cancer. Dis Colon Rectum 2008 Apr; 51 (4): 379-84.
30. Lezoche G, Baldarelli M, Guerrieri M et al. A prospective randomized study with a 5-year minimum follow-up evaluation of transanal endoscopic microsurgery versus laparoscopic total mesorectal excision after neoadjuvant therapy. Surg Endosc 2008 Feb; 22 (2): 352-8.
31. Lezoche E, Guerrieri M, Paganini AM, Baldarelli M, De Sanctis A, Lezoche G. Long-term results in patients with T2-3 N0 distal rectal cancer undergoing radiotherapy before transanal endoscopic microsurgery. Br J Surg 2005 Dec; 92 (12): 1546-52.
32. Tjandra T. Long-term results in patients with T2-3 N0 distal rectal cancer undergoing radiotherapy before transanal endoscopic microsurgery. Tech Coloproctol. 2006 Jul; 10 (2): 158-9.
33. Said S, Muller JM. TEM – minimal invasive therapy of rectal cancer? Swiss Surg 1997; 3 (6): 248-54.
34. Turler A, Schafer H, Pichlmaier H. Role of transanal endoscopic microsurgery in the palliative treatment of rectal cancer. Scand J Gastroenterol 1997 Jan; 32 (1): 58-61.
35. Pucciarelli S, Friso ML, Toppan P et al. Preoperative combined radiotherapy and chemotherapy for middle and lower rectal cancer: preliminary results. Ann Surg Oncol 2000; 7: 38-44.
36. Read TE, Andujar JE, Caushaj PF et al. Neoadjuvant therapy for rectal cancer: histologic response of the primary tumor predicts nodal status. Dis Colon Rectum 2004; 47: 825-31.
37. Onaitis MW, Noone RB, Fields R et al. Complete response to neoadjuvant chemoradiation for rectal cancer does not influence survival. Ann Surg Oncol 2001; 8: 801-6.
38. Zmora O, Dasilva GM, Gurland B et al. Does rectal wall tumor eradication with preoperative chemoradiation permit a change in the operative strategy? Dis Colon Rectum 2004; 47: 1607-12.
39. Tulchinsky H, Rabau M, Shacham-Shemueli E, Goldman G, Geva R, Inbar M et al. Can rectal cancers with pathologic T0 after neoadjuvant chemoradiation (ypT0) be treated by transanal excision alone? Ann Surg Oncol 2006; 13: 347-52.
40. Koura A, Giacco G, Curley S et al. Carcinoid tumours of the rectum: effect of size, histopathology, and surgical treatment on metastasis free survival. Cancer 1997; 79: 1294-7.
41. Naunheim K, Zeitels J, Kaplan E et al. Rectal carcinoid tumors: treatment and prognosis. Surgery 1983; 94: 670-5.
42. Miettinen M, Lasota J. Gastrointestinal Stromal Tumors. Review on Morphology Molecular Pathology, Prognosis and Differential Diagnosis. Arch Pathol Lab Med 2006; 130 (10): 1466-78.
43. Miettinen M, Furlong M, Sarlomo-Rikala M, Burke A, Sobin LH, Lasota J. Gastrointestinal stromal tumors, intramural leiomyomas, and leiomyosarcomas in the rectum and anus: a clinicopathologic, immunohistochemical, and molecular genetic study of 144 cases. Am J Surg Pathol 2001; 25: 1121-33.
44. Casali PG, Jost L, Reichardt P, Schlemmer M, Blay JY. ESMO Guidelines Working Group. Gastrointestinal stromal tumors: ESMO Clinical Recommendations for diagnosis, treatment and follow-up. Ann Oncol 2008; 19 (ii): 35-8.
45. Cataldo PA, O'Brien S, Osler T. Transanal endoscopic microsurgery: a prospective evaluation of functional results. Dis Colon Rectum. 2005 Jul;48(7):1366-71.
46. Wang HS, Lin JK, Yang SH, Jiang JK, Chen WS, Lin TC. Prospective study of the functional results of transanal endoscopic microsurgery. Hepatogastroenterology 2003 Sep-Oct; 50 (53): 1376-80.
47. Doornebosch PG, Gosselink MP, Neijenhuis PA, Schouten WR, Tollenaar RA, de Graaf EJ. Impact of transanal endoscopic microsurgery on functional outcome and quality of life. Int J Colorectal Dis 2008 Jul; 23 (7): 709-13.

TERAPIA NEOADJUVANTE E ADJUVANTE NO CÂNCER DO RETO

Evolução Histórica das Indicações e Controvérsias

30.1

Rodrigo Oliva Perez
Fábio Guilherme C. M. de Campos

INTRODUÇÃO

Nas últimas décadas, o manuseio do câncer no reto evoluiu de maneira marcante, tanto pela melhora na qualidade da técnica operatória quanto por modificações na terapia adjuvante e neoadjuvante. Até 1980, o tratamento cirúrgico representava a forma de tratamento padrão para todos os estádios de câncer colorretal (CCR). Entretanto, a observação de que altas taxas de recidiva local estavam associadas ao câncer retal localmente avançado mesmo depois de tratamento cirúrgico radical, levou ao desenvolvimento de estudos randomizados para explorar os possíveis benefícios da radioterapia (RT) e quimioterapia (QT) pós-operatórias neste grupo de pacientes com alto risco.

TERAPIA ADJUVANTE

Nos Estados Unidos, os primeiros estudos foram conduzidos pelo Gastrointestinal Tumor Study Group (GITSG), pelo National Surgical Adjuvant Breast and Bowel Project (NSABP) e pelo North Central Cancer Treatment Group (NCCTG). Em 1975, o GITSG randomizou os pacientes em 4 braços após ressecção curativa de adenocarcinoma de reto[1]: sem terapia adicional, RT (40 a 48 Gy por 5 semanas), QT (fluorouracil e semustine ou methyl-CCNU), ou uma combinação de QT e RT. Pacientes tratados por esse último regime demonstraram uma vantagem estatisticamente significante na sobrevida livre de doença e global em comparação ao grupo tratado apenas por cirurgia.

O estudo NSABP R-01 randomizou 500 pacientes com tumores T3, T4, ou com linfonodos comprometidos (LN+) para serem tratados apenas por cirurgia *versus* QT adjuvante com 5-fluoruracil (FU), semustine, e vincristina (MOF) *versus* RT pélvica adjuvante (46 a 47 Gy) com reforço no leito tumoral de 53 Gy[2]. Observou-se maior sobrevida no grupo QT em comparação ao grupo tratado apenas com cirurgia. O grupo irradiado apresentou redução na taxa de recidiva local de 25 para 16%.

Subsequentemente, o NCCTG iniciou um estudo adjuvante randomizando 200 pacientes para RT ou RT combinada com Semustine e 5-FU. Após 7 anos de seguimento, a terapia combinada proporcionou redução de 34% na recidiva tumoral e de 36% nas mortes por câncer[3]. Esses dois estudos randomizados (GITSG, NCCTG) estabeleceram um novo padrão de cuidados para o manuseio pós-operatório dos tumores retais com maior risco. Estudos subsequentes foram desenhados para determinar o regime adjuvante ideal para os tumores tratados por meio de cirurgia radical. O grupo NCCTG explorou essa questão avaliando a necessidade de utilização do semustine juntamente com o 5-FU em *bolus*[4]. Nesse estudo randomizado com quatro braços, analisaram-se dados de 600 pacientes, demonstrando-se que o Semustine não melhorou o controle local, tendo sido seu uso rotineiro abandonado. Entretanto, esse estudo demonstrou também que a infusão contínua de 5-FU era superior à infusão em *bolus* quando administrada simultaneamente à irradiação pélvica, reduzindo os índices globais de recidiva tumoral de 47 para 37% e metástases distantes de 40 para 31%.

O NSABP questionou o benefício da irradiação com quimioterapia isolada no estudo randomizado R-02[5]. Pacientes com câncer retal nos estádios II e III foram randomizados para receber quimioterapia (QT) isolada ou RT+QT no pós-operatório. Os braços consistiam de 5-FU com leucovorin para todas as mulheres e MOF ou 5-FU com leucovorin para os homens. Durante a RT, todos os doentes receberam 5-FU em *bolus* durante os três primeiros e três últimos dias do tratamento. Esse estudo mostrou que a quimioirradiação (CRT) pós-operatória em comparação à QT isolada reduziu a incidência de recidiva de 13 para 8% em cinco anos de seguimento.

TERAPIA PRÉ *VERSUS* PÓS-OPERATÓRIA

Embora os regimes pós-operatórios fossem otimizados nos Estados Unidos com a observação de benefícios significativos em termos de controle local da doença, as investigações na Europa estavam explorando os benefícios potenciais do tratamento administrado no pré-operatório, principalmente por meio dos regimes de curso curto. O *Stockholm Colorectal Cancer Study Group* randomizou 849 pacientes para cirurgia isolada ou regime neoadjuvante curto de 25 Gy em 5 frações de 5 Gy por tratamento, seguido por cirurgia (Stockholm I)[6]. O campo de irradiação era grande e estendia-se de L1-2 superiormente até 1 abaixo da margem anal inferiormente. Embora não tenha sido registrada diferença na sobrevida, houve uma redução significativa na recidiva pélvica entre os pacientes irradiados em todos os estádios. Esse grupo também teve um aumento do intervalo para recidiva local ou metástases à distância, mas houve mais morbidade precoce (8 *versus* 2%; p = 0,01) e tardia, como tromboembolismo venoso, fístulas pós-operatórias, obstrução intestinal e fraturas pélvicas/femorais[7].

Dados desse grupo levaram à evolução do Swedish Rectal Cancer trial (SRCT). Nessa Era antes da excisão total do mesorreto (ETM), o SRCT reuniu mais de mil pacientes (< 80 anos) provenientes de mais de 70 hospitais na Suécia com câncer retal ressecável[8]. Esse estudo também focou a RT neoadjuvante de curso curto, modificando a técnica e o volume de tecido irradiado (3 a 4 campos) para reduzir as complicações. A borda superior baixou de L1-2 para L4-5 e grandes porções de intestino delgado foram afastadas do campo pela incorporação de campos laterais. Os pacientes alocados no braço de RT neoadjuvante receberam uma dose de 25 Gy em 5 frações, uma semana antes da ressecção. Este grupo teve uma redução do risco de recidiva local (11 *versus* 27%; p < 0,001) e um aumento na sobrevida global em 5 anos (58 *versus* 48%; p = 0,004) e sobrevida relacionada a câncer em 9 anos (74 *versus* 65%; p = 0,002). Não houve aumento da mortalidade relacionada à RT. Houve também benefícios na recidiva local (9 *versus* 26%; p < 0,001) e sobrevida (8 *versus* 30%; p = 0,008) em seguimento por período adicional de 3[8,9]. Uma das grandes críticas ao SRCT foi a alta taxa de recidiva no braço cirúrgico, supostamente relacionada ao emprego de técnica cirúrgica sem excisão total do mesorreto.

Concomitantemente a esses estudos, houve a disseminação da técnica de ETM, proporcionando uma redução dramática nos índices de recidiva local em relação aos índices históricos[10]. Nesse contexto, a ETM foi incorporada ao estudo holandês (*Dutch trial*) CKVO 95-04 no qual 1.805 pacientes foram randomizados para RT pré (25 Gy em 5 frações) com ETM *versus* ETM isolada[11]. Esse estudo confirmou o benefício de controle local da RT pré mesmo no contexto de uma operação considerada ideal, com emprego de ETM por cirurgiões previamente treinados para este procedimento. Houve recidiva local em 12% para ETM isolada em comparação com 6% para RT com ETM (p < 0,001).

Na década de 1990, os dados positivos dos estudos europeus com regimes de RT neoadjuvante aliados aos bons resultados de centros isolados utilizando regimes pré-operatórios de CRT (curso longo) nos Estados Unidos, motivou grande interesse pelos potenciais benefícios da CRT neoadjuvante[12]. Entre as vantagens do regime neoadjuvante sobre o adjuvante destacavam-se maior radiossensibilidade dos tecidos em função da melhor oxigenação local pela ausência de cirurgia e fibrose pós-operatórias e menor toxicidade aguda e tardia[13-15]. Além disso, os tumores submetidos a radioterapia neoadjuvante apresentavam graus variáveis de regressão de seu tamanho, estadiamento (conhecida pelo termo *downstaging*) e substituição por fibrose. Nesse contexto, a regressão dos tumores teoricamente poderiam determinar maior ressecabilidade dos tumores bem como maiores taxas de preservação esficnteriana. Algumas dessas vantagens foram confirmadas em estudos precoces de Willet et al.[16] (que demonstraram *downstaging* em 31% dos pacientes) e Minsky et al.[17] (que obtiveram preservação esfincteriana em 90% de pacientes inicialmente candidatos a amputação do reto). Curiosamente, essas vantagens pareciam ser mais frequentemente observadas entre os pacientes tratados com regime longo de RT quando comparado ao regime de curso curto. Apesar disso, embora tivesse sido demonstrado benefício de controle local da doença com regime de RT curso curto, tal benefício ainda não havia sido demonstrado com regime de curso longo mais frequentemente utilizado nos Estados Unidos e alguns países da Europa Ocidental. Nesse contexto, o *German Rectal Cancer Trial* incluiu 823 pacientes com câncer de reto nos estádios II e III que foram randomizados para CRT pré *versus* pós-operatória[18] com o objetivo de esclarecer estes benefícios. Esse estudo incorporou doses convencionais de RT de 1.8 Gy por fração com infusão de 5-FU. Os braços de tratamento compararam 5-FU pré-operatório, 50.4 Gy de RT pélvica, e cirurgia com ETM seguida ou não pela mesma terapia pós-operatória, exceto pela adição de 5.4 Gy no leito tumoral após a dose de 50.4 Gy na pelve. Embora não tenha ocorrido diferença na sobrevida entre os grupos, houve uma significante redução na recidiva local (6 *versus* 13%, p = 5,006), menor toxicidade aguda (27 *versus* 40% p = 0,001), e tardia (14 *versus* 24% p = 0,01) no grupo tratado no pré-operatório. Além disso, entre os 194 pacientes candidatos a amputação quando avaliados antes do tratamento, observou-se importante aumento na preservação esfincteriana no grupo que recebeu CRT pré-operatória (39 *versus* 19%; p = 0,004). Finalmente, o estudo demonstrou uma maior frequência de estádios mais precoces entre os pacientes tratados por CRT neoadjuvante, principalmente pela ausência de metástases linfonodais, muito embora o estadiamento inicial fosse idêntico entre os dois grupos.

RT DE CURSO CURTO OU CRT DE CURSO LONGO

Baseados nos dados dos estudos controlados e randomizados para o câncer de reto, o padrão de tratamento para tumores estadiados como T3 (ou mais avançados) ou com linfonodos comprometidos passou a ser a CRT ou RT neoadjuvante. Nos Estados Unidos e em alguns países da Europa ocidental, doses-padrão de 45 Gy são administradas para toda a pelve em 25 frações de 1.8 Gy, considerando-se uma dose de reforço de 5.4 a 9.0 Gy no local do tumor. Este conjunto é administrado com infusão continua de 5-FU ou agentes orais contendo 5-FU<[19]. Por outro lado, países nórdicos e da Europa Oriental ainda utilizam regimes de RT exclusiva de curso curto. De fato ainda não existe demonstração de superioridade entre os dois regimes. Um dos poucos estudo randomizados realizados na Polônia distribuiu pacientes entre 2 grupos (um submetido a RT exclusiva de curso curto e outro a curso longo de CRT com RT associado a 5FU). Os pacientes submetidos a CRT apresentaram maior taxa de regressão tumoral, com taxas de resposta completa superiores ($p < 0,005$) e menor risco de margem cirucunferencial comprometida (P = NS). Apesar disso, as taxas de recidiva local da doença bem como de preservação esfincteriana foram semelhantes entre os dois grupos. O benefício da RT exclusiva foi associado aos menores índices de morbidade precoce do tratamento quando comparado ao regime de CRT[20].

Assim sendo, muito embora não esteja definido o regime de tratamento neoadjuvante ideal, o emprego do tratamento no período pré-operatória apresenta vantagens significativas em relação ao seu emprego no pós-operatório no que diz respeito a toxicidade do tratamento, controle local da doença, regressão tumoral (*downstaging*) e preservacão esfincteriana.

TUMORES T4 E/OU IRRESSECÁVEIS

Pacientes com tumores não claramente ressecáveis ou mesmo irressecáveis são geralmente tratados por RT pélvica e QT, mas podem ser candidatos a RT intraoperatória (Iort) quando disponível[21]. Nesta técnica, o leito tumoral pode ser focalmente irradiado com uma única dose de reforço. As vantagens desse procedimento são a possibilidade de afastar os órgãos e estruturas normais durante a cirurgia, permitindo a aplicação de uma dose biológica maior ao tumor[22]. Apesar da possibilidade de emprego de altas doses de RT com mínima exposição a órgãos adjacentes, o uso de Iort somente determinou benefício em termos de controle local a pacientes submetidos a ressecção com margens livres da doença recidivada na pelve. Assim, o benefício desta estratégia pode estar restrito a um número reduzido de pacientes (Iort).

Recentemente, uma combinação de técnicas tem sido utilizada em pacientes com tumores inicialmente considerados irressecáveis com invasão de estruturas adjacentes. Nessa técnica, emprega-se a dose e o regime de RT exclusiva de curso curto. No entanto, em vez de submeter o paciente ao tratamento cirúrgico precocemente após o término do tratamento (como habitualmente se faz após o curso curto, com intervalo de uma semana), aguarda-se período de seis semanas para o tratamento cirúrgico definitivo. Com esta estratégia, uma experiência inicial de pacientes com tumores de reto T4 considerados irressecáveis, 80% dos tumores foram ressecados com margens livres (R0) após este regime "combinado" de curso curto com intervalo longo[23].

OUTRAS TÉCNICAS DE RT

Numerosos avanços tecnológicos em radioterapia oncológica têm sido recentemente incorporados ao tratamento do câncer retal, como a *intensity-modulated radiation therapy* (IMRT), *image-guided radiation therapy* (IGRT) e *stereotactic body radiation therapy* (SBRT), em uma tentativa de avaliar sua eficácia[24,25]. Essas técnicas oferecem a capacidade de administrar a radiação de maneira mais acurada, preservando os tecidos normais. Uma das técnicas que tem obtido grande interesse da comunidade de radioterapia é a utilização de braquiterapia endorretal com altas doses (*high dose endorectal brachytherapy* – HDBR). Essa técnica utiliza altas doses de radioterapia exclusiva sem o emprego de quimioterapia. Embora a aplicação de braquiterapia tenha efeito local sobre o mesorreto, apenas as áreas mais próximas ao tumor do mesorreto são irradiadas. Mesmo assim, em uma experiência de uma instituição única com pacientes com tumores de reto T3-4 tratados com HDBR seguida de ETM apresentaram taxas muito baixas de recidiva local (próximas de 6%). Essa eficiência no controle local da doença aliada aos baixos índices de morbidade associado ao tratamento pela ausência de utilização de quimioterapia e radioterapia externa torna essa modalidade terapêutica muito atraente para realização de estudos randomizados no futuro[26].

Finalmente, outra técnica de radioterapia popularizada por Papillon no século passado, conhecida como radioterapia de contato, ainda é utilizada na França como tratamento neoadjuvante para tumores precoces candidatos a ressecção local transanal. Introduz-se feixe de irradiação por retoscópio especializado com emprego de alta dose de radioterapia. Ao contrário da braquiterapia endorretal, o efeito da radioterapia fica restrito exclusivamente à parede do reto sem efeito sobre o mesorreto adjacente. Por essa razão, essa modalidade terapêutica fica restrita a tumores mais precoces do reto[27].

DROGAS RADIOSSENSIBILIZANTES

Embora muitos estudo tem utilizado regimes de radioterapia exclusiva, acredita-se que a combinação de agentes radiossensibilizantes possa aumentar os efeitos e os benefícios do tratamento neoadjuvante sobre o câncer de reto[28]. Nesse contexto, alternativas de agentes quimioterápicos têm sido consideradas em estudos randomizados. A oxaliplatina, agente consagrado no tratamento adjuvante do câncer colorretal, foi incorporada no regime de CRT neoadjuvante no estudo Accord II. No entanto, os pacientes tratados com RT + capecitabina (5FU oral) e oxaliplatina apresentaram toxicidade significativamente superior aos pacientes tratados com RT + capecitabina. Além dos piores resultados em termos de toxicidade, estes pacientes não apresentaram benefícios significativos em termos de regressão tumoral[29]. Outra classe de drogas que tem sido investigada no contexto de tratamento multimodal neoadjuvante são os anticorpos monoclonais. No entanto, além dos custos elevados dessas drogas, seu emprego nos regimes de tratamento neoadjuvante não tem determinado incremento nos índices de regressão tumoral. Ao contrário, a utilização de cetuximab, por exemplo, parece estar associado a índices muito mais baixos de regressão completa desses tumores quando comparado aos regimes convencionais apenas com drogas derivadas do 5FU[28]. Nesse contexto, um estudo recente procurou avaliar as taxas de resposta completa de tumores de reto submetidos a RT concomitante a um regime de QT somente baseado em 5FU/Leucovorin com incremento no número de ciclos. Em vez de dois ciclos habitualmente utilizados nos esquemas convencionais de CRT, sendo um no início e outro ao término das aplicações de RT, esse novo esquema proposto emprega seis ciclos de quimioterapia a cada 21 dias durante as aplicações de RT e durante o intervalo entre o término da RT e o tratamento cirúrgico (este com nove semanas de duração de forma a permitir exatos seis ciclos de QT antes da avaliação da resposta do tumor ao tratamento). Em uma experiência inicial com cerca de trinta pacientes, as taxas de resposta clínica completa entre os pacientes com tumores estádio I-III foi de 65%[30].

CONTROVÉRSIAS NA PRÁTICA CLÍNICA
Lesões obstrutivas

As lesões retais obstrutivas representam um dilema difícil em relação às opções de tratamento. Historicamente, o manuseio inicial consiste em ressecção primária com colostomia temporária (operação de Hartmann) seguida de tratamento adjuvante com posterior reanastomose. Entretanto, com a evolução da CRT neoadjuvante como o tratamento mais apropriado para o câncer retal, outras soluções se tornaram mais prevalentes. O uso de derivação intestinal sem ressecção é uma opção que pode ser empregada por acesso convencional ou laparoscópico[31].

Uma alternativa não cirúrgica é representada pelo uso de *stents* endoscópicos, cujo limite é a indicação em tumores distando 5 cm da margem anal[32]. Reportou-se redução dos índices de morbidade e mortalidade em operações de urgência (39 e 12%, respectivamente) para 23 e 3,5% em pacientes tratados com *stents* na urgência e operados eletivamente[33]. Uma análise de 54 estudos com *stents* demonstrou sucesso técnico e clínico em 94% e 91%, respectivamente, com mínima morbidade (3.5%) e mortalidade (0.58%).[34,35] Ainda mais, demonstrou-se que a CRT neoadjuvante pode ser administrada com segurança na presença de *stents* retais[36,37].

Câncer retal com metástase hepática sincrônica ressecável

A presença e de metástase hepática concomitante ao diagnóstico de um câncer retal representa uma situação de difícil decisão. Normalmente existe grande variabilidade em relação à apresentação dos sítios primário e secundário, razão pela qual cada situação deve ser individualizada. Dessa forma, torna-se essencial o apoio de uma equipe multidisciplinar para determinar a incorporação e o melhor momento para cirurgia, RT e QT.

Acredita-se que aproximadamente 50 a 60% dos pacientes com CCR podem desenvolver metástases hepaticas[38], 15 a 20% deles sincronicamente à lesão primária. Entretanto, apenas 10 a 20% dos pacientes com metástases hepáticas são candidatos a operações curativas[39], situação em que os índices globais de sobrevida de cinco anos podem ultrapassar 50% após ressecção radical[40]. Uma vez que o tumor primário é ressecável, o próximo passo é determinar a ressecabilidade da metástase hepática. Em pacientes com metástases irressecáveis e tumores retais assintomáticos, a utilização de QT exclusiva para doença avançada tem sido considerada boa alternativa. Isso ocorre porque o tratamento cirúrgico do tumor primário pode determinar morbidade significativa sem benefício de sobrevivência tardia. Embora não existam estudos controlados e randomizados nessa subpopulação de pacientes com doença metastática irressecável, estudos retrospectivos têm indicado que o tratamento cirúrgico determina morbidade significativa sem benefício de sobrevivência. Curiosamente, os pacientes tratados com QT exclusiva raramente necessitam de cirurgia de emergência em função de progressão ou complicação do tumor primário, favorecendo a conduta de tratamento sistêmico exclusivo nestes pacientes[41].

Quando há muitos sintomas relacionados ao tumor primário, manobras como derivação intestinal, colocação de *stents*, CRT ou mesmo ressecção podem ser necessárias antes do tratamento sistêmico.

O manuseio de pacientes com câncer retal ressecável e meta hepática sincrônica é ditado pela extensão da doença nos sítios primário e secundário. Opções aceitáveis para o tratamento inicial incluem ressecção cirúrgica estadiada ou sincrônica das lesões no reto e fígado, CRT neoadjuvante e uma combinação de regimes quimioterápicos contendo bevacizumab[42]. Recentemente, tem sido muito discutida a abordagem da lesão metastática antes da abordagem do tumor primário em casos selecionados, a qual tem sido considerada em casos em que o tumor primário não apresenta sinais radiológicos de irressecabilidade iminente enquanto a lesão metastática pode se tornar rapidamente irressecável (por exemplo, casos de invasão iminente de estruturas vasculares)[43]. Essa complexidade e o número de alternativas terapêuticas reforçam ainda mais a necessidade de equipe multidisciplinar na avaliação primária desses pacientes.

A administração de CRT paliativa deve ser considerada principalmente no contexto de doença primária localmente avançada sintomática (com sangramento ou na iminência de obstruir) e, idealmente, com doença hepática representada por baixo volume. Tal opção pode controlar os sintomas e melhorar o controle local da doença. Por outro lado, pacientes com doença metastática podem apresentar regressão completa do tumor primário após CRT e, assim, obter excelente paliação do tumor primário e boas condições para realização de QT sistêmica paliativa exclusiva. Em qualquer tipo de resposta do tumor primário, a CRT pode ser seguida de ressecção estadiada ou sincrônica dos tumores primário e metastático quando possível[44].

Tumores T3N0M0

O advento das técnicas de ETM reduziram os índices de recidiva local de 20% para cerca de 10%[45,46]. Como consequência, estabeleceu-se um debate sobre a validade de realizar uma operação considerada ótima (com ou sem terapia adjuvante) para tumores retais T3N0. Nesses pacientes, resultados de operações isoladas mostram 12% de recidiva e sobrevida global de 75%[47].

Tem sido sugerido que a CRT neoadjuvante pode ser omitida em pacientes selecionados, uma vez que pacientes com estadiamento superestimado podem receber o tratamento sem necessidade. Na realidade, conforme foi observado no German Rectal Cancer, em 18% dos pacientes inicialmente estadiados como estádios II-III o resultado da anatomia patológica revelou a presença de tumores de estádio I[18]. Assim sendo, estima-se que 20% dos pacientes tratados com CRT neoadjuvante poderiam estar sendo "supertratados" quando na realidade possivelmente não se beneficiariam de tratamento neoadjuvante.

Em um estudo recente e multicêntrico de 188 pacientes com tumores retais cT3N0 estadiados por RNM ou ultrassonografia intrarretal, Guillem et al.[48] demonstraram que 22% deles tinham envolvimento linfonodal não detectado após o tratamento neoadjuvante e cirurgia radical. Estes resultados sugerem que caso estes pacientes não tivessem sido tratados com CRT, os índices de metástases linfonodais teriam sido ainda maiores que 22%. Os autores concluíram que em pacientes com estadiamento cT3N0, o emprego de CRT (mesmo com risco de "supertratamento" em cerca de 20% dos casos é mais seguro do que o risco de mais de 22% de metástases linfonodais que exigirão tratamento adjuvante. Assim, acredita-se que o risco de superestimação do estadiamento seja melhor do que o subestadiamento dos pacientes com câncer de reto. Isso porque no caso de subestadiamento, a necessidade de CRT pós-operatória, que está associada a controle local menos efetivo, maior toxicidade e piora das funções intestinais pode trazer maiores consequências clínicas relevantes aos pacientes[18]. Atualmente, recomenda-se administrar CRT neoadjuvante a pacientes com tumores retais cT3N0 rectal[49].

Tumores T2N0

Ainda mais controversa é a indicação de CRT para pacientes com tumores de estádio I (cT2N0). Muito embora a cirurgia radical pareça oferecer excelentes resultados oncológicos para esses pacientes, há um subgrupo de pacientes que pode se beneficiar de tratamento complementar. Mesmo entre os pacientes com tumores T2N0 tratados por cirurgia radical, isto é, por meio de ETM, a ocorrência de recidiva local é significativamente maior entre os pacientes com tumores do reto distal quando comparados aos tumores do reto médio e superior. Além disso, a exigência de amputação abdominoperineal do reto nestes casos também é significativamente maior[50]. Curiosamente, entre os pacientes do estudo holandês (*Dutch trial*) em que o tumor era T2 e não foram submetidos a RT neoadjuvante, a realização de APR foi fator de risco significativo para ocorrência de margem circunferencial comprometida e recidiva local da doença[51]. Assim, tem sido sugerido o emprego de CRT para tumores T2N0, particularmente quando houver indicação de APR como alternativa cirúrgica primária[52].

Uma série de casos de tumores T2N0 originalmente com indicação de APR foi tratada em princípio com CRT de curso longo resultado na possibilidade de preservação esfincteriana em quase 80% dos casos em função de boa resposta ao tratamento com excelentes resultados oncológicos a longo prazo[52].

Ressecção local de tumores T2/T3 após terapia neoadjuvante

A realização de ressecção local tem sido aceita como uma opção para o tratamento de tumores retais T1 associados a características favoráveis[53,54]. Entretanto, esta mesma opção em tumores mais avançados (T2 e T3) determina índices de recidiva local inaceitáveis (17 a 62%), mesmo com o emprego de CRT adjuvante.[55-57] A possibilidade de regressão tumoral bem como a esterilização linfonodal no mesorreto de pacientes com tumor de reto localmente avançado com CRT neoadjuvante renovou o interesse na aplicação de ressecção local em situações selecionadas[58].

A CRT neoadjuvante pode obter resposta patológica completa em até 30% dos pacientes[57,59]. Nesses casos, tem sido seletivamente empregada uma postura de se evitar a realização de operações radicais[60]. Em nosso meio, os trabalhos pioneiros de Habr-Gama et al.[61] têm suscitado grandes discussões, apesar de terem sido registrados índices semelhantes de sobrevida global e sobrevida livre de doença similares entre os grupos de pacientes operados (88 e 83%) e aqueles que foram seguidos sem tratamento cirúrgico (100 e 92%), respectivamente. A maior crítica a essa postura é o fato de o reconhecimento acurado da ocorrência de uma resposta clínica completa ser de difícil ser obtenção por exame clínico-radiológico[48,62-64]. Nesse contexto, a ressecção local ofereceria um instrumento diagnóstico (pela confirmação histológica da resposta completa) bem como terapêutica uma vez que o risco de metástases linfonodais em tumores ypT0 não tem superado 5% dos casos submetidos a CRT de curso longo com intervalo igual ou superior a 8 semanas entre a ressecção e o término da CRT[65-68].

Outros têm explorado a aplicação de excisão local em tumores T2/T3 que tiveram resposta substancial porém incompleta à CRT neoadjuvante. Embora ainda existam poucos trabalhos e pequeno número de pacientes tratados, além de seguimento insuficiente, os trabalhos reportam índices de recidiva local (0 a 12,5%) e a distância (0 a 20%) em grupo heterogêneo de tumores[60-70]. Apesar de alguns resultados promissores, a ausência de dados prospectivos e randomizados em maior escala sobre a ressecção local de tumores T2/T3 após CRT deve ser reservada àqueles que não toleram ou recusam o tratamento por operações radicais, ou para pacientes alocados em estudos clínicos específicos. Isso ocorre porque mesmo no contexto de CRT neoadjuvante, o risco de recidiva local após ressecção local transanal parece estar intimamente relacionado ao risco de metástase linfonodal. Os índices de metástases linfonodais entre os tumores de reto irradiados ainda guardam relação com o estadiamento do tumor primário (parâmetro ypT) e também com o grau de regressão histológica dos tumores (TRG)[71]. Em uma revisão de mais de oitenta pacientes com tumor ypT2 tratados por cirurgia radical depois de CRT, o risco de metástases linfonodais neste subgrupo de pacientes chegou a 19%, sugerindo que um risco de recidiva local muito elevado no caso de ter sido realizada ressecção local[72]. Um único estudo randomizado foi realizado comparando ressecção transanal por meio de microcirurgia endoscópica (TEM/TEO) e excisão total do mesorreto laparoscópica em pacientes com tumores cT2N0 submetidos a tratamento neoadjuvante. Apesar do número reduzido de pacientes, o estudo não encontrou diferença significativa do ponto de vista oncológico entre os grupos. Por outro lado, a morbidade perioperatória foi significativamente mais elevada no grupo submetido a ETM laparoscópica[73].

REFERÊNCIAS BIBLIOGRÁFICAS

1. Thomas PR, Lindblad AS. Adjuvant postoperative radiotherapy and chemotherapy in rectal carcinoma: a review of the Gastrointestinal Tumor Study Group experience. Radiother Oncol Dec 1988; 13 (4): 245-52.
2. Fisher B, Wolmark N, Rockette H, Redmond C, Deutsch M, Wickerham DL et al. Postoperative adjuvant chemotherapy or radiation therapy for rectal cancer: results from NSABP protocol R-01. Journal of the National Cancer Institute. Mar 1988; 80 (1): 21-9.
3. Krook JE, Moertel CG, Gunderson LL, Wieand HS, Collins RT, Beart RW et al. Effective surgical adjuvant therapy for high-risk rectal carcinoma. The New England journal of medicine 14 Mar 1991; 324 (11): 709-15.
4. O'Connell MJ, Martenson JA, Wieand HS, Krook JE, Macdonald JS, Haller DG et al. Improving adjuvant therapy for rectal cancer by combining protracted-infusion fluorouracil with radiation therapy after curative surgery. The New England Journal of Medicine 25 Aug 1994; 331 (8): 502-7.
5. Wolmark N, Wieand HS, Hyams DM, Colangelo L, Dimitrov NV, Romond EH et al. Randomized trial of postoperative adjuvant chemotherapy with or without radiotherapy for carcinoma of the rectum: National Surgical Adjuvant Breast and Bowel Project Protocol R-02. Journal of the National Cancer Institute. 1 Mar 2000; 92 (5): 388-96.
6. Cedermark B, Johansson H, Rutqvist LE, Wilking N. The Stockholm I trial of preoperative short term radiotherapy in operable rectal carcinoma. A prospective randomized trial. Stockholm Colorectal Cancer Study Group. Cancer 1 May 1995 ;75 (9): 2269-75.
7. Holm T, Singnomklao T, Rutqvist LE, Cedermark B. Adjuvant preoperative radiotherapy in patients with rectal carcinoma. Adverse effects during long term follow-up of two randomized trials. Cancer 1 Sep 1996; 78 (5): 968-76.
8. Improved survival with preoperative radiotherapy in resectable rectal cancer. Swedish Rectal Cancer Trial. The New England Journal of Medicine 3 Apr 1997; 336 (14): 980-7.
9. Folkesson J, Birgisson H, Pahlman L, Cedermark B, Glimelius B, Gunnarsson U. Swedish Rectal Cancer Trial: long lasting benefits from radiotherapy on survival and local recurrence rate. J Clin Oncol 20 Aug 2005; 23 (24): 5644-50.
10. Heald RJ, Husband EM, Ryall RD. The mesorectum in rectal cancer surgery--the clue to pelvic recurrence? The British Journal of Surgery Oct 1982; 69 (10): 613-6.
11. Kapiteijn E, Marijnen CA, Nagtegaal ID, Putter H, Steup WH, Wiggers T et al. Preoperative radiotherapy combined with total mesorectal excision for resectable rectal cancer. The New England Journal of Medicine 30 Aug 2001; 345 (9): 638-46.
12. Marks G, Mohiuddin M, Eitan A, Masoni L, Rakinic J. High-dose preoperative radiation and radical sphincter-preserving surgery for rectal cancer. Arch Surg Dec 1991; 126 (12): 1534-40.
13. Minsky BD. Adjuvant therapy of resectable rectal cancer. Cancer treatment reviews. Aug 2001; 28 (4): 181-8.
14. Minsky BD. Adjuvant therapy for rectal cancer – the transatlantic view. Colorectal Dis. Sep 2003; 5 (5): 416-22.
15. Martenson D, Brattebo G. An introductory 'survival course' for first-year medical students: a brief account of the course. Medical Education Jul 1992; 26 (4): 340-2.
16. Willett CG, Warland G, Coen J, Shellito PC, Compton CC. Rectal cancer: the influence of tumor proliferation on response to preoperative irradiation. International Journal of Radiation Oncology, Biology, Physics 30 Apr 1995; 32 (1): 57-61.
17. Minsky BD, Cohen AM, Enker WE, Sigurdson E. Phase I/II trial of pre-operative radiation therapy and coloanal anastomosis in distal invasive resectable rectal cancer. International Journal of Radiation Oncology, Biology, Physics 1992; 23 (2): 387-92.
18. Sauer R, Becker H, Hohenberger W, Rodel C, Wittekind C, Fietkau R et al. Preoperative *versus* postoperative chemoradiotherapy for rectal cancer. The New England Journal of Medicine 21 Oct 2004; 351 (17): 1731-40.
19. Dunst J, Reese T, Sutter T, Zuhlke H, Hinke A, Kolling-Schlebusch K et al. Phase I trial evaluating the concurrent combination of radiotherapy and capecitabine in rectal cancer. J Clin Oncol 1 Oct 2002; 20 (19): 3983-91.
20. Bujko K, Nowacki MP, Nasierowska-Guttmejer A, Michalski W, Bebenek M, Kryj M. Long-term results of a randomized trial comparing preoperative short-course radiotherapy with preoperative conventionally fractionated chemoradiation for rectal cancer. The British Journal of Surgery. Oct 2006; 93 (10): 1215-23.
21. Willett CG, Czito BG, Tyler DS. Intraoperative radiation therapy. J Clin Oncol 10 Mar 2007; 25 (8): 971-7.

22. Hahnloser D, Haddock MG, Nelson H. Intraoperative radiotherapy in the multimodality approach to colorectal cancer. Surgical Oncology Clinics of North America Oct 2003; 12 (4): 993-1013.
23. Radu C, Berglund A, Pahlman L, Glimelius B. Short-course preoperative radiotherapy with delayed surgery in rectal cancer – a retrospective study. Radiother Oncol Jun 2008; 87 (3): 343-9.
24. Laub WU, Bakai A, Nusslin F. Intensity modulated irradiation of a thorax phantom: comparisons between measurements, Monte Carlo calculations and pencil beam calculations. Physics in Medicine and Biology. Jun 2001; 46 (6): 1695-706.
25. Vijayakumar S, Narayan S, Yang CC, Boerner P, Jacob R, Mathai M et al. Introducing new technologies into the clinic. Frontiers of radiation therapy and oncology 2007; 40: 180-92.
26. Vuong T, Devic S, Podgorsak E. High dose rate endorectal brachytherapy as a neoadjuvant treatment for patients with resectable rectal cancer. Clinical Oncology (Royal College of Radiologists (Great Britain)) Nov 2007; 19 (9): 701-5.
27. Gerard JP, Ortholan C, Benezery K, Ginot A, Hannoun-Levi JM, Chamorey E et al. Contact X-ray therapy for rectal cancer: experience in Centre Antoine-Lacassagne, Nice, 2002-2006. International Journal of Radiation Oncology, Biology, Physics.1 Nov 2008; 72 (3): 665-70.
28. Habr-Gama A, Perez RO, Sao Juliao GP, Proscurshim I, Gama-Rodrigues J. The need for effective radiosentitizing agents: experience in patients with complete pathological response. Anti-cancer drugs. 2011; 15 (1): 45-51.
29. Gerard JP, Azria D, Gourgou-Bourgade S, Martel-Laffay I, Hennequin C, Etienne PL et al. Comparison of two neoadjuvant chemoradiotherapy regimens for locally advanced rectal cancer: results of the phase III trial ACCORD 12/0405-Prodige 2. J Clin Oncol.1 Apr 2010; 28 (10): 1638-44.
30. Habr-Gama A, Perez RO, Sabbaga J, Nadalin W, Sao Juliao GP, Gama-Rodrigues J. Increasing the rates of complete response to neoadjuvant chemoradiotherapy for distal rectal cancer: results of a prospective study using additional chemotherapy during the resting period. Diseases of the colon and rectum. Dec 2009; 52 (12): 1927-34.
31. Liang JT, Lai HS, Lee PH. Laparoscopic pelvic autonomic nerve-preserving surgery for patients with lower rectal cancer after chemoradiation therapy. Annals of surgical oncology. Apr 2007; 14 (4): 1285-7.
32. Ptok H, Meyer F, Marusch F, Steinert R, Gastinger I, Lippert H et al. Palliative stent implantation in the treatment of malignant colorectal obstruction. Surgical endoscopy. Jun 2006;20 (6): 909-14.
33. Leitman IM, Sullivan JD, Brams D, DeCosse JJ. Multivariate analysis of morbidity and mortality from the initial surgical management of obstructing carcinoma of the colon. Surgery, gynecology & obstetrics. Jun 1992; 174 (6): 513-8.
34. Sebastian S, Johnston S, Geoghegan T, Torreggiani W, Buckley M. Pooled analysis of the efficacy and safety of self-expanding metal stenting in malignant colorectal obstruction. The American Journal of Gastroenterology. Oct 2004; 99 (10): 2051-7.
35. Simmons DT, Baron TH. Technology insight: Enteral stenting and new technology. Nature clinical practice. Aug 2005; 2 (8): 365-74
36. Suzuki N, Saunders BP, Thomas-Gibson S, Akle C, Marshall M, Halligan S. Colorectal stenting for malignant and benign disease: outcomes in colorectal stenting. Diseases of the colon and rectum. Jul 2004; 47 (7): 1201-7.
37. Hunerbein M, Krause M, Moesta KT, Rau B, Schlag PM. Palliation of malignant rectal obstruction with self-expanding metal stents. Surgery. Jan 2005; 137 (1): 42-7.
38. Yoo PS, Lopez-Soler RI, Longo WE, Cha CH. Liver resection for metastatic colorectal cancer in the age of neoadjuvant chemotherapy and bevacizumab. Clinical colorectal cancer. Sep 2006; 6 (3): 202-7.
39. Van Cutsem E, Nordlinger B, Adam R, Kohne CH, Pozzo C, Poston G, et al. Towards a pan-European consensus on the treatment of patients with colorectal liver metastases. Eur J Cancer. Sep 2006; 42 (14): 2212-21.
40. Choti MA, Sitzmann JV, Tiburi MF, Sumetchotimetha W, Rangsin R, Schulick RD, et al. Trends in long-term survival following liver resection for hepatic colorectal metastases. Annals of surgery. 2002 Jun; 235 (6): 759-66.
41. Scoggins CR, Meszoely IM, Blanke CD, Beauchamp RD, Leach SD. Nonoperative management of primary colorectal cancer in patients with stage IV disease. Annals of surgical oncology. 1999 Oct-Nov; 6 (7): 651-7.
42. Meredith KL, Hoffe SE, Shibata D. The multidisciplinary management of rectal cancer. The Surgical clinics of North America. 2009 Feb; 89 (1): 177-215.
43. Aschele C, Lonardi S. Multidisciplinary treatment of rectal cancer: medical oncology. Ann Oncol. 2007 Nov;18 (11): 1908-15.
44. Marr R, Birbeck K, Garvican J, Macklin CP, Tiffin NJ, Parsons WJ, et al. The modern abdominoperineal excision: the next challenge after total mesorectal excision. Annals of surgery. 2005 Jul; 242 (1): 74-82.
45. Tzardi M. Role of total mesorectal excision and of circumferential resection margin in local recurrence and survival of patients with rectal carcinoma. Digestive diseases (Basel, Switzerland) 2007; 25 (1): 51-5.
46. Merchant NB, Guillem JG, Paty PB, Enker WE, Minsky BD, Quan SH, et al. T3N0 rectal cancer: results following sharp mesorectal excision and no adjuvant therapy. J Gastrointest Surg. 1999 Nov-Dec; 3 (6): 642-7.
47. Guillem JG, Diaz-Gonzalez JA, Minsky BD, Valentini V, Jeong SY, Rodriguez-Bigas MA, et al. cT3N0 rectal cancer: potential overtreatment with preoperative chemoradiotherapy is warranted. J Clin Oncol. 20 Jan 2008; 26 (3): 368-73.
48. Engstrom PF, Arnoletti JP, Benson AB, 3rd, Chen YJ, Choti MA, Cooper HS, et al. NCCN Clinical Practice Guidelines in Oncology: rectal cancer. J Natl Compr Canc Netw. 7 Sep 2009; (8): 838-81.
49. Petersen S, Hellmich G, von Mildenstein K, Porse G, Ludwig K. Is surgery-only the adequate treatment approach for T2N0 rectal cancer? Journal of surgical oncology. 1 Apr 2006; 93 (5): 350-4.
50. Nagtegaal ID, van de Velde CJ, Marijnen CA, van Krieken JH, Quirke P. Low rectal cancer: a call for a change of approach in abdominoperineal resection. J Clin Oncol.20 Dec 2005; 23 (36): 9257-64.

51. Rengan R, Paty P, Wong WD, Guillem J, Weiser M, Temple L, et al. Distal cT2N0 rectal cancer: is there an alternative to abdominoperineal resection? J Clin Oncol.1 Aug 2005; 23 (22): 4905-12.
52. Heintz A, Morschel M, Junginger T. Comparison of results after transanal endoscopic microsurgery and radical resection for T1 carcinoma of the rectum. Surgical endoscopy. Sep 1998; 12 (9): 1145-8.
53. Palma P, Freudenberg S, Samel S, Post S. Transanal endoscopic microsurgery: indications and results after 100 cases. Colorectal Dis. Sep 2004; 6 (5): 350-5.
54. Chakravarti A, Compton CC, Shellito PC, Wood WC, Landry J, Machuta SR, et al. Long-term follow-up of patients with rectal cancer managed by local excision with and without adjuvant irradiation. Annals of surgery. Jul 1999; 230 (1): 49-54.
55. Mellgren A, Sirivongs P, Rothenberger DA, Madoff RD, Garcia-Aguilar J. Is local excision adequate therapy for early rectal cancer? Diseases of the colon and rectum. Aug 2000;43 (8): 1064-74.
56. Garcia-Aguilar J, Hernandez de Anda E, Sirivongs P, Lee SH, Madoff RD, Rothenberger DA. A pathologic complete response to preoperative chemoradiation is associated with lower local recurrence and improved survival in rectal cancer patients treated by mesorectal excision. Diseases of the colon and rectum. Mar 2003; 46 (3): 298-304.
57. Marks G, Mohiuddin MM, Masoni L, Pecchioli L. High-dose preoperative radiation and full-thickness local excision. A new option for patients with select cancers of the rectum. Diseases of the colon and rectum. Sep 1990; 33 (9): 735-9.
58. Willett CG, Hagan M, Daley W, Warland G, Shellito PC, Compton CC. Changes in tumor proliferation of rectal cancer induced by preoperative 5-fluorouracil and irradiation. Diseases of the colon and rectum. Jan 1998; 41 (1): 62-7.
59. Nair RM, Siegel EM, Chen DT, Fulp WJ, Yeatman TJ, Malafa MP et al. Long-term results of transanal excision after neoadjuvant chemoradiation for T2 and T3 adenocarcinomas of the rectum. J Gastrointest Surg. Oct 2008; 12 (10): 1797-806.
60. Habr-Gama A, Perez RO, Nadalin W, Sabbaga J, Ribeiro U, Jr., Silva e Sousa AH, Jr., et al. Operative *versus* nonoperative treatment for stage 0 distal rectal cancer following chemoradiation therapy: long-term results. Annals of surgery. Oct 2004; 240 (4): 711-8.
61. Guillem JG, Puig-La Calle J, Jr., Akhurst T, Tickoo S, Ruo L, Minsky BD, et al. Prospective assessment of primary rectal cancer response to preoperative radiation and chemotherapy using 18-fluorodeoxyglucose positron emission tomography. Diseases of the colon and rectum. Jan 2000; 43 (1): 18-24.
62. Hiotis SP, Weber SM, Cohen AM, Minsky BD, Paty PB, Guillem JG, et al. Assessing the predictive value of clinical complete response to neoadjuvant therapy for rectal cancer: an analysis of 488 patients. Journal of the American College of Surgeons. Feb 2002; 194 (2): 131-6.
63. Kuo LJ, Chern MC, Tsou MH, Liu MC, Jian JJ, Chen CM, et al. Interpretation of magnetic resonance imaging for locally advanced rectal carcinoma after preoperative chemoradiation therapy. Diseases of the colon and rectum. Jan 2005; 48 (1): 23-8.
64. Mignanelli ED, de Campos-Lobato LF, Stocchi L, Lavery IC, Dietz DW. Downstaging after chemoradiotherapy for locally advanced rectal cancer: is there more (tumor) than meets the eye? Diseases of the colon and rectum. Mar 2010; 53 (3): 251-6.
65. Pucciarelli S, Capirci C, Emanuele U, Toppan P, Friso ML, Pennelli GM, et al. Relationship between pathologic T-stage and nodal metastasis after preoperative chemoradiotherapy for locally advanced rectal cancer. Annals of surgical oncology. Feb 2005; 12 (2): 111-6.
66. Park YA, Lee KY, Kim NK, Baik SH, Sohn SK, Cho CW. Prognostic effect of perioperative change of serum carcinoembryonic antigen level: a useful tool for detection of systemic recurrence in rectal cancer. Annals of surgical oncology. May 2006; 13 (5): 645-50.
67. Bujko K, Nowacki MP, Nasierowska-Guttmejer A, Kepka L, Winkler-Spytkowska B, Suwinski R, et al. Prediction of mesorectal nodal metastases after chemoradiation for rectal cancer: results of a randomised trial: implication for subsequent local excision. Radiother Oncol. Sep 2005; 76 (3): 234-40.
68. Lezoche E, Guerrieri M, Paganini AM, Baldarelli M, De Sanctis A, Lezoche G. Long-term results in patients with T2-3 N0 distal rectal cancer undergoing radiotherapy before transanal endoscopic microsurgery. The British Journal of Surgery. Dec 2005; 92 (12): 1546-52.
69. Ruo L, Guillem JG, Minsky BD, Quan SH, Paty PB, Cohen AM. Preoperative radiation with or without chemotherapy and full-thickness transanal excision for selected T2 and T3 distal rectal cancers. International Journal of Colorectal Disease. Jan 2002; 17 (1): 54-8.
70. Kim DW, Kim DY, Kim TH, Jung KH, Chang HJ, Sohn DK, et al. Is T classification still correlated with lymph node status after preoperative chemoradiotherapy for rectal cancer? Cancer. 15 Apr 2006; 106 (8): 1694-700.
71. Perez RO, Habr-Gama A, Proscurshim I, Campos FG, Kiss D, Gama-Rodrigues J, et al. Local excision for ypT2 rectal cancer---much ado about something. J Gastrointest Surg. 2207 11 Nov; (11): 1431-40.
72. Lezoche E, Guerrieri M, Paganini AM, D'Ambrosio G, Baldarelli M, Lezoche G, et al. Transanal endoscopic *versus* total mesorectal laparoscopic resections of T2-N0 low rectal cancers after neoadjuvant treatment: a prospective randomized trial with a 3-years minimum follow-up period. Surgical endoscopy. Jun 2005; 19 (6): 751-6.

TERAPIA NEOADJUVANTE E ADJUVANTE NO CÂNCER DO RETO

30.2 Conduta na Resposta Completa

Angelita Habr-Gama
Rodrigo Oliva Perez
Guilherme Pagin São Julião

INTRODUÇÃO

O tratamento multimodal para câncer de reto, incluindo radioterapia, quimioterapia e cirurgia radical, tem sido considerado a abordagem inicial ideal quando se trata de tumor localmente avançado[1-4]. A utilização da quimiorradioterapia neoadjuvante (QRT) é preferível em relação à adjuvante por estar associada a melhor controle local, menor toxicidade, maior possibilidade de cirurgia com preservação esfincteriana, além de um melhor resultado funcional[1,5].

A regressão tumoral após QRT neoadjuvante pode ser observada tanto no tumor primário (T) como nos linfonodos perirretais (N). Analisando-se as taxas dos diferentes estádios anatomopatológicos entre os pacientes que realizaram QRT neoadjuvante ou adjuvante, foi possível observar que no primeiro grupo houve uma frequência maior de estádios mais precoces, inclusive com menores taxas de metástases linfonodais[1,5].

Em alguns casos, essa regressão tumoral pode ser completa após QRT neoadjuvante, isto é, com ausência de qualquer célula neoplásica no espécime ressecado, denominada resposta patológica completa (pRC) ou ypT0N0M0 (ypRC)[6].

Uma revisão recente de estudos fase II e III, em que diversos regimes de QRT neoadjuvante foram analisados, procurou identificar fatores que estivessem relacionados a pRC após cirurgia radical. Os fatores encontrados que estiveram associados a maiores taxas de pRC foram a infusão contínua de 5-fluouracil (5FU), dose de radioterapia maior que 45Gy e a utilização de uma segunda droga (além do 5FU)[7].

Outro fator que habitualmente é relacionado as taxas de regressão tumoral completa é o intervalo entre o término da QRT e a cirurgia. Tradicionalmente, recomenda-se que a cirurgia seja realizada após seis semanas do término da QRT[1,8]. Em nossa experiência com QRT neoadjuvante, a avaliação da resposta tumoral deve ser feita com pelo menos oito semanas de intervalo[9,10]. Embora não exista consenso científico de qual o melhor momento para a avaliação da resposta a QRT neoadjuvante no câncer de reto, existem estudos retrospectivos que relacionam intervalos maiores a maiores taxas de *downstaging* tumoral. Diversos estudos retrospectivos mostraram que pacientes operados após 7 a 8 semanas do término da QRT apresentam maiores índices de pRC[11-13]. Ainda mais interessante, em um dos estudos, os pacientes operados após sete semanas relacionaram-se a melhor sobrevida livre de doença[11]. Em uma revisão retrospectiva recente de pacientes tratados com QRT neoadjuvante em uma única instituição, observou-se aumento das taxas de ypRC quando foi realizada a cirurgia após sete semanas do término da QRT e a estabilização desta taxa foi observada com intervalo de doze semanas. De maneira análoga, uma observação semelhante foi feita com o câncer de ânus; embora seja patologia completamente distinta do câncer do reto, quando a avaliação da resposta era realizada com intervalo de oito semanas, as taxas de resposta clínica completa (cRC) aumentavam aproximadamente sete vezes quando comparada ao intervalo de quatro semanas para esta doença que também é tratada através de QRT como estratégia terapêutica inicial[14,15].

Um dos argumentos frequentemente utilizado para realizar a cirurgia em intervalos curtos (< 8 semanas) é o risco de permanecerem células tumorais *in situ* por período prolongado aumentando o potencial de disseminação metastática. Contudo, a radioterapia ionizante induz a morte das células tumorais e uma redução significativa de sua população celular, e consequentemente na sua capacidade de disseminação. Acredita-se que após uma dose de radioterapia pré-operatória de 45Gy, o potencial metastático dessas células esteja significativamente comprometido, minimizando o risco de disseminação após o período de 8 a 12 semanas do término da QRT[16].

AVALIAÇÃO DA RESPOSTA TUMORAL

A avaliação da resposta tumoral pode ser uma tarefa muito desafiadora, mesmo nas mãos do mais experiente cirurgião de câncer de reto. A avaliação clínica com toque retal e retoscopia rígida ou flexível são bons exames para avaliar a resposta e, em nossa experiência, são considerados os melhores parâmetros a serem utilizados para seleção de tratamento alternativo, seja por meio de ressecção local transanal ou até mesmo a conduta sem cirurgia imediata. A resposta clínica completa (cRC) é a ausência de doença residual clinicamente detectável após tratamento neoadjuvante. Em nossa experiência, pequenas áreas esbranquiçadas ou teleangiectasias na mucosa retal podem ser observadas à retoscopia de pacientes com resposta completa e não deve ser razão para cirurgia radical imediata. Quando irregularidades ou nódulos são palpáveis ou vistos, mesmo em paciente com boa resposta tumoral e suspeita de resposta "quase" completa (do termo inglês *near complete response*), a excisão local transanal ou por microcirurgia endoscópica transanal (TEM) de toda a parede do reto pode ser considerada com o objetivo de esclarecimento diagnóstico. Nestes casos, a utilização de técnica cirúrgica adequada e análise patológica completa do espécime são de extrema importância para o correto diagnóstico, sabendo que a identificação de tumor microscópico residual pode ser um desafio ao patologista. Sendo assim, recomenda-se que o patologista seja experiente nessa área e pertencente à equipe multidisciplinar envolvida no tratamento do câncer de reto da instituição. Após a introdução do TEM, houve melhora na visualização das margens radiais laterais durante a ressecção, o que possibilitou excelentes espécimes para o patologista, permitindo uma adequado medida das margens, taxa de regressão tumoral e outras características patológicas essenciais ao tumor.

Tendo em vista que a avaliação com retoscopia rígida e toque retal ainda são considerados os melhores métodos para avaliar a resposta tumoral após a QRT, tumores altos do reto podem ser muito difíceis de serem avaliados. A incapacidade do cirurgião de acessar pelo toque retal essas regiões torna estes pacientes candidatos impróprios para terapias alternativas como a observação rigorosa sem cirurgia imediata (*watch & wait*). Além disso, a localização do tumor no reto superior permite que a ressecção anterior seja realizada de forma segura, com grandes chances de preservação esfincteriana e baixo risco de recidiva local.

Estudos que analisaram a utilidade e acurácia do exame clínico na avaliação dos pacientes com câncer de reto após QRT neoadjuvante mostraram resultados decepcionantes, com baixa sensibilidade e especificidade. Esses estudos, contudo, utilizaram intervalos menores ou iguais a seis semanas entre o término da QRT e a avaliação da resposta, o que pode ter contribuído para os resultados encontrados, tendo em vista que a lesão residual detectada em alguns pacientes poderia corresponder a uma lesão que ainda estava sob efeito da radioterapia e em fase regressão. Além disso, a presença de diferentes examinadores pode ter contribuído para outro viés destes resultados, sendo que a avaliação depende da experiência individual e percepção de cRC[17].

Além da avaliação clínica da resposta tumoral, a determinação do nível de antígeno carcinoembriogênico (CEA) antes e após a QRT pode ser útil. CEA tem sido usado amplamente durante o tratamento de pacientes com câncer colorretal com diferentes propósitos. Um estudo interessante de pacientes submetidos a ressecção radical exclusiva de câncer de reto demonstrou que a queda do nível de CEA 7 dias após o procedimento cirúrgico era um fator preditivo favorável[18]. Em outro estudo com mais de 500 pacientes com câncer de reto tratados com QRT neoadjuvante, foi observado que o nível de CEA baixo antes do tratamento era fator preditivo de pRC após ressecção radical em análise univariada[19]. Em nossa experiência, a diferença entre o nível de CEA pré e pós-QRT não se mostrou um fator preditivo de resposta patológica ou clinica completa. Por outro lado, pacientes com nível de CEA baixo após QRT, independentemente de seu valor antes do tratamento, apresentaram maiores taxas de cRC, além de melhores resultados oncológicos em termos de sobrevivência tardia após a terapia neoadjuvante[20].

A avaliação radiológica da resposta tumoral tem sido considerado outro desafio em pacientes com câncer de reto. O estadiamento do tumor primário pela determinação da penetração na parede do reto e distância das margens circunferenciais parece ser bastante fidedigno, tanto pela ressonância nuclear magnética (RNM) como pela ultrassonografia endorretal. Contudo, seu papel na avaliação da resposta tumoral à terapia neoadjuvante parece ser ainda duvidoso, tendo em vista que a diferenciação entre câncer residual e fibrose transmural é difícil mesmo para esses exames, que se baseiam principalmente nas características morfológicas do tecido[21-23]. O ganho de qualidade na resolução destes exames podem aumentar muito a acurácia da avaliação da resposta tumoral em um futuro próximo.

O uso da tomografia com emissão de pósitrons (PET) parece ser uma ótima ferramenta na avaliação da resposta tumoral em função da incorporação de informações sobre a atividade metabólica além do estudo morfológico oferecida pela tomografia computadorizada (CT). O PET pode ainda fornecer uma medida objetiva da atividade metabólica em determinada área por meio do *standard uptake value* (SUV) que pode ser medido durante diversas etapas do exame. Um estudo analisou 25 pacientes com câncer de reto que realizaram PET-CT antes e seis semanas após o término da QRT. Todos os pacientes apresentaram redução do valor do SUV máximo ($SUV_{máx}$) em relação ao basal. Além disso, a redução do $SUV_{máx}$ após seis semanas estava significativamente relacionado ao *downstaging* tumoral (parâmetro T) (1,9 *versus* 3,3; p = 0,03)[24]. Contudo o $SUV_{máx}$ final não estava associado à sobrevida tardia. Em outro estudo com 15 pacientes submetidos ao PET antes e 6 semanas após QRT, os resultados obtidos por escala visual de resposta mostraram que o PET é fator preditivo de resposta superior à CT[25]. Esse mesmo grupo de pacientes foi seguido prospectivamente e observou-se que os pacientes com recidiva tinham significativamente menor redução entre o $SUV_{máx}$ basal e de 6 semanas. Dessa forma, a variação crítica que foi considerada capaz de prever maior sobrevida livre de doença foi de pelo menos 62,5%[26]. Esses autores também analisaram a possibilidade de predizer resposta tumoral pelo PET sequencial precoce, por meio de um grupo de 25 pacientes que realizaram o exame basal e outro dez dias após o início da QRT. Foi observado que era possível predizer quem iria apresentar pRC após a QRT pelo escore visual de resposta, o que pode ser útil na condução do tratamento dos pacientes, permitindo alterações na terapia durante a QRT[27].

Todos esses estudos, porém, apresentam casuística pequena e não consideram o fato de que intervalos maiores entre a QRT e a avaliação da resposta podem influenciar os resultados. Recentemente, um estudo com trinta pacientes com câncer de reto e margem circunferencial de 5 mm ou menos, determinado pela RNM, foram submetidos a QRT e realizaram um PET-CT basal e outro oito semanas após o término da QRT. Os resultados mostraram baixa correlação entre o PET-CT e a análise patológica final. A sensibilidade e especificidade para pRC foi 75 e 40%, respectivamente. O resultado do PET-CT falso-negativo foi observado em 12 dos 30 pacientes estudados[28].

Recentemente, em nosso serviço, foi realizada uma avaliação retrospectiva de pacientes com cRC não operados, após diferentes intervalos, com o PET-CT. Em todos os 22 pacientes com cRC, o PET-CT não mostrou nenhum sinal de doença residual local, compatível com as avaliações clínica, endoscópica e radiológica. Por outro lado, oito pacientes com doença residual identificada clinicamente realizaram o PET-CT que confirmou atividade local da doença em 100% dos casos. Esse estudo em particular sugere que o PET-CT pode ser muito útil na avaliação tardia de pacientes com cRC tratados sem cirurgia após QRT, mostrando bom controle local e sistêmico nestes pacientes[29]. Em nossa instituição, existe um estudo em andamento em que o PET-CT é utilizado para avaliação da resposta tumoral a QRT neoadjuvante. Neste estudo, todos pacientes realizam o PET-CT basal, 6 semanas e 12 semanas após a conclusão da QRT. Os pacientes com cRC sustentada após 1 ano e sem ressecção realizam PETs anuais durante o seguimento. Os resultados deste estudo ainda não estão disponíveis, mas devem trazer conclusões importantes sobre o papel do PET-CT na avaliação da resposta tumoral e sobre o melhor momento para avaliar.

RISCO DE METÁSTASE LINFONODAL

A inclusão do mesorreto na área a ser irradiada durante a neoadjuvância para câncer de reto está bem estabelecida[30]. Dessa forma, espera-se que exista alguma resposta ao tratamento com QRT nos linfonodos perirretais, assim como é observado no tumor primário. Assim sendo, o *downstaging* do câncer de reto é observado não apenas no parâmetro T, mas também no N.

O número total de linfonodos perirretais em pacientes submetidos a QRT neoadjuvante e cirurgia radical parece ser influenciado pela radiação. Dados obtidos da "Surveillance, Epidemiology, and End Results Database" mostraram que pacientes submetidos a QRT neoadjuvante e cirurgia radical apresentam significativamente menor número de linfonodos recuperados quando comparados a pacientes que foram submetidos a cirurgia exclusiva. Curiosamente, o número de linfonodos recuperados foi significativamente maior em pacientes com N+[31]. Esta diminuição do número absoluto de linfonodos observada após a QRT neoadjuvante parece ser influenciada pelo intervalo entre o término da QRT e a cirurgia. Foi observado em um estudo que o número de linfonodos recuperados está significativamente relacionado com o intervalo entre a QRT e a cirurgia, mas não com a dose total de radioterapia. Pacientes cujos intervalos foram maiores, apresentaram menor número de linfonodos recuperados no espécime cirúrgico[32]. Esta observação tem pelo menos duas implicações: primeiro, o número crítico e necessário de linfonodos para realizar o estadiamento adequado de pacientes submetidos a terapia neoadjuvante para câncer de reto pode ser diferente dos pacientes com cirurgia exclusiva; segundo, o efeito da radiação nos linfonodos parece ser tempo-dependente, similar ao que tem sido observado na regressão do tumor primário[32]. Finalmente, deve ser lembrado que o número de linfonodos recuperados pode ser influenciado pelas técnicas utilizadas, por exemplo soluções de clareamento de gordura. Neste contexto, embora trabalhosa e potencialmente tóxica, esta técnica pode resultar em melhora no estadiamento de pacientes com câncer de reto submetidos ao tratamento neoadjuvante[33].

Em um estudo retrospectivo foram analisados pacientes em que não foi recuperado nenhum linfonodo no espécime ressecado após QRT neoadjuvante e cirurgia radical. Foi observado que os resultados oncológicos tardios destes pacientes eram discretamente melhores do que os pacientes com linfonodos negativos, e significativamente melhores que os pacientes com linfonodos positivos. Isso sugere que pacientes em que nenhum linfonodo é recuperado após cirurgia radical, pode corresponder a um subgrupo de pacientes com maior sensibilidade a QRT[34]. O risco de metástase linfonodal também parece ser menor em pacientes após QRT neoadjuvante. O achado de depósitos de mucina em linfonodos de pacientes com pRC, mesmo com o uso de anticorpos anticitoqueratina com técnicas de imuno-histoquímica, parecem indicar de maneira indireta esta esterilização[35].

Uma das principais preocupações quando é adotada a conduta de observação para pacientes com cRC após QRT neoadjuvante, é o fato de que, apesar de o tumor primário ter apresentado regressão completa, podem ainda existir metástases linfonodais. As taxas de doença linfonodal (N+) em pacientes com regressão completa do tumor primário (ypT0) variam entre 0 e 7%[36-39]. Essas taxas devem refletir as diferenças quanto ao intervalo para a cirurgia e a dose de radioterapia. Coincidentemente, as maiores taxas de ypT0N+ são observadas em pacientes operados com seis semanas de intervalo do término da QRT e pode corresponder a linfonodos com metástases que estão ainda sobre processo de morte celular. Apesar disso, ainda é pouco conhecida a relevância clínica de focos metastáticos microscópicos residuais em linfonodos de pacientes com câncer de reto tratados com QRT. De qualquer maneira, mesmo no pior cenário, o risco de metástases linfonodais residuais após ypT0 é ainda menor que o risco de metástase linfonodal em pacientes com câncer de reto pT1 (aproximadamente 12 a 13%), os quais são habitualmente tratados por excisão local transanal exclusiva[40].

RACIONAL

Pacientes sem doença residual microscópica após QRT neoadjuvante parecem não se beneficiarem de cirurgia radical e, nesse caso, estariam expostos à morbidade e mortalidade imediatas potencialmente desnecessárias, assim como à necessidade de estomas definitivos ou temporários. Além disso, a ressecção radical do reto pode levar a diversas disfunções orgânicas, incluindo incontinência fecal, disfunção urinária e sexual. Nesse contexto, tem sido proposta uma estratégia alternativa para pacientes altamente selecionados com cRC. Com esta conduta, pacientes que após pelo menos oito semanas do término da QRT neoadjuvante não apresentem nenhuma evidência de doença residual, seriam candidatos à observação clínica rigorosa sem cirurgia radical imediata[9].

SEGUIMENTO – ALGORITMO

Os pacientes com cRC, diagnosticado após avaliação clínica ou excisão local transanal (ypT0), foram incluídos em um programa de seguimento rígido. Esse algoritmo inicia-se com consultas médicas mensais com toque retal e retoscopia rígida por doze meses. Por vezes, ressecções locais repetidas são necessárias. O nível sérico de CEA é determinado a cada dois meses. Como discutido previamente, o PET-CT está sendo investigado prospectivamente sobre seu papel na avaliação da resposta tumoral. Outros exames radiológicos como a CT ou RNM são realizados durante a avaliação da resposta tumoral a cada seis meses e quando houver suspeita de recorrência tumoral, sendo que o principal objetivo é excluir doença residual extrarretal, como linfonodos perirretais residuais que necessitem de maior investigação ou ainda ressecção radical.

Os pacientes com regressão completa do tumor são sempre informados de que esta regressão do tumor pode ser temporária e que o crescimento do tumor pode ocorrer a qualquer momento durante o seguimento. Nos casos de recidiva ou crescimento tumoral óbvios, recomenda-se a cirurgia radical. Durante o seguimento, pequenos nódulos ou cicatrizes podem ser observados e eventualmente podem ser inicialmente abordadas com excisão local transanal (tanto da forma clássica quanto pelo TEM), primeiramente como um método diagnóstico.

Após um ano de cRC sustentada, os pacientes são então seguidos a cada três meses, utilizando os mesmos métodos mencionados anteriormente. Esse período arbitrário de doze meses foi proposto por tratar-se de um período longo o suficiente para classificar os pacientes como resposta completa, incompleta ou quase completa. Deve-se considerar que essa estratégia terapêutica tem sido utilizada desde o início de nossa experiência em 1991 e que a acurácia de nossa avaliação clínica e julgamento dos casos pode ter melhorado ao longo do tempo. No início de nossa experiência, pacientes foram frequentemente seguidos sem cirurgia imediata mesmo após apresentarem uma resposta quase completa, com a esperança de que o tempo pudesse finalmente resultar em resposta clinica completa. Mais recentemente, esses pacientes têm sido abordados com excisão local como procedimento diagnóstico. Nesse caso, a decisão sobre o tratamento definitivo pode ser influenciada pelo resultado do achado anatomopatológico da resposta do tumor primário ao tratamento neoadjuvante.

RESULTADOS EM LONGO PRAZO

Diversos pacientes ainda são tratados com cirurgia radical, mesmo não sendo confirmada a presença de câncer residual. Isso ocorre em pacientes com cicatrizes residuais em que a ressecção local não é possível, e persiste a dúvida sobre a resposta ao tratamento com QRT. Por essa razão, diversos pacientes com pRC (ypT0N0M0) foram e ainda podem ser submetidos à cirurgia radical.

Com o objetivo de avaliar os benefícios da cirurgia radical quanto a sobrevida e controle local da doença, compararam-se os pacientes conduzidos sem cirurgia (cRC) e aqueles submetidos a cirurgia radical (pRC – ypT0N0M0)[41]. Surpreendentemente, os pacientes tratados sem cirurgia apresentaram resultados similares aos de pacientes submetidos à cirurgia radical. Recidiva sistêmica e sobrevida em longo prazo foram similares entre os dois grupos. Recorrência local foi maior no grupo tratado sem cirurgia imediata, contudo essas recorrências sempre apresentaram manifestação na parede do reto e sempre foram passíveis de cirurgia de resgate. Não houve recidiva pélvica exclusiva nesse subgrupo de pacientes.

Resultados em longo prazo de pacientes com cRC conduzidos sem cirurgia imediata também foram comparados aos pacientes com cRC tratados com cirurgia radical. A sobrevida dos pacientes esteve sempre relacionada ao estadiamento final (clínico ou patológico). Pacientes com resposta clínica completa (estádio c0) tiveram resultados em longo prazo semelhantes aos pacientes com pRC (estádio p0). As taxas de sobrevida são significativamente melhores que as observadas em pacientes com estádio ypII e ypIII. Curiosamente, pacientes com estádio ypI apresentaram taxas intermediárias.

Considerando que não há benefício na sobrevida global e livre de doença, sugere-se que a observação da cRC sem cirurgia imediata possa ser superior à cirurgia radical por evitar o potencial risco de morbidade e mortalidade relacionados a cirurgia, assim como o de disfunção sexual e urinária e a necessidade de estomia temporária ou definitiva quando não houver tumor microscópico residual.

SOBREVIDA E RECIDIVA

Estudos prospectivos não observaram benefícios de sobrevida em pacientes com câncer de reto submetidos a QRT neoadjuvante quando comparado a QRT adjuvante. Uma das possíveis explicações pode ser o efeito da QRT neoadjuvante sobre a resposta imunológica contra o câncer de reto como o potencial bloqueio da resposta inflamatória peritumoral e imunológica[42,43].

Apesar disso, foi sugerido recentemente que quimioterapia adjuvante pode melhorar a sobrevida em pacientes altamente selecionados com bom *downstaging* tumoral (ypT0-2)[44]. Esses resultados podem levar a uma mudança significativa no tratamento destes pacientes, que antes eram encaminhados para quimioterapia adjuvante a depender do estadiamento pré-tratamento (estádio cIII) ou do estadiamento patológico final (apenas na presença de ypN+). É possível que pacientes com cRC possam beneficiar-se de quimioterapia sistêmica adicional.

Em nossa casuística, a recidiva sistêmica nos pacientes com cRC tratados sem cirurgia imediata ocorreu precocemente, quando comparado aos pacientes com recidiva local. Além do comportamento intrínseco ao comportamento tumoral, isso pode ser parcialmente explicado pelas limitações dos exames de imagem, que são incapazes de detectar focos microscópicos de doença metastática no momento da avaliação e estadiamento iniciais. Nesta casuística em particular, quimioterapia adjuvante foi considerada apenas para pacientes com estádio ypIII.[45]

A recidiva local pode ocorrer em aproximadamente 10% dos pacientes com cRC tratados sem cirurgia imediata. Em todos os pacientes a recidiva local apresentava manifestação clínica na parede do reto, sendo assim, passível de detecção por exame clínico e endoscópico. Não houve recidiva pélvica exclusivamente extrarretal nesta experiência.

As recidivas locais também foram observadas tardiamente durante o seguimento. Isso foi observado em outras séries também, onde mais de um terço das recidivas locais após QRT neoadjuvante e cirurgia radical ocorreram após cinco anos de seguimento. Em contraste, mais de 75% dos pacientes que desenvolveram recidiva local após cirurgia radical exclusiva sem radioterapia neoadjuvante foram antes de dois anos de seguimento. Nesse contexto, o padrão da recorrência nos pacientes com câncer de reto tratados com QRT neoadjuvante tem implicação significativa no seguimento e estratégias nesses pacientes, uma vez que recidivas mais tardias são esperadas.

TERAPIA DE RESGATE

O fato de todas as recorrências locais após tratamento não cirúrgico de pacientes com cRC após neoadjuvância serem passíveis de terapia de resgate é muito relevante. Estas recorrências e seus procedimentos de resgate foram realizados após um longo intervalo da QRT neoadjuvante (intervalo médio > 50 meses) e incluíram amputação abdominoperineal de reto em quase metade dos pacientes. Quase um terço desses pacientes apresentaram recidivas baixas e superficiais, possíveis de ressecção local ampla. Nesses pacientes em particular, a amputação abdominoperineal foi recusada como procedimento cirúrgico definitivo, e a excisão local era realizada[45].

Finalmente, houve uma proporção significante de pacientes que desenvolveram um re-crescimento tumoral precoce, nos primeiros doze meses de seguimento. A maioria desses pacientes teve um diagnóstico supostamente "errado" de cRC e a cirurgia radical retardada por um período entre 12 e 52 semanas (1 ano). Esse fato foi considerado como um possível prejuízo oncológico para esses pacientes, levando a piores resultados quanto a sobrevida e recidiva. Contudo, estes pacientes não apresentaram taxas de sobrevivência tardia piores que os pacientes com resposta clínica incompleta e tratados com cirurgia imediata após 8 a 12 semanas da QRT neoadjuvante. Curiosamente, o estudo patológico final desses pacientes inicialmente considerados como cRC e que foram submetidos a cirurgia retardada revelaram um significante *downstaging* tumoral (incluindo menores taxas de metástase linfonodal). Isso reforça a ideia de que o fenômeno do *downstaging* possa ser tempo-dependente. Ademais, esses pacientes foram mais frequentemente tratados por meio de amputação abdominoperineal do reto, o que pode refletir, em parte, uma motivação tanto do cirurgião quanto do paciente em postergar a decisão final de cirurgia radical, sabendo que o tumor pode ainda estar em processo de regressão. Na verdade, o momento exato para o cirurgião decidir quando a cirurgia será realizada ainda não é conhecido. Alguns dados sugerem que pacientes com resposta quase completa não são prejudicados por aguardarem períodos superiores a oito semanas[46].

PERSPECTIVAS

Vários aspectos do tratamento de pacientes com cRC após QRT neoadjuvante ainda são controversos e devem ser temas de investigações clínicas e moleculares futuras.

Uma área de muito interesse são os esquemas de neoadjuvância, buscando regimes alternativos de radioterapia que apresentem no futuro maior eficácia e menores efeitos colaterais. Assim como os esquemas de quimioterapia neoadjuvante, que podem eventualmente levar a maiores taxas de cRC e até mesmo a melhor sobrevida. Sendo assim, alguns autores têm proposto o uso agressivo de quimioterapia de indução antes do início da radioterapia para combater focos metastáticos microscópicos de lesão ainda não detectados, além do tumor primário[47]. Atualmente, esses regimes ainda estão sob investigação em ensaios controlados para avaliar a segurança e eficácia. Outra estratégia proposta é a quimioterapia durante o período de descanso entre o término da radioterapia e a avaliação da resposta tumoral. Recentemente, nosso grupo avaliou os resultados de uma pequena série de pacientes que foram tratados com um regime de QRT ampliada, o qual consistia de um total 54Gy de radioterapia administrada diariamente na dose de 1,8Gy/dia, associado a quimioterapia com 5FU e Leucovorin administrados a cada 21 dias, sendo três ciclos durante a radioterapia e outros três ciclos no período de descanso. Surpreendentemente, a taxa de cRC sustentada após por mais de doze meses nesse grupo que incluiu pacientes com tumores de reto T2/T3 foi de 65%, sendo que não houve aumento significativo nos índices de toxicidade relacionados a quimioterapia[48].

Finalmente, o maior desafio no tratamento do câncer de reto será a incorporação de dados moleculares na prática clínica, permitindo aos clínicos e cirurgiões identificar os maus respondedores: pacientes com pior chance de *downsizing*, *downstaging* ou regressão patológica completa. Em um interessante estudo em que foi utilizado *microarray* de DNA, um grupo de 95 genes foi capaz de identificar pacientes que apresentavam maior possibilidade de apresentar pRC após QRT neoadjuvante com acurácia de 85%. Futuramente, o uso de sequenciamento de genes com o auxílio de novas tecnologias permitirá identificar os melhores genes capazes de predizer a cRC, fazendo dessa forma com que diversos pacientes se beneficiem de evitar a cirurgia radical[49].

REFERÊNCIAS BIBLIOGRÁFICAS

1. Sauer R, Becker H, Hohenberger W, Rodel C, Wittekind C, Fietkau R et al. Preoperative versus postoperative chemoradiotherapy for rectal cancer. The New England Journal of Medicine 2004; 351 (17): 1731-40.
2. Folkesson J, Birgisson H, Pahlman L, Cedermark B, Glimelius B, Gunnarsson U. Swedish Rectal Cancer Trial: long lasting benefits from radiotherapy on survival and local recurrence rate. J Clin Oncol 2005; 23 (24): 5644-50.
3. Kapiteijn E, Marijnen CA, Nagtegaal ID, Putter H, Steup WH, Wiggers T et al. Preoperative radiotherapy combined with total mesorectal excision for resectable rectal cancer. The New England journal of medicine 2001; 345 (9): 638-46.
4. Peeters KC, Marijnen CA, Nagtegaal ID, Kranenbarg EK, Putter H, Wiggers T et al. The TME trial after a median follow-up of 6 years: increased local control but no survival benefit in irradiated patients with resectable rectal carcinoma. Annals of surgery 2007; 246 (5): 693-701.
5. Habr-Gama A, Perez RO, Kiss DR, Rawet V, Scanavini A, Santinho PM et al. Preoperative chemoradiation therapy for low rectal cancer. Impact on downstaging and sphincter-saving operations. Hepato-gastroenterology 2004; 51 (60): 1703-7.
6. Greene FL, American Joint Committee on Cancer. American Cancer Society. AJCC cancer staging manual. 6.ed. New York: Springer-Verlag; 2002.
7. Sanghera P, Wong DW, McConkey CC, Geh JI, Hartley A. Chemoradiotherapy for rectal cancer: an updated analysis of factors affecting pathological response. Clinical oncology (Royal College of Radiologists [Great Britain]) 2008; 20 (2): 176-83.
8. Chessin DB, Enker W, Cohen AM, Paty PB, Weiser MR, Saltz L et al. Complications after preoperative combined modality therapy and radical resection of locally advanced rectal cancer: a 14-year experience from a specialty service. Journal of the American College of Surgeons 2005; 200 (6): 876-84.
9. Habr-Gama A, de Souza PM, Ribeiro U Jr., Nadalin W, Gansl R, Sousa AH Jr. et al. Low rectal cancer: impact of radiation and chemotherapy on surgical treatment. Diseases of the colon and rectum 1998; 41 (9): 1087-96.
10. Habr-Gama A. Assessment and management of the complete clinical response of rectal cancer to chemoradiotherapy. Colorectal Dis 2006; 8 (Suppl 3): 21-4.
11. Tulchinsky H, Shmueli E, Figer A, Klausner JM, Rabau M. An interval > 7 weeks between neoadjuvant therapy and surgery improves pathologic complete response and disease-free survival in patients with locally advanced rectal cancer. Annals of surgical oncology 2008; 15 (10): 2661-7.
12. Moore HG, Gittleman AE, Minsky BD, Wong D, Paty PB, Weiser M et al. Rate of pathologic complete response with increased interval between preoperative combined modality therapy and rectal cancer resection. Diseases of the colon and rectum 2004; 47 (3): 279-86.
13. Kalady MF, de Campos-Lobato LF, Stocchi L, Geisler DP, Dietz D, Lavery IC et al. Predictive factors of pathologic complete response after neoadjuvant chemoradiation for rectal cancer. Annals of surgery 2009; 250 (4): 582-9.
14. Deniaud-Alexandre E, Touboul E, Tiret E, Sezeur A, Houry S, Gallot D et al. Results of definitive irradiation in a series of 305 epidermoid carcinomas of the anal canal. International Journal of Radiation Oncology, Biology, Physics 2003; 56 (5): 1259-73.
15. Kerr SF, Norton S, Glynne-Jones R. Delaying surgery after neoadjuvant chemoradiotherapy for rectal cancer may reduce postoperative morbidity without compromising prognosis. The British journal of surgery 2008; 95 (12): 1534-40.
16. Withers HR, Haustermans K. Where next with preoperative radiation therapy for rectal cancer? International journal of radiation oncology, biology, physics 2004; 58 (2): 597-602.
17. Hiotis SP, Weber SM, Cohen AM, Minsky BD, Paty PB, Guillem JG et al. Assessing the predictive value of clinical complete response to neoadjuvant therapy for rectal cancer: an analysis of 488 patients. Journal of the American College of Surgeons 2002; 194 (2): 131-6.
18. Park YA, Lee KY, Kim NK, Baik SH, Sohn SK, Cho CW. Prognostic effect of perioperative change of serum carcinoembryonic antigen level: a useful tool for detection of systemic recurrence in rectal cancer. Annals of surgical oncology 2006; 13 (5): 645-50.
19. Das P, Skibber JM, Rodriguez-Bigas MA, Feig BW, Chang GJ, Wolff RA et al. Predictors of tumor response and downstaging in patients who receive preoperative chemoradiation for rectal cancer. Cancer 2007; 109 (9): 1750-5.
20. Perez RO, Habr-Gama A, São Julião GP, Proscurshim I, Kiss DR, Gama-Rodrigues J et al. The Role of CEA in predicting response and survival to Neoadjuvant CRT for Distal Rectal Cancer. Diseases of the colon and rectum. in press. 2009.
21. Brown G. Staging rectal cancer: endoscopic ultrasound and pelvic MRI. Cancer Imaging. 8 Suppl A:S43-5. 2008
22. Koh DM, Chau I, Tait D, Wotherspoon A, Cunningham D, Brown G. Evaluating mesorectal lymph nodes in rectal cancer before and after neoadjuvant chemoradiation using thin-section T2-

-weighted magnetic resonance imaging. International Journal of Radiation Oncology, Biology, Physics 2008; 71 (2): 456-61.
23. Shihab OC, Moran BJ, Heald RJ, Quirke P, Brown G. MRI staging of low rectal cancer. European Radiology 2008; 19 (3): 643-50.
24. Calvo FA, Domper M, Matute R, Martinez-Lazaro R, Arranz JA, Desco M et al. 18F-FDG positron emission tomography staging and restaging in rectal cancer treated with preoperative chemoradiation. International Journal of Radiation Oncology, Biology, Physics 2004; 58 (2): 528-35.
25. Guillem JG, Puig-La Calle J, Jr., Akhurst T, Tickoo S, Ruo L, Minsky BD et al. Prospective assessment of primary rectal cancer response to preoperative radiation and chemotherapy using 18-fluorodeoxyglucose positron emission tomography. Diseases of the colon and rectum 2000; 43 (1): 18-24.
26. Guillem JG, Moore HG, Akhurst T, Klimstra DS, Ruo L, Mazumdar M et al. Sequential preoperative fluorodeoxyglucose-positron emission tomography assessment of response to preoperative chemoradiation: a means for determining longterm outcomes of rectal cancer. Journal of the American College of Surgeons 2004; 199 (1): 1-7.
27. Chessin DB, Kiran RP, Akhurst T, Guillem JG. The emerging role of 18F-fluorodeoxyglucose positron emission tomography in the management of primary and recurrent rectal cancer. Journal of the American College of Surgeons 2005; 201 (6): 948-56.
28. Kristiansen C, Loft A, Berthelsen AK, Graff J, Lindebjerg J, Bisgaard C et al. PET/CT and histopathologic response to preoperative chemoradiation therapy in locally advanced rectal cancer. Diseases of the colon and rectum 2008; 51 (1): 21-5.
29. Habr-Gama A, Gama-Rodrigues J, Perez RO, Proscurshim I, Sao Juliao GP, Kruglensky D et al. Late assessment of local control by PET in patients with distal rectal cancer managed non-operatively after complete tumor regression following neoadjuvant chemoradiation. Techniques in coloproctology 2008; 12 (1): 74-6.
30. Kumar PP, Good RR, Plantz SH, Hynes PR. Techniques of postoperative pelvic radiation in the management of rectal and rectosigmoid carcinoma. J Natl Med Assoc 1987; 79 (6): 609-15.
31. Baxter NN, Morris AM, Rothenberger DA, Tepper JE. Impact of preoperative radiation for rectal cancer on subsequent lymph node evaluation: a population-based analysis. International Journal of Radiation Oncology, Biology, Physics 2005; 61 (2): 426-31.
32. Sermier A, Gervaz P, Egger JF, Dao M, Allal AS, Bonet M et al. Lymph node retrieval in abdominoperineal surgical specimen is radiation time-dependent. World journal of surgical oncology 2006; 4:29.
33. Wang H, Safar B, Wexner SD, Denoya P, Berho M. The clinical significance of fat clearance lymph node harvest for invasive rectal adenocarcinoma following neoadjuvant therapy. Diseases of the colon and rectum 2009; 52 (10): 1767-73.
34. Habr-Gama A, Perez RO, Proscurshim I, Rawet V, Pereira DD, Sousa AH et al. Absence of lymph nodes in the resected specimen after radical surgery for distal rectal cancer and neoadjuvant chemoradiation therapy: what does it mean? Diseases of the colon and rectum 2008; 51 (3): 277-83.
35. Perez RO, Bresciani BH, Bresciani C, Proscurshim I, Kiss D, Gama-Rodrigues J et al. Mucinous colorectal adenocarcinoma: influence of mucin expression (Muc1, 2 and 5) on clinico-pathological features and prognosis. International journal of colorectal disease 2008; 23 (8): 757-65.
36. Perez RO, Habr-Gama A, Nishida Arazawa ST, Rawet V, Coelho Siqueira SA, Kiss DR et al. Lymph node micrometastasis in stage II distal rectal cancer following neoadjuvant chemoradiation therapy. International journal of colorectal disease 2005; 20 (5): 434-9.
37. Stipa F, Zernecke A, Moore HG, Minsky BD, Wong WD, Weiser M et al. Residual mesorectal lymph node involvement following neoadjuvant combined-modality therapy: rationale for radical resection? Annals of surgical oncology 2004; 11 (2): 187-91.
38. Pucciarelli S, Capirci C, Emanuele U, Toppan P, Friso ML, Pennelli GM et al. Relationship between pathologic T-stage and nodal metastasis after preoperative chemoradiotherapy for locally advanced rectal cancer. Annals of surgical oncology 2005; 12 (2): 111-6.
39. Zmora O, Dasilva GM, Gurland B, Pfeffer R, Koller M, Nogueras JJ et al. Does rectal wall tumor eradication with preoperative chemoradiation permit a change in the operative strategy? Diseases of the colon and rectum 2004; 47 (10): 1607-12.
40. Nascimbeni R, Burgart LJ, Nivatvongs S, Larson DR. Risk of lymph node metastasis in T1 carcinoma of the colon and rectum. Diseases of the colon and rectum 2002; 45 (2): 200-6.
41. Habr-Gama A, Perez RO, Nadalin W, Sabbaga J, Ribeiro U, Jr., Silva e Sousa AH, Jr. et al. Operative versus nonoperative treatment for stage 0 distal rectal cancer following chemoradiation therapy: long-term results. Annals of surgery 2004; 240 (4): 711-8.
42. Wichmann MW, Meyer G, Adam M, Hochtlen-Vollmar W, Angele MK, Schalhorn A et al. Detrimental immunologic effects of preoperative chemoradiotherapy in advanced rectal cancer. Diseases of the colon and rectum 2003; 46 (7): 875-87.
43. Perez RO, Habr-Gama A, dos Santos RM, Proscurshim I, Campos FG, Rawet V et al. Peritumoral inflammatory infiltrate is not a prognostic factor in distal rectal cancer following neoadjuvant chemoradiation therapy. J Gastrointest Surg 2007; 11 (11): 1534-40.
44. Collette L, Bosset JF, den Dulk M, Nguyen F, Mineur L, Maingon P et al. Patients with curative resection of cT3-4 rectal cancer after preoperative radiotherapy or radiochemotherapy: does anybody benefit from adjuvant fluorouracil-based chemotherapy? A trial of the European Organisation for Research and Treatment of Cancer Radiation Oncology Group. J Clin Oncol 2007; 25 (28): 4379-86.
45. Habr-Gama A, Perez RO, Proscurshim I, Campos FG, Nadalin W, Kiss D et al. Patterns of failure and survival for nonoperative treatment of stage c0 distal rectal cancer following neoadjuvant chemoradiation therapy. J Gastrointest Surg 2006; 10 (10): 1319-29.
46. Habr-Gama A, Perez RO, Proscurshim I, Nunes Dos Santos RM, Kiss D, Gama-Rodrigues J et al. Interval between surgery and neoadjuvant chemoradiation therapy for distal rectal cancer: does delayed surgery have an impact on outcome? International journal of radiation oncology, biology, physics 2008; 71 (4): 1181-8.
47. Chau I, Brown G, Cunningham D, Tait D, Wotherspoon A, Norman AR et al. Neoadjuvant capecitabine and oxaliplatin followed

by synchronous chemoradiation and total mesorectal excision in magnetic resonance imaging-defined poor-risk rectal cancer. J Clin Oncol 2006; 24 (4): 668-74.

48. Habr-Gama A, Perez RO, Sabbaga J, Nadalin W, Sao Juliao GP, Gama-Rodrigues J. Increasing the rates of complete response to neoadjuvant chemoradiotherapy for distal rectal cancer: results of a prospective study using additional chemotherapy during the resting period. Diseases of the colon and rectum 2009; 52 (12): 1927-34.

49. Kim IJ, Lim SB, Kang HC, Chang HJ, Ahn SA, Park HW et al. Microarray gene expression profiling for predicting complete response to preoperative chemoradiotherapy in patients with advanced rectal cancer. Diseases of the colon and rectum 2007; 50 (9): 1342-53.

ASPECTOS ESPECIAIS DO TRATAMENTO
DO CÂNCER COLORRETAL

Princípios e Resultados das Ressecções Alargadas

31.1

Fábio Guilherme C. M. de Campos
Maria Celia Calijuri Hamra

INTRODUÇÃO

O câncer colorretal (CCR) é atualmente um dos mais prevalentes no mundo ocidental[1]. Sua disseminação pode ocorrer por via linfática, hematogênica, contiguidade, via neural ou implantes. Por via hematogênica as células tumorais podem atingir o fígado, pulmões e ossos. Pela via linfática ocorre comprometimento dos gânglios epicólicos, pericólicos, intermediários e principais.

Por contiguidade, os tumores podem invadir órgãos ou estruturas adjacentes, situação em que é catalogado como câncer localmente avançado (classificação T4 da União Internacional Contra o Câncer). Na literatura, o CCR localmente avançado é diagnosticado em 5 a 20% dos pacientes[2-8].

Em 1926, Moynihan[9] foi o primeiro a relatar a importância das ressecções multiviscerais para o CCR localmente avançado. Mais tarde, em 1946, Sugarbaker[10] publicou série com um número considerável de pacientes que foram acompanhados por longo período, relatando benefícios do tratamento operatório quanto à sobrevida, apesar da morbidade. Desde então, diversas publicações se dedicaram a divulgar os resultados desse tratamento mais radical.

Há cerca de 60 anos, um tumor com essas características era considerado inoperável, e a doença incurável. Entretanto, os avanços técnicos e anestésicos ao longo das décadas tornaram possível realizar operações cada vez mais complexas e com intenção curativa[8]. Hoje, reconhece-se que a execução de uma estratégia operatória que inclua a ressecção ampliada (em monobloco) do tumor primário e todos os tecidos e órgãos aderidos constitui a única medida que possibilita a cura do doente[10-12].

Este capítulo abordará os aspectos técnicos mais relevantes e os fatores prognósticos mais importantes relacionados ao tratamento cirúrgico do CCR localmente avançado.

ASPECTOS CLÍNICOS RELEVANTES

Os sintomas do CCR localmente avançado são semelhantes ao do CCR restrito ao cólon ou reto como dor abdominal, mudança do hábito intestinal, sangramento intestinal e perda de peso. Entretanto, algumas características podem sugerir o avanço local da doença, como a ocorrência de perfuração intestinal ou o aparecimento de fístulas externas ou internas.

Atualmente, considera-se que o estadiamento seja o fator prognóstico mais importante[3,13-15]. O estadiamento pré e intraoperatório permite fazer uma estimativa da disseminação neoplásica tanto local como a distância, tendo como objetivos definir a conduta terapêutica, estimar o prognóstico e avaliar a necessidade de tratamento complementar. Nessa etapa, informações relevantes podem ser extraídas de raio X simples (presença de obstrução ou perfuração), ultrassonografia abdominal e endorretal, tomografia computadorizada, ressonância magnética, tomografia por emissão de pósitrons (PET-Scan) e colonografia[14] (Figura 31.1.1). Da mesma forma, a realização de colonoscopia pré-operatória auxilia na identificação da lesão primária e também de tumores sincrônicos, fato que pode influir na estratégia operatória. Quando este exame não é possível, essas informações podem ser obtidas com menor acurácia pelo enema de duplo contraste, devendo-se postergar a colonoscopia para o seguimento pós-operatório[16,17].

É importante salientar que eventualmente a extensão do comprometimento tumoral só é conhecida no ato operatório, durante a inspeção da cavidade abdominal[18,19]. Assim, ao se verificar invasão local por contiguidade, o conhecimento da anatomia topográfica da cavidade abdominal assume importância capital para o cirurgião que se depara com essa situação clínica, tornando-se necessário realizar uma ressecção multivisceral em vez de uma operação-padrão.

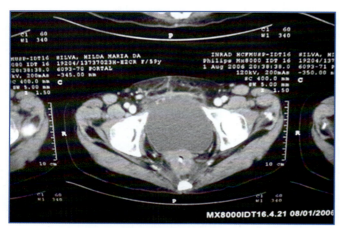

Figura 31.1.1 – Tomografia computadorizada em que se observa tumor retal invadindo a bexiga posteriormente.

Os tumores localmente avançados são geralmente diagnosticados entre 50 a 70 anos[20]. A distribuição topográfica do tumor apresenta variações na literatura, pois enquanto alguns descrevem alta proporção de tumores primários avançados no cólon direito[21], outros apontam a presença de lesões retais ou no sigmoide em 2/3 dos casos, sendo os restantes uniformemente distribuídos nos demais segmentos colônicos[7,22].

Embora o câncer retal seja usualmente mais prevalente no homem em vários países, tem sido reportado maior número de ressecções multiviscerais no sexo feminino, fato justificado pela proximidade dos órgãos genitais e urinários com o sigmoide e o reto na pelve. Entre pacientes submetidos a operações alargadas, Gebhardt et al.[23] encontraram alta incidência de mulheres, mas houve frequência similar entre homens e mulheres que requereram ressecções-padrão para o tratamento do CCR. Em pacientes tratados por procedimentos alargados, relatou-se proporção de 2 mulheres para cada homem[21,24] ou um pouco menor (61 *versus* 39%)[7].

Conforme salientado anteriormente, a ocorrência de uma lesão localmente avançada não é um evento raro, sendo influenciada pelas relações topográficas do cólon com as vísceras abdominais e parede abdominal, assim como pela proximidade do reto com órgãos/estruturas urológicas e ginecológicas, além do arcabouço pélvico[18,25-28]. No Serviço de Cirurgia Colorretal do HC-FMUSP, 13,2% dentre 679 pacientes tratados no período de 12 anos apresentavam essa forma avançada da doença[7].

Os órgãos mais frequentemente envolvidos por contiguidade são o intestino delgado, a bexiga, o útero, os ovários e as trompas e a vagina e, menos frequentemente, a parede abdominal e pélvica, baço, ureter, estômago, pâncreas, vesícula seminal e ducto deferente.

PRINCÍPIOS DO TRATAMENTO CIRÚRGICO E FATORES PROGNÓSTICOS

Diante de uma lesão avançada, todos os esforços devem ser dirigidos para realizar uma ressecção radical ou curativa (R0, ou seja, sem lesão residual) que envolva riscos operatórios aceitáveis, tendo em vista que os doentes tratados paliativamente não atingem sobrevida de 5 anos. Esse dado mostra de maneira clara que a presença de tumor após ressecções R1 (tumor microscópico residual) ou R2 (tumor macroscópico residual) constitui fator preditivo vital para a sobrevida do doente.

Dessa forma, a ressecção em monobloco tem o racional de excisar todo o tecido tumoral e evitar que as células neoplásicas se espalhem (Figuras 31.1.2 e 31.1.3). Na avaliação intra-operatória, a diferenciação entre aderências inflamatórias ou neoplásicas nem sempre é possível, não sendo aconselhado, por isso, realizar biópsias ou separar as estruturas para ocorrer disseminação de células neoplásicas, ou mesmo a perfuração dessas vísceras[29,30]. Além disso, muitas vezes a biópsia intraoperatória é inconclusiva e a confirmação só será obtida com o exame histopatológico da peça ressecada[24,31-37].

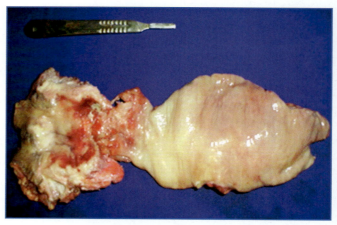

Figura 31.1.2 – Peça operatória, produto de amputação abdominoperineal e cistectomia total.

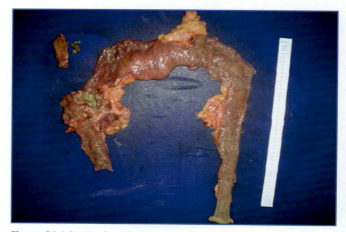

Figura 31.1.3 – Produto de colectomia total, enterectomia segmentar (notar alças aderidas ao tumor) e colecistectomia em paciente portador de tumor no ângulo hepático.

A imposição de realizar uma ressecção alargada para se obter chance de cura tem sido reconhecida há várias décadas. Em 1959, Butcher e Spjut[22] relataram sobrevida em somente 5% dos pacientes submetidos a ressecções limitadas em comparação a 33% após ressecções alargadas. Hunter et al.[24] compararam os resultados de colectomias-padrão, colectomias alargadas e colectomias com separação dos órgãos aderidos, encontrando taxas de sobrevida de 55, 61 e 23% respectivamente. No último grupo, reportou-se também recidiva local em 69% dos pacientes.

Além dos riscos operatórios inerentes, a realização de ressecções multiviscerais deve levar em conta as chances individuais de cura em cada situação. Nesse contexto, o reconhecimento dos fatores de risco associados com o prognóstico pode influenciar as decisões operatórias, assim como o seguimento. Assim, os índices de sobrevida dependem não somente da radicalidade da operação, mas também de fatores relacionados ao tumor primário (localização, número de órgãos envolvidos, parâmetros histológicos) e ao doente (necessidade de transfusão).

Com relação à localização do tumor, as lesões retais geralmente apresentam piores resultados quando comparadas às colônicas, provavelmente relacionadas às maiores dificuldades técnicas encontradas para ressecar uma lesão localmente avançada na pelve. Entretanto, a desvantagem quanto à sobrevida não foi comprovada de maneira uniforme[11,23].

As taxas de sobrevida não são afetadas pelo tipo ou número de órgãos comprometidos. Para muitos, não ocorre alteração significativa no prognóstico quando se avalia o número de órgãos envolvidos e a necessidade de transfusão de sangue[3,7,11]. Por outro lado, outros consideram que, assim como o tamanho do tumor, profundidade da invasão e duração da operação, a transfusão sanguínea também é um fator prognóstico ruim[38].

No tocante à influência de variáveis histológicas sobre as curvas de sobrevida, a presença de tumores T4 determina a pior sobrevida em comparação aos T3[25,33,39]. Esse grupo de tumores está associado a outros fatores histopatológicos significantes como metástases linfonodais, metástases a distância, invasão vascular extramural e grau de diferenciação celular, com implicações claras quanto aos índices de sobrevida global[40]. Por outro lado, a avaliação isolada dos diferentes tipos histológicos e do grau de diferenciação celular não tem impacto sobre as taxas de sobrevida[3,11,12,41].

Em muitas séries, a incidência de aderências neoplásicas entre os órgãos varia entre 40% a 80%[10,42,43]. Embora a confirmação histopatológica da natureza neoplásica possa trazer menores índices de sobrevida[11,26], acredita-se que esse fator não deve afetar o resultado uma vez que a excisão oncológica é realizada incluindo os órgãos envolvidos.

Alguns estudos têm chamado a atenção para a evolução biológica desses tumores que, mesmo atingindo grandes proporções, podem ter apenas aderências inflamatórias. Além disso, pode não existir invasão vascular linfática, sanguínea ou metástases à distância mesmo em tumores que atingiram vários outros órgãos, situação em que a ressecção radical determina bons índices de sobrevida[29,42,44].

Quanto à embolização vascular, linfática e a invasão perineural pelas células tumorais, sua presença influencia negativamente a sobrevida, principalmente quando a embolização linfática é detectada[7,11]. Ao relacionar esses dados com a profundidade do tumor, observou-se que mais de 70% dos pacientes com embolização linfática tinham tumores T4, fato que explica o mau prognóstico desse grupo[7].

O envolvimento linfonodal pela neoplasia tem sido fortemente aceito como um fator prognóstico independente tanto nas ressecções-padrão como nas multiviscerais[5,11,28,32,45]. Nessa circunstância, reduzem-se os índices de sobrevida[46-49] e a maioria desses pacientes apresenta tumores T4 com aderências neoplásicas, levando à excisão simultânea de um, dois e três ou mais órgãos em 55, 27 e 18% dos casos, respectivamente[7].

RESULTADOS DO TRATAMENTO CIRÚRGICO: MORBIMORTALIDADE E SOBREVIDA

Na literatura, as taxas de morbidade pós-operatória variam de 20 a 42% (média de 30%)[32], registrando-se óbito em 1,7 a 13% dos doentes submetidos s ressecções alargadas[50]. Especialmente em pacientes jovens, esses procedimentos são geralmente associados a altas taxas de morbidade quando comparados com a ressecção padrão[34,51,52].

Assim, uma vez reconhecido que nesse estágio evolutivo da doença o tratamento cirúrgico determina maior morbimortalidade, a decisão de realizar um procedimento alargado deve considerar individualmente os riscos de morbidade e os potenciais benefícios quanto à sobrevida[53,54]. Em estudo prospectivo multicêntrico envolvendo 3.756 pacientes na Alemanha, registrou-se morbidade crescente conforme a idade dos doentes, sendo 21,5% abaixo de 64 anos, 28,6% entre 65 e 79 anos e 41,2% em pacientes acima de 80 anos[51].

Por outro lado, outros acreditam que ressecções em monobloco não trazem maior morbidade quando comparadas a ressecções-padrão (37,5 versus 41,1%, p = 0,4) embora a necessidade de transfusão sanguínea tenha sido maior nas ressecções alargadas (16,3 versus 10%, p = 0,03)[53].

Em uma tentativa de comparar a importância clínica da morbidade após ressecções alargadas ou operações-padrão, Yun et al.[41] revisaram 84 (6,5%) de 1288 pacientes portadores de câncer de cólon T3-4 usando a classificação de Clavien[54]. Observaram que, embora a ocorrência de complicações maiores (acima do grau II) tenha sido similar (2,4 versus 0,9%, p > 0,05), as ressecções multiviscerais se associaram mais frequentemente a complicações menores (grau I) (10,8 versus 1,9%, p < 0,001). Dessa forma, consideram os autores que as ressecções multiviscerais são seguras e eficientes no manuseio de tumores localmente avançados.

Fatores prognósticos favoráveis têm sido implicados com o menor risco de recidiva e sobrevida, como, por exemplo, o menor tamanho do tumor primário, número menor de órgãos envolvidos, margens cirúrgicas livres, aderências inflamatórias e ausência de comprometimento linfonodal (ou número pequeno de linfonodos positivos para neoplasia)[55].

A ocorrência de recidiva tumoral tem sido um indicador de pior prognóstico para os índices de sobrevida global. Numa série da Mayo Clinic, descreveu-se recidiva em 30% de pacientes tratados com intenção curativa[36]. Conforme descrito em outras séries[25], a recidiva manifestou-se principalmente como metástase à distância em aproximadamente 70% dos casos. Reconhece-se que as ressecções alargadas apresentam maior risco de recidiva locorregional (26 versus 13%) em comparação a procedimentos padrão[56]. E, apesar dos benefícios da terapia neoadjuvante e adjuvante em casos selecionados, os altos níveis de recidiva (especialmente para o tratamento dos tumores retais) ainda é um problema a ser resolvido.

Os tumores colorretais localmente avançados constituem, portanto, um grupo distinto de lesões em que as chances de cura não são afetadas pelo número de órgãos envolvidos, mas sim pela possibilidade de serem tratadas de maneira radical (Figura 31.1.4). Mesmo nessa situação desfavorável, a realização de ressecções R0 é possível em grande porcentagem dos casos, proporcionando controle da doença a longo prazo.

A indicação de ressecções multiviscerais para o tratamento cirúrgico do carcinoma colorretal envolvendo órgãos vizinhos determina taxas de morbimortalidade aceitáveis, apesar dos riscos potenciais associados a procedimentos de maior porte. É, também, um caminho eficaz para prover alívio sintomático e sobrevida adicional em casos paliativos.

REFERÊNCIAS BIBLIOGRÁFICAS

1. Jemal A, Siegel R, Xu J, Ward E. Cancer Statistics. CA Cancer J Clin 2010; 60 (5): 1-24
2. Habr-Gama A, Campos FGM, Pinotti HW. Cirurgia alargada para o câncer no reto. Arq Bras Cir Dig 1990; 5 (1): 76-8.
3. Araújo SEA, Imperiale AR, Haddad L, Ferreira AV, Campos FGM et al. Resultados das operações com ressecção alargada em 46 pacientes com câncer colorretal. Rev Bras Coloproct 2004; 24 (2): 131-6.
4. Hahnnloser D, Nelson H, Gunderson LL, Hassan I, Haddock MG, O'Connell MJ et al. Curative potencial of multimodality therapy for locally recurrent rectal cancer. Ann Surg 2003; 237 (4): 502-8.

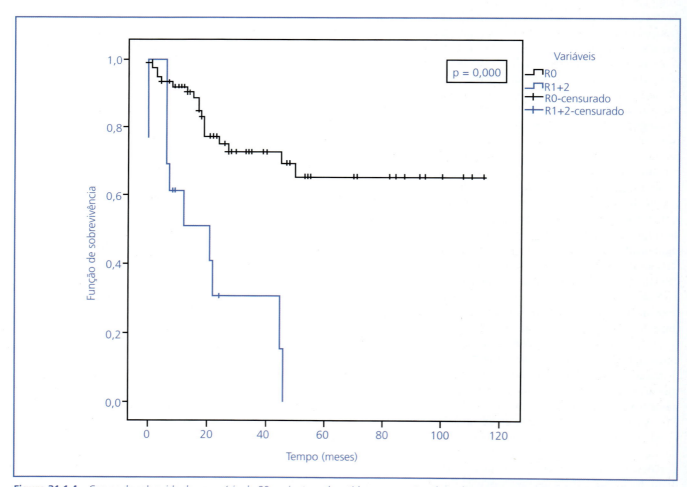

Figura 31.1.4 – Curvas de sobrevida de uma série de 90 pacientes submetidos a operações alargadas com caráter curativo ou paliativo.

5. Lopez MJ, Monafo WW. Role of extended resection in the initial treatment of locally advanced colorectal carcinoma. Surgery 1993; 113 (4): 365-72.
6. Harish K, Narayanaswamy YV, Nirmala S. Treatment outcomes in locally advanced colorectal carcinoma. Inter Semin Surg Oncol 2004; 1: 1-8.
7. Calijuri-Hamra MC. Câncer colorretal localmente avançado: resultados do tratamento cirúrgico e fatores prognósticos. Dissertação (Mestrado). Faculdade de Medicina da Universidade de São Paulo, São Paulo; 2009.
8. Govindarajan A, Coburn NG, Kiss A, Rabeneck L, Smith AJ, Law CHL. Population-based assessment of the surgical management of locally advanced colorectal cancer. JNCI 2006; 98 (20): 1474-81.
9. Moyniham B. Abdominal operations. Philadelphia: Sauders; 1926.
10. Sugarbaker ED. Coincident removal of additional structures in resections for carcinoma of the colon and rectum. Ann Surg 1946; 123: 1036-46.
11. Lehnert T, Methner M, Pollok A, Schaible A, Hinz U, Herfarth C. Multivisceral resection for locally advanced primary colon and rectal cancer in analysis of prognostic factor 201 patients. Ann Surg 2002; 235: 217-25.
12. Vieira RAC, Lopes A, Almeida PAC, Rossi BM, Nakagawa WT, Ferreira FO et al. Prognostic factors in locally advanced colon cancer treated by extended resection. Rev Hosp Clin Fac Med S Paulo 2004; 59 (6): 361-8.
13. Jemal A, Murray T, Wars E, Samuels A, Tiwari RC, Ghafoor A et al. Cancer statistics 2005; CA Cancer J Clinic 2005; 55 (1): 10-30.
14. Habr-Gama A, Campos FGM. Rastreamento e vigilância no câncer colorretal. In: Magalhães AF, Cordeiro FT, Quilicci FA, Machado G, Amarante HM, Prolla JC et al. (eds.). Endoscopia Digestiva Diagnóstica e Terapêutica. São Paulo: Revinter; 2005. p.509-20.
15. Cianchi F, Messerini L, Palomba A, Boddi V, Perigli G, Pucciani F, Bechi P, Cortesini C. Character of the invasive margin in colorectal cancer. Does it improve prognostic information of dukes staging? Dis Col Rectum 1997; 40 (10): 1170-6.
16. Campos FGM, Habr-Gama A, Alves PRA, Silva JH, Souza Junior AFS, Nahas SC, Pinotti WH. Carcinomas colorretais sincrônicos. Rev Bras Coloproct 1995; 15 (1): 19-24.
17. Campos FG. Câncer no reto – variáveis importantes na decisão pré-operatória. In: Habr-Gama A, Gama-Rodrigues J, Machado MCC, Cecconello I, Zilberstein B, Saad WA et al. Atualização em cirurgia do Aparelho Digestivo e em Coloproctologia – Gastrão. São Paulo: Frôntis; 2002. p. 249-62.
18. Bowne WB, Lee B, Wong WD, Bem-Porat Leah, Shia J, Cohen AM et al. Operative salvage for locoregional recurrent colon cancer after curative resection: an analysis of 100 cases. Dis Col Rectum 2005; 48 (5): 897-909.
19. Kelley WE, Brown PW, Lawrence WJr, Terz JJ. Penetrating, obstructing, and perforating carcinoma of the colon and rectum. Arch Surg 1981; 116: 381-4.
20. Guerra MR, Gallo CVM, Silva-Mendonça GA. Risco de câncer no Brasil: tendências e estudos epidemiológicos mais recentes. Rev Bras de Cancerol 2005; 51 (3): 227-34.
21. Lopez MJ, Luna-Pérez P. Composite pelvic exenteration: is it worthwhile? Ann Surg Oncol 2004; 11: 27-33.
22. Butcher HR, Spjut HJ. Evaluation of pelvic exenteration for advanced carcinoma of lower colon. Cancer 1959; 12: 681-7.
23. Gebhardt C, Meyer W, Ruckriegel S, Meier U. Multivisceral resection of advanced colorectal carcinoma. Langenbeck's Arch Surg 1999; 384: 194-9.
24. Hunter JA, Ryan SP. En-bloc resection of colon cancer adherent to other organs. Am J Surg 1987; 154: 67-70.
25. Rowe VL, Frost DB, Huang S. Extended resection of locally advanced colorectal carcinoma. Ann Surg Oncol 1997; 4: 131-6.
26. Silva JH, Dainesi MA, Paranaguá D, Formiga GJS. Ressecção alargada para o câncer colorretal. Rev Bras Coloproct 1993; 13 (2): 35-7.
27. Reinbach DH, Gregor MC, Murray GD, Odwyes PJ. Effect of the surgeon's specialty interest on the type of resection performed for colorectal cancer. Dis Col Rectum 1994; 37: 1020-3.
28. Croner RS, Merkel S, Papadopoulos T, Schellerer V, Hohenberger W, Goehl J. Multivisceral resection for colon carcinoma. Dis Col Rectum 2009; 52: 1381-6.
29. Spratt JS, Spjut HJ. Prevalence and prognosis of individual clinical and pathological variables associated with colorectal carcinoma. Cancer 1967; 20: 1976-85.
30. Gentil FC, Lopez A, Sé AOS, Cavalcanti SF, Garcia SZ, Lima EWL et al. Ressecção ampliada no tratamento do câncer avançado do cólon. Rev Bras Coloproct 1989; 3: 93-101.
31. Barbosa-Silva T, Carvalho EES, Campos JEGO, Silva RG, Conceição AS, Lacerda-Filho A. Ressecção alargada em pacientes com câncer colorretal localmente invasivo. Rev Bras Coloproct 2002; 22 (1): 27-32.
32. Eisemberg SB, Kraybill WG, Lopez MJ. Long-term results of surgical resection of locally advanced colorectal carcinoma. Surgery 1990; 108: 779-86.
33. Eldar S, Kemeny MM, Terz JJ. Extended resections for carcinoma of the colon and rectum. Surg Gynecol Obstet 1985; 161: 319-22.
34. Izbick JR, Hosh SB, Knoefel WT, Plaslick B, Bloechle C, Broelsch CE. Extended resections are beneficial for patients with locally advanced colorectal cancer. Dis Col Rectum 1995; 38 (12): 1251-6.
35. McGlone TP, Bernie WA, Elliot DW. Survival following extended operations for extracolonic invasion by colon cancer. Arch Surg 1982; 117: 595-99.
36. Taylor WE, Donohue JH, Gunderson LL, Nelson H, Nagorney DM, Devine RM, Haddock MG, Larson DR, Rubin J, O'Connell MJ. The Mayo Clinic experience with multimodality treatment of locally advanced or recurrent colon cancer. Ann Surg Oncol 2001; 9 (2): 177-85.
37. Vitelli CE, Crenca F, Fortunato L, Di Nardo A, Farina M, Mustacciuoli G. Pelve exenterative procedures for locally advanced or recurrent colorectal carcinoma in a community hospital. Techn Coloproct 2003; 7 (3): 159-63.
38. Nakafusa Y, Tanaka M, Kitajima Y, Sato S, Miyazaki K. Comparison of multivisceral resection and standard operation for locally advanced colorectal cancer: analysis of prognostic factors for short-term and long-term outcome. Dis Col Rectum 2004 47 (12): 2055-63.

39. Nelson H, Petrelli N, Carlin A, Couture J, Fleshman J, Guillen J et al. Guidelines 2000 for colon and rectal cancer surgery. JNCI 2001; 93 (8): 583-96.
40. Wong SKC, Jalaludin BB, Henderson CJA, Morgan MJ, Berthelsen AS, Issac MM et al. Direct tumor invasion in colon cancer: correlation with tumor spread and survival. Dis Col Rectum 2008; 51: 1331-38.
41. Yun SH, Yun RH, Lee WS, Cho YB, Lee WY, Chun HK. The clinical outcome and prognostic factors after multivisceral resection for advanced colon cancer. Eur J Surg Oncol 2008; 01: 024.
42. Polk HC, Jr. Extended resections for selected adenocarcinomas of the large bowel. Ann Surg 1972; 175: 892-9.
43. Bonfanti G, Bozzetti F, Docci R, Baticci F, Marolda R, Bignami P et al. Results of extended surgery for cancer of the rectum and sigmoid. Br J Sur 1982; 69: 305-7.
44. Lopes A, Vieira RAC. Tratamento cirúrgico de câncer de cólon: ressecções ampliadas. Cãncer do cólon reto e ânus. Ribeirão Preto: Lemar; 2005. p.217-28.
45. Poeze M, Houbiers IGA, van de Velde GJH, Wabbes TH, Von Meyenfeldt MF. Radical resection of locally advanced colorectal cancer. Br J Surg 1995; 82: 1386-90.
46. Aleksic M, Hennes N, Ulric B. Surgical treatment of locally advanced rectal cancer. Dis Surgery 1998; 15: 342-6.
47. Gall FP, Tonak Altendorf A. Multivisceral resection in colorectal cancer. Dis Col Rectum 1987; 30: 337-41.
48. Pittan MR, Thornton H, Ellis H. Survival after extended resection for locally advanced carcinomas of the colon and rectum. Ann R Coll Surg Engl 1984; 66: 81-4.
49. Platell CFE, Semmens JB. Review of survival curves for colorectal cancer. Dis Col Rectum 2004; 47 (12): 2070-5.
50. Jeekel J. Can radical surgery improve survival in colorectal cancer? World J Surg (hist arch) 1987; 11 (4): 412-7.
51. Marusch F, Koch A, Schimidt U, Zippel R, Gastmeier J, Ludwig K et al. Impact of age on the shortterm postoperative outcome of patients undergoing surgery for colorectal carcinoma. Int J Colorect Dis 2002; 17 (3): 177-84.
52. Marusch F, Koch A, Schimidt U, Steinert R, Ueberrueck T, Bittner R et al. The impact of the risk factor "age" on the early postoperative results of surgery for colorectal carcinoma and its significance for perioperative management. World J Surgery 2006; 29 (8): 1013-22.
53. Andreoni B, Chiappa A, Bertani E, Bellomi M, Orecchia R, Zampino M et al. Surgical outcomes for colon and rectal cancer over a decade: results from a consecutive monocentric experience in 902 unselected patients. World J Surg Oncol 2007; 5 (73): 1-10.
54. Clavien PA, Sanabria JR, Strasberg SM. Proposed classification of complications of surgery with examples of utility in cholecystectomy. Surgery 1992; 111: 518-26.
55. Orkin BA, Dozois RR, Beart RWJr, Patterson DE, Gunderson LL, Ilstrup DM. Extended resection for locally advanced primary adenocarcinomas of the rectum. Dis Col Rectum 1989; 32: 286-92.
56. Montesani C, Ribotta G, De Milito R, Pronio A, D'Amato A, Narilli P et al. Extended resection in the treatment of colorectal cancer. Int J Colorect Dis 1991; 6: 161-4.

ASPECTOS ESPECIAIS DO TRATAMENTO
DO CÂNCER COLORRETAL

Manuseio da Carcinomatose Peritoneal

31.2

Rodrigo Gomes da Silva
Bernardo Hanan

INTRODUÇÃO

A carcinomatose peritoneal como forma de disseminação neoplásica foi primeiramente descrita por Sampson em 1931, ao observar implantes peritoneais secundários à progressão de tumor ovariano[1]. A incidência precisa de carcinomatose peritoneal decorrente do adenocarcinoma colorretal não é conhecida, assim como a via de disseminação no peritônio não é completamente compreendida. Estima-se que, no momento do diagnóstico, aproximadamente 10 a 15% dos pacientes com câncer colorretal apresentem implantes na superfície peritoneal. Entre todos os pacientes com câncer colorretal tratados, por volta de 50% apresentam o peritônio acometido[2]. Nos pacientes com tumores colorretais do subtipo histológico mucinoso, a carcinomatose peritoneal é mais comum[3].

Acredita-se que o acometimento peritoneal ocorra pela via transcelômica, ou seja, pela disseminação das células tumorais que ao acometerem toda a parede do órgão, por meio de absorção através de pequenos vasos linfáticos e vênulas, acabam acometendo a superfície peritoneal e omento. Assim, é necessário o acometimento transmural do tumor para a disseminação peritoneal[2].

A mudança do paradigma de intratabilidade dessa modalidade de disseminação decorrente do adenocarcinoma colorretal foi iniciada pelo Dr. Paul Sugarbaker, no início dos anos 1980, ao considerá-la uma progressão locorregional da doença e, portanto, passível de tratamento com intenção curativa em casos selecionados[4]. Com esse objetivo, desenvolveu-se novo método de abordar a carcinomatose peritoneal baseado no tratamento combinado da cirurgia citorredutora e a quimioterapia intraperitoneal, o chamado "Protocolo de Sugarbaker". Este capítulo revisa a história natural da carcinomatose peritoneal colorretal, os princípios do tratamento cirúrgico e quimioterapia intraperitoneal, os fatores prognósticos, a morbimortalidade do procedimento e os resultados oncológicos.

HISTÓRIA NATURAL DA CARCINOMATOSE PERITONEAL COLORRETAL

A carcinomatose peritoneal tem tradicionalmente sido considerada como doença avançada e de prognóstico ruim. A classificação atual do câncer colorretal pela American Joint Committee on Cancer (AJCC) de 2010, por exemplo, considera o paciente com metástase peritoneal como M1b, estádio IVb, igualando-o, em termos prognósticos, ao paciente com metástase em mais de um órgão ou local.

A identificação de disseminação peritoneal das neoplasias do trato gastrointestinal faz parte da rotina do cirurgião. Entretanto, o impacto dessa forma de disseminação do adenocarcinoma colorretal foi pouco compreendido até a publicação de Chu et al.[5]. Esses autores acompanharam 100 pacientes com carcinomatose peritoneal secundária a tumores não ginecológicos submetidos apenas a biópsias. A sobrevida mediana desses pacientes foi de 8,5 meses, sendo a presença de ascite importante fator prognóstico. Posteriormente, Sadegui et al[6]. avaliaram 370 pacientes com carcinomatose peritoneal de tumores não ginecológicos no estudo denominado EVOCADE 1. Esses pacientes foram submetidos à quimioterapia sistêmica com 5-Fluororacil e apresentaram sobrevida global semelhante à encontrada por Chu et al.[5], com mediana de 6,9 meses entre os 118 pacientes com diagnóstico de carcinomatose peritoneal secundária ao adenocarcinoma de cólon. Mais recentemente, Jayne et al.[7] avaliaram 3.019 pacientes com adenocarcinoma colorretal e identificaram 349 (13%) com carcinomatose peritoneal. De especial interesse foram 125 (58%) pacientes que apresentaram a disseminação para o peritônio no momento do diagnóstico. A sobrevida mediana desses pacientes foi apenas de sete meses. A presença de metástases peritoneais foi fator de resposta ruim à quimioterapia sistêmica. Em 2005, Bloemendaal et al.[8], na Holanda, avaliaram 50 pacientes submetidos ao tratamento cirúrgico paliativo para carcinomatose peritoneal seguido de quimioterapia sistêmica com

469

5-fluororacil, leucovorin e irinotecam. A sobrevida mediana foi de apenas 12,6 meses[8].

O impacto das modernas drogas quimioterápicas introduzidas recentemente no tratamento do câncer colorretal avançado no paciente com carcinomatose peritoneal não é completamente conhecido. Isso ocorre porque a amostra da maioria desses estudos é constituída de pacientes com metástases hepáticas ou pulmonares em vez de pacientes carcinomatose peritoneal. Entretanto, Franko et al.[9], em 2010, nos Estados Unidos, compararam pacientes com carcinomatose peritoneal secundária ao câncer colorretal submetidos à cirurgia de citorredução e quimioterapia intraperitoneal com pacientes submetidos à quimioterapia sistêmica. Os pacientes submetidos à cirurgia convencional e quimioterapia sistêmica com as mais modernas drogas apresentaram sobrevida mediana de apenas 16,8 meses[9].

Essas taxas de sobrevida desanimadoras denotam a agressividade da carcinomatose peritoneal decorrente do adenocarcinoma colorretal. Além da marcante letalidade da doença, a carcinomatose peritoneal associa-se à piora da qualidade de vida com quadros obstrutivos, fistulizantes e a desnutrição calórico-proteica que causam sofrimento intenso para pacientes e familiares. Uma das causas mais agonizantes de morte por câncer decorre da progressão da carcinomatose peritoneal[10,11].

FISIOPATOLOGIA

Na ausência de líquido peritoneal ou intervenção cirúrgica, as células tumorais podem invadir o peritônio por contiguidade (Figura 31.2.1). Os tumores que acometem toda a parede do cólon e produzem muco ou líquido ascítico promovem a disseminação das células neoplásicas presentes nesses fluidos para os compartimentos peritoneais via reabsorção de líquidos por meio de pequenos vasos linfáticos e vênulas. As principais regiões acometidas são o diafragma direito, o fígado, a reflexão peritoneal esquerda, o fundo do saco de Douglas, o omento e borda mesentérica do intestino[12]. O aprisionamento de células tumorais em superfícies peritoneais traumatizadas por procedimento cirúrgico pode ser responsável pela disseminação de implantes peritoneais de causa iatrogênica. A ruptura do tumor no perioperatório e o vazamento de células tumorais de linfáticos ou veias seccionadas durante a operação de ressecção tumoral podem ser a causa de carcinomatose peritoneal. A associação de fibrina e células tumorais durante o processo de cicatrização parece ser o mecanismo de implante. Por esse mecanismo, observa-se o acometimento principalmente das anastomoses e dos tecidos excessivamente manipulados durante os procedimentos cirúrgicos ou após a realização de biópsias[12,13]. A cicatriz operatória, por exemplo, é sítio comum de implantes peritoneais.

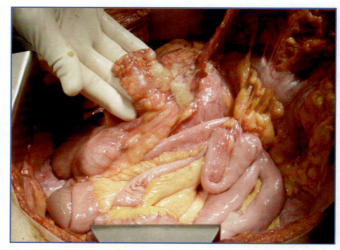

Figura 31.2.1 – Carcinomatose peritoneal secundária à adenocarcinoma mucinoso de cólon direito. Notam-se implantes secundários em alça de intestino delgado.

CIRURGIA CITORREDUTORA (PERITONIECTOMIA)

O objetivo principal da cirurgia citorredutora, chamada de peritoniectomia pelo seu idealizador, é a erradicação completa de tecido neoplásico macroscópico[12]. Esse princípio é aplicado com sucesso para outros tipos de metástases de tumores colorretais, quais sejam: as metástases hepáticas e pulmonares[13]. A racionalidade para ressecção das vísceras acometidas e do peritônio parietal é remover o tumor macroscópico que causa sintomas, como ascite e obstrução, e criar ambiente adequado à quimioterapia intraperitoneal que, por sua vez, agirá na doença residual microscópica.

A técnica operatória é baseada na remoção cirúrgica do peritônio parietal acometido, ressecção de partes de órgãos com peritônio visceral acometido como, por exemplo, o estômago e o intestino delgado e a eletrovaporização de pequenos nódulos de tumor localizados na superfície hepática e no mesentério do intestino delgado[14] (Figura 31.2.2).

Originalmente a técnica foi descrita com uso de eletrocautério em alta voltagem (100-200W), no modo corte puro e com ponta de caneta em forma arredondada (*ball tip*)[14]. A utilização de dissecção romba ou com pinça e tesoura pode resultar em hemorragia desnecessária e aumento do tempo cirúrgico.

A incisão cirúrgica visa a obter boa exposição de todos os quadrantes do abdome. A laparotomia mediana xifopúbica é a incisão de escolha. Pacientes com cicatrizes de operações prévias devem ter a incisão ressecada, o que, muitas vezes, envolve a remoção da cicatriz umbilical, nos casos de implantes secundários. Após a abertura da aponeurose, o cirurgião pode desenvolver o plano da peritoniectomia parietal para, logo depois, fazer a abertura do peritônio parietal e avaliar a disseminação da doença peritonial[14].

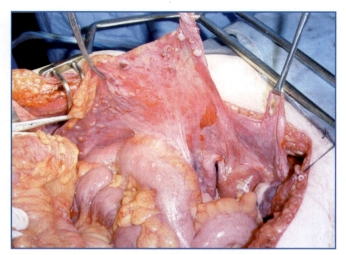

Figura 31.2.2 – Peritoniectomia pélvica que inclui a ressecção do peritônio parietal em conjunto com retossigmoide, ovários e útero.

Após a colocação de afastador de Thompson, o cirurgião deverá quantificar a disseminação da doença. Em geral, utiliza-se o índice de carcinomatose peritoneal de Sugarbaker, que tem valor prognóstico. Além disso, deve-se fazer a previsão da possibilidade de ressecar completamente a doença macroscópica. Nesse momento, o anestesista deve ser avisado da magnitude prevista da operação.

O tempo cirúrgico é geralmente elevado dependendo, obviamente, dos sítios de acometimento da doença, com duração que pode variar entre 8 e 12 horas. Por se tratar de um procedimento longo e que muitas vezes associa várias operações (gastrectomia, colectomia, pan-histerectomia etc.) no mesmo momento, a peritoniectomia deve ser realizada por cirurgião experiente que conheça a técnica. Para reduzir o tempo cirúrgico, o uso de grampeadores nas anastomoses e fontes de energia como o bisturi de argônio são auxiliares importantes. O procedimento deve ser feito de modo padronizado a fim de otimizar o tempo operatório.

A principal contraindicação da realização do procedimento é a impossibilidade de citorredução completa. A disseminação e a infiltração de células neoplásicas nas superfícies cruentas deixadas pela cirurgia citorredutora é esperada, a menos que se associe quimioterapia intraperitoneal perioperatória[14,15]. A doença remanescente microscópica, que o cirurgião não vê, é o que sela o desfecho letal da doença[15].

QUIMIOTERAPIA INTRAPERITONEAL PERIOPERATÓRIA

A mudança da via de administração da quimioterapia na carcinomatose peritoneal não é uma ideia nova. Em 1955, Weisberger et al.[16] já apresentara resultados do tratamento de 7 pacientes com carcinomatose peritoneal decorrente de adenocarcinoma de ovário com quimioterapia intraperitoneal usando mostarda nitrogenada. Por outro lado, a quimioterapia sistêmica intravenosa na carcinomatose decorrente dos tumores colorretais não aumentou a sobrevida, quando comparada com pacientes que não receberam quaisquer outros tratamentos[17].

Além da mudança da via de administração, outro novo conceito introduzido simultaneamente foi o momento da administração das drogas. A partir de então, passou-se a utilizar a quimioterapia intraperitoneal no perioperatório, isto é, logo após a realização da citorredução completa, porém antes da confecção das anastomoses. A exposição direta do peritônio aos agentes quimioterápicos contempla maiores concentrações da droga, quando comparada a via intravenosa de administração. O quimioterápico é associado a grandes volumes de solução de diálise peritoneal e é represado no abdome por uma sutura realizada entre a pele e o afastador ortostático, na técnica denominada aberta ou de Coliseum (Figura 31.2.3). Na técnica fechada, o abdome é temporariamente fechado para realização da quimioterapia intraperitoneal.

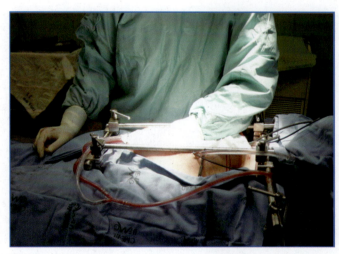

Figura 31.2.3 – Quimioterapia intraperitoneal hipertérmica pela técnica aberta, que permite a manipulação das alças durante o procedimento.

Alguns centros especializados administram além da quimioterapia intraoperatória a quimioterapia intraperitoneal nos cinco a sete primeiros dias de pós-operatório imediato.

A ação das drogas selecionadas ainda é potencializada pela hipertermia conseguida por meio de um circuito de perfusão que mantém a temperatura do quimioterápico em aproximadamente 41,5°C[10]. Porém os dados sobre a ação da hipertermia foram obtidos de estudos experimentais e não estudos clínicos. Acredita-se que a hipertermia seja mais nociva às células cancerígenas, aumentando a pressão intersticial tumoral e assim a penetração do quimioterápico nos tecidos. Por fim, o calor ainda agiria em sinergismo com as drogas aumentando a sua citotoxidade. Em um estudo randomizado em ratos, cobaias tratadas com quimioterapia intraperitoneal tiveram maior sobrevida que os tratados somente com quimioterapia ou com solução hipertérmica sem quimioterápico. Até o momento, nenhum estudo controlado comparou a quimioterapia intraperitoneal hipertérmica com a normotérmica, porém o estudo francês Progige 7 com esse fim está em andamento[18]. No estudo de da Silva e Sugarbaker[19], avaliou-se a sobrevida de pacientes com carcinomatose colorretal submetidos à citorredução completa no Washington Cancer Institute. Os autores observaram que não houve diferença na sobrevida mediana dos pacientes submetidos à quimioterapia intraperitoneal normotérmica, quando comparados àqueles que receberam quimioterapia hipertérmica (33 meses versus 33 meses, p = NS). (Figura 31.2.4)

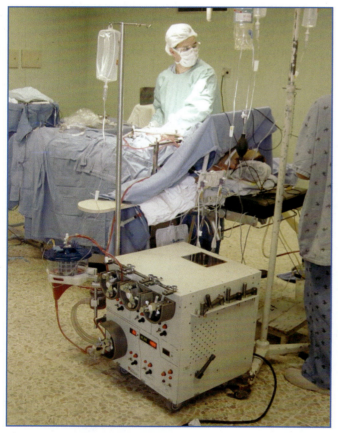

Figura 31.2.4 – Sistema de quimioterapia intraperitoneal hipertérmica com utilização de máquina de circulação extracorpórea utilizada em operações cardíacas.

Para a maioria das drogas 90 minutos são suficientes para atingir o seu efeito citotóxico máximo. As principais drogas utilizadas são a mitomicina C, a doxirrubicina, a cisplatina e a oxaliplatina. Atualmente existem duas tendências: o uso de mitomicina C a 41ºC por 60 a 90 minutos e o uso de oxaliplatina com ou sem irinotecano por 30 a 40 minutos a 43ºC[18]. A mitomicina C é o quimioterápico mais utilizado. Um estudo recente mostrou que, após 90 minutos, 29% da droga ainda permanecem na solução quimioterápica. A exposição da superfície peritoneal foi 27 vezes maior no uso intraperitoneal, quando comparado com a concentração plasmática. Além disso, a extensão da peritoniectomia aumenta o *clearance* da mitomicina C[20].

No pós-operatório imediato as drogas que necessitam de replicação celular para agir são as mais indicadas, quais sejam: o 5-fluororacil, o paclitaxol e o docetaxol. Essas drogas são administradas associadas a grandes volumes de solução de diálise peritoneal (5 a 7 litros) via cateteres posicionados no abdome durante a operação para instilação e drenagem do quimioterápico.

No Washington Hospital Center, a quimioterapia pós-operatória é realizada para todos os pacientes com 5-fluororacil, exceto naqueles com pouca doença peritoneal[10]. É importante ressaltar que a seleção de pacientes é fundamental e que os mais beneficiados pela quimioterapia intraperitoneal são aqueles submetidos à citorredução completa ou com pequena quantidade de neoplasia residual situada exclusivamente na superfície peritoneal[10]. Os procedimentos muito agressivos para neoplasia avançada com disseminação em todos os quadrantes abdominais e índice de carcinomatose de Sugarbaker maior que vinte não apresentam benefícios no médio e longo prazo.

Os principais efeitos adversos das drogas administradas na superfície peritoneal são sobre a medula óssea e a mucosa gastrintestinal. Não se deve desprezar a toxicidade sistêmica dos quimioterápicos que acabam por ser absorvidos pela superfície peritoneal. Assim, as doses de administração intraperitoneal são similares àquelas utilizadas por via endovenosa.

SELEÇÃO DE PACIENTES

Devemos selecionar os pacientes a serem submetidos à cirurgia citorredutora combinada com quimioterapia intraperitoneal hipertérmica. A avaliação de risco-benefício deve envolver o grau de envolvimento da doença, a condição clínica pré-operatória do paciente e a possibilidade de morbimortalidade associada ao procedimento. Citorreduções muito extensas e que envolvem todos os quadrantes do abdome na carcinomatose peritoneal colorretal devem ser analisadas com bastante cuidado.

Com a crescente evidência dos efeitos benéficos da cirurgia citorredutora associada com a quimioterapia intraperitoneal hipertérmica, a seleção de pacientes tornou-se um desafio[21]. Vários fatores devem entrar no processo de decisão para se levar um paciente com carcinomatose peritoneal secundária ao câncer colorretal para a sala de operações. Em geral, o quadro clínico (*performance status*), resposta à quimioterapia prévia, grau histológico, doença extraperitoneal, localização do tumor primário (cólon ou reto) e alterações à tomografia computadorizada ou ao PET-CT tem sido considerados na decisão clínica[22]. Por exemplo, Gomes da Silva et al.[23] relataram prognóstico pior em pacientes com carcinomatose peritoneal decorrentes de adenocarcinoma de reto, levantando o questionamento se pacientes com câncer de reto se beneficiam do procedimento[22].

De fato, a seleção de pacientes para a cirurgia citorredutora é feita com métodos de imagem no pré-operatório ou, no perioperatório, com o índice de carcinomatose peritoneal (ICP) de Sugarbaker e o escore da magnitude da citorredução.

Hoje, há limitações para selecionar pacientes com carcinomatose peritoneal para cirurgia citorredutora baseado em métodos de imagem[22]. O padrão atual é solicitar tomografias computadorizadas do tórax, abdome e pelve. Entretanto, em alguns centros especializados, a tomografia computadorizada do crânio é solicitada de rotina. Esses métodos visam a demonstrar se há doença extra-abdominal e avaliar a disseminação da doença no abdome. A grande limitação é que os implantes peritoneais podem ser pequenos e não produzir imagens tridimensionais necessárias para serem detectados nos métodos de imagem atuais. Mesmo o PET-CT apresenta a limitação de detectar lesões menores de 1 cm e tem sensibilidade reduzida para tumores ricos em mucina, que são grandes responsáveis por carcinomatose peritoneal.

A tomografia computadorizada é útil para descartar metástases hepáticas, pulmonares e para diagnosticar o acometimento peritoneal dos adenocarcinomas mucinosos que produzem grandes volumes de material mucinoso na superfície peritoneal. Além disso, o padrão de acometimento peritoneal pode prever a possibilidade de citorredução completa. Os dois critérios tomográficos mais sensíveis para a impossibilidade de citorredução completa são a presença de obstrução intestinal oriunda do intestino delgado e a presença de nódulos maiores que 5 cm no intestino delgado e ou no mesentério do jejuno ou íleo proximais. O acometimento do ileoterminal não é critério de contraindicação de tratamento cirúrgico eletivo. O acometimento de doença ao redor do baço, por exemplo, pode predizer que a esplenectomia total e a peritoniectomia subdiafragmática esquerda serão necessárias. Nesse caso, vacinas contra bactérias encapsuladas podem ser oferecidas no período pré-operatório.

A presença de metástases hepáticas ressecáveis não contraindica a peritoniectomia[24,25]. Em pacientes selecionados com não mais de duas ou três lesões hepáticas e acometimento peritoneal moderado a citorredução completa atinge os mesmos resultados no que tange ao aumento da sobrevida[24]. No entanto, a disseminação linfonodal para-aórtica identificada na tomografia computadorizada é tida como doença sistêmica avançada e esses pacientes não são geralmente considerados para a laparotomia.

O índice de carcinomatose peritoneal (ICP) de Sugarbaker é o método mais utilizado para quantificar o acometimento peritoneal e deve ser usado para a decisão cirúrgica no perioperatório. O abdome é dividido em 9 quadrantes (0 a 9) e o intestino delgado em quatro segmentos: jejuno proximal e distal e íleo proximal e distal (9 a 13). O tamanho das lesões (*lesion score* – LC) em cada quadrante é quantificado: LS-0 significa ausência de neoplasia no quadrante; LS-1 nódulos neoplásicos menores que 0,5 cm; LS-2 nódulos neoplásicos de 0,5 cm até 5 cm; e LS-3 nódulos neoplásicos maiores que 5 cm. A soma do escore dos quadrantes é o ICP, que pode variar entre 0 e 39 (Figura 31.2.5).

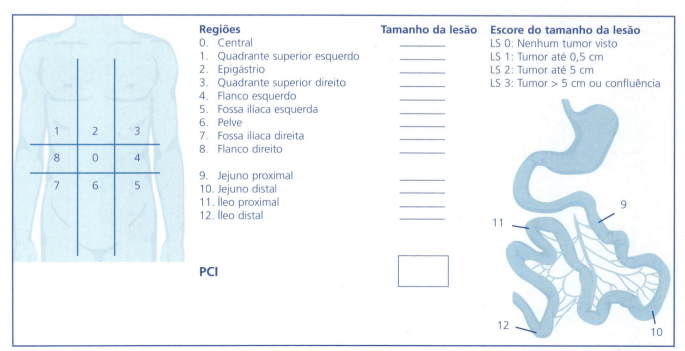

Figura 31.2.5 – Índice de carcinomatose peritoneal de Sugarbaker.

Na carcinomatose decorrente de pseudomixoma peritoneal ou do mesotelioma, a tentativa de citorredução completa deve ocorrer mesmo que o PCI seja 39, visto que o caráter insidioso e pouco invasivo dessas doenças resulta em bom prognóstico, quando a citorredução é completa.

Diversos estudos demonstram que, na carcinomatose peritoneal secundária ao câncer colorretal, o ICP é fator prognóstico[26-29]. Em um estudo francês, pacientes com PCI menor que 13 submetidos à citorredução completa apresentaram melhor prognóstico[27]. No estudo de da Silva e Sugarbaker[19], entre 70 pacientes submetidos à citorredução completa, a sobrevida foi significativamente maior nos pacientes classificados com ICP menor ou igual a 20. Atualmente, o ponto de corte no ICP aceito pela maioria dos centros para se prosseguir na citorredução cirúrgica é 20.

O ICP de Sugarbaker ou qualquer outro método para quantificar o volume de disseminação peritoneal apresenta falhas. Alguns pacientes podem ter baixo ICP, mas apresentam doença infiltrante no pedículo hepático ou mesmo na raiz do mesentério que impossibilita a citorredução completa[10].

Alguns autores avaliaram o papel da laparoscopia para determinação do ICP e posterior laparotomia com intenção de realizar a peritoniectomia e quimioterapia intraperitoneal. Quando realizada, é recomendado que os trocartes sejam colocados todos na linha mediana para que a incisão mediana posterior possa englobar as cicatrizes. Porém não há concordância entre os autores sobre a utilização da laparoscopia para avaliar o ICP[30].

Por fim, o maior definidor prognóstico é a o escore da magnitude de citorredução (CC – *completeness cytoreduction score*) (Figura 31.2.6). O CC-0 indica citorredução completa, o CC-1 denota a presença de nódulos peritoneais menores que 2,5 mm, profundidade atingida pela quimioterapia intraperitoneal. O CC-2 indica nódulos remanescentes entre 2,5 mm e 2,5 cm e o CC-3, nódulos maiores que 2,5 cm ou a confluência de nódulos irressecáveis em qualquer quadrante do abdome e pelve. Na maioria dos centros especializados, pacientes nos quais a citorredução não foi completa não são submetidos à quimioterapia intraperitoneal. Primeiro, porque não apresenta vantagem de sobrevida e, segundo, porque se associa à maior morbimortalidade.

Na tentativa de reconhecer precocemente a carcinomatose peritoneal e aumentar os índices de sucesso da técnica, Elias D et al.[31], na França, propuseram em um estudo a relaparotomia programada em pacientes com alto risco de desenvolver carcinomatose peritoneal, quais sejam: pacientes com carcinomatose peritoneal mínima com ressecção sincrônica com o tumor primário, pacientes com metástase ovariana e aqueles com tumor primário perfurado. Esses pacientes, sem evidências de metástases aos métodos de imagem, foram submetidos à laparotomia exploradora treze meses após o procedimento primário com o objetivo de se diagnosticar e tratar carcinomatose peritoneal com baixo ICP. Esse período foi arbitrariamente decidido. A carcinomatose peritoneal foi encontrada em 55% dos pacientes, o que possibilitou tratar pacientes com ICP menores[31]. Essa abordagem, no entanto, deve ser avaliada em estudos maiores para que seja incorporada à prática clínica[32].

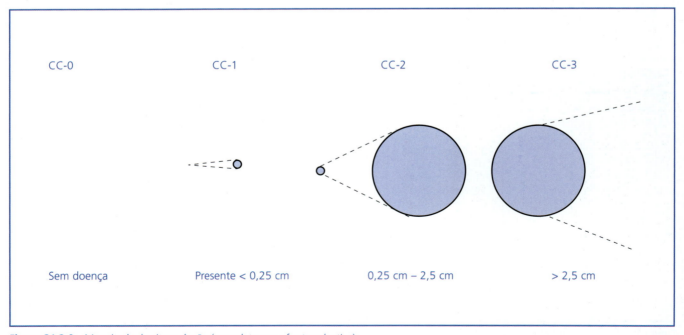

Figura 31.2.6 – Magnitude da citorredução (*completeness of cytoreduction*).

RESULTADOS
Morbimortalidade

A cirurgia citorredutora e quimioterapia intraperitoneal apresentam complicações que se referem à alta complexidade do tratamento cirúrgico, aos efeitos colaterais das drogas tumoricidas e à hipertermia. As principais complicações são oriundas do procedimento cirúrgico, como, por exemplo, fístulas anastomóticas, abscessos, fístulas pancreáticas e sangramento. Quanto maior a experiência de determinado centro especializado em carcinomatose peritoneal, menores são as taxas de complicações e de mortalidade. O grupo do Washington Cancer Institute relatou alto índice de morbidade que atingiu 43%, mas baixa mortalidade, 1,5%[26]. Por outro lado, Shen et al. relataram taxa de mortalidade de 8% entre 109 pacientes tratados com a associação de cirurgia citorredutora e quimioterapia intraperitoneal[28].

A dissecção com eletrocautério em alta voltagem pode levar a alta taxa de complicações intestinais. Por exemplo, Sugarbaker e Jablonski[33] evidenciaram que 26% dos pacientes (19/72) evoluíram com perfuração intestinal pós-operatória, quando se apresentaram para o tratamento com obstrução intestinal, após radioterapia ou quimioterapia intraperitoneal. A quimioterapia intraperitoneal pode levar a edema de alça ou alterações na cicatrização, resultando em maiores taxas de fístula anastomótica. Em outro estudo, Elias et al.[34] relataram que a taxa de complicação abdominal foi de 25%, sendo observadas fístulas digestivas em 25 de 106 pacientes tratados com oxaliplatina intraperitoneal a temperatura média de 43º C após citorredução[34]. Em um estudo com 23 centros especializados da França, foram avaliados 440 pacientes com carcinomatose peritoneal, sendo 368 deles de origem colorretal, a mortalidade e a morbidade pós-operatória foram de 3,9 e 31%, respectivamente[35].

A taxa de complicação da cirurgia citorredutora de carcinomatose peritoneal por câncer colorretal associada à quimioterapia intraperitoneal pode ser menor do que aquela observada em pacientes com pseudomixoma peritoneal ou mesotelioma. Isso ocorre porque a cirurgia de citorredução somente deve ser realizada em pacientes com índice de carcinomatose de Sugarbaker menor ou igual a 20 nos pacientes com carcinomatose peritoneal secundária ao câncer colorretal. Isso reduz a magnitude da operação, com redução do tempo cirúrgico. Já foi demonstrado que o tempo cirúrgico é fator associado à morbidade em pacientes com pseudomixoma[36]. Em recente estudo australiano, Saxena et al. relataram que o índice de carcinomatose peritoneal maior que 12, a transfusão de sangue maior que 4 unidades, o número de procedimentos de peritoniectomia, a peritoniectomia do quadrante esquerdo superior e o número de anastomoses colônicas foram fatores associados a maior risco de complicações pós-operatórias[37].

Sobrevida

Os resultados relatados na literatura de sobrevida de pacientes submetidos à cirurgia citorredutora associada à quimioterapia intraperitoneal para tratamento da carcinomatose peritoneal secundária ao câncer colorretal demonstram a importância da citorredução completa[38-53] (Tabela 31.2.1). A sobrevida mediana relatada em diversos estudos avaliados por Cotte et al. varia entre 18 e 63 meses, com sobrevida de 5 anos variando entre 11% e 51%[38].

Em metanálise publicada em 2009, Cao et al.[25] avaliaram 47 publicações, incluindo 4 estudos comparativos e 43 observacionais. Aumento significativo da sobrevida foi conseguido com a cirurgia de citorredução associada à quimioterapia intraperitoneal, quando comparada ao tratamento conservador com quimioterapia sistêmica[25]. Não houve aumento significativo da sobrevida global em pacientes submetidos à citorredução e quimioterapia intraperitoneal no pós-operatório imediato *versus* citorredução e quimioterapia sistêmica.

TABELA 31.2.1 – Sobrevida de pacientes com carcinomatose por câncer colorretal tratados com cirurgia citorredutora e quimioterapia intraperitoneal

Série	Ano	Número de pacientes	Sobrevida mediana (meses)	Sobrevida global de 5 anos (%)
Glehen et al.[47]	2004	271	32	31
Verwaal et al.[53]	2005	117	22	19
Da silva et al.[19]	2006	70	33	32
Kianmanesh et al.[50]	2007	43	38	-
Shen et al.[51]	2008	121	34	26
Verwaal et al.[42]	2008	117	22	45
Yan et al.[52]	2008	50	29	-
Elias et al.[44]	2009	48	63	51
Elias et al.[40]	2010	523	30	27

Um estudo multicêntrico de 2004, com 506 pacientes com câncer colorretal tratados, a sobrevida mediana entre os pacientes com citorredução completa foi de 32,4 meses e de apenas 8,4 meses, quando a citorredução foi incompleta[39]. Em outro estudo multicêntrico, Elias et al.[40] relataram que a sobrevida mediana de 523 pacientes com carcinomatose colorretal submetidos a cirurgia citorredutora e quimioterapia intraperitoneal hipertérmica em 23 instituições foi de 30,1 meses. A sobrevida de 5 anos foi de 27%. A extensão da carcinomatose, a magnitude da citorredução e a metástase linfonodal foram fatores prognósticos. A presença de metástase hepática não influenciou negativamente a mortalidade[40].

Em 2006, da Silva e Sugarbaker[19] avaliaram 70 pacientes submetidos à citorredução completa e quimioterapia intraperitoneal no Washington Cancer Institute. A sobrevida mediana foi de 33 meses e a sobrevida de 5 anos foi de 32 meses. Os pacientes com índice de carcinomatose peritoneal de Sugarbaker menor ou igual a 20 apresentaram sobrevida mediana de 41 meses, *versus* 16 meses entre aqueles com ICP maior que 20[19].

Apenas um estudo prospectivo randomizado avaliou a eficácia da quimioterapia intraperitoneal hipertérmica após a cirurgia citorredutora em pacientes com câncer colorretal. Neste estudo randomizado realizado em 2003, pesquisadores holandeses compararam 51 pacientes tratados convencionalmente *versus* 54 pacientes tratados com cirurgia citorredutora e quimioterapia intraperitoneal hipertérmica com mitomicina C[41]. O estudo foi interrompido por questões éticas, após observação de que a mediana de sobrevida no grupo experimental foi de 22,3 meses *versus* 12,6 meses no grupo convencional[41]. Em 2008, esse estudo foi atualizado e, com tempo de acompanhamento médio de 8 anos, a sobrevida de 5 anos entre os pacientes submetidos a citorredução completa foi de 45%[42]. Os autores concluíram que o tratamento combinado de citorredução e quimioterapia intraperitoneal hipertérmica beneficia pacientes com carcinomatose peritoneal secundária ao câncer colorretal.

A oxaliplatina tem sido utilizada no lugar da mitomicina C em alguns centros europeus. Em 2006, Elias et al.[43] expuseram os resultados de 30 pacientes submetidos a citorredução completa e 30 minutos de quimioterapia intraperitoneal hipertérmica com oxaliplatina. A sobrevida global de 3 e 5 anos foi de 53 e 48,5%, respectivamente. Em 2009, o mesmo grupo francês[44] avaliou o impacto da oxaliplatina como droga intraperitoneal em 48 pacientes submetidos à cirurgia citorredutora para câncer colorretal. Um grupo-controle de pacientes submetidos à cirurgia citorredutora e quimioterapia sistêmica foi obtido para comparação. A sobrevida mediana dos pacientes que receberam quimioterapia intraperitoneal hipertérmica foi significativamente maior, quando comparada com o grupo controle (62,7 meses *versus* 23,9 meses). A sobrevida global de 5 anos no grupo de estudo foi de 51%[44].

CONCLUSÃO

A carcinomatose peritoneal secundária ao câncer colorretal pode ser vista atualmente como doença localizada. Desse modo, o tratamento combinado de cirurgia citorredutora e quimioterapia intraperitoneal hipertérmica pode ser oferecido a grupo selecionado de pacientes. Essa abordagem apresenta bons resultados oncológicos, com sobrevida de 5 anos de aproximadamente 40%, quando a cirurgia citorredutora é completa, e o paciente apresenta índice de carcinomatose peritoneal de Sugarbaker menor ou igual a 20. Por causa disso, a identificação de pacientes com alto risco de desenvolver carcinomatose tornou-se um desafio. Para minimizar as taxas de morbimortalidade, centros especializados devem realizar esse tipo de procedimento. Um estudo prospectivo randomizado está sendo conduzido para avaliar a eficácia da quimioterapia intraperitoneal hipertérmica (randomização com e sem quimioterapia intraperitoneal hipertérmica após cirurgia citorredutora completa)[18].

REFERÊNCIAS BIBLIOGRÁFICAS

1. Sampson JA. Implantation Peritoneal Carcinomatosis of Ovarian Origin. Am J Pathol 1931; 7: 423-44,
2. Gomez Portilla A, Cendoya I, Lopez de Tejada I, Olabarria I, Martinez de Lecea C, Magrach L et al. Peritoneal carcinomatosis of colorectal origin. Current treatment. Review and update. Rev Esp Enferm Dig 2005; 97: 716-37.
3. Nozoe T, Anai H, Nasu S, Sugimachi K. Clinicopathological characteristics of mucinous carcinoma of the colon and rectum. J Surg Oncol 2000; 75: 103-7.
4. Gomez Portilla A, Cendoya I, Olabarria I, Martinez de Lecea C, Gomez Martinez de Lecea C, Gil A et al. The European contribution to "Sugarbaker's protocol" for the treatment of colorectal peritoneal carcinomatosis. Rev Esp Enferm Dig 2009; 101: 97-102.
5. Chu DZ, Lang NP, Thompson C, Osteen PK, Westbrook KC. Peritoneal carcinomatosis in nongynecologic malignancy. A prospective study of prognostic factors. Cancer 1989; 15: 364-7.
6. Sadeghi B, Arvieux C, Glehen O, Beaujard AC, Rivoire M, Baulieux J, et al. Peritoneal carcinomatosis from non-gynecologic malignancies: results of the EVOCAPE 1 multicentric prospective study. Cancer 2000; 88: 358-63.
7. Jayne DG, Fook S, Loi C, Seow-Choen F. Peritoneal carcinomatosis from colorectal cancer. Br J Surg 2002; 89: 1545-50.
8. Bloemendaal AL, Verwaal VJ, van Ruth S, Boot H, Zoetmulder FA Conventional surgery and systemic chemotherapy for peritoneal carcinomatosis of colorectal origin: a prospective study. Eur J Surg Oncol 2005; 31: 1145-51.
9. Franko J, Ibrahim Z, Gusani NJ, Holtzman MP, Bartlett DL, Zeh HJ, 3rd. Cytoreductive surgery and hyperthermic intraperitoneal chemoperfusion versus systemic chemotherapy alone for colorectal peritoneal carcinomatosis. Cancer 2010; 116: 3756-62.

10. Sugarbaker PH. Surgical management of carcinomatosis from colorectal cancer. Clin Colon Rectal Surg 2005; 18 (3): 190-203.
11. Sugarbaker PH. Observations concerning cancer spread within the peritoneal cavity and concepts supporting an ordered pathophysiology. Cancer Treat Res 1996; 82: 79-100.
12. Sugarbaker PH. Management of peritoneal-surface malignancy: the surgeon's role. Langenbecks Arch Surg 1999; 384: 576-87.
13. Gertsch P. A historical perspective on colorectal liver metastases and peritoneal carcinomatosis: similar results, different treatments. Surg Oncol Clin N Am 2003; 12: 531-41.
14. Sugarbaker PH. Peritonectomy procedures. Surg Oncol Clin N Am 2003; 12:703-27.
15. Sugarbaker PH. It's what the surgeon doesn't see that kills the patient. J Nippon Med Sch 2000; 67: 5-8.
16. Weisberger AS, Levine B, Storaasli JP. Use of nitrogen mustard in treatment of serous effusions of neoplastic origin. J Am Med Assoc 1955; 31; 159 (18):1704-7.
17. Assersohn L, Norman A, Cunningham D, Benepal T, Ross PJ, Oates J. Influence of metastatic site as an additional predictor for response and outcome in advanced colorectal carcinoma. Br J Cancer 1999; 79: 1800-5.
18. Maggiori L, Elias D. Curative treatment of colorectal peritoneal carcinomatosis: current status and future trends. Eur J Surg Oncol 2010; 36:599-603.
19. da Silva RG, Sugarbaker PH. Analysis of prognostic factors in seventy patients having a complete cytoreduction plus perioperative intraperitoneal chemotherapy for carcinomatosis from colorectal cancer. J Am Coll Surg 2006; 203: 878-86.
20. Van der Speeten K, Stuart OA, Chang D, Mahteme H, Sugarbaker PH. Changes induced by surgical and clinical factors in the pharmacology of intraperitoneal mitomycin C in 145 patients with peritoneal carcinomatosis. Cancer Chemother Pharmacol. 2011 Jul; 68 (1):147-56.
21. Piso P, Glockzin G, von Breitenbuch P, Sulaiman T, Popp F, Dahlke M, Esquivel J, Schlitt HJ. Patient selection for a curative approach to carcinomatosis. Cancer J 2009 15:236-42.
22. González-Moreno S, González-Bayón L, Ortega-Pérez G, González-Hernando C. Imaging of peritoneal carcinomatosis. Cancer J 2009; 15: 184-9.
23. Gomes da Silva R, Cabanas J, Sugarbaker PH. Limited survival in the treatment of carcinomatosis from rectal cancer. Dis Colon Rectum 2005; 48: 2258-63.
24. Izzo F, Piccirillo M, Palaia R, Albino V, Di Giacomo R, Mastro AA. Management of colorectal liver metastases in patients with peritoneal carcinomatosis. J Surg Oncol 2009; 100: 345-7.
25. Cao C, Yan TD, Black D, Morris DL. A systematic review and meta-analysis of cytoreductive surgery with perioperative intraperitoneal chemotherapy for peritoneal carcinomatosis of colorectal origin. Ann Surg Oncol 2009; 16: 2152-200.
26. Pestieau SR, Sugarbaker PH. Treatment of primary colon cancer with peritoneal carcinomatosis: comparison of concomitant vs. delayed management. Dis Colon Rectum 2000; 43: 1341-6; discussion 7-8.
27. Elias D, Blot F, El Otmany A, Antoun S, Lasser P, Boige V, et al. Curative treatment of peritoneal carcinomatosis arising from colorectal cancer by complete resection and intraperitoneal chemotherapy. Cancer 2001; 92: 71-6.
28. Shen P, Levine EA, Hall J, Case D, Russell G, Fleming R, et al. Factors predicting survival after intraperitoneal hyperthermic chemotherapy with mitomycin C after cytoreductive surgery for patients with peritoneal carcinomatosis. Arch Surg 2003 138:26-33.
29. Glehen O, Kwiatkowski F, Sugarbaker PH, Elias D, Levine EA, De Simone M et al. Cytoreductive surgery combined with perioperative intraperitoneal chemotherapy for the management of peritoneal carcinomatosis from colorectal cancer: a multi-institutional study. J Clin Oncol 2009; 22: 3284-92.
30. Garofalo A, Valle M. Laparoscopy in the management of peritoneal carcinomatosis. Cancer J 2010; 15: 190-5..
31. Elias D, Goéré D, Di Pietrantonio D, Boige V, Malka D, Kohneh-Shahri N, et al. Results of systematic second-look surgery in patients at high risk of developing colorectal peritoneal carcinomatosis. Ann Surg 2008; 247: 445-50.
32. Ripley RT, Davis JL, Kemp CD, Steinberg SM, Toomey MA, Avital I. Prospective randomized trial evaluating mandatory second look surgery with HIPEC and CRS vs. standard of care in patients at high risk of developing colorectal peritoneal metastases. Trials 2010; 25: 11:62.
33. Sugarbaker PH, Jablonski KA. Prognostic features of 51 colorectal and 130 appendiceal cancer patients with peritoneal carcinomatosis treated by cytoreductive surgery and intraperitoneal chemotherapy. Ann Surg 1995; 221: 124-32.
34. Elias D, Goere D, Blot F, Billard V, Pocard M, Kohneh-Shahri N et al. Optimization of hyperthermic intraperitoneal chemotherapy with oxaliplatin plus irinotecan at 43 degrees C after compete cytoreductive surgery: mortality and morbidity in 106 consecutive patients. Ann Surg Oncol 2007; 14: 1818-24.
35. Elias D, Gilly F, Boutitie F, Quenet F, Bereder JM, Mansvelt B, et al. Peritoneal colorectal carcinomatosis treated with surgery and perioperative intraperitoneal chemotherapy: retrospective analysis of 523 patients from a multicentric French study. J Clin Oncol 2010; 28: 63-8.
36. Saxena A, Yan TD, Morris DL. A critical evaluation of risk factors for complications after cytoreductive surgery and perioperative intraperitoneal chemotherapy for colorectal peritoneal carcinomatosis. World J Surg 2010; 34: 70-8.
37. Saxena A, Yan TD, Chua TC, Morris DL. Critical assessment of risk factors for complications after cytoreductive surgery and perioperative intraperitoneal chemotherapy for pseudomyxoma peritonei. Ann Surg Oncol 2010; 17: 1291-301.
38. Cotte E, Passot G, Mohamed F, Vaudoyer D, Gilly FN, Glehen O. Management of peritoneal carcinomatosis from colorectal cancer: current state of practice. Cancer J 2009; 15: 243-8.
39. Glehen O, Kwiatkowski F, Sugarbaker PH, Elias D, Levine EA, De Simone M, et al. Cytoreductive surgery combined with perioperative intraperitoneal chemotherapy for the management of peritoneal carcinomatosis from colorectal cancer: a multi-institutional study. J Clin Oncol 2004; 22: 3284-92.
40. Elias D, Glehen O, Pocard M, Quenet F, Goéré D, Arvieux C et al. A comparative study of complete cytoreductive surgery plus intraperitoneal chemotherapy to treat peritoneal dissemination

from colon, rectum, small bowel, and nonpseudomyxoma appendix. Ann Surg 2010; 251: 896-901.

41. Verwaal VJ, van Ruth S, de Bree E, van Sloothen GW, van Tinteren H, Boot H et al. Randomized trial of cytoreduction and hyperthermic intraperitoneal chemotherapy versus systemic chemotherapy and palliative surgery in patients with peritoneal carcinomatosis of colorectal cancer. J Clin Oncol 2003; 21: 3737-43.

42. Verwaal VJ, Bruin S, Boot H, van Slooten G, van Tinteren H. 8-year follow-up of randomized trial: cytoreduction and hyperthermic intraperitoneal chemotherapy versus systemic chemotherapy in patients with peritoneal carcinomatosis of colorectal cancer. Ann Surg Oncol 2008; 15: 2426-32.

43. Elias D, Raynard B, Farkhondeh F, Goéré D, Rouquie D, Ciuchendea R et al. Peritoneal carcinomatosis of colorectal origin. Gastroenterol Clin Biol 2006; 30: 1200-4.

44. Elias D, Lefevre JH, Chevalier J, Brouquet A, Marchal F, Classe JM, et al. Complete cytoreductive surgery plus intraperitoneal chemohyperthermia with oxaliplatin for peritoneal carcinomatosis of colorectal origin. J Clin Oncol 2009; 27: 681-5.

45. Glehen O, Mithieux F, Osinsky D, Beaujard AC, Freyer G, Guertsch P, et al. Surgery combined with peritonectomy procedures and intraperitoneal chemohyperthermia in abdominal cancers with peritoneal carcinomatosis: a phase II study. J Clin Oncol 2003; 21: 799-806.

46. Sugarbaker PH. Successful management of microscopic residual disease in large bowel cancer. Cancer Chemother Pharmacol 1999; 43 Suppl:S15-25.

47. Glehen O, Gilly FN, Boutitie F, Bereder JM, Quenet F, Sideris L, et al. Toward curative treatment of peritoneal carcinomatosis from nonovarian origin by cytoreductive surgery combined with perioperative intraperitoneal chemotherapy: a multi-institutional study of 1290 patients. Cancer 24 Aug 2010.

48. Witkamp AJ, de Bree E, Kaag MM, Boot H, Beijnen JH, van Slooten GW, et al. Extensive cytoreductive surgery followed by intra-operative hyperthermic intraperitoneal chemotherapy with mitomycin-C in patients with peritoneal carcinomatosis of colorectal origin. Eur J Cancer 2001; 37: 979-84.

49. Elias D, Lefevre JH, Chevalier J, Brouquet A, Marchal F, Classe JM, et al. Complete cytoreductive surgery plus intraperitoneal chemohyperthermia with oxaliplatin for peritoneal carcinomatosis of colorectal origin. J Clin Oncol 2009; 27: 681-5.

50. Kianmanesh R, Scaringi S, Sabate JM, Castel B, Pons-Kerjean N, Coffin B et al. Iterative cytoreductive surgery associated with hyperthermic intraperitoneal chemotherapy for treatment of peritoneal carcinomatosis of colorectal origin with or without liver metastases. Ann Surg 2007; 245: 597-603.

51. Shen P, Thai K, Stewart JH, Howerton R, Loggie BW, Russell GB et al. Peritoneal surface disease from colorectal cancer: comparison with the hepatic metastases surgical paradigm in optimally resected patients. Ann Surg Oncol 2008; 15: 3422-32.

52. Yan TD, Morris DL. Cytoreductive surgery and perioperative intraperitoneal chemotherapy for isolated colorectal peritoneal carcinomatosis: experimental therapy or standard of care? Ann Surg 2008; 248: 829-35.

53. Verwaal VJ, van Ruth S, Witkamp A, Boot H, van Slooten G, Zoetmulder FA. Long-term survival of peritoneal carcinomatosis of colorectal origin. Ann Surg Oncol 2005; 12: 65-71.

ASPECTOS ESPECIAIS DO TRATAMENTO
DO CÂNCER COLORRETAL

Situações Emergenciais: Obstrução e Perfuração

31.3

José Hyppolito da Silva
Fábio Guilherme C. M. de Campos

INTRODUÇÃO

As emergências colorretais são representadas por obstrução, perfuração, hemorragia e penetração de agente externo, complicações que podem estar relacionadas a várias afecções como câncer, doença diverticular, doenças inflamatórias, trauma, malformações, megacólon e outras. De maneira geral, as complicações mais comuns são decorrentes de câncer, doença diverticular e doenças inflamatórias, sendo o cólon esquerdo mais frequentemente envolvido.

Apesar dos esforços na obtenção do diagnóstico precoce do câncer colorretal (CCR), uma grande proporção dos tumores avançados apresenta-se complicada por obstrução, perfuração, sangramento ou invasão local. Nesses casos, a mortalidade operatória é maior do que as observadas em operações eletivas, apesar dos avanços no suporte para operações de urgência. Esse dado deve-se também ao fato de que a obstrução ou perfuração colorretal ocorre em população significativamente mais idosa, associada a várias comorbidades e em estádios mais avançados da doença[1]. Destaca-se, também, que a obstrução determina índices menores de sobrevida em longo prazo e as neoplasias perfuradas determinam maior índice de recidiva tumoral[2,3], o que é justificado por uma possível maior agressividade biológica do tumor e a prevalência de doença mais avançada, com consequente redução na possibilidade de executar procedimentos curativos, principalmente entre os doentes submetidos a tratamentos estagiados.

Nos últimos anos, o tratamento cirúrgico emergencial de pacientes com CCR tem se caracterizado por uma maior agressividade e radicalidade, indicando-se mais frequentemente ressecções primárias e evitando-se a realização de colostomias, mesmo que temporárias. Enquanto as complicações decorrentes de afecções no cólon direito são na maioria das vezes tratadas por ressecção primária e anastomose ileocolônica, o manuseio de complicações como obstrução e perfuração no cólon esquerdo envolve muitos fatores que devem ser cotejados em cada caso para a melhor decisão terapêutica. (Figura 31.3.1)

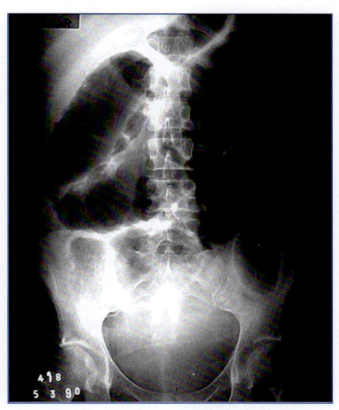

Figura 31.3.1 – Raio X simples de abdome em paciente com obstrução por neoplasia de sigmoide. Notar interrupção dos gases na fossa ilíaca esquerda.

Este capítulo busca avaliar as principais características associadas aos tumores malignos do cólon e reto que complicam por obstrução ou perfuração, destacando as medidas gerais e técnicas envolvidas no seu tratamento e as perspectivas de sobrevida nessas situações.

ASPECTOS GERAIS DA OBSTRUÇÃO INTESTINAL POR CCR

Dentre os pacientes com CCR, 8 a 29% podem apresentar sintomas relacionados a obstrução aguda e subaguda, e 85% das operações colorretais emergenciais são realizadas por obstrução[4]. Embora não existam diferenças histológicas, os carcinomas do cólon direito e esquerdo apresentam evolução clínica distinta, sendo reconhecido o fato de que a incidência de complicações emergenciais depende da localização da neoplasia. Dessa forma, as do cólon esquerdo tendem a apresentar crescimento anular com sintomas obstrutivos mais precoces, enquanto os do cólon direito crescem como massas polipoides, levando a obstrução em menor número de casos[5]. A menor incidência da complicação obstrutiva no cólon direito é creditada também ao maior diâmetro e à presença de fezes mais liquefeitas nesse segmento. Entretanto, tais diferenças nem sempre são encontradas em revisões da literatura[6,7]. Há aqueles que acreditam que a porcentagem de obstrução é semelhante em tumores do cólon direito e esquerdo e as diferenças descritas quanto à localização refletem o padrão de incidência dos tumores colorretais[8].

Os tumores da flexura cólica esquerda (ângulo esplênico) são os que apresentam maior risco de obstrução, que se manifesta em cerca de 50% das lesões aí localizadas, seguidos do cólon descendente, com risco estimado em 25% dos casos[9]. Entretanto, o cólon sigmoide é o segmento que apresenta maior índice de obstrução em números absolutos[10]. Por outro lado, a menor incidência de obstrução por lesões retais é creditada à precocidade dos sintomas entre as neoplasias aí localizadas[11].

Como exemplo, em levantamento de 217 casos de CCR obstruídos, encontrou-se distribuição topográfica representada por 6% dos casos no ceco; 5% no ascendente; 3% na flexura hepática; 9% no transverso; 14% na flexura esplênica; 16% no descendente; 38% no sigmoide e 9% no reto[12].

O CCR obstrutivo acomete igualmente ambos os sexos, predominando em pacientes com idade superior a 70 anos[8,13]. Ainda não está claro se os pacientes com obstrução e perfuração têm doença mais avançada que os tratados eletivamente, ou mesmo se as diferenças na mortalidade se devem às melhores condições de ressecabilidade eletiva e às alterações fisiopatológicas determinadas pela obstrução. Entretanto, outros acreditam que pacientes com obstrução apresentam estadiamento mais avançado e mortalidade mais relacionada ao estádio do que a doenças associadas ou a fatores técnicos relacionados ao procedimento[13,14].

Em pacientes com válvula ileocecal competente, a obstrução por neoplasia pode levar à perfuração secundária em segmento proximal. Esta situação clínica será descrita e discutida adiante juntamente com os tumores perfurados.

PREPARO DO PACIENTE

De maneira geral, os distúrbios hidroeletrolíticos e metabólicos que acompanham a obstrução exacerbam as condições mórbidas eventualmente associadas, como hipertensão, *diabetes mellitus*, doença cardíaca e outras. Por isso, essas alterações devem ser cuidadosamente controladas no pré-operatório. Na indução anestésica, institui-se antibioticoprofilaxia com cefalosporina de segunda geração, repetida cada quatro horas até o término da operação. Caso haja necessidade de tratamento subsequente por intercorrências ou por comorbidades, pode-se associar aminoglicosídeo e metronidazol ou outro esquema a critério médico.

É também rotina fazer a profilaxia da trombose venosa profunda e de embolia pulmonar. Embora sejam largamente utilizadas as heparinas de baixo peso molecular, muitos ainda dão preferência ao uso de heparina regular na dose de 5 mil unidades aplicadas via subcutânea, a cada 8 horas, até o retorno à franca deambulação.

A posição preferida é de Lloyd-Davies, que permite acesso ao reto para introdução de grampeadores e sondas para limpeza do intestino. A incisão de eleição é a mediana, que permite o seu prolongamento para cima e para baixo, deixando os flancos livres para a realização de ostomias.

TRATAMENTO CIRÚRGICO DA OBSTRUÇÃO – ANÁLISE CRÍTICA

O tratamento das neoplasias colorretais obstrutivas é tradicionalmente cirúrgico, variando em grande parte de acordo com a localização topográfica da lesão tumoral e as condições do doente. Didaticamente, as opções de tratamento são representadas por procedimentos cirúrgicos e não cirúrgicos. Dentre os não cirúrgicos destacam-se a utilização da descompressão endoscópica[15,16], da prótese expansiva[17,18] e a tunelização com *laser*[19], procedimentos indicados como alternativa à descompressão emergencial do cólon em casos selecionados.

Os cirúrgicos podem contemplar descompressão (colostomia, ileostomia e derivação interna) ou ressecção. Esta pode ser realizada sem anastomose (operação de Hartmann) ou com anastomoses primárias (colectomia segmentar – com ou sem lavagem intraoperatória – e a colectomia subtotal ou total).

Obstrução do cólon direito

Quanto às neoplasias obstrutivas de cólon direito, a realização de hemicolectomia direita com anastomose primária é considerada procedimento de escolha, sempre que tecnicamente possível[20]. A ressecção elimina a causa de obstrução, pode ser realizada em tempo curto e não requer preparo intestinal prévio, uma vez que a anastomose entre o íleo e o cólon transverso pode ser feita com segurança mesmo na presença de obstrução, principalmente se a válvula ileocecal for competente. Nesse caso, permite-se anastomosar o íleo terminal não dilatado ao cólon transverso, com diminuto conteúdo fecal determinado pela obstrução[21] Mesmo na presença de obstrução, é possível realizar procedimentos curativos em cerca de 70% dos casos[22].

Os argumentos que justificam essa conduta baseiam-se no conhecimento de que a irrigação do íleo é mais abundante do que a do cólon, o que propicia suplência sanguínea adequada à anastomose; além disso, a luz do íleo em geral está dilatada, aproximando-se do diâmetro do cólon, o que facilita a sutura; o cólon remanescente, em geral, apresenta-se limpo ou com pouco resíduo fecal[23].

Como procedimentos de exceção são utilizadas operações de ressecção com exteriorização das bocas, para posteriormente serem anastomosadas, com intenção curativa, ou de derivações, sem retirada do tumor, quer interna, como a ileotransverso anastomose, quer externa, como a ileostomia, com intenções paliativas.

Os procedimentos paliativos, ileostomia descompressiva ou ileotransverso anastomose (derivação intestinal interna ou externa), que não incluam ressecção da massa tumoral, estão geralmente associados a maior morbidade e menores índices de sobrevida tardia[13]. Devem ser realizados quando a ressecção da massa tumoral for tecnicamente impossível, em massas tumorais fixas ou quando houver risco cirúrgico proibitivo. Entretanto, o risco de perfuração de ceco persiste em pacientes com válvula ileocecal competente.

As cecostomias são consideradas alternativa simples para a descompressão colônica em emergências obstrutivas, permitindo a abordagem cirúrgica definitiva posterior em circunstâncias mais controladas. Atualmente, é procedimento praticamente abandonado por estar associado a maiores índices de infecção e mortalidade pós-operatórias, além de não promover descompressão efetiva do segmento obstruído. A cecostomia com sonda é a mais associada a complicações, frequentemente à sua obstrução, e necessita de atenção constante de enfermagem, o que restringe seu uso. Por isso, suas indicações têm sido criticadas, especialmente em casos de obstrução do cólon direito ou esquerdo[11]. Por outro lado, outros defendem a cecostomia como procedimento efetivo para ganhar tempo e melhorar as condições do paciente de risco para uma cirurgia definitiva, quando outros procedimentos não são possíveis. Segundo esses autores, trata-se de procedimento simples que pode ser realizado sob anestesia local, com uma sonda inserida no ceco por técnicas radiológicas ou percutâneas (semelhante à técnica de Seldinger), e permite descompressão e irrigação colônica e ressecção precoce da lesão em 48 horas[24-26].

Obstrução do cólon esquerdo

O tratamento cirúrgico de neoplasias obstrutivas de cólon esquerdo é mais controverso e apresenta como opções procedimentos em tempo único (ressecção primária com anastomose), dois tempos (ressecção com derivação intestinal e posterior reconstrução) ou três tempos (derivação descompressiva, ressecção com anastomose e posterior fechamento do estoma)[27].

Os bons resultados obtidos com as ressecções e anastomoses primárias no tratamento do tumor obstrutivo do cólon direito fez com que a mesma conduta fosse adotada nas lesões à esquerda, pois agregaria a vantagem da resolução completa em um só tempo cirúrgico. Aqueles a favor sustentam que essa opção está associada a morbidade comparável e maior sobrevida em relação aos procedimentos estadiados, pois a ressecção primária evitaria a disseminação primária durante a manipulação cirúrgica e o crescimento tumoral no intervalo entre um procedimento e outro[28].

Os resultados iniciais das colectomias segmentares, todavia, deixavam a desejar, em virtude do elevado índice de deiscência da anastomose. Essa complicação está associada à desproporção das bocas a serem anastomosadas e pelo encontro de um cólon repleto de fezes por falta de preparo intestinal adequado[29].

A retirada de todo o cólon a montante da obstrução (com remoção de toda carga bacteriana representada pelas fezes acumuladas) propicia a realização de anastomoses do íleo com segmentos a jusante do tumor, em geral livres de restos fecais. A operação, porém, apresenta dificuldades técnicas, que a experiência acaba por contorná-las. Uma delas diz respeito à grande distensão observada, que obriga o esvaziamento prévio por punção aspirativa do conteúdo intestinal; outra, à possibilidade de perfuração inadvertida no momento do descolamento da flexura cólica esquerda (ângulo esplênico), pelo extremo adelgaçamento do cólon.

Reconhecendo as desvantagens de uma colostomia e a morbimortalidade relacionada ao seu fechamento, e com a finalidade de evitar a realização de procedimentos radicais como as colectomias totais ou subtotais, reviveu-se a ressecção segmentar com anastomose primária usando-se o preparo intestinal transoperatório. Esse método permite realizar anastomoses seguras em um só tempo operatório, acrescentando pouco tempo intraoperatório, sem eliminar o risco de deiscência de anastomoses[30].

Nesses casos, a mortalidade operatória relatada é de 4% na maioria das séries, dado que se compara favoravelmente à mortalidade associada à colostomia ou operação de Hartmann. Porém, parte dessa diferença pode ser atribuída à seleção dos pacientes nas diferentes séries. Além disso, o tempo de internação hospitalar (20 a 30 dias) é consideravelmente menor nesses pacientes do que naqueles submetidos a procedimentos em dois ou três tempos[21].

A técnica de lavagem intestinal anterógrada transoperatória pode ser realizada após a mobilização do cólon portador da lesão e ligadura dos vasos, sempre respeitando os princípios oncológicos. Proximalmente ao tumor, malaxa-se o conteúdo fecal em direção distal, tentando com isso criar uma área com menos fezes, que é isolada entre pinças. Nesse ponto, pratica-se uma incisão transversa na hemicircunferência anterior e um longo tubo plástico sanfonado de aparelho anestésico é introduzido, amarrando-o no cólon por meio de duas ligaduras. Distalmente, esse tubo é inserido em saco plástico estéril, que é colocado fora do campo operatório. Em seguida, procede-se à apendicectomia clássica, colocando-se uma sonda de Foley número 22 no orifício resultante; após a insuflação do balão para fixação na parede cecal, faz-se a tração da sonda e realiza-se sutura em bolsa no ceco. Essa sonda é então conectada (através de um intermediário) a um irrigador, no interior do qual são instilados vários litros de água esterilizada, associando-se um litro de polivinil pirrolidona-iodo a 5% no final do procedimento[30,31].

Em pacientes já submetidos a apendicectomia, faz-se uma pequena cecotomia e introduz-se a sonda de Foley. Antes do início da irrigação, coloca-se uma pinça coprostática no íleo terminal, com o objetivo de impedir o refluxo do líquido para o intestino delgado. Em seguida, procede-se à lavagem. Uma vez obtida limpeza completa, secciona-se o cólon acima de extremidade do tubo, praticando-se a divisão distal do cólon entre pinças e desprezando o conjunto peça-dispositivo de limpeza. O cateter de Foley é removido, e o ceco suturado. Finalmente, pratica-se a anastomose intestinal em monoplano extramucoso com pontos contínuos de fio inabsorvível monofilamentar.

A colectomia subtotal ou total constitui alternativa de operação em um só tempo. Esse procedimento elimina a necessidade de lavagem intraoperatória (que aumenta o tempo cirúrgico em até uma hora), resseca os segmentos colônicos dilatados e com potencial sofrimento vascular, possibilita a realização de anastomose ileorretal ou ileossigmoide, trata eventuais tumores sincrônicos e diminui o risco de tumores metacrônicos[27,32]. Entretanto, a ressecção subtotal ou total pode determinar diarreia de difícil controle principalmente em pacientes idosos, além de incontinência fecal em pacientes com graus variados de déficit da musculatura esfincteriana[33].

Muito antes de se pensar na possibilidade de tratar os pacientes por ressecção com anastomose primária, o tratamento padrão das lesões obstrutivas do cólon esquerdo foi, durante muitos anos, a operação em três tempos. Entretanto, essa modalidade terapêutica associa-se frequentemente a internações prolongadas, uma vez que cerca de 70 a 80% dos pacientes são submetidos à ressecção tumoral já na primeira admissão hospitalar, com média de 30 a 55 dias[21,34,35]. Além disso, estima-se que cerca de 25% dos pacientes não completam o terceiro estágio do tratamento, permanecendo com a derivação intestinal definitiva[36].

As colostomias em alça podem ser confeccionadas com intenção definitiva nas lesões consideradas irressecáveis ou temporariamente como primeiro tempo nas operações estadiadas. Embora atualmente haja nítida preferência para ressecções primárias, a colostomia descompressiva pode representar uma cirurgia heroica em pacientes de alto risco ou em situações adversas.

Discute-se, também, se o melhor local para a colostomia seria logo acima do tumor ou no cólon transverso junto à flexura cólica direita. Outro ponto controverso diz respeito à necessidade ou não de laparotomia exploradora. Enquanto a colostomia realizada "às cegas" (técnica de trefinação) possibilita erros diagnósticos, a laparotomia permite diagnosticar outras lesões, a presença de perfuração bloqueada, obstrução de delgado e segmentos desvascularizados[37].

Embora normalmente encarada como uma cirurgia menor, o fechamento de colostomia associa-se a taxa de mortalidade de 7% e a significativa morbidade, entre 20 a 37% dos casos[38,39]. A maioria dos estudos comparando a cirurgia em três tempos e a ressecção primária com anastomose encontraram morbimortalidade combinada similar entre as duas alternativas. Entretanto, a primeira associa-se a maior tempo e custos de internação e menor taxa de sobrevida em longo prazo[27,34,40-43].

A operação de Hartmann consiste na ressecção primária do tumor com sepultamento do reto distal e colostomia proximal terminal. As vantagens dessa abordagem incluem o alívio da obstrução, a ressecção imediata do tumor e a não realização de anastomose em situações de risco, além da menor morbidade associada à colostomia terminal comparada à em alça. Essa ressecção primária do tumor associa-se a taxas de morbimortalidade aceitáveis e a tempo de internação hospitalar prolongado (17 a 30 dias), porém significativamente menor que a cirurgia em três tempos[27,44].

Suas desvantagens são as taxas de morbidade associadas à reconstrução do trânsito intestinal, além da alta proporção (40%) de pacientes que permanecem com estoma permanente[27,45]. É uma alternativa particularmente interessante para pacientes idosos e com fatores sistêmicos adversos, como *diabetes mellitus*, insuficiência renal e uso crônico de esteroides. É também opção segura para cirurgiões jovens em treinamento ou para aqueles não muito afeitos ao tratamento das emergências colorretais[26].

As derivações internas são utilizadas em tumores irressecáveis, tanto do cólon direito, como do esquerdo. Nem sempre, contudo, existem condições anatômicas para que sejam executadas, quer por disseminação difusa da doença, quer por falta de local para praticá-las.

Outras alternativas para o tratamento da obstrução colônica são os *stents* metálicos e o *laser*. Ambas as técnicas visam à descompressão do cólon e evitar uma derivação. A descompressão, nesses casos, permite a retirada do paciente de uma situação de urgência, tanto como procedimento paliativo quanto para posterior preparo adequado do cólon e ressecção com intenção curativa e anastomose primária.

A colocação de *stents* pode ser realizada através de via endoscópica ou guiada por radioscopia, com taxas de sucesso de até 94%, com sucesso no alívio da obstrução em 85%[9]. As principais complicações relacionadas ao stent são perfuração (que pode ocorrer na insuflação de balão antes da colocação do dispositivo ou durante a manipulação da área de necrose tumoral, de 3 a 15%), descompressão inadequada (normalmente relacionada ao mau posicionamento, expansão incompleta e migração do *stent*, em cerca de 8%) e migração do *stent* (que ocorre de 14 a 23% dos pacientes, normalmente nas primeiras 24 horas)[17,18]. O tratamento da migração se faz por retirada e recolocação de um *stent* maior[46].

Com auxílio de um endoscópio, o *laser* Nd:YAG (*neodymium: ytrium aluminium garnet*) penetra o tecido, coagula e destrói tumores, com taxa de sucesso de aproximadamente 94%. A principal complicação do tratamento endoscópico com o laser também é a perfuração do cólon[10]. Essa alternativa pode ser útil em pacientes com tumores retais irressecáveis, obstrutivos ou hemorrágicos, ou que não possam ser ressecados devido às condições clínicas dos doentes.

Por fim, é importante ressaltar que a mortalidade operatória em pacientes com CCR obstrutivo está diretamente relacionada à condição clínica pré-operatória, considerando-se a presença de doença metastática, gangrena, perfuração intestinal ou sepse, tipo de cirurgia, experiência da equipe cirúrgica e possivelmente a idade do paciente e local do tumor[13,40,47,48].

O estádio tumoral é considerado o mais importante fator prognóstico na sobrevida desses pacientes. Outras variáveis relacionadas com pior prognóstico são invasão vascular e neural e a presença de tumores mucinosos ou pouco diferenciados[47,49]. Comparando-se pacientes de mesmo estádio submetidos à ressecção eletiva e com neoplasias obstrutivas submetidos à ressecção e anastomose primária, observam-se índices de sobrevida de 5 anos comparáveis[41].

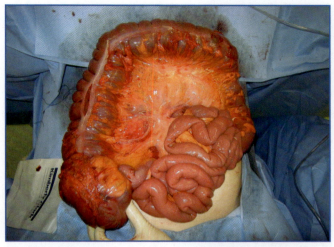

Figura 31.3.3 – Paciente com tumor retal, determinando obstrução intestinal com dilatação de todo o cólon e princípio de perfuração no cólon direito.

PERFURAÇÃO POR CCR

A perfuração de cólon por CCR é uma complicação aguda cuja incidência varia entre 2,6 e 10% dos pacientes com esta doença. Quando comparada à perfuração benigna, a perfuração decorrente de doença maligna está associada a graus mais avançados de peritonite à apresentação e ao maior desenvolvimento de falência de órgãos[13,50]. Dentre as apresentações emergenciais do carcinoma colorretal, a perfuração é a que apresenta maior risco de mortalidade pós-operatória, em especial em pacientes idosos com outras doenças associadas[51].

As perfurações decorrentes de neoplasia colorretal podem ocorrer devido a dois mecanismos fisiopatológicos diferentes, que terão apresentações distintas quanto à incidência, tratamento e prognóstico. Entre 65 e 82% dos casos ocorrem no local do tumor, devido à infiltração tumoral e necrose da parede do cólon. No restante, há perfuração do cólon dilatado proximal à neoplasia obstrutiva, em pacientes com a válvula ileocecal competente, formando alça fechada. Esta última também é denominada perfuração diastática[4,52]. (Figuras 31.3.2 e 31.3.3)

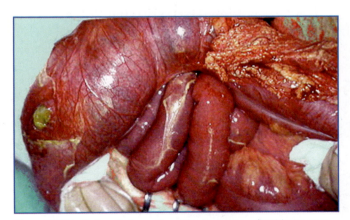

Figura 31.3.2 – Perfuração tumoral no cólon transverso e diastática no ceco.

Em levantamento de 83 pacientes com perfuração de cólon associada a CCR, constatou-se perfuração diastática com a seguinte distribuição topográfica: 44,8% no ceco, 17,2% no transverso e 37,9% no sigmoide. A perfuração diastática ocorre em pacientes mais idosos e está mais frequentemente associada à doença metastática do que a perfuração tumoral[4].

Esses dois mecanismos também determinam diferentes padrões de contaminação peritoneal. Devido à diferença de consistência das fezes nos diferentes segmentos colônicos (mais líquidas no cólon direito e mais desidratadas e firmes no cólon esquerdo), e à maior pressão na luz do cólon proximal à obstrução, a perfuração diastática determina maiores níveis de contaminação da cavidade peritoneal, sendo mais comum a peritonite difusa[4]. O risco cirúrgico destes pacientes é maior, não só devido à maior contaminação peritoneal, mas também por se tratar de população com idade maior e doenças associadas. Assim, a perfuração diastática determina pior prognóstico[4,52].

Os sintomas mais associados à presença de perfuração de cólon em pacientes com neoplasia são dor, diarreia, náuseas e vômitos, massa abdominal palpável, fistulização ou peritonite. Esses casos devem ser tratados agressivamente, com expansão volêmica intravenosa e antibioticoterapia de amplo espectro antes do tratamento cirúrgico[52].

O tratamento das perfurações tumorais e diastáticas é eminentemente cirúrgico, sendo que o procedimento terapêutico ideal deve incluir a ressecção do tumor e do foco séptico, sempre que possível, uma vez que operações que não incluam a erradicação do foco séptico estão associadas a mortalidade próxima de 75%[4,48,52,53]. Particularmente nos casos de perfuração diastática, colectomias subtotais e totais são alternativas que atendem a este princípio. (Figura 31.3.4)

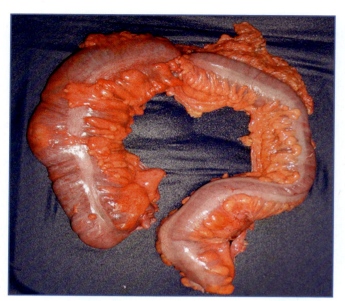

Figura 31.3.4 – Peça operatória, produto de colectomia total por obstrução intestinal.

Nos últimos trinta anos, observou-se tendência à terapêutica gradativamente mais agressiva, com ressecção primária da lesão complicada, possível em 79 a 87% dos pacientes, resultando em menores índices de mortalidade[4].

Devido à presença de contaminação peritoneal, idade mais avançada com doenças associadas e à maior incidência de doença metastática, pacientes com perfuração diastática apresentam maiores índices de irressecabilidade, de complicações e mortalidade operatória. Em pacientes com perfuração tumoral com bloqueio do foco séptico, pode-se cogitar na realização de ressecção e anastomose primária associada ou não a derivação proximal. Contudo, pacientes com perfuração diastática apresentam altos índices de deiscência, mesmo em anastomoses ileocólicas.

Em levantamento de 51 casos de perfuração associada a neoplasias colorretais, Setti-Carraro et al.[4] realizaram anastomose primária em 13 pacientes com perfuração diastática e observaram deiscência de anastomose em 4 destes, com consequente mortalidade de 75%. Portanto, operações em um tempo com anastomose primária, salvo em casos selecionados, determinam elevado número de complicações neste grupo, devendo ser realizadas com muito critério.

Os índices de recidiva local em pacientes com perfuração tumoral (28 a 44%) são significativamente maiores do que em pacientes com neoplasia não complicada, fato esperado pela esfoliação e implantação peritoneal de células neoplásicas esfoliadas viáveis. Apesar disso, alguns grupos relataram índices de sobrevida de 5 anos semelhantes para estes grupos em pacientes submetidos a operações curativas[4,52].

Os principais fatores determinantes do prognóstico pós-operatório de pacientes com neoplasia colorretal e perfuração são o estádio do tumor, o grau de peritonite e estado séptico. Geralmente, pacientes com tumores perfurados apresentam-se em estádio significativamente mais avançado do que aqueles com neoplasias não complicadas[1,53,54]. Em pacientes com doença metastática evidente (estádio Dukes D), a ocorrência de perfuração é fator de mau prognóstico, apresentando sobrevida pós-operatória média de seis meses[50].

Dessa forma, a evolução de doentes com perfuração é pior do que daqueles com obstrução ou sangramento por razões multifatoriais, incluindo condições gerais, gravidade da sépsis, invasão local e disseminação à distância. Na literatura os índices de mortalidade operatória são altos (30 a 43%) e os de sobrevida são pobres (7 a 44%), motivando a necessidade de realizar uma operação potencialmente curativa incluindo dissecção linfonodal radical (D2 ou D3), possível apenas em pequena proporção dos casos[55]. A terapia adjuvante com quimioterapia deve ser rotineiramente recomendada em pacientes com perfuração tumoral.

REFERÊNCIAS BIBLIOGRÁFICAS

1. Kyllönen LEJ. Obstruction and perforation complicating colorectal carcinoma. An epidemiologic and clinical study with special reference to incidence and survival. Acta Chir Scand 1987; 153: 607-14.
2. Griffin MR, Bergstralh EJ, Coffey RJ, Beart RW, Melton LJ III. Predictors of survival after curative resection of carcinoma of the colon and rectum. Cancer 60: 2318-24, 1987.
3. Bass G, Fleming C, Conneely J, Martin Z, Mealy K. Emergency first presentation of colorectal cancer predicts significantly poorer outcomes: a review of 356 consecutive Irish patients. Dis Colon Rectum 2009; 52 (4): 678-84.
4. Setti Carraro PG, Segala M, Orlotti C, Tiberio G. Outcome of large-bowel perforation in patients with colorectal cancer. Dis Colon Rectum 1998; 41 (11): 1421-6.
5. Alley PG, McNee RK. Age and Sex differences in right colon cancer. Dis Colon Rectum 1986; 29 : 227-9.
6. DeLeon DP, Sacchetti C, Sassatelli R, Zanghieri G, Roncucci L, Scalmati A. Evidence for the existence of different types of large bowel tumor: suggestions from the clinical data of a population-based registry. J Surg Oncol 1990; 44: 35-43.
7. Kashtan H, Werbin N, Aladjem D, Barak Y, Wiznitzer T. Right and left colon carcinoma: a retrospective comparative study. J Surg Oncol 1987; 35: 245-8.
8. Serpell JW, McDermott FT, Katrivessis H, Hughes ESR. Obstructing carcinomas of the colon. Br J Surg 1989; 76: 965-9.
9. Baron TH, Dean PA, Yates MR III, Canon C, Koehler RE. Expandable metal stents for the treatment of colonic obstruction: techniques and outcomes. Gastrointest Endosc 1998; 47: 277-86.
10. Arrigoni A, Pennazio M, Spandre M, Rossini FP. Emergency endoscopy: recanalization of intestinal obstruction caused by colorectal cancer. Gastrointest Endosc 1994; 40: 576-80.
11. Benacci JC, Wolff BG. Cecostomy. Therapeutic indications and results. Dis Colon Rectum 1995; 38: 530-4.
12. Buechter KJ, Boustany C, Caillouette R, Cohn I. Surgical management of the acutely obstructed colon. Am J Surg 1988; 156: 163-8.

13. Runkel NS, Schlag P, Schwarz V, Herfath C. Outcome after emergency surgery for cancer of the large intestine. Br J Surg 1991; 78: 183-8.
14. Datta S, Welch JP. Obstructing cancers of the right and left colon: critical analysis of perioperative risk factors, morbidity and mortality. Conn Med 1991; 55: 453-7.
15. Tanaka T, Furukawa A, Murata K, Sakamoto T. Endoscopic transanal decompression with a drainage tube for acute colonic obstruction clinical aspects of preoperative treatment. Dis Colon Rectum 2001; 44: 418-22.
16. Horiuchi A, Maeyama H, Ochi Y, Morikawa A, Miyazawa K. Usefulness of Dennis colorectal tube in endoscopic decompression of acute, malignant colonic obstruction. Gastrointest Endosc 2001; 54: 229-32.
17. Harris GJC, Senagore AJ, Lavery IC, Fazio VW. The management of neoplastic colorectal obstruction with colonic stenting devices. Am J Surg 2001; 18: 499-506.
18. Baron TH, Rey JF, Spinelli P. Expandable metal stent placement for malignant colorectal obstruction. Endoscopy 2002; 34: 823-30.
19. Mathus-Vliegen EM, Tytgat GN. Laser photocoagulation in the palliation of colorectal malignancies. Cancer 1986; 57: 2212-6.
20. Farmer KC, Philips RK. True and false large bowel obstruction. Baillieres Clin Gastroenterol 1991; 5: 563-85.
21. Sjödahl R, Franzén T, Nyström PO. Primary versus staged resection for acute obstructing colorectal carcinoma. Br J Surg 1992; 79: 685-8.
22. Bulynin VI, Ektov VN, Nalivkin AI, Romanov AM. Surgical treatment of complicated forms of cancer of the right side of the colon. Khirurghiia 1997; 5: 14-7.
23. Carty N, Corder AP. Which surgeons avoid a stoma in treating left-sided colonic obstruction ? Resuls of a postal questionnaire. Ann Coll Surg Engl 1992; 74:391-4.
24. Kristiansen VB, Sorensen C, Kjaergaard J, Jensen HE. Colostomi kan ikke anbefales som rukinenetode vet akut venstresidig obstruktiv coloncancer. Ugeskr Laeger 1990; 152: 101-3.
25. Morrison MC, Lee MJ, Stafford AS, Saini S, Mueller PR. Percutaneous cecostomy: controlled transperitoneal approach. Radiology 1990; 176: 574-6.
26. Salim AS. Percutaneous decompression and irrigation for large bowel obstruction. Dis Colon Rectum 1991; 34: 973-80.
27. Deans GT, Krukowski ZH, Irwin ST. Malignant obstruction of the left colon. Br J Surg 1994; 81: 1270-6.
28. De Salvo GL, Gava C, Pucciarelli S, Lise M. Curative surgery for obstruction from primary left colorectal carcinoma: Primary or staged resection? (Cochrane Review). In: The Cochrane Library, Issue 1, 2005.
29. White CM, MacFie J. Immediate colectomy and primary anastomosis for acute obstruction due to carcinoma of the left colon and rectum. Dis Colon Rectum 1985; 28: 155-7.
30. Silva JH. Lavagem intestinal intra-operatória. Quando e como? Atualização em cirurgia do aparelho digestivo e Coloproctologia. São Paulo: Frontis Editorial; 2000. p. 355-62.
31. Pollock AV, Playforth MJ, Evans M. Preoperative lavage of the obstructed left colon to allow safe primary anastomosis. Dis Colon Rectum 1997; 30: 171-3.
32. Poon RTP, Law WL, Chu KW, Wong J. Emergency resection and primary anastomosis for left-sided obstructing colorectal carcinoma in the elderly. Br J Surg 1998; 85: 1539-42.
33. The SCOTIA Study Group. Single-stage treatment for malignant left-sided colonic obstruction: a prospective randomized clinical trial comparing subtotal colectomy with segmental resection following intraoperative irrigation. Br J Surg 1995; 82: 1622-7.
34. Gandrup P, Lund L, Balslev I. Surgical treatment of acute malignant large bowel obstruction. Eur J Surg 1992; 158: 427-30.
35. Murray JJ, Schoetz DJ Jr, Coller JA, Roberts PL, Veidenheimer MC. Intraoperative colonic lavage and primary anastomosis in nonelective colon resection. Dis Colon Rectum 1991; 34: 527-31.
36. Gutman M, Kaplan O, Scornick Y, Greif F, Kahn P, Rozin RR. Proximal colostomy: still na effective emergency measure in obstructing carcinoma of the large bowel. J Surg Oncol 1989; 41: 210-2.
37. Campos FG; Habr-Gama A; Sousa Jr AHS; Araújo SEA. Aspectos Técnicos e Vantagens da Realização de Estomias Por Vídeo-Laparoscopia. Rev Bras Coloproct 1998; 18 (1): 61-65.
38. Foster ME, Leaper DJ, Williamson RC. Changing patterns in coloctomy closure: the Bristol experience 1975- 1982. Br J Surg 1985; 72: 142-5.
39. Mileski WJ, Rege RV, Joehl RJ, Nahrwold DL. Rates of morbidity and mortality after closure of loop and end colostomy. Surg Gynecol Obstet 1990; 171: 17-21.
40. Irvin TT, Greaney MG. The treatment of colonic cancer presenting with intestinal obstruction. Br J Surg 1977; 64: 741-4.
41. Omejc M, Stor Z, Jelenc F, Repse S. Outcome after emergency subtotal/total colectomy compared to elective resection in patients in patients with left-sided colorectal carcinoma. Int Surg 1998; 83: 241-4.
42. Pearce NW, Scott SD, Karran SJ. Timing and method of reversal of Hartmann's procedure. Br J Surg 1992; 79: 839-41.
43. Umpleby HC, Williamson RC. Survival in acute obstructing colorectal carcinoma. Dis Colon Rectum 1984; 27: 299-304.
44. Dixon AR, Holmes JT. Hartmann's procedure for carcinoma of rectum and distal sigmoid colon. 5-year audit. J R Coll Surg Edinb 1990; 35: 166-8.
45. Koruth NM, Krukowski ZH, Youngson GG et al. Intraoperative colonic irrigation in the management of life-sided large bowel emergencies. Br J Surg 1985; 72: 708-11.
46. Lopera JE; Ferral H, Wholey M, Maynar M, Castañeda-Zúñiga WR. Treatment of colonic obstructions with metalic stents: indications, technique and complications. Am J Roentgenol 1997; 169: 1285-90.
47. Mulcahy HE, Skelly MM, Husain A, O'Donoghue DP. Long-term outcome following curative surgery for malignant large bowel obstruction. Br J Surg 1996; 83: 46-50.
48. Welch JP, Donaldson GA. Perforative carcinoma of colon and rectum. Ann Surg 1974; 180: 734-40.
49. Krasna MJ, Flancbaum L, Cody RP, Shneibaum S, Bem Ari G. Vascular and neural invasion in colorectal carcinoma. Incidence and prognostic significance. Cancer 1988; 61: 1018-23.
50. Kriwanek S, Armbruster C, Dittrich K, Beckerhinn P. Perforated colorectal cancer. Dis Colon Rectum 1996; 39 (12): 1409-14.

51. Koperna T, Kisser M, Schulz F. Emergency surgery for colon cancer in the aged. Arch Surg 1997; 132 (9): 1032-7.
52. Mandava N, Kumar S, Pizzi W, Aprile IJ. Perforated colorectal carcinomas. Am J Surg 1996; 172(3): 236-8.
53. Glenn F, McSherry CK. Obstruction and perforation in colorectal cancer. Ann Surg 1997; 173: 983-92.
54. Peloquin AB. Factors influencing survival with complete obstruction and free perforation of colorectal cancers. Dis Colon Rectum 1975; 18: 11-21.
55. Shibahara K, Orita H, Koga T, Kohno H, Sakata H, Kakeji Y, Maehara Y. Curative Surgery Improves the Survival of Patients with Perforating Colorectal Cancer 2010; 40: 1046-9.

Seguimento Pós-operatório no Câncer Colorretal

32

Silvio Augusto Ciquini

INTRODUÇÃO

O câncer colorretal representa causa comum entre todas as neoplasias, além de ser das mais frequentes causas de morte por câncer em todo mundo. A sua incidência e mortalidade têm apresentado, no mundo, tendência à elevação, em especial em países desenvolvidos e nas áreas urbanas dos em desenvolvimento. No Brasil, estima-se a ocorrência de aproximadamente 16.165 casos ao ano, com taxas brutas de 9,31 e 9,65 por 100 mil habitantes homens e mulheres, respectivamente[1-3].

Apesar dos avanços relacionados à técnica cirúrgica, bem como das terapias neoadjuvantes e adjuvantes, a sua mortalidade global continua expressiva. Suas taxas de mortalidade aumentaram em 28% entre os homens e 22% entre as mulheres, sendo projetadas ocorrências de 3,97 e 4,44 por 100.000 habitantes do gênero masculino e feminino, representando aproximadamente 7.230 casos ao ano. Isto se deve, sobretudo, ao fato de praticamente metade dos pacientes já apresentarem metástases, ainda que não evidentes, por ocasião do tratamento cirúrgico[4-7].

Os principais objetivos do tratamento dessa enfermidade são a cura, o controle da recidiva local e a manutenção da qualidade de vida. Nessa busca, considerando ainda a pouca aplicabilidade terapêutica dos seus recentes conhecimentos biológicos e genéticos na prática clínica, os aspectos técnicos, diagnósticos e terapêuticos interdisciplinares representam importância real. Neles, incluem-se os estadiamentos dessa doença[8-11].

A medicina moderna vem incorporando novas tecnologias diagnósticas e terapêuticas no manejo da doença metastática, e apesar da sua alta mortalidade, estas têm por objetivo o controle dos sintomas e, eventualmente, o aumento da sobrevida. A abordagem nessa condição é multidisciplinar especializada e deve ser adequada ao contexto geral do enfermo, levando-se em consideração fatores, relevantes como estado geral, sobrevida, tolerância terapêutica e os reais benefícios que o tratamento proposto pode trazer para a situação em particular[1,6,10,11].

DISSEMINAÇÃO METASTÁTICA

A disseminação do câncer colorretal ocorre por via linfática, hematogênica, por contiguidade, por via neural ou por implantes. O acometimento linfático pode estar presente em até 43% dos casos, enquanto pela via hematogênica os principais órgãos envolvidos são o fígado (60%), os pulmões (10%), os ossos (7 a 9%) e o cérebro (4%). A presença de implantes ovarianos pode ocorrer em até 7% dos casos e a peritoneal em 15%. Os achados de recidivas locorregionais podem incidir de 2,6 até 40%[12-14].

Na avaliação dos fatores prognósticos, o estadiamento permanece como fator preditivo de maior impacto na evolução do doente, mesmo naqueles submetidos a tratamento radical do câncer objetivando a cura[15,16].

O carcinoma colorretal metastático tem ocorrência comum e geralmente pode estar associado em vários sítios, tornando obrigatória a avaliação assim como no pré e intra, também, no pós-operatório. Alguns diagnósticos menos frequentes tem sido possíveis graças ao aumento da sobrevida promovida pelas terapêuticas atuais[17-19].

ESTADIO E SOBREVIDA

O manuseio diagnóstico tem proporcionado o conhecimento de cada estadio da doença colaborando de forma significativa na estimativa prognóstica. Embora represente área ainda em evolução, fatores como a profundidade de invasão, número e local dos linfonodos comprometidos, e metástases à distância são considerados relevantes para a classificação TNM segundo a União Internacional contra o Câncer, além de representarem fatores prognósticos importantes[20-22].

De acordo com a American Cancer Society, recomenda-se atualmente a estratificação dos tumores em Estadio 0 (pTispNoMo), I (pT1-2pNoMo), IIa (pT3pNoMo), IIb (pT4pNoMo), IIIa (pT1-2pN1,Mo), IIIb (pT3-4N1,Mo), IIIc (qqTpN-2Mo) e IV (qqTqqNM1). Estima-se atualmente incidência de 30, 27, 24 e 19%, respectivamente para estadios I, II, III, IV para o câncer colorretal[23-25].

Os tumores colônicos apresentam taxas de sobrevida de 100% (0), 93,2% (I), 84,7% (IIa), 72,2% (IIb), 83,4% (IIIa), 64,1% (IIIb), 44,3% (IIIc) e 8,1% (IV). Em relação as lesões retais observa-se sobrevida de 92% (I), 56 a 73% (II), 30 a 67% (III) e 8% (IV). Recentemente, houve uma modificação na estratificação de risco para o estadio III retal e de acordo com estudo realizado pelo National Cancer Database as sobrevidas são estimadas em 55% (IIIa), 35% (IIIb) e 24,5% (IIIc)[26-28].

O conhecimento da incidência definitiva de cada estadio é sempre cirúrgico e tem grande relevância clínica na estimativa do risco de recidiva, locorregional e sistêmica, e, portanto, no acompanhamento e na sobrevida dos portadores dessa enfermidade[21,24,28-30].

RECIDIVAS

O tratamento cirúrgico do câncer colorretal, ainda que seja uma modalidade com bom potencial curativo, está associado a índices de recidiva significativos. A introdução de novas técnicas, tais como a ressecção total do mesorreto, influenciaram nos resultados observados, tornando o cirurgião um fator prognóstico de alta relevância[31-33].

A aplicação de estratégia terapêutica multidisciplinar integrada tem resultado em maior sobrevida, curabilidade, preservação do órgão e de sua função, com impacto direto na qualidade de vida dos doentes[34].

Porém a ausência de padronização de condutas e o pequeno número de protocolos prospectivos controlados dificultam uma análise crítica e comparativa entre as diversas casuísticas. Mesmo assim, a análise multivariada de diversas séries é ponto fundamental para que se possa identificar e entender fatores associados à recidiva dessa doença, entre eles os relacionados aos doentes, ao ato operatório e às características tumorais[35,36].

Assim, a estratégia diagnóstica e terapêutica para os pacientes nos vários grupos de risco passa a ser escolhida de acordo com a chance de recidiva definida para cada grupo. Em virtude das muitas estratégias diagnósticas e terapêuticas, adjuvantes e neoadjuvantes, ainda existe grande variabilidade no tratamento aplicado e, consequentemente, no risco de recorrência[35,37,38].

O período de maior vigilância em relação à maior incidência de recidivas são os dois primeiros anos após a operação. Estima-se em torno de 80% as taxas de recidivas neste período, com maior incidência entre 6 e 12 meses[38].

Para que se possa alterar o prognóstico da situação possibilitando um maior número de reintervenções terapêuticas, torna-se fundamental a sua detecção precoce tanto locorregional quanto sistêmica[37,38].

As recidivas locorregionais do câncer do reto apresentam comportamento biológico distinto das derivadas de lesões colônicas, sendo aquelas geralmente sem disseminação à distância. Isso se deve provavelmente ao fato de a recidiva do câncer de cólon permanecer mais tempo não detectável, devido a sua posição, o que favorece a disseminação metastática[31,34,35].

Deve-se ressaltar que o diagnóstico precoce pode acorrer em até 50% dos pacientes sem manifestações sintomáticas, provavelmente por ser executado em período de maior vigilância ou em função da presença de sintomas que antecederam a avaliação de seguimento[32,33,36].

As recidivas são sempre complicações temidas após tratamento do câncer colorretal. A identificação de seus fatores de risco associados tem contribuído na tentativa de prevenir ao até mesmo reconhecer precocemente esta situação. Isso possibilita a instituição de outras opções terapêuticas disponíveis, além de considerar os riscos e benefícios inerentes a elas[31,32,37].

VIGILÂNCIA APÓS TRATAMENTO DO CÂNCER COLORRETAL PRIMÁRIO

A vigilância é considerada como um elemento importante no tratamento do câncer colorretal. Estimou-se que aproximadamente 50% dos doentes que foram submetidos a uma cirurgia curativa para o câncer colorretal primário acabam apresentando recidivas local, regional ou distante do tumor. Visando à elaboração de um plano racional de vigilância, faz-se necessário compreender primeiro a biologia das metástases dos cânceres colorretais, os padrões de recidiva tumoral, os fatores clinicopatológicos que predispõem a um alto risco de recidiva, e o benefício da terapia adicional após a recidiva[39,40].

O processo de metástase do câncer colorretal consiste em uma série de etapas sequenciais articuladas, e não simplesmente uma ocorrência aleatória. As células metastáticas devem conseguir ter acesso à circulação sistêmica invadindo os linfáticos e vênulas de paredes finas. A seguir um agregado de células malignas deverá embolizar dentro do parênquima e, finalmente, proliferar. O resultado de cada etapa é influenciado pela interação de múltiplos fatores relacionados ao hospedeiro e o tumor[39,41,42].

Há também evidências de que as neoplasias colônicas, apesar de serem de origem clonal, sofrem alterações para se tornarem heterogêneas, com superpopulações de células possuindo um potencial metastático diferente, e de que o processo de metástase para as neoplasias humanas favorece a sobrevida de subpopulações específicas de células que preexistem dentro da neoplasia original[40].

Quase todas as recidivas se manifestam em cinco anos após a cirurgia inicial, com até 80% sendo detectados em dois anos. A intensidade do acompanhamento deve variar com o prognóstico do tumor primário, tendo-se em mente que todos os doentes, independentemente do estágio clínico patológico do tumor primário, possuem uma predisposição igual para surgimento de neoplasias intestinais metacrônicas[39,42].

Estima-se que as lesões metacrônicas surgem em aproximadamente 50% dos pacientes com câncer retal acompanhados por até cinco anos após a ressecção de um câncer primário. A probabilidade do surgimento de uma recidiva isolada na linha de sutura é rara e representa habitualmente o crescimento interno do tumor a partir de um local extracolônico de tumor implantado por ocasião da ressecção intestinal inicial. Em muitos casos, a recidiva na linha de sutura está associada a doença locorregional e distante e pode não ser passível de reoperação[42].

A questão do rigor com que os portadores de câncer colorretal devem ser acompanhados é obscurecida pelas tendenciosidades de cada médico e por uma certa escassez de ensaios clínicos controlados e randomizados destinados a determinar se o acompanhamento agressivo aprimora a sobrevida global. Uma abordagem agressiva baseia-se na premissa de que a identificação de recidiva assintomática resulta em altas taxas de ressecabilidade e de cura. Mesmo com as abordagens agressivas que utilizam variadas técnicas diagnósticas, alguns pacientes parecem usufruir poucos benefícios em termos de sobrevida[39-43].

ACOMPANHAMENTO SUGERIDO

Levando-se em conta qualquer controvérsia que possa cercar o benefício da identificação precoce das recidivas nos pacientes com câncer colorretal, algumas recomendações razoáveis podem ser feitas acerca do acompanhamento[43-45].

A Asco publicou recentemente diretrizes para o seguimento do câncer colorretal operado, embora o seu papel de modo intenso, ainda seja motivo de discussão. Considerando, conforme já mencionado, as manifestações de recorrência mais comuns dentro dos três primeiros anos de acompanhamento, evidentemente esse período requer maior vigilância[46,47].

No primeiro e segundo anos são sugeridos acompanhamentos trimestrais e a partir do terceiro ano a avaliação passa a ser semestral até o término do quinto ano, independente da presença de sintomas específicos ou inespecíficos[43,45,48].

Nos acompanhamentos são incluídos avaliação clínica com exame físico completo, exames laboratoriais gerais, marcadores tumorais, exames de imagem simples e avançados, procedimentos endoscópicos e métodos que permitem a análise metabólica com correlação anatômica[48,49].

O uso combinado desses métodos diagnósticos no seguimento pós-operatório são de grande valor na propedêutica desses pacientes. Isso pode possibilitar a detecção precoce da recidiva estando o doente, muitas vezes, assintomático e com exame clínico inconclusivo[45,49].

Existem ainda várias controvérsias a respeito do momento apropriado para a realização de exames de maior complexidade, principalmente pelo seus altos custos[48,49].

Os métodos utilizados devem possibilitar a vigilância para o diagnóstico de neoplasias colorretais metacrônicas, recidivas do tumor tanto locorregional quanto a distância e também as ocorrências relacionadas às manifestações ligadas ao câncer hereditário com acometimento inclusive de outros órgãos[43,45].

METODOLOGIA DIAGNÓSTICA
Avaliação clínica

No seguimento pós-operatório, alguns dados clínicos e do exame físico geral podem oferecer indícios sobre o estadiamento local e a distância, como a duração do quadro clínico, a presença de anemia e perda ponderal, achados de tumorações palpáveis, hepatomegalia, ascite e linfonodos inguinais, entre outros também inespecíficos[22,26,27].

Em situações de recidiva pélvica instalada, frequentemente há evolução para situação clínica de difícil manejo e associada a grande morbidade com dor, secreção fétida e infecção recorrente local. Nesse caso, os exames proctológicos e ginecológicos completos assumem papel essencial não só no diagnóstico, mas também na avaliação de sua disseminação local. Essas informações fornecem subsídios significativos no planejamento diagnóstico e terapêutico[20,21,27].

O toque retal representa forma simples de diagnóstico e, apesar de sua baixa sensibilidade e especificidade mesmo por mãos experientes, fornece dados que orientam condutas subsequentes. Apresenta acurácia de 67 a 83% na análise de lesões retais tanto primárias quanto recidivadas[20,22,28].

Exames laboratoriais gerais

O diagnóstico de metástases pode ser estabelecido durante o acompanhamento pós-operatório pela evidência de repercussões sistêmicas, como anemia, comprometimento nutricional, coagulopatias, insuficiência renal de caráter obstrutivo, além de outras manifestações para-neoplásicas variadas. Dessa forma, exames laboratoriais gerais podem sugerir diagnósticos ou orientar outras metodologias mais esclarecedoras[24,35,43].

A presença de lesões secundárias hepáticas pode ser sugerida com a utilização das enzimas canaliculares gamaglutamil transpeptidase, fosfatase alcalina e lactatodesidrogenase. Esses exames encontram-se elevados especialmente na presença de grandes metástases, porém, para pequenos nódulos, geralmente não se observam alterações significativas, exigindo, portanto, complementação radiológica[29,33].

Atualmente, há evidências de que a pesquisa de sangue oculto nas fezes pode também contribuir no acompanhamento pós-operatório. A efetividade, eficácia e eficiência do método baseia-se no baixo custo, facilidade de aplicação pelo próprio indivíduo e confiabilidade, podendo sugerir, antecipar ou complementar exames endoscópicos periódicos[16,27,39].

Outros exames de fezes, como o protoparasitológico de fezes e o exame a fresco, também auxiliam na exclusão de causas comuns de alterações do hábito intestinal e que frequentemente se confundem com as relacionadas à recidivas neoplásicas[16,24,39].

Marcador tumoral

O uso da dosagem do antígeno carcinoembrionário tem importância no seguimento e prognóstico do doente operado. Sugere-se como antecipador diagnóstico por apresentar aumento dos níveis em 58 a 95% dos pacientes assintomáticos, contribuindo para indicar ou antecipar outras tecnologias diagnósticas[24,38].

Os seus perfis de alterações podem indicar informações quanto ao padrão da recidiva: aumentos abruptos e acentuados costumam se relacionar à doença disseminada, enquanto aumentos restritos correlacionam-se a recidivas isoladas[29,33,38].

Vale ressaltar que 10 a 30% dos pacientes portadores de recidivas apresentam níveis desse marcador normal, e que situações clínicas benignas também podem aumentá-lo[29,33,37,38].

O antígeno carcinoembrionário no pós-operatório representa o melhor exame preditivo quando se relaciona sua alteração com os níveis de sobrevida e período livre de doença. Os doentes que no pré-operatório apresentam valores anormais e que após a cirurgia retornam seus valores ao normal são os que apresentam melhores curvas de sobrevida tardia, principalmente quando comparados com aqueles que evoluem no pós-operatório com níveis elevados[29,37,38,43].

Exames de imagem simples e avançados

Os métodos de imagem são absolutamente necessários para o seguimento pós-operatório, sendo tanto os exames de imagem simples quanto os avançados de grande valor nesta propedêutica. Com esses métodos é possível a detecção de recidivas, inclusive quando os títulos do antígeno carcinoembrionário são ainda normais, estando o doente muitas vezes assintomático. O diagnóstico topográfico das metástases é quase sempre realizado por meio dos exames de imagem[50-53].

A ultrassonografia e a radiografia simples do tórax representam ótimos recursos em termos de sensibilidade, além de ser de baixo custo – portanto, devem ser os métodos de escolha para a abordagem inicial de possíveis metástases hepáticas e pulmonares. Quando há dúvidas, a tomografia computadorizada helicoidal deverá ser indicada, assim como a ressonância magnética, que infelizmente são de alto custo, podendo ser deixados em segundo plano para o diagnóstico diferencial e planejamento terapêutico[51-54].

As biópsias guiadas por imagem podem ser realizadas para definir a origem ou o tipo histológico das lesões, e devem ser realizadas quando houver a menor possibilidade terapêutica cirúrgica, pelo risco de implante tumoral no trajeto da punção, contribuindo principalmente para evitar laparotomias diagnósticas[50-52].

A ultrassonografia intraoperatória identifica de modo muito sensível e localiza precisamente lesões hepáticas ocultas, tornando-se importante arma durante procedimentos cirúrgicos[52,53].

Quanto às recidivas locais, a tomografia computadorizada tem baixa acurácia diagnóstica devido à dificuldade na distinção entre alterações fibróticas pós-cirúgicas ou radioterápicas, e a recorrência tumoral[51,52].

A ressonância magnética tem maior resolução para diferentes tipos de tecidos moles, podendo contribuir principalmente na diferenciação entre tumor e fibrose. Deve-se frisar que a acurácia da ressonância e tomografia são semelhantes no estadiamento do tumor local e adenopatias, quando se utilizam bobinas de superfície. Todavia o uso de métodos endorretais permite melhor resolução espacial na ressonância magnética. Estes métodos não precisam ser utilizados como rotina no estadiamento local de possível recidiva[50-53].

O ultrassom endorretal tem também se revelado útil no seguimento pós-operatório do câncer colorretal com informações elucidativas que contribuem para o diagnóstico precoce das recidivas e na decisão terapêutica[51,52].

Procedimentos endoscópicos

A retossigmoidoscopia e a colonoscopia tem importante papel no seguimento pós-operatório do câncer colorretal contribuindo na detecção da recidiva na linha da anastomose e de lesões metacrônicas ou precursoras da doença[54-57].

A retossigmoidoscopia costuma ser simples, fazendo parte do exame físico proctológico, não necessitando de sedação ou preparo específico. Permite na análise retossigmoideana até 25 cm da margem anal, avaliação da mucosa, secreções e características de anastomoses distais, além de permitir realizações de biópsias em áreas suspeitas. Pode ser realizada inclusive na vigência de quadros obstrutivos, contribuindo para contraindicar ou dispensar complementação colonoscópica[54,56].

A colonoscopia permite examinar todo o cólon em mais de 90% dos pacientes, o que possibilita o diagnóstico e o tratamento no mesmo exame. Exige preparo mecânico intestinal e sedação[54-56].

A sofisticação tecnológica tem incorporado a magnificação, a ecoendoscopia e a cromoendoscopia em busca de diagnósticos mais precisos, mas métodos menos invasivos como a colonoscopia virtual não substituíram o método convencional de forma satisfatória[55-57].

Métodos de análise metabólica com correlação anatômica

Recentemente a tomografia por emissão de pósitrons vem sendo introduzida para rastreamento de metástases. Sua principal vantagem é que, além da imagem anatômica, demonstra sinais referentes ao consumo de glicose, comum nessas lesões. Apesar de dispendioso e de pouca disponibilidade, tem tido aplicabilidade crescente favorecendo diagnósticos mais precisos e proporcionando decisões terapêuticas mais adequadas[50-52].

Tem como principais indicações a avaliação de suspeita de malignidade, detecção de recidivas pós-operatórias, avaliação de respostas a terapias complementares e prognóstico[51-53].

A relevância do método no diagnóstico e manejo das recidivas do câncer colorretal já está bem estabelecida, e favorece tanto a indicação como também a contraindicação de terapias medicamentosas e cirúrgicas, condicionadas aos aspectos momentâneos ou evolutivos da doença[50-53].

CONCLUSÕES

O papel de um seguimento intenso em pacientes com câncer colorretal permanece controverso. A avaliação dos resultados dessa metodologia conjugada demonstra não só redução dos índices de mortalidade como também aumentos dos percentuais de ressecabilidade curativa, recomendando esta conduta. Além disto, não se observa aumento da morbimortalidade cirúrgica apesar da ampliação e agressividade cirúrgica mais evidente.

Conclui-se que o tratamento do câncer colorretal persiste como desafio da coloproctologia moderna, e que a variabilidade da evolução é influenciada não só pela qualidade do cirurgião e pelas características da lesão, mas também pelo seu estadiamento preciso. Neste, a tecnologia moderna tem incorporado métodos que devem ser desenvolvidos, buscando a otimização racional de recursos financeiros e dos resultados terapêuticos, cirúrgicos e medicamentosos, favorecendo a cura ou o controle da doença e, principalmente, a qualidade de vida dos doentes e de suas famílias.

REFERÊNCIAS BIBLIOGRÁFICAS

1. American Cancer Society, Unpublished tabulations, Cit.I:U.S. Department of Health and Human Services. Reducing the health consequences of smoking: 25 years of progress. A report of the surgeon general. U.S Department of Health and Human Services, Public Health Service, Center for Disease Control, Center For Chronic Disease Prevention and Health Promotion, Office on Smoking and Health. DHHS Publication No (CDC) 1998; 89-8.
2. Burt RW. Colon câncer screening. Gastroenterology 2000; 119: 837-53.
3. World Câncer Research Fund/American Institute for Câncer Research. Food, nutrition and prevention of cancer: a global perspective. Washington, DC: American Institute for Cancer Research, NW; 1997.
4. Brasil. Ministério da Saúde. Instituto Nacional do Câncer-INCA. Estimativas da incidência e mortalidade por câncer no Brasil, 2001. Rio de Janeiro: Inca; 2001. p.81.
5. Câncer do Brasil – Dados dos Registros de Base Populacional. Rio de Janeiro: Pro-Onco; 1995.
6. Figueiredo VC, Bressan AL Aspectos epidemiológicos e estatísticos. In: Castro LP, Savassi-Rocha PR, Rodrigues MAG, Murad AM. Tópicos em gastroenterologia. Câncer do aparelho digestivo. Rio de Janeiro: Medsi; 2002.
7. Ministério da Saúde. Sistema de informações sobre mortalidade.
8. Castro LP, Savassi-Rocha PR, Rodrigues Mag, Murad AM. Tópicos em gastroenterologia. Câncer do aparelho digestivo. Rio de Janeiro: Medsi; 2002.
9. Reis Neto JA, Quilici FA, Reis JA Jr. A comparision of Nonoperative vs. Preoperative radiotherapy in rectal carcinoma. A. 10-year randomized trial. Dis colon Rectum 1989; 32: 702-10.
10. Reis Neto JA, Quilici FA, Cordeiro F, Ciquini S, Reis Junior JA. Pre-operative radiotherapy in rectal cancer: Evaluation of irradiation effects on celular undifferentiation and its influence on prognosis. Hepato-Gatroent 1999; 46: 2825-30.
11. Quilici FA, Reis Neto JA. Cirurgia videolaparoscópica colorretal. In: Cordeiro FTM, Magalhães AFN, Prolla JC, Quilici FA (eds.). Endoscopia Digestiva-Sobed. Rio de Janeiro: Medsi; 1999.
12. Heriot A, Kumar D. Rectal cancer recurrence: factors and mechanisms. Colorectal Dis 2000; 2: 126-37.
13. Thoeni RF. Diagnosis and staging os colorectal carcinoma and detection of postoperative recurrence by computed tomography and magnetic resonance imaging. In: Meyers MA (ed.). Neoplasms of the Digestive Tract: Imaging, Staging and Management. Philadelphia: Lippincott-Raven Publishers; 1998. p.237-56.
14. Evers BM et al. Multiple adenocarcinomas of the colon and rectum. An analysis of incidences and current trends. Dis Colon Rectum 1988; 31 (7): 518-22.
15. Van der Voort van Zijp J, Hoekstra HJ, Basson MD. Evoling Management of colorrectal cancer. WJGastroenterol 2008; 14: 3956-67.
16. Kjeldsen BJ et al. The pattern of recurrent colorectal cancer in a prospective randomised study and the characteristics of diagnostic tests. Int J Colorectal Dis 1997; 12 (6): 329-34.
17. Rocha MS. Visceras ocas, cavidade peritoneal e parede abdominal. In: Rocha MS. ed.Tomografia Computadorizada, Ressonância Magnética: Gastroenterologia. São Paulo: Sarvier; 1997, p.209-31.
18. Thoeni RF, Rogalia P. CT for the evaluation of carcinomas in the colon and rectum. Semin Ultrasound CT MRI 1995; 16: 112-6.
19. Loftus WK, Metreweli C, Sung JJY et al. Tltrasound, CT and colonoscopy of colonic cancer. Br J Radiol 1999; 72: 144-8.
20. Morson BC, Vaughan EG and Bussey HJR. Pelvic recurrence after axcision of rectum for carcinoma. BMJ 1963; 13-8.
21. Pilipshen SJ, Heilweil M, Quan SH, Stemberg SS, Enker WE. Petterns of pelvic recurrence following definitive resections of rectal cancer. Cancer 1984; 53: 1351-62.
22. Schiessel R, Wunderlich M, Herbst F. Local recurrence of colorectal cancer effect of early detection and aggressive surgery. Br J Sung 1986; 73: 324-4.
23. Rao AR, Kagan AR, Chan PM, Gilbert HA, Nussbaum H, Hintx BL. Patterns of recurrence following curative resection alone for adenocarcinoma of the rectum and sigmoid colon, Cancer 1981; 48: 1492-5.
24. Beart R, Wand O'Connell MJ. Postoperative follow-up of patients with carcinoma of the colon. Mayo Clin Proc 1983; 58: 361-3.
25. Kjeldsen BJ et al. A prospective randomized study of follow-up after radical surgery for colorectal cancer. Br J Surg 1997; 84: 666-9.
26. Cass AW, Million RR and Pfaff WW. Patterns of recurrence following surgery alone for adenocarcinoma of the colon and rectum. Cancer 1976; 37: 2861-5.

27. Rinnert-Gongora S, Tartter PI. Multivariate analysis of recurrence after anterior resection for colorectal carcinoma. Am J Surg 1989; 157: 573-6.
28. Reid JD, Robins RE and Atkinson, KG. Pelvic recurrence after anterior resection and EEA stapling anastomosis for potentially curable carcinoma of the rectum. Am J Surg 1984; 147: 629-32.
29. Secco GB et al. Efficacy and cost of risk-adapted follow-up in patients after colorectal cancer surgery: a prospective, randomized and controlled trial. Eur J Surg Oncol 2002; 28 (4): 418-23.
30. Renehan AG et al. Impact on survival of intensive follow up after curative resection for colorectal cancer: systematic review and meta-analysis of randomised trials. BMJ 2002; 324 (7341): 813.
31. Jeffery GM, Hickey BE, Hider P. Follow-up strategies for patients treated for non-metastatic colorectal cancer. Cochrane Database Syst Rev 2002 (1): CD002200.
32. Pfister DG, Benson AB 3rd, Somerfield MR. Clinical practice. Surveillance strategies after curative treatment of colorectal cancer. N Engl J Med 2004; 350 (23): 2375-82.
33. Ohlsson B et al. Follow-up after curative surgery for colorectal carcinoma. Randomized comparison with no follow-up. Dis Colon Rectum 1995; 38 (6): 619-26.
34. Stiggelbout AM et al. Follow-up of colorectal cancer patients: quality of life and attitudes towards follow-up. Br J Cancer 1997; 75 (6): 914-20.
35. Anthony T et al. Practice parameters for the surveillance and follow-up of patients with colon and rectal cancer. Dis Colon Rectum 2004; 47 (6): 807-17.
36. Pietra N et al. Role of follow-up in management of local recurrences of colorectal cancer: a prospective, randomized study. Dis Colon Rectum 1998; 41 (9): 1127-33.
37. Makela JT, Laitinen SO, Kairaluoma MI. Five-year follow-up after radical surgery for colorectal cancer. Results of a prospective randomized trial. Arch Surg 1995; 130 (10): 1062-7 / 1997; 84 (5): 666-9.
38. Kjeldsen BJ et al. Influence of follow-up on health-related quality of life after radical surgery for colorectal cancer. Scand J Gastroenterol 1999; 34 (5): 509-15.
39. Steele G Jr. Follow-up plans after treatment of primary colon and rectal cancer. World J Sung 1995; 19: 241.
40. Fidler IJ, Kripke ML. Metastasis results from preexisting variant cells within a malignant tumor. Science 1977; 197: 883.
41. Beart RW Jr. Follow-up: does it work? Can we afford it? Surg Oncol Clin North Am 2000; 9 (4): 827-37.
42. Beart RW, O'Connell MJ. Postoperative follow-up of patients with carcinoma of the colon. Mayo Clin Proc 1983; 58: 361.
43. Tornqvist A, Ekelund G, Leandoer, L. The value of intensive follow-up after curative resection for colorectal carcinoma. Br J Surg 1982; 69: 725-8.
44. Figueredo A et al. Follow-up of patients with curatively resected colorectal cancer: a practice guideline. BMC Cancer 2003; 3 (1): 26.
45. Chen F, Stuart M. Colonoscopic follow-up of colorectal carcinoma. Dis Colon Rectum 1994; 37 (6): 568-72.
46. Renehan AG, O'Dwyer ST, Whynes DK. Cost effectiveness analysis of intensive versus conventional follow up after curative resection for colorectal cancer. BMJ 2004; 328 (7431): 81.
47. Virgo KS et al. Cost of patient follow-up after potentially curative colorectal cancer treatment. JAMA 1995; 273 (23): 1837-41.
48. Pegios W, Vogl TJ, Hunerbein M et al. Diagnosis and staging of rectal carcinoma by magnetic resonance imaging. In: Meyers MA ed. Neoplasms of the Digestive Tract: Imaging, Staging and Management. Philadelphia: Lippincott-Raven Publishers; 1998. p. 269-76.
49. Schoemaker D et al. Yearly colonoscopy, liver CT, and chest radiography do not influence 5-year survival of colorectal cancer patients. Gastroenterology 1998; 114 (1): 7-14.
50. Adalsteinsson B, Pahlman L, Hemmingsson A, Glimelius B, Graffman S. Computed tomography in the early diagnosis of local recurrence of rectal carcinoma. Acta Radiol 1987; 28: 41-7.
51. Markus J, Morrissey B, deGara C et al. MRI of recurrent rectosigmiod carcinoma. Abdom Imaging 1997; 22: 338-42.
52. McCarthy SM, Barnes D, Deveney K et al. Detection of recurrent rectosigmoid carcinoma: prospective evaluation of CT and clinical factors. AJR 1985; 144: 577-9.
53. Pema PJ, Bennett WF, Bova JG et al. CT vs MRI in diagnosis of recurrent rectosigmoid carcinoma. J Comput Assit Tomogr 1994; 18: 256-61.
54. Reilly JC, Rusin LC, Theuerkauf FJ Jr. Colonoscopy: its role in cancer of the colon and rectum. Dis Colon Rectum 1982; 25 (6): 532-8.
55. Johnson CD, Dachman AH. CT colonography: the next colon screening examination? Radiology 2000; 216: 331-41.
56. Lubolt W, Bauerfeind P, Wildermuth S et al. Colonic masses: detection with MR colonography. Radiology 2000; 216: 383-8.
57. Rubin GD, Beaulieu CF, Argiro V et al. Perspective volume rendering of CT and MR images: applications for endoscopic imaging. Radiology 1996; 199: 321-30.

Tratamento Cirúrgico das Metástases Hepáticas do Câncer Colorretal

33

Renato M. Lupinacci
Fabrício F. Coelho
Marcos V. Perini
Paulo Herman

INTRODUÇÃO

O número de casos novos de câncer colorretal (CCR) estimados para o Brasil no ano de 2008 é de 12.490 casos em homens e de 14.500 em mulheres. Esses valores correspondem a um risco estimado de 13 casos novos a cada 100 mil homens e 15 para cada 100 mil mulheres. Na região Sudeste, sem considerar os tumores de pele não melanoma, o câncer de cólon e reto em homens é o terceiro mais frequente (19/100.000) e nas mulheres é o segundo mais frequente (21/100.000)[1].

O fígado é o local mais frequente para metástases hematogênicas de CCR. Um quarto dos pacientes com carcinoma colorretal primário apresenta metástases hepáticas (MH) sincrônicas[2] e, praticamente a metade dos pacientes submetidos à ressecção do CCR primário desenvolve MH metacrônicas[3].

Em pacientes com metástases hepáticas isoladas, a extensão da doença hepática é o principal determinante de sobrevida. Nesses pacientes, quando não tratados, a sobrevida média varia entre 5 e 10 meses[4,5], a sobrevida em dois anos é um evento pouco frequente e sobrevidas maiores que cinco anos são extremamente raras[2,4].

A maioria dos estudos indica que o prognóstico é fortemente relacionado à extensão da doença metastática[2,4-6]. Wood et al. relataram sobrevida de 1 ano em apenas 5,7% dos pacientes com doença hepática multifocal, 27% em pacientes com metástases localizadas em um único segmento ou lobo hepático, e 60% em pacientes com metástases solitárias[5]. Da mesma maneira, Wagner et al. relataram sobrevida de 3 e 5 anos em pacientes com doença metastática ressecável não operados de 14 e 2% respectivamente em comparação com 4 e 0% nos pacientes com doença inicialmente irressecável[6].

Para entender o impacto da ressecção hepática na sobrevida tardia, vários estudos controlados foram conduzidos[6-9]. Wilson e Adson estudaram a sobrevida de sessenta pacientes submetidos à ressecção hepática comparados a outros sessenta pacientes com extensão e número de lesões similares não submetidos ao tratamento cirúrgico[8]. A ressecção hepática foi associada a sobrevidas de 5 e 10 anos de 25 e 19%, respectivamente, enquanto nenhum dos pacientes não operados sobreviveu cinco anos.

Os maus resultados de sobrevida nos pacientes não ressecados constituíram o racional de cirurgias cada vez mais agressivas. As ressecções hepáticas representam a única chance estabelecida de cura e/ou sobrevida livre de doença prolongada, com índices de sobrevida em 5 anos de 25 a 57%, e é aceita hoje como o tratamento padrão para os pacientes com metástases hepáticas CCR. Chama a atenção o fato de que apesar do aumento da agressividade com o tratamento de metástases múltiplas e mais complexas, os resultados tem sido cada vez melhores.

Infelizmente, apenas de 15 a 25% das metástases hepáticas são potencialmente ressecáveis ao diagnóstico e, portanto, potencialmente curáveis[10].

CONTROLE DA DOENÇA EXTRA-HEPÁTICA

O controle adequado do tumor primário (recidiva anastomótica ou disseminação locorregional), bem como a ausência de um novo tumor colorretal deve ser investigada, geralmente por meio de tomografia computadorizada (TC) e/ou ressonância magnética (RM) do abdome e pelve e colonoscopia. A tomografia computadorizada de tórax é realizada para excluir ou identificar metástases pulmonares.

Estudos indicam que o PET-SCAN e PET-CT podem alterar a conduta terapêutica em até 25% dos pacientes, evitando laparotomias ou procedimentos desnecessários[11,12]. Existe, entretanto, controvérsia se essa a seleção dos pacientes conseguida com os métodos radioisotópicos implica ganho na sobrevida global a longo prazo[13].

Atualmente, não existe justificativa para o uso sistemático do PET-SCAN ou PET-CT no algoritmo de estadiamento dos pacientes com MHCCR. Em grande parte dos pacientes essas modalidades não trarão informações adicionais para seu manejo clínico. Apesar de o verdadeiro papel desses métodos ainda estar em avaliação, em algumas situações clínicas seu uso pode trazer maior benefício. Citamos, em especial, pacientes com alto risco (por exemplo, CEA bastante elevado) sem evidência de doença nos métodos convencionais, lesões hepáticas com características duvidosas à tomografia ou ressonância, suspeita de doença metastática extra-hepática ou suspeita de recidiva do tumor primário. Em resumo, o contexto clínico em que o PET-SCAN ou PET-CT pode oferecer maior auxílio é aquele em que a descoberta de novas lesões intra ou extra-hepáticas pode contraindicar a terapêutica cirúrgica[14].

AVALIAÇÃO PRÉ-OPERATÓRIA DO ENVOLVIMENTO HEPÁTICO

Uma localização acurada de todas as lesões hepáticas e as suas relações com os principais vasos e pedículos biliares é essencial para o planejamento do tipo adequado de ressecção.

A ultrassonografia transabdominal apresenta boa especificidade (85 a 95%) no diagnóstico de metástases hepáticas, mas na detecção de lesões menores do que 1 cm a sensibilidade permanece baixa. A ultrassonografia com contraste tem maior sensibilidade e especificidade na detecção de metástases pequenas e é útil no diagnóstico diferencial de lesões duvidosas[15] mas trata-se de exame não disponível na prática diária.

A TC de abdome com infusão de contraste endovenoso apresenta boa sensibilidade (75 a 85%) e excelente especificidade (85 a 97%). Ela permite reconstruções tridimensionais, que ajudam na análise das relações entre as metástases e os pedículos vasculobiliares além de facilitar o cálculo do volume residual que sobrará após a ressecção. A RM também apresenta ótima sensibilidade e especificidade, é menos invasiva que a TC e usa contraste menos tóxico[16]. Para a detecção de pequenas lesões hepáticas, entretanto, a ressonância magnética com contraste tem se mostrado superior quando comparada ao PET-CT[17].

FUNÇÃO HEPÁTICA

Quando o parênquima hepático sede das metástases é normal, até seis segmentos anatômicos ou 75% do volume hepático podem ser ressecados sem ocorrência de insuficiência hepática pós-operatória. O volume de fígado remanescente (volumetria) após uma hepatectomia programada pode ser medido por meio de TC. A capacidade funcional do fígado geralmente é estimada por testes sanguíneos de função hepática (dosagem de bilirrubinas, albumina e provas de coagulação). Metástases hepáticas raramente se desenvolvem em fígados cirróticos, entretanto devido ao recente desenvolvimento de regimes quimioterápicos mais eficientes, um número cada vez mais elevado de pacientes pode se apresentar com fígados anormais como resultado da toxicidade da quimioterapia prolongada recebida antes da ressecção cirúrgica (quimioterapia neoadjuvante). A quimioterapia é particularmente responsável por lesões histológicas hepáticas, e essas diretamente relacionadas ao tipo de quimioterapia oferecida ao paciente[18,19].

Lesões vasculares e especialmente dilatação sinusoidal, podem ser observadas após administração de quimioterapia baseada em oxaliplatina. A análise do impacto das lesões vasculares no resultado cirúrgico sugere que a morbidade e a mortalidade após ressecções hepáticas não são aumentadas significativamente em pacientes com lesões sinusoidais, porém na presença de lesões vasculares mais severas (necrose centrolobular hemorrágica, hiperplasia nodular regenerativa) existe um risco aumentado de sangramento intraoperatório e necessidade de transfusão perioperatória[19,20]. A esteato-hepatite pode ser observada após a administração de quimioterapia baseada no uso de irinotecan podendo estar associada com um aumento na mortalidade pós-operatória (até 90 dias) consequência de insuficiência hepática após a cirurgia[19]. O impacto da esteatose nos resultados pós-operatórios sugere que a morbidade é aumentada, mas não a mortalidade, verificando-se também um aumento na frequência de complicações infecciosas[21,22]. Dois estudos, entretanto, demonstraram claramente que o aumento da morbidade está muito mais relacionado ao número de ciclos de quimioterapia administrados do que ao regime empregado[19,23].

Nordlinger et al. mostraram que o impacto do tratamento neoadjuvante durante até três meses, resultou em impacto modesto nas complicações pós-operatórias[24].

BIÓPSIA HEPÁTICA

Na pouco frequente situação de dúvida diagnóstica, a biópsia por punção percutânea pode ser necessária. Entretanto, um estudo encontrou depósitos tumorais no trajeto da agulha em 10% dos pacientes após biópsias por lesões suspeitas de MH de CCR[25]. Esse risco não é justificado em pacientes com lesões potencialmente ressecáveis.

ESCOLHA DO TIPO DE RESSECÇÃO

O objetivo da cirurgia oncológica das MH é remover todos os sítios metastáticos com margens macroscopicamente livres. Margens superiores a 1 cm devem ser o objetivo do cirurgião hepático, entretanto em muitas circunstâncias apenas margens limítrofes ou mesmo coincidentes podem ser obtidas e não devem, por essa única razão, constituir contraindicação à ressecção. Como exemplo, estudo comparando 234 pacientes (54%) submetidos a ressecções R0 e 202 (46%) submetidos a ressecções R1 (margem coincidente) na era dos novos quimioterápicos, não encontrou diferença na sobrevida global em cinco anos (61 versus 57%; p = 0,27) e tão pouco na sobrevida livre de doença em 5 anos (29 versus 20%; p = 0,12)[26].

A extensão da ressecção hepática (anatômica/estendida *versus* não anatômica/limitada) não é fator prognóstico[27]. O tipo de ressecção hepática vai depender do tamanho, número, e localização das MH, a sua relação com as estruturas vasculares principais e os pedículos biliares e do volume de parênquima residual após a cirurgia. Pequenas lesões localizadas próximas da cápsula hepática podem ser removidas por meio de ressecções não regradas, periféricas (enucleações); lesões maiores geralmente necessitam de ressecções anatômicas/maiores.

Deve-se alertar sempre que, para se avaliar a ressecabilidade, não existe limite para número ou localização das metástases contanto que todas as lesões possam ser ressecadas com margens livres.

Algumas vezes o cirurgião deve escolher entre a realização de múltiplas ressecções não regradas ou uma única hepatectomia maior que inclua todos os depósitos tumorais. A primeira solução preserva uma maior quantidade de parênquima hepático saudável, mas aumenta a chance de hemorragia intraoperatória e em alguns casos pode aumentar a incidência de recidiva hepática por não se obter margens adequadas em todas as enucleações. Por outro lado, uma ressecção hepática mais estendida remove uma maior quantidade de parênquima normal, aumentando o risco de insuficiência hepática, porém permite um controle mais seguro das margens e diminui o risco de sangramento pós-operatório ou fístula biliar provenientes das áreas cruentas.

MÉTODOS ABLATIVOS

Os benefícios óbvios dos tratamentos não cirúrgicos das MH são a reduzida morbidade e a recuperação mais rápida. Entretanto, a experiência, o tempo de seguimento e a quantidade de dados sobre pacientes submetidos a quaisquer das terapias ablativas disponíveis é muito inferior ao disponível nas ressecções cirúrgicas das MH do CCR. Alguns tumores são dificilmente visualizados pelos métodos de imagem disponíveis, e esta é uma limitação fundamental do tratamento por radiofrequência (RF) guiado por imagens. Tumores próximos ao hilo hepático e especialmente aqueles adjacentes ao ducto hepático comum ou a confluência dos ductos hepáticos são contraindicações à RF para a maioria dos grupos familiarizados com a técnica na tentativa de evitar lesões à árvore biliar. RF para tumores subcapsulares protruídos em direção às alças intestinais está contraindicada, e para grandes tumores exofíticos também deve ser idealmente evitada, assim como a presença de anastomoses bilioentéricas é uma contraindicação relativa devido ao risco aumentado de formação de abscessos no sítio de ablação[28,29].

De modo geral, os melhores resultados são observados em pacientes com até quatro nódulos medindo cada um em suas dimensões máximas não mais que 2,5 cm. Quando do tratamento de múltiplos tumores, a soma da dimensão de todos os tumores não deve exceder 10 cm[30,31].

Em alguns casos de MH de CCR com extenso acometimento bilobar, ablação (radiofrequência ou criocirurgia) combinada com ressecção hepática, pode proporcionar uma limpeza efetiva de toda doença hepática. Empregando esta técnica Kornprat et al. demonstraram uma sobrevida atuarial em três anos de 47%[32].

MOMENTO DA CIRURGIA HEPÁTICA E INTESTINAL NA SITUAÇÃO DE METÁSTASES SINCRÔNICAS

A ressecção do tumor primário e da MH pode ser realizada tanto simultaneamente como em intervalos (estagiada)[33,34]. A incisão abdominal é geralmente diferente para os dois procedimentos. A possibilidade de contaminação peritoneal durante a ressecção intestinal pode precipitar a infecção de uma coleção líquida peri-hepática ou subfrênica. Alguns autores acreditam também que as alterações hemodinâmicas subsequentes ao clampeamento vascular durante a ressecção hepática podem ser prejudiciais à viabilidade da anastomose intestinal.

Em um grande estudo multicêntrico, a morbidade pós-operatória aumentou significativamente quando ressecções hepáticas e intestinais foram realizadas de maneira simultânea (6,1 *versus* 2,4%)[34]. Estudo recente com 228 pacientes submetidos à hepatectomia por MH de CCR sincrônicas comparou as ressecções simultâneas com as ressecções em dois tempos. A mortalidade após hepatectomia foi semelhante nos dois grupos, mas a morbidade acumulada foi significativamente menor no grupo de ressecções simultâneas (11 *versus* 25,4%; p = 0,015)[35]. Outros autores, no entanto, relatam procedimentos simultâneos sem acréscimo na morbidade e sem diferença na sobrevida em cinco anos em casos selecionados[36,37].

Com o aumento dos gastos em saúde, e o desenvolvimento contínuo no campo da cirurgia e da anestesia, todo paciente com doença sincrônica deve ser analisado para ressecção sincrônica por meio de uma abordagem multi e interdisciplinar. De forma resumida, a recomendação atual seria:

- Ressecção do tumor primário sem dificuldade e ressecção hepática sem dificuldade: ressecção sincrônica.
- Ressecção do tumor primário sem dificuldade, lesões hepáticas irressecáveis ou "limítrofes": quimioterapia, seguida por hepatectomia, seguida por ressecção do tumor primário.
- Tumor primário difícil ou irressecável, ressecção hepática sem dificuldade: radioquimioterapia neoadjuvante para o tumor primário, ressecção do tumor primário seguida de hepatectomia[38].

Acima de tudo, ressecções sincrônicas só devem ser consideradas por equipes com experiência nas duas áreas e em pacientes sem comorbidades.

CIRURGIA LAPAROSCÓPICA NO TRATAMENTO DAS MH

Contrário a outras cirurgias abdominais, as ressecções hepáticas por laparoscopia necessitaram de tempo para ganhar aceitação universal devido às dificuldades técnicas e dúvidas quanto aos resultados oncológicos. Estudo comparativo com sessenta pacientes em cada técnica, encontrou sobrevida em 1, 3, e 5 anos de 97, 82, e 64% para o grupo laparoscópico comparado com 90, 70, e 56% no grupo laparotômico. Os autores concluem que em centros especializados o acesso laparoscópico permite os mesmos resultados oncológicos da cirurgia por laparotomia no tratamento das MH do CCR[39]. Recentemente, uma conferência de consenso internacional estabeleceu a segurança oncológica do acesso laparoscópico quando realizado por grupos com experiência em cirurgia hepatobiliar[40].

RESULTADOS EM LONGO PRAZO

A ressecção hepática de metástases colorretais é associada com sobrevidas em 3, 5, e 10 anos de aproximadamente 40 a 74%, 25 a 58% e 22 a 38%, respectivamente[34,41-44]. A melhora na sobrevida não se deve unicamente ao refinamento da técnica cirúrgica e do manejo perioperatório, mas também de uma melhor seleção dos pacientes baseada em fatores prognósticos estabelecidos. Mesmo MH inicialmente irressecáveis podem apresentar bom prognóstico e serem ressecadas após resposta com diminuição de massa tumoral pela quimioterapia sistêmica como muito bem demonstrado por Adam et al.[45]. Este centro altamente especializado mostrou um índice de 12,5% de pacientes que foram convertidos de uma doença irressecável para ressecável após quimioterapia sistêmica. A sobrevida livre de doença neste grupo de pacientes em 5 e 10 anos foi de 22 e 17%, respectivamente.

INDICADORES DE PROGNÓSTICO

Vários estudos buscaram identificar fatores clínico-patológicos preditivos de sobrevida após a ressecção hepática por metástases colorretais[20-23]. Nordlinger et al. demonstraram que a presença de múltiplas metástases, tumores maiores que 5 cm em diâmetro, metástases sincrônicas, tumores primários com linfonodos acometidos e marcadores tumorais (CEA) elevados eram fatores de pior prognóstico[34]. Fong et al. obtiveram praticamente os mesmos resultados em estudo com 1001 pacientes operados consecutivamente por metástases de câncer colorretal em uma única instituição. A sobrevida em 5 e 10 anos foi respectivamente de 37 e 22%. Sete fatores foram significantes para predizer mal prognóstico: margem positiva, presença de doença extra-hepática, tumor colorretal primário com linfonodo acometido, sobrevida livre de doença após ressecção do tumor primário inferior a 12 meses, presença de mais de uma lesão hepática, e nível de antígeno carcinoembriogênico (CEA) superior a 200 ng/mL. Como os últimos 5 dados eram os mais significativos foi criado um score clínico somando-se um ponto para cada critério. Esse escore demonstrou-se altamente confiável (p < 0,0001). Nenhum paciente com escore de cinco pontos (máximo) apresentou sobrevida maior que cinco anos[41].

RE-HEPATECTOMIAS

Após ressecções hepáticas com intuito curativo, 60% dos pacientes vão desenvolver lesões hepáticas recorrentes. Destas, aproximadamente 20 a 30% ocorrem de maneira isolada no fígado e são potencialmente selecionáveis para novas ressecções hepáticas. A morbidade e mortalidade pós-operatória não diferem, exceto por uma maior perda sanguínea, das relatadas após a primeira ressecção, e a sobrevida atuarial em alguns relatos pode atingir em 1, 3 e 5 anos 94, 68 e 44%, respectivamente[46]. A recidiva hepática na ausência de doença disseminada deve ser interpretada do ponto de vista oncológico de maneira similar à doença metastática na sua apresentação inicial e ressecada sempre que possível.

RESSECÇÃO DE METÁSTASES HEPÁTICAS E PULMONARES

O fígado e o pulmão são os locais mais comuns de metástases à distância de CCR. De modo similar ao fígado, a ressecção de metástases pulmonares é considerada benéfica em pacientes selecionados, resultando em sobrevidas em cinco anos de até 30%[47]. Análises de prognóstico revelam que os maiores intervalos livres de doença são obtidos em pacientes em que o aparecimento de doença no segundo sítio metastático ocorreu após um ano do aparecimento de metástases no primeiro sítio à distância e em pacientes com MH única[47].

REFERÊNCIAS BIBLIOGRÁFICAS

1. http://www.inca.gov.br/estimativa/2008/index.asp?link=conteudo_view.asp&id=5 – Estimativa 2008. Incidência de Cancer no Brasil.
2. Bengmark S, Hafstrom L. The natural history of primary and secondary malignant tumors of the liver. Cancer 1969; 23: 198-202.
3. Bozzetti F et al. Patterns of failure following surgical resection of colorectal cancer liver metastases. Ann Surg 1987; 205: 264-70.
4. Bengtsson G et al. Natural history of patients with untreated liver metastases from colorectal cancer. Am J Surg 1981; 141: 586-9.
5. Wood CB et al. A retrospective study of the natural history of patients with liver metastases from colorectal cancer. Clin Oncol 1976; 2: 285-8.
6. Wagner JS et al. The natural history of hepatic metastases from colorectal cancer: a comparison with resective treatment. Ann Surg 1984; 199: 502-8.
7. Silen W. Hepatic resection for metastases from colorectal carcinoma is of dubious value. Arch Surg 1989; 124: 1021-4.
8. Wilson SM, Adson MA. Surgical treatment of hepatic metastases from colorectal cancers. Arch Surg 1976; 111: 330-4.
9. Scheele J et al. Indicators of prognosis after hepatic resection for colorectal secondaries. Surgery 1991; 110: 13-9.
10. August DA; Sugarbaker PH; Schneider PD. Lymphatic dissemination of hepatic metastases. Implications for the follow-up and treatment of patients with colorectal cancer. Cancer 1985; 55 (7): 1490-4.

11. Wiering B, Krabbe PF, Jager GJ, Oyen WJ, Ruers TJ. The impact of fluor-18-deoxyglucose-positron emission tomography in the management of colorectal liver metastases. Cancer 2005; 104 (12): 2658-70.
12. Strasberg SM, Dehdashti F. Role of FDG-PET staging in selecting the optimum patient for hepatic resection of metastatic colorectal cancer. J Surg Oncol 2010; 102 (8): 955-9.
13. Fernandez FG, Drebin JA, Linehan DC, Dehdashti F, Siegel BA, Strasberg SM. Five-year survival after resection of hepatic metastases from colorectal cancer in patients screened by positron emission tomography with F-18 fluorodeoxyglucose (FDG-PET). Ann Surg 2004; 240 (3): 438-47.
14. Khan S, Tan YM, John A, Isaac J, Singhvi S, Guest P, Mirza DF. An audit of fusion CT-PET in the management of colorectal liver metastases. Eur J Surg Oncol 2006; 32 (5): 564-7.
15. Scholmerich J, Volk BA, Gerok W. Value and limitations of abdominal ultrasound in tumor staging liver metastasis and lymphoma. Eur J Radiol 1987; 7: 243-5.
16. Zerhouni EA, Rutter C, Hamilton SR et al. CT and MR imaging in the staging of colorectal carcinoma: report of the Radiology Diagnostic Oncology Group II. Radiology 1996; 200: 443-51.
17. Mainenti PP, Mancini M, Mainolfi C et al. Detection of colo-rectal liver metastases: prospective comparison of contrast enhanced US, multidetector CT, PET/CT, and 1.5 Tesla MR with extracellular and reticulo-endothelial cell specific contrast agents. Abdom Imaging 2010; 35 (5): 511-21.
18. Rubbia-Brandt L, Audard V, Sartoretti P et al. Severe hepatic sinusoidal obstruction associated with oxaliplatin-based chemotherapy in patients with metastatic colorectal cancer. Ann Oncol 2004; 15: 460-6.
19. Vauthey JN, Pawlik TM, Ribero D et al. Chemotherapy regimen predicts steatohepatitis and an increase in 90-day mortality after surgery for hepatic colorectal metastases. J Clin Oncol 2006; 24: 2065-72.
20. Aloia T, Sebagh M, Plasse M et al. Liver histology and surgical outcomes after preoperative chemotherapy with fluorouracil plus oxaliplatin in colorectal cancer liver metastases. J Clin Oncol 2006; 24: 4983-90.
21. Kooby DA, Fong Y, Suriawinata A et al. Impact of steatosis on perioperative outcome following hepatic resection. J Gastrointest Surg 2003; 7: 1034-44.
22. Vetelainen R, van Vilet A, Gouma DJ, van Gulik TM. Steatosis as a risk factor in liver surgery. Ann Surg 2007; 245: 20-30.
23. Karoui M, Penna C, Amin-Hashem M et al. Influence of preoperative chemotherapy on the risk of major hepatectomy for colorectal liver metastases. Ann Surg 2006; 243: 1-7.
24. Nordlinger B, Sorbye H, Glimelius B et al. Perioperative chemotherapy with FOLFOX4 and surgery versus surgery alone for resectable liver metastases from colorectal cancer (Eortc Intergroup trial 40983): a randomized controlled trial. Lancet 2008; 371: 1007-16.
25. Ohlsson B, Nilson J, Stenram U et al. Percutaneous fine-needle aspiration citology in the diagnosis and management of liver tumors. Br J Surg 2002; 89 (6): 757-62.
26. de Haas RJ, Wicherts DA, Flores E et al. R1 resection by necessity for colorectal liver metastases: is it still a contraindication to surgery? Ann Surg 2008; 248 (4): 626-37.
27. Kokudo N, Tada K, Seki M et al. Anatomical major resections versus nonanatomical limited resections for liver metastases from colorectal carcinoma. Am J Surg 2001; 181: 153-9.
28. Kim YJ, Raman SR, Yu N et al. Radiofrequency ablation of hepatocellular carcinoma: can subcapsular tumors be safely ablated? AJR Am J Roentgenol 2008; 190: 1029-1034.
29. Elias D, Di Pietroantonio D, Gachot B et al. Liver abscess after radiofrequency ablation of tumors in patients with a biliary tract procedure. Gastroenterol Clin Biol 2006; 30: 823-27.
30. Lencioni RA. Tumor Radiofrequency Ablation Italian Network (Train): long-term results in hepatic colorectal cancer metastases. Presented at Radiological Society of North America, 90th Scientific Assembly and Annual Meeting, Chicago, Ilinois, Dec 2004; 3.
31. Machi J, Oishi AJ, Sumida K et al. Long-term outcome of radiofrequency ablation for unresectable liver metastases from colorectal cancer: evaluation of prognostic factors and effectiveness in first and second-line management. Cancer J 2006; 12:318-326.
32. Kornprat P, Jarnagin WR, DeMatteo RP et al. Role of intraoperative termoablation combined with resection in the treatment of hepatic metastasis from colorectal cancer. Arch Surg 2007; 142 (11): 1087-92.
33. Lambert LA, Colacchio TA, Barth RJ Jr. Interval hepatic resection of colorectal metastases improves patient selection. Arch Surg 2000; 135: 473-80.
34. Nordlinger B, Jaeck D, Guiguet M et al. Surgical resection of hepatic metastases. Multicentric retrospective study by the French Association of Surgery. In: Nordlinger B, Jaeck D (eds.). Treatment of hepatic metastases of colorectal cancer. Paris: Springer-Verlag; 1992. p. 129-46.
35. de Haas RJ, Adam R, Wicherts DA et al. Comparison of simultaneous or delayed liver surgery for limited synchronous colorectal metastases. Br J Surg 2010; 97 (8): 1279-89.
36. Tanaka K, Shimada H, Matsuo K et al. Outcome after simultaneous colorectal and hepatic resection for colorectal cancer with synchronous metastases. Surgery 2004; 136: 650-9.
37. Weber JC, Bachellier P, Oussoultzoglou E et al. Simultaneous resection of colorectal primary tumour and synchronous liver metastases. Br J Surg 2003; 90: 956-62.
38. Pathak S, Sarno G, Nunes QM, Poston GJ. Synchronous resection for colorectal liver metastases: the future. Eur J Surg Oncol 2010; 36 (11): 1044-6.
39. Castaing D, Vibert E, Ricca L et al. Oncologic results of laparoscopic versus open hepatectomy for colorectal liver metastases in two specialized centers. Ann Surg 2009; 250 (5): 849-55.
40. Buell JF, Cherqui D, Geller DA et al. The international position on laparoscopic liver surgery: The Louisville Statement, 2008. Ann Surg 2009; 250 (5): 825-30.
41. Fong Y, Fortner J, Sun RL et al. Clinical score for predicting recurrence after hepatic resection for metastatic colorectal cancer: analysis of 1001 consecutive cases. Ann Surg 1999; 230: 309-18.

42. Minagawa M, Makuuchi M, Torzilli G et al. Extension of the frontiers of surgical indications in the treatment of liver metastases from colorectal cancer. Ann Surg 2000; 231: 487-99.
43. Tanaka K, Shimada H, Ohta M et al. Procedures of choice for resection of primary and recurrent liver metastases from colorectal cancer. World J Surg 2004; 28: 482-7.
44. Pawlik T, Scoggins CR, Zorzi D et al. Effect of surgical margin status on survival and site of recurrence after hepatic resection for colorectal metastases. Ann Surg 2005; 241: 715-24.
45. Adam R, Delvart V, Pascal G et al. Rescue surgery for unresectable colorectal liver metastases downstaged by chemotherapy. A model to predict long-term survival. Ann Surg 2004; 240: 644-58.
46. Shaw IM, Rees M, Welsh FKS et al. Repeat hepatic resection for recurrent colorectal liver metastases is associated with favourable long-term survival. Br J Surg 2006; 93:457-64.
47. Miller G, Biernacki P, Kemeny NE et al. Outcomes after resection of synchronous or metachronous hepatic and pulmonary colorectal metastases. J Am Coll Surg 2007; 205: 231-8.

Tumores Colorretais Pouco Frequentes

34

Adriana Lúcia Agnelli Meirelles Costa
Fábio Guilherme C. M. de Campos

INTRODUÇÃO

Neste capítulo, serão abordados tumores benignos e malignos que incidem menos frequentemente no intestino grosso e reto, cujo conhecimento é importante para que possam ser considerados no diagnóstico diferencial e para que o tratamento seja adequado. Dessa forma, serão discutidos os principais aspectos etiológicos, diagnósticos e terapêuticos dos seguintes tumores descritos na Tabela 34.1.

TABELA 34.1 – Tumores benignos e malignos pouco frequentes no intestino grosso

Benignos	Malignos
Lipomas	Tumores carcinoides
Hemangiomas	Linfomas
Linfangiomas	Sarcomas
Leiomiomas	Gist
Neurofibromas	Carcinoma epidermoide
Teratomas	

TUMORES BENIGNOS
Lipomas

Os lipomas são tumores benignos que se originam dos adipócitos maduros, podendo surgir em qualquer região do organismo. No trato digestivo, embora raros, ocorrem predominantemente no intestino grosso, onde representam 4% de todos os tumores benignos, sendo menos frequentes apenas que os adenomas.

Cerca de 90% são submucosos, podendo também ser subserosos, que se originam dos apêndices epiploicos, e podem também ser mistos[1]. Assumem formas esféricas, ovoides ou piriformes, com mais ou menos lóbulos e consistência variável dependendo dos septos fibrosos que penetram sua cápsula. Podem ainda sofrer ulcerações, acompanhadas ou não de necrose.

Na maioria das vezes, são únicos e predominam no cólon direito, sendo mais encontrados no ceco. Ocorrem mais no sexo feminino, na quinta e sexta décadas de vida[2]. No entanto, têm sido relatados casos em jovens também.

A sintomatologia é variável, sendo que alguns pacientes são assintomáticos, e outros são diagnosticados casualmente durante laparotomias. O aparecimento de sintomas está na dependência direta do tamanho do tumor. Quando pediculado, pode determinar dor pela tração de seu pedículo. A intussuscepção, que é a complicação mais frequente ocorrendo em 19 a 50% dos casos, pode se desfazer espontaneamente ou determinar quadros de obstrução cólica intermitente[3]. A enterorragia é sinal frequente, resultando de ulceração do tumor ou da mucosa subjacente.

Os lipomas do reto ou do sigmoide distal podem ser diagnosticados pelo exame proctológico, sendo muitas vezes possível sua remoção endoscópica. Aqueles situados mais proximalmente são diagnosticados radiologicamente.

Ao enema opaco, apresentam-se como lesões radiotransparentes grandes, de bordas nítidas, com área de transparência central e sem alterações da mucosa. Endoscopicamente, apresentam-se como formações submucosas, polipoides, sésseis ou pediculadas, arredondadas, amareladas, lisas e moles ao contato com o aparelho, podendo ou não ulcerar a mucosa de revestimento.

Devem ser diferenciados dos miomas, fibromas ou carcinoides. O diagnóstico diferencial entre lipoma e carcinoma pode ser difícil, mesmo durante a laparotomia. A palpação de massa tumoral mais amolecida, circunscrita, móvel, não infiltrativa, é elemento que facilita essa diferenciação[4].

O tratamento dos lipomas deve ser conservador sempre que forem assintomáticos. Quando houver sintomas, o tratamento pode ser feito por via endoscópica se forem pediculados ou sésseis, e de tamanho pequeno, sendo retirados por retossigmoidoscopia ou colonoscopia, dependendo da sua localização.

Os tumores de maiores dimensões devem ser ressecados cirurgicamente, seja por colostomia ou por ressecção segmentar, de acordo com seu tamanho e mobilidade.

Os resultados do tratamento e o prognóstico são sempre bons, por serem os lipomas doença benigna. No entanto, na eventualidade de haver dúvida diagnóstica quanto ao caráter benigno da lesão, o tratamento cirúrgico deve seguir os princípios de radicalidade oncológica.

Hemangiomas

Os termos hemangioma, angiodisplasia e ectasia vascular têm sido utilizados de modo confuso e indiscriminado na literatura, e esses tumores possivelmente são diagnosticados com frequência menor do que ocorrem na realidade.

Ectasias vasculares são lesões em que há dilatação de vasos preexistentes. Angiodisplasias correspondem às malformações vasculares devidas à perturbação na gênese dos vasos. A denominação hemangioma – com suas variedades capilar, venosa e mista – é reservada para lesões verdadeiramente neoplásicas.

Os hemangiomas do aparelho digestivo, principalmente quando múltiplos, frequentemente se associam a lesões de pele de mesma natureza. O inverso, ou seja, a associação de tumores cutâneos e digestivos, ocorre em menos de 10% dos casos.

Embora de etiologia desconhecida, em alguns casos existe uma tendência familiar sugestiva de herança autossômica dominante.

No cólon, os hemangiomas se originam dos plexos vasculares da submucosa, determinando frequentemente sangramento digestivo baixo. Do ponto de vista histológico, são divididos em hemangiomas capilares, hemangiomas mistos e hemangiomas cavernosos. Admite-se que esses tipos representam estágios evolutivos sequenciais.

Os hemangiomas capilares são geralmente solitários e assintomáticos, representando menos que 10% dos hemangiomas colorretais[5]. Geralmente não atingem mais que alguns centímetros de diâmetro. São constituídos por vasos neoformados de calibre semelhante aos capilares normais e possuem endotélio hiperplásico. Quando sintomáticos, provocam sangramento de pequena monta, geralmente exteriorizado por sangue oculto ou melena, que pode ser persistente, provocando anemia. Ao exame endoscópico, apresentam-se como máculas vermelho-vivo.

Os hemangiomas cavernosos são constituídos por grandes canais vasculares de parede delgada em estroma conectivo escasso, são de dimensões variáveis, e observam-se eventualmente microfístulas arteriovenosas no seu interior. Podem ser circunscritos a uma pequena região da parede visceral ou podem, mais frequentemente, ser difusos e extensos, com caráter infiltrativo ou polipoide. Quando um grande número de hemangiomas cavernosos compromete um segmento do aparelho digestivo, caracterizam a condição denominada flebectasia múltipla.

Estes hemangiomas representam 75 a 80% dos hemangiomas do intestino grosso e predominam no reto e sigmoide, podendo coexistir com outros localizados em outros segmentos do trato digestivo ou mesmo ocorrer sincronicamente a outros do cólon. O sangramento é sua manifestação mais frequente, podendo se iniciar na infância, com episódios recorrentes e de gravidade progressiva, e com períodos de acalmia, exteriorizando-se como enterorragia ou melena. Anemia é frequente e ocorre em 43% dos pacientes[6]. Ocasionalmente, podem ser observadas nesses pacientes coagulopatia de consumo caracterizada por trombocitopenia, hipofibrinogenemia e, muitas vezes, depressão dos fatores V e VIII[7]. A associação de trombocitopenia, hemangioma e diátese hemorrágica recebeu a denominação de síndrome de Kasabach-Merritt.

Cerca de 5% dos hemangiomas são do tipo misto, sendo mais frequentes no estômago, intestino delgado e apêndice; e indaga-se se seriam um estágio transicional entre os outros dois grupos.

Obstrução intestinal pode ocorrer em 17% dos hemangiomas, podendo resultar de invaginação intestinal ou de estenose por infiltração do tumor. Ambas as eventualidades são causas muito raras de obstrução intestinal[8].

A ocorrência de fístulas retovaginais pode se dar por erosão do hemangioma na parede vaginal ou após medidas de ressecção ou coagulação de hemangiomas retais.

O exame físico pode detectar hemangiomas cutaneomucosos. A associação de lesões cutâneas com hemangiomas gastrintestinais tem sido confirmada em numerosas séries.

Na vigência de hemorragia digestiva baixa, a presença de hemangiomas cutâneos e de múltiplos flebolitos pélvicos agrupados à radiografia simples deve alertar para a possibilidade de um hemangioma intestinal ser a causa do sangramento. Esses flebolitos podem estar presentes na área hemangiomatosa em até 50% dos casos[6].

O enema opaco com bário pode ser útil em tumores polipoides de grandes dimensões. À retossigmoidoscopia aparecem como tumores submucosos nodulares dilatados, suaves, violáceos e que colabam à insuflação. Podem ser observadas lesões polipoides e as denominadas em padrão "samambaia", nas quais são observadas ramificações grosseiras, regulares, de coloração vinhosa escura na submucosa.

A biópsia dessas lesões pode ser diagnóstica, mas também ser seguida de sangramento intenso. Outros recursos diagnósticos incluem a arteriografia mesentérica, o estudo com radioisótopos, ultrassonografia e tomografia computadorizada[9]. Muitas vezes, diagnóstico diferencial com as ectasias vasculares é difícil.

Os hemangiomas raramente requerem tratamento. A cirurgia permanece como alternativa que oferece controle permanente dos sintomas, sendo indicada quando a intensidade dos sintomas a justifica.

Os resultados obtidos com outras modalidades terapêuticas, como a radioterapia, quimioterapia, injeção de agentes esclerosantes, *laser* e embolização da artéria mesentérica inferior são paliativos. Esses recursos, ou mesmo a ressecção local do hemangioma, podem ser indicados em tumores pequenos ou em situações clínicas desfavoráveis.

A localização usual com comprometimento retal implica a necessidade de se escolher procedimentos de conservação esfincteriana.

Linfangiomas

Os linfangiomas são tumores encontrados mais frequentemente na região do pescoço e axila, acometendo raramente os órgãos digestivos, onde são menos frequentes que os hemangiomas. Constituem malformações de canais linfáticos localizados, reservando-se o termo linfangiectasia para lesões mais difusas. Não apresentam potencial maligno e são classificados em simples, cavernosos e císticos.

Predominam na quinta e sexta décadas, incidindo em proporções variáveis em ambos os sexos. São geralmente multiloculados e podem atingir tamanhos variáveis até 10 cm de diâmetro. Os linfangiomas se distribuem uniformemente do ceco ao reto.

Dor abdominal, sangramento retal, invaginação intestinal e perdas proteicas são os sintomas clínicos mais comuns. Endoscopicamente, apresentam cor rosada, superfície lustrosa, translucente, assumindo formas diferentes ao serem comprimidos ou com os movimentos de peristalse. Ao exame radiológico, não podem ser diferenciados de outros tumores submucosos como lipomas e hemangiomas cavernosos[10].

Outras doenças foram descritas em associação aos linfangiomas, como adenocarcinoma e adenoma; porém não se estabeleceu até hoje qualquer relação entre elas.

Quando associados à enteropatia perdedora de proteínas, são maiores e se localizam na camada muscular e subserosa. Os outros são menores, geralmente localizados na mucosa e submucosa, sendo muitas vezes pedunculados. Nesses casos, está indicada a polipectomia endoscópica principalmente quando são menores que 2 cm. Nos linfangiomas maiores, que geralmente são localizados na intimidade da parede cólica, recomenda-se a ressecção segmentar do intestino acometido[11].

Leiomiomas

Os tumores musculares do trato gastrintestinal são raros, incidindo, por ordem decrescente, no estômago, delgado, cólons, duodeno, esôfago, retroperitônio e divertículo de Meckel. Os benignos preponderam sobre os malignos na proporção de 4: 1.

Os leiomiomas são tumores derivados da camada muscular intestinal. São geralmente únicos, podendo também se apresentar como múltiplos nódulos submucosos quando se localizam no reto. Na maioria das vezes são assintomáticos, mas podem determinar episódios de invaginação intestinal e sangramento.

A diferenciação diagnóstica entre leiomioma e leiomiossarcoma muitas vezes é difícil tanto clinicamente quanto radiologicamente e também por meio de biópsia. Do ponto de visto clínico, muitos acreditam que nos leiomiomas a síndrome dolorosa está ausente, sendo elemento diferencial com o tumor maligno.

Outras características podem sugerir a presença de neoplasia benigna, como tamanho menor que 2 cm, lesão circunscrita, mucosa intacta e ausência de sangramento. Histologicamente, não devem ser encontrados pleomorfismo celular, células gigantes multinucleadas e excesso de mitoses por campo.

Uma vez confirmada a natureza benigna da lesão por meio de biópsia, os leiomiomas devem ser tratados por ressecção segmentar se estiverem localizados no cólon, ou ressecção local quando situados no reto. Por serem considerados lesões pré-cancerosas e suscetíveis de transformação maligna, devem ser extirpados cirurgicamente, obedecendo aos princípios da radicalidade oncológica sempre que a biópsia não for conclusiva quanto à existência de processo degenerativo da lesão. (Figura 34.1)

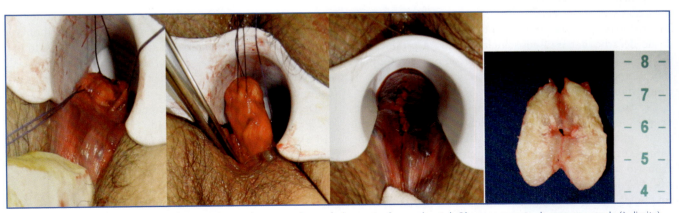

Figura 34.1 – Leiomioma do reto distal ressecado por via transanal, com fechamento da parede retal. Observar aspecto da peça ressecada (à direita).

Neurofibromas

Excepcionalmente, o intestino grosso pode ser sede de neurofibromas, como parte da neurofibromatose generalizada de von Recklinghausen. Constituem tumores submucosos ou subserosos, podendo fazer saliência na luz intestinal ou nas bordas antimesenteriais.

Sua origem é discutida na literatura, se ectodérmica ou mesodérmica, sendo que a maioria dos autores concorda que os neurofibromas se originam a partir dos plexos mioentéricos de Auerbach. São constituídos por tecido fibroso, colágeno e fibras nervosas.

Em aproximadamente 15% dos casos podem sofrer degeneração maligna, razão pela qual devem ser sempre extirpados cirurgicamente.

Teratomas

Teratomas são tumores benignos mais comumente encontrados nas regiões sacrococcígea, retroperitoneal, cervical, mediastinal e gônadas. Sua ocorrência no intestino grosso é extremamente rara, tendo sido descrito o primeiro caso por Gowdy em 1956. Até o momento, foram relatados pouco mais de dez casos na literatura, a maior parte deles no ceco.

Muitas vezes formam cistos de tamanho variável, localizados na parede cólica e sem comunicação com a parede intestinal. Histologicamente, podem apresentar áreas de epitélio escamoso queratinizado, folículos pilosos, glândulas sebáceas, músculo liso, tecido endometrial e outros[12].

TUMORES MALIGNOS
Tumores carcinoides

No ano de 1888, Otto Lubarsch fez a descrição pioneira dos tumores carcinoides em autopsias, e o termo "karzinoide" (*carcinoma-like*) foi introduzido por outro alemão (Siegfried Oberndorfer) no ano de 1907. Entretanto, o termo carcinoide é hoje considerado arcaico, pois representa um grande espectro de diferentes neoplasias que se originam de diferentes tipos de células neuroendócrinas. (Figura 34.2)

Os carcinoides fazem parte de um grupo de neoplasias conhecidas como tumores neuroendócrinos, que têm propriedades secretoras. Podem armazenar grandes quantidades do precursor 5-amino-hidroxitriptofano e têm a capacidade de decarboxilar essa substância levando à produção de várias aminas biologicamente ativas, como a serotonina[13]. São tumores que apresentam uma grande variedade de comportamentos.

Os carcinoides do trato gastrintestinal são os tumores neuroendócrinos mais comuns[14]. Em revisão de 175 carcinoides gastrintestinais da Ochsner Clinic em New Orleans, Jelmore et al.[15] observaram que o reto representou o sítio primário mais comum, em 55% dos casos, seguido do íleo em 12%, do apêndice cecal em 12%, cólon em 6%, estômago em 6%, pâncreas em 2%, e 5% em outras localizações[15,16]. Em outra revisão com 345 carcinoides do trato digestivo, Konishi

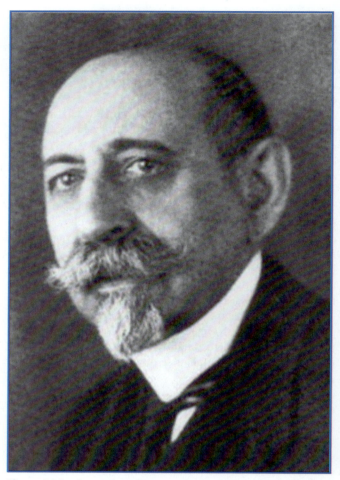

Figura 34.2 – Otto Lubarsch, responsável pela descrição pioneira e detalhada dos tumores carcinoides em autópsias no ano de 1888.

et al.[16] observaram maior acometimento do reto (88% dos casos), seguido do cólon (8,2%), do apêndice (2,3%), e do íleo (0,9%). Os tumores carcinoides do cólon ocorrem mais frequentemente na sétima ou oitava década de vida, e com preponderância em mulheres (2:1)[15-18]. Já os carcinoides retais não apresentam predominância de sexo e ocorrem mais frequentemente na sexta ou sétima década de vida.

No cólon eles correspondem a menos de 1% de todos os tumores colorretais[18]. Contrariamente aos adenocarcinomas, os carcinoides predominam nos segmentos proximais do intestino grosso, e acredita-se que essa localização preferencial seja devida à alta concentração de células enterocromafins no cólon direito.[19]

Dessa forma, o local mais acometido no cólon é o ceco (32%), seguido do cólon sigmoide (28%), cólon transverso (18%), cólon ascendente (14%) e cólon descendente (7%).16 Podem ser únicos ou múltiplos, e podem se apresentar como um simples pólipo ou uma grande massa que é indistinguível radiologicamente do carcinoma.

Carcinoides colônicos são geralmente sintomáticos, porém, os sintomas normalmente permanecem ocultos até que a lesão se torne volumosa e avançada, razão pela qual frequentemente é encontrada massa palpável no abdome. A pequena incidência de sangramento é atribuída à sua característica predominantemente exofítica e pouco ulcerativa e uma vez diagnosticados uma pesquisa por outras neoplasias deve ser feita devido à alta incidência de tumores sincrônicos e metacrônicos, encontrados em 25 a 40% dos casos, tanto no trato gastrintestinal como em outros sítios. É verificado nesses pacientes, em comparação com a população em geral, maior incidência de carcinomas do cólon e reto, intestino delgado, esôfago e estômago, brônquios e pulmões, e do trato urinário[17].

Carcinoides retais são lesões pouco frequentes e representam 0,5 a 1,3% de todos os tumores retais, e são observados em 0,05% das sigmoidoscopias[20]. São frequentemente encontrados de forma incidental durante exames de rastreamento para câncer colorretal, ou para investigação de sintomas como sangramento retal ou diarreia. A grande maioria das lesões é menor que 1 centímetro no momento do diagnóstico[21,22]. (Figura 34.3)

O achado típico durante o exame retal é um nódulo solitário móvel, recoberto por mucosa intacta, rosado ou amarelado, e frequentemente diagnosticado como tumor polipoide submucoso na avaliação endoscópica. Nódulos múltiplos ocorrem em apenas 2 a 4% dos casos. Quando há sintomas eles se manifestam por sangramento, mudança no hábito intestinal, dor ou emagrecimento[23].

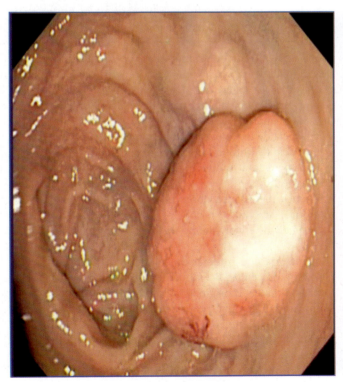

Figura 34.3 – Aspecto endoscópico de carcinoide retal.

Além de sintomas relacionados ao local de origem do tumor, os tumores carcinoides podem manifestar sintomas sistêmicos, que ocorrem pela liberação na corrente sanguínea de produtos tumorais bioativos. Estes sintomas são referidos como síndrome carcinoide, que se caracteriza por uma combinação de sintomas vasomotores (como ruborização de face, pescoço, tórax e mãos, e alterações na pressão arterial), aumento do peristaltismo com diarreia, broncoespasmo, podendo haver hipotensão arterial, edema, úlceras pépticas, artralgia e perda de peso, estupor e confusão mental. É interessante notar que o fígado é capaz de metabolizar grandes quantidades destes produtos bioativos liberados, e, dessa forma, a síndrome carcinoide só é verificada quando há um tumor carcinoide primário localizado fora do sistema venoso portal, ou, no caso de tumores carcinoides gastrintestinais, quando há metástases hepáticas[24].

A síndrome carcinoide é um evento raro, e estima-se que menos de 5% dos carcinoides colônicos manifestem a síndrome[25,26]. Os carcinoides retais, por outro lado não produzem serotonina e não manifestam a síndrome carcinoide[27].

Os sintomas da síndrome carcinoide podem ser precipitados por situações do dia a dia como estresse emocional, calor e consumo de álcool, e também por procedimento anestésico, embolização ou manipulação do tumor, administração de quimioterapia, ou ocorrer espontaneamente[24]. A crise pode ser limitada ou abolida com a administração de somatostatina e anti-histamínicos (bloqueadores H_1 e H_2) antes do tratamento que induz a crise.

O diagnóstico pré-operatório dos tumores carcinoides se baseia na biópsia de uma lesão acessível ou na identificação de produtos bioquímicos do tumor. Apesar de esses tumores poderem produzir diversas substâncias, a maioria dos testes usados se relaciona com a serotonina. O mais aceito é a análise urinária de 24 horas para o metabólito da serotonina 5-HIAA (5-hidroxi-indolacético), cuja excreção normal é de 2 a 8 mg/24 horas. Excreção que excede esse nível tem alta sensibilidade e especificidade.

Os estudos morfológicos como ultrassonografia, tomografia computadorizada e ressonância nuclear magnética podem ser úteis principalmente para a identificação de metástases à distância. Para a localização dos tumores e estudo do envolvimento ganglionar têm sido usados estudos funcionais, que se baseiam na captação do tumor e criação de imagens cintilográficas com diversos isótopos. Os mais usados na atualidade são o receptor cintilográfico de somatostatina (SRS) e a tomografia por emissão de pósitrons (PET)[24].

O comportamento e prognóstico dos tumores carcinoides são muito variáveis e dependem de vários fatores, como localização e tamanho do tumor primário, sua profundidade, presença e localização de metástases.

Carcinoides colônicos geralmente apresentam comportamento agressivo, frequentemente têm metástases linfonodais e mau prognóstico. Dessa forma, devem ser tratados com cirurgia padronizada para adenocarcinoma[14,27].

Carcinoides retais são lesões pouco agressivas e se comportam de maneira similar aos tumores carcinoides do apêndice cecal. Lesões múltiplas e associação com outros tumores, comuns nos carcinoides do intestino delgado e cólon, são raras nos de localização retal.[20,28]

A incidência de metástases é menor nos carcinoides do intestino posterior (retais 18%), que nos do intestino médio (jejunoileal 34%, cólon 60%) ou do intestino anterior (estômago 23%, brônquios 21%)[29].

Konishi et al.[16] apontaram como fatores de risco para desenvolvimento de metástases linfonodais e à distância idade maior que 55 anos, invasão tumoral maior que T2, tumor maior que 11 mm, invasão linfática e venosa na avaliação anatomopatológica. Da mesma forma que Soga[30], observaram que o risco de desenvolvimento de metástases tanto linfonodais quanto à distância nos pacientes com carcinoides colorretais não diferiu daquele dos pacientes com adenocarcinomas colorretais. Porém, em relação à sobrevida, observaram que os pacientes com carcinoides colorretais sem metástases linfonodais ou à distância apresentaram 100% de sobrevida de cinco anos, melhor que os pacientes com adenocarcinoma. Já os pacientes com metástases linfonodais ou à distância apresentaram sobrevida semelhante aos pacientes com adenocarcinoma[16,30].

O envolvimento da camada muscular própria, tamanho maior que 2 cm e a presença de figuras mitóticas são importantes características associadas ao risco de doença mestastática nos carcinoides retais. Dessa forma, o uso da ultrassonografia endoscópica pode ser de grande valia nesta avaliação com o objetivo de determinar o tamanho real da lesão, a camada na qual se origina e a sua natureza histológica[22].

Lesões menores de 1 cm parecem ser adequadamente tratadas com ressecção transanal, TEM (transanal endoscopic microsurgery) ou ressecção endoscópica, porém há estudos que relatam um índice de 4 a 5% de desenvolvimento de metástases à distância nestes pacientes, vários anos após a ressecção. Dessa forma, cirurgia radical com linfadenectomia deve ser considerada em pacientes com fatores de risco e histologia desfavorável como presença de invasão angiolinfática[21,30,31].

Lesões intermediárias (1 a 1,9 cm) desenvolvem metástases em 4 a 30% dos casos e o tratamento deve ser individualizado, sendo sugerida ressecção apropriada para carcinoma nos tumores com histologia atípica (com invasão angiolinfática, invasão perineural, mitoses frequentes ou aparência anaplásica) ou invasão da camada muscular própria da mucosa, onde há maior risco de envolvimento linfático[21].

Lesões maiores de 2 cm devem ser tratadas com ressecção abdominoperineal ou ressecção anterior baixa. Este grupo de pacientes apresenta alto índice de desenvolvimento de metástases (74 a 83%), mesmo após ressecção cirúrgica[20,21].

Após o tratamento do tumor primário, esses pacientes devem ser adequadamente monitorizados com exames que podem incluir ultrassonografia endoscópica, tomografia computadorizada de abdome e pelve, ressonância nuclear magnética retal, e cintilografia para receptor de somatostatina, com o objetivo de detecção precoce de metástases a distância[16].

Quando há metástases a distância, a ressecção do tumor primário ainda é recomendada para aliviar os sintomas. O tratamento de metástases hepáticas deve ser encorajado quando a doença está localizada. A ressecção cirúrgica dessas metástases determina ganho de peso, desaparecimento de sintomas de síndrome carcinoide quando presentes e diminuição dos níveis de ácido 5-hidroxi-indol acético (5HIAA).

A sobrevida de cinco anos para os tumores carcinoides do cólon varia de 20 a 52%, dependendo do grau de disseminação[29]. Por outro lado, os retais podem ter até 92% de sobrevida quando localizados, caindo para 44 e 7% na presença de invasão linfonodal regional ou metástases a distância, respectivamente.

Linfomas

O trato gastrintestinal é o sítio extranodal mais frequente de linfomas primários, alojando 30 a 40% dos casos[32,33]. Os linfomas gastrintestinais são mais frequentes no estômago, seguido do intestino delgado. Apenas 6 a 14% dos linfomas gastrintestinais ocorrem no cólon[33].

Os linfomas colônicos representam menos de 1% das neoplasias malignas do intestino grosso, e envolvem majoritariamente o ceco, o cólon ascendente e o reto[32-34]. Podem ocorrer em qualquer faixa etária, mas acometem mais frequentemente indivíduos na sexta década de vida. Os de acometimento colônico são mais frequentes em homens, enquanto os retais incidem igualmente nos dois sexos[32-34].

O envolvimento colorretal pode ocorrer como doença primária localizada ou fazendo parte de doença linfomatosa disseminada com envolvimento secundário do trato gastrintestinal. Os critérios de Dawson, Cornes e Morson[35] são usados por diversos autores para estabelecer o diagnóstico de linfoma primário. São eles:

- ausência de linfonodomegalia periférica palpável;
- ausência de linfonodomegalia mediastinal;
- contagem total e diferencial normais na série branca do sangue;
- doença metastática observada apenas em linfonodos regionais da lesão;
- ausência de envolvimento do fígado ou baço.

A maioria dos linfomas do cólon e reto são linfomas não Hodgkin, de células B e difuso de grandes células[19]. Os linfomas de células B originados do tecido linfoide da mucosa, submucosa e lâmina própria do intestino são chamados linfomas MALT (mucosa-associated lymphoid tissue) e constituem tumores de baixo grau, com curso indolente.[24] Os tumores MALT do cólon são geralmente lesões solitárias mas podem se apresentar como lesões polipoides múltiplas.

Polipose linfomatosa múltipla é um tipo de linfoma que pode envolver o trato gastrintestinal desde o estômago até o reto, e, pode envolver o cólon isoladamente. No exame colonoscópico, pode ser confundido com polipose adenomatosa familial ou hiperplasia linfoide nodular. O tratamento é a quimioterapia[36,37].

Os fatores etiológicos envolvidos no desenvolvimento de linfomas ainda são desconhecidos. Reconhece-se, entretanto, que linfomas malignos ocorrem com maior frequência em portadores de imunodeficiências do que na população em geral. Têm sido descritos casos em associação com retocolite ulcerativa, doença de Crohn, doença celíaca, HIV positivo e transplantados[34,38].

Na retocolite ulcerativa ocorrem em casos de colite de longa duração (5 a 30 anos, média de 12 anos) e de padrão universal, e predominam no cólon esquerdo, podendo ser múltiplos. Ocasionalmente podem simular a colite inflamatória, ocasionando dificuldade na diferenciação diagnóstica clínica, radiológica ou histológica entre as duas entidades. No paciente transplantado renal os órgãos mais acometidos são o sistema nervoso central e o rim transplantado. O mecanismo mais aceito é o de que a imunossupressão e o vírus Epstein-Barr interajam de algum modo provocando a transformação de linfócitos B em células malignas.

O quadro clínico determinado pelos linfomas não difere daquele dos carcinomas e a grande maioria dos pacientes apresenta dor abdominal (90%). Pode haver também mudança do hábito intestinal como diarreia ou constipação, sangramento, perda de peso, massa abdominal palpável, fraqueza e febre[39-41].

Massas abdominais podem ser observadas no exame inicial em 80% dos pacientes. Obstrução intestinal pode ocorrer em 20 a 25% dos pacientes. Já perfuração intestinal é um evento menos frequente.[42]

O aspecto radiológico e endoscópico é variável, podendo se apresentar como um nódulo da mucosa, massas intraluminares ou infiltrativas, com rigidez da parede ou com estenose. Podem ser até mesmo indistinguíveis dos adenocarcinomas[43]. Dessa forma, o diagnóstico definitivo é obtido por meio de avaliação anatomopatológica de produto de biópsia endoscópica ou espécime cirúrgico.

E assim que o diagnóstico é firmado o estadiamento deve ser realizado com adequada anamnese, exame físico, hemograma completo, testes de função hepática, radiografia do tórax, linfangiografia, punção medular e tomografia computadorizada de abdome.

Nos exames de imagem – embora em geral ausente – pode ser observada linfadenopatia abdominal[19].

O tratamento dos linfomas localizados, primários do cólon ou reto é cirúrgico sempre que possível seguido de quimioterapia adjuvante. O emprego da quimioterapia adjuvante tem sido associado à maior sobrevida livre de doença e maior sobrevida global em diversas séries. A radioterapia não é substituta para cirurgia e é usada para paliação de casos inoperáveis e como terapia adjunta quando a ressecção cirúrgica for considerada incompleta. Ela pode ser empregada em associação ao tratamento cirúrgico, ou tratamento cirúrgico e quimioterapia[8,32,44].

A cirurgia isolada pode ser considerada um tratamento adequado para pacientes com linfomas de baixo grau sem infiltração da camada submucosa[33].

O índice de sobrevida de 5 anos é de aproximadamente 44 a 52% em pacientes submetidos a ressecção radical[44,45]. Quando linfonodos regionais estão envolvidos a sobrevida cai para 12%.

Jinnai et al.[45] ponderam que os melhores resultados em relação ao prognóstico ocorrem em pacientes com linfomas intraluminais menores ou iguais a 5 cm e sem metástases linfonodais. Para pacientes com doença disseminada e acometimento secundário do reto, ou pacientes com Aids, a cirurgia parece ser inapropriada e esses pacientes podem se beneficiar de tratamento apenas com quimioterapia e radioterapia[42].

Os pacientes com linfoma colorretal por envolvimento secundário do trato gastrintestinal não devem ser submetidos a tratamento cirúrgico, exceto para paliação de sintomas. Quando há comprometimento retal, nesses casos, pode-se obter alívio da dor e do sangramento com a radioterapia.

Sarcomas

Os sarcomas constituem um grupo de neoplasias com grande variedade de apresentações, que se originam dos tecidos mesenquimais. Incluem leiomiossarcomas, lipossarcomas, hemangiossarcomas, fibrossarcomas, histiocitoma fibroso, neurofibrossarcoma, linfangiossarcoma e o sarcoma de Kaposi. Estima-se que constituam cerca de 0,1% das neoplasias colorretais[46,47].

Leiomiossarcomas

O leiomiossarcoma do cólon é uma entidade patológica rara que ocorre com mais frequência no reto, em ambos os sexos, acometendo indivíduos na quinta e sexta décadas de vida[48]. A lesão em geral se inicia na musculatura lisa do intestino, podendo variar macroscopicamente de um nódulo pequeno a uma grande massa, que é coberta por mucosa íntegra inicialmente, mas que pode eventualmente se tornar ulcerada. Podem atingir grandes dimensões, e sua consistência é geralmente firme.

Os leiomiossarcomas retais representam 0,07 a 0,1% das neoplasias do reto, podendo ser atingidos pelo exame digital em 80% dos casos. Seu crescimento se dá em direção à luz ou para o exterior do reto, podendo invadir órgãos urogenitais[49].

Normalmente são neoplasias de baixo grau que apresentam crescimento lento, com aparecimento de metástases tardiamente. Apresentam disseminação hematogênica o que resulta em metástases para o fígado, pulmões, cérebro e ossos, que podem ocorrer muitos anos após o tratamento do tumor primário[50,51]. Envolvimento de linfonodos regionais e metástases linfáticas são raros.

Os sintomas dependem de seu tamanho e localização. Nos tumores com crescimento extracolônico ou extrarretal predominam sintomas dolorosos resultantes da compressão ou da invasão dos órgãos adjacentes, não sendo raro o cortejo de sinais ginecológicos e urinários. Nos de crescimento endocolônico ou endorretal predominam a dor e a hemorragia, às vezes com mudança do hábito intestinal e mucorreia. Nos casos mais avançados há perda de peso. Obstrução e perfuração intestinal não são complicações comuns.

O tratamento é a ressecção como para carcinoma. Radioterapia e quimioterapia isoladas ou em combinação não têm demonstrado efetividade para estas neoplasias[8].

Carcinossarcomas

Os carcinossarcomas são tumores comuns na região cervical, trato respiratório e órgãos reprodutores femininos. Acometem órgãos digestivos raramente, podendo ocorrer no esôfago e estômago, além da cavidade oral e orofaringe. No intestino delgado foram relatados apenas dois casos, ambos associados à enterite regional. E, até o presente momento, foi descrito apenas um caso que se originou na mucosa colônica[52].

Levando-se em conta os carcinossarcomas da pele, pulmões, pescoço e esôfago, o prognóstico está relacionado à extensão da invasão dos órgãos acometidos. São geralmente invasivos e, por isso, estão associados a altas taxas de recidiva e mortalidade.

Histiocitoma fibroso maligno

O histiocitoma fibroso maligno (HFM) é um sarcoma de partes moles composto de fibroblastos e histiócitos arranjados em matriz colágena, onde se observam também células linfoides, xantomatosas e células histiocíticas gigantes.

Acredita-se que sejam derivados de célula mesenquimal totipotente, provavelmente fibroblastos, que se diferencia em outros tipos celulares. Localizam-se frequentemente nos tecidos moles das extremidades, podendo também ser encontrados no retroperitônio, mediastino, crânio e órgãos genitais[53].

No aparelho digestivo são absolutamente raros, tendo sido referidos dois casos no intestino delgado e quatro no intestino grosso. Destes, dois eram localizados no cólon transverso, um no sigmoide e um no descendente. O caso relatado por Baratz et al. em 1986 era um histiocitoma do tipo inflamatório, tipo diagnosticado anteriormente apenas na bexiga.[54]

O fator prognóstico mais importante é o grau de penetração nos tecidos. Aqueles que invadem a fáscia muscular apresentam taxas mais altas de recorrência e diminuição da sobrevida. Aqueles situados no retroperitônio costumam apresentar evolução ainda pior. No entanto, a raridade do acometimento visceral não permite conclusão específica a respeito.

A análise combinada das séries de histiocitomas fibrosos de outras localizações mostra que as taxas de recidiva e metastatização são altas, da ordem de 40 a 50%, com sobrevida de cinco anos em 65% dos casos. O histiocitoma não é radiossensível e os resultados obtidos com agentes quimioterápicos normalmente usados em sarcomas não aumentaram a sobrevida dos pacientes[55].

Angiossarcomas

Os angiossarcomas são tumores raros das células endoteliais que representam menos de 1% dos sarcomas, sendo mais encontrados na pele. No intestino grosso são encontrados excepcionalmente, sendo menos frequentes que os tumores vasculares benignos. Possíveis condições para o desenvolvimento de angiossarcomas em geral incluem irradiação, linfedema, tumores vasculares benignos, exposição ao cloreto de vinila e arsênio, quimioterapia, uso de esteroides. Serão aqui descritos alguns tipos de angiossarcomas colônicos já relatados na literatura.

O termo hemangioendotelioma epitelioide reúne um grupo de tumores vasculares com elementos epitelioides e histiocíticos de ocorrência rara no tubo digestivo. Em 1987, Saito et al. descrevem um caso de angiossarcoma do cólon esquerdo com estas características em um homem de 72 anos, em que a ressecção do tumor apresentou recidiva peritoneal precoce, com disseminação rápida e curso fatal[56].

O sarcoma de Kaposi foi descrito em 1872 pelo dermatologista húngaro Moricz Kaposi, e é caracterizado pela presença de nódulos vasculares multifocais geralmente localizados na pele e extremidades inferiores, podendo ainda apresentar as formas ganglionar e visceral. Desde o início da década de 1980 tem sido reportado com mais frequência devido à associação com a Aids. Tem sido descrito também em pacientes portadores de retocolite ulcerativa e em pacientes que recebem drogas imunossupressoras[57,58].

O envolvimento do aparelho digestivo por este tipo de tumor é extremamente raro, acometendo principalmente o estômago e duodeno. O comprometimento intestinal frequentemente é assintomático, mas muitos pacientes apresentam sangramento retal, dor abdominal, massa abdominal e perda de peso. Endoscopicamente observam-se nódulos mucosos isolados ou difusos, às vezes simulando colite ulcerativa[59]. Acredita-se que o envolvimento intestinal ocorra antes das lesões cutâneas.

Nos pacientes com Aids, o sarcoma de Kaposi deve ser considerado no diagnóstico diferencial da diarreia prolongada e persistente, quando não se identifica uma causa infecciosa que justifique o quadro.

Acredita-se que nos pacientes portadores de RCUI haja uma alteração local de imunocompetência, e que a adição de imunossupressores exógenos torne a mucosa colônica susceptível a infecções virais com potencial oncogênico. Contribui para essa ideia a observação de que a retirada do agente imunossupressor determina remissões espontâneas deste tipo de sarcoma.

Em revisão da literatura conduzida por Brown et al. em 2004, o tamanho tumoral foi identificado como fator prognóstico independente nos angiossarcomas, e tumores maiores que 5 cm apresentaram pior prognóstico. Pacientes com mais de sessenta anos também apresentaram pior prognóstico, com sobrevida mais curta[60].

O único tratamento que resulta em sobrevida prolongada é a excisão cirúrgica do tumor. Como há poucas publicações sobre angiossarcoma do cólon e reto, o papel da quimioterapia e radioterapia adjuvante está incerto.

Gist (*gastrintestinal stromal cell tumors*)

Com o avanço da microscopia eletrônica e da imuno-histoquímica, observou-se que muitos tumores mesenquimais do trato digestivo apresentavam poucas características estruturais e imuno-histoquímicas com os tumores originados de tecido muscular liso, e o termo "tumor estromal" foi introduzido na literatura médica.

Portanto, os tumores de células estromais (*gastrintestinal stromal cell tumors* – Gist) são tumores mesenquimais que se originam da parede do tubo digestivo desde o esôfago até o reto, do omento ou do retroperitônio e que apresentam marcação positiva para o antígeno CD117, um marcador da oncoproteína KIT. Sessenta a 70% dos Gist também apresentam marcação positiva para o antígeno CD34, de células progenitoras hematopoiéticas, e 30 a 40% apresentam imunopositividade para actina muscular (SMA). Há ainda 5% de tumores com imunopositividade para a proteína S-100. Um pequeno número de casos é negativo para a oncoproteína KIT, e se torna necessária uma análise genética do KIT e da PDGFRA (*platelet derived growth factor receptor-alfa*). Os leiomiomas, que são tumores mesenquimais verdadeiramente originados do tecido muscular liso, são negativos para o CD117 e para o CD34, e positivos para desmina e actina[24,47].

Devido à similaridade estrutural e imuno-histoquímica entre os GISTs e as células intersticiais de Cajal – células localizadas na camada muscular do trato digestivo, que atuam na regulação da motilidade intestinal – é sugerido que os Gist se originem destas células[47,61].

Os Gist acometem mais frequentemente o estômago (60 a 70%), seguido do intestino delgado (20 a 25%) e em menor frequência o reto e após o cólon (7 a 11%). Não há diferenças na sua distribuição quanto ao sexo[47,62].

A sintomatologia se correlaciona com sua localização e tamanho ocorrendo sangramento retal, dor retal ou abdominal, e observação de massa no exame físico ou exame endoscópico.

Gist colorretais, assim como aqueles que acometem o estômago e o intestino delgado tendem a exibir um crescimento exoentérico, e apenas raramente demonstram um componente intraluminal proeminente. Portanto, uma massa mural bem circunscrita e focal é o achado mais comum, sendo de fácil observação em exames de imagem como tomografia computadorizada, ressonância nuclear magnética e ultrassonografia transretal. No entanto, a avaliação anatomopatológica e imuno-histoquímica obtida a partir de biópsia tumoral é um instrumento diagnóstico essencial para planejamento terapêutico.

Os mais importantes fatores prognósticos são o tamanho tumoral e o índice mitótico, que permitem classificar as lesões em de risco muito baixo, baixo, intermediário ou alto. Um índice mitótico ≤ 5 mitoses por 50 campos de grande aumento (HPF = high power field) é frequentemente usado como preditor de comportamento benigno (Tabela 34.2). Tumores menores que 2 cm de diâmetro em geral apresentam curso benigno e aqueles menores que 5 cm de diâmetro são associados a melhor taxa de sobrevida que os maiores de 5 cm. Tumores maiores de 10 cm apresentam pior prognóstico[62].

TABELA 34.2 – Abordagem proposta para definir risco de comportamento agressivo nos Gist[48]

	Tamanho	Índice mitótico
Risco muito baixo	< 2 cm	< 5/50 HPF
Risco baixo	2 a 5 cm	< 5/50 HPF
Risco intermediário	< 5 cm	6 a 10/50 HPF
	5 a 10 cm	< 5/50 HPF
Risco alto	> 5 cm	> 5/50 HPF
	> 10 cm	Qualquer índice mitótico
	Qualquer tamanho	> 10/50 HPF

O tratamento de escolha continua sendo a excisão cirúrgica completa, com remoção em bloco do tumor e de sua pseudocápsula, quando possível, sem necessidade de grandes margens de ressecção ou linfadenectomia. Para o reto vários procedimentos cirúrgicos podem ser considerados, incluindo excisão local, ressecção anterior do reto, e amputação abdominoperineal. A decisão depende do tamanho do tumor e de sua localização[62].

A incidência de recidiva local ou doença metastática após excisão cirúrgica completa é grande. Aproximadamente 50% dos pacientes nessas condições apresentam recorrência. As metástases ocorrem por via hematogênica e são mais frequentes no fígado, pulmões e ossos[63,64].

O tratamento adjuvante é indicado nos casos de ressecção cirúrgica incompleta, nos casos de doença metastática e nas recorrências. A única droga quimioterápica promissora até o momento é o Mesilato de Imatinib (Glivec®), um inibidor seletivo do receptor de tirosina-quinase, que inibe a sinalização da oncoproteína KIT. Com este tratamento adjuvante 60 a 80% dos pacientes com doença recorrente ou metastática apresentam resposta parcial ou doença estável, mas resposta completa é observada raramente.

O uso do Imatinib como terapia neoadjuvante para pacientes com tumores primários potencialmente operáveis tem sido estudado em protocolos controlados e parece ser seguro, com baixa toxicidade e pouca morbidade cirúrgica. Da mesma forma, tem sido estudado também o uso do Imatinib como terapia adjuvante em pacientes com tumores com alto risco de recidiva[62-65].

Carcinoma epidermoide

O carcinoma epidermoide (ou carcinoma de células escamosas) e o carcinoma adenoescamoso acometem raramente o cólon, estimando-se sua ocorrência em 0,05% a 1,0% das neoplasias colônicas[66].

O carcinoma adenoescamoso é uma variante do carcinoma epidermoide, sendo que o segundo tem apenas componentes epiteliais na sua morfologia, e o carcinoma adenoescamoso tem componentes epiteliais e também glandulares.

Devido à raridade dos casos, a maioria dos quais publicados isoladamente, fica difícil estimar corretamente suas características clínicas e seu comportamento biológico. No entanto, a maioria dos autores acredita que o prognóstico dos carcinomas epidermoides é pior que o dos adenocarcinomas do cólon. Frizelle et al.[67], revisaram os arquivos da Mayo Clinic e observaram que doença metastática estava presente em 49% dos pacientes no momento do diagnóstico, sendo os sítios mais comuns, em ordem de frequência, o fígado, o peritônio e os pulmões. No total, 34% dos pacientes apresentaram sobrevida de 5 anos, a maioria nos estádios I a III. Pacientes sem doença linfonodal apresentaram sobrevida de 5 anos em 85% dos casos, e apenas 23% dos pacientes com doença linfonodal presente apresentaram sobrevida de cinco anos.

Para serem considerados primários do cólon estes tumores devem ser proximais ao reto distal (a fim de excluir tumores do canal anal que tenham se estendido proximalmente); os pacientes não podem ter apresentado carcinoma epidermoide em outros sítios pela possibilidade de este poder representar doença metastática; e o intestino afetado não pode estar envolvido em algum trajeto fistuloso com carcinoma epidermoide.

Algumas condições têm sido associadas ao carcinoma epidermoide. São elas retocolite ulcerativa, irradiação intestinal, fístulas colocutâneas crônicas, esquistossomose, amebíase e duplicação colônica. Foi observada, ainda, em 10% dos casos a presença de adenocarcinoma colônico prévio, sincrônico ou metacrônico[68]. A maioria das lesões se encontra no cólon proximal, distal ou no reto. A sintomatologia, investigação e tratamento são semelhantes àqueles do adenocarcinoma do cólon.

Quanto ao tratamento, recomenda-se cirurgia com radicalidade oncológica sempre que possível. Nos tumores retais, quimioterapia e radioterapia neoadjuvante devem ser consideradas. Essa recomendação é baseada na verificação de um melhor controle local da doença com a terapia neoadjuvante nos pacientes com adenocarcinoma, e na boa resposta à quimioirradiação dos pacientes com carcinoma epidermoide do canal anal[67].

Quimioterapia adjuvante – embora não seja empregada rotineiramente – deve ser ponderada em pacientes com metástases linfonodais tendo em vista o mau prognóstico destes casos[24].

REFERÊNCIAS BIBLIOGRÁFICAS

1. Gordon RT, Beal JM. Lipoma of the colon. Arch Surg 1978; 113: 897-9.
2. Steck JH, Zabeu JLA, Escanhoela CAF et al. Intussuscepção intestinal por lipoma do cólon: confusão diagnóstica com carcinoma colorretal obstrutivo. Rev Bras Coloproct 1988; 8: 11-4.
3. Kiss DR, Iwasso S, Tessler S, Castro JV, Iriya Y. Leiomiossarcoma de reto. Relato de caso. Rev Ass Med Bras 1979; 25: 59-62.
4. Habr-Gama A, Jatobá PP, Fraliia A, Goffi FS. Lipomas do cólon. Apresentação de 4 casos. Rev Ass Med Bras 1973; 19: 49-52.
5. Lyon DT, Mantia AG. Large bowel hemangiomas. Dis Colon Rectum 1984; 27: 404-14.
6. Allred HW, Spencer RJ. Hemangiomas of the colon, rectum, and anus. Mayo Clin Proc 1974; 49: 739-41.
7. Gonzales JM, Velo Bellver JL et al. Hemangioma cavernoso difuso rectossigmoideo. Rev Es Enf Ap Digest 1988; 74: 161-4.
8. Gordon PH. Malignant neoplasms of the colon. In Gordon PH, Nivatvongs S (eds.). Principles and practice of surgery for the colon, rectum, and anus. New York: Informa healthcare; 2007. p. 489-625.
9. Ibarguen E, Sharp HL, Snyder CL, Ferrell KL, Leonard AS. Hemangiomatosis of the colon and perito neum. Clin Pediatr 1988; 27 (9): 425-30.
10. Kuroda YU, Katoh H, Ohsato K. Cystic lymphangioma of the colon. Dis Colon Rectum 1984; 27: 679-82.
11. Kuramoto S, Sakai S, Tsuda K, Kaminishi M, Ihara O, Oohara T et al. Lymphangioma of the large intestine. Report of a case. Dis Colon Rectum 1988; 31 (11): 900-5.
12. Kay S. Teratoid cyst of the cecum. Dig Dis 1971; 16: 265-8.
13. Nakano PH, Bloom RR, Brown BC, Gray SW, Skandalakis JE, Kibbe JM. Apudomas. Am Surg 1987; 53 (9): 505-9.
14. Stinner B, Kisker O, Zielke A, Rothmund M. Surgical management for carcinoid tumors of small bowel, appendix, colon and rectum. World J Surg 1987; 20 (2):183-8.
15. Jelmore AB, Ray JE, Gathright JB Jr, McMullen KM, Hicks TC, Timmcke AE. Rectal carcinoids: The most frequent carcinoid tumor. Dis Colon Rectum 1992; 35 (8): 717-25.
16. Konishi T, Watanabe T, Kishimoto J, Kotake K, Muto T, Nagawa H. Prognosis and risk factors of metastasis in colorectal carcinoids: results of a nationwide registry over 15 years. Gut 2007; 56: 863-8.
17. Rosenberg JM, Welch JP. Carcinoids of the colon: a study of 72 patients. Am J Surg 1985; 149: 775-9.
18. Waisberg DR, Fava AS, Martins LC, Matos LL, Franco MIF, Waisberg J. Colonic carcinoid tumors: a clinicopathologic study of 23 patients from a single institution. Arq Gastroenterol 2009; 46 (4): 288-93.

19. Pickhardt PF, Kim DH, Menias CO, Gopal DV, Arluk GM, Heise CP. Evaluation of submucosal lesions of the large intestine. Part 1. Neoplasms. Radiographics 2007; 27 (6): 1681-92.
20. Tekely B. The prognosis of rectal carcinoid tumors. Int J Colorect Dis 1992; 7: 11-4.
21. Kwaan MR, Goldberg JE, Bleday R. Rectal Carcinoid Tumors. Review of results after endoscopic and surgical therapy. Arch Surg 2008; 143 (5): 471-5.
22. Zhou P, Yao L, Xu M, Zhong Y, Zhang Y, Chen W. Endoscopic ultrassonography and submucosal resection in the diagnosis and treatment of rectal carcinoid tumors. Chin Med J 2007; 120 (21): 1938-9.
23. Fitzgerald SD, Meagher AP, Moniz-Pereira P, Farrow GM, Witzig TE, Wolff BG. Carcinoid tumor of the rectum. DNA ploidy is not a prognostic factor. Dis Colon Rectum 1996; 39: 643-8.
24. Devine R, Brand M. Miscellaneous Neoplasms. In: Wolff BG, Fleshman JW, Beck DE, Pemberton JH, Wexner SD (eds.). The ASCRS Textbook of Colon and Rectal Surgery. LLC. New York: Springer; 2007. p.515-24.
25. Berardi RS. Carcinoid tumors of the colon (exclusive of the rectum): review of the literature. Dis Colon Rectum 1972; 15: 383-91.
26. Creutzfeldt W. Carcinoid tumors: Development of our knowledge. World J Surg 1996; 20: 126-31.
27. Memon MA, Nelson H. Gastrintestinal carcinoid tumors: current management strategies. Dis Colon Rectum 1997; 40 (9): 1101-18.
28. Olney JR, Urdaneta LF, Jochimsen PR, Shirazi SS. Carcinoid tumors of the gastrintestinal tract. Am Surg 1985; 5 (1): 37-41.
29. Godwin JD II. Carcinoid tumors. An analysis of 2837 cases. Cancer 1975; 36: 560-9.
30. Soga J. Early-stage carcinoids of the gastrintestinal tract: an analisys of 1914 reported cases. Cancer 2005; 103: 1587-95.
31. Soga J. Carcinoids of the rectum: an evaluation of 1271 reported cases. Surg Today 1997; 27 (2): 112-9.
32. Tauro LF, Furtado HW, Aithala OS, D´Souza CS, George C, Vishnumoorthy SH. Primary lymphoma of the colon. The Saudi Journal of Gastroenterology 2009; 15 (4): 279-82.
33. Bairey O, Ruchlemer R, Shpilberg O. Non-Hodgkin's lymphomas of the colon. IMAJ 2006; 8: 832-5.
34. Richards MA. Lymphoma of the colon and rectum. Postgrad Med J 1996; 62: 615-20.
35. Dawson IMP, Cornes JS, Morson BC. Primary malignant lymphoid tumours of the intestinal tract. Report of 37 cases with study of factors influencing prognosis. Br J Surg 1961; 49:80-9.
36. Isomoto H, Maeda T, Akashi T, Tsuchiya T, Kawaguchi Y, Sawayama Y et al. Multiple lymphomatous polyposis of the colon originating from T-cells: a case report. Dig Liver Dis 2004; 36: 218-21.
37. Lam KC, Yeo W, Lee J, Chow J, Mok TSK. Unusual abdominal tumors. Case 4. Multiple lymphomatous polyposis in mantel cell lymphoma. J Clin Oncol 2003; 21: 955-6.
38. Phillips DL, Keeffe EB, Beuner KG, Braziel RM. Colonic lymphoma in the transplantpatient. Dig Dis Sei 1989; 34: 150-4.
39. Zibhelboim J, Larson MV. Primary colonic lymphoma. Clinical presentation, histopathologic features, and outcome with combination chemotherapy. J Clin Gastroenterol 1994;18 (4): 291-7.
40. Fan CW, Changchien CR, Wang JY, Chen JS, Hsu KC, Tang R. Primary colorectal lymphoma. Dis Colon Rectum 2000; 43: 1277-82.
41. Bairey O, Ruchlemer R, Shpilberg O. Non-Hodgkin's lymphomas of the colon. IMAJ 2006; 8: 832-5.
42. Henry CA, Berry RE. Primary lymphoma of the large intestine. Am Surg 1988; 54: 262-6.
43. Devine RM, Beart Jr RW, Wolff BG. Malignant lymphoma of the rectum. Dis Colon Rectum 1986; 29: 821-4.
44. Wang SL, Liao ZX, Liu ZH, Gu DZ, Qian TN, Song YW et al. Primary early-stage intestinal and colonic non-Hodgkin's lymphoma: Clinical features, management, and outcome of 37 patients. World J Gastroenterol 2005; 11 (37): 5905-9.
45. Jinnai D, Iwasa Z, Watanuko T. Malignant lymphoma of the large intestine – Operative results in Japan. Jpn J Surg 1983; 13: 331-6.
46. Thomas RM, Sobin LH. Gastrintestinal cancer incidence and prognosis by histologic type, SEER population-based data 1973-1987. Cancer 1995; 75: 154-70.
47. Fletcher CDM, Berman JJ, Corless C, Gorstein F, Lasota J, Longley BJ et al. Diagnosis of Gastrintestinal Stromal Tumors: A Consensus Approach. Human Pathology 2002; 33 (5): 459-65.
48. Shiu MH, Farr GH, Egeli RA, Quan SH, Hadju SI. Myosarcomas of the small and large intestine:a clinicopathologic study. J Surg Oncol 1983; 24: 67–72.
49. Khalifa AÃ, Bong WL, Rao VK, Williams MJ. Leiomyosarcoma of the rectum. Report of a case and review of the literature. Dis Colon Rectum 1986; 29: 427-32.
50. Nuessle WR, Magill TR III. Leiomyosarcoma of the transverse colon. Report of a case with discussion. Dis Colon Rectum 1990; 33: 323-6.
51. Moore DO, Hilbun BM. Leiomyosarcoma of the rectum. A case report and review of the literature. Contemp Surg 1986; 29: 132-7.
52. Weidner N, Zekan P. Carcinosarcoma of the colon. Report of a unique case with light and immunohistochemical studies. Cancer 1986; 58: 1126-30.
53. Waxman M, Faegenburg D, Waxman J, Janelli DE. Malignant fibrous histiocytoma of the colon associated with diverticulilis. Dis Colon Rectum 1983; 26: 339-43.
54. Baratz M, Ostrzega NM, Michowitz M. Messer G. Primary inflammatory malignant fibrous histiocytoma of lhe colon. Dis Colon. Rectum 1986; 29: 462-5.
55. Levinson MM, Tsang D. Multicentric malignant fibrous histiocytomas of the colon. Dis Colon Rectum 1982; 25: 327-31.
56. Saito R, Bedetti CD, Caines MJ, Kramer K. Malignant epithelioid hemangioendothelioma of the colon. Dis Colon Rectum 1987; 30: 707-11.
57. Meltzer SJ, Retterclam HZ, Korelitz BI. Kaposi's sarcoma occuring in association with ulcerative colitis. Am J Gastroenterol 1987; 82: 378-81.
58. Thompson GB, Pemberton JH, Morris S, Wright AJ. Kaposi's sarcoma of the colon in a young HlV negative man with chronic ulcerative colitis. Dis Colon Rectum 1989; 32: 73-6.
59. Weber JN, Carichael DJ, Boylston A, Munro A, Whitear WP, Pinching AJ. Kaposi's sarcoma of the bowel presenting as apparent ulcerative colitis. Gut 1985; 26: 295-300.

60. Brown CJ, Falck VG, MacLean A. Angiosarcoma of the colon and rectum: report of a case and review of the literature. Dis Colon Rectum 2004; 47 (12): 2202-7.
61. Terada T. Gastrintestinal stromal tumor of the digestive organs: a histopathologic study of 31 cases in a single Japanese institute. Int J Clin Exp Pathol 2010; 3 (2): 162-8.
62. Grassi N, Cipolla C, Torcivia A, Mandalà S, Graceffa G, Bottino A et al. Gastrintestinal stromal tumour of the rectum: report of a case and review of literature. World J Gastroenterol 2008; 14 (8): 1302-4.
63. Eisenberg BL, Judson I. Surgery and imatinib in the management of Gist: emerging approaches to adjuvant and neoadjuvant therapy. Ann Surg Oncol 2004; 11: 465-75.
64. Hou Y-Y, Zhou Y, Lu S-H, Qi –D, Xu C, Hou J, Tan Y-S. Imatinib mesylate neoadjuvant treatment for rectal malignant gastrintestinal stromal tumor. World J Gastroenterol 2009; 15 (15): 1910-3.
65. Fernandes GS, Cotti GCC, Freitas D, Cutait R, Hoff PM. Downstating of a rectal gastrintestinal stromal tumor by neoadjuvant imatinib therapy allowing for a conservative surgical approach. Clinics 2009; 64 (8): 819-20.
66. Schneider TA, Birkett DH, Vernava AM. Primary adenosquamous and squamous cell carcinoma of the colon and rectum. Int J Colorectal Dis 1992; 7: 144-7.
67. Frizelle FA, Hobday KS, Batts KP, Nelson H. Adenosquamous and squamous carcinoma of the colon and upper rectum: a clinical and histopathologic study. Dis Colon Rectum 2001; 44: 341-6.
68. Michelassi F, Mishlove LA, Stipa F, Block GE. Squamous cell carcinoma of the colon. Experience of the University of Chicago. Review of the literature, report of two cases. Dis Colon Rectum 1988; 31 (3): 228-35.

ESTOMAS INTESTINAIS

Técnica e Complicações

35.1

Victor Edmond Seid
Sérgio Eduardo Alonso Araujo
Fabio Guilherme C. M. de Campos

INTRODUÇÃO

Os estomas representam um componente importante do arsenal do cirurgião geral e do coloproctologista. A confecção adequada e os cuidados no seu manejo e fechamento são fundamentais, tanto para o tratamento de doenças específicas como para a paz de espírito do paciente.

A palavra estoma vem do grego e significa boca. O estoma é nomeado de acordo com o órgão envolvido, ou seja, uma ileostomia é uma abertura do íleo para a pele, uma colostomia é relacionada ao cólon, uma gastrostomia com estômago, e assim por diante.

Um estoma em alça é formado pela exteriorização de um segmento intacto do intestino através da pele e, em seguida, seccionado na face antimesentérica e maturado. Assim, há dois lúmens abertos (proximal e distal).

Apesar dos estomas serem usados primeiramente como uma forma definitiva de desviar o fluxo fecal, hoje em dia são usados como medida temporária, podendo ser como em estoma terminal muito usado em quadros agudo, com posterior reconstrução de trânsito planejada, ou como um estoma em alça de derivação para proteger uma anastomose no reto baixo ou outras situações de anastomose sob risco aumentado de deiscência.

Neste capítulo, discutiremos estomas focando principalmente em ileostomias e colostomias.

INDICAÇÕES DE ESTOMA

Os estomas podem ser temporários ou permanentes. Estomas temporários têm objetivo principal de desviar o fluxo de fezes. A indicação mais frequente é na anastomose de alto risco, que é atribuída àquelas localizadas em campo de radiação, no reto baixo (por exemplo, proctocolectomia total com bolsa ileal e anastomose íleo anal e cirurgias de excisão total de mesorreto), ou em casos de trauma. Já os estomas permanentes ou definitivos são necessários quando o segmento anorretal foi removido (ressecção abdominoperineal). Outras indicações de estoma permanente incluem incontinência fecal grave e complicações de trauma ou radioterapia (por exemplo, fístula retouretral).

É bom lembrarmos que um estoma representa um evento traumático para a maioria dos pacientes, tanto física quanto psicologicamente. Sempre que possível, é recomendada uma discussão detalhada sobre o procedimento proposto, consequências e alternativas. Uma enfermeira estomaterapeuta deve ser inserida no processo antes e após a cirurgia.

ALTERAÇÕES FISIOLÓGICAS

As alterações fisiológicas que ocorrem em pacientes com estoma são principalmente relacionados à perda de continência e redução da superfície de absorção intestinal, que alteram o equilíbrio hidroeletrolítico, geralmente com poucas consequências nutricionais. No entanto, se removermos ou retirarmos da continuidade intestinal mais de 50 cm de íleo terminal as consequências nutricionais devem aparecer.

FLUXO

O efluxo estomal está diretamente relacionado com a localização da abertura no intestino. Colostomias em cólon esquerdo, sigmoide ou distais a esse segmento normalmente produzem fezes formadas que são semelhantes àquelas eliminadas na evacuação normal. Quanto mais proximal o estoma, menor a superfície disponível para absorção de água e eletrólitos, e assim mais líquidas são as fezes.

Estomas no cólon direito tendem a produzirem maior volume de fezes, com a desvantagem adicional de mau cheiro do efluxo devido aos efeitos de bactérias anaeróbias presentes no cólon. Neste ponto, a ileostomia leva vantagem sobre a colostomia feita no cólon direito.

Inicialmente, após a criação de uma ileostomia o efluxo tende a ser basicamente aquoso. Em poucos dias a uma semana da retomada de uma dieta normal, o material eliminado se torna mais espesso. O fluxo é afetado pela dieta, ingestão de líquidos, medicamentos e doença de base (por exemplo, doença de Crohn). Se uma quantidade substancial de intestino delgado é ressecada, o efluxo tende a ser maior e o paciente está mais propenso à desidratação. Não é incomum encontrarmos alimentos não digeridos nestas circunstâncias. Alimentos mais propensos para isso são o milho, as nozes e os vegetais. Alguns medicamentos em pílulas também podem não ser processados no intestino delgado, reduzindo a biodisponibilidade desses medicamentos. A maioria dos ileostomizados referem sentir pouco cheiro do efluxo, porém, certos alimentos, como ovos e peixes, podem produzir odor mais forte[1].

VOLUME

Em um indivíduo adulto saudável, cerca de 1.000 a 2.000 mL de fluido passam através da válvula ileocecal diariamente. Esse volume é reduzido na passagem pelos cólons em 80 a 90%, para 100 a 200 mL de fezes que são exoneradas. A menos que o paciente tenha diarreia, a produção de resíduo de uma colostomia do lado esquerdo é semelhante ao de fezes evacuadas por uma pessoa normal, com pouca perda de líquido corporal total e sódio, mesmo nos primeiros dias pós-operatório, nos quais o débito tende a líquido e em maior volume[2].

Embora o débito inicial de uma ileostomia seja elevado e líquido, este também tende a diminuir com o passar dos dias. A produção média de uma ileostomia, após passada a fase pós-operatória imediata na qual o débito pode chegar a 1.000 a 1.200 mL, é de cerca de 200 a 700 mL, com mediana de cerca de 500 mL por dia[2].

O volume excretado por uma ileostomia varia bastante entre os pacientes, mas pouco no dia a dia em um único indivíduo. Débito acima de 1.000 mL geralmente causa desidratação[3-8]. Grande ingestão de líquidos normalmente não alteram o fluxo pois a maior parte é absorvido e excretado pelos rins[9].

Ileostomizados geralmente não têm restrição a uma dieta normal. Diminuição da ingestão de fluidos diminui e engrossa o efluxo, ao passo que alimentos gordurosos e de grandes quantidades de líquidos aceleram o trânsito a aumentam a fluidez dos resíduos[1]. O efluente ileal é geralmente ligeiramente ácido com um pH de cerca 6.3[2]. Quando o íleo terminal é ressecado, mas o cólon é mantido, mais sais biliares chegam ao cólon, o que pode resultar em uma diarreia secretória. Isso pode ser amenizado com o uso de agentes orais quelantes de sais biliares, tais como a colestiramina (Questran).

TRÂNSITO

O fluxo de uma ileostomia é frequente mas pouco tem relação com refeições ou sono. No entanto, na maioria dos pacientes, a produção aumenta com as refeições e com certos alimentos. Embora os dados sejam limitados, parece que o tempo de trânsito do intestino delgado diminui após a confecção de uma ileostomia, possivelmente devido a hipertrofia da mucosa e ao processo de adaptação. No entanto, os mecanismos deste fenômeno específico ainda não são totalmente conhecidos.

Podemos diminuir o débito de uma ileostomia prolongando-se o tempo de trânsito intestinal com o uso de codeína, loperimida ou lomotil, o que permite maior absorção de nutrientes e eletrólitos e menor desidratação[8,9].

BALANÇO HIDROELETROLÍTICO

A ileostomia excreta cerca de 500 mL de água e 60 mmol de sódio por dia. Isto é, 2 a 3 vezes mais do que é excretado em fezes normais[2]. O volume urinário é até 40% menor em pacientes com ileostomia, , enquanto as perdas renais de sódio podem ser reduzidas em até 55%[10,11]. No entanto, apesar dos rins trabalharem para chegar a homeostase, o déficits de água corporal total e de sódio, em geral, é uma condição crônica no paciente ileostomizado[12-14].

FLORA

O íleo terminal normal abriga relativamente poucos micro organismos no indivíduo saudável. Após a criação de uma ileostomia, o íleo distal é rapidamente colonizado por uma variedade de bactérias. Estafilococos, estreptococos, e fungos têm seus números aumentados, enquanto *Bacteroides fragilis* é raramente encontrado no efluente de ileostomia. As grandes variações na flora do efluente de ileostomia, transversostomia e fezes normais são os números relativos de anaeróbios com diferença crescente de proximal para distal[15,16].

NUTRIÇÃO

O cólon tem um papel limitado na manutenção da alimentação normal, trabalhando principalmente para absorver líquido e armazenar as fezes.

Pacientes que necessitam de uma proctocolectomia total são muitas vezes desnutridas por causa da doença de base (Crohn ou Retocoilite Ulcerativa). No entanto, após a operação, eles ganham peso e voltam a ter um balanço nitrogenado positivo, com melhora nutricional.

A perda do íleo terminal resulta em depleção de ácidos biliares e má absorção de gorduras e vitaminas lipossolúveis[5,17], com destaque a vitamina B12, necessária para a síntese de hemoglobina normal. Esta vitamina não pode ser adequadamente absorvida em pacientes com a perda ou doença de Crohn acometendo íleo terminal. Isso resulta em anemia perniciosa ou macrocítica, levando esses pacientes a necessitar de suplementação mensal de vitamina B_{12} intramuscular ou nasal. Um fator que pode prejudicar a absorção é o crescimento bacteriano no íleo terminal[18-20].

Cálculos renais podem ser a consequência da desidratação crônica e urina ácida dos ileostomizados. Adição de bicarbonato de sódio na dieta, bem como aumentar a ingestão de líquidos pode ajudar a prevenir tal evento[21-23].

ESTOMAS TERMINAIS

A maioria das colostomias (cólon esquerdo) são posicionadas no quadrante inferior esquerdo da parede abdominal, através do músculo retoabdominal. Já as ileostomias são localizadas distalmente no quadrante inferior direito.

Ocasionalmente, um local mais alto ou mais lateral pode ser escolhido dependendo do tipo físico, cicatrizes, vestuário, extensão do mesentério e comprimento do intestino. Como citado, no pré-operatório a marcação é essencial, sempre que possível, para selecionar o melhor lugar para o estoma.

Um segmento adequado de intestino deve ser mobilizado para permitir que o estoma possa se projetar adequadamente sem tensões indevidas. O suprimento sanguíneo para a porção distal do estoma deve ser preservado.

Da mesma forma, as aberturas na fáscia aponoeurótica e na pele precisam a ser grande suficiente para evitar a oclusão dos vasos mesentéricos e da luz. Ocasionalmente, se houver inflamação extensa, espessamento da parede intestinal, ou se a parede abdominal por muito espessa (no paciente obeso), pode ser difícil exteriorizar o segmento intestinal. Essas dificuldades podem ser maiores na confecção de colostomias, na quais muitas vezes é necessário mobilizar o ângulo esplênico frente a estes obstáculos.

Outro artifício é a ligadura de alguns dos ramos vasculares distais com cuidado para garantir boa perfusão tecidual. O cirurgião não deve hesitar em fazer uma incisão fascial maior, porque uma hérnia local é preferível à necrose isquêmica precoce ou retração.

MATURAÇÃO

A técnica de maturação de uma ileostomia ou colostomia é diferente devido à natureza do efluente e do tamanho da luz. A ileostomia deve ficar 1 a 3 cm evertida acima da pele. Isso direciona o fluxo ileal diretamente para a bolsa coletora e minimiza a irritação cutânea causada pelo contato do conteúdo ileal com a pele. Devido ao aspecto de fezes mais formadas, as colostomias podem ser planas, embora uma pequena protrusão é benéfica para a colocação adequada da bolsa coletora.

Em geral, o estoma é maturado com eversão e sutura da borda evertida na pele. È recomendada colocação de bolsa coletora logo após os curativos, durante o procedimento cirúrgico. Depois de uma longa operação, há uma tendência de se apressar neste procedimento, muitas vezes ficando a cargo de médicos residentes. No entanto, é fundamental para o sucesso da operação e da reabilitação do paciente gastar o tempo necessário para criar um estoma bem posicionado e com técnica adequada.

Maturação de ileostomia terminal

Quatro pontos de material absorvível 3-0 ou 4-0 são colocados para everter o íleo. Esses pontos, de espessura total são colocados equidistantes, na parte inferior, superior, esquerda e direita da borda intestinal. A seguir, passamos a sutura na borda subcuticular da abertura da pele. Uma passagem pela seromuscular da parede ileal ao nível da pele ajuda na eversão. Os quatro pontos são amarrados e o estoma evertido. Um a dois pontos simples são colocados entre aqueles já amarrados para completar a junção cutaneomucosa.

A ferida mediana é coberta por uma fina tiras de gaze não aderente e em seguida o saco coletor é acoplado. A abertura na placa deve ser cortada a 5 mm da borda da estoma para prevenir estrangulamento por eventual edema da alça. A bolsa coletora é orientada de modo que fique pendurada ao lado do paciente nos primeiros dias. Uma vez que o paciente deambula normalmente, a bolsa é posicionada em direção ao pés do paciente.

Maturação de colostomia terminal

Apesar da colostomia do lado esquerdo pode ser mais plana, uma ligeira eversão é o preferível para facilitar o manejo, e porque o ganho de peso pode resultar em retração do estoma. O procedimento é semelhante a maturação de ileostomia. No entanto, apenas 1 a 2 cm do cólon é exteriorizado. Os quatro pontos cardinais são igualmente passados, porém não precisam incluir a passagem através da camada seromuscular ao nível da pele.

FÍSTULA MUCOSA

O termo fístula mucosa refere-se à extremidade distal da alça intestinal que foi exteriorizada e maturada como um estoma. Normalmente, quando o intestino é seccionado, com ou sem ressecção de um segmento, a extremidade proximal pode ser exteriorizada, por exemplo, como uma ileostomia ou colostomia. É por esse segmento que o conteúdo do intestino se esvazia. A extremidade distal pode ser fechada como em uma cirurgia de Hartmann ou pode ser trazida para a superfície e maturada como uma fístula mucosa, que nada mais é do que uma abertura intestinal que ocasionalmente produz muco.

A fístula mucosa pode ser colocada em vários locais. Classicamente, posiciona-se na extremidade inferior do da incisão mediana abdominal, mas também pode ser colocada em local específico, longe da ferida e/ou do estoma, ou ainda pode ser trazida junto ao estoma terminal, com uma pequena abertura. Esse procedimento descrito por Prasad et al. é denominado "estoma terminal em alça"[24].

A vantagem principal de uma fístula mucosa é que a porção distal do intestino fica descomprimida, ou seja, quando uma obstrução permanece no cólon distal, como um tumor inoperável, o que pode resultar em uma alça fechada que, quando cheia de muco, secreções ou bactérias; poderia resultar em ruptura e peritonite.

Uma fístula mucosa também pode ser usada para acessar o intestino distal para fins de exame local ou de irrigação para lavagem. Também é mais simples de encontrar o segmento distal durante a operação para fechar o estoma. A desvantagem óbvia de uma fístula mucosa é a presença do segundo estoma na parede abdominal do paciente. Apesar de uma fístula mucosa não produzir uma grande quantidade de material, pequenas quantidades de muco podem ser exoneradas de tempos em tempos.

ESTOMAS DERIVATIVOS
Indicações

Uma colostomia ou ileostomia derivativa quase sempre são indicadas para cumprir um único objetivo: evitar que o conteúdo fecal chegue em um segmento distal do intestino tanto por receio de deiscência (anastomose distal ou difícil) quanto para tratamento de uma deiscência (trauma, perfuração ou ruptura de anastomose).

As principais indicações atuais para desviar o trânsito fecal incluem a proteção de anastomoses distais, predominantemente bolsa ileal com anastomose ileoanal ou coloanal, diverticulite complicada, tratamento da fístula de anastomose e sépsis pélvica, grande obstrução intestinal, trauma, e incontinência fecal.

O estoma em alça terminal descrito por Prasad et al.[24] é uma opção de desvio fecal que permite a criação de um estoma derivativo com segmentos intestinais distantes (em associação com ressecção colônica).

A escolha entre essas três opções de estoma para desviar o trânsito intestinal tem impacto não só nas complicações perioperatórias, mas também na complexidade do procedimento cirúrgico e posteriormente na qualidade de vida (QV) do ostomizado. Apesar dos estomas em alça normalmente serem de uso temporário, um número significativo nunca será fechado. Como o paciente é obrigado a conviver com o estoma durante vários meses, e às vezes para o resto da sua vida, o cuidado para a confecção de um estoma é fundamental[25,26].

Existe outra controvérsia a respeito da distância entre do estoma e a região distal a ser "protegida". Isso se refere particularmente a operações de urgência sem preparo intestinal, como por exemplo o tratamento de uma perfuração ou fístulas do cólon.

Existe, porém, a preocupação de que a coluna de fezes entre o estoma e a porção intestinal perfurada/fistulizada continua a contaminar a cavidade peritoneal, impedindo o tratamento adequado da sepse local.

Ileostomia em alça *versus* transversostomia em alça

Ao tratar uma infecção pélvica de origem colorretal ou, ao escolher eletivamente desviar o trânsito para a proteção de anastomose pélvica baixa, as principais opções são a transversostomia em alça e a ileostomia em alça. Em quase todas as situações a ileostomia é a melhor opção, ficando a transversostomia como opção de exceção a ser utilizada em raras ocasiões[27].

As ileostomias em alça são fáceis de construir, permitem um melhor posicionamento do estoma, e são mais bem toleradas pelos ostomizados.

O efluente de ambos os estomas é semelhante em termos de volume e consistência. Portanto, colostomias não oferecem proteção contra distúrbios hidroeletrolíticos ou dermatite. Além disso, o fechamento da ileostomia em alça é mais fácil e seguro Por outro lado, a transversostomia tem lúmen maior, raramente permanece evertida, frequentemente apresenta prolapso ou retração, normalmente é posicionada na região epigástrica (localização muito inconveniente), e apresenta significativo mal cheiro.

Williams et al., em ensaio prospectivo randomizado, compararam transversostomia em alça com ileostomia em alça de proteção eletiva para anastomoses colorretais distais[28]. Tanto ileostomias quanto colostomias desviaram o trânsito fecal de forma satisfatória. No entanto, as complicações foram duas vezes mais comuns nas transversostomias quando comparados com ileostomias.

Infecção no momento da confecção e no fechamento, odor, vazamento, e problemas de pele foram significativamente maiores nos pacientes com colostomia transversa. Além disso, as visitas ao estomaterapeuta foram necessárias em 58% dos portadores de colostomia versus 18% dos pacientes com ileostomia.

Outros autores apresentaram resultados e conclusões semelhantes[29,30]. Finalmente, a ocorrência de hérnia no sítio do fechamento de estoma é muito mais frequente na transversostomia[31,32].

Considerando os dados da literatura atual, a ileostomia em alça deve ser o procedimento de escolha para o derivação de anastomoses colorretais. A ileostomia tem menor volume, pode ser localizado no quadrante inferior direito ao invés do quadrante superior direito, como na transversostomia em alça; é menos cheirosa, e de mais fácil manuseio. Além disso, o fechamento da ileostomia em alça é um procedimento mais fácil e com menos complicações do que a colostomia em alça[33].

Colostomia em alça

A colostomia pode ser criada com qualquer segmento colônico que possa ser mobilizado para alcançar a parede abdominal. No entanto, dois locais são geralmente usados: o cólon transverso e o cólon esquerdo (sigmoide ou descendente). Atualmente, a colostomia em alça é raramente indicada. Se necessário, uma transversostomia em alça pode ser criada de maneira semelhante a qualquer colostomia em alça, e maturada no quadrante superior direito do abdome.

Ileostomia em alça

A ileostomia em alça é feita usando a porção mais distal do íleo disponível que chega sem tensão ao local do estoma abdominal, e sem causar tensão na anastomose distal (especialmente em caso de desvio de anastomose ileoanal em cirurgia de bolsa ileal). Normalmente, o segmento exteriorizado fica 10 a 15 cm proximal à válvula ileocecal. Ocasionalmente, é necessária a mobilização do ceco e aderências do íleo terminal ao retroperitônio.

Estoma "terminal em alça"

Esse tipo de estoma descrito por Unti et al.[34] oferece a vantagem de possibilitar um estoma bem evertido, em que laparotomia não é necessária para o seu fechamento, e proporcionando desvio completo das fezes, além de descompressão da extremidade distal. Além disso, podem ser criados com segmentos intestinais remotos (em associação com ressecção intestinal).

FECHAMENTO DE ESTOMA EM ALÇA

O fechamento de um estoma é geralmente um procedimento simples. Mais de 95% pode ser executado localmente no sitio do estoma sem ter de reabrir a incisão abdominal principal prévia. Ocasionalmente, procedimentos adicionais podem ser necessários no momento do fechamento do estoma como a reparação de uma hérnia parastomal ou lise de aderências.

Por outro lado, o fechamento de um estoma terminal é um processo muito mais amplo em que abordagem intra-abdominal é geralmente necessária. A reconstrução intestinal em cirurgia de Hartmann, especialmente se a extremidade distal está na pelve, pode ser tão difícil como qualquer outro procedimento de ressecção. Assim, esse procedimento deve ser realizado com as mesmas precauções, preparação e preocupação como qualquer ressecção de cólon.

O intervalo de tempo entre a criação do estoma e o fechamento irá variar dependendo da cirurgia original e da condição do paciente. É recomendado esperar o diminuição do processo inflamatório local e o momento em que as aderências estão mais frouxas (tempo médio de 12 semanas).

A maioria dos estomas temporários são fechados em 2 a 3 meses. O intervalo de seis semanas é o período mínimo, sob risco de se encontrar aderências mais intensas. Períodos de 1 a 2 semanas ou períodos muito longos de até muitos anos são usados ocasionalmente. Longos períodos de tempo podem estar associados com a colite de desuso ou proctite, já que o intestino normalmente obtém seus nutrientes fundamentais como a glutamina, a partir do conteúdo que passa na sua luz. A irrigação colônica com solução de ácidos graxos de cadeia curta pode melhorar esse problema quando o cólon está envolvido e o paciente apresenta sintomas. Atrofia e estenose do segmento distal pode ocorrer raramente na enterite de desuso.

O fechamento de um estoma em alça pode ser restabelecido por suturam manual término-terminal ou por anastomose mecânica laterolateral. Se a opção for sutura manual, o primeiro passo é liberar as aderências e a junção mucocutânea deve ser removida, assim como devemos reduzir a eversão da alça intestinal. Portanto, as bordas intestinais a serem suturadas ficam limpas e bem apostas.

Atualmente, existe a tendência de se realizar anastomose laterolateral mecânica. Esse tipo de anastomose provou ser confiável e mais rápido. Além disso, o calibre maior da anastomose favorece o retorno do trânsito intestinal normal.

RECONSTRUÇÃO DE TRÂNSITO EM CIRURGIA DE HARTMANN

A cirurgia de Hartmann é classicamente indicada quando uma anastomose primária não é possível ou segura, como ocorre em alguns casos de trauma, obstrução do cólon, diverticulite aguda e colite tóxicas ou megacólon. Normalmente há ressecção intestinal seguida de colostomia terminal e sepultamento do reto alto. Em alguns casos, todo o cólon pode ser removido, como na colite tóxica, ficando uma ileostomia terminal e o reto sepultado. Em qualquer caso, o objetivo é restabelecer a continuidade do trânsito intestinal com anastomose colorretal ou ileorretal.

Embora isso possa ser realizado utilizando sutura manual, o método mais utilizado atualmente é o duplo grampeamento. Pode-se realizar o procedimento por laparoscopia se as aderências abdominais não forem muito extensas[35].

Nesse tipo de reconstrução de trânsito, a cavidade abdominal é acessada através de incisão da incisão antiga ou por laparoscopia. Eventuais aderências são liberadas conforme necessário e o coto retal é identificado. Normalmente, não são necessárias grandes mobilizações de alças ou do reto, se uma anastomose grampeada é planejada. O estoma é dissecado e trazido para a cavidade abdominal, com a ressecção da pele e da junção muco cutânea. Realiza-se, então, anastomose colorretal ou ileorretal por duplo grampeamento. O grampeador circular deve ser calibrado com o diâmetro do reto e da alça intestinal, geralmente grampeadores tamanho 29 ou 33 mm são utilizados para a realização de anastomose colorretal, enquanto grampeador de 25 ou 29 mm são mais adequados em anastomose ileorretal. É recomendado que a anastomose seja testada com ar ou líquido, e os anéis resultantes do grampeamento sejam examinados, no sentido de se detector falhas do grampeamento.

RESULTADOS DO FECHAMENTO DE ESTOMAS

O fechamento de estoma em alça ainda é uma operação associada a significativa mortalidade e morbidade. Há poucos estudos que abordam esses aspectos de forma convincente[36-41]. Felizmente, o risco de morte perioperatória é bastante baixa em 0 a 2%. A maioria dos destas mortes são atribuíveis a condições não cirúrgicos tais como doença cardíaca ou embolia pulmonar, sendo mais raro ocorrer morte por sepse decorrente de deiscência de anastomose.

As taxas de complicação global giram em torno de 15 a 30%, embora existam estudos que relatam uma incidência de 2,4 para 57%. Estas diferenças são, provavelmente, relacionadas com a natureza das complicações (atribuída ao fechamento do estoma ou não) e o tipo de seguimento. Não há diferenças consistentes entre os pacientes submetidos a estoma eletivamente ou na urgência[36-48].

As complicações mais comuns do fechamento de estoma em alça são a infecção da ferida (9 a 34%), obstrução intestinal (0 a 10%), fístula (0 a 5%) e deiscência (0 a 3%). A estenose de anastomose (0 a 1%) e abscesso intraperitoneal (0 a 1%) são bastante raras. Os problemas em longo prazo, tais como hérnia incisional e obstruções do intestino delgado não são incomuns com taxas crescentes ao longo do tempo a partir de 2 a 10% ou mais para estas complicações[36-38,42,43,49-51].

Os fatores de risco que aumentam as taxas de complicações do fechamento de estoma incluem *diabetes mellitus*, idade avançada, tipo de estoma, aumento do tempo operatório e perda sanguínea excessiva[43]. Em diversos estudos, foram fatores de grande importância o uso crônico de esteroides e hipoalbuminemia[46]. A combinação de fatores, tais como *diabetes mellitus* e doença renal, cardíaca ou pulmonar parece oferecer complicações ainda mais frequentes[41].

Com relação a técnica cirúrgica, a simples sutura da parede anterior do estoma tem uma menor taxa de complicação comparando-se com ressecção intestinal e anastomose, mas não há consenso a esse respeito[44,52,53]. Anastomose mecânica e manual parecem ter eficácia igual no fechamento de colostomia[45,54].

Phang et al.[55] da Universidade de Minnesota analisaram uma extensa série de fechamento de ileostomia em alça, com três técnicas diferentes: sutura simples para fechamento da enterotomia, ressecção com anastomose manual, e anastomose mecânica. A taxa de complicação global foi de 24%, com destaque a infecções de feridas (14%), obstruções intestinal (5%) e deiscência (3%). Houve um óbito (0,3%), atribuído a evento cardíaco. A única diferença entre os grupos foi na taxa de obstrução, que foi maior nos pacientes que foram submetidos à ressecção com anastomose manual (12%) e menor com a sutura simples da enterotomia (2,3%).

Em um estudo randomizado, Hull et al.[56] da Cleveland Clinic demonstraram que anastomose mecânica e manual foram equivalentes em termos de complicações, assim como o tempo de retomada do trânsito intestinal e o tempo de permanência hospitalar. A única diferença encontrada foi o tempo de cirurgia, o procedimento grampeado foi ligeiramente mais rápido. Outros autores também têm encontrado equivalência entre estas duas técnicas[52].

O tempo de fechamento de estomas em alça tem sido um assunto acaloradamente debatido por anos. Alguns acreditam que o fechamento precoce, mesmo durante a internação original, reduz custos e acelera a recuperação. Outros acreditam que o fechamento precoce resulta em maiores taxas de complicação. Uma revisão cuidadosa da literatura encontrou onze estudos com dados específicos que apoiam o fecho tardio, em geral após três meses, e apenas dois que não encontraram nenhuma diferença entre o fechamento tardio e precoce[37,42,45,53,57,58]. A maioria dos cirurgiões recomendam um intervalo de 2 a 3 meses

Os dados da literatura atual suportam o fato de que as ileostomias em alça tem um menor índice de complicações comparadas as colostomias em alça. O fechamento destes estomas também podem diferir na morbidade, embora os dados a este respeito sejam limitados[52,58,59].

A reconstrução intestinal pós-Hartmann é uma operação maior, com todos os riscos de qualquer ressecção e anastomose, em um cenário de reoperação. A maioria dos autores também considera que atrasar o fechamento por três meses é benéfico nessa situação[58,60-62]. Recentemente, vários relatos de sucesso de fechamento de Hartmann por laparoscopia têm aparecido, em que pese as casuísticas pequenas destes relatos[63-66]. Parece ser uma abordagem razoável, no entanto, deve haver um limite baixo para a conversão para cirurgia convencional.

ESTOMA VIDEOASSISTIDO

Estomas terminais e em alça podem ser criados com auxílio da laparoscopia. É necessário destacar que as indicações de estoma permanecem as mesmas e o processo de maturação é idêntico ao utilizado na técnica convencional. Os relatos iniciais de cirurgias bem sucedidas na criação de estoma começaram a aparecer em 1991[67-69]. Desde então, muitos autores têm publicados suas casuísticas com bastante entusiasmo.

Em grande parte dos casos de ileostomia videoassistida, a laparoscopia só é necessário para facilitar a seleção adequada e identificação de um segmento ileal adequado, bem como assegurar a correta maturação do coto proximal.

Na colostomia videoassistida, assim como na ileostomia videoassistida, se o cólon sigmoide é redundante e tem mínimas aderências retroperitoneais, a correta identificação e orientação do cólon sigmoide são os maiores benefícios da laparoscopia. Se, no entanto, o sigmoide é curto e relativamente fixo, então os laparoscopia permite a dissecção e liberação adequada do sigmoide. Outra vantagem do uso da laparoscopia pode ser observada em casos de tumores abdominais irressecáveis ou de carcinomatose. Nessas situações a laparoscopia documenta a doença de base, bem como permite um estadiamento mais adequado e também a realização de biópsias.

COMPLICAÇÕES DOS ESTOMAS

Apesar dos avanços significativos na técnica cirúrgica e estomaterapia, as complicações após a criação de estomas ainda são comuns. A taxa de complicações na literatura varia amplamente de 10 a 70%, dependendo do estudo, tempo de seguimento e definição de uma "complicação". Estudos que relatam apenas complicações que necessitaram de revisão cirúrgica, obviamente tem complicações em menor número de apenas relatar problemas que exigem revisional cirurgia, obviamente, relatam uma taxa muito menor de complicações.

As complicações relacionadas ao estoma podem ser classificadas como metabólica ou estrutural. Entre as complicações de tratamento clínico, as complicações precoces mais comuns são dermatite periestomal, problemas de alto fluxo e isquemia. As complicações tardias mais frequentes incluem desidratação e litíase renal, colelitíase em pacientes com ileostomia, hemorragias em doentes com doença hepática, e recidiva da doença de base, por exemplo doença de Crohn.

Incidência

A prevalência de complicação do estoma intestinal foi avaliada em uma série de publicações. Em estudo realizado no condado de Cook, a incidência de complicações do estoma foi determinada em 1.616 pacientes, dos quais 34,2% destes indivíduos apresentaram complicação relacionada ao estoma, 27,7% com complicações precoces, e 6,5% tardias. Essa publicação também avaliou a localização dos diversos estomas e os riscos de complicação.

O local com o maior risco é a ileostomia em alça com um taxa de quase 75%. A outra localização de estoma com taxa de complicações superior a 50% foi a colostomia terminal do cólon descendente com 65%. A localização de estoma intestinal com o menor risco de complicações foi a transversostomia terminal, com apenas 5,8% de complicações gerais[70].

Em uma publicação de Hong Kong com 316 pacientes e 322 estomas, foi abordado o tipo específico de complicação associado a cada localização do estoma[71]. Hérnia parastomal foi mais frequentemente em sigmoidostomia terminal, embora tenha sido frequente em todos os tipos de estoma, exceto nas ileostomias. Estenose do estoma prevaleceu na sigmoidostomia em alça, o prolapso na transversostomia, e a dermatite na ileostomia.

Os principais fatores de risco para estas complicações foram avaliadas em diversas publicações, incluindo uma série de casos da Holanda, em que a confecção de estomas em cirurgias de emergência foi significativamente associada com a necrose do estoma e complicações relacionadas a alto fluxo[72]. A obesidade foi relacionada como fator agravante para necrose do estoma. Entre as principais doenças que levam à formação do estoma, a doença de Crohn e a colite isquêmica foram associadas a risco aumentado para complicações.

A doença de Crohn também foi colocada com fator de risco para retração e isquemia em série de 266 pacientes com 345 estomas, publicado pela Louisiana State University[73]. Outro estudo de Swansea, no Reino Unido[74], foram verificados fatores de risco associados de forma independente com complicações. Doença inflamatória intestinal e obesidade foram associadas a maior risco. A visita pré-operatória por um enfermeiro enterostomal foi associada com um risco significativamente reduzido de complicações, e cirurgia de emergência foi um fator de risco independente para dermatite. O *diabetes mellitus* foi associado com problemas tardios de pele.

Dermatite periestomal

Esta complicação parece ser mais observada em pacientes com ileostomia devido ao débito alcalino, líquido e de elevada atividade cáustica enzimática[75], o que evidencia a necessidade de técnica adequada quando uma ileostomia é criada. Nugent et al.[76] descreveram os resultados de um estudo com questionários de qualidade de vida em 391 ostomizados. Cinquenta e um por cento relataram *rash* cutâneo e 36% haviam experimentado dermatite com secreção, ambos os problemas foram mais frequentes em ileostomias. Trinta por cento dos pacientes com colostomia e 55% com ileostomia tiveram reação a placa adesiva da pele. No entanto, apenas 8% dos ostomizados relataram ser a dermatite periestomal um problema de elevado grau de dificuldade

Embora seja provavelmente inevitável um menor grau de irritação da pele em certas ocasiões, a maioria dos casos de irritação da pele são potencialmente evitáveis. Marcação pré-operatória por um estomaterapeuta pode ajudar a assegurar a localização adequada do estoma, e a aplicação adequada das bolsas coletoras minimizam o efeito nocivo irritativo que ocorre com vazamento do conteúdo ileal na pele desprotegida. Os pacientes também precisam ser monitorados para reações alérgicas aos componentes dos equipamentos coletores. No entanto, mesmo os aparelhos mais apropriados ao redor do estoma mais bem feito vão apresentar problemas de vazamento, se o esvaziamento frequente da bolsa não for praticado e os cuidados com a pele periestomal for negligenciado.

Atenção especial deve ser dada aos pacientes idosos que podem ter limitações de visão ou de destreza. Pacientes com estoma de alto débito estão particularmente em risco de irritação da pele e ulceração. A obesidade tem sido associada a um aumento do risco de irritação da pele, que provavelmente decorre de problemas técnicos com a confecção do estoma[77].

O paciente deve ser orientado a evitar cremes ou pomadas que podem interferir com a aderência da bolsa coletora. No pós-operatório, o estoma tenderá a tornar-se menos edemaciado e o abdômen menos distendido. Assim, é bastante comum a necessidade de "reduzir" o tamanho da placa da bolsa coletora na primeira visita pós-operatória para minimizar a pele exposta. A troca muito frequente da bolsa coletora pode causar dano na pele periestomal, no entanto, um intervalo muito longo entre as trocas pode ser associado com erosão da barreira protetora.

Mesmo com a ajuda de um terapeuta excelente infecções cutâneas específicas podem ocorrer. Infecção por fungo deve ser suspeitada quando há uma erupção de cor vermelha ao redor do estoma com lesões satélite associadas. Isso normalmente é tratado com antifúngico em pó. Se a dermatite se apresentar precisamente no entorno da placa coletora, então a hipótese principal é de alergia. A irritação da pele também pode estar associada com reativação de doença inflamatória intestinal, ou o desenvolvimento de piodermite gangrenoso. Os antibióticos, esteroides, adequação da bolsa coletora e aplicações locais de fator de crescimento de epiderme têm sido utilizados na tentativa de resolver o pioderma. Não há nenhuma correlação com a atividade da doença de Crohn em parte remota do intestino e da ocorrência de pioderma ao redor do estoma.

Estoma de alto fluxo

Essa condição é geralmente observada em associação com ileostomias, sendo menos frequente nas colostomias. Diarreia e desidratação ocorrem em 5 a 20% dos pacientes com ileostomia, sendo a maior incidência no período pós-operatório imediato. As ileostomias normalmente funcionam em torno do terceiro ou quarto dia pós-operatório[75]. O pico de fluxo ocorre geralmente no quarto dia pós-operatório, com débitos de até três litros

Um problema frequente é a hiponatremia, já que o efluente da ileostomia é rico em sódio. A janela de vulnerabilidade para desidratação parece estar entre o terceiro e oitavo dia pós-operatório, no entanto o intestino delgado normalmente se adapta, e há uma progressiva diminuição no fluxo estomal. Os pacientes com ileostomia e que tiveram ressecção de parte do intestino delgado permanecem com risco aumentado de desidratação, que, na maioria das vezes, é facilmente administrada com re-hidratação oral baseada em produtos isotônicos comumente disponíveis no mercado.

Os pacientes que perderam superfície de absorção intestinal considerável devido à ressecção e/ou os com doença de Crohn recorrente ou residual ativa estão em maior risco de disidratação. Além da perda de área de superfície de absorção ileal, a ressecção também remove o estímulo de gordura ou carboidratos complexos do assim chamado "freio ileal", que retarda o esvaziamento gástrico e o trânsito do intestino delgado[78]. Nesses pacientes a manutenção de fluidos e eletrólitos pode necessitar de um período de hidratação e nutrição parenteral.

A diarreia associada a Ileostomia pode ser tratada, em suas formas mais brandas, com suplementos de fibras ou colestiramina, os quais tornam o efluente ileal mais espesso, mas não alteraram o teor do balanço hídrico. Os opiáceos também podem ser usados para diminuir o trânsito intestinal. Nos casos refratários, análogos da somatostatina têm sido utilizados com algum sucesso. A somatostatina reduz a excreção de sal e água e diminui a motilidade do trato gastrointestinal. No entanto, seu uso clínico tem sido motivo de controvérsias[79,80].

Existem relatos de bons resultados com o uso de infusão do efluente ileal nos segmentos distais de estomas visando impedir a desidratação em pacientes com estomas em alça, até a continuidade gastrintestinal poder ser restaurada. Alguns autores têm demonstrado desmame da nutrição parenteral em um número considerável de pacientes com essa medida[81].

Nefrolitíase

Um problema comum em pacientes com ileostomia é o desenvolvimento de cálculos no trato urinário. A perda de água, sódio, e bicarbonato nas fezes reduz o pH e o volume urinário[82]. Levando-se em conta que aproximadamente 4% da população em geral desenvolve cálculos urinários, a incidência nos pacientes com uma ileostomia é praticamente o dobro.

Os cálculos de ácido úrico compreendem menos de 10% dos cálculos na população em geral, e nos pacientes com ileostomia eles representam 60% dos cálculos. Há também um aumento na incidência de cálculos de oxalato de cálcio[83] e, assim, os alimentos ricos em oxalato, como espinafre, devem ser evitados por ileostomizados.

Obstrução intestinal

A obstrução intestinal é a complicação mais comum após a criação de um estoma. Aproximadamente 23% dos pacientes com ileostomia evoluem com obstrução intestinal. As aderências são provavelmente a causa mais comum, mas a torção do intestino delgado e a hérnia interna são causas frequentes. Embora seja comumente mencionado que a sutura do mesentério na parede abdominal lateral pode prevenir volvo e/ou obstrução intestinal, análises retrospectivas não demonstram qualquer benefício com esta manobra. O tratamento não é diferente para outros pacientes que apresentam obstrução intestinal mecânica por outras causas.

No entanto, atenção especial deve ser dada à obstrução pelo bolo alimentar. Muitos pacientes com ileostomia desenvolvem os sinais e sintomas de obstrução intestinal tendo como causa o acúmulo de comida mal mastigada ou mal digerida (por exemplo, pipoca, amendoim, frutas frescas, carne e legumes). Uma história cuidadosa pode diagnosticar o problema. A possibilidade de uma obstrução bolo alimentar deve ser considerada em qualquer paciente com uma ileostomia que tem evidência radiológica de obstrução distal. Um dedo bem lubrificado pode ser inserido cuidadosamente no estoma para sentir o alimento impactado. A irrigação local com solução salina auxilia na desobstrução, e eventualmente um enema com contraste hidrossolúvel através do estoma obstruído pode também ser um procedimento diagnóstico e terapêutica, por desalojar o bolo alimentar.

Isquemia

Edema e congestão venosa são muito comum depois da confecção de estoma devido, basicamente, a trauma e compressão das vênulas do mesentério que atravessa a parede abdominal. Normalmente a isquemia é auto limitada e não requer tratamento. Entretanto, processos isquêmicos mais importantes podem ocorrer especialmente em pacientes obesos. Muitas vezes isto está relacionado com tensão no mesentério ou excessiva dissecção mesentérica.

O estoma de viabilidade questionável deve ser avaliado com endoscopia rígida com auxílio de um tubo de ensaio de vidro ou por endoscopia flexível. .Se o estoma for viável ao nível da fáscia aponeurótica, o paciente pode ser cuidadosamente tratado clinicamente. No entanto, se houver dúvida sobre a viabilidade de do estoma a revisão imediata é necessária.

Isquemia precoce é observada em 1 a 10% das colostomias e 1 a 5% das ileostomias[84]. Assim, todo esforço deve ser feito na construção do estoma original para garantir fluxo vascular e viabilidade perfeitos.

Hemorragia

Hemorragia tardia do estoma pode ser causada por trauma direto, mas sangramento intenso geralmente é causado por hipertensão portal e desenvolvimento de varizes junto ao estoma, especialmente em pacientes com ileostomia.

Muitas estratégias terapêuticas têm sido descritas para essa condição, mas nenhuma delas validada por estudo clínico rigoroso. Correção da coagulopatia e compressão direta são os primeiros passos importantes. A escleroterapia ou tratamento por alguma forma de derivação porto-sistêmica oferece melhor resultado a curto prazo, porém a longo prazo os resultados são controversos. A colocação de um TIPS é uma alternativa mais conservadora que deve ser considerada. A revisão do estoma geralmente não fornecer uma solução duradoura.

Complicações cirúrgicas

As complicações cirúrgicas de formação do estoma intestinal podem ser divididas em precoce e tardia; após a sua construção, e aquelas que ocorrem após o fechamento do estoma. As complicações precoces da construção do estoma incluem necrose, retração, irritação da pele, obstrução intestinal, infecção da ferida operatória e sepse. As complicações tardias são prolapso, hérnia periestomal, irritação da pele, e fístula local. As complicações relacionadas ao fechamento incluem infecção de ferida operatória, fístula anastomótica, deiscência de anastomose, obstrução intestinal e hérnia incisional (periestomal).

Fechamento de estoma

Existem dois estudos randomizados que compararam anastomose manual e anastomose mecânica para o fechamento de estoma, o primeiro em pacientes submetidos a fechamento de ileostomia após cirurgia de bolsa ileal[85], e o segundo em um grupo mais heterogêneo de pacientes[86]. A única complicação cirúrgica catalogada em ambos os ensaios foi o risco de obstrução intestinal após o fechamento. O risco de obstrução foi significativamente menor em pacientes submetidos a anastomose mecânica em comparação com anastomose manual.

A eliminação de flatos foi relatada ser mais precoce entre os pacientes com anastomose mecânica, embora o tempo de internação tenha sido equivalente em ambos os estudos. No segundo ensaio, o risco de fístula e infecção de ferida foi ligeiramente inferior entre os pacientes com anastomose mecânica.

Hérnia/prolapso estomal

A dificuldade em escolher a melhor abordagem terapêutica para hérnia parastomal é melhor descrita em uma profunda revisão de Carne et al.[87]. Na referida análise, a incidência de hérnia em qualquer lugar varia de 0 a 48,1%. Grande parte desta variação pode ser atribuída à definição. Alguns autores só dão o diagnóstico de hérnia paraestomal para herniações que dificultem o paciente de manter a bolsa coletora ou aquela que causa sintomas obstrutivos.

O risco de reincidência é um fator a ser considerado no tratamento da hérnia paraestomal, já que os índices encontrados na literatura são tão elevados, que cabe discutir se não deve ser a revisão cirúrgica limitada aos pacientes com sintomas obstrutivos ou com dores locais recorrentes.

A prevenção da hérnia parastomal inclui a discussão dos seguintes parâmetros: o sítio do estoma e sua relação com os músculos reto-abdominais, o tamanho da abertura na parede, o uso profilático de tela em vários níveis na parede abdominal, e a fixação do estoma à fáscia abdominal.

Há seis estudos que examinaram o efeito da passagem do estoma trans retoabdominal para evitar hérnia. A maioria dos autores concluiu que não fazia diferença.

O uso profilático de tela em volta do estoma tem sido motivo de estudo. Em ensaio clínico randomizado com pacientes submetidos a estoma permanente, de 54 pacientes com tela, nenhum desenvolveu hérnia, enquanto 8 dos 27 sem tela sofreram essa complicação. Não houve obstrução intestinal em qualquer um dos desses pacientes[88]. Outras séries de casos de uso profilático de tela descreveram estenose do estoma, erosão e infecções relacionadas com a colocação da tela, o que tendeu a fazer esta técnica não desfrutar de grande popularidade.

As opções disponíveis para correção de hérnia parastomal incluem o reparo tecidual direto local, relocação do estoma com o fechamento da abertura primária, bem como a aplicação de tela ao redor do estoma em vários níveis dentro da parede abdominal. Mais uma vez, não há ensaios clínicos randomizados comparando qualquer uma dessas técnicas.

Para pacientes com prolapso, a amputação local e reanastomose podem ser usados, muitas vezes com baixa morbidade. A melhor operação a ser realizada em indivíduos com complicações significativas é o fechamento do estoma intestinal, que deve ser feito sempre que possível.

REFERÊNCIAS BIBLIOGRÁFICAS

1. Gazzard BG, Saunders B, Dawson AM. Diets and stoma function. Br J Surg 1978; 65 (9): 642-4.
2. Hill GL. Physiology of conventional ileostomy. In: Dozois RR, ed. Alternatives to Conventional Ileostomy. Chicago: Yearbook Medical Publishers 1985; 31-5.
3. Crawford N, Broooke BN. Ileostomy chemistry. Lancet 1957; 1: 864-7.
4. Smiddy FG, Gregory SD, Smith IB et al. Faecal loss of fluid, electrolytes and nitrogen in colitis before and after ileostomy. Lancet 1960; 1: 14-9.
5. Kramer P, Kearney MM, Ingelfinger FJ. The effect of specific foods and water loading on the ileal excreta of ileostomized human subjects. Gastroenterology 1962; 42: 535-46.
6. Kanaghinis T, Lubran M, Coghill NF. The composition of ileostomy fluid. Gut 1963; 4: 322.
7. Hill GL, Millward SF, King RFGJ. Normal ileostomy output: close relation to body size. Br Med 1979; 2: 831-2.
8. Newton CR. Effect of codeine phosphate, Lomotil and Isogel on ileostomy function. Gut 1978; 19: 377-83.
9. King RFGJ, Norton T, Hill GL. A double-blind cross-over study or the effect of loperimide hydrochloride and codeine phosphate on ileostomy output. Aust NZ J Surg 1982; 52 (2): 121-4
10. Gallagher ND, Harrison DD, Skyring AP. Fluid and electrolyte disturbances in patients with long established ileostomies. Gut 1962; 3: 219-23.
11. Bambach CP, Robertson WG, Peacock M et al. Effect of intestinal surgery on the risk of urinary stone formation. Gut 1981; 22: 257-63.
12. Clarke AM, Chirnside A, Hill GL et al. Chronic dehydration and salt depletion in patients with established ileostomies. Lancet 1967; 2: 740-3.
13. Hill GL, Goligher JC, Smith AH et al. Long term changes in total body water, total exchangeable sodium and total body potassium before and after ileostomy. Br J Surg 1975; 62: 524-7.
14. Cooper JC, Laughland A, Gunning EJ, Burkinshaw L, Williams NS. Body composition in ileostomy patients with and without ileal resection. Gut 1986; 27 (6): 680-5
15. Finegold SM, Sutter VL, Boyle JD, Shimada K. The normal flora of ileostomy and transverse colostomy effluents. J Infect Dis 1970; 122 (5): 376-81.
16. Gorbach SL, Nahas L, Wenstein L. Studies of intestinal microflora. IV. The microflora of ileostomy effluent: a unique microbial ecology. Gastroenterology 1967; 53: 874-80.
17. Percy-Robb IW, Jalan KN, McManus JP et al. Effect of ileal resection on the bile salt metabolism in patients with ileostomy following proctocolectomy. Clin Sci 1971; 41: 371-82.
18. Gorbach SL, Tabaqchali S. Bacteria, bile and the small bowel. Gut 1969; 10: 963-72.
19. Hulten L, Kewenter J, Persson E et al. Vitamin B12 absorption in ileostomy patients after operation for ulcerative colitis. Scand J Gastroenterol 1970; 5: 113-5.
20. Dotevall G, Kock NG. Absorption studies in regional enteritis. Scand J Gastroenterol 1968; 3: 293-8
21. Modlin M. Urinary calculi and ulcerative colitis. Br Med J 1972; 3 (821): 292.
22. Fukushima T, Sugita A, Masuzawa S, Yamazaki Y, Takemura H, Tsuchiya S. Prevention of uric acid stone formation by sodium bicarbonate in an ileostomy patient: a case report. Jpn J Surg 1988; 18: 465-8.
23. Christl SU, Scheppach W. Metabolic consequences of total colectomy. Scand J Gastroenterol Suppl 1997; 222: 20-4.
24. Prasad ML, Pearl RK, Abcarian H. End-loop colostomy. Surg Gynecol Obstet 1984; 158 (4): 380-2.
25. Winkler MJ, Volpe PA. Loop transverse colostomy. The case against. Dis Cólon Rectum 1982; 25 (4): 321-6.
26. Rutegard J, Dahlgren S. Transverse colostomy or loop ileostomy as diverting stoma in colorectal surgery. Acta Chir Scand 1987; 153 (3): 229-32.
27. Boman-Sandelin K, Fenyo G. Construction and closure of loop transverse colostomy. Dis Cólon Rectum 1985; 28: 772-4.
28. Williams NS, Nasmyth DG, Jones D, Smith AH. De-functioning stomas: a prospective controlled trial comparing loop ileostomy with loop transverse colostomy. Br J Surg 1986; 73 (7): 566-70.
29. Kockerling F, Parth R, Meissner M, Hohenberger W. Ileostomy – cecal fistula – colostomy which is the most suitable fecal diversion method with reference to technique, function, complications and reversal? Zentralbl Chir 1997; 122 (1): 34-8.
30. Arumugam PJ, Beynon J, Morgan AR, Carr ND. Randomized clinical trial comparing loop ileostomy and loop transverse colostomy for faecal diversion following total mesorectal excision. Br J Surg 2002; 89 (6): 704-8.
31. Gooszen AW, Geelkerken RH, Hermans J, Lagaay MB, Gooszen HG. Quality of life with a temporary stoma: ileostomy vs. colostomy. Dis Cólon Rectum 2000; 43 (5): 650-5.
32. Edwards DP, Leppington-Clarke A, Sexton R, Heald RJ, Moran BJ. Stoma-related complications are more frequent after transverse colostomy than loop ileostomy: a prospective randomized clinical trial. Br J Surg 2001; 8 (3): 360-3.
33. Hulten L. Enterostomies – technical aspects. Scand J Gastroenterol Suppl 1988; 149: 125-35.
34. Unti JA, Abcarian H, Pearl RK et al. Rodless end-loop stomas. Seven-year experience. Dis Cólon Rectum 1991; 34 (11): 999-1004.
35. O'Connor TJ, Gaskin TA, Isobe JH. Reestablishing continuity after the Hartmann operation: use of the EEA stapling device. South Med J 1983; 76 (1): 90.
36. Yajko RD, Norton LW, Bloemendal L, Eiseman B. Morbidity of colostomy closure. Am J Surg 1976; 132 (3): 304-6.
37. Wheeler MH, Barker J. Closure of colostomy – a safe procedure? Dis Cólon Rectum 1977; 20 (1): 2932.
38. Chapius P, Killingback M. Colostomy closure: technique and morbidity. Aust NZ J Surg 1979; 49 (3): 363-8.
39. Samhouri F, Grodsinsky C. The morbidity and mortality of colostomy closure. Dis Cólon Rectum 1979; 22 (5): 312-4.
40. Khoury DA, Beck DE, Opelka FG, Hicks TC, Timmcke AE, Gathright JB Jr. Colostomy closure. Ochsner Clinic experience. Dis Cólon Rectum 1996; 39 (6): 605-9.
41. Ghorra SG, Rzeczycki TP, Natarajan R, Pricolo VE. Colostomy closure: impact of preoperative risk factors on morbidity. Am Surg 1999; 65 (3): 266-9.
42. Mirelman D, Corman ML, Veidenheimer MC, Coller JA. Colostomies – indications and contraindications: Lahey Clinic experience, 1963 – 1974. Dis Cólon Rectum 1978; 21 (3): 172-6.

43. Garber HI, Morris DM, Eisenstat TE, Coker DD, Annous MO. Colostomy closure. Morbidity reduction employing a semistandardized protocol. Factors influencing the morbidity of colostomy closure. Dis Cólon Rectum 1982; 25 (5): 464-70.
44. Salley RK, Bucher RM, Rodning CB. Colostomy closure. Morbidity reduction employing a semi-standardized protocol. Dis Cólon Rectum 1983; 26 (5): 319-22.
45. Pittman DM, Smith LE. Complications of colostomy closure. Dis Cólon Rectum 1985; 28 (11): 836-43.
46. Mileski WJ, Rege RV, Joehl RJ, Nahrwold DL. Rates of morbidity and mortality after closure of loop and end colostomy. Surg Gynecol Obstet 1990; 171 (1): 17-21.
47. Berne JD, Velmahos GC, Chan LS, Asensio JA, Demetriades D. The high morbidity of colostomy closure after trauma: further support for the primary repair of cólon injuries. Surgery 1998; 123 (2): 157-64.
48. Riesener KP, Lehnen W, Hofer M, Kasperk R, Braun JC, Schumpelick V. Morbidity of ileostomy and colostomy closure: impact of surgical technique and perioperative treatment. World J Surg 1997; 21 (1): 103-8.
49. Garnjobst W, Leaverton GH, Sullivan ES. Safety of colostomy closure. Am J Surg 1978; 136 (1): 8589.
50. Henry MM, Everett WG. Loop colostomy closure. Br J Surg 1979; 66 (4): 275-7.
51. Browning GG, Parks AG. A method and the results of loop colostomy. Dis Cólon Rectum 1983; 26 (4): 223-6.
52. Kohler A, Athanasiadis S, Nafe M. Postoperative results of colostomy and ileostomy closure. A retrospective analysis of three different closure techniques in 182 patients. Chirurg 1994; 65 (6): 529-32.
53. Freund HR, Raniel J, Muggia-Sulam M. Factors affecting the morbidity of colostomy closure: a retrospective study. Dis Cólon Rectum 1982; 25 (7): 712-5.
54. Hasegawa H, Radley S, Morton DG, Keighley MR. Stapled versus sutured closure of loop ileostomy: a randomized controlled trial. Ann Surg 2000; 231 (2): 202-4.
55. Phang PT, Hain JM, Perez-Ramirez JJ, Madoff RD, GemLo BT. Techniques and complications of ileostomy takedown. Am J Surg 1999; 177 (6): 463-6.
56. Hull TL, Kobe I, Fazio VW. Comparison of handsewn with stapled loop ileostomy closures. Dis Cólon Rectum 1996; 39 (10): 1086-9.
57. Aston CM, Everett WG. Comparison of early and late closure of transverse loop colostomies. Ann R Coll Surg Engl 1984; 66 (5): 331-3.
58. Khan AL, Ah-See AK, Crofts TJ, Heys SD, Eremin O. Reversal of Hartmann's colostomy. J R Coll Surg Edinb 1994; 39 (4): 239-42.
59. Edwards DP, Chisholm EM, Donaldson DR. Closure of transverse loop colostomy and loop ileostomy. Ann R Coll Surg Engl 1998; 80 (1): 33-5.
60. Mosdell DM, Doberneck RC. Morbidity and mortality of ostomy closure. Am J Surg 1991; 162 (6): 633-7.
61. Roe AM, Prabhu S, Ali A, Brown C, Brodribb AJ. Reversal of Hartmann's procedure: timing and operative technique. Br J Surg 1991; 78 (10): 1167-70.
62. Keck JO, Collopy BT, Ryan PJ, Fink R, Mackay JR, Woods RJ. Reversal of Hartmann's procedure: effect of timing andtechnique on ease and safety. Dis Cólon Rectum 1994; 37 (3): 243-8.
63. Anderson CA, Fowler DL, White S, Wintz N. Laparoscopic colostomy closure. Surg Laparosc Endosc 1993; 3 (1): 69-72.
64. Costantino GN, Mukalian GG. Laparoscopic reversal of Hartmann procedure. J Laparoendosc Surg 1994; 4 (6): 429-33.
65. Vernava AM 3rd, Liebscher G, Longo WE. Laparoscopic restoration of intestinal continuity after Hartmann procedure. Surg Laparosc Endosc 1995; 5 (2): 129-32.
66. MacPherson SC, Hansell DT, Porteous C. Laparoscopicassisted reversal of Hartmann's procedure: a simplified technique and audit of twelve cases. J Laparoendosc Surg 1996; 6 (5): 305-10.
67. Lange V, Meyer G, Schardey HM, Schildberg FW. Laparoscopic creation of a loop colostomy. J Laparoendosc Surg 1991; 1 (5): 307-12.
68. Romero CA, James KM, Cooperstone LM, Mishrick AS, Ger R. Laparoscopic sigmoid colostomy for perianal Crohn's disease. Surg Laparosc Endosc 1992; 2 (2): 148-51.
69. Khoo RE, Montrey J, Cohen MM. Laparoscopic loop ileostomy for temporary fecal diversion. Dis Cólon Rectum 1993; 36 (10): 966-8.
70. Park JJ, del Pino A, Orsay CP et al. Stoma complications. Dis Cólon Rectum 1999; 42: 1575-80.
71. Cheung MT. Complications of an abdominal stoma: an analysis of 322 stomas. Aust NZ J Surg 1995; 65: 808-11.
72. Leenen LPH, Kuypers JHC. Some factors influencing the outcome of stoma surgery. Dis Cólon Rectum 1989; 32: 500-4.
73. Duchesne JC, Wang YZ, Weintraub SL, Boyle M, Hunt JP. Stoma complications: a multivariate analysis. Am Surg 2002; 68: 961-6.
74. Arumugam PJ, Bevan L, Macdonald L, Watkins AJ et al. A prospective audit of stomas – analysis of risk factors and complications and their management. Colorectal Dis 2003; 5: 49-52.
75. Tang CL, Yunos A, Leong AP et al. Ileostomy output in the early postoperative period. Br J Surg 1995; 82: 607.
76. Nugent KP, Daniels P, Stewart B et al. Quality of life in stoma patients. Dis Cólon Rectum 1999; 42: 1569-74.
77. Leenen LPH, Kuypers JH. Some factors influencing the outcome of stoma surgery. Dis Cólon Rectum 1989; 32: 500-4.
78. Nehra V, Camilleri M, Burton D et al. An open trial of octreotide long-acting release in the management of short bowel syndrome. Am J Gastroenterol 2001; 96: 1494-98.
79. Szilagyi A, Shrier I. Systematic review: the use of somatostatin or octreotide in refractory diarrhea. Aliment Pharmacol Ther 2003; 15: 1889-97.
80. Cooper JC, Williams NS, King RFGJ et al. Effects of a long-acting somatostatin analogue in patients with severe ileostomy diarrhea. Br J Surg 1986; 73: 128-31.
81. Calicis B, Parc Y, Caplin S et al. Treatment of postoperative peritonitis of small bowel origin with continuous enteral nutrition and succus entereus reinfusion. Arch Surg 2002; 137: 296-300.
82. Christie PM, Knight GS, Hill GL. Comparison of relative risks of urinary stone formation after surgery for ulcerative colitis: conventional ileostomy vs. J-pouch. A comparative study. Dis Cólon Rectum 1996; 39: 50-4.

83. Christie PM, Knight GS, Hill GL. Metabolism of body water and electrolytes after surgery for ulcerative colitis: conventional ileostomy versus J-pouch. Br J Surg 1990; 77: 149-51.
84. Shellito PC. Complications of abdominal stoma surgery. Dis Cólon Rectum 1998; 41: 1562-2.
85. Hull TL, Kobe I, Fazio VW. Comparison of handsewn and stapled loop ileostomy closures. Dis Cólon Rectum 1996; 9: 1086-9.
86. Hasegawa H, Radley S, Morton DG, Keighley MRB. Stapled versus sutured closure of loop ileostomy. Ann Surg 2000; 231: 202-5.
87. Carne PWG, Robertson GM, Frizelle FA. Parastomal hernia. BR J Surg 2003; 90: 784-93.
88. Janes A, Cengiz Y, Israelsson LA. Randomized clinical trial of the use of a prosthetic mesh to prevent parastomal hernia. Br J Surg 2004; 91: 280-2.

ESTOMAS INTESTINAIS

Abordagem Multidisciplinar do Ostomizado

35.2

Pedro Henrique Saraiva Leão

INTRODUÇÃO

As operações cirúrgicas visam a duas finalidades precípuas: reparar, normalizar ou facilitar funções fisiológicas alteradas e/ou deterioradas por moléstia(s), reestruturando, consertando, redimensionando órgãos ou sistemas, sem extirpá-los; e remover vísceras ou membros doentes, subtraindo-os, portanto, ao organismo, com frequência alterando funções e, mais grave ainda, distorcendo, deturpando a imagem corporal.

Algumas vísceras, ao serem extirpadas, implicam a criação de soluções anatômicas anômalas para o restabelecimento da atividade orgânica. Assim, a retirada total do segmento ano-retal com seu complexo muscular esfincteriano requer a feitura de um ânus na parede do abdome, isto é, uma *colostomia* ou uma *ileostomia*.

As reações nos seus portadores são independentes das doenças e/ou das técnicas operatórias, sendo condicionadas pelo esqueleto emocional do paciente como um ser biopsicossocial. Em verdade, o candidato a colostomia por câncer anorretal geralmente não teve tempo para se preparar física e psicologicamente para a operação, como aquele acometido de colite grave, também a exigir uma ostomia definitiva. Por quê?

Porque, caracteristicamente, o colítico é um doente crônico, acostumado a médicos, hospitais, ansiedade, medo; no canceroso, a necessidade inarredável da colostomia soa súbita, sendo muito mais emocionalmente traumatizante. Desses, o primeiro paciente já convivia com a possibilidade de uma ostomia, o outro nunca ouvira falar disso.

Contudo, é animador entrever que o progresso científico e industrial restringiu os limites antes impostos às ressecções dos tumores retais, e tornou factíveis determinadas técnicas operatórias, diminuindo, sem dúvida, a exigência do estorna permanente.

Excluindo doentes laparotomizados por doenças benignas acentuadas (estreitamentos retais pós-retites graves causadas por radioterapia do colo do útero, desgarres perineais extensos, traumáticos ou infecciosos), um número crescente de enfermos "cirurgizados" por câncer retal, superior ou médio, deixa o hospital sem colostomia!

Igual sorte não chega a lograr o grande contingente dos carcinomatosos do 1/3 distal do reto. Nesse setor, por motivos anatômicos, musculares e também linfáticos, a necessária radicalização da operação, com finalidade curativa, exige a amputação total dessa parte, sacrificando-se sua importantíssima e insubstituível função!

Para nós cirurgiões, e – especificamente – coloproctologistas, isso não é novidade. Mas e o paciente sabia disso antes de ser operado? Disseram-lhe como ficaria após a operação? Foi ensinado a cuidar-se daí em diante? Seu médico, ou alguém de sua equipe, "abriu o jogo", antes de abrir-lhe o ventre?!

Na vasta literatura especializada, depreende-se das respostas aos questionários submetidos aos ostomizados que a grande maioria reclama não ter sido esclarecida acerca do pós-operatório. O temor ao estorna permanente é magnificado pela escassez de informações liberadas pelo médico aos pacientes[1].

Hoje, graças, em princípio, aos clubes de ostomizados, estes já sabem mais, mas ainda não são todos, nem sempre ou em tempo hábil!

Essas indagações são por demais procedentes, e respostas sinceras podem garantir o êxito psicológico posterior ao ato cirúrgico. No relacionamento, na importantíssima troca de informações entre o cirurgião e o futuro ostomizado, não há lugar para subterfúgios ou dúvidas. Ao primeiro corre o dever da franqueza, por mais traumatizante que seja; este, mesmo quando inculto, tem o direito de tudo saber.

Em verdade, a obrigação do médico não se restringe a bem e completamente informar o paciente (ou seus familiares) antes da operação, mas – e sobretudo – dele cuidar, e orientá-lo(s) sempre após a mesma!

As relações entre o médico e o doente foram bem estudadas pelo psiquiatra e analista Marc Hollender (*apud* Ewing[2]). Algumas de suas argutas observações acerca dos fatores psicológicos durante o período pós-operatório merecem ser recordadas, resumidamente, até porque, como já frisamos, os cirurgiões não (re)conhecem devidamente esses tipos de complicações. Declara aquele pesquisador que a relação paciente-cirurgião firma um contrato (e nós complementaríamos, de risco para ambos, devendo aliás o paciente saber que o maior risco é o seu!). A cláusula principal é o reconhecimento, pelo cirurgião, da necessidade de uma operação, e, de contrapartida, sua aceitação pelo paciente. Como em qualquer contrato, neste também estão implícitas obrigações de ambas as partes. O paciente espera certas atitudes do seu cirurgião e vice-versa. O cirurgião às vezes pensa que é razoável o suficiente atender apenas às necessidades físicas do doente; este, contudo, daquele espera muito mais! Requer ajuda na sua ansiedade e noutras reações emocionais pós-operatórias. Note-se que este desejo de atenção especial é natural para o paciente, embora possa parecer exagerado ao cirurgião.

Em relação às ostomias, é bem como preconizou Oates[3], em 1973: "Qualquer cirurgião, ao cogitar a execução de uma colostomia ou ileostomia permanentes, deve aceitar a responsabilidade pessoal pelo preparo, pela operação, e pelo seguimento pós-operatório, assim como, em cooperação com o clínico, pelo apoio ao paciente durante o resto de sua vida".

De qualquer maneira, suas observações corporificam as diretrizes básicas desses clubes (logo a seguir compostos de profissionais de áreas diferentes, multidisciplinares, mas afins), nos quais o cirurgião, como membro nato, dilui sua participação com outros especialistas.

O cirurgião, ao convencer o paciente da impossibilidade de viver com um carcinoma, assume o compromisso de ensinar-lhe a (con)viver com um estoma. Essa necessidade recôndita mas real de viver, e viver bem – outrossim sentida pelos portadores de quaisquer moléstias –, é bem mais profunda e marcante no indivíduo definitivamente ostomizado, mormente por câncer. Mesmo quando o estoma foi construído (temporária ou permanentemente) por doença benigna, este passa a exigir uma relação médico-paciente mais complexa, singular.

Senão vejamos: do ostomizado o médico não se despede ao retirar-lhe os pontos, ao dar-lhe alta, como ocorre com os operados por cálculos na vesícula, apendicite aguda ou hérnias inguinais. Estes, depois de algum tempo, esquecem a operação, o médico (e até a conta). O ostomizado não. É um paciente permanente enquanto permanecer o seu estoma. A dependência remanescente entre ele e o seu cirurgião (misto de salvador e demolidor, de Deus e demônio) é particularmente e sobremodo única, exemplo peculiaríssimo de relacionamento interpessoal. O ostomizado passa então a recorrer ao seu cirurgião até por queixas, doenças ou problemas outros, mesmo alheios à sua especialidade, assim caracterizando como que uma "umbilicação emocional constante".

Reiterando, diferentemente de outras intervenções cirúrgicas, a confecção de um estoma intestinal definitivo gera um conjunto ímpar de problemas pós-operatórios (alguns temporários, outros constantes), os quais configuram uma síndrome pós-colostomia. Admira, destarte, que os cirurgiões tão pouco se interessem por esses transtornos não cirúrgicos, isto é, emocionais, próprios das ileostomias ou colostomias por eles praticadas.

A síndrome pós-colostomia, no seu preponderante aspecto emocional, é engendrada basicamente pela perda do ânus e manifestada pelos seguintes fatores:
- perda de um órgão altamente valorizado;
- distorção súbita da imagem corporal;
- sensação de mutilação;
- consciência exagerada do próprio corpo;
- violação involuntária das regras de higiene;
- deterioração social;
- aumento das necessidades afetivas;
- impotência sexual;
- fricções familiares.

PERDA DO ÂNUS

"Tudo o que termina é um encontro com a morte."
Paulo Alberto Monteiro de Barros

Em virtude do pudor, máxime ocidental, e de preconceitos, tabus sociais e geográficos, excusamo-nos, em geral, da discussão franca, aberta, pública, de matérias atinentes ao ânus de cada um ou às funções por este desempenhadas. A despeito da proximidade anatômica entre o ânus e a vulva, ambos no períneo, há uma discrição bem maior em relação àquele do que a esta, haja vista a refratariedade das mulheres ao proctologista, e sua bem menor inibição quando examinadas pelo ginecologista.

Esconde-se ao máximo o ato da evacuação. E de todas as atividades humanas naturais, esta é a única que não se pratica publicamente no Ocidente. Vale recordar que na Inglaterra vitoriana, tudo era permitido nos parques, inclusive o intercurso carnal, contanto que não assustasse os cavalos. Neste lado do mundo, quem se interessa seriamente por suas funções alvíneas, por razões alheias à medicina, é logo considerado esquisito ou mesmo louco.

Malgrado esses aspectos, não há como negar ou diminuir o valor funcional desse órgão, nem os desequilíbrios emocionais determinados pela sua falta, mormente na nossa vida em sociedade.

Nesse sentido, merecem bem refletidos, conscientizados, os postulados de Freud e seus prosélitos, enfatizando a importância do ânus no desenvolvimento emocional e psicossexual do indivíduo, e a contribuição do treinamento evacuatório (*bowel training*) à formação dos traços de caráter e à sua integração social. Outros investigadores, consoante as mesmas fontes, aludiram psicanaliticamente à significação do ânus no controle esfincteriano e no desenvolvimento anímico e emocional.

Embora a nossa civilização repugne o exercício público do hábito evacuatório, muitas vezes sublimando esta aversão por meio de gestos jocosos ou obscenos, a perda do ânus equivaleria, como sustentam alguns psicanalistas, à perda de um dos esteios da formação e da estabilidade psíquica e emocional da pessoa.

Nos Estados Unidos, Elizabeth Katona[4], enfermeira e enterostomista, reportando-se à abordagem diferente requerida pelo ostomizado, refere-se ao que chama de "anedota médica", diferenciando o doente clínico daquele cirúrgico: enquanto o primeiro se interna enfermo e no hospital começa a se recuperar, o paciente cirúrgico, ao se hospitalizar, sente-se relativamente bem, passando então a sofrer mais, "adoecendo", enfim, no pós-operatório. Tirante o aspecto hilariante, comprova-se amiúde esse fato, acentuadamente mais verídico nos portadores de estornas abdominais. Nestes, comumente, a melhora que se lhes atribui no hospital é sempre menos aceitável do que os sintomas pré-operatórios da doença, mercê do medo, da depressão e da carga de complexos engendrada pela perda do controle fecal.

Os clubes de ostomizados têm, assim, por objetivo básico neutralizar o impacto dessa tão dura constatação, objetivando – como assinalou Katona[4] – não deplorar o que o paciente perdeu, mas valorizar o que ainda lhe resta e o de quanto ainda é capaz.

DISTORÇÃO DA IMAGEM CORPORAL

"An individual whose ânus has been sewn up and who uncontrollably passes faeces and gas through a hole in his abdômen is decidedly different from the rest of the population."
Briggs & cols.[*]

Todos os doentes reagem, de maneira psicológica significativa, a qualquer operação que altere sua integridade física.

Druss et al.[5,6], psiquiatras da Universidade de Colúmbia (EEUU), perscrutando reações psicológicas à colectomia total com ileostomia definitiva (por colite ulcerativa), deduziram que as distorções da imagem corporal geram ansiedade.

Essa alteração anatômica é encarada, pela maioria dos pacientes, como uma ruptura da sua personalidade; o sentimento de frustração, condicionado pelo extravio de uma parte do corpo, seria semelhante àquele experimentado após a separação, ou o sumiço dos entes queridos, ou muito significativos.

Depreendemos, da (con)vivência com essas pessoas, que a sua desdita supera aquela dos que têm membros locomotores amputados, inobstante a evidência maior do defeito nestes últimos.

Ainda de acordo com Katona[4], o ostomizado deve aprender a controlar o estorna de tal maneira que este não passe a lhe controlar, drenando (também) as suas energias e dominando a sua vida.

SENSAÇÃO DE MUTILAÇÃO

".... Lord, we know what we are, but know not what we may be. God be at your table."
William Shakespeare[**]

As respostas emocionais às mutilações corpóreas variam, individualmente, ao sabor do valor narcísico emprestado por cada um aos integrantes da anatomia externa.

Arrimados ao mesmo raciocínio, as mutilações de membros, superiores ou inferiores, acreditamos, traumatizariam muito mais do que as ostomias, nestas não houvesse alterações igualmente funcionais, ligadas a um trabalho orgânico de natureza tão privada, e aos ecos da emoção.

Somos todos mais vaidosos do que aparentamos, e essa vanglória é também agredida quando o cirurgião faz um estorna mesmo que temporário, mas aparente, notório, ruidoso, mal-odorante. É fácil daí inferir a importância do diálogo pré-operatório entre o cirurgião e o paciente. Este, cujos sintomas eram (ainda) toleráveis, mas implicaram tratamento radical, acarretando incontinência esfincteriana, dificilmente se considerará curado ou beneficiado pelo médico.

Alguns desses doentes então concluem ter sido desnecessária a operação, que foram destruídos como pessoas humanas, ou usados como cobaias em uma pesquisa médica. Estudos, aliás, demonstram sentimentos de castração em homens, e algumas mulheres questionadas sentiram-se violentadas. Alguns homens, percebendo sangramento eventual pela ostomia, julgaram tratar-se de menstruação, e que teriam ficado efeminados.

CONSCIÊNCIA EXAGERADA DO PRÓPRIO CORPO

"... afinal de contas ele não é mais do que uma passagem para líquidos e sólidos, um cano de carne."
Lawrence Durrel[***]

Peter Speck[7] observou – em ensaio sobre sentimentos engendrados por perda e pesar – que a maioria dos ostomizados, ao contemplar seu estorna, reage inicialmente com "revolta" e "aversão". Sinais de depressão reativa são outrossim comuns, máxime como resposta ao comportamento – evidente ou subjetivo – dos seus circunstantes. Assim, qualquer demonstração de repugnância por parte do médico, de alguém de sua equipe, da família ou de outrem reforçará

---

[*] "Um indivíduo cujo ânus foi costurado e que incontrolavelmente elimina fezes e gás através de um buraco no abdome é decidedamente diferente do resto da população." (Briggs MK, Plant JA, Delvin HB. Labelling the stigmatized: the career of the colostomist. Ann Roy Coll Surg England 1977; 59 (3): 247-250.

[**] "...Senhor, nós sabemos o que somos, mas não sabemos o que poderemos ser. Deus esteja à sua mesa." ("Hamlet": Ato IV; Cena V). In: "The Complete Works". London: Ed. Collins; 1964. p. 1059. A frase é da personagem Ophelia, filha de Apolonius.

[***] Esta estranha reflexão lê-se no seu romance "Justine", primeiro do celebrado "Quarteto de Alexandria" (incluindo "Baltha-zar", "Clea" e "Mountolive"), traduzido para a Editora Ulisséia, Rio de Janeiro, por Daniel Gonçalves, em 1960. O trecho completo é uma indagação: "...depois de todas as obras dos filósofos sobre sua alma e dos cientistas sobre seu corpo, o que existe que possamos afirmar conhecer, realmente, sobre o Homem?"

o (novo) autoconceito do paciente (e logo o seu complexo) como pessoa doravante estigmatizada.

Segue-se a fase de "conscientização crescente" e neurótica do corpo, caracterizada – como querem Druss et al.[5,6] por um período probatório de tentativas, acertos e erros, no qual os "acidentes" podem motivar constrangimento, vergonha e desgaste social. Posteriormente, habituando-se ao estorna, o paciente adapta-se melhor ao seu funcionamento, embora temeroso e ciente de alguns prejuízos da sua dignidade e da sua (re)inserção social.

VIOLAÇÃO INVOLUNTÁRIA DAS REGRAS DE HIGIENE

"Old ladies and gentlemen with their colons cut out, and in consequence being forced to evacuate every few minutes, like canaries!"
Aldous Huxley in "After Many a Summer"[****]

Na criança, a preocupação atinente à higiene é condicionada pelos pais mediante a formação dos hábitos evacuatórios[5,6]. Essa imposição cultural conflitua-se com a necessidade (algo irracional) da criança de evacuar sem restrições, onde e quando desejar. Ora, tal desejo choca-se, por sua vez, com os conceitos paternos e as imposições atávicas da sociedade, assim confrontando poderes, e até ensejando deterioração no relacionamento entre pais e filhos e, ulteriormente, rebeldia contra autoridades em geral.

Temos, pois, que o reaprendizado do controle do funcionamento intestinal, após a ostomia definitiva, recorda esse treinamento (*toilet training*) da infância.

DETERIORAÇÃO SOCIAL

"Em sociedade, tudo se sabe."
Ibrahim Sued (*passim, in* "O Globo")

Nos ostomizados, a ansiedade cosida pela supressão do domínio esfincteriano age notadamente na sua participação, no seu encaixe social na comunidade, como atestado nas considerações anteriores. Aliás, saiba o leitor ser este um dos quatro efeitos indiretos produzidos pela ruína do ânus.

Soa farisaico afirmar que não ligamos para a sociedade. Importamo-nos com ela, sim. Pois no seu seio vivemos, e dela – a nos observar criticamente – muito cobramos em reconhecimento, afeto e aplauso.

Esse apreço, entretanto, é bem menos favorável a esses clientes, notadamente nas comunidades que supervalorizam a higiene pessoal, a discrição no atendimento às necessidades fisiológicas, e abominam odores corporais.

Tolhidos pelo constrangimento (complexo de inferioridade), pelo medo de sujar as vestes publicamente, ou mesmo incomodar com cheiros ou ruídos não sancionados pela nossa civilização, essas pessoas tendem a evitar os contatos sociais, tornando-se então antropófobas.

Abrigados neste raciocínio, acreditamos ser maior o número real de ostomizados do que mostram os registros das associações neles interessadas. São essas razões que explicam seu medo de rejeição social (em 50 a 70%), conforme ensaios estrangeiros e nossos acerca dessas peculiaridades.

Essa ansiedade é comumente observada nos ostomizados permanentes por câncer, quando, mesmo jovens e laborativos, são aposentados, muita vez à sua revelia – por desinformação dos patrões ou desassistência de um serviço social atento e competente.

O afastamento compulsório do trabalho, forma travestida de rejeição social, leva à doença neurótica, pois contraria a necessidade biológica de trabalhar, e o instinto gregário inato ao homem, em verdade, um animal social. A ruptura com os seus contactos, a rejeição pelo seu rebanho, o tornam vulnerável, infeliz, e presa fácil de sentimentos de tédio, solidão, inutilidade e desamor, podendo inclusive motivar (ou reativar) tendências suicidas.

AUMENTO DAS NECESSIDADES AFETIVAS

"Toda doença é também o veículo de um pedido de amor e de atenção."
Michael Balint[*****]

Sabe-se da psicologia, da psiquiatria e mesmo por intuição do comportamento dos nossos circunstantes, que as mutilações físicas reacendem ou magnificam carências emocionais.

Mesmo no reino animal averiguamos isto: a fera ferida torna-se dócil, sendo até possível retirar um espinho da pata de um leão, sem domá-lo. A dor gera medo, desejo de proteção, e dependência.

William C. Conner enfoca, com propriedade, os três Ds dos problemas emocionais inerentes aos mutilados físicos: *denial* (negação), *dependency* (dependência) e *depression* (depressão). Essa lúcida quão sucinta observação aparece no artigo (original) "Atitudes mentais nas ostomias", em *Ostomy Review*, publicada pela United Ostomy Association, Inc.[******]

Não obstante, nos ostomizados observamos, hoje, uma atitude mais franca, e muito menor inibição. Graças à convivência nos clubes que os abrigam e irmanam, a maioria desenvolveu uma nova mentalidade. Já muito poucos escondem sua condi-

---

[****] Dos "Penguin Modem Classics". England, 1965. ("Velhas damas e cavalheiros, com seus cólons extirpados..., forçados a evacuar a cada minuto, como canários!". E continua o grande escritor: "Tudo sem finalidade..., porque realmente a operação que se propunha a fazê-los viver até aos cem matou-os em um ou dois anos." É bem de crer que, aqui, o pensador aludia a casos de câncer).

[*****] Este psiquiatra inglês, da Tavistock Clinic, durante vários anos promoveu seminários de investigações das complicações psicológicas na prática médica geral. As conclusões inspiraram seu interessante livro: "The doctor, the patient and the illness". London: Ed. Sir Isaac Pitman & Sons; 1957.

[******] Publicação exponencial de interesse dos ostomizados é "Ostomy International Magazine", órgão bianual da International Ostomy Association (IOA) (Managing Editor, 708, Wanda Lane, Tullahoma, Tennessee 37 388, USA).

ção, e todos lutam, abertamente, pela sua melhoria, pelos seus inalienáveis direitos. Estes, em número de 10, e idealizados pela United Ostomy Association, encontram-se, traduzidos em nossa língua[8]. Essas pessoas já se dão a conhecer ao público. Querem não apenas durar mais, mas viver muito, e viver bem.

IMPOTÊNCIA SEXUAL

"Menino, eu sou é homem!"
Ney Matogrosso

Como referimos em 1978[9], a amputação abdominoperineal do reto com colostomia definitiva, por câncer, resulta em impotência de ereção e/ou de ejaculação em 8 a 11% dos casos.

Ecoando mestre Goligher[10], em 95 pacientes assim operados, 2/3 mantinham a potência, com orgasmo mais ou menos normal; e a metade do grupo não mais referia ejaculação.

Essa limitação é causada por razões anatômicas – secção de nervos específicos responsáveis por aquelas funções –, acrescidas de outras, etárias, emocionais.

Os aludidos distúrbios condicionam significativos problemas maritais, sobressaindo a aversão e a incompatibilidade sexual entre os cônjuges. Cumpre ressaltar que, embora menos frequentes, os distúrbios neurossexuais masculinos após as ressecções do reto, nos colíticos, acarretam, entretanto, repercussões psicológicas e sociais muito mais gritantes, pois esses indivíduos são geralmente mais jovens. De feito, agravando as intervenções por câncer – comumente nos mais idosos –, tal iatrogenia apenas suprime uma atividade já bruxuleante, em diminuição nesses pincaros da vida!

Em 1977, dentre 128 ileostomizados postalmente questionados por Surnham et al., apud Goligher[10], 5% se houveram completamente impotentes, 10% apenas em parte, enquanto 7,6% observaram fracasso na ejaculação. E Corman et al. (apud Goligher[10]) informaram que, de 76 homens proctocolectomizados por doença intestinal inflamatória, na Lahey Clinic, entre 1964 e 1973, nenhum restou com impotência permanente.

Detalhes da técnica cirúrgica empregada parecem ser conjuntamente pertinentes ao equilíbrio sexual dos casais. Nilsson et al.[11] notaram que 85% dos ileostomizados melhoraram seu ajustamento sexual após a conversão da ileostomia convencional em continente.

FRICÇÕES FAMILIARES

"A súbita solidão em um deserto superlotado."
T. S. Eliot*******

É crença generalizada, entre médicos, que na fase de convalescença o paciente será automática e naturalmente cuidado pela família, inclusive nas suas necessidades emocionais.

Ledo engano. Mesmo nas famílias bem reguladas existem entes nem tão queridos assim; e bem menos quando doentes. Nem todas as famílias são bem estruturadas.

Como instituição, a família é reconhecida como verdadeira agência de proteção e cuidado dos seus velhos, dos seus mutilados, dos seus enfermos. Essa sua função básica parece ser antropologicamente válida para todas as culturas. É ao ninho familiar que os feridos retornam, como dele – sempre que possível – não se distanciam, e a ele voltam, os velhos, os aflitos, os desamparados.

Infelizmente, nem toda família quer seu doente de volta. O termo *hospitalismo* argui insistência no internamento, sem doença aparente, denotando outrossim a permanência desnecessária no hospital. Traduz desamparo pecuniário ou emocional, experimentado pelo paciente ou por seus familiares, que preferem adiar o seu retorno, ou mesmo mantê-lo fora de casa. Infere-se, naturalmente, que o ostomizado sofra com mais rigor essa rejeição familiar. O "lar, doce lar" torna-se amargo, e muitos sentem-se, de repente, sozinhos na pequena multidão familiar.

Esse drama começa com a atenção extra que o personagem principal exige às suas feridas cirúrgicas, ainda recentes, e fartas vezes infectadas e mal-cheirosas nos casos de câncer, prossegue com o desarrazoado temor do contágio; quando mais avançados, a dor é o pano de fundo, e em algumas situações parece incomodar mais os familiares do que o próprio doente.

REFERÊNCIAS BIBLIOGRÁFICAS

1. Dlin B, Perlman A, Ringold E. Psychosexual response to ileostomy and colostomy. Amer J Psychiatry 1969; 126: 374-81.
2. Ewing ME. Colostomy: the patienfs point of view. Postgrad Med J 1950; 26: 584-9.
3. Oates GD. Colostomy and ileostomy; stoma care. Queensborough: Abbott Laboratories; 1973.
4. Katona EA. Learning colostomy control. Amer J Nurs 1967; 67: 534-41.
5. Druss R, O'Connor JF, Stern LO. Psychologic response to colectomy. Adjustment to a permanent colostomy. Arch Gen Psychiatry 1969; 20: 419-427.
6. Druss RG, et al. Psychologic response to colectomy Arch gen Psychiatry Jan 1968; 78 (l): 53-59.
7. Speck PW. Loss and grief in medicine. London: Baillère Tindall; 1978.
8. Leão PHS. Colostomias & colostomizados. Fortaleza: Edições UFC; 1981.
9. Leão PHS. Acerca de colostomizados. R Assoc Med Bras 1978; 54: 41-42.
10. Goligher JC. Surgery ofthe anus, rectum and sigmoid colon 5. London: Ed Baillère Tindall; 1984.
11. Nilsson LO, et al. Sexual adjustment in ileostomy patients before and after conversion to continent ileostomy. Dis Col & Rect 1881; 24 (4): 287-290.

******* "The sudden solitude in a crowded desert". Parte 1, Cena 1, da peça "The Family Reunion". London: Ed. Faber & Faber; 1966.

Seção VI

Câncer Colorretal Hereditário

SÍNDROME DE LYNCH (SL)

Histórico, Caracterização Clínica e Aspectos Moleculares

36.1

Benedito Mauro Rossi
Fábio de Oliveira Ferreira
Felipe Cavalcanti Carneiro da Silva

HISTÓRICO

Em 1895, o patologista Aldred Warthin descobriu que sua costureira estava deprimida por sentir-se convencida de que morreria de câncer ginecológico ou do intestino, já que todos em sua família faleciam em decorrência dessas neoplasias. Conforme sua previsão, ela morreu jovem de câncer do endométrio. Em 1913, Warthin publicou a descrição dessa família, a qual denominou Família G[1]. A importância clínica e genética da Família G não foi compreendida até meados de 1960, quando duas linhagens semelhantes foram descritas sob a denominação de síndrome do câncer familiar (Família N – Nebraska; Família M – Michigan). Relatos sobre as famílias N e M foram feitos em 1966 por Lynch et al.[2]. Subsequentemente, A. James French, médico sucessor de Warthin na diretoria do Departamento de Patologia da Escola de Medicina da Universidade de Michigan, entregou a Henry Lynch os dados clínicos e de anatomia patológica, além de informações sobre a genealogia da Família G. Em 1965, em colaboração com Ann Krush, Lynch começou a revisar o material. Os investigadores foram até Stuttgart, no sul da Alemanha, onde membros da Família G que não migraram para os Estados Unidos ainda moravam. A história familiar foi então expandida por meio do rastreamento dos parentes que ainda residiam na Alemanha, somados àqueles que haviam migrado para os Estados Unidos. Os achados sobre a Família G revelaram a ocorrência de um grande número de adenocarcinomas do cólon e do endométrio[3]. No ano 2000, em consequência do progresso ocorrido na genética do câncer, a mutação germinativa responsável pela predisposição ao câncer na Família G foi identificada[4].

Em função da diversidade de apresentação clínica da SL, e com a finalidade de possibilitar a uniformização diagnóstica em estudos colaborativos, como relatado por Vasen et al.[5], um esforço bem sucedido do Grupo Colaborativo Internacional em HNPCC (ICG-HNPCC) ocorreu no encontro de Amsterdam em 1990. Foram estabelecidos os critérios para a caracterização clínica das famílias com SL (Critérios de Amsterdam I). No entanto, alguns investigadores postularam que os critérios devessem excluir famílias com a ocorrência de tumores extracolônicos. Em 1997, em Noordwijk (Holanda), e em 1998, em Coimbra (Portugal), novos critérios de seleção foram propostos, incluindo os sítios de tumores extracolônicos associados: endométrio, estômago, ovário, intestino delgado, ureter, pelve renal, cérebro e trato hepatobiliar. Entre essas neoplasias primárias, endométrio, ureter/pelve renal e intestino delgado apresentavam maior risco relativo e, por isso, foram consideradas mais específicas para SL. No encontro de 1998, chegou-se ao consenso de que esses três sítios primários seriam incluídos entre os critérios para a classificação clínica da síndrome (Critérios de Amsterdam II)[6]. Também foi proposto que os critérios clássicos fossem mantidos, referidos como Critérios de Amsterdam:

- pelo menos três parentes com diagnóstico histológico confirmado de câncer colorretal;
- um indivíduo afetado deve ser parente em primeiro grau dos outros dois;
- pelo menos duas gerações sucessivas afetadas;
- pelo menos um indivíduo afetado com câncer colorretal com diagnóstico realizado antes dos 50 anos;
- excluir polipose adenomatosa familiar.

Em 1997, o Instituto Nacional de Câncer (NCI) dos Estados Unidos propôs os Critérios de Bethesda. Tais critérios, menos restritivos, funcionam ainda hoje como método de rastreamento para a SL. Indivíduos que preenchem tais critérios clínicos têm indicação de pesquisa de instabilidade de microssatélites (MSI). O diagnóstico de MSI serve como um teste de rastreamento para o subsequente sequenciamento dos principais genes de reparo do DNA[7]. A Tabela 36.1.1 demonstra os critérios usados para a caracterização clínica da SL.

TABELA 36.1.1 – Critérios usados para a suspeita clínica de SL

Critérios de Amsterdam
- Pelo menos três parentes com CCR verificado histologicamente
- Um deve ser parente de 1º grau dos outros dois
- Pelo menos duas gerações sucessivas com CCR
- Pelo menos um pacientes com CCR antes dos 50 anos
- Polipose adenomatosa familiar deve ser excluída

Critérios de Amsterdam II
- Pelo menos três parentes com câncer associado à SL (CCR, endométrio, ureter ou pélvis renal, intestino delgado)
- Um deve ser parente de 1º grau dos outros dois
- Pelo menos duas gerações sucessivas com um dos tumores associados
- Pelo menos um dos pacientes com câncer antes dos 50 anos
- Polipose adenomatosa familiar deve ser excluída
- Verificação histológica dos tumores sempre que possível

Critérios de Bethesda
- CCR diagnosticado antes dos 50 anos
- Presença de CCR sincrônico e/ou metacrônico ou outros tumores relacionados com à SL, independentemente da idade
- CCR com instabilidade de microssatélite alta antes dos 60 anos
- Paciente com CCR e um parente com tumor relacionado com à SL, com um dos cânceres diagnosticados antes dos 50 anos
- Paciente com CCR com dois ou mais parentes de 1º ou 2º grau com tumores relacionados à SL, independentemente da idade

CARACTERIZAÇÃO CLÍNICA

Desde a primeira descrição da família G, os tumores extracolônicos estiveram relacionados à SL. Assim, o termo *câncer colorretal hereditário sem polipose*, ou *HNPCC*, tem sido menos utilizado para designar a clássica síndrome autossômica dominante de predisposição ao câncer[8]. A predisposição ocorre para tumores de diferentes sítios primários, e não somente para o câncer colorretal (CCR), portanto, a denominação síndrome de Lynch (SL) torna a designação mais adequada. A SL é caracterizada por um padrão de herança autossômica dominante de suscetibilidade para o desenvolvimento de CCR e tumores associados, em idade precoce, predileção pelo cólon proximal e risco aumentado de tumores colônicos múltiplos[9,10].

A SL é responsável por 1 a 5% dos casos de CCR[11]. Na prática, acredita-se que cerca de um quarto dos pacientes com CCR apresentam algum tipo de predisposição genética, porém sem pré-requisitos necessários para a classificação de uma síndrome bem definida, segundo critérios pré-estabelecidos. Mas, mesmo na ausência de caracterização típica, pacientes jovens ou com casos de câncer na família devem ser rastreados. Nesse contexto, o correto julgamento do espectro de tumores extracolônicos na SL assume grande importância. Nas palavras de Henry Lynch: "O espectro completo da síndrome permanece enigmático."

O constante progresso observado na caracterização clínica e molecular da SL nos leva a uma interpretação dinâmica dos fatos. Assim, olhando para o futuro, pode-se antever a ocorrência de variações na formulação dos critérios utilizados para o diagnóstico. Nesse sentido, definir o espectro de tumores extracolônicos como algo imutável certamente nos levaria a erros de interpretação. A descoberta de novos achados moleculares permitirá uma melhor definição da correlação genótipo-fenótipo.

A determinação do espectro de tumores que fazem parte da SL está relacionada à instituição de programas de rastreamento. Nos anos 1980, uma alta frequência de tumores de diferentes sítios primários foi descrita em famílias com diagnóstico de clínico de SL: endométrio, ovário, sistema nervoso central (SNC), trato hepatobiliar, intestino delgado, trato urológico, mama[12,13]; estômago[14], pâncreas[15], sistema linfático e hematopoiético[16]. Esse passou a ser o tema central em diversas publicações[17-23]. Watson et al.[24] avaliaram os dados familiares de três grandes registros de SL, demonstrando risco acumulativo de 30% para o desenvolvimento de câncer de endométrio aos 70 anos em portadoras de mutações nos genes de reparo. Watson e Lynch[25] calcularam a frequência de câncer em outros sítios específicos em mais de 1.300 indivíduos de alto risco pertencentes a 23 famílias de SL. Demonstrou-se um significativo aumento do risco de desenvolvimento de câncer de estômago (RR: 4,1), intestino delgado (RR: 25), rim (RR: 3,2), ureter (RR: 22) e ovário (RR: 3,5). Pacientes com SL também podem apresentar adenomas sebáceos, carcinomas sebáceos e múltiplos queratoacantomas, achados consistentes com a variante conhecida como síndrome de Muir-Torre[26-29].

Sabidamente, variações genéticas populacionais, interações gene-ambiente e diferentes padrões familiares de exposição ambiental devem contribuir para a expressão diferencial de genes, justificando em parte a heterogeneidade quanto ao espectro de tumores extracolônicos observado na SL[30,31].

A transição adenoma-carcinoma, inicialmente caracterizada em pacientes com polipose adenomatosa familiar (FAP)[32] também se aplica a SL. Um recente estudo mostrou que pacientes com mutações nos genes de reparo desenvolvem adenomas mais frequentemente que controles, em que indivíduos da síndrome têm uma razão adenoma-carcinoma de 1:1 enquanto que a população geral seria 30:1. Dessa forma, acredita-se que qualquer pólipo não tratado de pacientes com mutação nos genes MMR irá sofrer uma transformação maligna[33].

Adenomas encontrados em portadores de mutações apresentam características histológicas que estão associadas com um alto risco de malignização, como: alto grau de displasia e presença de arquitetura vilosa[34]. Adenomas e carcinomas na SL estão predominantemente localizados no cólon proximal. As idades medianas de surgimento do primeiro pólipo e do primeiro carcinoma são respectivamente de 43 e 46 anos. Na análise de Candido et al.[35], no Brasil, foram avaliadas 43 famílias com SL, sendo que tumor do cólon proximal foi o achado mais frequente, com uma média de idade de 46 anos.

Risco de câncer

Alguns estudos em portadores de SL demonstram risco acumulativo de câncer durante a vida de 78% CCR, 40 a 60% para câncer de endométrio, 19% para câncer gástrico, 17,5% para câncer do trato biliar, 10% para câncer do trato urinário e 10 a 12% para câncer de ovário. O risco de qualquer tumor metacrônico chega a 90% após tratamento do CCR e 75% após câncer de endométrio. O segundo tumor primário mais provável é um novo CCR ou câncer de endométrio[36-38].

Vasen et al.[39] analisaram o risco de câncer em uma grande série de portadores de mutação em genes de reparo de DNA. Significativa heterogeneidade na expressão fenotípica do câncer extracolônico entre os portadores de mutação em MLH1 e MSH2 foi demonstrada. O risco de CCR foi o mesmo nos dois grupos (80%). O risco de câncer de endométrio foi maior em portadores de mutação no gene MSH2 em comparação com portadores de mutação no MLH1 (61 versus 42%), mas a diferença não foi estatisticamente significativa. Um risco relativo muito alto de câncer de intestino delgado (RR: > 100) foi observado. Somente os portadores de mutações em MSH2 tiveram um aumento do risco relativo de câncer do trato urinário (rim e ureter) (RR: 75,3), estômago (RR: 19,3) e ovário (RR: 8).

Lin et al.[40] demonstraram que o risco de desenvolvimento de câncer extracolônico durante a vida em portadores de mutações nos genes MLH1 e MSH2 é de 48 e 11%, respectivamente. O risco de câncer extracolônico em homens e mulheres com mutações em MSH2 foi significativamente diferente (69 e 34%, respectivamente). A idade média de diagnóstico de câncer extracolônico foi significativamente maior em homens do que em mulheres com mutação no MSH2 (55,4 versus 39%). Não houve diferença nos riscos de CCR e câncer extracolônico segundo o gênero nos portadores de mutação em MLH1. As diferenças de gênero no risco de CCR e câncer extracolônico foram observadas apenas nos portadores de mutações de MSH2. O risco de câncer extracolônico aos 60 anos foi maior em portadores de mutações nos genes MLH1.

Hendriks et al.[41] estudaram o risco acumulativo de desenvolver câncer em 146 portadores de mutação em MSH6. O risco para CCR foi de 69% em homens e 30% em mulheres, sendo de 71% para carcinoma de endométrio em mulheres aos 70 anos de idade. O risco de tumores relacionados à SL foi significativamente menor nos portadores de mutação em MSH6 quando comparado aos portadores de mutação em MLH1 ou MSH2. Nas mulheres portadoras de mutação em MSH6, o risco de CCR foi significativamente menor e o risco de câncer endometrial significativamente maior do que nas portadoras de mutação em MLH1 ou MSH2.

Vasen et al.[42], comparando o risco de desenvolver CCR, câncer de endométrio e outros tumores em famílias portadoras de mutações em genes de reparo de DNA, demonstraram que o risco de desenvolvimento câncer ao longo da vida em qualquer sítio primário foi significativamente maior nos portadores de mutação em MSH2 em relação a MLH1. Os portadores de mutação em MSH2 apresentaram maior risco de desenvolver câncer do trato urinário. O risco de câncer de ovário, estômago e cérebro também foi maior nos portadores de mutação em MSH2, porém sem diferença estatística.

Plaschke et al.[43] analisaram manifestações fenotípicas em famílias portadoras de mutações em MSH6. Em cerca de metade delas, pelo menos um paciente desenvolveu CCR ou câncer de endométrio antes dos 40 anos.

Atualmente, a estimativa de risco de câncer em indivíduos com SL tem base em dados provenientes de famílias definidas por critérios clínicos. Hampel et al.[44] estudaram a penetrância dos genes de reparo na SL usando um banco de dados abrangente de uma região geográfica definida, com 70 famílias, 88 probandos e 373 familiares com mutação identificada. A idade média do diagnóstico de câncer de endométrio foi de 62 anos, com um risco de câncer de 54%. Concluem que os riscos de CCR e câncer de endométrio ao longo da vida parecem ser menores que os anteriormente assumidos.

Tumores extracolônicos
Endométrio

Estima-se que 5% dos casos de câncer de endométrio estão associados a uma causa hereditária, sendo a neoplasia extracolônica mais comum associada à SL[45]. Watson et al.[46] demonstraram que a incidência cumulativa é de aproximadamente 20% aos 70 anos de idade, em comparação com 3% na população geral. Em mulheres portadoras de mutação nos genes de reparo, durante a idade 40 a 60 anos, o risco médio anual ultrapassou 1%. Algumas mutações estão relacionadas a aumento de risco para 40 a 50%. Em mais de 50% das mulheres com SL, o carcinoma do endométrio é o primeiro câncer a se manifestar[47]. Semelhante ao CCR, a idade de diagnóstico de carcinoma de endométrio na SL é significativamente menor que a idade média na população geral[48]. Mulheres com SL têm o diagnóstico em torno de 48 a 49 anos para o câncer de endométrio e 42 anos para o câncer de ovário, com a maioria dos casos após os 35 anos de idade[49-51].

Semelhante ao CCR, o achado de instabilidade de microssatélites (MSI-high) em carcinoma endometrial pode ser resultado de mutação germinativa nos genes MLH1, MSH2 ou MSH6, ou, no cenário esporádico, de metilação de MLH1[52].

Schmeler et al.[53] estudaram 315 mulheres com SL. Neste grupo, 107 mulheres (34%) receberam diagnóstico de CCR, sendo que 51% receberam diagnóstico de câncer ginecológico após a primeira cirurgia. O tempo médio entre o diagnóstico de CCR e o câncer ginecológico foi de 5 anos (1 a 25 anos). Mutações em MLH1 foram encontradas em 137 (43,5%) mulheres, em MSH2 em 174 (55,2%), em MSH6 em 3 (0,9%), e um caso (0,3%) apresentou mutações em *MLH1* e *MSH2*.

No Brasil, em 2004, Oliveira Ferreira et al.[54] analisaram 29 famílias classificadas como SL pelos Critérios de Amsterdam, sendo que 201 pacientes com câncer foram identificados entre 1.241 indivíduos (589 homens e 652 mulheres). Nos 201 pacientes, 223 tumores foram observados, sendo 137 CCR (55 homens e 82 mulheres) e 86 extracolônicos (37 em homens e 49 mulheres). Os sítios extracolônicos mais frequentes nas mulheres foram: endométrio (26,5%) e mama (26,5%). Vinte e um pacientes apresentaram um segundo tumor primário: CCR (7), endométrio (4), mama (3), estômago (2), ovário (2), hepatobiliar e próstata (1). Um paciente apresentou três diferentes tumores primários: cólon (26 anos), endométrio (31 anos) e carcinoma sebáceo (31 anos). Em 2010, o mesmo grupo expandiu a análise, relatando a frequência de tumores extracolônicos em 60 famílias com SL, confirmando a alta frequência de tumores de mama e endométrio nas mulheres[55].

Broks et al.[56] compararam as taxas de sobrevida de pacientes com SL portadoras de câncer de endométrio com as portadoras da mesma neoplasia em situação esporádica. As taxas de sobrevida global de 5 anos foram semelhantes nos dois grupos (82 versus 88%). Não houve diferença significativa na distribuição dos subtipos histológicos entre os dois grupos.

Trato urinário

Sijmons et al.[57] investigaram o risco de câncer do trato urinário em pacientes com SL utilizando rastreamento e calcularam o risco relativo e o risco acumulativo. O risco relativo de desenvolver câncer de células transicionais da pelve renal ou ureter foi 14,04 (IC: 95%; 6,69 a 29,45, $p < 0,05$) e o risco cumulativo foi de 2,6%. Os riscos de câncer renal (excluindo pelve renal) e bexiga não foram significativamente aumentados. O câncer do trato urinário foi diagnosticado em idade relativamente jovem, com mais mulheres afetadas.

Intestino delgado

O adenocarcinoma do intestino delgado é muito raro, representando cerca de 1% de todos os cânceres do trato gastrintestinal, no entanto, pacientes com SL apresentam risco aumentado[58]. Vasen et al.[59] e Lynch et al.[60] relatam a associação de adenocarcinoma do intestino delgado com a SL, com idade média de diagnóstico de 47 anos (31 a 56). Rodriguez-Bigas et al.[61], analisando dados do registro do Grupo Colaborativo Internacional encontraram 42 indivíduos de 40 famílias de SL que desenvolveram 42 tumores primários do intestino delgado e 7 metacrônicos. Havia 46 adenocarcinomas e 3 tumores carcinoides. A idade média ao diagnóstico foi de 49 anos. Embora o local mais frequente tenha sido duodeno (36%), observou-se distribuição homogênea ao longo do intestino delgado. Mutações em genes de reparo do DNA estavam presentes em 15 dos 42 pacientes (36%), sendo 9 em MLH1 e 6 em MSH2. O intestino delgado foi o primeiro sítio de carcinoma em 24 pacientes (57%). A sobrevida média para os 42 pacientes foi de 47 meses (0 a 447), com taxas de sobrevida em 5 e 10 anos respectivamente de 44 e 33%. Comparando com a população geral, os adenocarcinomas de intestino delgado em pacientes com SL ocorrem em uma idade mais precoce e parecem ter melhor prognóstico. Na série de Rodriguez-Bigas et al.[62], a idade média ao diagnóstico foi de 49 anos, aproximadamente 19 anos mais cedo que na população geral. A relação entre homens e mulheres foi de 3:1.

Schulmann et al.[63] analisaram as características do câncer de intestino delgado na SL em 31 pacientes não relacionados (32 tumores). A idade média ao diagnóstico foi de 39 anos (apenas um caso aos 15 anos). Vinte e dois pacientes (69%) eram homens. Metade dos tumores estava localizada no duodeno, com uma frequência decrescente, do duodeno ao íleo. Os critérios de Amsterdam foram cumpridos em metade dos casos, sendo que 15 pacientes apresentavam pelo menos um dos critérios de Bethesda (2, 3 ou 4) e 45% dos pacientes não tinham história pessoal de neoplasias malignas. Dois pacientes (6%) tinham história familiar positiva para câncer do intestino delgado. A neoplasia foi a primeira manifestação clínica da SL em 14 pacientes (45%). Dezessete pacientes (55%) tinham uma história prévia de neoplasia associada à SL. Havia 24 adenocarcinomas, um adenoma, e um tumor carcinoide (sete tumores não foram classificados histologicamente).

Na série de Schulmann et al.[64] o estadiamento demonstrou 5 lesões T2, 11 T3 e 10 T4. Dezessete pacientes eram N0 e 8 apresentavam metástases linfonodais. A taxa de sobrevida global em 10 anos foi de 87%. Mutações germinativas patogênicas foram identificadas em 81% dos casos. MSI alta foi detectada em 95% e a perda de expressão de proteínas de genes de reparo de DNA em 89% dos casos. Um padrão de crescimento expansivo na fronteira do tumor e um intenso infiltrado linfocitário intratumoral estavam presentes em 75% das lesões.

Cérebro

A associação entre SL e tumores cerebrais foi relatada em diferentes estudos. Vasen et al.[65] estudaram 1.321 indivíduos de 50 famílias com SL que satisfazem os critérios de Amsterdam, sendo que 312 tiveram CCR. O registro revelou 14 casos de tumores de cérebro: 5 astrocitomas, 3 oligodendrogliomas, 1 ependimoma e 5 tumores para os quais o relatório patológico não estava disponível. O risco relativo de tumor no cérebro em pacientes com SL e seus parentes de primeiro grau foi 6 vezes maior que na população geral (IC: 95%; RR: 3,5 a 10,1).

Após a exclusão dos casos cujo diagnóstico foi baseado apenas na história da família, o risco relativo foi de 4,3 (IC: 95%; RR 2,3 a 8). Embora o risco relativo de tumor cerebral seja aumentado, não é recomendado o rastreamento.

Estômago

Algumas evidências sugerem que o carcinoma gástrico é a segunda neoplasia extracolônica mais comum associada à SL. O risco cumulativo de carcinoma de estômago em supostos portadores de mutação nos genes relacionados à SL foi estimado em 19%. O carcinoma gástrico manifesta-se em idades mais jovens na SL do que em casos esporádicos. Na série de Aarnio et al.[66] a frequência de câncer gástrico foi de 11% entre os portadores de mutação. A média de idade dos 45 pacientes (24 homens e 21 mulheres) ao diagnóstico de câncer gástrico foi de 56 anos (31 a 85). Dezenove tumores (79%) apresentaram características do tipo intestinal. Seis (32%) foram pouco diferenciados e outros quatro (17%) foram classificados como difusos (3) ou mucinoso (1). Quanto aos tipos histológicos, a distribuição foi diferente do padrão usual (51% do tipo intestinal e 37% do tipo difuso).

No Brasil, a prevalência de câncer gástrico é elevada. Na série de Oliveira Ferreira et al.[54], nas famílias de SL estudadas, foram encontrados 10,2% de câncer de estômago em mulheres e 35,1% em homens.

Trato hepatobiliar e pâncreas

Mecklin et al.[67] avaliaram 18 pacientes com carcinoma biliopancreático em 15 diferentes famílias com câncer familiar. Em 11 (79%), o diagnóstico foi de carcinoma de vias biliares ou da papila de Vater, e, em 3 (21%) carcinoma de pâncreas. Vernez et al.[68] relatam um caso de síndrome de Muir-Torre com colangiocarcinoma intra-hepático associado com uma mutação missense do gene MSH2 (c.2026T > C).

Mama

O câncer de mama ocorre com uma frequência relativamente alta na população geral, por isso sua inclusão como tumor integrante da SL é controversa. Contegiacomo et al.[69] relatam que a presença de instabilidade de microssatélites é significativamente correlacionada com a histologia lobular e envolvimento linfonodal. Uma tendência também foi observada na associação de instabilidade de microssatélites e o tamanho do tumor. Alguns estudos sugerem que a história pregressa de câncer de mama constitui um fator de risco para o desenvolvimento do CCR, no entanto, outros estudos não confirmam a associação[70].

A maior parte dos casos de câncer de mama familiar estão associadas a mutações de nos genes BRCA1 e BRCA2 e uma pequena fração à mutações germinativas de TP53 (síndrome de Li-Fraumeni), no entanto alguns autores consideram que uma fração desconhecida esteja relacionada à SL[71]. Os dados do Registro de Câncer Colorretal Hereditário do Hospital do Câncer A.C. Camargo demonstram que mama e de endométrio foram os tumores extracolônicos mais frequentes entre as mulheres com diagnóstico clínico de SL (26,5% cada), classificadas pelos Critérios de Amsterdam[54]. A alta frequência de câncer de mama observada nas famílias estudadas requer investigação molecular mais aprofundada.

ASPECTOS MOLECULARES

A função primária do sistema de reparo de DNA é eliminar erros de pareamento de bases únicas. Inserções e deleções que surgem como consequência de falha da enzima polimerase durante a síntese de DNA. Os genes de reparo cumprem diversas funções na estabilização genética, seja corrigindo erros na síntese de DNA, garantindo a fidelidade da recombinação genética ou participando nos passos iniciais de respostas apoptóticas a diferentes classes de danos ao DNA[72,73].

Os primeiros estudos de genes de reparo foram desenvolvidos em *Eschericha coli*, que se caracteriza pela ausência de metilação de adenina no sítio d(GATC) dentro do novo DNA sintetizado. Assim, o funcionamento da fita hemimetilada em *E. coli* direciona o corte na fita não metilada, servindo como um sinal para a reação[74]. O sinal que dirige a correção do erro de replicação em eucariotos ainda não é bem definido, porém, similarmente, um corte específico da fita, ou abertura, é suficiente para direcionar o reparo em extratos de células de mamíferos. Essa descoberta, aliada ao fato de o reparo ser mais eficiente na fita descontínua da forquilha de replicação, sugere que o término do DNA, que ocorre como intermediador natural durante a replicação (término 3' na fita contínua e término 3' e 5' da fita descontínua), pode ser suficiente para funcionar como sinalização para correção dos erros em células eucarióticas[75].

Os homodímeros responsáveis pela iniciação do reparo do erro de pareamento em *E. coli* são o MUTS e MUTL. MUTS faz o reconhecimento do erro de pareamento e recruta o MUTL para o local do reparo, iniciando uma cascata de atividades[75,76]. As células de mamíferos possuem a atividade de dois MUTS homólogos que funcionam como heterodímeros, onde o MUTS-alfa é formado pelo complexo MSH2-MSH6 e o MUTS-beta formado pelo complexo MSH2-MSH3[77]. Peltomaki (2006) identificou seis homólogos ao MUTS em células de eucariotos[76].

O complexo MSH2-MSH6 representa 80 a 90% do nível celular de MSH2 e sua função é reconhecer erros de pareamento base a base, inserções e deleções que contenham um ou dois nucleotídeos não pareados, além de reconhecer grandes deleções e inserções[75]. Acredita-se que a proteína MSH6 seja a subunidade responsável pelo reconhecimento de erros de pareamento[78].

O complexo MSH2-MSH3 é responsável pelo reconhecimento e reparo de inserções e deleções de dois a oito nucleotídeos. Estudos experimentais não demonstram associação do gene MSH3 à síndrome de Lynch[79,80], embora o gene apresente frequentes mutações somáticas em tumores e sua inativação possa potencializar mutações em outros genes de reparo.

As células eucarióticas apresentam três complexos homólogos ao MUTL de *E. Coli*: MLH1-PMS2 (MUTL-alfa); MLH1-PMS1 (MUTL-beta); MLH1-MLH3 (MUTL-gama). O complexo MUTL-alfa é o mais ativo em seres humanos e atua como suporte para o reparo iniciado pelo complexo MUTS[74]. O complexo MUTL-beta já foi isolado, porém, seu envolvimento no reparo de DNA ainda não está bem esclarecido, assim como o envolvimento do gene MLH3 no desenvolvimento de tumores colorretais[81].

Genes de reparo do DNA

O entendimento clínico da síndrome de Lynch tem sido complementado pelos grandes avanços da genética molecular. A primeira caracterização molecular no início dos anos 1990, com o estudo da instabilidade de microssatélites[82]. Pacientes com a síndrome apresentavam variações no número de repetições nas unidades de microssatélites ocasionadas pela falha no sistema de correção de genes de reparo de DNA.

A definição molecular da síndrome de Lynch requer a demonstração de um defeito herdado nos genes de reparo. Assim, mutações germinativas em pelo menos um dos genes de reparo podem ser encontradas em mais de 80% dos indivíduos com diagnóstico clínico de síndrome de Lynch[76].

O gene *MLH1* (MIM#120436) localiza-se no cromossômo 3p21, possui dezenove éxons com 57,36 Kb. Com mais de 250 diferentes mutações germinativas descritas, é considerado o gene mais importante relacionado à SL[76]. Diversos pesquisadores têm reportado a presença de mutações no *MLH1* variando segundo a região geográfica. Os principais tipos de mutações são: *missense, nonsense, frameshift* e mutações de *splice junctions*, que podem ser facilmente detectáveis pelo sequenciamento automático[83,84].

O gene *MSH2* (MIM#120435) encontra-se no cromossomo 2p22-p21 e possui dezesseis éxons e 80,10 Kb[85]. MSH2 e MLH1 representam, juntos, mais de 80% das mutações germinativas em SL[86,87].

Em 2002, Rossi et al.[87], avaliando 25 famílias brasileiras suspeitas de SL, analisaram mutações nos genes MLH1 e MSH2 e verificaram que das dez mutações encontradas (40%), oito delas foram encontradas no gene *MLH1* (80%) e duas em *MSH2* (20%). As principais mutações foram: *missense* (5), *nonsense* (1), *frameshift* (3) e sítio de *splicing* (1).

O gene MSH6 (MIM#600678) encontra-se no cromossomo 2p16, com 10 éxons. Mais recentemente tem sido reconhecido como frequente causa de SL atípica, ou seja, sem preencher Critérios de Amsterdam. Os primeiros estudos sobre mutações no gene *MSH6* indicaram que o fenótipo clínico de famílias afetadas se difere dos indivíduos com SL clássica, causados por mutações em MLH1 e MSH2. A frequência relativa de CCR diminui e o câncer endometrial parece ser a mais importante manifestação neoplásica. Além disso, indivíduos portadores de mutação em MSH6 têm reduzida incidência de instabilidade de microssatélites[88-93]. Os genes PMS1 e PMS2 estão localizados no cromossomo 2q31-q33 e 7p22, respectivamente. Representam cerca de 5% dos casos de SL[92]. Apesar do gene *PMS2* ser crucial no papel de reparo, mutações têm sido raramente reportadas[94].

Nicolaides et al., em 1994, sugeriram pela primeira vez o papel dos genes PMS1 e PMS2 como parte da SL. Esses autores identificaram uma deleção *inframe* para PMS2 e uma mutação *nonsense* em PMS1 em duas famílias não relacionadas[95].

Existe um gene homólogo ao *PMS2*, também localizado no cromossomo 7p22-23, denominado PMS2CL, com 97% de similaridade ao PMS2, principalmente na região de interação da proteína PMS2 com a proteína MHL1, formando o complexo MLH1-PMS2. Verificou-se que esse gene é capaz de gerar falsos alelos não mutados (*wild-type*), o que dificulta bastante o rastreamento de mutações em *PMS2*[93]. De acordo com dados da National Center for Biotechnology Information Database (NCBI) existem pelo menos treze sequências homólogas ao *PMS2* em diferentes regiões. Diante disso, Nakagawa et al. concluem que a presença do gene *PMS2CL* dificulta a detecção de mutações *frameshift* pelo método de sequenciamento. O fato de poucas mutações serem encontradas nos éxons 1 a 5 do PMS2 pode ser devido à existência de outras regiões homólogas. Esse achado sugere que as mutações em PMS2 podem ser mais comuns do que se imagina.

Com o surgimento da Multiplex Ligation-Dependent Probe Amplification (MLPA) foi possível reconhecer, surpreendentemente, uma grande proporção de mutações deletérias resultantes de rearranjos genômicos de uma ou de várias deleções de exons afetando o gene MLH1 e *MSH2*[96]. Ainsworth et al. (2004) verificaram uma taxa significativa de rearranjos genômicos em 10 de 67 indivíduos ingleses (15%), sendo 5 diferentes rearranjos[97]. Zhang et al. (2006) avaliaram dezesseis indivíduos suíços suspeitos de SL que não apresentavam mutações germinativas nos genes MLH1 e MSH2 e encontraram 5 (31%) com diferentes deleções genômicas[98].

Segundo Pistorius et al., os rearranjos genômicos representam uma significante proporção de todas as mutações patogênicas nos genes de reparo em pacientes com SL[99]. Os rearranjos genômicos compreendem de 15 a 55% de todas as mutações nos genes de reparo[100-106]. Pistorius et al. encontraram 14 rearranjos genômicos em 85 indivíduos (16,5%), sendo 4 em MLH1 e 10 em MSH2[99].

Alterações em regiões reguladoras

Além das regiões codificadoras, as alterações genéticas podem ocorrer também nas regiões regulatórias dos genes de reparo. Estudos recentes têm definido e caracterizado mutações germinativas na região central dos promotores desses genes. Shin et al. avaliaram 141 pacientes coreanos com SL e encontrou 3 novas mutações na região promotora do gene MSH2 em indivíduos com mutações germinativas não detectadas. Essas mutações afetam o início do sítio de transcrição e o sítio de ligação do fator transcricional, resultando em um novo complexo DNA-proteína. Esse achado é indicativo de que mutações na região promotora de *MSH2* podem ser responsáveis pelo processo neoplásico em SL[107].

Alterações epigenéticas

Em 2002, Gazoli et al. demonstraram que 60 a 90% das ilhas CpG são metiladas no resíduo de citosina no genoma humano[108], embora regiões ricas em CG sem metilação são frequentemente associadas a genes ativos[109]. Alterações epigenéticas no genoma humano podem afetar a citosina como também a estrutura da cromatina[110,111]. O resíduo de citosina pode adquirir um grupo metil no seu carbono 5, ocorrendo na fita contrária a sequência palindrômica de CpG. Na grande maioria dos genes expressos, as ilhas CpG são encontradas na região promotora. Quando a metilação ocorre, os fatores de transcrição são impedidos de se ligarem na região promotora, inibindo a transcrição, e como consequência, o gene é silenciado.

Estudos têm demonstrado que a hipermetilação do gene MLH1, conhecida também como epimutação, não está limitado a células neoplásicas. Em certos indivíduos a hipermetilação de um único alelo é originada durante a germinação e é amplamente distribuída nas células somáticas[109,112,113].

Embora mutações germinativas em sequências de genes sejam fielmente transmitidas de uma geração a outra num padrão mendeliano, as epimutações não envolvem mudanças na sequência de DNA e são relativamente instáveis devido ao processo de reprogramação epigenética nas células gaméticas. Hitchins et al. avaliaram 24 pacientes com CCR e câncer de endométrio com menos de 50 anos e com instabilidade de microssatélites, porém sem mutações germinativas identificadas nos genes de reparo. Duas pacientes apresentavam uma típica epimutação germinativa em MLH1, com todas as suas células somáticas hemimetiladas. Um dos filhos de uma das pacientes apresentou uma metilação parcial de MLH1, porém a análise dos espermatozoides do menino não demonstrou qualquer perfil de metilação nesse gene. Na outra paciente, apesar de ter doado seu haplótipo a um de seus filhos, não foi encontrada evidência de metilação, provavelmente devido a uma reversão durante a gametogênese. Esses resultados sugerem uma reversão incompleta da epimutação, com a possibilidade de uma maior susceptibilidade do alelo doado sofrer uma subsequente metilação somática na geração seguinte[113].

Hitchins et al. avaliaram 160 indivíduos suspeitos para SL e verificaram que uma paciente apresentou hemimetilação no gene MLH1 e que esse alelo foi herdado por sua mãe. Esses resultados sugerem que erros epigenéticos podem surgir mais frequentemente durante a oogênese ou se manterem de uma maneira mais forte durante esse processo[114]. Essa hipótese pode ser confirmada pela reversão da epimutação no filho da paciente, embora não possamos excluir a herança paterna, visto que Suter et al. (2004) tenham verificado a presença de metilação nos espermatozoides de um dos descendentes de uma das pacientes portadoras de hipermetilação, mesmo que a uma baixa proporção (< 1%)[112].

Até o momento, essas observações sugerem que a hipermetilação associada ao silenciamento do MLH1 representa uma alternativa no modelo de *two-hit*[110,113].

Mutações bialélicas

Indivíduos com SL, com padrão de herança autossômico dominante, carregam mutações germinativas em heterozigose. Porém, há relatos na literatura descrevendo mais de trinta famílias com indivíduos apresentando mutações homozigóticas ou compostas nos genes MLH1, MSH2, MSH6 e PMS2, conhecida como *constitutional mismatch repair deficiency* (CMMR-D). Há relatos de pelo menos 10 famílias com mutações em MLH1, 3 em MSH2, 6 em MSH6 e 11 em PMS2. Diferentemente da SL, indivíduos que herdam mutações bialélicas em um dos genes de reparo, não produzindo qualquer proteína funcional, em geral desenvolvem cânceres hematológicos ou tumores cerebrais já na primeira década de vida. É comum a ocorrência de sinais semelhantes à neurofibromatose tipo 1 (NF1), principalmente manchas café com leite (*café au lait spots*)[115,116].

Estudos sugerem que pacientes com SL e mutações em MSH6 frequentemente apresentam tumores em idade mais tardia. Além disso, apresentam penetrância menor, quando comparados a indivíduos com mutações nos genes MLH1 e MSH. No entanto, quando mutações em homozigose ou compostas no gene MSH6 são herdadas, o fenótipo é similar a indivíduos deficientes constitutivos em MLH1 ou MSH2, com maior risco de tumores cerebrais e hematológicos[117].

Outros genes

Mutações herdadas em outros genes também influenciam o risco de CCR. A manutenção da integridade genômica, após um dano ao DNA, depende da coordenação do reparo do DNA e do controle da progressão do ciclo celular. Desse modo, CHEK2 é crítico nas vias de sinalização ao dano no DNA[118,119]. O papel dessa proteína é fosforilar e regular a função de BRCA1 e p53[120]. Além disso, mutações germinativas em CHEK2 tem sido identificadas em pacientes pertencentes a SL, síndrome de Li-Fraumeni (LFS), Câncer de mama e ovário hereditário (HBOC) e câncer de mama-cólon hereditário (HBCC)[121-123]. Recentemente, alelos relativamente raros foram encontrados e tem sido associados ao CCR, incluindo CHEK2 1100delC, I157T, IV2+1G>A e del5395[122].

Imuno-histoquímica (IHC) e instabilidade de microssatélites (MSI)

O diagnóstico clínico da SL tem sido realizado com base nos critérios de Amsterdam. Atualmente, os testes de imuno-histoquímica e instabilidade de microssatélites são fundamentais na confirmação do diagnóstico molecular[124].

A instabilidade de microssatélite (MSI) é caracterizada por inserções e deleções em pequenas repetições de 1 a 5 nucleotídeos no DNA do tumor quando comparado ao DNA do tecido normal. A detecção da instabilidade de microssatélites (MSI) é uma das técnicas mais usadas em pacientes com suspeita de SL, podendo ser encontrada em mais de 90% dos casos. Pacientes com MSI indiretamente apresentam falhas nos genes do sistema de reparo de DNA, causando proteínas deficientes e perda do reparo no DNA[33].

Os tumores podem ser classificados em três tipos, de acordo com a NSI:
- **tumores com alta instabilidade (MSI-H):** quando mais de 30% dos marcadores avaliados estiverem instáveis;
- **baixa instabilidade (MSI-L):** quando menos de 30% dos marcadores estiverem instáveis;
- **estáveis (MSS):** quando nenhum marcador estiver instável.

Aproximadamente 10 a 15% dos CCR esporádicos e 90% dos casos de SL podem apresentar MSI-H.

A MSI é bastante sensível para a SL, mas não específica. Embora o teste de MSI seja bastante sensível para a SL, não é positivo em cerca de 5% dos pacientes com mutações germinativas, com sensibilidade de 86% em pacientes com mutações no gene MSH6[125]. Por essa razão, o uso da imuno-histoquímica (IHC) torna-se um valioso complemento ao teste de MSI no diagnóstico da SL.

As proteínas produzidas pelos genes de reparo funcionam em heterodímeros, onde as "principais" proteínas, MLH1 e MSH2, são estabilizadas por meio de interações com outras proteínas "menores", incluindo MSH6 e PMS2. As proteínas menores são dependentes da ligação com seus parceiros para serem expressas, desta forma, quando um tumor perde sua expressão de MSH2 há uma concomitante perda da expressão de MSH6. Similarmente, a perda de MLH1 leva a perda de PMS2. No entanto, quando há a perda de MSH6 ou PMS2, o tecido apresenta perda isolada dessas proteínas[126]. A Tabela 36.1.2 demonstra uma sugestão para a interpretação e conduta dos resultados dos testes de IHC.

TABELA 36.1.2 – Interpretação dos testes de imuno-histoquímica (IHC) das proteínas de reparo em tecido tumoral em relação a prováveis mutações germinativas nos genes de reparo (MMR) do DNA em pacientes com SL

MMR Mutação	Marcação de IHC			
	MLH1	MSH2	MSH6	PMS2
MLH1	–	+	+	–
MSH2	+	–	–	+
MSH6	+	+	–	+
PMS2	+	+	+	–

A imuno-histoquímica apresenta sensibilidade da ordem de 95%, porém pode estar sujeita a uma regulação fisiológica. Assim, é um exame que requer experiência por parte do patologista no momento de interpretar os dados, pois pode haver marcações ambíguas no tecido[100]. Anticorpos estão disponíveis comercialmente para as proteínas de MSH2, MSH6, MLH1 e PMS2.

Diagnóstico molecular

A SL é definida pela presença de mutações germinativas em um dos genes de reparo de DNA[127]. Porém, não é padrão avaliar mutações germinativas nesses genes em qualquer paciente com CCR. Se houver alteração nos testes de imumo-histoquímica das proteínas de reparo ou no *status* da MSI, o sequenciamento dirigido dos genes de reparo pode precisamente identificar mutações e facilitar o rastreamento dos membros familiares[128].

A Figura 36.1.1 demonstra uma sugestão para o diagnóstico e a investigação molecular de indivíduos com suspeita de SL.

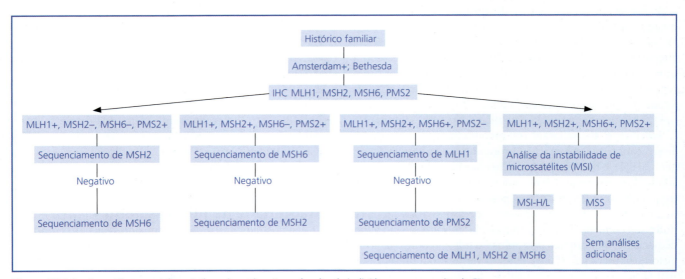

Figura 36.1.1 – Sugestão para o diagnóstico e investigação molecular de indivíduos com suspeita de SL.
Legendas: MSI-H/L = instabilidade de microssatélites alta/baixa; MSS = microssatélites estáveis; IHC = imunoistoquímica

REFERÊNCIAS BIBLIOGRÁFICAS

1. Warthin AS. Heredity with reference to carcinoma. Arch Intern Med 1913; 12: 546-55.
2. Lynch HT, Shaw MW, Magnuson CW et al. Hereditary factors in cancer: study of two large Midwestern kindreds. Arch Intern Med 1966; 117: 206-12.
3. Lynch HT, Krush AJ. Cancer family "G" revisited 1895-1970. Cancer 1971; 27: 1505-11.
4. Yan H, Papadopoulos N, Marra G et al. Conversion of diploidy to haploidy. Nature 2000; 403: 723-4.
5. Vasen HF, Mecklin JP, Khan PM, Lynch HT. The International Collaborative Group on Hereditary Non-Polyposis Colorectal Cancer (ICG-HNPCC). Dis Colon Rectum 1991; 34 (5): 424-5.
6. Vasen HF, Watson P, Mecklin JP, Lynch HT. New clinical criteria for hereditary nonpolyposis colorectal cancer (HNPCC, Lynch syndrome) proposed by the International Collaborative group on HNPCC. Gastroenterology 1999; 116 (6): 1453-6.
7. Rodriguez-Bigas MA, Boland CR, Hamilton SR et al. National Cancer Institute Workshop on Hereditary Nonpolyposis Colorectal Cancer Syndrome: Meeting Highlights and Bethesda Guidelines. J Natl Cancer Inst 1997; 89: 23.
8. Jass JR. Hereditary Non-Polyposis Colorectal Cancer: the rise and fall of a confusing term. World J Gastroenterol 2006; 12 (31): 4943-50.
9. Lynch HT, Watson P, Kriegler M, Lynch JF, Lanspa SJ, Marcus J et al. Differential diagnosis of hereditary nonpolyposis colorectal cancer (Lynch syndrome I and Lynch syndrome II). Dis Colon Rectum 1988; 31 (5): 372-7.
10. Lynch HT, Watson P, Lanspa SJ, Marcus J, Smyrk T, Fitzgibbons RJ Jr et al. Natural history of colorectal cancer in hereditary nonpolyposis colorectal cancer (Lynch syndromes I and II). Dis Colon Rectum 1988; 31 (6): 439-44.
11. Aarnio M, Mecklin JP, Aaltonen LA, Nystrom-Lahti M, Jarvinen HJ. Life-time risk of different cancers in hereditary non-polyposis colorectal cancer (HNPCC) syndrome. Int J Cancer 1995; 64 (6): 430-3.
12. Lynch HT, Ens J, Lynch JF, Watson P. Tumor variation in three extended Lynch syndrome II kindreds. Am J Gastroenterol 1988; 83 (7): 741-7.
13. Lynch HT, Ens JA, Lynch JF. The Lynch syndrome II and urological malignancies. J Urol 1990; 143(1):24-8.
14. Cristofaro G, Lynch HT, Caruso ML, Attolini A, DiMatteo G, Giorgio P, Senatore S, Argentieri A, Sbano E, Guanti G et al. New phenotypic aspects in a family with Lynch syndrome II. Cancer 1987; 60 (1): 51-8.
15. Lynch HT, Voorhees GJ, Lanspa SJ, McGreevy PS, Lynch JF. Pancreatic carcinoma and hereditary nonpolyposis colorectal cancer: a family study. Br J Cancer 1985; 52 (2): 271-3.
16. Love RR. Small bowel cancers, B-cell lymphatic leukemia, and six primary cancers with metastases and prolonged survival in the cancer family syndrome of Lynch. Cancer 1985; 55 (3): 499-502.
17. Mecklin JP, Jarvinen HJ, Peltokallio P. Identification of cancer family syndrome. Gastroenterology 1986; 90 (4): 1099.
18. Mecklin JP, Jarvinen HJ. Clinical features of colorectal carcinoma in cancer family syndrome. Dis Colon Rectum 1986; 29 (3):160-4.
19. Ponz de Leon M, Sassatelli R, Sacchetti C, Zanghieri G, Scalmati A, Roncucci L. Familial aggregation of tumors in the three-year experience of a population-based colorectal cancer registry. Cancer Res 1989; 49 (15): 4344-8.
20. Fitzgibbons RJ Jr, Lynch HT, Stanislav GV, Watson PA, Lanspa SJ, Marcus JN et al. Recognition and treatment of patients with hereditary nonpolyposis colon cancer (Lynch syndromes I and II). Ann Surg 1987; 206 (3): 289-95.
21. Vasen HF, Offerhaus GJ, den Hartog Jager FC, Menko FH, Nagengast FM et al. The tumour spectrum in hereditary non-polyposis colorectal cancer: a study of 24 kindreds in the Netherlands. Int J Cancer 1990; 46 (1): 31-4.
22. Mecklin JP, Jarvinen HJ. Tumor spectrum in cancer family syndrome (hereditary nonpolyposis colorectal cancer). Cancer 1991; 68 (5):1109-12.
23. Benatti P, Sassatelli R, Roncucci L, Pedroni M, Fante R, Di Gregorio C et al. Tumour spectrum in hereditary non-polyposis colorectal cancer (HNPCC) and in families with "suspected HNPCC". A population-based study in northern Italy. Colorectal Cancer Study Group. Int J Cancer 1993; 54 (3): 371-7.
24. Watson P, Vasen HF, Mecklin JP, Jarvinen H, Lynch HT. The risk of endometrial cancer in hereditary nonpolyposis colorectal cancer. Am J Med 1994; 96 (6): 516-20.
25. Watson P, Lynch HT. Extracolonic cancer in hereditary nonpolyposis colorectal cancer. Cancer 1993; 71 (3): 677-85.
26. Lynch HT, de la Chapelle A. Genetic susceptibility to non-polyposis colorectal cancer. J Med Genet 1999; 36: 801-18.
27. Fusaro RM, Lemon SJ, Lynch HT. The Muir-Torre syndrome: a variant of the hereditary nonpolyposis colorectal cancer syndrome. J Tumor Marker Oncol 1996; 11: 19-31.
28. Vasen HFA, Watson P, Mecklin J-P, Lynch HT. New clinical criteria for hereditary nonpolyposis colorectal cancer (HNPCC, Lynch syndrome) proposed by the International Collaborative Group on HNPCC. Gastroenterology 1999; 116: 1453-6.
29. Lynch HT, de la Chapelle A. Hereditary colorectal cancer. N Engl J Med 2003; 348 (10): 919-32.
30. Watson P, Lynch HT. The tumor spectrum in HNPCC. Anticancer Res 1994; 14: 1635-9.
31. Aarnio M, Sankila R, Pukkala E et al. Cancer risk in mutation carriers of DNA mismatch-repair genes. Int J Cancer 1999; 81: 214-8.
32. Fearon ER, Vogelstein B. A genetic model for colorectal tumorigenesis. Cell 1990; 61 (5): 759-67.
33. Silva FC, Valentin MD, Ferreira F de O, Carraro DM, Rossi BM. Mismatch repair genes in Lynch syndrome: A review. São Paulo Med J 2009; 127 (1): 46-51.
34. Jass JR, Stewart SM, Stewart J, Lane MR. Hereditary non-polyposis colorectal cancer-morphologies, genes and mutations. Mutat Res 1994; 310: 125-33.
35. Candido PBM, Santos EMM, Rossi CS et al. Frequency of colorectal cancer and extra- colonic tumors in families that meet amsterdam criteria I and II: Results from Hospital A.C.Camargo Hereditary Colorectal Cancer Registry. Applied Cancer Res 2007; 27: 18-22.
36. Aarnio M, Mecklin JP, Aaltonen LA, Nystrom-Lahti M, Jarvinen HJ. Life-time risk of different cancers in hereditary non-polyposis

colorectal cancer (HNPCC) syndrome. Int J Cancer 1995; 64 (6): 430-3.

37. Aarnio M, Sankila R, Pukkala E et al. Cancer risk in mutation carriers of DNA-mismatch-repair genes. Int J Cancer 1999; 81: 214-8.

38. Dunlop MG, Farrington SM, Carothers AD et al. Cancer risk associated with germline DNA mismatch repair gene mutations. Hum Mol Genet 1997; 6:105-10.

39. Vasen HF, Wijnen JT, Menko FH, Kleibeuker JH, Taal BG, Griffioen G et al. Cancer risk in families with hereditary nonpolyposis colorectal cancer diagnosed by mutation analysis. Gastroenterology 1996; 110 (4): 1020-7.

40. Lin KM, Shashidharan M, Thorson AG, Ternent CA, Blatchford GJ, Christensen MA et al. Cumulative incidence of colorectal and extracolonic cancers in MLH1 and MSH2 mutation carriers of hereditary nonpolyposis colorectal cancer. J Gastrointest Surg 1998; 2 (1): 67-71.

41. Hendriks YM, Wagner A, Morreau H, Menko F, Stormorken A, Quehenberger F et al. Cancer risk in hereditary nonpolyposis colorectal cancer due to MSH6 mutations: impact on counseling and surveillance. Gastroenterology 2004; 127 (1): 17-25.

42. Vasen HF, Stormorken A, Menko FH, Nagengast FM, Kleibeuker JH, Griffioen G et al. MSH2 mutation carriers are at higher risk of cancer than MLH1 mutation carriers: a study of hereditary nonpolyposis colorectal cancer families. J Clin Oncol 2001; 19 (20): 4074-80.

43. Plaschke J, Engel C, Kruger S, Holinski-Feder E, Pagenstecher C, Mangold E et al. Lower incidence of colorectal cancer and later age of disease onset in 27 families with pathogenic MSH6 germline mutations compared with families with MLH1 or MSH2 mutations: the German Hereditary Nonpolyposis Colorectal Cancer Consortium. J Clin Oncol 2004; 22 (22): 4486-94.

44. Hampel H, Stephens JA, Pukkala E, Sankila R, Aaltonen LA, Mecklin JP et al. Cancer risk in hereditary nonpolyposis colorectal cancer syndrome: later age of onset. Gastroenterology 2005; 129 (2): 415-21.

45. Boyd J. Estrogen as a carcinogen: the genetics and molecular biology of human endometrial carcinoma. Prog Clin Biol Res 1996; 394: 151-73.

46. Watson P, Vasen HF, Mecklin JP, Jarvinen H, Lynch HT. The risk of endometrial cancer in hereditary nonpolyposis colorectal cancer. Am J Med 1994; 96 (6): 516-20.

47. Lu KH, Dinh M, Kohlmann W et al. Gynecologic malignancy as a "sentinel cancer" for women with HNPCC. Obstet Gynecol 2005; 105: 569-74.

48. Vasen HF, Watson P, Mecklin JP et al. The epidemiology of endometrial cancer in hereditary nonpolyposis colorectal cancer. Anticancer Res 1994; 14: 1675-8.

49. Vasen HF, Stormorken A, Menko FH et al. MSH2 mutation carriers are at higher risk of cancer than MLH1 mutation carriers: a study of hereditary nonpolyposis colorectal cancer families. J Clin Oncol 2001; 19: 4074-80.

50. Boks DE, Trujillo AP, Voogd AC, Morreau H, Kenter GG, Vasen HF. Survival analysis of endometrial carcinoma associated with hereditary nonpolyposis colorectal cancer. Int J Cancer 2002;102: 198-200.

51. Watson P, Butzow R, Lynch HT et al. The clinical features of ovarian cancer in hereditary nonpolyposis colorectal cancer. Gynecol Oncol 2001; 82: 223-8.

52. Estellar M, Levine R, Baylin SB, Ellenson LH, Herman JG. MLH1 promoter hypermethylation is associated with the microsatellite instability phenotype in sporadic endometrial carcinomas. Oncogene 1998; 17: 2413-2417.

53. Schmeler KM, Lynch HT, Chen LM, Munsell MF, Soliman PT, Clark MB et al. Prophylactic surgery to reduce the risk of gynecologic cancers in the Lynch syndrome. N Engl J Med 2006; 354 (3): 261-9.

54. Oliveira Ferreira F, Napoli Ferreira CC, Rossi BM, Toshihiko Nakagawa W, Aguilar S Jr, Monteiro Santos EM et al. Frequency of extra-colonic tumors in hereditary nonpolyposis colorectal cancer (HNPCC) and familial colorectal cancer (FCC) Brazilian families: An analysis by a Brazilian Hereditary Colorectal Cancer Institutional Registry. Fam Cancer 2004; 3 (1): 41-7.

55. Silva FC, Oliveira LP, Santos EM, Nakagawa WT, Aguiar-Junior S, Valentin MD et al. Frequency of extracolonic tumors in Brazilian families with Lynch syndrome: analysis of a hereditary colorectal cancer institutional registry. Fam Cancer 2010; 9 (4): 563-70.

56. Boks DE, Trujillo AP, Voogd AC, Morreau H, Kenter GG, Vasen HF. Survival analysis of endometrial carcinoma associated with hereditary nonpolyposis colorectal cancer. Int J Cancer 2002; 102 (2): 198-200.

57. Sijmons RH, Kiemeney LA, Witjes JA, Vasen HF. Urinary tract cancer and hereditary nonpolyposis colorectal cancer: risks and screening options. J Urol 1998; 160 (2): 466-70.

58. Love RR. Small bowel cancers, B-cell lymphatic leukemia, and six primary cancers with metastases and prolonged survival in the cancer family syndrome of Lynch. Cancer 1985; 55 (3): 499-502

59. Vasen HFA, den-Hartog-Jager FCA, Memnko FH, Nagengast FM. Screening for hereditary non-polyposis colorectal cancer: a study of 22 kindreds in the Netherlands. Am J Med 1989; 86: 278-81.

60. Lynch HT, Smyrk TC, Lynch PM, Lanspa SJ, Boman BM, Ens J et al. Adenocarcinoma of the small bowel in lynch syndrome II. Cancer 1989; 64 (10): 2178-83.

61. Rodriguez-Bigas MA, Vasen HF, Lynch HT, Watson P, Myrhoj T, Jarvinen HJ et al. Characteristics of small bowel carcinoma in hereditary nonpolyposis colorectal carcinoma. International Collaborative Group on HNPCC. Cancer 1998; 83 (2): 240-4.

62. Rodriguez-Bigas MA, Vasen H F, Lynch HT, Watson P, Myrhoj T, Jarvinen HJ, Mecklin JP et al. Characteristics of small bowel carcinoma in hereditary nonpolyposis colorectal carcinoma. International Collaborative Group on HNPCC. Cancer 1998; 83 (2): 240-4.

63. Schulmann K, Brasch FE, Kunstmann E, Engel C, Pagenstecher C, Vogelsang H et al. The German HNPCC Consortium. HNPCC-associated small bowel cancer: clinical and molecular characteristics. Gastroenterology 2005; 128 (3): 590-9.

64. Schulmann K, Brasch FE, Kunstmann E, Engel C, Pagenstecher C, Vogelsang H et al. The German HNPCC Consortium. HNPCC-associated small bowel cancer: clinical and molecular characteristics. Gastroenterology 2005; 128 (3): 590-9.

65. Vasen HF, Sanders EA, Taal BG, Nagengast FM, Griffioen G, Menko FH et al. The risk of brain tumours in hereditary non-polyposis colorectal cancer (HNPCC). Int J Cancer 1996; 65 (4): 422-5.
66. Aarnio M, Salovaara R, Aaltonen LA, Mecklin JP, Jarvinen HJ. Features of gastric cancer in hereditary non-polyposis colorectal cancer syndrome. Int J Cancer 1997; 74 (5): 551-5.
67. Mecklin JP, Jarvinen HJ, Virolainen M. The association between cholangiocarcinoma and hereditary nonpolyposis colorectal carcinoma. Cancer 1992; 69 (5):1112-4.
68. Vernez M, Hutter P, Monnerat C, Halkic N, Gugerli O, Bouzourene H. A case of Muir-Torre syndrome associated with mucinous hepatic cholangiocarcinoma and a novel germline mutation of the MSH2 gene. Fam Cancer 2007; 6 (1): 141-5
69. Contegiacomo A, Palmirotta R, De Marchis L, Pizzi C, Mastranzo P, Delrio P et al. Microsatellite instability and pathological aspects of breast cancer. Int J Cancer 1995; 64 (4): 264-8.
70. Newschaffer CJ, Topham THE, Herzberg T, Weiner S, Weinberg DS. Risk of colorectal cancer after breast cancer. Lancet 2001; 357 (9259): 837-40.
71. Risinger JI, Barrett JC, Watson P, Lynch HT, Boyd J. Molecular genetic evidence of the occurrence of breast cancer as an integral tumor in patients with the hereditary nonpolyposis colorectal carcinoma syndrome. Cancer 1996; 77 (9): 1836-43.
72. Peltomäki P. DNA mismatch repair and cancer. Mutat Res 2001; 488 (1): 77-85.
73. Jiricny J, Nyström-Lahti M. Mismatch repair defects in cancer. Curr Opin Genet Dev 2000; 10 (2): 157-61.
74. Iyer RR, Pluciennik A, Burdett V, Modrich PL. DNA mismatch repair: functions and mechanisms. Chem. Rev 2006; 106:302-323.
75. Modrich P. Mechanisms in Eukariotic mismatch repair. Journal of Biological Chemistry 2006; 281 (41): 30305-9.
76. Peltomaki P. Lynch syndrome genes. Familial Cancer 2005; 4: 227-232.
77. Kolodner RD, Marsischky GT. Eukariotic DNA mismatch repair. Current Opinion in Genetics & Development 1999; 9: 89-95.
78. Laccarino I, Marra G, Palombo F, Jirincny J. hMSH6 play distinct roles in mismatch binding and contribute differently to the ATPase activity of hMUTSα. EMBO J 1998; 17: 2677-86.
79. Huang J, Kuismanen SA, Liu T et al. MSH6 and MSH3 are rarely involved in genetic predisposition to non-polipotic colon cancer. Cancer Research 2001; 61: 1619-23.
80. Ohmiya N, Matsumoto S, Yamamoto H, Baranovskaya S, Malkhosyan SR, Perucho M. Germeline and somatic mutations in hMSH6 and hMSH3 in gastrintestinal cancers of the microsatellite mutator phonotype. Gene 2001; 272 (1-2): 301-13.
81. Loukola A, Vilkki S, Singh J. Germeline and somatic mutation analysis of MLH3 in MSI-Positive colorectal câncer. Am. J. Pathol 2000; 157: 347-52.
82. Thibodeau SN, Bren G, Schaid D. Microsatellite instability in cancer of the proximal colon. Science 1993; 260: 846-819.
83. Grady WM. Molecular basis for subdividing hereditary colon cancer? Gut 2006; 54: 1676-1678.
84. Liu B, Parsons R, Papadopoulos N et al. Analysis of mismatch repair genes in hereditary non-polyposis colorectal cancer patients. Nat Med 1996; 2: 169-74.
85. Peltomaki P. Role of DNA mismatch repair defects in the pathogenesis of human cancer. Journal of clinical Oncology 2003; 21 (6): 1174-9.
86. Wijnen J, Khan PD, Vasen H et al. Hereditary nonpolyposis colorectal câncer families nor complying with the Amsterdam criteria show extremely low frequency of mismatch-repair-gene mutations. Am J Hum Genet 1997; 61: 329-35.
87. Rossi BM, Lopes A, Ferreira FO et al. hMLH1 and hMSH2 gene mutation in Brazilian families with suspected hereditary nonpolyposis colorectal cancer. Annals of Surgical Oncology 2002; 9 (6): 555-61.
88. Wijnen J, de Leeuw W, Vasen H et al. Familial endometrial cancer in female carriers of MSH6 germline mutations. Nat Genet 1999; 23:142-4
89. Miyaki M, Nishio J, Konishi M et al. Drastic genetic instability of tumors and normal tissues in Turcot syndrome. Oncogene 1997; 15 (23): 2877-81.
90. Akiyama M, Sato H, Yamada T et al. Germ-line mutation of the hMSH6/GTBP gene in an atypical hereditary nonpolyposis colorectal cancer kindred. Cancer Research 1997; 57: 3920-3.
91. Plaschke J, Kruppa C, Tischler R et al. Sequence analysis of the mismatch repair gene hMLH6 in the germiline of pacientes with familial and sporadic colorectal cancer. Int J Cancer 2000; 85 (5): 606-13.
92. Kolodner RD, Tytell JD, Schmeits JL et al. Germ-line msh6 mutations in colorectal cancer families. Cancer Research 1999; 59: 5068-74.
93. Nakagawa H, Lockman JC, Frankel WL et al. Mismatch repair gene PMS2: Disease-causing germline mutations are frequent in patients whose tumors stain negative for PMS2 protein, but paralogous genes abscure mutation detection and interpretation. Cancer Research 2004; 64: 4721-7.
94. Jass JR. Hereditary non-polyposis colorectal cancer: The rise and fall of a confusing term. World J Gastroenterol 2006; 12 (31): 4943-50.
95. Nicolaides NC, Papadopoulos N, Liu B et al. Mutations of two PMS homologues in hereditary nonpolyposis colon cancer. Nature 1994; 371 (6492): 75-80.
96. Nakagawa H, Hampel H, La Chapelle A. Identification and characterization of genomic rearrangments of MSH2 and MLH1 in Lynch syndrome (HNPCC) by novel techniques. Hum Mutat 2003; 22: 258.
97. Ainsworth PJ, Koscinski D, Frasier BP, Stuart JA. Family cancer histories predictive of a high risk of hereditary non-polyposis colorectal cancer associate significantly with a genomic rearrangement in HMSH2 or HMLH1. Clin Genet 2004; 66: 183-8.
98. Zhang J, Lindroos A, Ollila S et al. Gene conversion is a frequent mechanism of inactivation of the wild-type allele in cancers from MLH1/MSH2 deletion carries. Cancer Research 2006; 2: 659-64.
99. Pistorius S, Görgens H, Plaschke J et al. Genomic rearrangements in MSH2, MLH1 or MSH6 are rare in HNPCC patients carrying point mutations. Cancer Lett. 2007; 248 (1): 89-95.
100. Baudhuin LM, Ferber MJ, Winters JL et al. Characterization of hMLH1 and hMSH2 gene dosage alterations in Lynch syndrome patients. Gastroenterology 2005; 129 (3): 846-54.

101. Bunyan DJ, Eccles DM, Sillibourne J et al. Dosage analysis of cancer predisposition genes by multiplex ligation-dependent probe amplification. Br. J. Cancer 2004; 91 (6): 1155-9.
102. Grabowski M, Mueller-Koch Y, Grasbon-Frodl E et al. Deletions account for 17% of pathogenic germline alterations in MLH1 and MSH2 in hereditary nonpolyposis colorectal cancer (HNPCC) families. Genet. Test. 2005 9 (2): 138-46.
103. Wang Y, Friedl W, Lamberti C et al. Hereditary nonpolyposis colorectal cancer: frequent occurrence of large genomic deletions in MSH2 and MLH1 genes. Int. J. Cancer 2003; 103 (5): 636-41.
104. Wagner A, Barrows A, Wijnen JT et al. Molecular analysis of hereditary nonpolyposis colorectal cancer in the United States: high mutation detection rate among clinically selected families and characterization of an American founder genomic deletion of the MSH2 gene. Am J Hum Genet 2003; 72 (5): 1088-100.
105. Gille JJ, Hogervorst FB, Pals G et al. Genomic deletions of MSH2 and MLH1 in colorectal cancer families detected by a novel mutation detection approach. Br J Cancer 2002; 87 (8): 892-7.
106. Wijnen J, van der Klift H, Vasen H et al. MSH2 genomic deletions are a frequent cause of HNPCC. Nat Genet 1998; 20 (4): 326-8.
107. Shin K, Shin J, Kim J, Park J. Mutational analysis of promoters of mismatch repair genes hMSH2 and hMLH1 in hereditary nonpolyposis colorectal câncer and early onset colorectal câncer patients: identification of three novel germ-line mutations in promoter of the hMSH2 gene. Cancer Research 2002; 62: 38-42.
108. Gazolli I, Loda M, Syngal S, Klodner RD. A hereditary nonpolyposis colorectal carcinoma case associated with hypermethylation of the MLH1 gene in normal tissue and loss of heterozygosity of the unmethylated allele in the resulting microsatellite instability-high tumor. Cancer Research 2002; 62: 3925-8.
109. Tate, PH, Bird AP. Effects of DNA methylation on DNA-binding proteins and gene expression. Curr Opin Genet Dev 1993; 3:226-31.
110. Rountree MR, Bachman KE, Herman JG, Baylin SB. DNA methylation, chromatin inheritance, and cancer. Oncogene 2001; 20: 3156-65.
111. Miyakura Y, Sugano K, Akasu T et al. Extensive but hemiallelic methylation of the hMLH1 promoter region in early-onset sporadic colon cancers with microsatellite instability. Clin Gastroenterol Hepatol 2004; 2 (2): 147-56.
112. Suter CM, Martin DI, Ward RL. Germ-line epimutation of MLH1 in individuals with multiple cancers. Nat Genet 2004; 36: 497-501.
113. Hitchins MP, Wong JJ, Suthers G et al. Inheritance of a cancer-associated MLH1 germ-line epimutation. N Engl J Med 2007; 356 (7): 697-705.
114. Hitchins M, Williams R, Cheong K et al. MLH1 germline epimutations as a factor in hereditary nonpolyposis colorectal cancer. Gastroenterology 2005; 129:1392-9.
115. Felton KEA, Gilchrist DM, Andrew SE. Constitutive deficiency in DNA mismatch repair. Clin Genet 2007; 71: 483-98.
116. Bandipalliam P. Syndrome of early onset colon cancers, hematologic malignancies & features of neurofibromatosis in HNPCC families with homozygous mismatch repair gene mutations. Familial Cancer 2005; 4: 323-33.
117. Menko FH, Kaspers GL, Meijer GA, Claes K, van Hagen JM, Gille JJP. A homozygous MSH6 mutation in a child with café-au--lait spots, oligodendroglioma and rectal cancer. Familial Cancer 2004; 3: 123-7.
118. Chaturvedi P, Eng WK, Zhu Y et al. Oncogene 1999; 18: 4047-54.
119. Brown AL, Lee CH, Schwarz JK, Mitiku N, Piwnica-Worms H, Chung JH. Proc. Natl Acad Sci USA. 1999; 96: 3745-50.
120. Lee JS, Collins KM, Brown AL, Lee CH, Chung JH. Nature 2000; 404:201-4.
121. Wasielewski M, Vasen H, Wijnen J et al. CHEK2 1100delC is a susceptibility allele for HNPCC-related colorectal cancer. Clin Cancer Res. 2008; 14 (15): 4989-94.
122. Suchy J, Cybulski C, Wokołorczyk D et al. CHEK2 mutations and HNPCC-related colorectal cancer. Int J Cancer 2010; 126 (12): 3005-9.
123. Bachinski LL, Olufemi SE, Zhou X et al. Genetic mapping of a third Li-Fraumeni syndrome predisposition locus to human chromosome 1q23 Cancer Res 2005; 65 (2): 427-31.
124. Mueller-Koch Y, Vogelsang H, Kopp R et al. Hereditary non-polyposis colorectal cancer: clinical and molecular evidence for a new entity of hereditary colorectal cancer. Gut 2005; 54 (12): 1733-40.
125. Hendriks YM, Wagner A, Morreau H et al. Cancer risk in hereditary nonpolyposis colorectal cancer due to MSH6 mutations: impact on counseling and surveillance. Gastroenterology 2004; 127 (1): 17-25.
126. Boland CR, Koi M, Chang DK Carethers JM. The biochemical basis of microsatellite instability and abnormal immuno-histochemistry and clinical behavior in Lynch syndrome: bench to bedside. Fam Cancer 2008; 7: 41-52.
127. Boland CR. Evolution of the nomenclature for the hereditary colorectal cancer syndromes. Fam Cancer 2005; 4: 211-8.
128. Tanyi M, Olasz J, Lukács G et al. Pedigree and genetic analysis of a novel mutation carrier patient suffering from hereditary nonpolyposis colorectal cancer. World J Gastroenterol 2006; 12 (8): 1192-7.

SÍNDROME DE LYNCH (SL)

Tratamento Cirúrgico da Síndrome de Lynch

36.2

Raul Cutait
Guilherme Cutait de Castro Cotti

INTRODUÇÃO

A síndrome de Lynch, principal síndrome hereditária de predisposição ao câncer colorretal, é causada pela mutação germinativa em genes de reparo do DNA do complexo MMR (*mismatch repair*). Estima-se que o risco de um indivíduo com uma mutação identificada em um desses genes desenvolver câncer colorretal seja de 28 a 75% para homens e 24 a 52% para mulheres[1]. A Tabela 36.2.1 traz os principais tipos de câncer associados à síndrome de Lynch e o risco de desenvolvimento de cada um dele.

TABELA 36.2.1 – Risco de desenvolvimento de câncer na síndrome de Lynch em famílias com mutações identificadas em algum dos genes de reparo

Câncer colorretal (homens)	28 a 75%
Câncer colorretal (mulheres)	24 a 52%
Câncer de endométrio	27 a 71%
Câncer de ovário	3 a 13%
Câncer gástrico	2 a 13%
Câncer de urotélio	1 a 12%
Câncer de sistema nervoso central	1 a 4%
Câncer de vesícula biliar/via biliar	2%
Câncer de intestino delgado	4 a 7%

Fonte: adaptada de Vasen HF et al., 2007.1

Praticamente todas as principais recomendações cirúrgicas sobre pacientes acometidos pela síndrome de Lynch são baseadas em escassa evidência científica. Ainda assim, esses pacientes são frequentemente submetidos a cirurgias com caráter curativo, paliativo e profilático[2].

CÓLON E RETO

Na síndrome de Lynch, os pacientes apresentam risco aumentado para o desenvolvimento de tumores colorretais sincrônicos e metacrônicos. O risco de tumor colorretal sincrônico nestes pacientes é estimado entre 6 a 18%, enquanto o risco de tumor colorretal metacrônico pode chegar a 40% (após 10 anos da ressecção da lesão primária) e 72% (após 40 anos da cirurgia do tumor primário)[3-5]. De fato, estudos reportam um risco de câncer de cólon metacrônico variando entre 17% a 45% em pacientes com síndrome de Lynch submetidos à tratamento de câncer de reto[6,7]. Os membros de famílias sabidamente com síndrome de Lynch podem se apresentar nas seguintes condições descritas a seguir.

Pacientes com tumor de cólon

Devido ao risco de desenvolvimento de tumores metacrônicos, a colectomia total com confecção de anastomose ileorretal intraperitoneal é frequentemente mencionada como uma alternativa para esses pacientes. Contudo, não existe evidência científica prospectiva ou mesmo retrospectiva que comprove benefício de sobrevida para pacientes submetidos à essa cirurgia quando comparados com pacientes submetidos à colectomia segmentar e colonoscopias periódicas de controle[2]. Recente estudo retrospectivo demonstrou maior incidência de câncer colorretal metacrônico e maior incidência de reoperações abdominais em pacientes com síndrome de Lynch submetidos à colectomias segmentares do que naqueles tratados por meio de colectomias totais. Contudo, não houve benefícios em termos de sobrevida entre os dois grupos analisados[8]. Da mesma forma, há modelos matemáticos publicados que julgam a colectomia total equivalente à colectomia segmentar com seguimento endoscópico mesmo quando avaliada a questão de qualidade de vida[9].

No presente, a *Society of Surgical Oncology* e a *American Society of Clinical Oncology* recomendam que sejam oferecidas aos pacientes ambas as alternativas: colectomia total com íleorreto anastomose ou colectomia segmentar com colonoscopias anuais de seguimento[10], devendo ser ponderados os receios e a vontade do paciente.

É importante lembrar que, mesmo quando submetidos à colectomia total com íleorretoanastomose, existe a necessidade de seguimento endoscópico do reto remanescente, uma vez que o risco de câncer no reto é de cerca de 12% após 10 a 12 anos de seguimento[11].

Pacientes com tumor de reto

O tumor de reto deve ser tratado de acordo com as melhores práticas (neoadjuvância e cirurgia, ou apenas cirurgia), com preservação esfincteriana quando possível em função da localização e outras características do tumor, lembrando que devido à faixa etária de muitos desses pacientes o mecanismo esfincteriano pode estar comprometido na sua qualidade funcional, o que requer a amputação de reto[2]. Caso prevaleça a proposta de se evitar um futuro tumor metacrônico, a cirurgia indicada é a proctocolectomia com anastomose ileoanal e bolsa ileal em J. De fato, estudos reportam um risco de câncer de cólon metacrônico variando entre 17 a 45% em pacientes com síndrome de Lynch submetidos à tratamento de câncer de reto[6,7]. Contudo, devido à considerável morbidade dessa cirurgia e suas consequências funcionais, com impacto na qualidade de vida, é de se considerar a ressecção segmentar com colonoscopias anuais como uma alternativa mais atraente. Mesmo assim, a Society of Surgical Oncoloy e a American Society of Clinical Oncology sugerem expor as duas alternativas para os pacientes, realçando que não existem vantagens em sobrevida entre uma e outra cirurgia[10].

Pacientes com tumores sincrônicos

Nos pacientes com síndrome de Lynch diagnosticados com tumores sincrônicos, a localização dos tumores acaba por determinar a conduta. Frequentemente, esses pacientes são submetidos a colectomia total com confecção de anastomose ileorretal intraperitoneal. Contudo, eventualmente, no caso de ambos tumores serem muito próximos, o cirurgião pode considerar a realização de colectomia segmentar. Da mesma forma, se um dos tumores estiver localizado no reto, a conduta deve ser individualizada a cada caso. O raciocínio que suporta essas condutas baseia-se na argumentação apresentada nos dois itens anteriores.

Pacientes já submetidos à colectomia segmentar

Essa situação pode ocorrer quando o diagnóstico de síndrome de Lynch não era conhecido no momento da cirurgia ou, então, por ter sido a preferência do paciente quando do tratamento da neoplasia. Embora possa ser indicada a colectomia complementar, a tendência é indicar o seguimento periódico por meio de colonoscopias anuais ou bienais[12]. No caso de se diagnosticar uma segunda neoplasia cólica (metacrônica), recomenda-se a totalização da colectomia com confecção de anastomose ileorretal intraperitoneal. Quando o tumor metacrônico se localiza no reto, aspectos técnicos específicos da colectomia prévia (localização do tumor e quais artérias foram ligadas na origem) bem como a possibilidade de preservação esfincteriana (e qualidade da função evacuatória prevista) acabam definindo a extensão do procedimento a ser realizado.

Pacientes com mutação sem tumor colorretal

O risco de um portador de mutação relacionada à síndrome de Lynch vir a desenvolver câncer colorretal é de até 75%[1]. Assim, cabe a discussão de se indicar a colectomia total profilática. Entretanto, não há subsídios científicos para se concluir que essa conduta seja superior em termos de sobrevida ao acompanhamento periódico com colonoscopias anuais ou bienais. Dessa forma, diferentemente da polipose adenomatosa familiar em que se preconiza a realização de cirurgia antes do aparecimento de câncer colorretal, no HNPCC discute-se a extensão da ressecção no momento do diagnóstico de adenocarcinoma colorretal ou adenoma grande[10]. Ambas as alternativas têm suas vantagens e desvantagens. A colectomia profilática elimina o risco de câncer de cólon, mas não o de reto, além de poder trazer alterações funcionais significativas. O advento da via laparoscópica, que se associa a melhor recuperação pós-operatória, resultados estéticos mais satisfatórios e um menor índice de hérnias incisionais poderia ser considerado um fator favorável à indicação de cirurgia[13]. Já as colonoscopias a intervalos relativamente curtos teoricamente permitem que se faça o diagnóstico de lesões tumorais na fase de pólipos e, por meio de polipectomias, poder-se-ia eliminar o risco de câncer. Essa alternativa depende da adesão do paciente ao exame e, na prática, do acesso a ele ao longo da vida[7,10,14]. Pacientes com mutação identificada em genes do complexo MMR e cólon e reto sem lesões, dificilmente são candidatos à cirurgia profilática. Justificar-se-ia tal conduta nesse cenário apenas se o paciente tiver baixa aderência à colonoscopias periódicas ou se o seguimento colonoscópico fosse impraticável por outras justificativas[7,10].

ÚTERO E OVÁRIOS: CIRURGIA PROFILÁTICA

Mulheres de famílias com síndrome de Lynch têm um risco cumulativo de 27 a 71% de desenvolverem câncer de endométrio até os 70 anos de idade e risco de até 13% de desenvolverem câncer de ovário[1,15,16]. Quando mulheres de famílias portadoras de mutações no gene MSH6 são analisadas, o risco de câncer de endométrio é maior que o de câncer colorretal[15]. A idade média de diagnóstico de câncer de endométrio é de 48 anos (mutação em MLH1), 49 anos (mutação em MSH2) e 54 anos (mutação em MSH6)[15]. Assim, tendo em vista essas informações, deve-se discutir com mulheres portadoras de mutações em genes de reparo a indicação de histerectomia e salpingo-ooforectomia bilateral profiláticas, levando-se em conta a fase da mulher (menopausa ou pós-menopausa). Em estudo retrospectivo, Schmeler et al.[16] mostraram que a cirurgia profilática reduziu dramaticamente o risco de câncer de endométrio e ovário, quando comparando o grupo operado com grupo pareado, em que 33% das mulheres desenvolveram câncer de endométrio e 5,5% câncer de ovário. É interessante notar que não existem estudos prospectivos avaliando a eficácia das diretrizes do rastreamento de câncer de endométrio em pacientes com síndrome de Lynch, o que dificulta sua comparação com os resultados de cirurgia profilática, também escassos[2].

REFERÊNCIAS BIBLIOGRÁFICAS

1. Vasen HF, Möslein G, Alonso A et al. Guidelines for the clinical management of Lynch syndrome (hereditary non-polyposis cancer). J Med Genet 2007; 44 (6): 353-62.
2. Cutait R, Rodriguez-Bigas M. Surgical Management in Lynch Syndrome. In: Rodriguez-Bigas M, Cutait R, Lynch P, Tomlinson I, Vasen H. Hereditary Colorectal Cancer. New York: Springer; 2010. p. 301-11.
3. Fitzgibbons RJ Jr, Lynch HT, Stanislav GV et al. Recognition and treatment of patients with hereditary nonpolyposis colon cancer (Lynch syndromes I and II). Ann Surg 1987; 206 (3): 289-95.
4. Aarnio M, Mecklin JP, Aaltonen LA et al. Life-time risk of different cancers in hereditary non-polyposis colorectal cancer (HNPCC) syndrome. Int J Cancer 1995; 64 (6): 430-3.
5. Box JC, Rodriguez-Bigas MA, Weber TK et al. Clinical implications of multiple colorectal carcinomas in hereditary nonpolyposis colorectal carcinoma. Dis Colon Rectum 1999; 42 (6): 717-21.
6. Lee JS, Petrelli NJ, Rodriguez-Bigas MA et al. Rectal cancer in hereditary nonpolyposis colorectal cancer. Am J Surg 2001; 181 (3): 207-10.
7. Vasen HF, Nagengast FM, Khan PM et al. Interval cancers in hereditary non-polyposis colorectal cancer (Lynch syndrome). Lancet 1995; 345 (8958): 1183-4.
8. Natarajan N, Watson P, Silva-Lopez E et al. Comparison of extended colectomy and limited resection in patients with Lynch syndrome. Dis Colon Rectum 2010; 53 (1): 77-82.
9. Maeda T, Cannom RR, Beart RW Jr et al. Decision model of segmental compared with total abdominal colectomy for colon cancer in hereditary nonpolyposis colorectal cancer. J Clin Oncol 2010; 28 (7): 1175-80.
10. Guillem JG, Wood WC, Moley JF et al. ASCO/SSO review of current role of risk-reducing surgery in common hereditary cancer syndromes. J Clin Oncol 2006; 24 (28): 4642-60.
11. Rodriguez-Bigas MA, Vasen HF, Pekka-Mecklin J et al. Rectal cancer risk in hereditary nonpolyposis colorectal cancer after abdominal colectomy. International Collaborative Group on HNPCC. Ann Surg 1997; 225 (2): 202-7.
12. Vasen HF, Abdirahman M, Brohet R et al. One to 2-year surveillance intervals reduce risk of colorectal cancer in families with Lynch syndrome. Gastroenterology 2010; 138 (7): 2300-6.
13. Pocard M, Pomel C, Lasser P. Laparoscopic prophylactic surgery for HNPCC gene mutation carrier: has the time come? Lancet Oncol 2003; 4 (10): 637-8.
14. de Vos tot Nederveen Cappel WH, Buskens E, van Duijvendijk P et al. Decision analysis in the surgical treatment of colorectal cancer due to a mismatch repair gene defect. Gut 2003; 52 (12): 1752-5.
15. Hendriks YM, Wagner A, Morreau H et al. Cancer risk in hereditary nonpolyposis colorectal cancer due to MSH6 mutations: impact on counseling and surveillance. Gastroenterology 2004; 127 (1): 17-25.
16. Schmeler KM, Lynch HT, Chen LM et al. Prophylactic surgery to reduce the risk of gynecologic cancers in the Lynch syndrome. N Engl J Med 2006; 354 (3): 261-9.

POLIPOSE ADENOMATOSA FAMILIAR (PAF)

37.1 Aspectos Moleculares e Clínicos

Mauro de Souza Leite Pinho
Fábio Guilherme C. M. Campos
Sérgio Eduardo Alonso Araujo

INTRODUÇÃO

Estima-se que o câncer colorretal (CCR) associado a síndromes hereditárias ocorra em cerca de 5% dos casos diagnosticados. Estes podem ser classificados em dois tipos, sendo um deles associado à presença de polipoides, e outro denominado como câncer colorretal hereditário não polipótico, mais conhecido pela sua sigla em inglês HNPCC, no qual a incidência de tumores nos membros de uma mesma família obedecem a critérios definidos previamente por meio de consensos baseados em aspectos genéticos. Embora existam ainda um grande número de pacientes, estimados entre 10 a 20% dos casos, apresentando histórias familiares com uma incidência de câncer colorretal aparentemente maior do que o esperado na população em geral, a ausência de padrões genéticos típicos não nos permite considerá-los como portadores de síndromes hereditárias já identificadas, sendo esses casos descritos de uma forma genérica como agregações familiares, necessitando ainda estudos mais aprofundados para sua melhor compreensão.

No que diz respeito aos casos hereditários associados a polipoides, devem ser classificados em diferentes subgrupos relacionados principalmente ao tipo histológico dos pólipos, os quais podem ser de natureza neoplásica, denominados como adenomatosos, ou não neoplásicos, representados pelos hamartomas ou, mais raramente, pelos pólipos hiperplásicos.

O objetivo do presente capítulo é descrever os aspectos moleculares e clínicos das polipoides hereditárias de natureza neoplásicas, denominadas como Polipoides Adenomatosas Familiares (PAF).

De uma forma geral, podemos definir a polipose adenomatosa familiar como uma doença cuja principal característica é a presença de um grande número de pólipos, denominados como adenomas, cuja análise histológica revela um padrão de proliferação das células da mucosa colônica o qual poderá variar desde um aspecto glandular bem diferenciado até estágios mais avançados de indiferenciação ou mesmo invasão da camada submucosa, configurando-se neste caso a existência de um adenocarcinoma.

Confirmada a existência de adenomas, também denominados pólipos adenomatosos, a PAF pode apresentar-se de formas distintas quando se leva em conta dois aspectos, que são o número de pólipos e a existência de manifestações extracolônicas.

Número de pólipos

Embora o diagnóstico de polipose tenha sido inicialmente condicionado à existência de um número mínimo de 100 pólipos colorretais, a demonstração de que determinados pacientes apresentam um número bastante menor que este levou a uma flexibilização daquele critério inicial, sabendo-se hoje da existência de uma forma de PAF denominada polipose adenomatosa familiar atenuada (Pafa), cujas características serão mais bem detalhadas adiante.

Manifestações extracolônicas

Inicialmente identificada como uma doença caracterizada pela presença de pólipos adenomatosos colorretais, foi posteriormente reconhecido que a PAF pode estar associada a outras lesões benignas ou malignas situadas em locais como estômago, duodeno, intestino delgado, tireoide, adrenais, pâncreas e hipófise[1]. Deve-se destacar ainda a elevada incidência de lesões da retina, originalmente interpretadas como congênitas e denominadas hipertrofia congênita do epitélio pigmentar da retina (CHRPE), detectadas em até 90% dos parentes dos portadores de PAF[2].

Além destas, algumas famílias portadoras de PAF apresentam manifestações extracolônicas menos frequentes e seguem padrões genéticos característicos, sendo estas descritas respectivamente como síndrome de Gardner e síndrome de Turcot, como veremos adiante.

ASPECTOS HISTÓRICOS E EPIDEMIOLÓGICOS DA PAF

Historicamente, outras denominações como polipose múltipla, polipose disseminada, adenomatose hereditária, polipose colônica familiar e outras foram utilizadas para descrever esta afecção, mas atualmente prefere-se o termo polipose adenomatosa familiar para destacar a origem dos pólipos e o caráter hereditário da doença.

A descrição pioneira da síndrome foi feita por Menzelio[3] em 1821, cabendo a Cripps[4] chamar a atenção para a natureza familiar da doença em 1882. Em seguida, Smith[5] reconheceu seu potencial maligno em 1887, mas somente algumas décadas depois Lockhart-Mummery[6] descreveu a enorme predisposição para o desenvolvimento de carcinoma colorretal, observação também confirmada por outros importantes pesquisadores como Dukes[7] e Bussey[8].

A PAF é afecção rara, responsável por cerca de 1% dos casos de CCR na população[9,10]. Como é doença autossômica dominante, os filhos de um indivíduo com PAF têm 50% de chance de herdar a mesma mutação. É reconhecida como a doença pré-cancerosa melhor definida em toda a literatura médica, destacando-se a penetrância virtual de 100%, que expressa a chance dos indivíduos não tratados por colectomia profilática de desenvolver CCR[11]. Segundo registros nacionais da doença, ocorre um caso para cada 6 a 20 mil novos nascimentos, atingindo igualmente ambos os sexos[12,13].

Cerca de 20% dos pacientes não apresentam antecedentes familiares, sendo a afecção decorrente de mutações genéticas[14-16]. Os descendentes desses portadores sem história familiar têm o mesmo risco de desenvolver a doença que os filhos de indivíduos com antecedentes, sendo a chance de transformação maligna semelhante nos dois grupos. Em série da Cleveland Clinic[16], 22% dos pacientes apresentavam mutações espontâneas, caracterizando-se por manifestar doença mais grave, com maiores índices de câncer colônico (38 *versus* 17%), tumores desmoides (26 *versus* 9%), pólipos duodenais (86 *versus* 33%) e tumores extracolônicos (22 *versus* 9%) em comparação com pacientes que herdaram a doença.

ASPECTOS MOLECULARES

O estudo dos aspectos genéticos da PAF representa um marco da aplicação das ferramentas da biologia molecular à oncologia. Ao apresentar em um mesmo segmento intestinal todo o espectro do distúrbio proliferativo da mucosa desde o seu estado normal até a formação de pólipos de diferentes tamanhos e graus de diferenciação, esta doença possibilitou a análise da sequência de alterações moleculares observadas ao longo deste processo. Como consequência desses estudos, tornou-se evidente que as neoplasias ocorrem em consequencia do acúmulo de alterações da expressão de genes cujos produtos proteicos estejam relacionados ao controle da divisão celular.

No caso do câncer colorretal, a primeira alteração capaz de levar uma célula a um estado de proliferação descontrolada é a perda da função de uma proteína denominada APC, cujo nome deriva exatamente do fato de ter sido identificada em pacientes portadores de PAF (*Adenomatous Polyposis coli*).

A identificação da proteína APC representou um achado de grande relevância para a compreensão da biologia molecular do câncer colorretal, sendo considerada como um "gatilho" para o surgimento de distúrbios proliferativos na mucosa colônica, sejam estes nos pólipos adenomatosos ou carcinomas invasivos. Embora tenha sido inicialmente detectada em pacientes portadores de PAF, estudos posteriores confirmaram que a perda de função desta proteína APC ocorre em cerca de 80% dos adenomas em fase inicial, mesmo em pacientes não portadores desta doença. Embora as diversas funções da proteína APC estejam ainda em fase de melhor definição, existem fortes evidências de que estas são relacionadas a dois aspectos principais: adesão e proliferação celular. Nessa última, a proteína APC exerce, em condições normais, uma importante função supressora através da inibição da ação de outra proteína, esta com funções de estímulo à divisão celular, denominada beta-catenina.

O gene codificante da proteína APC foi mapeado no cromossomo 5q21[9,10,17]. Este gene tem 8.538 pares, 15 éxons de codificação e um produto protéico de 2.843 aminoácidos. Regula a degradação de betacatenina, agindo como um gene supressor de tumor. Normalmente, cada pessoa possui duas cópias (alelos) do gene APC em todas as células, enquanto indivíduos com PAF têm apenas uma cópia. Assim, a inativação ou perda do alelo "normal" (também denominado como "selvagem") resulta na inexistência desta proteína na célula, levando as células epiteliais do cólon a apresentar um ganho proliferativo e dando início ao processo neoplásico. Em sua progressão, o tecido neoplásico irá então predispor ao surgimento de outras mutações que irão não apenas agravar o crescimento tecidual, mas também possibilitar a invasão de tecidos vizinhos e metastatização.

Desde a identificação do gene APC, mais de 400 mutações foram identificadas, demonstrando a existência de uma relação entre o local da mutação e o fenótipo apresentado, ou seja, características da forma de apresentação e evolução da doença. Entretanto, não parece ser este o único fator determinante das características clínicas de cada paciente, uma vez que indivíduos com mutações idênticas podem apresentar evoluções clínicas distintas.

Como exemplos desta correlação genótipo-fenótipo, sabemos hoje que mutações localizadas no final 5' do codon 168 ou no final 3' do códon 1.580 determinam o aparecimento de fenótipo atenuado caracterizado por menor número de adenomas, progressão mais lenta e aparecimento tardio da doença (acima de 50 anos). Já mutações no códon 1.309 se relacionam a formas mais agressivas, com início precoce (20 anos) e maior número de pólipos. Enquanto mutações nos códons 1061 e 1369 predispõem à polipose típica, as localizadas no códon 1465 estão associadas a expressões fenotípicas variáveis no cólon e outros órgãos[18,19].

Os diferentes tipos de mutações do gene APC estão ainda relacionados à expressão de algumas manifestações extraintestinais, podendo também influir na gravidade e apresentação da doença colônica.

Nesse sentido, as Síndromes de Gardner e Turcot, assim como a forma atenuada da polipose adenomatosa familiar, são variações fenotípicas da PAF que merecem consideração especial. Embora não tenham sido ainda definidas mutações diretamente relacionadas a cada uma dessas formas de apresentação da doença, parecem existir claras evidências de que estas devam ser consideradas como variantes da PAF, mantendo-se a alteração do gene *APC* como sua marca genotípica comum.

Testes genéticos

No que diz respeito à utilização na prática diária destes conhecimentos moleculares, devemos considerar que sendo o diagnóstico da PAF em bases clínicas bastante simples na maior parte dos casos devido ao aparecimento precoce de um grande número de pólipos em idade bastante precoce, excetuando-se aqui os casos de polipose atenuada, resta-nos o recurso de buscar caracterizar melhor suas possibilidades de evolução e prognóstico através da identificação da mutação existente no gene APC.

Para isto, o exame utilizado hoje com maior frequência é a identificação da mutação existente através do sequenciamento de todo o gene APC em indivíduo sabidamente portador da doença. Uma vez identificada a mutação, torna-se mais simples o rastreamento desta em outros membros da família, sendo necessária apenas a análise do segmento gênico potencialmente comprometido.

No entanto, conforme mencionado acima, embora exista uma provável correlação prognóstica e clínica entre a mutação gênica e o fenótipo do paciente, as evidências existentes na literatura a respeito da variabilidade intrafamiliar não nos permite basear nosso tratamento de forma absoluta no achado genético.

ASPECTOS MORFOLÓGICOS, CLÍNICOS E DIAGNÓSTICOS

Os múltiplos pólipos adenomatosos da PAF são indistintos daqueles encontrados em pacientes sem polipose, diferindo apenas no número e na época de aparecimento. Sua apresentação macroscópica varia de pequenas áreas de hiperplasia da mucosa até estruturas com vários centímetros, mas geralmente não ultrapassam 1 cm (Figura 37.1.1). Pólipos vilosos têm maior chance de degeneração, sendo o aparecimento de carcinomas (muitas vezes múltiplos) indicado por maior tamanho, consistência, coloração mais escura e ulceração do pólipo.

Os pólipos colorretais predominam no cólon esquerdo e reto. A gravidade da polipose colônica é atestada pelo número de pólipos observados à colonoscopia e na peça cirúrgica, em que expressões como "numerosos", "incontáveis", "milhares" ou "mucosa acarpetada" são indicativos de *doença*

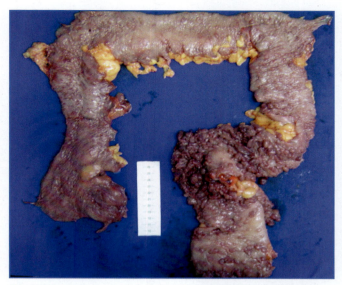

Figura 37.1.1 – Aspecto da mucosa colônica na polipose adenomatosa familiar.

colônica grave. Por outro lado, expressões como "poucos", "esparsos" e "raros" são termos que refletem *doença colônica branda*. Deve-se ainda destacar que com o conhecimento hoje da existência da forma atenuada da PAF encontraremos ocasionalmente pacientes com algumas poucas dezenas de pólipos adenomatosos os quais nos levarão dúvidas no diagnóstico diferencial com a simples coexistência de pólipos múltiplos esporádicos ou mesmo a possibilidade de tratar-se de uma mutação do gene MYH, caracterizando a doença como Polipose Associada ao MYH (PAM).

Do ponto de vista clínico, a PAF geralmente se manifesta na puberdade, com o aparecimento de pólipos em diferentes estágios de evolução e graus de degeneração celular[10]. Aproximadamente 15% dos pacientes desenvolvem pólipos após os 10 anos de idade, e 90% deles aparecem até os 30 anos. Menos comumente surgem após os 40 anos de idade, situação em que se acredita que haja uma baixa penetrância do defeito genético básico[8].

Nos primeiros anos da doença, os sintomas são vagos ou mesmo ausentes. Sangramento nas fezes geralmente é a manifestação inicial, tornando-se mais frequente e intenso com a evolução da doença. O aparecimento de diarreia, sangue e muco nas fezes representa um alerta para o aparecimento de CCR, presente em mais de 60% dos pacientes sintomáticos[12]. O intervalo entre o começo dos sintomas e o diagnóstico de câncer diminui significativamente com o avanço da idade dos pacientes, sugerindo uma fase pré-maligna mais curta em pacientes com mais idade. A natureza adenomatosa e a grande quantidade de pólipos tornam a possibilidade de degeneração maligna uma preocupação constante em pacientes não tratados, situação em que o desenvolvimento de CCR é uma regra, surgindo em média 10 a 15 anos após o desenvolvimento dos pólipos (ao redor dos 35 anos) e levando a óbito no início da quarta década de vida[8,14].

A grande frequência de adenomas retais na PAF permite que a avaliação diagnóstica destes pacientes (e de suspeitos) possa ser realizada através da retossigmoidoscopia, a partir da adolescência. Este exame permite avaliar a intensidade do comprometimento retal, realizar a biópsia de pólipos para estudo histológico e eventualmente diagnosticar tumores neste segmento[8,20].

Os achados à retoscopia têm sido valorizados na estimativa da gravidade da doença e, por conseguinte, auxilia na escolha da melhor opção operatória em cada caso. Assim, estima-se que pacientes com mais de 20 pólipos retais ao exame proctológico tenham doença mais grave, enquanto a presença de menos de 5 pólipos sugere doença mais branda[21,22]. Para firmar o diagnóstico da afecção e avaliar a extensão ou associação com câncer, realiza-se a colonoscopia, onde o achado de mais de 1.000 adenomas também é indicativo de gravidade da doença[23].

A detecção precoce geralmente só é possível em parentes de indivíduos portadores desta afecção. Após a identificação do paciente chamado "índice", a realização de teste genético facilita o rastreamento dos familiares eventualmente acometidos e a instituição de colectomia profilática[24]. A realização de testes genéticos para análise da mutação deve ter o consentimento prévio dos pacientes. Conforme mencionado acima, realiza-se o rastreamento da mutação préviamente detectada do gene APC.

MANIFESTAÇÕES EXTRACOLÔNICAS

A incidência de manifestações extracolonicas (MEC) ao longo da evolução da PAF é alta, podendo ser detectadas em quase 40% dos pacientes tratados[25]. Observa-se que algumas dessas manifestações (especialmente as neoplásicas) podem trazer graves consequências e gerar importantes complicações, afetando o tempo e a qualidade de vida. Assim, é necessário conhecer e investigar essas manifestações não só no momento do diagnóstico da PAF, como também no seguimento dos pacientes.

A PAF pode ser considerada uma doença sistêmica que afeta tecidos das três camadas germinativas: ectoderme (cistos de pele, lesões da retina, tumores endócrinos e do sistema nervoso), endoderme (tumores hepáticos, adenomas e adenocarcinomas do estômago, intestino delgado e árvore biliar) e mesoderme (anormalidades dentárias, desmoides, osteomas), conforme demonstrado no Tabela 37.1.1[26].

Adenomas e câncer no estômago, duodeno e intestino delgado

Pólipos gastroduodenais são frequentemente observados na PAF, e mais raramente no intestino delgado. As lesões gástricas mais encontradas são pólipos de glândulas fúndicas, hiperplásicos, adenomas e carcinoma. Estão presentes em até 50% dos indivíduos com PAF. Adenomas gástricos ocorrem em cerca de 10%, geralmente restritos ao antro e exibindo baixo risco de malignização[27].

TABELA 37.1.1 – Incidência das manifestações extracolônicas da polipose adenomatosa familiar reportadas na literatura[1]

Manifestações	Incidência (%)
Cistos epidermoides	50
Osteomas	14 a 93
Tumor desmoide	04 a 29
Tumor de intestino delgado	Raro
CHRPE	58 a 92
Tumor hepatobiliar	< 1
Tumor do SNC	Raro
Tumor de tireoide	risco em mulheres 20 a 160 x
Polipose de glândulas fúndicas	23 a 56
Pólipos hiperplásicos	8 a 44
Adenoma gástrico	2 a 13
Carcinoma gástrico	< 1
Adenoma duodenal	24 a 100
Carcinoma duodenal	50 a 300 x

A literatura relata uma incidência de carcinoma gástrico na PAF variando de 4,5 a 13,6%, sendo este achado predominantemente descrito na literatura japonesa e coreana[28]. Acredita-se que os carcinomas se originem dos adenomas, embora possam se desenvolver de pólipos de glândulas fúndicas. Na série do HC-FMUSP foram diagnosticados adenomas gástricos em 5 pacientes (8,5%) e duodenais em 2 (3,4%).

A presença e o número de adenomas no intestino delgado depende da localização. No duodeno, eles ocorrem em até 90% dos indivíduos com PAF, sendo mais frequentes na segunda e terceira porções[29]. São diagnosticados cerca de 10 a 20 anos após os pólipos colorretais, e existe progressão para carcinoma em cerca de 5% (4 a 12%) dos casos[30]. Muitos estudos tentaram identificar uma relação genótipo-fenótipo entre mutações específicas do APC e severidade da adenomatose duodenal, mas os resultados foram inconsistentes.

Adenomas da região periampular (incluindo papila duodenal e ampola de Vater) são encontrados em pelo menos

50% dos indivíduos, podendo causar obstrução do ducto pancreático e pancreatite. São geralmente pequenos e sua identificação é feita com endoscopia de visão lateral. Acredita-se que o risco de malignização nesta região seja maior do que em outras áreas do duodeno, pois as secreções pancreático-biliares influem no desenvolvimento de adenomas e câncer[28].

Em 1989, Spigelman et al. criaram um sistema de estadiamento endoscópico e histológico para avaliação da gravidade da adenomatose duodenal pelo número, tamanho e histopatologia[31]. Este sistema tornou-se o mais utilizado para diferenciar os grupos de risco para câncer duodenal e indicar a frequência de exames endoscópicos e de medidas preventivas.

Em estudo multicêntrico recente[32], a prevalência de adenomatose duodenal foi de 65%. Na primeira endoscopia realizada em 368 pacientes (média de 38 anos) examinados durante 2 anos, índice similar aos 58 a 74% registrados em grandes séries da literatura onde a idade de diagnóstico da PAF foi comparável. É interessante notar que 12% dos adenomas foram diagnosticados apenas histologicamente, reforçando a importância das biópsias múltiplas randomizadas em pacientes sem pólipos visíveis. Nesta série, a incidência cumulativa de adenomatose aos 70 anos e de Spigelman estádio IV foram de 90 e 52%, respectivamente.

O curso da adenomatose duodenal na PAF foi bem estudado nos últimos anos, reconhecendo-se hoje que sua incidência e gravidade aumentam com a idade. Iwama et al.[28] chegaram a propor ressecção local da papila de Vater em pacientes acima de 35 anos com adenoma. O carcinoma duodenal representa a forma mais comum de câncer extracolônico, estimando-se que 3 a 8% dos pacientes eventualmente desenvolvam câncer periampular ou duodenal, risco que é maior em pacientes com antecedentes familiares desta neoplasia[33].

A importância das neoplasias duodenais tem sido realçada pelo impacto da colectomia profilática na redução da mortalidade por câncer colorretal nos pacientes com PAF. Em pacientes submetidos a colectomia total, o carcinoma periampular foi responsável por 22% das mortes por câncer em média 23 anos após o tratamento[34].

O tratamento inclui remoção completa e/ou destruição dos adenomas. Adenomas de baixo risco (pequenos, tubulares, com displasia de baixo grau) devem ser biopsiados e observados. Adenomas de alto risco (maiores que 1 cm, vilosos, displasia de alto grau) devem ser tratados.

A polipectomia endoscópica ou por duodenotomia não é efetiva em longo prazo, pois embora possa ser empregada nas formas iniciais da adenomatose, índices de recidiva próximos a 100% são relatados, não havendo portanto alteração do curso da doença[35].

O tratamento radical inclui a duodenectomia com ou sem pancreatectomia, que atualmente é utilizada apenas em pacientes com carcinoma.

Há controvérsias com relação ao papel de operações profiláticas em pacientes com adenomatose grave (Spigelman IV) no duodeno ou papila, pela realização duodenectomia com preservação do pâncreas ou do piloro, que resulta em morbidade aceitável e boa qualidade de vida[36].

Em série do HCFMUSP com 88 pacientes portadores de PAF, encontramos três pacientes com carcinoma duodenal, dois deles tratados por duodeno-pancreatectomia[26].

Embora ainda não tenham sido definidos programas de vigilância endoscópica e tratamento efetivo para essas lesões, existem evidências suficientes para recomendar vigilância endoscópica regular 1 a 2 anos após a colectomia, principalmente em pacientes Spigelman estádio IV, que constituem grupo de alto risco para o desenvolvimento de carcinoma. As endoscopias devem ser realizadas em intervalos de 3 a 5 anos nos estádios 0 a II de Spigelman, encurtando-se o intervalo para 1 a 2 anos no estádio III. No estádio IV deve-se fazer também ultrassonografia endoscópica[37].

Adenomas do intestino delgado foram descritos no íleo terminal, na mucosa ileal pós ileostomia, ileorreto anastomose, bolsa ileal e bolsa de Koch. A transformação maligna desses pólipos é rara[30].

Hipertrofia congênita do epitélio pigmentar da retina (CHRPE)

Dentre as MEC mais comumente diagnosticadas estão as lesões da retina, denominadas como hipertrofia congênita do epitélio pigmentar da retina (CHRPE) e detectadas em até 90% dos parentes dos portadores de PAF[2]. A CHRPE é uma lesão pigmentar plana da retina não associada a distúrbios visuais. O diagnóstico é feito no exame de fundo de olho (Figura 37.1.2).

Quatro ou mais lesões CHRPE distribuídas em ambos os olhos é um marcador fenotípico quase patognomônico da polipose, e, quando diagnosticado em uma determinada família, também seria encontrado em todos os pacientes do mesmo grupo familiar.

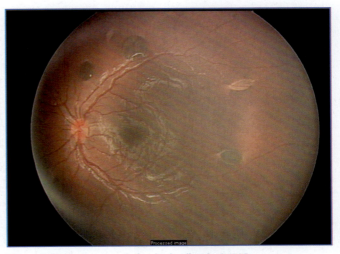

Figura 37.1.2 – Imagem de fundo de olho de CHRPE

A CHRPE tem sido associada a um determinado domínio (códons 463 a 1387) e é o único fenótipo sem variação intrafamiliar. Assim, a caracterização de CHRPE pode adicionar informação sobre a localização da mutação genética, valendo destacar que exame oftálmico negativo não deve eliminar o indivíduo de rastreamento futuro.

Tumores de partes moles e anormalidades dentárias

Os tumores de partes moles (cistos epidermoides, lipomas e fibromas) podem ocorrer em qualquer lugar da superfície cutânea, predominando nos membros, face e couro cabeludo. Em casuística do Hospital das Clínicas de São Paulo foram diagnosticados cistos em 12% dos pacientes[26]. Leppard e Bussey[38] encontraram cistos em 53% de 70 PAF.

Embora tenham apenas interesse cosmético, é importante destacar que estas lesões são raras na infância em indivíduos sem polipose. Quando aparecem antes da puberdade, constituem verdadeiros marcadores da síndrome. Além disso, os osteomas podem preceder o aparecimento de pólipos intestinais.

Anormalidades dentárias se caracterizam por ausência congênia de um ou mais dentes, dentes supranumerários, cistos e odontomas. Foram reportadas em 17% dos indivíduos com PAF, em comparação a 1 a 2% de ocorrência na população geral[39].

Osteomas

Os osteomas foram primeiramente descritos por Gardner e Richards[32] em 1953. São mais comuns na face (particularmente no ângulo da mandíbula) e menos frequentes em ossos frontais e occipitais, podendo acometer qualquer osso. São tumores benignos, mas podem causar sintomas devido a crescimento local. Ocasionalmente aparecem antes do diagnóstico da polipose, podendo sugerir a herança do gene em descendentes de indivíduos afetados. A incidência relatada (14 a 93%) é bastante variável, refletindo diferenças na assiduidade com que se procura tais lesões[37]. Em nosso meio, diagnosticaram-se osteomas em 25% dos pacientes em que se investigou esta manifestação[26].

Tumores desmoides

Apesar de histologicamente benignos (lesões fibromatosas), os tumores desmoides (TD) podem exibir comportamento biológico agressivo, com invasão local, mas que não metastatizam. Estes tumores geralmente são encapsulados, de crescimento lento, podendo surgir no mesentério, parede abdominal, incisões, retroperitônio, virilha e nádegas; eventualmente regridem espontaneamente e podem ser multifocais[40,41].

A incidência desses tumores varia de 3,5 a 29% (com média entre 10 e 18%)[41]. Entretanto, o número de diagnósticos em pacientes assintomáticos sugere que esta incidência é provavelmente maior. A ocorrência desses tumores está associada a diferentes fatores de risco. Cerca de 80% dos casos ocorrem em pacientes submetidos a operações abdominais prévias. No HC-FMUSP foram diagnosticados TD em sete pacientes (12%), seis dos quais submetidos a tratamento cirúrgico em períodos que variaram de 20 a 60 meses[26]. Desses pacientes, 5 eram mulheres com idades que variaram de 21 a 60 anos (média: 35,8 anos).

Sexo feminino, história familiar de desmoides, presença de osteomas e mutações entre os códons 1.445 e 1.578 são considerados fatores preditivos independentes[41]. História familiar de desmoide é descrita em mais de 50% dos portadores[42].

Parece também haver correlação entre estes tumores gravidez e uso de contraceptivos e pré-menopausa, o que indica subgrupos de pacientes com maior risco para desenvolver esses tumores. A idade mais comum de apresentação dos TD é entre 20 e 40 anos, porém há relatos de TD em crianças e idosos com até 81 anos[43,44]. O risco de aparecimento destes tumores aumenta após procedimentos cirúrgicos, com média de tempo entre cirurgia e TD de 2 anos[45]. Os TD pequenos são geralmente assintomáticos. Na medida em que crescem, podem determinar sintomas relacionados a complicações como compressão ureteral, obstrução intestinal, infiltração de outros órgãos, fístulas e oclusão vascular[46]. O risco de morte associado com os TD foi estimado em aproximadamente 21% no registro italiano de poliposes[42].

Recentemente, sugeriu-se uma classificação para os TD baseada no tamanho, apresentação clínica e forma de crescimento, visando facilitar a estratificação com base na severidade da doença[41]. No estádio I, agrupam-se os TD assintomáticos, sem apresentar crescimento aparente. No estádio II estão os sintomáticos, com menos de 10 cm de diâmetro, sem crescimento aparente. Já no estádio III, encontram-se os TD sintomáticos, entre 11 e 20 cm (ou assintomáticos, com crescimento lento). Por fim, os do estádio IV são aqueles sintomáticos, com mais de 20 cm e com crescimento rápido ou complicações associadas.

É necessário destacar que os TD representam uma importante causa de morte em pacientes com PAF[29] e que a chance de desenvolver TD é 1000 vezes maior em pacientes portadores de PAF em comparação com a população geral[42].

Nos pacientes portadores de PAF, a maioria dos tumores desmoides são abdominais (mais frequentemente intra abdominais, mas também na parede abdominal). Destacam-se a localização no mesentério, intestino delgado e áreas cicatriciais da parede abdominal (Figura 37.1.3). Menos de 10% dos TD se localizam fora do abdômen[43,48,49].

Aproximadamente 5 a 10% têm resolução espontânea, 30% têm ciclos de progressão e resolução e 50% permanecem estáveis após o diagnóstico[48,50]. No entanto 10% têm crescimento acelerado, formando massas de grande volume que infiltram estruturas adjacentes[50].

O tratamento é indicado quando os TD causam sintomas, têm risco de invasão de estruturas adjacentes ou por razões

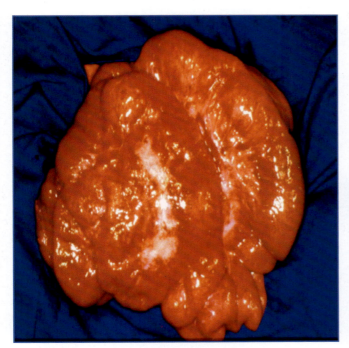

Figura 37.1.3 – Tumor desmoide abdominal.

ção, a realização da proctectomia poderá ser dificultada ou impedida pela presença do tumor desmoide.

Tumores em outros órgãos

Além dos tumores desmoides, gástricos e duodenais já referidos, diversas neoplasias têm sido detectadas em outros órgãos. Na Tabela 37.1.2 são apresentadas as características dos tumores extracolônicos diagnosticados em associação à PAF.

TABELA 37.1.2 – Incidência e tipos histológicos dos tumores extracolônicos[55]

Local	Tipo de câncer	Risco de câncer
Duodeno ou periampular	Adenocarcinoma	4 a 12%
Intestino delgado distal ao duodeno		Raro
Estômago	Adenocarcinoma	0,5%
Pâncreas		~ 2%
Tireoide	Carcinoma Papilar	~ 2%
Sistema nervoso central	Meduloblastoma (Mais frequente)	< 1%
Fígado	Hepatoblastoma	1,6%
Vias biliares	Adenocarcinoma	Baixo (mas aumentado)
Glândula adrenal		

cosméticas. Não existe estudo controlado a respeito do tratamento dos TD. Além disso, muitos estudos sobre o assunto incluem pacientes com e sem polipose, ou seja, colocam no mesmo estudo pacientes com doenças com comportamento biológico diferentes[51].

Sendo assim, não está bem estabelecida a melhor forma de tratamento para os TD. Para os tumores intra abdominais pode-se optar como primeira linha de tratamento o uso de anti-inflamatórios não esteroides (sulindac) e/ou modulador seletivo do receptor de estrogênio (tamoxifen)[43,44,49]. Quimioterapia têm sido usada para TD não responsivos a terapia menos agressiva[43,44].

O tratamento cirúrgico geralmente não é empregado como primeira linha para tumores intra abdominais dadas as elevadas taxas de recorrência e morbidade, das quais destacamos sangramento, intestino curto e morte pós operatória (8 de 22 pacientes na série do Hospital St Marks)[48]. No entanto, na falha do tratamento clínico para tumores grandes do mesentério, a cirurgia é opção válida, assim como para o tratamento de primeira linha para tumores da parade abdominal e fora do abdome[48,52].

Uma importante discussão diz respeito à escolha do procedimento cirúrgico para tratamento da PAF tendo em vista a possibilidade de desenvolvimento de tumor desmoide. Este risco tem sido estimado em 12 e 17% após ileorreto anastomose e bolsa ileal, respectivamente[53]. Quando se encontra um TD durante a laparotomia, a realização de bolsa ileal deve ser considerada, uma vez que até um terço dos pacientes podem necessitar outra operação após ileorreto anastomose devido ao desenvolvimento de pólipos e câncer retal[54]. Nessa situação, a realização da proctectomia poderá ser dificultada ou impedida pela presença do tumor desmoide.

Já foram descritos tumores do sistema nervoso central, hepatobiliares, pancreáticos, de bexiga, rins, testículos, olhos, tireoide e pulmões. Em revisão de 1.050 portadores de PAF, Iwama et al.[28] encontraram 71 TD, 23 carcinomas duodenais, 27 gástricos e 11 de tireoide.

Tumores de tireoide

Estima-se que o risco de carcinoma da tireoide associado à PAF seja 100 a 160 vezes superior ao da população geral em mulheres europeias, contra 25 vezes no Japão[28]. No HC-FMUSP[26] encontramos câncer de tireoide em duas pacientes do sexo feminino (3,4%). Essas pacientes tinham 20 e 24 anos, respectivamente, enquanto a idade média dos três pacientes com câncer gástrico foi maior (56 anos).

A primeira descrição de câncer de tireoide e PAF foi feita em 1949 por Crail et al.[56]. Quase 40 anos mais tarde, Plail et al. revisaram 998 pacientes com PAF e encontraram maior número de tumores de tireoide do que na população normal[57]. Os maiores registros de PAF reportam risco de neoplasia de tireoide de 1 a 2%, com predomínio na mulheres (17:1)[28,57].

A idade média de diagnóstico é de 27 anos, nunca tendo sido encontrada esta associação antes dos 15 anos de idade.

Existe uma forte associação entre o câncer de tireoide e hiperplasia congênita do epitélio pigmentar da retina, provavelmente devido à coincidência de regiões genômicas mutadas em ambas as manifestações extra colônicas.

Em 15 pacientes com carcinoma papilar da tireoide associada à PAF, Cetta et al.[58] observaram que a mutação estava localizada entre os códons 778 e 1309 (exon 15) em 13 pacientes, documentando manchas oculares em 12 pacientes. Dessa maneira, as mutações agruparam-se na área genômica associada à CHRPE (códons 463-1387). Esses autores sugeriram que a incidência de câncer tireoideano foi subestimada no passado e que o rastreamento intensivo poderia detectar maior número desses tumores. Recomendam ainda pesquisa sistemática em pacientes com manchas oculares e mutações genéticas no exon 15, destacando que esses tumores parecem ter excelente prognóstico.

O tumor de tireoide mais associado a PAF é o carcinoma papilar, o qual quase invariavelmente se apresenta como nódulo. Outros tipos de tumor podem ser encontrados mas são de ocorrência rara. A biópsia por agulha fina geralmente estabelece o diagnóstico, porém em algumas situações é necessária a tireoidectomia para definição diagnóstica.

Hepatoblastomas

O hepatoblastoma é uma neoplasia de origem embrionária, composta de tecido epitelial maligno de diferenciações variadas, muitas vezes com componentes fetais. O tumor ocorre em crianças de 6 meses a 3 anos de idade, podendo ser encontrado em adolescentes.

A associação entre hepatoblastoma e PAF foi descrita por Kingston em 1983[59]. Atualmente existem mais de 50 casos relatados[60].

Os hepatoblastomas são 750 a 7.500 vezes mais frequentes em indivíduos com FAP em comparação com a população geral[61,62]. No entanto, outras anomalias genéticas podem cursar com hepatoblastomas, como a Síndrome de Beckwith-Wiedemann, trissomia do 18, síndrome alcoólica fetal, e nascimento prematuro extremo[63].

Apesar dos dados apresentados da associação entre hepatoblastoma e FAP, o risco absoluto de uma criança com PAF apresentar este tumo hepático é menor que 2%[61].

É interessante notar que a idade de diagnóstico e a incidência maior em meninos não difere entre os portadores com ou sem PAF[64]. A análise de mutações revela que quase 95% delas estão localizadas no meio do braço 5 do gene APC, entre os códons 141 e 1751[64,65].

O hepatoblastoma geralmente se apresenta com massa abdominal palpável, acompanhada ou não de dor, perda de peso, vômitos, constipação, anemia e trombocitose. Esses sinais geralmente se estabelecem nos estágios mais avançados da doença, sendo a fase precoce geralmente assintomática. O diagnóstico é confirmado pela elevação de alfa feto proteína (90% dos casos), por exames de imagem e biópsia[66].

A sobrevida é altamente relacionada com a ressecção completa do tumor[55]. A terapia neoadjuvante com cisplatina e doxirubicina pode ser útil em tumores irressecáveis, tornando-os ressecáveis. Apesar da associação de quimioterapia e cirurgia ser bastante eficiente, estima-se que 25% dos pacientes morrem da doença[65,67].

Tumores pancreáticos

A associação de tumor de pâncreas e PAF é extremamente rara. No registro do Hospital Johns Hopkins apenas 4 de 1391 pacientes com FAP desenvolveram adenocarcinoma de pâncreas no curso da doença[61]. Outras doenças malignas do pâncreas têm sido relatadas em associação a FAP, com raridade ainda maior. Dentre elas destacamos dois casos de neoplasia intraductal papilo-mucinosa, um carcinoma de papila, um cistadenocarcinoma um carcinoma de células acinares, e dois tumores de ilhota[68,71].

Os carcinomas pancreáticos são geralmente silenciosos durante muitos anos. Em estágios mais avançados os sintomas clássicos são: dor, perda de peso, icterícia e esteatorreia. Pancreatite e diabetes também podem ocorrer.

Tumores de adrenal

A ocorrência de adenomas de adrenal como manifestação extra colônica da PAF é relativamente frequente. O primeiro caso descrito data do século passado[62]. Atualmente, temos 50 casos descritos na literatura, muitos dos quais são achados de autópsia em pacientes com média de idade de 40 a 50 anos[72].

Os avanços nos métodos de imagem trouxeram novas perspectivas no diagnóstico de massas adrenais em pacientes com e sem PAF. Em estudo retrospectivo, Marchesa et al. encontraram 7% de prevalência dos chamados "incidentalomas" nos pacientes portadores de PAF, em comparação com 3% na população geral[73]. Smith et al. também mostraram, em estudo prospectivo, prevalência elevada de adenoma de adrenal em doentes com PAF (13%)[74]. Apesar da prevalência dos adenomas de adrenal ser 2 a 4 vezes maior nos doentes de PAF em comparação com a população geral, a apresentação clínica e o comportamento biológico destes tumores parece não diferir[73,74]. A maioria dos tumores de adrenal não são produtores de hormônios, apesar de relatos na literatura de tumores produtores de cortisol e/ou aldosterona[73,75-77]. Dados genéticos desta associação são limitados, e somente três mutações foram descritas (códon 1.061; 1.542; 1.981), a última relacionada com múltiplos adenomas bilaterais[78].

O adenocarcinoma de adrenal associado a PAF é muito raro, com somente 6 casos descritos na literatura[73,79-83]. Clinicamente, os adenomas de adrenal são detectados incidentalmente em exames de imagem solicitados por outras razões. Por definição, nenhum sintoma ou sinal clínico deve estar presente no momento do diagnóstico nos achados incidentais. A dosagem de hormônios em conjunto com exames de imagem repetidos a cada 6 meses a um ano podem determinar um maior ou menor potencial de malignização. Lesões silenciosas com menos de 4 cm geralmente não são ressecadas. Já as massas de 6 cm ou mais e as produtora de hormônios devem ser ressecadas, seja pelo maior potencial de malignização, seja pelas consequências metabólicas do excesso de hormônios. Em lesões entre 4 e 6 cm que não produzem hormônio, o seguimento cuidadoso e a adrenalectomia são aceitáveis[84].

SÍNDROMES RELACIONADAS

As síndromes de Gardner e Turcot, assim como a forma atenuada da polipose adenomatosa familiar são variações fenotípicas da PAF que merecem consideração especial.

Síndrome de Gardner

Em 1951, Eldon J. Gardner publicou um artigo[46] descrevendo polipose colônica em uma família de Utah cujos membros apresentaram 9 óbitos (idade média de 34 anos) por câncer colônico em três gerações. A então chamada síndrome de Gardner passou a englobar pacientes com PAF associada a manifestações extraintestinais como tumores de partes moles (fibromas, cistos epidermoides, cistos sebéceos, lipomas, tumores desmoides), osteomas (mandíbula, maxila, crânio, ossos longos), adenomas do trato digestivo alto, carcinoma da tireoide e hepatoblastoma, entre outras. Apesar de expressões fenotípicas distintas, a PAF clássica e a síndrome de Gardner se originam de mutações no mesmo gene, sem diferença na localização ou natureza das mutações.

Síndrome de Turcot

A associação de polipose com tumores do sistema nervoso central é conhecida como Síndrome de Turcot, descrita pela primeira vez por Crail[56] em 1949. Dez anos mais tarde, Turcot et al.[85] relataram a referida associação em dois irmãos cujos pais eram primos em terceiro grau. Desde então, pouco mais de 130 casos foram reportados na literatura[86].

Ainda existe controvérsia quanto à sua diferenciação da PAF e quanto à forma de transmissão, havendo discordância se a síndrome é herdada por mecanismo autossômico recessivo ou dominante. Muitos dos pacientes morrem em idade jovem (20 anos) em decorrência do tumor cerebral (76%) ou colônico (16%)[86].

A associação entre tumor cerebral e polipose (TCP), tanto molecularmente quanto clinicamente parece ser um distúrbio heterogêneo, com pelo menos duas apresentações clínicas[87,88]. A síndrome TCP tipo 1 resulta na mutação dos genes de reparo do DNA, típica da síndrome de Lynch ou HNPCC. Neste tipo de TCP os tumores cerebrais geralmente são astrocitomas ou glioblastomas de alto grau. Esta é conhecida como "a verdadeira síndrome de Turcot", lembrando que na descrição original Turcot descreve a síndrome em pacientes com poucos pólipos colônicos, ou seja, mais compatíveis com HNPCC[87].

A síndrome TCP tipo 2 geralmente consiste na associação de FAP e meduloblastoma, sendo este tipo de tumor cerebral presente em 80% dos pacientes com FAP e tumor cerebral. Entretanto, astrocitomas de alto grau e ependimomas têm sido descritos[88].

Meduloblastoma é um tumor embrionário primário do sintema nervoso central, com alta malignidade e que afeta preferencialmente crianças na primeira década de vida (70% antes dos 16 anos). O risco de morte para crianças com FAP e tumor cerebral é sete vezes maior. Especificamente no meduloblastoma este risco é 90 vezes maior[88].

A apresentação clínica do meduloblastoma, que ocorre geralmente na linha média do cerebelo, caracterizando-se na maior parte dos casos por sinais e sintomas de hidrocefalia e disfunção cerebelar, com duração de semanas a meses. Os sintomas mais típicos são vômitos, diplopia horizontal, ataxia e cefaleia.

A melhor forma de tratamento para o meduloblastoma é a ressecção cirúrgica, radioterapia e/ou quimioterapia, dependendo da idade, extensão da ressecção e da presença ou não de metástases[89]. A sobrevida global em cinco anos tem chegado a 50 a 70%, com média de sobrevida maior para os doentes que apresentam pólipos colônicos antes do diagnóstico de tumor cerebral[90].

Polipose atenuada

A polipose atenuada é caracterizada por um número reduzido de pólipos colônicos (menos de 100), tendo seu início cerca de 10 a 15 anos mais tarde do que em pacientes com PAF clássica, embora o risco de câncer do cólon durante a vida seja ainda muito elevada. Pólipos gástricos e duodenais também são encontrados em pacientes com polipose atenuada.

Mutações proximais ao códon 1.249 estão associadas a menos de mil pólipos (polipose esparsa), e aquelas entre o códon 1.250 e 1.330 com mais de 5 mil pólipos (polipose profusa). Mutações distais ao códon 1465 também estão associadas a um menor número de pólipos. Mutações localizadas na extremidade 5' do gene (éxons 3 e 4) e distais ao códon 1578 (na extremidade 3' do gene) estão associadas a um fenótipo leve designado polipose atenuada

Nestes pacientes, a incidência de tumores desmoides depende da mutação. Alterações da retina e osteomas são raros[91]. O encontro de pólipos de fundo gástrico neste grupo é também considerado um marcador sensitivo de mutações[92]. Se os achados clínicos (confirmados ou não pela análise genética) sugerirem a presença da forma atenuada, as medidas de vigilância e tratamento podem ser modificadas de acordo com esta hipótese.

As Síndromes de Gardner e Turcot, assim como a forma atenuada da polipose adenomatosa familiar (Pafa) são variações fenotípicas da PAF clássica. O estudo do gene APC permitiu verificar que a PAF clássica e a Síndrome de Gardner apresentam a mesma base genética molecular, exibindo mutações da mesma natureza e localização.

Conforme mencionado acima, existem dúvidas ainda quanto à definição de possíveis associações fenótipo-genotípicas e manifestações extra intestinais[26,45,47,93-97].

Caspari et al. descreveram frequencia elevada (92%) de tumores desmoides em indivíduos com mutação dos códons 1.445 a 1.578[98], dado comprovado por Davies et al.[99].

Nugent et al. demonstraram tumores desmoides e câncer extra intestinal mais comumente presentes em pacientes com mutação no códon 1309 do que nos pacientes com mutação em outros sítios ou em sítios desconhecidos[100].

Assim, as bases moleculares das diferenças fenotípicas da PAF, que resultam de mutações específicas no gene APC, ainda não estão completamente estabelecidas. Especula-se que a atividade supressora tumoral das proteínas produzidas pelo gene APC varia de acordo com o tecido e a duração da transcrição, assim como a atividade biológica e estabilidade da proteína APC ser diferente de acordo com o sítio de mutação[101]. Por outro lado, apesar de as diferenças fenotípicas parecerem estar associadas ao sítio de mutação, existe heterogenicidade fenotípica mesmo em famílias com a mesma mutação no APC[102]. Essa heterogenicidade provavelmente ocorre por influências ambientais, o que dificulta o estabelecimento preciso da relação genótipo-fenótipo.

REFERÊNCIAS BIBLIOGRÁFICAS

1. Campbell WJ, Spence RA, Parks TG. Familial Adenopmatous Polyposis. Br J Surg 1994; 81: 1722-33.
2. Wallis YL, Macdonald F, Hulten M, Morton JE, McKeown CM, Neoptolemos JP, Keighley M, Morton DG. Genotype-phenotype correlation between position of constitutional APC gene mutation and CHRPE expression in familial adenomatous polyposis. Hum Genet 1994; 94 : 543-8.
3. Menzelio D. De excrescentals verrucosa cristois in intestinis crassis dysenteriam passi observatis. Acta Medicorum Berolinensium 1791; 4: 68-71.
4. Cripps WH. Two cases of disseminated polyps of the rectum. Transactions of the Pathology Society of London 1882; 33: 165-8.
5. Smith T. Three cases of multiple polypi of the lower bowel occuring in one family. St. Bartholomew's Hospital Reports 1887; 2: 225-9.
6. Lockhart-Mummery P. Cancer and heredity. Lancet I 1925; 427-429.
7. Dukes CE. Familial intestinal polyposis. Ann R Coll Surg Engl 1952; 10: 413.
8. Bussey HJR. Farnilial polyposis coli: family studies, histopathology, diferencial diagnosis and results of treatment. Baltimore, Maryland: Johns Hopkins University Press; 1975.
9. Groden J, Thliveris A, Samowitz W et al. Identification and characterization of the familial adenomatous polyposis coli gene. Cell 1991; 66: 589.
10. Josly G, Carlson M, Thliveris A et al. Identification of delection mutations and three new genes at the familial polyposis locus. Cell 1991; 66: 601.
11. Glaser EM. Inherited predisposition to colon câncer. Cancer nursing 1998; 21 (6): 377-83.
12. Alm T, Licznerski G. The intestinal polyposes. Clin Gastroenterol 1973; 577.
13. Jarvinen HJ, Franssila K. Familial juvenile polyposis coli: increased risk of colorectal cancer. Gut 1984; 25: 792-800.
14. Bulow S. Cinical features in familial polyposis coli. Dis Colon Rectum 1986; 29: 102-7.
15. Burt RW. Familial risk and colorectal cancer. Review. Gastroenterol Clin North Am 1996; 25 (4): 793-803.
16. Rustin RB, Jagelman DG, McGannon E et al. Spontaneous mutation in familial adenomatous polyposis. Dis Colon Rectum 1990; 33: 52-5.
17. Kinzler KW, Nilbert MC, Su L et al. Identification of FAP locus genes from chromosome 5q21. Science 1991; 253: 661-4.
18. Friedl W, Caspari R, Sengteller M et al. Can APC mutation analysis contribute to therapeutic decisions is familial adenomatous polyposis? Experience from 680 FAP families. Gut 2001; 48: 515-21.
19. Guldenschuh I, Hurliman R, Muller A et al. Relationship between APC genotype, polyp distribution, and oral sulindac treatment in the colon and rectum of patients with familial adenomatous polyposis. Dis Colon Rectum 2001; 44: 1090-9.
20. Wexner SD, Jagelman DG. Familial Polyposis Syndromes. Semin Colon Rectal Surg 1991; 2 (4): 269-76.
21. Church JM, Burke C, McGannon E et al. Predicting polyposis severity by proctoscopy. How reliable is it? Dis Colon Rectum 2001; 44: 1249-54.
22. Sarre RG, Jagelman DG, Beck GJ et al. Colectomy with ileorectal anastomosis for familial adenomatous polyposis: the risk of rectal cancer. Surgery 1987; 101: 20-6.
23. Debinski HS, Love S, Spigelman AD, Phillips RK. Colorectal polyp counts and cancer risk in familial adenomatous polyposis. Gastroenterology 1996; 110: 1028-30.
24. Gazzoli I, De Andreis C, Sirchia SM, Sala P, Rossetti C, Bertario L, Colucci G. Molecular screening of families affected by familial adenomatous polyposis (FAP). J Med Screen 1996; 3 (4): 195-9.
25. Campos FG, Habr-Gama A, Kiss DR, Sousa Jr AHS, Silva JH, Atuí FC, Katayama F, Gama-Rodrigues J. Manifestações extracolônicas da Polipose Adenomatosa Familiar: Incidência e impacto na evolução da doença. Arq Bras Gastroenterol 2003; 40 (2): 92-8.
26. Campos FG. Polipose Adenomatosa Familiar. Características clínicas e resultados do tratamento cirúrgico. Tese (Livre-Docência). Faculdade de Medicina da Universidade de São Paulo, São Paulo, 2006.
27. Burt RW. Gastric fundic gland polyps. Gastroenterology 2003; 125: 1462-9.
28. Iwama T, Mishima Y, Utsunomiya J. The impact of familial adenomatous polyposis on the tumorigenesis and mortality at the several organs. Its rational treatment. Ann Surg 1993; 217 (2): 101-8.
29. Kadmon M, Tandara A, Herfarth C. Duodenal adenomatosis in familial adenomatous polyposis coli. A review of the literature and results from the Heidelberg Polyposis Register. Int J Colorectal Dis 2001; 16: 63-75.

30. Vasen HF, Bulow S, Myrhoj T et al. Decision analysis in the management of duodenal adenomatosis in familial adenomatosis polyposis. Gut 1997; 40: 716-19.
31. Spigelman AD, Williams CB, Talbot IC, Domizio P, Phillips RK. Upper gastrointestinal cancer in patients with familial adenomatous polyposis. Lancet 1989; 2: 783-5.
32. Gardner EJ, Richards RC. Multiple cutaneous and subcutaneous lesions occurring simultaneously with hereditary intestinal polyposis and osteomas. Am J Hum Genet 1953; 5: 139-47.
33. King JE, Dozois RR, Lindor NM, Ahlquist DA. Care of patients and their families with familial adenomatous polyposis. Mayo Clin Proc 2000; 75(1): 57-67.
34. Arvanitis ML, Jagelman DG, Fazio VW et al. Mortality in patients with familial adenomatous polyposis. Dis Colon Rectum 1990; 33: 639-42.
35. Church J, Burke C, McGannon E, Pastean O, Clark B. Risk of rectal cancer in patients after colectomy and ileorectal anastomosis for familial adenomatous polyposis: a function of available surgical options. Dis Colon Rectum 2003; 46 (9): 1175-81.
36. Mackey R, Walsh RM, Chung R, Brown N, Smith A, Church J, Burke C. Pancreas-sparing duodenectomy is effective management for familial adenomatous polyposis. J Gastrointest Surg. 2005; 9 (8): 1088-93.
37. Bulow S, Bjork J, Christensen IJ, Fausa O, Jarvinen H, Moesgaard F, Vasen HF, DAF Study Group. Duodenal adenomatosis in familial adenomatous polyposis. Gut 2004; 53 (3): 381-6.
38. Leppard B, Bussey HJR. Epidermoid cysts, polyposis coli and Gardner's syndrome. Br J Surg 1975; 62: 387-93.
39. Brett MCA, Hershman MJ, Glazer G. Other manifestations of familial adenomatous polyposis. In: Phillips FSK, Spigelman A, Thomason JPS (eds.). Familial Adenomatous Polyposis and Other Polyposis Syndromes. London: Edward Arnold; 1994; 146-9.
40. Jagelman DG. Familial polyposis coli. In: Fazio VW (ed.). Current Therapy in Colon and Rectal Surgery. Philadelphia: Decker; 1990. p. 284-8.
41. Penna C, Tiret E, Parc R, Sfairi A, Kartheuser A, Hannoun L, Nordlinger B. Operation and abdominal desmoid tumors in familial adenomatous polyposis. Surg Gynecol Obstet 1993; 177: 263-8.
42. Gurbuz AK, Giardiello FM, Petersen GM, Krush AJ, Offerhaus GJA, Booker SV, Kerr MC, Hamilton SR. Desmoid Tumors in Familial Adenomatous Polyposis. Gut 1994; 35; 377-81.
43. Clark SK, Phillips RK. Desmoids in familial adenomatous polyposis. Br J Surg 1996; 83: 1494-504.
44. Knudsen AL, Bulow S. Desmoid tumour in familial adenomatous polyposis. A review of literature. Fam Cancer 2001; 1: 111-9.
45. Jarvinen HJ. Desmoid disease as a part of familial adenomatous polyposis coli. Acta Chir Scand 1987; 153: 379-83.
46. Church J, Berk T, Boman BM, Guillem J, Lynch C, Lynch P et al. Staging intra-abdominal desmoid tumors in familial adenomatous polyposis: a search for a uniform approach to a troubling disease. Dis Colon Rectum 2005; 48: 1528-34.
47. Heiskanen I, Jarvinen HJ. Occurrence of desmoid tumours in familial adenomatous polyposis and results of treatment. Int J Colorectal Dis 1996; 11: 157-62.
48. Clark SK, Neale KF, Landgrebe JC et al. Desmoid tumours complicating familial adenomatous polyposis. Br J Surg 1999; 86: 1185-9.
49. Hansmann A, Adolph C, Vogel T et al. High-dose tamoxifen and sulindac as first-line treatment for desmoid tumors. Cancer 2004; 100: 612-20.
50. Church JM. Desmoid tumours in patients with familial adenomatous polyposis. Semin Colon Rectal Surg 1995; 6: 29-32.
51. Sturt NJ, Phillips RK, Clark SK. High-dose tamoxifen and sulindac as first-line treatment for desmoid tumors. Cancer 2004; 101: 652.
52. Middleton SB, Phillips RK. Surgery for large intra-abdominal desmoid tumors: report of four cases. Dis Colon Rectum 2000; 43: 1759-62.
53. Tulchinsky H, Keidar A, Strul H, Goldman G, Klausner JM, Rabau M. Extracolonic manifestations of familial adenomatous polyposis after proctocolectomy. Arch Surg 2005; 140: 159-64.
54. Soravia C, Berk T, McLeod RS, Cohen Z. Desmoid disease in patients with familial adenomatous polyposis. Dis Colon Rectum 2000; 43 (3): 363-9.
55. Burt RW. Colon cancer screening. Gastroenterology 2000; 119: 837-53.
56. Crail HW. Multiple primary malignancies arising in the rectum, brain and thyroid. Report of a case. US Navy Med Bull 1949; 49:123-8.
57. Plail RO, Bussey HJ, Glazer G et al. Adenomatous polyposis: an association with carcinoma of the thyroid. Br J Surg 1987; 74: 377-80.
58. Cetta F, Olschwang S, Petracci M, Montalto G, Baldi C, Zuckermann M, Costantini RM, Fusco A. Genetic alterations in thyroid carcinoma associated with familial adenomatous polyposis: clinical implications and suggestions for early detection. World J Surg 1998; 22: 1231-6.
59. Kingston JE, Herbert A, Draper GJ et al. Association between hepatoblastoma and polyposis coli. Arch Dis Child 1983; 58: 959-62.
60. Su LK, Abdalla EK, Law CH et al. Biallelic inactivation of the APC gene is associated with hepatocellular carcinoma in familial adenomatous polyposis coli. Cancer 2001; 92: 332-9.
61. Hughes LJ, Michels VV. Risk of hepatoblastoma in familial adenomatous polyposis. Am J Med Genet 1992; 43: 1023-5.
62. Giardiello FM, Offerhaus GJ, Krush AJ et al. Risk of hepatoblastoma in familial adenomatous polyposis. J Pediatr 1991; 119: 766-8.
63. Von Schweinitz D. Neonatal liver tumours. Semin Neonatol 2003; 8: 403-10.
64. Aretz S, Koch A, Uhlhaas S et al. Should children at risk for familial adenomatous polyposis be screened for hepatoblastoma and children with apparently sporadic hepatoblastoma be screened for APC germline mutations? Pediatr Blood Cancer 2006; 47: 811-8.
65. Hirschman BA, Pollock BH, Tomlinson GE. The spectrum of APC mutations in children with hepatoblastoma from familial adenomatous polyposis kindreds. J Pediatr 2005; 147: 263-6.
66. Phillips M, Dicks-Mireaux C, Kingston J et al. Hepatoblastoma and polyposis coli (familial adenomatous polyposis). Med Pediatr Oncol 1989; 17: 441-7.
67. Schnater JM, Kohler SE, Lamers WH et al. Where do we stand with hepatoblastoma? A review. Cancer 2003; 98: 668-78.

68. Maire F, Hammel P, Terris B et al. Intraductal papillary and mucinous pancreatic tumour: a new extracolonic tumour in familial adenomatous polyposis. Gut 2002; 51: 446-9.
69. Sudo T, Murakami Y, Uemura K et al. Development of an intraductal papillary-mucinous neoplasm of the pancreas in a patient with familial adenomatous polyposis. Pancreas 2005; 31: 428-9.
70. Le Borgne J, Bouvier S, Fiche M et al. Cystic and papillary tumor of the pancreas: diagnostic and developmental uncertainties. Apropos of a case. Chirurgie 1997; 122 :31-4.
71. Seket B, Saurin JC, Scoazec JY et al. Pancreatic acinar cell carcinoma in a patient with familial adenomatous polyposis. Gastroenterol Clin Biol 2003; 27: 818-20.
72. Alexander GL, Thompson GB, Schwartz DA. Primary aldosteronism in a patient with familial adenomatous polyposis. Mayo Clin Proc 2000; 75: 636-7.
73. Marchesa P, Fazio VW, Church JM et al. Adrenal masses in patients with familial adenomatous polyposis. Dis Colon Rectum 1997; 40: 1023-8.
74. Smith TG, Clark SK, Katz DE et al. Adrenal masses are associated with familial adenomatous polyposis. Dis Colon Rectum 2000; 43: 1739-42.
75. Beuschlein F, Reincke M, Koniger M et al. Cortisol producing adrenal adenoma – a new manifestation of Gardner's syndrome. Endocr Res 2000; 26: 783-90.
76. Pines Corrales PJ, Gonzalez-Albarran O, Peralta M et al. Clinically inapparent adrenal mass in a patient with familial adenomatous polyposis. Horm Res 2006; 66: 207-10.
77. Yamakita N, Murai T, Ito Y et al. Adrenocorticotropinindependent macronodular adrenocortical hyperplasia associated with multiple colon adenomas/carcinomas which showed a point mutation in the APC gene. Intern Med 1997; 36: 536-42.
78. Kartheuser A, Walon C, West S et al. Familial adenomatous polyposis associated with multiple adrenal adenomas in a patient with a rare 3' APC mutation. J Med Genet 1999; 36: 65-7.
79. Naylor EW, Gardner EJ. Adrenal adenomas in a patient with Gardner's syndrome. Clin Genet 1981; 20: 67-73.
80. Painter TA, Jagelman DG. Adrenal adenomas and adrenal carcinomas in association with hereditary adenomatosis of the colon and rectum. Cancer 1985; 55: 2001-4.
81. Marshall WH, Martin FI, Mackay IR. Gardner's syndrome with adrenal carcinoma. Australas Ann Med 1967; 16: 242-4.
82. Seki M, Tanaka K, Kikuchi-Yanoshita R et al. Loss of normal allele of the APC gene in an adrenocortical carcinoma from a patient with familial adenomatous polyposis. Hum Genet 1992; 89: 298-300.
83. Traill Z, Tuson J, Woodham C. Adrenal carcinoma in a patient with Gardner's syndrome: imaging findings. AJR Am J Roentgenol 1995; 165: 1460-1.
84. Grumbach MM, Biller BM, Braunstein GD et al. Management of the clinically inapparent adrenal mass ("incidentaloma"). Ann Intern Med 2003; 138: 424-9.
85. Turcot J, Despres JP, Pierre F. Malignant tumors of the central nervous system associated with familial polyposis of the colon: report of 2 cases. Dis Colon Rectum 1959; 2: 465-8.
86. Matsui T, Hayashi N, Yao K, Yao T, Takenaka K, Hoashi T, Takemura S, Iwashita A, Tanaka A, Koga M. A father and son with Turcot's syndrome: evidence for autosomal dominant inheritance: report of two cases. Dis Colon Rectum 1998; 41 (6): 797-801.
87. Paraf F, Jothy S, Van Meir EG. Brain tumor-polyposis syndrome: two genetic diseases? J Clin Oncol 1997; 15: 2744-58.
88. Hamilton SR, Liu B, Parsons RE et al. The molecular basis of Turcot's syndrome. N Engl J Med 1995; 332 :839-47.
89. Rood BR, Macdonald TJ, Packer RJ. Current treatment of medulloblastoma: recent advances and future challenges. Semin Oncol 2004; 31: 666-75.
90. Van Meir EG. "Turcot's syndrome": phenotype of brain tumors, survival and mode of inheritance. Int J Cancer 1998; 75: 162-4.
91. 96. Hernegger GS, Moore HG, Guillem JG. Attenuated familial adenomatous polyposis: an evolving and poorly understood entity. Dis Colon Rectum 2002; 45 (1): 127-34.
92. Lynch HT, Smyrk TC. Am J Hum Genet. Classification of familial adenomatous polyposis: a diagnostic nightmare 1998; 62 (6): 1288-9.
93. Joslyn G, Carlson M, Thliveris A et al. Identification of deletion mutations and three new genes at the familial polyposis locus. Cell 1991; 66: 600-13.
94. Groden J, Gelbert L, Thliveris A, Nelson L, Robertson M, Joslyn G et al. Mutational analysis of patients with adenomatous polyposis: identical inactivating mutations in unrelated individuals. Am J Hum Genet 1993; 52: 263-72.
95. Nagase H, Miyoshi Y, Horii A, Aoki T, Petersen GM, Vogelstein B et al. Screening for germ-line mutations in familial adenomatous polyposis patients: 61 new patients and summary of 150 unrelated patients. Hum Mut 1992; 1: 467-73.
96. Paul P, Letteboer T, Gelbert L, Groden J, White R, Coppes MJ. Identical APC exon 15 mutations result in a variable phenotype in familial adenomatous polyposis. Hum Mol Genet 1993; 2: 925-31.
97. Hampel H, Peltomaki P. Hereditary colorectal cancer: risk assessment and management. Clin Genet 2000; 58 (2): 89-97.
98. Caspari R, Olschwang S, Friedi W, Mandl M, Boisson C, Boker T et al. Familial adenomatous polyposis: desmoids tumors and lack of ophthalmic lesions (CHRPE) associated with APC mutations beyond codon 1444. Mol Genet 1995; 4: 337-40.
99. Davies DR, Armstrong JG, Thakker N, Homer K, Guy SP, Clancy R et al. Severe Gardner syndrome in families with mutations restricted to a specific region of the APC gene. Am J Hum Genet 1995; 57: 1151-8.
100. Nugent KP, Phillips RKS, Hodgson SV, Cottrell S, Smith-Ravin J, Pack K et al. Phenotypic expression in familial adenomatous polyposis: partial prediction by mutation analysis. Gut 1994; 35: 1622-3.
101. Horii A, Nakatsuru S, Ichii S, Nagase H, Nakamura Y. Multiple forms of the APC gene transcript and their tissue specific expression. Hum Mol Genet 1993; 2: 283-7.
102. Stella A, Lonoce A, Resta N et al. Familial adenomatous polyposis – identification of a new frameshift mutation of the APC gene in an Italian family. Biochem Biophys Res Commun 1992; 184: 1357-63.

POLIPOSE ADENOMATOSA FAMILIAR (PAF)

Manifestações Extracolônicas e Causas de Mortalidade

37.2

Fábio Guilherme C. M. de Campos
Rodrigo Blanco Dumarco

INTRODUÇÃO

A polipose adenomatosa familiar (PAF) é uma doença genética de herança autossômica dominante que normalmente se manifesta durante a puberdade, com o desenvolvimento de centenas a milhares de pólipos colorretais adenomatosos que inevitavelmente evoluem para carcinoma em pacientes não tratados[1].

O câncer colorretal (CCR) tem sido a principal causa de morte em pacientes com PAF por muitos anos[2,3]. No entanto, desde os esforços pioneiros dos Drs. Cuthbert Dukes e J.P. Lockhart-Mummery (Figura 37.2.1) por meio da fundação do primeiro registro de poliposes no Hospital St. Mark's em 1924[4], muitos outros registros foram criados em muitos países, levando ao declínio da prevalência do CCR e ao aumento da expectativa de vida[5,6].

Desde os clássicos trabalhos de Gardner[7] e Crail[8] sobre as síndromes de Gardner e Turcot, diversos trabalhos têm ressaltado a importância das manifestações extracolônicas da doença (MEC). Hoje em dia, sabe-se que a PAF é um distúrbio sistêmico complexo que pode acometer tecidos em todas as camadas germinativas (ectoderme, endoderme e mesoderme). Dessa forma, reconhece-se que as colectomias profiláticas não conseguirão prevenir o eventual desenvolvimento de lesões malignas em outros órgãos, já que todas as células do organismo carregam a mutação do gene APC[9,10]. Por essa razão, o grupo multidisciplinar que cuida desses doentes deve estar familiarizado com todas as MEC, uma vez que o risco de se desenvolver complicações relacionadas à síndrome ultrapassa 30% em vida[11,12].

O manejo dos pacientes deve dedicar atenção especial ao desenvolvimento de três manifestações: adenomatose duodenal, tumores desmoides (TD) e adenomas de bolsa ileal. Neste contexto, protocolos de rastreamento nesta população passaram por modificações importantes ao longo das últimas décadas[13]. O presente capítulo avalia o papel das MEC como causas de mortalidade com o objetivo de

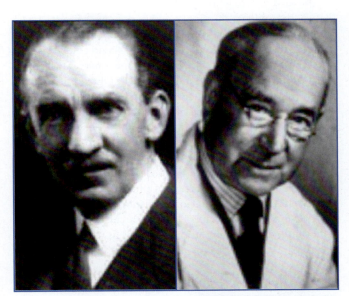

Figura 37.2.1 – Doutores Percy Lockhart-Mummery (esquerda) e Cuthbert Dukes (direita), fundadores do primeiro Registro de Poliposes no Hospital St. Mark's de Londres.

propor critérios de diagnóstico, rastreamento e tratamento em nossa prática clínica.

CÂNCER COLORRETAL

As principais causas de mortalidade em pacientes com PAF estão relacionadas ao CCR disseminado ou recidivado, tumores extracolônicos e complicações cirúrgicas ou associadas às manifestações extracolônicas da polipose. Embora tradicionalmente o CCR fosse a principal causa de morte nessa população, sua incidência vem diminuindo progressivamente em famílias submetidas a programas de rastreamento, o que ocorre quase exclusivamente em pacientes com novas mutações e sem antecedentes familiares de PAF[2,3].

O desenvolvimento de registros de poliposes em vários países contribuiu para difundir a importância do rastreamento e da colectomia profilática, resultando na melhora do prognóstico[6]. Esse fato se reflete na incidência de CCR registrada em países com vigilância regular, onde taxas de 50 a 70% e 3 a 10% são encontradas em probandos sintomáticos e pacientes em programas de rastreamento, respectivamente[14,15]. Além disso, estão sendo observadas melhores taxas de sobrevida, com óbito ocorrendo em 10 de 120 pacientes sob rastreamento (8,3%) e em 58 de 116 probandos (50%)[16].

Em recente publicação dos pacientes tratados no Hospital das Clínicas da Faculdade de Medicina da USP[17], o CCR foi a principal causa de óbito em 13,9% dos pacientes tanto na situação de associação primária à PAF como também após ressecções curativas ou paliativas. Isso representou 63% de todos os óbitos da série, situando-se dentro da faixa de 59 a 85% relatada por centros importantes do resto do mundo (Tabela 37.2.1)[2,9,10,16,18].

Apesar dos benefícios já reconhecidos da colectomia profilática, o problema do câncer nesses doentes não está resolvido mesmo após uma operação curativa. Esse temor é plenamente justificado pelo risco de neoplasia no coto retal após uma anastomose ileorretal (IRA), levando não raramente à proctectomia em um segundo tempo[16,19]. Outro potencial de malignização menos frequente está associados aos pacientes que desenvolvem neoplasia no reservatório ileal[20]. Em nossa casuística, 16,6% dos casos de CCR e 10,5% dos óbitos foram relacionados ao desenvolvimento de câncer no coto retal ou no reservatório ileal após proctocolectomia total[17].

No registro finlandês de polipose, o câncer no coto retal foi a segunda causa de morte. Em um grupo de 236 pacientes com PAF, CCR primário foi responsável por 43 óbitos (18,2%) e câncer retal após IRA foi a causa em 11 (4,6%), totalizando cerca de um quinto de todas as causas relacionadas à PAF[16]. Da mesma forma, Arvantis et al.[2] relataram que o câncer no coto retal foi responsável por 8,3% de todos os óbitos após colectomia profilática.

Este risco foi bastante estudado em publicações com seguimento tardio longo, com a sugestão de que a expectativa de vida aumenta quando se realiza a proctocolectomia total com reservatório ileal (PCR) ao invés de IRA, devido às menores taxas de câncer de coto retal[16,19]. Dados do Hospital St. Mark's já haviam mostrado um risco de morte três vezes maior[21] em pacientes submetidos à IRA.

Apesar desses dados, a detecção de adenomas e até adenocarcinoma no reservatório ileal confirmaram que a PCR não é uma alternativa livre de câncer, embora inicialmente tenha sido considerada a opção que iria abolir o risco do desenvolvimento de adenomas em pacientes com PAF. A incidência de adenomas após PCR varia de 20 a 62%, e aumenta proporcionalmente com a duração do seguimento[22]. Consequentemente, diversas publicações têm sugerido recomendações de seguimento em doentes submetidos tanto a IRA como PCR[20,23].

Embora a prevalência de CCR ainda seja significativa, o padrão de mortalidade nos pacientes com PAF vem se alterando nos últimos anos. Um exemplo desse novo cenário são as informações do registro de câncer familiar de Toronto[3]. Esse extenso trabalho permitiu uma análise e estratificação de 140 óbitos por década, revelando que a proporção MEC/CCR aumentou nas últimas sete décadas. Os autores relataram na década de 1970 uma proporção MEC/CCR de 1:5. Nos anos 1980, CCR ainda matava 2,4 vezes mais que MEC e a partir de 1990 o CCR se igualou a MEC como causa de óbito.

MANIFESTAÇÕES EXTRACOLÔNICAS

Com essa mudança nas causas de mortalidade, o seguimento de pacientes com PAF vem dando mais importância

TABELA 37.2.1 – Causas de mortalidade em pacientes com PAF

Autores	Número de pacientes e óbitos N	%	Câncer colorretal N	%	Neoplasia não colorretal N	%	Morbidade cirúrgica N	%	Outros N	%
Vasen, 1990[15]	230	45	29	64,4	4	8,8	6	13,3	6	13,3
Arvantis, 1990[2]	465	110	65	59,1	30	27,3	5	4,5		
Iwama, 1993[10]	1.050	414	335	80,9	43	10,4	0	0	36	8,7
Järvinen, 1992[18]	192	59	50	84,7	4	6,9	2	3,4	3	5,1
Bertario, 1994[9]	971	350	299	85,4	26	7,4	0	0	25	7,1
Belchetz, 1996[3]	461	140	103	73,6	27	19,3	2	1,4		
Heiskanen, 2000[16]	236	68	54	79,4	4	5,9	2	2,9	8	11,8
Bullow, 2003[14]	434	175	121	69,1	23	13,1	4	2,0	27	15,4
Campos, 2010[17]	97	19	12	63,1	4	21	1	5,2	8	5,7

N: número

às manifestações como tumores desmoides (TD) e câncer periampular[13,24]. Na literatura (Tabela 37.2.2), a incidência de óbito relacionada a TD ou carcinoma de duodeno varia de 0 a 12,5% e 1,7 a 8,2%, respectivamente[2,3,10,14,15,25]. Essas variações entre centros de referência provavelmente se devem a diferenças populacionais quanto à frequência de determinadas mutações genéticas, programas de rastreamento e períodos de avaliação.

No Japão, por exemplo, duas séries consecutivas[10,26] mostraram redução na idade de óbito devido a redução do CCR como causa, com subsequente aumento das mortes relacionadas a TD de 0,7 a 10% em um período de 13 anos. Dados do registro canadense mostram que os tumores periampulares tornaram-se mais frequentes após os anos 1970, quando as operações profiláticas tornou-se rotina[3].

Tumores desmoides

Os TD são geralmente diagnosticados na terceira década de vida, com incidência de 7 a 26% em vida[13]. Trauma cirúrgico, genótipo, sexo feminino e história familiar são considerados os principais fatores predisponentes[27]. Geralmente, desenvolvem-se na cavidade abdominal (80%), mas podem também se localizar na parede abdominal (10 a 15%) ou extra-abdominal (5%)[28].

Os TD constituem um problema sério, já que não existem meios efetivos para preveni-los. São de difícil tratamento e representam verdadeiro desafio ao médico, devido à grande variabilidade de resposta ao tratamento clínico e à alta recidiva após ressecção cirúrgica (50%)[29]. Apesar da histologia benigna e comportamento não metastático, os TD podem infiltrar estruturas vizinhas levando a obstrução intestinal, ureteral, formação de fístulas e massas. Em recente publicação sobre pacientes do HC-FMUSP[17], os TD foram responsáveis por quatro complicações (três obstruções intestinais e um hidronefrose), culminando com óbito em dois casos (28,7% dos TD abdominais). Representaram, ainda, a segunda causa mais frequente de óbito (10,5%), de maneira semelhante à relatada em outras instituições[3,22].

Muitos pacientes podem viver por longos períodos e apresentar sintomas intermitentes[28]. Quanto à evolução, 5 a 10% podem apresentar regressão espontânea e 30% apresentam ciclos de progressão e resolução. Apesar de metade dos pacientes se manterem com doença estável após o diagnóstico, 10% dos casos podem evoluir com progressão rápida, crescendo e infiltrando estruturas vizinhas[11,30]. Em estratificação proposta por Church et al.[31], sugere-se que a gravidade da doença (estádio IV) pode estar associada a algumas características como sexo (feminino), baixa taxa de fecundidade, mutações de novo do gene APC e incidência menor de história familiar. Como não há medidas de prevenção ou tratamento eficaz, o diagnóstico precoce pode possibilitar controle parcial da doença, seja com drogas, quimioterapia ou cirurgia com perspectivas limitadas.

Polipose gastroduodenal

Outra importante fonte de morbidade reside na mucosa gastroduodenal de pacientes com PAF. Lesões gástricas como pólipos de glândulas fúndicas podem ser observadas em metade dos doentes, adenomas em cerca de 10% e, menos frequentemente, carcinomas[32,33]. Em nossa série[17], detectamos pólipos adenomatosos gástricos em 12,3% e câncer gástrico em 6,1% dos pacientes com PAF.

A incidência de adenocarcinoma gástrico difere entre o Ocidente (0,5%) e países asiáticos (4,5 a 13,6%)[10,33]. Relatos anteriores já mostraram que o câncer gástrico foi responsável por 0,7 a 2,9% de todos os óbitos (Tabela 37.2.2).

TABELA 37.2.2 – Causas de mortalidade não colorretais em pacientes com PAF

Autores	Número de óbitos	Câncer gástrico N	%	Câncer duodenal N	%	Tumor desmoide N	%	Outros tumores N	%
Vasen, 1990[15]	45	0		1	2,2	3	6,7	0	
Arvantis, 1990[2]	110	0		9	8,2	12	10,9	9	8,2
Iwama, 1993[10]	414	12	2,9	11	2,6	8	1,9	12	2,9
Järvinen, 1992[18]	59	1	1,7	1	1,7	0		2	3,4
Bertario, 1994[9]	350	4	1,1	2	0,6	8	2,3	12	3,4
Belchetz, 1996[3]	140	1	0,7	7	5,0	12	8,6	7	5
Heiskanen, 2000[16]	68	2	2,9	2	2,9	0		0	
Bullow, 2003[14]	175	0		5	2,8	3	1,7	15	8,6
Campos, 2010[17]	19	1	5,2	0		2	10,5	1	5,2

N: número

Quanto ao trato digestivo alto, um problema mais relevante é o desenvolvimento de adenomas duodenais pequenos ou microscópicos que são observados em pelo menos 50% dos pacientes, com risco em vida se aproxima de 90 a 100%[34-37]. Essas lesões geralmente são detectadas cerca de 10 a 20 anos após o diagnóstico dos pólipos colorretais, e o risco de adenomatose duodenal aumenta com a idade.

Na literatura, a evolução para carcinoma pode ocorrer em 4 a 12% (média de 5%) dos casos, em idade média de 45 a 52 anos[37,38]. Como a progressão adenoma-carcinoma pode levar até duas décadas, a vigilância por endoscopia digestiva alta deve ser realizada a partir dos 25 anos de idade, com intervalos subsequentes reduzidos de acordo com a intensidade da adenomatose. Essa recomendação parte do racional de que a identificação de adenomas avançados ou o tratamento de lesões menores podem diminuir a mortalidade relacionada ao câncer duodenal[37].

Nesse cenário, pacientes que desenvolvem adenomatose avançada (Spigelman IV) podem necessitar endoscopias anuais e se tornar candidatos a operação profilática (duodenectomia com preservação do pâncreas ou piloro). A duodenopancreatectomia clássica (operação de Whipple) tem sido indicada somente para pacientes com carcinomas devido à morbidade associada[39]. O câncer duodenal pode ser causa de mortalidade em 1,7 a 8,2% dos óbitos em pacientes com PAF (Tabela 37.2.2).

Complicações operatórias também estão associadas à mortalidade em pacientes submetidos a colectomia profilática para PAF. Nas séries revisadas, a morbidade cirúrgica foi responsável por 0 a 13,3% de todos os óbitos.

COMENTÁRIOS FINAIS

Os dados aqui expostos mostram que o CCR ainda é a causa principal de mortalidade, e que o rastreamento desses doentes pode diminuir sua incidência e a mortalidade associada. Com maior longevidade, a morbidade e mortalidade em longo prazo passaram a ser determinadas pelo desenvolvimento de tumores desmoides e neoplasia gastroduodenal, retal e no reservatório ileal. Já existem evidências de que a mortalidade decorrente de MEC continuará aumentando a despeito da estabilização dos óbitos relacionados ao CCR[40].

Considerando que uma mutação genética causa proliferação celular, é esperado encontrar outras neoplasias em pacientes com PAF, apesar de algumas MEC não serem previsíveis baseando-se somente em mutações germinativas do gene APC[3].

Como consequência, o prognóstico tardio de pacientes com PAF requer rastreamento com tomografia, endoscopia digestiva alta e endoscopia do reservatório ileal. Além disso, futuros estudos devem ter como objetivo identificar novos fatores de risco que possam predizer a malignização de adenomas no reto, na bolsa ileal e duodeno. Adicionalmente, novos estudos devem investigar formas mais efetivas para controlar os tumores desmoides, fazer tratamento profilático em pacientes de risco e novas terapias para TDs em progressão.

REFERÊNCIAS BIBLIOGRÁFICAS

1. Debinski HS, Love S, Spigelman AD, Phillips RK. Colorectal polyp counts and cancer risk in familial adenomatous polyposis. Gastroenterology 1996; 110: 1028-1030.
2. Arvanitis ML, Jagelman DG, Fazio VN, Lavery IC, McGannon E. Mortality in patients with familial adenomatous polyposis. Dis Colon Rectum 1990; 33: 639-42.
3. Belchetz LA, Berk T, Bapat BV, Cohen Z, Gallinger S. Changing causes of mortality in patients with familial adenomatous polyposis. Dis Colon Rectum 1996; 39: 384-7.
4. Lockhart-Mummery P. Cancer and heredity. Lancet 1925; 1: 427-429.
5. Galle TS, Juel K, Bülow S. Causes of death in familial adenomatous polyposis. Scand J Gastroenterol 1999; 34: 808-12.
6. Church J, Kiringoda R, LaGuardia L. Inherited colorectal cancer registries in the United States. Dis Colon Rectum 2004; 47 (5): 674-8.
7. Gardner EJ. A genetic and clinical study of intestinal polyposis: a predisposing factor for carcinoma of the colon and rectum. Am J Genet 1951; 3: 167-76.
8. Crail HW. Multiple primary malignancies arising in the rectum, brains and tyroid: report of a case. US Naval Med Bull 1949; 49: 123.
9. Bertario L, Presciuttini S, Sala P, Rossetti C, Pietroiusti M. Causes of death and postsurgical survival in familial adenomatous polyposis: results from the Italian Registry. Italian Registry of Familial Polyposis Writing Committee. Semin Surg Oncol 1994; 10 (3): 225-34.
10. Iwama T, Mishima Y, Utsunomiya J. The impact of familial adenomatous polyposis on the tumorigenesis and mortality at the several organs. Its rational treatment. Ann Surg 1993; 217 (2): 101-8.
11. Groen EJ, Roos A, Muntinghe FL, Enting RH, Vries J, Kleibeuker JH, Witjes MJH, Links TP, van Beek AP. Extra-Intestinal Manifestations of Familial Adenomatous Polyposis. Ann Surg Oncol 2008; 15 (9): 2439-50.
12. Campos FG, Habr-Gama A, Kiss DR, Atui FC, Katayama F, Gama-Rodrigues J. Extracolonic manifestations of familial adenomatous polyposis: incidence and impact on the disease outcome. Arq Gastroenterol 2003; 40 (2): 92-8.
13. Tulchinsky H, Keidar A, Strul H, Goldman G, Klausner JM, Rabau M. Extracolonic manifestations of familial adenomatous polyposis after proctocolectomy. Arch Surg 2005; 140: 159-63.
14. Bulow S. Results of national registration of familial adenomatous polyposis. Gut 2003; 52: 742-6.
15. Vasen HF, Griffioen G, Offerhaus GJ, Den Hartog Jager FC, Van Leeuwen-Cornelisse IS, Meera Khan P, Lamers CB, Van Slooten EA. The value of screening and central registration of families with familial adenomatous polyposis. A study of 82 families in The Netherlands. Dis Colon Rectum 1990; 33 (3): 227-30.
16. Heiskanen I. Clinical studies on Familial Adenomatous Polyposis. Academic Dissertation from the Medical Faculty of the University of Helsinki 2000. Disponível em: <http://ethesis.helsinki.fi/julkaisut/laa/kliin/vk/heiskanen/clinical.pdf>. Acesso em 28 mar 2012.
17. Campos FGCM, Perez RO, Imperiale AR, Seid VE, Nahas SC, Ceconello I. Evaluating Causes of Death in Familial Adenomatous Polyposis. J Gastrointest Surg 2010; 14: 1943-9.

18. Järvinen H J. Epidemiology of familial adenomatous polyposis in Finland: impact of family screening on the colorectal cancer rate and survival. Gut 1992; 33 (3): 357–360.
19. Campos FG, Imperiale AR, Seid VE, Perez RO, da Silva e Sousa AH Jr, Kiss DR et al. Rectal and pouch recurrences after surgical treatment for familial adenomatous polyposis. J Gastrointest Surg 2009; 13 (1): 129-36.
20. Campos FG, Habr-Gama A, Kiss DR, da Silva EV, Rawet V, Imperiale AR et al. Adenocarcinoma after ileoanal anastomosis for familial adenomatous polyposis: review of risk factors and current surveillance apropos of a case. J Gastrointest Surg 2005; 9 (5): 695-702.
21. Nugent KP, Spigelman AD, Phillips RK. Life expectancy after colectomy and ileorectal anastomosis for Familial Adenomatous Polyposis. Dis Colon Rectum 1993; 36 (11): 1059-62.
22. Parc Y, Piquard A, Dozois RR, Parc R, Tiret E. Long term outcome of familial adenomatosis polyposis patients after restorative coloproctectomy. Ann Surg 2004; 239: 378-82.
23. Remzi FH, Church JM, Bast J, Lavery IC, Strong SA, Hull TL et al. Mucosectomy vs. stapled ileal pouch-anal anastomosis in patients with familial adenomatous polyposis: functional outcome and neoplasia control. Dis Colon Rectum 2001; 44 (11): 1590-6.
24. King JE, Dozois RR, Lindor NM, Ahlquist DA. Care of patients and their families with familial adenomatous polyposis. Mayo Clin Proc 2000; 75: 57-67.
25. Croner RS, Brueckl WM, Reingruber B, Hohenberger W, Guenther K. Age and manifestation related symptoms in familial adenomatous polyposis. BMC Cancer 2005; 5 (1): 24.
26. Iwama T, Tamura K, Morita T, Hirai T, Hasegawa H, Koizumi K et al. A clinical overview of familial adenomatous polyposis derived from the database of the Polyposis Registry of Japan. Int J Clin Oncol 2004; 9 (4): 308-16.
27. Heiskanen I, Järvinen HJ. Occurrence of desmoid tumours in familial adenomatous polyposis and results of treatment. Int J Colorectal Dis 1996; 11 (4): 157-62.
28. Hartley JE, Church JM, Gupta S, McGannon E, Fazio VW. Significance of incidental desmois identified during surgery for familial adenomatous polyposis. Dis Colon Rectum 2004; 47 (3): 334-8.
29. Duggal A, Dickinson IC, Sommerville S, Gallie P. The management of extra-abdominal desmoid tumours. Int Orthop 2004; 28: 252-6.
30. Clark SK, Neale KF, Landgrebe JC, Phillips RK. Desmoid tumours complicating familial adenomatous polyposis. Br J Surg 1999; 86 (9): 1185-9.
31. Church J, Lynch C, Neary P, LaGuardia L, Elayi E. A desmoid tumor-staging system separates patients with intra-abdominal, familial adenomatous polyposis-associated desmoid disease by behavior and prognosis. Dis Colon Rectum 2008; 51 (6): 897-901.
32. Burt RW. Gastric fundic gland polyps. Gastroenterology 2003; 125: 1462-9.
33. Offerhaus GJ, Entius MM, Giardiello FM. Upper gastrointestinal polyps in familial adenomatous polyposis. Hepatogastroenterology 1999; 46: 667-9.
34. Heiskanen I, Kellokumpu I, Järvinen H. Management of duodenal adenomas in 98 patients with familial adenomatous polyposis. Endoscopy 1999;.31 (6): 412-6.
35. Björk J, Akerbrant H, Iselius L, Bergman A, Engwall Y, Wahlström J, Martinsson T, Nordling M, Hultcrantz R. Periampullary adenomas and adenocarcinomas in familial adenomatous polyposis: cumulative risks and APC gene mutations.Gastroenterology. 2001; 121 (5): 1127-35.
36. Bülow S, Björk J, Christensen IJ, Fausa O, Järvinen H, Moesgaard F, Vasen HF; DAF Study Group. Duodenal adenomatosis in familial adenomatous polyposis. Gut 2004; 53 (3): 381-6.
37. Vasen HF et al. Guidelines for the clinical management of familial adenomatous polyposis (FAP). Gut 2008; 57: 704-713.
38. Kadmon M, Tandara A, Herfarth C. Duodenal adenomatosis in familial adenomatous polyposis coli. A review of the literature and results from the Heidelberg Polyposis Register. Int J Colorectal Dis 2001; 16: 63-75.
39. Mackey R, Walsh RM, Chung R, Brown N, Smith A, Church J, Burke C. Pancreas-sparing duodenectomy is effective management for familial adenomatous polyposis. J Gastrointest Surg 2005; 9: 1088-93.
40. Nugent KP, Spigelman AD, Phillips RK. Risk of extracolonic cancer in familial adenomatous polyposis. Br J Surg 1996; 83 (8): 1121-2.

POLIPOSE ADENOMATOSA FAMILIAR (PAF)

Tratamento Cirúrgico: Racional e Resultados

37.3

André da Luz Moreira

INTRODUÇÃO

O objetivo do tratamento cirúrgico na polipose adenomatosa familiar (PAF) é a profilaxia do câncer ao mesmo tempo que se possa manter a continuidade intestinal. Praticamente todos os indivíduos portadores de PAF necessitam de uma cirurgia abdominal, estando eles sintomáticos ou não. Isso ocorre em virtude do risco de aparecimento do câncer colorretal, uma vez que todos os pacientes devem desenvolvê-lo virtualmente em algum momento de suas vidas, a menos que seu intestino grosso seja removido. Estudos prévios têm demonstrado uma taxa de câncer colorretal superior a 60% em pacientes com PAF que não são submetidos a um protocolo de rastreamento, com uma média de idade de 39 anos no momento do diagnóstico. Além disso, o rastreamento e a cirurgia profilática têm se demonstrado eficazes no aumento da expectativa de vida nesse grupo de pacientes[1]. Portanto, a principal decisão não é se esses indivíduos devem ser operados ou não, mas, sim, quando é o melhor momento de se operar e qual o melhor tipo de cirurgia a ser empregada.

O melhor momento cirúrgico ainda não foi totalmente definido, principalmente porque os portadores de PAF e suas famílias apresentam diferentes fenótipos com variados níveis de gravidade. Normalmente, espera-se até o final da adolescência para que as crianças possam amadurecer física e socialmente, uma vez que o desenvolvimento do câncer colorretal invasivo é extremamente raro em pacientes com idade abaixo de 18 anos. Em um estudo envolvendo 26 registros de PAF espalhados pelo mundo, somente 14 pacientes foram identificados com câncer colorretal abaixo dos 20 anos de idade e apenas um paciente tinha idade inferior a 15 anos[2].

Os pacientes com polipose grave (mais de 1.000 pólipos ou mais de 20 pólipos no reto) e aqueles sintomáticos devem ser operados o mais cedo possível. Já aqueles indivíduos com doença moderada ou leve podem esperar o melhor momento social e educacional de suas vidas. Nessas circunstâncias, a vigilância anual é recomendada a partir dos 12 anos de idade, inicialmente com retossigmoidoscopia flexível, para monitorar a progressão da doença. O importante é não postergar muito a indicação cirúrgica, realizando a colectomia profilática entre os 16 e 20 anos de idade.

Embora, a cirurgia não seja capaz de curar a PAF, seu papel está na prevenção ou em minimizar os riscos de câncer. Logo, na escolha da melhor estratégia cirúrgica esses objetivos são confrontados com o impacto da cirurgia na função intestinal e na qualidade de vida dos pacientes. Existem três opções cirúrgicas na PAF para profilaxia do câncer colorretal. Elas são a colectomia total com anastomose íleoretal (CAI), a proctocolectomia total com bolsa ileal (PTB) e a proctocolectomia total com ileostomia terminal (PTI). As vantagens e desvantagens de cada tipo de estratégia cirúrgica serão discutidos ao longo deste capítulo.

COLECTOMIA TOTAL COM ANASTOMOSE ILEORRETAL

A CAI é um procedimento cirúrgico relativamente mais simples e com menor morbidade quando comparada à PTB. As taxas de complicação dessa opção cirúrgica são pequenas[3,4], provavelmente pelo fato de não haver dissecção pélvica e, portanto, os riscos de sangramento perioperatório, da diminuição da fertilidade em mulheres jovens e de lesão da inervação pélvica serem menores. Outra vantagem está no fato de não se utilizar rotineiramente uma ileostomia derivativa. Além disso, a técnica laparoscópica já se mostrou eficaz e segura na realização da CAI, tornando-se uma alternativa muito atraente para jovens assintomáticos portadores de PAF. Milson et al. publicaram uma das primeiras casuísticas de 16 pacientes submetidos a CAI por laparoscopia com tamanho de incisão variando entre 3 e 6 centímetros e uma média de 5 dias de internação hospitalar[5].

A CAI representa pouco impacto na função evacuatória. Espera-se no pós-operatório que o paciente apresente 3 a 4 evacuações por dia com fezes formadas ou semiformadas, porém sem urgência ou incontinência. Embora ocorra uma discreta mudança no estilo de vida, a CAI interfere minimamente com o trabalho, a atividade sexual e o lazer do paciente. Logo, a qualidade de vida é percebida como boa e a satisfação do paciente é alta após CAI[6].

A maior desvantagem da CAI é o risco de adenomas e câncer no reto remanescente. Embora em muitos casos ocorra uma regressão da polipose retal após a remoção do cólon[7], em alguns pacientes os adenomas irão retornar e progredir levando a um provável aparecimento do câncer retal. Portanto, é mandatório que esses pacientes sejam submetidos a programas de vigilância pós-operatória com proctoscopias anuais ou bianuais, dependendo do número de pólipos encontrados. O mais importante é que o exame seja minucioso, com bom preparo e preferencialmente realizado com um aparelho flexível com imagem digital. Em pacientes mais idosos a displasia epitelial pode não ser polipoide, especialmente se houver áreas cicatriciais de polipectomias prévias, portanto deve-se coletar biópsias de qualquer área suspeita. Adenomas pequenos (menores que 5 mm) podem ser observados enquanto que pólipos maiores devem ser removidos. Os pacientes que apresentarem mais de 20 pólipos retais de difícil controle endoscópico ou pólipos de alto risco com displasia de alto grau ou > 3 cm com histologia vilosa predominante devem ser encaminhados para proctectomia complementar devido ao elevado risco de desenvolverem câncer no reto remanescente.

PROCTOCOLECTOMIA TOTAL COM BOLSA ILEAL (PTB)

A PTB tem a vantagem de reduzir de forma significativa o risco de câncer colorretal por remover não apenas o cólon, mas também o reto. Entretanto, o risco de câncer não é zero, uma vez que adenomas podem se desenvolver na anastomose ou abaixo dela, realizando ou não a mucosectomia.

Tecnicamente, a preferência é realizar a bolsa ileal em formato de "J" por ser mais simples e com bons resultados funcionais. A bolsa em formato de "S" fica reservada para os casos de mucosectomia com anastomose manual onde existe dificuldade de alcance da bolsa ao canal anal, pelo fato de conseguirmos alguns centímetros a mais nessa configuração. Após a realização da anastomose, certifica-se de que não ocorreu nenhum vazamento utilizando a manobra do "borracheiro" e, normalmente, utiliza-se uma ileostomia derivativa de proteção, apesar de, em alguns casos selecionados e em mãos experientes, esta poder ser omitida. Além disso, estudos prévios já demonstraram que apesar de complexa, essa técnica cirúrgica também pode ser realizada por via laparoscópica de maneira eficaz, assegurando ao paciente as vantagens da laparoscopia na recuperação pós-operatória e no aspecto cosmético[8].

Uma das desvantagens da PTB está na sua maior morbidade quando comparadas com a CAI[3,4], mesmo que esses resultados tenham melhorado nos grandes centros associado a maior experiência dos cirurgiões[9]. Outras desvantagens são a necessidade de ileostomia derivativa na maioria dos pacientes, diminuição de fertilidade em mulheres jovens[10], e potencial risco de incontinência e ejaculação retrógrada devido a lesão da inervação durante a dissecção pélvica.

Em relação a função evacuatória, o impacto dessa cirurgia não é desprezível. Espera-se uma média de 5 a 6 evacuações por dia e uma evacuação a noite de fezes semiformadas com um mínimo de impacto na qualidade de vida. Porém os resultados funcionais geralmente são piores do que na CAI[11,12]. Em uma metanálise comparando os resultados das duas técnicas envolvendo doze estudos e incluindo 1.002 pacientes, os indivíduos submetidos a PTB apresentaram maior frequência evacuatória, maior chance de evacuação noturna e uso de absorventes quando comparados com os pacientes submetidos a CAI[13]. Além disso, pacientes com bolsa ileal tem maior chance de incontinência, escape noturno e necessidade de medicação antidiarreia.[11]

Existem algumas controvérsias na literatura em relação a escolha da anastomose com duplo grampeamento *versus* a mucosectomia trans-anal com anastomose manual. A mucosectomia teria a vantagem teórica de remover a zona de transição ano-retal, porém está associada a uma pior função evacuatória. Remzi et al. mostraram que pacientes submetidos a mucosectomia tiveram mais incontinência, escape noturno e uso de absorventes quando comparados com aqueles submetidos a anastomose grampeada com preservação da zona de transição anorretal. Esse estudo também demonstrou que apesar do aparecimento de adenomas na região da anastomose ter sido maior no duplo grampeamento (28%), esse fenômeno também ocorreu nos indivíduos submetidos a mucosectomia transanal (14%)[14]. Logo, a indicação de mucosectomia se aplicaria melhor naqueles pacientes com extensa polipose envolvendo o reto distal e canal anal proximal, e não deve ser realizada em todos os pacientes submetidos a PTB.

O aparecimento de adenomas no corpo da bolsa ileal tem sido observado com maior frequência assim como alterações displásicas de alto grau conforme o seguimento desses pacientes ultrapassa dez anos[15-18]. Portanto, exames endoscópicos da bolsa ileal anuais são recomendados atualmente utilizando de preferência aparelhos menores, tais como, um íleoscópio. As regras para a endoscopia da bolsa ileal são as mesmas da anastomose íleo-retal; um bom preparo e aparelhos flexíveis. Durante o exame, além do corpo da bolsa ileal, a área da anastomose anal também deve ser examinada e biopsias devem ser coletadas tanto na técnica com duplo grampeamento quanto na técnica de mucosectomia transanal, porque ambas estão em risco de desenvolver neoplasia. A presença de pólipos numerosos ou grandes na bolsa ileal podem ser tratados com sulindac ou celecoxib.

PROCTOCOLECTOMIA TOTAL COM ILEOSTOMIA TERMINAL

Nenhum paciente deseja um estoma permanente, ainda mais para uma cirurgia profilática, estando na maioria das vezes assintomáticos no momento da operação. Portanto, a PTI é raramente empregada. Suas principais indicações são o câncer de reto distal quando não há possibilidade de poupar a musculatura esfincteriana e a presença de função esfincteriana ruim. Outra indicação menos comum é a presença de tumores desmoides no mesentério do intestino delgado, impossibilitando a realização da bolsa ileal.

As principais desvantagens desse método são o alto índice de complicação das ileostomias, incluindo escoriação na pele, retração, prolapso, estenose, hérnia para-estomal e o impacto na imagem corporal e na qualidade de vida.

A ileostomia terminal deve ser examinada endoscopicamente, uma vez que um pequeno número de pacientes com PAF pode desenvolver neoplasia no ileoterminal[19]. Apesar de ser um exame relativamente simples e fácil de ser realizado, a frequência das ileoscopias durante o seguimento desses indivíduos submetidos a PTI ainda não está definido.

A ESCOLHA DA MELHOR CIRURGIA

O debate sobre a melhor cirurgia na PAF ainda ocorre nos dias de hoje. Alguns cirurgiões acreditam que a PTB deveria ser recomendada para todos os pacientes com PAF. Esse argumento se baseia nos elevados riscos de câncer retal publicados na literatura. Estudos prévios mostraram um risco estimado de câncer de reto após a CAI de até 23% após 20 anos[9,20]. Entretanto, esses dados foram obtidos, em grande parte, no período antes do aparecimento da bolsa ileal, quando a CAI era a única alternativa para se evitar um estoma permanente. Logo, muitos pacientes com elevado risco de desenvolver câncer retal foram submetidos a CAI nesse época, explicando as elevadas taxas de proctectomia complementar nesse grupo de pacientes[21].

Atualmente, podemos estratificar o risco de câncer retal nos indivíduos portadores de PAF. O diagnóstico de câncer de cólon no momento da cirurgia profilática, a presença de polipose grave (> 1.000 pólipos) e mais de 20 pólipos no reto são fatores previamente associados a um elevado risco de câncer retal[20,22]. Church et al. demonstraram que os pacientes submetidos a CAI com menos de 1.000 pólipos no cólon e menos de 5 pólipos retais não necessitaram de proctectomia complementar, enquanto os pacientes com mais de vinte pólipos retais no momento da colectomia profilática apresentaram um risco de proctectomia complementar de 37%[22]. Assim, podemos selecionar melhor os pacientes que podem se beneficiar da CAI ou da PTB. Aqueles indivíduos chamados de alto risco (> 20 pólipos retais, presença de adenoma retal com displasia de alto grau ou > 3 cm com histologia vilosa predominante, > 1.000 pólipos em todo o cólon, presença de câncer de cólon) devem ser submetidos inicialmente a PTB. Já os pacientes com fenótipo moderado ou atenuado (< 1.000 pólipos, < 100 pólipos) e com menos de vinte pólipos retais sem fatores de alto risco podem ser submetidos a CAI com segurança e vigiados com retossigmoidoscopia flexível.

A IMPORTÂNCIA DO GENÓTIPO

Em 1991, o gene APC foi descoberto e sua mutação correlacionada ao aparecimento da PAF. Estudos subsequentes encontraram mais de 800 mutações patogênicas diferentes no gene APC. Analisando essas mutações com o fenótipo da PAF, várias correlações foram encontradas, permitindo algumas previsões clínicas do curso natural dessa doença.

A mutação no códon 1.309 tem sido associada com fenótipos mais graves da PAF, presença de mais de 1.000 pólipos em uma idade precoce e um maior risco de câncer. Wu et al. realizaram um estudo comparativo entre genótipo e fenótipo em pacientes portadores de PAF e mostrou que a maioria dos pacientes submetidos a CAI com mutação no códon 1.309 necessitaram de proctectomia complementar subsequente[23]. Logo, tem sido recomendado que esses pacientes, uma vez detectada a mutação, sejam submetidos a PTB no momento da colectomia profilática.

Por outro lado, quando a mutação está presente entre os códons 1445-1580, ocorre um predomínio de fenótipos atenuados, porém com aumento no risco de aparecimento dos tumores desmoides. Nesses pacientes com maior predisposição à formação de tumores desmoides, recomenda-se adiar a cirurgia profilática. Alguns autores argumentam que nesses pacientes a cirurgia profilática de escolha deve ser a PTB por ser o procedimento mais definitivo, alegando que a formação de tumores desmoides no mesentério pode dificultar ou até mesmo impedir a formação da bolsa ileal em pacientes que necessitam de proctectomia complementar subsequente[24]. Entretanto, esses pacientes normalmente desenvolvem um fenótipo mais brando, consequentemente, apresentando um menor risco de câncer retal, tornando a proctectomia provavelmente desnecessária.

Apesar dessas considerações, a correlação genótipo-fenótipo ainda é muito variada, provavelmente influenciada por fatores ambientais, e não deve ser usada com único ou principal indicador na escolha da estratégia cirúrgica. Assim, a gravidade da polipose expressa no fenótipo ainda é o melhor parâmetro e deve determinar o tipo de cirurgia a ser realizada.

RESUMO

A cirurgia profilática para pacientes com PAF tem evoluído nas últimas décadas, permitindo uma efetiva redução no risco de câncer colorretal. A estratégia atual utiliza a gravidade da polipose e sua distribuição para definir a melhor estratégia cirúrgica e a via laparoscópica para diminuir a morbidade pós-operatória e melhorar a imagem corporal. O genótipo pode ser usado para melhor definir o risco de tumores desmoides e a gravidade da polipose, influenciando, assim, a decisão cirúrgica. A Figura 37.3.1 representa um algoritmo sugerido na decisão da melhor cirurgia profilática na PAF[25].

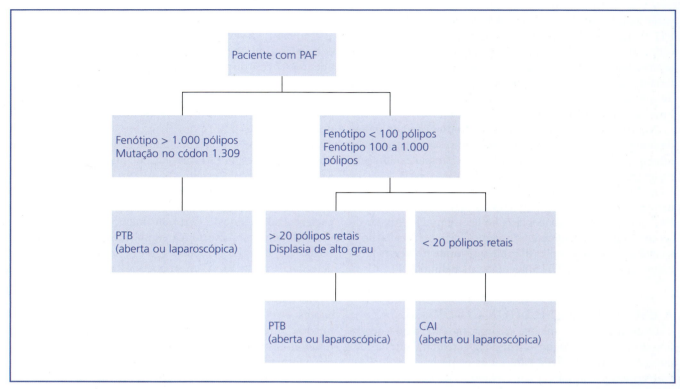

Figura 37.3.1 – Algorítmo sugerido para decisão cirúrgica na PAF.[25] PTB = proctocolectomia total com bolsa ileal; CAI = colectomia total com anastomose íleoretal.

REFERÊNCIAS BIBLIOGRÁFICAS

1. Heiskanen I, Luostarinen T, Järvinen HJ. Impact of screening examinations on survival in familial adenomatous polyposis. Scand J Gastroenterol 2000; 35 (12): 1284-7.

2. Church JM, McGannon E, Burke C, Clark B. Teenagers with familial adenomatous polyposis: what is their risk for colorectal cancer? Dis Colon Rectum 2002; 45 (7): 887-9.

3. Madden MV, Neale KF, Nicholls RJ, Landgrebe JC, Chapman PD, Bussey HJ et al. Comparison of morbidity and function after colectomy with ileorectal anastomosis or restorative proctocolectomy for familial adenomatous polyposis. Br J Surg 1991; 78 (7): 789-92.

4. Setti-Carraro P, Nicholls RJ. Choice of prophylactic surgery for the large bowel component of familial adenomatous polyposis. Br J Surg 1996; 83 (7): 885-92.

5. Milsom JW, Ludwig KA, Church JM, Garcia-Ruiz A. Laparoscopic total abdominal colectomy with ileorectal anastomosis for familial adenomatous polyposis. Dis Colon Rectum 1997; 40 (6): 675-8.

6. Church JM, Fazio VW, Lavery IC, Oakley JR, Milsom J, McGannon E. Quality of life after prophylactic colectomy and ileorectal anastomosis in patients with familial adenomatous polyposis. Dis Colon Rectum 1996; 39 (12):1404-8.

7. Feinberg SM, Jagelman DG, Sarre RG, McGannon E, Fazio VW, Lavery IC et al. Spontaneous resolution of rectal polyps in patients with familial polyposis following abdominal colectomy and ileorectal anastomosis. Dis Colon Rectum 1988; 31 (3): 169-75.

8. Larson DW, Cima RR, Dozois EJ, Davies M, Piotrowicz K, Barnes SA et al. Safety, feasibility, and short-term outcomes of laparoscopic ileal-pouch-anal anastomosis: a single institutional case-matched experience. Ann Surg 2006; 243 (5): 667-70.

9. Ambroze WL Jr, Dozois RR, Pemberton JH, Beart RW Jr, Ilstrup DM. Familial adenomatous polyposis: results following ileal pouch-anal anastomosis and ileorectostomy. Dis Colon Rectum 1992; 35 (1): 12-5.

10. Olsen KØ, Juul S, Bülow S, Järvinen HJ, Bakka A, Björk J et al. Female fecundity before and after operation for familial adenomatous polyposis. Br J Surg 2003; 90 (2): 227-31.

11. van Duijvendijk P, Slors JF, Taat CW, Oosterveld P, Vasen HF. Functional outcome after colectomy and ileorectal anastomosis compared with proctocolectomy and ileal pouch-anal anastomosis in familial adenomatous polyposis. Ann Surg 1999; 230 (5): 648-54.

12. Günther K, Braunrieder G, Bittorf BR, Hohenberger W, Matzel KE. Patients with familial adenomatous polyposis experience better bowel function and quality of life after ileorectal anastomosis than after ileoanal pouch. Colorectal Dis 2003; 5 (1): 38-44.

13. Aziz O, Athanasiou T, Fazio VW, Nicholls RJ, Darzi AW, Church J et al. Meta-analysis of observational studies of ileorectal versus ileal pouch-anal anastomosis for familial adenomatous polyposis. Br J Surg 2006; 93 (4): 407-17.

14. Remzi FH, Church JM, Bast J, Lavery IC, Strong SA, Hull TL et al. Mucosectomy vs. stapled ileal pouch-anal anastomosis in pa-

tients with familial adenomatous polyposis: functional outcome and neoplasia control. Dis Colon Rectum 2001; 44 (11): 1590-6.

15. Wu JS, McGannon EA, Church JM. Incidence of neoplastic polyps in the ileal pouch of patients with familial adenomatous polyposis after restorative proctocolectomy. Dis Colon Rectum 1998; 41 (5): 552-6.

16. Thompson-Fawcett MW, Marcus VA, Redston M, Cohen Z, Mcleod RS. Adenomatous polyps develop commonly in the ileal pouch of patients with familial adenomatous polyposis. Dis Colon Rectum 2001; 44 (3): 347-53.

17. Parc YR, Olschwang S, Desaint B, Schmitt G, Parc RG, Tiret E. Familial adenomatous polyposis: prevalence of adenomas in the ileal pouch after restorative proctocolectomy. Ann Surg 2001; 233 (3): 360-4.

18. Church J. Ileoanal pouch neoplasia in familial adenomatous polyposis: an underestimated threat. Dis Colon Rectum 2005; 48 (9): 1708-13.

19. Attanoos R, Billings PJ, Hughes LE, Williams GT. Ileostomy polyps, adenomas, and adenocarcinomas. Gut 1995; 37 (6): 840-4.

20. Bertario L, Russo A, Radice P, Varesco L, Eboli M, Spinelli P et al. Genotype and phenotype factors as determinants for rectal stump cancer in patients with familial adenomatous polyposis. Hereditary Colorectal Tumors Registry. Ann Surg 2000; 231 (4): 538-43.

21. Church J, Burke C, McGannon E, Pastean O, Clark B. Risk of rectal cancer in patients after colectomy and ileorectal anastomosis for familial adenomatous polyposis: a function of available surgical options. Dis Colon Rectum 2003; 46 (9):1175-81.

22. Church J, Burke C, McGannon E, Pastean O, Clark B. Predicting polyposis severity by proctoscopy: how reliable is it? Dis Colon Rectum 2001; 44 (9): 1249-54.

23. Wu JS, Paul P, McGannon EA, Church JM. APC genotype, polyp number, and surgical options in familial adenomatous polyposis. Ann Surg 1998; 227 (1): 57-62.

24. Nieuwenhuis MH, de vos Tot Nederveen Cappel W, Botma A, Nagengast FM, Kleibeuker JH et al. Desmoid tumors in a dutch cohort of patients with familial adenomatous polyposis. Clin Gastroenterol Hepatol 2008; 6 (2): 215-9.

25. da Luz Moreira A, Church JM, Burke CA. The evolution of prophylactic colorectal surgery for familial adenomatous polyposis. Dis Colon Rectum 2009; 52 (8):1481-6.

Polipose Associada ao Gene Myh (PAM)

38

Carlos Augusto Real Martinez

CÂNCER COLORRETAL HEREDITÁRIO

Habitualmente, as síndromes hereditárias com alta predisposição para o desenvolvimento do câncer colorretal (CCR) são divididas em duas entidades clínicas distintas mais prevalentes: a polipose adenomatosa familiar (PAF) (OMIN 175100), causada por mutações no gene supressor de tumor APC (*Adenomatous Polyposis coli*) e o câncer colorretal hereditário não associado à polipose (*hereditary non-polyposis colorectal cancer* – HNPCC, ou síndrome de Lynch) (OMIN 120436), gerado por mutações (em mais de 80% dos casos) localizadas nos genes MLH1, MSH2 e MSH6, que compõem um dos sistemas de reparo do DNA (MMR – *mismatch repair*)[1]. Ambas as condições são doenças autossômicas, com transmissão dominante, acompanhadas por uma história familiar onde o desenvolvimento do CCR ocorre numa faixa etária mais precoce da vida quando comparada ao CCR esporádico. Nessas duas formas hereditárias do CCR, a possibilidade de encontrar-se a mutação genética herdada é elevada (70 a 90% dos casos)[2-5]. Embora tenham sido descritas variantes da PAF (síndrome de Gardner, doença de Turcot), bem como outras síndromes hereditárias relacionadas ao CCR (polipose juvenil, doença de Peutz-Jeghers, síndromes de Cowden, Muir-Torre, Bannayan-Riley-Ruvacalba e Cronkhite-Canada), a PAF e o HNPCC respondem pela maioria dos casos.

Polipose adenomatosa familiar (PAF)

A PAF clássica é uma doença caracterizada pelo desenvolvimento de centenas ou até mesmo milhares de pólipos adenomatosos no cólon e reto que geralmente surgem a partir da segunda década de vida. A maioria dos doentes torna-se sintomática na terceira década e caso não se ofereça a cirurgia profilática, 100% deles evoluem para CCR por volta dos 40 anos[6,7]. A PAF é considerada uma síndrome, pois a maioria dos doentes apresenta manifestações extraintestinais. Essas manifestações comprometem diferentes órgãos e tecidos. Entre as mais frequentes, destacam-se: a formação de pólipos duodenais, a hipertrofia congênita do epitélio pigmentado da retina (CHRPE), osteomas habitualmente localizados na mandíbula, exostoses ósseas, cistos epidermoides subcutâneos, malformações dentárias ou dentes supranumerários e tumores desmoides[1,8,9].

A PAF ocorre por mutações no gene APC, um gene supressor de tumor, localizado no cromossomo 5 na região 5q21-22. O gene APC possui 8.535 pares de bases que codificam uma proteína com peso molecular de 300 kD, formada por 2.843 aminoácidos[3]. É formado por 15 éxons, sendo que o longo éxon 15 contém mais de 75% de toda sequência codificadora da proteína. A proteína traduzida foi batizada com o mesmo nome do gene (APC) e possui múltiplas funções celulares e interações que incluem: a transdução de sinal na via de sinalização Wnt (*wingless*); participação nos mecanismos de adesão intercelular agindo em conjunto com as proteínas alfacatenina e betacatenina para formar as junções aderentes; na manutenção da estabilidade do citoesqueleto e, possivelmente, na regulação do ciclo celular e apoptose. Como é parte integrante de tantas vias celulares importantes e com diferentes funções, torna-se um alvo ideal para a ocorrência de mutações[10]. A mutação do gene APC é considerada uma etapa precoce na carcinogênese colorretal, sendo inclusive detectada na maioria dos doentes que desenvolvem o CCR esporádico.

O gene APC encontra-se mutado em aproximadamente 80% dos doentes que apresentam o fenótipo clássico da PAF. Já se demonstrou que nos portadores de PAF existe uma relação entre o genótipo e o fenótipo da doença[3]. Dependendo do local no gene onde ocorre a mutação, o doente pode desenvolver fenótipos distintos, associados à formação de um maior ou menor número de pólipos adenomatosos no cólon e reto, bem como à presença de diferentes manifestações extraintestinais[3]. O sequenciamento do gene APC mostrou que mutações localizadas nos códons 1.309, 1.407, 1.601 e 1.464, localizados no éxon 15 do gene, encontram-se associadas a fenótipos mais graves da doença, caracterizados pela formação de um elevado número de pólipos adenomatosos, que se surgem precocemente e sofrem degeneração maligna numa faixa etária mais precoce da vida[11,12]. Da mesma forma com o que ocorre com a formação de pólipos, os tipos de manifestações extraintestinais também se relacionam ao local onde ocorre a mutação no gene. Mutações no mesmo éxon 15 do gene, mas localizadas após o códon 1.445, por exemplo, encontram-se associadas a maior possibilidade de desenvolvimento de tumores desmoides.

Polipose adenomatosa familiar atenuada (Pafa)

De modo interessante, alguns doentes com PAF apresentam um fenótipo mais atenuado da doença, onde ocorre a formação de um menor número de pólipos adenomatosos no cólon e reto (10 a 100) e, obviamente, representam um grupo heterogêneo e ainda mal caracterizado de portadores de PAF[1]. Muitos desses doentes, principalmente os que apresentam um número reduzido de pólipos, em algumas ocasiões, nem são suspeitos de serem portadores de formas atenuadas de PAF. Esse padrão fenotípico da PAF, onde existem menos de 100 pólipos adenomatosos, passou a ser estudado a parte, e os doentes classificados como portadores de Polipose Adenomatosa Familiar Atenuada (Pafa). Do ponto de vista clínico, na Pafa a formação de adenomas colorretais e as manifestações clínicas surgem mais tarde quando comparada a forma clássica da doença. Com isso, a possibilidade transformação maligna dos adenomas, apesar de manter-se elevada, ocorre numa faixa etária mais avançada da vida. Do mesmo do que ocorre nos portadores da forma clássica da PAF, estudos demonstraram que o fenótipo do portador de Pafa, também se encontra associado ao local onde ocorre a mutação no gene APC. Mutações localizadas no éxon 9, tanto na região 5' quanto 3' do gene APC[10,13-16], geralmente, apresentam o fenótipo atenuado da doença[17,18].

POLIPOSE ASSOCIADA AO GENE MYH (PAM)

Estudos de sequenciamento do gene APC nos portadores de PAF e, principalmente nos doentes com fenótipo de Pafa, mostraram que apenas em 20 a 30% dos casos sequenciados encontravam-se mutações germinativas no gene[19-21]. Em alguns doentes com fenótipo indistinguível dos portadores de Pafa que foram submetidos ao sequenciamento completo de todo gene não era possível localizar qualquer indício de mutações germinativas no gene APC. Os baixos índices de detecção de mutações do gene APC nesse grupo de doentes levantou a possibilidade de que outras vias carcinogênicas pudessem ser responsabilizadas por esse fenótipo mais atenuado[22]. A partir dessas evidências, houve interesse crescente em estudar a participação de outros genes no desenvolvimento dessas formas atenuadas de PAF.

O sequenciamento do gene APC em alguns desses enfermos revelou a existência de sucessivos erros de pareamento de bases, principalmente transversões do tipo guanina-citosina para timina-adenina (G-C→TA) que, geralmente, surgem devido a estresse oxidativo ao DNA nuclear, provocado por radicais livres de oxigênio (RLO). Normalmente, esses erros são corrigidos por proteínas de reparo do sistema BER (*base excision repair*) do DNA. Esses achados levantaram a possibilidade de que algum dos genes envolvidos nessa via de reparo do DNA pudesse estar alterado. O sequenciamento dos genes OGG1, MYH e MTHYH (MYH), componentes de uma das vias do sistema BER, mostrou que muitos desses doentes apresentavam mutações herdadas em ambos os alelos do gene MYH, importante componente do sistema de reparo de bases. Nesses indivíduos, apesar de identificarem-se mutações do gene MYH, não se encontrava qualquer tipo mutações herdada no gene APC[23]. Curiosamente, muitos deles não apresentavam herança familiar ou transmissão vertical da mutação com características semelhantes às encontradas nos portadores de PAF, Pafa ou HNPCC onde o modelo de herança é dominante, afetando gerações sucessivas. Ao se estudar o heredograma familiar desses doentes, constatou-se que essa nova síndrome relacionada ao CCR hereditário apresentava transmissão da mutação às gerações futuras de forma autossômica, porém recessiva[22,23].

Essa nova síndrome de CCR hereditário associada a mutações do gene MYH, com transmissão autossômica e recessiva, passou a ser conhecida como polipose associada a mutações do gene MYH (PAM) (OMIM 608456) e descrita como uma doença que apresenta mecanismos carcinogênicos diferentes da PAF, Pafa e HNPCC.

Histórico

A possibilidade dessa nova via carcinogênica para o desenvolvimento de CCR em portadores de formas atenuadas de PAF foi descrita a menos de uma década. Em 2002, Al-Tassan et al.[23] estudaram uma família Britânica (que foi denominada Família N) na qual se verificou que três de sete irmãos apresentavam CCR e pólipos adenomatosos no cólon com distribuição fenotípica semelhante ao que ocorria nos portadores de Pafa[23]. Esses doentes não apresentavam herança familiar semelhante aos portadores de PAF ou Pafa.

Corroborando com esses achados, ao realizarem o sequenciamento do gene APC, não identificaram mutações habitualmente relacionadas à PAF. Entretanto, observaram que no tecido tumoral o gene APC apresentava sucessivos erros de pareamento de bases, particularmente erros de transversões do tipo Guanina-Citosina para Timina-Adenina (G-C→TA). Constataram que esses erros somáticos de pareamento de bases no gene APC ocorriam principalmente em códons que apresentassem a sequência de nucleotídeos GAA (guanina-

-adenina-adenina). Nesses locais, em lugar dos nucleotídeos GAA ocorria transversão das bases para TAA (timina-adenina-adenina). Essa sequência de bases geralmente se encontra associada à formação de um códon que determina o truncamento da tradução da proteína a ser codificada por um determinado gene (*stop codon*). Já se sabia que esse padrão de erro adquirido de pareamento de bases ocorre quando existem mutações em genes responsáveis pelo sistema BER de reparo do DNA. Esses achados sugeriram que pudesse existir uma mutação herdada não no gene APC, mas em algum gene responsável pelo sistema de reparo relacionado à excisão da base guanina oxidada, a 8-oxo-7,8-di-hidroxil-2'-desoxiguanosina (8-oxoG). A 8-oxoG é formada pela exposição da guanina à RLO, constantemente produzidos durante a respiração celular. Como se trata de uma base oxidada com potencial capacidade de induzir erros de pareamento deve ser rapidamente removida pelos sistemas de reparo do DNA.

Diante dessas evidências, suspeitaram que talvez os enfermos pudessem apresentar mutações herdadas nos gene OGG1, MYH ou MTH componentes de uma das vias de reparo do DNA do sistema BER[23]. Ao sequenciarem o gene MYH (homólogo ao gene mutY da *Escherichia coli*, que apresenta a mesma função), verificaram que os três irmãos apresentavam mutação germinativa em ambos os alelos do gene MYH, cuja função é transcrever a proteína DNA-glicosilase. A DNA-glicosilase é considerada a principal proteína responsável pela excisão da base adenina erroneamente pareada com 8-oxoG, formada pela exposição do DNA aos RLO.

Os autores constataram que os três irmãos da Família N apresentavam duas mutações no gene MYH, nos códons 494 e 1145, que traduziam uma proteína com dois aminoácidos erroneamente incorporados a sua molécula (pTir165Cis e pGli382Asp). Essa mutação ficou conhecida como Y165C e G382D, e ainda hoje representa a principal mutação encontrada nos doentes portadores da PAM e responsável por mais de 80% de todas as mutações descritas no gene MYH[23].

Estudos subsequentes confirmaram a maior prevalência desse tipo de mutação, acrescentando novas, localizadas em diferentes códons do gene MYH. Os resultados encontrados confirmaram as suspeitas de Al-Tassan et al.[23] que alguns doentes, previamente diagnosticados como portadores de Pafa e até mesmo formas mais brandas de PAF, e que não apresentavam mutações herdadas no gene APC, na realidade apresentavam mutações no gene MYH[24-27]. Demonstrou-se que mutações em ambos os alelos do gene MYH podiam ser identificadas em aproximadamente 20 a 30% dos doentes que apresentavam entre 15 e 100 adenomas colorretais[23,26,28-30].

Todavia, restava ainda explicar os motivos pelos quais a transmissão dessa nova forma de síndrome associada ao CCR hereditário apresentava um padrão de transmissão recessiva. Apesar de vários estudos terem confirmado que os doentes com mutações em ambos os alelos do gene MYH apresentavam risco aumentado de CCR, existiam dúvidas se os portadores de mutações herdadas em apenas um dos alelos do gene, também apresentavam maior possibilidade de desenvolverem pólipos e, consequentemente CCR[23,26,30]. Como a transmissão da doença não se dava de modo semelhante ao que acontece nos doentes com PAF e Pafa, existia preocupação de que um grande número de parentes de portadores da mutação em um único alelo do gene e ainda assintomáticos, pudessem desenvolver pólipos ou CCR. Essa possibilidade teria implicações diretas no rastreamento e seguimento desses familiares.

Recentemente, os resultados de uma metanálise[31] e de um grande estudo caso-controle[28] realizado com doentes pertencentes ao registro de polipose no Canadá confirmaram que o risco de desenvolvimento de CCR nos portadores de mutação em apenas um alelo não era muito elevado, apesar de existir. Um dos estudos verificou que mutações em ambos os alelos e, principalmente as do tipo Y165C e G382D, encontram-se fortemente relacionadas ao maior risco de CCR[28]. Quando esse padrão de mutação comprometia apenas um alelo do gene, também relacionava-se ao maior risco de CCR[28,29]. Os resultados também mostraram que doentes com CCR associado a mutações do gene MYH, com mutação em um ou nos dois alelos, tinham um maior número de descendentes de primeiro e segundo grau com CCR[28]. O estudo mostrou que nos portadores de CCR com mutações do MYH existia maior número de indivíduos heterozigotos para as mutações Y165C e G382D, quando comparado com a população normal, confirmando que a presença desses dois tipos de mutação possam estar associadas a variantes fenotípicas do CCR[28]. Com o objetivo de calcular o risco de desenvolvimento de CCR nos portadores de mutação em um único alelo, somaram seus resultados com os de outros estudos[28]. Foram estudados 38 doentes heterozigotos para a mutação Y165C e 67 para a mutação G382D. Constatou-se risco de 2,1 (I.C. 95% = 1 a 4,4) para os que apresentavam mutação Y165C, e de 1,4 (I.C. 95% = 0,8 a 2,4) para os portadores da mutação G382D. Concluíram que indivíduos portadores de mutações em apenas um dos alelos do gene, apresentam risco aumentado para CCR e maior possibilidade de terem parentes de primeiro e segundo graus com CCR. Esses achados assumem importância na proposta de aconselhamento genético desses familiares.

O gene MYH

O gene MYH localiza-se no cromossomo 1, na região 1p34.3-p32-1. É formado por 15 íntrons e 16 éxons constituídos de 1.608 (GenBank: U63329.1) ou 1.641 (GenBank: NM_012222.1) pares de base. Alguns autores julgam que a abreviatura ideal para nomenclatura do gene seria Mutyh, uma vez que a abreviatura MYH habitualmente se refere ao gene que transcreve a cadeia pesada da proteína miosina[22]. A utilização da abreviatura MYH para descrever os indivíduos portadores de PAM poderia causar confusões. Todavia, pelo uso consagrado na literatura, a abreviatura MYH passou a se adotada universalmente.

O gene MYH codifica uma proteína denominada DNA-glicosilase específica para correção de bases (Figura 38.1), erroneamente pareadas em oposição a 8-oxoG. O gene faz parte, juntamente com os genes OGG1 e MTH1, de uma das vias que formam o sistema BER de reparo do DNA por excisão de bases. Esse complexo sistema de reparo apresenta como função primordial corrigir mutações provocadas por estresse oxidativo ao DNA durante o metabolismo anaeróbico da célula[32].

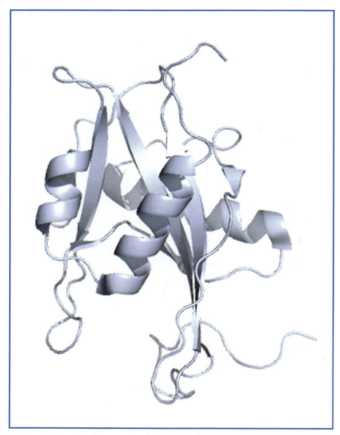

Figura 38.1 – Estrutura molecular da proteína DNA-glicosilase específica para remoção adenina traduzida a partir do gene MYH.

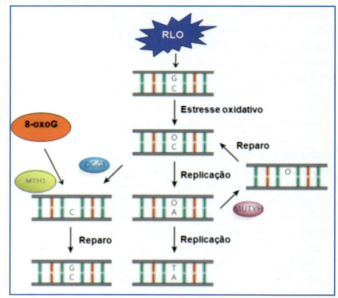

Figura 38.2 – A exposição do DNA aos RLO leva à incorporação de um radical hidroxila no carbono 8 da molécula da guanina, formando a 8-oxoG (O). A incorporação de uma molécula de oxigênio no DNA causa transversões do tipo G→T, como ilustrado na via central da figura. As proteínas sintetizadas a partir dos genes OGG, MYH e MTH1, componentes do sistema BER, estão envolvidas no mecanismo de remoção de bases do DNA em que houve a transversão. A OGG1 remove 8-oxoG do pareamento anômalo (8-oxoG:C). A proteína MYH remove a molécula de adenina do pareamento 8-oxoG:A no DNA. A proteína MTH1 tem como função prevenir a incorporação da molécula 8-oxoG no DNA recém corrigido, permitindo a inserção da molécula de citosina. As etapas denominadas reparo sumarizam a ação de endonucleases, deoxiribofosfatase liases, DNA polimerases e DNA ligases. Fonte: adaptada de David et al., 2007.

Cada uma das três enzimas traduzidas a partir dos três genes que compõem essa via do sistema BER apresenta funções específicas na proteção contra o efeitos mutagênicos da 8-oxoG, formada pelo dano oxidativo. A proteína traduzida pelo gene OGG1 remove o complexo formado entre pareamento 8-oxoG:C na dupla fita do DNA[33]. A proteína traduzida pelo MYH, a adenina DNA-glicosilase, retira a base adenina erroneamente pareada com 8-oxoG e não reparada durante a replicação[34]. A enzima traduzida pelo gene MTH1 (uma 8-oxo-dGTPase) impede que ocorra a inserção de novas moléculas de 8-oxoG no DNA recém-corrigido[35]. (Figura 38.2)

A importância dos radicais livres de oxigênio (RLO)

O termo radical livre refere-se ao átomo ou à molécula que contenha número ímpar de elétrons na sua última camada eletrônica[36]. A denominação RLO é adotada porque a maioria dos radicais livres é gerada a partir do metabolismo celular da molécula de oxigênio. Os RLO são constantemente formados durante a respiração celular. Contudo, quando sua produção é excessiva, tornam-se nocivos às células, danificando proteínas, membranas, organelas e, principalmente bases nitrogenadas do DNA[36-38]. As células possuem defesas antioxidantes naturais, enzimáticas e não enzimáticas, que atuam contra essa toxicidade mantendo o equilíbrio entre a produção e a neutralização dos RLO[39]. Todavia, em certas condições, quer pela diminuição do sistema antioxidante do organismo, quer pelo aumento exagerado na produção dos RLO, ocorre desequilíbrio, determinando o aparecimento do fenômeno conhecido como estresse oxidativo[36,39]. Já se demonstrou que a capacidade dos sistemas antioxidantes da mucosa do cólon é relativamente deficiente, quando comparada a de outros órgãos e tecidos, tornando-a particularmente vulnerável a ação de RLO, que ocorre de forma mais frequente e intensa quando comparado a outros órgãos e tecidos[39].

Os RLO vêm sendo implicados como fator etiopatogênico de diversas enfermidades que acometem o homem. No adulto, o estresse oxidativo encontra-se relacionado às moléstias cardiovasculares e doenças inflamatórias intestinais[40,41]. A avaliação do papel representado pelos RLO nas etapas iniciais da carcinogênese humana tem mostrado que eles ocasionam processo inflamatório crônico à mucosa cólica por modificarem o metabolismo celular, oxidarem proteínas intracelulares e provocarem dano oxidativo as bases nitrogenadas do DNA[38,42]. O estresse desencadeado pelos RLO provoca instabilidade em vários cromossomos do homem, facilitando o desenvolvimento de mutações em diferentes genes que controlam o ciclo células e os sistemas de reparo[24].

Os RLO são moléculas formadas a partir da adição ou perda de elétrons em um átomo neutro, fazendo com que na sua órbita externa existam elétrons desemparelhados, o que torna a molécula altamente reativa[43]. Normalmente, os RLO são produzidos a partir do metabolismo celular, da atividade bacteriana sobre substratos alimentares e, principalmente, pela agressão inflamatória à mucosa cólica[36,37]. De todos os RLO produzidos durante o metabolismo, os que apresentam maior potencial agressivo para as células da mucosa intestinal são o radical superóxido (O_2) e a hidroxila (OH)[36,38,42]. Como apresentam intensa reatividade com moléculas que possuem alta densidade de elétrons em sua estrutura química como, por exemplo, as bases nitrogenadas do DNA reagem com elas formando bases anômalas oxidadas[44]. Dentre os mecanismos mais bem estudados de dano oxidativo ao DNA encontra-se a oxidação da base guanina, onde ocorre a incorporação de RLO no carbono 8 da molécula da guanina, formando a 8-OHdG ou a 8-oxo-G (Figura 38.3)[45].

A carcinogênese nos portadores de mutação no gene MYH

Durante o processo de replicação do DNA, a base guanina normalmente se pareia com a molécula de citosina (G:C). Contudo, caso ocorra a formação da 8-oxoG, por um mecanismo conhecido como transversão de bases, a 8-oxoG pareia-se, de forma errônea, com uma molécula de adenina (G:C→TA). Na eventualidade de não haver correção por

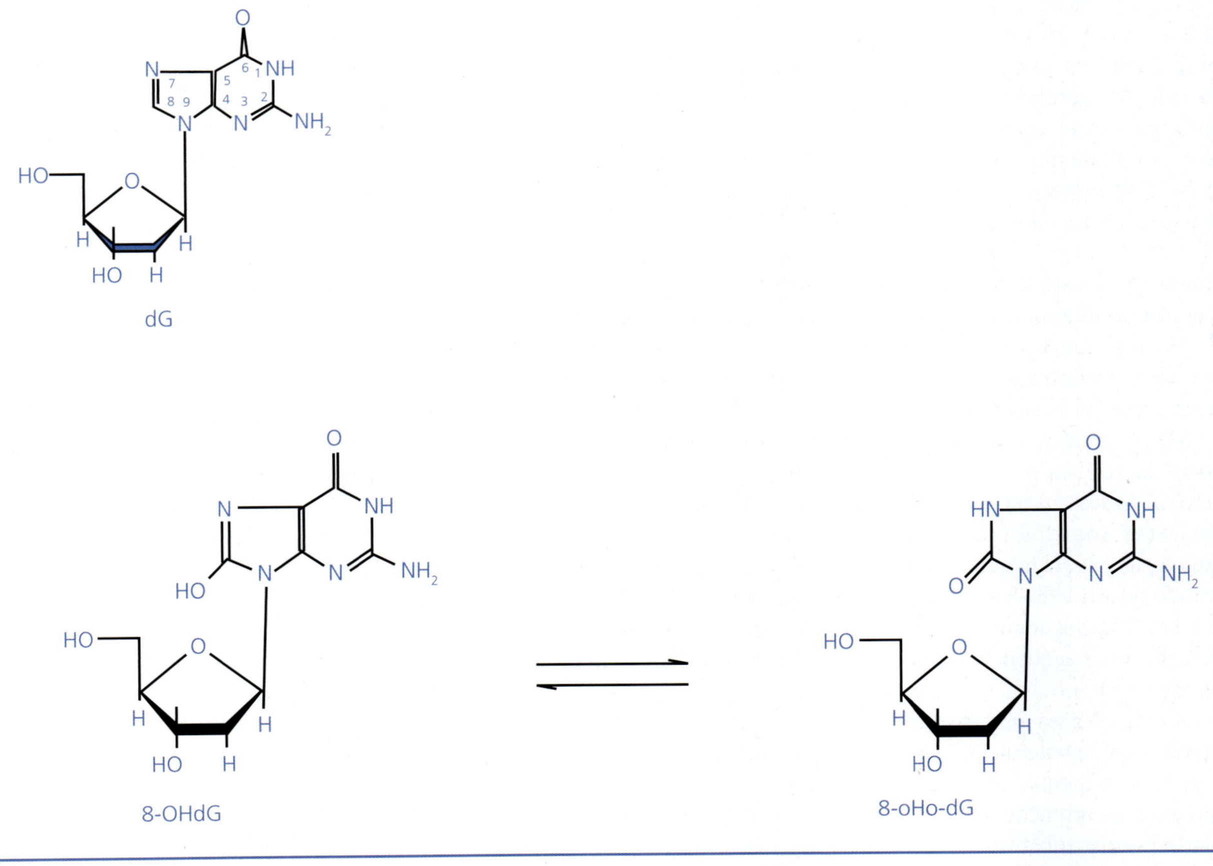

Figura 38.3 – Formação da 8-oxoG pela incorporação de um RLO no carbono 8 da molécula da guanina.

meio das proteínas de reparo do DNA do sistema BER no local onde ocorreu a inserção da 8-oxoG, poderá haver mutação do tipo C:G→T:A, com a consequente tradução de uma proteína defeituosa. Caso a proteína mutante encontre-se relacionada aos mecanismos de controle do ciclo celular, tal como o gene APC – um importante gene supressor de tumor –, a célula poderá ganhar autonomia proliferativa, formando um clone de células mutantes com capacidade de divisão celular descontrolada. O consequente desequilíbrio do ciclo celular, com favorecimento da proliferação em detrimento a apoptose, poderia se constituir na explicação molecular para o início de formação dos pólipos adenomatosos nos portadores de PAM.

As bases nitrogenadas do DNA estão continuamente expostas à ação nociva dos RLO. Assim sendo as bases do DNA encontram-se permanentemente vulneráveis a erros de pareamento durante sua replicação. Para que esses erros de pareamento não ocasionem aparecimento de mutações, as bases oxidadas devem ser prontamente removidas pelos diferentes sistemas de reparo do organismo. As bases oxidadas pela ação dos RLO são corrigidas pelo mecanismo de reparo por excisão de bases BER conhecido por atuar, principalmente, em erros de pareamento decorrentes da ação dos RLO. O mecanismo molecular do BER inicia-se, primeiramente, pelo reconhecimento e excisão de bases danificadas pelas DNA glicosilases com ou sem atividade 3'-AP-liase associada. A excisão da base resulta em um sítio abásico, apurínico ou apirimidínico que é reconhecido por outro grupo de enzimas, as AP-endonucleases, que fazem a incisão na extremidade 3' ou 5' do sítio AP, gerando uma lacuna. Essa lacuna é então preenchida pela base correta e ligada por polimerização à sequência correta de nucleotídeos do DNA[7]. No sistema BER as enzimas responsáveis por esse processo são traduzidas pelas células a partir da expressão dos genes OGG1, MYH, e MTH1.

O sistema composto pelos genes OGG1, MYH, e MTH1 tem papel importantíssimo no reparo das transversões decorrentes da formação de 8-oxoG, por estresse oxidativo. Quando o sistema BER encontra-se alterado, como ocorre na PAM, onde existe mutação herdada em um dos seus genes componentes, o MYH, a remoção da 8-oxoG erroneamente incorporada não se dá, tornando o sistema de reparo ineficaz. Como consequência poderá haver o aparecimento de mutações em diferentes genes com tradução de proteínas defeituosas. Na PAM, uma forte evidência que corrobora essa via carcinogênica é a grande quantidade erros de pareamento no gene APC e no gene k-ras. Estudos identificaram vários códons dos genes que apresentavam a sequência de nucleotídeos TAA (timina-adenina-adenina), no lugar da sequência GAA (guanina-adenina-adenina). Essa mutação no gene APC, ocasionada por uma mutação do sistema BER, forma um *stop codon* traduzindo, consequentemente, uma proteína truncada[23].

Geralmente, as mutações no gene MYH são do tipo missense, onde ocorre substituição de um nucleotídeo, o que faz com que o códon resultante codifique um aminoácido a menos[46]. As consequências deste tipo de mutação pontual podem variar segundo a intensidade com que afetam a funcionalidade da proteína traduzida. As duas mutações herdadas mais comuns que acometem o gene MYH (Y165C e G382D) ocorrem por esse tipo de mutação[46]. Entretanto, alguns autores encontraram mutações do tipo frameshift em portadores de PAM[46]. Neste tipo de mutação, existe a alteração completa da leitura dos três nucleotídeos que formam um códon, resultando também na formação de um *stop codon* a jusante da mutação, com o consequente truncamento da proteína traduzida. Na PAM este tipo de mutação no gene MYH (1103delC) que produz a parada da tradução da proteína já foi descrito[47]. Estudo analisando os principais tipos de mutações encontradas nos portadores de PAM também encontrou mutações do tipo: inserção/deleção *in frame*, *splice site* (troca do nucleotídeo G por T na posição de consenso do sítio de reconhecimento de splice)[47]. A Figura 38.4 mostra os locais no gene MYH onde foram encontradas as principais mutações descritas na literatura, enquanto a Figura 38.5 apresenta a frequência das principais mutações em ambos os alelos do gene MYH em doentes portadores de PAM.

O conhecimento desse padrão de distribuição das mutações no gene MYH é de extrema importância com relação ao rastreamento dos casos de PAM. Embora possam ocorrer variações no local da mutação, a maioria dos doentes (cerca de 70%) com CCR associados à PAM apresenta mutação do tipo Y165C e G382D[1]. Em 93% dos doentes que apresentam mutações em ambos os alelos do gene MYH, pelo menos um desses códons onde as mutações incidem com maior frequência (*hotspots*) encontra-se mutado[1]. Como esses códons se localizam nos éxons 7 e 13 do gene MYH, respectivamente, o rastreamento das mutações associadas ao gene MYH deve começar por esses éxons[48].

Outro aspecto que também deve ser considerado na pesquisa do sítio da mutação no gene MYH é a etnia do doente. Estudos demonstraram que a etnia parece estar relacionada à maior ou menor prevalência de um tipo de mutação[49,50]. Os defeitos no gene MYH com mutações missense Y165C e do tipo G382D são mais frequentes em pacientes com ascendência europeia representando 53 e 32%, respectivamente, enquanto mutações *nonsense* tipo E466X e Y90X prevalecem entre indianos e paquistaneses[1,22,28,49-52]. Entretanto, com o melhor conhecimento da PAM uma série de novas mutações vem sendo descritas[24]. Estudo recente encontrou em doentes italianos sete novos tipos de mutação relacionadas a PAM[50].

Aspectos clínicos e anatomopatológicos

Como a PAM é uma doença rara e recentemente descrita, ainda existem informações limitadas com relação aos principais aspectos relacionados às manifestações clínicas, alterações histopatológicas, moleculares, relação entre o genótipo e o fenótipo da doença, risco de desenvolvimento de CCR em familiares, melhor forma de acompanhamento desses doentes e, principalmente, quanto as diretrizes em relação ao

Capítulo 38 – Polipose Associada ao Gene Myh (PAM)

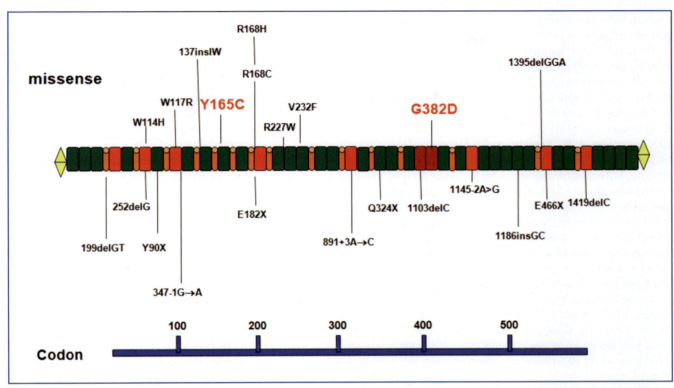

Figura 38.4 – Mutações identificadas em doentes portadores de PAM que apresentavam mutações em ambos os alelos com a sua localização aproximada no gene MYH. Fonte: adaptada de Sampson et al., 2005.

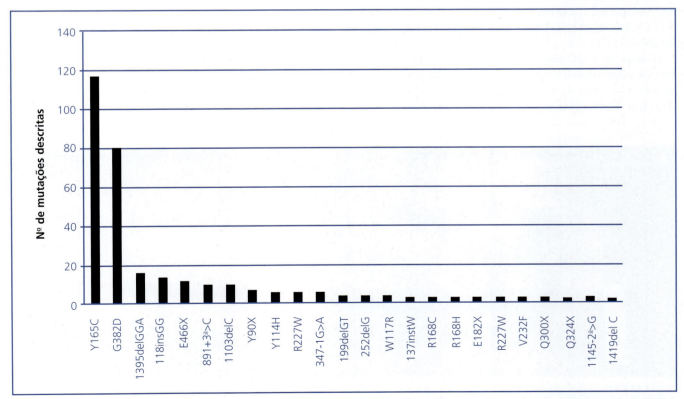

Figura 38.5 – Frequência relativa de mutações no gene MYH em doentes com PAM descritos na literatura. Fonte: adaptada de Sampson et al., 2005.

rastreamento da mutação e ao aconselhamento genético dos portadores da mutação[1].

Revisando a literatura, a maioria dos estudos refere que geralmente a média etária dos que recebem o diagnóstico de PAM e que apresentam mais de 100 pólipos adenomatosos no cólon é de 45 anos[1]. Trata-se de indivíduos pertencentes a uma faixa etária mais velha quando comparados aos doentes que apresentam as formas clássicas de PAF[1,26,27,50,53]. Em 2003, Sampson et al.[25] analisaram 25 doentes e Sieber et al.[26] 14 doentes, portadores de mutações em ambos os alelos do gene MYH, verificam que a média de idade no diagnóstico da PAM era de 46 e 51,3 anos, respectivamente. Estudo com casuística considerável que analisou as mutações do gene MYH em 4.085 indivíduos, sendo 2.239 portadores de CCR e 1.845 indivíduos sãos, mostrou que um em cada 50 doentes com menos de 40 anos, diagnosticados com CCR, e 1 em cada 150 doentes com menos de 55 anos, eram portadores de mutações em ambos os alelos do gene MYH[54]. Outro estudo avaliando 36 portadores de CCR que apresentavam mutação no gene MYH (sendo 14 com mutações em ambos os alelos e 22 em apenas um alelo) mostrou que a média de idade para o diagnóstico de PAM nos doentes que apresentavam de 10 a 100 pólipos era de 51 anos e 59 anos, respectivamente duas décadas mais tarde do que acontece com os doentes com formas clássicas da PAF[54]. Esses resultados sugerem que o doente monozigoto para mutação desenvolva CCR em uma faixa etária mais precoce.

Quando comparados à população normal, onde a idade média para o desenvolvimento de CCR era de 62 anos, constatou-se que a PAM se encontra relacionada ao aparecimento do CCR em uma faixa etária mais precoce[54]. Embora o surgimento dos pólipos no cólon aconteçam mais tardiamente nos portadores de PAM quando comparados aos doentes com as formas clássicas de PAF, podem surgir numa faixa etária que se superpõe a dos doentes portadores de mutações no gene APC que determinem um fenótipo típico de Pafa[1].

A PAM representa 10 a 47% dos casos de Pafa não associadas a mutações do gene APC e a uma parte ainda menor dos casos de PAF com fenótipo clássico, mas também negativas para mutação do gene APC. Geralmente os portadores de PAM apresentam entre 15 e 100 pólipos adenomatosos no cólon (Figuras 38.6 A e B). Ocasionalmente, encontram-se doentes que apresentam mais de 100 pólipos distribuídos no cólon, entretanto a possibilidade de PAM em doentes com mais de mil adenomas colorretais sincrônicos é mais rara[1,46].

Atualmente se aceita que a presença de pólipos duodenais, à semelhança do que ocorre na PAF e Pafa, também faça parte do fenótipo da PAM[46,55]. As outras manifestações extracólicas comuns nos portadores de PAF (hipertrofia congênita do epitélio pigmentado da retina, osteomas de mandíbula, tumores desmoides cistos epidermoides) são achados raros nos portadores de PAM[53]. Em estudo avaliando 329 doentes portadores de PAF onde não foi possível encontrar a mutação no gene APC após sequenciamento completo, encontraram-se 55 doentes com mutação do gene MYH e o número de pólipos colônicos variava entre 20 a poucas centenas, porém apenas um doente apresentava mais de mil pólipos[1]. Em 40% dos doentes os pólipos localizavam-se no cólon proximal, enquanto apenas 3% os pólipos tinham localização distal[1]. Outros estudos não encontraram distribuição preferencial em um segmento cólico específico[53]. Portadores de mutação do tipo c1105delC caracteristicamente apresentam maior possibilidade de cursarem com a formação de um número mais elevado de pólipos no cólon, sugerindo que possa existir relação entre genótipo e fenótipo da doença. Recente estudo constatou que 20% dos doentes com mutação bialélica apresentavam entre 15 e 100 adenomas no cólon, enquanto 15% apresentavam mais de 100[1]. Os autores não identificaram doentes com mutações em ambos os alelos do gene que possuíssem menos de 15 adenomas no cólon. Todavia, cabe destacar que 50% dos doentes estudados já apresentavam CCR quando do diagnóstico da doença, mostrando a importância do diagnóstico precoce da PAM.

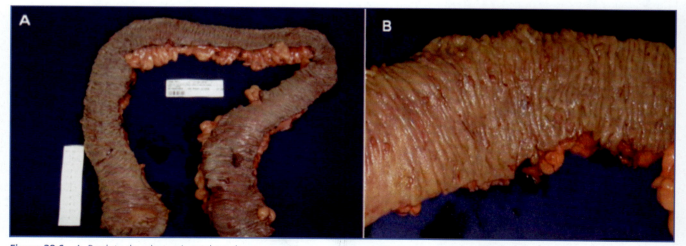

Figura 38.6 – A. Produto de colectomia total em doente com 39 anos portador de PAM, mostrando a presença de pólipos adenomatosos comprometendo toda a extensão do cólon. B. Imagem do mesmo paciente demonstrando pólipos adenomatosos sincrônicos no cólon direito.

Poucos estudos analisaram os principais aspectos histológicos dos pólipos e tumores obtidos de portadores de PAM, comparando-os com portadores de CCR esporádico[1,54,55]. Da mesma forma, são raros os artigos que compararam os achados histológicos em doentes com PAM com mutação em um ou em ambos os alelos do gene MYH[54,55]. Quando se divide os portadores da mutação entre os que apresentam a mutação em um ou em ambos os alelos do gene MYH, verifica-se que os que apresentam mutação em apenas um alelo tem maior tendência a desenvolver adenomas serráteis, o que não ocorre nos doentes que possuem a mutação em ambos os alelos[56]. Quando se consideram as neoplasias malignas nesses estudos, o adenocarcinoma de padrão tubular foi o tipo histológico mais encontrado (50% dos casos), seguido pelo padrão papilar (22,8%) e cribidiforme (17,5%)[54]. A análise dos padrões histológicos categorizando os tumores segundo o padrão típico dos adenocarcinomas (tubular, cribriforme ou papilar) ou padrão de instabilidade de microssatélites (IMS), carcinomas mucinosos, em células de anel de sinete ou indiferenciados, mostrou que os tumores originários de doentes com mutação em ambos os alelos do gene apresentam o padrão típico dos adenocarcinomas, comparado com apenas 80% dos heterozigotos e 63% dos portadores de CCR esporádico. O padrão histológico característico de tumores com IMS foi encontrado em 8% dos doentes com mutação em um alelo e em 37% dos portadores de CCR esporádico[54]. Esses achados confirmam que a via carcinogênica dos portadores de PAM, apesar de envolver o sistema de reparo do DNA, é diferente da dos doentes com HNPCC quando se considera o tipo histológico do tumor.

Quanto ao tamanho e padrão de distribuição dos pólipos e tumores no cólon os achados são controversos. Enquanto alguns autores não encontraram diferenças em relação ao tamanho e a localização dos pólipos, outros mostraram que, à semelhança do que ocorre com a Pafa, a distribuição dos adenomas é mais frequente no cólon proximal[1,54].

A presença de adenomas sincrônicos em doentes que apresentam a mutação em ambos os alelos do gene MYH é de 64%[56]. A comparação de doentes com mutação do gene MYH em um ou ambos os alelos demonstra que existe uma maior tendência à formação de pólipos sincrônicos nos doentes com mutação nos dois alelos comparados aos heterozigotos e a população normal[54]. Quanto ao tipo histológico dos pólipos encontrados nos portadores de mutação em ambos os alelos, o padrão é variado, descrevendo-se adenomas tubulares, tubulovilosos, adenomas serráteis, pólipos hiperplásicos e pólipos com padrão misto. Cabe destacar que 25% dos doentes com a mutação em ambos os alelos podem não apresentar pólipos[49].

Com relação ao grau histológico do CCR a maior parte dos doentes com mutação nos dois alelos do gene apresenta carcinomas bem diferenciados, enquanto 16% dos doentes com mutação em apenas um alelo tem neoplasias pouco diferenciadas[54]. Não se encontraram diferenças quanto ao grau de invasão do tumor na parede cólica, entretanto os portadores de mutação dos dois alelos do gene apresentam menor grau de invasão linfonodal quando comparados aos doentes com CCR esporádico. A pesquisa de IMS mostrou menor positividade nos doentes com mutações dos dois alelos do gene quando comparados aos heterozigotos ou com portadores de CCR esporádico (18, 29 e 25%, respectivamente)[54]

À semelhança da PAF e da Pafa, já se descreveu a possibilidade de manifestações extraintestinais em doentes com PAM[1,46,48,49]. Dentre elas, merecem destaque os pólipos duodenais, adenocarcinoma de duodeno, adenoma de glândulas sebáceas, CHRPE, pilomatricomas e o câncer gástrico de aparecimento precoce[24,30,46,48]. Há relatos mostrando um fenótipo mais grave da doença, inclusive com formação de pólipos duodenais quando uma mutação do tipo *frameshift* ocorria na região 1103delC[46]. É possível, assim como ocorre na PAF, que exista uma relação entre o local da mutação no gene MYH e a expressão fenotípica das manifestações extraintestinais da doença, mas, seguramente, de uma maneira menos evidente do que ocorre com os portadores de PAF ou Pafa.

Recomendações dos testes genéticos na PAM

As estratégias para as análises moleculares e as indicações para o sequenciamento do gene MYH ainda não se encontram completamente definidas[55]. Não existe nenhuma diretriz internacional para o rastreamento e acompanhamento dos portadores de PAM[49]. Com o conhecimento atualmente disponível, alguns autores vêm propondo a pesquisa da mutação germinativa no gene MYH naqueles doentes que apresentem mais de 15 pólipos adenomatosos colorretais sincrônicos ou metacrônicos[55]. A identificação de mais de 15 pólipos adenomatosos colorretais ou a presença de pólipos no trato gastrintestinal superior, principalmente de localização duodenal, em um doente com história familiar não compatível com transmissão autossômica dominante, características da PAF e Pafa, deve ser considerada com uma evidência importante para a indicação do rastreamento da mutação do MYH.

Do mesmo modo, doentes que apresentem fenótipo atenuado de PAF e que não mostrem o padrão de transmissão dominante característico da doença também devem ser rastreados. Estes aspectos são importantes ao se considerar a pouca disponibilidade de centros especializados em testes genéticos em nosso país. Com relação ao fenótipo, doentes com padrão familiar de transmissão autossômica e dominante que apresentem mais de 100 pólipos no cólon e associados a manifestações extraintestinais, terão pouca possibilidade de portarem PAM. Quando apresentam mais de mil adenomas colorretais, a possibilidade de que sejam portadores da forma clássica de PAF é maior, devendo ser conduzidos segundo as diretrizes disponíveis para o diagnóstico clínico e genético dessa doença.

A análise dos diferentes estudos atualmente disponíveis sobre a PAM ainda não permite recomendar a pesquisa de mutações do gene MYH em doentes que apresentem um número de pólipos sincrônicos ou metacrônicos menor que 15, em doentes que não apresentem qualquer antecedente de CCR hereditário associado às síndromes polipoides[55]. O número de indivíduos beneficiados com o diagnóstico da mutação, ainda não compensam os custos desse tipo de abordagem. Recentemente, estudos utilizando técnicas imuno-histoquímicas sugerem que talvez exista um padrão de expressão tecidual da proteína traduzida específico dos portadores de mutação no gene MYH[22]. Esses achados ainda necessitam confirmação por estudos que avaliem um maior número de doentes. Caso esses achados se confirmem, o menor custo do exame imuno-histoquímico aliado a maior disponibilidade, é possível que venha a se tornar ferramenta útil para o diagnostico histológico dos portadores de PAM. Todavia, os resultados encontrados ainda não autorizam sua utilização rotineira.

Em relação à indicação dos testes genéticos, é importante destacar que existem outros tipos de poliposes adenomatosas colorretais não associadas a mutações dos genes APC e MYH, e que testes negativos para esses genes não afastam a possibilidade que o doente seja portador de outra síndrome relacionada ao CCR hereditário.

Rastreamento genético em familiares

Um aspecto preocupante da PAM é a possibilidade de parentes de primeiro ou segundo grau de um portador da enfermidade virem a desenvolver CCR. Pelo padrão de herança recessiva, existe dificuldade na seleção de quais parentes têm maior risco de serem portadores da doença. Os descendentes de um indivíduo portador de uma mutação em ambos os alelos do gene terão 100% de possibilidade de herdar um alelo defeituoso do gene. Esse fato assumiu importância quando se demonstrou que os indivíduos heterozigotos para mutação (apenas com um alelo do gene mutado) apresentam maior risco de desenvolvimento do CCR. Os irmãos de um indivíduo com mutação em ambos os alelos do gene têm 25% de chance de possuir a mutação nos dois alelos do gene, 50% de apresentar a mutação em um alelo apenas, e 25% de não apresentar alelos afetados pela mutação.

Estima-se que doentes portadores da mutação em ambos os alelos do gene MYH nos dois principais hotspots (pY165C e p.G382D) apresentam um risco relativo de 1,54% (I.C. 95% – 1,10 a 2,16) de terem um parente de primeiro ou segundo grau que poderão desenvolver CCR[28]. Doentes que apresentam mutação apenas um alelo do gene MYH apresentam um risco relativo de 1,57 (I.C. 95% – 1,05 a 2,36) de terem um parente de primeiro ou segundo grau que desenvolverão CCR quando comparados a indivíduos que não possuam a mutação[28]. Esses achados mostram que familiares de indivíduos com mutações em ambos os alelos do gene MYH, apesar de serem portadores da mutação em apenas um alelo, apresentam risco aumentado do desenvolvimento de CCR quando comparados à população normal. Sugere-se que após o diagnóstico genético de PAM, os parentes de primeiro e segundo grau do indivíduo portador da mutação devem ser informados e, se possível, submetidos a investigação para a presença de pólipos colorretais e adenomas duodenais por meio de exames endoscópicos. Com relação aos testes genéticos, a maioria dos autores prefere identificar a mutação do MYH no doente afetado e, apenas nos casos positivos, discutir a possibilidade de rastreamento com os parentes de primeiro e segundo grau[55]. À semelhança do que ocorre com todas as doenças genéticas hereditárias, a indicação desses testes genéticos deve ser orientada por especialistas e realizados em centros especializados[55].

Seguimento dos doentes com PAM

Para essas pessoas com parentes sabidamente positivos para a mutação a primeira endoscopia digestiva alta e a colonoscopia inicial devem ser indicadas por volta dos 30 anos[55]. Caso o exame seja negativo, não existe um consenso em relação ao intervalo de tempo ideal para realização de um segundo exame. Parece lógico que esses doentes sejam seguidos de forma semelhante aos portadores das formas atenuadas de PAF. Alguns grupos propõem a realização de colonoscopia com cromoscopia anualmente para a pesquisa de adenomas planos incipientes[55]. O mesmo cuidado deve ser tomado em relação aos adenomas do trato digestivo superior. O seguimento deve ser discutido com os familiares de uma forma objetiva, e o profissional deve ter sempre em mente a angústia provocada pelos exames de seguimento periódicos, bem como dos aspectos éticos e psicológicos envolvidos no diagnóstico da PAM. É prudente encaminhar o doente a um geneticista, para orientação com relação ao risco de transmissão da mutação aos descendentes.

Como referido anteriormente, os descendentes diretos dos indivíduos portadores de mutação em ambos os alelos do gene MYH apresentam 100% de chance de portarem a mutação, enquanto os irmãos desses indivíduos apresentam 50% de chance de portarem a mutação em apenas um alelo. Diferentes estudos epidemiológicos tentam avaliar o risco do desenvolvimento de CCR comparando os portadores de mutação em um ou em ambos os alelos. Os resultados encontrados em estudos de metanálise mostraram que os doentes com mutação em um alelo do gene MYH apresentam risco relativo moderado (1,3%) quando comparados com a população normal[31]. Esses baixos riscos fizeram com que alguns grupos propusessem que o seguimento dos indivíduos portadores de mutação monoalélica fosse semelhante ao orientado para qualquer indivíduo que tenha um parente direto com CCR, ou seja, colonoscopia a cada cinco anos caso a colonoscopia inicial tenha sido normal. Esse intervalo deve ser reduzido para três anos no caso de remoção de pólipos adenomatosos com maior risco de neoplasia (pólipos múltiplos, maiores que 1 cm, com componente predominância do padrão histológico viloso e nos pólipos com displasia de alto grau)[55]. Estudos populacionais em andamento poderão modificar esta proposta de seguimento.

Ainda com relação às melhores estratégias para o diagnóstico, rastreamento e seguimento dos portadores de síndromes relacionadas ao CCR hereditário, a criação de um Registro Brasileiro de Câncer Colorretal Hereditário (à semelhança do que ocorre nos Estados Unidos e na maioria dos países da Europa) já se faz tarde. Essa estratégia poderia criar no país Centros de Referência que possibilitariam maior uniformidade e qualidade no tratamento e seguimento, não só dos portadores de PAM, mas de todas as síndromes associadas ao CCR hereditário (PAF, Pafa, HNPCC). Como o padrão das mutações do gene MYH apresenta prevalência racial, é possível que a grande miscigenação existente na população brasileira possibilite a identificação de mais de tipo de mutação. Somente com a criação de um Registro Nacional unificado, poderíamos estabelecer o padrão de mutação do gene MYH mais prevalente no Brasil, bem como possibilitar o acesso aos testes genéticos a todos os envolvidos.

Tratamento

Obedecendo a uma mesma linha de raciocínio adotada para os portadores de PAF, o especialista deve ter em mente que toda a mucosa cólica de um indivíduo afetado pela mutação do gene MYH encontra-se em risco potencial do desenvolvimento de adenomas e CCR[55]. Assim, somente a remoção de todo o cólon e reto permitiria assegurar a cura da PAM. Apesar da remoção cirúrgica do cólon, preferentemente profilática, ainda ser considerada melhor forma de conduzir os doentes com poliposes adenomatosas hereditárias, somente os resultados de estudos populacionais poderá referendar esta opção nos portadores de PAM.

O momento oportuno e a escolha do tipo de operação devem, obrigatoriamente, levar em conta o fenótipo da doença no enfermo e, eventualmente, em seus familiares. Nos portadores de PAM onde foram identificados menos de vinte pólipos no cólon e um número pequeno de pólipos no reto, é possível indicar a colectomia total com ileorretoanastomose, optando pelo seguimento endoscópico do reto remanescente anualmente. Essa opção cirúrgica tem importância, principalmente nos doentes jovens, com vida sexual ativa, onde a remoção completa do reto pode cursar com maiores índices de disfunções urogenitais. Da mesma forma, nas mulheres jovens, com prole não definida, a colectomia total com anastomose ileorretal deve ser considerada, uma vez que a retocolectomia total com reconstrução do trânsito através de bolsa ileal cursa com altos índices de infertilidade.

Para os raros pacientes com PAM que apresentam fenótipo mais agressivo com mais de 100 pólipos no cólon e mais de vinte pólipos no reto, ou naqueles onde já se detecta a presença de câncer localizado no reto, a retocolectomia total com a reconstrução do trânsito com bolsa ileal é opção cirúrgica mais segura. Pelos altos índices de esterilidade após as bolsas ileais, mesmo nas mulheres com este padrão fenotípico mais agressivo a opção pela remoção completa do reto e reconstrução do trânsito com bolsa ileal deve ser exaustivamente discutida.

Alguns doentes portadores de PAM podem apresentar um pequeno número de pólipos adenomatosos no cólon e reto. Nesses enfermos pode ser discutida a possibilidade de remoção dos adenomas por meio da polipectomia endoscópica. Entretanto, quando se opta por essa abordagem, os doentes devem estar suficientemente esclarecidos com relação aos riscos de desenvolverem CCR, pois, permanecendo com todo o intestino grosso, o risco do CCR persiste. Esses pacientes devem ser acompanhados com colonoscopias periódicas. Como existe o risco de desenvolvimento de polipose gástrica e duodenal com risco de transformação maligna esses doentes obrigatoriamente devem ser seguidos com endoscopias digestivas altas periódicas.

Com relação à via de acesso para o tratamento cirúrgico, atualmente existe tendência crescente para se indicar o acesso laparoscópico. Entretanto, a via de acesso convencional pode ser utilizada com segurança nos portadores de PAM, principalmente por apresentarem menor tendência ao desenvolvimento de tumores desmoides, relacionados ao trauma operatório. Embora ainda não existam estudos específicos em portadores de PAM, o acesso laparoscópico provavelmente apresente as mesmas vantagens quando utilizado em outras afecções colorretais.

Quimioprevenção

Como a PAM é uma doença rara e descrita a menos de uma década, não existem estudos avaliando o papel de substâncias, tais como os inibidores seletivos de COX-2, no tratamento ou prevenção da formação de pólipos nos portadores de PAF. Como se tratam de pólipos adenomatosos, e os doentes apresentam um número reduzido de pólipos no cólon é possível que o uso dessas substâncias seja útil no seguimento pós polipectomias. Contudo, a falta de estudos randomizados ainda não permite recomendar essa abordagem terapêutica.

Comentários finais

A polipose adenomatosa associada a mutações do gene MYH é uma síndrome associada ao CCR hereditária recentemente descrita. Aspectos relacionados ao genótipo e ao fenótipo da doença ainda estão sendo estudados. Pelo seu caráter de transmissão autossômica e recessiva, a estratégia de rastreamento dos parentes diretos é diferente das outras síndromes de polipose adenomatosa colorretal. A PAM apresenta via de carcinogênese diferente das demais síndromes associadas ao CCR hereditário Na PAM a mutação ocorre no gene MYH, que repara o DNA danificado pelo estresse oxidativo.

Por se tratar de doença genética descrita há menos de uma década, ainda não existem diretrizes estabelecidas com relação às melhores estratégias para indicação dos testes genéticos, opção terapêutica, seguimento e rastreamento dos familiares. As semelhanças da PAM com PAF atenuada e até mesmo síndrome de Lynch acrescentam mais dificuldades ao diagnóstico final dos pacientes[57]. Por isso, o especialista deve estar familiarizado com os principais aspectos clínicos e genéticos da PAM, pois a cada dia mais indivíduos com adenomas colorretais múltiplos devem ser diagnosticados com portadores da mutação do gene MYH.

REFERÊNCIAS BIBLIOGRÁFICAS

1. Aretz S, Uhlhaas S, Goergens H et al. MUTYH-associated polyposis: 70 of 71 patients with biallelic mutations present with an attenuated or atypical phenotype. Int J Cancer 2006; 119: 807-14.
2. Wallis YL, Morton DG, McKeown CM, Macdonald F. Molecular analysis of the APC gene in 205 families: extended genotype-phenotype correlations in FAP and evidence for the role of APC amino acid changes in colorectal cancer predisposition. J Med Genet 1999; 36: 14-20.
3. van der Luijt RB, Khan PM, Vasen HF et al. Molecular analysis of the APC gene in 105 Dutch kindreds with familial adenomatous polyposis: 67 germline mutations identified by DGGE, PTT, and southern analysis. Hum Mutat 1997; 9: 7-16.
4. Vasen HF, Watson P, Mecklin JP, Lynch HT. New clinical criteria for hereditary nonpolyposis colorectal cancer (HNPCC, Lynch syndrome) proposed by the International Collaborative group on HNPCC. Gastroenterology 1999; 116: 1453-6.
5. Mangold E, Pagenstecher C, Friedl W et al. Spectrum and frequencies of mutations in MSH2 and MLH1 identified in 1721 German families suspected of hereditary nonpolyposis colorectal cancer. Int J Cancer 2005; 116: 692-702.
6. Fearnhead NS, Britton MP, Bodmer WF. Hum Mol Genet 2001; 10: 721-33.
7. Campos FG, Imperiale AR, Seid VE et al. Rectal and pouch recurrences after surgical treatment for familial adenomatous polyposis. Gastrointest Surg 2009; 13: 129-36.
8. Lynch HT, de La Chapelle A. Hereditary colorectal cancer. N Engl J Med 2003; 348: 919-32.
9. Sieber OM, Howarth KM, Thirlwell C et al. Myh deficiency enhances intestinal tumorigenesis in multiple intestinal neoplasia (ApcMin/+) mice. Cancer Res 2004; 64: 8876-81.
10. Morin PJ. Beta-catenin signaling and cancer. Bioessays 1999; 21: 1021-30.
11. Caspari R, Friedl W, Mandl M et al. Familial adenomatous polyposis: mutation at codon 1309 and early onset of colon cancer. Lancet 1994; 343: 629-32.
12. Nugent KP, Phillips RK, Hodgson SV et al. Phenotypic expression in familial adenomatous polyposis: partial prediction by mutation analysis. Gut 1994; 35: 1622-3.
13. Friedl W, Meuschel S, Caspari R et al. Attenuated familial adenomatous polyposis due to a mutation in the 3' part of the APC gene. A clue for understanding the function of the APC protein. Hum Genet 1996; 97:579-84.
14. van der Luijt RB, Meera Khan P, Vasen HF et al. Germline mutations in the 3' part of APC exon 15 do not result in truncated proteins and are associated with attenuated adenomatous polyposis coli. Hum Genet 1996; 98: 727-34.
15. Giardiello FM, Brensinger JD, Luce MC et al. Phenotypic expression of disease in families that have mutations in the 5' region of the adenomatous polyposis coli gene. Ann Intern Med 1997; 126: 514-9.
16. Brensinger JD, Laken SJ, Luce MC et al. Variable phenotype of familial adenomatous polyposis in pedigrees with 3' mutations in the APC gene. Gut 1998; 43:548-52.
17. Soravia C, Berk T, Madlensky L et al. Genotype-phenotype correlations in attenuated adenomatous polyposis coli. Am J Hum Genet 1998; 62: 1290-301.
18. van der Luijt RB, Vasen HF, Tops CM et al. APC mutation in the alternatively spliced region of exon 9 associated with late onset familial adenomatous polyposis. Hum Genet 1995; 96: 705-10.
19. Spirio L, Olschwang S, Groden J et al. Alleles of the APC gene: an attenuated form of familial polyposis. 1993; 75: 951-7.
20. Albuquerque C, Cravo M, Cruz C et al. Genetic characterization of patients with multiple colonic polyps. J Med Genet 2002; 39: 297-302.
21. Friedl W, Caspari R, Sengteller M et al. Can APC mutation analysis contribute to therapeutic decisions in familial adenomatous polyposis? Experience from 680 FAP families. Gut 2001; 48: 515-21.
22. Sampson JR, Jones S, Dolwani S, Cheadle JP. MutYH (MYH) and colorectal cancer. Biochem Soc Trans 2005; 33 (Pt 4): 679-83.
23. Al-Tassan N, Chmiel NH, Maynard J et al. Inherited variants of MYH associated with somatic G:C→T:A mutations in colorectal tumors. Nat Genet 2002; 30: 227-32.
24. Jones S, Emmerson P, Maynard J et al. Biallelic germline mutations in MYH predispose to multiple colorectal adenoma and somatic G:C→T:A mutations. Hum Mol Genet 2002; 11: 2961-7.
25. Sampson JR, Dolwani S, Jones S et al. Autosomal recessive colorectal adenomatous polyposis due to inherited mutations of MYH. Lancet 2003; 362: 39-41.
26. Sieber OM, Lipton L, Crabtree M et al. Multiple colorectal adenomas, classic adenomatous polyposis, and germ-line mutations in MYH. N Engl J Med 2003; 348: 791-9.
27. Gismondi V, Meta M, Bonelli L et al. Prevalence of the Y165C, G382D and 1395delGGA germline mutations of the MYH gene in Italian patients with adenomatous polyposis coli and colorectal adenomas. Int J Cancer 2004; 109: 680-4.
28. Croitoru ME, Cleary SP, Di Nicola N et al. Association between biallelic and monoallelic germline MYH gene mutations and colorectal cancer risk. J Natl Cancer Inst 2004; 96: 1631-4.
29. Halford SE, Rowan AJ, Lipton L et al. Germline mutations but not somatic changes at the MYH locus contribute to the pathogenesis of unselected colorectal cancers. Am J Pathol 2003; 162: 1545-8.
30. Enholm S, Hienonen T, Suomalainen A et al. Proportion and phenotype of MYH-associated colorectal neoplasia in a population-based series of Finnish colorectal cancer patients. Am J Pathol 2003; 163: 827-32.
31. Jenkins MA, Croitoru ME, Monga N et al. Risk of colorectal cancer in monoallelic and biallelic carriers of MYH mutations: a population-based case-family study. Cancer Epidemiol Biomarkers Prev 2006; 15: 312-4.
32. Boldogh I, Milligan S, Soog Lee M, Basset H, Lloyd RS, McCullough AK. hMYH cell cycle-dependent expression, subcellular localization and association with replication foci: evidence

suggesting replication-couples repair of adenine:8-oxoguanine mispairs. Nucleic Acid Res 2001; 29: 2802-9.

33. Roldan-Arjona T, Wei YF, Carter KC et al. Molecular cloning and functional expression of a human cDNA encoding the antimutator enzyme 8-hydroxyguanine-DNA glycosylase. Proc Natl Acad Sci USA 1997; 94: 8016-20.

34. Slupska MM, Baikalov C, Luther WM, Chiang JH, Wei YF, Miller JH. Cloning and sequencing a human homolog (hMYH) of the Escherichia coli MUTY gene whose function is required for the repair of oxidative DNA damage. J Bacteriol 1996; 178: 3885-92.

35. Sakumi K, Furuichi M, Tsuzuki T et al. Cloning and expression of cDNA for a human enzyme that hydrolyzes 8-oxodGTP, a mutagenic substrate for DNA-synthesis. J Biol Chem 1993; 268: 23524-30.

36. Gutteridge JM, Halliwell B. Free radicals and antioxidants in the year 2000. A historical look to the future. Ann N Y Acad Sci 2000; 899: 136-47.

37. Cadenas E, Davies KJ. Mitochondrial free radical generation, oxidative stress, and aging. Free Rad Biol Med 2000; 29 (3-4): 222-30.

38. Ribeiro ML, Priolli DG, Miranda DDC, Arçari DP, Pedrazzoli Júnior J. Martinez CAR. Analysis of oxidative DNA damage in patients with colorectal cancer. Clin Colorectal Cancer 2008; 7: 267-72.

39. Martinez CAR, Ribeiro ML, Gambero A, Miranda DDC, Pereira JA, Nadal SR. The importance of oxygen free radicals in the etiopathogenesis of diversion colitis in rats. Acta Cir Bras 2010; 25: 387-95.

40. Seril DN, Liao J, Yang GY, Yang CS. Oxidative stress and ulcerative colitis-associated carcinogenesis: studies in humans and animals models. Carcinogenesis 2003; 24: 353-62.

41. Ames B, Shigenaga M, Hagen T. Oxidants, antioxidants, and the degenerative diseases of aging. Proc Natl Acad Sci 1993; 90: 7915-22.

42. Ribeiro ML, Priolli DG, Miranda DDC, Arçari DP, Pedrazzoli Júnior J. Martinez CAR. Avaliação do dano oxidativo ao DNA de células normais e neoplásicas da mucosa cólica de doentes com câncer colorretal. Rev bras Coloproct 2007; 27: 391-402.

43. Pilcher J. Free radicals. Neonatal Netw 2002; 21: 33-7.

44. Battacharya PK, Barton JK. Influence of intervening mismatches on long range guanine oxidation in DNA duplexes. J Am Chem Soc 2001; 123: 8649-56.

45. Kasai H, Nishimura S. Hydroxylation of the C-8 position of deoxyguanosine by reducing agents in the presence of oxygen. Nucleic Acids Symp Ser 1983; 12:165-7.

46. Mão de Ferro S, Lage P, Suspiro A et al. Polipose associada ao MYH. Fenótipo grave na homozigotia para a mutação 1103delC. Acta Med Port 2007; 20: 243-7.

47. Sampson JR, Jones S, Dolwani S, Cheadle JP. MutYH (MYH) and colorectal cancer. Biochem Soc Trans 2005; 33 (Pt 4): 679-83.

48. Venesio T, Molatore S, Cattano F, Arrigoni A, Risio M, Ranzani GN. High frequency of MYH gene mutations in a subset of patients with familial adenomatous polyposis. Gastroenterology 2004; 126: 1861-5.

49. Ellis CN. Colonic adenomatous polyposis syndromes: clinical management. Clin Colon Rectal Surg 2008; 21: 256-62.

50. Aceto G, Curia MC, Veschi S et al. Mutations of APC and MYH in unrelated Italian patients with adenomatous polyposis coli. Hum Mutat 2005; 26: 394-401.

51. Cheadle JP, Sampson JR. Exposing the MYtH about base excision repair and human inherited disease. Hum Mol Genet 2003; 12: 159-65.

52. Alhopuro P, Parker AR, Lehtonen R et al. A novel functionally deficient MYH variant in individuals with colorectal adenomatous polyposis. Hum Mut 2005; 26 (4): 393.

53. O'Shea AM, Clearly SP, Croitoru MA et al. Pathological features of colorectal carcinomas in MYH-associated polyposis. Histopathology 2008; 53: 184-94.

54. Bouguen G, Manfredi S, Blayau M et al. Colorectal adenomatous polyposis associated with MYH mutations: genotype and phenotype characteristics. Dis Colon Rectum 2007; 50: 1612-7.

55. Buecher B. Polyposes adénomateuses et mutations MYH. Gastroenterol Clin Biol 2007; 31: 775-8.

56. Farrington SM, Tenesa A, Barnetson R et al. Germline susceptibility to colorectal cancer due to Base-Excision Repair genes defects. Am J Hum Genet 2005; 77: 112-9.

57. Rodrigues-Bigas MA. Polipose associada ao MYH (PAM). In: Fábio Guilherme Campos (ed.). Polipose adenomatosa familiar. São Paulo: Yendis; 2010. p.131-44.

Poliposes Hamartomatosas e Outras Síndromes

39

Fábio Guilherme C. M. de Campos
Maria Tereza Coimbra Carvalho

INTRODUÇÃO

As síndromes poliposas gastrintestinais representam um grupo de doenças pouco frequentes cujo diagnóstico é inicialmente suspeitado com base em história familiar, achados endoscópicos e histologia dos pólipos. Podem se manifestar em pacientes de qualquer idade, e suas características clínicas variam amplamente, mesmo em membros da mesma família. Portadores de síndromes poliposas têm em comum um alto risco de neoplasias gastrintestinais (especialmente câncer colorretal), além de se associarem a um grande espectro de tumores extracolônicos.

Assim, seu reconhecimento precoce e o estabelecimento de diagnóstico diferencial tornam-se essenciais, uma vez que hoje existem métodos efetivos de rastreamento, tratamento e vigilância. Reconhecem-se formas hereditárias e não hereditárias. Mesmo nas poliposes em que não se reconhece uma mutação, uma causa de origem genética é provável, porque a ocorrência de numerosos pólipos não pode ser satisfatoriamente explicada unicamente por fatores exógenos.

Nesse contexto, o conhecimento dos fatores hereditários subjacentes assume papel relevante na compreensão de como os tumores se desenvolvem e nas estratégias de aconselhamento genético dos familiares. Para tanto, torna-se necessária uma ampla colaboração entre geneticistas, patologistas, gastroenterologistas e cirurgiões.

Didaticamente, as síndromes poliposas podem ser estratificadas conforme a histologia dos pólipos predominantes ou de acordo com seu caráter hereditário. As principais características das poliposes adenomatosas, que são responsáveis por cerca de 1% dos tumores malignos colorretais, estão relacionadas na Tabela 39.1. Não serão aqui discutidas as poliposes adenomatosas, que constituem foco de outro capítulo.

TABELA 39.1 – Síndromes poliposas adenomatosas

Síndrome	Gene	Identificação da mutação (%)	Padrão de herança	Número pólipos	Penetrância (%)	Risco CCR* (%)	Critérios diagnósticos
PAF clássica	APC	80 a 90	AD	100 a milhares	~ 100	100	Início precoce e MEC
PAF atenuada	APC	20 a 30	AD	10 a 100	~ 100	80 a 100	Início tardio
MAP (mutyH)	MUTYH	15 a 20	AR	20 a centenas	~ 100	80 a 100	Neoplasias extracolônicas
BHD	BHD	80 a 90	AD	múltiplos	alta	alta	Tumores de pele e renais

PAF = polipose adenomatosa familiar; MEC = manifestações extracolônicas; AD = autossômica dominante; AR = autossômica recessiva; CCR = câncer colorretal; MEC = manifestações extracolônicas; MAP = *mutyH associated polyposis*; BHD = síndrome de Birt-Hogg-Dubé.

*Risco de CCR em pacientes não tratados

Já as poliposes hamartomatosas (Tabela 39.2) reúnem um grupo de doenças que compartilham duas características em comum: a presença de pólipos benignos (hamartomas) do trato gastrintestinal e um risco aumentado de malignização destes. As poliposes hamartomatosas (PH) incluem as síndromes de polipose juvenil, Peutz-Jeghers, Bannayan-Riley-Ruvalcaba, Cowden, Cronkhite-Canadá e a polipose hereditária Mista. Os hamartomas se formam a partir de um crescimento desregulado de tecido mesenquimal ou estromal, e a carcinogênese pode ser resultado direto de uma deleção em gene supressor de tumor (síndromes de Peutz-Jeghers e Cowden) ou de mutações estromais por gene envolvido na transdução de sinais (Polipose Juvenil)[1]. Com exceção da extremamente rara síndrome de Cronkhite-Canada, as PH são herdadas por mecanismo autossômico dominante, constituindo um grupo diversificado de doenças com variados graus de sobreposição fenotípica e genética[2].

O conhecimento dos mecanismos moleculares ainda está evoluindo em relação aos aspectos de heterogeneidade, vias de sinalização e maneira pela qual esses genes funcionam no desenvolvimento das respectivas síndromes. Essas síndromes expõem os indivíduos afetados a um maior risco de desenvolver neoplasias em vários órgãos e sistemas como o gastrintestinal, urogenital, mamas e tireoide. Assim, o conhecimento das bases genéticas e das diferentes formas de expressão fenotípica das PH permitirá formular táticas uniformes de rastreamento, vigilância e tratamento, que devem ser distintas daquelas da população geral[3].

Na Tabela 39.3 estão relacionadas outras síndromes poliposas gastrintestinais não hereditárias ou de mecanismo genético ainda não elucidado.

SÍNDROME DE PEUTZ-JEGHERS (SPJ)

A síndrome de Peutz-Jeghers é uma doença polipoide autossômica dominante caracterizada por associação de pigmentação mucocutânea e polipose gastrintestinal. Foi primeiramente descrita pelo médico inglês Sir Jonathan Hutchinson, em 1896, que evidenciou o desenvolvimento de pigmentações ao redor dos lábios em duas irmãs com nove anos de idade. A síndrome recebeu seu nome devido os trabalhos do holandês Peutz[4] em 1921 e do americano Jeghers[5] (1944), que firmaram os caracteres da doença. Dessa forma a associação entre pigmentação mucocutânea e polipose gastrintestinal passou a ser denominada síndrome de Peutz-Jeghers (SPJ).

Inicialmente, os pólipos foram descritos como lesões adenomatosas pré-malignas[6], porém hoje sabemos que os pólipos apresentam características histológicas de hamartomas. Os pólipos da SPJ são caracterizados por componente muscular liso infiltrando o tecido conectivo em padrão de ramificações, distinta de outras hamartomatoses.

Essa desordem apresenta incidência de 1:120 000 pessoas, afetando igualmente os sexos. É transmitida por gene anômalo autossômico dominante responsável tanto pela polipose como pela pigmentação cutaneomucosa. A mutação genética ocorre no gene supressor que codifica a proteína serina/treonina quinase (LKB1 ou STK11) localizado no cromossomo 19p13.3 (ou em outro loco 19q13.4)[7]. Mutações germinativas deste gene levam à formação de hamartomas, e as mutações somáticas deste e outros genes transformam os hamartomas em adenomas e depois carcinomas[8]. As múltiplas mutações identificadas no gene LKB1 são responsáveis pela variabilidade fenotípica da SPJ, incluindo o desenvolvimento de casos mais agressivos e outros que nunca desenvolvem câncer.

TABELA 39.2 – Principais características das poliposes hamartomatosas

Síndrome	Gene e Identificação MUT	Distribuição dos pólipos	Risco de CCR (%)	Critérios diagnósticos
Polipose Juvenil	SMAD4 (60%)	colorretais (98%), estômago (13,6%), duodeno (2,3%) e jejuno/íleo (6,5%)	20 a 70	Sintomas abaixo dos 20 anos História familiar em 20 a 50% Defeitos congênitos associados
Peutz-Jeghers	STK11/LKB1 (90%)	delgado (95%), cólon (27%), estômago (24%) e reto (24%)	40	Pólipos de Peutz-Jeghers Pigmentação mucocutânea perioral História familiar
BRRS	PTEN	íleo distal e cólon (45%)	não	Lesões dermatológicas típicas e hamartomas na língua
Cowden	PTEN (80%)	Gastrintestinais (35 a 60%)	desconhecido	Tumores mucocutâneos, mama, endométrio, tireoide
Cronkhite-Canada	não hereditária	TGI (exceto esôfago)	não	Alta mortalidade por desnutrição

BRRS: síndrome de Bannayan-Riley-Ruvalcaba; MUT: mutação; TGI: trato gastrintestinal

Capítulo 39 – Poliposes Hamartomatosas e Outras Síndromes

TABELA 39.3 – Outras síndromes poliposas

Doença	Distribuição dos pólipos	Histologia dos pólipos	Idade na 1ª manifestação	MEC	Comentário sobre a doença
Polipose hiperplásica	Cólon (proximal > distal)	Hiperplásicos, adenomas, serrilhados	Usualmente > 50 anos	Não	Remover pólipos e examinar histologia
Polipose mista hereditária (HMPS)	Cólon	juvenis atípicos, hiperplásicos, adenomas serrated	Usualmente > 20 anos	Não	Alguns casos são PJ e CS atípicas
Polipose ganglioneuromatosa	Todo TGI	Hamartomas (cél. ganglionares)	Usualmente adultos	Lipomas cutâneos e adrenal	Às vezes acompanha MEN II, NF1 ou CS
Polipose lipomatosa	Delgado e cólon	Lipomas submucosos e adenomas sincrônicos	Usualmente > 40 anos	Não	Rara, assintomática, diagnosticada como PAF
Polipose linfoproliferativa	Delgado e cólon (estômago raro)	Linfoma, hiperplasia linfoide	Usualmente adultos	Depende da doença	Geralmente assintomática
Leiomiomatose intestinal	Delgado e cólon (esôfago raro)	Proliferação de células do músculo liso	Adultos	Às vezes pigmentação mucocutânea	Malignização muito rara
Pneumatose cistoide intestinal	Delgado (íleo terminal) e cólon	Pseudopólipos submucosos sésseis	Usualmente 30 a 40 anos	Escleroderma, polimiosite, lúpus	Pneumoperitônio frequente (conservador)
Hemangiomatose intestinal	Delgado, estômago e cólon	Hemangiomas cavernosos na mucosa e submucosa	Variável	Depende da doença	Aspecto endoscópico característico
Pseudopolipose inflamatória	Cólon	Pólipos inflamatórios	Variável	Doença inflamatória intestinal	DD com polipose juvenil

JPS: *juvenile polyposis syndrome*; CS: *Cowden syndrome*; MEN: *multiple endocrine neoplasia*; NF1: *neurofibromatosis type* 1; PAF: polipose adenomatosa familiar; DD = diagnóstico diferencial.

Quadro clínico

A SPJ é uma entidade clínica caracterizada pela tríade: pigmentação melânica mucocutânea, polipose intestinal e história familiar. As alterações pigmentares benignas da pele e mucosa levaram a SPJ a ser classificada em conjunto com outras síndromes lentiginosas como a BRR.

A pigmentação manifesta-se por manchas pretas ou azuis ao redor dos lábios, olhos e extremidades (palma das mãos e planta dos pés), sendo encontradas também no pescoço, tórax e períneo. São formadas por depósito de melanina, assumindo formas arredondadas ou ovais, raramente confluentes, lisas e de no máximo 1 cm (Figura 39.1). Podem aparecer

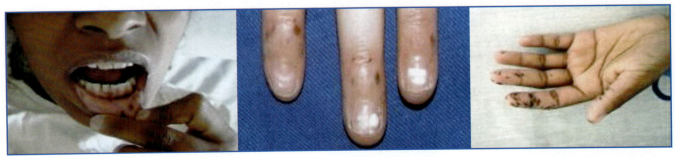

Figura 39.1 – Pigmentação característica da síndrome de Peutz-Jeghers em lábios, dedos e mãos.

desde o período neonatal ou mesmo após o início dos sintomas gastrintestinais, não apresentando potencial maligno[9].

As manifestações clínicas mais importantes da SPJ são secundárias aos pólipos. Estes têm tamanho variável, são geralmente múltiplos e afetam o intestino delgado (95%), o cólon (27%), o estômago (24%) e o reto (24%); o jejuno é mais comumente envolvido do que duodeno e íleo[10,11]. Pólipos escassos ou mesmo solitários são de ocorrência excepcional.

O quadro clínico varia na dependência da localização, tamanho e número de pólipos. Os sintomas surgem em qualquer idade, predominando na segunda e terceira décadas. Os pacientes se apresentam com dor em cólica recorrente, resultado de hiperperistaltismo ou invaginação de pólipos do intestino delgado (Figura 39.2). Lesões grandes podem determinar sintomas obstrutivos ou se prolapsar pelo reto. Outros apresentam hemorragia discreta ou oculta, levando a anemia principalmente quando os pólipos são múltiplos. Eventualmente ocorre hemorragia maciça.

O diagnóstico é simples, desde que se conheça a síndrome, sendo a pigmentação com as características já descritas o elemento básico. A comprovação é feita pelo estudo radiológico e endoscópico de todo o trato gastrintestinal e análise histológica da natureza dos pólipos.

Raramente pólipos solitários tipo Peutz-Jeghers se desenvolvem em pacientes na ausência de outras características da SPJ. Esses pólipos não estão associados a risco de câncer gastrintestinal e não são uma indicação para rastreamento específico[12].

Potencial de malignidade

Hoje, aceita-se que o risco cumulativo de CCR seja de 10 a 20%[2,13,14]. Em relação à população geral, estima-se que este risco na SPJ seja 18 vezes maior e o risco de neoplasias pancreáticas seja 100 vezes superior[15]. Outra questão importante diz respeito à origem dos carcinomas nesses pacientes, se a partir dos pólipos hamartomatosos ou de adenomas pré-existentes. Uma sequência progressiva de hamartoma para adenoma e para carcinoma foi proposta baseada no modelo de carcinogênese colorretal, tendo em vista que a existência de dois tipos de pólipos no mesmo paciente tem sido reconhecida por numerosos autores[7,9,11,16].

Admite-se também que os carcinomas digestivos podem se originar a partir de zonas de replicação celular ou de displasias em pólipos hamartomatosos de várias localizações[17,18].

Tratamento

A conduta na SPJ está baseada no tratamento de condições benignas sintomáticas, pólipos de grandes dimensões e na vigilância para tumores malignos. Tratamento expectante deve ser reservado aos pacientes assintomáticos ou pouco sintomáticos[9].

A tática cirúrgica deve ser a mais econômica possível, variando desde a polipectomia até a enterectomia segmentar. Os pólipos do reto e os pediculados do cólon podem ser ressecados endoscopicamente. Pólipos sésseis, de maior tamanho e acima da reflexão peritoneal são mais bem abordados por laparotomia, podendo ser retirados por colotomia ou ressecções segmentares. Excepcionalmente há a necessidade de ressecar todo o cólon.

A realização de enteroscopia durante laparotomia no manejo da SPJ foi relatada por Van Coevorden et al.[19] em 1986, com objetivo de obter uma maior "limpeza" dos pólipos e assim reduzir o número de laparotomias subsequentes. Edwards et al.[20] reportaram a experiência do Hospital St. Mark's de Londres em 35 pacientes em que a enteroscopia identificou 350 pólipos não detectados pela palpação ou transiluminação, reduzindo de maneira significativa a necessidade de enterotomias adicionais e a frequência de laparotomias neste grupo.

Embora a maioria das operações seja indicada por condições benignas, o aspecto mais importante na abordagem da SPJ diz respeito ao diagnóstico e tratamento de neoplasias

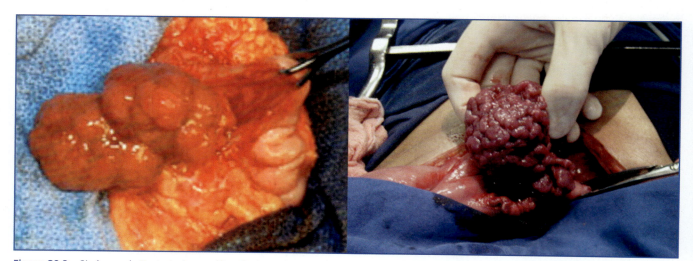

Figura 39.2 – Síndrome de Peutz-Jeghers: pólipo duplo em intestino delgado (esquerda) e grande pólipo causando intussuscepção (direita).

malignas. Todos os pólipos maiores que 1,5 cm devem ser removidos, mesmo em pacientes assintomáticos. Este risco não justifica, porém, que sejam necessárias ressecções profiláticas de segmentos intestinais envolvidos pela polipose. No entanto, pacientes tratados conservadoramente ou operados devem submeter-se periodicamente a exames clínicos, radiológicos e endoscópicos a partir dos 30 anos. A investigação deve incluir exame endoscópico bienal dos tratos digestivos superior e inferior, ultrassom anual da região pélvica, testicular e pancreática; e mamografia anual após 25 anos. Todos os membros da família devem igualmente ser investigados[1].

POLIPOSE JUVENIL

As características patológicas de lesões polipoides em crianças foram descritas na metade do século passado, simultaneamente à adoção do termo "pólipo juvenil" por Horrilleno et al.[21] em 1957. Poucos anos depois, foram classificados como hamartomas[22], e em 1964 foi distinguido das outras síndromes hamartomatosas[23].

Os pólipos hamartomatosos são redondos ou ovais, apresentando superfície lisa que contrasta com a dos adenomas, geralmente granular. São constituídos por tecido com estroma vascular abundante, infiltrado com células inflamatórias onde predominam os eosinófilos. Esse tecido apresenta ainda espaços císticos característicos, de diferentes tamanhos, alinhados por células epiteliais secretoras de muco.

Na maioria das vezes, os pólipos juvenis são encontrados no sigmoide e reto, provocando sangramento retal ou presença de sangue nas fezes. Predominam no sexo masculino. A maioria dos pólipos juvenis é pedunculada e frequentemente se autoamputa. O sangramento retal recorrente é devido à torção de seu pedúnculo, inflamação ou ulceração. Intussuscepção e prolapso através do ânus ocorrem menos frequentemente (Figura 39.3).

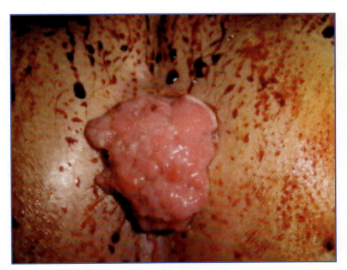

Figura 39.3 – Pólipo prolapsado pelo ânus em paciente com polipose juvenil.

Pólipos juvenis podem ocorrer de forma isolada ou múltipla. Pólipos esporádicos ocorrem isoladamente, são diagnosticados predominantemente na infância, estimando-se que possam ocorrer de maneira assintomática em até 1% de crianças, sendo o risco de transformação maligna extremamente baixo nessa situação. Por outro lado, a síndrome da Polipose Juvenil (PJ) é uma condição ainda mais rara, caracterizada pela ocorrência de múltiplos pólipos juvenis no trato gastrintestinal.

Características clínicas e genéticas

Sachatello et al.[24] sugeriram que o diagnóstico da PJ poderia ser feito pelo achado de uma das seguintes situações:

- mais de 10 pólipos juvenis no cólon;
- pólipos juvenis ao longo do trato gastrintestinal;
- qualquer número de pólipos juvenis em indivíduo com história familiar de PJ.

Outros propõem menor número de pólipos para essa caracterização[25]. Nessa síndrome, distinguem-se três formas de apresentação clínica: a PJ da infância, a PJ generalizada e a PJ do cólon. A primeira se manifesta ao redor dos quatro anos e é associada a diarreia, hemorragia, intussuscepção, prolapso retal e enteropatia perdedora de proteínas. Acomete todo o trato gastrintestinal, sendo o prognóstico dependente desse envolvimento. Eventualmente pode ter evolução fatal precoce e não apresenta história familiar[24].

Nas outras formas clínicas, a polipose pode se iniciar em idades variadas, mais frequentemente na primeira e segunda décadas, e em 15% dos casos em adultos. Manifesta-se por sangramento retal, prolapso e anemia. Os pólipos podem estar limitados ao intestino grosso ou ocorrer simultaneamente no estômago e intestino delgado. Pode haver história familiar, indicando mecanismo de herança autossômico dominante[26].

Descreveram-se alguns defeitos congênitos associados, como anormalidades cardíacas congênitas, do palato, dentes supranumerários, macrocefalia, polidactilia, alopécia e outros. Essas alterações são mais frequentes em casos em que não há história familiar da síndrome.

Na suspeita diagnóstica, deve-se realizar a retossigmoidoscopia e colonoscopia para avaliação da extensão da doença e exérese de alguns pólipos para exame histológico. Existe um número variável de pólipos, usualmente entre 50 e 200, distribuídos em todo trato gastrintestinal, mais comumente no cólon e reto. Em 262 casos de PJ, Hofting et al.[27] encontraram lesões colorretais em 98% dos casos, estômago em 13,6%, duodeno em 2,3% e jejuno/íleo em 6,5%.

A PJ é uma síndrome rara, de caráter autossômico dominante, com penetrância incompleta e heterogeneidade genética. História familiar é encontrada em 20 a 50% dos pacientes. Foram identificadas mutações germinativas no gene SMAD4 (MADH4) – também conhecido como DPC4, localizado no cromossomo 18q21.1 e no gene BMPR1A (*bone morphogenetic protein receptor type 1*[A]), que se localiza no cromossomo

10q 21-22[14,28]. Estudos recentes indicam que pacientes com mutações germinativas SMAD4 ou BMPR1A apresentam um fenótipo mais proeminente que pacientes com PJ sem esta mutação[29]; além disso, mutações SMAD4 predispõem a polipose no trato digestivo superior[30].

Mutações germinativas do SMAD4 são responsáveis pela minoria dos casos da PJ, enquanto as mutações BMPR1A são encontradas em 40 a 100% das famílias sem mutação SMAD4. O gene BMPR1A tem 11 éxons e se localiza perto do gene PTEN no cromossomo 10q21-22, demonstrando que dois genes que causam polipoises hamartomatosas estão fortemente ligados no braço longo do cromossomo 10[2].

Uma cuidadosa avaliação clínica e genética é necessária para o diagnóstico diferencial com outras duas síndromes hamartomatosas que apresentam mutações do gene PTEN (síndrome de Cowden e síndrome de Bannayan-Ruvalcaba-Riley).

Potencial de malignidade

Os pólipos juvenis gastrintestinais são os mais frequentemente encontrados na população pediátrica, tendo sido classicamente caracterizados como crescimentos hamartomatosos ou proliferação inflamatória reativa. Entretanto, a associação com carcinomas e displasia na PJ levou à caracterização dessa entidade como uma condição pré-maligna.

Carcinomas de diversas localizações (colorretais, estômago, intestino delgado, pâncreas) têm sido diagnosticados em associação à PJ em incidências significativas. Hofting et al.[27] diagnosticaram 48 carcinomas em 272 pacientes (18%). Estima-se o risco para câncer gástrico seja de 21%[13]. Em estudo do Hospital St. Mark's, Jass et al.[31] encontraram 15% de carcinomas colorretais em pacientes abaixo de 35 anos, estimando que o risco cumulativo de CCR seria de 68% aos 60 anos. Mais recentemente, estimou-se que o risco cumulativo de degeneração maligna na PJ ao longo da vida é de aproximadamente 30 a 50% para cólon e reto e 10% para o trato digestivo superior[14,28]. É possível que este risco diminua com o aumento da idade, uma vez que os pacientes vão sendo tratados e submetidos a colectomias, com diminuição do número de pólipos.

Os carcinomas eventualmente associados à PJ ocorrem em idade precoce, em média entre 35 a 40 anos. A maioria desses tumores é do tipo mucinoso e/ou pouco diferenciados, configurando prognóstico desfavorável[32].

Serviços especializados mostraram que 2 a 15% dos pacientes com PJ podem apresentar pólipos juvenis com características adenomatosas ou adenomas puros[31,33]. Subsequentemente, numerosas alterações displásicas foram documentadas em pólipos hamartomatosos ou nos adenomas associados à síndrome, achados que sugerem um possível mecanismo histogênico para a evolução de um câncer na PJ.

Não se sabe, porém, se esses adenomas são derivados da conversão total de um pólipo juvenil ou se constituem adenomas "de novo". Revendo as características histológicas de 1.032 pólipos juvenis, Jass et al.[31] encontraram somente 21 adenomas (2%) sem qualquer característica de pólipo juvenil, reforçando a ideia de que a origem dos adenomas, a partir de um pólipo juvenil, seja a mais provável, estabelecendo o desenvolvimento dos carcinomas em focos de displasia adenomatosa localizados em pólipos juvenis.

Tratamento

O tratamento dos pólipos juvenis na criança é o mesmo realizado em pólipos no adulto. Quando isolados, podem ser completamente excisados cirúrgica ou endoscopicamente, dependendo de sua localização.

Embora tenha sido preconizada colectomia profilática em portadores de PJ[32], a realização regular do exame colonoscópico e endoscópico para polipectomia pode representar uma alternativa mais conservadora, principalmente naqueles que aderem ao seguimento (Figura 39.4). Nesses casos, é necessária atenção especial ao aparecimento de pólipos juvenis com características adenomatosas, pelo maior risco de degeneração neste grupo de pacientes[33,34].

A tendência atual é basear o manuseio do doente na gravidade dos sintomas e número de pólipos, reservando-se o tratamento cirúrgico para os pacientes com diarreia, sangramentos recidivantes, com mais de vinte pólipos, ou quando estes apresentarem crescimento acelerado ou displasia. As opções técnicas são a ileorreto-anastomose ou proctocolectomia com bolsa ileal.

Existem aqueles que defendem o tratamento cirúrgico após os vinte anos de idade para prevenir o desenvolvimento de câncer[32], enquanto outros defendem o acompanhamento endoscópico como uma alternativa razoável[25]. Parentes de primeiro grau devem ser rastreados por colonoscopia a partir da segunda década[26].

SÍNDROME DE COWDEN (CS)

A síndrome de Cowden (CS) é doença multissistêmica herdada por mecanismo autossômico dominante com penetrância incompleta e expressão variável. É também conhecida como síndrome de múltiplos hamartomas, tendo sido descrita por Lloyd e Dennis na família de Rachel Cowden em 1963. Caracteriza-se por uma combinação de alterações ectodérmicas, mesodérmicas e endodérmicas que podem envolver a pele, membranas mucosas, mamas, trato digestivo e tireoide.

O defeito genético localiza-se no cromossomo 10q22-23 e envolve o gene que codifica a proteína PTEN (*tyrosine phosphatase and tensin homolog*)[10]. Hoje se reconhece que uma variação de alelos determina outra síndrome, a BRRS, uma vez que se descreveu uma família com duas mulheres portadoras de CS e dois homens com BRRS[35]. Mutações germinativas foram identificadas em até 80% dos portadores da CS. O achado de mutações somáticas do PTEN em vários tumores esporádicos faz dessa síndrome um importante modelo clínico e genético de carcinogênese[36].

O diagnóstico geralmente é feito na terceira década. As alterações mucocutâneas características permitem o reconhecimento precoce da doença, e frequentemente estão presentes antes do desenvolvimento de neoplasias internas, o que facilita a identificação de lesões assintomáticas em outros órgãos[37]. Manifestam-se em 80% dos pacientes e são representadas por triquilemomas faciais múltiplos, papilomatose da mucosa oral e queratose palmoplantar (Figuras 39.4 e 39.5).

Além da polipose hamartomatosa gastrintestinal, tireoide, mamas e endométrio são os órgãos mais afetados. Na tireoide ocorre bócio, adenomas e carcinoma folicular. Câncer de mama é a neoplasia mais comum nesses pacientes (30 a 50%), ocorrendo em idade mais jovem que a população geral. Uma proporção menor (10%) apresenta tumores do SNC, macrocefalia e discreto retardo mental[36].

Os pólipos ocorrem em 35 a 65% dos pacientes. São sésseis, menores e menos exofíticos do que os encontrados na síndrome de Peutz-Jeghers, sendo assintomáticos na maioria dos pacientes. Embora ainda não tenha sido estabelecido o risco de câncer nessa afecção, recomenda-se colonoscopia a cada 3 a 5 anos. Deve-se também realizar exame clínico anual das mamas e tireoide, mamografia anual (a partir dos 25 anos) e ultrassom de tireoide anual[1].

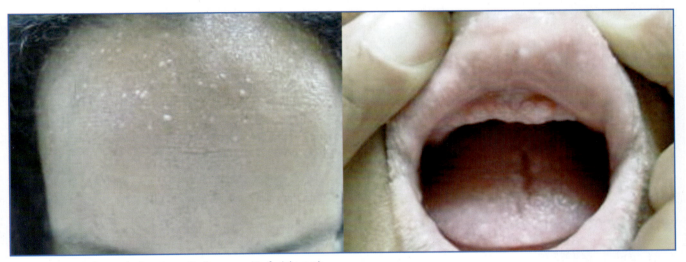

Figura 39.4 – Síndrome de Cowden: pápulas em região facial e oral.

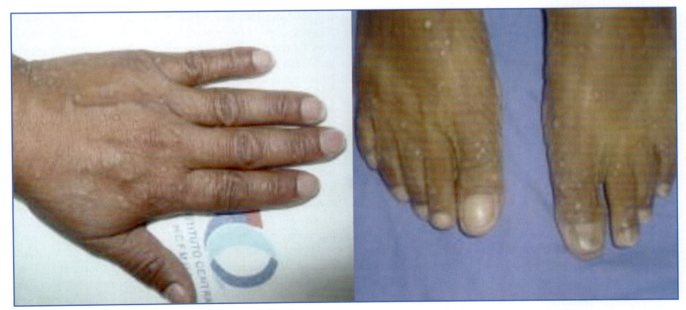

Figura 39.5 – Queratose palmoplantar da síndrome de Cowden.

SÍNDROME DE BANNAYAN-RILEY-RUVALACABA (BRRS)

A síndrome de Bannayan-Riley-Ruvalcaba (BRR) é também denominada síndrome Bannayan-Zonana, tendo sido primeiramente descrita por Riley e Smith em 1961, a seguir por Bannayan em 1971, e posteriormente caracterizada por Zonana e colaboradores em 1975.

Constitui síndrome autossômica dominante causada por mutação no gene PTEN no cromossomo 10q23, ocorrendo como resultado de uma variação alélica da síndrome de Cowden (CS)[38]. Caracteriza-se por polipose intestinal hamartomatosa associada a lesões dermatológicas típicas (aspecto lentiginoso do pênis e vulva, verrugas, acantose nigrans e hiperpigmentação da pele peniana) e hamartomas na língua[39,40].

Foram descritas também manifestações extraintestinais como macrocefalia, lipomas subcutâneos e viscerais, malformações vasculares e anormalidades esqueléticas. Alterações na retina ocorrem em até 35% dos pacientes. Pelo menos 50% dos afetados apresentam anormalidades do SNC como deficiência mental, hipotonia e retardo do desenvolvimento psicomotor[17].

A polipose intestinal é diagnosticada em até 45% dos pacientes, ocorrendo no íleo distal e cólon. Como ainda não foi descrita transformação maligna dos pólipos nesses pacientes, não há recomendações para rastreamento gastrintestinal. Devido à estreita associação entre BRRS e CS, pacientes com diagnóstico incerto devem fazer exames de rastreamento para pulmão e tireoide.

SÍNDROME DE CRONKITE-CANADA (CCS)

Esta síndrome extremamente rara foi descrita por Cronkhite e Canada[41] em 1955 (primeiros dois casos), e caracteriza-se por polipose gastrintestinal não hereditária associada a alterações ectodérmicas. Sua etiologia é desconhecida, não havendo dados que expliquem os distúrbios sincrônicos que ocorrem em dois epitélios. Consequentemente, ainda não foram devidamente estabelecidos os fatores associados à sua progressão ou remissão e as bases de seu tratamento. Admite-se que o estresse mental e físico tenham alguma participação, e não há evidências que sugiram uma base genética ou infecciosa[42].

Nos Estados Unidos foram reportados apenas 15 casos, enquanto dois terços dos 150 casos relatados foram diagnosticados no Japão (sem justificativa aparente), onde a incidência estimada é de um caso em um milhão. Depois do Japão, a maioria dos relatos envolve indivíduos brancos da América do Norte e da Europa ocidental.

Dados epidemiológicos mostram que a distribuição etária varia de 31 a 85 anos, com a doença se manifestando mais comumente em pacientes entre 50 a 60 anos[43]. No Japão, a afecção predomina no sexo masculino (2:1); em outros países, o pequeno número de casos não demonstra predileção sexual[44].

As alterações gastrintestinais são representadas por lesões polipoides hamartomatosas generalizadas interpostas por mucosa anormal. Os pólipos são frequentemente encontrados no estômago, duodeno e cólon, ocorrendo também no intestino delgado e esôfago. Já se observou regressão tanto dos pólipos gástricos como dos colônicos. Esses pólipos apresentam risco significativo de malignização, já tendo sido descritos vários casos de câncer colorretal[45].

Essa proliferação mucosa resulta em má absorção e enteropatia perdedora de proteínas, características fisiopatológicas que determinam alterações hidroeletrolíticas, desnutrição, sangramento e complicações cirúrgicas. Os sintomas mais comuns são diarreia aquosa (às vezes com sangue e muco), náuseas, anorexia, cólicas e esteatorreia eventual.

A doença usualmente evolui de maneira rápida em alguns meses, quando os sintomas gastrintestinais inicialmente moderados podem progredir para perda de peso significativa e edema periférico. As consequências da desnutrição podem ser potencialmente fatais. Exames bioquímicos revelam anemia, hipoproteinemia e queda dos níveis séricos de cálcio e potássio.

A diarreia é multifatorial e ocorre em 90% dos pacientes. Glândulas mucosas dilatadas liberam secreções ricas em proteína na luz intestinal, e a mucosa alterada é incapaz de digerir dissacarídeos e absorver carboidratos e lipídios. Muitos acreditam que os pólipos contribuem para a diarreia, embora algumas modalidades terapêuticas e casos de remissão espontânea tenham obtido melhora do quadro diarreico sem afetar o número de pólipos[46,47].

Apesar da maioria dos relatos associarem as alterações ectodérmicas à desnutrição, muitos sintomas e sinais aparecem ou entram em remissão de maneira inconsistente com essa teoria. As manifestações epidérmicas podem se instalar antes ou depois do início do quadro diarreico. Caracterizam-se por alopécia, hiperpigmentação cutânea, alterações do cabelo e atrofia das unhas.

A alopécia é inicialmente irregular, progredindo rapidamente para perda total do cabelo. Pode também haver perda nas sobrancelhas, face, axila, região púbica e extremidades. Nas unhas pode ocorrer adelgaçamento, rachaduras e alterações da cor nas mãos e pés. Máculas e placas hiperpigmentadas acastanhadas distribuem-se difusamente, sendo mais comuns nas mãos e braços.

A abordagem terapêutica inclui medidas gerais de suporte, terapia nutricional, antibióticos, corticosteroides ou tratamento cirúrgico. Para atenuar a diarreia empregam-se dietas de eliminação e agentes antiperistálticos. Na vigência de distensão abdominal, restringe-se a ingestão de dissacarídeos, especialmente a lactose. Corticoides são indicados para quadros de deterioração progressiva, podendo eventualmente induzir remissão da doença. Dietas elementares e nutrição parenteral são empregadas para correção das deficiências nutricionais.

O comprometimento das condições clínicas pré-operatórias contribui para as altas taxas de morbimortalidade operatória. Assim, o tratamento é cirúrgico reservado para em casos de câncer ou complicações como sangramento intenso, perfuração ou obstrução (intussuscepção)[17].

SÍNDROME DA POLIPOSE MISTA HEREDITÁRIA (HMPS)

Muitas síndromes hereditárias predispõem ao desenvolvimento de pólipos colônicos juvenis e câncer colorretal, com importância potencial para a compreensão da carcinogênese de tumores esporádicos. Na maioria dos pacientes com polipose intestinal é possível diferenciar as síndromes PAF, PJ e SPJ. Entretanto, em raros casos tal distinção não pode ser feita com base na histologia do pólipo, caracterizando-se a chamada síndrome da polipose mista hereditária (HMPS).

O termo vago HMPS reúne um grupo de doentes que, ao redor dos 40 anos, apresentam múltiplos pólipos colorretais de diferentes tipos histológicos incluindo uma mistura de pólipos juvenis atípicos, hiperplásicos e adenomas. Outros indivíduos desenvolvem mais de um tipo de pólipo, assim como pólipos individuais podem conter mais de uma característica histológica. Tipicamente são encontrados poucos pólipos à colonoscopia (menos de 15), e não há associação com manifestações extraintestinais. Acredita-se que exista um risco aumentado de malignização.

Embora o termo polipose familiar mista tenha sido proposto em 1987, foi somente em 1997 que Whitelaw[48] sugeriu o termo HMPS para indicar que se trata de uma síndrome distinta transmitida de maneira autossômica dominante. No Registro de Poliposes do Hospital St. Mark's identificou-se uma grande família com HMPS em que a análise de 104 pólipos do *pedigree* revelou adenomas, pólipos juvenis, hiperplásicos, pólipos Peutz-Jeghers e adenomas planos[48].

Uma vez que o gene responsável pela HMPS ainda não foi claramente identificado, os pacientes devem fazer sequenciamento para genes da PJ (SMAD4 e BMPR1A) e talvez genes associados à síndrome de Lynch. Os pacientes devem fazer rastreamento colonoscópico cada 1 a 2 anos para ressecar pólipos suspeitos e prevenir a malignização. Quando se desenvolve CCR, recomenda-se colectomia total ou subtotal.

POLIPOSE HIPERPLÁSICA

Pólipos hiperplásicos são lesões muito comuns às quais não se associa a possibilidade de malignização. Por outro lado, a polipose hiperplásica é doença rara, geralmente de caráter esporádico e cuja base genética ainda é pouco conhecida. Acredita-se que exista um risco aumentado de degeneração pela via pólipo hiperplásico – adenoma serrilhado – carcinoma[49]. Séries de pequeno número de casos realçam a importância de reconhecer esses pacientes de risco[50].

Os critérios diagnósticos incluem a presença de 20 a 30 pólipos hiperplásicos, alguns maiores que 1 cm e com tendência a localização proximal[51]. Outros consideram a presença de:

- pelo menos 5 pólipos hiperplásicos proximais ao sigmoide, dois dos quais maiores que 1 cm;
- qualquer número de pólipos hiperplásicos proximais ao sigmoide em indivíduo com parente de primeiro grau com polipose hiperplásica;
- mais de 30 pólipos hiperplásicos de qualquer tamanho distribuídos ao longo do cólon[50].

A maior incidência de polipose hiperplásica em parentes de primeiro grau (em comparação à população geral) justifica a necessidade de colonoscopias de rastreamento nesse grupo[52].

RECOMENDAÇÕES PARA RASTREAMENTO E SEGUIMENTO

Como mensagem final, é importante lembrar que muitas poliposes exibem grande variabilidade na gravidade da doença e que, quando não tratadas, estão associadas a um risco aumentado de tumores gastrintestinais e de outros órgãos. O exercício diagnóstico inicial deve incluir endoscopia, histologia, história familiar e a pesquisa de manifestações extraintestinais.

A identificação de uma mutação em um indivíduo sintomático deve ser um pré-requisito para a investigação dos familiares no contexto de aconselhamento genético. Pacientes com poliposes devem ser examinados em intervalos regulares em centros especializados multidisciplinares, segundo recomendações vigentes em programas de vigilância e de prevenção de câncer.

Na Tabela 39.4 são apresentadas as recomendações atuais e os critérios para rastreamento e seguimento de pacientes com poliposes hamartomatosas colorretais.

TABELA 39.4 – Recomendações de rastreamento e seguimento em poliposes hamartomatosas

Síndrome	Risco de câncer	Início do rastreamento	Exames	Intervalo
SPJ	TGI, pulmões, testículo, endométrio, tireoide, mamas	8 a 12 anos	EDA e colono US/TC/mamografia	2 a 3 anos anual
PJ	Colorretal, estômago, duodeno, pâncreas	10 a 15 anos	EDA Colonoscopia	1 a 3 anos 1 a 3 anos
CS	Mama, tireoide, endométrio	Acima 25 anos	Colonoscopia, mamografia/ US tireoide	3 a 5 anos anual
BRRS	Não existe	-	-	-

TGI: trato gastrintestinal; US: ultrassonografia; TC: tomografia computadorizada.

REFERÊNCIAS BIBLIOGRÁFICAS

1. Wirtzfeld DA, Petrelli NJ, Rodriguez-Bigas MA. Hamartomatous polyposis syndromes: molecular genetics, neoplastic risk, and surveillance recommendations. Ann Surg Oncol 2001; 8 (4): 319-27.
2. Marsh D, Zori R. Genetic insights into familial cancers – update and recent discoveries. Cancer Lett 2002; 181 (2): 125-64.
3. Allen BA, Terdiman JP. Hereditary polyposis syndromes and hereditary non-polyposis colorectal cancer. Best Pract Res Clin Gastroenterol 2003; 17 (2): 237-58.
4. Peutz JLA. Very remarkable case of familial polyposis of mucous membrane of intestinal tract and nasopharynx accompanied by peculiar pigmentations of skin and mucous membrane. Ned Maandschr Gneesk 1921; 10: 134-46.
5. Jeghers H. Pigmentation of the skin. N Engl J Med 1944; 231: 181-4.
6. Jeghers H, Mc KV, Katz KH. Generalized intestinal polyposis and melanin spots of the oral mucosa, lips and digits; a syndrome of diagnostic significance. N Engl J Med 1949; 241 (26): 1031-6.
7. Hemminki A, Tomlinson I, Markie D, et al. Localization of a susceptibility locus for Peutz-Jeghers syndrome to 19p using comparative genomic hybridization and targeted linkage analysis. Nat Genet 1997; 15 (1): 87-90.
8. Miyaki M, Iijima T, Hosono K, et al. Somatic mutations of LKB1 and beta-catenin genes in gastrintestinal polyps from patients with Peutz-Jeghers syndrome. Cancer Res 2000; 60 (22): 6311-3.
9. Habr-Gama A, Gama-Rodrigues JJ, Warde P, et al. Síndrome de Peutz-Jeghers. Apresentação de dois casos. Arq Gastroent S Paulo 1975; 12: 53-62.
10. Corredor J, Wambach J, Barnard J. Gastrintestinal polyps in children: advances in molecular genetics, diagnosis, and management. J Pediatr 2001; 138 (5): 621-8.
11. Dodds WJ, Schulte WJ, Hensley GT, Hogan WJ. Peutz-Jeghers syndrome and gastrintestinal malignancy. Am J Roentgenol Radium Ther Nucl Med 1972; 115 (2): 374-7.
12. Oncel M, Remzi FH, Church JM, Goldblum JR, Zutshi M, Fazio VW. Course and follow-up of solitary Peutz-Jeghers polyps: a case series. Int J Colorectal Dis 2003; 18 (1): 33-5.
13. Dunlopp MG. Guidance on gastrintestinal surveillance for hereditary non-polyposis colorectal cancer, familial adenomatous polypolis, juvenile polyposis, and Peutz-Jeghers syndrome. Gut 2002; 51: 21-7.
14. Eng C, Ji H. Molecular classification of the inherited hamartoma polyposis syndromes: clearing the muddied waters. Am J Hum Genet 1998; 62 (5): 1020-2.
15. Soravia C, Berk T, McLeod RS, Cohen Z. Desmoid disease in patients with familial adenomatous polyposis. Dis Colon Rectum 2000; 43 (3): 363-9.
16. Dozois RR, Judd ES, Dahlin DC, Bartholomew LG. The Peutz--Jeghers syndrome. Is there a predisposition to the development of intestinal malignancy? Arch Surg 1969; 98 (4): 509-17.
17. Goldberg JE, Rafferty JF. Other polyposis syndromes. Clin Colon Rectal Surg 2002; 15:113-9.
18. Konishi F, Wyse NE, Muto T, et al. Peutz-Jeghers polyposis associated with carcinoma of the digestive organs. Report of three cases and review of the literature. Dis Colon Rectum 1987; 30 (10): 790-9.
19. van Coevorden F, Mathus-Vliegen EM, Brummelkamp WH. Combined endoscopic and surgical treatment in Peutz-Jeghers syndrome. Surg Gynecol Obstet 1986; 162 (5): 426-8.
20. Edwards DP, Khosraviani K, Stafferton R, Phillips RK. Long-term results of polyp clearance by intraoperative enteroscopy in the Peutz-Jeghers syndrome. Dis Colon Rectum 2003; 46 (1): 48-50.
21. Horrilleno EG, Eckert C, Ackerman LV. Polyps of the rectum and colon in children. Cancer 1957; 10 (6): 1210-20.
22. Morson BC. Some peculiarities in the histology of intestinal polyps. Dis Colon Rectum 1962; 5: 337-44.
23. McColl I, Busxey HJ, Veale AM, Morson BC. Juvenile Polyposis Coli. Proc R Soc Med 1964; 57:896-7.
24. Sachatello CR, Hahn IS, Carrington CB. Juvenile gastrintestinal polyposis in a female infant: report of a case and review of the literature of a recently recognized syndrome. Surgery 1974; 75 (1): 107-14.
25. Giardiello FM, Hamilton SR, Kern SE, et al. Colorectal neoplasia in juvenile polyposis or juvenile polyps. Arch Dis Child 1991; 66 (8): 971-5.
26. Desai DC, Neale KF, Talbot IC, Hodgson SV, Phillips RK. Juvenile polyposis. Br J Surg 1995; 82 (1): 14-7.
27. Hofting I, Pott G, Stolte M.The syndrome of juvenile polyposis]. Leber Magen Darm 1993; 23 (3): 108-12.
28. Howe JR, Mitros FA, Summers RW. The risk of gastrintestinal carcinoma in familial juvenile polyposis. Ann Surg Oncol 1998; 5 (8): 751-6.
29. Sayed MG, Ahmed AF, Ringold JR, et al. Germline SMAD4 or BMPR1A mutations and phenotype of juvenile polyposis. Ann Surg Oncol 2002; 9 (9): 901-6.
30. Friedl W, Uhlhaas S, Schulmann K, et al. Juvenile polyposis: massive gastric polyposis is more common in MADH4 mutation carriers than in BMPR1A mutation carriers. Hum Genet 2002; 111 (1): 108-11.
31. Jass JR, Williams CB, Bussey HJ, Morson BC. Juvenile polyposis – a precancerous condition. Histopathology 1988; 13 (6): 619-30.
32. Jarvinen H, Franssila KO. Familial juvenile polyposis coli; increased risk of colorectal cancer. Gut 1984; 25 (7): 792-800.
33. Bussey HJR. Familial polyposis coli: family studies, histopathology, differential diagnosis and results of treatment. Baltimore, Maryland: Johns Hopkins University Press; 1975.
34. Jarvinen HJ. Genetic testing for polyposis: practical and ethical aspects. Gut 2003; 52 Suppl 2:ii19-22.
35. Celebi JT, Tsou HC, Chen FF, et al. Phenotypic findings of Cowden syndrome and Bannayan-Zonana syndrome in a family associated with a single germline mutation in PTEN. J Med Genet 1999; 36(5):360-4.
36. Fistarol SK, Anliker MD, Itin PH. Cowden disease or multiple hamartoma syndrome – cutaneous clue to internal malignancy. Eur J Dermatol 2002; 12 (5): 411-21.
37. Hildenbrand C, Burgdorf WH, Lautenschlager S. Cowden syndrome-diagnostic skin signs. Dermatology 2001; 202 (4): 362-6.
38. Blum RR, Rahimizadeh A, Kardon N, Lebwohl M, Wei H. Genital lentigines in a 6-year-old boy with a family history of Cowden's

disease: clinical and genetic evidence of the linkage between Bannayan-Riley-Ruvacalba syndrome and Cowden's disease. J Cutan Med Surg 2001; 5 (3): 228-30.

39. Cohen MM. Bannayan-Riley-Ruvalacaba syndrome: renaming three fomerly recoggnized syndromes as one etiologic entity. Am J Med Genet 1992; 44: 307-14.

40. Hanssen AM, Fryns JP. Cowden syndrome. J Med Genet 1995; 32 (2): 117-9.

41. Cronkhite LW, Jr., Canada WJ. Generalized gastrintestinal polyposis; an unusual syndrome of polyposis, pigmentation, alopecia and onychotrophia. N Engl J Med 1995; 252 (24): 1011-5.

42. Freeman K, Anthony PP, Miller DS, Warin AP. Cronkhite Canada syndrome: a new hypothesis. Gut 1985; 26 (5): 531-6.

43. Johnson GK, Soergel KH, Hensley GT, Dodds WJ, Hogan WJ. Cronkite-Canada syndrome: gastrintestinal pathophysiology and morphology. Gastroenterology 1972; 63 (1): 140-52.

44. Goto A. Cronkhite-Canada syndrome: epidemiological study of 110 cases reported in Japan. Nippon Geka Hokan 1995; 64 (1): 3-14.

45. Yamaguchi K, Ogata Y, Akagi Y, et al. Cronkhite-Canada syndrome associated with advanced rectal cancer treated by a subtotal colectomy: report of a case. Surg Today 2001; 31 (6): 521-6.

46. Daniel ES, Ludwig SL, Lewin KJ. The Cronkhite-Canada Syndrome. An analysis of clinical and pathologic features and therapy in 55 patients. Medicine (Baltimore) 1982; 61 (5): 293-309.

47. Russell DM, Bhathal PS, St John DJ. Complete remission in Cronkhite-Canada syndrome. Gastroenterology 1983; 85 (1): 180-5.

48. Whitelaw SC, Murday VA, Tomlinson IP, et al. Clinical and molecular features of the hereditary mixed polyposis syndrome. Gastroenterology 1997; 112 (2): 327-34.

49. Aretz S. The differential diagnosis and surveillance of hereditary gastrintestinal polyposis syndromes. Dtsch Arztebl Int 2010; 107 (10): 163-73.

50. Hyman NH, Anderson P, Blasyk H. Hyperplastic polyposis and the risk of colorectal cancer. Dis Colon Rectum 2004; 47 (12): 2101-4.

51. Chow E, Lipton L, Lynch E, et al. Hyperplastic polyposis syndrome: phenotypic presentations and the role of MBD4 and MYH. Gastroenterology 2006; 131(1): 30-9.

52. Boparai KS, Reitsma JB, Lemmens V, et al. Increased colorectal cancer risk in first-degree relatives of patients with hyperplastic polyposis syndrome. Gut 2010; 59 (9): 1222-5.

Seção VII

Neoplasias do Ânus e Canal Anal

Etiopatogenia, Diagnóstico e Estadiamento

40

Fábio César Atuí

INCIDÊNCIA

O carcinoma do canal anal se origina do epitélio escamoso e cilíndrico que cobre o canal anal distalmente, próximo à linha pectínea, preferencialmente na zona de transição entre esses tipos epiteliais, chamada zona de transição[1].

O carcinoma espinocelular responde por cerca de 65% dessas lesões, o carcinoma de células transicionais correspondem a 25%, e os 10% restantes são causados por lesões muito raras, como melanomas, tumores neuroendócrinos ou carcinomas basaloides[2] que serão discutidos em outro capítulo desta publicação.

Este capítulo versará sobre o carcinoma espinocelular e carcinoma de células transicionais nesta região e serão doravante chamados genericamente de CEC de canal anal.

O CEC de canal anal é afecção rara, correspondente a somente 1,5% dos tumores do aparelho digestivo e entre 2 e 4% dos tumores colo retais[3,4]. Analisando esses números, pode-se inferir que um oncologista clínico, nos Estados Unidos, atende menos de um caso anualmente[5].

Entretanto, apesar da sua baixa incidência na população, foi responsável por mais de 700 mortes e acometeu mais de 5 mil pacientes nos Estados Unidos em 2009[6] e assume ainda maior importância devido a alterações que vêm ocorrendo nas últimas 3 décadas com aumento de sua incidência bem como mudanças na sua distribuição em gênero e idade[4-6].

De acordo com o Surveillance Epidemiology and End Results (Seer)[6] a incidência na população masculina é de 1,4:100.000, e na população feminina, 1,7:100.000, demonstrando um maior número de casos nesse sexo. As mulheres têm uma maior incidência nos grupos etários maiores que 50 anos, e os homens nos grupos de 20 a 49 anos[7].

Há também um claro aumento da incidência do CEC do canal anal relacionado com a epidemia de Aids. Ao analisarmos o número de pacientes com esta afecção em relação ao período pré-Aids (1973-1981) que acontecia em 0,6 por 100.000 indivíduos que evoluiu para 0,8 no período inicial da epidemia (1982-1995) e até 1,0 por 100.000 indivíduos na era da terapia antirretroviral altamente ativa (Haart) após 1995[8].

Evidencia-se também uma marcante incidência maior comparando-se heterossexuais e homossexuais masculinos (1,4:100.000 *versus* 35:100.000)[4].

ETIOPATOGENIA

O desenvolvimento do CEC de canal anal é multifatorial[7].

Diversos fatores associados foram identificados[9,10] como infecção pelo HPV, sexo anal receptivo, número de parceiros sexuais ao longo da vida, fumo, antecedente de verrugas genitais ou outras DST, imunossupressão por transplante de órgãos sólidos e imunodeficiência.

A infecção pelo HPV é o mais importante fator causal no desenvolvimento de CEC[11,12].

Múltiplos estudos demonstraram a presença de infecção pelo HPV em espécimes de CEC de canal anal em cerca de 85% dos pacientes[13-16].

Atualmente, cerca de 100 subtipos de HPV foram identificados. Destes, pouco mais de 40 podem afetar a região anorretal, vulvar, vaginal, cervical e peniana[8]. Os subtipos de HPV são divididos em alto risco de malignização 16, 18, 31, 33, 35, 39, 45, 51, 52, 56, 58, 59 e 68 e baixo risco ou sem risco 6, 11, 42 e 44.

O subtipo 16 responde por 70% dos CECs e o 18 por pouco menos de 10%[17].

Estima-se que 20 milhões de indivíduos estão infectados pelo HPV e que de 50 a 75% da população sexualmente ativa entrará em contato com o vírus em algum momento de sua vida[18,19], afortunadamente na maioria destas pessoas o vírus será clareado rapidamente e não se manifestará.

Na região anal, estima-se que 1% dos indivíduos expostos ao vírus expressará a doença na forma de verrugas anais e que de 10, a assustadores 46%, manifestarão a doença em sua forma latente ou subclínica[20,21].

Estudos biomoleculares dos tipos oncogênicos de HPV mostram que ocorrem mutações nos genes p53 e no gene codificador da proteína Rb, por meio da ação das proteínas E6 e E7[22-24]. O gene p53 age impedindo a progressão mitótica e induz apoptose em células mutadas, a proteína Rb regula o início do ciclo celular, mutações nos genes que codificam estas proteínas permitem o início do tumor, bem como sua progressão independente dos sinais de crescimento[22-24].

A infecção pelo vírus HIV também interfere na oncogênese induzida pelo HPV[19], a imunodeficiência provocada pela diminuição de células CD4⁺ levam a menor imunidade local e maior proliferação viral causando lesões mais graves e com maior chance de evoluir para um CEC de canal anal.

A interação do HPV com o HIV vai mais além. Existe uma maior expressão das proteínas E6 e E7 em indivíduos portadores de HIV.

O DNA do HPV normalmente é encontrado na forma de epissomo circular e nessa forma a expressão das proteínas oncogênicas E6 e E7 é dificultada, em vigência de infecção pelo HIV, a proteína E2 responsável por manter a forma circular é menos expressa, assim a forma circular do DNA do HPV não é mantida, facilitando a expressão das proteínas oncogênicas e assim, potencializando o poder carcinogênico do HPV[25,26].

A instituição da terapia antirretroviral altamente ativa (HAART) contribuiu sobremaneira para uma melhora do estado imunológico dos pacientes infectados pelo HIV, diminuindo significativamente a carga viral e elevando os níveis de linfócitos CD4⁺[27].

O aumento da imunidade levou a queda na prevalência de diversas doenças oportunistas tais como infecção pelo citomegalovírus, herpes simplex e molusco contagioso, assim como também contribuiu para a diminuição de neoplasias relacionadas ao HIV como o sarcoma de Kaposi e linfomas não Hodgkin[27]. No entanto, a incidência de neoplasia intraepitelial anal e câncer de canal anal permaneceram em ascensão conforme citado acima[8,27].

A infecção persistente pelo HPV é aceita como a principal causa do carcinoma espinocelular de colo de útero pela Organização Mundial da Saúde desde 1992. Protocolos de rastreamento com a realização de esfregaço e biópsias guiadas por colposcopia trouxeram resultados brilhantes para a prevenção e diagnóstico precoce deste tipo de câncer[28].

Características histológicas dessa região assemelham-se muito com o epitélio de transição do canal anal, bem como as características histopatológicas desse tipo de tumor com o CEC de canal anal[29,30], assim diversos estudos e protocolos vêm sendo propostos para tentar replicar estes resultados[31,32] na tentativa de prevenir e diagnosticar precocemente este tipo de tumor.

DIAGNÓSTICO

A apresentação clínica do CEC de canal anal se expressa por uma gama de sintomas que vão desde sintomas frustros como prurido e desconforto na pele perineal como presença de massa na região anal, sangramento e dor intensa, frequentemente as queixas referidas pelo paciente são as mesmas encontrados nas patologias orificiais benignas[33], algumas vezes atrasando o diagnóstico com graves consequências para o prognóstico destes pacientes. Cerca de 20% destes pacientes não apresentam quaisquer sintomas[34,35].

O estadiamento da lesão é o mais importante fator preditivo de sobrevida, portanto, a realização de exame proctológico minucioso, é mandatória[36].

Na realização desse exame alguns parâmetros são de especial importância para o estadiamento do tumor:
- tamanho do tumor;
- mobilidade do tumor/infiltração de órgãos adjacentes;
- presença de linfonodos regionais, inclusive inguinais[37].

RASTREAMENTO

O melhor entendimento da etiopatogenia destes tumores, bem como a identificação de fatores de risco principalmente sua interação com o HPV e o HIV nos permite identificar indivíduos com maior risco de apresentar esta afecção[38,39].

Uma vez que tanto o canal anal como o colo do útero apresentam zona de transição escamo colunar[1], e que nesta zona de transição é o local de maior incidência de displasias as técnicas de colheita tecidual da bem estabelecidas na região do colo uterino foram aplicadas no canal anal, inclusive a terminologia usada na classificação de Bethesda vem sendo aplicadas nas alterações equivalentes do canal anal[40].

As neoplasias intraepiteliais (NIA) são consideradas lesões precursoras de CEC de canal anal[41]. Podendo ser chamadas também de lesão intraepitelial escamosa de alto grau (*high grade anal squamous intraepithelial lesion* – HSIL) e baixo grau (*low-grade anal squamous intraepithelial lesion* – LSIL), respectivamente.

As lesões de baixo grau (LSIL) são equivalentes ao NIA1, e as de alto grau (HSIL) aos NIA2 e NIA3 seguindo um paralelo ao critério de classificação de citologia cervical[40,41].

A associação entre HPV e NIA está bem estabelecida, tanto em homens quanto em mulheres[31,42,43]. A transformação de NIA para CEC canal anal também foi comprovada[39,44,45].

Esses dados, bem como a alta prevalência de HPV, o aumento da expectativa de vida dos pacientes HIV com o uso de HAART e o sucesso obtido pela aplicação em CEC de colo de útero justificam a realização de rastreamento nas populações de risco[46].

Existem diversos algoritmos para realização do rastreamento de NIA e CEC de canal anal[47-50] e devem ser adaptados as condições locais de cada serviço.

É recomendada a colheita de citologia anal nos pacientes de risco, sendo comprovado impacto na expectativa de vida de pacientes HIV+[51].

A citologia anal é tem grande sensibilidade (83 a 98%), imputando um alto valor preditivo positivo[47], mas baixa especificidade (38 a 50%)[52].

Pacientes HIV+ com citologia normal devem ser examinados anualmente, os HIV– podem ser examinados a cada 2 ou 3 anos[48].

Os pacientes, tanto HIV+ quanto HIV–, que apresentarem alterações na citologia devem ser submetidos a anuscopia de magnificação de imagem para minimizar a possibilidade de falso-negativo da citologia[52].

Lesões displásicas de alto grau evidenciadas neste exame devem ser tratadas por uma das diversas modalidades de tratamento[53]. Lesões displásicas de baixo grau evidenciadas pela anuscopia de magnificação devem ser acompanhadas a cada 6 meses[48].

Apesar de diversos estudos recomendarem o tratamento das lesões displásicas de alto grau (HSIL ou NIA 2 e NIA 3), não está definido se o tratamento destas lesões impede a transformação para CEC do canal anal[48,54,55]. Entretanto, mesmo que ocorra o aparecimento do CEC de canal anal, existe um benefício claro quanto ao diagnóstico precoce das lesões caso aconteçam.

ESTADIAMENTO

Uma vez que o tratamento recomendado para o CEC do canal anal não envolve cirurgia, o estadiamento destas lesões são essencialmente clínicos[36,54] e, não por isso, menos importante. O estadiamento do CEC de canal anal é o mais importante fator preditivo de sobrevida[7] e baseia-se basicamente no tamanho da lesão, na presença de linfonodos regionais e na presença de lesões à distância[36,54]. O grau de diferenciação, bem como a análise histológica não tem grande importância sendo excluído do sistema de estadiamento da American Joint Committee on Cancer (AJCC) e International Union Against Cancer (UICC)[55].

A sobrevida em cinco anos de pacientes submetidos a quimioirradiação para tratamento destas lesões é de 80 e 50% para tumores menores que 2 cm e maiores que 5 cm respectivamente, independente dos outros parâmetros clínicos, evidenciando a importância do exame físico minucioso nestes pacientes[56].

A forma de classificação mais utilizada é descrita a seguir:
- **Tx:** tumor primário não pode ser avaliado;
- **Tis:** carcinoma *in situ*;
- **T1:** tumor com 2 cm ou menos;
- **T2:** tumor entre 2 e 5 cm;
- **T3:** tumor com 5 cm ou mais;
- **T4:** tumor invade outros órgãos adjacentes.

- **Nx:** Linfonodos regionais não podem ser avaliados;
- **N0:** Ausência de linfonodos regionais;
- **N1:** metástases em linfonodos perirretais;
- **N2:** metástases em linfonodos ilíacos e/ou inguinais unilaterais;
- **N3:** metástases em linfonodos ilíacos e/ou inguinais bilateralmente.

- **M0:** ausência de metástases à distância;
- **M1:** presença de metástases à distância.

- **Estádio I:** T1, N0, M0;
- **Estádio II:** T2 ou T3, N0, M0;
- **Estádio III a:** T4, N0, M0;
- **Estádio III a:** T1 ou T2 ou T3, N1, M0;
- **Estádio III b:** T4, N1, M0;
- **Estádio III b:** qualquer T, N2 ou N3, M0;
- **Estádio IV:** qualquer T, Qualquer N, M1.

O tamanho do tumor é geralmente definido durante exame clínico, exames de imagem como tomografia computadorizada ou ressonância nuclear magnética são úteis para definir infiltração em órgãos adjacentes ou estruturas como músculos esfincterianos[57].

A ultrassonografia endoanal pode ser útil e foi considerada mais eficiente que o exame físico no diagnóstico de infiltração de estruturas ou órgãos adjacentes[58].

A tomografia computadorizada deve ser realizada antes do tratamento para avaliar comprometimento à distância, entretanto, a realização do PET *scan* apresenta maior sensibilidade evidenciando metástases 25% das vezes não suspeitadas com a tomografia, devendo ser realizada quando disponível.

Quase 20% dos pacientes com linfonodos inguinais acometidos não identificados ao exame físico nem na tomografia se mostraram positivos ao PET *scan*[59], com significado no estadiamento, prognóstico e planejamento da radioterapia[60].

REFERÊNCIAS BIBLIOGRÁFICAS

1. Kreuter A, Reimann G, Esser S, Rasokat H, Hartmann M, Swoboda J, Conant MA, Tschachler E, Arasteh K, Altmeyer P, Brockmeyer NH; Screening und Therapie der analen intraepithelialen Neoplasie (AIN) und des Analkarzinoms bei HIV-Infektion. Dutsch Med Wochenschr 2003; 128: 1957-62.
2. Roelofsen F, Klinische Diagnostik und chirurgische Therapie des Analkarzinoms. Onkologe 2002; 8: 576-87.
3. Ryan DP, Campton CC, Mayer RJ. Carcinoma of the anal canal. N Engl J Med 2000; 342: 798-800.
4. Clark MA, Hartley A, Geh JI. Cancer of the anal canal. Lancet Oncol 2004; 5: 149-57.
5. Status of the medical oncology workforce. The American Society of Clinical Oncology. J Clin Oncol 1996; 14 (9): 2612-21.
6. Jemal A, Siegel R, Ward E et al. Cancer statistics. CA Cancer J Clin 2009; 59: 225-249.
7. Johnson LG, Madeleine MM, Newcomer LM et al. Anal cancer incidence and survival: the surveillance, epidemiology, and end results experience, 1973-2000. Cancer 2004; 101: 281-288.
8. Chiao EY, Krown SE, Stier EA et al. A population-based analysis of temporal trends in the incidence of squamous anal canal cancer in relation to the HIV epidemic. J Acquir Immune Defic Syndr 2005; 40: 451-5.
9. Daling JR, Madeleine MM, Johnson LG et al. Human papillomavirus, smoking, and sexual practices in the etiology of anal cancer. Cancer 2004; 101 (2): 270-280.
10. Fuchshuber PR, Rodriguez-Bigas M, Weber T, Petrelli NJ. Anal canal and perianal epidermoid cancers. J Am Coll Surg 1997; 185: 495-505.

11. Melbye M, Sprogel P. Aetiological parallel between anal cancer and cervical cancer. Lancet 1991; 338: 657-9.
12. Rousseau D, Thomas CR. Squamous cell carcinoma of the anal canal. Surg Oncol 2005; 14: 121-32.
13. De Vurst H, Clifford GM, Nascimento MC et al. Prevalence and type distribution of human papillomavirus in carcinoma and intraepithelial neoplasia of the vulva, vagina and anus: a meta-analysis. Int J Cancer 2009; 124: 1626-1636.
14. Frisch M, Glimelius B, van den Brule AJ et al. Sexually transmitted infection as a cause of anal cancer. N Engl J Med 1997; 337: 1350-8.
15. Palefsky JM, Holly EA, Gonzales J, Berline J, Ahn DK, Greenspan JS. Detection of human papillomavirus DNA in anal intraepithelial neoplasia and anal cancer. Cancer Res 1991; 51: 1014-9.
16. Shroyer KR, Kim JG, Manos MM, Greer CE, Pearlman NW, Franklin WA. Papillomavirus found in anorectal squamous carcinoma, not in colon adenocarcinoma. Arch Surg 1991; 127: 741-4.
17. Da Costa MM, Hogeboom CJ, Holly EA, Palefsky JM. Increased risk of high-grade anal neoplasia associated with a human papillomavirus type 16 E6 sequence variant. J Infect Dis 2003; 185 (9): 1229-37.
18. Cates W. American Health Association Panel: Estimates of the incidence and prevalence of sexually transmitted diseases in the Unites States. Sex Transm Dis 1992; 26: S2-S7.
19. Palefsky J. Biology of HPV in HIV infection. Adv Dent Res 2006; 19 (1): 99-105.
20. Koutsky L. Epidemiology of genital human papillomavirus infection. Am J Med 1999; 102 (5A): 3-8.
21. Bauer HM, Ting Y et al. Genital human papillomavirus infection in female university students as determined by a PCR-based method. JAMA 1991; 265 (4): 472-7.
22. Indinnimeo M, Cicchini C et al. Human papillomavirus infection and p53 nuclear overexpression in anal canal carcinoma. J Exp Clin Cancer Res 1999; 18 (1): 47-52.
23. Martin F, Bower M. Anal intraepithelial neoplasia in HIV positive people. Sex Transm Infect 2001; 77 (5): 327-31.
24. Sobhani I, Vuagnat A et al. Prevalence of high-grade dysplasia and cancer in the anal canal in human papillomavirus-infected individuals. Gastroenterology 2001; 120 (4): 857-66.
25. Dyson N, Howley PM et al. The human papilloma virus-16 E7 oncoprotein is able to bind to the retinoblastoma gene product. Science 1989; 243 (4893): 934-7.
26. Munger K, Scheffner M et al. Interactions of HPV E6 and E7 oncoproteins with tumour suppressor gene products. Cancer Surv 1992; 12: 197-217.
27. Heard IJM, Palefsky et al. The impact of HIV antiviral therapy on human papillomavirus (HPV) infections and HPV-related diseases. Antivir Ther 2005; 9 (1): 13-22.
28. Schiffmann M. Epidemiologic evidence showing that human papillomavirus infection causes most cervical intraepithelial neoplasia. JNCI J Natl Cancer Inst 1993; 85 (12): 958-64.
29. Frisch M, Glimelius B, van den Brule AJ et al. Sexually transmitted infection as a cause of anal cancer. N Engl J Med 1997; 337: 1350-8.
30. Chang GJ, Welton ML. Anal neoplasia. Sem Colon Rectal Surg 2003; 14: 111-8.
31. Palefsky JM, Holly EA et al. Anal cytology as a screening tool for anal squamous intraepithelial lesions. J Acquir Immune Defic Syndr Hum Retrovirol 1987; 14 (5): 415-22.
32. Nahas CS, Lin O, Weiser MR, Temple LK, Wong WD, Stier EA. Prevalence of perianal intraepithelial neoplasia in HIV-infected patients referred for high-resolution anoscopy. Dis Colon Rectum 2006; 49 (10): 1581-6.
33. Gervaz P, Allal AS, Villiger P et al. Squamous cell carcinoma of the anus: another sexually transmitted disease. Swiss Med Wkly 2003; 133: 353-9.
34. Ryan DP, Mayer RJ. Anal carcinoma: histology, staging, epidemiology, treatment. Curr Opin Oncol 2000; 12: 345-52.
35. Robb BW, Mutch MG. Epidermoid carcinoma of the anal canal. Clin Colon Rectal Surg 2006; 19: 54-60.
36. Greene FL, Page DL, Fleming ID et al. Anal canal AJCC cancer staging manual. 6.ed. New York: Springer; 2002. p.125-30.
37. Nguyen W, Beck DE. Epidermoid carcinoma of the anal canal. Clin Colon Rectal Surg 2002; 15: 263-70.
38. Palefsky J, Holly E, Ralston M et al. Anal squamous intraepithelial lesions in HIV-positive and HIV-negative homosexual and bisexual men: prevalence and risk factors. J Acquir Immune Defic Syndr Hum Retrovirol 1998; 17: 320-6.
39. Devaraj B, Cosman BC. Expectant management of anal squamous dysplasia in patients with HIV. Dis Colon Rectum 1998; 49: 36-40.
40. National Cancer Institute. The Bethesda 2001 System. The Bethesda 2001.
41. Darragh TM. Anal cytology for anal cancer screening: is it time yet? Diagn Cytopathol 2004; 30 (6): 371-4.
42. Holly EA, Ralston ML, Darragh TM, Greenblatt RM, Jay N, Palefsky JM. Prevalence and risk factors for analsquamous intraepithelial lesions in women. J Natl Cancer Inst 2001; 93: 843-9.
43. Chin-Hong PV, Vittinghoff E, Cranston RD et al. Agerelated prevalence of anal cancer precursors in homosexualmen: the EXPLORE study. J Natl Cancer Inst 2005; 97: 896-905.
44. Watson AJ, Smith BB, Whitehead MR, Sykes PH, Frizelle FA. Malignant progression of anal intra-epithelial neoplasia. ANZ J Surg 2006; 76: 715-7.
45. Scholefield JH, Castle MT, Watson NF. Malignant transformation of high-grade anal intraepithelial neoplasia. Br J Surg 2006; 92: 1133-6.
46. Darragh TM, Winkler B. The ABCs of anal-rectal cytology. CAP TODAY May 2004; 42–50.
47. Arain S, Walts AE, Thomas P, Bose S. The anal Pap smear: cytomorphology of squamous intraepithelial lesions. Cyto Journal 2005; 2: 4.
48. Chin-Hong PV, Palefsky JM. Natural history and clinical management of anal; Human Papillomavirus disease in men and women infected with Human Immunodeficiency Virus. Clin Infect Dis 2003; 35 (9): 1127-34.
49. Fox PA, Seet JE, Stebbing J et al. The value of anal cytology and human papillomavirus typing in the detection of anal intraepi-

thelial neoplasia: a review of cases from an anoscopy clinic. Sex Transm Infect 2005; 81: 142-6.
50. Goldie SJ, Kuntz KM, Weinstein MC, Freedberg KA, Welton ML, Palefsky JM. The clinical effectiveness and cost-effectiveness of screening for anal squamous intraepithelial lesions in homosexual and bisexual HIV-positive men. JAMA 1999; 281: 1822-9.
51. Goldie SJ, Kuntz KM, Weinstein MC, Freedberg KA, Palefsky JM. Cost-effectiveness of screening for anal squamous intraepithelial lesions and anal cancer in human immunodeficiency virus-negative homosexual and bisexual men. Am J Med 2000; 108: 634-41.
52. Papaconstantinou HT, Lee AJ, Simmang CL et al. Screening models for highgrade dysplasia in patients with anal condyloma. J Surg Res 2005; 127 (1): 8-13.
53. Brentjens MH, Yeung-Yue KA, Lee PC et al. Human papillomavirus: a review. Dermatol Clin 2002; 20 (2): 315-33.
54. Engstrom PF et al. Clinical Practice Guidelines in Oncology – Anal Carcinoma; JNCCN 2010; 8: 106-20.
55. Harmer MH (ed.). TNM classification of malignant tumors. 3.ed. Geneva: Switzerland; 1978. p.77-81.
56. Cummings BJ, Ajani JA, Swallow CJ. Cancer of the anal region. In: DeVita VT, Lawrence TS, Rosenberg, SA (eds.). Cancer: Principles and Practice of Oncology. 8.ed. Philadelphia: Lippincott, Williams & Wilkins; 2008.
57. Cummings BJ. Current Management of Anal Canal Cancer. Semin Oncol 2005; 32: S123-28.
58. Giovanni M, Bardou VJ, Barclay R et al. Anal carcinoma: prognostic value of endorectal ultrasound (ERUS). Results of a prospective, multicenter study. Endoscopy 2001; 33: 231-6.
59. Trautmann TG, Zuger JH. Positron emission tomography for pretreatment staging and posttreatment evaluation in cancer of the anal canal. Mol Imaging Biol 2005; 7: 309-13.
60. Cotter SE, Grigsby PW, Siegel BA et al. FDG-PT/CT in the evaluation of anal carcinoma. Int J Rad Oncol Biol Phys 2006; 65: 720-5.

Formas de Tratamento – Resultados e Perspectivas

41

Maurício José de Matos e Silva
Maurilio Toscano de Lucena

FORMAS DE TRATAMENTO

Até há poucos anos, o tratamento preconizado para o carcinoma de células escamosas do canal anal era a ressecção abdominoperineal do reto com ressecção do aparelho esfincteriano e ânus e com consequente colostomia terminal (operação de Miles), que apresentava resultados razoáveis para a época[1]. A sobrevida livre de doença variava de 40 a 70% com taxas de recidiva que chegavam a 50% e que aumentavam significativamente quando existia metástase para as cadeias linfáticas. A necessidade de conviver com uma estomia definitiva, além das sequelas sexuais e urinárias, que frequentemente acompanhavam o paciente ao longo de sua vida, constituía-se em um grande desconforto para a vida daqueles pacientes. Mas, nos últimos vinte anos, esse procedimento deixou de ser o tratamento de escolha para este tipo de neoplasia, dando lugar ao tratamento radioquimioterápico combinado exclusivo[2,3].

RADIOTERAPIA EXCLUSIVA

O uso da radioterapia para o tratamento do câncer do canal anal, como hoje é utilizado largamente, não se constitui em novidade. No passado, era utilizada de forma exclusiva com obtenção de resultados semelhantes àqueles obtidos com o tratamento cirúrgico[4]. Nos primeiros casos em que se utilizou a radioterapia exclusiva, algumas das complicações causadas foram muito severas, muitas vezes havendo a necessidade de abordagem posterior com cirurgias radicais tipo Miles. Isso se devia principalmente aos tipos de equipamentos utilizados antigamente, que eram de ortovoltagem, o que fez com que o tratamento radioterápico caísse em desuso por muito tempo, até que surgiram os aparelhos de megavoltagem como o Co-60 e os aceleradores lineares. A radioterapia então retomou seu papel na conduta terapêutica destes e de vários outros tipos de tumores, pois propiciava, no caso do câncer do canal anal, resultados equivalentes ou superiores ao da cirurgia com a vantagem da conservação da função esfincteriana em cerca de 80% dos casos. Resultados melhores com radioterapia isolada puderam ser alcançados, mas com utilização de doses elevadas de radiação, com consequente aumento das complicações actínicas[5].

Radioquimioterapia combinada

O tratamento do câncer do canal anal sofreu finalmente, mudanças significativas desde os relatos pioneiros de Nigro em 1974. Foi utilizada por ele, naquela ocasião, radioterapia na dose de 30 Gy direcionada à pelve, dividida em 15 frações de 200 cGy/dia durante um período de três semanas, associando a quimioterapia logo após a radioterapia. Utilizou-se 5-fluorouracil (25 mg/kg) endovenoso em infusão contínua durante cinco dias, juntamente com mitomicina-C (0,5 mg/kg) endovenoso em *bolus*. Nos três primeiros pacientes em que foi utilizado esse esquema terapêutico, dois deles apresentaram resposta patológica completa na análise da peça cirúrgica e o terceiro apresentou resposta clínica completa, recusando-se à cirurgia, permanecendo livre de doença ao longo de 14 meses de seguimento[5].

Subsequentemente em 1984, o próprio Nigro publicou seus resultados iniciais em que 38 de 45 pacientes obtiveram resposta clínica completa após tratamento radioquimioterápico exclusivo, sem cirurgia, com esquema similar ao proposto no seu relato inicial. Com estes dados, ele concluiu que a excisão cirúrgica dos tumores do canal anal, com realização de ressecção abdominoperineal do reto seria desnecessária naqueles pacientes em que o tumor, ao exame clínico, regredisse completamente[6].

Devido à riqueza da vascularização e drenagem linfática da região, este tipo de neoplasia necessitaria de um tratamento mais efetivo que a cirurgia, já que o carcinoma de células escamosas, notadamente do canal anal, é reconhecidamente bastante sensível à radiação. A quimioterapia, em associação à radioterapia, agiria como radiossensibilizante, possibilitando a diminuição do volume de radiação a ser administrada e, portanto, dos seus efeitos colaterais, especialmente a radiodermite[5-9]. (Tabela 41.1 e Figura 41.1) Os resultados de Nigro estimularam outros autores a tentar reproduzir os resultados de sua série, tendo vários deles obtido êxito semelhante[9-15].

Um estudo realizado para avaliar o uso isolado do 5-fluorouracil versus a associação de 5-fluourouracil com mitomicina-C, com a radioterapia, demonstrou que o tratamento com a associação das duas drogas era superior ao 5-fluorouracil isoladamente[16].

A partir destes estudos prévios, diversos outros estudos tiveram início, corroborando as conclusões de Nigro, passando, então, a radioquimioterapia combinada, a ser o padrão ouro para o tratamento do carcinoma de células escamosas do canal anal[5].

Mais recentemente, dois estudos europeus fase III compararam a radioquimioterapia com a radioterapia isolada[17,18]. Embora nenhum benefício em relação à sobrevida global tenha sido observado, ambos os estudos, utilizando infusão contínua de 5-fluorouracil e mitomicina-C em *bolus*, obtiveram maior regressão tumoral e melhor taxa de controle local com o tratamento combinado, diminuindo as chances de recidiva local e a necessidade de colostomia[8,17-19]. Vale salientar, que a associação de mitomicina-C ao 5-fluorouracil, em um desses estudos, reduziu significativamente as taxas de falência local e melhorou a sobrevida livre de doença e sobrevida livre de colostomia comparado ao esquema usando o 5-fluorouracil como droga isolada[17].

As doses preconizadas de radioterapia associada a quimioterapia ainda hoje não estão completamente estabelecidas, mas os estudos mais recentes as colocam na faixa de 50 Gy a 60 Gy, o que seria bastante para se obter a melhor resposta local, com a menor toxicidade possível[20,21]. Os resultados são melhores quando se utilizam doses de radiação mais elevadas, superiores a 55Gy, especialmente para os pacientes no estágio III[53].

Os esquemas de quimioterapia na sua maioria são à base de 5-fluourouracil e mitomicina-C ou a associação do 5-fluorouracil ao cisplatino[22,23]. Vários estudos tentaram definir qual seria o melhor esquema quimioterápico para o carcinoma de células escamosas do canal anal, seja utilizando a mitomicina-C em associação com o 5-fluorouracil, seja utilizando o cisplatino em substituição à mitomicina-C[12,13,15,22,23]. Em 2008, o US Gastrointestinal Intergroup Trial RTOG 98-11 publicou um estudo em que foram comparados dois grupos. O primeiro utilizando a mitomicina-C e o segundo utilizando o cisplatino, ambos

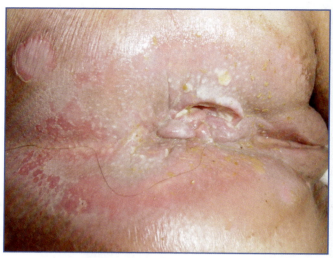

Figura 41.1 – Radiodermite grau 3.

TABELA 41.1 – Tabela de escore de morbidade aguda do RTOG – ECOG

Órgão / tecido	Grau 1	Grau 2	Grau 3	Grau 4
Pele	Eritema discreto ou folicular, descamação seca, diminuição da sudorese	Eritema doloroso ou forte, descamação úmida, edema moderado	Descamação úmida, edema importante	Ulceração, hemorragia, necrose
GI Baixo	Alteração dos hábitos intestinais sem requerer antidiarreicos, desconforto retal	Diarreia requerendo medicação, descarga mucosa, dor retal ou abdominal requerendo analgésicos	Diarreia requerendo suporte parenteral, descarga mucosa ou sanguínea severa, distensão abdominal	Obstrução aguda ou subaguda, fístula ou perfuração, sangramento GI que necessite transfusão sang., dor abd. ou tenesmo necessitando de descompressão
Leucócitos	3.000 a 4.000	2.000 a 3.000	1.000 a 2.000	< 1.000
Plaquetas	75.000 a 100.000	50.000 a 75.000	25.000 a 50.000	< 25.000 ou sangramento espontâneo
Hemoglobina	11 a 9,5	9,5 a 7,5	7,5 a 5	

associados ao 5-fluorouracil e a radioterapia padrão. Apesar do grupo da mitomicina-C ter tido melhores resultados tanto na sobrevida global quanto na sobrevida livre de doença, estes resultados não tiveram diferença estatística significativa. Entretanto, o grupo em que se utilizou a mitomicina-C, necessitou da realização de menos colostomias (10 *versus* 19%) que o segundo grupo e estes resultados foram estatisticamente significativos. Ainda neste estudo, comprovou-se, porém, maior toxicidade hematológica para o grupo da mitomicina-C.

Em uma revisão de 108 casos de câncer do canal anal tratados com radio e quimioterapia, utilizando-se a associação de 5-fluorouracil com o cisplatino no Serviço de Coloproctologia do Hospital Barão de Lucena em Recife-PE, demonstrou-se um índice de resposta inicial completa de 89,8%, com 13% de recidiva tumoral, sendo destes, 7,4% de recidiva local e 5,5% de recidiva em gânglios linfáticos e a distância. Após seguimento médio de 51 meses, 80 pacientes (76,9%) não apresentavam evidência de doença (Figura 41.2). Os resultados são semelhantes aos encontrados na literatura, apesar de se tratar de doença clinicamente mais avançada, com 70% dos casos considerados T3 e T4 na época do diagnóstico. As razões da utilização do cisplatino no lugar da mitomicina-C na época do início do estudo em 1989, foram relacionadas à menor toxicidade e menor custo do cisplatino aliado ao fato de à época ainda existiam dúvidas acerca da melhor associação de quimioterápicos como radiosensibilizante para o carcinoma do canal anal. Com a divulgação dos resultados do US Gastrointestinal Intergroup Trial RTOG 98-11 em 2008, o protocolo atualmente em uso já substituiu o cisplatino pela mitomicina-C e os resultados com este novo esquema, serão analisados posteriormente[8].

O cisplatino ainda tem aplicação no tratamento do carcinoma de células escamosas do canal anal, podendo ser utilizado em casos de maior risco de toxicidade à mitomicina-C ou como tentativa de resgate quando houver recidiva ou persistência tumoral[16].

Com relação ao tratamento dos linfonodos inguinais, estes devem ser incluídos no campo de radiação, mesmo na ausência de envolvimento linfático claramente demonstrável, pois, com esta conduta, consegue-se reduzir para menos de 5% o risco de falência linfonodal tardia, com baixa morbidade[24,25]. Na maioria dos estudos, a taxa de sobrevida de 5 anos para os pacientes com metástase para linfonodos regionais é até 20% menor em comparação com os pacientes linfonodos negativos.

Ressecção abdominoperineal do reto

A associação da radioterapia e quimioterapia possibilita a preservação do esfíncter anal, evitando-se a cirurgia de ressecção abdominoperineal do reto (RAP) na maioria dos casos. Essa cirurgia, que já foi considerada como tratamento de escolha antes da era do tratamento combinado, é reservada atualmente para os casos em que haja persistência ou recidiva do tumor, quando houver destruição completa do esfíncter anal ou nas situações em que não seja possível o tratamento radio e quimioterápico (toxicidade acentuada por exemplo)[55].

Nos casos de recidiva ou persistência tumoral com possibilidades de se realizar a cirurgia de resgate, os resultados evidenciam bom controle local e aumento da sobrevida neste grupo de pacientes, com taxas de sobrevida média em cinco anos de 40% e de recidiva local próxima a 50%. O procedimento é geralmente associado com morbidade pós-operatória significativa, principalmente com relação à complicações da ferida perineal. Os pacientes devem ser bem selecionados, pois, se não houver uma possibilidade razoável de se obter ressecção R0 (completa), outras opções terapêuticas devem ser consideradas[7,24,25].

Ghouti et al. analisaram retrospectivamente prontuários de 36 pacientes que apresentaram persistência ou recorrência da doença e foram submetidos a operação de Miles. A taxa de sobrevida livre de doença em cinco anos foi de 60,7% para os pacientes operados devido a persistência tumoral e de 71,5% para aqueles submetidos à cirurgia em consequência de recidiva. Apenas 27% dos pacientes não apresentaram complicações relacionadas à ferida perineal[26]. Outros autores também enfatizaram a gravidade e a frequência das complicações sépticas da ferida perineal, que são comuns mesmo quando se utiliza a confecção de retalhos cutâneos de pele para recobrir a ferida[27].

Ademais, vale a pena ressaltar que os dados da literatura concernentes à resposta à cirurgia de resgate são controversos, variando de 30 a 70% de sobrevida.[26] Estes resultados podem na realidade, representar diferentes critérios na seleção dos casos para cirurgia, pois, os pacientes com resultados insatisfatórios, apresentariam doença mais avançada, com envolvimento extenso da parede pélvica ou de órgão vizinhos, o que contraindicaria a cirurgia por outros cirurgiões (Figura 41.3).

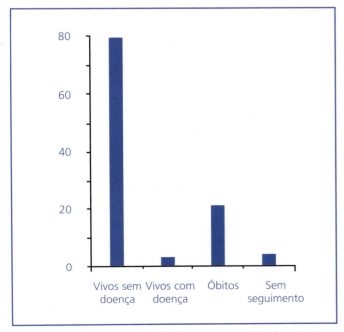

Figura 41.2 – Resultados com radioquimioterapia combinada no Serviço de Coloproctologia do Hospital Barão de Lucena / Recife-PE.

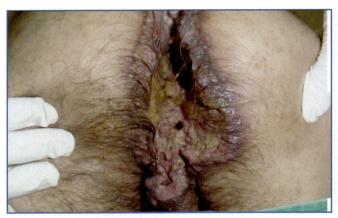

Figura 41.3 – Carcinoma epidermoide do canal anal com invasão maciça da margem anal, aparelho esfincteriano e base da bolsa escrotal.

Apesar de não haver concordância, parece que os pacientes com recidiva da doença, comparados àqueles com persistência, obtêm melhor resultado após a RAP[26,27].

Em 2009, em revisão de 124 casos de pacientes tratados com radioquimioterapia no Serviço de Coloproctologia do Hospital Barão de Lucena em Recife, Pernambuco, foram identificados 34 casos (27,5%) de falha terapêutica. Destes, 77% não foram operados por razões diversas que variaram desde perda de seguimento, óbito, doença irressecável ou por *status* clínico que não permitia cirurgia de maior porte. Apenas oito pacientes foram submetidos a cirurgia de resgate, com realização de ressecção abdominoperineal. Quatro pacientes obtiveram boa resposta e permaneceram livre de doença após seguimento tardio[8].

Linfadenectomia inguinal (esvaziamento inguinal)

A linfadenectomia inguinal ou esvaziamento inguinal, como tratamento inicial para pacientes com metástase linfonodal, não é recomendada rotineiramente devido à sua elevada morbidade, devendo ser reservada para os pacientes com doença linfonodal metastática recorrente ou residual após radioquimioterapia. Os resultados em geral não são bons, no entanto, pode ser utilizada com boa resposta em um grupo selecionado de pacientes[25].

Excisão local

A excisão local pode ser considerada para os tumores do canal e margem anal menores que 2 cm de diâmetro, bem diferenciados, sem evidência de disseminação linfática (T1N0) e sem envolvimento do esfíncter. Muitos centros, no entanto, preferem o tratamento combinado (radioquimioterapia), mesmo nos casos de tumores pequenos[24,25] (Figura 41.4). Um grande estudo multicêntrico francês incluiu 69 pacientes com carcinoma *in situ* ou T1 com menos de 1 cm. Sessenta e seis pacientes foram tratados com esquemas variados de radioterapia exclusiva ou combinada à quimioterapia e apresentaram

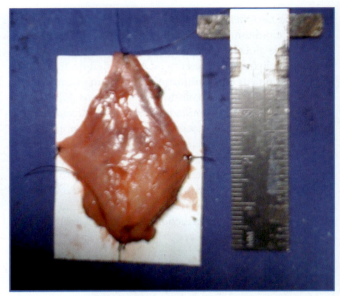

Figura 41.4 – Carcinoma epidermoide do canal anal inicial (T1).

resposta excelente com 94% de sobrevida geral. Três pacientes com carcinoma *in situ* foram submetidos à excisão local isolada e um deles apresentou recidiva local.[28]

SITUAÇÕES ESPECIAIS
Reirradiação

Pacientes com histórico de outros tipos de câncer pélvico (próstata e colo uterino, principalmente) tratados previamente com radioterapia e que desenvolvem câncer do ânus tem uma abordagem diferente dos pacientes virgens de tratamento radioterápico. Comumente, esses pacientes são submetidos à ressecção abdominoperineal do reto, pelo risco aumentado de complicações actínicas sobre os outros órgão pélvicos. Como se trata de situação pouco comum, a literatura é escassa na condução deste subgrupo de pacientes. Há poucos relatos de casos submetidos à reirradiação pélvica; devendo-se observar aspectos como tempo decorrido do tratamento anterior, assim como volume, dose e esquema de fracionamento utilizado. O uso de radioterapia conformacional ou hiperfracionamento das doses pode ser benéfico para diminuir as possibilidades de complicações actínicas[29].

Câncer do canal anal e HIV

Não existem evidências que demonstrem a necessidade de se alterar o planejamento terapêutico diante de pacientes HIV positivos, entretanto, possíveis interações com a terapia antirretroviral e o risco aumentado de infecções, faz com que seja necessária uma estrita monitoração da toxicidade, além da eventual necessidade de se alterar o esquema da radioquimioterapia de acordo com a contagem dos linfócitos CD4 ou de acordo com as manifestações da Aids, podendo ser necessárias interrupções maiores do tratamento, diminuição na dose de mitomicina-C e utilização de campos de radiação menores além do uso da radioterapia de intensidade modulada[24,30]. Em alguns estudos, tem-se demonstrado que não há diferenças na sobrevida de cinco anos entre os pacientes HIV+ e HIV–, mas a taxa de recidiva local é maior entre os portadores do HIV, assim como esses pacientes são menos prováveis de obter uma resposta clínica completa ao tratamento[24,31,32].

SEGUIMENTO CLÍNICO

A resposta clínica deve ser avaliada após 6 a 8 semanas do término do tratamento radioquimioterápico combinado quando, segundo relatos da literatura, 60 a 85% dos pacientes obtêm resposta clínica completa. No entanto, nos casos em que a resposta não é completa, porém, existe uma regressão parcial importante, pode-se seguir esses pacientes mais frequentemente, sabendo-se que a regressão completa após radioquimioterapia pode ocorrer em até 3 a 6 meses. Habitualmente, o exame clínico digital é suficiente para essa avaliação, mas em casos de dúvida, biópsias da área podem ser realizadas para confirmação diagnóstica[53].

Quando houver evidência clínica de progressão da doença, como por exemplo, o desenvolvimento de uma úlcera com bordas endurecidas após cicatrização da lesão prévia, dor crescente no local do tumor primário ou na presença de um claro tumor residual, antes de indicação cirúrgica radical, deve-se considerar a realização de biópsias para confirmação diagnóstica e reestadiamento da doença loca e à distância[24,25].

Os fatores relacionados a um pior resultado após a terapia combinada são a presença de doença linfonodal, o tamanho do tumor original e a persistência da lesão tumoral. Além desses, a interrupção na terapia combinada, por qualquer motivo, é também um fator de mau prognóstico[7,32].

Aproximadamente 12% dos casos irão desenvolver metástases à distância, geralmente para o fígado e os pulmões. Os pacientes com doença metastática ou recorrente sem possibilidade de tratamento cirúrgico, devem receber quimioterapia, usualmente com uma combinação de cisplatino e 5-fluorouracil. No entanto, a resposta é raramente completa e usualmente de curta duração, com sobrevida média após o diagnóstico em torno de 9 a 12 meses. Esses pacientes apresentam uma doença biologicamente mais agressiva[7,19,24,25].

PERSPECTIVAS FUTURAS

Existe atualmente um estudo fase II de radioquimioterapia com cisplatina, 5-fluorouracil e cetuximab (anticorpo dirigido contra o receptor do fator de crescimento epidérmico) no câncer anal localmente avançado. Resultados iniciais no câncer de canal anal metastático, mostraram taxas de resposta promissoras utilizando cetuximab como monoterapia ou em associação com irinotecan[7,33,34]. Outras drogas recentemente introduzidas tais como fluoropirimidinas e oxaliplatina estão sob investigação. Estudos de biologia molecular que estão em andamento, irão provavelmente trazer novas propostas para as investigações da terapia direcionada[25].

Tem-se procurado também reduzir a toxicidade do regime terapêutico, utilizando-se, por exemplo, radioterapia de intensidade modulada (IMRT), que diminui os efeitos adversos e melhora a tolerância ao tratamento. Estudos prospectivos futuros são necessários para confirmar esses resultados[32,35].

NEOPLASIAS INFREQUENTES DA REGIÃO ANORRETAL

Outras neoplasias menos comuns da região anorretal compreendem: adenocarcinoma, doença de Paget, melanoma, tumor de células estromais gastrointestinais (GIST), tumores neuroendócrinos e o tumor de Buschke-Lowenstein. As estratégias de tratamento são baseadas na localização anatômica e na histopatologia.[46]

Melanoma anorretal

O tratamento cirúrgico ideal para o melanoma anorretal é controverso. A excisão local com preservação esfincteriana e menor morbidade é advogada em lugar da amputação abdominoperineal do reto (RAP), pois as taxas de sobrevidas são similares[36]. Outros recomendam excisão local para os pacientes no estádio 0, enquanto que a RAP com dissecção linfonodal deverá ser reservada para aqueles com estádio 1 ou tumores T1.[37]

Adenocarcinoma intraepitelial

O adenocarcinoma intraepitelial ou doença de Paget na ausência do câncer invasivo, deve ser tratado com excisão local ampla com margens adequadas para se evitar a recorrência, utilizando-se pra isso a técnica do mapeamento de quatro quadrantes com biópsia de congelação[38]. Tem-se sugerido outros tratamentos como radioterapia com ou sem quimioterapia, terapia fotodinâmica, interferon-alfa intralesional e imiquimod tópico[39-44]. A RAP é indicada nos casos de carcinoma invasivo[45].

Adenocarcinoma anal

Os casos de adenocarcinoma da região anorretal, são originários provavelmente das glândulas ou ductos anais ou de trajetos de fístulas crônicas, comportam-se como câncer do reto e devem ser tratados como tal[46].

Tumor de Buschke-Lowenstein

O tratamento cirúrgico do tumor de Buschke-Lowenstein ou sua forma invasiva, o carcinoma verrucoso, depende da profundidade de invasão histológica, com a excisão local ampla realizada para as lesões superficiais e a RAP quando houver comprometimento esfincteriano[47]. Outras opções terapêuticas incluem: podofilina tópica, imunoterapia com vacina autóloga, interferon intralesional, sistêmico ou tópico e radioterapia. Entretanto, devido à falta de séries adequadas de pacientes, o tratamento mais adequado ainda não foi estabelecido[48,49].

Tumor estromal gastrintestinal anorretal (Gist)

Devido à raridade do Gist anorretal com apenas dez casos publicados na literatura até o momento, não existe uma terapêutica estabelecida. Sugere-se a excisão local inicial para tentar se estabelecer a agressividade do tumor assim como o envolvimento das margens de ressecção. Na presença de margens positivas ou tumor de alto risco, deve-se considerar a RAP. O papel do tratamento adjuvante com mesilato de imatinib (Gleevec) é incerto[50].

Sarcomas

O sarcoma de Kaposi é uma neoplasia incomum, sendo a maioria dos casos encontrada em pacientes com Aids. Esse tipo de neoplasia é radiossensível. A quimioterapia deve ser instituída nas situações de doença sistêmica[51].

Os outros tipos histológicos de sarcomas que acometem a região anorretal, embora representem menos de 1% dos tumores desta localidade, são: leiomiossarcoma, fibrossarcoma e sarcoma anaplásico. Devido à sua radiorresistência, o tratamento de escolha é a RAP[46].

Tumores neuroendócrinos

Para os tumores neuroendócrinos da região anorretal, o tratamento consiste na excisão cirúrgica com ou sem rádio e quimioterapia. Para os tumores no estádio III e IV é recomendado o tratamento com cisplatina e etoposide[52-55].

REFERÊNCIAS BIBLIOGRÁFICAS

1. Boman BM, Moertel CG, O'Connell MJ et al. Carcinoma of the anal canal: a clinical and pathologic study of 188 cases. Cancer 1984; 54 (1): 114-25.
2. Stearns MW, Quan SH. Epidermoid carcinoma of the anorectum. Surgery, Gynecology and Obstetrics 1970; 131 (5): 953-7.
3. Cummings BJ. The role of radiation therapy with 5-fluorouracil in anal canal cancer. Seminars in Radiation Oncology 1997; 7 (4): 306-12
4. Cantril ST, Green JP, Schall GL et al. Primary radiation therapy in the treatment of anal carcinoma. International Journal of Radiation Oncology, Biology, Physics 1983; 9 (9): 1271-8.
5. Nigro ND, Vaitkevicius VK, Considine B Jr. Combined therapy for cancer of the anal canal: a preliminary report. Dis Colon Rectum 1974; 17: 354-6.
6. Nigro ND. An evaluation of combined therapy for squamous cell cancer of the anal canal. Dis Colon Rectum 1984; 27: 763-6.
7. Chan E, Kachnic LA, Thomas CR Jr. Anal cancer: progress on combined-modality and organ preservation. Curr Probl Cancer 2009; 33 (5): 302-26.
8. Lucena MT, Barros A, Booz A, Loyo C, Uchoa C, Roesler E et al. Tratamento com radio e quimioterapia do carcinoma epidermoide do canal anal: experiência do Hospital Barão de Lucena. Rev Bras Coloproct 2010; 2 (30): 167-74.
9. Martenson JA, Lipsitz SR, Lefkopoulou M et al. Results of combined modality therapy for patients with anal cancer (E7283): an Eastern Cooperative Oncology Group study. Cancer 1995; 76 (10): 1731-6.
10. Fuchshuber PR, Rodriguez-Bigas M, Weber T et al. Anal canal and perianal epidermoid cancers. Journal of the American College of Surgeons 1997; 185 (5): 494-505.
11. Leichman L, Nigro N, Vaitkevicius VK et al. Cancer of the anal canal: model for preoperative adjuvant combined modality therapy. American Journal of Medicine 1985; 78 (2): 211-5.
12. Sischy B: The use of radiation therapy combined with chemotherapy in the management of squamous cell carcinoma of the anus and marginally resectable adenocarcinoma of the rectum. International Journal of Radiation Oncology, Biology, Physics 1985; 11 (9): 1587-93.
13. Sischy B, Doggett RL, Krall JM, et al. Definitive irradiation and chemotherapy for radiosensitization in management of anal carcinoma: interim report on Radiation Therapy Oncology Group study no. 8314. Journal of the National Cancer Institute 1989; 81 (11): 850-6.
14. Cummings BJ. Anal cancer. International Journal of Radiation Oncology, Biology, Physics 1990; 19 (5): 1309-15.
15. Zucali R, Doci R, Bombelli L. Combined chemotherapy-radiotherapy of anal cancer. International Journal of Radiation Oncology, Biology, Physics 1990; 19 (5): 1221-23.
16. Flam M, John M, Pajak TF et al. Role of mitomycin in combination with fluorouracil and radiotherapy, and of salvage chemoradiation in the definitive nonsurgical treatment of epidermoid carcinoma of the anal canal: results of a phase III randomized intergroup study. Journal of Clinical Oncology 1996; 14 (9): 2527-39.
17. Fraunholz I, Rabeneck D, Weiss C, Rödel C. Combined-modality treatment for anal cancer. Strahlenther Onkol 2010; 7: 361-6.
18. Epidermoid anal cancer: results from the UKCCCR randomised trial of radiotherapy alone versus radiotherapy, 5-fluorouracil, and mitomycin. UKCCCR Anal Cancer Trial Working Party. UK Co-ordinating Committee on Cancer Research. Lancet 1996; 348: 1049-54.
19. Sato H, Koh PK, Bartolo DCC. Management of anal canal cancer. Dis Colon Rectum 2005; 48: 1301-15.
20. Fung CY, Willett CG, Efird JT et al. Chemoradiotherapy for anal carcinoma: what is the optimal radiation dose? Radiation Oncology Investigations 1994; 2 (3): 152-6.
21. John M, Pajak T, Flam M et al. Dose escalation in chemoradiation for anal cancer: preliminary results of RTOG 92-08. Cancer Journal from Scientific American 1996; 2 (4): 205-11.
22. Rich TA, Ajani JA, Morrison WH et al. Chemoradiation therapy for anal cancer: radiation plus continuous infusion of 5-fluorou-

racil with or without cisplatin. Radiotherapy and Oncology 1993; 27 (3): 209-15.
23. Ajani JA. Radiation Therapy Oncology Group: Phase III Randomized Study of Fluorouracil and Mitomycin with Concurrent Radiotherapy Versus Fluorouracil and Cisplatin with Concurrent Radiotherapy in Patients with Anal Canal Carcinoma (Summary Last Modified 04/1999), RTOG-9811, clinical trial, active, 10/31/1998.
24. Glynne-Jones R, Northover J, Oliveira J. Anal cancer: ESMO clinical recommendations for diagnosis, treatment and follow-up. Annals of Oncology 2009; 20 (4): 57-60.
25. Cummings JB. Current management of anal canal cancer. Seminars in Oncology 2005; 32 (9): S123-S8.
26. Ghouti L, Houvenaeghel G, Moutardier V, Giovannini M, Magnin V, Lelong B et al. Salvage Abdominoperineal Resection After Failure of Conservative Treatment in Anal Epidermoid Cancer. Dis Colon Rectum 2005; 48: 16-22.
27. Allal AS, Laurencet FM, Reymond MA, Kurtz JM, Marti MC. Effectiveness of surgical salvage therapy for patients with locally advanced anal carcinoma after sphincter-conserving treatment. Cancer 1999; 86: 405-9.
28. Ortolan C, Ramaioli A, Peiffert D, lusinchi A, Romestaing P, Chauveinc L et al. Anal canal carcinoma: early-stage tumors <10 mm (t1 or tis): therapeutic options and original pattern of local failure after radiotherapy. Int. J. Radiation Oncology Biol Phys 2005; 62 (2): 479-85.
29. Subramaniam R, Arnott SJ, Leslie MD. Successful Chemoradiotherapy for Anal Cancer Despite Previous Radical Radiotherapy for Gynaecological Malignancy Clinical. Oncology 2002; 14: 285-6.
30. Kauh J, Koshy M, Gunthel C et al. Management of anal cancer in the HIV-positive population. Oncology (Williston Park) 2005; 19: 1634-8.
31. Oehler-Janne C, Huguet F, Provencher S et al. HIVspecific differences in outcome of squamous cell carcinoma of the anal canal: a multicentric cohort study of HIVpositive patients receiving highly active antiretroviral therapy. J Clin Oncol 2008; 26: 2550-7.
32. Roohipour R, Patil S, Goodman KA, Minsky BD, Wong WD, Guillem JG et al. Squamous-cell carcinoma of the anal canal: predictors of treatment outcome. Dis Colon Rectum 2008; 51: 147-53.
33. Lukan N, Ströbel P, Willer A et al. Cetuximab-based treatment of metastatic anal cancer: correlation of response with Kras mutational status. Oncology 2009; 77: 293-9.
34. Phan LK, Hoff PM. Evidence of clinical activity for cetuximab combined with irinotecan in a patient with refractory anal canal squamous-cell carcinoma: report of a case. Dis Colon Rectum 2007; 50: 395-8.
35. Milano MT, Jani AB, Farrey KJ et al. Intensity-modulated radiation therapy (IMRT) in the treatment of anal cancer: toxicity and clinical outcome. Int J Radiat Oncol Biol Phys 2005; 63: 354-61.
36. Yeh JJ, Shia J, Hwu WJ et al. The role of abdominoperineal resection as surgical therapy for anorectal melanoma. Ann Surg 2006; 244: 1012-7.

37. Ishizone S, Koide N, Karasawa F et al. Surgical treatment for anorectal malignant melanoma: report of five cases and review of 79 Japanese cases. Int J Colorectal Dis 2008; 23: 1257-62.
38. Beck DE, Fazio VW. Perianal Paget's disease. Dis Colon Rectum 1987; 30: 263-6.
39. Burrows NP, Jones DH, Hudson PM et al. Treatment of extramammary Paget's disease by radiotherapy. Br J Dermatol 1995; 132: 970-2.
40. Shieh S, Dee AS, Cheney RT et al. Photodynamic therapy for the treatment of extramammary Paget's disease. Br J Dermatol 2002; 146: 1000-5.
41. Moreno-Arias GA, Conill C, Castells-Mas A et al. Radiotherapy for genital extramammary Paget's disease in situ. Dermatol Surg 2001; 27: 587-90.
42. Brierley JD, Stockdale AD. Radiotherapy: an effective treatment for extramammary Paget's disease. Clin Oncol (R Coll Radiol) 1991; 3: 3-5.
43. Zampogna JC, Flowers FP, Roth WI et al. Treatment of primary limited cutaneous extramammary Paget's disease with topical imiquimod monotherapy: two case reports. J Am Acad Dermatol 2002; 47: S229-35.
44. Panasiti V, Bottoni U, Devirgiliis V et al. Intralesional interferon alfa-2b as neoadjuvant treatment for perianal extramammary Paget's disease. J Eur Acad Dermatol Venereol 2008; 22: 522-3.
45. Shutze WP, Gleysteen JJ. Perianal Paget's disease. Classification and review of management: report of two cases. Dis Colon Rectum 1990; 33: 502–7.
46. Garrett K, Kalady MF. Anal neoplasms. Surg Clin N Am 2010; 90: 147-61.
47. Gingrass PJ, Bubrick MP, Hitchcock CR et al. Anorectal verrucose squamous carcinoma: report of two cases. Dis Colon Rectum 1978; 21: 120-2.
48. Trombetta LJ, Place RJ. Giant condyloma acuminatum of the anorectum: trends in epidemiology and management: report of a case and review of the literature. Dis Colon Rectum 2001; 44: 1878-86.
49. De Toma G, Cavallaro G, Bitonti A et al. Surgical management of perianal giant condyloma acuminatum (Buschke-Lowenstein tumor). Report of three cases. Eur Surg Res 2006; 38: 418-22.
50. Nigri GR, Dente M, Valabrega S et al. Gastrointestinal stromal tumor of the anal canal: an unusual presentation. World J Surg Oncol 2007; 5: 20.
51. Gordon PH. Current status – perianal and anal canal neoplasms. Dis Colon Rectum 1990; 33: 799-808.
52. Bernick PE, Klimstra DS, Shia J et al. Neuroendocrine carcinomas of the colon and rectum. Dis Colon Rectum 2004; 47: 163-9.
53. Enginner R, Mallik S, Mahantshetty U, Shrivastava S. Impact of radiation dose on locoregional control and survival on squamous cell carcinoma of anal canal. Radiotherapy and oncology 2010; 95: 283-7.
54. Ajani JA, Winter KA, Gunderson LL, Pedersen J, Benson AB, Thomas Jr CR et al. Fluorouracil, mitomycin and radiotherapy vs fluorouracil, cisplatin and radiotherapy of the anal canal. A randomized controlled trial. JAMA 2008; 299 (16): 1914-21.
55. Akbari RP, Paty PB, Guillen JG, Weiser M, Temple LK, Minsky BD et al. Oncologic outcomes of salvage surgery for epidermoid carcinoma of the anus initially managed with combined modality therapy. Dis Colon Rectum 2004; 47: 1136-44.

Outros Tumores Anorretais e Perianais

42

Mario Jucá

CARCINOMA BASOCELULAR

O carcinoma basocelular é uma neoplasia epitelial frequente em regiões expostas ao sol, sendo raramente encontrada em áreas protegidas da luz solar[1]. As lesões em região perianal são extremamente raras, sua frequência varia entre 0,1 a 0,4% dos tumores anorretais. Na literatura está referido como relato de caso ou em tratados como outras lesões da região anal e perianal[2].

As manifestações clínicas são usualmente idênticas as encontradas nos tumores do tipo epidermoide do ânus. Pequenos sangramentos e a presença de pequena lesão com incômodo perianal são os sintomas mais comuns, no entanto pode haver apenas prurido anal ou sensação de um caroço. A presença de metástase em região inguinal nesse tipo de tumor não ocorre.

No exame proctológico, observa-se à inspeção lesão ulcerada com contornos irregulares; na palpação sente-se a ulceração endurecida, com bordos ligeiramente elevados, com uma extensão geralmente menor que 2 cm, quando são maiores a possibilidade de ser de outra natureza.

Nesse momento a biópsia da lesão é um procedimento indispensável, pois dará o diagnóstico definitivo e propiciará o planejamento terapêutico. Durante estudo histológico, o diagnóstico diferencial é com a variante basalóide do espinocelular, este diferencial é de suma importância, porque o comportamento desses tumores são bastante diferentes[3]. O tratamento indicado para o carcinoma basocelular do ânus fica restrito entre a excisão local ou a radioterapia, existe uma preferência pela excisão local, estando a sobrevida estimada em cinco anos superior a 70%[4].

MELANOMA

O melanoma de ânus ou perianal é uma enfermidade bastante rara, como o carcinoma basocelular, na literatura tem-se descrições de aspectos observados em caos relatados. A incidência é bastante baixa oscilando entre 0,1 a 1% dos tumores anorretais[5].

A sintomatologia mais comum é o sangramento, seguido da dor e pela palpação de pequenas massas. A aparência é de pequenos pólipos escurecidos, recobertos por uma superfície lisa. O diagnóstico diferencial com doenças benignas, entre elas as hemorroidas deve ser sempre realizado. Nesse momento, vale ressaltar o encaminhamento de peças-produtos de hemorroidectomias, que podem abrigar a lesão e ter diagnóstico apenas após análise histopatológica. Quando é realizado o exame proctológico diante da queixa de sangramento ou desconforto anal, pode-se visualizar a lesão e indicar ou fazer a biopsia. Profissionais menos experientes podem confundir os estados iniciais do melanoma, com pequenos hematomas perianais[3,5].

Uma vez diagnosticado o melanoma, o estadiamento é mandatório. Diferente do carcinoma basocelualr que comumente não dá metástases, os melanomas são extremamente agressivos, e as metástases podem ocorrer para pulmão, fígado, ou para linfonodos inguinais.

O tratamento é cirúrgico, porque os melanomas não respondem à radioquimioterapia[5]. São empregadas duas técnicas, dependendo da extensão e profundidade da lesão, a excisão local para tumores menores e sem acometimento de planos profundos, e a amputação abdominoperineal de reto para os tumores maiores, acometimento em profundidade. O prognóstico é pobre. Apesar da tentativa de cirurgia curativa, a sobrevida para o melanoma anorretal é em média de 20 meses e a maioria dos pacientes morrem dentro de cinco anos, independentemente do tipo de intervenção utilizada. Portanto, a qualidade de vida deve ser considerada antes da tomada de decisão, inclusive recomenda-se uma conversa franca com o paciente, explicando o procedimento e o prognóstico, sempre que possível[5,6.]

ADENOCARCINOMA PRIMÁRIO DO ÂNUS

O adenocarcinoma primário de ânus pode ser decorrente de uma malignização de fístula[7] e em raríssimas ocasiões decorrentes de glândulas vaginais. Acredita-se também que pode surgir do epitélio cilíndrico do canal anal, sendo proveniente de glândulas e ductos nesta região. Suscita análise criteriosa da lesão, porque pode ser um tumor de origem retal inferior, com invasão do canal anal, o que não é incomum[8].

Alguns relatos na literatura apresentam a associação de malignização de fístulas crônicas perineais na doença de Crohn com adenocarcinoma anal[9].

A sintomatologia mimetiza as doenças benignas. A dor perianal é o sintoma mais comum, podendo estar associado o edema e sangramento. Em alguns casos apresenta-se como lesão ulcerada[10]. O diagnóstico pode ser retardado pela pouca importância que o paciente dar aos sintomas e sinais, que são referidos por muitos pacientes como hemorróidas, e que melhoram com medicações recomendadas por vizinhos e profissionais de saúde. A biópsia da lesão é o procedimento que confirma a suspeita diagnóstica e orienta a terapêutica. No estadiamento já pode se encontrar lesões metastáticas em fígado e pulmão[11].

A patologia na maioria das vezes não consegue esclarecer o local de origem. Os casos em que foi evidenciado tumor primário de ânus, não deve haver lesões malignas de mucosa do reto inferior.

O tratamento desse tipo de tumor é semelhante ao realizado para tumores escamosos (carcinoma epidermoide do ânus), com esquema de radioquimioterapia[11]. Atualmente, essa lógica de tratamento fica muito mais evidente, diante da proposta de Harb-Gama et al. para tumores de reto inferior[12,13]. Os pacientes com malignização por doença de crohn são geralmente tratados por Amputação abdominoperineal do reto.

CARCINOMA VERRUCOSO ANAL

O carcinoma verrucoso do ânus ou tumor de Buschke Lowenstein foi originalmente foi descrito em 1925[4]. É chamado também de condiloma gigante acuminado perianal[14], tem aparência de massa em couve-flor, que facilita o diagnóstico de condiloma. O diagnóstico de malignização exige o exame anatomopatológico da base da lesão, em que o processo geralmente apresenta invasão do estroma subjacente[15,16].

Há a possibilidade de coexistência de fístulas. A extirpação cirúrgica de toda lesão é a conduta mais utilizada. O *laser* com dióxido de carbono (CO_2) tem sido citado em casos relatados na literatura[17].

DOENÇA DE BOWEN PERIANAL

A doença de Bowen é um carcinoma *in situ* de células escamosas cutâneas, pertencente ao grupo dos tumores não queratinizados. A ocorrência de doença de Bowen na região perianal é incomum e manifesta-se de forma atípica, geralmente ocorrendo em mulheres na quinta década de vida.

A doença é clinicamente caracterizada por queixas inespecíficas de queimação, prurido ou sangramento. À inspeção, no exame proctológico, percebe-se eczema, placa eritematosa bem delimitada, espessamento e irregularidade da pele; lesão geralmente vegetante, de crescimento lento, mas também pode ser rápido e apresentar pequenas ulcerações.

No diagnóstico diferencial devem ser lembradas a doença de Paget, melanoma perianal, leucoplasia, condiloma acuminado e fissura anal[18].

A doença de Bowen pode ser confundida ainda com a ceratose senil e com a psoríase. O diagnóstico definitivo é feito por biópsia da lesão e o tratamento consiste em excisão total da lesão, que apresenta na grande maioria dos casos bom prognóstico[19].

DOENÇA DE PAGET PERIANAL

A lesão da doença de paget é tipo eritematoso, ulcerada, intraepitelial da glândula apócrina da pele na região anal, com ou sem envolvimento da derme. Foi descrita nessa região pela primeira vez por Drier e Couillaud em 1893. A forma de paget extramamário pode ser encontrada além da região perianal, no períneo, vulva, escroto, pênis, nádegas, virilha e axila.

É mais frequente em mulheres da raça branca. O tratamento do tumor depende da profundidade, se não for infiltrante a excisão local é suficiente, se infiltra pode ser tratado inicialmente com radioquimioterapia e reavaliado no final dos ciclos, para avaliar a possibilidade de resposta completa da lesão[20].

Na literatura, existem relatos de tratamento com terapia fotodinâmica com o ácido 5 aminolevulínico[21,22].

REFERÊNCIAS BIBLIOGRÁFICAS

1. Damin DC, Burttet RM, Rosito MA, Tarta C, Contu PC, Santos FS, et al. Carcinoma basocelular perianal: relato de caso e revisão da literatura. Rev Bras Coloproctol 2007; 27 (3): 330-332.
2. James R, Wan S, Glynne-Jones R, Sebag-Montefiore D, Kadalayil L, Northover J et al. A randomized trial of chemoradiation using mitomycin or cisplatin, with or without maintenance cisplatin/5FU in squamous cell carcinoma of the anus (ACT II). J Clin Oncol 2009; 27: 18.
3. Rosai J. Anus. In: Ackerman's surgical pathology. 8.ed. New York: Mosby; 1996. p. 805.
4. Keighley MRB, Williams N. Surgery of the Anus, rectum and Colon. London: Sauders; 1993.
5. Cruz GMG, Teixeira RG, Andrade Filho JS, Pena GPM. Melanoma anorretal: Aspectos de três casos. Rev Bras Colo-proctol 1999; 19 (3): 177-91.
6. Van't Riet M, Giard R, de Wilt J, Vles W. Melanoma of the Anus Disguised as Hemorrhoids: Surgical Management Illustrated by a Case Report. Dig Dis Sci 2007; 52 (7): 1745-7.
7. Sato H, Maeda K, Maruta M, Kuroda M, Nogaki M. Mucinous adenocarcinoma associated with chronic anal fistula reconstructed by gracilis myocutaneous flaps. Techniques in Coloproctology 2006; 10 (3): 249-52.

8. Olinici CD, Muntean IL, Resiga L, Crişan D. Anorectal melanoma. Case report and review of the literature. Rom J Morphol Embryol. 2007; 48 (3): 299-302.
9. Joon DL, Chao MW, Ngan SY, Joon ML, Guiney MJ. Primary adenocarcinoma of the anus: a retrospective analysis. Int J Radiat Oncol Biol Phys 1999 Dec 1; 45 (5): 1199-205.
10. Iesalnieks I, Gaertner WB, Glab H, Strauch U, Hipp M, Agha A et al. Fistula-associated anal adenocarcinoma in Crohn's disease. Inflammatory Bowel Diseases 2010; 16 (10): 1643-8.
11. Beal KP, Wong D, Guillem JG, Paty PB, Saltz LL, Wagman R et al. Primary Adenocarcinoma of the Anus Treated With Combined Modality Therapy. Dis Colon Rectum 2003; 46 (10): 1320-4.
12. Habr-Gama A, de Souza PM, Ribeiro U Jr, Nadalin W, Gansl R, Sousa AH Jr et al. Low rectal cancer: impact of radiation and chemotherapy on surgical treatment. Dis Colon Rectum 1998; 41 (9): 1087-96.
13. Habr-Gama A. Assessment and management of the complete clinical response of rectal cancer to chemoradiotherapy. Colorectal Dis 2006; 8 (3): 21-4.
14. Egea-Valenzuela J, Belchí-Segura E, Essouri N, Sánchez-Torres A, Carballo-Alvarez F. Adenocarcinoma of the rectum and anus in a patient with Crohn's disease treated with infliximab. Rev Esp Enferm Dig 2010; 102 (8): 501-4.
15. Vattimo A, Leite CC, Formiga GJS, Silva JH. Condiloma gigante acuminado perianal (Tumor de Buschke-Loewenstein). Relato de um caso. Rev Bras Coloproctol 1987; 7 (2): 63-5.
16. Torres Neto JR, Prudente ACL, Santos RL. Estudo demográfico do câncer de canal anal e ânus no estado de Sergipe. Rev Bras Coloproctol 2007; 27 (2).
17. Mistrangelo M, Mobiglia A, Cassoni P, Castellano I, Maass J, Martina MC et al. Verrucous carcinoma of the anus or Buschke-Lowenstein tumor of the anus: staging and treatment. Report of 3 cases. Suppl Tumori 2005; 4 (3): 29-30.
18. Perniola G, d'Itri F, Di Donato V, Achilli C, Lo Prete E, Panici PB. Recurrent Buschke-Löwenstein tumor treated using CO (2) laser vaporization. J Minim Invasive Gynecol 2010; 17 (5): 662-4.
19. Jucá MJ, Gomes EG, Feijó MJF, Costa FAM. Doença de Bowen perianal: relato de caso. Rev Bras Coloproct 2005; 25 (4): 378-81.
20. Peixoto Netto LP, Yamane H, Castro Jr PC, Yamane YD, Neves AS, Lopes Paulo F. Doença de Bowen Perianal – Diagnóstico e Tratamento: Relato de Caso. Rev Bras Coloproct 2009; 29 (1): 92-6.
21. Al Hallak M, Zouain N. Extramammary Perianal Paget's Disease. Gastroenterology 2009; 3: 332-7.
22. Li L, Deng Y, Zhang L, Liao W, Luo R, Huang Z. Treatment of perianal Paget's disease using photodynamic therapy with assistance of fluorescence examination: case report. Lasers Med Sci 2009; 24 (6) 981-4.

Seção VIII

Doenças Inflamatórias Intestinais (DII) e Colites

Incidência e Etiologia das Doenças Inflamatórias Intestinais

43

Anna Paula Rocha Malheiros

INTRODUÇÃO

A doença inflamatória intestinal no seu conceito mais amplo pode ser classificada como qualquer processo inflamatório do trato digestivo com causa conhecida ou não. Entre as causas conhecidas podemos enumerar: infecções, parasitoses, enterocolite actínica, isquemia etc. E entre as causas idiopáticas ou desconhecidas, temos na sua grande maioria a doença de Crohn e a retocolite ulcerativa, e o restante das causas idiopáticas é representado principalmente pelas colites linfocíticas, colagênica e colite indeterminada.

A doença de Crohn e a retocolite ulcerativa são as principais representantes do capítulo de doenças inflamatórias intestinais inespecíficas (DII) que podem acometer todo o trato digestivo. Os sintomas entre as duas patologias são frequentemente parecidos, e mesmo durante a investigação e diagnóstico as suas características podem estar superpostas, e em 15% dos casos o diagnóstico é incerto e representado pela colite indeterminada[1].

A doença de Crohn pode acometer todo o trato digestivo desde a boca até o ânus. Frequentemente está restrita ao intestino delgado, intestino grosso e região perianal. Caracteriza-se pela sua capacidade de ser transmural, isto é, atinge todas as camadas da parede intestinal. As principais formas de apresentação da doença de Crohn são as forma fistulizante, estenótica e ulcerativa. Na prática clínica, existe associação de um ou mais tipo de forma de apresentação, com predomínio de um ou mais formas.

A retocolite ulcerativa é caracterizada pelo processo inflamatório restrito ao cólon e superficial, isto é, atinge a mucosa e a submucosa intestinal. Outro fator que difere da doença de Crohn é o seu padrão contínuo de acometimento da inflamação no intestino.

A DII tem se transformado em alvo da atenção de médicos epidemiologistas, clínicos e cirurgiões de várias especialidades, uma vez que, além das manifestações intestinais, se associa a manifestações extraintestinais diversas, sendo algumas de consequências mais graves que a própria doença intestinal. As principais manifestações extraintestinais são as oftalmológicas, as dermatológicas e as reumatológicas.

As DII acometem uma população em geral adulta e jovem. Representam perda financeira importante para o Estado, pelos custos associados ao tratamento clínico e cirúrgico, e muitas vezes pela perda da capacidade de trabalho e estudo do doente. Há grande impacto sobre os relacionamentos familiar, social e sexual[2].

A incidência e etiologia das DII ainda é incerta e desconhecida, o que dificulta o tratamento definitivo e a cura dessas patologias.

Hoje, fatores genéticos e imunológicos são delineadores do tratamento dessas afecções e certamente estão envolvidos no seu aparecimento e desenvolvimento.

INCIDÊNCIA

A incidência da DII vem aumentando progressivamente nos últimos anos no Brasil e no mundo. Infelizmente, como não são doenças de notificação compulsória no nosso país, torna-se difícil quantificar a sua real prevalência e o aumento do número de casos nos últimos anos. É provável que a incidência dessas doenças entre nós seja relativamente baixa, mesmo não havendo dados estatísticos significativos que possam afirmar esse dado epidemiológico.

Nos grandes centros brasileiros, serviços de atendimento especializados tem se agrupado na tentativa de quantificar e qualificar a doença de Crohn e a retocolite ulcerativa, trazendo benefícios na programação do seu tratamento e acompanhamento.

Estima-se que o maior aumento do número de casos seja principalmente nas regiões Sul e Sudeste. Apesar da maior capacidade de diagnóstico da doença nos dias atuais, percebe-se nitidamente o aumento do número de casos, sugerindo a participação de fatores ambientais ainda não identificados.

Estima-se que a incidência global das DII (número de casos novos anuais por 100 mil habitantes) varie de 0,5 a 13 para RCU e de 0,08 a 7 para a DC. E a frequência ou prevalência (por 100 mil habitantes) seja de 35 a 100 para RCU e de 10 a 100 para a DC[1,3].

Nos Estados Unidos, a incidência da doença de Crohn é de aproximadamente de 10 a 16,5/100.000 habitantes e na Europa de 9,8/100.000[4].

A incidência e a prevalência da DII variam em grande parte de acordo com a localização geográfica. Segundo a incidência, podemos dividir da seguinte forma: regiões com alta incidência de DII (Estados Unidos, Inglaterra, Escandinávia, Itália), regiões com incidência intermediária (Sul da Europa, África do Sul, Austrália, Nova Zelândia) e regiões com baixa incidência (Ásia e América do Sul). Assim, de maneira geral, a doença é descrita como mais prevalente nos países desenvolvidos e rara em áreas como a Ásia, África e América do Sul.

Alguns estudos sugerem um maior número de casos nas áreas industrializadas em comparação com áreas rurais, o que nem sempre é concordância entre os autores e nem relevante no estudo da sua incidência atual[5].

A doença é mais frequente em brancos, judeus e naqueles de origem ocidental (principalmente da Europa do Norte e parte da Europa do Leste)[1]. A ocorrência maior nos brancos pode denotar a diferença na qualidade de assistência à saúde em vez de uma real variação entre as raças. Sabe-se que, entre judeus, existe uma prevalência maior nos nascidos na América e Europa e menor nos nascidos em Israel, fato que sugere uma influência relevante dos fatores ambientais no aparecimento e desenvolvimento das doenças inflamatórias intestinais.

A incidência entre os sexos parece ser discretamente maior nas mulheres, tanto na retocolite ulcerativa como na doença de Crohn. O pico de idade para o seu aparecimento ocorre entre a segunda e terceira década de vida. Um segundo pico de aparecimento da DII é descrito na sexta década[5,6].

Tanto no Brasil quanto no mundo existe imensa dificuldade de consolidar os dados de incidência e prevalência da DII pela imensa gama de processos diarréicos existentes. Entre as diversas causas de diarreia, podemos citar as causas virais, parasitológicas, diarreias sazonais, infecciosas entre outras que podem confundir o diagnóstico das DII. Como já foi dito, muitas vezes existe dificuldade em distinguir a doença de Crohn da retocolite ulcerativa, porque o diagnóstico pode não ser evidente mesmo após anos do início dos sintomas.

O uso do obituário para constatação do diagnóstico também não é alternativa adequada na tentativa de aferir a incidência e prevalência da DII uma vez que a mortalidade é influenciada pela qualidade do tratamento e assistência à saúde.

A contabilização do número de internações pode criar um viés no aumento da incidência da DII. Essa alteração não seria real nas análises estatísticas, principalmente nos casos da doença de Crohn, em que frequentemente um mesmo doente necessita de diversas internações por complicações clínicas e cirúrgicas, frequência esta muito maior do que a dos doentes com retocolite ulcerativa. Tal fato poderia criar uma falsa impressão do aumento do número de casos e aumento da prevalência da doença.

ETIOLOGIA

A etiologia das DII ainda é incerta. Supõe-se que diversos fatores interagem até que a doença se estabeleça. Dentre eles, podemos relacionar os fatores genéticos, ambientais, fatores da microbiota intestinal, automação do sistema imunológico pelos antígenos presentes na luz intestinal e finalmente pela resposta inflamatória exacerbada mediada pelo sistema imunológico tanto na doença de Crohn quanto na retocolite ulcerativa.

Fatores ambientais

Alguns estudos sugerem que fatores populacionais e demográficos podem afetar o desenvolvimento e o aparecimento da DII em especial a doença de Crohn. Marcadores genéticos de subgrupos de algumas populações como os caucasianos e de países desenvolvidos, e exposição a fatores microbiológicos podem estar relacionados ao desenvolvimento da doença e suas manifestações, mas ainda são fatores que precisam ser melhor investigados[7].

Fatores dietéticos

O excesso de açúcar e uma dieta pobre em resíduos e fibras estão frequentemente associados à doença de Crohn, mas não à retocolite ulcerativa. Evidências científicas não comprovam essas diferenças dos hábitos alimentares entre pacientes com retocolite e indivíduos sem a doença. Na década de 1970, dois estudos referiram o uso aumentado do açúcar na dieta e diagnóstico de doentes com doença de Crohn[8-10]. O consumo do açúcar independe das diferenças culturais e foi descrito em grupos de etnia aumentada para a ocorrência da doença de Crohn. Apesar da incerteza dos resultados, sugere-se que o doente de Crohn pode se beneficiar de dietas com baixa ingestão do açúcar[11]. Quanto ao uso de fibras nenhum estudo foi capaz de comprovar qualquer papel no desenvolvimento ou retardo do aparecimento da DII.

O uso do leite de vaca foi associado ao aparecimento de elevado nível de anticorpo da proteína do leite em doentes com retocolite em comparação ao grupo sem doença. Porém, a exclusão do leite da dieta não pareceu trazer nenhum benefício na melhora da sintomatologia ou desenvolvimento da doença. Nos dias de hoje não há consenso de fatores dietéticos como agentes causais seja da doença de Crohn como da retocolite ulcerativa.

A DII é mais frequente nas mulheres em uso de contraceptivo oral, tanto na retocolite ulcerativa como na doença de Crohn. A interrupção do seu uso não tem relação com a atividade da doença. Sugere-se que uma causa vascular isquêmica possa estar relacionada ao uso da medicação.

O fluxo fecal, seja diarreia ou constipação, também parece não ter influência sobre a etiologia ou desenvolvimento dessas patologias, como na exacerbação da sua sintomatologia.

Tabagismo

O tabagismo parece ter relação negativa com a retocolite ulcerativa, isto é, observa-se a melhora dos sintomas e até a sua remissão completa naqueles doentes tabagistas ou que usaram goma de mascar com nicotina. Diferentemente, na doença de Crohn o uso do fumo piora a doença, e a incidência da patologia parece ser mais frequente nos fumantes do que nos não fumantes.

Fatores infecciosos

As causas bacterianas foram sugeridas como etiologia da retocolite ulcerativa e doença de Crohn durante diversas décadas.

Por muitos anos a doença de Crohn foi confundida com a tuberculose, e a micobactéria foi nomeado por Crohn et al. como possível agente etiológico. Hoje a tuberculose intestinal é importante diagnóstico diferencial da doença de Crohn.

Inúmeros agentes infecciosos foram associados ao desenvolvimento ou ativação da doença dado o aparecimento das enterites e colites bacterianas, por exemplo: *Campylobacter jejuni*, *Clostridium difficile*, *Shigella*, *Salmonella*, *Streptococcus faecalis*, *Pseudomonas*, *Clamydia*, *Mycobacterium*, entre outros[1]. Tanto na doença de Crohn como na retocolite ulcerativa existem alterações quantitativas e qualitativas da microbiota intestinal. Nas duas patologias foi descrito a diminuição da concentração do *Bifidobacterium* e *Lactobacillus*, e o aumento do sulfato de hidrogênio produzido pelo metabolismo colônico de bactérias, responsável pela inibição do metabolismo do butirato, a fonte energética das células do cólon.

Tem-se utilizado modelos experimentais para tentar compreender o papel das bactérias na gênese da patologia. A utilização de técnicas de genética molecular e animais transgênicos, como o estudo da expressão do gene HLA-B27 relacionado à maior susceptibilidade para a DII, demonstrou que em ambientes estéreis esses animais não desenvolvem a doença, ao contrário do que ocorre no ambiente habitual. Evidencias sugerem que o contato com bactérias deve ser fator importante para o desenvolvimento da inflamação intestinal[12-15].

Entre as causas virais relacionadas, existe grande interesse naquelas com o desenvolvimento de lesões granulomatosas. Com o advento da microscopia eletrônica pode-se observar a presença de agentes virais nos tecidos dos doentes com DII, porém ainda é incerto o papel desses microorganismos na etiologia da patologia. Títulos de citomegalovírus estão aumentados em pacientes com retocolite ulcerativa em comparação com o grupo controle.

Fatores imunológicos

Os mecanismos imunológicos envolvidos no aparecimento das manifestações da DII são diversos e nenhum deles foi isolado como único fator causal da patologia. Sabe-se que o papel exercido pelas células T tem se tornado evidente com os estudos de modelos animais e na prática clínica com o desenvolvimento de tratamentos mediados por drogas biológicas.

A doença de Crohn e a retocolite ulcerativa são mediadas pelos linfócitos Th1 e Th2 respectivamente[16,17].

Na DII, em particular na doença de Crohn, as células T helper Th1 CD4+ parecem constituir um fator regulador central de ativação da doença e secreção de citocinas como interferon gama, interleucina 2 e fator de necrose tumoral alfa. Na retocolite ulcerativa a célula T helper Th2 é o principal mediador imunológico, com elevação das interleucinas IL-4, IL-5 e IL-13[18-21]. Sabe-se hoje que esse tipo de resposta imune não é tão rígida em relação a cada tipo de doença. Embora a resposta prevalente no início do processo na retocolite ulcerativa seja Th2, a resposta terapêutica favorável as drogas biológicas como o anti-TNF alfa sugere que em algum momento haja ativação da regulação dos linfócito Th1 na sua patogênese[22,23].

A tentativa de se estabelecer a ideia de doença auto-imune como fator importante na etiologia da DII, por meio de auto-anticorpos contra o cólon, como sugerida por alguns autores não foi comprovada, além disso, outros mecanismos imunológicos que foram investigados como a anormalidade e variabilidade de linfócitos circulantes, citotoxicidade de linfócitos, imunidade celular defeituosa e desequilíbrio imunorregulatório, também parecem estar envolvidos com a interação entre resposta do hospedeiro, influências genéticas, imunológicas e agentes externos, relacionados ao aparecimento da doença.

Fatores genéticos

Alguns estudos sugerem um papel relevante da genética no desenvolvimento da DII. Existe uma concordância aumentada do aparecimento da doença entre gêmeos homozigóticos. A incidência da retocolite ulcerativa aumenta de 5 para 10% entre indivíduos da mesma família quando comparados com a população geral.

Apesar de a doença não ser classificada como distúrbio genético clássico, observa-se que existe uma tendência a agregação familial de casos com espondilite anquilosante na DII relacionada ao gene autossômico dominante ligado ao sistema HLA-B27. A ocorrência de casos em uma mesma família pode ser observada em até 17,5%, segundo alguns relatos. Sugere-se que provavelmente os fatores ambientais e genéticos contribuam para a suscetibilidade da doença[1,8,24].

Existem evidências que a DII é o resultado do desequilíbrio entre a flora bacteriana comensal e o sistema imunológico intestinal. Um achado importante neste sentido é a elevada incidência da mutação do gene NOD2/CARD15 em pacientes com doença de Crohn, o que poderia explicar a maior susceptibilidade genética nestes doentes com relação a alterações do sistema imunológico. Estudos demonstram que esta alteração está presente em 30 a 50% dos doentes com Crohn em comparação a 7 a 20% dos indivíduos sem a doença[8].

O gene NOD2/CARD15 é responsável pela codificação da proteína intracelular NOD2 das células apresentadoras de antígenos, representadas principalmente pelos macrófagos, células epiteliais e células dendríticas. Alterações na expressão da proteína NOD2 causam desarranjo na inibição do sistema imunológico normal e aumento do estímulo da produção de citocinas como o NF-κβ (Fator Nuclear-Kappa beta) e por sua vez o aumento da produção do TNF (fator de necrose tumoral), interleucinas 8,12 etc. o que amplifica a resposta inflamatória e estimulação do sistema imunológico[25,26].

Radicais livres e metabolismo oxidativo

Parece que a produção de radicais livres está aumentada na DII, estima-se que o metabolismo oxidativo anormal possa ser significativo na atividade da doença.

Fatores psicológicos

Desde 1930, os fatores psicológicos e psicossomáticos são sugeridos como aspectos importantes na instalação e desenvolvimento dos sintomas na DII. Apesar de diversos artigos sobre o assunto, nenhum deles foi suficientemente verdadeiro em comprovar tal teoria e a importância desse aspecto na etiologia da doença. Há de se considerar que os doentes com retocolite ulcerativa e doença de Crohn devem ter seu estado emocional alterado pela incapacidade que a doença pode trazer tanto no âmbito pessoal e/ou profissional, como consequência do processo patológico do que como fator pertencente a sua etiologia.

REFERÊNCIAS BIBLIOGRÁFICAS

1. Corman ML, Allison SI, Kuehne JP. Manual de Cirurgia Colorretal. Rio de Janeiro: Revinter; 2006. p.734-810.
2. Malheiros APR, Teixeira MG, Almeida MG et al. Resultado do tratamento da doença de Crohn com antifator de necrose tumoral alfa. GED 2008; 27 (3): 61-6.
3. Damião AOMC, Rodrigues M, Damião EBC et al. Doença Inflamatória Intestinal. Rev Bras Med 2006; 63: 108-22.
4. Canavan C, Abrams KR, Mayberry J. Meta-analysis: colorectal and small bowel cancer risk in patients with Crohn's disease. Aliment Pharmacol Ther 2006; 23: 1097-104.
5. Keighley MRB, Willians NS. Cirurgia do ânus, reto e colo. v.2. Barueri: Manole; 1998.
6. Victoria CR, Sassak LY, Nunes HRC. Incidência e Prevalência das doenças inflamatórias intestinais na região centro-oeste do Estado de São Paulo. Arq Gastroenterol 2009; 46 (1): 20-5.
7. Michel P, St-Onge L, Lowe AM, Bigras-Poulin M. Brassard P. Geographical variation of Crohn's disease residual incidence in the Province of Quebec, Canada. International Journal of Health Geographics [Electronic Resource] 2010; 9: 22.
8. Barreiro-de-Acosta M, Peña AS. Clinical applications of NOD2/CARD15 mutations in Crohn's disease. Acta gastroenterl latinoam 2007; 37 (1): 49-54.
9. Martini GA, Brandes JW. Increase consumption of refined carboydrates in patients with Crohn's disease. Klin Wochenschr 1976; 54: 367-71.
10. Miller DS, Keighley AC, Langman MSJ. Changing patterns in epidemiology of Cronh's disease. Lancet 1974; ii: 691-3.
11. Brandes JW, Lorenz-Meyer H. Zuckerfreie Diät: Eine neue Perspektive zur Behandlung des Morbus Crohn? Eine randomisierte, kontrollierte Studie. Z Gastroenterol 1981; 19: 1-12.
12. Damião AOMC, Sipahi AM. Doença Inflamatória Intestinal. In: Castro LP, Coelho LGV ed. Gastroenterologia. Rio de Janeiro: Medsi; 2004. p.1105-49.
13. Sartor RB. Current concepts of the etiology and pathogenesis of ulcerative colitis and Crohn's disease. Gastroenterl Clin North Am 1995; 24: 475-507.
14. Elson CO, Cong Y, McCracken VJ et al. Experimental models of inflammatory bowel disease reveal innate, adaptive, and regulatory mechanisms of host dialogue with the microbiota. Immunol Rev 2005; 206: 60-76.
15. Fiocchi C. Inflammatory bowel disease: etiology and pathogenesis. Gastroenterology 1998; 115: 182-205.
16. Sartor RB. Mechanisms of Disease: Pathogenesis of Crohn's Disease and Ulcerative Colitis. Nature Clin Pract 2006; 3: 390-407.
17. Baumgart D, Carding SR. Inflammatory Bowel Disease: Cause and Immunobiology. Lancet 2007; 369: 1627-40.
18. Baert, Rutgeerts PR. Anti-TNF strategies in Crohn's disease: mechanisms, clinical effects, indications. Int J Colorectal Dis 1999; 14 :47-51.
19. Bamias G, Nyce MR, De LaRue SA et al. New concepts in the pathophysiology of inflammatory bowel disease. Ann Intern Med 2005; 143: 895-904.
20. Bouma G, Strober W. The immunological and genetic basis of inflammatory bowel disease. Nat Rev Immunol 2003; 3: 521-33.
21. Cominelli F. Cytokine-based therapies for Crohn's disease-new paradigms. N Engl J Med 2004; 351: 2045-48.
22. Hanauer SB. Inflammatory bowel disease: epidemiology, pathogenesis, and therapeutic opportunities. Inflamm Bowel Dis 2006; 12 (Suppl 1): S3-9.
23. Rutgerts P, Sandborn WJ, Feagan BG et al. Infliximab for induction and maintenance therapy for ulcerative colitis. N Engl J Med 2005; 353: 2462-76.
24. Quilici FA. Retocolite Ulcerativa. São Paulo: Lemos; 2002.
25. Eckmann L, Karin M. NOD2 and Crohn's disease: loss or gain of function? Immunity 2005; 22: 661-7.
26. O'Neill LA. How NOD-ing off leads to Crohn disease. Nat Immunol 2004; 5: 776-8.

Aspectos Clínicos e Diagnóstico Diferencial das DII

44

Sinara Mônica de Oliveira Leite

INTRODUÇÃO

As doenças inflamatórias intestinais (DII) foram inicialmente descritas no final do século XIX (retocolite ulcerativa – RCU) e no início do século XX (doença de Crohn – DC)[1]. Foi a partir dos estudos do Dr. Burrill Bernard Crohn (1884-1983), gastroenterologista no Mount Sinai Hospital em Nova York e de dois cirurgiões do mesmo hospital – Leon Ginzburg e Gordon Oppenheimer – que, em 1932, no encontro da Associação Médica Americana em Nova Orleans, foi apresentada uma nova doença: "Ileíte Regional: uma nova entidade clínica". Eles mostraram uma série de treze casos que, além dos sintomas semelhantes, apresentavam uma ileíte terminal granulomatosa. Naquela ocasião pensava-se ser a doença de acometimento exclusivo em íleo terminal. Alguns anos depois, foram observados acometimentos de outros segmentos do tubo digestivo, optando-se por alterar o nome da entidade de "enterite regional" para "doença de Crohn"[2].

Foi apenas em 1959, com a publicação de Brooke, e em 1960, com os trabalhos de Lockhart-Mummery e Morson, que as diferenças entre a RCU e a DC começaram a ser estabelecidas. Esses autores descreveram o acometimento segmentar do cólon e as características granulomatosas como sendo típicas da DC de cólon[3].

Desde então, inúmeras têm sido as vias de estudos – epidemiológicos, clínicos e em animais para se definir a etiologia e o melhor manejo dessas desordens inflamatórias. No entanto, apesar de muitas pesquisas, a etiologia e a patogênese das DII permanecem enigmas. Hoje é bem aceito que as DII representam doenças multifatoriais com contribuições tanto de fatores ambientais quanto genéticos. As mutações específicas ocorrendo nos genes promotores da doença influenciam o desenvolvimento de fenótipos clínicos típicos, enquanto as mutações nos genes modificadores influenciam as nuances desses fenótipos, como a gravidade da doença, sua progressão e a resposta ao tratamento[4].

Assim, apesar de várias características em comum, as DII têm apresentações clínicas e diagnósticos diferenciais distintos, de acordo com o fenótipo apresentado pelo paciente.

MANIFESTAÇÕES CLÍNICAS
Doença de Crohn

A doença de Crohn (DC) pode afetar qualquer segmento do trato gastrintestinal, da boca ao ânus. Caracteriza-se por ser descontínua, acometendo mais de um segmento ao mesmo tempo, com segmentos completamente normais entre os inflamados. O processo inflamatório é transmural, da mucosa à serosa, podendo se estender às estruturas adjacentes. Esses aspectos são responsáveis pela sintomatologia.

Os sintomas mais comuns apresentados pelos pacientes são cólicas abdominais e diarreia (> 75% dos casos). Perda de peso, febre e sangramento estão presentes em cerca de 40 a 60% dos pacientes. Cerca de 10 a 20% apresentam sintomas anais (abscessos/fístulas), às vezes como primeira queixa, antecedendo aos abdominais. A classificação anatômica da doença de Crohn explica de maneira prática sua apresentação e os sintomas associados (Tabela 44.1).

A classificação de Viena divide os pacientes em três grupos, baseados no comportamento da doença:
- B1: inflamatório;
- B2: estenosante;
- B3: fistulizante.

Com a progressão da inflamação, o grupo B1 tende a diminuir e os pacientes evoluem para os grupos B2 ou B3[5,6].

A gravidade do quadro é variável, com períodos de remissão clínica e recidiva de sintomas em cerca de 60 a 75% dos pacientes. Cerca de 10 a 20% deles não fazem remissão, ou têm crises frequentes. Apenas 10 a 15% têm quiescência prolongada. O único fator preditivo confiável para a atividade futura da doença é o seu comportamento no passado.

TABELA 44.1 – Classificação anatômica da doença de Crohn: incidência e manifestações clínicas

Região acometida	Frequência	Manifestações clínicas
Íleocecal	40%	Dor abdominal – cólicas
Colônica	30%	Diarreia/sangramento
Entérica	30%	Dor abdominal/ náuseas Distensão abdominal
Perianal	1%	Associa-se com acometimento ileal/ colônico

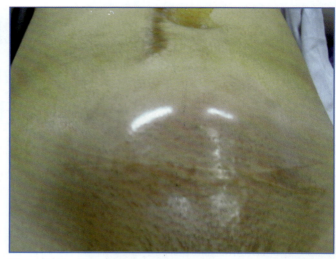

Figura 44.1 – Abscesso intra-abdominal em paciente já operada por ileíte terminal no passado.

Apesar de o exame físico muitas vezes não apresentar alterações típicas de DC, alguns achados devem ser valorizados. Sinais de desnutrição aguda, emagrecimento, palidez, dor à palpação em quadrante inferior direito com massa palpável nesta região; gargarejos em caso de suboclusão; lesões perianais e anais como plicomas gigantes, fístulas, fissuras grosseiras e lesões extraintestinais. (Figuras 44.1 e 44.2)

Retocolite ulcerativa (RCU)

A RCU acomete quase sempre o reto (retite) e, de forma homogênea, contínua, pode inflamar segmentos proximais: retossigmoidite, retocolite esquerda, até comprometer todo o reto e o cólon (retocolite fulminante). Em alguns casos, pode haver acometimento do íleo terminal por refluxo do processo inflamatório através da válvula ileocecal. Nesses casos, o diagnóstico diferencial com a DC pode ser mais difícil. A RCU também se caracteriza por remissões e recidivas e os sintomas dependem da extensão do acometimento. A retite resulta em aumento da frequência das evacuações, que são de pequeno volume, às vezes com eliminação só de muco e sangue, e tenesmo. A diarreia é um sintoma frequente e, associada ao tenesmo, pode levar à incontinência. Mesmo com grave inflamação retal, 20 a 25% dos pacientes se queixam de constipação intestinal e sensação de evacuação incompleta, devido à presença de espasmo. A perda de muco e sangue ocorre em quase 100% dos pacientes.

Quanto mais proximal o acometimento, maiores os sintomas abdominais: dor no quadrante inferior esquerdo do abdome e cólicas acompanhadas de evacuações. Com aumento da gravidade do quadro podem ocorrer náusea, vômitos e perda de peso. A perda de peso se deve à perda de proteínas através da mucosa lesada e também à relutância do paciente em comer, para evitar exacerbação dos sintomas. O surgi-

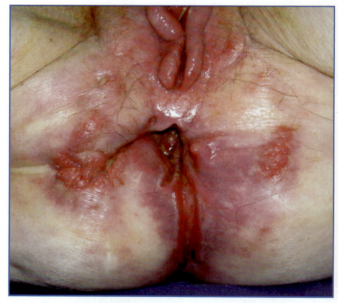

Figura 44.2 – Crohn de canal anal, perianal e fístula vaginal.

mento de sinais sistêmicos tais como taquicardia, febre e desidratação indica doença grave. É importante estar atento, caso o paciente esteja recebendo altas doses de corticoides, pois isso pode mascarar os sintomas abdominais, dificultando o diagnóstico de peritonite e atrasando uma possível indicação cirúrgica. O quadro de "megacólon tóxico" é uma condição extrema, porém, a intervenção cirúrgica de urgência deve ser indicada baseada na tríade de toxicidade definida por taquicardia, febre e leucocitose, independente da presença de dilatação colônica.

MANIFESTAÇÕES EXTRAINTESTINAIS
Musculoesqueléticas

As queixas mais comuns desses pacientes referem-se ao sistema musculoesquelético. Osteopenia (50% dos pacientes) e osteoporose (15%) são muito comuns, em parte devido ao uso crônico de esteroides. Essa perda óssea pode levar a morbidade e complicações sendo relatado 40% de aumento no risco de fraturas nos pacientes com DII[7]. As artropatias associadas às DII ocorrem em 30% dos pacientes e se dividem em duas grandes categorias: artrites periféricas usualmente ocorrem em pequenas articulações e tem pouca relação com a atividade da doença gastrintestinal; e a artrite axial (espondilite anquilosante), que ocorre em 3 a 5% dos pacientes com DII. Pacientes que são HLA-B27 (*human leukocite antigen*) positivos ou têm um familiar portador de espondilite anquilosante idiopática (ou outra síndrome espondiloartropática) têm risco aumentado para o desenvolvimento desse quadro. A progressão axial da espondilite ocorre sem aparente relação com a atividade da DII. Tratamentos cirúrgicos têm pouco ou nenhum efeito e o objetivo maior da terapêutica é retardar e limitar as deformidades[8].

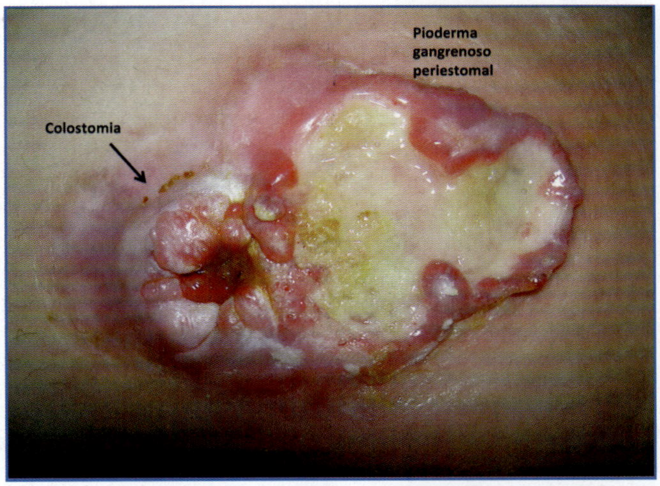

Figura 44.3 – Pioderma gangrenoso em portadora de doença de Crohn, já submetida à retocolectomia esquerda por necrose retal e colostomia terminal.

Cutâneas

A manifestação cutânea mais comum é o eritema nodoso, ocorrendo em 10 a 15% dos portadores de DII. É a mais responsiva das manifestações extraintestinais e a persistência das lesões indica controle inadequado da doença intestinal. O pioderma gangrenoso é uma condição mais grave, que ocorre quase sempre associada às DII (metade dos pacientes com pioderma têm DII), cuja causa mais provável é de origem imunológica. (Figura 44.3) As lesões podem ocorrer em qualquer localização, mais comumente na região pré-tibial e são múltiplas, evoluindo de placas ou bolhas para feridas ulceradas, necrotizantes, dolorosas, com as bordas arroxeadas. Nem sempre se relacionam com a atividade inflamatória intestinal. O tratamento é feito com controle da inflamação intestinal. O pioderma gangrenoso pode surgir periestomal, mesmo após colectomia, e é de difícil controle, necessitando cuidados específicos com o estoma e a colocação de bolsas. A relocação cirúrgica do estoma é o último recurso pois o pioderma pode recorrer no novo sítio estomal[9].

Hepatobiliares

Essas desordens são as mais graves das manifestações extraintestinais. A esteatose hepática ocorre em cerca de 50% dos pacientes com RCU e a cirrose está presente em 3 a 4% destes. O controle clínico da DII melhora a esteatose. Porém o quadro cirrótico evolui independente da doença intestinal. Pode ocorrer também pericolangite, diagnosticada por aumento das transaminases e biópsia hepática[8]. Colangite esclerosante primária é uma síndrome colestática crônica, de causa desconhecida, caracterizada por fibrose dos ductos biliares intra e extra-hepáticos. Pode apresentar-se de forma independente da atividade da doença intestinal e a colectomia em pacientes com RCU não afeta a progressão da doença hepática. A presença de colangite esclerosante em portadores de RCU aumenta o risco de doença maligna tanto no cólon como no sistema hepatobiliar[10]. Especialmente em pacientes com DC ileal é observado aumento na incidência de colelitíase. Isso parece se dever à circulação biliar entero-hepática alterada.

Oftalmológicas

Geralmente não relacionadas à atividade inflamatória contemporânea do intestino, essas manifestações ocorrem em 2 a 8% dos pacientes e incluem episclerite, uveíte, irite e conjuntivite. A mais comum é a episclerite – rápido desenvolvimento de hiperemia ocular, sem perda da visão. Irite e uveíte são mais raras e mais graves, devendo ser tratadas rapidamente para se evitar sequelas ou mesmo cegueira. A base do tratamento é tratar a DII subjacente.

Coagulopatias

Portadores de DII têm um risco aumentado de trombose venosa profunda, trombose mesentérica e embolia pulmonar, não explicado apenas por hospitalizações ou cirurgias. Esse risco tem sido atribuído a níveis diminuídos de proteína S e antitrombina III secundários à perda pela mucosa lesada e níveis aumentados de reagentes de fase aguda, incluindo os fatores V e VIII. A taxa de mortalidade, quando ocorre trombose mesentérica pós-operatória, alcança 50%[11]. Deve-se estar atento às desordens de coagulação e fazer profilaxia eficaz.

AVALIAÇÃO DA GRAVIDADE DA DOENÇA
Doença de Crohn

O índice de atividade da doença de Crohn (IADC) é o método mais utilizado para avaliar a gravidade da doença. Foi desenvolvido por meio da análise de regressão múltipla e inclui um total de oito itens que são medidos, multiplicados por pesos respectivos e então somados para preencher um resultado[12]. É geralmente aceito que uma soma total abaixo de 150 indica doença quiescente enquanto um total acima de 450 indica doença grave em atividade. Recaídas são definidas como um aumento de mais de 150 pontos no total ou um aumento de 100 pontos acima da linha base. O IADC tem algumas deficiências tais como a valorização de queixas subjetivas, a necessidade do paciente manter um diário de 7 dias para adequada informação; a diarreia e as cólicas podem estar relacionadas à síndrome de intestino curto (pós-operatória) ou presença de estenoses, não necessariamente relacionadas a processos inflamatórios ativos. Porém é o índice mais utilizado e foi padronizado pelo Ministério da Saúde, no protocolo de tratamento de doença de Crohn como necessário para a liberação da medicação pelas Secretarias de Saúde Estaduais. Assim, em nosso meio, deve ser de uso corrente por todo médico que tratar DC. (Tabela 44.2)

Retocolite ulcerativa

A avaliação da extensão e gravidade da doença é essencial no momento do diagnóstico e durante recorrências para planejamento e determinação da eficácia do tratamento clínico.

Um estudo realizado por Truelove et al. em 1955[13], estabeleceu critérios para avaliar o efeito da cortisona na RCU. Esse índice continua sendo a principal ferramenta na prática clínica e em protocolos de pesquisa, pela sua simplicidade e relevância clínica dos fatores estabelecidos. (Tabela 44.3)

TABELA 44.3 – Definição da gravidade da crise de RCU

Sintomas	Gravidade da crise*	
	Graves	Leves
Diarreia	6 ou > evacuações ao dia	4 ou < evacuações ao dia
Sangue nas fezes	Muita quantidade	Pequena quantidade
Febre	99,5°F ou mais alta	Sem febre
Taquicardia	> 90 bpm	Sem taquicardia
Anemia	< 75% hemoglobina	Sem anemia
VHS elevada	> 30 mm/hora	Normal

*Moderada = intermediária entre grave e leve
Fonte: adaptada de Truelove, 1988[13].

TABELA 44.2 – Índice de atividade da doença de Crohn (IADC)

Item	Coleta de dados	Cálculo	Peso do fator
Nº fezes líquidas	Diário de 7 dias	Soma dos 7 dias	2
Dor abdominal	Escala 0 a 3, 7 dias	Soma do escore cada dia	5
Bem-estar geral	Escala 0 a 4, 7 dias	Soma do escore cada dia	7
Sintomas*	Visita clínica	Soma (6 possíveis totais)	20
Uso de Lomotil	Diário de 7 dias	Sim = 1, não = 2	30
Massa abdominal	Visita clínica	Não = 0, talvez = 2, sim = 5	10
Hematócrito	Visita clínica	M (47 – HCT paciente) F (42 – HCT paciente)	6
Peso	Visita clínica	% abaixo do peso ideal	1

*Sintomas incluem a presença ou ausência de artrite/artralgia, irite/uveíte, eritema nodoso/pioderma gangrenoso, estomatite aftoide, fissura anal/fístula/abscesso, outras fístulas ou febre. Fonte: adaptada de Best et al., 1976[12].

Algumas variações têm sido propostas, com a inclusão de uma categoria de gravidade "moderada" (entre as formas leve e grave), critérios baseados nos achados colonoscópicos e em testes como a calprotectina. Esta proteína ligada ao cálcio, de 36-kD, tem propriedades antimicrobianas e está localizada no citoplasma de polimorfonucleares, monócitos e macrófagos e pode ser avaliada pelo método de Elisa (*enzyme-linked assay*), nas fezes e no plasma. Trabalhos mostram que a avaliação da calprotectina fecal é um parâmetro útil na avaliação da atividade da doença – refletindo mais o grau da inflamação que a extensão da doença[8].

DIAGNÓSTICO

O diagnóstico das DII baseia-se em um tripé: apresentação clínica, estudos radiológicos e histopatologia a partir de biópsias dos tecidos. Os métodos de imagem progrediram muito nos últimos anos. A cada avanço, mais precisos se tornaram na avaliação do comprometimento do tubo digestório e das estruturas adjacentes, além de orientar o tratamento de complicações como abscessos intraperitoneais.

Radiografias simples de abdome

Esse estudo é de capital importância nos pacientes com dor abdominal, principalmente quando há suspeita de abdome agudo. Permite observar sinais de obstrução, perfuração (pneumoperitônio), e às vezes edema de alça, espessamento da parede intestinal ou perda de haustrações. Dilatação do cólon, associada a outros sinais, pode indicar colite fulminante ou megacólon tóxico, com indicação cirúrgica imediata (nestes casos estudos contrastados ou colonoscopia estão contraindicados pelo risco de perfuração intestinal). Permite ainda a identificação de nefrolitíase ou litíase biliar, que têm incidência aumentada em pacientes com DII. É um método simples, disponível, rápido e barato, de fácil interpretação por não especialistas.

Estudos radiológicos contrastados

A maior indicação para esses exames é o estudo do intestino delgado. O tubo digestório alto e o cólon são muito bem examinados por endoscopia. Já o intestino delgado é mais difícil de ser alcançado por essa via. Assim, o trânsito intestinal de delgado é certamente o exame mais utilizado para avaliação deste órgão. É possível detectar áreas de acometimento, estenoses segmentares e dilatação à montante; presença de fístulas para órgãos adjacentes também são delineadas. O exame pode ser realizado através de sonda nasoentérica (enteróclise), com a injeção de contraste baritado em bolus e compressões localizadas abdominais, o que melhora a eficácia do resultado. Porém isso exige uma cooperação a mais do paciente e piora sua satisfação com o exame. E, mais comumente, é realizado pela ingestão do contraste baritado e acompanhamento deste através do tubo digestório com radioscopia. O radiologista vai radiografando em intervalos determinados de tempo, demonstrando as alterações encontradas. É um exame de simples realização e baixo custo, além da boa tolerabilidade. (Figura 44.4)

Outro exame contrastado de valor é a fistulografia – realizada por via oral, retal ou a partir de um orifício fistuloso (por exemplo, na pele) ou do dreno utilizado para esvaziar abscessos peritoneais (nesse caso, utilizando-se contraste hidrossolúvel).

Estudos retrógrados por meio de um estoma permite boa avaliação do segmento intestinal proximal, com menos interposição de alças e melhor definição da mucosa por duplo-contraste.

O enema opaco ainda tem indicação em algumas circunstâncias: se não há como realizar colonoscopia ou se o exame endoscópico é incompleto (por estenose). Pode também ser indicado para demonstrar extensão de estenoses para tratamento cirúrgico.

Tomografia computadorizada (TC)

Na DC, a TC de abdome e pelve é um exame de grande valor, pois permite avaliar a espessura da parede intestinal e as estruturas adjacentes. Assim, detecta espessamento intestinal, presença de flegmão e abscessos, presença de ar fora das vísceras ocas e formação de fístulas. Orienta a drenagem percutânea de abscessos. A enterografia, que também pode ser realizada por ressonância magnética, é um exame que vem sendo cada vez mais utilizado pois mostra, além do já citado acima, a morfologia das alças em detalhes, avaliando espessamento, fibrose, atividade de processo inflamatório (sinal do "pente" – dilatação dos vasos do mesentério – e captação maior de contraste na mucosa), com maior sensibilidade para avaliar estenoses[14,15]. (Figura 44.5)

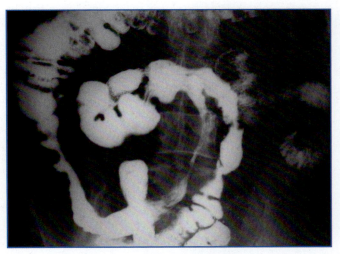

Figura 44.4 – Trânsito intestinal de delgado: observam-se várias estenoses segmentares em íleo.

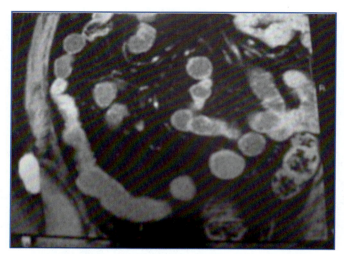

Figura 44.5 – Enterografia da mesma paciente demonstrada na Figura 44.4. Observa-se a estenose em íleo terminal com detalhes e maior captação de contraste neste segmento, indicando processo inflamatório em atividade. Também se nota hipervascularização no mesentério.

Na RCU, a TC tem menos indicação diagnóstica. Pode demonstrar aumento da gordura perirretal e pré-sacral, áreas de espessamento colônico, sinal do "duplo halo" ou "em alvo" do cólon e alterações compatíveis com desenvolvimento de câncer, como estenose ou lesões tumorais[16].

Ressonância magnética nuclear (RMN)

O exame da pelve na DC, através da RMN é de extremo valor para avaliação do comprometimento dos tecidos perirretais e dos trajetos fistulosos, muitas vezes complexos. A RMN supera em precisão o exame local sob anestesia[17]. A injeção endovenosa de gadolínio "ilumina" o trajeto fistuloso, permitindo o delineamento perfeito da doença pélvica. Como se trata de um exame de custo alto, pouco acessível no cotidiano, tem seu papel maior na avaliação de pacientes com trajetos fistulosos mais complexos, fístulas recidivadas e mais recentemente na determinação da resposta terapêutica da fístula aos biológicos. Trabalhos têm mostrado que muitas fístulas aparentemente fechadas com estes medicamentos permanecem na verdade intactas, embora quiescentes[18].

Ultrassonografia

A ultrassonografia (US) abdominal tem sido substituído nos últimos anos pelos métodos acima (TC ou RMN). Por ser operador-dependente esse exame tem sensibilidade e especificidade variáveis. Em mãos experientes, o US abdominal pode demonstrar espessamento intestinal, fístulas, estenoses e distensão de alças[19].

O US endorretal pode demonstrar trajetos fistulosos e abscessos perirretais. O probe endorretal pode não ser bem tolerado devido a dor e fibrose local. A RMN tem substituído esse exame com maior eficácia.

Medicina nuclear – cintilografia

A cintilografia, utilizando-se leucócitos marcados com radionucleotídeos, tem sido utilizada como método para mapear atividade inflamatória intestinal. O marcador mais utilizado tem sido o Índio111: os leucócitos são colhidos do paciente, marcados e reinjetados. Como o Índio tem uma meia-vida longa, o mapeamento pode ser realizado 6, 12 e 24 horas, sendo considerada anormal qualquer atividade inflamatória intestinal visualizada. Área fixa de atividade sugere abscesso. Técnicas mais recentes, utilizando Tecnécio marcado, melhoram a qualidade da imagem e reduzem as doses de radiação ao paciente. Tem sido demonstrada alta sensibilidade com esse estudo, mas a especificidade é menor, pois não há como diferenciar entre DII e outros processos infecciosos. A vantagem da cintilografia está na possibilidade de distinguir processo inflamatório agudo de quiescente e seu uso pode aumentar com o surgimento de novos agentes marcadores[20].

Métodos endoscópicos

A avaliação endoscópica, associada à histologia, é o método mais importante para conclusão a diagnóstica.

Retossigmoidoscopia

Método ideal para RCU ou colite por Crohn em atividade. A possibilidade de coleta de biópsias e determinação parcial do acometimento inflamatório já permite o início do tratamento (se via tópica e/ou oral associadas), minimizando os riscos de uma colonoscopia na fase aguda. Permite diagnóstico diferencial com outras colites, por exemplo as colites pseudomembranosa ou causada pelo citomegalovírus. É um exame simples, barato, bem tolerado, que pode ser feito sem qualquer preparo nestes casos.

Retossigmoidoscopia flexível

É um exame de alcance limitado, até o ângulo esplênico aproximadamente, mas que pode ser realizado ambulatorialmente, com preparo retrógrado simples, e que pode definir a extensão da doença nos casos de RCU. Porém, é mais caro que a retossigmoidoscopia rígida e não substitui a colonoscopia, que deverá ser feita assim que o paciente tiver melhorado o quadro clínico agudo e tiver condições de realizá-la.

Colonoscopia

É um exame determinante nas DII. Permite avaliação de todo o cólon, válvula ileocecal e íleo terminal, com coleta de material para biópsias e outros exames necessários para diagnóstico diferencial. Além do diagnóstico, a colonoscopia tem papel importante na determinação da extensão da doença, presença de complicações, estadiamento pré-operatório, monitoramento de resposta terapêutica, avaliação e dilatação de estenoses e rastreamento de neoplasias.

O aspecto macroscópico da mucosa quase sempre permite o diagnóstico diferencial entre a RCU e DC. (Tabela 44.4)

TABELA 44.4 – Aspecto macroscópico da mucosa: diagnóstico diferencial entre DC e RCU à colonoscopia

Aspecto	RCU	DC
Precoce	Reto envolvido Edema, hiperemia difusa Apagamento da vascularização submucosa	Reto quase sempre poupado Úlceras aftoides, hiperemia em placas Lesões anais: plicomas grosseiros fibróticos, fissuras lineares
Intermediário	Mucosa granulosa, sangramento Pontos purulentos	Úlceras serpiginosas lineares Pseudopólipos Lesões anais: abscessos e fístulas
Tardio	Ulcerações coalescentes Formação de pseudopólipos Secreção purulenta na luz Afinamento/espessamento variáveis do cólon Pontes mucosas	Ulcerações confluentes, profundas, doença transmural Formação de pseudopólipos Estenoses Pontes mucosas

Fonte: adaptada de Wolf et al., 2007[3].

A colonoscopia terapêutica, utilizando balões hidrostáticos para dilatação, pode ser utilizada na DC quando há estenoses segmentares ou em anastomoses. Ferlitsch et al. publicaram um trabalho onde foram incluídos 46 pacientes (26 mulheres, idade média de 34 anos), portadores de estenose intestinal por DC, sintomáticas e confirmadas radiologicamente. O tratamento não foi possível em 7 (15%) dos pacientes devido a problemas técnicos[2], fístulas internas[3] ou ausência de estenose[2]. Trinta e nove receberam pelo menos uma dilatação. Em 23 (59%) a estenose era em anastomose ileocólica e em 16 (41%) em áreas não tratadas cirurgicamente. O seguimento médio foi de 21 meses (3 a 98 meses). Os percentuais cumulativos de pacientes sem dilatações repetidas em 6, 12, 24 e 36 meses foram de 68, 48, 36 e 31% e sem necessidade de cirurgia foram de 97, 91, 84 e 75%, respectivamente. Em 73 dilatações realizadas houve duas perfurações e um caso de sangramento grave (4% de complicações). Os autores concluíram que se trata de um bom método, que permite evitar a cirurgia em 75% dos pacientes com estenoses curtas por DC. Entretanto, salientam que a recorrência dos sintomas torna necessária a repetição do procedimento[21].

Endoscopia digestiva alta

Só está indicada em casos sintomáticos (ocorrência de náuseas, vômitos ou dor epigástrica). A DC gastroduodenal ocorre em menos de 5% dos casos. Porém, o exame permite biópsias diagnósticas (para descartar malignidade), possibilita dilatações de estenoses e diagnósticos diferenciais. Os pacientes com DII são mais susceptíveis às úlceras gástricas e duodenais (devido ao uso de esteroides), refluxo esofágico (por obstruções parciais à jusante) e candidíase esofágica (pelo uso de imunossupressores).

Outros exames endoscópicos

- **Push-enteroscopia:** realizada através de endoscópios especialmente desenhados para permitir o acesso do endoscopista alto até o jejuno, tem uso muito limitado.
- **Cápsula endoscópica:** trata-se de cápsula (11 × 26 mm) que é deglutida e que, ao longo de 8 horas capta imagens do tubo digestório (2 por segundo, mais de 50 mil por exame), que são armazenadas e posteriormente analisadas por um programa de computador e por um olho humano treinado. É um recurso, após as endoscopias digestivas alta e baixa, e algum método de imagem ter sido utilizado para análise do intestino delgado. Existem alguns problemas: a cápsula pode impactar em alguma estenose; a bateria pode terminar antes do tubo digestório (tempo de trânsito mais lento); não permite biópsias e é incapaz de localizar com precisão as lesões encontradas. Além disso, o custo é alto e o exame não é facilmente disponível. Porém é mais um recurso em casos desafiantes de doença em delgado (como sangramentos de origem obscura).
- **Endoscopia de duplo-balão:** é também um método de exceção para diagnóstico de DC de delgado, quando os exames já descritos não possibilitam esclarecimento adequado. Realizado utilizando-se enteroscópio, introduzido através do cólon, permite a progressão ascendente no delgado, após intubação da válvula ileocecal. Apresenta sensibilidade similar à cápsula endoscópica, embora permita biópsias[22] Ainda tem disponibilidade restrita em nosso meio, e alto custo.

PATOLOGIA – DOENÇA DE CROHN
Macroscopia

A DC é uma doença transmural, que pode acometer todo o trato digestório (da boca ao ânus). Evolui com comprometimento fibrótico da parede intestinal, que se torna rígida e espessa, parcialmente coberta pela gordura mesentérica que "sobe" na alça (como resultado do processo inflamatório). O acometimento tende a ser segmentar e salteado, com áreas de intestino normais entre os segmentos inflamados. Na mucosa são observadas úlceras aftoides pontuais, que representam ulcerações mucosas adjacentes aos folículos linfoides dilatados. Acredita-se que estas úlceras crescem e coalescem dando origem a lesões ulceradas longitudinais e serpiginosas, típicas da DC. Estas lesões aprofundam-se na parede intestinal, raramente perfurando livremente na cavidade. Porém a inflamação chegando à serosa, promove uma serosite que recruta os órgãos adjacentes a tamponar o processo, o que leva à formação de fístulas. A cicatrização ocorre por granulação e fibrose, levando à estenose da alça (achados raros na RCU). (Figuras 44.6. e 44.7)

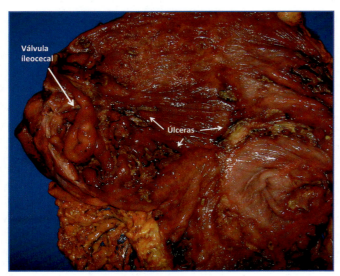

Figura 44.6 – Peça aberta de colectomia total, mostrando o ceco e o cólon direito, de paciente com doença de Crohn grave. Observam-se as úlceras profundas, o espessamento da parede e pouca mucosa poupada do processo inflamatório.

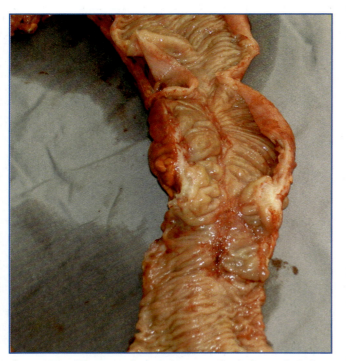

Figura 44.7 – Cólon esquerdo de paciente portador de doença de Crohn. Observa-se úlcera longitudinal e estenose segmentar, com importante espessamento da parede, com a mucosa de aspecto preservado.

Microscopia

Os achados incluem edema submucoso, agregação linfoide, infiltrado linfoplasmocitário e fibrose. O marcador histológico da DC é o granuloma epitelioide tipo sarcoide (não caseoso), composto de células gigantes de Langhans e epitelicides, encontrado em 20 a 60% dos pacientes. Pode haver abscessos de criptas, afetando algumas criptas e outras não, de forma variável. Também são encontrados vasculite (20%) e hiperplasia neuronal[23].

PATOLOGIA – RETOCOLITE ULCERATIVA
Macroscopia

A RCU inicia no reto e progride em graus variáveis proximalmente, podendo acometer todo o cólon e o íleo terminal (ileíte de refluxo). O reto sempre está acometido, embora possa parecer poupado quando o paciente faz tratamento tópico associado à terapia oral. O aspecto inflamatório depende da gravidade e do tempo de doença. Na doença inicial, a inflamação está restrita à mucosa que se apresenta edemaciada, granulosa e friável. Porém nas suas formas mais graves o processo pode tornar-se transmural e indistinguível da DC, com ulcerações, formação de pseudopólipos e áreas variáveis de espessamento e afinamento da parede colônica. Podem ocorrer áreas de estenose, que obrigam a exclusão de malignidade. Estenoses benignas resultam da hipertrofia da muscularis mucosa e são reversíveis, raramente sintomáticas. O encurtamento do cólon pode ocorrer, facilmente visualizado ao enema opaco.

Microscopia

O marcador histológico não é específico: trata-se do achado de infiltração de polimorfonucleares na lâmina própria, nas criptas (cripitite), na superfície epitelial e na luz das criptas (abscesso crítico). São achados comuns nas colites infecciosas – que devem ser excluídas. A depleção de mucina das células de Goblet é comum na RCU (ao contrário da DC). Concomitante aos achados inflamatórios agudos, é possível observar sinais de cronicidade (que auxiliam a diferenciar a RCU das colites infecciosas), mesmo quando o quadro clínico é recente. Achados típicos de cronicidade são a distorção das criptas, perda de paralelismo, variação no tamanho e ramificação das criptas. Outros achados são o encurtamento das glândulas e a atrofia mucosa, metaplasia das células de Paneth, hiperplasia das células enteroendócrinas, e espessamento da muscularis mucosa. A presença de displasia na RCU de longa duração é comum, mas deve ser analisada a partir de amostras de intestino não inflamado. Características como distorção de criptas, índice mitótico aumentado e atipia nuclear são comuns à displasia e ao processo inflamatório, devendo ser cuidadosamente interpretadas.

COLITE INDETERMINADA

Cerca de 10 a 15% de pacientes com colites apresentam características clínicas/patológicas que não permitem um diagnóstico de certeza entre RCU e DC. Isto ocorre principalmente nos casos mais graves, de colite fulminante, onde a RCU apresenta-se de forma transmural ou quando o uso de medicamentos tópicos levam a uma melhora do reto, o que sugere DC. Uma avaliação meticulosa da história clínica do paciente, da evolução da doença, associada aos exames histopatológicos e marcadores sorológicos específicos (p-ANCA e ASCA) irão esclarecer mais de 50% destes casos. O diagnóstico correto é de grande relevância, mormente nos pacientes que irão se submeter a tratamento cirúrgico com bolsa ileal, pois os resultados desta cirurgia nos pacientes com DC são significativamente piores[24].

TESTES SOROLÓGICOS PARA DII

- **Testes inflamatórios:** a velocidade de hemossedimentação e a proteína C-reativa são os dois testes mais utilizados no cotidiano. Apesar de não específicos, são muito sensíveis quanto à indicação da presença de processo inflamatório ativo.
- **Testes de avaliação nutricional:** pacientes com DII tendem a apresentar déficits nutricionais secundários à própria doença, à redução da ingestão alimentar devido aos sintomas, ao déficit de absorção (secundário à inflamação e a ressecções intestinais) e às perdas aumentadas (de sangue e proteínas pela mucosa lesada). Assim, são necessários exames para avaliar adequadamente estas perdas, importantes no tratamento clínico e cirúrgico. Devem ser solicitados: dosagem de albumina e cinética de ferro (transferrina e ferro sérico), vitamina B_{12} (cobalamina sérica – pode estar reduzida na DC ileal distal ou pós-ressecção deste segmento), provas de função hepática (permite diagnosticar colangite esclerosante primária subclínica).
- **Pesquisa de anticorpos:** o p-ANCA (anticorpo citoplasmático antineutrófilo perinuclear) é um autoanticorpo encontrado em cerca de 50 a 70% dos pacientes com RCU, mas pode ser positivo na colite de Crohn. Assim, talvez não permita diagnosticar um quadro de colite indeterminada. Embora não se correlacione com a atividade da doença, parece indicar uma forma mais agressiva desta, indicando pacientes em maior risco de desenvolvimento de *pouchitis* no pós-operatório. O Asca (anticorpo anti-*Saccharomyces cerevisiae*) é muito mais específico para DC. Em um trabalho para demonstrar a utilidade do ASCA no diagnóstico de doenças gastrintestinais, foram demonstrados 37% de sensibilidade e 97% de especificidade para DC. Se o ASCA é positivo praticamente confirma o diagnóstico de DII, principalmente DC[25]. Assim, estes anticorpos devem ser solicitados principalmente nos casos de colite indeterminada, quando podem ajudar no diagnóstico diferencial.[26]
- **Testes genéticos:** ainda sem aplicação clínica prática, a pesquisa de mutação no gene NOD2/CARD15, localizado no braço curto do cromossomo 16 e responsável pela codificação de uma proteína intracelular que tem papel importante na resposta imunológica inata às bactérias entéricas, pode ser de valor. O risco relativo de desenvolvimento de DC, se há mutação desse gene nos dois alelos cromossômicos, é 10 a 40 vezes maior que o da população geral. As mutações podem ser facilmente detectadas por meio de uma reação de PCR (reação em cadeia da polimerase) e podem indicar responsividade aos tratamentos clínico e cirúrgico[27].

DIAGNÓSTICO DIFERENCIAL

Várias doenças se apresentam com quadro clínico de diarreia e sangramento, e portanto se assemelham às DII. O primeiro desafio, e talvez o mais difícil, seja diferenciar a RCU da DC. Além disso, temos que distinguir as DII das demais enterocolites, que têm histórias clínicas, cursos evolutivos e tratamentos distintos. E também diferenciar de processos inflamatórios como apendicite e diverticulite; processos neoplásicos como linfoma e carcinoma de cólon; doença celíaca e síndrome do intestino irritável.

Devemos nos lembrar que, portadores de DII são propensos a apresentar outras condições infecciosas superpostas, por deficiência imunológica secundária ao quadro clínico ou aos tratamentos (corticoides, imunossupressores, biológicos), o que por vezes dificulta o correto diagnóstico e tratamento.

RCU e DC

Tudo o que foi abordado até este ponto faz a distinção entre as duas DII. Apenas 5 a 10% dos pacientes persistirão com diagnóstico de colite indeterminada, apesar de todos os esforços, inclusive exame da peça operatória. A Tabela 44.5 apresenta de forma resumida as diferenças clínicas, radiológicas, endoscópicas, histopatológicas e sorológicas entre a RCU e a DC.

DII e outras colites infecciosas

São várias as possibilidades etiológicas para os quadros infecciosos:
- Bacterianas/fúngicas:
  - *Clostridium difficile*
  - *Campylobacter* sp.
  - *Salmonella* sp.
  - *Shigella* sp.
  - *Escherichia coli*
  - *Noncholera vibrios*
  - *Aeromonas* sp.
  - *Yersinia enterocolitica*
  - Tuberculose
  - Histoplasmose
- Parasitológicas:
  - Entamoeba histolytica
  - Esquistossomose
- Viróticas:
  - Citomegalovírus
  - Herpes simples vírus tipo II
  - Vírus da imunodeficiência humana

TABELA 44.5 – Diagnóstico diferencial entre RCU e DC: aspectos clínicos, radiológicos, endoscópicos, histopatológicos e sorológicos

Características	RCU	DC
Clínicas	Diarreia frequente, pequenos volumes, com muco e sangue Sensação de evacuação incompleta Tenesmo e puxo	Diarreia com dor abdominal e perda de peso; volumes maiores Estomatite Massa abdominal Lesões perianais
Endoscópicas e radiológicas	Inflamação difusa do cólon, superficial; reto comprometido; erosões e úlceras pouco profundas; sangramento espontâneo	Lesões assimétricas transmurais, descontínuas Principalmente íleo terminal e cólon direito Aspecto pavimentoso, úlceras longitudinais e fissuras profundas
Histopatológicas	Inflamação difusa da mucosa/submucosa; infiltração de PMN; distorção das criptas	Inflamação granulomatosa, infiltrado linfoplasmocitário Fissuras ou aftas Inflamação transmural
Marcadores	p-Anca	Asca

PMN: polimorfonucleares; p-Anca: anticorpo citoplasmático antineutrófilo perinuclear; Asca: anticorpos anti-Saccharomyces cerevisiae.
Fonte: adaptada de Bersntein et al., 2010[26].

As DII evoluem de forma característica com alternância entre crises de agudização inflamatória e períodos de remissão. Várias infecções sistêmicas e gastrintestinais têm sido implicadas como gatilho para as agudizações, através do sistema imunológico. Esta ativação imune leva a maior incitação ao sistema imunológico da mucosa gastrintestinal, já agressivo pela DII. Microorganismos comensais, bem como os patogênicos, estão implicados na produção da inflamação que leva à exacerbação da DII. Patógenos entéricos tais como o *C. difficile*, *Campylobacter jejuni*, *Salmonella*, *Shigella*, *Yersinia* e *Escherichia coli* têm sido associados ao desencadeamento das crises[28]. É estimado que 11 a 30% das crises de RCU sejam causadas por um ou mais destes agentes infecciosos[29]. O *C. difficile* tem sido identificado como sendo o agente mais comum em pacientes com recaídas de RCU. A incidência de *C. difficile* nos pacientes com RCU em crise varia de 10 a 20%[30].

Não abordaremos em detalhes cada um destes agentes mas dois serão melhor descritos: *Clostridium difficile*, pela frequência de sua associação e a tuberculose, pela dificuldade considerável que pode apresentar no diagnóstico diferencial da doença de Crohn.

Colite por *Clostridium difficile*

O *C. difficile* é um microorganismo anaeróbico, gram-positivo, formador de esporos, forma que é metabolicamente inativa em adultos saudáveis. Muito encontrado em pacientes hospitalizados (20 a 40% destes), a colite se desenvolve como consequência do supercrescimento dessa bactéria e de sua toxina. Muito associada ao uso de antibióticos, a colite pode se desenvolver mesmo em pacientes que não usaram estes medicamentos[31].

A toxina afeta a mucosa colônica causando diarreia aquosa, febre e leucocitose. Sangramento não é comum. Sinais e sintomas variam de acordo com a gravidade do acometimento. Pode haver dor e distensão abdominais. Em casos extremos pode ocorrer megacólon tóxico. Os sintomas podem estar associados ao uso de antibióticos ou ocorrer várias semanas após sua interrupção.

O diagnóstico é feito por meio da detecção de toxinas A e B nas fezes dos pacientes. O ideal é que sejam testadas as duas toxinas (algumas cepas só produzem a toxina B). O teste tem boa especificidade mas há 10 a 20% de falsos negativos. O resultado é rápido (no máximo em 24 horas) e, quando há dúvidas, pode ser repetido de forma fácil[8]. A retossigmoidoscopia rígida ou flexível deve ser realizada. A mucosa pode variar desde uma aparência normal, ou levemente inflamada, até apresentar inflamação grosseira, com formação de placas membranosas amareladas, que levam ao nome típico de colite pseudomembranosa (estão presentes apenas em 50% dos casos).

O tratamento consiste em suspender os antibióticos em uso (quando possível), não prescrever antidiarreicos (para não haver retenção da toxina na mucosa) e utilizar antibióticos específicos: metronidazol, vancomicina ou bacitracina (todos por via oral). Independentemente do antibiótico utilizado a recorrência é alta (20 a 25%), seja por reinfecção ou esporulação, seguida de reativação da bactéria após interrupção do antibiótico.

Mais recentemente tem sido relatada uma maior incidência de colite por *C. difficile* nos hospitais americanos e europeus. Um estudo de Ricciardi et al., em 2009, mostrou que a prevalência do *C. difficile* entre os portadores de DII era bem maior que na população geral: oito vezes mais comum na RCU e cinco vezes mais prevalente na DC. Portadores de RCU que se submetem à cirurgia intestinal de rotina estão particularmente em risco de desenvolverem a forma grave da doença – colite pseudomembranosa fulminante, cuja mortalidade permanece alta apesar de qualquer tratamento. Os autores concluíram que, com os dados demonstrando que a virulência do *C. difficile* na população hospitalar em geral está aumentando, os pacientes com DII (particularmente susceptíveis a esta bactéria e sua toxina) estão em situação de risco ainda maior e necessitam monitoramento cuidadoso (principalmente aqueles com RCU)[29].

Tuberculose

A tuberculose, na sua forma intestinal e em canal anal, pode mimetizar a DC, representando por vezes um desafio diagnóstico. Na Tabela 44.6 estão apresentadas algumas características de cada uma destas doenças, de forma comparativa.

AVALIAÇÃO DO PACIENTE COM DII EM ATIVIDADE

Em resumo, a avaliação do paciente que se apresenta em crise de DII (seja a primeira crise ou recorrência) sempre é complexa e depende do julgamento clínico, da experiência e perspicácia do examinador. Não há um único teste a ser utilizado – vários são os testes disponíveis e o objetivo do médico é que vai ditar quais são pertinentes e mais importantes em cada momento. Mesmo o paciente que já tem o diagnóstico, devido à possibilidade de superposição de diagnósticos (secundários aos tratamentos), deve ser sempre cuidadosamente investigado. Na Tabela 44.7 apresentamos um resumo da avaliação que deve sempre ser considerada, de acordo com o bom senso e espírito crítico do médico responsável. (Tabela 44.7).

TABELA 44.6 – Diagnóstico diferencial de DC e tuberculose intestinal (TBC)

Características	DC	TBC
Clínicas	Lesões perianais Sangramento fecal; perfuração intestinal; recorrências após tratamento	Fissuras e fístulas anais são menos frequentes Raio X tórax anormal (mas pode ser normal)
Endoscópicas	Ulceração longitudinal; úlceras pavimentosas ou aftoides; ulceração ou estenose da válvula ileocecal Íleo > ceco	Úlceras transversais irregulares, superficiais, sem distribuição segmentar; válvula ileocecal aberta em fenda Ceco > íleo terminal
Histopatológicas	Granulomas não caseosos/ necrose em até 50% podem ser encontrados	Granulomas grandes, confluentes e densos Granulomas submucosos Necrose caseosa e estenose submucosa Alterações caseosas na parede intestinal e gânglios linfáticos mesentéricos Bacilos álcool-ácido resistentes (BAAR) + Inflamação submucosa desproporcional Camadas de histiócitos epitelioides revestindo as úlceras
Testes específicos	Asca e p-Anca não auxiliam no diagnóstico diferencial	Análise de DNA de TBC com *primer* específico de TBC (PCR – reação em cadeia da polimerase) Culturas bacterianas de TBC Testes subcutâneos de PPD
Exames de imagem TC/enterografia	Íleo > ceco Espessamento simétrico É comum ver tecido adiposo Gânglios mesentéricos 3 a 8 mm Feixes vasculares mesentéricos aumentados de tamanho "sinal do pente"	Ceco > íleo terminal Espessamento assimétrico É raro ver tecido adiposo Gânglios mesentéricos > 1 cm com calcificação e atenuação central Ascite

Fonte: adaptada de Bersntein et al., 2010[26].

TABELA 44.7 – Avaliação do paciente com DII

Avaliação	Teste	Objetivo
Exames de sangue	Hemograma, eletrólitos; funções renal e hepática; VHS ou PCR (provas inflamatórias); albumina	Pesquisa de anemia, desidratação e distúrbios eletrolíticos; doença sistêmica (descartar colangite); *status* nutricional
Exames de fezes	*C. difficile* toxina; ovos e parasitas; patógenos	Descartar causas infecciosas
Radiologia	Raio X simples de abdome Trânsito do intestino delgado Enema opaco TC/enterografia	Descartar pneumoperitônio, colite tóxica, cálculos, obstruções: • para doença de delgado • para fístulas, estenoses, distribuição da doença • para abscessos, obstruções, fístulas comprometimento de vísceras adjacentes
Endoscopia	Retossigmoidoscopia Colonoscopia	Para biópsias (descartar CMV, granulomas, pseudomembranas) Para biópsias, estadiamento e prevenção de CCR

VHS: velocidade de hemossedimentação; PCR: proteína C-reativa; CMV: citomegalovírus; CCR: câncer colorretal.
Fonte: adaptada de Wolf, 2007[3].

REFERÊNCIAS BIBLIOGRÁFICAS

1. Scherl E, Dubinsky M. The Changing World of Inflammatory Bowel Disease. New Jersey: Slack Incorporated; 2009. p.17.
2. Steinwurz F. Doença de Crohn na prática médica. Rio de Janeiro: Elsevier; 2009.
3. Wolff BG, Fleshman JW, Beck DE, Pemberton JH, Wexner SD. The ASCRS Textbook of Colon and Rectal Surgery. New York: Springer; 2007.
4. Strober W, Fuss I, Mannon P. The fundamental basis of inflammatory bowel disease. J Clin Invest 2007; 117: 514-21.
5. Gasche C, Scholmerich J, Brynskov J et al. A simple classification of Crohn's disease: report of the Working Party for the World Congresses of Gastroenterology Vienna 1998. Inflamm Bowel Dis 2000; 6: 8-15.
6. Louis E, Collard A, Oger AF et al. Behaviour of Crohn's disease according to the Vienna classification: changing pattern over the course of the disease. Gut 2001; 49: 777-82.
7. Bernstein CN, Blanchard JF, Rawsthorne P et al. The prevalence of extraintestinal diseases in inflammatory bowel disease: a population-based study. Am J Gastroenterol 2001; 96: 1116-22.
8. Gordon PH, Nivatvongs S. Principles and practice of surgery for the colon, rectum and anus. 3.ed. New York: Informa Healthcare; 2007.
9. Tremaine WJ. Treatment of erythema nodosum, aphthous stomatitis, and pyoderma gangrenosum in patients with IBD. Inflamm Bowel Dis 1998; 4: 68-9.
10. Talwalker JA, Lindor KD. Primary sclerosing cholangitis. Inflamm Bowel Dis 2005; 11: 62-72.
11. Talbot RW, Heppel J, Dozois RR et al. Vascular Complications of inflammatory bowel disease. Mayo Clin Proc 1986; 61: 140-5.
12. Best WR, Becktel JM, Singleton JW et al. Development of a Crohn's disease activity index: National Cooperative Crohn's Disease Study. Gastroenterology 1976; 70: 439-444.
13. Truelove SC. Medical management of ulcerative colitis and indications for colectomy. World J Surg 1988; 12: 142-7.
14. Horsthuis K, Bipat S, Bennink RJ et al. Inflammatory bowel disease diagnosed with US, MR, scintigraphy, and CT: Meta-analysis of prospective studies. Radiology 2008; 247: 64-79.
15. Paulsen SR, Huprich JE, Hara AK. CT enterography: Noninvasive evaluation of Crohn's disease and obscure gastrintestinal bleed. Radiol Clin North Am 2007; 45: 303-15.
16. Carucci LR, Levine MS. Radiographic imaging of inflammatory bowel disease. Gastroenterol Clin North Am 2002; 31: 93-117.
17. Schreyer AG, Golder S, Seitz J et al. New diagnostic avenues in inflammatory bowel diseases. Capsule endoscopy, magnetic resonance imaging and virtual enteroscopy. Dig Dis 2003; 21: 129-7.
18. Bell SJ, Halligan S, Windsor AC et al. Response of fistulating Crohn's disease to infliximabe treatment assessed by magnetic resonance imaging. Aliment Pharmacol Ther 2003; 17: 387-93.
19. Gasche C, Moser G, Turetschek K et al. Transabdominal bowel sonography for detection of intestinal complication in Crohn's disease. Gut 1999; 44: 112-7.
20. Arndt JW, Grootscholten MI, van Hogezand RA et al. Inflammatory bowel disease activity assessment using Technetium-99m--HMPAO leukocytes. Dig Dis Sci 1997; 42: 387-93.
21. Ferlitsch A, Reinisch W, Puspok A, Dejaco C, Schilinger M, Schofl R et al. Safety and efficacy of endoscopic balloon dilation for treatment of Crohn's disease strictures. Endoscopy 2006; 38: 483-7.

22. Pasha SF, Leighton JA, Das A et al. Double-balloon enteroscopy and capsule endoscopy have comparable diagnostic yield in small-bowel disease: a meta-analysis. Clin Gastroenterol Hepatol 2008; 6:671-6.
23. Heresbach D, Alexandre JL, Branger B et al. Frequency and significance of granulomas in a cohort of incident cases of crohn's disease. Gut 2005; 4: 215-22.
24. Guindi M, Riddell RH. Indeterminate colitis. J Clin Pathol 2004; 57: 1233-44.
25. Kaila B, Orr K, Bernstein CN. The anti-Saccharomyces cerevisiae antibody assay in a province-wide practice: accurate in identifying cases of Crohn's disease and predicting inflammatory disease. Can J Gastroenterol 2005; 19: 717-21.
26. Bersntein CN, Fried M, Krabshuis JH, Cohen HM, Eliakim R, Fedail S et al. World Gastroenterology Organization Practice Guidelines for the Diagnosis and Management of IBD in 2010. Inflamm Bowel Dis 2010; 16: 112-24.
27. Lesage S, Zovali H, Cezard JP et al. CARD15/NOD2 mutational analysis and genotype-phenotype correlation in 612 patients with inflammatory bowel disease. Am J Hum Genet 2002; 70: 845-57.
28. Hermens DJ, Miner Jr PB. Exacerbation of ulcerative colitis. Gastroenterology 1991; 101: 254-62.
29. Ricciardi R, Ogilvie Jr JW, Roberts PL, Marcello PW, Concannon TW, Baxter NN. Epidemiology of Clostridium difficile colitis in hospitalized patients with inflammatory bowel diseases. Dis Colon Rectum 2009; 52: 40-5.
30. Mylonaki M, Langmead L, Pantes A, Johnson F, Rampton DS. Enteric infection inrelapse of inflammatory bowel disease: importance of microbiological examination of stool. Eur J Gastroenterol Hepatol 2004; 16: 775-8.
31. Bartlett JG. Antibiotic-associated diarrhea. N Engl J Med 2002; 346: 334-9

Potencial de Malignização nas Doenças Inflamatórias

45

Afonso Henrique da Silva e Sousa Jr.
Fábio Guilherme C. M. de Campos
Francisco Sérgio Pinheiro Regadas

INTRODUÇÃO

Em 1925, foi descrito pela primeira vez por Burril B. Crohn a associação entre retocolite ulcerativa inespecífica e câncer colorretal[1]. Subsequentes descrições de uma associação entre doença de Crohn (DC) e câncer colorretal confundem-se com a própria data de descrição da doença.[2] O modo como tais casos foram relatados deixam dúvida se a coexistência de ambas afecções em um mesmo paciente decorra de uma escolha biológica ou funcional.

O risco do desenvolvimento de câncer colorretal em pacientes portadores de colite de Crohn é semelhante ao que ocorre na retocolite ulcerativa (RCUI) com semelhante duração e extensão de lesão[3,4,5,6]. Muitos autores acreditam que tal fato é comum em pacientes portadores de DC por período superior a 8 anos com extenso comprometimento do cólon[6,7,8,9].

Estudos populacionais que incluem também pacientes de DC apresentam risco relativo semelhante à da RCUI em uma incidência de 2,64 e 2,75, respectivamente, quando comparadas à população normal, demonstrando assim que pacientes com colite extensa por DC devem ser seguidos à semelhança dos da RCUI[10].

POTENCIAL DE MALIGNIZAÇÃO NA RETOCOLITE ULCERATIVA INESPECÍFICA

A partir do primeiro relato de câncer colorretal como complicação de RCUI[7], foram feitas muitas outras publicações sobre tal associação. Recente revisão na literatura demonstrou uma menor incidência do adenocarcinoma colorretal como complicação da RCUI.

Publicações anteriores demonstrando maior incidência se constituem em relatos de atendimento terciário ou de séries pequenas, sobre-representando os casos de adenocarcinoma. Algumas características metodológicas, tais como a não estratificação dos casos, a consideração de que uma série de pacientes pode ter seu risco cumulativo comparado com o risco populacional, entre outras, justificam o elevado número daquelas publicações. Metanálises com grande número de pacientes têm sido apresentadas, revelando números que podem ser considerados mais próximos da realidade. A mais abrangente[11] surgiu da avaliação de 194 estudos e selecionou 19 em que a estratificação possibilitava estabelecer a incidência de 2, 8 e 18% após 10, 20 e 30 anos, respectivamente. Esses números se assemelham ao do relato do St. Mark's Hospital (Reino Unido) que relatou a incidência de 7,7% e 15,8% após 20 e 30 anos de rastreamento colonoscópico em pacientes com pancolite ulcerativa[12].

Verifica-se a tendência à redução da incidência do câncer entre os pacientes com RCUI ao longo das décadas, provavelmente devido ao uso de salicilatos, que podem ter efeito profilático sobre o câncer, ao rastreamento colonoscópico e à indicação cirúrgica mais antecipada nos casos refratários ao tratamento clínico em muitos serviços[13]. Em elegante estudo na Holanda, verificou-se que há risco aumentado para pacientes com RCUI de idade mais avançada, complicada com colangite esclerosante, com pseudopólipos ao exame colonoscópico e com tempo de doença mais longo. Ao contrário, são mais "protegidos" aqueles tratados com imunossupressores e anticorpos contra o TNF (fator de necrose tumoral)[14].

PARTICULARIZAÇÃO DO RISCO

Dos estudos de metanálise já citados[11,12], pode-se concluir que o rastreamento por colonoscopia em busca de lesões pré-neoplásicas deve ser iniciado entre 8 a 10 anos de evolução da doença. Há, no entanto, um estudo demonstrando que, adotando-se esses prazos em pacientes com pancolite, se poderia detectar adenocarcinoma já instalado em 9 a 15% dos pacientes, sugerindo-se ainda a revisão dessas recomendações após novos estudos[15]. Contrapõe-se a esta ideia baseada em estudo retrospectivo a tendência geral apontada acima de redução da incidência do câncer colorretal nas décadas recentes.

A extensão do comprometimento do intestino grosso é característica que se associa com a variação do risco para o câncer, assim quanto mais extenso é o comprometimento, maior o risco. O melhor critério para definir a extensão é considerar o maior segmento comprometido pela doença ao exame colonoscópico ou pela avaliação anatomopatológica. Usualmente, separam-se os casos em pancolite, colite subtotal, colite esquerda, proctossigmoidite e proctite. A denominação colite esquerda, no entanto, sofre variações, pois pode ser utilizada para colites até a flexura esplênica ou até a hepática, dificultando as comparações entre publicações.

O estudo radiológico (enema opaco), recurso diagnóstico muito comum até a década de 1980, não é considerado reprodutível, apesar de ter sido o método de avaliação de parte de algumas casuísticas mais antigas. Em um estudo de observação de pelo menos 17 anos que compreende dados de três regiões de dois países europeus, os pacientes com pancolite apresentam risco 19,2 vezes maior que o da população e os de colite esquerda somente 2,8 vezes[16]. Outro estudo baseado em dados de pacientes observados entre as décadas de 1920 e 1980 também mostra dados semelhantes, ou seja, risco 14,8 maior para pancolite, 2,8 para colite esquerda e 1,7 para proctite[3]. Apesar de muitos estudos não demonstrarem, alguns revelam que após 40 anos de doença o risco de câncer dos pacientes com colite esquerda eleva-se para o mesmo valor da pancolite[17]. Algumas publicações indicam que a ileíte de refluxo (backwash ileitis) é um marcador de risco mais elevado de câncer colorretal (até três vezes), embora outro estudo procurando afastar a DC de íleo não verificou diferença significativa[17].

A colangite esclerosante primária está associada ao câncer colorretal que surge em decorrência da RCUI. Estudo pareado de dois grupos de pacientes com RCUI (com e sem colangite) revelaram incidência de 9 versus 2% aos 10 anos, 31 versus 5% aos 20 anos e 50 versus 10% aos 30 anos de colite, respectivamente[18]. Embora esses resultados tenham sido reproduzidos em outros estudos, duas publicações da Mayo Clinic não identificaram essa associação[12,19]. Uma metanálise constando de 11 publicações concluiu haver uma incidência pouco maior que 4 vezes para câncer em pacientes com RCUI associada a colangite esclerosante primária em comparação aos sem colangite. As publicações mais importantes deste assunto mostram risco alto em pacientes que sofreram transplante de fígado para tratamento da colangite esclerosante (14 e 17% após 5 e 10 anos[20]), pois a maior parte desses pacientes ainda permanecia com o intestino grosso.

Algumas publicações mostram risco duas a três vezes maior de câncer em pacientes com RCUI que tenham antecedente familiar de adenocarcinoma esporádico do intestino grosso[21]. Em uma série da Mayo Clinic com quase 300 pacientes portadores de RCUI e câncer pareados por extensão e duração da colite e pacientes com RCUI sem câncer, encontrou-se o dobro de casos com história familiar de câncer esporádico. Neste estudo verificou-se ainda que os familiares em primeiro grau de pacientes de RCUI e câncer, mesmo não sendo portadores de colite, tinham risco aumentado para o câncer colorretal[22].

A primeira comunicação de que a idade precoce eleva o risco de câncer em pacientes com RCUI foi de estudo da Mayo Clinic[23], que revelou uma incidência de 3% na primeira década de doença (iniciada antes dos 14 anos de idade), 20% na década seguinte e mais 20% na terceira década. Em outra casuística com seguimento superior a 35 anos, observou-se câncer em 40% dos pacientes que iniciaram a doença antes dos 15 anos de idade e de 25% para aqueles cujo início foi entre 15 e 29 anos[3]. Nesse aspecto há necessidade de novos estudos com tempo de seguimento longos para se estabelecer a real associação entre a idade de aparecimento da doença e o risco de câncer, pois argumenta-se que esses pacientes teriam maior tempo com doença em acompanhamento especializado, aumentando seu tempo de vida e o risco populacional de câncer colorretal.

POTENCIAL DE MALIGNIZAÇÃO NA DOENÇA DE CROHN

Existem dados que confirmam e outros que negam o risco aumentado de desenvolvimento do câncer colorretal em pacientes portadores de DC. Estudos epidemiológicos com índices de risco elevado foram relatados por diversos centros de referência com seus inerentes viés de seleção, fazendo com que a validade desses dados fossem questionados[2,5,24].

O risco calculado de desenvolvimento de câncer colorretal em pacientes portadores de DC, varia 1,1 vezes com linha de base no risco populacional[25] a 26,7 vezes como demonstrado numa série da Mayo Clinic[2]. Nesse estudo, os pacientes desenvolveram câncer antes dos 30 anos de idade e foram comparados a pacientes sem DC que desenvolveram câncer antes dos 30 anos de idade. Em um estudo de base populacional, o risco calculado foi de 0,9[26] a 3,4[4]; no entanto, este elevado risco é substancialmente menor que o calculado para pacientes portadores com RCUI desenvolverem câncer colorretal[11].

Em um grande estudo populacional de base com os devidos ajustes de extensão da lesão no cólon e duração da doença, pacientes portadores de doença de Crohn e retocolite ulcerativa teriam risco aumentado de desenvolver câncer colorretal, com percentuais semelhantes[10].

Atualmente, com a utilização da colonoscopia na vigilância das lesões do cólon, tornou-se possível a identificação de displasia na mucosa intestinal e a excisão endoscópica, antecedendo, assim, a malignização das lesões.

CONSIDERAÇÕES FINAIS

Esse capítulo apresentou uma revisão a respeito de um tema muito importante na prática cotidiana do coloproctologista. Existem muitas publicações na literatura demonstrando resultados distintos que podem ser devidos às diferenças relacionadas ao número de casos ou ao tempo de seguimento. Outra dificuldade de interpretação foi a mudança tecnológica da avaliação dos casos, inicialmente clinicorradiológica e mais recentemente através do exame endoscópico e a participação possível do patologista em casos não operados. A essa evolução, acrescente-se ainda a dificuldade em se avaliar o papel do tratamento medicamentoso atual, utilizando-se drogas modernas e capazes de produzir resultados bem mais satisfatórios, como também a indicação do tratamento cirúrgico em fase mais precoce. Mas, mesmo assim, alguns estudos com grandes casuísticas demonstraram resultados suficientemente convincentes com relação à incidência do câncer na RCUI e DC, e na necessidade de se realizar a devida prevenção através de tratamentos clínico eficaz ou cirúrgico mais precoce.

REFERÊNCIAS BIBLIOGRÁFICAS

1. Crohn B, Rosenberg H. The sigmoidoscopic picture of chronic ulcerative colitis (non specific). Am J Med Sci 1925; 170:220-8.
2. Weedon DD, Shorter RG, Ilstrup DM, Huizenga KA, Taylor WF. Crohn's disease and cancer. N Engl J Med 1973; 289(21):1099-103.
3. Ekbom A, Helmick C, Zack M, Adami HO. Ulcerative colitis and colorectal cancer. A population-based study. N Engl J Med 1990; 323(18):1228-33.
4. Gillen CD, Andrews HA, Prior P, Allan RN. Crohn's disease and colorectal cancer. Gut 1994; 35(5):651-5.
5. Greenstein AJ, Sachar DB, Smith H, Pucillo A, Papatestas AE, Kreel I, et al. Cancer in universal and left-sided ulcerative colitis: factors determining risk. Gastroenterology 1979; 77(2): 290-4.
6. Sachar DB. Cancer in Crohn's disease: dispelling the myths. Gut 1994; 35(11):1507-8.
7. Cooper DJ, Weinstein MA, Korelitz BI. Complications of Crohn's disease predisposing to dysplasia and cancer of the intestinal tract: Considerations of a surveillance program. J Am Gastroenterol 1984; 6(3):217-24.
8. Itzkowitz SH. Inflammatory bowel disease and cancer. Gastoenterol Clin North Am 1997; 26(1):129-39.
9. Lewis JD, Deren JJ, Lichesnstein GR. Cancer risk in patients with inflammatory bowel disease. Gastroenterol Clin North Am 1999; 28(2):459-77.
10. Bernstein CN, Blanchard JF, Kliewer E, Wajda A. Cancer risk in patients with inflammatory bowel disease: a population-based study. Cancer 2001; 91(4): 854-62.
11. Eaden JA, Abrams KR, Mayberry JF. The risk of colorectal cancer in ulcerative colitis: a meta-analysis. Gut 2001; 48(4):526-35.
12. Rutter MD, Saunders BP, Wilkinson KH, Rumbles S, Schofield G, Kamm MA, et al. Thirty-year analysis of a colonoscopic surveillance program for neoplasia in ulcerative colitis. Gastroenterology 2006; 130(4):1030-8.
13. Loftus EV Jr. Epidemiology and risk factors for colorectal dysplasia and cancer in ulcerative colitis. Gastroenterology clinics of North America 2006; 35(3):517-31.
14. Baars JE, Looman CW, Steyerberg EW, Beukers R, Tan AC, Weusten BL, et al. The risk of inflammatory bowel disease-related colorectal carcinoma is limited: results from a nationwide nested case-control study. Am J Gastroenterol 2011; 106(2):319-28.
15. Lutgens MW, Vleggaar FP, Schipper ME, Stokkers PC, van der Woude CJ, Hommes DW, et al. High frequency of early colorectal cancer in inflammatory bowel disease. Gut 2008; 57(9):1246-51.
16. Gyde SN, Prior P, Allan RN, Stevens A, Jewell DP, Truelove SC, et al. Colorectal cancer in ulcerative colitis: a cohort study of primary referrals from three centres. Gut 1988; 29(2):206-17.
17. Farraye FA, Odze RD, Eaden J, Itzkowitz SH, McCabe RP, Dassopoulos T, et al. AGA medical position statement on the diagnosis and management of colorectal neoplasia in inflammatory bowel disease. Gastroenterology 2010;138(2):738-45.
18. Broomé U, Löfberg R, Veress B, Eriksson LS. Primary sclerosing cholangitis and ulcerative colitis: evidence for increased neoplastic potential. Hepatology 1995; 22(5):1404-8.
19. Sandborn WJ, Loftus EV Jr, Ahlquist DA. Association of primary sclerosing cholangitis and colorectal cancer in patients with ulcerative colitis: is it true and does it matter? Gastroenterology 1998; 115(1):236-7.
20. Vera A, Gunson BK, Ussatoff V, Nightingale P, Candinas D, Radley S, et al. Colorectal cancer in patients with inflammatory bowel disease after liver transplantation for primary sclerosing cholangitis. Transplantation 2003; 75(12):1983-8.
21. Askling J, Dickman PW, Karlén P, Broström O, Lapidus A, Löfberg R, et al. Family history as a risk factor for colorectal cancer in inflammatory bowel disease. Gastroenterology 2001; 120(6):1356-62.
22. Nuako KW, Ahlquist DA, Mahoney DW, Schaid DJ, Siems DM, Lindor NM. Familial predisposition for colorectal cancer in chronic ulcerative colitis: a case-control study. Gastroenterology 1998; 115(5): 1079-83.
23. Devroede GJ, Taylor WF, Sauer WG, Jackman RJ, Stickler GB. Cancer risk and life expectancy of children with ulcerative colitis. N Engl J Med 1971; 285(1):17-21.
24. Gyde SN, Prior P, Macartney JC, Thompson H, Waterhouse JA, Allan RN. Malignancy in Crohn's disease. Gut 1980; 21(12):1024-9.
25. Munkholm P, Langholz E, Davidsen M, Binder V. Intestinal cancer risk and mortality in patients with Crohn's disease. Gastroenterology 1993;105(6): 1716-23.
26. Persson PG, Karlén P, Bernell O, Leijonmarck CE, Broström O, Ahlbom A, et al. Crohn's disease and cancer: a population-based cohort study. Gastroenterology 1994; 107(6):1675-9.

TRATAMENTO CLÍNICO DAS DOENÇAS INFLAMATÓRIAS INTESTINAIS

46.1 Tratamento Convencional

Adérson Omar Mourão Cintra Damião
Flávio Feitosa
Luciane Reis Milani

INTRODUÇÃO

Quando nos referimos à doença inflamatória intestinal (DII), incluímos basicamente a retocolite ulcerativa (RCU) e a doença de Crohn (DC). Casos que não são caracterizados como RCU ou DC, e não apresentam uma etiologia específica (p. ex., enterocolite actínica, colite isquêmica etc.), são englobados dentro da chamada colite indeterminada e representam menos de 5 a 10% dos casos de DII[1-3].

Do ponto de vista etiopatogênico, a DII é hoje considerada o resultado da interação de vários fatores, a saber[4-10]:

- fatores genéticos (p. ex., no caso da doença de Crohn, mutações no gene NOD2/CARD15, no cromossomo 16, lócus IBD1 etc.);
- fatores relacionados à deficiência no efeito de barreira intestinal (p. ex., alterações nas *tight junctions* ou "junções apertadas", que unem as células epiteliais, redução na produção de defensinas, mucina etc.);
- déficit de imunidade inata;
- amplificação da resposta imune adquirida;
- fatores ambientais (p. ex., consumo de anti-inflamatórios não esteroides, tabagismo piorando a DC e melhorando a RCU etc.);
- redução da apoptose de células T e monócitos da lâmina própria intestinal, fazendo com que essas células permaneçam mais tempo na mucosa intestinal, exercendo seus efeitos pró-inflamatórios;
- redução da atividade T reguladora (diminuição da tolerância oral, incluindo os antígenos bacterianos que fazem parte da microbiota intestinal habitual).

O maior conhecimento desses fatores etiopatogênicos tem permitido o desenvolvimento de novas alternativas terapêuticas, como no caso dos medicamentos biológicos, e o aprofundamento nos mecanismos de ação de drogas há muito tempo usadas na terapêutica da DII[11,12].

O tratamento da DII requer medidas pré-tratamento que são fundamentais para o sucesso terapêutico. O diagnóstico deve ser o mais preciso possível, embora nem sempre seja factível afirmar em qual das doenças o paciente se enquadra e um percentual não desprezível de pacientes com retocolite ulcerativa (RCU) descobre-se portador de doença de Crohn (DC) após anos de acompanhamento. Além disso, determinar o grau de atividade inflamatória (RCU e DC), a extensão (RCU e DC) e o comportamento da doença (DC, formas inflamatória, estenosante e penetrante ou fistulizante) assumem igual relevância[3,12].

ABORDAGEM GERAL NAS DII

A maioria dos pacientes com DII pode ser tratada em regime ambulatorial. Apenas os pacientes com critérios de gravidade ou infectados, com risco de desenvolvimento de sepse, devem ser internados. Nesses critérios estão incluídos os pacientes desidratados, taquicárdicos ou taquipneicos infectados, subocluídos, desnutridos e os que desenvolvem complicações sérias da doença como megacólon tóxico, por exemplo. Na grande maioria das vezes, o bom senso ajudará o médico na tomada de decisão.

Ao internar um paciente, o médico deve ter um cuidado especial com a hidratação e reposição eletrolítica do paciente bem como com seu suporte nutricional, especialmente nos que estão sendo preparados para procedimento cirúrgico[2].

Antes de indicar as opções terapêuticas e orientar as condutas na DII, apresentaremos o arsenal terapêutico convencional disponível para o tratamento da DC e da RCU. Os biológicos serão abordados em outro capítulo. O tratamento clínico da DII visa à rápida e sustentada remissão dos sintomas, com a normalização dos escores de atividade da doença, dos exames laboratoriais e remissão endoscópica[13].

DERIVADOS SALICÍLICOS

Neste grupo de medicamentos, incluímos a tradicional sulfassalazina (SSZ) e a mesalazina. Quando ingerida, a SSZ é desdobrada, no cólon, por ação bacteriana, em sulfapiridina (grandemente absorvida) e ácido 5-aminossalicílico (5-ASA ou mesalazina ou mesalamina) que é pouco absorvido. A mesalazina é o princípio ativo do medicamento, agindo de forma tópica. Entre os vários mecanismos de ação do 5-ASA estão a inibição da produção de leucotrienos e de anticorpos além da capacidade de assimilação de radicais livres[14]. Ácido fólico (2 a 5 mg/dia) deve ser dado concomitantemente à SSZ pelo risco de desenvolvimento de anemia macrocítica, um dos efeitos colaterais da SSZ[12,14].

Além disso, constatou-se que a chance de desenvolvimento do câncer colorretal em pacientes com RCU pode ser substancialmente reduzida com o uso dos derivados salicílicos (p. ex., SSZ, mesalazina), como manutenção[15]. Neste caso, o 5-ASA agiria primariamente impedindo a transformação neoplásica celular e secundariamente reduzindo o processo inflamatório[16]. Efeitos colaterais com a SSZ têm sido relatados em até 45% dos pacientes[14,17]. São geralmente dose-dependentes, relacionados com altos níveis séricos de sulfapiridina, ocorrendo principalmente nos indivíduos com baixa capacidade genética de acetilação hepática da droga (acetiladores lentos) e incluem: dor abdominal, náusea, vômitos, anorexia, cefaleia, hemólise, infertilidade masculina, entre outros. Menos frequentemente, os efeitos colaterais com o tratamento com a SSZ podem ser por hipersensibilidade (alergia ou idiossincrasia): febre, "rash" cutâneo, linfadenopatia, Stevens-Johnson, agranulocitose, hepatite, pancreatite e exacerbação da diarreia, por exemplo. Assim, em virtude dos efeitos colaterais da SSZ, foram desenvolvidas estratégias de liberação do 5-ASA (mesalamina nos Estados Unidos ou mesalazina na Europa) no trato digestivo[17,18].

A maioria dos pacientes intolerantes ou alérgicos (80 a 90%) à SSZ tolera bem o 5-ASA, contudo, alguns pacientes (10 a 20%) reproduzem os efeitos colaterais com a SSZ ao utilizarem o 5-ASA, corroborando o fato de que alguns efeitos colaterais da SSZ são ocasionados pelo 5-ASA e não pela sulfapiridina[12,14,17,18].

A mesalazina também pode ser empregada na forma de enema ou supositórios, 1 a 4 g/dia. Está indicada na RCU ativa distal (proctite e proctossigmoidite) com índices de melhora clínica, endoscópica e histológica em 60 a 90% dos casos nas primeiras semanas de tratamento[12,14].

Embora o uso de derivados salicílicos seja eficaz no tratamento da RCU (fase ativa e em remissão)[19], seu emprego na DC é questionável, pela pouca melhora em relação ao placebo[20]. A SSZ, no entanto, pode ser utilizada em casos leves de DC ativa com envolvimento colônico[12,20-22].

CORTICOIDES

Os corticoides tradicionais (p. ex., prednisona, prednisolona e hidrocortisona) constituem medicamentos eficazes nos casos moderados e graves de DII, na fase ativa. Em 1955, Truelove e Witts publicaram os resultados finais do estudo controlado na RCU ativa, comparando cortisona oral (100 mg/dia) e placebo[23]. Ao final de 6 semanas, cerca de 70% dos pacientes apresentaram remissão (40%) ou melhora clínica (30%). No grupo placebo, os valores para remissão e melhora clínica foram 16 e 25%, respectivamente. Pacientes com o primeiro quadro de agudização de RCU responderam melhor do que os com recaída da doença. Os autores também observaram que os valores para remissão (30%) e melhora (22%) endoscópica foram um pouco menores do que os obtidos para a remissão e melhora clínica.

Na DC ativa, o tratamento com prednisona oral, na dose de 1 mg/kg/dia, levou à remissão clínica 92% dos pacientes ao final de sete semanas. No entanto, destes pacientes em remissão clínica, somente 29% também apresentavam remissão endoscópica[24]. Ao final de um ano, entretanto, os índices de dependência e refratariedade ao corticoide podem atingir até 70%[25].

De maneira geral, na RCU e DC ativas, de intensidade moderada a grave, prednisona oral (0,75 a 1 mg/kg/dia) pode ser empregada até a remissão clínica, quando então passamos a diminuir o corticoide (10 mg/semana, até 0,5 mg/kg/dia e, a seguir, 5 mg/semana, até a retirada completa). Se durante o "desmame" houver recaída da doença, pode-se aumentar o corticoide para a penúltima dose que precedeu aquela em que ocorreu a recaída e proceder a uma nova tentativa de desmame. Contudo, vale ressaltar que atualmente não se admitem as "idas e vindas" com corticoides e, por isso, tão logo o paciente esboce dependência ou refratariedade ao corticoide, o melhor é introduzir medicação imunossupressora (p. ex., azatioprina, 6-mercaptopurina) para permitir o desmame do corticoide[19-22].

Em casos graves, internados, hidrocortisona, 100 mg, IV, a cada 6 ou 8 horas, pode ser administrada e, em seguida, substituída por prednisona oral tão logo o estado do paciente assim o permita[19-22,26,27].

Os efeitos colaterais dos corticoides tradicionais são bem conhecidos, particularmente quando utilizados por tempo prolongado, ainda que em baixas doses: aumento do apetite e do peso, edema, insônia, labilidade emocional, psicose, acne, doença de Cushing, osteoporose, osteonecrose, retarde de crescimento, supressão do eixo hipotálamo-hipófise-adrenal, infecções, miopatia, catarata, atrofia de pele, estrias, equimose, fígado gorduroso, *diabetes mellitus*, hipertensão, glaucoma e pancreatite aguda[12,14].

Por causa dos efeitos colaterais dos corticoides tradicionais, foram desenvolvidos novos corticoides numa tentativa de reduzir tais efeitos. O mais estudado tem sido a budesonida que é rapidamente metabolizada (cerca de 90%) em produtos inativos logo após sua primeira passagem pelo fígado. Um trabalho Canadense, multicêntrico, mostrou que a dose oral de 9 mg/dia de budesonida foi melhor que o placebo na indução da remissão em pacientes com DC moderada de localização ileal, ileocecal e cólon ascendente (51 versus 20%, p < 0,001), sem aumento dos efeitos colaterais no grupo tratado com a budesonida[28]. Budesonida é comercializada sob a forma de enema (2 mg/100 mL) e comprimidos (3 mg). Assim, budesonida é recomendada na indução da remissão em pacientes com DC leve/moderada do íleo terminal e/ou cólon direito, como alternativa à terapia com corticoides convencionais[20-22].

ANTIBIÓTICOS

Com o racional de que bactérias intestinais desempenham um papel crucial no desencadeamento e manutenção dos processos inflamatórios na DII, diversos antibióticos têm sido testados no seu tratamento[29,30].

Embora não haja dúvida de que antibióticos sejam úteis em certas situações que podem complicar a DII, tais como fístulas, abscessos, sepse, infecções em geral e megacólon tóxico, seu uso como tratamento primário da RCU ou DC em atividade ou em remissão é controvertido[31]. Os estudos com antibióticos são, em geral, não controlados e com pequeno número de pacientes o que impede conclusões mais definitivas. Além disso, convém lembrar a preocupação com a infecção pelo *Clostridium difficile* que pode ocorrer com o uso de antibióticos, em especial ciprofloxacina, por sinal um dos antibióticos mais empregados na DII[30].

Tratamentos com agentes antimicobacterianos, usados para tratamento da tuberculose, foram negativos ou inconclusivos[30,31].

Metronidazol é um composto nitroimidazólico inicialmente introduzido para o tratamento da tricomoníase vaginal. Nos anos 1970 foi testado de forma não controlada em pacientes com DC ativa (doses de até 20 mg/kg/dia, via oral) com resultados positivos, em especial naqueles com envolvimento do cólon[30-32]. Os resultados animadores iniciais foram seguidos de estudos mais elaborados e controlados. O estudo cooperativo Sueco evidenciou, em um modelo *crossover*, que pacientes com doença predominantemente no cólon que não responderam à SSZ o fizeram ao mudar para metronidazol (400 mg a cada 12 horas). O contrário, ou seja, os que falharam com metronidazol e migraram para SSZ (3 g/dia), não ocorreu[33]. Nos anos 1990, Sutherland et al.[32], compararam metronidazol em duas dosagens (10 e 20 mg/kg/dia) com o placebo, por 4 meses. Conquanto tenha havido maior queda no índice de atividade da DC (CDAI) nos pacientes nas duas dosagens de metronidazol em relação ao placebo (p = 0,002), na mucoproteína (p = 0,001) e na proteína C-reativa (neste caso os dois grupos de metronidazol em conjunto *versus* placebo, p < 0,05), não houve diferença estatisticamente significante em termos de taxa de remissão (CDAI ≤ 150). Os autores confirmaram que os resultados foram mais favoráveis nos pacientes com DC afetando o cólon (p. ex., forma ileocolônica, colônica) do que naqueles com doença restrita ao intestino delgado. Possíveis mecanismos descritos para o metronidazol incluem ação antibiótica (principalmente contra anaeróbios) com impacto na microbiota intestinal e microabscessos no tecido inflamado e inibição da imunidade mediada por células T[32]. Os efeitos colaterais do metronidazol, especialmente quando utilizado por período acima de 4 meses e em doses elevadas (20 mg/kg/dia) são náusea, gosto metálico, intolerância gastrintestinal e neuropatia periférica – por vezes irreversível – caracterizada por parestesia/hipoestesia, sensação de queimação em membros superiores e/ou inferiores[30-32]. Outros trabalhos, não controlados, revelaram benefício do metronidazol em pacientes com DC perianal, geralmente em doses elevadas (20 mg/kg/dia)[34]. Metronidazol também foi testado no pós-operatório de pacientes com ressecção ileal/ileocolônica por DC[35]. Metronidazol (20 mg/kg/dia) foi oferecido aos pacientes por 3 meses versus o placebo. A recorrência endoscópica em 1 ano foi menor no grupo metronidazol (p = 0,02). A recorrência clínica foi também estatisticamente menor após 1 ano, porém o efeito não se manteve após 2 e 3 anos[35]. Os efeitos colaterais foram mais comuns no grupo metronidazol, o que levou os autores a realizarem estudo semelhante com ornidazol (1 g/dia, via oral) por 1 ano[36]. Novamente os resultados mostraram benefício do ornidazol na redução da frequência de recorrências clínica e endoscópica, mas os efeitos colaterais foram também mais prevalentes no grupo ornidazol. Ciprofloxacina (500 mg, via oral, a cada 12 horas) foi equivalente à mesalazina (4 g/dia) na indução da remissão em pacientes com DC ativa, leve/moderada (ciprofloxacina: remissão clínica de 56% *versus* mesalazina 55%)[37]. Não houve inclusão de grupo controle neste estudo. A combinação de ciprofloxacina e metronidazol também tem sido testada na DC ativa, em especial na doença perianal[34]. A associação de ciprofloxacina (500 mg a cada 12 horas) com metronidazol (1 g/dia) foi equivalente ao tratamento com metilprednisolona (0,7 a 1 mg/kg), por 12 semanas, na DC ativa, mas houve nítida tendência à superioridade do corticoide (remissão clínica com ciprofloxacina + metronidazol = 46%; corticoide = 63%, p > 0,05)[38]. Em outro estudo, pacientes com DC ativa envolvendo o íleo, cólon direito ou ambos, receberam todos budesonida oral, 9 mg/dia, por 8 semanas. Um grupo também recebeu, concomitantemente, ciprofloxacina (1 g/dia) associada ao metronidazol (1 g/dia) ou placebo. Ao final das 8 semanas, a remissão clínica ocorreu em 33% no grupo antibiótico *versus* 38% no grupo placebo (p = 0,55)[39]. A análise de subgrupos revelou tendência a um benefício do esquema antibiótico nos pacientes com doença envolvendo o cólon.

Na DC anal/perianal, estudos não controlados com metronidazol (20 mg/kg/dia) mostraram melhora e/ou fechamento de fístulas em 50 a 60% dos casos tratados[34]. Os resultados costumam surgir após 2 meses de tratamento. Dispepsia, gosto metálico, neuropatia periférica e reação dissulfiram-símile com ingestão alcoólica limitam seu uso prolongado (mais de 4 a 6 meses) e em doses elevadas (20 mg/kg/dia). A interrupção da medicação gera níveis elevados de recorrência sintomática, podendo alcançar até 78% de recorrência após 4 meses de suspensão da droga. Resultados semelhantes foram obtidos com ciprofloxacina (1 a 1,5 g/dia) por 3 a 12 meses[34]. Cefaleia, náusea, diarreia (incluindo a causada por *Clostridium difficile*), e *rash* cutâneo são efeitos colaterais descritos com o uso de ciprofloxacina. Rotura espontânea do tendão de Aquiles também já foi relatada com o uso de ciprofloxacina[34]. A associação ciprofloxacina (1 a 1,5 g/dia) com metronidazol (500 a 1.500 mg/dia) também mostrou benefício no tratamento de fístulas perianais em estudos não controlados (até 80% de redução de drenagem ou fechamento das fístulas em 3 meses de tratamento). Os pacientes, no entanto, recorreram após a suspensão da medicação[34].

Mais recentemente, o uso de antibióticos tem sido avaliado na doença perianal como um elemento adjunto à terapia com imunossupressores ou infliximabe[40,41]. De fato, em estudos preliminares, a combinação de ciprofloxacina (1 g/dia) com infliximabe pareceu mais eficaz que infliximabe somente[40] e o uso de ciprofloxacina (500 a 1.000 mg/dia) e/ou metronidazol (1 a 1,5 g/dia) incrementou a ação da azatioprina em pacientes com fístulas perianais[41].

Outros antibióticos têm sido avaliados na DC tais como rifaximina (600 a 1.600 mg/dia, 3 semanas a 6 meses)[42] e claritromicina (500 mg/dia)[43] com resultados iniciais promissores.

Na RCU, há menos estudos sobre os efeitos de antibióticos. Trabalhos preliminares revelaram algum benefício no curto prazo (em conjunto com a terapia com corticoide) em pacientes com RCU moderada/grave com a tobramicina (120 mg, via oral, a cada 8 horas, 7 dias)[44]. Ciprofloxacina (500 a 750 mg, 2 vezes/dia, por 6 meses) também gerou resultados positivos, particularmente no curto prazo[45].

Na bolsite (*pouchitis*), estudos, na maioria não controlados, têm demonstrado os efeitos benéficos dos antibióticos, a saber, ciprofloxacina (1 g/dia), metronidazol (800 mg a 1,2 g/dia), rifaximina (2 g/dia), associação de rifaximina + ciprofloxacina, metronidazol + ciprofloxacina, rifaximina + ciprofloxacina e ciprofloxacina + tinidazol[30].

IMUNOMODULADORES (OU IMUNOSSUPRESSORES)

Neste grupo de medicamentos, comumente incluímos a azatioprina (AZA), a 6-mercaptopurina (6-MP), a cloroquina, a ciclosporina e o metotrexato. Mais recentemente, tacrolimus (FK 506) e micofenolato mofetil têm sido testados. A seguir, consideraremos os mais estudados e utilizados: AZA e 6-MP, ciclosporina e metotrexato[12,14].

Sem dúvida, os imunomoduladores mais estudados na DII e com os quais há considerável experiência acumulada, são a AZA e a 6-MP. Após absorção, a AZA é rapidamente convertida em 6-MP nas hemácias, havendo geração de metabólitos ativos do grupo dos 6-tioguanina nucleotídeos (6-TGN). AZA e 6-MP são potentes imunossupressores, inibindo a atividade de linfócitos T e B além de células NK (*natural killer*). AZA e 6-MP também induzem apoptose celular o que é benéfico para os pacientes com DII – em especial naqueles com DC –, cujos linfócitos e monócitos têm redução de apoptose. Em altas doses, AZA também inibe a síntese de prostaglandinas[12,14].

Na DII, AZA e 6-MP têm sido utilizadas na dose de 2 a 3 mg/kg/dia (média de 2,5 mg/kg/dia) e 1 a 1,5 mg/kg/dia, respectivamente. Ambas são drogas de ação retardada, sendo necessário um tempo de uso de pelo menos 3 a 4 meses antes de qualificarmos a situação como insucesso terapêutico[19-22].

Estudos bem controlados e metanálises têm revelado a importância da AZA e 6-MP no tratamento da DII. Com exceção das formas graves da DII (pela necessidade de uma resposta mais rápida), todas as situações envolvendo RCU e doença de Crohn (DC) podem ser beneficiadas com o tratamento com AZA ou 6-MP. De maneira geral, o uso de AZA e 6-MP está indicado nas formas corticoide-resistentes (ou refratárias) e corticoide-dependentes, facilita a redução/suspensão do corticoide (*steroid-sparing effect*), promove manutenção da remissão, é útil na DC penetrante (fistulizante) e no pós-operatório da DC no sentido de evitar recaídas[19-22,46].

Os efeitos colaterais da AZA e 6-MP ocorrem em torno de 15% e podem ser: a) de *natureza alérgica* como febre, *rash* cutâneo, mal-estar, náuseas, vômitos, dor abdominal, diarreia, hepatite e pancreatite ou; b) *não alérgica* como depressão medular (leucopenia, neutropenia, trombocitopenia, anemia), infecções, alterações de enzimas hepáticas e neoplasia. A frequência de infecções (7%) e de neoplasia (3%, p. ex., câncer de cólon, de mama, testicular, melanoma e leucemia) é semelhante à esperada na população com DII sem uso de AZA ou 6-MP. Alguns autores, entretanto, têm mostrado um risco quatro vezes maior de desenvolvimento de linfoma não Hodgkin em pacientes que fazem uso de AZA ou 6-MP. Assim, o risco de neoplasia com AZA ou 6-MP, nas doses habitualmente usadas na DII, deve ser contraposto às complicações, limitações, incapacitações e efeitos deletérios da DII em atividade. Semelhantemente, AZA e 6-MP podem ser mantidas durante a gravidez caso o médico julgue a indicação necessária[12,14].

Ciclosporina é um peptídeo extraído do fungo *Tolypocladium inflatum* que, sem dúvida, revolucionou os transplantes de órgãos e o tratamento de doenças autoimunes. Seu principal mecanismo de ação é a redução na produção de interleucina-2 (IL-2) pelas células T auxiliadoras (*T-helper*). Na DII, mostrou-se eficaz na RCU grave, não responsiva após 7 a 10 dias de corticoterapia e na DC refratária e fistulizante[19,21,27]. As doses normalmente usadas são 2 a 4 mg/kg/dia, IV, infusão contínua, por 1 a 2 semanas, seguidas da administração oral da droga na dose de 6 a 8 mg/kg/dia. Os resultados, em curto prazo, são favoráveis e oscilam entre 60 a 85%, principalmente na RCU[19,21,27]. Em médio e longo prazo, no entanto, a droga não produz bons resultados, a menos que seja acrescentado um imunossupressor do tipo AZA ou 6-MP. Durante o desmame da ciclosporina oral, haverá um período em que o paciente utilizará corticoide, ciclosporina e AZA ou 6-MP. Nesse momento, está indicada a profilaxia da pneumonia por *Pneumocystis carinii* com sulfametoxazol/trimetropim. Os grandes óbices à terapêutica com ciclosporina são o alto custo, necessidade de monitoração rígida dos seus níveis séricos (idealmente mantidos entre 150 e 350 ng/mL), interação com outras drogas e toxicidade[19,21,27].

Os efeitos colaterais da ciclosporina são relativamente frequentes, podendo chegar a 50%. São relacionados, em geral, à dose e regridem na maioria das vezes com a redução ou suspensão da droga. São eles, em ordem de frequência: parestesia, hipertensão arterial, hipertricose, insuficiência renal, cefaleia, infecções oportunistas, hiperplasia gengival, tonturas e anafilaxia. Convulsões do tipo "grande mal" podem ocorrer em pacientes com níveis séricos baixos de colesterol (< 120 mg/dL) ou com hipomagnesemia[19,21,27]. Finalmente, existe a rara possibilidade da ciclosporina provocar colite ou jejunite e até mesmo o linfoma. Assim, o emprego da ciclosporina deve ser reservado aos centros com experiência no manejo da droga e com infraestrutura para acompanhar o paciente e tratar as complicações.

Metotrexato (MTX) é um antagonista do folato e interfere na síntese de DNA. Age sobre a atividade de citocinas e mediadores inflamatórios, bloqueando a ligação da IL-1 ao seu receptor e reduzindo a síntese de IL-2, IL-6, IL-8, interferon-gama e leucotrieno B_4[31].

É o principal substituto da AZA ou 6-MP, em casos de intolerância e efeito adverso. Na dose semanal de 15 a 25 mg por via intramuscular ou subcutânea, o MTX promoveu remissão em cerca de 40 a 60% dos pacientes com DC refratária, após 12 a 16 semanas de tratamento[47,48]. As reações adversas ocorrem em 10 a 25% dos pacientes e incluem: náusea, diarreia, estomatite, leucopenia, queda de cabelo, elevação de transaminases, pneumonia por hipersensibilidade, fibrose ou cirrose hepática. A administração concomitante de ácido fólico (1 a 2 mg/dia, via oral) auxilia na prevenção da estomatite, diarreia e toxicidade medular. Quando MTX é dado em conjunto com sulfametoxazol/trimetropim, AZA ou 6-MP o risco de leucopenia grave torna-se ainda mais elevado. MTX é teratogênico e pode causar aborto sendo, portanto, contraindicado em mulheres grávidas ou que desejam engravidar. Na RCU, o MTX não parece trazer benefício[31].

ABORDAGEM TERAPÊUTICA DA RCU

Diante de um paciente com diagnóstico de RCU, deve-se estabelecer o grau de atividade da doença (leve, moderada ou grave) e a extensão da doença (RCU distal, de hemicólon esquerdo ou pancolite). Para tanto, vale a classificação de atividade da RCU preconizada por Truelove e Witts em 1955, com algumas modificações para o caso da forma grave e fulminante da doença[1-3,23,27]. No caso da avaliação da extensão da doença, a colonoscopia é o método recomendado, evitando-se o procedimento em surtos muito graves da doença[3,12].

Inicialmente são recomendadas medidas gerais como esclarecimento a respeito da doença, incluindo informações sobre seu caráter crônico, necessidade de retornos e cultivo de uma boa relação médico-paciente. Antidiarreicos e antiespasmódicos devem ser usados com parcimônia pelo risco de desenvolvimento de megacólon tóxico. Tranquilizantes e antidepressivos, se necessários, podem ser prescritos. Atenção deve ser dada à condição nutricional do paciente e o uso de nutrição enteral e/ou parenteral está recomendado para correção da desnutrição e preparo para cirurgia[49]. A diarreia sanguinolenta pode gerar desidratação, anemia e distúrbios hidreletrolíticos, desequilíbrios estes que devem ser devidamente corrigidos. Antibióticos (p. ex., ciprofloxacina, 500 mg a cada 12 horas, associada ao metronidazol, 250 a 500 mg, a cada 8 horas, ambos por via oral ou intravenosa) estão indicados, a critério médico, em casos graves ou quando há infecção comprovada[2].

O tratamento medicamentoso da RCU obedece ao esquema tradicional denominado *step-up* ("de baixo para cima"), uma designação que corresponde ao uso inicial de medicamentos com baixo potencial para efeitos colaterais e, na medida em que a doença exigir, progride-se para alternativas mais potentes do ponto de vista terapêutico, porém com potencial maior de efeitos colaterais (Figura 46.1.1)[12,14,19].

Dessa forma, em pacientes com RCU leve/moderada, recomenda-se inicialmente o uso de derivados salicílicos (sulfassalazina, 3 a 4 g/dia ou mesalazina, 2,4 a 4,8 g/dia) por via oral. A associação com tratamento tópico (enema de mesalazina) favorece a resposta terapêutica independentemente da extensão da RCU[19,21]. Caso o paciente não responda a esse tratamento, os corticoides podem ser acrescentados (p. ex., prednisona oral, 0,75 a 1 mg/kg/dia, sem ultrapassar 60 mg/dia) e retirados paulatinamente (cerca de 5 a 10 mg/semana) tão logo o paciente entre em remissão clínica. Os derivados salicílicos devem ser mantidos indefinidamente para reduzir a chance de recaídas e prevenir o câncer colorretal (Tabela 46.1.1)[15,16,19,21].

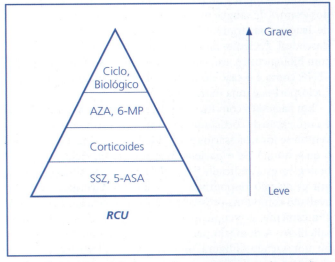

Figura 46.1.1 – Estratégia "step-up" para o tratamento da retocolite ulcerativa (RCU). SSZ = sulfassalazina; 5-ASA = mesalazina; AZA = azatioprina; 6-MP = 6-mercaptopurina; Ciclo = ciclosporina.

TABELA 46.1.1 – Derivados salicílicos no tratamento da retocolite ulcerativa (RCU). Produtos marcados com * são comercializados no Brasil

Droga	Nome comercial	Doses RCU ativa	Doses RCU remissão
Mesalazina tópica	Asalit (Supositório – sup. – 250 mg; enema 3 g)*	1 a 4 g/dia	1 g/dia ou 1 a 4 g a cada 2 ou 3 dias
	Rowasa, Salofalk, Mesasal (enema 4 g)		
	Pentasa (sup e enema 1 g)*		
	Chron-ASA 5 (enema 2 e 3 g)*		
	Mesacol (sup 250 e 500 mg)*		
Mesalazina oral	Mesacol (400 mg, 800 mg)*	3 a 4,8 g/dia	2 a 3 g/dia
	Asalit (400 mg)*		
	Pentasa (500 mg)*		
	Mesacol MMX (1,2 g)*		
	Pentasa sachê (1, 2 g)*		
Sulfassalazina (oral)	Azulfin (500 mg)*	2 a 4 g/dia	2 a 4 g/dia
Olsalazina (oral)	Dipentum (500 mg)	2 a 3 g/dia	1 a 3 g/dia
Balsalazida (oral)	Colazal, Colazide (750 mg)	2,25 a 6,75 g/dia	2,25 a 6,75 g/dia

Os pacientes dependentes de corticoide (pacientes que requerem doses, ainda que baixas, de corticoide para se manterem oligo ou assintomáticos) e os refratários ao corticoide (pacientes que não respondem após 4 a 6 semanas de tratamento com corticoide em dose adequada) devem iniciar imunossupressor oral, azatioprina (AZA, 2 a 3 mg/kg/dia) ou 6-mercaptopurina (6 MP, 1 a 1,5 mg/kg/dia). Sugere-se iniciar com 50 mg/dia de AZA ou 6-MP e, a seguir, a depender dos exames de sangue periódicos (hemograma para avaliação de leucopenia, transaminases, amilase etc.), evoluir para a dose ideal. Pacientes não responsivos são candidatos à terapia com biológicos (p. ex., anti-Fator de Necrose Tumoral – anti--TNF, como é o caso do infliximabe e do adalimumabe[19,21,50]. Ciclosporina é uma outra opção[19,21].

Em pacientes com RCU moderada/grave, a recomendação é a utilização de corticoide já no início, inclusive por via intravenosa se for necessário (p. ex., hidrocortisona, 100 mg, cada 6 ou 8 horas). Se o paciente não responder, ciclosporina ou biológico está indicado[19,21,27]. Em todas essas situações mais graves ou não responsivas, o tratamento cirúrgico deve ser avaliado como uma possível opção. Caso o paciente responda clinicamente, é recomendável a manutenção dos derivados salicílicos. A dosagem maior de mesalazina por comprimido ou por sachê configura uma excelente alternativa para os pacientes com DII em uso de salicilatos, pois aumenta consideravelmente a aderência ao tratamento (Tabela 46.1.1)[18].

ABORDAGEM TERAPÊUTICA NA DC

Da mesma forma que na RCU, as medidas gerais devem ser seguidas. Semelhantemente, é importante reconhecer o grau de atividade da DC, sua extensão e o seu comportamento (inflamatório, estenosante e penetrante ou fistulizante). Para tanto, estão disponíveis índices de atividade para a doença de Crohn, como o CDAI ("Crohn's Disease Activity Index") e o índice de Harvey e Bradshaw, entre outros[1,3]. Existem também, classificações de comportamento da doença, como a de Viena e Montreal[3]. A extensão da doença é avaliada por meio de exames endoscópicos e de imagem, como tomografia e ressonância nuclear magnética[11].

Além da estratégia tradicional (step-up), existe, na DC, também a sugestão de uma estratégia mais potente e precoce denominada top-down (Figuras 46.1.2A e B)[51,52]. Na abordagem step-up, iniciamos o tratamento com derivados salicílicos (p. ex., sulfassalazina) em casos leves de DC comprometendo o cólon e budesonida nos casos leves/moderados de DC ileocecal e/ou de cólon ascendente[20-22]. Em pacientes com doença moderada/grave ou naqueles não responsivos ao tratamento clínico inicial, prednisona pode ser empregada. Caso o paciente seja refratário ou se torne dependente de corticoide, AZA ou 6-MP está indicada[20-22]. Metotrexato (MTX) também é uma opção (25 mg por via intramuscular ou subcutânea/semana, por 12 semanas, seguida de manutenção com 15 mg/semana)[20-22,31]. A não resposta a essas medidas, coloca em foco a terapia biológica (p. ex., infliximabe, adalimumabe)[50,53]. Também a terapia nutricional, exclusiva, em geral por via enteral (dietas poliméricas ou oligoméricas), pode ser tentada, nessa fase[49,54,55]. Em crianças e adolescentes, a terapia nutricional exclusiva, por 6 a 8 semanas, constitui medida primária eficaz na maioria dos casos (resposta clínica de 70 a 80%)[21,54,55]. A manutenção com AZA ou 6-MP é eficaz, inclusive no pós-operatório[46]. O mesmo se aplica à terapia de manutenção com os biológicos[56-58]. Os corticoides e os derivados salicílicos não são drogas úteis na manutenção da remissão na DC[20-22]. A estratégia *step-up*, apesar de amplamente difundida, não parece afetar a história natural da doença[59], contudo melhora os índices de qualidade de vida.

Na estratégia *top-down* inicia-se o tratamento com biológicos e imunossupressores (p. ex., AZA, 6-MP ou MTX), evitando-se o uso de corticoides (Figura 46.1.2B)[51,52]. Tal estratégia mostrou-se mais eficaz que a *step-up* em pacientes com DC moderada/grave. De fato, a remissão endoscópica em dois anos com a estratégia *top-down* foi bem superior à obtida com a abordagem *step-up* (73,1% *top-down* versus 30,4% *step-up*, p < 0,002) (Figura 46.1.3)[51]. Também, pelo menos no curto prazo, houve redução nos índices de hospitalização e cirurgia com o uso de biológicos[13,51-53]. Em pacientes com DC moderada/grave, dependentes de corticoide ou refratários ao tratamento habitual, virgens de imunossupressores, a associação de biológico (IFX = infliximabe) com imunossupressor oral (AZA) foi mais eficaz que AZA ou IFX isoladamente (estudo SONIC)[60]. Assim, em casos selecionados, como, por exemplo, em pacientes jovens, pacientes com DC perianal e pacientes com DC suficientemente grave para merecer de início corticoide em altas doses, a estratégia *top-down* parece ser útil, com índices de remissão endoscópica apreciáveis e potencial para impactar a história natural da doença[13,51-53].

Finalmente, a estratégia "*step-up* acelerado" também é hoje bem considerada. Consiste na utilização de imunossupressores orais (ou MTX) mais precocemente, por vezes já em combinação com corticoide, suspendendo-se o corticoide a seguir e mantendo-se o imunossupressor[20-22]. Os cursos prolongados de corticoide oral bem como a sua reintrodução frequente não são mais aceitos hoje, devendo-se também evitar o seu uso na terapia de manutenção.

Mais recentemente, atenção especial tem sido dada à questão da recorrência pós-operatória na DC e na possibilidade de se prevenir a recorrência clínica e/ou endoscópica com tratamento clínico[46,56-58]. D'Haens et al.[61] avaliaram pacientes com DC submetidos a ressecção ileal ou ileocecal, com anastomose ileocolônica. Os pacientes considerados de alto risco para recaída (1 dado pelo menos dentre os seguintes: paciente jovem – menos de 30 anos –, tabagista, uso de corticoide nos últimos 3 meses, ressecção intestinal anterior, doença penetrante) receberam, todos eles, no pós-operatório (dentro de 15 dias), metronidazol (750 mg/dia) por 3 meses. Um grupo também recebeu AZA (100 mg/dia se peso < 60 kg e 150 mg/dia se peso > 60 kg) concomitantemente por 12 meses e outro recebeu placebo. Ao final de 1 ano, a recorrência endoscópica foi menor no grupo metronidazol + AZA[61]. Os efeitos colaterais foram igualmente distribuídos nos dois grupos. Os autores concluíram pelo uso da estratégia metronidazol + AZA para prevenir recorrência pós-operatória em pacientes com alto risco para recorrência. Mais recentemente, Reinisch et al.[62] compararam mesalazina (4 g/dia) com AZA (2 a 2,5 mg/kg/dia) em pacientes com recorrência endoscópica pós-operatória (avaliada 6 a 24 meses após a cirurgia). Após 1 ano, houve maior recorrência clínica no grupo mesalazina quando comparado à AZA e a melhora endoscópica foi mais

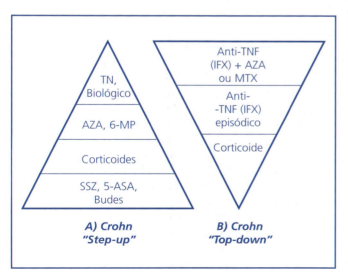

Figura 46.1.2 – Abordagem tradicional ("step-up") da doença de Crohn (A) e estratégia "top-down" (B). SSZ = sulfassalazina; 5-ASA = mesalazina; AZA = azatioprina; 6-MP = 6-mercaptopurina; TN = terapia nutricional; Budes = budesonida; MTX = metotrexato; anti-TNF (no caso o infliximabe – IFX foi o biológico testado; foi usado de forma episódica depois da indução).

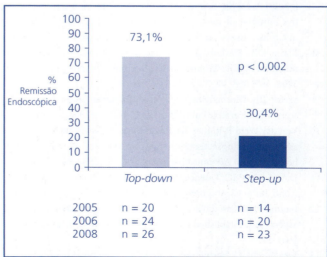

Figura 46.1.3 – Remissão endoscópica após 2 anos na doença de Crohn. Comparação entre a estratégia "step-up" e a "top-down".

evidente no grupo AZA. Entretanto, ao contrário do trabalho de D'Haens et al.[61], houve mais efeitos colaterais no grupo AZA, talvez pela forma diferente de oferta da AZA. Apesar disso, os autores concluíram pelo uso de AZA nos pacientes com recorrência endoscópica importante (índices i2a, i3 e i4 na classificação modificada de Rutgeerts), avaliada preferencialmente 6 a 12 meses após o evento cirúrgico[62]. Infliximabe também tem sido avaliado na prevenção de recorrência pós-operatória na DC[56,57].

Finalmente, a terapia nutricional na DC é recomendada em pacientes com DC desnutridos e naqueles que serão submetidos a tratamento cirúrgico[49]. A suplementação nutricional, vitamínica e de sais minerais frequentemente é requerida. Em crianças e adolescentes, como já mencionado, a terapia nutricional (via enteral com sonda ou por via oral, se tolerada) pode ser utilizada como medida exclusiva e primária, em substituição aos corticoides, com nítidas vantagens no ritmo de crescimento[54,55].

REFERÊNCIAS BIBLIOGRÁFICAS

1. Damião AOMC, Sipahi AM. Doença inflamatória intestinal. In: Castro LP, Coelho LGV (eds.). Gastroenterologia. Rio de Janeiro: Medsi; 2004. p.1105-49.
2. Damião AOMC, Rodrigues M, Damião EBC et al. Doença inflamatória intestinal. Rev Bras Med 2006; 63: 108-22.
3. Damião AOMC, Mazo DFC, Zanandréa EF. Doença inflamatória intestinal. In: Zaterka S, Magalhães AFN (eds.). Guideline em Gastroenterologia da Federação Brasileira de Gastroenterologia. Rio de Janeiro: Elsevier; 2008. p.13-42.
4. Abraham C, Cho JH. Inflammatory Bowel Disease. N Engl J Med 2009; 361: 2066-78.
5. Baumgart D, Carding SR. Inflammatory bowel disease: cause and immunobiology. Lancet 2007; 369: 1627-40.
6. Damião AOMC. Bases imunológicas e fisiopatológicas da doença inflamatória intestinal. In: Quilici F (ed.). Guia prático da doença inflamatória intestinal. Rio de Janeiro: Elsevier; 2007. p.29-48.
7. Ippoliti A, Devlin S, Mei L et al. Combination of innate and adaptive immune alterations increased the likelihood of fibrostenosis in Crohn's disease. Inflamm Bowel Dis 2010; 16: 1279-85.
8. Marks DJB, Harbord MWN, MacAllister R et al. Defective acute inflammation in Crohn's disease: a clinical investigation. Lancet 2006; 367: 668-78.
9. Sartor RB. Mechanisms of disease: pathogenesis of Crohn's disease and ulcerative colitis. Nature Clin Pract 2006; 3: 390-407.
10. Von der Weid P, Rainey KJ. Review article: lymphatic system and associated adipose tissue in the development of inflammatory bowel disease. Aliment Pharmacol Ther 2010; 32: 697-711.
11. Damião AOMC. Doença de Crohn: Novas Opções Terapêuticas. Cond Terap Gastroenterol 2007; 10: 30-44.
12. Baumgart D, Sandborn WJ. Inflammatory bowel disease: clinical aspects and established and evolving therapies. Lancet 2007; 369: 1641-57.
13. Van Assche G, Vermeire S, Rutgeerts P. The potential for disease modification in Crohn's disease. Nat Rev Gastroenterol Hepatol 2010; 7: 79-85.
14. Damião AOMC. Doença Inflamatória Intestinal. In: Silva P (ed.). Farmacologia. 8.ed. Rio de Janeiro: Guanabara Koogan; 2010. p.896-903.
15. Munkholm P, Loftus EVJr, Reinacher-Schick A et al. Prevention of colorectal cancer in inflammatory bowel disease: value of screening and 5-aminosalicylates. Digestion 2006; 73: 11-19.
16. D'Haens G. Dysplasia and cancer in ulcerative colitis: too many questions, too few answers. Digestion 2006; 73: 9-10.
17. Damião AOMC, Sipahi AM. Derivados salicílicos no tratamento clínico da doença inflamatória intestinal: novas perspectivas. Rev Hosp Clín Fac Med S Paulo 1989; 44: 271-278.
18. Ng SC, Kamm MA. Review article: new drug formulations, chemical entities and therapeutic approaches for the management of ulcerative colitis. Aliment Pharmacol Ther 2008; 28: 815-29.
19. Kornbluth A, Sachar DB. Ulcerative Colitis Practice Guidelines in Adults: American College of Gastroenterology, Practice Parameters Committee. Am J Gastroenterol 2010; 105: 501-23.
20. Lichtenstein GR, Hanauer SB, Sandborn WJ et al. Management of Crohn's disease in adults. Am J Gastroenterol 2009; 104: 465-83.
21. Brazilian Study Group of Inflammatory Bowel Diseases. Consensus Guidelines for the management of inflammatory bowel disease. Arq Gastroenterol 2010; 47: 313-25.
22. Dignass A, Van Assche G, Lindsay JO et al. The second European evidence-based Consensus on the diagnosis and management of Crohn's disease: current management. J Crohn's Colitis 2010; 4: 28-62.
23. Truelove SC, Witts LJ. Cortisone in ulcerative colitis. Final report on a therapeutical trial. Br Med J 1955; 2: 1041-8.
24. Modigliani R, Mary J, Simon J. Clinical, biological and endocopic picture of attacks of Crohn's disease. Evolution on prednisolone. Gastroenterology 1990; 98: 811-8.
25. Munkholm P, Langholz E, Davidsen M et al. Frequency of glucocorticoid resistance and dependency in Crohn's disease. Gut 1994; 35: 360-2.
26. Modigliani R. Optimal use of old drugs. In: Caprilli R (ed.). Inflammatory bowel disease – Trigger factors and trends in therapy. Stuttgart: Schattauer; 1997. p.129-41.
27. Daperno M, Sostegni R, Rocca R et al. Review article: medical treatment of severe ulcerative colitis. Alimen Pharmacol Ther 2002; 16 (Suppl 4): 7-12.
28. Greenberg GR, Feagan BG, Martin F et al. Oral budesonide for active Crohn's disease. Canadian Inflammatory Bowel Disease Study Group. N Engl J Med 1994; 331: 836-41.
29. Man SM, Kaakoush NO, Mitchell HM. The role of bacteria and pattern-recognition receptors in Crohn's disease. Nat Rev Gastroenterol Hepatol 2011; 8: 152-68.
30. Keohane J, Shanahan F. Therapeutic manipulation of the microbiota in inflammatory bowel disease: antibiotics and probiotics. In: Targan SR, Shanahan F, Karp LC (ed.). Inflammatory Bowel Disease: translating basic science into clinical practice. London: Wiley-Blackwell; 2010. p.392-401.
31. Feagan B, McDonald JWD. Crohn's disease. In: McDonald JWD, Burroughs AK, Feagan BG, Fennerty MB (ed.). Evidence-based Gastroenterology & Hepatology. 3.ed. London: Wiley-Blackwell; 2010. p.211-31.

32. Sutherland L, Singleton J, Sessions J et al. Double-blind, placebo controlled trial of metronidazole in Crohn's disease. Gut 1991; 32: 1071-5.
33. Ursing B, Alm T, Barany F et al. A comparative study of metronidazole and sulfasalazine for active Crohn's disease: the cooperative Crohn's disease study in Sweden. II. Result. Gastroenterology 1982; 83: 550-62.
34. Bressler B, Sands BE. Review article: medical therapy for fistulizing Crohn's disease. Aliment Pharmacol Ther 2006; 24: 1283-93.
35. Rutgeerts P, Hiele M, Geboes K et al. Controlled trial of metronidazole treatment for prevention of Crohn's recurrence after ileal resection. Gastroenterology 1995; 108: 1617-21.
36. Rutgeerts P, Van Assche G, Vermeire S et al. Ornidazole for prophylaxis of postoperative Crohn's disease recurrence: a randomized, double-blind, placebo-controlled trial. Gastroenterology 2005; 128: 856-61.
37. Colombel JF, Lémann M, Cassagnou M et al. A controlled trial comparing ciprofloxacin with mesalazine for the treatment of active Crohn's disease. Groupe d'Etudes Therapeutiques des Affections Inflammatoires Digestives (Getaid). Am J Gastroenterol 1999; 94: 674-8.
38. Prantera C, Zannoni F, Scribano ML et al. An antibiotic regimen for the treatment of active Crohn's disease: a randomized, controlled clinical trial of metronidazole plus ciprofloxacin. Am J Gastroenterol 1996; 91: 328-32.
39. Steinhart AH, Feagan BG, Wong CJ et al. Combined budesonide and antibiotics therapy for active Crohn's disease: a randomized controlled trial. Gastroenterology 2002; 123: 33-40.
40. West RL, Van der Woude CJ, Hansen BE et al. Clinical and endosonographic effect of ciprofloxacin on the treatment of perianal fistulae in Crohn's disease with infliximab: a double-blind placebo – controlled study. Aliment Pharmacol Ther 2004; 20: 1329-36.
41. Dejaco C, Harrer M, Waldhoer T et al. Antibiotic and azathioprine for the treatment of perianal fistulas in Crohn's disease. Aliment Pharmacol Ther 2003; 18: 1113-20.
42. Prantera C, Lochs H, Campieri M et al. Antibiotic treatment of Crohn's disease: results of a multicentre, double blind, randomized, placebo-controlled trial with rifaximin. Aliment Pharmacol Ther 2006; 23: 1117-25.
43. Leiper K, Morris AI, Rhodes JM. Open label trial of oral clarithromycin in active Crohn's disease. Aliment Pharmacol Ther 2000; 14: 801-6.
44. Burke DA, Axon AT, Clayden SA et al. The efficacy of tobramycin in the treatment of ulcerative colitis. Aliment Pharmacol Ther 1990; 4: 123-9.
45. Turunen UM, Farkkila MA, Hakala K et al. Long-term treatment of ulcerative colitis with ciprofloxacin: a prospective, double-blind, placebo-controlled study. Gastroenterology 1998; 115: 1072-8.
46. Regueiro M. Management and prevention of postoperative Crohn's disease. Inflamm Bowel Dis 2009; 15: 1583-90.
47. Kozarek RA, Patterson DJ, Gelfand MD et al. Methotrexate induces clinical and histologic remission in patients with refractory inflammatory bowel disease. Ann Intern Med 1989; 110: 353-6.
48. Feagan BG, Rochon J, Fedorak RN et al. Methotrexate for the treatment of Crohn's disease. The North American Crohn's Study Group Investigators. N Engl J Med 1995; 332: 292-7.
49. Damião AOMC, Amarante D, Pinheiro-César M. Terapêutica nutricional nas Doenças Inflamatórias Intestinais. In: Cury DB, Moss AC (ed.). Doenças Inflamatórias Intestinais. Retocolite Ulcerativa e Doença de Crohn. Rio de Janeiro: Rubio; 2011. p.151-70.
50. Damião AOMC. Doença Inflamatória Intestinal: Terapêutica Biológica. J Bras Gastroenterol 2009; 9: 4-7.
51. D'Haens G, Baert F, Van Assche G et al. Early combined immunosupression or conventional management in patients with newly diagnosed Crohn's disease: an open randomised trial. Lancet 2008; 371: 660-7.
52. D'Haens GR. Top-down therapy for IBD: rationale and requisite evidence. Nat Rev Gastroenterol Hepatol 2010; 7: 86-92.
53. Van Assche G, Vermeire S, Rutgeerts P. Mucosal healing and anti TNFs in IBD. Curr Drug Targets 2010; 11: 227-33.
54. Borrelli O, Cordischi L, Cirulli M et al. Polymeric diet alone versus corticosteroids in the treatment of active pediatric Crohn's disease: a randomized controlled open-label trial. Clin Gastroenterol Hepatol 2006; 4: 744-53.
55. Canani RB, Terrin G, Borrelli O et al. Short- and long-term therapeutic efficacy of nutritional therapy and corticosteroids in paediatric Crohn's disease. Dig Liver Dis 2006; 38: 381-7.
56. Regueiro M, Schraut W, Baidoo L et al. Infliximab prevents Crohn's disease recurrence after ileal resection. Gastroenterology 2009; 136: 441-50.
57. Sorrentino D, Paviotti A, Terrosu G et al. Low-dose maintenance therapy with infliximab prevents postsurgical recurrence of Crohn's disease. Clin Gastroenterol Hepatol 2010; 8: 591-9.
58. Yamamoto T. Prevention of recurrence after surgery for Crohn's disease: efficacy of infliximab. World J Gastroenterol 2010; 16: 5405-10.
59. Cosnes J, Cattan S, Blain A et al. Long-term evolution of disease behavior of Crohn's disease. Inflamm Bowel Dis 2002; 8: 244-50.
60. Colombel JF, Sandborn WJ, Reinisch W et al. Infliximab, Azathioprine, or combination therapy for Crohn's disease. N Engl J Med 2010; 362: 1383-95.
61. D'Haens GR, Vermeire S, Van Assche G et al. Therapy of metronidazole with azathioprine to prevent postoperative recurrence of Crohn's disease: a controlled randomized trial. Gastroenterology 2008; 135: 1123-9.
62. Reinisch W, Angelberger S, Petritsch W et al. Azathioprine versus mesalazine for prevention of postoperative clinical recurrence in patients with Crohn's disease with endoscopic recurrence: efficacy and safety results of a randomised, double-blind, double-dummy, multicentre trial. Gut 2010; 59: 752-9.

TRATAMENTO CLÍNICO DAS DOENÇAS INFLAMATÓRIAS INTESTINAIS

46.2 Terapia Biológica

Magaly Gemio Teixeira
Alexandre Medeiros do Carmo
Maria Fernanda Zuttin Franzini

INTRODUÇÃO

Um grande progresso na compreensão das doenças inflamatórias intestinais tem ocorrido ao longo das últimas décadas. Aceita-se, atualmente, o fato de que essas doenças são o resultado da interação de vários fatores ambientais, da microbiota intestinal, de alterações das respostas imunes adaptativa e inata e do resultado de múltiplas alterações genéticas. Esses fatores interagem em cada paciente de forma diversa, levando a uma manifestação clínica personalizada, implicando em um tratamento individualizado. A complexidade da doença demandará muitos estudos para que se obtenham resultados. A interação da genética com imunobiologia, bioquímica, biologia molecular e engenharia genética, além de tentar elucidar a etiopatogênese, permite o desenvolvimento de novas drogas para seu tratamento. Esse novo grupo de drogas, chamado de biológicos, abriu perspectivas para induzir e manter a remissão.

O estudo da reação inflamatória mostrou a importância do fator de necrose tumoral alfa (TNF-alfa). Sua habilidade em recrutar células inflamatórias circulantes para o local da inflamação, em induzir edema, ativar a coagulação, seu papel na formação de granuloma são de relevância na doença inflamatória intestinal. Tanto em modelos animais como em humanos, a colite é caracterizada por expressão de altos níveis de TNF-alfa na mucosa intestinal[1].

Esses conhecimentos levaram à produção de um anticorpo monoclonal quimérico, o infliximabe, inicialmente conhecido como cA2. No primeiro estudo clínico controlado, 108 pacientes com doença de Crohn moderada a grave, resistente à terapia tradicional, foram divididos em quatro grupos e receberam uma dose única de placebo ou cA2, nas doses de 5, 10 e 20 mg/kg de peso por infusão endovenosa. O objetivo primário do estudo era a obtenção de resposta clínica definida como redução de pelo menos 70 pontos no índice de atividade da doença de Crohn (IADC), quatro semanas após a administração. A resposta foi de 17% no placebo, 81% no grupo que recebeu 5 mg/kg, 50% no grupo de 10 mg/kg e de 64% no grupo de 20 mg/kg. A remissão foi mantida por três meses em quase todos os doentes que haviam respondido ao tratamento inicial[2]. Estudo multicêntrico demonstrou que o retratamento com infliximabe foi eficaz e bem tolerado[3].

O grupo Accent 1 realizou estudo controlado randomizado para verificar o benefício da manutenção da terapia com infliximabe em 573 pacientes que haviam respondido a infusão única. Demonstrou que a possibilidade de manutenção da resposta nas semanas 30 e 54 era maior quando associada a terapia de manutenção. Comprovou ainda que a possibilidade de interromper os corticosteroides era maior quando o infliximabe era aplicado a intervalos bimensais[4]. Seguiu-se outro trabalho de destaque, pelo mesmo grupo. O objetivo deste era comparar pacientes que recebiam infliximabe de forma continuada a intervalos de oito semanas comparados àqueles que o recebiam de forma esporádica. Verificou-se que a resposta era melhor nos pacientes que recebiam a medicação de forma programada, inclusive com maior índice de cicatrização de mucosa, e que o desenvolvimento de anticorpos contra o infliximabe foi menor. O número de internações e operações também foi menor no grupo que recebeu tratamento contínuo[5]. Este achado foi confirmado por outros autores[6,7].

Em resumo, esses trabalhos demonstraram que a melhor dose do infliximabe era a de 5 mg/kg de peso e que os melhores resultados eram obtidos com a aplicação programada bimensal.

Recomenda-se que os pacientes recebam anti-histamínico ou corticosteroides se tiverem história prévia de reação à infusão e pelo risco de reações do tipo hipersensibilidade tardia. É fundamental a exclusão de tuberculose antes do tratamento e de infecções em geral[8]. Estudo retrospectivo de 500 pacientes com seguimento médio de 17 meses na clínica Mayo mostrou a ocorrência de reações agudas em 3,8% dos pacientes. Vinte pacientes apresentaram infecção grave: sepse fatal (2), pneumonia (8 sendo 2 casos fatais), infecção viral (6), abscesso intra-abdominal (2), necessitando tratamento cirúrgico, celulite em membro superior (1) e histoplasmose (1). Em conclusão, embora geralmente bem tolerado, é necessário estar atento para a possibilidade de infecções oportunísticas, sepse e reações autoimunes[9].

Outro motivo de preocupação no referente ao tratamento com infliximabe é a possibilidade de efeitos adversos, pelo fato de ser quimérico. Esse fato ensejou a indicação do uso concomitante de terapia imunossupressiva, em geral, azatioprina ou 6-mercaptopurina (6-MP), para reduzir a eventual formação de anticorpos anti-infliximabe[10]. Esta associação também redundava em melhor resultado terapêutico como comprovado em estudos ulteriores[10,11].

As primeiras publicações do uso do infliximabe na retocolite ulcerativa (RCU) foram em 2001[12]. Active Ulcerative Colitis Trials 1 e 2 (Act 1 e 2) avaliaram a eficácia da terapia de indução e manutenção com o infliximabe no tratamento da RCU de intensidade moderada a grave[13]. E, em 2006, o infliximabe foi liberado pelo FDA (Food and Drug Administration) e, no mesmo ano, também no Brasil, pela Anvisa (Agência Nacional de Vigilância Sanitária) para o uso em RCU grave refratária aos tratamentos convencionais. As taxas de remissão clínica com o uso de infliximabe são inferiores na RCU, quando comparadas com a doença de Crohn.

INDICAÇÕES

As indicações para o uso do infliximabe foram paulatinamente ampliadas no decorrer do tempo. Analisaremos, apenas, as relacionadas com a doença inflamatória intestinal:
- Doença intestinal inflamatória (doença de Crohn e retocolite ulcerativa) não responsiva à terapia convencional ou casos em que os pacientes tenham apresentado intolerância a aqueles medicamentos.
- Pacientes que apresentem resposta clínica com corticosteroides, porém estejam dependentes desta medicação.
- Manifestações extraintestinais como articulares, dermatológicas, oftalmológicas.
- Retardo de crescimento em crianças.
- Manifestações perianais da doença de Crohn, tais como fístulas, fissuras, úlceras. O melhor resultado no tratamento das fístulas perianais está associado ao tratamento cirúrgico concomitante à colocação de sedenhos[14-16]. O infliximabe consegue fechar os orifícios externos porém não os internos[17]. A persistência da inflamação residual no trajeto fistuloso causa recorrência das fístulas e mesmo abscessos pélvicos ao longo do tempo. Por essa razão, o tratamento cirúrgico bem conduzido das fístulas é importante para sua resolução.
- Bolsite pós retocolectomia total e feitura de reservatório ileal. Os resultados tem se mostrado promissores, embora poucos trabalhos tenham sido publicados[18,19].
- Pós-operatório de pacientes com doença de Crohn com alto risco de recorrência[20].
- Alguns autores sugerem que, mesmo com doses menores do que as tradicionais, os doentes possam se beneficiar no que tange à recorrência pós-operatória[21].

QUANDO INTRODUZIR O TRATAMENTO

No início do emprego da terapia biológica, as indicações eram restritas aos casos moderados ou graves que não respondiam à terapia convencional. Na verdade, o infliximabe era visto como terapia de resgate, ou seja, quando nada funcionava e ao doente só restava o tratamento cirúrgico, administrava-se o infliximabe. Mesmo nesta situação adversa, verificou-se a melhora do quadro clínico associada à cicatrização da mucosa. A cicatrização da mucosa, embora obtida por outros medicamentos no passado, nunca foi valorizada pela falta de correlação efetiva com a melhora do quadro clínico. No caso do infliximabe, no entanto, a elevada taxa de cicatrização da mucosa com melhora da sintomatologia, diminuição das internações hospitalares e menor número de indicações cirúrgicas suscitaram a possibilidade de se mudar a história natural da doença, aspecto em que até recentemente não se cogitava. Se a droga era efetiva mesmo em casos de lesão já consolidada, fazia sentido supor que, ao se aplicar a droga na fase inicial da doença, antes da instalação de complicações graves, estas poderiam ser evitadas. Esse raciocínio deu início à inversão do tratamento clínico da doença de Crohn. Em casos moderados a graves, em vez de se iniciar o tratamento com as drogas convencionais, fazê-lo com o infliximabe e depois, de acordo com o resultado, considerar a possibilidade de suspendê-lo e manter o paciente com outras drogas. Esse tipo de abordagem é conhecido com o nome de terapia regressiva, do inglês *top-down*[22].

Acredita-se atualmente que a cicatrização da mucosa possa ser um marcador da doença, uma vez que parece refletir a inflamação e a lesão tecidual que leva à formação de fibrose e fístulas, que são as principais indicações para tratamento cirúrgico[23].

CUIDADOS ANTES DA APLICAÇÃO

Por se tratar de imunossupressor potente, o infliximabe não deve ser administrado a pacientes com infecção, principalmente tuberculose latente ou ativa. Todos os pacientes devem ser submetidos a radiografia de tórax e PPD. O PPD (proteína derivada purificada) apresenta limitações quanto à sensibilidade e à especificidade. Há interferência com vacinação prévia pela BCG e interferência por outras doenças imunossupressoras. Se o resultado for positivo, o paciente deverá ser encaminhado ao infectologista. Se for comprovada a presença de tuberculose, o paciente deverá ser tratado previamente antes de receber o infliximabe.

Antes do início do tratamento, o paciente deverá atualizar sua vacinação. Após o início da terapia, estão contraindicadas as vacinas com vírus vivos: poliomielite, rubéola, sarampo, caxumba, febre amarela, cólera. As mulheres devem ser submetidas a exame ginecológico e a coleta de Papanicolau antes do início do tratamento.

EFEITOS COLATERAIS

Infecções graves podem ocorrer em 4,9% a 6% dos pacientes[9,10]. Estudo prospectivo envolvendo 6.290 pacientes, dos quais 3.179 recebiam infliximabe, avaliou a segurança do medicamento comparada à medicação convencional (prednisona e imunomoduladores). Concluiu que os índices de mortalidade foram similares e que o risco aumentado para o aparecimento de infecções no grupo tratado com infliximabe podia ser explicado mais provavelmente pela gravidade da doença e pelo uso de corticosteroides[24].

A maior preocupação em relação ao medicamento a longo prazo é a probabilidade de desenvolvimento de linfoma. O assunto é controverso, uma vez que a própria doença inflamatória intestinal aumenta a incidência de linfoma, além de outros medicamentos utilizados, como a azatioprina.

CONTRAINDICAÇÕES

São contraindicações ao uso do infliximabe alterações desmielinizantes preexistentes, neoplasias presentes ou prévias, incluindo linfoma (devem ser orientadas por oncologista), abscessos, obstrução intestinal, síndrome da imunodeficiência adquirida, hepatite B e C, transplantados em uso de imunossupressores, intolerância aos componentes, antecedentes de hipersensibilidade ao infliximabe, a outras proteínas murinas ou a qualquer um dos excipientes, insuficiência cardíaca moderada ou grave (classe III ou IV de NYHA).

O mais importante, no entanto, é lembrar que a medicação não deve ser prescrita para os pacientes que têm indicação cirúrgica. A persistência da aplicação nesta circunstância só agrava o quadro clínico, permitindo o desenvolvimento de complicações graves que aumentam a morbimortalidade cirúrgica.

OUTRAS DROGAS
Adalimumabe

O adalimumabe (Humira®) é também um anticorpo monoclonal recombinante, do tipo IgG1, com alta afinidade e especificidade ao TNF solúvel humano, diferenciando-se do infliximabe por ser totalmente humano e por ter administração por via subcutânea.

O início da terapia com o adalimumabe foi para tratamento de artrite reumatoide, artrite psoriática, psoríase e espondilite anquilosante, sendo inicialmente liberado pelo FDA e Anvisa no Brasil, para estes fins. Somente em 2007 teve sua aprovação para o uso no tratamento da doença de Crohn.

O primeiro estudo sobre segurança e eficácia de indução da remissão clínica do adalimumabe na doença de Crohn foi publicado em 2006 e foi chamado CLASSIC I (Clinical assessment of Adalimumab Safety and eficacy Studied). Um total de 299 pacientes com doença de Crohn, nunca tratados com terapia biológica, foram randomizados para receber injeções subcutâneas nas semanas 0 e 2 com adalimumabe 40 mg/20 mg, 80 mg/40 mg, 160 mg/80 mg ou placebo. As taxas de remissão na 4ª semana, nas doses ora citadas, foram, respectivamente, 18, 24, 36 e 12%, sugerindo melhor resposta terapêutica com doses maiores do biológico[25].

O estudo Classic II teve como objetivo principal avaliar a manutenção da remissão clínica induzida pelo adalimumabe em 276 pacientes do estudo Classic I. Após as induções da semana 0 e 2, os pacientes receberam mais duas doses quinzenais de 40 mg de adalimumabe. Os 55 pacientes que entraram em remissão foram randomizados em três grupos: manutenção do adalimumabe semanal, quinzenal ou placebo. Ao final de 56 semanas de acompanhamento, 83, 79 e 44% dos pacientes ainda continuavam em remissão, respectivamente, nos grupos de uso semanal, quinzenal e placebo[26]. O estudo CHARM (Crohn's trial of the fully Human antibody Adalimumab for Remission Maintenance) também avaliou o melhor esquema de adalimumabe na manutenção da remissão clínica em 854 pacientes com doença de Crohn durante 56 semanas e não encontrou diferença entre adalimumabe 40 mg semanal ou quinzenal. Portanto, preconizou-se a dose de 40 mg a cada duas semanas na manutenção da remissão clínica[27]. O tratamento com adalimumabe também demonstrou benefícios na cicatrização de fístulas por até dois anos, conforme demonstrado no estudo Adhere (Additional long-term Dosing with Humira to Evaluate sustained Remission and Efficacy)[28].

Apesar da eficácia demonstrada dos agentes biológicos na remissão da doença de Crohn, alguns pacientes não respondiam ao tratamento com o primeiro biológico. Surgiu, então, a dúvida, se estes pacientes se beneficiariam com o segundo biológico. Assim, o estudo GAIN (Gauging Adalimumab efficacy in Infliximab Nonresponders) teve como objetivo avaliar a resposta do adalimumabe na indução da remissão em 325 pacientes com doença de Crohn não responsivos ou intolerantes ao infliximabe. Após quatro semanas de uso de adalimumabe ou placebo, o primeiro grupo apresentou remissão em 21%, comparado com 7% do grupo placebo[29].

Com relação à retocolite ulcerativa (RCU), até o presente momento, o adalimumabe ainda não foi liberado para seu tratamento[30,31].

Etanercept

O etanercept (Embrel®) é uma proteína humana geneticamente modificada composta por um dímero de porções extracelulares de receptores de TNF-alfa humano fusionadas. Não foi, porém, significativamente efetivo no tratamento, na doença de Crohn, por isso seu uso está liberado para doenças reumatológicas, mas não para DII[32].

Certolizumabe Pegol

O certolizumabe pegol (Cimzia®) é um anticorpo monoclonal que combina o fragmento Fab' do anticorpo humano anti-TNF-alfa com polietileno glicol[33]. Foi aprovado pelo FDA em 2008 para o uso no tratamento da doença de Crohn em pacientes com doença moderada a grave que tiveram uma resposta inadequada à terapia convencional. Sua administração é subcutânea e deve ser realizada na dose de 400 mg nas semanas 0, 2 e 4 e, se houver resposta à terapia, manter 400 mg (duas injeções subcutâneas de 200 mg em locais diferentes) a cada quatro semanas.

O estudo multicêntrico Precise 1 evidenciou modesta melhora clínica na resposta, mas sem melhora nas taxas de remissão quando comparados o certolizumabe pegol e o placebo em pacientes com doença de Crohn moderada a grave[34].

No estudo Precise 2, evidenciou-se que os pacientes que tinham obtido resposta ao tratamento nas seis semanas de indução apresentavam probabilidade maior de manter remissão nas 26 semanas do que os que tinham recebido placebo[35]. Trabalho de revisão confirma este resultado e um interessante estudo considera o certolizumabe pegol como uma possibilidade terapêutica nos pacientes intolerantes ou que se tornaram irresponsivos ao adalimumabe e ao infliximabe[36,37]. Esta droga ainda não foi liberada pela Anvisa.

Golimumabe

O golimumabe (Simponi®) é um anticorpo monoclonal humano anti TNF-alfa, do tipo IgG1, derivado de camundongos TNF-imunizados manipulados geneticamente para expressar IgGs humana. Sendo altamente estável com alta afinidade e capacidade de neutralizar TNF-alfa humano, permite o uso de doses equivalentes menores do que os outros agentes anti-TNF-alfa disponíveis atualmente[38]. A administração é subcutânea, mensal, porém seu uso ainda não foi liberado para DII, mas alguns trabalhos demonstram resultados animadores inclusive para RCU[39-41].

Natalizumabe

O natalizumabe (Tysabri®, previamente conhecido como Antegren) é um anticorpo monoclonal humanizado contra a integrina alfa[4], que inibe a adesão leucocitária e a migração para o tecido inflamado. A droga mostrou-se mais eficaz do que o placebo em manter remissão em doença de Crohn moderada a grave.

Foram descritos casos de leucoencefalopatia multifocal progressiva (LMP) que se caracteriza por doença do sistema nervoso central desmielinizante, associada ao poliomavírus JC humano e fatal. Este fato levou à retirada da droga do mercado em 2005 sendo, no entanto, reintroduzida em 2006 no mercado dos Estados Unidos, mas não no europeu. Em razão do risco de LMP, a droga pode ser administrada apenas em um programa restrito de distribuição (programa Touch)[42].

Em relação ao tratamento das doenças inflamatórias, enfrentam-se vários obstáculos. Os resultados para um determinado paciente são imprevisíveis, duração limitada, de aderência difícil, não acessíveis a todos e caros. Há preocupação com efeitos colaterais a curto e longo prazo. Ainda faltam normas seguras baseadas em evidências para quando utilizar um determinado medicamento, em que momento iniciar sua prescrição e se o tratamento pode ou não ser interrompido e, em caso afirmativo, quando as drogas biológicas injetarem otimismo e alento para médicos e pacientes e mostrarem-se promissoras para a obtenção de resultados ainda melhores no futuro com o advento de novos compostos.

REFERÊNCIAS BIBLIOGRÁFICAS

1. van Montfrans C, Camoglio L, van Deventer SJ. Immunotherapy of Crohn's disease. Mediators Inflamm 1998; 7 (3): 149-52.
2. Targan SR, Hanauer SB, van Deventer SJH et al. A short-term study of chimeric monoclonal antibody cA2 to tumor necrosis factor alpha for Crohn's disease. Crohn's Disease cA2 Study Group. N Engl J Med 1997; 337 (15): 1029-35.
3. Rutgeerts P, D'Haens G, Targan S et al. Efficacy and safety of retratment with anti-tumor necrosis factor antibody (Infliximab) to maintain remission in Crohn's disease. Gastroenterology 1999; 117: 761-9.
4. Hanauer SB, Feagan BG, Lichtenstein GR et al. Maintenance infliximab for Crohn's disease: the ACCENT I randomised trial. ACCENT I Study Group. Lancet 2002; 359 (9317): 1541-9.
5. Rutgeerts P, Feagan BG, Lichtenstein GR et al. Comparison of scheduled and episodic treatment strategies of infliximab in Crohn's disease.Gastroenterology 2004; 126 (2): 402-13.
6. Lichtenstein GR, Songkai Y, Bala M et al. Infliximab maintenance treatment reduces hospitalizations, surgeries, and procedures in fistulizing Crohn's disease. Gastroenterology 2005; 128: 862-9.
7. Sands BE, Anderson FH, Bernstein CN et al. Infliximab maintenance therapy for fistulizing Crohn's disease. N Engl J Med 2004; 350: 876-85.
8. Sandborn WJ, Hanauer SB. Infliximab in the treatment of Crohn's disease: a user's guide for clinicians. Am J Gastroenterol 2002; 97: 2962-72.
9. Colombel JF, Loftus Jr E, Tremaine WJ et al. The safety profile of infliximab in patients with Crohn's disease: The Mayo clinic experience in 500 patients. Gastroenterology 2004; 126: 19-31.
10. Colombel JF, Sandborn WJ, Reinisch W et al. SONIC Study Group. Infliximab, azathioprine, or combination therapy for Crohn's disease. N Engl J Med 2010; 362 (15): 1383-95.
11. Sokol H, Seksik P, Carrat F et al. Usefulness of co-treatment with immunomodulators in patients with inflammatory bowel disease treated with scheduled infliximab maintenance therapy. Gut 2010; 59 (10): 1363-8.
12. Sands BE, Tremaine WJ, Sandborn WJ et al. Infliximab in the treatment of severe, steroid-refractory ulcerative colitis: A pilot study. Inflamm Bowel Dis 2001; 7: 83-88.

13. Rutgeerts P, Sandborn WJ et al. Infliximab for induction and maintenance therapy for ulcerative colitis. N Engl J Med 2005; 353 (23): 2462-76.
14. Gaertner WB, Decanini A, Mellgren A et al. Does infliximab infusion impact results of operative treatment for Crohn's perianal fistulas? Dis Colon Rectum 2007; 50 (11): 1754-60.
15. Sciaudone G, Di Stazio C, Limongelli P et al. Can Treatment of complex perianal fistulas in Crohn disease: infliximab, surgery or combined approach. J Surg 2010; 53 (5): 299-304.
16. Tanaka S, Matsuo K, Sasaki T et al. Clinical advantages of combined seton placement and infliximab maintenance therapy for perianal fistulizing Crohn's disease: when and how were the seton drains removed? Hepatogastroenterology 2010; 57 (97): 3-7.
17. Van Assche G, Vanbeckevoort D, Bielen D et al. Magnetic resonance imaging of the effects of infliximab on perianal fistulizing Crohn's disease. Am J Gastroenterol 2003; 98 (2): 332-9.
18. Calabrese C, Gionchetti P, Rizzello F et al. Short-term treatment with infliximab in chronic refractory pouchitis and ileitis. Aliment Pharmacol Ther 2008; 27: 759-64.
19. Viscido A, Kohn A, Papi C, Caprilli R. Management of refractory fistulizing pouchitis with infliximab. Eur Rev Med Pharmacol Sci 2004; 8 (5): 239-46.
20. Swoger JM, Regueiro M. Preventive therapy in postoperative Crohn's disease. Curr Opin Gastroenterol 2010; 26 (4): 337-43.
21. Sorrentino D, Paviotti A, Terrosu G et al. Low-dose maintenance therapy with infliximab prevents postsurgical recurrence of Crohn's disease.Clin Gastroenterol Hepatol 2010; 8 (7): 591-9.
22. Lin MV, Blonski W, Lichtenstein GR. What is the optimal therapy for Crohn's disease: step-up or top-down?Expert Rev Gastroenterol Hepatol 2010; 4 (2):167-80.
23. Schnitzler F, Fidder H, Ferrante M et al. Mucosal healing predicts long-term outcome of maintenance therapy with infliximab in Crohn's disease. Inflamm Bowel Dis 2009; 15 (9): 1295-301.
24. Lichtenstein GR, Feagan BG, Cohen RD et al. Serious infrctions and mortality in association with therapies for Crohn's Disease: TREAT registry. Clin Gastroenterol Hepatol 2006; 4: 621-30.
25. Hanauer SB, Sandborn WJ, Rutgeerts P et al. Human anti-tumor necrosis factor monoclonal antibody (adalimumab) in Crohn's disease: the CLASSIC-I Trial. Gastroenterology 2006; 130: 323-33.
26. Sandborn WJ, Hanauer SB, Rutgeerts P et al. Adalimumab for maintenance treatment of Crohn's disease: results of the CLASSIC II trial. Gut 2007; 56 (9): 1232-9.
27. Colombel JF, Sandborn WJ, Rutgeerts P et al. Adalimumab for maintenance of clinical response and remission in patients with Crohn's disease: the CHARM trial. Gastroenterology 2007; 132 (1): 52-65.
28. Panaccione R, Colombel JF, Sandborn WJ et al. Adalimumab sustains clinical remission and overall clinical benefit after 2 years of therapy for Crohn's disease. Aliment Pharmacol Ther 2010; 31 (12): 1296-309.
29. Sandborn W J, Rutgeerts P, Enns R et al. Adalimumab induction therapy for Crohn disease previously treated with infliximab: a randomized trial. Ann Intern Med 2007; 146 (12): 829-38.
30. Afif W, Leighton J A, Hanauer SB et al. Open-label study of adalimumab in patients with ulcerative colitis including those with prior loss of response or intolerance to infliximab. Inflamm Bowel Dis 2010; 15: 1302-7.
31. Gies N, Kroeker K I, Wong K, Fedorak RN. Treatment of ulcerative colitis with adalimumab or infliximab: long-term follow-up of a single-centre cohort. Aliment Pharmacol Ther 2010; 32 (4): 522-8.
32. Sandborn WJ, Hanauer SB, Katz S et al. Etanercept for active Crohn's disease: a randomized, double-blind, placebo-controlled trial. Gastroenterology 2001; 121 (5): 1088-94.
33. Schreiber S, Rutgeerts P, Fedorak RN et al. CDP870 Crohn's Disease Study Group A randomized, placebo-controlled trial of certolizumab pegol (CDP870) for treatment of Crohn's disease. Gastroenterology 2005; 129 (3): 807-18.
34. Sandborn WJ, Feagan BG, Stoinov S et al. Certolizumab pegol for the treatment of Crohn's disease. N Engl J Med 2007; 357: 228-38.
35. Schreiber S, Khaliq-Kareemi M, Lawrance IC et al. For the PRECISE 2 Study Investigators. Maintenance therapy with certolizumab pegol for Crohn's disease. N Engl Med 2007; 357: 239-50.
36. Allez M, Vermeire S, Mozziconacci N et al. The efficacy and safety of a third anti-TNF monoclonal antibody in Crohn's disease after failure of two other anti-TNF antibodies. Aliment Pharmacol Ther 2010; 31 (1): 92-101.
37. Rivkin A. Certolizumab pegol for the management of Crohn's disease in adults. Clin Ther 2009; 31 (6): 1158-76.
38. Shealy D, Cai A, Staquet K, Baker A et al. Characterization of golimumab, a human monoclonal antibody specific for human tumor necrosis factor alpha. MAbs 2010; 2 (4): 428-39.
39. Emery P, Fleischmann RM, Moreland LW et al. Golimumab, a human anti-tumor necrosis factor alpha monoclonal antibody, injected subcutaneously every four weeks in methotrexate-naive patients with active rheumatoid arthritis: twenty-four-week results of a phase III, multicenter, randomized, double-blind, placebo-controlled study of golimumab before methotrexate as first-line therapy for early-onset rheumatoid arthritis. Arthritis Rheum 2009; 60 (8): 2272-83.
40. Hutas G. Golimumab as the first monthly subcutaneous fully human anti-TNF-alpha antibody in the treatment of inflammatory arthropathies. Immunotherapy 2010; 2 (4): 453-60.
41. Mazumdar S, Greenwald D. Golimumab. MAbs 2009; 1 (5): 422-31.
42. Bickston SJ, Muniyappa K. Natalizumab for the treatment of Crohn's disease.Expert Rev Clin Immunol 2010; 6 (4): 513-9.

TRATAMENTO CLÍNICO DAS DOENÇAS
INFLAMATÓRIAS INTESTINAIS

Papel da Terapia Nutricional

46.3

Maria Isabel Toulson Davisson Correia
Talita Mayra Resende Ferreira

ESTADO NUTRICIONAL

A desnutrição é condição comum em pacientes com doença inflamatória intestinal (DII) e está relacionada com pior prognóstico da doença, desequilíbrio da barreira intestinal, maior taxa de complicações clínicas e diminuição da qualidade de vida[1-6].

A etiologia da desnutrição nesta população é multifatorial e o estado nutricional do paciente é resultante da interação de fatores fisiopatológicos complexos. A presença de sintomas gastrintestinais como náusea, vômito, diarreia, dor e distensão abdominal pode levar à inapetência, comprometendo a ingestão de alimentos. Além disso, a absorção de nutrientes pode estar prejudicada em função de ressecções cirúrgicas, supercrescimento bacteriano, estenoses e presença de fístulas. O paciente pode ainda apresentar quadro de hipercatabolismo, especialmente na fase aguda, resultante da inflamação tecidual, de possíveis complicações sépticas e de febre, o que eleva as necessidades calóricas[7-9]. Na Tabela 46.3.1, estão listadas as principais causas de desnutrição nas DII.

TABELA 46.3.1 – Fatores fisiopatológicos relacionados à desnutrição nas DII[7-9,11]	
Diminuição da ingestão alimentar	Dietas restritivas Medo de se alimentar Alterações do paladar devido ao uso de medicamentos Anorexia em função de mediadores inflamatórios e do tratamento medicamentoso Dor abdominal Presença de náuseas e vômitos Diarreia
Má-absorção de nutrientes	Redução da área absortiva em função da inflamação local Diarreia Fístulas Estenoses Supercrescimento bacteriano Ressecções intestinais extensas
Perdas intestinais	Vômitos Fístulas Esteatorreia Diarreia: perda de minerais e eletrólitos (Zn, K, Mg)
Aumento das necessidades calóricas	Febre Complicações infecciosas: bacteremia/sepse Procedimentos cirúrgicos Doença em atividade/inflamação Desnutrição grave Período de crescimento (pacientes pediátricos)

A desnutrição é mais evidente em pacientes com doença de Crohn (DC) do que naqueles com retocolite ulcerativa inespecífica (RCU), uma vez que a DC pode comprometer qualquer segmento do trato gastrintestinal (TGI), especialmente regiões intestinais com grande capacidade absortiva, enquanto a RCU se restringe ao cólon[9-11]. Entretanto, na fase aguda, a perda de peso involuntária pode ser observada em ambas as condições clínicas[11,12]. Até 80% dos pacientes hospitalizados na fase ativa da DII podem apresentar perda de peso importante[11]. Nos doentes com Crohn, a perda de peso pode ser encontrada em até 82% dos pacientes[13].

A frequência de desnutrição pode variar conforme os métodos de avaliação nutricional utilizados. O uso isolado de técnicas antropométricas, por exemplo, pode subestimar o percentual de desnutridos. Já a investigação de alterações de peso corporal, como a perda de peso não intencional, e de mudanças do hábito alimentar pode diagnosticar precocemente quadros de desnutrição ou identificar o risco de desenvolvê-la. A avaliação global subjetiva (AGS) pode ser instrumento útil para avaliação desses doentes, sendo capaz de identificar desnutrição em até 74% dos pacientes com DII[12,14-16]. Estudos recentes têm demonstrado que além da AGS, a avaliação funcional, por meio da dinamometria, também pode ser utilizada em pacientes com DII, sendo capaz de identificar risco nutricional em até 73% dos pacientes em remissão[14,16].

Alterações da composição corporal são observadas, tanto na fase aguda quanto na fase de remissão da doença. Em pacientes com DC ou RCU, durante a fase aguda, é notável a redução da gordura corporal, importante depleção de massa muscular e balanço nitrogenado negativo[6,12,17]. Na fase de remissão, observa-se restabelecimento do peso e manutenção das reservas de gordura, entretanto, a depleção de massa magra pode ser mantida. Em pacientes com DC, por exemplo, é possível identificar depleção de massa magra mesmo naqueles que não apresentam alteração de peso e mantêm ingestão calórica adequada[12,14,16].

A maioria dos pacientes que se encontram na fase de remissão apresenta ingestão adequada de macronutrientes, podendo, inclusive, ingerir mais calorias que o recomendado[18]. Bin et al. (2010)[16] observaram que 77,3% dos pacientes com DII em fase de remissão apresentam consumo calórico elevado, identificando-se assim sobrepeso e obesidade em 25,3 e 12% da população estudada, respectivamente.

As deficiências nutricionais mais descritas na fase de remissão são as de vitaminas e de minerais. Estudos clínicos indicam que a ingestão de micronutrientes como vitaminas do complexo B, vitamina C, vitaminas A e D, cálcio, zinco e magnésio está significativamente diminuída em pacientes com DII[16,19,20]. A deficiência de cálcio e de vitamina D deve ser considerada em pacientes com DII, especialmente naqueles com DC em uso de corticosteroides, uma vez que esses doentes apresentam elevada prevalência de doenças ósseas metabólicas e risco aumentado de fraturas[21-24].

Pacientes com DC submetidos a ressecções intestinais extensas (síndrome do intestino curto) também podem desenvolver quadros importantes de deficiências nutricionais. As carências de nutrientes variam conforme o segmento de intestino delgado removido cirurgicamente. Doentes com enterectomia distal, por exemplo, podem desenvolver deficiência de vitaminas A, D, E e B_{12}. Até 60% dos pacientes submetidos à ressecção do íleo apresentam deficiência de vitamina B_{12}[9,25].

O estado nutricional pode variar com a fase da doença. A desnutrição com perda de massa magra é característica da fase aguda, quando os sintomas gastrintestinais estão presentes. Nessa fase, as complicações decorrentes da desnutrição são mais evidentes. Estudos indicam que perda de peso grave (superior a 10% do peso habitual), índice de massa corporal (IMC) inferior a 18,5 kg/m², e presença de hipoalbuminemia em pacientes com DC ativa estão associados à maior mortalidade, maior índice de complicações operatórias e maior tempo de hospitalização. Por outro lado, na fase de remissão, a desnutrição é menos comum, sendo mais frequente nos pacientes com síndrome do intestino curto, fístula de alto débito e estenose intestinal grave. Déficits específicos e inadequações alimentares são também identificados nesta fase[8,11,26-28].

TERAPIA NUTRICIONAL
Terapia nutricional oral

Ao longo dos anos, a terapia nutricional tem-se mostrado fundamental no tratamento de pacientes com DII. Contudo, ainda não há recomendações nutricionais específicas para esses doentes. As intervenções têm como principais objetivos: recuperar e/ou manter o estado nutricional, promover desenvolvimento adequado em pacientes pediátricos, contribuir para o alívio de sintomas gastrintestinais e proporcionar consumo adequado de macro e micronutrientes[7,9,29].

Deve-se considerar a fase da doença, pois diferenças em relação às necessidades nutricionais e à tolerância aos alimentos são observadas entre pacientes que se encontram na fase aguda ou em fase de remissão[7,30].

As necessidades proteicas podem aumentar durante os períodos de atividade da DII devido às perdas intestinais (lesões de mucosa, presença de fístulas e abscessos), ao catabolismo aumentado decorrente da inflamação, bem como em função de possíveis eventos cirúrgicos[7,8]. As recomendações proteicas variam entre 1 a 1,5 g/kg/dia para pacientes desnutridos, com depleção de massa magra, e podem chegar até 2 g/kg/dia em pacientes com desnutrição grave, fístulas de alto débito ou pacientes sépticos[7,8].

Por outro lado, as necessidades calóricas não aumentam significativamente durante a fase aguda. Pacientes com DC não apresentam gasto energético elevado quando comparados a indivíduos saudáveis[31]. Entretanto, pacientes com DC gravemente desnutridos, pacientes cirúrgicos ou com complicações clínicas de maior importância demandam oferta calórica entre 25 e 30 kcal/kg/dia[6-8]. Doentes com RCU apresentam similar demanda calórica em períodos de atividade da doença[32].

A presença de sintomas gastrintestinais, característicos da fase aguda, compromete a ingestão alimentar, sendo assim necessário o uso de suplementos nutricionais para melhor atender às necessidades calóricas. Além dos suplementos, dietas enterais poliméricas, administradas por via oral ou enteral, são indicadas para completar as necessidades nutricionais, quando essas não são alcançadas pela via oral isoladamente. A dieta branda, sem resíduo para alívio dos sintomas gastrintestinais, deverá ser prescrita[7]. Outra indicação comum é a dieta isenta de lactose. A intolerância à lactose pode ser observada em até 20% dos pacientes com DII, sendo mais prevalente nos pacientes com DC. Essa condição é responsável pela ingestão diminuída de leite e derivados, que embora auxilie na redução dos episódios de diarreia e diminua a formação de gases, compromete negativamente o consumo de cálcio[33,34]. Os sintomas gastrintestinais observados na intolerância à lactose variam conforme a quantidade de alimentos lácteos consumidos. Como opção, derivados do leite com teor reduzido de lactose devem ser indicados, pois podem fornecer quantidades significativas de cálcio. Em alguns casos, a suplementação desse mineral é necessária[33].

O consumo de fibras insolúveis deve ser evitado durante a fase aguda já que contribuem para a redução do trânsito intestinal e assim favorecem a diarreia. Além disso, essas fibras são contraindicadas em pacientes com quadros de estenose grave, pois aumentam a probabilidade de obstrução aguda. Entretanto, o uso de fibras solúveis pode ser benéfico, uma vez que estas são substratos para a formação de ácidos graxos de cadeia curta (AGCC), os quais têm importante efeito anti-secretório[7,35]. Mesmo após a fase aguda, durante a fase de remissão, é comum a restrição de fibras, com a intenção de evitar sintomas gastrintestinais. Consequentemente, observa-se a manutenção de dietas pobres em frutas, vegetais, grãos e sementes, o que favorece o consumo insuficiente de micronutrientes.[34] Estudos clínicos indicam que o consumo de fibras durante a fase de remissão, mesmo as insolúveis, não modifica o curso da DC[36,37], desafiando assim as tradicionais recomendações dietéticas para a doença em questão.

Todavia, alguns pacientes, especialmente aqueles com RCU podem relatar intolerância a alimentos ricos em fibras, principalmente as insolúveis. Intolerâncias a derivados do trigo, vegetais folhosos, tomate, milho e frutas também são comuns[38,34]. A identificação da real existência de intolerâncias alimentares é imperativa durante a abordagem do paciente, uma vez que a exclusão de determinados alimentos da dieta pode influenciar negativamente o estado nutricional. O registro alimentar com a documentação de sintomas gastrintestinais após a adição de novo item à dieta pode auxiliar na identificação de intolerâncias, bem como auxiliar no estabelecimento adequado de dietas de eliminação[34].

Desse modo, a constante monitoração da ingestão alimentar se faz necessária em pacientes com DII visando a realização de intervenções dietéticas individualizadas, a fim de se corrigir inadequações alimentares e fornecer aporte nutricional adequado. A escolha pela via oral é preferencial, por ser a mais fisiológica e por proporcionar maior conforto ao paciente. Entretanto, se a oferta nutricional adequada não for possível, a terapia enteral (NE) e/ou parenteral (NP) devem ser indicadas.

Terapia nutricional enteral

O uso da nutrição enteral (NE) no tratamento da DII tem sido avaliado em diversos trabalhos clínicos, especialmente em pacientes com DII ativa[39-41]. Tradicionalmente, a NE é indicada quando o trato gastrintestinal estiver total ou parcialmente funcionante e quando a ingestão oral for insuficiente para atingir as necessidades nutricionais[42]. Muitos pacientes com DII beneficiam-se da NE, sobretudo aqueles com diagnóstico de desnutrição grave, bem como os que apresentam deficiências nutricionais, síndrome do intestino curto e pacientes cirúrgicos[6]. Entretanto, os reais benefícios da NE como forma única de tratamento na DII são discutíveis e o uso em pacientes com DII, principalmente em doentes com DC, é controverso[8,11].

O papel da NE na DC começou a ser avaliado por meio do uso de dietas elementares, em função do menor potencial antigênico e por serem absorvidas nas porções mais proximais do jejuno, preservando assim as porções distais (o íleo e o cólon) – locais onde são mais frequentes as alterações da DC[7,43,44]. Estudos clínicos mostraram que o emprego de dietas elementares é útil na DC ativa, mas não exclui a necessidade do uso de corticosteroides.[43,7,6] Mais recentemente, algumas metanálises compararam o uso de dieta enteral exclusiva com corticosteroides em pacientes com DII, e os resultados indicaram que, em pacientes adultos, a NE exclusiva não se mostrou tão eficaz quanto o tratamento medicamentoso[45-47]. De acordo com recente metanálise publicada pelo *Cochrane Inflammatory Bowel Disease Review Group* (2007)[48], os corticosteroides ainda são superiores à terapia enteral para indução de remissão clínica, e a composição proteica da dieta enteral não influencia na eficácia do tratamento com NE. Alguns trabalhos avaliaram os efeitos da administração de fórmulas enterais constituídas por aminoácidos livres, ou oligopeptídeos ou ainda proteínas intactas em doentes com DC. Nenhuma diferença foi observada entre as formulações, indicando assim que dietas elementares não são superiores às poliméricas[45,49,50]. As dietas poliméricas devem ser preferidas em relação às elementares, pois apresentam menor custo, são mais bem toleradas e promovem maior estimulação intestinal[7,8,51]. A indicação de dieta elementar ou de dieta oligomérica deve ser restrita à pacientes com malabsorção, síndrome do intestino curto, ou aqueles que não apresentam boa tolerância às formulações com proteínas intactas[7].

A composição lipídica das dietas enterais parece ter maior relevância terapêutica. As fórmulas poliméricas enriquecidas com triglicerídeos de cadeia média (TCM) podem ser úteis, pois esses são rapidamente absorvidos pelo sistema portal.

Estudos recentes sugerem ainda que a adição de ácidos graxos insaturados à dietas poliméricas, como a adição de ômega 3, por exemplo, pode também ser de grande valia em função da atividade imunomoduladora destes compostos[7,52].

A NE pode ser empregada ainda nos pacientes não responsivos à terapia com corticosteroides. Nestes pacientes, os benefícios da terapia enteral são mais evidentes, quando não é instituído o tratamento com tais medicamentos[49,6]. Por outro lado, não são observados efeitos benéficos consideráveis da NE em pacientes com RCU e DC exclusiva de cólon. Na literatura científica, há poucas evidências que apoiem o uso de NE como opção terapêutica nestes doentes[6,39,53].

Embora a NE seja vista como terapia adjuvante nas DII, as vantagens devem ser consideradas, uma vez que proporcionam melhor aporte nutricional aos pacientes impossibilitados de alimentarem-se exclusivamente por via oral. Além disso, as formulações enterais são nutricionalmente completas e podem ofertar quantidades satisfatórias de macro e micronutrientes. Deve-se considerar ainda que a NE desempenha importante papel na nutrição perioperatória, sendo útil em pacientes com perda de peso grave, com depleção de massa magra, e hipoalbuminemia que se submeterão a procedimentos cirúrgicos[7,34].

A escolha da localização do cateter varia conforme a localização da doença, mas, em geral, deve ser colocado no estômago[9]. A seleção da fórmula adequada exige avaliação da capacidade digestiva e absortiva do paciente, bem como das necessidades nutricionais e os diferentes momentos do tratamento[51].

Terapia nutricional parenteral

As indicações de nutrição parenteral (NP) em pacientes com DII, principalmente nos pacientes com DC, têm por objetivo corrigir distúrbios nutricionais e promover completo repouso intestinal na doença ativa, principalmente quando esta é marcada por diarreia profusa, estenoses e fístulas de alto débito[7,34]. Logo, a principal indicação de NP é a impossibilidade de utilização do trato gastrintestinal, em pacientes com digestão e absorção inadequadas, em situações de perda importante de secreções e fluidos digestivos e quando a alimentação enteral não é tolerada[7,34,54]. Na DC, a NP é útil em pacientes com desnutrição grave, com síndrome do intestino curto, obstrução intestinal, fístulas de alto débito e no perioperatório[54]. Já na RCU, a NP é indicada nos casos de megacólon tóxico, em pacientes candidatos à operação, e também nos gravemente desnutridos. Estudos clínicos indicam que o emprego NP em doentes com DC pode ser responsável pela melhora do estado nutricional, indução da remissão clínica em doentes em fase aguda, bem como favorecer o fechamento de fístulas. Contudo, a NP não é mais efetiva que a terapia enteral no tratamento das DII, e deve ser utilizada em casos específicos[34,54].

O uso de nutrição parenteral isoladamente (NP), a administração dieta enteral e a nutrição parenteral parcial com oferta de alimentos por via oral já foram comparados em estudo clínico envolvendo pacientes com DC. Nenhuma diferença significativa foi observada entre os grupos, sugerindo que a oferta de nutrientes exclusiva por NP não é superior a outras formas de terapia nutricional[55]. É importante considerar também que na literatura científica há poucos estudos que fundamentem o uso da NP como alternativa terapêutica para indução de remissão nas DII, sendo a prática de NP mais comum na fase aguda, por curto período de tempo[54]. Todavia, alguns casos de ressecção intestinal maciça em doentes com DC podem justificar o uso prolongado de NP, inclusive o uso de NP domiciliar[54]. Quando a NP é indicada, a escolha pela via deve ser criteriosa. Pacientes que necessitem de aporte nutricional endovenoso por curto período de tempo (inferior a duas semanas) devem receber NP periférica, já naqueles em que a duração for superior, indica-se NP por acesso central[54]. O uso de NP periférica por curto período (3 a 5 dias) em pacientes com DC em atividade, em situações de operação eletiva, pode reduzir significativamente complicações pós-operatórias[7,30,56].

Em suma, embora útil, a NP não é a opção terapêutica primária para tratamento das DII. A indicação é discutível, pois são escassas as evidências que suportem a necessidade de repouso intestinal para tratamento das DII. É recomendável, inclusive, a utilização de terapias combinadas (NE e NP), empregando a terapia enteral, quando possível, para prevenção da atrofia e manutenção da integridade da mucosa gastrointestinal[34,54,56].

Glutamina, ômega-3, fator de crescimento TGF-beta-2, prebióticos, probióticos e ácidos graxos de cadeia curta

Pesquisas recentes têm avaliado o uso de nutrientes específicos no tratamento das DII. A glutamina, por exemplo, aminoácido condicionalmente essencial, tem sido avaliada em trabalhos clínicos como opção terapêutica em pacientes com DII, principalmente na DC, por ser importante combustível metabólico para as células do intestino delgado[7,8,57]. Estudos experimentais indicam que esse aminoácido possui considerável capacidade de reparo tecidual em condições de inflamação intestinal, bem como efeito protetor sobre a permeabilidade intestinal[58,59]. Por outro lado, em estudos clínicos, os efeitos ainda são questionáveis. O uso de dietas enterais suplementadas com glutamina não mostrou vantagens em relação ao uso de dietas convencionais na indução de remissão em pacientes pediátricos com DC em atividade[60]. Embora a administração do aminoácido por via parenteral pareça favorável em diversas condições clínicas, como na sepse e em outras complicações infecciosas, em pacientes com DC e RCU, o papel é obscuro. De acordo com Ockenga et al. (2005)[61], a oferta de glutamina por via parenteral em pacientes com DII não exerceu efeitos benéficos sobre parâmetros inflamatórios, nutricionais, e sobre a permeabilidade intestinal.

Além da glutamina, o ácido graxo ômega-3, também tem sido estudado em função da capacidade imunomoduladora. O ômega-3, mais especificamente, o ácido eicosapentaenoico (EPA), é capaz de ativar fatores de transcrição com atividade anti-inflamatória, como o PPAR-γ, inibir vias pró-inflamatórias por meio da estabilização do fator de transcrição nuclear NFκB, bem como a produção de mediadores inflamatórios, como prostaglandinas, tromboxano e leucotrienos[7,62]. Embora estudos experimentais confirmem o potencial anti-inflamatório do EPA em pacientes com DII[63,7], os resultados provenientes de pesquisas clínicas ainda são controversos.[7] Conforme revisão realizada pelo Cochrane Inflammatory Bowel Disease Review Group, publicada em 2009, poucos dados suportam o uso de EPA na DC e, os efeitos deste nutriente em condições de inflamação intestinal ainda não são claros[6].

Outro componente estudado é o fator de crescimento TGF-beta-2, citocina que possui importante função na minimização dos efeitos das citocinas inflamatórias, no reparo da mucosa intestinal e na indução da tolerância à dieta oral[29,64]. Modelos animais com deficiência de TGF-beta-2 são acometidos por eventos inflamatórios na mucosa gástrica, no tecido cardíaco e no pulmão, sugerindo que essa molécula desempenhe papel fundamental no controle da proliferação de células imunológicas[64]. Em estudo experimental, com modelo murino de inflamação intestinal, o uso de TGF-beta-2 demonstrou importante efeito imunomodulador, com significante capacidade de reconstituição da mucosa intestinal[58]. Ensaios clínicos, entretanto, são escassos. Alguns estudos revelaram resultados importantes em população pediátrica. Fell et al. (2000)[65] avaliaram 29 crianças com DC tratadas com TGF-beta-2 por via oral durante dois meses e observam remissão completa em 23 crianças. Os resultados clínicos foram ainda associados à diminuição dos níveis de IL-1 e IFN-γ, e aumento dos níveis de TGF-beta-2 na mucosa do íleo. Beattie et al. (1994 e 1998)[66,67] relataram resultados semelhantes, em estudos com crianças e adolescentes portadores de DC.

Em relação ao uso de prebióticos e probióticos, muito se tem estudado em trabalhos experimentais e clínicos. Os prebióticos, como a inulina e os frutoligossacarídeos (FOS), não são digeríveis pelo trato gastrintestinal e ao atingirem o cólon, ainda intactos, tornam-se importantes fontes de energia para a microbiota intestinal, favorecendo o desenvolvimento de bactérias benéficas[8,68]. Já os probióticos, por sua vez, compreendem microrganismos viáveis, capazes de exercer efeitos benéficos no ambiente intestinal. Os probióticos mais estudados nas DII compreendem os gêneros de bactérias *Bifidobacterium* e *Lactobacillus* e a levedura *Saccharomyces boulardii*[8,68]. A administração de *Lactobacillus* por via oral, na concentração de 2×10^{10} unidades formadoras de colônias (UFC) durante seis meses, foi responsável pela diminuição da atividade inflamatória em crianças com DC ativa[69]. O tratamento com *Saccharomyces boulardii* também parece ser benéfico, diminuindo sintomas gastrintestinais e melhorando a permeabilidade intestinal[70,71]. Na RCU, o uso de *Escherichia coli* não patogênica, tem efeito equivalente ao tratamento com mesalazina para manutenção da fase de remissão[72,73]. O mesmo pode ser observado quando os microrganismos administrados são bactérias do gênero *Bifidobacterium*[74].

Embora os resultados pareçam animadores, o uso de prebióticos e probióticos na DII ainda é escasso. Dúvidas em relação à concentração ideal de microrganismos a ser administrada, qual microrganismo utilizar e falta de esclarecimento sobre o real papel dos probióticos em condições de inflamação intestinal, limitam o uso na prática clínica. Atualmente, é possível encontrar fórmulas enterais e suplementos nutricionais acrescidos de prebióticos (inulina e FOS), mas poucos estudos clínicos documentam os efeitos em pacientes com DII.

Por fim, cabe citar o papel dos ácidos graxos de cadeia curta (AGCC) no tratamento das DII. Os AGCC são ácidos orgânicos formados a partir da fermentação bacteriana de fibras solúveis, no cólon proximal. Acetato, propionato e butirato representam aproximadamente 83% dos AGCC formados, sendo que destes o butirato é o mais utilizado no metabolismo do colonócito[35,75,76].

Os principais efeitos dos AGCC na DII são vistos em modelos de RCU[35]. As primeiras observações foram realizadas por Roediger et al. (1980)[77,78] em modelos murinos. Os autores sugeriram que a etiologia da RCU poderia estar relacionada às baixas concentrações de butirato no lúmen intestinal. Em concordância, Hond et al. (1998)[79] e Kato et al. (2007)[80], observaram que colonócitos de pacientes com RCU, em atividade, apresentaram diminuição da capacidade oxidativa de butirato.

Nos últimos anos, alguns estudos clínicos têm avaliado o uso local dos AGCC, ou do butirato isoladamente, no tratamento da RCU. A administração local de butirato, por meio de enemas, promoveu a melhora de vários parâmetros histológicos e inflamatórios, como menor ativação do fator de transcrição nuclear NFκB e menor infiltração de células inflamatórias na mucosa colônica de pacientes com RCU[81,82]. A combinação de enemas de butirato com mesalazina, também se mostrou eficaz nesses pacientes[83].

Já o uso dos AGCC em pacientes com DC é pouco citado na literatura. Em ensaio clínico, Di Sabatino et al. (2005)[84] avaliaram que a administração de butirato por via oral, por meio de tabletes com revestimento entérico, foi responsável por redução significativa dos valores séricos de proteína C-reativa (PCR) e dos níveis de IL-1-b na mucosa intestinal de pacientes com DC.

Contudo, os efeitos benéficos dos AGCC nas DII são contestados em trabalhos clínicos utilizando métodos semelhantes e resultados opostos[85,86]. Dúvidas em relação às concentrações adequadas de AGCC ou de butirato e quanto à frequência e a duração do tratamento com enemas limitam o uso dos AGCC em pacientes com DII. Além disso, é importante considerar os inconvenientes relacionados ao uso prolongado de enemas[87].

O uso isolado de nutrientes no tratamento das DII, ainda é questionável. Embora ensaios experimentais apresentem resultados favoráveis, estudos clínicos controlados e randomizados, com número amostral satisfatório, ainda são necessários para avaliar a real eficácia desses nutrientes.

CONCLUSÃO

A terapia nutricional nas DII deve ser, sobretudo, individualizada, pois as recomendações nutricionais e a tolerância aos alimentos podem variar conforme a fase da doença. A nutrição por via oral deve ser priorizada. Todavia, quando essa não for possível, a nutrição enteral e/ou parenteral devem ser indicadas. Embora ainda não existam recomendações nutricionais específicas para as DII, sabe-se que a terapia nutricional é fundamental na recuperação do estado nutricional, é eficaz para alívio dos sintomas da fase aguda, e exerce também importante papel na minimização de complicações inerentes às DII.

REFERÊNCIAS BIBLIOGRÁFICAS

1. Harries AD, Danis VA, Heatley RV. Influence of nutritional status on immune functions in patients with Crohn's disease. Gut 1984; 25: 465-72.
2. Gee MI, Grace MG, Wensel RH, Sherbaniuk R, Thomson AB. Protein-energy malnutrition in gastroenterology outpatients: increased risk in Crohn's disease. J Am Diet Assoc 1985; 85 (11): 1466-74.
3. Dieleman LA, Heizer WD. Nutritional issues in inflammatory bowel disease. Gastroenterol Clin North Am 1998; 27: 435-51.
4. Cohen RD. The quality of life in patients with Crohn's disease. Alim Pharmacol Ther 2002; 16: 1603-9.
5. Reimund JM, Arondel, Y, Escalin G, Finck G, Baumann R, Duclos B. Immune activation and nutritional status in adult Cronh's disease patients. Dig Liver Dis 2005; 37: 424-31.
6. Lochs H, Dejong C, Hammarqvist F, Hebuterne X, Leon-Sanz M, Schütz T et al. ESPEN: Guidelines on Enteral Nutrition: Gastroenterology. Clin Nutr 2006; 25: 260-74.
7. Campos FG, Waitzberg DL, Teixeira MG, Mucerino DR, Habr-Gama A, Kiss DR. Inflammatory bowel diseases: principles of nutritional therapy. Rev Hosp Clin Fac Med S Paulo 2002; 57: 187-98.
8. Eiden KA. Nutritional considerations in inflammatory bowel disease. Practical Gastroenterology [serial online], series 2003; 5: 33-54.
9. Lucendo AJ, De Rezende LC. Importance of nutrition in inflammatory bowel disease. World J Gastroenterol 2009; 15(17): 2081-8,.
10. Flora APL, Dichi I. Current aspects of nutritional therapy in inflammatory bowel disease. Rev Bras Nutr Clin 2006; 21: 131-7.
11. Hartman C, Eliakim R, Shamir R. Nutritional status and nutritional therapy in inflammatory bowel diseases. World J Gastroenterol 2009; 15 (21): 2570-8.
12. Rocha R, Santana GO, Almeida N, Lyra AC. Analysis of fat and muscle mass in patients with inflammatory bowel disease during remission and active phase. Br J Nutr 2009; 101 (5): 676-9.
13. Benjamin J, Makharia GK, Kalaivani M, Joshi YK. Nutritional status of patients with Crohn's disease. Indian J Gastroenterol 2008; 27: 195-200.
14. Valentini L, Schaper L, Buning C, Hengstermann S, Koernicke T, Tillinger W et al. Malnutrition and impaired muscle strength in patients with Crohn's disease and ulcerative colitis in remission. Nutrition 2008; 24 (7): 694-702.
15. Armada PC, García-Mayor RV, Larrañaga A, Seguín P, Pérez Méndez LF. Tasa de desnutrición y respuesta al tratamiento nutricional específico en la enfermedad de Crohn. Nutrición Hospitalaria 2009; 24(2): 161-66.
16. Bin CM, Flores C, Alvares-da-Silva MR, Francesconi CF. Comparison between handgrip strength, subjective global assessment, anthropometry, and biochemical markers in assessing nutritional status of patients with Crohn's disease in clinical remission. Dig Dis Sci 2010; 55 (1): 137-44.
17. Mijac DD, Janković GL, Jorga J, Krstić MN. Nutritional status in patients with active inflammatory bowel disease: prevalence of malnutrition and methods for routine nutritional assessment. Eur J Intern Med 2010; 21 (4): 315-9.
18. Lanfranchi GA, Brignola C, Campieri M, Bazzocchi G, Pasquali R, Bassein L et al. Assessment of nutritional status in Crohn's disease in remission or low activity. Hepatogastroenterology 1984; 31 (3): 129-32.
19. Filippi J, Al-Jaouni R, Wiroth JB, Hébuterne X, Schneider SM. Nutritional deficiencies in patients with Crohn's disease in remission. Inflamm Bowel Dis; 2006 12:185-91.
20. Aghdassi E, Wendland BE, Stapleton M, Raman M, Allard JP. Adequacy of nutritional intake in a Canadian population of patients with Crohn's disease. J Am Diet Assoc 2007; 107 (9): 1575-80.
21. Vogelsang H, Ferenci P, Woloszczuk W, Resch H, Herold C, Frotz S et al. Bone disease in vitamin D-deficient patients with Crohn's disease. Dig Dis Sci 1989 34 (7): 1094-99.
22. Bjarnason I, Macpherson A, Mackintosh C, Buxton-Thomas M, Forgacs I, Moniz C. Reduced bone density in patients with inflammatory bowel disease. Gut 1997; 40: 228-33.
23. Bernstein CN, Blanchard JF, Leslie W, Wajda A, Yu N. The incidence of fracture among patients with inflammatory bowel disease. Ann Inter Med 2000; 133 (10): 795-99.
24. Lee N, Radford-Smith GL, Forwood M, Wong J, Taaffe DR. Body composition and muscle strength as predictors of bone mineral density in Crohn's disease. J Bone Miner Metab 2009; 27 (4): 456-63.
25. Behrend C, Jeppesen PB, Mortensen PB. Vitamin. B-12 absorption after ileorectal anastomosis for Crohn's disease: effect of ileal resection and time span after surgery. Eur J Gastroenterol Hepatol 1995; 7: 397-400.
26. Higgens CS, Keighley MR, Allan RN. Impact of preoperative weight loss and body composition changes on postoperative outcome in surgery for inflammatory bowel disease. Gut 1984; 25: 732-6.
27. Lindor KD, Fleming CR, Ilstrup DM. Preoperative nutritional status and other factors that influence surgical outcome in patients with Crohn's disease. Mayo Clin Proc 1985; 60: 393-6.

28. Cucino C, Sonnenberg, A. Cause of death in patients with inflammatory bowel disease. Inflamm Bowel Dis 2001; 7: 250-5.
29. Kotze LMS, Kotze, PG. Doença de Crohn. In: Dani R. Gastroenterlogia Essencial. 2 ed. Rio de Janeiro: Guanabara Koogan; 2001. p. 333-57.
30. Burgos MGPA, Salviano FN, Belo GMS, Bion FM. Doenças inflamatórias intestinais: o que há de novo em terapia nutricional? Rev Bras Nutr Clin 2008; 23 (3): 184-9.
31. Schneeweiss B, Lochs H, Zauner C, Fischer M, Wyatt J, Maier-Dobersberger T, Schneider B. Energy and Substrate Metabolism in Patients with Active Crohn's Disease. J Nutr 1999; 129: 844-8.
32. Klein S, Meyers S, O'Sullivan P, Barton D, Leleiko N, Janowitz HD. The metabolic impact of active ulcerative colitis. J Clin Gastroenterol 1998; 10 (1): 34-40.
33. Mishkin, S. Dairy sensitivity, lactose malabsorption, and elimination diets in inflammatory bowel disease. Amer J Clin Nutr 1997; 65: 564-7.
34. Spolidoro JVN, Epifanio M, Eloi JC. Terapia Nutricional em Doença Inflamatória Intestinal (DII) – Lochs H (Autor original). In: Sobotka L. Bases da Nutrição Clínica. 3. ed. Rio de Janeiro: Rubio; 2008. p. 285-90.
35. Hamer HM, Jonkers D, Venema K, Vanhoutvin S, Troost FJ, Brummer RJ. Review article: the role of butyrate on colonic function. Aliment Pharmacol Ther 2008; 27: 104-19.
36. Heaton KW, Thornton JR, Emmett PM. Treatment of Crohn's disease with an unrefined-carbohydrate, fibre-rich diet. Br Med J 1979; 2: 764-66.
37. Ritchie JR, Wadsworth J, Lennard-Jones JE, Rogers E. Controlled multicentre therapeutic trial of an unrefined carbohydrate, fibre rich diet in Crohn's disease. Br Med J 1987; 295: 517-20.
38. King TS, Woolner, JT, Hunter JO. Review article: The dietary management of Crohn's disease. Aliment Pharmacol Ther 1997; 11:17-31.
39. Lochs H, Steinhardt HJ, Klaus-Wentz B, Zeitz M, Vogelsang H, Sommer H et al. Comparison of enteral nutrition and drug treatment in active Crohn's disease. Results of the European Cooperative Crohn's Disease Study. Gastroenterology 1991; 101 (4): 881-88.
40. Fernández-Bañares F, Cabré E, Gonzalez-Huiz F, Gassul MA. Enteral nutrition as primary therapy in Crohn's disease. Gut 1994; 35: 55-59.
41. Messori A, Trallori G, D'Albasio G, Milla M, Vannozzi G, Pacini F et al. Defined-formula diets versus steroids in the treatment of active Crohn's disease: a meta-analysis. Scand J Gastroenterol 1996; 31: 267-72.
42. Howard P, Jonkers-Schuitema C, Furniss K, Kyle U, Muehlebach S, Odlund-Olin A et al. Managing the patient journey through enteral nutritional care. Clin Nutr 2006; 25 (2): 187-95.
43. Vointk AJ, Echave V, Feller JH, Brown RA, Gurd FN. Experience with elemental diet in the treatment of inflammatory bowel disease. Is the primary therapy? Arch Surg 1973; 107 (2): 329-33.
44. Dewitt RC, Kudsk K. Enteral nutrition. Gastroenterol Clin N Am 1998; 27: 371-86.
45. Griffiths AM, Ohlsson A, Sherman PM, Sutherland LR. Meta-analysis of enteral nutrition as a primary treatment of active Crohn's disease. Gastroenterology 1995; 108: 1056-67.
46. Fernández-Bañares F, Cabré E, Esteve-Comas M, Gassull MA. How effective is enteral nutrition in inducing clinical remission in active Crohn's disease? A meta-analysis of the randomized clinical trials. JPEN: J Parent Ent Nutr 1995; 19 (5): 356-64.
47. Akobeng AK, Richmond K, Miller V, Thomas AG. Effect of exclusive enteral nutritional treatment on plasma antioxidant concentrations in childhood Crohn's disease. Clin Nutr 2007; 26 (1): 51-6.
48. Akobeng AK, Thomas AG. Enteral nutrition for maintenance of remission in Crohn's disease. Cochrane Database Syst Rev CD005984 2007.
49. Rigaud D. Controlled trial comparing two types of enteral nutrition in treatment of active Crohn's disease: Elemental vs polymeric diet. Gut 1991; 32: 1492-94.
50. Zachos M, Tondeur M, Griffiths AM. Enteral nutrition therapy for induction of remission in Crohn's disease. Cochrane Database Syst Rev CD00542 2007.
51. Baxter YC, Waitzberg DL, Gama-Rodrigues JJ, Pinott HW. Critérios de decisão na seleção de dietas enterais. In: Waitzberg DL. Nutrição oral, enteral e parenteral na prática clínica. 4. ed. São Paulo: Atheneu; 2009. p. 841-57.
52. Gassul MA, Fernández-Bañares F, Cabré E, Papo M, Giaffer MH, Sanchez-Lombrama JL et al. Fat composition may be a clue to explain the primary therapeutic effect of enteral nutrition in Crohn's disease: results of a double blind randomized multicentre European trial. Gut 2002; 51:164-8.
53. Mcintyre PB, Powell-Tuck J, Wood SR, Lennard-Jones JE, Lerebours E, Hecketsweiler P et al. Controlled trial of bowel rest in the treatment of severe acute colitis. Gut 1986; 27: 481-85.
54. Gossum AV, Cabre E, Hébuterne X, Jeppesen P, krznaric Z, Messing B et al. ESPEN Guidelines on Parenteral Nutrition: Gastroenterology. Clin Nutr 2009; 28: 415-27.
55. Greenberg GR, Fleming CR, Jeejeebhoy KN, Rosenberg IH, Sales D, Tremaine WJ. Controlled trial of bowel rest and nutritional support in the management of Crohn's disease. Gut 1988; 29: 1309-15.
56. Waitzberg DL, Nogueira MA. Indicação, formulação e monitoração em nutrição parenteral e periférica. In: Waitzberg DL. Nutrição oral, enteral e parenteral na prática clínica. 4. ed. São Paulo: Atheneu; 2009. p. 921-39.
57. Duée P-H, Darcy-Vrillon B, Blachier F, Morel MT. Fuel selection in intestinal cells. Proceed. Nutr Soc 1995; 54: 83-94.
58. Harsha WT, Kalandarova E, McNutt P, Irwin R, Noel J. Nutritional supplementation with transforming growth factor-beta, glutamine, and short chain fatty acids minimizes methotrexate-induced injury. J Pediatr Gastroenterol Nutr 2006; 42 (1): 53-8.
59. Santos RG, Viana ML, Generoso SV, Arantes RE, Correia MID, Cardoso VN. Glutamine supplementation decreases intestinal permeability and preserves gut mucos integrity in na experimentalmouse model. JPEN J Parenter Enteral Nutr 2010; 34 (4): 408-13.

60. Akobeng AK, Miller V, Stanton J, Elbadri AM, Thomas AG. Double-blind randomized controlled trial of glutamine-enriched polymeric diet in the treatment of active Crohn's disease. J Pediatr Gastroenterol Nutr 2000; 30 (1): 78-84.
61. Ockenga J, Borchert K, Stüber E, Lochs H, Manns MP, Bischoff SC. Glutamine-enriched total parenteral nutrition in patients with infalmmatory bowel disease. Eur J Clin Nutr 2005; 59 (11): 1302-9.
62. Martindale RG, Zhou M.Terapia nutricional imunomoduladora. In: Waitzberg DL. Nutrição oral, enteral e parenteral na prática clínica. 4. ed. São Paulo: Atheneu; 2009. p. 1987-2006.
63. Marotta F, Chui DH, Safran P, Rezakovic I, Zhong GG, Idéo G. Shark fin enriched diet prevents mucosal lipid abnormalities in experimental acute colitis. Digestion 1995; 56 (1): 46-51.
64. Boble GC, Schiemann WP, Lodish HF. Role of transforming growth factor b in human disease. N Eng J Med 2000; 18: 1350-58.
65. Fell JME, Paintin M, Arnaud-Battandier F, Beatties RM, Hollis A, kitching P et al. Mucosal healing and a fall in mucosal pro-inflammatory cytokine mRNA induced by a specific oral polymeric diet in paediatric Crohn's disease. Aliment Pharmacol Ther 2000; 14: 281-89.
66. Beattie RM, Schiffrin EJ, Donnet-Hughes A, Huggett AC, Domizio, P, Macdonald TT et al. Polymeric nutrition as the primary therapy in children with small bowel Crohn's disease. Aliment Pharmacol Ther 1994; 8: 609-15.
67. Beattie RM, Camacho-Hübner C, Wacharasindhu S, Cotterill AM, Walker-Smith JA, Savage MO. Responsiveness of IGF-1 and IGFBP-3 to therapeutic intervention in children and adolescents with Crohn disease. Clin Endocrinol 1998; 49: 483-89.
68. Damião AOMC. Há lugar para os probióticos na doença inflamatória intestinal? In: Savassi-Rocha PR. 100 questões comentadas em Gastroenterologia. 1. ed. Rio de Janeiro: Medbook; 2009. p. 181-89.
69. Gupta P, Andrew H, Kirschner BS, Guandalini S. Is lactobacillus GG helpful in children with Crohn's disease? Results of a preliminary, open-label study. J Pediatr Gastroenterol Nutr 2000; 31 (4): 453-7.
70. Plein K, Hotz J. Therapeutic effects of Saccharomyces boulardii on mild residual symptoms in a stable phase of Crohn's disease with special respect to chronic diarrhea – a pilot study. Z Gastroenterol 1993; 31 (2): 129-34.
71. Vilela EG, Ferrari MLA, Torres HOG, Pinto AG, Aguirre ACC, Martins FP et al. Influence of Saccharomyces boulardii on the intestinal permeability of patients with Crohn's disease in remission. Scand J Gastroenterol 2008; 43 (7): 842-8.
72. Kruis W, Schütz E, Fric P, Fixa B, Judmaier G, Stolte M. Double-blind comparison of an oral Escherichia coli preparation and mesalazine in maintaining remission of ulcerative colitis. Aliment Pharmacol Ther 1997; 11(5): 853-8.
73. Rembacken BJ, Snelling AM, Hawkey PM, Chalmers DM, Axon AT.Non-pathogenic Escherichia coli versus mesalazine for the treatment of ulcerative colitis: a randomised trial. Lancet 1999; 21: 635-9.
74. Ishikawa H, Akedo I, Umesaki Y, Tanaka R, Imaoka A, Otani T. Randomized controlled trial of the effect of bifidobacteria-fermented milk on ulcerative colitis. J Am Coll Nutr 2003; 22 (1): 56-63.
75. Rombeau JL, Kripke AS. Metabolic and intestinal effects of short chain fatty acids. J Parent Enteral Nutr 1990; 14: 181-85.
76. Morrison DJ, Macjay WG, Edwards CA, Preston T, Dodson B, Weaver LT. Butyrate production from oligofructose fermentation by the human faecal flora: what is the contribution of extracellular acetate and lactate? Br J Nutr 2006; 96: 570-77.
77. Roediger WEW. The colonic epithelium in ulcerative colitis: an energy-deficiency disease? Lancet 1980; 11: 712-15.
78. Roediger WEW. Role of anaerobic bacteria in the metabolic welfare of the colonic mucosa in man. Gut 1980; 21: 793-98.
79. Hond ED, Hiele M, Evenepoel P, Peeters M, Ghoos Y, Rutgeerts P. In vivo butyrate metabolism and colonic permeability in extensive ulcerative colitis. Gastroenterology 1998; 115: 584-90.
80. Kato K, Ishii Y, Mizuno S, Sugitani M, Asai, S, Kohno T et al. Usefulness of rectally administering [1-^{13}C]-butyrate for breath test in patients with active and quiescent ulcerative colitis. Scand J Gastroenterol 2007; 42: 207-14.
81. Scheppach W, Sommer H, Kirchner T, Paganelli GM, Bartram P, Christl S et al. Effect of butyrate enemas on the colonic mucosa in distal ulcerative colitis. Gastroenterology 1992; 103: 51-56.
82. Lührs H, Gerke T, Müller JG, Melcher R, Schauber J, Boxberger F et al. Butyrate inhibits NF-κB activation in lamina propria macrophages of patients with ulcerative colitis. Scand J Gastroenterol 2002; 37: 458-66.
83. Vernia P, Annese V, Bresci G, D'albasio G, D'incà R, Giaccari S et al. Topical butyrate improves efficacy of 5-ASA in refractory distal ulcerative colitis: results of a multicentre trial. Eur J Clin Invest 2003; 33: 244-48.
84. Di Sabatino A, Morera R, Ciccocioppo R, Cazzola P, Gotti S, Tinozzi P et al. Oral butyrate for mildly to moderately active Crohn's disease. Aliment Pharmacol Ther 2005; 22: 789-794.
85. Steinhart AH, Hiruki T, Brzezinski A, Baker JP. Treatment of left-sided ulcerative colitis with butyrate enemas: a controlled trial. Aliment Pharmacol Ther 1996; 10: 729-36.
86. Breuer RI, Soergel KH, Lashner BA, Christ ML, Hanauer SB, Vanagunas A. Short chain fatty acid rectal irrigation for left-sided ulcerative colitis: a randomised, placebo controlled trial. Gut 1997; 40: 485-91.
87. Alvarez-Leite JI, Leonel AJ, Ferreira TMR. Efeitos do butirato na função colônica. In: Costa NMB, Rosa COB (org.). Alimentos funcionais – componentes bioativos e efeitos fisiológicos. 1. ed. Rio de Janeiro: Rubio; 2010. p. 139-56.

TRATAMENTO CLÍNICO DAS DOENÇAS
INFLAMATÓRIAS INTESTINAIS

Fisiopatologia Aplicada à Terapia Clínica

46.4

Henrique Sarubbi Fillmann
Heloísa Guedes Müssnich
José Luiz Barbieux

INTRODUÇÃO

A investigação sobre a etiopatogenia da doença intestinal inflamatória (DII) tem se intensificado nos últimos anos certamente estimulada pelo aumento na incidência dessa doença no mundo ocidental. Entretanto, um grande número de perguntas permanece sem resposta e, infelizmente, ainda não somos capazes de explicar todos os mecanismos celulares, humorais e moleculares envolvidos na etiologia desta doença.

Recentemente temos avançado muito no entendimento dos mecanismos imunológicos presentes na mucosa intestinal e este avanço tem sido aplicado no estudo das duas formas mais importantes de doença intestinal inflamatória: a retocolite ulcerativa e a doença de Crohn. O grande estímulo para o estudo da etiopatogenia da DII é, sem dúvida nenhuma, melhorar o nosso arsenal terapêutico com o intuito de evitar o uso abusivo de corticosteroides, impedir a progressão da doença e eliminar a necessidade de cirurgia.

Até o momento, sabemos que a fisiopatologia das doenças intestinais inflamatórias é uma combinação de predisposições genéticas com estímulos ambientais que afetam o sistema imunológico e levam a uma resposta inflamatória aberrante[1,2].

Já foram identificadas inúmeras alterações genéticas que associadas a vários estímulos ambientais diferentes levam a uma resposta inflamatória atípica. A via que desencadeia a cascata inflamatória também não é apenas uma, mas várias rotas inflamatórias diferentes podem ser identificadas em um único paciente. Dessa forma, não definimos apenas uma alteração genética ou um único fator ambiental, assim como não conseguimos caracterizar apenas uma única via inflamatória ativada[3].

SISTEMA IMUNOLÓGICO INTESTINAL

De forma simplificada e didática podemos dividir o sistema imunológico da mucosa intestinal em dois grupos: imunidade inata e imunidade adquirida.

Imunidade inata

São mecanismos de defesa presentes mesmo em indivíduos saudáveis desde o nascimento e preparado para impedir a entrada de antígenos ou eliminar os já existentes. É considerada a linha inicial de defesa, age com respostas rápidas, mas de forma sistematizada e inespecífica; ou seja, atua sempre da mesma maneira mesmo em infecções repetidas. A nível celular, temos como exemplo de imunidade inata as células epiteliais, neutrófilos, macrófagos, células dendríticas e células *natural killer*[4].

Imunidade adquirida, adaptável ou específica

Esta forma de imunidade desenvolve-se como uma resposta ao agente infeccioso e adapta-se a ele. São mecanismos de defesa mais evoluídos e sempre estimulados pelo agente infeccioso. A magnitude e a capacidade da resposta aumentam com infecções sucessivas, pois possui memória imunológica. A imunidade adquirida é dividida em imunidade humoral (anticorpos) e celular (linfócitos T)[4].

As alterações inflamatórias atípicas que ocorrem na doença de Crohn e na retocolite ulcerativa sempre estiveram associadas a uma ação das células T e, portanto, mediadas pela imunidade adquirida. Recentemente, contudo, verificou-se que a imunidade inata também está presente e atua de forma decisiva na resposta inflamatória[1].

ALTERAÇÕES IMUNOLÓGICAS NA DII
Genética

Já foram identificadas pelo menos dez regiões genômicas que contêm genes associados à fisiopatologia da DII. O gene CARD15/NOD2 foi o primeiro a ser diretamente relacionado a esta doença, principalmente à doença de Crohn. Entre 20 e 30% dos pacientes acometidos desta doença apresentam alguma mutação neste gene sendo que até 40% dos indivíduos portadores desta mutação irão desenvolver a doença ao longo de suas vidas. Alterações no CARD15/NOD2 estão também associadas à estenose de íleo, doença ileocólica e surgimento precoce da doença[5,6].

Em situações normais, esse gene é responsável pela identificação de moléculas da superfície das bactérias comensais no intestino. Ou seja, ele identifica as bactérias não patológicas pelo reconhecimento dos fosfolipídeos da superfície destes microrganismos. No entanto, quando são detectados fosfolipídeos atípicos de bactérias patogênicas ocorre uma ativação dos receptores na membrana das células e é iniciada, então, uma resposta inflamatória[7].

Na DII, a mutação no gene CARD15/NOD2 provoca uma deficiência no reconhecimento dos fosfolipídeos de membrana das bactérias comensais. Com isto, ocorre o desenvolvimento de uma reação inflamatória contra a flora intestinal normal. Como a luz intestinal está permanentemente colonizada por bactérias, esta reação inflamatória passa a ser crônica[8].

Receptores de membrana

Existem vários receptores de membrana em células de defesa no epitélio intestinal que estão diretamente relacionados com a fisiopatogenia da DII. Um dos mais estudados é conhecido como TLR (*toll-like receptor*). Esses receptores, como já foi dito, atuam no reconhecimento de lipopolissacarídeos na superfície das bactérias comensais do intestino coordenados, entre outros, pelo gene CAR15/NOD2. Eles são os responsáveis pela identificação e diferenciação entre a flora intestinal normal e a patogênica, fazem parte da resposta imunológica inata e, a partir da sua ativação, inicia-se uma cascata inflamatória com a ativação de vários fatores de transcrição nuclear que resultará na transcrição de inúmeras substâncias pró-inflamatórias[9].

Flora intestinal

Como já vimos, a presença de bactérias na luz intestinal é fundamental para o desencadeamento da reação inflamatória na doença de Crohn e na retocolite ulcerativa. O reconhecimento das suas proteínas de membrana é que iniciam o processo inflamatório. A apresentação clínica crônica ou reincidente da DII ocorre a partir do momento que as alterações genéticas agem sobre os receptores de membrana fazendo com que estes não reconheçam a flora bacteriana normal do intestino. Com isso, a resposta inflamatória passará a ser constantemente ativada. Trabalhos experimentais já demonstraram não ser possível o desenvolvimento da DII em intestino estéril. A manipulação da flora intestinal com probióticos ou prebióticos pode melhorar a manifestação da doença por meio da diminuição de citocinas pró-inflamatórias e um aumento das anti-inflamatórias[10,11].

Controle celular da imunidade, células T

Alterações significativas da imunidade na mucosa intestinal foram bem demonstradas na DII. A ativação da resposta imune nessa doença é realizada predominantemente por linfócitos de mucosa CD4 T-*helper*. A linhagem linfocítica efetora varia de acordo com a apresentação clínica da doença. Pacientes com doença de Crohn têm uma predominância de linfócitos T-*helper* tipo 1 (Th1), apresentando um perfil de liberação de citoquinas baseados no fator de necrose tumoral (TNF), interferon gama (IFN-ϒ) e interleucina 2 (IL-2). Já os pacientes com RCUI apresentam uma predominância de linfócitos T-*helper* Tipo 2 (Th2) caracterizado por um aumento na liberação de IL-5, IL-13 e fator de crescimento Beta (TGF-β). Um outro tipo de linhagem linfocitária conhecida como CD4⁺CD25⁺ está presente em ambas as formas de DII, tem um importante efeito supressivo e, portanto antagônico, sobre as duas formas de linfócito t-*helper* (Th1 e Th2)[8,12-14] (Figura 46.4.1).

A homeostase imunológica da mucosa intestinal é o resultado do balanço entre a ação das chamadas células efetoras Th1, Th2 e as células reguladoras CD4⁺CD25⁺. Evidências recentes demonstram claramente que pacientes com DII apresentam uma diminuição significativa das células T CD4⁺CD25⁺. Sendo assim, nestes pacientes ocorre uma falha na supressão das células efetoras e, consequentemente um aumento da atividade inflamatória[15-18].

Essa diminuição na expressão das células T CD25⁺ também parece estar ligada à questão genética relacionada ao gene Cord15/Nod2.

Mediador inflamatório, fator de necrose tumoral (TNF)

Como vimos, a ativação das células T-*helper* é fundamental para a ativação e perpetuação do processo inflamatório nas duas formas mais comuns de doença intestinal inflamató-

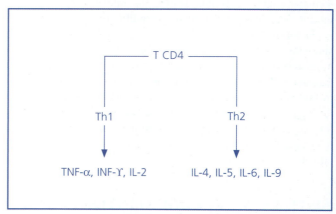

Figura 46.4.1 – Subpopulações de linfócitos CD4 e suas principais ações efetoras.

ria. Essas células têm a função essencial de produzir e liberar substâncias pró-inflamatórias que irão agir sobre as células da mucosa intestinal. Já foram identificadas inúmeras moléculas produzidas pelas células T sendo as mais importantes as interleucinas (IL-2,IL-4,IL-5, IL-6, IL-9, IL-10, IL-13), interferon gama e o fator de necrose tumoral (TNF). Essas substâncias são também chamadas de mediadores inflamatórios e têm toda a sua função voltada para o desenvolvimento da resposta inflamatória. Quando liberadas, elas se ligam aos receptores de membrana na superfície da célula, desencadeando uma sucessão de eventos bioquímicos intracelulares que terminarão por transcrever a ativação da cascata inflamatória a partir do DNA no núcleo de cada célula[1,2,19].

Um dos mediadores inflamatórios mais importantes envolvidos na DII é o fator de necrose tumoral (TNF). Inicialmente, acreditava-se que o TNF estava ligado apenas às células Th1 e, portanto, seria o responsável pela atividade inflamatória somente na doença de Crohn. Entretanto, sabe-se hoje que ele também está relacionado às células Th2; portanto, em menor escala, também está envolvido no processo inflamatório da RCUI. O TNF age de várias maneiras na promoção da inflamação intestinal. Inicialmente, ele tem a capacidade de aumentar a adesão e a migração de leucócitos no endotélio. Este é considerado o evento inicial de qualquer processo inflamatório, pois a partir dele os leucócitos sairão do vaso migrando para o interstício da região comprometida. Além disto, o TNF é responsável pelo aumento da permeabilidade da barreira epitelial intestinal, facilitando a penetração de agentes patogênicos. O TNF possui também uma importante ação antiapoptótica sobre as células Th; ou seja, ele evita que estas células sejam destruídas para que elas continuem produzindo uma quantidade maior de substâncias pró-inflamatórias. Por último, é importante salientar que o TNF é o responsável pelo desencadeamento das duas cascatas inflamatórias intracelulares mais importantes na DII e que serão vistas a seguir[20-22].

Principais ações do TNF na DII

O TNF é um importante mediador inflamatório na DII, cujas principais ações são:
- gatilho para os desencadeamento das principais cascatas inflamatórias na DII;
- ação antiapoptótica das células inflamatórias efetoras;
- aumento da permeabilidade da barreira epitelial intestinal intestinal;
- aumenta a adesão e migração de leucócitos.

Fator de transcrição nuclear

Como vimos, um receptor geneticamente predisposto recebe um estímulo antigênico que estimula a atividade de células inflamatórias efetoras. Essas células liberam diversos tipos de citocinas pró-inflamatórias que atuarão sobre receptores específicos na membrana da célula com o objetivo de atingir o seu núcleo e transcrever o DNA para que este estimule a liberação de novas substâncias pró-inflamatórias. As moléculas encarregadas de levar o estímulo do receptor de membrana até o núcleo da célula são chamadas de fatores de transcrição nuclear. Essas substâncias encontram-se no citoplasma celular e têm a capacidade de interagir com os receptores situados na superfície da célula, migrar pelo citoplasma, penetrar no núcleo e transcrever o DNA[23,24].

Um dos fatores de transcrição nuclear mais importantes nos processos inflamatórios do intestino é chamado de fator de transcrição nuclear kappa beta (NFκ-β). Esta molécula fica dispersa no citoplasma ligada a um inibidor de sua atividade chamado de inibidor kappa beta (Iκβ). Quando ocorre um estímulo ao receptor, é ativado um inibidor do Iκβ conhecido como Iκκ que fosforila o Iκβ permitindo a entrada do NFκ-β no núcleo da célula e a conseqüente transcrição do DNA para a liberação de substâncias pró-inflamatórias[25,26] (Figura 46.4.2).

Além de liberar as substâncias pró-inflamatórias, o NFκ-β também age ativando as moléculas de adesão, liberando prostaglandinas, ativando a óxido nítrico sintase e também inibindo a apoptose de linfócitos ativados. A sua ação mutagênica sobre o DNA pode ser a responsável pelo surgimento de neoplasias em alguns processos inflamatórios crônicos[27].

CONCLUSÃO

O entendimento da fisiopatogenia da doença intestinal inflamatória tem de surgir a partir de uma visão abrangente de inúmeros processos genéticos, humorais e moleculares que atuam de forma sincrônica e por vezes convergente[28,29].

Devemos ter a compreensão de que várias alterações genéticas podem atuar isolada ou conjuntamente sobre um sistema imunológico ocasionando uma resposta inflamatória atípica. Isso pode acontecer em vários e diferentes níveis moleculares,

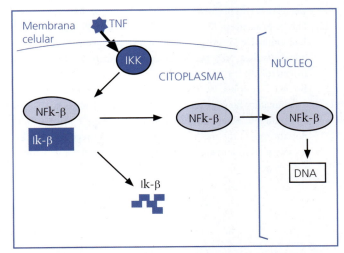

Figura 46.4.2 – Mecanismo de ação do fator de transcrição nuclear (NFκ-β).

tais como em células inflamatórias, receptores de membrana, citoquinas pró-inflamatórias e fatores de transcrição nuclear. Não podemos de forma alguma relevar a importância dos fatores externos neste processo, pois toda esta resposta se dará justamente a partir de um estímulo ambiental sobre um sistema imunológico geneticamente predisposto[30].

REFERÊNCIAS BIBLIOGRÁFICAS

1. Kucharzik T, Maaser C, Lügering A, Kagnoff M, Mayer L, Targan S et al. Recent understanding of IBD pathogenesis: implications for future therapies. Inflamm Bowel Dis 2006; 12 (11): 1068-83.
2. Korzenik JR, Podolsky DK. Evolving knowledge and therapy of inflammatory bowel disease. Nat Rev Drug Discov 2006; 5 (3): 197-209.
3. Schirbel A, Fiocchi C. Inflammatory bowel disease: Established and evolving considerations on its etiopathogenesis and therapy. J Dig Dis 2010; 11 (5): 266-76.
4. Mayer L. Evolving paradigms in the pathogenesis of IBD. J Gastroenterol 2010; 45 (1): 9-16.
5. Hugot J, Chamaillard M, Zouali H et al. Association of NOD2 leucine-rich repeat variants with susceptibility to Crohn's disease. Nature 2001; 411: 599-603.
6. Lesage S, Zouali H, Cezard J et al. CARD15/NOD2 mutational analysis and genotype-phenotype correlation in 612 patients with inflammatory bowel disease. Am J Hum Genet 2002; 70: 845-57.
7. Lala S, Ogura Y, Osborne C, et al. Crohn's disease and the NOD2 gene: a role for Paneth cells. Gastroenterology 2003; 125: 47-57.
8. Kobayashi K, Chamaillard M, Ogura Y, et al. Nod2-dependent regulation of innate and adaptive immunity in the intestinal tract. Science 2005; 307: 731-4.
9. Philpott D, Girardin SE. The role of Toll-like receptors and Nod proteins in bacterial infection. Mol Immunol 2004; 41: 1099-108.
10. Fava F, Danese S. Intestinal microbiota in inflammatory bowel disease: Friend of foe? World J Gastroenterol 2011; 17 (5): 545-6.
11. Duchmann R, Kaiser I, Hermann E et al. Tolerance exists towards resident intestinal flora but is broken in active inflammatory bowel disease (IBD). Clin Exp Immunol 1995; 102: 448-55.
12. Franco Scaldaferri, Stefano Lancellotti, Marco Pizzoferrato, and Raimondo De Cristofaro. Haemostatic system in inflammatory bowel diseases: New players in gut inflammation. World J Gastroenterol 2011; 17 (5): 594-608.
13. Bouma G, Strober W. The immunological and genetic basis of inflammatory bowel disease. Nat Rev Immunol 2003; 3: 521-533.
14. Nakamura K, Kitani A, Fuss I et al. TGF-beta 1 plays an important role in the mechanism of CD4+CD25+ regulatory T cell activity in both humans and mice. J Immunol 2004; 172: 834-42.
15. Torres MI, Rios A. Current view of the immunopathogenesis in inflammatory bowel disease and its implications for therapy. World J Gastroenterol 2008; 14 (13): 1972-80.
16. Ishihara S, Aziz MM, Yuki T, Kazumori H, Kinoshita Y. Inflammatory bowel disease: review from the aspect of genetics. J Gastroenterol 2009; 44 (11): 1097-108.
17. Shih DQ, Targan SR. Insights into IBD Pathogenesis. Curr Gastroenterol Rep 2009; 11 (6): 473-80.
18. Shih DQ, Targan SR, McGovern D. Recent advances in IBD pathogenesis: genetics and immunobiology. Curr Gastroenterol Rep 2008; 10 (6): 568-75.
19. Rogler G, Brand K, Vogl D et al. Nuclear factor kappaB is activated in macrophages and epithelial cells of inflamed intestinal mucosa. Gastroenterology 1998; 115: 357-69.
20. Senftleben U, Li Z, Baud V, et al. IKKbeta is essential for protecting T cells from TNFalpha-induced apoptosis. Immunity 2001; 14: 217-230.
21. Fukumoto K, Naito Y, Takagi T, Yamada S, Horie R, Inoue K et al. Role of tumor necrosis factor-α in the pathogenesis of indomethacin-induced small intestinal injury in mice. Int J Mol Med 2011; 27 (3): 353-9.
22. Magro F, Portela F. Management of inflammatory bowel disease with infliximab and other anti-tumor necrosis factor alpha therapies. Bio Drugs 2010; 14; 24 Suppl 1:3-14.
23. Maeda S, Hsu L, Liu H, et al. Nod2 mutation in Crohn's disease potentiates NF-kappaB activity and IL-1beta processing. Science. 2005; 307: 734-738.
24. Schreiber S, Nikolaus S, Hampe J. Activation of nuclear factor kappa B inflammatory bowel disease. Gut 1998; 42: 477-484.
25. Greten F, Eckmann L, Greten T et al. IKKbeta links inflammation and tumorigenesis in a mouse model of colitis-associated cancer. Cell 2004; 118: 285-96.
26. Egan L, Eckmann L, Greten F, et al. IkappaB-kinasebeta-dependent NF-kappaB activation provides radioprotection to the intestinal epithelium. Proc Natl Acad Sci USA 2004; 101: 2452-2457.
27. Kretzmann NA, Fillmann H, Mauriz JL, Marroni CA, Marroni N, González-Gallego J et al. Effects of glutamine on proinflammatory gene expression and activation of nuclear factor kappa B and signal transducers and activators of transcription in TNBS-induced colitis. Inflamm Bowel Dis 2008; 14 (11): 1504-13.
28. Umeno J, Asano K, Matsushita T, Matsumoto T, Kiyohara Y, Iida M et al. Meta-analysis of published studies identified eight additional common susceptibility loci for Crohn's disease and ulcerative colitis. Inflamm Bowel Dis 2011; 23. doi: 10. 1002/ibd. 21651.
29. Batra A, Stroh T, Siegmund B. Extraluminal factors contributing to inflammatory bowel disease. World J Gastroenterol 2011; 17 (5): 572-7.
30. Silvio Danese. What's hot in inflammatory bowel disease in 2011? World J Gastroenterol 2011; 17 (5): 545-546.

TRATAMENTO CIRÚRGICO DA DOENÇA DE CROHN

Princípios Básicos e Indicações Cirúrgicas

47.1

Raquel Franco Leal

INTRODUÇÃO

Os melhores resultados no tratamento do paciente com doença inflamatória intestinal, em especial a doença de Crohn, dependem da interação entre gastroenterologistas clínicos e cirurgiões, o que influenciará na qualidade de vida do doente. Os limites entre o tratamento clínico, que envolve o manejo de medicamentos cada vez mais específicos e o cirúrgico, cujos princípios fundamentam-se, de forma geral, em ressecções intestinais econômicas e realização de plastias intestinais e drenagem de abscessos, não são fáceis de estabelecer. Isso se deve ao fato de a doença de Crohn constituir doença crônica, recidivante, cuja etiologia não é totalmente elucidada, de tal forma que as indicações cirúrgicas se restringem ao tratamento das complicações próprias da doença, além dos casos de intratabilidade clínica, visando sempre à melhora da qualidade de vida.

Cerca de 70 a 80% serão submetidos a algum procedimento cirúrgico ao longo de seu acompanhamento[1,2]. A cirurgia não promove a cura da doença, e, por isso, a decisão de operar pode ser difícil e depende da experiência do cirurgião no manejo desse tipo de afecção. Na década de 2000, o emprego da terapia biológica e o uso mais frequente de drogas imunossupressoras têm influenciado no momento da indicação cirúrgica, retardando-a ou mesmo evitando-a, diminuindo assim os custos de internações, havendo indícios de que possa alterar a evolução natural da doença[3-5]. Estudo recente mostrou que, apesar de ter ocorrido aumento dos procedimentos cirúrgicos para correção de fístulas do intestino delgado, o número de ressecções intestinais desse segmento do trato gastrintestinal se manteve ou mesmo diminuiu após o uso do infliximabe, dependendo da casuística estudada[6]. No entanto, mesmo com o emprego de medicações mais complexas, a recidiva da doença de Crohn após cirurgia pode ocorrer naqueles pacientes considerados de alto risco, como idade precoce de aparecimento da afecção, antecedente de tabagismo, história familiar da doença de Crohn, número de ressecções prévias e forma fistulizante[7].

Nesse sentido, a decisão pela cirurgia depende da agressividade da doença e sua localização, bem como o acometimento predominante: perianal, cólico e/ou do intestino delgado. Além disso, é importante estabelecer a forma de manifestação da doença de Crohn, que pode ser inflamatória, estenosante ou fistulizante, sendo comum o aparecimento de mais de uma apresentação clínica concomitante. A forma fistulizante da doença, no entanto, está relacionada à maior incidência de recidivas e indicações de novas cirurgias durante o seguimento, sendo a forma mais frequentemente encontrada à medida que o tempo de evolução da doença progride[8,9].

Hemorragia grave e obstrução intestinal não responsivas ao tratamento clínico, perfuração intestinal livre para o peritônio e presença de displasia de alto grau ou câncer na colite de Crohn, são situações em que há indicação absoluta de cirurgia[10-12]. A obstrução intestinal pode ser decorrente tanto do acometimento direto do intestino pela doença de Crohn, principalmente na forma estenosante, como também da presença de tumores inflamatórios ou abscessos abdominais que comprimem de forma extrínseca a alça intestinal, diminuindo seu lúmen.

O desenvolvimento de câncer colorretal em pacientes com doença de Crohn está associado a estágios mais avançados ao diagnóstico, a tumor sincrônico e áreas de displasia de alto grau concomitante, por isso, é preciso seguimento e vigilância endoscópica cuidadosa[13]. Outra causa menos comum de indicação cirúrgica é a colite tóxica com ou sem megacólon associado que não responde ao manejo clínico inicial, no qual se emprega o uso de corticoide e ciclosporina intravenosos, além de estabilização clínica com hidratação endovenosa, antibióticos e correção de distúrbios hidroeletrolíticos[14].

Algumas manifestações extraintestinais são indicações relativas para tratamento cirúrgico da colite por doença de

Crohn[15]. Estas ocorrem em 25% dos casos, sendo que o pioderma gangrenoso, as enteroartropatias e as doenças oftalmológicas como a uveíte, as manifestações que usualmente melhoram após ressecção do segmento intestinal acometido, porém raramente constituem-se em indicação cirúrgica primária, e geralmente estão associadas a acometimento intestinal que também requer tratamento cirúrgico.

Os princípios cirúrgicos no tratamento da doença de Crohn constituem: o reconhecimento da extensão da doença, utilizando exames complementares, definindo o quanto de intestino será ressecado; planejamento da incisão abdominal, recomendando-se a mediana, pois os quadrantes inferiores do abdome devem ser preservados pela eventual necessidade de estomas; realizar enteroplastias prioritariamente às ressecções intestinais, e se caso forem necessárias, devem ser econômicas; evitar anastomoses em doentes desnutridos ou na vigência de infecção intraperitoneal[16,17].

O objetivo dos próximos tópicos é abordar as indicações cirúrgicas da doença de Crohn, considerando-se a forma predominante de apresentação assim como o segmento intestinal acometido, além de expor algumas controvérsias relacionadas ao tratamento operatório.

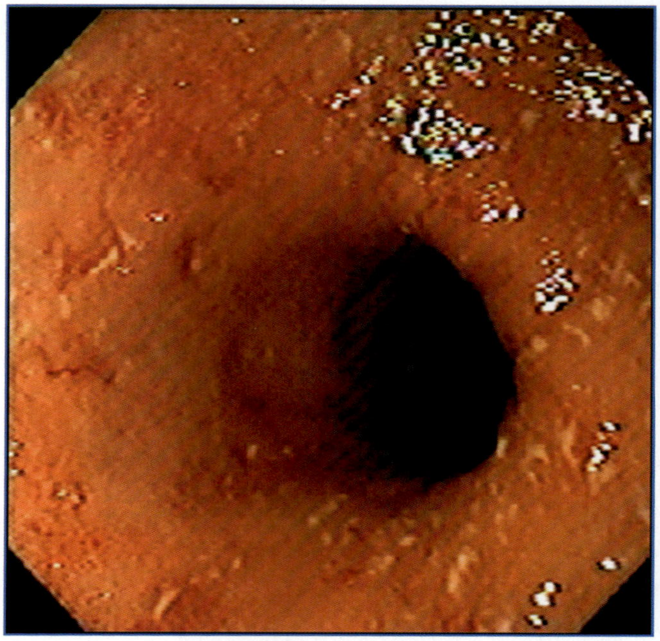

Figura 47.1.1 – Forma inflamatória da doença de Crohn – Aspecto colonoscópico.

FORMA INFLAMATÓRIA

A necessidade de cirurgia na forma inflamatória da doença de Crohn depende da caracterização da refratariedade ao tratamento clínico, ou seja, pacientes que não respondem a medicações mais complexas como a terapia biológica e/ou imunossupressores, ou naqueles dependentes de corticoides. O fracasso do tratamento medicamentoso é definido como manutenção de sintomas que não podem ser controlados ou até mesmo piorar apesar da terapia medicamentosa, presença de efeitos adversos das drogas empregadas e/ou pouca aderência do paciente ao tratamento clínico[16]. Estudo recente mostrou que 50% das cirurgias de ressecções intestinais poderiam ser evitadas, e os principais fatores determinantes desta ocorrência seriam a manutenção do tabagismo e o tratamento clínico prévio inadequado, quer a utilização de doses não terapêuticas de imunossupressores e biológicos, ou o uso incorreto de estratégias que otimizam o tratamento, como: diminuição do intervalo entre as aplicações dos biológicos ou aumento da dose dos mesmos, antes da indicação cirúrgica[18]. (Figura 47.1.1)

Além disso, situações como doença localizada em pacientes que recusam ou se mostram intolerantes ao uso de imunossupressores podem ter como opção o tratamento cirúrgico. No entanto, na doença de Crohn de acometimento mais difuso, prefere-se esgotar todas as opções terapêuticas clínicas para evitar ressecções intestinais múltiplas ou extensas e conseqüente síndrome do intestino curto.

A melhora do desenvolvimento pôndero-estatural e sexual em crianças e adolescentes é evidente após ressecção do segmento acometido pela doença de Crohn refratária ao tratamento clínico, uma vez que o fator de manutenção do processo inflamatório é removido. A cirurgia possibilita que o paciente deixe de ser dependente de corticoides, evitando os efeitos adversos da droga como retardo do crescimento pôndero-estatural, *moon face*, osteoporose, hipertensão e alterações oftalmológicas como glaucoma e catarata. Nestes casos, a cirurgia deve ser considerada[19].

FORMA ESTENOSANTE

A apresentação estenosante da doença de Crohn deve ser entendida nas suas formas inicial e tardia. Inicialmente, a estenose que se desenvolve por ação do processo inflamatório com acúmulo de células da imunidade inata, representadas pelos macrófagos, e da imunidade adquirida, da qual os linfócitos fazem parte, além de seus produtos como citocinas e fatores de quimiotaxia de neutrófilos, causando proliferação celular, edema local e diminuição do lúmen intestinal. Nessa fase, a terapêutica clínica medicamentosa possui papel fundamental e na maioria dos casos ocorre resposta clínica favorável com cicatrização da mucosa. No entanto, nas fases de estenose avançada, de longa evolução, nas quais há o depósito de fibras de colágeno com proliferação de fibroblastos, dificilmente a terapêutica clínica será capaz de induzir remissão da doença fibroestenosante, havendo indicação cirúrgica[20]. Nesses casos, em se tratando de doença de Crohn de intestino delgado, a ressecção econômica com anastomose laterolateral ampla ou a realização de enteroplastias são opções cirúrgicas que devem ser empregadas[21,22]. No caso de estenose cólica, neoplasia associada é uma possibilidade diagnóstica e deve ser descartada antes da indicação de ressecção econômica.

A anastomose, nesse caso, pode ser término-terminal, devido ao calibre maior do cólon. A ressecção oncológica, ou seja, retirada do segmento acometido juntamente com sua drenagem linfática, é imperativa nos pacientes em que se confirme neoplasia de cólon. (Figura 47.1.2)

O reconhecimento da estenose inflamatória, diferenciando-a da fibroestenosante não é sempre evidente, pois podem aparecer conjuntamente. De qualquer maneira, na prática, os pacientes com suboclusão intestinal podem inicialmente ser manejados de forma efetiva com terapia clínica medicamentosa, como a utilização de corticoides, antibióticos e mesmo a terapia biológica (infliximabe, adalimumabe). Mesmo na doença fibroestenosante, essa conduta pode resolver grande parte dos casos, induzindo remissão da doença e melhorando os sintomas de obstrução intestinal. A presença de episódios de suboclusão intestinal recorrente constitui também indicação para cirurgia[20].

A operação de urgência na obstrução intestinal deve ser realizada quando não há resposta às medidas clínicas, tais como, descompressão gástrica com sonda, jejum via oral, reposição de fluidos endovenosos e uso de antibióticos. Devem-se realizar radiografias de abdome seriadas, além da contagem das células brancas sanguíneas e eletrólitos para acompanhamento do quadro clínico e auxílio na decisão de eventual cirurgia.

A dilatação de estenoses com cateter flexível acoplado ao balão hidrostático é uma opção para doença fibroestenosante que não responde aos medicamentos de uso habitual, antes de se indicar um procedimento cirúrgico. A dilatação endoscópica é recomendada para estenoses não complicadas de até 4 cm de extensão e deve ser feita sob visão direta pelo endoscópio. Os locais do trato gastrintestinal mais comuns de estenose por doença de Crohn são o íleo (32%), região jejunoileal (36%) e jejuno (24%). Estenoses com diâmetro menor que um centímetro geralmente requerem dilatação, o que é factível em 90% dos casos, com melhora dos sintomas em 62% dos pacientes. No entanto, no longo prazo, cerca de 40% recidivam, havendo necessidade de cirurgia[23]. A associação da dilatação endoscópica à injeção local de corticoides não é utilizada de rotina e cursa com resultados incertos[24]. O risco de perfuração após dilatação pode ocorrer em mais de 10% dos casos, e o paciente deve estar ciente desta complicação e da possibilidade de cirurgia após o procedimento endoscópico.

Estenose do canal anal pode ser resolvida com dilatações sob anestesia ou sedação. Entretanto, a doença de Crohn perianal com estenose do canal anal, muitas vezes, é acompanhada do acometimento inflamatório do reto com estenose do mesmo, e dependendo da gravidade, apenas as dilatações não são efetivas, sendo necessária ostomia, que frequentemente é definitiva ou mesmo a proctectomia.

FORMA FISTULIZANTE

As principais indicações de cirurgia na doença de Crohn são decorrentes da forma fistulizante da doença, que compreende tanto as fístulas abdominais quanto as perineais. (Figura 47.1.3)

Os abscessos abdominais são formados pela presença da solução de continuidade que se forma na parede da alça intestinal, devido à característica transmural da doença de Crohn, sendo geralmente bloqueado por órgãos adjacentes. Com o auxílio da radiologia intervencionista é possível a drenagem das coleções abdominais guiadas por ultrassonografia ou tomografia computadorizada, melhorando as condições clínicas do paciente para uma eventual indicação cirúrgica eletiva, caso seja necessária. Dessa forma, a cirurgia para drenagem de abscessos abdominais fica reservada aos casos de insucesso da drenagem por punção percutânea[25]. (Figura 47.1.4)

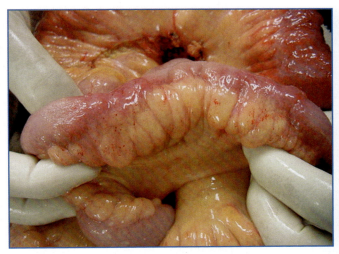

Figura 47.1.2 – Forma estenosante da doença de Crohn – Aspecto cirúrgico.

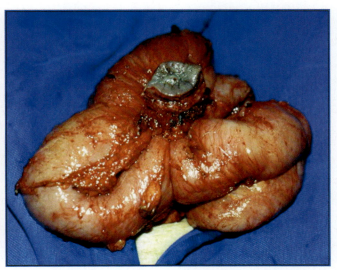

Figura 47.1.3 – Forma fistulizante da doença de Crohn – Aspecto cirúrgico.

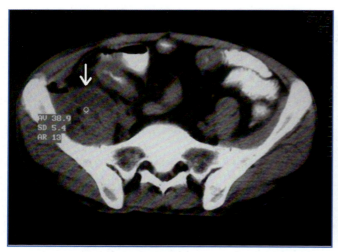

Figura 47.1.4 – Tomografia computadorizada evidenciando abscesso abdominal.

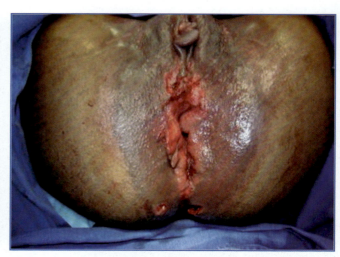

Figura 47.1.5 – Acometimento perianal da doença de Crohn.

As fístulas abdominais ou pélvicas compreendem as enterocutâneas ou colocutâneas, assim como aquelas com comunicação para os órgãos genitais ou urinários. A resposta completa à terapia medicamentosa, em se tratando de fístulas abdominais, mesmo com o uso da terapia biológica, é reduzida, ou seja, a cicatrização da fístula não ocorre na maioria dos casos e invariavelmente há necessidade de cirurgia[26]. É comum a presença da fístula abdominal associada a abscessos e a tumor inflamatório no local acometido.

A indicação cirúrgica na doença de Crohn perineal inclui a presença de abscessos e trajetos fistulosos que se mantêm ativos mesmo com o uso de imunossupressores e/ou de terapia biológica. Um estudo com 170 pacientes com doença de Crohn com manifestação perianal na forma de abscesso mostrou que apenas 40% desenvolveram trajeto fistuloso após a drenagem e que 10% apresentaram recidiva do abscesso[27]. Por isso, na ocorrência de abscesso perianal sem evidência de trajeto fistuloso, muitas vezes, a melhor conduta é apenas a drenagem. (Figura 47.1.5)

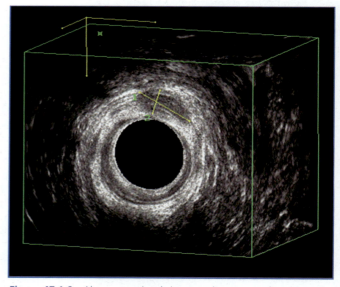

Figura 47.1.6 – Abscesso perianal visto por ultrassonografia endoanal.

A realização de exames de imagem como a ressonância nuclear magnética do canal anal e a ultrassonografia endoanal auxiliam no pré-operatório, identificando os abscessos que por vezes são pequenos e mais profundos, porém sintomáticos, delimitando a sua localização com relação aos esfíncteres anais e com a porção do canal anal envolvida. Além disso, esses exames possibilitam a identificação do trajeto das fístulas perianais e anovaginais, evidenciando o grau de acometimento da musculatura esfincteriana. A limitação da ultrassonografia endoanal ocorre nos casos de estenose importante do canal anal, pela impossibilidade de introdução do aparelho. (Figuras 47.1.6 e 47.1.7)

O exame sob anestesia e os procedimentos cirúrgicos nesses casos devem ser drenagem de abscessos e exploração de trajetos fistulosos com colocação de sedenhos, como os de silicone, que podem permanecer por longo período. A fistulotomia sem colocação de reparos deve se restringir apenas para os trajetos muito superficiais que não comprometem a musculatura esfincteriana. Os melhores resultados podem ser obtidos pela associação da terapêutica clínica, em especial o uso de imunossupressor e/ou terapia biológica, com a abordagem cirúrgica[28]. O uso de cola de fibrina no tratamento de fístula perianal na doença de Crohn mostrou eficácia no tratamento das fístulas complexas, porém sem vantagens no caso das fístulas simples, quando comparado ao tratamento cirúrgico convencional[29].

As fístulas retovaginais ou anovaginais na doença de Crohn são verdadeiros desafios tanto para o clínico quanto para o cirurgião. As cirurgias de avanço mucoso para correção da fístula cursam com 40% de taxa de insucesso[30]. A derivação intestinal pode ser necessária em casos de cirurgia para recidiva da fístula retovaginal.

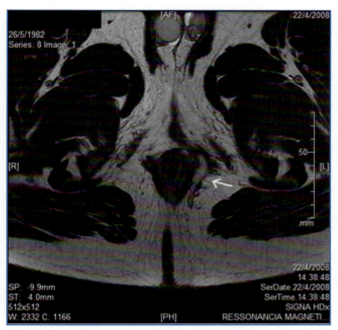

Figura 47.1.7 – Aspecto da ressonância nuclear magnética, evidenciando fístula perianal complexa.

Não raro, as fístulas perineais, assim como as estenoses do canal anal, são acompanhadas de acometimento extenso do reto com a doença de Crohn, o que pode levar à perda do reto e do canal anal, mesmo esgotando-se o que há de melhor na terapêutica clínica, sendo necessária ostomia ou proctectomia.

CONTROVÉRSIAS DA INDICAÇÃO CIRÚRGICA NA DOENÇA DE CROHN

Algumas controvérsias versam sobre a doença de Crohn ileocecal ou ileal localizada, que não responde ao uso de salicilatos e imunossupressores. O questionamento que se faz diz respeito ao uso de terapia biológica ou à opção por intervenção cirúrgica precoce, o que poderia estabelecer mais rapidamente a recuperação clínica do paciente. A recidiva da doença poderia ser evitada com o uso de terapêutica profilática no pós-operatório, caso seja paciente de alto risco para recidiva, como a presença de doença fistulizante[31]. Por outro lado, não há estudos evidenciando que a cirurgia precoce no acometimento ileal localizado altere a evolução natural da doença.

Outra controvérsia seria a via de acesso cirúrgico, laparoscópica ou aberta, nas cirurgias abdominais. A via laparoscópica é factível na maioria dos casos e sem aumento das complicações no pós-operatório, porém depende da curva de aprendizado do cirurgião, devendo-se sempre ser utilizada quando possível[32]. As vantagens incluem incisões pequenas, menor formação de aderências, reduzido tempo de hospitalização, menos dor, retorno precoce dos movimentos intestinais, além do resultado cosmético melhor[33]. Estudo recente com 124 pacientes submetidos à ressecção ileocólica por via laparoscópica (sendo 54 com doença de Crohn complexa, ou seja, com acometimento intestinal grave) demonstrou que, apesar da doença complexa estar associada à maior tempo cirúrgico e maior taxa de conversão para via aberta, a morbidade pós-operatória e o tempo de internação foram semelhantes em ambos os grupos[34]. Como a maioria dos pacientes com Crohn pode necessitar de mais de um procedimento cirúrgico ao longo da evolução da doença, o acesso videolaparoscópico ou videoassistido é boa opção principalmente na doença ileocólica, de acometimento inicial mais comum[35].

A evidência de que o emprego de infliximabe poderia piorar a suboclusão intestinal por doença de Crohn estenosante tem sido vista com mais critério, uma vez que estudos não confirmaram que a terapia biológica leva ao aumento de indicações cirúrgicas por agravar estenoses intestinais existentes, resultando em obstrução intestinal. Isto poderia ocorrer em menos que 10% dos casos[36].

A indicação de reservatório ileal com anastomose ao canal anal na doença de Crohn colorretal é motivo de controvérsia. A recidiva da doença quando se realiza anastomose ileorretal ocorre em mais de 50% dos casos em 10 anos de acompanhamento pós-operatório; dessa maneira poderia se advogar que seria inapropriada a reconstrução com reservatório ileal e anastomose anal na doença de Crohn. Entretanto, a maior experiência dos serviços com estas situações ocorre no tratamento de pacientes inicialmente diagnosticados com retocolite ulcerativa inespecífica e que no acompanhamento após a retocolectomia total com confecção do reservatório ileal, mostraram tratar-se de doença de Crohn[37,38]. Os resultados são variados na literatura e vão desde a excisão do reservatório da pelve ou desfuncionalização do mesmo e alta taxa de morbidade na maioria dos casos, até acompanhamentos mais de 10 anos, sem evidências de complicações em 65% dos pacientes. Estudo com 41 doentes acometidos com colite de Crohn, sem doença perianal ou de delgado, mostrou que em apenas 10% houve necessidade de retirada do reservatório ileal[39]. Desta forma, o reservatório ileal pode ser indicado apenas em casos muito selecionados, não devendo ser uma prática de rotina.

REFERÊNCIAS BIBLIOGRÁFICAS

1. Munkholm P, Langholz E, Davidsen M, Binder V. Intestinal cancer risk and mortality in patients with Crohn's disease. Gastroenterology 1993; 105: 1716-23.
2. Hancock L, Windsor AC, Mortensen NJ. Inflammatory bowel disease: the view of the surgeon. Colorectal Dis 2006; 8: 10-14.
3. Pedersen N, Duricova D, Lenicek M, Elkjaer M, Bortlik M, Andersen PS et al. Infliximabe dependency is related to decreased surgical rates in adult Crohn s disease patients. Eur J Gastroenterol Hepatol 2010; 25.
4. Assasi N, Blackhouse G, Xie F, Marshall JK, Irvine EJ, Gaebel K et al. Patient outcomes after anti-TNF-alpha drugs for Crohn's disease. Expert Rev Pharmacoecon Outcomes Res 2010; 10: 163-75.

5. Van Assche G, Vermeire S, Rutgeerts P. The potential for disease modification in Crohn's disease. Nat Rev Gastroenterol Hepatol 2010; 7: 79-85.
6. Jones DW, Finlayson SRG. Trends in surgery for Crohn's disease in the era of Infliximabe. Ann Surg 2010; 252: 307-12.
7. Gisbert JP, Gomollón F. Postoperative Crohn's disease recurrence: A practical approach. World J Gastroenterol 2008; 14: 5540-8.
8. Simillis C, Yamamoto T, Reese GE, Umegae S, Matsumoto K, Darzi AW et al. A meta-analysis comparing incidence of recurrence and indication for reoperation after surgery for perforating versus nonperforating Crohn's disease. Am J Gastroenterol 2008; 103: 196-205.
9. Cosnes J, Cattan S, Blain A, Beaugerie L, Carbonnel F, Parc R et al. Inflamm Bowel Dis 2002; 8: 244-50.
10. Werbin N, Haddad R, Greenberg R, Karin E, Skornick Y. Free perforation in Crohn's disease. IMAJ 2003; 5: 175-77.
11. Fernández-Blanco JI, Jalón JMM. ¿Cuándo es demasiado pronto y cuándo demasiado tarde para la cirugía em la enfermedad de Crohn? Rev Esp Enferm Dig 2008; 100: 35-44.
12. Itzkowitz SH, Harpaz N. Diagnosis and management of dysplasia in patients with inflammatory bowel diseases. Gastroenterology 2004; 126: 1634-48.
13. Kiran RP, Khoury W, Church JM, Lavery IC, Fazio VW, Remzi FH. Colorectal cancer complicating inflammatory bowel disease: similarities and differences between Crohn's and ulcerative colitis based on three decades of experience. Ann Surg 2010; 252: 330-5.
14. Dziki A, Galbfach P. Crohn's disease – When to operate? Acta Chir Iugosl 2004; 51: 61-8.
15. Bernstein CN, Blanchard JF, Rawsthorne P, Yu N. The prevalence of extraintestinal diseases in inflammatory bowel disease: a population-based study. Am J Gastroenterol 2001; 96: 1116-22.
16. Hwang JM, Varma MG. Surgery for inflammatory bowel disease. World J Gastroenterol 2008; 7; 14: 2678-90.
17. Dolgin SE. Surgical management of upper gastrointestinal and small bowel Crohn's disease. Semin Pediatr Surg 2007; 16: 172-7.
18. Gapasin J, Van Langenberg DR, Holtmann G, Hetzel DJ, Andrews JM. Potentially avoidable surgery in IBD: What proportion of patients come to resection without optimal preoperative therapy? A guidelines-based audit. Intern Med J 2010; 30. [No prelo].
19. Saha Mt, Ruuska T, Laippala P, Lenko HL. Growth of prepuberal children with inflammatory bowel disease. J Pediatr Gastroenterol Nutr 1998; 26:310-14.
20. Spinelli A, Correale C, Szabo H, Montorsi M. Intestinal fibrosis in Crohn's disease: medical treatment or surgery? Curr Drug Targets 2010; 11: 242-8.
21. Ayrizono MLS, Leal RF, Coy CSR, Fagundes JJ, Góes JRN. Plastias de estenoses de intestino delgado na doença de Crohn; resultados imediatos e tardios. Arq Gastroenterol 2007; 44: 215-20.
22. Fazio VW, Galandiuk S, Jagelman DG, Lavery IC. Stricturoplasty in Crohn's disease. Ann Surg 1989; 210: 621-5.
23. Couckuyt H, Gevers AM, Coremans G, Hiele M, Rutgeerts P. Efficacy and safety of hydrostatic balloon dilatation of ileocolonic Crohn's strictures: a prospective long term analysis. Gut 1995; 36: 577-80.
24. Erkelens GW, van Deventer SJH. Endoscopic treatment of strictures in Crohn's disease. Best Pract Research Clin Gastroenterol 2004; 18: 201-7.
25. Neufeld D, Keidar A, Gutman M, Zissin R. Abdominal wall abscesses in patients with Crohn's disease: clinical outcome. J Gastrointest Surg 2006; 10: 445-9.
26. Poritz LS, Rowe WA, Kolten WA. Remicade does not abolish the need for surgery in fistulizing Crohn's disease. Dis Colon Rectum 2002; 45: 771-5.
27. Kari Pekko J, Hamalainen P, Saino P. Incidence of fistulae after drainage for acute anorectal abscess. Dis Colon Rectum 1998; 41: 13597.
28. Regueiro M, Mardini H. Treatment of perianal fistulizing Crohn's disease with Infliximab alone or as an adjunct to exam under anesthesia with seton placement. Inflamm Bowel Dis 2003; 9: 98-103.
29. Lindsey I, Smilgin-Humphies MM, Cunningham C, Mortensen NJ, George BD. A randomized control trial of fibrin glue versus conventional treatment for anal fistula. Dis Colon Rectum 2002; 45: 1608-15.
30. Sonoda T, Hull T, Piedmonte MR, Fazio VW. Outcomes of primary repair of anorectal and rectovaginal fistula using the endorectal advancement flap. Dis Colon Rectum 2002; 45: 1622-8.
31. Scott NA, Hughes LE. Timing of ileocolonic resection for symptomatic Crohn's disease: the patient's view. Gut 1994; 35: 656-7.
32. Evans J, Poritz L, Macrae H. Influence of experience on laparoscopic ileocolic resection for Crohn's disease. Dis Colon Rectum 2002; 45: 1595-600.
33. Ohki S, Terashima S, Sekikawa K, Takenoshita S, Gotoh M. Recent indications and methods of surgery for inflammatory bowel disease. Curr Drug Targets Inflamm Allergy 2003; 2: 113-8.
34. Goyer P, Alves A, Bretagnol F, Bouhnik Y, Valleur P, Panis Y. Impact of complex Crohn's disease on the outcome of laparoscopic ileocecal resection: a comparative clinical study in 124 patients. Dis Colon Rectum 2009; 52:205-10.
35. Soop M, Larson DW, Malireddy K, Cima RR, Young-Fadok TM, Dozois EJ. Safety, feasibility, and short-term outcomes of laparoscopically assisted primary ileocolic resection for Crohn's disease. Surg Endosc 2009; 23: 1876-81.
36. Toy LS, Scherl EJ, Present DH. Complete bowel obstruction following initial response to infliximab therapy for Crohn's disease. Gastroenterology 2000; 85: 69.
37. Ayrizono MLS, Meirelles LR, Leal RF, Coy CSR, Fagundes JJ, Góes JRN. Resultados da cirurgia de reservatórios ileais em pacientes com doença de Crohn. Arq Gastroenterol 2008; 45: 204-7.
38. Hartley JE, Fazio VW, Remzi FH, Lavery IC, Church JM, Strong SA, et al. Analysis of the outcome of ileal pouch-anal anastomosis in patients with Crohn's disease. Dis Colon Rectum 2004; 47: 1808-15.
39. Regimbeau JM, Panis Y, Pocard M, Bouhnik Y, Lavergne-Slove A, Rufat P. Long term results of ileal pouch anal anastomosis for colorectal Crohn's disease. Dis Colon Rectum 2001; 44: 769-78.

TRATAMENTO CIRÚRGICO DA DOENÇA DE CROHN

Intestino Delgado

47.2

Arceu Scanavini Neto

INTRODUÇÃO

A doença de Crohn de Delgado acomete cerca de 65% dos pacientes com doença de Crohn. Dos pacientes operados, entre 50 a 72% têm acometimento de delgado, seja na forma ileocecal, ileocolônica ou jejunoileal[1].

Tentativas de selecionar, ou melhor, antever a evolução de determinado paciente com doença de Crohn por meio de inúmeras estratégias ainda é uma perspectiva futura distante[2]. Reoperações para os doentes com acometimento em delgado são uma possibilidade, e tornam o assunto desafiador para o cirurgião que se interesse pelo seguimento desses pacientes.

EVOLUÇÃO DA DOENÇA DE DELGADO E TRATAMENTO CLÍNICO

As lesões inflamatórias evoluem para estenose e/ou para a fistulização do segmento de intestino delgado. Em cada uma dessas etapas podemos interferir na complicação e, embora não possamos atuar no fator causal da doença de Crohn, com o tratamento cirúrgico adequado podemos melhorar a qualidade de vida dos pacientes.

Notamos avanços no tratamento clínico dos pacientes nos últimos trinta anos, que passaram a ser acompanhados em serviços especializados o que direcionou o tratamento para terapias mais específicas e tidas anteriormente como mais agressivas. Nos últimos vinte anos, associamos os imunossupressores e nos últimos dez anos passamos a contar com os anti-TNFs.

O uso mais frequente de imunossupressores tornou mais comum o controle clínico dos pacientes. Entretanto não é tão fácil comprovar impacto semelhante na redução do número de indicações cirúrgicas, uma vez que encontramos séries com dados conflitantes[1,3].

Estudo de Schnitzler et al. acompanhou 547 pacientes com doença de Crohn que utilizaram anti-TNF por período médio de 55 meses e mostrou redução de indicação de cirurgia nos pacientes que utilizaram a droga de modo programado em comparação aos que o fizeram esporadicamente. Comparativamente aos dados disponíveis para imunossupressores, estes têm seguimentos maiores de até trinta anos do que o estudo que foi realizado de modo prospectivo[4].

Como já observamos a estenose seria consequência do processo inflamatório crônico que atingiria a camada submucosa, com redução do fluxo sanguíneo e alterações cicatriciais como consequência. As medicações utilizadas para indução de remissão da atividade da doença de Crohn devem causar redução da atividade inflamatória nos locais de estenose. Paradoxalmente, algumas drogas utilizadas para o tratamento do processo inflamatório podem influenciar negativamente esse processo de formação da estenose, talvez até mesmo por possibilitar isquemia muito aguda nos tecidos inflamados. É sabido que os anti-TNFs têm sido acusados de se associar com obstrução intestinal, embora isso não ocorra em todos os pacientes. Tal associação, entretanto, pode ser devida a viés de seleção de pacientes e não efeito direto da medicação, como aponta o estudo de Lichtenstein et al.[5]. De qualquer forma, sempre que iniciamos essa medicação para pacientes com estenoses longas de delgado o fazemos sob regime de internação hospitalar para observação da evolução.

Outras abordagens relevantes nos pacientes com doença de Crohn de intestino delgado potencialmente candidatos a tratamento cirúrgico são enumeradas a seguir:
- Dieta líquida oligomérica exclusiva e pausa alimentar por via oral são táticas válidas que podem reduzir sintomas obstrutivos e, especialmente em crianças, pode levar a remissão dos sintomas inflamatórios.
- Complementação com 10 gramas de glutamina costuma ser recomendada nesses pacientes no período pré-operatório.
- Os benefícios da suspensão do tabagismo devem encorajar todos os esforços por parte da equipe médica e dos pacientes a terapias que possam ajudá-los nesta empreitada.

- Redução do estresse, atividades físicas regulares, empatia com a equipe médica e multidisciplinar, tratamento concomitante de condições psiquiátricas devem ser utilizados não como âncoras para frear a "nau desgovernada" em momentos de exacerbação, mas como porto seguro para manter a embarcação atracada quando há calmaria.
- Embora a maioria dos estudos seja inconclusivo em relação ao papel dos salicilatos na manutenção de pacientes com doença de Crohn, nós os utilizamos com frequência em nossos pacientes. Lembrar que em se tratando de doença localizada em delgado devemos preferencialmente escolher formulações que liberem o princípio-ativo nessa topografia. Revisão recente da Cochrane mostrou resultados favoráveis aos salicilatos quando comparados com placebo[6].

TRATAMENTO CIRÚRGICO
Estenoplastias

Tendo em vista que 65 a 80% dos pacientes com doença de delgado são operados e até 50% em vinte anos podem ser reoperados, as ressecções de delgado são indicadas com parcimônia de modo a evitar riscos de síndrome do intestino curto. Assim, ganha corpo recentemente o uso das estenoplastias em comparação às ressecções de grandes porções de delgado.

A estenoplastia surgiu como adaptação da piloroplastia à Heineke-Mikulicz para tratamento de múltiplas estenoses intestinais secundarias a tuberculose intestinal em 1977 por Katariya[7].

A partir da interpretação de que margens livres ou comprometidas pela doença de Crohn nas peças de ressecção intestinal não se correlacionavam com risco de recorrência da doença[8-11], ressecções mínimas passaram a ser defendidas de modo a se minimizar o risco de intestino curto. Com esse conceito em mente Lee e Papanoiannou em 1982 relataram a primeira série em que a estenoplastia havia sido utilizada para alívio de sintomas obstrutivos em pacientes com doença de Crohn[12].

Consideramos indicações precisas para estenoplastia os casos de múltiplas estenoses curtas, especialmente em pacientes sob risco de síndrome do intestino curto.

Em 2005, Yamamoto analisou sob a forma de metanálise 1.112 pacientes submetidos a 3.259 estenoplastias[13]. Complicações sépticas (fístula, abscesso) ocorreram em 4% dos pacientes. Segundo os cálculos do estudo, o risco de recorrência em cinco anos ficou em torno de 28%, sendo que em 90% das vezes as recorrências não ocorreram em sítios das estenoplastias prévias. As complicações se correlacionaram com nível de albumina no pré-operatório, casos de urgência, abscessos intra-abdominais e idade maior dos pacientes. Não se estudou uso de medicamentos como forma de prevenção.

Dentre as séries analisadas neste estudo, aqueles que fizeram comparação de pacientes com estenoplastia *versus* ressecção mostraram resultados favoráveis às plastias[14-18].

Como forma de se evitar ressecção de longos segmentos de delgado em pacientes já operados e, portanto, com alto risco par desenvolver síndrome do intestino curto, algumas técnicas de enteroplastia foram propostas, sendo que a de Michelassi é a que mais nos agrada e cujos resultados estão estabelecidos[19].

Ressecções intestinais

Como já apontamos, essa conduta é aceitável na forma ileocecal e em primeiras abordagens de casos com estenoses longas. Em relação a essa modalidade do tratamento cirúrgico, a principal discussão diz respeito à modalidade de anastomose utilizada. Classicamente, defende-se a anastomose laterolateral mecânica como a melhor uma vez que se computa a ela taxas menores de recorrência que a anastomose terminoterminal manual[20-22].

Acredita-se que a exposição do conteúdo intestinal está relacionada à recorrência e anastomoses mais amplas evitariam estase neste ponto, contribuindo, portanto, para a redução do aparecimento das recorrências. Estudo de D'Haens et al. analisou as anastomoses ileocolônicas antecedendo o momento de fechamento de estoma a montante da anastomose. No período pós-operatório, não havia sinal inflamatório perianastomótico, mas a partir do momento quando se iniciou a infundir o conteúdo intestinal pela boca distal da estomia, sinais inflamatórios apareceram no íleo pré-anastomótico na análise microscópica, sem evidência, entretanto, na visão endoscópica[23].

Estudo multicêntrico recente que se propôs a estudar a recorrência pós operatória de dois grupos randomizados prospectivamente que foram submetidos a anastomose laterolateral mecânica ou terminoterminal manual mostrou resultados semelhantes entre as duas técnicas[24]. Diferentemente dos estudos mencionados, a análise da recidiva foi baseada não em sintomas, mas em achados da colonoscopia. Na análise endoscópica em colonoscopia realizada doze meses após a operação a despeito dos sintomas. Na análise dos dados, apareceu diferença estatística no tempo utilizado para confeccionar a anastomose, maior para a anastomose manual, mas que obviamente apresenta menor custo, tendo-se em vista o custo de um grampeador linear cortante com três cargas utilizadas para a anastomose lateroalateral.

Como apontaram os autores, o índice endoscópico que utilizaram neste estudo para classificar recorrência endoscópica foi o proposto por Ruetgeerts, com modificações[25]. Segundo os autores, em estudo prévio, 65% dos pacientes que apresentavam nível do processo inflamatório endoscópico a partir de duas das cinco possibilidades apresentaram recorrência clínica em media após 28 meses[26]. Tal estratégia, de utilizar critério endoscópico e não clínico, foi baseada em critérios de cálculo da amostra do estudo e possibilidade de realizar análises em tempo mais curto.

Análise da casuística no Hospital das Clínicas da Faculdade de Medicina da Universidade de São Paulo, totalizando 141 pacientes e 185 procedimentos, encontrou significativa vantagem para pacientes submetidos a anastomose laterolateral em comparação a terminoterminal. Chama atenção o fato de que os pacientes que se submeteram a anastomose laterolateral se encontram com significativamente menos medicações após seguimento pós-operatório[27].

Laparoscopia *versus* laparotomia

O uso da laparoscopia deve ser encorajado para o tratamento dos pacientes com doença de Crohn de intestino delgado uma vez que frente ao risco de recorrência, uma reoperação pode ser facilitada pelo uso da laparoscopia na primeira abordagem. De modo análogo, primeira abordagem convencional, isto é, por laparotomia, não é fator de contraindicação para uma segunda abordagem por acesso videoassistido. Em que se pesem os custos envolvidos, para pacientes jovens a nossa preferência tem sido o uso da laparoscopia de modo rotineiro[28-30]. Melhor resultado estético, preservação da parede abdominal para futura necessidade de estoma[28] são pontos inquestionáveis a favor da laparoscopia.

Ao se pensar nessa via, é necessário termos estadiamento o mais preciso possível do número de lesões e de sua provável localização de modo a planejar a abordagem laparoscópica.

No caso de reoperações, lembrar sempre da preferência pelo acesso aberto, para aqueles que não o utilizam de modo rotineiro, para início do pneumoperitônio em detrimento do acesso com agulha de Veress.

PROFILAXIA DA RECORRÊNCIA

No estudo de Mc Leod citado, detectou-se, embora não fosse objetivo primário ou secundário do estudo, tendência a menores resultados de recorrência em pacientes que se engajaram em alguma estratégia para profilaxia de recorrência, particularmente com uso de Azatioprina[24]. Tal achado vai de encontro a algumas outras séries que podem ser encontradas na literatura. Atualmente, para pacientes jovens temos utilizado esta droga com esta finalidade. Estudos de seguimento de fármaco-vigilância com até quatro anos de seguimento autorizam seu uso desde que com seguimento estrito[31].

Os anti-TNF têm sido sugeridos como drogas para profilaxia associada ou não a azatioprina, mas os estudos têm seguimento menor.

Revisão sistemática Cochrane encontrou dados que suportam imunossupressores, antibióticos imidazólicos, salicilatos, e anti-TNF, confrontados a placebo como formas aceitáveis de profilaxia[32]. O uso de metronidazol em dose baixa, que reduz enormemente seus efeitos colaterais relacionados ao uso de longa duração, é advogado pelo grupo do Hospital Monte Sinai, em Nova Iorque, como forma de prevenção de recorrências pós-operatórias[33].

Outra abordagem possível pode ser o uso de medicamentos conforme o achado da colonoscopia em 6 a 12 meses. Se exame normal e paciente assintomático discutir-se-ia mantê-lo sem medicação. Na ocorrência de lesões leves (até i2 de Rutgeerts) se discutiria o uso de salicilatos ou até mesmo imunossupressores. Nos casos de lesões mais intensas ganha peso na literatura uso de imunossupressores associadamente ou não a anti-TNF.

REFERÊNCIAS BIBLIOGRÁFICAS

1. Ramadas AV, Gunesh S, Thomas GA, Williams GT, Hawthorne AB. Natural history of Crohn's disease in a population-based cohort from Cardiff (1986-2003): a study of changes in medical treatment and surgical resection rates. Gut 2010; 59 (9): 1200-6.
2. Weiss B, Lebowitz O, Fidder HH, Maza I, Levine A, Shaoul R et al. Response to medical treatment in patients with Crohn's disease: the role of NOD2/CRAD15, disease phenotype, and age of diagnosis. Dig Dis Sci 2010; 55 (6): 1674-80.
3. Cosnes J, Nion-Larmurier I, Beaugerie L et al. Impact of the increasing use of immunosuppressants in Crohn's disease on the need for intestinal surgery. Gut 2005; 54: 237-41.
4. Schnitzler F, Fidder H, Ferrante M, Noman M, Arijs I, Van Assche G et al. Long-term outcome of treatment with infliximab in 614 patients with Crohn's disease: results from a single-centre cohort. Gut 2009; 58 (4): 492-500.
5. Lichtenstein GR, Olson A, Travers S, Diamond RH, Chen DM, Pritchard ML et al. Factors associated with the development of intestinal strictures or obstructions in patients with Crohn's disease. Am J Gastroenterol 2006; 101 (5): 1030-8.
6. Gordon M, Naidoo K, Thomas AG, Akobeng AK. Oral 5-aminosalicylic acid for maintenance of surgically-induced remission in Crohn's disease. Cochrane Database Syst Rev 2011; 19 (1): CD008414.
7. Katariya RN, Sood S, Rao PG, Rao PL. Stricure-plasty for tubercular strictures of the gastro-intestinal tract. Br J Surg 1977; 64: 496-8.
8. Chardavoyne R, Flint GW, Pollack S, Wise L. Factors affecting recurrence following resection for Crohn's disease. Dis Colon Rectum 1986; 29: 495-502.
9. Adolff M, Arnaud JP, Ollier JC. Does the histologic appearance at the margin of resection affect the postoperative recurrence rate in Crohn's disease? Am Surg 1987; 53: 543-6.
10. Kotanagi H, Kramer K, Fazio VW, Petras RE. Do microscopic abnormalities at resection margins correlate with increased anastomotic recurrence in Crohn's disease? Retrospective analysis of 100 cases. Dis Colon Rectum 1991; 34: 909-16.
11. Fazio VW, Marchetti F, Church JM et al. Effect of resection margins on the recurrence of Crohn's disease in the small bowel: a randomized controlled trial. Ann Surg 1996; 224: 563-73.
12. Lee EC, Papaioannou N. Minimal surgery for chronic obstruction in patients with extensive or universal Crohn's disease. Ann R Coll Surg Engl 1982; 64: 229-33.
13. Yamamoto T, Fazio VW, Tekkis PP. Safety and efficacy of strictureplasty for Crohn's disease: a systematic review and meta-analysis. Dis Colon Rectum. 2007; 50 (11): 1968-86.
14. Sayfan J, Wilson DA, Allan A, Andrews H, Alexander-Williams J. Recurrence after strictureplasty or resection for Crohn's disease. Br J Surg 1989; 76: 335-8.
15. Sampietro GM, Cristaldi M, Porretta T, Montecamozzo G, Danelli P, Taschieri AM. Early perioperative results and surgical recurrence after strictureplasty and miniresection for complicated Crohn's disease. Dig Surg 2000; 17: 261-7.
16. Broering DC, Eisenberger CF, Koch A, Bloechle C, Knoefel WT, Izbicki JR. Quality of life after surgical therapy of small bowel stenosis in Crohn's disease. Dig Surg 2001; 18: 124-30.

17. Stebbing JF, Jewell DP, Kettlewell MG, Mortensen NJ. Recurrence and reoperation after strictureplasty for obstructive Crohn's disease: long-term results [corrected]. Br J Surg 1995; 82: 1471-4. Erratum in Br J Surg 1996; 83: 131.
18. Ozuner G, Fazio VW, Lavery IC, Milsom JW, Strong SA. Reoperative rates for Crohn's disease following strictureplasty. Long-term analysis. Dis Colon Rectum 1996; 39: 1199-203.
19. Michelassi F, Taschieri A, Tonelli F, Sasaki I, Poggioli G, Fazio V et al. An international, multicenter, prospective, observational study of the side-to-side isoperistaltic strictureplasty in Crohn's disease. Dis Colon Rectum. 2007; 50 (3): 277-84.
20. Munoz-Juarez M, Yamamoto T, Wolff BG, Keighley MR. Wide-lumen stapled anastomosis vs. conventional end-to-end anastomosis in the treatment of Crohn's disease. Dis Colon Rectum 2001; 44: 20Y6.
21. Cameron JL, Hamilton SR, Coleman J, Sitzman JV, Bayless TM. Patterns of ileal recurrence in Crohn's disease. A prospective randomized study. Ann Surg 1992; 215: 546Y51.
22. Kusonoki M, Ikeuchi H, Yanagi H, Shoji Y, Yamamura T. A comparison of stapled and hand-sewn anastomoses in Crohn's disease. Dig Surg 1998; 15: 679Y82.
23. D Haens GR, Geboes K, Peeters M, Baert F, Penninckx F, Rutgeerts P. Early lesions of recurrent Crohn's disease caused by infusion of intestinal contents in excluded ileum. Gastroenterology 1998; 114: 262Y7.
24. McLeod RS, Wolff BG, Ross S, Parkes R, McKenzie M. Investigators of the CAST Trial. Recurrence of Crohn's disease after ileocolic resection is not affected by anastomotic type: results of a multicenter, randomized, controlled trial. Dis Colon Rectum 2009; 52 (5): 919-27.
25. Rutgeerts P, Geboes K, Vantrappen G, Kerremans R, Coenegrachts JL, Coremans GL. Natural history of recurrent Crohn's disease at the ileocolonic anastomosis after curative surgery. Gut 1984; 25: 665Y72.
26. McLeod RS, Wolff BG, Steinhart AH et al. Risk and significance of endoscopic/radiological evidence of recurrent Crohn's disease. Gastroenterology 1997; 113: 1823Y7.
27. Sanfront FA. Resultados das Anastomoses terminoterminais e laterolaterais no tratamento da enterite de Crohn. Dissertação (Mestrado). Faculdade de Medicina da Universidade de São Paulo. São Paulo; 2006.
28. Duepree HJ, Senagore AJ, Delaney CP, Brady KM, Fazio VW. Advantages of laparoscopic resection for ileocecal Crohn's disease. Dis Colon Rectum 2002; 45 (5): 605-10.
29. Tan JJ, Tjandra JJ. Laparoscopic surgery for Crohn's disease: a meta-analysis. Dis Colon Rectum 2007; 50 (5): 576-85.
30. Dasari BV, McKay D, Gardiner K. Laparoscopic versus open surgery for small bowel Crohn's disease. Cochrane Database Syst Rev 2011 19; (1): CD006956. Review.
31. Lemann M, Mary JY, Colombel JF, Duclos B, Soule JC, Lerebours E, Modigliani R, Bouhnik Y. A randomized, double-blind, controlled withdrawal trial in Crohn's disease patients in long-term remission on azathioprine. Gastroenterology 2005; 128 (7): 1812-8.
32. Doherty Glen, Bennett Gayle, Patil Seema, Cheifetz Adam, Moss Alan C. Interventions for prevention of post-operative recurrence of Crohn's disease. Cochrane Database of Systematic Reviews. In: The Cochrane Library, Issue 03, Art. No. CD006873. DOI: 10.1002/14651858.CD006873.pub4
33. Present DH. The prevention of Crohn's disease after surgery: metronidazole is a small but continuous medical advancement. Gastroenterology 1995 Jun; 108 (6): 1935-8. (No abstract available)

TRATAMENTO CIRÚRGICO DA DOENÇA DE CROHN

Tratamento Cirúrgico da Colite de Crohn

47.3

Paulo Gustavo Kotze
Idblan Carvalho de Albuquerque

INTRODUÇÃO

A doença de Crohn (DC) é uma entidade inflamatória autoimune, de etiologia inespecífica, sistêmica, que pode ocorrer em qualquer segmento do tubo digestório. Classicamente, sabe-se que os primeiros relatos desta fascinante entidade foram publicados por Crohn, Ginzburg e Oppenheimer em tradicional artigo do JAMA de 1932[1]. Entretanto, coube a Lockhart-Mummery e Morson, do Hospital São Marcos, em Londres, a primeira descrição do acometimento cólico isolado da DC e sua diferenciação com a retocolite ulcerativa inespecífica (RCUI)[2].

A topografia mais afetada pela doença sabidamente é o íleo terminal e transição ileocecal, com acometimento variando entre 43 a 60% dos casos[3-6]. O acometimento de todo o cólon pela DC de localização no intestino grosso ocorre em cerca de 2/3 dos pacientes, e o envolvimento do reto em metade dos portadores de colite de Crohn[7]. Sua ocorrência foi estimada em 32% em estudo populacional da década de 1990, com aumento significativo em relação à década anterior[6]. Além disso, este trabalho mostra que parece estar havendo uma redução da incidência do acometimento perianal e do intestino delgado com observação crescente do acometimento cólico[6]. Este aumento da incidência das colites de Crohn pode ser justificado por um maior número de colonoscopias realizadas (maior acesso da população a esse método complementar), assim como uma melhora no diagnóstico histológico, com a transição de supostos portadores de RCUI para um diagnóstico final de DC.

O objetivo deste capítulo é sumarizar as principais indicações cirúrgicas para o tratamento das colites de Crohn e discutir quais as melhores opções técnicas para o seu tratamento, com seus respectivos resultados.

INDICAÇÕES CIRÚRGICAS

As principais indicações cirúrgicas no tratamento das colites de Crohn são as seguintes:

- intratabilidade clínica;
- estenoses cólicas;
- obstrução intestinal;
- perfuração bloqueada e abscesso abdominal;
- perfuração livre e peritonite;
- fístulas externas (colocutâneas);
- fístulas internas (enterocólicas, colovesicais);
- manifestações extraintestinais;
- retardo do crescimento;
- megacólon tóxico;
- colite fulminante;
- hemorragia digestiva baixa;
- neoplasias.

Algumas dessas indicações são bastante óbvias, como, por exemplo, quadros de urgência com obstrução, perfuração e infecção secundária. Entretanto, outras situações como intratabilidade clínica e manifestações extraintestinais de difícil controle podem exigir um raciocínio clínico mais detalhado para a indicação do tratamento cirúrgico. Ainda em relação às manifestações extraintestinais, sabe-se estão aumentadas em frequência na DC de localização cólica, porém nem todas têm atividade paralela à atividade da doença no intestino. Manifestações como as artropatias periféricas, eritema nodoso e episclerite apresentam clara associação. Entretanto, outras como colangite esclerosante primária e espondilite anquilosante, não apresentam ligação em relação à atividade intestinal, e não desenvolvem melhora após o tratamento cirúrgico[8]. Hemorragia digestiva baixa por colites de Crohn e colites fulminantes (megacólon tóxico) são situações mais raras na DC, e são encontradas mais frequentemente na RCUI. Entretanto, podem surpreender o clínico em casos graves e a participação do cirurgião na discussão dos casos deve ser feita precocemente. Mais detalhes sobre as indicações cirúrgicas em geral na DC estão ilustrados no Capítulo 47.1 deste tratado.

ILEOCOLECTOMIA DIREITA

Como previamente citado, as localizações mais frequentemente acometidas pela DC são o íleo terminal e transição ileocecal (Figura 47.3.1). Por questões técnicas, principalmente pela impossibilidade de anastomoses no íleo terminal muito próximas à válvula ileocecal, pelo risco de deiscência nos casos de válvula competente, a operação usualmente empregada tanto no acometimento do íleo terminal e/ou cólon direito é a ileocolectomia direita, com anastomose ileocólica. Trata-se do procedimento mais comum realizado sobre a DC de acometimento cólico, pela alta frequência encontrada nessa topografia. O acometimento isolado do cólon direito (ceco, ascendente ou ambos) apresenta comportamento semelhante à DC do íleo terminal, e por esse motivo apresenta a mesma forma de tratamento.

Esse procedimento pode ser realizado tanto por via convencional quanto por via laparoscópica, na dependência dos critérios de indicação da laparoscopia (ausência de múltiplas incisões prévias, aderências e casos mais complexos de recidiva, entre outros) e na experiência da equipe cirúrgica. A maioria dos trabalhos demonstra as clássicas vantagens da via laparoscópica em pacientes portadores de DC do cólon direito, como menor tempo de internamento e melhor cosmese[9-11]. Um estudo holandês demonstrou ainda um menor índice de hérnias incisionais na via laparoscópica[10]. Uma metanálise de um grupo australiano, comparando a laparoscopia nas ileocolectomias na DC com a via convencional, demonstrou ainda uma menor morbidade nos pacientes submetidos à ressecção laparoscópica em ileocolectomias direitas na DC. Apesar de apresentarem maior tempo cirúrgico, as vantagens no pós-operatório foram nítidas, com alta mais precoce em relação aos pacientes da via convencional. Em dez estudos incluídos nessa metanálise que estudaram esta variável, a taxa de conversão média nesse procedimento foi de 11,2%[11].

Salienta-se que a DC na topografia da transição ileocólica pode apresentar diferentes formas de apresentação. Obviamente que casos menos complexos, com estenoses, sem abscessos bloqueados no mesocólon, em pacientes com menor índice de massa corpórea e sem cirurgias prévias, se tornam melhores candidatos à via laparoscópica (Figura 47.3.2). Casos mais complexos, com fístulas internas e externas ligadas à DC, entre outras complicações da doença, podem se tornar um verdadeiro desafio à via laparoscópica nas ileocolectomias na DC, e devem ser realizados por equipes com experiência nessa via de acesso. Eventualmente, por inflamação importante do mesocólon direito, a abordagem laparoscópica não segue o tradicional padrão medial-lateral de dissecção, por dificuldades técnicas. O cirurgião deve estar preparado para outras alternativas de abordagem, bem como alertado para os altos índices de conversão em casos mais complexos. Entretanto, a literatura mostra a factibilidade de se realizar a ressecção laparoscópica mesmo em pacientes com DC recorrente, com bons resultados. Em recente estudo retrospectivo realizado na Mayo Clinic, observou-se que pacientes selecionados podem apresentar os benefícios da via laparoscópica mesmo em reoperações na DC. Nos casos de conversão, não houve aumento da morbidade[12].

Após as ressecções, independentemente da via de acesso, o padrão nutricional e o grau de complicações encontrado nas operações, determinará a viabilidade de se realizar ou não uma anastomose. Em casos de operações de urgência no acometimento do cólon direito na DC, a possibilidade de realização de uma ileostomia terminal ou em duplo cano deve ser sempre aventada, com demarcação do sítio do estoma no pré-operatório. Além disso, os pacientes devem ser previamente alertados desta possibilidade, evitando-se, desta forma, desgaste na relação médico-paciente no pós-operatório.

Caso as condições clínicas do paciente e o grau de complicações da DC permitam, uma anastomose deve ser realizada sempre que possível. Devido aos altos índices de recidiva da DC, que chegam mais de 40% após um ano de cirurgia, opta-se pela confecção de anastomose ileoascendente ou ileotransverso, realizada de forma laterolateral, terminoterminal funcional (Figura 47.3.3). Esta anastomose pode ser realizada por via manual ou de forma mecânica, com grampeadores lineares cortantes. Independentemente da forma de realização, deve-se optar por uma anastomose ampla, com no mínimo 7 a 8 cm de comprimento, para prevenção de futuras estenoses e necessidade de reoperações a médio e longo prazo. Um estudo randomizado, realizado por um grupo canadense, comparando a anastomose manual com a anastomose mecânica nas ileocolectomias na DC, demonstrou índice semelhante de complicações, de recorrência clínica e endoscópica entre as duas técnicas. Como o tempo de seguimento deste trabalho foi de apenas um ano, não houve diferença na necessidade de reoperações entre os dois grupos. Entretanto, com um tempo de segui-

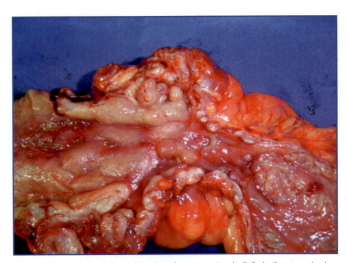

Figura 47.3.1 – Espécime cirúrgico de ressecção de DC de íleo terminal, ceco e ascendente, após ileocolectomia direita convencional. Foto de acervo pessoal – Dr. Paulo Gustavo Kotze.

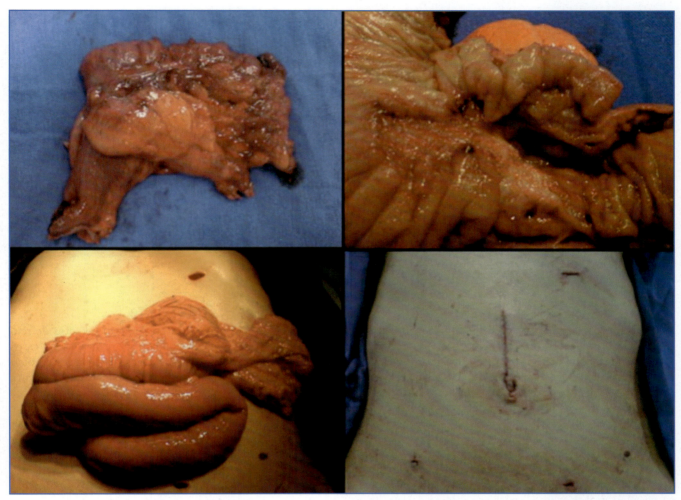

Figura 47.3.2 – Ileocolectomia direita laparoscópica, com anastomose extracorpórea mecânica laterolateral. Espécime cirúrgico, aspecto da anastomose e aspecto final do fechamento das incisões. Fotos de acervo pessoal – Dr. Paulo Gustavo Kotze.

mento maior, espera-se que a questão da recidiva cirúrgica da DC possa ser finalmente respondida com o bom nível de evidência desse estudo, e a diferença entre as anastomoses manual e mecânica possa ser elucidada[13]. Por outro lado, há um estudo que demonstrou menores índices de deiscência, complicações em geral e óbitos com a anastomose mecânica em relação à manual[14]. Desta forma, nossa opção nas anastomoses ileocólicas na DC é pela anastomose mecânica, com grampeador de 100 mm, pelas vantagens previamente citadas e pelo menor tempo cirúrgico necessário para sua confecção.

Os resultados em longo prazo das ressecções ileocólicas são bons, com índices de recorrência endoscópica altos, porém com baixos índices de necessidade de reoperações, caso sejam respeitados os princípios técnicos descritos aqui (Tabela 47.3.1). A evolução dos pacientes independe da via de acesso do procedimento, não havendo desta forma diferença nos resultados a longo prazo entre a via convencional e a via laparoscópica[9-11].

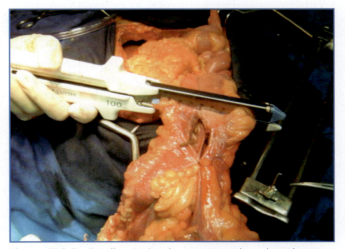

Figura 47.3.3 – Detalhe técnico da anastomose laterolateral grampeada, recomendada nas ileocolectomias direitas na doença de Crohn. Grampeador linear o mais amplo possível, para uma boca anastomótica larga, para se evitar estenoses e reoperações no futuro. Foto de acervo pessoal – Dr. Paulo Gustavo Kotze.

TABELA 47.3.1 – Princípios técnicos das ileocolectomias na DC a serem respeitados para otimização dos resultados cirúrgicos
Extensa investigação com exames de imagem e endoscópicos no pré-operatório
Via de acesso laparoscópica sempre que possível, de acordo com características do paciente e experiência da equipe cirúrgica
Conversão para via convencional sempre que necessário
Ressecção econômica, preservando-se ao máximo o comprimento intestinal para prevenção da síndrome do intestino curto
Anastomoses mecânicas laterolaterais com ampla boca anastomótica
Atenção para complicações pós-operatórias

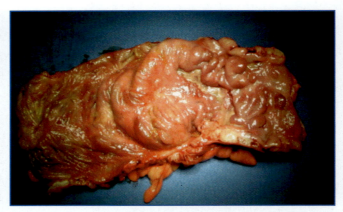

Figura 47.3.4 – Espécime cirúrgico de colectomia segmentar de descendente por colite focal de Crohn. Foto de acervo pessoal – Dr. Paulo Gustavo Kotze.

COLECTOMIAS SEGMENTARES

Alguns portadores da DC podem apresentar uma forma peculiar da doença, a colite segmentar, que ocorre em cerca de 6% dos casos[7]. Trata-se do acometimento de apenas uma parte do cólon, com ou sem associação com outras localizações, como íleo terminal ou região perianal. A extensão desse acometimento pode ser variável, e as indicações cirúrgicas podem ocorrer principalmente por estenoses inflamatórias secundárias, fístulas internas ou externas, bem como por intratabilidade clínica. Como as plastias de estenose estão contraindicadas nas estenoses do cólon, pelo risco real de neoplasia colorretal nestes sítios, a ressecção é a via de regra nas colites segmentares de Crohn[15].

Quando o acometimento ocorre em apenas um local do cólon, não se tem muitas dúvidas quanto ao tipo de operação realizada. Recomenda-se a ressecção segmentar com anastomose primária e posterior seguimento clínico (Figura 47.3.4). A despeito de muitos trabalhos salientarem índices de recidiva mais precoce em colectomias segmentares em comparação a colectomias totais com ileorreto anastomose, observa-se que esses trabalhos foram realizados antes da era da terapia biológica[16]. Atualmente, o armamentário clínico no manejo da DC está fortalecido com os anticorpos monoclonais inibidores do fator de necrose tumoral-alfa, e a utilização destas drogas no pós-operatório, sempre que indicadas, sabidamente muda a história natural da doença prevenindo recidivas. Aguardam-se resultados de estudos prospectivos em relação a esse tema, porém as colectomias segmentares são excelentes opções por serem procedimentos mais econômicos, que resultam em baixos índices de complicações e boa função intestinal, o que é útil principalmente em pacientes mais idosos, com disfunção esfincteriana. Podem ainda ser realizadas por videolaparoscopia com resultados equivalentes em respeito à recidiva e complicações, com as vantagens e consequências da via de acesso minimamente invasiva[17].

COLECTOMIAS SUBTOTAIS

Colectomias subtotais, com preservação de cotos de reto maiores, ou até do sigmoide, podem ser realizadas em casos selecionados, obviamente, na presença de doença no cólon direito, transverso e descendente, sem doença distal (Figura 47.3.5). Estão perfeitamente indicadas nos casos de doença acometendo dois sítios distintos, com preservação do reto e sigmoide. A possibilidade de uma anastomose mais alta vai de encontro a uma melhor qualidade de vida, com menores índices de diarreia e menor número de evacuações, pela preservação de um reservatório distal mais amplo. Salienta-se que a decisão por colectomias subtotais proximais, com anastomoses ileossigmoideanas deve ser individualizada para cada caso, não sendo um procedimento de rotina.

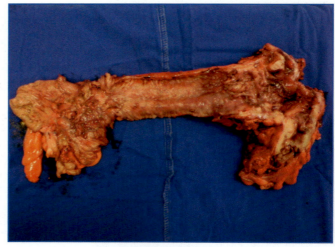

Figura 47.3.5 – Espécime de colectomia subtotal proximal em portador de Crohn do cólon direito, preservação do transverso e acometimento do descendente. Alternativa de anastomose mais alta para melhor função evacuatória. Foto de acervo pessoal – Dr. Paulo Gustavo Kotze.

Nas situações de acometimento de dois ou mais locais do cólon pela DC, com acometimento mais distal (sigmoide), o tipo de operação indicada depende da presença ou não da doença no reto. Resumidamente, nos casos de reto preservado pela inflamação, sem doença perianal, recomenda-se a colectomia total com ileorreto anastomose. Nos casos de reto acometido pela DC, com presença de doença perianal, os resultados da ileorreto anastomose não são bons, pela possibilidade de diarreia recorrente, recidiva precoce e tenesmo, além de possível piora do quadro anorretal, com dermatites, assaduras e má qualidade de vida. Nestas situações, há indicação de proctocolectomia total e ileostomia terminal definitiva. Considerações sobre estas duas alternativas cirúrgicas serão discutidas a seguir.

COLECTOMIAS TOTAIS

As colectomias totais (Figura 47.3.6) com ileorreto anastomose são operações interessantes nos casos de reto preservado, com doença perianal mínima ou ausente, sem comprometimento esfincteriano. Essas características ocorrem entre 25 e 50% dos portadores de colite de Crohn[7]. Evitam estomas definitivos e podem dar relativa melhora à qualidade de vida dos pacientes. As colectomias totais podem ser realizadas tanto por via convencional como por via laparoscópica, e seus resultados a longo prazo são semelhantes[17]. Um estudo retrospectivo da Cleveland Clinic demonstrou que em 131 pacientes submetidos a ileorreto anastomose após colectomia total na DC, 118 casos foram operados sem ileostomias de proteção. Em período de seguimento médio de 9,5 anos, 72 pacientes tiveram a função evacuatória preservada, com bons resultados em longo prazo[18]. As recidivas após ileorreto anastomose também são relativamente comuns, uma característica intrínseca da própria DC. Goligher, em estudo com seguimento médio de 15 anos (variando entre 7 e 25 anos) após ileorreto anastomoses, demonstrou que 71% dos casos apresentaram recidiva e, destes, 80% acabaram sendo submetidos a ileostomias, com ou sem proctectomias associadas[19]. Salienta-se que este trabalho clássico da coloproctologia foi realizado antes da era dos biológicos, e que estes números podem não ser compatíveis com nossa realidade atual, com os avanços no tratamento clínico, principalmente nos últimos dez anos.

PROCTOCOLECTOMIA TOTAL COM ILEOSTOMIA TERMINAL

Nos casos de acometimento de todo o cólon pela DC, associado ao acometimento do reto e com doença perianal, pode haver indicação de proctocolectomia total com ileostomia terminal definitiva (Figura 47.3.7). Sabe-se que esse procedimento apresenta altos índices de rejeição por parte dos pacientes, pela necessidade de estoma permanente e deturpação da imagem corporal, principalmente em indivíduos jovens no auge de sua produtividade (o que é comum na DC). Entretanto, em casos severos da doença, com pancolite

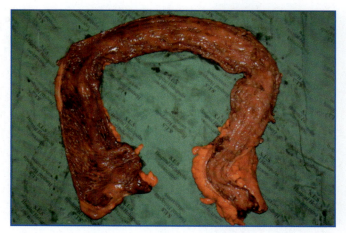

Figura 47.3.6 – Espécime cirúrgico de colectomia total por doença de Crohn. Foto de acervo pessoal – Dr. Idblan Carvalho de Albuquerque.

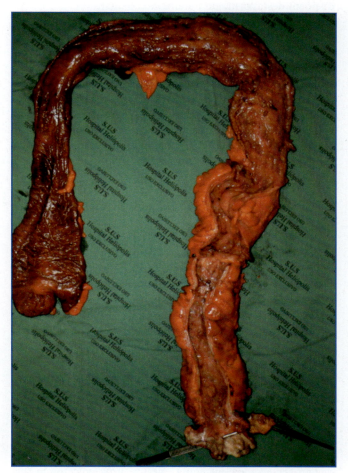

Figura 47.3.7 – Produto de proctocolectomia total com ileostomia terminal definitiva por doença de Crohn. Foto de acervo pessoal – Dr. Idblan Carvalho de Albuquerque.

e fístulas perianais associadas, é a opção de escolha para o controle da doença, principalmente se a incontinência fecal é resultante pelo acometimento perineal. Salienta-se o detalhe técnico da dissecção perineal interesfincteriana, por não haver necessidade de margens oncológicas amplas, como nas amputações do reto por câncer.

Apesar de a proctocolectomia total remover radicalmente a doença no cólon e no reto, os índices de recidiva são consideráveis, e podem chegar a até 20% após 12 anos da ressecção[19]. A recorrência da doença comumente ocorre nos 25 cm distais do íleo terminal, proximalmente ao local da ileostomia, podendo inclusive acometer o próprio estoma (Figura 47.3.8)[7]. Outra questão pertinente em relação a essa operação é a dificuldade na cicatrização do períneo após a amputação do reto. A cicatrização no local é deficiente em até 40% dos portadores de DC[19], o que leva a um aumento do tempo de fechamento da ferida, que pode chegar a anos. Isso deve ser bem esclarecido com os pacientes no pré-operatório, e terapias associadas, como a oxigenoterapia hiperbárica, podem promover aceleração da cicatrização, em serviços que dispõem desta forma de tratamento auxiliar.

Salienta-se ainda que os reservatórios ileais após retocolectomias totais na DC constituem uma raríssima exceção. A maioria dos portadores de bolsas ileais, que apresentam diagnóstico de DC, o fazem após cirurgia para uma suposta RCUI, que após um determinado período evolui para fenótipo de Crohn. Esses procedimentos, mesmo que realizados em pacientes altamente selecionados, sem doença perianal concomitante, apresentam resultados em longo prazo piores que os portadores de RCUI, e a princípio devem ser evitados na DC até que se prove o contrário[15].

CONCLUSÕES: SOMENTE A RECORRÊNCIA INTERESSA?

A maioria dos trabalhos da literatura demonstra que os índices de recidiva da doença são maiores e mais precoces nos pacientes submetidos a colectomias segmentares em relação aos submetidos a colectomias totais e proctocolectomias com ileostomias terminais. Um estudo prospectivo realizado em 179 pacientes demonstrou que os índices de recidiva cirúrgica das colectomias segmentares foram significativamente maiores que os das proctocolectomias totais[20]. Na comparação com colectomias totais, não houve significância estatística, apesar de números absolutos maiores. Entretanto, questiona-se se somente a recorrência é a variável que deve auxiliar na decisão pelo tipo de operação a ser realizada. Em indivíduos jovens, em plena produtividade, outras variáveis como a cosmese (não somente pelas incisões mar também por estomas) e acesso a medicamentos no pós-operatório devem ser levados em conta. Nesses, uma colectomia segmentar laparoscópica, com anastomose primária, com um bom acompanhamento clínico e utilização de imunossupressores ou terapia biológica após as operações pode resultar em prolongado intervalo livre de doença ativa. Por outro lado, pacientes idosos, com comprometimento da função esfincteriana, podem ser excelentes candidatos a proctocolectomia

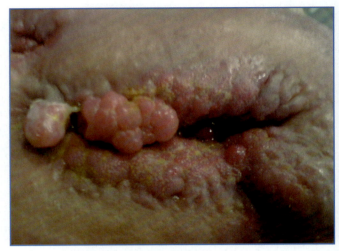

Figura 47.3.8 – Recidiva típica de doença de Crohn na ileostomia terminal de paciente submetido a proctocolectomia total após alguns anos da cirurgia. Foto de acervo pessoal – Dr. Paulo Gustavo Kotze.

total com ileostomia terminal definitiva, com significativo incremento na sua qualidade de vida.

Não se pode esquecer que a DC ainda é incurável no século XXI, e a recidiva fatalmente ocorrerá independentemente do tipo de operação realizada, em maior ou menor grau. O algoritmo que encerra este capítulo pretende ajudar os cirurgiões na tomada de decisão pelo tipo de procedimento a ser realizado (Figura 47.3.9). Cada caso deve ser amplamente discutido com os clínicos que cuidarão do paciente no pós-operatório, bem como com o próprio paciente e seus familiares, para uma otimização no tratamento e melhora da qualidade de vida física, mental e alimentar nos portadores desta sofrida e instigante doença.

REFERÊNCIAS BIBLIOGRÁFICAS

1. Crohn BB, Ginzburg L. Oppenheimer GD. Regional Ileitis: a pathologic and clinical entity. JAMA 1932; 99: 1323-9.
2. Lockhart-Mummery HE, Morson BC. Crohn's disease (regional enteritis) of the large intestine and its distinction from ulcerative colitis. Gut 1960; 1: 87-105.
3. Souza MHLP, Troncon LEA, Rodrigues CM, Viana CFG, Onofre PHC, Monteiro RA et al. Trends in the occurrence (1980-1999) and clinical features of Crohn's disease and ulcerative colitis in a university hospital in southeastern Brazil. Arq Gastroenterol 2002; 39 (2): 98-105.
4. Molinie F, Gower-Rousseau C, Yzet T, Merle V, Grandbastien B, Marti R et al. Opposite evolution in incidence of Crohn's disease and ulcerative colitis in Northern France (1988-1999). Gut 2004; 53 (6): 843-8.
5. Cabral VL, de Carvalho L, Miszputen SJ. Importance of serum albumin values in nutritional assessment and inflammatory activity in patients with Crohn's disease. Arq Gastroenterol 2001; 38 (2): 104-8.

Capítulo 47 – Tratamento Cirúrgico da Doença de Crohn
Capítulo 47.3 – Tratamento Cirúrgico da Colite de Crohn

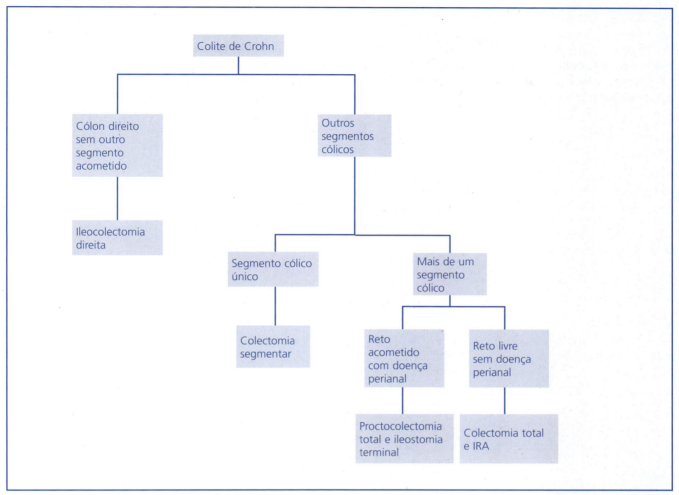

Figura 47.3.9 – Algoritmo de tratamento das colites de Crohn. IRA = ileorreto anastomose. Opções cirúrgicas sem levar em conta a continência anal dos pacientes, apenas acometimento da DC.

6. Lapidus A. Crohn's disease in Stockholm County during 1990-2001: an epidemiological update. World J Gastroenterol 2006; 12 (1): 75-81.
7. Nivatvongs S, Gordon PH. Crohn's disease. In: Principles and practice of surgery for the colon, rectum and anus. 3. ed. New York: Informa Healthcare; 2007. p. 819-907.
8. Mota ES, Kiss DR, Teixeira MG, Almeida MG, Sanfront FA, Habr-Gama A et al. Manifestações extraintestinais em doença de Crohn e retocolite ulcerativa: prevalência e correlação com o diagnóstico, extensão, atividade, tempo de evolução da doença. Rev Bras Coloproct 2007; 27 (4): 349-363.
9. Stocchi L, Milsom JW, Fazio VW. Long-term outcomes of laparoscopic versus open ileocolic resection for Crohn's disease: follow-up of a prospective randomized trial. Surgery 2008; 144 (4): 622-7.
10. Eshuis EJ, Slors JF, Stokkers PC, Sprangers MA, Ubbink DT, Cuesta MA et al. Long-term outcomes following laparoscopically assisted versus open ileocolic resection for Crohn's disease. Br J Surg 2010; 97 (4): 563-8.
11. Tan JJ, Tjandra JJ. Laparoscopic surgery for Crohn's disease: a meta-analysis. Dis Colon Rectum 2007; 50 (5): 576-85.
12. Holubar SD, Dozois EJ, Privitera A, Cima RR, Pemberton JH, Young-Fadok T et al. Laparoscopic surgery for recurrent ileocolic Crohn's disease. Inflamm Bowel Dis 2010; 16 (8) :1382-6.
13. McLeod RS, Wolff BG, Ross S, Parkes R, McKenzie M; Investigators of the CAST Trial. Recurrence of Crohn's disease after ileocolic resection is not affected by anastomotic type: results of a multicenter, randomized, controlled trial. Dis Colon Rectum 2009; 52 (5): 919-27.
14. Resegotti A, Astegiano M, Farina EC, Ciccone G, Avagnina G, Giusstetto A et al. Side-to-side stapled anastomosis strongly reduces anastomotic leak rates in Crohn's disease surgery. Dis Colon Rectum 2005; 48: 464-8.
15. Dignass A, Van Assche G, Lindsay JO, Lémann M, Söderholm J, Colombel JF et al. The second European evidence-based consensus on the diagnosis and management of Crohn's disease: current management. Journal of Crohn's and Colitis 2010; 204; 28-62.
16. Tekkis PP, Purkayastha S, Lanitis S, Athanasiou T, Heriot AG, Orchard TR et al. A comparison of segmental vs subtotal/total colectomy for colonic Crohn's disease: a meta-analysis. Colorectal Dis 2006; 8 (2): 82-90.

17. Moreira AL, Stocchi L, Remzi FH, Geisler D, Hammel J, Fazio VW. Laparoscopic surgery for patients with Crohn's colitis: A case-matched study. J Gastrointest Surg 2007; 11: 1529-1533.
18. Longo WE, Oakley JR, Lavery IC, Church JM, Fazio VW. Outcome of ileorectal anastomosis for Crohn's colitis. Dis Colon Rectum 1992; 35 (11): 1066-71.
19. Goligher JC. Surgical treatment of Crohn's disease affecting mainly or entirely the large bowel. World J Surg 1988; 12: 186-190.
20. Fichera A, McCormack R, Rubin MA, Hurst RD, Michelassi F. Long-term outcome of surgically treated Crohn's colitis: a prospective study. Dis Colon Rectum 2005; 48 (5): 963-9.

TRATAMENTO CIRÚRGICO DA DOENÇA DE CROHN

Doença Perianal

47.4

Magaly Gemio Teixeira
Maria Fernanda Zuttin Franzini
Alexandre Medeiros do Carmo

INTRODUÇÃO

A manifestação perianal da doença de Crohn constitui agravante importante da doença. É a maior responsável pela perda da qualidade de vida do paciente, em razão da incapacidade que causa e pela angústia que representa pelo perigo da perda da função esfincteriana anal, o que motivaria a necessidade de estomia geralmente definitiva. Associa-se a pior prognóstico[1]. As complicações perianais da doença de Crohn constituem parte importante do quadro clínico, acometendo até 58,5% dos doentes[2]. As diferentes incidências são determinadas pelas lesões incluídas nos diversos estudos, pela forma como estes foram conduzidos, se retrospectivos ou prospectivos, e pela população de doentes estudada. Os valores obtidos nesses estudos não são exatos, uma vez que parte das complicações perianais diagnosticadas representa afecção anal inespecífica. Por outro lado, a gravidade global da complicação perianal torna-se menor pela inclusão de doença anal com pouca gravidade como seria o caso de doença hemorroidária simples, fístula ou fissura inespecíficas. A razão da frequência alta da manifestação da doença de Crohn na região perianal é desconhecida.

As complicações perianais aparecem em qualquer momento da evolução da doença. Podem constituir-se na manifestação inicial ou como é mais comum ao longo da evolução da doença. A maioria dos doentes apresenta simultaneidade das manifestações intestinais. Há associação significativa com doença colônica, sendo quase uma regra quando o acometimento for retal[3,4].

As lesões perianais são geralmente recorrentes. Entre 35 e 59% dos pacientes apresentam recidiva em dois anos. A recorrência da manifestação perianal já cicatrizada pode sinalizar a ativação da doença intestinal e obriga a estudo detalhado do trato intestinal do doente.

Williamson et al.[5] afirmaram, após revisão de 20 anos dos resultados do tratamento cirúrgico da complicação perianal da doença de Crohn, que o tratamento intensivo e precoce pode diminuir o risco da necessidade de proctectomia. Em nossa experiência, 16,9% dos pacientes foram submetidos a proctocolectomia total devido à manifestação perianal associada a incontinência anal[6].

As manifestações mais comuns são os plicomas inflamatórios, fissuras, úlceras, abscessos, fístulas, estenose anal e incontinência anal.

PLICOMAS INFLAMATÓRIOS

São frequentes, podem ser únicos ou múltiplos e variam em tamanho e características (Figura 47.4.1). Associam-se a linfedema ou a fissuras e fístulas.

Causam dor, dificuldade para sentar e andar e dificultam a higiene. Devem ser removidos por meio de incisões mínimas que devem ser suturadas com fio inabsorvível.

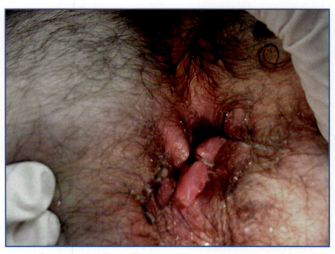

Figura 47.4.1 – Plicomas inflamatórios.

FISSURAS

A fissura da doença de Crohn ocorre em qualquer localização. As margens da fissura apresentam-se edemaciadas, azuladas e minadas profundamente. O assoalho pode constituir-se pelas fibras da musculatura esfincteriana exposta, com plicoma sentinela, em geral, edemaciado. O aspecto mais surpreendente é a natureza indolor da lesão. Em alguns casos, formam-se "bolsas" abaixo da pele, acumulando-se fezes que são forçadas para o tecido subcutâneo durante a evacuação. Esse processo mecânico de manutenção da fissura persiste mesmo com doença quiescente e constitui, portanto, indicação para tratamento cirúrgico[7]. Raramente ocorre hipertonia esfincteriana nesses doentes. Pode ocorrer discreta estenose provocada por processos de cicatrização que cedem com dilatação anal. Outros autores descreveram a necessidade de esfincterotomia interna motivada por dor sem a ocorrência de incontinência anal. Fleshner et al.[8] demonstraram que 88% das fissuras operadas cicatrizaram contra 49% após tratamento clínico. A cicatrização ocorre com maior frequência em doentes do sexo masculino, e em fissuras indolores e agudas. Demonstraram ainda que fissuras não cicatrizadas tendem a complicar associando-se a fístulas ou abscessos.

ÚLCERAS

Úlceras profundas com erosão de tecido, penetrando na parede do canal anal entre os músculos esfincterianos também podem ser encontradas (Figura 47.4.2). Essas úlceras provocam dor à evacuação e ao exame. Tais lesões estão estreitamente ligadas à atividade da doença de Crohn. Úlceras profundas, com destruição de tecido, complicadas por fístulas, tendem a não cicatrizar mesmo que a doença esteja sob controle. Geralmente, associam-se a lesões múltiplas. A infiltração com corticosteroide local associada ao tratamento medicamentoso ou cirúrgico do intestino doente colabora para sua cicatrização.

ABSCESSOS

Os abscessos devem ser tratados por drenagem simples. Apresentam boa evolução no início da doença. As recorrências são frequentes, mas são facilmente resolvidas, na maioria dos casos, com tratamento clínico associado à drenagem.

FÍSTULAS

As fístulas são as complicações anais mais encontradas na doença de Crohn perianal e que com maior frequência necessitam de tratamento cirúrgico. São responsáveis por sintomas importantes levando a sepse local e, geralmente, estão associadas a outras complicações. As fístulas tendem a recidivar em 48% dos casos em um ano e em 59% após dois anos[4]. Em geral, são baixas e envolvem pouca massa esfincteriana, mas tendem a ser múltiplas, o que dificulta o tratamento cirúrgico. O melhor resultado é obtido no tratamento das fístulas baixas, seguidas pelo tratamento das fístulas transesfincterianas e, por último, pelas isquiorretais. Os resultados cirúrgicos variam de acordo com vários fatores, como por exemplo, presença de doença no reto e localização da fístula. Nas fístulas baixas, a técnica cirúrgica de escolha é a abertura do trajeto fistuloso. Nas fístulas múltiplas a melhor opção é a colocação de sedenhos. Podem ser colocados tantos sedenhos quanto necessários (Figura 47.4.3). O tempo de permanência pode ser longo, sem alteração da continência fecal[9].

A tentativa de colocação de retalho mucoso endoanal deve ser feita, pois, às vezes, é bem sucedida. Sua indicação fica restrita a casos selecionados em que o reto está preservado e não há associação com outras complicações perianais. Em nosso entender, qualquer tentativa no sentido de preservar a função esfincteriana pelo maior período possível é justificada. Eventualmente, o tratamento cirúrgico mesmo bem conduzido pode resultar em incontinência anal, estenose ou recidiva, mas mesmo assim deverá ser indicado sempre que pertinente, antecedendo a eventual indicação de proctocolectomia.

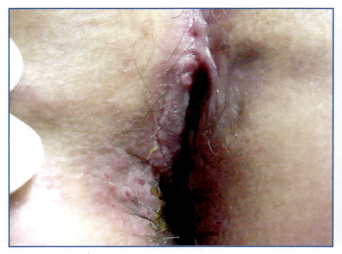

Figura 47.4.2 – Úlcera posterior.

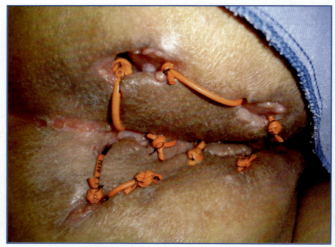

Figura 47.4.3 – Múltiplos sedenhos.

As fístulas retovaginais são pouco frequentes. Pode-se tentar retalhos com mucosa retal e/ou vaginal. Os resultados são pouco satisfatórios. As fístulas altas principalmente retovaginais acompanhadas de doença retal acabam motivando proctectomia.

ESTENOSE ANAL

A estenose anal é consequência da evolução ou da cicatrização de lesões perianais ou da evolução da doença localizada no reto. Raramente, determina por si só indicação para tratamento cirúrgico além de dilatação local. Trata-se de complicação que preocupa mais ao médico que o doente. É preciso lembrar que a derivação intestinal isolada não se constitui em tratamento adequado para essa complicação. A estomia associada a estenose retal pode determinar retenção de secreção agravando o quadro clínico.

INCONTINÊNCIA ANAL

A incontinência anal pode ser determinada pela evolução da própria doença como nos casos de múltiplos trajetos fistulosos, abscessos com sepse local, úlceras profundas com destruição de tecido (Figura 47.4.4) ou em decorrência de operações mal conduzidas.

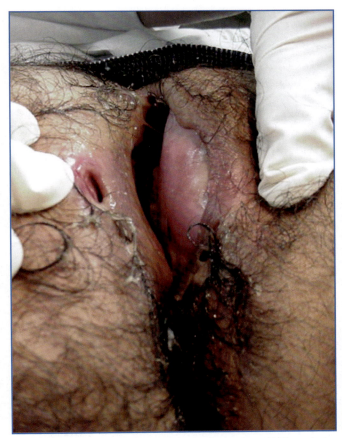

Figura 47.4.4 – Úlcera profunda com destruição de tecido levando à incontinência anal.

A oxigenoterapia hiperbárica foi utilizada pela primeira vez por Brady et al.[10] em um doente com complicação perianal extensa, mostrando-se benéfica. Desde então, tem sido utilizada por vários autores, como tratamento adjuvante à cirurgia e ao tratamento clínico. Tem indicação principalmente nos casos de lesões extensas, como mais uma tentativa antes da indicação de proctectomia ou no pós-operatório de desbridamentos extensos.

A complicação perianal associada a doença colônica é motivo para indicação de estomia em número considerável de doentes. Observamos melhora da sepse local com a derivação intestinal. No entanto, verificamos que ela não é suficiente para tratar definitivamente essa complicação. Por essa razão, em alguns casos, não conseguimos fechar a estomia. Além da persistência da doença perianal, somam-se as alterações que se instalam no reto desfuncionalizado, tornando difícil o diagnóstico diferencial entre a doença inflamatória intestinal e a retite de desuso. O processo inflamatório que se instala é outra razão para impedir o fechamento da estomia e, muitas vezes, é a causa da indicação da proctectomia. Entre 10 a 20% dos pacientes com manifestações perianais acabam por necessitar proctectomia[11].

Quando se examina doentes previamente operados deve-se lembrar que há retardo da cicatrização de até seis meses. Portanto, o achado de lesão não cicatrizada neste intervalo de tempo não implica obrigatoriamente em recidiva da doença.

Embora tenhamos observado índice de recidiva elevado, a ausência de complicações graves, como incontinência anal resultante do tratamento cirúrgico, nos leva a inferir que o tratamento local é benéfico para muitos doentes, diminuindo seu sofrimento[12].

Além do mais, aliviando a dor e secreção locais, acaba por postergar a eventual indicação de proctectomia. Como se trata de doença cuja cura ainda permanece desconhecida, ganhar tempo pode constituir tática interessante de tratamento. Não se pode esperar resultados espetaculares com o tratamento local e é preciso ser cuidadoso para evitar iatrogenias. É melhor fazer um tratamento em várias sessões que determinar incontinência anal em uma única intervenção cirúrgica. O tratamento deve se restringir ao mínimo necessário para resolver a infecção local ou a dor. A operação deve ser precedida de exame local cuidadoso sob anestesia para programar a melhor tática cirúrgica. Os abscessos podem mostrar-se mais extensos do que previamente imaginados, e os trajetos fistulosos caprichosos e múltiplos.

A doença hemorroidária não é manifestação de doença de Crohn. Porém as hemorroidas podem se tornar sintomáticas devido ao aumento do número de evacuações. O tratamento cirúrgico deve ser evitado, se possível, devido a má cicatrização.

CONCLUSÃO

Em resumo, as complicações perianais motivam grande número de operações orificiais e laparotomias, além de tratamento clínico intensivo. Concluímos que o tratamento local é importante para aliviar a sintomatologia do doente e postergar a indicação de eventual proctectomia. As operações devem ser realizadas com critério para não determinar incontinência anal.

A associação de tratamentos, como uso de medicamentos diversos, oxigenoterapia hiperbárica, infiltração de corticosteroide e procedimentos cirúrgicos, deve ser cuidadosamente programada.

REFERÊNCIAS BIBLIOGRÁFICAS

1. Beaugerie L, Seksik P, Nion-Larmurier I et al. Predictors of Crohn's disease. Gastroenterology 2006; 130 (3): 650-6.
2. Teixeira MG, Habr-Gama A, Takiguti CK et al. Manifestações perianais na doença de Crohn. Rev Hosp Clín Fac Med S Paulo 1996; 51 (4): 125-30.
3. Schwartz DA, Loftus EV Jr, Tremaine WJ et al. The natural history of fistulizing Crohn's disease in Olmsted County, Minnesota. Gastroenterology 2002; 122 (4): 875-80.
4. Makowiec F, Jehle EC, Starlinger M. Clinical course of perianal fistulas in Crohn's disease. Gut 1995; 37 (5): 696-701.
5. Williamson PR, Hellinger MD, Larach SW, Ferrara A. Twenty-year review of the surgical management of perianal Crohn's disease. Dis Colon Rectum 1995; 38: 389-92.
6. Teixeira MG, Sousa M, Almeida MG et al. Resultados da proctocolectomia total com ileostomia definitiva (PCT) na doença de Crohn (DC). Rev Bras Coloproct 2002; (4): 233-8.
7. Hughes LE. Surgical pathology and management of anorectal Crohn's disease. J R Soc Med 1978; 71: 644-51.
8. Fleshner PR, Schoetz DJ Jr, Roberts PL et al. Anal fissure in Crohn's disease: a plea for aggressive management. Dis Colon Rectum 1995; 38: 1137-43.
9. Thornton M, Solomon MJ. Long-term indwelling seton for complex anal fistulas in Crohn's disease. Dis Colon Rectum 2005; 48 (3): 459-63.
10. Brady CE, Coley BJ, Davis JC. Healing of severe perineal and cutaneous Crohn's disease with hyperbaric oxygen. Gastroenterology 1989; 97: 756-60.
11. Sandborn WJ, Fazio VW, Feagan BG et al. AGA technical review on perianal Crohn's disease. Gastroenterology 2003; 125 (5): 1508-30.
12. Teixeira MG. Tratamento cirúrgico da doença de Crohn. Tese (Livre-Docência). Faculdade de Medicina da Universidade de São Paulo. São Paulo, 2000.

TRATAMENTO CIRÚRGICO DA DOENÇA DE CROHN

Videocirurgia | 47.5

Sérgio Eduardo Alonso Araujo
Antonio Rocco Imperiale
Fábio Guilherme C. M. de Campos

INTRODUÇÃO

As doenças inflamatórias intestinais (DII), a saber a doença de Crohn (DC) e a retocolite ulcerativa, têm se demonstrado particularmente desafiadoras para o videocirurgião devido às demandas técnicas exigidas por sua complicada natureza inflamatória[1].

Na última década, intensa investigação e subsequentes refinamentos em técnica e tecnologia têm levado a consideráveis avanços e a uma definição clara do papel do procedimento laparoscópico na DC. Entretanto, a laparoscopia na retocolite ulcerativa tem se provado menos promissora.

Pacientes com DII são frequentemente jovens (15 a 35 anos) e conscientes de sua imagem corporal. Eles são geralmente resistentes à cirurgia porque antecipam o desconforto e a modificação na imagem corporal, a necessidade de múltiplas cirurgias, o tempo perdido de trabalho e de atividades escolares, e o medo de comprometimento da função intestinal e ainda possível estoma[2]. A via de acesso por vídeo representa uma alternativa atraente para essa população.

Para pacientes com doença de Crohn, a técnica laparoscópica é possivelmente superior à técnica aberta para casos selecionados de doença ileal terminal, embora alguns cirurgiões mais experientes estejam usando o procedimento laparoscópico para operar casos complicados como obstrução ou doenças fistulosas. Em média, 70% dos pacientes com DC irão necessitar de pelo menos uma operação para sua doença[3], enquanto 45% dos pacientes devem precisar de cirurgias repetidas ao longo de suas vidas[4].

Na doença de Crohn, o número de pacientes submetidos a tratamento cirúrgico avança anualmente de forma significativa nos Estados Unidos[5]. No entanto, cirurgiões que planejam manejar por vídeo pacientes com necessidade de cirurgia para doença de Crohn intestinal podem se deparar com alguns desafios, como o estado nutricional, o imunocomprometimento e cirurgias abdominais prévias. Na via laparoscópica, não é diferente. Além disso, o cirurgião precisa estar preparado para se defrontar com achados cirúrgicos inesperados, como espessamento mesenterial, friabilidade, maior tendência a sangramento resultantes da inflamação crônica, estenose, abscesso e fístula enteroenteral, enterocutânea e enterovesical. Esses achados ocorrem separadamente, porém não raramente em conjunto, o que dificulta o trabalho do videocirurgião. A combinação de um alto índice de suspeita com a adequada investigação por imagem no pré-operatório pode ajudar o videocirurgião a prever essas ocorrências e planejar adequadamente a internação hospitalar e a cirurgia.

PRINCÍPIOS DO TRATAMENTO CIRÚRGICO: JEJUNOILEÍTE

Quando Crohn, Ginzburg e Oppenheimer descreveram o que convencionaram chamar de enterite regional, entenderam que a cura da doença poderia ser atingida pela completa ressecção cirúrgica com margens de segurança. No entanto, a alta morbidade levando a mortalidade associados à recidiva levaram posteriormente à eleição do *bypass* como a melhor forma de tratamento cirúrgico. Uma vez que esse procedimento acabou por resultar em casos de mucocele, persistência da atividade inflamatória com subsequente fistulização e também em risco de câncer, ocorreu a revitalização das operações de ressecção intestinal.

A despeito de haver consenso entre a maioria dos cirurgiões especialistas sobre a necessidade de ressecar o intestino delgado com economia e sem necessidade de margens de segurança macroscópicas maiores do que dois cm, o momento da indicação cirúrgica permanece em debate. A cirurgia não traz cura e está associada ao risco de complicações infecciosas imediatas e, tardiamente, a risco de recidiva e síndrome do intestino curto. Como resultado, muitos especialistas e aqui se inclui entre a sua maioria os clínicos envolvidos no manejo da doença de Crohn, acabam por indicar tratamento cirúrgico somente nos casos de complicação da doença ou toxicidade do tratamento clínico. Por outro lado, é possível observar que uma parcela dos pacientes submetidos a tratamento cirúrgico conforme as indicações se encontra em piores condições clínicas no momento da operação e tem reserva limitada para enfrentar complicações. Como resultado, observa-se que quando o tratamento cirúrgico da doença de Crohn é oferecido antes que complicações infecciosas graves ocorram, a morbidade específica associada à cirurgia é menor[6].

A maioria dos pacientes submetidos a tratamento cirúrgico por doença de Crohn de localização jejunoileal ou ileocecal é operada por apresentar complicações da doença na forma principalmente de obstrução intestinal recorrente por conta de estenose(s) ou secundariamente a perfurações (que levam aos achados intraoperatórios de fístula, abscesso e mais raramente peritonite difusa). Diarreia incapacitante, sangramento, retardo do crescimento, manifestações extraintestinais e suspeita de câncer são outras indicações de ressecção intestinal.

Nos casos de obstrução intestinal, a cirurgia está mais frequentemente indicada quando a obstrução é recorrente ou está associada a fístulas ou massa palpável, e também quando existe associação com quadro infeccioso. O tratamento cirúrgico envolve a ressecção com anastomose primária do segmento que abriga a estenose. Quando existe o abscesso ou a fístula interna, a extensão do processo inflamatório pode levar o cirurgião menos experiente a ressecar um segmento intestinal maior do que o necessário. Na presença de múltiplas estenoses ou quando existe cirurgia de ressecção prévia, a realização isolada de enteroplastias associadas a ressecção deve ser considerada.

A maioria das fístulas encontradas em pacientes com enterite de Crohn é insuspeitada embora possam representar a indicação primária de tratamento cirúrgico em até 6,3% dos casos[7]. As fístulas podem ser internas ou externas e podem ocorrer em associação. O tipo mais comum de fístula é a enteroentérica. O tratamento da fístula enteroentérica é feito por ressecção com anastomose primária mais frequentemente mecânica laterolateral na maioria dos casos. Para os casos de desnutrição acentuada ou sepse, a construção de um estoma pode ser considerada. Para os casos de fístula ileossigmoideana, a ressecção do segmento acometido pela enterite (mais frequentemente o íleo terminal) pode ser associada a simples sutura do sigmoide que foi mais frequentemente acometido secundariamente. Porém não há consenso em relação ao manejo do sigmoide e alguns autores defendem a ressecção limitada do sigmoide por julgar de risco a sutura primária do cólon. Young-Fadok et al.[8] avaliaram retrospectivamente os resultados de 90 pacientes com fístula ileossigmoideana. O reparo do sigmoide foi realizado em 47,8% dos casos e a ressecção do sigmoide em 13,3%. A morbidade entre os dois grupos não pôde ser diferenciada e a duração da internação foi pouco maior após ressecção (9,9 versus 8,3 dias). As indicações que levaram o cirurgião a preferir ressecar o sigmoide foram: quantidades significativas de pus ou inflamação, orifício fistuloso grande e doença de Crohn ativa em sigmoide. A colonoscopia e a biópsia de congelação do sigmoide ajudaram os cirurgiões desse estudo a discernir entre colite de Crohn e acometimento secundário a partir da ileíte. Saint-Marc et al.[9] entendem ser a colonoscopia pré-operatória a melhor forma de avaliar a atividade da doença no cólon sigmoide em pacientes a serem operados de doença de Crohn ileocecal com suspeita de fístula ileossigmoideana.

Nos casos de jejunoileíte, uma vez que a decisão de tratamento cirúrgico tenha sido feita, é importante determinar a extensão da ressecção, pois pode haver extensão significativa do acometimento de delgado. Ressecções extensas não reduzem o risco de recidiva de forma que apenas os segmentos macroscopicamente acometidos devem ser ressecados. As considerações a serem feitas sobre as enterectomias dizem respeito à extensão da ressecção e o tipo de anastomose. A margem de ressecção deve ser analisada cuidadosamente e, se ela incluir uma área de ulceração, deve ser ampliada. O papel da biópsia de congelação para a definição da margem de ressecção no intestino delgado foi estudado por Hamilton et al.[10]. Após seguimento de 10 anos, não houve diferença na ocorrência de recidiva após as ressecções intestinais, quando a margem de segurança foi definida pela biópsia de congelação em comparação à inspeção intraoperatória. Com relação ao tamanho da margem de segurança a ser estabelecida no intraoperatória, sobre se reduzida (2 cm) ou alargada (12 cm), não houve correlação entre a extensão da margem e a ocorrência de recidiva conforme ensaio randomizado conduzido por Fazio et al.[11]. A realização da anastomose no intestino delgado pode ser manual ou mecânica, e várias opções foram descritas (terminoterminal, lateroterminal e laterolateral iso ou anisoperistáltica). Nossa opção pessoal é pela anastomose mecânica laterolateral isoperistáltica em função da menor contaminação e maior extensão da anastomose potencialmente associada a menor taxa de recidiva necessitando de reoperação, ainda que esse benefício não tenha sido ainda demonstrado[12]. Entendemos que a anastomose intestinal terminoterminal resulta em um menor lúmen, o que pode impactar a ocorrência de recidiva sintomática.

Com relação às operações de ressecção ileocólica empregadas no manejo da doença de Crohn na localização ileocecal, cabe analisar se o tipo de anastomose influi na ocorrência de recidiva da doença. A evidência proveniente dos estudos retrospectivos é contraditória. Alguns autores observaram uma maior associação entre a anastomose terminoterminal e a ocorrência de recidiva da doença[13-15]; já outros não conseguiram demonstrar o benefício de maior intervalo de tempo entre o tratamento cirúrgico e a recidiva associado à realização da anastomose laterolateral após ressecção ileocecal[16,17]. Em 2009, McLeod et al.[18] conduziram ensaio clínico randomizado incluindo 139 pacientes submetidos à ressecção ileocecal com anastomose ileocólica terminoterminal ou laterolateral. Após seguimento médio de 11,9 meses, os pacientes foram submetidos à colonoscopia. O desfecho primário foi a recidiva endoscópica, e o secundário, a recidiva sintomática. Não houve diferença na recidiva endoscópica entre os pacientes submetidos a anastomose terminoterminal (42,5%) e os submetidos à anastomose lateral (37,9%; p = 0,55) nem para o desfecho de recidiva sintomática (13,2 versus 15,3%; p = 0,92). Esse estudo contribuiu para identificar a cirurgia prévia e a não adesão à profilaxia pós-operatória como fatores associados a maior risco de recidiva na doença de Crohn. No nosso entender, no entanto, a conclusão dos autores, que é inclusive alçada ao título do manuscrito, de que o tipo de anastomose não influencia a ocorrência de recidiva, deve ser interpretada com cautela uma vez que o seguimento (12 meses) foi curto.

Enquanto permanecem indefinidos os resultados se o tipo de anastomose após ressecção ileocecal influencia a ocorrência de recidiva, o cirurgião pode basear a preferência pela sutura mecânica com bases na metanálise conduzida por Choy et al.[19]. Após obter os dados individuais de cada paciente com os autores dos estudos incluídos, pode-se verificar os resultados relativos a 955 pacientes submetidos a ressecção ileocecal (câncer ou doença de Crohn). Trezentos e cinquenta e sete foram submetidos a anastomose mecânica e 598 foram submetidos a anastomose manual. A anastomose mecânica esteve significativamente (p = 0,02) associada a menor risco de deiscência do que a anastomose manual, tendo-se revelado portanto mais segura.

PRINCÍPIOS DO TRATAMENTO CIRÚRGICO: COLITE DE CROHN

O envolvimento isolado do cólon pode ocorrer em até 30% dos casos. Analogamente ao que ocorre para a enterite, a preservação do comprimento e da função é desejável. A determinação da extensão da ressecção depende da multifocalidade, ocorrência de acometimento ileocecal e da presença de acometimento anorretoperineal. A ressecção segmentar do cólon pode ser realizada, embora sua indicação na nossa experiência seja um pouco mais rara como resultado da maior associação com retite e doença perianal. Nos pacientes com pancolite e indicação de tratamento cirúrgico, a operação de colectomia total com anastomose ileorretal é mais frequentemente realizada se o reto tem nenhuma ou pouca atividade e não há doença perianal. Para os casos de pancolite associada à retite grave e doença perianal, a operação de proctocolectomia total com proctectomia interesfincteriana deve ser empregada. A indicação de proctectomia resulta da associação frequente entre sepse perianal recorrente e má função esfincteriana. A operação de proctocolectomia com anastomose ileoanal com reservatório ileal cabe para os casos de pancolite sem doença perianal.

A obstrução intestinal recorrente como apresentação de colite de Crohn complicada por estenose é uma indicação de tratamento cirúrgico relativamente comum[20] como resultado da natureza transmural do processo inflamatório crônico. A ocorrência de estenose do cólon em pacientes com doença de Crohn deve levar à suspeita de neoplasia. Como resultado, a avaliação endoscópica com biópsias é mandatória. Se a presença de câncer for confirmada, impõe-se a colectomia oncológica. Caso não haja suspeita ou confirmação de malignidade, a dilatação endoscópica pode ser tentada para os raros casos de estenose anelar.

O racional de se oferecer colectomia total em oposição a ressecção segmentar com anastomose ileorretal para os pacientes com colite de Crohn relaciona-se ao fato de haver pouco benefício funcional na preservação de segmentos colônicos e a ocorrência de recidiva ser alta. Recentemente, esse entendimento foi revisitado por alguns autores que entendem que uma operação mais econômica retardaria o intervalo de tempo até a colostomia definitiva. A análise comparativa de nossos resultados corrobora essa nova impressão. Na experiência do Serviço de Cirurgia de Cólon e Reto do Hospital das Clínicas da Faculdade de Medicina da Universidade de São Paulo[21], 50% dos pacientes submetidos a colectomia total evoluíram para colostomia definitiva após 10 anos. Prabhakar et al.[22] estudaram 49 pacientes com colite de Crohn submetidos a colectomia segmentar e verificaram que após segmento médio de 14 anos, 45% da casuística não necessitou de operação adicional, e 86% dos pacientes submetidos a ressecção segmentar estavam livres de estoma. Resultado similar foi observado por Martel et al.[23]. Na experiência desse autor, relativa a 84 pacientes com colite de Crohn submetidos à ressecção segmentar do cólon, 75% deles encontravam-se sem estoma ao final de um período médio de seguimento de 9 anos. Esses resultados, ainda que não provenientes de um ensaio comparativo, indicam que realizar colectomias segmentares sempre que possível em pacientes com colite de Crohn pode aumentar o intervalo de tempo entre a indicação de tratamento cirúrgico e o estoma definitivo. O mesmo não se pode dizer no entanto do intervalo de tempo até a recidiva. Tekkis et al.[24] realizaram metanálise a partir de revisão sistemática de estudos publicados entre 1998 e 2002, englobando 488 pacientes e identificaram associação entre a realização decolectomia total com anastomose ileorretal e maior intervalo de tempo até a recidiva da doença (4,4 anos mais longo) quando comparado aos pacientes submetidos a ressecção segmentar. Esses estudos levam a crer que para os pacientes com colite envolvendo mais de uma segmento ou difusa, certamente não há benefício em oferecer ressecções segmentares.

O diagnóstico de doença de Crohn representa de uma forma geral uma contraindicação à anastomose ileoanal com reservatório ileal após a realização de retocolectomia total e constitui o que se entende por "rara exceção". As duas situações em que isso ocorre mais comumente é quando após o diagnóstico pré-operatório de doença de Crohn, o exame anatomopatológico indica que se trata de retocolite ulcerativa, ou para os casos de colite indeterminada sem evidência ou passado de atividade perianal, a operação de bolsa ileal é oferecida com obtenção de dedicado consentimento informado sobre a hipótese de maus resultados funcionais e complicações infecciosas. Da experiência da Cleveland Clinic e da Lahey Clinic com as operações de bolsa ileal, conhecem-se três desfechos adversos que parecem mais comumente

associados à bolsa ileal em pacientes com doença de Crohn e que, em associação, contribuem para uma maior taxa de insucesso dessa operação:
- maior frequência de bolsite;
- maior ocorrência de complicações infecciosas perianais;
- piores resultados funcionais[25,26].

Reese et al.[27] realizaram uma revisão de 10 estudos envolvendo 225 pacientes com doença de Crohn submetidos a retocolectomia total com reservatório ileal e observaram que ao pacientes com colite de Crohn evoluíram mais frequentemente com complicações da anastomose, urgência e má função do que os pacientes com diagnóstico pré-operatório de retocolite ulcerativa ou colite indeterminada. Até 2000[21], no Serviço de Cirurgia de Cólon e Reto do Hospital das Clínicas da Faculdade de Medicina da USP, seis pacientes com doença de Crohn haviam sido submetidos a operação de bolsa ileal. Destes, dois evoluíram com perda do reservatório por má função e complicação infecciosa. O grupo de Panis et al.[28,29] demonstrou que os resultados imediatos e em longo prazo para pacientes selecionados e altamente motivados com colite de Crohn sem evidência ou história de manifestação perianal ou enterite são similares aos observados para pacientes com retocolite ulcerativa submetidos à mesma operação. Associadamente, espera-se uma melhora nos resultados funcionais de pacientes com doença de Crohn submetidos a operação de bolsa ileal com o uso de terapia biológica.

INDICAÇÕES DE TRATAMENTO VIDEOCIRÚRGICO

A opção de oferecer cirurgia minimamente invasiva aos pacientes com doença de Crohn como veremos adiante é válida, tem resultados conhecidos, beneficia os pacientes e sempre que possível deve ser utilizada. A videolaparoscopia é uma via de acesso cirúrgica minimamente invasiva assim como a videocirurgia com assistência manual (*hand-assisted laparoscopic surgery* – Hals) ou as mais recentes: videocirurgia por portal único (*single-port laparoscopic surgery*) ou por incisão única (*single incision laparoscopic surgery*).

Uma vez que importa menos qual via de acesso minimamente invasiva será empregada desde que a operação realizada seja idêntica à realizada por laparotomia é verdade concluir que as indicações de tratamento cirúrgico pela via de acesso por vídeo em pacientes com doença de Crohn não diferem das indicações de tratamento cirúrgico pela via laparotômica. As principais indicações para cirurgia laparoscópica na DC incluem:
- doença ileocólica recorrente e primária;
- estenoses isoladas do intestino delgado e grosso;
- sepse anorretal;
- obstrução por estenose ou aderência;
- inflamação pancolônica;
- dor recorrente ou persistente;
- necessidade de restabelecimento da continuidade intestinal (como após operação de Hartmann).

CONTRAINDICAÇÕES

Contraindicações relativas à laparoscopia incluem doença aguda grave, aderências múltiplas ou densas, impossibilidade de identificar anatomia normal, perfuração não bloqueada e peritonite difusa, grande abscesso ou flegmão e fístulas complexas múltiplas. Entretanto, as indicações para cirurgia laparoscópica estão evoluindo com a perícia cirúrgica e melhora dos equipamentos[30].

TÉCNICA OPERATÓRIA

Inflamação transmural, a marca característica da doença de Crohn, resulta em fragilidade e friabilidade mesentérica, massas e adesões inflamatórias, fístula e abscesso. Fístula entérica e massas inflamatórias associadas distorcem a anatomia normal e aumentam o risco de lesão a estruturas vitais fazendo da cirurgia um desafio mesmo para experientes cirurgiões. A complexidade da cirurgia para DII está algo aumentada na laparoscopia. Além disso, não é sempre possível retirar uma enorme massa inflamatória mesentérica por uma incisão "cosmética".

Taxas de conversão dependem principalmente da experiência do cirurgião. Contudo, fatores relacionados ao paciente (obesidade, estado cardiopulmonar e laparotomias prévias) e a doença (flegmão, fístula ou abscessos e a localização da doença) podem ajudar a definir a necessidade de conversões[31]. As taxas de conversão variam de 2 a 77%[32].

Com relação ao preparo mecânico intestinal, a sua realização no pré-operatório depende do tipo de operação a se realizada. Nas operações sobre o intestino delgado e nas operações de ressecção ileocecal (colectomia direita), ele não é realizado. Para as operações de colectomia total, retocolectomia total ou nas operações de colectomia segmentar ou ainda, nas operações em que o diagnóstico de fístula colovesical está fechado no pré-operatório, realizamos o preparo intestinal mecânico com dois litros de macrogol oferecidos por via oral cerca de seis horas antes da cirurgia e não precedido por nenhum tipo de dieta. A antibioticoterapia de amplo espectro é sempre empregada, inicia-se na indução anestésica e tem a duração da internação hospitalar. A profilaxia antitrombótica é realizada rotineiramente em todos os pacientes com doença de Crohn. Inclui o uso de meia elástica e de compressão intermitente nos membros inferiores e de heparina de baixo peso molecular com a primeira dose realizada oito horas após o término da cirurgia.

A técnica anestésica está sempre a cargo do anestesiologista e favorece-se o emprego da anestesia geral sem bloqueio em nossa prática. A drenagem gástrica e vesical é sempre realizada e retirada ao final da cirurgia.

À exceção dos pacientes com cirurgia abdominal prévia, o pneumoperitônio é realizado pela técnica às cegas com emprego da agulha de Verress descartável. Para os pacientes com cirurgia abdominal prévia com incisões abaixo da cicatriz umbilical, empregamos a punção às cegas no hipocôndrio esquerdo.

Em todas as operações colorretais por vídeo, favorecemos o posicionamento do paciente em decúbito dorsal com as pernas apoiadas em perneiras (posição de semilitotomia). Os dois membros superiores são preferencialmente posicionados ao longo do tronco.

Em todas as ressecções intestinais, empregam-se cinco trocartes. A dissecção laparoscópica de nossa preferência é a da via mediolateral ou mesolateral se iniciando pela identificação e controle vascular seguida da mobilização do mesocólon e reflexões peritoneais.

ASPECTOS TÉCNICOS DA RESSECÇÃO ILEOCECAL

A operação envolve uma inicial averiguação dos intestinos delgado e grosso para identificar as áreas acometidas. Se o inventário da cavidade realizado no início da operação identificar acometimento ileal, o(s) segmento(s) de jejuno ou íleo acometido(s) é (são) assinalado(s) pela aplicação de um ponto seromuscular que permitirá sua identificação e tratamento por enteroplastia ou ressecção no tempo aberto da cirurgia. Uma vez que não há benefício associado ao expediente de se realizar linfadenectomia a artéria ileocólica pode ser tomada de forma confortável no meio da "tenda" que se forma como resultado de sua tração pelo cirurgião assistente. A segunda porção do duodeno, que é retroperitoneal, é o guia para a realização da colectomia direita durante toda a cirurgia. A artéria pode ser separada da veia por dissecção e ambas podem ser seladas exclusivamente com o emprego de um selante de vasos como o bisturi harmônico ou o bipolar na maioria dos casos como é nossa preferência. Porém, para os casos em que esse vaso se encontra calibroso, os clipes devem ser empregados. Não há necessidade de controle vascular de nenhum outro vaso para a realização da ressecção ileocecal. A isso se segue a completa mobilização do íleo terminal e do cólon direito junto a flexura hepática e secção da inserção retroperitoneal do mesentério até a terceira porção (horizontal) do duodeno. Quando a mobilização é obtida, o intestino é exteriorizado por meio de uma incisão na linha média ao nível da cicatriz umbilical medindo cerca de 4 cm que pode ser estendida para exteriorizar grandes massas no íleo terminal. Através da incisão, pratica-se a secção do íleo terminal e do ascendente e a construção de anastomose colorretal mecânica laterolateral isoperistáltica pelo disparo de um grampeador de 75 ou 80 mm. Depois que a anastomose ileocólica é realizada, procede-se ao fechamento da incisão abdominal e re-laparoscopia com o objetivo de se proceder ao fechamento da brecha mesenterial. Em casos selecionados como nas pacientes jovens do sexo feminino ou nos doentes muito obesos, pode-se realizar a anastomose intracorpórea, empregando técnica de endograpeamento e endossutura.

Esse expediente favorece a colocação da incisão de retirada da peça em um local cosmeticamente superior além de facilitar a retirada da peça que pode ser difícil no paciente muito obeso; no entanto, representa opção de realização mais complexa e demorada uma vez que pressupõe o domínio da endossutura pelo videocirurgião, além de mais onerosa.

A desvascularização dos segmentos de intestino delgado ou grosso no tratamento videocirúrgico da doença de Crohn merece atenção especial. Nas situações de espessamento mesenterial e ingurgitamento linfonodal, o risco de sangramento está aumentado. O uso de fontes diferenciadas de energia para a realização da dissecção por eletrocauterização bipolar ou ultrassonografia estão recomendados com o objetivo de facilitar esse tempo cirúrgico e devem dessa forma fazer parte do instrumental solicitado para levar a cabo essa operações.

ASPECTOS TÉCNICOS DA COLECTOMIA TOTAL, DA RETOCOLECTOMIA TOTAL E DA OPERAÇÃO DE BOLSA ILEAL

No que se refere à técnica para a realização das operações de colectomia total e retocolectomia total assistidas por videolaparoscopia, alguns aspectos técnicos merecem lembrança. Assim como nas outras operações colorretais por vídeo, realizamos a dissecção no sentido mesolateral. Realizamos, inicialmente, a desvascularização do cólon direito e do transverso. Em seguida, procede-se à mobilização do cólon direito e do transverso. Posteriormente, procede-se à ligadura vascular da veia mesentérica inferior e da artéria mesentérica inferior seguidas da mobilização do ângulo esplênico e do cólon esquerdo. Em todos os momentos de ligadura vascular, esta é feita longe da origem vascular pois se trata de ressecção colônica por doença benigna. A dissecção do reto por videolaparoscopia para a proctectomia que precede a construção de ileostomia terminal definitiva ou as raras situações de reservatório ileal obedece ao princípio de preservação autonômica mas não ao de excisão total do mesorreto. Dessa forma, a dissecção da porção "horizontal" do reto é feita mais próxima da muscular própria do reto e longe do arcabouço pélvico. A dissecção perineal é a da proctectomia interesfincteriana quando se realiza a amputação do reto.

RESULTADOS

Técnicas laparoscópicas têm sido aplicadas a pacientes com doença de Crohn desde o início dos anos 1990. Contudo, assim como outras indicações para cirurgia colorretal por vídeo, esse acesso não tem sido universalmente aceito. Aderências e flegmão podem representar desafios técnicos significantes para o cirurgião. Como resultado, dificuldades técnicas podem aumentar o tempo operatório e o risco de conversões, limitando assim o uso da cirurgia laparoscópica. Entretanto, mesmo assim, a cirurgia laparoscópica é uma alternativa apropriada para um número substancial de pacientes.

Complicações da doença de Crohn podem ser tratadas por uma série de procedimentos laparoscópicos que variam em complexidade (laparoscopia diagnóstica, lise de brida, derivação fecal, ressecção segmentar do intestino delgado, ileocolectomia, enteroplastia e colectomia total ou segmentar com ou sem anastomose). Diversas revisões recentes têm descrito estas técnicas. Embora um sem-número de publicações tenha descrito que as ressecções ileocólicas videoassistidas sejam factíveis e seguras no tratamento da doença de Crohn, a maioria dessas experiências não têm grupo controle ou são ensaios não randomizados[33-42].

A laparoscopia diagnóstica e a derivação fecal para doença de localização perineal são bons procedimentos iniciais que requerem equipamento mínimo e podem ser realizados por cirurgiões com experiência limitada com a cirurgia laparoscópica. A laparoscopia diagnóstica é útil quando o diagnóstico permanece incerto apesar de avaliação pré-operatória radiológica e endoscópica extensa.

A derivação fecal laparoscópica é usada para pacientes com sepse perineal grave e fístulas complexas. Hollyoak et al.[41] comparou criação de estoma laparoscópico (n = 40) ao procedimento aberto (n = 15). O intervalo de tempo até o retorno da função intestinal foi significativamente menor (1,6 versus 2,2 dias, p < 0,0007) no grupo operado por vídeo. A duração da internação hospitalar e o tempo operatório também diminuíram (7,4 versus 12,6 dias, p < 0,0189; e 54,3 versus 72,7 min, p < 0,0366, respectivamente). Houve uma taxa de conversão de 5%. Iroatulam et al.[42] também compararam a criação de estoma laparoscópico (n = 41; nove pacientes com doença de Crohn) ao procedimento aberto (n = 11; dois com doença de Crohn) e confirmaram os resultados existentes. Gurland e Wexner[43] concluíram que a criação de um estoma laparoscópico não apresenta curva de aprendizado assim como um passo para a realização de outra operação laparoscópica do cólon.

A ressecção ileocecal ou ileocólica é o procedimento laparoscópico mais comumente descrito. Milsom et al.[33] relataram a primeira série de nove pacientes com ileíte terminal que foram submetidos a ressecção ileocólica videoassistida com anastomose extracorpórea. Não houve complicações, foram necessárias três conversões e o tempo médio cirúrgico foi de 170 min. Liu et al.[34] relataram três casos de ressecção ileocólica laparoscópica bem sucedidas. Reissman et al.[44] relataram a primeira grande série de pacientes com doença inflamatória intestinal operados por videolaparoscopia (49 pacientes com doença de Crohn e 23 com retocolite ulcerativa). A ressecção ileocólica laparoscópica foi realizada em 30 pacientes com taxa de morbidade de 10%. O tempo operatório médio foi de 150 min e o tempo médio de internação hospitalar foi de 5,2 dias. Quando eles comparam a ressecção ileocólica laparoscópica à colectomia total laparoscópica, foi possível observar tempo operatório médio e de internação significantemente maiores, além de uma maior morbidade (p < 0,05) após colectomia abdominal total. Este fato é refletido na morbidade global de 18% e taxa de conversão de 14% após este procedimento.

Wu et al.[37] demonstraram em 1997 que abscesso, flegmão e recidivas não são contraindicações para a cirurgia laparoscópica. Chen et al.[40] demonstraram que há menor incapacidade depois da colectomia laparoscópica quando comparada à laparotomia em pacientes com doença de Crohn. O tempo médio até o retorno a atividade parcial foi menor no grupo laparoscópico (2,1 ± 1,2 versus 4.4 ± 2.8 semanas; p < 0,0001). O retorno para atividade completa foi também menor no grupo laparoscópico (4,2 ± 2,3 versus 10,5 ± 6,4 semanas; p < 0,0001) assim como o retorno ao trabalho (3,7 ± 2,1 versus 7,5 ± 7,5 semanas; p = 0,01).

Alguns estudos comparativos entre a via de acesso por vídeo e a convencional para o manejo de pacientes com doença de Crohn intestinal foram realizados. Bemelman et al.[45] compararam 30 pacientes que foram submetidos a ressecção ileocólica videoassistida a 48 pacientes que foram submetidos a laparotomia. Eles observaram que a morbidade foi semelhante; porém o tempo de hospitalização foi menor (5,7 versus 10,2 dias; p < 0,0007) e houve superioridade dos resultados cosméticos no grupo operado por vídeo. A taxa de conversão foi de 6,6%. Os tempos operatórios laparoscópicos foram significantemente maiores do que o grupo submetido a laparotomia (138 versus 104 min). Alabaz et al.[46] observaram resultados semelhantes.

Em uma análise prospectiva dos resultados cirúrgicos das operações realizadas em dois centros (Cleveland Clinic na Flórida, Estados Unidos, e *Abteilung* für *Allgemeine Chirurgie*, *Abdominal* und *Gefässchirurgie*, *Universitätskliniken des Saarlandes* Homburg/Saa, na Alemanha), Hamel et al.[47] compararam ressecção ileocólica laparoscópica versus colectomia subtotal laparoscópica em 130 pacientes com doença de Crohn. O tempo operatório total foi menor na ressecção ileocólica laparoscópica quando comparada a colectomia subtotal laparoscópica (167 versus 231 min; p < 0,001). O tempo de internação foi de 8,8 dias em ambos os grupos. A taxa de complicações intraoperatórias foi de 11%, o que foi significantemente menor na após a ressecção ileocólica (7 versus 29%; p = 0,01), mas a morbidade pós-operatória após 30 dias foi igual em ambos os grupos.

Milson et al.[48] publicaram em 2001 um pequeno estudo randomizado comparando a ressecção ileocecal videolaparoscópica à realizada por via convencional em sessenta pacientes. Uma notável seleção de casos foi observada desde antes da entrada no estudo. Os pacientes foram previamente submetidos a laparoscopia diagnóstica para determinar se a ressecção laparoscópica era possível antes da randomização dos grupos. Desfechos de curto prazo foram mensurados como função pulmonar, retorno da função intestinal, uso de analgesia e duração da internação. Presumivelmente, como resultado da laparoscopia diagnóstica prévia, apenas duas operações laparoscópicas foram convertidas a laparotomias devido a aderências e inflamação. Apesar dessa seleção de casos otimizada, a duração da cirurgia foi significativamente maior no grupo operado por vídeo (140 versus 85 min). Desde que grandes massas inflamatórias foram previamente excluídas, o comprimento da incisão foi significativamente menor no grupo operado por vídeo (5,3 *versus* 12,7 cm). Todos os pacientes foram submetidos a espirometria pré-operatória com volume expiratório forçado no primeiro minuto e capacidade vital forçada. Houve um retorno mais rápido aos valores pré-operatórios no grupo operado por vídeo quando comparado ao grupo operado por laparotomia (2,5 *versus* 3,5 dias; p = 0,03). Apesar da otimização observada no grupo operado por videolaparoscopia, não houve diferença em relação à resolução do íleo pós-operatório, analgesia ou tempo de internação entre os grupos. Houve menos complicações no grupo operado por vídeo (dois casos de íleo prolongado e duas infecções de ferida) quando comparado ao grupo operado pela via convencional (três casos de íleo prolongado, dois casos de infecções de ferida, um caso de hérnia incisional e um caso de pneumonia pós-operatória). Não houve complicações graves ou recorrência após 12 e após 45 meses.

Maartense et al.[49] conduziram um estudo prospectivo randomizado multicêntrico para comparar ressecção ileocólica videoassistida à operação aberta. Neste estudo, todos os pacientes foram acompanhados por três meses após a cirurgia. Novamente, o tempo operatório foi maior no grupo operado por vídeo. O tempo de internação hospitalar foi menor no grupo operado por vídeo. Morbidade precoce (até 30 dias após a cirurgia) foi menor no grupo operado por vídeo. Embora não tenha sido observada diferença na qualidade de vida durante o estudo com os questionários SF-36 e GIQLI, um achado interessante foi a redução dos custos de tratamento observado entre os pacientes submetidos a laparoscopia quando comparada à intervenção convencional.

Não há dúvida sobre o efeito da laparoscopia sobre o tamanho da incisão e os benefícios que podem ser associados a este fato. Dunker et al.[50] estudaram o impacto cosmético e o da percepção da imagem corporal em 34 pacientes com ileíte terminal. O grupo operado por videolaparoscopia tinha resultados significativamente melhores na pontuação cosmética e imagem corporal o que influenciou fortemente a qualidade de vida. A importância dos resultados cosméticos foi também analisada por Alabaz et al.[46]. A ressecção ileocólica laparoscópica obteve resultados cosméticos melhores e foi associada a melhoras na vida social e sexual.

Estudos mais recentes têm confirmado os benefícios globais da videolaparoscopia no tratamento da doença de Crohn. Diversos autores[51-56] relataram vantagens na resolução do íleo pós-operatório e tempo de internação quando comparados ao procedimento convencional.

Os resultados em longo prazo da ressecção ileocólica laparoscópica em pacientes com doença de Crohn até há pouco eram em sua maioria desconhecidos devido ao reduzido número de estudos e casuística. Em 2006, Lowney et al.[57] conduziram um estudo tentando definir a taxa de recorrência após ressecção ileocólica laparoscópica e comparou isto ao que foi visto após ressecção ileocólica convencional. Uma revisão retrospectiva de 113 prontuários de pacientes que foram submetidos a ressecção ileocólica por doença de Crohn na localização ileocecal foi realizada. A recorrência foi definida como necessidade de intervenção cirúrgica. Nesse estudo, 63 pacientes foram submetidos a ressecção ileocólica laparoscópica e 50 a ressecção ileocólica convencional. Recorrência cirúrgica ocorreu em seis de 63 pacientes (9,5%) no grupo operado por vídeo e em 12 de 50 pacientes (24%) no grupo operado por laparotomia. Os resultados em longo prazo após ressecção ileocólica laparoscópica não se mostraram significantemente diferentes do grupo convencional conforme se poderia imaginar. Em um estudo similar publicado em 2008 por Eshuis et al.[58], 48 pacientes submetidos a ressecção ileocecal por videolaparoscopia foram comparados a 30 pacientes operados pela via convencional. Setenta e um pacientes dos dois grupos tiveram seguimento completo de 8,5 anos. A ressecção por recidiva foi realizada em seis de 27 (22%) pacientes operados por vídeo e em 10 de 44 (23%) pacientes operados por laparotomia. A despeito do pequeno número de pacientes examinados nos dois estudos, a ocorrência de recidiva necessitando reoperação após ressecção ileocecal por videolaparoscopia parece ser similar à que ocorre após tratamento cirúrgico convencional, um resultado que pode ser facilmente antecipado se considerarmos que sabemos ser a mesma operação quando realizada por videolaparoscopia e pela via convencional.

Tan e Tjandra[59] publicaram em 2007 os resultados de uma metanálise relativos a 881 pacientes com doença de Crohn operados pela via convencional ou laparoscópica em 14 estudos diferentes. Desses 14 estudos, apenas dois eram randomizados e dois eram pareados. Os resultados indicam que a operação mais frequentemente realizada por videolaparoscopia para o manejo da doença de Crohn persiste, sendo a ressecção ileocecal seguida de longe pela colectomia total. Os resultados foram os seguintes:

- as operações por vídeo são mais demoradas em cerca de 30 minutos;
- a duração do íleo pós-operatório foi 0,75 dias menor no grupo operado por vídeo (p = 0,02);
- a duração da internação hospitalar foi em média 1,82 dias menor no grupo operado por vídeo (p = 0,02);
- quando considerado o risco associado a via de acesso para a ocorrência de uma complicação pós-operatória qualquer, o risco associado a cirurgia é cerca de 50% menor (OR = 0,57; intervalo entre 0,37 e 0,87) gerando NNH de 13.

Os resultados dessa metanálise subsidiam as conclusões de que ao pacientes operados por videolaparoscopia são selecionados. São operados com menor morbidade associada e menor duração da internação mas à custa de um tempo operatório maior.

A despeito de a evidência científica disponível demonstrar que a videocirurgia é empregada para casos selecionados de doença de Crohn, particularmente a de localização ileocecal e também para os casos em que está programada a realização da colectomia total, há que se analisar o papel da via de acesso por vídeo para os casos com doença mais complicada como na presença comprovada de fístula, complicação infecciosa grave como o abscesso e na ocorrência de recidiva. Nessa situações, como se sai o cirurgião que resolve manejar o problema por videolaparoscopia? Os resultados ainda envolvem séries com reduzida casuística porém algumas conclusões podem ser obtidas como se depreende da análise da Tabela 47.5.1. A duração da cirurgia nesses pacientes está significativamente aumentada. Esse resultado no entanto não exclui a hipótese de que a cirurgia nesses casos de pacientes com doença complicada é mais difícil e demorada e pode não ser resolvida pela conversão ou pela opção de laparotomia desde o início. A ocorrência de conversão nessas séries de pacientes está significativamente aumentada. Nesses casos, a falta de reconhecimento anatômico como resultado do grave processo inflamatório secundário a abscesso ou a alterações cicatriciais secundárias a cirurgia prévia representa a causa mais frequente de uma conversão bem indicada. A despeito do incremento na morbidade e na duração da internação que se espera do manejo desses pacientes, a videocirurgia na doença de Crohn complicada se mostra factível sem mortalidade o que leva a crer que oferecer cirurgia minimamente invasiva pode ser uma opção viável para grupos experientes no manejo de casos complicados de doença de Crohn.

REFERÊNCIAS BIBLIOGRÁFICAS

1. Wexner SD, Cera SM. Laparoscopic surgery for ulcerative colitis. SurgClin N Am 2005; 85: 35-47.
2. Drossman DA, Patrick DL, Mitchell CM, Zagami EA, Appelbaum MI. Health related quality of life in inflammatory bowel disease. Functional status and patient worries and concerns. Dig Dis Sci 1989; 34: 1379-86.
3. Farmer RG, Whelan G, Fazio VW. Long term follow up of patients with Crohn's disease. Relationship between the clinical pattern and prognosis. Gastroenterology 1979; 77: 907-13.
4. Kornbluth A, Sachar DB, Salomon P. Crohn's disease. In Sleisenger M, Fordtran J (eds.). Gastrointestinal and liver disease: pathophysiology, diagnosis, management. Philadelphia: WB Saunders; 1993. p.1270-304.
5. Lesperance K, Martin MJ, Lehmann R, Brounts L, Steele SR. National trends and outcomes for the surgical therapy of ileocolonic Crohn's disease: a population-based analysis of laparoscopic vs. open approaches. JGastrointestSurg 2009; 13 (7): 1251-9.
6. Hulten L. Surgical treatment of Crohn's disease of the small bowel or ileocecum. World J Surg 1988; 12: 180-5.
7. Greenstein AJ, Sachar DB, Mann D,Lachman P, Heimann T, Aufses AH Jr. Spontaneous free perforation and perforated abscess in 30 patients with Crohn's disease. Ann Surg 1987; 205: 72-6.
8. Young-Fadok TM, Wolff BG, Meagher A, Benn PL, Dozois RR. Surgical management of ileosigmoidfistulas in Crohn's disease. Dis Colon Rectum 1997; 40: 558-61.
9. Saint-Marc O, Vaillant J-C, Frileux P, Balladur P, Tiret E, Parc R. Surgical management of ileosigmoidfistulas in Crohn's disease: role of preoperative colonoscopy. DisColon Rectum 1995; 38: 1084-7.
10. Hamilton SR, Reese J, Pennington L, Boinott JK, Bayless TM, Cameron JL. The role of resection margin frozen section in the surgical management of Crohn's disease. Surg Gynecol Obstet 1985; 160: 57-62.
11. Fazio VW, Marchetti F, Church JM, Goldblum JR, Lavery C, Hull TL et al. Effect of resection margins on the recurrence of Crohn's

TABELA 47.5.1 – Resultados da via de acesso por vídeo no manejo de pacientes com doença de Crohn complicada por fístula, abscesso ou recidiva

Autor, ano	N.	Complicação	Cirurgia (min)	Conversão (%)	Mortalidade (%)	Morbidade (%)	Internação (dias)
Wu, 1997[37]	24	Abscesso e recidiva	150	20	0	10	5
Watanabe, 1999[60]	20	Fístula	180 (114 a 300)	16	0	16	8 (6 a 21)
Hasegawa, 2003[61]	16	Recidiva	210 (136 a 470)	13	0	19	8 (6 a 14)
Uchikochi, 2004[62]	23	Recidiva	231 (100 a 410)	70	0	13	16 a 22
Moorthy, 2004[63]	26	Recidiva	118	42	0	15	8
Lawes, 2006[64]	14	Recidiva	100 (60 a 150)	0	0	7	5 (3-9)

disease in the small bowel. A randomised controlled trial. Ann Surg 1996; 224: 563-71.

12. Resegotti A, Astegiano M, Farina E, Ciccone G, Avagnina G, Giustetto A et al. Side-to-side stapled anastomosis strongly reduces anastomotic leak rates in Crohn's disease surgery. Dis Colon Rectum 2005; 48: 464-8.

13. Yamamoto T, Bain IM, Mylonakis E, Allan RN, Keighley MR. Stapled functional end-to-end anastomosis versus sutured end-to-end anastomosis after ileocolonic resection in Crohn disease. Scand J Gastroenterol 1999; 34: 708-13.

14. Muñoz-Juárez M, Yamamoto T, Wolff BG, Keighley MR. Wide-lumen stapled anastomosis vs. conventional end-to-end anastomosis in the treatment of Crohn's disease. Dis Colon Rectum 2001; 44: 20-5.

15. Tersigni R, Alessandroni L, Barreca M, Piovanello P, Prantera C. Does stapled functional end-to-end anastomosis affect recurrence of Crohn's disease after ileocolonic resection? Hepatogastroenterology 2003; 50: 1422-5.

16. Kusunoki M, Ikeuchi H, Yanagi H, Shoji Y, Yamamura T. A comparison of stapled and hand-sewn anastomoses in Crohn's disease. Dig Surg 1998; 15: 679-82.

17. Moskovitz D, McLeod RS, Greenberg GR, Cohen Z. Operative and environmental risk factors for recurrence of Crohn's disease. Int J Colorectal Dis1999; 14 (4-5): 224-6.

18. McLeod RS, Wolff BG, Ross S, Parkes R, McKenzie M. Investigators of the CAST Trial. Recurrence of Crohn's disease after ileocolic resection is not affected by anastomotic type: results of a multicenter, randomized, controlled trial. Dis Colon Rectum 2009; 52: 919-27.

19. Choy PY, Bissett IP, Docherty JG, Parry BR, Merrie AE. Stapled versus handsewn methods for ileocolicanastomoses. Cochrane Database Syst Rev 2007; 18 (3): CD004320.

20. Yamazaki Y, Ribeiro MB, Sachar DB, Aufses AH Jr, Greenstein AJ. Malignant colorectal strictures in Crohn's disease. Am J Gastroenterol 1991; 86 (7): 882-5.

21. Teixeira MG. Tratamento cirúrgico da doença de Crohn. Tese (Livre-Docência). Faculdade de Medicina, Universidade de São Paulo. São Paulo; 2000.

22. Prabhakar LP, Laramee C, Nelson H, Dozois RR. Avoiding a stoma: role for segmental or abdominal colectomy in Crohn's colitis. Dis Colon Rectum 1997; 40: 71-8.

23. Martel P, Betton PO, Gallot D, Malafosse M. Crohn's colitis: experience with segmental resections; results in a series of 84 patients. J Am Coll Surg 2002; 194: 448-53.

24. Tekkis PP, Purkayastha S, Lanitis S, Athanasiou T, Heriot AG, Orchad TR et al. A comparison of segmental vs subtotal/total colectomyfor colonic Crohn's disease: a meta-analysis. Colorectal Dis 2006; 8: 82-90.

25. Braveman JM, Schoetz DJ Jr, Marcello PW, Roberts PL, Coller JA, Murray JJ et al. The fate of the ileal pouch in patients developing Crohn's disease. Dis Colon Rectum 2004; 47: 1613-9.

26. Hartley JE, Fazio VW, Remzi FH, Lavery IC, Church JM, Strong SA, Hull TL, Senagore AJ, Delaney CP. Analysis of the outcomes of ileal pouch-anal anastomosis in patients with Crohn's disease. Dis Colon Rectum 2004; 47: 1808-15.

27. Reese GE, Lovegrove RE, Tilney HS, Yamamoto T, Heriot AG, Fazio VW et al. The effect of Crohn's disease on outcomes after restorative proctocolectomy. Dis Colon Rectum 2007; 50: 239-50.

28. Panis Y, Poupard B, Nemeth J, Lavergne A, Hautefeuille P, Valleur P. Ileal pouch/anal anastomosis for Crohn's disease. Lancet 1996; 347: 854-7.

29. Regimbeau JM, Panis Y, Pocard M, Bouhnik Y, Lavergne-Slove A, Rufat P, Matuchansky C, Valleur P. Long-term results of ileal pouch-anal anastomosis for colorectal Crohn's disease. Dis Colon Rectum 2001; 44 (6): 769-78.

30. Goyer P, Alves A, Bretagnol F, Bouhnik Y, Valleur P, Panis Y. Impact of complex Crohn's disease on the outcome of laparoscopic ileocecal resection: a comparative clinical study in 124 patients. Dis Colon Rectum 2009; 52: 205-10.

31. Marcello PW, Wong SK. Measuring outcomes of laparoscopic colectomy: is there an advantage? Semin Colon Rectal Surg 1999; 10: 110-9.

32. Marusch F, Gastinger I, Schneider C, Scheidbach H, Konradt J, Bruch HP et al. Importance of conversion for results obtained with laparoscopic colorectal surgery. Dis Colon Rectum 2001; 44: 207-16.

33. Milsom JW, Lavery IC, Bohm B, Fazio VW. Laparoscopically assisted ileocolectomy in Crohn's disease. Surg Laparosc Endosc 1993; 3: 77-80.

34. Liu CD, Rolandelli R, Ashley SW, Evans B, Shin M, McFadden DW. Laparoscopic surgery for inflammatory bowel disease. Am Surg 1995; 61: 1054-6.

35. Wexner SD, Johansen OB, Nogueras JJ, Jagelman DG. Laparoscopic total abdominal colectomy: a prospective trial. Dis Colon Rectum 1992; 35: 651-5.

36. Ludwig KA, Milsom JW, Church JM, Fazio VW. Preliminary experience with laparoscopic intestinal surgery for Crohn's disease. Am J Surg 1996; 171: 52-5.

37. Wu JS, Birnbaum EH, Kodner IJ, Fry RD, Read TE, Fleshman J. Laparoscopic assisted ileocolic resections in patients with Crohn's disease: are abscesses, phlegmuns, or recurrent disease contraindications. Surgery 1997; 122: 682-9.

38. Bauer JJ, Harris MT, Grumbach NM, Gorfine SR. Laparoscopic assisted intestinal resection for Crohn's disease. Which patients are good candidates? J Clin Gastroenterol 1996; 23: 44-6.

39. Ogunbiyi OA, Fleshman JW. Place of laparoscopic surgery in Crohn's disease. Baillieres Clin Gastroenterol 1998; 12: 157-65.

40. Chen HH, Wexner SD, Weiss EG. Laparoscopic colectomy for benign colorectal disease is associated with a significant reduction in disability as compared to laparotomy. Surg Endosc 1998; 12: 1397-400.

41. Hollyoak MA, Lumley J, Stitz RW. Laparoscopic stoma formation for fecal diversion. Br J Surg 1998; 85: 226-8.

42. Iroatulam AJ, Chen HH, Potenti FM, et al. Laparoscopic colectomy yields similar morbidity and disability regardless of patient age. Int J Colorectal Dis 1999; 14 (3): 155-7.

43. Gurland BH, Wexner SD. Laparoscopic Surgery for Inflammatory Bowel Disease: results of the past decade. Inflammatory Bowel Diseases 2008; 8: 46-54.

44. Reissman P, Salky BA, Pfeifer J, Edye M, Jagelman DG, Wexner SD. Laparoscopic surgery in the management of inflammatory bowel disease. Am J Surg 1996; 171: 47-51.
45. Bemelman WA, Slors JF, Dunker MS, van Hogezand RA, van Deventer SJ, Ringers J et al. Laparoscopic-assisted vs open ileocolic resection for Crohn's disease. A comparative study. Surg Endosc 2000; 14: 721-5.
46. Alabaz O, Iroatulam AJ, Nessim A, Weiss EG, Nogueras JJ, Wexner SD. Comparison of laparoscopically assisted and conventional ileocolic resection for Crohn's disease. Eur J Surg 2000; 166: 213-7.
47. Hamel CT, Hildebrandt U, Weiss EG, Feifelz G, Wexner SD. Laparoscopic surgery for inflammatory bowel disease. Surg Endosc 2001; 15: 642-5.
48. Milsom JW, Hammerhofer KA, Bohm B, Marceloo P, Elson P, Fazio VW. Prospective, randomized trial comparing laparoscopic vs conventional surgery for refractory ileocolicCrohn's disease. Dis Colon Rectum 2001; 44: 1-9.
49. Maartense S, Dunker MS, Slors JF, Cuesta MA, Pierik EG, Gouma DJ et al. Laparoscopic-assisted versus open ileocolic resection for Crohn's disease: a randomized trial 2006; 243 (2): 143-9.
50. Dunker MS, Stiggelbout AM, Hogezand RA, Ringers J, Griffioen G, Bemelman WA. Cosmesis and body image after laparoscopic-assisted and open ileocolic resection for Crohn's disease. Surg Endosc 1998; 12: 1334-40.
51. Benoist S, Panis Y, Beaufour A, Bouhnik Y, Matuchansky C, Valleur P. Laparoscopic ileocecal resection in Crohn's disease: a case matched comparison with open resection. Surg Endosc 2003; 17: 814-8.
52. Huilgol RL, Wright CM, Solomon MJ. Laparoscopic versus open ileocolic resection for Crohn's disease. J Laparoendosc Adv Tech A 2004; 14: 61-5.
53. Bergamaschi R, Pessaux P, Arnaud JP. Comparison of conventional and laparoscopic ileocolic resection for Crohn's disease. Dis Colon Rectum 2003; 46: 1129-33.
54. Shore IG, Gonzalez QH, Bondora A, Vickers SM. Laparoscopic vs. conventional ileocolectomy for primary Crohn's disease. Arch Surg 2003; 138: 76-9.
55. Von Allmen D, Markowitz JE, York A, Mamula P, Shepanski M, Baldassano R. Laparoscopic assisted bowel resection offers advantages over open surgery for treated segmental Crohn's disease in children. J Pediatr Surg 2003; 38: 963-5.
56. Luan X, Gross E. Laparoscopic assisted surgery for Crohn's disease: an initial experience and results. J Tongji Med Univ 2000; 20: 332-5.
57. Lowney JK, Dietz DW, Birnbaum EH, Kodner IJ, Mutch MG, Fleshman JW. Is there any difference in recurrence rates in laparoscopic ileocolic resection for Crohn's disease compared with conventional surgery? A long-term, follow-up study. Dis Colon Rectum 2006; 49 (1): 58-63.
58. Eshuis, Polle SW, Slors JF, Hommes DW, Sprangers MA, Gouma DJ, Bemelman WA. Long-term surgical recurrence, morbidity, quality of life, and body image of laparoscopic-assisted vs. open ileocolic resection for Crohn's disease: a comparative study. Dis Colon Rectum 2008; 51: 858-67.
59. Tan JJ, Tjandra JJ. Laparoscopic surgery for Crohn's disease: a meta-analysis. Dis Colon Rectum 2007; 50: 576-85.

TRATAMENTO CIRÚRGICO DA RETOCOLITE ULCERATIVA

Princípios Básicos, Indicações e Opções Cirúrgicas

48.1

Desidério Roberto Kiss
Maristela Gomes de Almeida

INTRODUÇÃO

Apesar de o tratamento da RCU ser primordialmente clínico, 25 a 40% dos pacientes necessitam de tratamento cirúrgico[1]. Este deve ser realizado por coloproctologista experiente no manuseio das doenças inflamatórias do intestino, e no caso da RCU em especial, deve conhecer bem as indicações cirúrgicas, o momento adequado da realização da operação, bem como seus princípios básicos.

PRINCÍPIOS BÁSICOS

O princípio básico a norteá-lo é de que a doença é restrita ao intestino grosso, às suas camadas mucosa e submucosa, sendo o reto sempre acometido; de fato, a válvula ileocecal permanece, por motivos desconhecidos, uma barreira à progressão proximal da enfermidade. Isso enseja a ideia de que a RCU teria cura definitiva desde que todo o intestino grosso fosse extirpado (proctocolectomia total com ileostomia definitiva), ou como nas modernas técnicas de preservação do aparelho esfincteriano anorretal em que se procura evitar estomia definitiva (retocolectomia total e anastomose ileoanal), nas quais ou se extirpa toda a mucosa retal, ou se preserva apenas o epitélio transicional anorretal.

O acúmulo de grande experiência internacional com as cirurgias de preservação esfincteriana na RCU tem mostrado, porém, que a longo prazo, apesar da remoção integral da sede anatômica da doença, em muitos pacientes surgem manifestações inflamatórias no reservatório ileal anastomosado ao canal anal, sugerindo que os influxos etiopatogênicos ainda não esclarecidos permanecem em atividade, atuando agora sobre o epitélio normal do reservatório ileal. Levanta-se, então, a suspeita de que muitos pacientes não se beneficiarão de cura definitiva pelo tratamento cirúrgico[2].

Outro princípio básico do tratamento cirúrgico da RCU é obedecer a radicalidade oncológica, quando da coexistência de câncer colorretal. De modo sucinto e abrangente, as ligaduras vasculares deverão ser feitas na origem dos troncos arteriais, e, no caso de câncer dos terços médio e distal do reto, deverá ser praticada a excisão total do mesorreto.

Considerações adicionais serão feitas ao discorrermos sobre as opções cirúrgicas.

INDICAÇÕES
Quando operar?

Eis uma questão simples de responder: em circunstâncias específicas, quando o tratamento clínico é afastado de imediato, quer pela complicação emergencial da doença ou quando se escancara a ineficácia da insistência no tratamento medicamentoso. Muitas vezes, porém, os limites entre os tratamentos clínico e cirúrgico se esmaecem, entrando em jogo a experiência e a perspicácia do médico, com a participação ativa do paciente na escolha do tratamento, mediante seu consentimento livre e esclarecido, baseado na clara compreensão da morbidade pós-operatória, precoce e tardia, bem como de que a etiopatogenia da doença é ainda bastante limitada. Com finalidade didática, a indicação cirúrgica será dividida nos seguintes tópicos: intratabilidade clínica, retardo de crescimento, manifestações extraintestinais, malignização e indicações de urgência.

Intratabilidade clínica

A intratabilidade clínica chega a responder por até 77% das indicações cirúrgicas na RCU, sendo a causa operatória mais frequente nessa doença[3-5].

Fala-se em intratabilidade clínica quando os medicamentos deixam de ser eficazes, ou quando exigem suspensão de seu uso, por causarem dependência e/ou efeitos colaterais importantes. Assim, rotular como intratável clinicamente aquele paciente que a despeito de tratamento medicamentoso correto e rigoroso se torna um pária socioeconômico devido aos seus sintomas intensos, exuberantes e praticamente contínuos é tarefa simples. Há, porém, outro grupo de pacientes que desenvolve dependência ao medicamento, expondo-se aos seus efeitos colaterais e indesejáveis, muitas vezes graves. É o que ocorre com os doentes que necessitam de uso quase contínuo de corticosteroides, e que desenvolvem patologias colaterais, como síndrome cushingoide, hipertensão arterial, úlceras gastrintestinais, osteoporose, fraturas patológicas, *diabetes mellitus*, alterações psicóticas, catarata, entre outras.

Também é intratável clinicamente o paciente que exige numerosas internações e não consegue manter nível nutricional adequado; ou, ainda, aqueles raros doentes que, alérgicos, limitam drasticamente o uso dos medicamentos recomendados; além daqueles que receiam infertilidade, devido à azoospermia potencialmente indutível pela sulfassalazina e aminossalicilatos.

Torna-se fácil entender, a importância do informe consentido e esclarecido do paciente, que deve participar ativamente da indicação cirúrgica, balanceando as vantagens e morbimortalidade da operação, bem como os riscos de insistir no tratamento clínico, protelando indevidamente o ato cirúrgico.

Retardo do crescimento

O retardo do crescimento em crianças e adolescentes acometidos pela enfermidade pode ser causa de até 3% das indicações cirúrgicas na RCU, segundo dados da literatura. É indicação formal de cirurgia e deve ser feita enquanto o paciente ainda tiver condições de voltar a crescer, para evitar a baixa estatura no futuro.

Manifestações extraintestinais

As manifestações extraintestinais podem ser causa de até 3% das indicações cirúrgicas na RCU, como, por exemplo, as artrites incapacitantes (artralgias periféricas) e afecções dermatológicas, como o pioderma gangrenoso, que não respondem ao tratamento convencional. Lembrar que raramente as manifestações extraintestinais são a causa única da indicação cirúrgica[5].

Malignização

A RCU é doença pré-maligna, sendo o risco de degeneração carcinomatosa muito maior do que o da população geral, mormente naqueles pacientes com duração da doença maior do que dez anos, e principalmente nas colites de longa duração e que acometem todo o órgão (pancolite). Lembrar que a degeneração maligna pode ser multifocal. A presença de câncer é indicação formal de cirurgia, podendo responder por até 2,7% das indicações cirúrgicas.

Devemos ainda mencionar o estado de "câncer iminente" (*impending cancer*), cujas biópsias seriadas de mucosa cólica em colonoscopias anuais de seguimento, especialmente nas pancolites de longa duração, podem detectar displasias graves, levando à indicação cirúrgica profilática do câncer.

Indicações de urgência

As principais indicações de urgência são o megacólon tóxico e a hemorragia maciça. O megacólon tóxico, rigorosamente monitorado clínica, laboratorial e radiologicamente, e que não responde a tratamento clínico correto e intenso, é de indicação cirúrgica imediata, pelo risco de perfuração intestinal, que é quadro extremamente grave.

A hemorragia maciça, com repercussão hemodinâmica aguda e grave é de ocorrência rara na RCU, e, portanto, deve ser tratada cirurgicamente.

OPÇÕES CIRÚRGICAS

Historicamente, várias operações foram tentadas empiricamente, sem sucesso, quando ainda nada se conhecia da etiopatogenia da doença, como apendicectomia, ileossigmoidostomia, ileostomia, vagotomia, secção dos nervos pélvicos e lobotomia frontal[6].

O tratamento cirúrgico eletivo atual baseia-se em três técnicas: a proctocolectomia total com ileostomia definitiva, a colectomia total com ileorretoanastomose e a retocolectomia total com anastomose ileal (esta última será tratada em outro capítulo).

Proctocolectomia total

A proctocolectomia total foi a primeira operação realizada com intuito curativo, visto que procurava extirpar toda a sede anatômica da doença. A ileostomia definitiva era inicialmente deixada para maturar tardiamente, daí resultava, muitas vezes, graves complicações, como estenose e disfunção com altos débitos do estoma, advindo sérios transtornos hidroeletrolíticos e nutricionais.

Um grande avanço técnico se concretizou pela introdução da técnica de maturação precoce da ileostomia. Agora, no próprio ato cirúrgico, pratica-se a eversão da mucosa que é suturada à pele, recobrindo-se então a serosa da ileostomia, que fica protegida da exposição ao ar ambiente. Esse resultado imediato era atingido apenas dentro de 10 a 14 dias após a realização da ileostomia pela técnica de maturação tardia, mas às custas de uma serosite que, por processo inflamatório, fibrótico e retrátil, evertia a mucosa da ileostomia, podendo redundar em estenose e disfunção da estomia.

A proctocolectomia total com ileostomia definitiva tem as seguintes vantagens: cura da doença; é operação em um único tempo e impede a degeneração maligna do intestino grosso.

A maior desvantagem é a ileostomia definitiva, que é um pesado ônus psicossocial aos pacientes, a maioria jovem. Em 10 a 20% dos enfermos a ileostomia apresenta complicações (retração, prolapso e estenose); a cicatrização da ferida perineal é viciosa ou retardada em 10 a 50% dos casos; obstrução intestinal pode ocorrer em até 15%; e disfunção sexual em 5 a 12% dos doentes, principalmente no sexo masculino, em razão da proctectomia[7,8].

Atualmente, essa operação é excepcionalmente feita para o tratamento da retocolite ulcerativa, restringindo-se sua indicação aos pacientes em que há câncer associado no reto distal ou àqueles em que há grave disfunção esfincteriana, situação em que a anastomose ileoanal condicionaria incontinência fecal incompatível com o mínimo aceitável de qualidade de vida[3,9].

Na tentativa de melhorar a qualidade de vida desses pacientes, foi proposta a ileostomia continente. Construía-se um reservatório ileal, cujo conduto eferente invaginado no seu interior era implantado na pele. Dessa maneira, o efluxo ileal não mais seria contínuo, exigindo, para o esvaziamento do reservatório, vários autocateterismos diários[10].

Apesar de diferentes variantes técnicas terem sido propostas para a feitura de ileostomias continentes, numerosas complicações foram relatadas: deiscência de sutura (4 a 40%); fístula de bolsa ileal (4 a 10%); extrusão da válvula, com perda da continência e impossibilidade de cateterização (4 a 40%); estenose (5 a 8%); bolsite (7 a 30%), devendo-se por último mencionar a perfuração iatrogênica da bolsa ileal pelo cateterismo repetido, que exige intervenção cirúrgica em até 50% dos casos[6,11,12].

Em nosso meio, a ileostomia continente foi raramente executada, havendo apenas notícias de tentativas isoladas feitas por alguns cirurgiões.

Pode hoje, eventualmente, se indicar ileostomia continente em casos em que há falha de bolsa ileal pélvica, ou quando o enfermo solicitar a conversão de uma ileostomia definitiva à Brooke[13].

Colectomia total com anastomose ileorretal

Para evitar a ileostomia definitiva e o potencial risco de disfunção urogenital condicionadas pela proctectomia foi proposta a colectomia total com ileorreto anastomose, cuja finalidade é preservar o reto, evitando-se sua dissecção extraperitonial[14,15].

Essa operação, porém, não recebeu reconhecimento acadêmico internacional, pois o reto, sempre acometido pela doença, poderia perpetuar os sintomas intestinais e as manifestações extraintestinais, exigindo a manutenção de medicamentos e, o que seria pior, ser sede de degeneração maligna, exigindo, portanto, seguimento rigoroso. Entretanto, tornou-se bastante claro hoje em dia que essa operação é muito útil naqueles doentes em que o reto, apesar de acometido, o é de forma moderada. A cirurgia é de baixa morbidade, e pode no futuro, se necessário, ser convertida para operação mais radical, como a retocolectomia com anastomose ileoanal.

Há contraindicações para esta operação: reto inelástico, doença de longa evolução, presença de displasias no intestino grosso ou de câncer no reto, colite aguda grave e nas situações de urgência. A mortalidade varia na literatura, de 0 a 5%, e a morbidade de 5,7 a 20%[2,14-18].

O câncer no reto remanescente varia de 0 a 3,8% na literatura. A proctectomia, por câncer no reto, ou por persistência da doença é necessária em 10 a 38% dos casos, segundo a literatura[18-20].

Conduta na urgência

Nas situações de urgência, como megacólon tóxico, perfuração intestinal e hemorragia maciça, a melhor operação é a colectomia total com ileostomia terminal e sepultamento do coto retal.

Para viabilizar e facilitar a reconstrução futura do trânsito intestinal, mediante a proctectomia e anastomose de reservatório ileal ao canal anal, dois aspectos técnicos devem ser obedecidos. O íleo deve ser seccionado próximo ao ceco, para fornecer suficiente intestino para confecção da bolsa ileal e seu abaixamento até o canal anal. Em segundo lugar, o reto deve ser sepultado em nível intraperitonial, evitando-se a dissecção de sua porção extraperitonial, o que pode dificultar muito, ou mesmo impedir a proctectomia e a anastomose ileoanal[21].

REFERÊNCIAS BIBLIOGRÁFICAS

1. Sanjay, K, Ghoshal. UC, Aggarwal, L et al. Severe ulcerative colitis. Prospective study of parameters determining outcome. J Gastroenterol Hepatol 2004; 19 (11): 1247-52.
2. Kiss DR, Teixeira MG, Habr-Gama A. Retocolite ulcerativa. In: Gama-Rodrigues JJ, Machado MCC, Rasslan S (eds.). Clínica cirúrgica. Barueri: Manole; 2008. p.930-44.
3. Cima, RR; Pemberton, JH. Surgical indications and procedures in ulcerative colitis. Curr Treat Options Gastroenterol 2004; 7 (3): 181-90.
4. Cima, RR; Pemberton, JH. Medical and surgical management of chronic ulcerative colitis. Arch Surg 2005; 140 (3): 300-10.
5. Teixeira, MG, Quilici, FA. Tratamento cirúrgico. In: Quilici F, Damião A et al. (eds.). Guia prático. Doença inflamatória intestinal. Rio de Janeiro: Elsevier; 2007. p.173-82.
6. Goligher J. Surgery of the anus, rectum and colon. 5.ed. London: Baillière Tindall; 1984.
7. Bauer H, Galernt IM, Salk BA et al. Proctectomy for inflammatory bowel disease. Am J Surg 1986; 151: 157-62.
8. Ritchie JK. Ileostomy and excisional surgery for chronic inflammatory disease of the colon: a survey of one hospital region. Gut 1971; 12: 528.
9. Dozois EJ. Proctocolectomy and Brooke ileostomy for chronic ulcerative colitis. Clinics in Colon and Rectal Surgery 1971; 17 (1): 64-70.
10. Kock NG. Intra-abdominal reservoir in patients, with permanent ileostomy: preliminary observation on a procedure resulting in fecal continence in Five ileostomy patients. ARCH Surg 1969; 99: 223-31.
11. Kock NG, Myrvold HE, Nilsson I. Construction lf a stable nipple valve for the continent ileostomy. Ann Clin Gynaec 1980; 69: 112.
12. Halvorsen JF, Hoel R, Nygaard K. The continent reservoir ileostomy review of a collective series of 36 patients from three surgical departments. Surgery 1978; 83: 252.

13. Behrens DT, Paris M, Luttrell JN. Conversion of failed ileal pouch-anal anastomosis to continent ileostomy. Dis Colon Rectum 1999; 42: 490-6.
14. Aylett SO. Total colectomy and íleo-rectal anastomosis in diffuse ulcerative colitis. British Medical Journal 1957; 2: 489-92.
15. Aylett SO. Three hundred cases of diffuse ulcerative colitis treated by total colectomy and ileo-rectal anastomosis. Br Med J 1966; 1: 1001-5.
16. Hawley PR. Ileorectal anastomosis. Br J Surg 1985; 72: S75-82.
17. Khubchandani IT, Sonfert MR, Rosen L. Current status of ileorectal anastomosis for inflammatory bowel disease. Dis Colon Rectum 1989; 32: 400-3.
18. Pastore RLO, Wolff RG, Hodge D. Total abdominal colectomy and ileorectal anastomosis for inflammatory bowel disease. Dis Colon Rectum 1997; 40: 1455-64.
19. Aylett SO. Diffuse chronic ulcerative colitis and its treatment by ileorectal anastomosis. Ann R Coll Surg Eng 1960; 27: 260-84.
20. Oakley JP, Jagelman DG, Fazio VW et al. Complications and quality of life after ileorectal anastomosis for ulcerative colitis. Am J Surg 1985; 149: 23-30.
21. Kiss DR, Almeida MG, Bocchini, SF. Megacólon tóxico. In: Petroianu A (ed.). Urgências clínicas e cirúrgicas. Rio de Janeiro: Guanabara Koogan; 2002. p.1131-3.

TRATAMENTO CIRÚRGICO DA RETOCOLITE ULCERATIVA

Bolsas Ileais: Técnica, Resultados e Complicações

48.2

Claudio Saddy Rodrigues Coy
Maria de Lourdes Setsuko Ayrizono

INTRODUÇÃO

Dentre as doenças inflamatórias intestinais, a retocolite ulcerativa (RCU) apresenta-se como um modelo teórico ideal para o tratamento cirúrgico em função do acometimento restrito aos segmentos colorretais. A terapêutica cirúrgica deve basear-se em procedimentos que:

- Melhorem os sintomas e promovam a recuperação do organismo acometido pelas manifestações locais e sistêmicas. Isso pode ser obtido pela retocolectomia, resultando na remoção do principal foco inflamatório.
- Possibilitem a melhoria da qualidade de vida com a preservação das funções fisiológicas.

Assim, a remoção de toda a mucosa colorretal seria, em tese, suficiente para a obtenção da cura dessa grave enfermidade. Essa visão simplista secundária ao desconhecimento da fisiopatologia dessa doença e aliada às limitações da terapêutica de alguns anos atrás influenciou por várias décadas o destino de muitos pacientes, resultando em grande número de procedimentos cirúrgicos.

Ravich e Sabiston[1] em 1947 propuseram a realização de anastomose ileoanal após realização de retocolectomia como forma de manutenção do trânsito intestinal pelo canal anal, mas essa cirurgia foi abandonada devido aos maus resultados funcionais. Assim, por quatro décadas, o médico assistente deparou-se com o dilema entre uma condição clínica de difícil controle e a necessidade de derivação intestinal definitiva.

Porém o grande avanço cirúrgico para o tratamento da RCU foi a proposta de confecção de reservatório ileal com anastomose ileoanal por Parks e Nicholls[2] em 1978. Vislumbrou-se, então, opção que finalmente atenderia a aspectos relacionados à fisiopatologia, manutenção do trânsito intestinal pelo canal anal e, consequentemente, boa qualidade de vida. Assim, a partir da década de 1980, a cirurgia de bolsa ileal tornou-se a opção cirúrgica preferencial. Em nosso meio, Góes et al.[3] fizeram o primeiro relato na literatura nacional em 1984, apresentando os três primeiros casos de bolsa ileal em tripla alça, e em 1992, Habr-Gama et al.[4] demonstraram bons resultados funcionais com 56 doentes.

O entusiasmo por essa importante operação, ainda a mais utilizada, diminuiu parcialmente em função do melhor controle clínico da doença pelo uso de drogas mais eficazes, da alta morbidade do procedimento cirúrgico e da constatação de um efeito adverso improvável e ainda hoje pouco compreendido, ou seja, a inflamação da bolsa ileal ou bolsite.

Assim, a indicação cirúrgica por intratabilidade clínica vem decaindo em todo o mundo e no Grupo de Coloproctologia da Universidade Estadual de Campinas (Unicamp) essa tendência também tem sido observada (Figura 48.2.1). Porém, o tratamento cirúrgico ainda ocupa um papel importante em casos de complicações como megacólon tóxico, ocorrência de displasia e/ou câncer, e o risco cumulativo de cirurgias em portadores de pancolite pode atingir 35%[5,6].

Assim, a proposta de confecção de reservatório ileal em portadores de RCU implica atualmente grande responsabilidade pela equipe assistente. Deve-se considerar tanto a familiaridade da mesma com o manejo clínico e o uso adequado das várias opções medicamentosas disponíveis, assim como a experiência da equipe cirúrgica com esse procedimento.

TÉCNICA

As cirurgias de reservatório ileal implicam vários detalhes técnicos que visam a facilitar o abaixamento do íleo à pelve, minimizar a ocorrência de complicações e preservação funcional. Em termos gerais, pode-se iniciar o procedimento pela mobilização do cólon direito, seguida da preparação do mesentério ileal e confecção do reservatório. Assim, antes da ressecção do reto, o cirurgião deverá avaliar se a bolsa ileal atingirá o canal anal sem tensão. Segue-se então com a colectomia dos segmentos distais e mobilização do reto, tendo-se o cuidado em preservar a inervação autonômica pélvica.

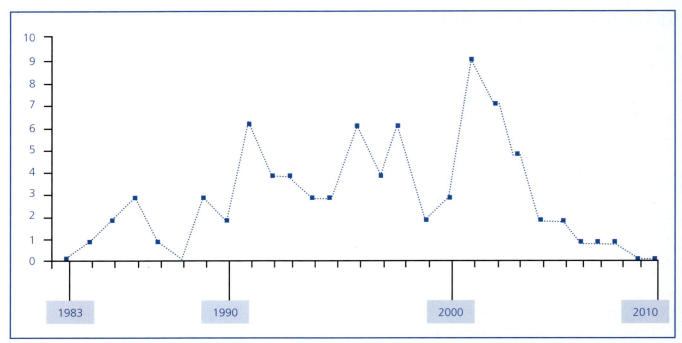

Figura 48.2.1 – Número de cirurgias de bolsa ileal por RCUI na Unicamp.

Considera-se como ponto de referência importante para esse fim a identificação dos nervos hipogástricos situados imediatamente abaixo da bifurcação da aorta. Nos pacientes do sexo masculino também se deve evitar a lesão dos nervos erigentes situados entre a parede anterior do reto e a próstata.

Tipos de reservatórios

Inicialmente, os reservatórios em S eram confeccionados com tamanhos maiores e alça eferente longa. Porém, esse formato dificultava seu esvaziamento, sendo que, em muitos doentes, tornava-se necessário o uso de sondas evacuatórias. Além disso, a necessidade de mucosectomia em toda a extensão do reto, dificultava em muito o procedimento e a ocorrência de bolsite foi atribuída, em muitos casos, à persistência de resíduo fecal pós-evacuação.

Após os primeiros relatos de Parks e Nicholls[2], vários tipos de reservatórios foram desenvolvidos visando a melhores resultados funcionais, destacando-se os tipos em S com alça eferente curta, com 1 a 2 cm e em J. No Brasil, Góes et al.[7] (Figuras 48.2.2, 48.2.3, 48.2.4) desenvolveram a técnica em dupla câmara que visa a associar a maior capacidade do reservatório em S com a melhor função de esvaziamento do reservatório em J, sendo utilizado pelo Grupo de Coloproctologia da Unicamp.

Atualmente, o formato mais utilizado é o reservatório em J, com 15 cm de comprimento, proposto por Utsunomiya et al.[8], em 1980, por sua simplicidade e seus bons resultados funcionais (Figura 48.2.5). Sabe-se que o formato da bolsa interfere pouco na frequência de evacuações[9-11] e durante o primeiro ano de pós-operatório há aumento progressivo de

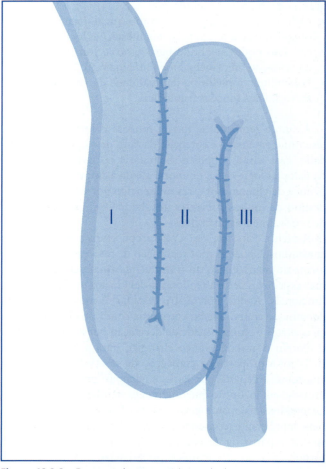

Figura 48.2.2 – Esquema de reservatório em dupla câmara.

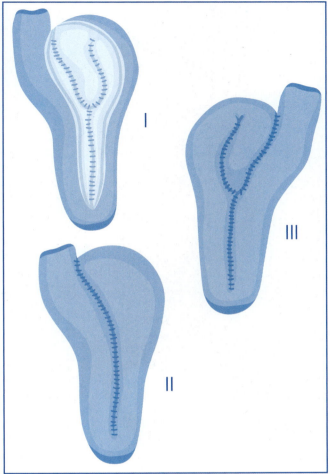

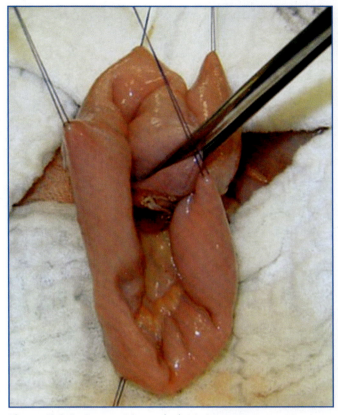

Figura 48.2.4 – Reservatório em dupla câmara

Figura 48.2.3 – Reservatório em dupla câmara.

sua capacidade volumétrica, diminuindo então, o número de evacuações[12-14].

Técnicas de alongamento mesenterial

A mobilização do íleo para que atinja o canal anal pode ser tecnicamente difícil e impossibilitar que se complete a cirurgia em até 4,1% dos casos[15] (Figura 48.2.6). A isquemia da bolsa secundária à realização de ligaduras vasculares no mesentério e tensão na anastomose frequentemente ocorrem em associação e podem ser acompanhadas por retração e contaminação local, causando sepse pélvica. Para que não haja tensão na anastomose, é recomendado que a porção distal do reservatório tenha um alcance de pelo menos 5 cm abaixo da sínfise púbica. Técnicas de alongamento mesenterial foram desenvolvidas para que não houvesse comprometimento da viabilidade do reservatório. Góes et al.[16] propuseram a manutenção da arcada marginal do cólon direito a partir do ramo direito da artéria cólica média, como irrigação arterial suple-

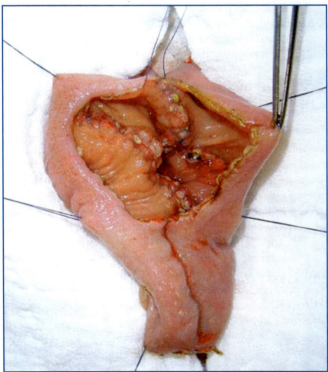

Figura 48.2.5 – Reservatório em J.

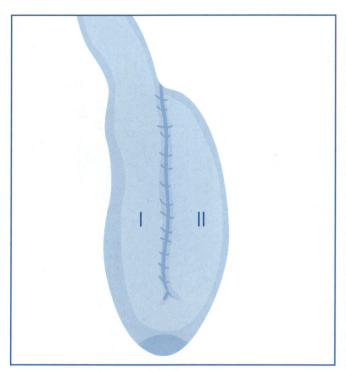

Figura 48.2.6 – Preparação do mesentério ileal.

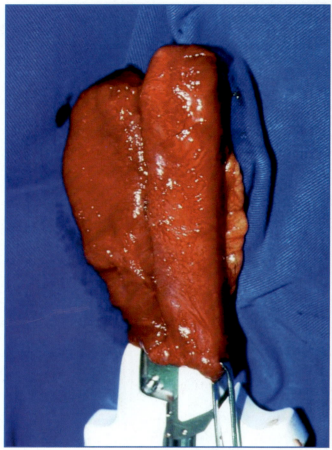

Figura 48.2.7 – Esquema de preservação da arcada marginal do cólon direito.

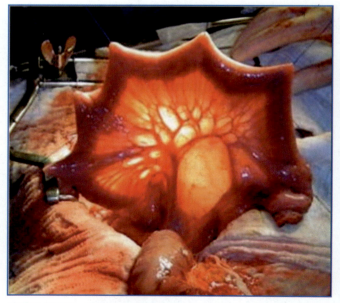

Figura 48.2.8 – Aspecto intraoperatório da preservação da arcada marginal do cólon direito.

mentar ao íleo distal (Figuras 48.2.7 e 48.2.8). Essa técnica, empregada de forma rotineira pelo Grupo de Coloproctologia da Unicamp, possibilita a ligadura de ramos secundários da arcada ileal com maior segurança, diminuindo, assim, a ocorrência de isquemia ileal, pois a irrigação arterial passa a ser fornecida tanto pelos ramos terminais da artéria mesentérica superior assim como pela artéria cólica média por meio da arcada do cólon direito.

Nas situações em que o posicionamento do reservatório no canal anal ocorre com tensão ou acompanhado por sinais de isquemia, o abaixamento da bolsa ao canal anal deve ser evitado. Pode-se, então, realizar manobra tática em que o reservatório é exteriorizado na forma de derivação intestinal para que este seja abaixado em segundo tempo após alguns meses. Observa-se, frequentemente, que nesse período ocorre alongamento mesenterial de forma natural. Surpreende o cirurgião a facilidade com que, na maioria dos casos, a bolsa ileal alcance então o canal anal.

Considerando-se que em alguns pacientes a mobilização do íleo possa ser ainda mais difícil, pela presença de mesentério curto, obesidade, arcadas vasculares insuficientes ou pelve estreita e profunda, o Grupo de Coloproctologia da Unicamp prioriza a confecção da bolsa antes da retocolectomia. Tem-se, então, opção de preservação de 2 a 3 cm do reto e, dessa forma, possibilita-se a realização de anastomose em posição mais proximal, consequentemente sem tensão e com menor ocorrência de complicações.

Anastomose manual ou mecânica

A anastomose com técnica de duplo grampeamento torna o procedimento mais rápido e fácil. Ela tem sido associada a melhores resultados funcionais. Quando localizada em situação mais proximal, preserva-se maior extensão do esfíncter interno, assim como 2 a 3 cm da mucosa retal, sede de terminações nervosas sensitivas, importantes para a melhor função evacuatória. Apresenta como viés, a manutenção de extensão variável de mucosa doente, que poderá ser sede de neoplasia ou de manutenção do processo inflamatório. Se realizada ao nível da linha pectínea, o emprego do grampeador causará a secção da porção superior da musculatura esfincteriana, encurtando o canal anal e podendo estar associada à incontinência fecal.

Em estudo randomizado, envolvendo 41 doentes submetidos à cirurgia de reservatório ileal com anastomose manual e mecânica, avaliados seis meses após o fechamento da ileostomia, não se constataram diferenças quanto ao número de evacuações ou episódios de incontinência fecal, apesar da presença de valores maiores de pressão anal de repouso no grupo com anastomose mecânica[17]. De forma semelhante, outros trabalhos randomizados, porém com número limitado de pacientes, também não demonstraram benefícios claros em relação à anastomose endoanal manual[17-19].

Lovegrove[20], em uma metanálise com 4.183 pacientes, sendo 2.699 com anastomose manual e 1.484 com anastomose mecânica, também não evidenciou diferenças em relação ao número de evacuações ou uso de drogas antidiarreicas, porém a ocorrência de incontinência fecal foi mais frequente em portadores de anastomose manual.

Complicações sépticas decorrentes de deiscência de anastomose são descritas nos dois tipos de anastomoses, mas é duas vezes mais frequente com a manual, aumentando também a ocorrência de falência da bolsa, assim como a necessidade de derivação definitiva[20-23].

O processo inflamatório acima da linha pectínea está bem documentado, e a incidência de inflamação no canal anal por endoscopia é relatada em até 22% e com persistência de manifestações clínicas em até 14,7%[24]. Vários estudos que avaliaram a ocorrência de displasia na mucosa remanescente evidenciam que a ocorrência de displasia é pequena, entre 0 e 4,5%, sendo que o principal fator de risco é a presença de displasia ou câncer no espécime cirúrgico[25-27].

Deve-se considerar que na presença de displasia ou câncer em que seja possível a preservação esfincteriana, a remoção de toda a mucosa torna-se necessária. Nesses casos, realiza-se a ressecção da mucosa a partir da linha pectínea, em extensão variável entre 1 e 2 cm, seguida de anastomose endoanal manual. Esta, na maioria das vezes, é realizada sem dificuldade técnica e com dano mínimo aos esfíncteres anais (Figura 48.2.9).

Realização de derivação intestinal

A confecção de ileostomia de proteção também tem sido motivo de controvérsias. Emprega-se a derivação intestinal para se evitar a evacuação pelo canal anal até que ocorra a completa cicatrização das suturas e da anastomose ileoanal, minimizando complicações decorrentes de deiscências.

Aspectos relacionados à morbidade, maior custo e necessidade de cirurgia em dois tempos, são justificativas para a não realização da mesma. Complicações relacionadas ao fechamento da ileostomia são relatadas entre 11 a 28%, porém com índices de complicações graves com taxas inferiores a 5%[28] e tempo médio de permanência hospitalar de apenas três dias[29]. Por outro lado, fatores como a presença de comorbidades, idade avançada, dificuldades técnicas, uso de corticosteroides no período pré-operatório e experiência do cirurgião devem ser considerados para sua realização[30].

Estudos evidenciam que não há maior incidência de deiscência da anastomose ou sepse pélvica quando é realizada ileostomia[31,32]. Entretanto, a ocorrência de complicações graves e a necessidade de reoperações pode ser mais frequente em pacientes sem derivação[33,34]. Outros aspectos

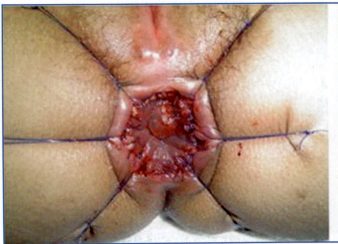 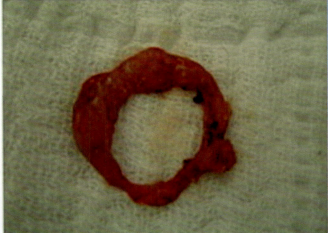

Figura 48.2.9 – Anastomose ileoanal e peça de mucosectomia.

devem ser considerados justificando seu uso de forma rotineira pelo Grupo de Coloproctologia da Unicamp:

As consequências decorrentes da deiscência da anastomose ileoanal podem ser bastante graves na presença de continuidade do trânsito intestinal, implicando muitas vezes peritonite fecal. Quando da necessidade de remoção do reservatório da pelve, haverá comprometimento funcional decorrente da estenose, que se desenvolve no canal anal desfuncionalizado. Nessas condições, o reabaixamento do íleo é tecnicamente difícil e frequentemente ocorre em segmento mais proximal devido à perda do reservatório.

Imediatamente após a colectomia, o conteúdo ileal é mais líquido. Além disso, em função da anastomose no canal anal, a musculatura esfincteriana está com sua função comprometida nesse período mais precoce de pós-operatório. Tais achados implicam elevado número de evacuações associadas a graus variados de incontinência fecal nos primeiros meses após a cirurgia, trazendo desconforto aos pacientes.

Diminuir a ocorrência de complicações em pacientes crônicos, submetidos a procedimento considerado tecnicamente difícil, que podem estar associados a comprometimento funcional ou realização de derivação definitiva, deve ser uma preocupação constante. A realização de derivação intestinal de proteção deve ser incluída de forma rotineira como parte do procedimento, pois apresenta baixa morbidade e minimiza a ocorrência de complicações graves.

Confecção de bolsa ileal por laparoscopia

As vantagens da cirurgia laparoscópica, amplamente conhecidas, estão relacionadas a menor morbidade, menor uso de analgésicos e melhor aspecto corporal. Uma vez que número significativo de pacientes pode ser de adolescentes ou adultos jovens, cirurgias menos invasivas podem facilitar a aceitação do procedimento.

A confecção de bolsa ileal por laparoscopia tem-se mostrado factível[35,36], porém com maior tempo de procedimento cirúrgico, o qual está relacionado à curva de aprendizado, implicando em custos elevados e não necessariamente a menor tempo de hospitalização[37].

Os resultados demonstram benefícios em curto prazo, como menor tempo de íleo adinâmico, menor necessidade de transfusões e aceitação mais precoce de dieta líquida. Porém, com índices de complicações semelhantes à cirurgia convencional e bons resultados funcionais[38].

RESULTADOS

A remoção do cólon implica menor absorção de água e consequente aumento do número de evacuações, enquanto a proctectomia está associada à perda de segmento intestinal funcionalmente importante, ou seja, com alta capacidade de armazenamento e complacência e que será substituído por alça ileal com atividade propulsora. Além disso, a mobilização retal causará alterações esfincterianas, secundárias a lesões neurogênicas ou estruturais, que podem implicar incontinência pós-operatória. Todos esses aspectos devem ser considerados para a adequada seleção dos pacientes e, uma vez que a maioria dos portadores de RCU são adultos jovens, estes se tornam candidatos em potencial para cirurgias de abaixamento e anastomose ileoanal.

Assim, os resultados funcionais podem ser avaliados pelo número de evacuações e ocorrência de incontinência fecal. Relatos da literatura demonstram a presença de excelentes e bons resultados na maioria dos casos, com média de seis evacuações diurnas e uma evacuação noturna, e continência completa em até 79% dos pacientes[31,39-41], além de elevado grau de satisfação[42] e boa qualidade de vida.

COMPLICAÇÕES

A confecção da bolsa ileal pode ser realizada em até três tempos e apresenta vários detalhes técnicos, que aumentam a ocorrência de complicações. Algumas bastante peculiares a esse tipo de procedimento podem, inclusive, levar à necessidade de remoção da bolsa.

A complicação mais frequente é a obstrução intestinal, que está associada à necessidade de laparotomia em até 24% dos pacientes no pós-operatório precoce[43,44] e risco cumulativo de 31% com dez anos de pós-operatório[45]. A mobilização do íleo pode também causar complicação obstrutiva menos comum, secundária à compressão duodenal pela artéria mesentérica superior[46] (Figura 48.2.10).

Porém a complicação mais temida é a sepse pélvica, cuja incidência varia entre 5 e 14%[43,47]. É causada por isquemia ou deiscência da sutura do reservatório ou da anastomose ileoanal. O tratamento visa à manutenção da bolsa ileal *in loco* e deve ser instituído o mais rapidamente possível, seja por meio de laparotomia ou drenagem guiada por exame de imagem (Figuras 48.2.11 e 48.2.12).

Fistula reservatório-vaginal

A ocorrência de fístula reservatório-vaginal pode ser decorrente de deiscência de sutura ou sepse pélvica. Quando a ocorrência é tardia, deve-se pensar na possibilidade de doença de Crohn.

Em posição distal, a correção pode ser realizada por via endoanal ou vaginal e procura-se interpor tecido viável entre as duas estruturas, com taxas de sucesso entre 10 e 78%[48,49]. Quando no segmento proximal, a abordagem geralmente é por via abdominal, podendo ser necessária a retirada do reservatório e novo abaixamento.

Bolsite

A ocorrência de inflamação da bolsa ileal apresentou-se como ocorrência inesperada com aumento de incidência ao longo dos anos de pós-operatório, podendo atingir até 50%

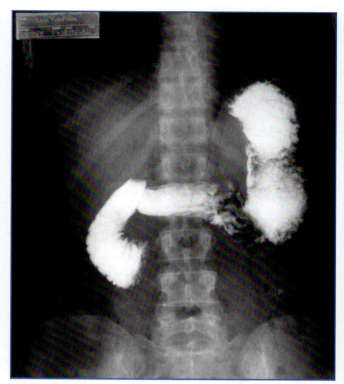

Figura 48.2.10 – Pinçamento aortomesentérico pós-cirurgia de reservatório ileal.

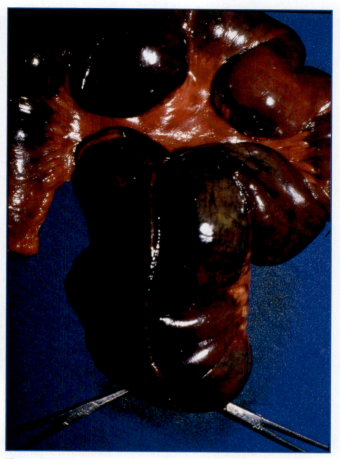

Figura 48.2.12 – Isquemia do reservatório.

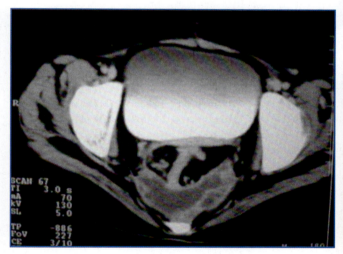

Figura 48.2.11 – Abscesso pélvico.

dos pacientes com RCU[50,51]. Considera-se fator de risco a ocorrência de manifestações extraintestinais da doença e portadores de sorologia positiva para pANCA[52,53]. Caracteriza-se clinicamente por aumento da frequência de evacuações, dor abdominal, tenesmo, sangramento anal e, eventualmente, febre (Figura 48.2.13).

Uma vez que é mais frequente em pacientes com RCU em relação aos portadores de polipose adenomatosa fami-

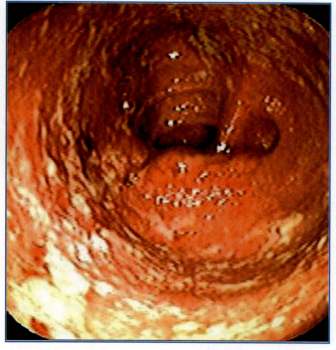

Figura 48.2.13 – Bolsite, aspecto endoscópico.

liar (PAF) com essa mesma cirurgia, especulou-se que seria consequente à reativação do processo inflamatório, estímulo antigênico pela microbiota da bolsa ileal ou estase fecal. Leal et al.[54] comparam a expressão de citocinas pró-inflamatórias em portadores de RCUI e PAF sem bolsite e identificaram níveis mais elevados de IL-1-beta, IL-6, IL-8 e TNF-alfa em pacientes com doença inflamatória intestinal, demonstrando, assim, a persistência de estado inflamatório latente nesses indivíduos. Agentes específicos, como *Clostridium difficile, Cytomegalovirus*, uso de anti-inflamatórios e isquemia também são considerados fatores patogênicos para o desenvolvimento da inflamação.

O tratamento clínico consiste no emprego de antibióticos, salicilatos, corticosteroides e, eventualmente, terapia biológica[55]. Na maioria dos casos, o episódio de bolsite tem duração inferior a quatro semanas, com taxa de recidiva após o primeiro episódio de até 64,%[43,56], porém pode tornar-se crônico em até 8% dos casos com necessidade de remoção da bolsa em metade dos pacientes[44].

Falência da bolsa ileal

Diversos fatores podem estar relacionados à perda do reservatório, como complicações operatórias, disfunção pós-operatória, bolsa de pequeno tamanho, diagnóstico tardio de doença de Crohn ou ocorrência de bolsite[55]. A incidência varia entre 1 a 20%[43,57,58]. Isquemia da bolsa é a causa mais frequente de exérese relacionada à complicação pós-operatória, enquanto sepse pélvica crônica, bolsite e aumento do número de evacuações associados à incontinência fecal e dermatite perianal estão relacionadas às falhas tardias[43,58].

O tratamento implica realização de ileostomia ou retirada da bolsa. A confecção de novo reservatório está associada a bons resultados em até 60% dos casos, entretanto 20% dos pacientes permanecerão com ileostomia definitiva[59].

CONSIDERAÇÕES FINAIS

A confecção da bolsa ileal remove toda a mucosa doente, previne a ocorrência de neoplasia e mantém a evacuação pelo canal anal com bons resultados funcionais, sendo o procedimento cirúrgico padrão para os portadores de RCUI, porém é de alta complexidade. Nos últimos anos, o melhor conhecimento da evolução dos reservatórios ileais a longo prazo, particularmente, a ocorrência de bolsite, assim como a possibilidade de melhor controle terapêutico da doença, diminuíram as indicações para o tratamento cirúrgico em portadores de RCUI. Porém, a cirurgia de bolsa ileal ainda tem um importante papel no tratamento desses pacientes, e para que haja um real benefício, a equipe responsável deve ter experiência e conhecimento em relação às possibilidades e limitações tanto do tratamento clínico como dos resultados pós-operatórios.

REFERÊNCIAS BIBLIOGRÁFICAS

1. Ravitch MM, Sabiston Jr. DC. Anal ileostomy with preservation of the sphincter; a proposed operation in patients requiring total colectomy for benign lesions. Surg Gynecol Obstet 1947; 84: 1095-9.
2. Parks AG, Nicholls RJ. Proctocolectomy without ileostomy for ulcerative colitis. Br Med J 1978; 2: 85-8.
3. Góes JRN, Medeiros RR, Fagundes JJ Colectomia total, procto-mucosectomia e anastomose ileoanal com resevatório ileal. Rev Bras Colo-Proct 1984; 4: 138-9.
4. Habr-Gama A, Teixeira MG, Brunetti-Netto C, Souza Jr AHS, Alves ORA, Pinotti HW. Restorative proctocolectomy with ileo-anal J pouch anastomosis for treatment of ulcerative colitis. ABCD Arq Bras Cir Dig 1992; 7: 72-8.
5. Henriksen M, Jahnsen J, Lygren I, Sauar J, Schul T, Vatn MH, Moum B. Ulcerative colitis and clinical course: results of a 5-year population-based follow-up study (the IBSEN study). Inflamm Bowel Dis 2006; 12: 543-50.
6. Langholz E, Munkholm P, Davidsen M, Binder V. Course of ulcerative colitis: analysis of changes in disease activity over years. Gastroenterology 1994; 107: 3-11.
7. Goes RN, Fagundes JJ, Coy CS, Amaral CA, Peres MA, Medeiros RR. The two-chamber ileal pelvic reservoir – an alternative design. Dis Colon Rectum 1993; 36: 403-4.
8. Utsunomiya J, Iwama T, Imajo M, Matsuo S, Sawai S, Yaegashi K et al. Total colectomy, mucosal proctectomy, and ileoanal anastomosis. Dis Colon Rectum 1980; 23: 459-66.
9. de Silva HJ, de Angelis CP, Soper N, Kettlewell MG, Mortensen NJ, Jewell DP. Clinical and functional outcome after restorative proctocolectomy. Br J Surg 1991; 78: 1039-44.
10. Oresland T, Fasth S, Nordgren S, Akervall S, Hulten L. Pouch size: the important functional determinant after restorative proctocolectomy. Br J Surg 1990; 77: 265-9.
11. Johnston D, Williamson ME, Lewis WG, Miller AS, Sagar PM, Holdsworth PJ. Prospective controlled trial of duplicated (J) versus quadruplicated (W) pelvic ileal reservoirs in restorative proctocolectomy for ulcerative colitis. Gut 1996; 39: 242-7.
12. Pezim ME, Nicholls RJ. Quality of life after restorative proctocolectomy with pelvic ileal reservoir. Br J Surg 1985; 72: 31-3.
13. Becker JM, McGrath KM, Meagher MP, Parodi JE, Dunnegan DA, Soper NJ. Late functional adaptation after colectomy, mucosal proctectomy, and ileal pouch-anal anastomosis. Surgery 1991; 110: 718-25.
14. Harms BA, Andersen AB, Starling JR. The W ileal reservoir: long-term assessment after proctocolectomy for ulcerative colitis and familial polyposis. Surgery 1991; 112: 638-48.
15. Browning SM, Nivatvongs S. Intraoperative abandonment of ileal pouch to anal anastomosis the Mayo Clinic experience. J Am Coll Surg 1998; 186: 441-6.
16. Góes JRN, Coy FJ, Amaral CSR, Oliveira CAR, Ayrizono MLS et al. O emprego da artéria cólica média e da arcada vascular do cólon direito na irrigação dos reservatórios ileais. Rev Bras de Colo-Proct 1998; 17: 169-71.

17. Reilly WT, Pemberton JH, Wolff BG, Nivatvongs S, Devine RM, Litchy WJ, McIntyre P B. Randomized prospective trial comparing ileal pouch-anal anastomosis performed by excising the anal mucosa to ileal pouch-anal anastomosis performed by preserving the anal mucosa. Ann Surg 1997; 225: 666-77.
18. Choen S, Tsunoda A, Nicholls RJ. Prospective randomized trial comparing anal function after hand sewn ileoanal anastomosis with mucosectomy versus stapled ileoanal anastomosis without mucosectomy in restorative proctocolectomy. Br J Surg 1991; 78: 430-4.
19. Luukkonen P, Jarvinen H. Stapled vs hand-sutured ileoanal anastomosis in restorative proctocolectomy. A prospective, randomized study. Arch Surg 1993; 128: 437-40.
20. Lovegrove RE, Constantinides VA, Heriot AG, Athanasiou T, Darzi A, Remzi FH, Nicholls RJ, Fazio VW, Tekkis PP. A comparison of hand-sewn versus stapled ileal pouch anal anastomosis (IPAA) following proctocolectomy: a meta-analysis of 4183 patients. Ann Surg 2006; 244: 18-26.
21. Fukushima T, Sugita A, Koganei K, Shinozaki M. The incidence and outcome of pelvic sepsis following handsewn and stapled ileal pouch anal anastomoses. Surg Today 2000; 30: 223-7.
22. Ziv Y, Fazio VW, Church JM, Lavery IC, King TM, Ambrosetti P. Stapled ileal pouch anal anastomoses are safer than handsewn anastomoses in patients with ulcerative colitis. Am J Surg 1996; 171: 320-3.
23. MacRae HM, McLeod RS, Cohen Z, O'Connor BI, Ton EN. Risk factors for pelvic pouch failure. Dis Colon Rectum 1997; 40: 257-62.
24. Lavery IC, Sirimarco MT, Ziv Y, Fazio VW. Anal canal inflammation after ileal pouch-anal anastomosis. The need for treatment. Dis Colon Rectum 1995; 38: 803-6.
25. Silvestri MT, Hurst RD, Rubin MA, Michelassi F, Fichera A. Chronic inflammatory changes in the anal transition zone after stapled ileal pouch-anal anastomosis: is mucosectomy a superior alternative? Surgery 2008; 144: 533-9.
26. Ziv Y, Fazio VW, Strong SA, Oakley JR, Milsom JW, Lavery IC. Ulcerative colitis and coexisting colorectal cancer: recurrence rate after restorative proctocolectomy. Ann Surg Oncol 1994; 1: 512-5.
27. Remzi FH, Fazio VW, Delaney CP, Preen M, Ormsby A, Bast J et al. Dysplasia of the anal transitional zone after ileal pouch-anal anastomosis: results of prospective evaluation after a minimum of ten years. Dis Colon Rectum 2003; 46: 6-13.
28. Phang PT, Hain JM, Perez-Ramirez JJ, Madoff RD, Gemlo BT. Techniques and complications of ileostomy takedown. Am J Surg 1999; 177: 463-6.
29. Wong KS, Remzi FH, Gorgun E, Arrigain S, Church JM, Preen M, Fazio VW. Loop ileostomy closure after restorative proctocolectomy: outcome in 1,504 patients. Dis Colon Rectum 2005; 48: 243-50.
30. Sugerman HJ, Sugerman EL, Meador JG, Newsome HH Jr, Kellum JM Jr, DeMaria EJ. The ileal pouch anal anastomosis: to divert or not to divert? The case for diversion. J Gastrointest Surg 2009; 13: 399-400.
31. Sugerman HJ, Sugerman EL, Meador JG, Newsome HH Jr, Kellum JM Jr, DeMaria EJ. Ileal pouch anal anastomosis without ileal diversion. Ann Surg 2000; 232: 530-41.
32. Heuschen UA, Hinz U, Allemeyer EH, Lucas M, Heuschen G, Herfarth C. One- or two-stage procedure for restorative proctocolectomy: rationale for a surgical strategy in ulcerative colitis. Ann Surg 2001; 234: 788-94.
33. Tjandra JJ, Fazio VW, Milsom JW, Lavery IC, Oakley JR, Fabre JM. Omission of temporary diversion in restorative proctocolectomy is it safe? Dis Colon Rectum 1993; 36: 1007-14.
34. Williamson ME, Lewis WG, Sagar PM, Holdsworth PJ, Johnston D. One-stage restorative proctocolectomy without temporary ileostomy for ulcerative colitis: a note of caution. Dis Colon Rectum 1997; 40: 1019-22.
35. Marcello PW, Milsom JW, Wong SK, Hammerhofer KA, Goormastic M, Church JM, Fazio VW. Laparoscopic restorative proctocolectomy: case-matched comparative study with open restorative proctocolectomy. Dis Colon Rectum 2000; 43: 604-8.
36. Larson DW, Dozois EJ, Piotrowicz K, Cima RR, Wolff BG, Young-Fadok TM. Laparoscopic-assisted vs. open ileal pouch-anal anastomosis: functional outcome in a case-matched series. Dis Colon Rectum 2005; 48: 1845-50.
37. Maartense S, Dunker MS, Slors JF, Cuesta MA, Gouma DJ, van Deventer SJ. Hand-assisted laparoscopic versus open restorative proctocolectomy with ileal pouch-anal anastomosis: a randomized trial. Ann Surg 2004; 240: 984-92.
38. Fichera A, Silvestri MT, Hurst RD, Rubin MA, Michelassi F. Laparoscopic restorative proctocolectomy with ileal pouch anal anastomosis: a comparative observational study on long-term functional results. J Gastrointest Surg 2009; 13: 526-32.
39. Bullard KM, Madoff RD, Gemlo BT. Is ileoanal pouch function stable with time? Results of a prospective audit. Dis Colon Rectum 2002; 45: 299-304.
40. Meagher AP, Farouk R, Dozois RR, Kelly KA, Pemberton JH. J ileal pouch-anal anastomosis for chronic ulcerative colitis: complications and long-term outcome in 1310 patients. Br J Surg 1998; 85: 800-3.
41. Fazio VW, O'Riordain MG, Lavery IC, Church JM, Lau P, Strong SA, Hull T. Long-term functional outcome and quality of life after stapled restorative proctocolectomy. Ann Surg 1999; 230: 575-86.
42. Brunel M, Penna C, Tiret E, Balladur P, Parc R. Restorative proctocolectomy for distal ulcerative colitis. Gut 1999; 45: 542-5.
43. Meagher AP, Farouk R, Dozois RR, Kelly KA, Pemberton JH. J ileal pouch-anal anastomosis for chronic ulcerative colitis: complications and long-term outcome in 1310 patients. Br J Surg 1998; 85: 800-3.
44. Fazio VW, Ziv Y, Church JM, Oakley JR, Lavery IC, Milsom JW, Schroeder TK. Ileal pouch-anal anastomoses complications and function in 1005 patients. Ann Surg 1995; 222: 120-7.
45. MacLean AR, Cohen Z, MacRae HM, O'Connor BI, Mukraj D, Kennedy ED. Risk of small bowel obstruction after the ileal pouch-anal anastomosis. Ann Surg 2002; 235: 200-6.
46. Goes RN, Coy CS, Amaral CA, Fagundes JJ, Medeiros RR. Superior mesenteric artery syndrome as a complication of ileal pouch-anal anastomosis. Report of a case. Dis Colon Rectum 1995; 38: 543-4.
47. Marcello PW, Roberts PL, Schoetz DJ Jr, Coller JA, Murray JJ, Veidenheimer MC. Long-term results of the ileoanal pouch procedure. Arch Surg 1993; 128: 500-4.

48. Wexner SD, Rothenberger DA, Jensen L, Goldberg SM, Balcos EG, Belliveau P et al. Ileal pouch vaginal fistulas: incidence, etiology, and management. Dis Colon Rectum 1989; 32: 460-5.
49. Lee PYM, Fazio VW, Church JM, Hull TL, Eu KW, Lavery IC. Vaginal fistula following restorative proctocolectomy. Dis Colon Rectum 1997; 40: 752-9.
50. Hurst RD, Molinari M, Chung TP, Rubin M, Michelassi F. Prospective study of the incidence, timing and treatment of pouchitis in 104 consecutive patients after restorative proctocolectomy. Arch Surg 1996; 131: 497-502.
51. Stahlberg D, Gullberg K, Liljeqvist L, Hellers G, Lofberg R. Pouchitis following pelvic pouch operation for ulcerative colitis. Incidence, cumulative risk, and risk factors. Dis Colon Rectum 1996; 39: 1012-8.
52. Fleshner PR, Vasiliauskas EA, Kam LY, Fleshner NE, Gaiennie J, Abreu-Martin MT, Targan SR. High level perinuclear antineutrophil cytoplasmic antibody (pANCA) in ulcerative colitis patients before colectomy predicts the development of chronic pouchitis after ileal pouch-anal anastomosis. Gut 2001; 49: 671-7.
53. Kuisma J, Jarvinen H, Kahri A, Farkkila M. Factors associated with disease activity of pouchitis after surgery for ulcerative colitis. Scand J Gastroenterol 2004; 39: 544-8.
54. Leal RF, Coy CS, Ayrizono M L, Fagundes J J, Milanski M, Saad M J, Velloso L A, Goes J R. Differential expression of pro-inflammatory cytokines and a pro-apoptotic protein in pelvic ileal pouches for ulcerative colitis and familial adenomatous polyposis. Tech Coloproctol 2008; 12: 33-8.
55. Johnson MW, Das P, Dewar DH, Forbes A, Ciclitira PJ, Nicholls RJ. Medical management of patients with ileal pouch anal anastomosis after restorative procto-colectomy. Eur J Gastroenterol Hepatol 2009; 21: 9-17.
56. Farouk R, Pemberton JH, Wolff BG, Dozois RR, Browning S, Larson D. Functional outcomes after ileal pouch-anal anastomosis for chronic ulcerative colitis. Ann Surg 2000; 231: 919-26.
57. Dayton MT, Larsen KP. Outcome of pouch-related complications after ileal pouch-anal anastomosis. Am J Surg 1997; 174: 728-31.
58. Korsgen, S. and M.R. Keighley, Causes of failure and life expectancy of the ileoanal pouch. Int J Colorectal Dis 1997; 12: 4-8.
59. Mathis KL, Dozois EJ, Larson DW, Cima RR, Wolff BG, Pemberton JH. Outcomes in patients with ulcerative colitis undergoing partial or complete reconstructive surgery for failing ileal pouch-anal anastomosis. Ann Surg 2009; 249: 409-13.

Colite Indeterminada

49

Fábio Alves Soares
João Bosco Soares Junior

INTRODUÇÃO

Acredita-se que entre 5 e 15% dos pacientes portadores de Doença Inflamatória Intestinal (DII) não possam ser classificados em doença de Crohn (DC) ou retocolite ulcerativa (RCUI) com base no seu curso clínico, exames complementares ou características anatomopatológicas.[1]

Os dados epidemiológicos são pouco consistentes e muito divergentes entre as poucas publicações sobre o tema. A Colite Indeterminada (CI) responde por de 3 a 6% dos diagnósticos iniciais de DII em algumas regiões da Europa, Japão, Líbano, Arábia Saudita e África do Sul. Em algumas regiões do sul da Europa, a frequência relatada é um pouco mais baixa, enquanto no Canadá é bem mais alta, estimada entre 10 e 18% dos diagnósticos iniciais de DII.

Nos Estados Unidos, não há dados publicados sobre diagnósticos iniciais de DII em populações adultas, mas em crianças varia entre 9 e 13%.[2]

Dados sobre incidência e prevalência na população geral são raros na literatura. Em adultos europeus (Dinamarqueses, Húngaros, Espanhóis e Holandeses), a incidência é estimada em 1/100.000 habitantes/ano, e a prevalência em 3 a 7/100.000 habitantes. Entre canadenses e suecos, uma incidência duas vezes e meia mais alta foi relatada[2]. Não há dados publicados sobre prevalência e incidência de CI no Brasil.

O termo "colite indeterminada" foi introduzido há mais de trinta anos e, originalmente, referia-se a pacientes submetidos à colectomia total ou proctocolectomia total por quadros de colite acentuada, em geral em operações de emergência e quando, após análise anatomopatológica de espécime cirúrgico, não era possível o enquadramento nos espectros mais frequentes da DII, ou seja, DC ou RCUI.[1]

Desde então, o termo foi empregado por vários autores em circunstâncias diversas, em que não era possível o diagnóstico diferencial e conclusivo, muitas vezes, ainda que não houvesse análise anatomopatológica de espécime cirúrgico, valendo-se apenas de biópsias endoscópicas e exames complementares.[3-5]

Existe tal heterogeneidade no emprego dessa terminologia conforme encontrada na literatura, que a denominação "colite indeterminada" tem sido fonte de controvérsia e dificultado a comparação entre as diversas séries publicadas sobre o tema, de modo que, recentemente, diversos grupos têm se dedicado a unificar a nomenclatura. No entanto, tampouco há consenso entre eles.[4,5]

Apesar de a CI ser considerada um diagnóstico de exclusão e provisório em pacientes que, acredita-se, irão invariavelmente evoluir para DC ou RCUI, evidências apontam para um subgrupo de pacientes em que tal evolução não ocorrerá, apontando para a possibilidade de que a CI possa configurar um fenótipo distinto no espectro da DII.[6]

A evolução dos métodos diagnósticos a que temos assistido nas últimas décadas, especialmente na descoberta de novos marcadores sorológicos e genéticos, promete ajudar no diagnóstico diferencial e, assim, auxiliar na escolha do tratamento adequado para estes pacientes.[7,8]

CONCEITO: COLITE INDETERMINADA *VERSUS* DOENÇA INFLAMATÓRIA INTESTINAL DO TIPO NÃO CLASSIFICADA

Como exposto, o termo CI foi originalmente proposto por Price em 1978, ao descrever uma série de 30 pacientes que haviam sido submetidos à colectomia ou proctocolectomia por quadros de colite acentuada ou fulminante e em que o diagnóstico de DC ou RCUI não havia sido estabelecido previamente.[3]

Nesse estudo histórico, observou-se que muitos fatores característicos de DC, como inflamação transmural, preservação de células caliciformes e ulcerações fissuroides, eram encontrados em casos que, subsequentemente, revelaram tratar-se de RCUI durante a evolução.[3]

Observou ainda que a apresentação fulminante dos quadros de colite dificultava sobremaneira a avaliação patológica, e o diagnóstico, por vezes, era dado resgatando-se biópsias prévias obtidas em períodos de latência da doença e, portanto, ressaltou a importância do fator dinâmico no diagnóstico da DII.[3]

A DII apresenta uma clara distinção na maior parte dos pacientes, que poderão ser diagnosticados como portadores de DC ou RCUI em até 85 a 90% dos casos no curso da apresentação clínica.[3]

No entanto, com alguma frequência observam-se pacientes em que a doença se restringe aos cólons e reto, sem fatores inequívocos que permitam o diagnóstico nos fragmentos obtidos para biópsia, ou com características conflitantes que sinalizam para ambos os diagnósticos (DC ou RCUI) ainda no pré-operatório e, destes, muitos não têm indicação cirúrgica clara, ao menos num primeiro momento.[3]

Apesar de que, de acordo com Price, esses pacientes não poderiam ser classificados como portadores de CI,[3] diversos outros autores utilizaram o termo, às vezes com algumas diferenças em sua definição.[9]

O grupo de Trabalho de Porto, constituído pela Sociedade Européia de Gastropediatria e Nutrição, definiu como CI todos os pacientes que, após exclusão de causa infecciosa e após endoscopia digestiva alta, ileocolonoscopia, estudo do intestino delgado (seja por trânsito de delgado ou cápsula endoscópica) e exames laboratoriais compatíveis com DII, afastavam-se do acometimento extracolorretal e cujas biópsias endoscópicas não podiam determinar com segurança o diagnóstico de DC ou RCUI (Tabela 49.1).[9]

Portanto, ao contrário de Price, recomendaram a utilização do termo CI mesmo sem avaliação anatomopatológica do espécime cirúrgico.[9]

Os grupos da Mayo Clinic e da Universidade de Harvard em trabalhos distintos, definiram CI segundo uma classificação clínico-patológica, baseada em critérios endoscópicos, histológicos e radiológicos, onde não se pudesse determinar o diagnóstico como DC ou RCUI (Tabela 49.2).[9]

Mais recentemente, o Grupo de Trabalho de Montreal, em 2005, recomendou um resgate da terminologia original de Price, empregando-se o termo CI apenas nos casos em que houvesse a indefinição do diagnóstico pelo patologista a partir da análise do espécime cirúrgico obtido por uma colectomia total ou uma proctocolectomia total. Recomendou que para os demais casos fosse utilizado o termo doença inflamatória intestinal do tipo não classificada (DII-NC). Desde então, essa terminologia tem obtido ampla aceitação na comunicação científica (Tabela 49.3).[9]

TABELA 49.1 – Definições utilizadas por pediatras

História de colite crônica compatível tanto com diagnóstico de DC quanto de RCUI.

Colites que não podem definitivamente ser declaradas como DC ou RCUI com base na história clínica, exame físico, aspecto endoscópico, achados histológicos e estudos radiológicos.

Achados endoscópicos e histopatológicos são inconclusivos ou divergentes para diagnóstico de DC ou RCUI.

Inflamação exclusiva dos cólons e do reto sem achados endoscópicos ou histológicos característicos de DC ou RCUI.

CI apenas pode ser diagnosticada após extensa investigação, que deve incluir ileocolonoscopia, endoscopia digestiva alta e avaliação do intestino delgado (por trânsito de delgado ou cápsula endoscópica) com confirmação de doença confinada aos cólons e reto e excluindo-se alterações sugestivas de DC e RCUI bem como de colites infecciosas, alérgicas ou linfocíticas.

TABELA 49.2 – Definições utilizadas por coloproctologistas, cirurgiões, gastroenterologistas e epidemiologistas

Doença com evidências claras de DII, porém, insuficientes para fazer o diagnóstico diferencial entre DC e RCUI.

Diagnóstico baseado em enema baritado dos cólons, achados endoscópicos e histopatológicos conclusivos para DII, porém, inconclusivos tanto para DC quanto para RCUI.

Pacientes que têm características clínicas e macroscópicas tanto de DC quanto de RCUI nos períodos pré e pós-operatórios e cujos aspectos histológicos em ambos os períodos (incluindo fragmentos de mucosa e o espécime cirúrgico) permanecem indeterminados e impedem a diferenciação entre DC e RCUI.

Colite inflamatória contendo características macroscópicas e microscópicas dos cólons compatíveis tanto com DC quanto com RCUI.

Diagnóstico pré-operatório inequívoco de RCUI mas inconclusivo dos pontos de vista histopatológico e anatomopatológico na análise do espécime cirúrgico (Mayo Clinic).

Casos nos quais um diagnóstico definitivo de DC ou RCUI não pode ser firmado. O diagnóstico é tipicamente realizado em vigência de colite fulminante, mas pode incluir formas menos acentuadas de colite em que haja sobreposição de características histológicas e anatomopatológicas.

Colites sem causa determinada e que apresentem características clínicas tanto de DC quanto de RCUI.

Pacientes com achados mucosos compatíveis com RCUI mas com características patológicas sugestivas de DC, como lesões salteadas, inflamação transmural, granulomas ou ausência de depleção mucinosa mas sem evidência clínica ou radiológica de DC.

Colites nas quais critérios endoscópicos, histológicos e radiológicos são insuficientes para o diagnóstico diferencial entre DC e RCUI.

TABELA 49.3 – Definições utilizadas por patologistas
Espécime de colectomia mostrando sobreposição entre características de doença de Crohn (DC) e retocolite ulcerativa (RCUI) ou dados insuficientes para o diagnóstico.
Espécime de colectomia em que é impossível fazer uma distinção patológica clara entre DC e RCUI (por falha no reconhecimento ou aceitação de critérios indicativos de DC, pela falta de material clínico ou radiológico adequados ou por inadequação em material de biópsia).
Incapacidade de firmar um diagnóstico confiável do padrão da colite, apesar de exame de espécime cirúrgico adequado ou série adequada de biópsias de mucosa de cólon e reto.

Aspectos para classificação dos quadros de DII como CI variam de acordo com a especialidade, particularmente entre patologistas, pediatras, gastroenterologistas e coloproctologistas (Tabelas 49.1 a 49.3) e, assim, um mesmo termo pode se referir a quadros distintos conforme a especialidade da publicação.

A falta de uniformidade na terminologia utilizada nos diversos estudos publicados até o momento compromete a comparação entre os dados das diversas séries publicadas até o momento, e a leitura atenta da definição adotada por cada autor deve ser levada em conta caso a caso.

CARACTERÍSTICAS ANATOMOPATOLÓGICAS

A RCUI caracteristicamente afeta o reto, envolve o cólon de maneira contínua e é mais acentuada distalmente. A colite da DC geralmente não é contínua e costuma poupar o reto.[2]

Price, ao introduzir o termo CI para se referir a um subgrupo de pacientes com DII submetidos à colectomia total, relatou a dificuldade em se diferenciar RCUI e DC no cólon excisado. Relatou que achados típicos de RCUI foram substituídos por úlceras profundas, fissuras de aspecto "corte de faca", comprometimento retal relativo e inflamação transmural.[3]

Granulomas idiopáticos estavam presentes apenas em DC. Ulcerações fissuriformes típicas de DC estavam presentes em 13% dos casos de CI, mas os outros aspectos histológicos destes casos de CI foram relatados como atípicos para diagnóstico de DC.[3]

Uma segunda forma descrita de ulceração fissuriforme, com fissuras em formas de V, usualmente múltiplas, foi descrita em 60% dos casos de CI e notadas em formas fulminantes de colite.[3] (Figura 49.1)

Agregados linfoides transmurais, um aspecto aceito como muito importante para o diagnóstico de DC, estavam presentes em 6% dos casos de CI, mas foram pouco procurados. Inflamação transmural estava presente na maioria dos casos de CI, mas foi relatada apenas em áreas de ulceração intensa.[3]

O padrão de mucosa glandular estava obscuro ou modificado por ulcerações extensas nos casos de CI.[3]

As ilhas de mucosa preservada estavam apenas levemente inflamadas, com um padrão glandular regular e células caliciformes preservadas – fatores que sugerem DC, ou doença de mucosa previamente afetada pelo processo da doença, o que poderia incluir infecções fulminantes por organismos não identificados em coprocultura.[3] (Figuras 49.2 e 49.3)

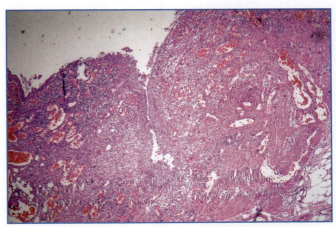

Figura 49.1 – Processo inflamatório agudo com formação de tecido de granulação e fissura que alcança até a camada muscular própria da parede colônica. (Fotomicrografia gentilmente cedida pelo dr. Ricardo Gonçalves de Oliveira – SES-DF, obtida de caso oriundo do Serviço de Coloproctologia do Hospital de Base do Distrito Federal).

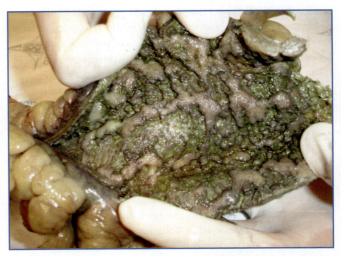

Figura 49.2 – Mucosa cólica com ulcerações extensas e ilhas de mucosa preservada, dando aspecto de pedra de calçamento por formação de múltiplos pseudopólipos. (Fotografia gentilmente cedida pelo dr. Ricardo Gonçalves de Oliveira – SES-DF, obtida de caso oriundo do Serviço de Coloproctologia do Hospital de Base do Distrito Federal).

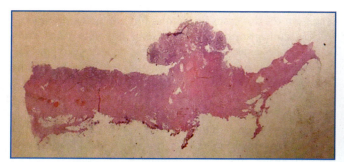

Figura 49.3 – Fotomicrografia de parede de intestino grosso na qual se observa ulceração da mucosa e área central preservada, caracterizando lesão pseudopolipoide. (Fotomicrografia gentilmente cedida pelo dr. Ricardo Gonçalves de Oliveira – SES-DF, obtida de caso oriundo do Serviço de Coloproctologia do Hospital de Base do Distrito Federal).

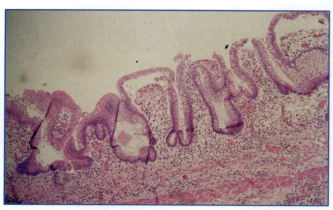

Figura 49.4 – Alterações arquiteturais típicas de cronicidade, como encurtamento, perda de paralelismo e ramificação irregular de criptas. (Fotomicrografia gentilmente cedida pelo dr. Ricardo Gonçalves de Oliveira – SES-DF, obtida de caso oriundo do Serviço de Coloproctologia do Hospital de Base do Distrito Federal).

Entretanto, esses achados estavam presentes em casos onde o acúmulo de evidências não era claro, e dois terços deles evoluíram como DC no seguimento subsequente das séries de Price.[3]

A presença de células inflamatórias mononucleares dispersas na musculatura própria adjacente à ulceração foi considerada como resposta inespecífica, e não como um aspecto discriminativo entre RCUI e DC.[3]

Aproximadamente metade dos casos de CI descritos por Price tiveram achados distintos descritos em dois padrões, ambos os quais normalmente sugestivos de DC.[3]

No subgrupo com reto relativamente poupado, a descrição da mucosa retal não estava bem detalhada. A mucosa retal foi descrita como "parcialmente alterada" nos exames histológicos em sete casos. Nos três casos descritos como provavelmente sendo de RCUI, havia irregularidade glandular. Nos casos restantes de CI com preservação parcial do reto, a inflamação foi descrita como leve, sem referência específica à presença ou ausência de plasmócitos basais ou distorção arquitetural.[3] (Figura 49.4)

O segundo padrão descrito foi de ulceração intermitente e superficialmente semelhante a lesões típicas de DC.[3]

Lee e colaboradores encontraram CI em 16% dos espécimes de colectomia. Alguns dos aspectos de CI foram descritos como similares aos encontrados por Price, como mucosa cólica normal ou minimamente alterada, adjacente ou entre úlceras, e ausência de granulomas. Descreveram também fissuras profundas como fenda nos casos de CI, mas não descreveram especificamente fissuras em forma de V, vistas em CI por Price, embora esses dois achados possam ser sinônimos.[3]

Também enfatizaram que o termo "inflamação transmural", um aspecto de DC, é livremente usado, e que a definição acurada desses critérios retira muitas das dificuldades no diagnóstico diferencial de DII. Definiram ainda inflamação transmural como linfócitos em um padrão agregado em todas as camadas do cólon, incluindo a serosa.[3]

A presença de células mononucleares dispersas na muscular própria adjacente às ulcerações foi considerada resposta inespecífica e não um aspecto que discrimine DC ou RCUI. Esses casos continham células inflamatórias dispersas envolvendo toda a espessura da parede intestinal, mas apenas nas áreas próximas às ulcerações.[3]

Alguns dos achados macro e microscópicos que são usuais na distinção entre DC e RCUI no estágio crônico são comuns a ambos na fase fulminante ou refratária.[3]

Reto relativamente poupado, havendo ulcerações intermitentes, padrão glandular regular e falta de depleção de mucina – características que classicamente evidenciariam DC – foram vistos em alguns casos indeterminados nas séries de Price que subsequentemente evoluíram como RCUI, ou que não tinham outra evidência de DC.[3]

Em algumas séries, doença fulminante foi mais comum em pacientes com CI se comparados a casos de RCUI ou DC, apesar de igual imunossupressão em todos os casos. Entretanto, pode-se notar que a inclusão de espécimes de colectomias realizadas em colite fulminante em séries de CI, como na descrita por Price, faz com que a distinção histológica entre RCUI e DC seja mais difícil, uma vez que as características histológicas se sobrepõem.[2,3]

Acredita-se que a corticoterapia intensiva na doença fulminante poderia levar à perda de tipicidade da aparência histológica e, consequentemente, ao diagnóstico equivocado de CI. A avaliação histopatológica isolada apresenta limitações na classificação acurada de DII fulminante.[7,8,10]

Granulomas e hiperplasia ou agregados linfoides transmurais, especialmente quando não se encontram em áreas de ulceração, aparentam ser os dois indicativos mais específicos de DC em espécimes de colectomia de pacientes com colite fulminante.[4-7]

Microgranulomas podem ser bons indicativos de DC, embora seja altamente subjetivo e arbitrário determinar um agregado de histiócitos como um microgranuloma. Alguns têm usado o número mínimo de cinco histiócitos para definir um microgranuloma – o que, apesar de arbitrário, demonstra alguma objetividade. Células gigantes isoladas e granulomas epitelioides bem definidos, distantes das criptas, não são regularmente vistos em RCUI e, portanto, a sua presença em uma biópsia colonoscópica mostrando características de DII crônica é um forte indicativo de DC.[3-5]

Células gigantes associadas às criptas e granulomas podem ocorrer em RCUI, mas intrinsecamente são características pouco confiáveis para diferenciação entre RCUI e DC.[3]

Uma revisão patológica do diagnóstico histológico original nas séries de D'Haens sugere que a relutância para se confirmar um diagnóstico de RCUI por alguns patologistas foi baseada na presença de características que são consideradas próprias da natureza fulminante da DII, como na inflamação transmural e na ulceração fissuriforme, e que pode lembrar superficialmente DC.[5]

Exames macroscópicos têm valor limitado na diferenciação entre RCUI e DC no estágio fulminante. Nos espécimes de colite fulminante, ulceração linear e fissuras são relativamente comuns e não são específicas de DC. A diferenciação histológica entre RCUI e DC é mais difícil no estágio fulminante porque os achados histológicos se sobrepõem.[5]

Mesmo na fase crônica, as características endoscópicas e histológicas clássicas de RCUI não estão sempre em conformidade com o comumente observado, o que pode levar a confusão com DC, alterar o diagnóstico de RCUI para DC, ou levar ao diagnóstico de CI.[5]

Na prática, isso pode ocorrer no momento do exame de biópsias endoscópicas realizadas em casos de colite não fulminante, e não somente no exame de espécimes de colectomias em vigência de doença fulminante.[5]

Existem alterações em biópsias sequenciais de mucosa com RCUI que ocorrem com o tempo e dizem respeito à distribuição e à extensão da doença. Em um estudo de pacientes com RCUI que tiveram um seguimento médio de sete anos, essas alterações incluíam distribuição salteada, achados iniciais ou tardios de mucosa retal normal, variações na extensão de acometimento cólico ao longo do tempo e falta de correlação entre achados endoscópicos e histopatológicos.[5]

A presença de algumas dessas características em espécimes de biópsias poderia não se correlacionar com o resto das evidências de RCUI num determinado caso, ou fazer com que tais evidências se tornassem conflitantes, levando a um diagnóstico de CI.[5]

Uma ressalva do autor do estudo é que, uma vez que vários conjuntos de fragmentos biopsiados de um mesmo paciente foram obtidos ao longo do tempo, alguma variabilidade no aspecto endoscópico e histológico poderiam decorrer do tratamento e não necessariamente de uma evolução natural da extensão e distribuição.[5]

Particularmente na doença latente, alguns patologistas podem ser inclinados a não classificar a DII sempre que o padrão e a distribuição da sua atividade que poderiam caracterizar um ou outro diagnóstico tiverem sua avaliação prejudicada.[5]

Um diagnóstico de DII latente baseado inicialmente na distorção arquitetural e na sua distribuição não é o mesmo que o encontrado em CI. Quando a DII está inativa, apenas alterações histológicas mínimas são encontradas, tornando um diagnóstico diferencial histológico entre DC e RCUI difícil, assim como o diagnóstico diferencial entre DII e colite infecciosa, especialmente se for um diagnóstico retrospectivo.[5]

Isso levanta a questão sobre se merecem crédito os aspectos histológicos à apresentação se comparados àqueles vistos após a remissão da fase aguda.

Alguns pacientes, tanto com colite subtotal quanto com colite esquerda, podem apresentar inflamação salteada, leve, cecal, periapendicular ou em cólon ascendente, que é separada da doença distal por mucosa cólica normal, dando a falsa impressão de lesões salteadas e, portanto, de DC.[5]

Em um estudo de Gebboes e colaboradores – uma série de 20 pacientes com RCUI esquerda bem estabelecida – seis mostraram uma clara demarcação entre porções afetadas e livres do cólon, enquanto quatorze apresentaram uma transição mais gradual. A área de transição eventualmente aparentava alguma irregularidade, dando a falsa impressão de lesões salteadas.[10]

Finalmente, três quartos desse último grupo de pacientes mostraram uma área de inflamação no ceco, primariamente na mucosa periapendicular que era separada do segmento distal inflamado.[10]

A história natural da RCUI em pacientes cuja lesão cecal sugere a inflamação salteada no cólon direito em pacientes com colite esquerda tem pouca relevância clínica, mas poderia ser confundida com DC por patologistas.[10]

O envolvimento não contínuo do apêndice na RCUI foi descrito e ocorre em cerca de 20% dos pacientes.[5]

Nas séries de Groisman e colaboradores, houve dois casos com envolvimento limitado ao cólon esquerdo, associado ao envolvimento periapendicular. O envolvimento apendicular é mucoso, mas pode ser intenso. Entretanto, não há aparentemente sintomas de apendicite (ou outros sintomas que possam ser mascarados por aqueles de colite subjacente).[7]

A ileíte por refluxo representa um leve (ainda que, eventualmente, acentuado) grau de inflamação nos últimos centímetros do íleo terminal em alguns pacientes com pancolite grave. Presume-se ser secundário ao refluxo do conteúdo cólico e decorrente de incompetência da válvula ileocecal. Quando presente e exacerbado, pode levar ao diagnóstico errôneo de DC. Entretanto, DC envolve mais tipicamente segmentos mais extensos do íleo distal e pode mostrar outros achados sugestivos, como granulomas.[7]

Não há critérios diagnósticos definidos para a ileíte por refluxo, especialmente sobre uma extensão de acometimento da extremidade ileal. Doença mucosa convencionalmente difusa em continuidade com doença cólica acentuada é aceitável, enquanto outros achados de DC ou outras doenças não estejam presentes.[7]

Algumas das alterações descritas anteriormente podem ser relatadas aos efeitos do tratamento. Odze e colaboradores avaliaram prospectivamente aspectos histológicos do reto em pacientes submetidos a tratamento com enema de aminossalicilatos, os quais tiveram uma ou mais biópsias que mostraram mucosa histologicamente normal.[8]

O foco na cicatrização, incluindo cicatrização retal, ocorre em todas as formas de tratamento. Usando biópsias endoscópicas sequenciais, Kim e colaboradores têm relatado achados endoscópicos e histológicos de inflamação e cicatrização anárquicas em reto de pacientes com RCUI documentada.[8]

Geboes e Dalle fizeram uma revisão de literatura sobre estudos controlados duplos-cegos com drogas na DII e seus efeitos nos achados microscópicos de DC. Achados microscópicos diagnósticos e os achados característicos de atividade de doença variam conforme o tempo e o tratamento.[10]

As drogas mais recentemente desenvolvidas usadas em DC (especialmente infliximab e azatioprina) podem induzir à cicatrização da mucosa.[10,11]

Segundo D'Haens e colaboradores, o tratamento médico pode ter efeitos profundos sobre a histologia da mucosa, mas seu efeito é altamente variável. Dependente do tempo e modalidade de tratamento (se tópico ou sistêmico), da intensidade, da extensão da inflamação e provavelmente de outros fatores ainda não descritos.[5]

Alterações inflamatórias iatrogênicas que podem ser confundidas com DII podem representar os efeitos secundários aos preparos para colonoscopia. Driman e colaboradores relataram que o fosfato de sódio, agente catártico comumente usado em preparos mecânicos dos cólons, pode causar úlceras aftoides ou colite ativa focal no cólon e no reto (lesões Crohn-símile), levando ao diagnóstico errôneo de DC, especialmente em pacientes com DII latente.[11]

Conforme o relatado por Washington e colaboradores, os achados microscópicos característicos de DII podem estar ausentes em estágios muito precoces de doença, especialmente em crianças. Estas podem mostrar cicatrização retal relativa ou completa, ou mesmo padrão de doença em apresentação inicial antes de tratamento.[12]

Em um estudo de biópsias de cólon de pacientes pediátricos com DC não tratada, avaliados precocemente após o surgimento dos primeiros sintomas, cerca de 50% tiveram biópsias normais, e alguns tiveram achados endoscópicos normais em reto e em sigmoide.[12]

Em comparação com adultos, o grupo pediátrico mostrou muito menos pacientes com doença crônica em atividade e muitos pacientes com áreas de padrão salteado e cicatrização retal relativa.[12]

Achados atípicos de RCUI em crianças com apresentação inicial, como ausência de achados de cronicidade, doença em atividade leve e áreas microscopicamente preservadas criam vários dilemas. Não se pode excluir a possibilidade de RCUI, podendo levar ao diagnóstico errôneo de DC, além de tornar difícil a diferenciação entre DII e estados infecciosos.[12]

Kumar e colaboradores, numa reavaliação diagnóstica em pacientes noruegueses, demonstraram que em 33% destes a presença de DII foi também excluída ou fortemente questionada durante o seguimento.[13]

DIAGNÓSTICO

O diagnóstico de CI é de exclusão e, em grande parte dos casos, temporário. Mesmo em casos onde o diagnóstico é firmado após avaliação patológica do espécime cirúrgico, nota-se grande variabilidade entre observadores, uma vez que a avaliação na maior parte dos casos se dá em quadros de colite fulminante que, como anteriormente exposto, dificulta sobremaneira o diagnóstico por mascarar aspectos definidores de DC ou RCUI.[14]

Ademais, a concordância varia conforme a experiência do patologista. Farmer e colaboradores avaliaram os resultados de análises anatomopatológicas em 84 espécimes cirúrgicos, realizadas por 24 patologistas diferentes ligados a serviços universitários, e confrontaram seus resultados com os de um patologista com larga experiência em DII. Relataram discordância em 45% dos casos, sendo que na maior parte dos casos conflitantes o diagnóstico inicial de RCUI foi modificado para DC.[15]

Tal discrepância tem grande importância clínica, uma vez que no primeiro caso poderia ser indicada confecção de bolsa ileal e anastomose ileoanal, ao passo que, no segundo caso, tal operação estaria contraindicada por estar associada a índices maiores de complicações potencialmente graves, como sepse pélvica, bolsites, fístulas, deiscências anastomóticas e fístulas perineais complexas.

Deve-se ainda ressaltar que, considerando que os dados enviados ao patologista para subsidiar o diagnóstico muitas vezes são fragmentários e estáticos, há uma restrição de uma visão mais ampla do quadro clínico. Particularmente no que tange à evolução clínica do quadro, muitas vezes o patologista reluta em firmar categoricamente o diagnóstico, especialmente quando os dados disponíveis são pouco específicos ou mesmo conflituosos.[9,16] Por essa razão, o clínico e o cirurgião devem sempre fazer a abordagem mais ampla possível na investigação e prover os dados obtidos em exames complementares bem como a hipótese diagnóstica clínica ao patologista, especialmente nos casos mais nebulosos de DII.

Dentre os exames complementares incorporados à prática clínica, ressaltamos a endoscopia digestiva, em geral sendo realizada a videoendoscopia digestiva alta (EDA) e a videocolonoscopia com entubação ileal (ileocolonoscopia), sempre com biópsias aleatórias e segmentares.[9,16,17]

O enema opaco, apesar de ter suas indicações restritas após a popularização da colonoscopia, é particularmente útil nos casos em que a colonoscopia não pôde ser concluída, especialmente quando há estenoses que impedem a progressão do aparelho, geralmente associadas à DC.[17]

O intestino delgado, de acesso mais difícil, pode ser avaliado por cápsula endoscópica, trânsito de delgado ou ambos, com a desvantagem de que ambos os métodos não permitem obter fragmentos para biópsia. A enteroscopia de duplo balão surge como opção promissora, mas, além de pouco disponível atualmente, carece de dados de literatura que respaldem seu emprego ou vantagem deste método sobre seus antecessores.

Por fim, os marcadores sorológicos que, embora não possam individualmente firmar um diagnóstico diferencial, reforçam uma suspeita e devem ser sempre considerados em conjunto com os demais exames[17].

Novos testes sorológicos e, especialmente, testes genéticos, surgem no horizonte como perspectivas promissoras, embora ainda distantes da prática clínica.[14,16,18,19]

Endoscopia digestiva alta

O diagnóstico de RCUI ou CI pressupõe a ausência de achados inflamatórios compatíveis com DII em segmentos do trato digestivo proximais ao cólon. Assim, a grande utilidade da endoscopia digestiva alta é o diagnóstico destas alterações no trato gastrintestinal alto, o que seria sugestivo de DC.[20]

A presença de granulomas em biópsias gástricas pode facilitar o diagnóstico de DC em pacientes com quadro clínico e achados colonoscópicos e de biópsia cólica sugestivos de RCUI ou CI, mas a presença de inflamação intensa e de outras alterações proximais podem ocorrer tanto em DC quanto em RCUI, não ajudando portanto nesta diferenciação.[20]

Ileocolonoscopia

É o exame complementar mais importante para o diagnóstico diferencial entre DC e RCUI. Além de possibilitar a completa visualização do padrão vascular submucoso e do relevo mucoso, permite avaliar indiretamente as demais camadas intestinais através da distensibilidade parietal à insuflação, padrão de haustrações e calibre.[21]

Esse exame permite, ainda, avaliar áreas de estenose e subestenose, fazer o diagnóstico diferencial de outras comorbidades que produzem quadros clínicos similares (como colite isquêmica e pseudomembranosa) e, especialmente, obter fragmentos de biópsia que, ainda que não firmem o diagnóstico no momento em que são obtidas, poderão ter grande valor na distinção evolutiva entre DC e RCUI.[15]

Deve-se ressaltar que, sempre que possível, deve-se atingir o íleo terminal, que deverá ser sempre biopsiado. As demais biópsias segmentares devem ser feitas aleatoriamente ao longo de todos os segmentos colorretais, cuidando-se para identificá-las rigorosamente quanto à sua topografia.[9,15]

Cápsula endoscópica

O exame de cápsula endoscópica representou a primeira modalidade não invasiva de se obter imagens do delgado. Produz excelentes imagens com a desvantagem de não possibilitar a obtenção de fragmentos para biópsia.

O exame foi comparado à enteroscopia *push* e ao trânsito de delgado, mostrando-se superior a ambas as modalidades em termos de resolução, sensibilidade e especificidade, com valores preditivos positivos e negativos mais elevados.

Não há dados comparando a cápsula endoscópica à enteroscopia de duplo balão.[21]

Marcadores sorológicos

Embora não possibilitem sempre o diagnóstico diferencial entre RCUI e DC ou mesmo o diagnóstico de certeza de DII, têm a vantagem de serem pouco invasivos. Correlacionam-se com aspectos evolutivos e devem ser realizados sempre que possível. Novos marcadores sorológicos estão em fase de testes e, juntamente com testes genéticos, prometem ter grande utilidade clínica futura.[16,19,20]

ASCA e p-ANCA

O anticorpo anti-*Saccharomyces cerevisiae* (ASCA), um antígeno bacteriano comumente encontrado na microbiota intestinal em conjunto com o anticorpo perinuclear contra estruturas citoplasmáticas do neutrófilo (p-ANCA), considerado um autoanticorpo, são os dois marcadores sorológicos clinicamente disponíveis mais utilizados na prática clínica. Devem ser sempre avaliados em conjunto.[16]

Recentemente, Mokrowiecka e colaboradores estudaram 125 pacientes com DII (71 com RCUI, 31 com DC e 23 com CI) a fim de determinar a acurácia do p-ANCA e ASCA nos subgrupos de pacientes com DII.[16]

Na RCUI, a prevalência de positividade para p-ANCA foi de 68%, significativamente mais alta que na DC (29%). De outra forma, ASCA foi positivo em 80,6% dos pacientes com DC, mas em apenas 26,8% dos pacientes com RCUI.

A sensibilidade, especificidade, valor preditivo positivo (VPP) e valor preditivo negativo (VPN) do p-ANCA para o diagnóstico de RCUI foram, respectivamente, de 68, 84, 75 e 78%, enquanto, para ASCA no diagnóstico de DC foram, respectivamente, de 81, 78, 45,5 e 95%.

A combinação de ambos os marcadores alterou significativamente a acurácia. Desta forma, para p-ANCA positivo e ASCA negativo no diagnóstico de RCUI, a sensibilidade, especificidade, VPP e VPN foram, respectivamente, 42, 100, 100 e 43%, ao passo que, para p-ANCA negativo e ASCA positivo no diagnóstico de DC, os valores foram, respectivamente, 52, 98,6, 94 e 82%. Portanto, pode-se observar que a especificidade da combinação de ambos os marcadores é mais elevada que a sensibilidade, tornando-os mais úteis na diferenciação entre RCUI e DC do que no diagnóstico de DII.[19]

Embora não possam definir o diagnóstico diferencial, têm utilidade quando avaliados junto ao contexto geral de cada caso individualmente.

Resultados semelhantes foram obtidos por outros grupos.

Outros marcadores

Atualmente, encontram-se em estudo diversos outros marcadores sorológicos, fecais e genéticos no intuito de prover um diagnóstico mais acurado e menos invasivo de DII e, particularmente, possibilitar a diferenciação confiável entre DC e RCUI.

Seu estudo mais detalhado foge ao objetivo deste texto, mas, dentre os mais estudados, pode-se mencionar os seguintes: ACCA, ALCA, AMCA, NOD2, NOD1, TLR4, CARD8, ACMA, ASigmaMA, OmpC, CBir1 e I2.[17,19,20]

Exames radiológicos
Enema opaco

Apesar de ter sido substituído com vantagens na maioria de suas indicações pela videocolonoscopia, o enema opaco ou estudo baritado duplo-contrastado é útil em determinadas situações.

Costuma ser indicado em pacientes que não podem se submeter à colonoscopia ou que não puderam completá-la, como nos casos de estenose.

Pode demonstrar perda de haustrações cólicas (cólon em cano de chumbo, mais comum na RCUI), padrão de pedras de calçamento (cobblestone), fístulas internas e estenoses (mais comuns na doença de Crohn).

Sempre que possível, deve-se preferir a realização do exame em equipamento digital, que possibilita imagens adquiridas com maior resolução.[15]

Trânsito de delgado

Exame radiológico ainda largamente utilizado quando se deseja estudar o intestino delgado, por ser mais disponível e acessível que o exame de cápsula endoscópica.

Possibilita a demonstração de fístulas entéricas (internas e enterocutâneas) e áreas de estenose, relativamente comuns na doença de Crohn. Auxilia no diagnóstico diferencial e, eventualmente, exclui RCUI.[15]

QUADRO CLÍNICO

Dados da apresentação clínica da CI foram relatados por Meucci e colaboradores, onde, após observação de 50 adultos com CI, foi relatada a presença de diarreia em 95% dos casos e hematoquezia em 72% dos casos, e 74% dos pacientes apresentaram dor abdominal. Uma percentagem menor apresentou perda ponderal (44%) e febre (26%).[2]

Rudolph e colaboradores sugeriram que em pacientes pediátricos com CI, se comparados a pacientes com RCUI ou DC, há um pior prognóstico com um maior número de recidivas como resultado de um aspecto mais agressivo na CI em relação à RCUI ou à DC.[22]

Esses relatos reforçam a hipótese de que CI pode ser considerada "colite crônica", classificada como DII, mas com aspectos clínicos, endoscópicos, laboratoriais e histológicos peculiares, sugerindo um fenótipo distinto.[22]

Para o diagnóstico diferencial de CI, são considerados critérios suficientes para RCUI a presença de pelo menos três dentre os seguintes: diarreia com ou sem hematoquezia ou mucorreia; inflamação crônica do cólon, com início no reto; achados histológicos típicos de RCUI; exclusão de lesões no intestino delgado por meios radiológicos, endoscópicos, histológicos ou uma combinação de métodos, inclusive laboratoriais, que possam levar ao diagnóstico de DC.[22]

Por outro lado, o diagnóstico de DC pode ser feito pela presença de pelo menos três dos critérios seguintes: aspectos clínicos típicos como dor abdominal, diarréia ou perda ponderal; aspectos macroscópicos determinados por exames endoscópicos baixos, como colonoscopia ou ileoscopia; evidências radiológicas de estenose de intestino delgado, fístulas ou colite segmentar; evidência histológica de inflamação transmural ou presença de granulomas de células gigantes.[22]

No caso de CI, são achados comuns o reto poupado e lesões segmentares já descritas anteriormente, que acometem normalmente mais de 50% da mucosa cólica, com ulcerações profundas, doença generalizada (mesmo com o reto poupado), dilatação cólica associada a megacólon tóxico de instalação mais rápida, agressiva e com maior índice de complicações se comparado com RCUI, inflamação transmural sem agregados linfoides típicos de DC, granulomas epitelioides distantes das criptas e ulcerações de aspecto "corte de faca" na porção superior da muscular da mucosa.[1,2]

Um estudo longitudinal publicado por Hildebrand e colaboradores incluiu 250 pacientes pediátricos registrados no Banco de Dados Americano para Doença Inflamatória Intestinal e mostrou que, em um ano de seguimento, 74 (29,6%) apresentavam diagnóstico de CI, com início da doença significativamente mais precoce que em pacientes com diagnóstico de DC, mas sem diferença de registro entre etnia e sexo.[23] Destes, 49 (79%) tiveram após um ano quadro de pancolite grave, não responsiva ao tratamento clínico, e tiveram de ser submetidos à colectomia de urgência; deste grupo, 27 mantiveram diagnóstico de CI.[23] Dos 25 restantes (31%), dez (12,7%) apresentaram diagnóstico de colite esquerda e, em 5 anos, 4 evoluíram com pancolite refratária ao tratamento clínico, seguindo-se colectomia de urgência. Em dois pacientes, manteve-se o diagnóstico de CI.[23]

Esse trabalho sugeriu que, entre pacientes com CI, a gravidade dos sintomas no momento do diagnóstico é fator de mau prognóstico na progressão da doença e na resposta ao tratamento.[23]

TRATAMENTO CLÍNICO

Os aminossalicilatos são as medicações de escolha para o início do tratamento e incluem ácido 5-aminossalicílico (5-ASA) e mesalazina, ambos metabólitos ativos da sulfassalazina.[8,24]

Seu uso não difere do uso em pacientes portadores de RCUI. Todos estão disponíveis em diferentes formulações, a serem utilizadas conforme o grau e o local de acometimento da doença, desde supositórios e soluções para enema utilizados quando há acometimento de reto isoladamente ou de cólon sigmoide, até cápsulas, quando há acometimento do cólon esquerdo, ou cápsulas de liberação lenta, quando há acometimento pancólico ou de segmentos proximais do cólon.[8,24] São também utilizados para manutenção da remissão da doença.[24]

Os corticosteroides são potentes agentes antiinflamatórios, utilizados em casos de necessidade de remissão rápida de atividade da doença inflamatória intestinal, geralmente em combinação com o uso de aminossalicilatos, não havendo indicação habitual no seu uso para manutenção de remissão da doença.[24]

Os benefícios de seu uso devem ser pesados em relação ao risco de complicações. Os mais utilizados são a budesonida, a hidrocortisona ou a prednisona sob forma de supositórios ou de solução para enema – para proctites – a prednisona ou a prednisolona oral para acometimentos mais intensos ou quando não há remissão com corticoterapia tópica, ou a hidrocortisona, prednisolona ou a metilprednisolona para remissão rápida da atividade da doença.[24]

A corticoterapia ajuda indiretamente a identificar pacientes que remitem facilmente dos que têm resposta pobre ao tratamento, sendo potenciais candidatos à terapia suplementar com tiopurinas.[24]

O tratamento suplementar com tiopurinas é feito também em conjunto com o uso dos aminossalicilatos e é indicado para manutenção da remissão de atividade da doença em pacientes que apresentaram essa remissão com corticoterapia, seguida de recidiva com a suspensão de seu uso.[24]

Seus efeitos benéficos são demorados, com necessidade de manutenção da corticoterapia nas primeiras semanas de seu uso. A azatiporina é a medicação de escolha, e a 6-mercaptopurina, um metabólito ativo da azatiporina, também pode ser utilizado.[24]

O metotrexate é normalmente utilizado no caso de falha da remissão da doença com o uso de azatioprina, sendo eficaz na redução na necessidade de corticoterapia com doses superiores 15 mg por semana. Seus efeitos colaterais e complicações restringem seu uso prolongado.[24]

Os anticorpos monoclonais foram introduzidos há pouco mais de uma década, e inicialmente foram utilizados no tratamento de casos de DC refratários ao arsenal terapêutico até então disponível e, particularmente, nos casos de doença fistulizante.[25]

Os excelentes resultados inicialmente observados nestes casos estimularam o estudo de sua aplicação numa gama maior de pacientes com DII e, mais recentemente, foram liberados para uso em RCUI.[25]

Seu uso em pacientes com DII-NC carece de mais estudos, mas há resultados promissores.[25]

Atualmente, há dois medicamentos comercialmente disponíveis, e ambos têm diferenças significativas em sua composição.[25]

O Infliximab, imunobiológico pioneiro, é uma molécula quimérica que possui uma fração murina e uma humana e, por essa primeira fração, tende a induzir resistência a longo prazo e perda de eficácia.[25]

O Adalimumab, molécula inteiramente humana, foi introduzida com o intuito de não induzir resistência e, por isso, tem sido utilizada em casos refratários ao Infliximab ou naqueles em que este perdeu sua eficácia. Faltam informações a respeito de seu uso em portadores de CI não tratados com infliximab apesar de que se pode inferir maior eficácia.

Papadakis e colaboradores publicaram uma série com vinte pacientes portadores de DII-NC com doença em atividade acentuada e refratária aos medicamentos convencionais.[25] Receberam Infliximab com doses iniciais, variando entre 5 e 10 mg/kg e doses de manutenção que variaram entre uma e dezesseis aplicações. Houve remissão completa em 14 pacientes (70%) e, em 2 (10%), resposta parcial.

Os quatro pacientes que não obtiveram resposta foram submetidos à proctocolectomia total com bolsa ileal e anastomose ileoanal, e todos foram diagnosticados como portadores de RCUI após avaliação anatomopatológica do espécime cirúrgico.

No entanto, desses quatro pacientes, dois foram subsequentemente reclassificados como portadores de DC no pós-operatório mediato e, tardiamente, mais oito pacientes do grupo foram diagnosticados evolutivamente como portadores de DC.

Particularmente nesse estudo, o uso de Infliximab possibilitou a uma elevada proporção de pacientes (30%) que evoluiriam com DC que não fossem submetidos a procedimento de bolsa ileal, o que seria contraindicado.

Apesar de os resultados desse estudo indicarem uma vantagem potencial no uso de Infliximab para evitar cirurgias desnecessárias e suas potenciais complicações nos pacientes que futuramente teriam o diagnóstico de DC, outros pesquisadores demonstraram o receio de que a utilização de imunobiológicos poderia apenas postergar uma cirurgia curativa e, eventualmente, elevar o risco de os pacientes terem de se submeter a colectomias de urgência ou a múltiplos procedimentos.[25]

Numa coorte de 171 pacientes sucessivos portadores de RCUI ou CI submetidos a proctocolectomia total ou colectomia subtotal por doença refratária ao tratamento clínico, foram comparadas as características dos procedimentos cirúrgicos realizados nos 44 (25,7%) pacientes que haviam sido tratados previamente com Infliximab com os procedimentos realizados nos demais 127 pacientes.[25]

O estudo demonstrou não ter havido diferenças entre ambos os grupos quanto à frequência de pacientes submetidos a cirurgias de emergência (4,5% versus 4,4%), colectomias subtotais (19,2% versus 18%) e bolsa ileal com anastomose ileoanal (53,8% versus 62%). Da mesma forma, não houve diferenças quanto à frequência de perfuração cólica, megacólon tóxico ou atividade de doença.

As características de ambas as populações eram similares, salvo por uma maior exposição dos pacientes do grupo Infliximab às tiopurinas.[25]

Os dados disponíveis sobre o uso do Adalimumab são ainda mais frágeis e não permitem uma conclusão clara a respeito do seu uso em pacientes portadores de CI.

Trinder e Lawrance mostraram resultados desanimadores com o emprego de Adalimumab em pacientes com RCUI e CI, resultados bem inferiores aos obtidos em pacientes com DC. No entanto, em ambos os estudos, foram incluídos poucos pacientes, e todos haviam tido falha terapêutica após uso de Infliximab, o que pode explicar os maus resultados.[26]

Com efeito, faltam estudos prospectivos e controlados sobre o papel da utilização dos imunobiológicos especificamente em pacientes portadores de CI.

TRATAMENTO CIRÚRGICO

Acredita-se que o curso clínico da CI seja mais parecido com o da RCUI do que com o da DC, apesar de que, com maior frequência, esses pacientes evoluam de forma mais grave e com maior refratariedade ao tratamento clínico quando comparados aos pacientes com RCUI. Por essa razão, são frequentemente submetidos ao tratamento cirúrgico (muitas vezes de urgência) e, nesses casos, a primeira controvérsia é sobre se deve ser indicada a confecção de bolsa ileal com anastomose ileoanal (BI-AIA) seguindo-se a uma proctocolectomia.[27,28]

Tal controvérsia relaciona-se ao prognóstico desses pacientes, uma vez que um percentual considerável evoluirá como DC, com elevados riscos de complicações e mesmo perda da bolsa ileal,[29] além do que há controvérsia sobre o prognóstico associado à confecção da bolsa ileal em pacientes com CI quando comparados aos portadores de RCUI.[30,31]

Alguns centros publicaram resultados similares enquanto outros relataram prognóstico desfavorável aos pacientes portadores de CI.[27,29,32,33]

Parece haver relação entre positividade sorológica a um ou mais marcadores (incluindo ASCA, p-ANCA, OmpC e I2) e bolsite, sendo significativamente menor a ocorrência de bolsite entre pacientes com todos os marcadores negativos.[16]

Apesar das evidências de maior frequência de ocorrência de bolsite entre pacientes que futuramente se revelam como portadores de DC, foi demonstrado que a maior parte destes pode ser mantida sem excisão da bolsa ileal desde que com tratamento medicamentoso adequado. A confecção de bolsa ileal é uma alternativa viável nestes casos.[32,33]

Confecção de bolsa ileal é o tratamento de escolha para os portadores de RCUI refratários ao tratamento medicamentoso e para os que evoluem com displasia de alto grau.[27]

Trata-se de uma operação de grande porte e associada a riscos significativos de complicações, o que requer uma seleção pré-operatória e aconselhamento cuidadosos.

O diagnóstico cuidadoso de DII e a sua correta categorização são muito importantes nessa seleção, uma vez que DC é uma contraindicação à confecção da BI-AIA por estar associada a uma prevalência proibitiva de complicações.[30,31] No entanto, o diagnóstico diferencial entre os espectros da DII nem sempre é possível.[31]

A contraindicação da BI-AIA em portadores de DC deve-se a taxas de falha da bolsa ileal (FBI) que variam entre 30 e 50%, além de estar associada a maior risco de complicações pélvicas sépticas e fistulização.[30,31]

Apesar de diversos estudos demonstrarem que o comportamento clínico da CI assemelha-se mais ao da RCUI que ao da DC, persiste a relutância entre os cirurgiões em oferecer a BI-AIA aos portadores de CI pelo receio de uma possível maior prevalência de complicações da bolsa e de evolução pós-operatória para DC quando comparado a portadores de RCUI.

As séries de portadores de CI submetidos a BI-AIA disponíveis têm resultados conflitantes.

Marcello e colaboradores estudaram 53 portadores de CI submetidos a BI-AIA e relataram uma taxa de FBI significativamente maior quando comparados a uma série de portadores de RCUI (12% versus 2%). Outras séries menores de pacientes relataram achados semelhantes.[18]

No entanto, outras séries relataram resultados superiores, encorajando a indicação de BI-AIA em portadores de CI.

Delaney e colaboradores publicaram a maior série de portadores de CI submetidos a BI-AIA até o momento, com 115 pacientes incluídos após análise anatomopatológica do espécime cirúrgico.[27]

Comparando portadores de CI com portadores de RCUI, mostraram não haver diferenças quanto a FBI (3,4% versus 3,5%), apesar de, no primeiro grupo, ter havido uma frequência significativamente maior de complicações sépticas pélvicas e fistulização.

Yu e colaboradores, em série de 82 portadores de CI submetidos a BI-AIA e comparados aos portadores de RCUI, encontraram significativamente mais FBI no primeiro grupo (27% versus 9%) bem como complicações sépticas pélvicas (17% versus 7%) e fistulização (31% versus 9%). Após dez anos de seguimento desses pacientes, 12 (15%) evoluíram como portadores de DC, significativamente mais que dentre os portadores de RCUI (apenas 2% destes evoluíram com DC).[33]

No entanto, removendo-se da amostra os pacientes que evoluíram com DC, ambos os grupos não demonstraram diferenças quanto a FBI e complicações sépticas, restando as fístulas mais frequentes nos portadores de CI[33].

Estes resultados reforçam a importância da seleção criteriosa, evitando-se indicar a confecção de BI-AIA em pacientes supostamente portadores de RCUI, especialmente em quadros de urgência. Possivelmente, esses casos deveriam ser abordados por colectomia subtotal e preservação do reto, e a decisão por uma proctectomia complementar com BI-AIA devesse ser postergada para um segundo tempo após a avaliação minuciosa do espécime cirúrgico pelo patologista.

CONCLUSÕES

Apesar de envolta em imprecisões e controvérsias, a CI delimita uma parcela significativa dos pacientes portadores de DII e, dentre eles, boa parte não evoluirá para RCUI ou DC.

O manejo dos pacientes com DII depende em grande parte da definição entre RCUI e DC, particularmente no que se refere ao melhor momento da abordagem cirúrgica e, especialmente, ao melhor procedimento cirúrgico a ser empregado.

Portanto, justamente com os portadores de CI, a cautela em se escolher o melhor tratamento deve ser redobrada, particularmente no que tange ao tratamento cirúrgico.

A interação entre o cirurgião, o clínico e o patologista é fundamental nesses casos, em que se deve envolver todos na montagem desse verdadeiro quebra-cabeças que é o diagnóstico da CI.

REFERÊNCIAS BIBLIOGRÁFICAS

1. Guindi M, Riddell RH. Indeterminated colitis. J Clin Pathol. 2004 Dec;57(12):1233-44.
2. Meucci G, Bortoli A, Riccioli FA. Frequency and clinical evolution of indeterminate colitis: a retrospective multi-centre study in northern Italy. Eur J Gastroenterol Hepatol. 1999 Aug;11(8):909-13.
3. Price AB. Overlap in the spectrum of non-specific inflammatory bowel disease: colitis indeterminate. J Clin Pathol. 1978 Jun;31(6):567-77.
4. Lee KS, Medline A, Shockey S. Indeterminate colitis in the spectrum of inflammatory bowel disease. Arch Pathol Lab Med. 1979 Apr;103(4):173-6.
5. D'Haens G, Geboes K, Peeters M, Baert F, Ectors N, Rutgeerts P. Patchy cecal inflammation associated with distal ulcerative colitis: a prospective endoscopic study. Am J Gastroenterol. 1997 Aug;92(8):1275-9.
6. Davidson AM, Dixon MF. The appendix on a "skip lesion" in ulcerative colitis. Histopathology. 1990 Jan;16(1):93-5.
7. Groisman GM, George J, Harpaz N. Ulcerative appendicitis in universal and nonuniversal ulcerative colitis. Mod Pathol. 1994 Apr;7(3):322-5.
8. Odze R, Antonioli D, Peppercorn M, Goldman H. Effects of topical 5- aminosalicylic acid (5-ASA) therapy on rectal mucosal biopsy morphology in chronic ulcerative colitis. Am J Surg Pathol. 1993 Sep;17(9):869-75.
9. NASPGHAN/CCFA Working Group. Differenciating Ulcerative colitis from Crohn Disease in children and young adults: report of a Working Group of the North American Society for Pediatric Gastroenterology, Hepatology and Nutrition and the Crohn's and Colitis Foundation of America. Journal of Gastroenterology and Nutrition. 2007.
10. Gebboes K, Dalle I. Influence of treatment on morphological features of mucosal inflammation. Gut. 2002 May;50 Suppl 3:III37-42.
11. Driman DK, Preiksaitis HG. Colorectal inflammation and increased cell proliferation associated with oral sodium phosphate bowel preparation solution. Hum Pathol. 1998 Sep;29(9):972-8.
12. Washington K, Greenson JK, Montgomery E, Shyr Y, Crissinger KD, Polk DB, et al. Histopathology of ulcerative colitis in initial rectal biopsy in children. Am J Surg Pathol. 2002 Nov;26(11):1441-9.
13. Kumar NB, Nastrant TT, Appelman HD. The histopathologic spectrum of acute self-limited colitis (acute infectious-type colitis). Am J Surg Pathol. 1982 Sep;6(6):523-9.
14. Kim B, Barnett JI, Kleer CG. Endoscopic and histopathological patchyness in treated ulcerative colitis. Am J Gastroenterol. 1999 Nov;94(11):3258-62.
15. Farmer M, Petras RE, Hunt LE, Janosky JE, Galandiuk S. The importance of diagnostic accuracy in colonic inflammatory bowel disease. Am J Gastroenterol. 2000 Nov;95(11):3184-8.
16. Mokrowiecka A, Daniel P, Słomka M, Majak P, Malecka-Panas E. Clinical utility of serological markers in inflammatory bowel disease. Hepatogastroenterology. 2009 Jan-Feb;56(89):162-6.
17. MJ Carter, Lobo AJ, Travis SP, IBD Section, British Society of Gastroenterology. Guidelines for the management of inflammatory bowel disease in adults. Gut. 2004 Sep;53 Suppl 5:V1:16.
18. Marcello PW, Schoetz DJ Jr, Roberts PL, Murray JJ, Coller JA, Rusin LC, Veidenheimer MC. Evolutionary changes in the pathologic diagnosis after the ileoanal pouch procedure. Dis Colon Rectum. 1997 Mar;40(3):263-9.
19. Anand V, Russell AS, Tsuyuki R, Fedorak R. Perinuclear antineutrophil cytoplasmic autoantibodies and anti-Saccharomyces cerevisiae antibodies as serological markers are not specific in the identification of Crohn's disease and ulcerative colitis. Can J Gastroenterol. 2008 Jan;22(1):33-6.
20. Russell RK, Ip B, Aldhous MC, MacDougall M, Drummond HE, Arnott ID, et al. Anti-Saccharomyces cerevisiae antibodies status is associated with oral involvement and disease severity in Crohn disease. J Pediatr Gastroenterol Nutr. 2009 Feb;48(2):161-7.
21. Romano C, Famiani A, Gallizzi R, Comito D, Ferrau V, Rossi P. Indeterminated colitis: a distinctive clinical pattern of inflammatory bowel disease in children. Pediatrics. 2008 Dec;122(6):e1278-91.
22. Rudolph WG, Uthoff SMS, McAuliffe TL, Goode ET, Petras RE, Galandiuk S. Indeterminate colitis. The real story. Dis Colon Rectum. 2002 Nov;45(11):1528-34.
23. Hildebrand H, Fredrickson B, Holmquist I, Kristiansson B, Lindquist B. Chronic Inflammatory Bowel disease in children and adolescents in Sweden. J Pediat Gastroenterol Nutr. 1991 Oct;13(3):293-7.
24. MJ Carter, Lobo AJ, Travis SP, IBD Section, British Society of Gastroenterology. Guidelines for the management of inflammatory bowel disease in adults. Gut. 2004 Sep;53 Suppl 5:V1:16.

25. Papadakis KA, Treyzon L, Abreu MT, Fleshner PR, Targan SR, Vasiliauskas EA. Infliximab in the treatment of medically refractory indeterminate colitis. Aliment Pharmacol Ther. 2003 Oct 1;18(7):741-7.
26. Trinder MW, Lawrance IC. Efficacy of adalimumab for the management of Inflammatory Bowel Disease in the Clinical Setting. J Gastroenterol Hepatol. 2009 Jul;24(7):1252-7.
27. Delaney CP, Remzi FH, Gramlich T, Dadvand B, Fazio VW. Equivalent function, quality of life and pouch survival rates after ileal pouch-anal anastomosis for indeterminate colitis and ulcerative colitis. Ann Surg. 2002 Jul;236(1):43-8.
28. Deutsch AA, McLeod RS, Cullen J, Cohen Z. Results of pelvic pouch procedure in patients with Crohn's disease. Dis Colon Rectum. 1991 Jun;34(6):475-7.
29. Bodzin JH, Klein SN, Priest SG. Ileoproctostomy is preferred over ileoanal pull through in patients with indeterminate colitis. Am Surg. 1995 Jul;61(7):590-3.
30. Koltun WA, Schoetz DJ Jr, Roberts PL, Murray JJ, Coller JA, Veidenheimer MC. Indeterminate colitis predisposes to perineal complications after ileal pouch-anal anastomosis. Dis Colon Rectum. 1991 Oct;34(10):857-60.
31. Brown CJ, MacLean AR, Cohen Z, MacRae HM, O'Connor BI, McLeod RS. Crohn's disease and indeterminate colitis and the ileal pouch-anal anastomosis: outcomes and patterns of failure. Dis Colon Rectum. 2005 Aug;48(8):1542-9.
32. Sagar PM, Dozois RR, Wolff BG. Long term results of ileal pouch anal anastomosis in patients with Crohn's disease. Dis Colon Rectum. 1996 Aug;39(8):893-8.
33. Yu CS, Pemberton JH, Larson D. Ileal pouch-anal anastomosis in patients with indeterminate colitis. Long term results. Dis Colon Rectum. 2000 Nov;43(11):1487-96.

Colites Infecciosas | 50

Manoel Alvaro de F. Lins Neto

INTRODUÇÃO

Define-se colite infecciosa por um processo inflamatório específico que envolve o cólon decorrente de vírus, bactérias ou parasitas. Sua manifestação clínica mais importante se faz através do aumento do número de evacuações, com fezes aquosas ou de pouca consistência. Em alguns casos, há presença de muco e sangue, podendo ser de caráter aguda e autolimitada, com duração de até quatro semanas, ou crônica, quando permanece além desse período. Suas formas variam desde leves até graves, com desidratação e distúrbios eletrolíticos, principalmente quando associadas à desnutrição.[1]

EPIDEMIOLOGIA

As colites infecciosas constituem uma das cinco principais causas de morte no mundo. Estima-se que ocorram de 3 a 5 bilhões de casos anualmente e em torno de 5 a 10 milhões de óbitos anuais.[1,2] Do ponto de vista epidemiológico, a ocorrência da diarreia aguda nos países em desenvolvimento representa 1,5 bilhões de episódios com mortalidade de 1,5 a 2 milhões de crianças menores de três anos; já em países desenvolvidos, como os Estados Unidos, observa-se 375 milhões com uma média anual de 1,4 episódios por pessoa, e 900 mil internações com 6 mil óbitos/ano.[1-4]

Nos Estados Unidos, a diarreia aguda infecciosa é um dos diagnósticos mais comuns, apresentando custos anuais diretos (médicos e internações) e indiretos (perda de produtividade e absenteísmo) estimados em 23 bilhões de dólares por ano.[2]

De acordo com dados da monitorização das doenças diarreicas agudas, entre os anos de 2000 a 2007, foram notificados 17.763.546 casos de DDA (doença diarreica aguda) no Brasil. Com relação à estimativa de incidência de DDA, por faixa etária, o ano de 2006 apresentou as maiores estimativas: criança menor de 1 ano (140 por 1.000 crianças), entre 1 e 4 anos (75 por 1.000 crianças), entre 5 e 9 anos (24 por 1000) e maior de 10 anos (10 por 1.000 crianças).[5] Segundo dados do sistema de informação de mortalidade, de 2000 a 2007, no Brasil ocorreram 39.757 óbitos por diarreia e gastroenterite de origem infecciosa presumível. A taxa de mortalidade, de 2000 a 2007, variou de 0,34 a 0,75 em menores de 1 ano, de 0,06 a 0,12 na faixa etária de 1 a 4 anos, de 0,01 a 0,06 na faixa etária de 5 a 9 anos e de 0,87 a 1,07 em maiores de 10 anos.[5]

MECANISMOS DA DOENÇA E DEFESAS DO HOSPEDEIRO

Um indivíduo adulto ingere durante o dia em torno de 2.000 mL de líquidos, e secreta cerca de 7 a 8.000 mL; desses, 98% são reabsorvidos ao longo do tubo digestivo. Qualquer mecanismo que interfira nessa relação entre secreção e absorção, quer seja no aumento da secreção, diminuição da absorção ou ambos, vai alterar a quantidade de líquidos presente nas fezes, caracterizando a diarreia.[6,7]

O conjunto de sinais e sintomas que compõem essa síndrome clínica é determinada principalmente pela diminuição da consistência das fezes e/ou aumento no número de dejeções, acompanhados de vômitos, febre e dor abdominal, resultando em distúrbio hidroeletrolítico.[8,9]

Os mecanismos de surgimento das diarreias podem ser motivados por:
- secreção ativa de água e eletrólitos provocada pela estimulação de toxinas produzidas pelo agente infeccioso, como, por exemplo, *Vibrio cholerae*, *Escherichia coli* enterotoxigênica, *Clostridium perfringens* e vírus, a exemplo do rotavírus;
- pode ocorrer a invasão da mucosa, havendo uma resposta inflamatória intensa com surgimento de disenteria (diarreia com sangue). Como exemplo desses patógenos microbianos temos: *Shigella* sp., *Yersinia* enterocolitica, *Entamoeba* sp., *Giardia lamblia* e *Cryptosporidium*;

- quando ocorre agressões às vilosidades ou uma regeneração inadequada dos enterócitos, as diarreias podem evoluir para uma forma crônica. Esse fato acontece em torno de 20% dos casos.[9]

Deve-se levar em consideração que existem fatores intrinsicamente ligados ao surgimento e agravamento do quadro infeccioso, quais sejam: as características do hospedeiro (imunidade), situação geográfica, as condições gerais de vida (fator socioeconômico, condições inadequadas de higiene e saneamento) e a virulência do agente etiológico.

Existem dois grupos populacionais de maior suscetibilidade às infecções intestinais: os idosos e as crianças desnutridas devido a sua imunidade mais comprometida. Os idosos são especialmente mais suscetíveis a complicações da diarreia infecciosa, e respondem por 85% das mortes relacionadas a essa afecção.[10-12]

No que diz respeito as características geográficas, a maioria das infecções enterocólicas são sazonais. Isso significa que há uma forte influência do clima na determinação do padrão da gravidade e o tipo do patógeno causador da afecção. A *Escherichia coli*, por exemplo, produz enterotoxinas estáveis ao calor, típica da região tropical. Os surtos de infecções virais são mais comuns durante o período invernoso.[13-16]

No que diz respeito às condições gerais de vida, esse tipo de infecção está vinculado às condições inadequadas de saneamento básico e falta de higiene pessoal, que criam um ambiente propício para o desenvolvimento das infecções intestinais.

A maioria dos patógenos não alcançam o intestino por causa da barreira ácido gástrica. A suscetibilidade e a gravidade de alguns parasitas e bactérias são influenciadas pelo pH gástrico, e menos de 0,1% das bactérias coliformes ingeridas resistem ao pH menor que 4. O desequilíbrio da flora intestinal é fator determinante para o desenvolvimento das infecções intestinais, uma vez que a maioria dessa flora é composta por bactérias anaeróbicas (bacterioides, clostridia e peptoestreptococus) e gram-negativas (*Echerichia coli*, *Klebsiella*, *Proteus* e enterococus). Portanto, a virulência das infecções intestinais são determinadas pelo traços de agressividade do patógeno e pela defesa inata do hospedeiro.[10-14]

CLASSIFICAÇÃO DAS DIARREIAS

A diarreia pode ser classificada quanto a duração em: aguda ou crônica, secretora ou não inflamatória e invasiva ou inflamatória.

A diarreia aguda é um quadro de instalação súbita, geralmente autolimitada, ou seja, o próprio organismo se encarrega de superar a infecção num breve espaço de tempo, entre 48 e 72 horas, e tem como principal causa os agentes infecciosos produtores de toxinas. Os fatores etiológicos que levam ao surgimento das diarreias agudas podem ter como origem as causas infecciosas em 85% dos casos e não infecciosas em 15% dos casos.[1,3,5,8]

A diarreia crônica caracteriza-se pela permanência maior que três semanas do quadro clínico, podendo causar sérias repercussões clínicas ao paciente, tais como distúrbios hidroeletrolíticos, desidratação e desnutrição em razão da má absorção dos alimentos.

Nas diarreias secretoras ou não inflamatórias, os eletrólitos (Na^+ e Cl^-) são secretados ativamente para a luz intestinal e, por osmose, também a água. Dentre as causas que levam ao aparecimento do quadro clínico, os vírus são responsáveis por 60% dos casos, seguidos por bactérias que produzem toxinas como a *E. coli* enterotoxigênica e o *Bacillus cereus*. O quadro clínico se caracteriza por dores abdominais periumbilicais e evacuações aquosas volumosas, que geralmente são autolimitadas, e as complicações são proporcionais ao grau de desidratação.

As diarreias invasivas ou inflamatórias ocorrem devido à agressão direta do microrganismo à mucosa intestinal, provocando exudação de sangue e muco, com perda de proteínas. Os agentes mais frequentes são: *Shigella* sp., *Salmonella* spp., *Campylobacter* spp., *Yersínia* spp., *E. coli* enteroinvasora. O quadro clínico se caracteriza por várias evacuações de pequeno volume com a presença de sangue e muco, associadas à febre, dor abdominal e tenesmo. A pesquisa de leucócitos nas fezes é positiva, assim como a de sangue visível ou oculto.[1,3,5,8]

MODO DE TRANSMISSÃO

O modo de transmissão das colites infecciosas se faz principalmente por via fecal-oral, podendo também ocorrer por via direta, através do contato pessoa a pessoa (p. ex.: mãos contaminadas) ou de animais para as pessoas, ou por via indireta, por meio da ingestão de água e alimentos contaminados ou através de contato com objetos contaminados (p. ex.: utensílios de cozinha, acessórios de banheiros, equipamentos hospitalares).[15]

ETIOLOGIA

Nos países em desenvolvimento, as bactérias entéricas e parasitas são mais prevalentes do que os vírus e, normalmente, o pico ocorre durante os meses de verão.[1,3,8]

Alguns patógenos microbianos são encontrados regularmente em 60 a 80% dos episódios de diarreia. Dentre eles, estão: EHEC (*Escherichia coli* entero-hemorrágica), *Campylobacter jejuni*, *Shigella*, *Salmonella*, *Vibrio cholerae*, *Clostridium difficile*, Citomegalovírus e *Entamoeba histolytica*. Esses são os principais responsáveis pelo aparecimento das colites infecciosas, em razão de serem invasivos e infiltrarem a mucosa intestinal, resultando em uma reação inflamatória aguda com o rompimento da barreira epitelial, havendo presença de muco, glóbulos vermelhos e glóbulos brancos do sangue nas fezes. Embora outros agentes patógenos possam também causar a colite infecciosa, os mencionados são os mais comuns e mais significativos do ponto de vista epidemiológico.[3,8,9,10]

Dentre os diversos patógenos causadores de colite infecciosa, a *Escherichia coli* diarreicogênica e seus subtipos são um dos mais comuns na etiologia dessa afecção.

A EPEC (*E. coli* enteropatogênica) foi o primeiro subtipo de *E. Coli* identificada. Ela provoca diarreias não sanguinolentas epidêmicas em crianças, especialmente em países pobres. Esse subtipo tem como característica um fator de adesão aos enterócitos, e produz enterotoxinas, resultando em destruição das vilosidades do intestino delgado com má absorção dos nutrientes e consequente diarreia osmótica que geralmente vem acompanhada de febre, náuseas e vômitos.

A ETEC, outro subtipo, é a causa mais comum de diarreia no turista, consequente da ingestão de alimentos mal cozidos ou água contaminada com detritos fecais. Atinge principalmente o intestino delgado, ocasionando sintomas de cólicas abdominais, vômitos, náuseas e febre baixa. É produtora de enterotoxinas semelhantes à toxina da cólera. Uma vez dentro do enterócito, causa um aumento da secreção de eletrólitos, a exemplo do cloro e sódio, para o lúmen intestinal, seguidos de água por osmose. O resultado é uma diarreia profusa aquosa sem sangue, levando à desidratação.

A EIEC (*E. coli* enteroinvasiva) invade e destrói a mucosa intestinal, causando úlceras e inflamação, levando ao surgimento de uma diarreia aquosa inicialmente e, em alguns doentes, provoca diarreia com sangue e muco, semelhante à da disenteria bacteriana.

A ECEH (*E. Coli* entero-hemorrágica) é também um outro subtipo, sendo uma das mais comuns, e surge com maior frequência nos países ocidentais, incluindo os EUA. A colite hemorrágica aguda está associada principalmente com um serotipo específico de *E. coli*, a espécie O157: H7. Esse subtipo (ECEH) causa inicialmente uma diarreia aquosa, podendo progredir para uma colite hemorrágica e síndrome hemolítico-urêmico, que ocorre em 5% das infecções por ECEH. Essa bactéria produz uma toxina semelhante à toxina shiga que é produzida pela *Shigella*.[8-12]

A EAggEC (*E. coli* enteroagregativa) causa diarreia aquosa em crianças pequenas e/ou diarreia persistente em crianças e adultos, e está associada com o vírus da imunodeficiência humana (HIV).

O *Campylobacter jejuni* é extremamente ubiquitário. A infecção acontece pela ingestão de água e alimentos contaminados; tem maior prevalência em adultos, porém é uma das bactérias mais frequentemente isoladas nas fezes de lactentes e crianças nos países subdesenvolvidos. É mais comumente encontrada nas zonas rurais, em razão da presença dos animais nas áreas comuns da residência (cozinha, quintal) e também próximo das habitações. A infecção caracteriza-se por diarreia ou até disenteria, ou seja, a diarreia sanguinolenta, acompanhada de cólicas abdominais, náuseas e vômitos. Os picos são encontrados em crianças com dois anos de idade, e o surgimento concomitante de artrite reativa ou da Síndrome de Guillain-Barré, apesar de ser uma complicação rara, é possível.[14-16]

A infecção decorrente da *Shigella* tem causado epidemias devastadoras, com índices de letalidade próxima de 10 a 20% na Ásia, África e América Central. Existem cerca de 160 milhões de infecções anualmente nos países subdesenvolvidos, surgindo principalmente em lactentes e crianças mais velhas, acima de cinco anos. A *S. Sonnei* é uma variante mais branda, frequente nos países desenvolvidos. Já a *Shigella disentérica* apresenta sintomas mais persistentes, enquanto uma outra variante, a *S. Flexneri*, é mais comum nos países em desenvolvimento. Por último, a *S. disenteriae* tipo 1 (SD1) produz a toxina shiga, semelhante a *Escherichia coli* entero-hemorrágica.[10,11,12,14]

A *Salmonella* é um outro patógeno com grave repercussão clínica. Todos os sorotipos (mais de 2.000) são patogênicos para o ser humano. Crianças e idosos são mais propensos ao acometimento por essa bactéria. Os animais são o principal reservatório de salmonelas. Deve-se dar atenção ao surgimento agudo de náuseas, vômitos e diarreia, podendo essa ser aquosa ou disentérica, pois frequentemente vem acompanhada de sangue (em torno de 70%). Dentre as de maior importância para a saúde humana, destacam-se a *Salmonella typhi* (*Salmonella enterica serovar Typhi*), que tem como características ser o homem o seu único reservatório e causar infecções sistêmicas e febre tifoide, e a *Salmonella Typhimurium* (*Salmonella enterica serovar Typhimurium*), um dos agentes causadores das gastroenterites.[10-12,14]

O *Vibrio cholerae*, também conhecido como vibrião colérico, tem muitas espécies que causam diarreia e são frequentes nos países em desenvolvimento. Alguns sorogrupos de *V. cholerae* (01 e 0139) podem causar depleção rápida e grave do volume extracelular. Na ausência de reidratação rápida e adequada, o choque hipovolêmico seguido de morte pode surgir dentro de doze a dezoito horas após o aparecimento dos primeiros sintomas, tais como fezes líquidas em grande quantidade e frequência, incolores e com a presença de muco. O vômito é comum e o aparecimento da febre é rara. Existe um grande potencial para a disseminação da epidemia. Todas as infecções devem ser prontamente comunicadas às autoridades de saúde pública e medidas devem ser tomadas com a maior brevidade possível, pois a morbimortalidade é elevada.[10-14]

O *Clostridium difficile* é um organismo anaeróbico gram-positivo que surge mais comumente em ambiente hospitalar e apresenta como principal manifestação clínica a CPM (colite pseudomembranosa). Essa colite infecciosa apresenta-se com quadro de diarreia e dor abdominal intensa tipo cólica. Deve-se ter em mente e sob suspeição o aparecimento desses sintomas em pacientes hospitalizados e que fizeram uso recente de antibióticos. O diagnóstico endoscópico através da colonoscopia revela placas amarelo-esbranquiçadas na mucosa colônica, característica dessa afecção. O tratamento faz-se com a suspensão dos antibióticos previamente utilizados e a introdução de metronidazol venoso na dose de 1,5 a 2 g por dia por sete dias, ou de 125 mg de vancomicina, 4 vezes ao dia por cinco a dez dias. Outra opção é o uso da bacitracina,

20.000 unidades de 6/6 horas por sete dias. Pode-se associar ao tratamento a ingestão de probióticos, que são restauradores da flora intestinal.[10,11,14-17]

A infecção causada pela *Entamoeba histolytica*, uma espécie de protozoário, causa diarreias graves com sangue e muco. Apresenta grande incidência na África, Ásia e América Latina. Em torno de 5 a 50% da população mundial têm amebíase; desses, aproximadamente 10% apresentam sintomas clínicos. É comumente encontrada na população de baixa renda e vivendo em condições precárias de higiene, o que é muito frequente nos países subdesenvolvidos. A principal via de contaminação é fecal-oral, ou seja, o homem se infecta ao ingerir cistos presentes na água ou nos alimentos contaminados. Os trofozoítos resultantes da reprodução dessas amebas atravessam a parede do intestino grosso, caem na corrente sanguínea e terminam atacando outros órgãos, a exemplo dos pulmões e fígado, levando formação de abscessos hepáticos.[9-11,17,18]

Ainda com relação aos fatores etiológicos responsáveis pelo desencadeamento dos processos diarreicos, os agentes virais têm uma posição de destaque nos países industrializados, sendo a causa predominante para o aparecimento do quadro de diarreia aguda, e estão diretamente relacionados com a sazonalidade. Entre os vários tipos de vírus que podem levar ao surgimento das diarreias, o rotavírus é a principal causa que leva à desidratação e gastroenterite entre as crianças na faixa etária entre três e cinco anos. Sua transmissão se faz através do contato direto com a pessoa infectada, através da ingestão de água, alimentos e objetos contaminados e também através do contato com as fezes, uma vez que há uma alta concentração do vírus causador dessa doença nas fezes do paciente. Quase todas as crianças, tanto nos países industrializados como nos países em desenvolvimento, são infectadas com o rotavírus. As infecções neonatais muitas vezes apresentam-se de maneira assintomática, com picos clínicos da doença em crianças entre 4 e 23 meses.[9-11,17,18]

Os HuCVs (calicivírus humanos) pertencem à família *Caliciviridae*, que possui quatro gêneros, dentre os quais apenas dois subtipos, os norovírus e sapovírus, infectam o homem. Estes têm sido descritos como importantes patógenos nas gastroenterites agudas em todo o mundo. Os norovírus são a causa mais comum de surtos de gastroenterite, afetando todas as faixas etárias. Os sapovírus afetam principalmente crianças, e são o segundo agente viral mais comum após o rotavírus, responsáveis por 4 a 19% dos episódios de gastroenterite grave em crianças pequenas.[10,17,18,23]

Os adenovírus são um grupo de vírus muito resistentes que podem causar diversos tipos de infecção, tais como gastroenterites do tipo autolimitada, ocorrendo mais nas crianças, conjuntivite, meningite, pneumonia e hepatite, principalmente em pacientes transplantados e pacientes soropositivo para SIDA.

O citomegalovírus é membro da família *Herpesviridae*, e pode ser transmitido através da urina, sêmen, leite materno e por transfusão sanguínea. A maior parte das pessoas é infectada com o CMV durante algum período da vida. Alguns estudos de soroprevalência identificam que 40 a 60% dos doadores de sangue saudáveis em países desenvolvidos apresentam evidência da infecção por CMV, e que essas taxas são mais elevadas em países em desenvolvimento. As manifestações clínicas apresentam-se com dor abdominal, diarreia e hematoquesia (sangue vivo nas fezes). Uma das alternativas para o diagnóstico nos pacientes infectados com suspeita de CMV é o exame endoscópico (colonoscopia). Os achados colonoscópicos são semelhantes aos encontrados no sarcoma de Kaposi, ou seja, lesões alternadas na mucosa com coloração violácea na submucosa e áreas hemorrágicas ao longo de todo o cólon.[18-20,23]

DIAGNÓSTICO

Qualquer investigação diagnóstica inicia-se por uma anamnese detalhada. A história clínica tem alto valor discriminatório e permite estimar as diferentes síndromes ou identificar outras doenças com quadros similares. Algumas informações são fundamentais: a idade do paciente tem importância na seleção dos grupos de risco; a duração do episódio atual de diarreia permite diferenciar entre colite aguda ou crônica; a presença de sangue, pus ou muco sugere doença invasiva; a frequência e o volume das dejeções são importantes para determinação da conduta; e, finalmente, a presença de vômitos e febre devem ser considerados.

Faz-se necessário verificar se houve algum tipo de contato recente com pessoas portadoras ou que apresentavam algum sintoma sugestivo de infecção intestinal. Esta seria uma das formas mais eficientes e mais rápidas para a elucidação do problema, juntamente com a elaboração de uma lista dos alimentos consumidos. Se houver suspeita de fonte comum, essa deverá ser rastreada, e as fontes desses alimentos devem ser investigados. O consumo de produtos lácteos não pasteurizados, carne crua ou mal cozida, peixe ou preparados vitamínicos possivelmente contaminados, acrescido aos sintomas, podem ser pistas importantes para o diagnóstico e terapêutica adequadas.[17-19]

É de fundamental importância excluir as causas de origem não infecciosas nas diarreias agudas, a exemplo de ingestão de bebidas alcoólicas, uso recente de medicações (laxativos, antiácidos, antibióticos) ou da presença de uma afecção que poderia estar relacionada diretamente com o quadro diarreico ou que possa interferir no tratamento dessa eventualidade. Exemplo dessas afecções são: diabetes, doenças hepáticas, insuficiência renal, pacientes HIV soropositivos e alergias alimentares.

A história epidemiológica e social também ajuda na elucidação e controle da doença. Dados como local de moradia, condições sanitárias do ambiente em que residem e história de viagem recente a lugares endêmicos ou não endêmicos podem ser fatores importantes para o diagnóstico.

A avaliação inicial dos pacientes com diarreia aguda deve incluir a procura de sinais evidentes de desidratação, tais como sonolência, diminuição do turgor da pele e hipotensão ortostática, e o exame físico do abdômen, palpação e ausculta, a procura de sinais de irritação peritoneal, atestando a gravidade da doença.[15,16,18]

O diagnóstico laboratorial é importante na vigência de surtos, para orientar as medidas de controle, e nos pacientes com quadro clínico grave de diarreia sanguinolenta ou pacientes de alto risco (idosos e ou imunocomprometidos). O diagnóstico das causas etiológicas da colite infecciosa pode ser feito através de exames laboratoriais solicitando parasitológico de fezes, coprocultura, culturas de bactérias e pesquisa de vírus.[15,16,21,22]

Recomenda-se a obtenção de culturas de fezes. Para isso, utiliza-se, principalmente, a técnica de *swab* retal ou fecal em meio de transporte Cary-Blair. As fezes devem ser coletadas antes da administração de antibióticos ao paciente e deve-se evitar coletar amostras fecais contidas nas roupas dos pacientes, na superfície de camas ou no chão. Essa conduta deve ser realizada na apresentação inicial dos pacientes, com maior ênfase nos sujeitos imunodeprimidos portadores ou infectados pelo vírus HIV, idosos, pacientes que apresentam comorbidades a exemplo de insuficiência renal, hepatopatas, cardiopatas, aqueles com diarreia grave acompanhada de sangue e em profissionais manipuladores de alimentos. Recomenda-se para a pesquisa de parasitos a coleta de, no mínimo, três amostras em dias alternados ou cinco amostras em dias consecutivos. Na pesquisa de larvas de *Strongyloides stercoralis*, trofozoítos de protozoários e *Blastocystis hominis*, há necessidade de obtenção de uma ou mais amostras frescas que devem ser encaminhadas imediatamente ao laboratório clínico. A coleta das fezes deve ser feita antes da administração de qualquer medicamento. A tetraciclina, por exemplo, afeta diretamente a flora intestinal normal, causando diminuição ou ausência temporária dos organismos nas fezes, pois esses parasitas se alimentam de bactérias intestinais. Nos casos de suspeita da colite infecciosa de origem viral, a pesquisa do vírus pelo exame de fezes deverá ser realizada através da coleta de em torno de cinco gramas de fezes *in natura* e colocada a amostra em um frasco coletor sem formol.[10-12,15,21-24]

Avaliação clínica pode ser orientada tomando como normatização a seguintes etapas:

- anamnese: avaliar a gravidade da doença, duração da diarreia, presença de muco, pus ou sangue, local onde foi adquirida, estado geral e imunológico do hospedeiro;
- exame físico: avaliar o grau de desidratação pelo turgor da pele, mucosas secas, sede intensa e o exame do abdome, palpação e ausculta, para verificar sinais de irritação peritonial;
- avaliação laboratorial: utilizar o exame de lamina direta das fezes para pesquisa de hemácias e leucócitos, coprocultura, pesquisa de antígenos virais (rotavírus), parasitológico das fezes, hemograma, potássio, sódio, magnésio, ureia e creatinina;
- raio X simples de abdome: avaliar sinais de abdome agudo, tais como pneumoperitônio, distensão de alças intestinais, presença de níveis líquidos nas alças;
- retossigmoidoscopia ou colonoscopia com biópsia: utilizada nos casos de persistência da diarreia sanguinolenta, principalmente em vigência de internação ou uso recente de antibioticoterapia.[11-15]

TRATAMENTO

O tratamento da colite infecciosa tem como princípios básicos: correção da desidratação e do desequilíbrio eletrolítico através de hidratação oral ou venosa; combate à desnutrição; uso adequado de medicamentos; prevenção das complicações.

Inicia-se a terapêutica através da hidratação oral com o emprego do SRO (sal de reidratação oral), que tornou o tratamento mais simples e eficiente, e vem contribuindo significativamente para a diminuição da mortalidade por diarreias. O esquema de tratamento independe do diagnóstico etiológico, já que o objetivo da terapêutica é reidratar adequadamente para evitar a desidratação.[5,7,10,17]

Se houver sinais e sintomas de desidratação, administrar soro de reidratação oral, de acordo com a sede do paciente. Após a reavaliação, recomenda-se o aumento da ingestão de líquidos como soro caseiro, sopas e sucos não laxantes. A alimentação habitual deve ser mantida, em especial o leite materno, e os eventuais erros alimentares devem ser corrigidos (dieta livre de cafeína, sem lactose e baixo teor de gordura).[5,7,10,17]

Persistindo os sinais e sintomas de desidratação e vômitos, deve-se reduzir o volume e aumentar a frequência da administração do soro de reidratação oral, diminuindo os intervalos. O uso da SNG (sonda nasogástrica) é indicado apenas nos casos de perda de peso após as duas primeiras horas de tratamento oral, provocada por vômitos persistentes, presença de íleo paralítico ou dificuldade de ingestão. Nesses casos, a hidratação venosa está indicada.

O uso concomitante de probióticos nos casos de diarreia aguda, especialmente os lactobacilos, tem como ação precípua realizar um equilíbrio da flora bacteriana intestinal e, dessa forma, diminuir os intervalos das evacuações e consequente melhora do quadro clínico.

Recomenda-se antibioticoterapia empírica nos pacientes com diarreia de moderada a severa, a chamada "diarreia dos viajantes", e aqueles com sinais e sintomas de diarreia bacteriana invasiva como febre e disenteria, sejam idosos ou imunodeprimidos.[14-17]

Se a terapêutica empírica se justifica, recomenda-se o iniciar o tratamento com uma fluoroquinolona (ciprofloxacina 500 mg 12/12 h, durante quatro a cinco dias). Na ausência de ECEH ou infecção por *campylobacter* resistente à fluoroquinolona, orienta-se fazer uso de azitromicina e eritromicina como agentes alternativos. Os antimicrobianos também devem ser utilizados nos casos graves de disenteria, cólera e quando há identificação de trofozoítos de *G. lamblia* ou *E. hystolitica*.[4-7,9,10,14,17]

Modelo esquemático do tratamento a ser utilizado nos casos de diarreia infecciosa:
- hidratação por via oral ou parenteral;
- antibioticoterapia por cinco a sete dias. Isso só é indicado se o paciente é imunocomprometido, apresenta mais que sete evacuações diárias, diarreia com sangue ou muco, diarreia por *Shigella*, *E. coli* enterotoxigênica, *vibrio cholerae*, ameba, giárdia e salmonelose, em crianças menores que um ano e adultos com mais de cinquenta anos, ou se o paciente é portador de prótese articular. Nesses casos, pode-se optar por: ciprofloxacina – 500 mg, VO, 12/12 horas (ou 400 mg, IV, 12/12 horas) – ou ceftriaxona – 2 g, IV, 1 ×/dia – ou sulfametoxazol-trimetoprim – 800/160 mg, VO, 12/12 horas).

Na suspeita de diarreia por *Clostridium difficile*, recomenda-se o uso de metronidazol 250-500 mg, VO ou IV, de 8/8 horas; nos casos de diarreia provocada pela *E. coli* entero-hemorrágica não deve ser utilizado antibioticoterapia, pois aumenta o risco de síndrome hemolítica-urêmica.[4-6,25]

Deve-se ter precaução com o uso de alguns tipos de medicações, a exemplo dos antieméticos (metoclopramida, clorpromazina etc.), que podem provocar manifestações extrapiramidais, depressão do sistema nervoso central e distensão abdominal, dificultando ou impedindo a ingestão do soro oral e confundindo a avaliação sobre o estado de consciência; dos antiespasmódicos (elixir paregórico, atropínicos, loperamida, difenoxilato etc.), que inibem o peristaltismo intestinal, facilitam a proliferação de bactérias e diminuem o intervalos do quadro diarreico, levando à falsa impressão de melhora; dos adstringentes (caolin-pectina, carvão ativado etc.), que têm apenas efeitos cosméticos sobre as fezes, aumentando a consistência do bolo fecal, além de espoliar sódio e potássio; e dos antipiréticos (dipirona etc.), que podem controlar o mal-estar relacionado à febre, mas têm pouco efeito nas cólicas.[4-6,10,12,15,17,25]

MEDIDAS DE CONTROLE

As medidas de controle consistem na melhoria da qualidade da água, destino adequado de lixo e dejetos, controle de vetores, higiene pessoal e alimentação adequada.

Na educação em saúde, particularmente em áreas de elevada incidência de diarreia, é de fundamental importância orientar as pessoas e tomar medidas corretas de higiene na manipulação de água e alimentos. Locais de uso coletivo, tais como escolas, creches, hospitais e penitenciárias, que podem apresentar riscos maximizados quando as condições sanitárias não são adequadas, devem ser alvo de orientações e campanhas específicas.

Considerando a importância das causas alimentares nas diarreias que surgem nas crianças, é fundamental o incentivo da prorrogação do tempo de aleitamento materno, comprovadamente uma prática que confere elevada proteção a esse grupo populacional.

Outra medida de controle é o saneamento básico (domiciliar e peridomiciliar), manter hábitos saudáveis para a superação dos fatores de risco, como o destino adequado dos dejetos e resíduos sólidos e o tratamento da água a ser consumida, e conscientizar a população para proteger os mananciais de água para futuro consumo humano.

Durante as últimas três décadas, fatores como a ampla distribuição e uso de SRO, conscientização da importância do aleitamento materno, maior oferta de alimentos, saneamento adequado, melhores condições de higiene e aumento da cobertura de imunização contribuíram de maneira significativa na diminuição do índice de mortalidade nos países em desenvolvimento.[5-9,22-25]

REFERÊNCIAS BIBLIOGRÁFICAS

1. American Gastroenterological Association. American Gastroenterological Association medical position statement: guidelines for the evaluation and management of chronic diarrhea. Gastroenterology. 1999;116:1461-4.
2. Bern C, Martines J, de Zoysa I, Glass RI. The magnitude of the global problem of diarrhoeal disease: A ten-year update. Bull World Health Organ. 1992;70:705-14.
3. Brasil. Ministério da Saúde. Caderno do Treinando: Treinamento em Monitorização das Doenças Diarreicas Agudas. COVEH/CGDT/DEVEP/SVS/MS Brasília; 2003.
4. Thielman NM, Guerrant RL. Clinical practice. Acute infectious diarrhea. N Engl J Med. 2004 Jan 1;350(1):38-47.
5. Ministério da Saúde. Informações de saúde. Disponível em: <http://www.datasus.gov.br>. 2010.
6. Dryden MS, Gadd RJE, Wright SK. Empirical treatment of severe acute community-acquired gastroenteritis with ciprofloxacin. Clin Infect Dis. 1996;22:1019-25.
7. Faleiros JJ, Machaso ARL. Diarreia. In: Duncan BB, Schmidt TMI, Guigliani,ERJ. Medicina Ambulatorial: condutas de atenção primária baseadas em evidências. 3. ed. Porto Alegre: Artmed; 2004. p. 1325-34.
8. Cohen ML. The epidemiology of diarrheal disease in the United States. Infect Dis Clin North Am. 1988;2:557-70.
9. Chitkara YK, McCasland KA, Kenefic L. Development and implementation of cost-effective guidelines in the laboratory investigation of diarrhea in a community hospital. Arch Intern Med. 1996;156:1445-8.
10. DuPont HL. Guidelines on acute infectious diarrhea in adults. The Practice Parameters Committee of the American College of Gastroenterology. Am J Gastroenterol. 1997;92:1962-75.
11. Guerrant RL, Shields DS, Thorson SM, Schorling JB, Gröschel DH. Evaluation and diagnosis of acute infectious diarrhea. Am J Med. 1985;78:91-8.
12. Guerrant RL, Van Gilder T, Steiner TS, Thielman NM, Slutsker L, Tauxe RV et al. Practice guidelines for the management of infectious diarrhea. Clin Infect Dis. 2001;32:331-51.
13. Stoll BJ, Glass RI, Banu H, Huq MI, Khan MU, Ahmed M. Value of stool examination in patients with diarrhoea. Br Med J. (Clin Res Ed) 1983;286:2037-40.

14. Mazier WP, Levin DH, Luchhtefield M, Senagore A. Surgery of the Colon, Rectum and Anus. New York: W.B. Saunders Company; 1995.
15. Thielman NM, Guerrant RL. Clinical practice. Acute infectious diarrhea. N Engl J Med. 2004;350:38-47.
16. Yip R, Sharp TW. Acute malnutrition and high childhood mortality related to diarrhea: Lessons from the 1991 Kurdish refugee crisis. JAMA. 1993;270:587-90.
17. Goodman LJ, Trenholme GM, Kaplan RL, Segreti J, Hines D, Petrak R et al. Empiric antimicrobial therapy of domestically acquired acute diarrhea in urban adults. Arch Intern Med. 1990;150:541-6.
18. Wingate D, Phillips SF, Lewis SJ, Malagelada JR, Speelman P, Steffen R et al. Guidelines for the management of acute diarrhoea in adults by self-medication. Aliment Pharmacol Ther. 2001 Jun;15(6):773-82.
19. Herbert ME. Medical myth: Measuring white blood cells in the stools is useful in the management of acute diarrhea. West J Med. 2000;172:414.
20. Ho MS, Glass RI, Pinsky PF. Antidiarrheal deaths in American children: Are they preventable? JAMA. 1988;260:3281-5.
21. Savola KL, Baron EJ, Tompkins LS, Passaro DJ. Fecal leukocyte stain has diagnostic value for outpatients but not inpatients. J Clin Microbiol. 2001;39:266-9.
22. Jones TF, Bulens SN, Gettner S, Garman RL, Vugia DJ, Blythe D et al. Use of stool collection kits delivered to patients can improve confirmation of etiology in foodborne disease outbreaks. Clin Infect Dis. 2004;39:1454-9.
23. Musher DM, Musher BL. Contagious acute gastrointestinal infections. N Engl J Med. 2004;351:2417-27.
24. Siegel D, Cohen PT, Neighbor M, Larkin H, Newman M, Yajko D et al. Predictive value of stool examination in acute diarrhea. Arch Pathol Lab Med. 1987;111:715-8.
25. Approach to the Patient With Infectious Colitis: DuPont HL. Curr Opin Gastroenterol. 2012;28(1):39-46.

Colites Isquêmicas

51

João Batista Pinheiro Barreto
José Ribamar Baldez

INTRODUÇÃO

O termo colite isquêmica foi usado pela primeira vez por Morson e Marston, em 1966,[1] os quais caracterizaram-na por insuficiência na circulação do sangue no cólon e reto, podendo evoluir com vários graus de necrose local e manifestações sistêmicas.[2] O processo inflamatório é bem definido, acomete o intestino grosso e é reconhecida como a doença vascular do trato gastrointestinal.

Depois da obstrução jejunoileal estrangulada, a colite isquêmica é a lesão isquêmica mais comum do trato digestório, sendo a complicação mais prevalente pós-cirurgia cardiovascular, com incidência entre 5 e 9% em pós-operatório de cirurgia sobre aorta abdominal; essa incidência triplica se for realizada em caráter de urgência.

É de ocorrência espontânea, geralmente não oclusiva, dependente de alterações hemodinâmicas sistêmicas como o infarto do miocárdio, arritmias, hipotensão não cardiogênica (desidratação, choque pós-operatório, sepse, corridas de longa distância) ou devido a alterações locais com repercussão sobre a irrigação sanguínea do cólon, seja de caráter arterial ou venoso.[3]

EPIDEMIOLOGIA

É a forma mais comum de isquemia intestinal, sendo responsável por 1/1.000 internações nos EUA, classicamente atingindo idosos.[4] Tem acometido pacientes jovens em uso de anticonceptivos, drogas, pacientes com megacólon chagásico, diabéticos e portadores de doenças do colágeno (Lupus).[5]

ETIOLOGIA E FISIOPATOLOGIA

É uma grave complicação da cirurgia sobre a aorta abdominal, sendo o cólon sigmoide o mais afetado, porém, a maioria dos casos é de origem idiopática; entretanto é conhecida a associação com adenocarcinoma de cólon, ingestão de drogas (cocaína e anfetaminas).[6] Geralmente é doença de paciente idoso, porém, o aumento na população jovem tem sido recentemente muito diagnosticado. No que diz respeito ao conhecimento da doença e etiologia, o fator vascular é muito importante em pacientes idosos com alto percentual de cirurgia e doenças anteriores, apresentando constipação paralítica; enquanto constipação espástica é mais importante no paciente mais jovem.[7]

A colite isquêmica é causada por anoxia das paredes do cólon e reto devido ao suprimento sanguíneo insuficiente, constituindo-se em fator desencadeante dessa afecção (Figura 51.1). Entretanto, o seu mecanismo ainda não está bem definido.[8,9]

É resultante da perfusão insuficiente dos tecidos, com produção de lesão tecidual que pode somente reduzir o aporte de oxigênio, isquemia, podendo evoluir até necrose.

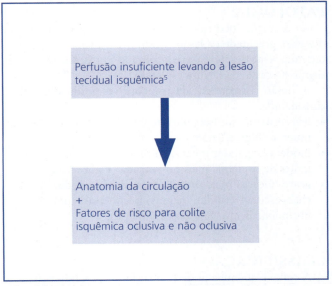

Figura 51.1 – Etiologia da colite isquêmica.

A vascularização do cólon é realizada pelas artérias mesentéricas superior (AMS) e inferior (AMI), sendo ambas ramos direto da face anterior da aorta abdominal. A AMS irriga o cólon direito através dos ramos emergentes, como as artérias íleo ceco apendicular, cólica direita e cólica média.

A AMI, por sua vez, irriga o cólon esquerdo e reto através da cólica esquerda, sigmoideanas superior, media e inferior. O ramo terminal da AMI (artéria retal ou hemorroidária superior) irriga o reto.

As artérias mesentéricas anastomosam-se entre si, constituindo um arco vascular que acompanha todos os segmentos dos cólons e denomina-se arcada marginal, a qual emite ramos colaterais para a irrigação do cólon. A arcada marginal formada pelos vasos sigmoidianos denomina-se arcada de Drumont, enquanto que a anastomose entre o ramo esquerdo da cólica média com o ramo ascendente da cólica esquerda constitui a arcada de Riolano, que corresponde a área da flexura esplênica. Ainda assim não impede que essa área apresente deficiência na irrigação sanguínea, denominando-se ponto critico de Griffiths. O mesmo ocorre na anastomose entre as sigmoideanas e a retal superior, constituindo o ponto crítico de Sudeck.

Pode haver circulação colateral, não sendo raro o fornecimento de melhor suprimento sanguíneo através de ramos da artéria marginal (arcada de Riolano) quando a mesentérica inferior estiver ocluída parcialmente por aterosclerose, ou após cirurgia na artéria aorta abdominal. Nessa situação, o cólon esquerdo torna-se dependente da vascularização por vasos colaterais, e a diminuição da pressão transitória no momento da cirurgia, ou imediatamente após, pode levar a lesão isquêmica do cólon.

A colite isquêmica pode ser classificada de acordo com a etiologia (Figura 51.2).

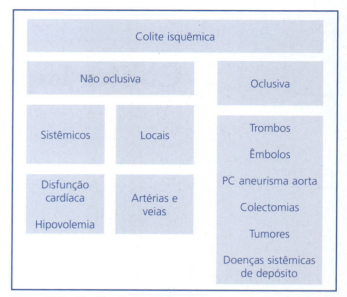

Figura 51.2 – Classificação da colite isquêmica de acordo com a etiologia.

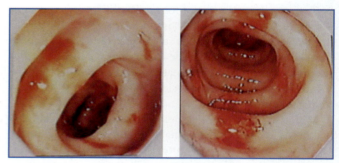

Figura 51.3 – Mucosa com colite isquêmica de intensidade leve. Fonte: Prof. S. Regadas.

PATOLOGIA

As alterações ocorridas na parede do cólon variam com a duração, gravidade da lesão, sendo o envolvimento segmentar, raramente descontínuo e localiza-se em 80% dos casos no segmento distal da flexura esplênica.

A lesão isquêmica da mucosa é graduada, sendo considerada:
- leve: eritema, sufusão, borramento da trama vascular submucosa (Figura 51.3);
- moderada: palidez mucosa, úlceras rasas, pequenas, resultantes de isquemia mais prolongada (Figura 51.4);
- grave: úlceras mais profundas, maiores, produzem manchas escuras (verdes, negras) recobertas com material fibrinopurulento (Figuras 51.5 e 51.6).

CLASSIFICAÇÃO CLÍNICA

A colite isquêmica pode se manifestar por amplo aspecto clínico morfológico, devendo ser definida por um conjunto

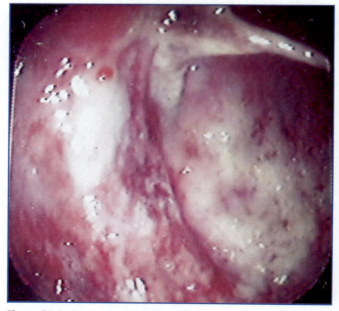

Figura 51.4 – Mucosa com colite isquêmica de intensidade moderada. Fonte: Prof. S. Regadas.

Capítulo 51 – Colites Isquêmicas

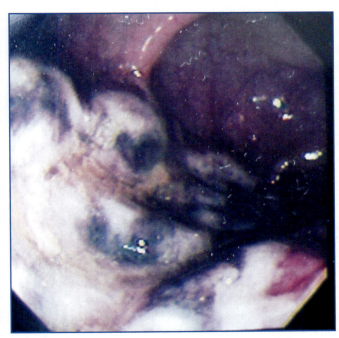

Figura 51.5 – Mucosa com colite isquêmica de intensidade grave.
Fonte: Prof. S. Regadas.

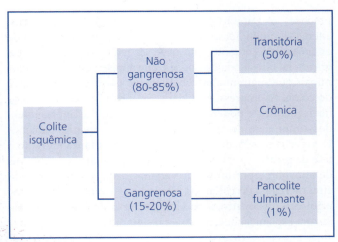

Figura 51.7 – Formas de apresentação clínica da colite isquêmica.

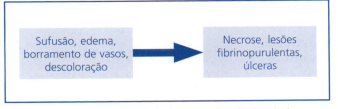

Figura 51.6 – Características da forma grave da colite isquêmica.

de dados clínicos, endoscópicos, radiológicos e patológicos[10-12] (Figura. 51.7). A expressão clínica tardia é muito própria da colite isquêmica transitória. Ocorre geralmente com dor nos quadrantes esquerdos do abdome e no hipogástrio. A dor é a do tipo contínua, com ou sem cólicas, diarreia podendo ser moderada ou profusa com ou sem presença de sangue, comumente de aparecimento súbito, sendo esse quadro clínico mais pronunciado e prolongado de acordo com a extensão do segmento e da gravidade da lesão. Quando a isquemia é limitada a um segmento curto, com profundidade suficiente para atingir as camadas do cólon, pode evoluir para estenose, manifestação aguda que é muitas vezes pouco valorizada pelo próprio paciente e pelo médico, apresentando uma evolução curta e com desaparecimento completo do sintoma.

A forma gangrenosa evolui com dor abdominal súbita, intensa, palidez mucocutânea, taquicardia, hipotensão e choque. É a forma de evolução fulminante, independente do segmento limitado ou mais extenso.

O grau de reversibilidade pode ser avaliado pelos achados endoscópicos da mucosa.[11]

A colite não gangrenosa é a forma mais comum de colite isquêmica, envolvendo pacientes idosos com fatores de elevado risco cardiovascular. Hipertensão e história de câncer são preditores da colite gangrenosa em 85% dos casos.[13]

Quadro clínico

Manifesta-se cor dor abdominal, hematoquezia, febre, taquicardia e diarreia persistente, alternando com períodos de constipação, perda de sangue oculto ou visível e com comprometimento do estado clínico geral.[14]

INVESTIGAÇÕES DIAGNÓSTICAS
Laboratorial

São inespecíficas. Leucocitose inicial é comum, podendo haver também uma elevação transitória da fosfatase alcalina, desidrogenase láctica e aspartato transaminase séricas.

Radiológica
Raio x simples do abdome

Pode ser evidenciada a presença de ar extraluminal ou pneumoperitôneo. O cólon pode ter uma aparência tubular rígida na radiografia simples. Radiografias simples do abdome em pacientes com colite isquêmica demonstrarão um padrão gasoso anormal com impressões digitais afetando a região do cólon transverso ou sigmoide, causando uma interface entre o gás intestinal e a parede edematosa do cólon.

Clister opaco

Até o advento da colonoscopia, a maioria dos casos suspeitos de colite isquêmica era confirmado pelo clister opaco precoce. As alterações típicas eram impressões digitais, alterações polipoides, aspecto serrilhado ou a formação de estenose.[15] No entanto, não deve ser realizado em pacientes graves, na fase aguda da doença, que apresentem sinais abdominais que sugiram a possibilidade de perfuração ou infarto do cólon. As impressões digitais são um sinal precoce de colite isquêmica, e podem estar presentes três dias após o início dos sintomas e desaparecerem em duas a quatro semanas. O aspecto serrilhado tende a ocorrer mais tarde, durante a fase de reparação, e traduzem a presença de úlceras e fissuras de tamanho e profundidade variadas dispostas em torno da circunferência do cólon. As estenoses são variáveis em comprimento e diâmetro, e podem ocorrer no cólon transverso, flexura esplênica, descendente ou sigmoide.

Angiografia

É duvidoso se a angiografia é realmente justificada para diagnóstico ou avaliação da colite isquêmica, uma vez que a origem da artéria mesentérica inferior raramente está ocluída,[16] além disso, a angiografia não é uma investigação benigna e pode ser responsável por infarto colônico.

Tomografia computadorizada

Federle et al.[17] relataram os resultados de usar TC na isquemia intestinal. Aspectos específicos foram a presença de gás nas veias porta[18] ou mesentéricas e de gás na parede do cólon. Oclusão vascular nas artérias viscerais principais também foi demonstrada em TC.[19]

Colonoscopia

É o exame responsável pelo aumento dos achados de colite isquêmica, pois demonstra segmentos edematosos da mucosa, sangramento ao contato, úlceras necróticas irregulares, estenoses isquêmicas ou mucosa friável com projeções polipoides na luz. Pseudomembranas podem ser visíveis sob a forma de placas elevadas brancas acima de uma mucosa eritematosa.[20] Na colite isquêmica aguda, a colonoscopia poderá ser realizada, devendo-se, contudo, evitar hiperinsuflação a fim de não ocorrer perfuração colônica.

DIAGNÓSTICO DIFERENCIAL

Pode ser difícil o diagnóstico diferencial entre o infarto do cólon e a isquemia maciça do intestino delgado, mas a laparotomia está indicada para ambas as situações. Também o diagnóstico diferencial entre a isquemia aguda do cólon e a colite de Crohn é difícil, sendo a colonoscopia importante no diagnóstico diferencial. Diarreia sanguinolenta é mais comum em retocolite ulcerativa do que na colite isquêmica, embora ambas as afecções possam ser complicadas por megacólon. A colite isquêmica aguda deve ser distinguida também da colite infecciosa, portanto, a cultura de fezes deve ser realizada. A diverticulite aguda do sigmoide deve ser também considerada durante a avaliação diagnóstica.

TRATAMENTO
Conservador

A isquemia não gangrenosa do cólon deve ser tratada conservadoramente, uma vez que a resolução é completa, e na maioria das vezes a doença é auto limitada. O progresso clínico deve ser monitorado a cada quatro horas pelo pulso, pressão arterial e temperatura, uma vez que 2% dos pacientes não melhoram, e as características de infarto colônico podem se manifestar. Hidratação adequada na fase inicial do tratamento é importante para garantir uma boa perfusão tecidual. A medição do hematócrito e a contagem de leucócitos devem ser diárias. Antibioticoterapia sistêmica deve ser administrada, porém, anticoagulantes devem ser evitados, posto que os mesmos possam promover infarto hemorrágico.

Cumpre ressaltar que a dor abdominal, deterioração dos sinais clínicos, hipovolemia, acidose e perturbação circulatória sugerem infarto colônico, o que deve ser confirmado pela colonoscopia a fim de avaliar a extensão da gangrena do cólon. Se a isquemia do cólon for complicada por dilatação, é necessário descomprimir o cólon por endoscopia ou pela passagem de um cateter adequado.

Cirúrgico
Estenose

Desde o início da década de 1970, o número de ressecções para estenoses isquêmicas tem reduzido significantemente.[21] Isso se deve a métodos aperfeiçoados para distinguir estenose isquêmica da maligna. Brown,[22] através de seus estudos, afirma que a maioria das estenoses isquêmicas não progride para obstrução completa, portanto a ressecção raramente é necessária. Se uma ressecção for indicada, o tratamento cirúrgico é simplesmente ressecar a estenose com anastomose primária (Figura 51.8). Entretanto, pode também evoluir com intenso processo inflamatório isquêmico e comprometer todo o cólon descendente (Figura 51.9).

Infarto do cólon

A terapêutica conservadora não é indicada no tratamento do infarto colônico, pois o prognóstico é estritamente relacionado com a rapidez da realização do diagnóstico e da ressecção colônica.

A mortalidade depende da precocidade do diagnóstico e da realização do tratamento cirúrgico. Complicações como insuficiência respiratória, insuficiência renal e infecção persistente são mais frequentes se houver demora no diagnóstico e ressecção do cólon gangrenoso.

A colonoscopia intraoperatória é fundamental para avaliar a viabilidade sanguínea da mucosa colônica. Nenhuma tentativa de executar uma anastomose imediata deve ser feita se a

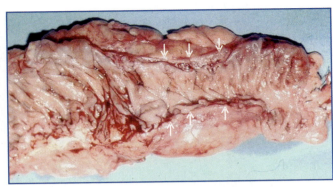

Figura 51.8 – Estenose segmentar de cólon descendente. Fonte: Prof. S. Regadas.

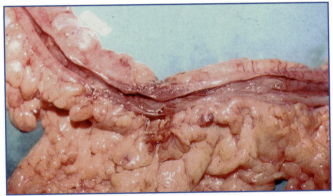

Figura 51.9 – Estenose envolvendo cólons descendente e sigmoide. Fonte: Prof. S. Regadas.

mucosa não estiver com bom suprimento sanguíneo, e nessas eventualidades deve ser efetuada ressecção com colostomia proximal e fístula mucosa distal. No caso de dilatação colônica, pode ser necessária a realização de colectomia total com ileostomia proximal e fístula mucosa distal.

REFERÊNCIAS BIBLIOGRÁFICAS

1. Morson BC, Ischemic Colitis. Postgrad Med J. 1968;44(515):665-7.
2. Toursarkissian B, Thompson RW. Ischemic colitis. Surg Clin North Am. 1977 Apr;77(2):461-70.
3. Boley SJ, Agrawal GP, Warren AR, Veith FJ, Levowitz BS, Treiber W, et al. Pathophysiologic effects of the bowel distension on intestinal blood flow. Am J Surg. 1969;117:228-34.
4. Hwang SS, Chung WC, Lee KM, Kim HJ, Paik CN, Yang JM. Ischemic colitis: due to obstruction of mesenteric and splenic veins: a case report. World Gastroenterol; 2008 Apr;14(14):2272-6.
5. Marcuson RW, Farman JA. Ischaemic colitis of the colon. Proc Roy Soc Med. 1971;64:1080-3.
6. Parish KL, Chapman WC, Williams LF Jr. Ischemic colitis.An ever-changing spectrum. Am Surg. 1991;57:118-21.
7. American Gastroenterological Association Medical Position Statement: Guidelines on Intestinal Ischemia. Gastroenterology. 2000 May;118(5):951-3.
8. Schmulewitz N. Fisher DA, Rockey DC: Early colonoscopy for acute lower GI bleeding predicts shorter hospital stay: A retrospective study of experience in a single center. Gastroinstest Endosc. 2003 Dec;58(6):841-6.
9. Walker AM, Bohn RL, Cali C, Cook SF, Ajene AN, Sands BE. Risk factors for colon ischemia. Am J Gastroenterol. 2004 Jul;99(7):1333-7.
10. Sun MY, Maykel JA. Ischemic Colitis. Clin Colon Rectal Surg. 2007 Feb;20(1):5-12.
11. Santos Jr JCM. Colite isquêmica. Rev Bras Coloproct. 1998;18(2):109-15.
12. Angeliki Theodoropoulou, Ioannis E Koutroubakis Ischemic colitis: Clinical practice in diagnosis and treatment. World J Gastroenterol. 2008 Dec 28;14(48):7302-8.
13. Barouk J, Gournay J, Bernard P, Masliah C, Le Neel JC, Galmiche JP. Ischemic colitis in the elderly: preditive factors of gangrenous outcome. Gastroenterol Clin Biol. 1999 May;23(5):470-4.
14. Lozano-Maya M, Ponferrada-Díaz A, González-Asanza C, Nogales-Rincón O, Senent-Sánchez C, Pérez-de-Ayala V, et al. Usefulness of colonoscopy in ischemic colitis. Rev Esp Enferm Dig. 2010;102: 478-83.
15. Marshak RH and Lindner AE. Ischemia of the colon. Semin Roentgenol. 1968;3:81-93.
16. Wenger II, Kempf F, Tongio J. Les Ischemies Intestinales Aigues. Paris: Expansion Scientifique Française; 1980.
17. Federle MP, Chung G, Jeffrey RB, Rayor R. Computing Tomographic Findings in Bowel Infarction. AJR Am J Roentgenol. 1984 Jan;142(1):91-5.
18. Sisk PB. Gas in the portal Venous System. Radiology. 1961;77:103-6.
19. Hoddock W, Jeffrey RB, Federle MP. CT differentiation of portal venous air from biliary tract air. J Comput Assist Tomografy. 1982 Jun;6(3):633-4.
20. Hagihara PF, Parker JC, Griffen WO Jr. Spontaneous Ischemic Colitis. Dis Colon Rectum. 1977 Apr;20(3):236-51.
21. Martson A. Vascular Disease of the Gut: Pathophysiology, Recognition and Management. London: Eduard Arnold; 1986.
22. Brown AR. Non – gangrenous Ischemic colitis. A review of 17 cases. Br J Surg. 1972 Jun;59(6):463-73.

Retocolite por Irradiação

52

Magaly Gemio Teixeira
Maria Fernanda Zuttin Franzini
Alexandre Medeiros do Carmo

INTRODUÇÃO

A radioterapia é um método eficaz no tratamento curativo ou paliativo de várias neoplasias. No entanto, ao destruir o tumor, lesa as células dos tecidos normais adjacentes. Esta característica constitui-se no principal fator limitante de sua aplicação. Apesar de todos os cuidados para minimizar as respostas dos tecidos normais à radioterapia, um número significativo de pacientes apresenta efeitos colaterais imediatos ou tardios.

A descoberta dos raios X por Röntgen,[1] em 1896, causou uma revolução na comunidade científica e deu início ao seu uso médico. Embora o desaparecimento de tumores tenha sido constatado, desconhecia-se a razão para tal fato, bem como os efeitos lesivos da terapia. Ao longo dos anos, foi-se entendendo como a radiação funcionava nos tecidos tumorais e adjacentes, qual a dose ideal e como a aplicação deveria ser orientada. É evidente que os trabalhos publicados mostravam índices de complicações que se correlacionavam com a aparelhagem utilizada e os conhecimentos da época. White e Finn,[2] em 1951, relataram que a cada seis pacientes irradiados, um desenvolvia estenose.

Avanços recentes no equipamento utilizado, usando mapeamento por tomografia ou ressonância magnética, produzem imagens tridimensionais que permitem que a radiação atinja pontos determinados do corpo poupando áreas adjacentes. Muitas das complicações descritas tornaram-se fatos do passado. As tecnologias recentes permitem inclusive compensação dos movimentos respiratórios do paciente, evitando dispersão do feixe radioativo.[3]

A radioterapia lesa os tecidos por deposição de energia na estrutura atômica dos constituintes químicos das células. Este depósito resulta na quebra das ligações químicas, a mais crítica das quais, em termos de sobrevida celular, ocorre no ADN (ácido desoxirribonucleico) nuclear.[4] A quebra da hélice do ADN ou a reconstituição anormal do código genético resulta na morte celular. A lesão actínica aparece sequencialmente na mucosa, submucosa, camada muscular e serosa, em consequência da velocidade da regeneração celular nestas camadas.[4]

Os efeitos da radioterapia podem ser divididos em duas fases do ponto de vista prático: aguda e crônica.

Fase aguda

As reações agudas dependem da dose e do seu fracionamento, ou seja, da duração do tratamento.[5] Os efeitos desta fase são o resultado da depleção das células proliferativas ativas.

As células proliferativas do epitélio permanecem profundamente nas criptas onde se multiplicam, diferenciam-se e começam a migrar ao longo das paredes das vilosidades até serem esfoliadas. A substituição completa do epitélio viloso leva de cinco a seis dias.[6]

Os efeitos letais da radiação manifestam-se durante a fase da divisão celular. Cessa a atividade mitótica e interrompe-se o suprimento das células que deveriam recobrir as vilosidades intestinais. Quando isto ocorre, as células remanescentes achatam-se na tentativa de cobrir a maior superfície possível. As vilosidades também se contraem na tentativa de diminuir sua superfície e manter a integridade da mucosa. Se a radiação persistir e não ocorrer multiplicação celular, as vilosidades começam a se desnudar, com a morte das células remanescentes, resultando em microulcerações que se transformam em úlceras.[7]

Fase crônica ou tardia

Os efeitos desta fase estão diretamente relacionados à dose efetiva recebida pelo tecido normal durante o tratamento.[8]

A proliferação vascular endotelial, o depósito de lípides subendotelial e a trombose levam a lesões actínicas que variam desde celulite química até graus diversos de fibrose ou necrose da parede intestinal. O desenvolvimento de necrose intestinal, fístulas e fibrose densa está intimamente relacionado à dose total efetiva. A contração máxima ocorre entre 12 e 24 meses após o término da radioterapia o que explica o aparecimento destas complicações nesta época.[9] A ocorrência tardia destas complicações relaciona-se também com a menor tolerância ao trauma pelos tecidos irradiados. A depressão da imunidade tecidual local é responsável pela gravidade da infecção.[9]

Ocorre degeneração vascular, proliferação endotelial e obstrução luminal levando à lesão característica desta fase: isquemia. Verifica-se hialinização e fibrose circunferencial na tentativa de reparar a celulite química e reorganizar as fibras do colágeno. A ulceração mucosa e o tecido de granulação resultam em fibrose, dependendo da dose e do grau da lesão actínica. O efeito isquêmico é progressivo ao longo dos anos.[4]

O limite entre a terapia efetiva e a toxicidade é estreito.

A incidência da doença actínica relaciona-se à dose total de radiação empregada, fracionamento, intensidade da irradiação, volume do tecido irradiado e escolha de campo.[10-14] Colaboram ainda para seu aparecimento: idade avançada, desnutrição, doenças vasculares, operações abdominais e pélvicas, associação com quimioterapia e infecções pélvicas prévias.[15,16]

ASPECTOS CLÍNICOS

A maioria dos doentes é do sexo feminino, uma vez que a radioterapia é bastante indicada no tratamento do câncer do colo uterino.[17,18] O reto frequentemente é atingido durante o tratamento radioterápico das neoplasias genitais e da bexiga,[19,3] embora seja a víscera do trato gastrointestinal mais resistente à irradiação. Nos estudos, o reto foi atingido em 57% dos casos.[20] As lesões do íleo terminal são frequentes, provavelmente devido à maior quantidade de tecido linfático nessa região.[4] A lesão do intestino delgado ocorreu em 38% dos pacientes.[20]

As lesões actínicas são múltiplas, não se limitando ao trato gastrointestinal. Nas análises, 35% dos pacientes tinham lesões múltiplas por ocasião do primeiro atendimento, porcentagem que se elevou para 65% após 10 anos de seguimento, mostrando o caráter progressivo da doença.[20] Dentre as lesões extraintestinais, a mais frequente é a cistite, seguida das osteonecroses.

Não há correlação entre as lesões da fase aguda e crônica. A doença actínica é progressiva, o que torna imperativo o seguimento destes pacientes por toda sua vida.[20]

Os efeitos agudos no reto ocorrem em 75% dos pacientes e raramente perduram por tempo superior a duas ou três semanas após o término da radioterapia. A sintomatologia nesta fase caracteriza-se por alteração do hábito intestinal e perda de sangue às evacuações.

A fase crônica que se inicia entre 12 e 24 meses após o término da radioterapia caracteriza-se por sintomatologia mais importante e progressiva. Os pacientes apresentam quadros de oclusão ou suboclusão intestinal por estenose retal, hemorragia, dor retal, tenesmo e perda de fezes pela vagina, caracterizando fístula retovaginal.

O paciente apresenta-se emagrecido, desnutrido, descorado, quadro clínico bastante similar ao da evolução da doença neoplásica. Este quadro leva o médico a interpretar a sintomatologia como recidiva da doença neoplásica e, inadvertidamente, a indicar outra série de aplicações radioterápicas, o que agravará o quadro clínico. Por esta razão, antes de considerar o doente como portador de recidiva tumoral, é fundamental a confirmação do diagnóstico através do exame histológico.

A parede abdominal apresenta-se endurecida, em consequência da radioterapia, principalmente no hipogástrio, prejudicando a palpação. O doente apresenta um ou mais sinais de obstrução intestinal, tais como distensão abdominal, movimentos peristálticos visíveis, ruídos hidroaéreos aumentados e descompressão brusca positiva.

O exame proctológico revela mucosa friável, granulosa e, dependendo do estágio e grau da lesão, ulcerações – principalmente na parede anterior do reto –, estenose localizada – em geral entre oito e dez centímetros da borda anal – e fístula retovaginal. A lesão pode se estender até a região retossigmoideana. Deve-se colher biópsia tanto com o objetivo de estabelecer o diagnóstico da doença actínica como para exclusão de doença neoplásica recidiva ou persistente.

A colonoscopia na fase crônica tem pouca indicação, uma vez que a maioria dos pacientes apresenta algum grau de estenose retal que impede a progressão do aparelho.

O melhor exame é o enema opaco, que mostra desaparecimento do relevo mucoso, espasmo, fixação do cólon sigmoide, aspecto imóvel do cólon em radiografias sucessivas, irregularidade das bordas ou presença de estenose longa concêntrica, com bordas regulares e paralelas, sem demarcação nítida entre o segmento patológico e o normal.[21] Podem ser identificadas fístulas entre o reto ou cólon sigmoide e vagina ou bexiga. Estenoses curtas, irregulares e assimétricas ocorrem e, nestes casos, o diagnóstico diferencial com câncer torna-se difícil.

O trânsito intestinal mostra perda da delicadeza do relevo mucoso, as pregas mostram-se espessadas, imagens que sugerem alças tortuosas entremeadas com segmentos dilatados, bordas irregulares e espiculadas, lacunas arredondadas e nodulares, simulando metástases.[22]

A doença actínica pode acometer outros órgãos. Assim, além do estudo do intestino delgado e grosso, devem ser estudados os ureteres, bexiga, ossos e vasos que estejam dentro da janela de irradiação.

TRATAMENTO CLÍNICO

O tratamento das lesões agudas é sintomático, visando a redução da sintomatologia. Na maioria dos pacientes, os sintomas cessam de uma a três semanas após o término da radioterapia. Eventualmente, a intensidade da sintomatologia poderá se constituir em indicação para redução em 10% da dose aplicada ou mesmo na interrupção do tratamento.

As lesões crônicas também são tratadas sintomaticamente. O paciente deve ser orientado para que faça uso de dieta sem resíduos, com o intuito de diminuir o número das evacuações. Em alguns casos, quer por restrição alimentar voluntária, quer pela presença de lesões extensas, o paciente apresenta graus variáveis de desnutrição. Nestas circunstâncias, indica-se a alimentação parenteral prolongada.

Com os avanços técnicos da aplicação da radioterapia, lesões graves que levam a tratamento cirúrgico estão sendo cada vez menos frequentes. O tratamento clínico é suficiente na maioria dos casos para resolver a sintomatologia. Estudos realizados para a compreensão das doenças inflamatórias intestinais foram transpostos para a doença actínica, uma vez que a resposta do organismo é similar. A perda da barreira mucosa levando à alteração da permeabilidade intestinal e da capacidade de secreção e o papel das bactérias principalmente por dismotilidade tem sido objeto de estudos mais recentes. Pesquisa com ratos demonstrou que citocinas pró-inflamatórias exercem um papel importante na mucosite gastrointestinal induzida pela radioterapia.[17]

A colestiramina, por quelar os ácidos biliares que irritam a mucosa intestinal irradiada, diminui o número das evacuações. A sulfasalazina, os corticosteroides e derivados salicílicos podem ser utilizados. Quando houver a suspeita de infecção bacteriana associada, devem ser prescritos antibióticos.

Se a resposta não for satisfatória – principalmente em casos de hemorragia –, pode-se utilizar o tratamento com formalina ou plasma de argônio.

A formalina, devido ao efeito químico de cauterização, tem se mostrado efetiva no tratamento do sangramento por cistite e proctite hemorrágica. O tratamento consiste na instilação de 50 mL de formalina a 4% no reto, por três minutos em três aplicações, totalizando dez minutos por sessão. O tratamento pode ser repetido após uma semana se o efeito da primeira aplicação não tiver sido satisfatório. Trata-se de procedimento efetivo, bem tolerado, pouco oneroso e tecnicamente simples.[23,24]

A coagulação com APC (plasma de argônio) é uma técnica de eletrocoagulação sem contato com a superfície da mucosa e pouca penetração na espessura da parede do órgão – cerca de dois a três milímetros. O método mostrou-se altamente efetivo nas lesões leves e na maioria das que eram graves, promovendo remissão clínica duradoura.[25]

A oxigenoterapia hiperbárica é utilizada como tratamento coadjuvante das lesões actínicas do abdômen e pelve.

TRATAMENTO CIRÚRGICO

Alguns pacientes necessitam de tratamento cirúrgico. A indicação é formal nos casos de necrose intestinal, perfuração, obstrução intestinal, hemorragia maciça e fístulas. Há dúvida quando a indicação tem por objetivo a melhora da qualidade de vida do paciente, que pode estar prejudicada pela perda crônica de sangue, dor ou por colostomia indesejada. A dúvida se justifica pela alta morbidade e mortalidade que acompanham o tratamento cirúrgico.

Preparo pré-operatório

A identificação e correção dos distúrbios nutricionais associados à doença é fundamental para diminuir a morbidade pós-operatória.

A avaliação da presença de doença neoplásica em atividade ou recidiva é importante, uma vez que não há indicação para grandes procedimentos cirúrgicos nestas circunstâncias. A exata extensão da doença actínica intestinal e extraintestinal é fundamental no planejamento cirúrgico.

O preparo mecânico do cólon deve ser indicado com especial atenção para áreas desfuncionalizadas. Os antibióticos devem ser administrados uma hora antes do início da operação e mantidos no pós-operatório com finalidade terapêutica porque infecções oportunísticas por anaeróbios ocorrem frequentemente nos pacientes.

Antes da operação, o cirurgião deve esclarecer ao paciente a possibilidade de ser necessária derivação urinária e/ou fecal definitivas. É desejável que o local da possível estomia seja demarcado previamente.

Princípios cirúrgicos básicos
Escolha da incisão

Pelo fato dos pacientes necessitarem, com frequência, de mais de uma operação e, eventualmente, de uma estomia, considera-se que a incisão deve ser mediana, independente do segmento intestinal a ser operado. Esta incisão permite acesso adequado a qualquer tipo de ressecção intestinal e deixa superfície abdominal livre para a colocação de eventuais derivações intestinais ou urinárias. Ainda com esta intenção é preciso ter cuidado na colocação de drenos que possam prejudicar a parede abdominal. A cirurgia por videolaparoscopia só deve ser indicada em casos bem selecionados e por cirurgiões muito experientes.

Exploração da cavidade

A exploração da cavidade peritoneal deve ser cuidadosa, dada a possibilidade de acometimento de vários órgãos e a dificuldade do diagnóstico exato da extensão da doença através dos exames pré-operatórios disponíveis no momento.

Escolha do tipo de operação

A escolha do tipo de técnica operatória a ser realizada é variável e depende da localização e extensão da lesão intestinal e da sua associação com outros locais de acometimento. O importante é respeitar o fato de que as anastomoses não devem ser realizadas em área irradiada devido à alta incidência de deiscências e estenoses pós-operatórias. Operações que impliquem em enterectomia total e consequente uso de nutrição parenteral prolongada, em caráter definitivo, devem ser previamente discutidas com o paciente. É preciso certificar-se da viabilidade econômica e psicológica do paciente para aceitar suas consequências antes de realizar tais procedimentos.

Correções locais de fístulas retovaginais ou tentativas de abordagem local de estenoses aparentemente anulares estão contra-indicadas por não serem efetivas e estarem associadas a altos índices de complicações.

Tratamento das lesões do intestino delgado

A conduta que se adota é a da ressecção de todo segmento intestinal irradiado, com anastomose primária, sempre que tecnicamente possível. Esta conduta é compartilhada por diversos autores com índices de mortalidade similares aos descritos para as derivações.[17,26,27]

Na presença de obstrução intestinal por bridas, deve-se praticar a enterólise, ou seja, a liberação da perivascerite actínica. Esta liberação impõe extrema atenção pelo risco de lesões iatrogênicas e consequente fistulização.

As lesões do intestino delgado são mais graves que as localizadas no intestino grosso e, nas análises, foram responsáveis por 66,6% da mortalidade total.[20]

Tratamento das lesões do cólon e reto

As lesões do cólon e reto podem ser tratadas por colostomia, ressecção segmentar, ressigmoidectomia com anastomose colo-anal e amputação abdominoperineal do reto.

Colostomia

A colostomia tem sido indicada como tratamento paliativo ou definitivo para lesões actínicas. Nas análises, a colostomia não diminuiu o sangramento em nenhum dos casos em que foi indicada, não diminuiu a estenose retal e nem levou ao fechamento da fístula retovaginal.[20] A colostomia não elimina a dor pélvica ou o tenesmo, não impede a progressão da doença, que pode evoluir para a formação de fístula, mas evita sua manifestação clínica.

A colostomia não é isenta de complicações.[20]

Ressecções segmentares

A ressecção segmentar do intestino grosso para tratamento das lesões actínicas é seguida de número significativo de complicações. Destas, a principal é a deiscência da anastomose.[28,21] As complicações resultam dos dois principais efeitos da radiação: ausência ou diminuição do potencial da divisão celular – que é particularmente relevante pelo papel exercido pelos fibroblastos na cicatrização – e endarterite obliterante progressiva – que torna o tecido irradiado isquêmico. Outros fatores, como desnutrição e insuficiência imunológica, também colaboram para a maior frequência das deiscências nos pacientes. Outra complicação importante refere-se à progressão da doença actínica, que é processo evolutivo e irreversível.[20] Assim, estas anastomoses acabam evoluindo para estenose, necessitando de reoperação.

Retossigmoidectomia com anastomose coloanal

Esta técnica permite a ressecção de todo segmento irradiado do reto, com reconstituição do trânsito intestinal. Este aspecto é de extrema importância, uma vez que muitos dos pacientes operados são jovens. Esta operação tem sido empregada por vários autores com resultados satisfatórios.[29-31,20] A anastomose é primária com grampeador ou retardada com colostomia perineal. Esta última técnica deve ser empregada quando o processo fibrótico for importante, impossibilitando o uso de sutura mecânica.

Amputação abdominoperineal do reto

Esta técnica é indicada nos casos em que não se consegue realizar operação de conservação esfincteriana e quando o paciente apresentar quadro de hemorragia maciça justificando o procedimento.

PROGNÓSTICO

Os pacientes devem ser acompanhados por toda a vida, pelo caráter progressivo da doença actínica. O acompanhamento deve ser realizado por equipe multidisciplinar, uma vez que as lesões não se restringem ao aparelho digestivo. Outro aspecto relevante no acompanhamento destes pacientes é a possibilidade do desenvolvimento de neoplasia devido à lesão actínica.

REFERÊNCIAS BIBLIOGRÁFICAS

1. Röntgen apud Rolleston N. The harmful effects of irradiation (r-rays and radium). Q J Med. 1930;(24): 101-31.
2. White WC, Finn FW. Late complications following irradiation of pelvic víscera. Am J Obstet Gynecol. 1951 Jul;62(1):65-74.
3. Yoonessi M, Romney S, Dayem H. Gastrointestinal tract complication following radiotherapy of uterine cancer: past and present. J Surg Oncol. 1981;18(2):135-42.
4. Marks G, Mohiudden M. The surgical management of the radiation-injured intestine. Surg Clin North Am. 1983 Feb;63(1):81-96.
5. Belli JA, Dicus GJ, Bonte FJ. Radiation response of mammalian tumor cells. I.Repair of sublethal damage in vivo. J Natl Cancer Inst. 1967 May;38(5):673-82.
6. MacDonald WC, Trier JS, Everett NB. Cell proliferation and migration in the stomach, duodenum and rectus of man: radioautographic studies. Gastroenterology. 1964 Apr;(46):405-17.
7. Bloomer WD, Hellman S. Normal tissue responses to radiation therapy. N Engl J Med. 1975 Jul;293(2):80-3.
8. Kinsella TJ, Bloomer WD. Tolerance of the intestine to radiation therapy. Surg Gynecol Obstet. 1980 Aug;151(2):273-84.
9. Sandeman TF. Radiation injury of the anorectal region. Aust N Z J Surg. 1980 Apr;50(2):169-72.
10. Boersma LJ, van den Brink M, Bruce AM, Shouman T, Gras L, te Valde A, et al. Estimation of the incidence of late bladder and rectum complications after high-dose (70-78 GY) conformal ra-

diotherapy for prostate cancer, using dose-volume histograms. Int J Radiat Oncol Biol Phys. 1998 Apr;41(1):83-92.
11. Corn BW, Lanciano RM, Greven KM, Noumoff J, Schultz D, Hanks GE, et al. Impact of improved irradiation technique, age, and lymph node sampling on the severe complication rate of surgically staged endometrial cancer patients: a multivariate analysis. J Clin Oncol. 1994 Mar;12(3):510-5.
12. Gallagher MJ, Brereton HD, Rostock RA, Zero JM, Zekoski DA, Poyss LF, et al. A prospective study of treatment techniques to minimize the volume of pelvic small bowel with reduction of acute and late effects associated with pelvic irradiation. Int J Radiat Oncol Biol Phys. 1986 Sep;12(9):1565-73.
13. Letschert JG, Lebesque JV, de Boer RW, Hart AA, Bartelink H. Dose-volume correlation in radiation-related late small bowel complications: a clinical study. Radiat Oncol 1990 Aug;18(4):307-20.
14. Mak AC, Rich TA, Schultheiss TE, Kavanagh B, Ota DM, Romsdahl MM. Late complications of postoperative radiation therapy for cancer of the rectum and rectosigmoid. Int J Radiat Oncol Biol Phys. 1994 Feb;28(3):597-603.
15. Allal AS, Mermillod B, Roth AD, Marti MC, Kurtz JM. Impact of clinical and therapeutic factors on major late complications after radiotherapy with or without concomitant chemotherapy for anal carcinoma. Int J Radiat Oncol Biol Phys. 1997 Dec;39(5):1099-105.
16. Teixeira MG, Habr-Gama A, Pinotti HW. Doença actínica pós-tratamento do câncer de reto. ABCD Arq Bras Cir DIG. 1993;(8):86-7.
17. Martel P, Deslandes M, Dugue L, et al. Radiation injuries of the small intestine. Ann Chir. 1996;(50):312-7.
18. Teixeira MG, Habr-Gama A. Tratamento cirúrgico das sequelas actínicas intestinais. Rev Col Bras Cir. 1994;(21):333-9.
19. Alert J, Jimenez J, Beldarraín J, Roca C, Montalvo J, Roca C. Complications from irradiation of carcinoma of uterine cervix. Acta radiol Oncol. 1980;19(1):13-5.
20. Teixeira MG. Tratamento cirúrgico das sequelas actínicas intestinais [tese]. São Paulo: Universidade de São Paulo, Faculdade de Medicina; 1987.
21. Perkins DE, Spjut HJ. Intestinal stenosis following radiation therapy. Am J Roentgenol Radium Ther Nucl Med. 1962 Nov;88:953-66.
22. Wellwood JM, Jackson BT. The intestinal complications of radiotherapy. Br J Surg. 1973 Oct;60(10):814-8.
23. Ong ZY, Gibson RJ, Bowen JM, Stringer AM, Darby JM, Logan RM, Yeoh AS, Keefe DM. Pro-inflammatory cytokines play a key role in the development of radiotherapy-induced gastrointestinal mucositis. Radiat Oncol. 2010 Mar;16:5-22.
24. Sharma B, Kumar R, Singh KK, Chauhan V. Intrarectal application of formalin for chronic radiation proctitis: a simple, cheap and effective treatment. Trop Gastroenterol. 2010 Jan-Mar;31(1):37-40.
25. Karamanolis G, Triantafyllou K, Tsiamoulos Z, Polymeros D, Kalli T, Misailidis N, et al. Argon plasma coagulation has a long-lasting therapeutic effect in patients with chronic radiation proctitis. Endoscopy. 2009 Jun;41(6):529-31.
26. Palmer JA, Busch RS. Radiation injuries to the bowel associated with the treatment of carcinoma of the cervix. Surgery. 1976 Oct;80(4):458-64.
27. Schmitt EH 3rd, Symmonds RE. Surgical treatment of radiation induced injuries of the intestine. Surg Gynecol Obstet. 1981 Dec;153(6):896-900.
28. Dencker H, Johnsson JE, Liedberg G, Tibblin S. Surgical aspects of radiation injury of the small and large intestines. Acta Chir Scand. 1971;137(7):692-5.
29. Cooke SA, Wellsted MD. The radiation-damaged rectum: resection with coloanal anastomosis using the endoanal technique. World J Surg. 1986 Apr;10(2):220-7.
30. Parks AG, Allen CL, Frank JD, McPartlin JF. A method of treating post-irradiation rectovaginal fistulas. Br J Surg. 1978 Jun;65(6):417-21.
31. Stuart M, Failes DG, Killingback MJ, De Luca C. Irradiation injuries of the large intestine. Dis Colon Rectum. 1980 Mar;23(2):94-7.

Seção IX

Doenças Anorretais e Perineais

Doença Hemorroidária: Incidência, Etiopatogenia e Aspectos Clínicos

Luciana Maria Pyramo Costa
Thaísa Barbosa-Silva

INCIDÊNCIA

A doença hemorroidária pode ocorrer em ambos os sexos, sendo mais comum no gênero masculino (2:1). No Brasil, não há dados precisos a respeito. Já nos Estados Unidos, estima-se que ocorra em 4,4% da população, sendo mais frequente entre as idades 45 e 65 anos, com decréscimo após os 65 anos de idade. O aparecimento da doença hemorroidária antes de 20 anos de idade é incomum e indivíduos brancos parecem ser mais afetados do que os negros[1-4].

Os principais fatores de risco são nível socioeconômico elevado, hereditariedade, obesidade, tabagismo, dieta rica em gorduras, álcool, especiarias e pimenta, bem como baixa ingestão de líquidos[2].

ETIOPATOGENIA

A etiologia exata da doença hemorroidária permanece desconhecida. Além disso, fatores considerados promotores, como aumento da pressão intra-abdominal, hábitos intestinais irregulares, gravidez e posição ereta, não explicam adequadamente a causa do processo[1,2].

Atualmente, a teoria mais aceita como causa da maioria dos sintomas é a do prolapso dos coxins anais, proposta por Thomson, em 1975. O autor comprovou, por meio de dissecção de cadáveres, que as hemorroidas são coxins vasculares, e não varizes. Essa teoria é sustentada pelo fato de a submucosa não formar um anel contínuo de tecido espessado, mas uma série de coxins separados, sem qualquer hiperplasia vascular. Essas regiões são formadas por tecido espessado associado a vasos e fibras musculares originárias do esfíncter interno e do músculo longitudinal conjunto. Suas funções são a manutenção da aderência da mucosa e submucosa ao esfíncter interno, além de sustentar os vasos sanguíneos da submucosa e amortecer a passagem das fezes[1,2,5,6].

A correlação entre os achados clínicos e histológicos permitiu a comprovação da existência de tecido fibroelástico, plexos vasculares e fibras musculares, formando verdadeiros coxins, que teriam função de acolchoamento do canal durante a defecação e participação na continência em repouso. A hipótese do auxílio das hemorroidas na oclusão do canal anal é reforçada pela existência de "anastomoses arteriovenosas" que proporcionariam aporte de sangue muito maior do que o necessário para a nutrição tecidual local. Em momentos de repouso, o paciente apresentaria ingurgitação dos coxins e melhor oclusão do canal anal[6,7].

Os coxins estão localizados logo acima da linha pectínea e recebem suprimento sanguíneo de ramos terminais das artérias hemorroidárias superiores e, em menor intensidade, das artérias hemorroidárias médias. Esses ramos apresentam comunicação entre si e com ramos das artérias hemorroidárias inferiores. A maioria dos pacientes possui três mamilos hemorroidários internos (localizados nas áreas anterior direita, posterior direita e lateral esquerda), em consequência das ramificações da artéria hemorroidária superior. Já a drenagem venosa dos coxins é realizada pelas veias hemorroidárias inferiores, médias e superiores correspondentes a cada ramo arterial citado[5,7].

O tecido conjuntivo e a muscular da submucosa do ânus (músculo de Treitz) são responsáveis pela retração e elevação dos coxins durante a defecação e retorno das estruturas para a posição inicial[1,5,6]. Desse modo, a deterioração da sustentação dos coxins favorece o prolapso e está associada ao envelhecimento do paciente, principalmente após a terceira década de vida[5-8]. Este fator, associado às situações promotoras citadas, como o aumento da pressão intra-abdominal, alterações do hábito intestinal e trauma, dariam início aos sinais e sintomas da doença hemorroidária[7]. Estudo publicado por Haas et al.[8] demonstrou essa degeneração do tecido conectivo e deslizamento das estruturas nos pacientes portadores de hemorroidas e intensificação gradual com o envelhecimento.

De acordo com estudo realizado na população da África rural (Burkitt e Graham-Stewart, 1975)[9], a frequência relativamente baixa de queixas hemorroidárias nesse local foi associada à dieta rica em fibras e reduzida incidência de constipação. Essa condição foi relacionada ao aumento de refluxo sanguíneo venoso causado pelas elevações recorrentes na pressão intra-abdominal, responsáveis pela dilatação das veias do plexo hemorroidário e posterior formação de mamilos dilatados. Os mamilos hemorroidários associados à constante tensão local e ao esforço do paciente culminariam com a ruptura do músculo de Treitz e o prolapso sintomático[5,10]. As mulheres grávidas e os pacientes com defeito no relaxamento do esfíncter anal interno estão expostos à situação semelhante: aumento da pressão nas veias hemorroidárias, ingurgitamento e predisposição à exteriorização[2]. Esses fatores estão associados ao aumento dos coxins, mas a sintomatologia inicia-se com o colapso do tecido fibrovascular e consequente maior exposição e trauma[5].

A irrigação sanguínea e a pressão de repouso local estão envolvidas na gênese das hemorroidas. Todavia, a hipertrofia e a congestão seriam secundárias à exteriorização. Um achado que confirma essa teoria é o fato de que portadores de hipertensão portal apresentam incidência semelhante de doença hemorroidária em relação à população geral, apesar da maior pressão no plexo venoso retal. Além disso, mesmo quando apresentam varizes retais, elas manifestam-se de maneira diferente das hemorroidas[1,3,9]. Estudos de avaliação manométrica do canal anal em pacientes com doença hemorroidária demonstraram maior pressão de repouso do que nos controles, o que se reverte com a hemorroidectomia. Entretanto, a relação causal entre o aparecimento de hemorroidas e o aumento da pressão de repouso, assim como a contribuição individual de cada estrutura (esfíncteres interno, externo e coxins) nesse aumento, não pôde ser determinada. Algumas teorias associam a pressão à hipertensão do coxim, e não à possível hipertrofia esfincteriana[1,11].

Já a eletrossensitividade anal e a sensação térmica estão diminuídas nos pacientes com hemorroidas. Entretanto, a sensibilidade à distensão por balão e a frequência das oscilações elétricas da musculatura não são diferentes entre controles e pacientes. Apesar disso, a importância clínica desses achados ainda está por ser comprovada[1,5].

O sangramento hemorroidário, descrito pelo paciente como gotejamento ou esguicho, ocorre de forma intermitente e geralmente está associado com a evacuação. Por conta disso, forças traumáticas devem estar implicadas na sua etiologia. Além disso, a contribuição de um possível processo inflamatório nos coxins levando à isquemia, trombose e hemorragia não está claro, mas pode ser fator contribuinte[12].

A determinação de alterações anatômicas, fatores causais e situações predisponentes possibilitou maior entendimento sobre o desenvolvimento das hemorroidas. Todavia, a importância de cada fator isoladamente e o conhecimento do momento em que a doença tornar-se-á sintomática, ainda é motivo de discussão entre os pesquisadores[1].

ASPECTOS CLÍNICOS
Sintomatologia

Os sinais e sintomas mais frequentemente relacionados à doença hemorroidária são sangramento retal, prurido perianal, dor ou desconforto local, prolapso, *soiling*, além de problemas relacionados diretamente à dificuldade de higiene local. O sangramento é o sinal mais comum e, na grande maioria das vezes, é intermitente e de pequeno volume, sem causar repercussão hemodinâmica. Entretanto, embora não seja frequente, o paciente pode apresentar anemia importante[13-15].

Quando a queixa principal do paciente for dor intensa, deve-se pensar na possibilidade de alguma complicação da doença hemorroidária, como trombose hemorroidária aguda, associação com fissura anal ou com abscesso perianal[15].

Baseado no grau e na natureza do prolapso, as hemorroidas podem ser classificadas em quatro graus, mas essa classificação influencia mais a necessidade de tratamento do que a gravidade dos sintomas. Já a escolha da modalidade de tratamento pode ser dirigida pelo grau dos coxins hemorroidários[1].

Classificação

Não há, até o momento, consenso em relação à melhor classificação da doença hemorroidária. Em geral, podem ser classificadas quanto à localização, aos sinais e sintomas, ao tipo histológico predominante e à evolução[1,16-18].

Quanto à localização, podem classificar-se em hemorroidas internas, externas ou mistas. As hemorroidas internas originam-se acima da linha pectínea, a partir do plexo hemorroidário superior e são recobertas por epitélio colunar ou transicional (Figura 53.1).

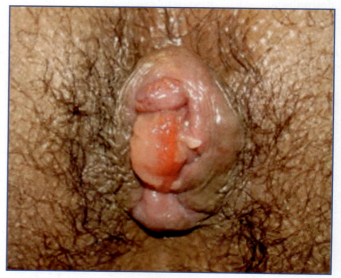

Figura 53.1 – Doença hemorroidária interna.

Já as hemorroidas externas originam-se a partir do plexo hemorroidário inferior, logo abaixo da linha pectínea, e são recobertas por epitélio escamoso modificado (Figura 53.2).

Hemorroidas mistas são aquelas em que os dois plexos vasculares estão envolvidos (Figura 53.3)[1,16-18].

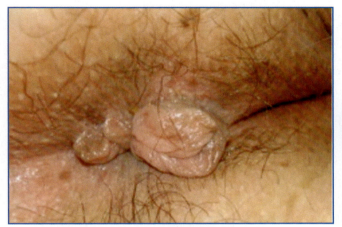

Figura 53.2 – Doença hemorroidária externa.

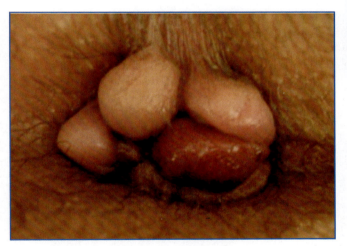

Figura 53.3 – Doença hemorroidária mista.

Em outra classificação, Graham-Stewart[19] sugeriu dois tipos fundamentais de hemorroida: vascular e mucosa. Na hemorroida vascular, mais frequente em homens jovens, o ingurgitamento dos coxins vasculares ocorre rapidamente, mesmo na ausência de esforço excessivo. Nesse caso, o sangramento ocorre facilmente, e o prolapso é incomum. Já na hemorroida mucosa, mais frequente em mulheres idosas, o prolapso é o principal problema. A combinação desses dois tipos não é rara e pode ocorrer em qualquer idade ou gênero.

A tradicional classificação da doença hemorroidária interna em quatro graus foi proposta por Dennison et al.[20] e baseia-se na presença dos sinais sangramento e prolapso (Tabela 53.1).

TABELA 53.1 – Classificação da doença hemorroidária interna[15]

Primeiro grau: sangramento durante a evacuação, sem prolapso dos mamilos.
Segundo grau: prolapso durante o esforço evacuatório, com ou sem sangramento, com retorno espontâneo para o interior do canal anal.
Terceiro grau: prolapso espontâneo ou durante o esforço evacuatório, com ou sem sangramento, com redução manual.
Quarto grau: permanece sempre exteriorizada e irredutível, com ou sem sangramento. Pode evoluir para isquemia, trombose ou gangrena.

Fonte: Dennison, et al., 1989[20].

Entretanto, apesar de ser a classificação mais utilizada, apresenta falhas, já que não inclui outros sintomas como *soiling* e desconforto anal[1]. Além disso, não incorpora o componente cutâneo, que pode, muitas vezes, tornar-se sintomático. Essas falhas não invalidam o uso dessa classificação, mas sinalizam a sua necessidade de refinamento, para maior aplicabilidade. Baseando-se nisso, Lunniss e Mann[12] propuseram, recentemente, nova classificação para a doença hemorroidária interna, tornando-a mais abrangente (Tabela 53.2).

TABELA 53.2 – Classificação da doença hemorroidária interna[12]

Estádio	Morfologia	Principal apresentação	Fatores adicionais	Tamanho à proctoscopia	Idade inicial	Tratamento
Sem prolapso 0	Coxins anais	Sangramento raro / sem prolapso	Nenhum	Sem aumento	Ao nascimento	Dieta / medicação escleroterapia
1	Mamilos menores	Sangramento intermitente / sem prolapso	Nenhum	Aumento menor	Adolescência	Escleroterapia / ligadura elástica ou grampeador

Continua

TABELA 53.2 – Classificação da doença hemorroidária interna[12] (Continuação)						
Estádio	Morfologia	Principal apresentação	Fatores adicionais	Tamanho à proctoscopia	Idade inicial	Tratamento
Com prolapso 2	Mamilos intermediários	Sangramento frequente / prolapso – retorno espontâneo	Prurido / plicoma raramente	Aumento moderado de mamilos individuais / prolapso ao esforço	Adultos (> 30)	Ligadura elástica / grampeador. Se não responde: operação
3	Mamilos grandes	Sangramento frequente / profuso prolapso – retorno manual	Prurido / desconforto plicoma comum	Aumento maior e circunferencial / prolapso comum – retorno manual	Adultos (> 40)	Operação: técnica usual
4	Mamilos muito grandes	Sangramento frequente/ profuso prolapso – irredutível	Prurido / dor / soiling Muitos plicomas trombose ocasional	Aumento maior / mamilos secundários / plicomas	Adultos e idosos	Operação: técnica modificada às vezes

Fonte: Lunniss e Man. 2004[12].

A Figura 53.4 ilustra a doença hemorroidária interna de quarto grau.

- Hemorroida externa simples: abaulamento vinhoso, amolecido e indolor, secundário à dilatação das veias subcutâneas localizadas na margem anal.
- Hemorroida externa edematosa: por congestão e edema das veias da margem anal (Figura 53.5).
- Trombose hemorroidária externa (Figura 53.6).

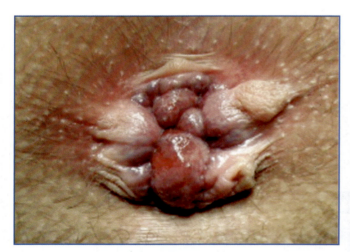

Figura 53.4 – Doença hemorroidária interna de quarto grau.

Já a doença hemorroidária externa pode ser classificada de diversas formas. De acordo com Gabriel[21], por exemplo, a hemorroida externa pode ser classificada em aguda e crônica. Nesse caso, a aguda seria o trombo hemorroidário, enquanto a crônica seria representada pelos plicomas. Por outro lado, para Buie[22], as hemorroidas externas são classificadas em três variedades:

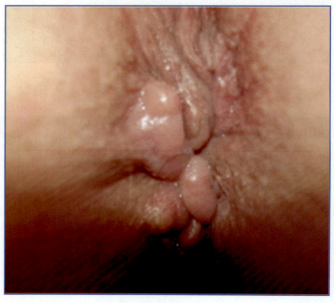

Figura 53.5 – Hemorróida externa edematosa.

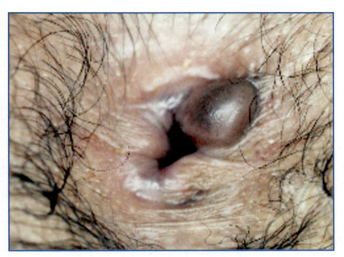

Figura 53.6 – Trombose hemorroidária externa.

REFERÊNCIAS BIBLIOGRÁFICAS

1. Nivatvongs S. Hemorrhoids. In: Gordon PH, Nivatvongs S, editores. Principles and Practice of Surgery for the Colon, Rectum, and Anus. 3.ed. New York: Informa Healthcare; 2007. p.143-66.
2. Cintron JR, Abcarian H. Benign anorectal: hemorrhoids. In: Wolff BG, Fleshman JW, Beck DE, Pemberton JH, Wexner SD (eds.). The ASCRS textbool of colon and rectam surgery. New York: Springer; 2007. p.156-78.
3. Thaha Mohamed A, Campbell Ken L, Steele Robert JC. Non--operative treatment for haemorrhoidal disease (Protocol for a Cochrane Review). In: The Cochrane Library, Issue 10, 2010.
4. Johanson JF, Sonnenberg A. The prevalence of hemorrhoids and chronic constipation: an epidemiologic study. Gastroentelology 1990; 98: 380-6.
5. Corman ML (ed.). Colon and rectal surgery. Philadelphia: Lippincott Williams &Wilkins; 2005. p.177-80.
6. Thomson WHF. The nature of haemorrhoids. Br J Surg 1975; 62: 542-52.
7. Santos HÁ. Doença hemorroidária. In: Cruz GMG (ed.). Coloproctologia – propedêutica nosológica. Rio de janeiro: Revinter; 2000. p.1139-56.
8. Haas PA, Fox TA Jr, Haas GP. The pathogenesis of hemorrhoids. Dis Colon Rectum 1984; 27: 442-50.
9. Burkitt DP, Graham-Stewart CW. Haemorrhoids: postulated pathogenesis and proposed prevention. Postgrad Med J 1975; 51: 631.
10. Wang TF, Lee FY, Tsai YT, et al. Relationship of portal pressure, anorectal varices and hemorrhoids in cirrhotic patients. J Hepatol 1992; 15: 170-3.
11. Loder PB, Kamm MA, Nicholls RJ, Phillips RKS. Hemorrhoids: pathology, pathophysiology and etiology. Br J Surg 1994; 81: 946-54.
12. Lunniss PJ, Man CV. Classification of internal haemorrhoids: a discussion paper. Colorectal Dis 2004; 6: 226-32.
13. Kluiber RM, Wolff BG. Evaluation of anemia caused by hemorrhoidal bleeding. Dis Colon Rectum 1994; 37: 1006-7.
14. MacKay D. Hemorrhoids and varicose veins: a review of treatment options. Altern Med Rev 2001; 6: 126-40.
15. Williams NS. Doença hemorroidária. In: Keighley MRB, Williams NS (eds.). Cirurgia do ânus, reto e colon. Barueri: Manole; 1998. p.286-352.
16. Corman ML, Bonardi RA, Oliveira-Júnior O, Bonardi MA. Hemorroidas. In: Coelho JCU. Aparelho Digestivo – Clínica e Cirurgia. 2 ed. São Paulo: Atheneu; 2005. p. 84: 1070.
17. Sobrado CW. Doença Hemorroidária: Ligar, Grampear ou Cortar? Castro LP, Savassi-Rocha PR, Lacerda-Filho A, Conceição SA. Tópicos em Gastroenterologia 11 – Avanços em Coloproctologia. Belo Horizonte: Medsi; 2001. p.415-45.
18. Lacerda-Filho A, Conceição SA, Silva RG. Afecções anorretais. In: Castro LP, Coelho LGV. Gastroenterologia. v.2. Belo Horizonte: Medsi; 2004. p.1579-82.
19. Graham-Stewart CW. What causes hemorrhoids? A new theory of etiology. Dis Colon Rectum 1963; 6: 333-44.
20. Dennison AR, Whiston RJ, Rooney S, Morris DL. The management of hemorrhoids. Am J Gastroenterol 1989; 84: 475-81.
21. Gabriel WB. Principles and Practice of Rectal Surgery. 5.ed. London: HK Lewis; 1963. p.739.
22. Buie LA. Practical Proctology. Philadelphia and London: Saunders; 1937.

TRATAMENTO DA DOENÇA HEMORROIDÁRIA

Aspectos Gerais do Tratamento da Doença Hemorroidária

54.1

Geraldo Magela Gomes da Cruz

INTRODUÇÃO SOBRE CIRURGIA PARA DOENÇA HEMORROIDÁRIA

A doença hemorroidária (DH) interna é a causa real dos sintomas que mais levam o paciente ao médico: sangramento, descargas de muco com ardência e prurido, exteriorização à evacuações, dentre outros sintomas. As hemorroidas externas ou plicomas causam sintomas mais relacionados à presença de uma massa no ânus, dificuldade para higiene, dentre outros sintomas.

A DH é uma alteração anatômica e fisiopatológica, determinada pela perda de elasticidade e pelo aumento de volume das estruturas dos coxins hemorroidários, fato que ocasiona sua turgescência, sua dilatação vascular e seu deslizamento. Assim, o tratamento da DH inclui diminuir a exuberância destes tecidos e fixação dos tecidos adjacentes. Há, basicamente, três formas não clínicas para se abordar a DH:

- tratamento intervencionista não cirúrgico;
- hemorroidopexia (*procedure for prolapsed haemorrhoids* – PPH);
- hemorroidectomia.

TRATAMENTO INTERVENCIONISTA NÃO CIRÚRGICO

Alguns tratamentos ditos "intervencionistas não cirúrgicos" não incluem a fixação dos tecidos adjacentes, a ressecção dos tecidos exuberantes ou a remoção de tecidos externos (plicomas ou hemorroidas externas), mas a destruição dos plexos internos, que pode ser de várias naturezas[1-10]:

- por meios químicos (escleroterapia)[1,2,11,12];
- por meios mecânicos (ligadura elástica)[3,4,8,9];
- macroligadura elástica[8,9];
- por meios elétricos (fotocoagulação – IRC)[2,4,5,10];
- por meios térmicos (crioterapia)[13];
- desarterialização *doppler*-guiada[6,7].

Em um questionário respondido pelos coloproctologistas brasileiros sobre DH[11] foi a seguinte a resposta à pergunta sobre "qual método de tratamento intervencionista não cirúrgico preferido pelo colega": ligadura elástica (94%), escleroterapia (5,2%) e a fotocoagulação (2,6%), crioterapia (0%).

Escleroterapia[1,2,11,12]

A escleroterapia produz destruição dos plexos internos por meio de injeção de agentes químicos (por exemplo, *ethamolin*, ácido fênico a 12%) na submucosa, logo acima da linha pectínea. Tem as mesmas indicações da ligadura elástica, que veio substituir as injeções esclerosantes com melhores resultados e com menores efeitos adversos, motivos de seu desuso.

Ligadura elástica[3,4,8,9]

A ligadura elástica (LE), tratamento introduzido por Barron[3] em 1963 estrangula os plexos hemorroidários, que, por falta de irrigação, terminam por serem "amputados" por necrose tissular; não tendo ação sobre o componente externo. Os tratamentos não agressivos têm sido usados com maior frequência, especialmente para os pacientes com hemorroidas internas, com grau de sintomas considerados leves ou moderados.

O objetivo da ligadura elástica é promover a fibrose da submucosa com a consequente fixação do epitélio anal ao esfíncter anal subjacente, impedindo, desta forma o deslocamento para baixo da almofada vascular.

Macroligadura elástica[8,9]

Tendo por objetivo o mesmo princípio de se promover a fixação alta do canal anal, uma nova técnica de ligadura elástica foi desenvolvida, diferenciando-se do método convencional em dois aspectos básicos:

- Promover uma melhor fibrose e fixação do estroma elástico e do tecido colágeno por intermédio de uma ligadura elástica com apreensão de maior volume de tecido (mucosa e submucosa).
- Promover esta fixação na origem do canal anal, ou seja, na origem do deslocamento descendente da almofada vascular.

Fotocoagulação[2,4,5,10]

A fotocoagulação infravermelha destina-se à coagulação de vasos sanguíneos, evitando a aderência dos tecidos ao cautério, algo normalmente obtido com a diatermia. Esse método foi adaptado ao tratamento eletivo da DH por Neiger[2] em 1979. O tratamento fundamenta-se no emprego de pulsos de 1,5 segundos de irradiação infravermelha para aumentar a temperatura tecidual a até 100°C e produzir uma área de coagulação proteica de três milímetros de diâmetro por três milímetros de profundidade. O tecido queimado reage da mesma forma que o tecido criodestruído e que o tecido estrangulado por um anel de ligadura[2]. A resposta tecidual ocorre no plano existente entre o tecido necrótico e o preservado. Após 10 a 14 dias o tecido necrótico separa-se deixando uma úlcera recoberta por tecido de granulação. O índice de reepitelização varia de acordo com o tamanho da úlcera, mas em geral se completa ao cabo de quatro semanas.

HEMORROIDOPEXIA – PPH (*PROCEDURE FOR PROLAPSED HAEMORRHOIDS*)[14,15]

O PPH remove uma faixa anular e circular de mucosa e submucosa situada acima da linha pectínea, suspendendo e fixando os vasos hemorroidários, que sofreriam, adicionalmente, interrupção do fluxo sanguíneo, persistindo os mamilos externos. No final dos anos 1990, Longo[6], descreveu um novo método de tratamento cirúrgico da DH sem a ressecção dos mamilos hemorroidários por meio da anopexia mecânica com grampeador circular adaptado para este procedimento. O PPH remove uma faixa anular e circular de mucosa e submucosa situada acima da linha pectínea, suspendendo e fixando os vasos hemorroidários, que sofreriam, adicionalmente, interrupção do fluxo sanguíneo, persistindo os mamilos externos. A partir do próprio conceito, a técnica não é uma hemorroidectomia, mas uma hemorroidopexia. Mas, a partir dos estudos e dos resultados de Longo, outros cirurgiões começaram a estudar esta nova cirurgia, seus resultados e complicações. Várias séries foram apresentadas ao redor do mundo, e hoje já foram feitos mais de cinco milhões de casos.

HEMORROIDECTOMIA[13-16]

Significa remoção dos mamilos hemorroidários internos e externos, com posterior fixação dos tecidos adjacentes, debelando os sintomas apresentados pelo paciente portador de DH. A diferença, portanto, entre "hemorroidectomia" e "tratamento invasivo não cirúrgico da DH", repousa no fato de que, na primeira, os mamilos hemorroidários internos e externos são ressecados, removidos, extirpados, com posterior fixação dos tecidos adjacentes; no segundo os mamilos hemorroidários não são ressecados. Este capítulo visa a explicar cada técnica hemorroidária com seus resultados e suas complicações, e a experiência do autor. Para melhor compreensão o capítulo é dividido nas seguintes partes:

- técnicas de hemorroidectomia de acordo com o leito de ressecção dos mamilos hemorroidários;
- técnicas de hemorroidectomia de acordo com instrumentos usados para ressecção dos mamilos;
- complicações específicas da hemorroidectomia;
- resultados e complicações com as várias técnicas cirúrgicas, de acordo com o leito de ressecção dos mamilos hemorroidários;
- resultados e complicações com os vários instrumentos de corte utilizados;
- experiência do autor – resultados e complicações de 2.840 hemorroidectomias.

Técnicas de hemorroidectomia de acordo com o leito de ressecção dos mamilos hemorroidários

A hemorroidectomia é a cirurgia para erradicação da DH, que consiste na ressecção dos mamilos externos (cutâneos) e dos mamilos internos (mucosos) através de secção da pele em volta do mamilo, ligadura e excisão dos mamilos hemorroidários externos e internos, que pode ser usado, em tese, para quaisquer DH, independente de sua forma e seu grau de evolução. Isto pode ser feito deixando-se as bordas cutaneomucosas sem sutura, com cicatrização do leito cruento por segunda intenção (hemorroidectomia aberta); suturando-se as bordas cutaneomucocas (hemorroidectomia fechada) ou suturando parte dos leitos cruentos (hemorroidectomia semifechada).

Técnica de hemorroidectomia aberta (Milligan-Morgan)

A hemorroidectomia pela técnica aberta de Milligan-Morgan tornou-se um clássico na literatura coloproctológica[17]. E, da mesma forma, tornou-se uma técnica clássica, extremamente espalhada pelo mundo todo, sendo, sem sombras de dúvidas, a técnica mais usada pelos especialistas pelo mundo a fora[11,18-26]. Basicamente ela se baseia na excisão do tecido hemorroidário, a partir da pele em direção à mucosa, com ligadura do seu pedículo vascular, mantendo-se o leito cruento da dissecção aberto para cicatrização por segunda intenção, repetindo-se o mesmo ato tantas vezes quantos forem os mamilos hemorroidários a serem ressecados. As modificações de cunho pessoais, introduzidas pelos especialistas, contam-se às centenas, sendo comum o residente modificar a técnica que ainda mal acabou de aprender com seu preceptor. E as mudanças vão desde o posicionamento do paciente na mesa cirúrgica, à anestesia usada, ao preparo intestinal ou não, ao fio usado para ligadura de pedículos e vasos, ao instrumento de corte (bisturi, tesoura, cautério, *laser* etc.), ao sentido da ressecção (da pele para a mucosa ou da mucosa para a pele). (Figura 54.1.1)

Técnicas de hemorroidectomia fechada (Ferguson)

A hemorroidectomia pela técnica fechada, 22 anos depois de a técnica aberta de Milligan-Morgan ter entrado em cena, tornou-se um clássico na literatura coloproctológica[22]. E, da mesma forma que a técnica aberta, tornou-se uma técnica clássica, usada por inúmeros especialistas mundo afora[11,18-20,22-32]. Basicamente ela se baseia na excisão do tecido hemorroidário, a partir da pele em direção à mucosa, com ligadura do pedículo vascular, nos moldes da técnica de Milligan-Morgan[17], mas os leitos das ressecções dos mamilos, em vez de serem mantidos abertos, são suturados, com aproximação das bordas cutaneomucosas, com fio mono filamentar, através de sutura contínua. Da mesma forma, modificações de cunho pessoais tem sido introduzidas pelos especialistas que lidam com esta doença. A dissecação pode ser realizada com tesoura ou com bisturi elétrico. Após a retirada do mamilo, sua base é ligada com fio absorvível monofilamentar 4-0 (quando é volumoso) ou simplesmente é seccionado com o bisturi elétrico, o que ocorre na maioria das vezes. Deve-se tomar cuidado para não ressecar a mucosa em grande extensão lateral para evitar o desenvolvimento de estenose. O fechamento das feridas é executado com o mesmo fio monofilamentar, por meio de sutura contínua que engloba as duas bordas da mucosa e o leito da ferida, para evitar o desenvolvimento de abscesso local e fístula (Figura 54.1.2).

Técnica de hemorroidectomia mista (leitos abertos e leitos fechados)

Como foi visto, na técnica de hemorroidectomia aberta (Milligan-Morgan)[17], faz-se a excisão do tecido hemorroidário, a partir da pele em direção à mucosa, com ligadura do seu pedículo vascular, mantendo-se o leito cruento da dissecção aberto para cicatrização por segunda intenção, repetindo-se o mesmo ato tantas vezes quantos forem os mamilos hemorroidários a serem ressecados. Todavia há autores que preferem operar, removendo alguns mamilos e deixando seus leitos abertos e deixando outros fechados, à Ferguson[22]. Se, de um lado, alguns praticam essa modalidade de hemorroidectomia como rotina, a maioria pratica na dependência de haver excesso ou falta de pele entre os leitos de ressecção. Assim, havendo excesso de pele o leito é suturado, como se fosse a técnica de Ferguson; havendo falta de pele o leito é deixado aberto para cicatrização por segunda intenção.

Técnicas semifechadas e variações de técnicas abertas e fechadas[33-40]

As técnicas semifechadas são derivadas das ideias originais de Milligan-Morgan[17] e Ferguson[27], sendo as técnicas mais difundidas entre os especialistas as de Sokol[33,36], René Obando (Reis Neto-Obando)[34,36,37,39], Ruiz-Moreno[36,40] e submucosa de Parks[35,38].

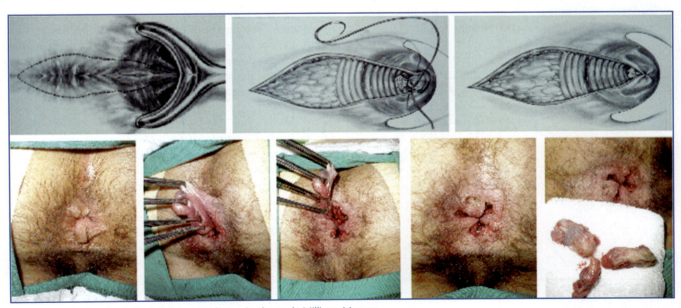

Figura 54.1.1 – Resultado final da hemorroidectomia aberta de Milligan-Morgan.
Arquivo: Geraldo Magela.

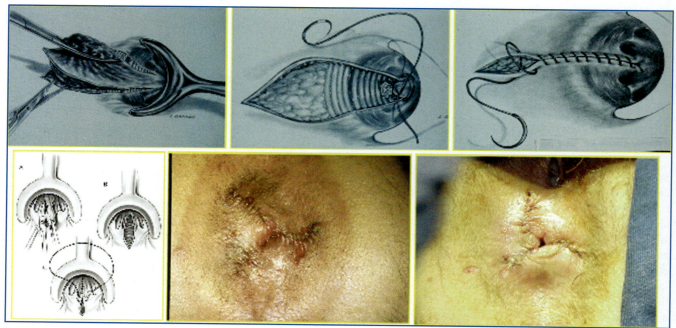

Figura 54.1.2 – Resultado final da hemorroidectomia de Ferguson.
Arquivo: Fábio Campos.

Cirurgia de Sokol[33,36]

Na década de 1970, Sokol desenvolveu uma técnica variante da técnica fechada de Ferguson[27], popularizada em nosso meio por Borba[33]. Consiste em se fazer uma sutura com fio de ácido poliglicólico 000 na base do mamilo hemorroidário, que é deixado reparado para uso posterior; incisa-se um retalho mucocutâneo em forma de triângulo, sendo o mamilo dissecado até próximo ao fio previamente suturado; a pele residual é suturada sobre a ferida na base do triangulo com o fio inicial; e as bordas da pele e mucosa são suturadas com sutura contínua com fio de ácido poliglicólico 000 (Figura 54.1.3).

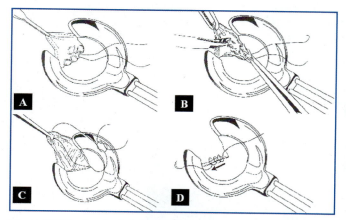

Figura 54.1.3 – Resultado da hemorroidectomia semifechada de Sokol.
Arquivo: Sérgio Nahas.

Técnica semifechada de Ruiz-Moreno[36,40]

Após a ressecção dos três mamilos hemorroidários procede-se à fixação da mucosa e da pele na área cruenta por meio de sutura contínua com fio de ácido poliglicólico ou categute cromado, aproximando-a da linha mediana diminuindo sua área, diminuindo, assim, a superfície cruenta e ensejando uma ferida limpa com as bordas aproximadas, o que facilita a cicatrização. O objetivo é reduzir a área cruenta, encurtando o tempo de cicatrização e dificultando a formação de plicomas no pós-operatório. È, assim, semelhante à hemorroidectomia submucosa de Parks, diferindo apenas em um ponto básico, que é a marsupialização da parte externa das feridas, tratando-se, portanto, de uma técnica semifechada. Os resultados dessa operação são semelhantes aos descritos para a hemorroidectomia fechada[11,18-20,22-24,27-33].

Técnica de Obando (Reis Neto-Obando)[34,36,37,39]

A cirurgia inicia-se pelo reparo da linha pectínea, com o qual o mamilo hemorroidário interno é tracionado, sendo totalmente exposto; e pelo reparo da mucosa retal, limite superior do mamilo interno; aplicam-se três a quatro pontos separados transfixantes de categute cromado atraumático ou ácido poliglicólico 00 ou 000, no sentido radial, apanhando a mucosa e a submucosa, abrangendo toda a extensão craniocaudal do mamilo hemorroidário a ser ressecado; secciona-se a mucosa e a submucosa entre as ligaduras; remove-se a parte externa da DH da pele até a linha pectínea por incisão triangular ou em raquete com base externa. É utilizada no tratamento da

DH interna volumosa e extensa proximalmente, cuja dissecção completa do mamilo implicará em ressecção muito alta da mucosa retal com todos os seus inconvenientes.

Técnica submucosa de Parks[35,38]

Técnica descrita por Alan Parks[38], que consiste em uma hemorroidectomia com preservação da mucosa do canal anal, diminuindo as dimensões da ferida operatória, levando a um menor tempo de cicatrização, além de índices de estenose menores que os verificados nas técnicas convencionais. Tecnicamente, a cirurgia começa pela aplicação do afastador de Parks e injeção de solução de adrenalina na diluição de 1:250.000, a fim de diminuir o sangramento; segue-se uma incisão em "Y" na junção mucocutânea, entre a mucosa superior do canal anal e a junção anorretal, em forma de raquete invertida; separa-se o pedículo vascular da mucosa e do plano esfincteriano, ligando-o, em seguida; sutura-se a mucosa com pontos contínuos com fio absorvível, interrompendo-se a sutura de forma a deixar uma pequena área aberta na região perianal para drenagem.

Técnica semifechada subdérmica com ligadura escalonada (modificação de Obando[34,36,37,39]) de Ferraz e Pupo Neto[34]

O conceito fundamental da cirurgia é combinar o tratamento dos mamilos internos pela técnica de Obando[37] – ligadura escalonada, à síntese da ferida externa, realizada por meio de uma modificação técnica denominada então fechamento subdérmico. O ponto mais proeminente do mamilo externo ou plicoma é reparado com pinça e tracionado, auxiliando assim a realização da sutura escalonada do mamilo interno. São aplicados três a quatro pontos no mamilo interno, no eixo longitudinal do canal anal iniciando no segmento mais distal. Entre ligaduras, na mucosa que aparentar retenção sanguínea se realiza uma diminuta incisão transversal com tesoura Metzenbaun, promovendo assim sua drenagem. A remoção do mamilo externo é feito com uma incisão elíptica com bisturi frio, interessando o anoderma imediatamente abaixo da linha pectínea. Completa-se a ressecção do mamilo externo com bisturi eletrônico, respeitando o plano esfincteriano e evitando esqueletizar suas fibras. A ferida é aproximada por meio de chuleio helicoidal que interessa o plano dermo-subdérmico, com poliglecaprone 4/0, evitando transfixar o esfíncter. O chuleio é iniciado no ângulo proximal e, ao alcançar o ângulo distal da ferida, deve se exteriorizar o fio que sair distante do angulo por cerca de três centímetros. Finaliza-se por um nó com folga de fio. Essa aproximação da ferida pretende, diferentemente do conceito da técnica de Ferguson, não ser hermética. Por volta do quinto ao sétimo dia de pós-operatório, a parte exteriorizada do fio é removida com secção sob suave tração (Figura 54.1.4).

Técnica amputativa de Whitehead[41-46]

Whitehead[44] descreveu sua técnica de hemorroidectomia em 1882, apresentando sua casuística de 300 pacientes opera-

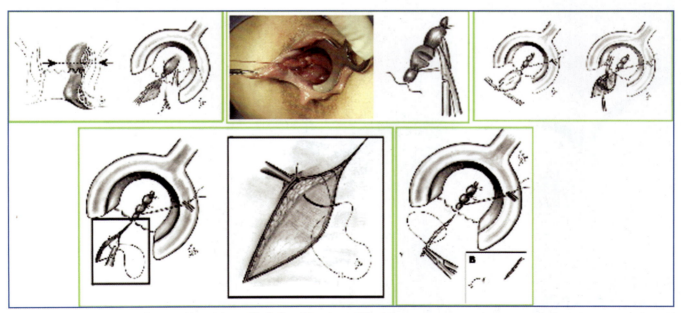

Figura 54.1.4 – Resultado da hemorroidectomia semifechada – Obando modificada.
Arquivo: Pupo Neto.

dos em 1887, pela sua técnica, mostrando bons resultados[45]. A operação tem início pela eversão da pele perianal com pinças de Allis para expor a porção terminal do canal anal. Começa-se a dissecção logo acima da linha pectínea, circunferencialmente, delimitando-se a porção de pele as ser utilizada posteriormente como retalho; leva-se a dissecção profundamente, até a visualização do esfíncter externo e o bordo inferior do esfíncter interno do ânus; retiram-se as pinças de Allis, que são recolocadas no bordo distal da dissecação efetuada para facilitar a eversão do excesso de pele; cuidado para não se desvascularizar o retalho cutâneo a ser usado posteriormente; dissecam-se os mamilos hemorroidários internos, que se faz até o bordo superior dos mamilos hemorroidários internos; com pinças de Allis o manguito mucoso dissecado é tracionado e dividido em quatro quadrantes, com uma incisão longitudinal, até o ponto onde terminou a dissecação da mucosa; o excesso de pele perianal é delicadamente levado para dentro do canal anal, sem tensão, fazendo-se a sutura cutaneomucosa, de modo a recobrir o canal anal; a fixação é feita com ácido poliglicólico, que deve ser ancorado ao músculo esfíncter interno do ânus, e assim, sucessivamente, nos quatro pontos da dissecação mais profunda, sendo que cada um dos quatro pontos deve ficar em alturas ligeiramente diferentes, evitando-se a linha continuam, que pode causar estenose anal; o manguito mucoso, dividido longitudinalmente, é seccionado entre cada um dos pontos cardinais anteriormente estabelecidos. Procede-se à sutura cutaneomucosa com pontos separados de ácido poliglicólico repetindo-se a sutura cutaneomucosa dos demais quadrantes; se há pele perianal e excesso, deve ser ressecado de modo radial, formando-se uma área de drenagem (Figura 54.1.5).

Hemorroidectomia híbrida (ligadura elástica de mamilos internos associada à ressecção cirúrgica dos mamilos externos[16,47]

Santos[16,47] vem utilizando a LE como tratamento de escolha para as hemorroidas internas desde 1980, com uma casuística atualizada de 3 mil pacientes, em um total de cerca de 10 mil ligaduras. A elevada incidência de DH externa ou plicomas em seus pacientes, exigindo ressecções das partes externas em um segundo tempo, aliada aos conceitos da constituição anatômica do assoalho do canal anal levaram-no, desde 1986, a indicar o que ele denominou "hemorroidectomia híbrida"[47]. Consiste esta técnica em se proceder à LE convencional para erradicação da DH interna e a hemorroidectomia externa ou plicomectomia para erradicação do componente externo da DH. A ressecção dos plicomas pode ser concomitante ou posterior à LE da DH interna. Santos baseou-se ainda em trabalhos de Barron[3] sobre ligadura elástica e de Parks[38], sobre hemorroidectomia submucosa, em que os tecidos eram ressecados cirurgicamente por dissecação submucosa, como alternativa de se preservar, ainda que parcialmente, a integridade do assoalho do canal anal. Santos reportou sua técnica e seus bons resultados em dois trabalhos publicados na *Revista Brasileira de Coloproctologia*[16,47] (Figura 54.1.6).

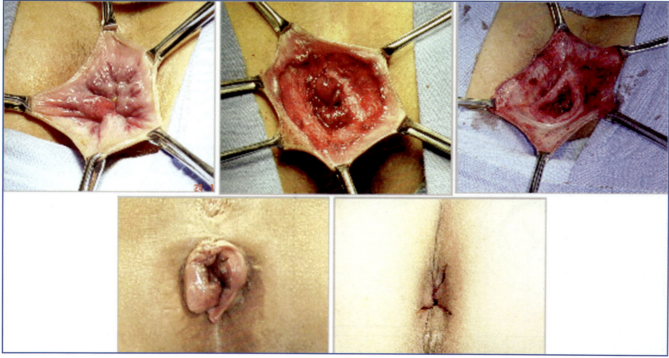

Figura 54.1.5 – Resultado da hemorroidectomia de Whitehead.
Arquivo: Renato Bonardi.

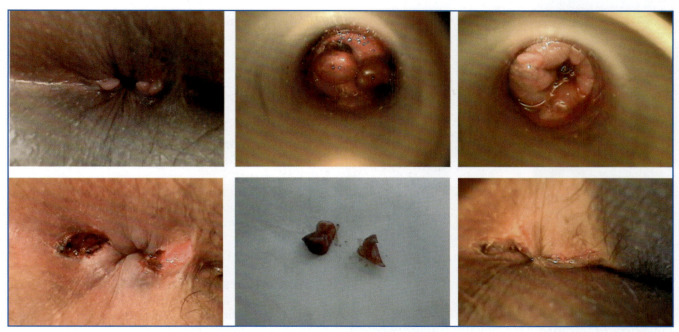

Figura 54.1.6 – Resultado da hemorroidectomia híbrida (ligadura elástica & plicomectomia).
Arquivo: Haroldo Santos.

Questionário respondido pelos coloproctologistas brasileiros sobre DH17

Técnica de Milligan-Morgan (65,79%), fechada de Ferguson (21,05%), PPH (2,63%), técnica de Obando (2,63%), associação de ligadura elástica com plicomectomia (1,31%), amputativa ou circular de Whitehead (0%), semifechada de Sokol (0%), semifechada de Ruiz-Moreno (0%), submucosa de Parks (0%).

Técnicas de hemorroidectomia de acordo com instrumentos usados para ressecção dos mamilos

Quaisquer das técnicas cirúrgicas descritas de hemorroidectomia podem ser executadas com instrumentos os mais variados e disponíveis em nosso arsenal terapêutico: bisturi de lâmina fria e tesoura[11-13,17-32,48-50], diatermia[51-55], bisturi harmônico[56-60], bisturi a *laser*[61-69], dentre outros. As maiores facilidades e dificuldades de execução, os maiores índices de dor e/ou complicações pós-operatórias, são alvos de discussão por parte de muitos especialistas que testam e praticam estes vários recursos[11-70].

Hemorroidectomia com bisturi de lâmina fria ou tesoura[11-13,17-32,48-50]

Historicamente a abordagem da DH, independente da técnica usada (Milligan-Morgan[17] ou Ferguson[27]), como tais técnicas foram desenvolvidas antes de outros recursos de corte, os instrumentos usados eram o bisturi e a tesoura para corte e ligaduras com fios para sangramento. Recursos outros advieram posteriormente. Todavia, muitos – talvez mesmo a maioria dos especialistas (entre os quais o autor do livro e sua equipe) – continuam usando tais recursos de corte, pois, após tentarem outros dos recursos enumerados, não tenham encontrado vantagens que justificassem a mudança. Os especialistas que mudaram de instrumentos de corte, certamente o fizeram em decorrência de terem tido melhores resultados com os mesmos (hemorragia, dor, estenose, dentre outros fatores). Na verdade, o melhor recurso de corte e coagulação é o que enseja melhores resultados nas mãos de um especialista, mesmo sendo uma catástrofe nas mãos de outros. Nada como uma boa experiência vivida com uma técnica para dificultar sua mudança.

Hemorroidectomia com diatermia[51-55]

A diatermia é uma forma de cirurgia em que o calor produzido pela resistência à passagem de corrente elétrica ou de radiação eletromagnética de alta frequência ou de ondas ultrassônicas pelos tecidos corporais. A forma de produção de diatermia do capítulo referido é a corrente elétrica, usando-se aparelho produzido pela Valley-Lab, Boulder, CO. A proposta da diatermia é a de produzir dor de menor intensidade no pós-operatório, baseado no fato de que o corte pela diatermia (ao contrário do corte pelo bisturi de lâmina fria) assemelha-se à queimadura de terceiro grau. Outro fator para o que contribui, ainda, a diatermia, é o fato de não há ligadura de pedículos vasculares com apreensão de feixes nervosos no aglomerado de massa tissular ligada. Os usuários do método afirmam que a hemorroidectomia com diatermia é mais segura, causa menos dor e menos complicações pós-operatórias que a hemorroidectomia com bisturi frio (Figura 54.1.7).

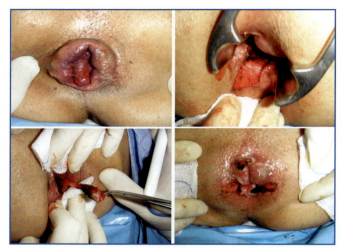

Figura 54.1.7 – Resultado da hemorroidectomia de Whitehead.
Arquivo: Renato Bonardi.

Hemorroidectomia com bisturi harmônico[56-60]

O bisturi harmônico ou ultrassônico está disponível desde 1992, sendo utilizado em cirurgias de várias especialidades. Transforma energia elétrica em ondas ultrassônicas de alta frequência, causam um gel insolúvel de material necrótico que sela os vasos e disseca os tecidos. Sua ação ocorre através de energia mecânica (vibração da ponta do bisturi) e térmica, sendo esta última bem menor que a do eletrocautério. A coagulação e o corte dos tecidos ocorrem sem que haja passagem de corrente elétrica através do paciente. O corte ocorre na frequência de cinco e a coagulação, na frequência de 2 ou 3. Quaisquer das técnicas de hemorroidectomia podem ser executadas com o bisturi harmônico, embora sejam preferíveis as técnicas abertas[59] (Figura 54.1.8).

Hemorroidectomia utilizando laser[61-69] de CO_2[61,65-67], laser de argônio[63,64,67] e Nd:YAG-laser[62,68,69]

O *laser* pode ser usado em qualquer técnica de hemorroidectomia. Os três tipos de laser disponíveis, atualmente, são o laser-CO_2[61,65-67], o *laser* de argônio[63,64,67] e o Nd:YAG-*laser*[62,68,69] (Figura 54.1.9).

Complicações da hemorroidectomia

Deixando-se de lado as complicações clínicas decorrentes do próprio paciente e não diretamente à técnica cirúrgica da hemorroidectomia (por exemplo, cardiopatias, diabete, obesidade, pneumopatias, imunodepressão); e deixando-se de lado complicações inerentes à anestesia (por exemplo, cefaleia após bloqueios intrarraqueanos, vômitos, retenção urinária, hipotensão, choque cardiogênico, crise hipertensiva); e, finalmente, deixando-se de lado pequenas complicações resolvidas pelo próprio serviço de enfermagem (por exemplo, dor intensa, diarreia, pequenos sangramentos, retenção

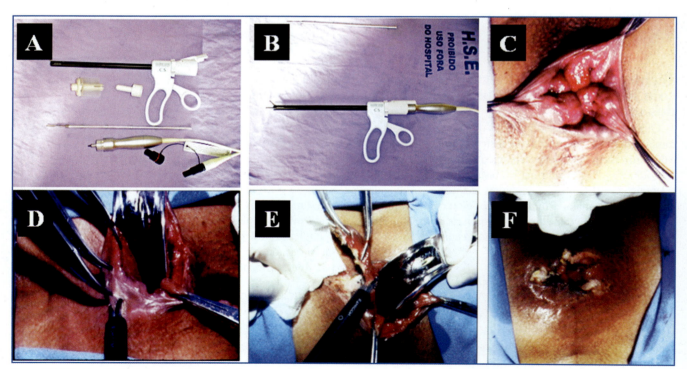

Figura 54.1.8 – Resultado da hemorroidectomia aberta com bisturi harmônico.
Arquivo: Iara Vasconcelos.

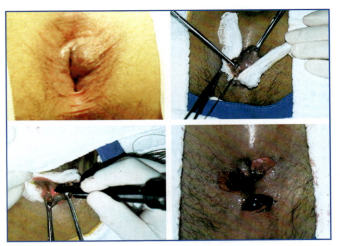

Figura 54.1.9 – Resultado da hemorroidectomia aberta com laser.
Arquivo: Grupo de Coloproctologia de Belo Horizonte.

urinária, cefaleia, vômitos); ficam as complicações cirúrgicas, que devem ser abordadas cirurgicamente. Destacam-se, dentre elas, as complicações agudas e aquelas que ocorrem a curto ou longo prazo, a saber:
- Complicações agudas:
  – hemorragia;
- Complicações em curto ou longo prazo:
  – hemorragia;
  – estenose;
  – fissura anal;
  – incontinência fecal;
  – hemorroida residual;
  – plicomas;
  – fecaloma;
  – abscesso perianal;
  – sepse;
  – síndrome de fournier (fasciite necrotizante);
  – prolapso e procidência;
  – trombose e necrose de pontes de pele.

Hemorragia

A hemorragia anal de grande porte, resistente às manobras clínicas eventuais (por exemplo, bolsa de gelo) e que comprometem o estado geral do paciente requer abordagem cirúrgica. Essas hemorragias podem ocorrer imediatamente após o ato cirúrgico, mas podem sobrevir dez, quinze ou até trinta dias após a cirurgia. As causas podem ser cirúrgicas (por exemplo, ligaduras vasculares insuficientes, coagulação de vasos que melhor seria terem sido ligados, pedículos não transfixados), mas podem decorrer de ocorrências eventuais, como grande esforço defecatório ou evacuação de fezes muito grossas e ressecadas, com arrancamento de ligaduras vasculares ou escaras ou aplicação intempestiva de clisteres ou supositórios evacuatórios. Sendo o sangramento de grande porte e não cedendo às medidas clínicas, a indicação cirúrgica se impõe, devendo o paciente ser levado ao bloco cirúrgico para exploração da cirurgia. Detectando-se o vaso que sangra, deve ele ser transfixado; não se detectando vaso que sangra, a conduta varia entre os especialistas, havendo os que nada fazem até os que procedem à ligaduras transfixantes dos vários pedículos dos vários mamilos ressecados. Recomendações especiais devem ser passadas ao paciente hemorroidectomizado para evitar esta desagradável ocorrência: dieta para manter o bom funcionamento intestinal, evitar permanecer tempo muito longo assentado em vaso sanitário, evitar a constipação intestinal, evitar aplicação de clisteres e supositórios bem como de papel higiênicos.

Estenose

As estenoses se apresentam de formas variadas: anulares e tubulares, que cedem ou resistem ao toque retal ou à aplicação de velas dilatadoras (por exemplo, velas de Hegar), associadas ou não à hipertonia anal, precoces (2 a 3 dias após a cirurgia) ou tardias (vários dias e mesmo semanas ou meses) (Figura 54.1.10). Existem vários fatores que atuam na etiologia das estenoses anais pós-hemorroidectomia. Quando, durante as hemorroidectomias, as ressecções são ampliadas exageradamente, as pontes cutâneas ficam estreitas e insuficientes para garantir cicatrização normal. A técnica de Whitehead em que o anoderma é ressecado em toda a circunferência anal, leva a retração cicatricial e alta incidência de estenose. Ocasionalmente, o trauma operatório leva a desvascularização e necrose das pontes cutâneas, o que agrava mais a situação. Algumas vezes, desenvolve-se no pós-operatório espasmo da musculatura esfincteriana. Pode ocorrer fibrose substituindo o espasmo, transformando a estenose funcional em orgânica, de forma permanente. Nestes casos, está indicado o toque retal pós-operatório periódico. Mas, mesmo em condições cirúrgicas ideais, a estenose pode decorrer de condições ligadas ao próprio paciente (por exemplo, distúrbio de metabolismo de colágeno). A estenose nada tem a ver com a musculatura anal, não tendo relação com eventuais hipertonias esfincterianas. O toque retal no pós-operatório de hemorroidectomia é um aspecto muito controverso: um grande número de especialistas dispensa o toque retal no pós-operatório; todavia, o principal motivo pelo qual alguns especialistas praticam o toque retal de rotina no pós-operatório de hemorroidectomia (entre os quais eu me coloco) é evitar uma estenose ou diagnosticá-la precocemente, usando o próprio toque retal como arma terapêutica. Consolidada a estenose anal, sua resolução passa a ser cirúrgica, dispondo o especialista de vários recursos técnicos para contornar o problema:
- anotomia simples e excisão de área de fibrose e/ou fissurectomia sem esfincterotomia;
- anotomia dupla e excisão de área de fibrose e/ou fissurectomia sem esfincterotomia;
- anotomia simples e excisão de área de fibrose e/ou fissurectomia com esfincterotomia anal interna e da porção subcutânea do esfíncter externo;

- anotomia dupla e excisão de área de fibrose com esfincterotomia anal interna (e da porção subcutânea do esfíncter externo);
- anoplastia com retalho cutâneo em "V";
- anoplastia com retalho cutâneo retangular;
- anoplastia com retalho mucoso ou abaixamento mucoso;
- anoplastia com duplo retalho ou retalho misto ou retalhos cutâneo e mucoso.

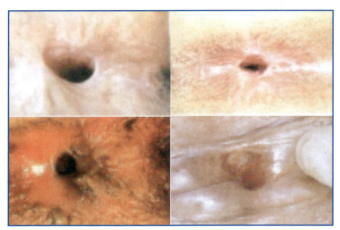

Figura 54.1.10 – Resultado da hemorroidectomia aberta com bisturi harmônico.
Arquivo: Iara Vasconcelos.

Fissura anal

A fissura anal iatrogênica oriunda de uma hemorroidectomia pode ter três causas fundamentais: desenvolvimento de constipação intestinal pelo paciente, fixação da mucosa anal e formação de tecido de granulação que não cicatriza e estenose anal.

Constipação intestinal e fezes ressecadas

O médico deve estar atento para o medo do paciente de defecar (o que o leva a reter fezes que ressecam), à constipação intestinal que ele já tinha mesmo antes da cirurgia e que se agrava com ela e até ao uso de medicamentos que levam ao ressecamento das fezes, como os antiácidos à base de hidróxido de alumínio, os bloqueadores de receptores H_2, os antidepressivos, os ansiolíticos, os antibióticos e tantos outros.

Fixação de mucosa e formação de tecido de granulação

É notório que cirurgias orificiais, principalmente aquelas que se caracterizam por grandes desnudamentos da mucosa do canal anal, como as hemorroidectomias, podem resultar na formação de uma mucosa de revestimento do canal anal muito fixa aos planos profundos e mesmo na formação de tecido de granulação, dificultando um bom deslizamento da mucosa pela passagem do bolo fecal. Isso pode levar ao traumatismo do revestimento anal, gerando a fissura anal.

Estenose anal

Da mesma forma podem cirurgia anais, como a hemorroidectomia, redundar na formação de estenose anal, quer por falha técnica (por exemplo, remoção de quantidade demasiada de pele e mucosa, eliminação de pontes de pele, uso de fios inadequados), quer por desvios constitucionais do próprio paciente. A estenose anal é rígida, não elástica, inextensível, tornando o ânus com o calibre diminuído e estático. Disto resulta traumatismo anal diante do atrito das fezes com o epitélio de revestimento do ânus, formando-se a fissura anal.

A abordagem clínica é fundamental para se compreender bem a fissura anal. A cronologia do aparecimento dos vários sintomas contribuem sobremaneira para esclarecimento etiopatogênico da fissura, permitindo ao médico abordar de forma mais científica os sintomas decorrentes dessa desagradável doença de origem traumática. Assim, é muito importante pesquisar ocorrências que antecederam os sintomas da fissura anal, no caso, pós-operatório de hemorroidectomia. Entre os sintomas desenvolvidos pelo paciente sobressaem a dificuldade e a dor anal às evacuações (que se prolongam por algum tempo depois de completada a exoneração intestinal), a presença de sangue vermelho vivo nas fezes, o afilamento das fezes e a constipação intestinal com fezes ressecadas. O diagnóstico da fissura anal é de natureza eminentemente clínica, raramente não se constatando, ao exame proctológico, a fissura suspeitada pela descrição dos sintomas pelo paciente, que são inconfundíveis. O paciente demonstra grande temor pela simples possibilidade de ser examinado, de ser tocado, o que o leva a se contrair ante a perspectiva do toque retal, antevendo dores horríveis. Ante a impossibilidade de se examinar o paciente, é preferível medicá-lo para que saia da fase aguda, diminua a hipertonia anal, possibilitando um exame criterioso, sem sofrimentos, evitando-se exames dolorosos intempestivos ou exames intempestivos sob anestesia geral ou bloqueios. Sendo conveniente, pode-se fazer o exame sob anestesia e em ambiente hospitalar ou ambulatorial, quando o tratamento também pode ser tentado. Evidentemente, se a fissura é diagnosticada, não na fase aguda (quando ainda há possibilidade de abordagem clínica), mas na fase crônica, meses após a cirurgia, a indicação terapêutica deve ser cirúrgica.

Incontinência anal e agravamento da incontinência pré-existente

A cirurgia para DH é um procedimento extremamente anatômico – devendo os planos de clivagem da hemorroidectomia serem extramusculares, isto é, o cirurgião deve operar hemorroidas sem ver a musculatura dos esfíncteres (e se vir, não deve cortá-la). A incontinência anal pode decorrer de lesão dos esfíncteres, fato que inclui lesão inadvertida pela perda do plano de clivagem e secção no intuito de vencer uma hipertonia esfincteriana ou evitar dor intensa no pós-operatório. Mas pode decorrer, também, da perda de sensibilidade do canal anal por motivos ainda carentes de perfeita explicação. Deve-se dar atenção especial aos pacientes que vão ser operados de DH e que já trazem consigo história de experimentar perdas involuntárias de gases e até mesmo dificuldade de reter eventuais fezes liquefeitas (por exemplo, mulheres multíparas com episiotomias, idosos, pessoas portadoras de hipotonia muscular). Há especialistas que praticam a esfincteritomia rotineiramente, visando prevenir dores intensas no pós-operatórios, fato que tem seguidores e contestadores (incluindo-me entre os últimos). Todo cuidado deve ser tomado na prática da esfincterotomia, merecendo ser enumerados os seguintes: não seccionar o esfíncter biseladamente, não seccionar o esfíncter em mais de um terço de sua espessura, não seccionar o esfíncter em mais de um ponto ao mesmo tempo, não seccionar o esfíncter na comissura anterior ou posterior, preferindo-se as laterais.

As lesões traumáticas do aparelho esfincteriano situam-se como uma das principais causas de incontinência fecal. Esse grupo de pacientes apresenta em geral um quadro clínico particularmente dramático pelo início abrupto dos sintomas, sendo na maior partes dos casos diretamente relacionado a lesões de natureza iatrogênica (hemorroidectomia). A fisiopatologia desse distúrbio resulta da secção parcial ou total das estruturas que compõem o chamado anel esfincteriano, ou seja, esfíncteres interno e externo e o músculo puborretal. A simples secção do esfíncter interno, como realizada no tratamento das fissuras anais dificilmente causaria sintomas severos de incontinência, embora possam ser observados, eventualmente, em pacientes idosos, mulheres multíparas, que já apresentavam incontinência para gases ou pequenos e ocasionais escapes líquidos antes da cirurgia realizada. O mesmo pode ser dito em relação à secção parcial do esfíncter externo, em especial o feixe subcutâneo, para tratamento de fístulas perianais com pouco envolvimento muscular. Uma incontinência fecal grave somente sobreviria a uma hemorroidectomia, em casos de ressecções muito alargadas, invadindo planos de clivagem, pois incluiria lesão do anel esfincteriano em níveis mais baixos, nos quais a secção em um tempo do esfíncter certamente determina uma perigosa abertura do anel anorretal. Todavia, a incontinência pode resultar, ainda, no pós-operatório de hemorroidectomia, de um procedimento perigoso: a dilatação anal forçada, utilizada por alguns autores no tratamento de fissura anal ou hemorroidas. Hemorroidectomias são procedimentos que apresentam um reduzido risco de incontinência pós-operatória, estando estas complicações em sua maior parte relacionadas à deformidades cicatriciais oriundas de fistulectomias complicadas e complexas. Eventualmente, no entanto, podemos observar distúrbios de função resultantes de inadvertida ressecção de tecido muscular. Em relação ao quadro clínico, a incontinência fecal por ruptura esfincteriana tem sua etiologia facilmente determinada, uma vez que os sintomas surgem imediatamente após a ocorrência da lesão, e podem variar desde pequenos e ocasionais escapes fecais até incontinência completa para fezes sólidas.

Hemorroida residual

É uma ocorrência desagradável a comprovação de mamilo hemorroidário depois da cirurgia para abordagem da DH. Quando isto ocorre são dois os possíveis motivos. O primeiro é uma falha técnica, tendo o cirurgião realmente deixado um mamilo sem abordagem. E o segundo é a eventualidade de se terem ressecados um ou dois mamilos que o paciente apresentava por ocasião da cirurgia, vindo um terceiro ou quarto mamilo desenvolver-se logo após a cirurgia. A solução é a ressecção do mamilo remanescente ou neoformado.

Plicomas

Não devem ser confundidos com edemas de pregas cutâneas que são comuns no pós-operatório e que tendem a desaparecer por completo um ou dois meses após a cirurgia. O plicoma é o resultado de fibrose e espessamento de pontes de pele deixados pelo cirurgião no afã de se evitar estenose, mas que podem desenvolver e até mesmo exigir ressecção.

Fecaloma

Dieta adequada, de alto resíduo, associada a fibras e laxantes higroscópicos e mesmo de contato podem evitar esta ocorrência. Mas, o medo de evacuar e/ou dieta inadequada com ressecamento das fezes pode levar à formação de fecaloma. Quando isto ocorre no pós-operatório imediato, acrescenta-se o desconforto da dor ao toque que deve ser vigoroso no sentido de fragmentar o fecaloma. Além disso, podem ser necessários supositórios ou clisteres ou até mesmo lavagens intestinais.

Abscesso perianal

Embora seja muito raro, pode ocorrer, sobretudo em hemorroidectomias fechadas, e, ainda mais, quando a sutura é estanque e total, não permitindo boa drenagem da região, que é contaminada por natureza. Abscessos nesta região decorrem da flora bacteriana mista que habita a parte distal do intestino grosso (Gram +, Gram –, aeróbios, anaeróbios). A história clínica referida pelo doente e o exame proctológico, permitem, na imensa maioria das vezes, o diagnóstico e a localização do abscesso. Raramente, o coloproctologista terá necessidade de complementar o exame propedêutico com outros procedimentos subsidiários para o diagnóstico dos processos infecciosos dos tecidos perineais, sobretudo em paciente em pós-operatório de hemorroidectomia. Qualquer lesão no canal anal (aqui se inclui a lesão cirúrgica da hemorroidectomia) pode representar a porta de entrada de uma infecção bacteriana na origem do abscesso. Além dos fatores etiológicos locais, devem ser considerados fatores e doenças sistêmicas que determinam uma baixa da resistência (por exemplo, diabéticos, tuberculosos, aidéticos, portadores de leucose, pacientes submetidos a radio e quimioterapia) favorecendo a formação de abscessos, que não ocorreriam em pacientes saudáveis submetidos à hemorroidectomia. Exceção feita aos pacientes que apresentaram drenagem espontânea do abscesso pelo próprio leito cirúrgico da hemorroidectomia, o tratamento recomendado é sempre cirúrgico (drenagem).

Infecção

Os leitos remanescentes dos mamilos ressecados e deixados para cicatrizar por granulação secretam, fato que é normal, caracterizando uma infeção drenada ou aberta, portanto de cura espontânea.

Síndrome de Fournier

A fasciíte necrotizante ou doença de Fournier é definida como uma infecção polibacteriana sinérgica, necrotizante, que envolve os tecidos celulares subcutâneos, particularmente o fáscia superficial e frequentemente o fáscia profundo. É uma entidade patológica pouco frequente que acomete a região perineal, a inguinal e a genitália. Inicia-se de modo agudo, deixando graves mutilações e acompanhando-se de elevado índice de mortalidade. Atualmente há fortes tendências em substituir-se o epônimo "doença de Fournier" pelo termo fasciíte necrotizante do períneo, pois este expressa muito mais a fisiopatologia desta infecção como recomendam diversos autores.

A gangrena de Fournier se difunde acompanhando os fáscias perineais sendo duas as principais vias de disseminação: periuretral ou perirretal. A primeira via é através da fáscia de Buck, a partir da infeção das glândulas periuretrais, seguindo pelo dartos, atingindo a fáscia de Colles no períneo e a de Scarpa, na parede abdominal; e a segunda, quando originário de processos anorretais (o que inclui cirurgias anorretais), progride pela fáscia de Colles, envolvendo o pênis e escroto, alastrando-se como descrito anteriormente. A competição bacteriana seria o principal mecanismo para caracterizar o sinergismo bacteriano, onde está fundamentada toda a fisiopatogenia da doença de Fournier. Esse sinergismo bacteriano seria o principal responsável pela extensão da infecção que se prolonga pelos planos fasciais e não compromete o músculo localizado logo abaixo. A necrose fascial se estende além da área com manifestação cutânea ocorrendo também abaixo de área de pele normal. A pele do escroto reage a infecção com edema o que pode interferir com sua perfusão. Se o processo permanece sem tratamento as arteríolas do subcutâneo sofrem um processo de trombose, o qual é a alteração histológica característica da fasciíte necrotizante. Esta trombose levaria a um quadro clínico típico de gangrena perineal e escrotal. Outro mecanismo sinérgico de importância secundária responsável pelo inicio das infecções polibacterianas seria a diminuição das resistências local e sistêmica por destruição das barreiras anatômicas ou físicas (fáscias, compartimentos musculares), resultando na impossibilidade dos fagócitos e anticorpos irem ao foco de infecção (deficiência na quimiotaxia e fagocitose leucocitárias), agravada ainda mais pela isquemia em nível capilar, resultando em hipoxia tecidual. A bacteriologia da fasciíte necrotizante do períneo é altamente complexa, em parte devido a localização das lesões e multiplicidade de fatores predisponentes. A elucidação bacteriológica tem sido dificultada devido a raridade da condição e dificuldades de estudos dos germes anaeróbios. Usualmente um primeiro estudo de coloração pelo Gram mostra uma flora polimicrobiana com predominância de germes Gram-negativos e cocos Gram-positivos. As bactérias anaeróbias agem em sinergismo com os aeróbios. Os bacteroides sp., especialmente *Bacteroides fragilis* e *Peptostreptococos* estão quase sempre presentes. *Clostridios* apenas raramente são vistos nestes tipos de infecções. Em outros estudos, o germe mais comum tem sido a *Escherichia coli*. Outras bactérias comumente encontradas incluem: *Enterococcus, Staphylococcus, Streptococcus, Proteus, Pseudomonas* e *Klebsiella*.

Alguns autores admitem que as fasciítes necrotizantes englobam duas entidades do ponto de vista bacteriológico:
- **Tipo I:** com participação de anaeróbios (mais frequentemente *Bacteroides* e *Peptostreptococcus* sp.) em associação com germes aeróbios, tais como estreptococos outros (como os do grupo A) e *Enterobacteriaceae (E. coli, Klebsiella, Enterobacter, Proteus* etc.). A presença isolada de anaeróbios é rara.
- **Tipo II:** corresponde a chamada gangrena hemolítica estreptocócica, na qual os estreptococos do grupo A, isolados ou em associação com outras espécies, especialmente *Staphylococcus aureus*. O diagnóstico está fundamentado no quadro clínico de gangrena e na identificação de múltiplos germes patogênicos pelo Gram ou cultura de secreções. A origem da infecção é perineal e progride fulminantemente, acometendo o escroto e se estendendo aos tecidos adjacentes e evoluindo com toxemia sistêmica.

Na fase inicial da doença, o diagnóstico pode ser difícil devido a ausência das características das manifestações cutâneas, particularmente naqueles pacientes sem uma causa reconhecida para a infecção. Nestes casos, em que fatores predisponentes ou desencadeantes não são encontrados, o diagnóstico deve ser suspeitado quando o paciente apresenta dor nos tecidos moles desproporcional aos achados físicos. Ultimamente o diagnóstico das fasciítes necrotizantes tem se fundamentado também no critério histológico. Os achados característicos são:
- necrose da fáscia superficial;
- infiltração de células polimorfonucleares na derme profunda e fáscia;
- trombose fibrinosa das artérias e veias que passam através da fáscia;

- angeíte com necrose fibrinoide das paredes das artérias e veias;
- ausência de envolvimento muscular.

Os microrganismos estão presentes na fáscia e na derme profunda. O uso da biopsia por congelamento para estabelecer o diagnóstico tem resultado em diagnóstico e tratamento cirúrgicos precoces e melhor resultados em pequenas séries de pacientes.

O tratamento consiste em desbridamento extenso e repetido das áreas acometidas, com retirada de todo o tecido necrótico, antibioticoterapia sistêmica de largo espectro visando germes Gram positivos, Gram negativos, anaeróbios, e controle de condições debilitantes associadas. O tratamento cirúrgico deve ser feito o mais breve possível, tão logo o diagnóstico clínico tenha sido feito. Deve-se colher material para estudo bacteriológico pelo método de Gram e cultura para germes aeróbios e anaeróbios. Os tecido devem ser biopsiados e enviados para histocultura e histopatologia. Em alguns casos uma colostomia proximal e ou cistostomia se faz necessário. O tratamento complementar deve ser realizado através de curativos diários, e quando necessário, novos desbridamentos programados. O tratamento com oxigenioterapia hiperbárica baseia-se no combate de germes anaeróbios, porém sua utilização ainda é controversa. No entanto, estudos recentes têm mostrado um índice de mortalidade mais baixa com o uso do método. A cirurgia plástica reparadora tem seu papel quando é necessária a realização de autoenxertos e rotações de retalhos.

Prolapso

O prolapso retal ocorre em todas as faixas etárias, sendo que o prolapso mucoso é mais comum em crianças e o prolapso completo ou procidência em idosos, com predominância nas mulheres, e, sobremaneira, em mulheres multíparas e com partos vaginais levados a termo sem assistência médica conveniente e/ou com episiotomia inadequadas e/ou episiorrafias igualmente inadequadas. Assim, o cirurgião deve ter muito cuidado na abordagem (hemorroidectomia) de pacientes que preenchem os quesitos citados, pois podem já ser portadores de prolapsos retais que confundem o médico com prolapsos hemorroidários. O desastre ocorre no pós-operatório, quando a paciente, já livre do processo hemorroidário, passa a apresentar prolapso retal em volume ainda maior que o anterior à cirurgia. A desobstrução do canal anal (onde o processo hemorroidário funcionava como tampão) enseja uma saída mais fácil do prolapso, levando a paciente a atribuir o mesmo à cirurgia realizada para extirpação da DH.

Trombose e necrose de pontes de pele

É outro acidente que pode ocorrer, sobretudo quando dois fatores entram em cena, quais sejam, pontes cutâneas estreitas e mal irrigadas e espasmo anal. Havendo trombose pode o trombo ser abordado por medidas clínicas que incluem banhos quentes de assento e relaxantes musculares; ou pode ser abordado por ressecção do trombo (da ponte de pele), substituindo-se a ponte removida por um retalho deslizado.

Resultados e complicações da hemorroidectomia com as várias técnicas cirúrgicas

Técnicas aberta e fechada e mista[11-13,17-32,48-50]

A série mais recente e de maior amostragem de hemorroidectomia à Milligan-Morgan é a de Cruz et al.[12], em série pessoal de grande porte, com 2.417 hemorroidectomias, da quais 2.014 pela técnica aberta (Milligan-Morgan)[17], 232 pela técnica fechada (Ferguson)[27] e 171 cirurgias mistas (leitos de hemorroidectomia abertos e leitos fechados)[11,12,20,29,49,50]. Segundo os autores[12], das 2.014 cirurgias pela técnica aberta resultaram 55 complicações anais (2,7%), sendo 38 estenoses anais (1,9%), nove hemorragias (0,4%) e oito outras complicações (0,4%). Das 232 cirurgias fechadas resultaram sete complicações (3%), sendo quatro estenoses (1,7%), uma hemorragia (0,4%) e duas outras complicações (0,9%). Das 171 cirurgias mistas resultaram quatro complicações (2,4%), sendo duas estenoses (1,2%), uma hemorragia (0,6%) e uma complicação anal (0,6%). Não houve, portanto, nesta série, diferença estatisticamente significativa, no tocante às complicações pós-operatórias, entre as duas técnicas cirúrgicas (aberta e fechada) e a mistura das duas técnicas em um mesmo paciente.

A maior série de hemorroidectomia à Ferguson[27] registrada na literatura, embora antiga, é a série de Ganchrow et al.[22]: 2.038 pacientes operados, em que os autores agrupam as complicações pós-operatórias em imediatas (82 casos, 4%) e tardias (99 casos, 4,8%), contabilizando complicações sistêmicas, desde pneumonias até cistites. Atendo-se apenas às complicações anais foram as seguintes as incidências de complicações: fissura anal (54 casos, 2,7%), estenose anal (24 casos, 1,2%), hemorragia cirúrgica 27 casos (1,3%), abscesso anal (17 casos, 0,8%), fístula anal (5 casos, 0,2%), totalizando 127 complicações anais (6,2%). Comparando-se a série de 2.014 pacientes submetidos à hemorroidectomia pela técnica de Milligan-Morgan[17] de Cruz et al.[12] com a série de 2.038 à Ferguson[27] de Ganchrow et al.[22] verifica-se que a incidência de complicações da técnica aberta foi exatamente a metade (76 casos, 3,1% na série de Cruz) dos da série de Ganchrow (127 casos, 6,2%).

Complicações pós-operatórias são observadas em incidências inferiores a 5% na literatura médica, fato ressaltado por Khubchandani et al.[32] e Cruz et al.[11,12,20,29,49,50], não sendo aceitáveis números superiores a estes, sendo as principais intercorrências estenose, sangramento, infecção, recorrência, cicatrização retardada, fissura no leito da ferida, incontinência e fístulas. Na série de Khubchandani[32] de 441 pacientes operadas pela técnica fechada de Ferguson[27], com seguimento entre um e sete anos, infelizmente foram separadas as complicações pós-operatórias das complicações tardias, bem a como complicações da cirurgia e complicações sistêmicas por comorbidades, o que fez com que os índices subissem aos 7,5%.

Em série recente de 514 pacientes submetidos à hemorroidectomia fechada, Guenin et al.[30] observaram que apenas sete pacientes desenvolveram hemorragia (e apenas dois foram reoperados, 0,4%), dois pacientes apresentaram escapes fecais ocasionais (0,9%), tendo sido reoperados. O grau de satisfação dos pacientes seguidos até sete anos foi classificado como excelente (70.5%) e bons (87%), levando estes autores a concluírem que a cirurgia de Ferguson[27] é uma cirurgia "padrão ouro", com a qual as outras técnicas devem ser comparadas.

Arbman et al.[48], em uma série de 77 hemorroidectomias pela técnica aberta (39) e fechada (38), notaram sangramento em 4 e 0 pacientes, cicatrização de 18% e 86% após 2 semanas, infecção local em 1 e 0, e recidiva em 10% em ambos os grupos após 12 meses, respectivamente, concluindo que ambos os métodos se equivalem, embora a cicatrização pela técnica fechada seja mais rápida e desencadeie menos sangramento. Todavia, trata-se de uma série muito restrita perante o volume que os especialistas têm ao redor do mundo.

You et al.[26], em série de oitenta pacientes hemorroidectomizado, observaram que a dor foi menos intensa no grupo operado pela técnica fechada, no qual a cicatrização ocorreu mais rapidamente no grupo fechado, 3 semanas (75%) em relação ao aberto (18%).

Alguns autores consideram que a técnica aberta é superior à fechada e vice-versa, mas sempre sem significado estatístico, mesmo com amostras grandes. Gençosmanoglu et al.[23], Carapeti et al.[19], Ho et al.[31,24] e Wolfe et al.[25], afirmam, baseados em suas séries comparativas, que tanto os itens dor e tempo de cicatrização são melhores na técnica aberta que na fechada.

Todavia a grande série de Cruz et al.[12,20,50] não evidencia qualquer vantagem de uma técnica (fechada e aberta) sobre a outra, mesmo em casos em que, em um mesmo paciente, leitos são fechados e leitos permanecem abertos (cirurgia mista).

Técnica semifechada de Sokol[33,36]

Borba et al.[33] analisaram uma série de 322 pacientes submetidos à técnica de Sokol, descrevendo resultados muito bons e índices desprezíveis de complicações, que se resumiram a dois casos de subestenose anal (0,6%). Tanto os referidos autores quanto Nahas et al.[36] assim descrevem as vantagens desta cirurgia sobre as tradicionais técnicas abertas e fechadas: "neste procedimento de Sokol há benefícios do fechamento da ferida, pois o fechamento é sem tensão, e assim, leva a menor risco de estenose anal, pois usa a pele residual para o cobrir a ferida operatória". Além disso, assinalam eles[33,36], "em DH avançada com componente externo exuberante o procedimento tem boa indicação e consequentemente resultados satisfatórios".

Técnica submucosa de Parks[33,36,38]

A maior série desta técnica é a de Milito et al.[35], com 1.315 pacientes submetidos à hemorroidectomia pela técnica submucosa de Parks, admitindo 82 casos de recidivas (7%), 75 casos de plicomas (6,5%), 1,6% de estenose anal (19 pacientes), 3,2% de graus mínimos de incontinência para gases (36 pacientes). A vantagem reside no fato de a mucosa não ser englobada na ligadura, fato que leva a menor dor no pós-operatório. Uma desvantagem é o tempo cirúrgico, mais longo que as técnicas fechadas e abertas. Mas, certamente, há maiores índices de recidiva e maior risco de sangramento no peroperatório e no pós-operatório, como comprova a série de Milito et al.[35].

Técnica semifechada de Ruiz-Moreno[36,40]

A técnica descrita por Fidel Ruiz-Moreno[40] é muito semelhante à hemorroidectomia submucosa de Parks, diferindo apenas na marsupialização da parte externa das feridas, tratando-se, portanto, de uma técnica semifechada. O propósito da marsupialização é diminuir a incidência de infecção e ensejar uma área de drenagem para pequenos sangramentos. Os resultados dessa operação são semelhantes aos descritos para a hemorroidectomia fechada. A técnica apresenta as vantagens de cicatrização da ferida cirúrgica em um curto espaço de tempo (como na técnica fechada) sem os inconvenientes de infecção e de deiscência, visto que estabelece uma pequena zona de drenagem. É, no entanto, uma técnica elaborada e que requer os mesmos cuidados de conservação de pele, quando da ressecção dos mamilos.

Técnica semifechada subdérmica com ligadura escalonada (modificação de Obando)

Na série de 38 casos de técnica de Obando associada ao fechamento subdérmico, quando comparado aos pacientes operados pela técnica de Milligan-Morgan (dois grupos randômicos) não foi observada diferença significativa entre os dois grupos quanto à dor. Nenhum abscesso ou fleimão infeccioso foi observado como decorrência do fechamento. A técnica foi mais exangue que a aberta, especialmente por estar associada à ligadura escalonada de Obando. Por outro lado, as observações com o emprego da técnica indicam que o tipo de fechamento da ferida externa contribui para a redução dos plexos residuais entre as pontes de anoderma, nos casos de congestão externa importante. O sangramento pós-operatório não ocorreu em nenhum dos grupos. O tratamento dos mamilos internos, na forma de ligadura escalonada, mostrou ser de fácil execução técnica.

Técnica de Whitehead[41-46]

Segundo Bonardi et al.[42], Matthews[42], Andrews[41], Kelsey et al.[42] descreveram várias complicações ocorridas com esta cirurgia, que rendeu à técnica a alcunha indesejável de "deformidade de Whitehead", e mais tarde, do "ânus de Whitehead"[42]. As principais críticas foram a grande perda de sangue durante o procedimento, distúrbio da continência fecal, ectrópio da mucosa e cicatrização viciosa da junção cutaneomucosa e estenose anal. Para os defensores da técnica de Whitehead[44,45] a técnica oferece os mesmos resultados que as outras, desde que bem indicada e bem executada. A indicação formal são os processos hemorroidários externos volumosos e com "excesso de pele" em torno de toda a região perianal, pois a cirurgia se baseia na ressecção do manguito hemorroidário em forma tubular e a utilização do excesso de pele perianal para recobrir o canal anal. Bonello[43], Wollf[46] e Bonardi et al.[42] defendem a técnica de Whitehead, desde que o procedimento seja bem indicado e bem executado. Bonardi et al.[42] relatam experiência com 144 pacientes operados por esta técnica, salientando queixas comuns no pós-operatório – dificuldade de higiene anal (72%), sangramento (60%), ânus úmido (49%) e a ardência anal (27%) e admitem algumas complicações, como hemorragia em dois pacientes, estenose assintomática em dois e plicomas em cinco pacientes.

Técnica híbrida

Santos[16,47] afirma que, independente de seus bons resultados, há necessidade de trabalhos multicêntricos e randomizados, com um protocolo bem elaborado, que permita conclusões mais amplas e abrangentes.

Resultados e complicações com os vários instrumentos de corte utilizados
Hemorroidectomia com diatermia

Em nosso meio, a hemorroidectomia com diaterma vem sendo realizada desde 1995 por Barone e Habr-Gama[53], que contabilizam uma grande experiência com o método, com uma casuística pessoal (356 hemorroidectomias com diatermia sem ligadura do pedículo), relatando complicações em apenas quatro pacientes (hemorragia precoce), e uma reoperação e dezessete casos de plicomas residuais, que foram ressecados com anestesia local. Não houve variação de resultados em trabalhos posteriores[52]. Todavia, resultados bons não são uma constante: Seow-Choen et al.[55] não observaram diferença em relação à intensidade da dor, mas, o grupo com diatermia recebeu menor quantidade de analgésicos orais; a hemorroidectomia com diatermia foi mais rápido e o número de complicações no seguimento tardio foi semelhante. Andrews et al.[51], em vinte pacientes operados com diatermia, não constataram vantagens sobre o bisturi de lâmina fria. Bassi e Bergami[54], em 135 pacientes operados com diatermia, não constataram resultados superiores ao bisturi de lâmina fria. Seow-Choen[55] compararam cinquenta pacientes operados de DH com diatermia com outros tantos pacientes operados com bisturi harmônico, não tendo verificado vantagens de uma sobre a outra.

Laser

Independente do tipo de *laser*, alguns autores que os testam, como Pujol et al.[67] Iwagaki et al.[63], dentre outros, atestam suas vantagens sobre outros tipos de material cortante, sobretudo o bisturi de lâmina fria; enquanto outros autores, como Leff[64], Senagore et al.[68] e Enriquez-Navascues et al.[62], contradizem esta afirmação. As vantagens do *laser* são relacionadas ao método, como a vaporização tissular, a hemostasia, a ausência de lesões térmicas do tecido adjacente, o menor tempo de cicatrização, os efeitos bactericidas e a menor dor pós-operatória.

No Brasil há dois estudos recentes e interessantes com o uso do *laser* de CO_2 em hemorroidectomia: o Grupo de Coloproctologia de Belo Horizonte[61] avaliou uma série de 124 hemorroidectomias com *laser*-CO_2, praticadas pelo saudoso Dr. Zerbini, tanto por técnica fechada (26%) quanto aberta (74%). Os resultados cirúrgicos foram excelentes, com os seguintes índices de complicações pós-operatórias: edema acentuado das pontes cutaneomucosas (38%), dor local intensa (35%), sangramento (0,8%), estenose anal (2,4%) e fissura anal (2,4%). Constatou-se que a hemorroidectomia a *laser* causa menor edema que as hemorroidectomias convencionais com bisturi de lâmina fria, a dor pós-operatória pode estar mais relacionada ao paciente que à técnica empregada, a recuperação é discretamente mais rápida e que o *laser*-CO_2 é um grande fator que causa bem-estar, aceitação e talvez influencie para uma melhor recuperação pós-operatória.

Pandini et al.[65,66], em um estudo prospectivo e randomizado com quarenta pacientes, comparando a hemorroidectomia com laser-CO_2 e com bisturi de lâmina fria (Milligan-Morgan), não encontrou diferença significativa no escore de dor e uso de analgésicos orais e parenterais pós-operatórios, não notando, também, diferença nas complicações, tempo de cicatrização, retorno às atividades habituais e satisfação do paciente.

Bisturi harmônico

Em nosso meio Seixas e Pupo Neto[59] e Seixas e Almeida[58] atestam bons resultados com o uso do bisturi harmônico, sobretudo na dor pós-operatória nas primeiras 24 horas, sendo seus altos custos a grande desvantagem. São opiniões idênticas as de Armstrong et al.[56], Riegler et al.[57] e Tan e Seow[60], dentre outros.

Experiência do autor – resultados e complicações de 2.840 hemorroidectomias
Incidência de DH

Após dez anos de um levantamento de uma casuística de 9.289 casos de DH atendidas em consultório em 34 anos, com 2.214 hemorroidectomias, procedemos a um novo levantamento, traduzindo 44 anos de atividades totalmente voltadas à coloproctologia. Assim, o levantamento atual envolve cerca de 40 mil pacientes, tendo feito diagnóstico de DH como a doença de fundo e motivo da consulta em 11.043 pacientes (27,6%), dos quais 2.840 (25,7%) foram submetidos à hemorroidectomia por mim. E foram os seguintes os resultados observados, de forma muito sumarizada:

Gênero
A DH foi mais comum entre mulheres (5.945 casos; 53,8%) que em homens (5.108 casos; 46,2%).

Idade
Prevaleceu a quarta década com 3.243 casos (29,4%), seguida pela terceira (2.451 casos; 22,2%) e quinta (2.442 casos; 22,1%), décadas, respondendo estas três décadas por 8.136 pacientes (73,7%).

Sintomas
Os sintomas mais frequentes, em amostragem de 200 casos, foram os seguintes: mamilos anais (90,5%), sangue vermelho vivo nas fezes (83%), exteriorização ou prolapso ao ato defecatório (71%), ardência ou queimação anal (56%) e *soiling* ou secreção nas roupas íntimas (31%).

Graus da DH (t3)
Mais comum do terceiro grau (3.938; 35,8%), seguidos do segundo grau (3.085 27,9%) e quarto grau (2.301 casos; 20,8%).

Doenças anais concomitantes à DH
Ocorreram em 1.289 pacientes (11,7%) dos 11.043 pacientes, sobressaindo a fissura anal (5,7%), a hipertrofia de papilas anais (351 casos; 3,2%) e a fístula anal (132 casos; 1,2%).

Técnicas de hemorroidectomia
A técnica de Milligan-Morgan foi utilizada na maioria dos casos (2.189 casos, 77,1%), secundada pela técnica fechada de Ferguson (341 casos, 12%) e por técnica mista (leitos hemorroidários abertos e fechados) (310 casos, 10,9%).

Distribuição das hemorroidectomias pelas DH diagnosticadas e pelos graus da DH
Em 183 pacientes, a DH era do segundo grau (6,4%), em 1.238 era do terceiro grau (43,6%), em 1.342 era do quarto grau (47,3%) e em 77 eram plicomas (2,7%).

Distribuição dos graus de DH operadas
Foram operados 5,9% dos portadores de DH de segundo grau, 31,4% dos portadores de DH do terceiro grau, 58,3% dos portadores de DH do quarto grau e 24,6 dos portadores de plicomas anais.

Anestesias
Os bloqueios foram as anestesias mais usadas (1.654 casos, 58,2%), dos quais 1.223 (43%) foram peridurais e 431 (15,4%) foram raqueanos, seguindo a anestesia local com sedação (852 casos, 30%), a anestesia local sem sedação (11,2%) e a anestesia geral com entubação (16 casos, 0,6%).

Posicionamentos de pacientes em mesa cirúrgica
A posição mais usada foi a de Sims (1.824 casos, 64,2%), seguida da posição "em canivete" (979 casos, 34,5%) e posição ginecológica (37 casos, 1,3%).

Complicações pós-operatórias global
Houve 87 complicações cirúrgicas (3%) nas 2.840 hemorroidectomias: 50 casos de estenose anal (1,8%), 23 casos de hemorragia grave (0,8%), sete casos de agravamento da hipotonia anal (0,2%), quatro casos de sepse (0,1%) e outras (três casos, 0,1%).

Complicações cirúrgicas pela técnica de Milligan-Morgan
Das 2.189 hemorroidectomias 67 (3%) desenvolveram as seguintes complicações cirúrgicas: estenose (41 casos; 1,9%), hemorragia grave (vinte casos, 1,9%), agravamento da hipotonia anal (quatro casos; 0,2%) e outras (um caso – crise hipertensiva grave com hemorragia anal, 0,04%).

Complicações cirúrgicas pela técnica de Ferguson
Das 341 hemorroidectomias 12 (3,5%) desenvolveram as seguintes complicações cirúrgicas: estenose (seis casos; 1,7%), hemorragia grave (dois casos, 0,6%), agravamento da hipotonia anal (dois casos; 0,6%) e sepse (dois casos, 0,6%).

Complicações cirúrgicas pela técnica mista (aberta e fechada)
Das 310 hemorroidectomias com leitos abertos e fechados oito (2,5%) desenvolveram as seguintes complicações cirúrgicas: estenose (três casos; 1%), hemorragia grave (um caso, 0,3%), agravamento da hipotonia anal (um caso, 0,3%), sepse (um caso, 0,3%) e outras (um caso de crise hipertensiva com hemorragia anal e um caso de choque anafilático com parada cardíaca e ressuscitação peroperatória, 0,3%).

Complicações e tipos de complicações das hemorroidectomias pelos gêneros dos pacientes
Das 87 complicações cirúrgicas nas 2.840 hemorroidectomias, 46 foram em mulheres (3%) e 41 em homens (3,2%): 50 casos (1,8%) de estenose anal (31 mulheres, 2%; 19 homens, 1,5%), 23 casos (0,8%) de hemorragia grave (nove em mulhe-

res, 0,6%; 14 em homens, 1,1%), sete casos (0,2%) de agravamento da hipotonia anal (seis mulheres; 0,4%), quatro casos (0,2%) de sepse (nenhuma mulher; quatro homens, 0,3%) e três casos (0,1%) de outras complicações (nenhuma mulher; três em homens, 0,2%, especificamente dois casos de crise hipertensiva com hemorragia cirúrgica e um caso de choque anafilático com parada cardíaca e ressuscitação).

Complicações e tipos de complicações das hemorroidectomias pelas faixas etárias dos pacientes

Das 87 complicações cirúrgicas nas 2.840 hemorroidectomia: das 161 hemorroidectomias na segunda década decorreram quatro complicações (2,5%), sendo todas estenose anal (5; 2,5%). Das 596 hemorroidectomias na terceira década decorreram vinte complicações (3,4%), sendo catorze estenoses (2,3%) seis hemorragias (1%). Das 786 hemorroidectomias na quarta década decorreram 27 complicações (3,4%), sendo dezoito estenoses (2,3%) seis hemorragias (0,8%), dois agravamentos de hipotonia anal (0,2%) e uma sepse anal (0,1%). Das 622 hemorroidectomias na quinta década ocorreram quinze complicações (2,4%), sendo nove estenoses (1,4%), cinco hemorragias (0,8%) e um agravamento de hipotonia anal (0,2%). Das 362 hemorroidectomias na sexta década decorreram oito complicações (2,2%), sendo quatro estenoses (1,1%) três hemorragias (0,8%) e uma complicação sistêmica (crise hipertensiva com hemorragia anal) (0,3%). Das 182 hemorroidectomias na sétima década decorreram sete complicações (3,8%), sendo uma estenose (1,5%) duas hemorragias (1,1%), um agravamento de hipotonia anal (0,5%), uma sepse (0,5%) e duas complicações sistêmicas, sendo uma crise hipertensiva com hemorragia anal e um choque anafilático com parada cardíaca e ressuscitação (1,1%). Das 118 hemorroidectomias na oitava década decorreram seis complicações (5,1%), sendo uma estenoses (0,8%) uma hemorragia (0,8%), três agravamentos de hipotonia anal (2,5%) e duas sepses anais (1,1%). Das treze hemorroidectomias na nona década não decorreram qualquer complicação.

Exame proctológico (tônus anal e fissura anal)

A hipertonia anal ocorreu em dezoito pacientes (36%), dos quais catorze (28%) com fissura anal e quatro (8%) sem fissura anal; e a hipotonia anal ocorreu em 32 pacientes (64%), dos quais 24 tinham fissura anal (48%) e oito, não tinham (16%).

Exame proctológico (extensão e forma da estenose)

A grande maioria das estenoses era anular (35 casos, 70%), seguindo as estenoses tubulares (10 casos, 20%) e semianulares (cinco casos, 10%).

Estenose – incidência por gêneros

Entre as 1.573 mulheres operadas (55,4%) desenvolveram 31 estenoses (2%) e 1.267 homens (44,6%) desenvolveram 19 estenoses (1,5%).

Estenose – incidência por décadas etárias

A média etária foi 38,2 anos; das cinquenta estenoses, dois paciente eram da segunda década (1,2%), catorze da terceira década (2,3%), dezoito da quarta década (2,3%), treze da quinta década (2,1%), dois da sexta década (0,5%) e um da sétima década (0,5%).

Estenose – técnicas cirúrgicas e resultados

Em doze pacientes (24%) foi feita anotomia simples e excisão de área de fibrose sem esfincterotomia; em onze pacientes (22%), anotomia dupla e excisão de área de fibrose sem esfincterotomia; em oito pacientes (16%), anotomia simples e excisão de área de fibrose com esfincterotomia anal interna (e da porção subcutânea do esfíncter externo); em oito pacientes (16%), anotomia dupla e excisão de área de fibrose com esfincterotomia anal interna (e da porção subcutânea do esfíncter externo); em nove pacientes (18%), anoplastia com retalho cutâneo em "V"; em dois pacientes (4%), anoplastia com retalho cutâneo retangular; e nenhum caso de anoplastia com retalho mucoso ou abaixamento mucoso e anoplastia com duplo retalho ou retalho misto ou retalhos cutâneo e mucoso.

Estenose – recidiva global

A incidência de recidiva da estenose anal relacionados às técnicas usadas foi de 8% (quatro casos): duas recidivas (4%) com o uso da "anotomia simples e excisão de área de fibrose sem esfincterotomia"; uma recidiva (2%) com o uso da "anotomia dupla e excisão de área de fibrose sem esfincterotomia"; e uma recidiva (2%) com o uso da "anoplastia com retalho cutâneo em "V".

Estenose – recidiva por técnica cirúrgica

Das 12 anotomias simples com excisão de área de fibrose e fissurectomia sem esfincterotomia duas recidivaram (16,7%); das 11 anotomias duplas com excisão de área de fibrose e fissurectomia sem esfincterotomia uma recidivou (9,1%); e das nove anoplastias com retalho em "V" uma recidivou (11,1%).

Hemorragia anal pós-operatória

Vinte e três (0,8%) dos 2.840 pacientes submetidos à hemorroidectomia desenvolveram hemorragia anal grave que exigiu intervenção cirúrgica, e todos foram submetidos à transfixação dos pedículos ligados na cirurgia de base.

Agravamento da hipotonia anal (incontinência fecal)

Sete (0,2%) dos 2.840 pacientes submetidos à hemorroidectomia apresentaram piora marcante da continência fecal e quatro foram submetidos à esfincteroplastia "em jaquetão", com dois sucessos.

Sepse anal grave

Três (0,1%) dos 2.840 pacientes submetidos à hemorroidectomia desenvolveram sepse anal grave, todos abordados com amplo desbridamento e antibioticoterapia, sem ocorrência de óbitos.

Mortalidade

Nenhum óbito decorrente de hemorroidectomia em 2.840 pacientes operados em um período de 44 anos.

REFERÊNCIAS BIBLIOGRÁFICAS

1. Ambrose MS, Morris D, Alexander Williams J, Keighley MRB. A randomized trial of Photocoagulation or injection sclerotherapy for the treatment of first and second degree haemorrhoids. Dis. Colon Rectum 1983; 28: 238-40.
2. Baldez JR. Tratamento da Doença Hemorroidária pela Fotocoagulação com Raio Infravermelho – Conceito e Experiência Pessoal. In: Cruz GMG. Doença Hemorroidária. São Paulo: Yendis; 2008. p.187-91.
3. Barron J. Office Ligation treatment of hemorrhoids. Dis Colon Rectum 1963; 6: 109-12.
4. Johanson JF, Riomm A. Optimal non-surgical therapy of hemorrhoids: meta-analysis of the comparative efficacy of infrared coagulation, injection sclerotherapy and rubber-band Ligation. Am J Gastroenterol 1992; 87: 1601-6.
5. Leicester RJ, Nicholls RJ, Mann CV. Infra red coagulation: a new treatment for haemorrhoids. Dis Colon Rectum 1981; 24: 602.
6. Misici R. Abordagem da Doença Hemorroidária pela Desarterialização Doppler Guiada. In: Cruz GMG. Doença Hemorroidária. São Paulo: Yendis; 2008. p.354-71.
7. Misici R. Abordagem da Doença Hemorroidária pela Desarterialização Doppler Guiada. In: Cruz GMG. Doença Hemorroidária. São Paulo: Yendis; 2008. p.354-71.
8. Reis Neto JA, Quilici FA, Cordeiro F, Reis Junior JA, Kagohara O, Simões Neto J et al. Macroligadura alta: um novo conceito no tratamento ambulatorial das hemorroidas. Rev Bras Coloproctologia 2003; 23 (1): 9-14.
9. Reis Neto JA, Reis Jr. JA. Tratamento da Doença Hemorroidária por Ligadura e Macroligadura Elástica. In: Cruz GMG. Doença Hemorroidária. São Paulo: Yendis; 2008. p.191-201.
10. Walker AJ, Leivster RN, Nicholls RJ, Mann CV. A prospective study of infra red coagulation, injection and rubber band ligation in the treatment of haemorrhoids. Int J Colorrectal Dis 1990; 5: 113-6.
11. Cruz GMG. Doença Hemorroidária. São Paulo: Yendis; 2008.
12. Cruz GMG, Santana JL, Santana SKAA, Ferreira RMRS, Neves PM, Faria MNZ. Hemorroidectomia: Estudo de 2.417 Pacientes Submetidos à Cirurgia para Tratamento de Doença Hemorroidária. Rev Bras Coloproctologia 2006; 26 (3): 253-68.
13. Alvarenga IM, Cruz GMG, Chamone BC, Constantino JRM, Andrade MMA, Gomes DMBM. Minha Experiência com Doença Hemorroidária. In: Cruz GMG. Doença Hemorroidária. São Paulo: Yendis; 2008. p.536-42.
14. Longo A. Anopexia Mecânica com Grampeador (PPH). Treatment of hemorrhoid disease bu reduction of mucosa and haemorrhoidal prolapse with a Circular Suturing Device – A New Procedure. In: Sixth World Congress of endoscopic Surgery, 1998, Rome, Italy 1998; p.777-90.
15. Senagore AJ, Singer M, Abcarian H, Fleshman J, Corman M, Wexner S, Nivatvongs S. Procedure for Prolapse and Hemmorrhoids (PPH) Multicenter Study Group. A prospective, randomized, controlled multicenter trial comparing stapled hemorrhoidopexy and Ferguson hemorrhoidectomy: perioperative and one-year results. Dis Colon Rectum 2004; 47 (11): 1824-36.
16. Santos HÁ. Hemorroidectomia Híbrida. Uma Nova Abordagem no Tratamento das Hemorroidas Mistas. Santos HA. Rev Bras Coloproctologia 2006; 4 (28): 377-88.
17. Milligan ETC, Morgan CN. Surgical anatomy of the anal canal and the operative treatment of hemorrhoids. Lancet 1937; ii: 1119-24.
18. Arroyo A, Pérez F, Miranda E et al. Open versus closed day-case haemorrhoidectomy: is there any difference? Results of a prospective randomised study. Int J Colorectal Dis 2004; 19 (4): 370-3.
19. Carapeti EA, Kamm MA, McDonald PJ, Phillips RK. Randomized trial of open versus closed day-case haemorrhoidectomy. Br J Surg 1999; 86: 612-3.
20. Cruz GMG. Complicações Cirúrgicas Pós-Operatórias da Hemorroidectomia. In: Cruz GMG. Doença Hemorroidária. São Paulo: Yendis; 2008. p.389-419.
21. Fillmann EE, Fillmann LS, Fillmann HS. Minha Experiência com Doença Hemorroidária. In: Cruz GMG. Doença Hemorroidária. São Paulo: Yendis; 2008. p.536-42.
22. Ganchrow MI, Mazier WP, Friend WG et al. Hemorrhoidectomy revisited – a computer analysis of 2.038 cases. Dis Colon Rectum 1971; 14: 128-133.
23. Gençosmanoglu R, Sad O, Koc D, Inceoğlu R. Hemorrhoidectomy: open or closed technique? A prospective, randomized clinical trial. Dis Colon Rectum 2002; 45 (1): 70-5.
24. Ho YH, Seow-Choen F, Tan M, Leong AF. Randomized controlled trial of open and closed haemorrhoidectomy. Brit J Surg 1997; 84: 1729-30.
25. Wolfe JS, Muñoz JJ, Rocín JD. Survey of hemorrhoidectomy practices: open versus closed techniques. Dis Colon Rectum 1979; 22: 536-8.
26. You SY, Kim SH, Chung CS, Lee DK. Open vs. closed hemorrhoidectomy. Dis Colon Rectum 2005; 48 (1): 108-13.
27. Ferguson JA, Heaton JR. Closed hemorrhoidectomy. Dis Colon Rectum 1959; 2: 176-9.

28. Campos FGCM, Araujo SEA, Seid VE, Imperiale AC. Hemorroidectomia Fechada pela Técnica de Ferguson. In: Cruz GMG. Doença Hemorroidária. São Paulo: Yendis; 2008. p.280-7.
29. Cruz GMC. Hemorroidectomia pela Técnica Aberta de Milligan-Morgan. In: Cruz GMG. Doença Hemorroidária. São Paulo: Yendis; 2008. p.252-79.
30. Guenin MO, Rosenthal R, Kern B, Peterli R, von Flue M, Ackermann C. Ferguson hemorrhoidectomy: long-term results and patient satisfaction after Ferguson's hemorrhoidectomy. Dis Colon Rectum 2005; 48 (8): 1523-7.
31. Ho KS, Ho YH. Prospective randomized trial comparing stapled hemorrhoidopexy versus closed Ferguson hemorrhoidectomy. Tech Coloproctol 2006; 10 (3): 193-7.
32. Khubchandani IT, Trimpi HD, Sheets JA. Closed hemorrhoidectomy with local anesthesia. Surg Gynecol Obstet 1972; 135 (6): 955-7.
33. Borba MR, Sobrado Jr CW, Sokol S. Hemorroidectomia pela técnica de Sokol – Análise de 322 Doentes. Rev Bras Coloproctologia 1977; 17 (2): 98-100.
34. Ferraz ED, Pupo Neto JA. Hemorroidectomia Semifechada Subdérmica Combinada com Ligadura Escalonada à Obando. In: Cruz GMG. Doença Hemorroidária. São Paulo: Yendis; 2008. p. 295-300.
35. Milito G, Cortese F, Brancaleone C, Casciani CU. Submucosal Hemorrhoidectomy (Parks) – Surgical Results and Complications in 1315 Patients. Techniques in Coloproctology 1997; 1: 128-32.
36. Nahas SC, Borba MR, Marques CFS, Nahas CSR. Outras Técnicas de Hemorroidectomia – Sokol, Parks, Ruiz-Moreno). In: Cruz GMG. Doença Hemorroidária. São Paulo: Yendis; 2008. p.334-7.
37. Obando RN. Hemorrhoids. An Alap 1966; 1: 110.
38. Parks AG. The surgical treatment of haemorrhoids. Br J Surg 1956; 43: 337-51.
39. Reis Neto JA, Reis Jr JA. Hemorroidectomia Semifechada – René Obando & Reis Neto. In: Cruz GMG. Doença Hemorroidária. São Paulo: Yendis; 2008. p.543-7.
40. Ruiz-Moreno F. Hemorrhoidectomy – how I do it: semiclosed technique. Dis Colon Rectum 1977; 20 (3): 177-82.
41. Andrews E. Disastrous results following Whitehead's operation and the so-called American operation. Columbus Med J 1985; 15: 97-106.
42. Bonardi RA, Oliveira Jr O, Bonardi MA. Hemorroidectomia Amputativa de Whitehead. In: Cruz GMG. Doença Hemorroidária. São Paulo: Yendis; 2008. p.288-94.
43. Bonello J.C. Who's afraid of the dentate line? The Whitehead hemorrhoidectomy. Am J Surg 1988; 156 (3): 182-6.
44. Whitehead W. The surgical treatment of haemorrhoids. Br Med J 1882: 1: 148-50.
45. Whitehead W. Three hundred consecutive cases of haemorrhoids cured by excision. Br Med J (Clin Res) 1887; 1: 449-51.
46. Wollf G, Culp CE. The Whitehead hemorrhoidectomy. An unjustly maligned procedure. Dis Colon Rectum 1988; 31: 567-9.
47. Santos AH. Hemorroidectomia Híbrida. In: Cruz GMG. Doença Hemorroidária. São Paulo: Yendis; 2008. p.305-21.
48. Arbman G, Krook H, Haapaniemi S. Closed vs. open hemorrhoidectomy – is there any difference? Dis Colon Rectum 2000; 43 (1): 31-4.
49. Cruz GMG, Ferreira RMRS, Neves PM. Estenose Anal Pós-Hemorroidectomia de Indicação Cirúrgica. Rev Bras Coloproctologia 2004; 24 (1): 20-32.
50. Cruz GMG, Santana SKAA, Santana JL, Ferreira RMRS, Neves PM, Faria MNZ. Complicações Pós-Operatórias cirúrgicas da Hemorroidectomia: Revisão de 76 Casos de Complicações. Rev Bras Coloproctologia 2007; 27 (1): 42-57.
51. Andrews BT, Layer GT, Jackson BT, Nichols RJ. Randomized Trial Comparing Diathermy Hemorrhoidectomy With The Scissor Dissection Milligan-Morgan Operation. Dis Colon Rectum 1993; 36 (6): 580-3
52. Barone B, Deak E. Hemorroidectomia com Uso de Diatermia In: Cruz GMG. Doença Hemorroidária. São Paulo: Yendis; 2008. p.338-41.
53. Barone B. Hemorroidectomia com o uso de diatermia e sem ligadura do pedículo. In: Habr-Gama A, Barone B. Atualização em Coloproctologia São Paulo: Associação Latinoamericana de Coloproctologia, Sociedade Brasileira de Coloproctologia; 1995. p. 203-5.
54. Bassi R, Bergami G. The surgical treatment of hemorrhoids: diathermocoagulation and traditional technics. A prospective randomized study. Minerva Chir 1997; 52 (4): 387-91.
55. Seow-Choen F, Ho YH, Ang HG, Goh HS. Prospective, Randomized Trial Comparing Pain and Clinical Function After Conventional Scissors Excision/Lligation vs. Diathermy Excision Without Ligation for Symptomatic Prolapsed Hemorrhoids. Dis Colon Rectum 1992; 35: 1165-69.
56. Armstrong DN, Frankum C, Schertzer ME, Ambroze WL, Orangio GR. Harmonic scalpel hemorrhoidectomy. Five hundred consecutive cases. Dis Colon Rectum 2002; 45: 354-9.
57. Riegler M, Cosentini E, Bischof G. Review: update and economic aspects of the harmonic scalpel in general surgery. Eur Surg 2004; 36: 172-9.
58. Seixas IV, Almeida EC. Hemorroidectomia com Bisturi Harmônico. In: Cruz GMG. Doença Hemorroidária. São Paulo: Yendis; 2008. p.351-3.
59. Seixas IV, Pupo Neto JA. Hemorroidectomia com bisturi harmônico. Rev Bras Coloproctologia (Sup) P22.
60. Tan JJY, Seow-Choen F. Prospective, randomized trial comparing diathermy and harmonic scalpel hemorrhoidectomy. Dis. Colon Rectum 2001; 44: 677-9.
61. Braga ACG, Chamone BC, Faria JCZ, Cruz GMG. Hemorroidectomia com laser de CO_2. In: Cruz GMG. Doença Hemorroidária. São Paulo: Yendis; 2008. p. 342-6.
62. Enriquez-Navascues JM, Devesa-Mugica JM, Bucheh-Proano R. Hemorrhoidectomy: conventional or by Nd:Yag contact laser? A prospective and randomized study. Rev Esp Enferm Dig 1993; 84: 235-9.
63. Iwagaki H, Higuchi Y, Fuchimoto S, Orita K. The laser treatment of hemorrhoids: results of a study on 1816 patients. Jpn J Surg 1989; 19: 658-61.
64. Leff EI. Hemorrhoidectomy – laser vs. nonlaser: outpatient surgical experience. Dis Colon Rectum 1992; 35:743-6.

65. Pandini LC, Nahas SC, Nahas CSR, Marques CFS, Sobrado CW, Kiss DR. Surgical treatment of haemorrhoidal disease with CO_2 laser and Milligan–Morgan cold scalpel technique. Colorectal Dis 2006; 8: 592-5.
66. Pandini LC, Nahas SC, Nahas CSR. Minha experiência com hemorroidectomia à *laser* de CO_2. In: Cruz GMG. Doença hemorroidária. São Paulo: Yendis; 2008. p.551-63.
67. Pujol Soler R, Aran-Rigau J. Indications for the use of laser in colorectal surgery. Rev Esp Enferm Apar Dig 1987; 71: 223-7.
68. Senagore A, Mazier P, Luchtefeld MA, Mackeigan JM, Wengert T. Treatment of advanced hemorrhoidal disease: a prospective, randomized comparison of cold scalpel vs. contact Nd:YAG laser. Dis Colon Rectum 1993; 36: 1042-9.
69. Zahir KS, Edwards RE, Vecchia A, Dudrick SJ, Tripodi G. Use of the Nd-YAG laser improves quality of life and economic factors in the treatment of hemorrhoids. Conn Med 2000; 64 (4): 199-203.

TRATAMENTO DA DOENÇA HEMORROIDÁRIA

Tratamento Cirúrgico Clássico: Aspectos Técnicos

54.2

Virgínio C. Tosta de Souza
Elísio Meirelles de Miranda
Carlos Roberto Amorim

INTRODUÇÃO

O tratamento cirúrgico clássico está indicado para aqueles pacientes que têm hemorroidas de terceiro ou quarto grau, ou hemorroidas mistas, além daqueles que não obtiveram resposta com tratamentos menos agressivos. A indicação do tratamento cirúrgico deve se basear principalmente nas queixas do paciente.

A hemorroidectomia pode ser realizada com uma variedade de técnicas, e a maioria delas são variações ou adaptações das técnicas aberta (técnica de Milligan-Morgan) ou fechada (técnica de Ferguson).[1,2] Alguns serviços de coloproctologia utilizam a técnica de Whitehead ou adaptações dessa técnica que envolve a excisão circunferencial do plexo hemorroidário interno, mas tem sido cada vez menos utilizada pela dificuldade técnica e pelo risco de ectrópio de mucosa. A escolha da técnica deve ser individualizada, levando-se em conta a experiência do cirurgião, as condições do paciente e a escolha conjunta.

CIRURGIA ABERTA (TÉCNICA DE MILLIGAN)

Essa técnica, descrita por Milligan e colaboradores em 1937, foi baseada em profundo estudo anatômico da margem anal e canal anal.

A referida técnica preferencialmente deve ser realizada em ambiente hospitalar com paciente internado, mas também pode ser realizada em nível ambulatorial, desde que em clínicas adequadas.

Originalmente, essa técnica é realizada com paciente em posição de litotomia, com um coxim baixo sob a região sacral e o períneo bem exposto sob bloqueio anestésico (anestesia raquimedular ou peridural). Não há necessidade de tricotomia para essa cirurgia, desde que os pelos não sejam densos ou extremamente abundantes. A antissepsia pode ser realizada com clorexidina ou soluções com iodo.

Eventualmente, podem ser usadas injeções de solução de adrenalina 1:200.000 em plano subcutâneo para facilitar a dissecção, desde que o anestesista esteja ciente e de acordo com o procedimento. Essa medida tem o intuito de auxiliar a dissecção do plano correto e diminuir os pequenos sangramentos.

Inicia-se fazendo uma dilatação gentil do canal anal e uma avaliação dos plexos com auxílio de uma calha ou um espéculo anal.[3,4]

A exposição dos mamilos hemorroidários é feita por tração com pinça. São usadas pinças de Allis ou Kelly, apreendendo a transição entre o anoderma e a mucosa, onde se encontra a porção mais ingurgitada dos mamilos. Essas pinças devem apreender os plexos hemorroidários primários e, eventualmente, algum plexo secundário volumoso. Deve-se tomar o cuidado de identificar bem os plexos que deverão ser excisados, com planejamento cuidadoso antes das incisões. Toda a cirurgia deve ser feita com a tração dessas pinças, formando o "triângulo de exposição". (Figura 54.2.1).

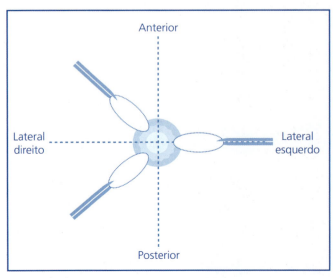

Figura 54.2.1 – Exposição dos mamilos primários.

O espéculo é então retirado para facilitar a dissecção do mamilo. Normalmente se inicia a dissecção pelo maior mamilo. Uma pinça de Kelly apreende a porção de anoderma do mamilo hemorroidário e é feita a incisão elipsoide interessando pele, subcutâneo e plexo hemorroidário externo e interno, com o cuidado de não lesar a porção subcutânea do esfíncter externo (Figura 54.2.2). Essas pinças que apreendem o anoderma deverão tracionar o mamilo para fora do canal anal, para auxiliar na dissecção. Deve-se tomar cuidado para manter as pontes de anoderma entre as feridas para diminuir o risco de estenose. A dissecção se faz até alguns milímetros cranial à borda do esfíncter interno que deve ser sempre visualizado para evitar sua lesão (Figura 54.2.3). Essa dissecção é realizada mais facilmente com o indicador do cirurgião pressionando o pedículo apreendido por dentro da luz do canal anal. É feito então o afinamento do mamilo, e, com fio absorvível 3-0, é feito um ponto transfixante no polo superior do mamilo (Figura 54.2.4) e, depois, com o mesmo fio, é feita uma aproximação das bordas do pedículo (ponto em 8), deixando o nó em direção à luz do canal anal (Figura 54.2.5).

O processo é repetido nos outros mamilos hemorroidários e, após a revisão da hemostasia, é feita a ressecção dos mamilos, com o cuidado de não incluir na secção o ponto que foi dado na base do mamilo. Por fim, realiza-se um toque retal gentil, e são aplicadas pequenas tiras de gaze embebidas em vaselina no leito das feridas e um curativo oclusivo. O aspecto final mostra as feridas abertas em forma de hélice na margem anal (Figura 54.2.6).

Várias adaptações foram feitas na técnica de Milligan, e basicamente em todas está incluída a dissecção do plexo interno e externo dos mamilos principais. Os instrumentos de dissecção e o tipo de ligadura podem variar.

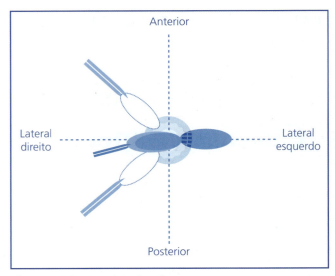

Figura 54.2.3 – Exposição do esfíncter externo.

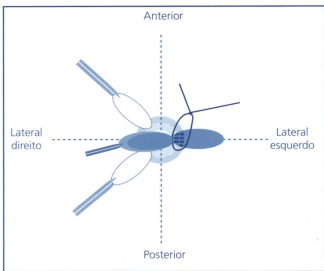

Figura 54.2.4 – Ligadura do mamilo dissecado.

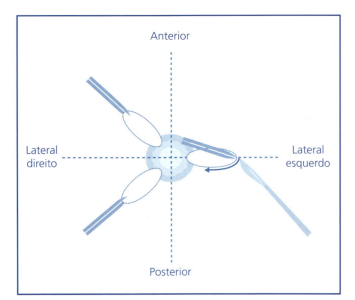

Figura 54.2.2 – Dissecção cutânea do mamilo.

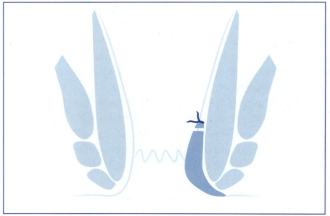

Figura 54.2.5 – Posição e altura do nó no pedículo.

Capítulo 54 – Tratamento da Doença Hemorroidária
Capítulo 54.2 – Tratamento Cirúrgico Clássico: Aspectos Técnicos

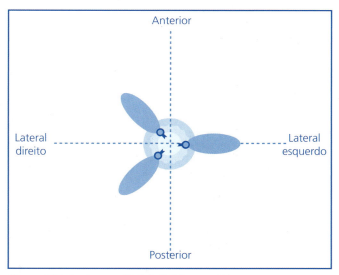

Figura 54.2.6 – Aspecto final da ferida operatória.

CIRURGIA FECHADA (TÉCNICA DE FERGUSON)[5-8]

A Técnica de Ferguson (1956) originalmente é feita com o paciente em posição de Sims modificada, mas, atualmente, a maioria dos cirurgiões realiza essa técnica em posição de canivete. A anestesia pode ser local ou por bloqueio regional. O princípio da cirurgia de Ferguson é ressecar os mamilos hemorroidários principais sem distorcer o canal anal pela tração destes mamilos. Para isso é usada uma calha (afastador de Ferguson-Hill ou anuscópio de Fansler) e os mamilos são dissecados *in situ* em sentido cranial (Figura 54.2.7). Após a dissecção, o pedículo é ligado com categute cromado 3-0 (Figura 54.2.8), e o fio não é cortado, para que possa ser usado na sutura das margens da ferida.

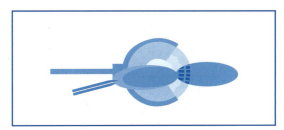

Figura 54.2.7 – Dissecção do mamilo.

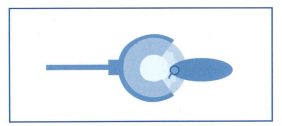

Figura 54.2.8 – Ligadura do pedículo.

Os tecidos vasculares exuberantes que ficam sob as pontes de anoderma podem ser aparados para diminuir as chances de recidiva. Ocasionalmente, é necessária uma pequena dissecção subcutânea nas margens das feridas para conferir mobilidade para que a sutura se faça sem tensão. Inicia-se então a sutura (com aquele mesmo fio da ligadura do pedículo) em forma de chuleio contínuo ao longo de toda a ferida (Figura 54.2.9). Em casos selecionados, indica-se esfincterotomia parcial interna. Após o tratamento dos mamilos selecionados, é feita uma inspeção do canal anal, e qualquer sangramento deve ser debelado com pontos com fio absorvível.

TÉCNICAS SEMIFECHADAS

A técnicas semifechadas mesclam detalhes das técnicas aberta e fechada, e basicamente incluem a ligadura do pedículo vascular e ressecção do plexo hemorroidário externo, interno ou ambos. O tratamento da ferida cruenta pode variar com sutura parcial ou marsupialização.

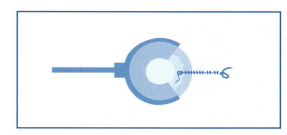

Figura 54.2.9 – Sutura da ferida.

REFERÊNCIAS BIBLIOGRÁFICAS

1. Arbman G, Krook H, Haapaniemi S. Closed vs. open hemorrhoidectomy – is there any difference? Dis Colon Rectum. 2000 Jan;43(1):31-4.
2. Borba MR, Sobrado CW, Sokol S. Hemorroidectomia pela técnica fechada: técnica de Sokol: análise de 322 doentes. Rev Bras Colo-proctol. 1997;17(2):98-100.
3. Corman ML. Classic articles in colonic and rectal surgery – Walter Whitehead 1840-1913: The surgical treatment of heamorrhoids. Dis Colon Rectum. 1980 Mar;23(2):125-8.
4. Cruz GMG, Alvarenga IM, Constantino JRM, Andrade MMA, Gomes DMBM, Faria FF, Oliveira RG. Como o coloproctologista vê a doença hemorroidária: análise de dados colhidos de questionário dirigido aos especialistas filiados à sociedade brasileira de coloproctologia. Rev Bras Colo-proctol. 2009;29(2):174-91.
5. Ferguson JA. Diverse methods of managing hemorrhoids. Dis Colon Rectum. 1976;19(3):225-32.
6. Ferguson JA, Heaton JR. Closed Hemorrhoidectomy. Dis Colon Rectum. 1959 Mar-Apr;2(2):176-9.

7. Gençosmanoglu R, Sad O, Koç D, Inceoglu R. Hemorrhoidectomy: open or closed tecnique? A prospective, randomized clinical trial. Dis Colon Rectum. 2002 Jan;45(1):70-5.

8. Jucá MJ, Gomes EG, Arraes CC. Estudo Comparativo entre duas técnicas de hemorroidectomia: aberta e semifechada – análise de 40 casos. Rev Bras Colo-proct. 2000;20(1):14-18.

TRATAMENTO DA DOENÇA HEMORROIDÁRIA

Tratamento Cirúrgico por Anopexia Mecânica

54.3

Sergio Carlos Nahas
Marcelo Rodrigues Borba

INTRODUÇÃO

A doença hemorroidária tem alta prevalência na população em geral estimando-se que metade da população mundial com mais de cinquenta anos seja portadora de doença hemorroidária, sendo que a maioria dos pacientes queixa-se da presença de prolapso hemorroidário e sangramento às evacuações.

Os coxins hemorroidários possuem importante função no canal anal, como a continência e a prevenção de perda de fezes durante esforços, proteção do esfíncter anal durante a defecação, além de possuir papel sensitivo na diferenciação entre o conteúdo sólido, líquido e gasoso no reto.[1-4]

A constipação, a força gravitacional, a dieta pobre em fibras, a gravidez, o aumento da pressão abdominal, o hábito intestinal irregular e a falta de válvulas nas veias hemorroidárias levam a um aumento na pressão no plexo arteriovenoso hemorroidário, contribuindo para o aumento do volume dos coxins hemorroidários, a frouxidão do tecido conectivo de suporte e a protrusão pelo canal anal.[1,4-8]

Após uma história clínica rigorosa e exame proctológico completo, a doença hemorroidária pode ser diagnosticada e tratada com a correção do hábito intestinal através de dieta rica em fibras, orientações de higiene e utilização de medicações tópicas, tais como pomadas de anti-inflamatórios e anestésicos.[2,8] Antes de indicar-se o tratamento cirúrgico nos casos refratários às condutas clínicas, pode-se aplicar procedimentos não cirúrgicos, tais como ligadura elástica ou fotocoagulação por radiação infra-vermelha.[4]

A indicação do tratamento cirúrgico na doença hemorroidária é, geralmente, resultado da falência do tratamento clínico e das opções não cirúrgicas (ligadura elástica, escleroterapia, fotocoagulação), devendo a cirurgia ser reservada aos graus mais avançados da doença (graus III e IV).[2,9]

A hemorroidectomia, seja pela técnica aberta descrita por Milligan e Morgan[10] em 1937 ou pela técnica fechada descrita por Ferguson et al.[11] em 1971, é caracterizada pela excisão de todo o tecido hemorroidário potencialmente sintomático. Apesar dos baixos índices de complicações e da eficácia desses procedimentos, a excisão de tecido amplamente inervado do anoderma abaixo da linha pectínea resulta em dor de forte intensidade no pós-operatório, retardando a retomada de atividades habituais dos pacientes, carregando a cirurgia, então, o estigma da dor pós-operatória, o que afasta o doente do tratamento cirúrgico indicado corretamente.

Devido à dor pós-operatória, inúmeras técnicas e aparelhos foram desenvolvidos e aplicados para tentar reduzi-la. Temos como exemplo o uso de fonte de laser, *doppler*, bisturi ultrassônico e selantes na cirurgia da doença hemorroidária, com resultados semelhantes quanto à dor em relação às clássicas hemorroidectomias abertas ou fechadas. Em todas as técnicas propostas e com o uso desses dispositivos, se for realizada a retirada do tecido hemorroidário, persiste a dor no pós-operatório, usualmente causando grande desconforto ao doente.

Em vista dessa condição e obedecendo aos conceitos apresentados por Thompson[7] sobre a fisiopatologia da doença hemorroidária, Longo,[12] em 1998, propôs o uso de um grampeador circular como uma alternativa radical no tratamento cirúrgico da doença hemorroidária. O procedimento não tem o intuito de excisar as hemorroidas, mas reposicionar a mucosa anorretal prolapsada em sua posição anatômica original, pela excisão e grampeamento de parte da mucosa redundante e reduzindo o fluxo sanguíneo para os vasos hemorroidários. Como a manipulação é realizada acima da linha pectínea, em segmento sem inervação somática e como não há ferida cirúrgica perianal, é esperado que o pós-operatório seja menos doloroso.

A descrição do procedimento foi seguida por grande entusiasmo, com publicação de estudos randomizados comparando as diferentes técnicas, atestando a eficácia da cirurgia, a redução da dor e o retorno precoce ao trabalho e às atividades gerais do paciente.[13-18] Entretanto, não é isenta de complicações, havendo publicações relatando dor prolongada, persistência do sangramento, recidiva do prolapso hemorroidário no seguimento pós-operatório e estenose do canal anal.[19-21]

Nos últimos 10 anos, a anopexia mecânica com o uso de grampeador desenvolveu-se por todo mundo. Inúmeros casos clínicos e estudos randomizados foram publicados na literatura, com seguimento suficiente para confirmar essa técnica cirúrgica como uma excelente indicação para o tratamento cirúrgico da doença hemorroidária avançada.

São consideradas contraindicações ao uso da anopexia mecânica a trombose hemorroidária interna, presença de plicomas e doença hemorroidária externa exuberante, além dos pacientes com abscessos anais, fístulas anais e incontinência fecal. A fissura anal crônica deve ser considerada uma contraindicação relativa.

Wong et al. (2008) realizaram um estudo comparativo randomizado com 41 pacientes com trombose hemorroidária aguda, divididos em dois grupos: 21 pacientes foram submetidos à anopexia mecânica e 20 à hemorroidectomia convencional aberta (Milligan e Morgan).[10] Os autores demonstraram resultados melhores nos grupo da anopexia mecânica em relação à dor pós-operatória, tempo de retorno às atividades laborativas, satisfação do paciente e um índice de complicações semelhantes em ambos os grupos. Concluíram que a anopexia mecânica pode ser empregada na doença hemorroidária com trombose aguda, sendo uma técnica segura e eficaz.[22]

Na nossa opinião, o uso da técnica de grampeamento em casos de doença hemorroidária interna com trombose aguda é claramente contraindicada, sendo nesses casos a hemorroidectomia convencional a melhor opção.

TÉCNICA CIRÚRGICA

O grampeador circular de 33 mm (PPH[3] 33 mm, Ethicon Endo-Surgery, Ohio, EUA) vem em um kit que inclui o grampeador circular, um anuscópio para sutura em bolsa, um dilatador anal circular e um passador de sutura. Tem duas fileiras de grampos com 28 grampos no total e um comprimento da perna do grampo de 4 mm (Figura 54.3.1).

Para a realização da anopexia mecânica com uso de grampeador, o paciente é colocado em posição de litotomia, com anestesia geral ou bloqueio. Não é necessário nenhum preparo pré-operatório, porém alguns autores preferem utilizar um pequeno enema evacuatório antes da cirurgia. A antibioticoterapia profilática é recomendada, devendo cobrir anaeróbios e gram-negativos.

Com o auxílio de um afastador anal, os mamilos hemorroidários são inspecionados, e é introduzido o dilatador anal do próprio aparelho.

Uma sutura em bolsa com fio monofilamentar 0 ou 2.0 deve ser realizada pelo menos de 2 a 4 cm acima da linha pectínea, com o cuidado de incorporar somente a mucosa e a submucosa. Em mulheres, deve-se tracionar a parede posterior da vagina para evitar que a sutura englobe fibras da parede vaginal e o grampeador, posteriormente, grampeie a vagina, com o risco de evolução para uma fístula retovaginal.

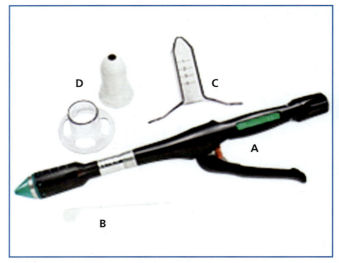

Figura 54.3.1 – Kit PPH 03: (A) Grampeador circular de 33 mm; (B) Passa-fios para sutura em bolsa; (C) Anuscópio para sutura em bolsa; (D) Obturador anal circular. Fonte: http://www.ees.com/clinicians/products/staplers/procedure/pph#!description-&-specs

O grampeador circular é totalmente aberto e introduzido no canal anal, acima da sutura em bolsa previamente feita. A sutura em bolsa é amarrada e o grampeador fechado, de modo a incorporar parte da mucosa retal, não devendo englobar as hemorroidas no grampeador. O grampeador é disparado e pode ser mantido fechado de 1 a 3 minutos para auxiliar na hemostasia (Figura 54.3.2). Alguns preferem abrir o grampeador imediatamente após o disparo e observar algum tipo de sangramento. A linha de grampeamento é inspecionada e uma revisão rigorosa da hemostasia é realizada. Se necessário, pontos hemostáticos são realizados nos locais que apresentam sangramento. Com a mudança do grampeador de PPH[1] para o PPH[3], ocorreu um maior fechamento dos grampos, variando a altura do grampo fechado entre 0,75 e 1,5 mm.

Por rotina, todo o tecido de mucosa retal seccionado deve ser enviado para exame histológico.

No pós-operatório imediato, é introduzida dieta laxativa e o uso de anti-inflamatórios e analgésicos. A dor no pós-operatório imediato é menor, mas geralmente o paciente refere um certo tenesmo nos primeiros dias de pós-operatório.

As complicações pós-operatórias imediatas mais frequentes são a retenção urinária aguda, em razão da anestesia, e o sangramento pós-operatório, que em alguns casos leva o paciente novamente à sala cirúrgica para revisão de hemostasia. Complicações temíveis e descritas na literatura tais como sepse pélvica, fístula vaginal e lesão do reto podem ocorrer, mas são infrequentes e diminuíram com a maior familiaridade dos cirurgiões com o método. A dor persistente e a estenose anal são complicações que estão relacionadas com o grampeamento baixo junto à linha pectínea e com a excisão das hemorroidas.

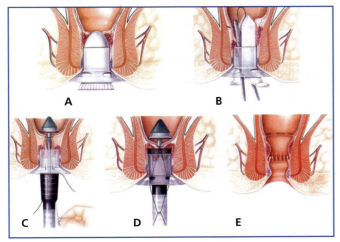

Figura 54.3.2 – A: Introdução do dilatador anal pelo canal anal. B: O anuscópio é introduzido pelo dilatador anal, facilitando a realização da sutura em bolsa com prolene 2-0. C: O grampeador circular é introduzido totalmente aberto, passando com a cabeça pela sutura em bolsa, que é amarrada e utilizado o passa fios para passagem do fio de prolene pelo aparelho. D: O grampeador é fechado e disparado. E: Realizada inspeção da linha de grampeamento (modificada de Nivatvongs, 2007).

COMENTÁRIOS

Antonio Longo[26] apresentou em 1998, no Congresso Mundial de Cirurgia Endoscópica, em Roma, os primeiros resultados da sua técnica pioneira do tratamento da doença hemorroidária através da anopexia mecânica. Inicialmente, esse novo procedimento foi visto com desconfiança, mas pouco a pouco foi tendo seu espaço na cirurgia da doença hemorroidária e, após inúmeros estudos da literatura, passou a ser mais bem aceito pela comunidade médica mundial.

A racionalidade da técnica em relação à fisiopatologia da doença hemorroidária e o controle da dor no pós-operatório fizeram com que a hemorroidectomia realizada com grampeador circular se tornasse uma cirurgia aceita tanto pelos cirurgiões quanto pelos pacientes, sendo amplamente utilizada em todo o mundo.

Nahas et al. (2003)[24] estudaram 100 pacientes submetidos à anopexia mecânica para tratar a doença hemorroidária, referindo que o manejo da dor pós-operatória foi a grande vantagem do uso do grampeador circular, com 88% de controle satisfatório da dor com analgésicos comuns, sendo que em dois casos (2%) houve persistência da dor no pós-operatório tardio, necessitando de uso crônico de analgésicos e anti-inflamatórios. Esses casos de dor persistente são descritos na literatura, e a causa é que a linha de grampeamento fica muito próxima à linha pectínea. Houve necessidade de hemostasia complementar em 20% dos casos, sendo que em um caso o sangramento foi profuso e de difícil controle. Quatro pacientes persistiram com discreto sangramento nos primeiros dias do pós-operatório, que evoluiu, contudo, com regressão espontânea. As complicações tardias (Tabela 54.3.1) desta casuística foram: recidiva do prolapso hemorroidário (5%), estenose anal (2%) (sendo necessária dilatação em um caso), e trombose perianal (2%).

TABELA 54.3.1 – Complicações tardias da anopexia mecânica (Nahas et al., 2003[24])

Complicação	N°	%
Trombose perianal	2	2
Recidiva do prolapso	5	5
Estenose anal	2	2
Fissura anal	1	1
Dor persistente	2	2

Em 2005, Borba et al.[25] relataram 240 casos de anopexia mecânica com um seguimento de até cinco anos. Mostraram uma menor porcentagem de sangramento pós-operatório e menor necessidade de pontos hemostáticos a partir da troca do grampeador pelo PPH[3]. As complicações tardias foram de 7,5% e houve a recidiva dos sintomas com necessidade de hemorroidectomia em 9 doentes (3,7%). Concluíram que a anopexia pela técnica de grampeamento tem bons resultados a curto e longo prazo, com baixo índice de recidiva dos sintomas de doença hemorroidária e reoperações, sendo uma opção excelente para o tratamento cirúrgico das hemorroidas.

Diversos estudos randomizados comparando as diferentes técnicas comprovaram as vantagens da hemorroidectomia por grampeamento em relação à dor pós-operatória, tempo de internação e tempo de afastamento das atividades habituais (Tabela 54.3.2).

Correa-Rovelo et al. (2002)[26] comparando 42 pacientes submetidos à anopexia mecânica com 42 doentes submetidos à hemorroidectomia fechada pela técnica de Ferguson, com um seguimento de até 14 meses, demonstraram melhores resultados no grupo da anopexia em relação à dor pós-operatória, mas com uma taxa de sangramento pós-operatório maior.

Ho et al. (2000)[27] compararam a anopexia mecânica com a hemorroidectomia aberta, mostrando melhores resultados do grampeamento em relação à dor, tempo de retorno ao trabalho e pós-operatório tardio. A diferença do custo da cirurgia girou em mais 400 dólares no grupo da anopexia.

Mehigan et al. (2000),[16] comparando a técnica aberta de Milligan-Morgan com a hemorroidectomia por grampeamento, observaram os menores valores médios em uma escala visual para avaliação de dor no grupo submetido a he-

TABELA 54.3.2 – Estudos randomizados

Estudo	Ano	Nº de pacientes PPH	Nº de pacientes Convencional	Total	Técnica
Chung et al.[34]	2005	43	45	88	PPH / Fechada
Sakr et al.[35]	2010	34	34	68	PPH / Ligasure
Giordano et al.[29]	2009	604	597	1201	PPH / Aberta / Fechada
Jayaraman et al.[30]	2007	269	268	537	PPH / Aberta
Dell'Abate et al.[28]	2005	46	71	117	PPH / Fechada
Wong et al.[22]	2008	21	20	41	PPH / Aberta
Correa-Rovelo et al.[26]	2002	42	42	84	PPH / Fechada
Ganio et al.[14]	2001	50	50	100	PPH / Aberta
Ho et al.[27]	2000	57	62	117	PPH / Aberta
Khalil et al.[15]	2000	20	20	40	PPH / Fechada
Mehigan et al.[16]	2000	20	20	40	PPH / Aberta
Rowsell et al.[17]	2001	11	11	22	PPH / Aberta
Shalaby et al.[18]	2001	100	100	200	PPH / Aberta
Stolfi et al.[6]	2008	95	76	171	PPH / Aberta

morroidectomia por grampeamento, enquanto os resultados funcionais e o alívio sintomático foram similares.

Rowsell et al. (2000)[17] encontraram significativa redução da dor pós-operatória, tempo de internação e nos dias afastados do trabalho, comparando a hemorroidectomia por grampeamento com a técnica aberta. Khalil et al. (2000),[15] avaliando 40 pacientes randomizados entre a hemorroidectomia convencional pelo método fechado descrita por Ferguson e a hemorroidectomia por grampeamento, encontraram resultados semelhantes.

Dell'Abate et al. (2005)[28] analisaram 117 pacientes submetidos a anopexia mecânica e hemorroidectomia aberta, em trabalho não randomizado, mostrando bons resultados em relação à dor e complicações pós-operatórias na anopexia mecânica.

Nos últimos anos, vários trabalhos de metanálise seguindo a metodologia Cochrane, comparando o tratamento cirúrgico da doença hemorroidária com a técnica de grampeamento com a hemorroidectomia convencional, tanto pela técnica de Ferguson quanto pela de Milligan-Morgan, foram realizados com casuísticas que variaram de 500 até a quase 2000 doentes operados. Concluíram que a anopexia mecânica é eficaz, segura, com menos dor pós-operatória, menor tempo de retorno ao trabalho e maior satisfação do paciente com o método em relação à hemorroidectomia. Por outro lado, a anopexia mecânica tem um número maior de recorrência dos sintomas da doença hemorroidária em relação à cirurgia tradicional em todos esses estudos de metanálise.[29-33]

Como no tratamento da doença hemorroidária, o bisturi ultrassônico (Ultracision®) e os seladores (Ligasure®) foram empregados para a cirurgia das hemorroidas, e foram realizados estudos comparativos entre a hemorroidectomia com esses aparelhos e a técnica de grampeamento. Chung et al. (2005),[8] comparando 88 pacientes operados com bisturi harmônico e com grampeador, concluíram que a anopexia mecânica apresentou melhores resultados em relação àqueles operados com o bisturi harmônico. Sakr et al. (2010)[35] compararam o uso da seladora com o grampeador em 68 doentes, com resultados semelhantes nos dois grupos. Estes estudos, mais uma vez, mostram a vantagem do uso do grampeamento na cirurgia da doença hemorroidária.

Fueglistaler et al. (2007),[36] em trabalho prospectivo, analisaram o seguimento tardio de 216 cirurgias de anopexia mecânica, com pelo menos um ano de cirurgia e com um seguimento médio de 28 meses. Sessenta e seis por cento dos doentes estavam totalmente satisfeitos com o procedimento, mas 28% desta casuística apresentou algum tipo de sintoma, tais como sangramento, prolapso, dor, perda fecal ou urgência de evacuação. Essas sintomatologias, na maioria dos casos, foram discretas, sendo que nove pacientes foram reoperados nesta série, submetidos à hemorroidectomia. Apesar de um alto índice de sintomas nesses pacientes, a satisfação dos mesmos com o procedimento foi aceitável.

Raahave et al. (2008),[37] acompanhando 258 pacientes por um tempo médio de 34 meses, e Ceci et al. (2008),[38] com 291 doentes operados com grampeador, concluíram que a anopexia mecânica causa pouca dor, tem recuperação rápida, baixo índice de complicações e grande satisfação do paciente com a cirurgia, mas apresenta alta taxa de reoperações por recidiva dos sintomas, consonante com vários trabalhos já relatados neste capítulo.

Longo et al. (1998),[3] em sua casuística, relataram uma incidência de 3,4% de hematomas da submucosa. Como o sangramento no pós-operatório imediato é a complicação mais temida e frequente da anopexia mecânica, atualmente houve uma modificação do grampeador com grampos com maior fechamento e melhor hemostasia. Mesmo assim, devemos, no intraoperatório, realizar uma revisão rigorosa e, se necessário, realizar uma hemostasia complementar com sutura, diminuindo então a possibilidade de sangramento intenso no pós-operatório. Com essas medidas, atualmente, a necessidade de reintervenção cirúrgica no pós-operatório por sangramento caiu drasticamente.

Molloy et al. (2000)[21] reportaram um caso de sepse após hemorroidectomia por grampeamento, e sugeriram que a antibioticoterapia profilática fosse utilizada como rotina.

Shalaby e Desoky (2001)[18], em um grupo de 200 pacientes randomizados entre a técnica convencional de Milligan-Morgan e a correção da doença hemorroidária por grampeamento, observaram redução significativa nas pressões do canal anal e na continência à infusão salina, comparando o pré e o pós-operatório do grupo submetido à técnica aberta, mas não no grupo submetido ao grampeamento.

Khalil et al. (2000)[15] observaram, comparando dados de fisiologia anal no pré e pós-operatório, uma redução significativa na pressão de repouso e durante esforço no grupo submetido ao grampeamento, apesar de manifestações clínicas não estarem relacionadas. Nenhum dos pacientes apresentou queixas de incontinência ao longo do seguimento.

Regadas et al.[39] desenvolveram um estudo prospectivo para avaliar anatômica e funcionalmente a musculatura esfinctérica, antes e após a hemorroidectomia com grampeador, através da utilização de ultrassonografia anorretal e eletromanometria anal, não sendo evidenciados indícios de lesões anatômicas ou funcionais que poderiam ser decorrentes do uso do grampeador.

Shalaby e Desoky (2001)[18] após um ano de seguimento, observaram 1% de recorrência do prolapso, 2% de estenose anal e 3% de trombose perianal nos pacientes submetidos à hemorroidectomia por grampeamento, enquanto, no grupo submetido à hemorroidectomia excisional, 2% apresentaram recorrência, 5%, estenose anal, e 3%, trombose anal.

Beattie et al. (2001)[40] creditam a estenose anal a uma ressecção insuficiente da mucosa, e propõem que essa complicação deva ser tratada com dilatação simples.

Ao nosso ver, a causa da estenose anal está intimamente ligada à altura do grampeamento: quanto mais próximo da linha pectínea, maior a chance de estenose no pós-operatório.

Cheetham et al. (2000)[19] relataram o desenvolvimento de dor persistente e urgência de defecação em 31% dos pacientes submetidos à hemorroidectomia por grampeamento, após 15 meses de seguimento. A causa dos sintomas não foi estabelecida, embora a incorporação de musculatura lisa do esfíncter interno do ânus no tecido ressecado e a realização de sutura em bolsa próxima à linha pectínea possam desempenhar papel importante.

Ravo et al. (2002),[41] em um estudo multicêntrico com 20 instituições italianas e 1.107 pacientes, afirmaram que a dor no pós-operatório da anopexia mecânica está ligada à quantidade de musculatura lisa envolvia no anel do grampeamento. Brusciano et al. (2004),[42] em um estudo com 5 grupos de cirurgia coloproctológica, avaliaram 232 casos de anopexia, com um taxa de reoperação de 11% em razão de dor persistente, sangramento, fissura anal e recidiva do prolapso hemorroidário.

Em um estudo multicêntrico francês[43] com 12 hospitais e 550 pacientes operados pela técnica de grampeamento, foram relatados 115 casos (19%) de complicações pós-operatórias: sangramento (1,8%), dor anal severa (2,3%), retenção urinária (0,9%), estenose anal (1,6%), sepse (0,5%), dor anal persistente (1,6%), deiscência da sutura (1,6%), fissura anal (0,9%), trombose hemorroidária (0,9%), fístula e abscesso anal (0,9%) e incontinência fecal (0,3%). A taxa de recidiva dos sintomas da doença hemorroidária foi de 3,2%.

Jongen et al. (2006)[44] também estudaram as complicações do grampeamento em 654 pacientes operados de 1998 a 2003. As complicações imediatas mais relevantes foram sangramento (4%) e impactação fecal (2,8%). Em relação às complicações tardias, os autores relataram como sendo as mais importantes plicomas residuais (10 pacientes, 1,5%) e incontinência fecal (10 pacientes, 1,5%). Reoperações imediatas ocorreram em 42 doentes (6,4%) devido a sangramento e trombose hemorroidária. Mais 54 pacientes foram reoperados com mais de 30 dias de pós-operatório em razão de plicomas, fissuras, recidiva dos sintomas, estenoses e fístulas anais.

Nahas et al. (1997)[45] relataram, em um grupo de 475 pacientes submetidos à hemorroidectomia convencional aberta, 1,2% de infecção, 1,4% de sangramento e 0,2% de subestenose anal; não foi indicada a taxa de recidiva.

Os principais estudos têm estabelecido que a anopexia mecânica com grampeador circular é superior às técnicas convencionais em relação à dor no pós-operatório, tempo de internação, necessidade de analgésicos e retorno às atividades diárias. A vantagem da técnica de grampeamento nesses parâmetros parece compensar o custo do kit do grampeador. Encontra-se atualmente disponível no mercado um outro kit (EEA™ Hemorrhoid and Prolapse Stapler Set with DST Series™) para ser utilizado neste procedimento cirúrgico (Figura 54.3.3).

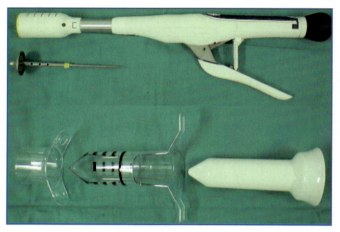

Figura 54.3.3 – EEA™ Hemorrhoid and Prolapse Stapler Set with DST Series™.

CONCLUSÕES

O tratamento cirúrgico da doença hemorroidária pela anopexia mecânica é atualmente uma técnica já consagrada, com vários trabalhos randomizados, comparando essa técnica a outros tipos de hemorroidectomia. A cirurgia com o uso do grampeador circular, conforme proposto por Longo, tem resultados satisfatórios, com um tempo de seguimento pós-operatório aceitável e com índice baixo de complicações no pós-operatório imediato e tardio, o que justifica a indicação desse procedimento como o de escolha na cirurgia da doença hemorrodária não complicada, com pouco componente externo.

Apesar das vantagens relatadas neste capítulo do procedimento sobre as hemorroidectomias apresentadas neste capítulo, a anopexia mecânica tem uma taxa de recidiva de sintomas de doença hemorroidária mais alta e não é isenta de complicações graves, o que deve ser esclarecido ao paciente antes da realização do procedimento. Além disso, não substitui a hemorroidectomia convencional aberta ou fechada no tratamento principalmente da hemorroida de quarto grau, na com trombose aguda ou associada com outras doenças proctológicas, tais com a fissura e a fístula anal.

REFERÊNCIAS BIBLIOGRÁFICA

1. Aigner F, Gruber H, Conrad F, Eder J, Wedel T, Zelger B, et al. Revised morphology and hemodynamics of the anorectal vascular plexus: impact on the course of hemorrhoidal disease. Int J Colorectal Dis 2009;24(1):105-13.
2. Cintron J, Abcarian H. Benign Anorectal: Hemorrhoids. In: Wolff BG, Fleshman JW, Beck DE, Pemberton JH, Wexner SD, editors. The ASCRS textbook of colon and rectal surgery. New York: Springer-Verlag; 2007. p. 156-77.
3. Corman ML. Hemorrhoids. In: Colon and rectal surgery. 5th ed. New York: Lippincott Williams and Wilkins; 2002. p. 177-248.
4. Fleshman J, Madoff R. Hemorrhoids. In: Current surgical therapy. 8th ed. Philadelphia: Elsevier; 2004. p. 245-52.
5. Haas PA, Fox TA Jr, Haas GP. The pathogenesis of hemorrhoids. Dis Colon Rectum 1984;27(7):442-50.
6. Stolfi VM, Sileri P, Micossi C, Carbonaro I, Venza M, Gentileschi P, et al. Treatment of hemorrhoids in day surgery: stapled hemorrhoidopexy vs Milligan-Morgan hemorrhoidectomy. J Gastrointest Surg 2008;12(5):795-801.
7. Thompson WHF. The nature of haemorrhoids. Br J Surg 1975;62(7):542-52.
8. Welton ML, Chang GJ, Shelton AA. Hemorrhoids. In: Current surgical diagnosis and treatment. 12th ed. New York: Lange; 2006. p. 738-64.
9. Gençosmanoğlu R, Sad O, Koç D, Inceoğlu R. Hemorrhoidectomy: open or closed technique? A prospective, randomized clinical trial. Dis Colon Rectum 2002;45(1):70-5.
10. Milligan ETC, Morgan CN. Surgical anatomy of the anal canal and operative treatment of haemorrhoids. Lancet 1937; 2:1119-24.
11. Ferguson JA, Mazier WP, Ganchrow MI, Friend WG. The closed technique of hemorrhoidectomy. Surgery 1971;70(3):480-4.
12. Longo A. Treatment of haemorrhoids disease by reduction of mucosa and haemorrhoidal prolapse with a circular suturing device: a new procedure. In: Proceedings of the 6th World Congress of Endoscopic Surgery; 1998; Rome Italy.
13. Beattie GC, Lam JPH, Loudon MA. A prospective evaluation of the introduction of circumferential stapled anoplasty in the management of haemorrhoids and mucosal prolapse. Colorectal Dis 2000;2:137-42.
14. Ganio E, Altomare DF, Gabrielli F, Milito G, Canuti S. Prospective randomized multicentre trial comparing stapled with open haemorrhoidectomy. Br J Surg 2001;88(5):669-74.
15. Khalil KH, O'Bichere A, Sellu D. Randomized clinical trial of sutured versus stapled closed haemorroidectomy. Br J Surg 2000;87(10):1352-5.

16. Mehigan BJ, Monson JRT, Hartley JE. Stapling procedure for haemorrhoids versus Milligan-Morgan haemorrhoidectomy: randomized controlled trial. Lancet 2000;355:782-5.
17. Rowsell M, Bello M, Hemingway DM. Circunferenterial mucosectomy (stapled haemorrhoidectomy) versus conventional haemorrhoidectomy: randomized controlled trial. Lancet 2000;355:779-81.
18. Shalaby R, Desoky A. Randomized clinical trial of stapled versus Milligan-Morgan haemorrhoidectomy. Br J Surg 2001;88(8):1049-53.
19. Cheetham MJ, Mortensen NJM, Nystrom PO, Kamm MA, Phillips RKS. Persistent pain and faecal urgency after stapled haemorrhoidectomy. Lancet 2000;356:730-3.
20. Keighley MRB. Pain after stapled haemorrhoidectomy (letter). Lancet 2000;356:2189.
21. Molloy RG, Kingsmore D. Life threatening pelvic sepsis after stapled haemorrhoidectomy. Lancet 2000;355:810.
22. Wong JC, Chung CC, Yau KK, Cheung HY, Wong DC, Chan OC, et al. Stapled technique for acute thrombosed hemorrhoids: a randomized, controlled trial with long-term results. Dis Colon Rectum 2008;51(4):397-403.
23. Nivatvongs S. Hemorrhoids. In: Principles and practice of surgery for the colon, rectum, and anus, 3rd ed. New York: Informa healthcare; 2007. p. 143-164.
24. Nahas SC, Borba MR, Brochado MC, Marques CF, Nahas CS, Miotto-Neto B. Stapled hemorrhoidectomy for the treatment of hemorrhoids. Arq Gastroenterol 2003;40(1):35-9.
25. Borba MR, Dias AR, Marques CFS, Teixeira MCR, Nahas CS, Nahas SC. Anopexia pela técnica de grampeamento: Experiência de 5 anos. Rev Bras Coloproct 2005; 25, Supl.1.
26. Correa-Rovelo JM, Tellez O, Obregón L, Miranda-Gomez A, Moran S. Stapled rectal mucosectomy vs. closed hemorrhoidectomy: a randomized, clinical trial. Dis Colon Rectum 2002;45(10):1367-74.
27. Ho YH, Cheong WK, Tsang C, Ho J, Eu KW, Tang CL, Seow-Choen F. Stapled hemorrhoidectomy – cost and effectiveness. Randomized, controlled trial including incontinence scoring, anorectal manometry, and endoanal ultrasound assessments at up to three months. Dis Colon Rectum 2000;43(12):1666-75.
28. Dell'Abate P, Ferrieri G, Del Rio P, Soliani P, Sianesi M. Longo hemorrhoidopexy vs Milligan-Morgan hemorrhoidectomy: perspective analysis. G Chir 2005;26(11-12):443-5.
29. Giordano P, Gravante G, Sorge R, Ovens L, Nastro P. Long-term outcomes of stapled hemorrhoidopexy vs conventional hemorrhoidectomy: a meta-analysis of randomized controlled trials. Arch Surg 2009;144(3):266-72.
30. Jayaraman S, Colquhoun PH, Malthaner RA. Stapled hemorrhoidopexy is associated with a higher long-term recurrence rate of internal hemorrhoids compared with conventional excisional hemorrhoid surgery. Dis Colon Rectum 2007;50(9):1297-305.
31. Jayaraman S, Colquhoun PH, Malthaner RA. Stapled versus conventional surgery for hemorrhoids. Cochrane Database Syst Rev 2006;18(4):CD005393.
32. Sgourakis G, Sotiropoulos GC, Dedemadi G, Radtke A, Papanikolaou I, Christofides T, et al. Stapled versus Ferguson hemorrhoidectomy: is there any evidence-based information? Int J Colorectal Dis 2008;23(9):825-32.
33. Tjandra JJ, Chan MK. Systematic review on the procedure for prolapse and hemorrhoids (stapled hemorrhoidopexy). Dis Colon Rectum 2007;50(6):878-92.
34. Chung CC, Cheung HY, Chan ES, Kwok SY, Li MK. Stapled hemorrhoidopexy vs. Harmonic Scalpel hemorrhoidectomy: a randomized trial. Dis Colon Rectum 2005;48(6):1213-9.
35. Sakr MF, Moussa MM. LigaSure hemorrhoidectomy versus stapled Hemorrhoidopexy: a prospective, randomized clinical trial. Dis Colon Rectum 2010;53(8):1161-7.
36. Fueglistaler P, Guenin MO, Montali I, Kern B, Peterli R, von Flüe M, et al. Long-term results after stapled hemorrhoidopexy: high patient satisfaction despite frequent postoperative symptoms. Dis Colon Rectum 2007;50(2):204-12.
37. Raahave D, Jepsen LV, Pedersen IK. Primary and repeated stapled hemorrhoidopexy for prolapsing hemorrhoids: follow-up to five years. Dis Colon Rectum 2008;51(3):334-41.
38. Ceci F, Picchio M, Palimento D, Calì B, Corelli S, Spaziani E. Long-term outcome of stapled hemorrhoidopexy for Grade III and Grade IV hemorrhoids. Dis Colon Rectum 2008;51(7):1107-12.
39. Regadas FSP, Regadas SM, Rodrigues LV, et al. Avaliação manométrica e ultrassonográfica do canal anal e reto antes e após ressecção circular da mucosa retal com anopexia mecânica. Rev Bras Coloproct 2004;24(2):144-53.
40. Beattie GC, Loudon MA. Follow up confirms sustained benefit of circumferential stapled anoplasty in the management of prolapsing haemorrhoids. Br J Surg 2001;88(6):850-2.
41. Ravo B, Amato A, Bianco V, Boccasanta P, Bottini C, Carriero A, et al. Complications after stapled hemorrhoidectomy: can they be prevented? Tech Coloproctol 2002;6(2):83-8.
42. Brusciano L, Ayabaca SM, Pescatori M, Accarpio GM, Dodi G, Cavallari F, et al. Reinterventions after complicated or failed stapled hemorrhoidopexy. Dis Colon Rectum 2004;47(11):1846-51.
43. Oughriss M, Yver R, Faucheron JL. Complications of stapled hemorroidectomy: a French multicentric study. Gastroenterol Clin Biol 2005;29(4):429-33.
44. Jongen J, Bock JU, Peleikis HG, Eberstein A, Pfister K. Complications and reoperqtions in Stapled anopexy: learning by doing. Int J Colorectal Dis 2006;21(2):166-71.
45. Nahas SC, Sobrado Jr CW, Araújo SEA, Imperiale AR, Habr Gama A, Pinotti HW. Resultados do tratamento cirúrgico da doença hemorroidária em 475 doentes. Rev Hosp Clin Fac Med São Paulo 1997;52:175-9.

TRATAMENTO DA DOENÇA HEMORROIDÁRIA

Tratamento da Estenose Anal

54.4

Geraldo Magela Gomes da Cruz

INTRODUÇÃO

A estenose anal (EA) é uma das mais desagradáveis complicações da cirurgia anal ou de doenças anais. Entre as primeiras, destacam-se as hemorroidectomias, as fissurectomias, as fistulectomias, as ressecções de tumores e condilomas anais e as eletrocauterizações extensas; e entre as segundas merecem citações os tumores, as doenças anais inflamatórias, a doença de Crohn anoperineal, as anomalias congênitas como ânus imperfurado e ânus ectópico, o uso abusivo de laxativos ou supositórios, as doenças sexualmente transmissíveis com o linfogranuloma venéreo e traumas. A Figura 54.4.1 mostra várias estenoses anais de causas não cirúrgicas – por doença de Crohn (A, B), traumáticas com fissura anal (C, D), traumática com papilite anal (E, F), por adenocarcinoma retal invadindo o ânus (G e H) e por CCE anal (I). Este capítulo enfoca exclusivamente as estenoses anais (EA) pós-hemorroidectomia (EAPH), com indicação cirúrgica (Eaphic), deixando-se de lado as EA genéricas e as EAPH de indicação de tratamento clínico. Visam a estas siglas usadas poupar espaço e facilitar a consulta do texto.

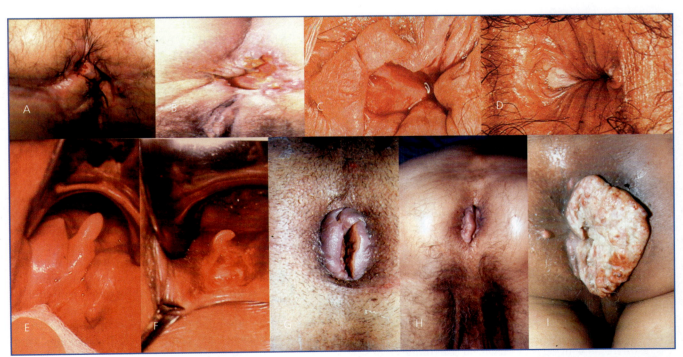

Figura 54.4.1 – Estenose anal de causas não cirúrgicas. Estenoses anais por doença de Crohn (A, B), traumáticas com fissura anal (C, D), trumática com papilite anal (E, F), por adenocarcinoma retal invadindo o ânus (G e H) e por CCE anal (I).

FISIOPATOLOGIA

Há vários fatores que facilitam o desenvolvimento da EAPH, merecendo destaque os seguintes:
- ressecções de mamilos muito ampliadas com pontes cutâneas estreitas gerando um leitos cicatricial amplo dificultando uma cicatrização normal;
- dissecação subcutânea de esvaziamento com sofrimento das pontes cutâneas;
- ressecções circunferenciais totais do anoderma com retração cicatricial (técnica de Whitehead);
- trauma operatório leva a desvascularização e necrose das pontes cutâneas, ampliando o leito cicatricial, levando à retração e estenose anal;
- espasmo esfincteriano pós-operatório, com fibrose substituindo o espasmo, transformando a estenose funcional em orgânica, de forma permanente.

SINTOMATOLOGIA

Os principais sintomas que os pacientes com EAPH – considerada a realização recente da operação – apresentam são a dificuldade e a dor anal aguda para defecar, dos quais resultam outros sintomas secundários, como sangramento nas fezes, diminuição do calibre das fezes, cólicas abdominais, constipação intestinal, puxos, sensação de evacuação incompleta, mamilo anal sentinela ou mamilo de Brodie, pressão retal e medo do ato defecatório, fato este que agrava todos os outros sintomas. O medo e a dor levam ao espasmo esfincteriano e induzem o paciente a usar laxativos ou enemas.

EXAME PROCTOLÓGICO

Sendo doloroso ou impossível o toque retal, não há motivo para tentar retossigmoidoscopia convencional. O exame proctológico corrobora a história clínica do paciente, egresso de uma cirurgia para hemorroidas: canal anal estreito e não elástico, sangue vivo no dedo de luva, com o toque retal muito doloroso, nem sempre permitido pelo paciente em decorrência da dor. Se o proctologista detecta uma estenose franca, com as paredes do canal anal endurecidas e deformadas, a propedêutica está finalizada. Algumas vezes é difícil distinguir uma EAPH de um espasmo esfincteriano associado ou não à fissura anal Se há dúvidas, o proctologista pode tentar dilatação com velas de calibres crescentes, progredindo com estas caso note resposta positiva. Banhos quentes de assento, pomadas anti-inflamatórias e analgésicas e administração de medicamentos analgésicos e relaxantes musculares, administração de óleos minerais para lubrificação das fezes, além de uma abordagem psicossomática e ouvir muito o paciente, podem ajudar, e muito, a progressão das tentativas de dilatação com velas de Hegar ou com toques retais. A anestesia local, caso tentada, não tem nenhum efeito sobre o diâmetro anal em um paciente com EAPH. A experiência do médico é extremamente importante: há uma tendência de o médico que operou o paciente de hemorroidas negar a existência da EAPH, gerando atritos entre ambos – médico e paciente – o que, não raro, leva o paciente a se indispor com o médico transferindo-se para outro profissional, que não comprometido com o resultado da primeira cirurgia, imediatamente faz o diagnóstico correto.

CARACTERÍSTICAS ANATOMOFISIOLÓGICAS

As Eaphic apresentam-se sob cinco aspectos morfofuncionais:
- Eaphic com hipertonia anal e sem fissura anal;
- Eaphic com hipertonia anal e fissura anal;
- Eaphic anular com fissura anal;
- Eaphic anular sem fissura anal;
- Eaphic tubular.

Nas quatro primeiras não se caracteriza perda de tecido anodérmico, o que é a característica básica do último tipo de Eaphic. Essa caracterização é muito importante, pois as várias técnicas cirúrgicas em descritas abordam as Eaphic de acordo com estas características. A Figura 54.4.2 mostra vários casos de estenoses anais pós-hemorroidectomia de indicação cirúrgica (Eaphic) – estenoses anais anulares (A, E, G e H) e tubulares (B, D, F e I); com fissura anal (A, C e H) e sem fissura anal (B, D, E, F e G); com plicomas e hemorroidas residuais (A, E e G).

TRATAMENTO PREVENTIVO DA ESTENOSE ANAL PÓS-HEMORROIDECTOMIA

Evitar que uma EA se forme após uma cirurgia de doença hemorroidária é o mais importante, e é neste fato que o médico deve se apoiar, seguindo algumas normas para o ato cirúrgico e após o ato cirúrgico.

Em relação ao ato cirúrgico, evitar ressecções muito ampliadas com pontes cutâneas muito estreitas; deixar apenas uma ou duas pontes cutâneas; deixar o leito cicatricial de ressecção de mamilo muito amplo; evitar leitos cicatriciais profundos que podem desvascularizar as pontes cutâneas necrosando-as; promover a dissecação subcutânea de esvaziamento vascular com sofrimento das pontes cutâneas; verificar excessos de ligaduras e cauterizações; verificar ressecções circunferenciais do anoderma com retração cicatricial (Whitehead); verificar estabelecimento de espasmo que originam fibrose com consequente estenose orgânica.

Em relação ao pós-operatório, acompanhar adequadamente o paciente até completa cicatrização dos leitos cruentos, ouvindo-o, trocando ideias sobre seus medos e preocupações e fazendo dilatações sempre que necessário.

Capítulo 54 – Tratamento da Doença Hemorroidária
Capítulo 54.4 – Tratamento da Estenose Anal

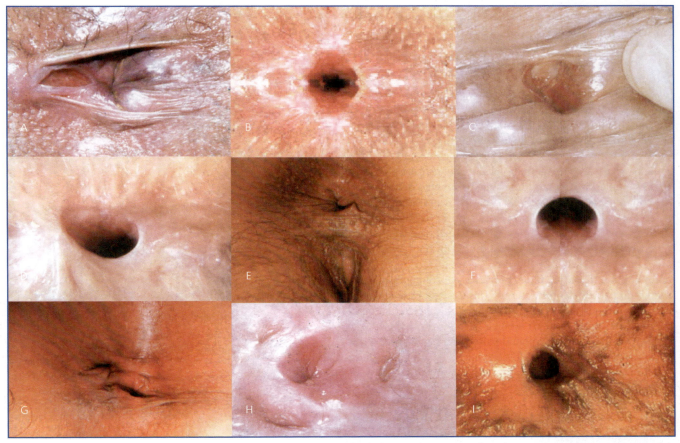

Figura 54.4.2 – Estenose anal pós-hemorroidectomia de indicação cirúrgica (Eaphic). Estenoses anais anulares (A, E, G e H) e tubulares (B, D, F e I); com fissura anal (A, C e H) e sem fissura anal (B, D, E, F e G); com plicomas e hemorroidas residuais (A, E e G).

TRATAMENTO CLÍNICO DA ESTENOSE ANAL

Todos os fatos considerados no tratamento preventivo devem ser incluídos, sobretudo o acompanhamento do paciente, tanto sob o ponto de vista da cirurgia – o ânus – quanto o paciente como um todo, devendo o médico tomar imediatas providências terapêuticas aos primeiros sinais de EAPH: persistência de dor e dificuldade excessivas para defecar, afilamento das fezes e toque retal pós-operatório dificultado, seja por espasmo esfincteriano (hipertonia anal) seja pela diminuição do calibre do canal anal (EAPH). Em ambos os casos, três áreas devem ser abordadas: o paciente enquanto pessoa, os cuidados com o funcionamento intestinal e os cuidados locais

Particularidades do paciente

Em relação ao paciente o médico deve conhecê-lo bem: idade, personalidade, condições econômicas e profissionais, perfil psicológico, estados fisiológicos, vivências de fatos incompatíveis com a cirurgia etc., evitando que problemas particulares sejam canalizados para a parte orgânica; deve o médico evitar operar o paciente quando considerar que o momento não é oportuno. Em relação aos medos e receios do paciente, ouvir tudo com a maior atenção, pois atrás de um medo ou um receio pode estar escondido um fato médico a ser considerado, incluindo-se neste eixo o relato de ocorrência de estenose anal em um parente próximo, que pode levar a se pensar, por exemplo, em distúrbios de cicatrização ou metabólicos. Havendo necessidade podem ser introduzidos ansiolíticos e antidepressivos.

Funcionamento intestinal

Em relação ao funcionamento intestinal devem ser evitados tanto meios que prendam o intestino quanto os que o soltam, pois tanto fezes ressecadas quanto fezes liquefeitas prejudicam uma cicatrização fisiológica, as primeiras pelo trauma físico e as segundas pelo trauma químico da acidez. Além da dieta e da administração de fibras naturais e sintéticas, podem ser administrados oleaginosos, agentes higroscópicos e umectantes, além da aplicação de supositórios e mesmo pequenos clísteres visando a facilitar o ato defecatório.

Observação do ânus

Em relação ao ânus o paciente deve ser visto com frequência, sendo a passagem de velas e toques retais o ponto crucial do tratamento não cirúrgico, e é, a partir das observações do médico no tocante a essas duas manobras, que a EA seguida pelo profissional pode ser caracterizada como uma Eaphic. Quanto mais cedo o médico chegar à conclusão de que a EAPH é uma Eaphic, tanto mais precocemente deve conversar com o paciente colocando-o a par da necessidade de uma intervenção cirúrgica. Essa comunicação deve ser permeada de segurança, cordialidade e disposição de resolver o problema o quanto antes. O paciente está pronto e receptivo ao ato de coragem e de respeito do médico ao reconhecer uma complicação. Todavia, fato contrário – prolongar o sofrimento do paciente com toques e velas, assegurando a ele que está melhorando – somente trará revolta e de desconfiança do paciente em relação ao médico. A otimização da relação médico-paciente é fundamental para que a confiança e o respeito não sofram abalo, o que, certamente levará o paciente a procurar outro profissional.

O QUE O ESPECIALISTA EM COLOPROCTOLOGIA PENSA SOBRE ABORDAGEM CLÍNICA DA ESTENOSE ANAL

No intuito de se saber as preferências dos coloproctologistas brasileiros no tocante à DH, foi dirigido aos mesmos um amplo questionário. Dentre elas havia quatro perguntas sobre toque retal e estenose. Resposta ao questionário respondido pelos 77 especialistas na abordagem de ± 102.400 pacientes submetidos à hemorroidectomia no tocante à ocorrência de estenose anal pós-hemorroidectomia[1]: As principais providências tomadas pelos 77 especialistas quando detectam sinais de estenose anal pós-operatória foram: fazer dilatações anais com TR e observar (52,5%) e abordar com medidas clínicas (pomadas e/ou supositórios e/ou medicações orais anti-inflamatórias e medidas gerais) (17,5%). A Figura 54.4.3 mostra a abordagem da estenose anal pós-hemorroidectomia de indicação cirúrgica (Eaphic): (A) dilatação anal sob anestesia, iniciando pelo toque suave com um só dedo (B), seguindo-se manobras mais severas com dois (C), três (D) e mesmo quatro dedos (E).

TRATAMENTO CIRÚRGICO DA ESTENOSE ANAL

As Eaphic totalmente estabelecidas e que se enquadram nas características mencionadas anteriormente por implicarem perdas acentuadas de tecido cutaneomucoso do canal anal – anoderma –, somente respondem aos

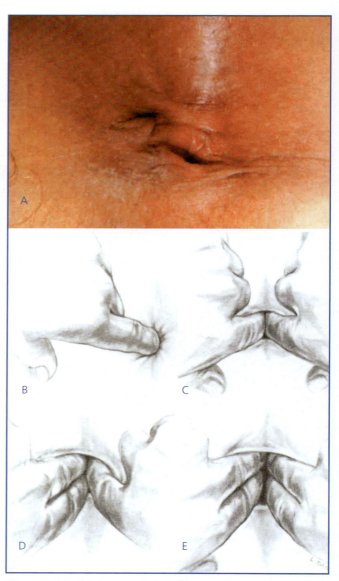

Figura 54.4.3 – (A) Estenose anal pós-hemorroidectomia de indicação cirúrgica (Eaphic); (B) Dilatação anal sob anestesia, iniciando pelo toque suave com um só dedo; (C) seguindo-se manobras mais severas com dois; (D) três; (E) e mesmo quatro dedos.

convenientes tratamentos cirúrgicos, sendo vãs quaisquer tentativas de abordagens clínicas ou por meio de manobras de dilatação.

Finalidades da cirurgia corretiva de Eaphic

As várias técnicas disponíveis para abordagem das EAPH têm como escopo:
- aumentar o diâmetro do canal anal;
- aumentar a elasticidade do canal anal, facilitando a defecação e mantendo a continência;
- remover a lesão fissuroide calosa (se presente) e que impede a elasticidade;

- evitar a recidiva da estenose por meio da cobertura mucosa e/ou cutânea sobre a área operada e cuidados pós-operatórios.

EXTENSÕES DO ATO CIRÚRGICO

São questões sem resposta uníssona: fazer ou não preparo intestinal; internar ou não o paciente na véspera ou no momento da cirurgia; realizar anestesia de bloqueio, local com ou sem analgesia; adotar posição em canivete, ginecológica, de Lloyd-Davies ou lateral de Sims; fazer ou não antibioticoterapia, curativa ou profilática, parenteral ou oral; quando começar as dilatações pós-operatórias, com toques digitais ou velas e por quanto tempo.

TÉCNICAS CIRÚRGICAS RACIONALIZADAS PARA ABORDAGEM DAS EAPH

As técnicas cirúrgicas racionalizadas para abordagem das EAPH são tratadas a seguir.

Anotomia simples e dupla e excisão de área de fibrose e/ou fissurectomia sem esfincterotomia

Pratica-se uma incisão radial lateral no quadrante posterior desde a linha denteada até a margem anal, comprometendo toda a espessura da pele; verificando-se absoluta facilidade para se fazer o toque e anoderma suficiente, a cirurgia pode ser dada por terminada; eventualmente pode-se repetir a mesma incisão do anoderma contralateral; não havendo hipertonia anal é desnecessário fazer esfincterotomia em pacientes jovens e arriscado em pacientes multíparas e pacientes idosos[2-7]. É uma técnica indicada sobretudo para pacientes que apresentam estenoses semianulares ou anulares distais, que envolvem apenas a pele, não adentrando pelo canal anal e sem hipertonia esfincteriana. A Figura 54.4.4 mostra uma estenose anal pós-hemorroidectomia de indicação cirúrgica (Eaphic) (A) com uma anotomia única (posterior) (B, C) e um diagrama de secção da cicatriz endurecida sem secção do esfíncter (D) e fixação da mucosa do canal anal (E).

A Figura 54.4.5 mostra uma estenose anal pós-hemorroidectomia de indicação cirúrgica (Eaphic) (A) em que se realiza uma anotomia múltipla (dupla no caso, anterior e posterior), vendo-se a secção e remoção da cicatriz endurecida sem secção do esfíncter anterior (B) e posterior (C), fixação da mucosa do canal anal anterior e posterior (D); e diagrama final mostrando os dois leitos das anotomias sem secção dos esfíncteres (E).

A Figura 54.4.6 mostra uma estenose anal pós-hemorroidectomia de indicação cirúrgica (Eaphic) (A) e um diagrama ilustrando uma anotomia simples no local da cicatriz cirúrgica (B), com fixação da mucosa do canal anal (C), sem esfincterotomia interna (secção do esfíncter anal interno) (C) e aspecto final da cirurgia com o esfíncter interno íntegro (D).

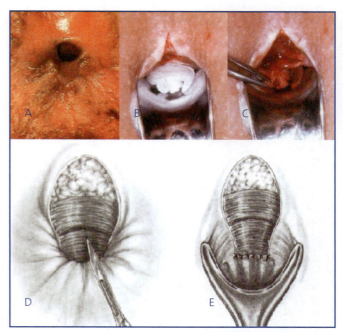

Figura 54.4.4 – Estenose anal pós-hemorroidectomia de indicação cirúrgica (Eaphic) (A). Anotomia única (posterior) (B, C); e diagrama de secção da cicatriz endurecida sem secção do esfíncter (D) e fixação da mucosa do canal anal (E).

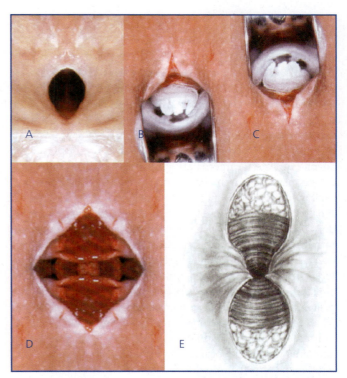

Figura 54.4.5 – Estenose anal pós-hemorroidectomia de indicação cirúrgica (Eaphic (A). Anotomia múltipla (dupla no caso, anterior e posterior), vendo-se a secção e remoção da cicatriz endurecida sem secção do esfíncter anterior (B) e posterior (C), fixação da mucosa do canal anal anterior e posterior (D); e diagrama final mostrando os dois leitos das anotomias sem secção dos esfíncteres (E).

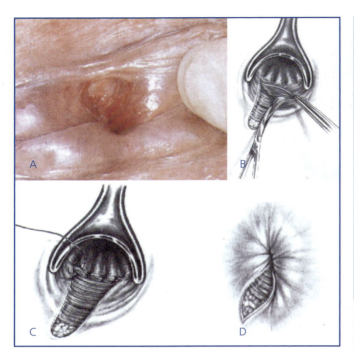

Figura 54.4.6 – Estenose anal pós-hemorroidectomia de indicação cirúrgica (Eaphic) (A). Diagrama de uma anotomia simples no local da cicatriz cirúrgica (B), com fixação da mucosa do canal anal (C), sem esfincterotomia interna (secção do esfíncter anal interno) (C) e aspecto final da cirurgia com o esfíncter interno íntegro (D).

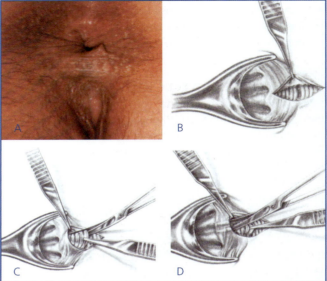

Figura 54.4.7 – Estenose anal pós-hemorroidectomia de indicação cirúrgica (Eaphic) (A). Diagrama de uma anotomia simples no local da cicatriz cirúrgica (B) com esfincterotomia interna (secção do esfíncter anal interno) (C, D).

Anotomia simples e dupla e excisão de área de fibrose e/ou fissurectomia com esfincterotomia anal interna (e da porção subcutânea do esfíncter externo)

Pratica-se uma incisão radial lateral esquerda no quadrante posterior desde a linha denteada até a margem anal, comprometendo toda a espessura da pele, fazendo-se a esfincterotomia lateral ou posterior interna até a linha denteada. A seguir, pratica-se dilatação do canal anal com os dedos ou instrumentos, excisando-se o tecido fibroso, e ampliando-se a área cruenta. Finaliza-se em um triângulo de base externa de mais ou menos dois centímetros[2-4]. Não havendo insuficiência de anoderma, tornam-se desnecessárias confecções de retalhos cutâneos, dando-se a cirurgia por terminada. É uma técnica indicada sobretudo para pacientes que apresentam estenoses semianulares ou anulares distais, que envolvem apenas a pele, não adentrando pelo canal anal associadas à hipertonia esfincteriana. A Figura 54.4.7 mostra uma estenose anal pós-hemorroidectomia de indicação cirúrgica (Eaphic) (A), ilustrando o diagrama uma anotomia simples no local da cicatriz cirúrgica (B), com esfincterotomia interna (secção do esfíncter anal interno) (C, D).

Anoplastia com retalhos cutâneos

Várias técnicas foram descritas, entre estas podemos citar: plástica em "S" de Ferguson[8]; retalho posterior de Sarner[9], plástica em "Y-V" de Ramanujan et al.[10] e Gingold & Arvanitis[11]; plástica em "C" de Oh & Zinberg[12]; plástica com avanço de retalho de Rosen[13], plástica do retalho "caseiro" de Christensen et al.[14] e Sentovich et al.[15], retalho em "diamante" de Caplin & Kodner[16]; e retalho "insular em U" de Pearl et al.[17] e Pidala et al.[18]. As estenoses variam em extensão e grau, devendo-se utilizar as diferentes técnicas de acordo com as características das lesões individualizadas para cada paciente, cabe, portanto, ao coloproctologista conhecer essas técnicas para aplicá-las corretamente. Trata-se de técnicas indicadas sobretudo para pacientes que apresentam estenoses tubulares parciais ou totais de canal anal, casos em que, certamente há insuficiência de anoderma; sendo a estenose distal o avanço de retalho em "Y-V" fornece suficiente pele para aliviar a estenose[10,19]. Entretanto, nos casos de estenoses proximais ou que envolvem toda a extensão do canal anal, o retalho em "V" não é suficiente, sendo mais indicados os retalhos retangulares, em forma de diamante ou em U, ou em outras formas semelhantes e que ensejam extremidade proximal ampla e não em vértice, promovendo melhores resultados cirúrgicos[13,14,16,17]. A Figura 54.4.8 mostra uma estenose anal pós-hemorroidectomia de indicação cirúrgica (Eaphic) do tipo tubular (A), em que se vê uma anotomia posterior com criação de um retalho cutâneo em "V" (B, C); diagrama de uma anotomia simples no local da cicatriz cirúrgica (D) com esfincterotomia interna (secção do esfíncter anal interno) (E), confecção do retalho em "V" (F) e sutura das bordas do mesmo (G).

A Figura 54.4.9 mostra uma estenose anal pós-hemorroidectomia de indicação cirúrgica (Eaphic) do tipo tubular (A). Diagrama de delimitação e secção de dois retalhos em "V" nas comissuras anterior e posterior (B) voltados para o ânus, descolamento subcutâneo criando-se os dois retalhos e início de fixação dos mesmos revestindo o canal anal pelo ápice do "V" (C) e sutura dos retalhos à pele, de dentro do canal anal para fora com pontos separados (D).

A Figura 54.4.10 mostra uma estenose anal tubular pós-hemorroidectomia de indicação cirúrgica (Eaphic) (A). Diagrama de delimitação e secção de um retalho em "V-Y" de Ramanujan na comissura posterior (B), descolamento subcutâneo criando-se o retalho e tração (deslizamento) do mesmo (pela base) para cima do canal anal, recobrindo área desnuda do mesmo (C); sutura das bordas do retalho deslizado, notando-se que a sutura cria a figura de um "Y" com os dois ramos voltados para dentro do canal anal (D).

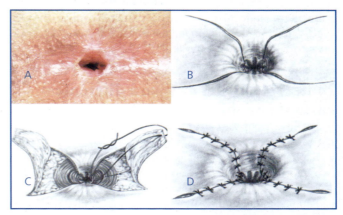

Figura 54.4.9 – Estenose anal pós-hemorroidectomia de indicação cirúrgica (Eaphic) do tipo tubular (A). Diagrama de delimitação e secção de dois retalhos em "V" nas comissuras anterior e posterior (B), descolamento subcutâneo, criando-se os dois retalhos, e início de fixação dos mesmos revestindo o canal anal pelo ápice do "V" (C) e sutura dos retalhos à pele, de dentro do canal anal para fora com pontos separados (D).

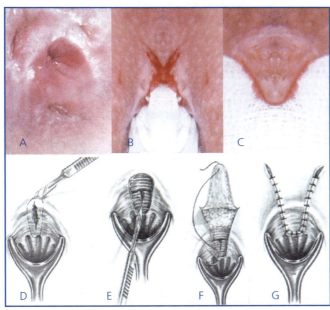

Figura 54.4.8 – Estenose anal pós-hemorroidectomia de indicação cirúrgica (Eaphic) (A). Anotomia posterior com criação de um retalho em "V" (B, C); diagrama de uma anotomia simples no local da cicatriz cirúrgica (D) com esfincterotomia interna (secção do esfíncter anal interno) (E), confecção do retalho em "V" (F) e sutura das bordas do mesmo (G).

Anoplastia com retalho mucoso, ou abaixamento mucoso

Tem por princípio corrigir a estenose por meio da ressecção de tecido cicatricial e esfincterotomia; avanço mucoso de 3 a 5 cm para prevenir recorrência; e diminuição do ectrópio pelo avanço da mucosa até a margem anal[20]. Nesta técnica, faz-se uma incisão na linha média posterior, seguida da excisão do tecido cicatricial, esfincterotomia e o avanço mucoso com esfincterotomia anal lateral sob anestesia local. Promove-se a excisão do tecido cicatricial e a esfincterotomia. A esfincterotomia interna corrige a estenose, ao cobrir a porção distal com mucosa, previne-se a formação cicatricial. O ectrópio mucoso é minimizado pelo avanço até a margem anal. Dependendo da gravidade da estenose a esfincterotomia pode ser realizada bilateralmente.

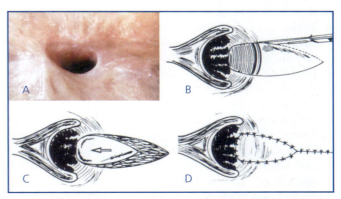

Figura 54.4.10 – Estenose anal tubular pós-hemorroidectomia de indicação cirúrgica do tipo tubular (Eaphic) (A). Diagrama de delimitação e secção de um retalho em "V-Y de Ramanujan" invertido na comissura posterior (B), descolamento subcutâneo criando-se o retalho e tração do mesmo (pela base e não pelo ápice) para cima do canal anal, recobrindo área desnuda do mesmo (C); sutura das bordas do retalho deslizado, notando-se que a sutura cria a figura de um "Y" com os dois ramos voltados para dentro do canal anal (D).

Anoplastia com duplo retalho ou retalho misto ou retalhos cutâneo e mucoso

Alguns autores preferem associar os retalhos cutâneo e o mucoso, com resultados satisfatórios[21-23]. A anoplastia com duplo retalho foi proposta por Reis Neto et al.[21] que recomendam o formato trapezoide com a largura mínima de 1 cm e dissecação criteriosa, mantendo-se a maior quantidade possível de tecido celular subcutâneo.

As complicações mais comuns dos retalhos são a isquemia parcial e a necrose seguida de deiscência do retalho, principalmente quando não se realizou esfincterotomia. Complicações adicionais incluem hematomas, infecções da ferida operatória e infecção urinária.

Indicações cirúrgicas para diferentes casos de Eaphic

Em tese, as opções cirúrgicas para as respectivas características das Eaphic seguidas por nós são:
- Eaphic semianular com fissura anal sem hipertonia anal: anotomia simples e excisão de área de fibrose e/ou fissurectomia sem esfincterotomia.
- Eaphic anular com fissura anal sem hipertonia anal: anotomia dupla e excisão de área de fibrose e/ou fissurectomia sem esfincterotomia.
- Eaphic semianular com fissura anal com hipertonia anal: anotomia simples e excisão de área de fibrose e/ou fissurectomia com esfincterotomia anal interna (e da porção subcutânea do esfíncter externo).
- Eaphic anular com fissura anal com hipertonia anal: anotomia dupla e excisão de área de fibrose e/ou fissurectomia com esfincterotomia anal interna (e da porção subcutânea do esfíncter externo).
- Eaphic com carência de anoderma principalmente distal com ou sem hipertonia anal: anoplastia com retalho cutâneo em "V" ou Y com ou sem esfincterotomia interna lateral
- Eaphic com carência de anoderma em quase toda extensão do canal anal com ou sem hipertonia anal: anoplastia com retalhos cutâneos retangular, com ou sem esfincterotomia interna lateral.
- Eaphic com carência de anoderma principalmente proximal e em quase toda a extensão do canal anal com ou sem hipertonia anal: anoplastia com retalho mucoso, ou abaixamento mucoso, com ou sem esfincterotomia.
- Eaphic com carência de anoderma em toda extensão do canal anal com ou sem hipertonia anal: anoplastia com duplo retalho ou retalho misto ou retalhos cutâneo e mucoso, com ou sem esfincterotomia.

EXPERIÊNCIA DO AUTOR COM A ABORDAGEM DA ESTENOSE ANAL

No decurso de 44 anos de profissão com prática totalmente centrada em coloproctologia, o autor teve a oportunidade de formar um fichário constituído por cerca de 40 mil pacientes, tendo feito diagnóstico de DH como a doença de fundo e motivo da consulta em 11.043 pacientes (27,6%), dos quais 2.840 (25,7%) foram submetidos à hemorroidectomia. Dos 2.840 pacientes submetidos à hemorroidectomia, a maioria (2.189 casos, 77,1%) foi operada pela técnica aberta de Milligan-Morgan, 341 (12,0%) pela técnica fechada de Ferguson e 310 (10,9%) por técnica mista (leitos hemorroidários abertos e fechados). Das 2.189 cirurgias à Milligan-Morgan, 37 (1,7%) desenvolveram Eaphic; das 341 cirurgias à Ferguson, sete (2%) desenvolveram Eaphic; e das 310 cirurgias por técnica mista (leitos fechados e leitos abertos), seis (1,9%) desenvolveram Eaphic. Houve um total de cinquenta casos de Eaphic (1,75%). Foram acrescentados 34 casos de Eaphic decorrentes de pacientes operados por outros médicos, totalizando 84 casos de Eaphic. Destes, cinquenta (59,5%) eram do sexo feminino e 34 (40,5%) do sexo masculino (Tabela 54.4.1).

TABELA 54.4.1 – Incidência de doença hemorroidária em um fichário de 40.000 pacientes e incidência de pacientes submetidos à hemorroidectomia

	N°	%
Pacientes examinados em consultório	40.000	
Doença hemorroidária como diagnóstico principal	11.043	27,6%
Pacientes operados	2.840	25,7%
Estenose anal	50	1,76%

Incidência, por décadas etárias de cinquenta casos de Eaphic em 2.840 pacientes submetidos à hemorroidectomia

Considerando-se a casuística total, dois eram da segunda década (1,2%), catorze da terceira década (2,3%), dezoito da quarta década (2,3%), treze da quinta década (2,1%), dois da sexta década (0,5%) e um da sétima década (0,5%). A média etária de incidência de Eaphic foi de 38,2 anos (Tabela 54.4.2).

TABELA 54.4.2 – Distribuição dos 2.840 pacientes submetidos à hemorroidectomia pelas várias técnicas utilizadas

Técnicas cirúrgicas	N° hemorroidectomias N°	%
Aberta (Milligan-Morgan)	2.189	77,1
Fechada (Ferguson)	341	12,0
Mista (leitos abertos e leitos fechados)	310	10,9
Total	2.840	100,0

Sintomas desenvolvidos

Todos os 84 pacientes portadores de Eaphic apresentaram queixas comuns: afilamento de fezes, muita dificuldade para defecar, dor anal intensa às evacuações que perduravam por horas após o ato defecatório e perdas de sangue vermelho vivo, em gotas ou em rajas, ora no papel higiênico ora no exterior das fezes. Foi muito comum, embora não mensurado, os pacientes se queixarem de que o ato defecatório os incapacitavam para quaisquer atividades por quatro, cinco e mais horas, circunstância em que a dor se transformava em queimação intensa acompanhada por contrações anais involuntárias e dolorosas, às vezes incontroláveis. Sintomas secundários e corolários, cólicas abdominais, constipação intestinal, puxos, sensação de evacuação incompleta, mamilo anal sentinela (mamilo de Brodie), pressão retal e medo do ato defecatório, o uso de laxantes e enemas, constituíram sintomas e informações frequentemente apresentados aleatoriamente pela maioria dos pacientes.

Achados do exame proctológico

O exame proctológico reduziu-se à inspeção e, na maioria das vezes, foi tentativa infrutífera de se fazer toque retal, mesmo com o dedo mínimo. Assim, os achados do exame proctológico referem-se, em número considerável de pacientes, aos achados no momento da cirurgia, com o paciente já anestesiado. Os achados (Tabela 54.4.3) foram divididos em três observações:
- tônus esfincteriano;
- fissura anal;
- acometimento circunferencial do ânus.

Houve hipertonia anal em 26 pacientes (30,9%), dos quais 20 (23,8%) com fissura anal e seis (7,1%) sem fissura anal; e hipotonia anal em 58 pacientes (69,1%), dos quais 36 com fissura anal (42,9%) e 22 sem fissura anal (26,2%).

No tocante à extensão e à forma do processo estenótico, a grande maioria das Eaphic era anular (sessenta casos, 71,4%), seguindo as estenoses tubulares (quinze casos, 17,9%) e semianulares (nove casos, 10,7%) (Tabela 54.4.3).

Tempo decorrido entre a hemorroidectomia e o diagnóstico da Eaphic

A Tabela 54.4.4 mostra os períodos de tempo decorridos, em dezenas de dias, entre a cirurgia para hemorroidas e o diagnóstico da Eaphic – não à indicação cirúrgica: 12 pacientes (14,3%) tiveram o diagnóstico antes de dez dias após a hemorroidectomia, 37 pacientes (44,0%) entre 11 e 20 dias, dezoito pacientes (21,4%) entre 21 e 30 dias, cinco pacientes (6%) entre 30 e 60 dias e 12 pacientes (14,3%) em após mais de 60 dias.

TABELA 54.4.4 – Incidência, por sexo, de 2.840 casos de hemorroidectomia e de 50 casos de estenose anal pós-hemorroidectomia de indicação cirúrgica (Eaphic) decorrentes

Sexo	Hemorroidectomias N	%	Eaphic N	%
Feminino	1573	55,4	31	2,0
Masculino	1267	44,6	19	1,5
Total	2840	100,0%	50	1,8

Tempo decorrido entre a hemorroidectomia e a cirurgia corretiva para a Eaphic

A Tabela 54.4.5 mostra os períodos de meses, o tempo decorrido, entre a hemorroidectomia e a cirurgia corretiva para a Eaphic: 24 pacientes (28,6%) tiveram a cirurgia corretiva da Eaphic realizada antes de um mês, 27 pacientes (32,1%) entre um e dois meses, 20 pacientes (23,8%) entre dois e três meses e 13 pacientes (15,5%) com mais de três meses. A média de dias decorridos entre a hemorroidectomia e a cirurgia corretiva para a Eaphic foi de 56 dias, com os extremos de 18 dias e 143 dias.

Técnicas cirúrgicas empregadas para abordagem da Eaphic, resultados e recidivas

A Tabela 54.4.6 mostra as várias técnicas cirúrgicas empregadas na abordagem dos 84 pacientes portadores de Eaphic: em doze pacientes (14,3%) foi feita anotomia simples e excisão de área de fibrose sem esfincterotomia; em vinte pa-

TABELA 54.4.3 – Distribuição das complicações pós-operatórias desenvolvidas por 2.840 pacientes submetidos à hemorroidectomia pelas técnicas de Milligan-Morgan, Ferguson e mista

Complicações	M. Morgan 2.189-57 Nº	%	Ferguson 341-11 Nº	%	Mista 310-08 Nº	%	Total 2.840-76 Nº	%
Estenose cirúrgica	37	1,7	7	2,0	6	1,9	50	1,75
Hemorragia cirúrgica	9	0,4	2	0,6	2	0,6	13	0,45
Agravamento da IF	8	0,4	2	0,6	0	0	10	0,35
Outras	3	0,1	0	0	0	0	3	0,10
Total complicações	57	2,6	11	3,2	8	2,6	76	2,65

TABELA 54.4.5 – Incidência absoluta, por sexo, de 50 casos pessoais de Eaphic, 34 casos de Eaphic em pacientes operados por outros profissionais e a totalização de 84 casos

Sexo	50 casos de Eaphic em pacientes operados pelo autor Nº	%	34 casos de Eaphic em pacientes operados por outros profissionais Nº	%	Soma dos 84 casos de Eaphic Nº	%
Feminino	31	62,0	19	55,9	50	59,5
Masculino	19	38,8	15	44,1	34	40,5
Total	50	100,0	34	100,0	84	100,0

TABELA 54.4.6 – Incidência, por décadas etárias, de 2.840 casos de hemorroidectomia e de 50 casos de estenose anal pós-hemorroidectomia de indicação cirúrgica (Eaphic)

Faixas etárias	Hemorroidectomias Nº	%	50 casos de Eaphic em pacientes operados pelo autor Nº	%
1 – 10	000	0	00	0
11 – 20	161	5,7	02	1,2
21 – 30	596	21,0	14	2,3
31 – 40	786	27,7	18	2,3
41 – 50	622	21,9	13	2,1
51 – 60	362	12,7	02	0,5
61 – 70	182	6,4	01	0,5
71 – 80	118	4,1	00	0
81 – 90	013	0,5	00	0
91 – 100		0	0	0
Total	2.840	100,0	50	100,0

cientes (23,8%), anotomia dupla e excisão de área de fibrose sem esfincterotomia; em onze pacientes (13,1%), anotomia simples e excisão de área de fibrose com esfincterotomia anal interna (e da porção subcutânea do esfíncter externo); em dezoito pacientes (21,4%), anotomia dupla e excisão de área de fibrose com esfincterotomia anal interna (e da porção subcutânea do esfíncter externo); em dezesseis pacientes (19,1%), anoplastia com retalho cutâneo em "V"; em sete pacientes (8,3%), anoplastia com retalho cutâneo retangular; e nenhum caso de anoplastia com retalho mucoso ou abaixamento mucoso e anoplastia com duplo retalho ou retalho misto ou retalhos cutâneo e mucoso. A mesma tabela apresenta os níveis de recidiva da estenose anal relacionados às técnicas usadas: duas recidivas (16,7%) com o uso da "anotomia simples e excisão de área de fibrose sem esfincterotomia"; duas recidivas (10%) com o uso da "anotomia dupla e excisão de área de fibrose sem esfincterotomia"; e uma recidiva (5,6%) com o uso da "anoplastia com retalho cutâneo em "V"; uma recidiva (6,2%) com a "anoplastia com retalho cutâneo retangular". O percentual de recidiva foi de 7,1% (seis casos, 84 operados).

REFERÊNCIAS BIBLIOGRÁFICAS

1. Cruz GMC. Doença hemorroidária. São Paulo: Yendis.
2. Corman ML. Anoplasty for stenosis. VII Annual Colorrectal Disease in 1996 Cleveland Clinic Florida. 1996. p.657.
3. Cruz GMG, Santana SKAA, Santana JL, Ferreira RMRS, Neves PM, Faria MNZ. Complicações pós-operatórias cirúrgicas da hemorroidectomia: revisão de 76 casos de complicações. Rev Bras Coloproct 2007; 27: 42-57.
4. Freeman apud Corman ML. Anoplasty for stenosis. VII Anual Colorrectal Disease in 1996 – Cleveland Clinic Florida, 1996. p.657.
5. Mallman ACM, Carvalho LP, Koshimizu RT. Tratamento da fissura anal. In: Cruz GMG. Coloproctologia – Terapêutica. v.III. Rio de Janeiro: Revinter; 2000. p.2161-8.

6. Medeiros RR, Coy CSR. Estenose anal. In: Cruz GMG. Coloproctologia.– Propedêutica Nosológica. v.II. Rio de Janeiro: Revinter; 1999. p.1201-2.
7. Rebel K. Anoplastia semifechada. Uma nova maneira de tratamento cirúrgico para a fissura anal crônica e estenose anal. Rev Bras Colo-Proct 1984; 4: 80-6.
8. Ferguson JA. Repair of "Whitehead deformity" of the anus. Surg Gynecol Obstet 1959; 108:115-6.
9. Sarner JB. Plastic relief of anal stenosis. Dis Colon Rectum 1969; 12: 277.
10. Ramanujan PS, Venkatesh KS, Cohen M. Y-V anoplasty for severe anal stenosis. Continence Surg 1998; 33: 62-8.
11. Gingold BS, Arvanitis M. Y-V anoplasty for treatment of anal stricture. Surg Gynecol Obstet 1986; 162: 241-2.
12. Oh C, Zinberg J. Anoplasty for anal stricture. Dis Colon Rectum 1982; 25: 809-10.
13. Rosen L. Anoplasty. Surg Clin North Am 1998; 68: 1441-6.
14. Christensen MA, Pitsch RM Jr, Cali RL, Blatchford GJ, Thorson AG. "House" advancement pedicle flap for anal stenosis. Dis Colon Rectum 1992; 35: 201-3.
15. Sentovich SM, Falk PM, Christensen MA, Thorson AG, Blatchford GJ, Pitsch RM. Operative results of house advancement anoplasty. Br J Surg 1996; 83: 1242-4.
16. Caplin DA, Kodner IJ. Repair of anal stricture and mucosal ectropion by simple flap procedures. Dis Colon Rectum 1986; 29: 92-4.
17. Pearl RK, Hooks VH, Abgarian H, Orsay CP, Nelson RL. Island flap anoplasty for the treatment of anal stricture and mucosal ectropion. Dis Colon Rectum 1990; 33: 581-3.
18. Pidala MJ, Slezak FA, Porter JA. Island flap anoplasty for anal canal stenosis and mucosal ectropion. Am Surg 1994; 60: 194-6.
19. Aitola P, Hiltunen KM, Matikainen MJ. Y-V anoplasty combined with internal sphincterotomy for stenosis of the anal canal. Eur J Surg 1997; 163: 839-42.
20. Khubchandani IT. Mucosal advancement anoplasty. Dis Colon Rectum 1985; 28: 194-6.
21. Reis Neto JA, Quilici FA, Reis Junior JA. Classification and treatment of postoperative anal stenosis. Rev Bras Colo-Proct 1987; 7: 7-12.
22. Tagliolatto Jr L. Estenose anal cicatricial: anoplastia por deslizamento de duplo retalho. Rev Bras Colo-Proct 1989; 9: 146-50.
23. Wee JT, Joseph VT. A new technique of vaginal reconstruction using neurovascular pudendal-thigh flaps. A preliminary report. Plast Reconstr Surg 1989; 83: 701-9.

TRATAMENTO DA DOENÇA HEMORROIDÁRIA

Novas Perspectivas do Tratamento Cirúrgico

54.5

Eduardo de Paula Vieira

NOVAS PERSPECTIVAS DO TRATAMENTO CIRÚRGICO

A doença hemorroidária é uma afecção muito frequente no mundo ocidental, constituindo a afecção proctológica mais comum. A prevalência varia de 4 a 10%[1,2].

O tratamento da doença hemorroidária vem sendo discutido no mundo todo de longa data. Desde a introdução das técnicas de hemorroidectomias descritas por Milligan e Morgan e Fergusson (aberta e fechada), pouca coisa mudou significativamente no tratamento desta afecção, altamente prevalente na população em geral.

A hemorroidectomia aberta é o procedimento cirúrgico de excisão e ligadura mais comumente realizado, sendo inicialmente descrito por Milligan e Morgan, em 1937[3], e, em 1959, uma variação fechada desta técnica, descrita por Fergusson[4]. Esses procedimentos normalmente são realizados com o paciente internado e cursam normalmente com dor no período pós-operatório.

Em função do anteriormente exposto, foram desenvolvidos métodos ambulatoriais para o tratamento das hemorroidas, como a ligadura elástica, a aplicação de raios infravermelhos e a escleroterapia. A introdução da ligadura elástica, descrita por Barron em 1963[4], foi um fator impactante no tratamento da doença hemorroidária, diminuindo significativamente as indicações cirúrgicas e a técnica anteriormente descrita de escleroterapia e similares. O bom resultado, principalmente para hemorroidas do II grau, com a aplicação ambulatorial do método, fez com que se tornasse o método de escolha para esse grau de hemorroidas, porém ainda permanecendo as hemorroidas de IV grau e algumas de III grau sem possibilidade da aplicação deste método, mantendo com isso a necessidade de cirurgia para estes casos[5].

A hemorroidectomia convencional, incluindo métodos abertos e fechados, é aceito como o procedimento padrão de referência para o tratamento cirúrgico da doença hemorroidária em todo o mundo. O grande problema destas técnicas é, sem dúvida, a dor no pós-operatório. As complicações da hemorroidectomia convencional são mínimas, incluindo retenção urinária, sangramento, infecção, estenoses e incontinência.

Logo, a dor no período pós-operatório é, na verdade, o grande desafio na cirurgia da doença hemorroidária, visto que, os resultados a longo prazo são satisfatórios com ambas as técnicas cirúrgicas (abertas e fechadas). Essa preocupação fez com que fossem desenvolvidas, recentemente, técnicas no sentido, primariamente, de diminuir a dor. As mais populares e estudadas são as técnicas da utilização de métodos menos traumáticos, com a utilização de seladores vasculares de baixa energia (*LigaSure* e Bisturi harmônico), além da técnica de fixação por grampeamento, sendo a mais divulgada a técnica de PPH (*procedure for prolapsed hemorrhoids*).

Logo, a excisão do tecido hemorroidário pode ser realizada por diversas técnicas. O bisturi harmônico (*ethicon endo-surgery*) utiliza ondas de ultrassom que permitem a realização de corte e coagulação do tecido hemorroidário com temperaturas mais baixas em um ponto específico, com reduzido efeito térmico lateral. Ao usar eletrocautério, a coagulação é alcançada a temperaturas superiores a 150°C, resultando na formação de escaras que cobrem a área de sangria. Contudo, em um estudo prospectivo, comparando o bisturi harmônico ao eletrocautério tradicional, o primeiro não mostrou qualquer vantagem em dor pós-operatória, incontinência fecal, tempo operacional, qualidade de vida ou outras complicações em comparação com hemorroidectomia fechada tradicional[6]. O sistema de selamento de vasos *LigaSure* (Valleylab, Tyco Health Care Group) é uma técnica relativamente nova que utiliza um aparelho de selagem bipolar. Esse sistema, teoricamente, oferece a possibilidade da realização da hemorroidectomia em um menor tempo e com menos dor no período pós-operatório.

Em um estudo prospectivo, duplo-cego, Chung et al. compararam diferentes técnicas excisionais para hemorroidectomia: bipolar, harmônico e tradicional com tesoura.

O estudo incluiu 84 pacientes, com hemorroidas do IV grau, demonstrando que o bisturi harmônico é tão eficiente quanto a cirurgia tradicional na redução do sangramento pós-operatório. Mostrou ainda que o bisturi harmônico é superior aos outros métodos em relação à dor no período pós-operatório. O tempo de recuperação foi similar entre todas as técnicas[7,8].

Recentemente, uma técnica pouco invasiva tem despertado grande interesse e alguns estudos já têm sido publicados. Chamada de desarterialização hemorroidária transanal (THD) ou Ligadura da artéria hemorroidária guiada por Doppler.

Essa técnica baseia-se na fisiopatologia da doença hemorroidária, descrita por Thomson em 1975, na qual ele sugere que o prolapso hemorroidário e da mucosa anal é o fator predisponente para o desenvolvimento da doença hemorroidária, em vez de ser consequência desta. Como resultado do prolapso, a drenagem venosa do mamilo hemorroidário ficaria dificultada, levando a uma subsequente dilatação e perda dos ligamentos suspensórios[9]. Em estudos anatômicos recentes, foi demonstrado que a artéria retal superior é a única a contribuir com o suprimento arterial do plexo hemorroidário[10]. Demonstrou-se também que pacientes com doença hemorroidária têm os vasos que a nutrem dilatados, e com um aumento do fluxo sanguíneo. E, demonstrando também que quanto mais dilatado fica o mamilo, maior é o fluxo sanguíneo, sugerindo ser o fluxo arterial um importante fator na fisiopatologia do desenvolvimento da hiperplasia vascular[11].

Essa técnica foi descrita inicialmente por Morinaga et al.[12], com relato da utilização do método sem anestesia e observando melhora de todos os aspectos referentes à doença hemorroidária.

A técnica é baseada na obstrução ao fluxo arterial que irriga o plexo hemorroidário, por meio da identificação arterial guiada por um aparelho de *Doppler*, inserido no reto/canal anal através de um anuscópio especialmente confeccionado para este fim. Na porção distal desse aparelho, há uma pequena janela, que proporciona a possibilidade da sutura da mucosa retal, cerca de 2 a 3 cm acima da linha pectínea. Com uma rotação horária do aparelho, o *probe* determina a exata localização de cada tronco arterial, que são sequencialmente ligados. A redução do fluxo sanguíneo leva teoricamente a uma diminuição do mamilo.

Esse procedimento, anteriormente descrito, pode ser complementado com uma mucopexia, deslizando-se o anuscópio em direção ao canal anal e realizando-se suturas contínuas até a linha pectínea, com posterior tração de toda essa região cranialmente pelo ponto fixado no início.

Gradualmente, essa técnica tem despertado interesse em cirurgiões, com diversos trabalhos já publicados[13-25].

Em razão do pouco tempo, desde que a técnica de desartearilização foi descrita, a maioria dos trabalhos publicados na literatura são apenas observacionais, consistindo de relato de casos ou pequenas séries, realizados por um número muito pequeno de cirurgiões pioneiros no método, levando a um grau de evidência clínica ainda muito limitado, impossibilitando conclusões definitivas e dificultando muito qualquer tipo de comparação com os métodos já estabelecidos.

Em um estudo retrospectivo, Ratto et al. observaram evolutivamente 170 pacientes submetidos a técnica THD. A operação consistiu na desarterialização de seis artérias do plexo hemorroidário em todos os pacientes, e em 56 pacientes (32,9%) complementada por uma pexia da mucosa/submucosa. Os onze pacientes iniciais foram submetidos ao procedimento cirúrgico sob anestesia geral e/ou bloqueio, e nos demais pacientes uma sedação com propofol associado ao fentanil. Os graus das hemorroidas operadas foram: 13 pacientes do II grau (7,6%); 141 do III grau (82,7%); e 16 do IV grau (9,6%). Os pacientes foram reavaliados na segunda semana, primeiro e terceiro meses e finalmente com 1 ano de pós-operatório. Ocorreu trombose hemorroidária em quatro pacientes. Não houve relato de dor, nem de incontinência no pós-operatório. Relata ainda parada de sangramento em 159 pacientes (93,5%) e controle do prolapso em 152 pacientes (89,5%). Refere recorrência, com necessidade de nova cirurgia em apenas sete pacientes (4,1%). Os autores concluíram que o método THD parece ser bastante efetivo, sendo minimamente invasivo e podendo ser realizado em um sistema de *Day Clinic*[26].

Em uma revisão sistemática das técnicas de desarterialização, com enfoques primários em dor no pós-operatório e recorrência da doença hemorroidária, foram avaliados e incluídos dezessete estudos, totalizando 1996 pacientes. Embora se tenha avaliado uma pobre qualidade na maioria dos estudos, a dor foi relatada em 18,5% dos pacientes e uma taxa de recorrência de 9% para prolapso, 9,7% para sangramento e 4,7% para dor nas evacuações. Não foram relatadas complicações graves. Os autores concluíram que a técnica de desarterialização parecer ser uma boa alternativa para o tratamento da doença hemorroidária do II e III graus, porém necessitando novos estudos comparativos e com maior *follow up* para estabelecer-se a real indicação dessa técnica[27].

Em um ensaio randomizado comparando a técnica de PPH com a técnica THD, enfatizando resultados de curto prazo e complicações pós-operatórias, foram alocados dezesseis pacientes para serem submetidos à técnica do PPH e 23 pacientes à técnica do THD. O objetivo foi avaliar dor e resolução dos sintomas em um dia, uma semana e três meses após a cirurgia de hemorroidas do III e IV graus. Os pacientes submetidos a técnica do THD, apresentaram significativamente menos dor no primeiro dia e na primeira semana, igualando-se na comparação do 3º mês de pós-operatório. Ocorreram complicações hemorrágicas, necessitando readmissão hospitalar em caráter de urgência em 12% dos pacientes com PPH e em 4% dos pacientes com THD. Os autores concluem que ambas as técnicas são tratamentos seguros para hemorroidas do III e IV graus, com taxa de complicações aceitáveis e bom resultado a curto prazo e que a técnica THD pode se tornar a de preferência pela menor dor apresentada no pós-operatório, assim como menos invasiva, de melhor aprendizado e menor custo[28].

Pelos estudos atuais, é possível concluir que a técnica de desarterialização parece ser uma técnica com baixa morbidade e bons resultados a longo prazo, necessitando contudo de novos estudos com maiores casuísticas para que se possa definir quando e em que casos deve ser utilizada.

Com base nos estudos desenvolvidos até o momento, pode-se afirmar ainda que diferentes técnicas cirúrgicas são eficazes para o tratamento da doença hemorroidária. A técnica ideal seria aquela na qual houvesse uma resolução completa dos sintomas, sem dor e minimamente invasiva, proporcionando um rápido retorno do paciente às suas atividades habituais. Provavelmente com um melhor entendimento da fisiopatologia da doença hemorroidária, área na qual vem sendo verificada uma alteração do colágeno tipo III, como um dos fatores do desenvolvimento da doença hemorroidária, poderemos num futuro próximo realizar o tratamento preventivo dessa moléstia, assim como associar técnicas cirúrgicas cada vez menos invasivas.

REFERÊNCIAS BIBLIOGRÁFICAS

1. Kaidar-Person O, Person B, Wexner SD. Hemorrhoidal disease: a comprehensive review. J Am Coll Surg 2007;204 (1): 102-17.
2. Milligan ETC, Morgan CN, Jones LE, Officer R. Surgical anatomy of the anal canal and the operative treatment of haemorrhoids. Lancet 1937; II: 1119-23
3. Ferguson JA, Heaton JR. Closed hemorrhoidectomy. Dis Colon Rectum 1959; 2: 176-9.
4. Barron J. Office ligation treatment of hemorrhoids. Dis Colon Rectum 1963; 6: 109-13.
5. Chew SS, Marshall L, Kalish L, Tham J, Grieve DA, Douglas PR, Newstead GL. Short-term and long-term results of combined sclerotherapy and rubber band ligation of hemorrhoids and mucosal prolapse. Dis Colon Rectum 2003; 46: 1232-7.
6. Khan S, Pawlak SE, Eggenberger JC et al. Surgical treatment of hemorrhoids: prospective, randomized trial comparing closed excisional hemorrhoidectomy and the Harmonic Scalpel technique of excisional hemorrhoidectomy. Dis Colon Rectum 2001; 44 (6): 845-9.
7. Chung YC, Wu HJ. Clinical experience of sutureless closed hemorrhoidectomy with LigaSure. Dis Colon Rectum 2003; 46: 87-92.
8. Chung CC, Ha JP, Tai YP et al. Double-blind, randomized trial comparing Harmonic Scalpel hemorrhoidectomy, bipolar scissors hemorrhoidectomy, and scissors excision: ligationtechnique. Dis Colon Rectum 2002; 45: 789-94.
9. Thomson WH. The nature of haemorrhoids. Br J Surg 1975; 62: 542-52.
10. Aigner F, Bodner G, Conrad F, Mbaka G, Kreczy A, Fritsch H. The superior rectal artery and its branching pattern with regard to its clinical influence on ligation techniques for internal hemorrhoids. Am J Surg 2004; 187: 102-8.
11. Aigner F, Bodner G, Gruber H et al. The vascular nature of hemorrhoids. J Gastrointest Surg 2006; 10: 1044-50.
12. Morinaga K, Hasuda K, Ikeda T. A novel therapy for internal hemorrhoids: ligation of the hemorrhoidal artery with a newly devised instrument (Moricorn) in conjunction with a Doppler flowmeter. Am J Gastroenterol 1995; 90: 610-3.
13. Sohn N, Aronoff JS, Cohen FS, Weinstein MA. Transanal hemorrhoidal dearterialization is an alternative to operative hemorrhoidectomy. Am J Surg 2001; 182: 515-9.
14. Charúa Guindic L, Fonseca Muñoz E, García Pérez NJ et al. Hemorrhoidal dearterialization guided by Doppler. A surgical alternative in hemorrhoidal disease management. Rev Gastroenterol Mex 2004; 69: 83-7.
15. Bursics A, Morvay K, Kupcsulik P, Flautner L. Comparison of early and 1-year follow-up results of conventional hemorrhoidectomy and hemorrhoid artery ligation: a randomized study. Int J Colorectal Dis 2004; 19: 176-80.
16. Ramirez JM, Gracia JA, Aguilella V, Elia M, Casamayor MC, Martinez M. Surgical management of symptomatic haemorrhoids: to cut, to hang or to strangle? A prospective randomized controlled trial. Colorectal Dis 2005; 7: 52.
17. Ramirez JM, Aguilella V, Elía M, Gracia JA, Martínez M. Doppler-guided hemorrhoidal artery ligation in the management of symptomatic hemorrhoids. Rev Esp Enferm Dig 2005; 97: 97-103.
18. Felice G, Privitera A, Ellul E, Klaumann M. Doppler-guided hemorrhoidal artery ligation: an alternative to hemorrhoidectomy. Dis Colon Rectum 2005; 48: 2090-3.
19. Scheyer M, Antonietti E, Rollinger G, Mall H, Arnold S. Doppler-guided hemorrhoidal artery ligation. Am J Surg 2006; 191: 89-93.
20. Greenberg R, Karin E, Avital S, Skornick Y, Werbin N. First 100 cases with Doppler-guided hemorrhoidal artery ligation. Dis Colon Rectum 2006; 49: 485-9.
21. Wallis de Vries BM, van der Beek ES, de Wijkerslooth LR, et al. Treatment of grade 2 and 3 hemorrhoids with Doppler-guided hemorrhoidal artery ligation. Dig Surg 2007; 24: 436-40.
22. Abdeldaim Y, Mabadeje O, Muhammad KM, Mc Avinchey D. Doppler-guided haemorrhoidal arteries ligation: preliminary clinical experience. Ir Med J 2007; 100: 535-7.
23. Arnold S, Antonietti E, Rollinger G, Scheyer M. Doppler ultrasound assisted hemorrhoid artery ligation. A new therapy in symptomatic hemorrhoids. Chirurg 2002; 73: 269-73.
24. Lienert M, Ulrich B. Doppler-guided ligation of the hemorrhoidal arteries. Report of experiences with 248 patients. Dtsch Med Wochenschr 2004; 129: 947-50.
25. Narro JL. Hemorrhoid therapy with Doppler guided hemorrhoidal artery ligation via proctoscope KM-25.A new alternative to hemorrhoidectomy and rubber band ligation? Zentralbl Chir 2004; 129: 208-10.
26. Ratto C, Donisi L, Parello A, Litta F, Doglietto G. Evaluation of transanal hemorrhoidal dearterialization as a minimally invasive therapeutic approach to hemorrhoids.Dis Colon Rectum. 2010 May; 53 (5): 803-11.
27. Giordano P, Overton J, Madeddu F, Zaman S, Gravante G. Transanal hemorrhoidal dearterialization: a systematic review. Dis Colon Rectum. 2009; 52: 1665-71.
28. Festen S, van Hoogstraten MJ, van Geloven AA, Gerhards MF. Treatment of grade III and IV haemorrhoidal disease with PPH or THD: a randomized trial on postoperative complications and short-term results. Int J Colorectal Dis. 2009; 24: 1401-5.

ABSCESSOS E FÍSTULAS ANORRETAIS

Etiologia, Classificação e Investigação Radiológica

55.1

Paulo Cesar Lopes Jiquiriçá

INTRODUÇÃO

Fístulas anorretais são processos supurativos crônicos caracterizados por comunicação anormal delimitada à própria parede do reto e canal anal ou que se estabelece entre este e os tecidos ou órgãos vizinhos. Caracterizam-se por três elementos: o orifício interno ou primário, um trajeto e o orifício externo ou secundário.

Normalmente os abscessos anorretais com resolução espontânea ou cirúrgica gerenciam secundariamente, por processo inflamatório crônico, um túnel fibroso que constitui a fístula anorretal.

ETIOLOGIA

O trinômio criptite, abscesso e fístula está sempre em mente quando estudamos a etiologia dos abscessos e da fístula perianal. Se observamos a anatomia dos elementos que entram na constituição do canal anal, veremos que essa anatomia é responsável, como fator predisponente da patologia inflamatória (teoria cripto glandular, Eisenhammer, 1956).

Desde 1878, Ottockar Chiari, chama a atenção para a presença de pequenos ductos tubulares, semelhantes a canais glandulares, existente no fundo das criptas de Morgagni, as chamadas pseudoglândulas de Hermann ou glândula de Chiari.[1]

Agentes infecciosos diversos atuando sobre as glândulas da pele ou no tecido glandular subcutâneo das margens do ânus podem formar coleções purulentas (furúnculos, hidroadenites), mas a maneira que se comportam em relação à cavidade retal é diferente, não alcançando a luz do reto e raramente formando fístulas. Quando isso acontece, não há comprometimento das criptas; é o caso das fístulas retovaginais traumáticas, fístulas oriundas de volumosos cistos sacros (dermoides) ou por consequência de radioterapia.[2]

Por outro lado, para a formação dos abscessos e fístulas perianais, devemos levar em consideração os estudos de Turcker e Hellwig,[3] em 1934, que demonstraram que a importância dada às inflamações exclusivas das criptas anais na etiologia dos abscessos e das fístulas seria secundária. Os resultados obtidos na análise histopatológica da mucosa das criptas em pacientes com abscesso levam à conclusão de não ser esse o sítio primário da infecção. Sem exceção, em todos os casos estudados, observa-se o processo inflamatório primário com sua origem na estreita estrutura, semelhante a ductos que se abriam nas criptas e não nelas próprias. Eram ductos simples ou ramificados, que partiam da mucosa da cripta, passavam através da camada muscular e terminavam, cegamente, no tecido conjuntivo. Nas infecções agudas, o interior dessas estruturas apresentava pus e as paredes estavam infiltradas por leucócitos neutrófilos.

Esses ductos podem ser considerados como remanescentes de órgãos glandulares complexos, como os encontrados na ordem inferior dos mamíferos. Os abscessos perianais e fístulas anais tem origem nestes ductos. A extensão e a direção destas estruturas, quando infectadas, determinam a sede da inflamação e a extensão do abscesso, se este ocorrer.

Quando o processo inflamatório evolui com necrose tecidual importante, as glândulas anorretais disseminam a infecção nos tecidos em diversas direções e em profundidades variáveis, seja entre as fibras musculares esfincterianas ou entre os espaços, podendo atingir as fossas ísquio retais. Assim se formam os abscessos perianais, que podem evoluir para drenagem pela cripta correspondente, romper-se para a pele perianal de forma espontânea ou por drenagem cirúrgica.

Nesselrod e Cabanié concluíram que os abscessos e fístulas têm origem periesfincteriana, sendo a pele, a mucosa e o tecido subcutâneo excluídos desta etiologia.[4]

As formações inflamatórias são desencadeadas por diversos fatores. O traumatismo local assume especial importância, seja por fezes endurecidas ou pela irritação causada por um quadro diarreico intenso. Lesões causadas pelo manuseio orificial, seja por atividade sexual abusiva, exame proctológico intempestivo ou secundariamente pelo traumatismo causado na deglutição acidental de corpos estranhos que ficam impactados nas criptas (espinhas de peixe, palitos ou ossos de galinha), também podem desencadear o processo.

Algumas doenças sistêmicas também podem facilitar o aparecimento de abscessos e a formação de fístulas. A tuberculose, a doença de Crohn, o diabetes e algumas doenças autoimunes seriam as mais comuns.[5]

CLASSIFICAÇÃO

Os abscessos e fístulas são classificados por diferentes autores (Chambouleyrone, Musiari, Gabriel, Parks, Gordon, Hadeastle) de diversas formas, sendo que a classificação mais didática e objetiva esta relacionada às formações musculares esfincterianas.

Levando em consideração os músculos elevadores, podemos classificar os abscessos em superficiais e profundos. Os abscessos superficiais seriam os localizados abaixo dos músculos elevadores, no espaço perianal e isquiorretal. Os abscessos profundos estariam situados acima dessas estruturas musculares, no espaço pelvirretal, submucoso ou retro retal (Figura 55.1.1).

As fístulas podem ser incompletas (falsas), quando apresentam fundo cego, ou completas (verdadeiras), com orifício interno, orifício externo e trajeto. O trajeto pode ser único, caracterizando as fístulas simples, ou múltiplo, com vários orifícios caracterizando as fístulas complexas (fístulas em ferradura). Ainda podem ser uni ou bilaterais.

Obedecendo ao mesmo critério de classificação, levando em consideração a musculatura esfincteriana, teríamos as fístulas interesfincterianas, as transesfincterianas (superficiais, medias e profundas), as extraesfincterianas, formadas pelas fístulas submucosas e subcutâneas, e as supraesfincterianas (Figura 55.1.2).

Ainda em relação ás fístulas, devemos levar em consideração a regra de Goodsall,[6] que estabelece uma relação entre o orifício primário e o secundário, definindo em tese o trajeto dessas fístulas. As fístulas de orifício externo localizadas anteriormente teriam um trajeto retilíneo para criptas análogas, e as posteriores, trajetos curvos únicos ou múltiplos (Figura 55.1.3).

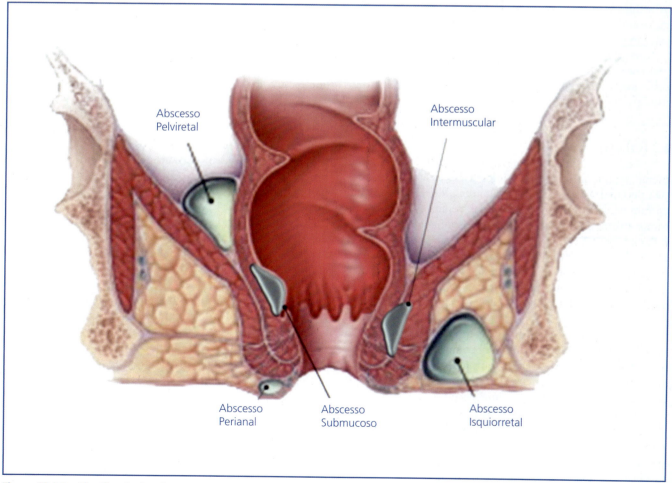

Figura 55.1.1 – Classificação dos abscessos.

Capítulo 55 – Abscessos e Fístulas Anorretais
Capítulo 55.1 – Etiologia, Classificação e Investigação Radiológica

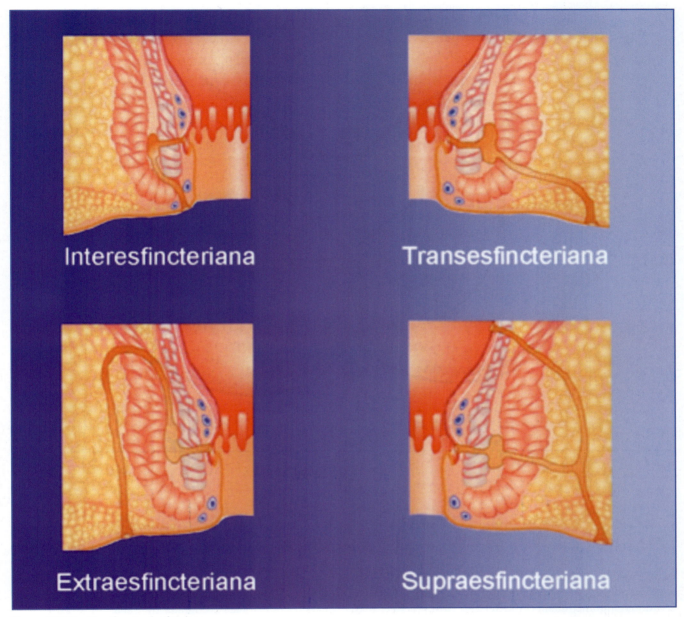

Figura 55.1.2 – Classificação das fístulas.

INVESTIGAÇÃO RADIOLÓGICA

Khubchandani[7] relata que mesmo aquelas fístulas descritas como simples, ou seja, de trajeto superficial, subcutâneo ou transesfincteriano baixo, que representam aproximadamente 95% das fístulas tratadas, têm, após a fistulotomia, índices de complicação elevados em função da presença de trajetos secundários ou de falhas na identificação do orifício interno primário.

A maioria das fístulas pode ser tratada pela marcação do trajeto e localização da cripta por corantes ou a delimitação e identificação do trajeto por estilete acompanhada da palpação bi digital. Todos os cuidados são necessários para evitar a formação de falsos trajetos durante a manipulação.

Vários estudos analisaram o resultado de métodos de imagem na identificação de trajetos fistulosos. A razão do uso desses métodos está em auxiliar o cirurgião na identificação completa das fístulas e, assim, melhorar o resultado da abordagem cirúrgica posterior. Felizmente, na maioria dos indivíduos tratados, enfrentamos situações de complexidade menor nas quais os exames de imagem acrescentariam custos sem um grande impacto sobre os resultados. No entanto, ao abordarmos fístulas complexas ou recidivadas, o cuidado na

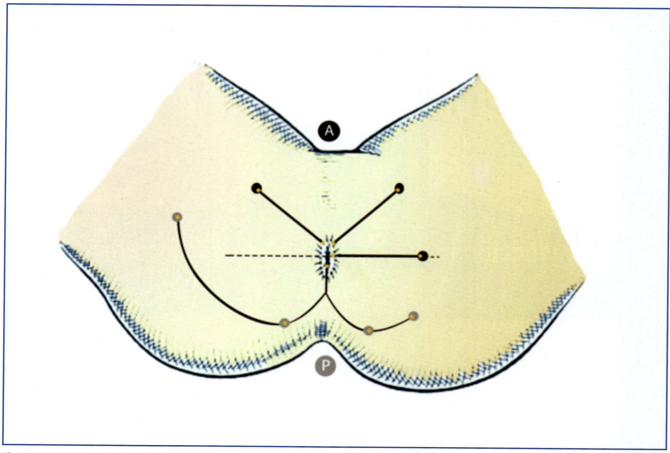

Figura 55.1.3 – Regra de Goodsaall.

identificação dos trajetos e sua relação com o esfíncter anal podem resultar em menor trauma sobre o aparelho esfincteriano e consequentemente menos morbidade para o paciente. A ultrassonografia também pode ser utilizada na determinação do comprometimento esfincteriano com precisão, mas, sem dúvida, é na ressonância nuclear magnética que se obtém os melhores resultados diagnósticos.

A ressonância nuclear magnética, em função de sua alta resolução de imagem e boa identificação de tecidos moles, surgiu como um exame de eleição nos casos mais complexos de fístulas anais. Chapple e colaboradores[8] observaram sensibilidade de oitenta e um por cento e especificidade de setenta e três por cento para a ressonância no diagnóstico de fístulas da região anal. Da mesma forma, Zbar e colaboradores[9] observaram uma elevada concordância entre os resultados dos estudos de imagem com ressonância e os achados trans-operatórios, recomendando o uso da mesma como auxílio no diagnóstico de fístulas anais complexas. Phillips,[10] em estudo realizado no Hospital St. Mark's, em Londres, relatou um índice de concordância entre exame e exploração cirúrgica de 85% para identificação do trajeto primário, 91% para a presença de trajetos secundários, 94% para a ocorrência de trajetos em ferradura e 80% para a identificação do orifício interno. O mesmo autor relatou também que a ressonância, quando comparada à ecografia transanal, mostrou concordância superior com os achados transoperatórios, apesar de a diferença não ter atingido níveis de significância estatística. Para Phillips, a ultrassonografia fornece informação limitada ao esfíncter, enquanto a ressonância, mesmo que mais onerosa, possibilita um estudo mais adequado dos trajetos extraesfincterianos e deve ser recomendada naqueles casos de fístulas complexas ou recorrentes.

A ressonância nuclear magnética da região perianal constitui um método seguro e útil na avaliação de trajetos fistulosos do ânus. Seu uso é recomendado para determinados casos e não deve ser indiscriminado, mas reconhecemos que há inequivocamente um benefício significativo para os pacientes portadores de lesões complexas ou recorrentes, que serão assim melhor avaliados, aumentando suas chances de cura pela correta localização destes trajetos.

REFERÊNCIAS BIBLIOGRÁFICAS

1. Choen S, Burnett S, Bartram CI, Nicholls RJ. Comparison between anal endosonography and digital examination in the evaluation of anal fistulae. Br J Surg. 1991;78:445-7.
2. Abercrombie JF, George BD. Perianal abscess in children. Ann R Coll Surg Engl. 1992 Nov;74(6):385-6.
3. Weisman RI, Orsay CP, Pearl RK, Abcarian H. The role of fistulography in fistula-in-ano: report of 5 cases. Dis Colon Rectum. 1991;34:181-4.
4. Parks AG. Pathogenesis and treat of fistula in ano. Br Medj 1961;1:463-9.
5. Goligher JC. Surgery of the anus, rectum and colon. 4th ed. New York: Macmillan; 1980.
6. Ho YH, Tan M, Chui CH, et al. Randomized controlled trial of primary fistulotomy with drainage alone for perianal abscesses. Dis Colon Rectum. 1997 Dec;40(12):1435-8.
7. Sangwan YP, Rosen L, Riether RD, Stasik JJ, Sheets JÁ, Khubchandani IT. Is simple fistula-in-ano simple? Dis Colon Rectum. 1994;37:885-9.
8. De Souza N, Hall A, Puni R, Gilderdale D, Young I, Kmiot W. High resolution magnetic resonance imaging of the anal sphincter using dedicated endoanal coil: Comparison of magnetic resonance imaging with surgical findings. Dis Colon Rectum. 1996;39:926-34.
9. Nesselrod JP. Proctology em general practice. Philadelphia: Sanders; 1950. p. 388-9.
10. Barker PG, Lunniss PJ, Armstrong P, Reznek RH, Cottam K, Phillips RK. Magnetic resonance imaging of fistula-in--ano: technique, interpretation, and accuracy. Clin Radiol. 1994;49:7-13.

ABSCESSOS E FÍSTULAS ANORRETAIS

Tratamento Cirúrgico dos Abscessos Anorretais

55.2

Ronaldo Coelho Salles

INTRODUÇÃO

Da mesma forma que um abscesso em qualquer outra parte do corpo, o abscesso anorretal deve ser tratado através do esvaziamento do seu conteúdo.

Uma possível exceção a essa regra é o abscesso do neonato que pode ser acompanhado clinicamente até sua remissão espontânea[1]. Usualmente, uma incisão em forma de cruz ou elipse na pele acima da coleção é o método empregado. Se presentes, as trabeculações da cavidade do abscesso devem ser desfeitas para proporcionar drenagem completa da supuração. Pode ou não ser colocado um dreno para evitar o fechamento precoce da pele.

Em pacientes saudáveis, com abscesso superficial sem grande dano dos tecidos cutâneo e muscular, não há indicação para o uso de antibióticos. Em portadores de doença valvular cardíaca, diabéticos, imunocomprometidos ou ainda nos casos de abscessos com celulite extensa ou sinais sistêmicos de infecção grave o uso de antibióticos tem um papel importante[2].

A fistulotomia concomitante à drenagem do abscesso é uma decisão controversa. Se, por um lado, evitamos a formação de uma fístula ou a recidiva do abscesso, por outro, aumentamos a possibilidade de secção muscular desnecessária, já que menos da metade dos abscessos resultarão em fístula. Uma conduta mais prudente seria a drenagem simples da maioria dos abscessos, reservando-se a fistulotomia concomitante para os abscessos recidivados com trajeto fistuloso superficial e bem delimitado[3].

Nos casos de doença de Crohn, confirmada ou suspeitada, um cateter ou um seton pode ser colocado sem prazo para sua retirada e devem ser enviados fragmentos para análise histológica.

A Figura 55.2.1 mostra as diferentes formas de apresentação dos abscessos anorretais.

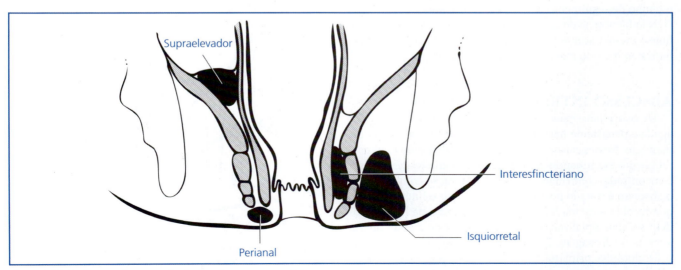

Figura 55.2.1 – Formas de apresentação dos abscessos anorretais.

ABSCESSO PERIANAL

Abscessos perianais pequenos e bem delimitados, cerca de metade do total de casos, podem ser drenados em regime ambulatorial sob anestesia local. Caso haja algum problema do paciente em aceitar a manipulação da região afetada, seja por dor excessiva, imaturidade ou mesmo desequilíbrio psíquico, deve-se optar pela intervenção em regime hospitalar sob anestesia geral ou regional[4].

Após a drenagem o paciente é orientado a manter o local limpo através de banhos de assento e o dreno, se colocado, é removido em poucos dias quando a infecção dá mostras de ter regredido.

ABSCESSO ISQUIORRETAL

Da mesma forma que o abscesso perianal, o isquiorretal também pode ser tratado ambulatorialmente sob anestesia local, mantidas as ressalvas do caso anterior. No entanto, nessa modalidade de abscesso, com alguma frequência, o caso se apresentará com maior extensão superficial e profunda, eventualmente tomando a forma de abscesso em ferradura quando através do espaço pós-anal profundo cria-se uma comunicação com a fossa isquiorretal do lado oposto. Desta forma, o cirurgião muitas vezes decidirá pela drenagem em centro cirúrgico para maior segurança e também para poder realizar a exploração local mais detalhada e drenagem ampla, permitidas pela anestesia geral ou regional. A incisão – ou incisões – de drenagem será realizada no ponto mais próximo possível do ânus, evitando-se assim longos trajetos em uma eventual fístula resultante do abscesso[5].

Em 1960, em uma curiosa comunicação[6,7], Ellis advogava que após a incisão e drenagem do abscesso a cavidade resultante deveria ser suturada primariamente e o paciente receberia uma cobertura de antibióticos de largo espectro durante cinco dias. Seus resultados apontavam um índice de recidivas inferior a 20%. Outros autores reproduziram o estudo, mas não conseguiram resultados semelhantes quando estendiam o tempo de seguimento para três ou cinco anos[8].

Não há notícia de que a técnica de Ellis receba nos dias de hoje a mesma aceitação, mas fica o registro como uma alternativa ao método mais usual de drenagem aberta.

ABSCESSO INTERESFINCTERIANO

De ocorrência mais rara, costuma apresentar-se com dor aguda e persistente mas sem sinais externos de massa ou inflamação. Nesses casos, o diagnóstico é estabelecido mais corretamente examinando-se o paciente sob anestesia. A massa é encontrada, confirmada através de aspiração com agulha, e o abscesso é tratado por meio da incisão do esfíncter interno que recobre a cavidade da coleção. As bordas da incisão podem ser marsupializadas com a finalidade de manter aberta a ferida de drenagem. Por definição, nesses casos é realizada a fistulotomia primária. Caso a coleção purulenta descole principalmente a mucosa retal, sem maior comprometimento do espaço intermuscular o abscesso pode ser denominado submucoso e é tratado de forma análoga.

ABSCESSO SUPRAELEVADOR

De ocorrência rara, resulta da extensão cefálica de um abscesso interesfincteriano ou de um isquiorretal. Deve também ser considerada uma causa intra-abdominal para esses abscessos. A diverticulite do sigmoide ou apendicite com supuração para a pelve ou ainda complicações de doença inflamatória intestinal, podem resultar em quadro em tudo semelhante aos de origem criptoglandular. Nesses casos, os exames de imagem têm papel importante no diagnóstico e na decisão da forma de drenagem[9]. Quando de origem criptoglandular, é feita a drenagem por via retal ou perineal, dependendo das características da apresentação (Figura 55.2.2) e, quando de origem abdominal, pode ser resolvido por drenagem transretal ou punção guiada por tomografia computadorizada. Ainda naqueles casos de origem abdominal, havendo persistência da sepse após a drenagem inicial pode ser necessária a derivação do trânsito intestinal.

COMPLICAÇÕES

A não resolução do processo infeccioso por falha na identificação de uma loja do abscesso ou por fechamento prematuro da ferida de drenagem constitui a complicação mais frequente. Sangramento da ferida ou retenção urinária também podem ser esperados, como em qualquer outra intervenção anorretal. Perturbação da continência não é comum, exceto nos casos em que se tenta a fistulotomia concomitante à drenagem do abscesso[10].

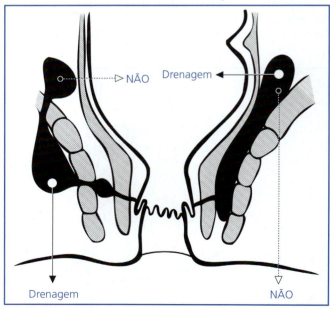

Figura 55.2.2 – Drenagem do abscesso supraelevador de origem criptoglandular.

Mais raramente, a infecção pode evoluir de forma muito grave surgindo sinais de necrose e extensa celulite na região afetada. Geralmente, existe algum fator subjacente como *diabetes mellitus*, desnutrição, imunocomprometimento e outros que precipitam essa gravíssima complicação. Tais pacientes devem ser tratados agressivamente com desbridamento de todo o tecido comprometido, cobertura antibiótica ampla para aeróbios e anaeróbios e medidas gerais de suporte adequadas ao caso.

Dependendo da extensão do dano em direção à parede abdominal e do grau de destruição das estruturas perineais, uma ostomia pode ser necessária.

O atraso no início do tratamento aumenta muito o risco destes pacientes. Alguns autores relatam índices de mortalidade acima de 60% nesta complicação[11].

ABSCESSO ANORRETAL E LEUCEMIA

Constitui um caso à parte o abscesso anorretal do paciente com leucemia aguda. A apresentação mais comum é febre e dor sem uma localização clara do abscesso. Uma induração imprecisa sem flutuação evidente compõe o quadro. Abscesso anorretal e contagem de neutrófilos abaixo de 500 por milímetro cúbico é sinal de extrema gravidade. A recomendação mais frequente é tratar apenas com antibióticos, reservando a drenagem cirúrgica para os casos que não respondem ao tratamento clínico. São relatadas taxas de mortalidade de até 78% nestes pacientes[12].

REFERÊNCIAS BIBLIOGRÁFICAS

1. Rosen NG, Gibbs DL, Soffer SZ, Hong A, Sher M, Peña A. The nonoperative management of fistula-in-ano. J Pediatr Surg 2000; 35: 938-9.
2. Hyman N. Anorectal abscess and fistula. Prim Care 1999; 26: 69-80.
3. Hamalainen KP, Sainio AP. Incidence of fistulas after drainage of acute anorectal abscesses. Dis Colon Rectum 1998; 41: 1357-61.
4. Corman ML. Colon & Rectal Surgery. 5. ed. Philadelphia: Lippincott Williams & Wilkins; 2005. p.279.
5. Oliver I, Lacueva FJ, Perez-Vicente F, Arroyo A, Ferrer R, Cansado P, Candela F, Calpena R. Randomized clinical trial comparing simple drainage with and without fistula track treatment. Int J Colorectal Dis 2003; 18: 107-10
6. Ellis M. Incision and primary suture of abscesses in the anal region. Proc R Soc Med 1960; 53: 652-54.
7. Goligher JC. Surgery of the anus rectum and colon. 3.ed. London: Bailliere Tindall; 1975. p.192.
8. Lundhus E, Gottrup F. Outcome of three to five years of primary closure of perianal and pilonodal abscess; a prospective, randomized, double blind clinical trial. Eur J Surg 1993; 159: 555-58.
9. Maier AG, Funovics MA, Lechner GL. Evaluation of perianal sepsis: comparision of anal endosonography and magnetic resonance imaging. J Magn Reson Imaging 2001; 14: 254-60.
10. Tang CL, Chew SP, Seow-Choen F. Prospective randomized trial of drainage alone vs. drainage and fistulotomy for acute perianal abscess with proven internal opening. Dis Colon Rectum 1996; 39: 1415-7.
11. Bode WE, Ramos R, Page CP. Invasive necrotizing infection secondary to anorectal abscess. Dis Colon Rectum 1982; 25: 416-9.
12. Wolff BG, Fleshman JW, Beck DE, Pemberton JH, Wexner SD. The ASCRS Textbook of Colon and Rectal Surgery. New York: Springer Science; 2007. p.198.

ABSCESSOS E FÍSTULAS ANORRETAIS

Tratamento Cirúrgico das Fístulas Anais

55.3

Edna Delabio-Ferraz
Leonardo Machado de Castro
João de Aguiar Pupo Neto

INTRODUÇÃO

Os primeiros relatos sobre fístula anal são atribuídos a Hipócrates de Cós (460 a.C – 377 a.C) que, além de reconhecer a correlação desta entidade com os abscessos anorretais, teria concebido a técnica de sedenho cortante, cateterizando o trajeto fistuloso com um galho de alho fresco e envolvendo a musculatura esfincteriana com crina de cavalo[1,2]. Mais tarde, na Idade Média, John de Arderne[3] (1307 a 1390) descreveu a fistulotomia (Figura 55.3.1).

Um dos relatos históricos mais emblemáticos sobre o tratamento de fístulas anais envolveu o Rei Luis XIV, operado pelo cirurgião Charles-François Felix quando aperfeiçoou a técnica de seccionar o esfíncter (fistulotomia)[4]. Até os dias atuais, muitos desses conceitos são utilizados em nossa prática clínica diária.

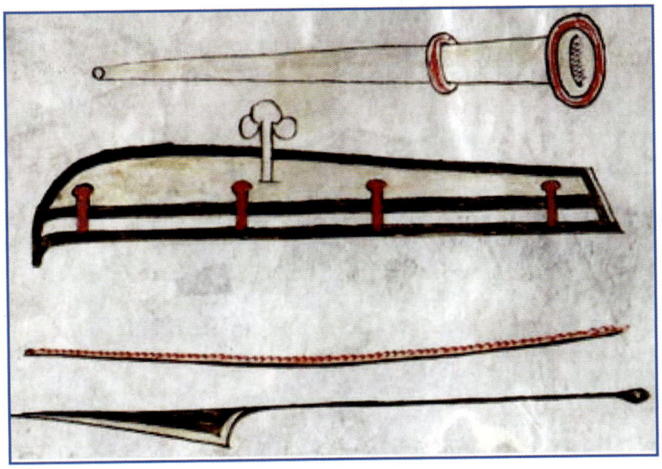

As fístulas anais são caracterizadas por trajetos que comunicam duas superfícies epitelizadas, canal anal com a pele perianal ou perineal, como consequência de um abscesso anorretal. A diversidade de apresentação dos abscessos perianais (Figura 55.3.2) explica as múltiplas possibilidades dos trajetos fistulosos, mais comumente classificadas em interesfincterianas, transesfincterianas, supraesfinterianas e extraesfincterianas[5] (Figura 55.3.3).

Figura 55.3.1 – Ilustração obtida do tratado sobre fístulas escrito em latim por John Arderne e publicado por Sir D'Arcy Power (1910), representando os instrumentos utilizados na cirurgia de fístula anal. Fonte: Treatises of fistula in ano: haemorrhoids, and clysters. Disponível em http://special.lib.gla.ac.uk/exhibns/month/may2006.html. Acesso em outubro de 2010.

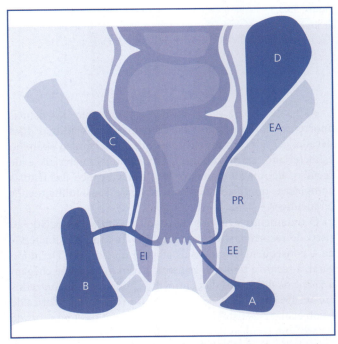

Figura 55.3.2 – Sítios mais comuns de ocorrência de abscessos criptogênicos. Representação esquemática da localização dos abscessos anorretais: A. perianal; B. isquiorretal; C. interesfincteriano; D. supraelevatório. Legenda: EI: esfíncter interno; EE: esfíncter externo; PR: músculo puborretal; EA: músculo elevador do ânus.

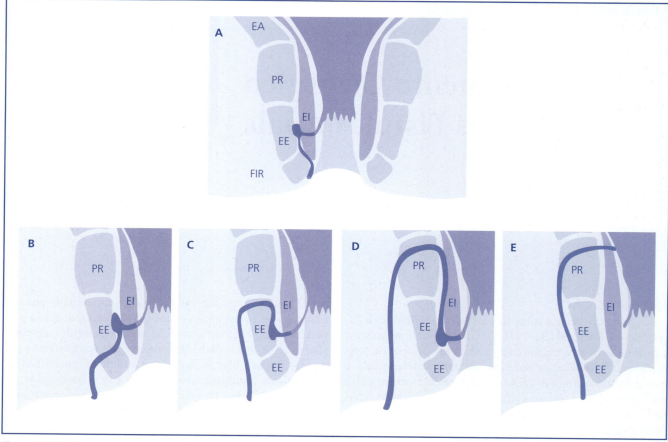

Figura 55.3.3 – Representação esquemática dos trajetos fistulosos criptogênicos mais frequentes: A. interesfincteriana; B. transesfincteriana baixa; C. transesfincteriana alta; D. supraesfincteriana; E. extraesfincteriana. Legenda: músculo puborretal (PR); esfíncter externo (EE); esfíncter interno (EI); fossa isquiorretal (FIR). Fonte: modificada de Parks et al., 1976[5].

As técnicas para o diagnóstico e tratamento das fístulas anorretais têm avançado com refinamento nas últimas duas décadas. O advento de cirurgias que preservam o aparelho esfincteriano, de tecnologia envolvendo biomateriais e de recursos de imagem que auxiliam o diagnóstico das fístulas complexas, modificou substancialmente seus fundamentos terapêuticos.

O tratamento cirúrgico da condição ainda é associado ao risco de recorrência e aos distúrbios da função esfincteriana – consequências que mais afligem o cirurgião. De modo geral, a recidiva tem sido registrada com índices que chegam a 57% e os distúrbios da continência podem ser encontrados em até 45% dos casos, de acordo com a revisão sistemática de Jacob et al.[6]. Nas fístulas complexas, as repetidas tentativas de reparo com técnicas desapropriadas podem levar a graves deformidades do canal anal de tal forma a torná-lo irreparável. A seguir, apresentam-se ao cirurgião especialista, algumas considerações sobre as técnicas cirúrgicas mais comumente empregadas, assim como sobre outros recursos recentemente desenvolvidos para o tratamento da fístula anal.

FISTULOTOMIA E FISTULECTOMIA

A fistulotomia é a simples secção e abertura do trajeto da fístula, incluindo uma porção variável de esfíncter. Pode ser um método eficaz destinado a fístulas não complicadas, com pouca ou nenhuma massa muscular comprometida. Esse é um método clássico, inicialmente descrito por John de Arderne[3] e até hoje muito utilizado. A técnica operatória é relativamente simples e pode ser realizada, inclusive, com sedação e bloqueio pudendo periférico tanto quanto raquianestesia. A cateterização cuidadosa do trajeto com estilete, a partir do orifício externo, deve ser realizada com atenção para não formar falsos trajetos (Figura 55.3.4).

O teste com peróxido de hidrogênio pode auxiliar esta identificação. Encontrado o orifício interno, inicia-se incisão linear no anoderma com o bisturi elétrico indo ao encontro do estilete, o que permite visualizar toda a porção do músculo a ser seccionado (Figura 55.3.5).

A visualização de pequenas porções de fibras do esfíncter externo permite realizar o diagnóstico de fístula transes-

Capítulo 55 – Abscessos e Fístulas Anorretais   815
Capítulo 55.3 – Tratamento Cirúrgico das Fístulas Anais

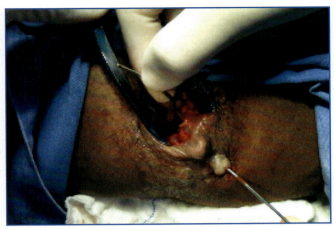

Figura 55.3.4 – Fístula interesfincteriana. Fotografia transoperatória: identificação do trajeto com estilete.

SEDENHO (*SETON*[*])

Conforme já citado, os primeiros relatos desse método foram descritos por Hipócrates de Cós em sua obra *Des fistulis*[1,2]. Ele advogou o uso de crina de cavalo para envolver o trajeto fistuloso e assim tratá-lo. Várias técnicas de sedenho serão descritas a seguir. Muitos materiais podem ser utilizados, como, por exemplo, seda, *nylon*, polipropileno, fita cardíaca, drenos de látex (Penrose), sondas de nelaton, reparos vasculares de silicone, cateteres urinários e fios de algodão.

Sedenho cortante

A utilização do sedenho com aplicação de compressão gradual tem por finalidade a secção gradual da musculatura esfincteriana propiciando necrose e fibrose local a fim de ancorar as fibras musculares, impedindo assim a ruptura abrupta das fibras do aparelho esfincteriano (Figura 55.3.6).

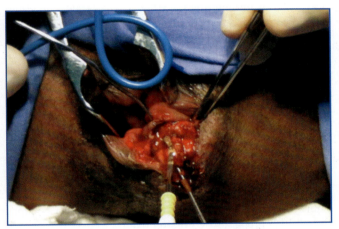

Figura 55.3.5 – Fístula interesfincteriana. Foto transoperatória: momento em que se realiza a fistulotomia, que é seguida de curetagem da ferida.

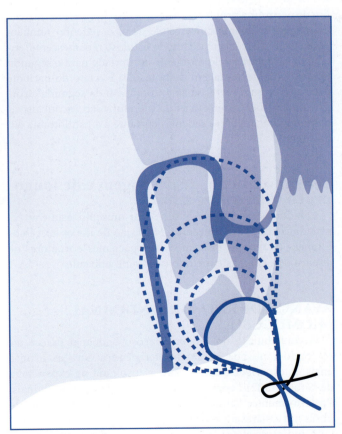

Figura 55.3.6 – Representação esquemática do sedenho cortante, utilizado frequentemente em fístulas altas.

fincteriana baixa. A não identificação precisa do orifício interno propicia uma chance de recidiva vinte vezes maior em comparação àqueles pacientes quando essa identificação é correta[7]. Em seguida, realiza-se curetagem de todo o tecido cicatricial circunjacente e revisão cuidadosa da hemostasia. Algumas variações foram recentemente publicadas como a fistulotomia por radiofrequência e a marsupialização da ferida após fistulotomia ou fistulectomia que, apesar de poucos trabalhos, apresentam maior velocidade de cicatrização com baixo índice de recidiva[8-10]. Embora alguns autores analisem os resultados com a continência, a comparação entre as duas técnicas (fistulotomia *versus* fistulectomia) ainda não revelou consenso[11-13].

---

[*] [Latin *seta*, cerda] Sedenho; uma mecha de fios, uma faixa de gaze, um pedaço de fio, ou outro material estranho passado através dos tecidos subcutâneos ou de um cisto para formar um seio ou uma fístula. Fonte: Stedman TL, et al. Stedman Dicionário Médico: Ilustrado. 25.ed. Rio de Janeiro: Guanabara Koogan; 1996.

Com a finalidade de ajustar gradualmente o sedenho, podem ser utilizados vários modos: confecção de "nós de forca" com apertos graduais; aplicação de anéis elásticos, utilizando o mesmo equipamento proposto para ligadura elástica de hemorroidas; amarradura direta envolvendo o próprio sedenho; ou, ainda, troca periódica do sedenho com novas amarraduras gradualmente mais tensas[14]. Apesar da vantagem de aliviar o paciente de uma reoperação para retirada do dispositivo, essa técnica pode estar associada a índices maiores de deformidades como o defeito em "buraco de fechadura" (key hole deformity). Garcia-Aguillar et al.[15] compararam esse método com a fistulotomia em dois tempos e não encontraram diferenças entre elas, tanto para incontinência quanto para recidiva. O tempo de cicatrização das feridas também foi semelhante.

Fistulotomia em dois tempos

Esse método tem por finalidade seccionar o trajeto fistuloso envolvido pelo sedenho 4 a 6 semanas após sua aplicação, a fim de permitir a proliferação de processo fibrótico/cicatricial e ancoragem do músculo. Nesse caso, o sedenho também pode servir à drenagem do trajeto fistuloso remanescente, enquanto se aguarda pelo momento apropriado para o segundo tempo. Uma desvantagem desta técnica é o fato do paciente permanecer com secreção até o momento da segunda cirurgia. As revisões sistemáticas da literatura são inconclusivas nas comparações entre sedenho cortante e a fistulotomia em dois tempos[16,17].

Sedenho frouxo, de drenagem e de longo prazo (indwelling seton)

Quando não se pretende seccionar músculo, esta é a técnica de eleição para prevenir a formação de novos abscessos e sanear os trajetos existentes. Nos pacientes portadores de doença de Crohn este método é bastante utilizado[18].

AVANÇO DE RETALHO ENDOANAL MIOMUCOSO

A contribuição do retalho mucoso endoanal parece ter oferecido uma boa alternativa terapêutica para as fístulas anais. A experiência foi iniciada e inspirada na experiência de Noble (1902)[19] com o tratamento de fístulas retovaginais. Posteriormente, Laird (1948)[20] recomendou o emprego de fibras musculares no retalho.

A indicação dessa técnica se detém às fístulas complexas e/ou recidivadas, caracterizadas por longos e/ou múltiplos trajetos, fístulas em ferradura ou com envolvimento de 2/3 da massa esfincteriana. Seguem excluídas as fístulas subcutâneas e transesfincterianas baixas, devido ao pouco ou nenhum acometimento da massa muscular.

Em nossa observação com a técnica, o emprego de antibioticoprofilaxia empregado rotineiramente e o paciente posicionado em litotomia, exceto para as fístulas mais anteriores. O preparo mecânico de cólon antes do procedimento e a prescrição de dieta constipante também foram recursos utilizados. O afastador do tipo Lone Star ou Hill-Ferguson são a preferência do grupo (Figura 55.3.7B e C).

A identificação do trajeto com estilete pode ser auxiliada com instilação de água oxigenada, tomando-se o cuidado para não injetar a solução em demasia, pelo risco de infiltrar os tecidos adjacentes, o que poderia comprometer a viabilidade do retalho a ser confeccionado. Segue-se a fistulectomia a partir do orifício externo, com excisão máxima do tecido fibroso. A infiltração prévia de solução de adrenalina 1:200.000 na submucosa pode ajudar, mas é opcional e deve ser econômica. O descolamento do retalho miomucoso (mucosa, submucosa e fibras musculares) deve ter formato de em "U" invertido, tendo sua base mais larga que a altura. Concluída a excisão do trajeto fibrótico, assim como o levantamento do retalho, o orifício interno é, então, fechado com nó sepultado ou invertido. Após revisão da hemostasia criteriosa o retalho é fixado, sem tensão, com pontos separados utilizando-se fio absorvível, iniciando-se pelos ângulos e laterais. O ápice do retalho contendo o orifício primário é, finalmente, excisado e conclui-se a fixação junto à linha pectínea (Figura 55.3.8).

Pulo do gato (grifo nosso): a) nos casos em que o trajeto é longo e tortuoso preferimos drenar a ferida externa da fistulectomia durante 24 a 48 horas, evitando assim coleções serosas ou hemáticas que possam contribuir para o descolamento do retalho; b) em fístulas profundas com múltiplos trajetos e com sinais inflamatórios persistentes, pode ser útil curetar os trajetos secundários e deixar um sedenho por alguns dias, antes da cirurgia com retalho como sugerido por van der Hagen[22] et al.; c) nos casos de maior complexidade onde há fibrose demasiada e orifício interno alto (p. ex.: fístula após Fournier) impedindo que o retalho avance de forma a ocupar todo o leito preparado, é possível fixar o retalho sem tensão, realizar o fechamento simples do orifício interno e confeccionar uma ferida de drenagem que vai desde o ápice do leito remanescente do retalho até a margem anal, promovendo assim a drenagem do recesso formado. Aplicamos esta tática em três casos operados, em que a fístula apresentava-se com estas características, e obtivemos sucesso. Alguns autores

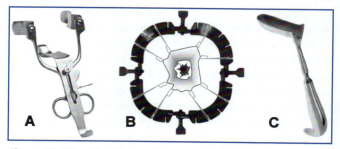

Figura 55.3.7 – Afastadores mais comumente utilizados nas cirurgias de retalho miomucoso endoanal. A. Parks. B. Lone Star. C. Hill-Ferguson.

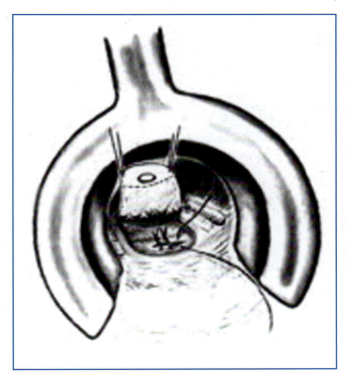

Figura 55.3.8 – Representação da confecção do retalho miomucoso em "U" invertido e o fechamento do orifício interno ao nível do plano esfincteriano. Para a aproximação da musculatura, damos preferência ao fio inabsorvível com pontos separados e, ao contrário do detalhe na figura, nós sepultados (modificada de Zimmermann et al., 2003[21]).

relatam a possibilidade de fechamento simples sem retalho, mas em situações mais favoráveis[23,24].

Alguns estudos mostraram taxas de distúrbio da continência variando de 8-15%[25,26], mas em outras séries não houve nenhum caso de incontinência para fezes sólidas[27-30]. Entretanto, outros grupos revelaram maior incidência de alterações da função esfincteriana, tendo como possível fator de impacto para este resultado o emprego dos afastadores tipo Parks[31-33], que inserem tração excessiva a musculatura esfincteriana. Outro fator implicado pelo mesmo grupo é o tabagismo, que também influenciou o aumento da taxa de recidiva[34]. Todavia, tem sido claro que o avanço de retalho miomucoso chega a falhar em um a cada três pacientes e nenhum fator de risco tem sido bem definido para tal resultado[35-37].

Em estudo retrospectivo (2007)[38] foi possível observar os resultados de 41 cirurgias em 37 pacientes operados. Em um seguimento médio de 6,7 meses foi observada uma taxa de sucesso de 76% e nove recidivas (24%). Destes casos, dois pacientes abandonaram o tratamento, sendo um deles sorotipo positivo para HIV. Os outros sete foram reoperados obtendo cura (quatro deles com novo retalho miomucoso). Não houve incontinência para sólidos e somente um paciente apresentou *soiling*. Não houve complicações pós-operatórias significativas. Uma das vantagens observadas foi a possibilidade de reoperar aplicando-se novamente o retalho pela segunda vez, na falha da primeira cirurgia. Em todos os casos desta série foi empregado o afastador de Hill-Ferguson.

INJEÇÃO DE COLA DE FIBRINA

O conceito de uso de selantes derivados de fibrina data desde a década de 40. Inicialmente, o FDA autorizou o uso de fibrina autóloga nos EUA. Entretanto, Cintron[39] et al. mostraram que não havia diferença significativa nas taxas de cura e complicações entre a fibrina autóloga e a comercialmente disponível (Tissucol®, Baxter™ Healthcare Corporation) composta por fibrina humana, aprotinina bovina e trombina humana (Figura 55.3.9). Neste estudo, 79 pacientes foram tratados com identificação e curetagem do trajeto fistuloso seguido de injeção de cola de fibrina através do orifício externo, constataram uma taxa de cicatrização de 62%.

A ideia é imitar a última fase da cascata de coagulação através da polimerização do fibrinogênio pela trombina, conduzindo a formação de um coágulo de fibrina semirrígida e estável o suficiente para auxiliar no processo de obliteração do trajeto. Ademais, o uso da cola não prejudica a realização de outros procedimentos como o avanço de retalho miomucoso ou em caso de insucesso, a utilização de outras técnicas em um segundo tempo[40].

PLUG ANAL

Este dispositivo é confeccionado a partir de matriz extracelular da submucosa intestinal de suínos composta por fibras colágenas (I, III, IV, V e VI), glicosaminoglicanos, proteoglicanos, glicoproteínas e fatores de crescimento (VEGH e PDGF) que pode se tornar biocompatível com o tecido hospedeiro entre 4 a 12 semanas[41]. Encontra-se disponível no Brasil com o nome comercial de Surgisis® AFP Biodesign™ (Cook Medical Inc.), conforme a Figura 55.3.10.

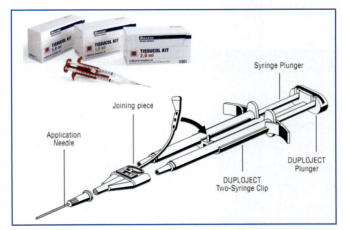

Figura 55.3.9 – Seringa com duplo ejetor para aplicação do produto Tissucol® – Baxter™ Healthcare Corporation (ilustração do fabricante).

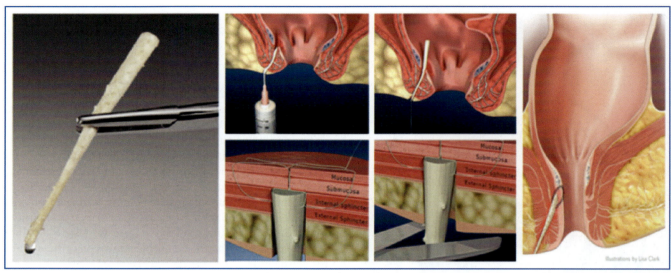

Figura 55.3.10 – Surgisis *Plug*®. A foto à esquerda mostra o formato e dimensão aproximada do material. Ao centro, ilustrações mostrando a sequência de identificação da fístula, posicionamento do plugue, fixação do mesmo com pontos na mucosa, e retorne do excesso. À direita é representado o dispositivo posicionado (ilustrações do fabricante, AFP Biodesign™, por Lina Clark).

A revisão de várias publicações recentes quanto à eficácia do tratamento pela inserção deste plugue de colágeno absorvível mostra taxas de sucesso que variam de 13,9 a 83%[42-49], em uma população heterogênea englobando pacientes com doença de Crohn, fístulas de origem criptogênica (em sua maioria transesfincterianas), fístulas recidivadas, fístulas tratadas com uso prévio de sedenho e fístulas retovaginais. As taxas de sucesso para o fechamento da fístula são maiores nos pacientes com fístulas de origem criptogênica (Tabela 55.3.1). As principais causas de insucesso foram: complicações sépticas locais e deslocamento do dispositivo. El-Gazzaz[43] mostrou que as maiores taxas de sucesso se apresentaram em pacientes afroamericanos e naqueles com uso de sedenho na ocasião de sua aplicação. Adamina[1] comparou o uso do plugue com avanço de retalho endoanal miomucoso em 24 pacientes, 12 em cada grupo, revelou que a primeira técnica é mais custo-efetiva, mostrando taxas de sucesso de 50% (plugue) e 33% (avanço miomucoso). Assim como ocorre com a cola de fibrina, esse dispositivo não prejudica a realização de novo procedimentos para tratamento da fístula, em caso de insucesso. Uma revisão incluiu doze estudos (quatro retrospectivos e oito prospectivos), calculando taxas de sucesso e insucesso na resolução de fístulas anorretais, com o emprego do plugue, equivalente a 54 e 46%, respectivamente. O escape do plugue ocorreu em 14% (44/311) e a formação de abscesso em 6,7% (21/311).

Nenhum dos estudos aplicou qualquer teste de avaliação objetiva para confirmação do fechamento da fístula (US, RNM, fistulografia etc.). Considerando o baixo índice de ocorrência de supuração, o trabalho conclui a favor do método, como uma alternativa relativamente segura no tratamento de fístulas anorretais. O histórico de alergia a produtos provenientes de carne suína contraindica sua aplicação.[50-59]

TABELA 55.3.1 – Taxa de sucesso após inserção de plugue anal Surgisis®

Autor/ano da publicação	Nº de pacientes	Tempo de observação	Taxa sucesso
Chirstoforidis et al., 2009[42]	10	24 meses	70%
El-Gazzaz et al., 2010[43]	33	221,5 dias	25%
Lupinacci et al., 2010[44]	15	7 meses	53%
O`Connor et al., 2006[45]	20	24 meses	80%
Owen et al., 2010[46]	32	15 meses	37%
Safar et al., 2009[47]	36	126 dias	13,9%
Thekkinkattil et al., 2009[48]	43	47 semanas	44%
Zubaidi et al., 2009[49]	22	12 meses	83%

FÍSTULA NA DOENÇA DE CROHN

Em pacientes portadores de doença de Crohn, não há impedimento formal para o tratamento cirúrgico, devendo-se sempre atentar para um pior resultado em termos de continência fecal[51].

Em situações especiais e de exceção, tais como a doença de Crohn, fístulas pós-traumáticas, congênitas, multitrajetos, retovaginais recidivadas, associação de radioterapia, pode ser necessária a indicação radical de estoma para desvio temporário. Um caso é relatado em paciente multitrajetos reoperada 40 vezes. A colostomia mostrou-se uma boa solução para o caso[52]. Entretanto, a derivação em pacientes portadores de doença de Crohn pode não apontar para uma boa solução, considerando que estes pacientes podem apresentar no curso de sua doença algum comprometimento de delgado ou cólon[53].

Tratamento cirúrgico combinando sedenho frouxo de silastic e infliximab tem sido reportado como uma boa alternativa, melhorando as chances de resposta[54]. Além disso, o emprego de células tronco derivadas de tecido adiposo aspirado tem sido tentado, especialmente em portadores de Crohn, com resultados interessantes[55].

OUTRAS PERSPECTIVAS

A utilização de biomateriais em comunhão com técnicas tradicionais tem sido assunto de bastante interesse. Um grupo italiano demonstrou onze casos de um procedimento em dois tempos que consiste em aplicar sedenho não cortante seguido de avanço de retalho miomucoso e obliteração do trajeto com injeção de matriz de derme de porcinos mostrando alta eficácia com esta técnica[56]. Outro grupo europeu utilizou cola sintética composta por cianoacrilato e metacrilosisolfolano (Glubran® 2, GEM Srl. Viareggio, Itália) para o fechamento dos trajetos, mostrou uma taxa de sucesso de 67,6% para os 34 pacientes que participaram do estudo[57]. Mitalas[58] et al. compararam o avanço de retalho endoanal miomucoso isolado em pacientes que foram submetidos a colocação prévia de seton. Quanto à taxa de sucesso para cicatrização do trajeto, não houve diferença estatística entre os dois métodos. Mais recentemente, o mesmo grupo realizou avanço de retalho miomucoso concomitante a injeção da cola BioGlue® Surgical Adhesive (albumina sérica bovina purificada associada a glutaraldeído, CryoLife®, Inc., Kennesaw, GA) evidenciando várias complicações infecciosas locais relacionadas ao método que motivou a interrupção do estudo[59].

Lift (*ligation of intershincteric fistula tract*), um novo método poupador de esfíncter, sugerido pelo tailandês Rojanasakul em 2007, tem revelado bons resultados na literatura apesar da pequena quantidade de trabalhos publicados[60,61]. Consiste na identificação e abordagem do trajeto fistuloso por meio de incisão circular no sulco interesfincteriano e ligadura e remoção do trajeto próximo ao orifício interno seguido da excisão do tecido criptoglandular infectado.

Segue-se o desbridamento e curetagem do restante do trajeto, sutura do defeito no músculo esfíncter externo e fechamento da ferida operatória (Figura 55.3.11).

Pode-se acrescentar à técnica Lift outros procedimentos, como enxertos de bioproteses, chamada de BioLift. Um grupo norte-americano que apresentou esta variante técnica mostrou uma taxa de sucesso de 94 dos 31 pacientes arrolados no estudo[62].

Técnicas que pretendem seccionar o esfíncter e realizar o reparo imediato apresentaram bons resultados. Roig et al.[62] compararam retrospectivamente o avanço de retalho miomucoso com o reparo imediato do esfíncter pós-fistulotomia. Não houve diferença quanto à função esfincteriana entre esses grupos. Jivapaisarnpong[63] realizou 33 procedimentos de fistulectomia com esfincterotomia seguido da reconstrução esfincteriana revelando também ser um procedimento seguro sem perturbação da função esfincteriana. Vale ressaltar que esses trabalhos tiveram período de observação máximo de treze meses e a avaliação da função foi mensurada por meio de questionários clínicos.

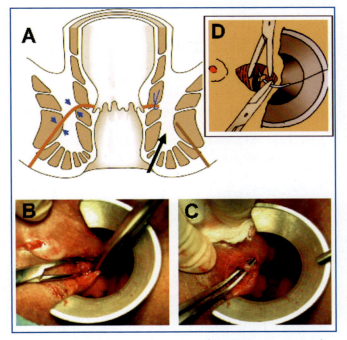

Figura 55.3.11 – Ilustrações da técnica Lift. A. Esquema mostrando o segmento interesfincteriano em que ligadura é aplicada; o trajeto remanescente externo é curetado ou excisado. B. Após identificação do trajeto fistuloso, por meio de instilação de solução aquosa no orifício externo, segue-se uma incisão semilunar acompanhando o sulco interesfincteriano; dissecção meticulosa com tesoura e cautério permite isolar o trato fistuloso. C. O reparo do trajeto. D. Ligadura transfixante do coto proximal do trajeto (mais próximo à cripta). Ilustrações gentilmente cedidas pelo Prof. Arun Rojanasakul, da Universidade Chulalongkorn, Tailândia.

COMPLICAÇÕES PÓS-OPERATÓRIAS

Incontinência fecal, feridas com cicatrização tardia, deformidades anatômicas do canal (incluindo deformidade em "buraco de fechadura"), recidiva, infecção local e sangramento são as principais complicações relacionadas às técnicas descritas, sendo a primeira a mais temida.

Algumas deformidades podem ser reparadas através de anoplastias, avanço de retalho miomucoso ou retalhos cutâneos. Feridas com cicatrização prolongada podem levar meses para fechar, e são aliados: cuidados locais higiene adequada, banhos, pomadas e cauterizações químicas.

Recidivas variam em relação à técnica realizada, conforme já citado. Vale ressaltar que a não identificação correta do orifício interno está associada a altas taxas de recidiva, este é um quesito primordial do tratamento.

Incontinência para fezes sólidas, líquidas ou gás, em grau variável pode ocorrer dependendo dos métodos já descritos. A grande maioria dos trabalhos avaliou os distúrbios da continência pós-operatória, o período de observação não ultrapassou dezoito meses. Assim, não sabemos ainda qual o real impacto das técnicas poupadoras de esfíncter a longo prazo, especialmente considerando expectativa de vida populacional gradativamente maior. Termos de consentimento informado dando ênfase aos distúrbios da continência podem ser interessantes sob o aspecto legal.

REFERÊNCIAS BIBLIOGRÁFICAS

1. Adams F. The genuine works of Hippocrates translated from Greek with a preliminary discourse and annotation. New York: William Wood Company; 1849.
2. Corman M. Classic Articles in Colonic and Rectal Surgery. Hippocrates: On fistulae. Dis Colon Rectum 1980; 23 (1): 56-9.
3. Corman M. Classic Articles in Colonic and Rectal Surgery. Treatises of fistula in ano: haemorrhoids, and clysters. John Arderne, 1307-1380(?). Dis Colon Rectum 1983; 26 (3): 197-210.
4. De Parades V. Une fistule royale aux consequences inattendue. A royal fistula in unexpected consequences. Gastroenterol Clin Biol 2008; 32 (6-7): 665-6. Disponível em http://www.em-consulte.com/article/176139. Acesso em out/2010.
5. Parks AG, Gordon PH, Hardcastel JD. A classification of fistula-in-ano. Br J Surg 1976; 63: 1.
6. Jacob TJ, Perakath B, Keighley MR.B. Surgical intervention for anorectal fistula. Cochrane Database of Systematic Reviews. 2010; (5): CD006319.
7. Sygut A, Mik M, Trzcinski R, Dziki A. How the location of the internal opening of anal fistulas affect the treatment results of primary transsphincteric fistulas. Langenbecks Arch Surg 2010; 395 (8): 1055-9.
8. Gupta PJ. Radiofrequency fistulotomy: a better alternative for treating low anal fistula. Sao Paulo Med J 2004; 122 (4): 172-4.
9. Maiik AI, Nelson RL. Surgical management of anal fistulae: a systematic review. Colorectal Disease 2008; 10 (5): 420-30.
10. Pescatori M, Ayabaca SM, Cafaro D, Iannello A, Magrini S. Marsupialization of fistulotomy and fistulectomy wounds improves healing and decreases bleeding: a randomized controlled trial. Colorectal Dis 2006; 8 (1): 11-4.
11. Belmonte Montes C, Ruiz Galindo GH, Montes Villalobos JL, Decanini Terán C. Fistulotomy vs fistulectomy. Ultrasonographic evaluation of lesion of the anal sphincter function. Rev Gastroenterol Mex 1999; 64 (4): 167-70.
12. Kronborg O. To lay open or excise a fistula-in-ano: a randomized trial. Br J Surg 1985; 72 (12): 970.
13. Toyonaga T, Matsushima M, Tanaka Y, Suzuki K, Sogawa N, Kanyama H et al. Non-sphincter splitting fistulectomy vs conventional fistulotomy for high trans-sphincteric fistula-in-ano: a prospective functional and manometric study Int J Colorectal Dis 2007; 22 (9): 1097-102.
14. Cirocco RW, Rusin LC. Simpified Seton management for complex anal fistulas: a novel use for rubber band ligator. Dis Colon Rectum 1991; 34 (12): 1135-7.
15. Garcia-Aguillar J, Belmonte C, Wong DW, Goldberg SM, Madoff RD. Cutting seton versus two-stage seton fistulotomy in the surgical management of high anal fistula. Br J Surg 1998; 85 (2): 243-5.
16. Hämäläinen KP, Sainio AP. Cutting seton for anal fistulas: high risk of minor control defects. Dis Colon Rectum 1997; 40 (12): 1443-6.
17. Van Tets WF, Kuijpers JH. Seton treatment of perianal fistula with high anorrectal opening. Br J Surg 1995; 82: 895-7.
18. Van Assche et al. The second European evidence-based Consensus on the diagnosis and management of Crohn's disease: Special situations. J Crohns Colitis 2010; 4 (1): 63-101.
19. Noble GH. A new operation for complete laceration of the perineum designed for the purpose of eliminating danger of infection from the rectum. Trans Am Gynecol Soc 1902; 27: 357-63.
20. Laird DR. Procedures used in the treatment of complicated fistulas. Am J Surg 1948; 76: 701-8.
21. Zimmerman DD, Gosselink MP, Hop WC, Darby M, Briel JW, Schouten WR. Impact of two different types of anal retractor on fecal continence after fistula repair: a prospective, randomized, clinical trial. Dis Colon Rectum 2003; 46 (12): 1674-9.
22. Van der Hagen SJ, Baeten CG, Soeters PB, Beets-Tan RG, Russel MG, van Gemert WG. Staged mucosal advancement flap for the treatment of complex anal fistulas: pretreatment with noncutting Setons and in case of recurrent multiple abscesses a diverting stoma. Colorectal Dis 2005; 7 (5): 513-8.
23. Mitalas LE, van Wijk JJ, Gosselink MP, Doornebosch P, Zimmerman DD, Schouten WR. Seton drainage prior to transanal advancement flap repair: useful or not? Int J Colorectal Dis 2010; 25 (12): 1499-502.
24. Thomson WH, Fowler AL. Direct appositional (no flap) closure of deep anal fistula. Colorectal Dis 2004; 6 (1): 32-6.
25. Aguilar PS, Plascencia G, Hardy TG Jr, Hartman RF, Stewart WR. Mucosal advancement in the treatment of anal fistula. Dis of Colon Rectum 1985; 28 (7): 496-8.
26. Ortiz H, Marzo J. Endorectal flap advancement repair and fistulectomy for high trans-sphincteric e suprasphincteric fistulas. Br J Surg 2000; 87 (12): 1680-3.
27. Golub RW, Wise WE, Kerner BA. Endorectal mucosal advancement flap: the preferred method for complex cryptoglandular fistula-in-ano. J Gastrointest Surg 1997; 1 (5): 487-91.
28. Shemesh EI, Kodner IJ, Fry RD, Neufeld DM. Endorectal sliding flap repair of complicated anterior anoperineal fistulas. Dis Colon Rectum 1998; 31 (1): 22-4.

29. Wedell J, Meizer zu Eissen P, Banzhaf G, kleine L. Sliding flap advancement for the treatment of high level fistula. Br J Surg 1987; 74 (5): 390-1.
30. Miller GV, Finan PJ. Flap advancement and core fistulectomy for complex rectal fistula. Br J Surg 1998; 85 (1): 108-10.
31. Schouten WR, Zimmerman DD, Briel JW. Transanal advancement flap repair of transsphincteric fistulas. Dis Colon Rectum 1999; 42 (11): 1419-22.
32. Zimmerman DD, Gosselink MP, Hop WC, Darby M, Briel JW, Schouten WR. Impact of two different types of anal retractor on fecal continence after fistula repair: a prospective, randomized, clinical trial. Dis Colon Rectum 2003; 46 (12): 1674-79.
33. Van Tets WF, Kuijpers JH, Tran K, Mollen R, van Goor H. Influence of Parks' anal retractor on anal sphincter pressures. Dis Colon Rectum 1997; 40 (9): 1042-45.
34. Zimmerman DD et al. Smoking affects the outcome of transanal mucosal advancement flap repair of trans-sphincteric fistulas. Br J Surg 2003; 90 (3): 351-54.
35. Hagen SJ et al. Long-term outcome following mucosal advancement flap for high perianal fistulas and fistulotomy for low perianal fistulas: recurrent perianal fistulas: failure of treatment or recurrent patient disease? Int J Colorectal Dis 2006; 21(8): 784-90.
36. Mizrahi N et al. Endorectal advancement flap: are there predictors of failure? Dis Colon Rectum 2002; 45(12): 1616-21.
37. Sonoda T et al. Outcomes of primary repair of anorectal and rectovaginal fistulas using the endorectal advancement flap. Dis Colon Rectum 2002; 45(12): 1622-1628.
38. Delabio-Ferraz E, Del Cueto G, Quintas CM, Castro LM, Silva EV, Souza Pinto FE, Salles RC. Tratamento da Fístula Anal com Retalho Endoanal Miomucoso. Proctosite. Ed n. 6 – Dezembro 2007. Disponível em: http://www.proctosite.com. Acessado em: nov./2010.
39. Cintron JR, Park JJ, Orsay CP et al. Repair of Fistulas in ano using fibrin adhesive. Dis Colon Rectum 2000; 43 (7): 944-50.
40. Lopes-Paulo F. O emprego de Cola de Fibrina no Tratamento das Fístulas Anais. Rev bras Coloproct 2006; 26 (1): 86-8.
41. Hodde J, Janis A, Hiles M. Effects of sterilization on an extracellular matrix scaffold: Part II. Bioactivity and matrix interaction. J Mater Sci Mater Med 2007; 18 (4): 545-50.
42. Chirstoforidis D, Pieh MC, Madoff RD, Melligren AF. Treatment of transsphincteric anal fistulas by endorectal advancement flap or collagen fistula plug: a comparative study. Dis Colon Rectum 2009; 52 (1): 18-22.
43. El-Gazzaz G, Zutshi M, Hull T. A retrospective review of chronic anal fistulae treated by anal fistulae plug. Colorectal Dis 2010; 12 (5): 442-7.
44. Lupinacci RM, Vallet C, Parc Y, Chafai N, Tiret E. Treatment of fistula-in-ano with the Surgisis® AFP™ anal fistula plug. Gastroenterol Clin Biol 2010; 34 (10): 549-53.
45. O'Connor L, Champagne Bj, Fergunson MA, Orangio GR, Schertzer ME, Armstrong DN. Efficacy of anal fistula plug in closure of Crohn's anorectal fistulas. Dis Colon Rectum 2006; 49 (10): 1569-73.
46. Owen G, Keshava A, Stewart P, Patterson J, Chapuis P, Bokey E, Rickard M. Plugs unplugged. Anal fistula plug: the Concord experience. ANZ J Surg 2010; 80 (5): 341-3.
47. Safar B, Jobanputra S, Sands D, Weiss EG, Nogueras JJ, Wexner SD. Anal fistula plug: initial experience and outcomes. Dis Colon Rectum 2009; 52 (2): 248-52.
48. Thekkinkattil DK, Botterill I, Ambrose NS, Lundby L, Sagar PM, Buntzen S, Finan PJ. Efficacy of the anal fistula plug in complex anorectal fistulae. Colorectal Dis 2009; 11 (6): 584-7.
49. Zubaidi A, Al-Obeed O. Anal fistula plug in high fistula-in-ano: an early Saudi experience. Dis Colon Rectum 2009; 52 (9): 1584-8.
50. Shih SS, Edden Y, Pinto RA, Silva E, Canedo JA, Weiss EG et al. Metanálise sobre Plug de Fístula Anorretal: Qual a atual taxa de sucesso? Rev Bras de Coloproct 2009; 29 (Supl 1): 55.
51. Van Koperen PJ, Safiruddin F, Bemelman WA, Slors JF. Outcome of surgical treatment for fistula in ano in Crohn's disease. Br J Surg 2009; 96 (6): 675-9.
52. Onita M, Dumnici A, Hornung E, Papiu H, Tarța C, Aiordachioaei G, Goldiș D, Onița C. [Temporary total fecal diversion – ultimate solution for complex recurrent anal fistula]. Chirurgia (Bucur) 2009; 104 (6): 757-60.
53. Mueller MH, Geis M, Glatzle J et al. Risk of fecal diversion in complicated perianal Crohn's disease. J Gastrointest Surg 2007; 11 (4): 529-37.
54. Sciaudone G, Di Stazio C, Limongelli P et al. Treatment of complex perianal fistulas in Crohn disease: infliximab, surgery or combined approach. Can J Surg 2010; 53 (5): 299-304.
55. Garcia-Olmo D, Garcia-Arranz M, Herreros D. Expanded adipose-derived stem cells for the treatment of complex perianal fistula including Crohn's disease. Expert Opin Biol Ther 2008; 8 (9): 1417-23.
56. Sileri P, Franceschilli L, Del Vecchio Blanco G, Stolfi VM, Angelluci GP, Gaspari AL. Porcine dermal collagen matrix injection may enhance flap repair surgery for complex anal fistula. Int J Colorectal Dis 2011; 26 (3): 345-9.
57. Queralto M, Portier G, Bonnaud G, Chotard JP, Cabarrot P, Lazorthes F. Efficacy of synthetic glue treatment of high cryptoglandular fistula-in-ano. Gastroenterol Clin Biol 2010; 34 (8-9): 477-82.
58. Mitalas LE, van Wijk JJ, Gosselink MP, Doornebosch P, Zimmerman DD, Schouten WR. Seton drainage prior to transanal advancement flap repair: useful or not? Int J Colorectal Dis 2010; 25 (12): 1499-502.
59. Mitalas LE, Gosselink MP, Oorn DM, Zimmerman DD, Schouten WR. Adverse effect of BioGlue on the outcome of transanal advancement flap repair. Dis Colon Rectum 2009; 52 (4): 754.
60. Rojanasakul A, Pattanaarun J, Sahakitrungruang C, Tantiphlachiva K. Total anal sphincter saving technique for fistula-in-ano; the ligation of intersphincteric fistula tract. J Med Assoc Thail 2007; 90 (3): 581-6.
61. Rojanasakul A. LIFT procedure: a simplified technique for fistula-in-ano. Tech Coloproct 2009; 13 (3): 237-40.
62. Roig JV, García-Armengol J, Jordán JC, Moro D, García-Granero E, Alós R. Fistulectomy and sphincteric reconstruction for complex cryptoglandular fistulas. Colorectal Dis 2010; 12 (7 Online): e145-52.
63. Jivapaisarnpong P. Core out fistulectomy, anal sphincter reconstruction and primary repair of internal opening in the treatment of complex anal fistula. J Med Assoc Thai 2009; 92 (5): 638-42.

ABSCESSOS E FÍSTULAS ANORRETAIS

Fístulas Retovaginais

55.4

Fábio Guilherme Campos

INTRODUÇÃO

As fístulas retovaginais (FRV) representam uma comunicação ou trajeto epitelizado entre o reto e vagina (Figura 55.4.1). É doença rara que constitui menos de 5% das fístulas anorretais, determinando importante impacto físico e emocional relacionado aos sintomas de escape de fezes e gases pela vagina, frequentemente associado à incontinência fecal. Mais ainda, pode se desenvolver no contexto de outra afecção, como doença de Crohn ou carcinomas. Torna-se, dessa forma, uma afecção estressante para paciente e um grande desafio para cirurgião.

Após realizar o controle do processo inflamatório-infeccioso local e a adequada avaliação da musculatura esfincteriana, a escolha do procedimento terapêutico deve ser seletiva para cada paciente. Essa opção deve levar em conta suas condições clínicas, a etiologia da FRV e o reconhecimento de que os índices de falha aumentam com número de reparos prévios.

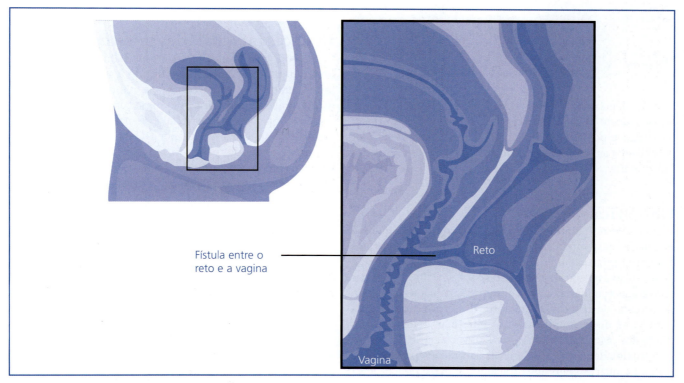

Figura 55.4.1 – Aspecto anatômico demonstrando a comunicação entre reto e vagina.

Os desafios diagnósticos impostos pelas FRV só são superados pelas dificuldades em se obter sucesso cirúrgico em longo prazo. Fístulas obstétricas ou traumáticas podem ser manuseadas por acesso transanal ou perineal dependendo da presença de incontinência. Nesses casos, espera-se uma evolução favorável devido aos tecidos usualmente sãos próximos da fístula. Por outro lado, fístulas por irradiação ou Doença de Crohn são mais problemáticas pela qualidade dos tecidos adjacentes. Assim, um algoritmo de tratamento não pode ser sugerido, pois as decisões finais devem levar em conta dados individuais de cada situação clínica.

ETIOLOGIA

As FRV podem resultar de uma malformação congênita (raramente) ou de uma variedade de desordens adquiridas (Tabela 55.4.1).

TABELA 55.4.1 – Etiologia das fístulas retovaginais

Causa genérica	Afecções
Trauma	Obstétrico, corpo estranho, coito forçado
Inflamação	Doença de Crohn, colite ulcerativa, radioterapia pélvica, uso tópico de formalina
Tumores	Neoplasias pélvicas (cérvix, reto, vagina) e hematológicas (leucemia)
Iatrogênica	Operações colorretais, ginecológicas, anorretais, complicações após anastomoses baixas
Infecção	Criptoglandular, abscesso de Bartholin, complicação de diverticulite

A incidência das diversas causas varia entre as publicações, destacando-se que as mais comuns são aquelas de origem obstétrica e por doença inflamatória intestinal. As de pior prognóstico as resultantes de radiação, neoplasias ou doença inflamatória.

Obstétrica

As lesões resultantes de trauma pós-parto geralmente são as causas mais comuns, podendo representar até 88% dos pacientes[1]. Entretanto, a incidência relativa depende de características específicas. Numa série da Mayo Clinic[2], 11% das FRV eram secundárias à lesão obstétrica, enquanto 24% eram decorrentes de doenças inflamatórias. Na Cleveland Clinic da Flórida, as doenças inflamatórias intestinais representaram 45,6% dos casos, contra 20,3% de causas obstétricas[3].

Aproximadamente, 1 a 2% das lacerações perineais de terceiro e quarto graus após trabalho de parto podem levar a uma FRV persistente. As lacerações são mais comuns em primigestas, em partos prematuros, em trabalho de parto prolongado (pressão no septo retovaginal com consequente necrose) ou naqueles em que foi necessária extração com fórceps. A chance de desenvolver FRV aumenta quando há falha no reconhecimento e correto tratamento das lacerações, assim como quando existe infecção secundária. As FRV podem se manifestar imediatamente após o trauma obstétrico, mas geralmente aparecem 7 a 10 dias após o parto. Estima-se que 0,06 a 0,1% dos partos vaginais desencadeiem a formação de FRV em países desenvolvidos.

Além do trauma obstétrico, outros eventos traumáticos como introdução de corpos estranhos ou coito forçado também podem determinar FRV.

Iatrogênica (pós-operatório)

As FRV podem também ocorrer após operações abdominoperineais (ressecção anterior baixa), ginecológicas (histerectomia por endometriose), anorretais (hemorroidectomias) ou vaginais[4]. Fístulas altas são geralmente resultantes de grampeamento de anastomoses colorretais baixas ou ileoanais. Admite-se que uma porção da parede vaginal posterior seja incluída na anastomose ou que um abscesso local secundário de uma deiscência drene para a vagina. Os fatores preditivos para a ocorrência de FRV são anastomoses baixas, uso da técnica de duplo grampeamento e ressecção combinada do útero ou parcial da vagina durante a proctectomia. As realizações de estomas não previne a ocorrência de FRV. O uso de grampeadores endorretais no tratamento da doença hemorroidária ou retocele.

Doenças inflamatórias intestinais

A doença de Crohn (DC) é especialmente considerada uma importante causa de FRV devido à sua natureza transmural, embora também ocorra na retocolite ulcerativa. A fístula pode ser primária ou, mais comumente, pode ser resultante de abscesso perirretal e se manifestar como sépsis perianal complicada. A FRV por DC é tida como complicação grave e temida, podendo representar 10% das fístulas perianais por essa doença; seu aparecimento pode, inclusive, preceder os sintomas da doença[5,6] (Figura 55.4.2).

Infecciosa

A causa mais comum é a infecção criptoglandular, sucedendo a formação de um abscesso para a vagina. Outras causas, como sépsis pélvica, tuberculose, linfogranuloma venéreo, esquistossomose, abscesso de glândula de Bartholin e complicações da diverticulite, já foram reportadas.

Radioterapia

Irradiação pélvica para tratamento de neoplasias primárias (cervical, canal anal e retal), recorrentes ou metastáticas. A

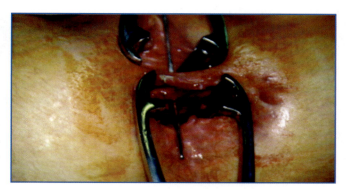

Figura 55.4.2 – Fístula retovaginal demonstrada por estilete em paciente portador de Doença de Crohn. Notar a presença de outra fístula perianal se exteriorizando à esquerda da borda anal.

FRV se origina de uma inflamação local (proctite) que evolui para ulceração e fístula, processo que geralmente se desenvolve em período variável de 6 meses a 2 anos após o tratamento. As fístulas que se desenvolvem durante a terapia usualmente resultam de regressão tumoral, associam-se a altas doses e são mais comuns em pacientes com histerectomia prévia. A realização de biópsia para diferenciar fístula actínica de um tumor recorrente é imperativa.

Câncer

Tumores anorretais, perineais ou pélvicos podem causar FRV, independentemente de tratamento cirúrgico ou radioterapia.

CLASSIFICAÇÃO

As FRV podem ser classificadas de acordo com vários critérios, como tamanho, local e etiologia. Quanto às dimensões, as consideradas pequenas apresentam tamanho menor que 0,5 cm de diâmetro, as médias têm ente 0,5 e 2,5 cm, e as maiores excedem 2,5 cm[4].

De maneira mais simples, são também classificadas de acordo com referências anatômicas. A maioria das FRV localiza-se na linha pectínea (LP) ou logo acima dela. Quando abaixo da LP, a comunicação é considerada uma fístula anovaginal, cujo manuseio é similar às FRV, sendo, assim, catalogada conjuntamente. As fístulas baixas (ou transesfincterianas) são aquelas localizadas entre o terço inferior do reto e a metade inferior da vagina, mais próximas do complexo esfincteriano anal. Já as altas estão localizadas entre o terço médio do reto e o fórnix vaginal posterior, tendo geralmente origem retal proximal ao complexo esfincteriano anorretal.

Assim, a altura das fístulas no septo retovaginal tem importância capital na estratégia terapêutica. O septo retovaginal constitui uma fina camada que separa as paredes anterior do reto e posterior da vagina. Sua porção mais caudal é o corpo perineal, em cuja porção posterior estão os esfíncteres anais. O músculo transverso do períneo atravessa o corpo perineal e é frequentemente utilizado na esfincteroplastia anal e no reparo de FRV. A extensão mais baixa da cavidade peritonial na mulher está localizada na pelve e pode se localizar tanto na parte anterior como posterior do cérvix uterino. A ocupação desse espaço é chamada enterocele (intestino delgado) ou sigmoidocele (pelo cólon sigmoide).

O septo retovaginal (Figura 55.4.3) apresenta extensão aproximada de 8 a 10 cm, definindo as zonas baixa (na LP ou logo acima), alta (abertura atrás ou perto do cérvix) e média (abertura localizada entre as duas regiões). Do ponto de vista fisiopatológico, fístulas baixas podem ser causadas por episiotomias medianas, penetração de corpo estranho, DC ou neoplasias. As da porção média podem ser consequentes a abscesso isquiorretal, DC, ressecção de tumor retal, radiação, trauma obstétrico ou neoplasias. Já as altas são mais comumente causadas por DC, radiação, trauma operatório, diverticulite ou neoplasias. Dessa forma, genericamente as fístulas altas irão requerer laparotomia, enquanto as baixas e médias poderão ser tratadas por acesso perineal.

De outro modo, as FRV podem ainda ser catalogadas como aquelas suscetíveis de reparo local (por serem circundadas por tecido saudável) e outras que provavelmente irão requerer ressecção ou interposição tecidual[7]:

- **simples:** porção baixa ou média do septo vaginal, menores que 2,5 cm de diâmetro e causadas por trauma ou infecção;
- **complexas:** altas – perto do cérvix, maiores que 2,5 cm de diâmetro, causadas por doenças inflamatórias, radioterapia ou neoplásica ou que falharam a reparos prévios múltiplos.

AVALIAÇÃO E INVESTIGAÇÃO

Embora poucos pacientes sejam assintomáticos, portadores de FRV queixam-se da passagem de gases ou fezes pela vagina, usualmente quando existe diarreia. Além disso, o

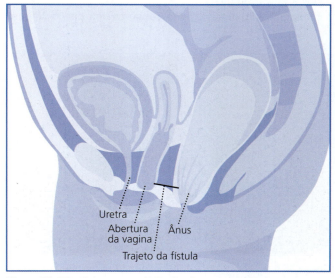

Figura 55.4.3 – Septo retovaginal e fístula retovaginal baixa.

paciente pode apresentar descarga vaginal mal cheirosa, vaginite recorrente, cistite, dispareunia e dor perineal.

No interrogatório, deve-se interrogar os antecedentes obstétricos, cirúrgicos, pesquisar sintomas intestinais pertinentes a doenças inflamatórias ou carcinoma e avaliar associação com diferentes graus de incontinência fecal, que pode estar presente em significativo número de casos, especialmente após laceração perineal.

Constituem objetivos do diagnóstico confirmar a presença da fístula, verificar sua exata localização, verificar lesões associadas, avaliar os tecidos vizinhos e checar a musculatura esfincteriana. Ao exame físico local, a inspecção com exame bidigital e retoscopia podem não detectar a fístula; às vezes revela apenas uma pequena depressão, massa irregular no septo ou então detecta uma lesão claramente visível (Figura 55.4.4). É fundamental pesquisar sinais de doença subjacente que possam sugerir a etiologia, como infecção perianal, inflamação anorretal (proctite), irradiação, neoplasia, adenomegalia inguinal etc.

Além da história clínica e exame físico, o diagnóstico pode requerer a realização de exames complementares. O tipo de investigação necessária pode variar de acordo com etiologia da FRV. Fístulas altas podem não ser imediatamente aparentes ao exame físico ou à inspecção vaginal, podendo ser até omitidas em exames endoscópicos. Quando visível, nota-se o contraste entre a mucosa retal avermelhada e a palidez da mucosa vaginal.

A realização de testes e exames complementares se faz necessária quando a paciente apresenta sintomas e o exame físico é negativo. Os testes usados consistem em preencher a vagina com água e insuflar ar no reto ou fazer enema com azul de metileno no reto e preencher a vagina com tampão (observação após 15 a 20 minutos). Se o tampão não ficar marcado, outra parte do tubo digestivo pode estar envolvida.

A vaginografia com contraste hidrossolúvel apresenta alta sensibilidade (79 a 100%)[4]. Consiste em insuflar contraste na vagina com o balão do catéter de Foley para tampar o orifício.

Os exames complementares que podem ser solicitados são a retossigmoidoscopia, colonoscopia, enema opaco (Figura 55.4.5), trânsito intestinal, ultrassom endorretal/endovaginal, tomografia computadorizada, ressonância nuclear magnética (Figura 55.4.6) e estudos funcionais. Os exames endoscópicos visam a descartar doenças inflamatórias e neoplasia. Os enemas baritados podem demonstrar a presença de fístula, especialmente aquela causada por diverticulite. Os exames radiológicos que visualizem contraste vaginal após a administração oral ou retal fecham o diagnóstico e fornecem informações sobre os tecidos vizinhos.

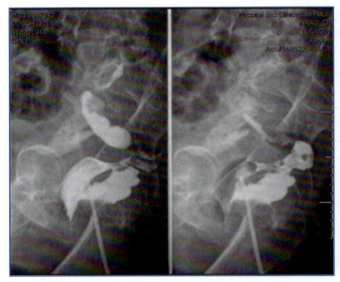

Figura 55.4.5 – Enema opaco demonstrando a passagem de contraste do reto para a vagina.

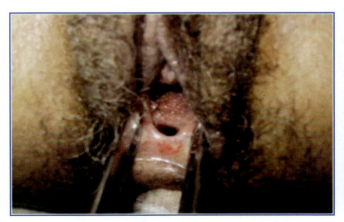

Figura 55.4.4 – Fístula retovaginal verificada ao exame clínico em paciente com passado de múltiplos partos.

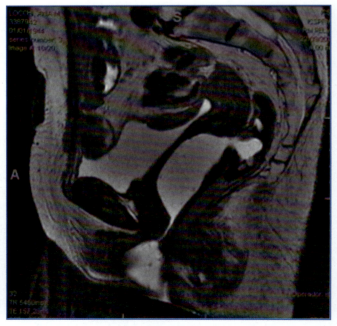

Figura 55.4.6 – Aspecto de fístula retovaginal demonstrada por ressonância magnética.

Todos os pacientes com FRV devem ser pesquisados quanto à presença de defeitos esfincterianos ocultos por ultrassom endoanal e/ou manometria anorretal[8]. O ultrassom endoanal permite visualizar a FRV e documentar a presença de eventuais defeitos musculares, principalmente nos casos de trauma obstétrico ou quando houver incontinência. A CT ou RNM endoanal contribuem para determinar a localização e curso da fístula, localizar abscessos secundários e detectar lesões musculares ocultas.

BASES DO TRATAMENTO CIRÚRGICO

Em qualquer paciente com FRV, a instituição de tratamento conservador pode ser uma opção se os sintomas forem toleráveis. Para os casos mais sintomáticos, a escolha do procedimento dependerá de sua etiologia.

Quando se instala uma FRV, recomenda-se aguardar a resolução do processo inflamatório entre 3 a 6 meses antes de se indicar o tratamento, quando algumas fístulas podem cicatrizar espontaneamente. Nesse período, as medidas gerais consistem em tratar a infecção ou inflamação subjacentes com antibióticos ou drenagem nas FRV de origem traumática (obstétricas ou por trauma) e FRV complicadas por infecção secundária. A suplementação com fibras pode diminuir os sintomas.

A confecção de estoma fecal é raramente usada, principalmente nas FRV simples, devendo ser reservada aos casos de fístulas recorrentes, pacientes em uso de esteroides, casos de dificuldade técnica ou grande inflamação tecidual. Em casos de neoplasia, a indicação de um estoma pode dar mais conforto ao paciente.

É importante ressaltar que as opções de tratamento devem ser consideradas cuidadosamente, uma vez que os índices de falha aumentam após a primeira tentativa de reparo[1], razão pela qual se deve aguardar um mínimo de três meses entre sucessivos procedimentos de reparo[9]. A recidiva é influenciada pela etiologia da fístula[2].

PREPARO DOS PACIENTES E VIAS DE ACESSO

As FRV podem ser corrigidas por acesso abdominal, retal, vaginal, perineal, transesfincteriano, trans-sacral ou pela combinação de métodos. Enquanto as FRV altas são apenas acessadas por via abdominal, as fístulas baixas podem ser tratadas por qualquer um dos acessos.

Postulou-se que uma FRV representa o encontro de uma zona de alta pressão do reto (25 a 85 cmH_2O) com a de baixa pressão da vagina (atmosférica). O acesso retal provê a melhor exposição do lado de alta pressão da fístula[10].

Os reparos transabdominais requerem preparo intestinal completo, assim com alguns reparos locais. Além disso, o paciente deve receber antibioticoterapia profilática intravenosa, limpeza do lúmen vaginal com soluções antissépticas e cateterização urinária. A escola americana prefere realizar os acessos transanais e perineais com o paciente em posição de "canivete" (*prone jackknife*) por acreditar que promove melhor exposição. Por outro lado, a escola europeia prefere a posição de litotomia. Para facilitar a visualização, pode-se empregar dispositivos com luz frontal, afastamento das nádegas e afastadores específicos (*lone star retractor*).

Quando a avaliação revelar que se trata de FRV por doença de Crohn (DC), torna-se fundamental estabelecer sua exata localização (alta ou baixa). Nesse contexto, as FRV podem ser múltiplas, de difícil manuseio e têm alto risco de recidiva (25 a 50%). Quando os sintomas são discretos, a intervenção cirúrgica pode não ser indicada; por outro lado, pacientes com sintomas importantes podem requerer proctectomia. São considerados fatores preditivos de falha a presença concomitante de inflamação anorretal (estenose, ulcerações) e doença ativa no reto ou cólon[1].

Dentre as opções de tratamento devem ser consideradas as medicações anti-inflamatórias clássicas, imunomoduladores (MTX, azatioprina, ciclosporina), terapia biológica (Infliximabe a adalimumabe) e cirurgia (retalhos, proctectomia, derivação)[9].

O reparo cirúrgico pode ser realizado enquanto o paciente está sob tratamento com esteroides, entendendo-se que o risco de falha é maior. É interessante controlar os surtos diarreicos, pois fezes amolecidas podem transformar uma fístula pequena em um grande problema para o doente. O uso clínico de infliximabe sugere que poucas fístulas cicatrizam completamente, mas a maioria dos pacientes experimenta melhora sintomática expressiva. Os índices de cicatrização das FRV com biológicos são menores do que outras fístulas anorretais provavelmente devido ao septo fino e pobremente vascularizado.

Classicamente, o acesso vaginal tem sido criticado por determinar significativos índices de recidiva. Subsequentemente, passou-se a dar ênfase ao acesso transanal descrito por Noble[11]. Pacientes com mucosa relativamente normal são bons candidatos para reparos de avanço de retalho.

Em pacientes com FRV por irradiação, existem outras comorbidades como cistite, complicações ureterais, oclusão vascular, má-absorção e estenose intestinal, complicações ósseas etc. São fístulas de difícil tratamento cirúrgico que frequentemente requerem a confecção de estomas intestinais. Muitas vezes é útil empregar retalhos vascularizados para interpor entre os tecidos irradiados.

OPÇÕES TÉCNICAS PARA TRATAMENTO CIRÚRGICO

O tratamento das FRV deve ser individualizado, onde seu manuseio e sucesso dependem de vários fatores como tamanho, local, causa, função esfincteriana, presença de inflamação/infecção e condições gerais do paciente. O tratamento cirúrgico pode ser executado por reparos locais, transposição muscular ou laparotomia. As fístulas baixas (no terço inferior do reto ou metade inferior da vagina) podem ser tratadas por métodos de reparo local executados por via transvaginal, transperineal, transanal ou transesfincteriana (York-Mason). Os reparos locais variam de colocação de setons ou instilação de cola de fibrina até procedimentos mais avançados, como retalhos de avanço.

Os diversos procedimentos estão resumidos na Tabela 55.4.2.

TABELA 55.4.2 – Opções cirúrgicas para tratamento cirúrgico das fístulas retovaginais

Reparos por acesso endorretal
Avanço de retalho
Excisão da fístula e sutura por camadas (com ou sem interposição muscular)
(acesso vaginal, retal, perineal ou transesfinteriano – York-Mason)
Fistulotomia simples

Reparos por acesso transvaginal
Retalho de deslizamento
Inversão da fístula

Reparos por via transperineal
Reparo transverso com preservação muscular
Reparo com prótese biológica
Períneo-retotomia (conversão para laceração completa e sutura)

Opções por via transabdominal
Mobilização sem ressecção intestinal (com ou sem interposição)
Ressecção intestinal (com ou sem interposição)
Sleeve anastomosis (Parks)
Amputação do reto
Colostomia

Outras formas de tratamento
Colocação de plugs
Cola de fibrina

O reparo por avanço de retalho por via transanal é a técnica mais popular no reparo de FRV baixas pelos coloproctologistas (com ou sem esfincteroplastia), enquanto os ginecologistas preferem o acesso transvaginal com interposição muscular. O acesso perineal por fistulotomia pode determinar lesão no corpo perineal, embora proporcione excelente exposição, sendo indicado em casos de falha após acesso transanal ou transvaginal. Retalhos musculares não são geralmente usados no reparo de pequenas fístulas secundárias a trauma obstétrico ou trauma ginecológico, a não ser que a fístula já tenha sido reparada sem sucesso outras vezes.

A técnica de avanço de retalho por via endorretal é indicada para fístulas da zona baixa, com boa musculatura, não sendo recomendadas para fístulas persistentes ou com inflamação retal ativa. Determina sucesso variável de 43 a 100%[12-15], podendo ser associada à esfincteroplastia.

No pós-operatório de reparos locais, deve-se ter atenção com os hábitos intestinais do paciente, pois constipação ou diarreia podem romper o reparo. O objetivo é obter fezes macias e bem formadas, o que pode ser obtido com dietas ricas em fibras, adequada ingestão de líquidos e uso de emolientes fecais. Deve-se evitar atividade sexual e atividade física pesada. A ocorrência de sangramento é rara quando se toma cuidado com hemostasia, mas quando ocorre através do retalho, há maior chance de recidiva da fístula. Infecção é uma complicação temida, resultando em falha do reparo.

Fístulas recidivadas ou de maior dimensão são tratadas por interposição muscular (gracilis, retoabdominal, bulbocavernoso). Quando não se dispõe de músculo, podem-se utilizar próteses biológicas.

Já as FRV altas e complexas (entre o terço médio do reto e fórnix vaginal posterior) são melhor manuseadas por via transabdominal (laparotomia). O acesso abdominal permite realizar divisão da fístula com ou sem ressecção intestinal (ressecção anterior baixa com anastomose coloanal ou ressecção abdominoperineal) ou ainda derivação intestinal com interposição tecidual (omento, gracilis, sartorius, glúteus, retoabdominal)[13].

Quando todas as opções falham, as opções remanescentes são proctectomia ou colostomia permanente.

Reparos por acesso endorretal

Avanços de retalho podem ser confeccionados por via retal, vaginal ou perineal. A vantagem da via transanal é a possibilidade de acessar a fístula do lado retal, que é o lado onde existe maior pressão. Os melhores resultados têm sido reportados com esse reparo, que pode ser executado com anestesia geral, regional ou local, com o paciente em posição de litotomia (ou canivete) e afastamento dos glúteos. O avanço da parede retal anterior foi descrito inicialmente por Noble em 1902[11], sofrendo modificações técnicas ao longo do tempo.

Após identificação da fístula com um anuscópio, desenha-se retalho em forma de U, que deve se estender distalmente abaixo do orifício fistuloso até 4 cm em direção cefálica à fístula, mantendo sua base com o dobro da largura de seu ápex para garantir adequado fluxo sanguíneo. Para facilitar o levantamento do retalho, pode-se injetar solução de epinefrina submucosa, que ajuda na hemostasia.

O retalho pode incluir apenas a mucosa e submucosa, embora alguns cirurgiões incluam a musculatura circular. Após dissecção profunda no septo retovaginal, o esfíncter interno é mobilizado de sua posição lateral e aproximado sobre a fístula. Deve ser ressecada a ponta do retalho incluindo a abertura da fístula; sutura-se o retalho com pontos separados usando fios absorvíveis para tampar a abertura no reto. A abertura vaginal é deixada aberta para drenagem. Esta técnica separa a linha de sutura da fístula, interpondo músculo sadio entre as paredes do reto e vagina. Os proponentes argumentam que a relativa alta pressão do reto serve para reforçar o reparo, em contraste com o reparo vaginal, no qual a pressão retal tenderia a romper o reparo.

Sua melhor indicação são as FRV medianas baixas com tônus esfincteriano normal. Os resultados são bons ou excelentes, com índices de sucesso variando entre 77 a 100% dos pacientes em várias séries[14]. Os relatos têm destacado a importância da avaliação da integridade muscular e, quando indicada, a esfincteroplastia pode ser realizada concomitantemente, melhorando os resultados. Embora não haja aumento da recidiva em partos vaginais após reparo de FRV, muitos cirurgiões recomendam parto por cesárea para gravidez subsequente para evitar ruptura da esfincteroplastia.

No caso de falha deste procedimento, uma nova tentativa de avanço de retalho terá maior chance de insucesso, devido à fibrose e má circulação sanguínea da área. Os índices de sucesso são maiores no início (80% após o primeiro e segundo reparos e 55% nos subsequentes)[1]. Por outro lado, outras séries retrospectivas apontam que a presença de doença de Crohn é a principal causa de insucesso[3,15,16].

Nos casos de insucesso, pode-se realizar anastomose coloanal com interposição de tecido no septo. Por isso, o avanço de retalho não tem sido recomendado em fístulas complexas persistentes ou mesmo fístulas simples que tenham recidivado após reparo prévio[7].

Uma técnica transretal alternativa é o avanço de retalho circunferencial do reto distal (*rectal sleeve advancement*), que é mobilizado por incisão circunferencial na linha pectínea, progredindo em direção cranial até expor o esfíncter interno, tornando-se excisão de parede total logo abaixo do anel anorretal. A mobilização progride até atingir tecido saudável que possa ser abaixado até a linha pectínea sem tensão. O reto é, então, tracionado através do canal anal, excisa-se a porção doente e o tecido são é suturado na anoderme abaixo da linha pectínea. Esta técnica foi utilizada em pessoas com FRV e com inflamação do canal anal e reto distal por Doença de Crohn, como uma alternativa à proctectomia, com 60% de sucesso[17].

Outra opção é excisar o trato fistuloso e fazer o fechamento por camadas. O fechamento pode ser feito através do reto, vagina ou períneo. Na vagina ou reto, faz-se uma incisão elíptica na fístula e excisa-se o trajeto. Sucessivamente são fechados a mucosa vaginal, o septo retovaginal, o músculo retal e mucosa retal. Quando realizada pelo períneo, faz-se uma incisão transversa até atingir o trato fistuloso, que é seccionado e desligado das paredes do reto e da vagina. O fechamento por camadas determina sucesso em 80 a 100% dos pacientes em pequenas séries[14].

Mais raramente, pode-se empregar a fistulotomia simples. Esse procedimento dá bons resultados em fístulas anovaginais verdadeiras sem envolvimento esfincteriano. Se a técnica for utilizada para FRV, pode resultar em incontinência fecal parcial ou total, não sendo considerada uma opção dividir uma grande quantidade de esfíncter e esperar a cicatrização por segunda intenção.

Finalmente, a técnica de instilação de cola de fibrina (à semelhança do que é utilizado nas fístulas anorretais) tem apresentado resultados insatisfatórios nas FRV, com índices de sucesso variando entre 0 a 33% em número muito reduzido de doentes[14].

Reparos por acesso transvaginal

Retalhos de deslizamento também podem ser realizados por via vaginal. A dissecção lateral deve se estender até as tuberosidades isquiáticas para permitir mobilidade adequada. A aproximação dos músculos elevadores na linha mediana é considerada um tempo fundamental nesta técnica. Os avanços de retalho por via vaginal são mais realizados pelos ginecologistas.

Outra técnica passível de ser realizada por esta via é a inversão da fístula. Inicia-se essa operação pela elevação circunferencial da mucosa da parede posterior da vagina ao redor da fístula, expondo a fístula. Excisa-se o trato fistuloso até a parede retal, após o que se eleva a parede vaginal para separá-la do septo retovaginal. Duas ou três suturas concêntricas são feitas para inverter a abertura da fístula na direção do lúmen retal, e a mucosa vaginal é reaproximada sobre a sutura invertida.

Esse método só deve ser usado em fístulas pequenas e baixas, com tecido sadio e corpo perineal intacto. Seu uso tem sido bastante seletivo atualmente, apesar da literatura registrar índices de sucesso entre 84 e 100%[10,14]. Retalhos anocutâneos são uma opção para fístulas retovaginais ou anovaginais distais, onde um retalho de pele da anoderme ou perineal é elevado e avançado em direção ao canal anal.

Reparos por acesso transperineal

Nesse tipo de acesso, uma das opções é o reparo transverso com preservação muscular. É realizado por meio de incisão transversa através do corpo perineal, preservando a musculatura esfincteriana que é deixada abaixo deste plano de dissecção. Progride-se entre a parede retal anterior e a vagina, lateralmente ao trato fistuloso, que é por fim seccionado. Faz-se a aproximação da mucosa vaginal longitudinalmente em duas camadas. O defeito no reto é fechado transversalmente. O músculo puborretal e o tecido perineal são reaproximados na linha mediana.

Outra opção é o reparo com próteses biológicas. A interposição de próteses biológicas é feita com uma incisão transversa sobre a porção média do corpo perineal e dissecção através do tecido subcutâneo. O trato fistuloso é seccionado e a dissecção continua até 2 cm proximal à fístula e lateralmente. As aberturas da fístula são fechadas com suturas separadas e absorvíveis de fio fino (3/0). Um *plug* bioprotético é introduzido pelo reto até a vagina, fixando-se o excesso do *plug* na parede retal com fio 2/0 absorvível. O uso deste tipo de técnica ainda é novo, e a experiência inicial tem apontado resultados equivalentes ao reparo de avanço[18].

A períneo-retotomia representa uma conversão para laceração perineal completa e posterior fechamento por camadas. O trato fistuloso é identificado e secciona-se a ponte de pele perineal, gordura, esfíncter (caso presente). Após divisão das paredes do reto e da vagina, converte-se a fístula em uma cloaca perineal e resseca-se o trato fistuloso. Em seguida, repara-se o septo em diferentes camadas, de maneira idêntica a reparos obstétricos clássicos de uma laceração de quarto grau. Em seguida ao reparo dos defeitos retal e vaginal, o esfíncter externo é reaproximado (após a devida mobilização), imbrincando a parede retal para aumentar o tônus anal. Esse procedimento deve ser reservado a mulheres com defeitos esfincterianos associados ou que tenham sido submetidas a tentativas prévias de reparo sem sucesso, quando há exposição limitada para repetir o acesso transanal. Tal método é descrito na literatura ginecológica, sendo raramente empregado por cirurgiões colorretais pelo receio de justaposição de linhas de sutura[19].

Reparos por acesso transabdominal

O acesso transabdominal é geralmente usado para FRV altas quando a fístula se origina de uma neoplasia, irradiação e ocasionalmente doenças inflamatórias. Também é empregado com doenças concomitantes (diverticulite, por exemplo) que requerem um acesso abdominal ou por complicações de anastomoses colorretais.

O tipo de reparo mais simples compreende apenas a divisão da fístula sem ressecção intestinal. Disseca-se o septo retovaginal, divide-se a fístula, e o reto e a vagina são fechados primariamente. A interposição de tecido sadio (omento) pode ser necessária para reforçar o reparo e separar as linhas de sutura. Bons resultados têm sido reportados quando a fístula não é grande e os tecidos disponíveis para fechamento são sadios.

Quando os tecidos são anormais devido à irradiação, inflamação ou neoplasia, recomendam-se ressecções intestinais (ressecção anterior baixa, técnicas de abaixamento, amputação do reto) como um tempo essencial do reparo, a fim de melhorar os resultados. Como alternativa em casos de alto risco ou com sobrevida limitada, uma simples derivação fecal (ileostomia ou colostomia) pode ser empregada.

Procedimentos auxiliares têm sido descritos em casos de pelve difícil, com a utilização de retalhos de variedade de músculos, fáscias e retalhos musculocutâneos, a fim de interpor tecido entre o reto e a vagina, sendo mais descritos na literatura de cirurgia plástica[20].

CONSIDERAÇÕES SOBRE AS FORMAS DE TRATAMENTO

As FRV representam uma condição grave para mulheres em qualquer idade, constituindo um desafio ao médico experiente. A escolha do método de reparo pode variar com a localização, tamanho, etiologia da FRV, número de reparos prévios, anormalidades associadas (disfunção esfincteriana, estenose retal ou vaginal, fístulas em outros órgãos), fatores de risco e experiência do cirurgião. Dentre todos esses, a etiologia da fístula muitas vezes é o determinante primário na seleção do reparo apropriado. Entretanto, a experiência do cirurgião e a complexidade de cada caso podem também influir na escolha da melhor opção técnica.

Eventualmente, a melhor opção técnica pode ser aquela com a qual o cirurgião tem maior intimidade. Mas a aderência a princípios cirúrgicos como ampla dissecção ao redor da fístula, adequada mobilização de tecidos vizinhos, remoção de escaras, remoção de todo o trajeto fistuloso e reparo sem tensão representa a melhor forma de se obter a correção das FRV.

Fístula de causa obstétrica

Com exceção das FRV que fecham espontaneamente, as outras fístulas devem ser operadas, considerando-se as alterações de continência presentes. Em mulheres com musculatura íntegra (a minoria), recomenda-se um simples reparo local, baseado na experiência do cirurgião, visto que inexistem estudos comparativos. Por outro lado, quando houver defeito esfincteriano, a realização de esfincteroplastia pode fechar a fístula e corrigir o defeito, sendo a escolha mais aceita. Da mesma forma, a realização de períneo-retotomia por acesso perineal pode ser adequada, promovendo excelente exposição mas tendo o risco de incontinência se músculo intacto é seccionado.

Fístula secundária a infecção criptoglandular

Após a drenagem do foco séptico, a melhor opção é o retalho de avanço retal. Podem ainda ser considerados a instilação de cola de fibrina, avanço de retalho vaginal ou cutâneo, embora não existam estudos comparativos.

Fístula por doença de Crohn

Nesses casos, o controle dos sintomas mais do que o tratamento da fístula em si assume maior importância, devido à natureza da doença. O tratamento medicamentoso pode eventualmente melhorar os sintomas, mas raramente promove o fechamento do trajeto. Embora a administração de medicamentos biológicos (infliximabe e adalimumabe) seja promissora no controle das fístulas perianais, sua efetividade nas FRV é menor.

FRV por doença de Crohn são consideradas fator de risco para evolução desfavorável e recidiva após tratamento cirúrgico. Em série recente de 125 pacientes tratados por FRV, a doença de Crohn e colite ulcerativa foram responsáveis pelos maiores índices de recidiva dentre todas as causas (56 e 42%, respectivamente)[3]. As opções cirúrgicas variam de reparos locais (com ou sem estoma) a proctectomia, devido à proctite associada.

Entretanto, têm sido reportados índices variados de sucesso entre 30 e 70% com técnicas de avanço de retalho retal ou vaginal[15]. Pode ser indicado em FRV baixas, sem estenose anal e com reto preservado. Embora controversa, a realização de derivação geralmente é indicada nos casos com proctite ativa, tomando imunossupressores ou desnutridos. A proctectomia é a opção cirúrgica mais definitiva na presença de proctite intensa e reparos prévios sem sucesso, podendo-se esperar cicatrização lenta da ferida perineal no pós-operatório.

Fístula por radioterapia

A avaliação desses pacientes deve ser mais pormenorizada, devido à idade mais avançada desse grupo, morbidades associadas e à eventual possibilidade de recidiva. Além de exames radiológicos, o exame sob narcose com biópsias dirigidas pode dirimir dúvidas. Muitas vezes torna-se necessário realizar uma derivação por seis meses para diminuir a inflamação local. Não raramente, a estimativa da relação custo-benefício em cada caso torna a derivação intestinal a opção mais razoável.

Nos casos em que houver grande comprometimento retal (estenose, lesão inflamatória actínica), torna-se necessário ressecar o reto, apesar da alta morbidade operatória em até 1/4 dos pacientes[21]. Pacientes com FRV por radioterapia não são suscetíveis de reparo local devido à lesão vascular dos tecidos remanescentes. Assim, o princípio de qualquer reparo deve ser o de prover deslocamento de tecido bem vascularizado para a região. Isso pode ser obtido pelo abaixamento do cólon e anastomose coloanal conforme preconizado por Parks[22], ressecando o reto irradiado e a mucosa retal.

Quando possível, a presença de fístula baixa em reto aparentemente normal permite uma interposição muscular por via perineal. Quando a fístula é alta, a interposição muscular é feita pela via abdominal. A interposição de pedículo vascularizado de omento ou músculo entre o reto e vagina após divisão da fístula evita a aposição de linhas de sutura e diminui a chance de recidiva. Outros usaram o pedículo de *Martius* (músculo bulbocavernoso).

Fístulas recidivadas

Fístulas retovaginais persistentes ou recidivadas representam um grande desafio, em que a escolha do procedimento cirúrgico deve levar em conta não somente a doença subjacente, mas também o tipo de reparo utilizado previamente. Creditam-se menores índices de sucesso a pacientes com múltiplos reparos[1,3]. Em série recente, Pinto et al.[3] registraram índices de sucesso de 69,6, 52,9 e 50% em pacientes no primeiro reparo, terceira tentativa ou com mais de três tentativas prévias, respectivamente.

O tratamento desses casos deve ser postergado por 3 a 6 meses a fim de avaliar a musculatura esfincteriana, drenar os focos sépticos e melhorar as condições dos tecidos vizinhos[14].

Fístulas baixas com musculatura íntegra podem ser tratadas com novo reparo de avanço ou avanço de todo o reto (*sleeve*). Outras alternativas seriam inserção de cola de fibrina, conversão para laceração de quarto grau e fechamento por camadas. Em casos com mais de dois reparos prévios, pode-se considerar a interposição tecidual com o bulbocavernoso.

Fístulas acima do terço médio da vagina quase sempre requerem interposição tecidual. Em pacientes obesos ou com fístulas mais altas o bulbocavernoso pode não atingir o local, sendo necessário então usar o músculo gracilis como alternativa. Fístulas mais altas requerem ressecção ou interposição tecidual por meio de acesso abdominal.

Quando realizar derivação intestinal

A indicação de colostomia no tratamento das FRV suscita debates e controvérsias. No passado, uma colostomia era rotineiramente confeccionada no reparo das FRV[23], mas hoje se reconhece que a derivação intestinal não é necessária na maioria das vezes.

Existe a ideia de que se pode omitir a realização de colostomia nas FRV baixas causadas por trauma, infecção ou doença intestinal inflamatória inativa. Por outro lado, podem ser necessárias em casos de FRV alta, complicadas por irradiação, neoplasia, doença inflamatória ativa ou processos infecciosos mal controlados[24]. Nesses casos, pode ser interessante estadiar o tratamento, realizando-se a derivação intestinal e postergando-se o reparo direto da FRV em cerca de 6 a 12 meses até que haja controle da sépsis e melhora local.

Defende-se a colostomia também em casos de fístulas recidivadas complexas em que o reparo operatório requeira dissecção extensa ou eventualmente interposição muscular.

REFERÊNCIAS BIBLIOGRÁFICAS

1. Lowry AC, Thorson AG, Rothenberger DA. Repair of simple rectovaginal fistula. Influence of previous repairs. Dis Colon Rectum 1988; 31: 676-8.
2. Lescher TC, Pratt JH. Vaginal repair of the simple rectovaginal fistula. Surg Gynecol Obstet 1967; 124: 1317-21.
3. Pinto RA, Peterson TV, Shawki S, Davila GW, Wexner SD. Are there predictors of outcome following rectovaginal fistula repair? Dis Colon Rectum 2010; 53 (9): 1240-7.
4. Palanivelu C, Rangarajan M, Sethilkumar R, Madankumar MV, Kalyanakumari V. Laparoscopic management of iatrogenic high rectovaginal fistulas (Type VI). Singapore Med J 2007; 48 (3): e96-8.
5. Andreani SM, Dang HH, Grondona P, Khan AZ, Edwards DP Rectovaginal fistula in Crohn's disease. Dis Colon Rectum 2007; 50 (12): 2215-22.
6. Radcliffe AG, Ritchie JK, Hawley PR, Lennard-Jones JE, Northover JM. Anovaginal and rectovaginal fistulas in Crohn's disease. Dis Colon Rectum 1988; 31 (2): 94-9.
7. MacRae HM, McLeod RS, Cohen Z. Treatment of rectovaginal fistulas that has failed previous repair attempts. Dis Colon Rectum 1995; 38 (9): 921-5.

8. Tsang CB, Madoff RD, Wong WD. Anal sphincter integrity and function influences outcome in rectovaginal fistula repair. Dis Colon Rectum 1998; 41 (9): 1141-6.
9. Hannaway CD, Hull TL. Current considerations in the management of rectovaginal fistula from Crohn's disease. Colorectal Dis 2008; 10 (8): 747-55.
10. Hoexter B, Labow SB, Moseson MD. Transanal rectovaginal fistula repair. Dis Colon Rectum 1985; 28: 572-5.
11. Noble GH. A new operation for complete laceration of the perineum designed for the purpose of eliminating danger of infection from the rectum. Trans Am Gynecol Soc 1902; 27: 357-63.
12. Rothenberger DA, Goldberg SM. The management of rectovaginal fistulae. Surg Clin North Am 1983; 63 (1): 61-79.
13. Wexner SD, Ruiz DE, Genua J, Nogueras JJ, Weiss EG, Zmora O. Gracilis muscle interposition for the treatment of rectourethral, rectovaginal, and pouch-vaginal fistulas: results in 53 patients. Ann Surg 2008; 248 (1): 39-43.
14. Lowry AC, Hoexter B. Benign Anorectal: Rectovaginal Fistulas. In: The ASCRS Textbook of Colorectal Surgery. Bruce Wolff, James Fleshman, David Beck, John Pemberton and Steven Wexner (eds.). New York: Springer 2007; 215-27.
15. Sonoda T, Hull T, Piedmonte MR, Fazio VW. Outcomes of primary repair of anorectal and rectovaginal fistulas using the endorectal advancement flap. Dis Colon Rectum 2002; 45: 1622-8.
16. Mizrahi N, Wexner SD, Zmora O et al. Endorectal advancement flap: are there predictors of failure? Dis Colon Rectum 2002; 45: 1616-21.
17. Hull TL, Fazio VW. Surgical approaches to low anovaginal fistula in Crohn's disease. Am J Surg 1997; 173: 95-8.
18. Ellis CN. Outcomes after repair of rectovaginal fistulas using bioprosthetics. Dis Colon Rectum 2008; 51 (7): 1084-8.
19. Casadesus D, Villasana L, Sanchez IM et al. Treatment of rectovaginal fistula: a 5-year review. Aust N Z J Obstet Gynaecol 2006; 46 (1): 49-51.
20. Jasonni VM, La Marca A, Manenti A. Rectovaginal fistula repair using fascia graft of autologous abdominal muscles. Int J Gynaecol Obstet 2006; 92 (1): 85-6.
21. Nowacki MP. Ten years of experience with Parks' coloanal sleeve anastomosis for the treatment of post-irradiation rectovaginal fistula. Eur J Surg Oncol 1991; 17: 563-6.
22. Parks AG, Allen CL, Frank JD, McPartlin JF. A method of treating post-irradiation rectovaginal fistulas. Br J Surg 1978; 65: 417-21.
23. Goligher JC. Surgery of the Anus, Rectum and Colon. 5.ed. London: Bailliere Tindall; 1984. p.208-11.
24. Gordon PH. Rectovaginal fistula. In: Gordon P, Nivatvongs S (eds.). Principles and Practice of Surgery for the Colon, Rectum and Anus. 3.ed. New York: Informa Healthcare; 2007. p.333-52.

FISSURA ANAL

Incidência, Etiopatogenia e Aspectos Clínicos

56.1

Arminda Caetano de Almeida Leite
Geanna Mara Lino e Silva Guerra

INTRODUÇÃO

A fissura anal é uma das doenças mais frequentes da prática coloproctológica. Apesar disso, é surpreendente a dificuldade de se avaliar exatamente a magnitude de sua incidência, pois muitos pacientes negam-se a buscar tratamento por acreditarem se tratar de um problema ordinário. Além disso, muitas fissuras acabam por se curarem sem tratamento. No entanto, a combinação de dor anal e sangramento muitas vezes são suficientes para preocupar muitos pacientes que buscam a ajuda médica[1].

Fissura anal é uma solução de continuidade, uma "rachadura" longitudinal no canal anal, entre a linha pectínea e a junção muco cutânea (Figura 56.1.1). Acomete indivíduos adultos jovens com incidência variando de 11 a 13%, sem predileção pelo sexo. Localizam-se na linha média posterior em 86% dos casos (Figura 56.1.2) e na linha média anterior em 10% (Figura 56.1.3), com predileção pelo sexo feminino nessa localização. Três por cento das fissuras podem ser concomitantes na linha média anterior e posterior e em 1% dos casos podem localizar-se fora da linha média. Fissuras

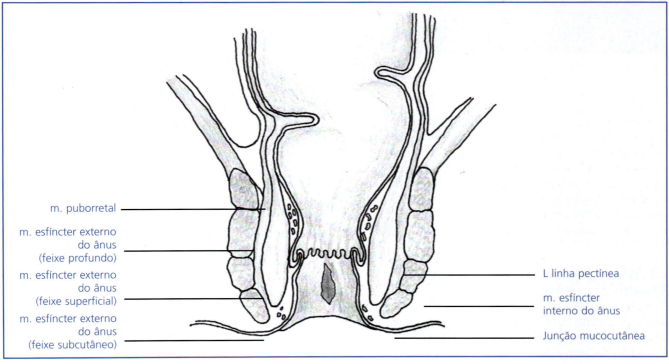

Figura 56.1.1 – Fissura anal.

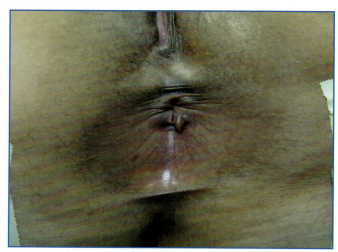

Figura 56.1.2 – Fissura anal localizada na comissura posterior.

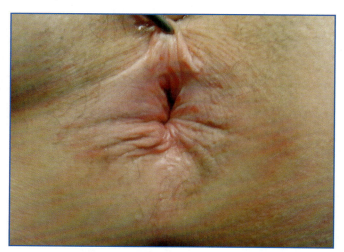

Figura 56.1.3 – Fissura anal anterior.

múltiplas, de localização fora da linha média, indolores ou pouco dolorosas, devem ser avaliadas criteriosamente, pois pode tratar-se de fissuras de etiologia específica como sífilis e/ou associadas a doenças sistêmicas como doença de Crohn e outras. Faz-se necessário, nesses casos, realização de diversos outros exames para exclusão ou confirmação diagnóstica, tais como cultura das fezes, sorologias, biópsias das lesões PPD, avaliação de todo o trato gastrintestinal[2-5].

CLASSIFICAÇÃO DA FISSURA ANAL
Quanto à etiologia

A. Inespecíficas: são aquelas sem agente etiológico específico, geralmente decorrente de traumatismo da região anal após a evacuação. Correspondem a mais de 90% da fissuras.

As fissuras inespecíficas podem ser classificadas também em fissuras agudas e crônicas, como veremos mais adiante.

B. Específicas: são aquelas que possuem um agente etiológico responsável pelo surgimento das mesmas, ou seja, são ulcerações secundária a outras afecções (doenças sexualmente transmissíveis, tuberculose, carcinomas etc.), relacionadas a doenças sistêmicas (doença de Crohn, RCUI, doença de Behçet, leucemia) e também secundárias a cirurgias orificiais prévias. Correspondem a aproximadamente 3% da fissuras e tendem a ser progressivas, raramente respondendo à terapia convencional, seja clínica ou cirúrgica.

Classificação quanto ao tempo de evolução
Aguda

Os principais sintomas são:

- **Dor:** os pacientes apresentam-se com dor aguda na região anal, lancinante, durante as evacuações ou logo após a mesma, podendo durar algumas horas. Pode haver irradiação da dor para região lombar, genital e para membros inferiores devido à relação com raízes nervosas do nervo pudendo e raízes nervosas sacrais. Devido à dor, os pacientes passam a temer novas evacuações, bloqueando o reflexo evacuatório, o que acaba por levar ao endurecimento e ressecamento das fezes, consequentemente agravando os sintomas nas próximas evacuações.
- **Sangramento:** ocorre em 74 a 86% dos pacientes. Caracteriza-se por ser sangue vermelho vivo, em pequena quantidade, ocorrendo somente durante o esforço ou a evacuação. Pode ser observado mais frequentemente no papel higiênico ou em meio às fezes.

Exame físico
Inspeção anal

Por meio de delicado afastamento das nádegas, é possível visibilizarmos a lesão fissurária e a sua localização, ou então sinais indiretos da mesma, como sangue na borda anal. Geralmente, observamos uma ulceração superficial, em forma de fenda, com tecido conjuntivo frouxo em sua base. As bordas são bem delimitadas, planas, sem endurado, sepse ou edema.

Palpação

Caso seja necessário e possível, deve-se lubrificar a luva com geleia de lidocaína a 2% e delicadamente palpar a região perianal. Podemos sentir um espasmo esfincteriano intenso causado pela dor. Não se observa fibrose nas bordas fissurárias. Caso a inspeção anal tenha sido suficiente para a confirmação diagnóstica, esta etapa do exame físico deve ser evitada, bem como as subsequentes etapas como toque retal, anuscopia e retossigmoidoscopia. Geralmente, os pacientes encontram-se extremamente amedrontados e com dor, refletindo em intenso espasmo esfincteriano, que irá dificultar o exame.

Na impossibilidade da confirmação diagnóstica por meio do exame proctológico, podemos optar por iniciar o tratamento da fissura anal baseado na alta suspeição diagnóstica pela história clínica, ou realizar um exame proctológico em centro cirúrgico sobre anestesia.

Fissura anal crônica

Anatomicamente, é definida por apresentar características da cronicidade como bordas elevadas e endurecidas (fibrose), presença de fibras transversais esbranquiçadas no leito da fissura correspondendo às fibras do músculo esfíncter interno do ânus. Na extremidade distal da fissura podemos observar uma prega cutânea edemaciada em forma de capuz chamado plicoma sentinela e na extremidade proximal da fissura uma nodulação fibroelástica chamada papila anal hipertrófica. A exposição das fibras musculares no leito da fissura leva a uma hipertonia esfincteriana importante observada ao toque retal, que também caracteriza cronicidade da fissura (Figuras 56.1.4 e 56.1.5)

Existe também uma definição temporal para a fissura anal crônica, que se baseia no tempo de evolução dos sintomas, ou seja, fissuras anais crônicas são aquelas com duração dos sintomas por mais de 6 semanas[2-5]. (Figuras 56.1.6 a 56.1.8)

Sintomas

- **Dor:** semelhante à dor das fissuras agudas, porém em menor intensidade. Existe mais frequentemente, um desconforto anal pós-evacuatório mais prolongado.
- **Sangramento:** geralmente após as evacuações, porém, menos frequente que nas fissuras agudas.
- **Exsudação anal:** devido à ruptura do anoderma pode ocorrer uma descarga mucosa com exsudação local.
- **Prurido anal:** a sensação de desconforto anal pode vir acompanhada de "coceira" na região, geralmente causada pela exsudação local.
- **Nodulação anal:** pacientes podem queixar-se de nodulação na região anal que pode ser decorrente tanto da presença do plicoma sentinela como da papila anal hipertrófica. Devido ao constante traumatismo da papila anal pela passagem das fezes, esta pode se hipertrofiar atingindo diâmetros até 2 a 3 cm, podendo exteriorizar através do ânus (prolapso).

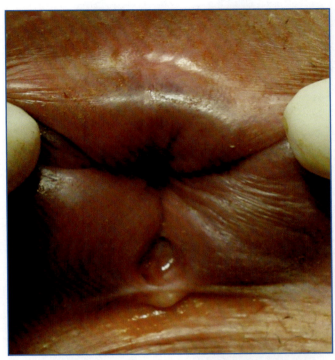

Figura 56.1.5 – Fissura crônica posterior, com a base ao nível do esfíncter anal interno.

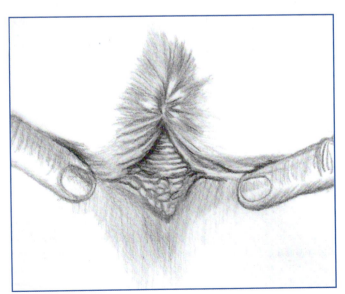

Figura 56.1.4 – Aspecto anotômico da fissura anal crônica.

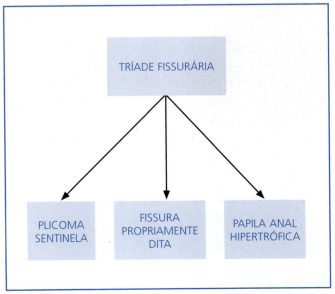

Figura 56.1.6 – Tríade da fissura anal crônica.

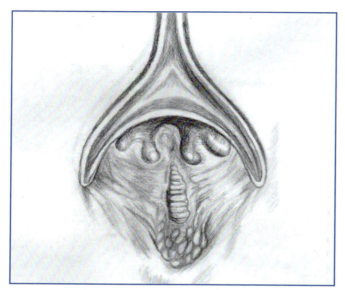

Figura 56.1.7 – Desenho de fissura posterior com papila hipertrófica.

das elevadas e fundo esbranquiçado, constituído por fibras transversais do músculo esfíncter interno do ânus.

Palpação e toque retal

Podemos sentir as bordas endurecidas e fibrosadas da fissura à palpação. Caso a dor não seja muito intensa, podemos prosseguir com o toque retal que avaliará o tônus esfincteriano de repouso que estará aumentado (hipertonia), dando uma sensação de estreitamento do canal anal. Pelo toque retal podemos avaliar também a presença da papila anal hipertrófica, sua consistência e diâmetro.

Observação: no caso de fissura anal fistulizada, eventualmente, ocorre um processo supurativo (abscesso) no leito fissurário que pode vir a drenar espontaneamente através da base do plicoma sentinela. O orifício interno localizar-se-ia então na base da fissura e o orifício externo na linha média na base no plicoma, formando um trajeto fistuloso superficial e subcutâneo, sem envolvimento esfincteriano.

DIAGNÓSTICO DIFERENCIAL
Abscesso anorretal

Abscessos anorretais interesfincterianos ou submucosos podem mimetizar os sintomas das fissuras anais em decorrência da intensa dor que causam. No entanto, nos abscessos a dor é mais persistente, não cedendo com o passar das horas. Ao exame físico minucioso, podemos identificar à palpação o ponto exato da dor e, em alguns casos, alterações cutâneas como flogose e flutuação local.

Prurido anal

As lesões ulceradas secundárias ao prurido anal podem assemelhar-se muito às características das fissuras anais inespecíficas. Diferem-se por serem ulcerações mal delimitadas, com bordas pouco definidas e grosseiras; poupam o canal anal, não apresentam localização específica e não apresentam hipertonia esfincteriana. A dor não é tão intensa e não há desconforto anal com exsudação local. A pele geralmente é frágil, macerada e úmida.

Doença de Crohn

As fissuras anais podem estar presentes em até 30% dos pacientes com doença de Crohn, podendo ser até mesmo a primeira manifestação da doença. Geralmente são fissuras indolores, de localização fora da linha média ou múltiplas. As ulcerações são mais amplas e profundas, penetram localmente com destruição esfincteriana, deformando o canal anal. Pode haver associação com sepse local, bem como coexistência de fístulas, abscessos e estenoses. Podem estar associadas com doença no reto, daí a importância de nos casos suspeitos, realizarmos exame proctológico completo (incluindo retossigmoidoscopia). Fissuras anais que não

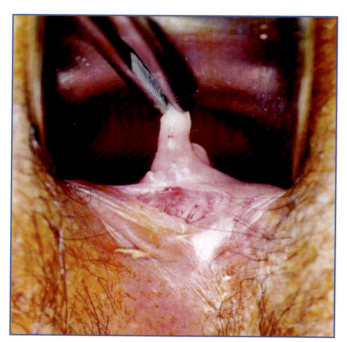

Figura 56.1.8 – Fissura crônica posterior com papila hipertrófica.

Exame físico
Inspeção anal

Podemos identificar inicialmente a presença do plicoma sentinela. Após delicada tração das nádegas e afastamento do plicoma, notamos a fissura propriamente dita, com suas bor-

respondem ao tratamento convencional clínico ou cirúrgico apresentam grandes chances de se tratar de fissuras específicas da doença de Crohn. Na dúvida diagnóstica, é sempre mais prudente a realização de um exame proctológico sob anestesia com biópsias das bordas da fissura e da mucosa do reto distal. (Figura 56.1.9)

Tuberculose anal

A tuberculose anal é rara e surge geralmente após a deglutição da bactéria. As ulcerações são semelhantes às fissuras inespecíficas, porém podem evoluir com friabilidade das bordas, penetração das fissuras com destruição esfincteriana e fistulizações semelhantes à doença de Crohn. Quase sempre a manifestação anal vem acompanhada de doença pulmonar e é diagnosticada por meio de biópsias das fissuras, teste de PPD e estudo radiológico pulmonar. Regridem após o esquema tríplice para tuberculose. Fissuras residuais após esse tratamento devem ser conduzidas como fissuras inespecíficas. (Figura 56.1.10)

Sífilis

O cancro primário pode assemelhar-se às fissuras inespecíficas, porém as bordas são mais enduradas, geralmente são indolores e associadas à linfonodomegalia inguinal. Um achado característico é a presença de uma pura lesão fissuraria contralateral e simétrica. A forma sifilítica do condiloma plano também pode estar associada às fissuras dolorosas. O diagnóstico é feito por meio da pesquisa do Treponema em campo escuro e reação sorológica positiva de Wassermann. (Figuras 56.1.11 e 56.1.12)

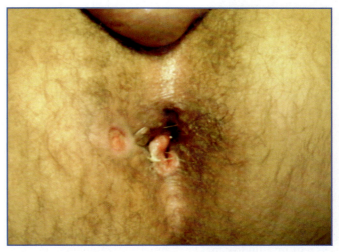

Figura 56.1.10 – Fissura secundária à tuberculose.

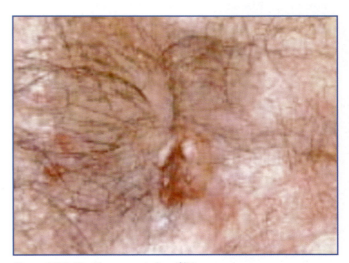

Figura 56.1.11 – Fissura posterior sifilítica.

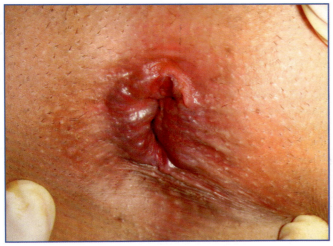

Figura 56.1.9 – Fissura com suspeita de ser secundária à doença de Crohn.

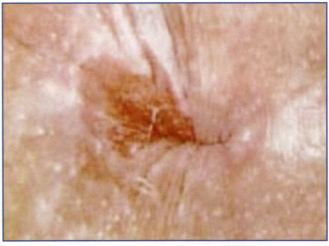

Figura 56.1.12 – Fissura sifilítica localizada lateralmente.

Leucemia

Ulcerações anais em pacientes com leucemia podem ocorrer geralmente secundárias à infiltração leucêmica, sendo extremamente dolorosas. Frequentemente, indicam doença sistêmica avançada. Devem-se restringir os procedimentos cirúrgicos às drenagens de abscessos com flutuação quando necessário.

Carcinoma

O carcinoma de canal anal e borda anal podem apresentar-se da forma ulcerada, porém são lesões infiltrativas, endurecidas e extremamente dolorosas, com sangramento recorrente. Os mais comuns são o carcinoma espinocelular do ânus, tumores cloacogênicos, linfomas, adenocarcinoma de reto invadindo canal anal e melanoma maligno. O diagnóstico geralmente é feito por toque retal e biópsias da lesão, que devem ser feitas de preferência sob anestesia devido à dor e possibilidade de sangramento. (Figuras 56.1.13 e 56.1.14)

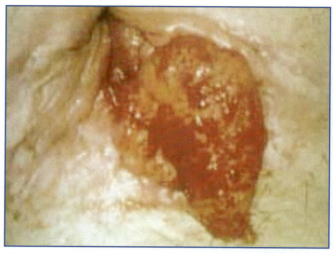

Figura 56.1.14 – Lesão ulcerada (carcinoma espinocelular) com localização posterolateral esquerda.

Herpes simples

A úlcera herpética causada pelo vírus *Herpes simplex* (HSV-2) pode acometer tanto indivíduos imunocompetentes quanto imunodeprimidos. Na casuística da equipe de proctologia do Instituto de Infectologia Emílio Ribas em São Paulo, as úlceras herpéticas foram responsáveis por 74% das lesões ulceradas anais em pacientes portadores do vírus da imunodeficiência adquirida (HIV)[6,7]. Manifestam-se inicialmente por meio de vesículas na borda e canal anal, com ruptura das mesmas em dois dias, com formação de ulcerações arredondadas e rasas, com prurido e secreção. Podem coalescer formando úlceras maiores. São diagnosticadas pelo isolamento do vírus em cultura e biópsias e o tratamento é baseado no uso de antivirais orais e tópicos. (Figura 56.1.15)

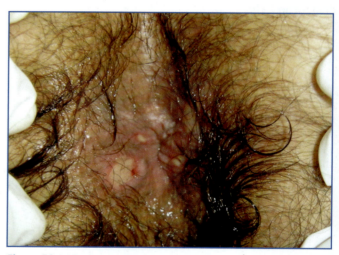

Figura 56.1.15 – Herpes simples.

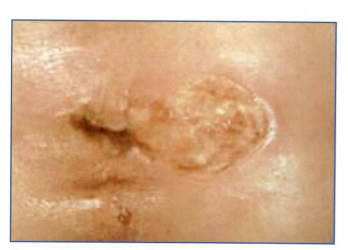

Figura 56.1.13 – Lesão ulcerada na margem lateral esquerda do ânus. Carcinoma espinocelular.

HIV

Nos pacientes portadores de HIV, a úlcera é a afecção anorretal mais comum, após as lesões condilomatosas (papilomavírus humano). Na grande maioria dos casos, têm origem herpética (*Herpes simplex* – HSV), mas também podem ser decorrentes de infecções fúngicas (monilíase), por citomegalovírus, ter origem idiopática, ou secundária a afecções menos frequentes como tuberculose, sífilis cancroide, doença de Bowen, carcinoma espinocelular ou sarcoma de Kaposi[8].

Assim, vários agentes etiológicos podem ser responsáveis pelas lesões ulceradas no HIV. Belda Jr. e Siqueira desenvolveram um algoritmo para facilitar o diagnóstico do agente etiológico relacionados às doenças sexualmente transmissíveis[9] (Figura 56.1.16)

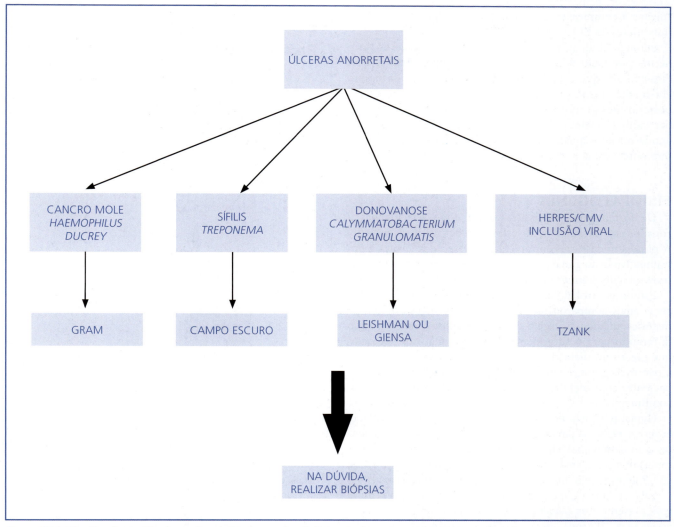

Figura 56.1.16 – Algoritmo utilizado no diagnóstico do agente etiológico de doenças sexualmente transmissíveis.

Fissuras residuais

São fissuras resultantes de procedimentos cirúrgicos prévios, como hemorroidectomias ou fistulectomias, em que houve defeitos de cicatrização com perda da elasticidade do anoderma, podendo levar a estenoses anais. Quase sempre a correção envolve correção cirúrgica por meio da anoplastia.

PATOGÊNESE
Teoria anatômica (Lockhart-Mummery-1914)

Baseia-se na estrutura anatômica do músculo esfíncter externo do ânus (EEA). A porção mais distal desse músculo não seria realmente circular, e, sim, elíptica no sentido anteroposterior do ânus, o que levaria a uma falta de suporte muscular posteriormente, criando uma área de fragilidade, sujeita ao traumatismo[61]. Outra evidência reforçando esta teoria é o fato de que muitos cirurgiões, ao inserirem um anuscópio de forma mais vigorosa, seja ao exame proctológico, seja em procedimentos cirúrgicos, observarem uma "rachadura" quase invariavelmente localizada na linha média posterior[10,11].

Teoria vascular (Klosterhalfen-1989)

Baseia-se em estudos angiográficos em cadáveres, avaliando a distribuição da artéria retal inferior (ARI). Observou-se que em 85% dos casos a comissura anal posterior era menos perfundida que as demais regiões do canal anal. Portanto, haveria uma "isquemia relativa" nessa região, contribuindo para a susceptibilidade ao traumatismo e surgimento da fissuras anais nessa localização. Em outros estudos, observou-se também que os ramos arteriolares terminais da ARI passariam através do músculo esfíncter interno do ânus (EIA), estando sujeitas à compressão e colabamento durante as contrações musculares do EIA (espasmos causados pela dor)[12].

Shouten et al. avaliaram, então, a microperfusão do anoderma por meio de estudos de dopplerfluxometria a *laser*. Observaram que a perfusão sanguínea no local da fissura era menor quando comparado à perfusão da linha média posterior nos grupos controles sem fissuras. Puderam perceber também melhora importante da perfusão sanguínea do anoderma após queda das pressões do canal anal pós-esfincterotomia anal com consequente cicatrização das fissuras[13].

FISIOPATOGENIA

De forma geral, as fissuras anais estão relacionadas à constipação intestinal e ao esforço evacuatório acentuado. A passagem das fezes endurecidas e ressecadas levaria a um traumatismo no canal anal, com ruptura do anoderma que provoca a dor e sangramento.

Estudo controlado avaliando pacientes portadores de fissuras anais comparou fatores como dieta, ingesta líquida e histórico médico-cirúrgico entre os grupos. Observou risco diminuído para o surgimento de fissura anal nos pacientes que ingeriram dieta rica em vegetais e legumes crus, frutas e pão multigrãos, e risco significativamente aumentado nos pacientes com dieta rica em pão branco, bacon, linguiças e condimentos[14].

Gupta, por meio de um estudo randomizado e controlado, avaliou o efeito da pimenta vermelha nos sintomas dos pacientes com fissura anal. Demonstrou uma relação direta dos sintomas da fissura anal com a ingestão de pimentas vermelhas, com intensificação dos sintomas de dor e queimação anal[15].

Sabe-se, porém, que a constipação intestinal nem sempre está presente nos pacientes. As fissuras anais podem estar associadas à diarreia em até 4 a 7% das vezes.

Estudos investigando os fatores causais das fissuras anais, no entanto, ainda são controversos. Por que algumas fissuras cicatrizam tão facilmente e outras evoluem para a cronicidade ainda permanece sem resposta. Acredita-se que após o fator traumático inicial de ruptura do anoderma ocorra uma anormalidade no esfíncter interno o ânus (EIA). A maioria dos autores tem demonstrado por estudos manométricos, a presença de pressões de repouso do canal anal elevadas nos pacientes portadores de fissura anal quando comparados aos grupos controles[16-18].

Nothmann e Shuster[18] demonstraram também em estudos manométricos, que após a distensão do reto, ocorre o reflexo inibitório retoanal (Rira), que seria um relaxamento transitório do EIA, com posterior retorno da pressão aos valores prévios. Nos pacientes com fissura anal, esse relaxamento seria seguido por uma contração anormal chamada de fenômeno de *overshoot* (Figura 56.1.17). Esse fenômeno poderia ser justificado pelo espasmo esfincteriano. Dessa forma, justificaríamos a dor que os pacientes sentem após a distensão do reto no mecanismo evacuatório (espasmo-dor). Além disso,

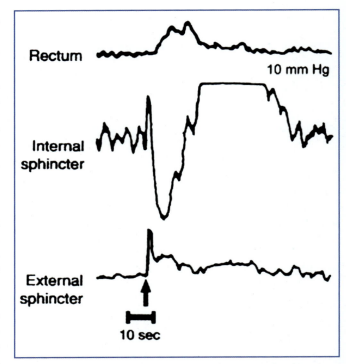

Figura 56.1.17 – Exame eletromanométrico demonstrando contrações anormais (*overshoort*).

esses autores observaram o desaparecimento dessas contrações anormais (fenômeno de *overshoot*) após tratamento bem sucedido da fissura.

Keck et al. observaram que o achado manométrico mais frequente nas fissuras anais era a hipertonia de repouso, não se observando o fenômeno de *overshoot*[17].

Gibbons e Read também obtiveram pressões de repouso aumentadas em sua série[19]. Posteriormente propuseram que essa elevação nas pressões de repouso poderia causar a isquemia do anoderma resultando na dor e na dificuldade de cicatrização das fissuras.

Shouten e Blankenstein compararam a presença de ondas "ultralentas" no canal anal pré e pós-esfincterotomia anal interna. Essas ondas seriam flutuações discretas da pressão com baixa frequência (1 a 2/min) e alta amplitude (≥ 10% acima ou abaixo da linha de base). Esses autores observaram a presença dessas ondas nos pacientes com pressões de repouso elevadas e constataram seu desaparecimento com a redução das pressões de repouso do canal anal pós-esfincterotomia interna. Concluíram que tais ondas são manifestações de aumento de atividade do EIA[20].

REFERÊNCIAS BIBLIOGRÁFICAS

1. Fleshman JW. Fissure-in-ano and anal stenosis. In: Becker DE, Wexner SD (eds.). Fundamentals of anorectal surgery. London: Saunders; 1998. p.557.

2. Fazio VW, Church JM, Delaney CP. Current therapy in colon and rectal surgery. Philadelphia: Elsevier Mosby/The Curtis Center; 2005.
3. Gordon PH, Nivatvongs S. Fissure-in-ano. In: Gordon PH, Nivatvongs S. Principles and practice of surgery of the colon, rectum and anus. 3.ed. New York: Informa Healthcare USA; 2007. p. 167-87.
4. Schouten WR, Briel JW, Auwerda JJA, De Graaf E Jr. Ischemic nature of anal fissure. BR J Surg 1996; 83:63-5.
5. Wexner SD, Stollman N. Anal fissures, ulcers and stenosis. In: Diseases of the colon. New York: Informa healthcare USA; 2007. p.601-706.
6. Nadal SR, Manzione CR. Proctologia na AIDS. Rio de Janeiro: Di Livros; 2007. p.1-5.
7. Nadal SR, Manzione CR, Galvão VM, Salim VRBM, Speranzini MB. Perianal diseases in HIV-positive patients compared with a seronegative population. Dis Colon Rectum 1999; 42: 649-54.
8. Nadal SR, Manzione CR. Proctologia na AIDS. Rio de Janeiro: Di Livros; 2007. p.43-63.
9. Belda Jr W. Siqueira LFG. Cancro mole. In: Belda Jr W. Doenças sexualmente transmissíveis. São Paulo: Atheneu; 1999. p.47-52.
10. Lockhart-Mummery P. Diseases of the rectum and anus. New York: William Wood; 1914. p.171.
11. Lockhart-Mummery P. Diseases of the rectum and anus. New York: William Wood; 1914. p.169.
12. Klosterhalfen B, Vogel P, Rixen H et al. Topogarphy of the inferior rectal artery: a possible cause of chronic, primary anal fissure. Dis Colon Rectum 1989; 32: 43-52.
13. Schouten WR, Blankensteijn JD. Ultraslow wave pressure variations in the anal canal before and after lateral internal sphincterotomy. Int J Colorectal Dis 1992; 7: 115-8.
14. Jensen SL. Diet and other risk factors for fissure-in-ano: prospective case-control study. Dis Colon Rectum 1988; 31: 770.
15. Gupta PJ. Consumption of red-hot chilli pepper increases symptoms in patients with acute anal fissures. A prospective, randomizes, placebo-controlled, double blind, crossover trial. Arq Gastroenterol 2008; 45 (2).
16. Farrouk R, Duthie GS, MacGregor AB et al. Sustained internal sphincter hypertonia in patients with chronic anal fissures: cause or effect? Br J Surg 1986; 73 (6): 443-5.
17. Keck JO, Staniunas RJ, Coller LA, Barret RC, Oster ME. Computer generated profiles of the anal canal in patients with anal fissures. Dis Colon Rectum 1995; 38: 72-9.
18. Nothman BJ, Schuster MM. Internal anal sphincter derangement with anal fissures. Gastroenterology 1974; 67: 216-20.
19. Gibbons CP, Read NW. Anal hypertonia in fissures: cause or effect? Br J Surg 1986; 73: 443-5.
20. Quilici FA, Reis Neto JA. Fissura anal. Atlas de proctologia. São Paulo: Lemos; 2000.

FISSURA ANAL

Bases e Resultados do Tratamento Conservador

56.2

Juvenal da Rocha Torres Neto

INTRODUÇÃO

A fissura anal primária corresponde à ferida de canal anal tendo como limite proximal a linha pectínea, estendendo-se até a margem anal, podendo ser aguda ou crônica. A ferida comumente ocorre após o trauma da passagem das fezes ressecadas, criando, sequencialmente, uma espiral cumulativa com dor anal à evacuação, espasmo esfincteriano, trauma adicional, piora da constipação. Em alguns pacientes, essa espiral cumulativa leva à formação de uma fissura anal crônica com aparecimento de papila hipertrófica, hemorroida (plicoma) sentinela, espessamento dos bordos da fissura e maior profundidade da mesma com exposição do músculo esfíncter interno do ânus, caracterizando o fundo esbranquiçado da fissura anal crônica, geralmente, com evolução superior a seis semanas[1]. Estudos recentes têm dado atenção adicional ao fluxo sanguíneo no anoderma, diminuído no local da fissura. A taxa de perfusão é ainda inversamente proporcional à pressão do canal anal, sendo esta aumentada nos pacientes com fissura anal. A demonstração da redução do fluxo sanguíneo no anoderma, vai-se constituir no racional para uso de medicações vasodilatadoras tópicas[2,3]. Além da hipertonia esfincteriana, da diminuição do fluxo sanguíneo no anoderma, há ainda a hipótese do arranjo elíptico das fibras do esfíncter anal interno permitindo um menor suporte do canal anal posterior e maior chance de lesão na comissura posterior.

Portanto, o tratamento da fissura anal depende, inicialmente, de a fissura anal ser aguda ou crônica. O objetivo do tratamento é interromper o ciclo vicioso: ferida do anoderma, espasmo esfincteriano e dor à evacuação.

TRATAMENTO DA FISSURA ANAL AGUDA

A fissura anal aguda pode ser tratada conservadoramente com maior ingestão de fibra na dieta, uso adicional de farelo de trigo, banhos de assento com água morna, higiene local sem uso de papel higiênico e uso de pomadas locais com anestésico ou corticoide, com elevada taxa de cura e baixa incidência de recorrência[1]. Embora a utilização de pomadas seja utilizada no tratamento conservador da fissura anal aguda, ela não se mostrou superior ao uso de fibra e banhos de assento com água morna[4]. O farelo de trigo tem sido utilizado para prevenir a recorrência da fissura anal aguda, quando ingerido na dose de 5 g três vezes ao dia[5]. Embora haja uma elevada taxa de cicatrização das fissuras anais agudas com o tratamento conservador, todas as drogas para o tratamento da fissura anal crônica podem ser utilizadas no tratamento da fissura anal aguda com redução do tempo de cicatrização e melhora da dor.

TRATAMENTO DA FISSURA ANAL CRÔNICA

O tratamento medicamentoso da fissura anal consiste no relaxamento do esfíncter anal, instituição e manutenção da evacuação atraumática e alívio da dor. O tratamento da constipação é parte obrigatória da abordagem clínica da fissura anal. O tratamento conservador da fissura anal se baseia ainda no risco de a esfincterotomia cirúrgica implicar numa lesão definitiva do esfíncter anal e consequente risco de incontinência anal. O inconveniente do tratamento clínico é o efeito colateral da medicação utilizada e a maior taxa de recorrência quando comparado com o tratamento cirúrgico.

Esfincterotomia química

Esse termo se refere à manipulação farmacológica do tônus esfincteriano anal como uma alternativa à cirurgia para o tratamento da fissura anal. O objetivo é induzir temporariamente a redução da pressão no canal anal para promover a cicatrização sem interrupção permanente da função esfincteriana. A redução no tônus anal pode ser conseguida aumentando o relaxamento do esfíncter interno. Esses mecanismos servem para reduzir o Ca^{2+} intracelular o qual reduz o tônus muscular. Isto pode ocorrer por doação do óxido nítrico, depleção direta do Ca^{2+} intracelular, estimulação do receptor muscarínico, inibição alfa-adrenérgica ou estimulação beta-adrenérgica[1]. (Tabela 56.2.1)

TABELA 56.2.1 – Drogas utilizadas para tratamento clínico da fissura anal

Classe do medicamento	Droga
Doadores do óxido nítrico	Trinitrato de glicerina (nitroglicerina) Dinitrato de isossorbida
Bloqueadores do canal de cálcio	Nifedipina Diltiazem
Agonistas muscarínicos e neuromodulador simpático	Betanecol Indoramin

Nitroglicerina tópica

A nitroglicerina tópica aumenta o fluxo sanguíneo e reduz a pressão do esfíncter anal interno, facilitando a cicatrização da fissura, fato este demonstrado em trabalhos científicos, mostrando-se superior ao placebo.

Hasegawa et al., em 2000, realizaram um estudo com o objetivo de esclarecer o pepel do uso tópico de trinitrato de glicerina no tratamento da fissura anal. Quarenta e seis pacientes foram incluídos no trabalho, dezesseis com fissura anal aguda e quarenta pacientes com fissura anal crônica, utilizando nitroglicerina a 0,2%. Dez dos dezesseis (63%) pacientes com fissura anal aguda tinham cicatrizado com quatro semanas de tratamento, e treze (81%) com oito semanas de tratamento. Treze (33%) dos quarenta pacientes com fissura anal crônica com oito semanas de tratamento e vinte (50%) com doze semanas de tratamento. Os efeitos colaterais (cefaleia) estiveram presentes em 15% dos pacientes.[6]

Em 2003, Scholefield et al. publicaram um estudo utilizando a nitroglicerina tópica nas concentrações de 0,1, 0,2 e 0,4% comparadas com o placebo e demonstraram uma taxa de cicatrização maior que o placebo, ocorrendo entre a quarta e oitava semana. Não conseguiram demonstrar a concentração ideal da nitroglicerina. Mostraram, no entanto, um índice elevado de cicatrização espontânea (37%)[7].

O principal efeito colateral é a cefaleia que se inicia em 10 a 15 min e dura em média 30 min. A cefaleia ocorre mais frequentemente após duas semanas de terapia e diminui posteriormente. Outro efeito colateral observado é a hipotensão postural, especialmente em pacientes em uso de sildenafil (Viagra®)[8].

O tratamento tópico com nitroglicerina pode ser também útil em pacientes com fissura anal aguda, com a cicatrização média em 14 dias.

Nem todos os estudos mostram efeito benéfico da nitroglicerina. Um estudo envolvendo 132 pacientes não encontrou diferença na taxa de cicatrização entre o placebo e a nitroglicerina[9]. Outro estudo examinou variáveis associadas com a falência da resposta ao uso tópico do trinitrato de glicerina num grupo de 64 pacientes. Eles experimentaram um recorrência elevada num seguimento de 16 meses. As fissuras com plicoma sentinela tiveram maior dificuldade de cicatrizar, maior recorrência e maior dificuldade de permanecerem cicatrizadas[10]. Kenny et al., em 2001, realizaram um estudo para determinar a eficácia e segurança do trinitrato de glicerina no tratamento da fissura aguda em criança. Quarenta crianças foram randomizadas e 31 completaram o estudo, 13 no grupo do trinitrato de glicerina e 18 no grupo placebo. Concluíram que a nitroglicerina foi ineficaz no tratamento da fissura anal aguda em crianças[11].

Nifedipina

Bloqueadores dos canais de cálcio, oral ou tópico, são capazes de relaxar o esfíncter anal interno, reduzindo a pressão de repouso. O uso tópico de nifedipina é capaz de cicatrizar 96,7% das fissuras anais. No entanto, o problema é que após a "*esfincterotomia química*" há um aumento da pressão esfincteriana, resultando numa elevada taxa de recorrência[12].

Katsinelos et al., investigaram a eficácia da nifedipina a 0,5% tópica aplicada três vezes ao dia em 31 pacientes com fissura anal. Vinte e sete (85,2%) apresentaram completa remissão. Dois dos quatro pacientes que não apresentaram fissura foram submetidos à esfincterotomia e dois permaneceram em tratamento com diltiazem com cicatrização da fissura. Recorrência dos sintomas ocorreu em quatro (16%) dos 25 pacientes e dois (7,4%) apresentaram cefaleia como efeito colateral[13].

Estudos experimentais indicam que a nifedipina tem um efeito modulador sobre a microcirculação e um efeito local antiinflamatório em adição ao efeito relaxante do esfíncter anal. A fluxometria por Doppler mostra que a comissura posterior do anoderma é menos perfundida e que o aumento do tônus esfincteriano reduz o fluxo sanguíneo principalmente na linha médio posterior. Baseado nestes achados a fissura anal seria uma ulceração isquêmica.

Diltiazem

Bloqueador do canal de cálcio também age na musculatura vascular provocando relaxamento e dilatação. Diltiazem a 2% reduz a pressão de repouso em aproximadamente 28% e este efeito dura três a cinco horas após a aplicação. Estudos de Carapeti et al. e Knighth et al., relataram taxa de cicatrização da fissura anal crônica 67 e 73% respectivamente. Os efeitos colaterais com o diltiazem são mínimos e incluem dermatite perianal. A preparação tópica de diltiazem é uma boa alternativa de tratamento da fissura anal com elevada taxa de cicatrização e baixa taxa de recorrência[1].

Um estudo com 71 pacientes mostrou 75% de cicatrização da fissura anal com um tratamento com diltiazem por dois a três meses. Trinta e sete (66%) dos 41 pacientes que responderam ao tratamento permaneceram assintomáticos em média por 32 semanas. Seis dos sete pacientes com sintomas recorrentes responderam a um novo ciclo de diltiazem[14].

Existem dados que sugerem ser o diltiazem uma opção para tratamento de fissuras resistentes ao tratamento com a nitroglicerina. Dezenove dos 39 pacientes que não responderam à nitroglicerina cicatrizaram com uso do diltiazem[15].

Betanecol

Carapeti et al., usando betanecol 1%, mostraram redução na pressão de repouso do canal anal com uma taxa de cicatrização de 60%. Um estudo envolvendo 30 pacientes sugere que diltiazem 2% tópico ou betanecol 0,1% tópico aplicado três vezes ao dia foram eficazes em cicatrizar a fissura em 67 e 60% respectivamente. Esses resultados são comparáveis à nitroglicerina tópica sem os efeitos colaterais tais como a cefaleia[16].

Indoramin

Pitt et al. conduziram um trabalho usando indoramin oral que mostrou capacidade de reduzir a pressão de repouso do canal anal. Porém o índice de cicatrização da fissura foi muito baixo na sexta semana (apenas um paciente (7%) comparado com dois pacientes do grupo placebo) com elevada taxa de efeito colateral: tontura, fadiga, cefaleia, boca seca, congestão nasal e ejaculação retrógrada[10].

Toxina botulínica

O *Clostridium botulinum* foi identificado como uma toxina alimentar em 1895 por van Ermengem. A toxina botulínica é produzida pelo *Clostridium botulinum*, bactéria anaeróbica gram-positiva. É uma neurotoxina que interfere com a liberação pré-sináptica da acetilcolina das terminações nervosas e interrompe a transmissão neuromuscular. Em adição exerce um bloqueio da ação no sistema nervoso parassimpático e pode inibir outros neurotransmissores ou afetar a transmissão de impulso neuronal aferente. Isso é temporário e há recuperação da função neuromuscular[17,18].

A toxina botulínica é um potente inibidor da liberação da acetilcolina das terminações nervosas e tem sido usada por décadas para tratar desordens espásticas da musculatura esquelética, como blefaroespasmo e torcicolo, e mais recentemente, para acalasia. Injeção de toxina botulínica no esfíncter interno pode melhorar a cicatrização de fissura anal crônica.

Em um estudo realizado em 30 pacientes com fissura anal crônica, foram randomizados para injeção de toxina botulínica ou solução salina. Foram injetados 0,4 mL de toxina botulínica num total de 20 unidades a cada lado da fissura anal. Após 2 meses um maior número de pacientes com fissura cicatrizada estava no grupo com injeção de toxina botulínica (73 versus 13 %). Quatro pacientes que não haviam cicatrizado receberam nova dose de toxina botulínica e cicatrizaram. Não houve nenhuma remissão em 16 meses. Incontinência para flatos ocorreu em um paciente[19].

A toxina botulínica pode, portanto, ser repetida com o objetivo de conseguir maior índice de cicatrização ou menor índice de recidiva. Jost e Schrank, 1999 relataram o retratamento de pacientes com falência do tratamento. Em vinte pacientes a dose foi a mesma da inicial, de cinco unidades, e trinta pacientes foram tratados com dez unidades. Dezenove dos 20 (95%) que foram tratados com 5 unidades estavam sem dor com uma semana e 70% com cicatrização da fissura com tres meses. No grupo tratado com dez unidades, 22 de 30 pacientes (73%) estavam sem dor após uma semana e 63 % estavam curados em três meses. Incontinência moderada foi observada em dois (7%) pacientes[20].

Os resultados de longo prazo de pacientes tratados com toxina botulínica não têm sido muito bem descritos, mas a recorrência parece ser comum. O relato com maior seguimento incluia 57 pacientes que tinham curado completamente após seis meses da injeção e foram seguidos por 42 meses. Fissura recorrente foi observada em 22 (42%) pacientes. Os pacientes com recorrência mais comumente tinham fissura anterior, doença de longa duração, necessidade de reinjeção ou requeriam maior dose total para cura, e não naqueles onde não houve grande diminuição da pressão maxima após a injeção[21].

Toxina botulínica versus nitroglicerina

Estudos randomizados comparam nitroglicerina com a toxina botulínica encontrando maiores taxas de cicatrização no grupo da toxina botulínica (92 a 70%, 96 a 60%, respectivamente). Efeitos colaterais, como a cefaleia, foram mais frequentes no grupo da nitroglicerina. Já a incontinência para flatos foi observada mais frequentemente no grupo da toxina botulínica. Paciente com efeitos colaterais de um grupo ou resposta incompleta a um tratamento frequentemente teve sucesso quando migrou para o outro grupo[22,23,24].

Ambos os tratamentos são aceitáveis como primeira linha de terapia e um ou outro tratamento pode ser usado para pacientes que não respondem ou são intolerantes ao tratamento. A toxina botulínica parece ser mais efetiva, mas tem maior incidência de incontinência transitória e é um método invasivo, devendo, geralmente ser reservado para os pacientes que não respondem ao tratamento tópico com nitroglicerina.

Nitrogligerina tópica associada a toxina botulínica

Um possível efeito aditivo da nitroglicerina à toxina botulínica foi avaliado em um estudo controlado com 30 pacientes que não responderam à nitroglicerina tópica. Os pacientes foram randomizados para uso de injeção de toxina botulínica com e sem aplicação tópica de nitroglicerina. A taxa de cicatrização na sexta semana foi significativamente maior naqueles que receberam a combinação da terapia (66% × 20). Nenhuma diferença foi vista na oitava ou 12ª semana[25].

Associação de drogas como monoterapia

Em 2009, Yakoot e Salaam estudaram a eficácia de um creme cicatrizante para o tratamento da fissura anal crônica composto de: dinitrato de isossorbida 1%, lidocaína 2% e rutosídeos a 5% (rutina) em base de creme antisséptico. Tratou-se de um estudo prospectivo, randomizado, simples-cego, onde foram incluídos 60 pacientes com fissura anal. Esses foram divididos em 3 grupos:
- **Grupo A:** creme cicatrizante;
- **Grupo B:** nicroglicerina a 0,25%;
- **Grupo C:** lidocaína 2%.

Em todos os pacientes a aplicação foi realizada três vezes ao dia. Foram avaliados: escore analógico visual da dor, severidade de esforço e desconforto para evacuar, frequência da cicatrização após 30 dias e presença de efeitos colaterais. O grupo tratado com o "creme cicatrizante" apresentou maior redução do escore da dor e do desconforto evacuatório. Após trinta dias, as fissuras estavam cicatrizadas em 18 (90%) pacientes do grupo A, 12 (60%) do grupo B e 6 (30%) do grupo C, estatisticamente significante. Concluíram que o "creme cicatrizante" é um tratamento promissor para a fissura anal aguda e crônica cuja característica farmacocinética leva a um melhor efeito que a nitroglicerina – ação mais prolongada e possivelmente com menos cefaleia[26].

REVISÃO SISTEMÁTICA

Nelson realizou uma revisão sistemática para avaliar a eficácia do tratamento não cirúrgico da fissura anal. Foram incluídos estudos em que os pacientes foram randomizados para um tratamento não cirúrgico para fissura anal. O grupo controle poderia incluir um tratamento cirúrgico, um tratamento medicamentoso alternativo ou placebo. Foram incluídos trabalhos com fissura anal aguda, fissura anal crônica ou fissuras anais em crianças. Fissuras atípicas, associadas com doença inflamatória intestinal, câncer ou infecção anal foram excluídos. Quarenta e oito comparações de terapias clínicas foram relatadas em 53 trabalhos. Onze agentes foram usados: nitroglicerina tópica, dinitrato de isossorbida, toxina botulínica, diltiazem, nifedipina, hidrocortisona, lignocaína, farelo de trigo, minoxidil, indoramin ou placebo. A nitroglicerina foi marginalmente, mas significativamente melhor que o placebo em cicatrizar a fissura anal (48 versus 37%, p < 0,004), mas a recorrência foi comum, observada em torno de 50% das fissuras inicialmente curadas. Toxina botulínica e bloqueadores de canais de cálcio foram equivalentes à nitroglicerina em eficácia com menos efeito adverso. Nenhum tratamento clínico chegou perto da eficácia da esfincterotomia cirúrgica. Nenhum desses trabalhos foi associado com o risco de incontinência. O autor concluíu que a terapia clínica para fissura anal crônica, fissura aguda e fissura anal em criança pode ser aplicada com chance de cura que á marginalmente melhor que o placebo e para fissura anal crônica em adultos é bem menos efetiva que a cirurgia. O risco do uso das terapias não é alto, sendo principalmente cefaleia com uso da nitroglicerina, sem efeito adverso de longo prazo. A recorrência após a terapia medicamentosa é comum. Não há evidência de que a terapia cirúrgica deva ser usada como terapia definitiva em fissura anal aguda ou na criança. A terapia com nitroglicerina como *patch* distante do ânus é tão efetiva quanto aplicada no local da fissura[27].

CONCLUSÕES

Em decorrência do risco de incontinência anal com a terapia cirúrgica da fissura anal, o tratamento conservador deve ser oferecido a todos os pacientes portadores de fissura anal. Na fissura anal aguda, o tratamento conservador é capaz de promover o alívio mais rápido da dor e cicatrização mais precoce. Na fissura anal crônica a "esfincterotomia química" é responsável por uma taxa significante de cicatrização. Os casos refratários ou recorrentes podem se beneficiar com um tempo superior a oito semanas de aplicação da medicação ou outras drogas como resgate do tratamento inicial, ou mesmo, associação de terapias, tornando o tratamento conservador mais eficaz.

REFERÊNCIAS BIBLIOGRÁFICAS

1. Bhardwaj R, Parker MC. Modern perspectives in the treatment of chronic anal fissure. Ann R Coll Surg Engl 2007; 89: 472-8.
2. Schouten WR, Briel JW, Auwerda JJ. Relationship between anal pressure and anodermal blood flow. The vascular pathogenesis of anal fissures. Dis Colon Rectum 1994; 37 (7): 664-9.
3. Klosterhalfen B, Vogel P, Rixen H, Mittermayer C. Topography of the inferior rectal artery: A possible cause of chronic primary anal fissure. Dis Colon Rectum 1989; 32: 43-52.
4. Jensen SL. Treatment of first episodes of acute anal fissure: Prospective randomized study of lidocaine ointment versus hydrocortisone ointment or warm sitz baths plus bran. Br Med J 1986; 292: 1167-69.
5. Jensen SL. Maintenance therapy with unprocessed bran in the prevention of acute anal fissure recurrence., J R Soc Med 1987; 80 (5): 296-8.
6. Hasegawa H, Radley S, Morton DG, Dorricottt NJ, Campbellt DJ. Audit of topical GTN For treatment of fissure-in-ano. Ann R Coll Surg Engl 2000; 82: 27-30.
7. Scholefield JH, Bock JU, Marla B, Richter HJ, Athanasiadis S, Pröls M, Herold A. A dose finding study with 0.1%, 0.2%, and 0.4% glyceryl trinitrate ointment in patients with chronic anal. Gut 2003; 52: 264-69.
8. Bacher H, Mischinger HJ, Cerwenka H. Local nitroglycerin for treatment of anal fissures: An alternative to lateral sphincterotomy? Dis Colon Rectum 1997; 40: 840-5.
9. Altomare DF, Rinaldi M, Milito G. Glyceryl trinitrate for chronic anal fissure – healing or headache? Results of a multicenter,

randomized, placebo-controled, double-blind trial. Dis Colon Rectum 2000; 43: 174-81.
10. Pitt J, Williams S, Dawson PM. Reasons for failure of glyceryl trinitrate treatment of chronic fissure-in-ano: A multivariate analysis. Dis Colon Rectum 2001; 44: 864-7.
11. Kenny SE, Irvine T, Driver CP, Nunn AT, Losty PD, Jones MO, Turnock RR. Double blind randomised controlled trial of topical glyceryl trinitrate in anal fissure. Arch Dis Child 2001; 85: 404-7.
12. Katsinelos P, Papaziogas B, Koutelidakis I, Paroutoglou G,Dimiropoulos S, Souparis A, Atmatzidis K. Topical 0.5% nifedipine vs. lateral internal sphincterotomy for the treatment of chronic anal fissure: long-term follow-up. Int J Colorectal Dis 2006; 21: 179-83.
13. Katsinelos P, Kountouras J, Paroutoglou G, Beltsis A, Chatzimavroudis G. Aggressive treatment of acute anal fissure with 0.5% nifedipine. World J Gastroenterol 2006; 12 (38): 6203-6.
14. Knight JS, Birks M, Farouk R. Topical diltiazem ointment in the treatment of chronic anal fissure. Br J Surg 2003; 88: 553-6.
15. Jonas M, Speake W, Scholefield JH. Diltiazem heals glyceryl trinitrate-resistant. Dis Colon Rectum 2002; 45: 1091-5.
16. Carapeti EA, Kamm MA, Phillips RK. Topical diltiazem and bethanechol decrease anal sphincter pressure and heal anal fissures without side effects. Dis Colon Rectum 2000; 43: 1359-62.
17. Volknandt W. The synaptic vesicle and its targets. Neuroscience 1995; 64 (2): 277-300.
18. Erbguth FJ, Naumann M. Historical aspects of botulinum toxin: Justinus Kerner (1786-1862) and the "sausage poison". Neurology 1999; 53:1850-53.
19. Maria G, Cassetta E, Gui D. A comparison of botulinum toxin and saline for the treatment of chronic anal fissure. N Engl J Med 1998; 338 (4): 217-20.
20. Jost WH, Schrank B. Repeat botulin toxin injections in anal fissure: In: patients with relapse and after insufficient effect of first treatment. Dig Dis Sci 1999; 44: 1588.
21. Minguez M, Herreros B, Espi A. Long-term follow-up (42 months) of chronic anal fissure after healing with botulinum toxin. Gastroenterology 2002; 123: 112-7.
22. Brisinda G, Maria G, Bentivoglio AR. A comparison of injections of botulinum toxin and topical nitroglycerin ointment for the treatment of chronic anal fissure. N Engl J Med 1999; 341 (2): 65-9.
23. De Nardi P, Ortolano E, Radaelli G, Staudacher C. Comparison of glycerine trinitrate and botulinum toxin-A for the treatment of chronic anal fissure: long-term results. Dis Colon Rectum 2006; 49: 427-32.
24. Brisinda G, Cadeddu F, Brandara F. Randomized clinical trial comparing botulinum toxin injections with 0.2 per cent nitroglycerin ointment for chronic anal fissure. Br J Surg 2007; 94: 162-7.
25. Lysy J, Israelit-Yatzkan Y, Sestiery-Ittah M. Topical nitrates potentiate the effect of botulinum toxin in the treatment of patients with refractory anal fissure. Gut 2001; 48: 221-4.
26. Yakoot M, Abdel Salaam M. Estudo da eficácia e segurança de novo creme cicatrizante para o tratamento da fissura anal crônica. Estudo prospectivo, randomizado, simples-cego e comparativo. Arq Gastroenterol 2009; 46 (3): 179-82.
27. Nelson R. Non surgical therapy for anal fissure. Cochrane Database Syst Rev 2006; (4):CD003431.

FISSURA ANAL

Técnicas e Resultados do Tratamento Cirúrgico

56.3

Olival de Oliveira Jr.

INTRODUÇÃO

O tratamento cirúrgico da fissura anal já foi estabelecido há quase 200 anos e poucas modificações ocorreram na sua essência. O tratamento visa a diminuir a pressão esfincteriana e levar à cicatrização da fissura anal. A cirurgia em geral está indicada aos casos de fissura anal refratária ao tratamento clinico e a fissura anal crônica onde há um componente externo importante, o plicoma sentinela; a papila anal hipertrófica; e a profundidade da lesão com exposição do esfíncter interno (Figura 56.3.1). Nos pacientes com intenso processo inflamatório e cronicidade da fissura existe a possibilidade da formação de pequenos abscessos abaixo do plicoma sentinela que em muitos casos forma um trajeto fistuloso entre a fissura e a porção externa na base do plicoma anal. Nesses casos, o tratamento clínico está contraindicado[1].

DILATAÇÃO ANAL FORÇADA

O tratamento cirúrgico da fissura anal foi primeiramente descrito por Récamier em 1838, por meio da dilatação anal forçada para tratar os pacientes com proctalgia fugaz e fissura anal[2]. Esse tratamento pode ser feito com anestesia local, mas é melhor com anestesia geral. Consiste na introdução dos dedos indicadores do cirurgião no ânus e tração em direção oposta lateralmente provocando uma dilatação forçada do ânus e mantida por 30 segundos. Em seguida, o cirurgião, juntamente com os dedos indicadores, deve introduzir os dois dedos médios e realizar a tração associada à massagem do canal anal por quatro minutos.

O controle de força e a dilatação nessa técnica é subjetivo e depende da experiência do cirurgião, contudo existe grande possibilidade de causar danos a musculatura esfincteriana que levarão a incontinência.

Estudo prospectivo avaliando os resultados da dilatação anal forçada com 99 pacientes com seguimento de cinco meses[3] apresentou melhora dos sintomas em menos de 48 horas

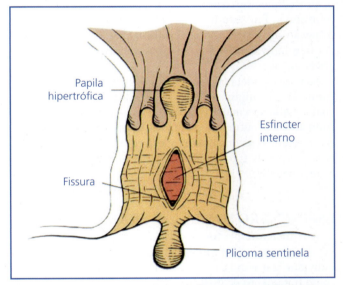

Figura 56.3.1 – Aspecto anatômico da fissura anal crônica (tríade – papila hipertrófica, fissura anal e plicoma sentinela).

em 75% dos pacientes e melhora da dor em duas semanas. Entretanto, em seis pacientes houve a persistência da fissura anal e em cinco os sintomas se mantiveram. A incontinência para gases e escapes fecais ocorreu em 28 pacientes isoladamente ou associados. Em metanálise com 2.727 pacientes houve um índice de recidiva e incontinência significativos nos pacientes submetidos à dilatação anal forçada quando comparados a esfincterotomia lateral interna[4].

A dilatação anal pode ser feita com balão pneumático (40 mm). Remzi et al. avaliaram 33 pacientes com dilatação anal pneumática e avaliação com manometria e ultrassonografia anorretal demonstrando cicatrização após um mês em 31 pacientes com somente uma recorrência. A manometria anorretal mostrou redução da pressão esfincteriana de repouso e a ultrassonografia não apresentou danos significativos a musculatura esfincteriana[5].

Especialmente em pacientes acima de 60 anos a manipulação esfincteriana deve ser muito criteriosa, pois a possibilidade de incontinência aumenta consideravelmente. Esses indivíduos apresentam um processo inflamatório natural com fibrose da porção distal do esfíncter interno que auxilia no processo de continência anal. Danos nessa área denominada pectinose invariavelmente levam a algum grau de incontinência esfincteriana[6,7].

Entretanto, em avaliações ultrassonográficas anorretais em indivíduos submetidos a dilatação anal forçada digital ou com balão pneumático evidenciaram lesões esfincterianas únicas ou múltiplas de esfíncter interno e externo[8,9], demonstrando que o método da dilatação é de difícil controle, o canal anal de espessura diferente, comprimentos diferentes, e pressões diferentes tornando a padronização do método difícil.

Antibioticoterapia profilática deve ser instituída em todos os procedimentos cirúrgicos anorretais devido à bacteremia transitória. Em estudo com cem pacientes submetidos à dilatação anal forçada houve positividade na hemocultura em oito indivíduos[10]. Nos métodos invasivos este número é ainda maior.

Sucessivas metanálises, com mais de 3 mil pacientes, realizadas na ultima década demonstram que a dilatação anal forçada tem maior índice de recorrência e incontinência comparado a outras modalidades de tratamento cirúrgico; estes estudos recomendam que a dilatação anal forçada, como forma de tratamento da fissura anal crônica, deve ser abandonada[11-14].

ESFINCTEROTOMIA LATERAL INTERNA

A esfincterotomia foi executada e descrita primeiramente por Brodie em 1839[15]. Eisenhammer foi o primeiro autor a individualizar e indicar a secção parcial do esfíncter interno como tratamento de fissura anal[16].

A esfincterotomia interna foi originalmente descrita na linha média posterior, porém isso levou à incontinência fecal devido a uma deformação anal causada pela secção do esfíncter interno denominado ânus em buraco de fechadura. Essa deformação apresenta altos índices de incontinência para gases, 34%; e incontinência para fezes, 15%[17].

Eisenhammer modificou o posicionamento da esfincterotomia interna para a porção lateral do ânus, de forma aberta com identificação e secção de metade do músculo, deixando a ferida aberta para evitar infecção e formação de abscessos[16].

Em 1969, Notaras descreveu a técnica da esfincterotomia fechada em que uma lâmina de bisturi fina é introduzida entre a mucosa e o esfíncter interno com a parte cortante da lâmina paralela a mucosa e o músculo com a presença do dedo do cirurgião dentro do canal anal. Após determinado que a lâmina se encontra na posição e altura corretas, faz-se uma rotação de 90° para que a porção cortante da lâmina fique em contato com o esfíncter interno e realiza-se a secção somente do músculo esfíncter interno. A ferida de menos de cinco milímetros é deixada aberta[18]. Esse procedimento pode ser realizado em consultório com anestesia local ou sob anestesia venosa. Modificação da técnica é indicada por Corman que faz a inserção da lâmina no espaço interesfincteriano e a secção do esfíncter interno se faz em direção a mucosa prevenindo assim riscos de secções inadvertidas do esfíncter externo[19].

A grande maioria dos cirurgiões prefere realizar a esfincterotomia aberta com visão direta do esfíncter interno, podendo a incisão ser radial ou acompanhar a borda anal. Infiltração com vasoconstritor pode ou não ser utilizada, mas previne sangramentos. Quando ocorre sangramentos, estes são pequenos e a simples compressão por alguns minutos é suficiente para formar o coagulo. A ferida pode ficar aberta ou ser suturada com fio absorvível.

Estudos prospectivos, randomizados e controlados comparando a esfincterotomia aberta versus a esfincterotomia fechada demonstram resultados semelhantes, o que torna a escolha da técnica uma preferência do cirurgião[20-23].

A dor pós-esfincterotomia geralmente é menor que antes do procedimento e facilmente controlada com anti-inflamatórios não esteroides ou analgésicos comuns. Os pacientes retornam as atividades 24 ou 48 horas após o procedimento[24].

FISSURECTOMIA ASSOCIADA À ESFINCTEROTOMIA

A esfincterotomia lateral interna isolada como forma de tratamento da fissura anal crônica mantém o leito da fissura, que cicatrizará por 2ª intenção, e o plicoma sentinela que pode ter implicações de higiene, irritação por atrito, e ainda em muitas ocasiões na porção inferior do plicoma existe um processo inflamatório e infeccioso crônico com microabscesso. Esse pequeno abscesso em geral produz um trajeto em fundo cego, tipo sinus, ou trajeto fistuloso atravessando a base do plicoma[25]. Portanto, quando se associa fissurectomia à esfincterotomia lateral interna retira-se o plicoma e a papila anal hipertrófica deixando a ferida menos profunda com bordos planos, sem processo inflamatório o que facilita a cicatrização.

A fissurectomia associada à esfincterotomia tem ótimos resultados quanto a cicatrização e baixo índice de recidiva. Trabalhos da literatura médica demonstraram que associando ao tratamento cirúrgico drogas como diltiazen, óxido nítrico e toxina botulínica tem resultados semelhantes à cirurgia isolada[26].

Um estudo da clínica Mayo demonstrou que 487 pacientes submetidos à esfincterotomia como tratamento da fissura anal crônica apresentaram índice de cicatrização em três semanas de 96%; recorrência em 8%. Contudo, a incontinência anal ocorre em 45% dos pacientes no período pós-operatório sendo mais frequente no sexo feminino; a incontinência para gases, 31%; para líquidos, 39%; e pastosos ou sólidos, 23%. Nesse mesmo estudo, após mais de 5 anos de acompanhamento ficou demonstrado que 6% dos pacientes apresentavam incontinência para gases, 8% para líquidos ou escapes fecais e 1% para fezes sólidas[25].

FISSURECTOMIA ISOLADA OU ASSOCIADA A AVANÇO DE RETALHO CUTÂNEO

Patti et al., apesar do número de casos ser pequeno, demonstram que a fissurectomia isolada ou associada a avanço de retalho cutâneo apresenta bons resultados quanto à cicatrização com menor índice de incontinência fecal[26]. (Figuras 56.3.2 a 56.3.4)

Um estudo com manometria pré e pós-tratamento em 227 pacientes com fissura anal crônica demonstrou que 30% não apresentavam hipertonia esfincteriana, sendo retirados do estudo. Em um total de 157 pacientes com hipertonia, 56 foram tratados com esfincterotomia lateral interna, 56 tratados com fissurectomia isolada e 51 com dinitrato de isossorbida 2%. Os pacientes tratados com isossorbida apresentaram índice de cicatrização de apenas 28%, comparados aos pacientes submetidos a tratamento cirúrgico que obtiveram um índice de cicatrização de 98% em quatro semanas. Contudo, nos pacientes submetidos à esfincterotomia, a manometria pós-tratamento demonstrou uma queda na pressão de repouso de 10% abaixo do valor normal devido a esfincterotomia, já nos pacientes submetidos à fissurectomia isolada as pressões retornaram aos níveis normais. Esse estudo demonstra, ainda, que nem todos os pacientes com fissura anal crônica têm hipertonia esfincteriana e que talvez a hipertonia possa ser consequência da fissura anal e não seu fator causal[27].

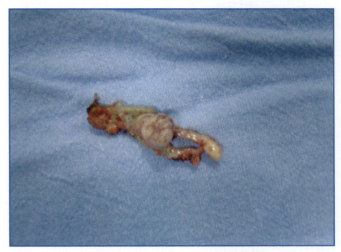

Figura 56.3.4 – Espécime cirúrgico da fissurectomia anal.

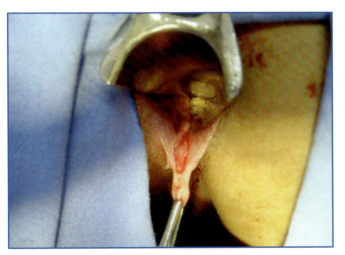

Figura 56.3.2 – Exposição pré-operatória de fissura anal crônica.

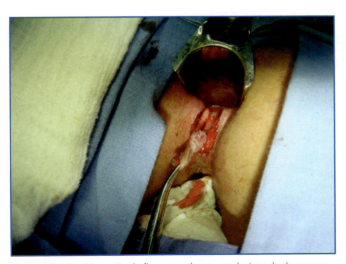

Figura 56.3.3 – Dissecção da fissura anal com ampla área de drenagem externa (técnica de fissurectomia isolada).

REFERÊNCIAS BIBLIOGRÁFICAS

1. Gupta PJ. A study of suppurative pathologies associated with chronic anal fissures. Tech Coloproctol 2005; 104-7.
2. Récamier JCA. Extension, massage et percussion cadencée dans le traitement des contractures musculaires. Rev Med Fr 1838; 74.
3. Watts JM, Bennett RC, Goligher JC. Stretching of Anal Sphincters in Treatment of Fissure-in-Ano. Br Med J 1964; 342-3.
4. Nelson RL. Meta-analysis of operative techniques for fissure-in-ano. Dis Colon Rectum 1999; 1424-8.
5. Renzi A, Brusciano L, Pescatori M, Izzo D, Napolitano V, Rossetti G, del Genio G et al. Pneumatic balloon dilatation for chronic anal fissure: a prospective, clinical, endosonographic, and manometric study. Dis Colon Rectum 2005; 121-6.
6. Goligher JC (ed.). Surgery of the anus, rectum and colon. New York: Macmillan; 1980.
7. Milles WE (ed.). Rectal Surgery. London: Cassell & Co; 1939.
8. Nielsen MB, Rasmussen OO, Pedersen JF, Christiansen J. Risk of sphincter damage and anal incontinence after anal dilatation for fissure-in-ano. An endosonographic study. Dis Colon Rectum 1993; 677-80.

9. Speakman CTM, Brunett SJD, Kamm MA, et al. Sphincter injury after anal dilatation demonstrated by anal endosonography. Br J Surg 1991; 1429.
10. Goldman G, Zilberman M, Werbin N. Bacteremia in anal dilatation. Dis Colon Rectum 1986; 304.
11. Nelson R. Operative procedures for fissure in ano. Cochrane Database Syst Rev 2001; CD0021992001.
12. Nelson R. Operative procedures for fissure in ano. Cochrane Database Syst Rev 2002; CD0021992002.
13. Nelson R. Operative procedures for fissure in ano. Cochrane Database Syst Rev 2005; CD0021992005.
14. Nelson RL. Operative procedures for fissure in ano. Cochrane Database Syst Rev 2010; CD0021992010.
15. Brodie BC. Preternatural contraction of the sphincter ani. London Med Gazette 1939; 26.
16. Eisenhammer S. The evaluation of the internal anal sphincterotomy operation with special reference to anal fissure. Surg Gynecol Obstet 1959; 583-90.
17. Bennett RC, Goligher JC. Results of internal sphincterotomy for anal fissure. Br Med J 1962; 1500-3.
18. Notaras MJ. Lateral subcutaneous sphincterotomy for anal fissure – a new technique. Proc R Soc Med 1969; 713.
19. Corman ML (ed.). Colon & Rectal Surgery. Philadelphia: Lippincott Williams & Wilkins; 2005.
20. Boulos PB, Araujo JG. Adequate internal sphincterotomy for chronic anal fissure: subcutaneous or open technique? Br J Surg 1984; 360-2.
21. Kortbeek JB, Langevin JM, Khoo RE et al. E. Chronic fissure in ano: a randomized study comparing open and subcutaneous lateral internal sphincterotomy. Dis Colon Rectum 1992; 835-7.
22. Arroyo A, Perez F, Serrano P, Candela F, Calpena R. Open versus closed lateral sphincterotomy performed as an outpatient procedure under local anesthesia for chronic anal fissure: prospective randomized study of clinical and manometric longterm results. J Am Coll Surg 2004; 361-7.
23. Wiley M, Day P, Rieger N et al. Open vs. closed lateral internal sphincterotomy for idiopathic fissure in ano: a prospective, randomized, controlled trial. Dis Colon Rectum 2004; 847-52.
24. Notaras MJ. The treatment of anal fissure by lateral subcutaneous internal sphincterotomy: a technique and results. Br J Surg 1971; 96.
25. Pelta AE, Davis KG, Armstrong DN. Subcutaneous Fissurotomy: a novel procedure for chronic fissure-in-ano. A Review of 109 Cases Diseases of the Colon & Rectum 2007; 1662-7.
26. Perry SB, Dykes SL, Buie D, Rafferty JF. Practice parameters for the management of anal fissure (3rd rev). Dis Colon Rectum 2010; 1110-5.
27. Nyam DC, Pemberton JH. Long-term results of lateral internal sphincterotomy for chronic anal fissure with particular reference to incidence of fecal incontinence. Dis Colon Rectum 1999; 1306-10.

Doença Pilonidal Sacrococcígea

57

Miguel Arcanjo Gialluisi da Silva Sá
André da Luz Moreira

DEFINIÇÃO

A típica doença pilonidal consiste em um ou múltiplos orifícios recobertos por epitélio escamoso na região interglútea, criando uma cavidade subcutânea (Figura 57.1) com tecido de granulação e pelos. A partir dessa cavidade subcutânea, surgem trajetos que se exteriorizam na pele. Os trajetos mais frequentes obedecem ao sentido cefálico, tanto na linha média quanto em posições laterais. Na minoria dos casos, estes se estendem em direção ao ânus (Figura 57.1)[1].

ETIOLOGIA

Herbert Mayo, em 1833, foi o primeiro autor a descrever uma doença que envolvia um "cisto" contendo pelos locali-

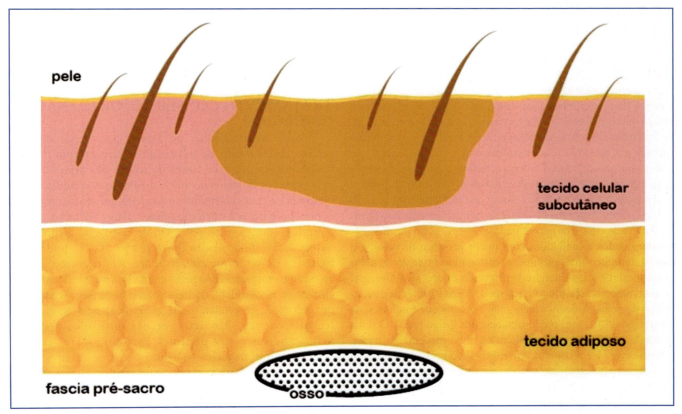

Figura 57.1 – Ilustração mostrando a doença restrita ao espaço subcutâneo.

zado na base do cóccix[2.] Em 1880, Hodge criou o nome "pilonidal", derivado do Latim "*pilus*" e "*nidus*", que significam "pelo" e "ninho", respectivamente[3]. Inicialmente, acreditava-se que a etiologia da doença pilonidal era congênita e, consequentemente, seu tratamento era radicalmente baseado nos princípios embriológicos. Entretanto, durante a Segunda Guerra Mundial, mais de 80.000 soldados do exército americano foram hospitalizados com a doença pilonidal. Em virtude do fato de a maioria desses soldados terem percorrido longas distâncias em terrenos muito acidentados, e dentro de jipes, imaginou-se que esta fosse, na realidade, de etiologia adquirida, causada pela pressão ou irritação na região sacrococcígea, sendo, então, denominada "doença dos jipeiros"[4].

Atualmente, a teoria mais aceita é a de uma afecção adquirida relacionada à presença de pelos na região sacrococcígea. Segundo Karydakis, os pelos acumulados nessa área, associados a sua inserção na linha mediana por alguma força de atrito, causariam uma reação de corpo estranho, levando à formação de pequenos orifícios nesse local e, posteriormente, a cavidades recobertas por células epiteliais[5]. Essas cavidades acarretam infecção crônica no espaço subcutâneo, trajetos fistulosos e sínus com folículos pilosos. Já a "teoria congênita" como causa da doença vem das primeiras descrições, resultando em excisões radicais. Na atualidade, a chamada "ressecção em bloco" está ainda apoiada nos resquícios das descrições pretéritas.

O termo "cisto pilonidal" ainda é muito utilizado em nosso meio. Porém, considerando que, por definição, cisto é uma cavidade contendo fluido e envolvida por uma membrana definida[6], esse termo não é o mais adequado e deve ser substituído por "doença pilonidal".

APRESENTAÇÃO E DIAGNÓSTICO

A doença pode se apresentar na fase aguda com abscesso e dor, e na fase crônica, com desde assintomáticas elevações e orifícios na linha mediana até extensos trajetos, prolongamentos laterais e fístulas com saída de secreção. A forma de apresentação somada aos sintomas irá determinar o tipo de abordagem, que poderá ser não cirúrgico, cirurgia econômica ou procedimentos mais extensos, normalmente executados nas formas recidivadas.

Trata-se de uma condição comum que afeta milhares de indivíduos jovens. A doença ocorre mais frequentemente na segunda década de vida, e os fatores predisponentes estão intimamente relacionados a indivíduos com maior presença de pelos, e o sulco interglúteo mais profundo ocasionando inserção de pelos nesse local. O sulco interglúteo profundo é uma área favorável ao suor, maceração, contaminação por fungos e bactérias e penetração de pelos. A doença afeta mais homens que mulheres, na proporção de 4:1, sem predominância por grupo racial. O sínus se origina de um pequeno orifício na linha mediana da região sacrococcígea e é recoberto por epitélio escamoso estratificado. Frequentemente, mais de um desses sínus são encontrados, e podem apresentar orifícios laterais com drenagem de secreção purulenta. Essas cavidades contêm tecido de granulação crônico, tufos de pelos e restos de células epiteliais.

Seu diagnóstico pode ser a partir de um sínus simples, um abscesso agudo – com ou sem a presença de celulite – ou como um sínus crônico com drenagem purulenta. Os abscessos agudos, inicialmente, apresentam dor, eritema e edema na linha média da região sacrococcígea, e podem drenar espontaneamente, aliviando temporariamente os sintomas. Outros evoluem para a forma crônica com drenagem purulenta recorrente. Alguns pacientes chegam ao consultório médico com história de repetidos procedimentos cirúrgicos, podendo apresentar múltiplos pontos de drenagem e extensas áreas de tecido cicatricial.

Outras patologias anorretais devem ser incluídas no diagnóstico diferencial. As mais importantes são as fístulas anais complexas, a hidradenite supurativa, o pioderma gangrenoso e as patologias congênitas, especialmente os tumores retrorretais (por exemplo, cistos dermoides e epidermoides). Exames de imagem, tais como ultrassonografia e ressonância nuclear magnética da região afetada, não devem ser realizados de rotina, a menos que a história e o exame clínico nos leve a suspeitar de alguma outra condição que necessite de investigação, o que normalmente não acontece.

A doença, assim como seu tratamento, é responsável por piora da qualidade de vida, interferindo nas atividades profissionais e escolares e causando grave comprometimento emocional e econômico. Acometendo os jovens em plena atividade, devemos tentar não "errar" na abordagem primária e não permitir que eles percorram uma verdadeira *via crucis* (muitos por 3 a 5 anos), pela insistência do cirurgião, que, no desejo de solucionar, repete seguidamente o mesmo procedimento inicial, acarretando múltiplas passagens pelos consultórios médicos e centros cirúrgicos. Em tais casos, as cirurgias mais complexas tem lugar de eleição.

TRATAMENTO CONSERVADOR OU NÃO CIRÚRGICO

Quando assintomática, em alguns casos pode não necessitar, inicialmente, de tratamento cirúrgico, com base no conhecimento que hoje temos da reação de corpo estranho pela presença de pelos no sulco mediano. A conduta (olhar e esperar) é particularmente verdadeira em mulheres jovens com poucos pelos e sulco interglúteo plano. Portanto, apenas a remoção desses pelos por meio de raspagem, assim como outros meios de depilação (por exemplo, *laser*), podem ser utilizados como forma conservadora. A observação clínica, associada à raspagem dos pelos e uma boa higiene local, pode eliminar a necessidade de intervenção e, consequentemente, de internação hospitalar, o que, além de atender ao binômio tempo/economia, não interfere nas atividades profissionais e acadêmicas dos pacientes. Essa estratégia é indicada principalmente naqueles pacientes que apresentam doença pilonidal assintomática ou oligossintomática. Um pequeno e único abscesso pode ser drenado e, com os cuidados locais, a doença autolimitada pode ser conduzida sem grande impacto na qualidade de vida.

TRATAMENTO CIRÚRGICO

O tratamento cirúrgico se torna a principal alternativa naqueles pacientes sintomáticos com infecção recorrente. A estratégia ideal deveria ser simples, com tempo de internação curto, apresentando baixas taxas de recidiva e possibilitando o retorno do paciente a sua vida produtiva o mais precocemente possível. Assim, diferentes técnicas cirúrgicas foram desenvolvidas e testadas até os dias de hoje, incluindo desde a simples drenagem, nos casos de abscessos agudos, até a excisão local, com ou sem reconstrução.

No entanto, ainda não existe um consenso, e nenhuma técnica é universalmente aceita como melhor ou superior às demais, devendo ser individualizada, conforme a história, tempo com a doença, avaliação criteriosa de como foi tratada e sua apresentação.

Abordagem primária

Durante muitos anos, a abordagem primária foi a ressecção da área acometida aprofundando até a fáscia pré-sacral, a chamada ressecção em bloco. Essa técnica baseava-se nos princípios embriológicos, acreditando-se na teoria congênita da doença. Entretanto, esse procedimento resulta em uma ferida operatória grande e profunda (Figura 57.2), de cicatrização demorada por segunda intenção. Sabemos, hoje, que, por se tratar de uma condição adquirida, a ressecção em bloco é absolutamente desnecessária, causando grande desconforto ao paciente[7]. Alguns cirurgiões optam pelo fechamento primário na linha mediana, na tentativa de minimizar esse desconforto. Poucos trabalhos randomizados foram realizados comparando a técnica fechada com a aberta após ressecção mediana. As taxas de recidiva no pós-operatório chegam a 25%, e não foram encontradas diferenças estatísticas entre as duas. Entretanto, a técnica de fechamento primário está associada a uma maior possibilidade de infecção pós-operatória. Ou seja, não há grandes benefícios em realizar um fechamento primário após a excisão mediana da doença[8-10]. Com base nesses estudos, observações e consequentes trabalhos que se seguiram, acreditamos que a técnica de ampla ressecção em bloco deve ser abandonada[7]. Não parece lógico empregar uma ressecção tão extensa, posto que não será esta que atenderá aos princípios da etiologia adquirida de localização subcutânea (Figura 57.2).

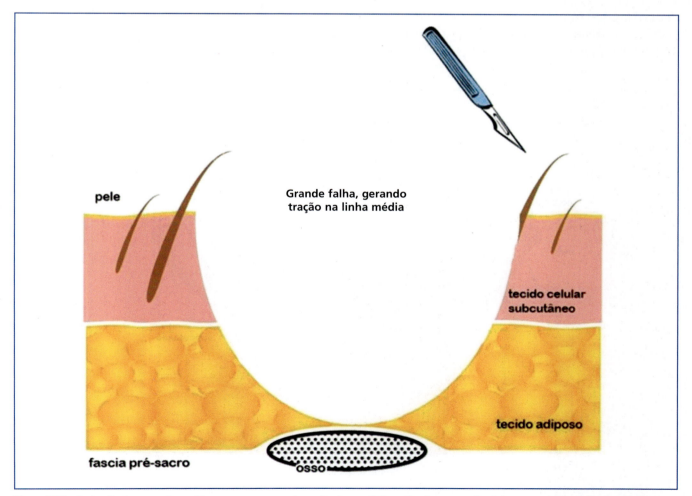

Figura 57.2 – Ilustração da ressecção em bloco, que, por se apoiar na teoria congênita, retira desnecessariamente uma camada profunda sem doença.

Lord e Millar, em 1965, descreveram a técnica de simples incisão e curetagem da cavidade acometida, seguida de intensa higiene local e raspagem dos pelos no pós-operatório, visando diminuir as taxas de recidivas[11]. Nessa técnica, somente os tecidos nitidamente acometidos são abordados, sem a necessidade de aprofundar a ressecção até a fáscia pré-sacral, uma vez que a área comprometida está circunscrita ao espaço subcutâneo (Figura 57.3).

Aproximadamente 60% dos pacientes que se apresentam inicialmente com um abscesso agudo e são tratados com incisão e curetagem atingem a cicatrização sem outras intervenções[12]. Após a curetagem, uma maneira de reduzir o volume da ferida é a marsupialização de seus bordos por meio de sutura das margens da pele na base da ferida, prevenindo, assim, a epitelialização prematura, além de sangramento nos bordos da ferida (Figura 57.4). Não há necessidade, na incisão, curetagem e marsupialização (ICM), de deixar as gazes comprimindo o local por muitos dias, como de costume na ressecção em bloco, originando um odor fétido no local. Na técnica ICM, costumamos fazer novo curativo em 48 horas.

A ICM deve ser o procedimento inicial de escolha para os pacientes com infecções agudas ou naqueles com doença crônica que apresentam menos orifícios na linha média e menos trajetos laterais[13]. Mesmo nos casos com trajetos laterais, estes podem ser curetados, e não ressecados após o tratamento da cavidade mediana, com evolução clínica satisfatória, como mostrado nesses dois casos em que o trajeto lateral não foi incluído, poupando o tamanho da ferida pós-operatória (Figuras 57.5 e 57.6).

Manejo pós-operatório na abordagem primária

A infecção de ferida operatória pode ocorrer em até 38% dos casos, sendo mais comum na excisão mediana com fechamento primário. A recidiva da doença pilonidal também é alta após o tratamento cirúrgico, podendo chegar a 25% dos casos.[14] Por isso, os cuidados pós-operatórios são de extrema importância e absolutamente mandatórios. Ressaltamos que pacientes operados nos serviços públicos são seguidos por vários profissionais, em intervalos e cuidados não correspondentes ao que recomendamos, resultando em um acompanhamento deficiente e irregular, com uma maior possibilidade de recidiva.

Nas feridas abertas resultantes da abordagem primária, o uso de pomadas é opcional, embora nossa conduta seja lavar a cavidade diariamente com soro fisiológico, deixando-a levemente úmida e colocando colagenase, que tem uma melhor atuação em áreas úmidas. Importante orientar para que, no curativo diário, a cavidade seja totalmente preenchida com gazes, para evitar o espaço morto. Antibióticos são necessários apenas nos casos de celulite extensa e em pa-

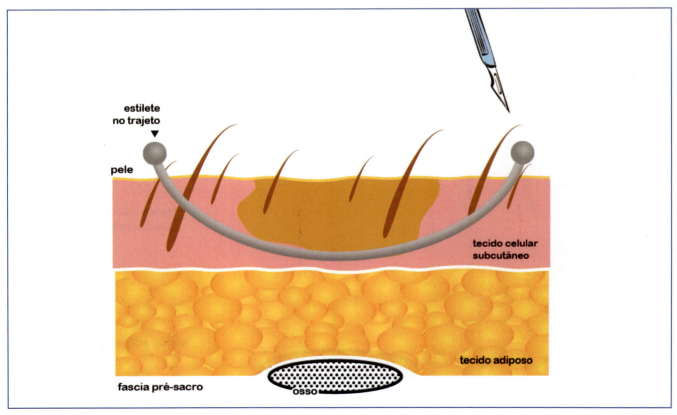

Figura 57.3 – Técnica de incisão e curetagem descrita por Lord e Millar em 1965, abrangendo somente a região subcutânea em que se localiza a doença.

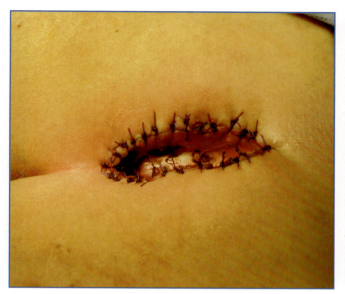
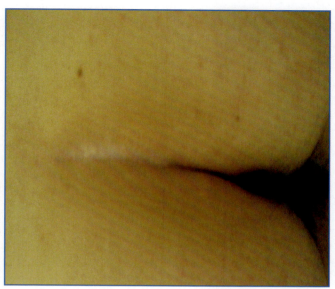

Figura 57.4 – Técnica de incisão/curetagem e marsupialização e, ao lado, ferida cicatrizada por volta do 37º dia.

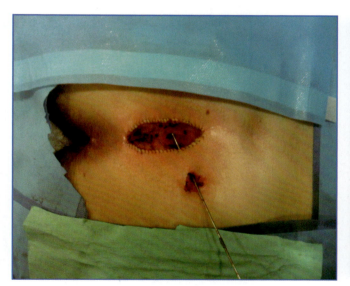
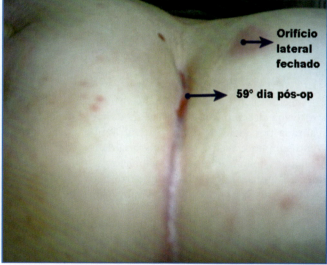

Figura 57.5 – (Caso 1) Mostrando que, após a técnica de incisão/curetagem/marsupialização, o trajeto lateral foi somente curetado.

cientes imunodeprimidos. Os germes isolados nos abscessos pilonidais são aeróbios e anaeróbios, porém, predominam os bacterioides.

As recomendações principais estão listadas a seguir e devem ser seguidas até a cicatrização completa da ferida operatória:

- higiene local rigorosa;
- raspar os pelos ao redor 1 ou 2 vezes por semana;
- revisão no consultório 1 vez por semana;
- curativos diários com orientação (por se tratar de jovens haverá, normalmente, um parente que cuidará);
- manter a ferida sem tunelização preenchida por gazes;
- manter o local livre de pelos por no mínimo seis meses após o fechamento total.

Não há contraindicação alguma, podendo o paciente, por volta do 6º ao 7º dia, retomar suas atividades, independentemente de a ferida estar aberta, o que não impede de sentar, como muitos acreditam.

A falta de acompanhamento cuidadoso nesta fase aumenta enormemente a chance de recidiva.

MÉTODOS DIVERSOS DE ABORDAGEM CIRÚRGICA

Vários métodos foram desenvolvidos e descritos, principalmente por Karydakis e Bascom, tanto para o tratamento primário quanto para doença recidivada[9-15]. Na abordagem primária, como já descrito, optamos pelo método de ICM.

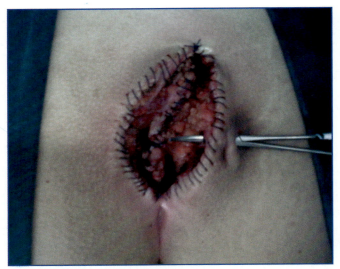
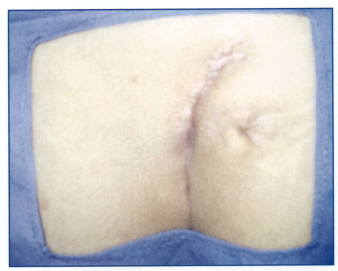

Figura 57.6 – (Caso 2) Mostrando a mesma tática e a ferida totalmente fechada por volta do 70º dia.

Serão descritas com figuras esquemáticas as várias técnicas e, em seguida, demonstradas as de nossa preferência pessoal, a zetaplastia e retalho romboide (Limberg) para recidivas menores e V-Y para as de maior extensão.

Técnica de Bascom

A técnica consiste na excisão dos orifícios na linha média em forma de cilindros e drenagem da cavidade principal, realizada por meio de incisão lateral. Embora seja descrita como simples e realizada ambulatorialmente com anestesia local, não achamos que seja a melhor forma para abordagem inicial. Alguns autores relatam que não obtiveram o sucesso descrito por Bascom, e abandonaram o método como primeira opção[15-18].

A incisão paralela a linha média é prolongada e aprofundada em direção ao interior da cavidade da doença. São curetados o tecido de granulação e os pelos da cavidade. Os vários orifícios cutâneos e os trajetos são removidos e suturados (Figura 57.7).

Fechamento primário

Inspirado na operação de Karydakis, Bascom a modificou, uma vez que o tecido adiposo não é retirado e, também, não mobilizado. A cavidade acometida é curetada, sendo retirado todo o tecido de granulação e pelos.

As camadas adiposas são justapostas, e o excesso de pele é retirado e suturado. A colocação de dreno é opcional (Figura 57.8).

Excisão e fechamento primário

Técnica de Karydakis, em que a doença central é excisada elipticamente, retirando completamente a região acometida com pelos e tecido de granulação. Karydakis acreditava que, com essa técnica, a interrupção do local de inserção de pelos seria a chave para prevenir a doença. A ferida é fechada lateralmente à linha média, fazendo que a sutura fique totalmente posicionada fora do plano central (Figura 57.9).

Retalho do glúteo máximo

Após excisão elíptica da doença; a partir de seu ápice é criado um largo e espesso retalho circular a partir de uma ampla rotação glútea. Essa técnica permite uma radical excisão para preenchimento da falha. Porém, trata-se de um procedimento pouco usado, em razão da grande dificuldade e da potencial morbidade, sendo, então, considerada uma técnica de exceção em caso de falhas de outras opções. Em nossa opinião, a técnica de V-Y também abrange grandes falhas, com muito mais segurança (Figura 57.10).

Zetaplastia

Apresenta a vantagem de obliterar a ferida interglútea, eliminando o sulco mediano. A doença é excisada, criando-se em seguida dois retalhos laterais, sendo importante lembrar que estes devem ter espessura adequada para preservar a boa vascularização e preencher a falha central criada. Após a inversão, assumirão a forma de "Z" (Figura 57.11).

Retalho romboide (Limberg)

Após cuidadosas medição e marcação, procede-se a uma incisão com formato romboide até a fáscia pré-sacral, removendo-se a doença. O retalho envolve pele e tecido adiposo, se estendendo até a fáscia da musculatura glútea. Esta, depois, é deslocada em direção à ferida criada na forma romboide, obedecendo às etapas da Figura 57.12.

Capítulo 57 – Doença Pilonidal Sacrococcígea   859

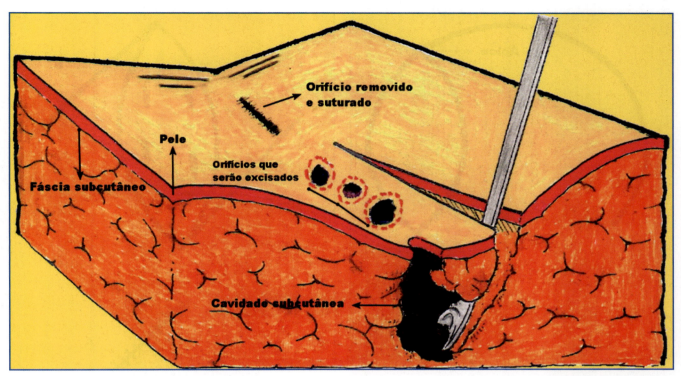

Figura 57.7 – É realizada uma incisão lateral e paralela ao sulco interglúteo e à cavidade curetada. Os trajetos e orifícios são excisados com bisturi, na forma de cilindros, e fechados.

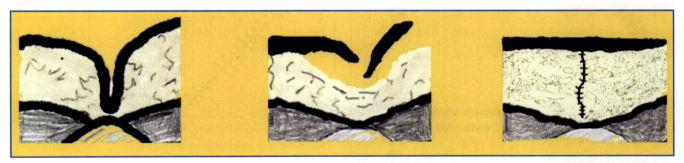

Figura 57.8 – Idealizada por Bascom. As camadas adiposas não são excisadas e em seguida justapostas, a pele é mobilizada e o excedente é retirado em um ou nos dois lados, e, em seguida, suturada.

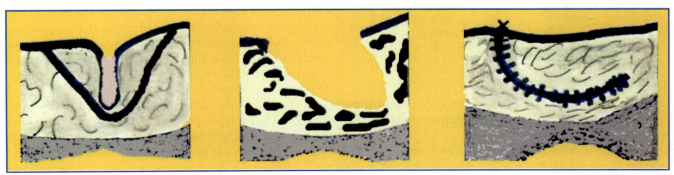

Figura 57.9 – Técnica de Karydakis, que inclui a excisão da área comprometida e parte do tecido adiposo, criando uma falha que, em seguida, é fechada fora da linha média.

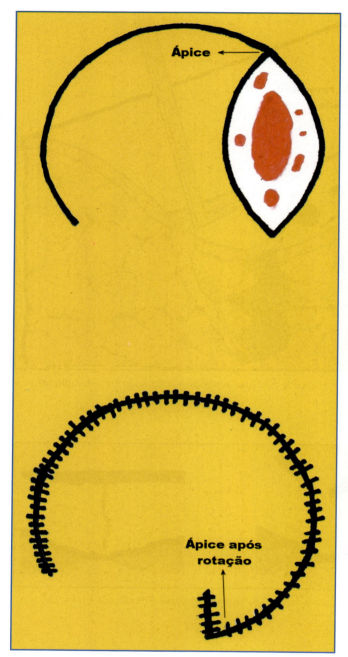

Figura 57.10 – Realiza-se uma incisão elíptica envolvendo toda área comprometida. Em seguida é mobilizado um retalho circular aprofundando até o plano muscular a preencher a falha criada.

Técnica V-Y

Pode ser uni ou bilateral. Os retalhos são compostos da pele, tecido adiposo indo até a fáscia glútea, aprofundando na musculatura (retalho miocutâneo).

É um método bastante seguro, principalmente para lesões extensas. E, por ser um deslizamento de retalhos, e não o isolamento destes, oferece maior garantia na vascularização. No final, o V assumirá o formato de um ou dois Y (Figura 57.13).

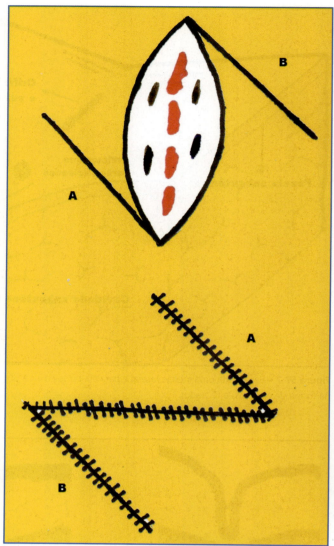

Figura 57.11 – Excisão da área afetada e criação de dois retalhos que, em seguida, serão invertidos.

MÉTODOS PREFERENCIAIS NA DOENÇA RECIDIVADA OU COMPLICADA

O tratamento das recidivas cirúrgicas e da doença pilonidal complicada representam um desafio para o cirurgião. Esses pacientes normalmente apresentam múltiplas operações malsucedidas, ocasionando cicatrização pobre e defeituosa, cavidades e fístulas complexas, doença de longa duração, sínus com quantidade abundante de folículos pilosos, tecido de granulação exuberante e tração na linha média.

Nesses casos, o uso de técnicas mais complexas envolvendo a rotação de retalhos podem resultar em taxas de recidiva menos frequentes que outras técnicas empregadas[14,16,17]. Os retalhos utilizados em nossa preferência incluem a zetaplastia, o retalho em V-Y e o retalho romboide (Limberg). Essas técnicas evitam ou amenizam a sutura na linha média, diminuindo a tensão da ferida operatória por meio da mobilização

Capítulo 57 – Doença Pilonidal Sacrococcígea   861

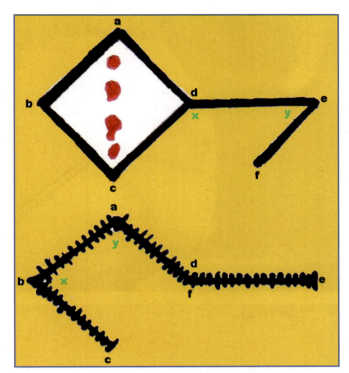

Figura 57.12 – Demarcação em forma romboide com prolongamento tipo Limberg. Excisão da área afetada, criando no final uma ferida sem tensão e bem vascularizada.

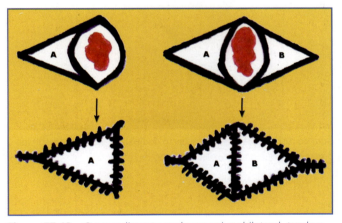

Figura 57.13 – O procedimento pode ser uni ou bilateral, tendo a grande vantagem de ser um "deslizamento" de retalhos. Excelente técnica para recidivas mais complexas.

de tecidos laterais espessos e bem vascularizados, preenchendo as falhas criadas pela excisão da doença recidivada. As maiores desvantagens descritas nesses métodos, além de um tempo cirúrgico mais prolongado, seriam a possibilidade de deiscência e isquemia dos retalhos, embora na prática com os cuidados pertinentes pequenas deiscências nos ápices possam acontecer, as quais, tratadas apenas com manuseio local, são de solução muito simples. A despeito das citadas desvantagens, as técnicas com rotação de retalhos apresentam menos deiscência de sutura e menor taxa de infecção da ferida operatória quando comparadas ao fechamento primário na linha mediana[14].

Zetaplastia

A zetaplastia envolve retalhos subcutâneos mobilizados até o nível da fáscia pré-sacral e contrapostos em diagonal, obliterando a falha na linha mediana e formando uma incisão horizontalizada após o fechamento da pele (Figura 57.14).

Retalho romboide (Limberg)

A técnica de retalho romboide (Limberg) se inicia com a excisão da cavidade acometida até a fáscia pré-sacral, utilizando uma incisão romboide. O retalho consiste de pele e tecido adiposo, e a incisão é estendida até a fáscia da musculatura glútea. As vantagens desse retalho estão em ocupar a linha mediana sem tensão e ser bem vascularizado. As complicações mais comuns são deiscência da sutura, especialmente no ângulo próximo ao ânus, e formação de seromas. Por isso, o uso de drenos (usamos de rotina nas rotações) é recomendado (Figura 57.15).

Técnica de V-Y uni / bilateral

A técnica de retalho em V-Y unilateral pode ser utilizada para defeitos menores, em torno de 3 a 4 cm, principalmente quando o não fechamento da doença recidivada se perpetua à custa da tração na linha média e sem cavidade profunda (Figura 57.16).

Retalhos bilaterais são capazes de cobrir os defeitos bem maiores, sendo nossa preferência para as recidivas complexas. Esses retalhos são compostos de pele, tecido gorduroso, fáscia da musculatura glútea e parte da própria musculatura, por se tratar de retalhos miocutâneos. A grande vantagem dessa técnica é que, além de eliminar totalmente a tensão na linha média, é, a nosso ver, a mais apropriada na reconstrução de grandes defeitos, preenchendo o espaço morto e com muita segurança em relação ao bom suprimento vascular, por se tratar de um deslizamento de retalhos, e não do isolamento destes. Atende, portanto, às mais complexas recidivas, seja em casos com fístulas complexas (Figura 57.17), seja em largos defeitos, quando temos de extirpar uma grande área afetada (Figura 57.18). Geralmente são pacientes com múltiplas operações, com anos de sofrimento carregando consigo gravíssimos problemas, socioeconômicos, profissionais e emocionais. São situações que desafiam a ingenuidade do cirurgião, que reluta na decisão de uma abordagem mais "agressiva" da doença persistente[19]. Ratificamos que o rigorosíssimo acompanhamento até o fechamento total, obedecendo aos

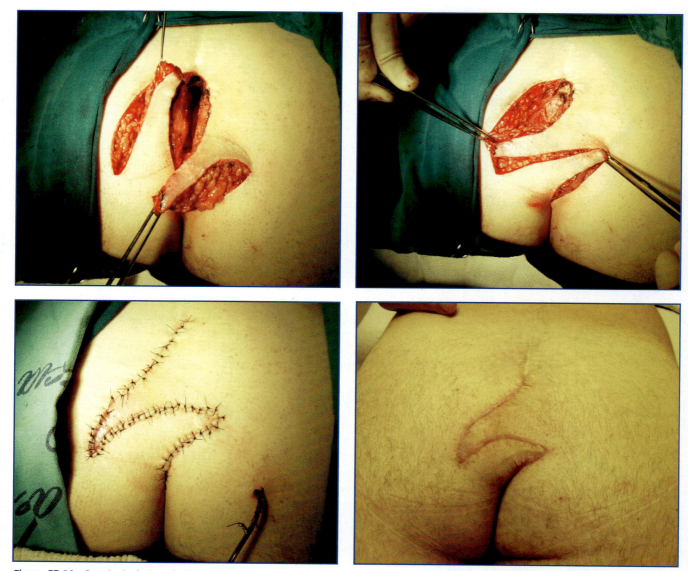

Figura 57.14 – Sequência da Zetaplastia, mostrando a importância da espessura do retalho, sua inversão, aspecto do final da operação e resultado tardio. Esse paciente anteriormente operou nove vezes, por várias técnicas e manobras que não envolviam rotação de retalhos.

princípios supralistados, é condição *sine qua non* para o sucesso da operação.

É importante, ao realizar essas grandes abordagens, que tenhamos bastante cuidado na secção parcial da musculatura glútea, apenas o suficiente para o deslizamento dos retalhos e na proximidade do ânus. Devemos ter cuidado, também, tanto com a musculatura esfincteriana quanto com o próprio reto, pois, embora seja bastante improvável que aconteça uma iatrogenia, é prudente que façamos toque retal a nos orientar em que plano estamos trabalhando (Figura 57.17).

Em outra sequência, na Figura 57.18, utilizando a mesma técnica, observe a grande extensão lateral da área afetada e a proximidade com o ânus.

Abordagem primária com rotação de retalhos

Em casos selecionados, quando a doença primária já se apresenta de forma extensa com múltiplos orifícios fistulosos, podemos optar primariamente pela rotação de retalhos. Existem alguns critérios nessa avaliação para que essa decisão seja tomada. São eles: tempo de doença, idade do paciente, trajetos múltiplos assimétricos decorrentes do tempo, história de abscessos drenados de forma espontânea ou cirúrgica, *status* profissional que demanda em procedimento de acompanhamento que não necessite de curativos mais elaborados; nos autoriza a essa opção inicial (Figura 57.19).

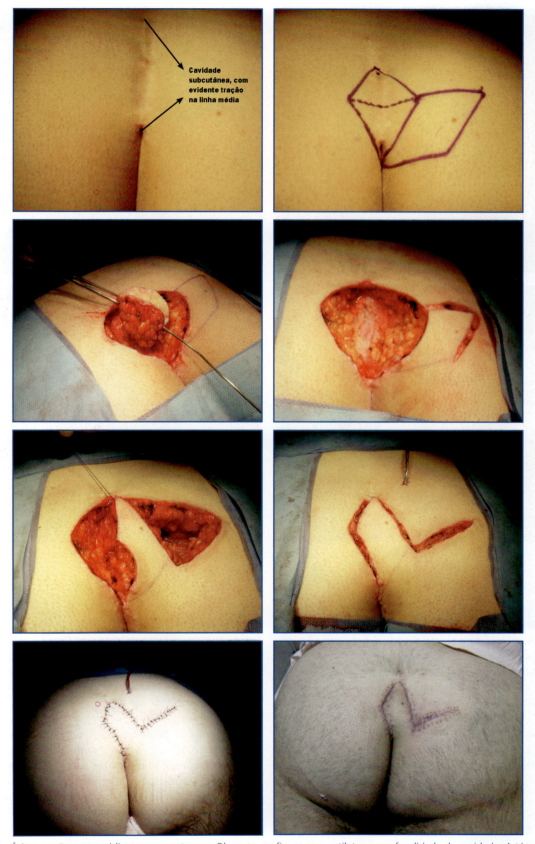

Figura 57.15 – Ótima opção para recidivas menos extensas. Observar, na figura com estiletes, a profundidade da cavidade. A técnica elimina o sulco mediano, com um resultado estético excelente.

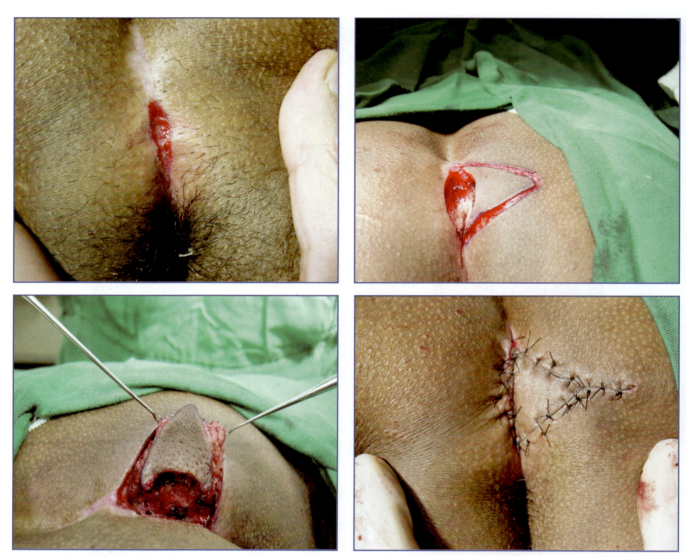

Figura 57.16 – Técnica V-Y para pequenas recidivas, bastando apenas a rotação de um retalho.

Tratamento com abordagens combinadas

Neste caso, com três recidivas, optamos por uma abordagem combinada, considerando que, por ser um trajeto muito extenso, redundaria em grandes retalhos, além da extrema proximidade ao ânus. Após examinar com muita dificuldade, em função do excesso de pelos, e raspar toda a região, constatamos que 2/3 do trajeto a partir do ânus se deviam à falta de cuidados e com apresentação linear sem cavidades, ao passo que no 1/3 cranial havia uma cavidade. Usamos um tratamento combinado, sendo conservador nos 2/3 distais e cirúrgico no 1/3 cranial (Figura 57.20).

Complicações

As mais comuns, embora não com frequência, são pequenas deiscências nos ápices dos retalhos, as quais são facilmente conduzidas com cuidados locais (Figuras 57.18, quinta foto na sequência). Necrose dos retalhos é condição extremamente rara, se respeitados os princípios básicos em sua criação (espessura adequada, com boa vascularização). Porém, a falta de acompanhamento rigoroso gera situações em que se impõe a necessidade de cuidados e pequenas intervenções complementares.

Na Figura 57.21 observamos uma ferida pós-operatória tardia conduzida de forma totalmente incorreta. Repare a falta de higiene, a presença de pelos, tecido de granulação e secreção purulenta na região sacrococcígea, em jovem operado de doença recidivada (retalho romboide) que abandonou o acompanhamento por volta do 19º dia para viajar. Em seu retorno, após 70 dias, embora apresentando a área bastante afetada, esta foi cuidada sem necessidade de refazer o retalho.

Capítulo 57 – Doença Pilonidal Sacrococcígea

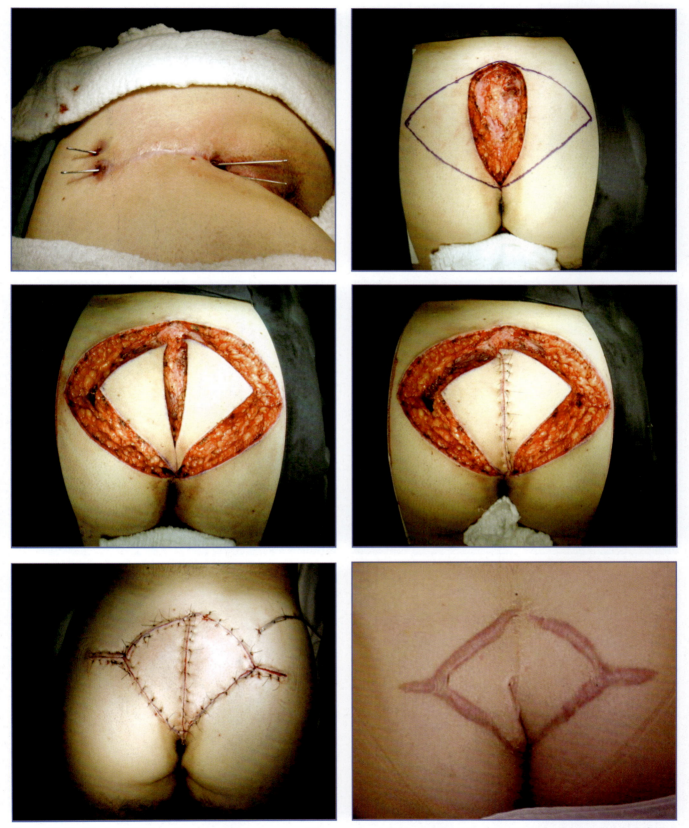

Figura 57.17 – Técnica V-Y (bilateral), nossa preferência para recidivas complexas. Neste primeiro caso, chamamos atenção para os trajetos fistulosos complexos após quatro operações malsucedidas em um período de quatro anos. Observamos, também, um trajeto longo próximo ao ânus. A formação queloide, por ser de uma jovem, é facilmente tratada (ainda não feita) com remoção da mesma e sutura subdérmica.

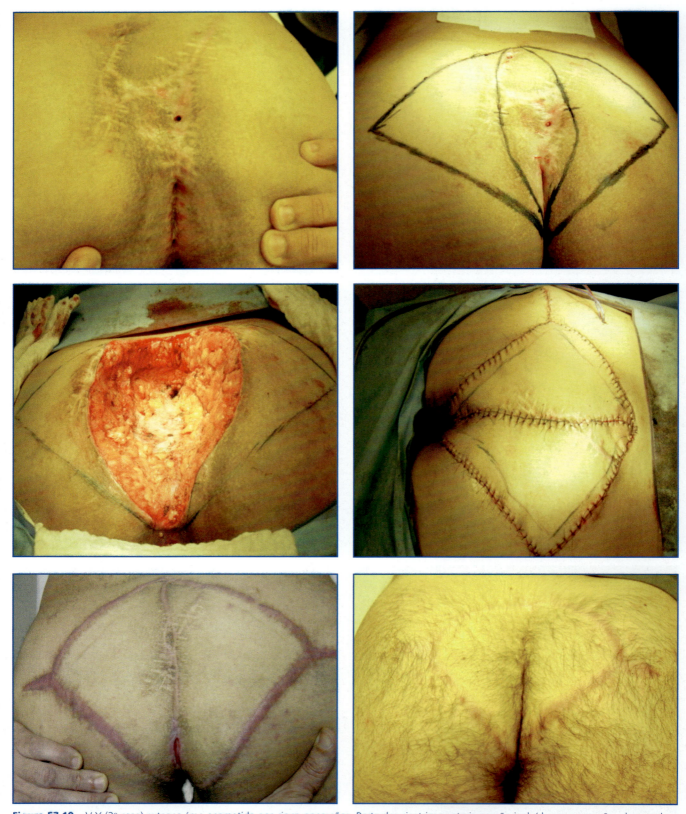

Figura 57.18 – V-Y (2º caso) extensa área acometida por cinco operações. Parte das cicatrizes anteriores não incluídas na ressecção, chamando atenção o fato de que a secção da doença é feita em bisel, objetivando que os retalhos deslizem com bom suprimento. Na penúltima foto, existe mínima deiscência cuidada localmente. Parte das cicatrizes remanescentes foram mantidas. Na última foto tardia, nota-se retração de todas as cicatrizes do retalho e da área central. E, por se tratar de um jovem, os pelos encobrem sem a necessidade de ressecção da cicatriz queloide.

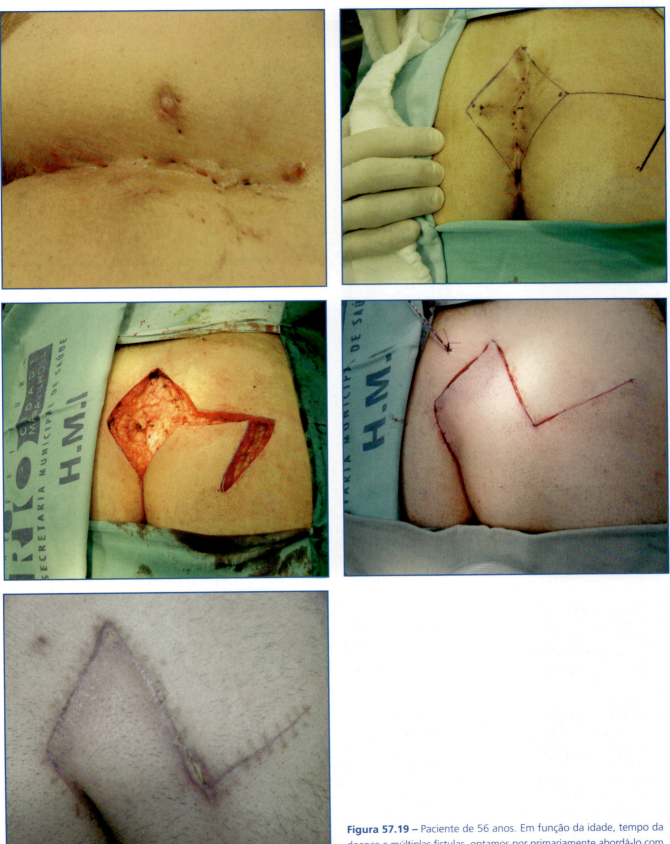

Figura 57.19 – Paciente de 56 anos. Em função da idade, tempo da doença e múltiplas fístulas, optamos por primariamente abordá-lo com rotação de retalhos.

868 Tratado de Coloproctologia – Seção IX – Doenças Anorretais e Perineais

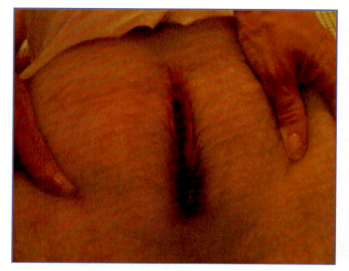

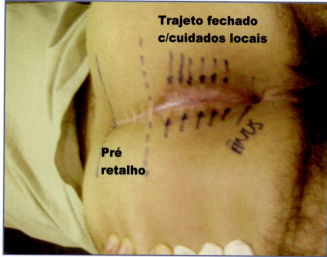

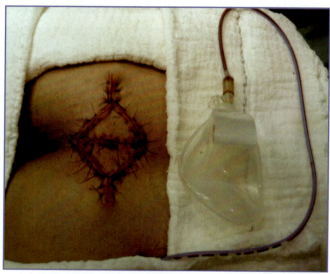

Figura 57.20 – Três operações malsucedidas, falta de cuidados pós-operatórios com difícil visualização pelo excesso de pelos caudocraniais. Apresentava trajeto caudal muito longo, porém raso e linear. Optamos por cuidados locais até seu fechamento. No sentido cranial, havia uma cavidade que foi preenchida por rotação de retalhos.

Com a demonstração desse caso, ratificamos e insistimos que o rigorosíssimo acompanhamento até o fechamento total, obedecendo aos princípios que já listamos e comentamos inúmeras vezes, é condição *sine qua non* para sucesso da operação (Figura 57.21).

Manejo per-operatório/pós-imediato

Nos casos de rotação de retalhos, é feito antibiótico no pré-anestésico, continuando por via oral até a retirada do dreno (Blake de 10 french), que se dá por volta do décimo dia. É feito curativo no dia seguinte, observando a viabilidade dos retalhos. Recomendamos que, por 48 horas desde a saída do centro cirúrgico, não se comprima a região operada, deitando em decúbito ventral, mas podendo mexer-se à vontade. Logo após a inspeção e o curativo, no dia seguinte terá alta, orientando um familiar como manejar o dreno, o que não apresenta grande dificuldade, além dos curativos diários. Por volta do quinto dia após a retirada do dreno, o paciente está liberado para voltar a suas atividades, recomendando-se apenas que ele se sente em local macio.

CONSIDERAÇÕES FINAIS

A doença pilonidal sacrococcígea acomete adultos jovens, podendo interferir negativamente na qualidade de vida, levando a importantes restrições, sobretudo nos casos mais graves. As estratégias no tratamento cirúrgico são múltiplas e devem ser indicadas conforme a complexidade de cada caso. Os índices de recidiva ainda são grandes, principalmente na ressecção em bloco. Achamos que a simples técnica de incisão, curetagem e marsupialização (ICM) deve sempre ser a primeira escolha na fase crônica da doença[20]. Algumas complicações, como tunelizações na técnica aberta, pequenas

Capítulo 57 – Doença Pilonidal Sacrococcígea

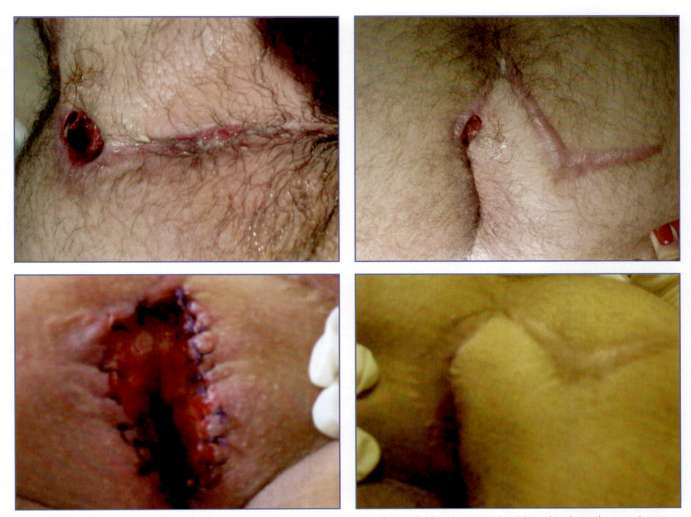

Figura 57.21 – Três recidivas e, depois, operado com retalho a Limberg. Por volta do 19º dia de pós-operatório, viajou, abandonando o seguimento. Em seu retorno, cuidamos da área afetada, não sendo necessário refazer a operação inicial. Ratificamos com este caso a extrema importância dos cuidados no pós-operatório.

áreas de deiscências nas rotações de retalhos, resolvem-se facilmente com cuidados locais e/ou procedimentos ambulatoriais. Nas recidivas, que consideramos: duas ou mais operações mal sucedidas, cicatrização pobre e defeituosa, cavidades e fístulas complexas, anos de duração, sínus com grande quantidades de folículos, tecido de granulação exuberante e tração na linha média, constitui condição imperiosa de uma nova e adequada abordagem, não insistindo na mesma técnica, para não ocasionar condição de doença persistente com anos de duração, causando uma verdadeira paralisia nas vidas dos pacientes, redundando em grave comprometimento socioeconômico, emocional e profissional daqueles que dela padecem.

REFERÊNCIAS BIBLIOGRÁFICAS

1. Morson B. Diseases of the colon, rectum and anus. London: Textbook; 1969.
2. Mayo OH. Observations on injuries and diseases of the rectum. London: Burgess and Hill; 1833. p. 45-6.
3. Hodges RM. Pilonidal sinus. Boston Med Surg J 1880;130:485-6.
4. Buie L. Jeep disease. South Med J 1944; 37:103.
5. Karydakis GE. Easy and successful treatment of pilonidal sinus after explanation of its causative process. Aust N Z J Surg 1992;62(5):385-9.
6. Anderson WAD, Scotti TM. Synopsis of pathology. London: Textbook; 1970.
7. Tejirian T, Lee JJ, Abbas MA. Is wide local excision for pilonidal disease still justified? Am Surg 2007;73(10):1075-8.

8. Kronborg O, Christensen K, Zimmermann-Nielsen C. Chronic pilonidal disease: a randomized trial with a complete 3-year follow-up. Br J Surg 1985;72(4):303-4.
9. Füzün M, Bakir H, Soylu M, Tansuğ T, Kaymak E, Harmancioğlu O. Which technique for treatment of pilonidal sinus – open or closed? Dis Colon Rectum 1994;37(11):1148-50.
10. Søndenaa K, Nesvik I, Andersen E, Søreide JA. Recurrent pilonidal sinus after excision with closed or open treatment: final result of a randomised trial. Eur J Surg 1996;162(3):237-40.
11. Lord PH, Millar DM. Pilonidal sinus: A simple treatment. Br J Surg 1965;52:298-300.
12. Jensen SL, Harling H. Prognosis after simple incision and drainage for a first-episode acute pilonidal abscess. Br J Surg 1988;75(1):60-1.
13. Kepenekci I, Demirkan A, Celasin H, Gecim IE. Unroofing and curettage for the treatment of acute and chronic pilonidal disease. World J Surg 2010;34(1):153-7.
14. Petersen S, Koch R, Stelzner S, Wendlandt T, Ludwig K. Primary closure techniques in chronic pilonidal sinus: a survey of the results of different surgical approaches. Dis Colon Rectum 2002;45(11):1458-67.
15. Bascom J. Pilonidal disease: origin from follicles of hairs and results of follicle removal as treatment. Surgery 1980;87(5):567-72.
16. Eryilmaz R, Okan I, Coskun A, Bas G, Sahin M. Surgical treatment of complicated pilonidal sinus with a fasciocutaneous V-Y advancement flap. Dis Colon Rectum 2009;52(12):2036-40.
17. Horwood J, Hanratty D, Chandran P, Billings P. Primary closure or rhomboid excision and Limberg flap for the management of primary sacrococcygeal pilonidal disease ? A meta analysis of randomised controlled trials. Colorectal Dis. [Epub ahead of print] 2010.
18. Fazio VW, Church JM, Delaney CP. Current therapy in colon and rectal surgery second edition. Cleveland: Saunders; 2000. p. 44.
19. Keighley, Pemberton, Fazio, Parc. Atlas de Cirurgia Colorretal. (tradução de Geraldo Magela G. Cruz). London: Revinter; 1999. p. 128.
20. Silva JH. Pilonidal cyst cause and treatment. Dis Colon Rectum 2000;(43):1146-56.

Prurido Anal | 58

Magda Maria Profeta da Luz
Sérgio Alexandre da Conceição
Kelly Cristine de Lacerda Rodrigues Buzatti

INTRODUÇÃO

O prurido anal é um sintoma que se caracteriza por sensação cutânea desagradável e socialmente embaraçosa, provocando o desejo, em graus variados, de coçar a região.

É uma das queixas mais frequentes em consultas proctológicas, fazendo parte de praticamente todas as afecções desta localização, e pode, também, ser manifestação local de doença sistêmica. Tem como característica uma sensação localizada persistente, mesmo após a cessação do estímulo prurítico de origem local ou central que a gerou, com tendência de provocar coçadura[1-4].

FISIOPATOLOGIA

Toda superfície do corpo responde a estímulos pruríticos. A mais elevada sensibilidade prurítica ocorre ao redor das aberturas naturais desta superfície, em que existem tecidos de transição entre pele e mucosa. Não é possível provocar prurido em áreas de pele desnudada de sua epiderme.

Essa sensação pode ser provocada por irritação local advinda de escoriações, secreções e irritantes químicos.

Os receptores de dor e prurido estão localizados em junções dermoepiteliais da pele e consistem de plexos de terminações nervosas livres. Danos às células próximo a esses nervos causam liberação de histamina, que é o principal mediador. Entretanto, compostos como serotonina, prostigmina, neuropeptídeos e opioides endógenos também podem estimular esses receptores. As fibras C (neurônios de condução lenta) transmitem a sensação de coçar, assim como a dor, para o trato espinotalâmico lateral, através de sinapses que conectam-se com fibras secundárias e enviam a sensação ao tálamo. Quanto maior o dano tecidual gerado pela coçadura, maiores são o estímulo e o desejo de coçar[3-5] (Figura 58.1).

O prurido anal é uma sensação que se irradia sobre ampla área perianal e perineal hiperemiada, asfíxica ou isquêmica, hipo ou hiperalgésica, com ou sem liquenificação, mas, às vezes, aparentemente normal. A principal região acometida geralmente é o ânus, mas pode estender-se por toda a vizinhança. Muitas vezes, o acometimento é inverso, sendo a região perianal e o ânus atingidos secundariamente pela irradiação de lesões ou doenças advindas do restante do organismo[3].

EPIDEMIOLOGIA

Acomete aproximadamente 1 a 5% da população, sendo os homens mais atingidos, em uma proporção de 4:1. Cerca de 50 a 90%[5-9] dos casos de prurido são idiopáticos, embora ele possa ser a manifestação de doenças locais ou sistêmicas. É mais comum na quinta e sexta décadas de vida, porém, pode ser encontrado em adultos jovens e crianças[6]. É mais frequente à noite, quando desaparecem as outras percepções (estímulos) das atividades diárias que podem mascarar total

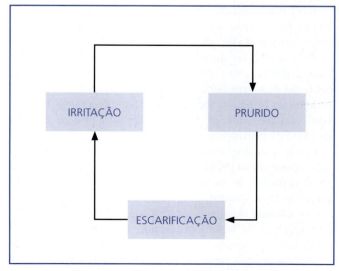

Figura 58.1 – Mecanismo de manutenção do prurido.

ou parcialmente este sintoma[10]. Aparentemente, ele ocorre com mais frequência nos meses de verão.

Pelos fatos de ser um sintoma inespecífico, com ampla variedade de possíveis etiologias, ter diagnóstico difícil, tratamento nem sempre efetivo e geralmente com várias recidivas, o paciente muitas vezes chega ao médico após peregrinação por vários consultórios, já cansado, descrente, desanimado, irritado, frequentemente preocupado com o câncer e, o que é pior, já rotulado como "paciente difícil" ou mesmo como sendo portador de alterações psicológicas (psicossomáticas). A situação pode tornar-se dramática em pacientes com sintoma com pouca ou nenhuma resposta ao tratamento instituído. Casos extremos podem até mesmo desencadear tendências suicidas[11].

O sucesso na condução desses pacientes começa na abordagem. Devemos dispensar-lhes atenção especial, evitando classificá-los pelos insucessos de tratamentos anteriores, como "caso difícil" ou "sem solução".

Cabe ao médico fazer uma explanação minuciosa sobre as possíveis causas da doença. Falar das dificuldades quanto ao diagnóstico e ao tratamento, fazendo uma abordagem sistemática do problema. Deve-se levantar todas as possibilidades etiológicas e programar seguimento cuidadoso do paciente. As promessas de curas rápidas (milagrosas) geralmente são infundadas e só tendem a frustrar o paciente, alterando sua relação de confiança com o médico[5,12].

ETIOLOGIA

A etiologia do prurido anal pode ser dividida em dois grandes grupos: prurido primário ou idiopático e prurido secundário[13,14]. A maioria é idiopática, ou seja, não se encontra causa aparente, mesmo após exaustiva propedêutica. No restante dos casos, alterações sistêmicas ou proctológicas estarão sempre envolvidas.

Dieta, principalmente à base de alimentos que interferem no hábito intestinal, pode estar envolvida na gênese dos sintomas[12,15]. O uso excessivo de cremes à base de corticosteroides e anestésicos, geralmente prescritos para controle do próprio prurido, podem levar a uma dermatite atrófica[16], assim como o uso de sabões, detergentes etc.[7] (Figura 58.2).

Pode, ainda, ser manifestação de doenças sistêmicas que levam à alteração da continência, mantendo a região úmida e, em razão de outros fatores associados, favorecer o desenvolvimento de infecções secundárias, sobretudo fúngicas. Uremia, colestase e doenças mieloproliferativas podem também ser causa de prurido anal.

Causas psicológicas podem estar presentes, mas não devem figurar como primeira hipótese diagnóstica, sendo mais um diagnóstico de exclusão. Não é incomum encontrarmos pacientes com quadro de prurido secundário exacerbado por problemas familiares ou financeiros[11,12,17]. Pode, ainda, ser expressão da homossexualidade, estresse ou depressão. Os distúrbios psicológicos primários incluem dermatite artefacta, escoriação neurótica, parasitofobia, prurido senil e neurodermatite localizada[18].

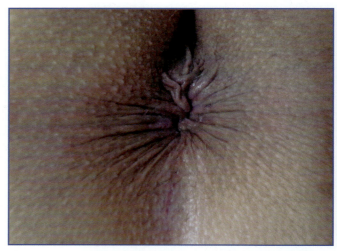

Figura 58.2 – Dermatite atrófica.

Higiene pessoal

A má higiene pessoal expõe cronicamente a região anal e perianal à ação crônica de resíduos irritantes como fezes e secreções, contribuindo para o surgimento do prurido[8,19,20]. Isso é frequentemente constatado em pacientes hirsutos, com ânus infundibuliforme e em portadores de plicomas perianais que dificultam a higiene. Por outro lado, a limpeza excessiva com material abrasivo também pode ser causa de prurido, pela fricção constante aliada ao uso de sabões e materiais inadequados, que se tornam agentes irritantes em uma pele traumatizada[8].

Acredita-se que um dos grandes vilões na história do prurido seja exatamente o excesso de umidade na região anal, que resulta em maceração e escoriação da pele, levando ao desenvolvimento dessa condição[21,22]. O pH alcalino das fezes irritando a pele também pode ser um fator contribuinte.

Tal fato se deve à ação da lisozima, que é um dos componentes da mucossecreção intestinal[8]. É importante salientar que o uso de papel na higiene anal contribui para a manutenção de resíduos fecais e irritação local.

Pacientes muito obesos, em função da própria dificuldade anatômica, ficam sem condições de se limpar adequadamente[8]. O mesmo acontece às pessoas senis, debilitadas e com insanidade mental.

Doenças anorretais

Estima-se que 25% dos pacientes com prurido anal tenham como causa uma alteração anorretal[8,16]. Lesões como fístula, fissura, prolapso, hemorroida, cisto pilonidal, abscessos, tuberculose, sífilis, hidradenite perianal e doenças inflamatórias, como a doença de Crohn, e retocolite cursam com liberação de fluidos pelo ânus e pele da região perianal, resultando, principalmente, em inflamação e ulceração, situações estas que, geralmente, ocasionam o prurido anal (Figuras 58.3 e 58.4).

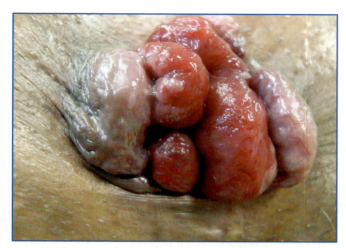

Figura 58.3 – Doença hemorroidária com prolapso mucoso.

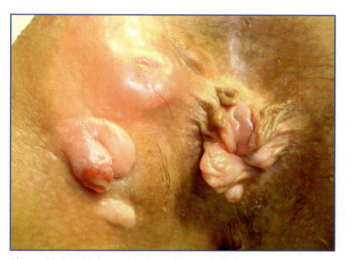

Figura 58.4 – Fístulas perianais na doença de Crohn.

Alterações anatômicas do ânus por trauma ou cirurgia, bem como alterações da musculatura esfincteriana decorrentes da idade, podem alterar a continência, permitindo a saída de conteúdo intestinal.

É importante salientar o papel de cirurgias mais complexas como abaixamento endoanal e anastomoses ileorretais, que aumentam a frequência e alteram a continência e consistência fecais.

Estudos com manometria anorretal demonstraram que o extravasamento de secreções pelo ânus era mais comum nos pacientes que apresentavam o prurido como um dos sintomas, independentemente de serem ou não portadores de doenças proctológicas[21]. Acredita-se que esse fato se deva à doença anal coexistente ou a um exagerado reflexo inibitório retoanal. Outra teoria é que a presença de relaxamento transitório do esfíncter interno propicia a saída de secreção e consequente instalação do prurido[8,23,24].

Alterações dermatológicas

São também bastante frequentes. Podem estar ou não associadas a afecções proctológicas, propiciando ou agravando o prurido.

Dermatite de contato

É uma lesão eczematosa que tem como causa básica vários alérgenos, dentre os quais se destacam: tecidos sintéticos, papel higiênico, sabonetes e desodorantes íntimos. O uso abusivo de cremes à base de corticosteroides induz a uma fragilidade no anoderma[17], propiciando uma invasão secundária por fungos e perpetuando o prurido, mesmo que o motivo que determinou seu uso já tenha desaparecido. A utilização de cremes à base de lanolina, lidocaína e antimicrobianos também podem perpetuar os sintomas, pois é comum que tais preparações contenham esteroides e uma base gordurosa. Essa combinação de drogas é particularmente propensa a alterar a sensibilidade local[25]. Consequentemente, embora essas preparações sejam usadas com frequência para o tratamento do prurido anal, elas podem potencializar o sintoma ao invés de aliviá-lo, devendo os agentes tópicos ser eliminados imediatamente como primeiro pré-requisito para o tratamento do prurido.

Dermatite de contato também pode ser desencadeada por preservativos em pacientes que praticam intercurso anal[24].

Psoríase

Pode ser uma causa de prurido refratário[26]. Tem etiologia desconhecida e apresenta-se como placas avermelhadas, bem delimitadas, espessas, algumas vezes maceradas e geralmente associadas a lesões em outras partes do corpo, como couro cabeludo, joelhos, cotovelos e outras proeminências ósseas. A lesão perianal pode ser a primeira ou única manifestação da doença. Nessa região, a psoríase é descrita como inversa, apresentando-se mais pálida e menos definida. O diagnóstico definitivo é dado a partir de biópsia cutânea. Como não é uma condição curável, seus sintomas podem ser aliviados com creme de hidrocortisona a 1%[5] (Figura 58.5).

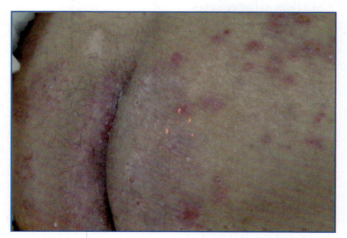

Figura 58.5 – Psoríase perianal.

Líquen

É um espessamento de todas as camadas da epiderme. A etiologia é desconhecida, e afeta mais mulheres que homens, em uma proporção de 5:1[5,8]. Aparece na região perianal e estende-se para as outras áreas tardiamente. As lesões são brilhantes e se apresentam sob a forma pigmentada. Algumas vezes, aparecem como pápulas hexagonais. O líquen escleroatrófico é geralmente encontrado em mulheres de idade avançada. As lesões aparecem como manchas brancas, brilhantes, fissuradas, podendo estender-se para a vulva, configurando a clássica imagem em "8" dessas lesões. O quadro é crônico, com exacerbações e remissões. É importante explicar ao paciente que a aparência da região pode nunca mudar, mesmo com o alívio dos sintomas. O uso de esteroides potentes na forma de creme, como clobetasol, por um curto período, seguido por creme de hidrocortisona[6], mostrou-se um bom tratamento. Em longo prazo, a medicação leva ao adelgaçamento da pele. Testosterona tópica a 2% por seis semanas costuma aliviar o prurido, contudo, os efeitos colaterais são desagradáveis, principalmente pelo aparecimento de acne, crescimento de pelos e aumento da libido.

Todos os pacientes não respondedores ao tratamento, e aqueles que recidivam com facilidade, devem ter a região biopsiada pelo risco (em torno de 5%) de apresentarem carcinoma de células escamosas[5] concomitante.

Seborreia

Causa incomum de prurido anal, pode ser encontrada no períneo. Sua cor é um vermelho não brilhante, com diversas rágades. Outras áreas do corpo devem ser pesquisadas, como couro cabeludo, região suprapúbica, ouvidos, tórax e região da barba.

O tratamento pode ser feito com loção de hidrocortisona a 1% ou de miconazol. Se o paciente é imunossuprimido, deve-se optar pelo uso de cetoconazol. A resposta geralmente é boa[5].

Estados diarreicos

Pacientes com várias dejeções ao dia com fezes líquidas ou semilíquidas fatalmente terão irritação local, em decorrência da ação constante das fezes, resultando em alterações físicas e químicas na região e, consequentemente, em prurido[7,12,27]. Este também pode ser causado pelas tentativas repetidas e traumáticas de se obter uma higiene anal satisfatória. Na condução desses pacientes, devemos tentar reverter o processo, com correção, se possível, das causas da diarreia, mantendo a consistência das fezes adequada[7].

Dieta

Fatores dietéticos podem ser uma causa importante de prurido secundário. A dieta pode afetar e piorar os sintomas quando:

- altera a consistência das fezes, levando ao *soiling*;
- os componentes da dieta determinam irritação secundária, em função de seus componentes químicos;
- existe ingesta muito grande de água, determinando fezes diarreicas, que causam irritação por contato.

Substâncias como café (cafeinado e descafeinado), chocolate, cítricos, condimentados, chá, cerveja, leite e derivados, entre outros, têm sido implicados como promovedores de prurido[7,8,12].

A quantidade de café ingerida está relacionada com os sintomas. Acredita-se que, em volume elevado (acima de dois copos), proporcione relaxamento do esfíncter interno, com saída de secreção. Pruridos causados por chocolate, chá e cola são devidos à liberação da substância xantina contida nesses produtos[8,28].

Paciente com deficiência de vitaminas A e D são predispostos a prurido anal.

Uma das medidas adotadas para averiguar se há atuação dos elementos da dieta na gênese do prurido é a suspensão de todos esses possíveis agressores durante duas semanas. Caso haja desaparecimento do sintoma, retornam-se os alimentos um a um e, havendo recidiva dos sintomas, o alimento introduzido por último é retirado[8].

Causas ginecológicas

O prurido anal pode ter sua origem em secreções vaginais (leucorreia) causadas por endocervicites, vaginites por trichomonas ou por cândida e, também, pela presença de urina, que irrita a pele anal em pessoas incontinentes – dermatite amoniacal[8].

O prurido pode aparecer em mulheres durante a menopausa, sem causa aparente, provavelmente secundário à deficiência de estrógeno.

Doenças sistêmicas

A icterícia colestática tem sido associada com anticoncepcionais orais, testorena e clorpromazina. Acredita-se que a causa do prurido seja o excesso de sais biliares no sangue e na pele. A administração de colestiramina é frequentemente útil nesse grupo de pacientes.

Pacientes renais crônicos apresentam prurido (em torno de 90% dos pacientes em hemodiálise), mas a etiologia não é clara.

No *diabetes mellitus*, a associação com prurido se deve a uma maior tendência ao aparecimento de candidíase. Acredita-se, também, que possa haver um relaxamento esfincteriano que promoveria o escape de secreções[6].

O prurido pode estar associado com a deficiência de ferro, e a reposição desse elemento químico geralmente melhora o sintoma.

Pacientes com tireotoxicose ou mixedema são predispostos a apresentar prurido generalizado. Os portadores de doença de Hodgkin têm prurido exacerbado pela ingestão de álcool.

Na síndrome da imunodeficiência adquirida (AIDS), há a possibilidade de se desenvolver o que se chama de síndrome do intestino gay (*gay bowel síndrome*)[24], que se caracteriza pela exagerada proliferação intestinal de bactérias, vírus, fungos, protozoários etc., que levam não só ao prurido mas sintomas anais e perianais como dor, queimação, hiperestesia cutânea e anestesia.

A doença inflamatória intestinal cursa com aumento do número de evacuações, prejudicando a higiene local. A doença de Crohn pode manifestar-se na região perianal com fístula[1], fissuras e ulcerações secretantes, mantendo a região úmida e macerada[27]. O tratamento se faz direcionado ao controle da doença com costicosteroides, sulfa, aminossalicilatos, imunossupressores e drogas anti-fator de necrose tumoral.

Na maioria desses pacientes, o aparecimento do prurido está relacionado à baixa de imunidade proporcionada pela doença e à infecção secundária que, assim, tem campo fértil para se instalar.

Neoplasias

Várias neoplasias, benignas ou malignas, podem ser causas de prurido anal[8]. Uma vez existindo essa possibilidade, o médico assistente deve estar sempre atento a ela e realizar exame cuidadoso da região[29]. Tumores polipoides anorretais podem ser responsáveis por alterações anatômicas, provocando o *soiling* ou o aumento da secreção de muco – como é o caso do tumor viloso –, irritando a região anal.

A doença de Bowen caracteristicamente permanece de um mesmo tamanho durante muito tempo, podendo ser confundida com a psoríase[30]. Apresenta-se como placa hiperceratótica, que vai de alguns milímetros a vários centímetros. Quando pigmentada, pode ser confundida com melanoma[31]. O melhor tratamento é a ressecção local com margem de segurança, porém, pode ser usado o 5-fluouracil em lesões iniciais.

A doença de Paget (adenocarcinoma cutâneo *in situ*) é formada por lesão vermelha, endurada e com placas eczematoides, na região perianal. Acomete pacientes em torno dos 70 anos[5,7,31]. Seu tratamento (lesões não invasivas) consiste na ressecção local com margem de segurança.

O carcinoma espinocelular também pode ser causa de prurido[31]. Na fase inicial, pode ser confundido com o condiloma acuminado. O tratamento é feito com radio e quimioterapia, e cirurgias radicais de resgate podem ser necessárias. Convém salientar que o tratamento radioterápico, levando a dermatite actínica, por si só é causa de prurido, além de facilitar a contaminação fúngica[8] (Figura 58.6).

O carcinoma basocelular anal é raro e sua aparência é basicamente a mesma encontrada no restante do corpo.

O melanoma é um tumor extremamente agressivo, metastatizante, porém raro nessa localização, não respondem à radio e à quimioterapia, e o resultado cirúrgico é frustrante.

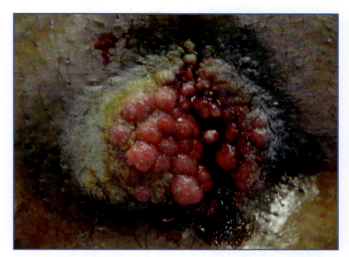

Figura 58.6 – Carcinoma espinocelular.

Infecções
Virais

O herpes simples é uma das infecções virais mais comuns; 90% da população é portadora de anticorpos contra herpes vírus tipo 1 e mais de 30% contra o herpes vírus tipo 2[6]. Apresentam-se como vesículas dolorosas que se rompem em 48 horas, transformando-se em úlceras. A cultura viral confirma o diagnóstico. O uso de aciclovir é o tratamento de escolha.

O herpes-zóster é causado pelo vírus varicela-zóster e afeta, normalmente, pacientes imunossuprimidos (Figura 58.7).

O molusco contagioso da família do poxvírus se apresenta como pápula elíptica de 3 a 4 mm de tamanho, na cor rosada, com depressão central.

O condiloma acuminado é a causa mais frequente de prurido anal de etiologia viral. Causado pelo papiloma vírus, suas dimensões variam de pequenas verrugas até lesões gigantescas, que impedem a higiene adequada, favorecendo a

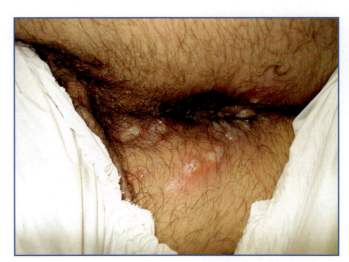

Figura 58.7 – Herpes perianal.

maceração da pele, por causa da umidade, presença de restos fecais, e ao trauma mecânico oriundo do ato de se coçar. É importante sempre lembrar de condiloma subclínico em pruridos sem causa aparente (Figura 58.8).

Parasitoses

Os parasitas causadores de prurido anal mais comuns são o *Sarcoptes scabiei* (escabiose), o *Phithirus púbis*, que infesta os pelos da região pubiana e perianal, e o *Enterobius vermiculares*, o mais conhecido entre todos[32,33]. Este afeta mais as crianças com reinfestação frequente, em virtude do convívio dentro um meio (contexto) social de baixa higiene (paciente se coça, não lava as mãos e manuseia seus alimentos). O tratamento é realizado com 100 mg de albendazol (dose única), se o paciente tiver idade inferior a 2 anos, e 400 mg, se tiver idade superior. A dose deve ser repetida em duas semanas. A filariose também é citada como causadora de prurido, embora seja mais rara.

Micóticas

O agente fúngico mais comum é a *Candida albicans*[31,34]. A invasão pela moniliase não ocorre apenas quando preexiste lesão dérmica traumática, mas quando há reações de hipersensibilidade a medicamentos – locais ou sistêmicos – e quando há alterações na microflora intestinal pelo uso de antibióticos de largo espectro. O uso de drogas imunossupressoras, como esteroides, antimetabólicos, antineoplásicos e outros, favorece a invasão perianal desse saprófita comum da pele e da flora intestinal. Doenças sistêmicas, como neoplasias, diabetes e a depressão psicogênica, também favorecem o aparecimento de candidíases, graças à imunossupressão inerente a elas. Ao exame, a pele apresenta-se avermelhada, hiperemiada, macerada com placas esbranquiçadas, embora as lesões possam apresentar um dimorfismo.

Outros fungos, como a *Tinea cruris* e a *Tinea imbbricata*, o *Epidermophytoflocosum*, o *Triccophyton rubrum*, o *Triccophyton metagrophytes* e a *Malassecia furfur*, podem ser causadores de prurido anal. O raspado anal com exame micológico diagnostica a maioria dessas doenças.

Bacteriana

O *Corynebacterium minutissimum*, bactéria incomum, é causador de eritrasma, que pode ocorrer em regiões perianais e axilares, sendo mais comum entre os dedos dos pés. É uma mancha – inicialmente rosada – irregular, evoluindo para uma tonalidade amarronzada, que pode ser facilmente diagnosticada sob a luz ultravioleta ao projetar imagens fluorescentes, por causa da produção de porfirina[9]. O uso de eritomicina por dez dias costuma aliviar os sintomas, que podem retornar[4,5].

O *Treponema pallidum* é o causador da sífilis. Nos estágios primário – pela presença de ulceração – ou secundário – pela presença de condiloma plano –, estão relacionados à presença de um exsudato que leva à maceração e, consequentemente, ao prurido. Outras doenças sexualmente transmitidas cursam com proctites e drenagem abundante de secreção.

A tuberculose perianal pode se apresentar com ulcerações, sínus ou fístulas, que drenam secreção purulenta. O agente etiológico é o *Micobacterium tuberculosis*.

Em crianças, infecções pelo estreptococo beta-hemolítico do grupo A podem causar prurido perianal e celulites com eritema[35].

Em crianças, a cura é obtida por administração oral de penicilina ou eritromicina por 10 a 14 dias.

Em adultos, o curso é prolongado. Acredita-se que a contaminação fecal seja a causa básica. O *Staphylococos aureus* pode proliferar em qualquer lesão preexistente. Tanto este como a *Pseudomonas sp.* ocasionam impetigo, furúnculo e o carbúnculo, que são lesões perianais secretantes e podem causar prurido.

Drogas

Várias drogas podem causar prurido anal, em função de alterações na consistência das fezes, irritação local, diminuição da imunidade etc. Drogas como a colchicina e a quinidina geralmente são incriminadas[5,8]. Normalmente, com a suspensão da droga, o prurido cessa. Óleos minerais podem causar prurido, principalmente por sua alteração na consistência das fezes. A ingestão de tetraciclina é outra causa de prurido pela irritação intestinal, levando à formação de fezes diarreicas. Ela também propicia a invasão secundária pela cândida na região perianal. Outra droga que potencialmente pode causar prurido é o fosfato de hidrocortisona. A aplicação de cremes tópicos, agentes de limpeza, desodorantes, álcool, perfumes e adstringentes aumenta a sensibilidade e a irritação da pele, além de diminuir sua acidez natural, o que facilita a instalação do prurido. As pessoas devem ser orientadas quanto ao

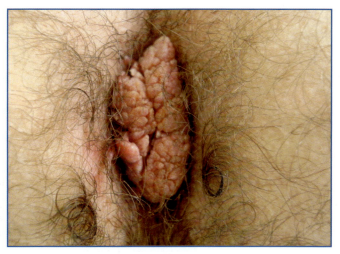

Figura 58.8 – Condiloma acuminado.

uso de produtos não irritantes e atraumáticos nessa região. Drogas quimioterápicas, como a gemcitabina, podem causar prurido intenso[36].

ABORDAGEM DO PACIENTE

Na abordagem do paciente com sintomas de etiologias tão abrangentes é necessária uma definição do diagnóstico, para condução correta e segura. Evitar erros grosseiros se faz mister, e o conhecimento das várias causas nos deixa à vontade para até mesmo classificá-lo como idiopático ou de origem psicogênica[11]. É importante reforçar que o paciente deve estar a par de tudo durante o processo, inclusive das dificuldades diagnósticas e terapêuticas, estando disposto a colaborar com o tratamento.

Alguns itens devem ser valorizados[28]. São eles:
- história clínica minuciosa, com ênfase nas características do prurido (hora do dia, relação com alimentação, evacuações, estresse etc.);
- hábito alimentar (mudanças, novos ingredientes, bebidas etc.);
- uso de medicamentos;
- mudança recente de costumes;
- função intestinal;
- hábitos higiênicos;
- história sexual;
- operações e outros traumas sofridos na região perianal;
- estresse.

O exame físico deve ser minucioso, procurando alterações em pele, unhas e outras regiões do corpo. O exame proctológico deve ser completo, atento a alterações específicas perianais (dermatológicas ou não). Deve-se pesquisar a tonicidade dos esfíncteres e observar a presença de cicatrizes de cirurgias prévias. A avaliação do canal anal e do retossigmoide por meio do exame endoscópico, quando possível, é mandatória.

Antecedentes mórbidos (pessoais e familiares) devem ser pesquisados cuidadosamente, e exames laboratoriais e/ou de imagem devem ser solicitados sempre que se suspeite de doença sistêmica. Eventualmente, poderão ser solicitados exames micológicos, esfregaços e colorações especiais, biópsias, testes sorológicos para doenças sexualmente transmissíveis e testes alérgicos.

TRATAMENTO

O sucesso do tratamento do prurido anal reside, primeiramente, na abordagem do paciente (conscientização, esclarecimento, colaboração).

Como em alto percentual é idiopático, infelizmente, na maioria dos pacientes não conseguimos encontrar uma causa definida para o prurido anal[14]. Outra limitação é o longo tempo necessário para se chegar a alguns diagnósticos, além da demora terapêutica, com número considerável de doentes abandonando o tratamento ou mudando de médico.

O tratamento inicial geralmente é feito sem o uso de medicamentos. Pelo contrário, uma das primeiras providências é, sempre que possível, suspender as medicações em uso, afastar todos os agentes alergênicos e irritantes, principalmente os medicamentos de uso tópico como cremes à base de lidocaína ou corticosteroides[5].

Existem medidas que devem ser tomadas de rotina e que ajudam os pacientes no alívio de seus sintomas[5,8,13]:
- Manter a região perianal limpa e seca, livre de quaisquer resíduos fecais. A melhor maneira de alcançar esse objetivo é com uso da ducha após a evacuação, evitando-se uso de papel higiênico e de fricção com sabonetes. Lembrar que estes, na maioria das vezes, contêm substâncias alergênicas, além de serem muito alcalinos; e os resíduos, acumulando-se nas pregas, produzem irritação e alteram a acidez natural da região.
- É importante que a secagem da região, após higiene, seja feita com toalha macia ou algodão, evitando a fricção. Às vezes, pode ser usado um secador de cabelos no auxílio da secagem.
- As roupas íntimas devem ser folgadas, bem ventiladas e, de preferência, de algodão.
- Naqueles casos em que o prurido piora após a evacuação, é porque pode existir secreção "pós-evacuação". O ideal é fazer uma irrigação anal com água morna através de uma seringa ou pêra de 100 mL.
- Fazer banhos de assento com água morna por 20 minutos, duas vezes ao dia. Dependendo da etiologia do prurido, pode-se utilizar de solução de permanganato de potássio.

Os elementos da dieta que podem estar associados com irritação do intestino, relaxamento do esfíncter interno, produção de muco e aumento de secreção (frutas e sucos cítricos, café – regular e sem cafeína –, álcool, chocolate, cebola, tomate, nozes, pipoca, leite e derivados e produtos que produzam gás) devem ser suspensos ou, pelo menos, diminuídos[13].

Quando a causa primária for identificada, a terapêutica específica deve ser instituída. Nas dermatomicoses, usamos antimicóticos tópicos, principalmente o cetoconazol, o miconazol ou a nistatina. O eritrasma é tratado eficazmente com eritromicina na dose de 250 mg, quatro vezes ao dia, por 10 a 14 dias. O aciclovir oral (200 mg, cinco vezes ao dia, por 7 a 10 dias) e tópico está indicado no herpes simples.

As doenças infecciosas devem ser tratadas, os estados diarreicos, corrigidos, e as lesões dermatológicas refratárias, seguidas por dermatologista[5,7].

As doenças anorretais devem ser tratadas, principalmente aquelas que propiciem umidade na região ou que afetem a continência.

Em pacientes com fístulas, condilomas, procidência de reto, hemorroidas prolapsadas, tumores vilosos e outros tumores, o tratamento cirúrgico se impõe[31].

Na presença de plicomas anais, papilite e criptite, a conduta pode ser expectante. O mesmo acontece no caso das hemorroidas não complicadas, já que nessas condições elas raramente são causas de prurido.

Nas causas sistêmicas, o tratamento é geralmente específico, mas mesmo assim a resposta pode não ser a esperada.

Na icterícia obstrutiva, a administração de colestiramina é frequentemente útil, embora a melhora completa só se realize com a cura do estado ictérico.

Nos pacientes renais crônicos, a radiação ultravioleta (UV-B) é o tratamento que traz os melhores resultados[8].

Os diabéticos devem ter sua glicemia controlada, e a candidíase oportunista, debelada.

Nas doenças inflamatórias, o tratamento depende da remissão da doença, cicatrização e fechamento das fissuras e fístulas, o que nem sempre é fácil de conseguir.

As neoplasias merecem cuidado especial. Esse diagnóstico não deve ser passado despercebido, por isso a necessidade de biópsias nos casos em que haja dúvidas. Na maioria das vezes, o tratamento cirúrgico se impõe.

Nas formas crônicas de prurido anal idiopático, em a alteração estrutural do derma torna-se evidente, além dos cuidados de higiene e orientação dietética, o tratamento exige apoio farmacológico.

O uso de costicosteroides está indicado para as dermatites crônicas. A hidrocortisona a 1% ou a fluocinalona em creme ou loção, associadas ou não à vitamina A e ao extrato de própolis, poderão ser bem eficientes na diminuição do processo inflamatório e do processo de hiperqueratinização perianal[28], se usadas por tempo determinado, não prolongado. O uso de cremes e soluções por longo tempo mantém a região úmida e favorece a maceração local, mantendo o prurido.

Podem ser associados tranquilizantes e anti-histamínicos para os pacientes em que o prurido é muito intenso à noite.

Nos casos idiopáticos com intratabilidade clínica, lança-se mão do tratamento cirúrgico, que se baseia na destruição das terminações nervosas da pele ou na retirada das pregas cutâneas avultadas ou hipertróficas[5]. O tratamento cirúrgico é muito pouco usado, se resguardando para casos críticos.

Existem várias técnicas cirúrgicas que são empregadas na tentativa de resolver ou melhorar o prurido anal. É fácil de perceber, haja visto o número de técnicas existentes, que não existe uma que realmente resolva a maioria dos casos. Algumas são de importância histórica[37].

Uma das primeiras técnicas de que se tem notícia é a de Sir Charles Ball, em 1908[38], que visava à neurotomia superficial de toda a região perianal.

Opção menos agressiva é a injeção de azul de metileno[5,7,12,15,21,39]. Presume-se que o mecanismo de ação se faz pela destruição das terminações nervosas livres pelo azul de metileno. Inicialmente, os resultados eram muito desanimadores, por causa, provavelmente, das altas doses da solução (anestésico local e azul de metileno), em torno de 30 a 40 mL injetados no subcutâneo, o que levava à necrose da pele.

Atualmente, a dose utilizada é em torno de 10 a 15 mL dessa solução (7 a 8 mL de solução de azul de metileno a 2% e igual volume de lidocaína a 0,5%), aplicada não tão superficialmente, a fim de evitar ulceração e necrose da pele. O acompanhamento se faz com 1 e 6 meses e, a partir daí, anualmente. Pode haver necessidade de reaplicação e, mesmo assim, 77% dos pacientes permanecem livres dos sintomas[6,37,40].

Outras opções são as injeções de soluções alcoólicas, oleosas, anestésicas, solução de fenol em óleo de amêndoa doce etc.

A alcoolização atua pela desmielinização dos filetes nervosos, com preservação do axônio, determinando anestesia cutânea por tempo determinado. Geralmente após seis meses ocorre regeneração. Deve-se tomar cuidado para evitar necrose superficial e formação de abscessos.

O uso de infiltração de hidrocortisona ou triancinolona tem sido, de certo modo, decepcionante, graças à alta taxa de recidiva e aos resultados efêmeros.

Outra técnica descrita para o tratamento do prurido idiopático de difícil controle é o uso de capsaicina tópica em forma de creme a 0,006%[4,5,7,12,15]. O mecanismo de ação não é totalmente claro, embora evidências mostrem diminuição na síntese, estoque, transporte e liberação de substância "P", neuropeptídeo que deflagra o desejo de coçar. É usada em três aplicações diárias. Efeito colateral indesejável é a sensação de queimação local intensa, que tende a regredir com o tempo, podendo, no entanto, limitar seu uso. Concentrações maiores não devem ser usadas pela irritação local. Não houve sucesso no uso em crianças[4].

CONCLUSÃO

A dificuldade diagnóstica é, sem dúvida, o grande vilão na condução do tratamento do prurido anal. Deve-se, portanto, nortear-se pela história clínica completa, assim como pelo exame físico minucioso. No tratamento, acredita-se que o restabelecimento da higiene local, a retirada dos fatores alergênicos, a alteração da dieta no intuito de se manter o ânus seco e a acidez da pele perianal normal, resolvam grande parte do problema. O diagnóstico e tratamento das causas específicas devem ser feitos com cuidado.

Não se deve, porém, desanimar com os possíveis insucessos terapêuticos inerentes à doença, contando, inclusive, com opiniões de outros especialistas, como dermatologistas e endocrinologistas, que poderão fazer mais clara a solução desse quadro tão comum e, muitas vezes, angustiante[16,38].

REFERÊNCIAS BIBLIOGRÁFICAS

1. Freitas JA. Prurido anal – 1ª parte – alergia e alergose. Rev Bras Coloproct 1994;14(1):26-40.
2. Freitas JA. Prurido anal – 2ª parte – alergia e alergose. Rev Bras Coloproct 1994;14(2):100-26.
3. Profeta da Luz MM, Conceição SA. Prurido anal: desafio diagnóstico e terapêutico. In: Castro LP, Savassi-Rocha PR, Lacerda Filho A, Conceição SA. Tópicos em Gastroenterologia 11 (Avanços em Coloproctologia). Rio de Janeiro: MED; 2001. SI 527-49.
4. Stermer E, Sukhotnic I, Shaoul R. Pruritus ani: an approach to an itching condition. J Pediatr Gastroenterol Nutr 2009;48(5):513-6.
5. Markell KW, Billingham RP. Pruritus ani: etiology and management. Surg Clin N Am 2010;90:125-35.

6. Giordano M, Rebesco B, Torelli L, Blanco G, Cattarini G. Pruritus ani. Minerva Chir 1999;54:885-91.
7. Siddiq S, Vijay V, Ward M, Mahedran R, Warren S. Pruritus ani. Ann R Surg Engl 2008;90:457-63.
8. Hicks TC, Stamos MJ. Pruritos ani. Diagnosis and Treatment. 2nd ed. London: WB Saunders; 1998. p. 198-208.
9. Smith LE. Perianal dermatologic disease. In: Gordon PH, Nivatvongs S. Principles and practice of surgery colon, rectum and anus. 2nd ed. St Louis: QMP; 1999. p. 12:303-21.
10. Jones DJ. Pruritus ani. ABC Colorect Dis 1992;305:575-7.
11. Cruz GMG. Prurido anal. In: Cruz GMG. Coloproctologia: propedêutica nosológica. Rio de Janeiro: Revinter; 1999. p. 1235-45.
12. MacLean J, Russell D. Pruritus ani. Australian Family Physician 2010;39(6):366-70.
13. Metcalf A. Anorectal disorders. Five common causes of pain, itching and bleeding. Postgrad Med 1995;98(5):81-94.
14. Pecorella G, Pepe G, Pepe F et al. Current trends in the diagnosis and therapy of anal pruritus: review of 238 cases. Minerva Med 1985;76:1221-6.
15. Heard S. Pruritus ani. Australian Family Physician 2004;33(7):511-3.
16. Dasan S, Neill SM, Donaldson DR, Scott HJ. Treatment of persistent pruritus ani in a combined colorectal and dermatological clinic. Brit J Surg 1999;86:1337-40.
17. Goldman L, Kitzmiller KW. Perianal atrophoderma from topical corticosteroids. Arch Dermatol 1973;107(4):611-2.
18. Krause R, Reisinguer EC, Zenahlik P, Krejs GJ. The Beetle Anthrerus verbasei causing proctitis and perianal itching.scand. J Gastroenterol 1998;33(8):894-5.
19. Alexander-Williams J. Pruritus ani. What to do, what not to do to control this infernal itch. Postgrad Med 1985;77:56-9.
20. Caplan RM. The irritant role of feces in the genesis of perianal itch. Gastroenterology 1966;50:19-23.
21. Khubchandani IT. Pruritus ani. In: Anais of 7th Annual Colorectal Disease Symposium. Florida: Cleveland clinic; 1996. p. 409-14.
22. Silverman SH, Young DJ, Allan A, Ambrose NS, Keighley MR. The fecal microflora in pruritus ani. Dis Colon Rectum 1989;32(6):466-8.
23. Farouk .R, Duthie GS, Pryde A, Bartolo DC. Abnormal transient internal sphincter relaxation in idiopathic pruritus ani: physiological evidence from ambulatory. Brit J Surg 1994;81(4):603-6.
24. Keighley MRB, Williams NS. Pruritis ani. In: Keighley MRB, Williams NS. Surgery of the Anus Rectum and Colon. London: WB Saunders; 1997. 20(1):503-15.
25. Oliet EJ, Estes AS. Perianal comedones associated with chronic topical fuorinated steroid use. J Am Acad Dermatol 1982;7(3):405-7.
26. Lochridge Jr E. Pruritis aniperianal psoriasis. South Med J 1969;62:450-2.
27. Grosshans E, Jenn P, Baumann R, Weill JP, Basset A. Anal symptoms of gastrointestinal diseases. Ann Dermatol Venereol 1979;106:25-30.
28. Cordeiro F, Silveira GM, Santos JCM, Nogueira LAL, Moreira C. Tribuna livre: como eu faço. Rev Bras Coloproct. 1996;16(3):155-8.
29. Lee KC, Su WP, Muller AS. Multicentric cloacogenic carcinoma: report of a case with anogenital pruritus at presentation. J Am Acad Dermatol 1990;23:1005-8.
30. Stevens HP, Ostlere LS, Rustin MH. Perianal bowenoid papulosis presenting with pruritus ani. Br J Dermatol 1993;129:648-9.
31. Pirone E, Infantino A, Masin A et al. Can proctological procedures resolve perianal pruritus and mycosis? A prospective study of 23 cases. Int J Clorectal Dis 1992;7(1):18-20.
32. Devera R, Pérez C y Ramos Y. Enterobiasis en escolares de Ciudad Bolivar, Estado Bolivar, Venezuela. Bol Chil Parasitol 1998;53:14-18.
33. Nuñez FA, Hernández M e Finely C M. A longitudinal study of enterobiases in three they care centers of Havana city. Rev Inst Med Trop 1996;38(2):129-32.
34. Dodi G, Pirone E, Bettin A et al. The mycotic flora in proctological patients with and without pruritus ani. Br J Sung 1985;72:967-9.
35. Weismann K, Petersen CS, Roder B. Pruritus ani caused by Beta-Haemolytic Streptococci. Letter Acta Derm Venereol 1996;76:415.
36. Hejna M, Valencak J, Raderer M. Anal pruritus after cancer chemotherapy with gemcitabine. (Letter). N Engl J Med 1999;340(8):655-6.
37. Godoy JA, Mazon E. Tratamento do prurido anal. In: Cruz GMG. Coloproctologia terapêutica. Rio de Janeiro: Revinter; 2000. p. 2229-37.
38. Ball CB. The rectum: Its desease, and developmental defect. Londom: Hodder and Stoughton; 1908.
39. Farouk R, Lee PWR. Intradermal methylene blue injection for the treatment of intratable idiopathic pruritus ani. Brit J Surg 1997;84:670.
40. Eusebio EB, Graham J, Mody N. Treatment of intractable pruritus ani. Dis Colon Rectum 1990;33:770-2.

Doenças Sexualmente Transmissíveis

59

Sidney Roberto Nadal
Carmen Ruth Manzione

INTRODUÇÃO: ASPECTOS GERAIS, DOENÇAS MAIS COMUNS

O segmento anorretal tem sido cada vez mais utilizado para proporcionar prazer erótico. Como consequência, houve aumento da incidência das doenças sexualmente transmissíveis (DST) na região. Afecções clássicas como gonorreia, sífilis e cancroide estavam quase desaparecidas na maioria dos países industrializados, por causa das campanhas de prevenção e do tratamento com antimicrobianos. Entretanto, têm aumentado em taxas epidêmicas decorrentes da pobreza, desinformação, desintegração social, prostituição, promiscuidade sexual e automedicação[1]. Aliada a esses fatores, a infecção pelo vírus da imunodeficiência humana (HIV) influencia na aquisição, na gravidade, na transmissão e na resposta do hospedeiro para ampla variedade de DST que, por sua vez, auxiliam na contaminação pelo HIV[2].

Segundo a Organização Mundial de Saúde (OMS), o tratamento das DST deve obedecer a alguns critérios ideais para a seleção de medicamentos, tais como alta eficácia (índice de cura pelo menos 95%); baixo custo, nível de toxicidade aceitável, resistência microbiana improvável ou retardada, dosagem única e ausência de contraindicação para gestantes ou mulheres que estejam amamentando[3]. Infelizmente, os antimicrobianos e quimioterápicos de baixo custo não têm mais a elevada taxa de cura que apresentavam, provavelmente em função do uso impróprio e da automedicação, que induzem à resistência ao medicamento[3]. Entretanto, a eficácia é o fator crítico para a escolha do melhor esquema entre os disponíveis. Seguindo esses critérios, comentaremos as doenças venéreas mais comuns e suas opções de tratamento.

DOENÇAS ULCERATIVAS

O perfil etiológico das úlceras anogenitais parece estar mudando. O agente etiológico mais comum é o HSV-2, e o *Haemophilus ducrey* tem sido menos frequente[4]. Na África Sub-Sahariana, a incidência do cancroide caiu de 25%, em 1993, para 1%, em 2002, enquanto as lesões herpéticas aumentaram de 23 para 58%[5]. No entanto, alguns autores citaram o cancroide como doença fortemente associada à transmissão do HIV e afirmaram que sua incidência é subestimada[5]. A proporção dos cancros sifilíticos permaneceu similar, embora haja relatos do aumento de dez vezes em sua prevalência, entre 1999 e 2003, principalmente entre os homossexuais masculinos HIV-positivo[4]. Além disso, as úlceras anogenitais aumentam o risco de infecção pelo HIV, e o HSV-2 foi detectado em taxas mais altas entre os doentes infectados pelo HIV, quando comparados aos não infectados[2].

As DST do tipo úlcera têm períodos de incubação e aspectos clínicos diferentes. No entanto, a associação das várias DST e a presença de infecção secundária dificultam o diagnóstico clínico correto. Dessa maneira, é importante pesquisar o agente etiológico de maneira rápida, simples e pouco onerosa, possibilitando diagnóstico seguro e tratamento eficaz.

As lesões ulceradas da região anal podem apresentar vários agentes etiológicos concomitantes. Dessa forma, utilizamos o citodiagnóstico de Tzanck para essas DST. Para pesquisa de *Haemophilus ducrey*, agente etiológico do cancro mole, podemos colher a secreção e submetê-la à coloração de GRAM. A seguir, tentamos identificar o *Treponema pallidum*, agente etiológico do cancro duro. Nesses casos, retiramos material da úlcera após umedecê-la com gaze embebida em éter e, em seguida, acrescentar gota de solução fisiológica na lesão. Devemos evitar que haja sangramento na hora da coleta, para não dificultar a leitura no microscópio. Aguardamos 30 segundos antes de coletar, com alça de platina, a linfa que surge no meio da úlcera, e examinamos com microscopia de campo escuro. Também procuramos o *Calymmatobacterium granulomatis*, agente etiológico da donovanose, corando o material com os métodos de Leishman ou de Giemsa. Por fim, avaliamos a presença da célula de Tzank, indicadora da presença de inclusão viral, cujo agente etiológico mais comum é o HSV-2. Todavia, o diagnóstico do herpes simples deve ser confirmado com testes sensíveis, como cultura do vírus em tecido ou teste específico do HSV-2[5].

Em relação ao citomegalovírus, alguns autores citaram-no como agente oportunista, proveniente de lesões clínicas a distância[5]. Já as úlceras provocadas pelo HPV não são comuns e podem ser confirmadas com biópsia e técnicas de biologia molecular.

Acreditamos que a abordagem etiológica define o tratamento mais eficaz e, com a possibilidade dos exames microbiológicos no momento da consulta, evitará a disseminação da doença. Temos conseguido os resultados em até 30 minutos e sugerimos a implantação de laboratórios para esse rastreamento. Nos casos duvidosos, nas falhas terapêuticas ou na suspeita de neoplasia, sugerimos biópsias da lesão para o diagnóstico correto.

Gonorreia

Também conhecida como blenorragia, é doença bacteriana causada pela *Neisseria gonorrhoeae*, o gonococo, diplococo gram-negativo que tem predileção por infectar epitélio colunar ou membranas epiteliais de transição, permitindo alcançar o reto e o canal anal. Embora seja mais diagnosticada sob a forma de retite, pode provocar úlceras rasas, irregulares com hiperemia na borda. A contaminação ocorre por contato direto, e mas mulheres com doença genital pode contaminar a região anal por continuidade ou autoinoculação[6].

Após 36 horas de inoculação, o gonococo atravessa o epitélio e atinge a submucosa, provocando criptite ou retite em 5 a 7 dias. Os doentes referem tenesmo acentuado e secreção retal mucossanguinolenta ou mucoide. A presença de retite com secreção espessa e amarelada é característica da doença[6]. O anuscópio deve ser lubrificado com água, pois muitos géis e cremes contêm antimicrobianos que podem prejudicar o resultado das culturas.

O diagnóstico é clínico e laboratorial. A pesquisa do diplococo gram-negativo na bacterioscopia da secreção confirma a hipótese diagnóstica, e o meio de Thayer-Martin é o específico para a cultura.

Há resistência do agente aos antimicrobianos convencionais. Várias são as drogas utilizadas para o tratamento. Entretanto, devemos estar cientes do alto índice de infecção concomitante por clamídia. Por esse motivo, o Ministério da Saúde recomenda ciprofloxacina, 500 mg, dose única, mais azitromicina 1 g, dose única e via oral, ou doxiciclina 100 mg, 12/12 horas, durante sete dias[7]. Tem sido descrita a resistência à ciprofloxacina em até 10% dos doentes, o que fez com que sua prescrição isolada venha sendo evitada para essa doença. A ceftriaxona, 250 mg, ou espectinomicina, 2 g, ambas em dose única e por via intramuscular, também podem ser usadas[2]. Uma das vantagens da ceftriaxona é sua eficácia na doença associada na faringe. O tratamento deve ser o mesmo para os infectados pelo HIV.

Sabe-se que 35% dos doentes têm recidivas. Para melhor combate da doença e para evitar reincidência devemos, ainda, procurar identificar e tratar os parceiros sexuais. A persistência dos sintomas, após tratamento adequado, alerta para a possibilidade de doenças associadas, e o reto deverá ser minuciosamente examinado[4].

Sífilis

A sífilis anal primária é comum nos praticantes do sexo anal receptivo sem proteção. É causada pelo *Treponema pallidum*, espiroqueta que provoca úlcera (cancro duro), geralmente única, no ânus ou no canal anal, 2 a 6 semanas após o contato[8]. Os cancros não tratados cicatrizam espontaneamente em 3 ou 4 semanas. Após 2 a 8 semanas poderá instalar-se o secundarismo sifilítico, e em 10 a 20% dos casos aparecem lesões elevadas nas áreas de contato (margem anal e sulco interglúteo), chamadas de condilomas planos[9].

Como a doença revela lesões de morfologia variada, devemos suspeitar de sífilis naqueles que praticam sexo anal receptivo e que tenham úlceras perianais. Nos doentes HIV-positivo, a evolução para as formas tardias, incluindo a neurossífilis, é mais frequente e ocorre de maneira muito rápida. Por esse motivo, a pesquisa no liquor está indicada nessa população[10]. É comum haver a concomitância da doença primária e das formas tardias, pela imunodepressão.

O diagnóstico na fase primária é feito com a pesquisa do treponema em campo escuro ou com a coloração com sais de prata do material colhido do fundo da lesão. Os testes sorológicos são úteis após 4 ou 6 semanas e confirmam a doença nas fases mais tardias[9].

O tratamento de escolha, na fase primária, é a penicilina benzatina, 2.400.000 UI, em dose única, por via intramuscular. Não foram descritas cepas resistentes. Nos doentes alérgicos à penicilina, eritromicina ou tetraciclina, 2 g diárias (500 mg, em intervalos de 6 horas), ou doxiciclina, 100 mg, a cada 12 horas, por via oral, durante 15 a 20 dias, são preconizados. O tratamento nos doentes HIV-positivo deverá ser o mesmo[7]. Entretanto, apesar da penicilina diminuir os títulos séricos do VDRL, mostrou-se inadequada, em alguns doentes HIV-positivo, na prevenção de recidiva clínica e sorológica.

Em metade dos doentes tratados aparece reação caracterizada por febre, lesões cutâneas, artralgia e adenopatia. Recebe o nome de reação de Jarisch-Herxheimer e ocorre por ocasião da destruição das espiroquetas, cujas proteínas determinam reação antígeno-anticorpo[11]. É autolimitada e deve ser tratada com analgésicos e hidratação intravenosa. Corticosteroides podem ser necessários.

Para controle de cura é necessária a dosagem dos títulos de VDRL pelo menos a cada 3 meses, até completar 1 ano. Entretanto, podem se manter elevados até 18 meses. O importante é que venham decrescendo. É desejável que os títulos permaneçam positivos até em 1:4[9]. Nos doentes HIV-positivo, com imunodepressão, tanto os testes treponêmicos quanto os não treponêmicos podem ser falso-negativos. Os doentes imunocompetentes, com VDRL que permanece elevado, devem ter o liquor examinado, para afastar neurossífilis[10].

A invasão do líquido cefalorraquidiano (LCR) pode ocorrer nas fases iniciais da doença, após bacteremia, em 20% dos casos. A infecção persistirá em poucos doentes, com risco de evoluir para neurolues, quando não tratados. Em outros, o agente persistirá por meses após o tratamento, sem causar sinais ou sintomas neuropsiquiátricos, mesmo quando os testes treponêmicos indicarem cura sorológica[10].

As formas clínicas da neurolues apresentam diversos padrões. A forma primária surge desde poucas semanas a anos depois da infecção inicial e acomete as meninges. As síndromes incluem a meningite sifilítica (geralmente associada a neuropatias cranianas), a sífilis meningovascular (associada a acidentes isquêmicos), ou a neurossífilis assintomática. A fase tardia ocorre desde anos até décadas após o contágio, sob a forma de doença gomosa cerebral, como as formas parenquimatosas clássicas que afetam o cérebro (paresia geral e encefalite sifilítica), ou espinhal, atacando a medula espinhal e as raízes nervosas (*tabes dorsalis*). Esta última manifestação se tornou incomum após o início da era dos antibióticos. Pode, ainda, apresentar deterioração cognitiva progressiva com episódios de delírio semelhante ao mal de Alzheimer, bem como quadro focal agudo similar a um íctus, ou como quadro multifocal recidivante que lembra a esclerose múltipla. Alguns indivíduos mostram distúrbios psiquiátricos associados, como depressão, mania, psicose indistinguível de esquizofrenia e transtornos de personalidade. Esse polimorfismo faz que essa enfermidade faça parte do diagnóstico diferencial de quase todas as síndromes neurológicas[10].

O diagnóstico da neurolues, ou sua exclusão, continuam de difícil solução. O *T pallidum* não pode ser cultivado *in vitro*, e as técnicas microscópicas são trabalhosas. Então, o diagnóstico depende dos testes sorológicos e do exame do LCR. É descrito que a análise liquórica pode ser benéfica em portadores da sífilis primária. Estudos avaliando portadores de sífilis latente ou de duração desconhecida observaram VDRL positivo no liquor, confirmando neurolues entre 16,2 e 21% dos doentes. E o agente foi isolado no liquor de 30% dos doentes de sífilis primária ou secundária não tratados. Entretanto, a neurolues é improvável quando o VDRL sérico estiver negativo. Nesses casos, a punção do liquor não é recomendada[10].

O exame do LCR deveria ser realizado em todos os doentes com sorologia positiva para sífilis, doença neuropsiquiátrica, oftálmica ou terciária, naqueles em que a terapia falhou e nos doentes infectados pelo HIV com sífilis latente ou de duração ignorada. O diagnóstico pode ser feito com razoável certeza quando houver síndrome neuropsiquiátrica associada com VDRL liquórico positivo. Mesmo com VDRL negativo no liquor, mas com FTA-abs (*fluorescent treponemal antibody absorption test*) positivo, quando associado ao aumento liquórico das células, das proteínas ou do IgG, a doença está confirmada[10]. O CDC (Center for Disease Control, Estados Unidos) e outros órgãos recomendam que os indivíduos com titulações plasmáticas não decrescentes por duas ou mais diluições em três meses pós-tratamento para sífilis primária ou secundária devem ser avaliados por falha de tratamento, e a punção lombar estará indicada. As sequelas severas observadas após falha terapêutica descrita em alguns doentes soropositivos indicam a importância de seguimento rigoroso[2]. Para tratamento está indicada a penicilina cristalina, 4.000.000 UI, intravenosas, a cada 4 horas, durante 10 a 14 dias, ou, em caso de impedimento da penicilina, ceftriaxona, 2 g, intravenosas, ao dia, durante o mesmo período[2].

Nos doentes HIV-positivos, espera-se que o VDRL liquórico normalize 2,5 vezes mais lentamente que na população soronegativa. E, quando as contagens séricas dos linfócitos T $CD4^+$ forem inferiores a 200 células/mm^3, esse teste regulariza menos 3,7 vezes que naqueles que têm mais de 200 dessas células/mm^3. Doentes soropositivos para o HIV têm maior chance de desenvolver neurolues, sendo importante afastar o diagnóstico em todos esses casos, mesmo na doença primária[10].

Entretanto, punção liquórica em todos os coinfectados HIV/sífilis é controversa. Diretrizes atuais especificam indicações para ela, mas são pouco claras quanto à recomendação em certas situações clínicas, como sífilis precoce sem envolvimento neurológico. De qualquer forma, os testes treponêmicos não reativos no LCR auxiliam na exclusão do diagnóstico de neurolues em doentes com sífilis primária, evitando complicações neurológicas e psiquiátricas no futuro.

Cancroide

O cancroide, também chamado de cancro mole, é incomum na região anorretal. É causado pelo *Haemophilus ducreyi*, bactéria gram-negativa. Após 2 a 30 dias de inoculação, determina pequenas úlceras dolorosas cobertas por exsudato necrótico. É descrito cheiro característico de "peixe podre". São invasivas e podem causar abscesso secundário e fístula. A adenite inguinal, eventualmente com supuração, ocorre em 30 a 50% dos doentes[12].

O diagnóstico é clínico e laboratorial. Pode-se fazer a pesquisa do bacilo gram-negativo intracelular na secreção do fundo da úlcera ou do material aspirado do bubão. A cultura é o método mais sensível, porém, mais difícil, em virtude das características do hemófilo. A PCR é o padrão de referência para diagnóstico, todavia, é menos solicitada, por causa do custo elevado[4].

O tratamento pode ser feito com azitromicina, 1 g, via oral, dose única, ou ciprofloxacina, 500 mg, via oral, a cada 12 horas, durante 3 dias, ou eritromicina (estearato), 500 mg, por via oral, 4 vezes ao dia, por 7 dias, ou ceftriaxona, 250 mg, por via intramuscular, dose única[7].

Nos Estados Unidos, para os doentes infectados pelo HIV, é indicado o uso de ceftriazona 250 mg, intramuscular, dose única, associado ou não à eritromicina, 500 mg, 4 vezes ao dia, durante 7 dias. Os pacientes com supuração dos linfonodos inguinais deverão ser tratados com aspiração[2].

Linfogranuloma inguinal

O linfogranuloma venéreo (LGV) é causado pelos sorotipos L1, L2 ou L3 da bactéria gram-negativa intracelular *Chlamydia trachomatis*. Possui caráter endêmico em partes da África, Ásia, América do Sul e Caribe, e é rara em países industrializados[13]. No entanto, a partir de vários casos diagnosticados em homossexuais masculinos, na Holanda, em 2004, essa doença vem sendo notificada por outros países europeus, da América do Norte e Austrália[14].

As lesões causadas por clamídia não LGV deixam a mucosa eritematosa e raramente causam úlceras. Já os doentes com LGV têm a mucosa mais friável e semelhante à da doença de Cröhn. Geralmente, o local da inoculação passa despercebido, e a adenopatia é o achado clínico mais importante[13]. A proctite aparece uma a duas semanas após o contato sexual anal penetrante[14].

Após período de incubação, que dura de 3 a 30 dias, na doença primária, surge pápula que pode ulcerar no local da inoculação, na margem anal. Entretanto, essa etapa pode não ocorrer ou passar despercebida. A linfadenopatia inguinal é a manifestação clínica mais comum, surgindo semanas após a lesão primária. Trata-se de gânglios dolorosos e unilaterais que podem formar abscessos e perfurar (bubões). A biópsia dos linfonodos revela área de necrose rodeada por proliferação epitelioide e endotelial. As proctites hemorrágicas ocorrem por inoculação direta e são mais comuns naqueles que praticam sexo anal. As lesões simulam aquelas das doenças inflamatórias dos intestinos. Nesses casos, não há comprometimento inguinal, uma vez que a drenagem linfática não segue para esse local. O envolvimento anorretal no LGV é raro, porém, os recentes surtos da doença nos países desenvolvidos possuem essa característica[13].

O LGV pode se tornar crônico quando não tratado e provocar obstrução linfática por fibrose, causando elefantíase genital em ambos os sexos. Além disso, o acometimento retal pode ocasionar a formação de fístulas, abscessos e causar estenose do reto e do canal anal.

O reconhecimento dos casos de LGV é prejudicado, pois a doença não é comum e os profissionais de saúde não estão familiarizados com seus sinais e sintomas. O diagnóstico deve ser feito com base nas manifestações clínicas dos doentes, associado à identificação da *C. trachomatis* no local da infecção, por sorologia ou, preferencialmente, pela reação em cadeia da polimerase (PCR) no material colhido com *swab*, que pode detectar o agente e seus sorotipos L1, L2 e L3[13]. Na prática clínica habitual, a detecção pelo DNA não tem sido feita rotineiramente, pois está vinculada somente aos centros de pesquisa. Por isso, o método mais usado, apesar da baixa especificidade, é a sorologia com imunofluorescência direta, ou fixação de complemento, associada ao quadro clínico[4]. Pela falta de um teste diagnóstico rápido e de uso difundido, os doentes com quadros sugestivos de LGV devem receber terapia antimicrobiana durante, pelo menos, três semanas[13]. Há autores fazendo a mesma recomendação nas retites detectadas durante a retoscopia, na presença de mais de dez leucócitos por campo nas amostras colhidas com *swab*[14].

O tratamento cura a infecção e previne danos aos tecidos. O antimicrobiano de escolha é a doxiciclina, 100 mg, usada por via oral 2 vezes ao dia, durante 3 semanas[7]. Outros antimicrobianos são o tianfenicol, 1,5 g/dia, por 14 dias, ou sulfametoxazol 800 mg + trimetoprim 160 mg, 2 vezes ao dia, durante 14 dias, ambos por via oral. A azitromicina 1 g, via oral, 1 vez por semana, durante 3 semanas, mostrou sucesso, segundo alguns, embora não haja estudos bem controlados confirmando sua eficácia em doentes soropositivos para o vírus da imunodeficiência humana (HIV). A eritromicina oral de 500 mg, 4 vezes ao dia, durante 3 semanas, é tratamento alternativo, melhor indicado para gestantes[2]. Os pacientes serão acompanhados até que os sinais e sintomas desapareçam. Os gânglios inflamados devem ser drenados ou aspirados através da pele íntegra, para evitar a ocorrência de fístulas e ulcerações.

Tão importante quanto a cura é a pesquisa da infecção nos parceiros sexuais dos últimos 30 dias antes do aparecimento dos primeiros sintomas. Essas pessoas devem ser examinadas e testadas para infecção pela *Chlamydia*, além de receber medicação em caráter profilático[2,4].

Donovanose

É uma infecção granulomatosa crônica causada pelo *Calymmatobacterium granulomatosis* (*Donovania granulomatosis*), bacilo gram-negativo. A doença tem evolução lenta e necessita de vários meses para o aparecimento dos tumores endurecidos, de cor avermelhada brilhante, na região anorretal. Tende a formar fibrose, provocando deformação e estenose anorretal. As lesões de longa duração poderão ser infectadas por outros micro-organismos, que são os responsáveis pela formação de úlceras e necrose, tendo como consequência as deformações e a fistulização[15]. O aspecto de carcinoma pode induzir ao erro diagnóstico, e terapêutico, e faz parte do diagnóstico diferencial da donovanose.

O diagnóstico é firmado pela observação dos corpúsculos de Donovan no esfregaço obtido da úlcera, bem como pela coloração de Giemsa ou Whight nos cortes histopatológicos[5].

Para tratamento, se recomendam antimicrobianos até a cura do processo, pelo menos por 21 dias. Estão indicados: doxiciclina 100 mg, 12/12 horas, sulfametoxazol 800 mg + trimetoprim 160 mg, 12/12 horas, ciprofloxacina 750 mg 12/12 horas tianfenicol granulado 2,5 g, no primeiro dia, e 500 mg, 12/12 horas, eritromicina (estearato), 500 mg, 6/6 horas, ou tetraciclina, 500 mg, 6/6 horas[2,7].

A extirpação cirúrgica pode ser feita como coadjuvante do tratamento medicamentoso, nos doentes com lesões exuberantes. Felizmente, a doença tornou-se rara.

Herpes simples

O herpes simples perianal é causado por vírus de nome semelhante à doença: *Herpes simplex* (HSV). São dois os genótipos do HSV, o tipo 1, mais associado ao herpes labial e o tipo 2, que determina lesões anogenitais. Entretanto, em virtude do hábito orogenital, o HSV tipo 1 tem sido responsável por 10% das lesões perianais[16]. As lesões herpéticas típicas mostram-se como múltiplas ulcerações arredondadas e rasas localizadas na margem e no canal anal. As lesões surgem entre quatro dias e três semanas após a inoculação. A doença manifesta-se inicialmente com o surgimento de múltiplas vesículas que, ao se romperem, formam ulcerações dolorosas, arredondadas e rasas, acompanhadas por prurido e secreção, que tendem a coalescer, formando úlceras maiores[5]. Todavia, pelo fato de raramente observarmos vesículas, por ocasião do exame, e pela elevada frequência de infecções secundárias, há necessidade de alto índice de suspeição para o diagnóstico[5]. Pode haver linfadenopatia inguinal bilateral. Quando as lesões atingem o canal anal ou a mucosa retal, o doente queixa-se de tenesmo e dor à evacuação. A retoscopia mostra proctite ulcerativa, geralmente confinada ao reto. A doença, porém, pode se curar espontaneamente após duas ou três semanas. A infecção tem caráter recidivante, na dependência de inúmeros fatores que causam queda da imunidade, incluindo as afecções sistêmicas, exposição demasiada aos raios ultravioleta, tensão emocional e traumas mecânicos[4,5,16].

O diagnóstico é feito pelo isolamento do HSV em cultura, mas o exame anatomopatológico, revelando células gigantes e multinucleadas, e a imunofluorescência direta, feita no material de biópsia, são sugestivos.

O tratamento de escolha é feito com aciclovir oral, 200 mg, 4/4 horas, 5 vezes por dia, ou 400 mg, 8/8 horas, durante 7 dias[7]. Pode-se associar o produto tópico, também aplicado a cada 4 horas, 5 vezes por dia[5], ou valaciclovir, 500 mg, via oral, 12/12 horas, durante 7 dias, ou, ainda, o famciclovir, 250 mg, 8/8 horas, durante 7 dias[5]. O uso crônico de aciclovir tópico parece evitar ou aumentar o período entre as recidivas. Nos casos refratários, o aciclovir, 5 a 10 mg/kg, intravenoso, 8/8 horas, durante 5 a 7 dias ou até o desaparecimento das lesões, pode ser usado, bem como a ressecção cirúrgica.

Na experiência de nossa equipe, a presença de múltiplas ulcerações rasas, arredondadas, secretantes e dolorosas na margem anal sugere a etiologia herpética. Nas lesões com essas características, fazemos o raspado da ferida ou da vesícula, para coloração de Giemsa e diagnóstico de certeza. Como pode haver demora no início do tratamento, prolongando a sintomatologia, iniciamos o tratamento empírico. Praticamos a biópsia nos casos duvidosos, e o estudo imuno-histoquímico esclarece o diagnóstico. Utilizamos aciclovir creme tópico, cinco aplicações diárias, até três dias após a epitelização completa de todas as feridas, o que ocorre em até duas semanas. Não associamos a medicação por via oral, pois notamos que o desaparecimento das lesões ocorre em tempo semelhante ao dos doentes que recebem apenas o aciclovir creme tópico. É comum observarmos infecções secundárias e associação com outras doenças, principalmente condilomas, fissuras, moniliase e sífilis, que poderão ser causas de falha no tratamento do herpes.

DOENÇAS TUMORAIS
Molusco contagioso

O molusco contagioso é causado pelo poxvírus, que é transmitido por contato direto. Caracteriza-se por lesão indolor, arredondada, elevada e umbilicada, com até 3 milímetros de diâmetro. Quando localizado na região perianal, pode ter sido inoculado por contato sexual. Nos doentes portadores da síndrome da imunodeficiência adquirida (AIDS) são observadas lesões múltiplas que acometem principalmente o rosto e o pescoço. Nesses doentes, toda a extensão da pele deve ser examinada para mapeamento e tratamento[17].

A biópsia confirma o diagnóstico e deve ser feita principalmente nos portadores do HIV, nos quais as infecções criptocócicas cutâneas podem simular o molusco contagioso.

Apesar do caráter benigno e autolimitante, o tratamento previne a progressão da doença e pode ser indicado por razões estéticas ou higiênicas. A destruição pelo fenol, a remoção cirúrgica, cauterização ou crioterapia são as modalidades terapêuticas utilizadas[17].

Doenças causadas pelo papilomavírus humano (HPV)

É o agente sexualmente transmitido mais comum. Dados da literatura especializada referem que 70% da população adulta mundial, sexualmente ativa, já teve contato com esse agente infeccioso. Mais de 100 tipos de HPV já foram descritos, e cerca de 30 deles acometem a região anogenital. Destes, os mais comuns são os tipos 6 e 11, que estão associados a baixo risco para neoplasias, os tipos 16, 18, 35, 53, com alto risco[18]. Os outros tipos causam doenças em vários locais do organismo, incluindo a pele e as mucosas. Na região anogenital, o agente pode causar doenças com variada morfologia.

Condilomas acuminados

Atualmente, é a DST mais comum, cuja incidência relatada na literatura varia de 15,7 a 38%. Além disso, 50% dos homens que fazem sexo com homens (HSH) e portadores de condilomas acuminados perianais são soropositivos para o HIV[19].

O diagnóstico na maioria das vezes é clínico. Apresentam morfologia variada. Mostram lesões papilares, geralmente múltiplas, que podem coalescer, formando grandes tumores vegetantes ou, ainda, achatados, cobrindo a superfície cutaneomucosa, com aspecto aveludado. O exame histopatológico revela os coilócitos, células com número grande e halo claro, que são características da doença. As verrugas também podem ocorrer a distância, e observamos associação com condilomas na cavidade oral em 8% dos casos, no pênis, em 30% dos homens, e na vulva e vagina, em 40% das mulheres, sugerindo que devam ser pesquisadas de rotina[20].

Existem diversas modalidades de tratamento, incluindo medicações tópicas, como o ácido tricloroacético (ATA), podofilina, 5-fluorouracil (5FU), podofilotoxina e métodos ablativos, como a excisão cirúrgica e fulguração, crioterapia e ablação com *laser*, além de drogas imunomoduladoras, como o imiquimode e o interferon, associados ou não aos tratamentos convencionais[20].

A podofilina é o agente citotóxico mais utilizado. A aplicação semanal da substância a 20% ou 25% em etanol, vaselina líquida, óleo de amêndoa doce ou tintura de benjoim podem ser eficazes na maioria das verrugas externas. Quando diluído em álcool, tem ação mais rápida, porém, é mais agressiva à pele. Já a solução oleosa, apesar de ação mais lenta, é menos lesiva, por fixar-se mais sobre as lesões verrucosas. O produto deve ser lavado após quatro a seis horas, para prevenir lesões dérmicas dolorosas. Tem baixo custo e a vantagem de ser aplicável com um mínimo de sintomas locais. Tem a desvantagem de não poder ser indicado em superfícies mucosas e em gestantes. Quando em dosagem excessiva, principalmente se pincelada em mucosas, pode determinar efeitos sistêmicos nefrotóxicos e neurotóxicos, como neurites, paralisias, parestesias e coma. Durante a gravidez, pode provocar abortamento, parto prematuro, morte fetal e alterações mutagênicas[20]. Também é descrito o aparecimento de lesões displásicas nas biópsias após seu uso, sendo que há retorno à normalidade em três meses, razão pela qual devemos ser cautelosos ao interpretar o resultado do exame histológico, caso o produto tenha sido utilizado naquele intervalo de tempo.

O ATA, usado na concentração de 40 a 60%, é agente muito cáustico, podendo causar dor e danos à pele sadia. Entretanto, não provoca alterações sistêmicas ou no feto, podendo ser aplicado durante a gestação e em verrugas localizadas no canal anal e na mucosa retal. É usado semanalmente, e muitas vezes são necessárias várias sessões para a destruição completa das lesões.

O 5FU é medicação quimioterápica que pode causar lesões cutâneas dolorosas, sem ser mais eficaz que os demais métodos. É utilizado na forma de creme tópico ou em solução e está mais indicado em lesões uretrais e vesicais, embora não exista esquema terapêutico ideal.

A solução de podofilotoxina a 0,5% é utilizada em duas aplicações diárias, por três dias, repetindo-se semanalmente, até o desaparecimento dos condilomas. A literatura refere eficácia semelhante à da podofilina, ressaltando seu custo mais elevado[21].

Os interferons (IFN) têm mostrado propriedades antivirais contra essas infecções. O IFN-beta intralesional, 3.000.000 UI, aplicado 3 vezes por semana, em um total de 12 injeções, mostrou eficácia, reduzindo em até 50% a área dos condilomas, com poucos sintomas colaterais, que incluem cefaleia e astenia. Já o IFN-alfa pode ser indicado para condilomas, mas é caro, de ação muito lenta, de difícil uso, associado a efeitos colaterais sistêmicos e taxa de recidiva elevada (50 a 85%). O IFN-beta mostrou-se mais efetivo e menos tóxico que os IFN-alfa ou gama[21].

O imiquimode é quimioterápico, imunoestimulante com atividade antitumoral e antiviral. Tem ação imunomoduladora, por meio da atividade agonista no receptor 7 dos monócitos, macrófagos e células dendríticas (Langerhans), ativando a imunidade inata e a celular a partir da indução das citocinas pró-inflamatórias, potencializando a resposta imunológica contra as células alteradas pelo HPV[21].

A medicação é aplicada três vezes por semana, em noites alternadas, antes de dormir, lavando-se bem pela manhã, durante 8 a 16 semanas. Efeitos adversos ocorrem em 50% dos usuários da medicação, sendo a maioria deles efeitos locais, como vermelhidão, queimação, irritação, ulceração e dor. Entre os sistêmicos (3 a 18%), os mais comuns são: a síndrome gripal, a cefaleia, tonturas e as alterações do trato gastrintestinal[21].

O imiquimode promove redução qualitativa (diminuição de cepas mais virulentas) e quantitativa (redução do número dos tipos infectantes que coexistem) do HPV, diferente das outras formas de tratamento que não são imunomoduladoras. Comparando o tratamento tópico convencional (podofilina) com o imiquimode, observou-se a mesma efetividade em relação ao índice de cura, porém, com maior custo do segundo.

Os condilomas acuminados anogenitais tratados com imiquimode mostraram remissão de 74 a 84%, sendo completa entre 25 e 77% dos doentes. Em imunocompetentes, atingiu 50 a 64% de resposta completa, com até 16 semanas de tratamento e 13% de recidivas. Já os imunodeprimidos mostraram menores taxas de remissão completa (31 a 46%), com índice de recidiva maior (29%)[21]. Optamos pelo uso do imiquimode em pacientes com lesões multirrecidivadas e, como primeira opção, na papulose bowenoide. De qualquer forma, precisamos de estudos com maiores casuísticas para avaliar a eficácia dessa medicação, incluindo a incidência de recidivas e o tempo livre de novas lesões.

Em doentes imunodeprimidos com verrugas grandes e multicêntricas, o tratamento tópico geralmente falha, e a ressecção com eletrofulguração é o tratamento de escolha por minimizar a perda tecidual. Ocorre menos recidiva com este método que após o tratamento medicamentoso tópico. O tratamento dos condilomas acuminados é frustrante, porque a maioria das opções apresenta altas taxas de recidiva e causa desconforto para o paciente[22].

As taxas de recidiva, que variam de 10 a 75%, não são muito precisas, pois é difícil diferenciar as recidivas verdadeiras dos casos de reinfecção[22]. Os condilomas desaparecem em até 77% dos doentes tratados com podofilina, e a excisão cirúrgica foi eficaz em 93%, havendo recidivas em 65 e 29%, respectivamente, no seguimento de um ano[22]. O *laser* é acompanhado por mais dor e aparecimento mais rápido de recidivas que com eletrocautério. Outro risco é representado pelas partículas virais aerossolizadas na fumaça do *laser*, que podem acometer as vias respiratórias do operador. São recomendadas as máscaras especiais e os dispositivos com filtros próprios para evacuar a fumaça. A fumaceira proveniente do eletrocautério consiste em partículas maiores e parece não constituir problema[20].

Vários fatores são associados à maior probabilidade dos doentes com condilomas acuminados perianais de desenvolver displasias, a saber: homossexualismo masculino e soropositividade para HIV, imunodepressão, lesões verrucosas acima da linha pectínea e contagens de linfócitos T CD4 inferiores a 500/mm³. Os estudos especializados mostraram entre 15 e 60% de displasias associadas à presença de condilomas acuminados perianais, 12 a 29% de displasias acentuadas ou neoplasias intraepiteliais de alto grau (NIAA) (carcinoma in situ) e carcinomas invasivos diagnosticados[23]. Contudo, o tempo de aparecimento dos condilomas, tratamento tópico anterior e associação com outras doenças sexualmente transmissíveis não representam fatores de risco. Ainda restam dúvidas quanto à progressão da NIA de alto grau para carcinoma invasivo[23]. Segundo alguns autores, essa transformação era descrita apenas ocasionalmente, em função da sobrevivência limitada dos doentes soropositivos e que, com o prolongamento do tempo de vida, os pacientes HIV-positivos ficarão expostos a risco aumentado de desenvolver neoplasias anais[24]. Nenhum de nossos doentes evoluiu para carcinoma invasivo em um seguimento variando de 10 a 14 anos, o que também foi relatado por outros autores[25]. Também observamos a associação de condilomas com sarcoma de Kaposi, a exemplo do citado na literatura. Em vários de nossos casos houve concomitância de condiloma com papulose bowenoide, fato este não registrado na literatura compulsada.

Acredita-se que a NIA seja a lesão precursora do carcinoma anal. Segundo a literatura, são encontradas entre 11 e 52% dos homens infectados pelo HIV, de 6 a 20% dos homens e de 1 a 2,8% das mulheres sem essa infecção. Entre 8,5 e 13% das NIA de alto grau evoluirão para carcinoma invasivo, indicando a necessidade do rastreamento e do seguimento desses doentes para prevenção[26]. Não há tratamento satisfatório com baixos índices de morbidez, e a recidiva é comum. Em geral, as formas de tratamento podem de ser divididas em tópicas, entre elas, ácido tricloroacético, podofilina, podofilotoxina, imiquimod, terapia fotodinâmica, e ablativas, ou seja, excisão cirúrgica, ablação pelo laser, coagulação pelo infravermelho e eletrofulguração. Há, ainda, os que consideram aceitável a conduta expectante. O tratamento tópico se justifica pelo caráter multifocal da lesão, e os ablativos têm taxas de complicação e recidiva muito semelhantes. De qualquer forma, doentes com qualquer anormalidade histológica necessitam de seguimento adequado, principalmente com colposcopia e citologia anal[27,28].

No Instituto de Infectologia Emílio Ribas, o tratamento consiste, inicialmente, de aplicações semanais de podofilina a 25%, em vaselina sólida, nas lesões da margem anal e de ATA a 95% nos condilomas localizados acima da linha pectínea. Em virtude da ação corrosiva do ATA, caso o doente mencione dor, aplicamos solução de bicarbonato de sódio a 10%, que confere pronto alívio. Avaliamos os doentes após a quarta aplicação. Utilizamos esse esquema em todos os doentes, mesmo naqueles com verrugas volumosas e com indicação de tratamento cirúrgico.

As verrugas regrediram totalmente em 37,2% e diminuíram em tamanho e número em 43,1% de 105 doentes estudados prospectivamente. As aplicações de podofilina foram eficazes em 48,9% dos casos, e de ATA, em 33,3% deles. As lesões pequenas da margem anal desapareceram com essa conduta. Constatamos diminuição das lesões volumosas, o que posteriormente facilitou a operação. O tratamento foi inútil em outros 9,6%. Neste grupo de pacientes, não observamos associação do estádio do HIV com a efetividade do tratamento tópico nem com o aparecimento das recidivas.

Operamos os condilomas remanescentes. Os doentes foram submetidos à raquianestesia e colocados em posição de litotomia. Utilizamos técnica semelhante à de Thomson e Grace, na qual se injeta solução infinitesimal de adrenalina em água destilada, no subcutâneo, de modo que os condilomas estufem, expondo melhor os pedículos. As lesões verrucosas são seccionadas com tesoura, rente à pele, e a hemostasia dos pontos sangrantes é feita por eletrocoagulação. As lesões muito pequenas são tratadas por eletrofulguração. Enviamos os condilomas para exame anatomopatológico.

Encontramos frequências de NIA de baixo (19,2%) e de alto grau (16,4%), semelhantes ao que é descrito na literatura. Embora a terapia antirretroviral para os doentes com HIV tenha providenciado melhora da imunidade, não reduziu a incidência das NIAs. Observamos que os doentes nas fases mais avançadas da infecção pelo HIV têm maior probabilidade de desenvolver displasias.

Indicamos o exame histológico em todos os doentes, pela possibilidade de displasias e neoplasias, e seguimento ambulatorial longo e rigoroso, em virtude da frequência das recidivas. Este último é realizado com o colposcópio e ácido acético a 3%, para avaliar a margem e o canal anal e a raspado do canal anal para citologia oncótico[27,28]. Os exames são indicados quando as verrugas são erradicadas e a cada seis meses, até que três avaliações consecutivas estejam normais. Temos observado lesões subclínicas em metade dos doentes, que são submetidos a novos tratamentos com tópicos[28,29]. A recidiva das verrugas em 12 meses reduziu de 51 para 22% com esse método de seguimento[30].

Atualmente, não há forma efetiva para prevenção ou cura das manifestações do HPV. A infecção só pode ser evitada pela completa abstinência sexual, enquanto o tratamento consiste na remoção das células acometidas e no seguimento para detecção das recidivas[31-33]. As vacinas profiláticas prometem reduzir a incidência das doenças pelo HPV. Metanálise sugeriu que 80% dos carcinomas anais poderiam ser evitados pela vacinação contra os tipos 16 e 18[35], assim como estudos prospectivos mostraram eficácia das vacinas bivalente e quadrivalente contra esses mesmos tipos virais em 60% dos vaginais, 40% dos vulvares[36] e em quase todos os carcinomas cervicais, em mulheres com até 26 anos de idade. A vacina quadrivalente, que, além dos tipos 16 e 18, inclui o 6 e o 11, também se revelou eficaz contra as verrugas anogenitais[37]. Atualmente, essas vacinas estão disponíveis e podem potencialmente reduzir a incidência de todos esses carcinomas, mas apenas se aplicadas antes do início das atividades sexuais[33].

Baseado nesses aspectos, a melhor estratégia seria vacinar as meninas entre os 8 e os 14 anos de idade[33]. A Agência Nacional de Vigilância Sanitária (Anvisa) aprovou a vacinação de mulheres entre os 10 e os 25 anos de idade. Todavia, a vacina quadrivalente foi eficaz em mulheres entre os 24 e os 45 anos que ainda não estavam infectadas pelos vírus pelos quais foram imunizadas[34]. A taxa de novas infecções diminui com a idade, e tipicamente não evoluem para neoplasia intraepitelial de alto grau em mulheres mais velhas. Em função disso, o potencial benefício da vacinação profilática nas idades mais avançadas é baixo[12]. As vacinas usam partículas semelhantes às virais (VLP – *virus-like particles*) para gerar anticorpos neutralizantes contra a L1, a maior proteína do capsídeo viral[17]. Entretanto, não apresentam efeito terapêutico contra as infecções HPV preexistentes e lesões HPV induzidas. Para tal, vacinas terapêuticas vêm sendo desenvolvidas, com o objetivo de estimular a imunidade celular contra as células infectadas[33].

Tumor de Buschke-Lowenstein

O condiloma gigante, também conhecido por Buschke-Lowenstein (BL), é considerado um carcinoma verrucoso. É causado predominantemente pelos tipos 6 e 11 do HPV. É apenas invasivo localmente e as metástases para linfonodos regionais são raras. O aspecto macroscópico é semelhante ao dos condilomas acuminados, no entanto, ao contrário destes, que têm vários pequenos pedículos, o tumor BL tem pedículo único, que infiltra o epitélio. A natureza infiltrativa da lesão pode determinar múltiplos seios e trajetos fistulosos, que podem invadir a fáscia, os músculos e o reto[38].

A transformação maligna é relatada em 30% dos casos, e quando a lesão estiver associada a tipos oncogênicos do HPV a evolução da doença pode ser agressiva e a ressecção deve ser indicada o mais precocemente possível[38].

O tratamento é cirúrgico e a ressecção local é recomendada, mantendo as margens livres de doença residual. Havendo acometimento dos esfíncteres, a amputação abdomino-perineal está indicada. O tratamento paliativo com 5-FU tópico, bem como com imiquimode, é descrito como eficaz na redução da área tumoral, embora não afete a evolução da doença[38].

Papulose bowenoide

Caracteriza-se por múltiplas pequenas pápulas, de coloração que varia do róseo ao acastanhado escuro, localizadas na margem anal. As lesões são semelhantes às da doença de Bowen, exceto sua multiplicidade. Os adultos jovens são os mais afetados, principalmente os homens, sendo rara acima dos 40 anos. Em 30% dos pacientes há história prévia de verrugas perianais ou infecção herpética. A coexistência de papulose bowenoide e condiloma acuminado tem sido observada. Há associação com infecção pelo HPV, principalmente os tipos 16 e 18, e com o HSV. Histologicamente, é indistinguível da doença de Bowen. Pode apresentar os diferentes graus de NIA. A epiderme torna-se acantótica, perde sua estratificação e os núcleos são maiores, hipercromáticos, pleomórficos e dispostos em arranjos desordenados. Observam-se ceratinócitos multinucleados com tendência à ceratinização individual, bem como mitoses atípicas[39].

A papulose bowenoide tem curso benigno, e o tratamento deve ser realizado para alívio dos sintomas. O tratamento é feito com excisão ou destruição, à semelhança do indicado para os condilomas acuminados. O tratamento com baixas doses de interferon tem sido descrito. As lesões regridem com o tratamento, mas podem recidivar[39]. Temos usado o imiquimode como tratamento inicial com bons resultados, reservando a ressecção para a doença refratária.

Todavia, persistem dúvidas quanto ao seu potencial de malignização, por isso, o exame ambulatorial periódico é recomendado, e a biópsia das lesões suspeitas deve ser realizada.

Doença de Bowen

A doença de Bowen é um carcinoma espinocelular intraepitelial (sinônino de NIA de alto grau) e pertence ao grupo dos tumores não queratinizados da pele da margem anal. Tem crescimento lento e evolui para carcinoma invasivo em 2 a 10% dos doentes. São mais comuns entre os 40 e 50 anos de idade e predominam no sexo feminino. As evidências sugerem associação com o HPV, principalmente os tipos 16 e 18. Prurido é a queixa mais frequente, seguida de sangramento discreto e área endurecida notada pelo doente. A lesão tem aspecto de placa eczematoide elevada, com bordos irregulares e de cor vermelho escuro, que, em casos mais avançados, apresenta ulcerações serpiginosas e degeneração central. O exame histológico faz o diagnóstico de certeza. O tratamento de escolha é a ablação cirúrgica. A fulguração elétrica e curetagem e a crioterapia são as técnicas mais empregadas. Entretanto, a amputação abdominoperineal do reto pode ser indicada nos casos mais avançados. A fulguração por *laser* é outro método aceito. As aplicações repetitivas com 5FU creme tópico foram efetivas. A maioria dos doentes fica curada, e o prognóstico é bom. A taxa de recidiva em cinco anos é de 31 a 38% e, portanto, o seguimento ambulatorial deve ser feito[40].

Herpes hipertrófico

Apesar de a forma ulcerativa ser a mais conhecida, a literatura relata o aparecimento de lesões tumorais, nodulares ou hipertróficas relacionadas ao vírus. Esse aspecto vem sendo observado em doentes imunodeprimidos, entre eles, os transplantados em uso de medicação imunodepressora e os portadores do HIV[41]. Macroscopicamente, trata-se de tumores dolorosos, achatados, com superfície recoberta por ulceração rasa e com bordas bem delimitadas, elevadas e lobuladas, localizados na margem anal e/ou no sulco interglúteo, algumas vezes imitando condilomas virais ou carcinomas[42]. Lesões semelhantes também foram descritas no lóbulo da orelha e ponta dos dedos, na língua, tonsilas, no pênis e na bolsa escrotal, endobronquial e no colo do útero[42]. O quadro clínico mostra instalação insidiosa, com crescimento lento e progressivo, além da história de tratamentos anteriores com aciclovir para úlceras de etiologia herpética. Muitos desses doentes recebiam drogas antirretrovirais, e as contagens séricas dos linfócitos T CD4+ variavam entre 13 e 500/mm³, o que mostra não haver correlação com estádios extremos da imunodepressão.

O motivo dessa evolução anômala não está definido, mas provavelmente o mecanismo deve ser imunológico. Entre as hipóteses, há referências sobre a deficiência das células dendríticas plasmocitoides em produzir interferon-alfa, o que ocorre em doentes com AIDS e predispõe às doenças oportunistas. No entanto, foi citado que as mesmas células dendríticas da pele produzem fator de necrose tumoral alfa (TNF-alfa) induzindo proliferação dos queratinócitos que provocam hiperqueratose e acantose. Além disso, outros autores mencionaram que essas lesões podem ocorrer na síndrome da hiper IgE, doença causada por alteração congênita que provoca infecções recidivantes por estafilococos, eczema, anormalidades ósseas e elevação dos níveis de imunoglobulina E (IgE). Nesses casos, há diminuição dos linfócitos T CD4+ e da produção das citocinas relacionadas ao processo inflamatório, propiciando as infecções. Entretanto, o herpes tumoral foi descrito em parcela mínima dos portadores das doenças que provocam imunodepressão[41].

O diagnóstico diferencial com carcinoma impõe a realização de biópsia para confirmação histológica. Esse exame revela hiperplasia epitelial moderada e denso processo inflamatório, o qual inclui a hipoderme. A inflamação é composta principalmente por linfócitos e plasmócitos. Células gigantes e multinucleadas foram observadas na epiderme. Os testes imuno-histoquímicos mostraram células positivas para HSV-2 e localizadas principalmente nas camadas média e superior do epitélio, sendo raras na camada basal. Todavia, o HSV do tipo 1 foi isolado em um de nossos casos[42]. Outros agentes virais podem causar lesões verrucosas. Além daquelas induzidas pelo Papilomavírus (HPV), as provocadas pelo vírus Varicela-zoster (VZV), pelo citomegalovírus (CMV), pelo Ebstein-Barr (EBV) e o molusco contagioso causado pelo poxvírus devem ser afastadas.

A opção terapêutica inicial deve ser o tratamento medicamentoso. O aciclovir oral foi efetivo em alguns doentes e ineficaz em outros, após uso contínuo durante quatro meses. O valacidovir e o famciclovir, ambos de uso oral, erradicaram as lesões em até 30 dias. O interferon beta, usado durante cinco semanas, reduziu a área doente, mas não aliviou os sintomas. A brivudina, agente virustático, eliminou a doença em poucos dias. O ganciclovir intravenoso tratou um dos doentes. Há relatos sobre a eficácia do imiquimode tópico no tratamento de lesões genitais. A biópsia excisional, extirpando toda a área comprometida, foi realizada em tumores pequenos e a ressecção cirúrgica com rotação de retalho em lesão muito grande em região sacral, antes do diagnóstico definitivo, com alívio da síndrome dolorosa. Algumas recidivas ocorreram entre três e 12 meses. Nesses casos, o aciclovir tópico combinado com o produto por via oral foi eficaz. Importante definir o diagnóstico etiológico para aliviar o desconforto, evitar operação radical desnecessária e introduzir medicação antirretroviral nos portadores do HIV para melhora da imunidade[41].

NEOPLASMAS MALIGNOS DE TRANSMISSÃO SEXUAL

Os portadores do HIV têm tido sobrevivência maior, graças às novas drogas antirretrovirais e à profilaxia das infecções oportunistas. Por esse motivo, e por causa de sua imunodeficiência, têm maior risco para desenvolver câncer[43]. Um sexto dos doentes com AIDS, tanto na Europa como nos Estados Unidos, desenvolve neoplasias malignas, particularmente o carcinoma espinocelular (CEC), o sarcoma de Kaposi (SK) e o linfoma não-Hodgkin[44]. Esses tumores são quase inexistentes na população em geral, sendo quase que exclusivos dos homossexuais que praticam sexo anal receptivo[45]. A história natural dos tumores em doentes HIV-positivo difere da população soronegativa. Os aspectos incomuns da localização, a maneira de crescimento e a resposta terapêutica distingue-se dos tumores da população em geral[46]. Na região anorretal, o sarcoma de Kaposi apareceu com maior frequência nos primeiros anos da epidemia da AIDS, entretanto, após a introdução do atual esquema de tratamento antirretroviral, os carcinomas espinocelulares são os mais comuns[43,46].

Sarcoma de Kaposi

O sarcoma de Kaposi foi o tumor anorretal mais comum nos doentes HIV-positivo, anteriormente ao atual esquema de drogas antirretrovirais. Tem incidência muito maior em homossexuais e bissexuais que nos heterossexuais masculinos, sendo 20 mil vezes mais frequente que na população geral. O achado mais comum é o de tumorações hiperpigmentadas e de consistência fibrosa na pele e na mucosa do tubo digestivo. A lesão pode ser única, mas frequentemente é múltipla. Os nódulos aumentam gradativamente em tamanho e coalescem formando grandes tumores dolorosos que podem ulcerar, sangrar e sofrer infecção secundária[43].

Apesar das evidências epidemiológicas sugerindo que o SK tem origem infecciosa, a associação com um vírus específico não havia sido detectada até recentemente, quando dois novos fragmentos de DNA foram identificados em tecidos tumorais de paciente com AIDS. Esses fragmentos pertenciam a um herpes-vírus humano sem prévia identificação, chamado herpes-vírus associado ao KS (KSHV) ou herpes-vírus humano 8. (HHV8). Esse vírus está geralmente ausente em tecidos normais, processos inflamatórios e outros tipos de tumor, mas tem sido encontrado em doentes HIV-positivo e soronegativos com SK, sugerindo não ser simplesmente uma infecção oportunista[43].

A histologia faz o diagnóstico e mostra cordões de células endoteliais com extravasamento de hemácias, depósitos de hemossiderina, polimorfonucleares e plasmócitos.

O tratamento depende do número e da localização das lesões. Quando existem até cinco lesões em pele, a ressecção cirúrgica está indicada. Na presença de mais de cinco lesões em pele, comprometimento do tubo digestivo ou invasão linfonodal, a quimioterapia com vincristina e vinblastina, associadas ou não, é empregada. A resposta é lenta e ocorre em 25 a 60% dos casos, estando na dependência do número de linfócitos T CD4 (desejável que estejam acima de 200/mm³), presença de infecções oportunistas, número e localização das lesões (o SK pulmonar é rapidamente fatal) e sensibilidade às drogas utilizadas. A radioterapia é usada com finalidade paliativa, sendo indicada nas doses de 1,8 a 3,0 Gy, principalmente nos tumores muito extensos que causem linfedema. As recidivas são comuns. O tempo de sobrevivência variava de 12 a 18 meses, quando não havia infecção oportunista, e de 6 a 9 meses, na presença destas. Atualmente, com a melhora da imunodepressão provocada pela infecção pelo HIV, com a atual terapia antirretroviral (TARV), a incidência desse tumor vem diminuindo, e o tratamento se tornou efetivo[47].

Linfoma não-Hodgkin (LNH)

A maioria dos linfomas intestinais da AIDS é da variedade não-Hodgkin, têm origem nas células B, são de alto grau e de aspecto imunoblástico e apresentam comportamento agressivo. Os aspectos patológicos e virológicos dos linfomas relacionados ao HIV são próprios, e a classificação, baseada em características morfológicas, divide-os em blásticos e anaplásticos. Há evidências sugerindo sua associação com o vírus de Epstein-Barr[43]. A localização retal é a segunda mais frequente dentro do tubo digestivo, superado em incidência pelo estômago. A localização anal é rara, e geralmente ocorre por invasão de tumores localizados no reto[48].

Manifesta-se como massa difusa e profunda, acompanhada de eritema e endurecimento na região perianal, ou percebida pelo toque retal. A maioria dos doentes desenvolve abscesso perianal ou perirretal como primeira manifestação do tumor. O LHN pode, ainda, apresentar sintomas incaracterísticos como hipertermia, suores noturnos e perda de peso, semelhantes a outras afecções relacionadas à AIDS. O exame anatomopatológico faz o diagnóstico de certeza.

O tratamento é controverso, e não é claro se a terapia convencional é capaz de modificar a história natural dessas neoplasias. Tampouco, há terapia ideal. Ademais, o comportamento agressivo e a terapêutica imunossupressiva em doentes imunodeprimidos altera o estado geral, facilitando a instalação de novas doenças oportunistas e a recidiva de outras já controladas[48].

O tratamento consiste em esquemas quimioterápicos agressivos. Entretanto, os resultados são piores em doentes HIV-positivo, provavelmente pela falta de reserva da medula óssea e pelas frequentes doenças provocadas por germes oportunistas. A colostomia pode ser necessária nos casos de obstrução, sepse, sangramento ou incontinência. A ressecção cirúrgica não é recomendada, pois o prognóstico é ruim. A história natural da doença modificou-se nos doentes HIV-positivo em uso de TARV. A incidência dos tumores persiste a mesma, porém, o prognóstico é melhor[48].

Carcinoma espinocelular (CEC)

O carcinoma espinocelular (CEC), ou de células escamosas, da margem e do canal anal tem maior incidência entre os homossexuais masculinos portadores do HIV. O risco nesse grupo é 25 a 50 vezes maior que na população em geral. A associação de infecção pelo HPV, sexo anal passivo, inflamações crônicas não infecciosas e tabagismo são descritos como fatores de risco para o CEC perianal nos doentes portadores do HIV. A associação de infecção pelo HPV e o CEC *in situ* (NIAA) parece ser frequente, e acredita-se que evolua para carcinoma invasivo[43]. O DNA dos tipos 16 e 18 do HPV tem sido localizado no núcleo das células tumorais. Talvez o HIV seja o cofator de que o HPV precisa para induzir à displasia e à neoplasia[43].

O tratamento de eleição é a associação de radioterapia e quimioterapia. Os pequenos tumores e as áreas de NIAA são passíveis de excisão local. A cirurgia radical fica reservada para a doença residual ou recidivada. A radioterapia consiste de 4,5 Gy, divididos em 20 aplicações, sendo associada a dois ciclos de 5-fluorouracil e mitomicina C. A toxicidade do esquema é maior que na população em geral, podendo ocorrer mielossupressão e dermatopatia. O esquema é efetivo, mas nas fases mais avançadas da AIDS sua indicação é questionável, pelo risco de piora da imunodepressão. Nos doentes HIV-positivo há mais comprometimento linfonodal, esquema neoadjuvante é menos eficaz e determina mais efeitos colaterais, o tempo de sobrevivência é menor e a necessidade de colostomia é maior. Há necessidade de esquemas de rastreamento das lesões subclínicas e de seguimento das lesões induzidas pelo HPV tratadas, para diagnóstico precoce e tratamento em fase cuja cura seja possível[49,50].

LESÕES NOS DOENTES HIV-POSITIVO/AIDS

A síndrome da imunodeficiência adquirida (SIDA/AIDS), causada pelo HIV, predispõe a quadro de imunodepressão, permitindo que germes oportunistas provoquem infecções em todos os órgãos e sistemas do organismo humano. A região anorretal não é poupada, e acredita-se que 30% desses doentes apresentarão afecções perianais na evolução da AIDS.

Apresentam tanto condições comuns como hemorroidas, fístulas, fissuras e DST, frequente entre os soronegativos para o HIV, além de candidíase, úlcera anal idiopática e tumores malignos, principalmente o sarcoma de Kaposi, linfomas não-Hodgkin e carcinomas espinocelulares, estes últimos associados à infecção pelo papilomavírus humano (HPV). A terapia antirretroviral (TARV), instituída a partir de 1996, mudou a incidência das doenças anorretais dessa população. Nos últimos anos, a incidência das doenças provocadas pelo HPV triplicou (de 25 para 75%), e houve diminuição das úlceras, embora o HSV continue como a causa mais frequente. O sarcoma de Kaposi, anteriormente o mais comum, cedeu lugar para o CEC anal. As úlceras idiopáticas do canal anal só são diagnosticadas naqueles com graus extremos de imunodepressão, e temos visto herpes simples na forma hipertrófica, bem como mais casos de sífilis em suas fases mais tardias[51].

O conhecimento dos meios diagnósticos e terapêuticos dessas lesões ganha importância pelo número crescente de casos de infecção pelo HIV comunicados no Brasil – 580 mil até julho de 2010. Por isso, acreditamos que todos os médicos devam se familiarizar com o manejo desses doentes.

REFERÊNCIAS BIBLIOGRÁFICAS

1. Nadal SR, Manzione CR. Identificação dos grupos de risco para as doenças sexualmente transmitidas. Rev Bras Coloproct 2003;23:128-9.
2. Workowski KA, Berman S. Centers for Disease Control and Prevention (CDC). Sexually transmitted diseases treatment guidelines, 2010. MMWR Recomm Rep 2010;59(RR-12):1-110.
3. Brasseur O, Ronald A, Piot P. Medicamentos para as DST. In: Dallabetta G, Laga M, Lamptey P. Controle das doenças sexualmente transmissíveis: manual de planejamento e coordenação de programas. Belo Horizonte: Te Corá; 1997. p. 129-48.
4. Baillif A, Low N. Clinical settings and specialties notifying cases of bacterial sexually transmitted infections in Switzerland: cross-sectional study. Swiss Med Wkly 2011;140:w13143.
5. Nadal SR, Framil VMS. Diagnóstico das úlceras anorretais sexualmente transmissíveis. Rev Bras Coloproct 2005;25(4):370-3.
6. Mann J, Kropp R, Wong T, Venne S, Romanowski B. Expert Working Group for the Canadian STI Guidelines. Gonorrhea treatment guidelines in Canada: 2004 update. CMAJ 2005;171(11):1345-6.
7. Brasil. Ministério da Saúde. Secretaria de Vigilância em Saúde. Programa Nacional de DST e AIDS. Manual de bolso das doenças sexualmente transmissíveis. Brasília: Ministério da Saúde; 2006.108 p.
8. Lewis DA, Young H. Syphilis. Sex Transm Infect 2006;82(Suppl 4):iv13-5.
9. Nadal SR, Framil VMS. Interpretação dos exames de sorologia para diagnóstico e seguimento pós-terapêutico da sífilis. Rev Bras Coloproct 2007;27(4):479-82.
10. Nadal LRM, Nadal SR. Quando pesquisar neurossífilis. Rev Bras Coloproct 2007;26(4):459-62.
11. Yang CJ, Lee NY, Lin YH, Lee HC, Ko WC, Liao CH et al. Jarisch-Herxheimer reaction after penicillin therapy among patients with syphilis in the era of the hiv infection epidemic: incidence and risk factors. Clin Infect Dis 2010;51(8):976-9.
12. Lewis DA, Ison CA. Chancroid. Sex Transm Infect 2006;82(Suppl 4):iv19-20.
13. Herring A, Richens J. Lymphogranuloma venereum. Sex Transm Infect 2006;82(Suppl 4):iv23-5.
14. Hernani BL, Nadal SR. Linfogranuloma venéreo: aumento da incidência sugere surto mundial da doença. Rev Bras Coloproct 2007;27(2):224-7.
15. Whitlow CB. Bacterial sexually transmitted diseases. Clin Colon Rectal Surg 2004; 17(4):209-14.
16. Van Kemseke C. Sexually transmitted diseases and anorectum. Acta Gastroenterol Belg 2009;72(4):413-9.
17. Villa L, Varela JA, Otero L, Sánchez C, Junquera ML, Río JS et al. Molluscum contagiosum: a 20-year study in a sexually transmitted infections unit. Sex Transm Dis 2009;37(7):423-4.
18. Goldstone S, Palefsky JM, Giuliano AR, Moreira ED Jr, Aranda C, Jessen H et al. Prevalence of and risk factors for human papillomavirus (HPV) infection among HIV-seronegative men who have sex with men. J Infect Dis 2011;203(1):66-74.
19. Kreuter A, Wieland U. Human papillomavirus-associated diseases in HIV-infected men who have sex with men. Curr Opin Infect Dis 2009;22(2):109-14.
20. Nadal SR, Manzione CR, Horta SHC. Sistematização do atendimento dos portadores de infecção perianal pelo Papilomavirus humano. Rev Bras Coloproct 2004;24(4):322-8.
21. Manzione CR, Formiga FB, Nadal SR. Uso de imiquimode tópico no tratamento da infecção anal pelo papilomavírus humano. Rev Bras Coloproct 2010;30(1):92-4.
22. D'Ambrogio A, Yerly S, Sahli R, Bouzourene H, Demartines N, Cotton M et al. Human papilloma virus type and recurrence rate after surgical clearance of anal condylomata acuminata. Sex Transm Dis 2009;36(9):536-40.
23. Manzione CR, Nadal SR, Calore EE. Oncogenicidade do Papilomavirus humano e o grau de neoplasia intraepitelial anal em doentes HIV positivo. Rev Assoc Med Bras 2004;50(3): 282-5.
24. Nadal SR, Calore EE, Manzione CR, Assakawa MA, Felix LM, Horta SHC. Incidência de neoplasias intraepiteliais anais em doentes HIV-positivo portadores de condilomas acuminados comparando períodos anterior e posterior aos inibidores da protease. Rev Bras Coloproct 2005;25(3):217-22.
25. Manzione CR, Nadal SR, Calore EE. Postoperative follow-up of anal condylomata acuminata in HIV+ patients. Dis Colon Rectum 2003;46(10):1358-65.
26. Nadal SR, Manzione CR. Manejo das neoplasias intraepiteliais anais. Rev Bras Coloproct 2008;28(4):462-4.
27. Nadal SR, Manzione CR. Uso do colposcópio para avaliar a região perianal e o canal anal. Padronização técnica e indicações. Rev Bras Coloproct 2008;24(4):379-81.
28. Nadal SR, Manzione CR. A citologia como método para detecção de lesões precursoras do carcinoma anal. Rev Bras Coloproct 2005;25(1):72-4.
29. Nadal SR, Calore EE, Nadal LRM, Horta, SHC, Nadal SR, Manzione CR. Citologia anal para rastreamento de lesões pré-neoplásicas. Rev Assoc Med Bras 2007;53(2):147-51.
30. Nadal SR, Calore EE, Manzione CR, Arruda CN, Cha JD, Formiga FB, Manzione TS. Sensibilidade e especificidade da citologia anal com escova no diagnóstico das lesões clínicas provocadas pelo papilomavirus humano, comparando um com duas coletas. Rev Bras Coloproct 2009;29(3):297-302.

31. Calore EE, Nadal SR, Manzione CR, Horta SHC, Santos RR, Nadal LRM. Anal citology in patients with AIDS. Diagnostic Cytopathol 2010;38(4):260-3.
32. Nadal SR, Manzione CR. Rastreamento e seguimento dos portadores de lesões anais induzidas pelo papilomavirus humano como prevenção do carcinoma anal. Seção DST. Rev Bras Coloproct 2009;29(2):250-3.
33. Stefanaki C, Rozakou A, Stavropoulos P, Gregoriou S, Hadjivassiliou M Buschke-Löwenstein tumour. Int J STD AIDS 2010;21(11):787-8.
34. Rose SB, Lawton BA, Lanumata T, Hibma M, Baker MG. HPV/cervical cancer vaccination: parental preferences on age, place and information needs. J Prim Health Care 2010;2(3):190-8.
35. Abbas A, Yang G, Fakih M. Management of anal cancer in 2010. Part 1: Overview, screening, and diagnosis. Oncology (Williston Park) 2010;24(4):364-9.
36. De Vuyst H, Clifford GM, Nascimento MC, Madeleine MM, Franceschi S. Prevalence and type distribution of human papillomavirus in carcinoma and intraepithelial neoplasia of the vulva, vagina and anus: a meta-analysis. Int J Cancer 2009;124(7):1626-36.
37. Franceschi S, De Vuyst H. Human papillomavirus vaccines and anal carcinoma. Curr Opin HIV AIDS 2009;4(1):57-63.
38. Nadal SR, Formiga FB, Manzione CR. Papulose bowenoide: um aspecto da infecção pelo HPV. Rev Bras Coloproct 2009;29(4):505-7.
39. Abbas A, Yang G, Fakih M. Management of anal cancer in 2010. Part 1: Overview, screening, and diagnosis. Oncology (Williston Park) 2010;24(4):364-9.
40. Nadal LRM, Nadal SR. Indicações para a vacina contra o papilomavirus humano (HPV). Rev Bras Coloproct 2008;28(1):124-6.
41. Nadal SR, Nadal LRM. Tumores perianais provocados pelo herpes simplex. Rev Bras Coloproct 2007;27(1):93-5.
42. Nadal SR, Calore EE, Manzione CR, Horta SHC, Ferreira AF, Almeida LV. Hypertrofic herpes simplex simulating neoplasias in AIDS patients. Dis Colon Rectum 2005;48(12):2289-93.
43. Nadal SR, Manzione CR. Os agentes sexualmente transmissíveis e o câncer anorretal. Rev Bras Coloproct 2004;24(3):274-7.
44. Simard EP, Pfeiffer RM, Engels EA. Spectrum of cancer risk late after AIDS onset in the United States. Arch Intern Med 2010;170(15):1337-45.
45. Wietfeldt ED, Thiele J. Malignancies of the anal margin and perianal skin. Clin Colon Rectal Surg 2009;22(2):127-35.
46. Clifford GM, Franceschi S. Cancer risk in HIV-infected persons: influence of CD4(+) count. Future Oncol 2009;5(5):669-78.
47. Osmond DH, Buchbinder S, Cheng A, Graves A, Vittinghoff E, Cossen CK et al. Prevalence of Kaposi sarcoma-associated herpesvirus infection in homosexual men at beginning of and during the HIV epidemic. JAMA 2002;287(2):221-5.
48. Tanaka PY, Pracchia LF, Calore EE Non-Hodgkin's lymphoma among patients infected with human immunodeficiency virus: the experience of a single center in Brazil. Int J Hematol 2006;84(4):337-42.
49. Fleshner PR, Chalasani S, Chang GJ, Levien DH, Hyman NH, Buie WD et al. Practice parameters for anal squamous neoplasms. Dis Colon Rectum 2008;51(1):2-9.
50. Nadal SR, Calore EE, Manzione CR, Horta SHC. Tratamento do carcinoma anal e seu precursor em doentes HIV-positivo e os resultados obtidos. Rev Assoc Med Bras 2007;53(4):269-73.
51. Nadal SR, Manzione CR, Horta SHC. Comparison of perianal diseases in HIV-positive patients in periods before and after HAART use. Dis Colon Rectum 2008;51(10):1491-4.

Hidradenite Supurativa

60

Antonio Rocco Imperiale
Sylvio de Figueiredo Bocchini
Angelita Habr-Gama

A hidradenite supurativa é doença inflamatória crônica e recidivante da pele e tecido do celular subcutâneo, em áreas do corpo nas quais estão presentes glândulas sudoríparas apócrinas. As regiões mais comumente afetadas são, em ordem decrescente de frequência: as axilas, períneo, região glútea e perianal e região inframamária. A hidradenite supurativa representa um relevante problema médico-social, pois impõe aos pacientes sofrimento intenso que, não raramente, altera o equilíbrio psicológico, familiar e profissional. Além disso, em quadros mais graves provoca até mesmo isolamento e afastamento do convívio social.

Frequentemente demanda para seu tratamento intervenções cirúrgicas de grande porte, as quais incluem até mesmo a confecção de estomas temporários. Abordagem multidisciplinar pode ser necessária, além de longos períodos de internação. Por vezes, o tratamento cirúrgico não atinge seu intento ou, ainda, os pacientes não têm um seguimento adequado até a cicatrização definitiva das lesões, e as recorrências são frequentes. Esse fato perpetua a peregrinação desses doentes em busca de auxílio médico procurando por uma cura definitiva, afastando-os de suas atividades profissionais e piorando ainda mais sua geralmente precária condição socioeconômica.

Abordaremos a etiopatogenia da hidradenite supurativa e suas formas de tratamento, apresentando os resultados baseados na experiência acumulada ao longo dos anos tratando essa afecção grave e incapacitante.

HISTÓRICO E ETIOPATOGENIA

O característico processo inflamatório autodelimitado, com formação de abscessos superficiais acometendo tecidos das regiões das axilas, mamas e região perianal, foi descrito inicialmente por Velpeau, em 1839[1]. Verneuil foi o primeiro, entre 1854 a 1865, a correlacionar a etiologia da doença às glândulas sudoríparas[1,2], descrevendo a entidade como hidradenite supurativa. Porém, foi após a classificação dos tipos de glândulas sudoríparas em écrinas e apócrinas realizada por Schiefferdecker, em 1922[3], que sua etiologia foi mais bem estabelecida e relacionada às últimas[4]. As glândulas do tipo écrino têm ducto fino e orifício de secreção diretamente na pele. Apresentam secreção aquosa com poucos sais, sem odor, e têm por função principal a regulação térmica. Estão presentes em quase todo o corpo. As glândulas apócrinas são maiores, têm ductos mais calibrosos e são profundas, com orifício de drenagem junto ao folículo dos pelos. Sua secreção é mais espessa, com grande conteúdo proteico, e sua contaminação bacteriana é que desenvolve o odor característico de sua secreção. Acredita-se que tenham função residual, sendo órgão vestigial na evolução humana. Estão presentes nas axilas, região inguinal, glútea e perianal, além de região mamária.

Admite-se que o evento determinante inicial da doença seja a oclusão do ducto da glândula apócrina por *plug* de queratina, levando à dilatação ductal e estase do componente glandular[5,6]. Como consequência, pode ocorrer infecção secundária com consequente foliculite ativa, seguida por ruptura da glândula e propagação da infecção para o tecido subcutâneo adjacente. Os agentes bacterianos mais frequentemente isolados nas lesões são os *Staphilococcus*, *Streptococcus*, *Escherichia coli*, *Pseudomonas aeruginosa* e *Bacteroides*[7].

O fator decisivo para a obstrução glandular permanece ainda desconhecido. Estudos a respeito do tamanho e distribuição das glândulas no corpo e uso de produtos como talco, desodorantes, produtos químicos em geral e efeitos da depilação no local permanecem inconclusivos[8]. Da mesma forma, não há conclusões a respeito de influência de fatores genéticos ou de alterações de imunidade sistêmica[9].

A possibilidade da participação de hormônios sexuais na etiopatogenia é considerada desde a década de 1950[10]. Mortimer et al. encontraram níveis elevados de hormônios androgênicos em pacientes com hidradenite supurativa e, apesar de vários pacientes apresentarem valores séricos normais desses hormônios, terapêutica com antiandrogênicos pareceu eficiente[11]. Em nossos estudos, a presença de sinais reconhecíveis de virilização cutânea não tiveram importância. Os níveis séricos de androgênios dosados nos pacientes não demonstraram níveis elevados de hormônios circulantes[12]. Os estudos mais atuais não apontam distúrbios nos hormônios circulantes, mas sim alterações em células-alvo, no interior das glândulas apócrinas[8,13-15]. A influência da nicotina também é considerada, notando-se o fato de que é alta a incidência da doença em doentes fumantes[16].

QUADRO CLÍNICO

Geralmente a manifestação inicial é uma foliculite regional, evoluindo para celulite, a princípio localizada. Há quadros mais leves e restritos, porém os quadros severos são mais dramáticos, com acometimento extenso. Nestes, o quadro evolui para a formação de abscessos superficiais múltiplos com drenagem espontânea. Os abscessos vão se espalhando pelo subcutâneo e formando coleções coalescentes, o que resulta em grande área acometida com drenagem. Essa drenagem se dá normalmente em múltiplos orifícios, e com formação de sínus com supuração contínua. Em geral, não há dor intensa, exceto na fase aguda de formação dos abscessos, sendo a queixa principal a supuração. Não é comum a presença de febre ou acometimento sistêmico.

Os seguidos processos inflamatórios vão levando a processo cicatricial crônico e distorção local, com aspecto local endurecido e espessado, típico (Figura 60.1). A drenagem é contínua, em grande quantidade, manchando com frequência as vestes e demandando curativos contínuos locais. O resultado final, nesses casos, é a presença de múltiplos nódulos hipodérmicos, fístulas superficiais – geralmente múltiplas, de trajeto irregular e cercadas por fibrose – e celulite nas regiões glútea, inguinal e perineal, podendo atingir, inclusive, escroto e vulva.

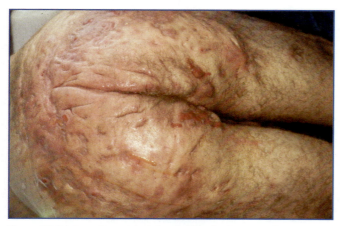

Figura 60.1 – Aspecto característico da hidradenite supurativa extensa em região glútea, com áreas cicatriciais, retração e fistulização contínua difusa.

INCIDÊNCIA

Os dados de literatura não são absolutamente claros quanto à epidemiologia da hidradenite supurativa, especialmente com respeito a sexo, etnia e localização das lesões[17]. Os resultados são baseados, principalmente, em estimativas ou estudos com pequenas séries de pacientes. Segundo alguns autores, cerca de 1 a cada 300 indivíduos pode ter acometimento em algum grau e em alguma localização no corpo, embora a localização axilar seja mais frequente em mulheres, ao passo que nos homens há predominância pela localização inguinoperineal e glútea[18,19]. Parece ser mais comum em adultos jovens[20,21].

Em casuística da disciplina de Coloproctologia do HCFMUSP, 92% dos pacientes eram homens, e 63%, da raça branca. A idade média foi de 39 anos (variação de 18 a 69 anos). O tempo de duração dos sintomas antes do diagnóstico variou entre 4 meses e 35 anos, com média de 7 anos. Na maioria dos pacientes (65%) havia acometimento da área perineal, além da glútea[22]. Os pacientes foram classificados em quatro estágios, de acordo com sua complexidade[12]:

- Estágio I: forma mais simples, apresentando lesões não muito extensas e com acometimento limitado apenas a uma área (46% dos doentes).
- Estágio II: corresponde a lesões ainda pequenas, restritas à área perineal/perianal, associada a fístulas anorretais (14%).
- Estágio III: lesões extensas comprometendo mais do que uma área (36%).
- Estágio IV: presença de lesões extensas e fístulas com trajetos profundos, acometendo a musculatura dos elevadores do ânus (14%).

DIAGNÓSTICO

O diagnóstico da hidradenite supurativa é essencialmente clínico. Nos estágios iniciais ele pode ser mais difícil, com a doença especialmente confundida com fístula anorretal. Nesta fase, a dor é a queixa mais comum, acompanhada pela formação de abscessos regionais. Os abscessos podem drenar espontaneamente ou acabam sendo drenados em serviços de emergência, mas recidivando após algum tempo. A doença pode progredir para a forma crônica, com lesões contíguas e características, a despeito de tratamentos empregados. Nesta fase, o diagnóstico já é mais fácil, especialmente por causa do aspecto característico.

Nas formas da doença limitadas à área perianal o diagnóstico diferencial pode ser difícil, em virtude da confusão com outras doenças anais ou perianais existentes, como fístulas anorretais ou, ainda, doença de Crohn. Os antecedentes clínicos do paciente e o exame físico de áreas como axilas e virilha podem revelar outros focos de hidradenite, que auxiliam o diagnóstico. Exame proctológico cuidadoso também vai ajudar a discernir quadros puramente anorretais, frequentemente confundidos nesses casos. Exame sob narcose pode ser necessário em caso de acometimento perianal muito intenso.

As fístulas anorretais podem estar associadas, sendo visualizadas em cerca de 13% dos casos. Justamente por essa associação, os eventuais trajetos fistulosos devem ser muito bem estabelecidos, pois a falta de tratamento adequado durante a cirurgia pode predispor às recidivas da doença[4,21].

DIAGNÓSTICO DIFERENCIAL E DOENÇAS ASSOCIADAS

Algumas doenças da pele e tecido subcutâneo podem se confundir com a hidradenite supurativa, especialmente se localizadas em região perianal ou glútea. Dentre as mais comuns temos a furunculose, tuberculose cutânea, granulomatose linfática inguinal, abscessos e fístulas anorretais complexas, cistos pilonidais e doença de Crohn[23].

A hidradenite supurativa é frequentemente encontrada associada com acne simples ou com sua forma mais severa, a acne conglobata, em até 7% dos pacientes[4]. Há estudos estabelecendo associações raras com outras afecções, como espondilite anquilosante[24], artrites em geral[25], *diabetes melitus*[26], síndrome de Cushing[17], doença de Fox-Fordyce[27] e acantose nigrans[28]. Carcinoma espinocelular associado à hidradenite é afecção rara, porém foi encontrado em um paciente de nossa série (1,9%), e foi descrito em algumas casuísticas como uma complicação a ser observada na doença[29-31]. A associação com doença de Crohn foi enfatizada por Church et al. e está presente em 39% de sua casuística, correlação esta muito maior que o geralmente encontrado[23]. Em nossas séries, este valor não ultrapassou 2% da casuística[22].

TRATAMENTO

O tratamento consiste em medidas clínicas iniciais e tratamento cirúrgico nas lesões mais extensas. As medidas conservadoras podem ser suficientes para lesões pequenas ainda em fases agudas ou em recorrências em fases iniciais.

Clínico

Inicialmente, são tentadas as medidas conservadoras. Nestas, a combinação de medidas de higiene local e compressas com soluções antissépticas tópicas podem aliviar sintomas iniciais. Há descrições do uso de pastas como peróxido de zinco ou acetato de alumínio nessas fases[4,32]. Por vezes, utilizam-se antibióticos sistêmicos, especialmente as penicilinas e derivados, tetraciclina, cloranfenicol, eritromicina e, mais recentemente, o ciprofloxacino, com bom controle da doença inicial em até um terço dos casos[7,33,34]. No passado, a radioterapia local foi indicada em certos casos com bons resultados[35], porém, não é mais usada, por causa dos riscos de radiodermite.

As medidas medicamentosas em geral são utilizadas, sempre com resultados pouco convincentes. Graças à associação da doença com fatores hormonais, inibidores de hormônios androgênicos, como o acetato de ciproterona e o etinil-estradiol, foram bastante utilizados, sem resultado efetivo[11,15]. Substâncias indutoras de reações imunes (Staphage Lysate®)[36], estimuladoras da atividade imunossupressora (tolmetin sódico)[37], além de ciclosporina[38,39], mostraram algum grau de eficácia no controle da doença em suas fases iniciais, mas estudos prospectivos são necessários para avaliar sua real efetividade.

Também anti-inflamatórios inibidores da cornificação dos ductos glandulares e da secreção sudorípara (ácido 13 cis-retinoico – isotretinoína), utilizados mundialmente no tratamento da acne com grande sucesso, não apresentam resultados equivalentes no tratamento da hidradenite supurativa[40,41]. Em vista dos resultados pouco animadores dos tratamentos conservadores e medicamentosos, seu uso é restrito às fases iniciais, e em apresentações mais leves e precoces da doença.

Cirúrgico

As opções para o tratamento cirúrgico da hidradenite supurativa perineal, perianal e glútea são:
- abertura das lesões com curetagem e cicatrização por segunda intenção;
- abertura das lesões com marsupialização;
- excisão e fechamento primário;
- excisão com cicatrização por segunda intenção, ou enxertia posterior.

A decisão a respeito de cada opção é determinada pela situação clínica da doença, avaliando-se a presença ou não de abscessos, bem como a extensão acometida.

Incisão e curetagem

Nas doenças em estágio inicial ou limitadas à fase de abscesso e fístulas superficiais, a simples abertura e drenagem dos trajetos fistulosos e sua cicatrização por segunda intenção podem ser o procedimento de escolha[42,43]. É importante atentar ao fato de que este procedimento pode oferecer diminuição dos sintomas e da dor, mas não controla a recorrência da doença, bem como a recidiva da infecção local. Esta forma de tratamento apresenta altos índices de recidiva a longo prazo[11,33]. Se a doença é mais severa, mas limitada a áreas pequenas, a excisão com fechamento primário (na ausência de infecção severa local) pode ser indicada, com bons resultados iniciais[26,33].

Abertura e marsupialização

Os trajetos fistulosos podem ser abertos, com ressecção e "destelhamento" de seu teto. O trajeto fistuloso é, então, curetado. A marsupialização pode ser realizada visando à diminuição do tempo de cicatrização. Da mesma forma, os índices de recidiva são elevados, posto que é praticamente impossível a ressecção de todos os tecidos acometidos desta forma. Convém ressaltar que o encontro da hidradenite supurativa em fases iniciais não é o mais comum, de maneira que esses procedimentos menos agressivos têm pouca indicação real em nosso meio. As condições sociais e econômicas frequentemente ruins dos pacientes, aliadas ao fato da dificuldade de encontro de tratamento adequado com rapidez, faz com que o quadro clínico mais comum em nosso meio seja lesões mais extensas e severas sobre as quais tratamentos cirúrgicos menos agressivos têm pouca eficácia, com altos índices de recidiva.

Excisão

Doenças extensas causando sintomas intensos necessitam de ressecções extensas e cicatrização por segunda intenção ou realização de enxertia de pele. Esta modalidade de tratamento representa o único procedimento para a cura definitiva da doença. A ressecção extensa profunda e radical tem sido o método utilizado pela maioria dos cirurgiões[5,12,22,44]. A excisão radical é realizada a partir da ressecção de toda a área acometida, em profundidade suficiente até atingir tecidos sãos. Deve-se, sempre que possível, preservar intacta a pele perianal, visando evitar a formação de estenose anal e mantendo a anatomia regional (Figuras 60.2A e B). Durante a ressecção, é necessário atenção especial para a presença de possíveis fístulas anais, bem como para a extensão da doença para a fossa isquiorretal, na qual pode haver eventual formação de abscessos com trajetos ascendentes através do músculo elevador do ânus. Essa ocorrência, embora pouco frequente, é descrita em cerca de 15% dos casos[22].

A superfície cruenta resultante da ressecção extensa pode ser tratada, inicialmente, apenas com curativos locais e cicatrização por segunda intenção, de acordo com sua extensão e localização, ou submetida a posterior enxertia. Como infecção local é frequentemente encontrada no momento da cirurgia, há a preferência de postergar a enxertia para cerca de duas semanas após a ressecção inicial, quando há boa granulação oferecendo bom leito receptor para o enxerto de pele. Apesar da alta morbidade e das características infecciosas da doença, ocorrem perdas apenas parciais do enxerto, e os pacientes apresentam boa cicatrização da região e cura da doença (Figura 60.2C). O tempo médio de cicatrização foi de dez semanas, variando de acordo com a extensão da ressecção. Nos pacientes tratados com enxertia, o tempo de cicatrização completa foi menor, com média de seis semanas e aspecto estético final melhor[22].

A recorrência da doença é presente em 5 a 37% dos casos, segundo a literatura[15,44], em período de seguimento de dois anos, independente do método utilizado. As recorrências são quase sempre devidas à ressecções incompletas[6]. Em nossa casuística na disciplina de Coloproctologia do Hospital das Clínicas da FMUSP, não houve recorrência da doença, o que reforça e eficácia da ressecção extensa para resolução completa do quadro[22].

Alguns grupos relatam a ressecção das lesões com o uso de laser de dióxido de carbono, com sucesso nas lesões mais

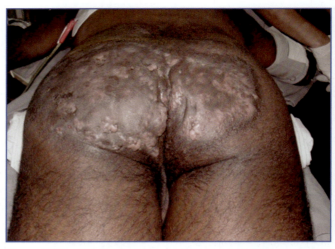

Figura 60.2A – Hidradenite extensa glútea, em posição para ressecção cirúrgica.

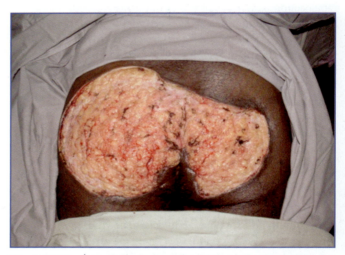

Figura 60.2B – Área ressecada em profundidade total, ressecando todo o tecido acometido, até o subcutâneo.

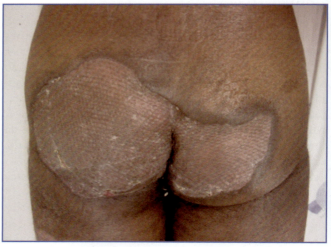

Figura 60.2C – Aspecto tardio após enxertia "em malha".

restritas e superficiais[45-47]. As vantagens apontadas são a menor lesão tecidual, melhor controle de sangramento e menor tempo de hospitalização. O fator limitante é o alto custo do equipamento. Trata-se de método ainda recente, necessitando de mais estudos e maiores séries para avaliação de seu uso na ressecção de lesões extensas.

CONCLUSÃO

A hidradenite supurativa mantém várias controvérsias quanto a sua etiopatogenia, diagnóstico e terapêutica, embora seja uma afecção estudada há muitos anos. Demanda atuação individualizada de acordo com a localização a e extensão da doença. Com o diagnóstico bem estabelecido e a extensão da doença bem delimitada, deve-se estabelecer a melhor abordagem, sempre visando ao pronto restabelecimento do paciente a sua vida social e profissional. A abordagem, frequentemente empregando equipe multidisciplinar, deve visar ao restabelecimento mais breve possível e evitar recorrências, permitindo a cura definitiva dessa afecção.

REFERÊNCIAS BIBLIOGRÁFICAS

1. Velpeau A. Dictionaire de medicine, ou repertoire general des sciences medicales sous le rapport. Theorique et pratique. 2 ed. Paris, Brechet Jeune, 1832-1845. Aiselle, v.2, p.91; Anus, v.3, p.304, Mammelees, v.19, p.1.
2. Verneuil A. De l'hidrosadenite phleugmoneuse et des absces sudoripares. Arch Gen Med Paris 1865;115:327-37.
3. Schiefferdecker P. Ueber morphologische sekretionserscheinuger inden ekkrinen hautdrusen des menschen. Arch Dermatol Syph 1921;132:130-2.
4. Brunsting HA. Hidradenitis suppurativa: abscess of the apocrine sweat glands. Arch Dermatol Syph. 1939; 39:108-120.
5. Parks RW, Parks TG. Pathogenesis, clinical features and management of hidradenitis suppurativa. Ann R Coll Surg Engl 1997; 79:83-9.
6. Rubin RJ, Chinn BT. Perianal hidradenitis suppurativa. Surg Clin N Am 1994;74(6):1317-25.
7. Highet AS, Warren RE, Weekes AJ. Bacteriology and antibiotic treatment of perineal suppurative hidradenitis. Arch Dermatol 1988; 124:1047-51.
8. Morgan WP & Leicester G. The role of depilation and deodorants in hidradenitis suppurativa. Arch Dermatol 1982; 118:101-2.
9. Fitzimmons JS, Guilbert PR, Fitzimmons EM. Evidence of genetic factor in hidradenitis suppurativa. Br J Dermatol 1985;113:1-8.
10. Ebling FS. Hidradenitis suppurativa: an androgen dependent disorder. Br J Dermatol 1986;115:259-62.
11. Mortimer PS, Dawber RPR, Gales MA, Moore RA. A doube--blind controlled cross-over trial of cicproterone acetate in females with hidradenitis suppurativa. Br J Dermatol 1986; 115:263-8.
12. Bocchini SF. Contribuição para o tratamento da hidradenite supurativa localizada nas regiões perianl, inguinal e glútea. Tese de doutorado. Faculdade de Medicina da Universidade de São Paulo. São Paulo; 1980.
13. Harrison BJ & Hughes LE. Enhanced peripheral androgen metabolism in patients with hidradenitis suppurativa. Br J Surg 1988;75:600.
14. Harrison BJ, Kumar S, Edwards CA et al. Hidradenitis suppurativa: evidence for an endocrine abnormality. Br J Surg 1985; 72:1002-4.
15. Sawers RS, Randall VA, Ebling FSG. Control of hidradenitis suppurativa in women using combined antiandrogen (cyproterone acetate) and oestrogen therapy. Br J Dermatol 1986; 115:269-74.
16. Wiltz O, Schoetz Jr DJ, Murray JJ, Roberts PL, Coller JA, Wiedenheimer MC. Perianal hidradenitis suppurativa. The Lahey Clinic experience. Dis Colon Rectum 1990; 33(9):31-4.
17. Rogin JR, Pinkus H. Cushing's syndrome with hidradenitis suppurativa. Arch Dermatol Syph 1948; 58:746-7.
18. Golcman B, Tuma Jr. P, Bonamichi GT, de Faria JC, Golcman R, Ferreira MC. Surgical treatment of hidradenitis suppurativa. Rev Hosp Clin Fac Med Univ São Paulo 1991; 46:141-4.
19. Knaysi GA, Cosman B, Crickelair GF. Hidradenitis suppurativa. J.A.M.A. 1988; 203:73-6.
20. Barros DE, Resende MS, Macedo EJO et al. Tratamento cirúrgico da hidradenite supurativa perianal. Rev Bras Coloproctol 1988; 8: 98-101.
21. Hyland WT, Neale HW. Surgical management of chronic hidradenitis suppurativa of the perineum. South Med J 1976; 69:1002-4.
22. Bocchini SF, Habr-Gama A, Kiss DR, Imperiale AR, Araújo SEA. Dis Colon Rectum 2003; 46(7):944-9.
23. Church JM, Fazio VW, Lavery IC, Oakley JR, Milson JW. The differencial diagnosis and comorbidity of hidradenitis suppurativa and perianal Crohn's disease. Int J Colorectal Dis 1993; 8:117-9.
24. Rosner IA, Richter DE, Huettner TL et al. Spondyloarthropaty associated with hidradenitis suppurativa and acne conglobata. Ann Intern Med 1982; 97:520-25.
25. Kenik J, Hurley J. Arthritis occurring during hidradenitis suppurativa. Rheumatol 1985; 112:183-4.
26. Paletta C, Jurkievicz MJ. Hidradenitis suppurativa. Clin Plast Surg 1987; 14:383-90.
27. Spiller RF, Knof JM. Fox-Fordyce disease with hidradenitis suppurativa. J Invest Dermatol 1958; 31:127-35.
28. Stone OJ. Hidradenitis suppurativa following aconthosis nigrans. Arch Dermatol 1976; 112:1142.
29. Black SB, Woods JE. Squamous cell carcinoma complicating hidradenitis suppurativa. J Surg Oncol 1982; 19: 25-26.
30. Crikx B, Dontenwille MN, Grossin M. Carcinome epidermoide sur maladie de Verneuil. Ann Dermatol Venereol 1983; 110:705.
31. Zachary LS, Robson MC, Rachmaninoff N. Squamous cell carcinoma occurring in hidradenitis suppurativa. Ann Plast Surg 1987; 18:71-73.
32. Meleney FL, Jonson BA. Further laboratory and clinical experiences in the treatment of chronic, undermining, burrowing ulcers with zinc peroxide. Surgery 1937; 1:169-221.
33. Jemec GBE. Effect of localized surgical excisions in hidradenitis suppurativa. J Am Acad Dermatol 1988;18:1103-7.
34. Jemec GBE, Faver M, Gutschik E, Wendelboe P. The bacteriology of hidradenitis suppurativa. Dermatology 1996; 193:203-6.
35. Zeligman I. Temporary X-ray epilation therapy of chronic axilary hidradenitis suppurativa. Arch Dermatol 1965; 92:690-4.

36. Kress DW, Graham WP, Davis TS, Miller SH. A preliminary report on the use of staphage lysate for treatment of hidradenitis suppurativa. Ann Plast Surg 1981; 6:393-95.
37. McDaniel DH, Welton WA. Furunculosis and hidradenitis suppurative response. Arch Dermatol 1984; 120:437.
38. Buckley DA & Rogers S. Cyclosporin-responsive hidradenitis suppurativa. J R Soc Med 1995; 88:289-90.
39. Gypta AK, Ellis CN, Nickoloff BJ. Oral cyclosporine in the treatment of inflamatory and non-inflamatory dermatosis: a clinical and immunopathologic analysis. Arch Dermatol 1990; 126:339-50.
40. Dicken CH, Powell ST, Spear KL. Evaluation of isotretinoin treatment of hidradenitis suppurativa. J Am Acad Dermatol 1984; 11:500-02.
41. Norris JFB, Cunliffe WJ. Failure treatment of familial widespread hidradenitis suppurative with isotretinoin. Clin Exp Dermatolol 1986; 2:579-83.
42. Ariyan S, Krizek TJ. Hidradenitis suppurativa of the groin, treated by excision and spontaneous healing. Plast Reconstr Surg 1976; 58:44-7.
43. Silverberg B, Smootm CE, Land SFJ, Parson RW. Hidradenitis suppurativa: patients satisfaction with wound healing by secondary intention. Plast Reconstr Surg 1987; 79:555-9.
44. Chalfant WP, Nance FC. Hidradenitis suppurativa of the perineum: treatment by radical excision. Am Surg 1970; 36:331-4.
45. Dalrymple JC, Monaghan JM. Treatment of hidradenitis suppurativa with the carbon dioxide laser. Br J Surg 1987; 74:420.
46. Finley EM, Ratz JL. Treatment of hidradenitis suppurativa with carbon dioxide laser axcision and second-intention healing. J Am Acad Dermatol 1996; 34(3): 465-69.
47. Lapins J, Marcusson JA, Emestan L. Surgical treatment of chronic hidradenitis suppurativa with CO2 laser stripping – secondary intention technique. Br J Dermatol 1994; 131:551-6.

Seção X

Doença Diverticular dos Cólons

Doença Diverticular dos Cólons: Incidência e Etiopatogenia

61

Fernando Cordeiro
Flávio Antonio Quilici

INCIDÊNCIA

A doença diverticular dos cólons tem sido considerada a doença do mundo ocidental. Vários são os relatos de sua predominância nos Estados Unidos, Europa e Austrália e de sua raridade na Ásia e África[1-3]. Este aumento da incidência em países desenvolvidos sugere que o ambiente e fatores relacionados ao estilo de vida teriam uma importante ação na patogênese da enfermidade. Apesar dessa distribuição pelos continentes, algumas vozes elevam-se para discriminar essa doença como sendo de países industrializados[3], mas como resultado da globalização de nossos tempos, com incremento da incidência na China e em Singapura[2]. Entre nós, poucas são as informações sobre a prevalência dessa enfermidade.

A doença diverticular dos cólons é a consequência da herniação da mucosa do intestino grosso por entre as fibras musculares da parede intestinal. Credita-se a Cruveilhier a primeira descrição dessa lesão, embora existam relatos da descrição da enfermidade por Littré e Morgagni no século XVIII[4,5]. Coube a Graser pormenorizar em estudos anatômicos a constituição dessa lesão, o que, à época, foi conhecido por divertículo de Graser[4-6].

O divertículo colônico, localizado mais comumente no lado esquerdo do cólon, principalmente no sigmoide, é uma protrusão da mucosa e da submucosa através da fragilidade da *muscalaris mucosae*, em locais de penetração de vasos sanguíneos (*vasa recta*), sem o envolvimento de outras camadas da parede intestinal. Surgem em 2 a 4 fileiras entre as tênias antimesentéricas e mesentéricas. Divertículos isolados e no segmento direito do cólon são mais raros de ser vistos, mas não menos importantes.

De fato, diferenciam-se dois tipos de divertículos: o primeiro, como supradescrito, portanto, com a parede intestinal adelgaçada, caracterizado por um divertículo de colo curto e largo e uma doença nominada de hipotônica; e o segundo, de colo estreito e longo, com uma parede intestinal espessada, o que caracterizaria a forma hipertônica[2].

A coalescência das tênias do intestino grosso junto à junção retossigmoidiana, formando uma camada muscular longitudinal, faz que não se observem divertículos na porção distal do cólon.[7]

A incidência da doença diverticular dos cólons aumenta com a idade e raramente compromete indivíduos abaixo dos 30 anos (5%), mas ultrapassa os 30% na quinta década de vida e mais de 65% das pessoas acima de 80 anos[6,8-11]. Contudo, esses dados são subdimensionados, considerando-se que boa parte dos indivíduos pode permanecer assintomática por toda a vida.

Quanto à diferenciação entre gêneros, estudos passados mostravam sempre um predomínio da enfermidade em pessoas do sexo masculino, principalmente em pacientes mais jovens. Atualmente, nas civilizações mais industrializadas, observam-se um predomínio das mulheres com idade superior a 65 anos e, principalmente, as sintomáticas[8,11].

Alguns estudos tentam relacionar a prevalência da doença diverticular dos cólons com características raciais, mencionando diferenças entre brancos e negros na África, com maior incidência naqueles do que nestes. Fala-se, porém, de influências culturais e alimentares, pois japoneses que imigraram para as ilhas do Havaí teriam maior incidência que seus parentes que continuam a viver nas ilhas do Japão[3].

Haja vista a multiplicidade de formas de aparecimento – isolados, localizados em todo o cólon ou principalmente no lado esquerdo e no sigmoide, na forma hipotônica ou hipertônica –, alguns autores, principalmente os anglo-saxões, sugerem o nome de "diverticulose" à enfermidade, com aparecimento de divertículos, mas sem complicações ou sintomas.

ETIOPATOGENIA

Mesmo com os avanços da medicina, ainda hoje não conhecemos uma causa que explique a origem da enfermidade diverticular dos cólons, embora evidências sugiram que a deficiência de fibras na dieta, alterações na pressão e na motilidade colônica e alterações estruturais da parede dos cólons possam, coletivamente, ser responsáveis pelo surgimento de divertículos[1,9].

A doença diverticular é observada mais frequentemente nos países ocidentais industrializados, e a dieta foi um dos primeiros pontos a serem levantados nas mais variadas casuísticas. Baseiam-se no fato de que, até meados do século XIX, a enfermidade era praticamente desconhecida, o que coincidia com o início da moagem dos grãos, que chega a remover dois terços do teor de fibra da farinha. Também, a acrescentar, os vegetarianos teriam menor incidência da enfermidade que os não vegetarianos. Os vários experimentos com animais mostraram que a ingesta de fibras diminuem o surgimento dos divertículos e que existiria uma menor pressão intraluminar, principalmente na região do sigmoide, com consequente aumento da massa fecal e diminuição no trânsito intestinal.

Nesta linha, podemos estabelecer que a doença diverticular dos cólons estaria relacionada a três causas básicas: idade, local da penetração dos vasos e a pressão intraluminal[4].

A progressiva elastose nas tênias, com aumento na deposição de colágeno ou de elastina, além de mostrar a influência da idade, avança na perspectiva de que esses fatores associados elevariam o enrijecimento e o estreitamento do cólon, resultando em pressões intraluminares mais elevadas, sendo um fato que as alterações musculares precedem a formação de divertículos[8,10]. Essa elevação pressórica, segmentar, poderia também associar-se à hipertrofia das camadas musculares. A alteração muscular da parede intestinal responsabilizar-se-ia pelas duas formas de manifestação da enfermidade: uma, com espessamento da camada muscular, denominada hipertônica, e outra, com camada muscular delgada, dita hipotônica[8].

A elevação pressórica e a fragilidade parietal no local de penetração das *vasas rectas* favoreceriam a pulsão mucosa para o exterior, através da camada muscular[1]. Na forma hipertônica, essa hiperpressão procuraria por fraquezas nessa parede muscular, alcançando seu objetivo e rompendo até encontrar camadas de menor pressão, ou seja, o espaço subseroso.

Outro importante fator estudado na gênese dos divertículos estaria relacionado a desordens na motilidade colônica, fenômeno este que provocaria verdadeiras segmentações, semelhantes a vesículas, elevando a pressão e favorecendo a herniação através da camada muscular. Incerto, porém, é afirmar se a motilidade e a hipertensão intraluminal seriam causa ou consequência dos eventos[2]. Sabe-se que a segmentação do cólon pode produzir zonas de pressão que ultrapassam 90 mmHg, e isso se dá por conta das contrações sincrônicas, muito próximo uma das outras, com formação de pequenas bolsas com alta pressão interna. O cólon que trabalha com maior volume de fezes tem um diâmetro maior, segmenta menos e é menos propenso a criar tais bolsas de alta pressão. Da mesma forma, quando o bolo fecal é rico em fibras, o trânsito no cólon é mais curto, o tempo de absorção de líquido é, portanto, menor, e o conteúdo fecal fica mais úmido, menos pegajoso e mais fácil de evoluir.

Diversas outras causas foram sugeridas, porém, não se evidencia relação entre o surgimento dos divertículos e o tabagismo, consumo de álcool ou cafeína. Observa-se, no entanto, um risco aumentado de desenvolvimento de doença diverticular associado à dieta rica em carne vermelha e gordura, risco este que pode ser reduzido por dieta rica em fibras, especialmente se forem derivadas de celulose (frutas e vegetais)[6]. Alguns trabalhos relatam, também, uma discreta relação entre o aparecimento de divertículos e a obesidade, principalmente com relação ao risco de sangramento[11].

Diante dessas observações, podemos concluir que a doença diverticular dos cólons é bem conhecida por suas manifestações clínicas e suas frequentes complicações. Em contrapartida, no tocante a sua história natural e patogênese, há especulações e muito a ser estudado. Certo é que existe um fator extrínseco, como a influência da quantidade de fibras na dieta, e provavelmente um fator intrínseco, tal como o desarranjo funcional dos cólons sob a influência de elementos externos, como base no aparecimento dos divertículos[4].

Apesar disso, entre 75 e 80% dos pacientes portadores de divertículos no cólon permanecerão assintomáticos durante toda a sua vida.

REFERÊNCIAS BIBLIOGRÁFICAS

1. Heise CP. Epidemiology and pathogenesis of diverticular disease. J Gastrointest Surg 2008;(12):1309-11.
2. Stollman N, Raskin JB. Diverticular disease of the colon. The Lancet 2004; 63(21):631-9.
3. Martel J, Raskin JB. History, incidence and epidemiology of diverticulosis. J Clin Gastroenterol 2008;42(10):1124-7.
4. Santos Jr JCM. Doença diverticular dos cólons: aspectos clínicos, diagnóstico e tratamento. Rev Bras Coloproct 2001;21(3):158-66.
5. Xavier A. Doença diverticular do cólon: conceito etiopatogênico e orientação terapêutica atuais. Rev Bras Coloproct 1985;5(1):31-8.
6. Hunt RH, Fried M, Murphy T, Krabschuis JH. World Gastroenterol Organisation (WGO) Practice Guidelines: doença diverticular – guidelines [citado em 2010 Dez]. Disponível em: http://www.worldgastroenterology.org/.../guidelines/diverticular_disease_pt.pdf.
7. Cordeiro F. Anatomia e fisiologia do intestino grosso. In: Tratado das enfermidades gastrintestinais e pancreáticas. São Paulo: Roca; 2008.
8. Nader FBI, Hellwig B, Nader LA. Doença diverticular. In: Prado J. Tratado das enfermidades gastrintestinais e pancreáticas. São Paulo: Roca; 2008.
9. Cola B, Farella S, Berardi M, Lecce F. Diverticular disease of the colon: its epidemiology and etiology. Ann Ital Chir 1998;69(4):421-5.
10. Melange M, Vanheuverzwyn R. Etiopathogenesis of colonic diverticular disease: role of dietary fiber and therapeutic perspectives. Acta Gastroenterol Belg 1990;53(3):346-50.
11. Young-Fadok T, Pemberton JH, Weiser M, Friedman LS, Duda RB. Epidemiology and pathophysiology of colonic diverticular disease. In: Disponível em: www.uptodate.com. Acesso em setembro de 2010.

Orientações Gerais e Resultados do Tratamento Clínico da Doença Diverticular

62

Carlos Augusto Real Martinez
Rogério Tadeu Palma

CONSIDERAÇÕES GERAIS

Divertículos são protrusões saculares que se desenvolvem na parede de qualquer víscera oca. Os divertículos podem surgir em todos os segmentos do tubo digestivo e, quando localizados no cólon, podem ser "falsos", quando sua parede é constituída apenas pelas camadas mucosa e muscular da mucosa ou, "verdadeiros", quando contêm todas as camadas da parede cólica. Os divertículos falsos, também conhecidos como pseudodivertículos, são mais comuns e comprometem com maior frequência o cólon sigmoide. Os divertículos variam em número e forma, medem entre 5 e 10 mm, dispõem-se em fila e, à inspeção macroscópica do cólon, são difíceis de ser observados, por encontrarem-se recobertos pelos apêndices epiploicos.

Embora os termos diverticulose, diverticulite e doença diverticular dos cólons (DDC) sejam empregados indistintamente, seus respectivos significados diferem. O *Consenso de Roma*, em 1999, estabeleceu que o termo diverticulose refere-se apenas à presença de divertículos no cólon, assintomáticos e sem associação com processo inflamatório ou infeccioso[1]. O termo DDC diz respeito à presença de divertículos associados a todo espectro de sinais e sintomas que acompanham a enfermidade. A DDC, por sua vez, divide-se em não complicada e complicada. Na DDC complicada ocorrem infecção, perfuração, fístula, obstrução ou episódios de hemorragia oriunda de um divertículo[1]. O aparecimento de hemorragia encontra-se mais associado à presença de diverticulose, sendo rara diverticulite, na qual ocorrem inflamação e infecção de um ou mais divertículos; portanto, o termo, presupõe a presença de inflamação ou infecção diverticular[2].

Conforme a gravidade da apresentação clínica os quadros de diverticulite também são didaticamente classificados em complicados e não complicados. A inflamação da mucosa e a subsequente perfuração de um divertículo podem levar à formação apenas de um flegmão local ou, nos casos mais graves, de abscessos intracavitários e peritonite purulenta ou fecal[1]. O termo diverticulite não complicada se refere à inflamação de um divertículo com a formação de um processo inflamatório peridiverticular ou formação de flegmão, geralmente localizado no cólon sigmoide. O termo diverticulite complicada, por sua vez, é empregado quando a infecção diverticular encontra-se associada à obstrução intestinal, formação de fístulas, abscessos intracavitários ou quando a perfuração ocorre em peritônio livre[3,4]. A diverticulite é estratificada segundo a gravidade do quadro infeccioso encontrado na tomografia computadorizada por várias classificações, tais como a Ambrosetti e Hinchey, sendo esta última, recentemente modificada, a mais utilizada (Tabela 62.1)[2].

TABELA 62.1 – Classificação de Hinchey modificada

Grau	Aspecto tomográfico encontrado
0	Diverticulite clínica moderada
Ia	Inflamação restrita aos tecidos pericólicos (flegmão)
Ib	Abscesso localizado na região pericólica
II	Abscesso pélvico ou intraperitonial à distância
III	Peritonite purulenta generalizada
IV	Peritonite fecal

Neste capítulo, analisaremos apenas as principais orientações e os resultados do tratamento clínico na DDC não complicada[5-8]. A conduta terapêutica nas formas complicadas da doença será motivo de um capítulo à parte. Para melhor compreensão das estratégias terapêuticas recém-propostas, alguns aspectos relacionados à incidência e à etiopatogenia da DDC merecem algumas considerações.

INCIDÊNCIA

A DDC é uma das condições mais comuns em todo o mundo ocidental[2], representando a quinta doença gastrintestinal mais frequente nos países desenvolvidos do ocidente em termos de cuidados diretos e indiretos à saúde, custos e, ainda em nossos dias, cursa com índices de mortalidades estimados em 2,5 por 100.000 habitantes por ano[9].

A partir do século passado, um aumento considerável da incidência da DDC tem sido observado nos países industrializados, principalmente na América do Norte, Austrália e Europa[10]. A DDC é incomum nos países orientais, na Índia e África, onde a prevalência é menor do que 0,2% da população geral[10]. Nos grandes centros urbanos do Oriente, a ocorrência de complicações relacionadas à enfermidade vem aumentando e comprometendo cerca de 20% da população adulta portadora de DDC[11]. A incidência da DDC na raça negra e em orientais que emigraram para os Estados Unidos e Europa e que adquiriram hábitos alimentares ocidentalizados também está aumentando[12].

A DDC é raramente descrita antes dos 30 anos de idade, porém sua incidência aumenta de forma gradual, estimando-se que 40% dos indivíduos com mais de 60 anos e mais de 60% daqueles com mais de 80 anos tenham a doença[3,8]. A exata incidência da DDC é difícil de ser precisamente estabelecida, mas estima-se que a presença de divertículos em exames necroscópicos, radiográficos e endoscópicos, que analisaram uma grande série de casos, seja ainda maior que o referido pela literatura[2].

Em cerca de 95% dos casos, os divertículos comprometem o cólon sigmoide[1,2,7], e 35% dos portadores de divertículos localizados no cólon sigmoide também apresentam comprometimento do cólon proximal[5]. Com o progredir da idade, ocorre aumento no número de divertículos, havendo maior tendência ao comprometimento mais evidente do cólon proximal. Como resultado, a extensão dos divertículos para o cólon proximal no mundo ocidental é observado, principalmente nos doentes com idade mais avançada[13,14]. Em contraste, a DDC nos países asiáticos ocorre com maior frequência no cólon proximal, e em 70% dos casos os divertículos são isolados e localizados apenas no cólon direito[15]. Quando os divertículos do cólon direito sofrem infecção, o diagnóstico diferencial com a apendicite aguda é difícil de ser firmado antes da cirurgia (Figuras 62.1A e B). Divertículos situados abaixo da reflexão peritoneal ou no reto geralmente são verdadeiros e raramente descritos (Figuras 62.2A e B)[16,17].

Estima-se que entre 10 e 25% dos portadores de DDC irão desenvolver crises de diverticulite ao longo da vida[3,6,14,18,19]. O risco de desenvolvimento de diverticulite parece não estar relacionado ao tamanho, número ou extensão da doença nos cólons, porém, é consideravelmente maior no cólon sigmoide e na população mais jovem[2,14].

Estudos epidemiológicos mostram que a incidência da diverticulite está aumentando em todo o mundo[14,20]. Nos Estados Unidos, mais de 295 mil doentes foram internados em 2006 para o tratamento de complicações decorrentes da

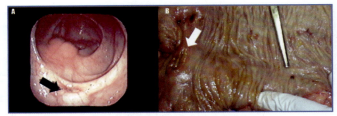

Figura 62.1 – A) Colonoscopia mostrando divertículo isolado no cólon direito (seta preta). B) Segmento de cólon direito mostrando óstio diverticular no cólon ascendente (pinça) e a papila ileal (seta branca).

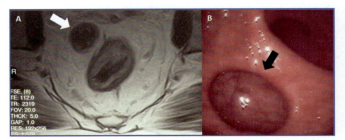

Figura 62.2 – A) Ressonância magnética da pelve mostrando divertículo isolado no reto (seta branca). B) Retoscopia mostrando óstio diverticular localizado na parede lateral do reto (seta preta).

DDC[19,20]. Avaliação de grande série de casos mostra que os índices de admissão e operações eletivas nos Estados Unidos aumentaram progressivamente de 1998 a 2005, principalmente entre os doentes mais jovens[2,20]. Embora o número de altas hospitalares por abscesso diverticular – quando se consideram todos os casos de diverticulite – tenha aumentado de 5,9%, em 1991, para 9,6%, em 2005, a proporção de casos com perfuração em peritônio e evolução para peritonite generalizada permanece a mesma (1,5%)[21].

ETIOPATOGENIA DA DOENÇA DIVERTICULAR DOS CÓLONS

O desenvolvimento da DDC resulta de uma complexa interação entre distúrbios da motilidade do cólon, predisposição genética, baixa ingestão de fibras dietéticas e alterações histológicas da parede intestinal[10]. A melhor compreensão desses mecanismos assume importância nas estratégias terapêuticas atualmente preconizadas para o tratamento da DDC não complicada e na prevenção das crises de diverticulite.

Distúrbios da motilidade do cólon

Anormalidades na motilidade do cólon vêm sendo consideradas um dos principais fatores relacionados à patogênese da doença DDC[2,10,22]. Portadores de DDC apresentam distúrbios da motilidade e aumento da contractilidade, principalmente nos segmentos cólicos mais comprometidos pela doença[23]. Embora o cólon possa ser considerado uma coluna contínua de gás e fezes, podem se formar áreas segmentadas de altas pressões, intraluminais, mais evidentes no cólon sigmoide[2]. Esse processo é conhecido como "segmentação", e leva ao aparecimento de pequenos compartimentos, havendo grande pressão intraluminal exercida contra a mucosa da parede cólica. Há mais de quatro décadas já se sabe que o aumento da pressão intraluminal ocasiona herniação da mucosa cólica nos pontos de maior fraqueza da parede, representados pelos locais em que os vasos retos atravessam a camada muscular própria, resultando na formação de divertículos cuja parede é composta apenas pela muscular da mucosa e a mucosa cólica[24]. Estudos demonstraram que portadores de DDC, apesar de apresentarem pressão de repouso, no interior da luz do cólon normal ou levemente aumentada, cursam com aumento significativo após as refeições ou com o uso de Prostigmine®, um potente estimulante da contração intestinal[10]. Demonstrou-se que existe alteração na formação das ondas lentas, com aumento do número de ondas com grande amplitude nas regiões de segmentação, as quais correspondem a pontos de espasmos decorrentes da intensa contração da camada muscular[25]. As ondas lentas são geradas a partir das células intersticiais de Cajal, de origem mesenquimal, que funcionam como marca-passos, sendo fundamentais para a motilidade normal do cólon. Estudo experimental, no qual destruiu-se a rede formada pelas células interticiais de Cajal, demonstrou que a formação das ondas lentas de propulsão praticamente somem[26]. Portadores de DDC apresentam redução significativa na população das células intersticiais de Cajal, redução da atividade mioelétrica intestinal e retardo do trânsito cólico, o que pode explicar as anormalidades motoras encontradas na DDC[26]. Entretanto, ainda não está totalmente esclarecido se essas anormalidades na motilidade e propulsão do cólon representam um subproduto da diverticulose ou, simplesmente, sintomas da doença[2].

Predisposição genética

Doenças genéticas que comprometem o tecido conjuntivo, como as síndromes de Marfan e Ehler-Danlos, frequentemente encontram-se associadas à DDC. Essa associação sugere que possa existir uma predisposição genética para o aparecimento da DDC[27,28]. Estudos experimentais mostraram que a falta de fornecimento de ácidos graxos de cadeia curta (AGCC), particularmente de butirato, provoca o aumento da deposição de fibras colágenas e a formação de divertículos na parede cólica. É provável que uma dieta pobre em fibras possa reduzir a produção de colágeno pela menor oferta dos AGCC, principal substrato energético utilizado pelas células da mucosa cólica para a produção de proteínas[29].

Ingestão de fibras

A quantidade diária recomendada de ingestão de fibras no adulto é de 20 a 35 g/dia, no entanto, a média de consumo diário de fibras na população ocidental, principalmente nos grandes centros urbanos, é de apenas 14 a 15 g/dia[30]. Painter e Burkitt, em 1971[31], foram os primeiros a chamar a atenção para a importância da falta da ingestão regular de fibras na patogênese da DDC, acreditando que a enfermidade possa ser considerada uma "doença decorrente da deficiência de fibras". O consumo regular de fibras tem se mostrado importante para a formação de fezes mais volumosas, que minimizam a formação de áreas de hipersegmentação, reduzindo, consequentemente, a pressão intraluminal do cólon[32]. O tempo de trânsito cólico, velocidade do trânsito fecal, volume e peso das fezes, quando se comparam europeus e africanos, mostrou que estes últimos, por consumirem maior quantidade de fibras, apresentam melhores escores[33]. É possível que o aumento da incidência de DDC em todo o mundo ocidental encontre-se relacionado à redução progressiva do consumo de fibras alimentares ao longo do século 20. Reforça essa suposição o fato de que, com maior desenvolvimento urbano, os habitantes dos grandes centros na África passaram a consumir uma dieta tipicamente ocidental, o que vem aumentando a incidência de DDC[33].

Estudos experimentais também confirmaram a importância da dieta pobre em fibras no desenvolvimento da DDC. A avaliação do efeito de diferentes quantidades de fibras ingeridas por ratos mostrou que existe aumento significativo do número de animais que desenvolvem DDC entre os alimentados com dieta com baixo teor de fibras (45% versus 9%)[34]. Do mesmo modo, a avaliação de grandes casuísticas demonstrou que entre os homens o risco de desenvolvimento da DDC encontra-se inversamente relacionado ao consumo diário de fibra insolúvel na dieta[35]. Estima-se que o risco relativo associado à ingestão de fibras existentes nas frutas e vegetais seja de 0,62 (IC 95%0,45-0,86) e 0,55 (IC 95%,37-0,84), respectivamente[35]. Ao comparar a incidência de DDC entre vegetarianos e indivíduos que consomem carne vermelha com frequência e fibras vegetais excepcionalmente, verifica-se que entre os últimos há 50 vezes mais risco do desenvolvimento de diverticulite[36]. Estudo mais recente, em que os autores avaliaram 47.228 indivíduos que consumiam regularmente milho, nozes e outros grãos, mostrou que o consumo frequente desses cereais encontra-se inversamente relacionado à formação de divertículos ou complicações da DDC[37]. O mesmo estudo também refutou o aforismo de que nozes, milho, sementes e grãos podem ocasionar diverticulite e que essas sementes devem ser evitadas em indivíduos que apresentaram diverticulite pregressa[37].

Modificações histológicas da parede cólica

Pesquisas sugerem que a camada muscular da parede cólica na região retossigmoideana apresenta características macro e microscópicas diferentes quando comparada à de outros segmentos da parede intestinal[2]. Muitas vezes, o espessamento da parede do cólon na região retossigmoideana é a única alteração encontrada nos portadores de DDC na ausência de inflamação. A diminuição da resistência das fibras musculares e do conteúdo de colágeno na parede do cólon, que ocorre em decorrência do envelhecimento, também pode ser um importante fator para o desenvolvimento da DCC[2]. A razão para essa mudança parece estar relacionada a um aumento da deposição de fibras de colágeno defeituoso e à contínua deposição de elastina, ao longo da vida, em todas as camadas da parede do cólon. Tem sido proposto que tanto a quebra das fibras de colágeno maduro quanto a síntese de colágeno imaturo poderiam levar ao enfraquecimento da parede do cólon[2]. Já se demonstrou que as fibras de colágeno no cólon esquerdo são menores e dispostas de forma mais concentrada que as do cólon direito[38]. Com o progredir da idade, a concentração de colágeno aumenta mais nos portadores de DDC, se comparada a indivíduos normais[38]. Algumas explicações foram propostas para a ocorrência do fenômeno. As metaloproteinases, presentes na matriz extracelular, são um grupo de endopeptidases zinco-dependentes, que estão envolvidas na degradação e remodelamento da matriz extracelular[38]. A ativação de um subtipo de metaloproteinase desencadeia uma cascata enzimática que resulta na degradação de todas as classes de proteínas que compõem a matriz extracelular, incluindo os diferentes tipos de colágeno[2,38]. Em condições normais, as metaloproteinases estão presentes em baixos níveis e são responsáveis pela reposição fisiológica do tecido normal[39]. Estudos mostraram alterações na expressão tecidual de metaloproteinases e redução no conteúdo tecidual de colágeno tipo 1 em pacientes com diverticulite. Tais resultados sugerem que alterações na expressão tecidual das metaloproteinases possam contribuir para as mudanças estruturais na parede do cólon em portadores de DDC[40].

A mensuração da camada muscular própria em portadores de DCC mostrou espessamento das tênias, pela maior deposição de elastina[41]. Encontrou-se aumento de até 200% na deposição de elastina nos portadores de divertículos localizados no sigmoide, quando comparados aos indivíduos normais. Os filamentos de elastina depositam-se de forma concentrada, provocando o encurtamento das tênias, assim com de todo o cólon, tornando a parede intestinal menos resistente ao aumento das pressões intraluminares[41].

É provável que todos esses processos que incluem distúrbio de motilidade, baixa ingestão de fibras, inflamação, deposição de elastina e modificações no colágeno possam contribuir conjuntamente para a patogênese da DDC. Assim sendo, devem ser considerados quando se avalia a melhor estratégia terapêutica para prevenir a DDC e evitar suas complicações.

Fatores de risco adicionais
Idade

A DDC é relativamente incomum em doentes com menos de 40 anos de idade e constitui-se em apenas 2 a 5% do número total dos casos em grandes séries[8]. Alguns autores sugerem que a DDC em doentes jovens tenha um comportamento mais agressivo, com maior risco do desenvolvimento de complicações infecciosas[2]. É possível que a maior ocorrência de diverticulite nos doentes jovens esteja relacionada ao retardo no diagnóstico, uma vez que a possibilidade de DCC geralmente não é comum nos doentes jovens. Contudo, um terço dos jovens com diverticulite requerem tratamento cirúrgico quando da apresentação da doença[8]. Embora muitos cirurgiões recomendem a ressecção cirúrgica nesses doentes após um primeiro episódio bem documentado de diverticulite não complicada, essa conduta é polêmica, por causa do fato de a história natural da DDC nos doentes jovens ainda não estar completamente esclarecida. Estudo recente falhou em demonstrar um comportamento mais agressivo da doença na população mais jovem[42]. Com os recursos de imagem atualmente disponíveis, tais como a tomografia computadorizada de alta definição, o diagnóstico da diverticulite pode ser realizado com maior rapidez, aumentando a chance de a complicação ser tratada, com sucesso, apenas com o tratamento clínico[8]. Todavia, a melhor conduta nos pacientes jovens após um episódio inicial de diverticulite permanece assunto polêmico e controverso.

Sexo

A prevalência da DDC entre os sexos parece ser semelhante[2]. Homens com menos de 65 anos têm mais chance que as mulheres de evoluir com DDC sintomática e apresentar DDC complicada.

Atividade física

Poucos estudos avaliaram o efeito da atividade física regular no desenvolvimento da DCC. O risco de DDC parece ser inversamente proporcional à atividade física. Essa diferença persiste mesmo em doentes que consomem a mesma quantidade diária de fibras na dieta[43].

Tabagismo

A possível associação entre DDC e o hábito de fumar é contraditória[2]. Enquanto alguns autores demonstraram que fumantes apresentam três vezes mais risco de desenvolver diverticulite, outros falharam em mostrar tal associação[43,44].

Anti-inflamatórios não hormonais

O uso regular de anti-inflamatórios não hormonais tem sido relacionado a maior incidência de complicações da DDC. Os resultados de um estudo retrospectivo mostrou que doentes que consomem anti-inflamatórios não hormonais apresentam um risco 23% maior de desenvolverem diverticulite perfurada quando comparados aos portadores de DDC que não fazem o uso regular da substância[45].

Obesidade

Existe maior incidência de complicações inflamatórias da DDC em indivíduos com IMC elevado[46]. A obesidade encontra-se relacionada não apenas à complicação, mas também a modificações da microflora intestinal, que podem ser um dos possíveis mecanismos para o risco aumentado de diverticulite[2,46].

Não existem fatores preditivos nos portadores de DDC para o desenvolvimento dos sintomas, embora tenha sido demonstrado que o envolvimento de um pequeno segmento do cólon, geralmente o sigmoide, em um doente obeso, fumante, com menos de 50 anos de idade e de vida sedentária, encontra-se associado a um maior risco de diverticulite[10].

SINTOMATOLOGIA DA DOENÇA DIVERTICULAR DOS CÓLONS NÃO COMPLICADA

O sintoma mais comum da DDC não complicada é a dor abdominal, no quadrante inferior esquerdo do abdome, que pode aumentar após a alimentação e aliviar com a evacuação e eliminação de gases. Outros sintomas, como diarreia, náuseas, constipação, flatulência e meteorismo também são frequentemente descritos. Todavia, uma relação causal desses sintomas pouco específicos é difícil de ser estabelecido, em função da alta prevalência da síndrome do intestino irritável nos grandes centros urbanos.

Por causa da proximidade do intestino grosso com a bexiga e o ureter, alguns portadores de DDC, principalmente quando evoluem com diverticulite, podem queixar-se de sintomas semelhantes aos da infecção urinária, como dor no hipogástrio, disúria, polaciúria e urgência miccional.

Os sintomas da DDC que compromete o cólon direito são semelhantes aos do lado esquerdo, com exceção da localização e da faixa etária comprometida. Cabe lembrar que os divertículos do cólon direito não aumentam com a idade, sugerindo que a condição possa ser autolimitada[10].

Ao exame físico, o portador de DDC não complicada pode queixar-se de dor à palpação no quadrante inferior esquerdo do abdome. O exame abdominal pode ser desconfortável nos doentes com maior comprometimento do cólon sigmoide e nos que tiveram crises de diverticulite pregressa. Nos doentes mais magros, o cólon sigmoide pode ser facilmente palpável, graças ao constante estado de contração ou à presença de diverticulite.

TRATAMENTO DA DOENÇA NÃO COMPLICADA

Portadores de DDC não complicada geralmente não necessitam de tratamento e seguimento regular[47]. O tratamento tem como principal objetivo reduzir os sintomas e prevenir o desenvolvimento de complicações. Contudo, a melhor estratégia terapêutica ainda é motivo de polêmica[1,2,46].

Os pilares para o tratamento das formas não complicadas da DDC são uma dieta rica em fibras não absorvíveis e o uso de antibióticos. Novas estratégias, que incluem o uso do ácido 5-aminosalicílico (mesalazina) e probióticos, também vêm sendo propostas. Anticolinérgicos e antiespasmódicos podem ser eficazes em alguns casos de DCC, mas sua eficácia ainda não foi confirmada por estudos controlados que avaliaram um grande número de doentes[10].

Orientação dietética

De um modo ideal, deve-se incentivar o consumo de fibras alimentares capazes de reter água e que não sofram digestão no estômago humano e no intestino delgado[2]. A ingestão diária de fibras vegetais e das frutas ricas em celulose (uma fibra que não é hidrolisada por enzimas digestivas humanas) tem se mostrado uma estratégia válida, pois provoca a formação de fezes mais volumosas, com maior poder de retenção hídrica, melhorando a velocidade de trânsito e reduzindo a formação de áreas de alta pressão intraluminal (hipersegmentações), principalmente no cólon sigmoide. Os portadores de DDC, quando aumentam a ingestão diária de fibras, melhoram a constipação e a sensação de desconforto no quadrante inferior esquerdo do abdome[10]. Apesar de existirem controvérsias com relação à quantidade ideal de fibras que deve ser ingerida diariamente, as diretrizes mais recentes recomendam no mínimo 20 a 35 g/dia para adultos saudáveis e cerca de 5 g/dia para crianças[3,8,47]. As fibras das frutas e legumes, por apresentarem maior teor de celulose, parecem exercer melhor efeito quando comparadas às oriundas dos cereais[2]. A maior ingestão de líquidos também deve ser estimulada, embora não exista uma quantidade mínima estabelecida.

A orientação de uma dieta rica em fibras não absorvíveis também deve ser recomendada após a resolução de uma crise de diverticulite[10]. A suplementação alimentar com dietas ricas em fibras por um longo período pode prevenir a recidiva do episódio agudo em mais de 70% dos doentes seguidos por um período maior que cinco anos[3,8]. A prescrição de produtos comerciais ricos em fibras pode ser feita, contudo, não existe estudo com bom nível de evidência mostrando vantagem do uso desses produtos em relação às fibras dietéticas provenientes da dieta.

Antibióticos não absorvíveis

Nos últimos anos, vários estudos vêm avaliando o uso de antibióticos não absorvíveis pelo trato gastrintestinal na doença diverticular dos cólons não complicada[2,10,48]. O principal objetivo dessa estratégia terapêutica é reduzir as crises de diverticulite. Dentre as várias drogas utilizadas na DDC, a rifaximina é uma das mais estudadas. A rifaximina é um antibiótico semissintético de amplo espectro, derivado da rifamicina, que, por possuir um radical piridoimidazólico em sua molécula, é mal absorvido pelo sistema digestivo, apresentando altas concentrações no interior do cólon[2,10,48]. A rifaximina é utilizada nas infecções do trato gastrintestinal, na prevenção da diarreia dos viajantes e no preparo antibioticoterápico pré-operatório do cólon para as intervenções cirúrgicas sobre o intestino grosso[10]. Demonstrou-se que 80 a 90% da rifaximina administrada por via oral fica disponível no intestino, e apenas 0,2% da droga é encontrado no fígado e nos rins[49]. A maneira pela qual a rifaximina age na DDC é pouco conhecida, mas a substância parece modificar a flora bacteriana cólica e interferir na metabolização das fibras da dietéticas. Estudo randomizado, que utilizou 400 mg/dia de rifaximina associada a dieta rica de fibras, demonstrou que a associação das duas estratégias terapêuticas foi mais eficaz na redução da sintomatologia da DDC não complicada quando comparada apenas à dieta rica em fibras isolada[49,50]. Apesar de a rifaximina apresentar boa tolerabilidade e da baixa incidência de reações colaterais, há dúvidas quanto ao tempo de duração do tratamento e se ele deve ser contínuo ou sofrer intervalos regulares[2].

Mesalazina (ácido 5-aminosalicílico)

Nos últimos anos, tem crescido o uso de drogas imunomoduladoras no tratamento das formas não complicadas da DDC. O radical 5-ASA (mesalazina), a fração ativa da molécula de sulfasalazina para o tratamento das doenças inflamatórias intestinais, recentemente vem sendo proposto como uma moderna estratégia terapêutica nos portadores das formas não complicadas da DDC[51,52]. A mesalazina é eficaz no tratamento da colite ulcerativa e da colite de exclusão por um mecanismo de ação que parece ser tópico e não sistêmico, reduzindo o processo inflamatório da mucosa cólica por bloquear a síntese de leucotrienos, ciclooxigenases (COX-2), inibir a produção de prostaglandinas, reduzir a adesão leucocitária e por sua excelente ação antioxidante, reduzindo o dano tecidual pelos radicais livres de oxigênio[10,53].

A mesalazina foi utilizada, inicialmente, associada à ampicilina/sulbactam para tratamento das formas não complicadas da DDC, mostrando melhora dos sintomas[54]. Estudou-se, também, a associação da mesalazina com a rifaximina (400 mg/dia) e mesalazina (800 mg/dia) por dez dias consecutivos, seguida do uso da mesalazina (800 mg/dia), isolada por mais oito semanas[54]. Verificou-se que 81% dos doentes tornaram-se assintomáticos, sugerindo que o uso da mesalazina possa ser benéfico na manutenção da remissão clínica nos portadores da DDC não complicada. Estudo avaliando 170 indivíduos portadores de DDC não complicada, tratados com rifaximina, mesalazina ou com as duas drogas associadas, por um período contínuo de dez dias a cada mês, constatou que o uso da mesalazina foi tão eficaz quanto o da rifaximina na redução dos sintomas da DDC[51].

Embora já se tenha demonstrado a eficácia do uso da mesalazina – isolada ou associada a outras drogas – no tratamento das formas não complicadas da DDC, estudos com maior tempo de seguimento ainda são necessários antes que a droga possa ser considerada uma opção terapêutica válida na prevenção da recorrência dos sintomas e das crises de diverticulite nesses doentes.

Probióticos

Probióticos são definidos como substâncias dietéticas compostas de um ou mais micro-organismos que ao serem ingeridas exercem efeitos benéficos à saúde[10]. Quando ocorre desequilíbrio na flora bacteriana normal do cólon, pode haver menor produção dos AGCC, principais responsáveis pela nutrição da mucosa cólica e manutenção da sua função de barreira natural contra infiltração do meio interno por bactérias presentes na luz do cólon, desencadeando o aparecimento de colite[53]. Os probióticos regularizam a microflora alterada dos portadores de DDC, que se modifica pela constipação e estase fecal no interior dos divertículos. Já se demonstrou que a administração de probióticos em portadores de DDC recupera flora intestinal alterada[52].

Assim sendo, uma moderna estratégia terapêutica para a DCC não complicada seria a prescrição de antibióticos não absorvíveis ou mesalazina, para normalizar a flora bacteriana alterada, seguida do uso de probióticos para regularizar a microflora e prevenir contra a recidiva dos sintomas. Estudo randomizado avaliou os efeitos da mesalazina associada ao uso de probióticos (*Lactobacillus casei*) por 12 meses, na prevenção da recidiva dos sintomas em portadores de DCC não complicada, mas sintomática. Verificou-se que a mesalazina e o probiótico, quando usados isoladamente, eram eficazes na prevenção da recidiva dos sintomas, mas a associação de ambas as substâncias parece ser ainda mais promissora[53]. Os mesmos autores, mais recentemente, demonstraram maiores índices de recidiva dos sintomas e complicações em todos os doentes que suspenderam o tratamento[54]. Apesar de os resultados mostrarem-se promissores, existem poucos estudos, com bom nível de evidência, que permitam conclusões com relação à eficácia do uso de probióticos na DDC em longo prazo. Estudos randomizados com um maior tempo de seguimento e que comparem diferentes preparações de probióticos ainda são necessários para que se possa confirmar a validade dessa nova abordagem terapêutica.

Em conclusão, o aumento da ingestão de fibras e da atividade física aliada à redução do consumo de gorduras e carnes vermelhas, tabagismo e do peso são estratégias válidas para reduzir as complicações nos portadores de DDC. O uso de antibióticos não absorvíveis, como a rifaximina, imunomoduladores, como amesalazina, e probióticos também pode ser benéfico para reduzir as complicações da doença. Entretanto, somente com os resultados de estudos multicêntricos, bem delineados, que avaliem grande número de doentes por um longo período de seguimento, que estudem não apenas a remissão dos sintomas, mas os custos do tratamento e o impacto sobre a qualidade de vida dos doentes, poderemos assegurar e validade dessas novas opções terapêuticas.

REFERÊNCIAS BIBLIOGRÁFICAS

1. Hall J, Hammerich K, Roberts P. New paradigms in the management of diverticular disease. Curr Probl Surg 2010;47:680-735.

2. Kohler L, Sauerland S, Neugebauer E. Diagnosis and treatment of diverticular disease: results of a consensus development conference. The Scientific Committee of the European Association for Endoscopic Surgery. Surg Endosc 1999;13:430-6.
3. Wong WD, Wexner SD, Lowry A, Vernava A 3rd, Burnstein M, Denstman F et al. Practice parameters for the treatment of sigmoid diverticulitis – supporting documentation. The Standards Task Force. The American Society of Colon and Rectal Surgeons. Dis Colon Rectum 2000;43:290-7.
4. Thompson DA, Bailey HR. Management of acute diverticulitis with abscess. Semin Colon Rectal Surg 1990;1:74-80.
5. Young-Fadok RM, Roberts PL, Spencer MP, Wolff BG. Colonic diverticular disease. Curr Probl Surg 2000;37:457-516.
6. Jacobs DO. Clinical practice. Diverticulitis. N Engl J Med 2007;357:2057-66.
7. Almy TP, Howell DA. Medical progress. Diverticular disease of the colon. N Engl J Med 1980;302:324-31.
8. Rafferty J, Shellito P, Hyman NH, Buie WD. Standards Committee of American Society of Colon and Rectal Surgeons. Practice parameters for sigmoid diverticulitis. Dis Colon Rectum 2006;49:939-44.
9. Sandler RS, Everhart JE, Donowitz M, Adams E, Cronin K, Goodman C et al. The burden of selected digestive diseases in the United States. Gastroenterology 2002;122:1500-11.
10. Petruzziello L, Iacopini F, Bulajic M, Shah S, Costamagna G. Review article: uncomplicated diverticular disease of the colon. Aliment Pharmacol Ther 2006;23:1379-91.
11. Miura S, Kodaira S, Shatari T. Recent trends in diverticulosis of the right colon in Japan: retrospective review in a regional hospital. Dis Colon Rectum 2000;43:1383-9.
12. Segal L, Leibowitz B. The distributional pattern of diverticular disease. Dis Colon Rectum 1989;32:227-9.
13. Hughes LE. Postmortem survey of diverticular disease of the colon. II. The muscular abnormality of the sigmoid colon. Gut 1969;10:344-51.
14. Etzioni DA, Cannom RR, Ault GT, Beart RW Jr, Kaiser AM. Diverticulitis in California from 1995 to 2006: increased rates of treatment for younger patients. Am Surg 2009;75:981-5.
15. Matsushima K. Management of right-sided diverticulitis: a retrospective review from a hospital in Japan. Surg Today 2010;40:321-5.
16. Martinez CAR, Priolli DG, Nonose R, Schmidt K. Divertículo do reto: relato de caso. Rev Bras Coloproct 2003;23:296-301.
17. Martinez CAR, Palma RT, Crepaldi Filho R, Resende Júnior HC, Nonose R, Margarido NF. Manometria anorretal no divertículo de reto. Rev Bras Coloproct 2010;30:23-30.
18. Janes S, Meagher A, Frizelle FA. Management of diverticulitis. BMJ 2006;332:271-5.
19. Etzioni DA, Mack TM, Beart RW Jr, Kaiser AM. Diverticulitis in the United States: 1998-2005: changing patterns of disease and treatment. Ann Surg 2009;249:210-7.
20. Agency for Healthcare Research and Quality. Rockville, MD. HCUPnet: a tool for identifying, tracking and analyzing national hospital statistics [cited 2010 Dec 28]. Available from: http://hcupnet.ahrq.gov/.

21. Ricciardi R, Baxter NN, Read TE, Marcello PW, Hall J, Roberts PL. Is the decline in the surgical treatment for diverticulitis associated with an increase in complicated diverticulitis? Dis Colon Rectum 2009;52:1558-63.
22. Bassotti G, Chistolini F, Morelli A. Pathophysiological aspects of diverticular disease of colon and role of large bowel motility. World J Gastroenterol 2003;9:2140-2.
23. Bassotti G, Battaglia E, Spinozzi F. Twenty-four recordings of colonic motility in patients with diverticular disease. Evidence for abnormal motility and propulsive activity. Dis Colon Rectum 2001;44:1814-20.
24. Painter NS, Truelove SC, Ardran GM, Tuckey M. Segmentation and the localization of intraluminal pressures in the sigmoid colon with special reference to the pathogenesis of colonic diverticula. Gastroenterology 1965;49:169-77.
25. Huizinga JD, Waterfall WE, Stern HS. Abnormal response to cholinergic stimulation in the circular muscle layer of the human colon in diverticular disease. Scand J Gastroenterol 1999;34:683-8.
26. Bassotti G, Battaglia E, Bellone G, Dughera L, Fisogni S, Zambelli C et al. Interstitial cells of Cajal, enteric nerves, and glial cells in colonic diverticular disease. J Clin Pathol 2005;58:973-7.
27. Thomas GP, Purkayastha S, Athanasiou T, Darzi A. General surgical manifestations of Marfan's syndrome. Br J Hosp Med (Lond) 2008;69:270-4.
28. Bläker H, Funke B, Hausser I, Hackert T, Schirmacher P, Autschbach F. Pathology of the large intestine in patients with vascular type Ehlers-Danlos syndrome. Virchows Arch 2007;450:713-7.
29. Karna E, Trojan S, Pałka JA. The mechanism of butyrate-induced collagen biosynthesis in cultured fibroblasts. Acta Pol Pharm 2009;66:129-34.
30. Position of the American Dietetic Association: health implications of dietary fiber. J Am Diet Assoc 2008;108:1716-31.
31. Painter NS, Burkitt DP. Diverticular disease of the colon: a deficiency disease of western civilization. BMJ 1971;2:450-4.
32. Mimura T, Emanuel A, Kamm MA. Pathophysiology of diverticular disease. Best Pract Res Clin Gastroenterol 2002;16:563-76.
33. Kiguli-Malwadde E, Kasozi H. Diverticular disease of the colon in Kampala, Uganda. Afr Health Sci 2002;2:29-32.
34. Fisher N, Berry CS, Fearn T, Gregory GA, Hardy J. Cereal dietary fiber consumption and diverticular disease: a lifespan study in rats. Am J Clin Nutr 1985;42:788-804.
35. Aldoori WH, Giovanucci EL, Rockett HR, Sampson L, Rimm EB, Willet WC. A prospective study of dietary fiber types and symptomatic diverticular disease in men. J Nutr 1998;128:714-9.
36. Manousos O, Day NE, Tzonou A, Papadimitriou C, Kapetanakis A, Polychronopoulou-Trichopoulou A et al. Diet and other factors in the aetiology of diverticulosis: an epidemiological study in Greece. Gut 1985;26:544-9.
37. Strate LL, Liu YL, Syngal S, Aldoori WH, Giovanucci EL. Nut, corn, and popcorn consumption and the incidence of diverticular disease. JAMA 2008;300:907-14.
38. Mimura T, Bateman AC, Lee RL et al. Up-regulation of collagen and tissue inhibitors of matrix metalloproteinase in colonic diverticular disease. Dis Colon Rectum 2004;47:371-8.

39. Pender SLF, MacDonald TT. Matrix metalloproteinases and the gut-new roles for old enzymes. Curr Opin Pharmacol 2004;4:546-50.
40. Stumpf M, Cao W, Klinge U, Klosterhalfen B, Kasperk R, Schumpelick V. Increased distribution of collagen type III and reduced expression of matrix metalloproteinase 1 in patients with diverticular disease. Int J Colorectal Dis 2001;16:271-5.
41. Whiteway J, Morson BC. Elastosis in diverticular disease of the sigmoid colon. Gut 1985;26:258-66.
42. Greenberg AS, Gal R, Coben RM, Cohen S, Dimarino AJ Jr. A retrospective analysis of medical or surgical therapy in young patients with diverticulitis. Aliment Pharmacol Ther 2005;21:1225-9.
43. Aldoori WH, Giovannucci EL, Rimm EB, Wing AL, Trichopoulos DV, Willett WC et al. A prospective study of alcohol, smoking, caffeine and the risk of symptomatic diverticular disease in men. Ann Epidemiol 1995;5:221-8.
44. Papagrigoriadis S, Macey L, Bourantas N, Rennie JA. Smoking may be associated with complications in diverticular disease. Br J Surg 1999;86:923-6.
45. Wilson RG, Smith AN, Macintyre IM. Complications of diverticular disease and non-steroidal anti-inflammatory drugs: a prospective study. Br J Surg 1990;77:1103-4.
46. Ley RE, Turnbaugh PJ, Klein S, Gordon JI. Microbial ecology; human gut microbes associated with obesity. Nature 2006;444:1022-3.
47. Ludeman L, Shepherd NA. What isdiverticular colitis? Pathology 2002;34:568-72.
48. Di Stefano M, Strocchi A, Malservisi S, Veneto G, Ferrieri A. Non absorbable antibiotics for managing intestinal gas production and gas-related symptoms. Aliment Pharmacol Ther 2000;14:1001-8.
49. Papi C, Ciaco A, Koch M, Capurso L. Efficacy of rifaximin in the treatment of symptomatic diverticular disease of the colon: a multicentre double-blind placebo-controlled trial. Aliment Pharmacol Ther 1995;9:33-9.
50. Latella G, Pimpo MT, Sottili S, Zippi M, Viscido A, Chiaramonte M et al. Rifaximin improves symptoms of acquired uncomplicated diverticular disease of the colon. Int J Colorectal Dis 2003;18:55-62.
51. Di Mario F, Aragona G, Leandro G, Comparato G, Fanigliulo L, Cavallaro LG et al. Efficacy of mesalazine in the treatment of symptomatic diverticular disease. Dig Dis Sci 2005;50:581-6.
52. Trivedi C, Das K. Emerging therapies for diverticular disease of the colon. J Clin Gastroenterol 2008;42:1145-51.
53. Caltabiano C, Máximo FR, Spadari AP, Miranda DDC, Serra MM, Ribeiro ML et al. 5-aminosalicylic acid (5-ASA) can reduce levels of xidative DNA damage in cells of colonic mucosa with and without fecal stream. Dig Dis Sci 2010. [Epub ahead of print]
54. Trespi E, Colla C, Panizza P et al. Ruolo terapeutio e profilattico della mesalazina nella malattia diverticulare sintomatica del crasso. Minerva Gastroenterol Dietol 1999;45:245-52.

DIVERTICULITE AGUDA

63.1 Fisiopatologia, Aspectos Clínicos e Bases do Tratamento Conservador

Paulo Gonçalves de Oliveira
João Batista de Sousa
Flávia Berford

A diverticulite aguda é uma afecção abdominal inflamatória de instalação abrupta que acomete pessoas portadoras de divertículos em seus cólons. O grau de inflamação é variável: desde uma resposta inflamatória localizada até alterações mais complexas que podem levar a peritonite difusa e choque séptico[1,2].

FISIOPATOLOGIA

Apenas a presença de divertículos não leva ao aparecimento de diverticulite. Isso irá ocorrer somente após haver uma micro ou macroperfuração através da parede do divertículo até os tecidos pericólicos[3-6].

Diferentes graus de perfuração poderão provocar a formação de pequenos abscessos, ao aparecimento de um flegmão ou mesmo ao desenvolvimento de grandes abscessos. Eventualmente, ocorrerá perfuração em peritônio livre, o que é raro, sendo mais comum o bloqueio por outros órgãos ou vísceras adjacentes, podendo resultar no aparecimento de trajetos fistulosos. Na maioria das vezes, a comunicação inicial com a luz do cólon é rapidamente obliterada pelo processo inflamatório, o que, geralmente, limita a extensão da doença[3-6].

O mecanismo que ocasiona o desenvolvimento da diverticulite parece ser a inflamação do divertículo, que ocorre em consequência do estreitamento de seu colo ou da presença de matéria fecal retida, um fecalito. Ambas as formas levariam a estase, proliferação bacteriana, produção de toxinas, produção de gases, lesão da mucosa com subsequente inflamação, infecção e microperfuração[3-6].

Provavelmente existem vários fatores que agem conjuntamente para promover a inflamação, muito embora se saiba que a perfuração possa ocorrer mesmo sem inflamação, porém, com pressão intraluminal muito elevada[3-6].

A teoria de que um divertículo obstruído por um grande fecalito poderá resultar em inflamação levou a associações com diversos fatores dietéticos. No passado, havia uma crença de que a ingestão de sementes e outros alimentos ricos em fibras contribuiria para o aparecimento da diverticulite. Hoje, se reconhece que a ingestão desses alimentos, por serem importantes fontes de fibras, não irá interferir no aparecimento ou curso da doença, podendo até mesmo se tratar de um fator de proteção contra o desenvolvimento da diverticulite[3-6].

ASPECTOS CLÍNICOS
Avaliação clínica

O diagnóstico de diverticulite aguda pode ser habitualmente feito com base na história clínica e nos achados do exame físico. Entretanto, muitas outras afecções devem ser consideradas no diagnóstico diferencial desse quadro, dentre as quais se destacam a síndrome do intestino irritável, gastroenterite, obstrução intestinal, doença inflamatória intestinal, apendicite, colite isquêmica, câncer colorretal, infecção do trato urinário, urolitíase e afecções ginecológicas[7,8].

Considerando que a presença de divertículos é mais comum na população idosa, acima da sexta década de vida, ao avaliarmos um paciente nessa faixa etária com dor abdominal, localizada ou difusa, associada a sinais de síndrome inflamatória, o diagnóstico de diverticulite deve ser cogitado. É importante ressaltar que essa afecção pode acometer pacientes mais jovens, com quadros sépticos eventualmente mais graves[7-9].

Embora a diverticulite possa ocorrer em qualquer segmento do cólon, ela é mais frequente no sigmoide[10,11]. Os pacientes poderão apresentar as formas simples ou complicada da doença. Uma diverticulite simples significa processo inflamatório limitado à região do cólon, sem manifestações secundárias da doença. Diverticulite complicada indica que há outros fatores envolvidos, incluindo abscesso intra-abdominal, obstrução, fístula ou peritonite difusa[2,7,8,12].

Alguns sistemas de classificação da diverticulite foram propostos e, embora nenhum deles deva ser utilizado isoladamente, eles podem contribuir para facilitar a comunicação acerca da gravidade do quadro entre as diversas equipes que cuidam do paciente, para comparação entre as diferentes propostas terapêuticas e, também, para estabelecer e acompanhar o tratamento instituído.

Uma classificação baseada na gravidade da doença e na recorrência foi proposta pela European Association for Endoscopic Surgeons e está descrita na Tabela 63.1.1.

TABELA 63.1.1 – Classificação da diverticulite (European Association for Endoscopic Surgeons)[13]

Grau	Gravidade da doença	Quadro clínico
I	Doença sintomática não complicada	Febre, cólica abdominal, evidência de diverticulite em TC
II	Doença sintomática recorrente	Recorrência do quadro clínico de Grau I
III	Doença complicada	Hemorragia Abscesso Flegmão Perfuração Peritonite fecal ou purulenta Estenose Fístula Obstrução

TABELA 63.1.2 – Classificação de Hinchey para diverticulite[14]

Estágio	Descrição
I	Abscesso pericólico ou mesentérico
II	Abscesso pélvico ou a distância
III	Peritonite purulenta generalizada
IV	Peritonite fecal generalizada

TABELA 63.1.3 – Classificação de Hinchey modificada[15]

Estágio	Descrição
0	Diverticulite leve (clinicamente)
Ia	Inflamação ou flegmão pericólico
Ib	Abscesso pericólico
II	Abscesso pélvico ou à distância
III	Peritonite purulenta generalizada
IV	Peritonite fecal generalizada

Outro sistema de classificação da diverticulite amplamente empregado, que utiliza métodos de imagem na avaliação, foi descrito por Hinchey et al. em 1978 (Tabela 63.1.2)[14]. A classificação de Hinchey estratifica a diverticulite na dependência do envolvimento abdominal local ou difuso. Essa classificação foi modificada por Wasvary et al. (1999) e acrescentou o estágio 0 para os casos apenas com manifestações clínicas de diverticulite, além de propor uma divisão do estágio de Hinchey I em Ia, para inflamação ou flegmão pericólico, e Ib, para o abscesso pericólico (Tabela 63.1.3)[15]. Também a European Association for Endospic Surgeons avalizou uma modificação na classificação de Hinchey com a divisão do estágio II em IIa, com abscesso a distância passível de drenagem percutânea, e IIb, com abscesso complexo associado ou não à fístula[13]. Essas modificações visam estratificar os casos para a melhor escolha do tipo de tratamento.

Pacientes com diverticulite do sigmoide apresentam, tipicamente, dor no quadrante inferior esquerdo do abdome, febre e leucocitose. A dor pode estar presente por vários dias, antes da avaliação médica, e a história pregressa de episódios semelhantes de dor pode ajudar no diagnóstico diferencial. A febre é geralmente proporcional à gravidade da doença, sendo mais elevada nos casos de perfuração com abscesso ou peritonite. A ausência de febre e leucocitose não exclui o diagnóstico de diverticulite, e aqueles com doença complicada poderão apresentar ainda taquicardia e hipotensão arterial[2,7,9,12,16].

Nos países ocidentais, cerca de 70% dos pacientes apresentam dor localizada no quadrante inferior esquerdo[12,16]. Nas pessoas com o cólon sigmoide redundante, a localização da dor é variável, caso em que a esta poderá estar presente no quadrante inferior direito, dificultando o diagnóstico diferencial de apendicite aguda[7,12]. A diverticulite à direita ocorre em cerca de 1,5% dos pacientes de países ocidentais, ao passo que, entre os asiáticos, pode corresponder a até 75% dos casos[12].

A dor é habitualmente constante, e não do tipo cólica, a menos que o paciente apresente obstrução intestinal, ocasião em que poderá haver, também, náuseas e vômitos. Os casos mais graves poderão, ainda, estar associados a íleo paralítico secundário e distensão abdominal[7,12,17].

O sangramento não é frequente nessa afecção e, quando presente, deve alertar para a possibilidade de câncer do intestino. Em decorrência da superposição de faixas etárias entre o câncer intestinal e a doença diverticular dos cólons, essa hipótese diagnóstica deve ser sempre considerada no diagnóstico diferencial, desde os quadros mais discretos até aqueles com tumor abdominal palpável e/ou obstrução intestinal. Isso implica que, mesmo com a resolução do quadro agudo, a investigação diagnóstica complementar deve ser estabelecida, para a exclusão de câncer colorretal[7,9,12,17].

As queixas de disúria e urgência urinária levantam a possibilidade de um possível envolvimento da bexiga, geralmente por conta do tumor inflamatório adjacente. As queixas de pneumatúria e fecalúria sugerem a presença de fístula colovesical e, nos casos de perda de gases ou fezes pela vagina, a presença de fístula colovaginal[7,9,12,17].

O exame físico revela sensibilidade dolorosa localizada na doença não complicada, porém, na doença complicada os achados poderão incluir tumor abdominal palpável, sinais evidentes de fístula ou obstrução e mesmo peritonite difusa. Os sinais do psoas e obturador estão geralmente associados ao envolvimento inflamatório pélvico ou retroperitoneal[7,9,12,17].

A palpação de um tumor localizado é mais difícil nas fases precoces da doença, habitualmente. Após alguns dias de tratamento, o tumor que no início era um plastrão com limites imprecisos, se torna mais evidente e localizado. A eventual piora abrupta da dor abdominal, que aumenta em intensidade ou se torna difusa, associada à rigidez abdominal, geralmente significa a ruptura de um abscesso que progrediu para a peritonite difusa[7,9,12,17].

Avaliação complementar

Após a história clínica e o exame físico, os exames gerais, como o hemograma completo, urinálise e rotina radiográfica para abdome agudo, geralmente contribuem para a avaliação inicial do caso[1,2,17,18].

Em seguida, serão realizados exames de imagem visando confirmar o diagnóstico, avaliar a gravidade e extensão da doença, excluir outros diagnósticos e planejar e acompanhar o tratamento[2,16,19].

A tomografia computadorizada (TC) de abdome e pelve é considerada o método de imagem mais apropriado para avaliação desses pacientes, com elevados índices de sensibilidade e especificidade, especialmente quando são utilizados contrastes orais, intravenosos e retais, apesar de não ser essa uma condição essencial[1,2,12,20]. Embora uma revisão sistemática recente tenha demonstrado que a melhor evidência recai sobre a avaliação por ultrassonografia, de fato há poucos estudos comparativos entre os diversos métodos[21].

O valor preditivo positivo do exame por TC na investigação de diverticulite é de cerca de 73% para presença de divertículos no sigmoide, 88% para inflamação pericólica, 85% para espessamento da parede intestinal entre 7 mm e 10 mm e de cerca de 100% para espessamentos maiores que 10 mm[1,21]. Com esse exame, poderá ser feita rapidamente a classificação da diverticulite, segundo a proposta de Hinchey (Tabela 63.1.2) ou pela classificação de Ambrosetti, que foi desenvolvida especificamente para a TC (Tabela 63.1.4)[14,22].

TABELA 63.1.4 – Classificação de Ambrosetti para diverticulite, por exame de tomografia computadorizada[22]

Leve	Grave
Espessamento da parede do sigmoide (< 5 mm)	Abscesso
Inflamação da gordura pericólica	Ar extraluminal
	Contraste extraluminal

Em avaliação por tomografia computadorizada helicoidal – com contraste oral apenas – de pacientes com suspeita clínica de diverticulite, foram relatados sensibilidade de 97%, especificidade de 100%, valor preditivo positivo de 100% e valor preditivo negativo de 98%[12,23]. Em aproximadamente 10% dos pacientes não será possível se distinguir, por exames de imagem, a diverticulite aguda de um câncer intestinal, uma vez que em ambos pode haver espessamento da parede intestinal[12].

A TC poderá mostrar, também, coleções fluidas localizadas, obstruções, pneumoperitônio e mesmo achados indiretos de fístulas ao revelar ar extraluminal na bexiga, vagina ou parede abdominal[12,21,23,24].

Quando não for possível a avaliação por TC, outros métodos poderão ser utilizados, muito embora esse exames não tenham o mesmo grau de recomendação que a TC[1].

O exame ultrassonográfico (US) do abdome poderá ajudar a distinguir entre um abscesso e um flegmão[1]. Como em muitos casos os pacientes apresentam distensão intestinal por gases, este poderá ser um fator limitante de sua utilização. A realização de exame de alta resolução, com compressão, poderá melhorar a acuidade do método. Apesar de haver estudos que sugiram que a US possa apresentar resultados comparáveis aos da TC, a recomendação é aguardar novos estudos com melhor qualidade metodológica[21].

A radiografia com enema contrastado poderá demonstrar a presença de divertículos nos cólons ou uma área de estenose ou espasmo com mucosa intestinal normal. Os sinais eventualmente encontrados são, pois, indiretos, uma vez que apenas a presença de divertículos nos cólons não significa diverticulite. Geralmente na diverticulite os estreitamentos são mais extensos e regulares quando comparados ao carcinoma. Fístulas e abscessos poderão também ser detectados por esse método. Nos casos de pneumoperitônio ou peritonite generalizada, o uso do contraste com bário é contraindicado[12].

O exame por ressonância nuclear magnética pode ser utilizado e tem sensibilidade relatada na literatura de 86 a 94%, e especificidade de 88 a 92%. No entanto, apresenta algumas limitações, como não permitir a drenagem percutânea de abscessos, porém, é um método considerado extremamente promissor e que, com a incorporação de avanços tecnológicos, poderá ocupar lugar de destaque no manuseio do paciente com suspeita de diverticulite[20].

De um modo geral, os exames endoscópicos não são utilizados nessa fase da doença, porém, em casos selecionados em que o diagnóstico permanece duvidoso após o emprego de outros métodos, eles poderão ser realizados. Os principais receios de seu emprego são os riscos de exacerbar a inflamação e causar perfuração[1,2,9,12,17,25].

Outros exames, como a cistografia, por exemplo, apresentam emprego extremamente restrito, pois mesmo na presença de uma fístula esta poderá não ser demonstrada[1,12].

BASES DO TRATAMENTO CONSERVADOR

A chave para o sucesso de um tratamento é que seja empregada a melhor estratégia para alcançar o resultado desejado com menos riscos e danos ao paciente.

Assim como a diverticulite apresenta diferentes graus de gravidade, o tratamento deve estar adequado a essas fases da doença. Para o estabelecimento de uma estratégia mais conservadora ou mais agressiva é fundamental, pois, que o diagnóstico clínico e por imagem esteja adequadamente estabelecido, com a correta distinção entre diverticulite complicada e não complicada[1,2,12]. Para isso, a classificação de Hinchey representa uma boa opção[14].

O tratamento conservador caracteristicamente inclui a prescrição de antibióticos, por via oral ou intravenosa, e modificação na dieta. Esse é o procedimento de escolha para os casos de diverticulite não complicada, grau I de Hinchey, caso em que será bem-sucedido entre 70 e 100% dos pacientes[2,26]. Em contrapartida, algum tratamento operatório, seja por laparotomia ou laparoscopia, deverá ser empregado nos pacientes com doença complicada (Hinchey III e IV)[2,26].

Há um grupo específico de pacientes, classificados como Hinchey II, que poderão se beneficiar de um aporte conservador associado à drenagem de seus abscessos, e, posteriormente, deverão ou não ser submetidos a algum procedimento operatório[2,27-30].

Uma vez diagnosticado o paciente e feita a opção pelo tratamento conservador, algumas outras questões deverão ser avaliadas. O paciente deverá ser internado ou submetido a tratamento ambulatorial? Quais antibióticos deverão ser utilizados e por quanto tempo? Que tipo de repouso intestinal ou modificação na dieta deverão ser recomendados?

A decisão de tratar o paciente internado ou sem internação é eminentemente baseada em critérios clínicos. A gravidade da doença, avaliada pelos exames físico, laboratorial e tomográfico, a capacidade de o paciente tolerar a antibioticoterapia oral e manter a hidratação, além das comorbidades apresentadas, deverão ser consideradas para esse julgamento. A qualquer momento, caso o paciente não esteja melhorando ou mesmo apresente piora em seu quadro clínico, a internação se imporá e não deve ser protelada.

Embora haja relatos de pacientes com quadros leves de diverticulite tratados sem antibióticos, as melhores evidências recomendam a adoção de regime terapêutico com espectro de ação contra bactérias gram-negativas e anaeróbias[2,26,31,32]. Esquemas com múltiplas ou monodrogas são igualmente efetivos, desde que essa flora esteja coberta[29].

Como opções de tratamento por via oral, alguns esquemas podem ser citados: alguma fluoroquinolona, como ciprofloxacina ou levofloxacina, ou o sulfametoxazol com trimetoprim em associação com metronidazol ou clindamicina, representam uma boa combinação de drogas; a amoxicilina com clavulanato, a doxicilina ou a moxifloxacina podem ser utilizadas como drogas únicas[29].

Vários outros esquemas podem ser utilizados por via intravenosa, dentre eles: associações entre um aminoglicosídeo, cefalosporina de terceira geração, aztreonam ou fluoroquinolona e metronidazol ou clindamicina; ou, como drogas únicas, a cefoxitina, o cefotetan, a moxifloxacina, a ampicilina com sulbactam, a ampicilina com clavulanato, a piperacilina com tazobactam, a ticarcilina com clavulanato, o imipenem com cilastina, o meropenem e o ertapenem[29].

Há outras boas opções, porém, é importante a atualização constante do médico na escolha dos esquemas no sentido de utilizar drogas eficazes, com melhor espectro de ação e menores efeitos colaterais e custos.

Outro aspecto relevante é que, após iniciar o tratamento por via parenteral, com a boa resposta clínica e evolução do paciente, essa via pode ser trocada pela oral. Quanto ao momento para mudar de medicação venosa para oral não há recomendação segura na literatura. O mesmo também ocorre quanto ao tempo total de antibioticoterapia, sendo que 7 a 10 dias representam períodos mínimos aceitáveis. Ambas as condutas deverão se basear no acompanhamento e resposta do paciente, sendo que, em alguns casos, haverá necessidade de mudar o esquema de antibióticos ou mesmo estender o tempo de tratamento[19,27,28,30,33].

Quanto às restrições dietéticas, provavelmente a maior parte dos pacientes tratados ambulatorialmente deverão, do primeiro ao terceiro dias, ingerir dieta pobre em resíduos, líquidos, soluções isotônicas e água de coco. Aqueles que requeiram internação poderão ser tratados da mesma maneira ou em dieta zero e hidratação venosa, a depender da gravidade de seus sintomas[19,26].

À medida que a aceitação da dieta for melhorando, ela poderá ser evoluída até retornar ao padrão normal. A recomendação anterior de que, passado o episódio agudo, deveria-se evitar o consumo de alimentos como milho, nozes, sementes ou pipoca, não encontra respaldo na literatura atual e, ao contrário, a ingestão de tais alimentos pode até contribuir para prevenir o aparecimento de novas crises[34].

Um grupo de pacientes com diverticulite complicada por abscesso, Hinchey II, pode seguramente ser submetido a tratamento conservador com antibioticoterapia, repouso intestinal e drenagem do abscesso guiada por exame de imagem[1,16].

Cerca de 15 a 20% dos pacientes com diverticulite aguda desenvolverão abscessos pericólicos ou intramesentéricos. Para eles, a internação e a antibioticoterapia intravenosa são indicadas[26,28,29].

De acordo com a American Society of Colon and Rectal Surgeons, a drenagem percutânea radiologicamente guiada é o tratamento mais adequado para pacientes com grandes abscessos, e na maioria será evitada uma operação de emergência[1]. Os abscessos com até 2 cm de diâmetro podem ser tratados apenas com antibioticoterapia e repouso intestinal[1].

A introdução do cateter é habitualmente guiada por TC ou US, procurando-se o menor trajeto entre a pele e a loja do abscesso. Alguns abscessos profundos na pelve poderão ser acessados por via transglútea ou através do reto ou da vagina[30].

Geralmente o cateter é deixado no local até que o volume drenado em 24 horas seja de 10 mL ou menos, o que pode demorar até 30 dias. A injeção de contraste pelo cateter poderá avaliar alguma comunicação com o intestino ou mesmo avaliar a loja remanescente. A ultrassonografia, embora com menor acuidade diagnóstica, poderá ser utilizada no acompanhamento desses abscessos por não haver exposição à radiação[1,20,21,26].

O ensinamento clássico de que pacientes mais jovens, especialmente com idade abaixo de 40 anos, tendem a apresentar quadros de diverticulite mais graves, associados mais frequentemente a perfuração, abscesso e outras complicações, recomendava a conduta de abordagem mais agressiva, com indicação mais precoce de operações. Essa conduta tem sido questionada e atualmente pode-se considerar que a gravidade da doença, e não a idade do paciente, seja o principal fator a ser considerado na indicação operatória[18].

Caso o paciente não melhore, o tratamento operatório se impõe, sempre no sentido de oferecer o tratamento mais adequado, de acordo com a gravidade de sua doença e seu quadro clínico.

Convém ressaltar que, em pacientes sem peritonite generalizada, os tratamentos conservadores ou operatórios ainda não foram conclusivamente avaliados por estudos clínicos controlados aleatórios. Embora o tratamento conservador possa resultar em mais readmissões por recorrência, é razoável tentar evitar a terapia operatória para a maioria dos pacientes com diverticulite[35].

REFERÊNCIAS BIBLIOGRÁFICAS

1. Rafferty J, Shellito P, Hyman NH, Buie WD, and the Standards Committee of The American Society of Colon and Rectal Surgeons. Practice parameters for sigmoid diverticulitis. Dis Colon Rectum 2006;49:939-44.
2. Thorson AG, Goldberg SM. Benign colon: diverticular disease. In: The ASCRS textbook of colon and rectal surgery. New York: Springer; 2007. p. 269-85.
3. Hobson KG, Roberts PL. Etiology and pathophysiology of diverticular disease. Clin Colon Rectal Surg 2004;17(3):147-53.
4. Matrana MR, Margolin DA. Epidemiology and pathophysiology of diverticular disease. Clin Colon Rectal Surg 2009;22(3):141-6.
5. Young-Fadok T, Pemberton JH. Epidemiology and pathophysiology of colonic diverticular disease. In: UpToDate, Basow DS (Ed), UpToDate, Waltham, MA, 2010.
6. Vermeulen J, Van der Harst E, Lange JF. Pathophysiology and prevention of diverticulitis and perforation. Neth J Med 2010;68(10):303-9.
7. Laurell H, Hansson LE, Gunnarsson U. Acute diverticulitis: clinical presentation and differential diagnostics. Colorectal Dis 2007;9:496-502.
8. Lopez DE, Brown CVR. Diverticulitis: the most common colon emergency for the acute care surgeon. Scand J Surg 2010;99:86-9.
9. Touzios JG, Dozois EJ. Diverticulosis and acute diverticulitis. Gastroenterol Clin N Am 2009;38:513-25.
10. Rodkey GV, Welch CE. Changing patterns in the surgical treatment of diverticular disease. Ann Surg 1984;200:466-78.
11. Parks TG. Natural history of diverticular disease of the colon. A review of 521 cases. Br Med J 1969;4:639-42.
12. Young-Fadok T, Pemberton JH. Clinical manifestation and diagnosis of colonic diverticular disease. In: UpToDate, Basow DS (Ed), UpToDate, Waltham, MA, 2010.
13. Kohler L, Sauerland S, Neugebauer E. Diagnosis and treatment of diverticular disease: results of a consensus development conference. The Scientific Committee of the European Association for Endoscopic Surgery. Surg Endosc 1999;13:430-6.
14. Hinchey EJ, Schaal PG, Richards GK. Treatment of perforated diverticular disease of the colon. Adv Surg 1978;12:85-109.
15. Wasvary H, Turfah KO, Kadro O, Beauregard W. Same hospitalization resection for acute diverticulitis. Am Surg 1999;65:622-5.
16. Hall J, Hammerich K, Roberts P. New paradigms in the management of diverticular disease. Curr Probl Surg 2010;47(9):680-735.
17. Floch CL. Diagnosis and management of acute diverticulitis. J Clin Gastroenterol 2006;40:136-44.
18. Welling DR. Medical treatment of diverticular disease. Clin Colon Rectal Surg 2004;17(3):163-8.
19. Bauer VP. Emergency management of diverticulitis. Clin Colon Rectal Surg 2009;22(3):161-8.
20. De Stigter KK, Keating DP. Imaging update: acute colonic diverticulitis. Clin Col Rectal Surg 2009;22(3):147-55.
21. Liljegren G, Chabok A, Wickbom M, Smedh K, Nilsson K. Acute colonic diverticulitis: a systematic review of diagnostic accuracy. Colorectal Dis 2007;9:480-8.
22. Ambrosetti P, Jenny A, Becker C, Terrier F, Morel A. Acute left colonic diverticulitis: compared performance of computed tomography and water soluble contrast. Dis Colon Rectum 2000;43:1363-7.
23. Rao PM, Rhea JT, Novelline RA, Dobbins JM, Lawrason JN, Sacknoff R et al. Helical CT only colonic contrast material for diagnosing diverticulitis: prospective evaluation of 150 patients. AJR Am J Roentgenol 1998;170(6):1445-9.
24. Kaiser AM, Jiang JK, Lake JP, Ault G, Artinyan A, Gonzalez-Ruiz C et al. The management of complicated diverticulitis and the role of computed tomography. Am J Gastroenterol 2005;100(4):910-7.

25. Jacobs D. Diverticulitis. N Engl J Med 2007;357:2057-66.
26. Young-Fadok T, Pemberton JH. Treatment of acute diverticulitis. In: UpToDate, Basow DS (Ed), UpToDate, Waltham, MA, 2010.
27. Shaikh S, Krukowski ZH. Outcome of a conservative policy for managing acute sigmoid diverticulitis. Br J Surg 2007;94:876-9.
28. Dias AR, Gondim ACN, Nahas SC. Atualização no tratamento da diverticulite aguda do cólon. Rev Bras Coloproct 2009;29(3):363-71.
29. Beckham H, Whitlow CB. The medical and nonoperative treatment of diverticulitis. Clin Colon Rectal Surg 2009;22(3):156-60.
30. Schaffzin DM, Wong WD. Nonoperative management of complicated diverticular disease. Clin Colon Rectal Surg 2004;17(3):169-76.
31. Hjern F, Josephson T, Altman D, Holmström B, Mellgren A, Pollack J et al. Conservative treatment of acute colonic diverticulitis: are antibiotics always mandatory? Scand J Gastroenterol 2007;42:41-7.
32. Ünlu Ç, Korte N, Daniels L, Consten ECJ, Cuesta MA, Gerhards MF et al. A multicenter randomized clinical trial investigating the cost-effectiveness of treatment strategies with or without antibiotics for uncomplicated acute diverticulitis (DIABOLO trial). BMC Surgery 2010;10:23. Published online 2010 July 20. Acesso em abril 2012.
33. Evans J. Does a 48-hour rule predict outcomes in patients with acute sigmoid diverticulitis? J Gastrointest Surg 2008;12:577-82.
34. Strate LL, Liu YL, Syngal S, Aldoori WH, Giovannucci EL. Nut, corn, and popcorn consumption and the incidence of diverticular disease. JAMA 2008;300(8):907-14.
35. Peppas G, Bliziotis IA, Oikonomaki D, Falagas ME. Outcomes after medical and surgical treatment of diverticulitis: a systematic review of the available evidence. J Gastroenterol Hepatol 2007;22: 1360-8.

DIVERTICULITE AGUDA

Análise Crítica das Indicações Operatórias

63.2

Janedson Baima Bezerra

INTRODUÇÃO

As decisões e indicações terapêuticas das diferentes enfermidades que afetam o corpo humano clamam pelo completo entendimento de suas bases etiopatogênicas, epidemiológicas e fisiopatológicas. Não menos importantes são os aspectos propedêuticos – história clínica e exame físico – e a atual farta investigação diagnóstica por exames complementares, todos interligados na busca da correta sugestão diagnóstica. Vale ressaltar que a história clínica do paciente é nossa mais antiga e das mais confiáveis ferramentas diagnósticas. De fato, estudos demonstram que a maioria dos diagnósticos médicos – cerca de 70 a 90% – é feita com base apenas na história do paciente[1]. Nos pacientes cujas histórias isoladas não revelam o diagnóstico, o correto exame físico levou ao acerto diagnóstico em cerca da metade dos casos[2].

Os aspectos clínicos das doenças, consubstanciados por esses padrões como que arquetípicos, definem os correspondentes diagnósticos e, por conseguinte, as propostas terapêuticas cientificamente testadas. A terapia eficaz depende de um diagnóstico preciso. O perfeito domínio dessas ferramentas é indispensável, visando minorar a ocorrência de conflitos intoleráveis da relação diagnóstico-tratamento. A possibilidade de erro está sempre presente. Como dificuldades acrescentadas a essa relação surgem os diagnósticos diferenciais, haja vista a similaridade dos arquétipos clínicos de algumas doenças.

Desde tempos idos, sabe-se que a prática médica combina ciência e arte. A contribuição da *ciência* é inquestionável. A tecnologia científica e o raciocínio dedutivo embasam a solução de grande parte dos problemas clínicos. O progresso espetacular dos meios diagnósticos, mostrando-nos os lugares mais remotos do corpo, assim como recursos terapêuticos altamente aperfeiçoados, não nos abstêm, porém, do exercício da *arte* médica, definida como a combinação de conhecimento médico-científico, intuição, discernimento e compreensão humana[3].

Essas reflexões preliminares se impõem, considerando o caráter analítico-crítico que se recomendou a este subcapítulo. Será analisado indicações operatórias de uma condição aguda, que, em sua alteração estrutural básica, é manejada de forma conservadora, senão, na maioria dos casos, sequer é entendida como condição patológica. Reiterados estudos têm demonstrado que a ocorrência de divertículos nos cólons, em suas diferentes apresentações, pelo menos enquanto pseudodivertículos, decorre de alterações anatomofuncionais relacionadas à faixa etária, hábitos de vida e padrões de funcionamento intestinal[4]. Com escusas de grosseira comparação, é tolerável dizer que a simples presença de divertículos nos cólons são os "cabelos brancos" do intestino grosso.

CONHECENDO MELHOR A DOENÇA

A Doença Diverticular dos Cólons acomete, pelo menos, cerca da metade da população (50 a 60%) em torno dos 60 anos de idade que vive nos países ocidentais e industrializados, predominando naqueles economicamente mais desenvolvidos. Essa prevalência tende ao aumento em faixas etárias mais elevadas, com o incremento da longevidade – o pico ocorre entre a sexta e a oitava décadas de vida, ocorrendo aumento progressivo a partir dos 40 anos. Não há preferência entre os sexos – homens e mulheres são igualmente afetados. Além de discutíveis influências genético-hereditárias – poucos pacientes têm história familiar da doença –, há evidências de fatores externos predisponentes, tais como dieta pobre em fibras, constipação intestinal funcional, obesidade e sedentarismo[5].

Estudos radiológicos contrastados e de necropsia de pacientes assintomáticos têm demonstrado aumento significativo da incidência da doença ao longo das últimas décadas, provavelmente relacionado às mudanças dos hábitos humanos na Modernidade. Em 1917, Drummond reportou 4,4%

de incidência de doença diverticular, em 500 necropsias, enquanto Parks, em 300 necropsias, divulgou 37% de incidência da doença, em 1968. Pesquisa australiana mais recente, com 200 necropsias, identificou 45% de incidência da doença diverticular, nas quais todos os pacientes eram, supostamente, assintomáticos em vida[6].

A maior parte da doença diverticular é adquirida, pois não se tem conseguido demonstrar defeitos congênitos na camada muscular da parede colônica. Sua distribuição anatômica predomina, na parte ocidental do mundo, nos segmentos esquerdos dos cólons, caracterizada pela forma hipertônica da doença, sendo o cólon sigmoide o mais prevalente. Nos países asiáticos e alguns países africanos, essa distribuição apresenta-se, curiosamente, invertida, com predominância dos divertículos e suas complicações nos segmentos direitos do intestino grosso[7]. Em nosso meio, a pequena fração de divertículos à direita corresponde a *divertículos verdadeiros* (constituídos por todas as camadas parietais), que complicam com raridade.

A doença diverticular objeto deste texto, que mais frequentemente apresenta complicações inflamatório-infecciosas, é a forma hipertônica da doença, predominante no cólon sigmoide, apresentando-se como *divertículos falsos* (formados apenas pelas camadas mucosa e serosa), frutos de herniações teciduais junto aos pontos de penetração dos vasos sanguíneos parietais. A formação de divertículos ao longo dos cólons está diretamente associada à força de tensão da parede colônica[8]. Estudos da atividade mioelétrica parietal e complacência intestinal demonstram aumento da pressão intraluminar provocado pela excessiva segmentação do intestino. Essa segmentação causada pelo aumento da atividade da musculatura circular, por peculiaridades da distribuição do colágeno, desenvolve câmaras de alta pressão[9].

Esses conhecimentos em torno da fisiopatologia da doença diverticular favorecem o entendimento de sua apresentação clínica, a determinação do diagnóstico e, por vezes, a atitude terapêutica. Não exclui, porém, as dificuldades que observamos algumas vezes, ao comparar diagnósticos diferenciais com elementos fisiopatológicos semelhantes. Por exemplo, em função do aumento da pressão intraluminar em algumas das colopatias funcionais, como na síndrome do intestino irritável, alguns estudos sugerem que essa elevação de pressão só é detectada em sigmoides com doença diverticular associada àquela síndrome[10]. Em contrapartida, há acordo entre diversos estudos de que ocorre significativo incremento do índice de motilidade intestinal, após a ingestão alimentar e uso de prostigmine e morfina em pacientes com doença diverticular exclusiva[11]. Em comparação aos níveis normais de atividade eletromiográfica com frequência de 06-10 Hz, é característico dos pacientes com doença diverticular do sigmoide e em algumas colopatias funcionais elevação dessa frequência a 12-18 Hz[12].

Apesar das claras similaridades entre síndrome do intestino irritável e doença diverticular não complicada (pressão intraluminar, composição de ácidos biliares e eletrólitos fecais, peso das fezes e alteração de tempo do trânsito intestinal) – discute-se, até, se uma é predecessora da outra –, os fatores psiquiátricos ou emocionais, próprios daquela síndrome não são identificados na doença diverticular, salvo quando as duas condições estão associadas no mesmo paciente[13].

O exato estabelecimento do diagnóstico, o significado real do quadro clínico e a competição competente de possíveis diagnósticos diferenciais são condições indispensáveis para a correta definição terapêutica da doença diverticular dos cólons, especialmente quanto à possibilidade cirúrgica. Isso tolera menos equívocos, em particular, quando da decisão operatória da forma hipertônica da doença diverticular do cólon sigmoide, complicada por diverticulite aguda. Convém lembrar, destarte, as verossimilhanças sintomatológicas de diferentes condições hipertônicas dos segmentos esquerdos colônicos, a ponto de alguns estudiosos cogitarem, como já foi dito, que afecções diversas poderiam representar estágios distintos da evolução de uma mesma doença[14].

FATORES RELACIONADOS COM A DOENÇA

Com o avanço dos meios diagnósticos e a aplicação sistematizada dos protocolos de rastreamento das doenças colorretais, a partir de determinadas faixas etárias são frequentes os achados fortuitos ou circunstanciais de divertículos, nos diversos segmentos do intestino grosso. Quando confrontados com um paciente portador de divertículos nos cólons, necessitamos de alguns conhecimentos prévios, assim como algumas das seguintes definições a estabelecer:

- A distribuição anatômica dos óstios diverticulares – se segmentar ou universal (diverticulose).
- As características de pressão intracolônica – se forma hipertônica ou hipotônica.
- Os achados diverticulares expressam uma condição clínica sintomatológica (enfermidade) ou representam simples e fortuitas alterações estruturais assintomáticas?
- Mesmo na impossibilidade de aferição laboratorial da pressão intracolônica, estudos demonstram que a seguinte correlação anatômica é, quase sempre, verdadeira:
  - a forma hipertônica predomina na doença dos segmentos colônicos esquerdos – sigmoide, descendente, até em torno do ângulo esplênico dos cólons;
  - a forma hipotônica é mais encontradiça na diverticulose e na doença restrita aos segmentos colônicos direitos – ceco, ascendente, até em torno do ângulo hepático dos cólons;
  - situação à parte são os divertículos verdadeiros do cólon direito – geralmente únicos e congênitos –, aos quais não se aplicam essas observações.
- Embora não se aplique a todos os casos, observações estatísticas confirmam a seguinte correlação clínica:
  - as complicações da forma hipertônica são, mais frequentemente, inflamatório-infecciosas (diverticulite);

- enquanto a hemorragia diverticular é mais associada à forma hipotônica.
- Sempre considerar a possibilidade de que as manifestações clínicas, crônicas ou agudas, presentes em um paciente portador de divertículos, sejam devidas a outras afecções. Isso é particularmente importante nos quadros de hemorragia digestiva baixa e abdome suspeitamente agudo.

FATORES RELACIONADOS COM O DIAGNÓSTICO

Em relação à diverticulite aguda, o correto diagnóstico fica à mercê de uma abalizada estratégia investigativa, com caráter decisório e interpretativo, dependente de distintas variáveis, tais como a experiência e habilidade propedêutica do examinador, a disponibilidade e interpretação dos exames complementares, o limite da acurácia desses exames e a competição de quadros clínicos relacionáveis a diagnósticos diferenciais. Na busca de uma acertada decisão terapêutica, torna-se inevitável refletir sobre os seguintes aspectos:
- Pelo caráter agudo, por vezes emergencial, do quadro clínico, esses casos costumam, no primeiro momento, serem atendidos em unidades de pronto-socorro, por médicos generalistas. Por isso, adotadas as medidas preliminares e com a suspeição diagnóstica em curso, profissional mais afeito à matéria poderá ser requerido.
- Nenhum tipo de exame complementar deve antecipar a propedêutica médica, com cuidadosa história clínica e exame físico, muitas vezes capaz de sugerir, fortemente, a possibilidade diagnóstica e, até, autorizar a primeira atitude terapêutica.
- Os exames laboratoriais básicos – leucograma, proteína C-reativa (PCR) e velocidade de hemossedimentação (VHS) – poderão ser relevantes na composição diagnóstica. Em estudo recente[15] com 1.021 pacientes que procuraram o setor de emergência por causa de dor abdominal aguda, se estabeleceram elementos clínicos a serem avaliados antes de realizar qualquer exame de imagem. Foram identificados três caracteres fortemente associados ao diagnóstico final de diverticulite aguda – dor localizada somente no quadrante inferior esquerdo do abdome, ausência de vômitos e proteína C-reativa > 50 mg/L – usando análise de regressão logística multivariada. O estudo concluiu que em um quarto dos pacientes com suspeição de diverticulite aguda, a conclusão diagnóstica poderia ser estabelecida com base apenas naqueles três caracteres;
- Os exames de imagem – ultrassonografia e tomografia computadorizada – são excelentes métodos investigativos para requerer uma maior acurácia diagnóstica. A contribuição da ultrassonografia é mais limitada, haja vista a interferência dos acúmulos gasosos e sua maior dependência do examinador. Por outro lado, a tomografia computadorizada, menos examinador-dependente, é o melhor exame diagnóstico, emprestando-nos relevantes informações acerca das alterações anatômicas e inflamatórias transparietais e pericólicas. Seu valor preditivo positivo é de 88% na manifestação pericólica e de 100% para espessamento parietal acima de 10 mm[16]. Por meio dele, podemos identificar espessamentos parietais, óstios diverticulares, coleções e abscessos pericólicos, estenoses e obstruções luminares, perfurações livres e fistulizações. Além de auxiliar na distinção da diverticulite complicada da não complicada, a severidade dos seus achados pode relacionar o risco de falha do tratamento clínico e a necessidade de cirurgia.
- Resgatar informações acerca de exames intestinais anteriores que possam informar a possível ocorrência de divertículos em alça colônica relacionada à topografia da dor.
- Importante: à menor suspeita de diverticulite aguda, jamais utilizar qualquer método diagnóstico que acrescente pressão ao lúmen intestinal, pelo risco de complicar processos naturalmente bloqueados. Por isso, estão proscritos, na fase aguda, os métodos endoscópicos (colonoscopia e retossigmoidoscopia) e os exames de imagem com infusão de gás e/ou contrastes (exames radiológicos e tomográficos com contraste).
- Finalmente, sempre que possível, considerar as alternativas de diagnósticos diferenciais. Cogitar as relacionadas ao próprio cólon (colopatias funcionais, colopatias inflamatórias e neoplasias), assim como as extracolônicas (apendicite atípica, ginecopatias, afecções urinárias e outras manifestações peritoneais).

INDICAÇÕES OPERATÓRIAS NA DIVERTICULITE AGUDA

A preocupação crescente de pesquisa e propositura de protocolos institucionais acerca da abordagem terapêutica dessa enfermidade prende-se a sua demanda, cada vez maior, nos setores de emergência e consultórios dos especialistas. Estudo norte-americano mostra que, nos sete primeiros anos deste século, houve um aumento de 26% no número de internações hospitalares devidas à doença diverticular, naquele país. No mesmo período, o número de intervenções cirúrgicas cresceu 29%[17]. Com o aumento de longevidade da população, estima-se que a doença diverticular e suas complicações prosperem em sua prevalência, nas próximas décadas.

Avalia-se que cerca de 10 a 25% dos pacientes portadores de divertículos colônicos apresentarão, em algum momento da vida, quadro de diverticulite, sendo, em 95% das vezes, no cólon sigmoide. Destes, um quarto poderá evoluir para complicações de maior gravidade[18].

Antes de analisarmos suas indicações operatórias, é necessário definir que o tratamento da diverticulite aguda não é, necessariamente e em todos os casos, cirúrgico. Pelo contrário, há indícios de que, no conjunto das apresentações agudas da doença, a maioria dos casos destina-se ao tratamento conservador[19]. Em verdade, a busca cuidadosa à literatura pertinente demonstra que não há unanimidade de opinião, e as condutas não parecem definitivamente estabelecidas. O espectro de condutas varia desde atitudes fortemente conservadoras – um estudo neozelandês sugere que a diverticulite aguda tem um baixo índice de recorrência e só raramente progride para complicações, quando deveria ser operada[20] – até atitudes menos tolerantes que indicam tratamento cirúrgico eletivo, após todo primeiro episódio de diverticulite aguda em homens jovens e obesos[21].

Para fins didáticos, serão analisadas, separadamente, as apresentações ditas *complicadas* e *não complicadas* da diverticulite aguda. Como não há consenso entre os estudos, procuraremos exercitar uma visão crítico-analítica imparcial dos pontos comuns e díspares entre os pesquisadores.

Diverticulite aguda não complicada

Por definição, trata-se da apresentação mais simples da complicação diverticular, caracterizada por todos ou alguns dos seguintes caracteres:
- dor espontânea e estimulada e tensão muscular situadas no quadrante inferior esquerdo do abdome;
- ausência de massa palpável correspondente;
- ausência de febre e sinais sistêmicos de infecção;
- preservação do trânsito intestinal;
- leucograma normal ou levemente "tocado";
- proteína C-reativa com moderada elevação;
- tomografia computadorizada demonstra, no máximo, espessamento parietal e "borramento" da gordura mesocólica.

Em função de sua menor expressão clínica, essa forma de apresentação é a que mais frequentemente confunde-se com surtos de exacerbação dos sintomas da síndrome do intestino irritável e das colopatias inflamatórias limitadas aos segmentos esquerdos do cólon.

A propósito, uma condição pouco frequente, mas não menos importante e muito perturbadora do entendimento diagnóstico, é a associação de doença diverticular com diverticulite e colites dos cólons sigmoide e/ou descendente[22]. Ainda nessa linha de reflexão, uma das teses mais recentes de tentativa de explicar a ocorrência de diverticulite sugere decorrer de um processo inflamatório crônico da parede intestinal. Por isso, apesar de a terapia antibiótica ser a mais recomendada, na fase aguda, novas perspectivas terapêuticas têm sido propostas com o uso de agentes anti-inflamatórios, como a mesalazina e, possivelmente, probióticos, visando subtrair o tempo e o curso de agudização e prevenir recorrências[19].

Tratamento inicial

Inicialmente, o tratamento será sempre clínico, se possível em caráter domiciliar, por meio de restrição alimentar, analgésicos sintomáticos, antibióticos orais de amplo espectro (para gram-negativos e anaeróbios) e controles clínico e laboratorial periódicos. A melhora clínica deverá sobrevir nas primeiras 48 a 72 horas. Assim, a resolução do quadro tem êxito em 70 a 100% dos casos, após o primeiro episódio da doença. Os casos refratários a essas medidas deverão ser internados para repouso alimentar, hidratação parenteral e antibioticoterapia venosa[23].

Conduta nas recorrências

Um dos temas mais áridos e polêmicos em torno da doença diverticular é a conduta a ser adotada diante de episódios recorrentes de diverticulite aguda não complicada. A literatura médica especializada demonstra grosseiras controvérsias entre os autores. Por isso, não cabe nas pretensões deste texto o ultimato de decisões a serem propostas. Talvez resida na diferença de opiniões e nas visões díspares dos pesquisadores a riqueza de argumentos, o que permitirá ao leitor estabelecer suas melhores conclusões.

Entretanto, algumas assertivas práticas, com aceitável base e substância científica, mas sem qualquer pretensão dogmática, compõem um elenco de reflexões capaz de nos permitir a evolução de um bom raciocínio analítico. Destacam-se as que seguem:
- A primeira atitude terapêutica diante de uma diverticulite aguda não complicada, mesmo quando recorrente, deverá ser, sempre, clínica[24].
- A perspectiva cirúrgica diante de episódios recorrentes desse tipo de diverticulite somente será absoluta quando, em um ou mais deles, caracterizar-se padrão de complicações. Se assim não acontecer, a cogitação cirúrgica deverá ser sempre relativa e individualizada[25]. Salem et al.[26] estimam que cerca de 80% dos pacientes internados para tratamento clínico de diverticulite aguda nunca necessitarão de uma segunda internação.
- A baixa taxa de recorrência encontrada em diversos estudos mais recentes argumenta contra a indicação de sigmoidectomia eletiva de rotina, após o sucesso do tratamento clínico de pacientes com diverticulite aguda. Também não está claro se a morbimortalidade da cirurgia eletiva é inferior à da recorrência[27].
- Mais um dado não desprezível é que a recorrência de diverticulite, após sigmoidectomia eletiva, beira os 3%, e a recorrência dos sintomas da doença diverticular acomete cerca de um quarto dos pacientes operados[26]. Há duas explicações prováveis para essas observações:
  – ou parte desses pacientes foi, equivocadamente, operada, pois, apesar da ocorrência de divertículos no cólon, sua sintomatologia seria explicada por afecção paralela;
  – ou a colectomia segmentar foi, tecnicamente, inadequada. Defende-se que, para tratarmos a zona de hipertensão luminar durante uma sigmoidectomia, necessita-se ressecar todo o segmento proximal com inflamação, espessamento e hipertrofia parietal, e a anastomose deveria ser, sempre, com o reto – anastomose colorretal. Isto é, todo o sigmoide distal necessita ser excisado, mesmo quando não acometido por divertículos[28].

- O advento de abordagens cirúrgicas menos invasivas não poderá influenciar a decisão cirúrgica. Em outras palavras, a reconhecida menor morbidade do acesso laparoscópico e incisões minimamente invasivas não autorizam mudanças nos critérios de indicação cirúrgica de nenhuma enfermidade. Afinal, a laparoscopia, por exemplo, é apenas mais um tipo de acesso cirúrgico à cavidade peritoneal. O curso das doenças e suas possibilidades terapêuticas não se alteraram com o reforço dessa recente e grande evolução.
- A maioria dos autores acorda que significativa parcela das recorrências acontece até os primeiros 12 meses da primeira crise, diluindo-se a partir daí. Janes et al.[29] anunciam que, após um episódio de diverticulite, um terço dos pacientes apresenta sintomas recorrentes e que, após um segundo episódio, outro terço tem episódio subsequente.
- Até há pouco tempo, predominava a ideia de que a indicação cirúrgica deveria ser mandatória após um segundo episódio de diverticulite aguda. Essa tendência seguia a propositura da pesquisa de Parks[30], publicada em 1969, posteriormente, na virada do século, recomendada pelas Sociedades Europeia de Cirurgia Endoscópica e Americana de Cirurgia Colorretal. Atualmente, estudos como o de Peppas et al.[31], apoiado em uma revisão sistemática de 21 estudos – selecionados entre 1360 – definiram que não há evidências que suportem a ideia de que se deve realizar cirurgia eletiva, após dois ataques de diverticulite. Menos divulgada foi a tentativa de se usar o critério de terceiro ou quarto surtos agudos como indicativo de cirurgia. Com a melhor compreensão das alterações locorregionais da e em torno da estrutura colônica, propiciada pelos modernos exames de imagem, alguns pesquisadores advogam que a indicação cirúrgica depende mais da severidade dos episódios agudos e seu impacto na qualidade de vida do que do número e/ou frequência destes episódios[32].
- Apesar de a doença diverticular com diverticulite aguda ser pouco frequente em jovens – abaixo de 40 anos de idade –, alguns estudos sugerem haver maior tendência a complicações nesse grupo etário[33]. Em contrapartida, outros estudos não obtiveram essa mesma conclusão, confirmando o citado anteriormente, de que o prognóstico depende mais da gravidade do caso que da idade do paciente. Por isso, a conduta entre eles deverá ser particularizada. Consideremos, ainda, que, segundo Anaya et al.[34], o risco de reinternações e operações de urgência é significativamente maior em pacientes jovens. Entretanto, como: a) o índice de cirurgia de urgência, em pacientes jovens, beira os 7%; b) na maioria das vezes – em torno de 65% –, o episódio agudo complicado é a primeira manifestação da doença diverticular; e c) apenas 5,5% dos pacientes com história de diverticulite aguda, manejados clinicamente, poderão, um dia, ser operados de urgência. Para se poupar 1 jovem de uma cirurgia de emergência, 13 outros seriam submetidos a sigmoidectomias "desnecessárias"[26].
- Outros grupos de pacientes que poderão exigir um olhar diferenciado, chegando a exigir condutas terapêuticas mais definitivas, como colectomias eletivas, após tratamento conservador de episódio de diverticulite, não necessariamente complicados, são os pacientes de alto risco de morte – alguns idosos selecionados, os imunodeprimidos e os que carecem de imunossupressão, como os transplantados e os que têm insuficiência renal crônica ou colagenopatias[35].

Diverticulite aguda complicada

Os pacientes que se apresentam com essa forma de manifestação são candidatos iminentes à abordagem cirúrgica do processo diverticular. Alguns cuidados, não obstante, devem ser observados, visando alcançar a melhor conveniência terapêutica. Por isso, sugere-se atentarmos para as seguintes considerações:

- Apesar de, por vezes e no primeiro momento, o manejo ser conservador, esses pacientes carecem ser vistos e seguidos por médico cirurgião, de preferência, por um cirurgião de cólon e reto.
- O fato de o paciente já ter apresentado episódios pregressos de diverticulite não complicada não implica que, em algum momento, não possa apresentar a forma complicada da doença.
- Jamais se esquecer de que, em cerca de dois terços dos casos, o surto de diverticulite aguda complicada é a primeira manifestação clínica da doença diverticular[36]. Isto é, não existe uma sequência obrigatória, passando por etapas da doença não complicada. Muitas vezes, o paciente sequer é sabedor de apresentar divertículos nos cólons. Isso ocorre, com propriedade, entre os pacientes jovens, ainda não submetidos a investigações preventivas protocolares.
- Sempre considerar a possibilidade de diagnósticos competitivos.
- Apesar da consumada importância da apresentação clínica da doença, a complicação da diverticulite aguda somente poderá ser estabelecida por parâmetros dos exames complementares. Atualmente, a tomografia computadorizada do abdome e pelve representa o meio de maior acurácia na expressão das alterações estruturais loco-regionais[16] – abscessos, coleções, estenoses, obstruções, perfurações livres, trajetos fistulosos para a pele ou entre órgãos etc.
- Mesmo quando a conduta cirúrgica está definida, importa distinguir os casos a serem operados de imediato, em caráter de emergência, daqueles que se beneficiarão com o controle clínico inicial do quadro, seguido de operação cirúrgica programada.
- A conduta cirúrgica se impõe sempre que não é possível descartar a possibilidade da ocorrência, concomitante ou não, de neoplasia.

Até próximo do final da década 1970, havia muitas controvérsias na literatura médica quanto ao tratamento dessa doença. Isso decorria do fato de não haver uma classificação comum, entre os autores, que permitisse a uniformidade ou, pelo menos, a tendência de condutas a serem adotadas nos diversos tipos de complicações.

Hinchey et al.[37] publicaram, em 1978, seu meritório trabalho sobre a classificação da diverticulite aguda complicada. Até hoje essa classificação é a melhor norteadora para padronizar a conduta nesse tipo de paciente. Por isso, torna-se indispensável, a essa altura do texto, expor essa classificação, com seus estágios e respectivas características.

Classificação de Hinchey

- Estágio I: abscesso pericólico ou fleimão confinado ao mesocólon.
- Estágio II: abscesso abdominal ou pélvico, intra ou retroperitoneal.
- Estágio III: peritonite purulenta generalizada.
- Estágio IV: peritonite fecal generalizada.

Em que pese ser a conduta cirúrgica na diverticulite aguda complicada prioritária, na maioria das vezes mandatória, torna-se pedagógico analisá-la de acordo com seu estágio de complicação.

Diverticulite aguda complicada – Hinchey I

O abscesso pericólico confinado ao mesocólon poderá ser reabsorvido ou drenar para a luz do cólon. Por isso, este é o único estágio a tolerar, com maior segurança, uma atitude conservadora, com vigilância médica rigorosa, pois ele pode evoluir para os estágios II e III.

Não há consenso na literatura[38,39] se todos os pacientes, após o primeiro episódio dessa complicação, deveriam ser submetidos à ressecção intestinal eletiva. Discute-se se, de forma selecionada, algum caso com evolução muito favorável e benigna deveria ser seguido à moda não complicada.

Diverticulite aguda complicada – Hinchey II

A loja abscedida pélvica ou abdominal, geralmente, é resultante da perfuração de um abscesso pericólico, ficando bloqueada por alças intestinais e órgãos pélvicos. Segundo Janes et al[29]., a conduta primeira ante abscessos pericólicos (Hinchey I) e intracavitários (Hinchey II) depende de suas dimensões. Sem abstrair-se de atitudes individualizadas, esse estudo propõe o seguinte:

- para abscessos < 2 cm: tratamento clínico ambulatorial;
- para abscessos de 2 a 5 cm: tratamento clínico hospitalar;
- para abscessos > 5 cm: drenagem percutânea guiada por tomografia ou ultrassonografia.

Pelo visto, alguns autores defendem que, mesmo em alguns abscessos intracavitários, a conduta inicial poderá ser clínica com monitorização, ao menos enquanto não se comprovar falha desse tipo de abordagem. A drenagem percutânea orientada por exame de imagem, bem-sucedida, permite que cirurgias de urgência sejam evitadas, assim como reduz o número de cirurgias em múltiplas etapas e a confecção de ostomias[16].

A cirurgia de urgência, nesses casos, se impõe quando o abscesso não é passível de drenagem percutânea ou à falência do tratamento clínico. Nessas circunstâncias, visa-se ao controle da sepse, a excisão do tecido doente e reconstituição do trânsito intestinal, quando possível.

Uma opção promissora de tratamento dos abscessos, já favoravelmente testada em alguns estudos, é a inspeção, lavagem e drenagem pela via laparoscópica, associada à antibioticoterapia, permitindo a ultrapassagem da fase crítica e colectomia segmentar ulterior eletiva, através da mesma via[40].

Parece consenso entre os autores[41,42] que, para diverticulite aguda Hinchey II, a sigmoidectomia eletiva é mandatória, nunca antes da quarta à sexta semana, após a resolução favorável do processo. Esse prazo sugerido entende-se como tardio, pois intervenções mais precoces acarretam maiores taxas de morbimortalidade, maiores custos e tempo de internação e mais elevado número de conversão, quando o acesso é laparoscópico.

Diverticulite aguda complicada – Hinchey III e IV

No Hinchey III, a peritonite purulenta generalizada decorre da rotura de abscesso pericólico ou intraperitoneal, não havendo comunicação com a luz do cólon, em função do edema ocasionado pela inflamação do orifício diverticular. Já no Hinchey IV, a peritonite fecal generalizada resulta da perfuração livre do divertículo na cavidade abdominal.

Esses eventos são de extrema gravidade, cursando com altos índices de morbimortalidade e exigindo, invariavelmente, abordagens cirúrgicas em caráter de emergência. Convém refletir sobre algumas considerações técnicas e táticas, a saber:

- Na atualidade, a maioria dos estudos concorda que, na cirurgia de urgência por doença diverticular complicada, seja qual for o tipo de abordagem cirúrgica, uma recomendação é imprescindível: a excisão, sempre que possível, do segmento colônico doente. O trabalho original de Hinchey[37] já preconizava essa conduta como forma de controle do foco séptico intra-abdominal. Mais recentemente, Rafferty et al.[43] publicaram as diretrizes da Sociedade Americana dos Cirurgiões Colorretais, referendando a mesma conduta.
- Talvez por isso, Rohr et al.[44], em estudo comparativo, concluiu por melhores resultados no grupo de pacientes submetidos à ressecção intestinal com anastomose do que naqueles submetidos somente à drenagem e à colostomia derivativa.
- Embora não seja fim precípuo deste capítulo, mas do seguinte – a discussão de técnicas operatórias –, algum valor comporta o conhecimento sumário das diversas opções cirúrgicas para a análise crítica das indicações operatórias. Na dependência dos achados intraoperatórios, do estado geral do paciente e da experiência da equipe cirúrgica, a

literatura médica especializada[45,46] disponibiliza algumas alternativas cirúrgicas:

- cirurgia em três tempos, com drenagem e estoma prévios, cujas indicações têm sido cada vez mais restritas, haja vista os maiores custos materiais, o tempo de recuperação e as taxas de morbimortalidade;
- cirurgia de ressecção intestinal com anastomose primária, com ou sem estoma de proteção, cujas indicações são restritas e muito discutíveis na presença de peritonite purulenta ou fecal generalizada;
- apesar das severas críticas que recebe por causa da complexidade da reconstituição ulterior do trânsito intestinal, a operação de Hartmann ainda tem sido opção largamente utilizada nos casos de peritonites generalizadas;
- considerar as alternativas de melhoria da terapêutica cirúrgica trazidas pelo advento da cirurgia por via laparoscópica.

Em resumo, somente munidos do conjunto de conhecimentos pertinentes à doença diverticular dos cólons – etiopatogenia, fisiopatologia, epidemiologia, particularidades anatomofuncionais, meios diagnósticos e terapêuticos – podemos determinar a melhor condução para cada caso – visto sempre de forma individualizada.

REFERÊNCIAS BIBLIOGRÁFICAS

1. Hasnajn MG, Bordage G et al. History taking behaviors associated with diagnostic competence of clerks: an exploratory study. Academic Medicine 2001;76(10):S14-6.
2. Reilly BM. Physical examination in the care of medical inpatients: an observational study. Lancet 2003;362:1100-5.
3. Platt F. Two collaborating artists produce a work of art: the medical interview. Archiver of Internal Medicine 2003;163:1131-2.
4. Parks TG. Natural history of diverticular disease of the colon. Clinics in Gastroenterology 1975;4:53-69.
5. Painter NS, Burkitt DP. Diverticular disease of the colon a 20th century problem. Clinics in Gastroenterology 1975;4:3-21.
6. Hughes LE. Postmortem survey of diverticular disease of the colon. Gut 1969;10:336-51.
7. Schoetz D. Diverticular disease of the colon: A century-old problem. Dis Colon Rectum 1999;42:703-9.
8. Watters DAK, Smith AM. Strength of the colon wall in diverticular disease. Br J Surg 1990;77:257-9.
9. Whiteway J, Morson BC. Elastosis in diverticular disease of the sigmoid colon. Gut 26:258-66, 1985.
10. Hyland JPM, Darby CF, Hammond P et al. Myoeletric activity of the sigmoid colon in patients with diverticular disease and the irritable colon suffering from diarrhea. Digestion 1980;20:293-99.
11. Painter NS, Truelove SC. The intraluminal pressure patterns in diverticulosis of the colon. Gut 1965;5:201-13.
12. Taylor I, Duthie HL, Smallwood R et al. The effect of stimulation on the myoelectrical activity of the rectosigmoid in man. Gut 1974;15:559-607.
13. Havia T, Manner R. Irritable colon syndrome. A follow-up study with special reference to the development of diverticula. Acta Chir Scand 1971;137(Sup):569-72.
14. Wu JS, Baker ME. Recognizing and managing acute diverticulitis for the internist. Cleve Clin J Med 2005;72(7):620-7.
15. Laméris W, van Randen A, van Gulik TM, Busch OR, Winkelhagen J, Bossuyt PM, Stoker J, Boermeester MA. A clinical decision rule to establish the diagnosis of acute diverticulitis at the emergency department. Dis Colon Rectum 2010;53(6):896-904.
16. Ambrosetti P, Grossholz M, Becker C, Terrier F, Morel P. Computed tomography in acute left colonic diverticulitis. Br J Surg 1997;84(4):532-4.
17. Etzioni DA, Mack TM, Beart RW Jr, Kaiser AM. Diverticulitis in the United States: 1998-2005: changing patterns of disease and treatment. Ann Surg 2009;249(2):210-7.
18. Schoetz DJ Jr. Diverticular disease of the colon: a century-old problem. Dis Colon Rectum 1999;42(6):703-9.
19. Floch MH, White JA. Management of diverticular disease is changing. World J Gastroenterol 2006;12(20):3225-8.
20. Eglinton T, Nguyen T, Raniga S, Dixon L, Dobbs B, Frizelle FA. Patterns of recurrence in patients with acute diverticulitis. Br J Surg 2010;97(6):952-7.
21. Schauer PR, Ramos R, Ghiatas AA, Sirinek KR. Virulent diverticulitis disease in young obese men. Am J Surg 1992;164:443-8.
22. Jason MD. Diverticular associated colitis: a diagnostic dilemma. Gastroenterology 2010;3:58-9.
23. Detry R, Jamez J, Kartheuser A, Zech F, Vanheuverzwijn R, Hoang P et al. Acute localized diverticulitis: optimum management requires accurate staging. Int J Colorectal Dis 1992;7(1):38-42.
24. Alonso S, Pera M, Pares D et al. Outpatient treatment of patients with uncomplicated acute diverticulitis. Colorectal Dis 2009;9:21-3.
25. The Standards Task Force, American Society of Colon & Rectal Surgeons Roberts P, Abel M, Rosen L. Practice parameters for sigmoid diverticulitis supporting documentation. Dis Colon & Rectum 1995;38:126-32.
26. Salem L, Veenstra DL, Sullivan SD, Flum DR. The timing of elective colectomy in diverticulitis: a decision analysis. J Am CollSurg 2004;199(6):904-12.
27. Broderick-Villa G, Burchette RJ, Collins JC, Abbas MA, Haigh PI. Hospitalization for acute diverticulitis does not mandate routine elective colectomy. Arch Surg 2005;140(6):576-81.
28. Benn PL, Wolff BG, Ilstrup DM. Level of anastomosis and recurrent colonic diverticulitis. Am J Surg 1986;151:269-71.
29. Janes SE, Meagher A, Frizelle FA. Management of diverticulitis. Br Med J 2006;332(7536):271-5.
30. Parks TG. Natural history of diverticular disease of the colon. A review of 521 cases. Br Med J 1969;4(5684):639-42.
31. Peppas G, Bliziotis IA, Oikonomaki D, Falagas ME. Outcomes after medical and surgical treatment of diverticulitis: a systematic review of the available evidence. J Gastroenterol Hepatol 2007;22(9):1360-8.
32. Stocchi L. Current indications and role of surgery in the management of sigmoid diverticulitis. World J Gastroenterol 2010;16(7):804-17.

33. Reiman Y, Ziv Y, Kravrovitc D et al. Diverticulitis: the efectt of age on the course of disease. Int J Colorectal Dis 1999;14:250-4.
34. Anaya DA, Flum DR. Risk of emergency colectomy and colostomy in patients with diverticular disease. Arch Surg 2005;140(7):681-5.
35. Klarenbeek BR, Samuels M, Van der Wal MA, Van der Peet DL, Meijerink WJ, Cuesta MA. Indications for elective sigmoid resection in diverticular disease. Ann Surg 2010;251(4):670-4.
36. Chapman J, Davies M, Wolff B, Dozois E, Tessier D, Harrington J et al. Complicated diverticulitis: is it time to rethink the rules? Ann Surg 2005;242(4):576-81.
37. Hinchey EF, Schaal PG, Richards GK. Treatment of perforate diverticular disease. AdvSurg 1978;12:85-109.
38. Veidenheimer MC. Clinical presentation and surgical treatment of complicated diverticular disease. In: Allan RN, Keighley MRB, Alexandre-Williams J, Hawkins C, editors. Inflammatory Bowel Diseases. London: Churchill Livingstone; 1983. p. 519-28.
39. Bordeianou L, Hodin R. Controversies in the surgical management of sigmoid diverticulitis. J Gastrointest Surg 2007;11(4):542-8.
40. Myers E, Hurley M, O'Sullivan GC, Kavanagh D, Wilson I, Winter DC. Laparoscopic peritoneal lavage for generalized peritonitis due to perforated diverticulitis. British Journal of Surgery 2008;95:97-101.
41. Reissfelder C, Buhr HJ, Ritz JP. What is the optimal time of surgical intervention after an acute attack of sigmoid diverticulitis: early or late elective laparoscopic resection? Dis Colon Rectum 2006;49(12):1842-8.
42. Chouillard E, Benhaim L, Ata T, Etienne JC, Ghiles E, Fingerhut A. Elective laparoscopic colectomy in uncomplicated diverticulitis: when should surgery be performed Cir Esp 2007;81(4):207-12.
43. Rafferty J, Shellito P, Hyman NH, Buie WD. The Standards Committee of the American Society of Colon and Rectal Surgeons. Practice parameters for sigmoid diverticulitis. Dis Colon Rectum 2006;49(7):939-44.
44. Rohr S, Thiry CL, Sadok H, Manzini N, Hollender LF, Meyer C. Complicated colonic diverticulosis. Changes in treatment and results over 22 years. Pres Med 1994;23(18):834-8.
45. Khan AL, Ah-See AK, Crofts TJ. Surgical management of the septic complications of diverticular disease. Ann R Coll Surg Engl 1995;77:16-20.
46. Tucci G, Torquati A, Grande M et al. Major acute inflammatory complications of diverticular disease of the colon: planning of surgical management. Hepatogastroenterology 1996;43:839-45.

DIVERTICULITE AGUDA

63.3 Opções Técnicas do Tratamento Cirúrgico

Francisco Jean Crispim Ribeiro
Robert William de Azevedo Bringel
Ana Cecília Neiva Gondim

INTRODUÇÃO

A diverticulite aguda é considerada a complicação mais frequente da doença diverticular do cólon, ocorrendo em cerca de 10 a 25% dos pacientes[1]. Acomete principalmente o sigmoide e descendente, manifestando-se, em geral, com quadro de dor em quadrante inferior esquerdo, febre e sinais variados de peritonismo, a depender do grau de inflamação. Embora de tratamento primordial conservador, em casos selecionados o tratamento cirúrgico se impõe, podendo ser indicado em situações de urgência, de modo a controlar situações sépticas graves, ou em caráter eletivo, de forma a evitá-las em crises subsequentes. Nesse contexto, a classificação proposta por Hinchey, descrita em 1978, permanece como um grande guia para a decisão cirúrgica[2]. Modificações dessa classificação foram propostas para adequá-la à realidade atual, em que a tomografia computadorizada (TC), além de diagnosticar a diverticulite aguda (sensibilidade 69 a 98% – especificidade de 75 a 99%), é capaz de avaliar a extensão da doença, com suas potencias complicações pericólicas, auxiliando na escolha da melhor abordagem terapêutica (Tabela 63.3.1)[3,4].

Historicamente, as técnicas operatórias utilizadas no tratamento da diverticulite aguda evoluíram de ressecções alargadas, tais como colectomias extensas, muitas vezes realizadas em três tempos, para cirurgias atualmente consideradas minimamente invasivas, realizadas por videolaparoscopia em tempo único e com anastomoses grampeadas. Obviamente, assim como os aspectos relacionados à indicação cirúrgica são variáveis (urgência, eletiva, idade

TABELA 63.3.1 – Classificação de Hinchey e modificações propostas

	Classificação original de Hinchey	Modificado por Sher, Kohler	Modificado por Wasvary	Modificado por Kaiser
Estágio I	Abscesso pericólico, confinado pelo mesocólon	Abscesso pericólico	Ia – flegmão Ib – abscesso pericólico	Ia – inflamação/flegmão pericólico Ib – abscesso pericólico
Estágio II	Abscesso pélvico, resultante de perfuração de abscesso pericólico	IIa – abscesso distante passível de drenagem percutânea IIb – abscesso complexo, associado ou não à fístula	Abscesso pélvico	Abscesso pélvico, intra-abdominal ou retroperitoneal
Estágio III	Peritonite generalizada, resultante de ruptura de abscesso pericólico ou pélvico para cavidade peritoneal	Peritonite purulenta generalizada	Peritonite purulenta	Peritonite purulenta generalizada
Estágio IV	Peritonite fecal, resultante de perfuração livre de divertículo	Peritonite fecal	Peritonite fecal	Peritonite fecal

do paciente, comorbidades, complicações etc.), os aspectos referentes à escolha da técnica também não são uniformes, incluindo uma série de opções, a saber: ressecção e anastomose primária, com ou sem derivação proximal de trânsito; ressecção com colostomia terminal e sepultamento do coto retal (procedimento de Hartmann) ou fístula mucosa (operação de Mikulicz); derivação proximal de trânsito e drenagem de coleção; sutura primária da perfuração e derivação proximal; colectomia subtotal (raramente); lavagem da cavidade peritoneal; além da possibilidade de abordagem por via laparoscópica[1].

Portanto, diante de tantas opções, a escolha da melhor abordagem cirúrgica deve ser individualizada, levando em consideração a extensão e a gravidade da doença, as características próprias do paciente (quadro clínico, comorbidades, imunossupressão) o momento da intervenção (se eletivo ou de urgência) e a experiência do serviço/cirurgião.

PRINCÍPIOS GERAIS DO TRATAMENTO CIRÚRGICO
Na urgência

Os objetivos do tratamento cirúrgico da diverticulite aguda na urgência são: controlar a sepse, ressecar o tecido doente e restabelecer o trânsito intestinal, nessa ordem de importância[5]. Dessa forma, devemos evitar ao máximo a realização da drenagem cirúrgica e derivação proximal de trânsito, que não retira o foco infeccioso e resulta em tratamento em três tempos cirúrgicos: drenagem e derivação no primeiro tempo, ressecção no segundo e fechamento da ostomia no terceiro tempo, com elevada mortalidade (26 a 28% versus 7 a 12% quando se procede à sigmoidectomia no primeiro tempo)[6,7]. Considera-se que a ressecção do cólon doente com confecção de colostomia terminal (procedimento de Hartmann) é a operação mais simples que garante o controle da sepse, pois retira o foco infeccioso. No entanto, a morbimortalidade de um segundo tempo operatório para a reconstrução do trânsito intestinal, inclusive com a possibilidade de não ser possível a reconstrução em até um terço dos casos[8], além do impacto socioeconômico da presença de uma ostomia, tem levado muitos cirurgiões a optarem pela ressecção com anastomose primária em casos selecionados, mesmo na urgência, com bons resultados[6,7,9]. Há controvérsias quanto à definição de quais pacientes são candidatos ao procedimento em um só tempo, considerando os benefícios de um procedimento único e o risco de deiscência da anastomose, acarretando graves consequências. A lavagem intestinal intraoperatória, descrita inicialmente por Murray et al.[10], pode ser utilizada com o objetivo de diminuir as consequências de uma deiscência, embora haja quem questione, inclusive, a necessidade do preparo intestinal. Instabilidade hemodinâmica, peritonite fecal generalizada, sinais de isquemia ou edema significativo no sítio da anastomose, anemia grave, imunossupressão e desnutrição geralmente contraindicam a anastomose primária[11].

Forma eletiva

A indicação cirúrgica eletiva permite o preparo anterógrado adequado do cólon, o qual realiza-se de rotina com solução fosfatada de sódio, em volume de 60 mL, ingeridos cerca de 10 a 12 horas antes do procedimento cirúrgico. Faz-se, também, a profilaxia de tromboembolismo e antibioticoprofilaxia, de forma sistemática.

Os princípios do tratamento cirúrgico, convencional ou laparoscópico, são:
- ressecção, incluindo todo o cólon espessado e doente, mas não necessariamente todo o cólon proximal que contém divertículos;
- remoção completa do cólon sigmoide;
- realização de anastomose com o reto, livre de tensão e bem vascularizada, evitando a presença de divertículos na linha de sutura[3,12].

A não remoção de todo o cólon sigmoide está associada a maiores taxas de recorrência[13]. Alguns autores preconizam a preservação da artéria mesentérica inferior durante o ato operatório, com o objetivo de minimizar o risco de deiscência de anastomose e de disfunção sexual associada à lesão nervosa, além de melhorar os resultados funcionais[14]. Se necessário, deve-se mobilizar a flexura esplênica para evitar tensão na anastomose.

OPÇÕES TERAPÊUTICAS EM SITUAÇÕES ESPECÍFICAS
Diverticulite não complicada

Considera-se a diverticulite aguda como não complicada quando o processo inflamatório é restrito ao sigmoide e na ausência de complicações como abscesso, fístula, obstrução ou peritonite (Figura 63.3.1). O tratamento clínico, já detalhado anteriormente, leva à resolução do quadro agudo em 70 a 100% dos pacientes com diverticulite não complicada[4,15,16]. O tratamento cirúrgico raramente será indicado nesses casos, reservando-se a situações de exceção em que ocorra falha do tratamento clínico, caracterizadas por deterioração do quadro clínico, sepse, febre e dor abdominal por mais de 48 horas do início da antibioticoterapia. Nesse caso, a ressecção com anastomose primária na mesma internação pode ser realizada com segurança, desde que as condições locais e sistêmicas permitam. O achado intraoperatório de processo inflamatório intenso em paciente debilitado, idoso, com comorbidades associadas, pode levar o cirurgião a optar pela operação de Hartmann, reservando a reconstrução do trânsito para um segundo tempo, em condições ideais.

Diverticulite complicada com abscesso

Abscessos pericólicos ou pélvicos pequenos (< 2-4 cm) são diagnosticados pela ultrassonografia ou, preferencialmente, pela tomografia computadorizada (Figuras 63.3.2A e B) e podem ser tratados clinicamente[5,11], sendo que os

Capítulo 63 – Diverticulite Aguda
Capítulo 63.3 – Opções Técnicas do Tratamento Cirúrgico

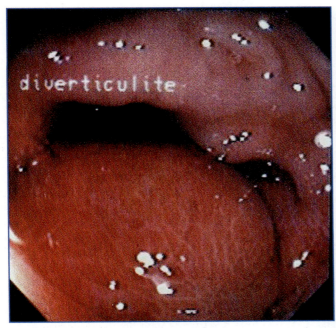

Figura 63.3.1 – Aspecto endoscópico de diverticulite não complicada (foto gentilmente cedida pelo Prof. Sergio Regadas).

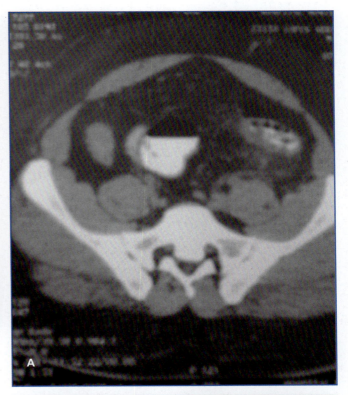

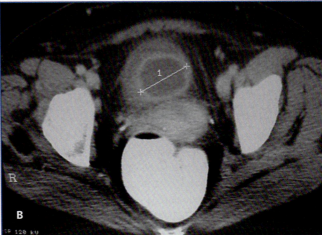

Figura 63.3.2 – A) Diverticulite aguda de sigmoide perfurada e bloqueada. Aspecto tomográfico demonstrando abscesso pericólico. B) Abscesso pericólico (foto gentilmente cedida pelo Prof. Sergio Regadas).

abscessos pericólicos têm maior chance de resolução com tratamento clínico quando comparados aos abscessos pélvicos[17,18]. Abscessos maiores devem ser tratados com drenagem percutânea guiada por ultrassonografia ou TC, associada a antibioticoterapia e repouso alimentar[5,12,17,18]. O sucesso da drenagem percutânea foi comprovado por diversos estudos, que evidenciaram resolução do quadro agudo em 70 a 90% dos casos de abscessos passíveis de drenagem, evitando operações de urgência e confecção de ostomias[3,5,11,12,17,19-21]. Caso não haja janela para a drenagem percutânea, pode-se proceder à drenagem transretal, transvaginal, transperineal ou transglútea, pouco utilizadas na prática diária. Ocasionalmente, pode ocorrer, ainda, drenagem para a luz do cólon em casos de pequenos abscessos restritos à luz do divertículo (Figura 63.3.3) Tradicionalmente, a sigmoidectomia eletiva está indicada para os pacientes que apresentaram abscessos tratados por drenagem percutânea[3,12]. Nos abscessos não passíveis de drenagem, ou quando não há melhora do quadro clínico após a drenagem, está indicado o tratamento cirúrgico, preferencialmente com ressecção do segmento acometido. O procedimento de Hartmann é uma alternativa segura e eficaz para a resolução do quadro agudo. Pode-se realizar anastomose primária, com ou sem derivação proximal, se o preparo do cólon for possível e não houver contaminação grosseira da cavidade. A drenagem laparoscópica é uma opção recente e atrativa para retirar o paciente de situação de urgência[3,5,11,12].

Diverticulite complicada com peritonite difusa

A presença de peritonite difusa é indicação formal de intervenção cirúrgica de urgência, após breve período de reanimação, incluindo hidratação intravenosa e antibioticoterapia de amplo espectro. A peritonite fecal, resultante de perfuração livre, embora acometa menos de 1% dos pacien-

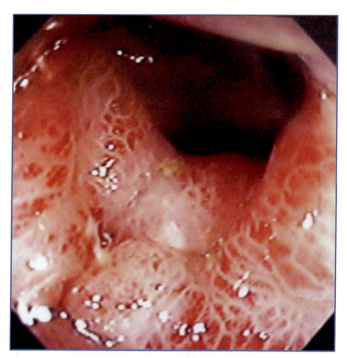

Figura 63.3.3 – Aspecto endoscópico de diverticulite com drenagem interna de abscesso (foto gentilmente cedida pelo Prof. Sergio Regadas).

tes com diverticulite[22], é uma complicação temida, com taxa de mortalidade que varia de 6 a 35%[12], apesar dos avanços técnicos e de suporte clínico. O procedimento de Hartmann continua sendo a operação mais realizada nesse cenário, pelo menos nos Estados Unidos, onde existem estatísticas confiáveis[23]. Diante da elevada porcentagem de falha na reconstrução de trânsito após procedimento de Hartmann, que chega a um terço dos casos[5], outras estratégias vêm sendo aplicadas, incluindo a anastomose primária, após lavagem copiosa da cavidade e preparo de cólon intraoperatório. Alguns autores questionam a própria necessidade do preparo de cólon, realizando anastomose primária, associada à derivação proximal de trânsito, em pacientes com peritonite inicial e boas condições clínicas[24]. A lavagem laparoscópica da cavidade abdominal é uma nova alternativa de tratamento na urgência, baseada no achado de que a maioria dos casos de peritonite resulta de microperfuração bloqueada do cólon, levando à peritonite purulenta, não havendo obrigatoriedade de ressecar ou suturar a área perfurada para a resolução do quadro agudo. Os benefícios dessa abordagem são: menor agressão ao doente já debilitado, possibilidade de evitar uma colostomia, menor custo global do tratamento e, principalmente, menor incidência e gravidade de complicações de ferida operatória[5,25]. No entanto, a lavagem laparoscópica apresenta resultados pobres em casos de peritonite fecal (perfuração livre), em que muitos pacientes necessitam de reoperação precoce por persistência ou piora do quadro clínico, sendo indicado, então, o procedimento de Hartmann[26]. A reoperação também deve ser considerada nos pacientes que apresentam evolução arrastada após a lavagem.

Diverticulite complicada com fístula

As fístulas resultam, em sua maioria, da drenagem espontânea de um abscesso para uma víscera oca ou para a parede abdominal, raramente necessitando de intervenção cirúrgica de urgência, uma vez que a própria drenagem possibilita a resolução do processo agudo. As fístulas colovesicais correspondem a 65% dos casos, podendo ocorrer fístulas colovaginais, coloentéricas, colouterinas (Figuras 63.3.4A e B) e colocutâneas[11]. Muitos pacientes apresentam-se com sintomas abdominais frustros, porém com queixas relacionadas à fístula em si, como infecção urinária de repetição, fecalúria e pneumatúria nas fístulas colovesicais e corrimento vaginal de odor fétido nas fístulas colovaginais. Embora a diverticulite seja a causa mais comum dessas fístulas, outras etiologias devem ser excluídas, como câncer colorretal, doença inflamatória intestinal e fístulas associadas à radioterapia, a partir de uma boa história clínica, do exame físico e de exames complementares como TC, colonoscopia e cistoscopia. O princípio básico do tratamento cirúrgico das fístulas associadas à diverticulite é a ressecção do segmento de cólon acometido, incluindo todo o sigmoide, com reparo simples do outro órgão atingido, sendo que a anastomose primária é geralmente possível[11,12]. O omento pode ser interposto entre o cólon e o órgão envolvido, a fim de evitar aderências entre as suturas. Durante o ato operatório, se não for possível descartar origem neoplásica da fístula, deve-se realizar operação com princípios oncológicos, incluindo a ressecção em bloco do órgão adjacente com margens adequadas. O acesso laparoscópico é factível e seguro à presença de fístulas, desde que haja uma equipe treinada e com experiência nesse procedimento[27].

Diverticulite complicada com obstrução/estenose

Episódios recorrentes de diverticulite aguda podem associar-se a sintomas progressivos de obstrução intestinal resultante da fibrose da parede do cólon acometido (Figuras 63.3.5A e B). Mais raramente, um quadro agudo de diverticulite pode evoluir com obstrução intestinal por formação de flegmão volumoso (diverticulite pseudotumoral). O principal diagnóstico diferencial é a obstrução por câncer colorretal, mais comum que a obstrução por diverticulite[11]. A abordagem cirúrgica depende do grau de obstrução (total ou parcial), da resposta ao tratamento inicial e das condições clínicas do paciente. Nos casos de obstrução parcial que se resolvem com as medidas conservadoras (hidratação intravenosa, jejum, antibioticoterapia e sonda nasogástrica a critério), pode-se programar ressecção eletiva. Nos pacientes que permanecem com obstrução apesar do tratamento clínico, está indicada operação de urgência. O procedimen-

Capítulo 63 – Diverticulite Aguda
Capítulo 63.3 – Opções Técnicas do Tratamento Cirúrgico

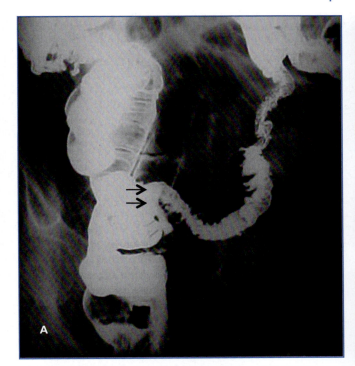

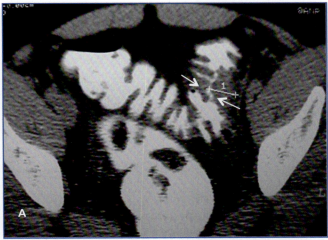

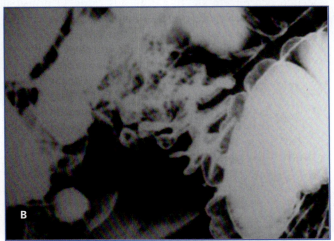

Figura 63.3.5 – A) Tomografia computadorizada com contraste intestinal. Estenose do sigmoide (setas). B) Enema opaco demonstrando grande redução da luz do sigmoide (setas) (fotos gentilmente cedidas pelo Prof. Sergio Regadas).

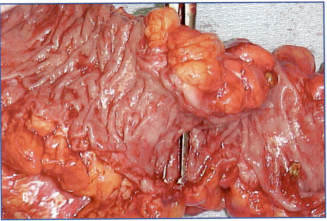

Figura 63.3.4 – A) Enema opaco. Demonstração de fístula colouterina. B) Espécime cirúrgico com fístula colouterina (fotos gentilmente cedidas pelo Prof. Sergio Regadas).

to de Hartmann permanece como opção eficaz, porém, tem crescido a preferência pela cirurgia em um só tempo, por meio do preparo de cólon intraoperatório, que permite a ressecção com anastomose primária[12,24]. A necessidade do preparo de cólon, conforme mencionado anteriormente, vem sendo questionada, porém, não há evidências suficientes que apoiem o não preparo em pacientes obstruídos[28]. Ainda assim, alguns autores preconizam a ressecção com anastomose primária associada à derivação proximal do trânsito (ileostomia em alça), sem preparo intraoperatório, em casos selecionados[12].

ACESSO VIDEOLAPAROSCÓPICO

A abordagem laparoscópica para o tratamento da diverticulite aguda é amplamente aceita na atualidade. Nos últimos 20 anos, estudos multicêntricos têm demonstrado claramente que a ressecção laparoscópica na diverticulite pode ser realizada com segurança e eficiência. Na verdade, estudos prospectivos bem elaborados apontam até para menores taxas de complicações cirúrgicas e menor tempo de internação hospitalar, quando comparadas aos pacientes operados por via aberta[29-32]. O acúmulo da experiência com o método laparoscópico tem estimulado alguns serviços a indicá-lo mesmo em casos de peritonite purulenta localizada, de modo a controlar temporariamente o foco infeccioso por meio de lavagem, aspiração e drenagem, com posterior ressecção cirúrgica em situação esta já semieletiva[5,25]. No entanto, a indicação do método laparoscópico de rotina para casos complicados de diverticulite aguda (fístulas, peritonite, massas palpáveis extensas etc.) ainda carece de estudos e só deve ser realizada por equipe cirúrgica experiente e em serviços bem equipados[33].

No que se refere à ressecção eletiva, o método laparoscópico impõe-se, atualmente, como preferencial, pois a ausência de grandes incisões em parede abdominal (Figuras 63.3.6A e B) gera um pós-operatório menos doloroso e com redução nos índices de complicações infecciosas e tromboembólicas.

RESULTADOS

Embora atualmente raros, os casos de diverticulite recorrente após tratamento cirúrgico são descritos na literatura, podendo ocorrer em até 10 a 15% dos casos. O principal erro técnico relacionado a esses casos consiste na realização de anastomose colocólica, com permanência de zona de alta pressão do sigmoide contendo divertículos distalmente a esta[34,35]. É oportuno salientar a importância de anastomose do cólon proximal, seja este descendente ou transverso, diretamente no reto, certificando-se da retirada completa do sigmoide, de forma a evitar a recorrência da patologia.

CONCLUSÃO

A decisão acerca da técnica operatória adequada para o tratamento da diverticulite aguda deve ser individualizada, baseando-se nas características inerentes à gravidade e à extensão da doença, aos fatores relacionados ao paciente (idade, comorbidades), ao momento da operação (urgência ou eletivo) e à experiência da equipe cirúrgica.

O arsenal técnico do cirurgião envolvido no tratamento dessa afecção deve incluir o método videolaparoscópico, buscando otimizar os resultados em casos selecionados.

O conhecimento de todas as opções técnicas, aliado à experiência e habilidade técnica do executor, é o pilar do sucesso cirúrgico.

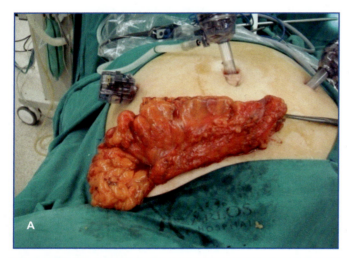

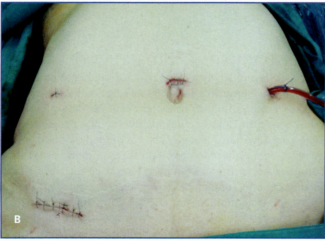

Figura 63.3.6 – A) Aspecto transoperatório da ressecção laparoscópica eletiva na diverticulite aguda. B) Locais de punção e retirada do espécime cirúrgico.

REFERÊNCIAS BIBLIOGRÁFICAS

1. Thorson AG, Goldberg SM. Benign colon: diverticular disease. The ASCRS Textbook of Colon and Rectal Surgery. Springer 2007;18:269-85.
2. Hinchey EJ, Schaal PG, Richards GK. Treatment of perforated diverticular disease of the colon. Adv Surg 1978;12:85-109.
3. Stocchi L. Management of sigmoid diverticulitis. World J Gastroenterol 2010;16(7):804-17.
4. Ambrosetti P, Grossholz M, Becker C, Terrier F, Morel P. Computed tomography in acute left colonic diverticulitis. Br J Surg 1997;84(4):532-4.
5. Dias AR, Gondim ACN, Nahas SC. Atualização no tratamento da diverticulite aguda do cólon. Rev Bras Coloproct 2009;29(3):363-71.
6. Nagorney DM, Adson MA, Pemberton JH. Sigmoid diverticulitis with perforation and generalized peritonitis. Dis Colon Rectum 1985;28:71-5.
7. Krukowski ZH, Matheson NA. Emergency surgery for diverticular disease complicated by generalized and faecal peritonitis: a review. BrJ Surg 1984;71:921-7.
8. Belmonte C, Klas JV, Perez JJ, Wong WD, Rothenberger DA, Goldberg SM et al. The Hartmann procedure: first choice or last resort in diverticular disease? Arch Surg 1996;131:612-7.
9. Zeitoun G, Laurent A, Rouffet F et al. Multicentre, randomized clinical trial of primary versus secondary resection in generalized peritonitis complicating sigmoid diverticulitis. Br J Surg 2000;87:1366-74.
10. Murray JJ, Schoetz DJ Jr, Coller JA et al. Intraoperative colonic lavage and primary anastomosis in nonelective colon resection. Dis Colon Rectum 1999;34(7):527-31.
11. Hall J, Hammerich K, Roberts P. New paradigms in the management of diverticular disease. Curr Probl Surg 2010;47:680-735.

12. Wong WD, Wexner SD Lowry A et al. Practice Parameters for the treatment of sigmoid diverticulitis: the standards task force. The American Society of Colon and Rectal Surgeons. Dis Colon Rectum 2000;43:125-32.
13. Thaler K, Baig MK, Berho M, Weiss EG, Nogueras JJ, Arnaud JP et al. Determinants of recurrence after sigmoid resection for uncomplicated diverticulitis. Dis Colon Rectum 2003;46:385-8.
14. Tocchi A, Mazzoni G, Fornasari V, Miccini M, Daddi G, Tagliacozzo S. Preservation of the inferior mesenteric artery in colorectal resection for complicated diverticular disease. Am J Surg 2001;182:162-7.
15. Detry R, James J, Kartheuser A et al. Acute localized diverticulitis: optimum management requires accurate staging. Int J Colorectal Dis 1992;7:38-42.
16. Hachigan MP, Honickman S, Eisenstat TE, Rubin RJ, Salvati EP. Computed tomography in the initial management of acute left-sided diverticulitis. Dis Colon Rectum 1992;35:1123-9.
17. Saini S, Mueller PR, Wittenberg J et al. Percutaneous drainage of diverticular abscess. An adjunct to surgical therapy. Arch Surg 1986;121:475-8.
18. Ambrosetti P, Chautems R, Soravia C et al. Long-term outcome of mesocolic and pelvic diverticular abscesses of the left colon: a prospective study of 73 cases. Dis Colon Rectum 2005;48:787-91.
19. Siewert B, Tye G, Kruskal J et al. Impact of CT-guided drainage in the treatment of diverticular abscesses: size matters. AJR Am J Roentgenol 2006;186:680-6.
20. Kumar RR, Kim JT, Haukoos JS, et al. Factors affecting the successful management of intra-abdominal abscesses with antibiotics and the need for percutaneous drainage. Dis Colon Rectum 2006;49:183-9.
21. Golfieri R, Cappeli A. Computer tomography-guided percutaneous abscess drainage in coloproctology: review of the literature. Tech Coloproctol 2007;11:197-208.
22. Ricciardi R, Baxter NN, Read TE et al. Is the decline in the surgical treatment for diverticulitis associated with an increase in complicated diverticulitis? Dis Colon Rectum 2009;52(9):1558-63.
23. Bauer VP. Emergency management of diverticulitis. Clin Colon Rectal Surg 2009;22:161-8.
24. Stocchi L. Current indications and role of surgery in the management of sigmoid diverticulitis. World J Gastroenterol 2010;16(7):804-17.
25. Franklin ME Jr, Portillo G, Treviño JM, Gonzalez JJ, Glass JL. Long-term experience with the laparoscopic approach to perforated diverticulitis plus generalized peritonitis. World J Surg 2008;32(7):1507-11.
26. Taylor CJ, Layani L, Ghusn MA, White SI. Perforated diverticulitis managed by laparoscopic lavage. ANZ J. Surg 2006;76:962-5.
27. Engledow AH, Pakzad F, Ward NJ, Arulampalam T, Motson RW. Laparoscopic resection of diverticular fistulae: a 10-year experience. Colorectal Dis 2007;9(7):632-4.
28. Guenaga KF, Matos D, Castro AA et al. Mechanical bowel preparation for elective colorectal surgery. Cochrane Database Syst Rev 2005;25(1):CD001544.
29. Alves A, Panis Y, Sim K et al. French multicenter study prospective observational study of laparoscopic versus open colectomy for sigmoid diverticular disease. Br J Surg 2005;92:1520-5.
30. Kockerling F, Shneider C, Reynind MA et al. Laparoscopic resection of sigmoid diverticulitis. Results of multicenter study. Laparoscopic Colorectal Surgery Study Group. Surg Endosc 1999;13:567-71.
31. Scwandner O, Farke S, Fischer F et al. Laparoscopic colectomy for recurrent and complicated diverticulitis: a prospective study of 396 patients. Langenbecks Arch Surg 2004;389:97-103.
32. Regadas FSP, Rodrigues LV, Nogueira MAA, Regadas SMM, Regadas RP. Sigmoidectomia laparoscópica no tratamento da doença diverticular hipertônica: experiência com 80 casos. Revista Brasileira de Videocirurgia 2004;2:14-8.
33. Sauerland S et al. Laparoscopic for abdominal emergencies: evidence-based guidelines of the European Association for Endoscopy Surgery. Surg Endosc 2006;20:14-9.
34. Benin PL, Wolff BG, Ilstrup DM. Level of anastomosis and recurrent colonic diverticulits. Am J Surg 1986;269-71.
35. Frizelle FA, Dominguez JM, Santoro GA. Manegement of postoperative recurrent diverticulits: a review of the literature. J R Coll Surg Edinb 1997;186-8.

DIVERTICULITE AGUDA

63.4 Papel da Videocirurgia no Manuseio da Doença Diverticular

Rubens Valarini

INTRODUÇÃO

No Ocidente, cerca de 60% dos adultos acima de 60 anos desenvolvem divertículos de cólon[1]. O cólon sigmoide é o segmento comumente afetado, estando envolvido em 90% dos pacientes. Cerca de 10 a 20% desses pacientes desenvolverão diverticulite e complicações associadas[2]. A diverticulite complicada ocorre quando o processo envolve a formação de abscesso ou flegmão, sangramento, perfuração, estenose ou fístula[3]. Recomendações para tratamento conservador ou cirúrgico, assim como a melhor época para este último, estão permanentemente em discussões, porém, ainda não devidamente estabelecidos. É histórica a discussão a respeito da controvérsia entre a ressecção do sigmoide e anastomose primária *versus* cirurgia de Hartmann. A cirurgia de Hartmann está associada a altas taxas de morbidade e mortalidade e requer uma segunda cirurgia para reverter o estoma[4]. A reconstrução do trânsito de uma colostomia terminal implica uma prolongada hospitalização, com taxa de morbidade de 33%, e aproximadamente 30% dos pacientes permanecem para sempre com o estoma[5].

A cirurgia laparoscópica está bem estabelecida para ressecções eletivas do cólon sigmoide na doença diverticular, até mesmo na diverticulite complicada, com vantagens comprovadas de menor perda sanguínea, menor dor pós-operatória, menor tempo de recuperação, menor tempo de internamento e retorno mais rápido às atividades profissionais, sem aumentar a morbidade cirúrgica em relação à cirurgia convencional[3].

Internações repetidas e espessamento do mesentério devido ao processo inflamatório ou aderências tornam o procedimento laparoscópico tecnicamente trabalhoso[6]. São frequentes as afirmações de que os cirurgiões devem iniciar seu treinamento laparoscópico com doenças benignas, tais como pólipos, prolapso e doença diverticular, antes de realizar procedimentos para o câncer colorretal. Entretanto, assim como na doença de Crohn e na endometriose, o processo inflamatório da diverticulite pode frequentemente tornar a dissecção muito mais desafiadora que uma ressecção similar para o câncer. Isso é especialmente verdadeiro para os pacientes com fístulas ou perfurações decorrentes da diverticulite[3]. O tratamento conservador, com repouso intestinal e antibioticoterapia, permanece como padrão para a diverticulite não complicada[7]. Entretanto, aqueles pacientes com quadro de diverticulite aguda, com a presença de massa inflamatória ou associada a abscessos, que não apresentam resposta ao tratamento conservador ou que não podem ser submetidos à drenagem por punção percutânea, necessitarão de cirurgia de urgência. A complexidade e riscos de uma intervenção cirúrgica são, talvez, maiores nesses pacientes. Frequentemente, tais indivíduos não são somente idosos com comorbidades associadas, mas o processo inflamatório crônico e a peritonite aguda os tornam propensos a complicações maiores. Recentes estudos demonstraram resultados animadores utilizando a cirurgia laparoscópica para lavagem peritoneal e drenagem, sem ressecção, na diverticulite aguda complicada com peritonite, com o objetivo principal de "converter uma peritonite purulenta generalizada em diverticulite localizada, que pode ser tratada com sucesso com antibióticos". O argumento dos autores é que, uma vez a inflamação tenha sido resolvida, a ressecção laparoscópica definitiva possa ser realizada com sucesso[8-10].

VIDEOCIRURGIA NA DIVERTICULITE

O propósito do procedimento cirúrgico, independente do período em que é realizado, se eletivo, semieletivo ou de emergência, é controlar ou prevenir a infecção, eliminar as possíveis complicações, como fístulas ou obstruções, remover o segmento colônico causador da doença e restaurar a continuidade intestinal. Devem, também, ser consideradas a minimização da morbidade, o tempo de internação, os custos e a maximização da sobrevida e qualidade de vida.

O tratamento da diverticulite aguda deve ser individualizado e dependente do número de episódios, severidade do processo inflamatório, idade, condições gerais do paciente, estado imunológico, estágio intraoperatório e intensidade da peritonite. A Sociedade Americana de Cirurgiões Colorretais recomenda que o tratamento cirúrgico eletivo da diverticulite de sigmoide deve ser baseado na avaliação de cada caso, levando em consideração a idade do paciente, as condições clínicas, a severidade da crise de diverticulite e dos sintomas persistentes após o tratamento conservador do episódio agudo[11].

Um sistema de classificação da intensidade do processo inflamatório da diverticulite foi proposto por Hinchey et al. em 1978[12], e sugere quatro estágios. A classificação de Hinchey define Estágio I como diverticulite com abscesso pericólico, Estágio II, diverticulite com abscesso a distância (pélvico, retroperitoneal), Estágio III, diverticulite com peritonite purulenta, e Estágio IV, diverticulite com peritonite fecal.

As opções de tratamentos a serem instituídos para o paciente portador da diverticulite, tais como cirurgia laparoscópica ou convencional, drenagem percutânea dos abscessos e lavagem peritoneal com objetivo de diminuir o estágio da doença, devem ser embasadas na classificação de Hinchey.

Os procedimentos mais comumente realizados são as cirurgias em um ou dois estágios, que podem ser realizadas pelo método laparoscópico, por cirurgiões experientes e familiarizados com o método, ou pelo método convencional, dependendo da severidade do estágio da doença, condições gerais do paciente e comorbidades.

A ressecção com anastomose primária sem estoma protetor é o procedimento em um estágio (Figura 63.4.1), comumente utilizado eletivamente como tratamento de escolha para pacientes sem imunossupressão, com diverticulite não complicada ou com Estágio I ou II de Hinchey, cujo estágio poderá ser diminuído a partir da drenagem percutânea do abscesso, quando presente, guiada pela tomografia.

O procedimento em um estágio está usualmente associado com diminuição da permanência hospitalar e taxas menores de morbidade e mortalidade, quando comparado com procedimentos em dois estágios.

O procedimento em dois estágios é comumente indicado para pacientes com substancial contaminação fecal, inflamação acentuada e imunossupressão[14]. Esse procedimento compreende a cirurgia de Hartmann ou a ressecção com anastomose primária e estoma de proteção (Figuras 63.4.2 e 63.4.3). O procedimento em dois estágios mais comumente realizado é a cirurgia de Hartmann, com grande variabilidade da morbidade e mortalidade. As operações em dois estágios podem ser realizadas com sucesso pela laparoscopia.

A cirurgia laparoscópica faz parte da mudança ocorrida na estratégica cirúrgica para o tratamento da diverticulite, sendo empregada desde o inicio da década de 1990[15]. As vantagens observadas com a técnica têm estimulado a grande aceitação desse método na ressecção do cólon sigmoide, para o tratamento da diverticulite complicada.

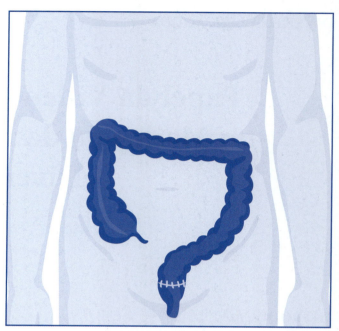

Figura 63.4.1 – Cirurgia em um estágio. Fonte: Adaptada de Corman, 1993[13].

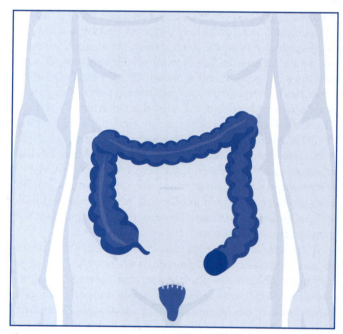

Figura 63.4.2 – Cirurgia em dois estágios (Hartmann). Fonte: Adaptada de Corman, 1993[13].

Andrew J. Russ et al.[16] demonstraram, em estudo multicêntrico, que pacientes submetidos à cirurgia laparoscópica eletiva para tratamento da doença diverticular apresentaram uma queda significativa nas complicações pós-operatórias, incluindo o choque séptico, infecção profunda e infecção da

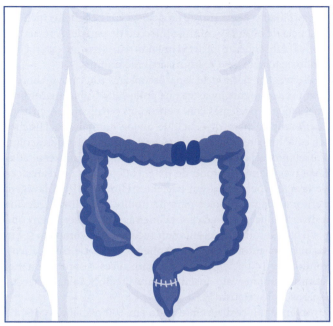

Figura 63.4.3 – Cirurgia em dois estágios. Fonte: Adaptada de Corman, 1993[13].

ferida operatória, quando comparados a pacientes submetidos a cirurgias convencionais.

Uma meta-análise com revisão de 19 trabalhos comparativos entre cirurgia laparoscópica e convencional para o tratamento eletivo da doença diverticular demonstrou taxas estatisticamente menores de infecções de parede, íleo paralítico, hérnia incisional e necessidade de transfusões nos pacientes operados por laparoscopia[17]. Não houve diferença significativa com relação às fístulas anastomóticas. Dados da literatura relatam taxas de fístulas anastomóticas entre 1,5 e 9,6% nos grupos de pacientes operados por laparoscopia, e entre 3,4 e 25% nos grupos de pacientes operados pela cirurgia convencional[18-20]. Tais variações indicam que as causas das fístulas anastomóticas são multifatoriais e não necessariamente estão relacionadas ao tipo de cirurgia realizada[21]. Um estudo multicêntrico, prospectivo não randomizado, realizado na França, comparou os resultados de 163 pacientes tratados com ressecção laparoscópica e 169 pacientes tratados com ressecção convencional para doença diverticular. Foram observadas menores taxas de morbidade e mortalidade e menor tempo de permanência hospitalar no grupo tratado por laparoscopia[22].

VIDEOCIRURGIA NA DIVERTICULITE COMPLICADA

A diverticulite Estágio I de Hinchey, definida como abscesso pericólico, inicialmente deve receber tratamento conservador com antibioticoterapia. Estudos avaliando o seguimento da doença diverticular complicada com abscesso isolado, sem sinais clínicos de peritonite, demonstraram que abscessos com dimensões de até 5 cm de diâmetro usualmente se resolvem somente com antibioticoterapia[23,24]. Se o paciente apresentar piora clínica, nova tomografia deve ser realizada. Se o abscesso aumentou de tamanho, a drenagem percutânea guiada pela tomografia está indicada. A drenagem percutânea e a antibioticoterapia devem ser utilizadas como manobras terapêuticas iniciais para pacientes portadores de abscessos com mais de 5 cm de diâmetros[23-25]. A drenagem controla rapidamente a sepse e estabiliza o paciente, evitando uma cirurgia em múltiplos estágios. A resolução ocorre com sucesso em 70 a 90% dos pacientes com diverticulite no Estágio I[23]. Não há indicação precisa de cirurgia eletiva para os pacientes que tiveram boa resposta ao tratamento conservador, exceto naqueles com imunossupressão ou com menos de 50 anos[26]. Nos casos em que não há resposta satisfatória ao tratamento conservador, o tratamento cirúrgico está indicado, a cirurgia mais apropriada é a ressecção com anastomose primária e o método de escolha deve ser a laparoscopia.

O tratamento mais apropriado para a diverticulite Estágio II, associada com abscessos a distância (retroperitoneal ou pélvico), vai depender da magnitude e localização dos abscessos, das condições clínicas e comorbidades do paciente, assim como da possibilidade de drenagem percutânea. Pacientes com abscessos volumosos podem ser drenados percutaneamente ou cirurgicamente pela via laparoscópica. A drenagem percutânea não só estabiliza o paciente como também permite um preparo adequado do cólon para realização da cirurgia laparoscópica em um estágio, evitando estoma temporário[24].

Os resultados do tratamento cirúrgico da doença nos Estágios I e II foram avaliados retrospectivamente por Belmonte et al.[5]. No Estágio I, 87% dos pacientes foram tratados com ressecção sem estoma, nos quais ocorreram somente 3,8% de fístulas com morbidade de 22%. No Estágio II, 69% foram tratados com ressecção e anastomose primária – destes, 40,5% com estoma de proteção e 3,8% de fístulas com morbidade global de 30%. A ressecção laparoscópica pode ser realizada sem morbidade adicional, com redução da permanência hospitalar nas diverticulites Estágios I e II.

As diverticulites Estágios III e IV de Hinchey, definidas como peritonite purulenta e fecal, respectivamente, requerem cirurgias de emergência. Dependendo do grau de contaminação, magnitude da sepse, oportunidade da intervenção cirúrgica e comorbidades associadas, a expectativa de mortalidade é de 6% para peritonite purulenta e 35% para peritonite fecal[27,28].

A abordagem cirúrgica de emergência para pacientes com peritonite generalizada (Hinchey III e IV) tem apresentado mudanças importantes nos últimos 20 anos, mas ainda assim o tratamento ideal permanece controverso. O tratamento padrão para esses pacientes pode ser a cirurgia em um ou dois estágios. A controversa abordagem de ressecção e anastomose primária surge como uma alternativa à cirurgia de Hartmann, mas com resultados ainda não convincentes, com morbidade global de 29% e taxas de mortalidade de 10 a 20%[29]. A cirurgia em um estágio (com ressecção e anastomose primária) é atrativa em termos de técnica operatória, reduzindo a permanência hospitalar e custos. Entretanto, permanecem os efeitos indesejáveis que a cirurgia em um estágio pode apresentar, tais como o risco de fístulas anastomóticas provocadas por inflamação e edema da parede do intestino, ausência de preparo do cólon e contaminação peritoneal, circunstâncias nas quais os efeitos indesejáveis podem favorecer a cirurgia em dois estágios.

As opções de tratamento cirúrgico do Estágio III estão entre a cirurgia de Hatmann e ressecção com anastomose primária, com ou sem estoma de proteção. A segurança da anastomose primária foi relatada com baixas taxas de mortalidade (1 a 6%) e taxas aceitáveis de fístulas anastomóticas (1 a 7%)[30,31]. Contudo, medidas protetoras para a segurança da cirurgia, tais como lavagem do cólon no transoperatório e estoma de proteção, são usualmente consideradas se for realizada anastomose primária[32].

A cirurgia de Hartmann ainda é a preferida por seus proponentes sobre a ressecção e anastomose primária, especialmente no tratamento cirúrgico da diverticulite perfurada (Hinchey III e IV)[14,25,33]. É difícil decidir sobre a segurança da anastomose primária *versus* a cirurgia de Hartmann com base somente nos dados disponíveis na literatura. É conveniente considerar e escolher a opção cirúrgica apropriada, baseada nos fatores prognósticos pré-operatórios, tais como idade, comorbidades, duração dos sintomas e nos achados intraoperatórios. Entretanto, mais estudos prospectivos e randomizados são necessários para estabelecer um padrão de critérios que determine a melhor opção cirúrgica.

O tratamento recomendado para peritonite fecal inclui cirurgia de Hartmann e drenagem.

Os resultados da aplicação de diferentes opções de tratamentos cirúrgicos para os estágios III e IV, tais como sutura da perfuração e derivação, ressecção e colostomia, ressecção e anastomose e, finalmente, ressecção e anastomose com estoma de proteção, foram revisados e publicados por Krukowski e Matheson[27], sendo encontradas taxas de mortalidade desses procedimentos de 26, 12, 9 e 6% respectivamente. Os resultados foram favoráveis à ressecção com anastomose primária e estoma de proteção em relação à cirurgia de Hartmann. Todavia, consideraram utilizar esse método somente em circunstâncias mais favoráveis. Baseados nesses fatos, alguns autores consideram esse procedimento melhor que a cirurgia de Hartmann, principalmente em razão das taxas de morbidade da reconstrução do trânsito, que variam de 24 a 65%, acrescidas da taxa irreversibilidade da colostomia de 30%.

Publicações recentes relatam que pacientes com diverticulites agudas complicadas com peritonite podem ser abordados com sucesso pela lavagem peritoneal laparoscópica e drenagem, sem ressecção do sigmoide na fase aguda[9,10,34,35]. A cirurgia laparoscópica com lavagem peritoneal e drenagem é uma alternativa à cirurgia convencional para a diverticulite perfurada com peritonite Hinchey II, III e IV. Esse procedimento apresenta taxa de mortalidade baixa, a despeito das comorbidades e severidade da doença. Os benefícios incluem ausência de estoma e mínima infecção de parede. A ressecção eletiva subsequente provavelmente não será necessária em muitos pacientes, e a readmissão é incomum[10].

A lavagem peritoneal laparoscópica é uma nova abordagem minimamente invasiva que pode evitar uma laparotomia imediata nos pacientes com peritonites purulentas. A cirurgia laparoscópica para diverticulite aguda complicada Hinchey III e IV não tem sido aceita como tratamento de escolha. Entretanto, a laparoscopia vem sendo usada com resultados favoráveis, como método de diagnóstico e para a realização de lavagem peritoneal em pacientes Hinchey III. A lavagem peritoneal laparoscópica para peritonite generalizada devida à diverticulite perfurada foi primeiramente descrita em oito pacientes, e todos apresentaram recuperação completa[36]. Em seguida, os autores de duas pequenas séries de casos envolvendo 18 e 14 pacientes descreveram sucesso similar, estabelecendo um intervalo de tempo para a realização da ressecção laparoscópica eletiva[10,37].

Myers et al. realizaram estudo em 100 pacientes com diverticulite perfurada Estágios III e IV de Hinchey operados por laparoscopia. A cirurgia de Hartmann foi realizada em 8 pacientes que apresentavam peritonite fecal na laparoscopia. Os 92 restantes (92%) foram operados por laparoscopia, com a realização de lavagem peritoneal e drenagem. Oitenta e dois (89%) apresentaram recuperação completa sem morbidade. A mortalidade pós-operatória foi de 3% (3 de 92 pacientes), decorrente de falência de múltiplos órgãos em 2 e embolia pulmonar, em 1 paciente. O seguimento médio foi de 36 meses, durante o qual 2 pacientes foram readmitidos com diverticulite aguda e tratados com antibioticoterapia[10].

Bretagnol et al. sugerem que a lavagem peritoneal laparoscópica e drenagem na abordagem de emergência da diverticulite aguda perfurada com peritonite deve ser uma alternativa conservadora promissora em relação aos procedimentos radicais, incluindo a cirurgia de Hartmann. Essa abordagem está associada a uma tendência de menor morbidade e menor tempo de internação, evitando estoma e permitindo uma posterior ressecção laparoscópica eletiva do cólon sigmoide. A ressecção de emergência deverá ser reservada para aqueles pacientes com peritonite fecal (Hinchey IV), e a ressecção eletiva, para aqueles que apresentaram melhora após a lavagem peritoneal[34].

Alamili, Gogenur e Rosenberg[38] demonstraram resultados favoráveis em trabalho de revisão da literatura de 8 autores, com 213 pacientes portadores de diverticulite com peritonite tratados por laparoscopia e lavagem peritoneal.

A preocupação com relação à lavagem peritoneal laparoscópica é de alguns pacientes eventualmente necessitarem de cirurgia de ressecção do cólon comprometido. A taxa de ressecção após a lavagem peritoneal laparoscópica apresentou uma variação de 0 a 100%, com uma média de 38%, conforme resultados das principais publicações da literatura[9,10,34,36,37,39,40] (Tabela 63.4.1).

TABELA 63.4.1 – Resultados da lavagem peritoneal laparoscópica na diverticulite complicada com peritonite

Autor	Morbidade	Mortalidade	Tempo de internação	Conversão	Ressecção
O'Sullivan et al.[36]	2/8(25%)	0/8(0%)	10(1-17)	0/8(0%)	0/8(0%)
Faranda et al.[37]	3/18(17%)	0/18(0%)	8(7-14)	0/18(0%)	15/18(83%)
Mutter et al.[39]	0/10(0%)	0/10(0%)	9(4-16)	1/10(10%)	6/9(67%)
Taylor et al.[9]	0/14(0%)	0/14(0%)	7(5-32)	3/14(21%)	8/11(73%)
Myers et al.[10]	5/92(5%)	3/92(3%)	9(7-22)	1/92(1%)	1/91(1%)
Franklin et al.[8]	8/40(20%)	0/40(0%)	7(1-10)	0/40(0%)	24/40(60%)
Bretagnol et al.[34]	2/24(8%)	0/24(0%)	12(1-35)	0/24(0%)	24/24(100%)
Total	20/206(9,7%)	3/206(1,4%)	–	5/206(2,4%)	78/201(37%)

Altas taxas de cura foram demonstradas com o procedimento de lavagem peritoneal laparoscópica na diverticulite perfurada (Tabela 63.4.2).

TABELA 63.4.2 – Lavagem peritoneal laparoscópica para diverticulite perfurada

Autor (ano)	Nº de pacientes	Taxa de cura (%)	Complicações (%)
Myers et al. (2008)[10]	92	89	4
O'Sulivam et al. (1996)[36]	8	100	0 (12 a 48 meses de seguimento)
Franklin et al. (2008)[40]	40	100	0 (96 meses de seguimento)

A lavagem peritoneal laparoscópica tem sido utilizada por vários autores, que demonstraram resultados animadores no seguimento de grupos de pacientes em curto prazo[9,10,34-37,39,40].

Favuzza et al.[35] sugerem a abordagem da diverticulite complicada conforme algoritmo mostrado na Figura 63.4.4., incluindo a lavagem peritoneal laparoscópica.

VIDEOCIRURGIA NAS FÍSTULAS DA DOENÇA DIVERTICULAR

Há relatos na literatura de incidência de 4 a 20% de fístulas nos pacientes portadores de Doença Diverticular do Sigmoide[41]. A maioria é colovesical ou colovaginal, e é mais comum nas mulheres com histerectomia prévia. Historicamente, as fístulas decorrentes das complicações da doença diverticular eram tratadas com cirurgias em três estágios: colostomia

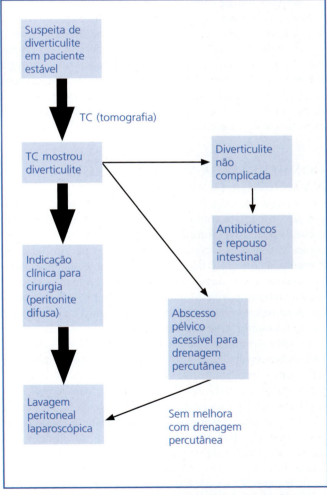

Figura 63.4.4 – Algoritmo para tratamento inicial da diverticulite complicada, incluindo lavagem peritoneal.

prévia, ressecção e, finalmente, reconstrução do trânsito. Em 1950, Charles W. Mayo já havia considerado a ressecção em um estágio como uma padronização emergente, e a adoção da anastomose primária nos dias atuais parece confirmar sua hipótese[42,43]. A melhor abordagem das fístulas na doença diverticular tem sido a cirurgia em um estágio, realizada por via laparoscópica, com vantagens quando comparada à cirurgia convencional[22]. A laparoscopia tem apresentado um aumento progressivo de seu emprego na doença diverticular não complicada, representando cerca de 40% das cirurgias laparoscópicas realizadas para doenças colônicas benignas, como demonstrou o levantamento do registro brasileiro de videocirurgia colorretal[44]. Até recentemente, a presença de fístula era considerada uma contraindicação relativa para cirurgia laparoscópica. Com o aumento da experiência dos cirurgiões, pacientes com complicações maiores passaram a ser operados por laparoscopia[45]. Somente mais recentemente essa complicação da doença diverticular vem sendo tratada por laparoscopia, com as vantagens conhecidas do método. Por tratar-se de um procedimento complexo, as taxas de conversões podem ser altas e ultrapassar 25%[46]. Engledow et al.[47] relatam 29% de conversão em 31 pacientes operados por fístulas colovesicais e colovaginais. Os índices de conversões apresentaram uma queda substancial nos últimos anos, e não há duvidas de que essa melhora é decorrente do refinamento da técnica, do aumento da experiência com a cirurgia laparoscópica e, também, dos avanços na tecnologia dos equipamentos. Alguns estudos de colectomias laparoscópicas demonstram uma estreita relação entre taxa de conversão e experiência do cirurgião[48,49].

CONVERSÃO DA VIDEOCIRURGIA NA DOENÇA DIVERTICULAR

Conversão é definida como interrupção do procedimento por laparoscopia e continuação pela via convencional. Está indicada quando o cirurgião julga que a abordagem laparoscópica não pode ser continuada sem risco para o paciente. Portanto, a conversão não é uma complicação da laparoscopia, mas um limite da realização da técnica. A taxa de conversão encontrada por Le Moine et al. foi de 14,3%[48], e as principais causas da conversão foram a presença de aderências ou pseudotumor inflamatório na doença diverticular, como observado em outras publicações[49,50]. Jones et al.[3] relataram índices de conversões de 5,3% para diverticulite complicada e 2,1% para a diverticulite não complicada em uma série de 500 pacientes com diverticulites complicadas e não complicadas operados por laparoscopia. O maior problema da conversão é o possível risco no aumento da morbidade e mortalidade pós-operatória. Em estudo multicêntrico incluindo 1.658 pacientes operados de doenças colorretais por laparoscopia, Marusch et al.[51] demonstraram taxas de morbidade e mortalidade aumentadas para as cirurgias convertidas de 47,7 e 3,5%, respectivamente, comparadas ao sucesso da cirurgia laparoscópica com taxas de 26,1 e 1,5%, respectivamente. A severidade da diverticulite é o principal fator de risco para conversão, e a decisão para converter deve ser tomada precocemente, a fim de evitar complicações intraoperatórias. A presença de estenose do cólon sigmoide ou fístula crônica é um fator que contribui para um maior risco de conversão. Rotholtz et al.[11] relataram que a principal razão para conversão foi a dificuldade de identificação das estruturas anatômicas devida à severidade do processo inflamatório associada a três ou mais episódios de diverticulite. Hassan et al.[52] relataram que o único fator associado ao maior risco de conversão no grupo de pacientes com diverticulite não complicada foi a história de cirurgia abdominal prévia, enquanto o número de episódios de diverticulite aguda, o período de tempo entre o primeiro e o último episódio e o tempo entre o último episódio e a cirurgia não foram associados ao maior risco de conversão. Entretanto, mesmo se a conversão é necessária, é possível mobilizar o ângulo esplênico por laparoscopia sem aumentar a morbidade pós-operatória. Klarenbeek et al.[18] relataram taxas de conversões de 14% em estudo multicêntrico, prospectivo e randomizado, comparando ressecção laparoscópica e convencional para doença diverticular. Esse estudo mostrou uma significativa redução na permanência hospitalar nos pacientes tratados por laparoscopia, de 10 para 8 dias (p < 0,05).

CONCLUSÃO

Pode-se afirmar que o tratamento cirúrgico da doença diverticular, complicada ou não, tem apresentado grande evolução nos últimos anos, principalmente em decorrência da introdução da cirurgia colorretal laparoscópica. A laparoscopia é o método de escolha para o tratamento da diverticulite não complicada, com vantagens comprovadas sobre a cirurgia convencional. Tem ocorrido um aumento da utilização da cirurgia laparoscópica nos casos de diverticulites complicadas, incluindo as perfurações com peritonites, com resultados animadores.

REFERÊNCIAS BIBLIOGRÁFICAS

1. Parks TG. Natural history of diverticular disease of the colon. Clin Gastroenterol 1975; 4:53-69.
2. Chapman J, Davies M, Wolff B, Dozois E, Tessier D, Harrington J, et al. Complicated diverticulitis: is it time to rethink the rules? Ann Surg 2005; 242:576-83.
3. Jones OM, Stevenson AR, Clark D, Stitz RW, Lumley JW, et al. Laparoscopic ressection for diverticular disease – follow-up of 500 consecutive patients. Ann Surg 2008; 248:1092-7.
4. Khosraviani K, Campbell WJ, Parks TG, Irwin ST. Hartmann procedure revisited. Eur J Surg 2000;166:878-81.
5. Belmonte C, Klas JV, Perez JJ, Wong WD, Rothenberberger DA, Goldberg SM, et al. The Hartmann procedure. First choice or last resort in diverticular disease? Arch Surg 1996;131:612-5, discussion 616-7.

6. Zdichavsky M, Granderath FA, Blumenstock G, Kramer M, Küper MA, Königsrainer A, et al. Acute laparoscopic intervention for diverticular disease (AIDD): a feasible aproach. Langenbecks Arch Surg 2010; 395:41-8.
7. Larson DM, Masters SS, Spiro HM. Medical and surgical therapy in diverticular disease. A comparative study. Gastroenterology 1976; 71:734-7.
8. Franklin ME Jr, Dorman JP, Jabobs M, Placencia G. Is laparoscopic surgery applicable to complicated colonic diverticular disease. Surg Endosc 1997; 11:1021-5.
9. Taylor CJ, Layani L, Ghusn MA, White SI. Perforated diverticulitis managed by laparoscopic lavage. ANZ J Surg 2006; 76:962-5.
10. Myers E, Hurley M, O'Sullivan GC, Kavanagh D, Wilson I, Winter DC. Laparoscopic peritoneal lavage for generalized peritonitis due to perforated divertivulitis. Br J Surg 2008; 95:97-101.
11. Rotholtz NA, Montero M, Laporte M, Bun M, Lencianas S, Mezzadri N. Patients with less than three episodes of diverticulitis may benefit from eletive laparoscopic sigmoidectomy. World J Surg 2009; 33:2444-7.
12. Hinchey EJ, Schaal PG, Richards GK. Treatment of perforated diverticular disease of the colon. Adv Surg 1978; 12:85-109.
13. Corman M. Colon & Rectal Surgery. 3rd edition. Philadelphia: JB Lippincoff Company; 1993.
14. Ilert B, Engemann R, Thiede A. Success in treatment of complicated diverticular disease is stage related. Int J Colorectal Dis 2001; 16:276-9.
15. Schiedeck TH, Schwandner O, Bruch HP. Laparoscopic sigmoid resection for diverticulitis. Chirurg 1998; 69:846-53.
16. Russ AJ, Obma KL, Rajamanickam V, Rajamanickam V, Wan Y, Heise CP, et al. Laparoscopic improves short-term outcomes after surgery for diverticular disease. Gastroenterology 2010; 138:2267-74.
17. Siddiqui MRS, Sajid MS, Quereshi S, Cheek E, Baig MK. Elective laparoscopic sigmoid resection for diverticular disease has fewer complications than conventional surgery: a meta-analysis. Am J Surg 2010; 200:144-61.
18. Klarenbeek BR, Veenhof AA, Bergamaschi R, van der Peet DL, van den Broek WT, de Lange ES, et al. Laparoscopic sigmoid resection for diverticulitis decreases major morbidity rates: a randomized control trial: short-term results sos the sigma trial. Ann Surg 2009; 249:39-44.
19. Lu CT, Ho YH. Elective laparoscopic surgical management for recurrent and complicated sigmoid diverticulitis. Tech Coloprotol 2008; 12:201-6.
20. Rafferty J, Shellito P, Hyman NH, Buie WD. Practice parameters for sigmoid diverticulitis. Dis Colon Rectum 2006; 49:939-44.
21. Buchs NC, Gervaz P, Secic M, Bucher P, Mugnier-Konrad B, Morel P, et al. Incidence, consequences, and risk factors for anastomotic dehiscence after colorectal surgery: a prospective monocentric trial. Int J Colorectal Dis 2008; 23:265-70.
22. Alves A, Paris Y, Slim K, Heyd B, Kawiatowski F, Mantion G. Association Français de Chirurgie. French multicentre prospective observational study of laparoscopic vs open colectomy for sigmoid diverticular disease. Br J Surg 2005; 92:1520-5.
23. Ambrossetti P, Robert J, Witzig JA, Mirescu D, de Gautard R, Borst F, et al. Incidence, outcome, and proposed management of isolated abscesses complicating acute left-sided colonic diverticulitis. A prospective study of 140 patients. Dis Colon Rectum 1992; 65:1072-6.
24. Stabile BE, Puccio E, van Sonnenberg E, Neff CC. Preoperative percutaneous drainage of diverticular abscesses. Am J Surg 1990; 159:99-104, discussion.
25. Wong WD, Wexnwe SD, Lowry A, Vernava 3rd A, Burnstein M, Denstman F, et al. Practice parameters for the treatment of sigmoid diverticulitis-supporting documentation. The Standards Task Force. The American Society of Colon and Rectal Surgeons. Dis Colon Rectum 2000; 43:290-7.
26. Chautems R, Ambrosetti P, Ludwig A, Morel P, Soravia C. Long-term follow-up after first acute episode of sigmoid diverticulitis: is surgery mandatory? Dis Colon Rectum 2000; 44:5-26.
27. Krukowski ZH, Matheson NA. Emergency surgery for diverticular disease complicated by generalized and fecal peritonitis: a rewiew. Br J Surg 1984; 71:921-7.
28. Auguste L, Borrero E, Wise L. Surgical management of perforated dolonic diverticulitits. Arch Surg 1985; 120:450-2.
29. Salem L, Flum DR. Primary anastomosis or Hartmann's procedure for patients with diverticular peritonitis? A systemic review. Dis Colon Rectum 2004; 47:1953-64.
30. Wedell J, Banzhaf G, Chaoui R, Fisher R, Reichmann J. Surgical management of complicated colonic diverticulitis. Br J Surg 1993; 84:380-3.
31. Nespoli, A Ravizzini C, Trivella M, Segala M. The choice of surgical procedure for peritonitis due to colonic perforation. Arch Surg 1993;128:814-88.
32. Lee, EC, Murray JJ, Coller JA, Roberts PL, Schetz DJ. Intraoperative colonic lavage in nonelective surgery for diverticular disease. Dis Colon Rectum 1997; 40:669-74.
33. Lambert ME, Knox RA, Schofield PF, Hancock BD. Management of the septic complications of diverticular disease. Br J Surg 1986; 73:576-9.
34. Bretagnol F, Pautrat K, Mor C, Pautrat K, Mor C, Benchellal Z, et al. Emergency laparoscopic management of perforated sigmoid diverticulitis: A promising alternative to more radical procedures. Am Coll Surg 2008; 206:654-7.
35. Favuzza J, Friel JC, Kelly JJ, Perugini R, Counihan TC. Benefits of laparoscopic peritoneal lavage for complicated sigmoid divertiulitis. Int J Colorectal Dis 2009; 24:797-801.
36. O'Sullivan GC, Murphy D, O'Brian MG, Ireland A. Laparoscopic Mangement of generalized peritonitis due to perforated colonic diverticula. Am J Surg 1996; 171:432-4.
37. Faranda, C, Barrat C, Catheline JM, Champault GG. Two-stage laparoscopic management of generalized peritonitis due to perforated sigmoid diverticula: eighteen cases. Surg Laparosc Endosc Percutam Tech 2000; 10:135-8.
38. Alamili M, Gogenur I, Rosember J. Acute complicated diverticulitis managed by laparoscopic lavage. Dis Colon Rectum 2009; 52:1345-9.

39. Mutter D, Bouras G, Forgione A, Vix M, Leroy J, Marescaux J. Two-stage totally minimally invasive approach for acute complicated diverticulitis. Colorectal Dis 2006; 8:501-5.
40. Franklin ME Jr., Portillo G, Trevino JM, Gonzalez JJ, Glass JL. Long-term experience with the laparoscopic approach to perforated diverticulitis plus generalized peritonitis. World J Surg 2008; 32:1507-11.
41. Woods RJ, Lavery IC, Fazio VW, Jagelman DG, Weakley FL. Internal fistulae in diverticular disease. Dis Colon Rectum 1998; 31:591-6.
42. Mayo CW, Blunt CP, Vesicosigmoidal fistula complicating diverticulitis. Surg Gynecol Obstet 1950; 91:612-6.
43. Mileski JW, Joehl JR, Rege WR, Nathrwold LD. One-stage resection and anastomosis in the management of colovesical fistula. Am J Surg 1987; 153:75-9.
44. Campos FG, Valarini R. Evolution of laparoscopic colorectal surgery in Brazil results of 4744 patients from the national registry. Surg Laparosc Endosc Percutan Tech 2009; 3:249-54.
45. Scheidbach H, Schneider C, Rose J, Konradt J, Gross E, Barlehner E, Pross M, Schmidt U, Kockerling F, Lippert H. Laparoscopic approach to treatment of sigmoid diverticulitis: changes in the spectrum of indications and results of a prospective, multicentre study on 1545 patients. Dis Colon Rectum 2004; 47:1883-8.
46. Bartus CM, Lipof T, Sarwar CMS, Vignati PW, Johnson KH, Sardella WV, et al. Colovesical fistula: not a contraindication to elective laparoscopic colectomy. Dis Colon Rectum 2005; 48:233-6.
47. Engledow AH, Pakzad F, Ward NJ, Arulampalma T, Motson RW. Laparoscopic resection of diverticular fistulae: a 10-year experience. Colorectal Disease 2007; 9:632-4.
48. Le Moine MC, Fabre JM, Vacher C, Navarro F, Picot MC, Domergue J. Factors and consequences of conversion in laparoscopic sigmoidectomy for diverticular disease. Br J Surg 2003; 90:232-6.
49. Pandya S, Murray JJ, Coller JA, Rusin LC. Laparoscopic colectomy. Indications for conversion to laparotomy. Arch Surg 1999; 134:471-5.
50. Schwander O, Schiedeck THK, Bruch H. The role of conversion in laparoscopic colorectal surgery: do predictive factors exist? Surg Endosc 1999; 13:151-6.
51. Marusch F, Gastinger I, Schneider C, Scheidbach H, Konradt J, Bruch HP et al. Importance of conversion for results obtained with laparoscopic colorectal surgery. Dis Colon Rectum 2001; 44:207-14.
52. Hassan I, Cima RR, Larson DW, Dozois EJ, O'Byrne MM, Larson DR. The impact of uncomplicated and complicated diverticulitis on laparoscopic surgery conversion rates and patients outcomes. Surg endosc 2007; 21:1690-4.

Seção XI

Distúrbios da Evacuação

CONSTIPAÇÃO INTESTINAL

Incidência, Fisiopatologia e Aspectos Clínicos

64.1

Sânzio dos Santos Amaral

DEFINIÇÃO

A constipação intestinal pode ser classificada como aguda ou crônica e de causa primária (também chamada de idiopática) ou secundária (orgânica). Alguns autores consideram o termo "funcional" para aquela constipação que faz parte da síndrome do intestino irritável, gerando um pouco de confusão entre esses termos, visto que "funcional" também é utilizado para caracterizar a constipação primária. Para uma melhor organização nos termos que definem constipação acredito que o mais adequado é a utilização de "funcional" para constipação relacionada à síndrome do intestino irritável. A constipação aguda é aquela que dura até seis meses e, a partir aí, é considerada crônica. O termo primário ou idiopático refere-se àquelas constipações em que existem distúrbios de motilidade colônica envolvidos na patogênese da disfunção. Constipação secundária ou orgânica é definida quando existem causas diretamente evidenciáveis por exames físicos médicos ou complementares ou secundária a doenças ou drogas, como, por exemplo, constipação causada por tumores do aparelho digestivo, obstruções, divertículos, medicações, distúrbios neurológicos etc.

Durante muitos anos, não existiu uma definição única para constipação intestinal, o que tornou mais difícil a seleção de pacientes para estudos e comparação de resultados de pesquisas científicas. Trabalhos científicos definiam constipação com base na frequência evacuatória (geralmente menos de três evacuações por semana), a partir de pesquisas que mostraram que mais de 90% da população ocidental tinha hábito intestinal entre três vezes por semana e três vezes ao dia. A abordagem quantitativa para constipação já era motivo de discussão, pois os pacientes, de outro lado, referiam, além da frequência evacuatória, sintomas como evacuação incompleta, fezes endurecidas, esforço evacuatório excessivo e mais. Essas não uniformidades só foram resolvidas com a formação de consensos sobre constipação, entre eles: os critérios de Roma. Os *Critérios de Roma I* (1988), *II* (1999) e *III* (2005) estabeleceram definições cada vez mais especializadas sobre constipação funcional que, apesar de ainda não ter aceitabilidade completa entre os centros (por não ter aplicabilidade na prática usual médica, e sim em pesquisas científicas), atualmente são as mais aceitas e utilizadas por todos.

Os *Critérios de Roma III* são apresentados abaixo.

Critérios de Roma III

Critérios diagnósticos para constipação funcional com sintomas de duração mínima de 3 meses que iniciaram no mínimo 6 meses após o diagnóstico.

- Incluem 2 ou mais sintomas abaixo:
  - Frequência evacuatória menor que 3 vezes por semana.
  - Esforço evacuatório no mínimo em 25% das evacuações.
  - Fezes endurecidas ou em cíbalos no mínimo em 25% das evacuações.
  - Sensação de evacuação incompleta no mínimo em 25% das evacuações.
  - Sensação de obstrução ou bloqueio anorretal no mínimo em 25% das evacuações.
  - Manobras manuais para facilitar evacuação no mínimo em 25% das evacuações.
- Perdas de fezes raramente estão presentes com uso de laxantes.
- Critérios insuficientes para o diagnóstico da Síndrome do Intestino Irritável.

Constipação pode ser definida como sintoma, mas quando crônica comporta-se como doença bem definida. Pode estar associada a outras afecções do aparelho digestivo como a dispepsia e o refluxo gastroesofágico.

EPIDEMIOLOGIA

A constipação intestinal é mais comum em idosos, negros, mulheres e indivíduos de classe social menos favorecida.

Ocorre entre 2 e 27% da população norte-americana e é doença mais prevalente que a hipertensão, cefaleia, obesidade e diabetes nos Estados Unidos. Esse intervalo grande na prevalência é explicado pelas inúmeras maneiras de definição da constipação intestinal (como já comentado anteriormente) e pelo método de coleta de dados utilizado nos estudos. O acometimento é maior em idade acima dos 65 anos e nos menores de 4 anos de idade. Ocorre em 24% das pessoas com mais de 65 anos no estado de Minnesota. Metade dos indivíduos acima de 65 anos de idade referem constipação ou uso de laxantes. Nos Estados Unidos, são realizadas mais de 2,5 milhões de consultas médicas/ano, 92 mil admissões hospitalares, e são gastos mais de 500 milhões de dólares em laxantes por ano no manuseio da doença. A prevalência em idosos varia de 20 a 25 % no Reino Unido, e é mais comum em mulheres que nos homens (23 e 14%, respectivamente). Os fatores que contribuem para desenvolvimento de constipação em pacientes internados em regime hospitalar são: supressão da urgência para evacuar, falta de privacidade, situações inconvenientes e dificuldade de acesso ou ausência de banheiros.

A falta de fibras na dieta, inatividade e diminuição de ingesta hídrica contribuem para o estabelecimento de constipação intestinal.

ETIOLOGIA

A constipação intestinal crônica primária pode ser classificada em três grandes grupos: constipação com trânsito normal, constipação com trânsito lento (inércia colônica) e constipação terminal (também chamada de obstrução terminal ou distúrbio da evacuação ou disfunção anorretal). Os diferentes diagnósticos da constipação secundária são listados na Tabela 64.1.1.

A falta de exercícios físicos, redução da ingesta hídrica e diminuição das fibras na dieta, como já relatado aqui, são fatores relacionados à constipação. Apesar de essas evidências serem homologadas pela maioria dos autores, ainda há controvérsias quanto a isso na literatura. Alguns estudos demonstram poucos benefícios com uso de fibras e também demonstram que o aumento da atividade física não recupera o hábito normal.

Neurotransmissores localizados no intestino, como serotonina, somatostatina, peptídeo YY e peptídeo intestinal vasoativo, são imputados como responsáveis pela secreção e motilidade intestinal. Hiperatividades desses neurotransmissores podem levar a diarreia, ao passo que sua inibição pode causar o efeito inverso, a constipação. Recentemente, estudos mostraram que as degenerações de neurônios intestinais exercem papel importante na gênese da constipação intestinal nesses pacientes.

TABELA 64.1.1 – Causas de constipação intestinal crônica secundária

Medicamentos
a) Antidepressivos
b) Antipsicóticos
c) Anti-histamínicos
d) Drogas antiparkinsonianas
e) Antiácidos (principalmente com alumínio ou cálcio)
f) Suplementos de cálcio ou bloqueadores de canal cálcio
g) Diuréticos
h) Ferro
i) Anti-inflamatórios não esteroides
j) Opiácios
k) Sucralfatos

Doenças metabólicas
a) Amiloidose
b) Doenças crônicas do rim
c) Diabetes
d) Distúrbios eletrolíticos (cálcio e magnésio)
e) Hiperparatireoidismo
f) Hipotireoidismo
e) Esclerodermia

Causas mecânicas
a) Estenose anal
b) Neoplasia de cólon
c) Estenoses (intrínsecas ou extrínsecas)

Neuropsiquiátricas
a) Neuropatia autonômica
b) Acidente vascular cerebral
c) Demência
d) Depressão
e) Doença de Parkinson
f) Esclerose múltipla

Outras
a) Diminuição de ingesta de: calorias, fibras ou líquidos
b) Febre
c) Imobilidade
d) Acesso limitado ao toalete

DIAGNÓSTICO
História clínica

A história bem conduzida é muito importante no diagnóstico do tipo de constipação intestinal e conduz o médico aos exames necessários e especializados, se necessários.

A frequência e consistência das fezes devem fazer parte do questionamento, pois, além de confirmar a constipação, descartam eventuais erros do paciente em relação ao seu próprio hábito intestinal, pois muitos referem constipação baseados simplesmente em sua frequência intestinal, que, nesses casos, não é diária, como desejado. A escala de Bristol (Figura 64.1.1) é ferramenta importante nesses casos, para determinar a forma das fezes, que muitas vezes é confundida pelo doente. Muitos apresentam hábito intestinal normal.

À presença de incontinência urinária e/ou urgência fecal, deve-se suspeitar de causa neurogênica para a constipação.

Documentação sobre uso de laxantes (tipo, início de uso, frequência, eficácia, presença de *melanosis coli* em exames endoscópicos) traz dados cruciais que podem levar ao diagnóstico de constipação por lesão neurológica colônica por laxantes do tipo antraquinônicos, em que nota-se, em exames radiológicos, a presença de cólon esquerdo sem haustrações.

Revisão de todas as medicações utilizadas deve ser rotina na avaliação desses doentes, visto que inúmeras drogas podem gerar constipação e devem ser prontamente retiradas ou substituídas se possível.

O relato de abaulamento de parede vaginal posterior às evacuações ou digitação vaginal para facilitar a avacuação deve levar à suspeita de retocele, que é muito comum em mulheres.

O início agudo da constipação, principalmente em idosos, associado a outros sintomas, como perda de peso, hematoquezia, anemia e sangue oculto nas fezes, deve levar à suspeita de câncer de cólon, e exames específicos devem ser solicitados prontamente.

Exame físico

O exame físico geral e especial deve ser realizado principalmente com o intuito de auxiliar no diagnóstico da constipação secundária e para explorar doenças sistêmicas já referidas. O toque retal deve ser realizado de rotina, pois pode revelar informações substanciais no diagnóstico da constipação. À inspeção (toque retal), devemos solicitar que o doente faça a manobra para evacuação, sendo possível, então, perceber incoordenação (que pode traduzir o diagnóstico de anismus) ou excessiva deiscência perineal. No toque retal propriamente dito, devemos solicitar novamente a manobra da evacuação, a fim de perceber alterações como contração esfincteriana (pode revelar anismus), retocele ou intussuscepção retal.

Apesar de a história e o exame físico serem relevantes no diagnóstico de qualquer doença (inclusive nos casos de constipação secundária), no caso da constipação primária, ela tem pouco valor. Wexner & Jorge, em 1994, realizaram estudo com 308 pacientes – destes, 180 com constipação primária – e verificaram que somente com história e exame físico, o diagnóstico definitivo ocorria em apenas 8% dos doentes, necessitando de exames complementares para elucidação das causas da constipação (Tabela 64.1.1).

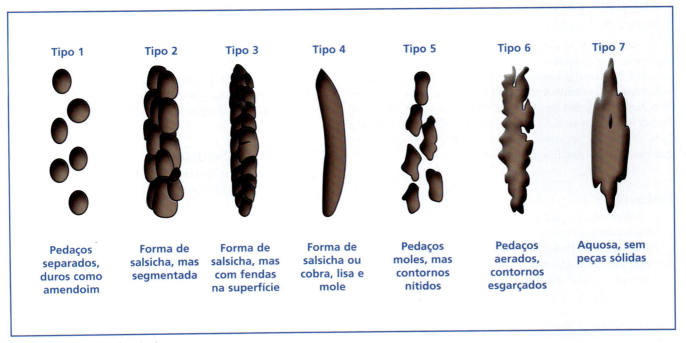

Figura 64.3.1 – Escala de Bristol.

TABELA 64.1.1 – Utilidade dos testes de fisiologia no diagnóstico da constipação

	Constipação	Incontinência	Dor retal	Total
Diagnóstico definitivo	N= 180	N= 80	N= 48	N= 308
Somente com história e exame físico (%)	8	11	23	11,4
Após testes de fisiologia (%)	67	55	18	56,2
Total diagnosticados (%)	75	66	41	67,5
Não realizado diagnóstico (%)	25	34	59	32,5

TRATAMENTO

O tratamento conservador inclui dieta rica em fibras, ingesta hídrica, exercícios físicos, laxantes e, se necessário, enemas retais.

Contração paradoxal do puborretal (anismus)

O tratamento utilizado deve começar pelo *biofeedback* anorretal, que consiste em sessões de treinamento da musculatura esfincteriana anal, no intuito de relaxar o músculo puborretal e, portanto, treinar o paciente para essa situação. Se o *biofeedback* não funcionar, a alternativa é a utilização de toxina botulínica anal. O sucesso desse tratamento é de 50 a 75%. Os pontos negativos são o efeito temporário da droga, que necessita de reaplicações posteriores.

Retocele

A colporrafia transvaginal posterior, ou transretal, é o procedimento tradicional utilizado na correção da retocele.

Novas técnicas incluem o STARR (*stapled trans-anal rectal ressection*), em que utilizam-se dois grampeamentos envolvendo as paredes anterior e posterior do reto, ressecando parcial ou totalmente a parede da retocele. Ocorre melhora em 88% dos doentes, com retocele com seguimento de dois anos. Uma outra técnica utilizando somente um grampeador circular, TRREMS (*transanal resection of rectocele with rectal mucosectomy with one circular stapler*) foi descrita por Regadas e cols. e demonstrado redução significante no escore de constipação de 16,0 para 4,2 após um tempo de seguimento de 14 meses.

Sigmoidocele

A correção da sigmoidocele por via aberta e atualmente laparoscópica é o procedimento de escolha no tratamento dessa afecção. Os resultados dependem, também, da avaliação de todo o trânsito intestinal. Descartar hipomotilidade de delgado.

Intussuscepção retal

A intussuscepção retal inicial pode ser tratada com medidas clínicas de suporte, como correção do hábito intestinal, laxantes e dieta. A cirurgia torna-se necessária quando há descida do prolapso (com parede total) abaixo da borda anal. A abordagem pode ser laparoscópica ou aberta, abdominal ou perineal. A abordagem perineal (cirurgia de Altemeier ou de Delorme) geralmente é reservada a idosos com maior risco cirúrgico.

Inércia cólica

Laxantes estimulantes devem ser a abordagem inicial para o tratamento dessa afecção.

Lavagem anterógrada (utilizando o apêndice cecal com conduto) pode ser utilizada antes da cirurgia definitiva, mas com resultados inferiores.

A colectomia total com ileorreto anastomose é a cirurgia de escolha para esses doentes. Deve-se avaliar o trânsito do intestino delgado, pois, se este apresentar hipomotilidade, a colectomia não apresentará resultados satisfatórios. Os resultados da cirurgia são de 77 a 90%. A seleção dos pacientes para o tratamento cirúrgico é fator de grande importância.

BIBLIOGRAFIA CONSULTADA

Wexner SD, Jorge JM. Colorectal physiological tests: use or abuse of technology? Eur J Surg 1994;160(3):167-74.

Thompson WG, Longstreth GF, Drossman DA, Heaton KW, Irvine EJ, Müller-Lissner SA. Functional bowel disorders and functional abdominal pain. Gut 1999 Sep;45 (Suppl 2):II43-7. Review.

Santos Júnior JCM. Constipação Intestinal. Rev Bras Coloproct 2005;25(1):79-93.

CONSTIPAÇÃO INTESTINAL

Investigação Racional da Constipação Intestinal

64.2

Hélio Moreira Júnior
José Paulo Teixeira Moreira

INTRODUÇÃO
Conceito

A definição de normalidade para frequência evacuatória resume-se em evacuar diariamente. Entretanto, outros sintomas associados, como dor abdominal, que alivia após a evacuação, sensação de evacuação incompleta, necessidade de grande esforço evacuatório, necessidade de manobras digitais que auxiliem a evacuação e a mudança no formato e consistência das fezes (fezes endurecidas ou em cíbalos) devem ser avaliados em pacientes com constipação intestinal, podendo sugerir os mecanismos envolvidos na gênese desse distúrbio funcional. Considera-se ritmo intestinal fisiológico uma frequência evacuatória de três vezes ao dia até três vezes por semana. Os *Critérios de Roma III*[1] podem ser úteis na identificação de pacientes obstipados. Contudo, nem sempre é possível preencher todos os pré-requisitos estabelecidos, mesmo tendo o médico plena convicção de que seu paciente seja notoriamente uma pessoa obstipada (Tabela 64.2.1).

TABELA 64.2.1 – Critérios de Roma III para constipação crônica funcional

Presença de pelo menos dois dos seguintes sintomas, por 12 semanas, nos últimos 6 meses precedentes ao diagnóstico
Menos de três evacuações por semana
Esforço evacuatório em mais de 25% das evacuações
Fezes endurecidas e/ou fragmentadas em mais de 25% das evacuações
Sensação de evacuação incompleta em mais de 25% das evacuações
Manobras manuais facilitadoras da evacuação em mais de 25% das evacuações

Prevalência

Constipação intestinal é um sintoma muito comum na sociedade ocidental, principalmente nas populações de países industrializados, onde os hábitos alimentares e o estilo de vida social e profissional das pessoas influenciam decisivamente na manifestação desse sintoma. Estima-se que cerca de 2% da população norte-americana tenha, frequentemente, sintomas de constipação intestinal[2]. Contudo, acredita-se que sua frequência nas populações ocidentais pode atingir até 34% da população[2]. A prevalência é maior em mulheres (aproximadamente três vezes mais frequente que em homens), em pessoas com mais de 65 anos de idade e sedentárias, sendo, portanto, muito comum em grupos de pessoas residentes em asilos e hospitais geriátricos[3,4]. Entretanto, sua frequência também é considerável na população mais jovem, principalmente nas mulheres.

Qualidade de vida

Apesar de se tratar de um sintoma, e não de uma doença propriamente dita, sua presença, em casos mais graves e refratários ao tratamento convencional, representam um grande problema na vida dos pacientes, com piora significativa da qualidade de vida quando comparado a pessoas assintomáticas. Há uma frequente associação de sintomas como astenia, cefaleias importantes e tontura, causando aumento de abstencionismo ao trabalho em até dois terços dos pacientes obstipados[5]. Curioso observar que o tempo de trânsito intestinal tem uma relação inversa à qualidade de vida das pessoas: pacientes obstipados com trânsito intestinal normal têm pior qualidade de vida que pacientes obstipados com trânsito cólico lento, provavelmente, refletindo o subgrupo de pacientes com síndrome do intestino irritável, nos quais os sintomas que prevalecem e determinam uma maior deterioração da qualidade de vida são dor e distensão abdominal[6].

CAUSAS DE CONSTIPAÇÃO INTESTINAL
Dieta inadequada e hábitos de vida

Há hábitos de vida, presentes na grande maioria dos pacientes com queixas de constipação intestinal, cuja correção determina a resolução dos sintomas. Discutiremos, a seguir, cada um desses mecanismos causadores de constipação primária.

Fatores dietéticos

Fibras e água. Essa é a forma mais barata e eficiente de tratar uma pessoa obstipada. Dieta rica em fibras resulta na formação de fezes mais volumosas, o que distende a parede intestinal e, consequentemente, estimula seu peristaltismo. Considera-se adequada a ingestão diária de pelo menos 20 a 40 g de fibras e de pelo menos 2 L de líquido não alcoólico e não cafeinado[7,8]. Pode parecer uma receita simples, entretanto, o desafio maior é conseguir manter os pacientes obedientes a essa orientação. Mudar hábitos de vida é, sem dúvida, um grande desafio para qualquer pessoa. O mesmo ocorre quando se faz necessária a mudança de hábitos alimentares. A maioria inicia bem o tratamento, porém, gradualmente desiste de cumprir o que havia sido estabelecido, "fraudando" os resultados positivos obtidos no princípio do tratamento. Para tais pacientes, a adoção do regime alimentar proposto não é mais suficientemente eficaz para resolver seus sintomas. Deve-se, entretanto, ter cautela para concluir que realmente houve falha do tratamento e lembrar que, além de hábitos alimentares e psicossociais inadequados, pode coexistir no mesmo paciente algo mais que possa ser responsável por seus sintomas.

Fatores anatômicos e psicossociais

Pacientes do sexo feminino são notadamente mais suscetíveis ao surgimento da constipação intestinal[6,9]. Fatores hormonais e anatômicos parecem ser relevantes para essa maior prevalência[10,11]. A pelve feminina é mais larga e a parede anterior do reto não se contrapõe, em quase toda sua extensão, a estruturas anatômicas maciças, como observado nos homens; tais características podem determinar uma maior dificuldade de esvaziamento da ampola retal. Existe uma clara associação entre o surgimento ou agravamento da constipação intestinal e o antecedente de histerectomia[12,13]. O mecanismo fisiopatogênico para essa ocorrência permanece sem um esclarecimento definitivo; as possibilidades incluem variações hormonais, fatores psicológicos, como a depressão, e lesões iatrogênicas dos plexos pélvicos parassimpáticos e nervos hipogástricos quando é feita a ligadura dos ligamentos uterinos. Acrescentamos, ainda, um fator mecânico que pudemos observar claramente em exames de cinedefecorressonância[14]. O útero funciona como um anteparo à parede anterior do reto, pressionando-a na direção posterior e inferior da pelve, facilitando o esvaziamento do conteúdo retal. A ausência do útero, em contrapartida, determina a perda desse suporte à parede anterior do reto, resultando, eventualmente, na formação de retoceles e, consequentemente, em uma maior dificuldade de esvaziamento. Fatores psicossociais também atuam como decisivos para a alta frequência desse sintoma no sexo feminino. O ato evacuatório, desde a infância, para a maioria das mulheres, representa um "desafio", e não um ato fisiológico cotidiano em suas vidas. Frequentemente para as meninas o reflexo evacuatório é postergado, por causa da "impossibilidade momentânea" de poder evacuar "com segurança" e discrição. Já na fase adulta, esses hábitos acabam sendo incorporados em suas vidas, resultando em quadro de constipação intestinal crônica, muito provavelmente desencadeada pelo próprio condicionamento a que foi imposto desde a idade infantil.

Na sociedade moderna, pessoas muito envolvidas com seu trabalho, com sua rotina diária de vida, quase que absolutamente preenchida por suas atividades laborativas, com níveis de estresse e de competição elevados e com pouco tempo para cuidar de si próprias representam um terreno fértil para o surgimento da constipação intestinal. Normalmente são pessoas que se alimentam e dormem irregularmente, e simplesmente não têm tempo para nada, nem mesmo para atender suas necessidades fisiológicas.

É bastante comum, também, a ocorrência de distúrbios psiquiátricos em pacientes obstipados, como depressão, ansiedade, compulsão e mania[4,15,16]. Quando presentes, o tratamento e a resolução do quadro podem ser bastante complexos, e, normalmente, é necessária ajuda de especialista. Deve-se considerar, em casos mais graves, a possibilidade de antecedente de abuso doméstico físico e/ou sexual como fator de origem, tanto para os transtornos mentais como para o surgimento da constipação intestinal[17].

Atividade física regular

Praticar alguma atividade física com regularidade resulta, além dos benefícios cardiovasculares, em melhor funcionamento intestinal. O fortalecimento das musculaturas abdominais e pélvicas parece ser o efeito responsável pela melhora do hábito intestinal. Há quem credite ao sedentarismo, comum na população mais idosa, a responsabilidade pela alta incidência do sintoma neste subgrupo de pessoas[18]. Sabe-se que pacientes idosos acamados têm maior prevalência desse sintoma quando comparados a pacientes da mesma idade, porém com o hábito de praticar regularmente exercícios físicos. Até mesmo a simples rotina de fazer caminhadas pode resultar em grande benefício para o paciente. Melhora da saúde mental, do hábito alimentar e redução do uso de medicamentos que apresentam como efeito colateral a constipação intestinal são alguns dos vários benefícios advindos dessa prática, que é incorporada não como um hábito, mas como um estilo de vida.

Causas extraintestinais

Existem doenças que, apesar de não acometerem diretamente o trato digestivo, podem cursar com episódios de constipação, por vezes transitória, mais comumente de caráter crônico, início insidioso e de piora progressiva.

O hipotireoidismo pode, quando presente, resultar em constipação intestinal; o diagnóstico e o tratamento adequados, com reposição hormonal, resultam, na maioria das vezes, em melhora clínica dos sintomas.

O diabetes pode, também, causar constipação intestinal e, às vezes, quadros de diarreia crônica. A neuropatia periférica com diminuição da sensibilidade visceral pode ser um dos mecanismos responsáveis por causar maior dificuldade evacuatória.

Outras anormalidades endocrinometabólicas podem, também, associar-se à constipação intestinal.

Doenças do sistema nervoso central ou periférico também podem cursar com sintomas de constipação intestinal (Tabela 64.2.2). Por vezes, o uso de medicações específicas para o tratamento de doenças neurológicas apresenta como efeito adverso o surgimento desse sintoma. As lesões traumáticas do sistema nervoso – desde as cerebrais, espinhais e as lesões iatrogênicas após cirurgias pélvicas – também são causas comuns de constipação intestinal. Estudos já demonstraram que, quando há lesão de medula espinhal entre C4 e T12, há um prolongamento significativo do tempo de trânsito cólico à esquerda[19].

Causas intestinais secundárias

Neste grupo de pacientes, o sintoma de constipação é consequência de doenças primárias do intestino grosso, que podem ser causadoras da suboclusão ou oclusão completa da luz do órgão. O câncer colorretal pode cursar com episódios de constipação intestinal, usualmente intercalados por episódios de diarreia. Frequentemente há relato de perda de sangue vivo e/ou muco nas fezes e está relacionada a lesões de cólon esquerdo e reto. A presença desses sinais de alerta reforçam a necessidade de investigação endoscópica. A doença diverticular hipertônica de cólon sigmoide também pode cursar com episódios de constipação intestinal. Todavia, convém ressaltar que esses sintomas normalmente são mais evidentes após uma crise de diverticulite que respondeu ao tratamento clínico medicamentoso. Apesar de debelado o quadro infeccioso, o enrijecimento, a tortuosidade e a diminuição do calibre do órgão resultam em dificuldade de trânsito e, consequentemente, constipação intestinal. Esses pacientes relatam piora dos sintomas de acordo com a alimentação, e a dor abdominal frequentemente está presente, com alívio após a evacuação. É comum o afilamento das fezes, e raramente há relato de hematoquezia. A colopatia chagásica é, também, uma causa comum em nosso meio, principalmente na região Centro-oeste, Minas Gerais e Bahia. A suspeita dessa doença surge com a história de constipação intestinal crônica, com piora progressiva, podendo estar associada a outros sintomas digestivos, como a disfagia, ou cardíacos, como palpitações. A sorologia positiva para doença de Chagas reforça a suspeita clínica, e a confirmação diagnóstica pode ser feita com o enema opaco que evidencia megacólon, usualmente megassigmoide, alongamento importante desse segmento e megarreto. Antecedente de fecaloma e vólvulo aumentam a possibilidade diagnóstica. Por vezes, a suspeita de colopatia chagásica só poderá ser confirmada após a realização de exames complementares, os quais serão mais adiante. Outras causas secundárias podem também causar constipação intestinal (Tabela 64.2.3).

TABELA 64.2.2 – Causas extraintestinais de constipação intestinal

Endocrinometabólicas	Medicamentosas	Psiquiátricas	Neurológicas
Hipotireoidismo	Codeína	Depressão	Neoplasia cerebral
Hipocalemia	Antidepressivo	Psicoses	Parkinson
Gravidez	Ferro	Anorexia	Esclerose múltipla
Diabetes mellitus	Laxativos antracenos	História de abuso físico/sexual	Trauma de medula espinal
Hipercalcemia	Anticolinérgicos	Megacólon psicogênico	Acidente vascular cerebral
Uremia	Antiácidos		Meningocele
Feocromocitoma	Tranquilizantes		Doença de Hirschsprung
Hipopituitarismo	Anti-inflamatórios não hormonais		
Porfiria	Quimioterápicos		
Mucovicidose	Bloqueador de canal de cálcio		

TABELA 64.2.3 – Causas intestinais de constipação intestinal

Causa primária	Obstrução de saída	Anismus
		Descenso perineal
	Neuropatia visceral	Aganglionose congênita
		Síndrome do intestino irritável
	Causa idiopática	Inércia colônica
		Megacolon e/ou megarreto idiopático
	Origem psicogênica	Megacólon psicogênico
Causa secundária	Obstrução mecânica do cólon	Neoplasia
		Volvulo
		Diverticulite crônica de repetição
		Colite isquêmica
		Estenose anastomótica
		Endometriose colorretal
		Intussuscepção retoanal
	Obstrução de saída	Doença orificial
		Retocele
		Sigmoidocele/enterocele
		Prolapso retal
	Neuropatia visceral	Doença de Chagas

Causas intestinais primárias

Como o próprio nome sugere, a origem do sintoma de constipação estaria no próprio intestino ou na musculatura do diafragma pélvico envolvida no ato evacuatório. Didaticamente, podemos dividir essas causas em quatro grupos: 1) obstrução de saída; 2) neuropatia visceral; 3) origem psicogênica; 4) causa idiopática. Entretanto, na prática diária, é comum termos pacientes obstipados cuja caracterização diagnóstica se torna muito difícil. No grupo de pacientes com obstrução de saída, destacamos aqueles portadores de anismus, condição clínica já descrita na década de 1960 que se caracteriza pela incoordenação motora da musculatura do diafragma pélvico (mais especificamente do músculo puborretal) durante o esforço evacuatório; para tais pacientes, quando se faz necessário o relaxamento desses músculos, ocorre, paradoxalmente, a contração ou o não relaxamento adequado, dificultando o esvaziamento do reto[20]. O descenso perineal normalmente está associado à neuropatia dos nervos pudendos, e fica difícil estabelecer se isso ocorre como causa ou em consequência do quadro de constipação intestinal crônica[21,22]. Em pacientes portadores da síndrome do intestino irritável com constipação intestinal, o que prevalece são sintomas de dor e distensão abdominal, que aliviam após a evacuação. A correção do hábito intestinal nem sempre é suficiente para aliviar os sintomas desses pacientes, visto que essa hipersensibilidade visceral está relacionada a fatores intrínsecos do sistema neuroentérico da parede intestinal, mais especificamente, aos receptores da serotonina[23]. Na população pediátrica, destacam-se como causa primária da constipação intestinal a doença de Hirschsprung[24,25] e o megacólon psicogênico[26,27] – o primeiro, uma condição congênita em que há aganglionose dos plexos de Meissner e Auerbach, e o segundo, como uma condição adquirida, por volta dos 2 aos 4 anos de idade, relacionada a fatores do desenvolvimento psicossocial da criança. A inércia colônica é outra causa primária de constipação intestinal, a qual, a despeito do grande número de publicações produzidas recentemente, trata-se de uma situação rara, de difícil diagnóstico e de prognóstico incerto.

AVALIAÇÃO CLÍNICA DA CONSTIPAÇÃO DE CAUSA INTESTINAL

A observação atenta para alguns detalhes da história clínica do paciente é de grande utilidade para identificar o(s) fator(es) causador(es) desse sintoma. Constipação intestinal associada à dor abdominal que alivia após a evacuação é sugestiva de síndrome do intestino irritável. Por outro lado, a utilização de suporte perineal que auxilia no ato evacuatório e a sensação de evacuação incompleta sugerem mecanismos de obstrução de saída.

Os hábitos alimentares de pacientes obstipados são, na maioria dos casos, pobres em fibras e deficientes na ingestão de líquidos. Mudar esses hábitos, como já comentamos, pode se tornar um desafio muito maior do que parece a princípio. A proposta não consiste em mudar apenas a dieta, mas sim o estilo de vida, com adoção de hábitos de vida saudáveis, como a realização de atividade física regular e maior tempo para o lazer. Há, frequentemente, um período de negação da própria responsabilidade para o surgimento dos sintomas. Uma parcela significativa de pacientes tem dificuldade em reconhecer a deficiência de fibras e líquidos em sua rotina alimentar, além de ignorar a importância de mudanças em seus hábitos de vida; outro grupo de pacientes simplesmente não consegue mudar seus hábitos, e, apenas uma minoria consegue, persistentemente, adotar novas rotinas em seus estilos de vida.

AVALIAÇÃO PSICOLÓGICA

Tratar constipação intestinal implica na necessidade de se avaliar os pacientes como um todo; alterações da esfera emocional normalmente estão presentes como causa ou como consequência deste sintoma. Períodos de maior estresse podem agravar os sintomas de constipação intestinal, além de determinar a falha do tratamento clínico. Por essas razões, frequentemente se faz necessário abordar aspectos do cotidiano da vida desses pacientes, na tentativa de se identificar fatores psicossociais que poderiam estar corroborando para o surgimento do sintoma.

Para aqueles que tiveram seus sintomas de constipação intestinal iniciados ainda na infância, refratários ao tratamento clínico conservador, deve-se investigar a possibilidade de traumas psicológicos, como afastamento do convívio dos pais, perda de parentes próximos ou, até mesmo, violência doméstica e abuso físico ou sexual.

A constipação intestinal que surge na infância pode ter particularidades distintas a erros de hábitos alimentares, podendo, inclusive, ser causa do surgimento da encoprese e do megacólon psicogênico. Normalmente, os sintomas surgem durante a fase anal de desenvolvimento sexual da criança. Nesse período, também descrito como fase da libido ou hedonismo anal, o desejo e o prazer localizam-se, primordialmente, nas excreções e fezes. Freud subdividiu-o em duas fases: a primeira, que é de expulsão, durante a qual o prazer vem da evacuação das fezes, e a segunda, que é a de retenção, isto é, o prazer advém do acúmulo de fezes na ampola retal. Coincidentemente, a fase anal ocorre justamente no período em que a criança adquire o controle esfincteriano. Aprender a controlar o desejo evacuatório traduz-se, também, em estar limpo ou em estar sujo. Pais muito rigorosos e repressivos em seus métodos de educação, com exigência de horários para ir ao banheiro ou punição por "ainda" sujar suas roupas, trazem implicações diretas no comportamento da criança, que passa a reter as fezes e constipar-se.

Apressar a criança com comandos do tipo "termina logo com isto", só irá provocar um quadro de grande ansiedade.

Outra situação peculiar, na qual a criança busca maior atenção de seus pais, a retenção voluntária das fezes é uma arma eficaz de manipulação das emoções de seus familiares, causando grande preocupação e consequente envolvimento afetivo com a criança. A história clínica é quase sempre a mesma, de sintomas de constipação intestinal que surgiram logo após a retirada das fraudas, fato este por vezes realizado de forma ainda intempestiva. Observa-se uma mudança de comportamento da criança que se torna mais arredia, se escondendo nos cantos das paredes da casa. Quando evacua, normalmente há eliminação de fezes bastante calibrosas. O diagnóstico diferencial deve ser feito com a doença de Hirschsprung, e, para tanto, a eletromanometria, pela possibilidade de avaliação do reflexo inibitório retoanal, tem papel fundamental para elucidação do caso.

EXAMES CONVENCIONAIS DE ESTUDO DOS CÓLONS E RETO
Enema opaco e videocolonoscopia

Antes de discutir qual método deve ser empregado, é importante ressaltar que nem sempre é essencial a investigação de todo o cólon de pacientes obstipados. A refratariedade dos sintomas e a presença de outros sinais de alerta justificam sua recomendação. O enema opaco, em nossa visão, tem vantagens sobre a videocolonoscopia na avaliação de pacientes obstipados. Utilizando-se a radiografia contrastada, podemos obter uma melhor avaliação da forma, diâmetro, extensão e dos contornos dos cólons e reto. A videocolonoscopia deve ser realizada na vigência de outros sinais de "alerta", como sangramento retal, alteração súbita do hábito intestinal, e naqueles pacientes com idade acima de 50 anos e com história familiar de câncer colorretal.

EXAMES DE AVALIAÇÃO DA FISIOLOGIA EVACUATÓRIA

A avaliação e o tratamento iniciais de pacientes obstipados de causa primária são capazes de elucidar o diagnóstico e equacionar o sintoma em 80 a 90% dos casos, a despeito da frequente refratariedade das queixas do paciente, usualmente relacionadas à falta de aderência aos novos hábitos de vida. Para uma minoria dos casos, alguns exames mais sofisticados podem ajudar na identificação das causas da constipação intestinal, e serão descritos a seguir.

Tempo de trânsito cólico (TTC)

Este exame tem como objetivo avaliar o tempo decorrido entre a ingestão de marcadores radiopacos e sua evacuação. Vários métodos foram propostos para avaliação do tempo de trânsito intestinal, porém, muitas dessas propostas têm apenas valor histórico, como radiografias simples com sulfato de bário[28], métodos colorimétricos (carmim, carvão[29]), o uso de partículas inabsorvíveis (sementes e contas[30]) e os meios químicos (tiocianato de cobre[31]). Atualmente, os métodos mais aplicados para medida do trânsito intestinal são o uso de partículas radiopacas e a cintilografia.

Marcadores radiopacos

O uso de marcadores radiopacos para avaliação do tempo de trânsito cólico é uma maneira simples, de fácil reprodução e de custo relativamente baixo. Com este exame é possível categorizar, de forma não invasiva, os quadros de constipação funcional[32].

Atualmente, são utilizados marcadores radiopacos atóxicos e acondicionados no interior de cápsulas que, depois de ingeridas, liberam seu conteúdo na luz intestinal, sendo possível sua identificação com radiografias simples de abdome (Figura 64.2.1).

Existem vários protocolos descritos para a realização deste exame, com diferenças nas quantidades de anéis radiopacos ingeridos e de radiografias realizadas. No Serviço de Coloproctologia da Faculdade de Medicina da Universidade Federal de Goiás, adota-se a seguinte rotina:
- Dia 0: dia da ingestão da cápsula contendo 24 anéis radiopacos.
- Dia 3: radiografia simples de abdome, com incidência anteroposterior.
- Dia 5: radiografia simples de abdome, com incidência anteroposterior.

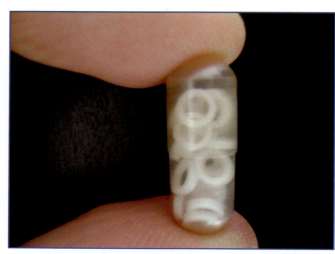

Figura 64.2.1 – Cápsula com anéis radiopacos utilizada para avaliação do tempo de trânsito cólico.

Nenhum preparo intestinal é indicado antes da administração da cápsula, assim como deve-se evitar o uso de drogas laxativas ou "constipantes" no período de avaliação. Estimula-se a ingestão diária de uma dieta rica em fibras (entre 20 e 30 g) e de pelo menos 2 L de água ou bebidas não alcoólicas e não cafeinadas. A cada radiografia realizada, registra-se a localização dos marcadores radiopacos, assim como a quantidade de anéis já eliminados.

Eventualmente, a sobreposição de estruturas ósseas, materiais de síntese (como placas metálicas) ou materiais do vestuário do paciente que porventura não foram retirados antes do exame geram dúvidas na contagem dos anéis radiopacos. A realização de radiografia complementar, com modificações na incidência dos raios X, esclarece tais dúvidas com relativa facilidade.

Não há um consenso sobre qual seria o tempo normal de trânsito intestinal. Mas, para a maioria dos autores, a eliminação de pelo menos 80% dos marcadores contados na radiografia do terceiro dia após a ingestão da cápsula é considerada como normal. Sobrado et al.[33] avaliaram o tempo de trânsito cólico de voluntários assintomáticos com esses marcadores, e observou que a média de tempo do trânsito cólico foi de 36,61 horas ± 3,48 horas, com tempo de trânsito segmentar muito semelhante (cólon direito, 11,51 ± 2,28 horas; cólon esquerdo, 12,14 ± 2,19 horas; retossigmoide, 12,96 ± 2,23 horas). Observaram, ainda, que o trânsito era mais lento no sexo feminino (40,9 horas em média) que no sexo masculino (32,5 horas em média).

O tempo de trânsito cólico segmentar, proposto por Archan et al.[34] determina a realização de radiografias a cada 24 horas, e avaliam-se o número e a topografia dos marcadores presentes. No entanto, a identificação do tempo de trânsito segmentar traz pouca utilidade prática para rotina ambulatorial. Alguns estudos demonstraram que a realização de colectomia parcial em pacientes que apresentavam retardo segmentar do trânsito cólico eram seguidos de resultados funcionais pós-operatórios desapontadores, com alta incidência de recidiva dos sintomas de constipação intestinal[35,36].

Cintilografia colônica

O método cintilográfico consiste na ingestão de material radioativo (cápsulas com moléculas ou microesferas marcadas com radioisótopos) e posterior obtenção de imagens captadas em uma gama câmara. A maior limitação do uso desse método consiste na dificuldade de disponibilidade do marcador *Índio 111* em nosso país, considerado um dos radiofármacos mais adequados para o estudo do trânsito intestinal, em virtude de sua meia-vida permitir avaliação do trânsito intestinal até três dias após sua ingestão. Outros marcadores, como Tc 99m-DTPA, Tc 99-mesalazina, I 131-celulose, Tc 99-coloides sulfúricos e In111-DTPA, apesar de disponíveis, apresentam limitações na prática diária. Alguns autores sugerem como método de avaliação o uso do citrato de Gálio 67 marcando partículas de carvão ativado, por ser mais barato e disponível, e por não ser absorvido após sua ingestão pelo tubo digestivo. Além disso, a meia-vida desse radioisótopo (78 horas) torna-se apropriada para estudos mais prolongados, como ocorre na constipação crônica (Tabela 64.2.4). Contudo, a experiência com este método diagnóstico ainda é pequena em nosso meio profissional.

TABELA 64.2.4 – Radionucleotídeos utilizados para diagnóstico em medicina nuclear (observe que, das drogas que podem ser utilizadas para estudo do trânsito intestinal, aquelas com meia-vida mais prolongada, estão grafadas em negrito)

NUCLÍDEO	MEIA-VIDA (h)
99mTc	6
123I	13
67Ga	**78**
111In:	**67**
201Tl*	73

* Utilizado para estudo de função renal

AVALIAÇÃO DOS RESULTADOS DO TTC
1. TTC normal

A constatação de trânsito normal em pacientes que se intitulavam constipados sugere a ocorrência de "constipação intestinal crônica factícia", quando o paciente mostra-se insatisfeito com seu padrão de funcionamento intestinal, a despeito de ser considerado um ritmo intestinal dentro dos limites da normalidade. Pacientes portadores da síndrome do intestino irritável (SII), embora possam ter o TTC preservado, apresentam sintomas como distensão e dor abdominal, os quais são atribuídos à falta de uma frequência evacuatória satisfatória; sabe-se, entretanto, que esses sintomas ocorrem mais verdadeiramente em função da hipersensibilidade visceral mediada por mecanismos de liberação de receptores da serotonina, e não de um trânsito intestinal lento.

2. TTC com retenção difusa

Oitenta por cento dos anéis radiopacos devem ser eliminados no terceiro dia após a ingestão da cápsula, e a totalidade desses marcadores, no quinto dia de avaliação. Se estes permanecem distribuídos ao longo de todo o cólon, há a possibilidade de tratar-se de um caso de "inércia cólica". A(s) causa(s) desta enfermidade permanece(m) sem esclarecimento. Existem apenas suspeitas histopatológicas e teorias ainda não completamente convincentes que sugerem algumas possibilidades, como a redução do número de células de Kajal[37], a modificação dos reflexos colocólicos[38] e da sensibilidade visceral, assim como a diminuição do número de receptores da serotonina[39,40]. O retardo do TTC com padrão de retenção difusa é um parâmetro importante para diferenciar pacientes portadores da síndrome do intestino irritável (SII), com predominância de sintomas de constipação (TTC normal) daqueles pacientes portadores de constipação crônica idiopática (com TTC reduzido).

3. TTC com retenção distal

O terceiro padrão de retenção dos marcadores é o de obstrução distal ou de saída. Nessa situação, a maioria dos marcadores permanece retida na região do reto e sigmoide no terceiro e no quinto dias de avaliação, sugerindo um quadro de defecação obstruída (Figura 64.2.2). Suposta obstrução de saída pode ocorrer em decorrência de uma única ou de associadas alterações anatômicas e/ou funcionais do reto e diafragma pélvico (retocele, enterocele, sigmoidocele, descenso perineal aumentado, a procidência interna e a contração paradoxal do músculo puborretal ou anismus). A avaliação dinâmica do ato evacuatório, seja pela ultrassonografia, cinedefecografia, cinedefecorressonância ou eletromiografia, é essencial para complementação diagnóstica desses pacientes.

Apesar de a utilidade da avaliação do TTC como método diagnóstico ser capaz de estabelecer a qual subgrupo determinado paciente obstipado deve pertencer, algumas limitações desse método devem ser mencionadas:
- Pacientes cuja principal queixa é a sensação de evacuação incompleta, esforço evacuatório excessivo ou desconforto abdominal. Podemos encontrar uma avaliação normal do trânsito intestinal nessas situações, reforçando a ideia atual de que a definição de constipação intestinal não deve ter como único parâmetro a frequência evacuatória.

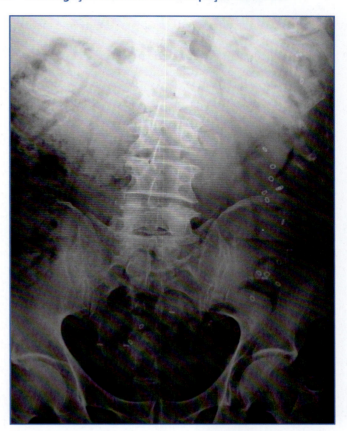

Figura 64.2.2 – Radiografia simples de abdome realizada 5 dias após a ingestão da cápsula com anéis radiopacos. Observa-se a presença de todos os 24 marcadores retidos no cólon esquerdo e no reto, sugestivo de um mecanismo de obstrução de saída.

- O que se avalia neste exame consiste, simplesmente, em uma fotografia de um filme muito mais complexo do que representa verdadeiramente o trânsito intestinal na vida cotidiana do paciente. Inúmeros fatores podem influenciar o resultado, como a dieta adotada naquele período, o estado emocional do paciente, a variação hormonal, o uso de medicações etc. Uma prova definitiva da interferência externa nos resultados é o comum efeito "placebo" que as cápsulas com marcadores radiopacos podem apresentar, as quais são eventualmente responsabilizadas pelos pacientes por um efeito laxativo após sua ingestão.
- A distribuição difusa dos marcadores deve ser considerada como provável indicação de uma inércia colônica. Deve-se, porém, excluir causas de obstrução de saída ao trânsito intestinal, mesmo sabendo que, mais comumente, para esse tipo de alteração, encontramos uma distribuição distal dos marcadores no cólon sigmoide e reto. Em pacientes com graves sintomas de constipação, a impactação fecal pode causar um obstáculo ao deslocamento dos marcadores, retendo-os no cólon direito, o que poderia causar a falsa impressão de que a difusa retenção dos marcadores é causada por uma dismotilidade universal dos segmentos dos cólons.

- Deve-se, ainda, diante da suspeita do diagnóstico de inércia colônica, avaliar o tempo de trânsito orocecal. É possível que, além do retardo de trânsito cólico, o paciente apresente trânsito lento do trato digestivo superior. Essa pandismotilidade digestiva é causa de insucesso do tratamento cirúrgico de uma suposta inércia colônica[41-43].
- Concluir pelo diagnóstico de inércia colônica têm implicações terapêuticas importantes. Pacientes com essa enfermidade, mesmo quando bem selecionados, são submetidos a tratamento cirúrgico de grande porte (colectomia total com ileorreto anastomose), associado a taxas de morbidade morbidez e mortalidade até então inexistentes para sua condição prévia de obstipado. Tão grave, ainda, é a possibilidade de que, para alguns pacientes operados, persistam alguns dos sintomas presentes no período pré-operatório, como dor, desconforto e gases abdominais.
- A despeito de alguns estudos tentarem identificar alguma alteração anatomopatológica para pacientes com suposto diagnóstico de inércia colônica, sua caracterização ainda é fundamentada na história clínica e em estudos funcionais, cuja interpretação do resultado pode ser alterada por inúmeros fatores intrínsecos e extrínsecos imprevisíveis e, portanto, impossíveis de serem completamente controlados pelo médico assistente no momento de estabelecer um diagnóstico final.

Tempo de trânsito orocecal

A retenção difusa de marcadores observada no quinto dia de estudo do tempo de trânsito cólico merece outras considerações não menos importantes, com implicação direta na terapia proposta a esses pacientes. Não raramente, esse padrão sugestivo de inércia colônica pode também estar associado à dismotilidade do trato gastrintestinal alto (pseudo-obstrução intestinal). A complementação diagnóstica com a realização do tempo de trânsito orocecal, a manometria de delgado, manometria esofágica e o tempo de esvaziamento gástrico por cintilografia podem, portanto, ser necessárias para a obtenção de um diagnóstico ainda mais preciso[44-48].

Cinedefecografia (CD)

A cinedefecografia é um exame que reproduz o ato evacuatório do paciente muito próximo daquele que acontece em seu cotidiano. Tem sua maior importância em situações clínicas nas quais se suspeita de um mecanismo de obstrução de saída, seja ele funcional (anismus) ou anatômico (retoceles, sigmoidoceles, descenso perineal, intussuscepção anorretal). O exame é realizado conforme as seguintes normas técnicas:

1) Prescreve-se ao paciente dois enemas evacuatórios: o primeiro, quatro horas antes do exame, e o segundo, duas horas antes.
2) O contraste a ser injetado via retal é uma mistura de fubá de milho e suspensão de sulfato de bário, a qual resulta em uma massa homogênea, de consistência pastosa.
3) O paciente é posicionado em decúbito lateral esquerdo, em uma mesa de fluoroscopia.
4) Injeção da pasta de bário via retal é feita através de uma sonda retal, até que o paciente informe o desejo de evacuar.
5) O paciente é posicionado em um assento radiotransparente
6) Posiciona-se o tubo fluoroscópico na altura da pélvis para incidência lateral da radiação.
7) Solicita-se ao paciente que faça a contração do canal anal, seguido de relaxamento e esforço evacuatório.
8) Durante o esforço evacuatório, as imagens da movimentação do conteúdo retal são visualizadas e gravadas em um aparelho de videocassete, ou mesmo digitalizadas e armazenadas em arquivo de vídeo, quando se trata de equipamento mais moderno, para posterior análise do exame.

Deve-se considerar que fatores externos podem interferir no resultado do exame, principalmente quando há suspeita do diagnóstico do anismus[49,50] O fato de expor o paciente a um ambiente diferente do habitual e solicitar que ele evacue diante de pessoas estranhas pode, por si só, ser motivo para alterar sua dinâmica evacuatória. É possível adotar medidas que atenuam a influência de tais fatores no resultado do exame. O paciente deve ser minuciosamente esclarecido sobre o procedimento e as solicitações que lhe serão feitas durante o exame. Deve-se proporcionar um ambiente calmo, com luz atenuada, temperatura agradável e com o mínimo de pessoas dentro do recinto. Por vezes, é necessário questionar o paciente se há uma reprodução dos sintomas durante o exame. Quando há dúvidas sobre a dificuldade de eliminar o contraste retal, solicita-se ao paciente que se dirija ao toalete, e, estando então em ambiente de completa privacidade, solicita-se que ele tente, mais uma vez, evacuar o contraste. Caso essa segunda tentativa seja bem-sucedida, fica claro que o constrangimento ao qual ele havia sido submetido fora o motivo maior de não ter evacuado de maneira satisfatória durante o exame.

Apesar da importância desse exame, da maior acessibilidade ao equipamento necessário sua para realização e do custo menor quando comparado à cinedefecorressonância, a disponibilidade deste método diagnóstico parece ainda ser restrita a poucos centros médicos do Brasil.

Cinedefecorressonância (CDR)

Trata-se da evolução natural da cinedefecografia, com possibilidade de observar, com mais detalhe, as estruturas anatômicas pélvicas durante toda a dinâmica evacuatória[51-53]. Ao contrário da CD, podemos observar não somente o contraste intrarretal, mas os órgãos pélvicos e a relação entre eles durante o ato evacuatório. Podemos, portanto, avaliar não apenas as alterações anatômicas e funcionais do períneo posterior, mas, também, aquelas presentes no períneo anterior, comumente associadas, como cistoceles e enteroceles. Por meio deste exame é possível observar, com clareza, o papel do útero durante o esforço evacuatório, pressionando a parede anterior do reto e, consequentemente, facilitando o esvaziamento do reto. Outras alterações anatômicas, até então pouco identificadas, como enteroceles retrorretais, puderam ser identificadas (Figuras 64.2.3A e B). A CDR traz, ainda, as vantagens de não expor o paciente à radiação e ser de realização mais rápida. Em contrapartida, trata-se de um exame de custo elevado, que exige um programa de computador específico para estudo dinâmico pela ressonância e é, portanto, pouco acessível à maioria dos pacientes. Outro fator limitante seria a posição na qual o paciente permanece durante o exame (Figura 64.2.4). Realizamos um estudo comparando os resultados da CD e da CDR em dez pacientes do sexo feminino, todas com queixas de constipação intestinal[15]. Pudemos constatar que, apesar de tais exames serem realizados com o paciente colocado em posições distintas (o primeiro exame, com o paciente sentado, e o segundo, deitado em decúbito dorsal, com pernas e troncos fletidos em 30°), os resultados foram semelhantes em todos os casos estudados. A exceção foi a medida do descenso perineal estático, o qual foi mais acentuado na CD. A justificativa dessa diferença estaria justamente na posição adotada pelo paciente durante o exame. Quando ele se encontra na posição sentada, a ação da gravidade já posiciona o diafragma pélvico em uma posição mais baixa do que quando este mesmo paciente se encontra deitado. Quando há esforço evacuatório, os valores do descenso dinâmico voltam a ser superponíveis nos dois métodos, visto que o fator que mais influencia o descenso perineal, nesta etapa do exame, é o esforço evacuatório e consequente aumento da pressão intra-abdominal, que ocorre semelhantemente nas duas situações (sentado ou deitado). Esse estudo, portanto, evidenciou que a posição do paciente não traz influencia importante na análise final dos resultados.

Eletromanometria anorretal

A eletromanometria anorretal pode ser um exame importante para o diagnóstico da colopatia chagásica, uma vez que este exame possibilita avaliar a presença do reflexo inibitório retoanal[54]. Em situações nas quais o paciente apresenta quadro clínico de constipação intestinal crônica, de piora progressiva, com sorologia positiva para doença de Chagas e megacólon radiológico, o diagnóstico pode ser feito sem a necessidade de avançar na investigação.

No entanto, há casos de pacientes com constipação crônica, sorologia positiva para doença de Chagas, mas sem megacólon radiológico. Neste contexto, deve-se considerar a alta prevalência de sorologia positiva para doença de Chagas em nosso meio e que apenas 30% destes indivíduos soropositivos irão apresentar alguma forma clínica isolada ou associada da doença (isto é, megacólon, megaesôfago, cardiopatia chagásica e outras formas mais raras como megaduodeno)[55]. Estabelecer uma relação causal entre sorologia positiva e

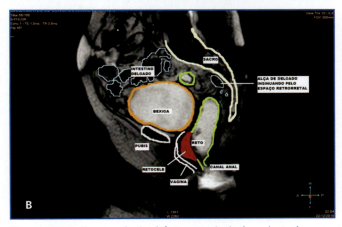

Figura 64.2.3 – Imagem de cinedefecorressonância de paciente do sexo feminino histerectomizada, durante esforço evacuatório. As duas imagens são as mesmas: a radiografia (B) tem, em destaque, a representação gráfica das diversas estruturas pélvicas e anormalidades corresponsáveis para o surgimento da constipação intestinal, como retocele anterior, enterocele retrorretal e descenso perineal, apresentando diversas alterações do diafragma pélvico. (Imagens cedidas pela Dra. Ana Paula Teixeira Moreira Leite, Clínica São Marcelo, Goiânia-GO).

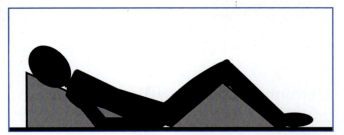

Figura 64.2.4 – Ilustração do posicionamento do paciente durante o exame de cinedefecorressonância.

surgimento dos sintomas de constipação intestinal seria, no mínimo, precipitado. Pela elucidação do reflexo inibitório retoanal, a eletromanometria anorretal poderia, então, definir se existe ou não acalásia esfincteriana, e, consequentemente, estabelecer se há relação entre causa (colopatia chagásica) e efeito (constipação intestinal).

A eletromanometria exerce, ainda, um importante papel na elucidação diagnóstica de constipação intestinal em crianças, principalmente quando os sintomas surgiram em idade muito precoce. Há, nessas situações, a possibilidade de se tratar de um caso de megacólon congênito ou doença de Hirschsprung. Esses pacientes revelam, à eletromanometria, a ausência do reflexo inibitório retoanal, ou acalásia do esfíncter interno do ânus, à semelhança da colopatia chagásica. Desde a introdução desse método no Serviço de Coloproctologia da Faculdade de Medicina da UFG, mais de 100 crianças com menos de 5 anos foram encaminhadas ao nosso laboratório para investigação de provável megacólon congênito de segmento curto ou ultracurto. Em apenas três pacientes foi observada acalásia do esfíncter interno, confirmando a suspeita inicial. Deve-se enfatizar que, na maioria dos casos, a adoção rotineira desse método para a investigação diagnóstica da constipação intestinal em crianças evitou a necessidade de procedimentos diagnósticos ou terapêuticos mais invasivos, como a biópsia retal.

Ultrassonografia de canal anal

O advento da ultrassonografia endoanal capaz de gerar imagens com três dimensões trouxe novas aplicações desse método diagnóstico para as diversas condições anatômicas e funcionais do diafragma pélvico causadoras de constipação intestinal por obstrução de saída[56]. Estudos controlados evidenciaram que com o uso desse exame é possível identificar pacientes com retoceles, intussuscepção retoanal e anismus, e até mesmo identificar o descenso perineal durante as distintas fases de repouso, contração voluntária e esforço evacuatório[57-59] (Figuras 64.2.5A, B, C, D e E). A presença da sonda ultrassonográfica posicionada no canal anal não parece interferir nos resultados obtidos, quando comparados com a cinedefecografia convencional. Ressalta-se, ainda, o fato de este exame não expor o paciente à radiação e a possibilidade de capturar e armazenar, dinamicamente, as imagens do canal anal durante o repouso, contração voluntária e esforço evacuatório, podendo ser revistas e estudadas detalhadamente em outro momento.

A limitação do uso da ultrassonografia de canal anal é o custo do equipamento e, consequentemente, a baixa disponibilidade dessa tecnologia para a grande maioria de pacientes.

Eletromiografia do diafragma pélvico

A eletromiografia é um método capaz de avaliar a atividade elétrica muscular, sendo possível, portanto, utilizá-la para a musculatura anorretal. Por algum tempo, e ainda segundo alguns autores, trata-se do método padrão-ouro para avaliação de anismus[60]. Entretanto, o desconforto causado pela

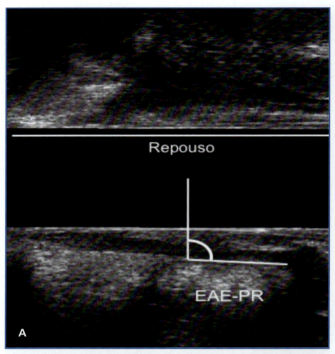

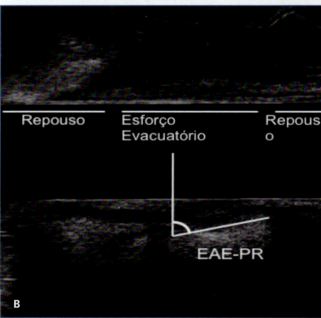

Figura 64.2.5A e B – Paciente da imagem (A) em repouso (observa-se a angulação anorretal – 94°). O mesmo paciente (B), durante o esforço evacuatório. Percebe-se que o ângulo anorretal, em vez de ficar mais obtuso, torna-se mais agudo, correspondendo ao diagnóstico de anismus. (Imagens gentilmente cedidas pela Profa. Sthela Maria Murad Regadas, da Faculdade de Medicina da Universidade Federal do Ceará, em Fortaleza).

aplicação de agulhas ao redor da margem anal com eletrodos capazes de registrar atividade muscular durante o ato evacuatório representa uma grande limitação. Fica difícil imaginar que alguém com dor na região perianal seja capaz de

Capítulo 64 – Constipação Intestinal
Capítulo 64.2 – Investigação Racional da Obstipação Intestinal

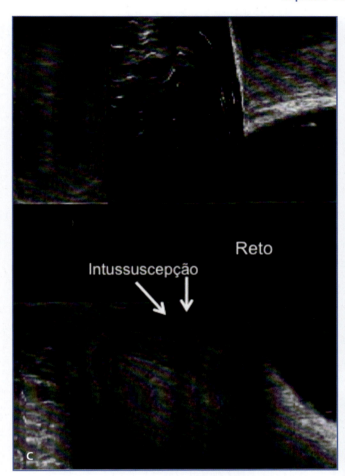

Figura 64.2.5C – Paciente com sensação de evacuação incompleta. Percebe-se, durante esforço evacuatório, a presença de intussuscepção retoanal. (Imagem gentilmente cedidas pela Profa. Sthela Maria Murad Regadas, da Faculdade de Medicina da Universidade Federal do Ceará. Fortaleza).

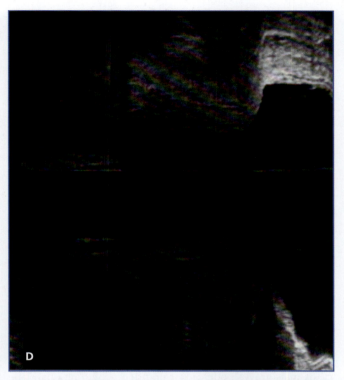

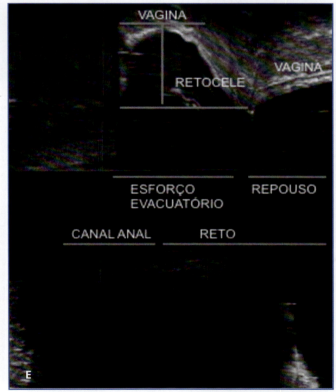

Figura 64.2.5D e E – Os dois exames de ultrassonografia endoanal 3D foram de pacientes distintas durante esforço evacuatório. Nota-se, na imagem (D), que não há protrusão da parede anterior do reto em direção à vagina. Em (E), podemos observar e mensurar a presença de retocele anterior, responsável pelos sintomas de obstrução de saída. (Imagens gentilmente cedidas pela Profa. Sthela Maria Murad Regadas, da Faculdade de Medicina da Universidade Federal do Ceará, em Fortaleza).

reproduzir o ato evacuatório habitual. O uso de eletrodos de superfície seria uma alternativa aos eletrodos de agulha[61]. Porém, durante o esforço evacuatório, o que se espera acontecer é a redução da atividade mioelétrica dos músculos esfíncter externo e puborretal e um aumento da atividade do músculo pubococcígeo, visando evitar uma descida exagerada do diafragma pélvico[62]. Consequentemente, a captação de atividade mioelétrica através desses eletrodos pode não representar o grupamento muscular de interesse de estudo, dificultando a interpretação dos resultados. Seu uso está mais difundido para o tratamento desses pacientes, mais especificamente para a realização de sessões de *biofeedback*[63].

Teste da expulsão de balão intrarretal

O teste de expulsão de balão intrarretal parece ser, *a priori*, a forma mais simples de avaliar a capacidade de expulsão do conteúdo retal. Trata-se da introdução de um balão intrarretal com água, seguida da solicitação ao paciente que o elimine por meio de esforço evacuatório. Seu maior valor estaria naqueles pacientes que conseguem executar tal solicitação, praticamente afastando a possibilidade de uma obstrução de saída. Contudo, para aqueles que não apresentam sucesso nessa manobra, deve-se adotar maior cautela antes de enquadrá-los como portadores de obstrução de saída[63]. O balão tem propriedades físicas bastante distintas das do conteúdo fecal, tais como capacidade de deformação, consistência, formato, impossibilidade de fragmentação, viscosidade e resistência de superfície, características estas que podem, por si só, determinar uma maior dificuldade de evacuá-lo.

CONSIDERAÇÕES FINAIS

Diagnosticar e tratar adequadamente um paciente com queixa de constipação intestinal representa um grande desafio ao especialista, visto que fatores dietéticos, psicossociais, sistêmicos e primários do trato digestivo podem estar presentes isoladamente ou, mais comumente, em associação.

Mudar os hábitos de vida de uma pessoa é sempre um grande desafio, exige disciplina do paciente, e paciência e perseverança do médico assistente. Apesar de serem situações clínicas que não colocam em risco a vida do paciente, nos casos mais graves pode causar grande impacto na qualidade de vida, e, por isso, merece a devida atenção e o envolvimento da assistência médica.

Causas primárias da constipação intestinal representam uma minoria absoluta dos casos, portanto, a investigação mais aprofundada com exames que avaliam a fisiologia dos cólons, reto e musculatura anorretal deve ser realizada com critério e senso crítico.

Identificar os fatores causadores da constipação intestinal aumenta a chance de sucesso do tratamento; equipe multidisciplinar pode ser necessária para estabelecer um diagnóstico preciso e uma terapia adequada.

REFERÊNCIAS BIBLIOGRÁFICAS

1. Drossman DA. The functional gastrointestinal disorders and the Rome III Process. Gastroenterology 2006;130:1377-90.
2. Sonnenberg A, Koch TR. Epidemiology in the United States. Dis Colon Rectum 1989;32:1-8.
3. Whitehead WE, Chaussade S, Corazziari E, Kumar D. Report of an international workshop on management of constipation. Gastroenterology Intl 1991;4:99-113.
4. Everhart JE, Go VLW, Johanes RS, Fitzsimmons SC, Roth HP White LR. A longitudinal survey of self-reported bowel habits in the United States. Dig Dis Sci 1989;34: 1153-62.
5. Talley NJ, Fleming KC, Evans JM, O'Keefe EA, Weaver AL, Zinsmeister AR et al. Constipation in an elderly community: a study of prevalence and potential risk factors. Am J Gastroenterol 1996;91:19-25.
6. Talley NJ, Weaver AL, Zinmeister AR, Melton LJ. Functional constipation and outlet delay: a population-based study. Gastroenterology 1993;105:781-90.
7. Glia A, Lindberg G. Quality of life in patients with different types of functional constipation. Scand J Gastroenterol 1997;32:1083-9.
8. Schiller LR. Review article: the therapy of constipation. Aliment Pharmacol Ther 2001;15:749-63.
9. Devroede G. Constipation. In: Sleisenger MH, Fordtran JS eds. Gastrointestinal Disease: Pathophysiology, Diagnosis and Treatment. Philadelphia: WB Saunders; 1989. p. 331-68.
10. Read NW, Timms JM, Barfield LJ, Donnelly TC, Bannister JJ. Impairment of defecation in young women with severe constipation. Gastroenterology 1986;90:53-60.
11. Christofides ND, Ghatei MA, Bloom SR, Borberg C, Gillmer MDG. Decreased plasma motilin concentrations in pregnancy. Br Med J 1982;285:1453-4.
12. Preston DM, Rees LH, Lenard-Jones JE. Gynecological disorders and hyperprolactinemia in chronic constipation. Gut 1983;24:A480.
13. Taylon T, Smith AN, Fulton PM. Effects of hysterectomy on bowel function. Br Med J 1989;299:300-1.
14. Roe AM, Bartolo DC, Mortensen NJ. Slow transit constipation. Comparison between patients with or without previous hysterectomy. Dig Dis Sci 1988;33:1159-64.
15. Prieto FG, Moreira Jr H, Leite APTM, Moreira JPT, Melo APSA, Lauar MV et al. Estudo comparativo entre cinedefecografia e cinedefecorressonância para avaliação de distúrbios do assoalho pélvico. Ver Bras de Colo-proctologia 2009;29:27-8.
16. Dykes S, Smilgin-Humphreys S, Bass C. Chronic idiopathic constipation: a psychological enquiry. European Journal of Gastroenterology & Hepatology 2001;13:39-44.
17. Wald A, Hinds JP, Caruana BJ. Psychological and physiological characteristics of patients with severe idiopathic constipation. Gastroenterology 1989;97:932-7.
18. Leroi AM, Bernier C, Watier A, Hémond M, Goupil G, Black R et al. Prevalence of sexual abuse among patients with functional disorders of the lower gastrointestinal tract. Int J Colorectal Dis 1995;10:200-6.
19. De Schryver AM, Keulemans YC, Peters HP et al. Effects of regular physical activity on defecation pattern in middle-aged patients complaining of chronic constipation. Scand J Gastroenterol 2005;40(4):422-9.
20. Menardo G, Bausano G, Corazziari E, Fazio A, Marangi A, Genta V et al. Large-bowel transit in paraplegic patients. Dis Colon Rectum 1987;30:924:928.
21. Wasserman JF. Puborectalis syndrome: rectal stenosis due to anorectal spasm. Dis Colon Rectum 1964;7:87-98.
22. Kiff ES, Barnes PR, Swash M. Evidence of pudendal neuropathy in patients with perineal descent and chronic straining at stool. Gut 1984;25:1279-82.
23. Baek HN, Hwang YH, Jung YH. Clinical significance of perineal descent in pelvic outlet obstruction diagnosed by using defecography. J Korean Soc Coloproctol 2010;26(6):395-401.
24. Spiller R, Aziz Q, Creed F, Emmanuel A, Houghton L, Hungin P et al. Guidelines on the irritable bowel syndrome: mechanisms and practical management Gut 2007;56:1770-98.
25. Hirschsprung H. Constipation in the newborn as a result of dilation and hypertrophy of the colon. Dis colon rectum. Classic Articles in Colonic and Rectal Surgery 1981;24(5):408-10.

26. Davies MR, Cywes S, Rode H. The manometric evaluation of the ectosphincteric reflex in total colonic aganglionosis. J Pediatr. Surg 1981;16:660-3.
27. Moreira H. Obstrução intestinal de origem psicogênica na criança. clinica, diagnóstico e tratamento. Revista Goiana de Medicina 2000;24:57-65.
28. Hertz AF, Morton CJ, Cook F et al. The passage of food along the human alimentary canal. Guy's Hospital Reports 1907;61:389-427.
29. Labayle D, Modigliani R, Matuchansky C, Rambaud JC, Bernier JJ. Diarrhee avec acceleration du transit intestinal. Gastroenterol Clin Biol 1977;1:231-42.
30. Alvarez WC, Freedlander BL. The rate of progress of food residues through the bowel. JAMA 1924;23:576-80.
31. Dick M. Use of cuprous thiocyanate as a short-term continuous marker for faeces. Gut 1969;10:408-12.
32. Xiong GY, Zhao ZQ. Clinical significance of functional constipation categorized by colonic transit time and pelvic floor electromyography. Chin J Dig Dis 2004;5(4):156-9.
33. Sobrado CW, Pires CEF, Habr-Gama A, Kiss DR. Avaliação do tempo de trânsito colônico com marcadores radiopacos: estudo com voluntários assintomáticos. Rev Col Bras Cir 2005;32(3):111-4.
34. Arhan P, Deuroede G, Jehannin B et al. Segmental colonic transit time. Dis Colon Rectum 1981;24:625-9.
35. Preston DM, Hawley PR, Lenard-Jones JE, Todd IP. Results of colectomy for severe idiopathic constipation in women (Arbuthnot Lane's Disease). BR J Surg 1984;71:547-52.
36. Gray EJ, Marteinsson TH. Dolichocolon: indications for operations. AM Surg 1971;37:509-11.
37. Shafik A, Shafik AA, El-Sibai O, Shafik IA. Interstitial cells of cajal in patients with constipation due to total colonic inertia. J Invest Surg 2006;19(3):147-53.
38. Shafik A, Ahmed I. Study of the motile activity of the colon in rectal inertia constipation. Journal of Gastroenterology and Hepatology 2002;17(3):270-5.
39. Zhao RH, Baig M, Thaler KJ, Mack J, Abramson S, Woodhouse S et al. Reduced expression of serotonin receptor(s) in the left colon of patients with colonic inertia. Dis Colon & Rectum 2003;46(1)81-6.
40. Zhao R, Baig MK, Wexner SD, Chen W, Singh JJ, Nogueras JJ et al. Enterochromaffin and serotonin cells are abnormal for patients with colonic inertia Dis Colon & Rectum 2000;43(6):858-63.
41. Kuijpers HC. Application of the colorectal laboratory in diagnosis and treatment of functional constipation. Dis Colon Rectum 1990;33:35-9.
42. Rex DK, Lappas JC, Goulet RC, Madura JA. Selection of constipated patients as subtotal colectomy candidates. J Clin Gastroenterol 1992;15:212-7.
43. Redmond JM, Smith GW, Barofsky I et al. Physiological tests to predict long-term outcome of total abdominal colectomy for intractable constipation. Am J Gastroenterol 1995;90:748-53.
44. Knowles CH, Scott M, Lunniss PJ. Outcome of colectomy for slow transit constipation. Ann Surg 1999;230(5):627-38.
45. Redmond JM, Smith GW, Barofsky I, Ratych RE, Goldsborough DC, Schuster M. Physiological tests to predict long term outcome of total abdominal colectomy for intractable constipation. Am J Gastroenterol 1995;90:748-53.
46. Wedel T, Roblik UJ, Ott V, Eggers R, Schiedeck TH, Krammer HJ et al. Oligoneuronal hypoganglionosis in patients with idiopathic slow-transit constipation. Dis Colon Rectum 2001;45:54-62.
47. Glia A, Lindberg G. Antroduodenal manometry findings in patients with slow-transit constipation. Scand J Gastroeterol 1998;33:55-62.
48. Mac Donald A, Baxter JN, Bessent RG, Gray HW, Finlay IG. Gastric emptying in patients with constipation following childbirth and due to idiopathic slow transit. Br J Surg 1997;84:1141-3.
49. Jorge JMN, Wexner SD, Machetti F, Rosato GO, Sullivan ML, Jagelman DG. How reliable are currently available methods of measuring the anorectal angle? Dis Colon Rectum 1992;35:332-8.
50. Turnbull GK, Bartram CI, Lennard-Jones JE. Radiology studies of rectal evacuation in adults with idiopathic constipation. Dis Colon Rectum 1988;31:190-7.
51. Healy, J. Dynamic MR imaging compared with evacuation proctography when evaluating anorectal configuration and pelvic floor movement. AJR 1997;169:775-9.
52. Lamb GM. Upright dynamic MR defecating proctography in an open configuration MR system. BJR 2000;73:152-5.
53. Matsuoka H, Wexner SD, Desai MB, Nakamura T, Nogueras JJ, Weiss EG et al. A Comparison between dynamic pelvic magnetic resonance imaging and videoproctography in patients with constipation. Dis Colon Rectum 2001;44(4):571-6.
54. Rezende JM, Moreira H. Megacolo chagásico. In: Porto JAF. Clínica das doenças intestinais. Rio de Janeiro: Atheneu; 1978. p. 451-74.
55. Rezende JM, Moreira H. Chagasic megaesophagus and megacolon: historical review and present consepts. Arq Gastroenterol 1988;25(special issue):32-43.
56. Murad-Regadas SM, Regadas FS, Rodrigues LV, Silva FR, Soares FA, Escalante RD. A novel three-dimensional dynamic anorectal ultrasonography technique (echodefecography) to assess obstructed defecation, a comparison with defecography. Surg Endosc. Apr 2008;22(4):974-9.
57. Regadas FS, Murad-Regadas SM, Wexner SD, Rodrigues LV, Souza MH, Silva FR et al. Anorectal three-dimensional endosonography and anal manometry in assessing anterior rectocele in women: a new pathogenesis concept and the basic surgical principle. Colorectal Dis. Jan 2007;9(1):80-5.
58. Murad-Regadas SM, Regadas FS, Rodrigues LV, Souza MH, Lima DM, Silva FR et al. A novel procedure to assess anismus using three-dimensional dynamic anal ultrasonography. Colorectal Dis. Feb 2007;9(2):159-65.
59. Murad-Regadas SM, Regadas FS, Rodrigues LV, Oliveira L, Barreto RG, Souza MH et al. Types of pelvic floor dysfunctions in nulliparous, vaginal delivery, and cesarean section female patients with obstructed defecation syndrome identified by echodefecography. Int J Colorectal Dis. Oct 2009;24(10):1227-32.
60. Preston DM, Lennard-Jones JE. Anismus in chroic constipation. Dig Dis Sci 1985;30:413-8.
61. Binnie NR, Kawimbe BM Papachrysotomou M, Clare N, Smith NA. The importance of the orientation of the electrode patês in recording the external anal sphincter EMG by non-invasive anal plug electrodes. Int Colorectal Dis 1991;6(5):8-11.

62. Lubowski DZ, Kin DW, Finlay IG. Electromyography of the pubococygeus muscles in patients with obstructed defaecation. Int J Colorectal Dis 1992;7:173-6.

63. Schwartz MS, and associates. Biofeedback: a practitioner's guide. 2nd ed. New York: Guilford; 1995.

CONSTIPAÇÃO INTESTINAL

Tratamento Clínico

64.3

Roberto Misici

INTRODUÇÃO

O termo "doença funcional" define manifestações clínicas decorrentes de distúrbios da função de determinado órgão ou sistema, sem que haja evidências de qualquer alteração bioquímica ou morfológica. Seu diagnóstico, baseado em sintomas, é sustentado por dados epidemiológicos, que mostram concordância na frequência de certos sintomas em grupos populacionais. Apenas sintomas, no entanto, não são suficientemente específicos para que se faça o diagnóstico de doença funcional.

Por outro lado, sua alta frequência na prática clínica aponta para a possível coexistência com outras enfermidades; dessa forma, é indispensável que se excluam outras entidades nosológicas com clínica semelhante e que responderão a tratamentos diferentes[1].

Os distúrbios gastrintestinais funcionais, ou doenças funcionais, são distúrbios mais comuns e, também, dos mais difíceis de compreender e tratar. Até recentemente, existiam limitações importantes para que se fizessem diagnósticos positivos adequados dessas entidades, bem como um risco grande de realizar, de maneira exagerada, estudos diagnósticos para afastar doença orgânica.

Os distúrbios funcionais do sistema digestório (DFSDs), incluindo os distúrbios da evacuação, representam entidades clínicas relevantes por vários motivos, entre eles:
- são de prevalência significativa na população;
- podem comprometer expressivamente a qualidade de vida de seus portadores;
- representam um custo social importante, por conta dos exames diagnósticos a que os pacientes são submetidos, do ausentismo (diminuição da produção no trabalho como consequência dos sintomas) e pelo absenteísmo, que são provocados pelo consumo de medicamentos associados aos distúrbios.

Ao longo do tempo, um dos problemas básicos tem sido o não reconhecimento de sua existência. Como consequência desse fato, os pacientes portadores desses distúrbios funcionais foram desassistidos em suas necessidades básicas.

Dentre as doenças estruturais do trato intestinal, estão as enfermidades que causam sintomas múltiplos de dor, náuseas, vômito, empachamento, diarreia e constipação[2].

Enquanto as doenças estruturais podem ser identificadas pelos patologistas e tratadas no mesmo momento pela tecnologia médica, os sintomas não estruturais que descrevemos como "funcionais" continuam enigmáticos e menos passíveis de explicação ou de um tratamento efetivo.

Frequentemente considerados problemas cotidianos, existem fatores fisiológicos, intrapsíquicos e socioculturais, que amplificam a percepção desses sintomas, fazendo que eles sejam sentidos de modo mais grave, causem problemas e tornem-se ameaçadores, com subsequente impacto nas atividades do dia a dia.

Aqueles que sofrem esses sintomas atribuem-nos a uma doença e se automedicam ou procuram por atendimento médico.

A medicina tradicional costuma pesquisar por uma doença (inflamatória, infecciosa, neoplásica e outras anormalidades estruturais) para que se tenha em mão um diagnóstico e seja possível oferecer um tratamento específico. Na maioria dos casos[3], não é encontrada etiologia estrutural alguma, e o médico conclui que o paciente apresenta um problema "funcional". Esse paciente passa a ser avaliado e tratado de acordo com o diagnóstico.

Tal abordagem clínica resulta de uma conceituação imperfeita dos distúrbios da evacuação e, também, das implicações inexatas, depreciativas e potencialmente prejudiciais que alguns médicos ou pacientes atribuem a eles[4].

O que falta nessas atitudes e nesses comportamentos é uma compreensão apropriada da verdadeira gênese desses sintomas funcionais, reconhecimento de seu impacto sobre os pacientes e uma base racional para diagnosticá-los e tratá-los.

CONSIDERAÇÕES GERAIS

A constipação, ou obstipação intestinal funcional, também conhecida pelos pacientes como "prisão de ventre", queixa muito comum e provavelmente das mais frequentes em consultórios médicos, persiste como um desafio tanto do ponto de vista diagnóstico como terapêutico. Não é propriamente uma doença nem um sinal, mas sim um sintoma e, como tal, pode ser originado de vários distúrbios intestinais ou extraintestinais[5].

A palavra constipação possui significados diferentes para pessoas diferentes, e os sintomas são difíceis de ser quantificados[6].

A constipação, por apresentar uma alta prevalência, se torna um desafio e dificuldade em seu diagnóstico e tratamento seletivo, fato este que está alicerçado nestes aspectos:
- o conceito varia entre pacientes e profissionais, dificultando seu estudo e manejo;
- a etiologia é multifatorial e complexa;
- a indução de indicação cirúrgica às vezes é desnecessária;
- preconceitos e tabus dificultam sua avaliação objetiva.

Por não se tratar de uma enfermidade, mas sim de um sintoma, há necessidade de cuidadosa investigação para estabelecimento diagnóstico e tratamento[7].

Os critérios baseados nos sintomas podem ajudar a orientar no diagnóstico do tipo de constipação que o paciente apresenta e a abordagem de seu tratamento, reduzindo, assim, a solicitação de exames desnecessários e a padronização e seleção dos pacientes segundo os estudos clínicos.

Os distúrbios da evacuação podem ser divididos em quatro categorias:
1. Problemas de motilidade (por exemplo, alterações do trânsito intestinal).
2. Defecação obstruída (por exemplo, anismo).
3. Síndrome do intestino irritável (tempo de trânsito normal e sem disfunção do assoalho pélvico).
4. Tempo de trânsito lento e disfunção do assoalho pélvico.

Consequentemente, a característica das manifestações da obstipação intestinal funcional exige uma gama de diferentes conceitos, os quais variam de pessoa a pessoa.

Assim, alguns se sentem obstipados quando não conseguem evacuar diariamente, outros, quando as fezes estão endurecidas ou o volume evacuatório é pequeno, ou, ainda, quando há a sensação de evacuação incompleta, distensão abdominal, desconforto e mal-estar geral ou dor abdominal.
- constipação com tempo de trânsito lento; assoalho pélvico normal; inércia colônica;
- disfunção do assoalho pélvico; tempo de trânsito normal;
- tempo de trânsito normal e sem disfunção do assoalho pélvico.

Pode, ainda, representar a manifestação de variadas enfermidades etiológicas, como distúrbios metabólicos orgânicos, defeito de inervação extrínseca do cólon, neoplasias e relação com o uso de fármacos. Na maioria dos pacientes, entretanto, nenhuma anormalidade específica é encontrada, sendo a constipação considerada como de natureza funcional[8].

Os pacientes tendem a exagerar na primeira consulta, por isso, aconselhamos que a colheita de informações seja prospectiva, durante algumas semanas.

Outros pacientes permanecem sem diagnóstico, por causa de queixas intermitentes, pacientes insatisfeitos com seu hábito intestinal (constipação fictícia) ou em função de graves sintomas psicossociais.

Como se trata de um sintoma frequente, incidente em uma parcela significativa da população ocidental, afeta mais de 28% dos indivíduos da América do Norte, tendo, nos Estados Unidos, uma prevalência entre 12 e 19%, chega atingir cerca de 50% dos atendimentos ambulatoriais de clínica especializada em gastroenterologia (Tabela 64.3.1) e 14 a 15% da população em geral, frequência esta que aumenta com a idade, chegando a atingir 40% de pacientes idosos, com idade acima de 65 anos[9].

TABELA 64.3.1 – Principais sintomas em consultas clínicas a gastroenterologistas nos EUA

Frequência	Sintoma	Visitas médicas
1º	Dor abdominal	11.876.657
2º	Diarreia	3.766.261
3º	Vômito	2.653.944
4º	Náusea	2.198.454
5º	Constipação	1.830.406
6º	Sangramento retal	1.529.450
7º	Pirose	1.473.436
8º	Dispepsia	918.935
9º	Sintomas inespecíficos	897.652
10º	Sintomas anorretais	873.119
11º	Melena	811.019
12º	Distensão abdominal	786.901
13º	Disfagia	766.241
14º	Dor no abdome	751.521
15º	Redução do apetite	547.817

Fonte: adaptada de Shaheen NJ et al., 2006.[9]

É interessante destacar que existem diversos fatores epidemiológicos, étnicos e socioeconômicos de risco relevantes para o desenvolvimento da constipação.

Estudos norte-americanos encontraram mais prevalência de seu tipo funcional em não brancos, quando comparados à população branca[10]. Mostrou-se mais presente nos indivíduos de classes econômicas menos favorecidas.

Possivelmente, aspectos relativos à cultura, e por extensão, piores hábitos higiênicos dietéticos nesse grupo, contribuíram para a diferença observada. Sandler et al. (1990)[11] concluíram, em sua pesquisa, que a prevalência de constipados tende a diminuir com a elevação dos níveis de educação da população, independente da faixa etária.

Outra pesquisa no Reino Unido foi a maior frequência de consultas médicas, relacionadas à constipação intestinal por indivíduos com profissões intelectualizadas, quando comparados aos de atividade braçal[12].

Embora a constipação seja considerada, essencialmente, um problema de diminuição de frequência das evacuações, a sintomatologia é um pouco mais complicada e subjetiva.

Ainda assim, é bastante provável que um número significativo de constipados nem procure assistência médica, controlando seus sintomas, por meio de medidas dietéticas ou mesmo medicamentosas, por orientação leiga.

A constipação pode ocorrer como resultado do consumo insuficiente de fibras e fluidos, inatividade e medicamentos ou ser decorrente de causas orgânicas ou distúrbios funcionais inerentes ao cólon (inércia colônica, síndrome do intestino irritável e disfunções do assoalho pélvico).

Estudos recentes do trânsito cólico demonstraram que existem dois tipos de constipação idiopática de trânsito lento. Um envolve apenas o cólon, e o outro, todo o trato gastrintestinal[13] (dismotilidade gastrintestinal panentérica, DPE). Esses pacientes podem manifestar distúrbios anatômicos (morfológicos) ou funcionais[14]. Estes últimos incluem alterações no esvaziamento gástrico e discinesia da vesícula biliar[15].

Portanto, nos casos em que o trânsito cólico demonstra a possibilidade de inércia colônica, exames que avaliam a motilidade do trato gastrintestinal superior também devem ser realizados, uma vez que a dismotilidade de todo o tubo digestivo é um fator de mau prognóstico para o tratamento clínico e, essencialmente, para o tratamento cirúrgico da constipação.

Inicialmente, durante a investigação, devem-se excluir causas orgânicas (Tabela 64.3.2), para depois definir-se a constipação como funcional, sendo este diagnóstico baseado em parâmetros e critérios denominados *Critérios de Roma III*[16] e da *Escala de Bristol*[17]. Com a finalidade de uniformizar o conceito de constipação, um grupo de especialistas, baseando-se em dados clínicos de investigação populacionais, buscou definir critérios e parâmetros, periodicamente revisados que, atualmente, fazem parte de um consenso para diagnosticar as doenças funcionais digestivas, conhecidos como *Critérios de Roma I, II e III*.

Os *Critérios de Roma III* trazem um sistema de classificação para a constipação que se baseia na premissa de que, para cada distúrbio, existe um grupo de sintomas agrupados que são gerados por meio de grupos clínicos e populacionais. Esses critérios têm permitido uma padronização científica, tanto em termos de aplicabilidade clínica como de investigação científica.

TABELA 64.3.2 – Causas orgânicas

Obstrução mecânica	Câncer de cólon
	Megacólon
	Fissura anal
Condições metabólicas	*Diabetes mellitus*
	Hipotireoidismo
	Hipercalcemia
	Uremia
Miopatias	Esclerodermia
	Amiloidose
Neuropatias	Doença de Parkinson
	Esclerose múltipla
	Doença cerebrovascular
Outras condições	Depressão
	Doença cardíaca
	Imobilidade
	Doença articular degenerativa

Fonte: adaptada de Longstreth GF et al., 2006.[16]

Os *Critérios de Roma III* recomendam a utilização da *Escala de Bristol*, classificação baseada no aspecto das fezes descrito pelos pacientes[18]. (Tabelas 64.3.3 e Figura 64.3.1)

TABELA 64.3.3 – Critérios de Roma III

Esforço para evacuar em pelo menos 25% do tempo
Fezes endurecidas ou fragmentadas em pelo menos 25% do tempo
Sensação de evacuação incompleta em pelo menos 25% do tempo
Sensação de bloqueio anorretal em pelo menos 25% das evacuações
Uso de manobras manuais para facilitar pelo menos 25% das evacuações
Menos de três evacuações por semana

Fonte: adaptada de Quilici F. Síndrome do Intestino Irritável – Uma Visão Integrada. São Paulo: Segmento Farma; 2006. p. 75.

AVALIAÇÃO CLÍNICA

Desde que a queixa é condição comum na população em geral, poder-se-ia esperar um grande número de consultas médicas. O reconhecimento, entretanto, de que hábitos alimentares e comportamentais inadequados representam as principais causas e a interpretação de que a constipação não é uma doença levam os pacientes a recorrerem a soluções caseiras, medicina alternativa ou automedicação.

É importante esclarecer o que o paciente quer dizer com "prisão de ventre" ou "constipação". Desse modo, é importante considerar que a história recente de alteração do hábito

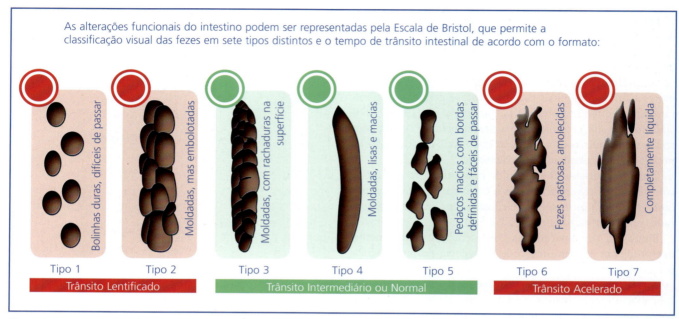

Figura 64.3.1 – Escala de Bristol. Fonte: adaptada de Lewis SJ, Heaton KW. Stool form scale as a useful guide to intestinal transit time. Scand I Gastroenterol 1997;32(9);920-4.

intestinal, especialmente em pacientes idosos, torna necessária a investigação das causas orgânicas.

Lembrar que o início dos sintomas pode estar associado ao início da administração de determinados medicamentos.

História longa, sem associação precisa a nenhum fator específico é sugestiva de maus hábitos alimentares e comportamentais, como causa da constipação funcional. A avaliação da constipação funcional deve sempre basear-se na alteração em relação ao hábito intestinal prévio de cada indivíduo.

Clinicamente, os pacientes relatam uma variedade de sintomas que incluem a sensação de evacuação incompleta, bloqueio na região anal, necessidade de manobra digital para auxiliar a evacuação, esforço excessivo (disquezia retal) e fezes em cíbalos.

Adicionalmente, eles podem relatar evacuação infrequentes (menos de três vezes por semana), desconforto abdominal ou anorretal, dor ou sensação de plenitude, dor abdominal.

A presença de fezes endurecidas e de esforço evacuatório pode contribuir para a etiologia de sequelas clínicas, tais como hemorroidas, fissura anal, úlcera solitária do reto e prolapso retal[19].

RELACIONAMENTO TERAPÊUTICO

É muito importante o relacionamento terapêutico desses pacientes, os quais, além da constipação, podem apresentar outras alterações funcionais.

A base para se construir uma sólida relação médico-paciente é fundamental, em virtude da crescente evidência de melhora da satisfação do paciente, adesão ao tratamento, redução do sintoma e outros resultados[19,20].

Eis as linhas gerais que norteiam o estabelecimento de um relacionamento terapêutico[21]:

- obtenção do histórico do paciente, por meio de entrevista que não seja diretiva e na qual o médico evite que seus pontos de vista ou opiniões influenciem nas respostas dos pacientes;
- oferecer uma explicação clara e detalhada sobre a doença ou sintoma, levando em conta as crenças do paciente;
- identificar as expectativas do paciente sobre as possibilidades de melhora;
- estabelecer quando possível uma ligação entre os estressores e os sintomas que são consistentes com a crença do paciente;
- envolver o paciente no tratamento e fazer recomendações consistentes com os interesses dele.

Levando-se em conta que a constipação funcional é um sintoma crônico, é importante determinar os motivos pontuais que levaram o paciente à consulta, avaliando sua comunicação verbal e não verbal:

- novos fatores desencadeantes (mudança na dieta, efeitos colaterais de uma nova medicação);
- preocupação pessoal sobre algum assunto ou doença (luto recente na família);
- estressores ambientais;
- comorbidade psiquiátrica (depressão, ansiedade);
- dificuldade no funcionamento cotidiano (inabilidade recente em trabalhar ou socializar-se);
- hábitos não mencionados, como abuso de narcóticos ou laxantes.

Uma vez que os motivos da avaliação clínica da consulta foram determinados, o tratamento deve ser baseado na gravidade e natureza dos sintomas, nos determinantes fisiológicos e psicossociais do comportamento do paciente, na doença e no grau de limitação funcional.

TRATAMENTO CONSERVADOR

O tratamento clínico conservador, na maioria das vezes realizado por medidas gerais higienodietéticas, comportamentais, farmacológicas e por técnicas especializadas, são suficientes para a correção dessa disfunção. Cabe ao médico comentar com o doente os mecanismos da evacuação intestinal e os fatores envolvidos, mas com uma abordagem simples e objetiva.

Essa atenção será sempre útil para a compreensão de possíveis falhas que estejam ocorrendo e as medidas de seu acerto que permitam contar com sua colaboração.

É fundamental explicar a hipótese etiológica e as reações que o levarão a iniciar um programa terapêutico ou investigar qual a importância e expectativa da contribuição dos recursos complementares em seu caso específico.

O primeiro ponto para o tratamento da constipação é a exclusão de uma causa primária (Tabela 64.3.2), caracterizando, assim, a constipação funcional.

Inicialmente, a anamnese indicará a provável origem funcional da queixa. Os pacientes devem ser esclarecidos quanto à natureza benigna da constipação, que é destituída de risco[22].

O tratamento conservador da constipação envolve as seguintes abordagens: medidas comportamentais; tratamento dietético rico em fibras; tratamento farmacológico (laxantes, lubrificantes e enema); tratamento especializado.

Tratamento comportamental

É muito importante a total aderência do paciente ao tratamento conservador, o que implica não só a administração correta do medicamento prescrito e o tipo de dieta ideal, mas também a implementação de determinadas posturas agrupadas sob a denominação de medidas comportamentais apresentadas a seguir:
- realizar atividade física (treinamento corporal);
- ingerir líquidos (1,5 a 2 L/dia);
- mastigar adequadamente os alimentos;
- evitar grandes períodos de jejum;
- promover a reeducação de hábitos intestinais;
- obedecer ao reflexo gastrocólico;
- estimular o reflexo da evacuação;
- adotar postura firme e correta na evacuação.

Os estudos relacionados às medidas comportamentais correspondem, em sua maioria, a níveis de evidência IV, ou seja, não estão disponíveis trabalhos de grande rigor científico.

Nesse caso, são necessários estudos clínicos mais elaborados que venham apoiar de forma definitiva a implementação de medidas comportamentais como atividade física e aumento da ingestão de água (mais de 1000 mL/dia) etc.

Vale destacar, contudo, que a prática clínica tem demonstrado o papel importante que essas medidas desempenham no manejo dos pacientes com constipação intestinal e, por isso, devem ser recomendadas

Atividade física: a atividade física regular também pode contribuir para a melhora geral da constipação. O papel do exercício na função colônica ainda é controverso, porém, observou-se aumento das contrações propagadas do cólon, particularmente no período pós-exercícios[23]. O treinamento corporal, incluindo caminhadas, corridas e ginástica, é muito salutar para melhorar o peristaltismo.

A mastigação adequada dos alimentos, evitando grandes períodos de jejum com ingestão adequada de líquidos (pelo menos 1,5 a 2 L/dia).

Além disso, os pacientes devem ser informados de que a atividade fisiológica do intestino é maior pela manhã, ao levantar. Por isso, devem usar o reflexo gastrocólico, reservando tempo suficiente para evacuação após o desjejum, característica esta conotada como treinamento da evacuação[24].

Esses pacientes vão perdendo progressivamente o reflexo da evacuação, que no início dos sintomas ainda se faz presente, porém, sem mais respeitar uniformidade no horário, o que obriga, infelizmente, o indivíduo a reprimi-lo.

Nesses casos, aconselhamos o doente a identificar, de acordo com sua vontade e disponibilidade, qual é a hora que lhe parece mais apropriada para disciplinar o aparecimento do reflexo, com a condição de poder cumpri-la todos os dias, sem a concorrência de outros compromissos previsíveis. Tempo e dedicação para o ato da evacuação são duas grandes colaborações do doente para o sucesso dessa reeducação.

Cabe lembrar ao paciente o horário escolhido para as tentativas de evacuar, pois o condicionamento do reflexo somente deverá se mostrar presente com eficácia após duas semanas de treinamento.

Além dessa insistência, há absoluta necessidade de toda a atenção no momento da evacuação, não sendo recomendada qualquer tipo de distração, como leituras, que desvie sua concentração e comprometa a plena participação física e psicológica requerida para que reinicie um condicionamento.

O reaparecimento do reflexo que estava esquecido e seu cumprimento são os dois grandes passos para a normalização do esvaziamento intestinal.

Na mesma linha comportamental, a postura assumida para evacuar deverá ser sugerida pelo médico, na expectativa de sua consideração pelo doente.

A evacuação é, entre outros fatores, resultante da atividade de um grande grupo de músculos, de cuja força se espera a correta movimentação e expulsão do conteúdo presente nos segmentos distais do tubo digestivo.

Segundo alguns historiadores, supõe-se que o homem iniciou seu caminho como candidato à constipação intestinal no momento em que assumiu a posição ereta, na mudança do andar sobre quatro membros para dois. Deve ter ocorrido uma redistribuição das vísceras abdominais, além da perda de importante força correspondente à musculatura da parede anterior do abdome. Ao que parece, nenhum animal quadrúpede tem problemas para evacuar.

A dinâmica complexa da fisiologia do ato evacuatório poderá ser prejudicada na dependência da postura firme no momento de evacuar. A utilização de pernas como ponto de apoio no chão e a função que lhe cabe como alavanca, na flexão do tronco sobre o abdome, permitem que se obtenha o máximo de rendimento das forças musculares empenhadas na exoneração retal (Figura 64.3.2).

A modernização dos assentos sanitários trouxe consigo beleza estética e comodidade, mas perdeu em funcionalidade, uma vez que, ao sentar recostado, reduz-se a eficácia daqueles grupos musculares envolvidos no esvaziamento retal.

A posição sentada, com o apoio dos membros inferiores no chão funcionando como alavanca e a flexão do tronco sobre o abdome, eleva a ação da musculatura abdominal, perineal e do assoalho pélvico, indispensáveis a um esvaziamento fecal satisfatório.

Essa forma deve ser considerada também para crianças, no sentido de utilizarem vasos compatíveis com o comprimento de suas pernas e com o auxílio de algum apoio que favoreça a postura (Figura 64.3.3).

O ato evacuatório realizado no banheiro de nossas residências é efetuado na posição sentada, muito cômoda para os anciãos e para quem deseja prolongar sua permanência, lendo ou resolvendo palavras cruzadas (Figura 64.3.4).

No entanto, a velha e esquecida posição de cócoras apresenta notável vantagem, pois eleva a pressão interna e facilita a evacuação pela compressão das coxas sobre o abdome, reduzindo o ângulo anorretal (< 90°) (Figura 64.3.5).

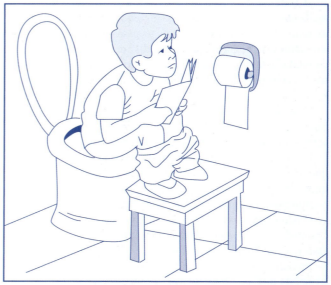

Figura 64.3.3 – Postura adequada para evacuação da criança com auxílio de apoio. Fonte: adaptada de Pigozzi P. La Stitchezza. 2. ed. Sommacampagna (VR): Mistral Gruppo. Demetra; 1992. p. 23.

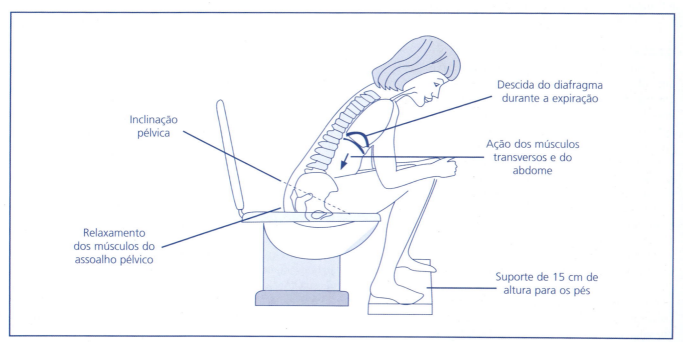

Figura 64.3.2 – Postura adequada para evacuação, com o relaxamento dos músculos do assoalho pélvico, enquanto ocorre a ação conjunta dos músculos abdominais e do diafragma. Fonte: adaptada de Moreno AL. Fisioterapia em Uroginecologia. 2. ed. Barueri: Manole; 2009. p. 149.

Capítulo 64 – Constipação Intestinal
Capítulo 64.3 – Tratamento Clínico

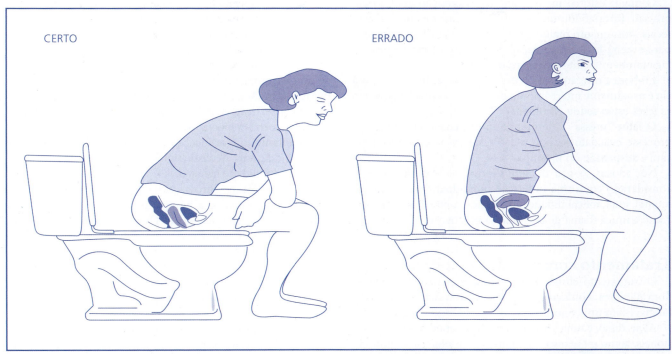

Figura 64.3.4 – CERTO: pernas com ponto de apoio no chão, flexão do tronco sobre o abdome e postura firme. ERRADO: sentar recostado no sanitário reduz a eficácia dos músculos na evacuação e repressão repetitiva no ato. Fonte: adaptada de Benson JT. Uroginecologia e Chirurgia Ricostruttiva della Pelvi. Roma: CIC Edizioni Internazional; 2000. p.76.

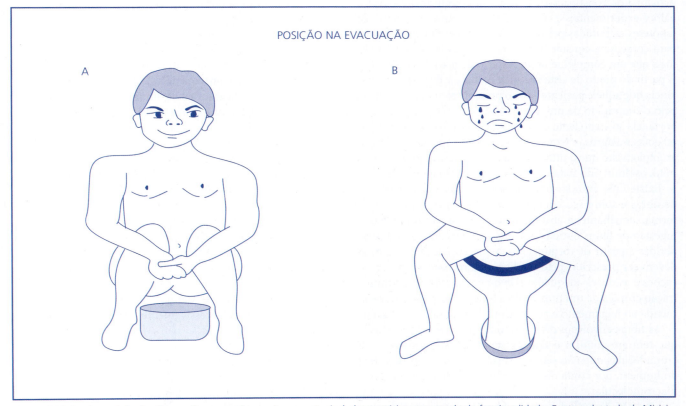

Figura 64.3.5 – A: posição de cócoras. B: evacuação nos tempos atuais: beleza estética, mas perda da funcionalidade. Fonte: adaptada de Misici R. Acervo Iconográfico. Fortaleza: Centro Integrado do Assoalho Pélvico; 2007.

O maior esforço médio, tanto pela duração quando pela pressão intra-abdominal, ocorre com as menores massas fecais, pois quanto maior a massa fecal, menor será o esforço para evacuá-la. A estimulação do reflexo miccional pela bexiga também facilita a defecação.

Embora a micção possa preceder a defecação, o jato urinário é usualmente interrompido durante a evacuação enquanto as fezes estão sendo eliminadas.

O fator "pressa" é de grande importância na inibição do processo evacuatório, pois a não resposta ao estímulo implicará a suspensão do mesmo.

Nos idosos, o uso de supositórios ou enemas deve ser considerado com uma indicação individualizada comportamental, cuja aplicabilidade será decidida em situações raras, como a única forma de estímulos à evacuação.

Tratamento conservador dietético

O tratamento clínico conservador dietético por meio da fibra dietética, conforme afirmava Heaton, não é uma substância, e sim um conceito.

Além disso, é uma série de conceitos para diferentes profissionais, como o botânico, o químico, o fisiologista, o nutricionista e os médicos coloproctologista e gastroenterologista. No entanto, após terem surgido dúvidas evidentes e o necessário questionamento científico, o conceito de fibra dietética começa a ocupar o espaço que lhe convém dentro do arsenal terapêutico atual da constipação. Foi necessário realizar diversos trabalhos experimentais e clínicos para confirmar uma parte das hipóteses elaboradas pelos epidemiologistas Burkitt e Trowell para começar a considerar a fibra dietética como sendo algo mais que um complemento necessário de nossa dieta habitual. A partir do ponto de vista de saúde publica, é de grande importância que aquele paciente – até o presente momento fascinado pelo efeito rápido de um laxante drástico – comece a dar importância ao efeito lento da fibra, substituindo os comprimidos ou gotas milagrosas. Considera-se esse fato apenas um simples exemplo, visto que a utilidade da fibra dietética ultrapassa um mito, os limites do tratamento da constipação crônica[25].

Existe uma grande confusão sobre as necessidades diárias de fibras e sobre seu conteúdo nos diferentes alimentos. De forma semelhante, é absolutamente necessário diferenciar a ingestão de fibras obtidas por meio da alimentação daquelas obtidas a partir de formulações farmacêuticas. Estas últimas devem ser prescritas pelo médico, que recomendará as indicações e as doses adequadas. De qualquer forma, a administração crônica de um preparado a base de fibras deve ser submetida ao julgamento e ao controle do profissional da saúde.

As fibras envolvem diversos compostos de origem vegetal que têm em comum o fato de serem constituídos por macromoléculas que não são digeridas pelas enzimas digestivas do homem, por conta da impossibilidade de hidrolise dessas macromoléculas.

Em 1976, Trowell descrevia a fibra dietética como "conjunto de macromoléculas de origem vegetal que não são digeridas pelas enzimas do homem". Esse mesmo autor reavaliaria, posteriormente, sua própria definição: "são os polissacarídeos e a lignina dos vegetais que não podem ser digeridos pelas enzimas humanas"[25].

O Dr. Cummings, um dos grandes especialistas em fibra, definiu-a como: "O cito esqueleto dos vegetais; substância inerte que pode ser fermentada por algumas bactérias, porém não pode ser fragmentada pelas enzimas digestivas, motivo pelo qual torna-se não absorvível"[26].

No entanto, a classificação da fibra que apresenta maior interesse do ponto de vista biológico é aquela relativa ao seu grau de solubilidade na água.

- Fibras insolúveis: fibrosas, tais como a celulose, a maioria das hemiceluloses e a lignina, formam com a água uma mistura de baixa viscosidade. Os cereais são especialmente ricos em fibras insolúveis.
- Fibras solúveis: gelificantes, tais como as pectinas, são encontradas nas frutas e vegetais (laranjas, maçãs e cenouras). Encontradas também nos folículos da casca, na cevada e nos legumes.

Elas formam misturas de consistência viscosa cuja graduação depende da origem vegetal ou da fruta utilizada. A ingestão de fibra dietética exerce uma série de ações sobre o aparelho digestivo humano. O efeito fisiológico mais importante no cólon é o transporte de uma refeição, desde sua ingestão até atingir o cólon[25].

Apresentam uma duração de aproximadamente 6 a 8 horas, e sua permanência no cólon pode ser de até 2 a 3 dias.

A fibra acelera o trânsito intestinal ao aumentar a massa fecal que por seu lado, estimula os movimentos peristálticos, sempre e quando esta não é digerida e venha a perder, esta propriedade. Como consequência desta aceleração do trânsito, há diminuição da absorção de líquidos e as fezes adquirem um maior volume e uma consistência pastosa.

Embora a fibra dietética seja quantitativamente um componente minoritário na alimentação humana, sua passagem no aparelho digestivo, sem sofrer digestão ou absorção, justifica que no cólon seja um dos materiais mais abundantes e possa desenvolver efeitos fisiológicos (Figura 64.3.6).

Na Figura 64.3.7 encontram-se resumidas as doenças relacionadas aos déficits de fibras em nossa dieta.

Em algumas doenças, tais como a constipação crônica (sintoma), a falta de fibras constitui um fator etiológico evidente; em outras, tais como no intestino irritável, a administração de fibras pode melhorar consideravelmente a sintomatologia[27].

A constipação já foi definida anteriormente como a evacuação de fezes excessivamente ressecadas, escassas e infrequentes.

Considera-se um transtorno neuromuscular multifatorial, que estabelece um número de evacuações inferior a uma a cada 72 horas, ou com um peso inferior a 35 g/dia, embora nas mulheres sejam consideradas normais, os pesos das fezes de cada defecação que variam entre 5 e 335 g.[28]

Capítulo 64 – Constipação Intestinal
Capítulo 64.3 – Tratamento Clínico

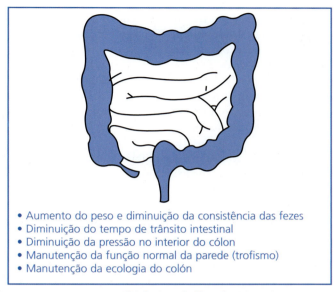

- Aumento do peso e diminuição da consistência das fezes
- Diminuição do tempo de trânsito intestinal
- Diminuição da pressão no interior do cólon
- Manutenção da função normal da parede (trofismo)
- Manutenção da ecologia do cólon

Figura 64.3.6 – Aspectos fisiológicos da fibra dietética sobre o intestino grosso. Fonte: adaptada de Márquez LR. A fibra Terapêutica. 2. ed. São Paulo: GRF Propaganda, 2006. p. 61.

Embora existam múltiplas causas patológicas que podem ocasionar constipação, é interessante salientar a mais comum de todas elas: o déficit de fibra na dieta, cuja consequência determina o aparecimento da constipação crônica habitual, uma verdadeira chaga em nossa sociedade ocidental.

O tratamento da constipação crônica habitual, desde que sejam descartadas outras patologias causadoras, deve ser baseado no aconselhamento dietético, exercício físico, tranquilização do paciente e orientação quanto ao fato de a constipação não ser uma doença, não sendo patológico o ato de defecar duas a três vezes por semana, e prescrevendo suplementos de fibra que irão melhorar o quadro clínico.

Esses suplementos, sem qualquer efeito lesivo proporcionam um adjuvante extremamente aconselhável para todos os indivíduos que adicionalmente manifestam o desejo de efetuar a profilaxia de diversas doenças.

A ingestão de fibra total deve atingir de 20 a 40 g diárias, de tal maneira que o resíduo fecal seja de pelo menos 150 g ao dia. Para obter essas quantidades de fibra diárias, é necessário realizar uma série de modificações na escolha dos alimentos,

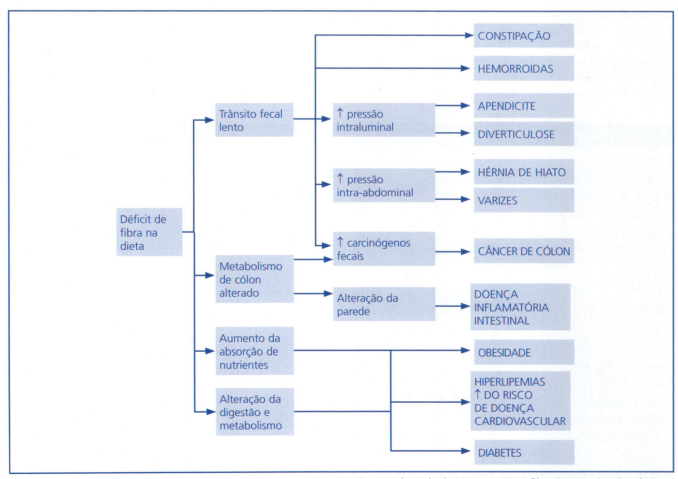

Figura 64.3.7 – Doenças relacionadas aos déficits de fibras em nossa dieta. Fonte: adaptada de Márquez LR. A fibra Terapêutica. 2. ed. São Paulo: GRF Propaganda, 2006. p. 127.

procurando substituir os alimentos pobres por outros alimentos ricos em fibra.

Essa recomendação deve ser sempre acompanhada pela advertência de que a ingestão de preparados de fibras deve ser acompanhada de um aumento do consumo de líquidos até atingir os 1,5 a 2 L/dia (Tabela 64.3.4)[29].

Segundo um comitê de especialistas indicado pelo FDA (Food and Drug Administration), deve-se consumir no mínimo 20 a 30 g de fibra alimentar por dia. Do total de fibras ingeridas, aproximadamente dois terços devem ser fibras insolúveis, e um terço, fibras solúveis[30].

Para seguir essa recomendação, teríamos de substituir os produtos elaborados, como farinha refinada, por produtos integrais (pães e cereais), os sucos artificiais, por frutas naturais, e parte das carnes (como fonte de proteínas), por legumes.

Embora não existam estudos confirmatórios, a experiência clínica sugere que a ingestão de líquidos (seis a oito copos de água ou 1.500 mL/dia) pode representar uma medida auxiliar ao tratamento.

Reconhecidamente, uma adequada ingestão de fibras é fundamental no tratamento da constipação. Seu insucesso pode estar relacionado à baixa prescrição por parte do médico ou por relutância do doente, em razão do desconforto do meteorismo que ocasionam se introduzidas em grande quantidade e rapidamente.

Não é muito fácil mudar hábitos, pois tanto fibras quanto medicamentos podem não produzir os resultados na rapidez com que são esperados ou anteriormente obtidos como certos laxantes. Essas medidas, entretanto, merecem a oportunidade de sua aplicação, trazendo benefícios definitivos, pois, em decorrência delas, uma parcela significativa dos doentes terá corrigido sua constipação.

Efeitos fisiológicos da fibra dietética no cólon:
- aumenta o peso e diminui a consistência das fezes;
- diminui o tempo trânsito intestinal;
- diminui a pressão intraluminar, com manutenção do trofismo e da flora intestinal.

A fibra dietética promove o equilíbrio fisiológico do trânsito cólico, controlando a constipação e a diarreia, o que ocorre em três fases (Figura 64.3.8)[31-34]:
- 1ª fase: a fibra dietética é capaz de reter o líquido, aumentando o volume e diminuindo a consistência das fezes, facilitando a evacuação[31].
- 2ª fase: a fibra dietética, além de amolecer a consistência das fezes, estimula a motilidade, graças à distensão que provoca na parede do cólon com o aumento de volume de seu conteúdo[32].
- 3ª fase: a fibra dietética atua como indutora do peristaltismo cólico, principalmente o de propulsão, originando ondas de impulso a partir do local em que o bolo fecal preenche de forma mais completa a luz intestinal[33,34] (Figura 64.3.8).

Tratamento conservador farmacológico

O tratamento da constipação é encarado pelos doentes geralmente como um ato simples de prescrição de uma droga, e eles só procuram um aconselhamento médico após uso espontâneo, prolongado e abusivo de laxativos.

TABELA 64.3.4 – Quantidade de fibras em vários alimentos

Tipo de alimento (100 g)	Quantidade de fibras (g)	Tipo de alimento (100 g)	Quantidade de fibras (g)
Cereais de cutícula de aveia	17	Couve de bruxelas cozida	4,1
Germe de trigo	14	Cenoura descascada crua	2,5
Amêndoa em casca	8,8	Couve-flor cozida	2,1
Amendoim	6,8	Aipo	1,8
Coco ralado	6,6	Milho	2,1
Passas	4,2	Pepino com casca	0,9
Abacate	3,9	Cebola crua	1,7 a 2,2
Maçã com casca	2,0	Batata com casca	2,5
Banana	1,7	Batata frita	2,2
Uva	2,7	Batata cozida descascada	1,3
Nectarina com casca	1,2	Rabanete cru	2,9
Laranja	1,7	Pão francês	2,7
Pêra com casca	2,8	Pão italiano	3,8
Ameixa fresca com casca	1,2	Arroz branco cozido	0,4
Morango fresco	1,8	Ervilha	3,1 a 3,5
Tangerina	1,8	Azeitona	2,0 a 2,2
Melancia	0,4	Brócolis fresco cozido	3,5

Fonte: adaptada de Márquez LR. A fibra Terapêutica. 2. ed. São Paulo: GRF Propaganda, 2006. p. 104.

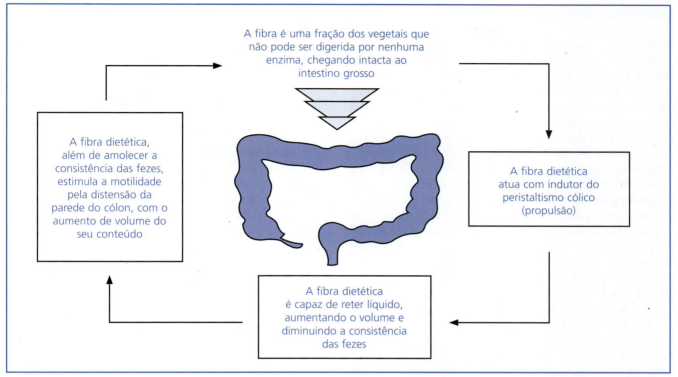

Figura 64.3.8 – Dieta: função da fibra no cólon. Fonte: adaptada de Rodriguez TN et al. Contipação Intestinal Funcional. Revista Brasileira de Medicina 2008;65:266-72.

O mercado farmacêutico contribui para esse comportamento, disponibilizando um número considerável de produtos naturais e sintéticos, que terminam por estimular seu emprego aleatório[35]. Entretanto, a escolha da medicação deverá estar relacionada à disfunção reconhecida como causa principal da constipação, podendo incluir substâncias com propriedade laxativa ou que atuem sobre a atividade neuromuscular do intestino.

É desejável que, seja qual for o esquema escolhido, busque-se algo mais que apenas seu efeito final, e sim admiti-lo como coadjuvante no tratamento global do problema, sempre com a intenção de usá-la temporariamente ou intermitentemente.

Laxativos são drogas que induzem à evacuação ou a modificações na consistência das fezes, sempre procurando facilitar sua eliminação, e classificadas com bases em suas propriedades químicas e mecanismos de ação. É restrita a literatura que demonstre diferenças significativas entre os vários grupos desses medicamentos.

O mercado farmacêutico brasileiro dispõe de laxantes formadores de massa ou aumentadores do volume do bolo fecal, os de ação osmótica, os amaciantes ou emolientes, os lubrificantes e os que agem por irritação, também conhecidos como estimulantes ou catárticos, além dos pró-cinéticos. Cada um desses grupos apresenta características farmacológicas distintas, alguns mais inócuos, com indicações que precisam ser criteriosamente analisadas, sem o que seu objetivo mais amplo não será alcançado (Tabela 64.3.5).

TABELA 64.3.5 – Tratamento farmacológico

Princípio ativo	Classe terapêutica
Bisacodil	Laxante
Fibra solúvel + Fibra em pó, goma guar	Incrementador do bolo fecal
Hidrocoloide extraído de algas	Incrementador do bolo fecal
Lactulose	Agente osmótico
Lubiprostone	Laxante
Óleo mineral	Lubrificante
Óleo de ricino	Lubrificante
Picossulfato sódico	Laxante
Plantago ovata: fibra solúvel e insolúvel	Incrementador do bolo fecal
Policarbofila cálcica	Incrementador do bolo fecal
Polietilenoglicol (PEG 3350)	Agente osmótico
Sais de magnésio	Agente osmótico
Sene, Aloe, Cáscara ou Ruibarbo	Laxante
Tegaserode	Laxante

Fonte: adaptada de Quilici AF et.al. Constipação Intestinal – Tratamento Clínico. In: Regadas FSP, Regadas SMM. Distúrbios Funcionais do Assoalho Pélvico. Rio de Janeiro: Revinter; 2007. cap.21.

Incrementadores do bolo fecal

As fibras e os agentes formadores de bolo são os agentes que mais se assemelham aos mecanismos fisiológicos da evacuação, e a maioria dos pacientes responde satisfatoriamente a esse tipo de intervenção terapêutica[36]. Constituem as fibras alimentares, definidas como substâncias que resistem à digestão, chegando ao cólon em grande parte inalterada. São capazes de reter água em sua estrutura, aumentando o volume fecal, diminuindo sua consistência e facilitando a evacuação[37]. Podem ser solúveis ou insolúveis. As fibras solúveis incorporam água rapidamente, e são facilmente decompostas (entre 70 e 90%) pelas bactérias do cólon. As fibras insolúveis, como a lignina, ao contrário, são pouco fermentáveis e mais eficazes em aumentar o bolo e o trânsito fecal. Têm menor capacidade de incorporação de água que as fibras solúveis e apresentam mais dificuldade para serem degradadas pelas bactérias, e, por isso, são eliminadas praticamente intactas.

As bactérias do cólon fermentam as fibras em graus variados, dependendo da natureza química e da hidrossolubilidade dos diferentes subtipos de fibras.

As fibras que não são fermentadas podem captar água e aumentar o volume do bolo fecal. Em contrapartida, além de amolecer a consistência das fezes pela captação de água, estimulam a motilidade, em virtude da distensão que provocam na parede do cólon com o aumento de volume de seu conteúdo e do efeito procinético dos ácidos graxos de cadeia curta[38].

As fibras alimentares são adequadas para a suplementação da dieta e devem fazer parte do tratamento coadjuvante da constipação intestinal crônica, podendo ser utilizadas por tempo indeterminado[37,38].

As contraindicações para o uso de agentes incrementadores do bolo fecal são suspeita de oclusão intestinal, impactação, mudanças de hábito intestinal súbitas de causa desconhecida, dificuldade de deglutição e abdome agudo[39].

Agentes lubrificantes ou amaciantes

São substâncias oleosas não digeridas pelas enzimas humanas e, portanto, pouco absorvidas, que facilitam o deslizamento fecal através do intestino grosso. Têm como objetivo a lubrificação das fezes. Não são substâncias convenientes para tratamento no longo prazo e, em idosos, apresentam o risco de refluxo do óleo para a árvore respiratória, além de diminuição da absorção de vitaminas lipossolúveis. O mais comum é o óleo mineral, que é uma mistura de hidrocarbonetos alifáticos obtidos do petróleo.

Laxantes osmóticos

São substancias que, por osmose, sequestram a água da corrente sanguínea através da mucosa do cólon e da luz intestinal, fluidificando as fezes. Além desse mecanismo, outros também podem contribuir para a ação catártica, incluindo a produção de mediadores inflamatórios como o fator de ativação plaquetária (FAP) e o óxido nítrico (NO). Os agentes incluem os açúcares não absorvíveis (lactulose, sorbitol, manitol), agentes salinos (hidróxido de magnésio) e o polietileno glicol (PEG). Estudos recentes comparando lactose com PEG demonstraram que PEG foi mais efetivo que lactose, a qual apresentou mais efeitos adversos[40].

Os sais de magnésio têm sido extensivamente usados e são relativamente seguros. Tem-se sugerido que os laxativos contendo magnésio estimulam a liberação de colecistocinina, que leva ao acúmulo intraluminal de líquidos e eletrólitos, assim como ao aumento da motilidade intestinal. É importante mencionar, entretanto, que pode ocorrer elevação do nível de magnésio no sangue em pacientes com função renal diminuída. Dentre os inconvenientes desse grupo, estão o custo relativamente elevado e o risco de distensão e flatulência decorrente da fermentação dos açucares pelas bactérias do cólon. Essas substâncias podem interferir na digestão e na absorção de nutrientes, e seu uso prolongado pode levar a uma indesejável diminuição da concentração de potássio e sódio no sangue.

Não devem ser utilizados como tratamento de rotina da constipação. Sua utilização deve ser restrita a condições especiais, como o tratamento da encefalopatia portossistêmica com a lactulose ou o preparo do cólon para a colonoscopia com o manitol.

Laxantes estimulantes e agentes irritantes

Não existem evidências para recomendar esse grupo de fármacos na constipação intestinal crônica, sobretudo os irritantes químicos. Devem, pois, ser considerados com cautela como alternativa terapêutica aos demais grupos supradescritos[39]. Constituem substâncias que aumentam a motilidade intestinal a partir do estímulo dos plexos mioentéricos do cólon[37]. É provável que induzam um baixo grau de inflamação, a qual está limitada aos intestinos delgado e grosso, de modo a promover o acúmulo de água e eletrólitos e estimular a motilidade intestinal.

Nesse grupo, incluem-se os componentes antraquinônicos, que são componentes contidos no sene, aloe, cáscara ou ruibarbo. Esses agentes podem induzir a ocorrência das grandes contrações migratórias colônicas gigantes, assim como a secreção de água e eletrólitos. São pouco absorvidos no intestino delgado, mas, como requerem ativação no cólon, o efeito laxante só é percebido 6 a 12 horas após a ingestão. Os compostos ativos são absorvidos em vários graus a partir do cólon e excretados na bile, na saliva, no leite e na urina. Muitos chás de plantas contêm componentes antraquinônicos. O componente antraquinônico mais conhecido é o *sene*, que contém, basicamente, senosídeos.

Os estimulantes ou irritantes químicos são derivados do polifenol e incluem a *fenoftaleina* e o *bisacodil*. Frequentemente causam cólicas abdominais e não devem ser administrados por períodos prolongados, pois doses progressivamente maiores passam a ser necessárias para iniciar a evacuação (taquifilaxia). O bisacodil estimula o peristaltismo do cólon após hidrólise na mucosa do intestino grosso e promove acúmulo de água e eletrólitos no lúmen cólico, por meio de sua ação hidragoga e antirreabsortiva. O bisacodil também age no intestino delgado e é absorvido pelo organismo. A fenolftaleína é pouco absorvida, e sua ação ocorre primariamente no cólon, também induzindo a passagem de líquidos e eletrólitos da parede do cólon para o lúmen. Efeitos colaterais incluem reações alérgicas de pele e reações neurológicas. Especial atenção deve ser dada à fenolftaleína contida em vários laxantes, pois essa substância tem sido associada à fotossensibilidade, dermatites e síndrome de Stevens-Johnson, não sendo, por isso, mais comercializada nos Estados Unidos.

O lubiprostone, que tem ação nos canais clorídricos, gera aumento da secreção de água que facilita o trânsito intestinal, sendo utilizado na dose de 24 µg via oral, duas vezes ao dia. Tem como efeitos adversos relatados: náuseas, diarreia, distensão abdominal, dor abdominal e flatulência[37,39].

Pró-cinéticos

São drogas com ação sobre a atividade motora do tubo digestivo e, teoricamente, medicamentos com indicação na constipação intestinal. Os pró-cinéticos, recomendados inicialmente para a correção da dismotilidade do esôfago e do estômago, não se mostram tão eficazes para a regularização do peristaltismo intestinal. Ainda assim, a cisaprida, um benzodiazepínico que atua sobre receptores da serotonina, em associação com laxativos de qualquer classe, pode trazer bons resultados, respeitando-se suas restrições, particularmente sobre o sistema cardiocirculatório. Domperidona, bromoprida e metoclopramida também não convenceram como agentes pró-cinéticos intestinais.

Os agonistas do receptor 5HT, da serotonina, como o tegaserode e o procalopride, encontram-se em fase de avaliação para o emprego na constipação intestinal e poderão ocupar um lugar importante no arsenal terapêutico para situações não resolvidas com as medidas gerais e drogas convencionais. Na mesma linha, encontra-se a neurotrofina-3, um fator de crescimento que participa do desenvolvimento do sistema nervoso entérico[40-42].

Outros medicamentos com ação laxativa

Drogas classificadas como laxativas, a eritromicina e a colchicina[43], embora demonstradas como úteis no tratamento de formas refratárias de constipação crônica, ainda não se situam entre os esquemas preferidos pelos especialistas, talvez por necessitarem de estudos com maior número de doentes e/ou por seus efeitos colaterais. A colchicina tem-se mostrado eficaz em constipações refratárias, aumentando o número de evacuações, diminuindo o tempo de trânsito e melhorando sintomas como dor abdominal e vômitos por mecanismos desconhecidos, talvez relacionados ao aumento da motricidade, secreção ou causando má absorção.

O misoprostol, uma prostaglandina sintética utilizada, primariamente, para a proteção gástrica nas doenças ácido-relacionadas, tem como um dos efeitos colaterais diarreia, podendo, assim ser indicado, a doentes com constipação grave, embora com restrições de uso em mulheres em idade fértil e não comercializado livremente no Brasil[44].

Medicamentos tópicos

Enemas e supositórios devem ser sempre considerados com indicação individualizada, cuja aplicabilidade de rotina será decidida em situações excepcionais para uma parcela mínima de constipados. Evitá-los é a melhor conduta, embora, em idosos, possa se constituir na única forma de estímulo para a evacuação.

O risco dos laxantes

A cultura de realizar a limpeza intestinal, procedimento muito comum na época de nossos avós, possivelmente se perdeu no tempo, graças ao advento dos laxantes. Estes, a princípio, pareciam ser uma solução mais prática e mais cômoda do que as lavagens intestinais. Hoje, entretanto, sabe-se que os laxantes, quando mal empregados, causam vários problemas ao funcionamento do intestino. O uso crônico e abusivo chega mesmo a agravar os quadros de prisão de ventre.

Esse uso abusivo torna mais difícil o tratamento dos pacientes, sobretudo os idosos. O retorno ao ritmo intestinal fisiológico após o uso exagerado de laxantes costuma levar semanas, e muitos pacientes podem ficar frustrados e impacientes ao retornar novamente o uso em excesso de laxantes. É comum a crença de que medicamentos de venda livre ou produtos à base de plantas são sempre seguros. Isso não é verdade, assim como determinados produtos vendidos como homeopatia – que na verdade, são apenas laxativos comuns – podem induzir o hábito, piorando a condição.

Os laxantes podem apresentar os seguintes riscos:
- promovem a perda de vitaminas, nutrientes e sais minerais, esfoliando-os antes que sejam devidamente absorvidos pelo intestino;
- o uso crônico pode causar dependência e levar à síndrome do intestino preguiçoso, determinando que o paciente necessite de doses cada vez mais altas para atingir os mesmos resultados obtidos anteriormente;
- contribuem para o desequilíbrio da flora intestinal (disbiose)[45].

Tratamento conservador especializado
Biofeedback

Durante os últimos anos, os mecanismos fisiológicos da defecação estão mais bem compreendidos, graças ao progresso das técnicas de exploração funcional. A consequência disso foi a individualização do novo conceito, constipação terminal por assincronismo abdominopelviano, que permitiu a compreensão das queixas subjetivas relatadas pelos pacientes.

A chave dessa reeducação anorretal compreende um grupo de procedimentos utilizados para ajudar na reaquisição do controle da função neuromuscular do complexo lombo-pélvico perineal e musculatura esfincteriana, integrando-as às atividades diárias[46].

Como procedimento de grande importância, por ser tanto instrumento de avaliação como de tratamento, não podemos deixar de mencionar como carro chefe da terapia comportamental o *biofeedback* eletromiográfico e o manométrico.

Os pacientes que apresentam dificuldade de defecação ou constipação do tipo síndrome de obstrução de saída são os que mais se beneficiam do *biofeedback*.

Nesses casos, o assoalho pélvico espástico ou puborretal que não relaxa, condição conhecida como anismo ou contração paradoxal do puborretal – pode ser manejado pelo retreinamento esfincteriano por meio do *biofeedback*, que pode ser realizado por intermédio de *biofeedback* eletromigráfico ou sistema de balão.

É necessária uma boa relação médico-paciente, com ambos motivados quanto à realização do treinamento. Independente do sistema utilizado, a melhora clínica pode ser observada dependendo do número de sessões realizadas. Na verdade, a quantidade de sessões constitui o fator preditivo mais importante, o que foi bem documentado por Gilliland et al.[47].

Recentemente, um dos poucos trabalhos prospectivos e randomizados comparando o *biofeedback* a outras alternativas conservadoras para o tratamento da constipação por anismo demonstrou resultados bastante promissores em 117 pacientes tratados, com aumento do número de evacuações espontâneas e melhora no traçado eletromiográfico durante as tentativas de evacuação[48].

Cinesioterapia

O exercício terapêutico dos músculos de assoalho pélvico (EMAP) é uma das ferramentas que o terapeuta usa para restaurar e melhorar o aparelho musculoesquelético do assoalho pélvico e do abdome, melhorando a constipação.

Massoterapia abdominal

É um verdadeiro tratamento do trânsito intestinal, por causa de seu papel mecânico, mas também um momento privilegiado de relaxamento e dialogo.

Atribui-se à massoterapia abdominal quatro funções principais:
- ação mecânica, por facilitar a progressão do bolo fecal e melhorar a motricidade das paredes do cólon;
- vasodilatação cutânea, que provoca, por meio do oscilamento (balanceamento), vasoconstrição profunda, além de ativar e melhorar a circulação colônica;
- ação reflexa por intermédio dos arcos reflexos entre os órgãos e diferentes zonas cutâneas muito precisas;
- ação sobre o ritmo circulatório do sistema porta, melhorando o ritmo circulatório e a vascularização desse sistema e, portanto, o funcionamento das vísceras[49].

Massagem do trajeto cólico

Realizada em posição de decúbito dorsal, escápulas ligeiramente elevadas, membros inferiores flexionados, para permitir um relaxamento geral, incluindo a parede abdominal. As primeiras manobras visam, essencialmente, ao relaxamento e à descontração: deslizamento sobre toda parede abdominal, ultrapassando os flancos. Às vezes, a massagem pode se iniciar na região lombossacra (Figura 64.3.9)[49].

Massagem nas hipotonias colônicas

O princípio do tratamento é acelerar o trânsito e estimular as contrações colônicas. As primeiras manobras são superficiais e visam ao relaxamento, seguidas por manobras de deslizamento profundo circular, sobre o trajeto do cólon e no sentido do trânsito cólico (Figura 64.3.10).

Massagem do canal anal

Visa promover o relaxamento esfincteriano em pacientes com constipação por obstrução de saída (anismo) e proctalgias. Consiste no toque retal, fazendo um percurso circular (360°) da musculatura esfincteriana, incluindo o puborretal, com o objetivo de permitir um relaxamento. Podem ser manobras de estiramento progressivo circular em todas as direções[50,51].

Há outras técnicas utilizadas, como a técnica do balonete e técnicas de reeducação do reflexo reto-esfincteriano estriado por insuflação de diferentes volumes.

Toxina botulínica

A evacuação obstruída não responde facilmente a qualquer esquema medicamentoso, daí a importância de seu diagnóstico diferencial entre as diversas causas de constipação.

Algumas referências da literatura têm sugerido a utilização da toxina botulínica, por injeções no músculo puborretal[52]. Um estudo recente concluiu melhora clínica na maioria dos doentes tratados[53]. Tem-se utilizado a infecção direta de toxina botulínica no esfíncter anal, em casos de fissura anal e hipertonia esfinctérica, com boa resposta em aproximadamente 75% dos pacientes[54].

Psicoterapêutica

Vários estudos têm demonstrado uma correlação de fatores psicológicos e constipação intestinal, observando índices elevados estatisticamente significativos de depressão, histeria e hipocondria (tríade neurótica) quando aplicado o MMP (*Minnesota Multiphasic Personality Inventory*)[55].

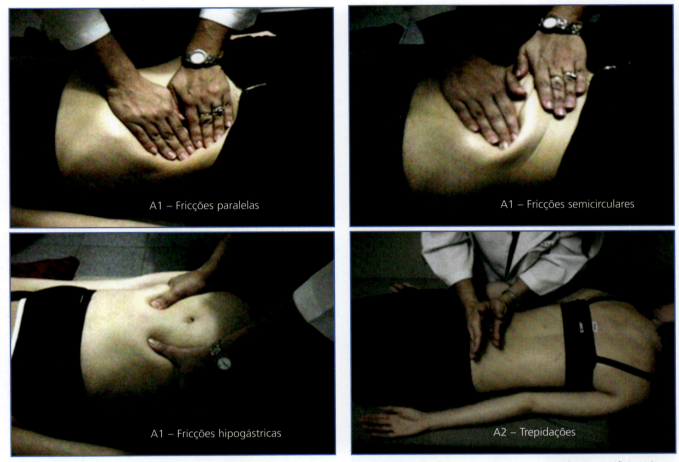

Figura 64.3.9 – Tratamento manual (efetuado pelo fisioterapeuta) – Massoterapia. Massagem do trajeto cólico. Fonte: Acervo Iconográfico. Uchoa S. Recife: Fisiomax.

A EVACUAÇÃO E AS NOSSAS EMOÇÕES

Sabe-se, hoje, que 80% de nosso potencial imunológico está concentrado na mucosa do intestino. Tal fato demonstra que nossas defesas e nossa vitalidade estão diretamente relacionadas ao bom funcionamento desse órgão. Por incrível que pareça, o cólon vem sendo considerado, em um trabalho interessante do Dr. Michel Gershon[56], nosso "segundo cérebro".

Ficou demonstrado que grande parte de nossas defesas imunológicas, bem como alguns hormônios e neurotransmissores, são fabricados também por ele.

Já é fato bastante comprovado que o ato de evacuar e o funcionamento intestinal estão diretamente relacionados a nossas emoções, ao humor, à disposição e à alegria. De maneira intuitiva, é provável que já se tenha percebido essa relação, observando que, nos dias em que o indivíduo não evacua, tem a tendência de permanecer mais irritado e enfezado, ou se dando conta de que, quando há um evento importante, sente-se um "friozinho" estranho na barriga. Os intestinos mantêm, portanto, uma íntima relação com as emoções e interferem diretamente no funcionamento do cólon.

A diarreia e esse "friozinho" na barriga relacionam-se com nossos medos.

O cólon "assustado" não consegue expulsar seu conteúdo, pois sua porção descendente permanece paralisada. Assim, enquanto a pessoa estiver assustada, traumatizada ou ansiosa, o cólon reduzirá seus movimentos peristálticos.

Outra relação apontada pela psicanálise com relação à evacuação e observada por Freud é a associação de atos de doação de generosidade com o dinheiro. Daí a expressão popular segundo a qual "tal pessoa está evacuando dinheiro".

Muitos psicólogos relacionam o início da constipação intestinal a experiências vividas na infância, quando a criança normalmente tem vontade de sentir, tocar e brincar com as fezes, considerando-as prolongamento de si mesmas e uma oferta que pode fazer aos adultos. O problema surge a partir do momento em que os pais ensinam que as fezes são sujas, chegando a brigar com a criança caso a vejam brincando com os próprios excrementos.

Esses fatos podem, muitas vezes, gerar na criança o desejo de evitar a evacuação e passar a inibir o reflexo defecatório, pois ela sente medo de que os pais a repreendam por estar fazendo algo errado.

A serotonina, responsável por 90% do sentimento de alegria, é produzida no intestino. E, caso não esteja funcionando

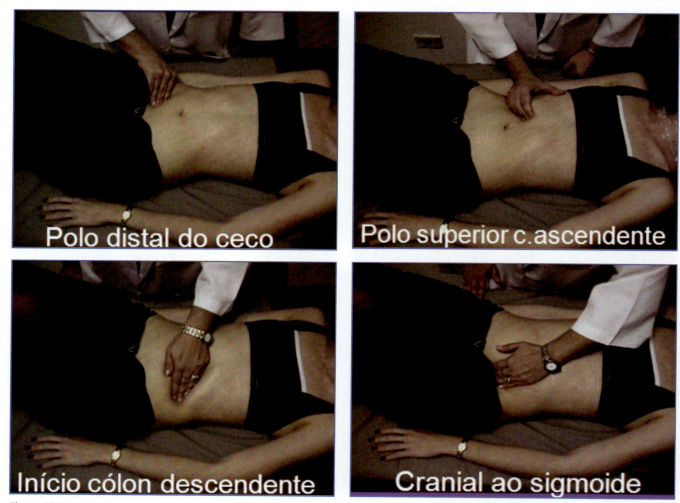

Figura 64.3.10 – Massagem nas zonas reflexas (Vogler). Massagem nas hipotonias colônicas. Fonte: Acervo Iconográfico. Uchoa S. Recife: Fisiomax.

normalmente, pode ocorrer uma drástica redução em sua produção e provocar sensações de depressão e mau humor. É bastante comum pacientes relatarem não apenas sentir alívio durante o tratamento da constipação, mas também mais alegria, maior disposição e melhora na qualidade de vida com o retorno normal da evacuação[57].

CONSTIPAÇÃO E AS SITUAÇÕES ESPECIAIS
Clínicas especiais

Pacientes que apresentam doenças cardiovasculares avançadas, cerebrais (AVC) e tromboembólicas, além dos pacientes em fase aguda de infarto agudo do miocárdio, naquelas em que o esforço evacuatório representa risco considerável, devem fazer uso preventivo de agentes formadores de volume naturais ou produtos comercializados, como o psyllium (Metamucil®).

Fecaloma

Para tratamento de fecalomas, prevendo complicações como obstruções, poderão ser usados laxativos orais do tipo formadores de volume, estimulantes ou lubrificantes (óleo mineral). Além destes, poderão ser empregados clisteres de água ou associados a soluções salinas. Fragmentação digital, com ou sem sedação, pode ser realizada caso necessário, e para a prevenção de recorrências devem ser instituídas dietas adequadas, identificar e afastar os fatores predisponentes à formação do fecaloma, além do uso, se necessário, de laxativos supositórios ou clisteres.

Traumatismos raquimedulares

O intestino neurogênico, decorrente de lesão medular, provoca alterações que se manifestam desde a fase aguda pelo íleo adinâmico, caracterizado pela distensão abdominal e constipação.

O objetivo do treinamento intestinal é recuperar o ritmo da evacuação a cada 24 ou 48 horas, evitando a formação de fecaloma e permitindo a retomada do convívio social.

A terapêutica baseia-se em estímulos defecatórios regulares com o uso de laxantes, supositórios, objetivando um hábito intestinal regular, com uma evacuação diária. A remoção digital e o uso de clisteres podem ser necessários.

Para estimular a defecação, o uso de uma alimentação equilibrada rica em fibras, boa hidratação, laxantes suaves, massagem abdominal circular, no sentido horário, a fim de estimular o peristaltismo.

Sempre que possível, estimular a evacuação em posição sentada[58].

Pacientes geriátricos

Nesses pacientes, vários fatores contribuem para a constipação, como aumento do tempo de trânsito intestinal, esvaziamento retal incompleto, alterações da consciência com esquecimento da necessidade de evacuar. Nesse grupo, os pacientes apresentam a perda do tônus muscular e inatividade física, associada a doença degenerativa, como o diabetes. Nos idosos, a constipação pode causar complicações com impactação fecal, formação de fecalomas, evacuação paradoxal protraída, levando a quadros de obstrução, estados confusionais, hemorragia retal resultante das ulcerações estercorais, além de retenção urinária.

Devemos encorajar a prática de atividades físicas, adequação dietética associada com ingesta de líquidos. São usados, preferencialmente, agentes estimulantes ou formadores de volume, que devem ser evitados na vigência de acúmulo fecal.

Os clisteres podem ser usados principalmente em pacientes debilitados, em nível domiciliar.

Pacientes psiquiátricos

Várias doenças psiquiátricas estão associadas à constipação. Portanto, devemos levar em conta o efeito constipante de drogas antidepressivas e o uso abusivo e crônico de laxantes. Muitas vezes, a causa orgânica da constipação não é conhecida.

Pacientes obstétricos

Durante a gestação, a constipação envolve vários fatores, tais como a diminuição da atividade física, mudança dietética e da concentração hormonal, além do uso de medicamentos potencialmente constipantes, como o ferro.

Dentre os problemas gerados pela constipação na gravidez, destacam-se a doença hemorroidária, a fissura anal e o prolapso retal.

Devemos, então, prevenir a constipação, por meio da adoção de uma dieta rica em fibras e aumento da ingesta líquida. Os laxativos devem ser evitados, porém, quando necessários, preferir o uso de agentes semelhantes ao senna e ao bisacodil (estimulantes e formadores de volume), que são seguros para a mãe e para o feto.

Pacientes terminais

Neste grupo, os fatores envolvidos na gênese da constipação englobam o uso de opioides, quimioterápicos e drogas com efeitos anticolinérgicas (antidepressivos e neurolépticos), associados aos fatores relacionados à própria malignidade da patologia.

Acrescentam-se a esses fatores o quadro debilitado do paciente com baixa ingesta oral, imobilização no leito e depressão.

Manifestações paraneoplásicas de alguns carcinomas, com a neuropatia visceral intestinal, podem estar presentes, agravando o quadro constipante. O objetivo é proporcionar maior conforto, a partir do uso de supositórios ou clisteres, além do uso de laxativos orais.

CONSIDERAÇÕES FINAIS

A constipação intestinal constitui uma entidade muito comum e de fisiopatologia muito complexa, englobando fatores dietéticos, fisiológicos, anatômicos, psicossociais e culturais, dificultando, muitas vezes, sua abordagem terapêutica. O tratamento conservador é indicado na maioria dos casos, reservando o tratamento cirúrgico para pacientes com disfunções bastante especificas.

O tratamento clínico mais adequado da constipação intestinal envolve, de maneira abrangente, tanto a ciência como a arte da Medicina, incluindo uma abordagem baseada em múltiplos componentes:

- o médico deve reconhecer, no quadro clínico, que o paciente apresenta os elementos que levam ao diagnóstico correto de maneira custo-efetiva;
- explicar, com uma linguagem acessível, o que é esse sintoma;
- com uma relação positiva entre médico e paciente, centrada neste último, reconhecer os eventos psicossociais relevantes;
- estar atento à visão do paciente com relação a sua patologia; não menosprezar a importância da discussão aberta de que o paciente não é portador de câncer e que tampouco está exposto a um risco adicional por apresentar um quadro crônico;
- dar um retorno adequado ao paciente sobre o significado dos resultados negativos de exames realizados;
- conversar com o paciente a respeito dos eventos psicossociais e de seus potenciais relacionamentos com seu quadro clínico;
- aceitar o fato de que o paciente é portador de um sintoma crônico, adaptando sua atitude para uma busca de alívio, oferecendo ajuda com alternativa, dietéticas, comportamentais, farmacológicas, psicoterápicas e outras;
- trabalhar com o paciente para que ele mude seu comportamento diante dos sintomas da doença, estimulando-o a não ficar focado neles, tentando desenvolver suas atividades cotidianas, mesmo que os sintomas eventualmente estejam presentes;
- a terapia medicamentosa, sozinha, é frequentemente ineficaz, quando os problemas psicossociais, comportamentais, dietéticos permanecem subestimados[59].

É muito importante, na área da saúde pública, criar um programa de prevenção e tratamento da constipação, em que princípios sejam desenvolvidos em uma abordagem mais ampla, com base nos seguintes paradigmas:

- rastreamento epidemiológico do padrão intestinal da população brasileira;
- elaborar planos educativos para que se possa distinguir e diferenciar o normal do patológico;
- facilitar a criação de um programa de prevenção e diagnóstico precoce das alterações da evacuação baseada nos Critérios de Roma III e na Escala de Bristol;
- otimizar a busca de programas de educação e promoção da saúde de uma maneira resolutiva em relação ao problema da constipação intestinal crônica e de suas variantes[60].

Diante dessas reflexões, terminamos citando um aforisma de Avot de Rabi Natán, C.11: "Manter o aparelho digestivo em perfeito funcionamento é tão difícil quanto abrir as águas do Mar Vermelho".

REFERÊNCIAS BIBLIOGRÁFICAS

1. Drossman D.A. The Rome criteric process: diagnosis and legitimization of irritable bowel syndrome. Am J Gaxtroenteral 1993;94:2803-7.
2. Drossman DA. Psychosocial and psiclhophysiologic mechanism in GI Illness. In: Kirsner JB, ed. The Grow th of Gastroenterologic Knowledge in the 20th Century. Philadelphia: Lea 8 Febiger; 1993, p. 419-32.
3. Kroenke K, Mangelsdorff AD. Gmmon syntoms in ambulatory care: incidence, evoluation, therapy, and outocome. Am J Med 1989;86:262-6.
4. Drossman DA. Functional GI disorders: What's in a Name? Gastroenterology 2005;128(7):1771-2.
5. Sonnenbery A, Kock TR. Epidemiology of constipation in the United States. Dis Colon Rectum 1989;32:1-8.
6. Berman IR, Manning DM, Hanos Ms. Streamlining the management of defection disorders. Dis Colon Rectum 1990;33:778-85.
7. Navarro-Rodrigues T, Dantas-Junior JP, Moraes-Filho JPP. Constipação intestinal funcional. RBM 2009;66(edição especial):77-84.
8. AGA. American Gastroenterological Association Medical Position Statemente: Guidelines on Constipation. Gastroenterology 2000;119(6):1761-78.
9. Shaheen NJ et al. The burden of gastrointestinal and liver disease. AMJ Gastroenterol 2006;102:218-36.
10. Sonnenberg A, Koch TR. Epidemiology of caonstipation in the United States. Dis Colon Rectum 1989;32:1-8.
11. Sandler RS, Jordan MC, Skelton BJ. Demographic ans dietary determinants of constipation in the United States population. Am J Publ Health 1990;80:185-9.
12. Johansen JF, Sonnenbery A. The prevalence of hemorroidois adn chronic constipation. An epidemiologic study. Gastroenterology 1990;98:380-6.
13. Krishnamunty S, Schuffler MD, Rohrmann CA, Pope CF. 2nd severe idiopatic constipation associated with a distintive abnormality of the colonic myenteric plexus. Gastroenterology 1985;88:26-34.
14. Flein DL, Van Wijk MO, Van Ginkel R. The valore of colonic constipation. Gastroenterology 2001; 5(Suppl.1):A-212.
15. Van Der Plas RN, Benninga MA, Akkermans LMA, Nedekop WK, Taminiau JA, Buller HA. Megarectum in constipation, archives of Diseases in Childhood 2000;83:52-8.
16. Longstreth GF, Thompson WG, Chey WD et al. Functional bowel disorders. Gastroenterology 2006;130:1480-91.
17. Mertz HN. Drug therapy: irritable bowel syndrome. N Engl I Med 2003;349:2136-46.
18. Capítulos selecionados dos Critérios de Roma III; os distúrbios gastrintestinais funcionais/Organizador Carlos Fernando de Magalhães Francisconi. São Paulo: Segmento Ferma; 2009.
19. Stewart M, Brown JB, Donner A et al. The impact of patient--entered care on outcomes. I Fam Pract 2000;49(9):769-804.
20. Lipkin MJA, Putnam SM, Lazare A. The medical interview: clinical care, education, and research. New York: Sphinger – Verlag; 1995. p.1-643.
21. Drossman DA, Thompson WG. The irritable bowel syndrome review and a graduated, multicomponent treatment approach. Ann Intern Med 1992;116(12(Pt1):1009-16.
22. Sobrado CW, Habr-Gama A. A propedêutica funcional coloretal. In: Pinotti HW. Tratado de clínica cirúrgica do aparelho digestivo. São Paulo: Atheneu; 1994. p. 1080-5.
23. Rao SSC, Beaty J, Chamberlain M et al. Effects of ocute graded exercise on human colonic motility. Am J Physiol 1999;276:G1221-6.
24. Talley NJ, Laschi KL, Bau CL. Agap in our understanding: chronic constipatioin and it's comorbid condition Clin Gastroenterol Hepatol 2009:7:9-19.
25. Trawell HC, Southgate DAT, Walever TMS et al. Dietary fiber redefined. Lancet 1976;1:1967-8.
26. Maté J et al. Fibra dietética en Medicina: Actualización Temática en Gastroenterología. Barcelona: Jarpyo Editores y Laboratórios Madans; 1996. p. 4.
27. Slavin IL. Implementation of dieytary modification. Am J Gastroenterol 1999;106:465-95.
28. Debroede G. Conspation. In: Sleisenger and Fordtran. Gastrointestinal disease. Philadelphia: Saunder; 1993;39:830.
29. Navarro-Rodrigues T, Junior JPD. Constipação intestinal funcional. Rev Bras Med 2009;66(ed. esp.):77-84.
30. Center for food safety and applied nutrition Food and Drug administration. Department of health and human services. Recommendations for fiber intake in the United States. In: Physiological effects and healthy consequences of dietary fiber. Life Sciences Research Office, Bethesda, Maryland, 1987.
31. Rodriguez TN et al. Constipação intestinal funcional. Rev Bras Med 2008;(65):266-72.
32. Ambrogini JO. Obstipação intestinal crônica. Rev Bras Med 2003;(60):133-9.
33. Rodrigues TN et al. Síndrome da obstipação intestinal. Rev Bras Med 2004;(61):174-80.
34. Soifer LO. Efeitos de la fibra medicinal sobre o trânsito colonico en pacientes con síndrome del colon irritabel. Acta Gastroent--Latinoamericano 1978;(17):317-23.

35. Arce DA, Ermocilla CA, Costa H. Evaluation of constipation. Am Fam Physician 2002;65:2283-90.
36. Voderhholzer WA, Schatke W, Muhldirfer BE et al. Clinical resposne to dietary fiber treatment of chronic constipation. Am J Gastroenterol 1997;92:95-8.
37. André SB, Navarro-Rodriguez T, Moraes-Filho JPP. Constipação intestinal funcioinal. Rev Bras Med 2000;57:1240-52.
38. Márquez LR. Propriedades de la fibra dietética. In: La fibra terapêutica. Lab. Madaus ed.; 1998. p. 25-43.
39. Wasserman MS, Francisconi C, Olden K et al. Consenso Latinoamericano de Estreñimiento Crónico Gastroenterol Hepatol 2008;31:59-74.
40. Attan A, Lémann M, Fergusonn A et al. Comparison of a low dose polyethylene glycol electrolyte solution with lactilose for the treatment of chronic constipatiion. Gut 1999;44:226-30.
41. Emmanuel AU, Roy AJ, Nicholls TJ, Kamm MA. Prucalopride, a systemic enterokinetic, for the treatment of constipation. Aliment Pharmacol Ther 2002;16:1347-56.
42. Bellomo-Brandão MA, Collares EF, Costa-Pinto EA. Use of erythronyan of the treatment of severe chronic constipation in children. Bras I Med Biol Res 2003;36:1391-6.
43. Verne GN, Davis RM, Robinson ME, Gordon JM, Eakel EY, Sninsky CA. Treatment of chronic constipation with colchicine: randomized, double-blind, placebo comtrolled, crossover trial. Am J Gastroenterol 2003; 98(5):1112-6.
44. Roarty TP, Weber F, Soykan IL, Ma Callum RW. Misoprostol in the treatment of chronic refractory constipatioin: results of a long-term open-label trial. Aliment Pharmacol Ther 1997;11:1059-66.
45. Almeida T, Menta S. Colonterapia, reeducação alimentar, desintoxicação e rejuvenescimento. São Paulo: Gran Sol; 2004. p. 67-9.
46. Van Tets WF, Kuijpers JHC, Bleijenberg G, Bleijenberg G. Biofeedback treatment is ineffective in neurogenic fecal incontinence. Dis Colon Rectum 1996;39:992-4.
47. Gilliland R, Heymen S, Altomare DF, Park VC, Vickers D, Wexner SD. Outcome and predictors of sucess of biofeedback for constipation. Br J Surg 1997;84(8):1123-6.
48. Heyman S, Scarlett Y, Jones K, Ringel Y, Drossman D, Whitehead WF. Randomized, controlled trial shows biofeedback to be superior to alternative treatments for patients with pelvic flor dyssynergic-type constipation. Dis Colon Rectum 2007;50(4):428-41.
49. Valanogne G. Reeducation en colo-proctologia. Paris: Masson; 1993.
50. Vulliet F. Sexual function of the pubococcygens muscle. West J surf Obstet Gynecolo 1980;10:521.
51. Guillemot F. Reeducation perineale et incontinence fecale. Explorations Fonctionnelles Digestives; 2000.
52. Shafik A, Eli-Sibai O. Botulintocin in the treatment of non relaxing puborecalis syndrome. Dig Surg 1998;15:347-51.
53. Brisinda MG, Bentivoglio AR, Casseta E, Albanese A. Botulinum toxin in the treatment of outlet obstruction constipation caused by puborectalis syndrome. Dis Color Rectum 2000;43:376-80.
54. Mentes BB, Irkorucu O, Akin M, Leventoglu S, Tatliciioglu E. Comparision of botulinum toxin injection and lateral interna sphincterotomy for the treatment of chronic anal fissure. Dis Colon Rectum 2003;46:232-7.
55. Arhan P. Physiological assessment of rectoanal motor function. Journal of Pediatric Gastroenterology and Nutrition 2002;35:25-6.
56. Michel D. Gershon. Il secondo cervello. Milano: Scienze Mediche UTET; 2003.
57. Almeida T, Menta S. Colonterapia, reeducação alimentar, desintoxicação e rejuvenescimento. São Paulo: Gran Sol; 2004. p. 50-4.
58. Guttmann L. Spinal cord injuries: comprehensive management and research [Trad.: Lessioine Medulares: Tratamento Global e Investigacion]. London: Blackwell Scientific Publications, 1973. Barcelona, Editorial JIMS, 1981.
59. Levy R, Olden K, Naliboff B, Bradley L, Francisconi C, Drossman D. Psychosocial aspects of the functional gastrointestinal disorders. Gastroenterol 2006;130:14047-58.
60. Mentz HR. Irritable bowel syndrome. N Engl I Med 2003;349(22):2136-46.

CONSTIPAÇÃO INTESTINAL

Inércia Cólica: Resultados do Tratamento Cirúrgico

64.4

Francisco Sérgio Pinheiro Regadas
Érico de Carvalho Holanda

INTRODUÇÃO

A constipação intestinal é um dos sintomas gastrintestinais mais frequentes, podendo ser referida em até 27,2% pela população, dependendo da área demográfica e da amostra analisada[1]. Diversos fatores podem causar constipação intestinal, variando desde o estilo de vida sedentário, com pouca ingestão de água e fibras, até condições específicas, como doenças de origem metabólica, neurológica ou psiquiátrica, uso de determinadas medicações, doenças ou alterações anatômicas do intestino grosso ou da pelve e distúrbios funcionais[2].

CONCEITO

Distúrbios gastrintestinais funcionais caracterizam-se por uma combinação de sintomas digestivos, sem ser observada qualquer anormalidade estrutural ou anatômica, bem como alterações metabólicas ou bioquímicas que os justifiquem[3]. Segundo os *Critérios de Roma III*, as desordens funcionais da defecação são comumente classificadas em constipação de trânsito cólico lento ou evacuação obstruída[4]. Constipação funcional de trânsito cólico lento de origem idiopática e sem megacólon associado também é chamada de inércia cólica ou, menos comumente, doença de Arbuthnot Lane.

A inércia cólica se caracteriza pela incapacidade de propagação das fezes através do cólon, caracterizada pelo retardo do trânsito cólico observado em exames de imagem, pela insuficiente atividade pressórica demonstrada após alimentação ou administração de estimulante ou pela incapacidade de propagar a contratilidade cólica necessária para a eliminação do bolo fecal em resposta à administração de laxantes catárticos ou agentes colinérgicos[5-7].

EPIDEMIOLOGIA

A inércia cólica é um distúrbio que acomete mais mulheres que homens[8], podendo corresponder a até 27% dos casos de constipação intestinal funcional referenciados para centros terciários[9]. Também se observa uma maior prevalência da constipação funcional em indivíduos idosos, documentada por um retardo do esvaziamento do trânsito cólico[10].

FISIOPATOGENIA

A fisiopatogenia da inércia cólica ainda não está totalmente esclarecida. Webster et al.[11] avaliaram retrospectivamente 55 pacientes submetidos à colectomia total para o tratamento dessa moléstia, não observando quaisquer evidências de alterações microscópicas no estudo anatomopatológico dos espécimes cirúrgicos. Wedel et al.[12], utilizando modernas técnicas de imuno-histoquímica, identificaram alterações estruturais no sistema nervoso entérico, com diminuição dos gânglios do plexo mioentérico e do plexo submucoso externo. He et al.[13] demonstraram em espécimes cirúrgicos a diminuição do número das células de Cajal, tecido ligado à geração das ondas elétricas e à transferência de sinais entre o nervo e o músculo da parede intestinal. Outros autores, entretanto, advogam que uma parte dos pacientes com inércia cólica possui uma dismotilidade global, envolvendo não só o intestino grosso, mas todo o trato digestório[14-17].

Além da inércia cólica, outros distúrbios gastrintestinais funcionais também cursam com constipação intestinal, como a síndrome de intestino irritável (SII) e a evacuação obstruída. Muitas vezes, contudo, tais condições se sobrepõem, dificultando a definição de uma conduta padronizada e interferindo nos resultados cirúrgicos para o tratamento da inércia cólica. Surrenti et al.[9] investigaram retrospectivamente 70 pacientes com constipação funcional referenciados a um serviço de gastroenterologia especializado em motilidade intestinal. Os pacientes foram submetidos a testes funcionais fisiológicos para a avaliação do trânsito cólico, das disfunções anorretais e do assoalho pélvico. Dos pacientes avaliados, 37% apresentavam disfunção do assoalho pélvico, 27%, inércia cólica, e 23%, síndrome do intestino irritável. Os autores identificaram, ainda, inércia cólica associada em 55% dos pacientes com disfunção do assoalho pélvico.

Indivíduos com constipação intestinal podem manifestar, com maior frequência, distúrbios de origem psicológica, como depressão, hipocondria e histeria, muitas vezes interferindo no resultado do tratamento[18]. Hasegawa et al.[19] avaliaram retrospectivamente 61 pacientes submetidos a procedimento cirúrgico para tratamento de inércia cólica, demonstrando que aqueles com distúrbios psicológicos ou psiquiátricos apresentavam piores resultados funcionais, maior insatisfação com o procedimento e maior necessidade de nova intervenção cirúrgica, parte deles submetidos a ileostomia definitiva. Pluta et al.[20] também evidenciaram que indivíduos com distúrbio psiquiátrico apresentam piores resultados cirúrgicos, manifestando menos satisfação com o procedimento.

DIAGNÓSTICO

De acordo com os *Critérios de Roma III*, os pacientes com constipação funcional devida a trânsito cólico lento devem ter iniciado seu quadro clínico há pelo menos seis meses, sendo que, nos últimos três, devem ter manifestado dois ou mais dos seguintes sintomas: esforço evacuatório, fezes endurecidas ou em cíbalos, sensação de evacuação incompleta, sensação de obstrução anorretal, manobras de digitação para facilitar a eliminação do bolo fecal ou menos de três episódios de evacuações por semana. Tais sintomas devem, ainda, ter sido referidos em até 25% das evacuações. Além disso, os pacientes devem apresentar inadequada força propulsora para o bolo fecal, demonstrada por exames de imagem[4].

Pacientes com inércia cólica podem também apresentar sintomas de obstipação intestinal severa, mencionando, não raramente, episódios evacuatórios a cada duas ou mais semanas. Outras queixas apresentadas são dor ou sensação de plenitude abdominal, náusea ou vômito, muitas vezes comprometendo suas habilidades sociais e sua qualidade de vida. Algumas mulheres podem apresentar distúrbios ginecológicos associados, como períodos menstruais irregulares ou presença de cistos ovarianos[21].

O diagnóstico de inércia cólica envolve uma avaliação clínica e propedêutica completa no sentido de excluir as demais causas de constipação intestinal. Além da rigorosa avaliação clínica, é necessário realizar avaliação funcional utilizando o tempo de trânsito cólico, a manometria anorretal, a defecografia, a colonoscopia e, eventualmente, o enema opaco.

Tempo de trânsito cólico

É realizado utilizando-se radiografias seriadas após a ingestão de marcadores radiopacos (Figura 64.4.1). O tempo de trânsito cólico também possibilita a classificação dos tipos de desordens funcionais da evacuação, baseando-se na distribuição dos marcadores nos segmentos colorretais envolvidos. Martelli et al.[22] descreveram três grupos de indivíduos com queixas de constipação avaliados por esse método: 1) pacientes com tempo de trânsito normal, sugerido pela eliminação adequada dos marcadores; 2) outros, com acúmulo deles no reto, sugerindo evacuação obstruída (Figura 64.4.2); 3) aqueles com retenção dos marcadores em todos os segmentos cólicos, sugerindo inércia cólica (Figura 64.4.3), ou retidos no cólon direito (Figura 64.4.4). Embora existam descritas na literatura diversas formas de interpretação desse exame, a presença de mais de 20% dos marcadores radiopacos distribuídos ao longo dos cólons no quinto dia após sua ingestão, documentada por radiografia simples de abdome, confirma o diagnóstico[23].

Manometria anorretal

A manometria anorretal tem sua importância na aferição do reflexo inibitório retoanal, ausente em pacientes com aganglionose retal congênita (doença de Hirschsprung) ou adquirida e na aferição da contração paradoxal do puborretal, observada em indivíduos com evacuação obstruída[24].

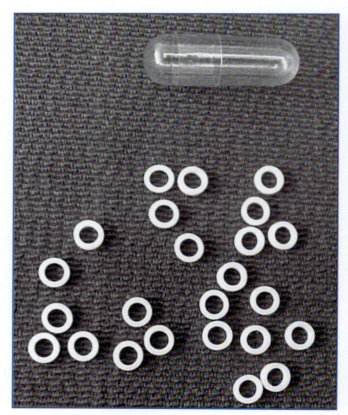

Figura 64.4.1 – Marcadores radiopacos.

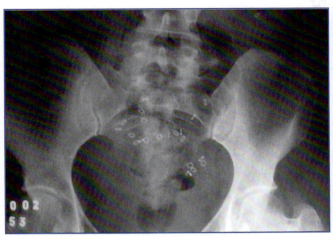

Figura 64.4.2 – Retenção dos marcadores no reto (evacuação obstruída).

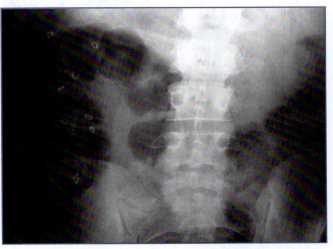

Figura 64.4.4 – Retenção dos marcadores no cólon direito.

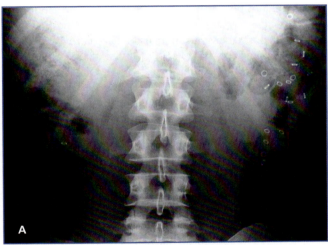

Figura 64.4.3A e B – Distribuição dos marcadores de forma difusa nos diversos segmentos cólicos.

Defecografia

A defecografia proporciona a visualização do mecanismo de evacuação, possibilitando tanto o diagnóstico dos distúrbios pélvicos funcionais como a contração paradoxal do puborretal, além da presença de alterações anatomofuncionais produzidas por retocele e/ou intussuscepção retal[25].

Ecodefecografia

Constitui-se em um exame ultrassonográfico anorretal tridimensional dinâmico capaz de identificar todas as disfunções anorretais, apresentando, ainda, a vantagem de avaliar a integridade dos músculos esfincterianos sem submeter os pacientes à radiação[26-30].

Colonoscopia

É recomendada para aqueles pacientes com constipação de trânsito lento, no sentido de identificar alterações anatômicas, como o dólico ou o megacólon, além de afastar outras afecções colorretais, como os tumores ou a doença diverticular[31].

Enema opaco

É, atualmente, um exame indicado somente para indivíduos com colonoscopia incompleta, ou seja, portadores de dolicomegacólon, ou na vigência de suboclusão intestinal produzida, principalmente, por neoplasias malignas.

RESULTADOS CIRÚRGICOS

A inércia cólica é um distúrbio funcional infrequente e de etiologia pouco esclarecida, sendo seu tratamento realizado, inicialmente, com medidas clínicas. Quando não responde satisfatoriamente às medidas conservadoras, tem sua indicação cirúrgica criteriosamente baseada no tempo de trânsito cólico, na manometria anorretal, defecografia/ecodefecografia, colonoscopia e, eventualmente, no enema opaco.

Coube a William Arbuthnot Lane, em 1908, a descrição inicial para indicação da colectomia com anastomose ileossigmoide ou ileorretal no tratamento da constipação intestinal severa, acompanhada de manifestações clínicas sistêmicas, como cefaleia e letargia, as quais o autor sugeriu resultar de "autointoxicação"[32]. Tal procedimento não foi devidamente utilizado por quase um século, quando ressurgiram na literatura diversos trabalhos defendendo a intervenção cirúrgica como o tratamento de escolha para aqueles casos de inércia cólica refratária ao tratamento convencional para constipação[33]. Na verdade, somente um pequeno percentual dos pacientes com constipação intestinal apresentam indicação cirúrgica. Cerca de 1% dos pacientes examinados em serviços primários com queixas de constipação refratária ao tratamento clínico é encaminhado para avaliação cirúrgica[34]. Larh et al.[35], por sua vez, avaliando 2.042 pacientes com constipação grave encaminhados para avaliação cirúrgica, constataram que apenas 201 (9%) preenchiam critérios de elegibilidade para o procedimento. Outros autores relataram índices de 8[36] e 12,4%[37] de indicação cirúrgica para pacientes que sofriam de constipação severa.

Historicamente, os melhores resultados para o tratamento cirúrgico da inércia cólica são vistos após a colectomia total com ileorreto anastomose. Preston et al.[21], em 1984, descreveram 21 casos de pacientes do sexo feminino que foram submetidas a diversas técnicas cirúrgicas para constipação crônica grave, como a esfincterotomia interna, miomectomia anorretal, colectomia segmentar e colectomia total com ileorreto anastomose. As pacientes realizaram enema opaco no pré-operatório que demonstrou segmentos intestinais anatomicamente normais, embora apresentassem tempo de trânsito cólico sugerindo inércia. Das 16 pacientes submetidas à colectomia com anastomose ileorretal, 10 relataram que apresentavam hábito intestinal normalizado e 4 consideraram-no melhorado, sendo a frequência evacuatória elevada de 0,3 para 21 episódios semanais. Com base nesses resultados, o autor considerou a colectomia com ileorreto anastomose como o procedimento de escolha para esses casos. Beck et al.[38], em 1989, avaliaram 14 pacientes submetidos ao mesmo procedimento, com o seguimento pós-operatório variando de 3 meses a 5 anos. Todos os pacientes relataram excelentes resultados funcionais, graças ao aumento da frequência evacuatória, em média dois episódios por dia, alegando estarem satisfeitos com o procedimento.

Ampla revisão da literatura envolvendo diversas séries avaliou os resultados da colectomia para a constipação de trânsito lento. Knowles et al.[33] encontraram índices de sucesso variáveis, mas com média de satisfação de 86% dos pacientes operados. Os autores reportaram, ainda, uma média de 2,9 episódios de evacuações diárias após a intervenção cirúrgica nas séries estudadas (variando de 1,3 a 5 evacuações/dia).

Webster et al.[39] avaliaram retrospectivamente 55 pacientes submetidos à colectomia total com ileorreto anastomose por inércia cólica, sendo que 49 (89%) consideraram o resultado pós-operatório bom ou excelente. A frequência evacuatória foi, respectivamente, de 5, 4 e 3 episódios diários nos 1º, 2º e 12º meses após o procedimento. Pikarsky et al.[40] também avaliaram retrospectivamente 30 pacientes submetidos à mesma intervenção cirúrgica, sendo o seguimento pós-operatório médio de 8,8 anos, variando entre 5 e 10 anos. Os autores observaram que todos os pacientes consideraram o procedimento excelente, com média de 2,5 evacuações diárias, recomendando, assim, a colectomia total com ileorreto anastomose para aqueles casos de constipação de trânsito lento refratários ao tratamento clínico.

Kamm et al.[41] avaliaram 44 mulheres submetidas à colectomia total com ileorreto anastomose que apresentavam inércia cólica clinicamente intratável, com a média de 1 episódio evacuatório a cada 4 semanas. Todas apresentavam diâmetro cólico anatomicamente normal, avaliado por enema opaco. Em seus resultados pós-cirúrgicos, demonstraram que, embora 22 (50%) pacientes tivessem seu hábito intestinal normalizado, 17 (38,6%) apresentavam sintomas de diarreia (mais de 3 episódios de evacuação diária) e 5 (11,3%) ainda persistiam com sintomas de constipação intestinal, sendo frequentes as queixas de esforço evacuatório ou uso de laxantes. Algumas pacientes com queixas de dor e distensão abdominal anteriores à cirurgia ainda persistiam com os mesmos sintomas após a intervenção (71% pós-operatório *versus* 98% pré-operatório). Outro estudo[42] revelou que aproximadamente metade dos pacientes que manifestam queixas de dor abdominal prévia à cirurgia persiste com os mesmos sintomas álgicos após o procedimento, embora relatem redução significativa em sua intensidade.

Sintomas de diarreia são observados na média de 14% dos pacientes submetidos à cirurgia, variando de 0 a 46%, embora os critérios de definição de diarreia não sejam homogêneos nas 16 séries avaliadas. Na mesma publicação, queixas de incontinência fecal também foram observadas, sendo a incidência média de 14% (variando de 0 a 52%).[33]

A persistência dos sintomas de constipação intestinal após a cirurgia pode ser encontrada, em média, em 9% dos trabalhos publicados, variando de 0 a 46%. Essa ampla variação nos resultados pode ser decorrente do emprego de diferentes técnicas cirúrgicas e, sobretudo, do critério de seleção dos pacientes para a cirurgia. Nessa mesma revisão, Knowles et al.[33] identificaram, em várias séries, uma maior satisfação com o procedimento e uma menor taxa de recidiva da constipação quando a indicação da cirurgia foi orientada pelo resultado de testes funcionais pré-operatórios, os quais, segundo os autores, seriam, principalmente, a manometria anorretal, a defecografia e o tempo de trânsito cólico. Utilizando tais testes fisiológicos, Nyam et al.[43] identificaram os indivíduos que seriam beneficiados com o procedimento, encontrando 97% de satisfação e 90% de melhora na qualidade de vida dos pacientes operados, acompanhados durante um seguimento médio de quatro anos e meio.

Rex et al.[36] avaliaram 224 pacientes com queixas de constipação intestinal intratável encaminhados para avaliação cirúrgica. Após avaliação clínica e realização dos exames funcionais da evacuação, que incluíram manometria anorretal, defecografia e tempo de trânsito cólico, os autores constaram que 28 (12,5%) pacientes preenchiam os critérios diagnósticos para inércia cólica, sem sinais de evacuação obstruída associada. Destes, 19 foram submetidos à colectomia total com ileorreto anastomose. Após a média de 12 meses de seguimento, 14 pacientes foram entrevistados, sendo que 12 (86%) relataram melhora clínica após a intervenção cirúrgica. Segundo o autor, os elevados índices de sucesso e a baixa recorrência dos sintomas de constipação se devem à avaliação pré-operatória criteriosa e à indicação cirúrgica somente para aqueles casos exclusivos de inércia cólica, sem a evidência de demais causas de constipação funcional.

Pemberton et al.[44], por sua vez, avaliaram 277 pacientes referenciados para avaliação cirúrgica por constipação intratável. Aplicaram, então, testes funcionais para evacuação, que incluíam o tempo de trânsito intestinal, a manometria anorretal, a eletromiografia do assoalho pélvico e a defecografia. Com base nesses estudos, os pacientes foram assim classificados: 29 pacientes apresentavam constipação de trânsito lento (10,4%), 37 deles, disfunção do assoalho pélvico (13,3%), 14, constipação de trânsito lento e disfunção do assoalho pélvico associado (5%), e 197 pacientes, síndrome do intestino irritável (71,1%). Todos os 29 pacientes com constipação de trânsito lento isolado, e mais 9 com disfunção do assoalho pélvico associado, foram submetidos à colectomia total com ileorreto anastomose. Treinamento pré-operatório por *biofeedback* foi realizado nos 9 pacientes com evacuação obstruída associada. O seguimento pós-operatório médio dos pacientes foi de 20 meses, não sendo evidenciados casos de incontinência fecal, sintomas de constipação refratária, bem como a necessidade de uso de laxantes. A média de evacuação foi de 4 episódios diários. Os autores concluíram que a avaliação pré-operatória criteriosa, utilizando testes funcionais, possibilita a correta classificação da constipação e, caso necessário, o treinamento pré-operatório adequado, sendo decisivo para uma indicação cirúrgica precisa e, consequentemente, para a obtenção de bons e prolongados resultados.

Entretanto, pacientes que apresentam inércia cólica acompanhada de sinais de evacuação obstruída, com evidência de contração paradoxal do puborretal demonstrada por exames funcionais, ainda não têm seu tratamento ideal totalmente esclarecido na literatura. Nyam et al.[43] demonstraram sucesso nos resultados da constipação em todos os 22 pacientes tratados com *biofeedback* no pré-operatório de colectomia nos casos de inércia cólica acompanhada de contração paradoxal do puborretal. Contudo, em uma meta-análise, Kuijpers et al.[45] revelaram que mais de 30% dos pacientes com contração paradoxal do puborretal não respondem ao tratamento com *biofeedback*. Bernini et al.[46] avaliaram 16 pacientes com o mesmo sintoma, revelando que, mesmo depois do treinamento pré-operatório, 40% deles ainda manifestavam sintomas de evacuação obstruída após a cirurgia de eleição para inércia cólica.

A utilização da via laparoscópica para a realização da colectomia total com ileorreto anastomose vem se mostrando promissora, trazendo consigo todos os benefícios inerentes à técnica, ou seja, menor dor no pós-operatório, menores índices de íleo paralítico, de complicações pulmonares e tromboembólicas, menor tempo de internação hospitalar, retorno mais rápido às atividades diárias e melhor resultado cosmético[47]. A técnica operatória padrão consiste na mobilização e ligaduras vasculares pelo acesso laparoscópico, sendo o espécimen cirúrgico extraído a partir de uma pequena incisão horizontal suprapúbica (Figura 64.4.5). Em seguida, o íleo é seccionado, confecciona-se uma sutura em bolsa, posiciona-se a ogiva do grampeador mecânico e se reintroduz para a cavidade peritoneal para a confecção da anastomose ileorretal.

Em estudo recente, Pinedo et al.[48] acompanharam prospectivamente 20 pacientes submetidos à colectomia total com ileorreto anastomose por laparoscopia. O tempo médio de cirurgia foi de 248 minutos, sendo a presença de flatos relatada no segundo pós-operatório e o tempo de internação hospitalar médio de 7 dias. Um paciente teve a cirurgia convertida por dificuldade técnica, decorrente de aderências provocadas pela cirurgia abdominal prévia, e seis (6) apresentaram complicações, como íleo adinâmico (3), hemoperitôneo (1), sangramento retal (1) e deiscência de anastomose (1), porém, sem mortalidade pós-operatória. Os pacientes foram acompanhados, em média, por 25 meses (variando de 1 a 60 meses), sendo o nível de satisfação com o procedimento aferido em 8 (variando de 2 a 10), em uma escala que variava de 1 a 10. Outros autores também demonstraram excelentes resultados utilizando a colectomia total por via laparoscopia para o tratamento cirúrgico da inércia cólica[49,50]. Nossa experiência pessoal consiste de 9 pacientes submetidos a colectomia total laparoscópica com íleo-reto anastomose, dos quais somente

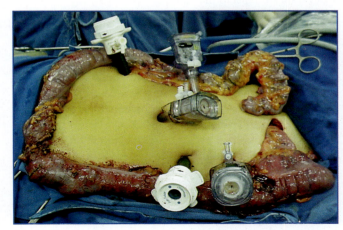

Figura 64.4.5 – Colectomia total laparoscópica. Retirada do espécime cirúrgico após a mobilização completa e as ligaduras vasculares.

1 (11%) tem apresentado episódios de constipação variando entre 3 a 5 dias, mas controlados com uso de laxativos.

A despeito da técnica e da via de acesso utilizada, o tratamento cirúrgico da inércia cólica, segundo alguns autores, ainda é acompanhado de considerável número de complicações. Em publicação recente, Raahave et al.[51] avaliaram 35 pacientes submetidos à cirurgia para o tratamento de constipação de trânsito lento, incluindo as seguintes técnicas cirúrgicas: hemicolectomia (21), colectomia total (11) e ileostomia terminal (3). Embora os resultados gerais tenham demonstrado satisfação dos pacientes, por causa do aumento do número de evacuações, dois procedimentos cursaram com deiscência de anastomose, com 1 paciente evoluindo a óbito. Além disso, 11 pacientes necessitaram de novas intervenções cirúrgicas, em virtude da constipação recorrente. Em outra publicação, Plattel et al.[52] avaliaram em longo prazo (8 anos) os resultados cirúrgicos de 96 pacientes que apresentavam constipação crônica idiopática. Os autores constataram que os sintomas melhoraram na maioria dos casos, porém foram observados consideráveis índices de complicações cirúrgicas, como mortalidade (2,1%), deiscência de anastomose (3,1%) e formação de abscesso pélvico (11,5%). Além disso, 35,5% dos pacientes necessitaram de reoperações, muitos por formação de aderências, e 9,2% submetidos à ileostomia definitiva. Nessa mesma linha, Nylund et al.[53] observaram que, de 40 pacientes submetidos à colectomia por inércia cólica, 17 (42,5%) apresentaram evidência clínica de obstrução intestinal alta no pós-operatório decorrentes de bridas e aderências, sendo 11 (27,5%) submetidos à reintervenção cirúrgica.

Outras técnicas cirúrgicas são propostas no tratamento da inércia cólica, sobretudo com o intuito de diminuir algumas queixas relatadas após a colectomia total, como a diarreia e a incontinência. Ludin et al.[54] realizaram colectomia parcial em 28 pacientes com constipação de trânsito lento. O segmento intestinal ressecado foi orientado pela cintilografia. Após a média de 50 meses de acompanhamento, foi observado aumento no número de evacuações de 1 para 7 episódios semanais. Nenhum caso de incontinência foi referido. You et al.[55] realizaram 40 colectomias parciais, por sua vez, orientadas pelo tempo de trânsito cólico. Após 24 meses de acompanhamento, 37 pacientes apresentavam resultados excelentes, sem queixas de diarreia ou incontinência, porém, 3 necessitaram de posterior colectomia total pela recorrência dos sintomas de constipação. Todavia, graças ao reduzido número de trabalhos publicados relacionados às ressecções segmentares, bem como ao curto período de acompanhamento desses pacientes e à indefinição quanto ao método utilizado na escolha do segmento intestinal ressecado, a colectomia total com ileorreto anastomose continua sendo o procedimento de eleição para os casos de constipação por inércia cólica.

Ileostomia definitiva[42] ou proctocolectomia com confecção de bolsa ileal[56] são indicadas sobretudo naqueles casos de constipação que não melhoraram após a colectomia total com ileorreto anastomose.

O procedimento cirúrgico de escolha é, portanto, a colectomia total com ileorreto anastomose, realizada, preferencialmente, por via laparoscópica. Vale ressaltar que, embora proporcione bons resultados funcionais, tal procedimento pode cursar com queixas de diarreia, incontinência fecal e persistência dos sintomas de dor abdominal ou mesmo constipação. Além disso, algumas publicações revelam complicações mais sérias, como, por exemplo, obstrução intestinal alta, deiscência de anastomose e óbito, as quais não podem ser subestimadas durante a indicação do procedimento.

REFERÊNCIAS BIBLIOGRÁFICAS

1. Pare P, Ferrazzi S, Thompson WG, Irvine EJ, Rance L. Na epidemiological survey of constipation in Canada: definitions, rates, demographics and predictors of health care. Am J Gastroenterol 2001;96:3131-7.
2. Wolff BG, Fleshman JW, Beck DE, Pemberton JH, Wexner SD. The ASCRS textbook of colon and rectal surgery. New York: Springer; 2007. p. 678-86.
3. Drossman DA. The functional gastrointestinal disorders and the Rome III process. Gastroenterology 2006;130: 1377-90.
4. Bharucha AE, Wald A, Enck P, Rao S. Functional anorectal disorders. Gastroenterology 2006;130:1510-8.
5. Bassotti G, Gaburri M, Imbimbo BP. Colonic mass movements in idiopathic chronic constipation. Gut 1988;29:1173-9.
6. Camilleri M, Zinmeister AR. Towards a relatively inexpencive, noninvasive, accurate test for colonic motility disorders. Gastroenterology 1992;103:36-42.
7. McLean RG, Smart RC, Bruck CE, King DW, Lubowski DZ, Talley NA. Colon transit scintigraphy in health and constipation using oral I-131 cellulose. J Nucl Med 1990;31:985-9.
8. Knowles CH, Scott SM, Rayner C et al. Idiopathic slow transit constipation: an almost exclusively female disorder. Dis Colon Rectum 2003;46:1716-7.
9. Surrenti E, Rath DM, Pemberton JH, Camilleri M. Audit of constipation in a tertiary referral gastroenterology practice. Am J Gastroenterol 1995;90:1471-5.
10. Evans J, Fleming K, Talley N. Relation of colonic transit to functional bowel disease in older people: A population-based study. J Am Geriatr SOC4 1998;6:83-7.
11. Webster C, Dayton M. Results after colectomy for colonic inertia: a sixteen-year experience. The American Journal of Surgery 2001;182:639-44.
12. Wedel T, Roblick UJ, Ott V. Oligoneuronal hypoganglionosis in patients with slow transit constipation. Dis Colon Rectum 2002;45:54-62.
13. He CL, Burgart L, Wang L. Decreased interstitial cells of cajal volume in patients with slow-transit constipation. Gastroenterology 2000;118:14-21.
14. Watier A, Devroede G, Duvanceau A. Constipation with colonic inertia. A manifestation of systemic disease? Dig Dis Sci 1983;28:1025-33.
15. Panagamuwa B, Kumar D, Ortiz J, Keighley MR. Motor abnormalities in theterminal ileum of patients with chronic constipation. Br J Surg 1994;81:1685-8.

16. Penning C, Gielkens HA, Delemarre JB, Lamers CB, Masclee AA. Gall bladder emptying in severe idiopathic constipation. Gut 1999;45:264-8.
17. Mollen RM, Hopman WP, Kuijpers HH, Jansen JB. Abnormalities of upper gut motility in patients with slow transit constipation. Eur J Gastroenterol Hepatol 1999;11:701-8.
18. Fisher SE, Breckon K, Andrews HA, Keighley MR. Psychiatric screening for patients with faecal incontinence or chronic constipation referred for surgical treatment. Br J Surg 1989;76:352-5.
19. Hasegawa H, Radley S, Fatah C, Keighley MRB. Lonterm results of colorectal resection for slow transit constipation. Colorectal Dis 1999;1:141-5.
20. Pluta HM, Bowes KL, Jewell LD. Long-term results of total abdominal colectomy for chronic idiopathic constipation: value of preoperative assessment. Dis Colon Rectum 1996;39:160-6.
21. Preston DM, Hawley PR, Lennard-Jones JE, Todd IP. Results of colectomy for severe idiopathic constipation in women (Arbuthnot Lane's disease). Br J Surg Jul 1984;71(7):547-52.
22. Martelli H, Devroede G, Arhan P, Duguay C, Dormic C, Faverdin C. Some parameters of large bowel motility in normal man. Gastroenterology 1978;75:612-8.
23. Hinton JM, Lennard-Jones JE, Young AC. A new method of studying gut transit times using radiopaque markers. Gut 1969;10:842-7.
24. Fleshman JW, Dreznik Z, Cohen E, Fry RD, Kodner IJ. Balloon expulsion test facilitates diagnosis of pelvic floor outlet obstruction due to nonrelaxing puborectalis muscle. Dis Colon Rectum 1992;35:1019-25.
25. Jorge JM, Wexner SD, Ger GC, Salanga VD, Nogueras JJ, Jagelman DG. Cinedefecography and electromyography in the diagnosis of nonrelaxing puborectalis syndrome. Dis Colon Rectum 1993;36:668-76.
26. Murad-Regadas SM, Regadas FSP, Rodrigues LV et al. Ecodefecografia tridimensional dinâmica: nova técnica para avaliação da síndrome da defecação obstruída (SDO). Rev Bras Coloproctol 2006;26(2):168-77.
27. Murad-Regadas SM, Regadas FSP, Rodrigues LV et al. A novel procedure to assess anismus using three-dimensional dynamic. Ultrasonography Colorectal Dis 2006;9:159-65.
28. Murad-Regadas SMM, Regadas FSP, Lima DMR. Ultra-sonografia anorretal dinâmica: novas técnicas. In: Regadas FSP, Murad-Regadas SMM. Distúrbios funcionais do assoalho pélvico: atlas de ultra-sonografia anorretal bi e tri-dimensional. Rio de Janeiro: Revinter; 2004. p. 79-94.
29. Murad-Regadas SM, Regadas FSP, Rodrigues LV et al. A novel three-dimensional dynamic anorectal ultrasonography technique (echodefecography) to assess obstructed defecation, a comparison with defecography. Surg Endoscopy 2008;22:974-9.
30. Murad Regadas SM. Dynamic three-dimensional ultrasonography – echodefecography. In: Pescatori M, Regadas RSP, Murad Regadas SM, Zbar A. Milano: Springer; 2008. p. 201-16.
31. Wong SW, Lubowski DZ. Slow-transit constipation: evaluation and treatment. ANZ J Surg 2007;77:320-8.
32. Lane WA. An address on chronic intestinal stasis. Br Med J 1909;12:1408-11.
33. Knowles CH, Scott M, Lunniss PJ. Outcome of colectomy for slow transit constipation. Ann Surg 1999;5:627-38.
34. Wong PW, Kadakia S. How to deal with chronic constipation. A stepwise method of establishing and treating the source of the problem. Postgrad Med 1999;106: 199-210.
35. Lahr SJ, Lahr CJ, Srinivasan A, Clerico ET, Limehouse VM, Serbezov IK. Operative management of severe constipation. Am Surg 65 1999;(12):1117-23.
36. Rex DK, Lappas JC, Goulet RC, Madura JA. Selection of constipated patients as subtotal colectomy candidates. J Clin Gastroenterol Oct 1992;15(3):212-7.
37. Raahave D, Loud FB, Christensen E, Knudsen LL Colectomy for refractory constipation. Scand J Gastroenterol May 2010;45(5):592-602.
38. Fazio VW, Jagelman DG, Lavery IC. Surgical management of colonic inertia. South Med J. Mar 1989;82(3):305-9.
39. Webster C, Dayton M. Results after colectomy for colonic inertia: a sixteen-year experience. Am J Surg 2001;182:639-44.
40. Pikarsky AJ, Singh JJ, Weiss EG, Nogueras JJ, Wexner SD. Long-term follow-up of patients undergoing colectomy for colonic inertia. Dis. Colon Rectum 2001;44:179-83.
41. Kamm MA, Hawley PR, Lennard-Jones JE. Outcome of colectomy for severe idiopathic constipation. Gut 1988;29:969-73.
42. Lubowski DZ, Chen FC, Kennedy ML, King DW. Results of colectomy for severe slow transit constipation. Dis Colon Rectum 1996;39:23-9.
43. Nyam DC, Pemberton JH, Ilstrup DM, Rath DM. Long-term results of surgery for chronic constipation. Dis. Colon Rectum 1997;40:273-9.
44. Pemberton JH, Rath DM, Ilstrup DM. Evaluation and surgical treatment of severe chronic constipation. Ann Surg 1991;214(4):403-11.
45. Kuijpers HC. Application of the colorectal laboratory in diagnosis and treatment of functional constipation. Dis Colon Rectum 1990;33:35-9.
46. Bernini A, Madoff R, Lowry AC. Should patients with combined colonic inertia and non-relaxing pelvic floor undergo subtotal colectomy? Dis Colon Rectum 1998;41:1363-6.
47. Luck A, Hensman C, Hewett P. Laparoscopic colectomy for cancer: a review. Aust NZJ Surg 1998;68:318-27.
48. Pinedo G, Zarate AJ, Garcia E, Molina ME, Lopez F, Zúñiga A. Laparoscopic total colectomy for colonic inertia: surgical and functional results. Surg Endosc Jan 2009;23(1):62-5.
49. Sample C, Gupta R, Bamehriz F, Anvari M. Laparoscopic subtotal colectomy for colonic inertia. J Gastrointest Surg Jul-Aug 2005;9(6):803-8.
50. Athanasakis H, Tsiaoussis J, Vassilakis JS, Xynos E. Laparoscopically assisted subtotal colectomy for slow-transit constipation. Surg Endosc Oct 2001;15(10):1090-2.
51. Raahave D, Loud FB, Christensen E, Knudsen LL. Colectomy for refractory constipation. Scand J Gastroenterol May 2010;45(5):592-602.
52. Platell C, Scache D, Mumme G, Stitz R. A long-term follow-up of patients undergoing colectomy for chronic idiopathic constipation. Aust N Z J Surg Aug 1996;66(8):525-9.

53. Nylund G, Oresland T, Fasth S, Nordgren S. Long-term outcome after colectomy in severe idiopathic constipation. Colorectal Dis Jul 2001;3(4):253-8.
54. Lundin E, Karlbom U, Palman L, Graf W. Outcome of segmental colonic resection for slow-transit constipation. Br J Surg 2002;89:1270-4.
55. You YT, Wang JY, Changchien CR. Segmental colectomy in the management of colonic inertia. Am Surg 1998;64:775-7.
56. Keighley MRB, Grobler S, Bain I. Audit of restorative proctocolectomy. Gut 1993;34:680-4.

Síndrome do Intestino Irritável

65

Vilmar Moura Leal
Miguel Augusto Arcoverde Nogueira

INTRODUÇÃO

Admite-se que, quando não existe uma base orgânica conhecida que defina a etiologia de uma determinada doença e, depois de esgotados todos os meios propedêuticos para se excluírem com rigor as afecções orgânicas, pode se estabelecer, diante de um conjunto de sinais e sintomas, geralmente permeados por grande subjetividade, o diagnóstico de doença funcional. Comprometem o aparelho digestório (dor torácica não cardiológica, dispepsia não ulcerosa, diarreia e constipação funcionais, proctalgia fugaz etc.).

Thompsom et al.[1], descreveram que desde o séc. XIX, William Powell, em 1818, mencionava a alteração do "poder" de digestão como causa de dor abdominal e Howship, em 1830, mencionava o poder diagnosticar e tratar o "*stress*" espasmódico do cólon. O maior estudo das enfermidades funcionais relaciona-se com as afecções digestivas baixas e sucessivamente se denomina de "cólon espástico", cólon irritável e, curiosamente, ainda que estas moléstias não estivessem ainda bem definidas, já haviam estudos de tratamentos desde 1959. Chaudhary & Truelove[2], em 1962, relatam síndrome do cólon irritável e Delor, em 1966[3], descreve a síndrome de intestino irritável (SII).

Manning et al., em 1978[4] foram os primeiros a tentar sistematizar os principais sintomas definidores dessa síndrome, e, das 15 queixas mais frequentes de pacientes com SII, 6 foram selecionadas comparativamente como mais comuns, imortalizando os conhecidos critérios de Manning, segundo os quais a presença de mais de 2 deles indicava fortemente a presença da SII: fezes soltas ao início da dor; movimentos intestinais mais frequentes ao início da dor; dor que alivia depois de defecar; distensão abdominal visível; muco nas fezes; sensação de evacuação incompleta.

O mesmo propósito tiveram Kruis et al.[5], em 1984. No entanto, somente em 1988, com reuniões de um grupo de especialistas multinacionais no Congresso Internacional de Gastroenterologia, em Roma – publicado por Drossman et al.[6] em 1994 – é que foram descritos distúrbios funcionais gastrintestinais e os critérios diagnósticos para SII, conhecidos como *Critérios de Roma I*:

SII – distúrbio gastrointestinal funcional, atribuído aos intestinos e associado aos sintomas de dor ou mal estar abdominal que alivia com a defecação e/ou se associa com alteração da frequência da defecação e/ou se associa com alteração na consistência das fezes por pelo menos três meses contínuos ou não no último ano; e que apresente dois ou mais dos seguintes sintomas em pelo menos um quarto das vezes ou dias: frequência defecatória alterada; forma das fezes alteradas (duras, moles ou aquosas); esforço evacuatório ou sensação de evacuação incompleta; presença de muco; sensação de distensão abdominal.

Foram estabelecidos, ainda em *Roma I*, os subtipos de SII: SII predominantemente constipativa, SII predominantemente diarreica e SII mista (predomínio implica maior ou igual a 25% das ocorrências).

Ainda sob a liderança do professor Douglas Drossman[7], o grupo aumentado para 50 pesquisadores de 13 países distintos, após novas reuniões, publicaram em 1999 nova relação de distúrbios funcionais gastrintestinais, incluindo afecções neonatais, pediátricas e de adolescentes, assim como os revisados *Critérios de Roma*, denominados, na ocasião, *Roma II*:

SII – um grupo de distúrbios intestinais funcionais nos quais por doze semanas ou mais, não consecutivas no último ano, dor ou desconforto abdominal que alivia com a defecação e/ou estão associados à alteração da frequência das evacuações e/ou associados à forma (aparência) das fezes. Podendo cumulativamente apresentar sensação de evacuação incompleta, esforço evacuatório ou "mucosidade".

Recentemente, dando continuidade aos estudos, e agora já com 87 pesquisadores representando 18 países, foram reiterados os seis grupos de patologias com 20 quadros clínicos diferentes em adultos e as enfermidades pediátricas em grupos neonatal/lactente e crianças/adolescentes, assim como nova revisão para os critérios diagnósticos da SII, estabelecendo os *Critérios de Roma III*, publicados por Drossman em 2006[8]:

> Dor ou desconforto abdominal recorrentes em ao menos três dias/mês nos últimos três meses, associados a duas ou mais das seguintes ocorrências 1- melhora com a evacuação; 2- início associado com alteração na frequência das evacuações; 3- inicio associado com alteração na forma (aparência) das fezes. Porém outros sintomas que, quando presentes, auxiliam no diagnóstico: a) três ou menos evacuações por semana; b) mais que três evacuações por dia; c) fezes endurecidas/encaroçadas; d) fezes amolecidas/aquosas; e) esforço evacuatório; f) urgência, sensação de evacuação incompleta, evacuação de muco e meteorismo. Quanto aos sub-tipos, também foram alterados para: SII com constipação – fezes endurecidas/encaroçadas em 25% ou mais das evacuações e fezes amolecidas/aquosas em menos de 25%; SII com diarreia – fezes amolecidas/aquosas em 25% ou mais das evacuações e endurecidas/encaroçadas em menos de 25%; SII mista – fezes endurecidas/encaroçadas em e 25% ou mais das evacuações e fezes amolecidas/aquosas em 25% ou mais; e SII sem alterações na consistência das fezes para os tipos descritos.

Síndrome do intestino irritável tem sido bastante estudada, e diversos trabalhos têm sido publicados nos últimos anos, em diversos idiomas, tentando compreender melhor essa entidade nosológica que ainda hoje permanece como grande desafio científico, graças a sua complexidade e altas incidência e prevalência.

CONCEITO

A síndrome do intestino irritável (SII) é definida como um distúrbio funcional intestinal crônico caracterizado por dor ou desconforto abdominal associado a mudanças na frequência das evacuações e/ou no formato das fezes. Observa-se que se trata de condição eminentemente clínica, que pressupõe a inexistência de marcadores biológicos, bioquímicos ou de imagem, tornando o rigor do método clínico, com acurada anamnese e delicado exame físico, decisivo para se estabelecer o diagnóstico. No entanto, Camilleri et al.[9] afirmam que, respeitando as boas normas do método clínico e os critérios diagnósticos, somados à experiência pessoal, pode-se obter sensibilidade em torno de 65% e especificidade próxima de 100% de acerto diagnóstico, usando métodos complementares para afastar causas orgânicas ou metabólicas.

EPIDEMIOLOGIA

Doença cosmopolita que atinge praticamente todas as raças, todas as faixas etárias, porém, com predomínio em adultos jovens (25 a 40 anos) e no sexo feminino (2:1), conforme Thompson et al.[10].

Em função das recorrentes modificações nos critérios diagnósticos desde Manning, *Roma I*, *Roma II* e *Roma III*, critérios diagnósticos mais restritivos têm refletido na real projeção de incidência e prevalência. No entanto, admite-se que tem variado em torno de 1% a incidência ao ano, esperando-se, atualmente, cerca de 63 milhões de pacientes com esse diagnóstico. A prevalência tem sido relatada entre 5 e 20%[11]. Drossman et al.[12] estimaram que a SII responde por cerca de até 50% das consultas por distúrbios gastroenterológicos, sendo a segunda causa de absenteísmo e superada nos Estados Unidos somente pelas infecções das vias aéreas superiores[13].

Como uma condição de eventual exclusão diagnóstica, tendo, ainda, o envolvimento de vários profissionais e de várias especialidades (generalistas, clínicos, gastroenterologistas, cirurgiões gerais, cirurgiões gastroenterológicos, coloproctologistas, psicólogos, nutricionistas, psiquiatras etc.) submetendo os pacientes a inúmeros exames, vêm-se demonstrando cifras de 2,4 a 3,5 milhões de consultas médicas e subsequentes prescrições, a um custo superior a US$ 33 milhões[14]. Acrescente-se que esses pacientes são operados três vezes mais de colecistectomia, duas vezes mais de histerectomia e apendicectomia e 50% mais cirurgias de coluna que aqueles sem SII[15]. O excesso de cirurgias, geralmente desnecessárias, se deve a diagnósticos equivocados, levando a importante morbimortalidade[16].

Outro dado epidemiológico de destaque na SII é que a qualidade de vida é afetada de modo semelhante ao que ocorre com os pacientes com refluxo gastroesofágico ou com os portadores de asma[17-19].

FISIOPATOLOGIA

A fisiopatologia da SII não está totalmente esclarecida[20], reconhecendo-se uma multifatorialidade e heterogeneidade, com alterações dos mecanismos padrões de motilidade, sensibilidade visceral, modulação entre sistema nervoso central, autônomo e entérico, de fatores psicossociais e de inflamação da mucosa, contribuindo isolada ou conjuntamente.

Motilidade

Reconhecidamente, o sistema nervoso entérico (SNE), constituído pelos plexos de Meisner (submucoso) e de Auerbach (subseroso e entre as camadas musculares), regula a função neuromuscular do trato gastrintestinal. Por sua vez, o sistema nervoso autônomo (SNA), simpático e parassimpático, controla a função do SNE, sendo relatada uma variedade de mediadores e receptores, como serotonina e seus receptores[21].

A serotonina está implicada em vários reflexos que regulam motilidade e eficiência secretória, estando estes reflexos integrados ao nível da mucosa por meio do SNE, ascendendo via medular ao subtálamo pelo parassimpático, de modo que a secreção de serotonina estimula terminações aferentes, levando à peristalse reflexa e modificando a motilidade digestiva[22]. Ao nível das sinapses do plexo de Auerbach, neurônios primários estimulados induzem excitação ou inibição localmente em interneurônios ascendentes ou descendentes[23]. Os interneurônios ascendentes ativam neurônios motores excitatórios por liberação de substância P e acetilcolina (Ach) em miócitos, resultando em contração muscular circular. Neurônios descendentes colinérgicos estimulam neurônios motores inibitórios, liberando óxido nítrico (NO), peptídeo intestinal vasoativo (VIP) e adenosina trifosfato (ATP), ocasionando relaxamento muscular circular. O reflexo peristáltico resultante é responsável pela movimentação de massa proximal-distal. Em jejuno humano e cólon de roedores, tegaserode agonista 5HT4 estimula contração ascendente e relaxamento descendente in vitro[24]. Outros estudos avaliaram o papel dos receptores serotoninérgicos no reflexo peristáltico e demonstraram o intrincado envolvimento de calcitonina gene relacionado a peptídeo (CGRP). Em consequência, foi proposto que o aferente intrínseco primário envolvido nesse reflexo é um neurônio CGRP ativado por 5HT agindo em receptores 5HT4[25]. A ativação de receptores 5HT3 e 5HT4 eleva o trânsito gastrintestinal. Além disso, aferentes intrínsecos utilizando receptores 5HT3 podem estar envolvidos em circuito reflexo dentro do intestino, o que aumenta motilidade e secreção intestinal. Antagonistas de receptor 5HT3, como ondansetron ou alosetron, retardam o trânsito cólico em pacientes com SII diarreica e em controles saudáveis[26].

Alguns autores afirmam que motilidade intestinal e defecação são reguladas por estresse psíquico, físico e imune[27]. A presença de estresse psíquico e somático como desidratação leva ao aumento do hormônio fator liberador de corticotrofina (CRF) no núcleo paraventricular hipotalâmico[28]. A liberação de CRF por neurônios hipotalâmicos estimula as vias eferentes parassimpáticas, que aumentam a motilidade intestinal. Em contrapartida, injeção intravenosa de CRF em humanos aumenta motilidade colônica, com grande resposta por pacientes com SII, o que é uma indicação de ação periférica do CRF[22].

Segundo Thompson et al.[10], entre 25 e 75% dos pacientes com SII apresentam alterações da motilidade digestiva, com um resultante aumento ou diminuição desta, implicando em constipação ou diarreia. Muller-Lissner et al.[29] demonstraram alterações quantitativas e não qualitativas dos padrões motores do intestino delgado e grosso, em fases de atividade contrátil interdigestiva e pós-prandial. Vários estudos demonstraram que os pacientes com SII podem apresentar uma hiper-reatividade motora intestinal em resposta a múltiplos estímulos, tais como determinados alimentos, estresse, reflexo gastrocólico, distensão intraluminal com balão, drogas colinérgicas, colecistocinina e hormônio adrenocorticotrófico[1].

A regulação de secreção intestinal é comparável à motilidade intestinal. Um estímulo inicial provoca terminais aferentes cuja integração reflexa, ocorre em níveis centrais através do parassimpático e hipotálamo e perifericamente através do SNE. O neurônio eferente terminal que estimula a secreção intestinal está localizado na submucosa. A secreção intestinal é estimulada diretamente por receptores 5HT4 localizados nas terminações pós-sinápticas e indiretamente por receptores 5HT3 localizados nas terminações pré-sinápticas. Receptores 5HT3 estão localizados, também, nos neurônios aferentes do parassimpático. Esses neurônios transferem o estímulo sensorial ao hipotálamo pelo reflexo de integração. Substâncias que são localmente liberadas por mastócitos ao nível mucoso (VIP e SP), também são responsáveis pela secreção intestinal reflexa, além de serotonina[30].

Sensibilidade visceral

A sensibilidade visceral é regulada em vários níveis, como no plexo mioentérico, medula espinhal, nível talâmico e córtex cerebral.

Nível mioentérico

Agressão da mucosa desencadeia a liberação de mediadores químicos (K+, ATP e bradicinina) e inflamatórios, como a prostaglandina E2(PGE2)[31]. Tais substâncias podem estimular diretamente o neurônio terminal aferente, mas também podem induzir a liberação de substâncias como histamina, serotonina (5HT), fator de crescimento neural (NGF) e prostaglandinas, gerando a amplificação de estímulos que representam dor visceral[32]. Admite-se interesse especial na interação entre neurônio terminal aferente e mastócitos, em que a liberação de substância P neural leva à produção e liberação de histamina e NGF pelos mastócitos. A histamina amplifica a liberação de substância P, e o NGF parece estar envolvido em plasticidade de neurônio terminal. Tem sido atribuído, ainda, um aumento da sensibilidade neural à elevada expressão de canais de sódio nas terminações aferentes primárias[33]. Acredita-se que a serotonina (5HT) estimula terminações do neurônio aferente primário. Injeção intravenosa de antagonistas 5HT3 em pequenas doses gera efeitos analgésicos, em resposta à distensão intestinal em modelos de dor abdominal em ratos[34]. A sinalização de bradicinina (BK) influencia de várias maneiras a sensibilidade visceral[35]. Estudos demonstram que receptores de BK estão seletivamente super-regulados durante processos que se seguem a algum tipo de agressão tecidual intestinal. NGF endógeno liberado de mastócitos sob vários estímulos podem aumentar a sensibilidade de aferentes primários à BK por super-regulação de receptores BK. Experimentos com animais têm demonstrado que agentes farmacológicos que agem como antagonistas de BK aliviam dor abdominal produzida por injeção peritoneal de ácido acético e cristais de urato[36]. Ao nível da mucosa e submucosa, uma variedade de mediadores, como adenosina, taquicinina, CGRP e neuroquininas, participam em cascata de eventos. Muitas fibras aferentes C têm receptores em "silêncio" para neuroquininas que podem ser sintetizados por processos inflamatórios em tecidos periféricos[37].

Nível medula espinhal

A estimulação das terminações do neurônio primário aferente libera neurotransmissores, aumentando a eficácia de transmissão sináptica com o neurônio do corno dorsal medular, um processo conhecido como sensibilização central, que envolve receptores pós-sinápticos específicos[36]. O mecanismo envolvido nessa sensibilização central ainda não é completamente esclarecido, no entanto, estudos farmacológicos in vivo e in vitro implicam cooperação entre substância P (SP) e N-metil-D-aspartato (NMDA)[31]. Estudos levam à ideia de que receptores NMDA estão implicados ao nível da medula espinhal e, perifericamente, ligados à sensibilização de aferentes primários. Substâncias que agem como antagonistas desses receptores podem diminuir seletivamente a sensibilidade visceral. A interação dos receptores SP com proteína quinase C induz fosforilação de receptores NMDA, neutralizando o bloqueio de magnésio e admitindo que receptores de NMDA operem a um maior potencial negativo[38]. Desse modo, SP parece também amplificar a sensibilidade de sinalizadores nesse nível. Dados recentes sugerem fortemente que SP e receptores neuroquininas NK1 são cruciais para a indução de sensibilização central em roedores. Contudo, a inoperância de antagonistas receptor NK1 em experimentos clínicos para estados de dor indicam que outro receptor pode, provavelmente, preencher essa ação em humanos[39].

Nível cortical e áreas subcorticais

A literatura é pobre sobre regulação de dor visceral ao nível do tálamo, sistema límbico e córtex. Acredita-se que vias serotoninérgicas inibam impulsos neurais do corno posterior da medula, e esse efeito ocorre sobretudo a partir da ação de neurônios GABA regulando a condução de estímulos nociceptivos ao SNC[40]. Parece, também, que interações entre vias serotoninérgicas e sistema límbico são muito importantes para a sensação de dor visceral. O papel do sistema límbico não é claramente conhecido, mas há estudos que corroboram a correlação entre síndromes de hipersensibilidade visceral, como SII, e desordens emocionais, como depressão e transtorno bipolar. Condições emocionais negativas, como medo e tristeza, são relacionados à sensação de sensibilidade anormal e dor abdominal[41]. Estudos com utilização de ressonância magnética funcional relacionam a apresentação de expressão de medo à estimulação de áreas corticais e subcorticais que aumentam a sensação de dor visceral[42]. Em contrapartida, acredita-se que o estresse modifique a sensação de distensão do cólon e reto em controles e pacientes com SII[43]. Parece que liberação de CRF do subtálamo induzido por estresse aumenta a produção de mediadores como histamina de mastócitos. É interessante notar que estímulo sensorial que alcança o SNC estimula receptores subtalâmicos, causando a adicional liberação de CRF[44].

Resumindo, a sensação de estímulo visceral, como distensão de cólon, ou a presença de uma substância irritativa luminal, são influenciadas por uma série de mediadores ao nível da mucosa entérica, medula espinhal tálamo e córtex cerebral. Agentes inflamatórios e não inflamatórios, nas condições de moduladores e de regulação de estímulo visceral, ainda que neuropeptídeos, parecem ser liberados de células inflamatórias e neurônios terminais[39].

Disfunção do sistema nervoso autônomo (SNA)

Sabe-se que o SNA regula a sensibilidade visceral e modula e coordena a motilidade e a secreção gastrintestinal[45]. Estudos recentes apontam que secções do SNA são implicadas em regulação imunológica e reação inflamatória ao nível da mucosa entérica[46]. É também citado que muitos dos sintomas da SII são diretamente relacionados a anormalidades específicas do SNA. Parece que a principal característica de pacientes são o aumento da ativação simpática e a diminuição da parassimpática[47]. Existem diferenças entre pacientes com predominância de sintomas de diarreia ou constipação e entre homens e mulheres. Acredita-se que disfunção vagal é associada com predominância de constipação, enquanto disfunção adrenérgica simpática é associada com predominância de diarreia[48]. Aumento da atividade simpática e diminuição da parassimpática são os mais frequentes sinais em pacientes com SII. Frequentemente observa-se hiperalgesia cutânea, manifestações extraintestinais, como enxaqueca, cefaleia, dorsolombalgia, pirose, dispareunia, e dor muscular, consistente com mecanismo hiperalgésico central[49].

Fatores etiopatogênicos

Não há um fator específico relacionado à etiopatogenia da SII, porém, é bem estabelecida a multifatoriedade, com vários fatores envolvidos na gênese:

Síndrome do supercrescimento bacteriano intestinal

Cerca de 65 a 84% dos pacientes com SII apresentam supercrescimento bacteriano intestinal, que consiste na presença de mais de 10^5 cfu/mL de bactérias, semelhante à composição do cólon no intestino delgado proximal[50].

SII pós-infecciosa (SII-PI)

Representa um subtipo de SII que afeta entre 6 e 17% dos portadores de SII que apresentaram previamente gastroenterite infecciosa[51]. Enquanto muitos pacientes rapidamente se recuperam de gastroenterites bacterianas, cerca de 25%

apresentam distúrbios do hábito intestinal por seis meses e, comumente, aumento da frequência evacuatória. Um pequeno número desenvolve persistentes sinais e sintomas que preenchem os *Critérios de Roma III*, tais como distensão abdominal, fezes soltas e líquidas, urgência evacuatória e eliminação de muco[52]. Há indicações de que um episódio de gastroenterite aguda seja capaz de induzir sensibilização no intestino delgado, somente se houver outros fatores, principalmente psicossociais, os quais podem estimular, por meio de mecanismos psíquicos, neurais ou endócrinos, a presença de mastócitos e outras células inflamatórias no trato gastrintestinal[53]. A SII-PI tem sido descrita após infecções por *Campylobacter*, *Salmonella* e *Shigella*[54].

Aqueles pacientes que desenvolvem SII tardiamente apresentam aumento de células enterocromafins (CE) e linfócitos por três meses, se comparados àqueles que não desenvolvem SII. Níveis de interleucina-1β (IL-1β) mRNA estão aumentados na mucosa daqueles que desenvolvem SII-PI, e apresentam, também, aumento da permeabilidade intestinal. Estudos recentes sugerem um aumento, no sangue periférico, da produção de citocinas de células mononucleares em certos pacientes, uma anormalidade que pode ser melhorada com tratamento probiótico. A recuperação de SII-PI pode ser lenta, com aproximadamente 50% dos pacientes manifestando sintomas cinco anos após a infecção[39]. Uma medida para estimar a probabilidade de desenvolver SII-PI é a duração da doença diarreica inicial. Duração superior a três semanas mostra um risco relativo de 11,4, se comparada à duração inferior uma semana. Mudanças no epitélio durante o processo de cicatrização também são preditivas do desenvolvimento de SII-PI. Idade acima de 60 anos tem um efeito protetor, provavelmente em função da menor quantidade de imunócitos em sua mucosa, e pode ser menos reativa a infecção. Depressão e presença de eventos vitais adversos dobram o risco relativo de persistentes sintomas[55].

Dieta

Reações de hipersensibilidade aguda são raras causa de SII. Frequentemente, pacientes com condições atópicas, como eczema, asma e angioedema, respondem bem à retirada de dieta alergênica. Reação de hipersensibilidade é mediada por degranulação de mastócitos, a qual leva à produção local e sistêmica de mediadores como leucotrienos (LCT4) e histamina, que agem sobre o músculo liso e terminações nervosas. Intolerância à lactose, assim como ao sorbitol ou frutose, tem sido implicada em SII. É provável que a deficiência de enzima específica não seja causa de SII, embora a hipersensibilidade intestinal de pacientes com SII mostre resposta exagerada à distensão causada por gases ou fluidos decorrentes da incompleta absorção de carboidratos[56].

Fatores psíquicos

A correlação entre emoção e motilidade intestinal tem sido estabelecida em muitos estudos fisiológicos, em que raiva, irritação e angústia associam-se com aumento de atividade contrátil em área retossigmoideana, ao passo que é documentada motilidade reduzida em caso de medo. Ansiedade pode induzir trânsito intestinal rápido e aumento da frequência evacuatória. Todavia, depressão é associada ao retardo do trânsito intestinal. Os efeitos da emoção na função intestinal são mediados pelo SNA. A resposta normal fisiológica ao estresse agudo envolve ligação entre o eixo hipotálamo-hipofisário e o sistema nervoso simpático. O cérebro pode influenciar a transmissão de informação nociceptiva intestinal e a ativação de reflexo visceral através de vias descendentes excitatórias e inibitórias que terminam no corno dorsal no neurônio sensorial secundário. Características comuns em pacientes com SII são a gradação patológica de percepção visceral, a endógena facilitação dolorosa e o reduzido limiar para dor. História de abuso é comum no passado de pacientes com SII, e perfeccionismo, hipocondrismo e neuroticismo têm sido detectados entre seus traços de personalidade[55].

Predisposição genética

Têm-se observado crescentes evidências a respeito da contribuição genética na SII. A base genética da SII se baseia no fato de possuir características similares a desordens multifatoriais e multigênicas, como incidência diferente em áreas geográficas diferentes. A avaliação da influência genética é baseada em agregação familiar, estudos em gêmeos e de epidemiologia genética com foco em polimorfismo gênico[57].

Agregação familiar

Ainda que na prática médica se tenha relacionado por vários anos com SII, de acordo com Whorwell et al.[58], 33% dos pacientes com SII apresentavam história familiar de SII, enquanto somente 2% estavam no grupo controle. Novos estudos demonstraram relação entre ter um parente de primeiro grau com problemas intestinais e apresentando SII, concluindo que tais resultados podem representar exposição similar para fatores ambientais. Contudo, algumas limitações desses estudos incluem o fato de que somente sintomas abdominais em parentes de primeiro grau foram acessados e que o diagnóstico de SII não foi confirmado por um especialista[59].

Estudos com gêmeos

Morris-Yates et al[60] demonstraram elevado índice de concordância para SII em gêmeos homozigotos com relação aos dizigóticos (33,3% *versus* 13,3%). Outro estudo demonstrou índices de concordância duas vezes mais elevados nos monozigóticos que nos dizigóticos (17,2% *versus* 8,4%). No entanto, o número de gêmeos dizigóticos com SII que tem mães com SII foi maior que o número de gêmeos dizigóticos com SII com ambos afetados; dados também mostraram que ter uma mãe ou um pai com SII era um preditor independente de SII e era um forte preditor tendo um gêmeo com SII.

Esses resultados indicam que aprendizado social tem uma importante influência[61]. Estudos recentes têm demonstrado concordância para SII com alta significância em gêmeos monozigóticos que em dizigóticos[62]. Lembo et al.[63] concluíram que fatores genéticos estão envolvidos em SII, possivelmente por hereditariedade de ansiedade e depressão.

Polimorfismo gênico

A delineação da regulação do eixo cérebro-intestino ao nível de sensibilidade e motilidade por mediadores como 5HT, colecistoquinina (CCK) e substância P, tem levado à investigação de uma variedade de polimorfismo, envolvendo sistemas serotoninérgicos e adrenérgicos, bem como genes que codificam proteínas com características neuromoduladoras e imunomoduladoras[64].

Um gene candidato é o gene transportador de serotonina (SERT), que é responsável pela reutilização da serotonina na fenda sináptica. Neste gene, há uma 44bp inserção/deleção de elementos repetidos na região promotora. Esse polimorfismo resulta em um longo (l) e um curto (s) alelos. O alelo s é associado com baixa eficiência transcricional, portanto, baixa expressão de transportador de serotonina e diminuição da reutilização celular da serotonina. Estudos vêm demonstrando relação entre a presença de genótipo l/l e SII com constipação como sintoma predominante e resposta diminuída ao tegaserode. E revelaram que a presença do genótipo s/s relaciona-se com SII diarreia como sintoma predominante, particularmente em mulheres[65]. Estudo indiano demonstrou que a presença de genótipo s/s está relacionada com constipação como sintoma predominante[66]. Polimorfismo em genes que codificam CCK, receptores adrenérgicos e citocinas como TNF-α e IL-10 tem sido investigados em sua associação com SII.

Finalmente, SII é uma desordem funcional multifatorial que está ligada a fatores genéticos, ambientais e psicológicos. Em função da influente importância do ambiente e fatores psicológicos no desenvolvimento da SII, muitos estudos ainda são necessários para confirmar a base genética dessa síndrome.

QUADRO CLÍNICO

Dor abdominal é sempre um sintoma cardinal na SII, difusa ou referida no hemiabdome esquerdo, algumas vezes ao nível da flexura esplênica, predominando no quadrante inferior esquerdo. Em cólica ou contínua, melhora ou desaparece com a evacuação ou com a eliminação de flatos, ainda que momentaneamente, podendo reaparecer após a ingestão de algum alimento. Comumente de intensidade moderada. Salienta-se que, com um menor limiar de sensibilidade, os pacientes costumam referir, além da dor, a percepção de seus movimentos intestinais, ruídos e distensão localizada. No que diz respeito à sensação de distensão (fisiose) quase sempre mencionada pelos pacientes, muito embora nem sempre confirmada clinicamente ou aos raios X, pode coexistir com flatulência e eructação. Acompanham os sintomas supracitados as alterações evacuatórias e da forma das fezes, ocorrendo diarreia, constipação ou a coexistência de ambas, intercaladas com normalidade, frequentemente interferindo na qualidade de vida e levando o paciente a buscar auxílio médico. Raramente os sintomas ocorrem no período noturno. Na fase diarreica, pode-se encontrar urgência, proctalgia ou tenesmo, mucorreia e evacuações pós-prandiais. As fezes podem ser liquefeitas ou pastosas. A constipação é referida com amplos intervalos entre as evacuações, longos períodos defecatórios, esforço e sensação de evacuação incompleta, porém sem digitação, podendo ser confundida com síndrome de evacuação obstruída. Aqui, o formato das fezes pode variar de volumosas e endurecidas a fezes em fita ou em cíbalos. Podem ocorrer, também, sintomas extraintestinais, tais como pirose, náusea, vômitos e plenitude pós-prandial.

Sintomas extradigestivos podem ocorrer, tais como dismenorreia, polaciúria, dispareunia, diminuição da libido, impotência, frigidez, palpitações, fadiga, tonturas, insônia, enxaqueca, fibromialgia e de manifestações da esfera psíquica, como irritabilidade, alterações do humor, depressão, ansiedade, fobias, histeria e outras neuroses.

DIAGNÓSTICO

É eminentemente clínico e pautado em uma boa anamnese, e a capacidade de ouvir atentamente e ganhar a confiança do paciente poderá ser um diferencial propedêutico, estabelecendo a correlação com os *Critérios de Roma III*. O exame físico, na maioria das vezes, auxilia pouco, revelando-se normal, com paciente em bom estado geral, sem sinais de doença crônica, muito embora as queixas sejam de longa data. O abdome pode apresentar-se doloroso à palpação profunda, especialmente na fossa ilíaca esquerda, eventual hipertimpanismo em constipados e aumento dos ruídos hidroaéreos naqueles com sintoma diarreico. Outrora tida como diagnóstico de exclusão, hoje, se respeitados os *Critérios de Roma III*, pode-se abrir mão de propedêutica armada, o que apenas elevaria os custos e nada acrescentaria ao raciocínio clínico. No entanto, diante de sinais de alerta, diferentes dos já mencionados, tais como emagrecimento, sangramento, idade maior que 50 anos, história prévia de pólipos, que remetem à possibilidade de doença inflamatória intestinal, parasitose ou neoplasia, deve-se seguir os respectivos *guidelines*, incluindo, principalmente, a videocolonoscopia.

DIAGNÓSTICO DIFERENCIAL

A SII-D deve ser diferenciada de infestação parasitária, infecções bacterianas, intolerância alimentar, síndrome da má absorção, doença inflamatória intestinal, neoplasias neuroendócrinas e SII-C com constipação secundária (erro alimentar, endócrina, farmacológica, neurologia, metabólica etc.), constipação primária por inércia cólica ou síndrome de evacuação obstruída e neoplasia.

TRATAMENTO

Cerca de 70% dos portadores de SII apresentam sintomas leves que respondem bem ao controle alimentar e mudanças de estilo de vida após uma delicada exposição sobre sua doença. Podem ser tratados em serviços de atenção básica, nível primário de complexidade. Aproximadamente 25% dos pacientes com SII apresentam sintomas moderados, em geral intermitentes, às vezes incapacitantes. Geralmente relacionados à alimentação e a distúrbios psicológicos, em que, além da conduta anterior, é acrescido o uso de antiespasmódicos, antidiarreicos, fibra alimentar suplementar, antidepressivos ou ansiolíticos (com cautela e boa seleção); pode-se, em alguns casos, utilizar tratamentos psicológicos, geralmente atendidos em nível secundário de atenção médica. Finalmente, cerca de 5% dos pacientes com SII apresentam sintomas severos e refratários, com queixas de dor abdominal intensa e incapacitante, com importante comprometimento da qualidade de vida. Comumente associa-se comorbidades da esfera psíquica e pode coincidir com luto patológico de pais ou cônjuges. Esses pacientes devem ser acompanhados por especialistas, em serviços terciários. É interessante notar que praticamente todas as opções de tratamento da SII têm efeito quase similar ao placebo, considerando-se estudos randomizados e duplocegos[67].

Drogas comumente utilizadas na SII

Antiespasmódicos: brometo de cimetrópio (antimuscarínico), brometo de pinavério e brometo de octilônio (antagonista de cálcio), trimebutina (antagonista periférico de opiáceos), mebeverina (anticolinérgica).

Antidiarreicos: loperamida.

Antagonistas e agonistas dos receptores da serotonina (5HT): alosetron, azasetron, cilansetron, dolasetron (antagonista 5HT3); prucaloprida, tegaserode (agonistas do receptor 5HT4); piboserode (antagonistas do receptor 5HT4); buspirona (ligantes do receptor 5HT1A); sumatriptano (agonistas do receptor 5HT1B/D).

Encontra-se em fase de testes substâncias capazes de estimular os receptores Kappa opioides (asimadolina, fedotozine).

REFERÊNCIAS BIBLIOGRÁFICAS

1. Thompsom WG, Longstreth GF, Drossman DA, Heaton KW, Irving EJ, Mueller-Lissner SA. C. Functional bowel disorders and d. functional abdominal pain. In: Drossman DA, Corazziari E, Talley NJ et al., editors. The functional gastrointestinal disorders. Mc Lean: Degnon Associates; 2000. p. 351-432.
2. Chaudhary NA, Truelove SC. The irritablet alon syndrome. Q. J. Med. 1962;31:307-22.
3. Delor CJ. The irritable bowel syndrome. Am J Gastroenterol 1967; 47:427-34.
4. Manning AP, Thompson WG, Heaton KW et al. Towards positive diagnosis of irritable bowel síndrome. BMJ 1978;ii:653-4.
5. Kruis W, Thieme CH, Weinzeri M et al. A diagnostic store for the irritable bowel síndrome. Its value in the exclusion of organic disease. Gastroenterology 1984;87:1-7.
6. Drossman DA, Richter JE, Talley NJ et al. editors. The functional gastrointestinal disorders: diagnosis, pathophysiology and treatment – a multinacional consensus. Boston: Little Brown; 1994.
7. Drossman DA, Corazziari E, Talley NJ, Thompson WG, Whitehead WE. Rome II: a multinational consensus document on functional gastrointestinal disorders. Gut 1999;45(Suppl II):7-8.
8. Drossman DA. The functional gastrointestinal disorders and the Rome III process. Gastroenterology 2006;130:1377-1556.
9. Camilleri M, Heading RC, Thompson WG. Clinical perspectives, mechanisms, diagnosis and management of irritable bowel syndrome. Aliment Pharmacol Ther 2002;16:1407-30.
10. Thompson WG, Heaton KW, Smyth GT, Smyth C. Irritable bowel syndrome in general practice: prevalence, characteristics, and referral. Gut 2000;46:78-82.
11. Sperber AD, Shvartzman P, Friger M, Fich A. A comparative reappraisal of the Rome II and Rome III diagnostic criteria: are we getting closer to the 'true' prevalence of irritable bowel syndrome? Eur J Gastroenterol Hepatol 2007;19:441-7.
12. Drossman DA, Li Z, Andruzzi E et al. U.S. householder survey of functional gastrointestinal disorders. Prevalence, ociodemography, and health impact. Dig Dis Sci 1993;38:1569-80.
13. Saito YA, Schoenfeld P, Locke GR. The epidemiology of irritable bowel syndrome in North America: a systematic review. Am J Gastroenterol 2002;97:1910-5.
14. Hahn BA, Yan S, Strassels S. Impact of irritable bowel syndrome on quality of life and resource use in the United States and United Kingdom. Digestion 1999;60:77-81.
15. Longstreth GF, Yao JF. Irritable bowel syndrome and surgery: a multivariate analysis. Gastroenterology 2004;126:1665-73.
16. Talley NJ. Unnecesary abdominal and back surgery in irritable bowel syndrome: time to stem the flood now? Gastroenterology 2004;126:1899-902.
17. El-Serag H, Olden K, Bjorkman D. Health-related quality of life among persons with irritable bowel syndrome: a systematic review. Aliment Pharmacol Ther 2002;16:1171-85.
18. Frank K, Kleinman L, Rentz A et al. Health-related quality of life associated with irritable bowel syndrome: comparison with other chronic diseases. Clin Ther 2002;24:675-89.
19. Talley NJ, Spiller R. Irritable bowel syndrome: a little understood organic bowel disease? Lancet 2002;360:555-64.
20. Drossman DA, Camilleri M, Mayer EA, Whitehead WE. AGA technical review on irritable bowel syndrome. Gastroenterology 2002;123:2108-31.
21. Gershon MD. The enteric nervous system: a second brain. Hosp Pract 1996;34:31-42.
22. Cooke HJ: Neurotransmitters in neuronal reflexes regulating intestinal secretion. Ann NY Acad Sci 2000;915:77-80.
23. Goyal RK, Hirano I. The enteric nervous system. Engl J Med 1996;334:1106-15.

24. Grider JR, Foxx-Orenstein AE, Jin JG. 5-Hydroxytryptamine 4 receptor agonists initiate the peristaltic reflex in human, rat, and guinea pig intestine. Gastroenterology 1998;115:370-80.
25. Bardhan KD, Bodemar G, Geldof H, Schütz E, Heath A, Mills JG, Jacques LA. A double-blind, randomized, placebo-controlled dose-ranging study to evaluate the efficacy of alosetron in the treatment of irritable bowel syndrome. Aliment Pharmacol Ther 2000;14:23-34.
26. Talley NJ, Phillips SF, Haddad A, Miller LJ, Twomey C, Zinsmeister AR et al. GR 38032F (Ondansetron), a selective 5HT receptor antagonist, slows colonic transit in healthy man. Digest Dis Sci 1990;35:477-80.
27. Kresse AE, Million M, Saperas E, Taché Y. Colitis induces CRF expression in hypothalamic magnocellular neurons and blunts CRF gene response to stress in rats. Am J Physiol 2001;281:1203-13.
28. Tache Y, Martinez V, Wang L, Million M. CRF1 receptor signaling pathways are involved in stress-related alterations of colonic function and viscerosensitivity: implications for irritable bowel syndrome. British J Pharmacology 2004;141:1321-30.
29. Muller-Lissner S, Coremans G, Dapoingny M. Motility in Irritable bowel syndrome. Digestion 1997;58:196-202.
30. Wapnir RA, Teichberg S. Regulation mechanisms of intestinal secretion: implications in nutrient absorption. Nutr Biochem 2002;13:190-9.
31. Bueno L, Fioramonti J, Delvaux M et al. Mediators and pharmacology of visceral sensitivity: from basic to clinical investigations. Gastroenterology 1997;112:1714-43.
32. Tracey DJ, Walker JS. Pain due to nerve damage: are inflammatory mediators involved? Inflamm Res 1995;44:407-11.
33. Moss HE, Sanger GJ. The effects of granisetron, ICS 205-930 and ondansetron on the visceral pain reflex induced by duodenal distension. Br J Pharmacol 1990;100:497-501.
34. Zemlan FP, Murphy AZ, Behbehani MM. 5-HT1A receptors mediate the effect of the bulbospinal serotonin system on spinal dorsal hornnociceptive neurones. Pharmacology 1994;48:1-10.
35. Barthan JM, Proud D. Bradykinin antagonists. Annu Rev Toxicol 1991;31:129-62.
36. Sharkey KA, Coggins PJ, Tetzlaff W, Zwiers H, Bisby MA, Davision JS. Distribution of growth: associated protein, B-50 (GAP-43) in the mammalian enteric nervous system. Neuroscience 1990;38:13-20.
37. Millan MJ. The induction of pain: an integrative review. Prog Neurobiol 1999;57:1-164.
38. Woolf CJ. An overview of the mechanisms of hyperalgesia. Pulm Pharmacol 1995;8:161-7.
39. Karantanos T, Markoutsaki T, Gazouli M, Anagnou NP, Karamanolis DG. Current insights in to the pathophysiology of irritable bowel syndrome. Gut Pathogens 2010;2:3.
40. Chen A, Dworkin S, Haug J, Gehrig J. Human pain responsivity in a tonic pain model: phycological determinants. Pain 1989;37:143-60.
41. Hobson AR, Aziz Q. Central nervous system processing of human visceral pain in health and disease. New Physiol Sci 2003;18:109-14.
42. Price DD. Physiological and neural mechanisms of the affective dimension of pain. Science 2000;288:1769-72.
43. Warg L, Martinez V, Larauche M, Taché Y. Proximal colon distension induces fos expression in oxytocin-, vasopressin-, CRF-, and catecholamines-containin neurons in rat brain. Brain Res 2009;1247:71-79.
44. Talley NJ. Review article: 5-hydroxytryptamine agonists and antagonists in the modulation of gastrointestinal motility and sensation: clinical implications. Aliment Pharmacol Ther Jun 1992;6(3):273-89.
45. Elenkov U, Wilder RL, Chrousos GP. The sympathetic nerve – an integrative interface between two supersystems: the brain and immune system. Pharmacol Rev 2000;52:585-638.
46. Hansen MB. The enteric nervous system I: organization and classification. Pharmacol Toxicol 2003;92:105-13.
47. Adeyemi EO, Desai KD, Towsey M, Ghista D. Characterization of autonomic dysfunction in patients with irritable bowel syndrome by means of heart rate variability studies. Am J Gastroenterol Mar 1999;94(3):816-23.
48. Aggarawal A, Cutts TF, Abell TL, Cardoso S, Familoni B, Bremer J et al. Predominant symptoms in irritable bowel syndrome correlate with specific autonomic nervous abnormalities. Gastroenterology 1994;106:945-50.
49. Mayer EA, Gebhart GF. Basic and clinical aspects of visceral hyperalgia. Gastroenterology 1994;107:271-93.
50. Lee HR, Pimentel M. Bacteria and irritable bowel syndrome: the evidence for small intestinal bacterial overgrowth. Curr Gastroenterol Rep 2006;8:305-11.
51. Collins SM, Denou E, Verdu EF, Bercik P. The putative role of the intestinal microbiota in the irritable bowel syndrome. Dig Liver Dis. Dec 2009;41(12):850-3.
52. Spiller RC. Role of infection in irritable bowel syndrome. Gastroenterol 2007;42(Suppl XVII):41-7.
53. Gasbarrini A, Lauritano EC, Garcovitch M, Sparano L, Gasbarrini G. New insights into the pathophysiology of IBS: intestinal microflora, gas production and gut motility. Eur Rev Med Pharmacol Sci 2008;12(Suppl 1):111-7.
54. Gui XY. Mast cells: a possible link between psychological stress, enteric infection, food allergy and gut hypersensitivity in the irritable bowel syndrome. Gastroenterol Hepatol 1998;13:980-9.
55. Aszalós Z. Neurological and psychiatric aspects of some gastrointestinal diseases. Orv Hetil 2008;149:2079-86.
56. Kalliomäki MA. Food allergy and irritable bowel syndrome. Curr Opin Gastroenterol 2005;21:708-11.
57. Saito YA, Locke GR, Zimmerman JM, Holtmann G, Slusser JP, Andrade M et al. The genetics of irritable bowel syndrome. Clin Gastroenterol Hepatol 2005;3:1057-65.
58. Whorwell PJ, McCallum M, Creed FH, Roberts CT. Noncolonic features of irritable bowel syndrome. Gut 1986;27:37-40.
59. Kalantar JS, Locke GR, Zinsmeister AR, Beighley CM, Talley NJ. Familial aggregation of irritable bowel syndrome: a prospective study. Gut 2003;52:1703-7.
60. Morris-Yates A, Talley NJ, Boyce PM, Nandurkar S, Andrews G Evidence of a genetic contribution to functional bowel disorder. Am J Gastroenterol. Aug 1998;93(8):1311-7.

61. Levy RL, Jones KR, Whitehead WE, Feld SI, Talley NJ, Corey LA. Irritable bowel syndrome in twins: heredity and social learning both contribute to etiology. Gastroenterology 2001;121:799-804.
62. Bengtson MB, Rønning T, Vatn MH, Harris JR. Irritable bowel syndrome in twins: genes and enviropment. Gut 2006;55:1754-9.
63. Lembo A, Zaman M, Jones M, Talley NJ. Influence of genetics on irritable bowel syndrome, gastro-oesophageal reflux and dyspepsia: a twin study. Aliment Pharmacol Ther 2007;25:1343-50.
64. Li Y, Nie Y, Xie J, Tang W, Liang P, Sha W et al. The association of serotonin transporter genetic polymorphisms and irritable bowel syndrome and its influence on tegaserod treatment in Chinese patients. Dig Dis Sci 2007;52:2942-9.
65. Yeo A, Boyd P, Lumsden S, Saunders T, Handley A, Stubbins M et al. Association between a functional polymorphism in the serotonin transporter gene and diarrhoea predominant irritable bowel syndrome in women. Gut 2004;53:1452-8.
66. Sikander A, Rana SV, Sinha SK, Prasad KK, Arora SK, Sharma SK et al. Serotonin transporter promoter variant: Analysis in Indian IBS patients and control population. Clin Gastroenterol 2009;43:957-61.
67. Bielefeldt K. Approaching patients with irritable bowel syndrome. F1000 Medicine Reports 2010;2:50(doi:10.3410/M2-50).

Defecação Obstruída: Conceito e Abordagem Propedêutica

66

Rosilma Gorete Lima Barreto

CONCEITO

Defecação obstruída é um nome coletivo usado para descrever a inabilidade em evacuar o conteúdo retal[1,2]. A diversidade de sintomas e a multiplicidade de fatores causais conferiu-lhe a denominação de síndrome da defecação obstruída. A fisiopatologia da evacuação obstruída é desconhecida, sendo relacionada aos distúrbios anatomofuncionais do assoalho pélvico, podendo ter causa de origem anatômica ou funcional.

ABORDAGEM PROPEDÊUTICA

A defecação obstruída, ou constipação retal, inclui alterações anatomofuncionais dinâmicas do assoalho pélvico resultando em dificuldade para expelir as fezes. É a disfunção do assoalho pélvico que, às vezes, associa-se a alterações anatômicas, tais como retocele, intussuscepção retal e retoanal, sigmoidocele, prolapso retal completo, descenso perineal e enterocele ou, ainda, disfunção do assoalho pélvico sem alterações anatômicas, apenas com incoordenação funcional da musculatura esfincteriana, isto é, a contração paradoxal da musculatura esfincteriana voluntária (*anismus*), que é definida como incoordenação entre as musculaturas abdominal e pélvica durante o esforço evacuatório.

Diante do exposto, a abordagem propedêutica inicia-se com uma detalhada anamnese, visando excluir defecação obstruída decorrente de inadequada ingesta hídrica e de fibra, seguindo-se da realização de exames de imagem para exclusão de outras causas de obstrução mecânica, tais como os tumores e o megacólon.

Os exames para avaliar defecação obstruída visam identificar se tal afecção apresenta causa funcional ou mecânica; desse modo, a abordagem inicia-se pelo mapeamento da motilidade intestinal do cólon, por meio do tempo de trânsito cólico, seguindo-se da realização de exames funcionais, como eletromanometria anorretal e eletromiografia, sendo o estudo complementado pelos exames de imagem que visam ao estudo dinâmico do ato evacuatório (cinedefecografia, defecorressonância e ecodefecografia).

Tempo de trânsito cólico (TTC)

Técnica inicialmente descrita por Hinton et al. (1969)[3], utilizando marcadores obtidos pelo corte transversal dos tubos de Levine, o que resulta em anéis radiopacos e inertes que eram ingeridos e acompanhados por meio de radiografias do abdome, até sua eliminação.

Atualmente, a técnica mais comumente utilizada consiste na ingestão de uma cápsula gelatinosa contendo 24 marcadores (Figura 66.1), que será degradada no estômago, liberando os marcadores, com realização de radiografia simples do abdome em AP deitado nos dias 0, 3 e 5. Nenhum preparo intestinal é realizado, e sugere-se evitar o uso de drogas laxativas ou constipantes durante a realização do exame. Orienta-se dieta rica em fibra (20 a 30 g/dia) e ingesta hídrica diária de 2 l evitando-se bebida alcoólica e café. Após a realização de cada radiografia, procede-se à contagem de marcadores, a fim de avaliar a quantidade eliminada. Não há consenso quanto ao tempo de trânsito cólico avaliado por essa técnica, no entanto, geralmente considera-se normal a eliminação de 80% dos marcadores contados na radiografia do quinto dia após a ingestão da cápsula.

Sobrado et al. (2005)[4] avaliaram tempo de trânsito cólico em pacientes assintomáticos utilizando essa técnica, e observaram que a média do tempo de trânsito cólico foi de 36,61 horas +/-3,48 horas, com tempo segmentar semelhante. Quando comparado entre os gêneros, evidenciou-se que o trânsito é mais lento no gênero feminino (40,9 horas) que no masculino (32,5 horas)[5].

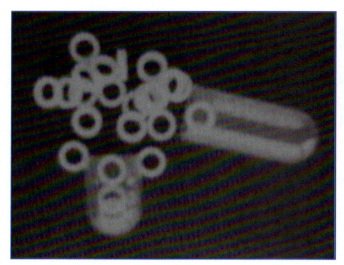

Figura 66.1 – Cápsula de Sitzmarks® (cápsula contendo 24 marcadores radiopacos).

A avaliação dos resultados pode ser resumida em três padrões:
- TTC normal: eliminação de 80% dos marcadores na investigação do quinto dia após a ingestão da cápsula;
- TTC com retenção difusa: eliminação de menos de 80% dos marcadores na investigação do quinto dia após a ingestão da cápsula; se marcadores presentes estão distribuídos difusamente por todo o cólon, o diagnóstico provável é de inércia cólica;
- TTC com retenção distal: a maioria dos marcadores na investigação do terceiro e do quinto dias no retossigmoide, sugerindo defecação obstruída. (Figura 66.2)

Convém ressaltar que um exame isolado não é capaz de concluir o diagnóstico de uma patologia multifatorial como a defecação obstruída, nem tampouco de excluí-la em caso negativo, sendo, portanto, necessária a utilização de no mínimo dois exames com resultados concordantes.

Eletromanometria anorretal

Exame que demonstra de claramente a motilidade anorretal em repouso, contração voluntária, esforço evacuatório e a partir da avaliação de seus reflexos fisiológicos, como o inibitório retoanal e da avaliação da sensibilidade e da complacência anorretal, fornecendo dados importantes que, adicionados a dados clínicos, deverão ser avaliados à luz de respostas fisiológicas ou de disfunções pélvicas.

É necessário assumir que os parâmetros da manometria podem ter limitações, visto que nem sempre é reprodutível, tanto intra como interobservador. No entanto, o registro de um traçado pressórico, cujas oscilações traduzem a motilidade do canal anal em função do tempo, propicia uma leitura funcional do canal anal, e a validade dependerá da correlação com o evento clínico em estudo. Existem no mercado diversos aparelhos de eletromanometria, e cabe ao especialista padronizar seu exame de acordo com os parâmetros que pretende estudar.

Na avaliação da defecação obstruída, um parâmetro importante é a pressão de evacuação que, em pessoas normais, deverá apresentar uma redução de 20 a 30% da pressão inicial de repouso e, em pessoas com defecação obstruída, apresenta elevação da pressão quando comparado à pressão inicial de repouso, traduzindo uma contração paradoxal da musculatura esfincteriana estriada[6] (Figura 66.3).

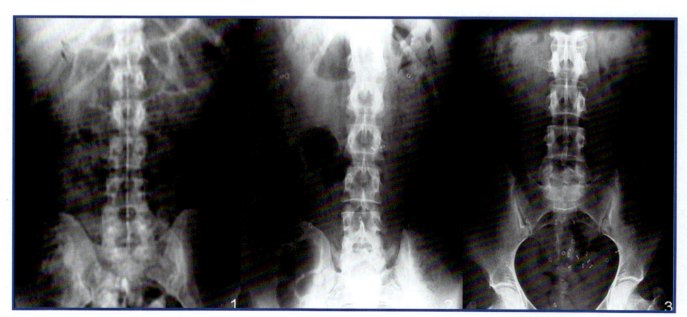

Figura 66.2 – Imagens de avaliação do tempo de trânsito cólico: 1) exame normal, com eliminação de todos os marcadores; 2) inércia cólica (marcadores distribuídos por todo o cólon); 3) defecação obstruída (marcadores retidos na região do retossigmoide).

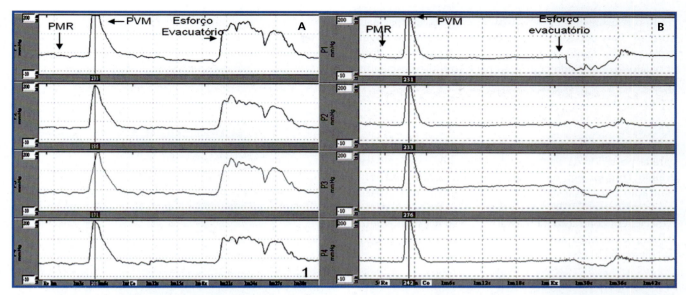

Figura 66.3 – Traçado eletromanométrico; PMR (pressão média de repouso), PVM (pressão voluntária máxima) e esforço evacuatório: A) paciente portador de contração paradoxal e elevação da pressão; B) paciente normal com redução da pressão.

A eletromanometria anorretal permite avaliar a pressão de repouso, contração voluntária e de evacuação; a capacidade de sustentação da contração voluntária; fadiga pós-contração voluntária; identificação da zona de alta pressão no canal anal; reflexo inibitório retoanal e complacência e sensibilidade retal. Todos esses parâmetros, quando adequadamente avaliados e correlacionados aos dados clínicos do paciente, conduzirão a investigação. Alguns trabalhos consideram o teste de expulsão do balão como parte da eletromanometria, e atribuem a essa etapa do exame importante valor no diagnóstico da defecação obstruída; considera-se que o paciente portador de contração paradoxal não consegue expulsar um balão contendo 50 mL de ar[7].

Diversos trabalhos utilizam a eletromanometria anorretal como padrão-ouro para avaliação da contração paradoxal da musculatura estriada do canal anal, embora outros trabalhos preconizem a eletromiografia com agulha[8] ou a defecografia (cinedefecografia)[9,10].

Eletromiografia anal

É o registro da atividade elétrica das fibras musculares, e foi realizado pela primeira vez em 1930[1]. Tem por objetivo avaliar a integridade muscular, desnervação ou reinervação de fibras musculares, identificando alterações na atividade elétrica do músculo esfíncter externo do ânus e dos músculos do assoalho pélvico durante o repouso, contração máxima, esforço evacuatório e avaliação de diversos reflexos[11].

As principais indicações desse exame são: incontinência anal (mapeamento esfincteriano), na constipação com suspeita de contração paradoxal do puborretal e na síndrome da úlcera solitária do reto, prolapso retal e descenso perineal. Pode-se utilizar agulha concêntrica, eletrodos de fibra isolada e eletrodos de superfície, a depender da indicação da investigação, sendo o eletrodo de superfície mais indicado para avaliar constipação e realizar *biofeedback*. Na defecação obstruída, permite avaliar a atividade elétrica da musculatura estriada durante o esforço evacuatório, identificando elevação da atividade muscular nesses pacientes.

Estudo demonstrou boa correlação entre os achados da EMG e a defecografia, no diagnóstico da defecação obstruída de causa funcional (contração paradoxal da musculatura esfincteriana voluntária)[11].

Cinedefecografia

Técnica descrita inicialmente por Burhenné[12] em 1964, seu uso foi intensificado após 1984, com a publicação do trabalho de Mahieu[13,14]. Tem por objetivo avaliar as alterações morfológicas da pelve (reto, sigmoide e alças de delgado) de forma dinâmica durante a contração voluntária e o esforço evacuatório. Permite avaliar as alterações morfológicas, não identifica as estruturas musculares envolvidas no processo evacuatório e usa como parâmetros ângulos e medidas que utilizam estruturas ósseas como referenciais. Dentre os exames utilizados para avaliar os distúrbios funcionais anorretais, a cinedefecografia é o mais utilizado, sendo sua principal limitação a radiação à qual o paciente se expõe durante o exame, sendo contraindicado em gestantes no primeiro trimestre.

Ângulo anorretal

É formado por uma linha que representa o eixo do canal anal, tangenciando uma linha traçada na parede posterior do reto. Durante a contração voluntária, esse ângulo torna-se mais agudo e, no esforço evacuatório, mais obtuso, sugerindo o relaxamento da musculatura estriada, em pacientes normais. Nos paciente com defecação obstruída, o ângulo torna-se mais agudo quando comparado repouso ao esforço evacuatório, sugerindo contração paradoxal da musculatura esfincteriana estriada (Figura 66.4).

Retocele

É a herniação da parede anterior do reto em direção à parede posterior da vagina durante o esforço evacuatório, achado comum em mulheres, podendo ser secundária à contração paradoxal da musculatura esfincteriana estriada (aproximadamente 70% das pacientes constipadas e com retocele têm contração paradoxal)[15-17]. Não há, na literatura, sistema de classificação da retocele baseada na cinedefecografia (Figura 66.5).

Prolapso mucoso

Caracteriza-se por falha de enchimento na parede anterior do reto que, por vezes, se insinua no limite proximal do canal anal, obstruindo-o. Frequentemente, está associado à retocele.

Prolapso retal completo

Completa eversão da parede retal, facilmente identificável, na maioria das vezes dispensa realização de exames complementares para diagnóstico.

Descenso perineal

Variação da posição do períneo quando comparado a repouso ao esforço evacuatório. Utiliza-se como referência uma linha traçada da borda superior do púbis até a articulação sacrococcígea ou até a ponta do cóccix, e outra linha perpendicular a esta, traçada até a junção anorretal. O valor normal do descenso é de até 2 cm abaixo da linha pubococcígea, podendo ser aceito até 3 cm, de acordo com o consenso de 1999, publicado em 2001[18].

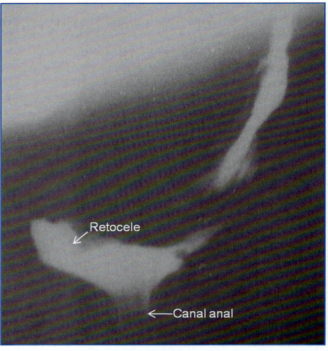

Figura 66.5 – Cinedefecografia evidenciando retocele, herniação da parede anterior do reto em direção à parede posterior da vagina.

Prolapso retal interno (intussuscepção)

É a invaginação do reto através de sua própria luz, sem invadir o canal anal. Está frequentemente associado a úlcera solitária do reto e a prolapso mucoso do reto.

Esvaziamento retal

Trata-se da capacidade de esvaziar o reto cheio de contraste. Pode ser feito de modo visual ou por meio de programas que analisam a área no repouso e após a evacuação. A capacidade de esvaziamento não explica a maioria dos casos de defecação obstruída[19].

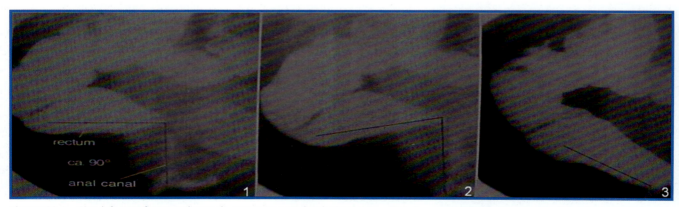

Figura 66.4 – Cinedefecografia na avaliação da contração paradoxal: 1) repouso – ângulo anorretal forma ângulo reto; 2) paciente portador de contração paradoxal com ângulo anorretal < 90°; 3) paciente normal com ângulo anorretal > 90°.

Enterocele

É uma protrusão do peritônio entre o reto e a vagina contendo alças de delgado. O diagnóstico é importante em pacientes que irão se submeter a intervenção cirúrgica para a correção de prolapsos de órgãos pélvicos.

Sigmoidocele

É uma protrusão do peritônio entre o reto e a vagina, contendo o colo sigmoide[18]. Sua classificação tem importância para o tratamento cirúrgico: grau I não alcança a linha pubococcígea, grau II ultrapassa essa linha mas não ultrapassa a linha isquicoccígea; grau III ultrapassa a linha isquiococcígea.

Defecorressonância

Exame que se assemelha à cinedefecografia, com uma resolução espacial e a identificação das estruturas pélvicas e abdominais envolvidas no ato evacuatório fornecendo dados elucidativos na avaliação das alterações anatomofuncionais nos distúrbios do assoalho pélvico. Possibilita avaliação de todas as alterações possíveis de diagnóstico pela cinedefecografia, adicionando dados anatômicos importantes; desse modo, possibilita diagnóstico da retocele[20-23], contração paradoxal, intussuscepção[24] (prolapso retal interno), prolapso mucoso[17], procidência de reto, enterocele[25,26], descenso perineal[25], sigmoidocele[20,26] e identifica lesões musculares, quando presentes.

Ecodefecografia

Estudos recentes têm demonstrado a utilização da USG dinâmica na avaliação dos distúrbios do assoalho pélvico, com resultados bastante satisfatórios[27,28]. Técnicas dinâmicas utilizando diversos tipos de transdutores têm sido desenvolvidas e demonstrado resultados semelhantes à cinedefecografia[20,28,29]. A utilização da USG-3D possibilita a avaliação da integridade das estruturas que compõem o assoalho pélvico, permitindo o estudo dinâmico e a interrelação dessas estruturas durante o ato evacuatório (Figura 66.6).

A ecodefecografia, técnica desenvolvida por Murad-Regadas (2006), utilizando USG-3D com escaneamento automático, permite avaliar alterações anatomofuncionais do assoalho pélvico, tais como retocele (Figura 66.7), intussuscepção retal, contração paradoxal (Figura 66.8), prolapso mucoso retal e enterocele[30,31].

Apresenta excelente resolução espacial e identifica as estruturas anatômicas envolvidas no mecanismo da evacuação, não expõe a paciente a radiação e tem um custo inferior à defecorressonância.

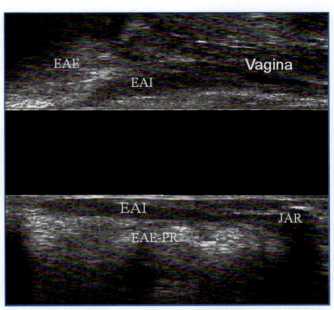

Figura 66.6 – Imagem do primeiro escaneamento da ecodefecografia permitindo a avaliação das estruturas do canal anal plano sagital mediano (EAI – esfíncter anal interno; EAE – esfíncter anal externo; EAE-PR – esfíncter anal externo puborretal; JAR – junção anorretal).

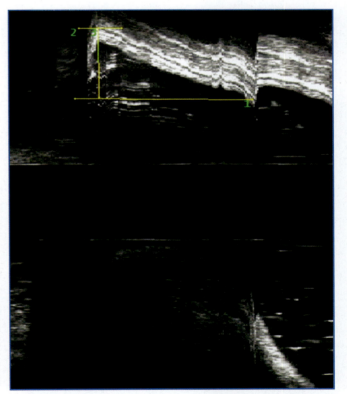

Figura 66.7 – Ecodefecografia: terceiro escaneamento com gel evidenciando retocele. No início do esforço, a vagina é empurrada para trás e para baixo; durante o esforço, ela é empurrada à frente, juntamente com a parede posterior do reto.

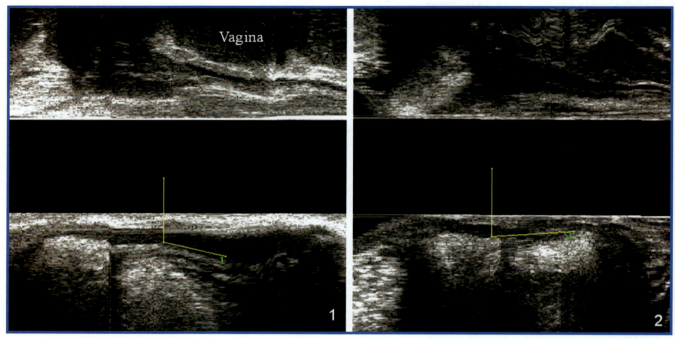

Figura 66.8 – Ecodefecografia: segundo escaneamento de esforço evacuatório sem gel: 1) paciente normal; o músculo puborretal se afasta do transdutor; 2) paciente portador de contração paradoxal; o músculo puborretal se aproxima do transdutor.

REFERÊNCIAS BIBLIOGRÁFICAS

1. D'Hoore A, Penninckx F. Obstructed defecation. Colorectal Dis 2003;5(4):280-7.
2. Khaikin M, Wexner MD. Treatment strategies in obstructed defecation and fecal incontinence. World J Gastroenterol 2006;12(20):3168-73.
3. HintonJM, Lenard Jones JE, Young AC. A new method for studyng gut transit time using radiopaque markers. Gut 1969;10:842-7.
4. Sobrado CW, Pires CEF, Habr-Gama A, Kiss DR. Avaliação do tempo de trânsito colônico com marcadores radiopacos: estudo com voluntários assintomáticos. Rev Col Bras Cir 2005; 32(3):111-4.
5. Jorge JMN. Testes fisiológicos em doenças funcionais do trato gastrointestinal inferior: indicações racionais. In: Castro LP, Savassi-Rocha PR, Lacerda Filho A, Conceição SA. Tópicos em gastroenterologia. Rio de Janeiro: Medsi; 2001. p. 269-86.
6. Bharucha AE, Wald A, Enck P, Rao S. Functional anorectal disorders. Gastroenterology 2006;130:1510-8.
7. Fleshman JW, Dreznik Z, Cohen E, Fry RD, Kodner IJ. Balloon expulsion test facilitates diagnosis of pelvic floor outlet obstruction due to nonrelaxing puborectalis muscle. Dis. Colon Rectum 1992;35:1019-25.
8. Rhaods KF, Garcia-Aguilar J. Anismus. In: Wexner SD, Zbar AP, Pescatori M. Complex anorectal disorders: investigation and management. London: Springer Verlag; 2005. p. 461-93.
9. Jorge JMN, Wexner SD, Ger GC, Salanga VD, Nogueras JJ, Jagelman DG. Cinedefecography and electromyography in the diagnosis of nonrelaxing puborectalis syndrome. Dis Colon Rectum 1993;36:668-76.
10. Jorge JMN, Habr-Gama A, Wexner SD. Clinical applications and techniques of cinedefecography. The Am J of Surgery 2001;182:93-103.
11. Fucini C, Ronchi O, Elbetti C. Electromyography of the pelvic floor musculature in the assessment of obstructed symptoms. Dis Colon Rectum 2001;44:1168-75.
12. Burhenné HJ. Intestinal evacuation study: a new roentgenologic technique. Radiol Clinic North Am 2005;33:79-84.
13. Mahieu p, Pringot J, Bodart P. Defecography: II. Description of a new procedure and results in normal patients. Gastrointest Radiol 1984; 9(3):247-251.
14. Mahieu P, Pringot J, Bodart P. Defecography: II. Contribuition to the diagnosis of defecation disorders. Gastrointest Radiol 1984;9(3):253-61.
15. Shorvon PJ, McHugh S, Diamant NE, Somers S, Stevenson GW. Defecography in normal volunteers: results and implications. Gut 1989;30(12):1737-49.
16. Coremans GE. Surgical aspects of severe chronicnon-hischsprung constipation. Hepato-gastroenterol 1990;37:588-95.
17. Johansson C, Nilsson BY, Holmstrom B, Dolk A, Melgreen A. Association between rectocele and paradoxical sphincter response. Dis Colon Rectum 1992;35(5):503-9.
18. Lowry AC, Simmang CL, Boulus P, Farmer KC, Finan PJ, Hymam N et al. Consensus statement of definition for anorrectal physiology and rectal cancer. Dis Colon Rectum 2001;44(7):915-9.
19. Ting KH, Mangel E, Eibl-Eibesfeldt B, Muller-Lissner SA. Is the volume retained after defecation a valuable parameter at defecography? Dis Colon Rectum 1992;35(8):762-7.

20. Beer-Gabel M, Teshler M, Barzilai N, Lurie Y, Malnick S, Bass D et al. Dynamic transperineal ultrasound in diagnosis of pelvic floor disorders: a pilot study. Dis Colon Rectum 2002;45:239-48.
21. Lienemann A, Anthuber C, Baron A, Kohz P, Reiser M. Dynamic MR colpocystorectography assessing pelvic floor descent. Eur Radiol 1997;7:1309-17.
22. Comiter CV, Vasavada SP, Barbaric ZL, Gousse AE, Raz S. Grading pelvic prolapse and pelvic floor relaxation using dynamic magnetic resonance imaging. Urology 1999; 54:454-457.
23. Yoshioka K, Matsui Y, Yamada O et al. Physiologic anda anatomic assessment of patients with rectocele. Dis Colon Rectum 1991;34:704-8.
24. Regadas SMM, Regadas FSP, Rodrigues LV, Silva FRS, Lima DMR, Regadas-Filho FSP. Importance of the tridimensional ultrasound in the anorectal evaluation. Arq Gastroenterol 2005;42(4):226-32.
25. Ross JE, Weisdaupt D, Wildermuth S, Willmann JK, Marincek B, Hilfiker PR. Experience of 4 years with open MR defecography: pictorial review of anorectal anatomy and disease. Radiographics 2002;22:817-32.
26. Altringer WE, Saclarides TJ, Dominguez JM, Brubaker LT, Smith CS. Four contrast defecography: pelvic "floor-oscopy". Dis Colon Rectum 1995; 38:969-73.
27. Wald A, Caruana BJ, Freimanis MG, Bauman DH, Hinds JP. Contribuitions of evacuation proctography and anorectal manometry to evaluation of adults with constipation and defecatory difficulty. Dig Dis Sci 1990;35:481-7.
28. Barthet M, Portier F, Heyries, L. Dynamic anal endosonography may challenge defecography for assessing dynamic anorectal disorders: results of a prospective pilot study. Endoscopy 2000;32:300-5.
29. Beer-Gabel M, Teshler M, Schechtman E, Zbar AP. Dynamic transperineal ultrasound vs. defecography in patients with evacuatory difficulty: a pilot study. Int J Colorectal Dis 2004;19:60-7.
30. Murad-Regadas SM, Regadas FSP, Doryane MRL. Ecodefecografia dinâmica nos distúrbios funcionais do assoalho pélvico. In: Ardengh JC. Ecoendoscopia na prática da gastroenterologia. São Paulo: Sarvier; 2007. p. 430-51.
31. Regadas FSP, Murad-Regadas SM, Rodrigues LV. Anorectal three-dimensional endosonography and anal manometry in assessing anterior rectocele in women: a new pathogenesis concept and the basic surgical principle. Colorectal Dis 2007;9(1):80-5.

Anorretocele: Diagnóstico e Tratamento

67

José Vinícius Cruz
Cleber Allem Nunes

CONCEITO E INCIDÊNCIA

A anorretocele, definida como uma herniação da parede retal anterior ou posterior é uma condição clínica comum em mulheres e pouco encontrada em homens. A anorretocele anterior é mais típica em mulheres, e nestas é caracterizada por uma protrusão da parede retal anterior para dentro da vagina, em razão de uma fraqueza ou defeito do septo retovaginal[1]. Em homens, acomete principalmente a parede posterior do reto e está comumente associada com sintomas anorretais[2]. O significado da anorretocele na patogênese da defecação obstruída ainda persiste como tema de debate[3]. A anorretocele não é um prolapso nem um descenso, mas pode representar uma parte da síndrome de flacidez pélvica, condição essa que pode estar associada à cistocele e à cistoureterocele[4]. A dificuldade para evacuar e/ou constipação ocorre em 18% das mulheres adultas e em 23% daquelas acima dos 60 anos. Muitas dessas pacientes apresentam anorretocele sintomática que pode ser demonstrada pela defecografia[5]. Cerca de 23 a 70% das pacientes com anorretocele apresentam dificuldade na evacuação[6]. Mesmo naquelas pacientes com queixas de constipação, a simples presença da anorretocele pode não ser a causa dos sintomas, e foi demonstrado que apenas 10 a 20% das pacientes portadoras desse defeito anatômico são clinicamente significativas, levando a sintomas[7].

ETIOPATOGENIA

As anorretoceles surgem da perda de apoio anterior do reto do septo retovaginal, causada pela perda da integridade do tecido relativo ao envelhecimento, ou pode ocorrer como resultado de ruptura traumática, geralmente relacionada a trauma obstétrico prévio ou, ainda, como uma manifestação secundária de esforço crônico sobre um septo retovaginal enfraquecido[8]. Trata-se de uma causa muito significativa de sintomas anorretais, especialmente entre mulheres idosas e multíparas, sendo frequentemente associada à defecação obstruída. Há fortes evidências de que a anorretocele é, de fato, uma importante causa de defecação obstruída, com sintomatologia mais severa após a quarta ou quinta década de vida. Durante o esforço evacuatório, o ápice da anorretocele movimenta-se inferior e anteriormente, e as fezes se acumulam na saculação, exigindo um esforço progressivo e agravante do problema[3].

Tipos de anorretocele

As anorretoceles podem apresentar-se em três níveis: alta, média e baixa. As anorretoceles altas são usualmente relacionadas ao estiramento ou ruptura do terço superior da parede vaginal e ligamentos uterossacros. Anorretoceles no nível médio são comumente associadas à perda do suporte do assoalho pélvico. As retoceles do terço inferior estão relacionadas principalmente ao trauma obstétrico[9].

Sintomatologia

Anorretoceles com menos de 2 cm usualmente são aceitas como achados normais, enquanto as maiores de 2 cm podem ser sintomáticas[10]. Pacientes com anorretocele apresentam como queixa mais frequente a constipação, e geralmente descrevem a sensação de preenchimento vaginal ou perineal com protrusão vaginal e evacuação incompleta durante o esforço evacuatório. Algumas pacientes utilizam a compressão digital vaginal posterior para auxiliar na evacuação. O esforço evacuatório crônico pode levar a sangramento hemorroidário ou prolapso retal, e podem ocorrer episódios de incontinência fecal relacionados ao esvaziamento incompleto do reto, bem como o prurido anal[11]. No entanto, pacientes com anorretocele podem ser assintomáticas ou diagnosticadas incidentalmente. A incidência de inércia colônica em pacientes com anorretocele tem sido relatada, em várias publicações, em torno de 30%. Em pacientes que apresentarem distensão abdominal, dor e constipação intestinal crônica, o estudo do trânsito cólico ajuda a identificar a existência dessa anormalidade. Em pacientes com anorretocele sintomática, o anismo pode ser uma situação frequente, ocorrendo em 20 a 50% dos casos[12].

DIAGNÓSTICO
Exame clínico

O exame clínico é fundamental no diagnóstico da anorretocele, podendo ser realizado em decúbito ventral ou lateral esquerdo. Após avaliar-se a integridade dos esfíncteres anais, a presença de prolapso retal e plicomas, é particularmente com o toque retal que se faz o diagnóstico da anorretocele. Esta é considerada de III grau quando ultrapassa o introito vaginal, ao ser empurrada pelo toque retal. Em nível do introito é classificada em II grau, e quando não alcança o introito, é considerada de I grau.

Com o toque digital vaginal concomitante durante o esforço evacuatório, é possível sentir a presença de enterocele durante a manobra de valsalva. A anuscopia auxilia na detecção de prolapso mucoso circunferencial, geralmente mais evidente na parede anterior. Outras manobras diagnósticas são realizadas para prevenir a eventual presença de prolapso uterino, prolapso vaginal posterior e massas pélvicas. A observação de defeitos no corpo perineal também é importante, podendo ocorrer redução da distância entre a margem do introito vaginal e a parede anterior do ânus, ou alargamento do corpo perineal decorrente de episiotomia[13,14]. (Figura 67.1)

Exames complementares

Pacientes com presença de anorretocele sintomática e diagnosticada no exame físico devem submeter-se a exames complementares, procurando também outras alterações anatomofuncionais, como anismo, prolapso mucoso, intussuscepção, enterocele e prolapso genital. O uso dos exames de imagem na avaliação de pacientes com anorretocele tem sido mais comumente adotado por cirurgiões colorretais, particularmente a ressonância magnética e a defecografia[15].

Manometria anorretal

A manometria anorretal pode ser usada na avaliação da constipação e incontinência fecal. Em pacientes com constipação, a manometria pode detectar a presença ou ausência do reflexo anorretal inibitório e alterações de pressão esfincteriana. Pode ser especialmente útil em pacientes com dissinergias do assoalho pélvico[11].

Defecografia e cinedefecografia

A defecografia é o método mais comumente utilizado para avaliar as desordens anorretais funcionais e é um exame que documenta o processo da evacuação. Estudos demonstram a eficácia dessa técnica no diagnóstico e quantificação da anorretocele, contração paradoxal do músculo puborretal, intussuscepção retal e enterocele. É um exame minimamente invasivo, seguro e tecnicamente simples. Contudo, tem a desvantagem de não demonstrar claramente as estruturas anatômicas envolvidas e, não raro, pode exigir a opacificação de múltiplos órgãos e expor o paciente a níveis de radiação relativamente altos, visando demonstrar a interação de evacuação retal com as outras vísceras pélvicas e sua relação com a suposta musculatura do assoalho pélvico[16]. É frequentemente referido pelos pacientes como um exame desconfortável, sobretudo para aqueles mais idosos. Durante a defecografia, o reto é preenchido com pasta de bário, e a vagina também é opacificada para auxiliar no diagnóstico da anorretocele e enterocele. O paciente senta em uma cadeira WC radiolúcida e são feitas tomadas de vídeo e filmes planos durante o esforço evacuatório, observando-se a herniação do reto em direção à vagina. Como parte da técnica, administra-se contraste oral 30 minutos antes da defecografia, a fim de evidenciar eventual enterocele[11]. Por esse exame a anorretocele é considerada pequena quando inferior a 2 cm; quando não retém o bário, é considerada uma variante normal[4]. A profundidade de 2 a 4 cm é considerada uma anorretocele moderada, e a superior a 5 cm, uma retocele grande. A ampliação do espaço retovaginal acima de 2 cm significa a presença de enterocele[17]. (Figura 67.2)

Ultrassonografia dinâmica

A ultrassonografia anorretal tridimensional dinâmica (ecodefecografia) possibilita a avaliação estática e dinâmica da anatomia anorretal e do assoalho pélvico, identificando as estruturas anatômicas envolvidas no mecanismo da evacuação. A principal vantagem é identificar claramente as diferen-

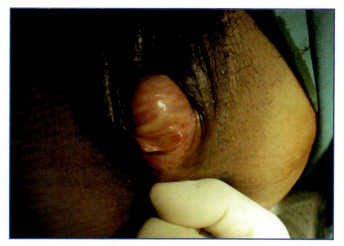

Figura 67.1 – Anorretocele de III grau, ultrapassando o introito vaginal ao toque retal.

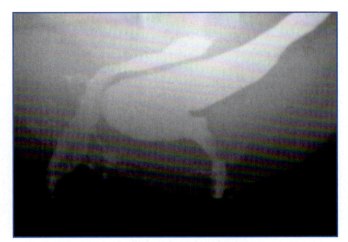

Figura 67.2 – Defecografia – anorretocele de III grau.

tes posições das estruturas anatômicas anorretais envolvidas na defecação, demonstrando, também, todas as disfunções responsáveis pela síndrome da defecação obstruída (SDO), tais como a anorretocele, a intussuscepção, o prolapso mucoso interno, a enterocele e o anismus, sem expor a paciente à radiação. O exame com a modalidade 3D com escaneamento automático é simples e não invasivo, pois não é necessário mover o transdutor durante o escaneamento, e as imagens são adquiridas e gravadas para serem analisadas no próprio equipamento, em tempo real, após a retirada do EndoProbe®. Por essa razão, as imagens apresentam-se com elevada resolução espacial, sendo possível identificar o início e o término do esforço evacuatório sem produzir distorções anatômicas. É bem tolerado pelos pacientes e realizado no tempo médio de 5 a 10 minutos. Apresenta, também, a grande vantagem de avaliar os distúrbios da continência, identificando lesões esfincterianas, mesmo ocultas[18]. (Figura 67.3)

Ressonância magnética

A ressonância magnética é uma modalidade de imagem não invasiva para a avaliação da disfunção do assoalho pélvico. Ela se baseia em sequências estáticas com uma alta resolução espacial para estudo da morfologia muscular (elevador do ânus) e sequências de imagem dinâmica rápida durante a contração, repouso e esforço. O prolapso dos diversos compartimentos pélvicos é detectado pela posição do órgão em relação à linha pubococcígea durante as fases dinâmicas. Também é útil para a compreensão de recidivas pós-cirúrgicas[19].

Na defecorressonância, o reto é preenchido com gel de ultrassom gadolínio enriquecido, e imagens são obtidas em repouso, durante e após a evacuação. Ele fornece uma visão detalhada da anatomia pélvica em repouso e durante o esvaziamento retal. (Figura 67.4)

TRATAMENTO

Sempre que for justificado por sintomas de defecação obstruída, o tratamento da anorretocele é cirúrgico, podendo ser um procedimento único ou fazer parte de um conjunto de procedimentos cirúrgicos e/ou clínicos envolvidos na síndrome de defecação obstruída.

A correta seleção dos pacientes influencia de forma decisiva os resultados do tratamento cirúrgico da anorretocele, sendo fundamental a investigação de todas as possíveis alterações anatomofuncionais relacionadas à constipação intestinal, não apenas visando à escolha do melhor tratamen-

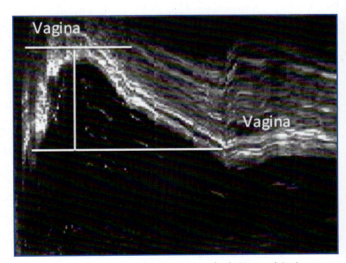

Figura 67.3 – Ecodefecografia – anorretocele de III grau (técnica proposta por Murad-Regadas).

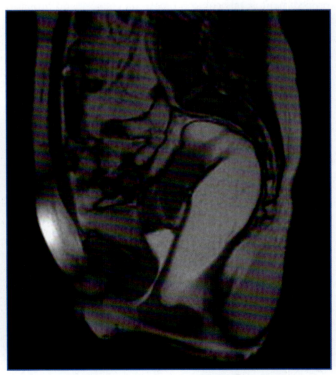

Figura 67.4 – Defecorressonância – anorretocele de II grau.

to, mas também para permitir a correta interpretação dos resultados[20].

Assim, na contração paradoxal do elevador do ânus (anismo) associada à anorretocele, a melhora dos sintomas com o *biofeedback* e a correção dos fatores alimentares[21,22] é um exemplo de tratamento clínico que deve sempre preceder o tratamento cirúrgico.

A anorretocele pode estar associada a ambas – constipação crônica e incontinência fecal. A incontinência fecal tem uma etiologia multifatorial, incluindo a intussuscepção retoanal oculta, o prolapso retal completo, a disfunção fisiológica e a lesão ou atrofia esfincteriana[23,24]. Portanto, dentre os critérios de seleção dos pacientes para o tratamento da anorretocele, deve-se incluir o estudo da anatomia e da funcionalidade esfincteriana anal. Para o reparo da anorretocele, são relatadas várias técnicas cirúrgicas compreendendo as abordagens transvaginal, transperineal, endorretal (transanal), transabdominal e a laparoscópica[25,26]. A escolha do melhor método continua sendo motivo de discussão[27,28]. Na prática, os acessos mais conhecidos são o transvaginal, transperineal e endorretal ou transanal. O reparo transabdominal convencional e o laparoscópico são mencionados como acessos mais amplos e combinados para o reparo do assoalho pélvico e dos defeitos observados acima do assoalho pélvico, como a enterocele e a cistocele[29,30].

Acesso transvaginal

O acesso transvaginal mais utilizado pelos ginecologistas[31,32] é usualmente realizado em combinação com outros procedimentos, tais como o reparo da cistocele, do prolapso uterovaginal, a perineoplastia, a plastia dos elevadores e a histerectomia[33,34]. A via transvaginal poderia ser mais bem aplicada em pacientes com retoceles altas, possibilitando o acesso ao saco de Douglas[35].

Observou-se que, embora o acesso transvaginal possa corrigir o defeito vaginal na maioria das mulheres, a persistência da disfunção sexual e intestinal compromete os resultados. Mellgren et al. relatou que, seguindo-se a colporrafia posterior, quase 50% das pacientes continuaram com algum grau de constipação, e também constataram um índice de recidiva da retocele em 4% de 25 mulheres operadas pelo acesso vaginal posterior com colporrafia e perineorrafia[10,36].

Acesso transperineal

A abordagem transperineal apresenta a vantagem de uma ampla exposição dos elevadores do ânus e do aparelho esfincteriano, mostrando-se útil no tratamento de pacientes com anorretocele associada à incontinência fecal significativa. Nesses pacientes sem prolapso mucoso retal associado, a abordagem transperineal é uma boa indicação, pois possibilita uma esfincteroplastia anal externa anterior em *overlapping*, bem como a plastia dos elevadores, com boa melhora da continência fecal[37]. Nesses pacientes, poderão ser necessárias medidas de reabilitação do assoalho pélvico para a melhora da função esfincteriana.

A cirurgia transperineal tem a desvantagem da dor e da frequente infecção pós-operatória, podendo ser dificultada por cicatrizes na região decorrentes de partos e cirurgias. Além disso, nos casos de concomitância com enterocele, a eversão completa da vagina pode determinar ulcerações, edema e severa fibrose da parede vaginal.

A dispareunia é uma queixa frequente no tratamento da anorretocele pela técnica transperineal[10,36]. (Figura 67.5A e B)

Acesso endorretal ou transanal

O reparo endorretal ou transanal da anorretocele baixa foi primeiramente recomendado por Sullivan et al., em 1968[38] e, em 1993. foi modificado por Bresler et al.[27], com o uso do grampeador linear. Posteriormente, a mucosectomia gram-

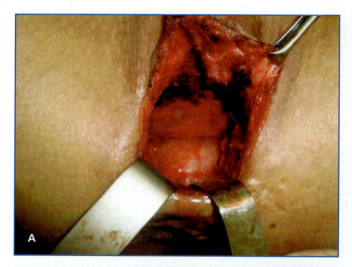

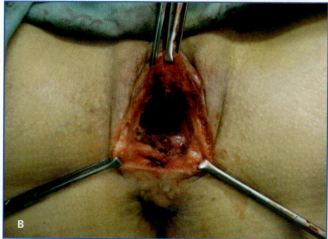

Figura 67.5 – A) Acesso transperineal, com exposição da anorretocele e dos elevadores do ânus. B) Acesso transperineal com correção da anorretocele por rafia dos elevadores do ânus.

peada foi também incorporada ao tratamento do prolapso mucoso associado à anorretocele[39,40,41,42].

Em 2002, Altomare et al.[40] propuseram uma forma combinada de reparo perineal e endorretal da anorretocele, com o uso do grampeador circular, buscando corrigir, em uma única operação, não apenas a anorretocele, mas também o prolapso mucoso retal e/ou hemorroidas, influenciando o controle do descenço perineal, quando presente. Cabe aqui lembrar a importância já mencionada da necessidade de estudo anatômico e funcional esfincteriano pré-operatório, pois o efeito da dilatação na técnica transanal poderá comprometer a continência ou agravar a incontinência fecal. Ho et al.[43] observaram que a incontinência aos gases tende a ser uma queixa mais frequente em pacientes submetidos à cirurgia transanal e os resultados obtidos por Van Dam, Huisman, Hop e Schouten[44] corroboram esse ponto de vista. Igual cuidado e atenção requerem os pacientes com estenose anal severa, como possível fator impeditivo da realização da técnica transanal.

Por outro lado, alguns pacientes podem apresentar melhora da incontinência fecal após o tratamento cirúrgico da anorretocele, em particular, quando a técnica corrige outras intercorrências, como o prolapso mucoso interno e a intussuscepção anorretal[37].

No decorrer de sua evolução, pela nítida melhora dos sintomas, o reparo transanal tem sido mencionado como a técnica que melhor contempla o componente anorretal das anorretoceles quando comparado ao acesso transvaginal e transperineal, pois reconstrói a estrutura anatômica com mínimas complicações e sem aumento da dispareunia[45-51].

Temos utilizado a abordagem transanal no reparo da anorretocele pela nova técnica (TRREMS – *transanal repair of rectocele and full rectal mucosectomy with one circular stapler*) proposta em 2005 por Regadas et al.[42], utilizando somente um grampeador mecânico circular. Nesse mesmo ano, participamos de um estudo multicêntrico envolvendo 14 cirurgiões que operaram, utilizando essa técnica, 74 pacientes portadoras de anorretocele anterior comprovada pela defecografia e com sintomas de evacuação obstruída. Os resultados foram excelentes, com uma redução estatisticamente significativa do escore de constipação de 14 no pré-operatório para 4 no pós-operatório, com base no escore de constipação da Cleveland Clinic Florida, e, funcionalmente, pela defecografia pós-operatória.

Em termos de morbidade pós-operatória, observou-se sangramento em 14 (18,9%) pacientes, as quais foram tratadas satisfatoriamente com sutura hemostática. O tenesmo ocorreu em 4 (5,4%) pacientes, com prazo máximo de quatro semanas, e, em uma delas houve a necessidade de retirada de três grampos expostos na linha de grampeamento. A estenose na linha de sutura grampeada ocorreu em 7 (9,4%) pacientes, que foram tratadas com dilatação digital (3 pacientes) e com estriturotomia endoscópica (4 pacientes). O índice de dor pós-operatória foi mencionado como pequeno, não havendo, nos 12 meses posteriores, referências significativas de dispareunia pós-operatória[52].

Técnica operatória

O preparo intestinal é feito com enema de fosfossoda, e, sob anestesia regional ou geral, a paciente é colocada em posição ginecológica. Através do ânus introduz-se um dilatador especialmente desenhado para tal fim e fixa-se este na borda anal, com um ponto de sutura anterior e um posterior. Com um toque vaginal, everte-se a retocele posterior e distalmente através do ânus, transfixando-se seu ápice com um ponto cirúrgico, a fim de mantê-lo tracionado. (Figura 67.6)

Protege-se a parede vaginal posterior, suspendendo-a com uma pinça de Babcock, e realiza-se, a cerca de 1,5 cm da linha pectínea, uma sutura hemostática transversal em "barra grega" ao longo da base da anorretocele, interessando a mucosa, a submucosa e as camadas musculares de toda a parede da junção anorretal.

Na sequência, excisa-se com bisturi elétrico toda a parede da retocele previamente suturada com a barra grega. Executa-se, então, uma sutura contínua em bolsa cerca de 0,5 a 1 cm acima da ferida que corresponde à excisão da retocele na parede anterior do reto. (Figura 67.7)

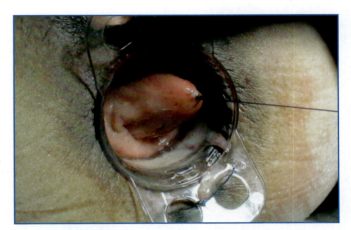

Figura 67.6 – Eversão da anorretocele para o canal anal e tração pelo seu ápice com fio cirúrgico (TRREMS).

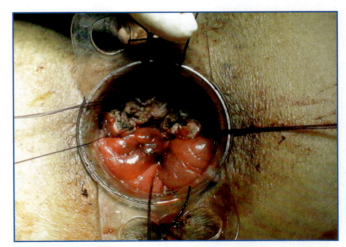

Figura 67.7 – Bordas suturadas após excisão das paredes da anorretocele (TRREMS).

Na vigência de associação de intussuscepção retal ou prolapso mucoso muito volumoso, pode-se excisar a parede posterior do reto invaginada após a colocação de outra sutura transversal em barra grega ao longo de toda a hemicircunferência posterior. Passa-se, então, à introdução do grampeador circular EEA-31 mm, atando-se a sutura em bolsa e os reparos da sutura em barra grega em torno de seu eixo central. (Figura 67.8)

Após o disparo do grampeador, resultará apenas uma linha de sutura grampeada. Conclui-se o procedimento com cuidadosa inspeção que visa corrigir sangramentos ou falha de grampeamento na linha de sutura. O exame anatomopatológico dos espécimes demonstra que as peças ressecadas incluem, além da mucosa e submucosa do reto, o músculo retal. Todo o cuidado foi tomado no sentido de preservar a parede vaginal posterior, evitando, assim, a formação indesejável da fístula retovaginal[42]. (Figura 67.9)

Esse procedimento é considerado ambulatorial, e as pacientes pernoitam na sala de recuperação, a maioria delas recebendo alta hospitalar no dia seguinte ao da cirurgia.

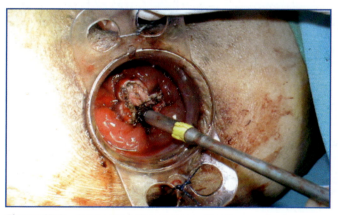

Figura 67.8 – Sutura em bolsa e reparos da sutura em barra grega atadas em torno do eixo do grampeador mecânico.

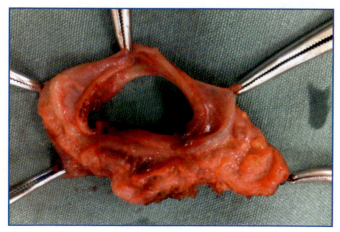

Figura 67.9 – Espécime cirúrgico compreendendo a parede anterior do reto e a mucosectomia retal pós-grampeamento.

REFERÊNCIAS BIBLIOGRÁFICAS

1. Cavallo G, Salzano A, Grassi R, Zanatta P, Tuccillo M. Rectocele in males: clinical, defecographic, and CT study of singular cases. Dis Colon Rectum 1991;34:64-6.
2. Cavallo G, Salzano A, Grassi R, Zanatta P, Tuccillo M. Functional intraperineal pouch of rectal wall (posterior rectocele). Dis Colon Rectum 1993;36:179-81.
3. Gordon PH. Principles and practice of surgery for the colon, rectum, and anus. 3rd ed. New York: Santhat Nivatvongs; 2007.
4. Corman ML. Colon and rectal surgery. 5th ed. New York: Lippincott Williams & Wilkins; 2005.
5. Thompson JR, Chen AH, Pettit PD et al. Incidence of occult rectal prolapse in patients with clinical rectoceles and defecatory dysfunction. Am J Obstet Gynecol 2002;187:1494-500.
6. Halligan S, Bartram CI. Is Barium trapping in rectoceles significant? Dis Colon Rectum 1995;38:764-8.
7. Van Dam JH, Ginai AZ, Gosselink MJ et al. Role of defecography in predicting clinical outcome of rectocele repair.Dis Colon Rectum 1997;40:201-7.
8. Ting K-H, Mangel E, Eilbl-Eibesfeldt B. Is the volume retained after defecaton a valuable parameter at defecography? Dis Colon Rectum 1992;35:762-7.
9. McNevin M. Overview of pelvic floor disorders. Surg Clin N Am 2010;90:195-205.
10. DeLancey JO. Anatomic aspects of vaginal eversion after hysterectomy. Am J Obstet Gynecol. Jun 1992;166(6 Pt 1):1717-24; discussion 1724-8.
11. Melligren A, Anzen B, Nilsson B-Y, Johansson C et al. Results of rectocele repair. Dis Colon Rectum 1995;38:7-13.
12. Baldez JR. Correção Cirúrgica Endoanal da Retocele. Importância do Anismus. Rev Bras Coloproct 2005;25(1):41-45.
13. Block IR. Transrectal repair of rectocele using obliterative sutures. Dis Colon Rectum 1986;29:707-11.
14. Baldez JR. Correção cirúrgica endo anal da retocele: importância do anismus. Rev Bras Coloproct 2005;25(1):41-5.
15. Lefevre R, Davila WG. Functional Disorders: Rectocele. Clin Colon Rectal Surg 2008;21:129-137.
16. Regadas FSP, Murad-Regadas SM. Distúrbios funcionais do assoalho pélvico–atlas de ultra-sonografia anorretal bi e tridimensional. 2a ed. Rio de Janeiro: Revinter; 2005. p. 164-5.
17. Beynon J, Carr ND. Progress in Colorectal Surgery. London: Springer-Verlag; 2005.
18. Beer-Gabel M, Teshler M. Dynamic transperineal ultrasound in the diagnosis of pelvic floor disorders: pilot study. Dis Colon Rectum Feb 2002;45(2):239-45; discussion 245-8.
19. Rentsch M, Paetzel C. Dynamic magnetic imaging defecography: a diagnostic alternative in the assessment of pelvic floor disorders in proctology. Dis Colon Rectum 2001;44:999-1007.
20. Murad-Regadas SM, Regadas FSP. Ecodefecografia tridimensional dinâmica: nova técnica para avaliação da síndrome da defecação obstruída (SDO). Rev Bras Coloproct 2006;26(2):168-77.
21. Rentsch M, Paetzel C. Dynamic magnetic imaging defecography: a diagnostic alternative in the assessment of pelvic floor disorders in proctology. Dis Colon Rectum 2001;44:999-1007.

22. Maubon A, Aubard Y. Magnetic resonance imaging of the pelvic floor. Abdom Imaging 2003;28:217-55.
23. Mellgren A, Anzen B, Nilsson B-Y et al. Results of rectocele repair: a prospective study. Dis Colon Rectum 1995;38:7-13.
24. Choi JS, Hwang YH, Salum MR et al. Outcome and management of patients wituh large rectoanal instussusception. Am J Gastroenterology 2001;96:740-4.
25. Van Dam JH, Schouten WR, Ginai AZ, Huisman WM, Hop WC. The impact of anismus on the clinical outcome of rectocele repair. Int J Colorectal Dis 1996;11:238-42.
26. Pucciani F, Rottoli ML, Bologna A et al. Anterior rectocele and anorectal dysfunction. Int J Colorectal Dis 1996;11:1-9.
27. Marti M-C, Roche B, Deleaval J. Rectoceles: value of videodefecography in selection of treatment policy. Colorectal Dis 1999;1:324-9.
28. Kahn MA, Stanton SL. Techniques of rectocele repair and their effects on bowel function. Int Urogynecol J 1998;9:37-47.
29. Paraiso MF, Falcone T, Walters MD. Laparoscopic surgery for enterocele, vaginal apex prolapse and rectocele. Int Urogynecol J Pelvic Floor Dysfunct 1999;10:223-9.
30. Bresler L, Rauch P, Denis B et al. Transrectal repair of rectocele using autosuture device. J Chir (Paris) 1993;130:304-8.
31. Lehur PA, Kahn X, Hamy A. Surgical repair of anterior rectocele in women. The perineovaginal approach. Ann Chir 2000;125:782-6.
32. Steiner RA, Healy JC. Patterns of prolapse in women with symptoms of pelvic floor weakness: magnetic resonance imaging and laparoscopic treatment. Curr Opin Obstet Gynecol 1998;10:295-301.
33. Lyons TL, Winer WK. Laparoscopic rectocele repair using polyglactin mesh. J Am Assoc Gynecol Laparosc 1997;4:381-4.
34. Kahn MA, Stanton SL. Posterior colporrhaphy: its effects on bowel and sexual function. Br J Obstet Gynaecol 1997;104:82-6.
35. Paraiso MF, Weber AM, Walters MD, Ballard LA, Piedmonte MR, Skibinski C. Anatomic and functional outcome after posterior colporrhaphy. J Pelvic Surg 2001;7:335-9.
36. Raz S, Nitti VW, Bregg KJ. Transvaginal repair of enterocele. J Urol 1993;149:724-30.
37. Albo M, DuPont MC, Raz S. Transvaginal correction of pelvic prolapse. J Endourol 1996;10:231-9.
38. Comiter CV, Vasavada SP, Raz S. Transvaginal colposuspension: technique and results. Urology 1999;54:819-22.
39. López A, Anzén B, Bremmer S, Mellgren A, NilssonBY, Zetterström J et al. Durability of success after rectocele repair. Int Urogynecol J 2001;12:97-103.
40. Ayabaca SM, Zbar AP, Pescatori M. Anal continence after rectocele repair. Dis Colon Rectum 2002;45:63-9.
41. Sullivan ES, Leaverton GH, Hardwick CE. Transrectal perineal repair: an adjunct to improved function after anorectal surgery. Dis Colon Rectum 1968;11:106-14.
42. Boccasanta P, Venturi M, Calabro G et al. Which surgical approach for rectocele? A multicentric report from Italian coloproctologists. Tech Coloproctol 2001;5:149-56.
43. Altomare DF, Rinaldi M, Veglia A et al. Combined perineal and endorectal repair of rectocele by circular stapler: a novel surgiclal technique.Dis Colon Rectum 2002;45(11):1549-52.
44. Dodi G, Pietroletti R, Milito G et al. Bleeding, inconti- nence, pain and constipation after STARR transanal doubles tapling rectotomy for obstructed defecation. Tech Coloproctol 2003;7:148-153.
45. Regadas FSP, Regadas SMM, Rodrigues LV et al. Transanal repair of rectocele and full rectal mucosectomy with one circular stapler: a novel surgical technique. Tech Coloproctol 2005;9:63-5.
46. Ho Y-H, Ang M, Nyam D, Tan M, Seow-Choen F. Transanal approach to rectocele repair may compromise anal sphincter pressures. Dis Colon Rectum 1998;41:354-8.
47. Van Dam JH, Huisman WM, Hop WCJ, Schouten WR. Fecal continence after rectocele repair: a prospective study. Int J Colorectal Dis 2000;15:54-7.
48. Khubchandani IT, Clancy JP, Rosen L, Riether RD, StasikJJ. Endorectal repair of rectocele revisited. Br J Surg 1997;84:89-91.
49. Arnold MW, Stewart WR, Aguilar PS. Rectocele repair:four years experience. Dis Colon Rectum 1990;33:684-7.
50. Karlbom U, Graf W, Nilsson S, Påhlman L. Does surgicalrepair of a rectocele improve rectal emptying? Dis Colon Rectum 1996;39:1296-302.
51. Cruz JV. 54º Congresso Brasileiro de Coloproctologia. Goiânia. Outubro, 2005.
52. Cruz JV, Regadas FSP, Murad-Regadas SM, Rodrigues LV, Benicio F, Leal R, et al. TRREMS procedure (transanal repair of rectocele and rectal mucosectomy with one circular stapler) A prospective multicenter trial. Arq Gastroenterol 2011;48(1):3-7.

PROLAPSO E PROCIDÊNCIA RETAL

Etiopatogenia, Aspectos Clínicos e Opções Técnicas para o Tratamento Cirúrgico

68.1

Peretz Capelhuchnik
Paulo de Azeredo Passos Candelaria

INTRODUÇÃO

Define-se prolapso do reto como a sua exteriorização parcial ou total através do orifício anal. Tradicionalmente, considera-se prolapso parcial a exteriorização da mucosa e total quando todas as camadas são protruídas. O prolapso total também é conhecido sob a denominação de procidência.

Além das duas formas descritas, podemos observá-lo com conteúdo intestinal do fundo de saco de Douglas, caracterizando-se, para muitos, como uma verdadeira hérnia. Raramente podemos encontrar um prolapso interno – o reto está invaginado sobre si, mas não se exterioriza.

Clássica é a referência de que o prolapso ocorre mais frequentemente nos extremos da vida. As crianças apresentam prolapso durante os primeiros três anos de vida. No adulto, a maior frequência é verificada nas mulheres, chegando a 85%, segundo Goligher.

No sexo masculino, aparece mais na segunda e terceira década e, na mulher, acima dos 50 anos. Os efeitos do parto sobre a inervação e diafragma pélvico sempre foram suspeitos e mesmo considerados como fator causal. É surpreendente que mais de 40% das mulheres com prolapso são nulíparas.

A frequência do prolapso encontrada em hospitais psiquiátricos em pacientes mentais sempre foi relatada, mas nunca suficientemente esclarecida.

QUADRO CLÍNICO

As principais queixas desses enfermos são o prolapso, incontinência e constipação. De início, o prolapso aparece durante a evacuação e aos esforços prolongados. A doença evolui e a exteriorização do reto aparece em ortostatismo e deambulação, tornando-se, por vezes, incoercível. A incontinência para gazes e fezes obriga os doentes ao uso de compressas para proteção das roupas íntimas.

Esses indivíduos são constipados e incontinentes. Tomando laxantes, provocam diarreia, agravando a incontinência.

Incapacitados de controlar o prolapso e suas funções intestinais, os enfermos ficam deprimidos e reclusos, excluindo-se de suas atividades profissionais e sociais.

EXAME FÍSICO
Inspeção

O ânus se apresenta entreaberto com exposição parcial da mucosa (Figura 68.1.1).

Solicitado o esforço, o prolapso inicia timidamente, aos poucos, até sua exteriorização total. A parede anterior aparece mais saliente e imediatamente seguida pela posterior. O reto prolabado pode ter de 10 a 15 cm, e parece como um cone truncado vermelho. A mucosa que recobre está enrugada sob forma de círculos paralelos desde o ápice até a base cutaneomucosa, caracterizando o prolapso total (Figura 68.1.2).

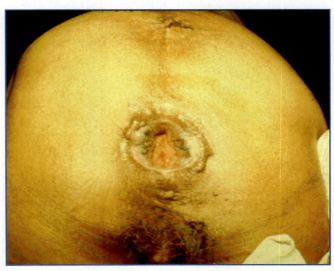

Figura 68.1.1 – Ânus atônico.

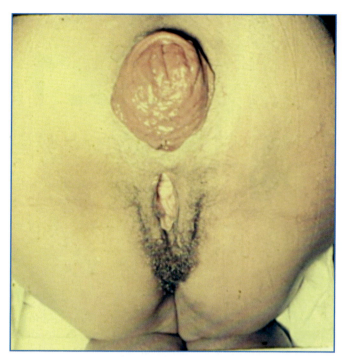

Figura 68.1.2 – Prolapso retal total caracterizado por círculos concêntricos da mucosa.

Quando o prolapso é parcial (mucoso), não excede a 3 cm, apresentando pregas longitudinais (Figura 68.1.3).

A palpação entre indicador e polegar permite diferenciar as duas formas.

Pode-se palpar a presença das alças de delgado quando o prolapso se acompanha de enterocele no fundo de saco de Douglas.

Toque

Reduzido o prolapso, é possível constatar a intensa atonia do diafragma pélvico, que permite a introdução de 3 a 4 dedos, sem desconforto. Os esfíncteres interno e externo são palpados com dificuldade e deficientes em seu poder contráctil. Todo o assoalho pélvico está hipotônico.

O prolapso uterino associado aparece na frequência aproximada de 10%. Acompanha-se de uretrocele, cistocele e retocele. A incontinência urinária está presente (Figura 68.1.4).

A úlcera solitária pode estar associada ao prolapso. O paciente refere dor, sangramento e perda de muco. É uma doença atípica e de difícil tratamento.

Propedêutica funcional: fisiologia anorretal

Os doentes com prolapso total apresentam várias alterações funcionais:

- manometria: as pressões em repouso ou na contração máxima estão baixas, principalmente nos incontinentes;
- detectadas no pré-operatório, têm valor preditivo para incontinência pós-operatória;
- reflexo inibitório: está ausente na maioria dos enfermos;
- eletromiografia do esfíncter externo e puborretal: apresenta potencial baixo e ondas bifásicas;
- tempo de latência do pudendo: é prolongado, principalmente nos incontinentes;
- trânsito cólico: realizado com marcadores, está prolongado nos constipados;
- defecografia: pode ser útil na detecção de prolapso oculto ou invaginação.

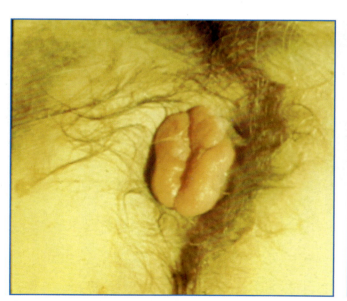

Figura 68.1.3 – Prolapso mucoso caracterizado por estrias radiadas.

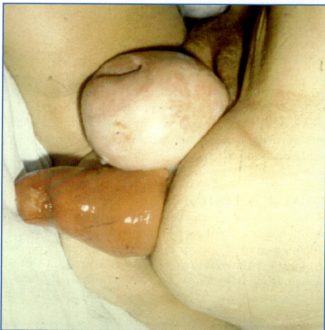

Figura 68.1.4 – Prolapsos retal e uterino associados.

Esses exames, úteis para o entendimento de alguns aspectos etiopatogênicos não adicionam muito como contribuição para diagnóstico ou conduta terapêutica.

DIAGNÓSTICO DIFERENCIAL

Várias entidades nosológicas podem ser confundidas com prolapso. As grandes hemorroidas prolapsadas podem ser identificadas pelo aspecto lobulado dos mamilos (Figura 68.1.5).

A camada única do prolapso mucosa é lisa, apresentando algumas pregas radiais. O prolapso total apresenta pregas concêntricas paralelas.

Invaginações provocadas por tumores benignos ou malignos raramente aparecem através do ânus, e são facilmente identificados pelo proctologista (Figuras 68.1.6 e 68.1.7). O indicador introduzido entre a víscera prolapsada e o anus encontra um fundo cego constituído pela linha cutâneo mucosa no prolapso. Nas invaginações, o dedo perde-se na profundidade, sem obstáculos.

Defeitos congênitos de fixação dos cólons podem aparecer como invaginações, e, exteriorizando-se pelo ânus, podem sugerir prolapso.

A colonoscopia ou o enema baritado são aconselháveis para melhor avaliação e definição da doença.

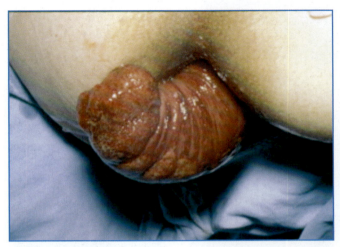

Figura 68.1.6 – Tumor viloso com invaginação sigmoidorretal.

COMPLICAÇÕES

Convivendo com o prolapso, os pacientes aprendem a reduzi-lo. O reto exteriorizado pode ficar muito edemaciado e irredutível, obrigando o enfermo a procurar auxílio em hospital.

Em geral, conseguimos a redução com manobras manuais, mesmo em ambulatório. Às vezes, não se alcança esse objetivo sem anestesia. Escolhemos a raquianestesia, que produz excelente relaxamento.

Preferimos manipular a víscera comprimindo delicadamente suas paredes com compressas umedecidas em soro fisiológico morno. Aos poucos, vamos diminuindo o edema, até conseguir seu retorno (Figura 68.1.8).

Alguns autores recomendam polvilhar o reto com açúcar e aguardar a diminuição do edema e redução espontânea.

É muito raro encontrar a víscera com gangrena ou esfacelada, situação que nos obriga a uma retossigmoidectomia perineal (Figura 68.1.9).

A ruptura do prolapso acontece aos grandes esforços, como durante a evacuação. Acompanha-se de evisceração de alças de intestino delgado. Essa complicação é excepcional e apresenta elevada mortalidade. Não tivemos experiência com ela.

Proctite, ulcerações e sangramento são resultantes do trauma e isquemia da víscera exposta.

ETIOPATOGENIA DO PROLAPSO RETAL

A etiologia do prolapso ainda é um tema polêmico e controverso.

Alterações anatômicas que o acompanham são bastante evidentes, e, com base nelas, muitos investigadores criaram teorias para explicar a gênese do prolapso, fornecendo bases para seu tratamento.

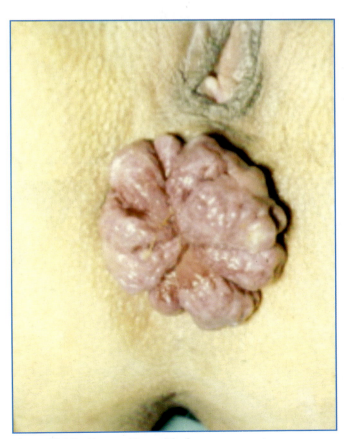

Figura 68.1.5 – Hemorroidas prolabadas.

1018 Tratado de Coloproctologia – Seção XI – Distúrbios da Evacuação

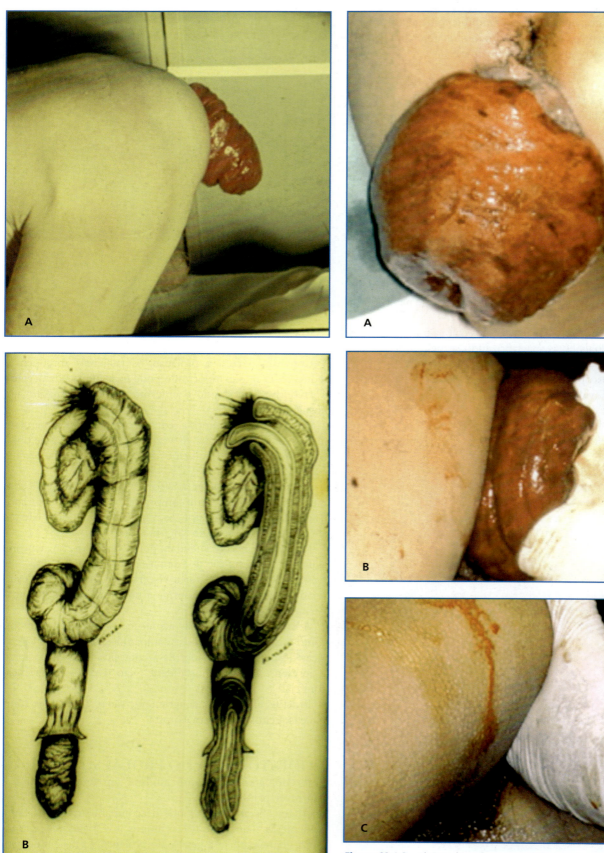

Figura 68.1.7 – A) Invaginação íleo ceco colo reto transanal. B) ilustração didática da invaginação íleo ceco colo reto transanal.

Figura 68.1.8 – A) Grande prolapso edemaciando e irredutível. B) Início da redução manual por meio de compressões delicadas com compressas úmidas. C) Redução completada.

Capítulo 68.1 – Etiopatogenia, Aspectos Clínicos e Opções Técnicas para o Tratamento Cirúrgico

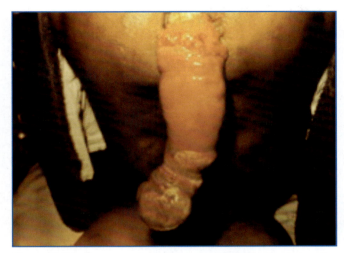

Figura 68.1.9 – Necrose e esfacelamento do reto prolabado solucionado por retossigmoidectomia perineal.

As anomalias anatômicas encontradas são as seguintes: 1) fundo de saco de Douglas profundo; 2) deslocamento do reto e perda de sua posição horizontal; 3) retossigmoide redundante; 4) mesorreto longo; 5) ânus atônico.

Em 1912, Moschcowitz descreveu o prolapso como uma hérnia de deslizamento e que, como tal, deveria ser tratada. A herniorrafia seria realizada obliterando o profundo saco de Douglas e a sutura dos elevadores.

Devadhar, em 1965, referiu que o prolapso teria como causa uma intussepção simétrica retorretal cujo ápice teria início entre 6 a 8 cm da borda anal, contrapondo-se, assim, à teoria da hérnia de deslizamento.

Broden e Snellman, em 1968, estudando o reto contrastado com material radiopaco e utilizando-se da cinerradiografia, demonstraram que o prolapso resultava de invaginação retoanal simétrica.

As duas teorias ainda têm seus adeptos, sendo a última mais aceita.

O reto deslocado perde sua curvatura paralela ao sacro e seu segmento horizontal. Assim verticalizado, telescopa com facilidade quando a pressão abdominal vence um ângulo anorretal obtuso e um esfíncter atônico, formando o prolapso.

Muitos pacientes apresentam uma grave deficiência do assoalho pélvico. Principalmente os velhos apresentam esfíncter atônico e elevadores flácidos. Essa situação foi por muitos considerada como anormalidade primária na gênese do prolapso. Entretanto, existem vários pacientes com prolapso retal e com assoalho pélvico normal. Assim, fica difícil dizer o que é causa e o que é efeito.

Acreditamos que a causa do prolapso deve ser considerada como multifatorial.

Outras considerações devem ser apreciadas:
- ausência da curvatura sacra e diminuição da gordura isquiorretal na criança são considerados fatores predisponentes;
- neuropatias: distúrbios neurológicos podem ser causa do prolapso; são fatores desencadeantes: lesões de cauda equina, spina bífida, paraplegia e estiramento dos nervos pudendos;
- trauma sobre o esfíncter anal pode ocorrer no parto, e operações complexas de fístulas ou hemorroidas produzindo a exteriorização do reto;
- fatores desencadeantes: grandes esforços para evacuação, micção, tosse ou diarreia colaboram para desencadear a procidência.

OPÇÕES TÉCNICAS PARA TRATAMENTO CIRÚRGICO

O tratamento cirúrgico do prolapso retal tem sido relatado em muitas publicações. Inúmeras técnicas têm sido descritas. Goligher, em 98 casos, utilizou-se de 8 tipos de operações diferentes. Em 102 casos tratados na Santa Casa de São Paulo, 10 técnicas foram utilizadas.

A existência de tantos métodos para tratar uma doença encontra explicação nos seguintes fatos:
- Discordância sobre a etiologia: as diversas anomalias anatômicas que aparecem associadas ao prolapso geraram ideias para sua correção e cura. Assim surgiram as correções do assoalho pélvico, redução do saco de Douglas e ressecção do retossigmoide redundante. As técnicas para suspensão e fixação do reto tinham a mesma finalidade das anteriores: prevenir a intussuscepção retal.
- Insatisfação com resultados: as recidivas no passado eram muito frequentes. Os indesejáveis resultados funcionais ainda estão presentes, tais como constipação e, principalmente, incontinência continuam mesmo com a cura do prolapso.
- Necessidade de utilizar técnicas de exceção: trata-se de técnicas realizadas por via perineal para doentes que não toleram operações de maior porte, indicadas para doentes de alto risco, tais como idosos, cardíacos, pulmonares e psicopatas.

As possibilidades de cura hoje são muitos boas.

As opções técnicas para cura do prolapso são muitas, e é impossível descrever todas. Podem ser realizadas por via abdominal, perineal ou mista. Descreveremos as principais.

Operações por via abdominal
Operação de Moschcowitz

Moschcowitz (1912), trabalhando no Mount Sinai Hospital, em Nova York, acreditava que o prolapso total era uma hérnia de deslizamento, sendo o saco herniário representado pelo fundo do saco de Douglas.

A técnica preconiza várias suturas em bolsa, realizadas distantes 2,5 cm uma da outra, até a obliteração total do saco (Figura 68.1.10). Cuidados especiais eram tomados para não englobar os ureteres.

Na França, Quenu e Duval (1910) já recomendavam a mesma técnica, associada a uma colopexia.

No entanto, deve-se a Moschcowitz a primeira ideia anatômica racional para defender o procedimento com entusiasmo.

Essa operação está hoje abandonada, graças à elevada recidiva (63%).

A profundidade do Douglas continua sendo considerada por muitos como importante fator etiológico, e sua obliteração participa de vários procedimentos.

Restauração da diástase dos elevadores – operação de Roscoe Graham – Goligher

Em 1942, Graham publicou sua técnica para tratamento da procidência. Ele realizava a mobilização anterior do reto e suturava os elevadores com pontos separados em sua frente (Figura 68.1.11). Assim, restaurava o defeito pélvico, pressionava o reto contra o sacro, restabelecendo o ângulo anorretal e obliterando o fundo de saco.

Küpfer e Goligher, em 1970, modificaram a técnica, completando a operação com mobilização posterior do reto.

Com essa modificação, tiveram recidivas em 8%. Esse resultado não foi conseguido por outros.

Sacropromontofixação do reto – Kümmell (1919)

Operação realizada por Kümmell em 1919. O paciente era colocado na posição de Trendelenburg. A seguir, o prolapso era reduzido e o reto tracionado para cima, sendo sua parte superior suturada no sacro e promontório.

Essa operação foi divulgada no Brasil pelo Prof. Daher Cutait, que realizava uma mobilização maior do reto posterior.

Na atualidade, essa operação, com modificações que implicam a completa mobilização anterior e posterior do reto, vem sendo muito utilizada entre nós.

É uma excelente operação. O reto é suturado ao sacro e promontório com fio inabsorvível de seda ou algodão, com pontos separados em número de 4 a 5 unindo a parede muscular retal à fáscia pré-sacral (Figura 68.1.12).

Em 30 casos, tivemos 3 recidivas.

Aminev e Malyshev, com a experiência de 591 casos, relataram recidiva em 12,3% destes. Sua simplicidade coloca-a ao alcance do cirurgião geral.

Retopexia com alça anterior (Ripstein)

O procedimento inicia com a completa mobilização do reto posterior. Uma alça de teflon de 5 cm de largura é suturada à parede anterior do reto, envolvendo-o. As extremidades

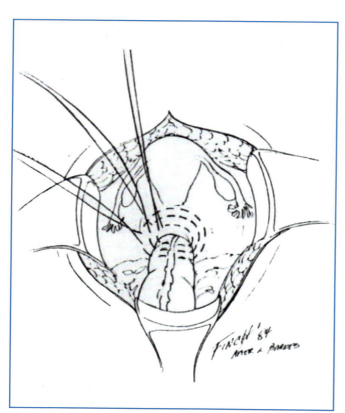

Figura 68.1.10 – Técnica de Moschcowitz representando suturas em bolsas para obliterar o fundo de saco de Douglas.

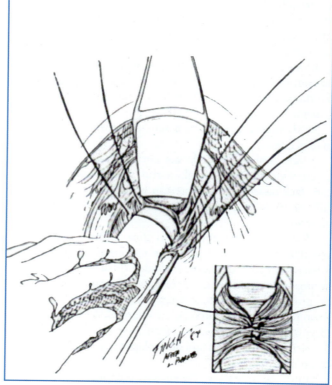

Figura 68.1.11 – Procedimento de Roscoe Graham – aproximação dos elevadores para reparar o defeito pélvico após mobilização total do reto.

Capítulo 68 – Prolapso e Procidência Retal
Capítulo 68.1 – Etiopatogenia, Aspectos Clínicos e Opções Técnicas para o Tratamento Cirúrgico

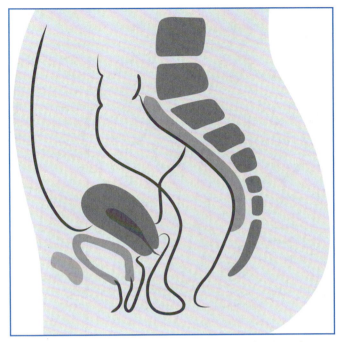

Figura 68.1.12 – Sacropromontofixação pela técnica de Kummel, com 4 a 5 pontos de seda 0, unindo a parede retal com a fáscia pré-sacral.

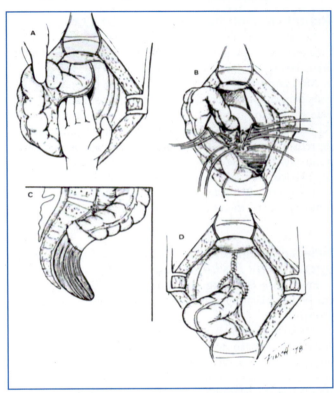

Figura 68.1.13 – Mobilização completa do reto e sua fixação ao sacro com anel anterior de teflon.

da alça são suturadas com pontos separados de fio inabsorvível ao sacro, logo abaixo do promontório e a 1 cm da linha média, visando evitar os vasos pré-sacrais. Deixa espaço aberto posterior de 1 a 2 cm (Figura 68.1.13).

O autor considerava importante a suspensão e fixação do reto, além de sua restauração na posição horizontal. Não confiava no reparo dos elevadores, os quais julgava atróficos e deficientes como sustentáculo.

Essa operação é uma das mais populares nos Estados Unidos. Suas principais complicações são: impactação fecal, hemorragia pré-sacral e estenose. As recidivas relatadas são de 0 a 13%.

Retopexia com alça posterior

Wells, em 1959, desenvolveu uma técnica ainda muito popular na Inglaterra e no Canadá. Esse procedimento consiste em uma suspensão e fixação do reto ao sacro.

Após a mobilização do reto, este era envolvido em seus três quartos posterolaterais com uma tela retangular de polivinil álcool (Ivalon®) fixada com pontos inabsorvíveis ao sacro, deixando o quarto anterior livre (Figura 68.1.14).

Essa abertura anterior impede a estenose e a obstrução relatadas após técnica de Ripstein.

A tela promove uma fibrose e fixação permanente do reto. Por causa das possibilidades de infecção, muitos cirurgiões substituíram o Ivalon® por Marlex® ou Mersilene®.

Em revisão de literatura, encontra-se uma recidiva de 0 a 11,5%.

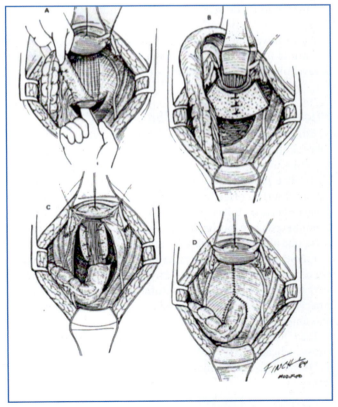

Figura 68.1.14 – Após mobilização do reto, fixa-se ao sacro uma tela retangular que envolve o reto em seus dois terços posterolaterais.

Retopexia com fitas laterais – Orr-Loygue

Em 1947, Orr, de Kansas City (Estados Unidos) publicou uma técnica propondo uma suspensão do reto usando fitas de fáscia lata suturadas ao reto e fixadas ao sacro.

Mais tarde, Loygue, em Paris, modificou essa técnica, pois considerava fundamental a mobilização completa do reto. Este era, então, suspenso, com a utilização de fitas de náilon. As fitas de cada lado eram suturadas à parte anterolateral do reto com cerca de 10 pontos e fixadas ao sacro com 4 a 6 pontos. O fundo de saco anterior era obliterado, e o peritônio pélvico, suturado de cada lado, cobrindo as fitas (Figura 68.1.15). Em 257 pacientes, houve 5,6% de recidiva. É uma ótima operação, muito realizada na França.

Ressecção sigmoideana mais proctopexia – operação de Frykman-Goldberg

Frikman e Goldberg, de Minneapolis (Estados Unidos), em 1969 publicaram suas ideias e técnica para tratamento do prolapso.

Acreditavam que a ressecção do retossigma redundante era a única opção controlável para impedir a recidiva do prolapso, uma vez que as correções do assoalho pélvico deficiente não eram confiáveis. O retossigmoide é mobilizado até o nível dos elevadores. A dissecção do peritônio lateral ao reto mostra seus ligamentos laterais, que, elevados, são fixados à fáscia pré-sacral com alguns pontos de seda 2-0 (Figura 68.1.16).

O retossigmoide redundante é ressecado, e suas extremidades são anastomosados sem tensão em alça peritonisada.

As recidivas de diversos autores com esse procedimento variam de 0 a 3,7%. Esses doentes apresentaram uma considerável melhora pós-operatória de suas funções intestinais.

Plicatura retal – Devadhar

Em 1961, Devadhar, de Mumbai, publicou sua concepção sobre a etiopatologia do prolapso. Ele descreveu, na parede do reto, um ponto crítico situado a 5 cm abaixo do promontório. Esse ponto, bem caracterizado por um espessamento palpável, seria a origem da intussepção.

Sua operação inicia com a completa mobilização do reto. O ponto crucial é localizado e invaginado por uma sutura em bolsa que abrange suas paredes anterior e laterais.

Em seguida, é realizada uma invaginação reversa que cobre o ponto crítico e estende-se o mais baixo possível à prega formada por essa inversão e suturada ao reto distal. A invaginação reversa deve ser realizada somente em dois terços do reto anterior.

Essa técnica encurta o reto e o apoia, impedindo a intussuscepção.

Devadhar comunicou uma casuística de 27 operações sem recidivas.

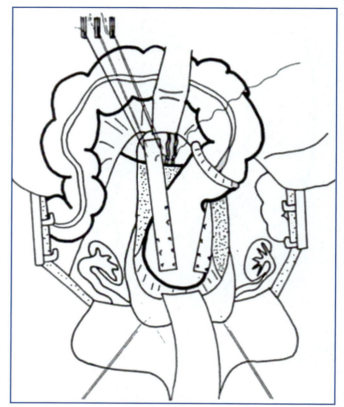

Figura 68.1.15 – Suspensão e fixação do reto no sacro por tiras de fáscia lata ou nylon.

Sacropromontofixação mais tela de Ivalon® na parede retal anterior – Capelhuchnik (1974)

Aceitamos que, para obter a cura da procidência, devemos restabelecer a curvatura retal e sua porção horizontal. A sutura da tela de Ivalon® na face anterior retal promove uma fibrose sobre a alça na qual a invaginação inicia.

Assim, conseguimos uma boa fixação intrapélvica do reto, impedindo sua recidiva.

Após laparotomia infraumbilical, o reto é mobilizado completamente, até a extremidade do sacro na parte posterior. Na parte anterior, essa mobilização, na mulher, se estende até 2 a 3 cm abaixo do colo uterino e, no homem, até a próstata.

Terminada a mobilização, o reto é tracionado e fixado à fascia pré-sacral, com 4 a 5 pontos de seda 0.

Em sua face anterior, é suturada uma tela retangular de Ivalon® que mede 11 cm de comprimento por 8 cm de largura.

Em seguida, o peritônio é reconstituído e suturado o mais alto possível, reduzindo o fundo de saco anterior (Figura 68.1.17).

Foram operados 33 casos, com 1 recidiva. Tivemos uma complicação maior: um abscesso pélvico. Como consequência, houve a eliminação da tela pelo reto.

Capítulo 68 – Prolapso e Procidência Retal
Capítulo 68.1 – Etiopatogenia, Aspectos Clínicos e Opções Técnicas para o Tratamento Cirúrgico

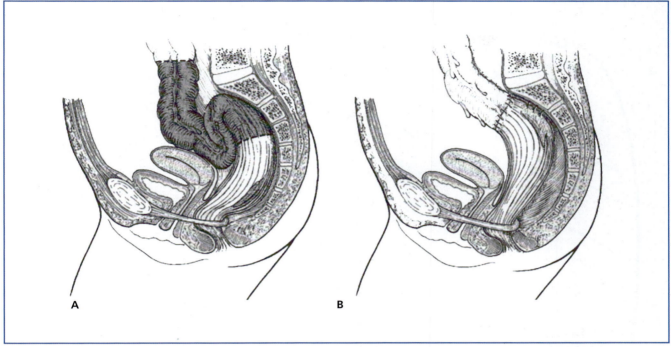

Figura 68.1.16 – A) Mobilização do retossigma. B) Ressecção do sigmoide seguida de anastomose e sigmoide retal. Retopexia ao sacro.

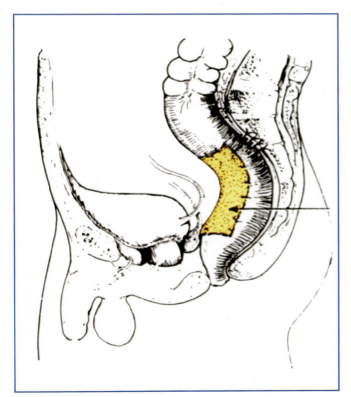

Figura 68.1.17 – Mobilização completa do reto, sacropromontofixação e sutura de tela de Ivalon® ou polipropileno na face anterior do reto.

Em cinco pacientes com prolapso uterino, o procedimento abdominal foi completado com a operação de Lefort, uma colpocleise, por via perineal.

São ressecados dois retalhos retangulares das paredes anterior e posterior da vagina. A área cruenta da porção anterior e posterior são suturadas uma contra a outra.

Ao final da cirurgia, a vagina está fechada permitindo a drenagem do colo. O útero é suspenso, e assim se mantém.

Nos prolapsos associados do reto e útero, é importante que este permaneça como apoio.

Operações por via perineal
Operação de Thiersch

Em 1891, Thiersch descreveu uma operação para reduzir o orifício anal.

O procedimento é realizado através de duas incisões – anterior e posterior ao orifício anal sobre a linha média. Têm, cada uma, 10 mm de comprimento e estão a uma distância de 2 cm da borda do ânus.

Passa-se um fio com um instrumento curvo ou agulha de Doyen, da incisão posterior para a anterior de cada lado no subcutâneo. O fio é exteriorizado pelo orifício posterior, onde é tracionado até obter-se um diâmetro anal que se ajuste a uma vela de Hegar 18 ou 19.

O fio é torcido e seccionado, e as incisões, suturadas (Figura 68.1.18).

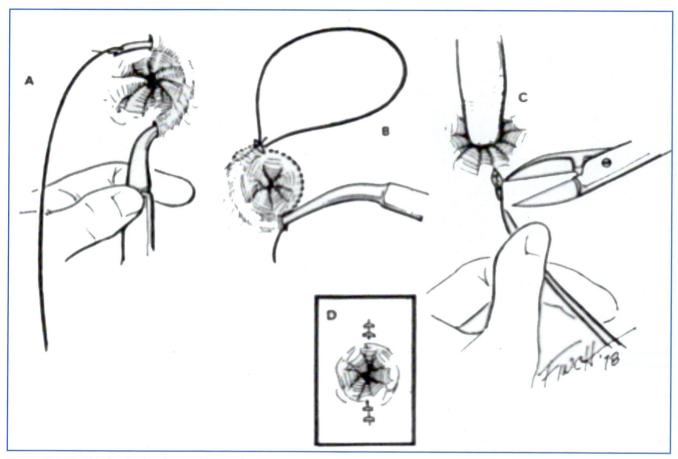

Figura 68.1.18 – Técnica de Thiersh – cerclagem subcutânea.

Foi utilizado, inicialmente, um fio de prata. Em 1951, Gabriel popularizou essa operação usando fio de aço inoxidável.

A ideia concebida tinha como objetivo apoiar o ânus atônico, contendo o prolapso e melhorando a incontinência.

As complicações mais frequentes são: impacção fecal, rotura do anel, exteriorização da prótese, infecção e fístula.

Muitas modificações foram propostas. Essa operação tem sido realizada com diversos materiais: náilon, Silastic®, polipropileno e Mersilene®.

Notaras propôs um tipo de cerclagem realizada acima dos elevadores utilizando Mersilene® (Figura 68.1.19).

Essas operações podem ser realizadas com qualquer tipo de anestesia, inclusive a local, acompanhada de sedação.

A grande vantagem é sua simplicidade de execução. Em casos de falha, pode ser refeita com a mesma facilidade.

As operações, bem como suas modificações, são paliativas, complementares ou temporárias. Exceções de rara utilização na atualidade.

Prolapso parcial (mucoso)

O procedimento que preconizamos para ressecar o prolapso mucoso é semelhante ao utilizado para operar hemorroida de terceiro grau. O prolapso é tracionado até seu limite máximo, ressecado e ligado. A ferida é deixada aberta.

Se o prolapso for circular, procuramos formar com ele um triângulo e ressecar cada ângulo da mesma forma que a anterior. O grampeador também pode ser utilizado com a mesma finalidade.

Os resultados são muito bons, com exceção dos pacientes idosos e com ânus atônico, que são de difícil tratamento. A operação pode, então, ser contemplada com a operação de Thiersch modificada.

Operação de Delorme

O paciente pode ser colocado em posição de litotomia ou canivete.

O prolapso exteriorizado é infiltrado em sua submucosa com uma solução de adrenalina 1/200.000, para evitar sangramento abundante.

A cerca de 2 cm da linha cutâneo mucosa fazemos uma incisão circunferencial. A mucosa é dissecada gradualmente até a extremidade do prolapso, até um ponto no qual sua tração oferece resistência. O tubo mucoso criado é ressecado.

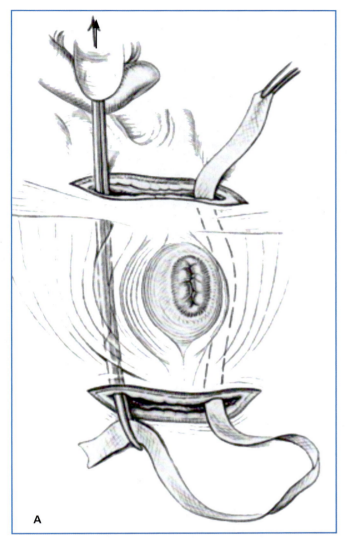 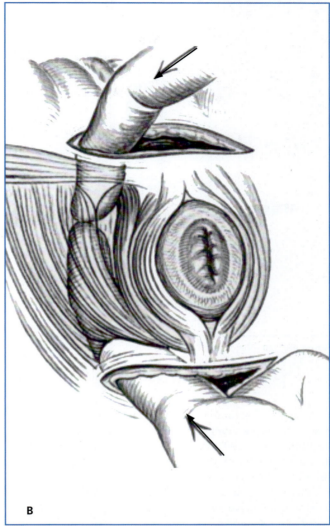

Figura 68.1.19 – A) Técnica de Notaras. B) Cerclagem acima do músculo elevador do ânus.

São realizados quatro pontos cardeais unindo a extremidade das mucosas proximal e distal, criando um pregueamento da parede retal desnudada. Os pontos amarrados engruvinham a parede do reto, encurtando-o. Entre os quatro pontos iniciais, completa-se a sutura mucosa em toda a circunferência, com pontos separados (Figura 68.1.20).

As recidivas estão entre 0 e 24%. Tivemos recidiva de 18,75%.

É uma operação simples e de baixa morbimortalidade.

Alguns autores recomendam complementar essa operação com a plicatura do esfíncter externo e reparo da diástase dos elevadores.

Graças a sua boa tolerância, tem sido indicada para doentes de alto risco.

Retossigmoidectomia perineal

Essa operação, idealizada por Mikulicz em 1889, foi entusiasticamente adotada por Miles e Gabriel. Até a década de 1950, foi a técnica mais utilizada na Inglaterra para o prolapso.

Inicialmente, essa cirurgia era praticamente uma amputação perineal do prolapso. Altemeier de Cincinati fez algumas modificações, insistindo nos seguintes detalhes: 1) ressecção do retossigmoide redundante; 2) sutura anterior reparando os elevadores; 3) obliteração o mais alta possível do fundo de saco. Tudo coerente com sua ideia de que o prolapso é uma hérnia de deslizamento.

As revisões feitas por Hugues (1949) e Porter (1962) mostraram recidivas de 60 e 58%, respectivamente. As revisões de literatura mostram um elevado índice de recidiva. Os bons resultados de Altemeier não foram conseguidos.

A operação tem, atualmente, indicação para doentes de alto risco: senis, cardíacos ou pulmonares, graças a sua boa tolerância, baixa morbidade e mortalidade.

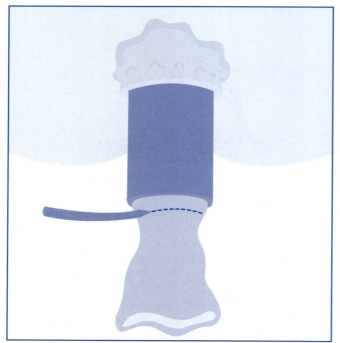 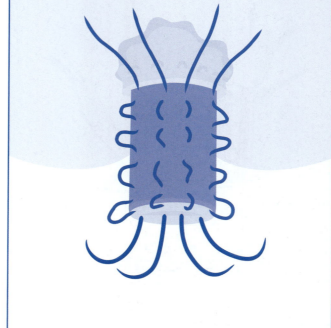

Figura 68.1.20 – Técnica de Delorme.

A técnica é realizada com o paciente e posição de litotomia. Infiltra-se a submucosa do reto prolapsado com solução de adrenalina 1/200.000. Incisão circular da mucosa a 3 cm da linha cutâneo mucosa. Hemostasia cuidadosa dos vasos submucosos. (Figura 68.1.21)

Abertura da parede muscular anterior. Abertura do saco de Douglas. Tração e exteriorização do sigmoide. Incisão da parede anterolateral do sigma. Sutura anterior dos elevadores. Sutura do fundo de saco sobre o sigmoide, Secção de sua parede posterior e ligadura do mesossigmoide.

Anastomose com pontos separados dos dois tubos seccionados. O segmento ressecado mede de 15 a 20 cm. Eventualmente, pode ser utilizado o grampeador para anastomose.

CONSIDERAÇÕES FINAIS

A etiologia do prolapso, bem como a operação ideal para sua cura, continuam tema controverso. Assim, a melhor maneira de conduzir uma escolha é confrontar o risco do trauma cirúrgico com as qualificações das diferentes técnicas para tratamento. Doentes podem estar em bom estado geral ou representar grande risco.

As técnicas devem ser analisadas em função de seu porte, complicações, mobilidade, mortalidade e recidivas.

As seguintes conclusões orientam nossa atitude em relação à procidência:

- Pacientes em bom estado geral: cirurgia por via abdominal, realizando suspensão e fixação.
- Na laparotomia, a boa mobilização anterior e posterior do reto devem ser obrigatórias.
- A ressecção por via abdominal estão indicadas nos casos especiais com trânsito lento e constipados.
- A escolha da técnica é aquela à qual melhor se adapta o cirurgião.
- O útero associado à procidência deve ser conservado.
- As operações de Delorme, Mikulicz, Altemeier, Tiersch são destinadas a pacientes de alto risco.
- Devem ser corrigidas a cistocele, a retocele, a incontinência fecal e a urinária.

BIBLIOGRAFIA RECOMENDADA

Altemeier WA, Cuthbertson WR, Schowengerdt C, Hunt J. Nineteen years experience with the one-stage perineal repair of rectal prolapse. Ann Surg 1971;173:993-1006.

Azpuru CE. Total rectal prolapse and total genital prolapse: A series of 17 cases. Dis Colon Rectum 1974;17:528-31.

Barham K, Collopy BT. Posthysterectomy rectal and vaginal prolapse, a commonly overlooked problem. Aust N Z J Obstet Gynaecol 1993;33:300-3.

Bouret JM, De Meeus JB, Kalfon A, Cancel J. Prolapsus rectal et génital associés: intérêt de l'intervention de Delorme. A propos d'une observation. Rev Fr Gynecol Obstet 1992;87:231-7.

Capelhuchnik P. Procidência renal: tratamento pela promonto sacro fixação associada à sutura de tela de Ivalon à parede anterior do reto. Rev Assoc Med Bras 1974;20:209-10.

Capelhuchnik P. Prolapso procidencia do reto. In: Speranzini M, Oliveira MR. Manual do residente de cirurgia. 3ª ed. Rio de Janeiro: Guanabara; 1988. p. 439-41.

Capítulo 68 – Prolapso e Procidência Retal
Capítulo 68.1 – Etiopatogenia, Aspectos Clínicos e Opções Técnicas para o Tratamento Cirúrgico

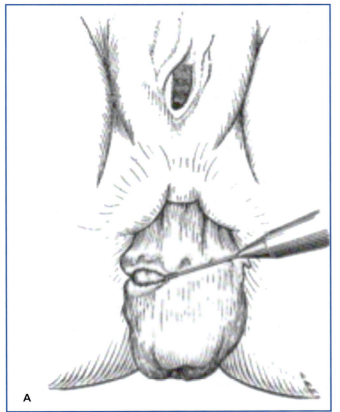
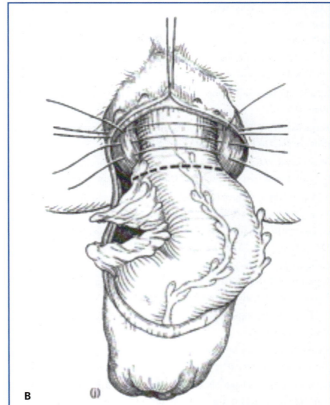
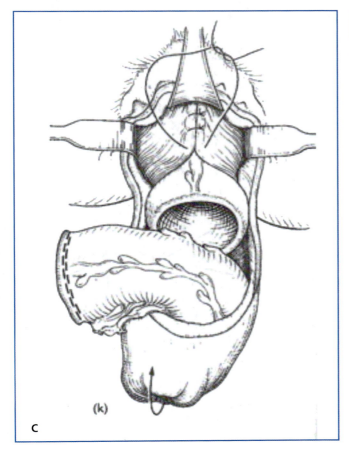
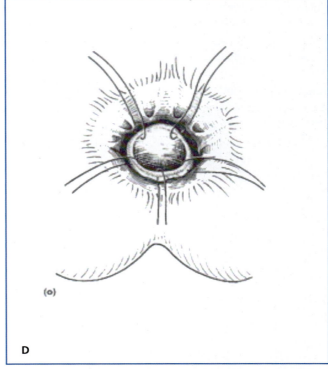

Figura 68.1.21 – A) Incisão da parede anterior do reto prolapsado. B) Abertura do Douglas, tração do sigmoide e sutura dos elevadores. C) Secção do sigmoide e da parede posterior do reto após ligadura do mesossigma. D) Anastomose sigmoide anal.

Capelhuchnik P, Klug WA, Bin FC, Ortiz JA. Prolapso retal e uterino em idosas: tratamento cirúrgico – alternativas técnicas. Rev Bras Coloproctol 2000;20:107-9.

Devadhar DS. Surgical correction of rectal procidentia. Surgery 1967;62:847-52.

Ellis H. The polyvinil sponge wrap operation for rectal prolapse. Br J Surg 1966;53:675-7.

Ferguson EF, Houston CH. Omental pedicle graft rectopexy for rectal procidentia. Dis Colon Rectum 1981;24:417-21.

Friedman R, Muggia-Sulam J, Freund HR. Experience with the one-stage perineal repair of rectal prolapse. Dis Colon Rectum 1983; 26:789-91.

Frykman HM, Goldberg SM. The surgical treatment of rectal procidentia. Surg Gynecol Obstet 1969;129:1225-30.

Gabriel WB. Principles and practice of rectal surgery. 5th ed. London: H.K. Lewis; 1963. 749p.

Goligher JC, Duthie HL, Nixon HH. Prolapse of the rectum. In: Goligher JC, Duthie HL, Nixon HH, editors. Surgery of the anus, rectum and colon. 5th ed. London: Baillière Tindall; 1984. p. 267-79.

Graham RR. The operative repair of massive rectal prolapse. Ann Surg 1942;115:1007-14.

Henry MM, Swash M. Coloproctology and the pelvic floor. London: Butterworths; 1985. 407p.

Keighley MRB, Williams NS. Rectal prolapse. In: Keighley MRB, Williams NS, editors. Surgery of the anus, rectum and colon. 3rd ed. Philadelphia: Saunders Elsevier; 2008. v. 1. p. 779–827.

Kupfer CA, Goligher JC. One hundred consecutive cases of complete prolapse opf the rectum treated by operations. Br J Surg 1970;57:482-7.

Loygue J, Huguier M, Malafosse M, Biotois H. Complete prolapse of the rectum. A report on 140 cases treated by rectopexy. Br J Surg 1971;58:847-8.

Loygue J, Nordlinger B, Cunei O, Malafosse M, Hughet C, Parc R. Rectopexy to the promontory for the treatment of rectal prolapse. Dis Colon Rectum 1984;27:356-9.

Martius H. Operaciones obstétricas: indicaciones y técnica (version española por el Dr. M. Varela Radio). Buenos Aires: Labor; 1951. 257p.

Miles WE. Rectal surgery: a practical guide to the modern, surgical treatment of rectal diseases. 2nd ed. London: Cassel and Company; 1944. 359p.

Morgan CN. Ivalon sponge use in prolapse of rectum. Proc R Soc Med 1962;55:1084-5.

Muir EG. Surgical treatment of rectal prolapse in the adult. Proc R Soc Med 1962;55:105-9.

Muir EG. Treatment of complete rectal prolapse in the adult. Proc R Soc Med 1962;55:1086.

Notaras MJ. The use of Mersilene mesh in rectal prolapse repair. Proc R Soc Med 1973;66:684-6.

Ripstein CB. Surgical treatment of rectal prolapse. Pac Med Surg 1967;75:329-32.

Ripstein CB. Procidentia: definitive corrective surgery. Dis Colon Rectum 1972;15:334-6.

Stewart R. Long term results of Ivalon wrap operation for complete rectal prolapse. Proc R Soc Med 1972;65:777-8.

Swinton NW, McKnee DM. Current surgical management of rectal procidentia. Surg Clin North Am 1965; 45:657-60.

Tancer ML, Fleischer M, Berkowitz BJ. Simultaneous colpo-recto-sacropexy. Obstet Gynecol 1987;70:951-4.

Vongsangnak V, Varma JS, Watters D, Smith AN. Clinical, manometric and surgical aspects of complete prolapse of the rectum. J R Coll Surg Edinb 1985;30:251-4.

Wells C. New operation for rectal prolapse. Proc R Soc Med 1959; 52:602-3.

Wright AD. Discussion on prolapse of the rectum. Proc R Soc Med 1949;42:1005-7.

Zhioua F, Ferchiou M, Pira JM, Jedoui A, Meriah S. La promontofixation utérine et l'intervention d'Orr-Loygue dans l'association prolapsus génital et prolapsus rectal. Rev Fr Gynceol Obstet 1993;88:277-81.

PROLAPSO E PROCIDÊNCIA RETAL

Resultados do Tratamento Cirúrgico

68.2

Antonio Rocco Imperiale
Carlos Eduardo Fonseca Pires

O tratamento do prolapso e da procidência retal deve ter como base o diagnóstico preciso e a investigação completa a partir de exame físico bem realizado e os exames complementares necessários a cada caso.

A distinção entre prolapso mucoso, procidência ou prolapso completo retal e hérnia de fundo de saco (retocele ou sigmoidocele) deve estar bem clara para que o cirurgião possa decidir pela mais adequada condução do tratamento. As particularidades de cada caso já foram abordadas em capítulos anteriores, mas a diferenciação principal entre prolapso e procidência pode ser resumida na Tabela 68.2.1. Embora aparentemente simples, o diagnóstico diferencial pode ser desafiador, especialmente em casos avançados de prolapso mucoso, ou nas procidências parciais de reto – em que não há avanço além do ânus –, que frequentemente exigem exames complementares, como a defecografia, para chegar ao diagnóstico[1-4].

TABELA 68.2.1 – Diagnóstico diferencial entre prolapso mucoso e procidência do reto

	Prolapso de Mucosa Retal	Procidência Retal
Tamanho	< 5 cm	> 5 cm
Luz intestinal	centrada	posterior
Pregas	radiais	concêntricas
Mamilos hemorroidários	facilmente visível	não visível
Espessura da parede	apenas mucosa	espessura total
Esfíncter	normotônico	hipotônico

TRATAMENTO CONSERVADOR

Em todos os casos, deve-se reconhecer e tratar eventuais condições clínicas que possam favorecer a protrusão, tais como a presença de pólipos, diarreia ou obstipação. A orientação nutricional, estimulando a ingestão de fibras, associada à prescrição de agentes formadores de bolo fecal, pode contribuir para facilitar a evacuação e amenizar os sintomas. Da mesma forma, deve-se orientar cuidados específicos com a higiene e hábito de evacuar a fim de evitar situações que possam exacerbar o prolapso ou, até mesmo, causar maior trauma na mucosa exposta. A simples redução manual é útil apenas na sintomatologia aguda, porém, normalmente, com resultado passageiro. Igualmente ineficaz é a orientação para o uso de tampão local com compressas[1-5].

Assim, o tratamento do prolapso retal é cirúrgico, excetuando casos em que as condições clínicas não permitam a realização de qualquer procedimento ou diante da recusa inexorável do paciente para tratamento cirúrgico. Nessas situações, pode-se recorrer a exercícios de reforço da região perineal (como o biofeedback), embora deve-se salientar que pacientes sem condições clínicas para o tratamento cirúrgico, que incluem frequentemente idosos e portadores de sequelas neurológicas graves, inviabilizam qualquer treinamento de exercícios funcionais. Efeito semelhante é descrito com o uso de eletroestimulação da musculatura do assoalho pélvico. O uso de tampão anorretal, após redução do prolapso, também é descrito na literatura, obviamente que para indicações muito restritas[5].

A redução manual é fundamental nos casos de encarceramento, mas é geralmente difícil, por vezes necessitando de anestesia local para relaxamento esfincteriano, ou, para mais eficácia, de anestesia com bloqueio regional como raquianestesia.

Agentes esclerosantes podem ser injetados na submucosa, visando a formação de aderências entre as camadas do reto, evitando o deslizamento das mesmas, porém com poucos estudos conclusivos. Efeito similar é obtido por meio de coagulação com infravermelho, levando a aderência entre mucosa, submucosa, e camadas mais profundas.

TRATAMENTO CIRÚRGICO

Os inúmeros procedimentos descritos para o tratamento do prolapso e da procidência retal demonstram a falta de consenso sobre o melhor tratamento da doença. Os múltiplos fatores envolvidos na fisiopatologia da doença, as diversas apresentações clínicas e, até mesmo, os índices de recidiva dificultam a eleição de única técnica a ser aplicada em todos os casos. Esses fatores também dificultam a elaboração de estudos para análise comparativa de resultados capazes de identificar ou refutar diferenças clínicas significativas dentre as diversas opções de tratamento[6,7].

TABELA 68.2.2 – Algumas cirurgias descritas para tratamento de prolapso e procidência retal

Cirurgias perineais
1. Retossigmoidectomia perineal (Altemeier)
2. Mucosectomia com plicatura da parede (Delorme)
3. Plicatura da mucosa (Gant)
4. Suspensão perineal (Wyatt)
5. Cerclagem anal (Thiersch modificado, Gant-Miwa)

Cirurgias abdominais
1. Reparo do assoalho pélvico
   a. Reparo abdominal da diastase dos elevadores
   b. Reparo abdominoperineal dos elevadores
2. Suspensão ou Fixação
   a. Sigmoidopexia (Pemberton-Stalker)
   b. Retopexia pré-sacral
   c. Retopexia lateral com tela (Orr-Loygue)
   d. Retopexia anterior com tela (Ripstein)
   e. Retopexia posterior com tela (Wells)
   f. "Sling" Puborretal (Nigro)
3. Ressecção
   a. Proctopexia com sigmoidectomia
   b. Retossigmoidectomia anterior

Assim, o melhor tratamento depende não apenas de fatores relacionados à gravidade ou manifestação da doença e do risco do paciente, mas também da experiência do cirurgião com a técnica específica.

Independente da técnica escolhida, a incontinência residual deve sempre ser considerada e abordada com o paciente. Cerca de 40% dos pacientes não recuperam a continência após retopexia abdominal ou ressecção anterior. Por outro lado, muitos pacientes tornam-se tão aliviados em não ter mais que lidar com a procidência todos os dias que não se importam com algum grau de incontinência. Contudo, estima-se que cerca de 10% dos pacientes necessitarão de outro procedimento cirúrgico com a finalidade de tentar melhorar a continência fecal[8].

CIRURGIAS PERINEAIS

As abordagens cirúrgicas perineais para o tratamento do prolapso datam desde a última década do século XIX, com a descrição do procedimento do alemão Thiersch. Na França, em 1900, Delorme descreveu a sua técnica de ressecção da mucosa com plicatura da muscular. Já as ressecções por via perineal foram citadas pela primeira vez por Mickulicz, em 1889. No entanto, foram os estudos de Altemeier et al. (1970) e as modificações por Prasad et al. que contribuíram para a difusão da técnica[2,9,10,11].

Frequentemente, atribui-se baixa morbidade e mortalidade às técnicas de abordagem perineal, pelo fato de evitar a laparotomia, havendo menores complicações e diminuição do risco anestésico. Além disso, em algumas técnicas, pode-se associar procedimentos que visam o tratamento da incontinência, corrigindo alterações do esfíncter e do assoalho pélvico. Naturalmente, também são considerados bons procedimentos para os casos de prolapso não redutível.

Cerclagem anal e Procedimento de Thiersch

Os procedimentos de estreitamento do canal anal, que podem ser feitos até mesmo sob anestesia local, são normalmente considerados métodos paliativos reservados a pacientes acamados e com baixa expectativa de vida, que apresentam risco cirúrgico proibitivo para qualquer outro procedimento. Embora simples, é associado a complicações frequentes, como erosão e extrusão do material usado na cerclagem, estenoses, levando à impactação fecal e à sensação de desconforto, ao tenesmo ou a infecções na região[3].

O procedimento é realizado com o paciente em posição de litotomia e com infiltração de anestésico local. Com duas pequenas incisões, anterior e posterior, faz-se a passagem ao redor do espaço perianal do material a ser empregado no estreitamento do orifício anal (cerclagem). Na descrição clássica, no século XIX, empregava-se fio metálico, porém, hoje, são usados materiais como fios grossos de Nylon, Polipropileno ou Mersilene, ou ainda telas de Polipropileno ou Teflon, na forma de fita. Anéis de silicone, Dacron ou Silastic, também podem ser utilizados. Após a passagem do anel ou fio, este é apertado e amarrado controlando-se o calibre com o próprio dedo do cirurgião, a fim de se evitar estreitamento demasiado[2,11-13].

Pela própria característica dos pacientes que acabam sendo submetidos a esta técnica, são raros os estudos de longo seguimento. Ainda assim, estudos apontam taxas de recidiva entre 30 a 50%[3]. Diante desses índices de recidiva e considerando a grande frequência das complicações, torna-se muito restrita a indicação desse procedimento aos poucos casos em que outros, mais seguros e eficazes, não são de nenhuma forma suportados.

Retossigmoidectomia perineal (cirurgia de Altemeier)

É realizada com o paciente em posição de litotomia, não necessitando de anestesia geral. O prolapso é exteriorizado e tracionado com pinças de apreensão, e, a seguir, é realizada incisão circunferencial, comprometendo todas as camadas intestinais, próxima à linha pectínea, que se apresenta em eversão. Nesse momento, o prolapso se desfaz, e a cavidade peritoneal pode ser acessada. Com a abertura da reflexão peritoneal, o sigmoide redundante é exteriorizado facilmente pela borda anal, e pode ser ressecado. A musculatura dos elevadores do ânus é visualizada e aproximada, reforçando o assoalho pélvico, e a anastomose entre o sigmoide e o anel retal é realizada com sutura com pontos separados, utilizando fio de absorção lenta.

A incidência de complicações dessa cirurgia são menores que 10%. O sangramento da anastomose é a complicação mais frequente. Embora raro, abscesso pélvico decorrente de deiscência da anastomose pode ocorrer.

Altemeier (1971) relata recidiva em 3 dos 106 pacientes estudados[9]. Em outros estudos, as recidivas variam na sua maioria entre 3 a 40%. Alguns autores defendem recidivas menores que 10%, associando a aproximação da musculatura dos elevadores do ânus[4,10,14-16]. A recidiva pode ser tratada com novo procedimento de Altemeier, mas alguns cirurgiões preferem a segunda abordagem com retopexia por via abdominal pelo receio de desvascularização do cólon.

Nos últimos anos, tem-se observado a tendência de alguns cirurgiões para ampliar a indicação da retossigmoidectomia perineal para pacientes saudáveis e mais jovens, o que deve ser analisado com muita cautela. Embora a retossigmoidectomia perineal possa ser realizada com curta hospitalização e rápida recuperação no pós-operatório, deve-se contrapor com maior risco de recidiva comparado às técnicas abdominais[4,17].

Operação de Delorme

Realiza-se a incisão circunferencial intestinal da mesma forma que na cirurgia de Altemeier, porém limitando-se aos planos da mucosa e submucosa. Faz-se, então, dissecção da mucosa e submucosa até a extremidade do prolapso. Na camada muscular desnuda, é feito plicatura com suturas longitudinais em toda a circunferência. Após a ressecção da mucosa excedente, é feita a aproximação entre as mucosas distais e proximais com sutura absorvível[2,8,11].

A quantidade de mucosa a ser ressecada não se baseia em parâmetros objetivos: uma ressecção econômica é um dos fatores que leva à recidiva do prolapso e, por outro lado, ressecções exageradas podem manter a sutura da mucosa sob tensão, favorecendo algumas complicações relacionadas à deiscência. O papel da plicatura muscular no controle da continência fecal é controverso[3].

O fato de não haver ressecção intestinal ou invasão da cavidade abdominal, torna a cirurgia de Delorme segura para pacientes com alto risco cirúrgico. A literatura, de uma forma geral, atribui a esta operação taxas maiores de recidiva em relação a outras, com grande variação entre os estudos de 4 a 38%.

Assim, devido à dificuldade operatória, principalmente na dissecção de grandes prolapsos, e aos altos índices de recidiva, este procedimento é, hoje, muito pouco utilizado. As complicações mais comuns incluem: sangramentos, hematomas locais, deiscências, estenoses e incontinência fecal. A mortalidade desse procedimento varia nos estudos entre 0 e 4%.

Ressecção mucosa com grampeador mecânico

Esse procedimento é mais utilizado nos casos de prolapso retal mucoso. A partir de sutura em bolsa da mucosa, acima da linha pectínea, aplica-se grampeador circular na região, que promove ressecção "em faixa" dessa porção, corrigindo o prolapso pela ressecção da mucosa redundante e promovendo fixação do tecido no local da sutura mecânica. Uma técnica utilizando múltiplos grampeamentos tem sido descrita para prolapsos maiores, a fim de evitar recidivas, no entanto, além de aumentar o custo do procedimento, faltam estudos confiáveis com avaliação de resultados a longo prazo para considerar esse método válido em casos de prolapso retal completo[18-20].

CIRURGIAS ABDOMINAIS

Para muitos grupos de cirurgiões, as abordagens abdominais – seja com ressecção, retopexia simples ou com uso de tela – são as técnicas mais fáceis de terem os seus resultados reproduzidos.

As abordagens abdominais incluem cirurgias de fixação ou suspensão do reto – com ou sem próteses ou telas – e cirurgias de ressecção – com ou sem fixação. As primeiras têm como vantagens a simplicidade de algumas das técnicas e o fato de não envolver anastomose intestinal, por outro lado, as ressecções intestinais, tornam-se favoráveis pela retirada da porção de cólon sigmoide redundante[21].

Retopexia ou Sacropromontofixação

Em 1919, Kümmell descreveu um procedimento em que o reto era tracionado e fixado na fáscia do promontório sacral. Posteriormente, Weinstein (1932) creditou a Sudeck a modificação da técnica de Kümmell, a qual realizava-se a dissecção do reto para então fazer a sua suspensão e fixação. Outros autores contribuíram para modificações dessa técnica, alguns preconizando diferentes formas de fixação e outros simplificando e limitando a dissecção da região posterior[2,22,23].

A técnica mais utilizada em nosso meio consiste na dissecção e mobilização posterior do reto por via abdominal até os elevadores do ânus, seguido de sutura com fio não absorvível da parede retal à fáscia pré-sacral com o intuito de obter fixação desse segmento e evitar o seu "deslizamento" em direção ao canal anal. Especial atenção deve ser dada a realização da sutura pelo risco de lesão acidental de vasos pré-sacrais, o que pode ocasionar sangramento intenso e de difícil controle.

Oferece como grande benefício, sua simplicidade técnica e ausência de anastomose. Além disso, a sua realização por via laparoscópica – que contribui para rápida recuperação pós-operatória e menor trauma cirúrgico – tem ganhado especial atenção da literatura em confronto com técnicas perineais para o tratamento de pacientes idosos[21,24].

A maioria dos trabalhos que revisaram essa técnica cirúrgica descrevem recidiva entre 0 e 3%, mas há estudos apontando até 27% de recidiva[3,4]. Em geral, há melhora da continência fecal, principalmente em homens, o que talvez se deva ao fato da maior frequência de lesão esfincteriana associada em mulheres. Já os resultados quanto a constipação são controversos, apontando piora, melhora ou até mesmo nenhum efeito.

Retopexia com o uso de próteses

O uso de qualquer material na retopexia é defendido por diversos cirurgiões, admitindo-se que isso levará à formação de maior fibrose e, por consequência, uma fixação mais eficiente do reto, comparado a simples sutura. Os materiais utilizados nas inúmeras variações técnicas descritas, incluem: fáscia lata, tela de nylon, polipropileno, Marlex, materiais sintéticos absorvíveis, telas mistas de material sintético absorvível e não absorvível, materiais biológicos de colágeno, entre outros. Além disso, diverge, também, a forma de colocação e fixação dos diferentes materiais, podendo-se agrupá-las em técnicas de fixação posterior e anterior.

A fixação com prótese anterior ao reto foi descrita por Ripstein em 1952. Após a mobilização do reto, uma faixa de fáscia lata ou material sintético era colocada anteriormente ao reto e fixada no promontório sacral. Uma das intenções é a restauração da curvatura do reto e diminuição do efeito da pressão abdominal no prolapso. Os resultados da maioria dos trabalhos mostram mortalidade entre 0 e 3% e recidiva entre 0 e 13%. De forma geral, são descritos melhora da continência fecal e resultados variáveis quanto a constipação. Uma das complicações atribuídas a técnica é a impactação das fezes na região da prótese, o que levou a uma variação da técnica – também descrita, inclusive, pelo próprio autor – evitando que as extremidades da prótese se encontrem anteriormente no reto de forma a deixar um pequeno espaço livre de prótese no reto anterior.

As técnicas de fixação posterior consistem na dissecção posterior do reto, fixando essa região com a fáscia pré-sacral do promontório. Embora as primeiras descrições foram feitas com o uso de fáscia lata, esse tipo de material não tem sido mais utilizado. Mais recentemente, tem-se preconizado por muitos cirurgiões a substituição do uso de materiais não absorvíveis pelo o uso de absorvíveis, ou ainda, composições mistas de materiais absorvíveis e não absorvíveis, obtendo-se resultados similares. De uma forma geral, os trabalhos apontam taxas de mortalidade entre 0 e 1% e recidiva entre 0 e 6%. Quanto a constipação intestinal, os resultados são muito controversos, com incidências variando entre 0 a 40%, alguns mostrando melhora em relação ao pré-operatório enquanto outros descrevem o oposto[3,4].

A infecção pélvica é a complicação pós-operatória mais preocupante quando se utiliza a prótese, com incidência entre 2 a 16%. Estudos associaram maior incidência de infecção às próteses compostas de álcool polivinílico (Ivalon) e às cirurgias com ressecção intestinal associada[4,25].

Com o intuito de reduzir a infecção secundária de hematomas que se formam na região pré-sacra, alguns cirurgiões defendem o uso rotineiro de dreno. Em contraposição, outros defendem que o dreno pode favorecer a contaminação.

Ressecção anterior

A retirada do cólon sigmoide redundante impede o prolapso, já que a dissecção do reto e a anastomose resultam em aderências promovendo a fixação do reto. Além disso, esse procedimento traz outras vantagens, como: a ressecção do cólon redundante, evitando torção ou intussuscepção; a garantia da retificação do segmento do cólon descendente com o reto, o que faz com que as aderências frenocólica e parietocólica esquerda auxiliem de alguma forma na sustentação do reto; e, em alguns pacientes, a melhora da constipação.[4]

A desvantagem desse procedimento é o aumento da morbidade decorrente de uma cirurgia com maior manipulação abdominal e a presença de ressecção com anastomose, embora estas não sejam tão frequentes neste nível de ressecção.

A fixação do reto por meio de sutura, além da ressecção proposta por Frykman-Goldberg, em 1969, tem o objetivo de melhorar a sustentação do reto. A maioria dos cirurgiões preferem essa fixação por meio de sutura e são poucos os trabalhos utilizando prótese combinada com ressecção[2].

A mortalidade é referida entre 0 e 6,5% e a recidiva entre 0 e 5%, na maioria dos trabalhos. Observa-se, ainda, uma redução da constipação, atribuída à ressecção do segmento redundante do cólon, e melhora da constipação[3,4].

Luukkonen et al. (1992), em estudo comparativo da retopexia isolada com ressecção anterior combinada com retopexia, demonstrou que não havia aumento significativo da morbidade pós-operatória na ressecção, mas foi significativa a melhora da constipação[26].

Laparoscopia

A abordagem laparoscópica para o reparo da procidência retal tem sido cada vez mais utilizada por diversos cirurgiões, desde a década de 1990. A menor morbidade da laparoscopia tem abalado a antiga proposição de que a melhor abordagem para pacientes idosos com risco cirúrgico elevado seria apenas as cirurgias perineais. Em metanálise feita por Sajid et al. (2010), envolvendo os estudos publicados entre 1990 e 2008, foi observado que a abordagem laparoscópica requer maior tempo cirúrgico, mas contribui com significativa redução no tempo de internação[27]. As diferenças entre constipação, incontinência ou mortalidade não foram consideradas significativas[21,27,28].

Diversos outros estudos também reforçam que o acesso laparoscópico pode trazer para o tratamento desses pacientes todos os benefícios de uma cirurgia menos invasiva e com resultados funcionais semelhantes aos das técnicas convencionais[27-31].

REFERÊNCIAS BIBLIOGRÁFICAS

1. Gourgiotis S & Baratsis S. Rectal prolapse. Int J Colorectal Dis 2007 Mar;22(3):231-43.
2. Wu JS. Rectal Prolapse: A Historical Perspective. Curr Probl Surg 2009 Aug;46(8):602-716.
3. Shin EJ. Surgical Treatment of Rectal Prolapse. J Korean Soc Coloproctol 2011 Feb;27(1):5-12.
4. Madiba TE, Baig MK, Wexner SD. Surgical management of rectal prolapse. Arch Surg 2005;140:63-73.
5. Parés D, Vial M, Grande L. An alternative management for high-risk patients with rectal prolapse. Colorectal Dis 2009 Jun;11(5):531-2.
6. Tou S, Brown SR, Malik AI, Nelson RL. Surgery for complete rectal prolapse in adults. Cochrane Database Syst Rev 2008;(4):CD001758
7. Festen S, Geloven AAW, D'Hoore A, Lindsey I, Gerhards MF. Controversy in the treatment of symptomatic internal rectal prolapse: suspension or resection? Surg Endosc 2011;25(6):2000-3.
8. Abcarian H & Pemberton JH. Prolapse and Procidentia. Shackelford's Surgery of the Alimentary Tract. 5. ed. Philadelphia: WB Saunders; 2001. Vol 4. p. 410-20
9. Altemeier WA, Culbertson WR, Schowengerdt C, Hunt J. Nineteen years' experience with the one-stage perineal repair of rectal prolapse. Ann Surg 1971;173:993-1001.
10. Prasad ML, Pearl RK, Abcarian H, et al. Perineal proctectomy, posterior rectopexy and postanal levator repair for the treatment of rectal prolapse. Dis Colon Rectum. 1986;29:547-52.
11. Stein EA, Stein DE. Rectal procidentia: diagnosis and management. Gastrointest Endoscopy Clin N Am 2006;16:189-201.
12. Hunt TM, Fraser IA, Maybury NK. Treatment of rectal prolapse by sphincteric support using silastic rods. Br J Surg 1985;72:491-2.
13. Earnshaw JJ, Hopkinson BR. Late results of silicone rubber perianal suture for rectal prolapse. Dis Colon Rectum 1987;30:86-8.
14. Agachan F, Reissman P, Pfeifer J, Weiss EG, Nogueras JJ, Wexner SD. Comparison of three perineal procedures for the treatment of rectal prolapse. South Med J 1997 Sep;90(9):925-32.
15. Kimmins MH, Evetts BK, Isler J, Billingham R. The Altemeier repair: outpatient treatment of rectal prolapse. Dis Colon Rectum 2001;44:565-70.
16. Zbar AP, Takashima S, Hasegawa T, Kitabayashi K. Perineal rectosigmoidectomy (Altemeier's procedure): a review of physiology, technique and outcome. Tech Coloproctol 2002;6:109-16.
17. Azimuddin K, Khubchandani IT, Rosen L, et al. Rectal prolapse: a search for the best operation. Am Surg 2001;67:622-7.
18. Romano G, Bianco F, Caggiano L. Modified perineal stapled rectal resection with contour transtar for full-thickness rectal prolapse. Colorect Dis 2008;11:878-81.
19. Pescatori M, Zbar AP. Tailored surgery for internal and external rectal prolapse: functional results of 268 patients operated upon by a single surgeon over a 21 year period. Colorectal Dis 2009;11:410-9.
20. Pescatori M. The stapled resection of a full-thickness external prolapse: response to Romano et al. Colorectal Dis 2010;12:387-9.
21. Benoist S, Taffinder N, Gould S, Chang A, Darzi A. Functional results two years after laparoscopic rectopexy. Am J Surg 2001;182:168-73.
22. Boons P, Collinson R, Cunningham C, Lindsey I. Laparoscopic ventral rectopexy for external rectal prolapse improves constipation and avoids de novo constipation. Colorectal Dis 2010;12(6):526-32.
23. Samaranayake CB, Luo C, Plank AW, Merrie AEH, Plank LD, Bissett IP. Systematic review on ventral rectopexy for rectal prolapse and intussusception. Colorectal Dis 2010;12:504-14.
24. Lee SH, Lakhtaria P, Canedo J, Lee YS, Wexner SD. Outcome of laparoscopic rectopexy versus perineal rectosigmoidectomy for full-thickness rectal prolapse in elderly patients. Surg Endosc 2011;25(8):2699-702.
25. Athanasiadis S, Weyand G, Heiligers J, et al. The risk of infection of three synthetic materials used in rectopexy with or without colonic resection for rectal prolapse. Int J Colorectal Dis 1996;11:42-4.
26. Luukkonen P, Mikkonen U, Järvinen H. Abdominal rectopexy with sigmoidectomy vs rectopexy alone for rectal prolapse: a prospective, randomized study. Int J Colorectal Dis 1992;7:219-222.
27. Sajid MS, Siddiqui MR, Baig MK. Open vs laparoscopic repair of full-thickness rectal prolapse: a re-meta-analysis. Colorectal Dis 2010 Jun;12(6):515-25.
28. Collinson R, Wijffels N, Cunningham C, Lindsey I. Laparoscopic ventral rectopexy for internal rectal prolapse: short-term functional results. Colorectal Dis 2010;12(2):97-104.
29. Kessler H, Jerby BL, Milsom JW. Successful treatment of rectal prolapse by laparoscopic suture rectopexy. Surg Endosc 1999;13:858-61.
30. Wilson J, Engledow A, Crosbie J, Arulampalam T, Motson R. Laparoscopic nonresectional suture rectopexy in the management of full-thickness rectal prolapse: substantive retrospective series. Surg Endosc 2011; 25: 1062-4.
31. Kellokumpu IH, Vironen J, Scheinin T. Laparoscopic repair of rectal prolapse: a prospective study evaluating surgical outcome and changes in symptoms and bowel function. Surg Endosc 2000;14: 634-40.

INCONTINÊNCIA FECAL

Aspectos Clínicos e Etiopatogenia

69.1

Henrique Sarubbi Fillmann
Lúcio Sarubbi Fillmann

INTRODUÇÃO

A incontinência fecal pode ter um impacto devastador sobre a qualidade de vida das pessoas. Os principais efeitos incluem vergonha, isolamento social, solidão, depressão, baixa autoestima e até perda de emprego. Problemas físicos como dermatites perineais e infecções urinárias de repetição também podem ser uma consequência desta incontinência. É uma das causas mais comuns de institucionalização de pacientes idosos em casas geriátricas.

Sangwan e Coller[1] detalharam o enorme impacto socioeconômico da incontinência fecal na sociedade. Além do custo para o tratamento da incontinência em si, existem as inúmeras outras alterações provocadas por esse problema. Afecções dermatológicas crônicas e infecções genitourinárias de repetição são muito comuns. Problemas psicológicos, como alienação social, pessimismo, baixa autoestima, embaraço pelo odor das fezes e queda da libido por causa do medo da perda involuntária das fezes durante o ato sexual são queixas frequentes do paciente incontinente. Em países com levantamento estatístico confiável, como os Estados Unidos, estima-se que sejam gastos anualmente entre 16 e 26 bilhões de dólares no tratamento de pessoas com incontinência fecal[2].

A incontinência fecal é habitualmente definida como a perda involuntária de fezes sólidas ou líquidas, muco ou gases. A frequente alteração da consistência das fezes, bem como da frequência evacuatória, podem também fazer parte dessa definição. A urgência evacuatória determinando uma incapacidade de controlar as fezes até o momento e local adequados é considerada um dos fatores prognósticos mais importantes associados ao aparecimento de incontinência fecal.

A manutenção da continência adequada depende de vários fatores, tais como o estado mental do indivíduo, volume e consistência das fezes, trânsito cólico, distensibilidade e sensibilidade retal, função esfincteriana, sensibilidade do canal anal e integridade dos reflexos retoanais.

ASPECTOS CLÍNICOS

A incidência exata da incontinência fecal não está bem determinada em nosso meio. Estima-se que 2 a 9% da população adulta seja afetada[2-4]. Indivíduos de alto risco para o desenvolvimento de incontinência são: idosos, doentes mentais, pessoas institucionalizadas, pacientes com doenças neurológicas e mulheres multíparas. Em um estudo holandês, Kok et al.[5] diagnosticaram incontinência fecal em 4,2% das mulheres com idade entre 60 e 84 anos. Esse índice passou para 16,9% em mulheres acima de 84 anos. Kemp e Acheson[6] encontraram uma prevalência de 9,1% em mulheres acima de 75 anos. Markland[7] demonstrou a ocorrência de incontinência fecal em 17% dos pacientes em um grupo de mil indivíduos estudados. A maioria dessas pessoas tinha idade acima de 65 anos. IInyckyj[3] investigou 727 indivíduos acima de 18 anos de uma forma abrangente em uma comunidade canadense. A prevalência de incontinência fecal foi de 2%. Whitehead et al.[2] avaliaram quase 4.500 pessoas com idade mínima de 20 anos e demonstraram que 8,9% apresentavam sintomas de incontinência fecal. Essa prevalência aumentava com a idade, sendo 2,6% em indivíduos entre 20 e 29 anos e 15,3% em pessoas com 70 anos ou mais.

A apresentação clínica da incontinência fecal é muito variável. Pode-se apresentar desde um pequeno escape muito eventual de gases ou fezes líquidas até a perda involuntária completa e diária de fezes sólidas. O impacto sobre a qualidade de vida do indivíduo e a maneira como ele encara o problema também refletem o grau de incontinência e a forma de manejo. Pacientes severamente doentes, restritos ao leito, com problemas neurológicos, demência ou que tenham sérias manifestações psiquiátricas toleram bem o fato de não controlarem adequadamente sua evacuação. Já pessoas com vida social e profissional ativa não admitem qualquer alteração neste sentido, sendo extremamente exigentes quanto a uma solução completa do problema. Algumas pessoas simplesmente ignoram ou consideram normal o fato de apresentarem pequenas perdas involuntárias eventuais. No entanto, quando são questionadas, admitem algum tipo de perda involuntária via anal, urgência evacuatória, incapacidade de controlar a passagem das fezes pelo canal anal ou o uso de forro perineal[8].

Habitualmente existe uma sequência de piora dos sintomas da incontinência fecal. O indivíduo inicia com uma incapacidade de controlar os gases, evolui para uma dificuldade de reter fezes líquidas e, por último, passa a perder fezes sólidas involuntariamente. A urgência evacuatória pode estar presente durante todas essas fases[9].

Em função dessa sequência, Browing e Parks[10] criaram uma classificação dos graus de incontinência fecal de acordo com o tipo de perda: grau 1 – indivíduos completamente continentes; grau 2 – pacientes continentes para fezes sólidas e líquidas, mas não para gases; grau 3 – pacientes incontinentes para fezes líquidas e gases; grau 4 – completamente incontinentes. Essa estratificação permite classificar o paciente e avaliar a resposta terapêutica de forma mais objetiva. Nelson[11] concluiu um estudo com 2.570 pessoas nos Estados Unidos utilizando essa classificação e demonstrou que 2,2% da população apresentava algum grau de incontinência fecal, sendo 60% de grau 2, 54% de grau 3 e 36% de grau 4.

Apesar de simples e prática, a escala de Browing e Parks[10] avalia apenas o grau de incontinência, deixando de fora outros dados que são importantes para a avaliação e a evolução do indivíduo incontinente. A frequência dos episódios, por exemplo, é algo que deve ser considerado. Uma pessoa que apresente uma ou duas perdas acidentais de fezes sólidas por ano sofre muito menos que aquela que perde gases diariamente. A necessidade do uso de forro perineal sistematicamente também é algo que afeta bastante a vida do indivíduo e deve ser levado em consideração quando classificamos pessoas com incontinência fecal.

Neste sentido, Jorge e Wexner[12] desenvolveram uma escala mais completa e abrangente, que leva em consideração não apenas o tipo de incontinência, mas também a frequência e as alterações no estilo de vida desses indivíduos (Tabela 69.1.1). Atualmente, parece mais lógico avaliar o impacto da incontinência fecal sobre a vida das pessoas de uma forma geral. Assim, determina-se a necessidade e o tipo de tratamento de maneira mais individualizada e eficiente. O problema que surge no uso dessas escalas é que elas avaliam a incontinência fecal de forma muito objetiva, refletindo quase que inteiramente a visão do entrevistador sobre o problema, diminuindo, então, a importância da opinião do paciente. Para minimizar esse problema, a Sociedade Americana de Cirurgia Colorretal desenvolveu a Escala de Qualidade de Vida da Incontinência Fecal (FIQLS, sigla do inglês). Tal escala atribui valores a várias frequências e tipos de incontinência, assim como sobre o impacto na qualidade de vida de cada indivíduo baseados em dados subjetivos de severidade atribuídos pelo próprio paciente. Na Tabela 69.1.2, observamos uma parte dessa escala que avalia o impacto da incontinência fecal sobre o estilo de vida das pessoas[13].

TABELA 69.1.2 – Escala de Qualidade de Vida – Sociedade Americana de Cirurgia Colorretal (ASCRS)[13]

Escala 1: Estilo de Vida

Não posso fazer coisas que eu gostaria (4 pontos)
Tenho medo de sair (frequência 4 pontos)
Minha agenda é planejada de acordo com o meu intestino (frequência 4 pontos)
Controlo a minha alimentação antes de sair (frequência 4 pontos)
É difícil eu sair para fazer coisas como ir ao cinema (frequência 4 pontos)
Evito viajar de avião e trem (4 pontos)
Evito viajar (frequência 4 pontos)
Evito visitar amigos (frequência 4 pontos)
Evito sair para comer (4 pontos)
Evito pernoitar fora de casa (frequência 4 pontos)

TABELA 69.1.1 – Escala de continência de Jorge/Wexner[12]

Tipo de incontinência	Nunca	Raramente	Eventualmente	Normalmente	Sempre
Sólidos	0	1	2	3	4
Líquidos	0	1	2	3	4
Gás	0	1	2	3	4
Uso de forro	0	1	2	3	4
Alteração no estilo de vida	0	1	2	3	4

Nunca=0; Raramente ≤ 1/mês; Eventualmente ≤ 1/dia, > 1/mês; Normalmente ≤ 1/dia, > 1/semana; Sempre ≥ 1/dia

ETIOPATOGENIA
Doença intestinal inflamatória

A doença intestinal inflamatória (DII) afeta o funcionamento do intestino, podendo prejudicar a continência normal do paciente. Tais alterações são multifatoriais e em diferentes graus, dependendo do paciente e da intensidade da doença. A alteração na consistência das fezes parece ser um denominador comum a todos os pacientes que apresentam incontinência fecal associada à DII. As fezes diarreicas são as responsáveis por muitos dos sintomas apresentados por esses pacientes, principalmente relacionados à frequência evacuatória. O aumento da frequência evacuatória muitas vezes está associado à urgência e a perdas involuntárias em determinadas situações. A perda de muco e "*soilling*" também não são raras em pacientes com doença em atividade. A inflamação no reto provoca edema de mucosa com tenesmo permanente, o qual pode ocasionar dificuldades na retenção das fezes. A diminuição da complacência retal em pacientes com retite também pode ser responsável por alterações na continência. Quanto menor a complacência, menor o volume de fezes tolerado na ampola retal e maior será a pressão retal para expulsá-lo[14].

Além desses fatores etiológicos diretamente relacionados à inflamação do intestino grosso, alguns de etiologia bioquímica também parecem ser importantes. Alguns trabalhos experimentais demonstraram que existe um aumento na produção e liberação de óxido nítrico em animais com DII[15,16]. Sendo o óxido nítrico o neurotransmissor relaxante da musculatura anal esfincteriana, observou-se uma significativa diminuição das pressões anais esfincterianas desses animais quando comparados com animais do grupo-controle. Postula-se que esse aumento na expressão de óxido nítrico durante o processo inflamatório seja o responsável pelo desenvolvimento do megacólon tóxico e, também, de uma ação hipotônica sobre a musculatura do canal anal.

Uso abusivo de laxativos

A utilização de laxativos na medicina existe há mais de 2 mil anos. O uso abusivo, sem indicação correta e com drogas inadequadas é prática comum nos dias de hoje. Pacientes idosos são os que mais utilizam estas drogas, pois a diminuição da atividade física, o uso de múltiplas medicações e uma alimentação inadequada podem provocar uma diminuição da frequência evacuatória, interpretada erroneamente como constipação patológica. Laxantes muito potentes ou os que são utilizados sem indicação correta levam a um aumento exagerado da frequência evacuatória. Além disto, a consistência líquida das fezes, combinada à diminuição natural do trofismo da musculatura anal esfincteriana, provoca episódios de perda involuntária das fezes[17].

Encoprese

A incontinência fecal pode ter sérios efeitos na vida de crianças e de seus familiares. Crianças incontinentes correm um grande risco de serem estigmatizadas e discriminadas na escola e em suas rodas sociais. Os pais frequentemente sentem-se frustrados pela dificuldade de inclusão social de seus filhos e tendem a superprotegê-los, causando mais transtornos psicológicos.

A encoprese é um distúrbio de eliminação que envolve sintomas de incontinência fecal manifestada em diferentes graus em crianças. Afeta entre 1,5 e 7,5% das crianças de 6 a 12 anos de idade[18]. Apesar de não estar exatamente determinada sua causa, sabe-se que a encoprese costuma estar relacionada a problemas psicológicos. A criança com encoprese costuma ser previamente constipada com pequenas perdas eventuais observadas na roupa íntima. Quando não tratada adequadamente, a impactação fecal aumenta e a perda involuntária de fezes torna-se mais significativa. O treinamento adequado para a mudança de hábitos, associado a uma alimentação correta e, eventualmente, uso de medicação, são medidas suficientes para resolver a maior parte dos casos. Apesar de as recidivas serem frequentes, o tratamento costuma deixar a maioria das crianças assintomática em um período de um ano[19].

Impactação fecal

A impactação fecal no reto, com a consequente formação de fecaloma, apresenta diferentes causas etiológicas. É mais comum nos extremos da vida. Pode ocorrer em crianças com história crônica de constipação associada ou não à malformação retoperineal, na encoprese ou em distúrbios alimentares. Em idosos, normalmente está associada ao sedentarismo, diminuição da ingesta hídrica ou ao uso de medicamentos.

A presença do fecaloma impede o indivíduo de esvaziar corretamente o reto, provocando um escape permanente de fezes ou uma diarreia paradoxal. Como ocorre uma perda constante de fezes e um aumento da frequência das evacuações, o paciente não relaciona o problema com seu estado de constipação crônica.

Supõe-se que a presença de grande volume de fezes na ampola retal provoque um reflexo retoanal que relaxará o esfíncter anal interno, dificultando a continência e permitindo a perda involuntária e constante das fezes.

Doenças sistêmicas
Acidente vascular cerebral (AVC)

A incontinência fecal tem uma significativa importância no prognóstico dos pacientes acometidos de AVC, principalmente relacionados a sua atividade social e à necessidade de posteriores cuidados especiais. Vários estudos avaliaram sua incidência e padrão. Brocklehurst et al.[20] encontraram incontinência fecal em 23% dos pacientes após duas semanas do evento neurológico. Em um estudo mais extenso, Wade e Hewer[21] identificaram incontinência fecal em 31% dos 976 pacientes examinados. Em um estudo mais recente, Nakayama et al.[22] diagnosticaram incontinência fecal total em 34% e parcial em 6% dos pacientes, logo após o AVC.

Os pacientes que apresentam incontinência fecal após AVC são mais frequentemente mulheres com história de eventos neurológicos prévios e com comorbidades sistêmicas associadas. As lesões são, em sua maioria, acidentes vasculares hemorrágicos de grande extensão e que acometem o córtex cerebral. Outros fatores de risco para incontinência fecal nesses pacientes incluem baixo nível de consciência, paresias motoras, disfasia e perda cognitiva.

Esclerose múltipla

Pacientes com esclerose múltipla apresentam inúmeros e importantes sintomas relacionados ao trato gastrintestinal. Alterações de motilidade esofágica, gástrica e intestinal estão frequentemente presentes. Modificações na produção e liberação de peptídeos intestinais também são comuns. À medida que a doença avança, ocorre uma perda progressiva da motilidade intestinal, levando esses pacientes a quadros graves de constipação.

A esclerose múltipla também afeta a musculatura anal esfincteriana, causando uma progressiva perda de tonicidade, com diminuição das pressões anais e, consequentemente, incontinência fecal. O uso de laxativos para tratar a constipação piora ainda mais a perda involuntária das fezes, criando um grande problema para esses pacientes já acometidos por outras complicações dessa doença[23].

A causa da hipotonia esfincteriana deve-se ao fato de que pacientes com esclerose múltipla apresentam uma alteração nos receptores colinérgicos do músculo esfíncter anal interno, possivelmente causada por um autoanticorpo que inibe a neurotransmissão ao nível da placa motora deste músculo. Com isto, perde-se a força de contração de toda a musculatura esfincteriana, principalmente do esfíncter anal interno, levando à incontinência fecal[24].

Diabetes melito (DM)

Aproximadamente 70% dos indivíduos diabéticos apresentam algum sintoma gastrintestinal que está diretamente relacionado a sua doença metabólica. A quantidade e a intensidade dos sintomas variam de acordo com a gravidade e o tempo de evolução da doença. Os sintomas são significativamente mais comuns em mulheres que em homens.

Os sintomas gastrintestinais altos mais comuns são a saciedade precoce, dispepsia, náusea e refluxo. Os mais comuns no trato gastrintestinal baixo são: constipação, diarreia, sensação de evacuação incompleta, urgência evacuatória e incontinência fecal.

A perda involuntária de fezes está presente em torno de 15% dos indivíduos diabéticos. Jung-Hwan Oh[25], em um extenso trabalho com 608 pessoas diabéticas, identificou incontinência fecal em 13,6% dos homens e 15,3% das mulheres. Esse sintoma se agrava quando existe a necessidade de uso de laxativos em indivíduos diabéticos constipados.

Inúmeras são as causas para o aparecimento de sintomas gastrintestinais no diabetes. O mais difusamente conhecido é a neuropatia autonômica periférica. É mais comum em indivíduos com diabetes tipo 1 ou nos diabéticos tipo 2 de longa duração e com controle inadequado dos níveis glicêmicos.

Inicialmente, pensava-se que apenas a neuropatia periférica era a responsável pelas alterações gastrintestinais nos pacientes diabéticos. Hoje, sabe-se que a neuropatia autonômica central também está envolvida, apresentando alterações importantes no processo de estimulação visceral. Apesar de a hiperglicemia provocar um aumento da sensibilidade autonômica intestinal em indivíduos sadios, o mesmo não ocorre em pacientes diabéticos com neuropatia já instalada[26].

Além da neuropatia que afeta a musculatura anal esfincteriana, provocando hipotonia, alguns distúrbios bioquímicos relacionados ao estresse oxidativo e à inflamação também são responsáveis por alterações nessa musculatura.

Estudos recentes[27,28] demonstram que determinadas doenças crônicas com comprometimento inflamatório, como o diabetes melito, produzem substâncias capazes de diminuir o tônus da musculatura anal esfincteriana. Fillmann et al.[28] demonstraram que ratos com diabetes induzido por estreptozotocina apresentavam um aumento significativo na produção e expressão de óxido nítrico. Nesses animais, a pressão anal esfincteriana estava significativamente diminuída em relação ao grupo-controle. Tieppo e Kretzmann[27] encontraram resultados semelhantes em animais com diabetes e colite, respectivamente.

A apresentação clínica do diabetes melito é muito variada. Dessa forma, é difícil apontar para apenas um fator envolvido na etiopatogenia da incontinência fecal nesses pacientes. Neuropatia, alterações bioquímicas, hábitos pessoais, gênero e herança genética com certeza estão entre os fatores causais mais importantes.

Idade

A incidência de incontinência fecal em adultos acima de 65 anos varia de 10 a 22%, sendo significativamente maior do que na população em geral. Markland[7] avaliou mil pessoas acima dessa idade nos Estados Unidos e encontrou incontinência fecal em 22% de mulheres brancas, 13% em mulheres negras e 9% em homens. Cor branca, depressão, diarreia crônica e incontinência urinária foram os fatores de risco isolados mais importantes para incontinência fecal nesse grupo. Apenas as mulheres apresentaram diferenças raciais em relação à incontinência. Allmann et al.[29], em um estudo semelhante, encontraram incontinência fecal em 26% das mulheres e em 5% dos homens. Nesse estudo, os fatores de risco associados à incontinência fecal foram sexo feminino, cor branca, depressão e acidente vascular cerebral prévio.

A prevalência da incontinência fecal aumenta com a idade e com a dependência funcional. Perda cognitiva, limitação de atividades e institucionalização prolongada aumentam esse risco[30]. Problemas neurológicos, diabetes, obesidade e mau estado geral de saúde estão frequentemente presentes em idosos incontinentes. Paridade e prolapso vaginal em mulheres, assim como cirurgia urológica e radioterapia em homens, são importantes fatores de risco para o aparecimento e desenvolvimento de incontinência fecal em pessoas acima de 65 anos[31].

Cirurgia orificial
Hemorroidectomia

A ocorrência de incontinência fecal em diferentes graus após hemorroidectomia é incomum, variando de 0,3 a 1,5%[32]. Normalmente está relacionada à má técnica cirúrgica ou à presença de comorbidades, tais como o diabete melito. Uma das causas mais comuns da ocorrência de incontinência fecal pós-hemorroidectomia é a realização de esfincterotomia concomitante[33]. A secção exagerada ou inadvertida do esfíncter anal interno pode ocasionar problemas de incontinência pós-operatória, com índices que variam de 0,5 a 11%[34]. Não parece haver diferença entre as várias técnicas de hemorroidectomias utilizadas (aberta, fechada, grampeador ou bisturi harmônico) no que se refere à incontinência fecal[35].

Fissurectomia anal

As técnicas cirúrgicas mais comumente utilizadas na correção da fissura anal são: dilatação anal, esfincterotomia lateral (aberta ou fechada), fissurectomia anal com esfincterotomia mediana e retalhos cutâneos.

A ocorrência de incontinência fecal após fissurectomia costuma ser atribuída à má técnica cirúrgica na realização da esfincterotomia. Alguns estudos, entretanto, demonstram que lesões esfincterianas preexistentes (por exemplo, partos vaginais, hemorroidectomia) podem ser as responsáveis por essa incontinência[36,37].

A dilatação anal está definitivamente mais associada à incontinência fecal quando comparada às demais técnicas. Em recente e extensa revisão da Cochrane[38], Nelson sugere que a dilatação anal e a esfincterotomia interna mediana sejam abandonadas como opção terapêutica cirúrgica para a fissura anal, por causa de seus índices elevados de incontinência fecal pós-operatória. A mesma revisão demonstrou não haver diferença na continência pós-operatória entre as técnicas de esfincterotomia lateral interna aberta ou fechada. Mais dados ainda são necessários para avaliar os índices de incontinência fecal após fissurectomia com esfincterotomia mediana e, também, dos retalhos cutâneos.

É incomum o aparecimento de incontinência fecal após a esfincterotomia lateral interna (2 a 7%). A melhor técnica para a secção do esfíncter anal, no que se refere a sua extensão, ainda é controversa. Elsebae[39] comparou a realização de esfincterotomia tradicional seccionando o esfíncter até a linha denteada com uma técnica de esfincterotomia mais conservadora seccionando o esfíncter até o ápice da fissura. Apesar de a técnica tradicional apresentar melhores índices de cicatrização da fissura, apresentou, também, um aumento significativo no número de pacientes incontinentes quando comparados à técnica mais tradicional (10,86 *versus* 2,17%). O autor sugere um cuidado maior na realização da esfincterotomia tradicional, especialmente em pacientes com história de trauma obstétrico ou cirurgia anal prévia.

Fistulectomia anal

A incontinência fecal é, sem dúvida, uma das complicações mais importantes da cirurgia para correção de fístulas anais. Sua incidência varia de 6 a 20%, dependendo do tipo de fístula, das comorbidades do paciente, seus antecedentes e, também, da abordagem terapêutica a ser utilizada[40].

A continência fecal pode ser afetada após a cirurgia para correção de fístulas anais. A principal causa é a lesão da musculatura esfincteriana, que acarreta uma diminuição das pressões do canal anal. Quanto maior e mais complexa a fístula, maior é a probabilidade de ocorrer lesão esfincteriana e, consequentemente, alteração na continência. Roig et al.[41] acompanharam 43 pacientes submetidos à cirurgia para fístula anal, avaliando o índice de incontinência fecal e a morfologia da musculatura anal esfincteriana após a cirurgia com o uso de ultrassom. Eles encontraram algum grau de incontinência fecal em até 49% dos pacientes. Nesse estudo, as lesões de esfíncter anal interno passaram 30% no pré-operatório para 74% após a cirurgia, e as lesões de esfíncter anal externo, que eram de 15%, passaram para 32%.

O tipo de intervenção a ser realizada também é um fator prognóstico importante para a ocorrência de incontinência fecal. Assim, quando realizamos a simples drenagem com colocação de sedenho ou o uso de cola de fibrina, não encontramos nenhum grau de comprometimento da continência fecal. No entanto, em fístulas complexas em que são realizadas múltiplas fistulotomias, encontramos índices de incontinência que variam de 15 a 50%. A técnica do avanço de retalho gera alguma controvérsia no que se refere a alterações de continência. Alguns autores demonstraram haver lesão do esfíncter anal interno com o uso desta técnica e consequente alteração da pressão anal de repouso. Outros a consideram tão segura como a cola de fibrina ou a simples drenagem[42]. Novas abordagens terapêuticas, como o plugue anal e o LIFT, necessitam de estudos clínicos randomizados mais extensos para avaliar seu impacto sobre a continência fecal. Dados preliminares, contudo, parecem indicar baixos índices de incontinência com tais técnicas[43,44].

Incontinência fecal e recidiva são as complicações mais importantes da cirurgia para correção da fístula anal. A grande dificuldade no manejo e na prevenção dessas complicações está justamente no fato de que as técnicas cirúrgicas que apresentam o menor índice de recidiva são exatamente as que têm a maior incidência de incontinência fecal e as cirurgias mais efetivas são as que provocam mais lesão muscular e, portanto, maior índice de incontinência fecal. O equilíbrio e a escolha judiciosa da técnica a ser utilizada nos permitirão oferecer ao paciente a melhor opção terapêutica em cada caso avaliado separadamente.

Trauma

O trauma pelve perineal com comprometimento da musculatura anal esfincteriana pode ser causa de incontinência fecal. A causa mais comum é a obstétrica, que, dada sua importância, é analisada separadamente neste capítulo.

Outras causas de trauma também podem acarretar lesão da musculatura esfincteriana e, eventualmente, alterações de continência. Acidentes domésticos, automobilísticos, grandes queimados, introdução de corpo estranho, relação sexual anal e violência sexual estão entre eles.

A prática regular de relações sexuais por via anal pode levar a sintomas de incontinência fecal. Miles et al.[45] estudaram homens com atividade sexual anorreceptiva e os compararam com indivíduos heterossexuais. O primeiro grupo apresentava uma significativa diminuição das pressões anais esfincterianas de repouso e esforço, além de uma diminuição da sensibilidade mucosa do canal anal. Aproximadamente 40% desses indivíduos apresentaram algum grau de incontinência fecal quando comparados a um grupo controle.

A violência sexual também pode provocar trauma da musculatura anal esfincteriana. Um estudo realizado no Departamento de Emergência Médica do Hospital de Cleveland mostrou que aproximadamente 20% das mulheres vítimas de violência sexual haviam sido submetidas à penetração anal não consentida. A introdução de objetos, nesses casos, não é rara[46].

Acidentes com politraumatismos, bem como indivíduos grandes queimados, podem apresentar lesão da musculatura perineal e comprometimento de sua continência fecal. A formação de escaras e cicatrizes extensas compromete a funcionalidade da pele e da musculatura anorretal. O reparo imediato e único apresenta bons resultados funcionais, mas a necessidade de múltiplas cirurgias compromete bastante a continência desses indivíduos[47].

Prolapso retal

Existe uma relação bem estabelecida entre prolapso retal e incontinência fecal. Mesmo o prolapso retal interno de primeiro grau já compromete a função da musculatura anal esfincteriana, podendo provocar alterações na continência. Harmston[48] estudou 515 pacientes com diferentes graus de prolapso retal, avaliando a pressão anal esfincteriana de repouso e de esforço. Ficou demonstrado que, quanto maior o prolapso retal, menor era o valor da pressão anal esfincteriana de repouso desses pacientes e, portanto, maior o grau de incontinência. A pressão anal de esforço não foi afetada em indivíduos com prolapso interno, apenas naqueles que apresentaram prolapso retal externo. A incontinência fecal associada ao prolapso retal tem uma etiologia multifatorial, mas os defeitos na musculatura esfincteriana contribuem significativamente não apenas para a incontinência na vigência do prolapso, mas também para sua persistência após a correção do defeito. A correção cirúrgica do prolapso costuma restaurar parcialmente a pressão anal de repouso, melhorando os sintomas de incontinência[49].

Parto vaginal

A lesão obstétrica da musculatura anal esfincteriana é a causa mais comum de incontinência fecal em mulheres. Ela é oito vezes mais frequente em mulheres e está associada diretamente ao parto vaginal. Apesar de frequente, os casos de incontinência fecal após o parto muitas vezes não são diagnosticados, porque as pacientes não os relatam ao médico, por vergonha ou falta de informação.

Em um estudo de Guise[50], foram investigadas 8.774 mulheres que haviam tido parto vaginal nos últimos seis meses. Destas, 29% relataram episódios de incontinência fecal após o parto. Quando avaliaram apenas as primigestas, esse índice subiu para 46%. Aproximadamente metade das pacientes apresentava incontinência para fezes sólidas. Hall[51] avaliou 50 mulheres e encontrou incontinência fecal em 38% delas seis semanas após parto vaginal. Roman et al.[52] relataram índices mais favoráveis: 8,8% de incontinência pós-parto. Pollack[53] avaliou 349 primigestas 6 meses e 5 anos após o parto vaginal e encontrou incontinência fecal em 44% e 53% das mulheres, respectivamente.

A incontinência fecal pós-parto afeta a qualidade de vida das mulheres de várias formas. Lo J et al.[54] realizaram um questionário sobre qualidade de vida em um estudo com 1.050 mulheres que apresentaram incontinência no puerpério e que foram seguidas por dois anos, e 26% afirmaram que a incontinência fecal afetava sua saúde mental; 51% estavam frustradas ou deprimidas com a situação; 18,5% relataram dificuldade em cuidar de seu filho em função da incontinência; 16,2% tiveram sua vida social alterada pela dificuldade no controle das fezes.

São várias as maneiras com as quais o parto vaginal pode vir a provocar incontinência fecal, mas as duas mais importantes e prevalentes são a lesão da musculatura anal esfincteriana e a lesão do nervo pudendo.

Um dos primeiros e mais importantes trabalhos publicados sobre a relação de parto vaginal com lesão esfincteriana foi feito por Sultan[55], em 1993. Nesse estudo, o autor avaliou a integridade da musculatura esfincteriana por meio de ultrassom endoanal 6 semanas antes do parto e 6 meses depois em 79 mulheres primíparas assintomáticas. Após o parto, foi encontrado defeito na musculatura anal esfincteriana em 35% dessas mulheres. O mesmo estudo foi realizado com 23 primigestas submetidas à cesariana eletivamente, e nenhuma alteração foi encontrada. Posteriormente, Campbell[56] realizou estudo semelhante com 88 mulheres, 6 semanas após parto vaginal, e evidenciou lesão esfincteriana em 11% delas. Em um estudo semelhante, Rieger et al.[57] encontraram lesão esfincteriana assintomática em 41% das mulheres 5 semanas após o parto.

A óbvia relação existente entre lesão esfincteriana e incontinência fecal pós-parto é bem documentada em vários trabalhos. Nordenstam[58] avaliou 246 mulheres primigestas após parto vaginal, das quais 14% apresentavam lesão esfincteriana; destas, 57% apresentaram incontinência fecal 10 anos após o parto. Pollack et al.[53] investigaram 349 primíparas com lesão esfincteriana pós-parto. Destas, 44% apresentavam incontinência fecal após 9 meses, e 53%, em 5 anos. Eason[59] investigou 949 mulheres 3 meses após parto vaginal, e 28% apresentavam algum grau de incontinência fecal, sendo muito mais frequente nas mulheres com lesão da musculatura esfincteriana. Sendo essa musculatura um dos mecanismos de continência mais importantes, é correto deduzir que sua lesão frequentemente assumirá proporção relevante na incontinência fecal. Mahony[60] investigou 500 mulheres 3 meses após o parto e encontrou na lesão esfincteriana o mais importante fator de risco isolado para o aparecimento da incontinência fecal.

O parto vaginal é, sem dúvida, o fator de risco isolado mais importante para a lesão do esfíncter anal. Entretanto, alguns fatores aumentam a chance de lesão muscular durante o parto. O mais significativo deles é a utilização de instrumentalização para realização do parto vaginal[61]. A maioria dos estudos aponta para um risco oito vezes maior de lesão da musculatura anal esfincteriana após o uso de instrumentação, especialmente de fórceps. Além disso, a queixa de incontinência fecal pós-parto é sete vezes maior nas mulheres que tiveram parto assistido com fórceps quando comparado às que não tiveram nenhum auxílio instrumental[62]. Zetterström[63] investigou 359 mulheres questionando sobre incontinência fecal 1 dia, 5 e 9 meses após o parto, das quais 27% apresentaram algum tipo de perda involuntária. O uso de fórceps foi o fator de risco isolado mais importante nesse grupo. Em um estudo semelhante, Samaraeskera et al.[64] também encontraram no parto assistido por fórceps o mais importante fator de risco para lesão esfincteriana. Wheeler[65] avaliou lesão da musculatura anal esfincteriana no pós-parto de mulheres primíparas, e o número de pacientes com lesão foi significativamente maior naquelas que haviam sido instrumentalizadas. Vários outros estudos também encontraram resultados semelhantes[66,67].

Além do parto vaginal assistido por fórceps, outros fatores já bem documentados contribuem para a lesão esfincteriana após o parto vaginal em primigestas. Entre eles, temos o segundo estágio do trabalho de parto prolongado (acima de 60 minutos). A realização de anestesia peridural aumenta o tempo do segundo estágio, aumentando as chances de lesão esfincteriana e do aparecimento de incontinência fecal. A idade materna acima de 30 anos e o índice aumentado de massa corpórea materna também elevam a chance de lesão e incontinência. O peso do feto acima de 4 kg aumenta o risco de lesão em intervalos de 250 g. O diâmetro biparietal acima de 93 mm, assim como a apresentação occípito-posterior, também são fatores de risco. Realização de episiotomia, especialmente a mediana, duplica as chances de lesão muscular. Partos vaginais subsequentes também aumentam a chance de novas lesões esfincterianas. Aproximadamente 8% das mulheres multíparas apresentam novas lesões musculares após cada parto[57,61,65,66].

Já foi demonstrado que a realização de cesariana eletivamente evita a lesão da musculatura anal esfincteriana. No entanto, se a cirurgia for realizada durante o trabalho de parto, ela protegerá o esfíncter, mas não evitará o aparecimento de incontinência fecal. O comprometimento do nervo pudendo é outra causa comum de incontinência fecal após o parto e, também, em alguns casos, de cesarianas realizadas durante o trabalho de parto. Essa lesão habitualmente ocorre por estiramento do nervo e pode ser diagnosticada por eletroneuromiografia. Nestes casos, se observa um aumento no tempo de latência do nervo pudendo. Aproximadamente 60% das mulheres com incontinência fecal pós-parto sem lesão da musculatura anal esfincteriana apresentam tempo de latência do nervo pudendo aumentado. A lesão neurológica, todavia, parece não estar restrita ao nervo pudendo, mas pode também envolver o plexo nervoso hipogástrico autonômico inferior[68].

Como vimos, a lesão muscular e neurológica é extremamente comum após o parto vaginal, porém, apenas 30% dessas mulheres são sintomáticas em relação à incontinência fecal. A grande questão é determinar qual o prognóstico futuro das 70% que estão assintomáticas, mas com lesão muscular. Oberwalder[69] examinou mulheres idosas com aparecimento tardio de incontinência fecal e que tiveram pelo menos um parto vaginal. Foram encontrados defeitos esfincterianos em 70% delas. Apesar desses achados, ainda não é possível determinar se mulheres assintomáticas com defeito da musculatura anal esfincteriana irão apresentar incontinência fecal ao longo de suas vidas.

Apesar se não existir uma metodologia definida em relação à prevenção da incontinência fecal após o parto vaginal, o médico deve estar atento à presença de fatores de risco. É importante lembrar que este ainda é um assunto delicado para muitas pacientes que se sentem embaraçadas pela situação. No entanto, o impacto sobre a sua qualidade de vida é bem considerável. Lo J et al.[54] mostraram, em seu estudo sobre qualidade de vida em mulheres com incontinência fecal pós-parto, que apenas 10% destas procuraram ajuda e relataram o problema ao médico. Guise[50] mostrou que 40% das mulheres incontinentes no pós-parto apresentavam perdas involuntárias durante a relação sexual e, consequentemente, apresentavam perda da libido. A maior parte dessas mulheres não relatou o problema ao médico por embaraço ou vergonha, sendo diagnosticado o problema apenas quando indagado. A investigação e a preocupação do assistente com essa situação devem ultrapassar o período de revisão puerperal habitual.

Miscelânea

Malformações retais, tais como ânus imperfurado, fístulas retovestibulares e retouretrais, atresia e estenose retal ou cloaca, podem ser causas de incontinência fecal na infância ou mesmo na idade adulta[70]. A incontinência ou pseudo-incontinência fecal normalmente ocorre por impactação fecal em pacientes com megacólon, atresia ou estenose de reto. Pós-operatório de cirurgias para correção dessas malformações também podem levar à incontinência[71].

Pacientes submetidos à retossigmoidectomia com anastomoses até 4 cm da linha denteada podem ter dificuldade no controle das fezes. O aumento da frequência evacuatória, urgência e incontinência são alguns dos sintomas presentes. A utilização da bolsa em "J" parece melhorar a continência fecal apenas no primeiro ano pós-operatório. A partir de então, não existe benefício em relação à anastomose término-terminal convencional[72].

O tratamento adjuvante também pode afetar a continência de pacientes submetidos à cirurgia de reto. Em um estudo com 364 pacientes submetidos à retossigmoidectomia com anastomose coloanal, Parc et al.[73] avaliaram o efeito da radioterapia sobre a incontinência fecal. O grupo submetido à radioterapia apresentou um índice de incontinência fecal significativamente superior ao grupo que foi apenas operado.

A confecção de bolsa ileal para anastomose ileoanal em pacientes com doença intestinal inflamatória também pode apresentar transtornos funcionais em relação à continência. A maioria dos pacientes apresenta, em média, cinco evacuações diurnas e uma noturna. Esse índice tende a aumentar na razão de 0,3 evacuações por década após a cirurgia[74]. Aproximadamente 65% dos pacientes conseguem atrasar a evacuação escolhendo o melhor momento para fazê-la. Apenas 20% conseguem ter uma ótima discriminação entre fezes líquidas e gases. A continência fecal completa ocorre entre 50 e 75% dos pacientes operados[75]. Kiran[76], avaliando 3.276 pacientes submetidos à anastomose ileoanal com bolsa ileal, identificou um aumento no índice de incontinência fecal e urgência após 15 anos da realização da bolsa. A idade e o número de partos são fatores de risco independentes para a piora da incontinência fecal em pacientes submetidos à anastomose ileoanal com bolsa ileal.

CONCLUSÃO

A incontinência fecal está inequivocamente relacionada à idade das pessoas. Uma vez que a expectativa de vida da população aumenta, é razoável concluir que a incidência de indivíduos incontinentes também deverá aumentar. A apresentação clínica da incontinência fecal não tem relação apenas com a gravidade do problema, mas principalmente com o impacto sobre a qualidade de vida dos pacientes. Este é, sem dúvida, o ponto principal a ser levado em consideração quando investigamos e tratamos esses pacientes. Na maioria das vezes, encontramos vários agentes relacionados à etiopatogenia da incontinência fecal, sendo comum a associação entre eles. Prevenir o aparecimento e o desenvolvimento desses fatores é a principal razão para tentarmos identificá-los.

REFERÊNCIAS BIBLIOGRÁFICAS

1. Sangwan YP, Coller JA. Fecal incontinence. Surg Clin North Am 1994;74:1377-98.
2. Whitehead WE, Borrud L, Goode PS, Meikle S, Mueller ER, Tuteja A et al. Fecal incontinence in US adults: epidemiology and risk factors. Gastroenterology 2009;137(2):512-7.
3. Ilnyckyj A. Prevalence of idiopathic fecal incontinence in a community-based sample. Can J Gastroenterol 2010;24(4):251-4.
4. Thomas TM, Egan M, Walgrove A. The prevalence of faecal and double incontinence. Community Med 1984;6:216-20.
5. Kok ALM, Voorhorst FJ, Burger CW, Van Houten P, Kenemans P, Janssens J. Urinary and faecal incontinence in community-residing elderly women. Ageing 1992;21:211-5.
6. Kemp FM, Acheson RM. Care in the community: elderly people living alone at home. Community Med 1989;11:21-6.
7. Markland AD, Goode PS, Burgio KL, Redden DT, Richter HE, Sawyer P et al. Incidence and risk factors for fecal incontinence in black and white older adults: a population-based study. J Am Geriatr Soc 2010;58(7):1341-6.
8. Lunniss PJ, Gladman MA, Hetzer FH, Williams NS, Scott SM. Risk factors in acquired faecal incontinence 2004;97(3):111-6.
9. Rey E, Choung RS, Schleck CD, Zinsmeister AR, Locke GR 3rd, Talley NJ. Onset and risk factors for fecal incontinence in a US community. Am J Gastroenterol 2010;105(2):412-9.
10. Browning GP, Parks AG. Post anal repair for neuropathic fecal incontinence: correlation of clinical result and anal canal pressures. Br J Surg 1983;70:101-4.
11. Nelson R, Norton N, Caudey E, Furner S. Community-based prevalence of anal incontinence. JAMA 1994;274:559-61.
12. Jorge JM, Wexner SD. Etiology and management of fecal incontinence. Dis Colon Rectum 1993;36:77-97.
13. Philip H, Gordon W, Schouten R. Fecal incontinence. In: Gordon P, Nivatvongs S. Principles and practice of surgery for the colon, rectum and anus. 3rd ed. New York: Informa Healthcare; 2007.
14. Joyce JC, Waljee AK, Khan T, Wren PA, Dave M, Zimmermann EM et al. Identification of symptom domains in ulcerative colitis that occur frequently during flares and are responsive to changes in disease activity. Health Qual Life Outcomes 2008;20;6:69.
15. Kretzmann NA, Fillmann H, Mauriz JL, Marroni CA, Marroni N, González-Gallego J et al. Effects of glutamine on proinflammatory gene expression and activation of nuclear factor kappa B and signal transducers and activators of transcription in TNBS-induced colitis. Inflamm Bowel Dis 2008;14(11):1504-13.
16. Fillmann H, Kretzmann NA, San-Miguel B, Llesuy S, Marroni N, González-Gallego J et al. Glutamine inhibits over-expression of pro-inflammatory genes and down-regulates the nuclear factor kappaB pathway in an experimental model of colitis in the rat. Toxicology 2007;236(3):217-26.
17. Roerig JL, Steffen KJ, Mitchell JE, Zunker C. Laxative abuse: epidemiology, diagnosis and management. Drugs 2010;70(12):1487-503.
18. Dobson P, Rogers J. Assessing and treating faecal incontinence in children. Nurs Stand 2009;16-22;24(2):49-56 .
19. Patel DR, Pratt HD. Encopresis. Indian J Pediatr 1999;66(3):439-46.
20. Brocklehurst JC, Andrews K, Richards B, Laycock PJ. Incidence and correlates of incontinence in stroke patients. J Am Geriatr Soc 1985; 33:540-2.
21. Wade DT, Hewer RL. Functional abilities after stroke: measurement, natural history and prognosis. J Neurol Neurosurg Psychiatry 1987;50:177-82.

22. Nakayama H, Jørgensen HS, Pedersen PM, Raaschou HO, Olsen TS. Prevalence and risk factors of incontinence after stroke. The Copenhagen Stroke Study 1997;28:58-62.
23. Singh J, Mehendiratta V, Del Galdo F, Jimenez SA, Cohen S, DiMarino AJ, Rattan S. Immunoglobulins from scleroderma patients inhibit the muscarinic receptor activation in internal anal sphincter smooth muscle cells. Am J Physiol Gastrointest Liver Physiol 2009;297(6):1206-13.
24. Goldblatt F, Gordon TP, Waterman SA. Antibody-mediated gastrointestinal dysmotility in scleroderma. Gastroenterology 2002;123(4):1144-50.
25. Oh JH, Choi MG, Kang MI, Lee KM, Kim JI, Kim BW et al. The prevalence of gastrointestinal symptoms in patients with non-insulin dependent diabetes mellitus. Korean J Intern Med 2009;24(4):309-17.
26. Frøkjær JB, Egsgaard LL, Graversen C, Søfteland E, Dimcevski G, Blauenfeldt RA et al. Gastrointestinal symptoms in type-1 diabetes: Is it all about brain plasticity? Eur J Pain. Article in Press. 2010
27. Tieppo J, Kretzmann Filho NA, Seleme M, Fillmann HS, Berghmans B, Possa Marroni N. Anal pressure in experimental diabetes. Int J Colorectal Dis 2009;24(12):1395-9.
28. Fillmann HS, Llessuy S, Marroni CA, Fillmann LS, Marroni NP. Diabetes mellitus and anal sphincter pressures: an experimental model in rats. Dis Colon Rectum 2007;50(4):517-22.
29. Allman RM, Markland AD, Goode PS, Burgio KL, Redden DT, Richter HE et al. Correlates of urinary, fecal, and dual incontinence in older African-American and white men and women. J Am Geriatr Soc 2008; 56(2):285-90.
30. Smith B. Faecal incontinence in older people: delivering effective, dignified care. Br J Community Nurs 2010;15(8):370-4.
31. Shamliyan T, Wyman J, Bliss DZ, Kane RL, Wilt TJ. Prevention of urinary and fecal incontinence in adults. Evid Rep Technol Assess 2007;(161):1-379.
32. Jayaraman S, Colquhoun PH, Malthaner RA. Stapled versus conventional surgery for hemorrhoids. Cochrane Database Syst Rev 2006;18(4):CD005393.
33. Jongen J, Bock JU, Peleikis HG, Eberstein A, Pfister K. Complications and reoperations in stapled anopexy: learning by doing. Int J Colorectal Dis 2006;21(2):166-71.
34. Sakr MF, Moussa MM, Elserafy M. Ligasure hemorrhoidectomy versus Stapled hemorrhoidopexy: a prospective randomized clinical trial. Minerva Chir 2010;65(3):251-8.
35. Sakr MF, Moussa MM. LigaSure hemorrhoidectomy versus stapled Hemorrhoidopexy: a prospective, randomized clinical trial. Dis Colon Rectum 2010;53(8):1161-7.
36. Mousavi SR, Sharifi M, Mehdikhah Z. A comparison between the results of fissurectomy and lateral internal sphincterotomy in the surgical management of chronic anal fissure. J Gastrointest Surg 2009;13(7):1279-82.
37. Nelson RL. Meta-analysis of operative techniques for fissure-in--ano. Dis Colon Rectum 1999;42(11):1424-8.
38. Nelson R. Operative procedures for fissure in ano. Cochrane Database Syst Rev 2005;18(2):CD002199.
39. Elsebae MM. A study of fecal incontinence in patients with chronic anal fissure: prospective, randomized, controlled trial of the extent of internal anal sphincter division during lateral sphincterotomy. World J Surg 2007;31(10):2052-7.
40. Malik AI, Nelson RL, Tou S. Incision and drainage of perianal abscess with or without treatment of anal fistula.Cochrane Database Syst Rev 2010;7(7):CD006827.
41. Roig JV, Jordán J, García-Armengol J, Esclapez P, Solana A. Changes in anorectal morphologic and functional parameters after fistula-in-ano surgery. Dis Colon Rectum 2009;52(8):1462-9.
42. Jacob TJ, Perakath B, Keighley MR. Surgical intervention for anorectal fistula. Cochrane Database Syst Rev 2010;12(5):CD006319.
43. Chung W, Ko D, Sun C, Raval MJ, Brown CJ, Phang PT. Outcomes of anal fistula surgery in patients with inflammatory bowel disease. Am J Surg 2010;199(5):609-13.
44. Stremitzer S, Strobl S, Kure V, Bîrsan T, Puhalla H, Herbst F et al. Treatment of perianal sepsis and long-term outcome of recurrence and continence. Colorectal Dis. [Epub ahead of print]. 2010.
45. Miles AJ, Allen-Mersh TG, Wastell C. Effect of anoreceptive intercourse on anorectal function. J R Soc Med 1993;86(3):144-7.
46. Riggs N, Houry D, Long G, Markovchick V, Feldhaus KM. Analysis of 1,076 cases of sexual assault. Ann Emerg Med 2000;35(4):358-62.
47. Kirchner R, Diaconescu MR. Management of perineal impalement injuries. Rev Med Chir Soc Med Nat Iasi 1992;96(3-4):141-5.
48. Harmston C, Jones O, Cunningham C, Lindsey I. The relationship between internal rectal prolapse and internal anal sphincter function.Colorectal Dis. [Epub ahead of print]. 2010.
49. Woods R, Voyvodic F, Schloithe AC, Sage MR, Wattchow DA. Anal sphincter tears in patients with rectal prolapse and faecal incontinence. Colorectal Dis 2003;5(6):544-8.
50. Guise JM, Morris C, Osterweil P, Li H, Rosenberg D, Greenlick M. Incidence of fecal incontinence after childbirth.Obstet Gynecol 2007;109(2 Pt 1):281-8.
51. Hall W, McCracken K, Osterweil P, Guise JM. Frequency and predictors for postpartum fecal incontinence. Am J Obstet Gynecol 2003;188(5):1205-7.
52. Roman H, Robillard PY, Payet E, El Amrani R, Verspyck E, Marpeau L et al. Factors associated with fecal incontinence after childbirth. Prospective study in 525 women. J Gynecol Obstet Biol Reprod 2004;33(6 Pt 1):497-505.
53. Pollack J, Nordenstam J, Brismar S, Lopez A, Altman D, Zetterstrom J. Anal incontinence after vaginal delivery: a five-year prospective cohort study. J Obstet Gynecol 2004;104(6):1397-402.
54. Lo J, Osterweil P, Li H, Mori T, Eden KB, Guise JM. Quality of life in women with postpartum anal incontinence. Obstet Gynecol 2010;115(4):809-14.
55. Sultan AH, Kamm MA, Hudson CN, Thomas JM, Bartram CI. Anal sphincter disruption during vaginal delivery. N Engl J Med 1993;329:1905-11.
56. Campbell DM, Behan M, Donnelly VS, O'Herlihy C, O'Connell PR. Endosonographic assessment of postpartum anal sphincter injury using a 120 degree sector scanner. Clin Radiol 1996;51:559-61.
57. Rieger N, Schloithe A, Saccone G, Wattchow D. A prospective study of anal sphincter injury due to childbirth. Scand J Gastroenterol 1998;33:950-5.

58. Nordenstam J, Altman D, Brismar S, Zetterström J. Natural progression of anal incontinence after childbirth. Int Urogynecol J Pelvic Floor Dysfunct 2010;20(9):1029-35.
59. Eason E, Labrecque M, Marcoux S, Mondor M. Anal incontinence after childbirth. CMAJ 2002;166(3):326-30.
60. Mahony R, Behan M, Daly L, Kirwan C, O'Herlihy C, O'Connell PR. Internal anal sphincter defect influences continence outcome following obstetric anal sphincter injury. Am J Obstet Gynecol 2007;196(3):217.
61. Donnelly V, Fynes M, Campbell D, Johnson H, O'Connell PR, O'Herlihy C. Obstetric events leading to anal sphincter damage. Obstet Gynecol 1998;92:955-61.
62. Lukacz ES, Lawrence JM, Contreras R, Nager CW, Luber KM. Parity, mode of delivery, and pelvic floor disorders. Obstet Gynecol 2006;107(6):1253-60.
63. Zetterström JP, López A, Anzén B, Dolk A, Norman M, Mellgren A. Anal incontinence after vaginal delivery: a prospective study in primiparous women. Br J Obstet Gynaecol 1999;106(4):324-30.
64. Samarasekera DN, Bekhit MT, Preston JP, Speakman CT. Risk factors for anal sphincter disruption during child birth. Langenbecks Arch Surg 2009;394(3):535-8.
65. Wheeler TL 2nd, Richter HE. Delivery method, anal sphincter tears and fecal incontinence: new information on a persistent problem. Curr Opin Obstet Gynecol 2007;19(5):474-9.
66. Solans-Domènech M, Sánchez E, Espuña-Pons M. Urinary and anal incontinence during pregnancy and postpartum: incidence, severity, and risk factors. Obstet Gynecol 2010;115(3):618-28.
67. Baydock SA, Flood C, Schulz JA, MacDonald D, Esau D, Jones S, Hiltz CB. Prevalence and risk factors for urinary and fecal incontinence four months after vaginal delivery. J Obstet Gynaecol Can 2009;31(1):36-41.
68. Speakman CTM, Hoyle CHV, Kamm MA, Henry MM, Nicholls RJ, Burnstock G. Abnormalities of innervation of internal anal sphincter in fecal incontinence. Dig Dis Sci 1993;38:1961-9.
69. Oberwalder M, Dinnewitzer A, Baig MK, Thaler K, Cotman K et al. The association between late-onset fecal incontinence and obstetric anal sphincter defects. Ann Surg 2004;139:429-32.
70. Levitt MA, Kant A, Peña A. The morbidity of constipation in patients with anorectal malformations. J Pediatr Surg 2010;45(6):1228-33.
71. Peña A, Hong A. Advances in the management of anorectal malformations. Am J Surg 2000;180(5):370-6.
72. Joo JS, Latulippe JF, Alabaz O, Weiss EG, Nogueras JJ, Wexner SD. Long-term functional evaluation of straight coloanal anastomosis and colonic J-pouch: is the functional superiority of colonic J--pouch sustained? Dis Colon Rectum 1998;41(6):740-6.
73. Parc Y, Zutshi M, Zalinski S, Ruppert R, Fürst A, Fazio VW. Preoperative radiotherapy is associated with worse functional results after coloanal anastomosis for rectal cancer. Dis Colon Rectum 2009;52(12):2004-14.
74. Farouk R, Pemberton JH, Wolff BG, Dozois RR, Browning S, Larson D. Functional outcomes after ileal pouch-anal anastomosis for chronic ulcerative colitis. Ann Surg 2000;231(6):919-26.
75. Michelassi F, Lee J, Rubin M, Fichera A, Kasza K, Karrison T, Hurst RD. Long-term functional results after ileal pouch anal restorative proctocolectomy for ulcerative colitis: a prospective observational study. Ann Surg 2003;238(3):433-41.
76. Kiran R, El-Gazzaz G, Remzi F, Church J, Lavery I, Jeff H, Fazio V. Influence of age at ileoanal pouch (IPAA) creation on long term changes in functional outcomes. Colorectal Dis. Epub ahead of print. 2009.

INCONTINÊNCIA FECAL

69.2 Investigação Diagnóstica

Doryane Maria dos Reis Lima
Univaldo Etsuo Sagae
Andrea Ishikawa Shiratori

INTRODUÇÃO

A avaliação do paciente com incontinência fecal (IF) consiste em uma avaliação clínica detalhada, juntamente com o exame físico minucioso, visando obter informações sobre a possível etiologia, a gravidade e o impacto do problema na qualidade de vida desse paciente.

O exame físico consiste na inspeção perianal estática e dinâmica. A primeira visa evidenciar a presença de prolapso de hemorroidas, dermatite, cicatrizes, escoriações da pele ou cloaca. Na inspeção dinâmica, é solicitado ao paciente que faça esforço evacuatório para investigar a presença de descenso perineal ou prolapso retal. É realizada, ainda, a investigação do reflexo anocutâneo, a fim de verificar se, ao estimular a pele próxima ao ânus, há contração do esfíncter anal externo. A resposta diminuída ou ausente sugere lesão neuronal.

Ainda há questionamentos sobre a utilidade clínica dos testes na avaliação dos pacientes com IF. Sabe-se que a história e o exame físico têm capacidade de detectar apenas 11% das causas de IF, enquanto os testes fisiológicos revelaram, pelo menos, uma anormalidade em 55% dos pacientes.

A eletromanometria anorretal (MAR) e a ultrassonografia anorretal (US) são os exames mais úteis na investigação da IF. Outros testes, não amplamente disponíveis e recomendados em pacientes altamente selecionados, incluem a defecografia, a eletromiografia, o teste de latência do nervo pudendo e a ressonância magnética nuclear.

Vale ressaltar que a endoscopia é parte do processo de diagnóstico e tem um valor limitado para a investigação da IF. Porém, ela pode excluir algumas doenças que causam diarreia e produzem muco (proctite, colite, úlcera solitária de reto, adenomas vilosos, tumores etc.).

EXAMES DE FISIOLOGIA ANORRETAL
Eletromanometria anorretal (MAR)

A MAR consiste em um exame capaz de medir as pressões do complexo esfincteriano anal e do reto, no repouso, durante a contração e no esforço evacuatório. Ela avalia a função neuromuscular do reto e do canal anal e fornece uma avaliação objetiva da integridade dos músculos do esfíncter anal externo (EAE) e esfíncter anal interno (EAI), do neurônio motor e da inervação sensorial[1]. Esse tipo de exame é considerado um dos testes básicos da função anorretal e utilizado como primeira linha de investigação na IF, por promover uma avaliação confiável e ser uma técnica reprodutível. Porém, não é capaz de diferenciar entre um defeito de esfíncter anal causado por trauma muscular e outras causas, tais como prejuízo na inervação da musculatura do assoalho pélvico[2]. No entanto, vale ressaltar que alguns pacientes podem desenvolver mecanismos fisiológicos compensatórios para manutenção da continência, caracterizando, assim, um falso-positivo.

Muitas técnicas têm sido desenvolvidas e vários são os equipamentos responsáveis pela realização do exame, cada um com vantagens e desvantagens inerentes. Cada sistema apresenta seus valores de normalidade. Os cateteres utilizados podem ser de diversos tipos: de perfusão de água (abertos ou com manga), de balões e de microtransdutores. A sonda de perfusão de água é, tradicionalmente, a mais utilizada. Outra técnica é realizada com um probe sólido com microtransdutores ou com balões miniaturizados cheios de ar. Recentemente, um novo probe sólido com 12 sensores circunferenciais que provêm uma melhor resolução foi introduzido, e esse sistema se relaciona bem com a MAR convencional. Esse dispositivo utiliza nova tecnologia, que permite a detecção da pressão em um intervalo de 2,5 mm e em cada um dos 12 sensores dispersos radialmente no canal anal. As vantagens são a detecção das mudanças de pressão em um comprimento maior com intervalos menores do reto e do canal anal, aumentando a precisão e a detecção de anormalidades[3]. O exame é realizado com o paciente em decúbito lateral esquerdo com pernas dobradas formando ângulo de 90°, sem preparo intestinal. Concede-se um período de cinco minutos para que o doente se adapte à sonda e se conseguem gravações de linha de base estável antes das medições que serão obtidas. Trata-se de um procedimento indolor, simples e ambulatorial, que pode ser realizado tanto em adultos como em crianças.

A pressão de repouso representa os valores do EAI, e a pressão de contração, os dos valores do EAE. Tem por finalidade, ainda, a medição do comprimento do canal anal, complacência, sensibilidade e capacidade retal em resposta à distensão do balão e avaliação do reflexo retoesfincteriano[4].

As pressões anais em indivíduos normais têm uma grande variação de acordo com sexo e idade: pacientes com valores baixos podem ser continentes e altas pressões não garantem a continência. Pressões de contração são maiores nos homens que nas mulheres e, em idosos, nota-se diminuição dos valores pressóricos.

Pacientes com incontinência têm pressão de repouso e de contração mais baixas (Figura 69.2.1). É importante ressaltar, porém, que essas pressões não se relacionam com a severidade da incontinência nem como preditor de resultado pós-operatório[5]. Algumas características desses pacientes são: alteração no padrão normal de motilidade, observando-se a diminuição da quantidade de ondas lentas e ultralentas, com traçado mais linear e pior capacidade de sustentação da pressão de contração[6]. No entanto, alguns pacientes com IF são encontrados com os valores manométricos dentro da normalidade. Nesses pacientes, uma diminuição na capacidade retal poderia ser a causa da incontinência. Hoffmann et al. (1995)[7] demonstraram que pacientes com *soiling* muitas vezes têm pressões de contração normais, mas pressões de repouso baixas. Outro aspecto importante relatado por Mitrani et al. (1998)[8] foi a diminuição da sensibilidade retal. Embora a distribuição dos limiares de sensibilidade retal tenham sido iguais em homens e mulheres (normal, ≤ 30 mL), os homens com IF idiopática com mais frequência demonstraram limiares de sensibilidade retal superior a 30 mL. Esse achado não foi relacionado para megarreto ou hipotonia retal. Tanto homens quanto mulheres apresentaram má resposta fásica do EAS à distensão retal quando incontinentes fecais.

Tempo de latência do nervo pudendo

O tempo de latência do nervo pudendo (TLNP) oferece a oportunidade de avaliar o dano do nervo para o assoalho pélvico. Ele mede o tempo de um estímulo elétrico do nervo pudendo para o início da resposta elétrica dos músculos do assoalho pélvico. É indicado na suspeita clínica de incontinência neurogênica e no pré-operatório da esfincteroplastia ou reparo esfincteriano – fator preditivo mais importante do sucesso do reparo esfincteriano.

Uma maneira fácil e indolor de realizar esse teste é com o uso do eletrodo de dedo, o qual é montado sobre uma luva e contém um eletrodo na ponta do dedo (Figura 69.2.2), que pode ser colocado dentro do reto sobre o nervo pudendo. Um segundo eletrodo é localizado na base do dedo e registra a resposta anal. A latência prolongada é tomada como evidência de uma neuropatia[9].

Os parâmetros normais da medida do tempo de latência motora terminal do nervo pudendo ainda constituem objeto de debate na literatura. Os valores acima dos quais o tempo de latência motora terminal do nervo pudendo é considerado normal variam de 2,1 milisegundos até 2,5 milisegundos,

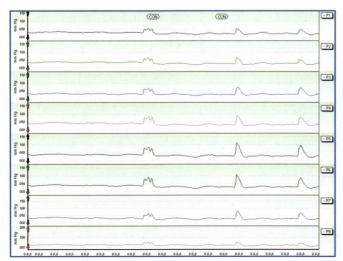

Figura 69.2.1 – Manometria em pacientes com incontinência fecal – pressão de repouso e de contração baixas. PR: pressão de repouso, CON: pressão de contração.

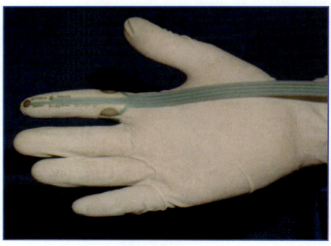

Figura 69.2.2 – Eletrodo de St. Mark's.

sendo considerados diagnóstico de neuropatia do nervo valores superiores a esses[10]. A revisão técnica publicada pela American Gastroenterological Association (1999)[11] não recomenda o teste TLNP na avaliação de pacientes com IF, embora os especialistas sugiram que ele possa facilitar a seleção dos pacientes antes da reparação do esfíncter. A neuropatia do pudendo pode ser secundária ao parto ou ao esforço evacuatório crônico, ao prolapso retal, à úlcera solitária do reto e à síndrome da descida excessiva do períneo.

Eletromiografia anorretal (EMG)

A eletromiografia anorretal (EMG) baseia-se no registro da atividade elétrica das fibras musculares do assoalho pélvico – componente estriado do esfíncter anorretal – e tem sido utilizada nos casos de IF para o mapeamento esfincteriano. Tem a vantagem de poder caracterizar a presença da lesão neurogênica[12]. Salum (2005)[13] sugere esse exame, também, na suspeita de lesão muscular e quando existe dúvida na avaliação ultrassonográfica. Ela pode, além de identificar a lesão esfincteriana, identificar os potenciais de denervação-reinervação característicos da neuropatia e quantificar os potenciais de unidade motora. Ferrara et al. (2001)[14] demonstraram não haver diferenças entre os resultados da EMG realizada em mulheres e homens.

A EMG pode ser realizada utilizando um eletrodo de agulha ou um eletrodo de superfície. Muitos estudos, entretanto, relataram que eletrodos de superfície são preferíveis aos eletrodos de agulha na determinação do tempo de condução motora do EAE[15]. O exame é realizado com avaliações pela EMG em repouso, durante tosse, atividade voluntária e reflexa e esforço evacuatório. Utiliza-se de eletrodos de agulha concêntrica, pouco menor que 0,1 mm de diâmetro, que é introduzida no EAE, e por meio desta é medida a atividade mioelétrica no repouso, contração e esforço evacuatório. A EMG de fibra única é um método quantitativo de avaliação da denervação na incontinência, e fornece avaliação mais detalhada da reinervação (densidade da fibra), especialmente quando a presença de intensa atrofia esfincteriana resulta em escassez de potenciais de unidade motora para serem bem avaliados pela EMG de agulha concêntrica[16].

Trata-se de exame doloroso e pode apresentar resultados falsos se a agulha ou eletrodo não se encontrarem muito bem posicionados. Outra desvantagem desse método é que ele requer considerável experiência do examinador e não é amplamente disponível nos serviços de fisiologia anorretal[17].

EXAMES DE IMAGEM

Defeitos do esfíncter anal são uma importante causa de IF. Inicialmente, o exame digital, a MAR e a EMG são utilizados como abordagem inicial no paciente com IF, no entanto, essas técnicas têm limitações, e são necessários exames de imagem para detecção do defeito esfincteriano.

Defecografia

A defecografia é um método radiológico de estudo da defecação que fornece imagens das alterações morfofuncionais da pelve e do segmento anorretal, durante a evacuação. Dentre as muitas indicações para a realização dessa técnica, a avaliação da IF é uma delas.

A técnica do exame empregada segue, basicamente, os mesmos princípios, mas pode apresentar pequenas diferenças em cada serviço. É instilado enema de bário por via retal (aproximadamente 200 mL), e o paciente é posicionado sobre um assento radiotransparente, da forma mais fisiológica possível. O exame se inicia com o paciente em repouso e, em seguida, solicita-se a ele que faça a contração da musculatura pélvica voluntária, caracterizando a fase de contração, momento em que são visualizados o fechamento do canal anal e a contração do músculo puborretal, caracterizada pela inflexão na parede retal posterior. Por fim, permite-se que o paciente evacue o contraste para registrar as fases de evacuação e pós-evacuação.

Outras variantes técnicas são descritas, como a realização do exame na posição de decúbito lateral esquerdo em vez da sentada; a administração oral de 150 mL de contraste baritado uma hora antes do exame, com o intuito de contrastar alças de intestino delgado sobre a pelve; o preenchimento da cavidade vaginal com contraste iodado associado ou não a cistografia; ou, ainda, a infusão de pequena quantidade de contraste iodado na cavidade peritoneal. Tais variações não ganharam grande aceitação na comunidade médica, sendo utilizadas apenas em casos selecionados[18].

Uma série de parâmetros pode ser avaliada na defecografia, a saber: ângulo anorretal, descenso perineal, comprimento do músculo puborretal, comprimento do canal anal, abertura do canal anal, volume da evacuação, grau de esvaziamento retal. Além disso, pode-se identificar, principalmente no exame dinâmico, a presença de alterações morfológicas da parede retal, tais como intussuscepção, retocele, sigmoidocele ou ausência de relaxamento do músculo puborretal. O tempo decorrido para a eliminação do contraste, o fluxo fecal em relação ao tempo gasto para a evacuação (vazão) e o número de contrações necessárias para a exoneração do conteúdo intestinal também são informações a serem consideradas[18].

A técnica convencional é realizada sob fluoroscopia, com realização de radiografias estáticas e gravação do exame. Mais recentemente, foi introduzida uma variação dessa técnica, a videodefecografia computadorizada. Ela é realizada da mesma forma que o exame convencional, com exceção das radiografias estáticas, que são dispensadas. Sobrado et al. (2005) demonstraram, em estudo com dois grupos de voluntários assintomáticos submetidos à defecografia convencional e videodefecografia computadorizada, que a comparação dos valores dos parâmetros tem forte correlação e sem diferença estatística significativa. Além disso, a exposição à radiação foi significativamente menor no grupo submetido à videodefecografia computadorizada[19].

Usando as imagens obtidas na parte estática e dinâmica do exame, os eixos anal e retal foram avaliados, e o ângulo anorretal, medido em repouso e durante a contração e o esforço evacuatório. Mudança na configuração retal e no ângulo anorretal, bem como qualquer anormalidade, pode ser estudada por meio desse método (Figura 69.2.3). Tem sido demonstrado que o ângulo anorretal está aumentado na denervação do assoalho pélvico, como um sinal de sua fraqueza. O valor da defecografia na IF é demonstrar a presença de intussuscepção retal interna em pacientes com sintomas perineais ou a presença de síndrome de úlcera retal solitária[9]. Outro parâmetro importante a ser avaliado é o grau de esvaziamento retal médio, pois este reflete a capacidade evacuatória, que é um dos principais fatores de satisfação dos pacientes. As perdas involuntárias de contraste durante o exame também devem ser registradas, pois podem ser indicativo da presença e da gravidade da IF.

Rex e Lappas (1992)[20] publicaram um estudo que acompanhou 50 pacientes consecutivos com IF avaliados prospectivamente com MAR, defecografia e outros testes de função anorretal, visando avaliar a utilidade clínica da defecografia. Após a MAR, a defecografia não forneceu informações adicionais sobre a força do esfíncter. Retenção de contraste em grande retocele ou evacuação incompleta na defecografia apresentaram uma excelente relação com a presença de sintomas clínicos de obstrução de saída (presentes concomitantemente com os de incontinência) e indicaram uma etiologia para os sintomas de obstrução. Com isso, a defecografia pode fornecer informações úteis sobre pacientes incontinentes com sintomas de constipação tipo obstrução de saída, mas tem valor pouco aditivo em relação à MAR nesses indivíduos.

A defecografia é um exame minimamente invasivo, seguro e tecnicamente simples. Contudo, há a desvantagem de não demonstrar claramente as estruturas anatômicas envolvidas, é desconfortável, sobretudo para os mais idosos, e expõe o paciente à radiação[21].

Ressonância nuclear magnética

A introdução da ressonância nuclear magnética (RMN) endoanal se deu em meados de 1990. Caracteriza-se por ser um bom exame para visualizar o canal anal, reto baixo e tecidos ao redor da próstata, bexiga e útero, com uma alta resolução espacial e bom contraste para as lesões. Sua capacidade multiplanar e excelente contraste teciduais permitem uma boa visualização da anatomia esfincteriana anorretal nos planos axial, coronal e sagital. Assim, possibilita não somente avaliar os limites do esfíncter, mas também mostrar a estrutura interna do músculo, o que parece ser um pré-requisito para a detecção de atrofia do esfíncter anal externo. Outra vantagem que chama a atenção é a não exposição do paciente à radiação ionizante.

O princípio da RMN é a representação digital da composição química dos vários tipos de tecidos expostos a um campo magnético potente[22]. Nas imagens pesadas em T1, o líquido se apresenta com baixo sinal (hipointenso), o músculo, com sinal intermediário (isointenso), e a gordura, com sinal hiperintenso. O sangue tem um sinal similar ou maior que a gordura nas imagens pesadas em T1. Já nas imagens pesadas em T2, o líquido (por exemplo, a bexiga) apresenta sinal hiperintenso, o músculo permanece isointenso e a gordura terá sua intensidade de sinal diretamente relacionada ao tipo de sequência utilizada.

Pode ser realizado com transdutor de superfície ou com a modalidade *endo-coil*. Ambos os métodos apresentam vantagens e desvantagens, porém, uma nova bobina, *phased array*, deu um impulso para aumentar a resolução espacial. O transdutor de superfície tem uma resolução espacial muito limitada e campos de visão menores. A vantagem das duas outras bobinas é apresentar campo de visão maior e mais preciso. Embora a maior resolução espacial no esfíncter anal seja atingida com a bobina endoluminal, a *phased array*, oferece maior desconforto ao paciente. O tempo total de exame (tempo de sala) dependerá do protocolo de imagem utilizado e, portanto, vai variar entre 20 e 60 minutos.

A anatomia dos esfíncteres anais é composta de várias camadas cilíndricas identificáveis na ressonância magnética (Figuras 69.2.4 e 69.2.5). A camada mais interna (mucosa/submucosa) é evidente na sequência T2 como relativamente

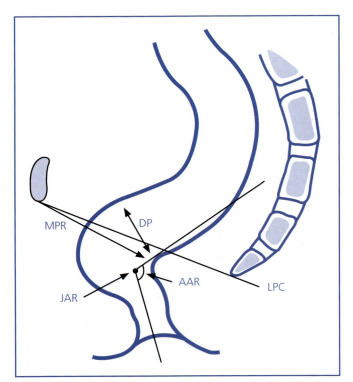

Figura 69.2.3 – Esquema das principais distâncias e ângulos calculados na videodefecografia. Legenda: MPR: músculo puborretal; DP: descenso perineal; JAR: junção anorretal; AAR: ângulo anorretal; LPC: linha pubococcígea.

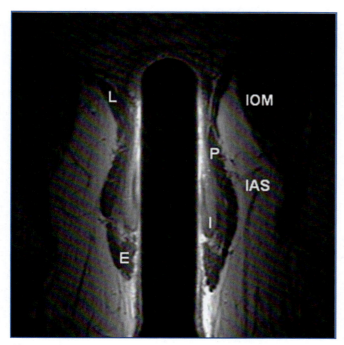

Figura 69.2.4 – Anatomia do canal anal – corte longitudinal pela ressonância magnética em T2: esfíncter anal interno (I), esfíncter anal externo (E), músculo puborretal (P), placa de levantador (L), músculo puborretal (P), placa de levantador (L) e músculo obturador interno (OIM). O esfíncter anal está cercado pelo espaço isquioanal (IAS)[56].

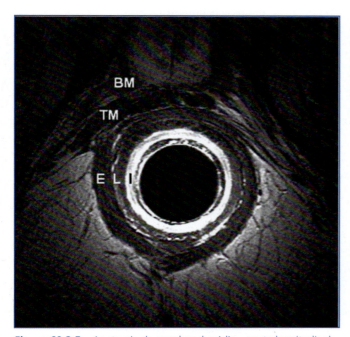

Figura 69.2.5 – Anatomia do canal anal médio – corte longitudinal pela ressonância magnética em T2: multicamadas concêntricas em um homem. Compreende o esfíncter anal interno (I), a camada longitudinal (L) no espaço interesfinctérica e do esfíncter anal externo (E), transverso do períneo (TM) e músculo bulboesponjo (BM)[56].

hiperintenso. A próxima camada é cilíndrica e relativamente hiperintensa, representada pelo músculo liso EAI (mais hiperintenso que mucosa/submucosa), sendo a continuação da camada circular muscular do reto. Externamente ao EAI há uma camada muscular longitudinal relativamente hipointensa (continuação da camada longitudinal da muscular própria retal). Em seguida, o EAE e o músculo puborretal (PR) apresentam-se como uma camada mais externa relativamente hipointensa.

A RMN demonstrou ser precisa para a avaliação da presença de lesões como atrofia do EAE, validada cirúrgica e histologicamente por alguns estudos. Kouraklis e Andromanakos (2004)[23] demonstraram precisão de 90 e 95% para lesões no EAE e acreditam que lesões no EAI são mais bem definidas dependentes da experiência do radiologista e por meio da US.

Na avaliação de pacientes com IF, a RMN pode ser utilizada como uma técnica de imagem primária ou como técnica adicional após US. Na maioria das instituições, essa será a principal modalidade de imagem, pois ela está mais amplamente disponível e, provavelmente, é menos onerosa que a RMN.

Ultrassonografia anorretal

A ultrassonografia anorretal é um exame com inúmeras indicações na coloproctologia e foi a primeira técnica endoluminal introduzida aos estudos de pacientes com IF. Tem a característica de ser um dos exames de maior utilidade na avaliação desses pacientes. Produz imagem detalhada do aparelho esfincteriano, o que permite uma avaliação da espessura e da integridade estrutural esfincteriana. Assim, identifica, localiza e dimensiona defeitos do EAI, do EAE, do PR e diferencia a lesão parcial da completa. Permite, também, realizar a medição em graus do ângulo da lesão pela confluência das linhas tangentes aos cotos musculares lesados em direção ao centro da circunferência, bem como longitudinalmente (proximal, distal, ou comprimento total) (Figura 69.2.6). Permite, ainda, avaliar os resultados pós-operatórios de esfincteroplastias, pois identifica a aposição ou sobreposição dos cotos musculares ou mesmo a persistência de lesão muscular.

Apresenta elevada sensibilidade e especificidade para lesões esfincterianas em pacientes com incontinência e baixa especificidade para diagnosticar IF[24-26]. Weinsten et al. (2009)[25] demonstraram que a prevalência de mais de uma anormalidade anatômica em pacientes com incontinência fecal é grande.

A US é capaz de revelar lesão esfincteriana oculta em 35% das mulheres primíparas, em 85% das mulheres com laceração perineal de terceiro grau e naqueles pacientes que se submeteram a procedimento cirúrgico proctológico. A grande vantagem da detecção das lesões ocultas nos pacientes assintomáticos é poder evitar o dano cumulativo caso haja indicação para outra intervenção cirúrgica, o que os levaria a apresentar sintomas de IF[27].

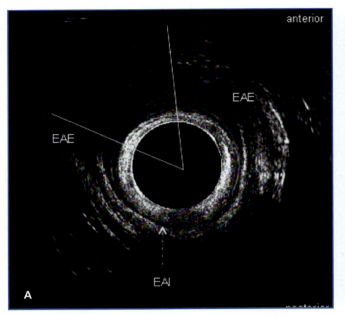 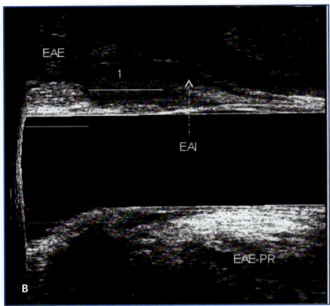

Figura 69.2.6 – Lesão do esfíncter anal externo (EAE) no canal anal médio (CAM): imagem hipoecoica anterior. Presença do esfíncter anal interno (EAI) e músculo puborretal (PR). A) Corte axial: medição em graus do ângulo da lesão. B) Corte longitudinal – medida do comprimento longitudinal (1).

Para estudo ultrassonográfico, Bartram e Frudinger (1999)[28] dividiram o canal anal em três níveis – superior (CAS), médio (CAM) e inferior (CAI). No CAS, o PR é visualizado como uma estrutura hiperecoica em forma de U ou V que fica mais externamente. O esfíncter anal interno – continuação da camada muscular própria do reto – aparece como um anel hipoecoico (escuro) entre o PR e abaixo da submucosa e se estende ao CAM. No canal anal médio, o EAI e o EAE formam um anel completo. O EAE aparece como uma região circular hiperecoica (brilhante) em torno do EAI (hipoecoico). No CAI, apenas o EAE é visualizado como um anel hiperecoico.

Vale ressaltar que a espessura do EAI é ligada positivamente à idade e ao índice de massa corporal, em contraste com a espessura do EAE, que diminui com o aumento da idade. A parte anterior do EAE é menor e mais fina nas mulheres, mantendo uma maior abertura na parede anterior do canal anal quando comparado com o sexo masculino[29].

As lesões são detectadas como uma ruptura no anel muscular e/ou caracterizada pela perda da arquitetura normal, com uma área de textura amorfa que normalmente tem baixa reflexividade (defeito funcional, cicatriz) (Figura 69.2.7). Para confirmar um defeito verdadeiro, ele deve ser visto em dois dos três locais.

A avaliação US do corpo perineal aumenta a sensibilidade de detectar lesões do esfíncter anal externo. Essa medida é realizada por meio da manobra do septo, que consiste na medição da distância entre o dedo do examinador posicionado na parede posterior da vagina e a superfície interna do EAI. Medidas inferiores a 7 mm são suspeitas de lesões esfincterianas[30].

A detecção das lesões esfincterianas pela US – quando comparadas com os achados cirúrgicos e com a histologia do segmento ressecado – apresenta sensibilidade de 95 a 100% e especificidade de 75 a 100%[31]. Os defeitos do EAI tendem a ser identificados de forma mais confiável que os do EAE. No entanto, a interpretação de imagens de EAE é mais subjetiva e operador-dependente, graças às variações anatômicas no EAE e à assimetria normal do músculo. A variabilidade interobservadora pode desempenhar um papel na interpretação das imagens ultrassonográficas[32].

Para a realização do exame de US na investigação de pacientes com IF, o preparo retal com enema de fosfosoda duas horas antes é opcional, segundo alguns autores[22,33,26]. O paciente é examinado em decúbito lateral esquerdo, e o exame é indolor ou pouco doloroso, sendo normalmente bem tolerado pelo paciente, não necessitando de sedação anestésica. Apresenta, ainda, a característica de ser reprodutível, pouco invasivo e não expor os pacientes à radiação. Depois de um exame de toque retal, a sonda de US é introduzida no reto e as imagens em série são obtidas com a retirada lenta da sonda até o canal anal.

Nos últimos dez anos, as aplicações da US anorretal tornaram-se mais estabelecidas, principalmente por causa das melhorias tecnológicas dos endoscópios e transdutores de ultrassom[33]. Podem-se citar vários transdutores já utilizados: transretal linear[34], transperineal[35], linear anorretal[36,37], transvaginal[38], endorretal[39,40]. A frequência das sondas variou de 5 a 10 MHz.

Capítulo 69 – Incontinência Fecal   1051
Capítulo 69.2 – Investigação Diagnóstica

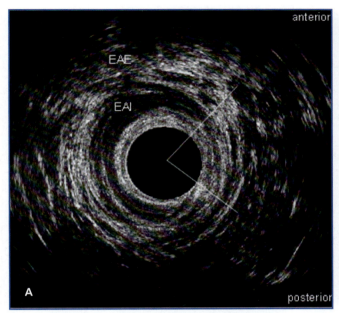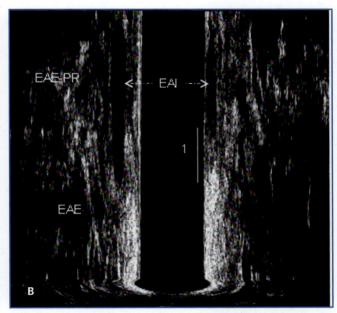

Figura 69.2.7 – Lesão do EAI no canal anal médio – ruptura no anel muscular. A) Corte axial: medição em graus do ângulo da lesão. B) Corte longitudinal: medida do comprimento longitudinal (1).

Mais recentemente, em virtude da limitação para visualização das imagens no plano longitudinal, foi introduzido um transdutor que permite a reconstrução tridimensional das imagens, após serem captadas no modo bidimensional[32,41-45]. A sonda é inserida no reto distal e posicionada, a aquisição das imagens é automática e dura, em média, 60 segundos para obter um conjunto completo de imagens 3D.

A US 3D anorretal identifica claramente o canal anal inteiro em vários planos e demonstra o tamanho e a posição de todas as estruturas anatômicas, mostrando com precisão a configuração do canal anal. Sua vantagem em relação a outros transdutores reside no fato de demonstrar se há lesão muscular e sua extensão, bem como, qual(is) músculo(s) está(ão) envolvido(s) e se a lesão é parcial ou completa (Figura 69.2.8). Ainda há a possibilidade de realizar a medição do ângulo da lesão pela confluência das linhas tangentes aos cotos musculares lesados em direção ao centro da circunferência.

Weinstein et al. (2009)[26] publicaram uma abordagem transperineal com transdutor 3D, apresentando como principal vantagem ser um exame menos invasivo, pois o transdutor não precisa ser inserido no canal anal. E, com isso, reduzem-se os riscos operador-dependente na captura adequada das imagens, aumentando a sensibilidade do exame.

COMENTÁRIOS

Antes do desenvolvimento da US, a EMG foi utilizada na avaliação da integridade do EAE. Contudo, estudos eletromiográficos foram mal tolerados, por causa do desconforto da inserção de agulhas diretamente no músculo. Estudos comparativos entre EMG com US em pacientes com IF mostraram que esse exame pode identificar com precisão os defeitos EAE, sendo melhor tolerado[46,47]. É, em grande parte, por causa desses estudos, que a US substituiu EMG como exame de primeira escolha para identificar defeitos do esfíncter.

A MAR também fornece informações valiosas para orientação objetiva e acompanhamento de resposta aos tratamentos para a IF, como o *biofeedback* e a estimulação do nervo sacral. Madoff (2004)[48] defende o uso de MAR e US anorretal em todo paciente com IF. Em contrapartida, Lee et al. (2002)[4] defendem que a manometria e a US devem ser oferecidas a pacientes com história de trauma anal. A associação desses dois exames pode dar uma caracterização anatomofuncional do canal anal e, assim, levar o médico a tomar uma conduta mais acertada para cada caso.

A US fornece informações sobre a integridade do EAI e do EAE e ajuda na detecção de defeitos esfincterianos com uma precisão de 90 a 100%[49,50]. É, portanto, uma ferramenta muito valiosa para o planejamento cirúrgico e uma técnica eficaz para avaliar os resultados pós-esficteroplastias[51]. Outros autores citam que esse exame é mais preciso e mas bem tolerado que a EMG de agulha[46] ou MAR[52] no mapeamento do EAE. No entanto, a EMG pode detectar alterações funcionais em pacientes incontinentes, nos quais a US não havia evidenciado alterações anatômicas nos esfíncteres anais. Esse fato corrobora que as duas técnicas são complementares e não mutuamente excludentes[53].

A US anorretal e a ressonância magnética nuclear são, provavelmente, equivalentes para definição do esfíncter anal interno. Alguns autores defendem que a RMN é melhor para a visualização do esfíncter externo e da atrofia puborretal e,

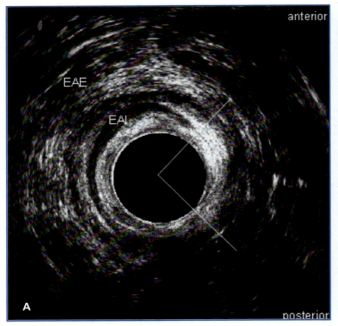 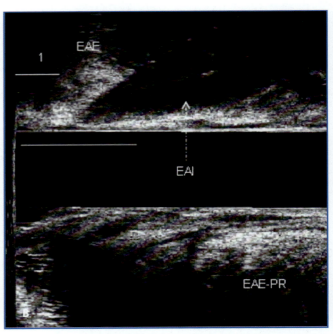

Figura 69.2.8 – Presença de lesão muscular em pacientes com IF e sua extensão, bem como, qual(is) músculo(s) está(ão) envolvido(s) e se a lesão é parcial ou completa. A) Corte axial: lesão do EAI no canal anal médio. B) Corte longitudinal: lesão parcial do EAE no canal anal inferior – medida do comprimento longitudinal (1).

também, do movimento do assoalho pélvico em tempo real, sem radiação exposição. Porém, com a evolução técnica da US e um maior conhecimento das características ultrassonográficas do EAE, tem havido uma melhora na visualização dos limites do músculo e no delineamento do defeitos do EAE.

Conclui-se que ainda não existe consenso quanto à relevância e à utilidade dessas várias modalidades de exames ou o papel delas como parte de um consenso apropriado para IF. Alguns médicos ainda fundamentam seu tratamento na história e no exame físico, embora tenha sido demonstrado que essa limitada avaliação vá confundir a etiologia de incontinência em até 20% de pacientes[54].

REFERÊNCIAS BIBLIOGRÁFICAS

1. Lazarescu A, Turnbull GK, Vanner S. Investigating and treating fecal incontinence: When and How. Can J Gastroenterol 2008;23(4):301-8.
2. Dobben AC et al. Anal inspection and digital rectal examination compared to anorectal physiology tests and endoanal ultrasonography in evaluating fecal incontinence. Int J Colorectal Dis Jul 2007;22(7):783-90.
3. Rao SS. Advances in diagnostic assessment of fecal incontinence and dyssynergic defecation. Clin Gastroenterol Hepatol Nov 2010;8(11):910-9.
4. Lee E. Smith and Garnet J. Blatchford – ASCRS cap. 4 / Azpiroz F, Enck P, Whitehead WE. Anorectal functional testing: review of collective experience. Am J Gastroenterol 2002;97(2):232–40.
5. Siproudhis L, Bellissant E, Pagenault M et al. Fecal incontinence with normal anal canal pressures: where is the pitfall? Am J Gastroenterol 1999;94(6):1556–63.
6. Coy CSR, Avalos RSA. Eletromanometria. In: Regadas FSP, Murad-Regadas SM. Distúrbios Funcionais do Assoalho Pélvico Atlas de Ultra-Sonografia Anorretal Bi e Tridimensional. Rio de Janeiro: Revinter; 2007. p. 203-7.
7. Hoffmann BA, Timmcke AE, Gathright JB Jr et al. Fecal seepage and soiling: a problem of rectal sensation. Dis Colon Rectum 1995;38(7):746-8.
8. Mitrani C, Chun A, Desautels S, Wald A. Anorectal manometric characteristics in men and women with idiopathic fecal incontinence. Journal of Clinical Gastroenterology 1998;26(3):175-8.
9. Cornelius G, Baeten and Han C, Kuijpers RSA. Incontinence. In: Wolff BG, Fleshman J, Beck DE, Pemberton JH, Wexner SD. The ASCRS Textbook of Colon and Rectal Surgery. New York: Springer; 2007. p. 653-64.
10. Leroi AM, Parc Y, Lehur PA et al. Sacral nerve stimulation for fecal incontinence. Results of a multicenter double-blind crossover study. Ann Surg 2005;242:662-9.
11. American Gastroenterological Association. American Gastroenterological Association Medical position statement on anorectal testing techniques. Gastroenterology 1999;116:732-60.
12. Adil E, Bharucha MD. Anorectal disorders. Am J Gastroenterol 2010;105:786-94.
13. Salum M. Eletromanometria anal. In: Regadas FSP, Murad-Regadas SM. Distúrbios Funcionais do Assoalho Pélvico – Atlas de Ultra-sonografia Anorretal Bi e Tridimensional. Rio de Janeiro: Revinter; 2007. p.125-6.

14. Ferrara A, Lujan JH, Cebrian J, Larach SW. Clinical, manometric, and EMG characteristics of patients with fecal incontinence. Tech Coloproctol 2001;5:13-8.
15. Jost WH et al. Surface versus needle electrodes in determination of motor conduction time to the external anal sphincter. International Journal of Colorectal Disease 1994;9(4):197-9.
16. Harbr-Gama A, Jorge JMN. Incontinência Fecal. In: Regadas FSP Murad-Regadas SM. Distúrbios Funcionais do Assoalho Pélvico – Atlas de Ultra-sonografia Anorretal Bi e Tridimensional. Rio de Janeiro: Revinter; 2007. p. 207-15.
17. Rex DK, Lappas JC. Combined anorectal manometry and defecography in 50 consecutive adults with fecal incontinence. Dis Colon Rectum Nov 1992;35(11):1040-5.
18. Jorge JM, Habr-Gama A, Wexner SD. Clinical applications and techniques of cinedefecography. Am J Surg Jul 2001;182(1):93-101.
19. Sobrado CW, Pires CE, Araújo SE, Amaro E, Habr-Gama A, Kiss DR. Computerized videodefecography versus defecography: do we need radiographs? São Paulo Med J May 2005;123(3):105-7. Epub 2005 Jul 8; 2005.
20. Murad-Regadas SM, Regadas FS, Rodrigues LV, Silva FR, Soares FA, Escalante RD. A novel three-dimensional dynamic anorectal ultrasonography technique (echodefecography) to assess obstructed defecation, a comparison with defecography. Surg Endosc 2008;22:974-9.
21. Diamant NE, Kamm MA, Wald A, Whitehead WE. AGA technical review on anorectal testing techniques. Gastroenterology 1999;116:735-60.
22. Kouraklis G, Andromanakos N. Evaluating patients with anorectal incontinence. Surg Today 2004;34:304-12.
23. Tjandra JJ et al. Endoluminal ultrasound is preferable to electromyography in mapping anal sphincteric defects. Dis Colon Rectum 1993;36:689-92.
24. Deen KI, Kumar D, Williams JG, Olliff J, Keighley MRB. The prevalence of anal sphincter defects in faecal incontinence: a prospective endosonic study. Gut 1993;34:685-8.
25. Nielsen MB, Hauge C, Pedersen JF, Christiansen J. Endosonographic evaluation of patients with anal incontinence: findings and influence on surgical management. AJR 1993;160:771-5.
26. Weinstein MM et al. Transperineal 3-dimensional ultrasound imaging for detection of anatomical defects in the anal sphincter complex muscles. Clin Gastroenterol Hepatol Feb 2009;7(2): 205-11.
27. Savoye-Collet C, Koning E, Dacher J. Radiologic evaluation of pelvic floor disorders. Gastroenterol Clin North Am 2008;37:553-6.
28. Bartram CI, Frudinger A. Handbook of anal endosonography. Petersfield: Wrightson Biomedical; 1997.
29. Regadas FS et al. Anal canal anatomy showed by three-dimensional anorectal. Surg Endosc 2007;21:2207-11.
30. Sentovich SM, Blatchford GJ, Rivela LJ, Lin K, Thorson AG, Christensen MA. Diagnosing anal sphincter injury with transanal ultrasound and manometry. Dis Colon Rectum 1997;40:1430-4.
31. Gold DM, Halligan S, Kmiot WA, Bartram CI. Intraobserver and interobserver agreement in anal endosonography. Br J Surg 1999;86:371-5.
32. Saranovic D, Barisic G, Krivokapic Z, D Masulovic D, Djuric-Stefanovic A. Endoanal ultrasound evaluation of anorectal diseases and disorders: Technique, indications, results and limitations. European Journal of Radiology 2007;61:480-9.
33. Adams Dr, Blatchford GJ, Lim KM et al. Use of preoperative ultrasound staging for treatment of rectal cancer. Dis Colon Rectum 1999;42:159-66.
34. Beer-Gabel M, Teshler M, Barzilai N et al. Dynamic trans-perineal ultrasound (DTP-US)- a new method for disgnosis of pelvic floor disorders: techinical details and preliminary results. Dis Colon Rectum 2002;45:239-48.
35. Beer-Gabel M, Teshler M, Schechtman E, Zbar AP. Dynamic transperineal ultrasound vs. defecography in patients with evacuatory difficulty: a pilot study. Int J Colorectal Dis 2004;19:60-7.
36. Drageted J, Gammelgaard J. Endoluminal ultrasonic scanning in the evaluation of rectal cancer: a preliminary report of 13 cases. Gastrointest Radiol 1993;8:367-9.
37. Hildrebant U, Fiefel G. Preoperative staging of rectal cancer by intrarectal ultrasound. Dis Colon Rectum 1985;28:42-6.
38. Piloni V, Spazzafumo L. Evacuation sonography. Tech Coloproctol. Epub Jul 2005;9(2):119-25.
39. Law PJ, Bartram CI. Anal endosonography: technique and normal anatomy. Gastrointest Radiol 1989;14:349-53.
40. Schröder J, Löhnert M, Doniec JM, Dohrmann P. Endoluminal ultrasound diagnosis and operative management of rectal endometriosis. Dis Colon Rectum 1997;40:614-7.
41. Hunerbein M, Pegios W, Rau B, Vogl TJ, Felix R, Schlag PM. Prospective comparison of endorectal ultrasound, three-dimensional endorectal ultrasound and endorectal MRI in the preoperative evaluation of rectal tumors. Preliminary results. Surg Endosc 2000;14:1005-8.
42. Kim JC, Cho YK, Kim SY, Park SK, Lee MG. Comparative study of three-dimensional and conventional endorectal ultrasonography used in rectal cancer staging. Surg Endosc 2002;16:1280-5.
43. Christensen AF et al. Three-dimensional anal endosonography may improve staging of anal cancer compared with two: dimensional endosonography. Dis Colon Rectum 2004;47:341-5.
44. Buchanan GN, Bartram CI, Williams AB, Halligan S, Cohen CR. Value of hydrogen peroxide enhancement of three-dimensional endoanal ultrasound in fistula-in-ano. Dis Colon Rectum 2005;48:141-7.
45. Regadas FSP et al. Anorectal three-dimensional endosonography and anal manometry in assessing anterior rectocele in women: a new pathogenesis concept and the basic surgical principle. Colorectal Dis 2007;9:80-5.
46. Law, PJ, Kamm, MA, Bartram, CI. A comparison between electromyography and anal endosonography in mapping external anal sphincter defects. Dis Colon Rectum 1990;33:370.
47. Law PJ, Kamm MA, Bartram CI. Anal endosonography in the investigation of faecal incontinence. Br J Surg 1991;78:312.
48. Madoff RD. Surgical treatment options for fecal incontinence. Gastroenterology 2004;126(suppl I):S48-54.
49. Felt-Bersma RJ, Klinkenberg-Knol EC, Meuwissen SG. Anorectal function investigations in incontinent and continent patients: differences and discriminatory value. Dis Colon Rectum 1990;33(6):479-85.

50. Enck P, Von Giesen HJ, Schafer A. Comparison of anal sonography with conventional needle electromyography in the evaluation of anal sphincter defects. Am J Gastroenterol 1996;91:2539-43.
51. Sentovich SM, Wong WD, Blatchford GS. Accuracy and reliability of transanal ultrasound for anterior anal sphincter injury. Dis Colon Rectum 1998;41:1000-4.
52. Felt-Bersma RJF, Cuesta MA, Koorevaar M. Anal sphincter repair improves anorectal function and endosonographic image. A prospective clinical study. Dis Colon Rectum 1996;38:878-85.
53. Sultan AH, Kamm MA, Talbot IC, Nicholls RJ, Bartram CI. Anal endosonography for identifying external sphincter defects confirmed histologically. Br J Surg 1994;81:463-5.
54. Keating JP, Stewart PJ, Eyers AA, Warner D, Bokey EL. Are special investigations of value in the management of patients with fecal incontinence? Dis Colon Rectum 1997;40:896-901.
55. Sobrado CW et al. Videodefecografia: aspectos técnicos atuais. Radiol Bras 2004;37(4)283-5.
56. Zbar AP, Souza NM. The anal sphincter. In: Souza NM, editor. Endocavitary MRI of the pelvis. London: Harwood Academic Publishers; 2001. p. 91-109.

INCONTINÊNCIA FECAL

Tratamento Conservador

69.3

Lucia Camara Castro Oliveira

INTRODUÇÃO

Os mecanismos de manutenção da continência humana são multifatoriais e complexos[1,2]. Alterações nesses mecanismos resultam em quadros variáveis de incontinência, sendo essa condição, muitas vezes, de difícil tratamento, merecendo, assim, uma ampla investigação clínica. Em razão de sua complexidade, o tratamento da incontinência tem sofrido modificações ao longo das últimas décadas. Procedimentos cirúrgicos complexos apresentam um alto grau de morbidade, nem sempre proporcionando resultados satisfatórios. Um dos principais fatores de mau prognóstico para os reparos musculares esfincterianos é a associação de neuropatia pudenda e da síndrome de falência do assoalho pélvico[3,4]. A vida contemporânea tem também contribuído com fatores considerados determinantes de resultados subótimos, como a obesidade e a síndrome do intestino irritável[5].

Dessa forma, o tratamento conservador e, principalmente, mais recentemente, o manejo minimamente invasivo, tem possibilitado resultados clínicos satisfatórios com redução de complicações e do custo final.

O sucesso do tratamento do paciente incontinente depende de um conjunto de medidas adotadas desde a primeira consulta. Acreditamos que o estabelecimento de uma ótima relação médico-paciente, gerando confiança, segurança e esperança para o paciente, constitui etapa fundamental para o tratamento. Muitos pacientes convivem com incontinência fecal durante anos, desacreditados de qualquer possível melhora do quadro. A atitude positiva e encorajadora do profissional que lida com pacientes incontinentes permite a maior aderência ao tratamento.

SELEÇÃO DOS PACIENTES

Em uma primeira entrevista, é importante caracterizar o tipo e a gravidade do sintoma. Utilizamos, para isto, as escalas de incontinência e qualidade de vida já validadas na literatura. Consideramos que a incontinência seja leve quando o índice de incontinência, segundo a escala de Jorge e Wexner, for de até 7-8[1]. A utilização da escala de incontinência de St. Mark's inclui um dado a mais, representado pela presença de urgência retal[6]. Os pacientes são submetidos, também, ao instrumento de qualidade de vida adotado pela Sociedade Americana, FIQL (*Fecal Incontinence Quality of Life*)[7] e, a partir dessa avaliação, podemos obter informações importantes sobre o prejuízo para a qualidade de vida. Não raramente recebemos pacientes com quadros de depressão e desânimo decorrentes das mudanças ocorridas no dia a dia em consequência dos episódios de incontinência. Consideramos a incontinência grave quando os episódios de escape são diários, obrigando os pacientes ao uso diário de protetores das vestes e reclusão domiciliar por causa do constrangimento. Em geral, nestes casos, o índice de incontinência está entre 18 e 20. Os pacientes com incontinência grave são encaminhados para uma investigação diagnóstica, porém, iniciamos medidas dietéticas e outras medicações orais, tais como loperamida, lactobacilos e formadores do bolo fecal já na primeira consulta, com o objetivo de constipar o paciente e reduzir os episódios de incontinência. Assim, medidas iniciais clínicas devem sempre ser instituídas, mesmo nos casos mais graves. Embora a avaliação fisiológica nesses casos geralmente demonstre defeitos esfincterianos que necessitam de alguma intervenção cirúrgica, qualquer medida que ao menos reduza a chance de uma incontinência diária é válida. Outra situação interessante em nossa prática diária é a análise do perfil geral do indivíduo incontinente. Alguns fatores de mau prognóstico para os reparos cirúrgicos são apresentados na Tabela 69.3.1. Nesses casos, a adoção de medidas mais conservadoras pode ser a melhor opção. A seleção dos pacientes para o tratamento conservador deve, então, basear-se em uma minuciosa avaliação clínica, associada a alguns métodos de avaliação funcional e de imagem, como a ultrassonografia endoanal. Didaticamente falando, para o perfil do paciente que apresenta como melhor indicação, o tratamento conservador está demonstrado na Tabela 69.3.2.

TABELA 69.3.1 – Fatores de mau prognóstico para o tratamento cirúrgico

Obesidade
Diabetes
Neuropatia, desnervação acentuada do assoalho pélvico como parte da síndrome de falência do assoalho pélvico
Doenças neurológicas
Síndrome do intestino irritável
Colites com quadros recorrentes de diarreia
Doença pulmonar obstrutiva crônica

TABELA 69.3.2 – Perfil do paciente candidato ao tratamento conservador

Índice de incontinência CCFF até 13
Ausência de lesão muscular grave ou defeitos de até 60°
Ausência de episódios de incontinência diários
Pacientes com mais de 80 anos
Pacientes motivados
Pacientes portadores de fatores de mau prognóstico para o reparo cirúrgico: obesidade, doença pulmonar, diabetes, síndrome do intestino irritável

OPÇÕES DE TRATAMENTO

Uma vez determinado que o paciente deve ser inicialmente submetido ao tratamento conservador, as opções hoje disponíveis estão demonstradas na Tabela 69.3.3 e, em seguida, abordaremos cada uma separadamente.

TABELA 69.3.3 – Opções de tratamento conservador para a incontinência anal

Medicações orais
Medidas que promovem o esvaziamento retal
Formadores do bolo fecal
Medicações tópicas perianais
Plug anal
Biofeedback e eletroestimulação anal
Substâncias de preenchimento
Minislings
Neuromodulação
Estimulação do nervo tibial posterior
Radiofrequência

Medicações orais

Devemos, inicialmente, tratar quaisquer doenças que possam estar causando diarreia e, consequentemente, incontinência pelo mecanismo de alteração da consistência das fezes ou aumento do tempo de trânsito intestinal. Os pacientes devem ser submetidos a investigação de intolerância à lactose. A intolerância ao glúten é mais rara e a associação de outros sintomas característicos dessa doença pode auxiliar no estabelecimento do diagnóstico. Independentemente da causa da alteração da consistência das fezes, a maioria dos pacientes pode se beneficiar com medidas dietéticas e/ou medicações constipantes (Tabela 69.3.4).

TABELA 69.3.4 – Medicações orais utilizadas no tratamento da incontinência

Pectina
Loperamida
Codeína
Colestiramida
Dimeticona, brometo de pinavério, brometo de otilônio
Lactobacilos e bifidobactérias
Amiltriptilina
Alosetron

A pectina, encontrada nas frutas, pode ser utilizada como antidiarreico, por ser uma substância adsorvente e protetora da mucosa intestinal. Sua utilização em crianças com diarreia vem contribuindo para a redução da mortalidade em países subdesenvolvidos[8]. Graças a sua ação antidiarreica, pode ser utilizada para o manejo de pacientes incontinentes. Na forma comercial, pode ser encontrada como medicação líquida (Kaomagma®, Kaopectate®).

Pacientes com diarreia idiopática podem ser tratados com medicações opioides, tais como codeína ou loperamida. Os efeitos clínicos da loperamida comparados a placebo foram avaliados por um estudo duplo-cego randomizado em pacientes submetidos a proctocolectomia restauradora[9]. Um aumento de 20% das pressões de repouso foi observado em ambos os grupos, mas as pressões de contração não sofreram mudanças. Clinicamente, houve uma redução dos episódios de incontinência noturna, com menos *soiling* e menor utilização de protetores de roupa. Em outro estudo cruzado duplo-cego, um grupo de crianças foi avaliado quanto aos efeitos da loperamida sobre a consistência das fezes e o número de evacuações, demonstrando melhora na qualidade de vida desses pacientes[10]. Em um estudo duplo-cego cruzado comparando loperamida, codeína e difenoxilato em 30 pacientes com diarreia crônica, demonstrou-se que a loperamida e a codeína são superiores ao difenoxilato para o tratamento da diarreia crônica[11].

Nos casos de alteração do metabolismo dos sais biliares, a adição de colestiramina pode ser eficaz[12]. Uma das situações comuns em que uma alteração do mecanismo dos sais biliares pode cursar com diarreia e incontinência relaciona-se às colecistectomias. Pacientes do sexo feminino com história obstétrica de partos vaginais e colecistectomias prévias podem apresentar incontinência. A simples adição da colestiramida pode melhorar significativamente a qualidade de vida. Nos pacientes portadores de síndrome do intestino irritável, a utilização de medicações que atuam na motilidade intestinal, tais como dimeticona, brometo de pinavério e brometo de otilônio, pode modificar também o quadro inicial, promovendo bem-estar e maior confiança do paciente para as etapas seguintes do tratamento[13].

Alguns dos probióticos mais conhecidos e utilizados, isto é, os lactobacilos e bifidobactérias, equilibram a microbiota intestinal e, assim, atuam diminuindo os episódios de diarreia e, consequentemente, os de incontinência[14].

Os mecanismos de ação dos probióticos são vários. Entre eles, impedem a adesão de bactérias patogênicas, diminuindo a invasão de bactérias na luz intestinal, estimulam a produção de muco pelas células intestinais e, assim, formam uma verdadeira barreira contra essas bactérias patogêncas[15].

O uso da amiltriptilina, um antidepressivo que promove a redução da motilidade intestinal e aumento do tônus anal também tem sido preconizada na dose de 25 mg diários[16]. O papel do antidepressivo, também proporcionando bem-estar ao paciente incontinente, tem justificado sua utilização.

O alosetron, ainda não disponível no Brasil, é um bloqueador dos receptores da serotonina, e atua inibindo a peristalse intestinal. Sua utilização tem sido restrita, por causa do risco de colite isquêmica[17].

Medidas que promovem o esvaziamento retal

O simples esvaziamento da ampola retal pode auxiliar na diminuição dos episódios de escape. Devemos excluir os casos de impactação fecal por meio do toque retal. Nesses casos, o aumento da ingestão hídrica e a adição de medidas tais como utilização de enemas, lavagens retais ou supositórios e programas de reeducação intestinal podem ajudar[18]. Além disso, devem-se proscrever quaisquer medicações que possam propiciar novos episódios de impactação.

Como parte das condutas não cirúrgicas devemos incluir, também, a necessidade de uma boa higiene da região perianal, evitando-se a contaminação das vias urinárias e a formação de feridas e assaduras.

O programa de irrigação retal pode ser uma saída para a manutenção de um reto "limpo". Os pacientes são orientados a introduzir um volume de 500 mL a 1 L de água morna via retal, enquanto estão sentados no toalete, promovendo, assim, um esvaziamento do conteúdo fecal, prevenindo a incontinência. Esse é um método de baixo custo, mas que requer tempo e não proporciona uma solução definitiva para o problema. Outra opção é a utilização de um enema de fosfato ou supositórios de glicerina líquidos.

Formadores do bolo fecal

Um dos mecanismos de manutenção da continência é a consistência das fezes. Uma simples diarreia por libação alimentar gordurosa pode gerar episódios de incontinência, principalmente se o paciente apresentar algum outro fator de risco associado. Pacientes que apresentam distúrbios de motilidade, como a síndrome do intestino irritável, doença diverticular e intolerância alimentar, referem alternância do ritmo intestinal, e, quando, as fezes passam a ter uma consistência mais amolecida ou líquidas, podem apresentar incontinência. Nesses casos, os melhores formadores do bolo fecal são as fibras solúveis, representadas pela pectina das frutas e legumes e pelos produtos comerciais que apresentam goma-guar, já disponíveis em nosso meio (Fiber Mais®, Benefiber®)[19].

Medidas de contenção do conteúdo retal

A utilização de dispositivos que permitam a "oclusão" temporária do ânus tem sido uma tentativa de proporcionar uma proteção para os momentos em que o paciente estará exercendo uma atividade social. Dessa forma, um *plug* ou algum dispositivo de oclusão do ânus, como o Procon device®, podem proporcionar uma proteção adicional ao paciente. O *plug* mais utilizado tem sido o Peristeen®, que consiste em uma esponja em meia-lua presa a um cordão, permitindo o ancoramento dessa esponja no interior do canal anal, evitando, assim, as perdas fecais (Figura 69.3.1)[20]. Não existem trabalhos prospectivos ou comparativos com a utilização do *plug* Peristeen®. A autora tem utilizado esse *plug* para pacientes que encontram-se em programa de reabilitação do assoalho pélvico, principalmente quando os episódios de escape ainda levam a constrangimento e prejuízo da qualidade de vida. Os resultados iniciais foram apresentados durante encontro anual da Sociedade Brasileira de Coloproctologia e demonstraram ser esse dispositivo útil, isento de efeitos colaterais e bastante tolerável pelos pacientes avaliados[21].

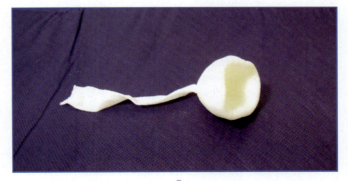

Figura 69.3.1 – *Plug* anal Peristeen® depois de umedecido, demonstrando sua abertura para ancoramento no canal anal.

Medicações tópicas perianais

A utilização de fenilefrina tópica a 10-20% em vaselina foi descrita em 1999 por Carapetti et al.[21], embora ainda não submetida a comparação randomizada, tem sido relacionada ao aumento do tônus esfincteriano. O paciente é instruído a massagear a região perianal com a pomada, contendo a substância.

Em uma revisão sobre o tratamento medicamentoso realizado pelo Cochrane Grupo de Estudos da Incontinência[22], todos os trabalhos randomizados e controlados sobre o uso de drogas para o tratamento da incontinência foram avaliados, tendo sido identificados 11 estudos no total. Entre estes, 3 trabalhos comparavam o uso tópico de fenilefrina *versus* placebo[21-23], e 1 estudo comparava o uso de valproato de sódio *versus* placebo[23]. Os autores utilizaram o valproato de sódio oral comparado ao placebo em 17 pacientes submetidos à anastomose ileoanal. Observaram uma diminuição dos episódios de *soiling* e um aumento das pressões de repouso. Os três primeiros demonstraram um efeito benéfico da fenilefrina sobre as pressões de repouso, principalmente quando utilizada em concentrações iguais ou superiores a 10%.

Biofeedback e eletroestimulação

Apesar das controvérsias existentes e da necessidade de estudos bem desenhados com um maior número de pacientes, o *biofeedback* anal é a principal opção não cirúrgica para o tratamento da incontinência leve a moderada, com resultados satisfatórios em torno de 70% dos casos[24-27].

É um método simples, sem efeitos colaterais, praticamente sem contraindicações, com exceção nos casos de deficiências auditivas e visuais ou indivíduos desmotivados ou portadores de distúrbios cognitivos.

Diferentes séries na literatura têm demonstrado resultados satisfatórios em pacientes incontinentes, sobretudo quando utilizado como forma de um protocolo de medidas incluindo ajustes na dieta, nas medicações utilizadas, entre outros, conforme Tabela 69.3.5.

O mecanismo exato de atuação do *biofeedback* sobre a musculatura do assoalho pélvico é ainda desconhecido. A melhora da incontinência anal nem sempre associa-se a mudanças no gradiente pressórico da musculatura esfincteriana[28]. Entretanto, parece haver uma relação com a mudança da percepção retal e da coordenação da musculatura[29,30]. A insuflação do balão intrarretal produz a sensação de preenchimento retal e o desejo evacuatório. O paciente é treinado para perceber o estímulo dessa distensão retal e deve ser capaz de responder rapidamente com uma contração imediata do esfíncter anal externo, a fim de neutralizar a inibição reflexa (relaxamento) do esfíncter anal interno. Então, o objetivo do treinamento sensorial é o aumento da sensibilização para a presença de fezes no reto e para diminuir atrasos na resposta à sensação de distensão.

TABELA 69.3.5 – Componentes do programa completo de *Biofeedback* anal

Excelente relação médico-paciente
Profissional motivado e que motive o paciente para o sucesso do programa
Lições de anatomia e fisiologia anorretal para o paciente, por meio de linguagem acessível – utilização de desenhos, Escala de Bristol, maquetes e modelos do intestino
Suporte nutricional, medidas dietéticas
Suporte emocional, auxílio do psicólogo e/ou psiquiatra
Estabelecimento de diários de evacuação
Supervisão medicamentosa semanal
Exercícios da musculatura
Biofeedback instrumental com telas de animação em sistemas de manometria e/ou eletromiografia
Exercícios domiciliares com ou sem sistemas portáteis domiciliares

A dificuldade em analisar os resultados das séries da literatura reside no fato de os trabalhos utilizarem diferentes métodos de análise, subgrupos de pacientes não homogêneos e protocolos não padronizados. O número de pacientes avaliados é ainda insuficiente para que conclusões e definições a respeito dos fatores prognósticos e de sucesso dessa técnica possam ser definidos. Estudos prospectivos e randomizados são necessários, além de um seguimento em longo prazo.

A Sociedade Americana de Coloproctologia (ASCRS) organizou um protocolo de tratamento para a incontinência fecal em outubro de 2007[31]. O grupo participante criou um consenso em relação ao tratamento não cirúrgico da incontinência. As recomendações em relação ao *biofeedback* são as seguintes: 1) indicado como primeiro tratamento para pacientes motivados e com algum grau de contração esfincteriana (nível de evidência III, grau de recomendação B); 2) poderá ser considerado como primeira opção para pacientes que não responderam às medidas clínicas e dietéticas iniciais; 3) medidas de suporte referentes aos cuidados alimentares e higiênicos podem aumentar a chance de melhora com o *biofeedback*; 4) poderá ser considerado como opção de tratamento antes de uma reconstrução esfincteriana ou para aqueles que permaneceram incontinentes após o reparo cirúrgico; 5) poderá ser utilizado no período pós-parto em mulheres sintomáticas; 6) os sistemas domiciliares poderão ser utilizados em idosos como alternativa aos programas ambulatoriais.

Em dezembro de 2007, o Instituto Nacional de Saúde dos Estados Unidos (National Institute of Health-NIH)[32] reuniu diferentes especialistas com a finalidade de avaliar estratégias para a prevenção da incontinência fecal e urinária. Entre as várias conclusões obtidas, concluíram que o *biofeedback* e o treinamento do assoalho pélvico são eficazes na prevenção e reversão da incontinência relacionada à história obstétrica após o primeiro ano do parto. Todavia, graças aos diversos fatores expostos anteriormente, acreditam que ainda há dados insuficientes em relação aos benefícios do *biofeedback* para a prevenção da incontinência em longo prazo.

De qualquer forma, parece claro que essa modalidade de tratamento tem um papel importante no tratamento das disfunções do assoalho pélvico e estudos prospectivos futuros poderão esclarecer as controvérsias ainda existentes.

A eletroestimulação tem sido utilizada isoladamente ou em combinação ao *biofeedback*[33,34]. A revisão do grupo Cochrane de incontinência identificou apenas um estudo randomizado com 40 pacientes, no qual sugere-se que a eletroestimulação possa ter um efeito terapêutico, principalmente se associada ao *biofeedback*.

Contudo, por ser um método simples e de baixa morbidade, vem sendo cada vez mais utilizado para o tratamento da incontinência anal.

A experiência da autora com 301 pacientes incontinentes prospectivamente tratados demonstrou resultados satisfatórios em 81 e 64% dos pacientes após o primeiro e o quarto anos de acompanhamento, respectivamente[35].

Nessa série, os fatores de mau prognóstico encontrados foram a coexistência de obesidade, diabetes, síndrome do intestino irritável e doenças neurológicas.

Recentemente, uma comparação randomizada entre o *biofeedback* e exercícios pélvicos em um grupo de 108 pacientes demonstrou melhores resultados com a utilização do *biofeedback*[36].

A Tabela 69.3.6 demonstra as séries mais recentes de *Biofeedback* anal para incontinência na literatura[35-41].

Agentes de preenchimento

Agentes de preenchimento anal surgiram com a finalidade de aumentar a barreira anal e ocluir a passagem do conteúdo fecal, por causa da lesão do esfíncter interno do ânus. Desde o primeiro relato da utilização dessa opção para a incontinência, em 1993[42], várias substâncias de preenchimento têm sido propostas.

A variedade de técnicas e tipos de substâncias tem tornado difícil a comparação entre os resultados e até mesmo a escolha do agente mais eficaz. Atualmente, são descritos cerca de dez agentes de preenchimento (Tabela 69.3.7), e entre as substâncias mais utilizadas destacam-se o silicone (polidimetilpiloxane), o carbono pirolítico e, mais recentemente, o polivinilacetato (acrilato).

TABELA 69.3.7 – Agentes de preenchimento para a incontinência anal

Gordura autóloga
Politetrafluoroetileno (Teflon®)
Colágeno bovino (*bovine glutaraldehyde cross-linked collagen*) (Permacol®)
Partículas de carbono (*carbon-coated zirconium beads*) (Durasphere®)
Silicone (*polydimethylsiloxane elastomer*) (PTQ®)
Ácido hiaulrônico (*dextranomer/nonanimal stabilised hyaluronic acid*) (Nasha®)
Poliacrilamido (*hydrogel cross-linked with polyacrylamide*) (Bulkamid®)
Colágeno porcino (*porcine dermal collagen, and synthetic calcium hydroxylapatite*) (Permacol®)
Polivinilacetato (*polyacrylate polyalcohol copolymer*) (Exantia®)

Uma das grandes vantagens dessa técnica é a possibilidade de ser realizada em caráter ambulatorial, sem necessidade de anestesia geral ou sedação, sendo de fácil aplicação e com baixo potencial de complicações. O preenchimento perianal foi idealizado para o tratamento da incontinência associada às lesões isoladas do músculo esfíncter interno, como, por exemplo, após esfincterotomia.

TABELA 69.3.6 – Resultados do *biofeedback* para o tratamento da incontinência

Autor	Ano	Pacientes (n)	Média idade (anos)	Média follow-up (meses)	Grupo-controle	Sistema BF	Melhora clínica (%)
Oliveira LCC[35]	2010	301	68 (23-85)	36	Não	Balão	81
Heyman[36]	2009	108	59,6	3	Não	EMG	76
Glia et al.[37]	1998	26	61	21 (12-46)	Não	NR	53,7
Pager et al.[38]	2002	83	-	42	Não	NR	75
Fernandez-Fraga et al.[39]	2003	126	17-82	6	Não	Balão	84
Naimy et al.[40]	2007	49	36	-	Não	EMG	NR
Sun et al.[41]	2008	126	-	24	Não	EMG	98

Acreditava-se que o preenchimento do local do defeito muscular corrigiria a incontinência por aumento da pressão basal de repouso. Embora o aumento do tônus de repouso tenha sido utilizado como explicação para o mecanismo de ação desses agentes, diferentes trabalhos utilizando-se manometria anorretal antes e após a injeção dos agentes não conseguiram demonstrar uma correlação estatisticamente significante.

Nossa experiência com 35 pacientes submetidos à injeção de silicone para o tratamento da incontinência anal revelou um parâmetro manométrico importante para o entendimento de seu mecanismo de ação: o índice de assimetria esfincteriana foi um dos únicos fatores relacionados à melhora clínica dos pacientes[43,44]. O índice médio de incontinência entre os 35 pacientes estudados apresentou uma mudança significativa depois do tratamento, o mesmo ocorrendo em relação ao instrumento de qualidade de vida. Observou-se, também, uma correlação significativa entre a melhora do índice de incontinência e os domínios constrangimento e comportamento do instrumento de qualidade de vida. O seguimento clínico dos primeiros pacientes submetidos ao tratamento, no final de 2003 e início de 2004, tem demonstrado a manutenção dos bons resultados iniciais, configurando atualmente um seguimento de mais de seis anos e encorajando a utilização do silicone para novos pacientes. Maeda et al.[45], demonstrou os efeitos em longo prazo da injeção do silicone em seis pacientes incontinentes. Embora aos 61 meses de seguimento um paciente tenha sido submetido à colostomia por causa da persistência da incontinência, os demais pacientes apresentaram melhora significativa da qualidade de vida, avaliada por meio do instrumento SF 36. A melhora dos índices de incontinência e qualidade de vida também foi observada por Tjandra et al.[46] na maior série publicada, incluindo 82 pacientes submetidos à injeção do silicone.

Diferentes estudos têm demonstrado que o silicone apresenta menor potencial para migração quando comparado a outros agentes de preenchimento[47,48]. Uma das razões é o tamanho de suas partículas, cujo diâmetro médio é de cerca de 200 micra. Estudos *in vivo* em animais demonstraram que o gel carreador é excretado pela via urinária após um período de três dias, deixando a parte não absorvível do silicone no local injetado, formando-se, assim, uma reação de corpo estranho, em que os macrófagos dos tecidos vizinhos terminam por englobar as partículas, formando um granuloma e permitindo a visualização adequada do silicone dois a três meses após a injeção, pela ultrassonografia[47,48].

Dessa forma, realizamos a avaliação ultrassonográfica do canal anal cerca de três meses após a injeção nos 35 pacientes, quando a localização dos sítios de injeção é confirmada (Figura 69.3.2).

A utilização de colágeno como agente de preenchimento, em uma recente série de 73 incontinentes com seguimento médio de um ano, demonstrou resultados clínicos satisfatórios, principalmente em pacientes com mais de 60 anos e com incontinência idiopática[49]. Ao comparar o silicone ao cológeno, observa-se que o último apresenta duas grandes desvantagens: necessidade de teste cutâneo antes de sua aplicação e repetição das injeções após um período de 12 a 30 meses, já que a substância parece sofrer degradação após esse período.

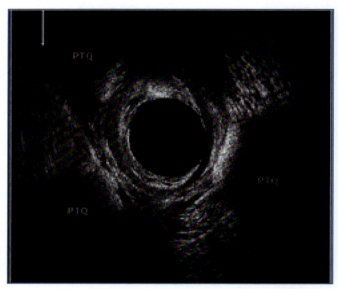

Figura 69.3.2 – Aspecto ultrassonográfico após três meses de injeção do agente de preenchimento PTQ.

Partículas de carbono pirolítico também vêm sendo utilizadas como agente de preenchimento[50,51]. Entre as desvantagens desse agente, destacam-se o tamanho das partículas e maior resistência encontrada para sua aplicação, que geralmente é realizada na submucosa, ao longo do canal anal. A primeira série da literatura foi relatada por Davis et al.[51] em 2003. Dezoito pacientes incontinentes foram submetidos a injeções submucosas de carbono pirolítico e seguidos por um período de 28 meses. Os autores observaram melhora clínica em 15 pacientes, traduzida, principalmente, pelas alterações no índice de incontinência e qualidade de vida. Em uma comparação entre o silicone e o carbono pirolítico para o tratamento da incontinência anal em 40 pacientes, Tjandra et al.[52] demonstraram melhores resultados com a utilização do silicone. Em pacientes incontinentes após hemorroidectomia, Chan et al.[53] relataram melhora clínica significativa após a injeção do silicone. Nos sete pacientes avaliados, os autores observaram, inclusive, aumento significativo da pressão de repouso após o tratamento. Apesar de a maioria dos trabalhos relacionarem a melhora clínica ao aumento do tônus de repouso, nem todos os estudos publicados puderam demonstrar tal correlação por meio da manometria[54,55]. A correção entre a assimetria esfincteriana e o aumento do comprimento do canal anal funcional foram considerados os principais mecanismos relacionados à melhora clínica dos nossos pacientes[44]. A complexidade dos mecanismos que mantêm a continência anal provavelmente vêm contribuindo para as dificuldades encontradas para demonstrar o mecanismo de ação dos agentes de preenchimento.

Na escolha do agente de preenchimento, devemos levar em consideração o tamanho das partículas. Sabemos que partículas maiores do que 80 micra podem evitar a migração. As substâncias devem também ser biocompatíveis e não alergênicas. O silicone é apresentado na forma de uma pasta mantida em ampolas de 2,5 mL, necessitando de pistola especial para sua aplicação transesfincteriana (Figuras 69.3.3).

Já o carbono pirolítico é comercializado em seringas contendo de 1 a 3 mL da substância, injetada na submucosa com o auxílio de um anuscópio acima da linha pectínea, conforme figura abaixo (Figuras 69.3.4 e 69.3.5).

Uma nova substância de preenchimento vem sendo utilizada para o tratamento da incontinência urinária e encontra-se em avaliação para a incontinência anal[56]. O composto é constituído de um polímetro de polivinil alcohol, o polivinilacetato. As partículas são amorfas, flexíveis e com um tamanho de 320 micra, promovendo uma boa fixação aos tecidos. É disponibilizada em seringas de 1 mL (Figura 69.3.6) e preconiza-se a injeção submucosa sob anuscopia (Figura 69.3.7) ou guiada pelo toque retal (Figura 69.3.8).

Os resultados preliminares de um estudo multicêntrico utilizando o acrilato como agente de preenchimento vêm demonstrando baixa incidência de dor local, infecção e rejeição do material. Entre os 15 pacientes submetidos ao tratamento, 70% apresentaram melhora clínica, com importante redução dos episódios de incontinência[57].

Embora uma recente revisão do grupo Cochrane[58] tenha concluído que os resultados obtidos nos trabalhos avaliados sejam insuficientes para que recomendações sobre a eficácia do método seja comprovada, todos os trabalhos demonstraram que o método é seguro e de simples execução.

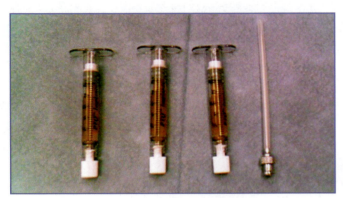

Figura 69.3.3 – Seringas com 2,5 mL de silicone (PTQ®).

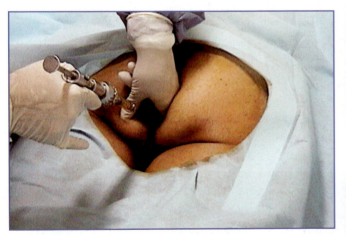

Figura 69.3.4 – Injeção de silicone (PTQ®) guiada pelo toque retal.

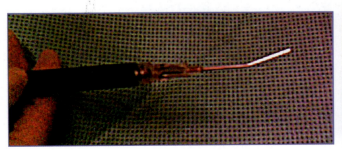

Figura 69.3.5 – Seringa com carbono pirolítico (Durasphere®).

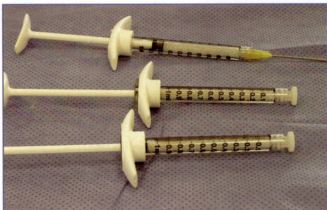

Figura 69.3.6 – Seringas com polivinilacetato para injeção submucosa.

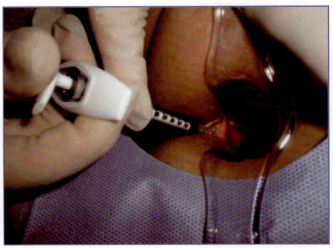

Figura 69.3.7 – Injeção submucosa sob anuscopia do polivinilacetato.

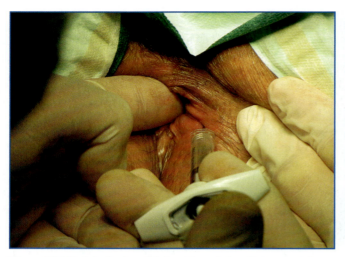

Figura 69.3.8 – Injeção do polivinilacetato guiada pelo toque retal.

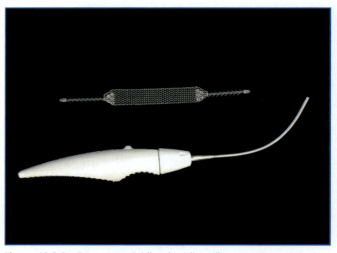

Figura 69.3.9 – Trocater e *minisling* de polipropileno para incontinência anal.

A possibilidade de oferecer essa nova modalidade de tratamento minimamente invasiva para o tratamento da incontinência anal vem possibilitando o tratamento de pacientes com incontinência leve a moderada, porém com importante prejuízo para sua qualidade de vida. Os agentes de preenchimento tem demonstrado segurança e eficácia, melhorando significativamente a qualidade de vida dos pacientes tratados. Futuramente, estudos prospectivos e randomizados, assim como estudos incluindo um maior número de pacientes, poderão selecionar o agente ideal para o tratamento da incontinência anal.

Minislings para incontinência

A utilização de telas ou *slings* para o tratamento das diferentes distopias genitais e para a incontinência urinária vem sendo realizada pelos uroginecologistas com resultados satisfatórios[59,60]. Em coloproctologia, novas telas de polipropileno monofilamentar (Ophira/Anphis mini sling system-Promedon, Córdoba, Argentina) têm sido propostas para o tratamento da incontinência anal, principalmente em pacientes com grau leve a moderado, na ausência de defeito muscular estrutural ou como complementação a uma esfincteroplastia. O procedimento é simples e realizado com o paciente na posição de canivete ou *Jack-knife* ou na posição proctológica convencional. Quando não há defeito na musculatura, inserimos e colocamos a parte maior da tela no quadrante posterior e, através de duas pequenas incisões laterais, utilizando o instrumento do kit de inserção (Figura 69.3.9), fixamos a porção espiculada na musculatura através de um trocater especial desenvolvido especialmente para o procedimento (Figura 69.3.10).

Quando há um defeito anterior no esfíncter externo do ânus, realiza-se a esfincteroplastia convencional e, em seguida, utilizando a mesma incisão anterior, posicionamos o *minisling* sobre o reparo, fixando as extremidades ao redor do canal anal próximo à rafe coccígea através do trocater do kit (Figura 69.3.11).

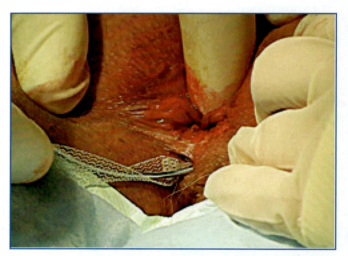

Figura 69.3.10 – Colocação da tela fixada ao trocater através das incisões perianais.

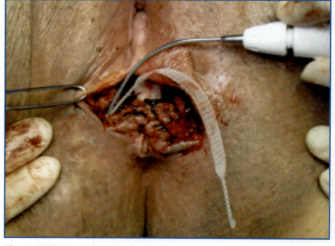

Figura 69.3.11 – Colocação de tela Anphis sobre esfincteroplastia anterior.

Essa nova técnica minimamente invasiva é uma opção recente e com estudo multicêntrico em andamento desde 2009. Acreditamos, portanto, que, diante de uma seleção adequada dos pacientes, poderá ser incluída no leque de opções de tratamento da incontinência anal.

Neuromodulação

A estimulação nervosa sacral ou neuromodulação constitui um dos mais fascinantes métodos minimamente invasivos para o tratamento dos distúrbios do assoalho pélvico, demonstrando significativa melhora da qualidade de vida dos pacientes incontinentes.

Desde o primeiro relato, em 1995, por Matzel[61], a neuromodulação vem sendo utilizada para diferentes indicações, com resultados satisfatórios e surpreendentes.

Apesar de seu mecanismo de ação ser ainda desconhecido, acredita-se que tenha um importante efeito sobre a motilidade e sensibilidade retal. A melhora da incontinência parece estar relacionada a uma melhor coordenação entre os mecanismos sensitivos do reto e a musculatura esfincteriana.

A neuromodulação é realizada em duas etapas básicas: a primeira, também conhecida como estimulação temporária, consiste na estimulação periférica das raízes S2, S3 e S4, a fim de avaliar a integridade dos nervos sacros (Figuras 69.3.12); e a segunda, consistindo do implante permanente do estimulador (Figura 69.3.13).

O objetivo da neuromodulação seria a estimulação dos nervos mistos eferente, aferente e autonômico. Porém, os mecanismos exatos e as razões pelas quais os pacientes incontinentes apresentam melhor controle intestinal permanecem desconhecidos. Entretanto, graças aos resultados altamente promissores, a neuromodulação tem sido indicada para casos de incontinência grave, refratária a outros tratamentos, de origem neurogênica, com musculatura intacta e até mesmo para casos de incontinência associada a lesões musculares e prolapso retal[52-65].

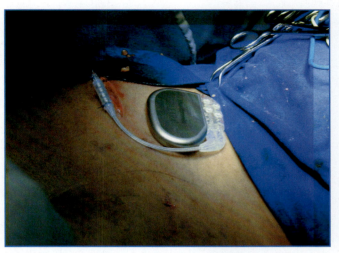

Figura 69.3.13 – Implante definitivo do estimulador sacral.

Fatores associados aos bons resultados na fase da estimulação temporária foram analisados recentemente, e os únicos que representaram fatores preditivos para o sucesso da técnica foram a técnica adequada da estimulação percutânea e a resposta sensorial dos pacientes durante a estimulação[62].

O sucesso das diferentes séries publicadas mundialmente tem expandido as indicações até mesmo para pacientes pediátricos[63].

Apesar dos excelentes resultados publicados nas diferentes séries da literatura, seu elevado custo ainda constitui um dos principais fatores limitantes a sua utilização em nosso meio.

Estimulação do nervo tibial posterior

A estimulação do nervo tibial posterior é uma nova modalidade de tratamento da incontinência leve a moderada, principalmente quando associada à incontinência urinária. Foi, na verdade, introduzida para o tratamento da incontinência urinária, sendo mais recentemente proposta também na área da coloproctologia. É um procedimento simples, ambulatorial, com boa tolerância, devendo ser realizado em sessões semanais com duração de 20 a 30 minutos. As primeiras séries descritas na literatura com 17 e 10 pacientes incontinentes demonstraram uma redução importante dos episódios de incontinência, com sucesso descrito entre 70 e 60%, respectivamente[66,67].

Mais recentemente, uma revisão de oito estudos incluindo 129 pacientes demonstrou resultados satisfatórios com uma variação de 30 a 80% entre eles[68].

Entretanto, serão necessárias evidências baseadas em estudos comparativos e randomizados, para que a indicação dessa modalidade de tratamento venha substituir as opções hoje disponíveis. Porém, representa uma opção extremamente atraente, sobretudo graças ao reduzido custo e baixo índice de complicações.

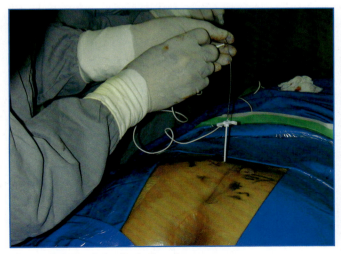

Figura 69.3.12 – Estimulação das raízes sacras.

Radiofrequência

Embora ainda não disponível em nosso meio, principalmente por conta de seu alto custo, a radiofrequência vem demonstrando resultados positivos em pacientes com incontinência leve a moderada. O dispositivo é chamado de SECCA e libera energia térmica durante 90 segundos nos quatro quadrantes do canal anal, em um total de 16 pontos de aplicação. A utilização da radiofrequência para o tratamento da incontinência é uma nova alternativa com poucos estudos publicados na literatura. Entre estes, Takahashi et al.[69] inicialmente relataram a experiência inicial com dez pacientes do sexo feminino, em que, após 12 meses de *follow-up*, uma redução média do grau de incontinência de 13,5 para 5 foi notada, com base em uma escala de 0 a 20.

Os mesmos autores, em dois e cinco anos de *follow-up* das mesmas pacientes, relataram a manutenção da melhora clínica sem evidências de complicações nesse período[70,71]. O mecanismo de ação da radiofrequência é desconhecido, porém, acredita-se que a lesão térmica, pela fibrose secundária produzida, possa contribuir para a oclusão do canal anal.

A incidência de complicações tem restringido sua utilização[72].

Entretanto, um recente trabalho com seguimento de um ano não demonstrou complicações tardias com o método, tendo ocorrido apenas sangramento em três pacientes com resolução espontânea e um paciente que apresentou dificuldade evacuatória[73]. Os autores concluíram, então, ser o método seguro e eficaz, em virtude da redução dos episódios de incontinência.

Assim como a neuromodulação, ainda não é disponível em nosso meio, principalmente por causa de seu alto custo.

CONCLUSÃO

Os distúrbios da continência e defecação, principalmente a incontinência anal, são condições mais frequentemente avaliadas pelo proctologista, com incidência provavelmente subestimada em nosso país. O profissional que hoje atua nesse campo deve buscar todas as opções disponíveis para o tratamento desses pacientes. O objetivo final e primordial do tratamento deve ser a melhora da qualidade de vida. À medida que novas opções minimamente invasivas vêm surgindo, proporcionando uma redução da morbidade e melhora na continência, tratamentos de alta complexidade, como a transposição muscular e a substituição esfincteriana, vêm sendo substituídos e menos utilizados.

A escolha do tratamento deve ser individualizada, iniciando-se com medidas mais simples, sendo possível, porém, associar muitas outras intervenções, que, atuando conjuntamente, poderão finalmente ajudar o paciente incontinente.

O manejo minimamente invasivo da incontinência anal é uma realidade.

REFERÊNCIAS BIBLIOGRÁFICAS

1. Jorge JMN, Wexner SD. Etiology and management of fecal incontinence. Dis Colon Rectum 1993;36:77-97.
2. Oliveira L, Wexner SD. Anal Incontinence. In: Beck DE, Wexner SD, editors. Fundamentals of anorectal surgery. 2nd ed. London: WB Saunders; 1998. p. 115-52.
3. Gilliland R, Altomare DF, Moreira Jr H, Oliveira L, Gilliland JE, Wexner SD. Pudendal neuropathy is predictive of failure following anterior overlapping sphincteroplasty. Dis Colon Rectum 1998;41:1516-22.
4. Nikiteas N, Korsgen S, Kumar D, Keighley MR. Audit of sphincter repair. Factors associated with poor outcome. Dis Colon Rectum 1996;39:1164-70.
5. Greer WJ, Richter HE, Bartolucci AA, Burgio KL. Obesity and pelvic floor disorders: a systematic review. Obstet Gynecol 2008;112:341-9.
6. Maeda Y, Vaizey CJ, Norton C. St. Mark's incontinence score. Dis Colon Rectum 2007;50(12):2252.
7. Rockwood TH, Church J, Fleshman JW, Kane RL, Mavrantonis C, Thorson AG et al. Fecal incontinence quality of life scale: quality of life instrument for patients with fecal incontinence. Dis Colon Rectum 2000;43:9-17.
8. Rabbani GH, Larson CP, Islam R, Saha UR, Kabir A. Green banana-supplemented diet in the home management of acute and prolonged diarrhoea in children: a community-based trial in rural Bangladesh. Trop Med Int Health 2010;15(10):1132-9.
9. Hallgren T, Fasth S, Delbro DS, Nordgren S, Oresland T. Hulten Loperamide improves anal sphincter function and continence after restorative proctocolectomy. Dig Dis Sci 1994;39(12):2612-8.
10. Kekomaki M, Vilkki P, Gordin A, Salo H. Loperamide as a symptomatic treatment in pediatric surgery: a double-blind cross-over study. Z Kinderchir 1981;32(3):237-43.
11. Palmer KR, Corbett CL, Holdsworth CD. Double-blind cross-over study comparing loperamide, codeine and diphenoxylate in the treatment of chronic diarrhea. Gastroenterology 1980;79(6):1272-5.
12. Remes-Troche JM, Ozturk R, Philips C, Stessman M, Rao SS. Cholestyramine: a useful adjunct for the treatment of patients with fecal incontinence. Int J Colorectal Dis 2008;23(2):189-94.
13. Scarpignato C, Pelosini I. Management of irritable bowel syndrome: novel approaches to the pharmacology of gut motility. Can J Gastroenterol 1999;13(Suppl A):50A-65A.
14. Narayan SS, Jalgaonkar S, Shahani S, Kulkarni VN. Probiotics: current trends in the treatment of diarrhoea. Hong Kong Med J 2010;16(3):213-8.
15. Iannitti T, Palmieri B. Therapeutical use of probiotic formulations in clinical practice. Clin Nutr Jun 2010; 29(6):701-25.
16. Santoro GA, Eitan BZ, Pryde A, Bartolo DC. Open study of low-dose amitriptyline in the treatment of patients with idiopathic fecal incontinence. Dis Colon Rectum 2000;43(12):1676-81.
17. Manabe N, Rao AS, Wong BS, Camilleri M. Emerging pharmacologic therapies for irritable bowel syndrome. Curr Gastroenterol Rep 2010;12(5):408-16.
18. Peña A, Guardino K, Tovilla JM, Levitt MA, Rodriguez G, Torres R. Bowel management for fecal incontinence in patients with anorectal malformations. J Pediatr Surg 1998;33(1):133-7.
19. Bliss DZ, Jung HJ, Savik K, Lowry A, LeMoine M, Jensen L et al. Supplementation with dietary fiber improves fecal incontinence. Nurs Res 2001;50(4):203-13.

20. Doherty W. Managing faecal incontinence or leakage: the Peristeen anal plug. Br J Nurs 2004;8;13(21):1293-7.
21. Oliveira L. Utilização do plug anal peristeen em pacientes incontinentes: experiência inicial. Rev Bras Coloproct 2007;22(4):3-4.
22. Carapeti EA, Kamm MA, Phillips RK. Randomized controlled trial of topical phenylephrine in the treatment of faecal incontinence. Br J Surg 2000;87(1):38-42.
23. Carapeti EA, Kamm MA, Nicholls RJ, Phillips RK. Randomized, controlled trial of topical phenylephrine for fecal incontinence in patients after ileoanal pouch construction. Dis Colon Rectum 2000;43(8):1059-63.
24. Kusunoki M, Shoji Y, Ikeuchi H, Yamagata K, Yamamura T, Utsunomiya J. Usefulness of valproate sodium for treatment of incontinence after ileoanal anastomosis. Surgery 1990;107(3):311-5.
25. Tjandra JJ, Dykes SL, Kumar RR, Ellis CN, Gregorcyk SG, Hyman NH et al. Practice parameters for the treatment of fecal incontinence. Standards Practice Task Force of The American Society of Colon and Rectal Surgeons. Dis Colon Rectum 2007;50(10):1497-507.
26. Hayden DM, Weiss EG. Fecal incontinence: etiology, evaluation, and treatment. Clin Colon Rectal Surg 2011 Mar;24(1):64-70.
27. MacLeod JH. Management of anal incontinence by biofeedback. Gastroenterology 1987;93:291-4.
28. Byrne CM, Solomon MJ, Young JM, Rex J, Merlino CL. Biofeedback for fecal incontinence: short-term outcomes of 513 consecutive patients and predictors of successful treatment. Dis Colon Rectum 2007;50(4):417-27.
29. Sangwan YP, Coller JA, Barrett RC, Roberts PL, Murray JJ, Schoetz Jr DJ. Can manometric parameters predict response to biofeedback therapy in fecal incontinence? Dis Colon Rectum 1995;38(10):1021-5.
30. Latimer PR, Campbell D, Kasperski J. A component analysis of Biofeedback in the management of fecal incontinence. Biofeedback Self-regulat 1984;9:311-24.
31. Miner PB, Donelly TC, Read NW. Investigation of the mode of action of biofeedback in the treatment of fecal incontinence. Dig Dis Sci 1990;35:1291-8.
32. Landefeld CS, Bowers BJ, Feld AD, Hartmann KE, Hoffman E, Ingber MJ et al. National Institutes of Health state-of-the-art Conference statement: prevention of fecal and urinary incontinence in adults. Ann Intern Med 2008;148(6):449-58.
33. Pescatori M, Pavesio R, Anastasio G, Daini S. Transanal electrostimulation for fecal incontinence: clinical, psychologic, and manometric prospective study. Dis Colon Rectum 1991;34(7):540-5.
34. Scheuer M, Kuijpers HC, Bleijenberg G. Effect of electrostimulation on sphincter function in neurogenic fecalcontinence. Dis Colon Rectum 1994;37(6):590-3; discussion 593-4.
35. Oliveira LCC, Amora MS. Long term results of biofeedback therapy for anal incontinence: optimal outcomes is related to improvement in quality of life. Dis Colon Rectum 2010;53:538.
36. Heymen S, Scarlett Y, Jones K, Ringel Y, Drossman D, Whitehead WE. Randomized controlled trial shows biofeedback to be superior to pelvic floor exercises for fecal incontinence. Dis Colon Rectum 2009;52(10):1730-7.
37. Glia A, Gylin M, Akerlund JE, Lindfors U, Lindberg G. Biofeedback training in patients with fecal incontinence. Dis Colon Rectum 1998;41:359-64.
38. Pager CK, Solomon MJ, Rex L, Roberta RA. Long-term outcomes of pelvic floor exercises and biofeedback treatment for patients with fecal incontinence. Dis Colon Rectum 2002;45:997-1003.
39. Fernández-Fraga X, Azpiroz F, Aparici A, Casaus M, Malagelada JR.Predictors of response to biofeedback treatment in anal incontinence. Dis Colon Rectum 2003;46(9):1218-25.
40. Naimy N, Lindam AT, Bakka A, Faerden AE, Wiik P, Carlsen E et al. Biofeedback vs. electrostimulation in the treatment of postdelivery anal incontinence: a randomized, clinical trial. Dis Colon Rectum 2007;50(12):2040-6.
41. Sun D, Zhao P, Jia H, Wang D, Zhang W. Results of biofeedback therapy together with electrical stimulation in faecal incontinence with myogenic lesions. Acta Chir Belg 2008; 108(3):313-7.
42. Shafik A. Polytetrafluoroethylene injection for the treatment of partial fecal incontinence. Int Surg 1993;78:159-61.
43. Oliveira L, Jorge JMN, Yusuf S, Habr-Gama A, Kiss D, Cecconelo I. Novos tratamentos para a incontinência anal: injeção de silicone melhora a qualidade de vida em 35 pacientes incontinentes. Rev Bras Coloproct 2007;27(2):167-73.
44. Oliveira LCC, Jorge JMN, Yusuf S, Habr-Gama A, Kiss D, Cecconelo I. Anal incontinence improvement after silicone injection may be related to restoration of sphincter asymmetry. Surg Innov 2009;16(2):155-61.
45. Maeda Y, Vaizey CJ, Kamm MA. Long-term results of perianal silicone injection for faecal incontinence. Colorectal Dis 2007;9(4):357-61.
46. Tjandra JJ, Lim JF, Hiscock R, Rajendra P. Injectable silicone biomaterial for fecal incontinence caused by internal anal sphincter dysfunction is effective. Dis Colon Rectum 2004;47:2138-46.
47. Nijhuis PH, van den Bogaard TE, Daemen MJ, Baeten CG. Perianalinjection of polydimethylsiloxane (Bioplastique implants) paste in the treatment of soiling: pilot study in rats to determine migratory tendencyand locoregional reaction. Dis Colon Rectum 1998;41:624-9.
48. Dewan PA, Byard RW. Histological response to injected Polytef and Bioplastique in a rat model. Br J Urol 1994;73:370-6.
49. Stojkovic SG, Lim M, Burke D, Finan PJ, Sagar PM. Intra-anal collagen injection for the treatment of faecal incontinence. Br J Surg 2006;93(12):1514-8.
50. Davis K, Kumar D, Poloniecki J. Preliminary evaluation of an injectable anal sphincter bulking agent (Durasphere) in the management of faecal incontinence. Aliment Pharmacol Ther 2003;18:237-43.
51. Aigner F, Conrad F, Margreiter R, Oberwalder M. Anal submucosal carbon bead injection for treatment of idiopathic fecal incontinence: a preliminary report. Dis Colon Rectum 2009;52(2):293-8.
52. Tjandra JJ, Chan MK, Yeh HC. Injectable silicone biomaterial (PTQ) is more effective than carbon-coated beads (Durasphere) in treating passive faecal incontinence--a randomized trial. Colorectal Dis 2009;11(4):382-9.

53. Chan MK, Tjandra JJ. Injectable silicone biomaterial (PTQ) to treat fecal incontinence after hemorrhoidectomy. Dis Colon Rectum 2006;49(4):433-9.
54. Malouf AJ, Vaizey CJ, Norton CS, Kamm MA. Internal anal sphincter augmentation for faecal incontinence using injectable silicone biomaterial. Dis Colon Rectum 2001;44:595-600.
55. Kenefick NJ, Vaizey CJ, Malouf AJ, Norton CS, Marshall M, Kamm MA. Injectable silicone biomaterial for faecal incontinence due to internal anal sphincter dysfunction. Gut 2002;51(2):225-8.
56. De Badiola F. Vantris®, a biocompatible, synthetic, non-biodegradable, easy-to-onject bulking substance. Evaluation of local tissular reaction, localized migration and long-distance migration. Archivos Españoles de Urología 2008;61(2):263-8.
57. Rosato G, Piccinini P, Szykula A, Oliveira LCC, Habr-Gama A. Resultados iniciales de la aplicación de material inyectable a base de poliacrilato polialcohol (Exantia) para el tratamiento de la Incontinencia Anal. Rev Bras Coloproct 2010;30(1):44.
58. Maeda Y, Laurberg S, Norton C. Perianal injectable bulking agents as treatment for faecal incontinence in adults. Cochrane Database of Systematic Reviews, Issue 5. Art. No.: CD007959, 2010.
59. Netto OF, Figueirêdo O, Garcia E, Figueirêdo PG. Minisling transobturatório para tratamento cirúrgico da incontinência urinária de esforço. Femina 2004;32(4):293-7.
60. Alinsod R. Recent advances in tape slings for female urinary stress incontinence. Rev Obstet Gynecol 2009;2(1):46-50.
61. Matzel KE, Stadelmaier U, Hohenfellner M, Gall FP. Electrical stimulation of sacral spinal nerves for the treatment of faecal incontinence. Lancet 1995;346:1124-7.
62. Maeda Y, Norton C, Lundby L, Buntzen S, Laurberg S. Predictors of the outcome of percutaneous nerve evaluation for faecal incontinence. Br J Surg 2010;97(7):1096-102.
63. Haddad M, Besson R, Aubert D, Ravasse P, Lemelle J, El Ghoneimi A et al. Sacral neuromodulation in children with urinary and fecal incontinence: a multicenter, open label, randomized, crossover study. J Urol 2010;84(2):696-701.
64. Sharpe A, Read A. Sacral nerve stimulation for the management of faecal incontinence. Br J Nurs 2010;19(7):415-9.
65. Robert-Yap J, Zufferey G, Rosen H, Lechner M, Wunderlich M, Roche B. Sacral nerve modulation in the treatment of fecal incontinence following repair of rectal prolapse. Dis Colon Rectum 2010;53(4):428-31.
66. Shafik A, Ahmed I, El-Sibai O, Mostafa RM. Percutaneous peripheral neuromodulation in the treatment of fecal incontinence. Eur Surg Res 2003;35(2):103-7.
67. Queralto M, Portier G, Cabarrot PH, Bonnaud G, Chotard JP, Nadrigny M et al. Preliminary results of peripheral transcutaneous neuromodulation in the treatment of idiopathic fecal incontinence. Int J Colorectal Dis 2006;21(7):670-2.
68. Findlay JM, Maxwell-Armstrong C. Posterior tibial nerve stimulation and faecal incontinence: a review. Int J Colorectal Dis 2011 Mar;26(3):265-73.
69. Takahashi T, Garcia-Osogobio S, Valdovinos MA, Mass W, Jimenez R, Jauregui LA et al. Radio-frequency energy delivery to the anal canal for the treatment of fecal incontinence. Dis Colon Rectum 2002;45(7):915-22.
70. Takahashi T, Garcia-Osogobio S, Valdovinos MA, Belmonte C, Barreto C, Velasco L. Extended two-year results of radio-frequency energy delivery for the treatment of fecal incontinence (the Secca procedure).Dis Colon Rectum 2003;46(6):711-5.
71. Takahashi-Monroy T, Morales M, Garcia-Osogobio S, Valdovinos MA, Belmonte C, Barreto C et al. SECCA procedure for the treatment of fecal incontinence: results of five-year follow-up. Dis Colon Rectum 2008;51(3):355-9.
72. Kim DW, Yoon HM, Park JS, Kim YH, Kang SB. Radiofrequency energy delivery to the anal canal: is it a promising new approach to the treatment of fecal incontinence? Am J Surg 2009;197(1):14-8.
73. Ruiz D, Pinto RA, Hull TL, Efron JE, Wexner SD. Does the radiofrequency procedure for fecal incontinence improve quality of life and incontinence at 1-year follow-up? Dis Colon Rectum 2010;53(7):1041-6.

INCONTINÊNCIA FECAL

Tratamento Cirúrgico da Incontinência Anal

69.4

José Marcio Neves Jorge
Isaac José Felippe Corrêa Neto

INTRODUÇÃO

A grande maioria dos pacientes com incontinência anal é submetida ao tratamento conservador, que inclui a manipulação dietética e medicamentosa, exercícios pélvicos e *biofeedback*[1]. Essas medidas podem restaurar, ainda que parcialmente, a continência anal em 50 a 70% dos pacientes[2]. No entanto, a escolha do tratamento adequado para a incontinência anal depende de vários fatores, incluindo a gravidade dos sintomas, a presença e do tipo de defeito anatômico esfincteriano e da presença de lesão neurológica.

Dentre as opções cirúrgicas destacam-se: injeção de agentes de preenchimento, radiofrequência, esfincteroplastia ou reparo esfincteriano, neuromodulação sacral, neoesfíncter com músculo grácil, esfíncter anal artificial e colostomia. A operação mais comumente realizada é o reparo esfincteriano, com índices de sucesso em torno de 70%[3,4]. Existe, porém, uma tendência marcante à recaída dos sintomas com o passar de alguns anos[5-7].

Inicialmente, devem-se excluir doenças gastrintestinais, uma vez que o tratamento específico, clínico ou cirúrgico de condições associadas pode melhorar ou solucionar os sintomas da incontinência. Sintomas mais leves de incontinência anal são relativamente comuns em pacientes idosos e, na maioria dos casos, as medidas terapêuticas conservadoras oferecerão bons resultados. Sintomas graves a ponto de requerer tratamento cirúrgico são geralmente decorrentes de lesões anatômicas esfincterianas.

O objetivo do tratamento cirúrgico da incontinência anal é a restauração da função esfincteriana compatível com a vida social normal. Os índices de sucesso variam de 30 a 80%, a depender, fundamentalmente, da extensão do comprometimento esfincteriano[8]. Dentre os fatores que podem influenciar os resultados do tratamento cirúrgico incluem-se a neuropatia bilateral do pudendo, cicatriz excessiva e extensa da região perineal, redução da sensibilidade retal, idade avançada e presença de doenças associadas, como a síndrome do intestino irritável ou a enteropatia diabética[5].

MÉTODOS MINIMAMENTE INVASIVOS
Injeção de agentes de preenchimento

A utilização de agentes de preenchimento para o tratamento da incontinência fecal foi primeiramente descrita em 1993, por Shafik[9]. Inicialmente, o material utilizado por esse autor foi tecido gorduroso autógeno lipoaspirado, mas, em decorrência de complicações, particularmente a embolia gordurosa com evolução para óbito, este método foi abandonado[10,11]. Várias outras substâncias foram utilizadas, tais como colágeno, microbalões e politetrafluoretileno[11]. Mais recentemente, agentes como o silicone, o carbono pirolítico, e o acetato de polivinil vêm sendo utilizados e disponibilizados em nosso meio[11-13].

A injeção local de "agentes de preenchimento" tem sido proposta nos pacientes com incontinência anal associada a lesões isoladas do esfíncter interno, uma vez que a correção isolada desse músculo é procedimento delicado. Portanto, a principal indicação da injeção de agentes de preenchimento é a incontinência anal decorrente de operações orificiais, com ocorrência de sujidade das vestes ou *soiling*. Esse tipo de incontinência anal, denominada "passiva", é caracterizado não pela urgência evacuatória, mas pela persistência de fezes no canal anal após as evacuações.

A injeção de agente de preenchimento foi proposta a partir de experiência inicial por urologistas, com o intuito de corrigir deformidades e/ou aumentar a barreira mecânica esfincteriana uretral[14]. Posteriormente, o método foi aplicado no tratamento da incontinência anal e, embora o aumento da barreira pressórica frequentemente não seja demonstrado após o procedimento, a restauração da simetria do canal anal foi recentemente demonstrada como o provável mecanismo de ação deste procedimento[6,8,15].

A técnica envolve a injeção do material de preenchimento na submucosa ou interface entre a submucosa e o esfíncter, na topografia do defeito esfincteriano e/ou na topografia dos coxins anais (Figura 69.4.1). A aplicação pode ser feita em regime ambulatorial, sob anestesia local e cuidados de assepsia e antibioticoprofilaxia. Os agentes de preenchimento mais utilizados em nosso meio são o silicone, o carbono pirolítico e o polivinil; cada produto apresenta volumes e sistema de aplicação específicos. Geralmente são aplicados 2,5 a 3,0 mL em cada sítio, em geral correspondendo a cada uma das três posições dos coxins anais, anterolateral direita, posterolateral direita e esquerda. Embora a aplicação possa também ser realizada com auxílio do ultrassom endoanal, do ponto de vista prático o toque retal é suficiente para orientar o sítio de injeção, na submucosa ou na interface entre o esfíncter interno do ânus e a submucosa.

Kenefick et al.[16], em 2002, demonstraram melhora dos índices de incontinência em 5 pacientes (83%), após aplicação do silicone, com seguimento médio de 18 meses. Segundo esses autores, após a aplicação, ocorreu melhora dos níveis pressóricos de repouso e contração anal. Tjandra et al.[17] avaliaram em 84 pacientes a eficácia do emprego de silicone como agente de preenchimento, obtendo índice de sucesso, caracterizado pela redução de pelo menos 50% no Índice de Incontinência de Jorge e Wexner[4], em 40 a 69% e melhora nos índices de qualidade de vida global de 93%. Entretanto, existem evidências de que, após três anos, mais de 20% dos pacientes apresentam deterioração moderada da melhora clínica inicialmente alcançada[17].

Em nosso meio, em estudo realizado com 35 pacientes, houve melhora significativa no índice de incontinência anal após três meses da aplicação do silicone, com redução dos valores desse índice de 11,3 para 4,3 ($p < 0,001$)[12]. A experiência com o método é ainda restrita, porém, sobretudo nos pacientes com déficit do esfíncter anal interno, a injeção de silicone parece melhorar significativamente a continência anal e a qualidade de vida.

As principais complicações desse método incluem desconforto perianal, prurido hiperemia transitória, infecção no sítio de aplicação e migração do agente de preenchimento implantado. Outras possíveis complicações incluem aplicação insuficiente ou demasiada, com abaulamento excessivo e eventual extrusão parcial ou total do agente de preenchimento.

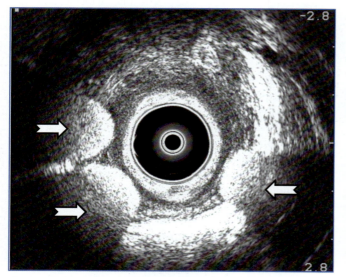

Figura 69.4.1 – Aspecto ultrassonográfico do canal anal evidenciando três sítios de aplicação de agente de preenchimento (setas).

Embora de custo elevado, a injeção ambulatorial de silicone representa uma opção segura e eficaz no tratamento da incontinência anal com disfunção leve ou moderada, principalmente nos casos de defeito isolado do esfíncter interno do ânus. Considerando que muitos pacientes incontinentes são idosos, portadores de comorbidades associadas ou apresentam algum grau de neuropatia associada, este tratamento, sendo menos invasivo, ganha particular importância.

Radiofrequência

A técnica de radiofrequência é baseada no efeito terapêutico da energia com temperatura controlada (por radiofrequência), aplicada por via endoanal, sob anestesia local[18]. Para essa aplicação, utiliza-se anuscópio especial com quatro eletrodos de titânio, o qual, após ser introduzido no canal anal, é conectado a um gerador de radiofrequência (sistema SECCA®) com liberação de energia a 85°C durante 90 segundos nos quatro quadrantes do canal anal, em um total de 16 pontos de aplicação[12,19].

Esse procedimento tem como objetivo potencializar a barreira funcional do complexo esfincteriano anal, promovendo a redução da passagem involuntária de fezes. A premissa é baseada nos efeitos que ocorrem nos tecidos com a lesão térmica por radiofrequência: contração do colágeno, remodelação das fibras musculares e redução da complacência tecidual.

Takahashi et al.[19] utilizaram o método em 10 pacientes com incontinência anal e verificaram, após período médio de seguimento de 12 meses, redução do índice de incontinência de 13,8 para 7,3, com boa resposta em 80% dos pacientes. Esses autores observaram, também, melhora na qualidade de vida, com interrupção da utilização de protetor das vestes pela maioria dos pacientes. Efron et al.[20], em estudo envolvendo 50 pacientes também demonstraram melhora dos parâmetros de qualidade de vida e dos índices de incontinência anal. Além disso, verificaram como principais complicações relacionadas ao método ulceração de mucosa e sangramento anal. Em função dessas e de outras possíveis complicações tardias, inerentes aos efeitos da lesão térmica e contração do colágeno, o método tem sido pouco utilizado atualmente.

MÉTODOS INVASIVOS
Esfincteroplastia

Os reparos esfincterianos ou esfincteroplastias constituem os métodos mais comumente indicados no tratamento da incontinência anal, e devem ser considerados em pacientes com defeitos bem definidos do esfíncter externo do ânus, geralmente causados por lesão obstétrica, traumática ou iatrogênica. A esfincteroplastia é o tratamento de escolha em casos de defeito anterior no esfíncter anal externo, principalmente quando não existe dano neurológico significativo, e as fibras musculares do esfíncter remanescente possuem função contráctil preservada.

O reparo esfincteriano apresenta uma taxa global de sucesso que oscila entre 60 e 70%, e para sua realização são descritas três técnicas.

Aposição

A técnica de aposição ou aproximação direta dos cotos musculares foi descrita em 1882, por Warren[21], para o tratamento de pacientes com laceração do esfíncter anorretal. Outros autores utilizaram essa técnica, mas sem o mesmo sucesso, caindo em desuso[22]. Apesar da atraente simplicidade técnica, o método envolve a mobilização do esfíncter anal externo, ressecção do tecido cicatricial e sutura término-terminal da musculatura. Os fatores implicados ao insucesso desse procedimento incluem a retração muscular decorrente da secção e sutura término-terminal da musculatura e a ausência do efeito de volume devido à exérese do tecido cicatricial.

Plicaturas esfincterianas

A plicatura anterior da musculatura perineal foi inicialmente descrita, em 1940, por Blaisdell[23], e a posterior, modificada por Parks em 1975[24]. Essa técnica, também conhecida como reparo pós-anal, foi proposta especificamente para o tratamento da incontinência de origem idiopática ou neurogênica e em casos de persistência da incontinência após correção de prolapso retal. Tais condições são associadas à denervação do esfíncter anorretal e encurtamento do canal anal, com enfraquecimento esfincteriano, sem, no entanto, haver lesão esfincteriana bem delimitada. A plicatura posterior do músculo puborretal, ao reduzir o ângulo anorretal obtuso, teoricamente restabelece o ângulo anorretal e o comprimento do canal anal. Todavia, estudos falharam em demonstrar a correlação entre evolução satisfatória pós-operatória e redução do ângulo anorretal; além disso, ocorre declínio dos índices de sucesso nos primeiros anos após a operação, o que, provavelmente, está relacionado ao caráter progressivo do processo de denervação.

O paciente é colocado na posição de Jackknife ou de litotomia. Uma incisão em V é realizada posteriormente ao ânus. Realiza-se a dissecção no espaço interesfincteriano até o nível dos músculos elevadores do ânus. Utilizando-se sutura com pontos separados, realiza-se a plicatura dos músculos puborretais da esquerda com os da direita. Depois disso, pode-se proceder, também, à plicatura do esfíncter externo do ânus.

Jamenson et al.[25], em estudo de 36 pacientes com incontinência anal idiopática submetidos ao reparo pós-anal, relataram que apenas 28% dos pacientes sustentaram os bons resultados no pós-operatório. Entretanto, outros estudos demonstram taxas de sucesso entre 31 e 68%[26].

Sobreposição

A esfincteroplastia anterior por sobreposição dos cotos musculares foi descrita por Parks e McParthin, em 1971[27], e modificada posteriormente por Slade[28], sendo, atualmente, a técnica mais utilizada. A técnica envolve o posicionamento do paciente na posição de *jackknife* ou de litotomia. Em seguida, realiza-se incisão curvilínea em arco anterolateral de 180 a 200°. Segue-se a dissecção por planos, até se obter mobilização de 2 a 3 cm lateralmente de esfíncter externo, ou seja, até a gordura perirretal; cranialmente, a dissecção é realizada até o anel anorretal. Neste tempo cirúrgico, a dissecção deve estender-se o suficiente para a aproximação dos cotos e a realização da sutura sem tensão. Dissecções extensas na fossa isquioanal devem ser evitadas, pois podem levar à lesão dos ramos dos nervos pudendos. O tecido cicatricial no local do defeito esfincteriano é seccionado transversalmente, e os cotos musculares dos esfíncteres são superpostos e suturados. Frequentemente, existe adelgaçamento significativo ou mesmo lesão completa do esfíncter anal interno; nestes casos, antes da sutura do esfíncter externo, o imbricamento do esfíncter interno deve ser realizado.

As etapas da esfincteroplastia anterior são demonstradas na Figura 69.4.2.

O índice de sucesso da esfincteroplastia anterior por sobreposição dos cotos musculares oscila na literatura entre 50 e 80% (Tabela 69.4.1), sendo o sucesso inicial alcançado em 76 a 81%, com queda desses índices, após três a cinco anos de

TABELA 69.4.1 – Resultados da esfincteroplastia anterior por sobreposição				
Estudo	Número de pacientes	Seguimento (meses)	Resultado (excelente ou bom %)
Sitzler et al. (1996)[33]	191	120	40
Halverson e Hull (2000)[34]	71	69	25
Malouf et al. (2000)[35]	55	77	49
Osterberg et al. (2000)[36]	20	12	50
Rothbarth et al. (2000)[37]	39	39	62
Morren et al. (2001)[38]	55	40	56
Elton e Stoodley (2002)[39]	20	13	80
Pinta et al. (2003)[40]	39	22	31
Norderval et al. (2005)[41]	71	27	41
Zorcolo et al. (2005)[30]	93	70	55
Barisic et al. (2006)[42]	65	80	48

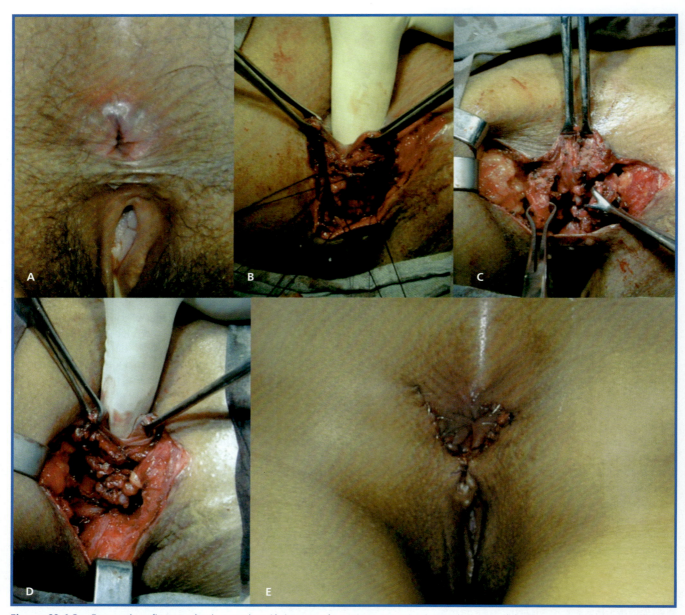

Figura 69.4.2 – Etapas da esfincteroplastia anterior: A) Aspecto do períneo no pré-operatório, com adelgaçamento do corpo perineal e tecido cicatricial. B) Plicatura do esfíncter interno do ânus. C) Identificação dos cotos do esfíncter externo do ânus. D) Sobreposição dos cotos do esfíncter externo do ânus. E) Aspecto final após fechamento da ferida operatória, notando-se aumento do espaço entre os introitos anal e vaginal.

pós-operatório, para 26 a 62%. Esse declínio de eficácia tem sido atribuído a vários fatores, incluindo: degeneração tecidual decorrente da idade, estiramento da cicatriz e a progressiva deterioração do nervo pudendo. Sabe-se que a idade avançada é fator controverso, mas, também, que o tempo de latência do nervo pudendo prolongado bilateralmente tem se mostrado como fator prognóstico de insucesso em pacientes submetidos ao reparo esfincteriano. Gilliland et al.[29] relataram sucesso em 62,7% dos pacientes submetidos à esfincteroplastia, quando ambos os nervos pudendos estavam intactos, e apenas 16,7% quando um ou ambos estavam danificados (p < 0,001). Com relação à idade, um dos argumentos é a queda progressiva dos níveis de estrogênio. Ademais, os índices de sucesso são maiores em casos de incontinência anal secundária a trauma obstétrico, pois, nestes casos, geralmente não há infecção local inicial e o tecido fibrótico cicatricial é menos exuberante.

Apesar da redução progressiva do sucesso com essa técnica na correção da incontinência anal após alguns anos, em recente estudo envolvendo 85 pacientes submetidos à esfincteroplastia anal, foi demonstrado que a melhora na qualidade de vida desses pacientes se mantém mesmo no seguimento de 12 anos[6]. Mevik et al.[3] também relatam sucesso em 68% dos pacientes e uma melhora da continência em 86% em uma média de seguimento pós-operatório de 26 meses. Entretanto, após período de seguimento médio de 86 meses, os índices de sucesso declinam para 53%. Estudos mais recentes apontam índices de sucesso em longo prazo entre 35 e 50%[30,31]. No entanto, a restauração completa da continência dificilmente é obtida, persistindo, em grande parte dos pacientes, grau variável de incontinência para gases, urgência evacuatória e/ou sujidade das vestes.

A principal complicação com as esfincteroplastias é a infecção de ferida operatória, que atinge índices de 13 a 25% dos casos e pode ocasionar retardo de cicatrização, deiscência do reparo muscular e, mais raramente, evoluir para uma fístula retovaginal, sendo a dor e desconforto perineal queixas comumente relatadas no pós-operatório tardio.

Em casos de recorrência ou piora da continência inicialmente obtida com a cirurgia, três fatores devem ser levados em consideração, a fim de se programar conduta futura:
- Condição esfincteriana visualizada pelo ultrassom endoanal: a persistência e o tamanho do defeito esfincteriano relacionam-se a piores índices de incontinência anal.
- Avaliação de escalas de incontinência anal.
- Qualidade de vida: a avaliação de recorrência da incontinência não deve ser feita apenas pela análise de dados manométricos já que, mesmo em pacientes que relatam melhora dos índices de incontinência anal e qualidade de vida, os índices pressóricos nem sempre se alteram significativamente quando comparados entre o pré e pós-operatório.

O aspecto ultrassonográfico após a realização da esfincteroplastia por sobreposição com resultado clínico satisfatório é demonstrado na Figura 69.4.3.

Nestes casos, em que, apesar da integridade do esfíncter comprovada pela ultrassonografia endoanal, persistem graus variáveis de sintomas de incontinência anal, o *biofeedback* é a melhor opção terapêutica. Nesse grupo específico de pacientes, o sucesso do *biofeedback* atinge níveis de 80 a 90%[32]. Diante da evidência de deiscência do reparo, a melhor conduta é repetir a esfincteroplastia, casos em que os índices de sucesso, com melhora clínica e na qualidade de vida, alcançam índices de sucesso tardios de 60%. Em casos refratários, pode-se, ainda, indicar a eletroestimulação sacral ou a implantação do esfíncter anal artificial.

Estimulação sacral

Existe uma escassez de métodos eficazes para tratar a incontinência idiopática ou neurogênica grave, ou seja, dos

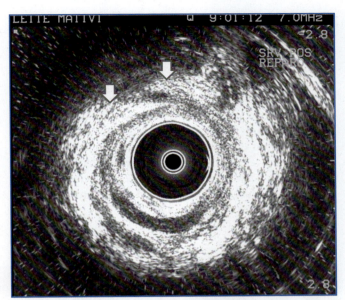

Figura 69.4.3 – Aspecto ultrassonográfico do terço distal do canal anal após esfincteroplastia por sobreposição, demonstrando aspecto da sobreposição dos cotos musculares (setas) do esfíncter externo do ânus.

pacientes com aparelho esfincteriano sem falhas musculares significativas, porém com déficit funcional importante. Tradicionalmente, esses pacientes são tratados com orientações dietéticas, agentes antidiarreicos, antidepressivos e *biofeedback*, mas com baixo índice de sucesso.[33-43] A procura de métodos mais eficazes para esse grupo significativo de pacientes levou ao desenvolvimento da modulação do controle neurológico ou neuromodulação sacral. Esse método foi primeiramente descrito e utilizado para o tratamento da incontinência urinária[43,44]. Matzel et al.[45], em 1995, foram os primeiros a publicar a técnica de estimulação sacral no tratamento da incontinência anal. Portanto, a neuroestimulação sacral representa técnica relativamente recente de abordagem terapêutica para pacientes com incontinência anal.

Nestes 17 anos, o método evoluiu a partir de uma técnica aberta ou incisional para a percutânea, menos invasiva. O método é realizado com o paciente em posição de *Jackknife*, inserindo-se agulha de punção percutânea perpendicularmente ao sacro, com inclinação de 60° com a pele, buscando, como auxílio de radioscopia, o posicionamento do eletrodo ao nível da melhor resposta, que geralmente é obtida ao nível de S3 ou S4. A resposta é avaliada observando-se a intensidade da contração do esfíncter anal e do hálux após estimulações sucessivas. Idealmente, os pacientes devem ser submetidos a período-teste de aproximadamente duas semanas, a fim de verificar a resposta, caracterizada pela redução dos episódios de incontinência. Nesse período, o eletrodo implantado é conectado a dados preestabelecidos, geralmente com intensidade variável de 0,4 a 2,0 volts, frequência de 15 pulsos/segundos e amplitude de 210 microsegundos. A decisão de se progredir da neuroestimulação em regime temporário para tratamento definitivo (implantação do gerador definitivo, intracorpóreo) é tomada com base em anotações diárias realizadas pelo próprio paciente, com a caracterização da melhora clínica da incontinência, com redução em pelo menos 50% dos episódios de perda de fezes. Em segundo tempo cirúrgico, o gerador permanente é então implantado, após a criação de um espaço no tecido subcutâneo do quadrante superior externo da região glútea. O gerador é então conectado ao eletrodo previamente implantado através de conexões no tecido subcutâneo. Os aspectos técnicos e etapas cirúrgicas da neuroestimulação sacral encontram-se demonstrados nas Figuras 69.4.4 e 69.4.5.

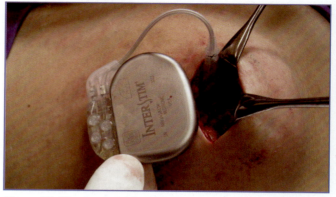

Figura 69.4.5 – Aspectos técnicos de implantação do gerador para estimulação sacral na região glútea esquerda.

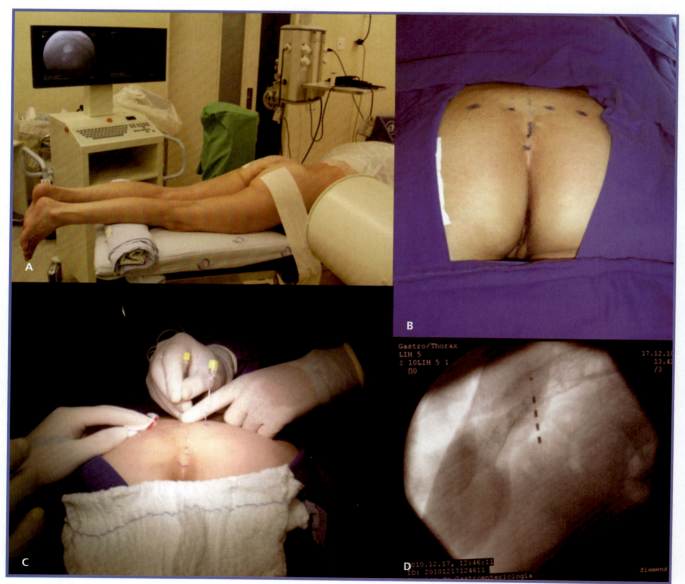

Figura 69.4.4 – Aspectos técnicos de implantação do eletrodo para estimulação sacral: A) Posicionamento do paciente. B) Marcação dos pontos de referência para a punção. C) Punção para introdução do eletrodo estimulador. D) Imagem radioscópica do posicionamento do eletrodo.

O mecanismo exato de funcionamento da neuromodulação sacral ainda é motivo de controvérsia. Entre as hipóteses formuladas para explicar os efeitos benéficos desse método, destacam-se: 1) a neuromodulação das raízes sacrais, levando à melhora da função do esfíncter externo anal por estimulação direta dos neurônios motores do esfíncter, promovendo sua contração e hipertrofia[43,46,47]; 2) a neuromodulação dos reflexos sacrais com redução da motilidade anal e/ou aumento da complacência e sensibilidade retal, resultando em melhora da capacidade do reservatório retal[47]; 3) modificação do trânsito intestinal, principalmente no cólon direito; 4) alteração nas fibras somáticas do esfíncter anal externo e assoalho pélvico, fibras autônomas para o esfíncter anal interno e fibras aferentes sensitivas para o reto e ânus; 5) efeito modulador sobre a via aferente para o sistema nervoso central; 6) estimulação motora direta das fibras alfa sobre os esfíncteres anais.

Os índices de sucesso com esse método oscilam entre 70 e 90%, sendo relatada continência completa em 41 a 75% e melhora da incontinência entre 75 e 100%. Ganio et al.[48], em estudo de 19 pacientes com seguimento de 19,2 meses, relataram redução de 50% dos episódios de incontinência a fezes líquidas, sólidas, em 89,4%, e continência completa, em 73,6%. Malouf et al.[43] verificaram melhora significativa no índice de incontinência de Jorge e Wexner[4], com redução do valor médio de 16, pré-operatório, para 2, após a eletroestimulação (p < 0,001). Esse mesmo autor relata melhora da qualidade de vida em todos os pacientes estudados e seguidos após 16 meses do implante. Navarro et al.[49] também observaram melhora nos índices de incontinência em 67,5% e, além disso, demonstraram, em estudo com 24 pacientes, que após um ano da implantação do estimulador sacral, 75% dos pacientes eram capazes de postergar a defecação quando necessário.

Os resultados mais recentes do Grupo Italiano para Neuromodulação Sacral confirmam os efeitos benéficos da neuromodulação sacral[50]. Comparativamente aos valores basais, a pontuação de Jorge-Wexner para incontinência anal foi significativamente reduzida após a implantação definitiva de 15 para 5 (p < 0,001). Ademais, pelo menos 50% de melhora da continência foi obtida em 74% dos pacientes. Esse mesmo grupo demonstrou que, após o implante da neuromodulação sacral, tanto as pressões de repouso quanto as de contração anal aumentaram significativamente, enquanto o volume máximo tolerável reduziu-se de modo considerável.

Wexner et al.[31], em recente estudo avaliando 120 pacientes com incontinência anal submetidos à neuroestimulação sacral observaram taxa de sucesso baseada na redução dos episódios de incontinência semanal, de 83% aos 12 meses (p < 0,0001), 85% aos dois anos (p < 0,0001) e 87% no terceiro ano (p < 0,0001). Destes, 92% eram do sexo feminino, sendo a causa obstétrica a mais comum (55%). Estes autores ainda demonstraram que a presença de defeito do esfíncter anal interno esteve associada a menores índices de sucesso. Em 13 pacientes (10,8%) houve infecção no local de implante do estimulador, sendo necessário reintervenção cirúrgica em sete casos (5,8%). Nesse estudo, os critérios de exclusão foram: malformação anorretal congênita, cirurgia retal prévia a menos de 12 a 24 meses, defeito no esfíncter anal externo maior que 60°, doença inflamatória intestinal crônica, sequela actínica pélvica, fístula ou abscesso anal, neuropatia periférica significativa, lesão de cauda equina, limitação anatômica e gestação. Os resultados com a estimulação sacral encontram-se demonstrados na Tabelas 69.4.1 e 69.4.2.

Segundo alguns autores, os pacientes com incontinência anal ativa ou com urgência evacuatória são os que apresentam melhores resultados com a eletroestimulação sacral[47].

TABELA 69.4.2 – Comparação entre índice pré e pós-estimulação sacral

Autores	Número de pacientes	Seguimento	Índice de incontinência pré	Índice de incontinência pós
Malouf et al. (2000)[51]	5	16	16	2
Ripetti et al. (2002)[52]	4	24	12,2	9,8
Altomare et al. (2004)[53]	14	14	15	5,5
Jarrett et al. (2004)[54]	59	12	14	6
Rasmusse et al. (2004)[55]	34	6	18	7
Leroi et al. (2005)[56]	34	7	16	9
Ratto et al. (2005)[57]	4	19,5	16,3	4,5

Além disso, a normalidade – mesmo que unilateral – do tempo de latência do nervo pudendo também é fator preditor de resposta à estimulação sacral, de tal modo que, caso haja alteração desse nervo bilateralmente, essa forma de tratamento não deve ser empregada. Além disso, essa opção terapêutica é contraindicada em casos de defeito significativo do esfíncter anal externo.

A incidência de complicações oscila entre 5 e 26%, sendo a dor no local de implante do gerador a complicação mais comum (9-26%), seguida por infecção de pele, geralmente superficial (3-17%).

Comparada às outras duas técnicas de altos custos – esfíncter anal artificial e graciloplastia –, a neuroestimulação sacral apresenta algumas vantagens, incluindo a possibilidade de avaliar a eficácia durante a fase-teste, antes de implantar o sistema definitivo e menor morbidade. Embora as indicações desses métodos possam diferir, a neuromodulação tem recebido crescente aceitação nos serviços especializados em incontinência anal, e novas indicações estão sendo progressivamente incorporadas.

Transposições musculares

As transposições musculares, assim como o esfíncter artificial, constituem métodos de substituição esfincteriana e, portanto, são indicadas quando não existe a possibilidade de restauração da integridade do esfíncter anorretal por meio dos métodos supradescritos. Vários músculos esqueléticos têm sido propostos com esse objetivo, sendo o grácil e o glúteo máximo os que adquiriram maior popularidade. Tais músculos, no entanto, diferentemente do esfíncter anorretal e do assoalho pélvico, não apresentam fibras tipo I em número suficiente para manter a contração contínua em estado de repouso. Assim, os resultados funcionais, por dependerem essencialmente da contração voluntária, são precários. Por isso, as transposições musculares caíram em desuso, só sendo reavivadas com o advento das técnicas de eletroestimulação. Mesmo assim são procedimentos complexos, limitados a poucos centros.

Graciloplastia

Em 1952, Pickrell[58], de forma pioneira, demonstrou a possibilidade de cerclagem do canal anal com a transposição do músculo grácil no tratamento da incontinência anal, empregando a cerclagem do canal anal com a transposição do músculo grácil em criança com incontinência de etiologia neurogênica. A utilização de neuroestimulação do músculo grácil transposto, conhecida como graciloplastia dinâmica, foi popularizada por Baeten em 1995[59]. A estimulação elétrica tem papel crucial, pois como o músculo grácil é composto por fibras musculares rápidas, apresenta contração mantida fugaz, sendo que um dos objetivos de tal estimulação é a transformação dessas fibras de contração rápida (tipo II) em fibras de contração lenta ou mantida (tipo I), as quais compõem cerca de 80% do esfíncter anal externo.

O método é indicado para pacientes com dano esfincteriano grave que impossibilita a esfincteroplastia, trauma grave com lesão esfincteriana em mais de um quadrante da circunferência anal e doenças neurológicas e congênitas, como atresia anal e espinha bífida. Pode ser utilizada, também, para reconstrução anorretal após amputação abdominoperineal de reto. Dessa forma, pacientes com completa destruição do esfíncter anal ou aqueles com uma distância entre os cotos podem ser beneficiados com a graciloplastia. Por outro lado, pacientes portadores de síndrome do intestino irritável, constipados ou que apresentam diarreia crônica, portadores de problemas cardíacos, doenças anais e perianais, doença de Crohn, retite actínica e idosos terão resultados subótimos ou ineficazes. Ainda como contraindicação, incluem-se o uso de marca-passo e portadores de deficiência motora de membros superiores que limitam a movimentação dos braços[60].

A cirurgia é realizada com o paciente em posição perineolitotomia, e a técnica envolve a mobilização do músculo grácil, com posterior secção de seu tendão distal localizado na tuberosidade tibial. Em seguida, duas incisões curvilíneas a 1,5 cm da borda anal, sendo uma anterior e outra posteriormente, são realizadas, de modo a permitir que o músculo envolva todo o canal anal por meio de uma volta em forma das letras gama, épsilon ou alfa, a depender da configuração anatômica do paciente. Os eletrodos são posicionados no músculo e conectados ao neuroestimulador, que é implantado na parede abdominal inferior. Um dos pontos críticos dessa cirurgia é recobrir o tendão muscular adequadamente abaixo da incisão e garantir a adequada vascularização que advém da porção proximal do músculo, pois uma das complicações mais temida é a deiscência do reparo. O mecanismo de ação é explicado pelo incremento pressórico da barreira anal pela melhor contração esfincteriana, ao acionar o neuroestimulador; ao contrário, ao desativar o neuroestimulador, o músculo relaxa e a defecação ocorre.

Os índices de sucesso da neuromodulação sacral oscilam entre 35 e 85% (Tabela 69.4.3). Massimo et al.[61], em estudo de 36 pacientes operados entre os anos de 1986 e 2003, demonstraram taxa de falha terapêutica de 25%, mas verificaram que o número de evacuações por dia decresceu em todos os pacientes. Wexner et al.[62], em estudo multicêntrico visando observar a eficácia da graciloplastia dinâmica em longo prazo, avaliaram 115 pacientes, dos quais 27 possuíam ostomia previamente ao tratamento. Considerou-se sucesso terapêutico uma redução maior que 50% na frequência de episódios de incontinência. Nesse estudo, 62% dos pacientes sem ostomia melhoraram com o tratamento em 12 meses, resultado que se manteve por 16 e 24 meses, respectivamente, em 55% e 56%. Entre os pacientes portadores de ostomia, houve sucesso no tratamento de 37% em 12 meses, o qual aumentou para 62% e 43% em 18 e 24 meses, respectivamente, refletindo o número de pacientes nos quais foram realizadas reconstruções do trânsito intestinal.

A mortalidade oscila entre 0 e 13%, e a taxa de morbidade pode alcançar 50% dos casos, sendo representada, principalmente, pela infecção de pele e subcutâneo (28%). Outras complicações incluem falhas técnicas relacionadas ao neuroestimulador, impactação fecal (4%), dor e parestesia de membros inferiores.

TABELA 69.4.3 – Resultados cirúrgicos da graciloplastia

Autores	Número de pacientes	Resultados (% continentes)
Rouanet et al. (1999)[63]	9	56
Baeten et al. (2000)[64]	72	63
Rullier et al. (2000)[65]	12	58
Bresler et al. (2002)[66]	24	79
Rosen et al. (2002)[67]	35	66
Wexner et al. (2002)[68]	115	62
Rongen et al. (2003)[69]	200	72
Koch et al. (2004)[70]	28	35
Thornton et al. (2004)[71]	38	60
Ho e Seow (2005)[72]	17	82

Gluteoplastia

Esta técnica foi inicialmente descrita em 1902, por Chetwood[73]. As indicações são as mesmas da graciloplastia, e a técnica envolve uma incisão bilateral na região anal, estendendo-se até a tuberosidade do ísquio. Nesse ponto, o músculo deve ser desinserido e, então, mobilizado lateralmente e dividido em duas porções. Duas incisões são realizadas na fossa isquioanal bilateralmente, e procede-se à dissecção anterior e posterior do ânus. Subsequentemente, as porções inferiores do músculo glúteo à direita e à esquerda são suturadas no bordo anal inferior, e as superiores, cranialmente. A transposição desse músculo é facilitada pela proximidade com o canal anal e com sua inervação, além de sua maior robustez e do fato de dispensar a necessidade de incisões nas coxas

Fleshner et al., em extensa revisão de literatura[74], demonstram um índice de sucesso de 60%, continência parcial, em 36%, e falha completa, em 4% dos pacientes analisados. A transposição muscular dos glúteos, no entanto, foi pouco utilizada e, apesar do entusiasmo inicial por parte de alguns autores, em geral os índices de sucesso com este método não superam aqueles verificados no caso da graciloplastia[75].

Esfíncter anal artificial

Trata-se do primeiro modelo de esfíncter anal artificial (EAA), descrito inicialmente em 1987 por Christiansen e Lorentzen[76], para o tratamento da incontinência anal grave de natureza traumática, neurogênica ou congênita, nas quais não existe a possibilidade de restauração do aparelho esfincteriano, por causa do extenso comprometimento anatômico[5,8,11,77].

O EAA é uma prótese de silicone sólido, modificada a partir de um modelo análogo utilizado para tratamento da incontinência urinária. É composta de três partes interligadas: 1) *cuff*, ou cinta reguladora inflável, implantado ao redor do ânus; 2) balão reservatório controlador de pressão, implantado no espaço pré-vesical; 3) bomba controladora que permite ativação e desativação do sistema, implantada no grande lábio ou escroto (Figura 69.4.6). O sistema é preenchido por líquido; quando ativado o sistema, o *cuff* é distendido, e o ânus, ocluído; para defecar, o paciente comprime a bomba, o fluído é direcionado do *cuff* para o balão e, assim, abre-se o canal anal para que possa ocorrer a evacuação. Após a evacuação, o fluído retorna automaticamente do balão para o *cuff*, para novamente ocluir o canal anal.

O esquema demonstrando o controle a partir da compressão da bomba reguladora pelo paciente, promovendo o esvaziamento do *cuff* e abertura do canal anal durante a evacuação, é demonstrado na Figura 69.4.7.

A seleção adequada de pacientes para o procedimento é crucial. Dentre as contraindicações ao método, destacam-se: deficiência mental que impossibilite a compreensão do procedimento; presença de fibrose excessiva na área do implante; distúrbios afetando a destreza manual ou motivação; esclerose múltipla; pacientes com história prévia de reação alérgica à solução de contraste; diarreia ou constipação intestinal; doença inflamatória intestinal; estenose anal; radioterapia pélvica; capacidade retal máxima menor que 150 mL; gravidez; sexo anal receptivo e síndrome do intestino irritável como a causa de incontinência fecal. As retoceles anterior, intussuscepção retal e procidência retal devem ser corrigidas antes de se implantar a prótese[8,77,78].

O paciente deve ser posicionado em litotomia, e a técnica de implantação envolve dois sítios de incisão: perineal e ab-

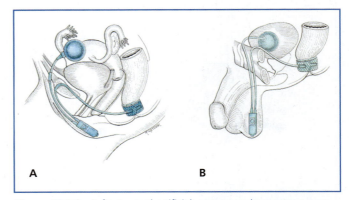

Figura 69.4.6 – Esfíncter anal artificial: esquemas demonstram a posição dos três componentes da prótese: cinta oclusiva ou *cuff*, balão reservatório e bomba oclusiva, na mulher e no homem, figuras A e B, respectivamente.

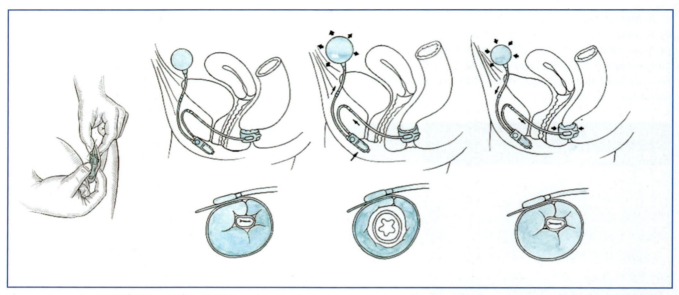

Figura 69.4.7 – Esquema demonstrando o controle do funcionamento do esfíncter anal artificial a partir da compressão da bomba reguladora pelo paciente, o que promove o esvaziamento do *cuff* e a abertura do canal anal durante a evacuação.

dominal. O acesso perineal consiste de duas incisões laterais (ou somente uma transversal anterior) ao ânus, seguidas de dissecção romba ao redor do canal anal, a fim de criar um túnel para a implantação do *cuff* (Figura 69.4.8). A incisão abdominal, transversa em região suprapúbica, é utilizada para implantar o balão reservatório, e a bomba reguladora após dissecção e tunelização subcutânea. O aspecto final após o implante do EAA pode ser verificado na Figura 69.4.9.

Com o objetivo de minimizar os riscos de extrusão da prótese, o *cuff* deve ser implantado na porção mais alta ou profunda do canal anal, ao nível do anel anorretal. A Figura 69.4.10 mostra a implantação da cinta oclusiva, ou *cuff*, ao redor do ânus.

A confecção de colostomia protetora em pacientes a serem submetidos à implantação do esfíncter anal artificial, embora preconizada por alguns autores em pacientes com *diabetes mellitus* e corticodependentes, não parece influir nos resultados pós-operatórios e não é realizada atualmente[77]. O preparo intestinal, entretanto, deve ser completo, associado ao uso de antibiótico em "regime terapêutico", e a manutenção da próte-

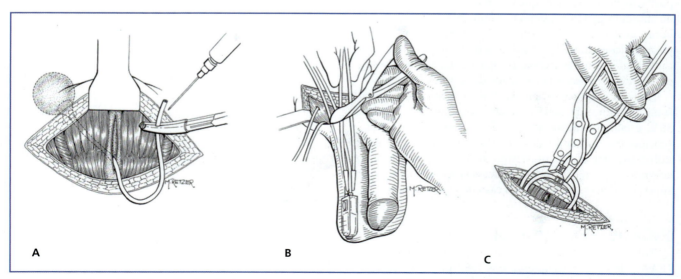

Figura 69.4.8 – Etapas da implantação do esfíncter anal artificial. A) Implantação do balão reservatório no espaço pré-vesical. B) Implantação da bomba regulatória na bolsa escrotal. C) Conexão dos tubos interligando os três componentes.

se, desativada por período de 6 a 8 semanas, até a cicatrização completa da ferida perineal.

Segundo Michot et al.[77], 78,9% de seus pacientes tornaram-se continentes para fezes líquidas, 100% para fezes sólidas e 63,1% para flatos em um seguimento de 37 pacientes, demonstrando, assim, uma falha terapêutica em torno de 12%. Wong et al.[79] publicaram um estudo multicêntrico prospectivo no qual 12 pacientes receberam o implante do esfíncter artificial. Houve evolução satisfatória em 75% dos pacientes, em período médio de seguimento de 58 meses. Lehur et al.[80] utilizaram a técnica em 14 pacientes, com 64% de sucesso em seguimento de 20 meses.

Em nosso meio, Jorge et al.[81] relatou os resultados clínicos e funcionais em dez pacientes submetidos à implantação da prótese. Os valores médios dos índices de incontinência anal e de qualidade de vida foram de 18,3 ± 1,9 e 56,0 ± 17,8 no pré-operatório, e 5,1 ± 4,0 e 77,2 ± 26,7 no pós-operatório, respectivamente (p < 0,05). Dessa forma, o estudo concluiu que o procedimento levou à melhora significativa do índice de incontinência, restaurando, na maioria dos pacientes, a continência a fezes líquidas e sólidas, reduzindo o uso de protetor das vestes. Não ocorreu, porém, melhora significativa da incontinência a gases.

As principais complicações são: infecção (4,2 a 25%), extrusão da prótese (21%), dor, ulceração e constipação intestinal, a qual, segundo Melenhorst et al.[82], ocorreu em 39% dos pacientes, mas que em todos houve melhora com medidas clínicas. Além disso, em estudo envolvendo 112 pacientes, ao final de um ano apenas 75 (67%) ainda permaneciam com a prótese. A causa mais comum que demanda retirada da prótese é a infecção, que deve ser realizada em torno de 50% dos casos, em cinco anos de seguimento.

Wexner et al.[83], em recente publicação sobre os resultados de 50 pacientes submetidos à implantação do EAA, com período de seguimento de nove anos, encontraram índice de complicações infecciosas em 23 pacientes (41,2%), sendo que em 18 casos (78,2%) estas foram precoces. Estes autores observaram que, com o maior período de seguimento, ocorre redução do índice de complicações infecciosas, porém aumenta o índice complicações mecânicas da prótese, que

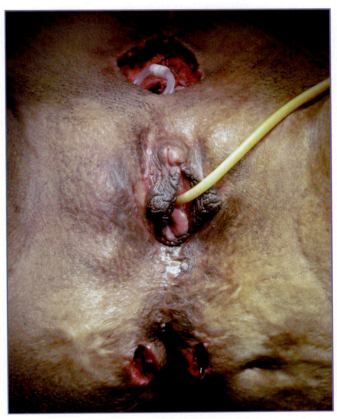

Figura 69.4.9 – Fotografia demonstrando, no final da implantação do esfíncter anal artificial, as incisões perianais e suprapúbica.

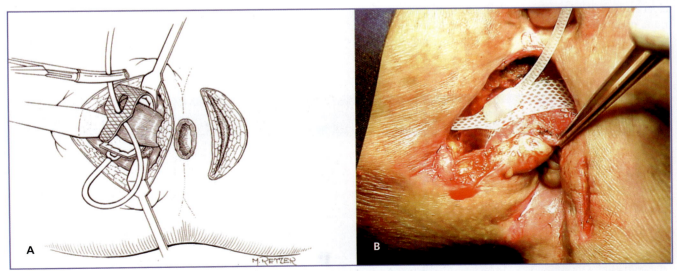

Figura 69.4.10 – Esquema (A) e registro fotográfico (B) da implantação da cinta oclusiva, ou *cuff*, após tunelização perianal.

podem demandar troca parcial ou total do sistema. Além disso, o tempo entre a implantação da prótese e a primeira evacuação e história prévia de sepse perineal são fatores de risco independentes para infecção precoce da prótese.

As alterações dos índices de incontinência anal pré e pós-implante do esfíncter anal artificial encontram-se demonstradas na Tabela 69.4.4.

Colostomia

Indicação de exceção, a derivação fecal pode ser uma boa opção terapêutica em pacientes com incontinência grave e sem perspectiva de tratamento pelos métodos anteriormente descritos. Neste grupo frequentemente incluem-se pacientes idosos, acamados e portadores de lesão medular. Apesar de ser método mórbido e última opção, aproximadamente 84% dos pacientes que foram submetidos à derivação fecal, relatam que adotariam novamente se necessário.[5]

CONSIDERAÇÕES FINAIS

O tratamento cirúrgico da incontinência anal deve ser individualizado e capaz de proporcionar a melhora na qualidade de vida, sendo que as diferentes técnicas cirúrgicas devem ser escolhidas com base na história clínica e na avaliação funcional e anatômica da musculatura esfincteriana. A esfincteroplastia ainda é a opção cirúrgica mais comumente indicada e deve ser a primeira opção cirúrgica, se possível, anatômica e fisiologicamente. Em casos mais graves, sem lesão anatômica reparável, a neuroestimulação sacral é, provavelmente, a melhor opção terapêutica. Diante do insucesso com esse método, o esfíncter anal artificial e a graciloplastia constituem alternativas válidas à colostomia definitiva. O esfíncter anal artificial representa método menos complexo, de menor custo e mais eficaz, quando comparado à transposição do músculo grácil. Todavia, em casos de destruição perineal extensa, com fibrose perineal excessiva ou configuração em cloaca, a graciloplastia é o método de substituição esfincteriana preferido.

REFERÊNCIAS BIBLIOGRÁFICAS

1. Tan EK, Jacovides M, Khullar V, Teoh TG, Fernando RJ, Tekkis PP. A cost-effectiveness analysis of delayed sphincteroplasty for anal sphincter injury. Colorectal Disease 2008;10:653-62.
2. Dorcaratto D, Vilalta MM, Parés D. Indicacion actual, técnica quirúrgica y resultados de la reparación anterior esfincteriana en el tratamiento de la incontinencia fecal. Cirurgía Española 2010;87(5):273-81.
3. Mevik K, Norderval S, Kileng H, Johansen M, Vonen B. Long-term resuLts after anterior sphincteroplasty for anal incontinence. Scandinavian Journal of Surgery 2009;98:234-8.
4. Jorge JMN, Wexner SD. Etiology and management of anal incontinence. Dis Colon Rectum 1993;36:77-97.
5. Tan JJY, Chan M, Tjandra JJ. Evolving therapy for fecal incontinence. Dis Colon Rectum 2007;50:1950-67.
6. Grey BR, Sheldon RR, Telford KJ, Kiff ES. Anterior anal sphincter repair can be of long term benefit: a 12-year case cohort from a single surgeon. BMC Surgery 2007;7:1.
7. Galandiuk S, Roth LA, Greene QJ. Anal incontinence-sphincter ani repair: indications, techniques, outcome. Langenbecks Arch Surg 2009;394:425-33.
8. Habr-Gama A, Jorge JMN. O esfíncter anal artificial no tratamento da incontinência grave: descrição de técnica e resultados preliminares. Rev Bras Coloproct 2000;20(4):217-22.
9. Shafik A. Polytetrafluroethylene injection for the treatment of partial fecal incontinence. Int Surg 1993;78:159-61.
10. Davis K, Kumar D, Poloniecki J. Preliminary evaluation of an injectable anal sphincter bulking agent (Durasphere) in the management of faecal incontinence. Aliment Pharmacol Ther 2003;18:237-43.
11. Paterson HM, Bartolo DCC. Surgery for faecal incontinence. Scottish Medical Journal 2010;55(3):39-42.
12. Oliveira LCC. Fisiologia anorretal. Rio de Janeiro: Rubio; 2010.
13. Oberwalder M, Dinnewitzer A, Baig MK, Nogueras JJ, Weiss EG, Efron J et al. Do internal anal sphincter defects decrease the success rate of anal sphincter repair? Tech Coloproctol 2006;10:94-97.
14. Monga AK, Robinson D, Stanton SL. Periurethral collagen injections for genuine stress incontinence: a 2-year follow-up. Br J Urol 1995;76:156-60.

TABELA 69.4.4 – Comparação entre índice pré e pós-implante de esfíncter anal artificial com nível de significância

Autores	Nº de pacientes	Seguimento	Índice pré	Índice pós	P
Lehur et al. (1998)[84]	13	30	17	4,5	< 0,001
Vaizey et al. (1998)[85]	6	10	19,5	4,5	0,001
Altomare et al. (2001)[86]	28	19	14,9	2,6	< 0,001
Devesa et al. (2002)[87]	53	26,5	17	4	0,001
Ortiz et al. (2002)[88]	22	28	18	4	< 0,001
O'Brien et al. (2004)[89]	14	6	19	4,8	0,002

15. Oliveira L, Jorge JMN, Yusuf SAI, Habr-Gama A, Kiss D, Cecconelo I. Novos tratamentos para a incontinência anal: injeção de silicone melhora a qualidade de vida em 35 pacientes incontinentes. Rev Bras Coloproct 2007;27(2):167-73.
16. Kenefick NJ, Vaizey CJ, Malouf AJ, Norton CS, Marshall M, Kamm MA. Injectable silicone biomaterialfor faecal incontinence due to internal anal sphincter dysfunction. Gut 2002;51:225-8.
17. Tjandra JJ, Lim JF, Hiscock R, Rajendra P. Injectable silicone biomaterial for fecal incontinence caused by internal anal sphincter dysfunction is effective. Dis Colon Rectum 2004;47:2138-46.
18. Bobadilla J, Belmonte C, Edelstein PS, Utley DS. Radio-frequency energy delivery to the anal canal for the treatment of fecal incontinence. Dis Colon Rectum 2002;45(7):915-22.
19. Takahashi T, Garcia-Osogobio S, Valdovinos MA, Belmonte C, Barreto C, Velasco L. Extended two-year results of radio-frequency energy delivery for the treatment of fecal incontinence (the Secca procedure). Dis Colon Rectum 2003;46(6):711-5.
20. Efron JE, Corman ML, Fleshman J. Safety and effectiveness of temperature-controlled radio-frequency energy delivery to the anal canal (Secca procedure) for the treatment of fecal incontinence. Dis Colon Rectum 2003;46:1606-16.
21. Warren JC. A new method of operation for the relief of rupture of the perineum through the sphincter and rectum. Ann Gynecol Soc 1882;7:322-30.
22. Arnaud A, Sarles JC, Sielzneff I, Orsoni P, Joly A. Sphincter repair without overlapping for faecal incontinence. Dis Colon Rectum 1991;34:744-7.
23. Blaisdell PC. Repair of the incontinent sphincter ani. Surg Gynecol Obstet 1940;70:692-7.
24. Parks AG. Anorectal incontinence. J R Soc Med 1975;68:81-690.
25. Jameson JS, Speakman CT, Darzi A, Chia YW, Henry MM. Audit of postanal repair in the treatment of fecal incontinence. Dis Colon Rectum 1994;37(4):369-72.
26. Abbas SM, Bissett IP, Neill ME, Parry BR. Long-term outcome of postanal repair in the treatment of faecal incontinence. ANZ J Surg 2005;75:783-6.
27. Parks AG, McPartlin JF. Later repair of injuries of the anal sphincter. Proc R Soc Med 1971;64:1187-9.
28. Slade MS, Goldberg SM, Schattler JL, Balcos EG, Christenson CE. Sphincteroplasty for acquired anal incontinence. Dis Colon Rectum 1977;20:33-5.
29. Gilliand R, Altomare DF, Oliveira L, Gilliand JE, Wexner SD.Pudendal neuropathy is predictive of failure following anterior overlapping sphincteroplasty. Dis Colon Rectum 1998;41(12):1516-22.
30. Zorcolo L, Covotta L, Bartolo DC. Outcome of anterior aphincter repair for obstetric injury:comparison of early and late results. Dis Colon Rectum 2005;48:524-31.
31. Wexner SD, Coller JA, Devroede G, Hull T, McCallum R, Chan M et al. sacral nerve stimulation for fecal incontinence. Annals of Surgery 2010;251(3):441-9.
32. Jensen LL, Lowry AC. Biofeedback improves outcome after sphincteroplasty. Dis Colon Rectum 1997;40:197–200.
33. Sitzler PJ, Thompson JP. Overlap repair of damaged anal sphincter. A single surgeon_s series. Dis Colon Rectum 1996;39:1356-60.
34. Halverson AL, Hull TL. Long-term outcome of overlapping anal sphincter repair. Dis Colon Rectum 2000;45:345-8.
35. Malouf AJ, Norton CS, Engel AF, Nicholls RJ, Kamm MA. Long-term results of overlapping anterior analsphincter repair for obstetric trauma. Lancet 2000;355:260-5.
36. Osterberg A, Edebol Eeg-Olofsson K, Graf W. Results of surgical treatment for faecal incontinence. Br J Surg 2000;87:1546-52.
37. Rothbarth J, Bemelman WA, Meijerink WJ, Buyze-Westerweel ME, van Dijk JG, Delemarre JB. Long-term results of anterior anal sphincter repair for fecal incontinence due to obstetric injury. Dig Surg 2000;17:390-4.
38. Morren GL, Hallbook O, Nystrom PO, Baeten CG, Sjodahl R. Audit of anal-sphincter repair. Colorectal Dis 2001;3:17-22.
39. Elton C, Stoodley BJ. Anterior anal sphincter repair: results in a district general hospital. Ann R Coll Surg Engl 2002;84:321-4.
40. 40. Pinta T, Kylanpaa-Back ML, Salmi T, Jarvinen HJ, Luukkonen P. Delayed sphincter repair for obstetric ruptures: analysis of failure. Colorectal Dis 2003;5:73-8.
41. Norderval S, Oian P, Revhaug A, Vonen B. Anal incontinence after obstetric sphincter tears: outcome of anatomic primary repairs. Dis Colon Rectum 2005;48:1055-61.
42. Barisic GI, Krivokapic ZV, Markovic VA, Popovic MA. Outcome of overlapping anal sphincter repair after 3 months and after amean of 80 months. Int J Colorectal Dis 2006;21:52-6.
43. Malouf AJ, Vaizey CJ, Nicholls RJ, MChir, Kamm MA. Permanent Sacral Nerve Stimulation for Fecal Incontinence. Annal of Surgery 2000;232(1):143-8.
44. Jarret ME, Mowatt G, Glazener CM, Nicholls RJ, Grant AM, Kamm MA. Systematic review of sacral nerve stimulation for fecal incontinence and constipation. Br J Surg 2004;91(12):1559-69.
45. Matzel KE, Stadelmaier U, Hohenffellner M, Gall FP. Electrical stimulation for the treatment of faaecal incontinence. Lancet 1995;3466:1124-7.
46. Vaizey CJ, Kamm M, Turner IC, Nicholls RJ, Woloszko J. Effects of short term sacral nerve stimulation on anal and rectal function in patients with anal incontinence. Gut 1999;44:407-12.
47. Brill SA, Margolin DA. Sacral nerve stimulation for the treatment of fecal incontinence. Clinics in Colon and Rectal Surgery 2005;18(1):38-41.
48. Ganio E, Luc AR, Clerico G, Trompetto M. Sacral nerve stimulation for treatment of fecal incontinence: a novel approach for intractable fecal incontinence. Dis Colon Rectum 2001;44:619-31.
49. Navarro JM, Sebastián AA, Vicente FP, Romero AMS, Legaz JP, Paz PS et al. Sacral root neuromodulation as treatment for fecal incontinence: preliminary results. Rev Esp Enferm Dig 2007;99(11):636-42.
50. Altamore DF, Ratto C, Ganio E, Lolli P, Masin A, Villani RD. Long-term outcome of sacral nerve stimulation for fecal incontinence. Dis Colon Rectum 2009;52(1):11-7.
51. Malouf AJ, Vaizey CJ, Nicholls RJ, Kamm MA. Permanent sacral nerve stimulation for fecal incontinence. Ann Surg 2000;232:143-8.
52. Ripetti V, Caputo D, Ausania F, Esposito E, Bruni R, Arullani A. Sacral nerve neuromodulation improves physical, psychological and social quality of life in patients with fecal incontinence. Tech Coloproctol 2002;6:147-52.
53. Altomare DF, Rinaldi M, Petrolino M, et al. Permanent sacral nerve modulation for fecal incontinence and associated urinary disturbances. Int J Colorectal Dis 2004;19:203-9.

54. Jarrett ME, Varma JS, Duthie GS, Nicholls RJ, Kamm MA. Sacral nerve stimulation for faecal incontinence in the UK. Br J Surg 2004;91:755-61.
55. Rasmussen OO, Buntzen S, Sorensen M, Laurberg S, Christiansen J. Sacral nerve stimulation in fecal incontinence. Dis Colon Rectum 2004;47:1158-63.
56. Leroi AM, Parc Y, Lehur PA et al. Efficacy of sacral nerve stimulation for fecal incontinence: results of a multicenter double-blind crossover study. Ann Surg 2005;242:662-9.
57. Ratto C, Grillo E, Parello A, Petrolino M, Costamagna G, Doglietto GB. Sacral neuromodulation in treatment of fecal incontinence following anterior resection and chemoradiation for rectal cancer. Dis Colon Rectum 2005;48:1027-36.
58. Pickrell KL, Broadbent TR, Masters FW, et al. Construction of a rectal sphincter and restoration of anal continence by transplanting the gracills muscle. Ann Surg 1952;135:853-62.
59. Baeten CGMI, Geerdes BP, Adang EMM et al. Anal dynamic gracioplasty in the treatment of intractable fecal incontinence. N Engl J Med 1995;332:1600-5.
60. Corman ML. Colon & rectal surgery. 5th ed. New York: Lippincott Willians & Wilkins; 2005. p. 347-425.
61. Seccia M, Lippolis PV, Menconi C. Applied electrophysiology of transposed muscle stimulation:practical considerations and surgical experience on gracioplasty for faecal incontinence. Acta Bio Medica 2003;74(2):84-8.
62. Wexner SD, Baeten C, Bailey R, Bakka A, Belin B, Belliveau P et al. Long-term efficacy of dynamic gracioplasty for fecal incontinence. Dis Colon Rectum 1996;39:957-64.
63. Rouanet P, Senesse P, Bouamrirene D et al. Anal sphincter reconstruction by dynamic gracioplasty after abdominoperineal resection for cancer. Dis Colon Rectum 1999; 42:451-6.
64. Baeten CG, Bailey HR, Bakka A et al. Safety and efficacy of dynamic gracioplasty for fecal incontinence: report of a prospective, multicenter trial. Dynamic gracioplasty therapy study group. Dis Colon Rectum 2000;43:743-51.
65. Rullier E, Zerbib F, Laurent C, Caudry M, Saric J. Morbidity and functional outcome after double dynamic gracioplasty for anorectal reconstruction. Br J Surg 2000;87:909-13.
66. Bresler L, Reibel N, Brunard L et al. Dynamic gracioplasty in the treatment of severe fecal incontinence. French multicentric retrospective study. Ann Chir 2002;127:520-6.
67. Rosen HR, Urbarz C, Novi G, Zoch G, Schiessel R. Long-term results of modified gracioplasty for sphincter replacement after rectal excision. Colorectal Dis 2002;4:266-9.
68. Wexner SD, Baeten C, Bailey R et al. Long-term efficacy of dynamic gracioplasty for fecal incontinence. Dis Colon Rectum 2002;45:809-18.
69. Rongen MJ, Uludag O, Naggar KEl, Geerdes BP, Konsten J, Baeten CG. Long-term follow-up of dynamic gracioplasty for fecal incontinence. Dis Colon Rectum 2003;46:716-21.
70. Koch SM, Uluda O, Rongen M, Baeten CG, van Gemert W. Dynamic gracioplasty in patients born with an anorectal malformation. Dis Colon Rectum 2004;47:1711-9.
71. Thornton MJ, Kennedy ML, Lubowski DZ, King DW. Long-term follow-up of dynamic gracioplasty for faecal incontinence. Colorectal Dis 2004;6:470-6.
72. Ho KS, Seow-Choen F. Dynamic gracioplasty for total anorectal reconstruction after abdominoperineal resection for rectal tumour. Int J Colorectal Dis 2005;20:38-41.
73. Chetwood CH. Plastic operation of the sphincter ani: reporto of a case. Med Rec 1902;61:529.
74. Fleshner PR, Roberts PL. Encirclement procedures for fecal incontinence. Perspect Colon Rectal Surg 1991;4:280-7.
75. Gordon PH, Nivatvongs S. Principles and practice of surgery for the colon, rectum and anus. 3th ed. New York: Informa Healthcare; 2007. p. 293-332.
76. Christiansen J, Lorentze M. Implantation of artificial sphincter for anal incontinence. Lancet 1987;1:1244-5.
77. Michot F, Costaglioli B, Leroi AM, Denis P. Artificial anal sphincter in severe fecal incontinence outcome of prospective experience with 37 patients in one institution. Annals of Surgery 2003;237(1):52-6.
78. Gregorcyk SG. The current status of the Acticon® neosphincter clinics in colon and rectal surgery. Clin Colon Rectal Surg 2005;18(1):32-7.
79. Wong WD, Jensen LL, Bartolo DC, Rothenberger DA. Artificial anal sphincter. Dis Colon Rectum 1996;39:1345-51.
80. Lehur PA, Michot F, Denis P et al. Results of artificial sphincter in severe anal incontinence. Report of 14 consecutive implantations. Dis Colon Rectum 1996;39:1352-5.
81. Jorge JMN. O esfíncter artificial no tratamento da incontinência anal: experiência inicial [tese de livre-docência]. São Paulo (SP): FMUSP; 2001. [Edição Particular].
82. Jorge JMN, Habr-Gama A, Kiss DR, Nogueras J, Cecconello I. Artificial anal sphincter: indications and functional results. Hepato-Gastroenterology 2007;54:A30-1.
83. Melenhorst J, Koch SM, Gemert WGV, Baeten CG. The artificial bowel sphincter for faecal incontinence:a single centre study. Int J Colorectal Dis 2008;23:107-11.
84. Wexner SD, Jin HY, Weiss EG, Nogueras JJ, Li VK. Factors associated with failure of the artificial bowel sphincter: a study of over 50 cases from Cleveland Clinic Florida. Dis Colon Rectum 2009;52(9):1550-7.
85. Lehur PA, Glemain P, Bruley des Varannes S, Buzelin JM, Leborgne J. Outcome of patients with an implanted artificial anal sphincter for severe faecal incontinence. A single institution report. Int J Colorectal Dis 1998;13:88-92.
86. Vaizey CJ, Kamm MA, Gold DM, Bartram CI, Halligan S, Nicholls RJ. Clinical, physiological, and radiological study of a new purpose-designed artificial bowel sphincter. Lancet 1998;352:105-9.
87. Altomare DF, Dodi G, La Torre F, Romano G, Melega E, Rinaldi M. Multicentre retrospective analysis of the outcome of artificial anal sphincter implantation for severe faecal incontinence. Br J Surg 2001;88:1481-6.
88. Devesa JM, Rey A, Hervas PL. Artificial anal sphincter: complications and functional results of a large personal series. Dis Colon Rectum 2002;45:1154-63.
89. Ortiz H, Armendariz P, DeMiguel M, Ruiz MD, Alos R, Roig JV. Complications and functional outcome following artificial anal sphincter implantation. Br J Surg 2002;89:877-81.
90. O'Brien PE, Dixon JB, Skinner S, Laurie C, Khera A, Fonda D. A prospective, randomized, controlled clinical trial of placement of the artificial bowel sphincter (Acticon neosphincter) for the control of fecal incontinence. Dis Colon Rectum 2004;47:1852-60.

MEGACÓLON CHAGÁSICO

70.1 Epidemiologia, Fisiopatologia e Aspectos Clínicos

João Gomes Netinho

Atualmente, estima-se que 10 milhões de pessoas estejam infectadas com o *Trypanosoma cruzi* em todo o mundo, principalmente na América Latina, onde a doença de Chagas é endêmica. Calcula-se que em 2008 tenham morrido mais de 10 mil pessoas por causa dessa doença, que leva o nome do médico brasileiro Carlos Ribeiro Justiniano Chagas, o qual, em 1909, foi quem descobriu e publicou a enfermidade[1].

No Brasil, a Secretaria de Vigilância em Saúde/MS tem mantido controle da doença com ações profiláticas nas áreas endêmicas e vem obtendo frutos desse trabalho, reduzindo acentuadamente a propagação da doença de forma acentuada.

Os dados mais recentes apontam que a doença de Chagas segue como problema de saúde pública, sobretudo nas grandes cidades, para onde convergiram pessoas infectadas pelo parasito. No entanto, a doença é a quarta causa de morte no Brasil entre as doenças infectoparasitárias, sendo a faixas etária mais atingida aquela que envolve indivíduos acima de 45 anos. Atualmente, predominam os casos crônicos de doença de Chagas devida a infecções adquiridas no passado, restando cerca de 3 milhões de indivíduos infectados. Ações sistematizadas de controle químico foram instituídas a partir de 1975 e mantidas em caráter regular desde então, levando a uma expressiva redução da presença de *T. infestans* e, simultaneamente, da transmissão do *T. cruzi* ao homem. Como reconhecimento, o Brasil recebeu, em 2006, certificação internacional de interrupção da transmissão da doença pelo *T. infestans*, concedida pela Organização Pan-americana da Saúde e pela Organização Mundial da Saúde[2].

Por seu turno, o coeficiente de mortalidade específica para doença de Chagas caiu de 5,2/100.000 habitantes em 1980, para 3,5/100.000 em 1997, e um número progressivamente menor de internações causadas pela enfermidade é registrado a cada ano na rede de assistência médica pública e conveniada. Segundo dados gerados a partir de autorizações de internações hospitalares (AIHs) pelo SUS, o número de internações pela doença de Chagas em 1990 foi de 1.836 contra 1.343 em 1998[3,4].

O megacólon ainda é relativamente frequente em nosso meio, mas já foi uma das doenças cirúrgicas mais comuns, sendo que, na década de 1970, era a quinta afecção cirúrgica do aparelho digestivo no Hospital das Clínicas da USP[5]. No Hospital de Base da Faculdade de Medicina de São José do Rio Preto (Famerp), naquela década o megacólon era a principal indicação de cirurgia colorretal da disciplina de Coloproctologia. Atualmente, representa apenas 8,4% das cirurgias colorretais operadas pelos cirurgiões da disciplina.

O megacólon é ligeiramente mais frequente nos homens que nas mulheres, podendo estar em torno de 60 e 40%, respectivamente[5].

A faixa etária predominante é entre 20 e 60 anos, com pico de maior incidência entre 40 e 50 anos[6], mas pacientes com mais idade podem ser vistos com relativa frequência.

FISIOPATOLOGIA

Acredita-se que a desnervação ou degeneração plexular pós-ganglionar parassimpática intrínseca seja a causa da hipertrofia muscular e hiperplasia da mucosa, ambas responsáveis pelas visceromegalias na doença de Chagas[7].

No megacólon, várias teorias foram propostas no sentido de explicar a alteração funcional colorretal expressada, principalmente, pela constipação intestinal crônica e de intensidade progressiva.

Dentre essas teorias, há algumas que, à época, tiveram alguma aceitação, mas logo depois entraram em descrédito, por não terem sustentação evidente na prática, como a teoria do espasmo, que seria uma alteração neurogênica traduzida por espasmo do esfíncter interno do ânus, o que provocaria perturbações na evacuação e, secundariamente, hipertrofia e dilatação do cólon. Mas, como se sabe, tanto no toque retal como no exame de manometria anorretal não se confirma o espasmo do esfíncter anal interno[5]. A teoria das perturbações do simpático e do parassimpático surgiu das observações do cirurgião australiano Royle, para quem a simpatectomia exercia efeito benéfico sobre a constipação[8]. A teoria da acalasia surgiu por causa das alterações observadas no megaesôfago e, daí, sugeriu-se que o mesmo poderia ocorrer no megacólon. Corrêa-Netto inclusive sugeriu que haveria um esfíncter pelvirretal ao nível da região retossigmoideana, o que não foi comprovado nos estudos de Raia. Habr-Gama demonstrou – em estudo da motilidade do reto nos portadores de megacólon adquirido – que as contrações não conservam a harmonia para manter o peristaltismo propulsivo, pois são irregulares, de maior amplitude e de duração mais longa. Tais alterações provocam uma desarmonia funcional entre as contrações do reto e do esfíncter anal interno, ocasionando, então, a estase fecal e constipação consequente, justificando, assim, a teoria da discinesia retal[5,9,10,11].

Outros estudos, geralmente de autores brasileiros, também contribuíram para uma melhor compreensão da fisiopatologia do megacólon chagásico e sua repercussão clínica. Pode-se citar, inicialmente, o estudo de Raia, que mostrou que as alterações plexulares apresentam células em graus variáveis de degeneração entremeadas de plexos em que os neurônios apresentam seu aspecto normal. As lesões plexulares mais intensas estão localizadas no reto[12].

Um estudo sobre a sensibilidade retal e o reflexo reto-esfincteriano contribuiu no sentido de não se interpretar que, na doença de Chagas, as alterações encontradas no reto pudessem ser os fatores determinantes do aparecimento do megacólon, tal como ocorre na doença de Hirschsprung[13].

Alguns trabalhos mostram dados interessantes, os quais nos fazem refletir sobre a propriedade de indicar certos procedimentos cirúrgicos. É bem verdade que nenhuma cirurgia irá curar a doença, mas pode sanar o sintoma predominante, a constipação. Um trabalho apresentado no Congresso Brasileiro de Coloproctologia, em 2000, mostrou um estudo com marcadores no cólon em pacientes com megacólon chagásico, em que a maioria dos marcadores se localizou no reto e sigmoide após 120 horas da ingestão daqueles. Os autores sugeriram, então, que os procedimentos cirúrgicos para a colopatia chagásica deveriam incluir ressecção do reto e sigmoide[14]. No entanto, na prática, parece não ser importante a ressecção do cólon na cirurgia de abaixamento retrorretal, como demonstrado por Moreira[15]. Esse autor revela que o cólon assim abaixado, após algum tempo, apresenta regressão do diâmetro do sigmoide e resultado funcional satisfatório. Outros refutam a afirmação de grande número de pesquisadores referente à acalasia do esfíncter interno do ânus, mostrando que o reflexo inibitório retoanal pode ser induzido em 43,6% dos pacientes com megacólon chagásico usando altos volumes de insuflação na ampola retal, a qual geralmente se encontra dilatada[16] (Figura 70.1.1). Isto sugere que não há a acalasia do esfíncter interno do ânus, pois o esfíncter relaxa e não tem influência na constipação.

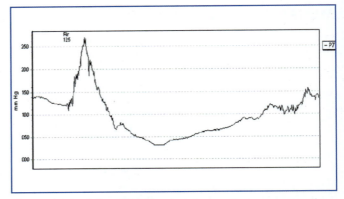

Figura 70.1.1 – Reflexo inibitório retoanal em paciente com megacólon chagásico.

ASPECTOS CLÍNICOS

Constipação intestinal crônica e progressiva é o sintoma predominante nos pacientes portadores da colopatia chagásica. A constipação se instala e vai piorando gradativamente. O paciente que tinha um ritmo intestinal diário de fezes de consistência normal passa a ficar um, dois ou três dias sem evacuar. As fezes passam a ser ressecadas, em pequeno volume e com frequência em cíbalos. Com o passar do tempo, esses pacientes vão piorando, e chegam a permanecer semanas sem evacuar. O abdome vai distendendo, em função do acúmulo de fezes e gases no reto e no cólon. A dor não é usual, de modo que eles demoram a procurar atendimento médico. Antes fazem uso de laxativos, que vão mudando de um para outro e aumentado a dosagem, sendo que alguns lançam mão de lavagem para conseguir exonerar o conteúdo intestinal. No entanto, com o decorrer do tempo, a doença vai se agravando, o abdome fica distendido e desconfortável e, então, esses pacientes procuram o médico para aliviar a prisão de ventre (Figura 70.1.2). Alguns pacientes podem referir diarreia paradoxal, que ocorre em decorrência da fermentação intestinal produzida pela estase fecal ou, então, da irritação ou lesão na mucosa retal causada pelo bolo fecal endurecido.

Graças à dificuldade em exonerar o conteúdo intestinal, irá ocorrer acúmulo de fezes no reto, formando, assim, o fecaloma. Quando o paciente não evacua durante vários dias, as fezes armazenadas no reto desidratam, por causa absorção de água pela mucosa intestinal, de modo que, nessa situação, o médico, ao realizar o toque retal, vai perceber o fecaloma de consistência muito endurecida ou até pétrea. Em alguns casos em que o enteroclisma ou a retirada manual do fecaloma são difíceis, o melhor é indicar a laparotomia para tal retirada, pois, caso haja insistência, essas manobras podem provocar traumatismos intensos no ânus e reto, com o aparecimento de fissuras no canal anal.

Com o progredir da doença, ocorre também dificuldade de eliminação de gases. Assim, o acúmulo de gases e fezes faz que o abdome se distenda, podendo ocasionalmente assumir proporções enormes, ficando muito volumoso. Por conta da distensão da parede abdominal, os músculos retoabdominais podem se separar da linha mediana, provocando diástase. Em consequência do grande aumento do volume abdominal, as paredes tornam-se mais finas, sendo possível observar, em alguns casos, o contorno do cólon distendido e seus movimentos peristálticos (Figura 70.1.3). Nessas grandes distensões abdominais, a regra é o timpanismo em todo o abdomen, por causa da grande quantidade de gás no cólon. Contudo, se a distensão não for tão pronunciada e o cólon estiver repleto de fezes, o fecaloma pode ser percebido pelo sinal de descolamento, ou sinal de Gersuny, que consiste em deprimir com o dedo a parede abdominal e, embaixo desta, a parede intestinal, que se encontra com o fecaloma. Verifica-se que este se deixa deprimir como massa moldável. Retirando-se bruscamente, mas pouco, sente-se no dedo o descolamento da parede intestinal das fezes em seu interior.

Haja vista esse quadro crônico de estase intestinal, esses pacientes apresentam inapetência e, consequentemente, vão perdendo peso, chegando a apresentar um emagrecimento acentuado e muitas vezes acompanhado de desidratação. Chama a atenção em certos doentes o abdome volumoso, rosto magro e membros finos, em razão da importante perda ponderal.

COMPLICAÇÕES

Os pacientes com megacólon chagásico, no decorrer de sua doença, podem vir a apresentar algumas complicações que os levam ao hospital. Há duas complicações que são as mais graves: obstrução intestinal e perfuração.

Uma complicação frequente nesses pacientes de doença de longa data é o volvo de sigmoide (Figura 70.1.4), que ocorre quando a alça alongada efetua rotação de 180° sobre seu meso maior. Para que isso ocorra, é necessário que o sigmoide apresente grande dilatação e alongamento, propiciando a torção des-

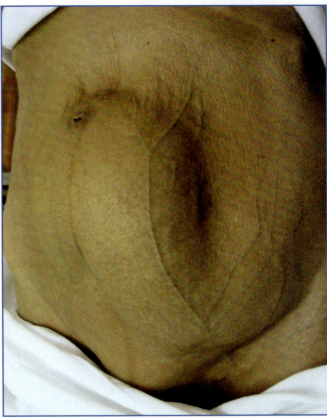

Figura 70.1.3 – Movimentos peristálticos do cólon.

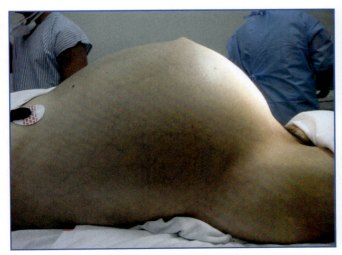

Figura 70.1.2 – Paciente com megacólon chagásico, com abdome distendido.

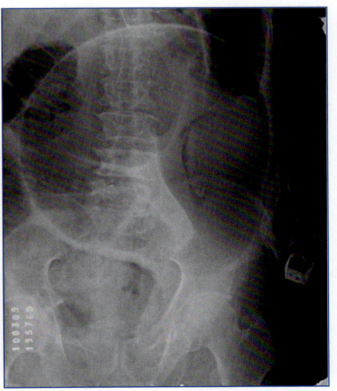

Figura 70.1.4 – RX de paciente com volvo de sigmoide.

se segmento intestinal, a formação de alça fechada e, em consequência, obstrução intestinal. A torção da alça sigmoideana permite a entrada apenas de gases, graças ao mecanismo valvular. Desse modo, com a entrada de gases aumenta a distensão da alça e acentua a torção axial. A alça, ficando muito distendida, pode sofrer alterações isquêmicas devidas à compressão dos vasos da parede intestinal, inicialmente, das veias, e, depois, das artérias.

Ocasionalmente, esse quadro pode apresentar uma obstrução em alça fechada dupla, caracterizada pela obstrução em alça fechada do volvo de sigmoide e do cólon a montante, que também pode ser uma obstrução em alça fechada, desde que a válvula ileocecal seja competente.

O volvo de sigmoide pode ser desfeito em alguns casos, por meio de retossigmoidoscopia ou colonoscopia. Quando o volvo tem uma angulação inferior a 180° ou volvo de Bruusgaard ou, então, quando na realidade é um acotovelamento, é possível descomprimir endoscopicamente a alça sigmoideana. Nestes casos, é possível deixar uma sonda na luz intestinal e preparar o cólon para cirurgia eletiva.

Outra complicação obstrutiva muito frequente é o fecaloma, que ocorre em torno de 65% dos casos[6]. Esses pacientes constipados ficam vários dias sem eliminar o conteúdo intestinal, acumulando, então, fezes que geralmente preenchem todo o reto e, às vezes, até o sigmoide. Com o passar do tempo, esse material fecal vai ficando ressecado, por causa da absorção de água pela mucosa intestinal, de tal forma que as fezes se tornam cada vez mais endurecidas, chegando a apresentar consistência pétrea, principalmente no segmento distal desse "bolo" fecal denominado fecaloma.

Os pacientes com fecaloma podem ser tratados com enteroclismas. Muitas vezes, é necessário quebrar a cabeça do fecaloma, pois a água não dissolve o material fecal extremamente endurecido. Os enteroclismas devem ser repetidos até ser obtido resultado, com a eliminação das fezes do reto. Se o fecaloma é alto e não é possível eliminá-lo com as lavagens repetidas, então, é melhor indicar a laparotomia.

A perfuração é uma complicação menos frequente que o volvo e o fecaloma. Pode ocorrer na alça sigmoideana em volvo, secundária a alterações isquêmicas na parede, ou provocada por ulcerações na mucosa intestinal decorrentes do trauma do fecaloma na mucosa. No caso do volvo, este ocorre quando a pressão intraluminal na alça é muito acentuada, causando compressão dos vasos da parede intestinal. Em consequência, ocorrem pequenas áreas com isquemia, sendo que uma ou outra acaba evoluindo para necrose e, em seguida, perfuração. A outra maneira de ocorrer a perfuração é no local em que a úlcera de atrito do fecaloma com a mucosa intestinal se aprofunda e, daí, a perfuração pode ocorrer em seguida (Figura 70.1.5).

Um evento que pode ocorrer, causando grande problema, é o baritoma (Figura 70.1.6). Este ocorre após a realização de um exame contrastado do cólon nos pacientes com megacólon chagásico. O contraste de sulfato de bário, se não for eliminado, permanece na luz intestinal e adquire consistência pétrea, de modo que, não sendo possível sua remoção, deve ser retirado cirurgicamente.

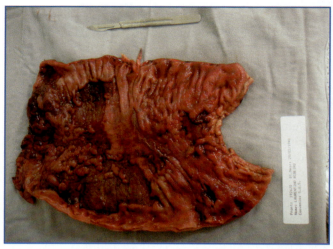

Figura 70.1.5 – Ulceração extensa em mucosa retal causada por atrito de fecaloma.

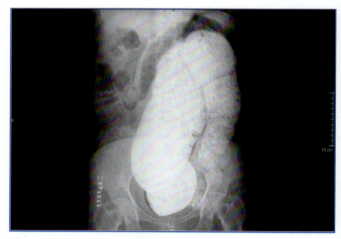

Figura 70.1.6 – RX com bário endurecido: baritoma.

REFERÊNCIAS BIBLIOGRÁFICAS

1. WHO. Chagas disease (American trypanosomiasis). June 2010; Fact sheet nº 340 [cited 2010 Nov 11]. Available from: http://www.who.int/topics/chagas_disease/en/
2. Brasil. Ministério da Saúde. Secretaria da Vigilância em Saúde. Doença de Chagas. Guia de Vigilância Epidemiológica. Caderno 10 [citado em Novembro 11, 2010]. Disponível em: http://portal.saude.gov.br/portal/arquivos/pdf/gve_7ed_web_atual_doenca_de_chagas.pdf.
3. Silveira AC, Vinhaes MC. Doença de Chagas: Aspectos epidemiológicos e de controle. Rev Soc Bras Med Trop 1998;31(II):15-60.
4. Vinhaes MC, Dias JCP. Doença de Chagas no Brasil. Cad. Saúde Pública 2000;16(Sup. 2):7-12.
5. Zerbini EJ (ed.). Clínica Cirúrgica Alípio Corrêa Netto. 3. ed. São Paulo: Sarvier; 1974. p. 51-83.
6. Santos Jr JCM. Megacólon – Parte II: doença de Chagas. Rev Bras Coloproctol 2002;22(4):266-77.

7. Adad SJ. Contribuição ao estudo da anatomia patológica e da patogênese do megacólon chagásico. Rev Soc Bras Med Trop 1997;30:79-81.
8. Royle ND. A new operative procedure in the treatment of spastic paralysis and its experimental basis. Med J Aust 1924;1(4):77-86.
9. Habr-Gama A. Motilidade do cólon sigmóide e do reto (contribuição à fisiopatologia do megacolo chagásico) [tese de doutorado]. São Paulo: USP; 1966.
10. Cecconello I, Zilberstein B, Habr-Gama A, Felix VN, Pollara WM, Pinotti HW et al. Atividade motora do aparelho digestivo. São Paulo: Edição Particular; 1986. 148p.
11. Habr-Gama A, Costa Curta L, Raia A. Anatomia e fisiologia do esfíncter interno do ânus. Rev Soc Bras Proctol 1970;3:21-30.
12. Raia AA. Pathogenesis and treatment of acquired megacólon. Surg Gyn Obst 1955;101:69.
13. Santos JCM. Estudo comparativo da sensibilidade retal e do reflexo reto-esfincteriano entre pacientes chagásicos com megacólon e reto não dilatado, com megacólon e megarreto. [tese de doutorado]. São Paulo: FMRPUSP; 1977.
14. Kaiser Jr RL, Abreu FJG, Nasser Jr A, Almeida AF, Ferreira FD, Cunrath GS et al. Avaliação do tempo de trânsito intestinal em pacientes chagásicos. Rev Bras Coloproct Jul 2000;(Supl1):68(T-131).
15. Moreira H. Bases fisiopatológicas para tratamento cirúrgico do megacólon chagásico. Rev Goiana Med 1986;32(1/2):73-8.
16. Cavenaghi S, Felício OCS, Ronchi LS, Cunrath GS, Melo MMC, Netinho JG. Prevalence of rectoanal inhibitory reflex in chagasic megacólon. Arq Gastroenterol 2008;45(2):128-1.

MEGACÓLON CHAGÁSICO

Tratamento Cirúrgico

70.2

José Paulo Teixeira Moreira
Hélio Moreira Júnior
Hélio Moreira

INTRODUÇÃO

Em 1909, Carlos Chagas[1] (Figura 70.2.1), em uma pequena cidade localizada no Norte de Minas Gerais, por ocasião da construção da Estrada de Ferro Central do Brasil, para a qual foi designado como médico sanitarista, identificou um microrganismo que denominou *Trypanosoma (Schyzotrypanum) cruzi*. Apesar das dificuldades materiais existentes na época, o pesquisador, dotado de notável espírito observador, descreveu uma nova doença, caracterizou a morfologia e todo o ciclo evolutivo de seu agente etiológico, assim como descreveu os aspectos epidemiológicos e clínicos dessa grave afecção nosológica que hoje leva seu nome.

Em 1916, o mesmo Carlos Chagas[2] observou que vários pacientes diagnosticados na fase aguda desta nova doença apresentavam, também, um quadro de disfagia incipiente; procurou relacionar esse sintoma com a doença que ele havia descoberto. Embora tal informação possa ser discutida (normalmente a disfagia não faz parte dos sintomas de megaesôfago chagásico na fase aguda da doença), podemos entender que, já naquela oportunidade, ele percebeu o possível envolvimento do trato digestivo na complexa patologia da tripanossomíase americana.

Amorim e Corrêa-Netto[3] foram os primeiros a observar lesões plexulares (atrofia acentuada do plexo mientérico ao longo de todo o tubo digestivo), em estudo histopatológico realizado em 1932 de um caso de paciente portador de megaesôfago e dilatação idiopática do colo.

Corrêa-Netto[4], em estudo clínico e anatomopatológico, se escuda na teoria da acalásia esfincteriana, que havia sido descrita por Hurst[5] como fator preponderante na gênese dessas afecções, permanecendo, no entanto, sua etiologia como de origem obscura.

Coube a Köberle[6-10] relacionar, definitivamente, o megaesôfago e, consequentemente, o megacólon à infecção pelo *Trypanosoma cruzi*. Estudos quantitativos (contagem das células nervosas do esôfago e do colo em pacientes chagásicos

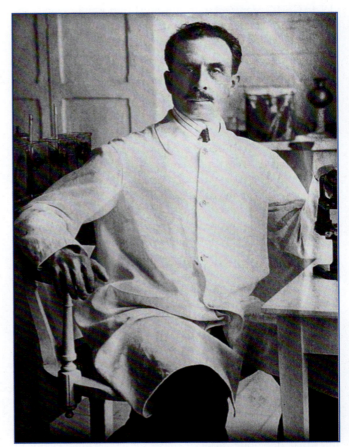

Figura 70.2.1 – Carlos Chagas, 1909.

submetidos à autópsia) realizados por Köberle demonstraram haver redução do número de neurônios ao longo de todo o trato digestivo, afetando, principalmente, o plexo de Auerbach, localizado entre as camadas musculares longitudinal e circular[6,7,11], com repercussões na motilidade dos segmentos atingidos[12,13]. A doença de Chagas é uma parasitose restrita ao continente americano. É uma doença intimamente relacionada às baixas condições socioeconômicas das populações, com alta prevalência na zona rural. No ano de 1983, Silveira e Sakamoto[14], em um levantamento epidemiológico, mostraram que o Brasil tinha, naquela época, entre 3 e 4 milhões de infectados, com grandes variações regionais de prevalência da doença. Nesse mesmo estudo, os autores relataram, por exemplo, que o estado de Goiás é o terceiro colocado quanto à prevalência e o primeiro quanto à mortalidade. Em 1989, outro estudo, realizado por Zicker et al.[15], relatou 13,1% de soropositividade em trabalhadores braçais urbanos na cidade de Goiânia.

O paciente chagásico tem um custo social muito elevado para a nação; é a segunda protozoose, depois da malária, do ponto de vista de morbidade e letalidade no mundo[16]. A doença de Chagas é a quinta causa de benefícios concedidos pelo Instituto Nacional de Seguridade Social (INSS) no Estado de Goiás, representando um ônus importante para a sociedade[17]. A ocorrência de manifestações clínicas da doença predomina entre a terceira e a quinta décadas de vida, coincidindo, justamente, com a fase mais produtiva do indivíduo[13].

ANATOMIA PATOLÓGICA E FISIOPATOLOGIA

A resposta inflamatória em decorrência da penetração do *T. cruzi* no interior de células musculares cardíacas, esqueléticas e lisas das vísceras ocas do hospedeiro causa a destruição das células nervosas do sistema neurovegetativo, principalmente durante a fase aguda da doença, porém continua, embora mais lentamente, na fase crônica[6,18,19]. Assim, observam-se, na fase crônica da doença, alterações na motilidade do cólon; no caso do megacólon, traduzidas por incoordenação e hiper-reatividade motora, na tentativa de conduzir o bolo fecal e vencer a barreira da acalasia do esfíncter interno do ânus[20-25]. O cólon tenta vencer essas dificuldades com aumento do seu peristaltismo, porém, ao logo do tempo, esse mecanismo torna-se insuficiente; observa-se, então, o aparecimento de hipertrofia e dilatação do órgão[6,12,24,26]. Para maiores detalhes e esclarecimentos a respeito da fisiopatologia do megacólon chagásico, vide o Capítulo 70.1.

QUADRO CLÍNICO E DIAGNÓSTICO

O principal sintoma do megacólon chagásico e que, geralmente, leva o paciente à consulta médica é a obstipação intestinal, que pode variar de dias a meses[26]. Com a evolução da doença, além dos laxativos, o paciente passa a ter necessidade de fazer uso de lavagens intestinais, as quais, em fase mais tardia da doença, também não conseguem promover o esvaziamento intestinal, ocorrendo, então, a formação de fecalomas. Avaliando-se 469 casos de megacólon chagásico atendidos no Serviço de Coloproctologia da Faculdade de Medicina da Universidade Federal de Goiás (Tabela 70.2.1), demonstra-se o período máximo de obstipação referido pelos pacientes[27]. Nesse estudo, observou-se uma alta porcentagem de pacientes que apresentavam mais de 25 dias de obstipação intestinal (o Capítulo 70.1 discute com maiores detalhes os aspectos relativos ao quadro clínico e ao diagnóstico do megacólon chagásico).

TABELA 70.2.1 – Obstipação intestinal no megacólon chagásico (observação em 469 pacientes atendidos no Serviço de Coloproctologia da Faculdade de Medicina da Universidade Federal de Goiás)

Nº de dias sem evacuar	Nº de casos	%
1-5	54	11,5
6-10	106	22,6
11-15	39	8,3
16-20	83	17,7
21-25	6	1,3
26-30	107	22,8
> 30	74	15,8
Total	469	100

Associado ao quadro de obstipação, o paciente apresenta meteorismo e cólicas; à percussão abdominal observa-se, frequentemente, timpanismo, em geral mais acentuado na topografia do cólon sigmoide, podendo, no entanto, ser difuso. Eventualmente palpa-se o fecaloma, sobretudo na topografia do sigmoide, e o toque retal costuma confirmar essa impressão (Figura 70.2.2). É sempre importante salientar a associação frequente com as outras possíveis manifestações clínicas da doença de Chagas, destacando-se os sintomas relativos ao megaesôfago e à cardiopatia chagásica (vide Capítulo 70.1).

O melhor método para realizar o diagnóstico de megacólon é o radiológico, utilizando o enema opaco (Figura 70.2.3). A etiologia chagásica do megacólon é confirmada por meio de provas sorológicas[28,29], cujo índice de positividade pode variar de 91,3 a 99,4%, dependendo se a técnica é utilizada isolada ou associadamente (fixação de complemento, imunofluorescência indireta, aglutinação direta, hemaglutinação Indireta e ELISA)[13].

COMPLICAÇÕES DO MEGACÓLON CHAGÁSICO

As principais complicações do megacólon chagásico são o fecaloma, a impactação fecal e o volvo da sigmoide.

O fecaloma é uma complicação muito frequente; analisando a história clínica de 613 pacientes atendidos em nosso serviço, verificamos uma incidência de quase 30%[30].

Capítulo 70 – Megacólon Chagásico
Capítulo 70.2 – Tratamento Cirúrgico

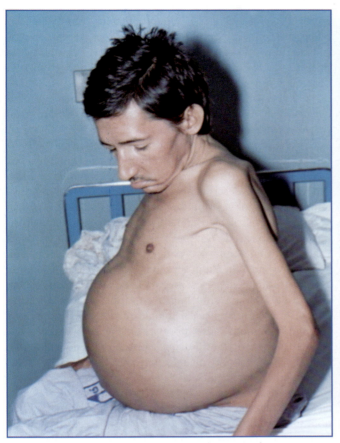

Figura 70.2.2 – Paciente portador de megacólon chagásico atendido na Enfermaria de Coloproctologia do Hospital das Clínicas da Faculdade de Medicina da UFG.

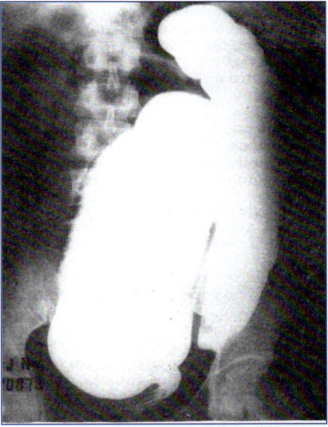

Figura 70.2.3 – Enema opaco evidenciando volumoso megacólon chagásico.

O fecaloma localiza-se geralmente no reto e sigmoide, sendo, na maioria das vezes, alcançável pelo toque retal, que, acrescido do exame físico abdominal e da radiografia simples do abdome, possibilita a realização do diagnóstico na quase totalidade dos casos. O fecaloma que permanece por muito tempo em contato com a mucosa colônica torna-se endurecido, causando traumatismo local, podendo, nestes casos, até provocar a formação da chamada úlcera estercorácea. Dependendo do tempo de permanência desse fecaloma no interior do cólon/reto, poderá ocorrer perfuração do segmento cólico em peritônio livre, causando peritonite grave, com altas taxas de mortalidade[31]. Outra ocorrência que deve ser sempre considerada é a possibilidade de esses fecalomas evoluírem para um quadro clínico mais grave, que é a impactação fecal. As fezes, geralmente fecalomas volumosos, obliteram a luz intestinal, ocasionando um quadro clínico de oclusão intestinal baixa, diferenciando-se desta pelo fato de que aqui a oclusão raramente é total, e o paciente consegue eliminar, periodicamente, pequenas quantidades de gases.

Temos tido a oportunidade de atender pacientes encaminhados com relatórios de atendimentos prévios, com a informação de que havia, concomitantemente, volvo da sigmoide e fecaloma. Acreditamos que, na realidade, o diagnóstico seria apenas de fecaloma, pois, em nossa visão, paciente com fecaloma dificilmente evolui para volvo da sigmoide, pois a massa fecal seria um fator dificultador para a rotação do cólon, por causa de seu próprio peso.

O volvo da sigmoide é a complicação mais grave do megacólon chagásico, ocorrendo quando da torção do mesocólon sigmoide sob seu próprio eixo, explicada muito provavelmente pela discinesia e hiper-reatividade motora visceral. Sua incidência pode ser considerada alta em nosso país. Haddad relatou 98 casos de volvo em 365 pacientes portadores de megacólon (26,8%)[32]. Ferreira Santos observou 111 casos em 421 pacientes portadores de megacólon (26,4%)[33], e Reis Neto, 20 casos em 75 portadores de megacólon (26,6%)[34]. Em nossa casuística do Serviço de Coloproctologia da Faculdade de Medicina da Universidade Federal de Goiás, analisando 599 casos de pacientes internados na enfermaria do referido Serviço para o tratamento cirúrgico do seu megacólon, 195 pacientes (32,6%) referiam antecedentes de um ou mais episódios de volvo da sigmoide com ou sem necrose da alça[30].

Geralmente, o volvo ocorre nos casos em que o cólon sigmoide se apresenta dilatado e alongado, normalmente na ausência de fecaloma. Trata-se de um abdome agudo obstrutivo (oclusão intestinal de início súbito), e seu diagnóstico é realizado pela história clínica e epidemiológica do exame físico geral e abdominal e pelo exame radiológico – radiografia simples do abdome (em posição ortostática, decúbito dorsal e perfil de reto). A retossigmoidoscopia tem um papel importante na propedêutica do volvo da sigmoide. Permite a avaliação da viabilidade da mucosa na zona de torção e, em muitos casos, na ausência de necrose, promove seu tratamento temporário, retirando o paciente de uma situação de urgência (endoscopia descompressiva).

TRATAMENTO CIRÚRGICO

Quando se discute o tratamento cirúrgico do megacólon chagásico, é de fundamental importância o conhecimento da fisiopatologia da doença. A partir desse entendimento podemos definir, com bases mais sólidas, a melhor opção da técnica cirúrgica a ser empregada. A desnervação dos plexos intramurais, notadamente do plexo de Auerbach, acarreta as alterações observadas na fisiopatologia do megacólon chagásico. São duas as alterações descritas, bem definidas e exaustivamente discutidas por vários autores e que poderiam levar à formação do megacólon chagásico: acalásia do esfíncter interno do ânus e incoordenação motora do cólon e reto[20-25,35].

Ainda não se conhece, individualmente, o real valor de cada uma dessas duas alterações no processo de dilatação dos cólons; tampouco se sabe se são as mais importantes ou se podem haver outras ainda não estudadas. Novas investigações, no futuro poderão dar-nos essas respostas e, quem sabe, trazer novos subsídios para compreender melhor as alterações motoras do cólon e do reto, o papel do esfíncter interno do ânus e outras possíveis alterações na fisiologia anorretocolônica consequentes à infecção pelo *Trypanosoma cruzi*.

O tratamento do megacólon chagásico é dirigido, fundamentalmente, para o quadro clínico apresentado pelo paciente, ou seja, a obstipação intestinal. A não ser naqueles casos oligossintomáticos, ou quando o paciente apresente contraindicação temporária ou definitiva para a cirurgia, o tratamento do megacólon chagásico é cirúrgico. Sua indicação é baseada, exclusivamente, no quadro clínico de obstipação[25]. Entende-se por contraindicação temporária ou definitiva da cirurgia os casos de portadores de cardiopatia descompensada, gravidez ou outras doenças graves em outros aparelhos ou sistemas e naqueles casos de caquexia importante por desnutrição secundária ao megaesôfago avançado[30].

Há relatos na literatura de uma variada gama de técnicas e modificações de técnicas cirúrgicas para o tratamento do megacólon chagásico, o que nos leva a crer que ainda não existe uma que satisfaça a todos os cirurgiões. Muitas dessas propostas cirúrgicas eram baseadas nos conceitos fisiopatológicos da doença predominantes na época em que foram propostas; outras eram de caráter empírico, sem maior preocupação quanto aos resultados tardios no que diz respeito à recidiva da sintomatologia. Algumas técnicas foram abandonadas com o passar do tempo, umas por apresentarem altos índices de recidivas, outras, por apresentarem complicações pós-operatórias inaceitáveis e, outras, ainda, por terem sido consideradas tecnicamente de difícil realização.

Podemos dividir o tratamento cirúrgico do megacólon chagásico em duas fases: pré e pós-descoberta e comprovação do elo entre o megacólon e a doença de Chagas.

São da primeira fase, com grande destaque na literatura médica daquela época, os trabalhos desenvolvidos por Corrêa-Netto[4], autor que baseou-se no conceito da acalásia dos esfíncteres, descrita por Hurst[5], para explicar a causa tanto do megacólon como do megaesôfago, sendo a acalásia, segundo essa teoria, decorrência da lesão do sistema nervoso intramural (plexo de Auerbach). Foram então idealizadas as chamadas esfincterotomias parciais, uma vez que a teoria da acalásia, como salientamos acima, era por ele considerada a causa fundamental dos megas. Essa técnica consiste na excisão de uma fita do esfíncter em acalásia, com o intuito de inutilizá-lo anatômica e fisiologicamente. Apesar dos bons resultados demonstrados por Corrêa-Netto, começaram a ser descritos na literatura daquela época casos de recidivas e algumas complicações mais importantes, principalmente as relacionadas com a continência fecal.

Nessa mesma época, Corrêa-Netto[36] propôs outra técnica cirúrgica, a amputação do reto por via perineal, uma vez que notava-se, como salientamos, constantes insucessos com as esfincterotomias. Posteriormente, este mesmo autor propôs a retossigmoidectomia abdominal, ainda com base nos conceitos vigentes sobre a fisiopatologia do megacólon (acalásia) e, também, nos trabalhos desenvolvidos por Swenson e Bill[37] sobre o tratamento do megacólon congênito.

Raia e Mesa Campos[31], dando continuidade ao trabalho de Corrêa-Netto, passaram a empregar a retossigmoidectomia abdominal, por eles denominada "racionalizada" (com algumas modificações técnicas daquela empregada por Corrêa-Netto).

A segunda fase do tratamento cirúrgico do megacólon inicia-se após a confirmação da ligação entre essa entidade e a doença de Chagas, segundo os estudos desenvolvidos por Köberle[6-11] e Köberle e Alcântara[38].

A retossigmoidectomia abdominoperineal com anastomose retardada tornou-se muito popular na década de 1960, principalmente por seus bons resultados funcionais, além de evitar, ou pelo menos diminuir, a incidência de uma das principais complicações da retossigmoidectomia abdominal, que era a deiscência da sutura anastomótica[39].

Visando resultados cirúrgicos ainda melhores, e também preocupados com as complicações pós-operatórias, outros cirurgiões, na mesma época, também propuseram outras técnicas ou modificações de técnicas cirúrgicas, destacando-se Simonsen et al.[40], Ferreira-Santos e Carril[41], Paula Pinto[42], Vasconcelos[43], Marcondes-Celso[44], Almeida[45], Cardoso[46], Vasconcelos[47], Silva Prado[48], Ferreira-Santos[49] e Capelhuchnik e Silva Prado[50].

Foram Bernardes de Oliveira et al.[51], em 1965, os primeiros cirurgiões brasileiros a indicarem a técnica de Duhamel[52] no tratamento cirúrgico do megacólon de etiologia chagásica, utilizando-se de proposta feita por aquele cirurgião francês para o tratamento cirúrgico do megacólon congênito.

Haddad et al.[53], naquele mesmo ano (1965), propuseram uma modificação da técnica de Duhamel, na qual a anastomose do cólon abaixado com o coto retal seria realizada em um segundo tempo, no décimo dia de pós-operatório da primeira cirurgia, com o intuito de reduzir a morbidade cirúrgica. Aos poucos, essa técnica foi ganhando grande aceitação da comunidade médica interessada no tratamento do megacólon chagásico.

A explicação para essa enorme quantidade de técnicas cirúrgicas propostas para o tratamento cirúrgico do megacólon chagásico talvez se deva ao fato de não haver um conhecimento definitivo sobre a fisiopatologia da doença, bem como a possível presença de outras alterações fisiopatológicas, decorrentes da desnervação dos plexos intramurais do tubo digestivo, particularmente do cólon, reto e do estojo esfincteriano, ainda não esclarecidas. Acredita-se que a técnica cirúrgica mais adequada para o tratamento do megacólon chagásico seja aquela que, pelo menos em parte, responda às alterações fisiopatológicas até hoje descritas na literatura para o megacólon chagásico.

O Serviço de Coloproctologia do Departamento de Cirurgia da Faculdade de Medicina da Universidade Federal de Goiás, desde 1966, adota como rotina a cirurgia de Duhamel, com algumas das várias modificações que foram incorporadas através dos anos, para o tratamento cirúrgico do megacólon chagásico[30,54-57]. A Figura 70.2.4 mostra o número de pacientes operados no período compreendido entre fevereiro de 1966 e fevereiro de 2005, em que se observa a experiência acumulada pelo serviço em 1.253 casos tratados cirurgicamente.

Estudando, por meio da eletromanometria, os pacientes antes de serem submetidos à cirurgia de Duhamel, Moreira[24] observou, também, a presença de acalásia do esfíncter interno do ânus e uma incoordenação motora entre os segmentos colorretais estudados, como fora antes demonstrado por Habr-Gama[21]. Estudando esses mesmos pacientes no pós-operatório, aquele autor observou que, apesar de persistir a acalásia do esfíncter interno do ânus, a incoordenação motora entre o cólon abaixado e o coto retal remanescente desaparecia. Moreira, em trabalho sobre a fisiopatologia no tratamento cirúrgico do megacólon chagásico, teve o mérito de comprovar que a extensão de cólon a ser ressecado na cirurgia de Duhamel nada tem a ver com o sucesso da cirurgia em si. Demonstrou o autor que, mesmo abaixando um segmento cólico dilatado, o paciente voltava a apresentar um ritmo intestinal normal[25]. Mais ainda, após um seguimento de seis meses, o enema opaco de controle pós-operatório de tais pacientes revelou a regressão da dilatação colônica[25]. Esses conhecimentos vieram facilitar a realização da cirurgia, pois raramente será necessária a liberação do ângulo esplênico do cólon um pouco dilatado, e sim concentrar a atenção exclusivamente no estado de irrigação sanguínea do segmento a ser abaixado[55,58], principalmente pelo fato de que, normalmente, o portador de megacólon apresenta, também, um dolicocólon[59].

Existe, ainda, a necessidade de esclarecer melhor os bons resultados pós-operatórios da cirurgia de Duhamel relatados na literatura e qual ou quais mecanismo(s) seria(m) responsável(eis) pela alteração da fisiologia do assoalho pélvico e o funcionamento esfincteriano (traduzidos pelo estudo das pressões esfincterianas, da sensibilidade, da capacidade e da complacência retal), culminando com a melhora clínica dos pacientes.

Visando compreender melhor as alterações motoras do cólon, do reto e o papel do esfíncter interno do ânus na fisiopatologia da doença, Moreira estudou, pela eletromanometria anorretal, nos períodos pré e pós-operatório da cirurgia de Duhamel, pacientes sintomáticos e portadores de megacólon chagásico[60]. Comparando-se as pressões de repouso e de contração, verificou o autor uma diminuição, com valores altamente significativos das mesmas no período pós-operatório, nos quatro quadrantes estudados do canal anal. As Tabelas 70.2.2 e 70.2.3 ilustram esquematicamente esses achados, bem como a análise estatística de cada quadrante. Em todas as pacientes, o estudo do reflexo inibitório anorretal apresentou-se negativo (acalásia do esfíncter interno do ânus) tanto no pré quanto no período pós-operatório, mesmo com volumes de até 100 mL de ar injetados no interior do balão localizado na ampola retal. Observou-se uma melhora, no período pós-operatório, pelo menos nos parâmetros eletromanométricos, da sensibilidade e capacidade retal (reduções estatisticamente significativas) e diminuição, também estatisticamente significativa, de sua complacência em todas as pacientes operadas (Tabelas 70.2.4, 70.2.5 e 70.2.6). Como conclusão, o autor acredita que, após a cirurgia de Duhamel, essa diminuição da capacidade e da complacência retal se traduz como uma diminuição da "câmara" retal, e, a presença da fibrose que se estabelece no pós-operatório provocada pelo manuseio cirúrgico na região pélvica, associada à diminuição das pressões basais de repouso e de contração voluntária dos esfíncteres anais, levam, em última instância, à normalização do ritmo intestinal.

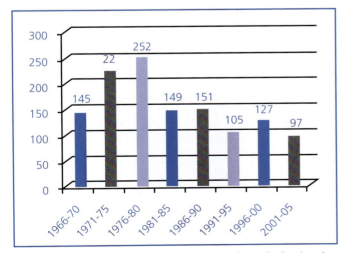

Figura 70.2.4 – Número de pacientes operados pelo Serviço de Coloproctologia da Faculdade de Medicina da Universidade Federal de Goiás no período entre 1966 até 2005 – 1.253 casos.

TABELA 70.2.2 – Comparação entre as médias de pressões de repouso no pré e no pós-operatório (em mmHg), nos quatro quadrantes da circunferência do canal anal

Posterior[1]	Direita[2]	Anterior[3]	Esquerda[4]
Pré-operatório 48,53	56,64	50,49	57,07
Pós-operatório 23,45	29,69	32,93	32,45

[1] z = 3,408; p = 0,001 (Wilcoxon)
[2] z = 3,294; p = 0,001 (Wilcoxon)
[3] z = 3,237; p = 0,001 (Wilcoxon)
[4] z = 3,351; p = 0,001 (Wilcoxon)

TABELA 70.2.3 – Comparação entre as médias de pressões de contração no pré e no pós-operatório (em mmHg), nos quatro quadrantes da circunferência do canal anal

Posterior[1]	Direita[2]	Anterior[3]	Esquerda[4]
Pré-operatório 97,64	109,87	95,08	105,96
Pós-operatório 69,64	81,57	77,43	76,10

[1] z = 3,294; p = 0,001 (Wilcoxon)
[2] z = 3,010; p = 0,003 (Wilcoxon)
[3] z = 2,385; p = 0,017 (Wilcoxon)
[4] z = 3,294; p = 0,001 (Wilcoxon)

Avaliando os pacientes portadores de colopatia chagásica no pré e pós-operatório da cirurgia de Duhamel, Moreira Jr.*, em 2011, observou que ocorreram alterações funcionais e anatômicas significativas identificadas pelos exames de eletromanometria anorretal, ultrassom de canal anal e cinedefecografia, determinando uma melhora significativa dos sintomas de constipação intestinal. Houve, de modo semelhante aos achados de Moreira[60], uma diminuição notadamente significativa das pressões de repouso e de contração voluntária do canal anal após a cirurgia de Duhamel, assim como diminuição da capacidade e aumento da sensibilidade retal. Por meio da ultrassonografia de canal anal identificaram-se lesões do músculo esfíncter interno do ânus, como fibroses perimusculares ou mesmo lesões parciais ou totais dessa musculatura, sempre localizadas na hemicircunferência posterior do canal anal, pelo qual o cólon era abaixado, responsáveis pela diminuição das pressões de repouso e de contração voluntária do canal anal no pós-operatório (Moreira Jr., 2011)**. A cinedefecografia evidenciou, em todos pacientes portadores de colopatia chagásica, no pré-operatório, dificuldade de abertura do canal anal durante o esforço evacuatório, a despeito do relaxamento adequado do músculo puborretal e, consequentemente, abertura do ângulo anorretal. Foi identificada, no pós-operatório, uma mudança significativa do ângulo anorretal durante o repouso e esforço evacuatório (tornaram-se mais obtusos), a qual facilitou, em conjunto com a diminuição das pressões de repouso do canal anal, o esvaziamento da ampola retal[2].

É, portanto, com base na experiência ao longo dos anos do Serviço de Coloproctologia da Faculdade de Medicina da Universidade Federal de Goiás, com excelentes resultados funcionais em curto e longo prazo, corroborados agora com os achados de eletromanometria, que podemos considerar a cirurgia de Duhamel uma técnica cirúrgica adequada para o tratamento do megacólon de etiologia chagásica, proporcionando um elevado índice de normalização do ritmo intestinal, com baixos índices de morbidade e mortalidade, respondendo, de alguma maneira, à fisiopatologia da doença, alterando-a (desaparece a incoordenação motora), culminando, provavelmente, por causa disto, com os bons resultados pós-operatórios observados na literatura[25,60,61].

TABELA 70.2.4 – Análise comparativa da sensibilidade retal entre os períodos pré e pós-operatório

Sensação (mL)		
Paciente	Pós-operatório	Pré-operatório
ABS	50	30
CSBS	280	20
CLSBP	40	30
DXM	35	20
EPS	90	80
JAP	20	20
JMC	170	60
MFPA	140	40
MRC	20	50
MDS	130	100
NLR	40	10
NFM	60	140
OPF	100	50
RNB	40	35
VVF	80	10
Média	86,33	46,33

z = 2,168; p = 0,030 (Wilcoxon)

---

* Moreira Jr H. [Comunicação pessoal] 2011.

** Moreira Jr H. [Comunicação pessoal] 2011.

TABELA 70.2.5 – Análise comparativa da capacidade retal entre os períodos pré e pós-operatório

Capacidade (mL)

Paciente	Pré-operatório	Pós-operatório
ABS	500	230
CSBS	140	240
CLSBP	100	90
DXM	175	170
EPS	220	60
JAP	250	180
JMC	110	130
MFPA	100	150
MRC	160	190
MDS	360	150
NLR	240	150
NFM	440	70
OPF	130	80
RNB	160	75
VVF	240	120
Média	221,67	139,00

z = 2,187; p = 0,029 (Wilcoxon)

TABELA 70.2.6 – Análise comparativa da complacência retal entre os períodos pré e pós-operatório

Complacência (mLH$_2$O/mmHg)

Paciente	Pré-operatório	Pós-operatório
ABS	20,45	6,76
CSBS	70,00	24,50
CLSBP	3,70	11,25
DXM	3,57	4,72
EPS	24,44	5,00
JAP	22,70	10,58
JMC	5,20	4,64
MFPA	1,60	4,83
MRC	40,00	10,00
MDS	8,30	21,40
NLR	14,40	5,76
NFM	15,10	1,62
OPF	8,70	3,63
RNB	7,60	5,76
VVF	18,46	2,30
Média	17,61	8,18

z = 2,215; p = 0,027 (Wilcoxon)

Detalhes técnicos da cirurgia de Duhamel

A técnica de eleição utilizada pelo Serviço de Coloproctologia da Faculdade de Medicina da Universidade Federal de Goiás para o tratamento cirúrgico do megacólon chagásico é a aquela proposta por Duhamel[52], com anastomose cólon--abaixado-coto retal retardada, como preconizada por Haddad et al.[53], ou com anastomose imediata, como proposto por Lins Neto[62], porém, com a diferença de utilizar-se do grampeador linear cortante em vez de sutura manual.

À medida que a experiência do Serviço de Coloproctologia da Faculdade de Medicina da Universidade Federal de Goiás foi aumentando com essa cirurgia ao longo dos anos, novos detalhes técnicos foram sendo acrescentados, de modo a facilitar a cirurgia, diminuindo, consequentemente, o número de complicações pós-operatórias.

Fundamentalmente, a cirurgia constitui-se de um tempo abdominal e outro, perineal. De acordo com a opção do cirurgião, no momento do ato operatório, decide-se pela anastomose coto-retal-cólon abaixado imediata com o uso do grampeador linear (no mesmo ato operatório do primeiro tempo da cirurgia) ou retardada (sete dias após o primeiro tempo), segundo Haddad et al.[53].

O preparo intestinal pré-operatório deve ser considerado uma etapa muito importante para a obtenção de um bom resultado pós-operatório. Utilizamos, na quase totalidade dos casos, o preparo mecânico do cólon com uma solução padrão isotônica, técnica esta denominada anterógrada ou "*oral-gut irrigation*", descrita pela primeira vez por Hewitt et al.[63]. Após vários anos de experiência acumulada com esse tipo de preparo intestinal, podemos afirmar que o *oral-gut irrigation* é uma excelente opção para se realizar o preparo cólico, principalmente se considerarmos a grande dificuldade técnica em decorrência do quadro de obstipação referido pelos pacientes, muitas vezes acentuado, podendo ficar vários dias sem evacuar (o que, muitas vezes, está associado a uma grande retenção fecal).

Após aberta a cavidade abdominal por meio de uma laparotomia, estuda-se detalhadamente o cólon esquerdo com sua vascularização. Como já dito anteriormente, a extensão do cólon a ser ressecado não tem nada a ver com o sucesso da cirurgia em si, uma vez que estudos cirúrgicos e de eletromanometria demonstraram que essa técnica cirúrgica responde, de alguma maneira, à fisiopatologia do megacólon chagásico, independente de estarmos ou não promovendo o abaixamento de segmento, às vezes até um pouco dilatado[24,25].

Na sequência da cirurgia, procede-se às ligaduras arteriovenosas sigmoideanas, com atenção especial para a preservação da arcada marginal, até o nível da extremidade distal do cólon a ser abaixado.

Em seguida, antes de seccionarmos o coto do reto, procede-se à abertura do espaço retrorretal até o nível do cóccix, utilizando tesoura romba e realizando manobras delicadas. Essa tática facilita o tempo cirúrgico e evita, de maneira bem segura, a lesão dos vasos sacrais que emergem do interósseo do sacro, além de preservar a inervação do plexo hipogástrico, que costuma estar muito próximo do corpo do reto.

A secção do reto é realizada com bisturi, no nível da reflexão peritoneal. O coto retal remanescente é inicialmente suturado em dois planos de sutura, contínuas e totais (Figura 70.2.5). Em seguida, promovemos a invaginação e consequente proteção dessa sutura, com pontos separados, interessando o peritônio visceral anterior do reto e sua parede posterior. Essa manobra é importante para evitar a formação de fístulas através deste coto e, em segundo lugar, deixamos o coto retal de um tamanho que julgamos adequado, evitando, por conseguinte, a formação de fecalomas (quando esse coto permanece muito grande) ou uma incontinência fecal (quando esse coto permanece muito pequeno)[64]. Neste momento, promove-se uma boa limpeza do coto retal, por via perineal, a fim de diminuir a incidência pós-operatória de supurações dentro da ampola. É realizada, então, uma incisão semicircular posterior na borda anal, interessando a junção pele-mucosa do canal anal. Em seguida, promove-se o pinçamento da mucosa com pinça de Duval e injeção de ar por baixo da mesma, visando facilitar seu descolamento, que será feito com tesoura. Ao nível de aproximadamente 5 a 6 cm de profundidade (limite superior do feixe puborretal do músculo elevador do ânus), a parede posterior do reto é perfurada, quando, então, atingiremos o espaço pré-sacro, previamente descolado no tempo abdominal. O abaixamento do cólon será feito com o auxílio de uma pinça hemostática longa, que é introduzida pelo canal anal, no espaço entre a mucosa retal que foi descolada e o esfíncter anal. Com essa pinça, é feita a apreensão da extremidade distal do cólon a ser abaixado, o qual será tracionado gentilmente, até ser exposto no períneo. Finalmente, a mucosa posterior do reto que foi apreendida com pinça de Duval é fixada com pontos separados à serosa anterior do cólon abaixado.

Segundo tempo da cirurgia

Se a opção for a tática cirúrgica descrita por Haddad (colostomia perineal), esse tempo deve ser realizado a partir do sétimo dia de pós-operatório, que consiste na ressecção da colostomia perineal e comunicação do cólon abaixado com o coto retal, com a secção do septo retocólico.

O cirurgião tem outra oportunidade para verificar a possibilidade de completar ou não a intervenção; se verificarmos presença de abscessos, necrose de extremidade da colostomia, maceração desta por manobras intempestivas do paciente no leito, podemos optar por apenas uma secção da colostomia,

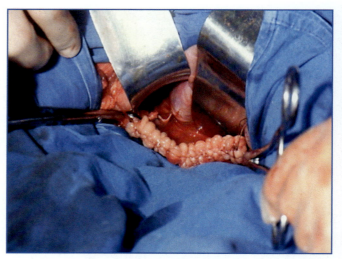

Figura 70.2.5 – Coto retal fechado ao nível do promontório, em dois planos de sutura, contínuas e totais; tempo seguinte: invaginação desse coto.da Universidade Federal de Goiás no período entre 1966 até 2005 – 1.253 casos.

rente ao canal anal e fixação desse cólon às paredes do canal anal, continuando a funcionar, portanto, como uma colostomia, porém, com certa continência fecal. A secção do septo (comunicação do cólon com o coto retal) poderá ser, então, programada para outra oportunidade, algumas vezes até meses após, dependendo da complicação encontrada; é preferível certo desconforto para o paciente durante esse período a corrermos o risco de sermos obrigados a novo abaixamento, com todos os riscos inerentes a ele.

Na realização do segundo tempo, o paciente é colocado na posição ginecológica; promovemos a desinfecção do períneo, da colostomia e do coto retal com algum produto disponível.

São colocados campos operatórios adequados, será feito devido exame da região com manobras palpatórias à procura de pus, tanto na região pré-sacra como no coto retal, e este exame determinará se devemos ou não completar o segundo tempo.

A colostomia será pinçada com duas Allis e, com uma tesoura, abrimo-la no sentido longitudinal, até alcançar o limite do canal anal, quando, então, promovemos sua secção circular.

Coloca-se afastador de Mathieu, que é mantido na posição adequada pelo auxiliar; pinçamento, em bloco, do septo (retalho da mucosa retal e parede anterior do cólon abaixado) com duas pinças hemostáticas longas e curvas (pinças de Rochester-Pean).

Promove-se a abertura do septo "por dentro" das pinças, até atingir a extremidade distal das mesmas; retira-se este retalho, deixando, então, uma formação semelhante a um V de ápice interno; procede-se à sutura do contorno da anastomose retocólica que está delimitada pelas duas pinças, inicialmente de um dos lados, depois do outro, com pontos separados com fio absorvível (*cat-gut* cromado "O", por exemplo), com introdução da agulha do fio pelo lado mucoso do cólon e saída pela serosa desde; serão dados 4 a 6 pontos de cada lado.

Finalmente, será fixado o bordo posterior do cólon abaixado à circunferência anal posterior, de modo a favorecer ainda mais a fixação do cólon, diminuindo o risco de "afundamento" para dentro do canal anal e cavidade pélvica.

Algumas e interessantes modificações têm sido propostas por vários autores para essa cirurgia, e algumas delas foram incorporadas na rotina do Serviço de Coloproctologia da Faculdade de Medicina da Universidade Federal de Goiás. Lins Neto propôs fazer a cirurgia com anastomose direta, sem a necessidade de utilização das incômodas pinças, segundo proposta original de Duhamel, ou o inconveniente da colostomia perineal, como propôs Haddad[62]. O Serviço de Coloproctologia da Faculdade de Medicina da Universidade Federal de Goiás utiliza essa modificação, porém, em vez da sutura manual, utilizam-se os grampeadores lineares.

Com o advento da videolaparoscopia, tem sido proposta a realização dessa cirurgia por esta via de acesso, com resultados também bastante satisfatórios[65-69]. Alguns autores utilizam, em algumas oportunidades, o grampeador circular para a anastomose do cólon a ser abaixado com a parede posterior do reto[70].

O tamanho do coto retal remanescente já havia sido motivo de preocupação por parte de Haddad et al.[71]; Moreira, estudando o tamanho do coto retal remanescente e a distância do orifício anal e a anastomose cólon-abaixado-coto retal, verificou que, na maioria das vezes, quando o comprimento daquele segmento remanescente do reto ficava acima de 11 cm, e a anastomose acima de 8 cm da margem anal, aparecia, com muita frequência no período pós-operatório, obstipação intestinal nos pacientes[64]. Pensa aquele autor que o ideal seria a permanência do coto retal com tamanho variando de 9 a 11 cm, e a distância da anastomose da margem anal, entre 5 e 6 cm; com base nesses conhecimentos e pela dificuldade técnica que experimentamos ao tentar fazer a anastomose cólon abaixado coto retal com grampeador circular em nível dentro daquelas medidas preconizadas por este autor, temos, em casos selecionados, realizado a cirurgia de Duhamel por via laparoscópica, com os seguintes detalhes técnicos:

Depois de convenientemente realizado o tempo abdominal videolaparoscópico (ligadura dos vasos sigmoideanos, liberação do cólon, abertura do espaço retrorretal e fechamento do coto retal), procedemos à realização do tempo perineal (outra equipe cirúrgica) da maneira clássica à da cirurgia aberta: introdução da pinça apreensora do cólon a ser abaixado sob a visão direta e apoio técnico do cirurgião que está no campo operatório abdominal (laparoscopia); após completado esse tempo (saída do cólon no períneo), completamos o tempo operatório com a realização da anastomose cólon abaixado-coto retal com grampeador linear (Figura 70.2.6).

CONDUTA NOS FECALOMAS

Vai depender, fundamentalmente, do tempo de evolução do quadro; naqueles de instalação recente, cujas fezes ainda se apresentam com pouca consistência ao toque retal, deve-se tentar o esvaziamento à custa de lavagens intestinais.

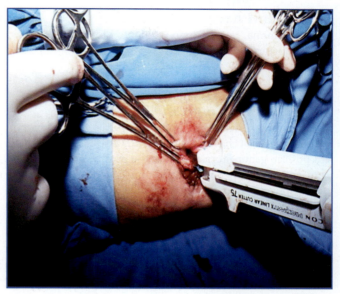

Figura 70.2.6 – Realização da anastomose cólon abaixado-coto retal com grampeador linear cortante, a qual poderá ser imediata ou retardada, conforme opção e experiência do cirurgião.

Algumas vezes, temos utilizado a técnica do gotejamento contínuo de soro fisiológico através de uma sonda retal, conectada ao equipo do soro; dependendo da evolução do quadro, pode-se manter esse procedimento por até alguns dias, com reavaliações frequentes por meio do toque retal.

Em situações mais extremas, naquelas em que o fecaloma encontra-se muito endurecido ao toque retal, o gotejamento retal poderá não ser eficaz; nestes casos, a única solução é o esvaziamento manual, quando, então, utiliza-se do auxílio da anestesia, que tanto pode ser geral (venosa) quanto regional (raquidiana ou peridural).

Existe uma modalidade, felizmente rara, de fecaloma em que as fezes se acumulam em situação alta do intestino, fora do alcance do toque retal. Nestes casos, quando todas as tentativas de esvaziamento não foram bem-sucedidas, somos forçados a indicar o tratamento cirúrgico. A técnica cirúrgica a ser empregada será a cirurgia de Hartman (sigmoidectomia, com inclusão do bolo fecal, fechamento do coto retal remanescente e exteriorização da "boca" do segmento distal do cólon descendente como colostomia).

CONDUTA NO VOLVO DA SIGMOIDE

O tratamento do volvo da sigmoide vai depender de vários parâmetros. Fundamentalmente, em nossa experiência, é o quadro clínico o elemento mais confiável, no sentido de traduzir a repercussão do grau de torção do colo, e constitui o indicativo mais importante nos casos em que esteja ocorrendo sofrimento vascular da alça intestinal.

Adotamos como rotina o seguinte protocolo para atendimento dos casos de volvo da sigmoide:

Volvo com necrose do colo

Laparotomia, ressecção do segmento necrosado e realização da operação de Hartman.

Volvo sem necrose
Intubação descompressiva

Proposta por Brusgaard[72] e adaptada para o volvo da sigmoide no megacólon chagásico por Serra-Doria[73]. Com o paciente em posição genupeitoral ou, então, na posição lateral de Sims, com um travesseiro sob o quadril, introduz-se o retossigmoidoscópio até o nível da torção, quando se fará a avaliação do estado da mucosa (se houver sinais de necrose, o procedimento deverá ser suspenso e indicada a laparotomia para a realização da operação de Hartman). Se a mucosa se apresentar com características de viabilidade, passa-se uma sonda plástica, normalmente de Nelaton n. 17 ou 18, bem lubrificada, através da zona de torção, faz-se pressão suave até que ela penetre na alça ocluída, quando então haverá saída de gases pela sonda. Com a descompressão, o volvo tende a se desfazer, pela diminuição da pressão que era provocada pelos gases à montante da torção; a sonda deverá permanecer no local durante dois dias, a fim de evitar recidiva imediata. Esta técnica tem muitas vantagens, destacando-se a eliminação de riscos anestésicos; elimina a necessidade de colostomia e possibilita que se aguarde a melhora do estado do paciente; no entanto, existem riscos, como a perfuração do colo por imperícia do médico ou a não percepção de sofrimento vascular ao nível da torção.

Em contrapartida, apresenta o inconveniente de não resolver o problema básico do paciente (cura do megacólon), possibilitando frequentes recidivas do volvo, com novos riscos para o paciente em cada episódio. Todavia, se houver possibilidade de, após a resolução do quadro agudo, internar o paciente para o tratamento definitivo do megacólon, o que nem sempre é possível, pela enorme pletora de pacientes nos hospitais públicos, não temos dúvida em afirmar que a intubação descompressiva é a melhor conduta para o tratamento dessa complicação.

Sigmoidostomia anterior ou técnica de Moreira[74]

A técnica, denominada sigmoidostomia anterior ou técnica de Moreira (Figura 70.2.7), além de ser de fácil execução e de baixa morbidade, tem a vantagem de levar em consideração os princípios de fisiopatologia do megacólon chagásico, como foi salientado pelo citado autor[25]. Diante desses estudos, concluímos que a cirurgia ideal seria aquela que permitisse tratar o volvo sem necessidade de grande ressecção intestinal, com o aproveitamento de todo ou quase todo o colo sigmoide, quando da realização da cirurgia definitiva para o tratamento do megacólon, que, em nossa experiência, é a técnica de Duhamel.

A clássica sigmoidostomia em alça estaria dentro desses princípios, porém, na vigência do volvo, há sempre uma grande distensão do cólon; principalmente à custa desse segmento, sua realização, seria, portanto, dificultada pela necessidade de se utilizar um segmento volumoso do cólon sigmoide para ostomia. Fundamentados nesses fatos, idealizamos e prepusemos a seguinte técnica cirúrgica: por meio de laparotomia, visualiza-se o cólon torcido e, não havendo sofrimento vascular, promove-se o esvaziamento do ar contido no interior da alça, utilizando-se de uma agulha comum de injeção, adaptada à extremidade da borracha do aspirador. Depois de esvaziado o cólon, o volvo estará praticamente desfeito, e, com melhor campo operatório, verifica-se novamente a viabilidade do cólon, a fim de que não haja surpresas com uma complicação séria no pós-operatório (necrose, com evolução para perfuração da alça). Traciona-se a parede anterior

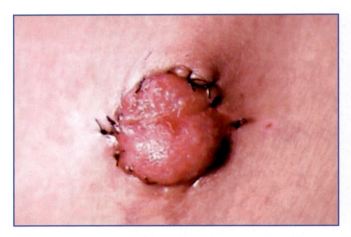

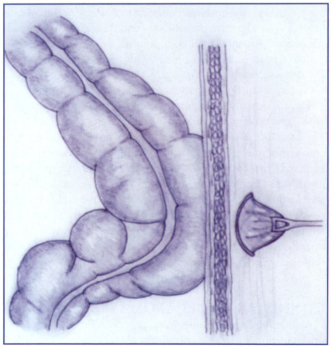

Figura 70.2.7 – "Ostomia" fixada à pele antes de sua maturação e o desenho esquemático da cirurgia.

da alça sigmoide até o nível da fossa ilíaca esquerda, previamente preparada para a realização de uma sigmoidostomia clássica; a parede anterior do cólon, tracionada para fora da pele, deverá ser fixada com três planos de sutura: peritônio, aponeurose e pele. A abertura dessa colostomia poderá ser feita de imediato, por maturação precoce, ou se as condições do paciente permitirem, até três a quatro dias após a cirurgia, quando já houve fixação e aderência adequadas da alça colônica na parede abdominal. Durante esse período, não haverá risco de nova torção (pela fixação do cólon) e, também, o paciente estará desobstruído (há passagem de gases e ou fezes ao longo do cólon por "debaixo" da ostomia).

Observamos que, gradativamente, a dilatação colônica à montante da colostomia vai diminuindo de volume, facilitando sobremaneira o ato cirúrgico a ser realizado, alguns meses depois, para o tratamento definitivo do megacólon. Quando for realizada a cirurgia de Duhamel, técnica que elegemos como a mais adequada para o tratamento do megacólon chagásico, praticamente não será necessário ressecar quase nenhum segmento do cólon (apenas o suficiente para a retirada da "fístula"), sem necessidade de se descolar o ângulo esplênico do cólon, facilitando, por conseguinte, a técnica cirúrgica.

REFERÊNCIAS BIBLIOGRÁFICAS

1. Chagas C. Nova tripanossomíase humana. Estudos sobre a morfologia e o ciclo evolutivo do *Schyzotrypanum cruzi* n. gen., n. sp., agente etiológico de nova entidade mórbida do homem. Memórias do Instituto Oswaldo Cruz 1909,1:159-218.
2. Chagas C. Tripanosomíase americana, forma aguda da moléstia. Memórias do Instituto Oswaldo Cruz 1916;8:37-60.
3. Amorim M, Corrêa-Netto,A. Histopathologia e pathogênese do megaesophago e megarecto. Ann. Fac. Med. Univ. São Paulo 1932;8:101-27.
4. Corrêa-Netto A. Tratamento cirúrgico do megacólon pela ressecção dos chamados esfíncteres funcionais do intestino grosso. Rev Cirurg São Paulo 1934;1:249-93.
5. Hurst AF. X Rays in the diagnosis of organic diseases of the colon. Br Med J 1925 May 23;1(3360):965.
6. Köberle F. Patogênese dos megas. Rev Goiana de Med 1956;2:101-10.
7. Köberle F. Uber enteromegalie. 2BL F. Allg Pathol 1957;96:244-9.
8. Köberle F. Patogenia da moléstia de Chagas. Estudos dos órgãos musculares ôcos. Rev Goiana de Med 1957;3:155-80.
9. Köberle F. Megacólon. J Trop Med Hyg 1958;61:21-4.
10. Köberle F. Aperistalcis chagásica do intestino grosso. Estudo quantitativo dos neurônios do plexo de Auerback. Comunicação ao Congresso Internacional sobre Doença de Chagas. Rio de Janeiro, 5 a 11 de julho de 1959.
11. Köberle F. Enteromegaly and cardiomegaly in Chagas's disease. Gut 1963;4:399-405.
12. Rezende JM. Clínica: manifestações digestivas. In: Brener Z, Andrade Z, editores. Trypanosoma cruzi e doença de Chagas. Rio de Janeiro: Guanabara-Koogan; 1979. p. 312-61.
13. Rezende JM, Luquetti AO. Chagasic megavisceras. Pan American Health Organization. In: Chagas's disease and the nervous system. Washington: PAHO Scientific Publication; 1994. p. 354-547.
14. Silveira CA, Sakamoto T. Importância médico-social da doença de Chagas no Brasil e de seu controle. Revista Brasileira de Malariologia e Doenças Tropicais 1983;35:127-34.
15. Zicker F, Oliveira RM, Luquetti AO, Oiveira OS, Smith PG. Seroprevalence of Chagas's disease among unskilled urban workers in Central Brazil. Transactions of the Royal Society of Tropical Medicine and Hygiene 1989;83:511-3.
16. World Health Organization. Chagas's disease. In: Tropical Disease Research. 7th Programme Report, 1 January 1983 – 31 December 1984. Geneva: WHO; 1985.
17. Luquetti AO. Chagas disease and national social security: the main couse of incapacity for work among infectious and parasitic diseases in Goias state. XXXI Congresso da Sociedade Brasileira de Medicina Tropical. Goiânia, 3-7 março, 1996.
18. Andrade SG, Andrade ZA. Doença de Chagas e alterações neuronais no plexo de Auerback: estudo experimental em camundongos. Revista do Instituto de Medicina Tropical de São Paulo 1966;8:219-24.
19. Tafuri WL, Brener Z. Lesões do sistema nervoso autônomo do camundongo albino na fase crônica da tripanosomíase cruzi experimental. Revista do Instituto de Medicina Tropical de São Paulo 1966;8:177-83.
20. Vieira CB, Godoy RA, Carril CF. Hipersensibilidade do intestino grosso de pacientes com doença de Chagas e megacólons aos agentes colinérgicos. Rev Bras Gastroenterol 1964;16:41.
21. Habr-Gama A. Motilidade do cólon sigmóide e do reto (contribuição à fisiopatologia do megacólon chagásico) [tese de doutorado]. São Paulo: FMUSP; 1966.
22. Meneghelli UG. Estudos farmacológicos no megacólon chagásico. Rev Goiana de Med 1968;14:61-7.
23. Habr-Gama A, Costa Curta L, Raia A. Anatomia e fisiologia do esfíncter interno do ânus. Rev Soc Bras Proctol 1970;3:21-30.
24. Moreira H. Estudo eletromanométrico da atividade motora do coto retal e do cólon descendente em pacientes chagásicos submetidos às cirurgias de Hartmann e de Duhamel [tese de doutorado]. Goiânia: FMUFG; 1970.
25. Moreira H. Contribuição ao estudo da fisiopatologia no tratamento cirúrgico do megacólon chagásico. In: Manzione A, editor. Patologia colorretal. São Paulo: Kronos; 1974.
26. Moreira H, Rezende JM, Sebba F, Azevedo IF, Leite ACA, Soares EP. Chagasic megacólon. Colo Proctology 1985; 5:260-6.
27. Moreira H, Rezende JM. Megacólon chagásico: clínica, diagnóstico e tratamento. In: Moreira H, editor. Coloproctologia: conceitos. Goiânia: Escaleno; 1993. p. 15-60.
28. Guerreiro C, Machado A. Da reação de Bordet e Gengou na moléstia de Carlos Chagas, como elemento diagnóstico. Brasil-Med 1913;27(23):225-6.
29. Freitas JLP. Contribuição para o estudo do diagnóstico na moléstia de Chagas por processos de laboratório. [tese de doutorado]. Ribeirão Preto: USP; 1947.

30. Moreira H. Megacólon chagásico. In: Cordeiro F, Meneghelli U, Resende JM, editores. A gastroenterologia no Brasil: subsídios para sua história até o ano 2000. Rio de Janeiro: Revinter. Federação Brasileira de Gastroenterologia; 2001. p. 377-407.
31. Raia A, Campos OM. Megacólon: contribuição ao estudo de sua patogenia e tratamento. Rev de Med e Cir de São Paulo 1995;XV(8/9):3-5.
32. Haddad J. Volvo do sigmoide: tratamento. Na. I Congresso Latino Americano, II Internacional e X Brasileiro de Proctologia 1960;2:875-6.
33. Ferreira-Santos R. Megacolon and megarectum in Chagas disease. Proc Roy Soc Med London 1961;54:1047-53.
34. Reis Neto JA. Intubação retossigmoidiana descompressiva: tratamento do volvo sigmóideo. Rev Ass Med Bras 1971;17(4):201-7.
35. Corrêa-Netto A, Etzel E. Le megaesophage et le megacólon de vant da theorie de l'achalasie. Etude clinique et anatomopathologique. Rev Sud Amer Med Chir 1934;5:395-421.
36. Corrêa-Netto A. Um caso de megacólon curado pela amputação perineal e intra-esfincteriana do reto. Rev Med São Paulo 1940;24:29-39.
37. Swenson O, Bill Jr AH. Resection of rectum and rectumsigmoide with preservation of the sphincter for benign spastic lesion producing megacólon: a experimental study. Surgery 1948;24:212-21.
38. Köberle F, Alcântara FG. Mecanismo de destruição neuronal do sistema nervoso periférico na moléstia de Chagas. O Hospital 1960;57:1057-62.
39. Cutait DE. Megacólon: nova técnica de retossigmoidectomia abdominoperineal sem colostomia. I Congresso Latino Americano, II Internacional e X Brasileiro de Proctologia. Anais 1960; 2:831-46.
40. Simonsen O, Habr-Gama A, Gazal P. Retossigmoidectomia endoanal com ressecção da mucosa retal. Nota prévia. Rev Paulista Med 1960;57:116-8.
41. Ferreira-Santos R, Carril CF. Megacólon chagásico: análise de 36 casos tratados cirurgicamente. I Congresso Latino Americano, II Internacional e X Brasileiro de Proctologia. Anais 1960;2:863-5.
42. Paula Pinto E. Tratamento cirúrgico do megacólon adquirido. I Congresso Latino Americano, II Internacional e X Brasileiro de Proctologia. Anais 1960;1:294-5.
43. Vasconcelos E. Nova técnica de abaixamento do cólon sem suturas, no megacólon. Rev Hosp Clin Fac Med São Paulo 1961;16:355-62.
44. Marcpmdes-Celso N. Tratamento do megacólon adquirido pela anorretomiectomia. Rev Ass Med Minas Gerais 1962;13:139-46.
45. Almeida AD. Aderências extra mucosa proximal em sigmoidectomia abdominal no tratamento do megacólon. Rev Paul Med 1963;62:309-12.
46. Cardoso AA. Modificação na técnica de anastomose cólon-retal na cirurgia do megacólon chagásico. Rev Bras Cirurg 1963;15:16-22.
47. Vasconcelos E. Colectomia sub-total e anastomose ceco-retal no tratamento do megacólon do adulto. Rev Hosp Clin Fac Med São Paulo 1964;19:332-7.
48. Prado WS. Estado atual do tratamento cirúrgico do megacólon. Simpósio. XVI Congresso Brasileiro de Proctologia, São Paulo; 1966.
49. Ferreira-Santos R. Simpósio sobre tratamento cirúrgico do megacólon. Congresso Ass Med de Minas Gerais; 1967.
50. Capelhuchnik P, Prado WS. Hemicolectomia esquerda no tratamento do megacólon: resultados em 57 casos. Congresso da International Society of University Cólon and Rectal Surgeons, São Paulo; 1970.
51. Oliveira AB, Oliveira A, Oliveira C, Goldenberg S. A anastomose ano-reto-cólica no tratamento cirúrgico do megacólon (operação de Duhamel). An Paul Med Cir 1965; 89:45-61;83-94;103-18.
52. Duhamel B. Une nouvelle operation pour le megacólon congenital: L'abaissement retro-rectal et trans-anal du cólon et son aplicattion possible au traitment de quelques autres malformations. Presse Med 1956;64:2249-50.
53. Haddad J, Raia A; Corrêa-Netto A. Abaixamento retro-retal do cólon com colostomia perineal no tratamento do megacólon adquirido: operação Duhamel modificada. Rev Ann Med Bras 1965;11:8-88.
54. Sebba F. Tratamento cirúrgico do megacólon chagásico pela operação Duhamel, com contribuição de nova conduta cirúrgica no volvo da sigmóide [tese de doutorado]. Goiânia: UFG; 1970.
55. Moreira H. Tratamento do megacólon chagásico pela técnica de Duhamel-Haddad: experiência pessoal. Arq Gastroenterologia 1971;8:155-90.
56. Moreira H. Megacólon chagásico. In: Speranzini M, Ramos M. Manual do residente de cirurgia. 2. ed. Rio de Janeiro: Guanabara-Koogan; 1981. p. 286-92.
57. Moreira H. Tratamento cirúrgico do megacólon chagásico pela técnica de Duhamel-Haddad: aspectos técnicos. In: Pinotti HW et al. Atualização cirúrgica. São Paulo: Edição particular;1982. v. VII. p. 161-82.
58. Moreira H. Simpósio: megacólon. Rev Bras Coloproct 1984; 4(7):7-22.
59. Rezende JM, Ximenes CA, Moreira H, Vaz MGM, Luquetti AO, Milano MC. Alongamento do cólon distal em pacientes com a forma digestiva da doença de Chagas. II Reunião de Pesquisa Aplicada em Doença de Chagas, p. 23, Araxá, MG, 1985.
60. Teixeira Moreira JP. Avaliação eletromanométrica anorretal no pré e no pós-operatório de pacientes portadores de megacólon chagásico submetidos à cirurgia de Duhamel [tese de doutorado]. Goiânia: UFG; 2001.
61. Almeida AC. Resultados funcionais da operação de Duhamel-Haddad no tratamento do megacólon chagásico [tese de doutorado]. Goiânia: UFG; 1996.
62. Lins Neto MAF. Operação de Duhamel modificada com anastomose colorretal imediata para o tratamento do megacólon chagásico[tese de doutorado]. São Paulo: USP; 1997.
63. Hewitt J, Reeve J, Rigby J, Cox AG. Whole gut irrigation for large bowel surgery. Lancet 1973;2:337-40.
64. Moreira JPT, Moreira Jr H, Silva EC, Moreira H. Cirurgia de Duhamel-Haddad: correlação entre coto retal e ritmo intestinal. Rev. Goiana de Med 1995;40(1/2):23.
65. Reis Netto JA, Quilici FA, Cordeiro F, Pinto QL, Reis Jr JA. Cirurgia vídeo laparoscópica colorretal. Rev Bras Coloproct 1995;15:58-64.
66. Souza JVS. Registro brasileiro de cirurgias colorretal laparoscópica. Rev Bras Coloproct 1999;19(1):55-6.

67. Reis Neto JA, Pedroso MA, Lupinacci RA, Reis Jr. JA, Ciquini AS, Lupinacci RM et al. Megacolo adquirido: perspectivas fisiopatológicas para o tratamento loparoscópico. Rev Bras Coloproct 2004;24:49-62.
68. Nahas SC, Dias AR; Dainezi M.A, Araujo SEA, Nahas CSR. A videocirurgia no tratamento do megacólon chagásico. Rev Bras Coloproct 2006;26(4):470-4.
69. Moreira H, Isaac RR, Garcia HP, Moreira Jr H, Moreira JPt, Almeida AC et al. Resultados preliminares sobre o acesso videolaparoscópico na cirurgia de Duhamel modificada em portadores de colopatia chagásica. Rev Bras Coloproct 2006;26:61.
70. Habr-Gama A, Nahas SC, Bocchini S, Kiss D, Araujo SEA, Imperiale AR et al. Resultado do tratamento cirúrgico do megacolo chagásico pela retossigmoidectomia com anastomose colorretal mecânica terminolateral (técnica de Habr-Gama). Rev Bras Coloproct 1999;19(Supl. 1):71.
71. Haddad J, Meledez G, Rene J, Raia A. Ventajas de la operacion de Duhamel en el tratamiento del megacólon congénito y adquirido. Prensa Med Argent 1969;56:1214-8.
72. Brusgaard C. Volvulus of the sigmoid colon and its treatment. Surgery 1947;22:466.
73. Serra-Dória OB. Conduta na oclusão aguda do megacólon. Ver Bras Gastroenterol 1953;5:379-92.
74. Moreira H. Tratamento cirúrgico do vólvulo da sigmoide no megacolo chagásico: nova técnica cirúrgica. Rev Goiana Med 1979;25:73-6.

Seção XII

Situações Difíceis
e Emergênciais

DIAGNÓSTICO E TRATAMENTO DE COMPLICAÇÕES DE OPERAÇÕES COLORRETAIS

71.1 Obstrução Intestinal Pós-operatória

Renato Valmassoni Pinho
Christiano M. P. Claus
Fabiana Marques Fernandes

INTRODUÇÃO

Desde os primórdios da Medicina, a obstrução intestinal tem sido um constante desafio para os médicos e os cirurgiões. Hipócrates, Celsius e Galeno descreveram seu quadro clínico com detalhes válidos até os dias de hoje.

Obstrução intestinal pós-operatória é causada por uma série de processos patológicos, podendo ocorrer de forma parcial ou completa. No período pós-operatório imediato, é necessário diferenciarmos o quadro obstrutivo do íleo paralítico, de ocorrência tão frequente nas cirurgias abdominais, maior nas laparotomias abertas se comparadas às realizadas pelo acesso videolaparoscópico. As aderências entre as alças intestinais representam a causa mais frequente das reoperações abdominais, em especial nas obstruções tardias.

Aquelas precoces, bem mais raras, ocorrem em apenas 1% dos pacientes submetidos às cirurgias colorretais e devem-se à formação de aderências em 72 horas, as quais se tornam densas e vasculares em duas a três semanas[1].

As cirurgias abdominais vão resultar em processo aderencial em cerca de 90% dos pacientes, requerendo reoperações em muitos deles[1-8].

Não existe explicação convincente quanto à razão de alguns pacientes apresentarem muito mais aderências em relação a outros submetidos a tratamento cirúrgico e com complicações intra-abdominais semelhantes.

Outras causas menos frequentes de obstrução intestinal pós-operatória incluem as recidivas nos casos de cirurgia por tumores colorretais e nas doenças inflamatórias, com maior incidência para a doença de Crohn, hérnias internas por falta de fechamento dos defeitos do mesentério, do mesocólon e do peritônio pélvico nas amputações de reto.

Causas ainda mais raras incluem síndrome da artéria mesentérica superior nas anastomoses ileoanais com reservatório ileal e corpos estranhos que, involuntariamente, permaneçam na cavidade abdominal.

As anastomoses estenosadas, menos frequentes após a introdução dos grampeadores, algumas vezes resultantes de má técnica cirúrgica, ocorrem em 5,8 a 20% de todas as ressecções anteriores baixas[2].

A incidência do processo aderencial entre as alças intestinais é diretamente proporcional ao número de laparotomias e a suas complicações sépticas.

A utilização de membranas bioabsorvíveis nos casos graves evita a formação de novas aderências entre as vísceras, as quais são envelopadas cirurgicamente, impedindo o contato direto entre elas. No entanto, técnica cirúrgica cuidadosa no manuseio pré-operatório das alças intestinais ainda é o mais importante fator na prevenção da síndrome aderencial.

ETIOLOGIA

Obstrução intestinal pode ser originada por uma grande diversidade de fatores etiológicos e representa a maior causa de admissão hospitalar com 0,9% de todos os internamentos[3]. Podemos classificar as obstruções intestinais em precoces – ocorrendo até o trigésimo dia pós-operatório – e tardias. O quadro obstrutivo precoce deve ser diferenciado do íleo paralítico, que se encontra presente na maioria dos procedimentos abdominais e que se caracteriza pelo silêncio abdominal e pela parada de eliminação de gases e fezes, semelhante às obstruções intestinais[4,5].

As obstruções podem ocorrer no intestino delgado ou no cólon, com clínica diversa, de acordo com a altura das mesmas. Ainda no sentido de classificá-las, existem as obstruções parciais e aquelas denominadas completas, com parada total na eliminação de gases e fezes. Dentro do quadro obstrutivo, ocorrem as simples e as estranguladas, em que existe comprometimento da vascularização das alças envolvidas, necrose e perfuração.

As aderências entre as alças intestinais representam o maior contingente de quadros obstrutivos e ocorrem em mais de 60% dos pacientes ocluídos nos EEUU[6,7], sendo mais comuns nos procedimentos pélvicos, nas cirurgias colorretais, apendicectomias, ferimentos abdominais perfurantes e, em menor escala, no amplo número de cirurgias abdominais. A incidência de processo aderencial aumenta muito nas complicações sépticas intra-abdominais, em especial nas deiscências anastomóticas intestinais.

As aderências representam 60 a 70% dos casos cirúrgicos, com obstrução situada no intestino delgado[6-8]. (Figura 71.1.1) Os quadros obstrutivos provenientes de cirurgia abdominal prévia representam um custo extremamente elevado para todo o sistema de saúde, seja ele público ou privado.

Nas obstruções precoces, que ocorrem nos primeiros 30 dias da cirurgia, as mais comuns são representadas por hérnias internas resultantes do não fechamento do meso, especialmente na videolaparoscopia. Também podem ocorrer por herniação de alças de delgado no defeito pélvico resultante das amputações de reto e das cirurgias pélvicas alargadas[9,10].

A torção das alças de delgado e do cólon submetidas a anastomoses, bem como na confecção de íleo ou colostomias, não reconhecidas no momento cirúrgico, determinam um obstáculo mecânico precoce.

Ligaduras ou lesões vasculares inadvertidas levarão à necrose do segmento comprometido, com sinais de sepse intra-abdominal.

Síndrome da artéria mesentérica superior tem sido descrita como causa de obstrução em pacientes submetidos a anastomoses ileoanais com reservatório ileal em "J"[11].

Volvo de ceco, em especial naqueles procedimentos que mobilizam esse segmento colônico, tem sido descrito como causa obstrutiva rara[12].

As causas tardias de obstrução têm na síndrome aderencial seu maior contingente, podendo ocorrer em mais de 90% das laparotomias de urgência por obstrução[6-14]. A quantidade de aderências pode se limitar a uma brida obstrutiva ou a um abdome totalmente aderido e que representa um desafio cirúrgico enorme. A situação se agrava naqueles pacientes que tiveram quadro séptico intra-abdominal ou naqueles submetidos a múltiplas e complexas cirurgias.

Hérnias internas e incisionais de grande volume podem representar condição propícia a surtos oclusivos, com ou sem estrangulamento. As hérnias internas podem ocorrer nos espaços entre o meso não ocluídos cirurgicamente ou próximos às anastomoses.

Quando tratamos de cirurgia oncológica, temos nas recidivas anastomóticas e nas compressões extrínsecas motivos para o desenvolvimento de quadros oclusivos, muitas vezes de caráter progressivo, inicialmente parcial e com comprometimento do estado geral do paciente. Essas obstruções podem ocorrer em qualquer nível do trato digestivo, algumas vezes resultantes de extensas metástases linfáticas, com incidências que variam de 25 a 46%[13-31].

Alguns casos de estenoses secundárias à enterite actínica têm sido relatados, sempre confundidas com recidivas do câncer originário[15].

As doenças inflamatórias intestinais, em especial a doença de Crohn, podem representar importante fator oclusivo, na altura das anastomoses ou nas frequentes recidivas que levam muitos pacientes a múltiplas reintervenções por obstrução, algumas vezes provocadas por terapêutica biológica que propicia cicatrização das alças envolvidas, com consequente formação de tecido fibrótico e estenosante.

Algumas causas ainda não relacionadas à cirurgia prévia podem promover obstrução, tais como ingestão de corpos estranhos, tricobezoar, patologias ginecológicas e outras menos frequentes.

Anastomoses com variados graus de estenose contribuem para as estatísticas de oclusões pós-operatórias, especialmente naquelas de difícil confecção. O advento das anastomoses mecânicas com o uso dos grampeadores deu grande impulso na melhoria dos resultados obtidos, em especial nas retais baixas. O manuseio de instrumentos cirúrgicos e da confecção de suturas em pélvis estreita é, sabidamente, um dos maiores desafios da cirurgia colorretal[2].

A presença de corpos estranhos, em especial gases e compressas, deixadas inadvertidamente na cavidade abdominal durante procedimentos cirúrgicos, pode formar obstáculos à progressão do conteúdo intestinal por compressão extrínseca ou mesmo por penetração no lúmen intestinal, em uma tentativa do organismo em expulsar o corpo estranho (Figura 71.1.2).

FISIOPATOLOGIA

Obstrução de alguma alça de intestino inicia um quadro de dilatação proximal ao ponto de obstáculo à passagem de fezes e gases, com aumento do peristaltismo, no sentido de ultrapassá-lo. Paralelamente, existe um acúmulo de todas as secreções digestivas e ar deglutido no interior do tubo

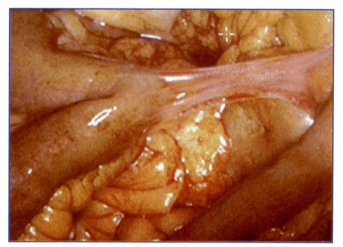

Figura 71.1.1 – Aderências entre as alças intestinais com cirurgia abdominal prévia.

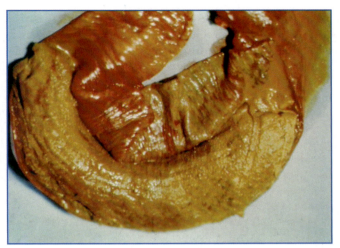

Figura 71.1.2 – Compressa cirúrgica intraluminal provocando obstrução intestinal.

digestivo proximal, levando à dilatação deste, o que causará um aumento na produção dessas secreções por estímulo das células secretoras e, também, dos movimentos peristálticos, acima e abaixo da obstrução, provocando cólicas e evacuações líquidas no início do quadro. Após a oclusão estabelecida, haverá períodos de atividade mioelétrica intensa na musculatura visceral, produtoras das contrações frequentes, mais importantes no segmento proximal ao obstáculo. Com o passar do tempo, a musculatura apresentará fadiga e diminuição progressiva das contrações[16].

Como a produção de suco gástrico, pancreático, biliar e intestinal permanece atingindo entre 3,5 a 5 L a cada período de 12 horas, inicia-se quadro de dilatação das alças proximais à oclusão e regurgitação de seu conteúdo para o estômago, com desencadeamento de vômitos. Como a absorção desses líquidos pelo delgado e pelo cólon está comprometida, existe uma perda importante destes e também de eletrólitos.

Nas obstruções altas, inicia-se quadro de vômitos volumosos claros e menor distensão abdominal. Naquelas mais distais, há uma progressiva dilatação das alças, com consequente distensão abdominal e vômitos tardios e de aspecto fecaloide. No momento em que existe fadiga da musculatura entérica, grande distensão das alças provocará edema de suas paredes e estiramento dos vasos sanguíneos, contribuindo para necrose e perfuração visceral em sua fase tardia.

Com a distensão e o aumento da pressão hidrostática endoluminal, haverá produção de enorme terceiro espaço de líquidos, eletrólitos e proteínas em seu interior, causando desidratação do paciente.

Haverá sempre uma proliferação bacteriana, e as alterações microvasculares permitirão translocação bacteriana para a cadeia de linfonodos mesentéricos e para a corrente sanguínea, propiciando o desenvolvimento de quadro séptico sistêmico.

Obstruções com estrangulamento podem ocorrer em hérnias internas ou nas incisionais, e também quando existe uma torção da alça em relação ao seu pedículo vascular, causando necrose desse segmento intestinal, com todas as suas consequências.

Nas oclusões colônicas, em que existe válvula ileocecal competente, ou nos casos de volvo de sigmoide, conhecidas como alça fechada, a pressão intraluminal se aproxima da pressão arterial, causando comprometimento da irrigação arterial, conhecido como estrangulamento intramural de Oschner.

A fisiopatologia da formação de aderências contribui para justificar a razão de ser a maior causa de obstrução intestinal pós-operatória. As bridas são, em geral, resultantes do trauma cirúrgico, infecção intra-abdominal ou efeito químico. A cavidade abdominal é revestida por uma camada de células mesoteliais que, quando atingidas por uma das formas de trauma, produzirão exsudato altamente rico em fibrinogênio, que, em contato com a trombina, constituirá a membrana adesiva chamada aderência ou brida.

Essa membrana fibrinocolagenosa age como se fosse um adesivo entre as alças, sendo responsável pela união destas e pela maioria dos quadros oclusivos pós-operatórios[14-17].

QUADRO CLÍNICO

As obstruções pós-operatórias podem ocorrer precocemente após procedimentos abdominais ou pélvicos ou, mais frequentemente, de forma tardia.

Os sinais e sintomas decorrentes da oclusão intestinal diferem se ela é parcial ou total, se situa-se nas porções proximais ou distais do intestino delgado e naquelas ocorrendo nos cólons. O primeiro sintoma é dor, que se apresenta na forma de fortes cólicas, as quais ocorrem em episódios de 4 a 10 minutos, difusas e mais intensas no mesogástrio, acompanhadas de náusea e vômitos alimentares, ou de conteúdo gástrico e bilioso. Distensão abdominal é moderada nas obstruções parciais e altas, com surgimento de eliminação de fezes líquidas e gases, em uma primeira fase. Os pacientes com obstruções parciais podem ter seu quadro solucionado clinicamente neste momento. Naqueles com obstrução total, as cólicas e os vômitos se intensificam, seus ruídos hidroaéreos aumentam e tornam-se metálicos, eventualmente ouvidos sem o uso de estetoscópios. Nos pacientes com parede abdominal mais débil, podemos, inclusive, visualizar os movimentos intensos das alças, buscando vencer o obstáculo. Na progressão do quadro, os vômitos vão se tornando mais espessos, mais escuros e com aspecto fecaloide. Os ruídos hidroaéreos diminuem de intensidade pela fadiga da musculatura lisa da parede intestinal, provocando aumento da distensão abdominal. Se não tratada a obstrução, teremos, então, o risco de necrose e perfuração de uma alça, com o aparecimento de peritonite fecal, havendo mudança na característica da dor, que se torna contínua, o abdome apresenta rigidez em tábua e o paciente se torna séptico, com importante comprometimento do estado geral. Os sinais de desidratação, com língua seca e pequena, diminuição do tônus ocular, diminuição do débito urinário, taquicardia e hipotensão arterial, vão ocorrendo progressivamente.

Nos pacientes com oclusão de um segmento colônico ou retal, a distensão é mais lenta, os vômitos mais tardios, inicialmente reflexos e progressivamente fecaloides, as cólicas têm intervalos mais longos, variando de 10 a 20 minutos. A eliminação de gases e fezes distais ao ponto ocluído é comum na fase inicial do quadro oclusivo, seguida da parada total de eliminação de gases e fezes. Tenesmo retal importante ocorre nas obstruções retais. A distensão abdominal que progride é sempre chamativa, podendo atingir grandes proporções e propiciando, inclusive, o risco de perfuração, mais comum no ceco, graças à fina espessura de suas paredes. Nestes casos, a mudança da característica da dor é fator diagnóstico, tornando-se contínua, de grande intensidade e difusa. Ao exame, haverá rigidez da parede abdominal e silêncio abdominal à ausculta. Desaparece, também, a macicez hepática e a esplênica à percussão. O exame minucioso do abdome pode revelar massas palpáveis, que representariam lesões neoplásicas ou coleções.

No momento em que é evidente a presença de necrose de alças ou perfuração intestinal, o quadro séptico assume proporções que levam o paciente rapidamente ao choque e, se não tratado adequada e agressivamente, ao óbito.

DIAGNÓSTICO
Clínico

A anamnese minuciosa e o exame físico correto e bem conduzido já oferecem importantes subsídios para o diagnóstico das obstruções intestinais pós-operatórias, inclusive com sugestão da altura destas, sendo soberanos na avaliação inicial.

O paciente encontra-se com dores abdominais características, alteração de seu ritmo intestinal, distendido, geralmente desidratado e com seus ruídos hidroaéreos acentuados ou ausentes nas fases mais tardias. Progressivo comprometimento do estado geral, anemia e perda de peso sugerem obstruções incompletas ou progressivas, associadas às neoplasias ou doenças inflamatórias intestinais. O abdome encontra-se timpânico e a palpação pode detectar massas que poderiam estar associadas ao quadro obstrutivo.

Laboratório

Os exames laboratoriais oferecem subsídios importantes no sentido de avaliar o estado geral do paciente. O hemograma demonstrará desvios nucleares à esquerda e anemia, o VHS estará aumentado, teremos importantes alterações hidroeletrolíticas, com desidratação e consequente hiponatremia, hipocalemia e hipocloremia determinadas pela concentração de líquido e eletrólitos no terceiro espaço, no interior das alças. Quadro de acidose metabólica ocorre progressivamente, com a acentuação da obstrução. Ureia e creatinina irão monitor a função renal, e a avaliação proteica nos dará subsídios para necessidades nutricionais especiais. Sobretudo nos pacientes que evoluem mal, os parâmetros laboratoriais balizam nossas condutas, tanto para a indicação cirúrgica como no controle pós-operatório.

Imagem

A radiologia é o primeiro exame de imagem requisitado. Os achados na obstrução pós-operatória precoce são semelhantes aos quadros de íleo adinâmico, devendo haver especial atenção em sua diferenciação clínica. A tomada de imagens em posição ortostática e em decúbito dorsal e lateral normalmente demonstra níveis líquidos múltiplos, edema da parede das alças e ausência de gases e fezes na porção distal ao segmento obstruído (Figuras 71.1.3 e 71.1.4).

No entanto, falhas no diagnóstico em até 30% têm sido relatadas[18].

Em casos de perfuração, visualiza-se facilmente pneumoperitôneo nos espaços subfrênicos (Figura 71.1.5).

Novamente, devemos ter consciência de que ocorre a presença de gases no pós-operatório recente, em especial nas videolaparoscopias. A presença de coleções intra-abdominais pode ser sugerida pelos raios X simples de abdome.

Em casos duvidosos, injeta-se 100 mL de gastrografina pela sonda nasogástrica e clampeá-la pelo período de 4 horas, efetuando raios X simples de abdome em 4 e 12 horas. A opacificação do cólon e reto demonstra a resolução clínica. Em geral, esse exame nos sugere a altura da obstrução e acelera a decisão cirúrgica[19].

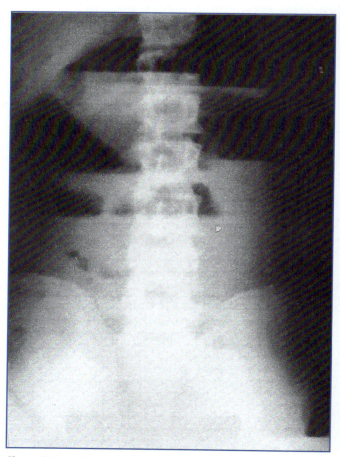

Figura 71.1.3 – RX simples de abdome demonstrando múltiplos níveis líquidos com o paciente em posição ortostática.

Capítulo 71 – Diagnóstico e Tratamento de Complicações de Operações Colorretais
Capítulo 71.1 – Obstrução Intestinal Pós-operatória

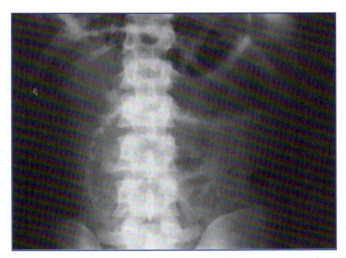

Figura 71.1.4 – RX simples de abdome com dilatação e edema das paredes das alças intestinais.

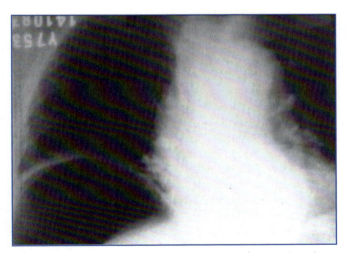

Figura 71.1.5 – Pneumoperitôneo secundário à perfuração visceral.

A ultrassonografia é de extrema utilidade na demonstração de massas ou coleções intra-abdominais responsáveis pelo quadro obstrutivo. O método é capaz de efetuar análise do conteúdo líquido das coleções, diferenciando-os de acordo com sua espessura, presença de debris e ar em seu interior. Avalia, também, a presença ou não de peristaltismo das alças intestinais e sua intensidade. A utilização do *ecodoppler* é muito útil na avaliação da viabilidade das alças através da apreciação de sua vascularização, bem como na medida do fluxo arterial através dos vasos mesentéricos.

A sugestão de neoplasias obstrutivas ou de processos inflamatórios, como os de diverticulite aguda, também é muito útil.

A tomografia computodorizada de abdome e pélvis pode contribuir para dirimir dúvidas trazidas pela radiologia e pela ultrassonografia, sendo método eficaz na avaliação de massas e coleções relacionadas ao quadro oclusivo, contribuindo, ainda, com o uso de contraste, na avaliação da viabilidade da parede intestinal. Serve como importante condutor de instrumentos utilizados para drenagens percutâneas. É útil no diagnóstico precoce de obstrução estrangulada. É o exame de escolha para o paciente que tem febre, taquicardia, dor abdominal localizada ou difusa, com sinais de irritação peritoneal, acompanhada de leucocitose. Normalmente, revela também o peristaltismo das alças intestinais. É um exame extremamente útil no seguimento de pacientes tratados clinicamente[20] (Figura 71.1.6).

A ressonância magnética é método sofisticado e de elevado custo, devendo ser utilizado apenas em casos excepcionais, para visualização de detalhes que poderiam mudar a conduta terapêutica. É útil para detectar o local e a causa da obstrução[21,22].

Naqueles pacientes portadores de síndrome suboclusiva, em que o processo obstrutivo é parcial, pode ser utilizado um método radiológico contrastado, no sentido de localizar o segmento estenosado e de avaliar o grau de estenose.

Enemas com o uso de bário para obstruções distais pode ser um método interessante, por não contribuir com acúmulo de ar e líquidos nas alças proximais, demonstrando o sítio em que se encontra o obstáculo.

Enterografia por tomografia computadorizada, utilizando contraste, substitui a enteróclise, método que utiliza bário e ar injetados através de sonda duodenal, acompanhada por fluoroscopia. O exame por TC com contraste enteral define o local obstruído em pacientes com obstrução parcial. Estudo recente revela maior acurácia que a TC convencional (89% × 50%) bem como para sua localização (100% × 94%)[21-23].

Endoscopia

Endoscopia digestiva pode contribuir de forma decisiva nos casos de obstrução colônica, devendo seguir rígidos princípios de segurança, demonstrando recidivas anastomóticas e outras causas oclusivas, propiciando a oportunidade de reali-

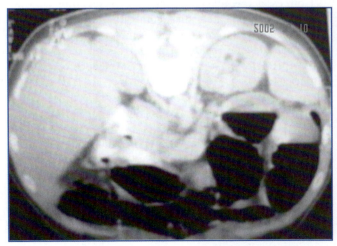

Figura 71.1.6 – Tomografia computadorizada, útil no acompanhamento de pacientes observados clinicamente.

zação de biópsia. Enteroscopia poderá ser utilizada na avaliação de pacientes com obstrução alta e depende, logicamente, da habilidade e da experiência do endoscopista.

Videolaparoscopia diagnóstica tem sido citada por alguns autores, permitindo o tratamento cirúrgico imediato, em especial na doença aderencial[24,25].

TRATAMENTO
Tratamento clínico

O atendimento de urgência a pacientes com quadro diagnosticado como obstrução intestinal deve incluir avaliação clínica, reposição rápida de fluidos, descompressão através de sonda nasogástrica, utilização de analgésicos, antieméticos e antibiótico, terapia que promova cobertura contra bactérias gram-negativas e anaeróbias. O esvaziamento gástrico e das primeiras alças de jejuno evitará vômitos frequentes, com possibilidade de aspiração, a qual poderá originar sérias complicações pulmonares. Aspiração nasogástrica contínua promoverá conforto ao paciente, não havendo efetiva superioridade na utilização de longos tubos entéricos[26,27].

Monitoramento dos dados vitais e das funções pulmonar e cardíaca garante uma adequada vigilância. A avaliação do quadro deverá ser efetuada de forma multidisciplinar, incluindo o clínico, o cirurgião e o radiologista, com um suporte do laboratório. Sonda vesical para monitoramento do débito urinário nos fornece um parâmetro inicial da função renal e a resposta à reposição hidroeletrolítica. Correção do distúrbio metabólico normalmente refere-se ao controle da acidose metabólica presente nesses casos.

Independentemente do estado geral do paciente, inicia-se reposição hídrica e eletrolítica, sendo necessário muito cuidado ao repor o potássio diante de oligúria ou anúria.

A utilização da antibioticoterapia de largo espectro deverá permanecer enquanto dure o quadro oclusivo, no pré e pós-operatório, se possível, com a supervisão da infectologia.

Com essas medidas, o tratamento conservador continua sendo tentado por até 4 dias, com um alto índice de resolução em 72 horas, em especial nas obstruções parciais. Há evidências de que recidivas obstrutivas ocorrem em 50% após o primeiro surto e em mais de 80% após o segundo[25] (Figura 71.1.7).

Tratamento cirúrgico

Quando não existe resolução clínica do quadro, a indicação cirúrgica é a solução terapêutica, incluindo os casos que evoluem com síndrome da alça fechada, necrose de parede intestinal e aqueles com perfuração.

Muitas vezes, no momento da abertura da cavidade abdominal, notamos a desproporção de diâmetro existente entre as alças proximais ou distais à obstrução (Figura 71.1.8).

A lise cirúrgica de aderências poderá ser efetuada por laparotomia ou videolaparoscopia, dependendo da gravidade do caso, do número de cirurgias abdominais prévias, do diâmetro das alças de delgado e de comorbidades. Vários autores têm dado ênfase ao uso do método laparoscópico sempre que possível, evitando-o quando existe uma distensão muito acentuada, com o diâmetro das alças acima de 4 cm[25,28,32,33]. Sugere-se a confecção de pneumoperitôneo de forma aberta. Alguns autores obtêm altos índices de conversão, variando de 7 a 43%[24].

Na vigência da obstrução por bridas, a lise das aderências de forma cuidadosa, evitando lacerações da parede intestinal, tentando avaliar todos os segmentos de delgado e cólon, iniciando pelo ângulo de Treitz e terminando na junção retossigmoide, é o procedimento de escolha. Em determinados casos, é necessário o esvaziamento do conteúdo líquido-gasoso intraluminal por aspiração, obtendo-se, assim, maior acesso a todos os compartimentos abdominais. Após a liberação de todas as alças envolvidas no processo aderencial, irriga-se a cavidade abdominal com soro fisiológico e completa-se rigorosa hemostasia. Nos pacientes com repetidos episódios de obstrução intestinal aderencial, a utilização de membranas biorreabsorvíveis (hialuronato de sódio + carboximetilcelulose) tem demonstrado bons resultados na prevenção da reformação de novas aderências, as quais aumentariam em muito a morbimortalidade nestes casos[29,30].

Nos fenômenos sépticos intra-abdominais, tais como isquemia e perfuração de alças, a indicação cirúrgica é emergencial. Normalmente ocorrem por estrangulamento de alças em hérnias internas, comprometimento de sua vascularização e proliferação bacteriana em sistema de alça fechada. Nestes casos, faz-se necessária a ressecção do segmento afetado, ampla limpeza da cavidade abdominal e drenagens. Nas lesões de intestino delgado, permite-se a execução de anastomose primária.

Nas lesões colônicas, que incluem os volvos de sigmoide e ceco, as ressecções podem ser associadas a anastomoses primárias cobertas ou não com derivação fecal, ou apenas a ressecção e colostomia. A presença de fezes na cavidade abdominal é responsável por fenômenos sépticos gravíssimos, devendo a cirurgia ser indicada imediatamente após as medidas suportivas serem iniciadas e apresentarem resposta positiva.

Quadro oclusivo e de abdome agudo também é observado nas deiscências anastomóticas, ocorrendo, em geral, a partir do quinto dia de pós-operatório, necessitando de derivação da coluna fecal por meio de ostomia. A tentativa de apenas reparar o local de escape da anastomose envolvida é, na imensa maioria das vezes, infrutífera e responsável por complicações precoces e muito graves[13].

A permanência intra-abdominal inadvertida de corpos estranhos, como gazes e compressas, é um raro acontecimento, especialmente em serviços de cirurgia nos quais instrumentadores e auxiliares das salas cirúrgicas atuam com rigor. As complicações podem ser precoces, com formação de abscessos e eventual obstrução intestinal, ou tardias, quando vemos casos de corpo estranho migrando para o interior da alça, na tentativa de sua eliminação, produzindo quadro obstrutivo.

Capítulo 71 – Diagnóstico e Tratamento de Complicações de Operações Colorretais
Capítulo 71.1 – Obstrução Intestinal Pós-operatória

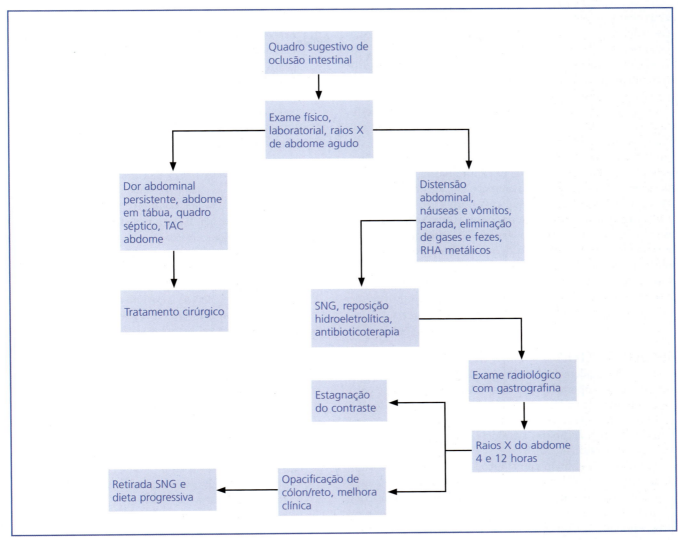

Figura 71.1.7 – Fluxograma de tratamento.

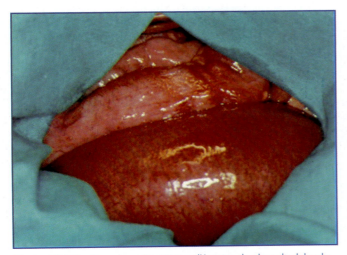

Figura 71.1.8 – Desproporção entre o diâmetro de alças de delgado proximais e distais à obstrução.

Obstruções tardias podem ocorrer, como complicação da enterite determinada por irradiação difusa inadvertida da cavidade abdominal. Nestes casos, indica-se a ressecção segmentar das estenoses ou a confecção de estricturoplastias[15].

Obstruções anastomóticas progressivas podem ocorrer tardiamente, em especial naquelas colorretais baixas, necessitando, inicialmente, de dilatações pneumáticas progressivas e, nos casos mais graves, de ressecção cirúrgica e reanastomose.

Pacientes portadores de câncer colorretal tratados cirurgicamente, convenientemente acompanhados, por meio de protocolo, são alvos de recidivas e quadros obstrutivos de diferente magnitude, necessitando de procedimentos compatíveis com a patologia que se apresenta no momento cirúrgico[31]. É interessante lembrar que as amputações de reto videolaparoscópicas, sem o fechamento do peritônio pélvico, podem ser responsáveis por herniações e encarceramento de alças de delgado nesse espaço. Vários autores utilizam o grande epíplon ou próteses para a oclusão cirúrgica do defeito resultante[10-32]. Em pacientes tratados cirurgicamente por neoplasias colorretais, ocorrem quadros obstrutivos aderenciais, sem relação com recidivas locais ou metástases à distância.

A doença de Crohn, responsável por tantas lesões estenóticas do delgado e do cólon, representa um importante contingente de quadros obstrutivos pós-operatórios. Estes são os casos em que a economia nas ressecções é mandatória, sendo indicada a execução de estricturoplastias, sempre que possível[1-15]. Ressecções mais amplas são aceitáveis quando existem lesões estenóticas que envolvam todo o cólon. Em grandes séries publicadas de pacientes com doença inflamatória intestinal submetidos a cirurgias de reservatórios ileais, é evidente o grande número de readmissões por problemas obstrutivos por aderências, em 33 a 34,4%, deiscências anastomóticas, em 22 a 33% ou, estenoses anastomóticas, em 5,6 a 12%, demonstrando as dificuldades com o método, mesmo em serviços de grande experiência[34,35].

PROGNÓSTICO

A síndrome aderencial é a principal origem das obstruções intestinais pós-operatórias e, dessa maneira, desde que convenientemente tratadas, apresentam resultados animadores.

O advento da videolaparoscopia vem influenciando positivamente na prevenção das aderências intra-abdominais e de suas complicações.

Em relação ao tratamento clínico bem-sucedido, um fator agravante é a alta incidência de recidivas obstrutivas após o segundo e terceiro episódios, havendo, então, indicações cirúrgicas mais precoces. Pacientes submetidos a múltiplos procedimentos cirúrgicos, em especial aqueles acompanhados de peritonite, são um verdadeiro desafio cirúrgico, exigindo habilidade, perícia e experiência por parte da equipe cirúrgica.

Existem evidentes influências quando analisamos o tempo de evolução do quadro, a idade e o estado nutricional do paciente. Comorbidades, em especial nos idosos, contribuem para os maus resultados. A doença básica causadora da obstrução não aderencial, como as neoplasias e as doenças inflamatórias intestinais, por si só, determinam o prognóstico. À medida que evoluímos para necrose da parede intestinal, perfuração e sepse, faz-se necessária a rápida e agressiva intervenção cirúrgica, comprometendo, no entanto, o prognóstico do paciente.

O atendimento multidisciplinar com clínicos, intensivistas, infectologistas, radiologistas e com adequado suporte laboratorial tem alterado significativamente a evolução e o prognóstico dos pacientes com obstrução intestinal pós-operatória. Porém, o fator mais importante do sucesso do tratamento ainda está relacionado à eficiência do cirurgião.

REFERÊNCIAS BIBLIOGRÁFICAS

1. Fazio VW, Cohen Z, Fleshman JW et al. Reduction in adhesive small-bowel obstruction by Seprafilm adhesion barrier after intestinal resection. Dis Colon Rectum 2006;49:1-11.
2. Curcio G, Spada M, Francesco F et al. Completely obstructed anastomosis: a new non-electrosurgical endoscopic approach before ballon dilatation. World J Gastroenterol 2010;37:471-5.
3. Ellis H. The clinical significance of adhesions: focus on intestinal obstruction. Eur J Surg Suppl 1997;557:5-9.
4. Góes JRN, Fagundes JJ, Coy CSR et al. Retocolectomia total e anastomose íleoanal com reservatório ileal e ocorrência de obstrução intestinal. Rev Bras Coloproct 2004;24:329-33.
5. Ellozy SH, Harris MT, Bauer JJ et al. Early postoperative small bowel obstruction: a prospective evaluation in 242 consecutive abdominal operations. Dis Colon Rectum 2002;45:1214-7.
6. Menzies D, Ellis H. Intestinal obstruction from adhesions – how big is the problem? Ann Roy Coll Surg 1990;72:60-3.
7. Bass KN, Jones B, Bulkley GB. Current management of small bowel obstruction. Adv Surg 1997;31:1-34.
8. Menzies D. Peritoneal adhesions: incidence, cause and prevention. Surg Annu 1992;24:27-45.
9. Ng KH, Ng DCK, Cheung HYS et al. Obstructive complications of laparoscopically created defunctioning ileostomy. Dis Colon Rectum 2008;51:1664-8.
10. Cabot JC, Lee SA, Yoo J et al. Long-term consequences of not closing the mesenteric defect after laparoscopic right colectomy. Dis Rectum Colon 2010;53:289-92.
11. Ballantyne GH, Graham SM, Hammers L et al. Superior mesenteric artery syndrome following ileal J-Pouch anal anastomosis: an iatrogenic cause of early postoperative obstruction. Dis Colon Rectum 1987;30:472-4.
12. Konvolinka CW, Moore RA, Bajwa K. Cecal volvulus causing postoperative intestinal obstruction. Dis Colon Rectum 2001;44:893-5.
13. Liu L, Herrinton L, Hornbrook MC et al. Early and late complications among long-term colorectal cancer survivors with ostomy or anastomosis. Dis Colon Rectum 2010;53:200-12.
14. Araujo SEA, Caravatto PPP, Campos FG et al. Videolaparoscopia colorretal: enfoques atuais & controvérsias. Rev Bras Coloproct 2006;26:208-16.
15. Dietz DW, Remzi FH, Fazio VW. Strictureplasty for obstructing small-bowel lesions in difuse radiation enteritis: Successful outcome in five patients. Dis Colon Rectum 2001;44:1772-7.
16. Coelho JCU, Gouma DJ, Moody FG et al. Gastrointestinal motility following small bowel obstruction in the opossum. J Surg Res 1986;41:174.
17. Vipond MN, Whawell SA, Thompson JN et al. Peritoneal fibrinolytic activity and intra-abdominal adhesions. Lancet 1990;335:1120-2.
18. Lappas JC, Reyes BL, Maglinte DD. Abdominal radiography findings in small-bowel obstruction: relevance to triage for additional diagnostic imaging. AJR Am Roentgenol 2001;176:167-74.

19. Improving the management of acute adhesive small bowel obstruction with CT-Scan and water-soluble contrast medium: a prospective study. Dis Colon Rectum 2009;52:1869-76.
20. Balthazar EJ. CT of the small bowel obstruction. Am J Roentgenol 1994;162:255-61.
21. Diaz JJ, Bokhari F, Mowery NT et al. Guidelines for management of small bowel obstruction. J Trauma 2008;64:1651-64.
22. Kim JH, Ha HK, Sohn MJ et al. Usefulness of MR imaging for diseases of the small intestine: comparison with CT. Korean J Radiol 2000;1:43-5.
23. Engin G. Computed tomography enteroclysis in the diagnosis of intestinal diseases. J Comput Assist Tomogr 2008;32:9-16.
24. Wullstein C, Gross E. Laparoscopic compared with conventional treatment of acute adhesive small bowel obstruction. Br J Surg 2003;90:1147-51.
25. Seid VE, Imperiale AR, Araújo SE et al. A videolaparoscopia no diagnóstico e tratamento da obstrução intestinal. Rev Bras Coloproct 2007;27:228-34.
26. Cox MR, Gun IF, Eastmman MC et al. The safety and duration of non-operative treatment for adhesive small bowel obstruction. Aust N Z J Surg 1993;63:367-71.
27. Fleschner PR, Siegman MG, Slater GI et al. A prospective randomized trial of short versus long tubes in adhesive small bowel obstruction. Am J Surg 1995;170:366-70.
28. Zerey M, Sechrist CW, Kercher KW et al. The laparoscopic management of small bowel obstruction. Am J Surg 2007;194:887-8.
29. Park CM, Lee WY, Cho YB et al. Sodium hyaluronate-based bioresorbable membrane reduced early postoperative intestinal obstruction after lower abdominal surgery for colorectal cancer: the preliminary report. Int J Colorectal Dis 2009;24:305-10.
30. Basilio PC. Obstrução intestinal por aderências: utilização de membrana biorreabsorvível (hialuronato de sódio+carboximetilcelulose) na profilaxia de complicações em reoperações abdominopélvicas. Rev Bras Coloproct 2003;23:168-71.
31. Jucá MJ, Gomes EG, Menezes HL et al. Obstrução intestinal no pós-operatório tardio do tratamento do câncer colorretal. Rev Bras Coloproct 2004;24:15-9.
32. Ji CUI, Jin-Ping MA, Yu-long HE et al. Prospective study of reconstructing pelvic floor with GORE-TEX dual mesh in abdominoperineal resection. Chin Med J 2009;122:2138-41.
33. Qureshi I, Awad ZT. Predictors of failure of laparoscopic approach for the management of small bowel obstruction. The Amercican Surgeon 2010;76:947-50.
34. Datta I, Buie WD, MacLean AR et al. Hospital readmission rates after ileal pouch-anal anastomosis. Dis Colon Rectum 2009;52:55-8.
35. Ozturk E, Kiran RP, Remzi F, Fazio VW. Early readmission after ileoanal pouch surgery. Dis Colon Rectum 2009;52:1848-53.

DIAGNÓSTICO E TRATAMENTO DE
COMPLICAÇÕES DE OPERAÇÕES COLORRETAIS

Avaliação e Conduta no Paciente com Deiscência Anastomótica

71.2

Júlio César M. Santos Jr.

INTRODUÇÃO

"All complications are made in the operating room. An anastomosis that is not made will not leak."[1]

As complicações – críticas, casuais ou técnicas – decorrentes das intervenções cirúrgicas sobre o intestino grosso são várias e envolvem aquelas que têm conotações sistêmicas ou regionais, sem relações diretas com o ato operatório, e as que podem ser decorrentes diretas das técnicas e táticas empregadas. Assim, podem ser citadas aquelas por insuficiências cardiopulmonares (respiratórias e cardíacas – dependentes ou não); as do trato urinário, as vasculares periféricas, incluindo o tromboembolismo e as que, diretamente relacionadas ao procedimento, afetam a ferida cirúrgica, superficial ou profunda, na maioria das vezes associadas às infecções e que podem ser causas ou resultados da deiscência da anastomose.

Esses eventos pós-operatórios diferem na incidência, mas todos são relevantes.

As deiscências anastomóticas, ainda que com variado grau de gravidade, aumentam a morbidade, efetivam a maior permanência hospitalar, aumentam os custos do tratamento, podem ser fatais e, quando ocorrem em pacientes operados de câncer do reto, pioram os prognósticos das operações curativas, favorecendo a recidiva local[2-5].

Com destaque dentre as complicações temíveis, a deiscência da anastomose pode ser devastadora; tem incidência cujos valores dependem da investigação, de aspectos anatômicos e de como ela é definida[6,7].

A exata frequência da deiscência não é conhecida, mas a ocorrência não é incomum, fato que, aliado à gravidade decorrente do escape do conteúdo intestinal para a cavidade peritoneal, impõe medidas, sobretudo as consideradas preventivas, além daquelas que seriam capazes de identificá-la precocemente, para a pronta definição do tratamento.

Interessados nesse aspecto, Goligher et al.[8,9] propuseram a demonstração precoce da deiscência por meio de exame radiológico contrastado (enema com gastrografina) em um estudo que envolveu 135 pacientes submetidos a ressecções colorretais por carcinoma ou por doença diverticular (84 com anastomoses altas e 51 com anastomoses baixas). Nesse estudo, foram identificadas 65 deiscências (35%), sendo 8% com expressão clínica e 27% apenas radiológicas.

Pesquisa semelhante feito por nós[10], em 117 pacientes consecutivos, teve os seguintes resultados: foram identificadas 25 deiscências anastomóticas (21,3%) – 17 (14,5%) com significado exclusivamente radiológico e 8 (6,8%) com manifestação clínica, dentre os quais 3 pacientes (37,5%) foram reoperados.

ASPECTOS CLÍNICOS E FATORES DE RISCOS

A constatação da deiscência anastomótica e sua qualificação foi motivo para sua classificação em grupos clínicos[1]: 1) subclínico (expressão exclusivamente radiológica de importância prática desprezível); 2) clínico, em que reuniram-se as seguintes formas clínicas: a) com sinais de sepse em variados graus; b) com peritonite localizada; c) com peritonite localizada e fístula fecal externa; d) com peritonite generalizada.

O interessante é que essa classificação pode ser usada para orientar o tratamento da deiscência anastomótica[1]. Outro aspecto importante, além do reconhecimento da incidência e da variação da expressão clínica, prende-se aos fatores de riscos causais que envolvem as técnicas e aos tipos das anastomoses; os tipos relacionam-se com o sítio no qual são confeccionadas. No conjunto de dados, devem ser distinguidos os três seguintes elementos que favorecem a deiscência – primeiro, a técnica inapropriada, por causa da aproximação das partes sob tensão, a má irrigação das partes a serem anastomosadas e a hemorragia –, os quais, com eventuais aspectos agravantes, são dependentes do cirurgião[11]; segundo, são os fatores relacionados aos elementos preexistentes, em geral associados ao paciente e à doença, tais como a infecção ou contaminação locorregional, à desnutrição e ao edema[12,13]; terceiro, quanto aos tipos de anastomoses, situação em que os maiores riscos de deiscências envolvem o segmento retal do intestino grosso e dependem da proximidade da anastomose com o canal[10,11,14-18]. Enquadram-se nesse grupo, também, as anastomoses ileoanais, com bolsa ileal, cujos índices de deiscências anastomóticas variam de 5 a 10%[19,20] e têm como fator agravante o paciente com história de retocolite ulcerativa, usando dose de prednisona maior que 40 mg por dia[12].

Os outros fatores de risco que podem ter significado preditivo em relação à deiscência, e que não devem ser desprezados, são o diabetes, o alcoolismo crônico, a obesidade, o uso de drenos e a duração do ato operatório[17,21-29].

PROFILAXIA E DIAGNÓSTICO PRECOCE

Esses conhecimentos propiciam a oportunidade de medidas preventivas, bem como preparam o cirurgião para o diagnóstico mais precoce. As mais valorosas medidas preventivas passíveis de domínio são as que se relacionam com a técnica da confecção da anastomose[1]. Quaisquer procedimentos que, eventualmente, venham a ser associados às anastomoses, são capazes de somar morbidades, mas não de reduzir o índice de deiscência. Contudo, considerando os altos riscos das situações que envolvem anastomoses baixas, em pacientes do sexo masculino, diabéticos, fumantes ou alcoólatras submetidos à terapia neoadjuvante e às operações de longa duração, a profilaxia recomendável é a derivação intestinal proximal, indicada, nesses casos, para atenuar as consequências da deiscência[4,11-13,22,28,30,31].

O diagnóstico precoce depende, fundamentalmente, de dois fatores: primeiro, a definição pré-operatória das condições de risco e, segundo, da participação incisiva do cirurgião por um alto grau de suspeição.

As manifestações clínicas no pós-operatório imediato, que auxiliam inquestionavelmente no diagnóstico instantâneo, podem ser precoces ou tardias.

As precoces ocorrem em paciente afebril e já bem-disposto, dentro das primeiras 36 ou 48 horas depois da operação, e são decorrentes do escape que ocorre por causa de defeito técnico na confecção da anastomose. Em geral, fazem-se notar pela aceleração do pulso e a extemporânea passagem de conteúdo intestinal pelo ânus, acompanhados de palidez cutânea, desânimo, inapetência e a insistente volta ou permanência no leito.

Os exames laboratoriais, difíceis de ser interpretados nesse instante, são de pouco valor, porque misturam as alterações relativas às reações metabólicas ao trauma com as provocadas pela infecção emergente. O exame direto da linha anastomótica nem sempre é conclusivo e, antes que as manifestações clínicas se exacerbem, o melhor método é o de imagem, mesmo quando há disponibilidade para a tomografia[32], com exame radiológico contrastado, para o que se usa o contraste iodado solúvel em água[8,10,32,33].

As tardias podem ser de dois tipos: as primeiras, cujas ocorrências de fato se estabelecem após o quarto dia do pós-operatório imediato (entre o quarto e oitavo dia), podem ter manifestações clínicas exuberantes, nas quais a gravidade tem muita relação com o nível das anastomoses, sendo mais graves nas anastomoses confeccionadas acima da reflexão peritoneal do que nas mais baixas. As segundas, que são descobertas no final do período do pós-operatório precoce (até o 30º dia), ou as que são diagnosticadas no pós-operatório tardio, com exames de imagem – ultrassonográfico ou tomográfico – subsidiados pelo quadro clínico e achado de exame físico.

Nas tardias do pós-operatório imediato, na maioria das vezes os diagnósticos são exclusivamente clínicos, quando o momento mais catastrófico do quadro, para um paciente que evoluía bem nos dois primeiros dias após a operação, é precedido por alterações insidiosas que muitas vezes escapam da avaliação crítica do cirurgião, a saber: a taquisfigmia, a taquipneia, a apatia, a inapetência, palidez cutânea, seguidas de leucocitose e febre. Em geral, os movimentos intestinais que já se faziam presentes cessam.

A existência desses dados, fortemente prenunciadores da sepse, força a mais racional das associações, ou seja, estabelecer o vínculo entre infecção e deiscência anastomótica. Por isso, é mais seguro considerar o estado geral do paciente nas primeiras horas que sucedem o ato operatório e estabelecer que, para cada período seguinte, independentemente do sexo e da idade, o paciente deve estar clinicamente melhor, incluindo dados objetivos e subjetivos da avaliação.

TRATAMENTO

O tratamento da deiscência anastomótica pode ser inicialmente expectante ou cirúrgico, na dependência do bloqueio ou do livre vazamento do conteúdo intestinal para a cavidade abdominal.

Nas circunstâncias em que houve deiscência e as reações locais foram suficientemente eficazes para limitar o escape com bloqueio biológico, resultando no "abscesso" localizado, a oportunidade de tratamento inicial é expectante, seguida da facilitação de drenagem externa por via percutânea guiada por exames de imagens ou, eventualmente, pela própria anastomose, se esta for facilmente acessível, como acontece para aquelas confeccionadas no reto médio e distal. Nesses casos, os cuidados adjuvantes e subsequentes incluem a limpeza mecânica da loja e a antibioticoterapia, para alvo polimicrobiano. Esse procedimento resultará em uma fístula cuja evolução poderá ser subsequentemente tratada com a derivação intestinal proximal, planejada e executada de acordo com criteriosa avaliação.

Nos casos em que houve vazamento para a cavidade abdominal, ocorrências mais comuns nas retossigmoidectomias anteriores com reconstrução acima da reflexão peritoneal ou em outros segmentos dos cólons, chamam mais a atenção no quadro clínico (de início insidioso e muitas vezes considerados irrelevantes) as alterações sistêmicas, já que a peritonite no pós-operatório imediato geralmente não cursa com as mesmas características sintomatológicas observadas na peritonite, que evolui como consequência de foco abdominal primário (peritonite secundária a uma afecção abdominal primária).

No pós-operatório, além das lesões causadas pela agressão cirúrgica, há as alterações orgânicas reacionais neuroendócrinas e metabólicas, com significativo efeito de supressão imune, o que confere ao período pós-cirúrgico o caráter de anergia, inclusive no meio celular[34-36], ao qual se soma a infecção. O expoente mais grave dessa manifestação inicial, favorecida por fatores conjunturais, é a sepse devida ao foco peritoneal, cujo curso envolve respostas pró-inflamatórias e anti-inflamatórias[37]. Os sinais de alarme iniciais, mesmo na ausência de dor abdominal, são a taquicardia, a taquipneia, a febre e a leucopenia (abaixo de 4 mil leucócitos) ou a leucocitose (acima de 12 mil)[38] e devem ser vistos como exigência para medidas terapêuticas emergenciais, que incluem a agressiva abordagem do foco infeccioso, com suporte médico intensivo[39] e antibioticoterapia, na qual se associam dois ou mais antibióticos[40,41]. Nessas condições, o tratamento cirúrgico, precedido da antibioticoterapia combinada, deve ser imediato, com amplo acesso à cavidade peritoneal e com lavagem exaustiva da cavidade, para ajudar a eliminar a fonte de infecção, reduzir o contaminante peritoneal, evitar a peritonite continuada e, eventualmente, proceder à derivação intestinal proximal[40,41].

A antecipação dessas medidas baseia-se, portanto, no alto grau de suspeição, no reconhecimento dos riscos inerentes ao procedimento cirúrgico que gerou a complicação e nos fatores coadjuvantes que favorecem a deiscência da anastomose[14,16,31]. Contudo, a tendência da maioria dos cirurgiões é ser relutante em aceitar que o paciente possa ter esse tipo de complicação, sobretudo evitando considerar que as complicações do pós-operatório possam ter bases no intraoperatório[1]. Assim, racionalizam e negam o fato, perdendo a oportunidade do tratamento precoce[42], fato que contribui para o insucesso do tratamento[43-46]. A prevenção das expressões sistêmicas dos distúrbios enunciados é o passo mais seguro para atingir os melhores resultados e bons prognósticos, oferecendo a oportunidade para o exame contrastado precoce, com contraste iodado solúvel em água[42], o que, sem dúvida, ajuda planejar o tratamento cirúrgico.

O cirurgião deve reconhecer que, na peritonite pós-operatória, a intervenção cirúrgica com o objetivo terapêutico é a segunda lesão mencionada nos postulados de Bone[37,38,47], razão para que essa lesão seja, tanto quanto possível, limitada e efetiva em seus propósitos[48], dadas as graves consequências do trauma em si e da possibilidade de recorrência ou da persistência da peritonite[49]. Por isso, recomenda-se que a intervenção cirúrgica na vigência da peritonite seja feita para resolver o problema e evitar as laparotomias programadas[49].

O planejamento cirúrgico é, de fato, definido no intraoperatório, obedecidos os fundamentos estabelecidos para o tratamento da peritonite difusa grave, sobretudo limitando ao máximo o ato na satisfação do primeiro objetivo, que é eliminar a fonte de contaminação, sem a aventura de maiores descolamentos cirúrgicos[49], de tal forma que o fechamento ou reparo da lesão, exclusão e, eventualmente, ressecção limitada do foco da infecção, associados a limpeza mecânica, com lavagem exaustiva da cavidade, são os procedimentos mais aconselháveis[1,15,17,18,40,41,48].

A anastomose cujo escape provocou a peritonite difusa pode ser, então, reparada e protegida com uma derivação proximal ou desfeita e, neste caso, as extremidades, se possível, exteriorizadas. O segmento distal pode ser colocado num dos extremos da incisão cirúrgica, como fístula mucosa, e o proximal convenientemente arranjado como uma colostomia terminal. Se o segmento distal não alcançar a pele, procede-se ao fechamento, identificação e fixação em um local, mais próximo possível da colostomia, de modo que possa ser facilmente encontrado, facilitando a reconstrução do trânsito, quando for oportuno. Essa tática geralmente se aplica àquelas situações em que o diagnóstico não foi precoce, mas conduzido pelas manifestações sistêmicas da sepse.

Cabe, aqui, não fugindo do escopo desta seção, salientar que a avaliação e a condução do paciente com deiscência anastomótica implica o conhecimento das bases fisiopatológicas da peritonite pós-operatória difusa grave, porque ela, muito mais do que a deiscência em si – nessas circunstâncias, apenas um detalhe –, deve ser o alvo do processo terapêutico, já que a taxa de mortalidade nessas peritonites varia de 22 a 55% e tem como fatores determinantes o retardo no tratamento e a maior dificuldade de controle da sepse peritoneal[50]. No grupo de 96 pacientes com peritonite pós-operatória de várias etiologias estudados por Mulier et al.[50] em 2003, houve 29 óbitos (30%). Nesse grupo de estudo, o autor denominou a terapêutica como precoce, quando o tempo decorrido entre os primeiros sinais e sintomas clínicos de infecção – definidos como um ou mais dos seguintes: dor anormal, febre axilar ≥ 38,5°C, hipoxemia (PaO_2 < 65 mmHg), pressão sistólica menor que 100 mmHg, ou oligúria (débito urinário menor que 500 mL/dia) – e a terapêutica cirúrgica, foi menor que 24 horas. Definiu como terapêutica retardada quando o tempo decorrido entre o aparecimento dos primeiros sinais e sintomas mencionados e a terapêutica cirúrgica foi maior que 24 horas.

No método de estudo, os autores destacaram vários fatores implicados com a gravidade da situação, dentre os quais destaco os seguintes: compartimento de localização da fonte de infecção (abdome superior ou abdome inferior), natureza da fonte de contaminação (gástrica, biliar, intestinal), natureza do exsudato peritoneal (purulento, biliar, fecal), tratamento dado à fonte de infecção (fechamento da deiscência, reconstrução da anastomose, ressecção e derivação e apenas drenagem).

As doenças que motivaram a operação eletiva foram colorretal (39,6%), gastroduodenal (14,6%), biliar (11,6%), intestinal (10,4%), vascular (7,3%), hepática (4%), urológica (3%), ginecológica (2%) e transplante de rim (2%). As causas das peritonites foram: deiscência de anastomose (58,3%), lesões iatrogênicas (lacerações) (16,7%), perfuração de divertículo (diverticulite) (15,6%), entre outras. O fluido peritoneal estava purulento (19,8%), bilioso (23%) e fecal (57,3%). No esquema de tratamento, a relaparotomia planejada a cada 48 horas foi feita em 24 (46,3%) dos 55 pacientes com peritonite fecal e em 5 (12%) de 41 pacientes com peritonite purulenta ou biliar.

A mortalidade foi de 30% (29 pacientes) – 24 (82,7%) deles morreram na unidade de terapia intensiva – em 8 pacientes a fonte da sepse não pôde ser controlada; em 7 a peritonite difusa não pôde ser controlada; 6 morreram de choque séptico a despeito do controle local e peritoneal; 8 pacientes morreram de infecção em órgãos distantes – principalmente por complicações pulmonares.

Deu-se destaque para quatro fatores independentes relacionados com a morte, tais como incapacidade para controlar a fonte de infecção, incapacidade para controlar a sepse peritoneal, idade e confusão mental. Nesse estudo, não houve influência direta da terapêutica precoce comparada com a terapêutica retardada, embora o número de horas de uma e de outra não tenha significativamente diferente. Porém, quanto mais longo foi o tempo entre o aparecimento dos primeiros sinais e sintomas, maior foi a dificuldade para o controle da sepse peritoneal.

Em contrapartida, decidimo-nos por desconsiderar os parâmetros eventualmente usados para classificar a gravidade da peritonite e preferimos definir toda peritonite difusa que ocorre no pós-operatório, mormente as devidas às deiscências anastomóticas do intestino grosso, como graves e, portanto, alvos de terapêutica agressiva representada pela solução do fator causal, pela limpeza mecânica da cavidade feita com lavagem e pela adequada associação de antibióticos. Com critérios, obtivemos valores de índices de mortalidade de 6 a 15%, que são inferiores aos que são observados na literatura médica pertinente[40,41].

As deiscências de anastomoses do intestino delgado, de anastomoses ileocólicas ou das bolsas ileais, em situações favoráveis, podem ser reparadas ou refeitas e colocadas imediatamente abaixo da linha de sutura da parede abdominal, com o propósito de orientar uma fístula enterocutânea, se o reparo não for bem-sucedido[12].

REFERÊNCIAS BIBLIOGRÁFICAS

1. Moossa AR, Block GE. Complications of colorectal operations. In: Block GE, Moossa AR, editors. Operative colorectal surgery. Philadelphia: WB Saunders; 1994. p. 507-18.
2. Bell SW, Walker KG, Richard MJ et al. Anastomotic leakage after curative anterior resection results in a higher prevalence of local recurrence. Br J Surg 2003;90(10):1261-8.
3. Law WL, Choi HK, Lee YM et al. Anastomotic leakage is associated with poor long-term outcome in patients after curative colorectal resection for malignancy. J Gastrointest Surg 2007;11(1):8-15.
4. McArdle CS, McMillan DC, Hole DJ. Impact of anastomotic leakage on long-term survival of patients undergoing curative resection for colorectal cancer. Br J Surg 2005;92(9):1150-4.
5. Walker KG, Bell SW, Richard MJFX, Mehanna D. Anastomotic Leakage is predictive of diminished survival after potentially curative resection for colorectal cancer. Ann Surg 2004;240(2):255-9.
6. Hyman NH. Managing anastomotic leaks from intestinal anastomoses. Surgeon 2009;7(1):31-5.
7. Bruce J, Krukowski ZH, Al-Khairy G et al. Systematic review of the definition and measurement of anastomotic leak after gastrointestinal surgery. Br J Surg 2001;88(9):1157-68.
8. Goligher JC, Grahan NG, de Dombal FT. Anastomotic dehiscence after anterior resection of the rectum and sigmoid. Br J Surg 1970;57:109-18.
9. Goligher JC, Simpkins KC, Lintott DJ. A controlled comparison of one- and two-layer techniques of suture for high and low colorectal anastomoses. Br J Surg 1977;64:609-14.
10. Martins Jr A, Aprilli F, Guimarães AS et al. Leakages of colorectal anastomosis. Dig Dis Sci 1986;31(S10):443.
11. Cong ZJ, Fu CG, Wang HT et al. Influencing factors of symptomatic anastomotic leakage after anterior resection of the rectum for cancer. World J Surg 2009;33(6):1292-7.
12. Dietz DW, Bailey HR. Postopertive complications. In: Wolff BG, Fleshman JW, Beck DE et al., editors. The ASCRS Textbook of Colon and Rectal Surgery. New York: Springer Science&Business Media; 2007. p. 141-53.
13. Wolff BG, Fleshman JW, Beck DE et al. The ASCRS Textbook of Colon and Rectal Surgery. New York: Springer Science&Business Media; 2007. p. 795.
14. Vignali A, Fazio VW, Lavery IC et al. Factors associated with the occurrence of leaks in stapled rectal anastomoses: a review of 1.014 patients. J Am Coll Surg 1997;185(2):105-13.
15. Santos Jr JCM. Profilaxia das complicações pós-opertórias no tratamento cirúrgico das doenças do intestino grosso: II – deiscência da anastomose. Rev Bras Coloproctol 1998;18(1):44-51.
16. Matthiessen P, Hallböök O, Andersson M et al. Risk factors for anastomotic leakage after anterior resection of the rectum. Colorectal Dis 2004;6(6):462-9.
17. Santos Jr JCM. Fatores de riscos associados às complicações cirúrgicas em operações de ressecções e anastomoses do intestino grosso sem o preparo mecânico: estudo da incidência de infecção e deiscência da anastomose. Rev Bras Coloproctol 2005;25(2):168-87.
18. Pronio A, Di Filippo A, Narilli P et al. Anastomotic dehiscence in colorectal surgery. Analysis of 1290 patients. Chir Ital 2007;59(5):599-609.
19. Fazio VW, Ziv Y, Church JM et al. Ileal pouch-anal anastomoses complications and function in 1005 patients. Ann Surg 1995;222(2):120-7.
20. Dayton MT, Larsen KR, Christiansen DD. Similar functional results and complications after ileal pouch-anal anastomosis in patients with indeterminate vs ulcerative colitis. Arch Surg 2002;137(6):690-4; discussion 694-5.

21. Urbach DR, Kennedy ED, Cohen MM. Colon and rectal anastomoses do not require routine drainage: a systematic review and meta-analysis. Ann Surg 1999;229(2):174-80.
22. Alberts JC, Parvaiz A, Moran BJ. Predicting risk and diminishing the consequences of anastomotic dehiscence following rectal resection. Colorectal Dis 2003;5(5):478-82.
23. Barbuscia M, Gorgone S, Rizzo AG et al. Anastomotic dehiscence in colorectal surgery. G Chir 2002;23(8-9):310-4.
24. Biondo S, Pares D, Kreisler E et al. Anastomotic dehiscence after resection and primary anastomosis in left-sided colonic emergencies. Dis Colon Rectum 2005;48(12):2272-80.
25. Block JE, Moossa AR. Operative colorectal surgery. Philadelphia: WB Saunders; 1994. p. 622.
26. Bozzetti F. Pelvic drainage and other risk factors for leakage after anterior resection in rectal cancer patients. Ann Surg 2005;242(6):902; author reply 902-3.
27. Yeh CY, Changchien CR, Wang JY et al. Pelvic drainage and other risk factors for leakage after elective anterior resection in rectal cancer patients: a prospective study of 978 patients. Ann Surg 2005;241(1):9-13.
28. Buchs NC, Gervaz P, Secic M et al. Incidence, consequences, and risk factors for anastomotic dehiscence after colorectal surgery: a prospective monocentric study. Int J Colorectal Dis 2008;23(3):265-70.
29. Komen N, Dijk JW, Lalmahomed Z, Klop K. After-hours colorectal surgery: a risk factor for anastomotic leakage. Int J Colorectal Dis 2009;24(7):789-95.
30. Marusch F, Koch A, Schmidt U et al. Value of a protective stoma in low anterior resections for rectal cancer. Dis Colon Rectum 2002;45(9):1164-71.
31. Peeters KC, Tollenaar RA, Marijnen CA et al. Risk factors for anastomotic failure after total mesorectal excision of rectal cancer. Br J Surg 2005;92(2):211-6.
32. Nicksa GA, Dring RV, Johnson KH. Anastomotic leaks: what is the best diagnostic imaging study? Dis Colon Rectum 2007;50(2):197-203.
33. Alexander-Williams J, Amery AH, Devlin HB et al. Magnetic continent colostomy device. Br Med J 1977;1(6071):1269-70.
34. Johnson WC, Ulrich F, Mequid MM et al. Role of delayed hypersensitivity in predicting postoperative morbidity and mortality. Am J Surg 1979;137(4):536-42.
35. Christou NV, Superina R, Broadhead M, Meakins JL. Postoperative depression of host resistance: determinants and effect of peripheral protein-sparing therapy. Surgery 1982;92(4):786-92.
36. Cheadle WG, Pemberton RM, Robinson D et al. Lymphocyte subset responses to trauma and sepsis. J Trauma 1993;35(6):844-9.
37. Bone RC. Sir Isaac Newton, sepsis, SIRS, and CARS. Crit Care Med 1996;24(7):1125-8.
38. Bone RC, Balk RA, Cerra FB, Dellinger RP et al. Defintions for seppsis ando organ falilure and guidelines for the use of innovative therapies in sepsis. The ACCP/SCCM Consensus Conference Committee. American College of Chest Physicians/Society of Critical Care Medicine. Chest 1992;101:1644-55.
39. Dellinger RP, Levy MM, Carlet JM et al. Surviving Sepsis Campaign: international guidelines for management of severe sepsis and septic shock: 2008. Intensive Care Med 2008;34(1):17-60.
40. Santos Jr JCM, Levi CE. Tratamento das peritonites purulentas generalizadas usando como terapêutica coadjuvante a associação de clindamicina com gentamicina. Arq Bras Med 1987;61:355-60.
41. Santos Jr JCM, Levy CE, Reis CU. Comparative effectiveness of pefloxacin plus metronidazole and gentamicin plus metronidazole in the coadjuvant treatment of peritoneal infections. Clin Drug Investigation 1994;8(1):1-9.
42. Corman ML. Colon and rectal surgery. 5th ed. Philadelphia: Lippincott Williams&Wilkins; 2005. p. 1695.
43. Pusajo JF, Bumaschny E, Doglio GR et al. Postoperative intra-abdominal sepsis requiring reoperation. Value of a predictive index. Arch Surg 1993;128(2):218-22; discussion 223.
44. Koperna T, Schulz F. Relaparotomy in peritonitis: prognosis and treatment of patients with persisting intraabdominal infection. World J Surg 2000;24(1):32-7.
45. Pitcher WD, Musher DM. Critical importance of early diagnosis and treatment of intra-abdominal infection. Arch Surg 1982;117(3):328-33.
46. Bohnen J, Boulanger M, Meakins JL, McLean AP. Prognosis in generalized peritonitis. Relation to cause and risk factors. Arch Surg 1983;118(3):285-90.
47. Bone RC. Why sepsis trials fail. JAMA 1996;276(7):565-6.
48. Santos Jr JCM. Peritonite: infecção peritoneal e sepse. Rev Bras Coloproctol 2001;21(1):33-41.
49. Bosscha K, van Vroonhoven TJ, van der Werken C. Surgical management of severe secondary peritonitis. Br J Surg 1999;86(11):1371-7.
50. Mulier S, Penninckx F, Verwaest C et al. Factors affecting mortality in generalized postoperative peritonitis: multivariate analysis in 96 patients. World J Surg 2003;27(4):379-84.

HEMORRAGIA DIGESTIVA BAIXA

72.1 Etiologia e Avaliação Diagnóstica

João Batista de Sousa
Romulo Medeiros de Almeida
Paulo Gonçalves de Oliveira

ETIOLOGIA
Visão geral

A hemorragia digestiva intestinal baixa (HDB) é definida como a perda sanguínea cuja origem localiza-se em algum ponto distal ao ângulo duodenojejunal, ou ligamento de Treitz, e que cursa com instabilidade hemodinâmica ou anemia[1]. O sangue perdido é exteriorizado pelo ânus sob a forma de sangue vivo ou coágulos, a depender da localização da fonte do sangramento, do tempo que o sangue ficou retido no intestino e do volume perdido. Portanto, o sangramento pode ter origem no intestino delgado ou, mais frequentemente, no intestino grosso.

De acordo com a intensidade de sangue perdido, a HDB pode ser classificada em sangramento maciço, moderado e oculto. O sangramento maciço geralmente ocorre em pacientes idosos, e manifesta-se clinicamente por perda de sangue vermelho vivo pelo reto e instabilidade hemodinâmica. Esta condição clínica requer internação hospitalar e abordagem médica em caráter de urgência. As causas mais frequentes são a doença diverticular e as angiodisplasias. A mortalidade pode chegar a 20%.

O sangramento moderado pode ocorrer em qualquer idade e exteriorizar sob a forma de enterorragia, hematoquezia ou melena. Os pacientes apresentam-se hemodinamicamente estáveis. As causas são diversas, incluindo doenças benignas anorretais, congênitas, inflamatórias, neoplásicas.

O sangramento oculto também pode ocorrer em diferentes faixas etárias, manifesta-se por anemia decorrente de perda crônica de sangue e pode ter como etiologia diversas causas, incluindo as que provocam sangramento maciço ou moderado.

Incidência

Acredita-se que a incidência anual de sangramento gastrintestinal baixo seria de 0,03% da população adulta como um todo e que tal incidência aumenta com a idade, sendo a incidência na oitava década de vida cerca de 200 vezes maior que na segunda[2]. Acomete 20/100.000 pessoas por ano e é de pequena monta ou para espontaneamente em cerca de 70 a 90%[3].

Sangramentos gastrintestinais representam, anualmente, 2% das admissões hospitalares em adultos[4,5].

Provavelmente, a explicação mais consistente para o aumento da incidência do sangramento com a idade é a maior incidência de divertículos e angiodisplasias, que também aumenta com a idade[6].

A faixa etária mais comumente atingida é a que fica entre a sétima e a oitava década de vida, com pico entre 63 e 77 anos, representando importante causa de hospitalização e mortalidade em pacientes idosos[7].

A mortalidade por essa condição varia de 0 a 25% nas diversas séries e entre 10 a 15% daqueles que se apresentam com hemorragia digestiva baixa grave[8]. Os fatores de risco significativos para a mortalidade nesses pacientes são a necessidade de transfusão sanguínea maior que dez unidades de concentrado de hemácias (p < 0,028), a necessidade de reoperações (p = 0,001) e o nível inicial de hemoglobina menor que 8 g/dl. Em estudo retrospectivo realizado por Rios et al., a predição sobre a necessidade de operação para pacientes com hemorragia digestiva baixa não é fácil, porém, quando esses pacientes se apresentam com hipotensão, esse é um fator de suspeição para um prognóstico negativo. Na hemorragia grave, a morbidade (6,4%) e a mortalidade (4,7% a 20%) são altas, e isso decorre, principalmente, do alto nível de comorbidades associadas e da necessidade de operação de urgência, em alguns casos[9]. Em aproximadamente 70% dos pacientes com sangramento digestivo baixo, existe pelo menos uma comorbidade[10].

A mortalidade também varia quando se comparam pacientes portadores de comorbidades com pacientes saudáveis e apenas apresentando sangramento grave (29,5% *versus* 4,3%; p < 0,05), porém, quando se tentou comparar a mortalidade relacionada ao sangramento, não houve diferença estatística[11].

O ressangramento pode ocorrer em 10 a 30% dos pacientes em algumas séries.

No estudo realizado por Comay et al., no Canadá, o custo aproximado por paciente com sangramento intestinal baixo foi de 3 mil dólares, com uma permanência hospitalar média de 7,5 dias[1].

De todos os sangramentos exteriorizados pelo ânus, cerca de 10 a 15% têm origem acima do ligamento de Treitz e são acessíveis pela endoscopia digestiva alta.

As principais causas de sangramento intestinal baixo são as doenças orificiais, particularmente a hemorroida e a fissura anal, a doença diverticular, a angiodisplasia e a colite isquêmica.

A etiologia do HDB varia, também, de acordo com a região geográfica, pois no Oriente, onde a doença diverticular é rara, a causa mais comum de sangramento intestinal é a doença neoplásica[12].

Doença diverticular

A doença diverticular é responsável por pelo menos 50% dos sangramentos intestinais baixos, sendo a causa mais comum de sangramento digestivo baixo. Ela é a causa mais comum de HDB com repercussão hemodinâmica em pacientes internados em terapia intensiva e em idosos[13].

O sangramento ocorre por causa da erosão da parede de um divertículo próximo a um vaso adjacente. O sangramento de origem diverticular cessa em aproximadamente 70 a 80% dos casos, porém ressangra em 25 a 30% destes. Uma vez que um paciente ressangre e cesse novamente, sua chance de ressangrar sobe 50%[14].

A associação entre doença diverticular e o uso de antiplaquetários, como a Aspirina®, aumenta o risco de sangramento nesses pacientes.

Angiodisplasias

Angiodisplasias são malformações arteriovenosas que podem acometer todo o trato digestório, principalmente o cólon (85% dos casos)[15].

É uma das causas mais importantes de sangramento intestinal baixo. Em cerca de 80% dos casos o sangramento cessa espontaneamente, mas pode recorrer.

Colite isquêmica

A colite isquêmica é a causa mais comum de isquemia intestinal, e ocorre principalmente em decorrência do baixo fluxo sanguíneo em algum local do cólon. O ponto mais comumente acometido é o ângulo esplênico, seguido pela junção retossigmoideana. Seu sintoma mais comum é a diarreia sanguinolenta, e pode ter resolução espontânea.

As causas mais comuns são o infarto agudo do miocárdio, operação para aneurisma de aorta abdominal com *bypass*, ou a ruptura aneurismática, vasculites, estados de hipercoagulabilidade adquirida como gravidez, exercício extenuante prolongado e medicações ou drogas que reduzem a motilidade colônica ou o fluxo sanguíneo. Mulheres com síndrome do intestino irritável também parecem ter risco aumentado[16].

Doenças anorretais

Hemorroidas são a causa orificial mais comum de sangramento intestinal baixo, podendo chegar a quadros de hemorragia. A maioria dos sangramentos cessa espontaneamente com medidas clínicas. Pacientes com sangramento recorrente devem ser submetidos ao exame físico e endoscópico.

Outras causas orificiais são a fissura anal, úlceras estercorais e a proctite actínica, discutida em tópico específico.

A úlcera retal configura uma das causas importantes de sangramento intestinal em pacientes idosos e internados para o tratamento de outras doenças. Em aproximadamente 50% dos casos, podem causar sangramento importante e deixam estigmas de sangramento, sendo facilmente identificadas pelo exame endoscópico, podendo também ser tratadas por este método. As úlceras retais são causadas pela impactação fecal, trauma ou prolapso retal[17].

Doenças inflamatórias intestinais

Os sangramentos digestivos baixos agudos podem ocorrer raramente, como complicação de doenças inflamatórias intestinais (retocolite ulcerativa e colite de Crohn)[18]. Quando ocorre na doença de Crohn, o sítio de sangramento pode ser tanto o intestino delgado quanto o grosso. Alguns autores têm reportado uma incidência maior de sangramento maciço no Crohn que na retocolite ulcerativa, pelo fato de as úlceras serem mais profundas e por causa da inflamação transmural.

As hemorragias são raras, e outras causas mais frequentes devem ser excluídas. Sua incidência gira em torno de 0,9 a 6% dos casos. Há uma taxa de ressangramento de 35% após a parada espontânea do sangramento, o que leva à indicação cirúrgica após um episódio de sangramento maciço[19].

Pólipos e câncer

O sangramento proveniente de pólipos ou câncer colorretal tende a ser oculto. Alguns pacientes se queixam de sangramento visível, mas, apesar disso, hemorragia proveniente dessas causas é incomum, e mesmo assim é um diagnóstico que deve ser excluído. As neoplasias colorretais correspondem a apenas 10 a 15% dos sangramentos digestivos baixos em idosos. A incidência de sangramento digestivo baixo provocado por pólipos e câncer vem aumentando com o tempo[20].

Proctite actínica

Em estudo realizado pelo MD Anderson Cancer Center com mais de 57 mil pacientes que realizaram radioterapia para câncer prostático, cerca de 39,6% apresentaram sangramento intestinal baixo causado pela proctite actínica. Tal efeito pode perdurar por até cinco anos[21].

Causa com origem no intestino delgado

As causas provenientes do intestino delgado correspondem a de 2 a 15% dos casos de sangramento intestinal baixo. As causas mais comuns são angiodisplasias, seguidas por linfoma, úlceras ou erosões e doença de Crohn[22].

Outras causas

Outras causas mais raras de sangramentos intestinais são lesões de Dielafoy, varizes colônicas, endometriose, divertículo de Meckel e sítio de biópsia prostática.

AVALIAÇÃO DIAGNÓSTICA
Avaliação clínica

A abordagem diagnóstica do paciente depende da intensidade do sangramento. O sangramento digestivo baixo maciço é definido como sangramento contínuo dentro das primeiras 24 horas de hospitalização ou sangramento recorrente após 24 horas de estabilização.

Os sinais importantes que se correlacionam com a HDB maciça são a frequência cardíaca maior que 100 batimentos por minuto, PA sistólica < 115 mmHg, síncope, ausência de dor abdominal, sangramento retal nas primeiras quatro horas de avaliação, uso de Aspirina® e mais de duas comorbidades clínicas. As medidas iniciais visam à estabilização do quadro hemodinâmico por meio de reposição volêmica.

Colonoscopia

A colonoscopia se tornou o teste inicial preferido para a maioria dos pacientes com sangramento intestinal baixo, graças a sua capacidade diagnóstica e terapêutica e a sua segurança, apesar de poucos estudos terem demonstrado sua superioridade sobre os outros métodos terapêuticos[23,24].

Para sua realização, é necessário que o paciente esteja estável hemodinamicamente e que seja realizado preparo intestinal expresso, habitualmente com 500 mL de manitol a 20%, apesar de sabermos que o sangue na luz intestinal tem efeito catártico e já ter limpado a maioria dos resíduos fecais existentes no órgão. O manitol pode ser administrado por via oral ou mesmo através de uma sonda nasogástrica.

Quando realizada na urgência, tem maior chance de detectar o sítio de sangramento, quando comparada ao exame realizado de forma eletiva depois de cessado o episódio de sangramento (68% versus 14%; p < 0,001).

Realizar a colonoscopia precocemente, nas primeiras 24 horas de internação, demonstrou ser um fator de redução do tempo de internação hospitalar quando comparado aos pacientes que a realizaram após as primeiras 24 horas (5,4 versus 7,2 dias; p < 0,008)[25].

Fatores logísticos e a probabilidade de um sangramento localizado influenciam a performance da colonoscopia realizada precocemente na avaliação do sangramento intestinal baixo agudo, de modo que a colonoscopia precoce é associada, também, a um rendimento no aumento diagnóstico (p = 0,005) e menor número de transfusões[26].

No sangramento intestinal causado por proctite actínica a colonoscopia também tem papel importante, não apenas no diagnóstico, mas também no tratamento, com a ablação por coagulação por plasma de argônio.

A colonoscopia isolada ou associada à angiografia detecta de 80 a 90% dos sangramentos intestinais baixos, e em ambos há a possibilidade de realizar manobras hemostáticas.

Angiografia

A angiografia pode ser utilizada para detectar o sítio de sangramento digestivo baixo tanto no intestino delgado quanto no grosso, é capaz de detectar de forma exata esse sítio em 48 a 95% dos pacientes e necessita de uma taxa de sangramento da ordem de 0,5 mL/minuto. A utilização de técnicas superseletivas com microcateteres também tem sido utilizada, principalmente para a terapêutica com a embolização ou a injeção de substâncias vasoconstrictoras, com taxa de sucesso clínico entre 76 e 88%[27]. Embora existam bons resultados no diagnóstico, as complicações associadas à terapêutica são elevadas e com taxas de mortalidade que chegam a 55%[28].

Cintilografia

A cintilografia tem sido utilizada desde a década de 1970. Existem dois métodos de utilização, um com Tecnécio[99m] coloide sulfuroso, e outro, com hemácias marcadas com Tecnécio[99m]. Este último tem maior sobrevida, por isso é o mais usado, porém sem diferença na taxa de detecção do sangramento, quando comparados[29].

É uma poderosa ferramenta na detecção e localização do sítio de sangramento, mas que pode ser confundida com achados falso-positivos ou falso-negativos. A técnica com subtração de imagem tem sido utilizada com o intuito de reduzir o impacto dos fatores confundidores de interpretação, além de ser efetiva em reduzir custos e beneficiar os resultados[30].

Entre as vantagens dessa avaliação estão sua sensibilidade para detectar sangramentos de menor intensidade, como 0,05 a 0,1 mL/minuto, e seu caráter não invasivo[31].

Não há necessidade de preparo intestinal, detecta sangramento de origem arterial ou venosa e a aquisição de imagens pode ser repetida várias vezes no mesmo sangramento, após uma aplicação ou com uma segunda aplicação de radiofármaco no caso de haver ressangramento. A cintilografia tem acurácia variável, pode não detectar o sítio de sangramento e pode atrasar a utilização de outros procedimentos diagnósticos e terapêuticos[32].

Cintilografia com radionuclídeo é indicada para dois propósitos primários, como um guia para ressecção cirúrgica ou como um exame prévio à angiografia. Existe uma ampla margem de resultados e utilidade na literatura com positividade nos exames que varia de 16 a 91%. A confirmação do sítio de sangramento ocorre entre 24 e 97%, e que tal localização está correta, entre 41 e 100%, apesar de alguns estudos afirmarem que, mesmo com sua alta sensibilidade, seu resultado não afetou a decisão cirúrgica.

Aparentemente é mais sensível para sangramentos graves e para sítios de sangramento mais baixos, excluindo o reto.

A aquisição de imagens contínuas em tempo real aparentemente é superior à aquisição estática e com períodos de tempo determinados após a injeção do radionuclídeo[33].

Tomografia computadorizada

A tomografia computadorizada multislice ou com multidetectores associada ao contraste venoso e sem contraste oral pode ser usada para detectar o sítio de sangramento, cujo diagnóstico é dado quando é detectada a presença de contraste iodado na luz intestinal na fase arterial, com atenuação maior que – e distinta – o reforço normal da mucosa ou da formação de poças de material de contraste em segmentos intestinais nas imagens da fase venosa-portal[34].

Zink et al. compararam a TC *multislice* com contraste e a cintilografia com Tc[99m] na avaliação do sangramento intestinal baixo ativo e observou que havia discordância importante entre os achados de ambos os exames, com positividade em um e negatividade em outro exame, porém, quando o sangramento encontrava-se ativo, a TC com contraste se mostrou efetiva[35,36].

Enteroscopia

Em um grupo de pacientes que corresponde a aproximadamente 5% dos casos de sangramento intestinal baixo, o sítio de sangramento não foi alcançado pela endoscopia digestiva alta ou pela colonoscopia, sendo, portanto, chamado de sangramento digestivo obscuro[37].

Nesse grupo, a enteroscopia pode ser realizada de duas formas – enteroscopia convencional ou com o enteroscópio de duplo balão –, e ambas têm mostrado seu benefício na investigação do sangramento intestinal baixo[38].

A associação entre a enteroscopia por duplo balão e a cápsula endoscópica foi positiva na condução dos casos. Segundo estudo realizado por Arakawa et al., particularmente em pacientes com doença vascular, comorbidades e anemia grave[39].

Cápsula

A cápsula endoscópica é a tecnologia mais recente para avaliar sangramentos de origem obscura e tem um claro papel nessa avaliação. Seu benefício nesses pacientes vai de 40 a 90% em algumas séries[40,41].

O uso desse método se mostrou superior à enteroscopia, com objetivo alcançado em 55 a 70% *versus* 25 a 30% da enteroscopia[42,43]. E, se comparada ao trânsito de delgado, também houve benefício a favor da cápsula (31% *versus* 5%)[44].

A qualidade da imagem e a capacidade de detectar lesões têm aumentado com o desenvolvimento de equipamentos melhores, assim como a adoção de uma segunda câmera, realizando fotografias nos dois sentidos.

REFERÊNCIAS BIBLIOGRÁFICAS

1. Comay D, Marshall JK. Resource utilization for acute lower gastrointestinal hemorrhage: the Ontario GI bleed study. Can J Gastroenterol 2002; 16(10):677-82.
2. Longstreth GF. Epidemiology and outcome of patients hospitalized with acute lower gastrointestinal hemorrage: a population based study. Am J Gastroenterol 1997; 92(3): 419-24.
3. Kiar E, Stöwhas M, Foitzik T. A surgical approach to acute intestinal bleeding. Chirurg 2006; 77(2):133-8.
4. Helmrich GA, Stallworth JR, Brown JJ. Angiodysplasia: Characterization, diagnosis and advances in treatment. South Med J 1990; 83(12):1450-3.
5. Strate LL, Syngal S. Timing of colonoscopy: impact on length of hospital stay in patients with acute lower intestinal bleeding. Am J Gastroenterol 2003; 98:317-22.
6. Painter NS, Burkitt DP. Diverticular disease of the colon: a deficiency disease of Western civilization. BMJ 1971; 2:450-4.
7. Czymek R, Kempf A, Roblick U, Jungbluth T, Schmidt A, Limmer S, et al. Factors predicting the postoperative outcome of lower gastrointestinal hemorrhage. Int J Colorectal Dis 2009; 24(8):983-8.
8. Jensen DM, Machicado GA. Diagnosis and Treatment of severe hematoquezia. The role of urgent colonoscopy after purge. Gastroenterology 1988; 95:1569-79.
9. Rios A, Montoya MJ, Rodríguez JM, Serrano A, Molina J, Ramírez P, Parrilla P. Severe acute lower gastrointestinal bleeding: risk factors for morbidity and mortality. Langenbecks Arch Surg 2007; 392(2):165-71.
10. Jensen DM, Machicado GA, Jutabha R, Kovacs TOG. Urgent colonoscopy for the diagnosis and treatment of severe diverticular hemorrhage. N Engl J Med 2000; 342:78-82.
11. Lin CC, Wang HP, Wu MS, Ho WC, Lee H, Lin JT. The etiology and clinical characteristics of acute lower gastrointestinal bleeding in patients hospitalized for comorbid illness. Hepatogastroenterology 2006; 53(69):395-8.
12. Bai Y, Peng J, Gao J, Zou DW, Li ZS. Epidemiology of lower gastrointestinal bleeding in China: single-center series and sistematic analysis of chinese literature with 53951 patients. J Gastroenterol Hepatol 2011 Apr; 26(4):678-82.
13. Geyer M, Stamenic I, Bühler H, Bertschinger P. Epidemiology of gastrointestinal bleeding in the elderly. Praxis 2006; 95(19):757-65.

14. Breen E, Murray JJ. Patophysiology and natural history of lower gastrointestinal bleeding. Semin Colon Rectal Surg 1997; 8:128-38.
15. Kchaou-Ouakaa A, Belhadjbrik N, Kharrat J, Gargouri D, Kochef A, Kilani A, et al. Gastrointestinal angiodysplasia: about 54 cases. Tunis Med 2005; 83(12):750-5.
16. Walker AM, Bohn RL, Cali C, Cook SF, Ajene AN, Sands BE. Risk factors for colon ischemia. Am J Gastroenterol 2004;99(7):1333-7.
17. Kanwal F, Dulai G, Jensen DM, Gralnek IM, Kovacs TO, Machicado GA, Jutabha R. Major stigmata of recent hemorrhage on rectal ulcers in patients with severe hematochezia: Endoscopic diagnosis, treatment, and outcomes. Gastrointest Endosc 2003; 57(4):462–8.
18. Kotska R, Lukás M. Massive, Life-threatening bleeding in Crohn´s disease. Axta Chir Belg 2005;105(2):168-74.
19. Robert JR, Sachar DB, Greenstein AJ. Severe gastrointestinal hemorrhage in Crohn's disease. Ann Surg 1991; 213:207-11.
20. Doboşeru R, Drug VL, Azoicăi D, Mitrica D, Mihai C, Taraşi I, et al. The changing spectrum of lower gastrointestinal haemorrhages. Rev Med Chir Soc Med Nat Iasi 2004; 108(1):90-3.
21. Giordano SH, Lee A, Kuo YF, Freeman J, Goodwin JS. Late gastrointestinal toxicity after radiation for prostate cancer. Cancer 2006; 107(2):423-32.
22. Prakash C, Zuckerman GR. Acute small bowel bleeding: a distinct entity with significantly different economic implications compared with GI bleeding from other locations. Gastrointest Endosc 2003; 58:330-5.
23. Strate LL. Naumann CR. The role of colonoscopy and radiological procedures in the management of acute lower intestinal bleeding. Clin Gastroenterol Hepatol 2010; 8(4):333-43.
24. Garcia Sánchez M, García Sánchez M, González Galilea A, López Vallejos P, Gálvez Calderón C, Naranjo Rodríguez A, et al. Role of early colonoscopy in severe acute lower gastrointestinal bleeding. Gastroenterol Hepatol 2001; 24(7):327-32.
25. Schmulewitz N, Fisher DA, Rockey DC. Early colonoscopy for acute lower GI bleeding predicts shorter hospital stay: a retrospective study of experience in a single center. Gastrointest endosc 2003; 58(6):841-6.
26. Strate LL, Syngal S. Predisctors of utilization of early colonoscopy vs radiography for severe lower intestinal bleeding. Gastrointest Endosc 2005; 61(1):46-52.
27. Neuman HB, Zarzaur BL, Meyer AA, Cairns BA, Rich PB. Superselective catheterization and embolization as first-line therapy for lower gastrointestinal bleeding. Am Surg. 2005 Jul; 71(7):539-44; discussion 544-5.
28. Silver A, Bendick P, Wasavary H. Safety and efficacy of superselective angioembolization in control of lower gastrointestinal hemorrhage. Am J Surg 2005; 189(3):361-3.
29. Ponzo F, Zhuang H, Liu FM, Lacorte LB, Moussavian B, Wang S, Alavi A. Tc-99m sulfur colloid and Tc-99m tagged red blood cell methods are comparable for detecting lower gastrointestinal bleeding in clinical practice. Clin Nucl Med 2002; 27(6):405-9.
30. Currie GM. Cost-effectiveness analysis of subtraction scintigraphy in patient with acute lower gastrointestinal tract hemorrhage. J Nucl Med Technol 2007; 35(3):140-7.
31. Alavi A, Dann RW, Baum S, Biery DN. Scintigraphic detection of acute gastrointestinal bleeding. Radiology 1977; 124(3):753-6.
32. Strate LL. Lower GI bleeding: Epidemiology and diagnosis. Gastroenterology Clin N Am 2005; 34:643-664.
33. O'Neill BB, Gosnell JE, Lull RJ, Schecter WP, Koch J, Halvorsen RA, Harris HW. Cinematic nuclear scintigraphy reliably directs surgical intervention for patients with gastrointestinal bleeding. Arch Surg 2000; 135(9):1076-81, discussion: 1081-2.
34. Lee S, Welman CJ, Ramsay D. Investigation of acute lower gastrointestinal bleeding with 16 and 64-slice multidetector CT. J Med Imaging Radiat Oncol 2009; 53(1):56-63.
35. Zink SI, Ohki SK, Stein B, Zambuto DA, Rosenberg RJ, Choi JJ, Tubbs DS. Noninvasive evaluation of active lower gastrointestinal bleeding: comparison between contrast-enhanced MDCT and 99mTc-labeled RBC scintigraphy. AJR Am Roentgenol 2008; 191(4):1107-14.
36. Yamaguchi T, Yoshikawa K. Enhanced CT for initial localization of active lower gastrointestinal bleeding. Abdom Imaging 2003; 28:634-6.
37. Carey EJ, Fleisher DE. Investigation of the small bowel in gastrointestinal bleeding – enteroscopy and capsule endoscopy. Gastroenterol Clin 2005; 34:260-67.
38. Ohmiya N, Yano T, Yamamoto H, Arakawa D, Nakamura M, Honda W, et al. Diagnosis and treatment of obscure GI bleeding at double balloon endoscopy. Gastrointest Endosc 2007; 66(3):S72-7.
39. Arakawa D, Ohmiya N, Nakamura M, Honda W, Shirai O, Itoh A, et al. Outcome after enteroscopy for patients with obscure GI bleeding: diagnostic comparison between Double-balloon endoscopy and videocapsule endoscopy. Gastrointest Endosc 2009 Apr; 69(4):866-74.
40. Pennazio M, Santucci R, Rondonotti E, Abbiati C, Beccari G, Rossini FP, Franchis R. Outcome of patients with obscure gastrointestinal bleeding after capsule endoscopy: report of 100 consecutive cases. Gastroenterology 2004; 126:643-53.
41. Rastogi A, Schoen RE, Slivka A. Diagnostic yield and clinical outcomes of capsule endoscopy. Gastrointest Endosc 2004; 60:959-64.
42. Adler DG, Knipschield M, Gostout C. A prospective comparison of capsule endoscopy and push enteroscopy in patients with GI bleeding of obscure origin. Gastrointest Endosc 2004; 59:492-8.
43. Ell C, Remke S, May A, Helou L, Henrich R, Mayer G. The first prospective controlled trial comparing wireless capsule endoscopy with push enteroscopy in chronic gastrointestinal bleeding. Endoscopy 2002; 34(9):685-9.
44. Costamagna G, Shah SK, Riccioni ME, Foschia F, Mutignani M, Perri V, et al. A prospective trial comparing small bowel radiographs and video capsule endoscopy for suspected small bowel disease. Gastroenterology 2002; 123(40):999-1005.

HEMORRAGIA DIGESTIVA BAIXA

Tratamento Não Cirúrgico

72.2

Maria Cristina Sartor

A passagem de sangue pelo reto ou canal anal pode ter origem em qualquer parte do trato gastrintestinal. Sendo assim, o diagnóstico diferencial de hemorragia digestiva baixa (HDB) é bem mais complexo e variado que o de hemorragia digestiva alta (HDA), podendo gerar custos consideráveis para investigação e tratamento.

Apesar de a nomenclatura ser variada e, muitas vezes, confusa, consideram-se duas formas de apresentação da HDB: hematoquezia e melena. A hematoquezia é a passagem de qualquer quantidade de sangue pelo reto, exteriorizada pelo ânus, ainda vermelho, com ou sem coágulos, facilmente reconhecido pelo paciente. A melena exterioriza-se como fezes negras, geralmente muito fétidas, cuja cor é resultante da oxigenação da hematina. Os episódios de sangramento podem ter pouca repercussão hemodinâmica, mas também podem ser de grande volume, com sinais de choque, exigindo intervenções de urgência.

Oitenta por cento de todos os casos de HDB aguda cessarão espontaneamente. No entanto, em 10% das vezes não há identificação da fonte de sangramento e há 25% de ressangramento[1,2], o que mantém a importância da definição rápida da causa, nos casos agudos graves, e de reavaliações frequentes desses pacientes.

A HDB é causa relativamente comum de internamento hospitalar e de taxas consideráveis de morbidade e mortalidade. A mortalidade, nessas situações, tem descrições bastante variadas na literatura, com índices entre 1 e 25%[3]. Tais variações podem ser reflexo da multiplicidade de causas e comorbidades, complexidade diagnóstica e diferentes métodos terapêuticos dirigidos a cada caso. A mortalidade geral parece ser baixa e relacionada a casos mais graves, que necessitam de operações de emergência e/ou com comorbidades importantes.

Estima-se que 80% dos pacientes com hemorragia digestiva, alta ou baixa, terão alguma manifestação do evento traduzida pela passagem de sangue pelo reto[4]. Dos que apresentam HDA grave, 10 a 20% apresentar-se-ão com sintomas de HDB, provavelmente em razão do efeito catártico do grande volume de sangue no intestino[5]. Mesmo após firmado o diagnóstico de HDB, ou seja, sangramento com origem distal ao ângulo de Treitz, pode-se estar ainda longe da etiologia. O segmento a ser considerado é bastante extenso, sujeito a doenças com origem e fisiopatologia diferentes.

Os resultados obtidos com cápsula endoscópica e enteroscopia de balão único ou duplo demonstraram que o sangramento com origem no intestino delgado deve ser considerado entidade à parte[6]. Sendo assim, para diminuir a complexidade diagnóstica e otimizar a terapêutica, tem sido comum a divisão de HDB entre hemorragia do intestino delgado e hemorragia do cólon. Os estudos para estratificar os riscos para hemorragia digestiva, especialmente a baixa, continuam sendo escassos e sem consenso, o que dificulta a sequência diagnóstica e a opção pela melhor terapêutica[7]. Das e Wong afirmam que pacientes hemodinamicamente estáveis, sem evidência de continuidade do sangramento ou instabilidade clínica decorrente de doenças associadas estão sob baixo risco de complicações graves durante o internamento[8]. Pacientes que apresentaram HDB durante internamento por outras doenças ou cirurgias têm prognóstico pior do que aqueles que foram admitidos no hospital já com quadro de HDB[3].

TRATAMENTO NÃO CIRÚRGICO

A abordagem terapêutica inicial do paciente com hemorragia digestiva consiste em estabilização clínica. Sinais de hipovolemia, como taquicardia e hipotensão, indicam grande perda de volume. Devem-se obter um ou mais acessos venosos adequados para reposição hidroeletrolítica imediata e sangue, quando necessário. Dados imediatos de hemograma completo com contagem plaquetária, tempo parcial de tromboplastina, provas de função hepática e renal são fundamentais para orientar a terapêutica.

Determinação do tipo sanguíneo e reserva de papa de hemácias para possível transfusão também têm importância. Especialmente na hemorragia ativa, é preciso atenção às alterações de coagulação relacionadas ao uso de anticoagulantes cumarínicos ou doenças específicas, como algumas hepatopatias, para as quais há necessidade de infusão de plasma fresco. Pacientes com trombocitopenia ou insuficiência renal crônica podem necessitar de transfusão de plaquetas. Na hemorragia volumosa ou para pacientes com doenças graves associadas, recomenda-se internamento em unidade de tratamento intensivo ou semi-intensivo para monitorização adequada, tratamento e estabilização das comorbidades.

Apesar de os sinais e sintomas apresentados pelo paciente terem baixa acurácia no estabelecimento da fonte de sangramento[9], as informações sobre medicações em uso são dados importantes. Não só os anticoagulantes interessam, mas também antiagregantes plaquetários, anti-inflamatórios não hormonais, *Ginkgo biloba* e *ginseng*. Mesmo que o uso de drogas que influenciam a coagulação possam não ter impacto na incidência e no desfecho fatal da HDB, elas contribuem para a gravidade do sangramento[10].

Algumas doenças podem ter relação direta com a manifestação hemorrágica. Cardiopatias podem estar relacionadas à colite isquêmica, e as valvulopatias e insuficiência renal crônica, a sangramento por angiomas[5]. Hepatopatias reportam distúrbios de coagulação ou sangramento varicoso, inclusive o hemorroidário. Pacientes com doença inflamatória intestinal, doença péptica, doença diverticular e os que sofreram radioterapia pélvica apresentam risco potencial de sangramento. Polipectomia e biópsias podem apresentar sangramento precoce ou tardio. Idade avançada, choque, insuficiência cardíaca congestiva, isquemia coronariana e estigmas de hemorragia recente indicam aumento do risco de morte ou ressangramento[11,12].

Strate et al. descreveram sete fatores independentes para prever gravidade na HDB aguda: hipotensão, taquicardia, síncope, abdome sem sinais inflamatórios, sangramento nas últimas quatro horas, uso de Aspirina® e mais de duas comorbidades. Os pacientes foram classificados em três grupos de risco para sangramento grave[13]:
- pacientes com mais de três fatores de risco: 84%;
- um a três fatores: 43%;
- nenhum fator de risco: 9%.

Velayos et al.[14], estudando prospectivamente 94 pacientes admitidos no serviço de emergência com HDB, determinaram alguns fatores preditivos de gravidade: frequência cardíaca maior que 100 batimentos por minuto; pressão sistólica menor que 100 mmHg; sangramento retal ativo durante as primeiras quatro horas de observação e hematócrito inicial menor que 35%.

A escolha da melhor opção terapêutica está diretamente ligada ao diagnóstico da fonte de sangramento. Procedimentos diagnósticos e terapêuticos podem ser concomitantes, já que exames complementares, como a colonoscopia e a arteriografia, permitem a intervenção terapêutica imediata, na dependência da causa. No entanto, especialmente no cólon, pode ser difícil estabelecer se uma ou mais lesões encontradas são realmente a causa do sangramento. É também difícil estabelecer critérios para determinar se a lesão encontrada é apenas fonte potencial de sangramento ou é a própria fonte.

Não é raro que o diagnóstico da origem do sangramento se baseie em evidências circunstanciais, como o achado de doença diverticular ou angioectasias associadas à hematoquezia. Da mesma forma, pode ser difícil diferenciar o sangramento com origem no intestino delgado daquele com origem no cólon.

A literatura é rica em estudos discutindo esses dilemas específicos da HDB. Há várias descrições de falsos-positivos para o diagnóstico de divertículos ou angioectasias como fonte de sangramento. Zuckerman e Prakash, em 1999, propuseram critérios de hierarquia para definir o diagnóstico com acurácia, melhorando os métodos diagnósticos e a avaliação terapêutica, especialmente nos casos com potencial cirúrgico[15] (Tabela 72.2.1).

TABELA 72.2.1 – Avaliação pré-terapêutica: escalonamento da acurácia diagnóstica da fonte de sangramento

Nível I	Diagnóstico definitivo
A	Lesão com sangramento ativo encontrada na endoscopia (anuscopia, sigmoidoscopia ou colonoscopia) ou angiografia
B	Estigmas de sangramento recente na endoscopia (vaso visível, coágulo aderido)
C	Cintilografia com hemácias marcadas positiva para achados IA ou IB
Nível II	**Diagnóstico presuntivo ou evidências circunstanciais**
A	Sangue fresco em um segmento do cólon, sem fontes potenciais de sangramento
B	Cintilografia com hemácias marcadas positiva para a topografia do cólon e colonoscopia mostrando área potencial como fonte de sangramento, coincidente com a localizada pela cintilografia
C	Evacuações de sangue vermelho-vivo confirmadas e colonoscopia demonstrando fonte potencial de sangramento no cólon, associada à endoscopia digestiva alta negativa
Nível III	**Diagnóstico ambíguo**
A	Hematoquezia ou sangramento pelo ânus, sem especificação de cor, e colonoscopia demonstrando uma ou mais fontes potenciais de sangramento

Fonte: adaptada de Zuckerman e Prakash[15].

Colonoscopia

A colonoscopia é considerada, atualmente, a melhor opção para a abordagem inicial do paciente com HDB. Quando feita precocemente, parece diminuir o tempo de internamento como fator independente, apesar da gravidade do sangramento e das comorbidades. Pode ser realizada em um regime de urgência ou eletivamente, na dependência das condições clínicas do paciente e dos critérios de estratificação de risco. Considera-se colonoscopia de emergência aquela que é realizada entre 12 e 24 horas da admissão hospitalar[16]. Quanto mais precoce, maior a chance de se estabelecer o diagnóstico e a terapêutica. Se houver risco de transporte da unidade de terapia intensiva para a unidade de endoscopia, o exame pode e deve ser feito no leito do paciente, concomitante às medidas de controle clínico necessárias.

Inicialmente é importante excluir a possibilidade de HDA, por meio de esofagogastroduodenoscopia ou pela passagem de sonda nasogástrica para observação do conteúdo gástrico.

Para que seja possível fazer o exame completo, é fundamental que o cólon esteja adequadamente limpo. Apesar de o sangue em grande volume ter efeito catártico na luz do cólon, possibilitando a colonoscopia, mesmo sem preparo, deve-se promover a limpeza do cólon sempre que possível. A solução de preparo pode ser administrada por via oral, nos pacientes estáveis e colaborativos, ou por meio de sonda nasogástrica, com cerca de 1 litro de solução a cada meia ou uma hora, junto às medidas finais de estabilização hemodinâmica. É importante que a ingestão da solução e a qualidade do efluente intestinal sejam monitoradas, para que se garanta uma boa limpeza. Pode-se usar a solução aplicada como rotina do serviço para o preparo colônico, como manitol, polietilenoglicol, picossulfato de sódio, lactulona, fosfato de sódio etc., todas estas associadas a volume líquido adequado. Deve-se, no entanto, ter atenção especial com os pacientes que apresentem sinais de falência cardíaca ou renal, a fim de não aumentar o terceiro espaço e piorar as condições clínicas, tanto metabólicas quanto respiratórias. Ainda para os pacientes com função renal ruim ou limítrofe e para aqueles com doença inflamatória intestinal, é preciso evitar o uso de fosfato de sódio e picossulfato[17]. Algumas vezes, torna-se necessária a proteção da via aérea durante a administração da solução de preparo, com tubo orotraqueal, especialmente nos pacientes com nível de consciência rebaixado. Outra possibilidade – menos usual – de se preparar o cólon para pacientes graves é com enemas evacuadores. São geralmente compostos de solução de glicerina a 10%, aplicada por via retal, com gotejamento contínuo, com o paciente em decúbito lateral esquerdo e quadril um pouco elevado, quando possível, em um volume que pode variar de 1.000 a 4.000 mL de solução, até o efluxo sair transparente e com poucos resíduos sólidos.

O exame com cólon limpo aumenta a probabilidade do diagnóstico da fonte de sangramento, além de conferir maior segurança e diminuir o tempo do procedimento. Quando não houver condições de preparo prévio adequado, o endoscopista deve lançar mão de métodos de limpeza durante o procedimento, infundindo água ou solução fisiológica através de seringas de 50 mL, frascos com soro acoplados diretamente ao aparelho ou de irrigadores, através de canal acessório ou mesmo do canal de trabalho (Figura 72.2.1), até que a luz intestinal esteja suficientemente livre de resíduos para o exame adequado. Pode-se acrescentar dimeticona à água para limpeza da luz durante a colonoscopia, diminuindo a formação de bolhas e melhorando a visibilidade. Para um bom exame, não deve haver pressa. A definição da fonte de sangramento durante a colonoscopia evita o retardo no tratamento ou a necessidade de exames mais invasivos, o que aumentaria a morbidade. Mesmo que a fonte não seja identificada no cólon, o fato de se conseguir alcançar o íleo terminal e observar que não há sinais de sangramento vindo do intestino delgado demonstra grande probabilidade de fonte colônica. Isto tem importância especial para os pacientes que mantêm sangramento volumoso, sem foco identificado pelos meios propedêuticos disponíveis, e acaba em indicação cirúrgica, que geralmente consiste em colectomia total.

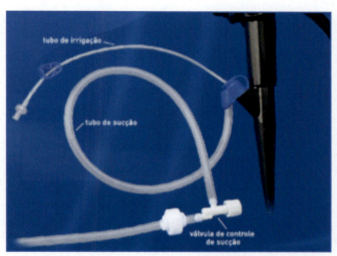

Figura 72.2.1 – Acessório para otimizar a irrigação e a aspiração durante colonoscopia.

Equipamentos necessários para terapêutica endoscópica

O principal objetivo da abordagem do paciente por endoscopia é o controle do sangramento, seja com o diagnóstico da causa para posterior tratamento, seja com o tratamento em si. Por essa razão, é fundamental que se disponha prontamente de equipamentos e acessórios potencialmente necessários. Colonoscópio com canal de trabalho maior para facilitar a aspiração de resíduos mais espessos e outra via para irrigação pode otimizar todo o procedimento. O preparo técnico e experiência dos profissionais envolvidos na colonoscopia também são importantes para que haja bom desfecho.

A hemostasia pode ser obtida por métodos físicos, com coagulação por agentes térmicos de unidades eletrocirúrgicas; métodos mecânicos e métodos químicos (Tabela 72.2.2).

TABELA 72.2.2 – Opções para terapêutica endoscópica da HDB		
Agentes térmicos	**Métodos mecânicos**	**Métodos químicos**
Eletrocoagulação mono ou bipolar	Hemoclips	Adrenalina
Pinças diatérmicas	Ligaduras com alças	Álcool
Termocoagulação (*heater probe*)	Ligaduras elásticas	Etanolamina
Plasma de argônio		
Laser		

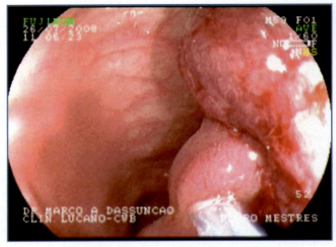

Figura 72.2.2 – Alça monopolar para polipectomia.

Agentes térmicos

Há vários agentes térmicos disponíveis para a hemostasia endoscópica. Alguns requerem contato direto com o tecido. Os que necessitam de contato com a área a sofrer a hemostasia transmitem energia diretamente, promovendo retração e coagulação, geralmente em temperaturas entre 60 e 80°C. Podem ser do tipo monopolares ou bipolares/multipolares. Dificilmente haverá disponibilidade de todos em um momento de emergência. No entanto, é importante conhecer seus princípios técnicos para o uso adequado descritos a seguir.

A corrente monopolar passa do eletrodo em contato com a lesão para uma placa em contato com a pele do paciente, longe do foco para hemostasia, voltando para o gerador e fechando o circuito. Esse é o modo de ação mais antigo, comum e com menor custo. Porém, por atingir temperaturas elevadas, causa dano mais profundo. Isso aumenta o risco de perfuração ou de alargamento da lesão, principalmente se houver adesão do coágulo ao eletrodo, que, quando retirado, descola-o, causando novo sangramento[18]. É o modo de corte e coagulação das alças para polipectomia e pinças diatérmicas, tipo *hot biopsy* (Figura 72.2.2).

A corrente bipolar ou multipolar (Figura 72.2.3) produz o circuito elétrico entre dois eletrodos muito próximos, em um mesmo dispositivo. Pode ser aplicada de forma axial ou lateral. A profundidade do efeito térmico é relativamente pequena, diminuindo os riscos, e, por isso mesmo, os instrumentos só servem para lesões pequenas e superficiais. Podem ter agulhas para injeção e sistemas de irrigação acoplados para limpar os debris e restos de sangue coagulado, facilitando o reconhecimento e a aplicação no local adequado.

Heater probe tem a ponta de contato constituída por diodo inserido em um cilindro de alumínio revestido por teflon, que transmite calor. Não há passagem de corrente elétrica pelo tecido. No cólon, pode-se diminuir em cerca de 50% o fluxo de corrente aplicado no tratamento da HDA. A temperatura

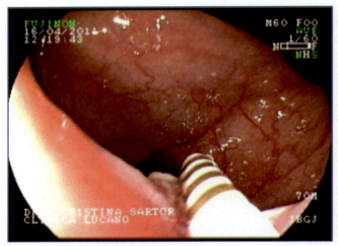

Figura 72.2.3 – Probe bipolar.

que alcança o tecido é ajustável e não ultrapassa 100°C. O dispositivo é aplicado diretamente sobre o vaso sangrante, coaptando-o, mas sem aderir ao coágulo. Os dispositivos mais modernos têm sistema de irrigação controlada. A ponta do cateter é pressionada contra o ponto de sangramento, promovendo a parada deste por compressão e coagulação. Embora menor, há risco de queimadura das camadas mais profundas.

A coagulação por plasma de argônio utiliza-se de dispositivo elétrico monopolar, que possibilita hemostasia superficial e ablação tissular, na ausência de contato. A energia gerada por unidade eletrocirúrgica é transferida para o tecido-alvo através de feixe ionizado de gás argônio, o qual segue a trajetória de menor resistência elétrica (Figura 72.2.4). Esse fenômeno permite que o plasma de argônio seja aplicado de frente e tangencialmente ao tecido-alvo, possibilitando o tratamento em regiões anatômicas de difícil acesso. O gás não ionizado fora do feixe de argônio não conduz energia para o tecido[19,20]. O grau de profundidade do dano à mucosa depende do fluxo do

Capítulo 72 – Hemorragia Digestiva Baixa
Capítulo 72.2 – Tratamento Não Cirúrgico

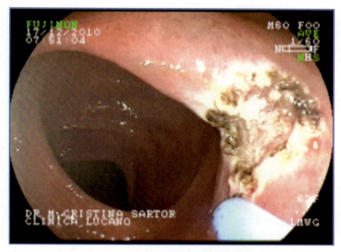

Figura 72.2.4 – Aplicação de argônio sobre área de ressecção.

bastante abrangente, envolvendo aproximação de tecidos nos procedimentos e cirurgias endoscópicas, fechamento de fístulas e perfurações iatrogênicas, fixação de sondas e próteses e como marcadores[24]. Há clipes de tamanhos diferentes que se adaptam aos objetivos pretendidos (Figura 72.2.5). Estão indicados para sangramento residual de mucosectomias e dissecções submucosas, cotos de polipectomias, úlceras com sangramento ativo ou vaso visível, sangramento arterial, como na lesão de Dieulafoy, e divertículos hemorrágicos no cólon.

Dentre as alças para hemostasia, o que se dispõe no mercado hoje é o Endoloop® (Olympus Inc.). É constituído por alça de náilon, descartável, montada sobre sistema de exposição que permite abri-la na área a ser tratada, fechando-a, em seguida, ao redor do tecido de interesse por meio de trava de silicone, promovendo compressão mecânica (Figura 72.2.6). Pode ser aplicada nos pedículos espessos de pólipos para pre-

gás, da potência e do tempo de aplicação, mas não passa de 3 mm. A necrose de coagulação produzida aumenta a resistência elétrica no local, com perda de condutividade. Isso evita complicações, como a perfuração, mas limita o uso a lesões mais superficiais. Para ablação tecidual, são comumente utilizados níveis de potência elevados, entre 60 e 90 W, com fluxo entre 1,5 e 2,5 l/minuto. As lesões mais superficiais requerem potência menor, entre 40 e 60 W, com fluxo de gás abaixo de 2 L/min[21]. A distância mantida entre o *probe* do dispositivo e a lesão a ser tratada deve ser de 1 a 2 mm, uma vez que a ionização não começará se o *probe* estiver muito longe do tecido. É importante evitar o contato da ponta do *probe* com a mucosa. Quando necessária ampliação da distância entre o *probe* e o tecido, deve-se aumentar a potência, e não o fluxo de gás[19].

O *laser* é usado em procedimentos endoscópicos desde 1975. Como tem transporte e instalação difíceis, custo elevado e há outras opções igualmente adequadas e menos onerosas para a maioria de suas aplicações, seu uso em endoscopia não se difundiu. A fonte utilizada em endoscopia é o *neodymium yttrium aluminium garnet* (NdYAG). O comprimento de onda permite a condução por fibras flexíveis muito finas, sem que haja perda de energia[22]. A luz é transformada em calor, o que causa contração térmica do tecido, produzindo hemostasia adequada ou vaporização dos tecidos, na dependência da intensidade e duração do feixe. A capacidade de penetração no tecido é maior que o argônio, alcançando cerca de 4 mm e, por isso, usado para tunelizar tumores. O NdYAG tem feixe de infravermelho em torno de 1.064 nm. Nessa faixa, a luz é invisível para o olho humano, necessitando de uma "luz piloto", que mostra a localização do feixe[22,23].

Agentes mecânicos

Os clipes foram desenvolvidos para coibir hemorragias focais durante a terapêutica endoscópica por meio de compressão mecânica sobre a área sangrante. Hoje seu uso é

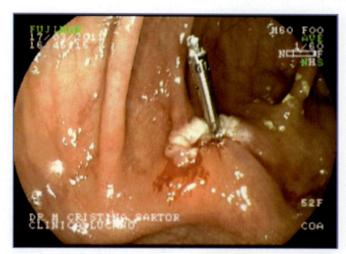

Figura 72.2.5 – Clipe hemostático aproximando bordas de resseção de lesão plana com sangramento residual.

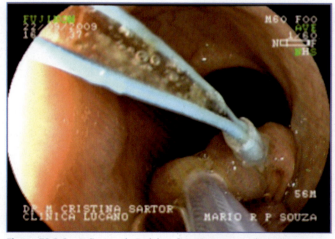

Figura 72.2.6 – Aplicação de Endoloop® para prevenção de sangramento em um pólipo volumoso.

venir a hemorragia pós-polipectomia ou para laçar pedículos sangrantes de pólipos já ressecados[25].

A ligadura elástica em coloproctologia é amplamente difundida no tratamento da doença hemorroidária (Figuras 72.2.7A e B). Alguns pacientes portadores de hemorroidas internas volumosas ou varizes retais podem apresentar quadros de hematoquezia grave, levando a complicações sistêmicas. O exame proctológico adequado indicará a fonte do sangramento, e a ligadura elástica pode promover hemostasia eficaz e segura. O custo é baixo, e não se necessita de tecnologia sofisticada. Há a opção dos aparelhos convencionais reutilizáveis, por sucção ou por tração com pinça tipo Allys. Há os equipamentos descartáveis específicos para o uso no reto (ShortShot®, CookMedical®) ou pode-se usar os conjuntos de ligadura de varizes esofágicas, aplicados no canal anal por meio de gastroscópio, sob retrovisão. Ligaduras elásticas não devem ser usadas fora do reto extraperitoneal, por conta do risco de perfuração.

O achado de hemorroidas sangrantes no paciente com HDB não invalida, necessariamente, a investigação mais proximal, pois devem-se excluir lesões potencialmente graves concomitantes.

Métodos químicos

Os métodos químicos englobam as técnicas de injeção de substâncias para hemostasia. Foram inicialmente descritos em 1976, por Sohendra, que usou álcool absoluto em úlceras pépticas com sangramento ativo[26]. A injeção tem duas finalidades principais na hemostasia: compressão mecânica pelo volume injetado e ação química de substâncias vasoconstritoras ou esclerosantes.

A substância mais utilizada na HDB é a adrenalina, com solução salina na concentração de 1:10.000 ou 1:20.000. Há descrições do uso de etanolamina, de álcool absoluto e de álcool de polidocanol. Podem-se injetar substâncias para marcar o local de sangramento com tatuagem de tinta da China, facilitando a localização da fonte de sangramento nos casos de tratamento endoscópico de recidiva do sangramento ou necessidade de cirurgia[27].

Agentes dessecantes, como o álcool absoluto, e esclerosantes, como a etanolamina, requerem atenção ao serem aplicados no cólon. Não há como prever a profundidade da lesão por eles produzida. Podem aumentar o risco de perfuração e, por isso, são evitados nessas situações[28].

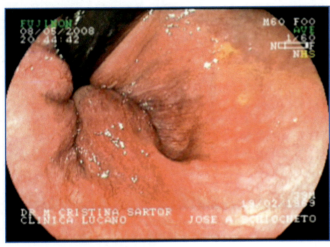

Figura 72.2.7A – Hemorroidas internas.

Enemas de formalina

A formalina, ou formaldeído, é utilizada como tratamento da hemorragia por retite actínica, visando provocar trombose nas veias sangrantes. Tem custo baixo e técnica de fácil aplicação. São também descritos enemas de sucralfato para o mesmo fim[29,30]. Luna Perez et al. sugerem aplicação de 500 mL de formalina a 4% em alíquotas de 50 mL, diretamente no reto, e descrevem 90% de sucesso no tratamento da hemorragia para um seguimento de 20 meses[29]. Alguns autores preferem a aplicação direta, também em solução a 4%, por meio de algodão embebido e aplicado sobre as lesões de interesse. O paciente deve estar anestesiado, para permitir a aplicação de forma adequada e para evitar dor. Em seguida à aplicação, deve-se lavar a ampola retal com solução fisiológica, a fim de evitar lesões adicionais inadvertidas, incluindo a colite mais proximal, induzida pela formalina. Como complicações pode haver dor anorretal, febre, diarreia intensa, principalmente relacionada a puxo, úlceras retais, colite e perfuração do reto[31].

Enemas de bário

Os relatos do uso de bário concentrado na forma de enemas para o tratamento da HDB por doença diverticular são antigos. Com a melhora das técnicas endoscópicas e radiológicas, essa prática caiu em desuso. O bário poderia atrapalhar nova colonoscopia ou cirurgia nos pacientes que mantivessem o sangramento, a despeito do tratamento instituído[32].

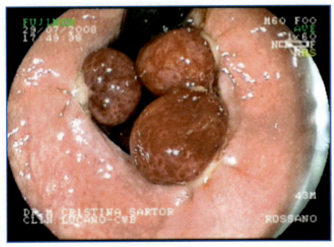

Figura 72.2.7B – Hemorroidas internas ligadas.

Adams et al. mencionam dois possíveis mecanismos de ação do bário no sangramento por doença diverticular: tamponamento do vaso sangrante e ação hemostática direta do sulfato de bário[33].

Arteriografia

A contribuição da embolização de vasos mesentéricos para o tratamento da HDB refratária às medidas iniciais de tratamento e à colonoscopia está bem estabelecida. A investigação de HDB por arteriografia não define o foco em grande parte dos pacientes, provavelmente em virtude das características do sangramento requeridas para que possa ser detectado. Estima-se que seja necessário fluxo de perda sanguínea de pelo menos 0,5 mL/minuto para que haja condições de identificação do foco. Outro aspecto que dificulta o diagnóstico pelo método é o fato de o sangramento colorretal ser geralmente autolimitado ou intermitente e cessar espontaneamente na maioria dos casos[34-36]. A capacidade de detecção de sangramento intestinal ativo por arteriografia depende do momento em que se realiza o procedimento. Um paciente que estava sangrando na colonoscopia ou angiotomografia, sem sítio definido, pode parar de sangrar até conseguir realizar a angiografia, inviabilizando o diagnóstico e a terapêutica radiológica. Preferentemente, a indicação de angiografia é dada para o paciente com hemorragia que se mantém ativa após o exame endoscópico, apresenta risco elevado para a cirurgia ou não tem acesso à endoscopia.

Quando se define o foco de sangramento, a angiografia permite terapêutica com infusão de vasopressina ou substâncias embolizantes. Estas podem ser partículas de álcool de polivinil, *microcoils* ou molas. Deve-se, contudo, tomar cuidado com o risco de isquemia e infarto intestinal, já que o cólon não tem circulação colateral rica, como o estômago. Por isso mesmo, dá-se preferência à injeção de adrenalina isoladamente. O método também comporta possibilidade considerável de ressangramento. Avanços tecnológicos nos últimos 20 anos possibilitaram a embolização superseletiva de ramos da *vasa recta*. Desenvolveram-se cateteres muito finos e de melhor qualidade. Com isso, a incidência de isquemia e infarto diminuiu, melhorando o controle do sangramento na maioria dos pacientes submetidos ao método terapêutico, com baixos índices de ressangramento[36]. Apesar da sensibilidade relativamente baixa e da alta especificidade, a arteriografia com terapêutica associada pode reduzir a necessidade de tratamento cirúrgico extenso[37] ou pode auxiliar no controle do sangramento até estabilização do paciente e tratamento definitivo.

Doenças específicas susceptíveis de tratamento não cirúrgico
Doença diverticular

Estima-se que 3 a 5% dos portadores de doença diverticular (DD) apresentem HDB como forma de manifestação da doença. A DD, por sua vez, é considerada a fonte mais comum de HDB. Muitas vezes, os divertículos são apontados como a causa da HDB, por falta de evidências de outras possíveis fontes de sangramento. Jensen et al.[16] descreveram que a DD foi associada à HDB aguda em 22% dos casos estudados, quando se observaram dois tipos de apresentação: sangramento ativo ou estigmas de sangramento recente, como vaso visível ou coágulo aderido. Geralmente ocorre sangramento volumoso, autolimitado, cessando espontaneamente em 80% das vezes. A colonoscopia, nesses casos, mostra os divertículos com conteúdo hemático, sem a identificação do foco de sangramento (Figura 72.2.8A).

O sangramento é de origem arterial e pode ocorrer na cúpula ou no colo do divertículo (Figura 72.2.8B). Os dados sobre ressangramento na doença diverticular variam muito, descrevendo-se desde 0 até cerca de 40%. Após o segundo

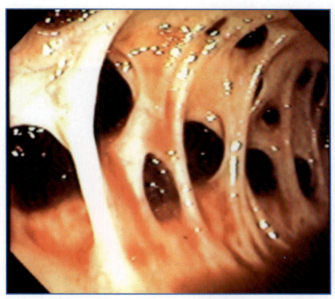

Figura 72.2.8A – Divertículos com conteúdo hemático difuso.

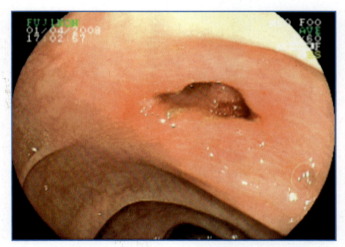

Figura 72.2.8B – Sangramento no colo do divertículo. Fonte: Imagens gentilmente cedidas pelo Dr. José Luiz Paccos, de seu arquivo pessoal.

episódio de sangramento, a chance de novos eventos aumenta muito, sendo considerada em torno de 50%[16,38].

Os divertículos são mais comuns no cólon esquerdo. Estudos baseados em colonoscopias localizam os divertículos com sangramento ativo no cólon esquerdo em 60% dos casos[3]. Quando os estudos são conduzidos com angiografias, a maior parte dos casos de divertículos com sangramento é descrita no cólon direito[39].

A identificação do divertículo sangrante possibilita a aplicação de medidas terapêuticas endoscópicas, de forma isolada ou mista: cauterização mono ou bipolar, injeção de vasoconstritor, colocação de clip hemostático ou até a tatuagem para possível tratamento cirúrgico no ressangramento (Figuras 72.2.9A e B). Deve-se ter atenção quanto ao uso de corrente monopolar, em virtude do risco de perfuração. Neste caso, a corrente bipolar ou *heater probe* são mais seguros.

A solução de adrenalina como método hemostático pode ser usada na concentração de 1:10.000 ou 1:20.000. Para os divertículos que sangram, a injeção deve ser feita nos quatro quadrantes da borda do óstio, em um volume de 2 mL por quadrante. Não se deve ultrapassar o volume de 10 mL de solução, por causa do risco de isquemia e suas complicações. Não há razão para injetar na mucosa do lúmen do divertículo. Após a definição de um divertículo que sangrou, há a opção de tatuá-lo para eventual ressangramento e indicação cirúrgica (Figuras 72.2.10A, B e C).

Quando há vaso visível sem sangramento ativo, deve-se injetar adrenalina ao redor dele, e não sobre ou dentro do vaso. O mesmo se faz antes da remoção de coágulo aderido. Injetando a solução ao redor da lesão, evita-se a formação da bolha na submucosa sobre a área de interesse, o que pode dificultar a terapêutica, uma vez que afasta a lesão do meio hemostático[28].

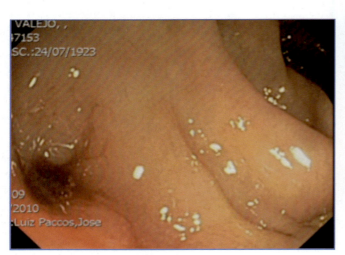

Figura 72.2.9A – Divertículo com coágulo aderido.

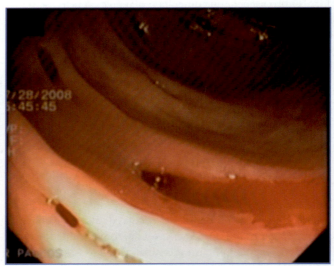

Figura 72.2.10A – Divertículo com sangramento ativo.

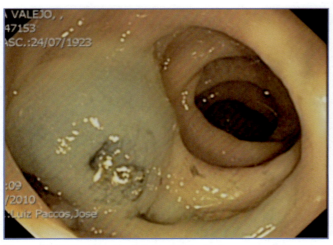

Figura 72.2.9B – Divertículo tatuado. Fonte: Imagens gentilmente cedidas pelo Dr. José Luiz Paccos, de seu arquivo pessoal.

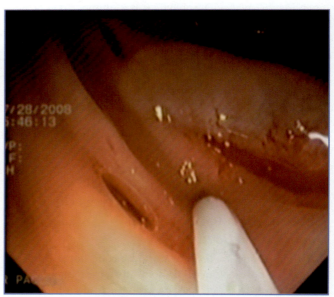

Figura 72.2.10B – Injeção de adrenalina no óstio diverticular.

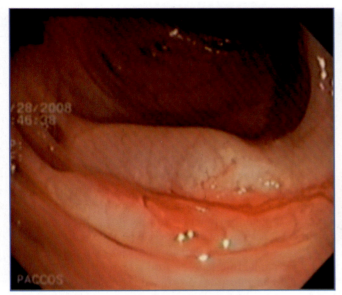

Figura 72.2.10C – Divertículo obliterado. Fonte: Imagens gentilmente cedidas pelo Dr. José Luiz Paccos, de seu arquivo pessoal.

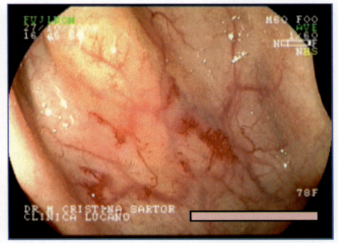

Figura 72.2.11 – Angioectasia: achado de exame.

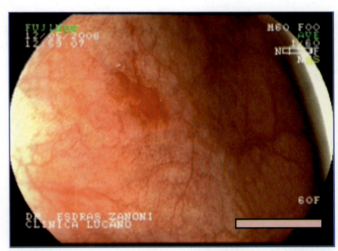

Figura 72.2.12 – Angioectasia com sangramento ativo.

Angiectasias e outras lesões vasculares

As angioectasias, também conhecidas como angiodisplasias e ectasias vasculares, são consideradas a causa mais frequente de HDB entre as lesões vasculares do cólon. Alguns relatos aparentemente superestimam a incidência como causa de HDB aguda (Figura 72.2.11). Zuckerman e Prakash[15] descrevem incidências entre 6 e 12%. Geralmente ocorrem no cólon direito e são múltiplas (Figura 72.2.12). O número de lesões aumenta com a idade. Poucas sangram. Costumam ser achados de colonoscopias, não requerendo tratamento[40].

Um terço dos pacientes com síndrome de Rendu-Osler-Weber ou síndrome de telangiectasia hereditária hemorrágica também pode apresentar sangramento agudo. Embora a maioria das lesões se localize no estômago e delgado, o cólon também pode estar afetado, tanto em jovens quanto em pacientes mais idosos.

Quando as angioectasias são a causa do sangramento, deve-se investigar coagulopatias ou disfunção plaquetária associadas. O uso de anti-inflamatórios não hormonais, Aspirina® e anticoagulantes podem ter papel importante na incidência de sangramento. O simples achado de lesão em uma colonoscopia por HDB aguda não significa que ela seja a origem do sangramento. A lesão encontrada só pode ser considerada a causa da hemorragia se houver estigmas indicando, como vaso visível, coágulo aderido ou hemorragia submucosa.

Brandt et al. recomendam que não sejam utilizados opioides e soro morno ou água morna para lavar a mucosa durante o exame, pois estes podem reduzir o sangramento e confundir o diagnóstico[41,42]. Pacientes com anemia grave ou depleção volêmica também podem ter seu diagnóstico prejudicado[43].

A modalidade terapêutica de eleição para o sangramento ativo de uma angioectasia é a coagulação com plasma de argônio. O cateter bipolar e o *heater probe* também são boas opções. Corrente monopolar, por ter ação mais profunda na parede do cólon, deve ser usada com cautela, especialmente no cólon direito, por causa do risco de perfuração. Pode-se usar solução de adrenalina como método hemostático na concentração de 1:10.000 ou 1:20.000, com volume máximo de 10 mL. As injeções são feitas em vários pontos da lesão, iniciando-se pela periferia. O álcool absoluto é outra opção, promovendo desidratação e fixação do tecido. O volume de álcool é medido com seringas do tipo para insulina, em cotas de 0,2 mL na submucosa, até um volume máximo de 2 mL[44].

A lesão de Dieulafoy é anormalidade vascular arterial, caracterizada por ectasia arterial submucosa associada a pequeno defeito da camada mucosa, com protrusão arterial central, sem alterações inflamatórias ao redor. Raramente ocorre no cólon, sendo que 40% das lesões podem ser achadas no canal anal e reto[45,46]. Pode se apresentar com sangramento ativo, protrusão do vaso com ou sem sangramento ativo, coágulo aderido ou até com mucosa normal no momento do exame endoscópico. A hemostasia com endoclipes parece ser a opção mais adequada, por tratar-se de sangramento arterial. Para o reto extraperitoneal, há a opção de ligaduras elásticas. O uso de vasoconstritores ou métodos de eletrocoagulação pode trazer taxas de ressangramento maiores.

A radioterapia pélvica tem sido usada com frequência cada vez maior como tratamento coadjuvante para os tumores pélvicos. Produz endarterite obliterante, levando a neoformação vascular, que pode apresentar sangramentos em lesões distribuídas de forma esparsa ou coalescente (Figuras 72.2.13A e B). Tais manifestações podem tornar-se incapacitantes, por deflagrar quadros de anemia muito sintomáticos, necessitando de reposição sanguínea. As lesões agudas ocorrem dentro das seis semanas iniciais de tratamento e podem provocar sangramento por friabilidade e angiectasias. As lesões crônicas ocorrem 9 a 15 meses após o término do tratamento radioterápico. Cerca de 1 a 5% dos casos de HDB que requerem hospitalização são devidos às complicações retais da radioterapia[15]. O tratamento farmacológico com salicilatos, hormônios femininos, esteroides, escleroterapia, enemas de sucralfate, de mesalasina e de ácidos graxos de cadeia curta têm pouca eficácia e durabilidade.

A endoscopia trouxe a possibilidade de tratamento mais eficaz com os métodos térmicos, seja por aplicação de plasma de argônio, coagulação bipolar, *heater probe* ou *YAG-laser*. Todos requerem preparo intestinal completo prévio a sua aplicação, a fim de evitar acidentes com o uso de corrente na presença de gases intestinais inflamáveis[47]. Outro cuidado a ser tomado é a cauterização das lesões muito próximo à linha pectínea, podendo a queimadura ser fonte de dor após o tratamento. A manobra de retrovisão pode ser usada, quando não houver estenose retal, para aplicação mais precisa nessa área. O tratamento é feito de forma fracionada, em sessões que podem ter intervalos de um a dois meses, na dependência dos sintomas hemorrágicos.

A opção terapêutica mais utilizada é a aplicação de plasma de argônio. Deve-se evitar cauterizar muitas lesões na circunferência completa do reto em um mesmo procedimento, o que pode produzir estenoses. Em geral, utiliza-se corrente variando entre 40 e 60 watts de potência e vazão do gás menor que 2 l; em geral, de um 1 l ou 1,5 l, na dependência da intensidade do efeito desejado. A corrente monopolar é aplicada até o desaparecimento da lesão vascular, com pulsos de um a dois segundos.

Embora a formalina venha sendo pouco usada após o aparecimento dos métodos térmicos, especialmente o argônio, ainda é opção nos locais onde não se dispõe dos outros métodos. As opções de aplicação já foram comentadas neste capítulo.

Pólipos e hemorragia pós-polipectomia

A hemorragia é a complicação mais observada após polipectomia. Pode ocorrer precocemente, nas primeiras 24 horas, provocada por hemostasia inadequada no momento da ressecção ou, mais tardiamente, por descolamento do coágulo ou da escara, em geral entre o 5º e o 14º dias após a ressecção. O risco de sangramento precoce varia de 0,4 a 2% dos casos. Cerca de 70 a 90% dos sangramentos, precoces e tardios, cessam espontaneamente[15,48].

Para sangramento pós-polipectomia, são usados métodos térmicos, mecânicos ou químicos. Quando houver coto residual, pode-se relaçá-lo com alça diatérmica e nova aplicação de corrente elétrica, de preferência após comprimir o coto com a alça por alguns minutos, para que se obtenha a formação de coágulo no vaso. O cateter bipolar também pode ser usado, especialmente quando não há coto (Figura 72.2.14). Outra opção é laçar o coto com alças destacáveis tipo Endoloop (Figura 72.2.15A). Os clipes hemostáticos podem ser aplicados de forma segura e eficaz, aproximando a área cruenta, mesmo que não haja coto residual. Em situações

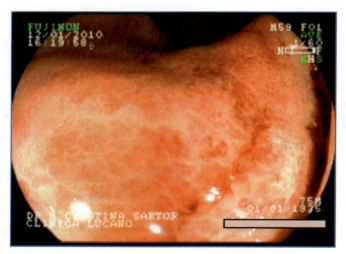

Figura 72.2.13A – Retite actínica.

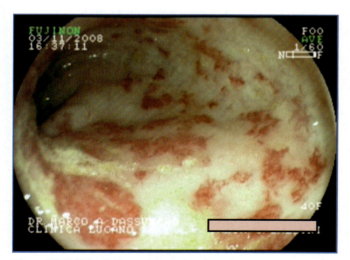

Figura 72.2.13B – Retite actínica: controle após quatro semanas da primeira sessão com plasma de argônio.

especiais, também com coto presente, pode-se usar ligaduras elásticas. O emprego de métodos químicos também é possível e tem boa eficácia. Deve-se injetar adrenalina 1: 20.000 em vários pontos ao redor do foco de sangramento, até que se consiga o efeito de uma grande bolha no local e consequente hemostasia, respeitando-se os princípios de volume já descritos. As substâncias vasoconstritoras, como adrenalina, ou esclerosantes, como a etanolamina, têm a função de produzir vasoespasmo e compressão mecânica. Podem ser usadas de isoladamente ou seguidas de métodos mecânicos e térmicos para aumentar a eficácia da hemostasia, sempre respeitando os limites de segurança já descritos. As biópsias da mucosa colônica também são capazes de deflagrar quadros de hemorragia, perceptíveis principalmente se forem mais distais, embora de pequena monta (Figura 72.2.15B).

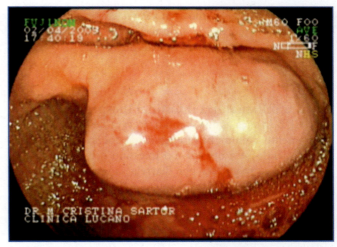

Figura 72.2.15B – Hematoma submucoso após biópsia para investigação de diarreia crônica.

Neoplasias

Neoplasias benignas e malignas, em qualquer parte do aparelho digestivo, podem apresentar-se como HDB de qualquer monta. Geralmente sangram por erosão, ulceração e necrose da superfície (Figura 72.2.16). O sangramento pode estar exacerbado pelo uso de anti-inflamatórios não hormonais, antiagregantes plaquetários e anticoagulantes, além de doenças que alterem a coagulação. O sangramento visível e volumoso é mais comum nos tumores do cólon esquerdo e reto. Nesses casos, o sangramento é mais precoce. Os tumores no cólon direito, especialmente no ceco, costumam apresentar, mais precocemente, anemia ferropriva. Nas lesões que são ressecáveis por endoscopia, o tratamento da HDB consiste na remoção da lesão. Para as lesões não ressecáveis por endoscopia, quando o paciente não tem condições clínicas imediatas para cirurgia, pode-se adotar um dos métodos já descritos para coibir o san-

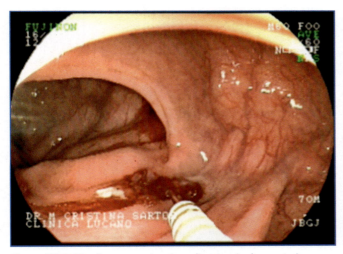

Figura 72.2.14 – Sangramento pós-polipectomia: hemostasia com probe bipolar.

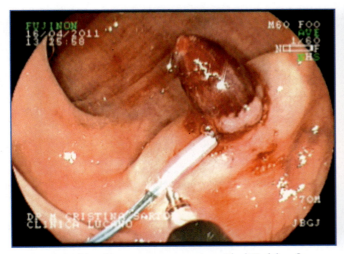

Figura 72.2.15A – Coto com sangramento residual: Endoloop®.

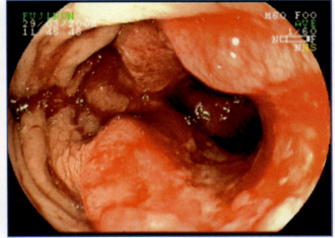

Figura 72.2.16 – Neoplasia no sigmoide com sangramento ativo.

gramento agudo, de acordo com a característica da lesão e da manifestação hemorrágica, e, posteriormente, levar o paciente para cirurgia, com condições clínicas melhores.

Colites
Doença inflamatória intestinal inespecífica

A HDB maciça aguda é condição rara nessas doenças. O sangramento, comum na fase aguda da doença em atividade, independendo se a origem é o intestino delgado ou cólon, geralmente se manifesta por diarreia sanguinolenta, acompanhada de dor abdominal, puxo ou tenesmo. Estima-se que aproximadamente 6% dos pacientes com retocolite ou doença de Crohn possam apresentar HDB grave, alguns com indicação de cirurgia emergencial, por não responderem ao tratamento clínico (Figura 72.2.17). É de se esperar que a doença de Crohn tenha mais risco de apresentar HDB grave, pelo fato de ter lesões mais profundas[49]. Cerca de 50% dos pacientes com doença inflamatória intestinal que apresentam HDB cessam espontaneamente o sangramento. No entanto, 35% apresentam ressangramento[1]. O tratamento inicial é eminentemente clínico, sobretudo com imunossupressores e salicilatos, discutido adequadamente em outro capítulo. Na ausência de resposta adequada, há indicação cirúrgica.

Colite isquêmica

Colite isquêmica é descrita como responsável por cerca de 10% dos quadros graves de HDB[15]. Geralmente não há um fator causal precipitante conhecido, embora possa estar associada a fatores de hipercoagulabilidade[5]. O tratamento consiste em medidas clínicas, como reposição hidroeletrolítica e sanguínea, quando necessário, para melhorar a perfusão tecidual. Concomitantemente, é necessário o tratamento de comorbidades relacionadas, como as doenças vasculares, arritmias cardíacas, anemia grave e estados de hipercoagulação, como policitemia vera (Figura 72.2.18). Se houver sinais de infecção, deve-se iniciar antibioticoterapia, com suspeita de perfuração intestinal, o que requer tratamento cirúrgico imediato. A endoscopia não tem muito a oferecer além do diagnóstico, salvo se houver alguma úlcera focal sangrante que possa ser submetida aos tratamentos endoscópicos já descritos.

As doenças proctológicas, especialmente anais, podem se manifestar como hemorragia digestiva baixa. Geralmente têm característica de sangramento recente, sem coágulos, intermitentes e sem manifestações sistêmicas, embora possam ser interpretadas como sangramento de grande volume. São fontes de sangramento mais comuns as hemorroidas internas (Figura 72.2.19) e as fissuras anais e prolapsos mucosos, especialmente em pacientes mais idosos (Figura 72.2.20). Outras causas de sangramento menos comuns são varizes retais e úlceras isoladas no reto distal. No entanto, há pacientes que produzem hemorragias graves, com repercussões hemodinâ-

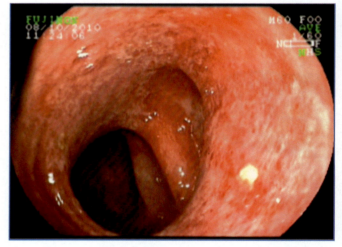

Figura 72.2.18 – Colite isquêmica com

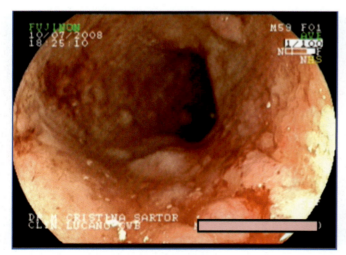

Figura 72.2.17 – Retocolite ulcerativa em atividade.

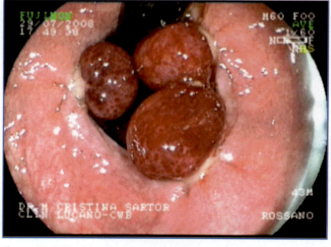

Figura 72.2.19 – Mamilos hemorroidários internos ligados.

Capítulo 72 – Hemorragia Digestiva Baixa
Capítulo 72.2 – Tratamento Não Cirúrgico

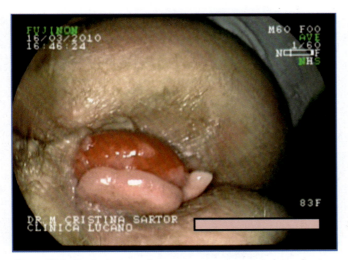

Figura 72.2.20 – Prolapso retal mucoso com sangramento intermitente.

tem a identificação mais precisa do sítio do sangramento. A intensidade da hemorragia determina a urgência da definição diagnóstica e terapêutica. Deve-se lembrar, no entanto, que pacientes com hemorragia crônica, exteriorizada como melena, também podem estar sob risco iminente. O manejo desses pacientes pode ser desafiador, em virtude das possibilidades de origem do sangramento, da extensão do cólon, do caráter intermitente da maioria dos episódios e das limitações e riscos dos métodos diagnósticos. O tratamento não cirúrgico, endoscópico ou por meio de angiografia e embolização é sempre preferível, desde que a cirurgia não seja crucial para a erradicação do foco, como o é com neoplasias. Para os casos de localização desconhecida e manutenção do evento hemorrágico grave ainda resta a colectomia subtotal.

De qualquer forma, mesmo após a terapêutica, todos esses pacientes requerem reavaliações, especialmente quando o foco de sangramento não tiver sido adequadamente definido e tratado.

micas importantes e, por isso, a doença anorretal é desconsiderada, seguindo-se a procura de outro foco que não o canal anal. Pacientes podem sofrer toda a sequência de investigação de HDB grave, incluindo arteriografia e mesmo submetidos a colectomia total inadvertida pela falta de suspeição e avaliação proctológica adequadas. Jensen e Machicado descreveram hemorroidas internas como causa de sangramento que levou a admissão hospitalar em 12,8% de todos os casos de HDB de sua série[5].

Embora o achado de afecções anais com sangramento ativo não invalide a investigação mais proximal de outras fontes de sangramento, devem ser consideradas como causa, principalmente diante de evidências de sangramento recente e ausência de outros focos de hemorragia.

SANGRAMENTO PÓS-CIRÚRGICO

O arsenal terapêutico para tratamento não operatório desses casos já foi descrito. Sangramentos na linha da anastomose, especialmente após uso de grampeadores mecânicos, não são frequentes e são autolimitados, tratados conservadoramente. Em casos especiais, a endoscopia pode certificar o diagnóstico, possibilitando o uso de agentes químicos, como injeções de adrenalina, e mecânicos, como a colocação de clipes hemostáticos. Deve-se tomar cuidado com o uso de métodos eletrocirúrgicos sobre anastomoses mecânicas, por causa do risco de perfuração por transmissão de corrente elétrica através dos grampos. Os sinais de sangramento anastomótico por isquemia não são passíveis, por princípio, de tratamento endoscópico. Geralmente requerem revisão cirúrgica diante de sinais clínicos desfavoráveis.

CONSIDERAÇÕES FINAIS

A hemorragia digestiva baixa é uma das principais indicações de internamento em doenças gastrintestinais. A estabilização do paciente e a avaliação propedêutica adequada permi-

REFERÊNCIAS BIBLIOGRÁFICAS

1. Imdahl A. Genesis and pathophysiology of lower gastrointestinal bleeding. Langenbecks Arch Surg 2001; 386(1):1-7.
2. Zuckerman GR, Prakash C. Acute lower intestinal bleeding Part I: Clinical presentation and diagnosis. Gastrointestinal Endoscopy 1998; 48(6):606-16.
3. Longstreth GF. Epidemiology and outcome of patients hospitalized with acute lower gastrointestinal hemorrhage: a population based study. Am J Gastroenterol 1997; 92:419-24.
4. Kollef MH, O'Brien JD, Zuckerman GR, Shannon W. BLEED: a classification tool to predict outcomes in patients with acute upper and lower gastrointestinal hemorrhage. Crit Care Med 1997; 25:1125-32.
5. Jensen DA, Machicado GA. Colonoscopy and severe hematochezia. In: Waye JD, Rx DK, Williams CB. Colonoscopy: principles and practice. 2nd edition. London: Wiley-Blackwell; 2009. p. 631-645.
6. Prakash C, Zuckerman GR. Acute small bowel bleeding: a distinct entity with significantly different economic implications compared with GI bleeding from other locations. Gastrointest Endosc 2003; 58:330-5.
7. Wira C, Sather J. Clinical risk stratification for gastrointestinal hemorrhage: still no consensus. Crit Care 2008; 12(3):154.
8. Das A, Wong RC. Prediction of outcome in acute lower gastrointestinal hemorrhage: role of artificial neural network. Eur J Gastroenterol Hepatol 2007; 19(12):1064-9.
9. Mant A, Bokey EL, Chapuis PH, Killingback M, Hughes W, Koorey SG, Cook I, Goulston KJ, Dent OF. Rectal bleeding. Do other symptoms aid in diagnosis? Dis Colon Rectum 1989; 32:191-6.
10. Ashberg K, Höglund P, Kim WH, Holstein CS. Impact of aspirin, NSAIDs, warfarin, corticosteroids and SSRIs on the site and outcome of non-variceal upper and lower gastrointestinal bleeding. Scandinavian Journal of Gastroenterology 2010; 45:1404-15.
11. Rockall TA, Logan RF, Devlin HB, Northfield TC. Risk assessment after upper gastrointestinal haemorrhage. Gut 1996; 38:318.
12. Strate LL, Ayanian JZ, Kotler G, Syngal S. Risk Factors for Mortality in Lower Intestinal Bleeding. Clinical Gastroenterology and Hepatology 2008; 6:1004-10.

13. Strate L, Saltzman J, Ookubo R, et al. Validation of a clinical prediction rule for severe acute lower intestinal bleeding. Am J Gastroenterol 2005; 100:1821-7.
14. Velayos FS, Williamson A, Sousa KH, Lung E, Bostrom A, Weber EJ, et al. Early predictors of severe lower gastrointestinal bleeding and adverse outcomes: a prospective study. Clin Gastroenterol Hepatol 2004; 2(6):485-90.
15. Zuckerman GR; Prakash C. Acute lower intestinal bleeding. Part II: Etiology, therapy, and outcomes. Gastrointestinal Endoscopy 1999; 49(2):228-38.
16. Jensen DM, Machicado GA, Jutabha R, Kovacs TO. Urgent colonoscopy for the diagnosis and treatment of severe diverticular hemorrhage. N Engl J Med 2000; 342:78-82.
17. Rossoni MD, Sartor MC, Rossoni AMO, Bonardi RA, Souza Filho ZA. Comparação entre as soluções orais de manitol a 10% e bifosfato de sódio no preparo mecânico do cólon. Rev Col Bras Cir 2008; 35(5):323-8.
18. Capellanes CA, Cavalcante RTM. Eletrocoagulação e termocoagulação. In: Averbach M, Safatle-Ribeiro A, Ferrari Júnior AP, Montes CG, Ejima FH, Faria CB, et al. Atlas de Endoscopia Digestiva da Sobed. Rio de Janeiro: Revinter; 2011. p. 502-510.
19. Manner H. Argon plasma coagulation therapy. Current Opin Gastroenterol 2008; 24:612-16.
20. Morris ML, Tucker RD, Baron TH, Song LMWK. Electrosurgery in Gastrointestinal Endoscopy: Principles to Practice. Am J Gastroenterol 2009; 104:1563-74.
21. Ginsberg GG, Barkun AN, Bosco JJ. The argon plasma coagulator. Gastrointest Endosc 2002; 55:07-10.
22. Farin G, Grund KE. Principles of electrosurgery, laser and argon plasma coagulation with particular regard to colonoscopy. In: Waye JD, Rx DK, Williams CB. Colonoscopy: principles and practice. 2nd edition. Oxford: Wiley-Blackwell; 2009. p. 328-345.
23. Lovat LB, Bown SG. Lasers in gastroenterology. World J Gastroenterol 2001; 7(3):317-323.
24. Armellini STN, Cavalcante RTM, Cavalcante DBL, D'Assunção MA. Métodos Mecânicos. In: Averbach M, Safatle-Ribeiro A, Ferrari Júnior AP, Montes CG, Ejima FH, Faria CB, D'Assunção MA, Capellanes CA. Atlas de Endoscopia Digestiva da Sobed. Rio de Janeiro: Revinter; 2011. p. 511-518.
25. Sartor MC, D'Assunção MA. Pólipos Intestinais. In: Averbach M, Safatle-Ribeiro A, Ferrari Júnior AP, Montes CG, Ejima FH, Faria CB, et al. Atlas de Endoscopia Digestiva da Sobed. Rio de Janeiro: Revinter; 2011. p. 343-358.
26. Soehendra N, Werner B. New technique for endoscopic treatment of bleeding gastric ulcer. Endoscopy 1977; 8:85-87.
27. Dib RA, Scarparo JIB, Secchi TF, Reis JS, Medeiros T. Hemostasias. In: Averbach M, Safatle-Ribeiro A, Ferrari Júnior AP, Montes CG, Ejima FH, Faria CB, et al. Atlas de Endoscopia Digestiva da Sobed. Rio de Janeiro: Revinter; 2011. p. 493-501.
28. Song LMWK, Baron T. Endoscopic Management of Acute Lower Gastrointestinal Bleeding. Am J Gastroenterol 2008; 103:1881-7.
29. Luna-Perez P, Rodriguez-Ramirez SE. Formalin instillation for refractory radiation-induced hemorrhagic proctitis. J Surg Oncol 2002; 80(1): 41-44.
30. Yarris JP; Warden CR. Gastrointestinal bleeding in the cancer patient. Emerg Med Clin North Am 2009; 27(3): 363-79.
31. Rossini G, Pfuetzenreiter V, Averbach M, Corrêa P. Retite actínica. In: Averbach M, Corrêa P. Colonoscopia. São Paulo: Santos; 2010. p. 267-72.
32. Iwamoto J, Mizokami Y, Shimokobe K, Matsuoka T, Matsuzaki Y. Therapeutic barium enema for bleeding colonic diverticula: four case series and review of the literature. World J Gastroenterol 2008; 14(41):6413-7.
33. Adams JT. Therapeutic barium enema for massive diverticular bleeding. Arch Surg 1970; 101:457-60.
34. Kim JH, Shin JH, Yoon HK, Chae EY, Myung SJ, Ko GY, et al. Angiographically negative acute arterial upper and lower gastrointestinal bleeding: incidence, predictive factors, and clinical outcomes. Korean J Radiol 2009; 10(4):384-90.
35. Strate LL, Syngal S. Predictors of utilization of early colonoscopy vs. radiography for severe lower intestinal bleeding. Gastrointest Endosc 2005; 61:46-52.
36. Gillespie CJ, Sutherland AD, Mossop PJ, Woods RJ, Keck JO, Heriot AG. Mesenteric Embolization for Lower Gastrointestinal Bleeding. Dis Colon Rectum 2010; 53: 1258-64.
37. Koh DC, Luchtefeld MA, Kim DG, Knox MF, Fedeson BC, Van Erp JS, et al. Efficacy of transarterial embolization as definitive treatment in lower gastrointestinal bleeding. Colorectal Disease 2009; 11(1): 3-9.
38. Bloomfeld RS, Rockey DC, Shetzline MA. Endoscopic therapy of acute diverticular hemorrhage. Am J Gastroenterol 2001; 96:2367-72.
39. Davila RE, Rajan E, Adler DG, Egan J, Hirota WK, Leighton JA, et al. ASGE Guideline: the role of endoscopy in the patient with lower-GI bleeding. Gastrointest Endosc 2005; 62:656-60.
40. Teixeira S, Sartor MC, Bizzinelli S. Lesões vasculares do cólon. In: Averbach M, Safatle-Ribeiro A, Ferrari Júnior AP, Montes CG, Ejima FH, Faria CB, et al. Atlas de Endoscopia Digestiva da Sobed. Rio de Janeiro: Revinter; 2011. p. 302-8.
41. Brandt LJ, Spinnell MK. Ability of naloxone to enhance the colonoscopic appearance of normal colon vasculature and colon vascular ectasias. Gastrointest Endosc 1999a; 49:79-83.
42. Brandt LJ, Mukhopadhyay D. Masking of colon vascular ectasias by cold water lavage. Gastrointest Endos 1999; 49:141-2.
43. Regula J, Wronska E, Pachlewski J. Vascular lesions of the gastrointestinal tract. Best Pract Res Clin Gastroenterol 2008; 22(2):313-28.
44. Quilici FA. Hemorragia Digestiva Baixa. In: Quilici FA, Grecco EC. Colonoscopia. São Paulo: Lemos; 2000. p. 215-225.
45. Dy NM, Gostout CJ, Balm RK. Bleeding from endoscopic identified Dieulafoy lesion of the proximal small intestine and colon. Am J Gastroenterol 1995; 90:108-11.
46. Mansur G. Lesões vasculares do cólon. In: Averbach M, Corrêa P. Colonoscopia. São Paulo: Santos; 2010. p. 255-265.
47. Manner H, Plum N, Pech O, Ell C, Enderle, MD. Colon explosion during argon plasma coagulation. Gastrointest Endosc 2008b; 67(7): 1123-7.
48. Rex DK, Lewis BS, Waye JD. Colonoscopy and endoscopic therapy for delayed post-polypectomy hemorrhage. Gastrointest Endosc 1992; 38:127-9.
49. Ellis DJ, Reinus JF Lower intestinal hemorrhage. Crit Care Med 1995; 11:369-88.

HEMORRAGIA DIGESTIVA BAIXA

Tratamento Cirúrgico

72.3

Fang Chia Bin
Wilmar Artur Klug

O tratamento cirúrgico da hemorragia digestiva baixa maciça na urgência é incomum, pois o sangramento raramente é incontrolável ou não responde às medidas de suporte clínico. Contudo, nessas condições de descontrole clínico, as incertezas diagnósticas dificultam a tomada de decisões de alto risco em pacientes críticos. A decisão cirúrgica depende fundamentalmente dos seguintes aspectos: conhecer ou não a etiologia do sangramento, intensidade da hemorragia, falha ou recidiva após tratamento clinico ou não operatório. As hemorragias digestivas baixas que cessam espontaneamente, como ocorre na maioria das vezes, podem receber tratamento cirúrgico definitivo eletivamente e em condições ótimas, dependendo da etiologia. Da mesma forma, eventual tratamento cirúrgico de eleição pode ser executado quando o tratamento clínico, endoscópico ou mesmo angiográfico ou por outros métodos obtém o controle do sangramento. A indicação de cirurgia pode ter duas situações: eletiva, como citado anteriormente ou emergencial, quando persiste o sangramento, quando falham as terapêuticas, os procedimentos não cirúrgicos ou, ainda, quando o sangramento é de grande volume e ultrapassa a capacidade de reposição e não existem condições ou recursos para realizar exames especializados. Essas situações podem ser divididas em duas condições: com a etiologia conhecida ou desconhecida. Em qualquer caso, a conduta cirúrgica intraoperatória dependerá do diagnóstico exato da etiologia do sangramento.

SANGRAMENTO DE ORIGEM DESCONHECIDA
Métodos de localização do sangramento intraoperatório

A decisão de operar pacientes com hemorragia digestiva maciça e incontrolável sem diagnóstico prévio é uma das mais angustiantes situações em cirurgia de urgência, pois a possibilidade de não ser possível determinar a fonte do sangramento à operação existe. Caso haja a oportunidade de uma anamnese com algum detalhe, há a chance de um diagnóstico clínico de suposição, bem como qualquer outro exame realizado anteriormente ou durante a fase de avaliação do paciente pode ter valor para excluir várias possibilidades de diagnóstico diferencial, limitando as alternativas intraoperatórias ao menor número possível. Entre os exames pré--operatórios, é fundamental o proctológico, para que não haja o dissabor de procurar diagnosticar por laparotomia uma doença do reto. Como enterorragia volumosa não se manifesta como melena, em razão do curto tempo de permanência no intestino, todos os segmentos do tubo digestivo devem ser examinados, pois não se pode excluir localização da fonte por esse critério.

Decidida a operação inicia-se com uma laparotomia extensa, que permita examinar desde o estômago ao reto, bem como os demais órgãos abdominais. A melhor incisão é mediana e longitudinal. Existe a opção de iniciar com incisão menor supra e infraumbilical para rápida inspeção da cavidade e, se o local do sangramento for encontrado, posterior prolongamento pode auxiliar a terapêutica. Caso a avaliação inicial não forneça o diagnóstico, prolonga-se bastante a incisão para acesso completo à cavidade. De início, observa-se se há sangue em todo o tubo digestivo, o que apontará para um sangramento gástrico ou do delgado, ou se só há sangue no cólon, o que indica sangramento distal. No primeiro caso, a atenção volta-se para as doenças do estômago, duodeno, fígado, pâncreas e intestino delgado, predominado os diagnósticos de úlceras pépticas e divertículo de Meckel. No caso de a hemorragia ser limitada ao cólon, verifica-se se todo ele está com sangue ou somente a metade esquerda, o que limita a pesquisa.

Caso a inspeção inicial não revele sua origem, devem-se liberar as flexuras hepática e esplênica, a fim de observar e palpar com cuidado todos os segmentos do cólon. A essa altura, moléstia diverticular ou tumores são geralmente encontrados sem dificuldade, mas esses diagnósticos não excluem outras causas, pois, especialmente em idosos, pode coincidir angiodisplasia com outra doença. Há situações incomuns, como angiomas, rupturas de varizes retais em esquistossomóticos ou perfurações do cólon em vasos que podem causar grave sangramento. Se mesmo com essas medidas de inspeção e palpação o local do sangramento não for encontrado, há a opção da lavagem anterógrada do cólon. Para esse fim, pratica-se uma apendicectomia, e pelo acesso assim obtido introduz-se uma sonda de Foley de bom calibre no ceco, seguida de instalação de um dreno retal grosso fixado ao ânus. Pela sonda de Foley lava-se, então, rapidamente o cólon com solução isotônica, após o que realiza-se uma colonoscopia. Este exame é muito fácil e rápido em tais condições, porque o cirurgião orienta a introdução do endoscópio até o ceco. Por transiluminação, há chance de ver lesões tão pequenas como angiodisplasias ou pequenos angiomas. No caso de não ser encontrada lesão no cólon, o cirurgião auxilia o endoscopista a penetrar tão extensamente quanto possível no delgado. A mesma manobra pode ser feita com introdução de um endoscópio pela boca, explorando todo o intestino delgado, manobra que é facilitada se houver um colonoscópio infantil, menos calibroso. Há situações em que, mesmo assim, o ponto de sangramento não é descoberto, seja porque este já cessou ou, como no caso de moléstia diverticular extensa, a lavagem não removeu o sangue dos divertículos e a fonte não é localizada com clareza. Não havendo endoscopia adequada na sala, no passado introduzia-se retossigmoidoscópio por colotomias em série, no ascendente, transverso e esquerdo, manobra que atualmente não é recomendável.

A razão para essa minuciosa exploração é localizar o ponto se sangramento e realizar colectomia segmentar, supostamente mais benigna e rápida que a colectomia total, alternativa seguida de anastomose do íleo ao reto.

Comentários

Apesar dos avanços na tecnologia de diagnóstico e terapêutica, tais como colonoscopia, enteroscopia, angiotomografia, cápsula endoscópica e outros, em muitos casos ainda existem dificuldade de localizar o sangramento. Cerca de 10 a 25% dos casos de hemorragia digestiva baixa exigirão indicação cirúrgica em pacientes hemodinamicamente instáveis e frequentemente sem diagnóstico da causa de sangramento[1]. Os pacientes que não responderam à ressuscitação exigem da equipe uma decisão a ser tomada sem retardo para a exploração cirúrgica, antes que o quadro se torne muito crítico.

Nestes casos, as tentativas intraoperatórias para identificar uma fonte de sangramento devem ser realizadas para excluir uma lesão do intestino delgado e evitar a colectomia desnecessária e persistência do sangramento. As lesões vasculares do intestino delgado podem representar cerca de 13% das causas de hemorragia digestiva baixa[1]. Opções devem incluir a palpação bimanual, transiluminação e enteroscopia. Se essas manobras conseguem descartar a hemorragia do intestino delgado, colectomia total é o procedimento cirúrgico de escolha.

Esse procedimento está associado a uma mortalidade aproximada de 27%, porém, além de hemorragia recorrente, que ocorre em menos de 1% dos pacientes[2], sangramentos que inicialmente estabilizam e posteriormente voltam a sangrar são mais comumente encontrados em casos com necessidade de transfusão de seis ou mais unidades ou com instabilidade hemodinâmica, o que pode constituir uma indicação para cirurgia[3]. Em pacientes com localização pré-operatória da causa de sangramento, a ressecção segmentar do cólon pode ser realizada com segurança. A taxa de mortalidade relatada a partir desse procedimento é de 10%, porém, a chance de recidiva hemorrágica é de 14%[2]. Isso também é válido para pacientes com doença diverticular pancolônica e hemorragia localizada em um segmento particular[4].

Colectomia total, com exclusão do sangramento ileal e retal

No caso de não localização do ponto de sangramento no cólon, havendo fundadas razões para excluir sua origem em estômago, fígado, delgado e reto, pode-se realizar colectomia total com reconstrução do trânsito imediata. Essa orientação, porém, implica cirurgia mais extensa em paciente grave. Pode-se realizá-la, também, em moléstia diverticular extensa, a causa mais comum de sangramento, pois neste caso ressecção segmentar pode ser acompanhada de hemorragia recidivante em frequência maior. Outra justificativa para essa colectomia extensa refere-se à possibilidade de doenças hemorrágicas múltiplas, especialmente em idosos. Neste caso, excluída seguramente a doença retal, pratica-se a anastomose no reto alto, pois em pacientes com incontinência fecal uma anastomose baixa é mal tolerada.

ETIOLOGIA DO SANGRAMENTO CONHECIDA
Moléstia diverticular

Hemorragia na doença diverticular do cólon resulta da ruptura dos ramos intramurais (vasa recta) da artéria marginal na cúpula de um divertículo ou na borda antimesentérica[5,6]. A maioria dos pacientes com diverticulose é assintomática, contudo, 3 a 5% desenvolvem hematoquezia aguda grave[3]. Embora mais de 75% dos divertículos sejam encontrados no cólon esquerdo, o cólon direito é o local do sangramento diverticular em 50 a 90% dos casos, quando constatado pela angiografia[5,6,8]. Por outro lado, quando o sangramento diverticular é diagnosticado pela colonoscopia, o sangramento no cólon esquerdo ocorre em 60% dos casos[9]. Sangramento cessa espontaneamente em 75% dos pacientes, e 99% necessitam de menos de quatro unidades de sangue transfundido[7]. Após o primeiro episódio hemorrágico, a recidiva do sangramento ocorre em 14 a 38% dos casos e, após um segundo episódio de sangramento, o terceiro já ocorre em até 50% dos casos[7,8].

Tratamentos conservadores, angiográficos e procedimentos endoscópicos para coibir o sangramento são descritos em outros capítulos deste livro. Quando falham essas medidas ou na falta de disponibilidade dos recursos angiográficos e endoscópicos, a persistência do sangramento pode indicar necessidade de intervenção cirúrgica. Ela é necessária quando persistir instabilidade hemodinâmica, apesar de reposição agressiva. A indicação cirúrgica pode ser necessária em 18 a 25% dos pacientes que necessitam de transfusão de sangue[7,10]. A mortalidade operatória é elevada, de 10%, apesar do avanço tecnológico dos métodos em localizar o sangramento, possibilitando procedimento de menor porte, isto é, colectomia segmentar[10,11,12]. A colectomia subtotal, cirurgia de maior porte, em muitas ocasiões ainda é o procedimento mais seguro. A ressecção segmentar sem conhecimento exato do local de sangramento deve ser contraindicada e está associada a um elevado índice de ressangramento de 42% e elevada taxa de morbidade e mortalidade, chegando a 83% e 57%, respectivamente[13]. A colectomia total com ileostomia ou ileorreto anastomose depende das condições clínicas do paciente. A identificação do exato local do sangramento depende, muitas vezes, da interpretação de exames tais como cintilografia, angiografia e colonoscopia. Não raras vezes, essas interpretações são passíveis de erro. A doença diverticular ou a angiodisplasias, por serem ambas comuns em idosos, fazem que o encontro de doença diverticular localizada não permita uma decisão segura para uma ressecção segmentar do cólon afetado por elas. O atendimento deve ser realizado, preferencialmente, por uma equipe especializada, o que pode reduzir a mortalidade no atendimento da hemorragia digestiva baixa[8]. Uma vez cessada a hemorragia, espontaneamente ou por medidas não cirúrgicas, o critério de indicação cirúrgica passa a ser eletivo, destinado a tratar os doentes com surtos hemorrágicos recidivantes.

Angiodisplasia

Angiodisplasia é a anomalia vascular mais comum do trato gastrintestinal. Foi descrita por Boley em 1977, definida como a ectasia venosa adquirida da submucosa que ocorre em idosos[10]. As angiodisplasias do cólon são responsáveis por 20 a 30% das causas de hemorragia digestiva baixa aguda[11]. Eles ocorrem com igual frequência em homens e mulheres, e mais em pessoas com idade superior a 60 anos – dois terços dos pacientes têm mais de 70 anos. A maioria dos pacientes possui mais de uma lesão angiodisplásica[4, 13-15]. Embora angiodisplasias possam ser encontradas em todo o intestino, no delgado ela geralmente se apresenta como deficiência de ferro. No cólon, angiodisplasias são mais comuns no ceco e cólon ascendente proximal (54%), seguido pelo cólon sigmoide (18%) e reto (14%)[15]. Os sangramentos causados pela angiodisplasia geralmente são de menor intensidade e respondem ao tratamento endoscópico, tais como cauterizações ou injeções esclerosantes ou tratamentos angiográficos, já descritos anteriormente. O tratamento cirúrgico está indicado somente em falha de tratamento endoscópico.

Hemorroidas

A frequência da doença hemorroidária na população é tão elevada que pode estar presente em até 75% dos pacientes com hemorragia digestiva baixa, mas a relação causal é estabelecida com pouca frequência. Hemorroidas foram responsáveis por 2 a 9% dos casos de hematoquezia aguda grave em estudos que incluem as fontes de hemorragia retal[3,9,16]. Em nossa experiência, ela foi responsável por anemia crônica em algumas ocasiões que necessitaram de tratamento cirúrgico.

Hemorragia digestiva baixa induzida por anti-inflamatórios não esteroides

AINE têm sido implicados por causar lesões e ulceração no intestino delgado e cólon. O íleo terminal e ceco são particularmente suscetíveis. Elas podem agravar a doença inflamatória intestinal ou provocar um quadro de colite semelhante à doença inflamatória intestinal. Na doença diverticular, aumenta o risco de perfuração e hemorragia grave[2,17]. Pacientes idosos e com uso prolongado de AINE têm maior risco de apresentar essas complicações. Elas também podem causar lesões ulceradas localizadas na mucosa. Foi-lhes atribuída a causa da perfuração pelo achado de restos de cápsulas de AINE no local de uma úlcera perfurada no cólon. A preferência pelo íleo terminal e cólon proximal dessas lesões explica-se pelo fato de as cápsulas permanecerem por um período de tempo maior nesses segmentos do intestino. A estenose anelar como um diafragma é a lesão patognomônica causada por AINE. Ela é resultante da retração cicatricial secundária à ulceração. Elas são mais frequentemente encontradas no meio do intestino delgado, mas também no íleo terminal e cólon[17-21]. O sangramento induzido por AINE pode ser diagnosticado na colonoscopia, como ulcerações inespecíficas – principalmente no ceco – e íleo terminal, cuja histologia é inespecífica. Portanto, os diagnósticos de colite infecciosas, enterocolite actínica e doença inflamatória intestinal devem ser excluídos[18,22]. O tratamento dessas lesões é a suspensão do AINE. A colonoscopia deve ser repetida em seis a oito semanas após a suspensão, para confirmar a resolução das ulcerações ou lesões. Se persistirem as ulcerações, deve ser reformulado o diagnóstico, e a doença inflamatória intestinal deve ser lembrada. O sangramento raramente demanda a intervenção cirúrgica[18].

Colite isquêmica

A colite isquêmica é a forma mais frequente de isquemia mesentérica, que afeta principalmente os idosos. A maioria dos pacientes (85%) desenvolve a isquemia não gangrenosa, que é geralmente transitória e evolui sem sequelas. Apenas uma minoria dos pacientes desenvolve complicações tardias, que incluem a colite segmentar com estenose. Cerca de 15% dos pacientes podem desenvolver necrose, necessitando de intervenção cirúrgica emergencial. Entretanto, a necessidade de ressecção colônica por sangramento é extremamente rara, embora a colite isquêmica frequentemente possa apresentar como manifestações clínicas dor abdominal súbita no lado esquerdo e sangramento retal de leve a moderada quantidade ou diarreia sanguinolenta nas primeiras 24 horas.

Sangramento pós-polipectomia

As complicações ocorrem em menos de 5% das colonoscopias realizadas com polipectomia[23], e dentre estas, sangramento pós-polipectomia é mais frequente e representa cerca de 2 a 8% dos casos agudos de hemorragia digestiva baixa[24-26]. A frequência do sangramento pós-polipectomia tardia como causa de hematoquezia aguda grave está aumentando, possivelmente por causa da utilização de uma mistura de corrente de corte e coagulação, sendo melhor a corrente de coagulação pura. O sangramento é geralmente de origem arterial e pode ser controlado por novo pinçamento com a própria alça de polipectomia sobre o pedículo que sangra e aplicando pressão e, eventualmente, cautério[26,27]. Sangramento tardio provavelmente ocorre em virtude da queda de escara da polipectomia[26,27]. Ele geralmente é autolimitado e desaparece com o tratamento conservador em mais de 70% dos casos. Nos casos de sangramento persistente e grave no local de polipectomia, pode-se lançar mão de vários recursos técnicos endoscópicos. São eles: aplicação de Endoloop® no pedículo, ligadura elástica endoscópica, infiltração com adrenalina em associação com coagulação térmica (*heat probe*) e aplicação de *endoclips*[28-35]. Portanto, é excepcional a necessidade da indicação cirúrgica por sangramento do local da polipectomia. Quando indicada cirurgia para coibir o sangramento devido a falha de tratamento endoscópico, a colectomia segmentar ou colotomia para suturas hemostáticas podem ser realizadas, dependendo de cada caso.

Doença inflamatória intestinal

Embora hemorragia gastrintestinal seja uma manifestação comum de doença inflamatória intestinal, hematoquezia aguda grave é rara. A maioria dos pacientes com colite ulcerativa apresenta sangramento como uma das principais manifestações clínicas. Em contraste, apenas um terço dos pacientes com a doença de Crohn apresenta sangramento[36-39]. Entretanto, a hematoquezia aguda grave é responsável por até 6% das internações de pacientes com a doença de Crohn e 1,4 a 4,2% dos pacientes com colite ulcerativa[40-47]. Embora hematoquezia aguda grave não seja preditiva da extensão da inflamação em pacientes com a doença de Crohn, a maioria dos pacientes com colite ulcerativa com sangramento intenso e grave geralmente apresenta forma de pancolite na colonoscopia[36,37,42,48]. A recidiva do sangramento não é incomum após um episódio de hematoquezia aguda grave, e, quando isso ocorre, a cirurgia pode ser necessária para o controle da hemorragia em até 57% dos casos[47]. A cirurgia para controle de sangramento grave em retocolite ulcerativa ou colite extensa por doença de Crohn é geralmente colectomia subtotal e ileostomia.

EXPERIÊNCIA DO SERVIÇO

Experiência de 77 pacientes atendidos no hospital da Irmandade da Santa Casa de São Paulo da ISCMSP no período de 2006 a 2008. Foram 47 homens e 30 mulheres com idade variando entre 4 e 93 anos. Dos 52 pacientes que fizeram colonoscopia de urgência, a doença diverticular (42,3%) foi predominante (Tabela 72.3.1). A maioria dos pacientes parou de sangrar espontaneamente, sendo a indicação de cirurgia necessária em 15% dos pacientes (Tabela 72.3.2). A colonoscopia foi importante no diagnóstico das lesões, tendo apenas a colectomia total em dois pacientes (Tabela 72.3.3). Foi possível preparar o cólon na maioria dos pacientes, sendo que 75% tiveram resultado da limpeza colônica satisfatória[49]. Preferimos realizar o preparo do cólon na vigência do sangramento, salvo em pacientes com instabilidade hemodinâmica.

TABELA 72.3.1 – Etiologia da hemorragia digestiva baixa – colonoscopia

Diagnóstico de colonoscopia	Número de pacientes
Divertículo	22
Tumor	6
Pólipo	4
Doença inflamatória intestinal	5
Retite actínica	1
Palito de dente	1
Hemorroida	1
Exame normal	2
Exame inconclusivo	1

TABELA 72.3.2 – Procedimentos realizados em 52 pacientes

Tratamento da hemorragia	Nº
Tratamento endoscópico	4 (7,7%)
Cirurgia	8 (15,4%)

TABELA 72.3.3 – Cirurgias realizadas

Cirurgia	Número de pacientes
Retossigmoidectomia	2
Sigmoidectomia	1
Enterorrafia	1
Colectomia total	2
Hemicolectomia D	1
Protectomia	1
Hemorroidectomia	1

REFERÊNCIAS BIBLIOGRÁFICAS

1. Leitman IM, Paull DE, Shires GT 3rd. Evaluation and management of massive lower gastrointestinal hemorrhage. Ann Surg 1989;209(2):175-80.
2. Foutch PG. Diverticular bleeding: are nonsteroidal anti-inflammatory drugs risk factors for hemorrhage, and can colonoscopy predict outcome for patients? Am J Gastroenterol 1995;90:1779-84.
3. Rossini FP, Ferrari A, Spandre M et al. Emergency colonoscopy. World J Surg 1989;13:190-2.
4. Boley SJ, Sprayregen S, Sammartano RJ, Adams A, Kleinhaus S. The pathophysiologic basis for the angiographic signs of vascular ectasias of the colon. Radiology 1977;125(3):615-21.
5. Meyers MA, Alonso DR, Gray GF et al. Pathogenesis of bleeding colonic diverticulosis. Gastroenterology 1976;71:577-83.
6. Meyers MA, Alonso DR, Baer JW. Pathogenesis of massively bleeding colonic diverticulosis: new observations. AJR Am J Roentgenol 1976;127:901-8.
7. McGuire Jr HH. Bleeding colonic diverticula: areappraisal of natural history and management. Ann Surg 1994;220:653-6.
8. Gostout CJ, Wang KK, Ahlquist DA et al. Acute gastrointestinal bleeding: experience of a specialized management team. J Clin Gastroenterol 1992;14:260-7.
9. Longstreth GF. Epidemiology and outcome of patients hospitalized with acute lower gastrointestinal hemorrhage: a population-based study. Am J Gastroenterol 1997;92:419-24.
10. Bokhari M, Vernava AM, Ure T et al. Diverticular hemorrhage in the elderlydis it well tolerated? Dis Colon Rectum 1996;39:191-5.
11. Browder W, Cerise EJ, Litwin MS. Impact of emergency angiography in massive lower gastrointestinal bleeding. Ann Surg 1986;204:530-6.
12. Wagner HE, Stain SC, Gilg M et al. Systematic assessment of massive bleeding of the lower part of the gastrointestinal tract. Surg Gynecol Obstet 1992;175:445-9.
13. Parkes BM, Obeid FN, Sorensen VJ et al. The management of massive lower gastrointestinal bleeding. Am Surg 1993;59:676-8.
14. Moreto M, Figa M, Ojembarrena E et al. Vascular malformations of the stomach and duodenum: an endoscopic classification. Endoscopy 1986;18:227-9.
15. Hochter W, Weingart J, Kuhner W et al. Angiodysplasia in the colon and rectum. Endoscopic morphology, localisation and frequency. Endoscopy 1985;17:182-5.
16. Bramley PN, Masson JW,McKnight G et al. The role of an open-access bleeding unit in the management of colonic haemorrhage: a 2-year prospective study. Scand J Gastroenterol 1996;31:764-9.
17. Bjarnason I, Hayllar J, MacPherson AJ et al. Side effects of nonsteroidal anti-inflammatory drugs on the small and large intestine in humans. Gastroenterology 1993;104:1832-47.
18. Kaufman HL, Fischer AH, Carroll M et al. Colonic ulceration associated with nonsteroidal anti-inflammatory drugs. Report of three cases. Dis Colon Rectum 1996;39:705-10.
19. Lang J, Price AB, Levi AJ et al. Diaphragm disease: pathology of disease of the small intestine induced by nonsteroidal anti-inflammatory drugs. J Clin Pathol 1988;41:516-26.
20. Huber T, Ruchti C, Halter F. Nonsteroidal anti-inflammatory drug-induced colonic strictures: a case report. Gastroenterology 1991;100:1119-22.
21. Matsuhashi N, Yamada A, Hiraishi M et al. Multiple strictures of the small intestine after long-term nonsteroidal anti-inflammatory drug therapy. Am J Gastroenterol 1992;87:1183-6.
22. Kwo PY, Tremaine WJ. Nonsteroidal anti-inflammatory drug-induced enteropathy: case discussion and review of the literature. Mayo Clin Proc 1995;70:55-61.
23. Waye JD, Lewis BS, Yessayan S. Colonoscopy: a prospective report of complications. J Clin Gastroenterol 1992;15:347-51.
24. Jensen DM, Machicado GA. Diagnosis and treatment of severe hematochezia. The role of urgent colonoscopy after purge. Gastroenterology 1988;95:1569-74.
25. Richter JM, Christensen MR, Kaplan LM et al. Effectiveness of current technology in the diagnosis and management of lower gastrointestinal hemorrhage. Gastrointest Endosc 1995;41:93-8.
26. Waye JD, Kahn O, Auerbach ME. Complications of colonoscopy and flexible sigmoidoscopy. Gastrointest Endosc Clin N Am 1996;6:343-77.
27. Rex DK, Lewis BS, Waye JD. Colonoscopy and endoscopic therapy for delayed postpolypectomy hemorrhage. Gastrointest Endosc 1992;38:127-9.
28. Witte JT. Band ligation for colonic bleeding: modification of multiband ligating devices for use with a colonoscope. Gastrointest Endosc 2000;52:762-5.
29. Sobrino-Faya M, Martinez S, Gomez Balado M et al. Clips for the prevention and treatment of postpolypectomy bleeding (hemoclips in polypectomy). Rev Esp Enferm Dig 2002;94:457-62.
30. Brooker JC, Saunders BP, Shah SG et al. Treatment with argon plasma coagulation reduces recurrence after piecemeal resection of large sessile colonic polyps: a randomized trial and recommendations. Gastrointest Endosc 2002;55:371-5.
31. Parra-Blanco A, Kaminaga N, Kojima T et al. Hemoclipping for postpolypectomy and postbiopsy colonic bleeding. Gastrointest Endosc 2000;51:37-41.
32. Ardengh JC, Ferrari AP, Ganc AJ et al. Endoscopic banding ligation and postpolypectomy bleeding. Endoscopy 1999;31:S61.
33. Dumonceau JM, Deviere J. Early rebleeding after successful hemoclipping of a postpolypectomy rectal ulcer. Endoscopy 1999;31:S54-5.
34. Uno Y, Satoh K, Tuji K et al. Endoscopic ligation by means of clip and detachable snare for management of colonic postpolypectomy hemorrhage. Gastrointest Endosc 1999;49:113-5.
35. Waye JD. Management of complications of colonoscopic polypectomy. Gastroenterologist 1993;1:158-64.
36. Greenstein AJ, Geller SA, Dreiling DA et al. Crohn's disease of the colon. Clinical features of Crohn's (ileo) colitis. Am J Gastroenterol 1975;64:191-9.
37. Farmer RG, Hawk WA,Turnbull Jr RB. Regional enteritis of the colon: a clinical and pathologic comparison with ulcerative colitis. Am J Dig Dis 1968;13:501-14.
38. Homan WP, Tang CK, Thorbjarnarson B. Acute massive hemorrhage from intestinal Crohn's disease. Report of seven cases and review of the literature. Arch Surg 1976;111:901-5.

39. Greenstein AJ, Kark AE, Dreiling DA. Crohn's disease of the colon. Controversial aspects of hemorrhage, anemia, and rectal involvement in granulomatous disease involving the colon. Am J Gastroenterol 1975;63:40-8.
40. Robert JH, Sachar DB, Aufses AH Jr et al. Management of severe hemorrhage in ulcerative colitis. Am J Surg 1990;159:550-5.
41. Truelove SC, Pena AS. Course and prognosis of Crohn's disease. Gut 1976;17:192-201.
42. Farmer RG, Hawk WA, Turnbull RB Jr. Clinical patterns in Crohn's disease: a statistical study of 615 cases. Gastroenterology 1975;68:627-35.
43. Driver CP, Anderson DN, Keenan RA. Massive intestinal bleeding in association with Crohn's disease. J R Coll Surg Edinb 1996;41:152-4.
44. Cirocco WC, Reilly JC, Rusin LC. Life-threatening hemorrhage and exsanguination from Crohn's disease. Report of four cases. Dis Colon Rectum 1995;38:85-95.
45. Belaiche J, Louis E. Severe lower gastrointestinal bleeding in Crohn's disease: successful control with infliximab. Am J Gastroenterol 2002;97:3210-1.
46. Tysk C, De Keersmaecker J, Al-Been H et al. Crohn's disease presenting as life-threatening ileal bleeding. Saudi Med J 2000;21:971-3.
47. Robert JR, Sachar DB, Greenstein AJ. Severe gastrointestinal hemorrhage in Crohn's disease. Ann Surg 1991;213:207-11.
48. Pardi DS, Loftus EV Jr, Tremaine WJ et al. Acute major gastrointestinal hemorrhage in inflammatory bowel disease. Gastrointest Endosc 1999;49:153-7.
49. Ohki AV, Joana CHG, Manzione T, Candelaria PAP, Perlingeiro JAG, Parreira JG et al. Análise dos pacientes internados por hemorragia digestiva baixa no Pronto Socorro Central da Santa Casa de São Paulo. Comunicação pessoal. 2009.

ENDOMETRIOSE INTESTINAL

Critérios de Indicação e Princípios do Tratamento Cirúrgico

73.1

Luciana Maria Pyramo Costa

INTRODUÇÃO

A endometriose pode ser definida pela presença de tecido semelhante ao endométrio, com glândulas e estroma, fora da cavidade uterina. Sua etiologia é incerta. É uma doença sem limites anatômicos, podendo comprometer vários órgãos e sistemas. Portanto, seu tratamento deve ser multidisciplinar[1].

No Brasil, segundo dados do IBGE, a endometriose afeta 15% da população feminina, correspondendo a cerca de 6 milhões de brasileiras.

A endometriose intestinal ocorre entre 5 e 27% das mulheres com endometriose, sendo mais frequente no reto e no retossigmoide (70 a 93%)[2]. Geralmente, aparece associada a outro acometimento pélvico, sendo raramente encontrada de forma isolada[3]. Uma forma especial de endometriose intestinal é a endometriose profunda infiltrativa (EPI), que penetra 5 mm ou mais abaixo da superfície peritoneal, com localização nos tecidos fibromusculares[1].

CRITÉRIOS DE INDICAÇÃO CIRÚRGICA

De acordo com Koninckx et al. (1991)[4], trata-se de doença progressiva, que não regride espontaneamente. Além disso, tende a agravar-se com o tempo, causando, com frequência, dor pélvica.

A eficácia do tratamento clínico da endometriose intestinal é encontrada apenas em publicações de casos isolados.

Várias diferenças histológicas e de receptores estrogênicos podem explicar essa resposta não efetiva ao tratamento hormonal[5]. Em decorrência desses fatos, o tratamento cirúrgico tornou-se consenso na literatura. Entretanto, o momento ideal para a indicação cirúrgica é controverso. A princípio, deve basear-se na sintomatologia da paciente, para melhorar sua qualidade de vida, em exames de imagem que mostram estenose da luz por compressão extrínseca ou retração e na presença de lesões multifocais. Em alguns casos de infertilidade, também pode ser indicada.

Alguns conceitos já conhecidos em relação à patogênese e à sintomatologia devem ser considerados no momento da indicação cirúrgica e da escolha da técnica operatória. Por exemplo, a intensidade da dor não está diretamente relacionada à extensão da endometriose colorretal. A paciente pode ser assintomática ou até mesmo apresentar quadro de obstrução intestinal como primeiro sintoma. Por estar frequentemente associada a acometimento de órgãos adjacentes, os sintomas podem confundir-se. Dispareunia, dor ao defecar e dor pélvica crônica não cíclica estão fortemente relacionadas à endometriose colorretal. Outros sintomas que também podem estar presentes são: diarreia, constipação, dor tipo cólica, espasmo intestinal, dor após evacuar, dor retal, tenesmo e sangramento retal cíclico[6].

A visão atual é de que o mecanismo de dor na EPI parece ser multifatorial. Sangramentos cíclicos dentro das lesões podem ser responsáveis pelo aumento da pressão e da dor, o que explica a melhora dos sintomas com tratamentos que induzem a amenorreia. O processo fibrótico aderencial e invasivo da endometriose nos casos graves, levando à fixação do reto, da junção retossigmoide, da cúpula vaginal e do colo, pode também causar dor à defecação ou durante o coito. O tecido endometrial ectópico produz prostaglandinas e mediadores inflamatórios, tais como as cininas, histamina e interleucinas, que podem estimular terminações nervosas sensitivas, explicando a melhora da dor com anti-inflamatórios. A infiltração endometriótica na parede intestinal ocorre, preferencialmente, ao longo da inervação da parede[7]. Anaf et al. (2004)[7] encontraram maior infiltração endometriótica nos locais de maior concentração de nervos, apresentando invasão neural ou perineural em 53% dos casos. Wang et al. (2009)[8] demonstraram que, na endometriose profunda, a densidade de fibras nervosas é maior que na endometriose peritoneal e que a densidade de fibras nervosas nas lesões retais são maiores que em outras endometrioses profundas. Esse fato pode ser importante na patogênese da dor.

Os implantes da endometriose ocorrem na face antimesentérica. Iniciam como pequenas lesões puntiformes que vão se agrupando, formando placas que podem variar de tamanho. Podem ser múltiplos nódulos satélites em torno de um principal ou nódulos isolados. Localizações múltiplas são observadas entre 15 e 35% dos casos[3,9].

Do ponto de vista microscópico, a infiltração ocorre inicialmente embaixo da serosa intestinal. Subsequentemente, o endométrio ectópico sofre alterações cíclicas em resposta aos esteroides ovarianos, tal e qual o endométrio uterino. Assim, as glândulas endometriais ectópicas produzem sangue, para o qual não existe nenhum caminho de escape normal. A atividade hormonal cíclica resulta na extensão desse processo, profundamente, para dentro da parede intestinal. Portanto, o crescimento é da superfície serosa para dentro. Apesar disso, o tecido endometrial raramente afeta ou irrompe a mucosa intestinal. Isso explica por que a perda sanguínea tende a ocorrer tardiamente e é um aspecto clínico incomum[10].

Histologicamente, é possível classificar as lesões em endometriose glandular e endometriose estromal, sendo a última caracterizada pela presença de estroma morfologicamente similar ao do endométrio tópico em qualquer fase do ciclo[10]. Estudo prospectivo não randomizado mostrou predomínio de endometriose glandular bem diferenciada na endometriose superficial e predomínio da endometriose mista e indiferenciada na endometriose profunda intestinal[9].

Schweppe e Wynn (1984) constataram que, em comparação com o endométrio tópico, o endométrio ectópico reage de maneira diversa aos estímulos hormonais e que tal resposta era tão mais inexpressiva quanto maior o grau de indiferenciação do tecido[9,10]. Tal fato pode explicar a resposta não efetiva ao tratamento medicamentoso.

O acometimento do ceco ou do apêndice pode levar à dor na fossa ilíaca direita, e há relato de casos de intussuscepção. Além disso, o implante endometriótico no apêndice pode causar crise apendicular aguda, com quadro de dor, febre, náuseas e leucocitose. A obstrução crônica do lúmen apendicular pode provocar a formação da mucocele ou processo inflamatório periapendicular, que, ao exame clínico, manifesta-se como massa, sugerindo neoplasia. Já o comprometimento do intestino delgado pela endometriose pode ser um achado casual à laparoscopia, porém, pode associar-se também a quadro de dor abdominal intermitente, graças à semioclusão por processo inflamatório, fibrótico ou mesmo aderências. Nesses casos, o diagnóstico diferencial com doença de Crohn deve ser feito.

Por causa da sintomatologia semelhante, o diagnóstico diferencial da endometriose colorretal deve ser feito principalmente com síndrome do intestino irritável, doença inflamatória, diverticulose, doenças benignas intramurais, colites actínicas e neoplasia maligna intestinal e pélvica[6].

PRINCÍPIOS DO TRATAMENTO CIRÚRGICO

O tratamento cirúrgico tem como objetivo melhorar a qualidade de vida do paciente, já que a cura da endometriose é questionável. A técnica a ser escolhida é aquela que possa remover todos os focos de endometriose visíveis, além de preservar a anatomia pélvica e a função fisiológica.

De acordo com ESHRE (2005)[11], as recomendações gerais são:
- a paciente deve estar envolvida em todas as decisões terapêuticas;
- o tratamento deve ser individualizado, considerando-se a sintomatologia, o impacto da doença e os efeitos do tratamento na qualidade de vida;
- a paciente deve ser encaminhada para centros que tenham abordagem multidisciplinar, incluindo cirurgia laparoscópica avançada.

Para alcançar esses objetivos, são importantes o correto diagnóstico e o estadiamento da doença. A anamnese detalhada é a principal arma para chegar a um diagnóstico. Os sintomas irão guiar ao detalhamento específico do exame clínico e, posteriormente, aos exames complementares. Nas pacientes com dor pélvica crônica, o exame ginecológico bimanual ou retal podem mostrar nodulações ou indurações especialmente nos ligamentos uterossacro ou fundo de saco de Douglas. Útero fixo retrovertido e sem cirurgia prévia é indício de endometriose. A sensibilidade do exame ginecológico para detectar lesões em retossigmoide pode ser de 68%[12]. O exame no período menstrual pode aumentar a sensibilidade diagnóstica[13].

Porém, o exame clínico apresenta limitações para estabelecer localização, tamanho, número e infiltração das lesões endometrióticas. Essas informações são importantes para o planejamento cirúrgico e, se for o caso, envolvimento de equipes multidisciplinares. Apesar de a laparoscopia ainda ser o padrão de referência para avaliação e diagnóstico da endometriose (Figura 73.1.1), métodos menos invasivos de diagnóstico por imagem devem ser usados. Atualmente, a tendência dos centros de referência é desenvolver a metodologia por ressonância nuclear magnética (RNM) e ultrassonografia transvaginal (USTV).

Piketty et al. (2009)[14] preconizam o uso do USTV como o exame de imagem de primeira linha no estadiamento da endometriose profunda, em virtude de sua alta acurácia, menor

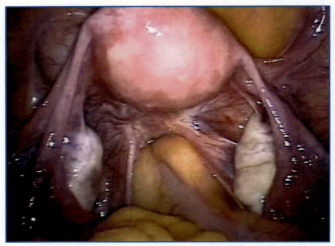

Figura 73.1.1 – Endometriose no retossigmoide, obliterando o fundo de saco. A infiltração da endometriose intestinal poderá ser visualizada após liberação do retossigmoide.

custo e a possibilidade de avaliar os demais sítios da doença. Entretanto, o exame é operador-dependente. Os autores consideram essencial que o ultrassonografista submeta-se a treinamento específico e tenha conhecimento da anatomia pélvica e de endometriose profunda. Em sua casuística, também encontraram 54% dos pacientes com segunda lesão intestinal e 28% com lesão em ceco e/ou íleo terminal. Preconiza, portanto, estudo do restante do intestino[14].

Bazot et al. (2003)[15], em estudo prospectivo envolvendo 30 pacientes, relataram sensibilidade do USTV de 95%, especificidade de 100% e acurácia de 97% no diagnóstico de envolvimento colorretal. A maior dificuldade foi determinar a distância da lesão em relação à margem anal e a exata profundidade da lesão envolvendo a parede retal. Abrão et al. (2007)[12] conseguiram melhor resultado usando preparo de cólon para o exame.

Carbognin et al. (2006)[16] informam que a acurácia do USTV é a mesma da RNM para lesões pélvicas. USTV apresenta maior sensibilidade nas lesões do septo retovaginal, e a RNM, maior sensibilidade nas lesões fora da pelve e aderências. Em uma revisão, Kinkel et al. (2006)[17], consideraram a USTV a primeira modalidade de imagem para avaliação da endometriose, e a RNM, de melhor acurácia para doença anterior e posterior, sendo um complemento no estudo dos casos complexos. Outros exames, como ultrassonografia transretal e ultrassonografia 3D, podem ser usados como exames complementares, porém não são essenciais.

No estadiamento da endometriose, a colonoscopia deve ser realizada de rotina, para afastar doenças intestinais concomitantes, avaliar a extensão e profundidade da lesão, grau de estenose e a distância da lesão endometriótica da linha pectínea. Nos pacientes assintomáticos, esses dados nos auxiliam a decidir se a cirurgia deve ser efetuada imediatamente ou se a conduta pode ser conservadora. Nos achados da colonoscopia, raramente encontra-se lesão endometriótica invadindo a mucosa. Em vez disso, encontramos de rotina sinais indiretos de endometriose. As compressões extrínsecas com mucosa intacta podem significar apenas aderências ou invasão somente da serosa (Figura 73.1.2). Nos pacientes com acometimento de muscular própria, encontra-se compressão

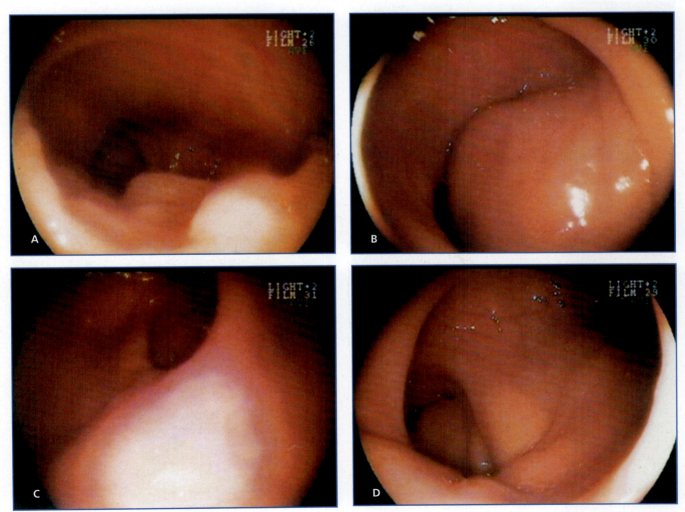

Figura 73.1.2 – Fotos de colonoscopia demonstrando compressão extrínseca do delgado (A, B) e retossigmoide (C, D), sugerindo endometriose intestinal com invasão superficial.

extrínseca, com aumento do pregueamento mucoso ou retração (Figura 73.1.3). Nos casos de acometimento da mucosa, geralmente há lesão vegetante e/ou ulcerosa (Figura 73.1.4). Além disso, o sigmoide fixo pode significar aderências.

A técnica cirúrgica é escolhida em função do estadiamento encontrado. O planejamento cirúrgico vai depender da extensão e profundidade da endometriose e, também, do planejamento reprodutivo da paciente. Lesões superficiais que envolvem apenas serosa ou superficialmente a muscular em uma pequena extensão podem ser ressecadas por *shaving*, usando a tesoura ultrassônica ou monopolar, preservando parcialmente a camada muscular. Essa técnica tem como agravante o risco de causar perfuração. A região submetida ao *shaving* deve ser testada pressionando a ponta da pinça contra a parede retal. Em caso de dúvida, realiza-se o teste com o azul de metileno injetado pelo reto. Brower et al. (2007)[18] apresentaram recidiva de 36% em sua série nos pacientes submetidos a *shaving*.

As lesões intestinais com maior infiltração devem ser submetidas à ressecção em disco ou ressecção segmentar. A invasão endometriótica pode infiltrar profundamente a parede pélvica, regiões pararretais e retrorretais, formando uma massa fibrótica, o que pode dificultar o acesso à completa ressecção do implante. Em razão do tropismo pelos nervos, os plexos hipogástricos, plexo sacral e nervos erigentes podem estar envolvidos. Assim, é importante que o cirurgião tenha o domínio anatômico da região, a fim de evitar iatrogenia. Em alguns casos, o ureter pode estar envolvido pela fibrose. Para remoção das lesões, o uso de eletrocautério ou tesoura ultrassônica são indispensáveis, por causa da consistência da fibrose. Reconhecer o limite entre tecido endometriótico e tecido normal é cirurgião-dependente. Fazer a dissecção tentando danificar o mínimo possível o tecido remanescente ajuda na identificação correta do plano cirúrgico. A hemostasia meticulosa e a irrigação contínua também melhoram a visualização dos planos.

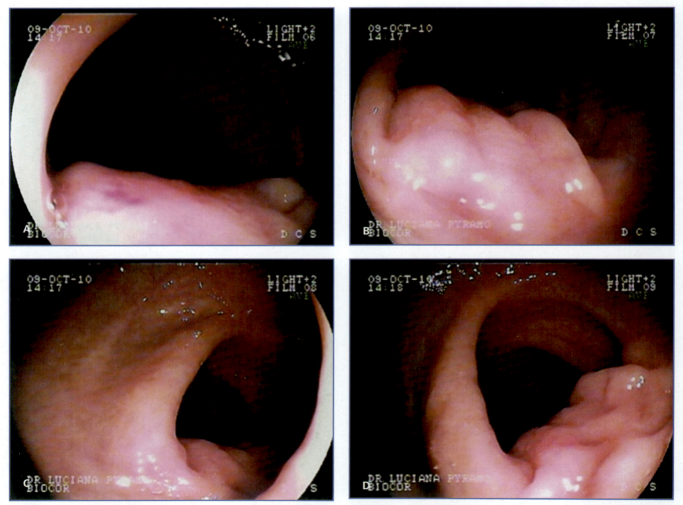

Figura 73.1.3 – Fotos de colonoscopia demonstrando compressão extrínseca, com aumento do pregueamento mucoso sugestivo de invasão da muscular própria pela endometriose.

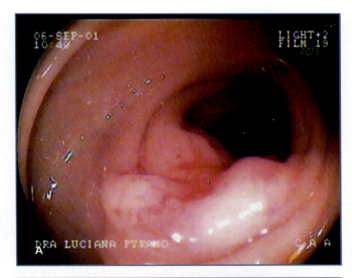

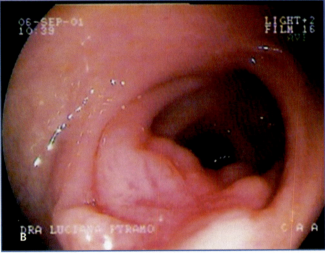

Figura 73.1.4 – Fotos de colonoscopia demonstrando endometriose invadindo a mucosa intestinal.

Princípios do tratamento cirúrgico na ressecção intestinal em disco

A ressecção da parede anterior do reto usando excisão em disco foi proposta, primeiramente, por Nezhat et al. (1993). Posteriormente, Gordon et al. (2001) propuseram o uso do *stapler* circular para o procedimento, e Woods et al. (2003) confirmaram a efetividade do procedimento apenas limitando o tamanho da lesão a ser ressecada, em cerca de 2,5 cm de diâmetro e 6 cm de circunferência[18].

Pyramo et al. (2009)[21] apresentaram casuística de 98 pacientes 25 (24,7%) que foram submetidos à ressecção em disco, sem complicação e com melhora dos sintomas.

Landi et al. (2009)[22], em casuística de 35 pacientes, apresentaram como complicação sangramento em anastomose em 3 deles, tratados por procedimento endoscópico. Histologicamente, os nódulos foram completamente removidos, 100% com endometriose e margens cirúrgicas livres de endometriose. O questionamento desses autores é se a ressecção em disco respeita os princípios básicos de completa ressecção dos focos de endometriose.

Kavallaris et al. (2003)[23] publicaram estudo com 50 pacientes e encontraram lesões multicêntricas e multifocais em 62% e 38%, respectivamente. Além disso, 100% delas alcançavam a muscular própria em profundidade. Por conta disso, preconizam a ressecção segmentar intestinal.

Anaf et al. (2004)[7] demonstraram que a endometriose infiltra a parede do cólon preferencialmente ao longo dos nervos, com distância além de 3 cm de lesão palpável.

Remorgida et al. (2005)[24,25] identificaram que células de Cajal eram bloqueadas funcionalmente quando os plexos subserosos eram destruídos, causando disfunção intestinal motora, mesmo sem alteração muscular.

Landi et al. (2009)[22] concluíram que, em pacientes selecionados, a ressecção em disco é factível e evita as potenciais complicações da anastomose baixa. Porém, estudos com maiores casuísticas são necessários para consolidar a técnica.

Princípios do tratamento cirúrgico da ressecção segmentar intestinal

A ressecção segmentar é a técnica operatória indicada para os pacientes em que os exames complementares de imagem mostraram acometimento intestinal em extensão maior que 2 cm. Apesar de o índice de morbidade ser em torno de 11%, a intervenção propicia melhora da qualidade de vida da paciente e diminui o índice de recidiva, sem interferir na fertilidade[22]. Fedele et al. (2003)[26] encontraram menor índice de recorrência em pacientes jovens submetidas à ressecção segmentar. Brouwer e Woods (2007)[18] preconizaram ressecção segmentar para pacientes com diagnóstico de infertilidade pré-operatória, por considerarem-na uma doença mais avançada.

O índice de complicação das ressecções segmentares nas pacientes com endometriose intestinal depende do tamanho e da extensão do tecido removido. As duas principais complicações são: deiscência de anastomose (3 a 20%) e lesão inadvertida

Graças à fibrose dos implantes endometrióticos, a anatomia pélvica pode ficar bastante distorcida. A introdução de instrumental na vagina ou toque vaginal e a introdução do retossigmoidoscópio pelo ânus facilitam a identificação dos mesmos, evitando-se iatrogenia e facilitando a identificação do plano entre tecido normal e acometido.

O tratamento da endometriose intestinal pode ser feito por via laparotômica ou laparoscópica. Desde meados de 1990, vários estudos têm considerado a ressecção laparoscópica de endometriose colorretal como a abordagem padrão de referência. De fato, os resultados foram semelhantes ao se comparar a cirurgia laparotômica com a laparoscópica Apesar disso, a laparoscopia mostrou maior vantagem, por ser menos traumática e melhorar a acurácia do diagnóstico graças à visualização das estruturas pélvicas[19,20].

de ureter. Quando a endometriose acomete extensivamente o retossigmoide e os ligamentos uterossacros, a inervação da bexiga pode ser lesada durante a cirurgia. Sintomas urinários, como disúria e retenção urinária, podem ocorrer. A ressecção da ampola retal pode levar a constipação, dificuldade de defecação e pseudodiarreia[6]. As pacientes dever estar cientes dessas possíveis complicações, assim como da possibilidade de colostomia temporária em casos de anastomoses muito baixas.

No estudo de Pyramo et al. (2009)[22], a ressecção segmentar ocorreu em 45,5% dos casos. A mortalidade pós-operatória foi nula, e a morbidade cirúrgica atingiu 9,2%. As complicações maiores foram fístula retovaginal (n = 1) e deiscência da anastomose (2%), taxas comparáveis à literatura, que apresenta complicações entre 0 e 13% dos casos[26]. Darai et al. (2007)[27] apresentaram 8,4% de fístula retovaginal. Nenhuma paciente neste trabalho foi submetida à ostomia protetora.

A preservação dos nervos hipogástricos e do plexo hipogástrico inferior são importantes na preservação da função sexual, vesical e intestinal[28].

REFERÊNCIAS BIBLIOGRÁFICAS

1. Cornillie FJ, Oosterlynck D, Lauweryns JM, Koninckx PR. Deeply infiltrating pelvic endometriosis: histology and clinical significance. Fertil Steril 1990;53(6):978-83.
2. Redwine DB. Intestinal endometriosis. In: Redwine DB, editor. Surgical management of endometriosis. New York: Martin Dunitz; 2004. p. 157-71.
3. Redwine DB. Ovarian endometriosis: a marker for more extensive pelvic and intestinal disease. Fertil Steril 1999;72:310-5.
4. Kominckx PR, Meulemn C, Demeyere S, Lesaffre E, Cornillie FJ. Suggestive evidence that pelvic endometriosis is a progressivel disease, whereas deeply infiltrating endometriosis is associated with pelvic pain. Fertil Steril 1991;55:759-65.
5. Donnez J, Nisolle M, Simões P, Gillet N, Beguin S. Peritoneal endometriosis and endometriotic nodules of the rectovaginal septum are two separate entities. Fertil Steril 1996;66:362-8.
6. Remorgida V, Ferrero S, Fulcheri E, Ragni N, Martin C. Bowel endometriosis: presentation, diagnosis, and treatment. Obstet Gynecol Survey 2007;7:461-70.
7. Anaf V, El Nakadi I, Simon P, Van de Stadt J, Fayt I, Simonart T, et al. Preferential infiltration of large bowel endometriosis along the nerves of the colon. Hum Reprod 2004;19(4):996-1002.
8. Wang G, Tokushige N, Markham R, Fraser IS. Rich innervation of deep infiltrating endometriosis. Hum Reprod 2009;doi:10.1093/humrep/den464.
9. Abrão MS, Neme RM, Carvalho FM, Aldrighi JM, Pinotti JA. Histological classification of endometrioses as a predictor of responde treatment. Int J Gynaecol Obstet 2003 Jul;82(1):31-40.
10. Kamergorodsk G. Avaliação da classificação histológica da endometriose observada em implantes de mulheres portadoras de endometriose pélvica. Tese apresentada à Santa Casa de Misericórdia de São Paulo em 2007.
11. Kennedy S, Bergqvist A, Chapron C, D'Hooghe T, Dunselman G, Greb R, et al. ESHRE guideline for the diagnosis and treatment of endometriosis. Hum Reprod 2005;20(10):2698-704.
12. Abrao MS, Goncalves MO, Dias Jr JA, Podgaec S, Chamie LP, Blasbalg R. Comparison between clinical examination, transvaginal sonography and magnetic resonance imaging for the diagnosis of deep endometriosis. Hum Reprod 2007;22:3092-7.
13. Koninckx PR, Meuleman C, Oosterlynck D, Cornillie FJ. Diagnosis of deep endometriosis by clinical examination during menstruation and plasma CA-125 concentration. Fertil Steril 1996;65:280-7.
14. Piketty M, Chopin N, Dousset B, Bellaische A, Roseau G, Leconte M et al. Preoperative work-up for patients with deeply infiltrating endometriosis: transvaginal ultrosonography must definitely be the first-line imaging examination. Hum Reprod 2009;24:602-7.
15. Bazot M, Detchev R, Cortez A, Amouyal P, Uzan S, Darai E. Transvaginal sonography and rectal endoscopic sonography for the assessment of pelvic endometriosis: a preliminary comparison. Hum Reprod 2003;18(8):1686-92.
16. Carbognin G, Guarise A, Minelli L, Vitale I, Malagó R, Zamboni G, et al. Pelvic endometriosis: US and MRI features.US and MRI features of pelvic endometriosis Abdom Imagin 2004;29(5):609-18.
17. Kinkel K, Frei KA, Balleyguier C, Chapron C. Diagnosis of endometriosis with imaginy: a revien. Eur Radiol 2006;16:285-98.
18. Brouwer R, Woods RJ. Rectal endometriosis: results of radical excision and review of published work. ANZ J. Surg 2007;77:562-71.
19. Redwine DB, Sharpe DR. Laparoscopic segmental resectionof the sigmoid colon for endometriosis. J Aparoendosc Surg 1991;1:217-20.
20. Nezhat C, Nezhat F, Pennington E. Laparoscopic treatment of infiltrative rectosigmoid colon and rectovaginal septum endometriosis by the technique of videolaparoscopy and the CO2 laser. Br J Obstet Gynaecol 1992;99:664-7.
21. Pyramo L, Ávila I, Filogonio I, Machado L, Carneiro M. Tratamento laparoscópico de 98 mulheres com endometriose intestinal. Rev Bras Coloproct 2010; 30(1):31-36.
22. Landi S, Pontrelli G, Surico D, Ruffo G, Benini M, Soriano D, et al. Laparoscopic disk resection for bowel endometriosis using a circular stapler and a new endoscopic method to control postoperative bleeding from the stapler line. J Am Coll Surg 2008;207(2):205-9.
23. Kavallaria A, Köhler C, Kühne-Hei R, Schneider A. Histopathological extent of rectal invasion by rectovaginal endometriosis. Hum Reprodu 2003;18:1323-7.
24. Remorgida V, Ragni N, Férreo S, Anserini P, Torelli P, Fulcheri E. The involvement of the interstitial Cajal cells and the enteric nervous system in bowel endometriosis. Hum Reprodu 2005;20:264-71.
25. Fedele L, Bianchi S, Zanconato G, Bettoni G, Gostsch F. Long--term follow-up after conservative surgery for rectovaginal endometriosis. Am J Obstet Gynecol 2004;190:1020-4.
26. Vercellini P, Crosignani PG, Abbiati A, Somigliana E, Vigano P, Fedele L. The effect of surgery for symptomatic endometriosis: the other sido f the story. Hum Reprod Update 2009 Mar-Apr;15(2):177-88.
27. Darai E, Ackerman G, Bazot M, Rouzier R, Dubernard G. Laparoscopic segmental colorectal resection for endometriosis: limits and complications. Sur Endosc 2007;21(9):1572-7..
28. Dubernard G, Rouzier R, David-Montefiore E, Bazot M, Daraï E. Urinary complications after surgery for posterior deep infiltrating endometriosis are related to the extent of dissection and to uterosacral ligaments resection. Minim Invasive Gynecol 2008;15:235-40.

ENDOMETRIOSE INTESTINAL

Estratégia Operatória na Endometriose Profunda

73.2

Univaldo Etsuo Sagae
Lucia Matiko Takamatsu Sagae
Doryane Maria dos Reis Lima

INTRODUÇÃO

A endometriose está cada vez mais presente no dia a dia do coloproctologista. É uma doença que pode acometer o trato gastrintestinal, principalmente o segmento retossigmoide e o reto extraperitoneal na face vaginal, denominado, também, septo retovaginal ou retrocervical, local mais frequente na endometriose infiltrativa profunda.

Essa patologia não maligna, multifocal, de difícil diagnóstico e estadiamento, atinge mulheres jovens, prejudicando intensamente a qualidade de suas vidas. Pode provocar dor incapacitante, prejuízo à maternidade, à vida conjugal, profissional e emocional, e, na maioria das vezes, é imperceptível ao cirurgião. Tem comportamento cíclico, sendo regulada pela alteração hormonal feminina. Embora algumas mulheres com endometriose intestinal possam permanecer assintomáticas, muitas delas desenvolvem uma variedade de sintomas, tais como dispareunia, dismenorreia e disfunções específicas do trato intestinal.

Socialmente, é uma doença onerosa, pois é uma das principais causas de ausência no trabalho, frequência no consultório do ginecologista, uso de analgésicos e hormônios, tratamento de infertilidade, problemas sexuais, cirurgias, reoperações, cirurgias múltiplas e complexas, às vezes mutiladoras, como histerectomia e castração radical em idade fértil. A dificuldade no diagnóstico por parte do cirurgião provoca tratamentos inadequados, uma vez que o quadro clínico pode ser semelhante a outras moléstias do trato gastrintestinal, como síndrome do intestino irritável, doença inflamatória intestinal, aderências, tensão pré-menstrual, depressão etc.

Estamos diante de uma patologia cujo comportamento envolve peculiaridades que fogem à rotina de nossa especialidade, exigindo uma estratégia específica e totalmente diferente de outras doenças proctológicas. As principais, e imprescindíveis, são o diagnóstico correto e o grau de acometimento intestinal, no segmento retossigmoide, principalmente no reto extraperitoneal, conhecido como endometriose profunda, lesão invisível ou em *iceberg*. Endometriose profunda retovaginal e de sigmoide é geralmente associada à dor abdominal e pélvica progressiva e debilitante. Nessa situação, a terapia medicamentosa tem se mostrado ineficaz ou temporária, em virtude da associação da doença com fibrose e esclerose da parede intestinal, que dificulta a resposta à manipulação hormonal. A taxa de recorrência da doença é muito alta (76%), ao passo que a excisão cirúrgica é efetiva para aliviar a dor. Por essas razões, a cirurgia deve ser considerada a primeira escolha no tratamento[1].

A evolução dos métodos de imagem, como a ultrassonografia especializada e a ressonância magnética no diagnóstico da endometriose profunda, vem modificando a definição de estratégias cirúrgicas pelo ginecologista e coloproctologista. Com o diagnóstico pré-operatório mais preciso, é possível a realização de vários procedimentos por uma equipe multidisciplinar, em uma única intervenção cirúrgica, para o tratamento completo da moléstia. Quando severa, com envolvimento da camada muscular do reto, retossigmoide e órgãos vizinhos, é uma das doenças mais dramáticas do ponto de vista cirúrgico, cuja dificuldade técnica supera, na maioria das vezes, procedimentos complexos, como no câncer colorretal. A cirurgia torna-se cansativa e estressante, exigindo uma equipe com conhecimentos técnico e tático específicos. As lesões endometrióticas devem ser manuseadas de maneira minuciosa e com extrema delicadeza, principalmente na abordagem das trompas e ovários, por causa da preocupação com a fertilidade e da bexiga, ureteres e retossigmoide, a fim de evitar complicações, como fístulas, disquezia, bexiga neurogênica e dispareunia de profundidade.

São essenciais, portanto, no pré-operatório, aconselhamento e condutas esclarecedoras que permitam procedimentos complexos e adequados.

Vários tipos de cirurgias são descritas para endometriose intestinal, porém, ainda não está claro quando e se a ressecção discoide ou segmentar do intestino deve ser executada.

O argumento a favor da ressecção segmentar intestinal é a remoção completa da lesão endometriótica, especialmente se a área afetada for maior que 2 cm.

Hoje, se essa patologia for confirmada histologicamente e tratar-se do tipo infiltrativa e profunda, é recomendável encaminhar a paciente a um serviço de referência em endometriose[2]. Infelizmente, ainda não temos centros de referências espalhados pelo Brasil.

CONCEITO

A endometriose é uma doença causada pela presença de um tecido semelhante ao endométrio, não neoplásico, fora da cavidade uterina, conservando sua estrutura histológica e função[3].

A profundidade da endometriose representa um aspecto importante da doença. Endometriose infiltrativa profunda é o termo usado para descrever lesões endometrióticas ativas que penetram mais que 5 mm abaixo da superfície peritoneal, podendo comprometer estruturas vitais, tais como intestino, bexiga e ureteres. Embora o reconhecimento da lesão endometriótica seja visual, nem sempre é possível identificá-la, especialmente na doença infiltrativa, por estar localizada abaixo da superfície do peritônio[4], característica esta que dificulta o diagnóstico preciso e o estadiamento correto, necessários para planejar a melhor estratégia cirúrgica e, consequentemente, obter sucesso terapêutico.

INCIDÊNCIA

Estima-se que 3 a 37% de todas as pacientes com endometriose tenham comprometimento intestinal[2], presente em até 50% das endometrioses severas. O segmento mais acometido é o retossigmoide, com incidência de 72%, seguido pelo íleo terminal, em 14%, reto, em 14%, ceco e demais segmentos do cólon, em 4%.

ETIOPATOGENIA

A endometriose é causada pela nidação de tecido endometrial viável em outros órgãos. A teoria de Sampson[3] sugere que essa implantação se deve ao refluxo menstrual para a cavidade abdominal. Em condições fisiologicamente normais, esse refluxo deve ser absorvido e não devem restar resquícios celulares na cavidade abdominal. O fenômeno da menstruação retrógrada ocorre em 90% das mulheres na menarca e já foi confirmada na laparoscopia. Esse fluido, já estudado, contém células viáveis em cultura que são capazes de implantação[5].

Na atualidade, há considerável corpo de evidências demonstrando que, nas mulheres com endometriose, esse processo de nidação ocorre em decorrência da resposta imunológica deficiente, diante do estímulo antigênico representado pela presença de células endometriais em contato com a superfície peritoneal. A partir da viabilidade do implante, as células endometriais proliferam-se e geram processos inflamatórios de repetição a cada ciclo menstrual, os quais resultam na formação de tecido fibroso reacional. Mathur[6] propôs que, nesse tecido, alterações morfológicas cíclicas ocorrem coincidentemente com a menstruação uterina, produzindo sangramento para o qual não existe caminho de escape natural.

Na endometriose do septo retovaginal, a teoria patogênica do refluxo menstrual, descrita por Sampson[3], e a da deficiência imunológica, proposta por Weed e Arquembourg[7], não podem ser aplicadas. A intimidade anatômica do septo vaginal não está exposta ao refluxo menstrual, embora esta seja uma localização frequente da doença. A teoria da metaplasia celômica ou embriológica, proposta por Meyer[8] e ratificada por Nisolle[9], com base no fato de o peritônio e o endométrio terem a mesma origem embriológica, admite que esses tecidos, sob estímulo hormonal, teriam a capacidade de diferenciar-se em células estromais e glandulares, dotadas de características infiltrativa, e explicaria a presença de tecido endometrial ectópico na intimidade do septo retovaginal. Na visão direta dessa apresentação da doença por meio da laparoscopia, o achado é exíguo e, à semelhança da ponta de um *iceberg*, não se detecta a real extensão da infiltração[10].

Diante da importância clínica de cada uma dessas apresentações, foram propostos três domínios distintos para a endometriose, considerados doenças também distintas: do ovário, do peritônio e do septo retovaginal[9]. Assim sendo, é muito provável que a distribuição cavitária da doença esteja sendo incorretamente subavaliada, restrita apenas aos ovários, ao septo retovaginal e às partes do peritônio abdominal parietal e visceral localizado na cavidade pélvica.

CLASSIFICAÇÃO

As descrições visuais da endometriose conhecidas até 1986 comportavam lesões isoladas ou disseminadas pela pelve, de aspecto escuro, com tonalidades variadas entre vermelhas, achocolatadas, pretas ou pardacentas. Essas descrições rotuladas de lesões típicas podem estar acompanhadas ou não de outras lesões, tais como aderências, cicatrizes, defeitos peritoneais pélvicos, conhecidas como lesões atípicas, entremeadas ou não com líquido sanguinolento.

Classificação da endometriose por profundidade

A morfologia, a histologia e a atividade das lesões profundas foram estudadas por Cornillie et al.[11] e por Viscomi[12], que classificaram a lesão endometriótica peritoneal em:

- superficial: quando a lesão não infiltra mais que 1 mm no peritônio;
- intermediária: infiltração no peritônio de 2 a 4 mm;
- profunda: quando a lesão infiltra mais que 5 mm.

Embora o reconhecimento da lesão endometriótica seja visual, nem sempre é possível identificá-la, especialmen-

Capítulo 73 – Endometriose Intestinal
Capítulo 73.2 – Estratégia Operatória na Endometriose Profunda

te quando se aprofunda no peritônio: são as chamadas lesões infiltrativas ou profundas, que se encontram além de 5 mm abaixo da superfície do peritônio (Martin, 1995) (Figura 73.2.1).

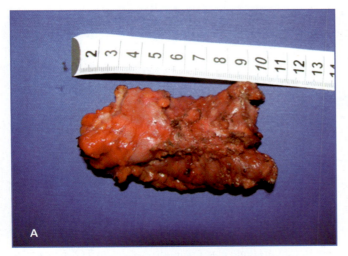
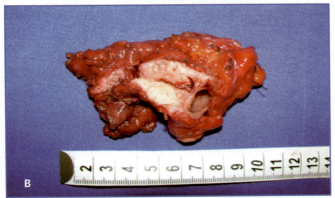
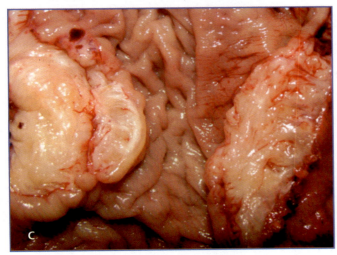

Figura 73.2.1 – Lesão infiltrativa do reto: A) visão externa. B) visão intramural. C) visão do reto aberto, causando suboclusão e preservando a mucosa.

Endometriose do septo retovaginal

Koninckx & Martin[13] descreveram a característica infiltrativa no espaço retrocervical, anteriormente denominada septo retovaginal. São descritos três tipos de endometriose do septo retovaginal (Figura 73.2.2).

- Tipo I – infiltração: caracteriza-se por uma lesão de aspecto esbranquiçado, com maior diâmetro na superfície peritoneal. Conforme se procede a sua excisão, a lesão se apresenta com diâmetros menores.
- Tipo II – retração: nesse tipo de lesão, encontra-se o reto aderido ao fundo de saco de Douglas e ligamentos uterossacros. Com o descolamento cuidadoso desse processo de retração, localiza-se a lesão endometriótica entre o fundo de saco e o reto (Figura 73.2.3).
- Tipo III – adenomiose: esse tipo de lesão caracteriza-se como tendo seu maior diâmetro abaixo da superfície do peritônio. O aspecto da lesão é esférico e sua localização é no septo retovaginal. Ao exame pélvico, pode-se palpar nódulo no terço superior da vagina e/ou visualizar alguma lesão no exame especular. Essa lesão é considerada uma adenomiose externa.

QUADRO CLÍNICO

O quadro clínico na doença endometriótica profunda, na maioria das vezes, é muito rico, por ter um comportamento multifocal. Pode acometer vários órgãos pélvicos, causando sintomas variados, nem sempre específicos da doença. Quando presente durante o período menstrual, é considerado cíclico e, ao contrário, quando não associado ao ciclo menstrual, acíclico. Os sintomas mais comuns são: dismenorreia, dispareunia de profundidade, disquezia, dor pélvica coincidente com o período menstrual, podendo ter caráter progressivo. Dependendo da localização e estádio da doença, a paciente pode ser assintomática. A dor pélvica está relacionada à infiltração da lesão endometriótica, sendo mais comum nas lesões profundas. Nessa localização, a endometriose se manifesta por nódulos amiúde palpáveis e dolorosos ao toque retal e vaginal. Algumas vezes, a extensão da infiltração oblitera o septo retovaginal, o que torna compreensível a queixa de dispareunia profunda e disquezia, graças a sua intimidade com o reto. A queixa de hematoquezia é rara, uma vez que somente em casos muito avançados a doença infiltra a mucosa, dificultando o diagnóstico por meio dos exames intraluminais, como a retossigmoidoscopia. Os sintomas gastrintestinais típicos, inconfundíveis com os especificamente atribuídos à endometriose em órgãos ginecológicos, observados em pacientes potencialmente portadoras de endometriose pélvica podem ser atribuídos ao acometimento da superfície serosa do trato gastrintestinal (TGI). A fibrose reativa na superfície serosa do tubo digestivo pode desenvolver aderências entre as alças intestinais, levando a quadros de obstrução e de alteração do hábito intestinal, como diarreia, obstipação e cólicas. O quadro sintomatológico tem, nessa apresentação, características de suboclusão mecânica do trato gastrintestinal e

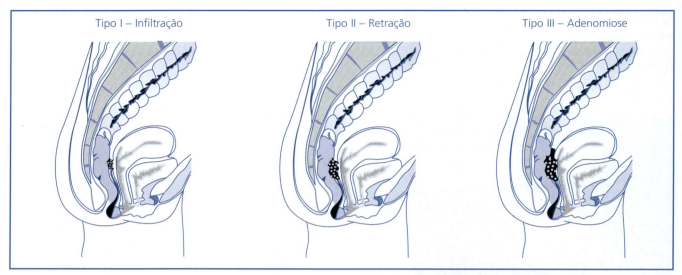

Figura 73.2.2 – Classificação de Koninckx e Martin. A) Tipo I – infiltração. B) Tipo II – retração. C) Tipo III – adenomiose.

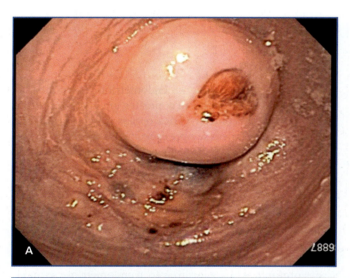

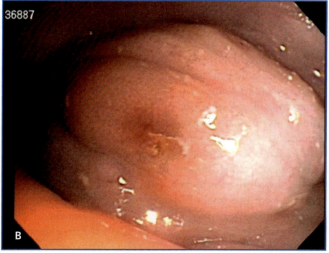

Figura 73.2.3 – Lesão infiltrativa do septo retovaginal. A) Vaginoscopia: lesão no fundo de saco posterior. B) Retossigmodoscopia: visão da mesma lesão.

encontra-se no domínio peritoneal. Puxos, tenesmos e fezes afiladas são sintomas de que a doença no reto, no domínio septal, está presente e acometendo órgãos do TGI na cavidade pélvica. O implante de tecido endometrial em peritônio parietal e em peritônio visceral, e a subsequente infiltração da musculatura lisa do TGI estão no substrato patológico de uma apresentação caracteristicamente funcional. Esse substrato explica o quadro clínico semelhante ao observado na síndrome do intestino irritável e nas síndromes dolorosas. Entre estas últimas, encontram-se as doenças que acometem a parede do TGI, como doença inflamatória intestinal, divertículos, aderências, tumores benignos e malignos.

A endometriose do TGI pode ser completamente assintomática, especialmente no curso das fases iniciais e, por vezes, é um achado incidental em intervenções cirúrgicas com propósitos diversos. A característica cíclica desses sinais e sintomas, sempre manifestados ou exacerbados no período perimenstrual, é importante para o diagnóstico diferencial de outras patologias gastrintestinais. As pacientes com envolvimento gastrintestinal significativo raramente são assintomáticas[10].

PROPEDÊUTICA/DIAGNÓSTICO

Como a endometriose do TGI raramente atinge a mucosa (Figura 73.2.1), os métodos endoscópicos e a radiologia contrastada ficam limitados às doenças em estádios avançados. A colonoscopia tem sua importância na propedêutica, pois afasta outras doenças que se confundem com a endometriose. O enema opaco de duplo contraste tem particular importância na endometriose profunda, pois mostra a deformidade da parede intestinal de origem extrínseca e sinais de suboclusão, normalmente não detectada pela colonoscopia. Em contrapartida, os depósitos na serosa do intestino são facilmente visualizados e confirmados por biópsia pelo método laparoscópico. A crescente detecção da doença é corolário de um avanço tecnológico: o método laparoscópico que permite o exame da cavidade abdominal a custo mínimo de morbidade. Porém, a laparoscopia não estadia o grau de infiltração da endometriose na parede do intestino, dificultando a tomada de decisão por parte do cirurgião e a possibilidade de procedimentos radicais, por falta de previsão de equipamentos adequados e profissionais preparados. Ao cirurgião importa saber se a endometriose pélvica profunda penetra mais que 5 mm a superfície serosa, o que indica comprometimento da camada muscular intestinal e exigirá algum tipo de método diagnóstico que lhe dê essa certeza, para tomar a decisão correta de como removê-la. A discussão atual é saber qual dos exames de imagem, seja a ultrassonografia transvaginal (TVUS), a ultrassonografia transrretal (TRUS) ou a ressonância magnética (RMN), tem melhor acurácia e especificidade para avaliar a localização e a profundidade da lesão. Aparentemente, o diagnóstico da endometriose intestinal está em consonância com o aumento da incidência da doença em geral e o avanço tecnológico[14].

Exame retovaginal

O toque vaginal e retal, o toque bimanual, o exame especular e a retoscopia podem confirmar a suspeita de endometriose pélvica profunda. São exames imprescindíveis, de fácil acesso e muito reveladores. Podem ser detectados nódulos, endurecimento no ligamento uterossacro e no fundo de saco, imobilidade do reto ou uma massa pélvica que não pode ser separada do intestino. Algumas vezes, a extensão da infiltração oblitera o septo. A mobilização do colo uterino é muito dolorosa durante o toque retal ou toque bimanual. A nodulosidade no fundo de saco é patognomônica de endometriose infiltrativa e pode avaliar a extensão da doença (Figura 73.2.3).

A retossigmoidoscopia é particularmente reveladora quando realizada durante a menstruação, pois permite visualizar lesão vinhosa submucosa graças à característica hemorrágica e inflamatória da nodosidade. Infelizmente, as pacientes evitam procurar o proctologista no período menstrual, perdendo uma grande chance de concretizar o diagnóstico em um simples exame.

Por conta de sua intimidade com o reto, é compreensível que muitas mulheres com a doença nessa localização tenham queixa de disquezia, que se acentua no período menstrual e dispareunia, à penetração profunda. Desafortunadamente, muitos ginecologistas evitam o exame retal, e os cirurgiões, o toque vaginal rotineiramente.

Diagnóstico por imagem

Haja vista a dificuldade do diagnóstico clínico preciso da endometriose profunda no intestino, a anamnese acurada e os exames radiológicos específicos devem ser combinados, para identificar no pré-operatório pacientes que são candidatas à ressecção colorretal.

O diagnóstico de endometrioma ovariano e endometriose pélvica são feitos pela ultrassonografia transabdominal (TAUS) e transvaginal (TVUS) como métodos de escolha[15-17]. A TVUS é tão eficiente quanto a RMN para o diagnóstico de endometriose pélvica anterior e ovariana, segundo Bahr A et al. (2006)[18]. Porém, Abrão et al. (2007)[19] realizaram um estudo comparando TVUS com RMN, em associação com preparo intestinal. Relataram uma sensibilidade de 98,1% com TVUS para o diagnóstico da endometriose do reto e 95,1% no caso de doença retrocervical, enquanto a RMN resultou em sensibilidade de 83,3% para endometriose do reto e 76% no caso da doença retrocervical. Em 2009, Gonçalves et al.[20] corroboravam que a TVUS com preparo intestinal representa um avanço significativo no diagnóstico da endometriose profunda.

A modalidade de ultrassonografia anorretal é uma técnica simples, não invasiva e capaz de diagnosticar infiltração da parede retal e áreas adjacentes, nos casos de endometriose pélvica profunda. Recentemente, foi desenvolvido o transdutor que permite a reconstrução tridimensional, após as imagens serem captadas no modo bidimensional. A ultrassonografia anorretal tridimensional (US 3D) é capaz de medir a distância do foco endometriótico ao aparelho esfincteriano e mostrar a imagem retal tridimensionalmente, facilitando a escolha do procedimento cirúrgico[21] mais adequado para cada caso. É possível introduzir o transdutor até aproximadamente 14-15 cm da margem anal. Tecnicamente, o exame pode ser dificultado, em razão da dor, podendo ser executado com a paciente sob sedação[22].

Muitos autores têm demonstrado a boa sensibilidade e especificidade do exame, em uma percentagem de 87,5% e 97%, respectivamente, para o diagnóstico de infiltração da parede retal por focos endometrióticos. Outra vantagem seria apresentar valor preditivo negativo: 92 a 97%, na maioria dos estudos publicados, o que dá ao cirurgião uma segurança maior durante o procedimento[18].

As imagens visualizadas pela ultrassonografia caracterizam-se como áreas hipoecoicas, heterogêneas, localizadas na gordura perirretal ou infiltrando as camadas da parede retal. Apresentam-se com maior diâmetro fora da parede do reto, ou seja, infiltrando as camadas da parede de fora para dentro, em geral, até a muscular própria, mas podendo acometer as demais camadas até a mucosa. Em relação à profundidade, podem ser caracterizadas como: superficiais, quando acomete a serosa; intramurais, a camada muscular, e transmurais, quando compromete toda a espessura da parede intestinal, envolvendo a muscular e a lâmina da mucosa (Figura 73.2.4). Porém, a superfície da mucosa é raramente danificada.

A RMN mostra-se menos efetiva em diagnosticar a endometriose pélvica posterior, pois não avalia com precisão a infiltração das camadas da parede retal[14]. Apresenta sensibilidade, especificidade e acurácia para diagnóstico de endometriose retal em 88-90,9%, 77,8-97,8% e 94,9%, respectivamente, demonstrada por diversos autores[23]. Porém, a ressonância é um método de alto custo, presente somente

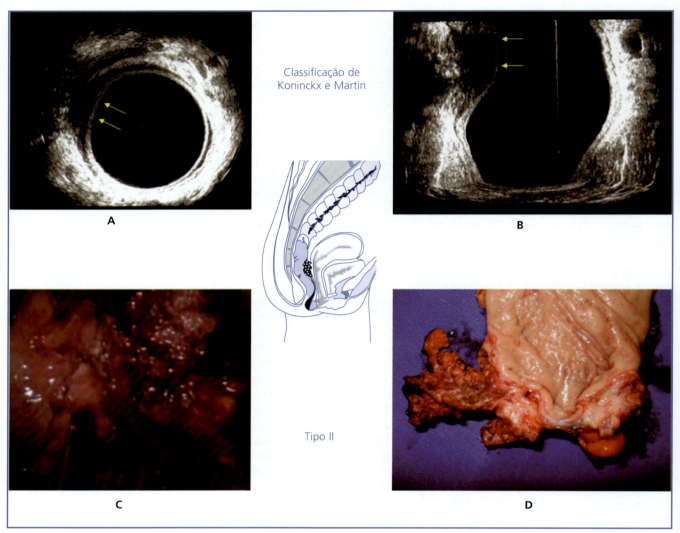

Figura 73.2.4 – Endometriose pélvica infiltrando a parede do reto, no quadrante anterolateral esquerdo. Imagem hipoecoica heterogênea na gordura perirretal, infiltrando todas as camadas da parede retal. A) Plano axial. B) Plano transversal. Medida do comprimento longitudinal e distância do foco endometriótico ao aparelho esfincteriano. C) Visão do peritônio do fundo se saco de Douglas pela laparoscopia. D) Peça cirúrgica da mesma paciente correspondendo a tipo II da classificação de Koninckx.

nos grandes centros, e muitos pacientes apresentam claustrofobia. Serviços que não dispõem de RMN podem dispor de tomografia computadorizada, todavia, essa técnica demonstra maior dificuldade em distinguir e delimitar os órgãos pélvicos e as lesões.

Exames radiográficos e colonoscopia

O exame pelo clister opaco com duplo contraste é particularmente útil em caso de endometriose intestinal avançada, porque pode demonstrar melhor o estreitamento na luz do cólon e reto, de origem extrínseca, situação não vista pela colonoscopia, em que geralmente a mucosa está intacta, e em alguma situação intransponível pelo aparelho.

Similarmente, a colonoscopia é inespecífica, embora o examinador possa detectar uma coloração submucosa azulada, se o exame for realizado durante a menstruação (Figura 73.2.3B). Sangramento também pode ser identificado por endoscopia baixa em casos avançados e realizado no período menstrual, porém, os colonoscopistas e as pacientes sem esclarecimento prévio normalmente evitam o exame nesse período, por conta do desconforto. Ela é útil no diagnóstico diferencial, pois afasta outras doenças.

Diagnóstico laparoscópico

A contribuição de Martin[4] com o método laparoscópico para o diagnóstico da endometriose é efetiva, uma vez que detecta lesões típicas e/ou atípicas definidas por seus aspectos, podendo ser confirmadas por biópsias de lesões de superfície. Ainda assim, muitas vezes, focos de endometriose não são diagnosticados e, principalmente, estadiados adequadamente, por falta de conhecimento sobre os vários aspectos visuais e infiltrativos que a endometriose pode apresentar, ocasionando falha na investigação laparoscópica[24].

As lesões também podem estar localizadas na parede anterior ou lateral do reto, causando deformação, semelhante a um anel de guardanapo (*napkin-ring*). A endometriose da parede posterior é uma raridade. Os nódulos de fibrose endometriótica infiltrando a parede anterior do reto são mais comuns e podem ser focais ou lineares, provocando uma barreira transversa, muitas vezes com estenose associada, em que o reto é unido com a vagina posterior.

Para o diagnóstico da endometriose, o método laparoscópico está bem estabelecido pela American Society for Reproductive Medicine (ASRM)[25], que avalia peritônio pélvico, ovários, tubas uterinas e obliteração do fundo de saco, classificando a doença em graus por meio de escores. Essa classificação ignora o acometimento dos órgãos extrapélvicos. Para preencher essa lacuna, é possível adotar o procedimento da COPE.

A padronização do procedimento laparoscópico – COPE[26] – permite diagnosticar a doença nas esferas extraginecológica e extrapélvica, especialmente para os segmentos retossigmoide, íleo, cólon direito e apêndice. Também permite detectar correlações importantes, como a presença de sinais e sintomas do TGI e ginecológico com a presença de doença mais extensa ou mais agressiva[27], e a endometriose intestinal com o grau IV da classificação da ASRM.

Corrida nos órgãos peritoneais na endometriose (COPE)

A corrida nos órgãos peritoneais na endometriose (COPE) é um procedimento laparoscópico para a realização de inventário da cavidade abdominal, com a finalidade de detectar endometriose pélvica e extrapélvica, sistematizado da seguinte forma: com a óptica de 30° na primeira punção, as duas punções clássicas em cada fossa ilíaca usadas pelos ginecologistas e movimentação da mesa cirúrgica para a posição de Trendelenburg, é possível avaliar a bexiga, o útero, os anexos e líquidos coletados na pélvis, a fim de averiguar e estadiar a endometriose. O cólon sigmoide e o reto são visualizados facilmente, por estarem fixos na cavidade pélvica. Na avaliação do intestino delgado, há a necessidade de uma quarta punção em flanco direito, na linha hemiclavicular (Figura 73.4.5), e pinças atraumáticas para a apreensão do intestino delgado, em segmentos menores de 10 cm, nos quais é possível, por meio de movimentação de rotação horária e anti-horária das pinças, inspecionar com segurança a superfície serosa e os respectivos mesentérios. A "corrida de alças" estende-se desde a deflexão peritoneal até o ângulo duodeno-jejunal. O ceco, o apêndice cecal, o cólon direito, o peritônio parietal, o diafragma direito, o fígado, o estômago, o diafragma esquerdo, o cólon transverso, o epíplon e o cólon esquerdo são visualizados seguindo essa sequência.

As lesões encontradas durante a COPE são biopsiadas, e o tratamento é realizado no mesmo tempo cirúrgico ou programado para um segundo tempo com melhor preparo.

TRATAMENTO
Preparo pré-operatório/equipe multidisciplinar

Na endometriose pélvica infiltrativa profunda, é importante que no pré-operatório a paciente consulte um cirurgião coloproctologista e um urologista.

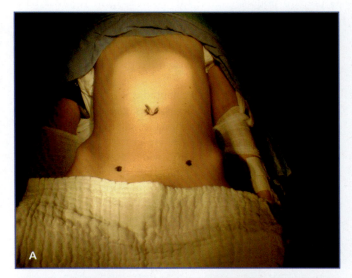
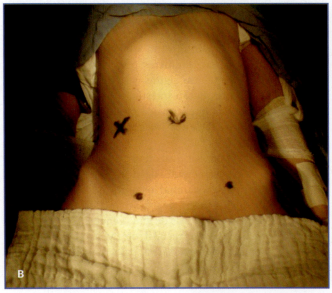

Figura 73.2.5 – Portais da técnica laparoscópica. A) Três portais clássicos utilizados pelos ginecologistas. B) Quarta punção necessária para a realização da COPE e cirurgia intestinal.

Em casos selecionados com suspeita de infiltração no ureter pélvico, bexiga, reoperações e quando há programação de ressecção intestinal, é prudente a colocação, no pré-operatório, do cateter de duplo J nos ureteres, de preferência florescente, pelo urologista, e, também, que este realize o procedimento cirúrgico urológico.

A terapia hormonal como procedimento pré-operatório é útil com danazol, gestrinona ou agonistas de GnRH, durante três meses. O volume e a vascularização das lesões endometrióticas são reduzidos, assim como o edema e a inflamação periendometriótica, aumentando o sucesso da laparoscopia e diminuindo o risco de conversão.

O preparo do cólon é obrigatório, graças ao alto grau de manipulação do reto durante a cirurgia com toque retal e vaginal de repetição e uso de *probe* retal e manipulador uterino. O preparo pode ser retrógado, com lavagem vigorosa para deixar o cólon esquerdo completamente limpo ou uma preparação intestinal mecânica com fosfosoda, na quantidade de 200 mL de Fleet Enema®, associada a 20 mL de suco de limão, dieta líquida na véspera e antibiótico profilático no período pré-operatório.

As pacientes devem ser orientadas e esclarecidas quanto às possíveis condutas necessárias no ato cirúrgico. A decisão de realizar histerectomia e salpingo-ooforectomia sincronizadamente relaciona-se, em grande parte, ao estado menstrual, idade e desejo de gravidez futura. As mulheres pré-menopáusicas que desejam filhos devem simplesmente ser submetidas a uma ressecção do intestino comprometido e de todos os focos de endometriose. Nesse caso, o cirurgião deve ser cuidadoso com as tubas uterinas, evitando apreensão com pinças e contato com eletrocautério, uma vez que esses instrumentos podem provocar ou agravar a esterilidade. Contudo, nas pacientes que não querem gravidez futura e mulheres perimenopáusicas, a excisão do intestino comprometido com histerectomia total e salpingo-ooforectomia bilateral é aconselhável, pois resulta na cura da endometriose. A doença residual ou infiltrativa na serosa que não causa obstrução intestinal em mulheres pós-menopausadas pode regredir gradualmente. Em alguns casos, os sintomas persistentes requerem a ressecção intestinal, por causa da fibrose crônica pré-existente, que provoca prejuízo na motilidade e obstrução intestinal. Doença recorrente após ooforectomia bilateral é incomum.

As pacientes devem ser avaliadas e alertadas com relação à possibilidade de tratamento da doença por laparotomia, ressecção intestinal e eventual ostomia de proteção, principalmente naquelas com obstrução intestinal aguda que necessitam de procedimentos de emergência.

Em cirurgias pélvicas reconstrutoras e conservadoras, todos os cuidados são necessários para reduzir a formação pós-operatória de aderências.

O tratamento cirúrgico da endometriose intestinal consiste em ressecção intestinal única ou ressecções múltiplas intestinais, como apendicectomia e ressecções de nódulos ou segmentos no íleo terminal, ceco e cólon direito, associado ou não à histerectomia e a salpingo-ooforectomia bilateral. A participação do ginecologista é importante durante a cirurgia colorretal, pois muitas decisões ou mudanças de procedimentos podem ocorrer no intraoperatório e devem ser tomadas pela equipe multidisciplinar.

Acessórios e táticas importantes que podem ser usados durante a cirurgia

- *Probe* retal: instrumento extremamente útil no manuseio do septo retovaginal e dos órgãos pararretais durante a dissecção das lesões. Permite, ao final da cirurgia, a conferência da completa retirada das lesões e ausência de perfuração ou trauma de potencial complicação. Sua colocação e movimentação são intermitentes, de acordo com a necessidade. Seu manuseio exige um profissional na posição pélvica, que também contribui com a movimentação do manipulador uterino, toque retal e vaginal, quando necessário, durante toda a cirurgia.
- Manipulador uterino: esta ferramenta, introduzida no início da cirurgia, é imprescindível nas pacientes com útero e endometriose. Como invariavelmente as tubas uterinas e os ovários estão aderidos ao fundo de saco e endometrioma de ovário pode estar presente em aproximadamente 50% dos casos, a cirurgia deve ser iniciada pelo ginecologista, o que facilita muito o manuseio do segmento retossigmoide posteriormente, evitando trauma e iatrogenia nos órgãos ginecológicos. O manipulador uterino não deve ser retirado, mesmo com o término do procedimento ginecológico, pois ajuda na abordagem do septo, afastando o útero e anexos do reto, evita o uso de trocater extra ou pontos externos para afastar o útero.
- Duplo J: o ureter pode estar envolvido em até 3% dos casos de endometriose pélvica e, muitas vezes, a presença de lesão somente é diagnosticada no ato operatório. Pela característica inflamatória, infiltrativa e retrativa da doença, o ureter é uma preocupação permanente durante o ato cirúrgico, com incidência de 1 a 3% de complicações, muitas vezes diagnosticadas somente no pós-operatório, e, também, um dos motivos de ressecção incompleta das lesões. A passagem no pré-operatório do duplo J tem como objetivo a prevenção de acidentes, iatrogenia e facilitação do ato operatório, particularmente se for iluminado. Esse procedimento não é usado de rotina graças à falta de previsibilidade do grau de comprometimento do ureter e dificuldade do acesso ao procedimento urológico na maioria dos serviços.
- Cadarço no ureter: o cadarçamento do ureter pélvico é um ato cirúrgico de baixo custo, simples e fácil, que substitui a ausência do cateter de duplo J. Devemos realizá-lo como procedimento inicial na cirurgia de endometriose pélvica profunda com envolvimento dos paramétrios, e pode ser realizado uni ou bilateralmente. Tecnicamente, realizamos a individualização e o isolamento dos ureteres no segmento pélvico com cadarço de fita cardíaca úmida ou

pedaço de gaze cortado em fita, colocado pelo trocater de 10 mm, e a fixamos com clipe, para evitar o escape. Com essa tática, o ureter próximo à lesão é isolado e afastado da área cirúrgica, facilitando a identificação e a retirada da lesão no mesmo ato, de preferência pelo especialista. O procedimento do cadarçamento se dá de forma simples e sem a necessidade de manipulação da uretra e da bexiga. (Figura 72.2.6)

CIRURGIA LAPAROSCÓPICA
Locais e técnicas das punções

A primeira punção é feita na cicatriz umbilical por meio de técnica fechada, realizando-se uma incisão de 12 mm, em forma semicircular com lâmina de bisturi, inicialmente com a passagem de uma agulha de *Verres*. Insufla-se gás carbônico estéril pela agulha até que a pressão na cavidade abdominal atinja de 10 a 12 mm de mercúrio. Duas pinças de *Bakaus* são colocadas para contrapressão, com colocação do trocar de 10 a 11 mm. Nesse trocater, coloca-se a óptica de 30° e realiza-se inventário da cavidade abdominal, confirmando a presença da doença endometriótica pélvica. Acompanha-se a colocação do segundo trocater de 10 a 12 mm, localizado na fossa ilíaca direita, na linha hemiclavicular. O terceiro trocater, na mesma posição, à esquerda, de 5 mm, é posicionado e, em seguida, realiza-se a quarta punção no flanco direito, na linha hemiclavicular, a 5 cm do rebordo costal, com a colocação do trocater de 5 mm. A presença desse portal permite a realização da COPE, com inventário da cavidade abdominal, a localização da doença no trato gastrintestinal e tratamento (Figura 73.2.5).

Para facilitar o planejamento cirúrgico, costuma-se dividir a endometriose intestinal em quatro categorias, baseadas no grau de envolvimento da parede intestinal: serosa, intramural, transmural e segmentar (Classificação de Redwine)[28].

Os procedimentos cirúrgicos de tratamento são: escarificação, ressecção local e ressecção segmentar. A ressecção intestinal tem melhor resultado no controle dos sintomas que a escarificação, em 92% e 80%, respectivamente, e aumenta a fertilidade em 34%, porém, complicações ocorrem em 6% nas escarificações, 23%, nas ressecções em disco, e 38%, nas ressecções segmentares[29].

Escarificação

As lesões superficiais, ou nódulos endometrióticos, que infiltram ou envolvem a serosa ou adventícia são extirpadas por uma incisão elíptica ao redor do tecido fibrótico branco, com tesoura que pode estar acoplada ao bisturi monopolar em potência fraca, elevando a lesão com uma pinça delicada e separando-a do músculo circular de aparência normal delicadamente, e completada com hemostasia com bisturi elétrico ou sobre sutura com fio adequado.

Ressecção local (disco), manual ou grampeada

Os nódulos na musculatura do reto anterior ou lateral podem normalmente ser excisados, ficando falhas na parede muscular, ou podem ser realizadas excisões de toda a parede, tratada com sutura laparoscópica manual, com fio de escolha do cirurgião, contínua ou separadamente, em um plano ou dois (Figura 73.2.7).

Como opção para os casos de dificuldade de sutura manual e lesão endometriótica de toda a parede, podem também ser operados laparoscopicamente sem a abertura do reto, especialmente se limitado a uma pequena área circunscrita. Após a delineação do nódulo, usualmente rodeada de endometriose fibrótica, um grampeador circular 29 ou 33 fechado é inserido pelo ânus, até a área de retração, e é aberto até a ogiva ultrapassar a lesão. Esta é invaginada anteriormente via laparoscópica e o grampeador é fechado com pressão para cima, para evitar a parede retal posterior. O instrumento é disparado e a peça sai junto com o grampeador pelo ânus[30] (Figuras 73.2.8A e B).

Opcionalmente, um segundo plano de sutura pode ser realizada usando fio *Vicryl* 3-0 ou similar sobre a linha grampeada. A inspeção anastomótica é feita laparoscopicamente, com solução de índigo carmim ou azul de metileno, e seguida de profusa irrigação para limpeza.

Ressecção segmentar

A ressecção anterior do retossigmoide via laparoscópica é indicada como primeira alternativa para endometriose envolvendo o reto na pélvis profunda, muitas vezes com algum grau de obstrução. A extensão da lesão e o segmento a ser retirado são determinados pela propedêutica prévia. O nível de anastomose término-terminal é definido de acordo com a distância da lesão do ânus, como alta/média (> ou igual a 8 cm), baixa (> 5 e < 8 cm) e ultrabaixa (< ou igual a 5 cm).

O mesocólon sigmoide é mobilizado, e o ureter esquerdo é identificado e cadarçado. A ligadura da artéria mesentérica inferior não é obrigatória, podendo ser evitada, ligando

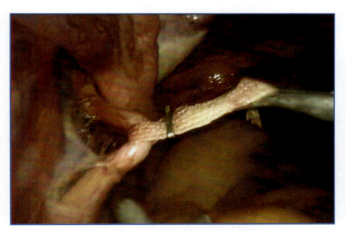

Figura 73.2.6 – Ureter pélvico cadarçado no início da cirurgia.

1160 | Tratado de Coloproctologia – Seção XII – Situações Difíceis e Emergênciais

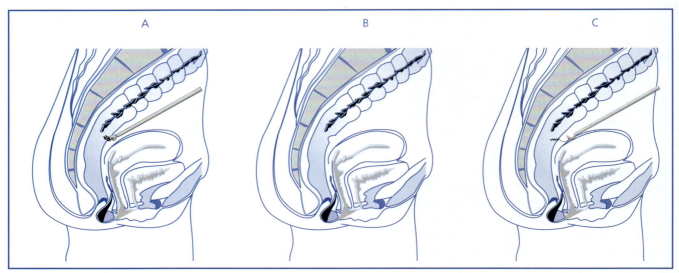

Figura 73.2.7 – Ressecção local com sutura laparoscópica manual – visão esquemática.

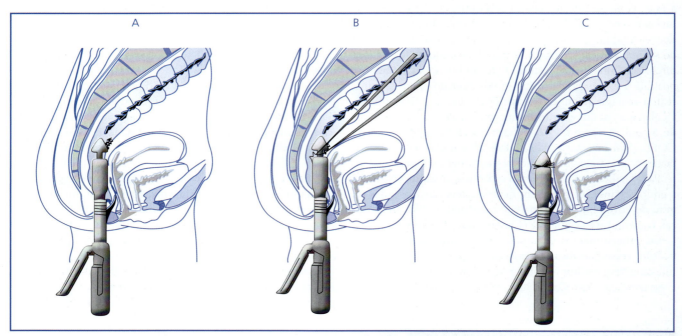

Figura 73.2.8A – Ressecção local com sutura mecânica – visão esquemática.

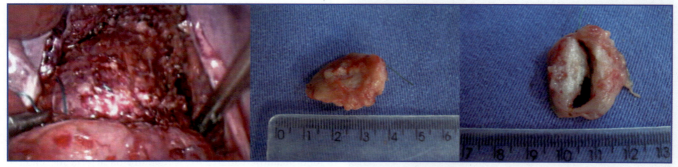

Figura 73.2.8B – A) Nódulo introduzido dentro do grampeador: visão laparoscópica corresponde à Figura 73.2.7. B) Lesão da parede do reto retirada pelo grampeador. C) A mesma lesão infiltrando toda a parede do reto; peça aberta.

apenas os ramos do segmento intestinal a ser retirado, que na maioria das vezes não ultrapassa 10 cm. O mesorreto é dissecado até o nível abaixo da lesão, no mínimo 10 mm e seccionado com endogrampeador introduzido pelo trocater de 12 mm em fossa ilíaca direita. Em seguida, realiza-se uma pequena incisão ao nível do púbis, para exteriorizar o segmento acometido pela doença e secciná-lo. Coloca-se a ogiva do grampeador no cólon proximal após a realização da bolsa. Reintroduz-se o sigmoide remanescente para a cavidade abdominal e fecha-se a incisão. Realiza-se a anastomose mecânica via anal pela técnica de duplo grampeamento. Duas argolas completas de tecido devem estar contidas no grampeador. Uma vez verificada a perfeição da anastomose, esta é revisada por enema retal contendo uma diluição de índigo carmim ou azul de metileno. Evita-se a ostomia de proteção quando esses princípios são atingidos. Em caso de anastomose ultrabaixa, isto é, a 5 cm ou menos da borda anal, a maioria dos autores recomenda a ostomia de proteção. Essa situação ocorre em menos de 10%, e, na experiência deste autor, houve vazamento na anastomose em uma paciente entre sete operadas, sendo necessárias reoperação e ileostomia. A situação mais comum é a anastomose baixa entre 5 e 8 cm, realizada abaixo da reflexão peritoneal em 80%. Nesses casos, em nossa experiência, não houve fístula em 65 casos operados e não realizamos ostomia de proteção. Já a literatura aponta uma incidência de fístula em torno de 7,5%. Rotineiramente, realizamos uma sobre sutura contínua na parede anterolateral, com fio PDS 000 por acesso laparoscópico. A abertura da vagina durante a dissecção do nódulo ocorreu em 20 casos (25%). Nestas, retiramos a peça cirúrgica pela vagina, e em outras sete pacientes abrimos o fundo de saco vaginal como opção para a retirada da peça. A decisão de fazer uma anastomose retossigmoide intra ou extracorporal e retirada da peça pela vagina depende de cada cirurgião e seu nível de treinamento.

O peritônio do fundo de saco pode ser sacrificado quando há suspeita de seu comprometimento, por se tratar de um possível foco de recidiva. Nesse caso, proteínas antiaderenciais podem ser usadas ou outros métodos, como os de barreira, para evitar bridas. Em ressecções e descolamentos extensos, pode-se reconstituir a pelve com tela de prolene, a fim de evitar hérnias perineais.

NOSE (Natural Orifice Specimen Extraction): extração do retossigmoide por orifício natural vaginal

Redwine et al.[28] descreveram a técnica de ressecção de nódulos endometrióticos no retossigmoide por acesso vaginal. Por meio da laparoscopia, o cólon sigmoide e o reto comprometidos são liberados. Exterioriza-se o segmento comprometido por uma excisão no fundo de saco posterior em forma de alça. Realiza-se a ressecção da lesão e sutura manual extracorpórea com fio de *Vicryl* 3.0 ou similar. É reduzida a alça intestinal suturada para a cavidade abdominal e fechada a abertura vaginal com fio absorvível por esse acesso[28].

Haug et al.[31] descreveram a técnica combinada em 28 pacientes. Referem dissecção inicial pela vagina e suas vantagens, como o acesso direto à lesão, ao controle palpatório e à dissecção com auxílio digital. A técnica consiste em, após a visualização da vagina, pinçar o colo uterino posteriormente e infiltrar o fundo de saco posterior com lidocaína 1%, com epinefrina 1:200.000, para hemostasia e facilitação da dissecção. Uma colpotomia posterior é realizada, e a separação do nódulo do reto e da vagina é executada com secção romba digital, auxiliada com bisturi ultrassônico ou elétrico, com margem distal de 1 cm da parede da vagina e do reto. Essa dissecção é completada liberando a lesão do cérvix e da parede uterina posterior, deixando a lesão livre anteriormente e aderida somente ao reto (Figura 73.2.9). Essa liberação caminha o máximo possível por essa via. A lesão presa ao reto é empurrada para a cavidade abdominal e se interrompe a dissecção por esse acesso. Oclue-se a colpotomia com ponto contínuo e muda-se o acesso para o abdome. Haug et al.[31] completaram a cirurgia por via laparoscópica e vaginal em 11 pacientes com retirada da peça por mini-incisão Pfannenstiel, com conversão para laparotomia em oito pacientes, por causa da presença de intensa aderência, e indicação direta por laparotomia em nove casos, por conta de aderências, múltiplos nódulos envolvendo outros seguimentos ou órgãos, como íleo terminal e ureter.

O acesso vaginal, proposto por Abrão e Sagae[32], com sutura mecânica, permite a retirada de peças pela vagina, e é uma boa opção para pacientes que querem evitar cicatriz abdominal, bem como nas lesões localizadas no reto ou transição retossigmoide que implica a abertura da vagina durante a cirurgia, fato que pode ocorrer em até 30% das endometrioses profundas que acometem o septo retovaginal, com infiltração também da parede vaginal. É muito frequente a associação de ressecção intestinal com histerectomia, o que torna a retirada de ambas as peças pela vagina uma excelente opção. Neste

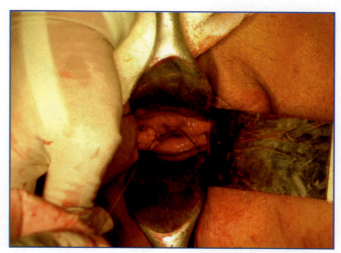

Figura 73.2.9 – Lesão infiltrativa na parede vaginal: ressecção por acesso vaginal.

caso, não há necessidade de separar completamente o reto do fundo de saco, retirando em bloco as peças infiltradas.

A liberação do reto e sigmoide deve ser mais ampla que a técnica descrita por Redwine. O mesossigmoide é mobilizado, e o ureter esquerdo é sempre identificado e pode ser cadarçado. A ligadura da artéria mesentérica inferior é necessária para que o segmento acometido no retossigmoide atinja a vagina sem tensão. Introduz-se o endogrampeador pelo trocater 12 mm em fossa ilíaca direita e secciona-se o reto abaixo da lesão. Em seguida, realiza-se a abertura do fundo de saco posterior, incisionando-o transversalmente ou em T com bisturi monopolar ou *ultracision*, dirigido por uma pinça na vagina, ou aproveita-se a abertura prévia realizada durante a dissecção da lesão. A ampliação da incisão deve ser realizada por via abdominal, e a vagina ocluída com compressa, para evitar escape de gás. A abertura deve ser ampla para que o intestino seja tracionado pela vagina com facilidade por meio da pinça de coração. A secção da alça é realizada no local predeterminado e coloca-se a ogiva do grampeador no cólon proximal, após a feitura da bolsa. Reduz-se o segmento para a cavidade abdominal para acoplar com o grampeador introduzido via anal (Figuras 73.2.10A e B).

A segunda alternativa é o uso do grampeador linear após a abertura da cúpula vaginal e tração do retossigmoide pela vagina. O reto é seccionado pela via vaginal com grampeador linear (Figuras 73.2.11A e B). Retira-se a peça identificada e coloca-se a ogiva no segmento proximal após a confecção da bolsa. O segmento proximal é reduzido para a cavidade abdominal, seguido de introdução do grampeador pelo ânus. É realizada a anastomose pela técnica de duplo grampeamento, isto é, conecta-se a ogiva ao grampeador introduzido pelo reto e executa-se a anastomose intracorporal. Ao final da cirurgia, a cúpula vaginal é suturada preferencialmente pelo acesso abdominal, mas é totalmente factível pelo acesso vaginal com fio absorvível.

Essa técnica tem a vantagem de retirar a peça por via vaginal, evitando a abertura do reto intra-abdominal, possível contaminação peritoneal quando se retira a peça pelo ânus e, também, uma mini-incisão abdominal.

Em nossa experiência, dentre 27 pacientes de 80 operadas, houve apenas um caso de fístula retovaginal com anastomose ultrabaixa. Esse acesso tem vantagem nos casos em que há necessidade de abertura da parede vaginal em virtude de infiltração pela doença, em situação de indicação de histerectomia total concomitante, na qual ambas as peças poderão ser

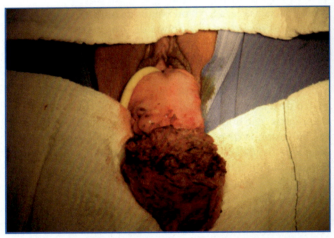

Figura 73.2.10B – Visão cirúrgica pela vagina. Adenomiose no reto: retirada do retossigmoide pela vagina.

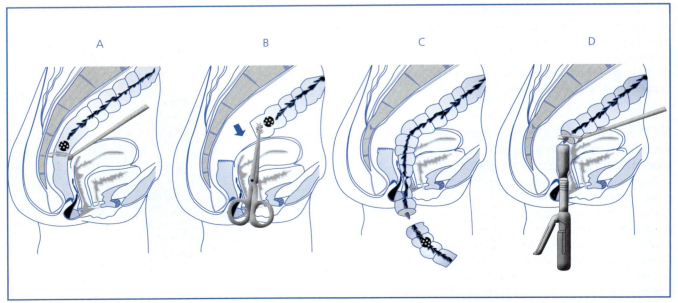

Figura 73.2.10A – Retirada do retossigmoide pela vagina após a secção do reto abaixo da lesão e anastomose mecânica. Figuras esquemáticas.

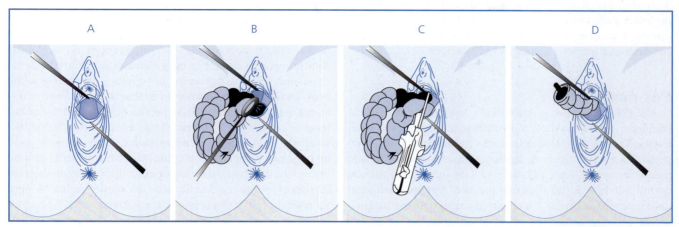

Figura 73.2.11A – Visão esquemática: abertura da vagina, tração do retossigmoide, uso do grampeador linear para seccionar o reto e colocação da ogiva.

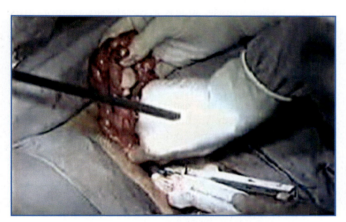

Figura 73.2.11B – Colocação do grampeador linear pela vagina.

retiradas pela vagina. Também é indicado em casos selecionados em que se deseja evitar a mini-incisão.

Comparando a ressecção laparoscópica de um nódulo no segmento retossigmoide com a laparotomia e a via transvaginal assistida por laparoscopia, esta última não resultou em maior tempo de hospitalização e em aumento do custo hospitalar. A ressecção transvaginal tecnicamente não aumentou o tempo operatório, e é tão segura quanto a técnica laparoscópica clássica[30].

Em nossa casuística de 80 pacientes submetidas à ressecção colorretal de 2000 a 2009, observamos os seguintes resultados: todas foram submetidas à ressecção laparoscópica com ablação radical da endometriose. Não houve necessidade de conversão para laparotomia; uma paciente foi submetida à ileostomia; o tempo médio de cirurgia foi de 240 minutos (variação de 85-520); a perda sanguínea média estimada foi de 200 mL (50-600); íleo paralítico médio de dois dias (1-4); a hospitalização pós-operatória média foi de quatro dias (3-7); complicações precoces e tardias foram observadas em oito pacientes (10%), e em três destas (4%) a intervenção cirúrgica foi necessária; a média do seguimento pós-cirúrgico foi de dez meses (6-36); a queixa de dispareunia não melhorou em dois pacientes e os sintomas do trato gastrintestinal pós-operatório não melhoraram em três pacientes. Durante o segmento não houve registro de recorrência da doença no segmento intestinal.

Comparativamente, podemos analisar um dos maiores estudos estatísticos levantados por Luca Minelli (2009), com 357 pacientes portadoras de endometriose profunda, submetidas à ressecção colorretal, em vários centros na Itália. Foram avaliadas as complicações intra e pós-operatória, os sintomas e o segmento em longo prazo – 96,1% das pacientes foram submetidas à ressecção laparoscópica, e em 334 (93,6%) ocorreu a ablação radical da endometriose. Houve necessidade de conversão para laparotomia em 14 pacientes; o tempo médio de cirurgia foi de 300 minutos (variação de 85-720); a perda sanguínea média estimada foi de 250 mL (50-550); o íleo paralítico médio foi de 4 dias (1-8); a hospitalização pós-operatória média foi de 8 dias (3-36); complicações precoces e tardias foram observadas em 44 pacientes (12,3%), e em 35 destas (10%) a intervenção cirúrgica foi necessária; a abertura da parede vaginal foi necessária para remover nódulos endometriais no septo retovaginal em 104 casos (29,1%), dentre os quais, 88, após adequada mobilização do cólon esquerdo, o coto cranial do cólon foi puxado através da abertura da parede vaginal e a ogiva do grampeador circular foi posicionado. O intestino foi reposicionado intraperitonealmente antes da sutura vaginal laparoscópica, evitando a minilaparotomia. Em 41 pacientes (11,5%) foi realizada ileostomia temporária; a média de comprimento do intestino retirado foi de 10,2 cm (variável de 6 a15); a anastomose foi classificada como alta/média em 32 pacientes (9%), baixa em 298 pacientes (83,5%) e ultrabaixa em 27 pacientes (7,6%); a média do seguimento pós-cirúrgico foi de 19,6 meses (6-48); durante o segmento houve registro de recorrência em 24 de 286 pacientes (8,4%); pacientes com cirurgia prévia por endometriose mostraram um risco maior de recorrência, quando comparados àquelas submetidas à primeira cirurgia (13,2% × 3,4%).

Pós-operatório

No pós-operatório, o tratamento antibiótico é mantido conforme critério médico, individualizando cada caso. A alimentação deve ser introduzida com critérios após o início do peristaltismo intestinal. A laparoscopia tem proporcionado menor íleo paralítico e evitado o uso de sonda nasogástrica, permitindo introdução alimentar precoce. A terapia hormonal deve ser individualizada, e a escolha e o tempo de uso normalmente deve ser conduzida pelo ginecologista. As reavaliações clínicas no pós-operatório são programadas com 3, 6, 12 e 24 meses e realizados exames específicos sempre que necessário.

COMPLICAÇÕES

As complicações cirúrgicas das ressecções intestinais na endometriose são similares ou menores às encontradas no pós-operatório por outras afecções, e em nossa experiência obtivemos menor incidência. A menor ocorrência de complicações se deve a dois fatores importantes: pacientes jovens e ressecções intestinais menores.

A dificuldade técnica é encontrada principalmente nas lesões infiltrativas extraperitoneais, o que pode levar a um aumento na incidência de fístulas, conversões cirúrgicas e eventual necessidade de ostomias. O insucesso no controle dos sintomas pós-operatórios ocorre com mais frequência nos casos de escarificações em relação à ressecção intestinal, na taxa de 80% e 92%, respectivamente, porém menos complicações, 6% nas escarificações, 23% nas ressecções em disco e 38% nas ressecções segmentares[29].

A mais grave complicação consiste no surgimento de fístula anastomótica, com incidência em torno de 2,8 a 10,3%, segundo Keckstein et al.[33] e Dubernard et al.[1]. Luca Minelli[34], em sua série com 357 casos, demonstrou a incidência de 3,9% de fístula retovaginal e 1,1% de fístula anastomótica, 2% de perfuração intestinal e 2% de obstrução intestinal. Todas essas complicações necessitaram de reoperações. Outros dados foram: estenose de anastomose em 2%, fístulas vesicovaginal e ureteral em 1,4%, hemoperitoneo em 2%, abscesso peritoneal em 0,8%, transfusão de derivados de sangue em 10%, retenção urinária em 9,4% e constipação após 30 dias em 4,2%.

Em nossa experiência, a incidência de fístula foi de 2,5% em 80 pacientes operadas, ocorrendo fístula retovaginal em 1,2%, com lesão baixa próximo do esfíncter anal e por acesso vaginal; fístula retal em 1,2% em uma paciente submetida à retirada da lesão por escarificação. Os dois casos precisaram de reoperações, o primeiro, por laparotomia com ostomia de proteção e reversão após correção da fístula, e o segundo, somente por laparoscopia com sutura e drenagem, sem ostomia. Ambas evoluíram bem. Um terceiro caso evoluiu com abscesso, que foi drenado por via laparoscópica. Tivemos um caso de fístula ureteral tardia (1,3%), no 17º dia de pós-operatório, por causa de cauterização térmica com necrose tardia. Houve necessidade de reintervenção do urologista com reimplante do ureter após nefrostomia, em virtude da impossibilidade de passagem do duplo J. Paciente evoluiu bem. Desde então, passamos a cadarçar o ureter preventivamente antes de abordar a lesão pélvica em casos selecionados. Duas pacientes (2,4%) apresentaram estenose de anastomose, resolvida com dilatação endoscópica. Não tivemos lesão neurogênica de bexiga e sangramento. Uma paciente evoluiu com piora da proctalgia e obstipação, após retirada de lesão extensa do septo, com infiltração do reto e vagina. A peça foi retirada por acesso vaginal, e a paciente tinha operações múltiplas como antecedentes, com pan-histerectomia pela mesma doença. Houve melhora significativa do quadro com tratamento fisioterápico após dois anos.

A formação de aderências é uma das grandes preocupações no pós-operatório, graças à característica fibrótica da doença e promoção de grande área cruenta[35]. Complicações como lesão de alça intestinal, retenção e infecção urinária, dor pós-operatória, íleo paralítico, sangramento, abscesso e estenose da anastomose têm sido descritas com incidência menor que 1%[36].

Em particular, o risco esperado de complicação devido à abertura da parede vaginal poderia ser controlado pela colocação de uma "dobra" de omento entre a sutura vaginal e a anastomose intestinal, se ambas fossem realizadas no mesmo nível. Além disso, o fechamento da vagina antes da ressecção intestinal poderia reduzir o risco de infecção anastomótica.

Finalmente, a comparação entre fístula intestinal nos diferentes níveis de anastomoses não alcança significado estatístico, porém, a ileostomia temporária de proteção foi usualmente adotada nas pacientes com anastomoses ultrabaixas.

Em contrapartida, os poucos casos de fístula anastomótica e retovaginal em pacientes com anastomose baixa e ultrabaixa confirmaram que o risco de abertura anastomótica não é totalmente prevenível.

Embora as disfunções do trato urinário e retal em longo prazo pudessem ser consideradas morbidades relacionadas à cirurgia, que significativamente afeta a qualidade de vida dessas pacientes, não são mencionadas em muitos dos relatos publicados.

Na série relatada por Luca Minelli[34], a retenção urinária persistente e significativa e a constipação ocorreram em 9,5% e 4,2% das pacientes, respectivamente. Esses dados são melhores que aqueles relatados em outros estudos, e provavelmente são resultados da adoção – a partir de abril de 2004 – da técnica de preservar os nervos. Nesse estudo, também foi confirmado que essa abordagem poderia melhorar a função urinária e retal pós-operatória, mas essa técnica de preservação pode ser invalidada na presença de endometriose profunda parametrial, dorsal e difusa.

CONCLUSÃO

O índice de morbidade pela ressecção colorretal laparoscópica na endometriose severa não pode ser ignorado. Essa cirurgia deve ser ofertada à mulher com sintomatologia severa, que não responde à terapia medicamentosa e a quem a ressecção parece ser a única opção. Ressecção laparoscópica colorretal é viável e marcadamente melhora a dor, a fertilidade, a taxa de recorrência e a satisfação da paciente.

Análises, ano após ano, têm mostrado uma redução da média do tempo cirúrgico e da taxa de complicação, mesmo com o aumento do número de procedimentos cirúrgicos correlatos. Essa melhora pode ser resultado de uma longa curva de aprendizado nesse tipo de cirurgia, frequentemente caracterizado por mudança severa da anatomia pela infiltração e deformidade que a doença causa na pelve.

A conscientização do diagnóstico preciso por meio de imagem se faz necessária na rotina pré-operatória, possibilitando planejamento, preparação adequada, melhor compreensão da extensão da doença e a interação entre vários especialistas para a erradicação total da endometriose. Dentre estes, o coloproctologista, o urologista e o radiologista em conjunto com o ginecologista. Para diminuir o índice de insucesso no tratamento, o ideal é que a doença avançada seja acompanhada em centro especializado por equipe multidisciplinar com experiência e conhecimento em procedimentos laparoscópicos e cirúrgicos, tais como ressecção intestinal, habilidade em realizar suturas internas, uso de grampeadores, táticas específicas e bisturis ultrassônicos. Ainda mais, é válido ressaltar a importância da realização do inventário da cavidade abdominal (COPE), por se tratar de doença peritoneal e multifocal.

Com os novos conceitos cirúrgicos de minitrauma e mini-incisões, alternativas como NOTES e NOSE tornam-se opções viáveis e atraentes, e podemos colocá-las em discussão como alternativa cirúrgica, principalmente nas lesões infiltrativas do septo retovaginal.

Medicamentos mais eficazes deverão diminuir a intervenção cirúrgica.

Deve-se ter em mente que a endometriose não é câncer. Acomete mulheres jovens sofridas, frequentemente com problemas profissionais, sexuais, matrimoniais e de fertilidade. Portanto, devemos evitar cirurgias mutiladoras, e sim promover aquelas que melhorem a qualidade de vida e mantêm os sonhos e a autoestima. O tratamento incompleto, de um lado, e o tratamento mutilador, do outro, devem ser evitados sempre que possível.

REFERÊNCIAS BIBLIOGRÁFICAS

1. Dubernard G, Pikett M, Rouzier R, Houry S, Bazot M, Darai E. Quality of life after laparoscopic colorectal resection for endometriosis. Human reproduction 2006;21(5):1243-47.
2. Halis G, Mechsner S, Andreas DE. The Diagnosis and Treatment of Deep Infiltrating Endometriosis. Dtsch Arztebl In 2010;107(25):446-56.
3. Sampson JA. Perforating hemorragic (chocolate) cysts of the ovary, their importance and specially their relation to pelvic adenomas of endometrial type. Arch Surg 1921;3:245.
4. Martin DC. Atlas de Endometriose. Londres: Times Mirror International Publishers; 1995.
5. D'Hooghe TM, Debrock S. Endometriosis, retrograde menstruation and peritoneal inflammation in women and in baboons. Hum Reprod Update 2002;1:84-8.
6. Mathur S, Peress MR, Williamson HO, Youmans CD, Maney SA, Garvin AJ, et al. Autoimmunity to endometrium and ovary in endometriosis. Clin Exp Immunol 1982;50(2):259-66.
7. Weed JC, Arquembourg PC. Endometriosis: can it produce an autoimmune response resulting in infertility? Clin Obstet Gynecol 1980;23(3):885-93.
8. Meyer R. Uber then stude der Frage der Adenomyoma in Allgemeinen und Adenomyonetitis Sarcomatosa. Zentralbl Gynakol 1919;36:745-59.
9. Nisolle M, Donnez J. Peritoneal endometriosis, ovarian endometriosis, and adenomyotic nodules of the rectovaginal septum are three different entities. Fertil Steril 1997;68(4):585-96.
10. Koninckx PR, Riittinen L, Seppala M, Cornillie FJ. CA-125 and placental protein 14 concentrations in plasma and peritoneal fluid of women with deeply infiltrating pelvic endometriosis. Fertil Steril 1992;57(3):523-30.
11. Cornilie FJ, Oosterlynch D, Lauwergs JM, Koninckx PR. Deeply Infiltrating Endometriosis Hystology and Significance. Fertil Steril 1990;53(6):978-83.
12. Viscomi F. Atlas de Endometriose. Women's Medical Center; 1998.
13. Koninckx PR, Martin DC. Deep endometriosis: a consequence of infiltration or retraction or possibly adenomyosis externa? Fertil Steril 1992;58(5):924-8.
14. Abrão MS. Endometriose: uma visão contemporânea. Rio de Janeiro: Revinter; 2000.
15. Friedman H, Vogelzang RL, Mendelson EB, Neiman, HL, Cohen M. Endometriosis detection by US with laparoscopic correlation. Radiology 1985; 157(1):217-20.
16. Bazot M, Detchev R, Cortez A, Amouyal P, Uzan S, Darai E. Transvaginal sonography and rectal endoscopic sonography for the assessment of pelvic endometriosis: a preliminary comparison. Hum Reprod 2003;18:1686-92.
17. Dessole S, Farina M, Rubattu G, Cosmi E, Ambrosini G, Nardelli GB. Sonovaginography is a new technique for assessing rectovaginal endometriosis. Fertil Steril 2003;79(4):1023-7.
18. Bahr A, de Parades V, Gadonneix P, Etienney I, Salet-Lize´D, Villet R, Atienza P. Rectal Wall Infiltration in Patients With Deep Pelvic Endometriosis: A Modern Tool for an Ancient Disease. Dis Colon Rectum 2006;9:869-75.
19. Abrao MS, Goncalves MO, Dias Jr JA, Podgaec S, Chamie LP, Blasbalg R. Comparison between clinical examination, transvaginal sonography and magnetic resonance imaging for the diagnosis of deep endometriosis. Hum Reprod 2007;22(12):3092-7.
20. Goncalves MO, Dias Jr. JA, Podgaec S, Averbach M, Abrão MS Transvaginal ultrasound for diagnosis of deeply infiltrating endometriosis International Journal of Gynecology and Obstetrics 2009;104:156-160.

21. Murad-Regadas SM, Regadas FSP. Ultrassonografia anorretal bi e tridimensional. In: Distúrbios funcionais do assoalho pélvico. Atlas de Ultra-sonografia Anorretal Bi e Tridimensional. Rio de Janeiro: Revinter; 2006.
22. Bazot M, Darai E, Hourani R, Thomassin I, Cortez A, Uzan S, et al. Deep Pelvic Endometriosis: MR Imaging for Diagnosis and Prediction of Extension of Disease Rev. Radiology 2004;232(1):379-89.
23. Sagae UE, Lima DMR, Cavalli N, Sagae LMT, Tanaka TM, Bonatto MW, Tsuchiya R, Carvalho CA, Shiratori AI. Importância da UltraSSonografia Anorretal Tridimensional na Decisão Terapêutica da Endometriose Profunda. Rev Bras Coloproct 2009;29(4):435-42.
24. Wood C, Kuhn R, Tsallas J. Laparoscopic diagnosis of endometriosis. Aust N Z J Obstet Gynaecol 2002;42(3):277-81.
25. American Fertility Society. Revised American Fertility Society classification of endometriosis: 1985. Fertil Steril 1996;43:351-3.
26. Sagae UE. Endometriose do trato gastrointestinal: correlações clínicas e laparoscópicas; papel da corrida dos órgãos peritoneais na endometriose (COPE). São Paulo. Dissertação [Mestrado em Cirurgia do Aparelho Digestivo]. São Paulo: Faculdade de Medicina da USP; 2005.
27. Redwine DB. Laparoscopic en bloc resection for treatment of the obliterated cul-de-sac in endometriosis. J Reprod Med 1992;37(8):695-8.
28. Redwine DB, Koning M, Sharpe DR. Laparoscopically assisted transvaginal segmental resection of the rectosigmoid colon for endometriosis. Fertill Steril 1996;65(1):193-7.
29. Mohr C, Nezhat FR, Nezhat CH, Seidman DS, Nezhat CR. Fertility considerations in laparoscopic treatment of infiltrative bowel endometriosis. JSLS (JSLS: Journal of the Society of Laparoendoscopic Surgeons / Society of Laparoendoscopic Surgeons. 2005;9(1):16-24.
30. Reich MDH. Laparoscopic Excision of deep fibrotic endometriosis os the cula-de-sac and rectum (extensive endometriosis). New York: Columbia University College of Physicians and Surgeons; 1999.
31. Haug T, Kessler HP, Malur S, Renner SP, Ackermann S, Beckmann MW, et al. Comparison of the combined vaginal-laparoscopic technique with primary laparotomy in the removal of rectal endometriosis via an anterior rectal resection. Gynecol Surg 2007;4:17-24.
32. Abrão MS, Sagae UE, Gonzales M, Podgaec S, Dias JA Jr. Treatment of rectosigmoid endometriosis by laparoscopically assisted vaginal rectosigmoidectomy. Int J Gynaecol Obstet 2005;91(1):27-31.
33. Keckstein J, Ulrich U, Kandolf O, Wiesinger H, Wustlich M. Laparoscopic theraqhy of intestinal endometriosis and the ranking of drug treatment. Zentralbl Gynakol 2003;125(7-8):259-66.
34. Minelli L, Fanfani F, Fagotti A, Ruffo G, Ceccaroni M, Mereu L, et al. Laparoscopic Colorectal Resection for Bowel Endometriosis Feasibility, Complications, and Clinical Outcome Arch Surg 2009;144(3):234-9.
35. Frishman G & Salak JR. Conservative surgical management of endometriosis in women with pelvic pain. American Journal of Obstetrics and Gynecology 2005;192:394-400.
36. Jatan A, Solomon MJ, Young J, Cooper M, Pathma-Nathan N. Laparoscopic management of rectal endometriosis. Dis Colon Rectum 2006;49(2):169-74.

ENDOMETRIOSE INTESTINAL

Resultados do Tratamento Cirúrgico

73.3

Marcelo Averbach
Sidney Klajner
Sérgio Podgaec
Mauricio Simões Abrão

INTRODUÇÃO

A endometriose se caracteriza pela presença de tecido endometrial em sítios ectópicos e acomete 10 a 15% das mulheres durante a vida reprodutiva[1-3]. Considera-se endometriose intestinal quando ocorre infiltração da camada muscular própria; quando esse comprometimento é restrito à serosa, a endometriose é considerada peritoneal[4]. Embora a endometriose intestinal frequentemente cause sintomas gastrintestinais severos e dor pélvica, essas queixas muitas vezes não são devidamente valorizadas, sendo o diagnóstico feito durante um procedimento cirúrgico, o que pode acarretar um tratamento inadequado.

A incidência da endometriose intestinal pode ser estimada entre 3,8 e 37% das pacientes com diagnóstico de endometriose[5]. Os principais locais acometidos são o reto, com 79% das lesões, seguido pelo sigmoide (24%), apêndice (5%), íleo terminal (2%) e ceco (1%)[6], sendo que as outras porções do intestino delgado e cólon são raramente acometidas. Em outros relatos, há descrições de incidências para septo retovaginal (12%), apêndice (3 a 18%), ceco (2 a 3%) e íleo distal (2 a 16%)[7]. O reto e a junção retossigmoide podem corresponder, em conjunto, a 70 a 93% das lesões intestinais[8,9]. Lesões intestinais concomitantes, em segmentos diferentes, ocorrem em 38% dos casos com acometimento intestinal, sendo 31% com duas, 7,1%, com três, e 0,6%, com cinco lesões[6].

RESULTADOS DO TRATAMENTO CIRÚRGICO

Existem várias táticas cirúrgicas empregadas no tratamento da endometriose intestinal. A opção pela melhor técnica depende de vários fatores, sendo os mais importantes aqueles relacionados à localização e ao tamanho das lesões. Obviamente, o resultado do tratamento está na dependência das características das lesões tratadas, da experiência da equipe cirúrgica e, sem dúvida, da técnica utilizada.

A remoção cirúrgica da endometriose intestinal parece ser o tratamento mais eficaz para as pacientes sintomáticas. Vários estudos têm demonstrado que a remoção cirúrgica de todas as lesões endometrióticas, incluindo aquelas no intestino, é associada a uma melhora significativa nos sintomas gastrintestinais e na qualidade de vida[8-11]. O tratamento cirúrgico da endometriose pode ser complexo e relacionado a complicações. Por isso, essas pacientes devem ser informadas a respeito dos riscos e complicações, e a equipe cirúrgica, preparada para a realização destes procedimentos.

Revisão recente da literatura mostrou que as taxas de técnicas empregadas, como ressecção segmentar, excisão de disco de espessura total e excisão de lesão superficial, diferem significativamente entre os estudos publicados, tornando difícil a comparação de resultados e morbidade (Tabela 73.3.1). Nesse levantamento, que inclui 473 pacientes com endometriose intestinal, a maioria se submeteu à ressecção colorretal por via laparoscópica (57,5%)[12], enquanto 13,7% e 28,8% das mulheres foram tratadas com excisão de disco de espessura total e superficial, respectivamente.

A maioria dos estudos de ressecção colorretal laparoscópica para endometriose teve como foco principal demonstrar ser factível e avaliar os índices de complicações. A eficácia tem sido medida em termos da melhora dos sintomas. Porém, Redwine e Wright[14] relataram que nem todos os sintomas atribuídos à infiltração do fundo de saco de Douglas melhoraram de modo semelhante após cirurgia e que alguns sintomas permaneciam inalterados ou pioravam. Alguns estudos baseados em escala visual de sintomas confirmaram que diarreia, obstipação, dispareunia e dismenorreia, em alguns casos, permaneciam inalterados[9,18]; outros autores relatam que sintomas ginecológicos e digestivos melhoram de modo marcante na maioria dos casos[10,13-18,20-22].

Considerando que a endometriose intestinal é definida quando há presença desse tecido em sua camada muscular própria e não restrito somente à serosa, abordaremos aqui

TABELA 73.3.1 – Opções terapêuticas da endometriose colorretal[12]				
Autores	Ressecção segmentar	Excisão de espessura total	Excisão superficial
Nezhat et al.[13]	10	5	0
Redwine e Wright[14]	6	21	23
Jerby et al.[15]	7	5	18
Possover et al.[16]	34	0	0
Duepree et al.[17]	18	5	26
Darai et al.[18]	40	0	0
Campagnacci et al.[19]	3	4	0
Ribeiro et al.[10]	115	2	8
Panel et al.[20]	18	3	0
Jatan et al.[21]	14	20	61
Lyons et al.[22]	7	0	0
Total	272	65	136

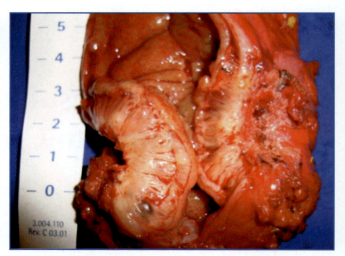

Figura 73.3.1 – Espécime cirúrgico obtido por ressecção segmentar do reto. Nota-se a extensa infiltração da parede do reto.

os resultados referentes à ressecção discoide e segmentar. Em nossa experiência, entre fevereiro de 2002 e julho de 2010, 316 mulheres foram submetidas a tratamento cirúrgico laparoscópico de endometriose intestinal, sendo 148 ressecções segmentares de reto ou sigmoide (Figura 73.3.1), 38 ressecções discoides de nódulo endometriótico em reto ou sigmoide, 68 apendicectomias e 19 ressecções de íleo terminal e ceco.

A indicação da cirurgia somente se concretizou em pacientes com dor pélvica não responsiva a tratamentos clínicos prévios e com exames de imagem (ultrassom transvaginal com preparo intestinal, ressonância nuclear magnética da pelve ou ultrassom transretal), demonstrando lesão intestinal infiltrando pelo menos a camada muscular interna da alça acometida ou lesão de apêndice. A estratégia cirúrgica era discutida detalhadamente, com a paciente e a opção por ressecção discoide ou segmentar do reto se baseando no tamanho da lesão observada no exame de imagem, considerando a alta acurácia dos métodos de imagem, e confirmada no intraoperatório: lesões de até 2 cm eram removidas em disco com auxílio do grampeador circular e, em lesões acima de 2 cm, era realizada ressecção segmentar. Nesse período, foram realizadas 148 ressecções segmentares, pela técnica habitual laparoscópica de duplo grampeamento, e 38 ressecções nodulares com grampeador circular.

É importante reforçar que a endometriose é uma doença multifocal, e a realização de múltiplos procedimentos nesse tipo de cirurgia, como exérese de lesões profundas retrocervicais, cistos ovarianos e cistectomias parciais, é extremamente comum, pois sabe-se que o principal fator determinante para o sucesso terapêutico da cirurgia é a ressecção completa dos focos da doença. Vignali et al.[23] avaliaram 115 pacientes submetidas à cirurgia para tratamento de endometriose infiltrativa profunda em diversos sítios pélvicos, e a principal causa de reoperação foi a ressecção incompleta da doença, fato que reforça a importância dos métodos de imagem adequados no pré-operatório e a experiência da equipe cirúrgica integrada e multidisciplinar nesses casos. Esse conceito é fundamental para a diferenciação de um estigma que existe na abordagem de mulheres com endometriose: muitos casos de persistência de doença após operações incompletas são confundidos com recorrência da doença.

Ressecção de disco de espessura total

Existem algumas séries relatadas na literatura que demonstram os resultados e limitações da técnica. Assim, Fanfani et al.[24] estudaram 48 mulheres submetidas à ressecção discoide de espessura total, utilizando grampeador circular, por via laparoscópica. O diâmetro máximo das lesões era menor que 3 cm, e a estenose, menor que 60% em pacientes sintomáticas. Em dois pacientes foram realizados dois grampeamentos. O tempo médio de íleo pós-operatório foi de três dias, e o de internação, sete dias. O seguimento foi possível em 36 pacientes (75%), com média de 33 meses. O escore médio (questionário com escala analógica de sintomas relacionados à endometriose) de dispareunia antes e após a cirurgia foi de 8 (5-10) e 3 (0-5), respectivamente ($p < 0,019$), e a média de sintomas gastrintestinais pré e pós-operatórios foi de 7 (1-10) e 2 (0-10), respectivamente ($P < 0,022$). A satisfação subjetiva classificada como total foi de 75%, total com sintomas leves, 13,8%, e sem mudança, 11,2%. A taxa de melhora, em termos de sintomas, foi de 88% (melhora total e total com sintomas discretos *versus* sem mudança) e nenhuma paciente referiu piora. No subgrupo de pacientes com infertilidade (61,1%), observou-se gravidez espontânea em 27,3%. A taxa de recidiva foi de 13,8%, comparável ao encontrado nas ressecções segmentares (11,5%). Roman et al.[25], em estudo retrospectivo comparativo entre ressecção discoide e segmentar, mostraram taxas de melhora dos sintomas bastante semelhantes com uma probabilidade de estar livre de sintomas de dismenorreia, dispareunia e dor acíclica em 24 meses de 62%, 81% e 69%, respectivamente, para ressecção discoide, e 80%, 65%, 43%, respectivamente, para ressecção segmentar. A incidência de sintomas digestivos pós-operatórios, como aumento no número de evacuações (> 3 ao dia) e obstipação severa, foi maior nos casos submetidos à ressecção segmentar.

Apesar de os estudos preliminares com ressecção discoide de nódulos menores (até 3 cm) mostrarem bons resultados em termos de taxa de recorrência e resolução dos sintomas, são necessários novos estudos prospectivos com maior número de pacientes para avaliação dos resultados dessa forma de abordagem.

Ressecção segmentar

Os melhores resultados cirúrgicos, no que tange às taxas de recorrência e melhora dos sintomas, são obtidos com a ressecção intestinal[8]. A ressecção colorretal por via laparoscópica para o tratamento da endometriose profunda tem sido considerada, desde o início dos anos 1990, como o tratamento de escolha[13,26]. De fato, o tratamento por via laparoscópica, comparado à cirurgia aberta tradicional, consegue os mesmos resultados, com menor trauma cirúrgico. Além disso, a laparoscopia tem uma melhor acurácia do diagnóstico, por permitir visualização das estruturas pélvicas mais profundas, sem comprometer a eficácia do procedimento[13,15-17].

Embora vários trabalhos descrevam o seguimento de mulheres tratadas por endometriose intestinal, a maioria deles são estudos retrospectivos e/ou incluíram um número limitado de pacientes. Bailey et al.[7] relataram um seguimento de 130 mulheres submetidas a tratamento cirúrgico agressivo para endometriose colorretal. Após 60 meses da cirurgia, 86% delas reportaram alívio completo ou quase completo dos sintomas, e nenhuma recidiva foi observada. Darai et al.[18], em estudo com 36 mulheres submetidas à ressecção colorretal, mostrou melhora significativa nos sintomas de dismenorreia, dispareunia, dor pélvica acíclica e sintomas digestivos. Sangramento retal desapareceu em todas as pacientes que o apresentavam no pré-operatório. De Cicco et al.[27], em revisão sistemática que incluiu 34 artigos com 1.889 ressecções intestinais, mostraram alívio da dor pélvica por pelo menos um ano em 71,4 a 93,6% das mulheres (Tabela 73.3.2). A recorrência dos sintomas por um período de seguimento de 2 a 5 anos variou entre 4 e 54%, possivelmente por definições de recorrência não muito bem definidas. A recorrência da dor requerendo nova cirurgia foi de 0 a 34%, e recorrência comprovada ocorreu em 0 a 25%.

Kavallaris et al.[28] demonstraram, em trabalho com 55 pacientes submetidas à ressecção segmentar intestinal por via laparoscópica combinada com técnica vaginal e seguimento de 94 meses, a associação com redução significante dos sintomas de dismenorreia (93,3%), dispareunia (86,7%), dor pélvica (90%) e sintomas intestinais (100%). Além disso, houve uma baixa taxa de recidiva (6,6%) e alta taxa de gravidez (36,6%) em 76,4% das pacientes que referiam história de esterilidade primária. Não houve disquesia ou dor à evacuação em nenhuma paciente no período de seguimento.

Dousset et al.[29] concluíram que a cirurgia completa com ressecção do reto e lesões associadas, em pacientes com endometriose de reto baixo, por via laparotômica, promove excelentes resultados funcionais em longo prazo em 94% das pacientes, acompanhadas por cinco anos. Nesse período, a taxa de recidiva foi bastante baixa. Estudo prospectivo de Thomassin et al.[9] incluiu 27 mulheres que foram submetidas à ressecção colorretal e relatou melhora significante da dor pélvica não relacionada à menstruação, dismenorreia, dispareunia e dor à evacuação.

Fedele et al.[30] mostraram que o risco de recidiva clínica requerendo novo tratamento foi significativamente maior nas mulheres que não foram submetidas à ressecção colorretal, quando esse órgão estava envolvido. Em outro estudo, Ferrero et al.[31] demonstraram que a remoção completa das lesões

TABELA 73.3.2 – Redução da dor após ressecção intestinal segmentar por endometriose profunda, avaliada após um ano[27]

	Alívio completo	Melhora	Inalterada	Piora
Dor em geral	81,5% (111/135)	17% (19/112)	2,7% (3/112)	0% (0/112)
Dismenorreia	54,9% (45/82)	37,8% (31/82)	7,3% (6/82)	0% (0/79)
Dispareunia de profundidade	62% (62/100)	33,3% (25/75)	8% (6/75)	2,7% (2/75)
Dor crônica	31,3% (5/16)	43,8% (7/16)	25% (4/16)	0% (0/16)
Disquesia	46,3% (19/41)	51,2% (21/41)	9,8% (4/41)	4,9% (2/41)

de endometriose está associada à melhora da qualidade de vida e da vida sexual. Em nosso meio, Pereira et al.[6] acompanhou 168 pacientes submetidas à ressecção colorretal por um tempo médio de 37 meses e notou remissão total dos sintomas de dispareunia, dismenorreia e dor pélvica em 90,6%, 92% e 76,6% dos casos, respectivamente. Também houve melhora em constipação, dor à evacuação e sangramento retal cíclico. Não houve caso de recidiva clínica da endometriose intestinal.

Carmona et al.[32] demonstraram que a taxa de recidiva é significativamente menor após uma curva de aprendizado de pelo menos 30 casos, o que contribui para o princípio de que todas as lesões devem ser removidas.

A associação com adenomiose pode se relacionar com queixa de dismenorreia e dor pélvica acíclica persistente no pós-operatório. Estudos mostram haver benefício na aplicação do sistema intrauterino de levonorgestrel nas pacientes sem desejo reprodutivo[33-35]. A associação de endometriose com a síndrome do intestino irritável e de constipação intestinal fisiológica pode ser causa de persistência de sintomas gastroenterológicos pós-operatórios, necessitando de acompanhamento especializado para melhora do quadro clínico[36].

O resultado sobre a fertilidade foi reportado em sete trabalhos com 105 nódulos, apenas[22,37-41]. A taxa de gestação espontânea foi descrita em dois artigos, sendo 2 de 21 e 4 de 30, ou 10%[39] e 13%[40], respectivamente. A taxa de nascidos vivos após gestação espontânea foi relatada em três artigos, sendo 10%[39], 12%[42] e 31%[40], respectivamente. Outros quatro trabalhos demonstram taxas após fertilização *in vitro*, sendo 18%[37], 50%[41], 50%[38] e 100%[22], respectivamente.

Stepniewska et al.[43] concluíram que a remoção total da endometriose profunda por meio de ressecção colorretal oferece resultados melhores em relação à fertilidade. Em seu trabalho, foram estudados 62 pacientes submetidas à ressecção colorretal por endometriose profunda com sintomas intestinais severos. A taxa de gravidez nas mulheres abaixo dos 30 anos foi de 58%, e naquelas entre 30 e 34 anos, 45%. A taxa de recidiva da dor foi de 9,7%.

A supressão hormonal pós-operatória não mostrou benefícios quanto ao controle da dor ou melhores taxas de gravidez, quando comparada à cirurgia isolada, mas se mostrou efetiva na menor recorrência da doença. Não há estudos que comparem, isoladamente, a supressão hormonal pré e pós-operatória, o que poderia ser útil para identificar se há vantagens e em qual fase a supressão hormonal estaria mais bem indicada[44].

Endometriose de íleo terminal, ceco e apêndice

As lesões de apêndice, caracterizadas, em sua maior parte, por nódulos na extremidade distal do apêndice, retorcendo essa região e deixando-a com aspecto de "bengala" (Figura 73.3.2), trazem indicação de apendicectomia, principalmente por causa do diagnóstico diferencial com tumor carcinoide.

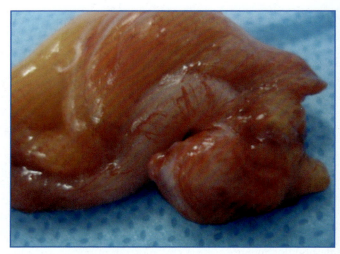

Figura 73.3.2 – Apêndice com infiltração de sua parede por endometriose e, assim, assumindo aspecto de "bengala".

Em nossa série de 68 apendicectomias realizadas diante da suspeita de endometriose, não houve complicação intra ou pós-operatória, em todas houve confirmação histológica de endometriose e em três casos tratava-se de tumor carcinoide. Nesses casos, houve, então, complementação do procedimento cirúrgico com colectomia direita.

Em relação aos casos de lesões de íleo terminal e ceco, a indicação cirúrgica igualmente se baseava no quadro clínico e nos exames de imagem, mas também no maior risco de obstrução intestinal dessas lesões nessa localização, em virtude do menor calibre do íleo em relação ao reto. Aqui, vale salientar que é possível ser conservador na conduta clínica nos casos de lesões em reto e sigmoide, tendo esse importante fator para a decisão terapêutica, o que não se aplica às lesões de íleo terminal. Nessa experiência aqui descrita, foram realizadas 19 ressecções de íleo terminal e ceco com íleo-ascendente anastomose, sem que houvesse casos de complicação intra ou pós-operatória.

Complicações

As principais complicações do tratamento cirúrgico da endometriose intestinal podem ser divididas entre as relacionadas ao procedimento videolaparoscópico abdominal inespecífico, as intraoperatórias e as pós-operatórias[45-47]. Vale reforçar que os índices de complicações da cirurgia colorretal são semelhantes entre a cirurgia convencional e a videolaparoscópica[48].

As complicações comuns relacionadas a todos os procedimentos abdominais laparoscópicos podem ser relacionadas ao pneumoperitôneo e às punções de agulha de Veress e dos trocateres. Em relação ao pneumoperitoneo, pode ocorrer hipercapnia, embolia gasosa, enfisema de subcutâneo, pneumotórax, arritmias cardíacas e diminuição do retorno venoso, variando de 0,3 a 2,3%[49]. As complicações relativas às punções são perfuração de vísceras sólidas e ocas, lesão de vasos sanguíneos e infecção e hérnias dos portes dos trocateres, variando de 0,1 a 1,5%[50].

Além das complicações típicas da realização de qualquer cirurgia laparoscópica, duas complicações principais são mais frequentes durante o tratamento cirúrgico da endometriose intestinal: lesão inadvertida do ureter e deiscência da sutura da anastomose, que pode levar à formação de abscessos intracavitários, peritonite ou fístulas. A lesão ureteral pode ser evitada com a identificação cuidadosa do ureter quando existe o acometimento lateral da pelve. O ureter deve ser identificado longe da lesão, e seu trajeto deve ser seguido até ultrapassá-la. Por conta da grande distorção anatômica da pelve, pode ser útil, em casos selecionados, a colocação de cateteres ureterais que, por sua vez, podem ser iluminados, o que facilita a identificação visual, ou não orientando a dissecção através do tato.

As taxas de complicações associadas a diferentes tipos de cirurgias são difíceis de estimar, em função da natureza heterogênea das séries publicadas. Duepree et al.[17] encontraram que as complicações intra e pós-operatórias para as pacientes submetidas a cirurgia laparoscópica por endometriose colorretal foram de 11,8 e 7,8%, respectivamente. Também encontraram que as complicações intra e pós-operatórias para as pacientes submetidas a ressecção superficial e ressecção segmentar foram de 7,7 e 16,7%, e 3,8 e 11,1%, respectivamente. Darai et al.[18] reportaram quatro casos de fístula retovaginal (10%), todas ocorrendo quando houve ressecção colorretal e vaginal concomitante, sem colostomia de proteção.

Em nossa série de 316 pacientes, a idade variou entre 21 e 47 anos e, como mencionado anteriormente, todas as pacientes eram sintomáticas, referindo, principalmente, dor pélvica crônica, dismenorreia e alterações intestinais cíclicas em 64, 94 e 80% dos casos.

As cirurgias tiveram duração variando de 70 a 280 minutos, e o período de internação hospitalar variou de 3 a 7 dias, exceto em um caso no qual houve secção ureteral diagnosticada no segundo dia pós-operatório e em quatro casos em que houve diagnóstico de deiscência da anastomose intestinal, com necessidade de reintervenção cirúrgica nesses cinco casos. Na intercorrência ureteral, foi realizada anastomose término-terminal, e nos casos de deiscência, foram realizadas colostomias e reconstrução do trânsito aproximadamente três meses após esse procedimento. A única complicação, em nossos casos, relacionada aos casos de ressecção de nódulos intestinais pela técnica de introdução da lesão em grampeador circular foi o sangramento retal originado no local do grampeamento em três pacientes, resolvido espontaneamente em dois casos, sendo necessária colonoscopia e hemostasia com aplicação de *clip* metálico, em uma paciente.

Em duas pacientes para as quais houve necessidade de ressecção de lesões vaginais associadas às lesões intestinais, ocorreu algum grau de disfunção vesical pós-operatória, tratada com sondagem vesical prolongada, com resolução completa dos sintomas. No seguimento dessas pacientes, três evoluíram com estenose no local da anastomose, sendo tratadas com dilatação endoscópica, com resultados satisfatórios.

Dousset et al.[29], em estudo prospectivo de 100 casos submetidos à ressecção colorretal por endometriose em reto baixo, mostraram índice total de complicações perioperatórias de 16%. Deiscência de anastomose ocorreu em seis casos (6%), e destes, quatro evoluíram para fístula retovaginal. Fístula urinária ocorreu em dois casos após dissecção de lesão periureteral por necrose. Dois pacientes necessitaram de reoperação por sangramento.

Em revisão sistemática de ressecção colorretal segmentar realizada por De Cicco et al.[27], complicações cirúrgicas ocorreram em 22,2% das pacientes. Complicações maiores foram observadas em 11% das mulheres, com 6,4% relacionadas ao intestino (deiscência – 1,9%; fístula – 1,8%; obstrução – 2,7%), 2,5% relacionadas a hemorragia e 1%, a infecção.

Mereu et al.[51] relataram índice de complicações maiores em 10,4% de 192 pacientes submetidas à ressecção colorretal por endometriose: 4,7% de deiscência de anastomose, 1,6% de peritonite urinosa, 2,1% de hemoperitônio e 0,5% de abscesso pélvico.

De modo bastante semelhante, Ruffo et al.[52], em estudo que incluiu 436 casos de ressecção laparoscópica, reportaram taxa de fístula de anastomose, fístula retal e retovaginal de 4,7%; 0,4 % de perfuração acidental de intestino e 2,1% de hemorragia pós-operatória grave.

Em relação à ressecção discoide de espessura total, que atualmente vem sendo realizada em maior frequência com auxílio de grampeador circular, Fanfani et al.[24] reportaram índice de complicações menores que aquelas observadas na ressecção segmentar, exceto no que diz respeito ao sangramento retal na linha de anastomose. Esta complicação correspondeu a 8,4% dos casos de modo severo, e, em toda a série de 48 pacientes, 10,4% necessitaram de transfusão. Landi et al.[53], após encontrarem 7 pacientes de 35 com queda de hemoglobina superior a 3 g/dl, sugeriram que o controle do sangramento deve ser feito por meio de endoscopia retal, de modo conservador, com aplicação de *clips* ou injeção de epinefrina, com bons resultados.

Em relação ao pós-operatório tardio, atonia vesical importante foi relatada com relativa frequência por Kavallaris et al.[28], o que vai de encontro ao resultado obtido por outros grupos. Todas as mulheres foram tratadas com autossondagem e tiveram o problema resolvido em algumas semanas. Estruturas que inervam a bexiga podem ser lesadas durante a dissecção do retossigmoide e ligamentos uterossacros. A bexiga neurogênica, mais rara, causando retenção urinária ou disúria de forma mais prolongada, foi observada em dois casos por Kavallaris et al.[28] As novas técnicas de dissecção tendo os nervos como objeto de atenção, separando principalmente o plexo hipogástrico inferior, podem reduzir a incidência dessa complicação. Fedele et al.[30] observaram atonia vesical em 3 de 86 mulheres, enquanto Darai et al.[18], em sua série de 40 mulheres, reportaram retenção urinária em 7 delas. Seracchioli et al.[54] observaram retenção urinária em 5 pacientes.

CONCLUSÃO

Enfim, a endometriose pode ocasionar importantes alterações anatômicas, que, por sua vez, podem acarretar dificuldades de dissecção e ocasionar complicações de maior gravidade; portanto, as paciente devem ser informadas a respeito da variedade de procedimentos que podem ser realizados e orientadas quanto às possíveis complicações e eventual necessidade de colostomia de proteção, especialmente nos casos de anastomoses muito baixas.

REFERÊNCIAS BIBLIOGRÁFICAS

1. Barlow DH, Kennedy SH. Endometriosis: clinical presentation and diagnosis. In: Shaw RW. Endometriosis. Cambridge: Parthenon Publishing; 1990. p. 1-10.
2. Abrão MS, Podgaec S, Izzo CR, Mello P, Porto RC, Ramos LO et al. Perfil epidemiológico e clínico da endometriose. Rev Bras Ginecol Obstet 1995;17:779-90.
3. Arruda MS, Petta CA, Abrão MS, Benetti-Pinto CL. Time elapsed from onset of symptoms to diagnosis of endometriosis in a cohort study of Brazilian women. Hum Reprod 2003;18(4):756-9.
4. Chapron C, Fauconnier A, Vieira M et al. Anatomical distribution of deeply infiltrating endometriosis: surgical implications and proposition for a classification. Hum Reprod 2003;18:157-61.
5. Remorgida V, Ferrero S, Fulcheri E, Ragni N, Martin DC. Bowel Endometriosis: presentation, diagnosis, and treatment. Obstet Gynecol Surv 2007;62(7):461-70.
6. Pereira RM, Zanatta A, Preti CD, Paula FJ, Motta EL, Serafini PC. Should the gynecologist perform laparoscopic bowel resection to treat endometriosis? Results over 7 years in 168 patients. J Minim Invasive Gynecol 2009;16:472-9.
7. Bailey H, Ott M, Hartendorp P. Aggressive surgical management for advanced colorectal endometriosis. Dis Colon Rectum 1994;37:747-53.
8. Remorgida V, Ragni N, Ferrero S et al. How complete is full thickness disc resection of bowel endometriotic lesions? A prospective surgical and histological study. Hum Reprod 2005;20:2317-20.
9. Thomassin I, Bazot M, Detchev R et al. Symptoms before and after surgical removal of colorectal endometriosis that are assessed by magnetic resonance imaging and rectal endoscopic sonography. Am J Obstet Gynecol 2004;190:1264-71.
10. Ribeiro PA, Rodrigues FC, Kehdi IP et al. Laparoscopic resection of intestinal endometriosis: a 5-year experience. J Minim Invasive Gynecol 2006;13:442-6.
11. Abrao MS, Goncalves MO, Dias JA Jr, Podgaec S, Chamie LP, Blasbalg R. Comparison between clinical examination, transvaginal sonography and magnetic resonance imaging for the diagnosis of deep endometriosis. Hum Reprod 2007;22:3092-7.
12. Darai E, Bazot M, Rouzier R, Houry S, Dubernard G. Outcome of laparoscopic colorectal resection for endometriosis. Curr Opin Obstet Gynecol 2007;19:308-13.
13. Nezhat C, Nezhat F, Pennington E. Laparoscopic treatment of infiltrative rectosigmoid colon and rectovaginal septum endometriosis by the technique of videolaparoscopy and the CO2 laser. Br J Obstet Gynaecol 1992;99:664-7.
14. Redwine DB, Wright JT. Laparoscopic treatment of complete obliteration of the cul-de-sac associated with endometriosis: long-term follow-up of en bloc resection. Fertil Steril 2001;76:358-65.
15. Jerby BL, Kessler H, Falcone T, Milsom JW. Laparoscopic management of colorectal endometriosis. Surg Endosc 1999;13:1125-8.
16. Possover M, Diebolder H, Plaul K, Schneider A. Laparoscopically assisted vaginal resection of rectovaginal endometriosis. Obstet Gynecol 2000;96:304-7.
17. Duepree HJ, Senagore AJ, Delaney CP et al. Laparoscopic resection of deep pelvic endometriosis with rectosigmoid involvement. J Am Coll Surg 2002;195:754-8.
18. Darai E, Thomassin I, Barranger E et al. Feasibility and clinical outcome of laparoscopic colorectal resection for endometriosis. Am J Obstet Gynecol 2005;192:394-400.
19. Campagnacci R, Perretta S, Guerrieri M et al. Laparoscopic colorectal resection for endometriosis. Surg Endosc 2005;19:662-4.
20. Panel P, Chis C, Gaudin S et al. Laparoscopic surgery of deep endometriosis. About 118 cases. Gynecol Obstet Fertil 2006;34:583-92.
21. Jatan AK, Solomon MJ, Young J et al. Laparoscopic management of rectal endometriosis. Dis Colon Rectum 2006;49:169-74.
22. Lyons SD, Chew SS, Thomson AJ et al. Clinical and quality-of-life outcomes after fertility-sparing laparoscopic surgery with bowel resection for severe endometriosis. J Minim Invasive Gynecol 2006;13:436-41.
23. Vignali M, Bianchi S, Candiani M, Spadaccini G, Oggioni G, Busacca M. Surgical treatment of deep endometriosis and risk of recurrence. J Minm Invasive Gynecol 2005;12(6):508-13.
24. Fanfani F, Fagotti A, Gagliardi ML et al. Discoid or segmental rectosigmoid resection for deep infiltrating endometriosis: a case-control study. Fertil Steril 2010;94:444-9.
25. Roman H, Loisel C, Resch B et al. Delayed functional outcomes associated with surgical management of deep rectovaginal endometriosis with rectal involvement: giving patients an informed choice. Hum Reprod 2010;25:890-9.
26. Redwine DB, Sharpe DR. Laparoscopic segmental resection of the sigmoid colon for endometriosis. J Laparoendosc Surg 1991;1:217-20.
27. De Cicco C, Corona R, Schonman R, Mailova K, Ussia A, Koninckx P. Bowel resection for deep endometriosis: a systematic review. BJOG 2011;118(3):285-91.
28. Kavallaris A, Chalvatzas N, Hornemann A, Banz C, Diedrich K, Agic A. 94 months follow-up after laparoscopic assisted vaginal resection of septum rectovaginale and rectosigmoid in women with deep infiltrating endometriosis. Arch Gynecol Obstet 2010; In: Press. DOI 10.1007/s00404-010-1499-9.
29. Dousset B, Leconte M, Borghese B et al. Complete surgery for low rectal endometriosis long-term results of a 100-case prospective study. Ann Surg 2010;251:887-95.
30. Fedele L, Bianchi S, Zanconato G, RaVaelli R, Berlanda N. Is rectovaginal endometriosis a progressive disease? Am J Obstet Gynecol 2004;91:1539-42.
31. Ferrero S, Abbamonte LH, Giordano M, Ragni N, Remorgida V. Deep dyspareunia and sex life after laparoscopic excision of endometriosis. Hum Reprod 2007;22:1142-8.

32. Carmona F, Martinez-Zamora A, Gonzalez X, Gines A, Bunesch L, Balasch J. Does the learning curve of conservative laparoscopic surgery in women with rectovaginal endometriosis impair the recurrence rate? Fertil Steril 2009;92:868-75.
33. Ferrero S, Camerini G, Menada MV, Biscaldi E, Ragni N, Remorgida V. Uterine adenomyosis in persistence of dysmenorrhea after surgical excision of pelvic endometriosis and colorectal resection. J Reprod Med 2009;54(6):366-72.
34. Parker JD, Leondires M, Sinaii N, Premkumar A, Nieman LK, Stratton P. Persistence of dysmenorrhea and nonmenstrual pain after optimal endometriosis surgery may indicate adenomyosis. Fertil Steril 2006 Sep;86(3):711-5.
35. Abou-Setta AM, Al-Inany HG, Farquhar CM. Levonorgestrel-releasing intrauterine device (LNG-IUD) for symptomatic endometriosis following surgery. Cochrane Database Syst Rev 2006 Oct 18;(4):CD005072.
36. Lea R, Whorwell PJ. Irritable bowel syndrome or endometriosis, or both? Eur J Gastroenterol Hepatol 2003;15(10):1131-3.
37. Mohr C, Nezhat FR, Nezhat CH, Seidman DS, Nezhat CR. Fertility consideration in laparoscopic treatment of infiltrative bowel endometriosis. J Soc Laparosc Surg 2005;9:16-24.
38. Keckstein J, Wiesinger H. Deep endometriosis, including intestinal involvement – the interdisciplinary approach. Minim Invasive Ther Allied Technol 2005;14:160-6.
39. Ferrero S, Anserini P, Abbamonte LH, Ragni N, Camerini G, Remorgida V. Fertility after bowel resection for endometriosis. Fertil Steril 2009;92:41-6.
40. Ghezzi F, Cromi A, Ciravolo G, Rampinelli F, Braga M, Boni L. A new laparoscopic-transvaginal technique for rectosigmoid resection in patients with endometriosis. Fertil Steril 2008;90:1964-8.
41. Fleisch MC, Xafis D, De Bruyne F, Hucke J, Bender HG, Dall P. Radical resection of invasive endometriosis with bowel or bladder involvement: long-term results. Eur J Obstet Gynecol Reprod Biol 2005;123:224-9.
42. Kavallaris A, Kohler C, Kuhne-Heid R, Schneider A. Histopathological extent of rectal invasion by rectovaginal endometriosis. Hum Reprod 2003;18:1323-7.
43. Stepniewska A, Pomini P, Bruni F et al. Laparoscopic treatment of bowel endometriosis in infertile women. Hum Reprod 2009;24(7):1619-25.
44. Yap C, Furness S, Farquhar C. Pre and post operative medical therapy for endometriosis surgery. Cochrane Database Syst Rev 2004;(3):CD003678.
45. Kaiser AM, Kang JC, Chan LS, Vukasin P, Beart RW Jr. Laparoscopic-assisted vs. open colectomy for colon cancer: a prospective randomized trial. J Laparoendosc Adv Surg Tech A 2004;14(6):329-34.
46. Ahmad G, Duffy JM, Phillips K, Watson A. Laparoscopic entry techniques. Cochrane Database Syst Rev 2008 Apr 16;(2):CD006583.
47. Rose J, Schneider C, Yildirim C, Geers P, Scheidbach H, Köckerling F. Complications in laparoscopic colorectal surgery: results of a multicentre trial. Tech Coloproctol 2004;8(Suppl 1):S25-8.
48. Noel JK, Fahrbach K, Estok R et al. Minimally invasive colorectal resection outcomes: short-term comparison with open procedures. J Am Coll Surg 2007;204(2):291-307.
49. Kane MG, Kregs Gj. Complications of diagnostic laparoscopic in Dallas: a 17-Year Prospective Study. Gastrointest Endosc 2004;30:237.
50. Lin P, Grow DR. Complications of laparoscopy. Strategies for prevention and cure. Obstet Gynecol Clin North Am 1999;26(1):23-38.
51. Mereu L, Ruffo G, Landi S et al. Laparoscopic treatment of deep endometriosis with segmental colorectal resection: Short-term morbidity. J Minim Invasive Gynecol 2007;14:463-9.
52. Ruffo G, Scopelliti F, Scioscia M, Ceccaroni M, Mainardi P, Minelli L. Laparoscopic colorectal resection for deep infiltrating endometriosis: analysis of 436 cases. Surg Endosc 2010;24:63-7.
53. Landi S, Ceccaroni M, Perutelli A et al. Laparoscopic nerve-sparing complete excision of deep endometriosis: is it feasible? Hum Reprod 2006;21:774-81.
54. Seracchioli R, Poggioli G, Pierangeli F et al. Surgical outcome and long-term follow-up after laparoscopic rectosigmoid resection in women with deep infiltrating endometriosis. BJOG 2007;114:889-95.

Tumores Retrorretais

74

Francisco Luis Altenburg
Carlos Henrique Maçaneiro

CONCEITO

O espaço retrorretal, ou pré-sacral, pode ser o sítio de tumores raros, geralmente de diagnóstico tardio e que envolvem múltiplos órgãos. Graças a sua baixa incidência, é muito difícil acumular experiência individual. O cuidado com esses pacientes deve envolver uma equipe multidisciplinar, pois o cirurgião deve estar familiarizado com a anatomia da região e a relação com as estruturas ósseas, musculares e nervosas envolvidas e as sequelas resultantes da ressecção desses tumores. Nessa região, podem nascer tumores heterogêneos benignos ou malignos originários de remanescentes embrionários de vários tecidos, o que leva à confusão no diagnóstico. Apesar disto, o cirurgião deve ter noções básicas sobre o diagnóstico e tratamento, a fim de evitar erros que possam comprometer e aumentar a morbidade de tais pacientes. A presença de um tumor nessa região desperta uma série de questionamentos: Qual é a possível causa da massa? Benigna ou maligna? Qual a ordem dos procedimentos diagnósticos? Que especialista vai tratar? Qual o tratamento? E, se cirúrgico, qual abordagem deve ser realizada?

INCIDÊNCIA

As lesões retrorretais são raras. A literatura é composta, em sua maioria, de relatos de casos e acúmulo de experiência de serviços de referência. A incidência dessas lesões pode ser em torno de 0,01%, e a maioria dos serviços tem publicado experiência não superior a uma centena de casos ao longo de décadas[1]. A experiência da Mayo Clinic foi de aproximadamente 1 em 40.000 pacientes admitidos, e a Cleveland Clinic reportou um total de 55 casos em um período de 55 anos. A maioria das publicações, entretanto, não inclui o grupo de pacientes pediátricos, no qual os teratomas são os mais comuns e podem ocorrer em torno de 1 para 40.000 nascimentos[2]. Os maiores centros de referência têm registrado em torno de 1 a 6 casos por ano, sendo provável que pelo menos um caso de tumor retrorretal seja diagnosticado durante a carreira de um cirurgião[3].

Uhlig e Johnson[4] relataram sua experiência ao longo de 30 anos, composta de 63 casos, dos quais 58% eram benignos, e 42%, malignos, sendo 73% em mulheres, e 27%, em homens. Cody et al.[5] publicaram a experiência no Memorial Sloan-Katering Cancer Center, que em 1981 era de 39 pacientes, composta exclusivamente de tumores malignos, dos quais 21 eram mulheres, e 18, homens, sendo que o cordoma era o tipo histológico mais comum, seguido dos tumores de origem neurogênica. Segundo Sean C[4], no período de 1983 a 2003, 34 pacientes adultos foram admitidos com tumores primários do espaço retrorretal, sendo que, deste,s 58% eram mulheres entre 40 e 60 anos. Nesse trabalho, o sexo masculino e idade maior do que 60 anos foram fatores preditivos de malignidade[6].

Como a maioria dos tumores pré-sacrais ocorrem em mulheres durante a idade reprodutiva, há relatos desses tumores com diagnóstico durante a gravidez, o que pode complicar seu término e aumentar a morbidade e mortalidade. Por esse motivo, é necessário um diagnóstico precoce[7].

ANATOMIA

O conhecimento da anatomia da região retrorretal é fundamental para a avaliação e tratamento dos tumores dessa região. O espaço retrorretal é limitado anteriormente pela parede posterior do reto, e posteriormente, pelo sacro (Figura 74.1). Superiormente, o espaço é limitado pela reflexão peritoneal adjacente à terceira vértebra sacral, e inferiormente, pela fáscia retossacral e pelo espaço supraelevador. Lateralmente, a área é delimitada pelos ureteres, vasos ilíacos e raízes dos nervos sacrais.

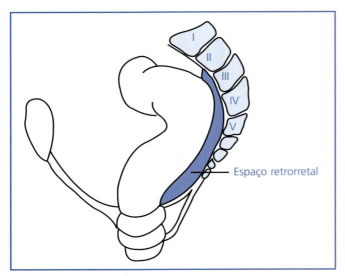

Figura 74.1 – Desenho esquemático do espaço retrorretal.

Frequentemente descrito como um espaço potencial, o espaço retrorretal é limitado por duas fáscias: a fáscia pélvica parietal interna de Waldeyers, que cobre a superfície anterior do sacro, e a fáscia própria, que cobre a superfície posterior do reto. O espaço retrorretal normal não mede mais que 1 cm de largura – maior que isto, estará anormalmente aumentado, notadamente quando tiver mais que 2 cm, quando, então, estará associado a alguma anormalidade. Essa região contém ramos dos plexos sacrais simpáticos, dos vasos sacrais médios, vasos ileolombares e hemorroidários, assim como linfonodos[8]. A Figura 74.2 mostra o espaço retrorretal na ressonância magnética (RM) em cortes sagital e axial.

CLASSIFICAÇÃO E PATOLOGIA

Os tumores retrorretais são usualmente classificados em cinco categorias: congênitos, neurogênicos, ósseos, inflamatórios e miscelânea, sendo que nos últimos estão os tumores metastáticos (Tabela 74.1). Essa classificação foi inicialmente proposta por Lovelady e Dockerty, em 1949, com base nas características histológicas do tumor e usualmente utilizada pela maioria dos autores[4].

Outra classificação, proposta por Lev-Chelouche et al.[9] em 2003, divide os pacientes em quatro grupos: de acordo com a origem, em congênitas e adquiridas; de acordo com seu potencial de malignidade, em malignas e benignas, classificação esta que também é utilizada por outros autores[1-3]. Os tumores dessa região podem ser sólidos ou císticos.

Descrevemos a seguir os principais tumores e suas características.

Cistos congênitos

Os tumores de origem congênita perfazem um pouco mais de 50% das lesões retrorretais e, dentre estas, dois terços correspondem aos cistos de desenvolvimento e um terço é de origem neoplásica, sendo mais frequentes em mulheres jovens. Tais cistos resultam de defeitos do tubo ectodérmico e podem advir de qualquer camada do desenvolvimento germinativo[2]. Os cistos têm como principal complicação a infecção em 30 a 50%, podendo apresentar fístulas que

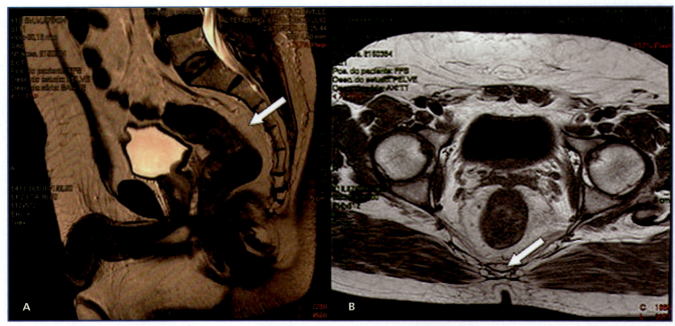

Figura 74.2 – Espaço retrorretal. A) Ressonância magnética de pelve, corte sagital. B) Ressonância magnética de pelve, corte axial.

TABELA 74.1 – Classificação dos tumores retrorretais[1,2]	
Congênitos Cistos de desenvolvimento (epidermoide, dermoide, cistos mucossecretores; teratoma) Cordoma Teratocarcinoma Resto adrenal de tumor Meningocele sacral anterior Duplicação retal **Inflamatórios** Granuloma de corpo estranho Abscesso perineal Fístula interna Abscesso retrorretal Granuloma infeccioso crônico **Neurogênicos** Neurofibroma e sarcoma Neurilemona Ependimoma Ganglioneuroma Neurofibrosarcoma	**Ósseos** Osteoma Sarcoma osteogênico Cisto ósseo primário do sacro Tumor de Ewing Condromyxosarcoma Cisto ósseo aneurismático Tumor de células gigantes **Miscelâneas** Carcinoma metastático Liposarcoma Sarcoma hemangioendotelial Linfangioma Tumor desmoide extra-abdominal Mieloma das células plasmáticas Lipoma Fibroma Leiomiosarcoma Hemangioma Pericitoma Endotelioma

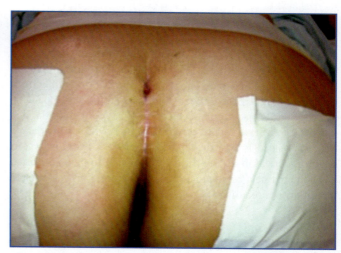

Figura 74.3 – Cisto retrorretal recidivado com fístula cutânea.

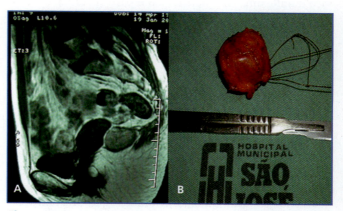

Figura 74.4 – Cisto retrorretal. A) Ressonância magnética. B) Cisto retrorretal pós-operatório. Fonte: ProctoSite (www.proctosite.com).

não apresentam abertura ao nível da linha pectínea (Figura 74.3). O hamartoma cístico (*tailgut cyst*), formado a partir de remanescentes embrionários do intestino posterior, corresponde à maioria das lesões císticas benignas da série de Lev-Chelouche et al.[9]. Essas lesões não devem ser biopsiadas, em virtude do risco de infecção e da formação de fístulas[3]. Outros cistos de desenvolvimento estão citados na Tabela 74.1 (Figura 74.4).

Teratomas

Os teratomas são neoplasias verdadeiras que nascem das células totipotenciais e podem dar origem a qualquer tipo de tecido. Podem ser sólidos ou císticos, geralmente encapsulados, podendo conter vários tipos de tecidos, tais como ossos, unhas, cabelo e pele. Os teratomas têm potencial de malignização que pode variar de 10 a 50%[3]. O potencial de malignização depende do grau de maturidade: quanto mais maduro, menor o potencial, sendo maior durante a infância e menor na idade adulta[2]. Cody et al. relataram três casos de adenocarcinomas, todos originários de teratomas, dois em crianças, e um, em adulto[5].

Cordomas

Os cordomas sacrococcígeos são os tumores malignos mais comuns do espaço retrorretal. São originários do notocórdio primitivo, com extensão embriológica da base do occipital até o limite caudal do embrionário. Podem ocorrer em qualquer região ao longo da coluna espinhal, com predileção pela região feno occipital e a região sacrococcígea, em 50% dos casos. São mais frequentes no homem, em uma proporção de 2:1, com idade entre 30 e 60 anos[2,3]. Esses tumores têm crescimento lento, podendo aderir e destruir estruturas ósseas e tecidos moles. Esse crescimento lento e inexorável foi reportado por Corman[3], por ter mais de 40% de chance de metástase a distância. Seus sintomas incluem, principalmente, a dor, a constipação e a presença de uma massa retal palpável, que pode ser detectada pela radiografia de sacro, que demonstra a destruição óssea. Os cordomas são tumores lobulados de consistência gelatinosa que podem conter áreas de hemorragia, cistos e calcificações. A experiência relatada da Universidade de Michigan foi de 21 pacientes em 20 anos, dos quais 3 apresentavam cordomas sacrais. A evolução desses pacientes, inicialmente tratados cirurgicamente com posterior radioterapia, foi ruim, e nenhum caso obteve cura definitiva. Nesse estudo, Amendola referiu um índice de sobrevida de cinco anos em 50%[9-11]. Yonemoto publicou a experiência do Chiba Cancer Center, no Japão, de 13 pacientes com cordomas sacrococcígeos tratados com cirurgia, dos quais 50% tiveram recidivas, com um índice de sobrevida aos cinco anos de 81,8%, e de dez anos, de 29,1%. De acordo com o autor, a invasão do músculo glúteo máximo pelo cordoma, evidenciada pela ressonância magnética, foi o principal fator preditivo das recidivas[12].

Meningocele

A meningocele é um defeito congênito composto de uma herniação do saco dural por um defeito no sacro. Como o saco dural é uma continuidade do espaço subdural, ele contém líquido cerebroespinhal. É mais comum em mulheres, e um sintoma comum pode ser a cefaleia associada com a defecação[3].

Lesões não congênitas

As lesões não congênitas da região pré-sacral incluem os tumores de origem neurogênica, que podem ser benignos ou malignos e compõem 10% dos tumores pré-sacrais. Tais lesões incluem os neurilenomas, ganglioneuromas, ganglioneuroblastomas, neurofibromas, neuroblastomas e ependimomas. Os mais frequentes são os ependimomas e os neurilenomas (schwannomas), tumores que ocorrem mais frequentemente em homens, sendo difícil a diferenciação entre benignos e malignos.

As lesões não congênitas também incluem os tumores ósseos que crescem a partir dos ossos, cartilagens e tecido fibroso. Eles crescem rapidamente, e o pulmão é o local mais frequente de metástases. Esses tumores incluem os condrosarcomas, osteosarcomas, mieloma e o sarcoma de Ewing.

Inflamatórias

Este tipo de lesão geralmente não é mencionado nas grandes séries, e, por isto, sua incidência é difícil de estimar. Massas inflamatórias dessa região podem ser compostas de granulomas resultantes de suturas, restos de contrastes como o bário em fístulas baixas e massas inflamatórias provenientes da doença de Crohn ou de tuberculose[2].

Miscelânea

Nesta categoria estão incluídas a duplicação retal e tumores de restos da adrenal e rins ectrópicos.

Em resumo, os tumores pré-sacrais são raros, de sintomatologia vaga, geralmente relacionada ao seu tamanho. São mais frequentemente encontrados nas mulheres, talvez pelo exame ginecológico rotineiro. Quando císticos, são mais frequentes no sexo feminino; quando sólidos, a maioria são cordomas, sendo mais frequentes no sexo masculino. Em virtude de suas variedade e heterogenicidade, nos parece prática a divisão dos tumores pré-sacrais em benignos e malignos, congênitos e adquiridos. Os tumores benignos congênitos são os mais frequentes. Em crianças, os teratomas e as meningoceles são as lesões mais comuns, ocorrendo mais frequentemente no sexo feminino. Nos adultos, as lesões císticas de origem congênita e benignas também são as mais frequentes. Os cordomas são as lesões malignas mais frequentes. Estas são sólidas e ocorrem mais comumente no sexo masculino[1-10].

DIAGNÓSTICO E BIÓPSIA PRÉ-OPERATÓRIA
Quadro clínico

O conhecimento dos sintomas, aliado a um alto grau de suspeição, são necessários ao diagnóstico dessas massas. A apresentação mais comum é a descoberta de uma massa na região visível ou palpável externamente ou durante um toque retal em que se toca uma massa, comprimindo o reto (Figura 74.5). A dor é o sintoma mais comum dos tumores malignos e de origem inflamatória, sendo que a dor lombar ou retal pode ser frequentemente relacionada a um trauma recente. A infecção pode estar em 30% dos casos dos cistos, podendo se apresentar como uma fístula ou um abscesso perianal, o que pode levar a uma demora no diagnóstico. Deve-se suspeitar de um tumor retrorretal em todas as fístulas posteriores medianas. Os tumores retrorretais podem ser descobertos durante uma tomografia realizada para o diagnóstico de dores lombares baixas ou investigação de fístulas complexas. Outros sintomas incluem a constipação, sensação de evacuação incompleta e incontinência fecal e urinária.

O exame clínico e o toque retal são muito importantes no diagnóstico e no planejamento cirúrgico dessas lesões. Deve-se examinar cuidadosamente o períneo, procurando por massas e flacidez muscular. A maioria dos tumores é acessível ao toque

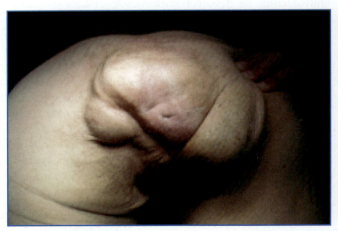

Figura 74.5 – Massa retrorretral. Fonte: ProctoSite (www.proctosite.com).

retal, que pode revelar uma massa comprimindo o reto anteriormente, e a retossigmoidoscopia pode demonstrar o envolvimento mucoso, que geralmente está intacto. O toque retal é muito importante para definir a altura do tumor, o que deve ser considerado na abordagem cirúrgica, se perineal ou abdominal. Um exame neurológico da região é muito importante, com foco nos reflexos musculares e nos nervos sacrais, o que pode definir o grau de invasão local do tumor[1-3].

Exames diagnósticos

Uma sequência de exames diagnósticos deve ser realizada após a suspeição inicial. O toque retal pode levar ao diagnóstico inicial em 90% dos casos e deve ser seguido da retossigmoidoscopia flexível, a fim de avaliar o comprometimento mucoso. Radiografias da pelve devem ser realizadas para avaliar o grau de destruição óssea, sugerindo malignidade ou o cordoma, assim como as calcificações densas sugerem o diagnóstico de teratoma e a presença de uma escavação côncava da borda do sacro (sacro em cimitarra), que sugere a presença de meningocele sacral. A tomografia computadorizada, a ressonância magnética (Figura 74.6) e o ultrassom endorretal complementam a investigação.

A tomografia computadorizada do sacro pode identificar lesões pequenas, sua distinção entre sólidas e císticas, assim como avaliar o comprometimento de outras estruturas como a bexiga, o reto e os ureteres.

A ressonância magnética (MRI) teve uma grande significância nos últimos anos na avaliação pré-operatória desses tumores. É muito útil na avaliação da invasão óssea, comprometimento nervoso e comunicação com o espaço dural. Outra aplicação da MRI é sua aplicação durante as biópsias pré-operatórias.

A ressonância magnética é importante no planejamento cirúrgico e complementa a tomografia computadorizada (TC), na decisão cirúrgica quanto ao nível de ressecção sacral a ser realizada. A angiografia e a venografia podem ser associadas à MRI para delinear o envolvimento vascular.

Quando houver massas retrorretais com fístulas, a fistulografia deve ser utilizada, bem como o ultrassom endorretal pode determinar a relação do tumor com a muscular própria do reto[1-3].

PAPEL DA BIÓPSIA PRÉ-OPERATÓRIA

A biópsia pré-operatória dos tumores retrorretais é controversa, e sua necessidade varia de acordo com o autor. As razões para tais divergências convergem no potencial maléfico que essas biópsias podem causar. No caso de lesões císticas, o potencial para desenvolver infecções, e, no caso de lesões sólidas, a possibilidade de implante tumoral no trajeto da biópsia.

No passado, alguns autores consideravam que, se o tumor fosse ressecável, a biópsia era contraindicada. Outros consideravam que apenas os tumores sólidos deveriam ser biopsiados. Dozois et al. consideram fundamental a biópsia pré-operatória, principalmente pelo fato de poder utilizar a neoadjuvância, no caso de grandes tumores malignos, pela possibilidade de redução do tamanho do tumor, nos tumores ósseos, sendo que os mesmos autores não recomendam a utilização da biópsia nos tumores císticos[1]. Cody et al. também consideram a biópsia pré-operatória fundamental nos tumores de grande volume, sendo desnecessária sua utilização nos pequenos, em que a excisão possa ser completa, não encontrando, porém, complicações referentes à biópsia pré-operatória em sua série de 39 pacientes, dos quais 38% realizaram a biópsia pré-operatória[5]. Gordon considera que a ressecção completa do tumor é a melhor biópsia que pode ser obtida e contraindica a biópsia se a lesão for ressecável[2]. Pontos de vista convergentes são: nunca realizar biópsias trans-retais, vaginais ou por via abdominal e a necessidade de ressecar o trajeto da biópsia na cirurgia.

RISCO DE MALIGNIDADE

Segundo Uhlig e Johson, o risco de uma massa retrorretal ser maligna é de aproximadamente 40%, sendo um pouco maior nos homens (53% *versus* 37%) que nas mulheres[4], assim como na série de Glasgow et al. os pacientes com tumores malignos eram significativamente mais velhos que aqueles com tumores benignos (63 *versus* 43 anos; P = 0,003)[6]. Os tumores benignos mais comuns, os cistos de desenvolvimento, estão mais comumente localizados na linha média e são macios e compressíveis ao toque, enquanto os cordomas são tumores sólidos, fixos ao sacro e geralmente maiores. Os tumores malignos dessa área desenvolvem sintomas resultantes da compressão de estruturas ósseas e nervosas, e a sensibilidade dolorosa no sacro é um sintoma comum, ao passo que os tumores benignos muitas vezes são assintomáticos[9]. Existe um potencial risco de malignização dos tumores retrorretais, por isto a necessidade de sua ressec-

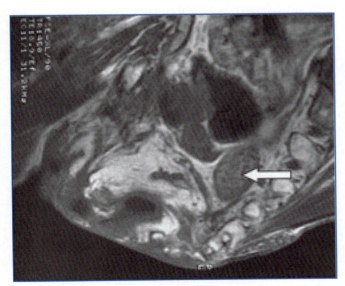

Figura 74.6 – Cisto retrorretal na ressonância magnética. Fonte: ProctoSite (www.proctosite.com).

ção, notadamente nos teratomas, nos quais 5 a 10% podem sofrer degeneração maligna[3].

TRATAMENTO

O tratamento dos tumores retrorretais é predominantemente cirúrgico. A ressecção após exames de imagem para o planejamento cirúrgico é mandatória, pois se a lesão não for ressecada completamente, o risco de malignização persiste, a morbidade e mortalidade aumentam, assim como o risco de infecção pós-operatória, no caso de lesões císticas. Uma abordagem multidisciplinar deve ser realizada, com oncologista, cirurgião, ortopedista e neurocirurgião. Deve-se ter atenção especial ao aspecto nutricional, ao preparo de cólon pré-operatório e à utilização de antibióticos[2,5].

PAPEL DA NEOADJUVÂNCIA PRÉ-OPERATÓRIA

O tratamento de eleição para a maioria dos tumores retrorretais consiste na excisão cirúrgica, porém não se podem desconsiderar os recentes avanços da quimio e da radioterapia. Tumores retrorretais que possam ser totalmente excisados com margens livres podem ser somente observados, e, se houver dúvidas sobre a possibilidade de uma reintervenção, a radioterapia deve ser considerada[1].

As principais vantagens da radioterapia pré-operatória consistem na diminuição de grandes massas tumorais e na possibilidade da utilização de uma dose menor. Os condrossarcomas e os sarcomas são pouco sensíveis à radiação e à quimioterapia, mas os sarcomas osteogênicos e o sarcoma de Ewing podem se beneficiar, notoriamente os tumores de grande volume, sendo desnecessárias nos tumores menores e possíveis de ressecção, tendo em vista as potenciais complicações da radioterapia (RT). A utilização da quimioterapia não tem demonstrado significância estatística quando comparada ao grupo sem quimioterapia[2].

Apesar de os cordomas serem considerados radiorresistentes, Amendola utilizou radioterapia pós-operatória na dose de 5.000-6.000 cGy de cinco a seis semanas, e concluiu que a radioterapia pós-operatória pode melhorar o prognóstico dos pacientes com cordoma[11].

TRATAMENTO CIRÚRGICO

O tratamento de escolha para os tumores retrorretais é cirúrgico, e os principais motivos para tal são a possibilidade de a lesão já ser maligna e o potencial de malignização que essas lesões possuem. Lesões císticas podem infectar, assim como as meningoceles não tratadas podem evoluir para a meningite. Pelo fato de ocorrerem mais frequentemente em mulheres, pode haver riscos durante o parto, assim como a tendência de crescimento dessas lesões aumentam a morbidade e a mortalidade caso sua excisão seja retardada. Os cordomas, apesar de seu crescimento lento, têm potencial de metastatização.

A abordagem cirúrgica dos tumores retrorretais pode ser realizada por três vias de acesso: a perineal, a abdominal ou o acesso combinado, perineal e abdominal[1-3,7,12].

PLANEJAMENTO CIRÚRGICO

No planejamento cirúrgico de um tumor retrorretal a tomografia computadorizada e a ressonância magnética irão definir os limites da ressecção e suas margens, assim como a relação da lesão com o nível sacral. Pequenas lesões baixas podem ser ressecadas por um acesso transperineal parassacral, já lesões que se estendem acima do nível de S3 devem ser abordadas por um acesso abdominoperineal. É altamente recomendável que se utilize, além da abordagem multidisciplinar, a terapia nutricional pré-operatória, a fim de obter melhores resultados[1-5].

Acesso posterior

O acesso exclusivamente perineal posterior deve ser utilizado no caso dos tumores baixos. A chave do sucesso dessa escolha é o toque retal. Se o limite superior da lesão puder ser palpado, essa abordagem tem uma grande possibilidade de sucesso, mas se pelo menos a metade da lesão puder ser palpada, esta pode ser a escolha inicial da abordagem cirúrgica, porém com possibilidade de o acesso abdominal combinado ser utilizado[2].

Os seguintes passos compõem a técnica operatória mais frequentemente descrita:

- posicionar o paciente na posição de canivete (*Jack-Knife*) (Figura 74.7);
- incisão mediana parassacral com extensão até a ponta do cóccix (Figura 74.8);
- desinserção do ligamento anococcígeo do cóccix;
- divisão do músculo elevador do ânus, com entrada no espaço supraelevador (Figura 74.9);
- desarticulação do cóccix da quinta vértebra sacral;
- após essa fase, a palpação bidigital deve ser realizada, com a finalidade de sentir a relação com o reto e a necessidade da ressecção de vértebras sacrais, porém o cóccix deve ser removido na maioria dos casos;
- se a remoção das vértebras sacrais for considerada, o músculo glúteo máximo deve ser desinserido de ambos os lados, e pelo menos uma parte dos ligamentos sacroilíacos deve ser incisada (Figura 74.10). Os nervos sacrais relacionados às duas últimas vértebras sacrais podem ser sacrificados sem importante déficit neurológico. A hemorragia é um fator complicador, e algumas vezes o controle abdominal dos vasos pré-sacrais pode ser necessário. No caso dos cistos infectados, a drenagem e a antibioticoterapia podem ser necessárias, para posterior ressecção juntamente com o trajeto da drenagem.

O acesso posterior com a incisão de Parks foi utilizada por Fernandes et al. (Figura 74.11) em dois casos de hamartomas císticos baixos, sendo uma opção para a ressecção dos tumores nessa localização[13].

Capítulo 74 – Tumores Retrorretais   1181

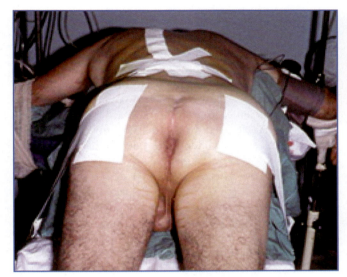

Figura 74.7 – Posição do paciente (canivete) para realização do acesso posterior. Fonte: ProctoSite (www.proctosite.com).

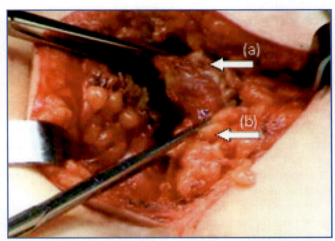

Figura 74.10 – Desinserção do músculo glúteo máximo. A) Cóccix. B) Glúteo máximo.

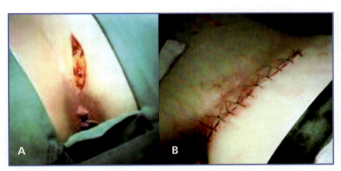

Figura 74.8 – (A) Incisão parassacral. (B) Aspecto final. Imagem gentilmente cedida por Dr. Mauro Pinho.

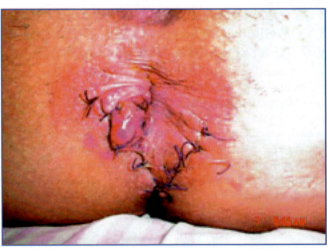

Figura 74.11 – Incisão de Parks para o acesso de tumores retrorretais baixos[13].

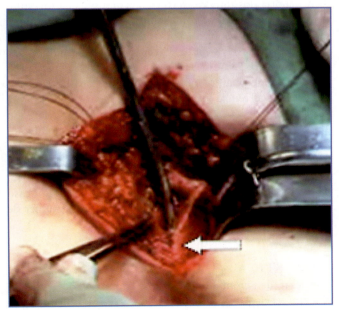

Figura 74.9 – Abertura do músculo elevador do ânus.

O acesso posterior com ressecção do cóccix foi utilizado por Habr-Gama et al. em dois de cinco casos de tumores retrorretais, sendo um teratomas, e o outro, neurilemoma[14].

Acesso abdominal e perineal

Se o tumor está localizado acima do nível da terceira vértebra sacral, o acesso combinado está geralmente indicado. Esta abordagem anterior-posterior pode ser realizada posicionando o paciente de modo que possa ser realizada sem a mobilização transoperatória do paciente e que também permita a abordagem simultânea. A sondagem vesical e a cateterização dos ureteres é recomendada. Após a incisão, que pode ser mediana ou transversa baixa, com extensão lateral esquerda, a liberação do sigmoide e a entrada no espaço retrorretal, o reto e o mesorreto são dissecados do tumor. No caso da impossibilidade de se obter um plano adequado de ressecção entre o reto e o tumor, a ressecção do reto estará indicada em bloco, sendo que, nestes casos, estará indicada a ressecção baixa do reto, com afastamento das vesículas seminais no homem, e da vagina, na mulher, com posterior reconstrução, e a possibilidade de um estoma protetor deve ser considerada (Figura 74.12).

O acesso posterior é realizado com uma incisão sobre o sacro até próximo ao ânus, assim como descrito no acesso posterior. O cirurgião ortopédico separa o glúteo máximo de ambos os lados, e os ligamentos sacrotuberais e sacroespinhoso, assim como a divisão do músculo piriforme para proteger o nervo ciático. Uma laminectomia posterior pode ser necessária para expor e ligar as raízes nervosas e o saco tecal[1,2]. O controle vascular é recomendado nas grandes ressecções, podendo ser controlado pela ligadura dos vasos sacrais médios, a ligadura temporária da artéria e veia ilíaca ou mesmo a ligadura bilateral da artéria ilíaca interna[1].

FUNÇÃO ANORRETAL APÓS RESSECÇÕES DO SACRO COM SACRIFÍCIO UNILATERAL OU BILATERAL DOS NERVOS SACRAIS

A sensibilidade do canal anal é proveniente dos nervos pudendos. Essa sensibilidade é percebida quando há variações de pressão pela distensão da parede retal, sendo essa inervação derivada dos nervos parassimpáticos S2 e S3, e, consequentemente, a sensibilidade vai estar prejudicada se houver lesão bilateral. O músculo esfíncter interno possui um tônus contínuo, estando relacionado a um reflexo intramural, e tem origem acima do nível de S2, proveniente dos nervos hipogástricos; na série Gunterberg esta função foi mantida, mesmo após o sacrifício bilateral dos nervos sacrais.

A função anorretal pode ser comprometida após ressecções de tumores retorretais, em especial os tumores malignos, como cordomas e os tumores de origem de tecidos ósseos dessa região. Disfunções sexuais e urinárias também podem ocorrer, conforme o nível da lesão. De acordo com Gunterberg et al., se houver lesão bilateral nos nervos sacrais, os pacientes irão sofrer alterações consideráveis na continência fecal e discriminação entre consistência do conteúdo retal, havendo incontinência para conteúdos líquidos.

O processo de defecação pode ter de ser iniciado com manobras digitais e o paciente ter de usar alguma proteção ou fralda. No caso de lesão unilateral, pode haver dificuldade na evacuação do reto, porém, os pacientes não irão ter incontinência e se queixarão pouco de sua função evacuatória. Nesse estudo, Gunterberg concluiu que pelo menos um ou dois nervos sacrais ao nível de S3 são necessários para manter a função anorretal normal, e, se houver a lesão unilateral, o paciente manterá a continência e a defecação normais[15].

Rintalta et al. avaliou a continência fecal de 26 pacientes adultos que sofreram ressecção de teratomas sacrococcígeos na infância, concluindo que 88% tinham continência normal, embora somente 27% tivessem hábitos intestinais considerados normais em relação à população-controle[16]. French ressalta a importância do conhecimento pré-operatório do nível da ressecção a fim de estimar as possíveis sequelas neurológicas e funcionais de uma ressecção uni ou bilateral[17]. Podemos observar, na Tabela 74.2, a correlação clínica entre as lesões uni ou bilateral da neurectomia sacral[18,19].

RESULTADOS E PROGNÓSTICO

A maioria dos tumores retorretais descritos na literatura tem prognóstico ruim, principalmente quando o tumor é ressecado em partes ou se as margens são violadas no transoperatório. Na Mayo Clinic, Jao et al. publicaram um índice de sobrevida de 75% aos 5 anos[20], mas Gray et al., em revisão de 67 casos, detectaram um índice de 16,4% aos 10 anos[21]. O índice de recorrência local para os tumores malignos foi de 48% na série de Cody et al.[5]. Lev-Chelouche et al.[9] relataram que a maioria dos pacientes com recidivas corresponderam aos casos de ressecção incompleta e que 50% dos pacientes faleceram em decorrência da doença. Quando houver recidivas, uma nova ressecção deve ser realizada[1]. Na Figura 74.13, podemos observar na tomografia computadorizada um caso de tumor retorretal recidivado (GYST) em uma mulher de 62 anos.

CASUÍSTICA

Apesar de serem tumores raros, uma revisão realizada em um serviço de patologia de Joinville (SC) demonstrou 28 casos de tumores dessa região, os quais estão descritos na

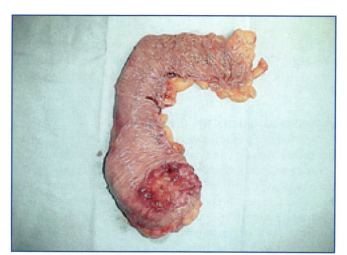

Figura 74.12 – Ressecção combinada do reto com o tumor retorretal.
Fonte: ProctoSite (www.proctosite.com).

TABELA 74.2 – Correlação clínica entre neurectomia sacral unilateral ou bilateral[18,19]

Função	Neurectomia sacral unilateral	Neurectomia sacral bilateral
Bexiga	Micção normal quando há denervação sacral unilateral. Anestesia da mucosa da bexiga no lado denervado, mas permanece normal a sensação de dor e térmica do lado intacto	O músculo detrusor fica contraturado quando S1, S2 e S3 são poupados, e fica paralisado somente quando houver manutenção de S1 e S2. Perda da sensação de dor quando S2, S4 e S5 são sacrificados
Intestino	Função anorretal está subjetivamente não prejudicada. Esfíncter anal com função normal. Canal anal com anestesia ipsilateral	Função anorretal está prejudicada quando há comprometimento de S1 e S2 (incontinência fecal, hiperestesia do canal anal e perda da sensação de distensão do reto). Contratura interna do esfíncter anal normal quando S1 é preservado. Esfíncter anal externo apresenta-se enfraquecido voluntariamente à contração, se S1 e S2 são poupados, mas fica prejudicado se houver o comprometimento de S2
Genitália	Função sexual é subjetivamente não prejudicada, com total denervação unilateral. Durante a ejaculação, a uretra estriada e o esfíncter anal contraem normalmente, porém sem sincronia. Pênis e lábios vaginais com anestesia ipsilateral na presença de perda de raiz S2 até S5	Função sexual não prejudicada em mulheres quando S1 e S2 são poupados. Homem com S1 preservado tem ereção psicogênica, "ejaculação em gotas" e orgasmo com sensação alterada. Sensibilidade do pênis e dos lábios vaginais está mediada principalmente por S2

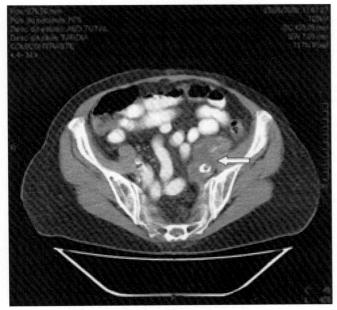

Figura 74.13 – Recidiva de tumor retrorretal.

Tabela 74.3. Observamos, também, que praticamente todos os cirurgiões proctologistas e oncologistas da cidade já tiveram pelo menos um caso de tumor retrorretal.

CONCLUSÃO

Os tumores retrorretais são lesões raras que representam um desafio para o cirurgião, devendo este utilizar um time multidisciplinar para o tratamento de tais pacientes, uma vez que o primeiro procedimento deve ser o mais adequado possível. A classificação inicial dos tumores em benignos e malignos, congênitos e adquiridos nos parece prática. Na avaliação pré-operatória, a tomografia computadorizada e a ressonância magnética podem evitar a utilização da biópsia pré-operatória, ponto controverso na literatura, mas que nos casos de grandes tumores sólidos pode ser utilizada. Pacientes e cirurgiões devem ter em mente que a maioria dos pacientes com lesões malignas irão sofrer recidiva a fim de um rígido programa de vigilância pós-operatória e possibilidade de uma re-ressecção precoce.

TABELA 74.3 – Casuística de Joinville (SC)

Tumores	%	Número	Sexo	Idade
Teratoma	19,05	4	Feminino	1, 16, 30, 78
Cordoma	9,52	2	Masculino	65, 76
Schwannoma (neurilemoma)	9,52	2	Feminino	35, 77
Adenocarcinoma metastático	19,05	4	Masculino (2) / Feminino (2)	71, 38 / 27, 38
Osteocondroma	4,76	1	Masculino	60
Sarcoma	4,76	1	Masculino	33
Carcinoma escamoso metastático	4,76	1	Masculino	36
Ependimoma papilífero	4,76	1	Feminino	8
Tumor de células gigantes	4,76	1	Feminino	24
Tumor estromal gastrintestinal (GYST)	4,76	1	Feminino	62
Cistos de desenvolvimento	14,30	3	Feminino	54, 38, 45
Total	100,00	21	–	–

Fonte: Laboratório de patologia CEDAP de Joinville, Santa Catarina.

REFERÊNCIAS BIBLIOGRÁFICAS

1. Wolff BG, Fleshman JW, Beck DE, Pemberton JH, Wexner SD. The ASCRS textbook of colon and rectal surgery. New York: Springer; 2007. p. 501-14.
2. Gordon PH, Nivatvongs S. Principles and practice of surgery for the colon, rectum, and anus. New York/London: Informa Healthcare; 2007. p. 353-68.
3. Hobson KG, Ghaemmaghami V, Roe JP, Goodnight JE, Khatri VP. Tumors of the retrorectal space. Dis Colon Rectum 2005;48:1964-74.
4. Uhlig BE, Johnson RL. Presacral tumors and cysts in adults. Dis Colon Rectum 1975;18:581-96.
5. Cody HS 3rd, Marcove RC, Quan SH. Malignant retrorectal tumors: 28 years experience at Memorial Sloan-Kettering Cancer Center. Dis Colon Rectum 1981;24:501-6.
6. Glasgow SC, Birnbaum EH, Lowney JK, Fleshman JW, Kodner IJ, Mutch DG et al. Retrorectal tumors: a diagnostic and therapeutic challenge. Dis Colon Rectum 2005;48:1581-7.
7. Sobrado CW, Mester M, Simonses OS, Justo CR, Abreu JN, Habr-Gama A. Retrorectal tumors complicating pregnancy: report of two cases. Dis Colon Rectum 1996;39:1176-9.
8. Teplick SK, Stark P, Clark RE, Metz JR, Shapiro JH. The retrorectal space. Clin Radiol 1978;29:177-84.
9. Lev-Chelouche D, Gutman M, Goldman G et al. Presacral tumors: a practical classification and treatment of a unique and heterogeneous group of disease. Surgery 2003;133:473-8.
10. Corman ML. Colon and rectal surgery. Philadelphia: Lippincott Compay; 1984. p. 475-9.
11. Amendola BE, Amendola MA, Oliver E, McClatchey KD. Chordoma: role of radiation therapy. Radiology 1986;158:839-43.
12. Yonemoto T, Tatezaki S, Takenouchi T, Ishii T, Satoh T, Moriya H. The surgical management of sacrococcygeal chordoma. Cancer 1999;85:878-83.
13. Fernandes GO, Mangueira PA, Primo CC, França MAV, Costa JHG. Hamartoma cístico retrorretal: relato de dois casos e revisão da literatura. Rev Bras Coloproct 2006;26(2):178-86.
14. Habr-Gama A, Vieira MJF, Marchan LA, Rodriguez JA, Sousa Jr AHS, Jatobá PP et al. Tumores retrorretais no adulto: descrição de cinco casos. Rev Bras Coloproct 1986;6(1):28-36.
15. Gunterberg B, Kewenter J, Petersén I, Stener B. Anorectal function after major resections of the sacrum with bilateral or unilateral sacrifice of sacral nerves. Br J Surg 1976;63:546-54.
16. Rintala R, Lahdenne P, Lindahl H, Smes M, Heikinheimo M. Anorectal function in adults operated for a benign sacrococcygeal teratoma. J Pediatr Surg 1993;28(9):1165-7.
17. French BN. Midline fusion defects and defects of formation. In: Youmans JR, editor. Neurological surgery. Philadelphia: WB Saunders; 1982. p. 3:1359.
18. Gunterberg B. Effects of major resection or the sacrum. Clinical studies on urogenital and anorectal function and a biomechanical study on pelvic strength. Acta Orthop Scand Suppl 1976;162:1-38.
19. Doty JR, Rengachary SS. Surgical disorders of the sacrum. New York: Thieme Medical Publishers; 1994. 320 p.
20. Jao SW, Beart RW, Spencer RJ, Reiman HM, Ilstrup DM. Retrorectal tumors: Mayo Clinic experience, 1960-1979. Dis Colon Rectum 1985;28:644-52.
21. Gray SW, Singhabhandhu B, Smith RA, Skandalakis JE. Sacrococcygeal chordoma: report of a case and review of the literature. Surgery 1975;78(5):573-82.

BIBLIOGRAFIA CONSULTADA

Burchel MC. Radiologic impact on operative acess to a retorectal cyst. Dis Colon Rectum 1987;30:396-7.

Caropreso PR, Wengert PA Jr, Milford HE. Tailgut cyst-a rare retrorectal tumor: report of a case and rewiew. Dis Colon Rectum 1975;18:597-600.

Freier Dt, Stanley JC, Thompson NW. Retrorectal tumors in adults. Surg Gynecol Obstet 1971;132:681-6.

Stewart RJ, Humphreys WG, Parks TG. The presentation and management of presacral tumours. Br J Surg 1986;73:153-5.

Theunissen P, Fickers M, Goei R. Primary large cell neuroendocrine carcinoma of the presacral region. J Clin Pathol 2001;54(11)880-2.

Seção XIII

Técnica Operatória Básica em Videocirurgia

Colectomia Direita

75

José Alfredo dos Reis Neto
José Alfredo dos Reis Junior

INTRODUÇÃO

O melhor conceito para a videolaparoscopia em cirurgia colorretal, estabelecido para o presente, mudou completamente os resultados, adequando-os em todos os setores, especialmente em relação ao tratamento do câncer[1-28].

Encarar a cirurgia laparoscópica como uma alternativa terapêutica que pode ou não ser utilizada e que, ao ser utilizada, o seja de forma coerente, removeu algumas barreiras ideológicas[1-5,8,11,16,18,29-31].

Exigir treinamento em videolaparoscopia por parte de coloproctologistas com grande lastro de treinamento em cirurgia convencional representa um dos grandes problemas vivenciados até a presente data[1,7,8,15,16,32].

Inúmeras análises são unânimes ao concluir que o gasto da cirurgia videolaparoscópica se concentra exatamente no centro cirúrgico: cirurgias mais prolongadas com maior custo/hora e material mais caro.

Quanto ao primeiro fator, é importante ressaltar que o tempo gasto em uma cirurgia laparoscópica é diretamente proporcional à experiência do cirurgião, ou seja, quanto maior a experiência com o método, menor o tempo de duração da cirurgia[1,2,5,6]. A experiência tem demonstrado que, em determinadas enfermidades (tratamento do megacólon adquirido e amputação abdominoperineal do reto), os procedimentos cirúrgicos podem ser realizados por via laparoscópica em um período absolutamente similar ao da via convencional[19-21].

É importante reconhecer que a experiência adquirida poderá mudar o limite de aptidão, diminuindo o índice de conversões e complicações e aumentando o grau de resolução das mesmas.

A observação de inúmeros autores demonstrou que a porcentagem de conversão cai na proporção direta da evolução técnica pessoal: quanto mais experiente o cirurgião, menor o índice de conversão. Talvez, ou porque aprendeu a técnica ou porque passou a indicar melhor sua utilização.

Outro fator importante tem sido relatado na última década: os resultados obtidos quanto à cura do câncer colorretal têm sido similares em ambos os procedimentos, porém, com vantagem para a cirurgia laparoscópica, quando são operados pacientes com tumores menos avançados[25-28].

Portanto, as vantagens quanto à permanência hospitalar, ao índice de complicações – tanto em idosos como em obesos – e à obtenção de índices similares para o tratamento do câncer foram rapidamente assimiladas por todos, sejam médicos ou pacientes.

Surgiram, então, vários trabalhos demonstrando os benefícios da cirurgia laparoscópica quanto à resposta imunológica do paciente[25-28].

As respostas imunológicas dos pacientes às agressões cirúrgicas são importantes determinantes do resultado a ser obtido: quanto menos agressivo o procedimento, ou seja, quanto menor a alteração da resposta imunológica ao ato operatório, melhor a resposta do paciente ao tratamento e, consequentemente, maior a possibilidade de cura[25-28].

Alguns fatos sobre esse aspecto são claros:

- O risco de sepsis e de mortalidade pós-operatória é alto nos pacientes anérgicos.
- A probabilidade de ressecção é menor em pacientes anérgicos com câncer; e, quando operados, o índice de recidiva é maior.
- Cirurgias consideradas curativas em pacientes com câncer, submetidos a transfusões sanguíneas repetidas, apresentam pior prognóstico quanto à sobrevida, e o índice de recidiva é elevado.
- Pacientes transplantados em uso de imunossupressores, com medicação imunossupressiva ou com enfermidades relacionadas à imunossupressão estão sujeitos a um alto grau de morbimortalidade pós-operatória.

É, pois, importante reconhecer que uma vez enfermo, o indivíduo passa a ser um paciente com baixa de sua imunidade, a qual será cada vez menor, em decorrência do agravamento de suas condições gerais. Se para a cura da enfermidade o médico tiver de recorrer a uma intervenção cirúrgica, quanto menor for a agressão à imunobiologia individual, melhor o resultado a ser obtido.

TÉCNICA DA CIRURGIA LAPAROSCÓPICA EM CÓLON DIREITO

Alguns fatos são básicos na cirurgia laparoscópica e devem ser observados, principalmente porque o cólon direito se estende por todo o andar supra e inframesocólico, necessitando, por vezes, de acesso à retrocavidade:

- A cirurgia será realizada sem a percepção da terceira dimensão; a sensação da perda do sentido de profundidade deve ser assimilada pelo cirurgião por meio de um treinamento específico.
- O cirurgião não terá a capacidade da sensação produzida pela palpação manual, o que dificulta de forma importante o reconhecimento de pequenas lesões (pólipos ou tumores precoces). Por isto, é importante – na ocorrência de lesões que não alcançam a serosa – que durante a colonoscopia, estas sejam marcadas com tinta nanquim (ou similar), com a finalidade de facilitar sua visualização pelo cirurgião.
- A visão do cirurgião estará restrita ao campo visualizado pela câmara. Jamais cortar, pinçar ou coagular sem visão adequada.
- O auxiliar que movimenta a ótica deve estar consciente de somente movimentá-la com o consentimento do cirurgião ou de acordo com uma programação previamente traçada. A formação de uma equipe é peça fundamental para o resultado de uma laparoscopia
- A ótica deve estar mostrando o campo operatório integralmente, não pode estar embaçada ou suja; grande causa das complicações registradas provem de cirurgias realizadas com instrumental inadequado.
- Todo movimento de pinças intracavitárias somente deve ocorrer sob visão direta do campo operatório; o auxiliar, bem como o cirurgião, devem limitar a movimentação de seu material cirúrgico no estrito campo da visão fornecida pela ótica.
- As pinças atraumáticas se tornam traumáticas quando inadequadamente utilizadas. Lesões inadvertidas de alças, rotura de artérias ou veias representam um grande índice de conversões e poderiam ser evitadas se o material fosse utilizado de forma correta.
- O cirurgião deve estar postado sempre olhando para o segmento do cólon a ser ressecado de frente, a fim de que haja o movimento coordenado das mãos.
- A cirurgia laparoscópica requer o uso de ambas as mãos do cirurgião.
- O monitor (ou monitores) deve estar posicionado de modo que o cirurgião e os auxiliares tenham uma visão perfeita da imagem sem esforço muscular, principalmente a cervical. A fadiga muscular é causa de erros.

ÓTICA

Em todas cirurgias de cólon direito, a ótica de 30° proporciona melhor visão do campo operatório.

PRESSÃO INTRA-ABDOMINAL

A pressão intra-abdominal deve ser mantida uniforme durante todo o procedimento cirúrgico, não ultrapassando o nível de 13 mmHg. Evitar queda ou elevação abruptas da pressão intra-abdominal é a maneira mais segura de diminuir a morbidade intraoperatória, em especial respiratória e tromboembólica.

MONITOR

Apenas um monitor, desde que colocado à direita do paciente, é suficiente para uma visualização adequada do campo cirúrgico (Figura 75.1).

PORTAS OU TROCATERES

O posicionamento dos trocateres e o número de portas a serem utilizadas irão depender muito da região do cólon a ser operada e da capacidade técnica do cirurgião.

É importante definir quais movimentos podem e devem ser executados em dependência da posição dos trocateres, e isto dependerá do número de trocateres utilizados e da região do cólon a ser operada.

Desde 1993, somente são utilizadas em nosso serviço três portas para as cirurgias de cólon direito. Apenas em condições especiais se utiliza uma quarta porta. Somente na colectomia total são utilizadas de rotina quatro portas de acesso.

De modo geral, quando se utilizam três portas em uma cirurgia, prefere-se que duas sejam de diâmetro 10/12 mm e apenas uma seja de 10 ou até mesmo 5 mm.

Utilizar duas portas 10/12 mm facilita a mudança da ótica ou dos grampeadores mecânicos de uma região abdominal para outra, propiciando melhor campo de ação para o cirurgião.

Para facilitar a definição dos locais em que as portas devem ser colocadas, estabelecemos uma divisão da parede abdominal em cinco setores.

Esses setores são mais extensos que a medida de uma porta, para que a posição de colocação dos trocateres possa variar de acordo com a anatomia do paciente.

Existe uma pequena variação nas posições dos trocateres, embora o setor seja o mesmo, de acordo com o paciente ser obeso, ou delgado, ser longilíneo ou brevilíneo.

O setor 1 compreende a zona do hipocôndrio direito, o setor 2, a zona da fossa ilíaca direita, o setor 3, a zona da região epigástrica, o setor 4, a zona do hipocôndrio esquerdo, e o setor 5, a zona da fossa ilíaca esquerda (Figura 75.2).

Posição dos trocateres na colectomia direita

Em geral são utilizadas três portas, colocadas, respectivamente, nas zonas 3, 4 e 5. A ótica deverá estar na zona 3, e o cirurgião, utilizando as zonas 4 e 5 (Figuras 75.1 e 75.3). Os trocateres 10/12 devem ser colocados nos setores 3 e 4.

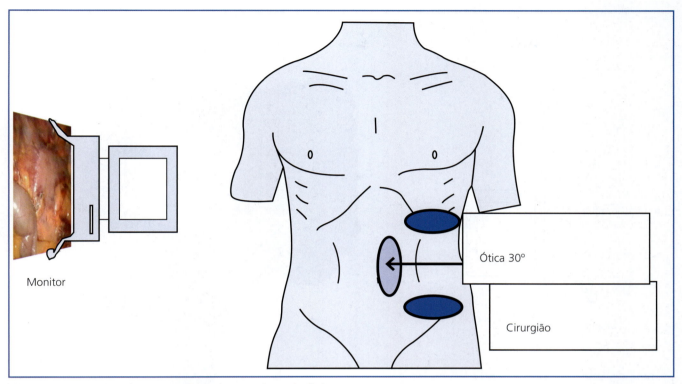

Figura 75.1 – Disposição das portas e do monitor na colectomia direita.

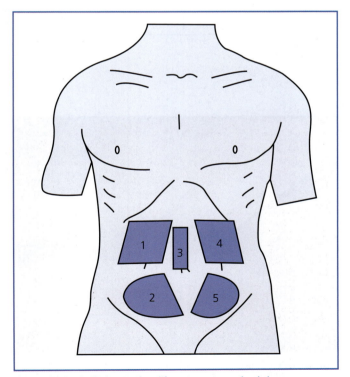

Figura 75.2 – Delimitação dos diferentes setores do abdome para colocação dos trocaters. As zonas representam uma região anatômica em que as portas deverão ser colocadas, variando pequenas diferenças do local, de acordo com a anatomia abdominal do paciente e a localização do segmento cólico a ser ressecado.

Com essa posição dos trocateres, o cirurgião terá completo acesso e visão do cólon direito e de sua irrigação. A mão esquerda do cirurgião terá movimentos para a direita ou esquerda, porém, para evitar cruzamento e lesões inadvertidas, não deverá ter movimentação para baixo. A mão direita do cirurgião terá movimentos laterais e ascendentes. A mão esquerda deve apresentar o meso e a goteira parietocólica, enquanto a mão direita disseca, clipa e corta.

LIGADURA DOS VASOS

A utilização de clipes 400 é suficiente para a hemostasia de qualquer vaso cólico.

O uso de aparelhos como o LigaSure® ou o Harmônico® facilitam a hemostasia de pequenos e médios vasos ou mesmo a ligadura de artérias com diâmetro de até 7 mm, como a cólica direita. Tais instrumentos são realmente úteis na dissecação dos vasos próximo à retrocavidade.

A dissecação iniciada pela face interna do meso possibilita um isolamento dos troncos vasculares principais, seja da íleo-colo-biceco-apendicular como da cólicas direita e média.

Tracionando-se com a mão esquerda o mesocólon, identifica-se o tronco da íleo-colo-biceco-apendicular ao mesmo tempo em que se expõe uma zona avascular até o arco duodenal.

Por essa via de acesso, dissecando-se no espaço avascular, se expõem o arco duodenal e a cabeça do pâncreas, identificando-se a cólica direita em sua origem (Figuras 75.4 a 75.8).

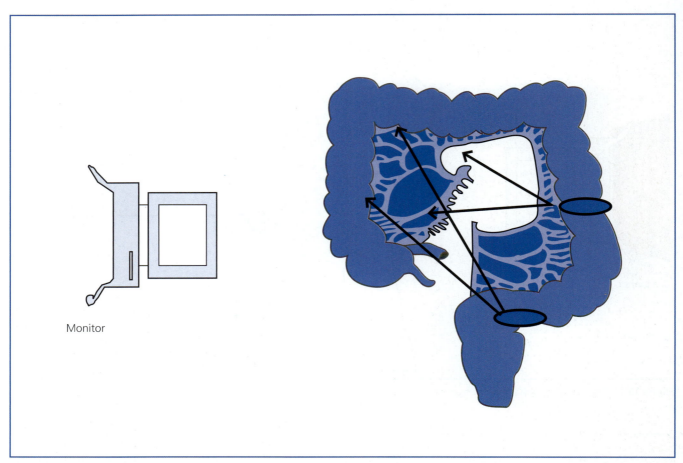

Figura 75.3 – Diagrama mostrando os movimentos e o campo de acesso de cada trocater.

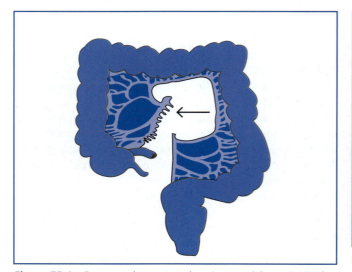

Figura 75.4 – Esquema demonstrando a área mesial para início da dissecação na colectomia direita.

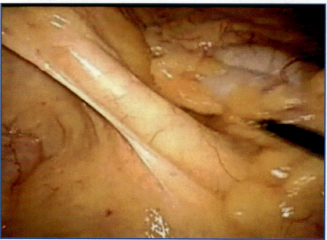

Figura 75.5 – Exposição da área mesial pela tração do meso à direita e para cima, com visualização da artéria íleo-colo-biceco--apendicular.

Capítulo 75 – Colectomia Direita

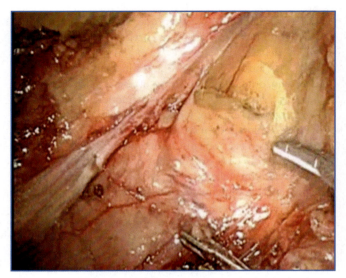

Figura 75.6 – Dissecação mesial até exposição do arco duodenal e da cabeça do pâncreas para identificar o ângulo hepático do cólon e a artéria cólica direita.

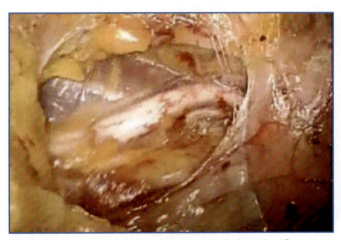

Figura 75.7 – Continuando a dissecação à direita, identifica-se o ureter direito.

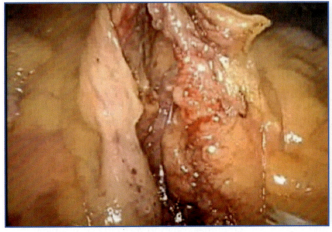

Figura 75.8 – Identificação e exposição da artéria cólica direita, justaposta ao duodeno.

RETIRADA DO ESPÉCIME CIRÚRGICO

Na colectomia direita, nossa preferência é retirar o espécime da cavidade abdominal por uma incisão longitudinal mediana, paraumbilical (Figuras 75.9 e 75.10); a incisão transversa no hipogástrio direito também pode ser utilizada.

ANASTOMOSE

A anastomose pode ser realizada intra ou extracorporeamente. Nossa preferência é pela anastomose extracorpórea, a ser realizada pela incisão a ser utilizada para a retirada do espécime.

Como na cirurgia convencional, se realiza uma anastomose ileocólica mecânica, laterolateral (Figuras 75.11 e 75.12).

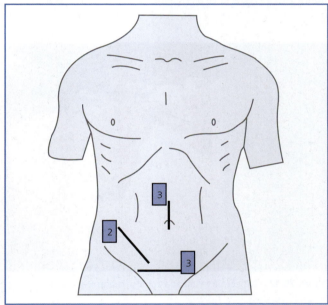

Figura 75.9 – Diagrama mostrando as diferentes incisões que podem ser utilizadas para retirada dos epécimes cirúrgicos.

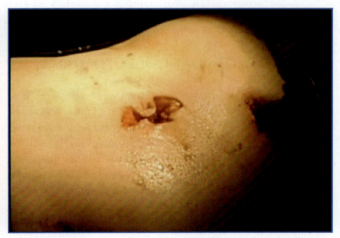

Figura 75.10 – Aspecto da incisão para a retirada do espécime cirúrgico.

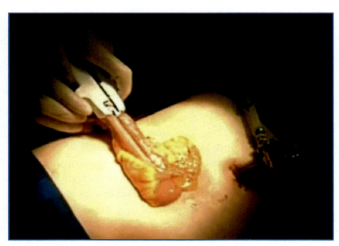
Figura 75.11 – Aspecto da anastomose mecânica laterolateral.

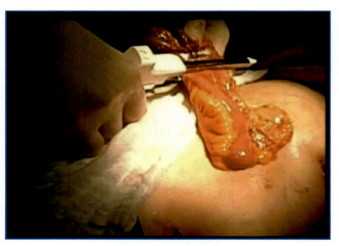
Figura 75.12 – Aspecto final da anastomose mecânica laterolateral.

Caso se realize a anastomose manual, a preferência é por uma anastomose ileocólica término-terminal, em pontos separados, extramucosa.

COMPLICAÇÕES DAS COLECTOMIAS DIREITAS

As complicações de ordem infecciosa representam o grande óbice das ressecções colorretais, na maioria das vezes, oriundas do conteúdo colônico. O conteúdo fecal representa a normalidade para os cólons, havendo uma barreira fisiológica normal de defesa do organismo para eliminar quaisquer possíveis absorções tóxicas ou efeitos colaterais da população bacteriana fisiológica. Uma infecção por matéria fecal ocorrerá, portanto, se o conteúdo for conduzido para fora do continente. Assim, a infecção por contaminação fecal dependerá fundamentalmente dos cuidados e atitudes do cirurgião ou da ocorrência de deiscência da anastomose.

Dessa forma, pode-se dizer que, em parte, a incidência de complicações, em seus preceitos, é considerada cirurgião-dependente[1,4].

Por essas razões, o preparo intestinal pré-operatório foi considerado, durante muito tempo, uma etapa primordial para minimizar o risco de contaminação intraoperatória. Trabalhos mais recentes, no entanto, têm demonstrado que as intervenções sobre o cólon podem ser feitas sem preparo intestinal prévio, sem que isso ocasione um aumento do índice de infecções.

Neste sentido, pode-se dizer que o ideal de um cólon limpo não inviabiliza a cirurgia em cólon não preparado, mesmo em condições de urgência ou emergência.

Aspectos relacionados à evolução da doença, à condição do doente e ao treinamento do cirurgião, sabidamente, interferem no risco de complicações e no prognóstico do paciente, e serão discutidos a seguir.

Aspectos clínico-cirúrgicos relacionados ao risco de complicações

Inúmeros trabalhos relacionam a infecção pós-operatória a outros fatores não provenientes única e exclusivamente do conteúdo intestinal[4,5,8,9,11-13,15,33-37,39]. Por exemplo, anemia, hipoproteinemia e enfermidades metabólicas são alterações relacionadas à evolução da doença que interferem na condição clínica do doente e estão associadas ao aumento do risco de deiscência de anastomose; as perfurações colônicas, a partir do crescimento do tumor e ulceração da parede intestinal ou da isquemia parietal resultante de obstrução e distensão acentuada, também são aspectos relacionados à progressão tumoral que, por determinarem lesão do continente com saída do conteúdo, aumentam o risco de infecção[4,5,8,9,11-13,15,33-37].

Dunne et al.[34], em trabalho realizado junto com o Veterans Affairs Maryland Healthcare System, envolvendo 6.301 pacientes submetidos a cirurgias abdominais no período de 1995 a 2000, observaram que a anemia, tanto a pré-existente como a resultante do trauma cirúrgico, esteve relacionada ao aumento do índice de infecções. Pacientes com hematócrito pré-operatório inferior a 36 (33,9% dos pacientes analisados) apresentaram taxas de complicações infecciosas pós-operatórias superiores àquelas observadas entre os pacientes com hematócrito pré-operatório normal. A análise dos níveis de hematócrito no pós-operatório demonstrou que 84,1% dos pacientes apresentavam nível inferior a 36% (32,5% entre 26 e 30%, e 26,5%, entre 21 e 25%). Esse grupo de pacientes apresentou maior taxa de mortalidade, maior frequência de pneumonia e período de internação hospitalar mais prolongado.

Sabe-se que, nas fases de estresse cirúrgico, o organismo necessita de uma grande soma de energia para reconstrução tecidual e passa a utilizar-se de uma proteína extremamente acessível: a hemoglobina. Alguns trabalhos, no entanto, demonstraram que as transfusões, em especial as politransfusões, aumentam o índice de infecção pós-operatória. Mynster et al.[37] constataram que a reposição sanguínea, quando realizada com sangue estocado por mais de 21 dias, ocasiona um significativo aumento dos índices de infecção pós-operatória. Pacientes que não receberam transfusão, pacientes transfundidos e aqueles cujo sangue administrado estava armazenado por mais de 21 dias apresentaram índices de infecção, respectivamente, de 24, 40 e 60%. Na análise multivariada do mesmo estudo, o peso corpóreo também foi considerado uma variável de valor independente. Pacientes com peso superior a 75 kg apresentaram risco de infecção duas vezes maior que aqueles com peso inferior a 65 kg.

É importante lembrar que a transfusão pode ser necessária aos pacientes mais graves, submetidos a cirurgias mais extensas e, portanto, vítimas de maior trauma cirúrgico e anemia proporcional. As causas de anemia pré-operatória são extremamente variáveis, porém, há que se recordar que o câncer representa uma grande fonte de consumo e que a anemia pode ser encontrada em um percentual considerável de enfermos, em especial nos portadores de tumor do cólon direito.

Em estudo prospectivo, Arenal et al.[39] avaliaram a influência da idade nas taxas de complicações pós-operatórias. Foram analisados os dados de 316 enfermos portadores de câncer de cólon, sendo 161 (50,9%) acima dos 70 anos de idade. Os índices de complicações e as taxas de mortalidade foram, respectivamente, de 30 e 11% no grupo acima de 70 anos e 21 e 3% no grupo mais jovem. Os índices de deiscência foram similares, com taxa de 16% no grupo acima dos 70 anos e 14% no grupo mais jovem. A mortalidade pós-operatória foi de 7% nos submetidos a cirurgias de urgência. Portanto, nessa série, a cirurgia de emergência representou um fator de risco, independente da idade. O risco cirúrgico estimado pela avaliação anestésica pré-operatória também foi considerado um fator relevante: pacientes classificados como ASA III ou superior apresentaram índices mais elevados de morbidade e de mortalidade, independentemente da faixa etária.

Longo et al.[11] relataram a importância da avaliação anestésica como fator preditivo do risco de complicações. De um total de 415 mil intervenções cirúrgicas, foram estudados 5.853 pacientes portadores de câncer colorretal, entre 1991 e 1995, pela análise de regressão logística múltipla, incluindo 68 variáveis independentes relacionadas ao pré-operatório, 12 ao intraoperatório e 21 variáveis dependentes. Dos 5.853 pacientes, 4.711 (80%) foram submetidos a ressecções cólicas com anastomose primária e 1.639 apresentaram uma ou mais complicações pós-operatórias (34,8% dos pacientes operados). A infecção foi a complicação mais comum, compreendendo 11,2% dos pacientes: pneumonia em 6,2%. e infecção urinária, em 5%. O íleo paralítico prolongado ocorreu em 7,5% dos casos. A taxa de mortalidade em 30 dias foi de 5,7%, no entanto, esse índice elevou-se para cerca de 50% no grupo de pacientes que desenvolveu complicação no pós-operatório, tais como: coma, parada cardíaca, necessidade de remoção de prótese vascular, insuficiência renal e embolia pulmonar. Pacientes com ascite pré-operatória, com hipernatremia (sódio acima de 145 mEq/L) e com risco anestésico-cirúrgico (ASA) acima de III, constituíram o grupo com o maior índice de mortalidade, demonstrando que essas enfermidades devem ser consideradas fatores preditivos de óbito.

Marusch et al.[13,40] estudaram os fatores responsáveis pela mortalidade pós-operatória em pacientes operados de câncer colorretal, em um estudo multicêntrico, com 3.756 pacientes, dos quais 2.293 eram portadores de câncer de cólon. A análise dos dados por técnicas de regressão logística, sob inclusão ou exclusão de complicações intra e pós-operatórias, identificou fatores independentes relacionados ao aparecimento de complicações, os quais poderiam servir como fatores preditivos de óbito pós-operatório. O primeiro fator importante foi a idade, seguido de um risco anestésico-cirúrgico ASA III ou superior e da necessidade de intervenção em caráter de emergência. O modelo de uma regressão logística com sensibilidade e sensitividade de 91% permitiu traçar o perfil de pacientes com fatores de risco preditivos de óbito: embolismo pulmonar (risco relativo: 30.3); complicações cardíacas (risco relativo: 24.1); complicações renais (risco relativo 22.1).

Outro aspecto importante a ser analisado é o tipo de operação, em especial ao considerar que as cirurgias de caráter oncológico nem sempre se restringem a uma simples ressecção segmentar do cólon, pois, em muitas ocasiões, há necessidade de cirurgias ampliadas, envolvendo a remoção em monobloco dos órgãos macroscopicamente comprometidos.

O estudo realizado por Staib et al.[31] compreendendo 2.452 pacientes tratados em uma única instituição demonstrou não existir diferença em relação ao índice de complicações operatórias, quando se comparam ressecções clássicas com ressecções ampliadas multiviscerais. As complicações ocorreram em 18% dos enfermos, independentemente da amplitude das ressecções. A radicalidade da cirurgia, mas não a localização do tumor, influenciou os resultados. A deiscência de anastomose foi observada em apenas 1% dos casos, independentemente da localização do tumor no cólon. Nessa série, a mortalidade registrada foi de 0,8%.

Se a infecção representa uma das mais frequentes complicações observadas nos idosos, principalmente nas cirurgias de emergência, em pacientes anemiados e com alto risco anestésico a deiscência da anastomose representa importante fator de risco.

Isbister[35] procurou estudar a incidência de deiscência da anastomose em um grupo de pacientes operados por um mesmo cirurgião. A taxa de deiscência foi de 3,6% para 2.011 enfermos operados. Destes, 24,1% faleceram por complicações sépticas.

A análise dos dados mostra que aumento do índice de complicações em pacientes portadores de câncer colorretal submetidos à cirurgia está relacionado, dentre outras causas, às características clínicas do paciente e às enfermidades coexistentes e aos aspectos técnicos da operação.

Influência da formação do cirurgião no risco de complicações

Como parte das complicações pós-operatórias, o fator preditivo de complicação mais relevante advém do papel desempenhado pelo cirurgião. Diversos trabalhos demonstraram cabalmente a influência do cirurgião no prognóstico do paciente[1,4-6]. Como o assunto é de extremo interesse, colocando o cirurgião como um fator de risco independente, outros autores procuraram discernir e individualizar os resultados, com estudos que consideraram o número de cirurgias por ano, a experiência adquirida por anos de treinamento e o grau de dedicação exclusiva à cirurgia colorretal.

Dorrance et al.[5] procuraram avaliar se o grau de especialização do médico poderia influir na incidência de complicações ou no prognóstico do paciente. Observou-se que pacientes operados por cirurgiões gerais tiveram um risco 3,42 vezes maior de desenvolverem recidivas locais do que pacientes operados por um cirurgião especializado.

Harmon et al.[6] analisaram a importância do número anual de cirurgias por cirurgião em relação à incidência de complicações e ao prognóstico. De acordo com o número de cirurgias realizadas por ano, foram considerados os seguintes limites: volume cirúrgico baixo (até 5/ano), volume cirúrgico médio (6-10/ano) e volume cirúrgico alto (mais que 10/ano). Observou-se que, quanto maior o número de cirurgias/ano por cirurgião, menores são os índices de mortalidade operatória e menor é o tempo de internação hospitalar, com consequente diminuição dos custos.

Prystowsky et al.[15] avaliaram os resultados obtidos em 15.427 pacientes portadores de câncer de cólon submetidos à ressecção segmentar com anastomose primária, no período de 1994 a 1997. Os pacientes foram operados por um grupo de 514 cirurgiões, divididos entre especialistas, residentes e de acordo com a experiência adquirida. A análise dos dados demonstrou que a especialização reduz as taxas de morbimortalidade, no entanto, a experiência acumulada as diminui ainda mais e os resultados são diretamente ligados ao treinamento do cirurgião.

Martling et al.[12] analisaram o cirurgião como fator preditivo de complicações e do prognóstico, utilizando os dados do projeto de divulgação da técnica de excisão total do mesorreto, em Estocolmo, entre 1994 e 1997. Todos os pacientes submetidos à ressecção anterior do reto entre 1995 e 1997 foram incluídos no estudo. Os cirurgiões foram divididos em dois grupos: cirurgiões com maior número de cirurgia por ano (mais de 12) e cirurgiões com menor número de cirurgia por ano (12 ou menos). Foram analisados os resultados quanto às taxas de mortalidade e recidiva local. A análise dos dados revelou que os pacientes operados por equipes cirúrgicas com maior volume de operações/ano e por cirurgiões que participaram do programa de treinamento sobre excisão total do mesorreto tiveram menores taxas de recidiva local e complicações.

Read et al.[16] avaliaram o mesmo aspecto, desta vez comparando a especialização médica. Foram submetidos à análise estatística os dados obtidos com 384 pacientes portadores de câncer colorretal. Dentre estes, 251 foram operados por especialistas, e 133, por cirurgiões gerais. Mais uma vez, os resultados demonstraram a relevância do fator cirurgião nas taxas de complicações operatórias e no prognóstico do paciente (Tabela 75.1).

TABELA 75.1 – Análise de sobrevida e controle local de pacientes operados de câncer colorretal

Sobrevida em cinco anos	Cirurgiões colorretais	Cirurgiões gerais	p*
Sobrevida atuarial	77%	68%	0,005
Controle local	93%	84%	

*Tarone-Ware

Ko et al.[7] realizaram a análise de 22.408 pacientes submetidos a ressecções por câncer de cólon. Foi realizada uma análise separatória de probabilidades para avaliar a importância relativa de variáveis preditivas. Foram consideradas mais de 30 diferentes variáveis independentes, incluindo fatores demográficos (idade, sexo, raça, etnia, situação socioeconômica), peso de enfermidades concomitantes (prevalência e severidade) e variáveis relacionadas ao hospital e ao cirurgião (tamanho do hospital, localização do hospital, ensino hospitalar, número de cirurgia por hospital e por cirurgião). A média de idade observada foi de 70 anos, e 60% dos enfermos analisados apresentavam ao menos uma enfermidade concomitante; 64% das cirurgias foram realizadas em caráter eletivo, 19%, em caráter de urgência, e 15%, em caráter de emergência. Os fatores preditivos de óbito ($p < 0,05$) foram: idade, sexo, enfermidade concomitante, severidade da cirurgia (emergência e urgência) e número de cirurgias por ano (realizadas pela instituição e pelo cirurgião). Foi demonstrado que o cirurgião representa, de acordo com o número de cirurgias/ano e experiência, o único fator agudamente variável, e suas qualificações devem ser consideradas fator preditivo do índice de morbimortalidade.

Complicações na era da videolaparoscopia

A introdução da videolaparoscopia acentuou ainda mais a importância do cirurgião como fator preditivo das complicações nas ressecções colônicas por neoplasia.

Em um inquérito nacional realizado pela Sociedade Brasileira de Coloproctologia[4] em 2001, observou-se que o índice de complicações intra e pós-operatórias ocorridas nas colectomias realizadas por videolaparoscopia não diferem das observadas nas colectomias realizadas por laparotomias. O dado importante, entretanto, é que, quanto maior a experiência da equipe, menor o índice de complicações relatadas. Foram analisadas 1.843 colectomias laparoscópicas, sendo 734 por câncer, realizadas por 14 cirurgiões de diversas regiões do país. O índice de complicações intraoperatórias foi de 4%, e o de pós-operatórias, 20%.

Fatores preditivos de complicações

A análise da literatura pertinente e o estudo retrospectivo de nossa experiência com ressecções intestinais no tratamento do câncer de cólon, excluídos os pacientes portadores de câncer de reto e os pacientes com anastomose colorretal realizada abaixo da reflexão peritoneal, abrangendo o período de 1962 a 2003, com um total de 849 pacientes, permitiu estabelecer a existência de fatores preditivos e relacioná-los a complicações específicas. Foram considerados fatores preditivos de complicações e óbitos: cirurgia de emergência (50% de mortalidade na vigência de perfuração tumoral) e a presença de comorbidades, com enfermidades concomitantes relacionadas ao aumento das taxas de complicações, sendo o diabetes um fator associado ao risco de infecção e a enfermidade coronariana um fator de risco para óbito nos primeiros 30 dias. Muito embora a deiscência tenha ocorrido apenas em 0,58% dos pacientes, com maior incidência na anastomose ileotransversa (80% das deiscências; 0,47% do total), não existem dados suficientes para inferir que a localização do tumor possa influenciar os índices de complicações intra e pós-operatórias.

Em resumo, a análise dos aspectos discutidos permite apontar os fatores preditivos de complicação relacionados às intervenções cirúrgicas em pacientes portadores de câncer de cólon:
- Fatores preditivos das complicações de ordem inflamatória e infecciosa: risco anestésico-cirúrgico ASA III, IV e V; transfusão de sangue armazenado por período superior a 21 dias; anemia com hematócrito inferior a 36 (pré ou pós-operatório); comorbidades; especialização do cirurgião.
- Fatores preditivos de mortalidade pós-operatória: idade superior a 80 anos; cirurgia de emergência (particularmente nos casos de perfuração); estádio avançado do câncer; deiscência da anastomose; risco anestésico-cirúrgico ASA III, IV e V; treinamento do cirurgião.
- Fatores preditivos de recidiva tumoral: ligadura tardia do pedículo vascular; manipulação excessiva do tumor; cirurgia de emergência; experiência do cirurgião.

CIRURGIA LAPAROSCÓPICA EM CÂNCER COLORRETAL NO IDOSO

É rotineiro que o paciente idoso ou seus familiares questionem um tratamento cirúrgico, por considerá-lo excessivamente agressivo para sua idade.

Os cuidados alimentares e os exercícios físicos, aliados aos avanços da medicina, demonstram que pacientes sexagenários têm melhor sobrevida no tratamento do câncer de intestino que pacientes da quarta década.

A disposição física e o grau de atividade exercido pelo idoso influenciam o prognóstico cirúrgico, diminuindo a gravidade de eventuais complicações; a inatividade e o sedentarismo propiciam o aparecimento de complicações pulmonares, cardiovasculares e renais[5].

Estudo retrospectivo realizado comparando os resultados obtidos em curto e longo prazo em um grupo de pacientes acima dos 80 anos com outro abaixo dos 65 anos concluiu ser a idade um fator de risco independente no período pós-operatório. A mortalidade pós-operatória foi de 16% no grupo acima de 85 anos, contra 0,7% no outro grupo. Entretanto, ultrapassado esse período, os resultados em longo prazo são bons. A análise de regressão logística múltipla demonstrou que o estágio da enfermidade, a classificação ASA e a emergência representam cada um, um fator de risco independente na mortalidade pós-operatória. Conclui que a idade avançada não deve ser usada como critério para o tratamento cirúrgico do câncer colorretal.

Capra et al.[41], realizando estudo similar, para determinar os resultados do tratamento eletivo do câncer colorretal em pacientes acima dos 80 anos, comprovam que os resultados obtidos em longo prazo são similares aos observados na população em geral. Entretanto, ressalvam que os pacientes idosos têm uma menor capacidade de reagir às complicações pós-operatórias e que se torna necessário uma acurada avaliação do idoso, principalmente considerando-se o estágio da enfermidade e a qualidade e a expectativa de vida

Nan et al.[27] realizaram um estudo retrospectivo analisando os fatores prognósticos em 165 pacientes acima dos 70 anos, operados de câncer colorretal. A análise multivariável demonstrou que, além da idade, outros fatores têm influência no prognóstico: grau de invasão linfática, cirurgia realizada, estágio T do tumor, grau de diferenciação celular e tipo histológico. A maioria dos pacientes idosos suporta tratamento quimioterápico e cirúrgico com boa qualidade de vida.

Takeuchi et al.[42] procuraram avaliar os fatores de risco quanto à morbidade e à mortalidade em pacientes idosos. Os pacientes foram divididos em dois grupos: grupo A (pacientes entre 75 e 84 anos) e grupo B (pacientes acima dos 85 anos de idade). Os níveis de albumina sérica, pressão de oxigênio arterial e volume expiratório eram significativamente menores no grupo B. O índice de complicações pulmonares e de mortalidade foi significativamente maior também no grupo B. A sobrevida em longo prazo foi igual para os dois grupos. Os autores concluem que mesmo os pacientes muito idosos, apesar dos riscos, não podem ser excluídos de um tratamento adequado do câncer colorretal.

Vironen et al.[43] analisaram dois grupos de pacientes, um acima dos 75 anos e outro abaixo dos 75 anos de idade, comparando morbidade e mortalidade, per e pós-operatória, e a sobrevida. A ressecção oncológica foi possível de ser realizada em 59 dos 95 pacientes acima dos 75 anos. O índice observado de complicações foi de 34% no grupo acima de 75 anos, contra 27% no grupo mais jovem. A sobrevida crua foi significativamente menor no grupo de idosos (43% × 65% – P = 0,01), porém com uma sobrevida de cinco anos em relação ao câncer quase similar (60% × 70% – P = 0,6). Concluem que uma cirurgia oncológica pode ser realizada em pacientes idosos selecionados com similar indicação e resultados.

Temple et al.[44] avaliaram os resultados obtidos em pacientes acima dos 65 anos e operados de câncer colorretal estágio IV. Utilizaram os dados fornecidos pelo Surveillance, Epidemiology, End Results-Medicare. Foram analisados 9.011 pacientes, sendo estes distribuídos em dois grupos: um grupo que foi submetido à cirurgia primária do câncer, e outro, não (cirurgia paliativa). Foi avaliada, também, a utilização de outras modalidades de tratamento, tais como radioterapia, quimioterapia ou metastasectomia. A grande maioria dos pacientes foi submetida à cirurgia primária – 72% com uma mortalidade de 10% nos primeiros 30 dias. Destes pacientes, 47% foram submetidos à quimioterapia. Concluem que a ressecção paliativa deve ser reavaliada para os pacientes acima de 75 anos, face à eficácia do tratamento adjuvante.

Clark et al.[29] avaliaram os programas de detecção precoce de câncer e a justificativa para uma idade limite do programa. A análise populacional revelou que o risco de desenvolver câncer é significativamente maior nos pacientes idosos, especialmente acima dos 80 anos, e que o índice de diagnóstico precoce é extremamente reduzido: apenas 4,6% dos idosos apresentavam tumores estágio A de Dukes. A cirurgia de emergência foi frequente: 30%. As causas determinantes de mortalidade foram o estágio do tumor e o grau de comorbidade. O tratamento eletivo e o diagnóstico do tumor em fase precoce do estádio melhoram o prognóstico do idoso. A detecção precoce e o exame em pacientes pré-sintomáticos deve ser um procedimento racional.

Rabeneck et al.[45] concluem que a idade é um fator independente de risco na mortalidade em curto e longo prazo, especialmente em pacientes acima dos 65 anos.

Marusch et al.[13,40] levam a termo um estudo tentando avaliar os riscos e benefícios da cirurgia para tratamento do câncer colorretal no idoso. Entre 19.080 pacientes, individualizam 2.932 com idade superior a 80 anos. O índice de complicações gerais pós-operatórias foi significativamente mais elevado nos pacientes idosos: 22,3% para os pacientes abaixo de 80 anos, contra 33,9% para aqueles acima dos 80 anos. No entanto, o índice de complicações específicas foi idêntico. O índice geral de morbidade e mortalidade foi mais elevado no grupo etário acima dos 80 anos: morbidade de 43,5% no grupo octogenário, contra 33,9%, e mortalidade de 8%, contra 2,6% no grupo mais jovem. O aumento do índice de morbimortalidade associado com grupo etário acima dos 80 anos foi resultado da elevada porcentagem de complicações pós-operatórias observadas, principalmente as de origem cardiovascular e pulmonar. Concluem que a idade não representa uma contraindicação para o tratamento cirúrgico, porém, que é importante a seleção adequada de paciente e tratamento.

Chiappa et al.[46] estudaram os resultados comparativos entre dois grupos de pacientes, de acordo com a diferença entre acima e abaixo dos 70 anos de idade. Usando uma análise de regressão logística, os autores definem que os fatores de risco correlacionados com a morbimortalidade são o estágio do tumor e a radicalidade da cirurgia. Concluem que a cirurgia pode ser realizada com segurança nos pacientes idosos, com uma incidência aceitável de morbimortalidade.

Sunouchi et al.[47] procuraram estudar como as extensas ressecções intestinais poderiam afetar os pacientes idosos (acima dos 80 anos) medindo os níveis sanguíneos de interceucina-6. Estudaram 119 pacientes com câncer colorretal, dos quais 108 foram submetidos ao tratamento cirúrgico; destes, 72 foram considerados como pertencentes a um grupo de vida ativa, e 36, a um grupo com vida sedentária. A mortalidade pós-operatória imediata (hospitalar) foi de 8,3% no grupo de desempenho ativo e de 38% no grupo considerado de desempenho sedentário (P = 0,007). Os níveis mais altos de interleucina-6 foram observados exatamente nos pacientes inativos, grupo de desempenho sedentário e nos operados de urgência. Os pacientes submetidos a cirurgias eletivas e que apresentavam no pré-operatório um desempenho ativo foram os que demonstraram um alto grau de curabilidade e menor índice de morbidade.

Estudo retrospectivo foi realizado com a intenção de determinar os fatores predicativos de mortalidade nos idosos. O estudo multicêntrico foi realizado a partir da coleta de dados da ACGBI (Association of Coloproctology of Great Britain and Ireland), da ACMBOS (Association of Coloproctology Malignant Bowel Obstruction Study) e da TWTA (The Wales-Trent Audit), em um total de 12.645 pacientes operados de câncer colorretal. Um modelo de regressão logística multivariável foi idealizado para adaptar a variabilidade dos resultados observados nas três séries analisadas. Um total de 2.533 pacientes foi considerado satisfatório para ser incluído no estudo. O índice de mortalidade nos primeiros 30 dias de pós-operatório foi de 15,6%. O estudo analítico identificou os seguintes fatores de risco, independentes:

- idade: fator significante acima dos 90 anos;
- grau ASA (American Society of Anesthesiology): fator significante para os pacientes ASA III e IV;
- cirurgia na emergência;
- ressecção do tumor;
- presença de doença metastática.

Le Neel et al.[30], analisando retrospectivamente os resultados observados no tratamento cirúrgico do câncer colorretal em pacientes acima dos 75 anos, concluíram que dois são os fatores de risco independentes: a cirurgia realizada na emergência e o grau de classificação ASA. Entretanto, não consideram a idade um fator limitante do tratamento cirúrgico, salientando que a cirurgia com sentido curativo deve ser realizada sempre que possível.

Anderggen et al.[48], analisando um grupo de pacientes acima dos 80 anos de idade, portadores de câncer colorretal, observaram que dois terços destes foram operados com sentido curativo e que, apesar do alto índice de morbidade (46%) e de mortalidade (12,5%) pós-operatória, a sobrevida em cinco anos foi de 67%. Salientam que o tratamento oncológico deve ser realizado sempre que possível.

Bufalari et al.[3] realizaram um estudo prospectivo comparativo entre pacientes abaixo e acima dos 65 anos, portadores de câncer colorretal, para analisar os resultados quanto à taxa de morbimortalidade e de sobrevida em curto e longo-prazo. A incidência de morbidade pós-operatória foi similar para os dois grupos (30 e 29%); a taxa de mortalidade foi de 3,2% para o grupo abaixo dos 65 anos e de 9,6% para os acima dessa idade, sem significância estatística. A curva de sobrevida geral mostrou um pior resultado para os pacientes acima dos 65 anos de idade (P = 0,003), com pior sobrevida específica do câncer (P = 0,02) e menor espaço livre da enfermidade (P = 0,03). A análise multivariável demonstrou os seguintes fatores de risco independentes: estágio do tumor, nível de CEA observado no pré-operatório, sexo masculino, localização do tumor (pior resultado no reto) e número de transfusões sanguíneas.

Essa série de trabalhos demonstra claramente que deve existir uma mudança quanto ao conceito de tratamento para os pacientes idosos portadores de câncer colorretal. Evidencia, também, que o conceito de idoso reflete a expectativa de vida diferente segundo os vários países do mundo.

Entretanto, todos os trabalhos supracitados são direcionados exclusivamente ao conceito de tratamento baseado em ressecções convencionais, realizadas pelo método aberto.

O que se vê claramente, em todos os trabalhos, é que os resultados obtidos são diretamente proporcionais a um menor índice de complicações pós-operatórias. Representam fatores preditivos de risco:
- a idade avançada (acima dos 90 anos);
- o diagnóstico tardio do câncer;
- a classificação ASA;
- a vida sedentária;
- a coexistência de enfermidades.

Ora, se houvesse uma forma de tratar o câncer que originasse um menor número de complicações pós-operatórias ou que agredisse menos o sistema imunológico dos pacientes operados, tais resultados poderiam ser melhorados.

Sob esse ponto de vista, é importante citar que inúmeros trabalhos realizados sobre o efeito da laparoscopia na imunidade do paciente operado por essa técnica revelam ser este método muito menos agressivo ao sistema imunológico do paciente.

A análise atual, realizada por trabalhos prospectivos e randomizados, tem demonstrado que é menor a incidência de complicações pós-operatórias no paciente operado por via laparoscópica.

Da mesma forma, se demonstra que o período de internação e de restabelecimento funcional da atividade física é menor no paciente tratado pelo método laparoscópico.

Juntando-se todas essas premissas, resta a demonstração de que a cirurgia laparoscópica possa ser empregada no paciente idoso e de qual seria seu benefício.

Vignali et al.[24] procuraram definir os possíveis benefícios advindos do emprego da laparoscopia em pacientes octogenários submetidos à colectomia, analisando os resultados obtidos em um estudo prospectivo comparando pacientes operados por via convencional e laparoscópica. Foram analisados os seguintes parâmetros: o sexo, a idade, o ano da cirurgia, o local do câncer, a comorbidade e o estado de independência na entrada e na saída do hospital. A média de idade foi de 82,3 anos no grupo laparoscópico e de 83,1 no grupo convencional; o índice de morbidade pós-operatória foi de 21,5% na cirurgia laparoscópica, contra 31,1% na aberta (P = 0,30). A mortalidade total foi de 2,4% em ambos grupos. A recuperação fisiológica e a internação hospitalar foram significativamente melhores na cirurgia laparoscópica (P = 0,01 e P = 0,001, respectivamente). Concluem que o emprego da cirurgia laparoscópica para tratamento do câncer colorretal é seguro e benéfico para os pacientes acima dos 80 anos.

Reissman et al.[49] realizaram um estudo prospectivo comparando os resultados obtidos em pacientes acima dos 60 anos, operados de cirurgia colorretal laparoscópica, com os observados em cirurgias similares, porém, realizadas em pacientes mais jovens. Os parâmetros observados incluíram sexo, indicação para a cirurgia, procedimento realizado, índice de conversões e de complicações, período de restabelecimento funcional e de hospitalização e a comorbidade. Não foram observadas diferenças significativas entre os dois grupos relativamente à incidência de complicações, de conversões e ao período de restabelecimento funcional. O resultado permite considerar que a idade não deve ser uma contraindicação para a cirurgia colorretal laparoscópica.

Senagore et al.[50] compararam os resultados em curto prazo observados em pacientes submetidos a colectomias laparoscópicas e abertas, controlados com o programa CREAD (*Controlled Rehabilitation With Early Ambulationand Diet*).

Foram estudados quatro grupos de pacientes:
1. Grupo I: constituído por pacientes acima dos 70 anos operados por laparoscopia.
2. Grupo II: constituído por pacientes acima dos 70 anos operados por cirurgia aberta.
3. Grupo III: constituído por pacientes abaixo dos 60 anos operados por laparoscopia.
4. Grupo IV: constituído por pacientes abaixo dos 60 anos operados por cirurgia aberta.

Os parâmetros observados foram: idade, sexo, massa corporal, índices ASA e POSS (*Physiologic and Operative Severity Score for the Enumeration of Morbidity and Mortality*), perda sanguínea, tempo de cirurgia, achados patológicos, tipo de ressecção realizada, morbimortalidade, período de internação e índice de readmissão imediata (primeiros 30 dias pós-cirurgia).

Os resultados comprovam que as ressecções colorretais realizadas por laparoscopia nos pacientes acima dos 70 anos e controlados pelo CREAD (*Controlled Rehabilitation With Early Ambulationand Diet*) constituem um procedimento seguro, com redução da hospitalização e dos custos hospitalares, com um índice menor de morbimortalidade.

Tuech et al.[32] estudaram as complicações ou benefícios da colectomia laparoscópica para tratamento da "diverticulite" do sigmoide em paciente acima dos 75 anos. Entre janeiro de 1993 e dezembro de 1999, 85 pacientes foram operados, eletivamente, de "diverticulite" do sigmoide. Destes, 22 eram acima de 75 anos (média de 77,2 anos). Os resultados obtidos foram comparados àqueles observados nos demais (média de idade de 53,7 anos). Não houve diferenças entre os dois grupos no que se refere ao uso de analgesia pós-operatória e ao índice de complicações. O tempo cirúrgico e o período de hospitalização foi menor no grupo de pacientes mais jovens. Não se registrou mortalidade per-operatória. Os índices de conversão foram, respectivamente, de 9 e 6%, com P = 0,6. Os autores concluem que a laparoscopia pode ser utilizada com segurança para os pacientes idosos com poucas complicações, pouca dor, pequeno período de hospitalização e rápida recuperação fisiológica.

Stochi et al.[22] procuraram determinar o índice de complicações e os benefícios resultantes da colectomia laparoscópica em relação à convencional, em pacientes acima dos 75 anos. Os pacientes foram selecionados de acordo com sexo, idade, ano da cirurgia, cirurgião responsável e procedimento realizado. Foram estudados o grau ASA de classificação, o índice de conversão, número de cirurgias abdominais prévias, resultado cirúrgico e a necessidade de auxílio na admissão e na alta (independência *versus* casa com assistência *versus* assistência de enfermagem). Os autores concluem que a cirurgia laparoscópica é segura e benéfica, incluindo a preservação da independência pós-operatória.

Feng et al.[51], partindo da alta incidência de câncer colorretal em pacientes idosos e da influência da presença de comorbidades e da diminuição das reservas cardiorrespiratórias no aumento da morbimortalidade, procuraram avaliar, comparativamente, os resultados das cirurgias realizadas por laparoscopia com as realizadas por via aberta. Todos os pacientes foram avaliados de acordo com a classificação ASA, complicações relacionadas à cirurgia e recuperação pós-operatória. As conclusões desse trabalho salientam as vantagens do método laparoscópico no tratamento do câncer colorretal:

- O índice de morbidade geral no grupo laparoscópico foi significativamente menor (17,6% contra 37,3% na cirurgia aberta), com P = 0,013.
- A perda sanguínea e o restabelecimento fisiológico (passagem de gases e introdução de dieta) foram significativamente menores no grupo submetido à cirurgia laparoscópica (90,7+/-49,9 *versus* 150,3+/-108,7 mL, 2,4+/-1,2 *versus* 3,5+/-2,9 d, 5,0+/-1,8 *versus* 5,9+/-1,2 d, respectivamente, p < 0,05).

Terminam por concluir que a laparoscopia parece ser a escolha ideal para o tratamento cirúrgico do câncer colorretal nos idosos.

A análise da vasta literatura mundial a respeito da indicação do tratamento cirúrgico no paciente idoso e seus resultados, em geral no que se refere ao tratamento das enfermidades colorretais, especialmente do câncer, permite estabelecer a existência de fatores preditivos de complicações:

- a existência de estados comórbidos, em especial de enfermidades que diminuem a resistência imunológica do paciente (diabetes, afecções cardiorrespiratórias, transplantados);
- o sedentarismo do idoso;
- o grau ASA do paciente, principalmente graus IV e V;
- o estado avançado do tumor;
- o grau de experiência e de especialização do cirurgião, com influência direta na perda sanguínea e no resultado da cirurgia.

Em contrapartida, os resultados obtidos com a cirurgia laparoscópica, reconhecidamente demonstrando melhores resultados quanto à volta precoce da atividade fisiológica, a diminuição da perda sanguínea, a facilidade na deambulação e na realimentação, culminando com melhores resultados quanto à imunidade celular, somam inúmeros pontos positivos quanto à indicação dessa técnica para o paciente idoso[52].

Aliás, os vários trabalhos atualmente existentes demonstram bem que a indicação precisa do método laparoscópico pode beneficiar o paciente, não somente em sua recuperação, mas, também, em seus resultados.

Como em qualquer outra cirurgia, a seleção adequada do paciente, a instituição de uma nutrição própria e de um tratamento fisioterápico progressivo (seja pré ou pós-operatório), os cuidados anestésicos e a qualidade do time cirúrgico são condições indispensáveis para um melhor resultado.

REFERÊNCIAS BIBLIOGRÁFICAS

1. Arach SW, Salomon MC, Williamson PR, Goldestein E. Laparoscopic assisted colectomy: Experience during the learning curve. Coloproctology 1993;1:38-41.
2. Beart Junior RW. Laparoscopic Colectomy. In: Reis Neto JA. New Trends in Coloproctology. Rio de Janeiro: Revinter; 2000. Cap. 11-7; p. 519-34.
3. Bufalari A, Giustozzi G, Burattini MF, Servili S, Bussotti C, Lucaroni E, et al. Rectal cancer surgery in the elderly: a multivariate analysis of outcome risk factors. J Surg Oncol 2006;93(3):173-80.
4. Campos FG. Complications and conversions in laparoscopic colorectal surgery: results of a multicenter Brazilian trial. Surg Laparosc Endosc Percutan Tech 2003;13:173-9.
5. Dorrance HR, Docherty GM, O'Dwyer PJ. Effect of surgeon specialty interest on patient outcome after potentially curative colorectal cancer surgery. Dis Colon Rectum 2000;43:492-8.
6. Harmon JW, Tang DG, Gordon TA, Bowman HM, Choti MA, Kaufman HS et al. Hospital volume can serve as a surrogate for surgeon volume for achieving excellent outcomes in colorectal resection. Ann Surg 1999;230:404-11.
7. Ko CY, Chang JT, Chaudhry S, Kominski G. Are high-volume surgeons and hospitals the most important predictors of in-hospital outcome for colon cancer resection? Surgery 2002; 132:268-73.

8. Lange A, RaKinic J, Cagir B, Tpham A, Fry R. Sub-specialization in colon and rectal surgery improves survival in patients with colorectal cancer. Dis Colon Rectum 2001;44:A5.
9. Larach SW. Laparoscopic Complications in Colorectal Surgery. In: Reis Neto JA. New Trends in Coloproctology. Rio de Janeiro: Revinter; 2000. Cap 11-5; p. 505-12.
10. Law WL, Chu KW, Tung PH. Laparoscopic colorectal resection: a safe option for elderly patients. J Am Coll Surg 2002;195(6):768-73.
11. Longo WE. Risk factor for morbidity and mortalityafter colectomy for colon cancer. Dis Colon Rectum 2000;43(1):83-91.
12. Martling A, Cedermark B, Johansson H, Rutqvist LE, Holm T. The surgeon as a prognostic factor after the introduction of total mesorectal excision in the treatment of rectal cancer. Br J Surg 2002;89(8):1008-13.
13. Marusch F, Koch A, Schmidt U, Zippel R, Kuhn S, Simonis E et al. Which factors are responsible for postoperative mortality in colorectal cancer patients? Zentralbl Chir 2002;127:614-21.
14. Patel NA, Bergamaschi R. Laparoscopic Surgery: Beyond mere feasibility. Surgical Clinics of North América. Philadelphia: Elsevier, Saunders; 2005. vol 85, n. 1.
15. Prystowsky IB, Bordage G, Feinglass JM. Patient outcomes for segmental colon resection according to surgeon's training, certification and experience. Surgery 2002;132(4):66370.
16. Read TE, Myerson RJ, Fleshman JW, Fry RD, Birnbaum EH, Walz BJ et al. Surgeon specialty is associated with outcome in rectal cancer treatment. Dis Colon Rectum 2002;45:904-14.
17. Reis Neto JA. New Trends in Coloproctology. Rio de Janeiro: Revinter; 2000.
18. Reis Neto JA. Papel da Videolaparoscopia na Cirurgia Colorretal. Bol Inf CBC 2001;XXXII: num. esp. 19-23.
19. Reis Neto JA, Cordeiro F, Quilici FA, Reis Jr JA. Cirurgia Colorretal por videolaparoscopia versus cirurgia convencional. In: Ramos JR, Regadas FSP, Souza JS. Cirurgia colorretal por videolaparoscopia. Rio de Janeiro: Revinter; 1997. p.193-99
20. Reis Neto JA, Quilici FA. Suturas mecânicas em cirurgia videolaparoscópica colorretal. In: Margarido NF, Saad JR R, Cecconello I, Martins JL, Paula RA, Soares LA. Vídeo-Cirurgia. São Paulo: Robe; 1994. p. 393-411.
21. Reis Neto JA, Quilici FA, Cordeiro F, Reis Jr JA, Kagohara O, Simões JN. Laparoscopic Total Mesorectum Excision. Journal Soc Laparoendoscopic Surg 2002;vol.6(2):163-8.
22. Stocchi L, Nelson H. Wound recurrences following laparoscopic-assisted colectomy for cancer. Arch Surg 2000;135(8):948-59.
23. Vasilev K, Ivanov P, Gurbev G. Laparoscopic versus conventional colorectal surgery – a comparative trial. Acta Chir Iugosl 2002; 49:77-8.
24. Vignali A, Di Palo S, Tamburini A, Radaelli G, Orsenigo E, Staudacher C. Laparoscopic vs. open colectomies in octogenarians: a case-matched control study. Dis Colon Rectum 2005; 20(06):900-5.
25. Whelan RL. VEGF and Surgery. The Problem and one possible solution. 4th International Rectal Cancer Consensus Conference, Lankenau Hospital, Pensilvania, USA, 2006.
26. Whelan RL. Immunologic Ramifications of Open & Closed Surgical Methods. 4th International Rectal Cancer Consensus Conference; Lankenau Hospital, Pennsilvania, USA, 2006.
27. Whelan RL. Postoperative cell mediated immune response is better preserved after laparoscopic vs open colorectal resection in humans. Surg Endosc 2003;17(6):972-8. Epub 19.
28. Wu FP, Sietses C, von Blomberg BM, van Leeuwen PA, Meijer S, Cuesta MA. Systemic and peritoneal inflammatory response after laparoscopic or conventional colon resection in cancer patients: a prospective, randomized trial. Dis Colon Rectum 2003; 46:147-55.
29. Clark AJ, Stockton D, Elder A, Wilson RG, Dunlop MG. Assessment of outcomes after colorectal cancer resection in the elderly as a rationale for screening and early detection. Br J Surg 2004; 91(10):1345-51.
30. Le Neel JC, Lasserre P, Letessier E, Jurczak F, Bernard P, Mauchien C, Armstrong O. Surgical treatment of colonic cancer after 75 years of age. Study of a series of 240 patients. Chirurgie 1999;124(6):670-4.
31. Stocchi L, Nelson H. Wound recurrences Staib L, Link KH, Blatz A, Berger HG. Surgery of colorectal cancer: surgical morbidity and five- and ten-year results 1n 2400 patients- monoinstitutional experience. World J Surg 2002;26(1):59-66.
32. Tuech JJ. Laparoscopic colectomy for sigmoid diverticulitis: a prospective study in the elderly. Hepatogastroenterologya 2001; 48(40):1045-7.
33. Barbuscia M, Gorgone S, Rizzo AG, Punturieri L, Sano M, De Luca M, et al. Anastomotic dehiscence in colorectal surgery. G Chir 2002;23:310-4.
34. Dunne JR, Malone D, Tracy JK, Gannon C, Napolitano LM. Perioperative anemia: an independent risk factor for infection, mortality, and resource utilization in surgery. J Surg Res 2002; 102:237-44.
35. Isbister WH. Anastomotic leak in colorectal surgery: a single surgeon's experience. ANZ J Surg 2001;71:516-20.
36. Konishi T, Watanabe T, Kishimoto J, Nagawa H. Risk factors for anastomotic leakage after surgery for colorectal cancer: results of prospective surveillance. J Am Coll Surg 2006;439-44.
37. Mynster T, Nielsen HJ. The impact of storage time of transfused blood on postoperative infectious complications in rectal cancer surgery. Danish RANX05 Colorectal Cancer Study Group. Scand J Gastroenterol 2000;35:212-7.
38. Nan KJ, Qin HX, Yang G. Prognostic factors in 165 elderly colorectal cancer patients. World J Gastroenterol 2003;9(10): 2207-10.
39. Arenal JJ, Benito C, Concejo MP, Ortega E. Colorectal resection and primary anastomosis in patients aged 70 and older: prospective study. Eur J Surg 1999;165:593-7.
40. Marusch F, Koch A, Schmidt U, Steinert R, Ueberrueck T, Bittner R, et al.; Working Group Colon/Rectum Cancer The impact of the risk factor "age" on the early postoperative results of surgery for colorectal carcinoma and its significance for perioperative management. World J Surg 2005;29(8):1013-21.
41. Capra F, Scintu F, Zorcolo L, Casula G. Surgical treatment for colorectal cancer in patients over 80 years. Short and long term results. Minerva Chir 2003;58(4):515-22.

42. Takeuchi K, Tsuzuki Y, Ando T, Sekihara M, Hara T, Kori T, et al. Should patients over 85 years old be operated on for colorectal cancer? J Clin Gatroenterol 2004;38(5):408-13.
43. Vironen JH, Sainio P, Husa AL, Kellokumpu IH. Complications and survival after surgery for rectal cancer in patients younger than and aged 75 years or older. Dis Colon Rectum 2004;47(7):1225-31.
44. Temple LK, Hsieh L, Wong WD, Saltz L, Schrag D. Use of surgery among elderly patients with stage IV colorectal cancer. Hepatogastroenterology 2004;38(5):408-13.
45. Rabeneck L, Davila JA, Thompson M, El-Serag HB. Outcomes in elderly patients following surgery for colorectal cancer in the veterans affairs health care system. Aliment Pharmacol Ther 2004; 20(10):1115-24.
46. Chiappa A, Zbar AP, Bertani E, Biffi R, Luca F, Pace U, Viale G, et al. Surgical treatment of advanced colorectal cancer in the elderly. Chir Ital 2005;57(5):1345-51.
47. Sunouchi K, Namiki K, Mori M, Shimizu T, Tadokoro M. How should patients 80 years of age or older with colorectal carcinoma be treated? Long-term and short-term outcome and postoperative cytokine levels. Dis Colon Rectum 2000;43(2): 233-41.
48. Andereggen E, Ris F, Gervaz P, Bucher P, Morel P. Outcome of surgery for rectal cancer in octogenarians. Swiss Med Wkly 2006;136(11-12):185-8.
49. Reissman P, Agachan F, Wexner SD. Outcome of laparoscopic colorectal surgery in older patients. Am Surg 1996;62(12):1060-03.
50. Senagore AJ. Advantages of laparoscopic colectomy in older patients. Arch Surg 2003;138(3):252-6.
51. Feng B, Zheng MH, Mao ZH, Li JW, Lu AG, Wang ML, et al. Clinical advantages of laparoscopic colorectal cancer surgery in the elderly. Aging Clin Exp Res 2006;18(3):191-5.
52. Schwandner O, Schiedeck TH, Bruch HP. Advanced age – indication or contraindication for laparoscopic colorectal surgery? Dis Colon Rectum 1999;42(3):356-62.

Aspectos Técnicos da Retossigmoidectomia Videolaparoscópica

76

Miguel Ângelo Pedroso
Renato Arioni Lupinacci
Mauro de Souza Leite Pinho

INTRODUÇÃO

Como em qualquer outro procedimento cirúrgico, o aprendizado da retossigmoidectomia videolaparoscópica é dependente de uma adequada padronização capaz de permitir uma reprodutibilidade do método e, em especial, uma redução da curva de aprendizado. O objetivo deste capítulo é demonstrar a forma pela qual realizamos essa operação baseada em uma sequência de manobras cirúrgicas e utilizando uma série de apresentações anatômicas padronizadas.

Para obter essa padronização, no entanto, necessitamos, inicialmente, da definição e da nomenclatura do posicionamento dos portais. Para um melhor aprendizado, consideramos interessante a utilização do conceito de "regiões de portais", as quais irão compreender o espaço dentro do qual iremos realizar, respectivamente, as pequenas variações no posicionamento de trocateres adequadas a cada caso. Conforme demonstrado na Figura 76.1, são estas em número de seis e denominadas P1 a P6, iniciando-se na região umbilical e progressivamente distribuídas conforme o sentido horário. É importante lembrar que essas denominações persistem mesmo quando o número de portais utilizados é menor que os demonstrados. Como exemplo, mesmo que o portal P3 não seja utilizado em determinado caso, o trocater posicionado no hipocôndrio esquerdo continuará sendo denominado portal P4.

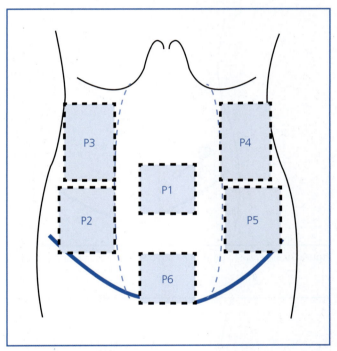

Figura 76.1 – Regiões dos portais P1 a P6.

RESSECÇÕES À ESQUERDA

Nesses procedimentos, como o cirurgião irá colocar-se necessariamente à direita do paciente, seus dois portais de trabalho deverão situar-se deste lado, nas regiões P2 e P3, respectivamente (Figura 76.2). É importante considerar que o portal de trabalho P2 irá apresentar a maior variação de posicionamento de acordo com cada caso em particular, devendo ser posicionado conforme a previsão de necessidade de alcance superior (para acesso ao ângulo esplênico do cólon) ou inferior na pelve (para dissecções retais baixas).

VARIAÇÃO ESPECÍFICAS DOS PORTAIS

Este é outro aspecto de grande relevância o qual o cirurgião deverá necessariamente contemplar durante a determinação do posicionamento dos trocateres em cada paciente. Isso se torna de particular importância nas ressecções colorretais à esquerda, quando podemos prever a necessidade de trabalhar em diferentes regiões da região abdominal, como a liberação do ângulo esplênico junto ao diafragma ou a dissecção retal baixa ao nível do músculo elevador do ânus (Figura 76.3).

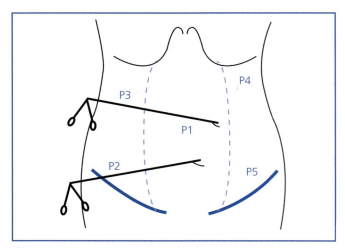

Figura 76.2 – Portais de trabalho utilizados nas ressecções colorretais à esquerda (P2 e P3).

Além da variação de previsão de alcance intracavitário entre os diferentes casos, o posicionamento dos trocateres de trabalho deverá considerar, em especial, os diferentes biotipos dos pacientes. Pacientes maiores ou mais obesos poderão requerer um posicionamento mais proximal em relação à linha semilunar do que aqueles menores ou mais magros, a fim de preservar o alcance intracavitário da região do ângulo esplênico, por exemplo (Figura 76.4).

SEQUÊNCIA OPERATÓRIA (FIGURA 76.5)

O paciente é posicionado com ambas as pernas abertas, e a operação se inicia com o cirurgião posicionado entre elas, para seccionar o ligamento falciforme até o diafragma usando o instrumento cortante inserido através da porta P2, enquanto a pinça colocada através do portal P5 mantém uma tração

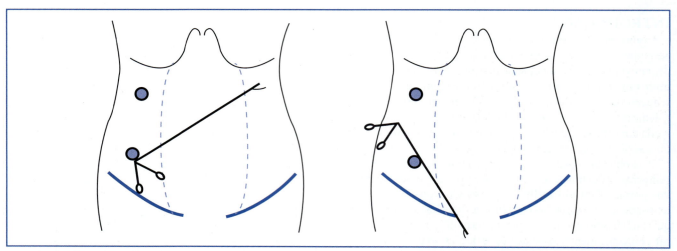

Figura 76.3 – Previsão de alcance dos instrumentos utilizados nos portais de trabalho.

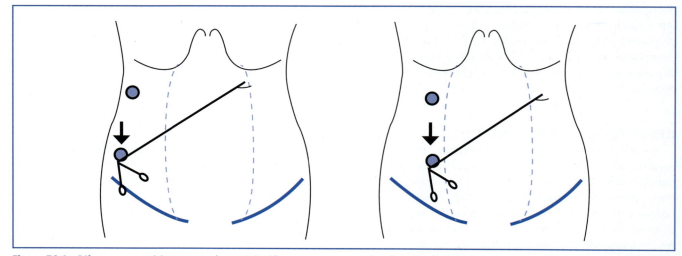

Figura 76.4 – Diferença no posicionamento dos portais. Observar como o portal na fossa ilíaca direita é colocado mais medialmente nos pacientes obesos, visando manter o alcance do ângulo esplênico do cólon.

no sentido inferior. Se a inserção do ligamento falciforme é próximo ao portal P1, a câmera pode ser movida para P2 durante esta etapa da operação.

Essa divisão é feita para fornecer um espaço adicional para o posicionamento do cólon transverso e omento maior sobre a superfície superior do fígado. (Figura 76.6)

O cirurgião, utilizando as pinças posicionadas através dos portais P2 e P5, coloca o omento maior e o cólon transverso sobre a superfície superior do fígado. Os vasos cólicos médios são expostos nesta manobra, e a pinça P4 mantém uma tração do mesocólon próximo a eles. É importante notar que esta parte da operação deve ser realizada com a mesa operatória em posição horizontal. Caso o paciente já esteja em posição de Trendelenburg, esta manobra não será bem-sucedida, em razão de um deslocamento do fígado no sentido cefálico devido à gravidade.

Uma vez realizado esse posicionamento do omento e do cólon transverso, coloca-se a mesa cirúrgica em posição de Trendelenburg e lateral direito. (Figura 76.7)

O cirurgião, agora à direita do paciente, mobiliza as alças do intestino delgado para a direita da cavidade abdominal, a fim de expor o ângulo de Treitz.

A veia mesentérica inferior geralmente é identificada com facilidade e deve ser tracionada anteriormente pela punção P5 para a apresentação da fossa paraduodenal. (Figura 76.8)

É realizada uma incisão longitudinal da camada peritoneal inferiormente à veia mesentérica inferior, sendo iniciada uma dissecção cuidadosa para identificar o plano de coalescência retroperitonial utilizando instrumentos inseridos nas portas P2 e P3. Note-se que a ligadura da veia mesentérica inferior não deve ser realizada imediatamente, a fim de que possa ser utilizada na tração anterior para exposição do espaço retroperitonial. (Figura 76.9)

A veia mesentérica inferior é então dissecada e seccionada após clipamento ou selagem. (Figura 76.10)

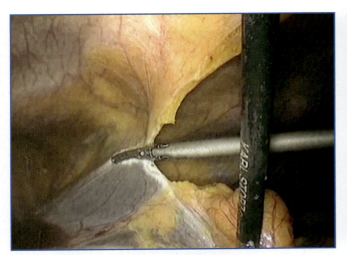

Figura 76.5 – Secção do ligamento falciforme.

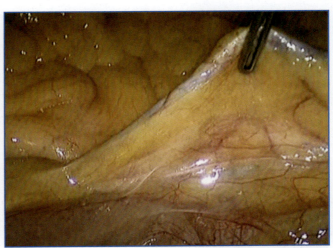

Figura 76.7 – Exposição da fossa paraduodenal.

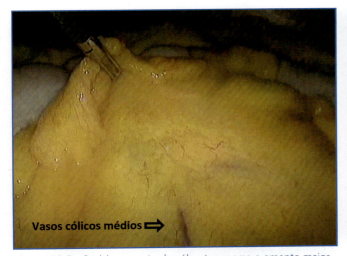

Figura 76.6 – Posicionamento do cólon transverso e omento maior sobre o fígado.

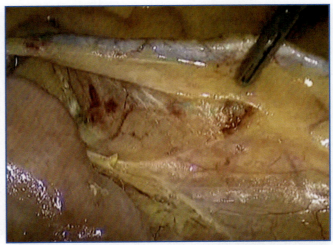

Figura 76.8 – Acesso ao retroperitônio.

Prossegue-se, então, na dissecção retroperitonial entre a fáscia de Gerota e o mesocólon esquerdo em direção à goteira parietocólica esquerda, utilizando as punções de trabalho P2 e P3. Para facilitar essa exposição, posicionamos as pinças P4 e P5 de modo a manter a elevação do mesocólon esquerdo. Devemos ser muito cuidadosos ao estender essa dissecção do sentido cefálico, buscando evitar a elevação do pâncreas ou uma lesão da veia esplênica. (Figura 76.11)

Para apresentar a artéria mesentérica inferior, a pinça de P4 traciona o coto distal da veia mesentérica inferior seccionada em direção ao ombro esquerdo do paciente. Para completar o triângulo de exposição, a pinça P5 mantém mesossigmoide tracionado no sentido anteroinferior. Os troncos da artéria mesentérica inferior podem ser encontrados no vértice inferior deste triângulo de exposição. (Figura 76.12)

Após a dissecção da artéria, que usualmente expõe também o nervo hipogástrico, a artéria é clipada ou selada e, posteriormente, seccionada. (Figura 76.13)

A extensão da dissecção retroperitoneal é agora facilmente realizada utilizando instrumentos através de P2 e P3. As pinças em P4 e P5 contribuem para a exposição, levantando o folheto peritoneal. À medida que a dissecção progride, é possível identificar o ureter e os vasos gonadais. (Figura 76.14)

Para a abordagem do espaço pré-sacral, a pinça de P4 traciona o coto distal da artéria mesentérica inferior em direção ao ombro esquerdo do paciente. Com a pinça em P5, mantemos a tração anterior do mesossigmoide distal. Além de ajudar a expor o espaço pré-sacral, essa apresentação triangular também contribui para manter o sigmoide fora do campo operatório, sendo este mantido na fossa ilíaca esquerda. Usando os instrumentos de P2 e P3, o peritônio pélvico é aberto para identificar o plano de dissecção pré-sacral.

Em seguida, o cirurgião procede à divisão do peritônio pélvico à direita, tracionando-o com o uso da pinça P3 em seu bordo medial. Cuidados devem ser tomados neste momento, a fim de evitar a secção do ramo direito do nervo hipogástrico. A dissecção progride para o espaço pré-sacral. (Figura 76.15)

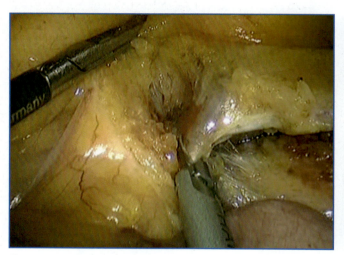

Figura 76.9 – Secção da veia mesentérica inferior.

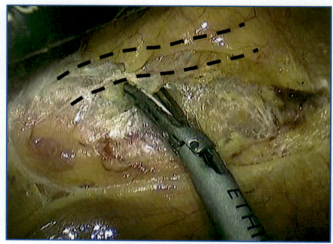

Figura 76.11 – Exposição da artéria mesentérica inferior.

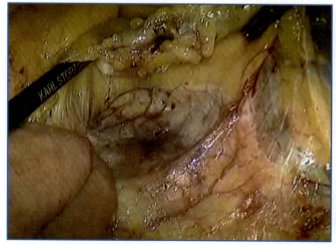

Figura 76.10 – Extensão da dissecção retroperitonial.

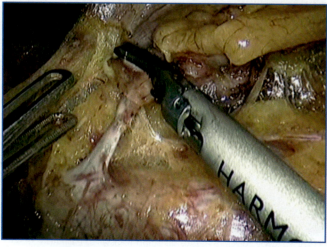

Figura 76.12 – Dissecção e divisão da artéria mesentérica inferior.

Capítulo 76 – Aspectos Técnicos da Retossigmoidectomia Videolaparoscópica

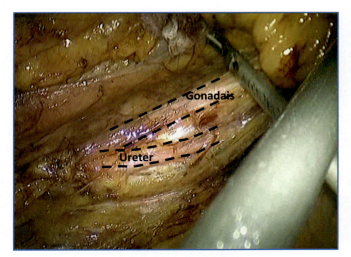

Figura 76.13 – Extensão da dissecção retroperitonial.

Para expor o peritônio da goteira parietocólica esquerda, a pinça P4 retrai o cólon esquerdo proximal para uma posição medial e superior, enquanto P3 o traciona para a direção medial e inferior. Usando o instrumento cortante na punção P2, o peritônio é seccionado até a flexura esplênica, encontrando-se o plano retroperitoneal previamente dissecado. (Figura 76.16)

Para uma melhor exposição do ângulo esplênico, a pinça de P4 traciona anteriormente o omento maior, enquanto P3 retrai o cólon esquerdo medial e inferiormente. O segundo assistente agora está posicionado entre as pernas do paciente e utiliza a pinça P2 para fazer o deslocamento medial de todo o cólon já mobilizado. O instrumento de corte agora está inserido através da porta P5, controlado pela mão direita do cirurgião. O grande omento é, então, progressivamente liberado do cólon transverso, obtendo-se uma mobilização do ângulo esplênico. (Figura 76.17)

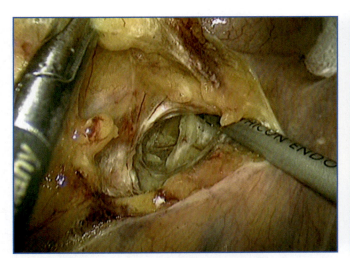

Figura 76.14 – Abordagem de espaço pré-sacral.

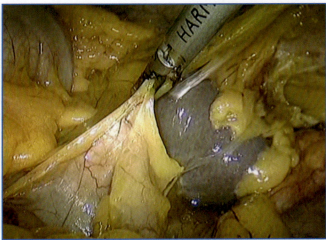

Figura 76.16 – Liberação da flexura esplênica.

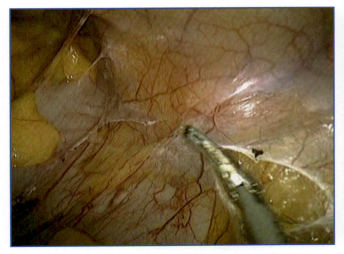

Figura 76.15 – Liberação da goteira parietocólica esquerda.

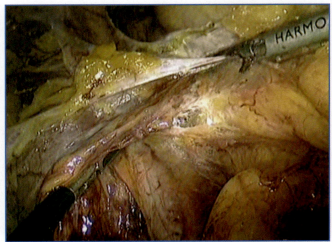

Figura 76.17 – Divisão do peritônio pélvico à esquerda.

A divisão do peritônio pélvico esquerdo é mais bem realizada quando a pinça P4 retrai lateralmente a borda lateral peritoneal, enquanto P3 traciona o bordo medial. Em pacientes do sexo feminino, a pinça P5 é inserida para erguer as estruturas anexiais esquerdas. A secção do peritônio é realizada pelo instrumento cortante em P2, enquanto a pinça P4 protege o ureter e o ramo esquerdo do nervo hipogástrico. (Figura 76.18)

A secção do peritônio anterior da pelve é realizada por meio de tração superior do reto pelas pinças P3 (bordo direito) e P4 (bordo esquerdo). Nos homens, a pinça P5 traciona o peritônio pélvico anterior, enquanto nas mulheres essa pinça é usada para erguer as estruturas anexiais, podendo ser útil, também, a inserção vaginal de uma pinça com gaze para demonstrar o fundo de saco vaginal e do plano de dissecção retovaginal. Em casos mais difíceis, podemos inserir um trocater suprapúbico (P6), a fim de tracionar a prega peritoneal anterior. (Figura 76.19)

Uma vez realizada a dissecção do reto até o nível adequado, este é preparado para a secção, mantendo-se sua tração no sentido cranial com a pinça P4 na margem esquerda e P3 na margem direita. Com essa exposição, o instrumento cortante em P2 progride na liberação do tecido adiposo perirretal até a exposição da borda do reto. Tal tração de P3 e P4 pode ser alterada com o objetivo de promover uma rotação, visando contribuir para uma melhor exposição e liberação da face posterior do reto. (Figura 76.20)

A transecção do reto é realizada pela inserção do grampeador através do portal P2. Para isto, a exposição retal é mantida pela tração cefálica pelas pinças P3 e P4.

O grampeador é aberto e posicionado em região previamente preparada no reto. Quando devidamente fechado, a transecção é realizada. (Figura 76.21)

A incisão para retirada do espécime cirúrgico é realizada na fossa ilíaca esquerda, cerca de 2 centímetros acima da sínfise púbica. A bainha anterior do músculo reto abdominal

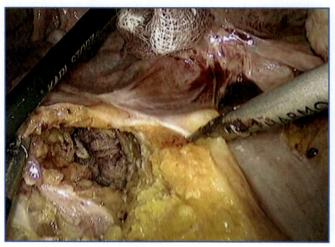

Figura 76.18 – Divisão do peritônio pélvico anterior.

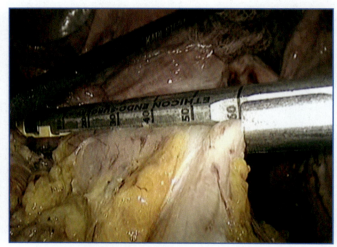

Figura 76.20 – Transecção retal.

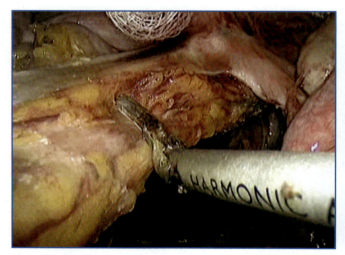

Figura 76.19 – Preparação do reto para a anastomose.

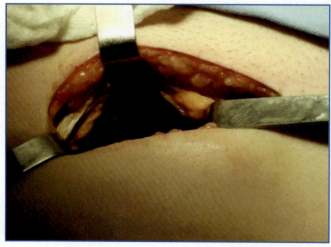

Figura 76.21 – Incisão abdominal para a extração do espécime.

é incisada até a exposição dos vasos epigástricos inferiores. O músculo é, então, retraído medialmente, e a cavidade peritoneal é aberta. Assim, o segmento retocólico é removido após a proteção dos bordos da ferida operatória. A arcada vascular marginal é, então, identificada, e a divisão dos vasos é realizada, preservando um suprimento de sangue adequado para o segmento a ser anastomosado. (Figura 76.22)

Após a realização de uma bolsa circular seguida da inserção da peça destacável do grampeador o cólon é retornado à cavidade e procede-se, então, ao fechamento da incisão. (Figura 76.23)

O grampeador é, então, inserido no reto. Depois que o coto retal superior é alcançado, o dispositivo é posicionado de modo que a perfuração do pino ocorra próximo ao ponto médio da linha de grampos.

O acoplamento é realizado pela ação da pinça posicionada em P3, enquanto P2 orienta a posição do pino até que o clique de conexão seja percebido.

As duas peças do grampeador são aproximadas, e o gatilho, disparado.

A operação está terminada após a revisão da cavidade.

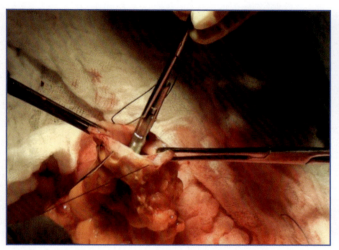

Figura 76.22 – Inserção da peça destacável do grampeador.

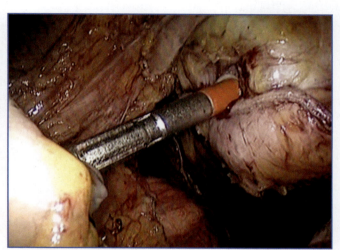

Figura 76.23 – Realização da anastomose.

Amputação Abdominoperineal do Reto

77

Armando Geraldo Franchini Melani
Carlos Augusto Veo
Marcos Vinicius Denadai
Junea Caris de Oliveira

INTRODUÇÃO

O tratamento do câncer de reto sofreu diversas modificações nos últimos anos[1], porém, a amputação abdominoperineal de reto descrita por Miles[2] no início do século passado continua a ser uma importante alternativa no tratamento dessa doença, assim como no tratamento do câncer de canal anal persistente ao tratamento multimodal[3]. O acesso laparoscópico para a amputação do reto foi uma das primeiras técnicas cirúrgicas a serem realizadas em nosso meio, uma vez que a dissecção abdominal se faz preferencialmente em tecido normal[4,5]. Neste capítulo, abordaremos apenas a questão técnica do acesso laparoscópico na amputação do reto com o desfecho convencional – colostomia abdominal. Considerações a respeito das indicações e outros desfechos possíveis já foram feitas em capítulos específicos deste tratado.

PASSOS TÉCNICOS
Anestesia
Geral combinada ou não com bloqueio

Preferencialmente, sequência de entubação rápida para evitar o acúmulo de ar insuflado no estômago, ar este que poderia passar para o intestino delgado, causando distensão das alças e limitação do campo operatório. Caso isso ocorra, a passagem de sonda naso ou orogástrica não esvazia o ar acumulado no intestino delgado[6].

Posição do paciente

Decúbito dorsal horizontal com os membros inferiores abduzidos, colocados em perneiras – preferencialmente pneumáticas –, o que permite a movimentação no intraoperatório, membro superior direito ao longo do tronco, membro superior esquerdo completamente abduzido ou ao longo do corpo.

O membro inferior direito deve estar ligeiramente fletido ao nível da coxa, em razão dos instrumentais utilizados no portal da fossa ilíaca direita.

O paciente deve estar fixo à mesa por meio de ombreiras, e deve haver fixação dos membros inferiores com proteção para evitar compressão e estiramento de troncos nervosos. É preciso um especial cuidado com o posicionamento das mãos, que deverão estar fixadas à região lateral da coxa do paciente. Quando disponíveis, podem-se utilizar massageadores pneumáticos para a prevenção de trombose venosa profunda. A sondagem vesical deve ser sempre realizada.

Após antissepsia e colocação de campos, realizamos a fixação do material a ser utilizado no procedimento (cabos de luz, câmeras, borrachas para aspirador, instilador de soro fisiológico e insuflador de dióxido de carbono, cabos de eletrocautério e bisturis).

Confecção do pneumoperitônio

Realiza-se incisão de 1,5 cm supraumbilical compreendendo a epiderme e a derme e disseca-se o tecido areolar subcutâneo até aponeurose. Pinça-se a aponeurose bilateralmente com tração anterior em forma de tenda. Introduz-se a agulha para confecção do pneumoperitônio, realizando, antes, teste com administração de soro fisiológico e aspiração da cavidade abdominal, a fim de certificar-se da localização correta da agulha.

Iniciação do pneumoperitônio com insuflação gradual de dióxido de carbono na velocidade de 2 l por minuto, até a pressão máxima de trabalho de 12 a 13 mm de mercúrio. Em pacientes com presença de incisão prévia supraumbilical ou transumbilical, utilizamos a técnica aberta[7], com a realização de sutura em bolsa e introdução do trocater sob visão direta.

Posicionamento dos portais

Introdução do primeiro portal de dez milímetros, no local da punção prévia por agulha (P1).

Segundo portal de trabalho de dez milímetros de diâmetro localizado em um ponto formado pelo cruzamento de duas linhas imaginárias que representam a borda lateral do músculo reto abdominal e um local 2 cm superior à crista ilíaca anterossuperior direita (P2).

Introdução dos portais de trabalho de 5 mm nos flancos direito (P3) e esquerdo, no exato ponto previamente demarcado pela estomaterapeuta para a colostomia abdominal definitiva (P4) (Figura 77.1).

Fixação dos trocateres nos locais descritos anteriormente.

Reposicionamento da mesa cirúrgica com Trendelenburg de aproximadamente 40° e lateralização à direita com inclinação de 30°.

Dissecção abdominal

Identificação intracavitária das estruturas anatômicas de referência para a realização do procedimento (artéria aorta, artérias ilíacas, sigmoide, veia mesentérica inferior e duodeno), após o posicionamento do intestino delgado.

Pinçamento do mesentério do sigmoide medialmente, realizando tração de posterior para anterior e cranial para caudal com a pinça auxiliar (P4). Observa-se a formação de uma tenda do mesentério, com o estiramento da artéria mesentérica inferior, a qual inicia-se cranialmente distante cerca de 4 cm da bifurcação da aorta. O assoalho dessa tenda trata-se da proeminência do promontório[8].

Tração do peritônio (P3) e abertura deste com instrumento de corte (P2) no mesentério, na face medial, pouco acima e paralelamente à artéria ilíaca comum direita, evidenciando um tecido areolar frouxo ao nível do promontório. Prossegue-se realizando a dissecção do espaço posterior ao mesentério em direção à parede lateral da pelve à esquerda, com a identificação dos nervos hipogástricos, ureter e gonadais. Uma vez liberado esse espaço, a pinça auxiliar (P4) realiza a apreensão da borda da tenda anteriormente criada, mantendo o mesmo sentido de tração descrito anteriormente, expondo a silhueta da artéria mesentérica inferior. O cirurgião realiza a secção do peritônio parietal cranialmente paralelo às artérias ilíaca direita e aorta[8].

Desse modo, identifica-se a emergência da artéria mesentérica inferior. Esta é isolada e ligada inferiormente com três clipes e superiormente com dois clipes, sendo, então, seccionada entre os clipes.

Obtém-se, após a secção da artéria mesentérica inferior, uma abertura ampla da região posterior ao mesentério do cólon descendente e sigmoide, visualizando-se o retroperitônio e a fáscia renal anterior. A pinça auxiliar (P4) é deslocada para o pinçamento do mesentério, acima da ligadura da artéria, e o cirurgião posiciona a pinça de trabalho (P3) por debaixo do mesocólon, expondo o plano retro peritoneal, no qual prossegue-se dissecando de medial para lateral até a goteira parietocólica, obtendo-se a identificação do ureter, em seu terço proximal, e dos vasos gonadais.

Uma vez dissecado o espaço correspondente ao mesocólon do descendente e sigmoide, nos dirigimos cranialmente em direção ao ângulo de Treitz e à borda inferior do pâncreas. Identificamos a veia mesentérica inferior, que é, então, dissecada e ligada com dois clipes inferiores e dois clipes superiores, sendo posteriormente seccionada entre estes[8].

No procedimento de amputação do reto não há necessidade de mobilizar a flexura esplênica.

Após a ligadura da veia mesentérica inferior, o descolamento da goteira parietocólica é iniciado ao nível dos vasos ilíacos à esquerda, em direção cranial, até o ângulo esplênico. Após essas manobras, o cólon descendente e sigmoide encontram-se livres.

Dissecção pélvica

Voltando a visualizar a pelve, procedemos à dissecção ao nível do promontório, no qual iniciamos o procedimento cirúrgico em direção caudal[9,10]. Assim, podemos imediatamente visualizar a bifurcação dos nervos hipogástricos junto ao promontório e à pelve. Dissecamos o espaço pélvico retrorretal em direção à musculatura dos elevadores. Tracionamos o reto anteriormente e lateralmente, evidenciando o plano areolar da gordura perirretal[9,11,12] (Figura 77.2).

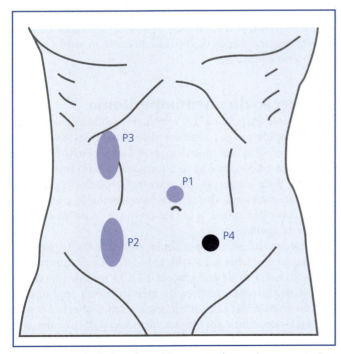

Figura 77.1 – Distribuição do posicionamento do portais na amputação de reto.

Realizamos a dissecção das asas laterais do reto à direita (Figura 77.3) e à esquerda (Figura 77.4), consecutivamente, e prosseguimos, também, com a liberação do peritônio na parede anterior do reto. O ponto-chave pra manter-se no plano do mesorreto no decorrer da liberação das asas laterais consiste na visualização do nervos hipogástricos, que constituem o limite lateral desta dissecção.

Nos pacientes do gênero masculino, esse plano de dissecção situa-se acima da fáscia de *Denonvellier*, na qual, ao prosseguir em direção ao períneo, observam-se, anteriormente, as vesículas seminais e a próstata[9,10]. Em pacientes do gênero feminino, o plano de dissecção situa-se na parede anterior entre o reto e a vagina. Para facilitar essa exposição, realiza-se a fixação externa do corpo uterino com um ponto transfixante neste.

Continua-se a dissecar a gordura perirretal circunferencialmente em direção aos músculos elevadores[9,11,12]. No momento do encontro das bordas externas da musculatura elevadora, interrompemos a dissecção, que deverá ser realizada pela equipe perineal[13].

Dissecção perineal

A dissecção perineal deve seguir os preceitos clássicos já previamente descritos[13].

Após completada a dissecção perineal, a extração do espécime pode ser realizada pelo períneo. Realiza-se a secção do mesentério e a ligadura dos vasos da arcada marginal, com o cuidado de incluir na peça cirúrgica as ligaduras da veia e artéria mesentéricas inferiores e, subsequentemente, a secção do espécime cirúrgico. Em algumas oportunidades, o preparo desse mesentério pode ser realizado logo após a dissecção da goteira parietocólica esquerda e, eventualmente, também pode ser realizada a secção do cólon descendente sigmoide com um grampeador linear cortante laparoscópico. Uma vez extraída a peça cirúrgica pelo períneo realizamos uma incisão ao redor do portal no flanco esquerdo (P4), em local previamente demarcado pela estomaterapeuta, insuflamos novamente a cavidade (colocamos uma compressa no períneo) e, após a apreensão, com um instrumental com cremalheira, extraímos o cólon. A confecção da colostomia terminal é realizada após o fechamento primário de todas as feridas.

Sempre realizamos a drenagem da cavidade através do orifício do trocater de 10 mm (P2) em fossa ilíaca direita.

COMENTÁRIOS

Para a realização desse procedimento, são necessários materiais mínimos. Em primeiro lugar, a mesa cirúrgica, que porta-se como um auxiliar importantíssimo no procedimento. Esta deve ser capaz de oferecer posicionamento com Trendelenburg forçado de até 40° e lateral de até 25°. Sem esse posicionamento, em muitas ocasiões pode-se ter grande dificuldade na exposição do campo a ser dissecado. As perneiras pneumáticas per-

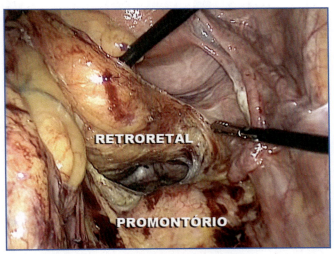

Figura 77.2 – Visão da pelve e da gordura perirretal.

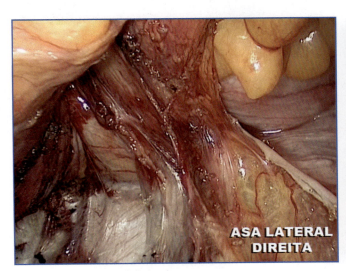

Figura 77.3 – Asa lateral direita do reto.

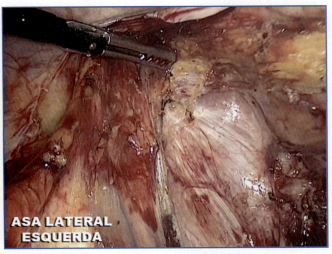

Figura 77.4 – Asa lateral esquerda do reto.

mitem a mobilização dos membros inferiores no transcorrer do procedimento, de acordo com a necessidade da equipe cirúrgica e com um risco pequeno de contaminação do campo operatório. Após o posicionamento da mesa cirúrgica, com o auxílio de duas pinças de apreensão realizamos o posicionamento do intestino delgado nos quadrantes superior e inferior direito do abdome. Outra questão importante é o equipamento de videocirurgia, que deve ser suficiente e ter iluminação adequada, pois trabalhamos em mais de dois quadrantes na cavidade abdominal. Em geral, os novos equipamentos com câmeras de alta resolução e fontes geradoras de iluminação de xenon são bem adequados. O insuflador com potência acima de 20 l/minuto é capaz de manter o pneumoperitôneo durante o procedimento mesmo com escape excessivo da gás. Quando possível, o aquecimento de gás promove um conforto maior durante o procedimento, pois evita as inúmeras retiradas de ótica para a limpeza deste. A ótica utilizada por nós é sempre de 30º.

O posicionamento dos portais pode variar de acordo com o biótipo do paciente. Eles podem ser deslocados em conjunto, superiormente ou inferiormente. Em algumas oportunidades, utilizamos portais adicionais, a fim de facilitar o procedimento. Esses portais podem ser supra ou infraumbilicais e, eventualmente, suprapúbicos.

Cuidados devem ser tomados para diminuir os riscos de implantes nos portais e na ferida operatória. Rotineiramente, fixamos todos os trocateres, mas, principalmente, deve-se ter cuidado com o de 10 mm localizado na fossa ilíaca da direita (P2), pois este é o local em que realiza-se com maior frequência troca de instrumentais de diferentes calibres. Durante o procedimento, a manipulação das pinças de apreensão deve ser muito delicada. Evita-se a apreensão direta do cólon; preferencialmente, realizamos a apreensão do mesentério ou dos apêndices epiploicos. A apreensão direta do mesentério na região da flexura esplênica não deve ser realizada para evitar a lesão inadvertida da arcada marginal. No momento em que trabalhamos por debaixo do mesocólon, as pinças devem atuar como apoio das estruturas, evitando-se sua apreensão.

A dissecção perineal tem sido ensinada em posição de Lloyd-Davies, favorecendo a utilização de duas equipes durante o transoperatório[13,14]. Estudos mais recentes demonstraram um aumento do comprometimento da margem radial em pacientes submetidos a amputação do reto quando comparados aos espécimes de ressecção anterior, seguindo-se a padronização da excisão total do mesorreto[15,16] (Figura 77.5).

Alguns autores têm sugerido que a dissecção perineal com o paciente em posição ventral facilitaria a remoção do espécime de forma cilíndrica, e não em ampulheta, evitando, assim, o comprometimento da margem radial[17-20].

Ultimamente, temos adotado a posição prona para o início do procedimento. Realizamos a dissecção perineal até a secção completa da musculatura elevadora, e colocamos uma compressa no períneo, que é parcialmente fechado para a confecção do pneumoperitôneo. O paciente é reposicionado na mesa cirúrgica em posição de Lloyd-Davies, com as perneiras pneumáticas. Realizamos a troca dos campos cirúrgicos e reiniciamos o procedimento por via laparoscópica. A desvantagem dessa abordagem esta na perda do tempo ocasionada pela mudança de posicionamento. Em nossa experiência uma equipe treinada leva aproximadamente 20 minutos para realizá-la. O conforto, a visualização decorrente do amplo campo operatório e o eficaz controle hemostático oferecido para a realização da dissecção perineal, em posição prona, justificam essa perda de tempo (Figura 77.6).

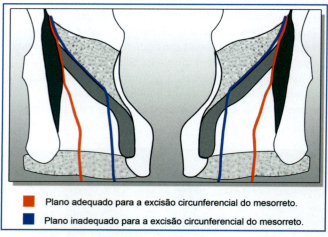

■ Plano adequado para a excisão circunferencial do mesorreto.
■ Plano inadequado para a excisão circunferencial do mesorreto.

Figura 77.5 – Excisão total do mesorreto.

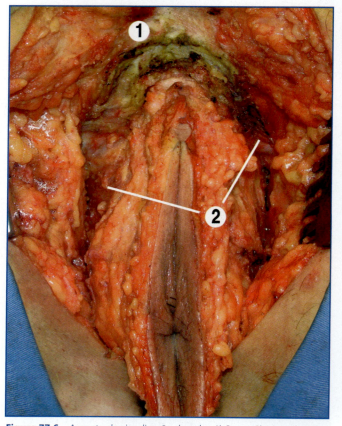

Figura 77.6 – Aspecto da visualização da pelve. 1) Sacro. 2) Musculatura elevadora.

Além disso, houve uma menor taxa de peças inadequadamente extirpadas, ou seja, a integridade do mesorreto foi mais frequentemente observada.

Vários benefícios foram atribuídos ao acesso videolaparoscópico nos pacientes submetidos à amputação do reto. Apesar do tempo cirúrgico mais prolongado, estudos demonstram uma menor perda sanguínea intraoperatória, a necessidade de analgésicos pós-operatórios, a reintrodução precoce da dieta e menor estadia hospitalar[21]. Os resultados relacionados às taxas de complicações, radicalidade oncológica, sobrevida livre de doença e sobrevida em cinco anos demonstraram ser equivalentes[21,22].

Independentemente do método e da posição do paciente durante o intraoperatório, as complicações mais comuns desta cirurgia estão relacionadas à cicatrização das feridas perineais. Os fatores de risco que favorecem essa complicação – que acomete até 26% dos pacientes – são: obesidade, tabagismo, diabetes melito, radioterapia prévia, estágio do tumor e fechamento retardado do períneo[23,24]. Com o advento da abordagem laparoscópica, as hérnias perineais na amputações de reto tornaram-se mais frequentes, com taxas de até 3,5%. Algumas medidas, tais como fechamento peritoneal, retalhos de epiplon e reposicionamento uterino, quando factíveis, podem ser realizadas para tentar minimizar essa complicação que, por vezes, necessita de reintervenção cirúrgica[25].

REFERÊNCIAS BIBLIOGRÁFICAS

1. Rosenthal SA, Trock BJ, Coia LR. Randomized trials of adjuvant radiation therapy for rectal carcinoma: a review. Dis Colon Rectum 1990;33:335-43.
2. Miles WE. A method of performing abdomino-perineal excision for carcinoma of the rectum and of the terminal portion of the pelvic colon (1908). CA Cancer J Clin 1971;21:4.
3. Garrett K, Kalady MF. Anal neoplasms. Surg Clin North Am 2010;90:147-61. Table of Contents.
4. Sousa Jr AH, Habr-Gama A, Campos FGCM, Araujo SEA. Amputação abdominoperineal do reto por acesso videolaparoscopico: análise de 18 casos / Laparoscopic abdomino perineal resection: results. Rev Hosp Clin Fac Med Univ São Paulo 1998;53:242-8.
5. Mehigan BJ, Monson JR. Laparoscopic rectal-abdominoperineal resection. Surg Oncol Clin N Am 2001;10:611-23.
6. Pedroso AMG, Marubayashi L, Gori R, Pedroso MC, Lupinacci RA. Aspectos relevantes da anestesia na videocirurgia colorretal. Revista Brasileira de Coloproctologia 2007;27:284-7.
7. Hasson HM. Open laparoscopy vs. closed laparoscopy: a comparison of complication rates. Adv Plan Parent 1978;13:41-50.
8. Milsom JW, Bohm B, Decanini C, Fazio VW. Laparoscopic oncologic proctosigmoidectomy with low colorectal anastomosis in a cadaver model. Surg Endosc 1994;8:1117-23.
9. Rullier E, Sa Cunha A, Couderc P, Rullier A, Gontier R, Saric J. Laparoscopic intersphincteric resection with coloplasty and coloanal anastomosis for mid and low rectal cancer. Br J Surg 2003;90:445-51.
10. Leroy J, Arenas M, Marescaux J. Total mesorectal excision by laparoscopy for rectal cancer. Rev Gastroenterol Mex 2004;69(1):73-83.
11. Rullier E, Laurent C. Advances in surgical treatment of rectal cancer. Minerva Chir 2003;58:459-67.
12. Leroy J, Jamali F, Forbes L, Smith M, Rubino F, Mutter D et al. Laparoscopic total mesorectal excision (TME) for rectal cancer surgery: long-term outcomes. Surg Endosc 2004;18:281-9.
13. Goligher J. Tratamento do carcinoma do reto. In: Goligher J (ed.). Cirurgia do ânus, reto e colo. 5. ed. Barueri: Manole; 1990. p. 643-846.
14. Koerner K, Datena S, Erwin L. Laparoscopic-assisted abdominoperineal resection in the prone position. An alternative technique. Surg Endosc 1997;11:684-6.
15. Holm T, Ljung A, Haggmark T, Jurell G, Lagergren J. Extended abdominoperineal resection with gluteus maximus flap reconstruction of the pelvic floor for rectal cancer. Br J Surg 2007;94:232-8.
16. West NP, Finan PJ, Anderin C, Lindholm J, Holm T, Quirke P. Evidence of the oncologic superiority of cylindrical abdominoperineal excision for low rectal cancer. J Clin Oncol 2008;26:3517-22.
17. Holm T, Rutqvist LE, Johansson H, Cedermark B. Abdominoperineal resection and anterior resection in the treatment of rectal cancer: results in relation to adjuvant preoperative radiotherapy. Br J Surg 1995;82:1213-6.
18. Marr R, Birbeck K, Garvican J, Macklin CP, Tiffin NJ, Parsons WJ et al. The modern abdominoperineal excision: the next challenge after total mesorectal excision. Ann Surg 2005;242:74-82.
19. Smedh K, Khani MH, Kraaz W, Raab Y, Strand E. Abdominoperineal excision with partial anterior en bloc resection in multimodal management of low rectal cancer: a strategy to reduce local recurrence. Dis Colon Rectum 2006;49:833-40.
20. West NP, Anderin C, Smith KJ, Holm T, Quirke P. Multicentre experience with extralevator abdominoperineal excision for low rectal cancer. Br J Surg 2010;97:588-99.
21. Leung KL, Kwok SP, Lau WY, Meng WC, Chung CC, Lai PB et al. Laparoscopic-assisted abdominoperineal resection for low rectal adenocarcinoma. Surg Endosc 2000;14:67-70.
22. Araujo SE, Sousa Jr AH, Campos FG, Habr-Gama A, Dumarco RB, Caravatto PP et al. Conventional approach x laparoscopic abdominoperineal resection for rectal cancer treatment after neoadjuvant chemoradiation: results of a prospective randomized trial. Rev Hosp Clin Fac Med Sao Paulo 2003;58:133-40.
23. Artioukh DY, Smith RA, Gokul K. Risk factors for impaired healing of the perineal wound after abdominoperineal resection of rectum for carcinoma. Colorectal Dis 2007;9:362-7.
24. Christian CK, Kwaan MR, Betensky RA, Breen EM, Zinner MJ, Bleday R. Risk factors for perineal wound complications following abdominoperineal resection. Dis Colon Rectum 2005;48:43-8.
25. Campos FG, Habr-Gama A, Araujo SE, Sousa Jr AH, Nahas CR, Lupinacci RM et al. Incidence and management of perineal hernia after laparoscopic proctectomy. Surg Laparosc Endosc Percutan Tech 2005;15:366-70.

Reconstrução de Trânsito Pós-Hartmann

78

Lusmar Veras Rodrigues
Carolina Vannucci Vasconcelos Nogueira Diogenes

INTRODUÇÃO

A operação de Hartmann (1921) consiste em uma sigmoidectomia, ou retossigmoidectomia, seguida de sigmoidostomia, ou exposição terminal do colo descendente, no quadrante inferior esquerdo do abdome e fechamento do coto retal[1]. Essa técnica ainda é bastante utilizada no manejo de doenças abdominais benignas e malignas que acometam o colo esquerdo, principalmente em situações de urgência, como a diverticulite grave, câncer colorretal obstrutivo, traumas abdominais, doenças inflamatórias intestinais e várias outras afecções. Em muitos casos, a estomia é revertida após um intervalo variável de tempo. A restauração do trânsito intestinal após uma colostomia à Hartmann pode se acompanhar de morbimortalidade significativa, em que as complicações possíveis vão desde a infecção de ferida operatória até deiscência anastomótica com extravasamento de conteúdo fecal e peritonite. Há, ainda, uma expressiva porcentagem de casos nos quais a reversão cirúrgica da colostomia não é possível, tanto por dificuldades técnicas em virtude de aderências intra-abdominais quanto por comorbidades intrínsecas ao próprio paciente[2-5].

FUNDAMENTOS

O procedimento descrito por Henri Albert Hartmann, então cirurgião-chefe do serviço de cirurgia do hospital parisiense l'Hotel Dieu, foi descrita pela primeira vez em 1921. Relatou o tratamento de dois pacientes com carcinoma de sigmoide obstrutivo submetidos à ressecção do sigmoide, da porção proximal ao tumor até os elevadores do ânus, seguido por fechamento do coto retal remanescente em dois planos e exteriorização do colo esquerdo remanescente em colostomia terminal. Em seu relato, Hartmann ressaltou o bom resultado de sua intervenção em relação à taxa de mortalidade de 38% do procedimento de ressecção abdominoperineal descrito por Miles, em 1908. Posteriormente, o cirurgião relataria mais 34 casos em que aplicou o mesmo procedimento, mantendo os bons resultados obtidos nos dois primeiros casos e uma mortalidade de 8,8%[1]. Em sua descrição original, Hartmann imaginava a estomia terminal como permanente, ainda que soubesse que era possível a restauração do trânsito intestinal; sua ideia, porém, era a de que a restauração do trânsito intestinal acarretaria um grande risco de complicações[1].

Historicamente, a ressecção intestinal com anastomose primária é um procedimento recente, sendo, então, a exteriorização intestinal após a ressecção o tratamento de escolha para doenças e traumas intestinais, e assim permaneceu até o advento da antibioticoterapia. Na maioria dos centros, essa modalidade cirúrgica só foi implantada na década de 1950, quando a evolução das técnicas operatórias, o advento e popularização da antibioticoterapia e a melhoria das condições tecnológicas do ambiente cirúrgico e anestésico possibilitaram melhores resultados nas anastomoses intestinais e menores taxas de complicações[6].

A cirurgia proposta por Hartmann ainda é utilizada não só no manejo de tumores colorretais, mas também no tratamento de outras condições, como abdome agudo obstrutivo, colite isquêmica, trauma intestinal, retocolite actínica e várias outras afecções. A utilização mais comum, porém, é no tratamento da doença diverticular complicada (Hinchey III e IV), com baixas taxas de morbimortalidade[7,8]. A reconstituição eletiva do trânsito intestinal é advogada após um período de tempo variável, usualmente entre três e seis meses, porém, está associada a uma morbidade pós-operatória considerável, com taxas de deiscência de anastomose de até 30% e mortalidade de cerca de 14%[2]. Além disso, cerca de 20 a 50% dos pacientes submetidos à cirurgia de Hartmann por diverticulite aguda não poderão refazer o trânsito intestinal, sendo a colostomia, então, considerada permanente[7,8]. Hoje, a razão mais frequente para isso seria uma classificação pré-anestésica (ASA) desfavorável, seguida por recusa do paciente, neoplasia metastática, idade avançada e dificuldade técnica inerente à operação prévia[9].

As dificuldades relacionadas à reconstituição do trânsito intestinal após a intervenção de Hartmann ocorriam com maior intensidade até o final dos anos 70, quando as anastomoses eram realizadas com sutura manual. Com o advento da sutura mecânica nos anos 80, essas anastomoses tornaram-se mais facilmente executadas e com maior segurança, principalmente em reto inferior e médio[10,11].

Nos anos de 1990, com a introdução do acesso videolaparoscópico em cirurgia colorretal, a reconstituição do trânsito intestinal tornou-se uma excelente opção para esse acesso, favorecendo a lise de aderências sem os inconvenientes de uma nova laparotomia[11,12].

TÉCNICA OPERATÓRIA

Além da avaliação laboratorial pré-operatória de rotina, devem-se realizar retoscopia e colonoscopia em todos os pacientes procurando identificar pólipos, neoplasias sincrônicas ou afecções inflamatórias associadas. Indica-se, também, o clister opaco com o objetivo de ter uma ideia espacial dos segmentos cólicos proximais e especialmente do coto retal, visto que a presença de colo descendente redundante e coto retal longo (acima do promontório) são dados radiológicos pré-operatórios favoráveis à reconstituição do trânsito intestinal (Figura 78.1). Em contrapartida, um colo descendente curto e um coto retal mínimo são dados desfavoráveis à técnica cirúrgica proposta, tornando, impossível, às vezes, a reconstituição intestinal[11]. O preparo de colo é habitualmente feito com solução fosfatada por via oral e enemas glicerinados para limpeza do reto.

O paciente, sob anestesia geral, é mantido em decúbito dorsal, em posição semiginecológica de Lloyd-Davis, e a mesa em Trendelenburg. Nos pacientes do sexo feminino, o colo uterino pode ser fixado com uma cânula de Cohen, para que o auxiliar possa movimentar o útero durante o procedimento de dissecção pélvica[10].

Inicia-se a intervenção liberando cuidadosamente e completamente o estoma da parede abdominal. Em seguida, confecciona-se, na extremidade proximal do colo, sutura em bolsa com fio monofilamentar 00 e aposição de ogiva destacável, parte do grampeador mecânico circular, próprio para a anastomose colorretal proposta (Figura 78.2). Antes de repor o colo dissecado e atado à ogiva na cavidade abdominal, libera-se o maior número possível de aderências da víscera com a parede abdominal ou alças intestinais, de modo que a ogiva atinja a região pubiana, por sobre a parede abdominal (Figura 78.2). Logo em seguida, faz-se uma pequena incisão supraumbilical ou umbilical para introdução do primeiro trocater (10 mm) sob visão direta através da ferida do estoma. Após a síntese da ferida do estoma, inicia-se o pneumoperitônio pela infusão de CO_2, até uma pressão intra-abdominal de 12 a 14 mmHg[11].

No início do tempo laparoscópico, inspeciona-se toda a cavidade peritoneal, procurando visibilizar e fazer lise de

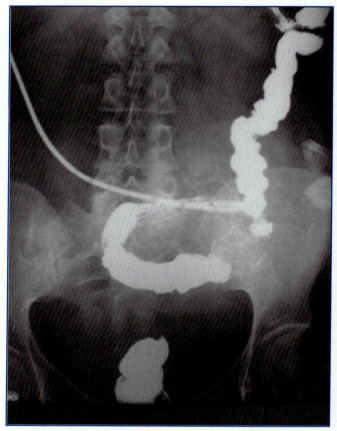

Figura 78.1 – Enema opaco mostrando coto retal remanescente e colo proximal após cirurgia de Hartmann. Fase pré-operatória de reconstrução do trânsito intestinal.

aderências para posicionamento dos demais trocateres. Geralmente, é necessário um segundo trocater de 10/12 mm na fossa ilíaca direita e um terceiro, de 5 mm, no flanco direito, ambos destinados ao trabalho do cirurgião. Em algumas situações, poderá ser necessário um quarto trocater no flanco ou hipocôndrio esquerdo para o auxiliar.

A lise das aderências é feita com tesoura e eletrocautério ou seladora, prosseguindo com a dissecção até a completa liberação da extremidade proximal do colo, às vezes, necessitando mobilizar ou liberar a flexura esquerda do colo. Certificado de que a ogiva chega facilmente à pelve, procura-se identificar o coto retal, liberando-o ou não dos demais órgãos pélvicos, com especial atenção à liberação de aderências entre este e alças de intestino delgado, normalmente na pelve. A identificação do reto é facilitada pela introdução do próprio grampeador mecânico no início do tempo laparoscópico. Após a identificação e liberação adequada do reto, o auxiliar lubrifica exaustivamente o grampeador mecânico e o introduz, por via transanal e sob orientação laparoscópica, até o fundo cego do coto retal. Em seguida, posiciona-se a extremidade do grampeador no local mais adequado para a anastomose, que pode ser no fundo cego ou anteriormente, em área livre de aderências. Neste ponto, o auxiliar perfura o reto com a haste própria do grampeador, e o cirurgião, logo depois, acopla a ogiva previamente atada ao colo proximal. É feita, então, a aproximação das extremidades, tomando-se o cuidado de não deixarem-se interpor estruturas entre elas. É aconselhável, nesse momento, a transposição da ótica para o trocater da fossa ilíaca direita, pois fornece visibilidade mais adequada (Figura 78.3). É importante, antes da aproximação total das extremidades, verificar a não rotação do colo abaixado. Depois disso, o auxiliar dispara o grampeador, confeccionando a anastomose. A constatação da integridade dos anéis do reto e colo, após o grampeamento, é suficiente para uma anastomose íntegra, porém, ainda pode ser testada por meio de inspeção endoscópica ou pela manobra do "borracheiro", que consiste na introdução de ar, água ou azul de metileno por via transanal após o prévio clampeamento do colo proximal à anastomose[5].

COMPARAÇÕES ENTRE OS ACESSOS CONVENCIONAL E LAPAROSCÓPICO

A reconstrução de trânsito pós-Hartmann por via laparoscópica é uma alternativa promissora em relação à cirurgia aberta, uma vez que a técnica menos invasiva traz benefícios ao paciente, assim como a técnica aberta, porém, ela nem sempre tem um planejamento pré-operatório favorável, uma vez que depende principalmente do grau de aderências oriundas da cirurgia anterior, fato este não mostrado adequadamente pelos exames de imagem utilizados. Como o acesso laparoscópico priva o cirurgião do sentido tátil durante o procedimento, o estudo pré-operatório deve ser ainda mais rigoroso, no sentido de afastar a presença de afecções associadas ao reto e colos. Não existe vantagem do ponto de vista estético, uma vez que o paciente já é portador de cicatriz abdominal. Entretanto, a ausência de nova incisão diminui a dor no pós-operatório, previne a infecção da ferida cirúrgica, a formação de hérnias incisionais e reduz o tempo de permanência hospitalar[4,5,9,13,14].

Apesar de ser um procedimento cirúrgico relativamente recente, o acesso laparoscópico para a reconstrução de trânsito vem produzindo bons resultados nos centros em que é aplicado. Vários autores relatam redução do tempo de internamento hospitalar, tendência à redução da taxa de morbidade, principalmente pela redução de infecção de ferida operatória, quando comparados ao procedimento convencional[13,15-18].

As taxas de mortalidade, porém, são semelhantes em ambos os acessos. O tempo operatório do acesso laparoscópico, antes elevado, agora já é comparável ao tempo do acesso aberto em vários centros, e a isto se atribui a melhora do treinamento das equipes na abordagem laparoscópica[5]. As taxas de conversão para a cirurgia aberta giram em torno de 7 a 22%, e são devidas a dificuldades técnicas por aderências fixas, perfuração do coto retal, presença de doença neoplásica residual na cavidade abdominal e lesões inadvertidas de bexiga e baço[5,18].

Regadas et al. introduziram essa técnica no Brasil em 1991, e, desde então, têm acumulado uma boa experiência[10,11,14]. Em 2007, o grupo publicou um estudo de 50 casos nos quais a

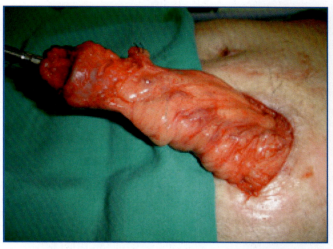

Figura 78.2 – Colostomia e colo descendente liberados. Ogiva do grampeador circular atada à extremidade cólica e teste de alcance ao pube, momentos antes de ser reposta na cavidade abdominal.

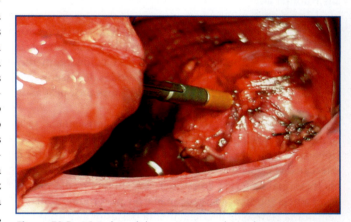

Figura 78.3 – Visão lateral da anastomose colorretal na reconstrução de trânsito intestinal, imediatamente antes do grampeamento.

técnica foi empregada. As principais indicações para operação de Hartmann foram volvo de sigmoide (34%), obstrução intestinal por câncer de reto ou sigmoide (24%) e diverticulite complicada (24%). Tiveram um tempo operatório médio de 152,9 minutos; 8% de complicações intraoperatórias, constando de ruptura de coto retal (4%), lesão de delgado (2%) e lesão de artéria epigástrica (2%); tiveram um índice de conversão de 6%, em virtude de complicações intraoperatórias; ruídos hidroaéreos estavam presentes em 15,9 horas, e a dieta teve início em 1,9 dias; o tempo médio de hospitalização foi de 5,8 dias e tiveram 16% de complicações pós-operatórias, sendo 2 (4%) casos de deiscência de anastomose e casos individuais de infecção de ferida cirúrgica, abscesso pélvico, peritonite purulenta, sangramento da anastomose colorretal e uma fístula anastomótica[14].

Apesar dos benefícios trazidos pela cirurgia videolaparoscópica, uma boa parcela dos pacientes com colostomia à

Hartmann não é candidata à reconstrução de trânsito, por apresentar comorbidades, idade avançada ou outros fatores que tornem a cirurgia um procedimento de alto risco. Mesmo com os benefícios de uma técnica menos invasiva, com redução da morbidade cirúrgica, os dados ainda são insuficientes, se relacionados a esse perfil de pacientes que corroborem essa tendência. Hoje, não há diferença significativa entre as classificações pré-anestésicas de pacientes submetidos à reconstrução pós-Hartmann por via aberta ou laparoscópica[5].

As taxas de conversão, que giram em torno de 20%, demonstram que o procedimento, apesar de considerado simples dentro do universo da cirurgia laparoscópica colorretal, ainda é tecnicamente desafiador e exige equipe treinada e habituada a cirurgias dessa natureza. Porém, existem alguns princípios técnicos que facilitam a viabilidade do procedimento. É fundamental, por exemplo, que seja desfeito o maior número possível de aderências durante a etapa aberta da cirurgia, especialmente aquelas ao longo da cicatriz da laparotomia anterior. Esse procedimento facilita o acesso ao local da primeira punção para inserção do trocater de 10 mm, a qual deve ser feita por visão direta através da ferida do estoma. Durante o tempo laparoscópico, as aderências intraperitoneais devem ser desfeitas lenta, seletiva e cuidadosamente, a fim de evitar ao máximo lesões inadvertidas de vísceras. No início da dissecção retal, a inserção do grampeador pelo ânus facilita a identificação do coto retal.

Apesar da diminuição da morbidade apresentada pela cirurgia laparoscópica, ainda existem complicações relacionadas à técnica operatória, sendo a mais comum delas a infecção da ferida do estoma. Também existem relatos de hérnia incisional na ferida do estoma, dor em ombro direito em decorrência eliminação inadequada do pneumoperitôneo e hematoma pélvico de pequena monta posterior à cirurgia, reabsorvido espontaneamente[11]. As taxas de deiscência de anastomose são semelhantes às da cirurgia aberta[5], o que também se reflete na mortalidade semelhante das duas técnicas. O manejo pós-operatório dos pacientes submetidos à técnica laparoscópica é o mesmo da técnica aberta, mas se sobressai a menor permanência hospitalar e a maior satisfação do paciente, por sentir menos dor no pós-operatório[5,10,11,14,19,20].

COMENTÁRIOS FINAIS

A reconstrução de trânsito intestinal pós-Hartmann é uma cirurgia de grande porte, associada a uma morbimortalidade considerável. Dos pacientes que são submetidos à cirurgia de Hartmann, uma boa porcentagem não é candidata à cirurgia de reconstrução, em virtude, principalmente, de comorbidades e de seu estado geral. A técnica laparoscópica para a reconstrução de trânsito pós-Hartmann é tecnicamente viável e segura, apresentando bons resultados, como a redução do tempo de internamento hospitalar e menor morbidade associada ao procedimento, mas ainda é complexa para a maioria dos centros que não dispõem de treinamento avançado em laparoscopia.

REFERÊNCIAS BIBLIOGRÁFICAS

1. Hotouras A. Henri Hartmann and his Operation. Grand Rounds 2008;8:L1-3 [cited 2010 Nov. 13]. Available from: http://www.grandrounds-e-med.com/articles/gr089001.pdf
2. Corman ML. Colon and rectal surgery. 5th ed. Philadelphia: Lippincot Williams & Wilkins; 2005. p. 806-8.
3. Corman ML. Classic articles in colonic and rectal surgery. Dis Colon Rectum 1984;27:273.
4. Auguste LJ, Wise L. Surgical management of perforated diverticulitis. Am J Surg 1981;141:122-7.
5. Hiltunen KM, Kolehmainen H, Vuorinen T, Matikainen M. Early water-soluble contrast enema in the diagnosis of acute colonic diverticulitis. Int J Colorectal Dis 1991;6:190-2.
6. Jacobs M, Verdeja JC, Goldstein HS- Minimally invasive colon resection (laparoscopic colectomy). Sug Lap End 1991;1(3):144-50.
7. Fowler DL, White AS. Laparoscoppy assisted sigmoid resection. Surg Lap End 1991;1(3):183-8.
8. Regadas FSP, Nicodemo AM, Rodrigues LV et al. Anastomose colorretal por via laparoscópica: apresentação de dois casos e descrição da técnica operatória. Rev Bras Coloproct 1991;12(1):21-3.
9. Regadas FSP, Regadas SMM, Rodrigues LM, Santos e Silva FR. Operação de Hartmann: avaliação pré-operatória, técnica e resultados. Rev Bras Coloproct 2003;24(3):281-6.
10. Macpherson SC, Hansell DT, Porteous C. Laparoscopic-assisted reversal of Hartmann's procedure: a simplified technique and audit of twelve cases. J Laparoendosc Surg 1996;6(5):305-10.
11. Regadas FS, Siebra JA, Rodrigues LV, Nicodemo AM, Reis Neto JA. Laparoscopically assisted colorectal anastomose post-Hartmann's procedure. Surg Laparosc Endosc 1996;6(1):1-4.
12. Rosen MJ, Cobb WS, Kercher KW, Sing RF, Heniford BT. Laparoscopic restoration of intestinal continuity after Hartmann's procedure. Am J Surg 2005;189(6):670-4.
13. Khaikin M. Laparoscopically assisted reversal of Hartmann's procedure. Surg Endosc 2007;21(7):1256.
14. Slawik S, Dixon AR. Laparoscopic reversal of Hartmann's rectosigmoidectomy. Colorectal Dis 2008;10(1):81-3.
15. Petersen M, Kockerling F, Lippert H, Scheidbach H. Laparoscopically assisted reversal of Hartmann procedure. Surg Laparosc Endosc Percutan Tech 2009;19(1):48-51.
16. Roque-Castellano C, Marchena-Gomez J, Hemmersbach-Miller M, Acosta-Merida A, Rodriguez-Mendez A, Farina-Castro R et al. Analysis of the factors related to the decision of restoring intestinal continuity after Hartmann's procedure. Int J Colorectal Dis 2007;22(9):1091-6.
17. Faure JP, Doucet C, Essique D, Badra Y, Carretier M, Richer JP et al. Comparison of conventional and laparoscopic Hartmann's procedure reversal. Surg Laparosc Endosc Percutan Tech 2007;17(6):495-9.
18. Boland E, Hsu A, Brand MI, Saclarides TJ. Hartmann's colostomy reversal: outcome of patients undergoing surgery with the intention of eliminating fecal diversion. Am Surg. 2007;73:664-7.
19. van de Wall BJM, Draaisma WA, Schouten E, Broeders IAMJ et al. Conventional and Laparoscopic Reversal of the Hartmann Procedure: a Review of Literature. J Gastrointest Surg. 2010 April; 14(4): 743–752
20. Regadas FSP, Rodrigues LV, Murad-Regadas SM, Regadas Filho FSP, Martins SMAX et al. Reconstrucción Del transito intestinal posterior al procedimiento de Hartmann por acceso videolaparoscópico. Presentación de 50 casos. Rev Mex Coloproct 2007;13(3):87-90.

Colectomias Totais 79

Luis Claudio Pandini

INTRODUÇÃO

A colectomia total e a proctocolectomia são consideradas procedimentos complexos com maior grau de dificuldade técnica, quando comparadas a outros procedimentos cirúrgicos colorretais[1-4]. A colectomia total requer uma equipe cirúrgica treinada em ressecções segmentares (direita, transversa e esquerda), tornando importante o conhecimento anatômico das estruturas adjacentes ao cólon e dos vasos colônicos. Esta técnica pode ser utilizada no tratamento das doenças colônicas benignas[5-8] e nas malignas. Nestes casos, respeitando os princípios da ressecção oncológica[9-12], especialmente ligaduras vasculares na origem, realizadas sempre pela técnica intracorpórea.

Em virtude da complexidade da técnica totalmente laparoscópica, vários cirurgiões têm utilizado a cirurgia videolaparoscópica auxiliada pela mão (Hand-assisted), com o objetivo de diminuir o tempo operatório, reduzir a curva de aprendizado e manter os benefícios oferecidos pela técnica minimamente invasiva[13-16].

A colectomia total compreende a remoção completa do cólon, desde a válvula ileocecal até a junção do retossigmoide ao nível do promontório sacral. Nossa preferência é pelo método totalmente laparoscópico, iniciando o procedimento pelo cólon direito.

TÉCNICA OPERATÓRIA

O preparo pré-operatório é semelhante ao que é utilizado para o procedimento convencional. Consentimento informando deve preferencialmente ser obtido de todos os pacientes, inclusive para a possibilidade de laparotomia. Os pacientes são submetidos ao preparo mecânico de cólon com emprego da solução oral de fosfato de sódio ou lactulona. Evita-se o uso do manitol, no entanto, considerando nossa experiência pessoal, operamos mais de uma centena de pacientes com esse tipo de preparo, sem acarretar maiores dificuldades técnicas. Antibioticoterapia profilática é iniciada na indução anestésica e mantida por 24 horas. A maioria dos cirurgiões utiliza a combinação de ceftriaxona e metronidazol ou ciprofloxacina e metronidazol.

Após a indução da anestesia geral endotraqueal, realiza-se sondagem nasogástrica e vesical de demora, a fim de reduzir os riscos de lesões pela punção do estômago e da bexiga, respectivamente.

Posicionamento e pneumoperitônio

O paciente é colocado em decúbito dorsal, na posição de litotomia modificada, com as pernas apoiadas nas perneiras e os dois membros superiores junto ao corpo. Atenção especial é dada à proteção das mãos do paciente e ao posicionamento da placa do bisturi elétrico.

O *set* de vídeo é colocado próximo ao ombro direito do paciente, e um segundo monitor colocado do lado esquerdo, próximo à perna esquerda do paciente. No caso de não haver um segundo monitor, o *set* de vídeo deverá ser deslocado para a esquerda, após término da liberação do cólon direito e parte do transverso. Equipamentos de fontes de energias, como bisturi ultrassônico e bisturi bipolar, são especialmente úteis, facilitando a dissecção das estruturas e controle vascular, reduzindo o tempo operatório e otimizando a cirurgia colorretal laparoscópica.

Após o preparo do abdome e colocação dos campos operatórios, uma incisão de 1 cm é realizada supra, infra ou paraumbilical, conforme a preferência do cirurgião. Preferimos a incisão transversa supraumbilical com tração da aponeurose com pinças Backaus ou Kocher. A agulha de Veress é introduzida através da parede abdominal em direção à pelve, e sua posição correta é avaliada de três maneiras. A primeira é a sensação tátil do cirurgião que penetrou a cavidade abdominal ultrapassando a aponeurose e o peritônio. A segunda é a colocação de solução fisiológica através da agulha e sua aspiração para a cavidade em virtude da tração da parede abdominal pelo cirurgião, criando uma pressão negativa intra-abdominal.

Por último, o insuflador mostra uma pressão intra-abdominal baixa (menor que 5 mmHg) e um fluxo de CO_2 com aumento crescente e gradual. Um rápido aumento da pressão do insuflador ou aparecimento de crepitação subcutânea indica punção pré-peritonial, devendo o cirurgião reposicionar corretamente a agulha de Veress na cavidade abdominal. Deve-se trabalhar com pressão abdominal máxima de 12 a 15 mmHg.

A técnica aberta (Hasson) é utilizada seletivamente nos pacientes que apresentam cirurgias abdominais prévias. Após o estabelecimento do pneumoperitônio com gás carbônico, retira-se a agulha de Veress e introduz-se o primeiro trocater de 10/12 mm, para colocação da ótica de 30° e inventário laparoscópico da cavidade abdominal. As outras punções serão realizadas sob visualização endoscópica direta. Utiliza-se rotineiramente cinco trocateres, sendo o primeiro ao nível do umbigo para a ótica. Um trocater de 12 mm na fossa ilíaca direita para passagem do grampeador laparoscópico e outro de 5 mm no flanco direito. Do lado esquerdo do abdome, introduz-se um trocater de 10/12 mm no flanco esquerdo e um de 5 mm na fossa ilíaca esquerda. Ocasionalmente, utiliza-se um sexto trocater de 10 mm suprapúbico, dependendo da dificuldade técnica na pelve (Figura 79.1).

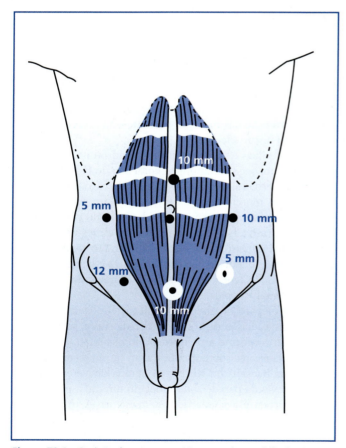

Figura 79.1 – Posição dos trocartes: 10 mm região umbilical; 12 mm fossa ilíaca direita; 5 mm flanco direito; 10 mm flanco esquerdo; 5 mm fossa ilíaca esquerda; 10 mm suprapúbico (opcional).

Mobilização do cólon direito

No início da colectomia total, o cirurgião posiciona-se à esquerda do paciente, com o assistente da câmera à direita ou entre as pernas do paciente. O segundo assistente e a instrumentadora se posicionam do lado direito do paciente. Para a dissecção e mobilização do cólon direito, o paciente é colocado na posição de Tredelenburg e rodado para a esquerda, para que as alças do intestino delgado se desloquem para o quadrante inferior esquerdo. O cirurgião libera as aderências, caso estejam presentes, e a secção do ligamento redondo é opcional.

O segundo assistente introduz uma pinça de apreensão atraumática e traciona a junção ileocecal, expondo os vasos ileocólicos. O cirurgião inicia a dissecção incisando o peritônio medial do mesentério na porção inferior dos vasos ileocólicos e do íleo, dissecando um túnel no retroperitônio abaixo desses vasos até a segunda porção duodenal, utilizando tesoura com eletrocautério ou bisturi ultrassônico. A artéria e veia ileocólicas são identificadas no mesentério e tracionadas de sua origem da artéria e veia mesentérica superior. Os vasos são cuidadosamente dissecados a uma distância segura dos vasos mesentéricos superiores, e uma janela no mesentério é feita de cada lado dos vasos ileocólicos. O pedículo vascular é ligado com clipes ou selado com bisturi bipolar. Vasos menores podem ser selados com bisturi ultrassônico.

Depois da ligadura dos vasos ileocólicos, o mesentério do íleo e do cólon direito é completamente liberado do retroperitônio pela dissecção romba, ou com tesoura, formando um túnel no retroperitônio. Elevando o mesentério do íleo e do cólon do retroperitônio por essa manobra, o duodeno, o ureter direito, os vasos gonadais direitos e a fáscia ventral do rim direito (fáscia de Gerotta) são perfeitamente identificados. A dissecção é continuada lateralmente até a goteira parietocolônica direita e cranialmente até a reflexão peritoneal dos vasos cólicos médios, afastando o duodeno posteriormente.

Mobilização do cólon transverso

Neste momento, o assistente traciona o cólon transverso com duas pinças atraumáticas para exposição da artéria e veias cólicas médias. O cirurgião incisa o peritônio com tesoura à esquerda e à direita da cólica média. O parâmetro anatômico neste tempo é o pâncreas, e o cirurgião deve progredir sua dissecção sempre acima desse órgão. A retrocavidade dos epíploons é aberta a partir da incisão do mesocólon à esquerda dos vasos cólicos médios. Os vasos cólicos médios são dissecados, sendo necessário cuidado nessa dissecção próximo à origem da artéria mesentérica superior. No caso de doença benigna, essa ligadura pode ser efetuada próximo ao cólon, ligando somente os ramos direito e esquerdo da cólica média. A ligadura dos vasos cólicos médios é realizada com clipes ou a partir de selagem dos vasos com bisturi bipolar. A anatomia vascular do mesocólon transverso à esquerda da cólica média e flexura esplênica necessita de atenção especial, pois essa região tem uma exposição difícil. O conhecimento da anatomia vascular dessa região e suas variantes anatômicas se faz necessário para evitar lesões vasculares inadvertidas. A anatomia mais frequente é a artéria cólica média única crescendo da artéria mesentérica superior (46%). Duas e até três artérias cólicas médias podem estar presentes no mesocólon do transverso[17,18].

À esquerda dos vasos cólicos médios, o assistente traciona o mesocólon transverso em sua borda mesentérica, e o peritônio do mesocólon é aberto o máximo possível por cima da face ventral do pâncreas. Vasos adicionais do mesocólon transverso são ligados com clipes ou selados com bisturi ultrassônico ou bisturi bipolar. Em seguida, o assistente, com as pinças de apreensão dos trocateres da direita, traciona o cólon transverso em sua borda mesentérica inferiormente e traciona o grande epíploon superiormente. O cirurgião traciona o cólon transverso em direção à pelve, dando início à liberação do grande epíploon do cólon transverso. Os vasos do grande epíploon são cauterizados com tesoura ou gancho monopolar ou selados com bisturi ultrassônico ou bisturi bipolar em direção à flexura hepática.

A liberação do cólon transverso e do cólon direito é facilitada pela prévia dissecção posterior do mesentério do cólon das estruturas do retroperitônio. A goteira parietocólica direita é liberada, finalizando o procedimento do lado direito, incluindo a liberação do mesentério do íleo terminal.

Mobilização do cólon esquerdo e sigmoide

Com o cólon direito e parte do cólon transverso totalmente liberados, o cirurgião e o assistente com a ótica se posicionam à direita do paciente para a liberação do cólon transverso distal, flexura esplênica e cólon esquerdo, até o retossigmoide. O paciente continua em Trendelenburg e com rotação para a direita, e todas as alças do intestino delgado são retiradas da pelve. O assistente, então, segura o mesossigmoide sob tração anterolateral com pinças atraumáticas através dos trocateres do flanco e da fossa ilíaca esquerda. O peritônio medial é aberto com tesoura à direita da artéria mesentérica inferior, ao nível do promontório. Sob tração e contratração, o peritônio é incisado cranialmente em direção à origem do pedículo da artéria mesentérica inferior.

Por meio de dissecção romba, a artéria e veia mesentérica inferior são elevadas ventralmente do plexo neural hipogástrico pré-aórtico, e este, afastado posteriormente, para evitar sua lesão. A dissecção é continuada no plano retroperitonial, visando à identificação do ureter esquerdo e dos vasos gonadais, que são afastados posteriormente. Durante a dissecção do ureter esquerdo, se o cirurgião se deparar com a artéria ilíaca esquerda, ele estará fora do plano de dissecção, e o ureter esquerdo, nesta situação, estará acima, aderido ao mesocólon. A dissecção no plano correto deve ser restabelecida, afastando essas estruturas posteriormente e evitando o risco de lesão ureteral. Se o ureter não puder ser facilmente visualizado, o cólon sigmoide deve ser liberado da goteira parietocolônica esquerda, de lateral para medial. O ureter esquerdo é, então, identificado e afastado do campo operatório.

Uma vez identificada a origem da artéria mesentérica, o peritônio é incisado anteriormente sobre seu pedículo, e a veia mesentérica inferior é visualizada. Usando uma combinação de dissecção romba e tesoura, uma janela peritoneal é criada lateralmente à veia mesentérica inferior. Com a artéria e a veia mesentérica inferior dissecadas, os pedículos vasculares são ligados acima ou abaixo da artéria cólica esquerda com clipes ou selagem com bisturi bipolar. A ligadura da artéria mesentérica inferior deve ser feita pelo menos 1 cm de sua origem na artéria aorta, com prévia visualização do ureter. Caso ocorra qualquer sangramento, esse coto pode ser facilmente pinçado e clipado.

Em seguida, o cirurgião retorna à liberação do cólon transverso. O assistente, com duas pinças dos trocateres da esquerda, traciona inferiormente a borda mesentérica do cólon transverso. O cirurgião, com tração e contratração, inicia a liberação do grande epíploon do cólon transverso distal em direção à flexura esplênica. Este tempo é facilitado pela abertura prévia da retrocavidade dos epíploons, expondo as estruturas retroperitoniais. O mesocólon transverso, junto com o pâncreas, pode ser liberado com bisturi ultrassônico ou bisturi bipolar, simultaneamente às aderências do mesocólon transverso às estruturas retroperitoniais. O ângulo esplênico é liberado, tomando cuidado com a aderência ao baço. A dissecção é continuada, soltando o cólon descendente e sigmoide da goteira parietocolônica esquerda.

O mesentério do cólon é liberado da fáscia ventral do rim esquerdo (fáscia de Gerotta) e do retroperitônio, sendo clipado ou selado qualquer vaso adicional. O passo final é a dissecção e liberação da junção retossigmoide e do reto superior. É realizada a dissecção e limpeza circunferencial da gordura perirretal do reto superior com bisturi ultrassônico ou bisturi bipolar. Através do trocater de 12 mm da fossa ilíaca direita, um endogrampeador de 30 ou 45 mm é introduzido e o reto superior é grampeado e seccionado com uma ou duas cargas de grampos apropriados à espessura da parede retal. A cavidade é inspecionada para verificação da hemostasia e para se certificar de que todo o cólon está completamente liberado.

Retirada da peça e anastomose

Uma incisão auxiliar para retirada do espécime é realizada no abdome inferior. Vários tipos de incisões podem ser utilizados. Nossa preferência é pela incisão na região inguinal esquerda, com afastamento da musculatura, ou incisão suprapúbica transversa tipo Maylard, com secção dos músculos retos abdominais[19,20]. Após abertura da incisão e proteção da ferida com plástico, a junção seccionada do retossigmoide é pinçada, e o cólon é extraído cuidadosamente e sem tensão até a saída do íleo terminal. O restante do mesentério do íleo terminal é ligado extracorporeamente com fio inabsorvível.

Após a escolha do local apropriado, o íleo terminal é seccionado, e uma sutura em bolsa é realizada manualmente ou com o auxílio da pinça especial de sutura. A ogiva do grampeador de 28 ou 29 mm é introduzida no íleo terminal, e a sutura em bolsa, atada ao redor da haste da ogiva. Preferimos deixar um fio longo preso na ogiva no momento da introdução do íleo reparado fora da cavidade abdominal. Essa manobra facilita a identificação da ogiva do grampeador no íleo na cavidade abdominal. A ferida auxiliar é fechada por planos, e o pneumoperitônio com gás carbônico é restabelecido. O cirurgião introduz no períneo o grampeador circular, após dilatação suave do ânus. Sob visão endoscópica, o reto é perfurado e a ogiva do grampeador é acoplada. Neste momento, verifica-se o mesentério do íleo para ver se não está rodado, a fim de evitar torção da anastomose. O assistente do períneo realiza a aproximação da ogiva com o grampeador e faz o disparo deste, realizando a anastomose colorretal terminoterminal ou lateroterminal, conforme preferência do cirurgião.

O teste da anastomose é realizado introduzindo ar através de um retossigmoidoscópio, com a cavidade pélvica repleta de soro fisiológico. Caso este teste revele qualquer vazamento, pode-se realizar uma sutura laparoscópica. Ileostomia protetora pode ser confeccionada, dependendo do julgamento do cirurgião. Temos utilizado cola biológica na maioria das anastomoses, introduzida através de um cateter laparoscópico. A cavidade abdominal é novamente inspecionada para hemostasia e realizada lavagem com soro fisiológico. Devido à grande dissecção do cólon, temos frequentemente utilizado drenagem com dreno de silicone. Os trocateres são retirados após aspiração do pneumoperitônio. As aponeuroses das feridas de 10/12 mm são fechadas, a fim de evitar herniação.

CONSIDERAÇÕES FINAIS

Apesar de acarretar um tempo operatório mais prolongado, a realização de colectomia total por videolaparoscopia tem demonstrado vantagens pós-operatórias em relação ao acesso convencional. As taxas de morbidade são semelhantes à via laparotômica. No entanto, esse tipo de procedimento deve ser realizado por cirurgiões que já tenham adquirido experiência com colectomias segmentares.

REFERÊNCIAS BIBLIOGRÁFICAS

1. Campos FG. Considerações técnicas e resultados iniciais das colectomias totais por videolaparoscopia. Existem vantagens? Rev Bras Coloproct 2004;24:179-85.
2. Wexner SD, Johansen OB, Nogueras JJ et al. Laparoscopic total abdominal colectomy: a prospective trial. Dis Colon Rectum 1992;35:651-5.
3. Araujo SE, Nahas SC, Seid VE, Marchini GS, Torriceli FC. Laparoscopy assisted ileal pouch-anal anastomosis: surgical outcomes after 10 cases. Surg Laparosc Endosc Percutan Tech 2005;15(6):321-4.
4. Marcelo PW, Milson JW, Wong SK et al. Laparoscopic total colectomy for acute colitis: a case controlled study. Dis Colon Rectum 2001;44:1441-5.
5. Coelho JCU, Pinho RV, Macedo JJM, Andriguetto PC, Campos ACL. Colectomia laparoscópica: revisão retrospectiva de 120 casos. Rev Col Bras Cir 2009;36(2):144-7.
6. Souza Jr AHS, Scanavini Neto A, Habr-Gama A. Acesso videolaparoscópico no tratamento cirúrgico da diverticulite aguda. Rev Bras Coloproctol 2006;26(3):341-7.
7. Alvarez GA, Mazzurana M. Diverticulite aguda complicada tratada por cirurgia laparoscópica assistida com a mão (Hals): descrição da técnica e revisão da literatura. Rev Bras Coloproctol 2006;26(3):275-9.
8. Costa, LMP et al. Tratamento laparoscópico de 98 pacientes com endometriose intestinal. Rev Bras Coloproctol 2010;30(1):31-6.
9. Koize PG, Freitas CD, Froehner IJr, Steckert JS, Ishie E, Steckert AF et al. Análise do número de linfonodos em espécimes de ressecções colorretais por neoplasia entre a cirurgia aberta e videolaparoscópica. Rev Bras Coloproct 2010;30(2):119-27.
10. Neiva AM, Lacerda AF, Cabral MMDA, Luz MMP, Fonseca LM, Hanan B, Silva RG. Análise de 33 peças cirúrgicas de colectomias laparoscópicas para câncer, durante a curva de aprendizado inicial: margens oncológicas e número de linfonodos não diferem de colectomias abertas. Rev Bras Coloproct 2010;30(1):7-13.
11. Ramos JR et al. Tratamento cirúrgico do câncer da porção distal do terço inferior do reto pela ressecção anterior ultrabaixa e interesfinctérica com anastomose coloanal por videolaparoscopia. Rev Bras Coloproctol 2009;29(3):314-4.
12. Melani AGF, Campos FGCM. Ressecção laparoscópica pós-terapia neoadjuvante no tratamento do câncer no reto médio e baixo. Rev Bras Coloproctol 2006;26(1):89-96.
13. Targarona EM, Garcia E, Rodriguez M, Cerdan G, Balague C, Garriga J et al. Hand assisted laparoscopic surgery. Arch Surg 2003;138:133-40.
14. Nakajima K, Lee SW, Cocilovo C, Foglia K, Kim T, Sonoda T et al. Hand assisred laparoscopic colorectal surgery using Gelport: initial experience with a new hand access device. Surg Endosc 2004;18:102-5.
15. HALS Study Group. Anonymous. Hand assisted laparoscopic surgery versus standard laparoscopic surgery for colorectal disease: a prospective randomized Trial. Surg Endosc 2000;14(10):896-901.
16. Ozturk E, Kiran RP, Remzi F, Geisler D, Fazio V. Hand-assisted laparoscopic surgery may be a useful tool for surgeons early in the learning curve performing total abdominal colectomy. Colorectal Dis 2010;12(3):199-205.
17. Goligher JC. Surgery of anus, rectum, and colon. London: Bailiere Tindall; 1984.
18. VanDamme J, Bonte J. Vascular anatomy in abdominal surgery. New York: Thieme; 1990.
19. Pupo Neto JA, Lacombe D. Laparoscopic hand assisted surgery: comparative randomized study with laparotomy. Rev Bras Videocir 2003;1:60-70.
20. Rivadeneira DE, Marcello PW, Roberts PL, Rusin LC, Murray JJ, Coler JA et al. Benefits of hand assisted laparoscopic restorative proctolectomy: a comparative study. Dis Colon Rectum 2004;47(8):1371-6.

Índice remissivo

A

Abdome, radiografia simples do, 627, 737
Abscesso(s), 142, 688
- anal, 123
- anorretais, 809-811, 836
- - complicações, 810
- - e leucemia, 811
- - interesfincteriano, 810
- - isquiorretal, 810
- - perianal, 810
- - supraelevador, 810
- perianal, 765
Absorção, função de, e secreção, 53
- água, 54
- cloreto, 54
- muco, 54
- potássio, 54
- sódio, 53
- uréia, amônia, 54
Acesso(s)
- abdominal e perineal, 1181
- endorretal ou transanal, 1010
- enteral, 229
- laparoscópico, 1217
- - comparações entre os acesso convencional e, 1217
- - no tratamento do câncer retal, 387-397
- - - resultados imediatos, 390
- - - resultados oncológicos, 392
- - - técnica, 388
- parenteral, 231
- reparo por, 830
- - endorretal, 828
- - transabdominal, 830
- - transperineal, 829
- - transvaginal, 829
- transperineal, 829, 1010
- transvaginal, 829, 1010
- venoso, 232
- - central, 232
- - periférico, 232
- videolaparoscópico, 416, 929
Acidente vascular cerebral, 1037
Ácido(s), 660
- 5-aminosalicílico, 908
- graxos de cadeia curta, 660

Adalimumabe, 653
Adenocarcinoma, 439
- anal, 609
- - primário, 614
- intraepitelial, 609
- retal, 439
- - T1, 439
- - T2 e T3, 440
Adenoma(s), 252, 256, 437
- avançado, 104
- - prevalência de, 105
- com displasia de alto grau, 293
- com histologia vilosa, 292
- e câncer no estômago, duodeno e intestino delgado, 550
- específicos, 257
- grandes, 292
- - excisados por fatiamento, 293
- localizados proximalmente, 293
- planos e deprimidos, 257
- risco de recorrência de, 291
- serrátil, 257
- - serrilhado, 258
- serrilhado, 258, 293
- tubulares, 292
Adrenal, tumores da, 554
Afecções, tipos de, 120
- abscesso anal, 123
- fístula, 126
- - anorretal, 123
- - anorretovaginal, 126
- incontinência fecal, 120
- neoplasia maligna, 126
- - no canal anal, 135
- - no reto, 126

Agentes
- de preenchimento, 1059
- - injeção de, 1067
- irritantes, laxantes e estimulantes, 972
- lubrificantes ou amaciantes, 972
- mecânicos, 1129
- térmicos, 1128
Agregação familiar, 993
Água, absorção e secreção, 54
Agulhas injetoras, 280
AIDS, 890
Alças de polipectomias, 280
Álcool, 309
Alongamento mesenterial, técnicas de, 707
Altemeier, cirurgia de, 1031
Alterações
- dermatológicas, 873
- epigenéticas, 537
- imunológicas na doença intestinal inflamatória, 665
- vasculares, 77
Amônia, 54
Amputação abdominoperineal do reto, 375, 744, 1209-1213
- passos técnicos, 1209
- - anestesia, 1209
- - confecção do pneumoperitônio, 1209
- - dissecção, 1210
- - - abdominal, 1210
- - - pélvica, 1210
- - - perineal, 1211
- - posição do paciente, 1209
- - posicionamento dos portais, 1210
Analgesia, sedação e, e colonoscopia, 72
Anastomose(s), 374, 1221
- coloanal, 744

- - ressecção interesfinctérica e, 420
- - retossigmoidectomia com, 744
- colorretais baixas, 403-413
- - e coloanais, 404
- - - avaliação pré-operatória, 405
- - - fístulas de, e estomia de proteção, 409
- - - neorreto, 406
- - - tipos de, 407
- - evolução e mudanças de paradigmas no tratamento, 403
- - função intestinal, continência e qualidade de vida, 409
- e colectomia direita, 1191
- ileorretal, colectomia total com, 565, 703
- manual ou mecânica, 709
Anestesia, 1209
Angiectasias, 1131
Angiodisplasias, 1120, 1141
Angiogênese como estímulo ao desenvolvimento tumoral, 314
Angiografia, 738, 1121
Angiossarcomas, 506
Ângulo
- anorretal, 1001
- esplênico, mobilização do, e do cólon sigmoide, 418
Anismus, 946
Anomalias congênitas, 147
Anopexia mecânica, tratamento cirúrgico por, 779-785
Anoplastia com retalho, 792
- cutâneos, 792
- duplo, 793
- mucoso, 793
Anormalidades dentárias, tumores das partes moles e, 552

Anorretocele, 1007-1013
- conceito, 1007
- diagnóstico, 1007
- etiopatogenia, 1007
- incidência, 1007
- sintomatologia, 1007
- tipos de, 1007
- tratamento, 1007, 1009
Antibioticoprofilaxia, princípios da, 201
Antibióticos, 212, 643
- não absorvíveis, 907
- uso racional de, em operações colorretais, 201-208
- - esquemas antimicrobianos recomendados, 203
- - implantação do programa racional de antibióticos, 206
- - princípios da antibioticoprofilaxia, 201
- - princípios da terapêutica antimicrobiana, 202
Anticorpos, 631
- anti-*Saccharomyces cerevisiae*, 721
- pesquisa de, 631
Antígeno carcinoembriônico, 344
Anti-inflamatórios, 906
- não esteroides, hemorragia digestiva baixa induzida por, 1141
- não hormonais, 906
Antioxidantes, 309
Ânus, 40
- adenocarcinoma primário do, 614
- atônico, 1015
- corpo cavernoso do, 58
- músculo do, 40
- - esfíncter, 39
- - - externo, 40
- - - interno, 39
- - levantador, 40

- - longitudinal, 42
- neoplasias do, e canal anal, 597
- - etiopatogenia, diagnóstico e estadiamento, 599
- - formas de tratamento, resultados e perspectivas, 605
- observação do, 790
- perda do, 524
Aparelho esfíncteriano, assoalho pélvico e o, 39
- músculo(s), 42
- - esfíncter anal, 40
- - - interno, 39
- - - externo, 40
- - levantador do ânus, 40
- - longitudinal anal, 42
Apêndice, 1170
- cecal, 26
- endometriose de íleo terminal, ceco e, 1170
Apendicite aguda, 203
- com peritonite, 204
- sem peritonite, 203
Argônio, 293
- *laser* de, 762
- plasma de, coagulação com, após polipectomia, 293
Arteriografia, 1131
Assoalho pélvico, 40
- disfunções do, avaliação das, 136
- e o aparelho esfincteriano, 39
- - músculo(s), 39
- - - esfíncter anal externo, 40
- - - esfíncter anal interno, 39
- - - levantador do ânus, 40
- - - longitudinal anal, 42
- músculos do, unidade motora e alterações da atividade dos, na denervação, 175
Associação Latino-Americana de Coloproctologia, 20

Atividade física, 906
- regular, 948

B

Bactérias, infecções por, 82
Balanço hidroeletrolítico, 512
Balão
- intrarretal, teste de expulsão de, 957
- sistemas de, 149
Bannayan-Riley-Ruvalacaba, síndrome de, 592
Bário, enemas de, 1130
Bascom, técnica de, 858
Betacatenina, 319
Betanecol, 845
Biofeedback e eletroestimulação, 1058
Biópsia(s), 1121
- hepática, 494
- pinças de, 279
- pré-operatória, 1178
- prostática, sítio de, 1121
Bisturi, 761
- de lâmina fria, ou tesoura, 761
- harmônico, 762, 769
- hemorroidectomia com, 762
Bolo fecal, 972
- formadores do, 1057
- incrementadores do, 972
Bolsa(s) ileal(is), 705-714
- complicações, 710
- confecção de, por laparoscopia, 710
- falência da, 712
- operação de, aspectos técnicos da, 695
- proctocolectomia total com, 566
- resultados, 710
- técnica, 705

Bolsite, 710
Botão de Murphy, 355
Bowen, doença de, 888
- perianal, 614
Buschke-Lowenstein, tumor de, 609, 888

C

Cálcio, 309
Campo operatório, exposição do, 418
Canal anal, 119
- angulação entre o, e o reto, 57
- câncer de, e HIV, 608
- inferior, 120
- massagem do, 974
- médio, 120
- neoplasia(s) do, 597
- - e do ânus, 597
- - - etiopatogenia, diagnóstico e estadiamento, 599
- - - formas de tratamento, resultados e perspectivas, 605
- - e margem anal, 146
- - maligna, 135
- operações sobre o reto e, anatomia cirúrgica aplicada as, 35-51
- - assoalho pélvico e o aparelho esfincteriano, 39
- - - esfíncter anal interno, 39
- - - músculo esfíncter anal externo, 40
- - - músculo levantador do ânus, 40
- - - músculo longitudinal anal, 42
- - canal anal, 35
- - - a linha pectínea, 36
- - - limite de drenagem linfática, 37
- - - limite de inervação, 37
- - - o epitélio do, 38
- - espaços anorretais, 46

- - - interesfíncteriano, 48
- - - isquioanal ou isquiorretal, 47
- - - pelvirretal, 48
- - - perianal, 46
- - - pós-anal profundo, 47
- - - retrorretal, 48
- - - vasos e nervos, 48
- - os coxins venosos e a doença hemorroidária, 43
- superior, 120
- técnica de exame e anatomia normal, 139
- - da secção longitudinal do canal anal, 140
- - da secção transversal do canal anal, 139
- ultrassonografia de, 956
Câncer(es), 92
- adenomas e, no estômago, duodeno e intestino delgado, 550
- colônico, 361-372
- - acompanhamento e papel da cirurgia na recorrência, 368
- - adjuvância em pacientes com mais de 65 a 70 anos, 368
- - definição de adjuvância e perspectivas históricas, 363
- - epidemiologia, 361
- - fisiopatogenia, 361
- - recomendações, 369
- - terapia alvo na adjuvância do, 367
- - tratamento adjuvante para, 361
- - - indicações e resultados do, 361
- - tratamento cirúrgico do, princípios técnicos e resultados, 355-360
- - tratamento do paciente idoso, 369
- do canal anal e HIV, 608
- pólipos e, 1120
- retal, 373-397

- - acesso laparoscópico no tratamento do, 387-397
- - - resultados imediatos, 390
- - - resultados oncológicos, 392
- - - técnica, 388
- - baixo, evolução e mudanças de paradigmas no tratamento do, 403
- - com metástase hepática sincrônica ressecável, 450
- - técnicas operatórias fundamentais, 373-386
- - - aspectos gerais, 373
- - - descrição, 376
- - - princípios técnicos gerais da cirurgia, caráter curativo, 374
- - - seleção dos tipos de operações, 375
- risco de, 533
Câncer colorretal, 303-338
- aspectos clínicos do, 339-341
- - discussão, 339
- aspectos gerais da obstrução intestinal por, 480
- cirurgia laparoscópica em, no idoso, 1195
- custo-efetividade do rastreamento, 336
- educação e comportamento, 336
- epidemiologia, 303
- estadiamento, 325-329, 343-354
- - anatomopatológico do, 325-329
- - - classificação de Dukes, 325
- - pré-operatório do, 343-354
- - - antígeno carcinoembriônico, 344
- - - exame digital, 344
- - - ressonância magnética, 347
- - - tomografia computadorizada, 344
- - - tomografia por emissão de pósitrons acoplada a tomografia computadorizada, 349
- - - ultrassom endorretal, 346
- estratificação de risco para desenvolver o, 332

- fatores de risco, 305
- - álcool, 309
- - diabetes *mellitus*, 309
- - dieta, 308
- - - antioxidantes, 309
- - - cálcio, 309
- - - fibras vegetais, 308
- - - folato e metionina, 309
- - - gorduras, 308
- - doença intestinal inflamatória, 310
- - etnia, 307
- - genética, 307
- - - história familiar, 307
- - - não polipose, 308
- - - polipose adenomatosa familiar, 308
- - idade, 305
- - obesidade, 310
- - sexo, 305
- - tabagismo, 309
- hereditário, 307, 571
- - não polipose, 93, 308
- incidência, 303
- localização, 304
- metástases hepáticas do, tratamento cirúrgico das, 493-498
- - avaliação pré-operatória do envolvimento hepático, 494
- - biópsia hepática, 494
- - cirurgia laparoscópica, 495
- - controle da doença extra-hepática, 493
- - escolha do tipo de ressecção, 494
- - função hepática, 494
- - hepatectomias, 496
- - indicadores de prognóstico, 496

- - métodos ablativos, 495
- - momento da cirurgia hepática e intestinal na situação de metástases sincrônicas, 495
- - ressecção de metástases hepáticas e pulmonares, 496
- - resultados em longo prazo, 496
- mortalidade por, 304, 559
- perfuração por, 483
- prevenção, 331
- rastreamento, 104, 107, 332
- - e monitoramento do, 91
- - indicações atuais, 334
- segmento pós-polipectomia, 335
- seguimento pós-operatório no, 487-492
- - acompanhamento sugerido, 489
- - disseminação metastática, 487
- - metodologia diagnóstica, 489
- - recidivas, 488
- - sobrevida, 487
- - vigilância após tratamento, 488
Candroide, 883
Capelhuchnik, técnica de, 1022
Cápsula endoscópica, 629, 721
Carcinogênese, 259
- colorretal, aspectos moleculares da, 313-324
- - associada a erros de replicação, 321
- - atividade proliferativa normal nas criptas intestinais, 316
- - células-tronco tumorais, um novo conceito, 319
- - expressão gênica normal e patológica, 314
- - mecanismos biomoleculares do equilíbrio proliferativo, 318
- - pólipos e os distúrbios proliferativos, 317
- - proteínas, 314
- - - e suas funções, 313

- - - envolvidas, 314
- nos portadores de mutação no gene Myh, 575
- via serrilhada, 259
Carcinoma(s), 253
- anal, 838
- basocelular, 613
- colorretais, sistema de estadiamento TNM para, 326
- em micropólipos, 105
- epidermoide, 508
- espinocelular, 890
- *in situ*, 253
- invasivo, 255
- verrucoso anal, 614
Carcinomatose peritoneal, manuseio da, 469-478
- cirurgia citorredutora, 470
- fisiopatologia, 470
- história natural da, 469
- quimioterapia intraperitoneal perioperatória, 471
- resultados, 475
- seleção de pacientes, 472
Carcinossarcomas, 506
Cavidade abdominal, posicionamento dos trocartes e exploração da, 417
Ceco, 26
- endometriose de íleo terminal, apêndice e, 1170
Células, 666
- caliciformes, 258
- T, 666
Células-tronco, 320
- intestinais, 320
- na carcinogênese colorretal, 321
- tumorais, 320
- - implicações do conceito de, sobre o tratamento do câncer colorretal, 321
- - um novo conceito, 319

Cerclagem anal, 1030
Cérebro, 534
Certolizumabe pegol, 654
Chagas, Carlos, 1087
Cinedefecografia, 954, 1001, 1008
Cinedefecorressônancia, 954
Cinesioterapia, 974
Cintilografia, 172, 628, 1121
- colônica, 952
Cirurgia(s) (v.t. Operação)
- abdominais, 1031
- aberta, 775
- citorredutora, 470
- contaminadas, 202
- de Altemeier, 1031
- de Duhamel, 1093
- de Sokol, 758, 768
- eletivas, 204
- - de cólon, 204
- - pré-operatório de, e terapia nutricional, 228
- escolha da melhor, 567
- fechada, 777
- hepática, momento da, e intestinal na situação de metástases sincrônicas, 495
- infectadas, 202
- laparoscópica, 495
- - em câncer colorretal no idoso, 1195
- - técnica de, em cólon direito, 1188
- limpas, 202
- orificiais, 203
- perineais, 1030
- sala de, 432
Cirurgião, influência da formação do, no risco de complicações na colectomia direita, 1193
Cistocele, 193

Cistos congênitos, 1176
Citomegalovírus, infecção por, 82
Clipes metálicos endoscópicos, 281
Clister opaco, 737
Cloreto, absorção e secreção de, 54
Clostridium difficile, 82
- colite por, 632
- infecções por, 82
Coagulação com plasma de argônio após polipectomia, 293
Coagulopatias, 625
Cola de fibrina, injeção de, 817
Colectomia, 544
- direita, 356, 1187-1200
- - anastomose, 1191
- - cirurgia laparoscópica em câncer colorretal no idoso, 1195
- - complicações das, 1192
- - - aspectos clínico-cirúrgicos relacionados ao risco das, 1192
- - - fatores preditivos de, 1195
- - - influência da formação do cirurgião no risco das, 1193
- - - na era da videolaparoscopia, 1194
- - ligadura dos vasos, 1189
- - monitor, 1188
- - ótica, 1188
- - portas ou trocateres, 1188
- - pressão intra-abdominal, 1188
- - retirada do espécime cirúrgico, 1191
- - técnica da cirurgia laparoscópica em cólon direito, 1188
- esquerda, 357
- segmentares, 544, 682
- subtotais, 682

- totais, 1140, 1219-1222
- - aspectos técnicos da, 695
- - com anastomose ileorretal, 565, 703
- - ou subtotal, 357
- - técnica operatória, 1219
- - - mobilização do cólon direito, 1220
- - - mobilização do cólon esquerdo e sigmoide, 1221
- - - mobilização do cólon transverso, 1220
- - - posicionamento e pneumoperitônio, 1219
- - - retirada da peça e anastomose, 1221
- transverso, 357

Colite, 1135
- de Crohn, 693
- - tratamento cirúrgico de, 679-686
- - - colectomias segmentares, 682
- - - colectomias subtotais, 682
- - - ileocolectomia direita, 680
- - - indicações, 679
- - - proctocolectomia total com ileostomia terminal, 683
- indeterminada, 630, 715-726
- - características anatomopatológicas, 717
- - conceito, 715
- - diagnóstico, 720
- - quadro clínico, 722
- - tratamento, 723
- - - cirúrgico, 724
- - - clínico, 723
- - *versus* doença inflamatória intestinal do tipo não classificada, 715
- infecciosas, 631, 727-733
- - classificação das diarréias, 728
- - diagnóstico, 730
- - epidemiologia, 727
- - etiologia, 728
- - mecanismos da doença e defesas do hospedeiro, 727
- - medidas de controle, 732
- - modo de transmissão, 728
- - tratamento, 731
- isquêmicas, 80, 735-739, 1120, 1135, 1141
- - classificação clínica, 736
- - diagnóstico diferencial, 738
- - epidemiologia, 735
- - etiologia, 735
- - fisiopatologia, 735
- - investigação diagnóstica, 737
- - patologia, 736
- - quadro clínico, 737
- - tratamento, 738
- por *Clostridium difficile*, 632

Colo, necrose do, volvo com, 1096

Cólon, 80
- análise crítica do preparo do, 209-215
- - antibióticos, 212
- - peroperatório, 211
- - pré-operatório, 210
- - procedimentos cirúrgicos e necessidade do preparo, 213
- câncer de, 361-372
- - acompanhamento e papel da cirurgia na recorrência, 368
- - adjuvância em pacientes com mais de 65 a 70 anos, 368
- - definição de adjuvância e perspectivas históricas, 363
- - e reto, 303-338
- - - aspectos clínicos do, 339-341
- - - aspectos gerais da obstrução intestinal por, 480
- - - cirurgia laparoscópica em, no idoso, 1195

- - - custo-efetividade do rastreamento, 336
- - - educação e comportamento, 336
- - - epidemiologia, 303
- - - estadiamento, 325-329, 343-354
- - - estratificação de risco para desenvolver o, 332
- - - fatores de risco, 305
- - - hereditário, 307, 571
- - - incidência, 303
- - - localização, 304
- - - metástases hepáticas do, tratamento cirúrgico das, 493-498
- - - mortalidade por, 304, 559
- - - perfuração por, 483
- - - prevenção, 331
- - - rastreamento, 104, 107, 332
- - - segmento pós-polipectomia, 335
- - - seguimento pós-operatório no, 487-492
- - epidemiologia, 361
- - fisiopatogenia, 361
- - recomendações, 369
- - terapia alvo na adjuvância do, 367
- - tratamento adjuvante para, 361
- - - indicações e resultados do, 361
- - tratamento cirúrgico do, princípios técnicos e resultados, 355-360
- - tratamento do paciente idoso, 369
- cirurgias eletivas de, 204
- doença(s) do, 80
- - diverticular, conversão da, 938
- - inflamatórias inespecíficas, 80
- infarto do, 738
- lesões do, e reto, 744
- mobilização do, 1221
- - direito, 1220
- - esquerdo e sigmoide, 1221
- - transverso, 1220
- obstrução(ões) do, 205, 480
- - direito, 480
- - esquerdo, 481
- perfuração do, 286
- preparo mecânico do, 243
- sigmoide, mobilização do ângulo esplênico e do, 418
- *stents* e dilatações do, 89
- técnica de cirurgia laparoscópica em, direito, 1188
Colonografia por tomografia computadorizada, 111
- achados extracolônicos em exames de, 111
- aspectos técnicos, 99
- avanços tecnológicos relacionados a, 112
- com mínimo preparo intestinal, 112
- desempenho da, no diagnóstico de pólipos de relevância clínica e rastreamento de câncer colorretal, 107
- detecção automatizada de lesões, 113
- impacto da introdução da, na prática clínica, 113
- indicação de colonoscopia a partir de achados positivos na, 110
- indicações e contraindicações, 103
- rastreamento de câncer colorretal, 104
- riscos relacionados a, 110
Colonoscopia, 69-97, 334, 628, 738, 983, 1121, 1127, 1156
- complicações da, 93
- - relacionadas a execução do exame, 95
- - relacionadas a sedação, 95
- - relacionadas ao preparo, 93
- - síndrome pós-polipectomia, 95
- - tipos de, 95
- descompressão na síndrome de Ogilvie, 91
- diagnóstica, 72
- - alterações vasculares, 77

Índice remissivo

- - - actínicas do cólon e reto, 79
- - - colite isquêmica, 80
- - - ectasias vasculares, 77
- - - hemangiomas, 77
- - - lesão de Dieulafoy, 78
- - - varizes, 78
- - doença(s), 82
- - - de Crohn, 80
- - - infectoparasitárias, 82
- - - inflamatórias inespecíficas do cólon, 80
- - microcolites, 83
- - pólipos e neoplasia colorretal, 72
- - retocolite ulcerativa inespecífica, 80
- hemorragia digestiva baixa, 84, 88
- indicações e contraindicações, 69
- intraoperatória, 358
- preparo e cuidados para o procedimento, 70
- - do intestino, 71
- - sedação e analgesia, 72
- qualidade da, 293
- rastreamento e monitoramento do câncer colorretal, 91
- retirada de corpos estranhos, 91
- *stents* e dilatações do cólon, 89
- terapêutica, 85
- tomográfica, 334
- tratamento do volvo de sigmóide, 90

Cólon, 23-33
- doença diverticular do, 901-902
- - análise crítica das indicações operatórias, 918
- - - conhecendo melhor a doença, 917
- - - fatores relacionados com a doença, 918
- - - fatores relacionados com o diagnóstico, 919
- - - na diverticulite aguda, 919
- - - na diverticulite aguda complicada, 921
- - - na diverticulite aguda não complicada, 920
- - considerações gerais, 903
- - etiopatogenia, 901
- - - distúrbios da motilidade, 904
- - - fatores de risco adicionais, 906
- - - ingestão de fibras, 905
- - - modificações histológicas da parede cólica, 905
- - - predisposição genética, 905
- - incidência, 901
- - orientações gerais e resultados do tratamento clínico da, 903
- - sintomatologia da, não complicada, 907
- - tratamento da, não complicada, 907
- exames convencionais de estudo do, e reto, 951
- operações do, anatomia cirúrgica aplicada as, 23-33
- - apêndice cecal, 26
- - ascendente, 27
- - ceco, 26
- - descendente, 29
- - drenagem linfática, 31
- - flexura, 27
- - - esplênica, 27
- - - hepática, 27
- - inervação, 32
- - sigmóide, 29
- - transverso, 27
- - válvula ileocecal, 24
- - vascularização, 31
- - - arterial, 29
- - - venosa, 31

Coloproctologia, história da, 3-15
- era antiga, 3
- - árabe, 6
- - assírio-babilônica, 4

- - egípcia, 3
- - europeia, 7
- - grega, 5
- - hebraica, 5
- - indiana, 4
- - no império romano, 7
- era moderna, 8
- - do século XVI, 8
- - do século XVII, 9
- - do século XVIII, 9
- - do século XIX, 11
- - do século XX, 14

Colostomia, 744, 1078
- em alça, 514
- perineal, 425-430
- - fundamentos, 425
- - indicação e pré-operatório, 426
- - pós-operatório, 429
- - resultados, 429
- - técnica operatória, 426
- - técnica por via laparoscópica, 426
- terminal, maturação de, 513

Complacência retal, 164

Condilomas acuminados, 885

Consciência exagerada do próprio corpo, 525

Constipação intestinal, 764 (v.t. Evacuação, distúrbios da)
- e as situações especiais, 976
- e fezes ressecadas, 764
- eletromiografia na incontinência fecal e, 178
- investigação racional da, 947-960
- - avaliação clínica, 950
- - avaliação dos resultados do tempo de trânsito cólico, 952-960
- - - cinedefecografia, 954

- - - cinedefecorressonância, 954
- - - com retenção difusa, 953
- - - com retenção distal, 953
- - - eletromanometria anorretal, 955
- - - eletromiografia do diafragma pélvico, 956
- - - normal, 952
- - - orocecal, 954
- - - teste de expulsão de balão intrarretal, 957
- - - ultrassonografia de canal anal, 956
- - avaliação psicológica, 950
- - causas, 948
- - - dieta inadequada e hábitos de vida, 948
- - - extraintestinais, 948
- - - primárias, 950
- - - secundárias, 949
- - conceito, 947
- - exames, 951
- - - convencionais de estudo dos cólons e reto, 951
- - - de avaliação da fisiologia evacuatória, 951
- - prevalência, 947
- - qualidade de vida, 947

Contato, dermatite de, 873

Conteúdo retal, medidas de contenção do, 1057

Continência, 53
- função intestinal e qualidade de vida, 409

Contração, 153
- estudo das pressões de, 153
- paradoxal, 946
- - da musculatura estriada, 188
- - do puborretal, 946

Cordomas, 1177

Corpo(s), 91
- cavernoso do ânus, 58
- estranhos, retirada de, 91

Corticoides, 642

Cowden, 590
- doença de, 271
- síndrome de, 590
Coxins venosos e a doença hemorroidária, 43
Crescimento, 702
- fator de, TGF-beta-2, 660
- retardo do, 702
Cripta(s) intestinal(is), 316
- atividade proliferativa normal nas, 316
- mecanismos de controle da divisão celular na, 320
Critérios de Roma III, 941
Crohn, doença de, 80, 92, 623, 626, 629, 836 (v.t. Colite de Crohn)
- abordagem terapêutica da, 646
- fístulas na, 819
- potencial de malignização nas, 638
Cronkhite-Canadá, síndrome de, 270, 592
Curetagem, 895

D

D'Ávila, Sylvio, 18
Defecação, 59
- obstruída, 999-1005
- - abordagem propedêutica, 999
- - - cinedefecografia, 1001
- - - defecorressonância, 1003
- - - ecodefecografia, 1003
- - - eletromanometria anorretal, 1000
- - - eletromiografia anal, 1001
- - - tempo de trânsito cólico, 999
- - conceito, 999
Defecografia, 181-186, 983, 1008
- fisiologia anorretal, 181
- indicações do exame, 182
- interpretação dos resultados, 184

- técnica do exame, 183
Defecometria, 165
Defecorressonância, 1003
Deiscência anastomótica, 1113-1117
- aspectos clínicos e fatores de risco, 1113
- avaliação e conduta no paciente com, 1113
- profilaxia e diagnóstico precoce, 1114
- tratamento, 1114
Delorme, operação de, 1024, 1031
Denervação, unidade motora e alterações da atividade dos músculos do assoalho pélvico na, 175
Derivação intestinal, 709
- quando realizar, 831
Derivados salicílicos, 642
Dermatite, 517
- de contato, 873
- periestomal, 517
Descendo perineal, 191, 1002
Desenvolvimento tumoral, angiogênese como estímulo ao, 314
Desnutrição, 227
- triagem, avaliação nutricional e, 225
Deterioração social, 526
Devadhar, técnica de, 1022
Diabete melito, 309, 1038
Diafragma pélvico, eletromiografia do, 956
Diagnóstico molecular, 538
Diarreias, classificação das, 728
Diatermia, hemorroidectomia com, 761, 769
Dielafoy, lesões de, 1121
Dieta(s), 308
- antioxidantes, 309
- cálcio, 309
- e prurido anal, 874
- enterais, seleção de, 230

- fibras vegetais, 308
- folato e metionina, 309
- gorduras, 308
- inadequada e hábitos de vida, 948
Dieulafoy, lesão de, 78
Digestão, função de, 54
Dilatação(ões), 89
- anal forçada, 849
- do cólon, stents e, 89
Diltiazem, 844
Disfunção(ões)
- do assoalho pélvico, avaliação das, 136
- do sistema nervoso autônomo, 992
Dissecção(ões), 85
- abdominal, 1210
- endoscópica da submucosa, 85
- pélvica, 1210
- perineal, 1211
Disseminação metastática, 487
Distúrbio(s)
- da motilidade do cólon, 904
- proliferativos, pólipos e os, 317
Distúrbio(s) da evacuação, 941-946
- aspectos clínicos, 941
- critérios de Roma III, 941
- definição, 941
- diagnóstico, 945
- epidemiologia, 943
- etiologia, 944
- fisiopatologia, 941
- incidência, 941
- tratamento, 946
- tratamento clínico, 961-979
- - a evacuação e as nossas emoções, 975
- - avaliação clínica, 963

- - conservador, 965
- - - comportamental, 965
- - - dietético, 968
- - - especializado *biofeedback*, 973
- - - farmacológico, 970
- - considerações gerais, 961
- - constipação e as situações especiais, 976
- - relacionamento terapêutico, 964
Diverticulite, 937 (v.t. Doença diverticular)
- aguda, 205, 911-916
- - aspectos clínicos, 911
- - - avaliação clínica, 911
- - - avaliação complementar, 913
- - bases do tratamento conservador, 914
- - fisiopatologia, 911
- - opções técnicas do tratamento cirúrgico da, 925-931
- - - acesso videolaparoscópico, 929
- - - complicada com abscesso, 926
- - - complicada com fístula, 928
- - - complicada com obstrução, estenose, 928
- - - complicada com peritonite difusa, 927
- - - de urgência, 926
- - - em situações específicas, 926
- - - forma eletiva, 926
- - - não complicada, 926
- - - princípios gerais, 926
- videocirurgia na, 933
- - complicada, 935
- - fístulas, 937
Divertículo de Meckel, 1121
Divisão celular, 314
- estímulo da, 319
- genes e proteínas relacionadas ao controle da, 314

- mecanismos de controle da, na cripta intestinal, 320
DNA, 333
- genes de reparo do, 536
- teste de, fecal, 333
Doença(s)
- anorretais, 872, 1120
- - ultrassonografia transperineal nas, 141
- - - abscesso, 142
- - - anomalias congênitas, 147
- - - avaliação e tratamento da doença hemorroidária, 147
- - - avaliação funcional anorretal, 146
- - - fístula anal, 143
- - - incontinência anal, 141
- - - neoplasias do canal anal e margem anal, 146
- de Bowen, 614, 888
- de Cowden, 271
- de Crohn, 80, 92, 623, 626, 629, 836 (v.t. Colite de Crohn)
- - abordagem terapêutica da, 646
- - fístulas na, 819
- - indicação cirúrgica na, 673
- - potencial de malignização nas, 638
- de Paget, perianal, 614
- específicas susceptíveis de hemorragia digestiva baixa, 1131
- - angiectasias e outras lesões vasculares, 1133
- - colites, 1135
- - doença diverticular, 1131
- - neoplasias, 1135
- - pólipos e hemorragia pós-polipectomia, 1134
- extra-hepática, controle da, 493
- hemorroidária, 749-774 (v.t. Hemorroida)
- - aspectos clínicos, 750

- - avaliação e tratamento da, 147
- - classificação, 750
- - coxins venosos e a, 43
- - etiopatogenia, 749
- - hemorroidectomia, 756
- - hemorroidopexia, 756
- - incidência, 749
- - introdução sobre cirurgia para, 755
- - sintomatologia, 750
- - tratamento cirúrgico clássico e aspectos técnicos, 775-778
- - - cirurgia aberta, 775
- - - cirurgia fechada, 777
- - - técnicas semifechadas, 777
- - tratamento intervencionista não cirúrgico, 755
- infectoparasitárias, 82
- inflamatória intestinal, 310, 619-635, 824, 1120, 1037, 1142
- - aspectos clínicos, 623
- - avaliação da gravidade, 626
- - avaliação do paciente com, em atividade, 633
- - colite indeterminada *versus*, do tipo não classificada, 715
- - diagnóstico, 627
- - - diferencial, 623, 631
- - etiologia, 620
- - - fatores ambientais, 620
- - - fatores dietéticos, 620
- - - fatores genéticos, 621
- - - fatores imunológicos, 621
- - - fatores infecciosos, 621
- - - fatores psicológicos, 622
- - - radicais livres e metabolismo oxidativo, 622
- - - tabagismo, 621
- - fisiopatologia aplicada a terapia clínica, 665-668

- - - alterações imunológicas, 665
- - - sistema imunológico intestinal, 665
- - incidência, 619
- - inespecíficas, 1135
- - - do cólon, 80
- - manifestações, 625
- - - clínicas, 623
- - - extraintestinais, 625
- - papel da terapia nutricional, 657-664
- - - ácidos graxos de cadeia curta, 660
- - - enteral, 659
- - - estado nutricional, 657
- - - fator de crescimento TGF-beta-2, 660
- - - glutamina, 660
- - - ômega-3, 660
- - - oral, 658
- - - parenteral, 660
- - - prebióticos, 660
- - - probióticos, 660
- - patologia, 629
- - potencial de malignização nas, 637-639
- - - na doença de Crohn, 638
- - - na retocolite ulcerativa inespecífica, 637
- - - particularização do risco, 637
- - princípios básicos e indicações cirúrgicas, 669-674
- - - controvérsias e indicação cirúrgica na doença de Crohn, 673
- - - forma estenosante, 670
- - - forma fistulizante, 671
- - - forma inflamatória, 670
- - terapia biológica, 651-655
- - - adalimumabe, 653
- - - certolizumabe pegol, 654
- - - contraindicações, 653
- - - cuidados antes da aplicação, 652
- - - efeitos colaterais, 653
- - - etanercept, 653
- - - golimumabe, 654
- - - indicações, 652
- - - natalizumabe, 654
- - - quando introduzir o tratamento, 652
- - tratamento convencional, 641-649
- - - abordagem geral, 641
- - - abordagem terapêutica, 645
- - - antibióticos, 643
- - - corticóides, 642
- - - derivados salicílicos, 642
- - - imunomoduladores, 644
- perianal, 687-690
- - abscessos, 688
- - estenose anal, 689
- - fissuras, 688
- - fístulas, 688
- - incontinência anal, 689
- - plicomas inflamatórios, 687
- - úlceras, 688
- pilonidal sacrococcígea, 853-870
- - apresentação e diagnóstico, 854
- - definição, 853
- - etiologia, 853
- - métodos diversos de abordagem cirúrgica, 857
- - - excisão e fechamento primário, 858
- - - retalho do glúteo máximo, 858
- - - retalho rombóide, 858
- - - técnica de Bascom, 858
- - - técnica V-Y, 860
- - - zetaplastia, 858
- - métodos preferenciais na doena recidivada ou complicada, 860

- - - abordagem primária com rotação de retalhos, 862
- - - complicações, 864
- - - manejo peroperatório, pós-imediato, 868
- - - retalho rombóide, 861
- - - técnica de V-Y uni, bilateral, 861
- - - tratamento com abordagens combinadas, 864
- - - zetaplastia, 861
- - tratamento, 854
- - - cirúrgico, 855
- - - conservador ou não cirúrgico, 854
- sexualmente transmissíveis, 881-892
- - cancróide, 883
- - causadas pelo HPV, 885
- - condilomas acuminados, 885
- - de Bowen, 888
- - donovanose, 884
- - gonorréia, 882
- - herpes, 884
- - - hipertrófico, 888
- - - simples, 884
- - introdução, aspectos gerais, doenças mais comuns, 881
- - lesões nos doentes HIV-positivos, AIDS, 890
- - linfogranuloma inguinal, 884
- - molusco contagioso, 885
- - neoplasmas malignos de transmissão sexual, 889
- - papulose bowenoide, 888
- - sífilis, 882
- - tumor(es), 885
- - - de Buschke-Lowenstein, 888
- - ulcerativas, 881
- sistêmicas, 1037
- - e prurido anal, 874

Doença(s) diverticular(es), 901-910, 1120, 1131 (v.t. Diverticulite)
- análise crítica das indicações operatórias, 917-924
- - conhecendo melhor a doença, 917
- - fatores relacionados com a doença, 918
- - fatores relacionados com o diagnóstico, 919
- - na diverticulite aguda, 919
- - - complicada, 921
- - - não complicada, 920
- considerações gerais, 903
- conversão da, 938
- etiopatogenia, 901, 904
- - distúrbios da motilidade, 904
- - fatores de risco adicionais, 906
- - ingestão de fibras, 905
- - modificações histológicas da parede cólica, 905
- - predisposição genética, 905
- incidência, 901, 904
- orientações gerais e resultados do tratamento clínico da, 903
- papel da videocirurgia no manuseio da, 933-940
- sintomatologia da, não complicada, 907
- tratamento da, não complicada, 907
Doente(s)
- com polipose associada ao gene Myh, seguimento dos, 580
- HIV-Positivos, lesões nos, AIDS, 890
Donovanose, 884
Dor anal idiopática, 136
Drenagem, 374
- endocavitária, 204
- linfática, 31
- - canal anal, 37
- venosa, 48

Drenos, 358

Drogas, 846

- associação de, como monoterapia, 846
- radiossensibilizantes, 449

Drohn, doença de, 673

Duhamel, cirurgia de, 1093

Dukes, classificação de, 325

Dukes, Cuthbert, 559

Duodeno, câncer no, 550

E

Ecodefecografia, 983, 1003 (v. Ultrassonografia anorretal dinâmica)

Ectasias vasculares, 77

Efluxo estomal, 511

Eletrocautério, bases para o uso do, 277

Eletroestimulação, *biofeedback* e, 1058

Eletromanometria anorretal, 955, 1000, 1045

Eletromiografia, 956
- anal, 1001
- anorretal, 175-180, 1047
- - conceitos básicos de, 175
- - esfíncter anal externo e puborretal, 177
- - na incontinência fecal e constipação, 178
- - período de latência motora do nervo pudendo, 179
- - técnicas de gravação da, 177
- - unidade motora e alterações da atividade dos músculos do assoalho pélvico na denervação, 175
- - uso da, 177
- do diafragma pélvico, 956

Emergências, 479-486
- obstrução intestinal, 480
- - aspectos gerais da, por câncer colorretal, 480
- - tratamento cirúrgico da, e análise crítica, 480
- perfuração por câncer colorretal, 483
- preparo do paciente, 480

Encoprese, 1037

Endoloops, 280

Endométrio, 533

Endometriose, 136, 1121, 1145-1173
- estratégia operatória na, profunda, 1151-1166
- - cirurgia laparoscópica, 1159
- - classificação, 1152
- - complicações, 1164
- - conceito, 1152
- - etiopatogenia, 1152
- - incidência, 1152
- - quadro clínico, 1153
- - tratamento, 1157
- tratamento cirúrgico, 1167-1173
- - critérios de indicação, 1145
- - princípios do, 1146
- - - da ressecção segmentar intestinal, 1149
- - - na ressecção intestinal em disco, 1149
- - resultados do, 1167-1173
- - - complicações, 1170
- - - de íleo terminal, ceco e apêndice, 1170
- - - ressecção de disco de espessura total, 1168
- - - ressecção segmentar, 1169
- propedêutica e diagnóstico, 1154

Endoscopia, 1106
- de duplo-balão, 629
- digestiva alta, 629, 721

Enema(s), 722
- baritado, 334, 1130
- de formalina, 1130
- opaco, 722, 983

Entamoeba histolytica, 83

Enterocele, 193, 1003
Enteroscopia, 629, 1122
Epitélio, 551
- do canal anal, 38
- pigmentar da retina, hipertrofia congênita do, 551
Equilíbrio proliferativo, mecanismos biomoleculares do, 318
Equipamento(s), uso de, 152
- manometria anorretal, 149
- - sistemas de balão, 149
- - sistemas de microtransdutores, 152
- - sistemas de perfusão, 150
- ultrassonografia, 139
- - anorretal dinâmica, 187
- - transperineal, 139
Equipe multidisciplinar, 1157
Erros de replicação, 321
Escarificação, 1159
Esclerose múltipla, 1038
Escleroterapia, 755
Esfíncter anal, 177
- artificial, 1075
- externo e puborretal, 177
Esfincteroplastia, 1068
- resultados após, 123
Esfincterotomia, 791
- fissurectomia associada a, 850
- lateral interna, 850
- química, 843
Espaços anorretais, 46
- interesfincteriano, 48
- isquioanal ou isquiorretal, 47
- pelvirretal, 48
- perianal, 46
- pós-anal profundo, 47
- retrorretal, 48
- vasos e nervos, 48
Estadiamento, 325
- pré-operatório do câncer colorretal, 343-354
- - antígeno carcinoembriônico, 344
- - exame digital, 344
- - ressonância magnética, 347
- - tomografia, 349
- - - computadorizada, 344
- - - por emissão de pósitrons acoplada a tomografia computadorizada, 349
- - ultrassom endorretal, 346
- TNM, sistema de, 325
- - avaliação das margens cirúrgicas, 327
- - avaliação do tumor primário, 327
- - avaliação dos linfonodos regionais, 327
- - história, regras e princípios gerais do, para classificação de neoplasias malignas, 325
- - para carcinomas colorretais, 326
Estado(s)
- diarréicos, 874
- nutricional, 657
- - avaliação do, 226
Estenoplastias, 676
Estenose, 89, 738, 763, 928
- anal, 689, 764, 787-797
- - características anatomofisiológicas, 788
- - exame proctológico, 788
- - experiência do autor com a abordagem da, 794
- - extensões do ato cirúrgico, 791
- - o que o especialista em coloproctologia pensa sobre abordagem clínica da, 790
- - sintomatologia, 788
- - técnicas cirúrgicas, 791
- - tratamento, 789

- - - cirúrgico, 790
- - - clínico, 789
- - - preventivo, pós-hemorroidectomia, 788
- extensão e forma da, 771
- incidência, 771
- - por décadas etárias, 771
- - por gêneros, 771
- recidiva, 771
- - global, 771
- - por técnica cirúrgica, 771
- técnicas cirúrgicas e resultados, 771

Estimulação, 1071
- do nervo tibial posterior, 1063
- sacral, 1071

Estímulo(s), 314
- angiogênese como, ao desenvolvimento tumoral, 314
- da divisão celular, 319

Estoma(s), 523
- abordagem multidisciplinar do ostomizado, 523
- alterações fisiológicas, 511
- complicações dos, 511, 516
- de alto fluxo, 518
- derivativos, 514
- em alça, fechamento de, 515
- hemorragia tardia do, 519
- indicações de, 511
- terminal(is), 513
- - em alça, 515
- videoassistido, 516

Estômago, 535
- adenomas e câncer no, duodeno e intestino delgado, 550

Estomia, fístulas de anastomoses e, de proteção, 409

Estudo(s), 951
- com gêmeos, 993
- das pressões, 153
- - de contração, 159
- - de repouso, 153
- - reflexo retoanal inibitório, 162
- do cólon e reto, exames convencionais de, 951
- dos volumes, 163
- - complacência retal, 164
- - de primeira sensação, 163
- - de primeira urgência evacuatória, 163
- - máximo tolerado, 164
- radiológicos contrastados, 627

Esvaziamento
- inguinal, 608
- retal, 1002
- - medidas que promovem o, 1057

Etanercept, 653

Evacuação, distúrbios da, 941 (v.t. Constipação intestinal)
- aspectos clínicos, 941
- critérios de Roma III, 941
- definição, 941
- diagnóstico, 945
- epidemiologia, 943
- etiologia, 944
- fisiopatologia, 941
- incidência, 941
- tratamento, 946
- tratamento clínico, 961-979
- - a evacuação e as nossas emoções, 975
- - avaliação clínica, 963
- - conservador, 965
- - - comportamental, 965
- - - dietético, 968
- - - especializado *biofeedback*, 973

- - - farmacológico, 970
- - considerações gerais, 961
- - constipação e as situações especiais, 976
- - relacionamento terapêutico, 964

Exame(s), 344
- convencionais de estudo dos cólons e reto, 951
- de avaliação da fisiologia evacuatória, 951
- de fisiologia anorretal, 1045
- digital, 344
- endoscópicos, 629
- proctológico, 65, 771
- - achados do, 795
- - estenose anal, 788
- - físico, 67
- - materiais, 65
- - preparo e técnica, 65
- - retossigmoidoscopia, 68
- radiográficos, 1156
- radiológicos, 722
- retovaginal, 1155
- técnica de, e anatomia normal do canal anal, 140
- - da secção longitudinal, 140
- - da secção transversal, 139

Excisão(ões), 383
- total do mesorreto, 419
- transanal do câncer retal, 383

Expressão gênica normal e patológica, 314

F

Fadiga, índice de taxa de, 168
Falência da bolsa ileal, 712
Familiares, rastreamento genético em, 580
Fator
- de crescimento TGF-beta-2, 660
- de necrose tumoral, 666
- de transcrição nuclear, 667

Fecaloma, 765, 976
Ferguson, técnica de, 757
- complicações cirúrgicas da, 770

Ferraz, técnica de, 759
Fezes, 333
- ressecadas, 764
- sangue oculto nas, teste de, 333
- volume e consistência das, 57

Fibras, 905
- ingestão de, e doença diverticular do cólon, 905
- vegetais, 308

Fibrina, injeção de cola de, 817
Fibrose, 791
Fisiologia, 58
- anorretal, 57, 181, 1016
- - componentes sensórios, 58
- - exame de, 1045
- - fatores esfincterianos, 58
- - fatores mecânicos, 57
- - reservatório retal, 57
- - volume e consistência das fezes, 57
- - zona de alta pressão, 58
- colônica, 53
- - função de absorção e secreção, 53
- - - água, 54
- - - cloreto, 54
- - - muco, 54
- - - potássio, 54
- - - sódio, 53
- - - uréia, amônia, 54
- - função de digestão, 54
- - propulsão e armazenamento, 55

- evacuatória, exames de avaliação da, 951
Fissura anal, 688, 764, 771, 833-852
- aspectos clínicos, 833
- classificação, 834
- - quanto a etiologia, 834
- - quanto ao tempo de evolução, 834
- - - aguda, 834
- - - crônica, 835
- diagnóstico diferencial, 836
- - abscesso anorretal, 836
- - carcinoma, 838
- - doença de Crohn, 836
- - fissuras residuais, 839
- - herpes simples, 838
- - HIV, 838
- - leucemia, 838
- - prurido anal, 836
- - sífilis, 837
- - tuberculose anal, 837
- etiopatogenia, 833
- fisiopatogenia, 840
- incidência, 833
- patogênese, 839
- primária, 843
- revisão sistemática, 846
- tratamento da, 843
- - aguda, 843
- - bases e resultados do, conservador, 843
- - crônica, 843
- - técnicas e resultados do, cirúrgico, 849-852
- - - dilatação anal forçada, 849
- - - esfincterotomia lateral interna, 850
- - - fissurectomia associada a esfincterotomia, 850
- - - fissurectomia isolada ou associada a avanço de retalho cutâneo, 851

Fissurectomia, 791
- anal, 1039
- associada a esfincterotomia, 850
- isolada ou associada a avanço de retalho cutâneo, 851
Fístula(s), 688
- anal(is), 143
- - tratamento cirúrgico das, 813-821
- - - avanço de retalho endoanal miomucoso, 816
- - - complicações pós-operatória, 820
- - - fistulotomia e fistulectomia, 814
- - - injeção de cola de fibrina, 817
- - - método de sedenho, 815
- - - na doença de Crohn, 819
- - - perspectivas, 819
- - - *plug* anal, 817
- anorretal, 123
- anorretovaginal, 126
- de anastomoses e estomia de proteção, 409
- diverticulite complicada com, 928
- mucosa, 513
- reservatório-vaginal, 710
- retovaginais, 823-832
- - avaliação e investigação, 825
- - bases do tratamento cirúrgico, 827
- - classificação, 825
- - considerações sobre as formas de tratamento, 830
- - etiologia, 823
- - opções técnicas para tratamento cirúrgico, 827
- - - reparos por acesso endorretal, 828
- - - reparos por acesso transabdominal, 830
- - - reparos por acesso transperineal, 829
- - - reparos por acesso transvaginal, 829
- - preparo dos pacientes e vias de acesso, 827
- videocirurgia nas, da doença diverticular, 937

Fistulectomia, 814
- anal, 1039
Fistulotomia, 814
- em dois tempos, 816
Flap valve, 58
Flexura, 27
- esplênica, 27
- hepática, 27
Flora intestinal, 512, 666
Fluidos intravenosos, restrição de, 241
Flutter valve, 58
Folato, 309
Formalina, enemas de, 1130
Fosfato de sódio, 210
Fotocoagulação, 756
Fournier, síndrome de, 766
Frykman-Goldberg, operação de, 1022
Função
- anorretal após ressecção do sacro com sacrifício unilateral ou bilateral dos nervos sacrais, 1182
- hepática, 494
- intestinal, continência e qualidade de vida, 409
Fungos, infecções por, 83

G

Gardner, síndrome de, 555
Gastrintestinal stromal cell tumors, 507
Gêmeos, estudos com, 993
Gene(s), 536
- de reparo, 322
- - análise dos, 322
- - do DNA, 536
- e proteínas, 314
- - relacionadas a invasão tecidual, 315
- - relacionadas ao controle da divisão celular, 314
- Myh, polipose associada ao, 571-583
- - a importância do radicais livres de oxigênio, 574
- - aspectos clínicos e anatomopatológicos, 576
- - carcinogênese nos portadores de mutação no, 575
- - conceito, 573
- - histórico, 572
- - quimioprevenção, 581
- - rastreamento genético em familiares, 580
- - recomendações dos testes genéticos na, 579
- - seguimento dos doentes com, 580
- - tratamento, 581
- tipos de, 537
Genética, 307
- história familiar, 307
- polipose adenomatosa familiar, 308
Genótipo, importância do, 567
Gist (v. *Gastrintestinal stromal cell tumors*)
Glutamina, 660
Gluteoplastia, 1075
Golimumabe, 654
Gonorreia, 882
Gorduras, 308
Gradiloplastia, 1074
Grampeador mecânico, ressecção mucosa com, 1031
Granulação, tecido de, fixação de mucosa e formação de, 764

H

Hábitos de vida, dieta inadequada e, 948
Hemangiomas, 77, 500
Hemorragia(s), 763
- anal pós-operatória, 771
- pólipos e, pós-polipectomia, 1134

- tardia do estoma, 519
Hemorragia digestiva baixa, 84, 88, 1119-1144
- avaliação diagnóstica, 1121
- - angiografia, 1121
- - cápsula, 1122
- - cintilografia, 1121
- - clínica, 1121
- - colonoscopia, 1121
- - enteroscopia, 1122
- - tomografia computadorizada, 1122
- etiologia, 1119
- - angiodisplasias, 1120
- - causa com origem no intestino delgado, 1121
- - colite isquêmica, 1120
- - divertículo de Meckel, 1121
- - doença(s), 1120
- - - anorretais, 1120
- - - diverticular, 1120
- - - inflamatórias intestinais, 1120
- - endometriose, 1121
- - lesões de Dielafoy, 1121
- - pólipos e câncer, 1120
- - proctite actínica, 1120
- - sítio de biópsia prostática, 1121
- - varizes colônicas, 1121
- incidência, 1119
- tratamento cirúrgico, 1139-1144
- - etiologia do sangramento conhecida, 1140
- - experiência do serviço, 1142
- - sangramento de origem desconhecida, 1139
- tratamento não cirúrgico, 1125-1137
- - arteriografia, 1131
- - colonoscopia, 1127
- - doenças específicas susceptíveis de, 1131
- - - angiectasias e outras lesões vasculares, 1133

- - - colites, 1135
- - - doenças diverticular, 1131
- - - neoplasias, 1135
- - - pólipos e, 1134
- - enemas, 1130
- - - de bário, 1130
- - - de formalina, 1130
- - métodos químicos, 1130
- - sangramento pós-cirúrgico, 1137
Hemorroida(s), 1141 (v.t. Doença hemorroidária)
- residual, 765
Hemorroidectomia, 756, 795, 1039
- com bisturi, 762
- - de lâmina fria ou tesoura, 761
- - harmônico, 762
- com diatermia, 761, 769
- complicações da, 762
- - e tipos de complicações, 770
- - - pelas faixas etárias dos pacientes, 771
- - - pelos gêneros dos pacientes, 770
- - resultados e, com as várias técnicas cirúrgicas, 767
- híbrida, 760
- técnicas de, 761
- - aberta, 756
- - de acordo com instrumentos usados para ressecção dos mamilos, 761
- - de acordo com o leito de ressecção dos mamilos hemorroidários, 756
- - fechada, 757
- - mista, 757
- - semifechadas e variações de técnicas abertas e fechadas, 757
- tratamento preventivo da estenose anal após, 788
- utilizando *laser* de CO2, 762
Hemorroidopexia, 756

Hepatectomias, 496
Hepatoblastomas, 554
Hérnia, prolapso estomal, 519
Herpes, 838
- hipertrófico, 888
- simples, 838, 884
Hidradenite supurativa, 893-898
- diagnóstico, 894
- - diferencial e doenças associadas, 895
- histórico e etiopatogenia, 893
- incidência, 894
- quadro clínico, 894
- tratamento, 895
- - abertura e marsupialização, 895
- - cirúrgico, 895
- - clínico, 895
- - excisão, 896
- - incisão e curetagem, 895
Higiene, 526
- pessoal, 872
- violação involuntária das regras de, 526
Hinchey, classificação de, 205
Hipertrofia congênita do epitélio pigmentar da retina, 551
Hipotonia(s), 974
- anal, agravamento da, 772
- colônicas, massagem nas, 974
Histiocitoma fibroso maligno, 506
Histoplasma capsulatum, infecções por, 83
HIV, 838
- câncer de canal anal e, 608
HIV-positivos, lesões nos doentes, AIDS, 890
Hodgkin, linfoma não, 890
Hospedeiro, defesas do, 727
HPV, 885

I

Idoso, 369
- cirurgia laparoscópica em câncer colorretal no, 1195
- tratamento do câncer colônico no, 369
Íleo, 512
-terminal, endometriose de, ceco e apêndice, 1170
Ileocolectomia direita, 680
Ileocolonoscopia, 721
Ileostomia, 512
- em alça, 515
- - *versus* transversostomia em alça, 514
- técnica de maturação de uma, 513
- terminal, 566
- - maturação de, 513
- - proctocolectomia total com, 566, 683
Imagem corporal, distorção da, 525
Impactação fecal, 1037
Impotência sexual, 527
Imunidade, 665
- adquirida, adaptável ou específica, 665
- controle celular da, 666
- inata, 665
Imuno-histoquímica, 537
Imunomoduladores, 644
Imunonutrição, 233
Imunossupressores, 644
Incisões cirúrgicas, 355
Incontinência fecal, 120, 141, 689, 1035-1044
- aspectos clínicos, 1035
- e agravamento da incontinência pré-existente, 764
- eletromiografia na, e constipação, 178
- etiopatogenia, 1037
- - cirurgia orificial, 1039
- - doença(s), 1037

- - - inflamatória intestinal, 1037
- - - sistêmicas, 1037
- - encoprese, 1037
- - idade, 1038
- - impactação fecal, 1037
- - miscelânea, 1041
- - parto vaginal, 1040
- - prolapso retal, 1040
- - trauma, 1040
- - uso abusivo de laxativos, 1037
- investigação diagnóstica, 1045-1054
- - exames de fisiologia anorretal, 1045
- - exames de imagem, 1047
- - - ressonância magnética, 1048
- - - ultrassonografia anorretal, 1049
Incontinência fecal, tratamento da, 1055-1080
- cirúrgico da, 1067-1080
- - métodos invasivos, 1068
- - métodos minimamente invasivos, 1067
- conservador, 1055-1063
- - opções de, 1056
- - - agentes de preenchimento, 1059
- - - *biofeedback* e eletroestimulação, 1058
- - - estimulação do nervo tibial posterior, 1063
- - - formadores do bolo fecal, 1057
- - - medicações orais, 1056
- - - medicações tópicas perianais, 1058
- - - medidas de contenção do conteúdo retal, 1057
- - - medidas que promovem o esvaziamento retal, 1057
- - - *minislings*, 1062
- - - neuromodulação, 1063
- - - radiofrequência, 1064
- - seleção dos pacientes, 1055

Incrementadores do bolo fecal, 972
Índice de taxa de fadiga, 168
Indoramin, 845
Inércia cólica, 946
- resultados do tratamento cirúrgico, 981-988
- - conceito, 981
- - diagnóstico, 982
- - epidemiologia, 981
- - fisiopatogenia, 981
- - resultados cirúrgicos, 983
Inervação, 37
- do canal anal, 37
- do cólon, 32
Infarto do cólon, 738
Infecção(ões), 766
- criptoglandular, fístula secundária a, 830
- e prurido anal, 875
- micóticas, 876
- parasitoses, 876
- por bactérias, 82, 876
- por fungos, 83
- por vírus, 82, 875
Infestação por protozoários, 83
Ingestão de fibras e doença diverticular do cólon, 905
Injeção(ões), 817
- de agentes de preenchimento, 1067
- de cola de fibrina, 817
Inspeção anal, 835, 1015
Instituto Nacional do Câncer, 531
Instrumentos, técnica de hemorroidectomia de acordo com, 1121
Intestino, 71
- delgado, 534, 675-678
- - adenomas e câncer no estômago, duodeno e, 550

- - evolução da doença do, e tratamento clínico, 675
- - lesões do, tratamento das, 744
- - profilaxia da recorrência, 677
- - trânsito de, 722
- - tratamento cirúrgico, 676
- e colonoscopia, 71
- irritável, síndrome do, 989-997
- - conceito, 990
- - diagnóstico diferencial, 994
- - epidemiologia, 990
- - fisiopatologia, 990
- - - disfunção do sistema nervoso autônomo, 992
- - - motilidade, 990
- - - sensibilidade visceral, 991
- - quadro clínico, 994
- - tratamento, 995
Intubação descompressiva, 1096
Intussuscepção, 1002
- retal, 946
- retorretal, 192
Invasão
- angiolinfática, envolvimento linfonodal e, 359
- tecidual, genes e proteínas relacionadas a, 315
Investigação radiológica, 803-807
Irradiação, retocolite por, 741-745
- aspectos clínicos, 742
- fase aguda, 741
- fase crônica ou tardia, 741
- prognóstico, 744
- tratamento, 742
- - cirúrgico, 743
- - clínico, 742
Irrigação arterial, 48
Isquemia, 518
Ivalon, tela de, 1022

J

Jejum pré-operatório, 239
Jejunoileíte, 691

K

Kaposi, sarcoma de, 889
Kümmell, operação de, 1020

L

Laparoscopia, 1032
- confecção de bolsa ileal por, 710
- *versus* laparotomia, 677
Laparotomia, laparoscopia *versus*, 677
Laser, 769
- de argônio, 762
- de CO2, hemorroidectomia utilizando, 762
Latência motora do nervo pudendo, período de, 179
Laudos anatomopatológicos, análise crítica dos, 328
Laxante(s), 972
- estimulantes e agentes irritantes, 972
- o risco dos, 973
- osmóticos, 972
- uso abusivo de, 1037
Leiomiomas, 501
Leiomiossarcomas, 505
Lesão(ões), 120
- benignas, 437
- colorretais, tratamento das, 744
- de Dieulafoy, 78, 1121
- detecção automatizada de, 113
- do intestino delgado, tratamento das, 744
- malignas, 438
- muscular, identificação de, 120

- - oculta, 123
- nos doentes HIV-positivos, AIDS, 890
- obstrutivas, 450
- planas, ressecção de, polipectomias e, 85
- vasculares, 1131
Leucemia, 838
- abscessos anorretais e, 811
Ligadura(s), 1189
- dos vasos, 1189
- - mesentéricos inferiores pelo acesso medial, 418
- elástica, 755
- - de mamilos internos associados a ressecção cirúrgica dos mamilos externos, 760
- vasculares, 374
Limberg, retalho de, 858, 861
Linfadenectomia, 358
- inguinal, 608
- radical, 358
Linfangiomas, 501
Linfogranuloma inguinal, 884
Linfoma(s), 504
- não-Hodgkin, 890
Linfonodos regionais, avaliação dos, 327
Linha pectínea, 36
Lipomas, 499
Líquen, 874
Lockhart-Mummery, Percy, 559
Lubarsch, Otto, 502
Lynch, síndrome de, 93, 543-545
- histórico, caracterização clínica e aspectos moleculares, 531

M

Macroligadura elástica, 755
Macroscopia, 629

Mama, 535
Mamilos, 760
- hemorroidários, ressecção dos, técnicas de hemorroidectomia de acordo com o leito de, 756
- ligadura elástica de, internos associados a ressecção cirúrgica dos mamilos externos, 760
- técnica de hemorroidectomia de acordo com instrumentos usados para ressecção dos, 761
Manifestações
- cutâneas, 625
- extracolônicas e causas de mortalidade, 559-563
- - câncer colorretal, 559
- - polipose gastroduodenal, 561
- - tumores desmoides, 561
- hepatobiliares, 625
- musculoesqueléticas, 625
- oftalmológicas, 625
Manitol, 210
Manometria anorretal, 149-170, 983, 1008
- equipamento, 149
- - sistemas de balão, 149
- - sistemas de microtransdutores, 152
- - sistemas de perfusão, 150
- parâmetros aferidos na, 153
- - defecometria, 165
- - estudo das pressões, 153
- - - de contração, 159
- - - de repouso, 153
- - - reflexo retoanal inibitório, 162
- - estudo dos volumes, 163
- - - complacência retal, 164
- - - de primeira sensação, 163
- - - de primeira urgência evacuatória, 163
- - - máximo tolerado, 164
- - índice de taxa de fadiga, 168

Mapeamento linfonodal, 358
Marcador(es), 951
- radiopacos, 171, 951
- sorológicos, 721
- tipos de, 722
- tumoral, 490
Massagem(ns), 974
- do canal anal, 974
- do trajeto cólico, 974
- nas hipotonias colônicas, 974
Massoterapia abdominal, 974
Maturação, 513
- de colostomia terminal, 513
- de ileostomia terminal, 513
- técnica de, 513
Meckel, divertículo de, 1121
Mediador inflamatório, 666
Medicamento(s), 1058
- com ação laxativa, 973
- orais, 1056
- pré-polipectomia, manuseio dos, 278
- tópicos, 973
- - perianais, 1058
Medicina nuclear, 628
Megacólon, 205
- chagásico, 1081-1099
- - anatomia patológica e fisiopatologia, 1088
- - aspectos clínicos, 1083
- - complicações do, 1083, 1088
- - conduta, 1095
- - - no volvo da sigmoide, 1095
- - - nos fecalomas, 1095
- - diagnóstico, 1088
- - fisiopatologia, 1081
- - quadro clínico, 1088

- - tratamento cirúrgico, 1090
- - - detalhes técnicos da cirurgia de Duhamel, 1093
- - - segundo tempo da cirurgia, 1094
- tóxico, 205
Melanoma, 613
- anorretal, 609
Membrana, receptores de, 666
Meningocele, 1178
Mesa cirúrgica, 770
Mesalazina, 908
Mesorreto, excisão total do, 419
Metabolismo oxidativo, radicais livres e, 622
Metástase(s), 457
- a distância, 328
- hepática(s), 494
- - do câncer colorretal, tratamento cirúrgico das, 493-498
- - - avaliação pré-operatória do envolvimento hepático, 494
- - - biópsia hepática, 494
- - - cirurgia laparoscópica, 495
- - - controle da doença extra-hepática, 493
- - - escolha do tipo de ressecção, 494
- - - função hepática, 494
- - - hepatectomias, 496
- - - indicadores de prognóstico, 496
- - - métodos ablativos, 495
- - - momento da cirurgia hepática e intestinal na situação de - sincrônicas, 495
- - - ressecção de metástase hepáticas e pulmonares, 496
- - - resultados em longo prazo, 496
- - sincrônica ressecável, câncer retal com, 450
- linfonodal, risco de, 457
Metionina, 309

Método(s) (v.t. Técnicas)
- ablativos, 495
- de ressecção colonoscópica, novos, 299
- de sedenho, 815
- de tromboprofilaxia, 219
- endoscópicos, 628
Microcirurgia endoscópica transanal, 384
Microcolites, 83
Micropólipos, 106
- carcinoma em, 105
- crescimento de, 105
- detecção de, 106
- diagnóstico de, 107
- significância clínica dos, 105
Microscopia, 630
Microssatélites, 321
- instabilidade de, 322, 364, 537
Microtransdutores, sistemas de, 152
Milligan-Morgan, técnica de, 756, 775
- complicações cirúrgicas da, 770
Minislings para incontinência, 1062
Mobilização, 419
- do ângulo esplênico e do colón sigmoide, 418
- do cólon, 1220
- - direito, 1220
- - esquerdo e sigmoide, 1221
- - transverso, 1220
- do reto, 419
Moléstia diverticular, 1140
Molusco contagioso, 885
Monitor, 1188
Monobloco, ressecção em, 374
Monoterapia, associação de drogas como, 846
Morbimortalidade e sobrevida, 465, 475
Moreira, técnica de, 1096

Mortalidade, 772
- manifestações extracolônicas e causas de, 559-563
- - câncer colorretal, 559
- - polipose gastroduodenal, 561
- - tumores desmoides, 561
Moschcowitz, operação de, 1019
Motilidade, 990
- do cólon, distúrbios da, 904
Mucina, 258
Muco, 54
Mucosa, fixação de, e formação de tecido de granulação, 764
Mucosectomias, 85
Murphy, botão de, 355
Músculo(s), 349
- do assoalho pélvico, unidade motora e alterações da atividade dos, 175
- esfincteriano, 39
- - avaliação do, 349
- - externo, 40
- - interno, 39
- estriado, contração paradoxal do, 188
- levantador do ânus, 40
- longitudinal anal, 42
Mutilação, sensação de, 525
Mycobacterium tuberculosis, infecções por, 83

N

Natalizumabe, 654
Natural Orifice Specimen Extraction, 1161
Nd:YAG-*laser*, 762
Necessidades afetivas, aumento das, 526
Necrose, 666
- do colo, volvo com, 1096

- trombose e, de pontes de pele, 767
- tumoral, fator de, 666
Nefrolitíase, 518
Neoplasia(s), 1135
- colorretal, pólipos e, 72
- da região anorretal infreqüentes, 609
- do ânus e canal anal, 597
- - diagnóstico, 599
- - estadiamento, 599
- - etiopatogenia, 599
- - formas de tratamento, resultados e perspectivas, 605
- do canal anal e margem anal, 146
- e prurido anal, 875
- maligna(s), 126
- - classificação de, 325
- - no canal anal, 135
- - no reto, 126
- raras, 136
- residual, 327
- retrorretal, 136
Neoplasmas malignos de transmissão sexual, 889
Neorreto, 406
Nervo(s), 1063
- pélvicos, preservação dos, 419
- pudendo, 1046
- - tempo de latência do, 179, 1046
- sacrais, 1182
- tibial posterior, estimulação do, 1063
- vasos e, espaços anorretais, 48
Neurofibromas, 502
Neuromodulação, 1063
Nifedipina, 844
Nitroglicerina, 845
- tópica, 844

- toxina botulínica *versus*, 845
Nodulação anal, 835
NOSE (v. *Natural Orifice Specimen Extraction*)
Notaras, técnica de, 1025
Nutrição, 512

O

Obando, técnica de, 758, 768
Obesidade, 310, 906
Obstrução(ões) intestinal, 518
- aspectos gerais da, por câncer colorretal, 480
- pós-operatória, 1103-1111
- - diagnóstico, 1106
- - etiologia, 1103
- - fisiopatologia, 1104
- - prognóstico, 1110
- - quadro clínico, 1105
- - tratamento, 1108
- tratamento cirúrgico da, e análise crítica, 480
Ogilvie, síndrome de, descompressão na, 91
Ômega-3, 660
Operação(ões) (v.t. Cirurgias)
- colorretais, 201-208
- - diagnóstico e tratamento de complicações de, 1103-1117
- - uso racional de antibióticos em, 201-208
- - - esquemas antimicrobianos recomendados, 203
- - - implantação do programa racional de antibióticos, 206
- - - princípios da antibioticoprofilaxia, 201
- - - princípios da terapêutica antimicrobiana, 202
- de bolsa ileal, aspectos técnicos da, 695
- de Delorme, 1024, 1031
- de Frykman-Goldberg, 1022

- de Kümmell, 1020
- de Moschcowitz, 1019
- de Roscoe Graham, 1020
- de Thiersch, 1023, 1030
- dos cólons, anatomia cirúrgica aplicada as, 23-33
  - apêndice cecal, 26
  - ascendente, 27
  - ceco, 26
  - descendente, 29
  - drenagem linfática, 31
  - flexura, 27
    - esplênica, 27
    - hepática, 27
  - inervação, 32
  - sigmóide, 29
  - transverso, 27
  - válvula ileocecal, 24
  - vascularização, 31
    - arterial, 29
    - venosa, 31
- sobre o reto e canal anal, anatomia cirúrgica aplicada as, 35-51
  - assoalho pélvico e o aparelho esfincteriano, 39
    - músculo esfíncter anal externo, 40
    - músculo esfíncter anal interno, 39
    - músculo levantador do ânus, 40
    - músculo longitudinal anal, 42
  - canal anal, 35
    - a linha pectínea, 36
    - limite de drenagem linfática, 37
    - limite de inervação, 37
    - o epitélio do, 38
  - espaços anorretais, 46
    - interesfíncteriano, 48
    - isquioanal ou isquiorretal, 47
    - pelvirretal, 48
    - perianal, 46
    - pós-anal profundo, 47
    - retrorretal, 48
    - vasos e nervos, 48
  - os coxins venosos e a doença hemorroidária, 43

Órgãos peritoneais, corrida nos, na endometriose, 1157

Osteomas, 552

Ostomizado, abordagem multidisciplinar do, 523
- aumento das necessidades afetivas, 526
- consciência exagerada do próprio corpo, 525
- deterioração social, 526
- distorção da imagem corporal, 525
- fricções familiares, 527
- impotência sexual, 527
- perda do ânus, 524
- sensação de mutilação, 525
- violação involuntária das regras de higiene, 526

Ovários, útero e, 545

Oxigênio, radicais livres de, importância dos, 574

P

Paciente(s)
- geriátricos e a constipação, 977
- idoso (v. Idoso)
- obstétricos e constipação, 977
- ostomizado (v. Ostomizado)
- preparo do, na sala de cirurgia, 432
- psiquiátricos e a constipação, 977
- terminais e a constipação, 977

Paget, doença de, perianal, 614

Paliação, 441

Palpação, 836

- anal, 835
- e toque retal, 836
p-ANCA, 721
Pâncreas, 554
- trato hepatobiliar e, 535
- tumores do, 554
Papilomavírus humano (v. HPV)
Papulose bowenoide, 888
Parede
- abdominal, fechamento da, 358
- cólica, modificações histológicas da, e doenças diverticular do cólon, 905
- retal, 1022
Parks, técnica de, 759, 768
Partes moles, tumores das, e anormalidades dentárias, 552
Parto vaginal, 1040
Pele, trombose e necrose de pontes de, 767
Perda do ânus, 524
Perfuração(ões), 483
- colônica, 110, 286, 359
- por câncer colorretal, 483
Perfusão, sistemas de, 150
Peritoniectomia, 470
Peritonite, 204
- apendicite aguda com, 204
- apendicite aguda sem, 203
- difusa, diverticulite complicada com, 927
Peutz-Jeghers, síndrome de, 269, 586
- potencial de malignidade, 588
- quadro clínico, 587
- tratamento, 588
Picossulfato de sódio, 210
Pinças de biópsias, 279
Pitanga Santos, Raul, 17

Plasma de argônio, coagulação com, após polipectomia, 293
Plicatura(s), 1069
- esfincterianas, 1069
- retal, 1022
Plicomas, 765
- inflamatórios, 687
Plug anal, 817
Pneumoperitônio, 1219
- confecção do, 1209
- posicionamento e, 1219
Polietilenoglicol, 211
Polimorfismo gênico, 994
Polipectomia(s), 277-290
- abordagem dos pólipos, 284
- - grandes, 284
- - - pediculados, 283
- - - sésseis, 284
- - pequenos, 281
- aspectos técnicos, 279
- bases para o uso do eletrocautério, 277
- colonoscópica, indicações para a, 297
- complicações das, 286
- - perfuração do cólon, 286
- - sangramento pós-polipectomias, 287
- - síndrome pós-polipectomias, 287
- e ressecção de lesões planas, 85
- instrumentais, 279
- preparo, 278
- - avaliação clínico-laboratorial, 278
- - manuseio das medicações pré-polipectomias, 278
- resultados das, 288
- sangramento após, 287, 1142
- segmento após, e câncer colorretal, 335
- síndrome após, 95, 287

- - vigilância após, 293
- - critérios de, 291-295
- - - pólipos de alto risco, 292
- - - pólipos de baixo risco, 291
- - - risco de recorrência de adenoma, 291
- - idade do paciente, 294
- - qualidade da colonoscopia, 293
Pólipo(s), 92
- colorretais, 250, 265-276
- - aspectos clínicos, 267
- - aspectos endoscópicos, 272
- - - base de implantação, 272
- - - coloração, 273
- - - número, 272
- - - superfície, 273
- - - tamanho, 273
- - aspectos epidemiológicos, 265
- de alto risco, 292
- de baixo risco, 291
- de relevância clínica, 107
- degenerado, conduta no, 297-300
- - critérios para indicação cirúrgica complementar, 298
- - definição de pólipo maligno ou malignizado, 298
- - indicações para a polipectomia colonoscópica, 297
- - novos métodos de ressecção colonoscópica, 299
- - seguimento pós-ressecção de pólipo maligno, 299
- - tratamento endoscópico suficiente e necessidade de tratamento cirúrgico complementar, 298
- e câncer, 1120
- e hemorragia pós-polipectomia, 1134
- e neoplasia colorretal, 72
- e os distúrbios proliferativos, 317
- grandes, 284
- - pediculados, 283

- - sésseis, 284
- hamartomatosos, 260
- hiperplásicos, 259, 292
- inflamatórios, 259
- juvenil, 260
- linfóides, 259
- maligno, 293
- não neoplásicos, 259
- neoplásicos, 252
- número de, 547
- pequenos, 281
- recuperação dos, 281
- sangramento dos, 287
- - pediculados, 287
- - sésseis, 287
Polipose, 571
- adenomatosa familiar, 93, 267, 308, 571
- - aspecto históricos e epidemiológicos da, 548
- - aspectos moleculares e clínicos, 547
- - atenuada, 572
- - manifestações extracolônicas e causas de mortalidade, 559
- - tratamento cirúrgico, racional e resultados, 565
- associada ao gene Myh, 571-583
- - a importância dos radicais livres de oxigênio, 574
- - aspectos clínicos e anatomopatológicos, 576
- - carcinogênese nos portadores de mutação no gene, 575
- - conceito, 573
- - histórico, 572
- - quimioprevenção, 581
- - rastreamento genético em familiares, 580
- - recomendações dos testes genéticos na, 579
- - seguimento dos doentes com, 580
- - tratamento, 581

- atenuada, 555
- gastroduodenal, mortalidade por, 561
- hamartomatosas, 268
- - e outras síndromes, 585-595
- - - de Bannayan-Riley-Ruvalacaba, 592
- - - de Cowden, 590
- - - de Cronkite-Canada, 592
- - - de Peutz-Jeghers, 586
- - - hiperplásica, 593
- - - juvenil, 589
- - - mista hereditária, 593
- - - recomendações para rastreamento e seguimento, 593
- hiperplásica, 271, 593
- inflamatória, 271
- juvenil, 268, 589
- linfóide, 271
- mista hereditária, síndrome da, 593
Pósitrons, tomografia por emissão de, 349
Pós-operatório, 429
- câncer colorretal, 487-492
- - acompanhamento sugerido, 489
- - disseminação metastática, 487
- - metodologia diagnóstica, 489
- - recidivas, 488
- - sobrevida, 487
- - vigilância após tratamento do câncer primário, 488
- colostomia perineal, 429
- realimentação precoce no, 242
Potássio, absorção e secreção, 54
Prática clínica, aspectos histopatológicos de importância na, 249-264
Prebióticos, 660
Predisposição genética, 993

- e doença diverticular do cólon, 905
Preenchimento, agentes de, 1059
- injeção de, 1067
Pré-operatório, 210, 405
- câncer colorretal, 343-354
- colostomia perineal, 426
- e terapia nutricional, 227
- - de cirurgia eletiva, 228
- ressecção transanal endoscópica, 431
Preservação autonômica, 399-401
- conseqüências da lesão, 400
- resultados, 400
- técnica cirúrgica de, simpática, 399
Pressão(ões), 162
- estudo das, 153
- - de contração, 159
- - de repouso, 153
- - reflexo retoanal inibitório, 162
- intra-abdominal, 1188
Probióticos, 660, 908
Procedimento de Thiersch, 1030
Procidência retal, tratamento da, 1029-1033
Pró-cinéticos, 973
Proctite actínica, 1120
Proctocolectomia total, 702
- com bolsa ileal, 566
- com ileostomia terminal, 566, 683
Proctopexia, ressecção sigmoideana mais, 1022
Programa racional de antibióticos, implantação do, 206
Prolapso, 767
- estomal, 519
- mucoso, 1002
- - anal, 191
- retal, 1015, 1040

- - aspectos clínicos, 1015
- - completo, 1002
- - complicações, 1017
- - diagnóstico diferencial, 1017
- - etiopatogenia, 1015, 1017
- - exame físico, 1015
- - interno, 1002
- - quadro clínico, 1015
- - tratamento do, 1029-1033
- - - opções técnicas para o, cirúrgico, 1019

Proteína(s), 313
- APC, 318
- e suas funções, 313
- genes e, 314
- - relacionadas a invasão tecidual, 315
- - relacionadas ao controle da divisão celular, 314
- p53, 319

Prótese(s), 89
- retopexia com o uso de, 1032

Protocolo multimodal, 238
- conceito de, 237
- evidência para uso de, 238

Protozoários, infestação por, 83

Prurido anal, 836, 871-879
- abordagem do paciente, 877
- epidemiologia, 871
- etiologia, 872
- - alterações dermatológicas, 873
- - causas ginecológicas, 874
- - dieta, 874
- - doenças, 874
- - - anorretais, 872
- - - sistêmicas, 874
- - drogas, 876
- - estados diarréicos, 874
- - higiene pessoal, 872
- - infecções, 875
- - neoplasias, 875
- fisiopatologia, 871
- tratamento, 877

Psicoterapêutica, 974

Psoríase, 873

Punções, locais e técnicas das, 1159

Pupo Neto, técnica de, 759

Push-enteroscopia, 629

Q

Qualidade de vida, 947
- função intestinal, continência e, 409

Quimioirradiação de curso longo, 448

Quimioprevenção, 581

Quimioterapia, 365
- intraperitoneal perioperatória, 471
- opções e indicações de, 365

R

Radiação, dose de, 111

Radicais livres, 622
- e metabolismo oxidativo, 622
- importância dos, 574

Radiodermite grau 3, 606

Radiofrequência, 1064, 1068

Radiografia simples do abdome, 627, 737

Radiossensibilizantes, 449

Radioterapia, 831
- de curso curto, 448
- fístula por, 831
- técnicas de, 449

Rastreamento genético em familiares, 580

Realimentação precoce no pós-operatório, 242
Receptores de membrana, 666
Reconstrução de trânsito pós-Hartmann, 1215-1218
- comparações entre os acessos convencional e laparoscópico, 1217
- fundamentos, 1215
- técnica operatória, 1216
Recuperação rápida, estratégias para, 237-246
- abreviação do jejum pré-operatório, 239
- conceito de protocolo multimodal ou *fast track*, 237
- evidência para uso de protocolos multimodais, 238
- o protocolo acerto, 238
- preparo mecânico do cólon, 243
- realimentação precoce no pós-operatório, 242
- restrição de fluidos intravenosos, 241
Reflexo retoanal inibitório, 162
Região anorretal, neoplasias infrequentes da, 609
Reparo(s)
- genes de, 322
- - análise dos, 322
- - do DNA, 536
- por acesso, 830
- - endorretal, 828
- - transabdominal, 830
- - transperineal, 829
- - transvaginal, 829
Replicação, erros de, 321
Repouso, estudo das pressões de, 153
Reservatório(s), 57
- colônico, 381
- retal, 57
- tipos de, 706
Resposta tumoral, 455-462
Ressecção(ões), 695
- abdominoperineal, 375, 607

- alargadas, princípios e resultados das, 463-468
- - aspectos clínicos relevantes, 463
- - princípios do tratamento cirúrgico e fatores prognósticos, 464
- - resultados do tratamento cirúrgico, morbimortalidade e sobrevida, 465, 475
- colonoscópica, métodos novos de, 299
- de lesões planas, polipectomias e, 85
- de metástases hepáticas e pulmonares, 496
- do sacro, função anorretal após, com sacrifício unilateral ou bilateral dos nervos sacrais, 1182
- dos mamilos, 761
- - hemorroidários, técnicas de hemorroidectomia de acordo com o leito de, 756
- - técnica de hemorroidectomia de acordo com instrumentos usados para, 761
- em monobloco, 374
- ileocecal, aspectos técnicos da, 695
- interesfinctérica, 382, 415-424
- - critérios para indicação da, 416
- - e anastomose coloanal, 420
- - técnicas operatórias, 416
- - - acesso aberto, 420
- - - acesso videolaparoscópico, 416
- intestinal(is), 676
- - princípios do tratamento cirúrgico na, 1149
- - - em disco, 1149
- - - segmentar, 1149
- local, manual ou grampeada, 1159
- mucosa, 293
- - com grampeador mecânico, 1031
- - endoscópica, 293
- segmentar, 1159
- sigmoideana mais proctopexia, 1022
- transanal, 431-445

- - endoscópica, 431-436
- - - casuística pessoal, 443
- - - complicações, 442
- - - lesões benignas, 437
- - - lesões malignas, 438
- - - montagem do equipamento e preparo da sala de cirurgia, 433
- - - preparo do paciente na sala de cirurgia, 432
- - - preparo pré-operatório, 431
- - - resultados, 437-445
- - - técnica operatória, 434
- - princípios técnicos da, 384
Ressonância magnética, 347, 628, 1009, 1048
Retalho(s), 858
- anoplastia com, 792
- - duplo, 793
- - mucoso, 793
- de Limberg, 858, 861
- do glúteo máximo, 858
- endoanal miomucoso, avanço de, 816
- fissurectomia isolada ou associada a avanço de, 851
- rombóide, 858, 861
- rotação de, 862
Retardo do crescimento, 702
Retina, epitélio pigmentar da, hipertrofia congênita do, 551
Reto, 120
- acesso laparoscópico no tratamento do, 387-397
- - resultados, 392
- - - imediatos, 390
- - - oncológicos, 392
- - técnica, 388
- amputação abdominoperineal do, 375, 744, 1209-1213
- - passos técnicos, 1209
- - - anestesia, 1209
- - - confecção do pneumoperitônio, 1209
- - - dissecção abdominal, 1210
- - - dissecção pélvica, 1210
- - - dissecção perineal, 1211
- - - posição do paciente, 1209
- - - posicionamento dos portais, 1210
- angulação entre o canal anal e o, 57
- câncer de, 373-397
- - acesso laparoscópico no tratamento do, 387-397
- - - resultados imediatos, 390
- - - resultados oncológicos, 392
- - - técnica, 388
- - baixo, evolução e mudanças de paradigmas no tratamento do, 403
- - com metástase hepática sincrônica ressecável, 450
- exames convencionais de estudo dos cólons e, 951
- lesões colorretais, tratamento das, 744
- mobilização do, 419
- neoplasia maligna no, 126
- operações sobre o, e canal anal, anatomia cirúrgica aplicada as, 35-51
- - assoalho pélvico e o aparelho esfincteriano, 39
- - - músculo esfíncter anal externo, 40
- - - músculo esfíncter anal interno, 39
- - - músculo levantador do ânus, 40
- - - músculo longitudinal anal, 42
- - canal anal, 35
- - - a linha pectínea, 36
- - - limite de drenagem linfática, 37
- - - limite de inervação, 37
- - - o epitélio do, 38
- - espaços anorretais, 46
- - - interesfíncteriano, 48
- - - isquioanal ou isquiorretal, 47

Índice remissivo

- - - pelvirretal, 48
- - - perianal, 46
- - - pós-anal profundo, 47
- - - retrorretal, 48
- - - vasos e nervos, 48
- - os coxins venosos e a doença hemorroidária, 43
- ressecção abdominoperineal do, 607
- sacropromontofixação do, 1020

Reto, câncer de cólon e, 325-354
- aspectos clínicos do, 339-341
- - discussão, 339
- aspectos gerais da obstrução intestinal por, 480
- cirurgia laparoscópica em, no idoso, 1195
- custo-efetividade do rastreamento, 336
- educação e comportamento, 336
- epidemiologia, 303
- estadiamento, 343-354
- - anatomopatológico do, 325-329
- - - classificação de Dukes, 325
- - pré-operatório do, 343-354
- - - antígeno carcinoembriônico, 344
- - - exame digital, 344
- - - ressonância magnética, 347
- - - tomografia computadorizada, 344
- - - tomografia por emissão de pósitrons acoplada a tomografia computadorizada, 349
- - - ultrassom endorretal, 346
- estratificação de risco para desenvolver o, 332
- fatores de risco, 305
- - álcool, 309
- - diabetes *mellitus*, 309
- - dieta, 308
- - - antioxidantes, 309
- - - cálcio, 309
- - - fibras vegetais, 308
- - - folato e metionina, 309
- - - gorduras, 308
- - doença intestinal inflamatória, 310
- - etnia, 307
- - genética, 307
- - - história familiar, 307
- - - não polipose, 308
- - - polipose adenomatosa familiar, 308
- - idade, 305
- - obesidade, 310
- - sexo, 305
- - tabagismo, 309
- hereditário, 307, 571
- - não polipose, 93, 308
- incidência, 303
- localização, 304
- metástases hepáticas do, tratamento cirúrgico das, 493-498
- - avaliação pré-operatória do envolvimento hepático, 494
- - biópsia hepática, 494
- - cirurgia laparoscópica, 495
- - controle da doença extra-hepática, 493
- - escolha do tipo de ressecção, 494
- - função hepática, 494
- - hepatectomias, 496
- - indicadores de prognóstico, 496
- - métodos ablativos, 495
- - momento da cirurgia hepática e intestinal na situação de metástases sincrônicas, 495
- - ressecção de metástases hepáticas e pulmonares, 496
- - resultados em longo prazo, 496
- mortalidade por, 304, 559
- perfuração por, 483

- prevenção, 331
- rastreamento, 104, 107, 332
- - e monitoramento do, 91
- - indicações atuais, 334
- segmento pós-polipectomia, 335
- seguimento pós-operatório no, 487-492
- - acompanhamento sugerido, 489
- - disseminação metastática, 487
- - metodologia diagnóstica, 489
- - recidivas, 488
- - sobrevida, 487
- - vigilância após tratamento, 488

Retocele, 191, 946, 1002

Retocolectomia total, aspectos técnicos da, 695

Retocolite, 630
- por irradiação, 741-745
- - aspectos clínicos, 742
- - fase aguda, 741
- - fase crônica ou tardia, 741
- - prognóstico, 744
- - tratamento, 742
- - - cirúrgico, 743
- - - clínico, 742
- ulcerativa, 92, 624, 626, 630
- - abordagem terapêutica da, 645
- - inespecífica, 80
- - potencial de malignização nas, 637

Retopexia, 1031
- com alça, 1021
- - anterior, 1020
- - posterior, 1021
- com o uso de próteses, 1032

Retossigmoide, extração do, por orifício natural vaginal, 1161

Retossigmoidectomia, 1031
- abdominal, 378
- com anastomose coloanal, 744
- perineal, 1025, 1031
- videolaparoscópica, aspectos técnicos da, 1201-1207
- - ressecções a esquerda, 1201
- - sequência operatória, 1202
- - variação específicas dos portais, 1201

Retossigmoidoscopia, 68, 628
- flexível, 334, 628

Roma, critérios de, III, 941

Roscoe Graham, operação de, 1020

Ruiz-Moreno, técnica de, 758, 768

Ruvalcaba-Myhre-Smith, síndrome de, 270

S

Saccharomyces cerevisiae, 721

Sacro, ressecção do, função anorretal após, 1182

Sacropromontofixação, 1031

Sala de cirurgia, 432

Sangramento(s), 1140
- de origem desconhecida, 1139
- dos pólipos, 287
- - pediculados, 287
- - sésseis, 287
- ileal, 1140
- pós-cirúrgico, 1137
- pós-polipectomia, 1142
- retal, 1140

Sangue oculto nas fezes, teste de, 333

Sangue, transfusão de, 359

Sarcoma(s), 505, 610
- de Kaposi, 889

Schistossoma mansoni, 83

Índice remissivo

Seborreia, 874
Secreção, função de absorção e, 53
- água, 54
- cloreto, 54
- muco, 54
- potássio, 54
- sódio, 53
- uréia, amônia, 54
Sedação e analgesia e colonoscopia, 72
Sedenho, 815
- frouxo, de drenagem e de longo prazo, 816
- método de, 815
Segmoidostomia anterior ou técnica de Moreira, 1096
Sensação de mutilação, 525
Sensibilidade visceral, 991
Sepse anal grave, 772
Septo retovaginal, endometriose do, 1153
Sífilis, 837, 882
Sigmoide, 1095
- mobilização do cólon esquerdo e, 1221
- volvo da, 90
- - conduta no, 1095
- - tratamento do, 90
Sigmoidocele, 193, 946, 1003
Síndrome(s)
- da imunodeficiência adquirida (v. AIDS)
- da polipose mista hereditária, 593
- de Bannayan-Riley-Ruvalcaba, 592
- de Cowden, 590
- de Cronkhite-Canadá, 270, 592
- de Fournier, 766
- de Gardner, 555
- de Lynch, 93
- - histórico, caracterização clínica e aspectos moleculares, 531
- - tratamento cirúrgico da, 543-545
- - - cólon e reto, 543
- - - útero e ovários, 545
- de Ogilvie, descompressão na, 91
- de Peutz-Jeghers, 269, 586
- - potencial de malignidade, 588
- - quadro clínico, 587
- - tratamento, 588
- de Ruvalcaba-Myhre-Smith, 270
- de Turcot, 555
- do intestino irritável, 989-997
- - conceito, 990
- - diagnóstico diferencial, 994
- - epidemiologia, 990
- - fisiopatologia, 990
- - - disfunção do sistema nervoso autônomo, 992
- - - motilidade, 990
- - - sensibilidade visceral, 991
- - quadro clínico, 994
- - tratamento, 995
- do supercrescimento bacteriano intestinal, 992
- genéticas, 93
- pós-polipectomia, 95, 287
Sistema(s)
- de balão, 149
- de estadiamento TNM, 325
- - avaliação das margens cirúrgicas, 327
- - avaliação do tumor primário, 327
- - avaliação dos linfonodos regionais, 327
- - história, regrais e princípios gerais do, para classificação de neoplasias malignas, 325
- de estadiamento TNM, para carcinomas colorretais, 326
- de microtransdutores, 152
- de perfusão, 150

- imunológico intestinal, 665
- nervoso autônomo, disfunção do, 992

Sobrevida, morbimortalidade e, 465

Sociedade Brasileira de Coloproctologia, história da, 17-22
- Associação Latino-Americana de Coloproctologia, 20
- bolsa de estudo, 21
- defesa de classe, 21
- estaduais e regionais, 20
- fundação, 17
- mudança do nome e revista da Sociedade, 19
- o primeiro Congresso, 18
- portal da *internet*, 20
- prêmios, 21
- revista e jornal informativo, 20
- secretaria fixa, 18
- sede própria, 19

Sódio, 210
- absorção e secreção, 53
- fosfato de, 210
- picossulfato de, 210

Sokol, técnicas de, 757, 768

Stents e dilatações do cólon, 89

Submucosa, dissecção endoscópica da, 85

Supercrescimento bacteriano intestinal, síndrome do, 992

T

Tabagismo, 309, 621, 906

Tecido de granulação, fixação de mucosa e formação de, 764

Técnica(s) (v.t. Métodos)
- de alongamento mesenterial, 707
- de Bascom, 858
- de Capelhuchnik, 1022
- de cirurgia laparoscópica em cólon direito, 1188
- de Devadhar, 1022
- de exame e anatomia normal do canal anal, 139
- - da secção longitudinal, 140
- - da secção transversal, 139
- de Ferguson, 757
- - complicações cirúrgicas da, 770
- de Ferraz, 759
- de gravação da eletromiografia, 177
- de hemorroidectomia, 756
- - aberta, 756
- - de acordo com instrumentos usados para ressecção dos mamilos, 761
- - de acordo com o leito de ressecção dos mamilos hemorroidários, 756
- - fechada, 757
- - mista, 757
- - semifechadas e variações de técnicas abertas e fechadas, 757
- de Milligan-Morgan, 756, 775
- - complicações cirúrgicas da, 770
- de Moreira, 1096
- de Notaras, 1025
- de Obando, 758, 768
- de Parks, 759, 768
- de Pupo Neto, 759
- de radioterapia, 449
- de Ruiz-Moreno, 758, 768
- de Sokol, 757, 768
- de Whitehead, 759, 768

Tela de Ivalon, 1022

Tempo de trânsito cólico (v. Trânsito cólico, tempo de)

Índice remissivo

Terapêutica antimicrobiana, princípios da, 202
Terapia(s)
- adjuvante, 447
- biológica na doença inflamatória intestinal, 651-655
- - adalimumabe, 653
- - certolizumabe pegol, 654
- - contraindicações, 653
- - cuidados antes da aplicação, 652
- - efeitos colaterais, 653
- - etanercept, 653
- - golimumabe, 654
- - indicações, 652
- - natalizumabe, 654
- - quando introduzir o tratamento, 652
- nutricional, 225-236
- - avaliação do estado nutricional, 226
- - desnutrição, 227
- - enteral, 228
- - - complicações em, 230
- - - precoce, 228
- - - seleção da via de acesso, 229
- - - seleção de dietas, 230
- - imunonutrição, 233
- - indicações, 228
- - papel da, na doença inflamatória intestinal, 657-664
- - - ácidos graxos de cadeia curta, 660
- - - enteral, 659
- - - estado nutricional, 657
- - - fator de crescimento TGF-beta-2, 660
- - - glutamina, 660
- - - ômega-3, 660
- - - oral, 658
- - - parenteral, 660
- - - prebióticos, 660
- - - probióticos, 660
- - parenteral, 230
- - - indicações em, 230
- - - planejamento, 231
- - - vias de acesso parenteral, 231
- - pré-operatória, 227
- - - de cirurgia eletiva, 228
- - - planejamento da, 227
- - triagem, avaliação nutricional e desnutrição, 225
- pré *versus* pós-operatória, 448
Teratomas, 502, 1177
Tesoura cirúrgica, 761
Teste(s), 537
- de DNA fecal, 333
- de expulsão de balão intrarretal, 957
- de imuno-histoquímica, 537
- de sangue oculto nas fezes, 333
- genéticos, 549, 631
- - na polipose associada ao gene Myh, recomendações dos, 579
- sorológicos para doença inflamatória intestinal, 631
Thiersch, procedimento de, 1023, 1030
Tireoide, tumores da, 553
Tomografia, 344, 627, 738, 1122
- colonografia por, 99-117
- - achados extracolônicos em exames de, 111
- - aspectos técnicos, 99
- - avanços tecnológicos relacionados a, 112
- - com mínimo preparo intestinal, 112
- - desempenho da, no diagnóstico de pólipos de relevância clínica, 107
- - detecção automatizada de lesões, 113
- - impacto da introdução da, na prática clínica, 113

- - indicação de colonoscopia a partir de achados positivos na, 110
- - indicações e contraindicações, 103
- - rastreamento de câncer colorretal, 104
- - riscos relacionados a, 110
- por emissão de pósitrons, 349

Tônus anal, 771

Toque retal, 1016

Toxina botulínica, 845, 974
- *versus* nitroglicerina, 845

Trajeto cólico, massagem do, 974

Transcrição nuclear, fator de, 667

Transfusão de sangue, 359

Trânsito
- de delgado, 722
- pós-Hartmann, reconstrução de, 1215-1218
- - comparações entre os acessos convencional e laparoscópico, 1217
- - fundamentos, 1215
- - técnica operatória, 1216

Trânsito cólico, 952
- avaliação dos resultados do, 952
- tempo de, 171-173, 951, 982, 999
- - avaliação dos resultados do, 952-960
- - - cinedefecografia, 954
- - - cinedefecorressonância, 954
- - - com retenção difusa, 953
- - - com retenção distal, 953
- - - eletromanometria anorretal, 955
- - - eletromiografia do diafragma pélvico, 956
- - - normal, 952
- - - orocecal, 954
- - - teste de expulsão de balão intrarretal, 957
- - - ultrassonografia de canal anal, 956
- - cápsula sem fio, 172

- - cintilografia, 172
- - histórico, 171
- - indicações, 171
- - marcadores radiopacos, 171
- - - em cápsula única, 171
- - segmentar, 172

Transposições musculares, 1074

Transversostomia em alça, ileostomia em alça *versus*, 514

Tratamento cirúrgico, novas perspectivas do, 799

Trato, 534
- hepatobiliar e pâncreas, 535
- urinário, 534

Traumatismos raquimedulares, 976

Trocateres, 417, 1188
- posição dos, na colectomia direita, 1188

Tromboembolismo venoso, prevenção do, 217-223
- profilaxia, 218
- risco de, em pacientes colorretais, 217

Trombose e necrose de pontes de pele, 767

Tuberculose, 633
- anal, 837

Tumor(es), 451
- anorretais e perianais, 613-615
- - adenocarcinoma primário do ânus, 614
- - carcinoma, 614
- - - basocelular, 613
- - - verrucoso anal, 614
- - doença(s), 614
- - - de Bowen, 614
- - - de Paget, 614
- - melanoma, 613
- carcinoide, 442
- colorretais pouco freqüentes, 499-510
- - benignos, 499

- - - hemangiomas, 500
- - - leiomiomas, 501
- - - linfangiomas, 501
- - - lipomas, 499
- - - neurofibromas, 502
- - - teratomas, 502
- - malignos, 502
- - - angiossarcomas, 506
- - - carcinoides, 502
- - - carcinoma epidermoide, 508
- - - carcinossarcomas, 506
- - - Gist, 507
- - - histiocitoma fibroso maligno, 506
- - - leiomiossarcomas, 505
- - - linfomas, 504
- - - sarcomas, 505
- da adrenal, 554
- da tireoide, 553
- das partes moles e anormalidades dentárias, 552
- de Buschke-Lowenstein, 609, 888
- desmoides, 552
- - mortalidade por, 561
- do pâncreas, 554
- estromal gastrointestinal, 442
- - anorretal, 610
- extracolônicos, 533
- neuroendócrinos, 610
- primário, sistema de estadiamento TNM para, 327
- retrorretais, 1175-1184
- - anatomia, 1175
- - classificação e patologia, 1176
- - - cistos congênitos, 1176
- - - cordomas, 1177
- - - inflamatórias, 1178
- - - lesões não congênitas, 1178

- - - meningocele, 1178
- - - miscelânea, 1178
- - - teratomas, 1177
- - conceito, 1175
- - diagnóstico e biópsia pré-operatória, 1178
- - incidência, 1175
- - papel da biópsia pré-operatória, 1179
- - papel da neoadjuvância pré-operatória, 1180
- - planejamento cirúrgico, 1180
- - - acesso abdominal e perineal, 1181
- - - acesso posterior, 1180
- - - casuística, 1182
- - - função anorretal após ressecções do sacro com sacrifício dos nervos sacrais, 1182
- - - resultados e prognóstico, 1182
- - risco de malignidade, 1179
- - tratamento, 1180
- - - cirúrgico, 1180
- T4 e/ou irressecáveis, 449
Turcot, síndrome de, 555

U

Úlceras, 688
Ultrassonografia, 628
- endorretal, 346
- de canal anal, 956
- dinâmica, 1008
- transperineal, 139-148
- - equipamento, 139
- - nas doenças anorretais, 141
- - - abscesso, 142
- - - anomalias congênitas, 147
- - - avaliação e tratamento da doença hemorroidária, 147

- - - avaliação funcional anorretal, 146
- - - fístula anal, 143
- - - incontinência anal, 141
- - - neoplasias do canal anal e margem anal, 146
- - técnica de exame e anatomia normal do canal anal, 139
Ultrassonografia anorretal, 119-138, 1049
- dinâmica, 187-197
- - aspectos técnicos, 187
- - interpretação das imagens, 188
- - - cistocele, 193
- - - contração paradoxal da musculatura estriada, 188
- - - descenso perineal, 191
- - - enterocele, sigmoidocele, 193
- - - intussuscepção retorretal, 192
- - - prolapso mucoso anal, 191
- - - retocele, 191
- - técnica do exame, 188
- - tipo de equipamento utilizado, 187
- indicações, 119
- miscelâneas, 136
- - avaliação das disfunções do assoalho pélvico, 136
- - dor anal idiopática, 136
- - endometriose, 136
- - neoplasia(s), 136
- - - raras, 136
- - - retrorretal, 136
- técnica do exame, 119
- tipos de afecções, 120
- - abscesso anal, 123
- - fístula, 126
- - - anorretal, 123
- - - anorretovaginal, 126
- - incontinência fecal, 120

- - neoplasia maligna, 126
- - - no canal anal, 135
- - - no reto, 126
Uréia, amônia, 54
Urgência evacuatória, 163
Útero e ovários, 545

V

Válvula ileocecal, 24
Varizes, 78
- colônicas, 1121
Vascularização, 31
- arterial, 29
- venosa, 31
Vasos, 1189
- e nervos, espaços anorretais, 48
- ligadura dos, 1189
- mesentéricos, ligadura dos, inferiores pelo acesso medial, 418
Via(s)
- enteral, 229
- laparoscópica, técnica por, 426
- parenteral, 231
- perineal, operação por, 1023
Videocirurgia, 691-700
- aspectos técnicos, 695
- - da colectomia total, 695
- - da operação de bolsa ileal, 695
- - da ressecção ileocecal, 695
- - da retocolectomia total, 695
- contraindicações, 694
- indicações do tratamento, 691, 694
- princípios do tratamento cirúrgico, 691
- - colite de Crohn, 693

- - jejunoileíte, 691
- resultados, 695
- técnica operatória, 694
Videolaparoscopia, complicações na era da, 1194
Vigilância pós-polipectomia, critérios de, 291-295
- idade do paciente, 294
- qualidade da colonoscopia, 293
- risco de recorrência de adenoma, 291
- - pólipos, 291
- - - de alto risco, 292
- - - de baixo risco, 291
Violação involuntária das regras de higiene, 526
Vírus da imunodeficiência humana (v. HIV)
Vírus, infecções por, 82

Volumes, estudo dos, 163
- complacência retal, 164
- de primeira sensação, 163
- de primeira urgência evacuatória, 163
- máximo tolerado, 164
Volvo da sigmoide, 90
- conduta no, 1095
- tratamento do, 90

W

Whitehead, técnica de, 759, 768

Z

Zetaplastia, 858, 861

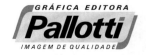

www.graficapallotti.com.br
(51) **3081.0801**